基层医学

——成年患者的门诊评估与管理

Primary Care Medicine：Office Evaluation and Management of the Adult Patient

声明

本书提供了药物的准确的适应证、副作用和疗程剂量，但有可能发生改变。读者须阅读药商提供的外包装上的用药信息。作者、编辑、出版者或发行者对因使用本书信息所造成的错误、疏忽或任何后果不承担责任，对出版物的内容不做明示的或隐含的保证。作者、编辑、出版者或发行者对由本书引起的任何人身损伤或财产损害不承担任何责任。

基层医学

——成年患者的门诊评估与管理

Primary Care Medicine：Office Evaluation and Management of the Adult Patient

（第8版）

原　著　Allan H. Goroll
Albert G. Mulley
主　译　迟春花

北京大学医学出版社

JICENG YIXUE——CHENGNIAN HUANZHE DE MENZHEN PINGGU YU GUANLI（DI 8 BAN）

图书在版编目（CIP）数据

基层医学 ： 成年患者的门诊评估与管理 ： 第8版 / （美）艾伦·戈罗尔（Allan H. Goroll），（美）艾伯特·马利（Albert G. Mulley）原著 ； 迟春花主译. 北京 ： 北京大学医学出版社，2024. 12. -- ISBN 978-7-5659-3204-5

Ⅰ. R4

中国国家版本馆CIP数据核字第2024WL6702号

北京市版权局著作权合同登记号：图字：01-2021-6936

Primary Care Medicine：Office Evaluation and Management of the Adult Patient，8th ed
Allan H. Goroll，Albert G. Mulley
ISBN：978-1-4963-9811-6

基层医学——成年患者的门诊评估与管理（第 8 版）

主　　译：迟春花
出版发行：北京大学医学出版社
地　　址：（100191）北京市海淀区学院路38号　北京大学医学部院内
电　　话：发行部 010-82802230；图书邮购 010-82802495
网　　址：http://www.pumpress.com.cn
E-mail：booksale@bjmu.edu.cn
印　　刷：北京信彩瑞禾印刷厂
经　　销：新华书店
策划编辑：董采萱
责任编辑：董采萱　刘　燕　李　娜　靳　奕　张李娜　袁帅军　陶佳琦　**责任校对**：靳新强　**责任印制**：李　啸
开　　本：889 mm × 1194 mm　1/16　**印张**：130.75　**字数**：3950 千字
版　　次：2024 年 12 月第 1 版　2024 年 12 月第 1 次印刷
书　　号：ISBN 978-7-5659-3204-5
定　　价：800.00元

译者名单

主　译　迟春花

副主译　（以姓氏笔画为序）

王晶桐　齐建光　肖卫忠　曹照龙　董爱梅　曾　辉

译　者　（以姓氏笔画为序）

丰　艳　北京和睦家医院
王　倩　北京大学第一医院
王　爽　北京市西城区展览路社区卫生服务中心
王　斌　北京大学第三医院
王晶桐　北京大学人民医院
付小芳　北京市西城区展览路社区卫生服务中心
刘　阳　北京市西城区什刹海社区卫生服务中心
刘　青　北京大学第三医院
刘　杰　北京大学人民医院
刘美颖　北京市西城区展览路社区卫生服务中心
齐建光　北京大学第一医院
祁祯楠　北京大学第一医院
李　卫　北京大学人民医院
李　灿　北京市西城区什刹海社区卫生服务中心
李　磊　北京大学第三医院
李俊霞　北京大学第一医院
杨继敏　北京大学第一医院密云医院
肖　怡　北京和睦家中西医结合医院
肖　婧　北京和睦家医院
肖卫忠　北京大学第三医院

迟春花　北京大学第一医院
张跃红　北京市西城区展览路社区卫生服务中心
林玉晶　北京大学第三医院
周雪迎　北京市海淀区北太平庄社区卫生服务中心
赵星星　北京大学第三医院
荆冠宁　北京大学第一医院
闻　英　北京市海淀区北太平庄社区卫生服务中心
姜　娟　北京大学人民医院
姚　弥　北京大学第一医院
高　畅　北京大学第一医院
高延秋　北京大学第三医院
郭秀军　北京大学第三医院
曹倩倩　北京大学第一医院密云医院
曹照龙　北京大学人民医院
董爱梅　北京大学第一医院
韩晓宁　北京大学第一医院
曾　辉　北京大学第三医院
黎梦涵　北京大学人民医院
潘子涵　北京大学第一医院
薛　倩　北京大学人民医院
魏雅楠　北京大学人民医院

秘　书　（以姓氏笔画为序）

祁祯楠　北京大学第一医院
孙　岩　北京大学医学部
张建欣　北京大学第一医院
荆冠宁　北京大学第一医院
姚　弥　北京大学第一医院

谨将本书献给我们的学生。他们的活力和创新精神不断激励我们前进，给我们带来惊喜。同时，也以此纪念Mark Herzog，我们众多杰出学生中的一员。

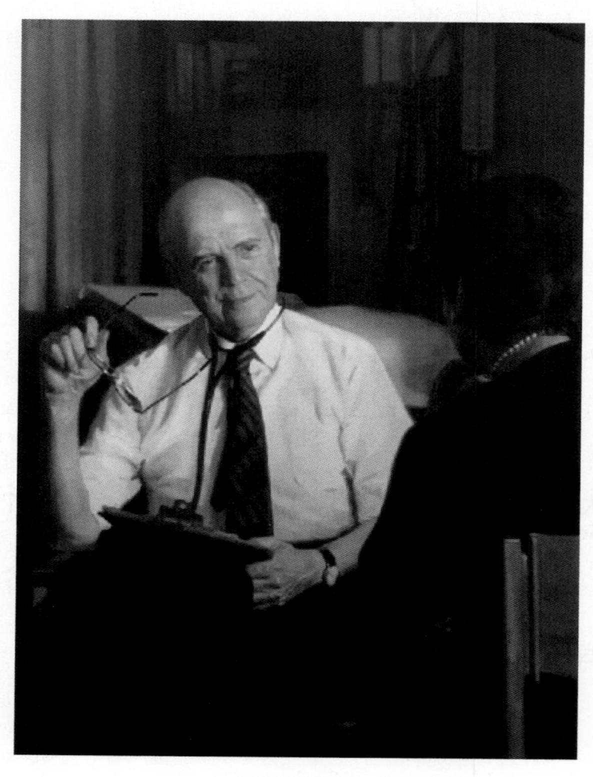

John D. Stoeckle，MD
1922—2020

John D. Stoeckle 是我们敬爱的导师和美国基层医学的先驱之一，是一位充满关爱和同情心的医生，同时也是一位富有智慧和创造力的教育者，以及具有深刻洞察力的学者。他的谦逊与温和使来自不同背景的患者、学生和同事都感到舒适和被尊重。他以独特的“普通医生”的姿态，强调从患者身上学习，以了解什么对他们的健康和幸福最为重要。他对健康公平的热情体现在他的每一次医疗实践中。《基层医学》第 1 版是对 John 的致敬，表达了我们对他深深的感激。40 年后，这份敬意和感激之情愈发强烈。

原著编者

Fredrick M. Abrahamian, DO, FACEP, FIDSA
Health Sciences Clinical Professor of Emergency Medicine
David Geffen School of Medicine at UCLA
Los Angeles, California

Jeremy S. Abramson, MD, MMSc
Assistant Professor
Department of Medicine
Harvard Medical School
Director, Lymphoma Program
Cancer Center
Massachusetts General Hospital
Boston, Massachusetts

Audrey Ahuero, MD
Ophthalmic Plastic Surgeons of Texas
Houston, Texas

Karin L. Andersson, MD, MPH
Instructor
Department of Medicine
Harvard Medical School
Staff Hepatologist
Department of Gastroenterology
Massachusetts Hospital
Boston, Massachusetts

Michael J. Barry, MD
Professor
Department of Medicine
Harvard Medical School
Director, Informed Medical Decisions Program
Division of General Internal Medicine
Massachusetts General Hospital
Boston, Massachusetts

Ernie-Paul Barrette, MD, FACP
Associate Professor
Department of Medicine
Washington University School of Medicine
Primary Care Medicine Clinic
Barnes-Jewish Hospital
St. Louis, Missouri

Hasan Bazari, MD
Associate Professor
Department of Medicine
Harvard Medical School
Physician
Division of Nephrology
Department of Medicine
Massachusetts General Hospital
Boston, Massachusetts

Susan E. Bennett, MD
Assistant Professor
Department of Medicine
Harvard Medical School
Physician
Department of Medicine
Massachusetts General Hospital
Boston, Massachusetts

Nakul Bhardwaj, DO, MPH
Department of Internal Medicine
Cleveland Clinic
Cleveland, Ohio

Neil Bhattacharyya, MD, FACS
Professor
Department of Otolaryngology
Harvard Medical School
Boston, Massachusetts

Michael F. Bierer, MD
Assistant Professor
Department of Medicine
Harvard Medical School
Physician
Department of Medicine
Massachusetts General Hospital
Boston, Massachusetts

Shana Birnbaum, MD
Assistant Professor
Department of Medicine
Harvard Medical School
Associate Physician
Department of Medicine
Massachusetts General Hospital
Boston, Massachusetts

Liliana Bordeianou, MD, MPH
Associate Professor of Surgery
Department of Surgery
Harvard Medical School
Chief, Colorectal Surgery Center
Department of Surgery
Massachusetts General Hospital
Boston, Massachusetts

Stephen T. Boswell, MD
(at time of writing)
Assistant Professor of Medicine
Harvard Medical School
Physician
Beth Israel Deaconess Medical Center
Boston, Massachusetts

Ilana Braun, MD
Assistant Professor
Department of Psychiatry
Harvard Medical School
Chief, Division of Adult Psychosocial Oncology
Dana Farber Cancer Institute
Boston, Massachusetts

David C. Brewster, MD
Clinical Professor
Department of Surgery
Harvard Medical School
Clinical Professor
Department of Surgery
Massachusetts General Hospital
Boston, Massachusetts

Kristin Burke, MD
Clinical Fellow
Department of Medicine
Harvard Medical School
Gastroenterology Fellow
Division of Gastroenterology
Massachusetts General Hospital
Boston, Massachusetts

Winfield Scott Butsch, MD, MSc, FTOS
Director of Obesity Medicine
Bariatric & Metabolic Institute
Cleveland Clinic
Cleveland, Ohio

Jennifer X. Cai, MD, MPH
Gastroenterology Fellow
Department of Medicine
Harvard Medical School
Gastroenterology Fellow
Division of Gastroenterology, Hepatology, & Endoscopy
Department of Medicine
Brigham and Women's Hospital
Boston, Massachusetts

David J. Cangemi, MD
Research Fellow
Harvard Medical School
Clinical Research Fellow Medicine
Gastrointestinal Unit
Department of Medicine
Massachusetts General Hospital
Boston, Massachusetts

Nancy L. Cantelmo, MD
Assistant Clinical Professor
Department of Surgery, Vascular
Harvard Medical School
Assistant in Surgery
Department of Surgery, Vascular
Massachusetts General Hospital
Boston, Massachusetts

Angela Catic, MD, MEd
Assistant Professor
Section of Geriatric
Department of Internal Medicine
Baylor College of Medicine
Staff Physician
Geriatric and Extended Care
Michael E. DeBakey VA Medical Center
Houston, Texas

Christopher P. Chiodo, MD
Assistant Professor
Department of Orthopedic Surgery
Harvard Medical School
Chief, Foot and Ankle Division
Department of Orthopedic Surgery
Brigham and Women's Hospital
Boston, Massachusetts

Jeffrey William Clark, MD
Associate Professor
Department of Medicine
Harvard Medical School
Medical Director, Cancer Center Protocol Office
Department of Medicine (Hematology–Oncology)
Massachusetts General Hospital
Boston, Massachusetts

Tina Scheufele Cleary, MD
Assistant Professor of Ophthalmology
Department of Ophthalmology
Tufts University School of Medicine
Vitreoretinal Surgeon
Ophthalmic Consultants of Boston
Boston, Massachusetts

M. Cornelia Cremens, MPH, MD
Assistant Professor
Department of Psychiatry
Harvard Medical School
Geriatric Psychiatrist
Department of Psychiatry
Massachusetts General Hospital
Boston, Massachusetts

Michael E. Dalton, OD, MBA
Optometrist
Ophthalmic Consultants of Boston
Boston, Massachusetts

Shinjita Das, MD
Clinical Instructor
Department of Dermatology
Harvard Medical School
Assistant in Dermatology
Department of Dermatology
Massachusetts General Hospital
Boston, Massachusetts

Benjamin Davis, MD
Assistant Professor
Department of Medicine
Harvard Medical School
Physician
Department of Infectious Disease
Massachusetts General Hospital
Boston, Massachusetts

Thomas F. Delaney, MD
Andres Soriano Professor of Radiation Oncology
Department of Radiation Oncology
Harvard Medical School
Attending Physician
Department of Radiation Oncology
Massachusetts General Hospital
Boston, Massachusetts

Jules L. Dienstag, MD
Carl W. Walter Professor of Medicine
Department of Medicine
Harvard Medical School
Physician
Department of Medicine
Massachusetts General Hospital
Boston, Massachusetts

Darin D. Dougherty, MD
Associate Professor
Department of Psychiatry
Harvard Medical School
Direction, Division of Neurotherapeutics
Department of Psychiatry
Massachusetts General Hospital
Boston, Massachusetts

Kamryn T. Eddy, PhD
Codirector
Eating Disorders Clinical and Research Program
Massachusetts General Hospital
Boston, Massachusetts
Associate Professor of Psychology
Department of Psychiatry
Harvard Medical School
Cambridge, Massachusetts

Peter J. Fagenholz, MD
Assistant Professor
Department of Surgery
Harvard Medical School
Associate Visiting Surgery
Department of Surgery
Massachusetts General Hospital
Boston, Massachusetts

Leslie S. T. Fang, MD, PhD
John R. Gallagher III and Katherine A. Gallagher Endowed Chair
Clinical Excellence in Nephrology
Firm Chief, Walter Bauer Firm
Medical Services
Massachusetts General Hospital
Harvard Medical School
Boston, Massachusetts

Laura C. Fine, MD
Clinical Instructor
Department of Ophthalmology
Harvard Medical School
Department of Ophthalmology
Tufts University School Medicine
Clinical Associate
Massachusetts Eye and Ear Infirmary
Associate Staff
Tufts Medical Center
Boston, Massachusetts

Angela K. Fitch, MD
Faculty Member
Department of Medicine
Harvard Medical School
Cambridge, Massachusetts
Associate Director
Endocrinology
Massachusetts General Hospital Weight Center
Boston, Massachusetts

Nicoletta Fynn-Thompson, MD
Partner
Cornea, Cataract, and Refractive Surgery
Ophthalmic Consultants of Boston
Boston, Massachusetts

Lawrence S. Friedman, MD
Professor of Medicine
Harvard Medical School
Professor of Medicine
Tufts University School of Medicine
Boston, Massachusetts

Alexandra K. Gold, MA
Clinical Psychology Doctoral Student
Department of Psychology and Brain Sciences
Boston University
Boston, Massachusetts

Ellie J. C. Goldstein, MD
Clinical Professor of Medicine
UCLA School of Medicine
Director
Infection Prevention and ASP
Kindred Hospital Los Angeles
Los Angeles, California

Mark Allan Goldstein, MD
Associate Professor
Department of Pediatrics
Harvard Medical School
Chief
Division of Adolescent and Young Adult Medicine
Massachusetts General Hospital
Boston, Massachusetts

Annekathryn Goodman, MD, MPH, MS, MA
Full Professor
Department of Obstetrics, Gynecology, and Reproductive Biology
Harvard Medical School
Gynecologic Oncologist
Department of Obstetrics & Gynecology
Massachusetts General Hospital
Boston, Massachusetts

John D. Goodson, MD
Associate Professor
Department of Medicine
Harvard Medical School
Physician
Division of General Internal Medicine
Department of Medicine
Massachusetts General Hospital
Boston, Massachusetts

Mark P. Hatton, MD
Ophthalmic Consultants of Boston
Massachusetts General Hospital
Massachusetts Eye & Ear Infirmary
Boston, Massachusetts

Mark Herzog, MD, MPP
Harvard Medical School
Boston, Massachusetts

Aaron R. Hoffman, DO, MPH
Instructor
Department of Medicine
Harvard Medical School
Assistant
Department of Medicine
Massachusetts General Hospital
Boston, Massachusetts

Theodore S. Hong, MD
Associate Professor
Department of Radiation Oncology
Harvard Medical School
Director, Gastrointestinal Radiation Oncology
Department of Radiation Oncology
Massachusetts General Hospital
Boston, Massachusetts

James W. Hung, MD
Ophthalmic Consultants of Boston
Boston, Massachusetts

Elaine M. Hylek, MD, MPH
Professor
Department of Medicine
Boston University
Director Thrombosis Service
Department of Medicine
Boston Medical Center
Boston, Massachusetts

Ignacio Inglessias-Azuaje, MD
Assistant Professor
Department of Medicine
Harvard Medical School
Associate Physician
Department of Medicine
Massachusetts General Hospital
Boston, Massachusetts

Jesse B. Jupiter, MD
Hansjorg Wyss/AD Professor
Department of Orthopedic Surgery
Harvard Medical School
Orthopedic Hand Surgeon
Massachusetts General Hospital
Boston, Massachusetts

Mihir M. Kamdar, MD
Associate Director
Division of Palliative Care
Massachusetts General Hospital
Boston, Massachusetts

Hamed Khalili, MD, MPH
Assistant Professor
Department of Gastroenterology
Harvard Medical School
Associate Director
Clinical and Translational Epidemiology Unit
Massachusetts General Hospital
Boston, Massachusetts

Linda A. King, MD
Assistant Professor
Division of General Internal Medicine
University of Pittsburgh
Associate Chief
Section of Palliative Care and Medical Ethics
University of Pittsburgh Medical Center
Pittsburgh, Pennsylvania

Gustavo Kinrys, MD
Instructor
Department of Psychiatry
Harvard Medical School
Massachusetts General Hospital
Boston, Massachusetts

Eric L. Krakauer, MD, PhD
Associate Professor
Department of Medicine
Harvard Medical School
Attending Physician
Division of Palliative Care & Geriatrics
Massachusetts General Hospital
Boston, Massachusetts

Hiroko Kunitake, MD, MPH
Assistant Professor
Department of Surgery
Harvard Medical School
Assistant
Department of Surgery
Massachusetts General Hospital
Boston, Massachusetts

Braden Kuo, MD, MSc
Assistant Professor
Department of Medicine
Harvard Medical School
Assistant Physician
Department of Internal Medicine Gastrointestinal Unit
Boston, Massachusetts

Irene Kuter, MD, DPhil
Assistant Professor
Department of Medicine
Harvard Medical School
Physician
Department of Hematology & Oncology
Massachusetts General Hospital
Boston, Massachusetts

Edward T. Lahey III, DMD, MD
Assistant Professor
Oral and Maxillofacial Surgery
Harvard Medical School
Quality and Safety Chair and Medical Director
Oral and Maxillofacial Surgery
Massachusetts General Hospital
Boston, Massachusetts

Regina C. LaRocque, MD
Assistant Professor of Medicine
Department of Medicine
Harvard Medical School
Assistant Professor of Medicine
Department of Medicine
Massachusetts General Hospital
Boston, Massachusetts

Elizabeth A. Lawson, MD, MMSc
Associate Professor of Medicine
Harvard Medical School
Director, Interdisciplinary Oxytocin Research Program
Neuroendocrine Unit
Massachusetts General Hospital
Boston, Massachusetts

Richard R. Liberthson, MD
Associate Professor
Harvard Medical School
Physician, Pediatrician, Cardiologist
Massachusetts General Hospital
Founder and Director Emeritus
Adult Congenital Heart Disease Program
Massachusetts General Hospital
Boston, Massachusetts

L. Elizabeth Lincoln, MD
Instructor
Department of Medicine
Harvard University
Attending Physician
Department of Medicine
Massachusetts General Hospital
Boston, Massachusetts

Chris Langhammer, MD, PhD
Fellow–Hand Surgery
Department of Orthopaedic Surgery
Harvard Medical School
Fellow–Hand Surgery
Orthopaedic Hand Service
Massachusetts General Hospital
Boston, Massachusetts

Andrew Lundquist, MD, PhD
Assistant in Medicine
Division of Nephrology
Massachusetts General Hospital
Boston, Massachusetts

Melissa Mattison, MD
Associate Professor of Medicine
Department of Medicine
Harvard Medical School
Chief, Hospital Medicine Unit
Department of Medicine
Massachusetts General Hospital
Boston, Massachusetts

Fremonta Meyer, MD
Assistant Professor
Department of Psychiatry
Harvard Medical School
Staff Psychiatrist
Department of Psychiatry
Brigham and Women's Hospital
Boston, Massachusetts

William E. Minichiello, EdD
Psychologist
Massachusetts General Hospital
Associate Professor of Psychology
Department of Psychiatry
Harvard Medical School
Boston, Massachusetts

L. Christine Oliver, MD, MPH, MS
Adjunct Professor
Department of Occupational Environmental Health
Dalla Lana School of Public Health
University of Toronto
Toronto, Ontario, Canada

Kerri Palamara McGrath, MD
Assistant Professor
Department of Medicine
Harvard Medical School
Director, Primary Care Program
Department of Medicine
Massachusetts General Hospital
Boston, Massachusetts

Molly Perencevich, MD
Instructor
Department of Medicine
Harvard Medical School
Physician
Department of Gastroenterology
Brigham and Women's Hospital
Boston, Massachusetts

Kurt J. Pfeifer, MD
Professor of Medicine
Department of Medicine
Medical College of Wisconsin
Milwaukee, Wisconsin

Christine Prifti, MD
PGY-3
Department of Medicine
Harvard University
PGY-3
Department of Medicine
Massachusetts General Hospital
Boston, Massachusetts

Amy A. Pruitt, MD
Professor of Neurology
Department of Neurology
Perelman School of Medicine
University of Pennsylvania
Philadelphia, Pennsylvania

Rocco Ricciardi, MD
Associate Professor of Surgery
Harvard Medical School
Chief, Section of Colon & Rectal Surgery
Massachusetts General Hospital
Boston, Massachusetts

Claudia U. Richter, MD
Part-Time Instructor in Ophthalmology
Department of Ophthalmology
Harvard Medical School
Boston, Massachusetts

James M. Richter, MD, MA
Associate Professor of Medicine
Department of Medicine
Harvard Medical School
Physician
Division of Gastroenterology
Massachusetts General Hospital
Boston, Massachusetts

Nancy Ridenour, PhD, APRN, BC, FAAN
President
Barnes Jewish College
St. Louis, Missouri

Nancy Rigotti, MD
Professor
Department of Medicine
Harvard Medical School
Director, Tobacco Research & Treatment Center
Massachusetts General Hospital
Boston, Massachusetts

David Ring, MD, PhD
Professor of Surgery and Psychiatry
Associate Dean for Comprehensive Care
Dell Medical School
The University of Texas at Austin
Austin, Texas

Patricia L. Roberts, MD
Professor of Surgery
Tufts University School of Medicine
Boston, Massachusetts
Chair Emeritus
Department of Surgery
Lahey Hospital and Medical Center
Burlington, Massachusetts

Rodrigo Tavares Rodrigues, MD
Instructor of Medicine
Department of Medicine
Harvard Medical School
Assistant in Medicine
Massachusetts General Hospital
Boston, Massachusetts

Laurence J. Ronan, MD
Staff Physician
Massachusetts General Hospital
Medical Director
Boston Red Sox
Boston, Massachusetts

Edward T. Ryan, MD
Professor
Department of Immunology and Infectious Diseases
Harvard T.H. Chan School of Public Health
Professor
Department of Medicine
Harvard Medical School
Director, Immunization Center
Division of Infectious Diseases
Massachusetts General Hospital
Boston, Massachusetts

Theodor C. Sauer, MD
Fellow
Department of Ophthalmology
Ophthalmic Consultants of Boston/Tufts New England Eye Center
Boston, Massachusetts

Peter C. Schalock, MD
Adjunct Associate Professor
Department of Surgery (Dermatology)
Geisel School of Medicine at Dartmouth
Hanover, New Hampshire

Sherry D. Scovell, MD
Assistant Professor of Surgery–Part-Time
Vascular & Endovascular Surgery
Harvard Medical School
Massachusetts General Hospital
Boston, Massachusetts

David M. Slovik, MD
Associate Professor of Medicine
Harvard Medical School
Chief
Division of Endocrinology and Diabetes
Newton-Wellesley Hospital
Boston, Massachusetts

Linda C. Shafer, MD
Assistant Professor
Department of Psychiatry
Harvard Medical School
Psychiatrist
Department of Psychiatry
Massachusetts General Hospital
Boston, Massachusetts

Paul C. Shellito, MD
Assistant Professor of Surgery, Emeritus
Department of Surgery
Harvard Medical School
Visiting Surgeon, Emeritus
Department of Surgery
Massachusetts General Hospital
Boston, Massachusetts

Leigh H. Simmons, MD
Assistant Professor
Department of Medicine
Harvard Medical School
Associate Physician
Massachusetts General Hospital
Boston, Massachusetts

Arthur J. Sober, MD
Professor
Department of Dermatology
Harvard Medical School
Dermatologist
Department of Dermatology
Massachusetts General Hospital
Boston, Massachusetts

Ada C. Stefanescu Schmidt, MDCM, MSc
Clinical and Research Fellow
Department of Medicine
Harvard Medical School
Clinical and Research Fellow
Department of Adult Congenital Heart Disease
Massachusetts General Hospital
Brigham and Women's Hospital
Boston Hospital Combined Program
Boston, Massachusetts

Shane J. Volney, MD
Private Practice
New York, New York

E. Nalan Ward, MD
Assistant Professor
Department of Psychiatry
Harvard of Medical School
Medical Director
Outpatient Addiction Services
Department of Psychiatry
Massachusetts General Hospital
Boston, Massachusetts

Jeffrey B. Weilburg, MD
Assistant Professor of Psychiatry
MGH Department of Psychiatry
Harvard Medical School
Associate Psychiatrist
Department of Psychiatry
Massachusetts General Hospital
Boston, Massachusetts

John Winkelman, MD, PhD
Professor of Psychiatry
Department of Psychiatry
Harvard Medical School
Psychiatrist
Department of Psychiatry
Massachusetts General Hospital
Boston, Massachusetts

John J. Worthington III, MD
Assistant Professor of Psychiatry
Harvard Medical School
Assistant Professor of Psychiatry
Department of Psychiatry
Boston, Massachusetts

Patrick Yachimski, MD, MPH
Associate Professor
Division of Gastroenterology, Hepatology, and Nutrition
Vanderbilt University Medical Center
Nashville, Tennessee

译者前言

我很荣幸作为《基层医学——成年患者的门诊评估与管理》(简称《基层医学》)第 8 版的主译。这本教材的原著作者是哈佛大学医学院与麻省总医院全科医学教授 Allan H. Goroll 和 Albert G. Mulley。《基层医学》原著第 1 版在 1981 年问世，是美国较早出版的、也是非常有影响力的全科医学专著之一。

原著作者之一 Goroll 教授毕业于哈佛大学，在麻省总医院从事全科医学工作，对初级卫生保健体系的现状与挑战有着深刻的理解和独到的见解。他曾担任马萨诸塞州医学会主席和美国内科医师学会马萨诸塞州分会主席，还曾在美国国会就初级卫生保健体系支付模式的改革进行过阐述，其在全科医学领域的地位举足轻重。如今，他仍然坚守在全科医疗和教学一线。

我有幸与 Goroll 教授在 2021 年的一次全科医学学术会议上相识，得到他的鼓励和指导，并与 Goroll 教授一起当场决定由我牵头组织国内全科医学同道翻译他主编的这本经典教材。这本教材内容丰富，不仅包括全科医学基本理论和基本技能，还包括基层医疗常见问题的诊疗和预防等。我组建的翻译团队成员主要来自于北京大学医学部附属医院全科医学科和所对应的基层实践基地。两年来，我们历经了多轮认真严谨的审校才最终完成了翻译工作。我们相信，这本教材作为“他山之石”，将为中国的全科医生提供宝贵的知识和经验，促进他们专业水平和服务能力的提升，助力我国全科医学和基层卫生健康事业的发展。

这本教材的中文译名经过反复认真地思考和讨论，基于医疗体系分类和医学名词规范，结合我国全科医学与基层卫生健康工作的实际情况，最终确定为《基层医学》。

在此，我们要感谢各位副主译和译者们的辛勤付出与精心打磨，感谢所有参与翻译工作的全科医生和秘书处所有老师的努力与奉献，感谢北京大学医学出版社编辑的悉心指导。同时，我们也要感谢 Allan H. Goroll 教授和 Albert G. Mulley 教授共同为我们带来如此优秀的教材。希望这本教材能够成为中国全科医生的良师益友。

由于译者水平所限，不妥及错误之处在所难免，恳切希望读者给予批评指正。

迟春花

2024 年 7 月

原著前言

《基层医学》第 8 版与其 40 年前出版的第 1 版一样，在基层医疗领域发展的关键时刻应运而生。在现今的美国乃至全球，医疗服务正面临着前所未有的挑战，包括可及性、可负担性和质量提升等方面。随着证据的积累和对基层医疗重要作用的日趋重视，人们希望基层医疗能将价值、质量、可及性和患者体验传递下去。最近几十年里，吸引实习生并获得充足的经费都是巨大的挑战。很幸运，这种情况因改革和重振基层医疗的呼声而发生了剧变。在这样的背景下，我们推出了《基层医学》第 8 版，旨在为基层医疗保健服务的从业者提供坚实的知识基础和策略指引，以应对当前的挑战，并推动基层医疗的持续发展。

好消息是，与《基层医学》1981 年首次出版的年代相比，我们今天为患者提供医疗服务的能力已经显著增强。而坏消息是，基层医学的知识已经实现了爆炸性增长，这些知识已经无法简单地被收纳在只有第 8 版 1/3 厚度的图书中。尽管这种增长可能让人望而生畏，但我们通过创新的电子交互方式，使内容更加易于访问和适应时代的需求，同时我们坚守了最初的设计理念，确保了学习和实践初级保健的便利性和高效性。本书所有章节都以问题为基础、以行动为导向，针对基层医疗实践中日常遇到的临床挑战提供解决方案。章节的架构清晰明了，包括关键部分和细分小节，涵盖了诊疗流程的基本要素（诊断、鉴别诊断、筛查、检查、管理策略、预防、患者教育和转诊指征等）。各章最后根据现有的最佳证据提出了具有可操作性的建议。书中考虑到了重要的细节以及经常出现的问题和困境——既包括与初学者相关的内容，也包括与经验丰富的临床医生相关的内容。做出决策所需的所有内容都集中在一处，读者几乎不需要参考书中的其他章节（除非想获得更多详细内容）。

40 年来，《基层医学》一直致力于通过应用最佳可用证据，来促进以更低成本获得更好的个性化医疗服务和更好的健康状态（这些主题在当今环境下尤为重要）。本版已全面更新，并融入了近 3000 条新参考文献的内容。成本效益、团队护理、患者和家庭教育以及相互协作一直是我们建议的核心要素和特征。我们力求引导读者超越“正确答案”，同时呈现“为什么”和“是什么”。这样，《基层医学》的使用者就能理解建议背后的证据和理由。这既有助于诊疗决策，也有助于应对快速变化的知识。

除了作为临床实践中的决策支持工具，《基层医学》亦兼具教科书的功能，其中涵盖了理解基层医疗实践的科学基础所需的基本知识。为了方便学习者，我们基于本书的特定章节设计了网络课程，提供了核心材料的学习资源①。鉴于跨学科团队在高效全科医疗中的关键作用，这些课程材料应当

① 中文版未引进网络课程。

在一定程度上被全科医疗团队的所有成员共享。无论你是临床医学的学生还是住院医师，抑或是护士、专科护士、助理医师，以及药学或心理健康领域的从业者，《基层医学》中都有与你在基层医疗中的角色相关的内容。虽然手册可以快速提供答案，但我们认为答案背后的依据同样重要，因此我们提供了支持性的证据和解释。确实，这可能比单纯阅读手册耗费更多的时间和精力，但这样的投入将会带来回报，帮助你更深入地理解，进而使你能够为所服务的患者提供更为个性化和有效的医疗服务。

除了提供全书内容、季度更新以及跨学科课程，网站还包含了支持共同决策的资料，旨在协助患者在诊疗过程中做出具有个人意义和明智的选择。我们倡导患者与医护人员之间建立真正的合作伙伴关系，这正是以患者为中心的基层医疗的核心特点。

当前，基层医疗实践面临着前所未有的挑战，但同时也带来了前所未有的回报。我们的目标是帮助《基层医学》的读者打下扎实的知识基础，并能够熟练地运用。多年来，我们收到了来自读者的宝贵反馈，他们认为本书为他们学习基层医学提供了极大的帮助，这让我们既惶恐又欣慰。因此，我们将这一版献给所有的读者，以及那些充满活力和热情的新一代全科医生，他们将为未来带来无限的可能性和希望。

Allan H. Goroll, MD, MACP

Albert G. Mulley Jr, MD, MPP

马萨诸塞州波士顿市和新罕布什尔州汉诺威市

2020 年 2 月

原著第 1 版前言

长久以来，医生一直承担着为患者提供直接、初步、全面的护理及持续性关怀的重要角色。然而，在过去的 20 年里，随着专科医生数量的不断增加，医生的这一传统角色受到了挑战。当前，高度技术化的三级住院医疗保健已成为我们教育机构的主要关注焦点。面对日益增多的诊断和治疗手段，一些医生逐渐不再专注于传统的诊疗患者的角色。为了应对这一变化，国家层面做出了基层医疗改革的回应。其目标是增加医生数量，使他们能够以明智、人道的方式处理患者的疾病，并提供我们所期望的卓越全科医生所特有的全面监督和连续性医疗服务。基层医疗改革强调，医生不仅要将患者视为病变器官的携带者，更要认识到他们首先是活生生的人，是社会的成员。促进预防和治疗是基层医疗不可或缺的重要组成部分。

医学界对基层医疗的重新关注，为我们的教育机构带来了极为积极的影响。这促使我们在非住院环境中重新开始进行培训。在这个过程中，医学生和住院医师逐渐认识到，许多过去被认为必须住院治疗的疾病，现在实际上在非住院环境下也能够得到妥善管理。这并不是一项全新的发现，而是对医学教育在本世纪早期的几十年中曾重点关注领域的一种回归。

《基层医学》这本书起源于一群年轻医生的经验，他们在哈佛大学医学界内重新振兴初级保健医学方面开创了先河。为了培养其他医生和医务工作者的能力，他们组织了基层医疗实践活动，并将其作为培训基地。通过对自己的实践经验以及他人发表的研究成果进行深入研究，他们在书中提供了关于成年内科患者门诊管理的最佳可用信息。他们的论述既简明扼要又实用，避免了冗长的细节描述，并且为感兴趣的读者提供了一份带有注释的重要参考书目，以引导他们进一步深入了解相关信息。本书的编写目的并非与内容详尽的传统医学教科书竞争，而是为忙碌的医生们提供有关当前知识的简明阐述，以及这些医生每天都需要快速了解的针对各种问题的现有最佳答案，本书正是为满足这一需求而编写的。

这本书是写给谁的？当然是基层全科医生。本书将成为基层全科医生的“圣经”——内含有用的指南资源和丰富的管理案例。然而，越来越明显的是，专科医生会花费大量时间用于第一次接诊患者，以及为患者提供进一步的医疗服务。因此，本书将成为专科医生和全科医生办公桌上的常备参考书，为从事成人医疗临床实践的每一个人提供重要帮助。

Alexander Leaf, MD
哈佛大学医学院 Jackson 医学教授
麻省总医院医疗服务部主任
马萨诸塞州波士顿市
1981 年 4 月

原著致谢

虽然《基层医学》主要由基层全科医生编写，为基层全科医生和临床医疗团队同行所用，但它同时依赖于我们专科同道的贡献，包括内科医生以及从事成人基层医疗相关工作的非医学领域专家。在此，我们向本版各章节编者做出的杰出工作致以感谢，同时对他们团队成员所给予的协助也一并感谢。

- James M. Richter，医学博士（消化内科）
- Jeffrey W. Clark，医学博士（肿瘤科）
- David M. Slovik, 医学博士（内分泌科）
- Annekathryn Goodman，医学博士（妇科）
- L. Elizabeth Lincoln，医学博士（妇科内科）
- Amy A. Pruitt，医学博士（神经内科）
- Peter C. Schalock，医学博士（皮肤科）
- Claudia U. Richter，医学博士（眼科）
- Neil Bhattacharyya，医学博士（耳鼻喉科）

我们还要感谢巴恩斯 – 犹太学院 Goldfarb 护理学院院长 Nancy Ridenour 博士，感谢她在团队护理方面的贡献，以及她与麻省总医院 Leigh H. Simmons 医学博士共同开设的团队护理跨专业网站课程。

在过去的 40 年里，《基层医学》共出版了 7 版，无数人为这本教科书慷慨奉献。鉴于他们过去所做的贡献对编写每一个新版本的重要性，我们一直对那些在上一版中承担编写工作的编者心存感激。在此，我们对他们表示衷心的感谢，并在下文中列出了他们的姓名及其撰写或合著的章节。

- Shana Birnbaum（第 111 章“女性阴道异常出血的处置方法”，第 112 章“继发性闭经的评估和对症处理”，第 114 章“外阴瘙痒的评估”，第 116 章“盆腔疼痛的管理”，第 117 章“阴道分泌物异常的管理”，第 118 章“更年期女性的管理”，第 121 章“意外怀孕女性的管理”）
- Francis Campion［第 61 章“烧心和反流（胃食管反流病）的管理”］
- Ann H. Johnson, John Kwon, Richard J. de Asla（第 154 章“足和踝关节常见问题的处理”）
- Carolyn Crimmins Hintlian（第 233 章“进食障碍的管理”）

- Claus Hamann（第 239 章“老年初级保健——优化老年人的认知和身体功能，照顾弱势群体”）
- Nicole L. Herschenhous（第 230 章“躯体症状障碍的管理”）
- Lindsay Y. King（第 68 章“消化性溃疡的管理”）
- William A. Kormos（第 52 章“急性下呼吸道感染——急性支气管炎和肺炎的门诊管理”，第 219 章“鼻窦炎的管理”，第 220 章“咽炎的管理”）
- David A. Lovas（第 230 章“躯体症状障碍的管理”）
- Kenneth L. Minaker（第 239 章“老年初级保健——优化老年人的认知和身体功能，照顾弱势群体”）
- Deanna D. Nguyen（第 73 章“炎症性肠病的管理”）
- Scott L. Rauch（第 227 章“抑郁的管理”）
- Jason S. Rothman（第 202 章“干眼症的评估”）
- Jenny S. Sauk（第 64 章“腹泻的评估和管理”）
- Sonia S. Yoon（第 59 章“恶心和呕吐的评估”）

我们要感谢 Lippincott Williams & Wilkins 出版公司的同仁们，特别是编辑 Sharon Zinner 和 Rebecca Gaertner，以及他们的助手 Cody Adams、Thomas Celona 和 Arunmozhivarman Shenbagakutti 的辛勤工作，感谢他们的专业精神和对出版质量的保证。多年来，我们非常幸运能拥有如此优秀的出版商和出版团队。最后但同样重要的是，我们要向哈佛大学医学院的学生审稿人 Andrew Foley、Danika Barry、Jun Lieu 和已故的 Mark Herzog 表示由衷的感谢。Mark 在新西兰不幸坠亡。他在离世的前夜，还在山顶上审阅校样。

目　录

第五部分　胃肠道问题

第六部分　血液和肿瘤问题

第七部分　内分泌问题

第八部分　妇科问题

第九部分　泌尿生殖系统问题

第十部分　肌肉骨骼问题

第十一部分　神经系统问题

第十二部分　皮肤病相关问题

第十三部分　眼科问题

第十四部分　耳、鼻、喉问题

第十五部分　精神病学和行为学问题

第十六部分 多学科和相关领域

本书全部参考文献

第一部分

基层医学概论

第1章

基层医疗的目的和实践

A.G.M. 和 A.H.G.

《基层医学》的早期版本首先界定了基层医疗的任务，包括以下内容：①医学诊断和治疗；②心理诊断和治疗；③在疾病全程基于患者的整体情况给予个体化支持；④进行有关疾病预防、诊断、治疗和预后的沟通；⑤通过风险评估、健康教育、早期筛查和行为干预来预防和治疗慢性疾病。本书在构思和编撰时，始终以这五个临床任务为基础，综合定义基层全科医生的基本工作，现在如此，未来也将继续如此。从这个原则上讲，《基层医学》旨在支持基层全科医生在承担这些任务中体现出最高的临床工作水平。

本书的第 2 章至第 5 章阐述了能够在实践操作层面界定基层医疗的临床技术。章节框架依次为诊断性检查的使用和解读、涵盖疾病和风险筛查的健康维护、疾病评估和预后、治疗方案的制定和实施。具体内容将在相应章节中详细呈现。当然，基层医疗的五个临床任务之间也有很强的相关性。总的来说，这些内容可以帮助医生和患者在面对临床实践的不确定性和复杂性时做出高质量的医疗决策。

定义基层医疗：过去、现在和未来 [1-35]

除了经久不衰的基于临床任务的基层医疗定义之外，也有人从基层医疗在医疗卫生模式中的地位、基层医疗在医疗系统中的功能、基层全科医生对教育和应用研究的学术贡献、基层全科医生的职业目标和职业身份等角度对基层医疗进行定义。这些定义及其出现的历史环境为我们理解基层医疗的挑战和机遇提供了更多的信息——了解过去、理解现在、创造未来。以上五种对基层医疗的定义总结在表 1-1 中。

基层医疗的组织定义

关于基层医疗的早期记载出现在 20 世纪初一篇回应专业知识和专业技术能力正在变得对医疗至关重要的政策文件中。随着医学教育中关于科学技术的内容日益突出，以及医学诊断（如 1885 年的 X 线成像）和治疗（如 1922 年胰岛素的发现）里程碑式的发展，专科技术和治疗的分配及获取面临更多的挑战。1920 年，英国道森报告主张由基层全科医生组建“基层医疗中心”，当专科医疗需求超过当地承载能力时，可由其转诊至二级医疗中心。三级医疗中心是指医学院校的附属医院。当诊断和治疗技术从医院延伸到社区、基层医疗和专科医疗均可以利用时，基层医疗 - 二级医疗 - 三级医疗的组织架构便开始变得模糊。尽管如此，当因为需要更高水平的专业知识和专业技术而转诊时，基层医疗仍被看作非技术性的一级医疗。这一定义将基层全科医生置于“守门人”的位置，特别是当获取二级医疗、三级医疗服务受限时。当基层全科医生致力于维护患者的健康和福祉，且与患者建立了彼此信任的医患关系时，这一角色在通向高质量医疗的道路上发挥着积极作用。而当他们没有充足的时间与患者建立信任关系，做出顾及患者担忧和偏好的决策时，基层全科医生则更有可能被消极地视为患者获取所需医疗服务的障碍。

人们很早就意识到，从急性疾病的恢复期开始，社会环境对人的健康和福祉就有着深远的影响。在 20 世纪初，英国（圣托马斯医院）和美国［麻省总医院（Massachusetts General Hospital，MGH）最早部署在医院的门诊部］的主流医院便雇用和组织了社会工作者在医院科室内开展工作。

在 20 世纪 40 年代的南非及 20 世纪 60 年代的美国，公共卫生、社会环境与基层医疗的整合

表 1-1 不同角度的基层医疗定义

基于临床任务和内容

- 医疗诊断和治疗
- 心理诊断和治疗
- 在疾病全程基于患者的整体情况给予个体化支持
- 进行有关预防、诊断、治疗和预后的沟通
- 通过风险评估、健康教育、早期筛查和行为干预来预防和治疗慢性疾病

基于组织设置和技术水平

- 提供以社区为基础的首诊医疗服务
- 区别于二级和三级医疗
- 提供“以社区为导向”的综合服务

基于照护系统中的患者照护功能

- 确保包括首诊服务在内的医疗服务可及性
- 通过连续性照护或“联结关系”对患者长期负责
- 通过服务一体化协调照护工作
- 针对范围更广的问题和需求提供全面照护
- 守门人——管理资源，保护患者利益

基于对教育/培训和应用研究的贡献

- 针对求医行为、症状归因、沟通开展社会学研究
- 为循证实践开展流行病学、统计学研究以及对证据进行严格评价
- 在经济决策理论和成本效益分析，以及行为经济学方面开展工作
- 为预测和质量改进进行数据分析
- 在共同决策、偏好诊断、提高决策质量方面开展工作
- 为用于服务人群健康和管理资源的综合医疗系统提供支持
- 探索与健康相关的社会决定因素，以改善个人和人群的健康与福祉

基于从业者的职业身份分类

- 关注患者的健康和福祉，而非疾病
- 致力于在照护中与患者建立相互信任的伙伴关系
- 面对不确定性时，基于证据、经验和患者背景做出决策

产生于以社区为导向的基层医疗中心（community-oriented primary care centers，COPCs）。如同 20 世纪 60 年代后期中国实施的农村合作医疗计划一样，南非的模式高度依赖社区卫生工作者。这种深入贫困社区、了解和利用社区资源的整合模式的成功促使了《阿拉木图宣言》的诞生。该宣言发表在 1978 年的世界卫生组织（World Health Organization，WHO）会议上，建议将资金用于各地的初级卫生保健系统建设，并将其作为实现医疗卫生保健这一基本人权的手段之一。

基层医疗的系统功能定义

在医疗改革的重要尝试中，如 2010 年美国通过《患者保护和平价医疗法案》（ACA），最突出的焦点是关于表 1-1 中概述的基层医疗的系统功能定义。几乎所有的利益相关方均认为医疗服务的可及性差、不连续、碎片化，以及与此相关的雇主、政府、患者难以承受的成本上涨都是改革的重点。基层医疗改革被视为是实现更佳就医体验、更好健康产出和更低卫生成本这三重目标的必要条件。对英国而言亦是如此。2014 年英国国家卫生服务体系（National Health Service，NHS）启动了一项雄心壮志的改革，致力于将基层医疗和急诊医疗、心理健康和躯体健康、医疗保健和社会保健进行整合。两国都将重心更多地放在了基层医疗的系统功能上，而非包含基层医疗工作的临床任务上。

相对临床任务而言，强调系统功能有助于在卫生系统的动态变化中对其价值和潜在局限性进行充分的考虑——人们从社区流动到基层医疗机构，并以此起始再到二级或三级医疗机构。这种流动性和在不同社区之间的差异始于基层医疗机构，并引发了关于人们和他们的临床医生做出寻求照护决定的一些重要问题。

医疗卫生生态

1961 年在美国，Kerr White 及其同事在“医疗卫生生态”（“ecology of medical care”）的研究中初次使用了“基层医疗保健”（primary medical care）一词。基于对美国和英国社区医生及患者的调查，Kerr White 的报告指出，在 1 个月的期限内，1000 名成年人中有 750 名确诊一种或多种疾病或损伤，有 250 人一次或多次咨询医生，9 人入院治疗，5 人转介至其他医生，1 人转诊至学术医疗中心。10 年以后，1000 名成年人的年发病率基本同前。

2001 年，在儿童及成年人中再次进行了“医疗卫生生态”调查，调查对象包括正考虑或已在医院门诊、急诊室、家中，从基层全科医生、专科医生、辅助医疗人员那里寻求医疗服务的人。图 1-1 中的调查结果表明，Kerr White 描述的基本关系在 40 年间几乎没有变化。

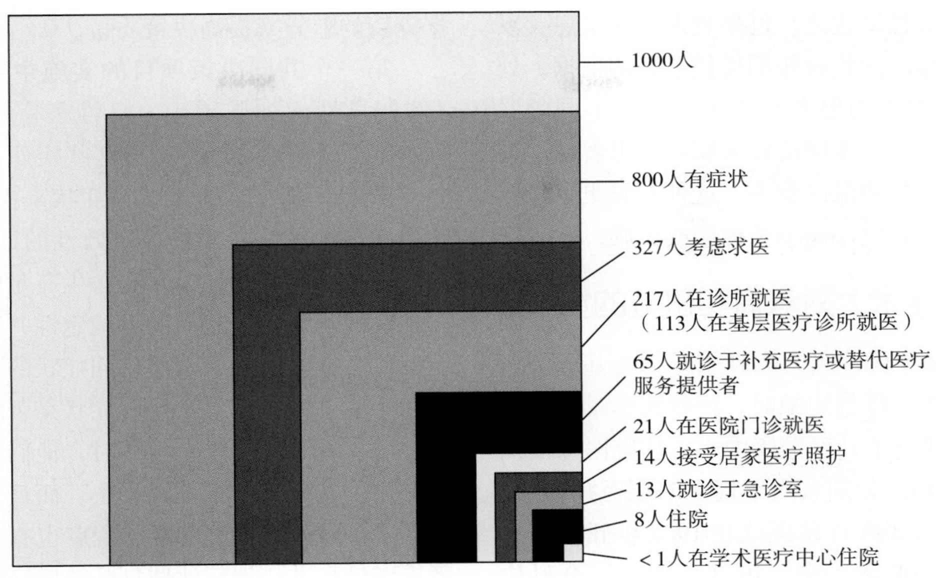

图 1-1　社区每月发病率及各种医疗卫生来源的比例。每个方框代表最大方框的一个亚组，最大方框包含 1000 人。数据适用于所有年龄段的人。（Reprinted from Green LA，Fryer GE，Yawn BP，et al. The ecology of medical care revisited. N Engl J Med 2001；344：2021，with permission. Copyright © 2001，Massachusetts Medical Society.）

医疗卫生的流行病学

人们对于不同地区间医疗关系和医疗服务差异的理解已经发生改变。受 Kerr White“医疗卫生生态”概念的启发，John Wennberg 设计了一套严谨的方法来研究跨区域的医疗卫生流行病学情况。他发现不同地区之间的入院率和诊疗活动有着巨大差异，而这种差异不能用患者不同或他们获得医疗服务的机会不同来解释。

这种研究方法通过 1996 年第一次出版的《达特茅斯医疗卫生地图集》（*Dartmouth Atlas of Health Care*）而在美国推广开来。地区的就诊率、住院率和主要的影像学检查与当地供应的医院床位数量、专科医生数量和影像学设备密切相关。由供应驱动的更高密度的医疗服务导致医疗保险受益人的人均医疗费用增加了 3 倍以上，而实际获益和死亡率并没有改善，甚至变得更加糟糕。在高频次医院转诊的区域，医患对医疗服务的可及性和服务质量的感受同样变得更差。有意思的是，来自高密度医疗服务地区的基层全科医生也会更频繁、更密集地开展检查和治疗。

伴随着数十年的发展，这种对医疗差异进行的研究所得到的有限证据日益清晰，其有助于决策诊断和筛查、转诊和急诊就医、入院治疗或重症监护病房治疗。而且，当貌似无害的常规决定可能触发过度诊疗的“临床连锁反应”，并将给患者带来严重伤害以及高昂的诊疗费用时，这些证据尤其重要。

系统功能和影响力的证据

长期以来，不同的基层医疗学者采用不同但相关的术语界定基层医疗的系统功能。1973 年，Alpert 和 Charney 侧重基层全科医生的职责：①提供可及的首诊服务；②为人群提供连续性照护，无论其是否患病；③提供综合服务。尽管他们拒绝“综合医学”这一概念，但其实人们已经意识到，当首诊服务协同一系列综合服务去满足患者的大多数医疗需求时，其对于患者和医疗体系而言是具有特殊价值的。对提供综合服务的承诺决定了首诊服务是无条件进行的。无论问题是什么，它都将得到解决，而患者也将得到很好的照护。

1996 年，Starfield 将基层医疗定义为：①为新的需求和问题提供进入医疗系统的入口；②长期提供以人为本的（而非以疾病为导向的）医疗服务；③除极为罕见或特殊的情况外，提供全面的医疗服务；④整合或协调其他医疗服务。

在基层医疗的这些功能属性中，可及性和可持续性在早期评价中与更好的医疗结局最为相关，而全面性和协调性则次之。近来更多关注医患关系的研究为可持续性的积极作用提供了新的证据。处于不同医疗行为下的患者与特定医生有不同的联系。而那些没有同医生保持持久联系的患者将很难得到指南推荐的预防保健服务，这种差异更多地取决于医患联系的程度，而不是种族或民族。

基层医疗在学术上对教育和研究的贡献

20 世纪 60 年代，当人们越来越担心基层医疗的衰退和基层医疗保健短缺时，一些医学学术中心做出了回应，建立了社区健康中心、住院医师培训项目和研究机构，分别致力于提供基层医疗保健、培训和研究。例如麻省总医院在 1967 年开设了五个社区健康中心的第一个，1973 年引入了全科住院医师培训项目，1978 年成立了基层医疗研究和教育奖学金项目。《基层医学》的编写则始于 1967 年。

这场全国性“运动”的研究基础是跨学科的，从社会科学开始，并大量借鉴了交叉学科。早期的研究主要集中在就医行为、疾病归因、医患沟通等。这种涵盖医生、高级执业护士、助理医师和社会工作者的跨学科团队合作被不断应用和评估。

与流行病学和统计学应用于临床研究和实践一样，包括经济决策理论和成本效益分析在内的经济学变得越来越重要。临床流行病学领域出现了对临床文献的严格评价，这极大地促进了使用更加严谨的研究方法，并开启了循证医学的时代。学术型基层全科医生同样对医疗卫生系统的研究做出了很大贡献，包括支付机制、信息技术和质量改进技术等。

就职于学术中心的基层全科医生也领导了源于 Wennberg 工作的区域医疗差异研究。20 世纪八九十年代，为了研究常见病及其治疗，成立了患者结局研究组（patient outcome research teams，PORTs）。基层医疗研究中涌现的模式和方法得到了广泛应用：严格评价；采用包括随机试验和其他严谨的因果推论方法在内的评价方法；进行 meta 分析，以产生系统性回顾证据；采用决策模型并分析；开展调查研究；应用囊括风险沟通和行为经济学的认知心理学。有证据支持和无证据支持的一个区别在于，前者体现了患者意愿以及临床干预指征。许多 PORTs 开发了患者决策辅助工具用以支持医患共同决策，从而通过识别有证据支持和无证据支持的差异来提高决策质量。

第一个共同决策项目的实施主要针对常见病（例如良性前列腺增生、良性子宫病变、腰椎病变、冠状动脉疾病）。对于这些疾病，外科手术的差异较大，其主要通过减轻症状来提高生活质量。在每个病例中，关于治疗有效性的证据并不充分，由此产生的不确定性使临床医生有足够的自由来提出他们的建议。但结果的不确定性并不是导致这些情况复杂性的唯一原因。相同症状的不同患者会有不同的困扰，并且对治疗后症状是否缓解以及缓解的程度有着不同的感受。同时，他们对可能产生的副作用及其影响也有不同看法。而且，对不同的患者而言，对死亡风险的接受程度也有差异。当给患者提供信息并让他们评估自己的偏好时，他们往往会做出不同的决定，但多数会选择更保守、花费少的治疗方法。患者的知识文化水平越高，期望越符合实际情况。

基层医务人员的职业身份

基层医疗最简单的定义是由自己或他人指定的基层医务人员提供的服务。美国的基层医务人员主要包括执行五项临床任务并满足基层医疗功能要求的、经认证的家庭医生、普通内科医生和普通儿科医生。根据是否有明确的临床任务和系统功能要求，也可以将妇科医生和产科医生包括在内。在 20 世纪 90 年代改革期间，专科医生将自身定义为基层医务人员是有很多益处的，但在确定的任务和职能方面其所提供的服有所不同。

执业护士和助理医师在基层全科医生的督导下或独立开展工作，履行许多基本的基层医疗职能，他们被一些支付方和行政地区指定为基层医疗的“提供者”，这是一种荣耀，也是被广为倡导的结果（但经常遭到医生组织的抵制）。虽然自主性问题已经得到了最广泛的关注，但更根本的变化是认识到这些专业人员作为现代化、高效率基层医疗实践的关键成员所发挥的重要作用。当他们被有效地纳入基于团队的医疗实践中时，特别是对慢性病的管理，结局改善的证据持续增加。

随着被指定为“提供者”的卫生专业人员类型不断扩大，无意中（或许是有意的）显得“提供者”一词对基层全科医生的专业精神和核心作用缺乏适当的尊重。可以理解的是，在他们承受巨大压力的时候，许多基层全科医生发现这个词自降身份、令人泄气。在需要顾及基层医疗团队中所有的健康专业成员时，人们寻求了更好的通用术语，包括本书中使用的“专业人员”和“临床医生”，而不是“提供者”。

在履行其系统职能的同时，执行基层医疗的临床任务需要基层医务人员做出一系列承诺。这些承诺始于对人的关注，而非对患者表现出来的症状或疾病的关注。这种对人的关注适用于“后台”功能的设计和有效管理，这种“后台”功能影响医疗的可及性、持续性、协调性以及让患者感受到被欢迎和被了解的“前台”团队行为。临床医生的承诺还包括与患者以及任何可能支持医疗管理的家庭成员或朋友建立相互信任关系所需要的谦卑、好奇心和耐心。对大多数选择基层医疗职业的人而言，维护与患者的良好关系会获得更多的回报。

任务导向的定义：基层全科医生的工作[36-48]

医学诊断和治疗

基层医疗的诊断过程

深入理解诊断过程至关重要，包括掌握诊断检查的使用和解读。从临床流行病学中获得的技术技能，加上与患者就不确定性进行有效沟通所需的相关技能，使对诊断检查的关键解释和准确使用成为可能。但 40 年来的证据表明，无论是基层医疗还是专科医疗，大多数临床医生都没有在日常实践中始终如一地应用这些技能。在临床实践中，看起来相似的患者之间检出率存在较大差异。被临床医生和患者视为准确和充分的诊断检查之后往往伴随的是一系列连锁反应，包括更多的临床检查、专家转诊和效果不明的治疗。临床实践差异研究表明，过度检查导致的过度诊断和过度治疗是造成医疗卫生浪费和伤害的主要原因。基层全科医生处于改善这一领域决策的最佳位置（详见第 2 章）。

在患者出现症状或体征之前使用筛查试验来发现疾病是使用诊断检查的一个特殊情况。在许多情况下，早期发现的目的并没有实现。过度诊断和过度治疗导致既往健康的患者出现心理和生理疾病等连锁反应，令人尤为不安。需要再次强调的是，相对于无知的热情，熟练掌握专业技能和有效的沟通技能对做出基于证据和患者偏好的决策至关重要（详见第 3 章）。

基层医疗的治疗决策

反映基层医疗连续性和综合性的长期医患信任关系对健全治疗决策具有独特的价值。一个特别的优势是，如果一段时间内观察症状是安全的，临床医生有能力让患者放心。这种观察性等待使临床医生有时间从症状和潜在疾病的变化过程中了解情况，改进诊断，使患者了解不同治疗选择的有效性和起效时间，从而根据证据和患者的偏好做出更加正确的治疗决策。这种共同决策过程将在下文和第 5 章中讨论。观察性等待伴随着对症状和潜在疾病的监测，其将诊断和治疗疾病的任务结合在一起。下面讨论的医学和心理诊断与治疗的任务也同样交织在一起。

心理诊断和治疗及个人支持

心理诊断和治疗以及对患者的个人支持对基层医疗而言至关重要。这些任务的重要性可见于 Mechanic 在 1972 年对影响身体不适表现的社会和心理因素的观察，以及 Engel 在 1977 年提出的生物 - 心理 - 社会医学模式。更现代的研究表明，在患者向其基层全科医生提出的诉求中，25% ～ 50% 无法立即得到医学解释。在短暂的随访期间，大约 70% 的患者得到了解释，剩下 30% 的患者持续 3 个月存在医学上无法解释的症状（medically unexplained symptoms，MUS）。慢性 MUS 的患病率并不确定，但据估计在 3% 左右（详见第 230 章）。

当患者以心悸、头痛或疲劳等症状出现在医生面前寻求医学解释时，焦虑和（或）抑郁很可能会被忽视，而这些焦虑和（或）抑郁在很大程度上导致了他们的就医决定和症状本身（详见第 226 章和第 227 章）。经过培训的临床医生能够识别这些症状的心理社会因素，并与患者进行有效的沟通，在使用辅助检查诊断器质性病因时能够更有辨识能力。结果往往是这种更少碎片化的医疗行为，以更低的成本获得了更好的体验和健康。

除了帮助患者解释常见的身体不适以外，也要识别患者的焦虑和（或）抑郁，用一种安全可靠的形式指导患者使用沟通技巧来缓解情绪。关注患者的个人防御、性格特点、文化背景对于确保患者的情感需求得到有效的支持和适当的回应非常重要。

患者的期望和请求通常在患者决定寻求医疗帮助、遵循治疗计划以及是否对医疗服务满意方面发挥重要作用。在对疾病和患者就医行为的研究中，社会学家发现，患者的以下期望有助于他们的就医决定：通过求诊知名专家来改善自己的状态，宣泄悲伤、愤怒和绝望，因未能应对而受到惩罚，以及通过医学解释来理解和控制疾病。

Lazare 及其同事的临床研究将期望和请求区分开来。请求是患者要求的具体的、详细的帮助行动和行为。这些研究表明，及时识别患者请求并进行协商对医患双方都有好处。医生对明确患者治疗意愿感兴趣揭示了医患双方具有互惠关系，这种互惠关系与更高的满意度和更好的患者依从性有关。连续照护、转诊、出院、知情同意和临终选择都是通过了解患者请求而商定的众多决策中的一部分。那些花费时间引出并回应这些问题的医生不仅为自己和患者，也为当地的卫生和社会保健系统创造了下游效应。

疾病信息沟通

向患者提供告知信息，给予解释、安慰，以及提出建议是基层医疗必不可少的沟通任务。沟通的有效性往往取决于医生对患者疾病归因的了解，也就是说，了解患者认为什么是疾病的原因。如果患者的归因与医生不一致，而这种不一致没有被发现，那么医生的解释就不会被患者接受，患者的焦虑就得不到缓解。例如 Mechanic 的研究建议身体不适的患者去看基层全科医生，可以了解是什么导致了他们的不适，并且能够获得心安，因为原因没有他们担心的那么严重。这种对患者归因的确认或纠正被称为“归因疗法”。这种归因疗法的临床作用被 Kleinman 描述为通过解释疾病原因为患者提供一种控制疾病影响的方法。这一点非常重要，尤其是当患者来自不同文化背景时。

沟通需要根据患者对医疗卫生专业术语的理解水平，以及对诸如疾病病因、诊断过程和治疗效果等基础科学概念的认识程度来进行调整。除了患者的健康素养以外，当未来的结果在本质上不确定时，沟通策略还应与患者对医疗决策的理解水平相适应，这一点同样重要。在关于诊断、预防、预后和治疗的沟通中应支持患者接纳决策的不确定性，这一内容将在接下来的章节中讨论（详见第 2 章至第 5 章）。

慢性疾病的预防和治疗

在慢性病的管理中，患者的多方面参与尤为重要。临床医生需要了解患者的治疗感受并获取建议调整治疗方案。他们面临什么困难？他们获得支持的来源是什么？如何提升他们的信心和动力？对这些问题的回答可以帮助临床医生为患者管理慢性疾病的许多任务设定优先级，并提供更有效的支持，以帮助他们克服自我管理的困难。当最佳预后依赖于患者服用处方药物和采取必要行动监测疾病、延缓进展或防止恶化时，这种个体化的照护可以提高患者的依从性。

慢性疾病的管理基本上是阻止已确诊疾病的进展及其并发症的出现，也被称为二级预防。一级预防——慢性病预防的第一位——侧重于评估和沟通风险，实现可控风险的行为改变。动机访谈是实施一级和二级预防的有力工具。它需要患者参与到一场对话中。在对话中，患者可以描述自己近期的行为与长期生活目标之间的差异。相对于听从医生的劝诫，他们谈论的时间越长，成功的机会就越大。动机访谈已经应用于干预多种问题，包括酗酒、烟草和药物滥用、哮喘和慢性阻塞性肺疾病、动脉粥样硬化性心血管疾病、糖尿病、饮食失调、赌博和家庭暴力。

随着动机访谈在 20 世纪七八十年代作为一种临床实践的形式出现，自我决定理论（self-determination theory，SDT）也作为人类动机的基本理论而诞生。SDT 将动机定义为针对目标的心理能量，并使用“内化”这个术语来描述行为如何随着时间的推移变得更有价值和得到自我强化。支持内化的三个心理需求是：①自主，有意志去改变；②能力，感到有能力达到预期的结果；③亲近感，与重要的人感到亲近并被理解。SDT 与动机访谈和干预措施之间互相补充，在慢性疾病管理中促使共同决策。

基层全科医生也可以利用他们对疾病流行病学、辖区人群的健康危险因素及其所在社区基础的了解，在执业中和执业以外制订干预计划。其中一些需要更有效地与社区的公共卫生或社会保健资产相结合。方法可以借鉴过去在 COPC 中聘用社区卫生工作者的成功经验，以及美国和英国目前从社区招募健康助理和社会处方师的模式。这些模式为医生在办公室或家中看诊的同时完成高效的事务性工作赢得了时间，因此可以使他们更多地了解患者的生活环境，包括其社交网络。

了解患者的社交网络可以揭示工作和家庭中的压力，这些压力可能是疾病恶化的诱因，可以通过提供支持和咨询得到缓解。这在患者面临丧失的时候尤为重要。1977 年 Engel 在介绍生物 - 心理 - 社会医学模式的论文中提出了一个引起共鸣的问题："悲伤何时是一种疾病？"有时间了解患者的丧失——无论是失去家人、值得信赖的朋友，还是失去心爱的宠物——为基层医疗团队提供了适当应对的机会，使团队与患者的家人、朋友、社会工作者以及家庭服务人员合作，支持其重建支持性的社交网络。

规划临终关怀

随着死亡的临近，对患者家庭和其他社会支持网络要素给予关注尤为重要。临床医生往往无法在患者有能力并愿意参与的时候，让他们充分参与自身对临终治疗偏好的讨论中。当这些偏好被引出并被记录为生前遗嘱时，理想情况下，谈话应包括拥有权力的医疗决定代理人。

基层全科医生非常适合帮助患者阐明他们对生命终末期和善终的愿望，并准确地理解生前遗嘱的含义。让患者家人或朋友参与这些共同决策的对话可以培养参与感并达成共识，从而避免决策时的困惑和冲突。对具有法律效力文件的要求因司法管辖区而异。临床医生应该熟悉这方面的当地法律。同时，他们不能忽略这个事实，即关于临终偏好的对话和决策的质量为善终奠定了基础，而不是法律文件本身。基层全科医生应该完全熟悉社区姑息治疗的资源，并能够解释它们在实现善终方面的作用（详见第 90 章）。

基层医疗在医疗改革中的作用：过去的教训[49-61]

当《患者保护和平价医疗法案》（ACA）在 2010 年颁布时，人们认识到有必要为基层医疗改革投资，以实现更好的医患体验以及更好的健康结果回报，同时降低医疗成本。改革的立法途径包括鼓励新的医疗模式，如以患者为中心的医疗之家（patient-centered medical homes，PCMHs），这一模式已在 2007 年由代表基层全科医生的专业组织发表的一份联合原则声明中得到认可。这些原则强调改进表 1-1 中列出的系统功能，强化质量和安全对个人及群体健康的贡献。一年内，国家质量保证委员会（National Committee for Quality Assurance，NCQA）实施了一项自愿的 PCMH 三级认证项目，该项目有九个标准，每个标准下都有子标准，界定了系统功能改进的基础设施和信息技术要求，特别是与人群健康管理相关的系统功能改进。

2010 年 ACA 通过时，大约有 1000 个组织获得了 NCQA 对 PCMH 的最高级别认证。人们对这些模式和其他"高级基层医疗"模式寄予厚望。它们将成为提供首诊、综合性诊疗（通过直接就诊和协调转诊给"医疗社区"中值得信赖的专家）和持续性医疗服务的高效模式。它们还将承担人群健康管理的责任，将患者与临床医生和团队对接起来，通过登记对患者进行风险分层，并找出所需医疗照护的不同。临床团队成员将共同分担责任，积极主动地让患者直接或间接参与进来，从而满足各种医疗需求。个人照护计划和工具包旨在识别关键症状（如呼吸困难）、体征（如体重和下肢水肿）和检查结果［如血尿素氮（BUN）和血肌酐或脑钠肽（BNP）］，以支持特定的自我管理并协助及时的自我转诊。

但是，尽管对基层医疗及其影响提出了宏伟的愿景，但来自基层医疗以外的系统利益相关者的支持却各不相同。由于基本支付改革和基层医疗新净投资滞后，导致未能解决要求基层医务人强化服务而额外支付能力又不足的问题，因为从本质上说，后者是一个以量计费的服务支付系统。当基层医疗中的事务性任务，包括记录照护支付和转诊授权的文件已经成为负担的时候，PCMH 模式正在不断发展。为这些功能设计的电子病历占用了临床工作（包括技术操作和相关工作的时间）而这些工作与实践的内在回报最为相关。

毫不奇怪，自 ACA 实施以来，对 PCMH 和其他高级基层医疗模式的评价结果在质量、管理措施、结果方面参差不齐。那些衡量患者体验的指标一直显示出有所改善。一些早期研究显示急诊就诊率有所下降，但几乎没有证据表明医疗质量得到提高以及医疗成本涨幅趋缓。然而，时间更近一些的证据在形成时间较久的 PCMH 上显示了希望，而且集中在合并多种慢性疾病的复杂患者身上。但在 ACA 通过后的前十年里，评价结果仍然喜忧参半，这在很大程度上是由于基本支付改革的滞后，以及在基层医疗方面缺乏新的净投资。在美国，基层医疗费用只占支付者总支出的 3% ～ 7%，而在其他经合组织（OECD）国家，这一比例为 10% ～ 20%。

2019 年，在额外资金的支持下，英国启动了一项雄心勃勃的基本医疗改革方案。英格兰各地共有 1300 多个机构组成全科医疗网络（primary care network，PCN），每个机构的目标是向 30 000 ～ 50 000 人提供综合服务，从而开展关注医疗、心理、行为以及包括个体患者和 PCN 服务人群的社会病源的人群健康管理。正如自 1948 年英国国家医疗服务体系成立以来的情况一样，健康和福祉以及医疗服务获取方面的不平等问题是需要优先解决的事项。

在美国、英国和全球其他国家，过去和现在依然明确的是，基层医疗需要协调多学科合作，为具有复杂的医疗、心理和社会需求的患者提供干预措施，而这些患者经常与家人和朋友一起生活在对他们的健康和福祉有深远影响的社区中。因此，新的基层医疗模式对社会环境高度敏感。所以，在某些社会环境中起效的模式在别的环境下可能会失败。然而，我们可以从混合方法评估中汲取经验，这种评估旨在捕捉社会环境变化，并更好地理解高质量基层医疗的领导者为了使患者、员工和自己都能实现理想而需要具备的基本技能和知识。目前进行的基层医疗改革的五个经验教训可见表 1-2。

表 1-2　基层医疗在医疗卫生改革中的作用：经验教训（参见参考文献 46-57）

- 领导力必须贯穿于基层医疗实践、照护系统和社区中，无论是相关事务，还是技术层面
- 数据驱动的系统功能改进提高了医疗满意度，但不足以改善患者的健康结局或控制成本
- 将患者与临床医生或医疗团队连接起来的做法改善了系统功能，并为改善人群健康管理奠定了基础
- 基于团队的照护通过将事务性工作委派给临床 / 非临床工作人员来增强医疗服务能力，但对患者满意度产生了不同的影响
- 渐进的医疗实践改善可以在医疗服务高利用风险的患者中产生影响，但十多年后，结果仍喜忧参半

参见参考文献 47-58，重点参考文献 50、52-54、56。

表 1-3　基层医疗在医疗卫生改革中的作用：未来方向（参见参考文献 58-65）

- 需要具有强有力的领导力，来挑战有关医疗卫生系统等级制度、证据的作用以及医疗卫生对健康和福祉的贡献的假设
- 由数据驱动的工作改进应侧重于基层医疗的临床任务，包括与患者一起做出的诊断和治疗决策的质量
- 基于团队的照护应该被设计成让患者感觉到自己被临床团队所了解并且是团队的一部分，从而了解他们的偏好和在自我管理中的支持需求
- 关于基于团队的照护，其策略旨在支持对患者及员工的健康和福祉最为重要的共同决策
- 克服躯体健康和心理健康以及健康和社会照护之间整合的障碍，这对于有效的基层医疗和医疗卫生系统的可持续性至关重要

参见参考文献 59-66，重点参考文献 60、62-65。

基层医疗在医疗改革中的作用：未来的方向 [62-69]

由既往经验得出，基层医疗未来的发展需要在五种范式上进行必要的转变，如表 1-3 所述。它们是：①基层医疗的领导力和质量，需要接受那些支持在医疗等级中削弱基层医疗作用的挑战；②将数据驱动的改进重点从关注系统功能的缺陷转移到总结必要和非必要的变化，从而显著提高医患共同做出诊断和治疗决策的质量；③团队的设计旨在延长医患沟通时间，通过了解患者生活的环境，以及他们的偏好和对支持的需求，让患者感受到自身是被了解的；④使用基于团队的技术和相关技巧，确保做出对患者和员工健康及福祉至关重要的选择；⑤关注整合医学、心理、行为和社会照护的综合服务，避免频繁采用盛行的高成本、高风险的医疗服务来取代能更好地满足需求的其他服务。

为了实现这些范式的转变，实现基层医疗的全部承诺，社会需要在基层医疗方面进行更多投资，并结束基层医疗对按量支付的依赖。随着新的支付模式被采用，范式的转变将出现。但是，如果

没有对基层医疗的进一步投资，并认识到这是最能了解和明确满足患者需求和愿望的领域，仅靠新的支付模式是不够的。

重要的是要认识到，每一次范式的转变都会再次聚焦于基层医疗长期以来形成的定义，而这一定义来源于从业者的临床工作（表 1-1）。此外，范式转变还需要关注这些工作的相关领域，而这些领域的工作只能在与患者和其他照护者建立持续信任关系的基础上开展。这是许多人在基层医疗实践中获得快乐的源泉。这也是基层医学的目标。

（吕光辉　祁祯楠 翻译，迟春花　曹照龙 审校）

第 2 章

诊断性检查的选择和解读

A.G.M. 和 A.H.G.

诊断性检查对于患者的诊断十分重要。尽管病史和体格检查是基层医疗临床数据的基础，有时是足够的，但随着诊断方法的更新，我们对患者生物医学知识的了解范围也在不断拓展。诊断性检查有许多用途：①对已有不适的患者进行诊断；②为患有已知疾病的患者提供预后信息；③识别亚临床疾病或有后续疾病发生风险的人；④监测正在进行的治疗。无论在哪种情况下，最终目标都是降低患病率和死亡率，从而维持或改善健康和预后。

临床实践中会应用模式识别和分析演绎的诊断方法。基层全科医生作为医疗服务的一线人员，有机会也有责任尽最大努力做到"一次成功"。本章探讨了鉴别诊断的方法及其在辅助检查排序和解释中的应用。其目的是进行良好的概率诊断，以指导临床决策。

关于改善诊断推理和辅助检查的挑战 [1–10]

虽然医生将诊断的正确率视为其临床能力的关键组成部分，但是误诊已经作为一个突出问题被逐渐重视。保守估计表明，在每年来门诊就诊的美国成年人中，5% 被误诊，并且大多数成年人都或多或少经历过误诊。误诊占医院不良事件的 6% ~ 17% 和死亡事件的 10%。误诊在医疗事故赔偿中占据一大类，因此从患者的角度来看误诊非常重要，他们将误诊定义为"不能准确、及时地解释患者的健康问题，或将解释传达给患者"。

责任问题和患者预期是临床医生增加辅助检查的原因。从 2000 年到 2010 年，英国全科医生（general practitioners，GPs）的辅助检查率增加了 3 倍，由每万人每年 1.5 万次增加到 4.5 万次。但尚不清楚增加辅助检查是否能改善诊断并降低医疗事故索赔的风险。包括美国和英国在内的 15 个国家记录了检查不足和过度检查的广泛差异。

误诊的来源

诊断是一项复杂的任务，特别是在基层医疗实践中——疾病范围广，患者的主诉模糊或笼统，可以用来解释症状的严重疾病的患病率低。基层全科医生需要注意到系统性因素和个体认知错误均可能导致误诊的发生。

误诊的系统性因素

误诊的系统性因素包括临床医生、患者及其家属之间的协作和沟通不足；系统设计不完善，无法支持诊断过程；对临床医生诊断的反馈有限；以及医疗系统文化导致诊疗不透明和错误无法显露。图 2-1 提供了一个概念模型，其强调随着时间的推移，收集、整合和解释信息过程的迭代性质，并清晰地表明了团队协作和支持性工作系统的重要性。

误诊的人为因素

基于对常见疾病的临床经验和归纳推理，可以快速有效地做出诊断。然而，如果病史采集不准确，并且成了经验主义的受害者，可能会影响诊断，并导致误诊。

病史采集不准确 病史占诊断所需信息的80% ~ 85%，是诊断过程中最重要的要素。未能获得准确的病史是误诊的常见原因。问诊应采取询问引导的方式，而不让患者持续地讲述疾病发生的经过。基层医疗工作繁忙，时间压力大，会促使医生进行审讯式问诊。其典型表现是仅观察患者讲述17秒或更短的时间就打断患者，提出是非问句。这种行为会阻碍患者的讲述，传达一种漠不关心的感觉，并阻碍关键信息的无偏传递。审讯式问诊是一种令人疲劳、效率低下的病史采集方法，口头回答充满否定的答案，缺乏关键事实，最重要的是缺乏患者的观点，通常会导致诊断过程过早结束和误诊的发生。

要求患者"告诉我病史"而不是打断，这是获得准确病史的一种有效方法，同时也表达了一种关怀，并建立了患者所需的信任，让患者能够说出与诊断高度相关的行为或环境因素。用一些关键的开放式问题来补充患者的陈述，可以引导患者说出疾病潜在的病因。在标准的引导问题中，以下问题对形成病理生理方面的诊断意义最大：

- "什么情况下能缓解？"
- "什么情况下症状加重？"
- "有哪些伴随症状？"
- "随着时间推移，症状有什么变化？"

引导病史的陈述和积极倾听患者对这些问题的回答，对患者的病因分析至关重要，有助于排除诊断并对鉴别诊断进行优先排序。可以肯定的是，询问是有作用的，但最好在获取病史并有初步诊断方向之后进行。这些假设是鉴别诊断的基础。大多数研究表明，如果患者没有认知障碍，大约需要3 ~ 5分钟来陈述自己的病史。如果患者有认知障碍，可以使用相同的方法询问其家属或陪同人员。当患者或家属的陈述表明其存在行为、心理或社交障碍时，询问可以从"说说您怎么了"转向"您可以多说一些您正在经历什么"。让患者陈述并耐心倾听，然后引导生物 - 心理 - 社会医学模式所需的信息，这通常对基层医疗中的诊断至关重要（见第1章和第3章）。

落入认知偏差陷阱 认知偏差是人脑在处理信息时产生的心理学方面的错误。这种情况通常会发生在认知捷径（称为启发）失败时。因此，它们在临床诊疗中频繁出现也就不足为奇了。尤其是患者和医生会面对诊疗时间上的压力或减少意外事故的压力，导致在诊断过程中走捷径。

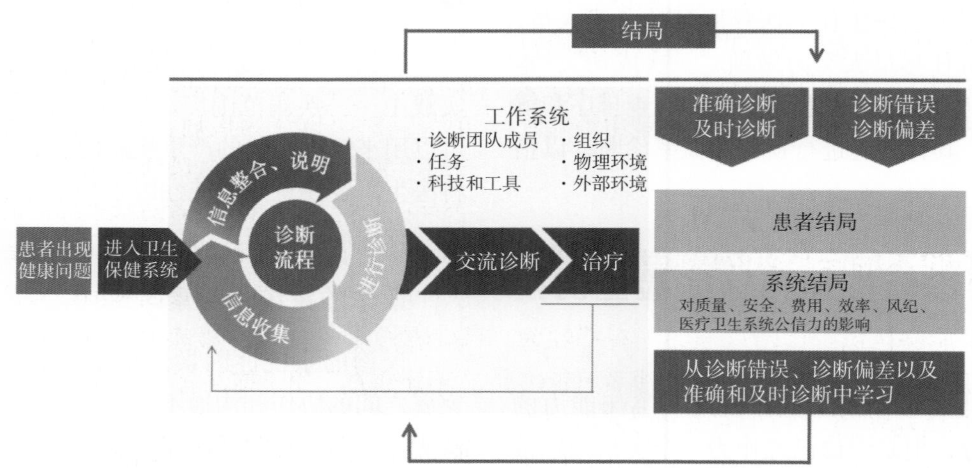

图 2-1 诊断过程。诊断过程被描述为一种复杂的协作活动，会随着时间的推移及信息收集的不断进行以迭代的方式展开，也包括随时间推移而发生变化的临床体征和症状。其目标是减少诊断不确定性，缩小诊断范围（鉴别诊断），并对患者的健康问题有更准确、全面的了解。在医疗卫生工作系统的背景下，这些协作能或多或少地通过改进诊断来减少错误（From National Academies of Sciences，Engineering，and Medicine. 2015. Improving Diagnosis in Health Care. https：//doi.org/10.17226/21794. Reproduced with permission from the National Academy of Sciences，Courtesy of the National Academies Press，Washington，DC.）

锚定 这是一种心理倾向，即过分重视获得的第一条信息。这可能会引起询问时机过早，并促使你对脑海中的第一个假设进行检验——通常是最近有过的诊断（近期偏差），而不是收集更多信息，并制订更完整的鉴别诊断和检查计划。

确认偏差 该偏差的特点是寻找或解释那些支持自己的先入之见的信息，而否定或忽略那些不支持其观点的信息。心理上的目标是仅搜索可以证实观点的数据，来实现或保持自己观点的一致性。这经常在审讯式问诊时发生，只关注答案是“是”或“否”，然后对答案所产生的假设进行检验，而忽略或不重视其他数据。

对应偏差或基本归因错误 指人们过分强调了有影响力的人所提供的解释或归因的真实性，而忽略了其他数据。当有受人尊敬的老师在场时，学习者往往很容易受到这种偏差的影响。它与启动偏差有关，即受他人所说的影响而产生先入为主的想法。这在前几代人的医学培训中司空见惯，虽然其在几十年前就受到了循证医学运动的挑战，但目前仍然很普遍。

信念偏差 在这种偏差中，一个人对论点的逻辑评估是基于他对结论的信念。其结果是倾向于忽视异议或贬低异议者的思维过程。因为担心自己的想法会被贬低，学习中的临床医生常害怕提出与共识不一致的诊断。

框架偏差 一个人的决策基于选项的呈现方式时，就会出现框架偏差。出现积极的选项会倾向于承担更多的风险，出现消极的选项会导致人为规避风险。这种偏差在管理决策和选择决策中均起着重要作用。

诊断推理中的不确定性和概率思维[11-18]

如果医生能够认识到诊断过程的固有特性为不确定性和随机性，并了解诊断特征与患者特征之间的关系，则更能避免落入应用和解释诊断性检查的陷阱。如前所述，当患者出现典型的症状和体征时，诊断可显而易见。当医生的经验和知识增加时，这类诊断的比例也会提高。

然而，在许多病例中，患者所表现的症状或体征并不明显。相反，它们可以用多种诊断来解释，每种诊断对患者的健康都有显著不同的影响。在这些情况下，完成病史采集和体格检查后，临床医生会考虑许多可以解释这些现象的其他疾病，这称为鉴别诊断。并且会对诊断进行排序，以隐性分配的方式反映每个诊断的概率。这种排序可以被看作医生基于对类似患者的知识和经验所产生的对每种诊断的怀疑指数。后续实验室检查的目的是完善初步诊断，并在此过程中修订鉴别诊断。更改列表上特定疾病的概率，取决于其在实验室检查前出现的概率以及检测结果所提供信息的有效性。

通常，临床医生会关注某个疾病是否存在。例如，胸痛是不是冠状动脉供血不足引起的？咽炎引起的喉咙痛是不是 A 组乙型溶血性链球菌引起的？评估相关疾病可能性的基本要素为病史和体格检查。胸骨后钝痛或左肩放射痛提示冠状动脉功能不全可能性大，剧烈的疼痛和压痛则提示其可能性减小。发热、扁桃体有渗出或淋巴结肿大伴浅表淋巴结压痛提示感染 A 组乙型溶血性链球菌可能性大；若出现咳嗽的症状，链球菌感染可能性会减小。这一过程可以可能会使概率降到某个阈值以下，此时最谨慎的做法是假设这个疾病不存在，并继续诊断进程。也可能在诊断过程中，某疾病概率已足够高而可以进行相应的治疗。如果可能性在这两个阈值之间，就需要进行进一步的诊断性检查。

确定阈值的方法如图 2-2 所示。该方法隐含了三个不同的任务：①根据患者的特征（包括症状和体征）预估疾病的概率；②根据新信息（包括诊断性检查结果）修订疾病概率；③要知道阈值可能在哪个范围——阈值多低时可以认为疾病不存在，阈值多高时可以认为疾病存在。至关重要的是，临床医生必须认识到这些阈值取决于检查区分疾病是否存在的能力，以及患者对检查结果的感受，而这些又取决于检查项目的有效性，即检查阳性则用而阴性则不用。当适时的诊断和治疗对预后产生深远影响时，不做检查的概率阈值可能就会很低。术语“不能错过”用于描述此类病情及其诊断。

解释诊断性检查用到的术语

术语对理解诊断性检查很重要。临床病理学家通常关注检查的准确性和精确性。准确性是指检查结果与真实结果的接近程度，一般通过可选的金标准或推荐检查进行测量。精确性是指在重复进行检查时得到几乎相同结果的能力。而临床医生更关

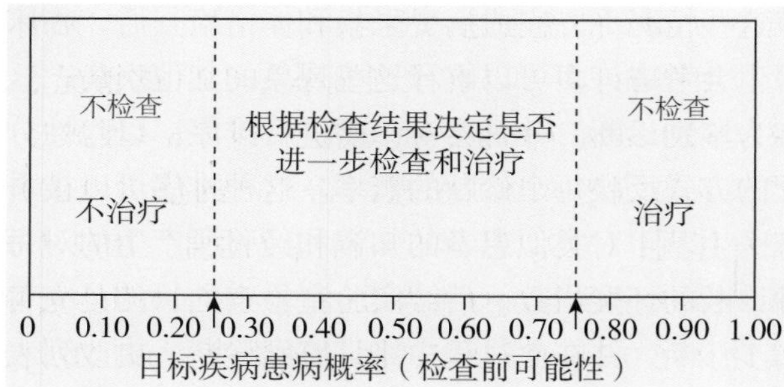

图 2-2　基于阈值来决策的方法可以用从 0 到 1.00 的连续疾病概率来说明。可以根据人口统计变量以及症状和体征来评估预设的概率。诊断性检查的结果可被视作更改疾病概率的新信息。如果更改后的某病概率足够低，则决定不治疗；如果概率足够高，则决定治疗该病。阈值取决于诊断正确或错误分类的结果。（经许可转载自 Sackett DL，Haynes RB，Guyatt GH，et al. Clinical epidemiology：a basic science for clinical medicine. 2nd ed. Boston，MA：Little Brown；1991.）

心检测结果是否能区分特定疾病的患者或非患者，这种鉴别能力用检查的灵敏度和特异度来表达。灵敏度是指当对实际患有该病的人进行检查时，结果为阳性的概率。特异度是指对实际未患该病的人进行检查时，结果为阴性的概率。如果结果为阴性，灵敏度高的检查可以排除该病。如果结果为阳性，特异度高的检查可以判断患者患有该病。因为大多数检查既不是完全灵敏的，也不是完全特异的，所以结果必须用概率而不是绝对化的方式来解释。

通常，可以在检查的灵敏度和特异度之间进行权衡。对于做出某种关病诊断或进行相应治疗而言，更严格的标准将比不那么严格的标准具有更低的灵敏度和更高的特异度。最形象的例子包括定量的检查，例如在考虑诊断前列腺癌时，检测血清的前列腺特异性抗原（prostate-specific antigen，PSA）。一般情况如图 2-3 所示。请注意，检测结果的“正常”值通常来自健康人结果的频率分布；不考虑灵敏度和特异度之间的潜在权衡。

尽管灵敏度和特异度是选择检查时考虑的重要因素，但是在检查结果出来后，检查的概率通常不是医生和患者关心的问题。两者都关心以下问题：如果结果是阳性的，那么患该病的概率是多少？如果结果是阴性的，那么患者确实无病的概率是多少？这些概率分别称为阳性预测值和阴性预测值。它们不仅仅取决于检查的灵敏度和特异度，还取决于在进行检查之前存在疾病的可能性。

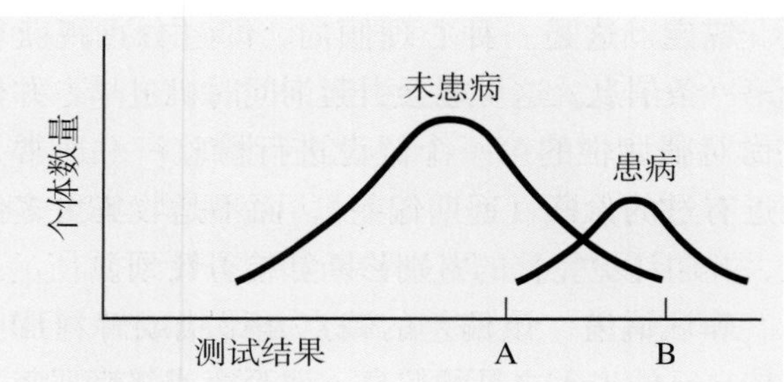

图 2-3　患病者和未患病者检查结果的假设分布。由于分布重叠，检查还远远不够完美。如果所有检测值位于 A 右侧的患者都被称为“阳性”，则该测试将是 100% 敏感的，但特异度较低。如果只有那些检测值在 B 右侧的患者被称为“阳性”，则该测试将是 100% 特异的，但灵敏度较低。在 A 和 B 之间选择阈值应取决于真、假阳性和真、假阴性结果的相对重要性。

参考 2×2 列联表（图 2-4）可以更好地理解灵敏度和特异度以及阳性预测值和阴性预测值之间的关系。两列代表的是患或不患疾病（请注意诊断的金标准是假设的），两行代表的是阳性或阴性检测结果。任何有检查结果的患者，都被包含在标记有 a、b、c、d 的四个格子中。灵敏度、特异度、阳性预测值和阴性预测值的定义可以通过这些

		患病		
		有	无	
检查	阳性	a	b	$a+b$
	阴性	c	d	$c+d$
		$a+c$	$b+d$	$a+b+c+d$

定义

灵敏度：	$\frac{a}{a+c}$	假阴性率：	$\frac{c}{a+c}$
特异度：	$\frac{d}{b+d}$	假阳性率：	$\frac{b}{b+d}$
阳性预测值：	$\frac{a}{a+b}$	误报率：	$\frac{b}{a+b}$
阴性预测值：	$\frac{d}{c+d}$	虚假保证率：	$\frac{c}{c+d}$

图 2-4　2×2 列联表阐明了检查特征（灵敏度和特异度）与阳性和阴性检测结果的预测值之间的关系。如果临床医生了解诊断性检查的灵敏度和特异度，以及患者（人群）疾病的预测概率（患病率），就可以填写表格。预测概率为 $a+c$，1 – 预测概率为 $b+d$。将 $a+c$ 乘以灵敏度表示 a 的值，然后将 $b+d$ 乘以特异度表示 d 的值。c 和 b 的值可以通过简单的减法来确定。填充数值后，可以很容易地计算出阴性或阳性检测结果的预测值。值得注意的是，该计算方法与条件概率的贝叶斯定理完全等价。

标记来重新表述。要注意这四个比率中的每一个都有一个互补比率。灵敏度的互补比率（1 – 灵敏度）被称为假阴性率，而特异度的互补比率（1 – 特异度）被称为假阳性率。这些术语在医学文献中经常使用得模棱两可。假阴性率会与阴性预测值的互补比率相混淆，最好将后者称为虚假保证率（false-reassurance rate）；假阳性率会与阳性预测值的互补比率相混淆，最好将后者称为误报率（false-alarm rate）。

解释检查结果：更改诊断概率

临床医生解读检查结果时通常都不正式。很少有人用笔和本或计算器来明确地修改概率估计。然而有时，可能的诊断与直觉不一致；例如，研究表明当某病预测概率或患病率较低时，大多数临床医生过度依赖阳性检查结果而将患者诊断为该病。这种常见的误诊会导致潜在的过度诊断和过度治疗。

注意 2×2 列联表，它表明了为什么预测值在很大程度上取决于疾病患病率，尤其是人们用检查来筛查罕见病的时候。即使假阳性率（记住，它是特异度的互补比率）很小，但是会乘以一个相对来说非常大的数——也就是（$b+d$）将远大于（$a+c$）。因此，b 比 a 大很多，并且阳性预测值将比直觉低很多。这种例子在表 2-1 中表现得很清楚。

试想一个非侵入性检查冠状动脉疾病的例子，该检查应用于一名有非典型胸痛病史的 50 岁男性。根据文献中报道的检查评估结果，该检查的灵敏度和特异度可分别估计为 80% 和 90%。根据症状和危险因素，临床医生估计患者患冠心病的预测概率为 0.20。（这与在类似患者的人群中，冠心病的患病率为 20% 的说法是一样的。）

由图 2-4 可知，在预测概率为 0.20 的情况下，$a+c$=0.20 和 $b+d$=0.80。将 0.20 乘以 0.8（灵敏度）得出 a 的值为 0.16（由减法得出 c 的值为 0.04）。将 0.80 乘以 0.9（特异度）得出 d 的值为 0.72（同样，由减法得出 b 的值为 0.08）。那么，阳性预测值为 0.16/0.24，即 0.67；阴性预测值为 0.72/0.76，即 0.95。

自然频率已作为一种更直观的方法被提出，如下所示。在 1000 名接受检查的非典型胸痛患者中，有 200 人患有冠状动脉疾病，其中 160 人检测结果呈阳性。在 800 名未患冠心病的患者中，80 名检测结果呈阳性，显示阳性预测值为 160/240。

在了解概率的前提下，临床医生可以使用另一种方法快速修改概率来验证他们的直觉。如果 p 是一种特定疾病存在的概率，则 p 与（$1-p$）的比率或 $p/(1-p)$ 称为偏向该疾病的比。不存在该疾病的比由（$1-p$）$/p$ 表示。正如人们可以在进行诊断性检查之前估计患病的可能性一样，可以将该估计值称为验前比。

可以简单地通过乘以一个称为似然比的比率来修正验前比。似然比是检查结果在患病和未患病人群中的相对发生率，即结果概率（结果可以是阳性、阴性或特定范围的值）——用患病者检查结果出现的概率除以未患病者出现该结果的概率。请注意，阳性似然比等于（或小于）灵敏度与假阳性率（即 1 – 特异度）之比。阴性似然比是假阴性率（即 1 – 灵敏度）与特异度之比。因此，似然比综合了灵敏度和特异度的特征。当疾病的验前概率乘以阳性似然比时，结果（有时称为后验比）表示在给定测试结果的情况下倾向于患该疾病的比。

回到这个例子，我们看到前面提到的患有非

表 2-1　先验概率（患病率）对阳性检测结果预测值的影响

先验概率（患病率）(%)	阳性检测结果的预测值（%）		
	灵敏度 90%，特异度 90%	灵敏度 95%，特异度 95%	灵敏度 99%，特异度 99%
0.1	0.9	1.9	9.0
1	8.3	16.1	50.0
2	15.5	27.9	66.9
5	32.1	50.0	83.9
50	90.0	95.0	99.0

典型胸痛的患者，其患冠心病的可能性可以用比而不是概率来表示。0.20 的概率相当于 1/4(0.20/0.80) 的比。灵敏度为 0.8、特异度为 0.9 的检查的阳性似然比为 8 [即 0.8/(1-0.9)]。疾病的验前比转变为阳性结果的验后比只需乘以阳性似然比：1/4 × 8=2。注意，2 : 1 的验后比值比相当于后验概率为 0.67。

对于某些人来说，在临床环境下更易使用灵敏度和特异度或自然频率来修改患病的概率。对于另外一些人，使用似然比更容易做到这一点。在人们习惯了从概率到比的转换前，使用列线图会很有帮助（图 2-5）。似然比还有从患者的特定检查结果中获取更多临床数据的优势。虽然评估灵敏度和特异度通常依赖于阳性 - 阴性二分类结果的阈值，但可以针对不同范围的检查结果确定不同的似然比。例如，高血清 PSA 水平将具有比中度升高的 PSA 水平更高的阳性似然比。然后，升高的程度将反映在修正后的患前列腺癌概率中。

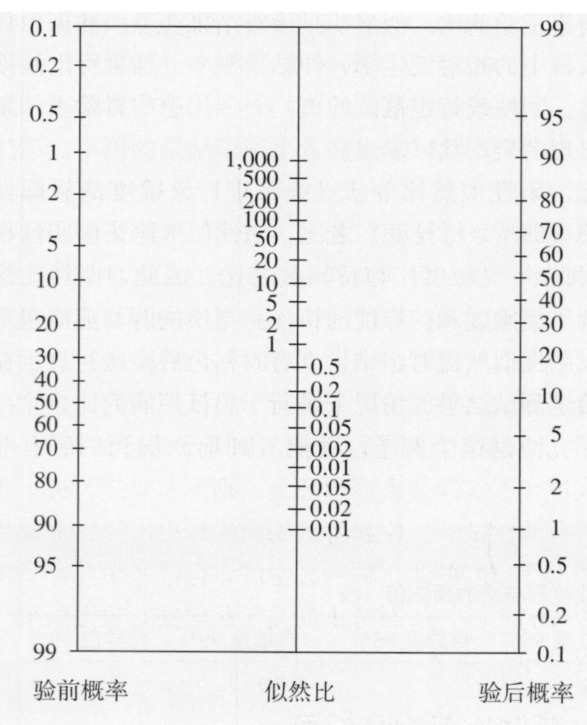

图 2-5 应用似然比的列线图（Adapted from Fagan TJ. Nomogram for Bayes' theorem [Letter]. N Engl J Med 1975；293：257，with permission. Copyright © 1975，Massachusetts Medical Society.）

这些信息来自哪里[19-29]

临床医生不愿采用定量方法来理解诊断性检查的原因之一是，这种方法所提示的精确度掩盖了我们对验前概率，甚至是常用检查的灵敏度和特异度的不确定性。评估验前概率依靠疾病的发病率和患病率信息，并根据患者特征和主要症状进行修改。最近在制定常见疾病的多基因风险评分方面取得了令人鼓舞的进展。但是医学文献中很少提供流行病学和基因组信息来支持对验前概率的评估，因为这些仍不确定。

检查的灵敏度和特异度也存在不确定性。医学文献中经常忽略这些值，并且有时这些文献中对检查的评估具有误导性。临床医生应该熟知为什么一些检查在平时使用时，很少像在医学期刊上发表的评估研究中那样出色。

假阳性率和验前概率：高估预测值

临床异质性和个体患者的疾病预测概率（或此类患者群体中的疾病患病率）对确定检测预测值的重要性通常没有得到充分认识，并可能导致检测的结果表现令人失望。应考虑如何在初步评估时，评估检查的灵敏度和特异度。有两组患者，一组是已知患有某病的患者，由金标准或推荐检查确诊（在图 2-4 中由 $a+c$ 表示）。另一组是基于相同的推荐检查，但由未患该病的人员组成（以 $b+d$ 表示）。然后对这两组人员做将要评估的检查。具有阳性结果的确诊患者的比例 [$a/(a+c)$] 可以评估检查的灵敏度，具有阴性结果的未确诊患者比例 [$d/(b+d)$] 可以评估检查的特异度。我们对这些灵敏度和特异度评估结果的确信程度与每组的人数成正比。通过将检测应用于同等规模的患病和未患病组，研究人员可以最有效地、最大限度地提高预估灵敏度和特异度的置信度。因此，许多检查被用于评估具有与之相同或几乎相同患病率的人群也就不足为奇了。

如果在此类评估研究中灵敏度、特异度和预测值足够高，则建议将该检查用于临床。当该检查被用于患病可能比未患病可能低得多的普通人群时会发生什么？灵敏度和特异度仍保持不变，但阳性预测值必然下降，即误报率必然增加。在罕见病中，这种现象最为重要，如表 2-1 所示。

定义诊断性检查评估的疾病：金标准问题

为了评估诊断性检查，研究人员必须能够通过某种方法区分患病和未患病的人。通常，这种作为金标准的参照检查比正在评估的新检查更具侵入性或更昂贵。（如果新检查没有为患者或临床医生带来一些好处，则不值得评估。）有时，参照检查很难进行。如果该病是一种短暂、可预测自然病程（例如晚期癌症）的疾病，则研究人员可以进行随访，通过在特定时期内的无病生存来定义未患疾病。然而，如果该病的自然病程是高度可变的（例如，冠状动脉疾病和大多数风湿性疾病），则随访变得不切实际。取而代之的是，研究者必须依靠更加果断且更加主观的标准来定义疾病，包括检查、体征和症状的组合。这里有一个潜在的陷阱，预估的灵敏度和特异度的准确性可能会受到影响。如果诊断标准不能独立于正在评估的检查，那么灵敏度、特异度或两者都会被高估。

最明显的问题是，相对于检查结果为阴性的患者，结果为阳性会使研究人员考虑更多地寻找疾病征象。当检查和诊断标准的生物学测量非常相似时，就会产生相关问题。这将导致对预估的灵敏度和特异度过于乐观。例如，如果正在评估的检查的假阴性结果与作为金标准的检查的假阴性结果相关，那么新检查的灵敏度将被高估。如果假阳性结果与作为金标准的假阳性结果相关，那么新检查的特异度将被高估。

窄谱问题：当“疾病”组病情较重时会高估灵敏度

当研究人员通过一些参照检查，募集已知患有相关疾病的患者时，他们可能会选择具有明确诊断（金标准）的患者。这一过程中，他们可能会选择一个不能代表一般人群疾病状况的重症群体，也就是说，他们将专注于过于窄谱的疾病。

在一组评估冠状动脉疾病的非侵入性检查中，例如心电图监测运动耐量测试，为确保他们研究的确实是冠状动脉疾病，研究人员仅挑选先前明确有心肌梗死或有典型心绞痛症状的人。基于他们选择的标准而获得的阳性检测结果，他们认为检查的灵敏度为 90%。他们（以及他们的读者）可能没有意识到，在冠状动脉疾病广泛存在（两支或三支而不是单支血管患病）或病情严重（99% 狭窄而不是 80% 狭窄）以及用金标准选择被试者时，检查的灵敏度更高。当该检查用于一般人群，如症状不典型且更广谱的疾病时，其灵敏度将令人失望。请注意，灵敏度的预估值对于试验人群中窄谱重症的疾病是准确的。当这个预估值被不恰当地概括为包括那些疾病不太严重的人时，结果就会令人失望。

合并症问题：当“无病”组状况太好时易高估特异度

就像研究人员可以组建一个比最终进行检查的人群更严重的“疾病”组一样，他们也可以组建一个健康的“无病”组。许多检查在用于区分疾病 A 和未患病时，比用于区分疾病 A（一方面）和疾病 B 到 Z（另一方面）时表现更好。试想一位研究人员选择评估粪便潜血筛查对诊断结肠癌的灵敏度和特异度。这位研究者了解病谱问题，并将患有早期癌症的人纳入“疾病”组中。对于“无病”组，选择医学院学生。可以很清楚的是，这种对照选择所得出的特异度预估值将高于其他人群（例如可能有非恶性隐匿性出血来源的老年人）。显然，对照组不应该患有目标疾病（例如结肠癌）。然而，如果可能与疾病混淆的所有合并症（例如消化性溃疡、憩室病）也被从检查的对照人群中排除了，则研究者会高估特异度。

研究人员可以从最终将进行该检查的目标人群中，选取“患病”和“未患病”人群来防止这种误差的产生。目标人群中应检查的疾病种类以“疾病”组来表示。可能与该疾病混淆的合并症应包括在“无病”对照组中。在对诊断性检查进行这种有效性评估之前，可以先进行一项模拟研究，将重症和完全健康的人进行比较。如果在这样的研究中，该检查不能区分重症和健康，则不需要进行进一步的有效性试验。比起将结果推广到更广泛、更异质的不适宜的群体，临床医生可以仔细考虑并评估被检查的人群，从而防止被关于此检查有效性的报告所误导。

与其他检查相比如何

最后一个对看似有前景的检查不满意的原因是，未能充分考虑该检查在一系列可用的检查中的潜在作用。新检查是否提供了新信息？它是否避免了需要进行更具侵入性或更昂贵的检查？

为了回答这些问题，临床医生应该充分理解如何比较两种不同的检查。灵敏度和特异度的预估比较，必须列出用于区分“正常”和“异常”的标准或界值，包括隐含的和已知的。解决此问题的一种方法是，通过选择严格程度不同的标准或临界值得到灵敏度和特异度范围。可以绘制灵敏度-特异度的受试者工作特征（receiver-operating-characteristic，ROC）曲线，通过计算该曲线的曲线下面积（area under the curve，AUC），来比较众多检查的鉴别能力（见图 2-6）。一个理想检查的 ROC 曲线将从下到上都在 ROC 图的左边，从左到右在整张图的上方，并且 AUC 计算为 1.0。没有鉴别能力的检查的 ROC 曲线呈对角线，并且 AUC 为 0.5。AUC 又称为一致性统计量或 C 统计量。

灵敏度和特异度预估值的精确度可高可低，并且在公布的对诊断性检查的评价中通常没有提到精确度。检查精确度的置信区间可能因灵敏度-特异度的范围而异。当评估相同检查的多项研究结果可以合并时，精确度会提高，但如果研究人群和研究方法之间的异质性没有得到充分考虑，这种汇总可能会产生误导性，并且总是会带来一些统计学的难题。

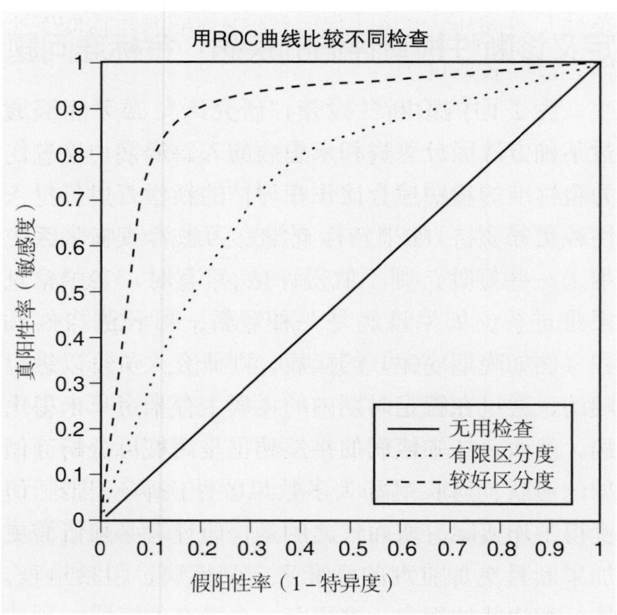

图 2-6 受试者工作特征（ROC）曲线是诊断性检查的灵敏度（真阳性率）与 1－特异度（假阳性率）的关系图。理想检查的 ROC“曲线”将是先从原点延伸到左上角，然后再到右侧。无效检查的“曲线”将是从原点延伸到对角。靠近对角线的曲线识别能力有限，延伸到左上象限的具有更好的鉴别能力

我们应该使用哪些检查 [1-4,25-27]

完美的检查手段很少见，临床上必须从灵敏度和特异度不尽完美的检查中进行选择。医生经常根据检查的灵敏度和特异度做出选择。显然，通常是那些成本更高或侵入性更高的检查更敏感、更特异。所研究的一项新技术或改进的技能可能可以将 ROC 曲线向上和向左移动，即同时改善灵敏度和特异度。但是，如图 2-3 和图 2-6 所示，通常医生只能接受降低灵敏度来提高特异度，本质上是在 ROC 曲线上选择一个点，这对于直观地观察灵敏度-特异度非常有用，它随检查结果的真假而定。有充分的证据表明，临床医生没有系统地做出这些选择，也没有充分考虑对患者预后的影响。还有证据表明，系统支持和行为干预可以对最终的诊断决策的质量有积极影响。

未经慎重考虑就做某项相关检查时，临床医生和患者都会承担很高的风险。肌钙蛋白应该多高才能告诉患者他心脏病发作？PSA 达到什么水平才需要前列腺活检？如果对真阳性和真阴性结果的益处、假阳性和假阴性结果的危害考虑不充分，就无法负责任地回答这些问题。这些判断取决于疾病预后和治疗效果的相互影响。已经证明的是，在进行检查之前提供有关检查的结果及其对治疗效果的影响，可以增加后续检查结果的可靠性，还能减轻症状。这一结果提醒大家，在诊断过程中反复关注症状产生的生理和心理因素是很重要的。花时间去了解产生症状的社会心理背景，并且理解或纠正患者产生此症状的原因，这是诊断和治疗都需要的。这也是基层医疗中进行准确诊断的重要条件。

初步诊断的相关性和严谨性的模型 [1-8,30-38]

自从本章写入《基层医学》第 1 版以来，40 年间，关于使用和解释诊断性检查的假设演绎方法的分析几乎没有变化。临床医生对该方法的理解或应用也没有明显改善。但越来越多的人认识到，误诊率高得令人无法接受，而且医疗实践中决策的复

杂性和时间压力的增加可能会进一步削弱临床医生作为诊断者的能力。

图 2-1 中提出了诊断的概念模型，展示了为减少不确定性而反复进行病史收集和解释病史信息的并将这一过程描述为协作学习。这种学习过程见于一种可能支持（或阻碍）改善以及减少误诊的系统中。在一项研究中，缺乏知识并非导致误诊的常见原因。系统相关因素和认知因素分别导致 19% 和 28% 的误诊，总体导致 46% 的误诊。导致认知错误的最常见原因是信息整合错误，包括过早地得出结论。这些认知错误似乎反映出没用概率分析而做出的诊断，而应用概率分析将有助于避免误诊；但也反映出概率分析在实践中的局限性——通过模式识别和其他类别的隐式学习，临床实践中可以更容易、更快速地做出许多诊断。

如图 2-7 所示的诊断推理的双过程模型，是更广泛适用的概念模型。双过程模型包括一个直观、快速、并行的决策过程，称为系统 1；以及一个需要分析、缓慢且更线性的过程，称为系统 2。如果识别出疾病的症状和体征，则使用系统 1；如果未能识别，则使用系统 2。系统 1 依赖于模式识别和归纳推理，系统 2 则更多地依赖于迭代假设检验和演绎推理。

该模型引起了人们对系统 1（直观的）和系统 2（分析性的）之间对比的关注，同时也强调了这两个系统的迭代性质，以及从一个系统转移到另一个系统或在两者之间“切换”的能力。从系统 1 到系统 2 的转变，即快速、直观的过程凌驾于较慢的、分析性决策之上时，被称为非理性优先。当系统 2 监测系统 1，并减慢正在进行的进程以获得更充分的分析时，被称为理性优先。切换是指在诊断推理的迭代过程中来回使用系统 1 和系统 2。通过系统 1 和系统 2 进行的数据处理可以校准临床医生对症状的诊断，或增强他对诊断能力和诊断局限性的理解。图 2-1 所示的结果反馈通常不足以支持校准和提高诊断的准确性。这是误诊持续存在的关键的系统原因。

双过程模型有望进入研究和教育的重要议程来实现对诊断推理的有意义的改进，其通过避免检查使用不足、检查滥用和误用来避免对患者造成伤害。这些问题对于临床基层医疗任务的执行至关重要。它们在筛查和健康维护的决定中作用最为明显，下一章将对此进行讨论。

建议

- 强调从患者那里获得完整的病史，以保证诊断的准确性；使用启发性提问来获取病史，并

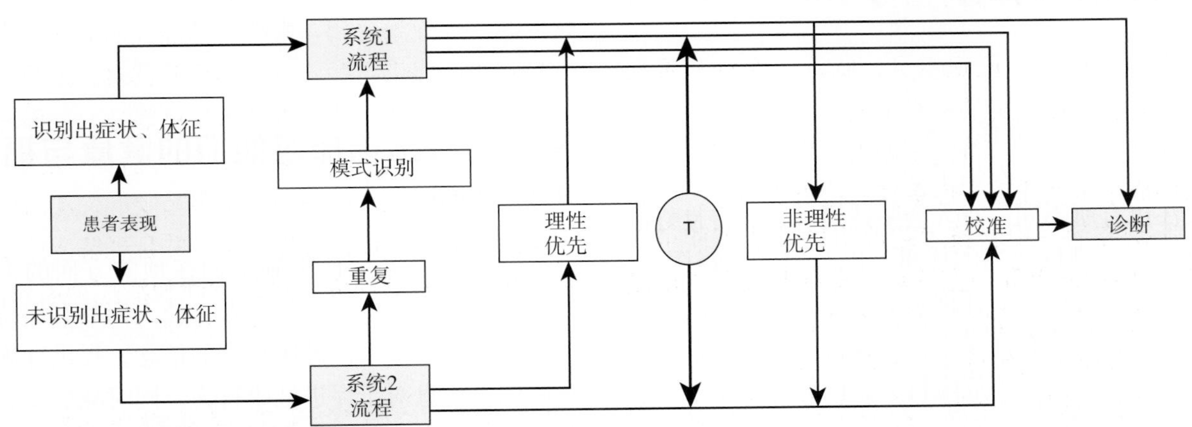

图 2-7　诊断推理的双过程模型。双过程模型包括一个快速、直观、并行（由多条线表示）的系统 1 以及一个缓慢、更线性的分析系统 2。如果识别到疾病的症状和体征，则使用系统 1 流程；如果未能识别，则使用系统 2 流程。理性优先路径显示，系统 2 有可能凌驾于系统 1 的决策之上。非理性优先路径显示，系统 1 可以凌驾于系统 2 的分析性决策之上。双箭头（T）展示了决策者可以同时使用快速系统 1 和慢速系统 2 的过程。处理系统 1 和系统 2 数据的方式决定了临床医生对诊断的校准，或他对诊断能力及诊断局限性的理解（From National Academies of Sciences，Engineering，and Medicine. 2015. Improving Diagnosis in Health Care. https：//doi.org/10.17226/21794. Reproduced with permission from the National Academy of Sciences，Courtesy of the National Academies Press，Washington，DC；Reprinted with permission from Croskerry P. A universal model of diagnostic reasoning. Acad Med 2009；84（8）：1022-1028.）

将询问限制为检验从完整病史中产生的假设。

- 通过引导患者讲述和积极倾听来建立信任，收集病理生理学信息和生物 - 心理 - 社会医学模式的相关信息，在基层医疗中这些信息常常与诊断有关。
- 请注意常见的认知错误及其对数据收集和错误解释的潜在影响。
- 体格检查和实验室检查主要是为了检验假设而不是产生假设，因为大多数对诊断有用的信息都来自于病史。
- 在两个维度上确定鉴别诊断的优先顺序：不能忽视的情况，以及根据验前概率确定——分为高（大于 80%）、中（20% ~ 80%）、低（不到 20%）。
- 当确定已经考虑了时效性和不能忽视的内容后，请认识到制订谨慎的观察等待计划以监测体征和症状是很重要的诊断方法。
- 优先考虑对中间组诊断的检验，因为这可能对修改这些疾病的预估概率影响最大。
- 只有在一定不能忽视且愿意接受较高假阳性率的情况下，才考虑针对验前概率低的诊断进行检查。
- 当需要确定治疗或预后时，考虑针对验前概率高的诊断进行检查。
- 请记住，患者的偏好在检查和治疗中都很重要。对于患者个人而言，检查的验前概率可能低于 20%，而治疗的验前概率可能高于 80%。
- 个体患者的阈值不仅取决于检查的灵敏度和特异度，还取决于患者对真阳性或真阴性结果带来潜在益处的感觉，及其对假阳性或假阴性结果带来潜在危害（误报或虚假保证）的感觉。

（杨继敏 翻译，迟春花 曹照龙 审校）

第 3 章

健康维护与筛查的作用

A.G.M.

随着时间的推移，人们对健康维护或者保持身心健康的关注度发生了变化，而且不同人群对此的关注也有所不同。有人会坚持锻炼、保持良好的饮食习惯、维持适当的体重，以及适时减轻压力。但是，尽管有可靠的证据表明良好的生活方式对健康很重要，仍然有许多人存在吸烟、暴饮暴食、过度饮酒和滥用药物等危险行为。例如，近年来，我们看到肥胖的患病率和与之相关的 2 型糖尿病的发病率急剧上升。尝试改变生活方式的结果往往令人沮丧。那些定期就医进行常规检查和筛查以从中寻求安慰的患者，反而会坚持增加其发病风险的行为。在美国和其他人口结构发生变化的国家，随着越来越多的人需要进行多种慢性病相关的二级预防，预防工作的挑战变得更加复杂。

使人们做出选择对他们的健康与福祉至关重要[1-7]

临床医生必须认识到他们在预防方面的主要角色是作为一个团队的领导者，使人们具有保持健康的动力，培养人们健康长寿的信念。提供准确的危险因素信息对于促进健康行为，同时减少发病率和过早死亡风险都非常重要。基层医疗团队应帮助患者认识到，健康行为以及社会因素在整个生命过程中对发病率和死亡率的影响远远大于许多人预期的年度体检和实验室检查。他们应该熟悉当地资源，帮助患者识别并克服行为改变的障碍。

在这种情况下，应选择性地进行特定疾病的常规筛查。每个基层全科医生都应该清楚地了解筛查的局限性及其潜在的健康获益。具体的危险因素和筛查检测将在后续章节中讨论。本章重点讨论以下问题：是什么使某种疾病或的危险因素值得筛查？筛查中，患病率和检测预测值之间的关系尤为重要（见第 2 章）。临床医生更关心的是患者健康状况的改善，而不是简单地提供诊断，因此，疾病自然史和治疗的有效性是至关重要的。

筛查标准 [8-12]

筛查是否能改善健康状况取决于疾病、检查本身和患者人群的特点。这些总结见表 3-1。

疾病或健康问题的自然史及治疗效果 [9]

进行筛查是为了识别无症状的疾病或其他可能影响未来健康状况的情况。另一种方法是等患者出现症状或问题后再做出诊断。那么，问题是：是什么让一种疾病或健康问题值得早期诊断？筛查的实际目的是预防发病、降低死亡率，而不仅仅是早期诊断。对于早期干预不影响结果的疾病或健康问题，提前诊断对患者几乎没有好处，甚至可能有危害。以下讨论的重点是疾病筛查，但该框架可以延伸至用于考虑影响健康结果的行为和社会决定因素。

表 3-1　筛查标准

疾病特征
对生活质量或寿命有重大影响
患病率足够高，足以证明成本合理
有可接受的治疗方法
具有检测和治疗可显著降低发病率和死亡率的无症状期
在无症状期治疗比延迟到症状出现再治疗效果更好
检查特点
足够敏感，在无症状期可检测出疾病
足够特异，能提供可接受的阳性预测值
患者可接受
筛查人群特征
有足够高的疾病患病率
有可及性
可遵从后续诊断性检查和必要治疗

疾病自然史和治疗有效性的重要性可参考图 3-1。如图所示，疾病生物学发生后是一个可变的时间段，通过筛查可以进行诊断。然后是疾病早期，即另一个可变的时间段，在此期间患者没有任何症状。通常，在症状出现后的短时间内，即可做出临床诊断。最终，在选择并完成治疗疗程后，会出现可识别的临床结局，范围从治愈和完全健康到死亡。

通常，结局在某种程度上取决于疾病自然史中开始治疗的时间点。这在局部与转移性癌症的病例中最为明显。在疾病的早期，许多肿瘤可以很容易地切除，并且患者可以获得治愈。当肿瘤扩散以后再进行切除或其他局部治疗已不适合采用时，往往会失去治愈的机会。“远离治愈”（escape from cure）可能没有肿瘤转移那么严重；可能是使治疗难度增加，从而增加发生并发症的可能性。筛查的实际目的是将诊断时间提前到疾病自然史中“远离治愈”相对或绝对不可能发生的时间点（见图 3-1）。

尽管某种疾病的自然史在患者之间有很大差异，但有一些概括总结是有意义的。如果“远离治愈”通常发生在图 3-1 中的 A 点，或在可用筛查

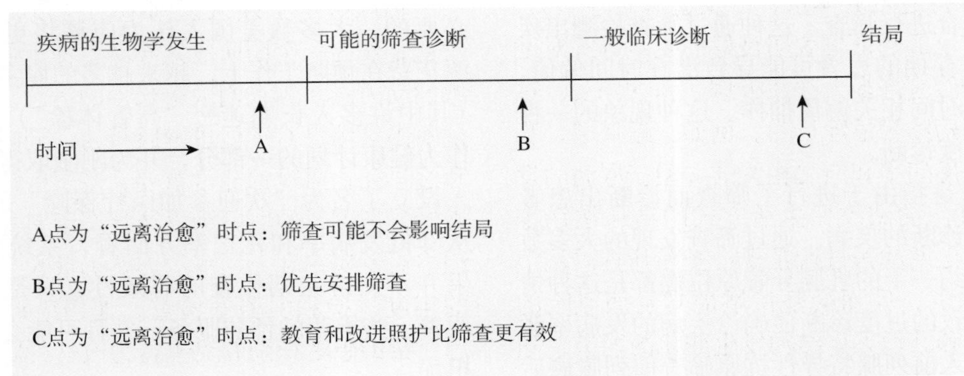

图 3-1　筛查与疾病自然史之间的关系。“远离治愈”（escape from cure）时点是指经治疗获得治愈的可能性大幅下降的时间点

试验检测出相关疾病之前的任何时间点，则必须质疑筛查的价值。最常见的结果是，患者很快就会收到坏消息，但结果没有差别。如果“远离治愈”经常发生在症状出现后（例如C点），则筛查可能有效，但患者积极参与，并且在出现早期表现时能得到专业教育和及时诊断会更有效。“远离治愈”发生在疾病被检测出后但仍无症状（如B点），这种情况是最合适的筛查目标。

关于筛查程序评估的节点也可参考图3-1。反对者指出，如果不分青红皂白筛查，不了解诊断时间与自然史之间的关系，筛查计划的益处很容易被高估。一个谬误是在评估筛查对后续生存的影响时忽视了领先时间（leading time）的重要性。由于筛查有可能将诊断时间从自然史中的一个点提前到另一个点，而生存必然是从诊断时间而不是从发病时间来进行衡量的，因此通过筛查发现疾病的患者的生存期应该比出现症状后发现疾病的患者更长。通过大量患者的随访数据，可以近似得出因筛查而使诊断提前的平均时间。然后可以从实际存活时间中减去这一使存活时间延长的假象时间（即领先时间），能更好地估计筛查计划的真正益处。

第二个可能导致筛查益处被高估的谬误，取决于同一疾病个体之间自然史的变异性。在其他条件相同的情况下，患有低侵袭性疾病的患者在可检测但无症状的阶段停留的时间更长，与患有高侵袭性疾病的患者相比，他们通过筛查检测到疾病的可能性更大。如果患有惰性、无症状疾病的患者在诊断后更有可能出现惰性临床病程，那么通过筛查诊断的患者应该比有症状的患者有更长的生存期。对于乳腺癌和前列腺癌，人们最常有此类关于生物决定论与提前诊断时间的影响的争论，但乳腺癌和前列腺癌通常适合进行筛查。这种通过筛查检测出疾病从而延长生存期的患者可能导致潜在时间偏倚，此抽样被称为时间相关偏倚抽样。这种现象的一种极端形式是过度诊断。

过度诊断是指由于进行了筛查而诊断出患者一生中不会被诊断的疾病。通过筛查发现的大多数前列腺癌和大约一半的乳腺导管原位癌都是这种情况。当筛查导致的过度诊断使确诊疾病的发病率激增时，就像引入前列腺特异性抗原筛查前列腺癌后所出现的情况，患者会增加对筛查的需求，因为看到患有该疾病的朋友和亲戚会使他们感到担忧。这被称为筛查悖论。人们越来越认识到乳腺癌过度诊断的发生率和过度治疗的情况，这促使2012年英国国家卫生服务机构的筛查政策发生了变化。在筛查之前，女性会被告知潜在的危害和益处。

这些论点都没有否认在疾病能够更易或更有效治疗的时间将其筛查出来的价值。它们只是建议谨慎地根据简单、有效的衡量标准来解释明显有利的结果。

可用的筛查方法的有效性和筛查人群[9,12]

值得识别的疾病在无症状人群中的患病率通常相对较低。因此，检查的特异性是该检查预测值的主要决定因素。当疾病的先验概率为10%或20%时，这些检查可能对诊断非常有用，但在筛查情况下使用时，可能会产生不可接受的假阳性结果。这些假阳性结果的成本包括发病率和患者担忧，并且进一步的诊断评估可能远远超过筛查计划的其他成本。筛查试验的灵敏度和特异度、费用以及患者可接受性是决定是否进行筛查的关键因素。

疾病患病率在确定阳性预测值方面的重要性，是筛查政策中决定是否使用危险因素的基础之一。通过遵循将筛查限制在高风险人群的指导原则，医生实际上通过增加筛查个体患病的先验概率来增加受检人群中疾病的患病率，从而提高了阳性预测值，减少了误报率和假阳性结果的数量。

健康维护：什么是合适的[11,13–19]

在整个20世纪直至进入21世纪，人们都以不同程度的热情推荐进行年度体检或定期健康评估。大约2/3的患者和临床医生都认为此类就诊是必要的，大多数美国人认为应该将更多的卫生资源花费在预防工作上。越来越多的雇主和保险公司（其中许多人长期迷恋“高管体检”）倡导将体检作为健康计划的一部分，并为刚刚取得资格的受益人设立了名为“欢迎参加医疗保险”的健康访问。从降低发病率和死亡率方面看，系统性审查的结果并不支持定期检查的有效性，只是支持其可以改善一些推荐的预防服务，并且可能会减少患者的担忧。

2013年，普通内科学会（Society of General Internal Medicine）发布了一项名为“明智选择”

(Choosing Wisely)的建议，建议基层全科医生不要按年度定期进行一般健康检查，包括对没有慢性疾病、心理健康问题或其他健康问题的无症状成年人进行全面体检和实验室检查。接下来的讨论集中于在临床医生和患者之间建立信任关系，有利于促成这种关系的定期就诊的要素，以及服务连续性对过度诊断、住院和护理成本的影响。

在讨论过程中，人们普遍认为，定期健康检查或健康访视的内容，包括任何特定条件的筛查，都应根据患者个人面临的风险、他们生活的环境和他们的偏好进行调整。应用本章中讨论的标准，各组织已经为该方案提供了建议。这些建议来自美国癌症协会、美国医师学会、加拿大定期健康检查特别工作组和美国预防服务特别工作组（U.S. Preventive Services Task Force，USPSTF）。后者最近受到了最广泛的关注，被临床医生和“消费者”所知，因为它一直致力于改进流程和方法，并提出了改进的理由以及具体的建议。

USPSTF 的建议与反映净收益（预期收益 - 预期危害）大小和证据强度的字母等级相关联。对于 A 或 B 级推荐的服务，建议临床医生与患者讨论并优先提供服务。不需要提供 C 级服务，除非存在证明服务合理的患者个人因素。除非有特殊的个人因素，否则不鼓励使用具有 D 级建议的服务。随着《平价医疗法案》的通过，USPSTF 的建议具有更大的意义。USPSTF 推荐等级为 A 或 B 的预防性服务不需要分摊成本。

对于无特定危险因素的无症状人群，USPSTF 或其他机构普遍认可的需要筛查的疾病相对较少。表 3-2 总结了这些疾病。这些建议的基本原理见表 3-2 中所示的后续章节。表 3-3 总结了为特定患者提供的其他预防服务的建议。同样，这些建议的基本原理将在后续章节中介绍。

如前所述，对疾病自然史、干预有效性以及潜在筛查试验信息价值的不确定性使筛查的有效性很难被证明或反驳。因此，这些建议经常引起争议。有时，USPSTF 得出的结论认为，基于证据足以给出 D 级建议，因而不鼓励使用某些常见的预防服务，甚至有些服务已经得到包括专业组织在内的其他组织的认可。对于某些疾病，USPSTF 建议在没有危险因素或症状的情况下不要进行常规筛查，因为有足够的证据可以得出危害可能大于获益的结论。这些疾病包括卵巢癌、胰腺癌、睾丸癌、甲状腺癌、慢性阻塞性肺疾病、阻塞性睡眠呼吸暂停、外周动脉疾病、颈动脉狭窄和生殖器疱疹。

表 3-2 对所有适当年龄和性别的青少年或成年患者进行筛查的疾病

疾病或健康问题	备注
高血压	见第 14、19、26 章
由脂质导致的心血管风险	见第 15、27 章
HIV 感染	见第 7 章
吸烟	见第 54 章
结肠癌	见第 56 章
乳腺癌	见第 106 章
宫颈癌	见第 107 章
骨质疏松症	见第 144 章
抑郁症	见第 227 章
酒精滥用	见第 228 章
肥胖	见第 235 章

USPSTF 认为，根据证据不足以做出分级建议的情况并不罕见。当发布此类“声明”时，建议临床医生帮助患者了解有关服务获益和危害的不确定性。属于此类情况的成人疾病或问题包括口腔癌、膀胱癌、皮肤癌、丙型肝炎、自杀风险、甲状腺疾病、妊娠期细菌性阴道病、妊娠糖尿病、青光眼、听力损失、认知障碍，以及虐待老年人和弱势成年人。

在某些情况下，针对一小部分人群的 A 级或 B 级建议会被不适当地广泛使用。具有这种可能性的例子是，建议对 65 ~ 75 岁吸烟的男性进行腹主动脉瘤一次性超声筛查（B 级），对该年龄段从未吸烟的男性进行选择性筛查（C 级），而不建议对 65 ~ 75 岁的女性进行筛查（I 级）。

USPSTF 的建议也会发生改变。例如，多年来，在发布了前列腺癌筛查证据不足的声明后，工作组根据随机试验的新证据更新了其建议，并于 2012 年建议不做筛查（D 级）。2018 年，工作组发布了另一项更新，保留了针对 70 岁及以上男性筛查的 D 级建议，但对于 55 ~ 69 岁男性，发布了 C 级建议，即建议根据专业判断和患者偏好，有选择性地为个别患者提供筛查。

除了对 65 ~ 75 岁有吸烟史的男性筛查腹主动

表 3-3 对特定患者进行筛查的条件

疾病或健康问题	危险因素	备注
风疹易感性	计划妊娠，职业（医疗卫生工作者）	见第 6 章
心内膜炎易感性	人工心脏瓣膜，既往有心内膜炎，某些先天性心脏缺陷，特定心脏移植受者	见第 16 章
风湿热易感性	风湿热病史	见第 17 章
肺癌	年龄 55 ～ 80 岁，有 30 包年的吸烟史，并且目前吸烟或在过去 15 年内戒烟	见第 37 章
结核病（PPD 反应活跃）	职业暴露，旅行接触见	第 38、49 章
职业性肺病	职业暴露	见第 39 章
乙型肝炎	妊娠	见第 57 章
贫血	妊娠	见第 77 章
镰状细胞特征	育龄非裔美国人必须接受遗传咨询	见第 78 章
甲状腺癌	头颈部放射治疗	见第 94 章
糖尿病（2 型）	血压＞ 135/80 mmHg	见第 93 章
乳腺癌易感性	有 BRCA1 或 BRCA2 基因风险以及相关家族史的女性	见第 106 章
子宫内膜癌	外源性雌激素	见第 109 章
梅毒	妊娠，MSM，从事高危性活动的男性和女性，商业性工作者，以性换取毒品的人，成人教养机构中的人员	见第 124 章
衣原体生殖泌尿系统感染	性活跃期女性年龄≤ 24 岁时风险增加，特别是未婚、有新的或多个性伴侣、既往有 STD 病史、子宫颈切除或有时不采用屏障避孕法；孕妇年龄≤ 25 岁	见第 125 章
菌尿	妊娠	见第 127 章
淋病	性活跃期女性风险增加，包括怀孕的女性	见第 125、137 章

注：MSM，与男性发生性关系的男性；PPD，结核菌素纯蛋白衍生物；STD，性传播疾病。

脉瘤和对 55 ～ 69 岁的男性筛查前列腺癌外，C 级建议筛查的疾病和相应年龄段包括：对 40 ～ 49 岁的女性筛查乳腺癌和结直肠癌，以及对 76 ～ 85 岁的成年人筛查结直肠癌。在这些情况下，基层医疗团队有责任支持患者充分知情后的偏好。

对现有建议的更新以及 USPSTF 发布的新建议应在以下网站进行检索：http：//www.USPreventiveServicesTaskForce.org。这些建议可以经由 www.epss.ahrq.gov 下载到掌上电脑、手机或平板设备上。

专业学会、倡导团体和商业利益集团经常推广未被证实有价值的筛查，使患者承受不必要的费用、不便和潜在的伤害。直接面向消费者推广基因组和血管检测就属于这一类。促进知情选择总是受到患者的高度赞赏，值得为此投入时间以确保没有伤害。越来越多的人正在推广直接面向消费者的测试，包括基因分析，以估计疾病风险。临床医生应注意，当患者一开始就健康时，坚持“不伤害”原则尤其重要。

支持患者做出重要选择[1-4,20-24]

研究表明，患者对筛查的益处有夸大的期望，并且在态度和偏好上也表现出重要的变化。临床医生有责任帮助患者理解筛查的局限性，使其期望合理化，然后尊重他们的知情选择。这可能很困难，因为这些问题很复杂，而且“早期发现”在某些圈子里得到了不加批判的推广。为支持共同决策而设计的决策辅助工具在告知患者筛查选择方面非常有效，有时在证据相互矛盾且利弊不明确的情况下，会对人们选择接受筛查的比例产生巨大影响。还有证据表明，特定的风险沟通可能会增加对癌症和心血管问题的危险因素进行必要筛查。信息传递的方式，尤其是临床医生确定风险和获益的方式，可能对患者的决策产生深远影响。临床医生应该注意到这些细微的偏向，它们可能会在无意中说服或劝阻患者采取特定的行动（见第 4 章）。

临床医生还应注意，通过花时间提供有关行为和生活方式的建议和意见，有可能帮助患者避免可预防的发病和早期死亡。患者通常需要具体的建议，不仅关于酒精、烟草和有害物质的使用，还包括关于饮食、锻炼、性行为和伤害预防。这种讨论应针对每位患者改变行为的动机水平和对其做出改变的信心进行个性化设计。动机式访谈在这些情况下特别有效。我们的目标不是告诫或“训斥”患者，而是让他们谈论近期行为与长期生活目标之间的差异。基层医疗团队的新职能由招募的人员担任，这些人员通过倾听患者的意见来帮助患者参与，这种做法可以提高共享决策和动机式访谈的有效性和效率。与特定的筛查检测和程序相比，此类对话有可能对健康和寿命产生更大的影响。

基层全科医生个人的努力虽然重要，但不足以确保患者最大限度地利用现有的有效预防服务，如免疫接种和筛查。基于对照试验的 meta 分析验证了优化预防服务使用的策略，其将系统的组织措施确定为这项工作的核心。这些措施中最有效的方法包括建立专门用于预防工作的单独诊所、进行有计划的预防护理访问，以及指派非医生的临床同事进行具体的预防活动。次好的方法包括消除财务障碍和提供患者提醒。但是从对患者和医疗卫生专业人员的教育，以及临床医生的反馈来看，其所带来的益处较少。重要信息是：需要功能强大且有良好系统支持的临床团队，提供让患者和人群参与的疾病预防服务。

此外，在建立团队方面也有很大的开发潜力，这些团队可以超越通常所认为的“医疗卫生服务”的界限，改善影响人们一生健康和幸福的生活环境。在美国和英国，人们越来越关注医疗卫生改革工作，以便在这些和其他健康社会决定因素风险很高的社区中筛查住房安全问题、粮食安全问题、家庭暴力和社会孤立。如果能够从患者那里了解他们生活的环境，并确定在社区中可以满足他们的需求，这些团队就可以避免用无法满足这些需求的医疗服务替换风险和成本更低的社区干预措施。这些将在后续章节中讨论。

（孙立平　杨继敏 翻译，迟春花　曹照龙 审校）

第 4 章

患者风险与预后的评估和沟通

A.G.M.

诊断是一个分类的过程，将具有相似症状、体征和辅助检查结果的患者归为一类疾病。在基因组学时代，疾病的数量和诊断精确度都在增长。疾病诊断的过程和由此产生的结果对患者和临床医生如此重要的原因在于它对预后的意义。症状会持续存在、恶化还是会自发消退？可以预知哪些结果？治疗干预能否增加获得良好预后的机会？

当发现患者具有未来可能导致患病的危险因素，或存在未来可能导致其反复需要紧急照护或住院治疗的问题时，会询问类似的问题，例如：风险有多大？无论是因为降低了风险还是运气使然，避免发生预期不良结果或事件的概率有多大？为了回答这些问题，基层全科医生必须了解从先前已诊断患者的经验中评估预后和风险的方法。临床医生与患者之间关于疾病或危险因素影响的对话对患者来说往往非常重要。许多人对不确定性有消极的心理反应。但对于不确定的预后信息，可以通过清晰、同情、理解的方式与患者进行沟通，并支持每位患者的个体化需求。

风险和预后：预测患者的未来[1-7]

有关患者预后的信息来源于前期患有相同疾病的患者的群体经验。由此得出的信息的准确性取决于采集和记录信息的方式，以及当前患者与长期随访患者之间的相似程度。

从理论上讲，研究预后的最佳方法是在诊断时（或确定危险因素时）仔细描述患者的特征，包括疾病的阶段和严重程度、是否存在并发症以及其他可能影响结果的因素。因为这些因素通常会因患者转诊而受到影响，所以需要描述患者的疾病背景和就诊的过程。所有患者在进入队列时和随后的随访检查期间都将接受相同的检查。相关结果以及测量的标准将会提前具体说明。那些进行随访检查的人将不知道患者之间的基线差异，以避免受到这些变量和结果之间关联的影响。所有患者都会被随访，并在分析结果时，他们与结局有关的特征都会被了解。通过报告不同亚组的情况或采用统计模型来检查不同基线特征对相关结局的影响。这些模型的有效性将在不同的患者中进行测试。

几乎不可能实现上述所有这些方法学的目标。因此，临床医生所依赖的许多关于风险和预后的研究都具有潜在的误导性。为了避免被误导和误导患者，临床医生必须知道使用次优方法收集信息来预测预后时可能引入的偏倚。

当感兴趣的结局是罕见事件时，就需要组建一个足够大的队列，并跟踪足够长时间，以积累足够的经验来对预后或风险进行有效评估，但这可能是不可行的。或者，可以将已经出现过相同结局的患者确定为病例，并通过追溯他们的病史以识别可能导致风险和有预后价值的因素。对于没有相同结局的对照组患者，也要询问是否有相同的暴露史。比较病例组和对照组之间的暴露率可以评估与暴露相关的风险程度。比值比是对相对风险的估计，当所讨论的疾病或结局罕见时，这种评估非常准确。回顾性病例对照研究给研究者和信息收集带来了沉重的负担，因为需要确保审查病例组病史和对照组病史的标准统一。对过去的选择性回忆可能会产生对风险和预后的错误估计，因为回忆者通常会因感兴趣的结局而更加警觉。

即使提前识别出具有特定危险因素或诊断的患者并及时随访，也可能引入导致错误结论的偏倚。可能基层全科医生认识到的最重要的偏倚就是转诊筛选偏倚。这种情况经常发生，因为许多已发表报告中的患者被转诊到了医学中心。这些患者通常具有复杂的特征，并且比从整个人群或人群中的代表性样本中抽取的患者表现出更差的预后。当根据特定的检测结果选择患者进行研究时，也会出现类似的问题。具有更明显的症状和体征的患者更有可能接受检测，并且随着时间的推移更有可能表现不佳。或者，接受检测的患者可能更容易获得医疗服务，结局也比平均水平更好。

随着时间的推移，患者随访方式的差异也会导致重要的偏倚。失访的患者可能与留在队列中的患者不同。如果在相关结局出现之前一部分患者失访，则评估预后的保守方法是假设所有失访患者都发生了这样的结局，然后相反，再假设失访的患者都没有发生这样的结局。第一个假设产生一个上界估计，失访的患者包括在分子和分母中；第二个假设产生一个下界估计，失访的患者只包括在分母中。

即使随着时间的推移成功地随访了患者，对检测方法和其他观察指标的选择性使用，或临床医生对患者表现出的某些特征可能具有或不具有真正的预后意义有所期待也会导致偏倚。未经独立样本验证的统计模型可能会将特征和结局之间的随机关系误认为是重要的预后关联。

描述未来发生疾病的风险[8-30]

人们通常对发生不良事件的风险和降低风险的方法非常感兴趣。虽然人们对此很感兴趣，但对风险量化表达的含义仍存在很大的困惑。这种困惑常常延续到医生和患者之间的对话中。困惑的一个重要来源是相对风险和绝对风险之间的区别。危险因素的影响通常表示为相对风险或风险比（相对危险度），即有危险因素人群的疾病发病率除以无危险因素人群的发病率（通常根据病例对照研究的比值比进行估计）。然而，对于有危险因素的个体患者，疾病的发病率——结局的绝对风险——可能更有用。例如，患者患罕见疾病的风险可能增加 20 倍或 30 倍，但在其一生中患该疾病的绝对风险仍低于 1%。表达危险因素影响的另一种方式是引入特异危险度，即暴露人群的发病率与未暴露人群的发病率之间的差异。

在权衡降低风险的干预措施的利弊时，这种区别也很重要。治疗高血压可以很好地将卒中风险降低 40%（相对风险降低）。然而，临床医生和患者也应该明白，对于一些轻度高血压患者，未来 10 年发生卒中的基线风险可能低至 1%。这意味着风险降低的益处或由未经治疗的轻度高血压引起的风险差异是 1.0% 与 0.6% 之间的差异，也即 0.4%。总结这些数据的另一种方法是计算出使一位患者获益而需要治疗的患者。回到高血压的例子，治疗 1000 名患者会将卒中的发病数量从 10 减少到 6，因此需要治疗 250 名轻度高血压患者才能避免 1 例卒中发生。

此外，还有其他需要注意的事项。研究表明，当以积极或消极的方式呈现相同的信息时，患者的反应会有所不同。例如，人们更倾向于支持被描述为具有 99% 的存活率而不是 1% 的死亡率的行动。这些反应差异被称为框架效应。框架效应是无法避免的。无论是口头还是使用简单的图形，将积极和消极的方面都表达出来可以平衡框架效应，从而支持无偏倚的决策。当正在考虑的事件会产生高度情绪化的反应并且似乎迫在眉睫时，患者常常难以理解定量信息。在这种情况下，具有同理心和确保会尽力做好都是重要的沟通工具。

描述在不确定的未来随着时间推移发生的结局

通常对特定疾病的诊断比识别危险因素更能预测未来的结局。结局更为常见且通常被描述为简单的比率。患有特定疾病的人最终死于该疾病的比例就是病死率。描述诊断后在特定时间点存活的人群比例（例如 5 年生存率）可以为预后提供一些指示。或者，研究人员和临床医生可能会参考平均生存时间（例如平均生存期）或半数人群的生存时间（例如中位生存期）。简单的比率和持续时间具有易于记忆和沟通的优点。然而，当预后——不确定事件随时间推移的分布——以单一的比率或持续时间进行总结时，有价值的信息就会丢失。生存曲线，也称为 Kaplan-Meier 曲线，可以显示更完整的预后图像（图 4-1）。

生存曲线通常用于显示队列随时间变化的存活比例，但同样也可用于显示其他事件的发生或不发生，例如症状的发作或疾病的复发。生存曲线是通过绘制随时间变化的生存（或不发生事件）的概率来构建的。任何时间段曲线高度的降低取决于在该时间段内未发生该事件的剩余人数的比例，而失访的患者被排除在分母之外。有时，在纵轴上绘制了发生该事件的人的比例，而不是没有发生者的比例。这种累积发生率曲线或累积风险曲线表达了相同的信息。

重要的是要认识到，生存曲线之间的比较（例如比较两种不同治疗方法的结局）可以通过特定时间点的垂直距离（存活比例）差异（例如 5 年生存率的差异）或特定比例（通常为半数）人群的水平距离差异来得出。中位生存期的差异通常被称为预期寿命的差异。同样重要的是要认识到，代表两种治疗方法结局的两条生存曲线可以交叉，这意味着一种治疗在一个时间点的生存率更高，而另一种治疗在另一个时间点的生存率更高。这在外科和内科治疗中并不少见，因为这些干预措施会带来较高的早期死亡风险，但也会随时间的推移而降低累积的后续风险。

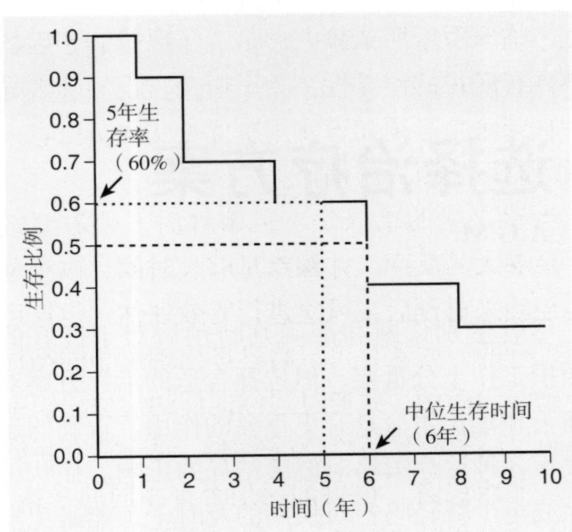

图 4-1　生存曲线是受试者存活比例（纵轴）与观察持续时间（横轴）的关系图。汇总统计数据可能包括在特定时间点存活的人的比例，例如 5 年生存率（在本例中为 60%，见虚线），或特定存活比例的持续时间，例如中位生存时间（在本例中为 6 年，见虚线）。随着受试者数量的增加，阶梯式下降变得不那么明显，曲线就会变得更平滑

对于生存曲线来说，因为事件发生和失访会使分母减小，所以其显示的是对越来越少的人进行的一系列评估。因此，临床医生可能对曲线左侧显示的评估比右侧显示的评估更有信心。遥远的未来比近期更不确定。然而，当对严重疾病做出新的诊断时，患者最感兴趣的往往是近期情况。对于早期乳腺癌患者来说，30% 的累积复发风险可能令人害怕。在这种情况下，使用简单的比率来表示预后可能是对患者造成伤害。生存曲线所呈现的更完整的情况，包括对近期内每年复发率较低的关注，可能对患者更有帮助。随着时间的推移，显示预后的图形已经专门开发出来，以支持临床医生和患者共同决策。事实证明，这种决策辅助工具为患者提供了对未来更现实的期望。

每个患者的独特性 [10,11,15,28]

应向患者提供对风险和预后的描述，并了解每个人的独特性和他或她的困境。不同的人对相同的风险有不同的反应。在 5 年或 10 年期间有 1% 的卒中风险可能对某些人构成威胁，但对其他人而言无关紧要。这是因为不同的人由于医疗条件或他们的生活环境不同而面临着非常真实的竞争风险。同样，不同的人在权衡现在或近期与遥远的未来时也有不同的态度。为了将来可能获得的好处，现在忍受副作用或不便对某些人来说很有意义，但对其他人来说却没有意义。同样，竞争风险解释了其中这些差异。

不同的人对相同的健康结局也有不同的反应。可能这个人容易忍受的症状对另一个人来说就难以忍受。尤其重要的是，基层全科医生要帮助患者了解，特定健康状况对健康相关生活质量的影响可能是非常个性化的。帮助患者切实地设想未来的健康状态以及对他们的意义是初级临床医生的一项艰巨而重大的责任。

患者之间的另一个重要区别与他们对预后信息的渴望有关。许多人需要预后相关的信息，其他人宁愿不知道预后的细节，即使这意味着他们必须在重大决定上听从临床医生。与患者健康教育的其他方面一样，在进行有关疾病及其对预后影响的信息沟通时，需要采用协商医疗照护的方法，以尊重患者的自主权和个人价值。

（孙立平　杨继敏 翻译，迟春花　曹照龙 审校）

第 5 章

选择治疗方案

A.G.M.

尽管鉴别诊断和准确判断预后对于良好的患者照护工作十分重要，但选择合适的治疗方案对减轻痛苦和延长生命具有更重要的作用。正确的选择取决于各种治疗策略对健康结局的影响。症状可以解除或至少减轻吗？对疾病的及时干预能避免发生严重并发症吗？治疗的副作用或并发症是否会降低生命质量或减少预期寿命？合适的方案是通过患者在不同健康结局之间权衡来决定的。治疗决策除取决于患者在意的事情及其偏好，还必须考虑到患者对治疗风险的态度，以及他们为某些可能的获益而忍受病痛的意愿，尤其是当患病概率随时间而上升、下降或可能临近死亡时。因此，做出有效的治疗决策既需要有强大的临床知识基础，也需要具备一定的沟通技巧并具有同理心，从而了解患者个体的需求。治疗不仅取决于准确的疾病诊断，还取决于是否能准确判断患者的偏好。

治疗效果 [1-21]

随着基因组学和相关标志物研究的进展，有

关人类疾病治疗效果的知识库不断扩大，在患者个体层面变得更加精准。但是，许多最常见的治疗干预措施没有来自临床试验的证据支持。临床医生通常根据他们既往的治疗经验，并辅以发表的病例和观察性研究的结果，来估计个体患者的治疗结果。精准医疗使通过队列和其他基于人群的研究得出的估计值与个体患者结局之间的矛盾凸显，并对传统预测方法造成了挑战。这导致了对治疗效果的不同看法，进而使表面上相似的患者在临床实践中所接受的治疗有巨大差异。由于监管控制不够严格，对器械和外科手术的知识差距通常大于药物。例如，在临床试验发表之前的 40 年时间里，经尿道前列腺切除术一直是治疗良性前列腺增生的标准方法。

随机临床试验和治疗效果

在随机试验中，对个体而言治疗是否有效的不确定性是可以追踪的，因为临床试验所采用的方法可以测量治疗的独立效应。通常应用明确的纳入和排除标准来确保研究人群同质，以尽量减少患者的特殊变量对结果的影响。患有严重疾病或重要合并症的患者通常被排除在外。其他人可能会因为年龄或性别而被排除在外。然后将符合标准的患者随机分配到两种或多种被详细定义的治疗策略中。为防止患者中途从一种治疗转换为另一种治疗，会采取很多预防手段，同时也会采取其他措施来保持治疗的完整性。

在良好实施的随机试验中，患者的疗程应受到严格监控，并且无论接受的是哪种干预，患者都应受到同等关注；其结局是通过明确的、预先确定的方案来界定的。理想情况下，患者和评价治疗结局的人均不知道分组情况，即使这样做可能需要使用安慰剂或假手术等手段。否则，对干预的预期可能会对所感知的治疗结局产生实际影响，并被解释为治疗方案的特定效果。

这些步骤可确保试验的有效性，从而检验不同治疗策略对结局的影响。然而，这些相同的步骤通常会限制研究结果的外推性。临床医生必须关注检验治疗效果的试验的内部和外部有效性，即哪些研究结果适用于临床实践中的患者，因为这些患者的情况可能与试验中的患者有很大差异。

治疗也可能因环境而异。对于外科手术和“复杂干预”来说尤其如此，它们由几个独立和相互依赖的部分组成。许多研究表明，医院和（或）特定外科医生的手术量与死亡率成反比。对于复杂的手术，包括胰腺切除术、食管切除术和全肺切除术，风险差异在临床上可能非常显著。就复杂干预而言，其有效性可能会因设计和实施环境不同而有很大差异。当干预涉及由临床医生与患者和护理人员共同管理疾病时，通常会出现这种情况。患者和护理人员增加了与健康结局相关的行为和社会因素的复杂性，他们的动机和信心，以及他们的期望和偏好，都对健康结局有影响。

当有多个结局指标（无论是明确的还是未明确的）时，对临床试验的关注度也会上升。所有试验都涉及参与者和未来其他患者能否从研究中最先进的科学有效的治疗手段中受益。对于可观察到明显益处的试验能否在适当的时间早期停止存在不同的观点，早期停止就放弃了对益处和危害的更精确估计。

一些试验旨在证明一种新药物与一种既定药物相比具有非劣效性，而不是证明其更有效。当新药在成本、便利性或安全性方面具有其他优势时，这种非劣效性可能证明更换新药是合理的，但在通过高度选择性地提供证据并直接面向消费者推广新药的时代，这些都值得关注。

另一个关于试验设计的担忧可能是允许使用“复合终点”得出误导性结论，该复合终点由几个结局事件中的一个或多个组成，作为试验的主要结果。使用复合终点的优点是增加了终点事件发生率，并增加了既定患者数量的试验效力。然而，一些事件，例如全因或疾病特异性死亡，可能对所有患者同样重要，而其他事件，例如新发心绞痛，可能不那么重要，且重要程度差异很大。如果更重要的事件发生数量很少，并且其产生影响的大小因人而异，则使用复合终点的试验可能会产生误导。

系统评价和治疗效果

通常情况下，单项研究可能病例数量不足，无法为临床问题提供明确的答案。将来自多项试验的数据在 meta 分析中结合起来，可以对证据进行详细的系统解释。随着过去几十年随机试验的激增，这些 meta 分析或系统评价已成为评价治疗有效性的金标准。然而，系统评价在设计、实施和解释方面有其自身的问题。例如，为了综合在不同量表（例如几种抑郁量表或生活质量量表）上测量结果相同的试验，系统评价的作者必须计算每项试验的标准化均数差，尽管统计过程很简单，但已有研究表明，在能够显著改变结果的数据提取中错误并不少见。

在综合不同试验的结果方面还需要面对其他挑战。患者人群、干预措施或两者都可能有明显的临床异质性。支持患者做出决策或自我管理的干预措施通常因试验而异，也因环境而异。另一方面，人群和干预措施可能看起来相似，但试验结果彼此不同。这种统计异质性可以在试验结果的“森林图”中看到，或者通过异质性统计检验确定——当异质性低时 p 值高，当异质性高时 p 值低。如果异质性很高，可能是由未意识到的临床差异、方法学问题或发表偏倚所致。可以使用随机效应模型而不是固定效应模型进行 meta 分析。这意味着，由于存在异质性，治疗效果被假定为围绕总体平均治疗效果而变化，而不是常见的固定效果。然而，在存在高度异质性的情况下，解释系统评价的临床医生可能需要检查前一个步骤，判断对所纳入的试验进行合并是否有意义。

尽管合并多种研究有时会出现问题，但系统评价为努力在患者护理中充分利用循证证据的临床医生提供了重要资源。已经有几个不同的赞助项目开发了宝贵的资源，最引人注目的是 Cochrane 协作组织。这项工作有必要持续进行。即使是最强大的系统评价，也总是面临过时的风险。一项包含 100 篇系统评价的研究发现，23% 的系统评价结果需要在 2 年内修订，15% 需要在 1 年内修订。同时，还需要让临床医生、患者和决策者更容易获得系统评价的结果。已使用针对不同受众的标准化格式来加强可及性。

其他对治疗效果的研究

随机试验也不总是必要的。当一种新的治疗具有前所未有或显著的效果时，例如青霉素治疗肺炎球菌性肺炎或植入起搏器治疗危及生命的心动过缓，试验既没有必要也不可取。对于治疗效果不明确的情况，随机对照试验结果是有帮助的，但此时通常缺乏随机对照试验结果。随机试验既昂贵又耗时，许多临床医生和患者都抵制招募工作。有时一项试验在完成之前就已经过时了，试验性治疗已被修改或者被更新的方法或技术取代。

由于这些原因，除了参考随机对照试验的结果外，临床医生必须依靠观察性研究的数据。但是，在将观察性研究结果应用于患者照护时必须谨慎。不同治疗组之间患者特征的差异可能导致关于治疗效果的错误结论。尽管统计学方法在控制不同预后影响因素以评估独立的治疗效应上取得了重要进展，但研究人员只能控制可预想和测量的因素。观察性研究是对随机试验的补充。它可用于设计有效和有针对性的试验，并评估试验结果的外推性。然而，临床医生在做出治疗选择时应注意证据的质量，并意识到有时良好实施的随机对照试验无可替代。

患者的期待和偏好 [22-36]

患者的期望对结果的影响

有证据表明，患者对治疗效果的期待可以对该治疗的结局产生深远影响。接受非药物治疗（安慰剂）或假手术的患者报告症状改善十分常见。例如，在早期的双盲随机对照试验中，服用非那雄胺治疗良性前列腺增生的患者中，多达 2/3 的症状改善出现于对照组。此外，据报道在使用安慰剂或假手术后，客观结果（例如死亡率）有所改善。也有一些研究表明，那些有足够期待并能遵守处方治疗的患者比不抱有期待的患者疗效好。无论治疗方案是否包括药物或实际操作，依从性都会产生影响。患者的期待对结局的影响很可能在许多干预措施的感知有效性（perceived effectiveness）中发挥重要作用，包括那些被称为“补充”或“替代”的干预措施，因为这些措施不是医学院教学的主流内容。基层全科医生的一项重要任务是向患者传授对医疗的科学基础至关重要的证据规则，并且最好以开放的态度对待患者对科学的归因和理解。

治疗选择和患者偏好 [28-36]

即使可以精确估计替代治疗的结局概率，仍然需要做很多工作，来确保为特定患者做出明智的治疗选择。例如以下这位 75 岁男性遇到的困境。他受到良性前列腺增生引起的夜尿和尿频的困扰。他可以忍受自己的症状，但这意味着要接受生活质量的下降。他可能会选择尝试药物治疗，例如 α 受体阻滞剂或 5α-还原酶抑制剂，希望能适度缓解症状。另一种方法是经尿道介入治疗。经尿道介入治疗大概率可以使症状得到更显著的缓解，但也带来了可能发生灾难性事件的风险进而导致死亡，尽管这种风险发生概率很低但却真实存在。手术还使患者面临并发症的风险，例如逆行射精，这可能会降低某些男性的生活质量，甚至超过夜尿和尿频的影响。

这些事件的发生概率对决策至关重要。然而，同样重要的是患者对这些事件的感受。不同男性对泌尿功能和性功能之间的权衡有不同的看法，并且对围手术期死亡的小风险有不同的态度。在确定"正确"选择时，这些个人价值判断通常与临床研究得出的概率一样重要。因此，做出正确的选择需要临床医生与患者仔细沟通，主要是可能发生的结局对患者的生活质量意味着什么，尤其是在患者从未经历过这些结局的情况下。

患者了解治疗方案和结局以及临床医生了解患者偏好所需要的双向沟通被称为共同决策。使用决策辅助工具来促进临床医生和患者共同决策，效果非常显著。例如，在前列腺疾病的案例中，当了解情况并帮助患者思考他们对治疗结局的感受时，男性患者做出了与他们的感受相一致的选择：那些受症状困扰的男性更倾向于选择手术治疗，那些对性功能障碍感到担忧的男性选择手术的可能性要小得多。在采用决策辅助工具帮助做出决定后，美国良性前列腺疾病手术率下降了 40%。外科医生高估了患者对缓解症状的偏好，而低估了他们避免性功能障碍的偏好。这些关于患者偏好的错误假设可能因地区而异，从而导致地区手术率的差异。

采用与上述类似的决策辅助工具的随机试验显示，英国良性子宫疾病手术需求、加拿大冠状动脉疾病手术需求和美国腰椎间盘突出手术需求均出现下降。一项系统评价纳入了 100 多项关于决策辅助工具的随机试验，其中包括 17 项涉及重大择期手术的试验结果显示手术的总体需求下降了 16%。

充分利用可用资源[37-38]

根据患者的临床情况，获取和使用关于治疗效果的最佳证据是一项艰巨的任务。幸运的是，已经开发了资源来支持临床医生发挥这一作用，并促进临床医生和患者之间的沟通。这些资源中的许多内容都可以在网络上获得，免费或收取适当的费用。美国国家医学图书馆的常用搜索引擎 PubMed 提供了自 1966 年以来出版的 5000 多种期刊的数千万参考文献和摘要的访问。其他有价值的资源包括由专业学会和联邦资助的研究中心开发的证据评论概要。遗憾的是，美国国家指南文库存（National Guideline Clearinghouse http：//www.ahrq.gov）作为国际上最值得信赖的资源之一，在被托管了 20 年后于 2018 年关闭。许多人认为，由 Cochrane 协作组织成员编写的证据摘要形成了一套的质量标准。这些系统综述的摘要可以在网站 http：//www. cochrane.org 上找到，这里也可以查阅综述全文。

商业公司通过汇总受版权保护的材料，并以机构或用户缴费订阅的形式提供全文访问，使证据的获取更加高效（例如 Wolters Kluwer 的 Ovid）。许多临床医生更喜欢方便地获取基于系统评价和其他证据的即时决策支持，例如 DynaMed Plus、Up To Date 和澳大利亚 Joanna Briggs 研究所的资源。

一些最初为专业人士设计的网站后来包含了针对患者的资源。网站 http：//www.ahrq.gov 保留了一些用户信息链接，http：//www.cochrane.org 和德国网站 http：//www.informed-healthonline.org 也是如此。

事实证明，当患者需要权衡不同治疗方法并做出选择时，决策辅助工具可以提供帮助，特别是其与临床工作流相整合，并且通过决策咨询的方式帮助患者了解潜在风险、益处和临床实践的不确定性时最有效。一个 Cochrane 系统评价组发现，决策辅助工具可以增加患者的知识，使患者对未来抱有更现实的期望，并且可以帮助患者做出反映其个人偏好的决定。这些资源可以为临床实践提供庞大的知识库；在许多环境中，这些资源都能很好地为患者服务。然而，需要更多地整合干预措施和策略，以告知、教育和吸引患者参与影响他们生活的治疗决策。初级卫生保健医生不应该有比患者更高的决策权。

（杨继敏 翻译，迟春花 曹照龙 审校）

第 6 章

免疫接种

Regina C. Larocque 和 Edward T. Ryan

免疫接种是预防传染病最经济有效的方法，主要有五大类：①儿童和青少年常规疫苗接种；②成人常规疫苗接种；③暴露后预防免疫接种；④旅行相关的免疫接种（见附录 6-1）；⑤工作相关 / 特殊情况下的免疫接种。其中，儿童时期接种疫苗最为成功。在美国，每年死于疫苗可预防疾病的儿童不到 100 人。相比之下，美国每年有数以万计的成年人死于包括流行性感冒（简称流感）在内的疫苗可预防疾病。虽然大多数在美国出生的人已经在儿童阶段接受过标准化的免疫接种，但仍有 1/10 的人虽然居住在美国却在其他国家出生，这部分人群中大部分人没有完全接种疫苗。

免疫接种的一般原则 [1-3]

成人的整体疗效和安全性

相比于青年人及儿童，老年人或免疫功能低下者的反应往往较低。然而在大多数成年人群中，疫苗仍能诱导出具有临床意义的免疫应答。成人接种疫苗是安全的。大多数接种疫苗的不良反应发生在注射部位，包括红肿、硬结、压痛等，还可能发生低热和轻微全身不适。严重不良反应（如过敏性休克）发生率不到 $1/10^6$。有较大可能发生严重不良反应的个体通常在预防接种前就可以被识别出来。

免疫接种类型

免疫接种分为主动免疫接种和被动免疫接种。

主动免疫接种

主动免疫接种需要使用疫苗（减毒活疫苗、灭活疫苗或者纯化蛋白衍生物或多糖衍生物疫苗）或类毒素（灭活毒素）。主动免疫接种通常提供长期（持续数年乃至终身）的保护性免疫，一般接种疫苗 2 ～ 4 周后达到免疫效果。减毒活疫苗比灭活疫苗更加有效且效果持久。同样，多糖衍生物成分的疫苗通常比蛋白衍生物成分的疫苗免疫原性更低；但是，多糖抗原与“载体”蛋白偶联可能显著增加针对多糖的免疫原性。

被动免疫接种

被动免疫接种要借助预先形成的抗体（如免疫球蛋白）。被动免疫接种可立即产生保护性免疫，但免疫时效较短（一般持续小于 3 ～ 6 个月）。

接种

这里指用于接种的多种策略。

技术

除少数特殊情况外，大多数疫苗可以同时接种。在同一时间，成年人通常可以耐受 4 种疫苗（在每侧三角肌区域分别注射两种疫苗）。成人接种疫苗部位多为上肢三角肌区域。一般不选择吸收效果欠佳的臀部区域注射（某些免疫球蛋白制剂除外）。每次疫苗接种均应使用新的注射器和针头。如果需要接种一种以上的减毒活疫苗（如麻疹 - 流行性腮腺炎 - 风疹三联疫苗、水痘或带状疱疹疫苗、黄热病疫苗），则疫苗应在同一天（不同的注射部位）接种或至少间隔 4 周。当在间隔少于 4 周的不同日期接种活疫苗时，免疫效果可能会降低。

被动免疫接种与主动免疫接种相结合

当免疫球蛋白制剂含针对某类病毒的抗体时，则免疫球蛋白制剂（或含有免疫球蛋白的血液制品）不应与相应病毒的活疫苗一起使用。如果患者同时需要免疫球蛋白制剂和活疫苗，则应在使用免疫球蛋白制剂前至少 2 周接种活疫苗。如果先给予免疫球蛋白制剂，则间隔 3 ～ 11 个月（通常为 3 ～ 6 个月）接种活疫苗。活疫苗的免疫持续时间与给予免疫球蛋白的剂量有关。（具体建议见表 3-5，源自 https：//www.cdc.gov/vaccines/hcp/acip-recs/general-recs/timing.html。）可同时给予免疫球蛋白制剂和灭活疫苗。除疾病风险明显超过过敏反应风险外，免疫球蛋白 A 缺乏症者不应接受免疫球蛋白制剂治疗。

过敏反应和脱敏

对鸡蛋或鸡蛋蛋白有过敏反应者，不应该接种在鸡蛋胚胎中培养或采用细胞培养技术制得的疫苗。吃鸡蛋后的胃肠道反应不可作为疫苗接种的禁忌证。有鸡蛋过敏史的人，无论严重程度如何，均应接种获准的、推荐接种且适合该年龄的流感疫苗；对于存在血管性水肿、呼吸窘迫、头晕、反复呕吐病史或需要肾上腺素抢救的患者，应由可以识别并处理严重过敏情况的卫生保健机构提供疫苗接种。

有些疫苗含有低水平的抗生素，可能引发过敏反应。在美国没有疫苗含有青霉素成分，因此在美国，青霉素过敏者并不禁用任何疫苗。而麻疹 - 流行性腮腺炎 - 风疹（MMR）疫苗、水痘疫苗、带状疱疹疫苗和灭活脊髓灰质炎疫苗（IPV）确实含有低水平的新霉素成分，对新霉素成分有过敏反应史的个体不建议接种这些疫苗。对多黏菌素 B 或链霉素过敏者也不能接种脊髓灰质炎疫苗。

如果一个人对所有疫苗都存在不良反应，应仔细权衡该人患病的风险和严重程度，以及既往接种疫苗不良反应的严重程度。在特殊情况下，可实行疫苗脱敏方案。

怀孕和哺乳期疫苗接种

一般来说，不应向孕妇接种减毒活疫苗因为疫苗中的病毒在理论上有母婴传播的风险（表 6-1）。建议接种减毒活疫苗的妇女在接种后 1 个月内避免怀孕。这些疫苗有 MMR、水痘疫苗、带状疱疹疫苗或黄热病疫苗。家庭成员怀孕不是疫苗接种的禁忌证，但如果孕妇对水痘没有免疫力，则水痘和带状疱疹疫苗是不能接种的（理论上），或者如果孕妇没有在至少 2 ～ 4 周前接种相应的灭活流感疫苗（inactivated influenza vaccine，IIV），则活流感疫苗也是不能接种的（也是理论上）。黄热病病毒疫苗株通过母乳传播，会导致母乳喂养的幼小儿童患脑炎。据报道，风疹疫苗中的病毒可通过母乳传播，但这种减毒株对哺乳期婴儿是否有害尚无定论。水痘疫苗中的病毒是否可通过母乳传播是未知的，如果可通过母乳传播，婴儿是否被感染尚不清楚。因此，水痘疫苗可考虑用于哺乳期的母亲。母乳喂养是接种天花疫苗的禁忌证。

免疫功能低下者的疫苗接种

美国疾病预防控制中心（CDC）为免疫功能低下者使用疫苗提供了极好的信息资源，包括疫苗适用疫苗及禁用疫苗（参见 https：//www.cdc.gov/vaccines/hcp/acip-recs/general-recs/immunocompetence.html，表 8-1）。免疫功能严重低下者的人不应接种减毒活疫苗。此外，免疫功能低下者的家庭成员不应接种水痘疫苗、带状疱疹疫苗或流感减毒活疫苗，因为可能出现人际传播。然而，MMR 疫苗可以用于免疫功能缺陷的人类免疫缺陷病毒（HIV）感染者。在风湿病、胃肠道疾病、神经系统疾病、肿瘤患者中使用免疫调节剂，如 TNF 抑制剂、B 细胞消耗剂、免疫检查点抑制剂等，增加了感染性并发症的发生风险，同时降低了免疫接种后产生免疫反应的能力。所有灭活疫苗都可以安全地接种给免疫功能低下者，尽管免疫反应可能不够理想。对于特定患者，高剂量版乙肝疫苗和流感疫苗可诱导更有效的免疫反应。

对禁忌证和危害的理解误区

对禁忌证的理解误区

既往接种疫苗后出现轻或中度局部反应（包括注射部位的红、肿、热、痛）不是疫苗接种的禁忌证。有轻度呼吸道症状、胃肠道症状、流感样症状、低热以及近期患病史者，也可以安全地接种疫苗。目前抗生素治疗仅是口服伤寒疫苗、口服霍乱疫苗的禁忌证（它们是可以被抗生素杀死的减毒菌株），其他所有疫苗都可以向接受抗生素治疗的个人提供接种。除对新霉素、链霉素、多黏菌素 B 过敏外，抗生素过敏不是疫苗接种的禁忌证。癫痫病史、非疫苗相关的慢性脱髓鞘疾病（如多发性硬化症、吉兰 - 巴雷综合征）病史也不是疫苗接种的禁忌证；并且，此类患者中许多人患疫苗可预防疾病的风险增加。

处理对危害的误解

很多人误以为接种疫苗会使人患上所要免疫的疾病，这使许多有免疫能力的人拒绝接种疫苗，

表 6-1　关于孕妇免疫接种的建议摘要

疫苗	如果另有情况，应予考虑	怀孕期间禁用	评论
常规疫苗			
甲型肝炎疫苗			怀孕期间接种的安全性尚未确定；应权衡疫苗接种相关风险与孕妇患甲型肝炎的风险，孕妇可能暴露在甲型肝炎高危环境中。免疫球蛋白可作为替代品
乙型肝炎疫苗	不建议		被确定为孕期有乙型肝炎病毒感染风险的孕妇应接种疫苗
人乳头瘤病毒疫苗			不建议在怀孕期间使用；如果在接种第一剂疫苗后发现怀孕，则三剂方案的其余部分应推迟到怀孕结束后接种
流感疫苗（灭活疫苗）	推荐		
流感疫苗（减毒活疫苗）*		禁用	
麻疹 - 流行性腮腺炎 - 风疹疫苗（MMR）*		禁用	
4 价脑膜炎球菌结合疫苗（MCV4）			没有关于怀孕期间接种安全性的数据；如果另有说明，或许可以使用
脑膜炎球菌疫苗（B）			基于风险与获益做出决策
13 价肺炎球菌结合疫苗（PCV13）			数据不足，没有推荐
23 价肺炎球菌多糖疫苗（PPSV23）			在妊娠前 3 个月接种 PPSV23 的安全性未经评估，虽然没有报道发现母亲妊娠期无意间接种疫苗的新生儿出现不良反应
灭活脊髓灰质炎疫苗（IPV）			如果需要可以使用
破伤风 - 白喉疫苗（Td）			如果另有说明，应使用（首选 Tdap）
破伤风 - 白喉 - 无细胞百日咳疫苗（Tdap）	推荐		ACIP 建议所有女性怀孕期间都接种 Tdap 最佳接种时间在妊娠 27 ~ 36 周，以最大限度地提高母体抗体反应并使抗体转移到婴儿。如果怀孕期间没有接种 Tdap，则应在产后立即接种
水痘疫苗*		禁用	
带状疱疹减毒活疫苗*		禁用	
旅行接种疫苗及其他疫苗			
日本脑炎疫苗			对于必须前往日本脑炎高危地区的孕妇，当母亲和正在发育的婴儿的感染风险高于免疫接种的理论风险时，应接种
狂犬病疫苗	不推荐		不认为怀孕是暴露后预防接种的禁忌证；如果暴露于狂犬病的风险很大，则在妊娠期也可能需要进行暴露前预防接种
伤寒疫苗（胃肠外及口服）*			没有关于孕妇接种任何伤寒疫苗的数据报告。如果需要，给予采用肠胃外方式接种伤寒 Vi 多糖疫苗
黄热病疫苗*			怀孕期间接种黄热病疫苗的安全性尚未确定。只有当前往流行地区是不可避免的，并且暴露风险增加时，才应接种疫苗；也可以应用于权衡后收益高于风险的情况。当国际旅行而非感染风险增加成为孕妇接种疫苗的唯一原因时，也可以争取获得豁免函

ACIP，免疫实践咨询委员会。

星号表示减毒活疫苗。一般来说孕妇禁用活疫苗，因为理论上活疫苗有传播给胎儿的风险。如果孕妇无意中接种了活疫苗，或者妇女在接种活疫苗后 4 周内怀孕，则应告知对胎儿的潜在影响。接种疫苗通常不是终止妊娠的指征。应建议妇女在接种活病毒疫苗后 4 周内避免怀孕。改编自美国卫生与公众服务部疾病控制和预防中心，https：//www.cdc.gov/vaccines/pregnancy/hcp/guidelines.html。

其中最典型的是成人接种流感疫苗。很多父母拒绝让其孩子接种疫苗，由于担心疫苗接种可能导致其他不相关但严重的疾病，最典型的是出于对儿童孤独症毫无科学依据的担忧，而不接种 MMR 疫苗，这导致美国几个低接种率社区爆发了前所未有的内源性麻疹疫情。对人乳头瘤病毒（HPV）疫苗接种导致脱髓鞘疾病的恐惧源于病例报告后互联网上广泛流传的故事，虽被科学驳斥，但也损害了 HPV 疫苗免疫接种工作（见后文对 HPV 的讨论）。

对于这些误解，我们需要理解、关注并做出回应。这源于认知的偏差。一种偏差是源于人们倾向于把两个同时存在的事实联系起来，并在社交媒体上有意识地放大，这就变成了一种担忧。不幸的是，这种现象不仅限于医学问题，只是在医学问题上尤其严重。另二种偏差被称为不作为，即与采取行动并产生不良结果相比，不采取行动所带来的内疚感更少。

对于对特定疫苗接种或一般疫苗接种持保留态度的成年人，特别是已为人父母者，使之参与讨论尤为重要，因为他们所关注的问题具有公共卫生意义。与他们的交流可以从计划免疫的声明开始，而不是问他们是否愿意接种疫苗。这样有助于让患者表达他们的不情愿。要有礼貌地进入关于他们拒绝接种的讨论，并且从了解、厘清他们不情愿和反对的根本原因开始，这是重要的第一步。基于他们对医生专业的尊重，通过提供价值中立的信息来解决这些困惑。对于那些只是把事实弄错了的人来说，和他们摆明科学依据，提供关于辨别信息的相关建议就足够了。对于出于宗教信仰或心理原因而持反对意见的人，应使其了解他们的行为可能导致的潜在后果。

对于拒绝让孩子接种疫苗的父母，建议采取四步法：

1. 引起关注。
2. 建立共情，如希望保护儿童的安全。
3. 将科学证据与令人信服的案例相结合。
4. 提供准确的健康信息资源，并讨论如何在互联网上辨别偏见和不准确的信息。

免疫接种记录

1986 年的《美国国家儿童疫苗伤害法》要求所有接种 MMR 疫苗（任何组合）、脊髓灰质炎疫苗或白百破疫苗（任何组合）的医疗保健服务提供者保留免疫接种记录，并在发生不良反应时联系疾病预防控制中心（CDC）、食品药品监督管理局（FDA）（https：//vaers.hhs.gov/）。向成年人接种疫苗时也是如此。记录包括日期、疫苗名称、制造商、批号、有效期、接种部位、接种途径以及实施接种者的姓名。应报告所有具有显著临床意义的疫苗接种后不良反应，而不仅仅是法律要求报告的反应。联邦法律还要求向接种疫苗者（包括成年人）分发某些疫苗［MMR 疫苗、脊髓灰质炎疫苗或白百破疫苗（任何组合）］的信息声明（vaccine information statement，VIS），声明可以在以下网站获得：https：//www.cdc.gov/vaccines/hcp/vis/index.html（约 30 种语言版本）。

具体免疫规划[4-6]

破伤风

尽管几乎一半的 60 岁以上者血清中抗破伤风毒素抗体未达到保护水平，但在美国每年发生的破伤风病例不超过 100 例。在美国报告的几乎所有破伤风病例都发生在未完成破伤风初级预防接种者，或未接受破伤风易感伤口治疗的人。因此，预防破伤风应侧重初级预防接种和适当的暴露后免疫（表 6-2）；移民和老年人很可能没有接受过初级预防接种。

破伤风疫苗含有甲醛处理的类毒素（减毒毒素）。破伤风类毒素可作为单抗原制剂，与白喉类毒素联合作为儿童疫苗（DT）或成人疫苗（Td），也可以与白喉类毒素和无细胞百日咳疫苗联合（用于儿童和成人的疫苗分别为 DTaP 和 Tdap）。儿童制剂（DT 和 DTaP）含有的破伤风类毒素与成人疫苗 Td 相似，但白喉类毒素含量为成人的 3 ～ 4 倍（字母大写表示更高剂量的抗原）。在成人中，应使用 Td 或 Tdap，而不是单独使用破伤风类毒素，因为需要针对白喉和百日咳进行额外覆盖。

适应证

建议所有成年人在初级预防接种免疫程序后每 10 年接种一次 Td。所有成年人，包括 1 岁以下儿童的家庭成员或密切接触者、65 岁以上者以及

表 6-2 暴露后的伤口管理：破伤风

破伤风类毒素病史（剂量）	清洁的小伤口		所有其他伤口[a]	
	Tdap、Td 或 DTaP[b]	TIG[c]	Tdap、Td 或 DTaP[b]	TIG[c]
未知或＜ 3 天	是	否	是	是
≥ 3 天[d]	否[e]	否	否[f]	否

[a] 不限于被污垢、粪便、土壤、唾液污染的伤口，穿刺伤和撕脱伤，以及导弹、碾压、烧伤或冻伤造成的伤口。

[b] Tdap 比 Td 更适合从未接种过 Tdap 的青少年和成年人。对于以前接种过 Tdap 的成年人或当 Tdap 不可用时，Td 比破伤风类毒素更为推荐。DTaP 适用于＜ 7 岁的儿童。

[c] 用于预防的 TIG 剂量为 250 IU 肌内注射。HIV 感染者或严重免疫缺陷者有受到污染的伤口（包括小伤口）时，也应接受 TIG 治疗，无论其破伤风免疫史如何。

[d] 如果只接种了三剂类毒素，则应给予第四剂类毒素，最好是吸附类毒素。

[e] 若距上次接种破伤风类毒素疫苗 10 年以上则为“是”。

[f] 若距上次接种破伤风类毒素疫苗 5 年以上则为“是”。

DtaP，破伤风 - 白喉 - 百日咳疫苗，儿童用；Td，破伤风 - 白喉疫苗；Tdap，破伤风 - 白喉 - 百日咳疫苗，成人用；TIG，破伤风免疫球蛋白。

改编自疾病预防控制中心，https：//www.cdc.gov/tetanus/clinicians.html。

卫生保健人员，如果以前没有接种过 Tdap，则应接种单剂 Tdap 以代替 Td 进行加强免疫。免疫实践咨询委员会（Advisory Committee on Immunization Practices，ACIP）现建议所有妇女在每次怀孕期间接受 Tdap 免疫接种。最佳时机是在妊娠 27 ～ 36 周，以最大限度地提高母体抗体反应并被动将抗体转移到婴儿身上。

接种

Tdap 目前已获得一剂接种许可，并且无论与最近一次接种含 Td 的疫苗间隔多久，都可接种 Tdap。对 Td 和 Tdap 的常见不良反应包括接种部位红肿、有硬结和压痛。无论疫苗接种方案如何，暴露后都需要进行适当的抗破伤风预防（表 6-2）。需要初级抗破伤风系列的成人应接受肌内注射剂量的 Tdap，4 周后进行 Td 免疫接种，然后在第二次接种后的 6 ～ 12 个月再次接种。如果进程中断，没有必要重复剂量接种。

白喉

在美国成人白喉很少见（每年少于 10 例），特别是如果成人已接受过一个完整的初级预防免疫流程，即使距离使用抗白喉增强剂已超过 10 年，也是如此。超过一半的美国成年人抗白喉毒素抗体未达到保护性水平。不幸的是，白喉在世界许多地方仍然流行。国际旅行者如果距上次抗白喉免疫增强接种超过 10 年，则应接种 Tdap（或 Td）。马来源的白喉抗毒素可用于治疗白喉。

百日咳

百日咳是一种急性传染性咳嗽。尽管美国长期常规接种儿童百日咳疫苗，但百日咳仍然流行。12 个月以下的婴儿比年龄较大的儿童更容易遭受与百日咳相关的发病和死亡。出现严重或持续咳嗽的成年人应不除外患有百日咳（见第 52 章）。

适应证和接种

由于自 20 世纪 80 年代以来，美国青少年和成年人报告的百日咳病例数量稳步增加，现在建议对所有成年人（包括 65 岁以上的个体）使用无细胞百日咳疫苗结合破伤风和白喉类毒素的合剂（Tdap）增强免疫接种。ACIP 现建议所有妇女在每次怀孕期间接受 Tdap 免疫接种。最佳时机是在妊娠 27 ～ 36 周，以最大限度地提高母体抗体反应和被动将抗体转移到婴儿身上。产后妇女和其他成年人，包括 65 岁以上的成年人，如果预计与 12 个月以下的婴儿密切接触，且近期没有接种疫苗，应接种 Tdap。无论与最近接种的破伤风或白喉疫苗间隔如何，都可以接种 Tdap。

麻疹、流行性腮腺炎和风疹

在美国，单价 MMR 疫苗已不再提供；尽管麻疹、流行性腮腺炎、风疹和水痘疫苗可用于 12 个月至 12 岁的儿童，但这些减毒活疫苗通常是联合使用，即 MMR 疫苗。对 MMR 组合疫苗的一种或多种成分免疫的成年人仍能接种 MMR 疫苗。

MMR 疫苗不应接种给孕妇或免疫功能严重受损的人，应注意育龄妇女在接种疫苗后 1 个月内避免怀孕。MMR 疫苗对于 $CD4^+$ T 淋巴细胞计数大于或等于 200/ml 的成年无症状 HIV 感染者也是安全的。对鸡蛋有严重过敏史以及对新霉素过敏的个体不应接种含有抗麻疹或腮腺炎成分的疫苗。在过去 3 ～ 11 个月内接受过免疫球蛋白制剂、血液或血液制品的个体可能也无法对疫苗接种产生足够的免疫反应。

麻疹

1957 年之前在美国出生的人被认为对麻疹免疫，因为其接触麻疹的可能性非常高，这些人不需要对抗体进行血清学评估，除非他们是医疗工作者。在美国，麻疹早已不再被认为是一种本土疾病，几乎所有病例均与旅行、输入有关。然而在一些社区，很大一部分父母拒绝让孩子接种疫苗，这导致近年来在这些社区爆发了本土病例。社交媒体传播的错误认知将接种疫苗与儿童孤独症相联系，虽然其已被科学彻底推翻，但这导致了疫苗接种不足和公共健康危害，需要公共卫生机构和立法机构采取行动。

在单次接种麻疹减毒活疫苗后，大约 90% ～ 95% 的个体会出现保护性抗体，其余 5% ～ 10% 的个体仍有患麻疹风险。第二剂疫苗将使所有个体产生保护性免疫。在 1963—1967 年可能已经接种了麻疹灭活疫苗的人，仍需要接种减毒活疫苗。

暴露前免疫　两剂 MMR 疫苗是常规儿童免疫接种程序的一部分。1957 年及以后出生的成年人，特别是在美国境外出生的成年人，应至少接种一剂麻疹活疫苗。1957 年及以后出生的成年人，如果正在高等教育机构就读，是医疗专业人员，或要前往国外旅行，应间隔至少 1 个月接受两剂含麻疹的减毒活疫苗，除非他们有医生出具的曾患过麻疹的诊断证明或麻疹抗体血清学检测证明。

暴露后预防　接触过麻疹患者的易感个体应肌内注射免疫球蛋白（0.25 ml/kg，最大剂量 15 ml），然后在 6 个月后接种麻疹减毒活疫苗。如果在暴露后 6 天内给予免疫球蛋白，可预防或改善感染。如果在暴露后 72 小时内使用疫苗，疫苗本身可能会提供一些保护。对于暴露于活动性麻疹的严重免疫功能低下的个体（无论免疫接种史如何），暴露后也应注射免疫球蛋白。由于麻疹疫苗接种可能会暂时抑制对结核菌素的反应性，任何结核病皮肤检测均应在疫苗接种当天或至少 4 ～ 6 周后进行。

流行性腮腺炎

近些年，美国、加拿大、欧洲爆发了大规模的流行性腮腺炎疫情。许多病例发生于接种过一剂或两剂 MMR 疫苗的大学生中。1956 年以后出生的成年人，如果没有接种过流行性腮腺炎活疫苗，或者没有医生记录的流行性腮腺炎病史，或缺乏关于免疫力的血清学证据，应接种流行性腮腺炎疫苗现在建议学龄儿童和高风险成年人二次接种流行性腮腺炎疫苗，包括医疗人员、国际旅居者和高校学生。尚未证明暴露于流行性腮腺炎环境后给予免疫球蛋白或疫苗具有临床疗效。

风疹

几乎所有个体在接种风疹减毒活疫苗后都会产生保护性免疫。因为在怀孕期间感染风疹会导致严重的并发症，所以应特别重视育龄期妇女（特别是在移民人口中）。易感妇女应在怀孕前或分娩后接种风疹疫苗，没有抗体的医疗工作者也应接种疫苗。该疫苗耐受性良好，也可能会出现轻度、短暂的关节痛。

脊髓灰质炎

在美国，根除野生型脊髓灰质炎病毒后，每年发生脊髓灰质炎的病例中约有 5 ～ 10 例是由活的口服脊髓灰质炎疫苗（oral polio vaccine，OPV）引起的（接种者或接种者家庭接触者的风险约为 1/500 000 第一剂接种），所以用非口服的灭活脊髓炎质炎疫苗（inactivated polio vaccine，IPV）取代 OPV。IPV 不会引起脊髓灰质炎。虽然 OPV 在美国并不商用，但许多国家仍在使用。世界卫生组织（WHO）已将脊髓灰质炎作为根除目标；然而，中亚地区仍报告出现野生型脊髓灰质炎病毒感染后病例，撒哈拉以南非洲、中亚和中东地区也报告有疫苗所致相关病例（http：//polioeradication.org/polio-today/polio-now/public-health-emergency-status/）。因此，如果以人群为基础的免疫力减弱，脊髓灰质炎可能会在美国再次流行。

适应证

在美国不建议对成年人常规进行脊髓灰质炎疫苗接种；对于需要前往非洲、亚洲某些脊髓灰质炎发病风险较高地区（http：//polioeradication.org/polio-today/polio-now/public-health-emergency-status/）的旅居者，应在10年内完成了一系列基础免疫接种，并在成年后至少接受过一次加强免疫接种。额外加强剂的临床疗效尚不清楚。暴露于野生型脊髓灰质炎病毒的实验室工作人员和医疗工作人员也应接种疫苗。

接种和禁忌证

在第二次接种后0周、4 ～ 8 周和至少4周（最好是6 ～ 12个月）向成人接种IPV的三联系列疫苗。对链霉素、多黏菌素B或新霉素有过敏反应病史的个体不应接种IPV。既往有脊髓灰质炎发作（由一种脊髓灰质炎病毒引起）不作为接受IPV（可预防三种脊髓灰质炎病毒）的禁忌证。

流行性感冒（流感）

在美国，每年约有1万～ 5万人死于流感。大多数死亡病例为65岁或以上、有心肺基础疾病的高风险人群。有许多类型的季节性流感疫苗（每年更新一次；参见https：//www.cdc.gov/mmwr/volumes/66/rr/rr6602a1.htm#T1_down，表1）。胃肠外疫苗由每年制备的灭活病毒组成，包括两种A型流感病毒毒株和两种B型毒株（IIV）。还有一种仅用于皮内给药。与人们普遍的想法相反，这种疫苗不会引起流感。在年轻人中，该疫苗在减轻疾病严重程度、缩短误工时长方面相当有效。在老年人中，总体发病率减少了30% ～ 40%，由流感导致的肺炎患病人数、住院人数、死亡数量也有所减少。尽管有这些好处，疫苗接种率仍然很低。

美国也有高浓度灭活疫苗，可用于65岁及以上人群。含佐剂的流感疫苗也可用于65岁及以上的成年人。流感减毒活疫苗（live-attenuated influenza vaccine，LAIV）的持续效用尚不确定。LAIV通过鼻内给药，用于2 ～ 49岁的健康个体，并且这些个体没有免疫功能低下、怀孕或基础疾病。但LAIV的保护作用低于与IIV，目前CDC不推荐使用LAIV。如果给予LAIV，其应与其他适用的活病毒疫苗在同一天接种，或者间隔4周接种。接受抗流感病毒药物治疗的个体不应接种LAIV，并且在接种LAIV或IIV后14天内应避免使用这些药物。目前大多数流感疫苗的制造是以鸡蛋为基础的。然而，基于非禽类组织培养的衍生版本也可使用，并且可能可以用于无法耐受蛋类产品的患者。

适应证和接种

建议所有6个月及以上的个体接种流感疫苗，孕妇和患有慢性疾病（包括心肺疾病、糖尿病、肾功能不全、免疫抑制和其他损害呼吸功能的疾病）的个体应作为每年接种疫苗的重点人群。在美国，应在10月至11月中旬之间接种疫苗，但疫苗也可以在流感季节的任何时间接种，直到库存耗尽为止。虽然流感季节在气候温和的美国有明确的界定，但流感爆发在世界各地的时间不同。流感在温带南半球的4月至9月最为常见，在热带地区全年发生。免疫接种后1 ～ 2周开始产生保护性抗体，持续至少6个月。年老体弱或免疫功能缺陷的个体保护性免疫力持续时间可能较短。在社区爆发流感期间，对流感病毒有效的药物具有辅助作用（见第52章）。

副作用和禁忌证

接种流感疫苗后会出现短暂性低热、肌痛和周身不适。有流感疫苗相关的吉兰–巴雷综合征病史个体不应接种流感疫苗。LAIV不应用于有免疫抑制和妊娠者，以及他们的家庭接触者；也不应用于有哮喘、气道高反应性、其他慢性肺部疾病或其他重大合并症的患者。由于存在传播风险，接种LAIV的个体应避免与免疫功能低下个体接触至少2周。

禽流感

水鸟是流感病毒的天然宿主。禽流感病毒可能跨越物种，直接通过猪等中间宿主感染人类。特别是在亚洲和中东，禽流感病毒H5N1和H7N9已造成数百万只鸟类死亡，也与散在的人类疾病和死亡有关。已经发现H5N1可以在人与人之间进行有限、低效和不可持续的传播，但人们担心该病毒获得加快人际传播的能力。每年生产的季节性流感疫苗并不能抵御这种新出现的病毒。

肺炎球菌性肺炎

据统计，美国每年有 4 万多例侵袭性肺炎球菌感染病例和 4000 多例由此导致的死亡。这些死亡至少有一半发生在有肺炎球菌疫苗接种适应证的成人中。

制备

目前，FDA 批准了两种肺炎球菌疫苗用于美国成年人：23 价肺炎球菌多糖疫苗（23-valent pneumococcal polysaccharide vaccine，PPSV23）和 13 价肺炎球菌结合疫苗（13-valent pneumococcal conjugate vaccine，PCV13）。PPSV23 含有 23 种肺炎球菌的荚膜多糖成分，约覆盖侵袭性肺炎球菌感染的 80% ~ 90%，包括最常与抗生素耐药相关的 6 种血清型。PCV13 是一种与白喉 CRM197 蛋白结合的 13 价疫苗。2010 年，PCV13 取代了之前的 PCV7，后者包括 7 个肺炎球菌血清型，用于美国儿童常规疫苗接种。

适应证

严重的肺炎球菌感染最有可能发生在 65 岁以上人群，以及有心肺疾病、哮喘、免疫功能低下、糖尿病、酗酒、肝肾功能衰竭的患者中，此类患者应接种肺炎球菌疫苗。据统计，美国至少有 1/3 的 65 岁以下成年人有接种肺炎球菌疫苗的指征。目前，ACIP 建议所有 65 岁及以上的人群接种 PCV13，1 年后接种 PPSV23。如果先前已接种 PPSV23，则应在接种 PPSV23 后至少 1 年接种 PCV13。对于年龄小于 65 岁、存在某些使免疫功能严重低下的状况的个体，如有脑脊液漏、人工耳蜗植入、镰状细胞贫血、功能性或解剖性无脾（见表 6-3）的患者，也应接种 PCV13，并且在接种 PCV13 后 8 周或更长时间后接种 PPSV23。65 岁以下的个体，如果有其他使免疫功能轻度低下的情况，如酗酒，有慢性心脏、肝和肺部疾病，吸烟以及有糖尿病，应接受 PPSV23 接种（但不接种 PCV13）。目前，不建议对任何一组患者使用 PCV13 加强针，但如果该人在 65 岁以下首次接种 PPSV23 并且风险持续存在，则建议在第一次接种 PPSV23 后 5 年使用 PPSV23 加强针。对于任何 65 岁或以上、既往接受过免疫接种的人群，如果已经在 5 年或更长时间之前最后一次接种了 PPSV23，并且当时年龄在 65 岁以下，也建议使用单一 PPSV23 加强剂（见表 6-3）。

效果

自 2000 年引入肺炎球菌结合疫苗以来，疫苗所对应的侵袭性肺炎球菌病的发病率在 5 岁以下儿童中下降了 90% 以上，在成人中下降了 50% 以上。在人群层面上，自 2000 年以来 30 天死亡率（主要是未接种疫苗的人）下降了约 30%，这主要是由于在儿童中接种肺炎球菌结合疫苗产生的群体免疫。PPSV23 在那些能够产生良好抗体的个体中可降低肺炎球菌菌血症和肺炎的发生率。总的来说，该疫苗预防菌血症的有效性为 60% ~ 80%。然而，迄今为止，meta 分析还未能证明接种疫苗使死亡率有明显的下降；而且，几乎没有证据表明，疫苗对包括老年人和慢性病患者在内的高危患者有益。唯一有较大获益的群体是矿工和士兵。疫苗对免疫抑制人群的效果尚未明确。关于 PCV13 在成人中的使用，其可以对社区获得性肺炎首次发作提供约 50% 的保护效力，对非细菌非侵袭性社区获得性肺炎提供 45% 的保护效力，并可以预防 75% 的疫苗对应的侵袭性疾病。PCV13 在成人中的使用并未改变死亡率。

接种

肺炎球菌疫苗应在选择性脾切除术或免疫抑制前至少 2 周接种（如果可能）。住院治疗是高危人群接种疫苗的机会，还应考虑联合接种流感疫苗（在不同部位接种），因为这两种疫苗的目标群体是重叠的。

安全性

PPSV23 和 PCV13 是安全的；大多数不良反应比较轻微，多发生在接种部位。严重的过敏反应很少见，但随着免疫接种的增加，可能会变得更加频繁。肺炎球菌疫苗和流感疫苗可在单次就诊期间在不同的接种部位同时接种。

流感嗜血杆菌感染

在引入 b 型流感嗜血杆菌（Hib）结合疫苗之

表 6-3 成人接种 PCV13 和 PPSV23 的适应证

医学指标	潜在身体状况	PCV13 用于≥ 19 岁人群	PPSV23[a] 用于 19 ～ 64 岁人群		PCV13 用于≥ 65 岁人群	PPSV23 用于≥ 65 岁人群
		推荐	推荐	重复接种疫苗	推荐	推荐
没有	以下均无				✓	✓ 接种 PCV13 后≥ 1 年
免疫功能正常者	酗酒		✓		✓	✓
	慢性心脏病[b]					接种 PCV13 后≥ 1 年 在＜ 65 岁时接种任何 PPSV23 后≥ 5 年
	慢性肝病					
	慢性肺病[c]					
	吸烟					
	糖尿病					
	人工耳蜗	✓	✓		✓	✓
	脑脊液漏		接种 PCV13 后≥ 8 周后		如果以前没有接种过 PCV13	接种 PCV13 后≥ 8 周 在＜ 65 岁时接种任何 PPSV23 后≥ 5 年
功能性或解剖性无脾患者	先在性或后天性无脾	✓	✓	✓	✓	✓
	镰状细胞病 / 其他血红蛋白病		接种 PCV13 后≥ 8 周	第一次接种 PPSV23 后≥ 5 年	如果以前没有接种过 PCV13	接种 PCV13 后≥ 8 周 在＜ 65 岁时接种任何 PPSV23 后≥ 5 年
免疫缺陷者	慢性肾衰竭	✓	✓	✓	✓	✓
	先天性或获得性免疫缺陷[d]		接种 PCV13 后≥ 8 周	第一次接种 PPSV23 后≥ 5 年	如果以前没有接种过 PCV13	接种 PCV13 后≥ 8 周 在＜ 65 岁时接种任何 PPSV23 后≥ 5 年
	一般恶性肿瘤					
	HIV 感染					
	霍奇金病					
	医源性免疫抑制[e]					
	白血病					
	淋巴瘤					
	多发性骨髓瘤					
	肾病综合征					
	实体器官移植					

[a] 此列仅针对 19 ～ 64 岁的成年人。无论既往是否接种肺炎球菌疫苗，所有 65 岁或以上的成年人均应在先前接种 PPSV23 5 年或更长时间后再接种一剂 PPSV23。在 65 岁以后，不应再给予额外剂量的 PPSV23。

[b] 包括充血性心力衰竭和心肌病。

[c] 包括慢性阻塞性肺疾病、肺气肿和哮喘。

[d] B 淋巴细胞（体液免疫）或 T 淋巴细胞缺乏症、补体缺乏症（尤其是 C1、C2、C3 和 C4 缺乏症）和吞噬系统疾病（不包括慢性肉芽肿病）。

[e] 需要免疫抑制药物治疗的疾病，包括长期系统应用皮质类固醇和放射治疗。

Adapted from www.cdc.gov/vaccines/vpd/pneumo/downloads/pneumo-vaccine-timing.pdf and adapted from Use of PCV13 and PPSV23 vaccine for adults with immunocompromising conditions. MMWR 2012；61（40）.

前，儿童侵袭性流感嗜血杆菌疾病的大多数病例是由 b 型流感嗜血杆菌引起的，但随着 Hib 疫苗的应用，现在大多数病例多为非 b 型疾病。

目前有许多可以应用的 Hib 疫苗，它们都将多糖分子（磷酸多核糖基核糖醇）与载体蛋白相连接，以提高免疫原性。该疫苗通常用于患有功能性或解剖性无脾、免疫球蛋白缺乏症的个体中，因为这一群体侵袭性疾病的发病率较高。然而，疫苗对这些人的最终益处尚未确定，这可能是因为许多人已经对 b 型流感嗜血杆菌有了体液免疫。

脑膜炎球菌感染

脑膜炎球菌感染在全世界流行，并且可能发生全球范围内大流行。在美国，脑膜炎球菌感染通常由脑膜炎奈瑟菌血清型 B 或 C 型引起，以散发病例或小规模爆发的形式发生。

疫苗制剂

美国有两种类型的脑膜炎球菌疫苗可供使用。4 价脑膜炎球菌结合疫苗（MCV4）可用于预防血清型 A、C、Y 和 W-135 型。也有单独的 B 型脑膜炎球菌疫苗。这些疫苗不是基于多糖的，因为对 B 型脑膜炎球菌多糖免疫可导致神经不良事件。

适应证和接种

建议对 11 ～ 12 岁的青少年进行 MCV4 常规免疫接种，并在 16 岁时给予加强剂量。青少年和年轻人（16 ～ 23 岁）也可以接种 B 型脑膜炎球菌疫苗。脑膜炎球菌结合疫苗和 B 型脑膜炎球菌疫苗推荐用于脑膜炎球菌感染风险增加的患者，包括解剖性或功能性无脾患者和终末补体缺乏症患者（例如补体 C5 ～ C9、备解素、因子 H、因子 D 缺乏或正在应用依库珠单抗者）。此外，对于在“脑膜炎季节”期间访问世界某些地区（如在冬季 12 月至次年 6 月访问撒哈拉以南非洲的萨赫勒地区）或将访问世界上经历脑膜炎球菌感染疫情的地区的旅行者，应推荐使用结合疫苗。沙特阿拉伯要求进入该国进行宗教朝圣的个人提供脑膜炎球菌疫苗接种证明文件。患有解剖性或功能性无脾、持续补体缺乏症且未接受过免疫接种的个体应间隔 2 个月接受两剂 MCV4。感染 HIV 的成年人也应如此。所有存在疫苗接种适应证的成人都可以接受单剂量的 MCV4。对于感染风险较高的成年人，建议每 5 年重复接种一次疫苗。B 型脑膜炎球菌疫苗的初级免疫接种程序包括两次（间隔 1 个月）或 3 次疫苗接种（间隔 0 个月、1 ～ 2 个月和 6 个月），具体取决于所使用的疫苗。目前，尚无关于针对 B 型脑膜炎球菌感染加强免疫接种的声明。

安全性

脑膜炎球菌疫苗耐受性良好，大多数不良反应是轻度和局部的。

人乳头瘤病毒

生殖器感染人乳头瘤病毒（human papillomavirus，HPV）是美国最常见的性传播感染。大多数感染不引起临床症状，并且是自限性的；然而持续感染致癌型病毒（> 70% 的病例中为 16 型和 18 型）可能导致宫颈癌（见第 107 章）。HPV 感染也是其他肛门生殖器肿瘤和生殖器疣的原因。

疫苗制剂和功效

HPV 疫苗分为 2 价疫苗（2vHPV，预防 HPV16 型和 18 型）、4 价疫苗（4vHPV，预防 HPV6、11、16 和 18 型）和 9 价疫苗（9vHPV 疫苗，预防 HPV 6、11、16、18 型，以及 31、33、45、52 和 58 型）。增加的基因型占宫颈癌病例的 15%（HPV 31、33、45、52 和 58 型），或者可致生殖器疣（HPV 6、11 型）。3 种 HPV 疫苗中的每一种都是非感染性病毒样颗粒（virus-like particle，VLP）疫苗。9vHPV 可用于完成以 2vHPV 或 4vHPV 开始的一系列疫苗接种。如果已经完成了 2vHPV 或 4vHPV 的一系列疫苗接种，CDC 不建议再接种额外剂量的 9vHPV。对于尚未感染疫苗所覆盖的人乳头瘤病毒的人，HPV 疫苗在预防相应型别 HPV 所致的持续性 HPV 感染、宫颈癌癌前病变、阴道和外阴癌癌前病变以及生殖器疣方面有效。目前正在进行长期随访，以确定疫苗对癌症和相关死亡的预防作用。

适应证和接种

HPV 疫苗分 3 次接种，第二剂和第三剂疫苗应在第一剂接种后 2 个月和 6 个月后分别接种。对于在 15 岁之前开始接种疫苗的非免疫功能低下者，HPV 疫苗可以接种两剂（0 个月和 6 ～ 12 个月）。

ACIP 建议对 11 ～ 12 岁的青少年进行常规疫苗接种，最小可以给 9 岁儿童接种。未接种任何 HPV 疫苗的 26 岁及以上的成年女性和 21 岁及以上的成年男性应在 0 个月、1 ～ 2 个月和 6 个月时接受 3 剂 HPV 疫苗。以前未接种疫苗的 22 ～ 26 岁的男性可以在 0 个月、1 ～ 2 个月和 6 个月时接种 3 剂 HPV 疫苗。

消除担忧

已有病例报告提出了 HPV 疫苗接种与多发性硬化症以及其他脱髓鞘疾病存在关联的问题。鉴于已有近 2 亿人接种了疫苗，在接种疫苗人群中偶发这种疾病也就不足为奇了。尽管如此，这些报告还是引发了 WHO 和其他国际卫生机构的调查，这是由于社交媒体放大了这种担忧，并且已经观察到 HPV 疫苗接种计划在青少年女性中实施不利（见第 192 章）。在两个欧洲国家注册的一项大型研究中，涉及近 400 万 10 ～ 44 岁的女性，没有发现 HPV 疫苗接种与多发性硬化症之间存在关联。这项研究较高的统计效能大大降低了两者有因果关系的概率。

水痘

成人原发性水痘的并发症发生率高于儿童，肺炎、肝炎、脑炎和死亡更为常见。大约 5% 的美国成年人没有免疫力；在美国以外出生的人中，这一比例更高。

疫苗制剂和功效

自从水痘疫苗成为儿童的常规接种疫苗以来，水痘的发病率在美国迅速下降。水痘疫苗是一种减毒活疫苗。该疫苗不具有完全的保护作用，但预期病例数减少了 70%。当疫苗用于高频暴露的成年人时（通过家庭接触），大约 27% 的人仍会发生水痘，但症状温和。疫苗预防水痘并发症（包括脑炎、肝炎和肺炎）的功效尚未得到评估，但它很可能具有保护作用。

接种

水痘疫苗一共两次，中间间隔 4 ～ 8 周。接种加强疫苗的必要性尚未确定。疫苗不应用于免疫功能低下者或孕妇。建议育龄期女性在接种疫苗后 1 个月内避免怀孕。在过去 3 ～ 11 个月内接受过免疫球蛋白制剂、血液或血液制品的个体可能对疫苗没有充分反应。疫苗不应给予对新霉素有过敏反应的个体。

适应证

疫苗应接种给所有没有水痘免疫力的成年人。免疫证据包括 1980 年之前在美国出生（注：对于孕妇和卫生保健人员，1980 年之前在美国出生的不被视为有免疫证据），医疗保健机构提供的水痘或带状疱疹诊断证明，接种过两剂水痘疫苗，或有血清学证据。1980 年之前出生在美国的卫生保健人员需要有血清学免疫证据或接种两剂水痘疫苗。

不良反应

大多数人对该疫苗具有良好的耐受性。常见的不良反应一般为局部反应：第一次或第二次接种疫苗后，约 10% 的个体体温将升高至 37.7℃或更高的温度；25% ～ 30% 会出现接种部位局部红肿、压痛、肿胀；3% 的人在第一次接种后注射部位出现局部水痘样皮疹；约 1% 的人在第二次接种后出现皮疹。皮疹通常在接种后 1 ～ 3 周发生。3% ～ 5% 的人在第一次接种后会出现广泛性水痘样皮疹，第二次接种后 1% 的人会出现广泛性水痘样皮疹。这些个体病变数量的中位数为 5。

预防措施

疫苗中的毒株有传播给接触者的可能，接种疫苗的人应避免与缺乏水痘免疫力的免疫功能低下者和易感孕妇接触。制造商建议在接种后 6 周内采取此类预防措施，并且接种疫苗的个体应避免与母亲无水痘病史记录或实验室检测证据的新生儿接触。制造商还建议，由于理论上存在瑞氏综合征的风险，接种疫苗后 6 周内不要使用水杨酸盐类药物。在许多接种过水痘疫苗的个体中，后续出现带状疱疹。在其中一些病例中，病毒培养还发现了现存的野生型水痘病毒，表明疫苗的保护功效仍不完善。

暴露后预防

如果易感孕妇或免疫功能低下的个体暴露于水痘环境，理想情况下他们应该肌内注射水痘-带状疱疹免疫球蛋白（varicella zoster immunoglobulin，VZIG），尽管 VZIG 存在供应和可及性问题。对于既没有免疫功能低下也没有怀孕的易感人群，暴露后使用水痘疫苗可能是有益的。如果在暴露后 3 天（甚至可能 5 天）内使用水痘疫苗，则水痘疫苗可有效预防水痘并降低疾病的严重程度。水痘疫苗不应与免疫球蛋白同时使用。

带状疱疹

潜伏期的水痘病毒再激活会导致带状疱疹。复发可能与衰老、免疫抑制等情况有关，并且 10% ～ 20% 有水痘病史的个体可能在其生命的某个时刻发展为带状疱疹。带状疱疹通常表现为沿感觉神经分布的单侧水疱疹，也有可能在免疫功能低下者中发展为全身性皮肤病变，并且累及中枢神经系统、肺部和肝。在老年人中，带状疱疹后神经痛的发生风险增加，使患者处于发生严重慢性疼痛综合征的风险中。

疫苗制剂和功效

现在有两种针对带状疱疹的疫苗被美国 FDA 批准：减毒活疫苗单剂量版本和两剂重组版本。这两种疫苗均经 FDA 批准用于 50 岁及以上的成年人。带状疱疹减毒活疫苗可将带状疱疹的发生风险降低 51%，将带状疱疹后神经痛的发生风险降低 67%。保护作用与疫苗接种年龄有关，在 80 多岁的接受者中疫苗只能提供 18% 的保护效力。免疫功能低下的人不应接种减毒活疫苗。前期研究表明，对接种两剂重组疫苗的受试者进行了 4 年随访后发现，疫苗对 50 多岁和 60 多岁受试者的带状疱疹保护率超过 95%，对 70 多岁和 80 多岁受试者的保护率超过 90%。ACIP 建议将两剂重组疫苗作为预防带状疱疹及相关并发症的首选疫苗，并将其接种于 50 岁及以上的健康成年人以预防带状疱疹和相关并发症，同时推荐用于以前接受过带状疱疹减毒活疫苗的成年人。该疫苗以两剂系列形式接种，间隔 2 ～ 6 个月。接种后 24 ～ 36 小时常出现自限性的流感样反应（寒战、虚弱、肌痛），尤其是接种第二剂后。

乙型肝炎

乙型肝炎疫苗含有重组非感染性乙型肝炎表面抗原。美国有两种单价乙型肝炎疫苗，可以互换使用，在初级预防接种中也是如此。乙型肝炎和甲型肝炎联合疫苗也可使用。三剂含乙型肝炎抗原的疫苗在 90% 以上的健康年轻人中可诱导保护性抗体。抗体反应随着年龄的增长而减弱，在免疫缺陷个体中较弱。

适应证

由于在许多高危人群中难以进行疫苗接种，所以在儿童疫苗标准免疫程序中引入了乙型肝炎免疫接种。尽管如此，仍应为较少数高风险的未接种疫苗的成年人提供疫苗，特别是那些因职业或其他原因而暴露于血液或体液的人，以及乙型肝炎病毒携带者的家庭成员和性接触者。其他高危人群包括血液透析患者、静脉吸毒者、有多个性伴侣者、男男性行为者以及近期有性传播疾病（sexually transmitted disease，STD）病史的个体。对于长期旅居海外者，特别是可能因就业或性接触而暴露于血液或体液中的人，应考虑接种乙型肝炎疫苗。乙型肝炎的患病率很高，与美国相比，携带者和慢性活动性肝炎在亚洲、非洲、拉丁美洲更为常见。

暴露后预防

如果个体的黏膜或伤口暴露于确诊或疑似急性乙型肝炎患者或乙型肝炎携带者的血液或分泌物，应接种疫苗。在暴露后应立即肌内注射乙型肝炎免疫球蛋白（0.06 ml/kg），最好在 6 天内给药，并开始一系列疫苗接种。

接种

乙型肝炎疫苗常规接种部位为成人三角肌肌内注射，臀部注射产生的抗体反应较弱。在成人中通常以三剂（常为 0、1 和 6 个月）给药。也有厂家的疫苗（Engerix-B）被许可在 0、1、2 和 12 个月给药，这种加速的接种方式可使血清抗乙型肝炎抗体增加更快。另一个厂家的疫苗（Recombivax HB）被批准为两剂系列，在 11 ～ 15 岁的青少年中接种，两剂间隔 4 ～ 6 个月；并且甲型和乙型肝炎联合疫苗在 0、1 和 6 个月时给药，还可采用 0、7 和 21 ～ 30 天的加速给药方式，然后在 12 个月时给予加强剂量。

许多血液透析患者和其他免疫功能低下者，

需要更大的乙型肝炎疫苗接种剂量（正常成人剂量的 2 ～ 4 倍）或增加接种次数去诱导保护性抗体。

免疫后血清学检测

乙型肝炎表面抗体检测应在免疫功能低下、接种疫苗时年龄在 30 岁或以上、持续暴露于乙型肝炎环境中的高风险个体（包括卫生保健工作者）中进行。那些对疫苗没有反应的人应该重复完整的三剂接种（强化），然后重新检查血清抗体。接种六剂乙型肝炎疫苗后血清学检测抗体仍为阴性的人应被视为“非免疫”者。这些人可能长期感染乙型肝炎病毒，应检测其血清中的乙型肝炎表面抗原。对于对疫苗有反应的个体，不建议进行常规三剂加强或血清学检测。

血液透析患者应接受初次系列接种，并每年检测乙型肝炎表面抗体。如果乙型肝炎表面抗体水平降至低于 10mIU/ml，则应给予这些个体强化免疫。

不良反应

乙型肝炎疫苗耐受性良好，最常见的不良事件是注射部位轻度局部反应。

甲型肝炎

ACIP 建议儿童从 1 岁开始常规接种两剂甲型肝炎疫苗。高危人群（如男男性行为者、非法药物使用者、定期接受凝血因子输注者以及慢性肝病患者）也应考虑接种此疫苗。食品加工人员和日托工作者也应考虑接种疫苗。前往发达国家以外的国家之前，也经常接种该疫苗。

制剂和接种

甲型肝炎病毒（hepatitis A virus，HAV）单价疫苗通常在 0 和 6 ～ 12 个月接种。此外，还有为儿童和青少年提供的三剂系列。超过 95% 的受种者在单次接种后产生抗体，保护性抗体持续 6 ～ 12 个月。二次免疫接种后，保护性抗体水平可持续超过 10 年。

需要立即获得完全保护的个体应肌内注射免疫球蛋白；然而，可能是由于血浆供者中 HAV 的感染率降低，从而降低了供体血浆中的抗 HAV 抗体水平，使抗甲型肝炎效力降低，因此自 2017 年以来，实现被动保护所需的剂量已增加。目前，如果需要 1 个月的短期保护，建议免疫球蛋白使用剂量为 0.1 ml/kg；如果需要 2 个月的保护，则建议使用 0.2 ml/kg。如果风险持续存在且无法进行主动免疫接种，则建议在 2 个月后重新注射。对于美国成年人，达到这种剂量所需的注射总量通常大得令人望而却步（肌内注射为 7 ～ 10 ml）。最近的数据还表明，甲型肝炎疫苗在健康的 1 ～ 40 岁人群中接种具有与免疫球蛋白相似的暴露后保护功效。因此，ACIP 建议，可以对健康成年人进行一剂甲型肝炎疫苗接种，用于暴露后预防，并且可以在旅行出发前的任何时间给予接种。

接触过甲型肝炎患者的个体（如与活动性甲型肝炎患者密切接触的家庭成员或性接触者，或者餐厅爆发甲型肝炎）应接受暴露后预防，采用肌内注射免疫球蛋白（0.1 ml/kg），或者如果身体健康且年龄为 1 ～ 40 岁，应接种甲型肝炎疫苗。暴露后 2 周以上给予免疫球蛋白预防可能无效。

甲型肝炎和乙型肝炎联合疫苗在美国上市，可在 0、1 和 6 个月接种或采用 0、7 天和 21 ～ 30 天加速接种方案，后者在 12 个月时应加强注射。这种联合疫苗含有的灭活 HAV 的量是单价甲型肝炎疫苗的一半。对于旅行者或其他即将明确暴露于甲型肝炎的个体，联合疫苗应在暴露发生之前至少接种两剂。

狂犬病

狂犬病是一种潜在致命病毒的感染，通过动物的唾液传播，通常因咬伤传染。罕有病例，多由感染狂犬病病毒动物的唾液污染伤口引起；气溶胶传播发生在特殊情况下（例如研究实验室、蝙蝠出没的洞穴等）。虽然在全球范围内，大多数狂犬病病例由狗咬伤导致，但在美国狗咬伤致病者占人类狂犬病病例的少部分（在 50% 的病例中，狗咬伤发生在海外）。美国大多数狂犬病发生在非驯化的动物中，尤其是蝙蝠、臭鼬、狐狸、狼、浣熊和土拨鼠等。现在与蝙蝠相关的狂犬病已成为美国狂犬病的主要部分。治疗的本质是预防，应给予暴露前或暴露后预防，后者更为常见。

适应证

被感染的动物咬伤后应接受暴露后预防。狂犬病通过咬伤传播的风险近似于遭受狗或猫咬伤的相关风险。由于蝙蝠叮咬的可能性很小，也很难回忆，并且在体格检查时可能会遗漏，所以对于接触蝙蝠并且不能排除蝙蝠叮咬的个体，建议给予暴露后预防。这种情况可能包括在有蝙蝠的房间里醒来的人、在有蝙蝠的房间里且反应迟钝的人（不省人事或醉酒）或者在有蝙蝠的房间里但不能报告有所接触的人（例如小孩）。

暴露后预防

暴露后预防有三个关键步骤（表 6-4）：

- 首先，应立即彻底清洁伤口，要用肥皂和清水充分冲洗。用碘酒或乙醇清洁伤口是不够的。
- 其次，对于之前未接受过暴露前或暴露后由组织培养技术生产的狂犬病疫苗完整接种的暴露个体（或未接种过其他类型的狂犬病疫苗并经血清学检测确认免疫），应每千克体重使用 20IU 的人狂犬病免疫球蛋白（human rabies immunoglobulin，HRIG）。应将全部 HRIG 直接滴注于咬伤处。如果不能将全部 HRIG 滴注于动物咬伤处，应局部滴注大部分剂量，其余剂量在不同的部位肌内注射。如果有一个以上咬伤口，HRIG 的剂量应在各部位平均分配。
- 最后，所有个体都应接种狂犬病疫苗（在三角肌肌内注射 1 ml 任何种类的狂犬病疫苗）。如果一个人已经接受了在美国批准的狂犬病初级疫苗预防接种，则该人应该接受两次狂犬病疫苗强化接种（第 0 天和第 3 天）。以前未接种过此类狂犬病疫苗的个体应接种四剂（第 0、3、7 和 14 天）。免疫功能低下者应接种五剂狂犬病疫苗（第 0、3、7、14 和 28 天）。HRIG 和狂犬病疫苗不能在同一部位或用同一注射器接种。皮内狂犬病疫苗不能用于暴露后预防。

疫苗制剂和接种

美国现有的狂犬病疫苗包括人二倍体细胞狂犬病疫苗（human diploid cell rabies vaccine，HDCV）和纯化鸡胚细胞培养（purified chick embryo cell culture，PCEC）狂犬病疫苗。当给予暴露后预防时，不应使用超过推荐剂量的 HRIG，因为 HRIG 可能部分抑制对狂犬病疫苗的抗体反应。应考虑采取破伤风预防措施。

不良反应

狂犬病疫苗的大多数不良反应是局部和轻微的。可能发生血清病型反应，特别是多次注射加强剂量的 HDCV；PCEC 疫苗很少与此类反应有关。PCEC 狂犬病疫苗可用于加强疫苗接种，无论初级疫苗预防接种程序如何。在美国可用的 HRIG 是安全的。海外生产的抗狂犬病免疫球蛋白制剂（人源和动物源的）的安全性尚未得到正式评估。狂犬病是一种致命疾病，因此如果有必要，怀孕不作为暴露后预防的禁忌证。

暴露前预防

有狂犬病接触风险的个人应考虑接受暴露前预防，包括与动物接触的人、与狂犬病病毒接触的

表 6-4 狂犬病暴露后免疫接种

免疫状况	疫苗 / 产品	剂量	剂次	时间（天）	方式
未接种过狂犬病疫苗	RIG	20 IU/kg 体重	1	0	在咬伤部位浸润（如适用），剩余肌内注射
	和				
	HDCV 或 PCEC	1.0 ml	4[c]	0，3，7，14	肌内注射
既往免疫[a,b]	HDCV 或 PCEC	1.0 ml	2	0，3	肌内注射

所有暴露后预防都应立即用肥皂和清水彻底清洁所有伤口。

[a] 曾使用 HDCV 或 PCEC 进行暴露前免疫，曾使用 HDCV 或 PCEC 进行暴露后预防，或曾接种过任何其他类型狂犬病疫苗并有抗体阳性记录的人。

[b] 不应使用 RIG。

[c] 对于免疫抑制患者，狂犬病疫苗应采用五剂接种，即在第 0、3、7、14 和 28 天接种。

RIG，狂犬病免疫球蛋白；HDCV，人二倍体细胞狂犬病疫苗；PCEC，纯化鸡胚细胞培养狂犬病疫苗。

Adapted from https：//www.cdc.gov/rabies/medical_care/index.html.

实验室研究人员、计划在有地方性动物疾病的地区长期停留的旅行者，以及可能在有地方性狂犬病的地区无法获得医疗服务的短期旅行者。暴露前狂犬病疫苗接种包括在第 0、7 以及 21 或 28 天肌内注射 3 次，每次 1 ml。对于持续暴露于狂犬病环境的人，应定期检查抗体水平，并根据需要进行加强免疫接种。更多信息可以从 CDC 或当地公共卫生部门获得，有些部门可能有狂犬病急诊专家。

伤寒

美国每年报告的大多数伤寒病例都是在国外获得的，因此伤寒疫苗的使用针对的是前往肠道沙门菌（*S. enterica*）伤寒杆菌流行地区的旅行者，特别是计划长期非酒店入住者。伤寒风险最高的个体是将前往发展中国家拜访朋友或家人的旅行者，特别是那些将在海外停留 3 ～ 4 周或更长时间的旅行者。

制剂和接种

美国有两种伤寒疫苗：一种是注射用 Vi 多糖疫苗，另一种是口服减毒活疫苗。纯化的荚膜多糖 Vi 抗原被批准用于 2 岁及以上的个体。其可单剂接种并提供约 60% ～ 75% 的保护，持续 2 年。口服伤寒疫苗基于伤寒沙门菌减毒活菌株（Ty21a），可用于 6 岁及以上的个体；美国批准每次服 1 丸，隔天服用，共四剂（第 0、2、4 和 6 天）。它在 5 年内提供约 60% ～ 75% 的保护，并且大多数个体都具有良好的耐受性。（在英国，同样的疫苗被批准采用三剂接种。）

应提醒患者疫苗需冷藏储存，尽管研究表明口服疫苗即使在室温下储存 24 小时仍然有效。轻度肠道不适是口服给药后最常见的不良事件。口服疫苗应在饭前 1 小时用冷液体服用。免疫功能低下者和慢性炎症性肠病患者不应接受口服疫苗，服用抗菌药物（抗生素或抗疟药）者也不应接受口服疫苗。

日本脑炎

日本脑炎（Japanese encephalitis，JE）是一种蚊媒病毒感染，见于东亚、东南亚和南亚。大多数被感染的个体不会发展为脑炎或严重疾病，但如若发生，病死率为 25%，严重神经系统后遗症的发生率为 50%。该病发生在农村环境中，通过以猪和鸟为食的蚊媒传播。在美国，风险最高的个体是蚊子活跃季节（在亚洲许多地区为 5—10 月，但在热带地区为全年）在农村地区（通常为亚洲有水稻种植和养猪业的地区）停留超过 30 天的人。旅行者的总体风险约为 1/1 000 000；但是对于高风险旅行者，这种风险可能会增加到每周 1/20 000 以上。使用防护服和驱虫剂可能会显著降低感染风险，特别是在傍晚。

适应证

对于计划在日本脑炎病毒传播季节在流行地区停留 1 个月或更长时间的旅行者，或者在传播季节前往农村地区的短期旅行者，建议接种日本脑炎疫苗。

制剂和接种

灭活的细胞培养衍生疫苗在美国有售。细胞培养衍生疫苗分两剂给药，间隔 28 天，应在可能接触日本脑炎病毒前至少 1 周完成。如果存在持续的风险，可在基础免疫程序后 12 个月或更长时间给予加强免疫。

黄热病

黄热病是一种蚊传播的出血性病毒感染，通常是致命的。它在撒哈拉以南非洲和热带拉丁美洲流行。黄热病疫苗是一种减毒活疫苗，目前是跨越某些国界时法律唯一明令要求的免疫接种疫苗。免疫禁忌证包括对鸡蛋过敏、免疫功能低下和怀孕。应建议接种疫苗的妇女在接种疫苗后 1 个月内不要怀孕。该疫苗仅可由 WHO 批准的中心进行接种。公共卫生部门和 CDC 列出了此类地点的清单（https：//wwwnc.cdc.gov/travel/yellow-fever-vaccination-clinics/search）。需要接种黄热病疫苗的个人应前往黄热病疫苗接种中心，接种后将获得 WHO 疫苗接种证明。接种疫苗 10 天后，移民官员可以承认疫苗接种记录。尽管许多国家仍要求距离上次疫苗接种超过 10 年者提供加强免疫的证据，但世界卫生大会投票决定不再要求加强免疫接种。建议前往或生活在流行地区的个人接种疫苗。一些国家可能会要求提供黄热病疫苗接种的文件，即使是对于仅经过流行地区的个人。CDC （https：//wwwnc.cdc.gov/travel/yellowbook/2018/infectious-diseases-related-to-travel/yellow-fever-malaria-information-by-country）和 WHO 保留针对特定国家的建议。

不良反应和禁忌证

黄热病疫苗的大多数不良反应是局部的。然而黄热病疫苗可能引发两种严重的全身不良反应：黄热病疫苗相关神经系统疾病和黄热病疫苗相关内脏疾病。

黄热病疫苗相关神经系统疾病包括脑炎和自身免疫神经系统疾病，尤其是吉兰 – 巴雷综合征和急性播散性脑脊髓炎。在美国，黄热病疫苗相关神经系统疾病的总体报告发病率为每 10 万剂次 0.8 例（60 ～ 69 岁人群中每 10 万剂次 1.6 例，70 岁人群中每 10 万剂次 2.3 人）。由于存在疫苗相关的脑炎风险，疫苗绝对不能用于 4 月龄及以下的儿童，并且极少（如果有的话）用于 4 ～ 9 月龄的儿童。

在许多国家的黄热病疫苗接种者中，无论疫苗制造商是谁，黄热病疫苗相关内脏疾病已得到越来越多的认知。发热和多器官系统衰竭综合征在临床和病理学上与自然获得性黄热病相似，并且仅在首次接种疫苗的人中报道过。自 2001 年以来，全世界范围内发生了 50 多例黄热病疫苗相关内脏疾病确诊或疑似病例。60 岁以上者患内脏疾病的风险更高。胸腺疾病患者也易于患内脏疾病，所以有胸腺疾病史的个体不应接种疫苗。在美国，黄热病疫苗接种后内脏疾病的发病率为每 10 万剂次 0.4 例。在老年人中这一比率更高，在 60 ～ 69 岁的人群中为每 10 万剂次 1 例，在 70 岁及以上的人群中为每 10 万剂次 2.3 例。接种黄热病疫苗后出现轻微全身反应更常见，包括接种疫苗后 5 ～ 10 天出现的流感样疾病。

如果一个人将前往黄热病流行地区并且禁用该疫苗，可由 WHO 黄热病疫苗接种中心出具黄热病疫苗接种豁免证明。将长期生活在黄热病高发地区的免疫功能低下个体和孕妇应仔细权衡疫苗接种风险与患病风险。脱敏方案适用于对鸡蛋有严重过敏史的个体。黄热病疫苗的有效性不受免疫球蛋白的影响。

霍乱

2016 年，一种口服霍乱减毒活疫苗在美国获得 FDA 批准。疫苗以单剂给药。ACIP 建议为将前往 01 型产毒霍乱弧菌传播地区旅居的成年人（18 ～ 64 岁）接种霍乱疫苗。CDC 提供了具有此类地区的国家列表（https：//wwwnc.cdc.gov/travel/news-announcements/cholera-vaccine-for-travelers）。旅行者发生霍乱极为罕见，通常不建议旅行者接种疫苗，因为大多数旅行者不访问霍乱传播活跃区域。在实验中，疫苗接种后 90 天可提供 80% 的保护效力。长期免疫效果数据不详。目前没有关于加强疫苗接种的建议。正在对儿童进行疫苗评估。由于疫苗是减毒活株，目前不建议免疫功能低下者、孕妇或使用抗生素的患者使用。由于缓冲液干扰的潜在问题，当同时接受口服伤寒疫苗和口服霍乱疫苗时，建议先服用口服霍乱疫苗，此后至少 8 小时再服用口服伤寒疫苗第一剂。

肺结核

卡介苗（Bacillus Calmette-Guérin，BCG）是牛分枝杆菌的减毒活菌株，用于世界各地的儿童以预防结核病。成人疫苗试验产生了相互矛盾的结果，部分原因是使用了不同的卡介苗。总体而言，该疫苗的有效性约为 30% ～ 50%。大多数移民到美国的居民都会在儿童期接种卡介苗。然而无论其来自哪个国家，结核菌素皮试结果呈阳性都不应归因于卡介苗的接种。如果需要，可进行分子免疫学检测来区分是先前接种卡介苗引起的阳性反应，还是既往结核分枝杆菌感染所致。在美国，结核病的预防依赖于对暴露个体的正确识别和治疗，很少使用卡介苗来保护个体免受结核病的侵害（见第 49 章）。该疫苗可考虑用于暴露于耐多药结核病的个人，包括在某些监狱环境或某些海外医疗机构的卫生保健工作者。对于那些无法接受预防性治疗但与患活动性、未治疗结核或治疗无效、耐多药结核患者密切接触的人，疫苗可能有用。疫苗注射方式为皮内注射，20% 以上的疫苗接种者可能在接种部位出现溃疡、化脓、窦道、脓肿等。免疫缺陷者接种疫苗后可能会出现播散性卡介菌病。

其他疫苗

许多其他疫苗在美国不是常规商业化的，其中包括针对天花、炭疽、鼠疫和斑疹伤寒的疫苗。许多此类疫苗的获取和管理需要获得监管部门的批准，并且这些疫苗只能用于目标人群中的某些个体。欧洲和俄罗斯也有针对蜱媒脑炎的疫苗。

资源

新疫苗的可用性、疫苗短缺，以及不断变化的疫苗建议、适应证和禁忌证是持续更新的。临床医生应了解主要的在线资源和决策工具（表 6-5）。

疫苗相关建议每年由 ACIP 审查，该委员会由美国卫生与公众服务部任命，由一组医学和公共卫生专家组成。美国 CDC 定期发布更新的免疫接种时间表，附有详细的注释以及针对成人和儿童的其他资源链接，包括针对患有特定疾病个体的免疫接种时间表（https：//www.cdc.gov/vaccines/schedules/index.html）。临床医生应将这些每年更新的资源作为获取最新信息的核心资源，从中了解疫苗接种适应证、禁忌证、对加强剂的需求以及在特殊人群中的使用。对各种疫苗的专题介绍也可在以下网址公开获得：https：//www.cdc.gov/vaccines/hcp/acip-recs/index.html。这些网站也是非常有用的临床信息资源。

致谢

此项工作由美国 CDC 基金支持。

（杨继敏　翻译，迟春花　曹照龙　审校）

表 6-5　网站 / 互联网资源

信息类型	网站	备注
一般疫苗信息	https：//www.cdc.gov/vaccines/index.html	CDC 的疫苗和免疫接种网站
	https：//www.cdc.gov/vaccines/acip/index.html	CDC 的免疫实践咨询委员会（ACIP）网站，是有关免疫接种时间表和各种疫苗专题介绍的核心资源
	http：//www.immunize.org/	非营利组织免疫行动联盟的网站
	https：//www.hhs.gov/nvpo/index.html	美国卫生与公众服务部国家疫苗计划办公室网站
	http：//www.who.int/topics/immunization/en/	世界卫生组织的免疫接种网站
成人免疫接种计划	https：//www.cdc.gov/vaccines/schedules/hcp/adult.html	
疫苗信息声明（VIS）	https：//www.cdc.gov/vaccines/hcp/vis/index.html	VIS 是 CDC 制作的信息表，用于向疫苗受种者、他们的父母或他们的法律代表解释疫苗的益处和风险。联邦法律要求在接种某些疫苗时分发 VIS
孕妇的疫苗接种	https：//www.cdc.gov/vaccines/pregnancy/hcp/guidelines.html	
免疫功能低下者的疫苗接种	https：//www.cdc.gov/vaccines/hcp/acip-recs/general-recs/immunocompetence.html	
疫苗不良事件报告系统（VAERS）	https：//vaers.hhs.gov/	疫苗不良事件报告系统（VAERS）是由 CDC 和 FDA 共同发起的国家疫苗安全监测计划
国际旅行健康信息（黄皮书）	https：//wwwnc.cdc.gov/travel/page/yellow-book-home	CDC 每两年出版一次黄皮书，向国际旅行者提供有关健康风险的建议，供其参考。它包括旅行相关疫苗的建议
Heading Home Healthy 的疫苗接种工具	www.HeadingHomeHealthy.org	Heading Home Healthy 是 CDC 支持的项目网站，提供疫苗相关信息资源和工具，包括基于 CDC 最新国际旅行疫苗建议的工具
旅行者快速评估门户（PREP）	http：//gten.travel/prep/prep	为医务人员提供的基于 CDC 最新国际旅行疫苗接种建议的评估工具，属于 Heading Home Healthy 项目

附录 6-1

旅行相关疫苗接种

应经常向基层医疗保健机构寻求有关免疫接种和旅行前免疫接种的建议，特别是即将前往欠发达国家、传染病流行的国家和地区时。许多医疗机构都备有常用的疫苗（如甲型肝炎疫苗、MMR、4价脑膜炎球菌疫苗、脊髓灰质炎疫苗等）。美国疾病预防控制中心有一个非常有用且权威的网站，定期更新有关疫苗接种的建议（https：//wwwnc.cdc.gov/travel），在旅行前及接种疫苗之前应查询该网站。（常用推荐疫苗的订购和接种建议见表 6-6。）

表 6-6 旅行前咨询时应接种的疫苗[a]

疾病和疫苗	成人剂量	用药方式	标准流程	强化免疫	预计保护期限	参考文献
在美国可用						
霍乱：减毒活疫苗	1 袋	口服	单剂量	不适用	3 ~ 6 个月	Jackson and Chen ACIP，Theeten et al.
甲型肝炎：灭活病毒疫苗	1 ml	肌内注射	两剂：0 天和 6 ~ 12 个月[b]	甲型肝炎和乙型肝炎混合制剂：第 0、7 和 21 天，以及第 12 个月[c]	> 20 年（血清阳性）：> 40 年（抗体构建）	，
乙型肝炎：重组乙型肝炎病毒表面抗原疫苗	1 ml		三剂：第 0 天、第 1 个月和第 6 个月	甲型肝炎和乙型肝炎混合制剂：第 0、7 和 21 天，以及第 12 个月[c]	30 年	Mast et al.，Fitzsimons et al..
甲型肝炎和乙型肝炎混合感染：灭活病毒疫苗和重组病毒抗原	1 ml	肌内注射	三剂：第 0 天以及第 1 个月和第 6 个月	四剂：第 0、7 和 21 天，以及第 12 个月[c]	> 5 年（单价疫苗经由回忆应答提供长期保护）	Van Damme et al.
流行性感冒						Grohskopf et al.
灭活病毒或重组疫苗，3 价或 4 价	0.5 ml（0.1 ml 用于皮内注射）	肌内注射（皮内注射用于 18 ~ 64 岁人群）	一剂	不适用	1 年	
减毒活疫苗，4 价	每个鼻孔 0.1 ml	鼻内喷雾	一剂	不适用	1 年	
日本脑炎：灭活病毒疫苗，采用细胞培养技术	0.5 ml	肌内注射	二剂：第 0 和 2 天	二剂：第 0 和 7 天	初始接种后 1 ~ 2 年；如果在 1 ~ 2 年时加强，则 > 6 年	Fischer et al.，CDC，Jelinek et al.，EMA，PaulkeKorinek et al.，Rabe et al.
麻疹 - 流行性腮腺炎 - 风疹：减毒活疫苗感染病毒	0.5 ml	皮下注射	二剂：第 0 天和第 4 周		在任何年龄接种两剂后可保护终生	McLean et al.
脑膜炎球菌感染：4 价	0.5 ml	肌内注射	一剂（大于 55 岁者为超说明书使用）	不适用	3 ~ 5 年	Cohn et al.，Baxter et al.
ACYW-135 群脑膜炎球菌多糖结合疫苗[b]						
脊髓灰质炎：灭活病毒疫苗	0.5 ml	皮下注射	一剂	不适用	完成初级免疫接种系列在成年人后（≥ 18 岁）再次接种可保护终生	Wallace et al.

续表

表 6-6 旅行前咨询时应接种的疫苗 [a]

疾病和疫苗	成人剂量	用药方式	标准流程	强化免疫	预计保护期限	参考文献
狂犬病：灭活病毒疫苗，采用细胞培养技术	1 ml	肌内注射（0.1 ml 皮内注射可能为超说明书使用）	三剂，暴露前注射：第 0、7 和 21 ～ 28 天	不适用	应该告知患者，如果可能存在狂犬病暴露，则在暴露后第 0 天和第 3 天额外增加两剂；否则不需要加强	Manning et al.，Wieten et al.
破伤风 - 白喉 - 无细胞百日咳（Tdap）或破伤风 - 白喉（Td）：类毒素、蛋白质抗原疫苗	0.5 ml	肌内注射	一剂，用于童年接受过基础免疫者	不适用	10 年；有受伤风险的高危旅居者为 5 年（例如探险的旅行者、那些从事可能受伤活动的人以及前往医疗服务条件较差地区的旅行者）	CDC
伤寒						Jackson et al.
细菌细胞壁多糖疫苗	0.5 ml	肌内注射	一剂	不适用	2 ～ 3 年	
减毒活疫苗	4 粒胶囊	口服	4 粒胶囊，隔日 1 粒		5 年	
黄热病：减毒活疫苗	0.5 ml	皮下注射	一剂	不适用	高危患者为 10 年（有些国家认为可长期免疫）	Gershman and Staples，WHO，Staples et al.
目前在美国不可用						
霍乱：灭活病毒疫苗	1 袋	口服	二剂，间隔 1 周	不适用	2 年	WHO
灭活全细胞细菌结合						
重组						
霍乱 B 亚单位						
毒素						
蜱传脑炎 tis：灭活疫苗	0.5 ml	肌内注射	三剂：第 0 天、第 1 ～ 3 个月和第 5 ～ 12 个月	三剂：第 0、7 和 21 天（接种完第三剂后 7 天起效）	3 年	WHO

[a] 可以考虑为患有慢性病的旅行者接种人乳头瘤病毒疫苗和带状疱疹疫苗，以及其他疫苗（例如肺炎球菌疫苗），因为旅行咨询是更新常规免疫接种的好机会。CDC，预防控制疾病中心；EMA，欧洲药品管理局；WHO，世界卫生组织。

[b] 免疫实践咨询委员会（ACIP）建议，对 40 岁以上、将在不到 14 天内前往甲型肝炎流行地区的旅行者接种第一剂甲型肝炎疫苗和免疫球蛋白；然而，在实践中很少这样做，此建议也不包含在任何非美国的国家指南中。

[c] 初始快速免疫接种流程，即在第 0、7 和 21 天接种，可提供长达 1 年的保护；在第 12 个月的额外接种可提供长期保护，与标准接种流程所提供的保护相似。

Reprinted from Freedman DO，Chen LH，Kozarsky PE. Medical considerations before international travel. N Engl J Med 2016；375：247.

第二部分

系统性疾病

第 7 章

HIV 感染的筛查

STEPHEN L. BOSWELL

早期识别人类免疫缺陷病毒（human immunodeficiency virus，HIV）感染，使感染者能够在发生重大免疫系统损伤之前寻求有益的医学治疗。这些措施可以预防 HIV 病毒感染的发展并延长生存期。此外 HIV 感染的早期发现、及时治疗有助于发现和治疗其他传染病［例如结核病（见第 49 章）］，并改善 HIV 感染者中其他病毒流行性疾病（如甲型肝炎和乙型肝炎）相关疫苗的治疗效果。适当的宣教是筛查 HIV 感染的重要组成部分，可通过改变行为来预防 HIV 传播。最后，抗逆转录病毒药物治疗可以显著减少 HIV 感染者血液及组织中的病毒载量，从而降低传播风险。通过常规筛查早期发现 HIV 感染，已成为基层医疗的重要任务。

病毒动力学和机体对 HIV 的免疫应答

HIV 传播后，通常有 2 ～ 8 周才会出现急性逆转录病毒综合征。这些流感样症状发生于 50% ～ 90% 的感染者中，持续 2 ～ 4 周后自行消失。与此同时，患者体内出现高载量病毒血症，滴度为每毫升 5000 万至 1 亿个病毒颗粒。在 HIV 抗体被检测到之前，病毒载量从急性症状发作 2 ～ 3 周后开始下降。这一结果表明，除 HIV 抗体外的其他免疫应答机制可能负责病毒复制的初始控制。有证据表明，HIV 特异性细胞介导的免疫应答在原发 HIV 感染期间控制病毒复制方面起着核心作用。使用来自急性感染者的 $CD4^+$ 淋巴细胞对 HIV 抗原的增殖反应进行一系列检测表明，HIV 特异性 $CD4^+$ 淋巴细胞辅助细胞的产生与血浆 HIV RNA 水平之间存在很强的负相关性。HIV 感染后病情进展缓慢的患者通常有活跃的 HIV 特异性增殖反应和低度的血浆 HIV RNA 水平。

HIV 感染风险评估 [1-5]

目前，美国预计超过 110 万人感染了 HIV，其中，大约 15% 的人并没有意识到被感染。男男性行为者及双性恋者是感染 HIV 风险最高的人群，约占新发感染者的 70%。静脉注射毒品者及其他性接触传播者占 5%。大约 23% 的新发感染者报告性接触是最可能的传播方式。自 1985 年以来，随着对献血者及血浆的广泛筛查和 HIV 血清学检测，加强各种血浆制品及选定成分的血液制品（血浆、凝血因子）的病毒灭活、加工，直接感染 HIV 的风险大大降低。

在临床实践中评估是否存在 HIV 感染的高危行为因素时，需要患者回答以下问题。患者是否存在：

- 与已知艾滋病患者或 HIV 携带者发生性关系？
- 有性传播疾病史？
- 与多名男性或女性发生性关系或与和多名男性或女性发生性关系者发生性关系？
- 与使用针头吸毒的人发生性关系？
- 共用针头或吸毒工具？
- 在 1978—1985 年间接受过血液制品？
- 有职业暴露史？

如果上述问题中有任何一个是肯定的回复，则医生和患者应考虑进行 HIV 抗体检测。

筛查策略 [1,6-7]

早在 10 多年前，美国疾病控制和预防中心（Centers for Disease Control and Prevention，CDC）就开始建议在美国的医疗机构中对成人、青少年和孕妇进行常规的 HIV 筛查。目的是确保 HIV 阳性者了解自己的艾滋病患病状况并通过治疗来保持健康、延长生命。药物治疗可降低 HIV 病毒载量

（见第 13 章），并减少传播给他人的风险——感染者更有可能减少传播感染的行为。CDC 建议强调减少 HIV 检测障碍的重要性，包括以下内容：

- 除非患者拒绝，建议所有医疗卫生机构在告知患者后进行 HIV 筛查。
- HIV 感染高危人群应至少每年接受一次 HIV 筛查。
- HIV 检测不需要单独签署书面知情同意书，常规医疗知情同意包含此项内容。
- 在进行 HIV 诊断检测时，不应该同时进行预防性的问诊，或将其作为医疗卫生机构筛查计划的一部分。
- HIV 筛查应作为所有孕妇常规产前筛查的一部分。
- 建议在 HIV 感染率较高的辖区内的孕妇在妊娠晚期进行重复筛查。

全面执行需要改变许多州和地区的现行法律。在临床实践中采用 CDC 指南实施之前，执业医师必须熟悉当地的现行法律。每个州和哥伦比亚特区都颁布了 HIV/ 艾滋病相关立法，各州对知情同意和检测前咨询的具体要求各不相同。在一些司法管辖区，存在法定和其他监管障碍。

筛查检测和病例发现 [1–13]

检测方式

临床检测应包括 HIV-1/HIV-2 抗原 / 抗体第四代免疫分析检测法。该检查可测出 HIV p24 抗原以及 HIV-1、HIV-2 的抗体。当 HIV 抗体尚不存在时，p24 抗原检测能增加诊断急性 HIV 感染的可能性。当测定结果不确定时，HIV-NAT（核酸检测）对急性感染诊断有帮助（图 7-1）。

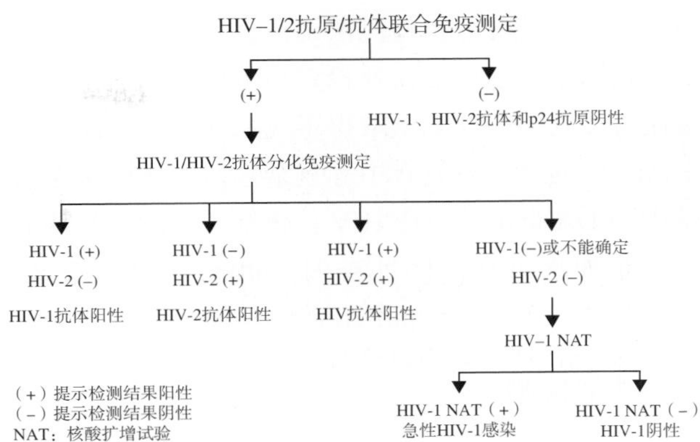

图 7-1 第四代免疫分析检测法（Adapted from Centers for Disease Control and Prevention. Detection of acute HIV infection in two evaluations of a new HIV diagnostic testing algorithm—United States, 2011-2013. MMWR Morb Mortal Wkly Rep 2013；62：489.）

HIV 抗体检测 [1,12–13]

HIV 感染的诊断通常通过检测血清中针对病毒抗原的特异性抗体来完成。用于 HIV 检测的酶免疫测定（enzyme immunoassay，ELA）于 1985 年首次开发。ELA 易于自动化、价格低廉，且非常适合测试大样品，但因非特异性地结合抗体，可在其他感染或接种过疫苗的患者中产生假阳性结果。从使用病毒裂解物作为病毒抗原来源的第一代检测到如今使用涂在纸条、微珠和微孔板上重组 DNA 蛋白的更先进的检测方法，这些测试已经有所改进。据报道，最先进的检测方法对 HIV 感染者和对照组未感染个体的血清检测敏感性和特异性均大于 99.9%，使用口腔液体标本和血液的诊断检测目前已投入商业用途。

快速血清学筛查检测（家庭和诊室）。这些是为诊室和家庭使用而研发的，可快速完成检测（通常＜ 20 min），为临床医生提供明确的阴性或初步阳性结果。阳性结果需要使用第四代免疫分析检测法进行确认。一些快速 HIV 筛查检测的一个重要局限性是，它们可能无法检测到 HIV 的两种亚型。第二种亚型即 HIV-2，主要局限于西非，在来自该地区的移民者或接触者中偶尔出现。在对有感染 HIV-2 风险的个体进行检测时，应注意所使用的检测方法。

家庭检测。家庭检测提供了便利及隐私保护。目前，有两种家庭 HIV 检测：家庭获取 HIV-1 检测系统（Home Access HIV-1 Test System）和 OraQuick 家庭 HIV 检测系统（OraQuick In-Home HIV）。

家庭获取 HIV-1 检测系统是一种家庭采集工具包，包括采集手指血并收集血液样本，将样本发送到有执照的实验室，然后在几天内打电话询问结果。该检测是匿名的。制造商提供保密咨询和转诊治疗。

OraQuick 家庭 HIV 检测系统大约在 20 min 内提供结果。一般来说，口腔检测不如血液检测准确。因此，口腔检测阳性应被视为初步阳性，并应通过第四代免疫分析检测法确诊。

快速诊室检测。快速诊室检测使用全血、血浆或血清。其中一些测试取得了《临床实验室改进修正法案》的豁免或具有中等复杂性，可在诊室轻松操作。FDA 批准的快速 HIV 抗体筛查检测及其特征的完整列表可在该网址查询：https：//www.CDC.gov/HIV/pdf/testing/rapid-HIV-tests-non-clinical.pdf。

其他检测

在美国，对于病毒及病毒成分的测试很容易获得。这些检测包括病毒培养、p24 抗原检测、聚合酶链反应检测和信号扩增分析检测。一般来说，这些检测不用于成人 HIV 感染的筛查或初步诊断。病毒培养耗时、昂贵、难以标准化，而且相对不敏感。在 HIV 感染的无症状阶段，p24 抗原低阳性率阻碍了 p24 抗原测定。聚合酶链反应和信号扩增分析检测具有相对较高的假阳性率，并且在大多数情况下不适合筛查。替代标记物不能直接检测病毒和抗体，最常见的是 $CD4^+$ 淋巴细胞计数，对评估预后和治疗决策有帮助，但不能作为确定患者是否感染 HIV 的间接方法。

病例发现

与无症状者筛查同样重要的是，病例发现在降低传播风险方面也起着重要作用。虽然在急性感染的人群中出现症状非常常见，但由于症状的隐匿性或相似性，在基层医疗卫生机构中往往无法发现感染早期症状，如乏力、低热、淋巴结肿大及其他常见症状（见第 13 章和第 8、11、12 章）。HIV 感染早期最典型的特异性症状和体征包括生殖器溃疡［似然比（likelihood ratio，LR）5.4）］、体重减轻（LR 4.7）、呕吐（LR 4.6）和淋巴结肿大（LR 4.6）。无发热（LR 0.7）和无症状（LR 0.5）略微降低早期 HIV 感染的可能性。在发病前 3 个月内有高危行为且症状不典型的患者，医生应该保持对感染 HIV 的怀疑，症状和体征的诊断效用有限，HIV 的血清学检测对病例检出至关重要。

重复筛查

对于持续有高危行为的患者，应每隔 6 ～ 12 个月进行一次重复筛查。HIV 检测的一个重要部分是提供 HIV 咨询。应向所有人提供关于如何减少 HIV 感染风险的指导。

推荐 [1]

- 筛查 HIV 高危患者（表 7-1）。
- 对于阴性但持续存在高危行为者，每 6 ～ 12 个月进行一次筛查。
- 作为血液、精液或器官捐献者的低风险患者也应进行筛查。
- 检测结果的解释必须考虑检测方法的预测前概率、测试方法的敏感性和特异性并考虑到与感染相关的检测时间（窗口期）。
- 有关艾滋病传播和降低艾滋病风险的患者教育应作为每一项筛查工作的一部分。
- 一旦确诊 HIV 感染，应将患者转诊给具有 HIV 相关医学专业知识的临床医生。
- 应保护接受检测者的隐私。
- 应遵守提供 HIV 检测的属地、州、联邦的法规及管理政策。

表 7-1 美国疾病控制和预防中心对 HIV 血清学检测的建议

建议在所有医疗保健机构中对患者进行 HIV 筛查，除非患者拒绝（选择退出筛查）。在临床实践中采用这一建议前，执业医师必须熟悉其所在地区的现行法律。

应根据存在的危险因素进行年度筛查：

- 患有性病者
- 高危人群：静脉吸毒者、性活跃的男同性恋和双性恋男性、血友病患者、此类人群的固定性伴侣，以及已知 HIV 感染者；发病率较低的群体包括妓女和 1978—1985 年接受输血的人
- 认为自己有风险或要求检测的人
- 血液和体液的暴露者和来源；除血液外，被视为有风险的体液还包括精液、阴道分泌物、脑脊液、滑膜液、胸腔积液、腹水、心包积液、羊水和任何血性体液；未被视为有风险的体液是粪便、鼻腔分泌物、痰液、唾液、汗液、眼泪、尿液及呕吐物，除非它们含有可见的血液
- 执行易暴露侵入性手术的医疗工作者
- 血液、精液和器官的捐赠者

Adapted from Branson BM，Handsfield HH，Lampe MA，et al. Revised recommendations for HIV testing of adults, adolescents，and pregnant women in health-care settings. MMWR Morb Mortal Wkly Rep 2006；55（RR-14）：1.

- 临床医生在评估具有相似症状的患者时，要警惕急性逆转录病毒综合征的可能性。

（杨继敏 翻译，迟春花　曹照龙 审校）

第 8 章

慢性疲劳的评估

A.H.G.

慢性疲劳是基层医疗中最常见的主诉之一，据报道患病率可高达 20%。当疲劳作为主要症状时，它是更具有挑战性的评估指标之一，因为它是潜在的医学病理和心理问题敏感但非特异性的指标。不管是什么原因，患者通常会诉说精力不足，无精打采，太累了以至于无法参与家庭、工作甚至休闲活动。患者表现出先入为主的想法、担忧，经常要求进行全面或特定检查。大多数受慢性疲劳困扰的患者就诊于基层全科医生，寻找器质性病因，特别是症状突然出现的患者。

多数关于慢性疲劳的研究发现，绝大多数患者有心理疾病（尤其是抑郁），但很少有患者就诊之初就主诉有心理症状，即使有心理症状也会归因于医学问题。医生试图解决心理问题时，患者会误认为自己没有得到认真对待。为了解除患者的顾虑，找到潜在、重要的医学和心理原因，有效评估疲劳需要有目的地进行检查。

病理生理和临床表现 [1-24]

几乎所有疾病均可导致疲劳；有时疲劳在临床上表现突出且症状持续，值得关注。

心理病因

如前文所述，疲劳是抑郁的一种重要躯体症状，通常与早醒、食欲和性功能障碍以及多种躯体症状并存。中枢神经系统神经递质代谢和功能的异常在抑郁症的发病机制中发挥主要作用（见第 227 章）。慢性焦虑可能会导致全身疲劳，部分原因是焦虑干扰了身体和心理的充分休息。患者主诉入睡困难，并伴随一系列相关的躯体症状。许多患者的颈部肌肉处于持续紧张状态，这会引起枕颈部疼痛。可能会发生原因不明的心悸、呼吸困难和胸闷，尤其是焦虑伴惊恐障碍的患者（见第 226 章）。

躯体化是一种人格障碍，患者可能会主诉慢性疲劳，通常伴随一系列其他顽固的症状。这部分患者终生有无法得到诊断和治疗的各种不适主诉（见第 230 章）。

药物

许多用于治疗焦虑、抑郁和失眠的药物由于其镇静副作用会导致疲劳。当过量使用时，可能会加重而非减轻患者的症状和疲劳感。在抗抑郁药中，三环类药物和曲唑酮是治疗焦虑或失眠最有效的镇静药物，但也会导致一种“晕倒”的感觉（见第 227 章）。不适当地使用催眠药或抗焦虑药（例如，苯海拉明和氯苯那敏等抗组胺药物、苯二氮䓬类药物、唑吡坦等苯二氮䓬类受体激动剂）可能会导致过度镇静，或反而会加重入睡困难和失眠（见第 226 章和第 232 章）。作用于中枢的降压药物（如利血平、甲基多巴、可乐定）可能会导致疲劳，剂量超过 0.5 mg/d 的利血平可能会导致有抑郁病史的患者抑郁。另一方面，β 受体阻滞剂不会显著增加抑郁的风险，有很小的导致疲劳的风险，大约每 1000 名患者年中有 18 例，不受脂溶性和中枢神经系统渗透性的影响。

内分泌紊乱

作为可以治疗的重要病因，内分泌紊乱需要认真考虑。甲状腺、肾上腺、垂体、甲状旁腺或胰腺内分泌功能障碍可隐匿起病，开始时表现为非显著疲劳，可伴有特异性症状。例如，甲状腺功能减退可表现为疲劳，伴有体重增加、皮肤干燥、轻度声音嘶哑或畏寒（见第 104 章）。在老年人中，甲状腺功能亢进可能表现为一种非典型形式（淡漠型甲状腺功能亢进），其特征是疲倦、体重明显减轻、淡漠以及心房颤动（见第 103 章）。艾迪生病患者表现出隐匿的疲劳症状，伴随体重减轻、胃肠道不适、体位性低血压，最终出现色素沉着。产后出血或鞍区肿瘤引起的全垂体功能减退可导致疲劳。患者产后不能分泌乳汁或恢复月经，乏力，性欲下降，腋毛和阴毛随之脱落，随后可出现甲状腺功能减退的症状。垂体瘤患者可能表现为溢乳和闭经（见第 100 章）。控制不佳的糖尿病可表现为乏力，多尿、尿糖会导致能量消耗和容量减少（见第 102 章）。当患者主要表现为疲劳并掩盖高血糖的其他症状时，这种情况很容易被忽视（见第 102 章）。同样，疲劳可能是甲状旁腺功能亢进症和其他高钙血症病因的首发症状。

肝肾功能紊乱

慢性肾衰竭可能表现为不明显的疲劳，除了实验室检查发现的氮质血症、轻度贫血、肾脏浓缩能力受损和尿沉渣异常外，很少有局部的症状或体征（见第 142 章）。肝细胞衰竭是导致疲劳的重要原因，临床表现为黄疸、腹水、瘀斑、扑翼样震颤、蜘蛛痣和其他肝功能不全的体征。然而，无黄疸的肝炎和轻度慢性肝炎黄疸症状可能很轻微或缺失，而疲劳明显；急性病毒性肝炎的前驱期也是如此（见第 70 章和第 71 章）。

血液学和肿瘤学病因

虽然缺铁性贫血和疲劳之间的相关性很差，特别是在贫血程度较轻时，但人们常常将疲劳归咎于缺铁性贫血（见第 79 章）。一项对因缺铁导致轻度贫血的经期妇女进行的双盲研究发现，铁和安慰剂对疲劳的作用没有显著差异。重度贫血（血细胞比容＜ 20%）与疲劳的关系更明显。显著的倦怠有时与劳力性呼吸困难或急性失血伴有体位性低血压有关。

隐匿性恶性肿瘤是可怕的病因。大多数癌症都伴有疲倦和乏力，其中胰腺癌最典型，最初可表现为明显的疲劳，几乎没有局部症状。在恶性肿瘤的其他症状出现之前，体重显著下降、抑郁和淡漠也可能是主要临床表现。引起高钙血症的恶性肿瘤（如乳腺癌、骨髓瘤）可出现疲劳，尽管高钙血症常是晚期表现。

心肺疾病

心肺疾病相关疲劳的特征是患者有劳力性呼吸困难病史。疲劳有时是慢性充血性心力衰竭或慢性肺病患者的主要临床表现，特别是当心力衰竭患者因肺充血症状积极治疗时（见第 32 章和第 47 章）。睡眠呼吸暂停是慢性疲劳经常被忽视的肺部原因，特点是白天嗜睡、过度打鼾、呼吸不规则、失眠和血红蛋白饱和度下降。如果不治疗，睡眠呼吸暂停可能会发展为肺动脉高压（见第 46 章）。

传染病

极度疲劳、低热和淋巴结肿大是许多严重感染性疾病的特征，包括单核细胞增多症、病毒性肝炎和 HIV 感染。其他病毒性疾病，如巨细胞病毒感染和病毒感染后慢性疲劳综合征（稍后讨论），也可能是这种临床表现。肺结核和亚急性感染性心内膜炎是引起疲劳的重要感染性病因，很少出现局限性症状。肺结核患者可有咳嗽、盗汗、HIV 感染或结核接触史（见第 49 章）。近期牙科手术、心脏杂音和静脉药物滥用是亚急性感染性心内膜炎的危险因素。莱姆病的主要表现是疲劳伴有关节症状、头痛和低热，发现有的莱姆病患者感染后迁延不愈（见第 160 章）。其他蜱媒传染病，如巴贝虫病、无形体病和埃立克体病，可能有类似的临床表现，如疲劳、其他非特异性症状、低热，合并莱姆病的患者则会表现出更严重的、看似慢性的或耐药的莱姆病（见第 160 章）。

结缔组织病和其他形式的免疫功能障碍

出现典型临床表现之前，大多数类风湿性疾病的最初临床表现可能以明显的疲劳为主（见第 156 章）。

系统性劳累不耐受疾病（又名慢性疲劳综合征）

系统性劳累不耐受疾病（systemic exertion intolerance disease，SEID；美国国家医学院（原医学研究所）推荐使用的一个新术语，用来代替“慢性疲劳综合征”）是一种特发性疾病，其特征是患者无明显潜在疾病或此类症状既往史，出现影响患者正常生活能力、持续性或反复发作的疲劳。命名法的变化源于美国国家医学院（National Academy of Medicine，NAM）的详尽审查，指出有必要纠正先前术语的负面或不准确的社会和病理生理学内涵。SEID 约占所有慢性疲劳病例的 5% ～ 10%。社区人群的患病率较低（在奥姆斯特县的研究中为 0.07%），20 ～ 50 岁的妇女患病率最高；平均年龄为 38 岁。女性患者约占病例的 85%，与男性患者数量比为 3∶1，并且大多数是白种人，受过良好教育，但这种情况并不仅仅局限于女性患者。

病理生理

SEID 的确切病理生理学机制仍然未明，并且仍然是争论和研究的主题。早期的非对照研究提示，Epstein-Barr 病毒（EBV）重新激活、慢性念珠菌病和慢性疏螺旋体感染可能是潜在病因，之后严格的对照研究未能证实其因果关系，因此提倡使用病因学名称，如“慢性单核细胞增多症”“慢性念珠菌病”和”慢性莱姆病感染”。对照研究表明，免疫球蛋白注射、全身抗真菌药物和延长疗程的抗生素治疗是无效的。SEID 症状与细胞因子过度激活相关症状的相似性激发了免疫 / 炎症机制的研究兴趣，但迄今为止，细胞因子抑制试验［例如，靶向白细胞介素 -1（IL-1）——与疲劳最密切相关的细胞因子］在减轻疲劳方面并不成功。

一些研究人员继续探索压力（一种已知的危险因素）、免疫调节和潜伏病毒的再激活之间的关系，关注这些情况如何引发神经内分泌反应。值得注意的是，在绝大多数符合 SEID 标准的患者（68% ～ 87%）的血液细胞中发现了鼠白血病病毒相关基因序列，而在健康志愿者中很少发现（＜ 4% 至 7%）。虽然这些研究结果不能证明患者存在病毒感染或病毒再激活，但激发了人们继续探讨病毒在 SEID 病理生理学中潜在作用的研究。值得关注的是，抗病毒剂 rintatolimod（正在研究的静脉注射免疫调节剂和抗病毒剂）在治疗 SEID 患者方面具有前景。

对神经内分泌机制的研究兴趣来源于观察到 SEID 患者神经介导的低血压发生频率增加，然而，这种现象是 SEID 的病因还是 SEID 导致的结果仍然存在疑问。氢化可的松、氟氢可的松和两者结合的安慰剂对照研究未能一致证明症状有显著的改善。

通过将 SEID 与纤维肌痛（见第 159 章）、肠易激综合征（见第 74 章）、慢性盆腔疼痛（见第 116 章）、颞下颌关节功能障碍（见第 225 章）、麸质过敏和多重化学敏感性等非排他性疾病联系起来，可以推测中枢神经发病机制。中枢敏感性增加或放大效应被假定为这些疾病的病理生理学调节异常。

有研究报道很多 SEID 患者常常伴发精神疾病（约 20% ～ 70%），特别是躯体化障碍，因此有学者认为 SEID 主要是一种精神疾病。这种相关性可能仅仅是慢性疲劳综合征诊断标准导致的结果，该标准与躯体化障碍有许多重叠的特征（见后文讨论）。然而，基于人群的研究显示，多种类型的童年创伤水平增加与临床确诊 SEID 之间显著相关，同时研究发现发病前较高的情绪不稳定与自我报告的发病前的压力之间存在关联，是 SEID 的危险因素。对双胞胎的研究发现，基因影响可能在调节人格特征和疾病表现方面发挥作用。

不支持 SEID 是一种精神疾病的证据包括：SEID 患者自杀和严重抑郁的风险并不比其他慢性致残疾病患者高。此外，SEID 躯体症状在抑郁症和焦虑症等精神障碍中不是典型表现，而快感缺乏、内疚和动力不足等抑郁症特征表现在 SEID 中并不常见。事实上，很多 SEID 患者非常有动力，努力应对自己的疾病。

临床表现和病程

SEID 患者表现为新出现的持续性或复发性疲劳，持续至少 6 个月，他们通常既往没有这种疲劳病史，可能会伴随一系列相关的症状，包括游走性关节痛、肌痛、喉痛、淋巴结痛、新发弥漫性头痛、醒后仍有睡意、疲劳以及记忆力或注意力受损。最初的症状可能像流感，但与病毒感染后疲劳的典型症状不同，这些症状持续的时间远远超过 1 ～ 2 个月。失眠是最持久和最令人烦恼的症状之一，疲劳也是如此。此外，认知障碍和立位不耐受表现突出。

基于社区的纵向研究发现，在 3 年的随访过程中，只有 20% ～ 33% 的受试者仍然被归类为患有 SEID，大约一半的患者部分或完全缓解，近 1/4 的患者被诊断为其他疾病，包括以前未认识到的睡眠障碍。

SEID 的病史是一个数年内起伏不定的过程，缓解和复发很常见，大多数患者病情会逐渐减轻。幸运的是，SEID 的症状通常是自限性的，通常在 12 ～ 18 个月内改善，甚至消失。严重疲劳和多种症状的患者往往预后差。症状 2 年内缓解的患者，最有可能持续缓解。

鉴别诊断 [9,12,14,17,20-21,23]

尽管很多疾病可以表现为疲劳，但大多数病例伴随明显的焦虑、抑郁或两者兼而有之，即使疲劳是躯体疾病导致的。当然，疲劳可能伴随任何疾病，但在表 8-1 中列出的疾病，其临床表现中倦怠非常明显。在接受全面医学和心理评估的持续性疲劳病例中，抑郁症和相关精神疾病约占 2/3。另有 1/4 的病例仍然是特发性的，存在 SEID 的一些表现但不完全符合 SEID 的诊断。如上所述，大约 5% ～ 10% 的患者符合美国疾病控制和预防中心（CDC）的 SEID 标准，3% 的患者后来被证明所患的是以前未被认识到的疾病。

诊断检查 [1,3,6-7,9,13-14,20-21,23-24]

在大多数情况下，可以在诊室方便地进行疲劳评估。可能需要两到三次就诊来确定潜在的病因；有时患者可能会坚持排除躯体疾病后再讨论心理社会问题。

既往史

问诊应从对疲劳的全面描述开始，以确保患者不会将局灶性神经肌肉疾病与全身性倦怠混淆。由于抑郁是许多疲劳病例的潜在原因，必须询问抑郁相关的临床表现，如早醒、食欲改变和多系统功能性不适。询问重大损失、童年虐待史、自尊心低下以及哭泣和自杀倾向也很重要。未解决的冲突、持续的紧张、反复发作的过度不安和入睡困难需要考虑焦虑。终生有难以诊断和治疗的顽固性躯体不适主诉病史，应该考虑人格障碍。

需要滥用催眠药或镇静剂的行为都需要得到纠正，并将其视为睡眠紊乱和由此产生疲劳的原因。老年患者的疲劳不应归因于年龄，可能是潜在的心理或躯体疾病。发热、出汗、体重减轻和淋巴结肿大提示隐匿性感染和肿瘤。多尿、多饮、皮肤色素沉着和质地改变、声音嘶哑、畏寒、恶心和月经不调提示代谢或内分泌疾病。对称性关节疼痛和晨僵是潜在类风湿疾病的线索。

检查可能干扰睡眠的因素可以发现可治疗的原因，如睡眠呼吸暂停（见第 46 章）、胃食管反流（见第 61 章）和过敏性鼻炎（见第 222 章）。

表 8-1　一些慢性疲劳的原因
心理
抑郁
焦虑
躯体化障碍
药物相关
催眠药
降压药
抗抑郁药
镇静剂
药物滥用和药物戒断
内分泌 - 代谢
甲状腺功能减退
糖尿病
老年人淡漠型甲状腺功能亢进
垂体功能不全
任何病因导致的甲状旁腺功能亢进或高钙血症
艾迪生病
慢性肾衰竭
肝细胞衰竭
肿瘤 - 血液学
隐匿性恶性肿瘤（例如，胰腺癌）
重度贫血
感染性疾病
心内膜炎
结核
单核细胞增多症
肝炎
寄生虫病
HIV 感染
巨细胞病毒感染
蜱媒传染病（莱姆病、巴贝虫病、无形体病）
心肺疾病
慢性充血性心力衰竭
慢性阻塞性肺疾病
结缔组织病——免疫高反应性
类风湿疾病
慢性疲劳综合征
睡眠障碍
睡眠呼吸暂停
食管反流
过敏性鼻炎
心理病因（见之前的条目）

与持续 6 个月以上的新发失能性疲劳相关的醒后仍有睡意伴有劳累后不适，应引起对 SEID 的怀疑，尤其是在伴有认知受损或直立位不耐受时（表 8-2）。

应询问既往病史，包括：贫血、风湿热、单核细胞增多症、心脏杂音、反复尿路感染、蛋白尿、肝病、物质使用障碍和抑郁。流行病学方面应包括结核病接触史、单核细胞增多症和肝炎，艾滋病的任何危险因素都需要高度警惕（见第 13 章）。去往寄生虫感染流行的地区、肉类加工业或农场工作史，以及疾病的爆发，都是潜在的重要流行病学线索。

应该获得患者的完整用药史。患者用于睡眠、过敏和流感的非处方抗组胺药经常被忽视。应该询问具有中枢作用的降压药、催眠药和精神药物使用情况。

体格检查

应确定生命体征，包括脉搏、血压、体温和体重。如果诊室检查时没有发热，但有发热病史，那么建议晚上 10 点居家复测。评估皮肤是否有色素沉着、紫癜、干燥、皮疹、黄疸和苍白。心内膜炎可能首先表现为片状出血或瘀斑。眼底镜检查可能会发现 Roth 斑、糖尿病视网膜病变，甚至在极少数情况下会发现结核球。观察巩膜是否有黄染。如果咽部检查显示软腭和硬腭交界处有瘀点，应考虑单核细胞增多症。检查甲状腺是否有肿大。

必须仔细检查所有淋巴结，应注意大小、压痛程度和部位。弥漫性肿大的淋巴结提示恶性肿瘤和感染，有时也是 HIV 感染的征兆（见第 12 章）。应该检查乳房是否有肿块，因为乳腺癌及其伴随的高钙血症可能会表现为疲劳。检查肺部是否有啰音、实变和积液，心脏是否有杂音、摩擦音、奔马律和心律失常。老年人特发的心房颤动可能是甲状腺功能亢进的表现。

表 8-2　美国国家医学院（NAM）对 SEID 的诊断标准

主要标准——必须具有以下三种症状：

1. 病前持续 6 个月以上的职业、教育、社交或个人活动的能力大幅降低或受损，并伴有疲劳，通常是严重的、新出现的或明确的发作（不是终生的），不是持续过度劳累的结果，也不能通过休息得到实质性缓解
2. 劳累后不适
3. 醒后仍有睡意

次要标准——需要至少以下一到两种表现：

1. 认知受损
2. 直立位不耐受

注意：至少有一半的时间症状呈中度、重度或极重度

Adapted from NAM（formerly Institute of Medicine）. Beyond myalgic encephalomyelitis/chronic fatigue syndrome：redefining an illness. Washington，DC：The National Academies Press，2015. Available at http://www.nam.edu/mecfs.

腹部触诊应注意有无器官肿块、腹水和肝压痛。直肠检查包括有无肿块、前列腺病理和隐血。应该检查生殖器是否有提示恶性肿瘤的肿块和提示感染的压痛。评估关节是否有炎症表现。有必要进行全面的神经系统检查，以确保患者的疲劳不是神经肌肉疾病的表现。注意肌肉有无压痛、萎缩、局灶性无力或肌肉震颤。腱反射迟钝，提示甲状腺功能减退。视野测试也很重要，因为垂体病变可能会导致双颞侧偏盲。精神状态评估至关重要，包括对情感、思维、判断和记忆的观察。由于在这一患者群体中抑郁患病率高，建议进行正式的自杀倾向测试（见第 227 章）。

实验室检测

对于病史和体格检查均正常的显性抑郁症患者，没有必要对隐匿的躯体疾病进行广泛的实验室检查。全血细胞计数（complete blood count，CBC）和红细胞沉降率（erythrocyte sedimentation rate，ESR）通常用于筛查。全血细胞计数，特别是有外周涂片和细胞分类结果时，可能为潜在的感染、炎症性疾病、肝细胞衰竭或恶性肿瘤提供重要线索。不幸的是，还没有证明 ESR 对发现或排除隐匿性疾病的敏感性和特异性。因此，许多医生不再使用 ESR，而有些医生则继续使用，只有在结果明显升高（例如，> 75 mm/h）时才采取措施。

困难的是，患者没有任何抑郁的证据，病史和体格检查也没有提示性发现。此时，有必要进行一些其他的血清化学检查（血清钙、白蛋白、尿素氮、肌酐、葡萄糖和转氨酶），以帮助排除临床上可能表现为疲劳的隐匿病因，如高钙血症、轻度肾衰竭、早期糖尿病和非黄疸性肝炎。对于转氨酶升高的患者，需要进行病毒性肝炎的血清学和（或）病毒滴度检测（见第 57 章和第 70 章），当出现弥漫性淋巴结肿大或有高危行为史时，宜进行 HIV 检测（见第 7 章）。

甲状腺疾病表现隐匿，但可以治愈，可考虑进行促甲状腺素（TSH）检测，而且改进的 TSH 检测对大多数甲状腺功能亢进和甲状腺功能减退敏感性非常高。伴有体重减轻和特发的心房颤动的老

年疲劳患者是 TSH 测定的首选对象。除非 TSH 水平异常，否则其他甲状腺功能指标对诊断价值很小，可以不必检测（见第 103 章和第 104 章）。

最近发生持续性疲劳和淋巴结肿大的患者应进行急性单核细胞增多症的异嗜性凝集试验。然而，病毒抗体滴度（除了病毒性肝炎和 HIV 感染的检测）在未确诊的慢性疲劳患者中没有已知的效用。当 SEID 被认为是由慢性 EBV 感染或其他病毒的再激活引起时，需要测定一系列病毒抗体滴度。如果没有证实脑脊液（CFS）中病毒的病因学作用，病毒滴度无用，有时会产生误导，特别是当拒绝接受精神疾病诊断的严重抑郁患者的结果呈"阳性"时。念珠菌和真菌检测也是如此。

在蜱媒传染病流行的地区，需要考虑检测疏螺旋体和其他蜱传病原体。在没有其他莱姆病的证据，如多发性关节炎、蜱虫叮咬史或慢性游走性红斑的情况下，莱姆病血清学滴度检测意义有限（见第 160 章）。应行外周血薄层涂片检查（如细胞中的巴贝虫和粒细胞中的无形体），血清学和 DNA 检测可以确诊（见第 160 章）。

系统性劳累不耐受疾病的诊断（表 8-2）

没有一项或一组测试可以诊断 SEID。诊断是基于临床发现和排除其他导致类似症状的疾病。2015 年，NAM 制定了新的定义，取代了之前的慢性疲劳综合征诊断标准，为识别和研究慢性疲劳综合征患者提供了更统一、更实用的标准。患者必须满足三个主要标准，外加其他两个特征性表现之一（表 8-2）。

神经影像学研究已用于评估局部脑功能，免疫学研究主要集中在细胞因子，但这些检查应限于研究用途，而不是 SEID 常规检查的一部分。

临床医生需要记住，诊断标准只是一种促进研究的共识观点。虽然这样的定义可以用于临床诊断，但它们不是基于科学建立的标准，仍然有些武断，需要进行临床判断才能在患者照护中正确使用。在更好地了解 SEID 的病因之前，在应用这些标准进行临床诊断时，必须考虑其不足（我们建议读者密切关注文献中的相关进展）。

患者教育

在进行患者教育之前，了解患者对疾病的看法通常有效，这样就能了解患者的病因和相关问题（见第 1 章）。对自己的病情有医学观点的患者更容易接受对其症状的生物学解释，即使是心理原因。然而，一定要避免误导性的医学解释，如"病毒感染"或"免疫功能障碍"，尤其是在疑似或可能是心因性病因的情况下，这种解释可能会导致患者推迟或拒绝精神干预。对于有潜在心理疾病证据的患者，需要对他们的诊断进行彻底的审查，并仔细解释症状，因为许多患者就诊时自认为他们有躯体问题。例如，回顾抑郁症的诊断标准并描述抑郁症导致疲劳的神经化学机制（见第 227 章）可能会有所帮助。

对于非专业人士来说，通常需要强调 SEID 可能性的问题，以及一些未发现的、可能的病因（例如，EBV 感染、慢性莱姆病真菌感染、免疫功能障碍）。许多有心理病因的患者更愿意接受这种诊断作为解释症状的原因，而不是抑郁、焦虑或躯体化障碍的诊断。除了仔细的检查之外，尊重、同情和开放的态度也是必不可少的（见第 230 章）。

症状缓解

当慢性疲劳的病因是内分泌、代谢疾病或感染时，需要针对病因治疗。同样，与睡眠呼吸暂停、反流或过敏性鼻炎相关的睡眠障碍引起的慢性疲劳应该通过关注潜在的病理生理学机制来治疗（见第 46、61 和 222 章）。恶性肿瘤引起的疲劳是多因素的，需要采取一系列措施，包括在抑郁症状突出时使用抗抑郁药物（见第 87 章）。一般说来，消除与抑郁相关的疲劳是抗抑郁药物治疗的一个适应证。对于年轻人，睡前服用最低剂量的三环类药物（例如，每天晚上睡前服用去甲替林 25 mg）可能会有帮助；对于老年患者，选择性 5- 羟色胺再摄取抑制剂（SSRI）抗抑郁药（例如，早上服用 20 mg 氟西汀）可能耐受性更好（见第 227 章）。小剂量起始的抗抑郁药物对抑郁相关的睡眠障碍可能很有效，随着患者获得更好的夜间睡眠，疲劳感就会消失（见第 232 章）。

焦虑症引起的疲劳最初可能使用苯二氮䓬类药

物治疗有效，但长期使用可能会导致药物滥用、依赖和症状恶化。SSRI 抗抑郁药的抗焦虑作用对焦虑症患者非常有效，可以避免或减少长期使用苯二氮䓬类药物的需要。非特异性 SSRI 和长效苯二氮䓬类药物（例如，氟西汀 20 mg 早晨服用和氯硝西泮 0.5 mg 一日两次）联合治疗，症状可迅速缓解，随着 SSRI 的起效，苯二氮䓬类药物可在大约 4 ~ 6 周内停用（见第 226 章）。

系统性劳累不耐受疾病患者的探讨[25 ~ 35]

经过全面检查后，符合 SEID 诊断标准的患者将会受益于医生对其症状的真实情况了解，尤其是这些症状可能对患者日常活动和生活质量造成的致残影响。回顾 SEID 诊断的基础，排除患者特别担忧的问题，有助于给患者提供急需的安抚和解释。需要注意的是，SEID 的病理生理学在很大程度上仍不清楚，但其症状会随着时间的推移而改善，并且简单的治疗措施（如分级运动计划、咨询和行为疗法）是有效的（参见后文讨论），可减少对缺乏证据的基础治疗的需求。与患者建立支持、信任的伙伴关系是成功治疗的关键。

需要解决导致不必要或潜在有害的治疗的想法和行为，特别是认为特定的感染源是罪魁祸首，以及需要延长抗生素、抗真菌或抗病毒治疗时间的观点。对运动和体力活动的恐惧也需要克服，还有一种观点也应该纠正，即大剂量维生素和矿物质补充剂、饮食控制、抗氧化剂提取物以及许多其他补充和替代药物是有帮助的。来自非对照研究的报告时常出现，例如那些声称使用肝提取物、抗真菌治疗、抗病毒药物、维生素、免疫球蛋白输注、脂肪酸、肾上腺皮质类固醇（如氢化可的松和氟可的松）和抗胆碱酯酶可显著获益的研究。但进行随机、双盲、安慰剂对照研究时，几乎没有一项被证明是有益的。然而，在以社区为基础的研究中，超过 35% 的人发现在使用了补充 / 替代医学疗法的随访中疲劳减轻了，在这些受试者中，至少有 50% 的人认为这些疗法是他们改善的原因。这样的报告强调了进行严格设计的、安慰剂对照的 SEID 治疗试验的重要性，因为当经过仔细的对照研究时，大多数治疗方法与安慰剂相比没有显示出显著的疗效。

明确的病因治疗必须基于对 SEID 病理生理学机制的更好理解。幸运的是，如前所述，症状会随着时间的推移而改善，并且对于大多数人来说 SEID 是自限性的，尽管完全缓解可能需要数月至数年的时间。良好的医患关系至关重要，不仅可以在这一困难时期提供支持，而且对于患者免受不必要的检查和未经证实的治疗也至关重要。

重点关注新发的症状或体征并进行系统检查，而不是简单地将其归因于 SEID。正如社区研究指出的那样，多达 1/4 的患者有不同的病因诊断，特别是以前未被认识到的原发性睡眠障碍。有时转诊进行正规认知行为疗法是值得的，以实现教育和行为的目标，这对康复很重要。

认知行为疗法与指导训练

认知行为疗法联合温和指导的运动计划取得了一些良好的效果。这种非药物治疗的重点是发现和纠正影响正常生活能力和阻碍康复的观点和应对机制。超过 75% 的患者在 12 个月后恢复正常的日常活动，相比之下，随机接受常规医疗的患者只有 25%。虽然这种方法不能直接解决 SEID 的潜在病因（目前还不清楚），但它确实通过改变想法和行为去鼓励患者改善被动的状态、自主障碍和症状。

阐明患者对疾病的信念是治疗的开始，同时探索这些信念所导致的行为。在一系列治疗过程中治疗师与患者合作，通过树立信心和能力来激励改变，对表达出无助或消极的患者给予支持。目标是让患者在康复进程中重新获得控制能力和积极参与。尽管认知行为疗法在 SEID 中的大多数研究是正式培训的治疗师实施的，但没有理论根据说明基层全科医生不能实施该治疗的基本步骤（表 8-3）。

随机试验中提出分级运动疗法，可以显著改善功能状态、疲劳、工作损害和全身指标。它是认知行为疗法的基本补充。一些学者甚至推测，运动是关键因素，但在缺乏正确认识的情况下运动会导致很高的失访率。

药物治疗

正如前文所述，大多数药物治疗在随机安慰剂对照试验中都未改善症状。自发现 SEID 症状与 IL-1 等细胞因子的作用相关以来，人们对靶向免疫调节剂的研究兴趣一直在增长。一项严格设计的用阿那白滞素抑制 IL-1 的试验没有任何阳性发现，

表 8-3 认知行为疗法的基本步骤

1．问题评估和表述
2．确定疾病相关残疾持续存在的观点和应对行为
3．形成更具有适应性的信念和应对行为
4．患者尝试新的治疗方法，如果有效，则采用
5．巩固成果并计划进一步的自我帮助

Reprinted from Sharpe M. Cognitive behavior therapy for chronic fatigue syndrome: efficacy and implications. Am J Med 1998；105：104S. Copyright © 1998 Excerpta Medica Inc. With permission.

但具有免疫调节和抗病毒特性的研究性药物林妥莫特（rintatolimod）在两个高质量的研究中显著改善了运动能力。我们需要更多的此类治疗经验，以帮助阐明 SEID 的病理生理学机制，并改进其治疗。

受睡眠障碍困扰的患者可从低剂量的抗抑郁治疗中受益（例如，睡前服用 25 mg 去甲替林，睡前服用 10 ～ 20 mg 多塞平，或每天早上服用 10 mg 帕罗西汀）。更高的剂量并不能带来更好的结果。对于肌痛、关节痛或头痛的患者，使用小剂量非甾体抗炎药可以轻微改善症状。

（武晓庆　王晶桐 翻译，迟春花　曹照龙 审校）

第 9 章

体重减轻的评估

A.H.G.

非自愿性体重减轻是指在 6 ～ 12 个月内不明原因持续性体重减轻≥ 5%，是一种敏感但非特异性的主诉，这可能预示严重潜在疾病和不良预后，尤其是老年人。养老院立法中，将有问题的老年人体重减轻定义为在 1 个月内体重减轻超过 5% 或在 6 个月或更长时间内减轻超过 10%。一年内非自愿性体重减轻超过 5% 是死亡率增加的独立预测因素。无意中的体重减轻的患病率约为 3% ～ 10%，且在老年人中患病率最高。

不明原因体重减轻通常提示存在令人担忧的潜在病理问题，然而也有相当一部分患者没有严重器质性疾病（有些人可能由于社会经济因素无法获得足够食物）。例如，对非自愿性体重减轻的一组患者随访 1 年后发现，50% 的患者在研究过程中发生死亡或疾病恶化，而另有 35% 的患者在随访期间状态良好。人们通常认为体重减轻的初始评估阈值为 6 ～ 12 个月内非自愿性体重减轻超过 2.5 kg（约 5.5 磅），因为超过 95% 的器质性疾病患者减重在此之上。

除非极端情况，体重减轻的程度并不能预测器质性疾病病因或不良结局。然而，成年人一次或多次非自愿性体重减轻超过 9kg（20 磅）与死亡风险增加 50% 有关。在许多体重减轻的病例中，伴随的症状很容易提示病因，但是当体重明显下降是唯一或主要的主诉时，评估可能较为困难。潜在的恶性肿瘤、慢性炎症性疾病、严重感染和抑郁是主要关注的问题。

这个问题在体弱的老年人中尤其令人担忧。在长期护理环境中，1 个月内体重减轻 5% 或更多的人在 1 年内死亡的可能性是其他人的 4.6 倍。意外的体重减轻似乎也与居住在社区的老年人的死亡风险增加有关。

基层全科医生的初步评估侧重于进行病因学诊断，并通过病史和体格检查确定谁需要更广泛的医学评估，谁可以根据经验进行管理。

病理生理学和临床表现 [1-14]

病理生理学

非自愿性体重减轻代表营养不良状态，可以在病理生理学上细分为饥饿和恶病质两种机制。虽然饥饿或恶病质的确切临床状态通常不明显，但其中一个病理生理机制在非自愿性体重减轻的情况下是可能起作用的。这两种情况都存在热量摄入减少导致体重减轻，然而在饥饿中，静息能量消耗、蛋白质合成和蛋白质降解减少，而在恶病质中，这些参数显著增加。在饥饿中，脂肪优先流失，在恶病质中，肌肉量减少最为突出。

恶病质

恶病质的病理生理学始于组织损伤触发炎症细胞因子（例如，白细胞介素、肿瘤坏死因子）的释放，进而刺激结合蛋白、补体、载脂蛋白、纤维蛋白原、C 反应蛋白和其他炎症介质的合成。牺牲骨骼肌用来提供支持蛋白质合成增加所需的必需氨基酸。为了提供蛋白酶解和新蛋白质合成所需的额外能量，静息代谢增加。细胞因子释放也会降低食欲，导致厌食和疲劳，这在恶病质相关疾病中尤为突出。

饥饿

相比之下，饥饿的病理生理过程需要动员和代谢储存的脂肪，同时减少能量消耗、蛋白质合成和蛋白质降解。

热量不足和血容量不足

无论潜在的病理生理学如何，热量不足都是体重减轻的一个共同点，最初是针对脂肪储存。导致热量不足的主要机制是食物摄入减少、吸收不良、营养损失过多和热量需求增加。当可利用的热量低于日常需求时，体重就会减轻；每 3500 cal 消耗 1 磅（约 0.45 kg）脂肪。液体流失和脱水也被视为体重下降，每丢失 1 L 液体而不补充，体重就会减少 1 kg（2.2 磅）。

厌食

厌食的机制包括导致恶病质病理状况相关的机制（见上文）以及与多药治疗、疼痛和抑郁相关的机制（例如，促肾上腺皮质激素释放因子增加）。在老年人中，衰老的正常生理可能会导致嗅觉和味觉的减少、食欲抑制激素瘦素的增加（源自睾丸激素的减少）和胆囊收缩素的增加。此外，老年人胃扩张减少（产生早期饱腹感），并有更多的社会孤立。难吃的饮食，尤其是那些钠含量极低的饮食，也可能是厌食的原因之一。

临床表现

尽管潜在病因的临床特征通常占主导地位，但有些特征可能提示潜在的病理生理。例如，不成比例的肌肉萎缩和静息心率的增加提示恶病质，而肌肉体积的相对保留和缓慢的脉搏提示饥饿。摄入减少通常在临床上被认为是厌食症或对食物兴趣下降引起的。吸收不良的晚期病例会出现恶臭、量大、油腻的大便；粪便稠度和频率的细微变化较早被注意到（见第 64 章）。营养损失过多可能表现为反复呕吐、大量腹泻、多尿或瘘管引流。热量需求增加可能是潜在感染、炎症、代谢过多或恶性肿瘤的表现。

虽然许多导致体重减轻的疾病很容易出现明显的临床表现，但有些疾病的表现是难以预料的不易察觉，可能只涉及不明原因的体重减轻和模糊的全身或功能性主诉。这些疾病值得特别阐述。

重度抑郁症

重度抑郁症是导致不明原因体重减轻的主要原因，特别是在老年人中，这种情况占总病例的 30%。尽管抑郁症很常见，但除非特别考虑，否则往往会被忽视。躯体表现包括食欲障碍、早醒、多种身体不适和疲劳。其中快感缺乏、自卑、内疚和自杀念头是典型的心理特征。亲人离世、社会孤立和贫困是重要的心理社会诱因（见第 227 章）。

痴呆

痴呆症是体弱老年人体重减轻的一种越来越重要的病因，并且经常导致社会孤立和抑郁。早期表现很可能不易察觉，包括停止定期购物和未能在社交场合准备饭菜或前来吃饭（见第 173 章）。

粮食无保障

“不明原因”体重减轻的一个重要且有时被低估的原因是粮食无保障，其定义为缺乏可靠的食物，导致不能维持日常活动和健康。美国农业部将 4200 万成年人和儿童归类为生活在粮食无保障的家庭中，其中 2700 万属于低粮食保障类别（数量足以满足热量需求，食物质量不足），1500 万属于非常低粮食保障类别（热量和营养质量不足）。低粮食保障个体面临艰难的食物选择，通常购买富含碳水化合物和脂肪的廉价食品，肥胖甚至可能随之而来。非常低粮食保障个体会经历实际的体重减轻和饥饿感，他们寻找廉价的高填充食物，以避免饥饿和不断担心食物耗尽。

饮食失调

饮食失调通常涵盖了隐瞒的行为。神经性厌食症患者可以否认任何食欲障碍，但坚持将食物摄入量限制在恶病质的程度。少女和年轻妇女的患病率最高。他们下决心极端地节食，心里充斥着对变胖的恐惧，并受到对瘦身不懈追求的驱使。节食之所以持续存在，是因为它的心理满足感超过了从食物摄入中获得的满足感。矛盾的是，患者经常自我报告感觉良好，一开始看起来充满活力且不受体重减轻的影响，常常否认有厌食症。有时，她们只食用少量特殊的食物（例如蔬菜汁）。在体重减轻后不久，开始出现持续的月经失调。有一类神经性厌食症患者，她们在大量进食后偷偷自我诱导呕吐，最终出现低钾性碱中毒（见第 233 章）。

胰腺癌

胰腺癌是典型的与显著体重减轻相关的隐匿性肿瘤。在诊断时，79% ～ 90% 的患者体重减轻，平均体重减轻 6.8 ～ 9 kg（15 ～ 20 磅）。体重减轻的程度似乎与疾病的大小、位置或程度无关。对食物的厌恶是这种恶性肿瘤的典型特征，但不是真正的厌食症。在许多情况下，体重减轻先于所有其他症状；一旦黄疸和腹痛发生，肿瘤通常已进入晚期。许多其他胃肠道恶性肿瘤以及卵巢癌可能遵循类似的临床过程。

HIV 感染

HIV 感染可导致体重严重下降。吞咽困难、抑郁或药物治疗可能导致摄入不足。淋巴瘤、卡波西肉瘤或鸟分枝杆菌感染可引起早期饱腹感。在摄入足够热量的情况下体重减轻提示鸟分枝杆菌或巨细胞病毒的播散性感染以及隐匿性恶性肿瘤。通常，艾滋病的后期阶段以消瘦综合征为特征，包括基线体重减轻超过 10%、反复发热和持续腹泻。恶病质的病理生理机制（见前面的讨论）可能起重要作用，性腺功能减退也可能起重要作用（见第 13 章）。

乳糜泻

乳糜泻和其他胃肠道原因导致的吸收不良可能在早期阶段出现非特异性，伴有轻微的体重减轻和模糊的胃肠道或肠外主诉。教科书上对脂肪泻的描述直到很久以后才变得明确。常见表现包括中度体重减轻、不明原因的缺铁性贫血、阿弗他口炎、不适、疲乏、夜间腹泻、腹胀和乳糖缺乏（见第 64 章）。大便比平时更软、更频繁，并且由于腹部不适和腹胀，可能会被误诊为肠易激综合征。轻度炎性肠病也可能被误诊为肠易激综合征（见第 64 章）。

早期克罗恩病

青少年早期克罗恩病有时以厌食症为主，开始时症状并不明显。盲袢综合征和贾第虫病也可能有无痛性表现，伴有体重减轻和模糊的腹部不适，然而，通常也存在粪便性状改变，患者报告有糊状、恶臭的大便（见第 58 章）。

糖尿病

糖尿病常见于超重的成年人，但当存在明显的尿糖时，大量热量从尿中丢失，这可能是导致糖尿病患者体重减轻的原因。另外，年轻的 1 型糖尿病男性患者有时会受到腹泻的困扰，这加剧了液体和营养物质的流失；有少数病例被发现存在吸收不良（见第 102 章）。

甲状腺功能亢进症

众所周知，由于热量需求增加，临床上认为甲状腺功能亢进症是导致体重减轻的常见原因，然而，老年人的淡漠型甲状腺功能亢进症可能会被误认为是恶性肿瘤，因为严重的体重减轻，患者看起来无精打采，甲状腺激素过量的典型症状消失，经常出现不明原因的心房颤动（见第 103 章）。

血管炎

与 HIV 感染类似，血管炎是由组织损伤和恶病质导致不明原因体重减轻的典型例子。静息代谢由于细胞因子和其他免疫调节剂的加速合成而增加。许多非特异性全身症状可能占主导地位，这些症状由血液中含量高的炎症因子触发。低热、不适、厌食、盗汗、冷漠，甚至抑郁可能较为常见。C 反应蛋白和红细胞沉降率的显著升高是诊断的特征性和重要线索。更具体的提示潜在病因的症状和体征包括明显的紫癜、关节肿胀、发热、颅动脉压痛、镜下血尿和蛋白尿（见第 161 章和第 179 章）。

鉴别诊断 [3-4,6,10,12-15]

非自愿性体重减轻的病因可以根据病理生理学进行分组。摄入减少、吸收不良、营养损失过多和热量需求增加是几种不同的主要机制（表 9-1）。几乎任何疾病都可能导致非自愿性体重减轻，表 9-1 强调了在门诊中看到的那些可能表现为不明原因体重减轻的疾病。初级保健实践研究发现，抑郁症是导致不明原因体重减轻的主要原因，据报道患病率在 15% 至 30% 之间。在老年人中，失去配偶、社会孤立和贫困等心理社会因素会加剧食物摄入不足。城乡贫困状况被认为是粮食无保障和不明原因体重减轻的重要但被低估的原因。虽然病因列表中位于第二名的隐匿性恶性肿瘤在老年人中显得非常可怕，但与抑郁症相比，还有相当大的距离，患病率仅为抑郁症的一半。在某些人群中，治疗性饮食，特别是那些针对高脂血症和糖尿病的饮食，在病因列表中排名也很靠前，其次是不受控制的糖尿病和口咽问题。在老年人中，久坐不动、牙列不良、痴呆、药物副作用和味觉下降也是值得考虑的额外致病因素。

在高危人群中，重要的是要记住血行感染性病因，如 HIV 感染、丙型肝炎和结核病。自身免疫性疾病和抑郁也需要考虑，特别是在胃肠道症状不典型或者主要表现为全身、多系统不适时。

在老年人中，除器质性疾病状态外，病因成分还包括多种药物副作用（例如，地高辛和其他心脏药物、非甾体抗炎药、精神药物、抗胆碱能药物、阿片类药物和其他镇痛药）、抑郁、痴呆、社会孤立、吞咽问题、牙列不良、震颤（使其难以进食）、难吃的饮食以及由于社会孤立或贫困而无法购买食物。

表 9-1　体重减轻的一些重要原因

摄入减少
艾滋病病毒感染
抑郁、丧亲之痛
焦虑
牙列不良、味觉丧失
食管疾病
食物刺激加重的胃肠道疾病（例如消化性溃疡）
药物（例如洋地黄过量、奎尼丁、苯丙胺类、非甾体类抗炎药、抗肿瘤药）
高钙血症
酒精中毒
病毒性肝炎的前驱症状
低钾血症
尿毒症
恶性肿瘤
慢性充血性心力衰竭
慢性炎症性疾病
神经性厌食
社会孤立
贫困
痴呆
吸收不良
胆汁淤积
胰腺功能不全
胃切除术后
小肠疾病
寄生虫感染（例如贾第虫病）
盲袢综合征
药物（例如考来烯胺、泻药）
艾滋病
营养损失过多
控制不佳的糖尿病
持续性腹泻
反复呕吐
瘘管引流
热量需求增加
甲状腺功能亢进症
发热
恶性肿瘤
情绪状态（例如躁狂症）
苯丙胺滥用

诊断 [4,9,11-13,16-18]

总体策略

总体策略是进行临床评估，其重点在于确定体重减轻的潜在机制，以便能够合乎逻辑和节约成本地进行下一步检查。注意病史和体格检查，包括社会心理和精神状态检查，这对于准确诊断和有效检测至关重要。潜在医学原因导致体重减轻的患者通常同时出现强烈提示器质性疾病的症状和体征。在一份退伍军人管理局对 91 名非自愿性体重减轻患者的研究中发现，绝大多数患者的病因很容易根据初始病史和体格检查得到诊断，只有 1 名患者患有真正隐匿的恶性肿瘤。虽然隐匿性恶性肿瘤始终是一个值得担心和关注的问题，特别是在老年人中，但其诊断时不应除外对抑郁症、早期痴呆、药物和社会孤立的仔细调查，这可以使未确诊病例的比例从约 25% 降至 7%。

尽管有仔细的病史和体格检查，但有些病例仍然无法解释，有时被标记为孤立或不明原因的非自愿性体重减轻。对不明原因的体重减轻进行广泛的检查可能很艰巨、昂贵，并且与改善结局没有明确关系，因此对重要的潜在的病理机制进行预评估是十分有用的。在未确诊的老年患者中，使用一些简单的血液检查筛查（待描述）已被证明有助于预评估并决定是否需要更广泛的检查。在没有合理预评估的情况下通过全身计算机断层扫描进行筛查是低诊断率和假阳性的来源。

病史

首先要明确体重减轻确实存在并确定减轻的程度。在某些情况下，检查患者现有记录，将近一半的患者无法证明体重减轻。在没有记录体重的情况下，有意义的既往数据包括服装尺寸的变化，报告有把握的确切体重变化以及家庭成员对既往体重的确认。

病史可获取每日食物摄入量（包括热量计数）的详细信息并询问是否存在任何食欲障碍、吞咽困难、咽痛、脂肪泻、腹泻、呕吐、多尿或高代谢状态的症状来帮助确定导致体重下降的机制。

当怀疑摄入减少时，需要询问抑郁症的躯体和情感症状（见第 227 章）。其他询问的病史应包括恶心、呕吐、腹痛、黑便、早饱、过量饮酒（见第 228 章）、肝炎的暴露和危险因素、牙列不良、口腔念珠菌病、口腔溃疡、进食引起的不适、药物使用、肾或肝疾病史以及焦虑。HIV 感染的危险因素也应询问（见第 13 章）。如果患者是年轻女性，应考虑神经性厌食症，并需要对饮食习惯、自我形象和对体重的态度进行耐心的询问（见第 233 章）。家庭成员也应接受询问。

当社会经济环境增加粮食无保障的可能性时，在高危人群中推荐使用有效的、快速的、只有两项条目的筛查工具进行筛查。询问患者是否出现以下情况，以及在过去 12 个月内是“经常”“有时”还是“从不”。

- 我们担心，我们的食物是否会在有钱买更多食物之前用完。
- 我们买的食物撑不了太久，我们没有钱买更多。

任意一种说法出现“经常”或“有时”都意味着粮食无保障，而两种说法都出现意味着粮食保障非常低。

在体弱的老年人中，社会孤立、丧亲之痛、身体障碍、牙列不良和贫困等问题在确定适当食物摄入的障碍方面可能至关重要。应该询问家庭成员关于老年人是否有记忆丧失、行为变化和其他痴呆的表现。

对老年人药物使用情况的回顾也是必不可少的，因为处方的药物数量众多，并且有可能诱发厌食症和胃肠道不适。此外，应检查患者是否有味觉丧失，这有时是老年人摄入不足的原因。使用经过验证的问卷来筛查老年人厌食症并预测体重减轻风险，主要关注整体食欲、进食时的饱腹感、食物的味道和每天的饭量。

当怀疑吸收不良时，应询问其他胃肠道症状、既往胃肠道手术史、粪便特征、黄疸、胰腺炎病史、是否前往已知有贾第虫病或其他寄生虫的区域、炎性肠病的症状（见第 73 章）以及维生素吸收不良的表现（例如苍白、易瘀伤、感觉异常、舌痛）。通过确定食物损失的质量和数量，以及发生的频率和持续时间来回顾性地评估营养损失的增加。最重要的是检查糖尿病性肠病的症状（腹泻合并多尿和多饮）。

当考虑热量需求过度时，需要询问患者发热、其他全身症状、恶性肿瘤症状、甲状腺功能亢进症状、苯丙胺滥用史（见第 235 章）、慢性焦虑（见第 226 章）、躁狂状态、艾滋病（见第 13 章）和自身免疫性疾病（见第 145、161 和 179 章）。

体检

检查应从准确的体重测量开始，然后记下消

瘦、冷漠外观、发热、心动过速、苍白、瘀斑、紫癜（无论是否可触及）、黄疸、甲状腺功能亢进、肝细胞衰竭或卡波西肉瘤的体征。接下来，检查头颈部是否有颅动脉压痛、舌炎、口腔炎、牙列不良、甲状腺肿和淋巴结肿大。检查肺部和心脏是否有湿啰音、喘息、实变、积液、心脏扩大、杂音和第三心音。检查腹部是否有手术瘢痕、器官肿大、肠鸣音亢进、局灶性压痛、腹胀、腹水和肿块。检查直肠是否有肿块、压痛、分泌物、血液和粪便外观。神经系统检查包括提示末端回肠疾病的维生素 B_{12} 缺乏体征（见第 79 章），以及震颤、躁狂、抑郁和痴呆的体征。

实验室检查

由于潜在调查的数量巨大，实验室检查应该有选择性，以避免浪费、烦琐和误导。病史和体格检查通常可以确定体重减轻的基本机制，根据提示的具体病因再进一步检查以确认或排除。

摄入减少

当摄入减少表现为食欲明显下降伴有恶心时，应该选定某些血清化学物质进行测定，包括钙、钾、肌酐、转氨酶和淀粉酶，以检查可能的胃肠道或代谢性病因。有此类症状的患者，如果正在服用洋地黄制剂、奎尼丁或其他任何可能在毒性水平下引起胃肠道不适的药物，应确定血清药物浓度。如果正在服用非甾体抗炎药或其他任何可能与胃肠道不适相关的非必需药物，则应停止使用。如果有持续的恶心或胃肠道不适，应进行上消化道内镜或放射学评估并检测幽门螺杆菌（见第 68 章）。在 HIV 感染患者中，鉴于上消化道黏膜糜烂的风险增加，也可能需要进行内镜检查（见第 13 章）。

吸收不良

应获取粪便进行肉眼和显微镜检查，并进行粪便隐血试验。定性粪便脂肪检查是疑似吸收不良检查的基本步骤，即将粪便物质染色为中性脂肪。如果仍然不能明确，则定量收集 72 h 粪便脂肪以获得更准确的信息，其值小于 8 g/d 可排除吸收不良。血清胡萝卜素水平是脂肪吸收的另一个标志物。它的吸收与胰腺功能无关，因此在吸收不良时正常水平的胡萝卜素提示胰腺功能障碍。同样，D- 木糖试验可以帮助区分胰腺功能障碍和小肠疾病，因为 D- 木糖的吸收也不需要胰酶活性（见第 74 章）。血清淀粉酶升高或影像学显示胰腺钙化提示胰腺炎（见第 72 章），但为了更好地评估胰腺外分泌功能，可能需要进行胰岛素刺激试验。口炎性腹泻和盲袢综合征是导致小肠吸收不良最常见的病变形式。小肠放射造影剂检查可能具有提示性，但小肠活检对于诊断口炎性腹泻是十分必要的；异常的碳 -14 呼气试验将有助于记录细菌过度生长，尽管通常这种测试是不必要的。对于贾第虫病的诊断，在许多情况下，粪便找虫卵和寄生虫就足够了。由于寄生虫是间歇性排出的，因此应该隔日检查三次或三次以上粪便。由于囊肿耐寒，不需要新鲜的粪便。滋养体更可能在急性病例中发现。当高度怀疑但粪便结果为阴性时，应检查十二指肠抽吸物或空肠活检标本。虽然这些检测的效率更高，但操作很麻烦，相反，一些临床医生主张使用甲硝唑等药物进行诊断性试验。

营养损失过多

任何怀疑患有糖尿病的患者都应进行尿检以确定是否有尿糖。由糖尿病引起的体重减轻的患者应存在明显的尿糖。

热量需求增加

怀疑甲状腺功能亢进时需要进行促甲状腺激素的检查，特别是对于淡漠伴有不明原因心房颤动和体重减轻的老年人（见第 103 章）。在热量摄入充足的发热的 HIV 患者中，体重减轻可能代表热量需求增加，需要在血液和粪便中培养抗酸杆菌，在血液和尿液中培养巨细胞病毒。

孤立 / 不明原因的非自愿性体重减轻

在体重减轻的检查中遇到的最困难的诊断问题之一是，患有“孤立”疾病的人（病史和体格检查未提示）可能存在隐匿性恶性肿瘤。大约 25% ~ 40% 的此类病例最终被证明患有癌症。决定何时开始寻找肿瘤，不仅需要估计发现恶性肿瘤的可能性，还需要估计它被治愈的可能性。不幸的是，当体重减轻发生时，大多数恶性肿瘤已经发展至相当晚期，此时检查对生存的影响很小（中位生存期约为 2 个月，很少有人活过 1 年）。尽管如此，诊断癌症可以减少不确定性，因此可能被认为值得一试。

前文已经探讨了使用一组简单的血液检查作为确定谁应该接受进一步检查的实用手段。一项研究发现，全血细胞计数、红细胞沉降率、天冬氨酸转氨酶、丙氨酸氨基转移酶、γ- 谷氨酰转肽酶、碱性磷酸酶和血清白蛋白的组合对诊断不明原因体重减轻的老年人癌症具有高敏感性（95%）但特异性低（35%）。这一系列检查的阴性结果提示发生恶性肿瘤的可能性很低（97 种癌症中只有 3 种被遗漏），阳性结果有助于确定哪些患者将从进一步检查中受益（对肝酶异常的患者首先进行腹部超声检查）。在一项针对未确诊体重减轻的老年患者的初级保健研究中，在缺乏具有临床证据的基础疾病的情况下，未经选择应用计算机断层扫描（CT）的效果非常差。

对症治疗 [2,7-8,10-11,13,15,19-24]

最好的方法是从病因学上治疗，但首要任务是确保患者可以获得食物，特别是老年人，他们可能过于孤立、贫困、虚弱或抑郁，无法摄入足够热量。据估计，10% ～ 15% 的老年人的摄入量低于 1000 kcal/d。确保每天至少一顿可口的热饭至关重要，通常可以在当地社会服务机构的帮助下安排。如果当地有送餐服务，对于居家老人来说是一个很好的资源。

基础疾病

大多数体重减轻的医学原因必须从病因学角度加以解决，但也有例外。有时，与恶性肿瘤或使用抗肿瘤药物相关的严重厌食症可以通过药物手段来克服，例如使用甲地孕酮（见后文讨论和第 91 章）。屈大麻酚（四氢大麻酚）仅用于与化疗或晚期疾病相关的厌食或恶心患者，但在这种情况下，对体重减轻的效果不如甲地孕酮。肝炎患者的摄入不足可以通过提供小量而频繁的喂养来改善，特别是在恶心较轻的早晨（见第 70 章）。

由胰腺功能不全引起的消化不良可以通过口服胰酶制剂来改善（见第 72 章）。盲袢综合征的细菌过度生长对口服广谱抗生素治疗（例如，四环素 250 mg，每日 4 次，或阿莫西林 250 mg，每日 3 次）有反应，可连续多次为期 10 天的疗程或无限期地每周服用 3 ～ 4 天。热量补充剂可能是必要的（见后文讨论）。

吸收不良导致的体重减轻可以用中链甘油三酯 / 葡萄糖制剂形式的热量补充剂来解决。最初，每餐给予 3 盎司（约 89 ml），逐渐增加到 6 盎司（约 177 ml），包括两餐之间的补充剂。如果怀疑口炎性腹泻，可以根据经验尝试无麸质饮食。在吸收不良的情况下，即使补充了热量摄入量，还需要脂溶性维生素补充剂来预防营养不良。脂溶性维生素 A、D 和 K 最有可能被耗尽。在这种情况下，维生素 A 的每日需求量为 25 000 ～ 50 000 单位，维生素 D 为 30 000 单位，口服维生素 K 为 4 ～ 12 g。对于伴有巨幼细胞贫血的终末回肠疾病患者，每月应注射 1000 μg 维生素 B_{12}（见第 82 章）。甲基苯丙胺类药物有助于控制过度呕吐和腹泻（见第 59 章和第 64 章）。

抑郁症

与年轻患者抑郁症相关的食欲障碍通常适合三环类抗抑郁药治疗，而选择性 5- 羟色胺再摄取抑制剂治疗在老年患者中耐受性更好。在老年人中低剂量使用非典型抗抑郁药米氮平时，可能会起效更快（例如，每晚睡前 15 mg，见第 227 章）。

老年人厌食与体重减轻

处理老年人厌食和体重减轻的重点应是进行病因诊断并作出相应的治疗。特别重要的是确保食物的摄取，并考虑和去除可能导致胃肠道不适的药物（例如，非甾体抗炎药）。

一些补充措施可能值得考虑。两餐之间的液体热量补充剂（例如，Ensure、Sustacal、Boost 等）可以降低体弱者体重减轻的风险。事实证明，增味剂有助于提高食品的吸引力。在其他所有方法均失败时，可考虑使用食欲兴奋剂（例如，甲地孕酮 400 mg/d）。甲地孕酮随餐同服，可能有助于身体虚弱的老年人实现短期体重增加，但血栓栓塞的风险增加，尤其是在久坐不动的人中，而且，作为孕期糖皮质激素，甲地孕酮可抑制肾上腺 - 垂体轴，因此在急性疾病或应激状态下需要补充糖皮质激素。一项对不明原因体重减轻患者的随机盲法研究中，使用甲地孕酮组在 12 周时食欲和幸福感有所改善，但 4 年后体重和生存期没有显著差异。屈大麻酚已被推荐用于体重减轻的老年人，但缺乏随机试验数据的支持。

转诊和住院的适应证

转诊至营养师对诊断和治疗方案的设计都非常有帮助，特别是对于那些没有严重基础疾病或严重抑郁症的体重减轻的老年人。任何不明原因体重减轻超过 15 kg 的人都可能有危及生命的状况，需要立即住院治疗。不明原因体重减轻的艾滋病患者在接受进一步检查的同时，也可能从某种形式的住院治疗中受益。任何怀疑患有神经性厌食症的体重显著减轻的人都应该住院治疗，并由有治疗厌食症经验的精神科医生诊治，因为这也可能是一种危及生命的疾病（见第 233 章）。当通过 72 h 粪便脂肪检查发现吸收不良时，应同时咨询胃肠科医生进行进一步评估。体重减轻的 HIV 感染者可以由他们的基层全科医生进行评估，前提是医生熟悉对这些患者的评估，否则需要转诊。

在粮食保障非常低的情况下，迅速转介给社会服务专业人员寻求帮助以申请食物供应至关重要。美国农业部的食品券计划是最容易获得的持续食物援助来源。由慈善机构运行的当地美食厨房可以提供短期帮助。学校午餐计划是学龄儿童和青少年的重要资源，也为老年人提供了送餐服务。即使热量需求得到满足，患者也需要在食物选择上进行咨询，以避免持续存在的营养缺乏。

（刘舒嫣　祁祯楠 翻译，迟春花　曹照龙 审校）

第 10 章

超重和肥胖的评估

WINFIELD SCOTT BUTSCH

超重和肥胖已成为现代后工业社会的主要健康问题，超过 70% 的 20 岁以上人群受其影响。预计到 2030 年，分别将有近 50% 和 24% 的美国成年人患上肥胖症和重度肥胖症。穷人的患病率和患病风险会特别高，因为他们必须依赖廉价食品，而这些食物往往富含糖分、部分氢化油和饱和脂肪。儿童肥胖渐渐成为公认的重要危险因素，如果青春期肥胖，成年后肥胖的可能性显著增加。久坐不动的生活方式是儿童和成人另一个重要的致病因素。

个人和社会成本巨大，如果考虑临床并发症、工资损失和减肥支出，每年花费接近 1500 亿美元，更不用说随之而来的情感痛苦、社会污名化和歧视。体重过大会促进代谢综合征和胰岛素抵抗，是心血管疾病、2 型糖尿病、血脂异常和高血压的主要危险因素，还与脑卒中、心力衰竭、多种类型癌症和过早死亡的风险增加有关。此外，肥胖患者出现肺功能受损（包括睡眠呼吸暂停）、骨关节炎、胆囊疾病、静脉血栓形成和手术并发症的风险增加。

基层全科医生对体重过大患者的评估不仅包括尝试明确病因，还包括作为主要疾病的危险因素评估体重状态和脂肪分布。本章侧重于诊断评估（治疗方法见第 233 章）。

病理生理学和临床表现 [1-23]

定义（表 10-1）

肥胖定义为体内脂肪过多。成人超重和肥胖的标准分类是基于体重指数（body mass index，BMI）

的测定，BMI 近似于总体脂含量并与疾病风险相关。青少年和儿童超重和肥胖的定义来自美国疾病控制和预防中心（Centers for Disease Control and Prevention，CDC）的 BMI- 年龄增长图表。超重被定义为 BMI ≥标准体重的第 90 个百分位数，而肥胖则高于标准体重的第 95 个百分位数（表 10-1）。

- 超重——BMI 25 ～ 29.9 kg/m^2
- 肥胖——BMI 30 kg/m^2
  - Ⅰ级肥胖（BMI 30.0 ～ 34.9 kg/m^2）
  - Ⅱ级肥胖（BMI 35.0 ～ 39.9 kg/m^2）
  - Ⅲ级肥胖（BMI ＞ 40.0 kg/m^2）

表 10-1 超重的定义和分级

分级		BMI（kg/m^2）	腰围[a]	相对风险[b]
正常		18.5 ～ 24.9	正常	正常
			增加	增加
超重		25.0 ～ 29.9	正常	增加
			增加	高
肥胖	Ⅰ级	30.0 ～ 34.9	正常	高
			增加	很高
	Ⅱ级	35.0 ～ 39.9	正常	很高
			增加	很高
重度肥胖	Ⅲ级	40.0+	增加	极高

注：BMI，体重指数。

[a] 增加：男性＞ 102 cm（40 英尺），女性＞ 88 cm（35 英尺）。

[b] 包括 2 型糖尿病、高血压和冠状动脉疾病。

Adapted from Expert panel on the identification，evaluation，and treatment of overweight and obesity in adults. Executive summary of the clinical guidelines on the identification, evaluation，and treatment of overweight and obesity in adults. Arch Intern Med 1998；158：1855, with permission. Copyright © 1998，American Medical Association

正常生理学和病理生理学

正常生理学

热力学定律最终决定了体重，它反映了能量摄入和能量消耗之间的平衡。体重的变化代表摄入和消耗之间的不平衡。能量储存主要以脂肪组织的形式存在，它的调节是正常生长发育和生存所必需的。热量限制或过度喂养对脂肪组织的微小扰动受到高度复杂的生理系统严格调控和抵消，涉及大脑、消化道、内分泌器官、肌肉、脂肪组织。

下丘脑通过调节食欲和新陈代谢来调控热量摄入和能量消耗。下丘脑整合了一组复杂而冗余的传入信号，包括从脂肪组织释放的瘦素，来自自主神经系统的去甲肾上腺素，来自内分泌腺的肾上腺素、糖皮质激素、雄激素、孕酮、雌激素、胰岛素和胰多肽，来自胃肠道的促生长激素释放素、肽 YY（酪酪肽）、胰高血糖素样肽 -1（GLP-1）、胃泌酸调节素、胰高血糖素、胆囊收缩素、生长抑素和葡萄糖，来自中枢神经系统的多巴胺、γ- 氨基丁酸、甘丙肽、阿片类物质、生长激素释放因子、生长抑素和 5- 羟色胺。下丘脑通过释放 α- 促黑细胞激素（α-MSH）、去甲肾上腺素、5- 羟色胺、神经肽 Y、胰高血糖素样肽 -1、促甲状腺激素和促肾上腺皮质激素作用于自主神经系统和甲状腺，以控制能量消耗和食欲。α-MSH 在黑素皮质素 -4 受体（MC4R）上的作用越来越被认为是食欲控制的一个因素，当受到刺激时，它会抑制食欲。

病理生理学

肥胖代表能量平衡的正常生理功能失调，被认为是因人而异的多种因素的结果。导致正向能量的因素包括缺乏身体活动，尤其是在新陈代谢、食欲控制或饮食构成方面存在潜在障碍的人。在大多数情况下，病因是多因素的，可能有一个因素占主导地位。易感性受基因决定因素的影响，这些基因决定因素在进化中曾经是有利的，例如减少能量消耗或鼓励摄入富含能量的食物的基因决定因素。然而，在后工业社会，这种遗传特征可能会对健康产生反作用，在后工业社会中，身体需求大大减少，高热量食物丰富且价格低廉。

缺乏运动。缺乏运动是现代社会中肥胖的一个主要原因，尽管每日平均热量摄入下降，但肥胖的发病率却不断上升。当日常生活对身体的需求很少时，热量需求就会急剧下降，这就导致了超重的流行，即使在那些没有重大遗传易感性的人群中也是如此。运动倾向的一些遗传变异已经被证实，这可能导致一些人不运动。

代谢因素。代谢因素是导致体重超标的重要遗传因素，包括静息能量消耗、食物的热效应和运动引起的能量消耗。其中，运动能量利用率的降低与体重增加的风险相关性最强。已观察到 9 ～ 30 倍的变化。由于运动引起的能量消耗约占总能量需求的 30%，任何导致运动能量消耗减少的遗传倾向都会大大增加肥胖的风险。

饮食成分。实际上，饮食成分所起的作用比预期要小得多。对大多数人来说，改变饮食中脂肪、蛋白质和碳水化合物的百分比而不改变所消耗的热量对肥胖的发生几乎没有影响。高脂肪饮食导致肥胖的主要原因是它们富含热量，而不是因为富含脂肪。类似地，糖通常与肥胖的发生有关，也是因为它会导致卡路里的过度摄入。蛋白质的影响似乎较小。尽管提倡减肥饮食的人声称相反，但没有证据表明饮食成分本身是绝大多数人肥胖的主要决定因素。几乎所有的减肥食谱都是通过限制总热量，而不管其成分如何（见第 235 章）。食物摄入的时间可能对肥胖有一定的影响；每天吃一次，尤其是在睡觉前，容易使一些人的脂肪组织堆积。

食欲失调。长期以来，人们一直怀疑食欲失调是肥胖的一个原因。这导致了对食欲调节及其破坏的深入研究。有些人似乎对正常的食欲控制有抵抗力，如抑制食欲的瘦素，肥胖者的血清瘦素水平实际上会升高。与正常对照组相比，一些肥胖患者餐后产生的抑制食欲的胃肠激素片段多肽 YY（polypeptide YY，PYY）减少。在其他情况下，存在 MC4R 的基因改变。给一些动物提供美味、能量丰富的食物，可以克服食欲抑制剂的影响。

遗传因素。如前所述，遗传因素通过影响能量利用、食欲、食物偏好，甚至身体活动倾向，发挥着重要作用。据估计，遗传因素约占体重指数变异的 55% ～ 85%。对双胞胎、家庭和被收养人的研究结果强调了遗传因素的重要性。研究发现，被收养人与其亲生父母之间的体重指数相关性比被收养人与其收养父母之间的相关性更强。肥胖相关的遗传综合征超过 25 种，通常与认知缺陷和食物摄入增加有关（表 10-1）。MC4R 缺乏症是最常见的单基因型肥胖，严重肥胖儿童中只有不到 1% ～ 6% 的人患有该病，并伴有贪食症和高胰岛素血症。瘦素缺乏不太常见，但支持以下假设：这些非综合征单基因型肥胖通过食物摄入而不是能量消耗起作用。多基因变异更可能解释大多数肥胖病例。全基因组关联研究已经开始识别这些变体，例如，脂肪量和肥胖相关基因及其与 BMI 的关联。然而，它的影响不大，证实了我们的观点，即肥胖是一种高度多基因和复杂的疾病。

发育和环境因素。发育和环境因素——表现为父母的影响和童年环境，将影响成人肥胖的发生。随着孩子年龄的增长，环境的影响也在增加。当年龄超过 10 岁，遗传对肥胖的影响降低，而环境的重要性增加。与早期的同龄人相比，在当前这个充斥着大量廉价高热量快餐的时代长大的人患肥胖症的风险更大。尤其是青少年，他们大量食用此类食品，可能会产生严重的长期后果。自然史研究发现，青少年和青年时期体重增加与晚年肥胖风险之间存在密切关系。那些变得肥胖的人往往一辈子都保持肥胖。

心理和行为因素。长期以来，人们一直认为肥胖是一种饮食失调，然而，肥胖者不会以任何特定的方式暴饮暴食。此外，心理学还难以解释为什么有些人会产生反应性贪食症作为对情绪压力的反应，而另一些人的反应是厌食症。相当多的研究无法确定任何特定人格组织或心理防御机制集群与肥胖明显相关。

尽管如此，心理问题经常导致诱发肥胖的行为改变的发生和持续。有些人在面对压力、损失或挫折时会吃得过多。有两种行为饮食障碍影响肥胖患者：暴食症（binge eating disorder，BED）和夜食综合征（night eating syndrome，NES）。那些患有 NES 的人，以失眠、深夜大规模的“搜刮冰箱”和早晨厌食为特征，当他们试图改变饮食行为时，也会经历特别的情绪困扰。通常会有社会压力同时存在。与抑郁症相关的食欲失调可能导致体重增加或减少。

社会因素。社会因素是决定宴会的频率和性质、用餐时间、食物的作用和意义、所食用食物的类型以及外观规范的关键因素。在美国社会，超重发生在少数民族和社会经济弱势群体中的频率远远高于其他群体。非洲裔和西班牙裔年轻女性肥胖的可能性分别是白人年轻女性的 2.1 倍和 1.5 倍。这种差异是否代表饮食偏好、社会动机行为或互动因素尚不清楚。

药物制剂。针对肥胖以外的临床情况而开具的药物可能会导致体重增加。β 受体阻滞剂和中枢交感神经阻滞剂（如可乐定）可降低代谢率和能量消耗。糖皮质激素导致躯干型肥胖。抗抑郁药，如三环类药物和选择性5-羟色胺再摄取抑制剂，以及一些抗组胺药（如赛庚啶）可以刺激食欲。使用口服避孕药也会导致体重增加。

内分泌紊乱。内分泌紊乱通常是超重的结果，而不是原因。然而，甲状腺功能减退症（见第104章）已被发现在一些病例中占比高达5%。库欣综合征是一种罕见的病因，通常伴有躯干肥胖和周围肌肉萎缩的特征。多囊卵巢综合征——多囊卵巢月经缺失、中度多毛症和高胰岛素血症（见第112章）——通常被认为是内分泌形式的肥胖，肥胖的确切机制尚不清楚。无睾症也可能与肥胖有关。值得高度关注的是，胰岛素抵抗及其伴随的代谢综合征的频率显著增加，其特征是高胰岛素血症、高甘油三酯和低高密度脂蛋白（high-density lipoprotein，HDL）胆固醇，这些都是糖尿病、高血压和心血管疾病的重要危险因素。血清胰岛素和甘油三酯水平升高，高密度脂蛋白胆固醇水平降低。

神经系统病因。肥胖的神经系统病因通常并不神秘，它们大多由下丘脑损伤引起，如颅咽管瘤、脑炎或外伤。通常会出现视野缺陷或头痛。两种罕见的没有明显中枢神经系统症状的神经系统疾病已被发现。第一种是克莱恩-莱文综合征，包括周期性贪食和嗜睡。第二种综合征的特征是对食物专注并伴随对苯妥英钠有反应的脑电图异常。

精神疾病。体重增加可能预示着精神疾病。抑郁症的食欲失调是该病的主要表现之一，可能是一种主诉（见第227章）。

临床表现

大多数超重和肥胖的发生与潜在的健康状况无关，尽管它们可能会加剧或导致疾病。外源性肥胖通常在成年早期就会有显现，并且往往持续存在。那些在青春期超重的人有相当大的风险在30多岁时患上严重肥胖症。有潜在遗传性因素的人通常在10岁前就表现为肥胖。在5% ～ 10%的成人病例中，潜在的健康状况或影响能量消耗、供能物质利用、食欲的药物或体育活动可能是致病因素。其机制是对参与调节能量摄入或消耗的物质产生影响。

鉴别诊断 [24-25]

肥胖可以是原发性或继发性，后者是导致肥胖的医学原因。某些继发性体重增加是盐分潴留和体液超负荷的结果，而不是脂肪细胞数量增加。钠潴留的重要原因包括充血性心力衰竭、严重肝细胞疾病和肾衰竭（见第32、71和142章）。原发性肥胖可以根据其潜在的病理生理学进行分类。绝大多数病例是原发性的。病因学/病理生理学诊断对于设计有效的管理计划至关重要（表10-2）。

检查 [24-30]

方法概述

应特别注意对肥胖高风险人群的识别和早期干预，即超重青少年和年轻人，尤其是来自少数民族/少数群体的女性。评估超重/肥胖的主要目的是确定超重带来的风险有多大。风险评估首先评估脂肪的数量和分布，然后考虑增加发病率和死亡率风险的其他风险因素和潜在病因，最后对相对风险和绝对风险进行评估。

了解肥胖的异质性很重要，同一肥胖水平的个体可能有完全不同的代谢特征和由此产生的疾病风险。无代谢并发症的肥胖患者患病风险较低，他们被称为代谢健康型肥胖。其他BMI正常但体脂含量高的人可能会患上代谢性疾病，并有更高的患病风险。这些差异突出了将肥胖视为一系列疾病而非单一疾病的重要性。有人建议使用更具代表性的术语“肥胖症”（“the obesities”）。

与管理相关的其他检查包括解释导致体重超标的潜在机制，检测任何可能导致体重增加的潜在疾病，以及评估患者减肥的动机。

体重评估：脂肪含量和分布

为了确定一个人的体重与肥胖相关健康风险是否过高，需要估计脂肪的数量和分布，这是关键的独立危险因素。仅仅简单测量体重和身高不能充分评估身体成分和肥胖，脂肪分布尤其重要。

体脂量：体重指数

虽然不理想，但评估体脂的最佳简单工具是

表 10-2 肥胖的主要病因

原发性

心理因素

- 抑郁
- 焦虑
- 进食障碍（贪食症、卧床、不适）

生物因素

- 产热减少
- 脂肪细胞增加
- 自主神经功能障碍
- 下丘脑设定点改变
- 每天睡前吃一顿大餐
- 能量消耗减少
- 药物（如抗抑郁药、抗精神病药、抗癫痫药、激素类避孕药、降糖药、抗阻胺药、皮质类固醇、抗高血压药）

遗传影响

- 家族性肥胖综合征（Prader-Willi 综合征，Bardet-Biedl 综合征，Alstrom 综合征，Cohen 综合征，Carpenter 综合征）
- 单基因缺陷（MC4 受体，POMC，α-MSH，瘦素，瘦素受体）

社会和职业因素

- 社会经济阶层低下
- 社会 / 职业状况

继发性

内分泌疾病

- 甲状腺功能减退
- 多囊卵巢综合征
- 库欣综合征

神经疾病

- 下丘脑疾病（如创伤、脑炎、颅咽管瘤）

BMI，识别过度肥胖的敏感性为 50%，特异性为 90%。测定 BMI 要求在脱下鞋子和厚重衣服的情况下测量体重，并要求以英寸或厘米为单位测量身高。

BMI = 体重（kg）÷ 身高的平方（m^2）或者体重（磅）×703 ÷ 身高（英寸）的平方

这个体重与身高的比率实际上是计算总体重而不是脂肪重量，无法区分肌肉和脂肪重量。它和体脂量及高度相关。相应的健康危害在肌肉发达的个体中测量 BMI 可能存在局限性，这些个体可能被错误地标记为超重，而体脂过多的个体被归类为正常体重。此外，由于年龄相关和性别相关的身体成分差异，BMI 不能很好地反映某些年龄、性别和种族群体因素。更具体地说，与体重指数相近的男性相比，女性的体脂量更高。与黑人和白人女性相比，西班牙裔女性的体脂量更高。与白人和黑人相比，亚洲人群体脂量更高。研究表明 BMI 临界值为 23 和 27（而不是 25 和 30）。

BMI 为 20 ~ 24.9 被归类为“正常”（*译者注：在我国，BMI 正常范围是 18.5 ~ 23.9*），因为当 BMI 在该范围时疾病死亡率没有增加。尽管一些研究表明，BMI 最低和最高的人群死亡率增加，但肥胖相关的合并症与 BMI 增加有关。尽管它在区分体脂分布以及肌肉和脂肪相关重量上有局限性，但大多数专家共识小组建议卫生专业人员采用 BMI 作为评估体重状况的首选目标，因为它对疾病风险提供了最佳估计（见表 10-1 和表 10-3）。

体脂的其他测量方法

多年来，已经使用了许多其他方法来估计脂肪成分和健康风险，包括：

身高和体重表（height and weight tables）基于精算数据估计“理想”或期望体重，并根据超重百分比确定死亡风险。这种形式的测量已经被 BMI 分类系统所取代，该系统试图允许在不同人群中进行独立于身高的体重比较。

身高和体重公式（height and weight formulae）有时用于确定营养支持环境下的理想体重，但不再用于估计肥胖程度。基本公式非常简单，但有许多与身高和体重表相同的缺点：

- 女性体重：5 英尺（约 1.5 m）身高对应 100 磅（约 45 kg），每增加 1 英尺（约 0.3 m）身高，体重增加 5 磅（约 2.3 kg）。
- 男性体重：5 英尺身高对应 106 磅（约 48 kg），每增加 1 英尺身高，体重增加 6 磅（约 2.7 kg）。

生物电阻抗分析（bioelectric impedance analysis）提供了一种相对便宜的测量总体脂的方法。电极置于一只手臂和一条腿，并测量阻抗。阻抗与身体的水成分成正比。基于阻抗的公式估计体脂的百分比，然而，估计值受年龄、性别、种族和潜在水合状态的影响，使得该方法相对较弱。

表 10-3 体重指数指南

	正常						超重					肥胖										过度肥胖														
BMI	19	20	21	22	23	24	25	26	27	28	29	30	31	32	33	34	35	36	37	38	39	40	41	42	43	44	45	46	47	48	49	50	51	52	53	54
身高（英寸）	体重（磅）																																			
58	91	96	100	105	110	115	119	124	129	134	138	143	148	153	158	162	167	172	177	181	186	191	196	201	205	210	215	220	224	229	234	239	244	248	253	258
59	94	99	104	109	114	119	124	128	133	138	143	148	153	158	163	168	173	178	183	188	193	198	203	208	212	217	222	227	232	237	242	247	252	257	262	267
60	97	102	107	112	118	123	128	133	138	143	148	153	158	163	168	174	179	184	189	194	199	204	209	215	220	225	230	235	240	245	250	255	261	266	271	276
61	100	106	111	116	122	127	132	137	143	148	153	158	164	169	174	180	185	190	195	201	206	211	217	222	227	232	238	243	248	254	259	264	269	275	280	285
62	104	109	115	120	126	131	136	142	147	153	158	164	169	175	180	186	191	196	202	207	213	218	224	229	235	240	246	251	256	262	267	273	278	284	289	295
63	107	113	118	124	130	135	141	146	152	158	163	169	175	180	186	191	197	203	208	214	220	225	231	237	242	248	254	259	265	270	278	282	287	293	299	304
64	110	116	122	128	134	140	145	151	157	163	169	174	180	186	192	197	204	209	215	221	227	232	238	244	250	256	262	267	273	279	285	291	296	302	308	314
65	114	120	126	132	138	144	150	156	162	168	174	180	186	192	198	204	210	216	222	228	234	240	246	252	258	264	270	276	282	288	294	300	306	312	318	324
66	118	124	130	136	142	148	155	161	167	173	179	186	192	198	204	210	216	223	229	235	241	247	253	260	266	272	278	284	291	297	303	309	315	322	328	334
67	121	127	134	140	146	153	159	166	172	178	185	191	198	204	211	217	223	230	236	242	249	255	261	268	274	280	287	293	299	306	312	319	325	331	338	344
68	125	131	138	144	151	158	164	171	177	184	190	197	203	210	216	223	230	236	243	249	256	262	269	276	282	289	295	302	308	315	322	328	335	341	348	354
69	128	135	142	149	155	162	169	176	182	189	196	203	209	216	223	230	236	243	250	257	263	270	277	284	291	297	304	311	318	324	331	338	345	351	358	365
70	132	139	146	153	160	167	174	181	188	195	202	209	216	222	229	236	243	250	257	264	271	278	285	292	299	306	313	320	327	334	341	348	355	362	369	376
71	136	143	150	157	165	172	179	186	193	200	208	215	222	229	236	243	250	257	265	272	279	286	293	301	308	315	322	329	336	343	351	358	365	372	379	386
72	140	147	154	162	169	177	184	191	199	206	213	221	228	235	242	250	258	265	272	279	287	294	302	309	316	324	331	338	346	353	361	368	375	383	390	397
73	144	151	159	166	174	182	189	197	204	212	219	227	235	242	250	257	265	272	280	288	295	302	310	318	325	333	340	348	355	363	371	378	386	393	401	408
74	148	155	163	171	179	186	194	202	210	218	225	233	241	249	256	264	272	280	287	295	303	311	319	326	334	342	350	358	365	373	381	389	396	404	412	420
75	152	160	168	176	184	192	200	208	216	224	232	240	248	256	264	272	279	287	295	303	311	319	327	335	343	351	359	367	375	383	391	399	407	415	423	431
76	156	164	172	180	189	197	205	213	221	230	238	246	254	263	271	279	287	295	304	312	320	328	336	344	353	361	369	377	385	394	402	410	418	426	435	443

脂肪分布的测量：腰围

脂肪分布的最佳定量指标（与超重相关的健康风险的另一个独立决定因素）是腰围，这是内脏脂肪的一种表现。腰围是在髂嵴水平测量的。测量值超过特定性别的临界值（男性大于 102 cm 或 40 英寸，女性大于 88 cm 或 35 英寸）会显著增加发病率和死亡率的相对风险（表 10-1）。脂肪分布对风险的影响如此之大，因此，即使在不超重的人中测量腰围也很重要。然而，在 BMI 大于 35 kg/m^2 的患者中，测量不会带来额外的风险。

腰围或腹围与髋围或臀围之比（腰臀比）（waist-to-hip ratio，WHR）建立在腰围的基础上，有助于改进对区域脂肪分布的估计。臀围在臀部向后最突出处测量。WHR 用于评估腹部相对于臀部脂肪堆积情况。与髋部、臀部、大腿脂肪组织较多的人（女性肥胖，常见于绝经前期女性）相比，上半身脂肪过多的人（男性肥胖，在男性中更常见）患糖尿病、动脉粥样硬化和脑卒中的风险更高。

脂肪分布的其他测量方法

人体测量，即皮褶厚度测量，已被用于量化肥胖。在肱三头肌和肩胛下区域用卡尺测量皮褶厚度。然而，可靠性可能是一个问题，因为身体脂肪随着年龄的增长而增加，肥胖患者的大皮褶很难测量，测量的变异性很高。计算机断层扫描（CT）和磁共振成像（MRI）可以直接测量皮下脂肪组织和内脏脂肪组织。双能 X 射线吸收法和空气置换体积描记法是测量瘦体重和体脂的精确方法，然而，由于管理费用昂贵，在门诊配备不切实际。

疾病风险评估

与肥胖相关的主要风险是动脉粥样硬化和代谢性疾病（冠心病、外周血管疾病、缺血性脑卒中、糖尿病），主要是由高胰岛素血症和代谢综合征（血压升高、糖耐量异常和血脂异常）引起的（见第 14、15、18、20、26、27 和 93 章）。恶性肿瘤、睡眠呼吸暂停、尿失禁和退行性关节疾病的风险也是值得注意的重要健康问题（见下文讨论）。

如前所述，风险评估始于测定总体脂和脂肪分布，分别以与相对风险密切相关的 BMI 和腰围表示，尤其是在 65 岁以下的人群中（表 10-3）。肥胖的相对风险在年轻人中最大，随着年龄的增长而有所下降。

确定肥胖或超重个体的绝对心血管风险需要关注独立导致心血管事件风险的所有条件，这些条件在弗雷明汉风险评分和美国心脏病学会 / 美国心脏协会（ACC/AHA）集合队列方程中可见，详情见 http：//tools.acc.org/ascvd-risk-estimator-plus/#!/calculate/estimate/（见第 18 和 27 章）。

病因和健康后果的评估

肥胖的病因和健康后果值得关注，因为它们为管理提供了信息。仔细、无偏倚的评估对于找出致病因素（无论是遗传、发育还是环境因素）及其后果至关重要。

病史

病史应包括肥胖发病年龄、父母和兄弟姐妹的体重状况以及与肥胖发病相关的任何可识别的情况，包括心理和环境压力［例如，戒烟（见第 54 章）、抑郁（见第 227 章）］。探讨社会和文化因素对体重增加的可能影响，包括工作时间安排和对食物的态度。应确定热量摄入情况，并了解体力活动的程度，包括潜在的障碍和运动倾向。

病史要求对症状进行彻底的神经内分泌检查：疲劳、无法解释的体重增加、不耐寒、声音嘶哑、皮肤和头发质地变化、闭经、多毛、易瘀伤、虚弱、视觉障碍和头痛。对可能刺激食欲或影响新陈代谢的药物进行检查，如抗抑郁药、口服避孕药、皮质类固醇、吩噻嗪类、抗甲状腺药物、β 受体阻滞剂和胰岛素。

对肥胖后果的系统回顾应包括对胸痛、呼吸急促、多尿、多饮、阳痿、麻木、肢体疼痛或寒冷、短暂神经功能缺损、白天嗜睡、夜间呼吸暂停和负重时关节疼痛症状的询问。

体格检查

肥胖患者的体格检查可能具有挑战性，但可以克服障碍，以便准确评估并发症（表 10-4）。目标包括寻找病因和可能的并发症。提示潜在内分泌紊乱的临床表现包括满月脸、背部肥胖、色素纹、多毛、皮肤干燥和增厚、头发粗糙、躯干肥胖、甲状腺肿、附件肿块、缺乏第二性征、踝关节痉挛的延迟松弛和视野缺损。然而，诊断可能很困难，因为高皮质醇血症的体征和症状可能与某些肥胖表现重叠。

体格检查应包括寻找与肥胖相关的共病，包括血压升高、糖尿病视网膜病变、颈动脉杂音、口咽软组织阻塞、黑棘皮病、肺心病、啰音、心脏增大、肝大、褶皱处皮炎、臀部和膝关节的退行性改变。应注意下肢，尤其是可能无法触及的部位，如足部，以发现周围动静脉功能不全、周围神经病变和念珠菌感染的征象。癌症筛查也很重要，有时由于难以进行乳腺、盆腔和前列腺检查而被忽略，这一点不容忽视，因为肥胖会增加癌症风险。

实验室检查

和其他检查内容一样，实验室检查也关注病因和后果。

病因检查。在没有提示性临床发现的情况下，对可导致肥胖的所有疾病进行常规检测增加了费用，并增加了产生假阳性结果的风险（见第 2 章）。尽管如此，一些临床医生还是经常用促甲状腺激素（TSH）检测来筛查甲状腺功能减退症，因为该检测非常敏感，该病的患病率相对较高，并且甲状腺功能减退症的临床表现可能很不明显（见第 104 章）。然而，甲状腺功能减退症很少是肥胖的直接原因。

提示库欣综合征的临床发现可通过 24 h 尿皮质醇测量或隔夜地塞米松抑制试验进行检查。如果头痛伴有视野障碍，则需要蝶鞍 CT 检查垂体瘤的可能性（见第 100 章）。

虽然遗传因素越来越受到重视，但常规基因检测尚未达到对管理有循证影响的地步。大多数 *POMC*、*α-MSH* 和 *MC4R* 的基因检测仍限于研究时使用，除非对患有严重肥胖症和有家族病史患者的怀疑度较高。同样，测量与体重调节有关的胃肠道激素（如 GLP-1、生长激素释放肽、PYY 以及血清瘦素）目前还没有用于临床，但未来可能会有用。

肥胖并发症检测。在肥胖患者中评估代谢综合征更常见。除了腰围外，空腹血糖和血脂水平（见第 15 章）也是识别心血管疾病风险最大且可能从减肥中获益最多的重要指标。血清胰岛素水平提供了一种更直接的高胰岛素血症测量方法，但检测方法还没有很好地标准化。血浆甘油三酯水平（＞ 130 mg/dL）和甘油三酯与高密度脂蛋白胆

表 10-4 肥胖患者体格检查的实用建议

内容	问题	对策
环境	设备可能不合适	提供无扶手的椅子、低矮的加固桌子和超大的罩袍
	患者活动能力下降	帮助患者脱衣服摆姿势的辅助设备
	医生在检查肥胖患者时可能会感到不舒服	礼貌地提出请患者遮住自己的乳房、血管翳等方便协助检查
生命体征	电子秤的极限通常为 350 磅或 158 kg	使用具有足够称重范围的磅秤（500 kg 或 225 kg）。考虑更多的私人场所让患者称重
	患者更有可能是比较适应的	在检查生命体征之前考虑更长的坐姿时间（15 min）
	小袖口可能造成虚假的血压升高	确保合适的袖口尺寸（有时使用下肢袖带）
	患者更可能符合代谢综合征的标准	在正常呼气结束时，用卷尺在髂前上嵴水平处常规测量腰围
头部和颈部	后口咽部很难看到	使用压舌器或让患者打哈欠
	颈静脉压难以显示	肝颈静脉反射可能有用，但对肥胖患者也更困难
	甲状腺很难显示	让患者抬起头来伸展颈部
心血管系统	胸壁增厚使心音听起来遥远	同时触诊颈动脉脉搏。让坐着的患者身体前倾，使心脏更靠近胸壁。要求卧位患者将手臂举过头顶，展开胸壁软组织。听诊 S2 在左胸骨上缘分裂
	脉搏可能很难理解	手持式多普勒可用于检查脉搏
乳房	肥胖患者的乳房很大，有时下垂	花足够的时间检查每个乳房（每个乳房约 3 min）。患者侧卧位检查乳房
肺部	呼吸声减弱	直接在暴露的皮肤上听诊
腹部	腹部脂肪使触诊深层结构变得困难（如肝缘）	使用划痕试验寻找肝脏边缘
	腹部隆起对腹水的诊断没有帮助	使用液波或移动浊度检查腹水
妇科	打开阴道口困难，使内镜的插入具有挑战性	鼓励患者尽可能多地外展腿。向患者解释困难，并要求助手在插入窥器时让外阴组织归位
	由于相对于皮肤的深度，很难到达宫颈	使用更长的窥器
	双手触诊困难	如果考虑盆腔肿块（例如双合诊检查时的压痛），结构不能触及，请考虑使用经阴道超声
神经系统	反射可能很难激发	确保正确定位。必要时使用分散注意力的技巧
肌肉骨骼	粗壮、笨重的肢体使得诸如前抽屉征和屈曲 - 外展 - 外旋等测试变得困难	请助手帮助患者正确定位
皮肤	患者可能会不好意思报告皮肤状况	询问问题区域并进行彻底检查，特别注意擦烂的皱褶处和足部

固醇的比率（> 3.0）提供了胰岛素水平的最佳近似值，并与心血管风险相关，总胆固醇与高密度脂蛋白胆固醇的比率（> 4.5）也得到了较好的确定。应通过糖化血红蛋白测定进行糖尿病筛查，尤其是在血压轻度升高的情况下（见第 93 章）。疑似有阻塞性睡眠呼吸暂停症状和体征的患者应考虑进行正式的多导睡眠监测（见第 46 章）。

分期。与癌症和许多慢性病一样，预后不仅取决于疾病的严重程度，还取决于疾病进展的程度，表现为与疾病相关的并发症的发展。就肥胖而言，体重正常、中心性肥胖的人最能说明这一点，其表现为髋腰比异常，但 BMI 正常或仅轻度升高，冠心病和糖尿病的风险增加。这些人的预后比仅根据 BMI 分类预测的要差得多。这对确定管理强度具有重要意义（见附录 233-1）。

肥胖管理的分期主要取决于并发症的数量和

严重程度：

- 0 期疾病—— BMI ＞ 25，无并发症
- 1 期疾病—— BMI ＞ 25，一种或多种轻微并发症
- 2 期疾病—— BMI ＞ 25，一种或多种主要并发症

分级和分期的结合为治疗计划提供了方便的风险分层（见附录 235-1）。

癌症筛查。鉴于与肥胖相关的癌症风险增加，应对宫颈癌、乳腺癌、结肠癌和前列腺癌进行常规筛查（见第 56、106、107 和 126 章）。不幸的是，观察性研究表明，在肥胖女性中子宫颈癌筛查的频率较低，而肥胖女性的癌症发病率高于正常体重女性。

是否适合减肥手术的初步评估。肥胖患者的初始评估有时会在考虑减肥手术的情况下进行，这需要其自身的深入评估（见第 235 章）。

患者教育和转诊适应证[31]（另见第 235 章）

大多数患者来进行肥胖评估是出于对潜在疾病或遗传决定因素的担忧。绝大多数人不存在这些问题，不运动和热量过量是其体重增加的主要原因。虽然他们可能有基因决定的风险因素，如高脂肪食物摄取倾向、与运动相关的能量消耗减少或食欲抑制缺陷，但当医生再次强调运动和积极生活方式以及适度限制热量摄入对体重控制的绝对的重要性时，他们也能受益（见第 235 章）。偶尔有一些患者的肥胖主要由遗传引起（父母双方都肥胖，在 3 岁之前发病），他们了解到自己的体重问题不是性格缺陷的结果时会心存感激。对绝大多数患者来说，教育过程首先是将注意力从饮食、身体状况和“代谢问题”以及锻炼的重要性上转移出来。目标是为患者提供超重所造成疾病风险的预测，并评估导致超重的因素。出现严重肥胖（BMI ＞ 50 kg/m^2）、多种严重并发症或总体生活质量差的患者可能需要转诊，考虑减肥手术。最好转诊到可以提供包括营养、心理学 / 精神病学、内科学和外科学的多学科护理的权威的医学中心。

建议[32]

- 优化诊室环境（候诊室、椅子、罩袍等），以方便评估肥胖患者。
- 避免使用可能削弱医患关系的贬义语言，如“病态”和“惯犯”。
- 确认患者的体重状况，因为这本身是有益的。
- 了解肥胖风险人群，即年轻超重成年人、女性和少数民族群体。
- 通过计算 BMI［体重（以千克为单位）除以身高（以米为单位）的平方］来估计体脂含量。了解在某些年龄、性别和种族群体中，个体差异可能与体脂没有很好的相关性，例如，对于亚洲人群，以 23 kg/m^2 和 27 kg/m^2 的 BMI 来界定超重和肥胖可能更为准确。
- 通过测量髂嵴水平处的腰围来确定脂肪分布。它与腹部肥胖以及肥胖相关的发病率和死亡率相关。
- 根据这些测定结果估计心血管疾病、2 型糖尿病和高血压的相对风险。
- 寻找主要心血管危险因素和靶器官损害的证据，以确定心血管发病率和死亡率的绝对风险。
- 进行病史采集和体格检查，以确定病因，包括家族倾向、发病早、饮食过量、缺乏活动，以及潜在的身体和心理状况。
- 将实验室检查限制在明确病史和体格检查所提出的病因学假设，并评估与代谢综合征相关的心血管风险，包括空腹血糖、甘油三酯和高密度脂蛋白胆固醇的测量。
- 向患者提供导致体重超标的因素评估，并对肥胖造成的疾病风险进行估计，以便针对性制订管理计划（见第 235 章）。

（尤丛蕾　祁祯楠 翻译，迟春花　曹照龙 审校）

第 11 章

发热的评估

A.H.G.

自古以来，发热就被认为是疾病的一种主要症状。确实，与其他症状相比，人们更容易认为发热是疾病的征象。发热会引发健康担忧，而且会提高人们的治疗期望值。在现今社会大众脑海中，发热等同于感染，感染将会涉及对抗生素的管理。因此，医生面临的挑战包括：明确发热的原因，制订合理的治疗计划，并解释抗生素限用于细菌感染的原因。持续或反复发热的诊断比较困难，具有挑战性，需要我们深入了解发热的原因，以及制订一个深思熟虑的检查策略。上述同样适用于旅行返程者的发热检查。

病理生理学和临床表现 [1–18]

定义和体温测量

定义

核心温度超过 38.0℃被定义为发热。按照目前大众的认知，98.6 ℉（37℃）并不是正常的体温。事实上，体温并没有一个单一的正常值，像许多其他生物现象一样，体温表现出昼夜节律性。在健康人群中，清晨时直肠平均体温约 97 ℉（36.1℃），到下午晚些时候升至 99.3 ℉（37.4℃）左右。儿童体温正常的范围可能更大。此外，一些生理因素，例如运动锻炼、月经周期可以进一步调节机体体温。

体温测量

实际上，明确发热的定义和了解体温的正常昼夜节律性非常重要，原因有两个：①避免做出错误的阳性诊断，从而导致不必要的检查和关注；②指导监测体温，最好在晚上监测体温峰值，早上监测最低体温。值得注意的是，一次诊室体温不高并不能完全排除发热性疾病。

体温测量的金标准仍然是血管内测量（如肺动脉）。侵入性较小的中心体温测量包括直肠测定，这被认为是最准确的非血管内测量。外周体温测定（腋窝、口腔、鼓膜和颞动脉）有效性的系统综述显示，外周体温测定与直肠测定的一致性很差。外周体温测定特异性较高（96%），但敏感性较低（65%），这使得外周体温测定不适合排除发热患者。当直肠体温测定有禁忌时（例如，对于中性粒细胞减少的患者），可以考虑用预先校准的电子体温计进行口腔或鼓膜体温测定。新的非接触式红外温度计（针对前额，但不需要皮肤接触）很有前景，但需要进一步研究，如果有出汗或探头没有保持在适当的距离，其灵敏度会降低。

发热的机制

感染或组织损伤会导致机体发热。细胞因子（如白细胞介素、肿瘤坏死因子）构成内源性致热原，微生物表面成分构成了大部分的外源性致热原，后者直接或通过刺激内源性致热原引起发热。最后的共同途径是增加下丘脑体温调节中枢的前列腺素 E2 水平。发热能够刺激免疫反应的某些成分，并抑制致热因子的进一步释放。退热药的作用机制主要是通过抑制前列腺素的合成。

发热的临床表现

发热患者的主诉可以通过潜在的疾病过程或发热本身来解释。发热患者的体征和症状差别很大。有些患者无症状，但更常见的是他们会有温暖或脸发烫的感觉。不适和疲劳很常见。下丘脑通过躯体传出神经发挥作用，其可增加肌肉张力来产生热量、升高体温，许多发热患者因此会出现肌痛的表现。

这些因素解释了发热最显著的临床表现之一：寒战。寒战可能是菌血症的一种表现，但事实上，任何迅速提高下丘脑设定点的刺激都可能产生寒战。正在寒战的患者表现出不受控制的剧烈颤抖，同时会用毯子包裹住自己，导致温度直线上升。这种现象也有一定的生理基础。尽管核心温度很高，但这些患者主观上感到很冷，因为他们的表面温度降低。机体对下丘脑刺激产生了发热反应，表现为皮肤血管收缩，皮肤温度下降，皮肤上的冷受体感觉到寒冷。在退热期间发生的生理反应则相反，皮肤血管舒张、排汗，使体温降至正常。

发热的其他表现还包括中枢神经系统症状，从轻微无法集中注意力到意识错乱、谵妄，甚至木僵，特别是在老年人或虚弱的患者中。在无任何原发神经系统疾病的婴幼儿中，仅高热［104 ℉至 106 ℉（40 ~ 41.1℃）］就可引起抽搐。发热会导致心输出量的增加，所以发热会伴有心动过速。发热伴有心动过速很常见，所以当遇到发热不伴有心动过速的患者时，应怀疑一些不常见的问题，如伤寒［相对心动过缓是其典型表现（原因不明）］、药物热和人为因素所致发热。有基础心脏病的患者，发热所导致的心输出量的增加可能会诱发心绞痛或心力衰竭。

发热的另一个临床表现是所谓的发热疱疹——口角单纯疱疹。这个表现可能不是由发热本身引起的，其在一些感染性疾病，如肺炎球菌性肺炎和脑膜炎球菌性脑膜炎中，比在非感染性发热疾病中要常见得多。由于发热经常伴随感染，许多研究人员试图确定发热是否有一定的保护或有益作用。有一些情况，如中枢神经系统梅毒，体温升高可能超过感染源的热耐受性。因此，诱发发热曾经是梅毒的一种治疗方法。在一些动物模型研究中，发热增强了实验性梅毒感染的康复。但是，没有证据支持人类的发热会有相应的临床益处。

发热的后果

发热有害吗？大多数健康人可忍受高达 105 ℉（40.5℃）的温度而不会产生不良影响，尽管如此，这些人身上出现的症状通常也需要认真对待和治疗。对于儿童，应避免高热，因为其可能会导致抽搐的发生。发热伴心脏病的患者也应接受退热治疗。温度每升高 1 ℉，基础代谢率就增加 7%，导致心脏负荷增加，从而导致心肌缺血、心力衰竭，甚至休克。此外，超过 108 ℉（42.1℃）的极端高热可能会导致直接的细胞损伤。血管内皮似乎特别容易受到这种损害，极高热的时候常常会伴发弥散性血管内凝血。其他可能直接受损的结构是大脑、肌肉和心脏。最后，极高热可引起代谢紊乱，如缺氧、酸中毒，偶有高钾血症，进而导致昏迷、癫痫、心律失常或低血压，这些可能是致命的。然而，尽管在这个温度范围内死亡率很高，但也有患者在高达 108 ℉（42.1℃）的温度下仍能幸存下来，且没有明显的器官损伤。人类的体温可高达 113 ℉（45℃），但这是致命的。

临床表现

考虑到发生率以及需要及时识别和治疗的重要性，下面强调一些特殊情况。

反复或间歇性发热

反复发热是具有周期性特征的感染性疾病的最典型特征，但也可发生在与炎症相关的疾病中。疟疾、乙型肝炎、钩端螺旋体病、布鲁菌病和播散性真菌感染是反复发热的重要感染性病因。腔内寄生虫（如血吸虫病、阿米巴病和锥虫病中）的迁移可导致间歇性发热，细胞内寄生虫（如巴尔通氏体属和埃立克体属）的细胞裂解也可导致间歇性发热。霍奇金病表现出一种特征性的周期性发热模式，持续 1 ~ 2 周的高热与无热交替。周期性发热的原因还包括遗传性周期性发热，包括家族性地中海热、高免疫球蛋白 D 综合征和肿瘤坏死因子受体相关周期性综合征，这些综合征导致有阳性家族史的人反复出现发热。

早期 HIV 感染是一个绝对不能忽视的因素。与似然比（likelihood ratio，LR）增加相关的症状包括生殖器溃疡（LR 5.4）、体重减轻（LR 4.7）和呕吐（LR 4.6）。体格检查中有重要诊断意义的体征是淋巴结肿大（LR 3.1）。无发热会降低诊断的可能性，但不能排除诊断（LR 0.70）。

旅行返程者发热

虽然常见的呼吸道、胃肠道和尿路感染在旅行返程者中很常见（占发热病例的 35%），但从非洲、亚洲以及中美注和南美洲返程出现新发发热的旅客，其虫媒传染病的风险增加，特别是前往热带或亚热带地区的旅客。蚊子仍然是主要的传播媒介，按蚊传播疟疾，伊蚊是登革热和寨卡病毒感染的媒介。城市和乡村旅行都可能导致蚊子为媒介的相关感染。虽然疟疾仍然在蚊传播疾病中占比最大，但登革热和寨卡病毒感染也变得越来越重要。节肢动物（螨、蜱）是另一种重要的媒介，特别是对于斑疹伤寒和恙虫病等立克次体疾病。人与人之间的传播途径对于结核病和禽流感疫情仍然十分重要，这些疫情通常始于亚洲，由旅行者向西传播。

在旅行返程者中，一些更常见、可能更严重的发热原因值得特别关注和重点考虑：

疟疾。从非洲（特别是西撒哈拉和撒哈拉以南地区）、亚洲和南美洲返回的最近感染的人通常表现为发热和流感样症状，包括头痛和背痛。使临床表现更加复杂化的症状包括呕吐、腹泻、胃肠痉挛及咳嗽。虽然教科书描述每隔几个小时的周期性发热是其特征，但大多数旅行者表现出更不规律的发热模式。恶性疟原虫感染症状的出现通常是在蚊叮咬后 9 ～ 14 天；大多数人在返回后的 30 天内出现发热，但对于一些既往采取过预防措施的患者来说，发热可能要到几个月后才出现。

登革热。在那些前往过加勒比海和墨西哥等热带和亚热带地区的旅客中，登革热占旅行返程者发热疾病的 12%。甚至美国南佛罗里达和德克萨斯州南部也被世界卫生组织指定为登革热传播区。除了流感样症状（如高热、头痛、恶心、呕吐、肌痛、关节痛）外，患者还可能出现瘀点或瘀斑，这些对诊断有提示作用。

寨卡病毒。这种典型的蚊媒传播性疾病已经成为一个越来越令人担忧的问题，最近从巴西、中美洲和墨西哥返回的新发发热患者中，发现了寨卡病毒所引起的感染。虽然绝大多数病例是以蚊为媒介传播的，但已经确定了这种疾病也可通过性传播。潜伏期约 1 周。症状包括瘙痒性黄斑或丘疹性皮疹（90%）、发热（65%）、关节炎或关节痛（65%）、非化脓性结膜炎（55%）、肌痛（48%）、头痛（45%）、眶后疼痛（39%）、水肿（19%）和呕吐（10%）。这种发热是轻微的，时间较短。此外，还报告了血精症、短暂的钝金属音听力变化、手和足踝部肿胀以及皮下出血。许多妇女不知道自己已生病，受感染妇女生育的婴儿出现了小头畸形这一严重并发症。吉兰 - 巴雷综合征与地理和时间的相关性已被观察到，在怀孕前 10 周感染该病毒的孕妇中，新生儿小头畸形和其他发育性神经缺陷的发生风险很高。

钩端螺旋体病。从东南亚、中美洲和加勒比等热带和亚热带流行地区返回的钩端螺旋体感染旅客，接触啮齿动物污染的水是其共同特点，近年来其感染风险加剧，与火热的生态旅游呈正相关关系。在老鼠出没的城市中受到感染的家庭的发病病例没有受到重视。潜伏期为 5 ～ 14 天。临床表现从亚临床或轻度自限性非特异性发热性疾病（绝大多数病例出现发热、肌痛、头痛和微弱皮疹）到以肾衰竭、黄疸和出血为特征的 Weil 综合征，死亡率为 5% ～ 15%。病情严重者可能始于败血症阶段，随后症状减轻，然后由于大量免疫炎症反应而出现严重症状；或者可能直接发展为暴发性疾病。

恙虫病。这种疾病是由立克次体生物恙虫病东方体（恙虫病立克次体）通过恙螨传播引起的，在亚洲部分地区流行。典型症状包括发热和突出的全身性非瘙痒性斑丘疹，原发灶随着时间的推移演变为中心坏死和黑色焦痂。临床表现和主要部位的典型黑色焦痂通常是诊断的关键。其他类似的节肢动物传播的立克次体疾病包括非洲斑疹伤寒，在草地或灌木丛地区露营、徒步旅行或狩猎旅行者中常见。发热可伴有区域淋巴结肿大、白细胞减少、血小板减少，经常没有皮疹。

高度传染性呼吸道感染。其中包括流感病毒（如甲型 H5N1 流感病毒）、结核、麻疹和中东呼吸综合征冠状病毒（MERS-CoV）。据沙特阿拉伯卫生保健机构报告，后者问题特别严重，人际传播和死亡率很高。

肠热症。肠热症是由肠道沙门菌，肠伤寒和甲型、丙型副伤寒引起的肠道感染。这些通过粪口途径传播的传染病是南亚和东南亚所特有的。其与年龄呈现相关性。幼儿是最脆弱的，健康的成年人可能只有轻微的疾病。潜伏期为 7 ～ 14 天，随后出现菌血症，表现为发热和不适，并出现寒战、头额部钝痛、厌食、恶心、腹部不适、干咳和肌痛等流感样症状。在病情较重的患者中，可出现明显的舌苔、腹痛、肝大和脾大等症状；心动过缓是一个常见的特征性表现，但不是一致的特征。成年人常表现为便秘，腹泻更多发生在感染的幼儿和人类免疫缺陷病毒（HIV）感染的成人中。发热随着时间的推移而加重。多达 30% 的病例在腹部和胸部出现典型的玫瑰糠疹，即 2 ～ 4 mm 的发白斑丘疹。随之而来的可能是一种麻木的感觉。并发症包括消化道出血、穿孔和脑病。

鉴别诊断 [3-6、9、11-14]

许多炎症性、感染性、肿瘤性和超敏反应过程都会导致发热。大多数在门诊遇到的急性发热都有明显的原因，如上呼吸道或尿路感染。病毒性疾病、药物过敏（尤其是对抗生素过敏）和结缔组织病也是发热的重要病因。

近 24% 的病例病因不明，但大多数患者预后良好。

不明原因持续发热可能是一个主要的诊断难题。“不明原因发热”（*fevers of unknown origin*，*FUO*）是指发热持续 3 周，体温超过 101 ℉（38.3℃），经过 1 周深入诊断分析仍未明确诊断。疾病的范围取决于环境。在报告的一系列社区门诊遇到的有免疫活性的不明原因发热患者中，非感染性炎症约占病例的 1/3，其次是感染和恶性肿瘤（表 11-1）。多达 1/3 的病例在全面检查后仍未确诊，但其中只有一小部分最终证明存在生命危险（通常是血液系统恶性肿瘤）。大多数不明原因发热的病因是临床表现不典型的常见症，而不是罕见病。

自 50 多年前定义不明原因发热综合征的经典论文首次发表以来，不明原因发热疾病的范围明显扩大。由 HIV 感染和免疫抑制治疗引起的免疫损害引出了一套全新的感染性诊断和肿瘤诊断的可能性（见表 11-2 和第 13 章）。静脉药物滥用和假体植入发生率的增加进一步增加了潜在的严重感染，如非典型性心内膜炎和脊髓炎，表现为持续性不明原因的发热，几乎没有局部或特异性症状。对可治疗的蜱传疾病（如莱姆病、巴贝虫病、埃立克体病、无形体病——见表 11-3）的日益重视已经扩大了对不明原因发热疾病的鉴别诊断的范围，其临床表现为不适、头痛、肌痛、寒战和关节痛，没有特异性。

旅行返程者的发热有很大的差异，可以根据临床特征、媒介和地理分布来鉴别诊断（表 11-4 和 11-5）。

表 11-1 不明原因发热的原因 [a]

“三大原因”

- 感染（20% ～ 40%）
  - 全身感染
    - 结核（粟粒型）
    - 感染性心内膜炎（亚急性）
    - 其他感染：HIV 感染、巨细胞病毒感染、弓形体病、布鲁菌病、鹦鹉热、淋球菌感染、慢性脑膜炎球菌败血症、播散性真菌病、蜱传疾病（莱姆病、巴贝虫病、无形体病、埃立克体病）
  - 局部感染
    - 肝感染（肝脓肿、胆管炎）
    - 其他内脏感染（胰腺、输卵管和胆囊周围脓肿，胆囊积脓）
    - 腹腔感染（肝下、膈下、结肠旁、阑尾、盆腔及其他脓肿）
    - 尿路感染（肾盂肾炎、肾梗死、肾周脓肿、前列腺脓肿）
- 肿瘤（7% ～ 20%），尤其是淋巴瘤、白血病、肾细胞癌、心房黏液瘤、骨转移癌或肝转移癌
- 结缔组织和其他多系统疾病（15% ～ 25%），包括颞动脉炎和幼年特发性关节炎以及系统性红斑狼疮、类风湿关节炎、结节性多动脉炎、韦格纳肉芽肿病、混合结缔组织病、结节病

不常见的原因（5% ～ 15%）

- 非传染性肉芽肿性疾病（如肉芽肿性肝炎）
- 炎性肠病
- 肺栓塞
- 药物热
- 人为原因所致发热
- 肝硬化伴活动性肝细胞坏死
- 其他不常见疾病（家族性地中海热、Whipple 病）
- 未确诊

[a] Modified from Jacoby GA，Swartz MN. Fever of unknown origin. N Engl J Med 1973；289：1407，with permission.

检查 [3-23]

急性发热是一个常见但需要鉴别诊断的问题。在大多数情况下，详细的病史资料和体格检查将揭示诊断线索，以便针对性选择实验室检查。对持续发热的评估可能要求更高。最初的门诊评估有助于选择适当的检查，以助于明确诊断以及协助判断治疗干预的必要性。如果发病隐匿，进展缓慢，或者患者无感染中毒症状，临床病情稳定，可以在动态观察的基础上审慎选择相关检查，持续临床观察和定期随访对于诊断也很重要。另一方面，如果患者合并其他疾病、急性发病有感染中毒症状，必须立刻进行系列相关检查，甚至在结果完全出来之前已经需要经验性治疗；这种情况下通常需要住院治疗。表 11-6 列出了一些应该积极进行检查与诊治的情况。

表 11-2 HIV 毒感染者或癌症患者不明原因发热 [a]

HIV 感染者
感染性（75% 的病例）
分枝杆菌感染（结核分枝杆菌、鸟 - 胞内分枝杆菌）
巨细胞病毒感染
弓形体病
隐球菌感染
沙门菌感染
曲霉病
肺孢子菌感染
带状疱疹
潜在 HIV 感染
非感染性（10%）
淋巴瘤（非霍奇金）
药物热
无法解释（15%）
癌症患者
感染（50%），通常是中性粒细胞减少的结果
革兰阴性杆菌
真菌
潜在恶性肿瘤的扩展和广泛传播
新的恶性肿瘤，尤指癌症治疗的结果

[a] From Hirschman JV. Fever of unknown origin in adults. Clin Infect Dis 1997；24：291. Copyright © 1997 by The University of Chicago. Adapted by permission of Oxford University Press.

表 11-4 热带旅行者发热的鉴别诊断 [a]

热带疾病	**39%[b]**
疟疾（恶性和非恶性）	28%
立克次体感染（斑疹伤寒、非洲蜱咬热）	3%
登革热	3%
急性血吸虫病	2%
肠道病原相关发热（伤寒沙门菌和副伤寒沙门菌）	1%
寨卡病毒	不清楚
常见感染	**34%**
呼吸道感染	11%
细菌性肠炎	6%
传染性单核细胞增多症	4%
软组织感染	4%
泌尿生殖感染	3%
结核	2%
原因不明	**24%**
无感染病灶	9%
肠炎症状	8%
上呼吸道感染症状	7%
非感染性原因	**2%**
心肺损害	
新出现的心脏杂音	
多发瘀点	
明显白细胞增多或白细胞减少	

[a] Adapted from Bottieu E，Clerinx J，Schrooten W，et al. Etiology and outcome of fever after a stay in the tropics. Arch Intern Med 2006；166：1642，with permission.
[b] Highly destination dependent.

表 11-3 引起发热的一些重要的蜱传疾病

名称 / 生物体	蜱 / 地理位置	症状 / 确认
落基山斑点热	美国犬蜱虫（变异革蜱）/ 立克次体 全部在美国，特别是在北卡罗来纳州、俄克拉荷马州、阿肯色州、田纳西州、密苏里州	皮疹（瘀点）、头痛、肌痛、腹痛、呕吐、低钠血症、血小板减少 / 皮肤活检 -PCR，IgM/IgG
莱姆病	鹿蜱（肩突硬蜱）/ 伯氏疏螺旋体 美国东北和中西部偏上地区	皮疹（移行性红斑）、疲劳、不适、头痛、关节痛 /PCR、IgM/IgG
巴贝虫病	鹿蜱（肩突硬蜱）/ 微小巴贝虫 美国东北和中西部偏上地区	不适感、疲劳、畏寒、出汗、关节痛、肌痛、咳嗽 / 痰中带血、PCR、IgM/IgG
无形体病	鹿蜱（肩突硬蜱）/ 嗜吞噬细胞无形体 美国东北和中西部偏上地区	肌痛、头痛、不适、畏寒、恶心、腹痛、咳嗽、白细胞减少、血小板减少、肝功能异常 / 外周涂片白细胞桑椹胚、PCR、IgM/IgG
埃立克体病	孤星蜱（美洲钝眼蜱）/ 查非埃立克体、尤因埃立克体、鼠埃立克体 美国东南和中南部	不适、头痛、寒战、肌痛、恶心呕吐、腹泻、结膜刺激、皮疹、白细胞减少、血小板减少、肝功能异常 / 外周涂片白细胞桑椹胚、血液 PCR、IgM/IgG

注：PCR、聚合酶链反应；IgM/IgG，血清学抗体，通常表现为滴度升高，需要几周。

表 11-5 旅行返程者基于临床表现的发热鉴别诊断 [a]

原因未明非疟疾热
尿路感染
病毒性上呼吸道感染
旅行者腹泻
结核
发热伴皮疹
登革热
寨卡病毒
恙虫病（伴焦痂）
立克次体斑点热（伴焦痂）
急性 HIV 感染
麻疹
发热伴呼吸道症状
流行性感冒（例如甲型 H5N1 流感）
结核
中东呼吸综合征（MERS-CoV）
麻疹
其他发热原因引起的肺部损害（例如钩端螺旋体病、恙虫病、Q 热、鹦鹉热、急性血吸虫病）
发热伴黄疸
重症疟疾
钩端螺旋体病
重症登革热
急性病毒性肝炎
病毒性出血热

[a] Adapted from Thwaites GE，Day NPJ. Approach to fever in the returning traveler. N Engl J Med 2017；376：548-560.

发热性疾病最常表现为急性过程，这部分疾病一部分容易诊断和治疗（常见的细菌感染），另一部分疾病尽管缺乏具体的诊断（病毒感染、过敏反应），但呈自限性。然而，患者偶尔会出现不易明确诊断的发热，符合不明原因发热的经典标准。在这两种情况下，诊断的关键是仔细的病史询问和细致的体格检查，这些内容总能提示诊断并能够指引我们合理使用影像学方法和其他诊断方法。

病史

传染病史中应强调几个不常强调的内容：①宿主因素；②流行病学；③症状学；④药物史。

宿主因素

人们应该确定患者是基本健康还是患有可能使他们更容易感染的潜在疾病。应用类固醇激素或免疫抑制剂的患者尤其容易感染，接受癌症化疗的患者也是如此。血液病和其他恶性肿瘤、HIV 感染、慢性肝病、糖尿病、中性粒细胞减少症或镰状细胞贫血的患者可能会感染机会性致病菌，也可能对常见的感染原没有正常反应。植入人工心脏瓣膜或髋关节假体的患者严重感染的风险也相应增加。牙齿不齐和最近有过牙科手术可能会造成短暂的菌血症，从而导致心内膜炎。最后，有某些感染疾病（如肾盂肾炎）病史的患者，容易出现复发或类似问题的反复出现。

表 11-6 需要特别注意的发热患者

高危人群
年龄（非常年幼或非常年老）
应用类固醇激素或免疫抑制治疗的患者
患者严重基础疾病（中性粒细胞减少的镰状细胞贫血、糖尿病、肝硬化、晚期慢性阻塞性肺疾病、肾衰竭、恶性肿瘤、艾滋病）
植入假体装置（心脏瓣膜、关节假体）
静脉药物滥用
中毒患者
僵硬、无力、极高热
低血压，少尿
中枢神经系统异常
心肺损害
新出现的心脏杂音
多发的瘀点
明显白细胞增多或白细胞减少

不应忽视家族史，尤其是地中海血统的患者。在家族性地中海热患者中，犹太、阿拉伯和土耳其血统的患者报告反复发作的发热、腹膜炎、急性关节炎、胸膜炎和皮疹，通常始于儿童时期。*MEFV* 基因的突变导致特异性白细胞介素（IL-1β）的过度分泌，从而致病。

流行病学

流行病学调查通常非常有效。在筛查 HIV 感染时必须询问高危性生活史，对旅行者须询问是否接触寄生虫感染和结核病，询问静脉药物滥用情况对评估心内膜炎和病毒性肝炎的风险方面有价值。疟疾和登革热应该主要考虑对从热带返回的患者。不太明显的因素，如动物接触，可能也非常重要。甚至在家养宠物中也可以发现感染媒介，如猫（咬伤或抓伤引起的猫抓病和多杀巴斯德菌感染所致的蜂窝织炎、粪便污染引起的弓形体病）、长尾小鹦鹉（鹦鹉热）和海龟（沙门菌病）。被流浪狗、臭鼬或蝙蝠咬伤的病史可提示狂犬病的可能。动物接触还应考虑包括昆虫叮咬的情况，特别是莱姆病、巴贝虫病和无形体病流行地区的蜱叮咬，其表现可能是不明原因的发热和不适（见第 8 章和 160 章）。无家可归者将面临许多传染病的巨大风险，包括结核、HIV 感染、病毒性肝炎、静脉注射药物导致的心内膜炎，甚至虱传播的感染性疾病，如由五日热巴尔通体引起的感染，这是第一次世界大战中臭名昭著的引发战壕热的病原体。

对社区“正在流行”的情况进行调查可能会对诊断有所帮助。流感样疾病或非典型肺炎的局部暴发可能是军团菌感染的线索（见第 52 章）。接触结核（见第 49 章）、HIV 感染（见第 13 章）或病毒性肝炎（见第 70 章）人群，会增加相应疾病感染的风险。学校健身房学生出现发热和局部皮肤感染可能预示着社区获得性耐甲氧西林金黄色葡萄球菌的暴发感染（见第 190 章）。患者的职业有时也会暴露出来一些问题，例如，屠宰场工人可能会感染布鲁菌，皮革工人可能会感染炭疽，园丁可能会感染孢子菌病。

患有遗传性周期性发热综合征的人经常是在炎症系统应激情况下发作，这可能与局部创伤、免疫接种或轻微手术一样，症状不太明显。

症状学

症状学可能有助于确定感染部位。应寻求定位症状，包括皮疹、头痛、颅骨压痛、鼻窦不适、耳痛、牙痛、咽喉痛、甲状腺压痛、乳房肿块或压痛、胸膜炎性胸痛、咳嗽、呼吸困难、腹痛、侧腹部疼痛、排尿困难、阴道分泌物、盆腔痛、肛门直肠或会阴不适、睾丸疼痛、骨痛、关节肿胀、关节僵硬或疼痛、小腿或静脉压痛、颈部僵硬、局灶性神经功能缺损和意识改变。

发热热型对于诊断十分有益。周期性发热提示寄生虫感染、霍奇金病和遗传性综合征，如家族性地中海热、高 IgD 综合征和肿瘤坏死因子受体相关周期热综合征。遗传性综合征在年轻时首次发病，因炎症过度活跃而引起一系列并发症状，如家族性地中海热表现出的浆膜炎（单关节炎、胸膜炎、腹膜炎和皮疹）和高 IgD 综合征表现出的颈淋巴结病和腹痛。

药物

必须对所有使用的药物和药物滥用情况进行全面审查（见第 234 章），这一点至关重要。患者有药物过敏吗？患者是否服用了可能过敏的药物？确定可能有问题的药物并暂停 3 天，通常有助于确定和排除药物过敏所致发热的可能性。

询问增加感染易感性或减弱其临床表现的药物使用情况也很重要。患者最近是否使用了抗生素，尤其是那些可能有利于选择耐药微生物或通过使患者培养阴性来掩盖感染的抗生素？最近是否使用更容易导致感染的免疫抑制剂（如糖皮质激素、抗肿瘤坏死因子药物）或癌症化疗？

家族史

对于持续发热长达 1 周，且中间穿插有长期无症状期的患者，应询问其家族病史。大多数患有遗传性周期性发热（家族性地中海热、高 IgD 综合征、肿瘤坏死因子受体相关周期热综合征）的患者均有阳性家族史，并在成年前发病。

体格检查

在所有情况下都应确定生命体征。发热是一种重要但非特异性的炎症指标；一些感染患者没有反应，而另一些患者可能因非感染性原因而发热，如过敏、淋巴系统恶性肿瘤、自身免疫性疾病和炎症介质紊乱所致疾病。寒战可能提示菌血症，但其他病因可能也会引发产生寒战的介质的释放。在新生儿或偶尔在有严重败血症的成年人中，可能出现体温过低的情况。呼吸窘迫提示肺部感染、胸膜炎或脓毒性休克，低血压提示脓毒症的诊断。

皮肤和黏膜可提供重要信息。例如，皮肤创伤部位的局限性蜂窝织炎可能代表社区获得性耐甲氧西林金黄色葡萄球菌感染。瘀点可能是登革热、脑膜炎球菌败血症或落基山斑点热的表现；硬腭和软腭交界处出现瘀点，提示传染性单核细胞增多症可能。脓疱性病变提示淋球菌感染（见第 137 章）或葡萄球菌菌血症的问题。皮肤细小的出血和结膜瘀点预示着心内膜炎。坏死斑是假单胞菌败血症的标志。黄斑或水泡与病毒感染相关，大疱与创伤弧菌感染有关。慢性移行性红斑是莱姆病的重要征象。小腿或脚上的丹毒样皮肤疹是家族性地中海热的特征。移行性红斑指向潜在的莱姆病。

鼻窦区压痛和透照法阳性是鼻窦炎的证据。在老年人，头皮触诊可触及颅动脉炎患者的柔软动脉。眼底镜检查可检查有无结缔组织病所致的视网膜病变（见第 146 章）、心内膜炎的 Roth 斑、粟粒性结核和念珠菌败血症的脉络膜结节。应检查鼓膜是否有积液和红斑，口腔是否有扁桃体发病情况、有无牙齿脓肿和唾液腺压痛。颈部检查甲状腺压痛和局部淋巴结病变。仔细检查所有肿大的淋巴结可能会提供一个非常重要的病因学线索，淋巴结肿大的分布也是如此（见第 12 章）。

检查乳房肿块、压痛和乳头溢液。注意胸部有无摩擦音、实变的积液征象。也有必要仔细检查心脏是否有杂音和摩擦音。检查腹部是否有器官肿大、肿块、压痛、肌肉抵抗、反跳痛和肋脊角压痛。急腹症的出现提示令人担忧的腹部来源疾病，但请记住，引起反复发作的腹膜刺激伴发热的疾病包括遗传性浆膜炎。

生殖器直肠区域经常被忽视，但它往往是关键信息的来源。没有明显发热病因的女性必须进行仔细的盆腔检查，寻找阴道分泌物、附件压痛和肿块病变（见第 114 章）。男性应轻轻检查前列腺和睾丸是否存在压痛和肿块，龟头处是否有分泌物和皮疹（见第 136 章）。直肠检查应包括分泌物、压痛和肿块的评估（见第 66 章），并对粪便进行隐血检查。

如果出现肿胀、皮温增加或压痛，肌肉骨骼检查可能提示骨或关节感染。经常被忽视的是触诊脊柱局部压痛，这是不明原因发热患者脊椎骨髓炎的一个潜在的重要线索。检查下肢有无静脉炎的证据（不对称肿胀、小腿压痛、明显的静脉线）。神经系统评估应包括脑膜刺激征、局部异常体征，以及心理状态。

实验室检查

如果病史和体格检查结果提供了感染的征象，实验室检查可选择性地用于证实或排除相应临床诊断。例如，明显病毒性上呼吸道感染的患者，没有必要进行相关检查。对于支气管炎患者，痰涂片和培养可能是唯一需要的，但如果可能是肺炎，胸片和全血细胞计数是最低限度的要求（见第 52 章）。对于可能发生下尿路感染的患者，尿液分析和培养可能就足够了，但如果担心上尿路感染，特别是作为梗阻的并发症，那么肾功能检查、血培养、肾超声检查和肾 CT 都需要我们去认真考虑（见第 133 章）。

然而，在其他患者中，当发热原因仍不明确时，需要更广泛的检查来明确诊断。虽然这种检查必须个体化，但诊断隐匿性发热的方法应包括以下几点：

全血细胞计数及分类、外周血涂片和红细胞沉降率

白细胞增多和“核左移”提示了细菌感染可能，但不能证明一定是细菌感染。多形核白细胞中的有毒颗粒、杜勒小体和空泡提示细菌性脓毒血症，但并不是完全特异性的。外周血涂片检查有助于疑似蜱传疾病的检查，在无形体病和埃立克体病患者中，多达 20% 的白细胞细胞质中显示桑椹胚（生物的微菌落）。在这类患者和其他蜱传播疾病患者中，典型的表现为白细胞减少和血小板减少，通常还伴有肝功能异常（表 11-3）。厚、薄外周血涂片对于疟疾的诊断至关重要，特别是在疑似疟疾，但快速诊断试验（rapid diagnostic test，RDT）阴性的情况下，通过该检查避免假阴性出现。外周血涂片检查对于诊断巴贝虫病也是至关重要的（见 160 章）。

在大多数情况下，作为检测或排除肿瘤、结缔组织病和感染等引起发热原因的方法，红细胞沉降率的敏感性和特异性是不足的。异常升高的红细胞沉降率可能是一个提示，也可能是一个特定的线索，如颞动脉炎（见第 161 章），但多数红细胞沉降率升高的原因是与发热无关的其他疾病所致的结果。红细胞沉降率这一检查应谨慎地选择并加以解释，而不应被视为“疾病”的筛查项目。C 反应蛋白也是如此，它是另一种非特异性炎症指标。

尿液分析

脓尿强烈提示尿路感染。对尿液标本进行革兰氏染色可以进一步诊断（见第 127 章）。孤立性血尿可能提示了潜在的肾小球疾病或泌尿系统恶性肿瘤，如肾上腺肿瘤，这是众所周知的难以早期诊断且典型的不明原因发热的病因。

影像学检查

即使在体格检查没有异常的情况下，胸片也可能发现浸润、积液、肿块或淋巴结。有肺部症状的旅行返程者更应特别关注。肾 - 输尿管 - 膀胱（KUB）平片和立位腹平片可显示肠管内的气液平。如果怀疑有脓肿或肿瘤，最终可能需要超声检查或 CT 检查（见后文讨论）。骨平片 10 ~ 14 天后可显示出骨髓炎的改变；为了早期诊断，应考虑放射性核素骨扫描和 MRI 检查。

血液生化检查

血糖测定有助于寻找以前未被诊断的糖尿病患者。该测试对于评估各种体液中糖浓度的重要性也很重要。肝功能检查有助于确定不明原因的发热来源，例如，转氨酶升高提示肝炎，而孤立的碱性磷酸酶升高提示肝浸润。

体液检查

如果有任何类型脑膜炎的可能，就必须进行腰椎穿刺检查。胸腔积液、腹水或关节腔积液的抽取和检查可以提示相应诊断。这类标本应直接通过细胞计数和染色来进行检查（见后文讨论）。糖和蛋白质测定有助于鉴别病因，一般来说，细菌、分枝杆菌和真菌感染在体液中会导致低糖和高蛋白状态。

培养

大多数患者应该进行尿培养（清洁标本或导管标本）和痰培养。血培养在评估中也发挥了核心作用，尤其是在菌血症风险增加的患者中，在开始使用抗生素前留取的血培养标本。通常有严重的疾病或有很高的心内膜炎风险的患者最需要进行血培养。有人建议对发热患者制定出识别是否患有菌血症的标准，它们主要来源于对住院患者的研究，但在门诊中可能也有一定作用。在预测菌血症和血培养需求方面，一项敏感但不特异的决策规定了主要和次要标准：

- 菌血症的主要标准（任意一项）
- 怀疑心内膜炎（见第 16 章）
- 留置导尿管
- 温度高于 39.4℃（102.9 ℉）
- 菌血症的次要标准（任意两项）
- 温度为 38.3 ~ 39.4℃（101.0 ~ 102.9 ℉）
- 年龄大于 65 岁
- 收缩压小于 90 mmHg
- 白细胞数大于 18000/ml
- 肌酐大于 2.0 mg/dl

由于这一标准非常敏感（0.97），但非特异性，故该标准的最佳用途是明确不需血培养的情况（负似然比 0.08）。从不同的静脉穿刺获得三组标本、进行两类血培养，最大限度地提高检查的灵敏度；检查三组以上血培养的情况没有更多获益。

如果可以获得其他体液，则应进行培养。如果患者来自容易感染的人群或经历了长期的抗生素治疗，则需要特殊的分枝杆菌和真菌培养基进行培养。当处理可疑脓肿或肺、胃肠道以及盆腔的其他感染时，厌氧菌培养也很重要。皮肤伤口创面的培养非常重要，尤其是对社区获得性耐甲氧西林金黄色葡萄球菌的检测。

微生物检查

任何可以获得的体液都应该用革兰氏染色技术进行检查。痰、尿、伤口渗出液、脑脊液、胸腔积液、腹水、关节液等在革兰氏染色上常常能够显示感染的原因。在某些情况下，即使是粪便的革兰氏染色也可能有所帮助，如急性腹泻（见第 64 章）。在通常无菌的体液标本中存在细菌是感染的推断证据。当我们从脑脊液中获得沉淀物时尤其如此。同样，在正常的腹水、关节液或胸腔积液中也不会发现细菌，尿中细菌的存在与尿路感染密切相关。然而，革兰氏染色必须谨慎地进行检查并加以解释。例如，如果在痰标本中看到上皮细胞，就可以肯定该标本含有口腔生物，而不能代表气管支气管中的情况。在这种情况下，人们应该获得更好的痰标本。在细菌性肺炎患者中，痰中通常含有多形核白细胞和大量细菌。

其他微生物检查包括抗酸染色用于分枝杆菌的发现（见第 49 章），特殊染色的湿片镜检法有助于发现多种类型的真菌感染。从热带返回的患者出现发热，在检查疟疾滋养体时应用厚的和薄的外周血涂片。薄涂片用于检查疑似患有巴贝虫病发热的蜱叮咬患者——巴贝虫病在涂片上与疟疾的区别在于多形环状、没有配子细胞和棕色沉积物。

免疫学检查

在某些情况下，血清学检查对其他不清楚感染病因的发热患者可能有很大帮助。例如，疑似 HIV 感染（酶联免疫吸附试验和免疫印迹试验，见第 13 章）、风湿热和其他链球菌感染（抗脱氧核糖核酸酶 B 滴度）、传染性单核细胞增多症（异嗜性试验）和登革热（高 IgM 滴度）。皮肤试验（尤其是结核菌素试验，见第 38 章）可以提供确实性证据，当临床有提示性的发现时需要考虑。免疫学检查也可用于疑似自身免疫性疾病。例如抗核抗体（ANA）、类风湿因子、抗环瓜氨酸肽抗体和抗中性粒细胞胞质抗体（ANCA）分别用于疑似类风湿性和血管性疾病的诊断（见第 146 章）。类风湿因子或免疫复合物的存在也可为“培养阴性”心内膜炎提供线索。高水平的 IgD（> 100 IU/ml）和 IgA 是高 IgD 综合征的特征。

在诊断隐匿性发热时，通常将“急性期血清”冷冻保存，以便以后与“后期血清”进行比较。血清学研究表明，在几周内，特定病原体抗原的 IgM 和 IgG 抗体滴度增加，这有助于确诊一些蜱传疾病，这些疾病在最初出现时可能很难通过其他方法证实（表 11-3）。

基因研究与分子检测

检测特定基因突变是一项新兴技术，具有相当广阔的前景，尤其应用于遗传性周期性发热的诊断。目前，家族性地中海热是一种临床诊断，对 MEFV 基因常见突变的筛查（M694V、V726A、V680I、E148Q、V694I）有望成为一种诊断方式。在高 IgD 综合征中，甲羟戊酸激酶基因存在突变，对 V3771 突变的筛查可能对诊断有用。

利用聚合酶链反应技术对致病生物的核酸进行分子检测是一种新兴技术，用于诊断许多难以诊断的发热性疾病，包括莱姆病、登革热、埃立克体病和许多热带疾病。

未确诊的发热 - 不明原因发热

整体方案

未经初步检查的持续性或复发性发热病例是内科最大的诊断挑战之一。由于可能的病因包括重要的感染、炎症和恶性疾病，需要进一步的研究。然而，在验前概率的指导下，以合乎逻辑的、循序渐近的方式进行诊断至关重要，因为不加以判断地增加可用的检查会让患者面临更多不必要的风险、费用和假阳性结果。对不明原因发热的循证检查策略的探索仍在继续，关于试验特性、收益和安全性的数据都正在逐步出现（见后文讨论）。

再次确认持续发热。在开始安排一系列不明原因发热的检查之前，首先必须再次确认发热的持续存在，并排除药物引起的发热。所有潜在的有问题药物都应该在发热和每日体温检查的早期停止应用。在停止所有药物的情况下，当体温升高持续超过 72 h，才被认为发热与药物无相关性。如果经过 1 周的调查（包括全血细胞计数及分类、天冬氨酸转氨酶、丙氨酸转氨酶、抗核抗体、类风湿因子、血培养 ×3、HIV 血清学监测、尿液分析及培养、胸部 X 线片、巨细胞病毒和传染性单核细胞增多症的血清学监测）仍未确诊发热，那么应关注最常见的不明原因发热病因（表 11-2）。值得注意的是，近期一系列研究发现，大多数免疫功能正常的不明原因发热病例是由相当有限的几种疾病所致。在感染性病因中，最常见的是腹腔脓肿、心内膜炎和结核。非感染性炎症中常见的是系统性红斑狼疮、风湿性多肌痛 / 颞动脉炎、结节病、成年幼年型类风湿关节炎、克罗恩病和深静脉血栓性静脉炎。恶性肿瘤病例大多数是淋巴瘤或白血病。即使没有蜱虫叮咬史，生活在流行地区的患者也需考虑蜱传疾病可能。同样需要考虑的是早期 HIV 感染，无发热可以降低疾病发生的可能性，但并不排除其检测前患病概率。

评价策略。病史仍然是诊断的最佳线索来源。在一项来自社区医院的研究中，病史、体格检查和最简单的实验室检查显示，超过 85% 的病例都能够进行明确诊断。如果诊断仍然难以明确，那么需要考虑进一步检查的排列顺序是否合理，对于不明原因发热患者，采用安全的、有意义的检查，包括腹部 CT 扫描、核医学检测、心脏超声、多普勒超声、颞动脉活检，如果患者病情恶化，需要进行肝活检。

影像学检查

影像学检查是评估不明原因发热的一个合理

考虑。

腹部 CT。这是早期应该考虑的检查之一，有研究证实了其高收益（在一项回顾性研究中为 19%），主要是因为它能够发现不明原因发热的两个主要原因：腹部脓肿和淋巴瘤。正常的腹部 CT 对排除严重的腹内和腹膜后病变很有帮助。

MRI。MRI 可以定位侵犯骨的脓肿或恶性肿瘤，并比放射性核素显像或骨平片更早发现疾病。与腹部 CT 相比，MRI 更昂贵，从成本效益比来说，对脓肿或淋巴结肿大的检查并没有显示出更大的优势，但其没有辐射暴露问题。当然，在某些情况下，它可以告知我们额外的信息，并帮助确认可疑的发现。它在不明原因发热的病因检查中的作用还未正式研究，骨扫描的作用也同样未被研究。

放射性核素显像。放射性核素显像有助于炎症或感染的检测，但核扫描往往特异性较高，敏感性欠佳，限制了它在排除病变方面的作用。铟是用于不明原因发热评估的最佳放射性核素，具有极好的特异性（90% ～ 95%），但对是识别炎症或感染病灶的敏感性（40% ～ 75%）令人失望。正似然比从 5 到 12 不等。辐射暴露比 CT 扫描要少。使用其他放射性核素不能提高检查性能。

下肢多普勒超声。下肢多普勒超声是检测深静脉血栓形成的好方法。对膝关节以上血栓的敏感性和特异性都很高（见第 35 章）。由于深静脉血栓形成仅占不明原因发热病例的 5% 左右，多普勒超声应保留给那些有危险因素或临床怀疑的患者。该检查可以有效检出深静脉血栓。

超声心动图。当血培养为阴性，而心内膜炎仍是临床上需要考虑的因素时，应考虑超声心动图，尤其是经食管超声，检测瓣膜赘生物的敏感性和特异性为 95% ～ 100%。经胸超声心动图的敏感性明显较低（60% ～ 65%），但特异性相似。

活检

颞动脉活检。它有助于老年患者的诊断，尤其是出现风湿性多肌痛的相关症状时，这些症状可能被忽视或作为非特异性症状而被排除（见第 161 章）。彩色多普勒超声有助于确定最佳活检部位，在某些情况下被作为非侵入性诊断方法。由于该疾病在老年人群中的高流行性，有相关报道超过 15% 的老年不明原因发热患者进行了活检，活检是安全的，面神经损伤导致面部下垂情况罕见。

肝活检。肝活检可发现肉芽肿性疾病或肿瘤性疾病。据报道，活检率约为 15%，但并不都是由于体检或肝功能检查异常。并发症的风险高达 3/1000，死亡风险高达 1/1000。临床上病情持续恶化的患者应考虑进行肝活检。

骨髓穿刺和活检。当考虑到血液系统恶性肿瘤时，骨髓穿刺和活检是首要考虑的检查，但在寻找隐匿性感染时，它的贡献不大；由于其成本和发病率因素，骨髓培养的诊断率太低，无法证明该检测的合理性。

腰椎穿刺。除非出现脑膜刺激征（如颈强直）和神经功能损害的临床表现，否则腰椎穿刺对我们没有太大帮助。

手术探查。在 CT 检查和细针活检时代来临之前，对于病情恶化的患者，手术探查发挥了重要作用。家族性地中海热患者有时因腹膜炎而接受手术探查。剖腹探查已经被侵入性小得多的诊断方法所取代，如 CT 或 MRI 扫描。腹腔镜检查仍然是最后的手段，有时在病情恶化的未明确诊断的患者中进行，但在 CT 时代来临之后，并没有相关手术的数据。

治疗试验

唯一重要的主要治疗试验是停止所有潜在的违规和不必要的药物，以排除药物引起的发热。在门诊，没有证据显示给那些缺乏感染中毒或亚急性心内膜炎表现的患者进行抗生素（包括抗结核药物）或抗炎药物（包括类固醇激素）的经验性治疗是合理的。病情严重、免疫功能低下和感染高风险患者可能需要进行经验性抗生素治疗，但这些患者应该住院接受治疗，并密切观察是否能够达到预定的治疗目标。门诊抗生素治疗试验的一个可能的例外是居住在蜱传疾病流行地区的患者，特别是如果他们有蜱叮咬史或表现出提示性症状、体征或实验室检查（表 11-3）。或者，如果发病后超过 4 ～ 6 周，可以进行抗体检测，此时抗体已呈阳性。

随访观察

尽管有一系列复杂的技术可用于发热性疾病的研究，但大多数情况下，病史和体格检查仍然是病例诊断的关键。时间可以是最有价值的诊断工具。除非患者病情逐渐恶化，否则可以建议中断检查，进行一段时间的临床观察，可辅以对症治疗，如退热药物。重新从病史和体格检查开始，可能会卓有成效。

高危患者的不明原因发热（HIV 感染或癌症）

HIV 感染患者（尤其是当 $CD4^+$ 细胞数低于 $100/cm^3$）和伴有中性粒细胞减少的癌症患者，其感染风险显著增加。机会性感染致病微生物在病因列表中占领主导地位（表 11-2）。仔细的病史采集和体格检查仍然是评估的基石。当病因尚不清楚时，实验室检查应包括细菌、真菌和分枝杆菌的血培养。若血培养呈阴性，但仍对分枝杆菌和真菌感染持怀疑态度时，则需要进行肝活检和骨髓活检及培养。血清隐球菌抗原检测为鉴别播散性感染提供了一种敏感手段。在癌症患者中，不明原因的发热也提示了恶性肿瘤的扩散。当恶性肿瘤在胸腔内扩散（包括纵隔淋巴结受累）时，胸部增强 CT 扫描是比较有价值的，腹部增强 CT 扫描有助于评估肝和腹膜后淋巴结的扩散情况。肿大淋巴结应考虑淋巴结活检。

旅行返程者发热（图 11–1）

鉴于可能的原因很多，其中许多原因可能危及生命，建议采用循序渐进的方法进行检查（图 11-1）。第一项工作是确定需要立即入院的高危人群。脓毒血症相关器官衰竭快速评估（Quick Sepsis-related Organ Failure Assessment，qSOFA）在这时有所帮助，其关键特征是检查精神状态的改变、呼吸急促（＞ 22 次 / 分）和低血压（收缩压＜ 100 mmHg）。初始评估中的其他因素还包括发绀情况、脑膜炎刺激征、腹膜炎体征、指端缺血和任何焦痂皮疹情况。如果根据旅行史和肺部检查怀疑有高度传染性呼吸道感染疾病，也需要住院隔离。美国疾病预防控制中心建议，对于可疑恶性疟疾患者，应用 RDT 检测作为初步评估的一部分，要求在特殊准备的卡片上放置一两滴血，然后进行厚和薄的血涂片检测（排除假阴性的发生与不常见形式的疟疾）。

如果 qSOFA 评分低于 2 分（3 项主要调查中的一项或更少），没有严重疾病的征象，疟疾检测呈阴性，则可在门诊进行评估。然后，根据相关的临床表现，如是否伴有皮疹、腹泻、黄疸或呼吸困难，可以安排相应的发热检查（表 11-5）。

对症治疗和经验治疗 [11、16–17、23–26]

对症治疗

显然，最好的治疗是治疗基础疾病。然而，退热治疗可以使患者感觉舒适并能够预防发热相关的并发症。第一个问题是要确定发热是否应该治疗。体温升高本身并不一定需要治疗。然而，当出现不舒服的症状、患者的心脏储备有限或发热并发症即将发生时，则应给予退热药。退热治疗包括药物治疗和物理方法治疗。最有效的解热药物是水杨酸（译者注：目前已较少使用水杨酸退热，尤其是对于儿童）和对乙酰氨基酚，两者似乎都作用于下丘脑以降低体温设定点，可能是通过抑制前列腺素 E2 的合成。虽然水杨酸类药物可用于胃肠外，但口服或直肠给予阿司匹林或对乙酰氨基酚是较好的选择。任何一种药物 1.2 g 剂量对于成年人足以退热。除了它们固有的毒性（对乙酰氨基酚：肝毒性；阿司匹林：出血），必须记住阿司匹林和对乙酰氨基酚偶尔会导致明显的反应，体温过低，甚至出现危险的低血压。伤寒或霍奇金病患者以及年老、虚弱患者似乎发生这种不常见的并发症的风险更大。

物理降温也极为有效。最简单的方法就是脱衣并将患者处于凉爽的环境中，通过辐射的方式进行散热；床头风扇也会通过对流的方式促进降温。用冷水或酒精海绵擦拭可促进蒸发（译者注：该方法在国内已不适用，国内指南推荐温毛巾擦拭）。在极高热［＞ 106 ℉（约 41.1℃）］时，必须采取更严厉的措施，住院治疗刻不容缓。冰水浴是这些方法中最有效的，可用于高温紧急情况的处理，如中暑。所有物理降温的方法都存在低温过度反应的风险，因此，当体温开始低于临界水平时，应停止使用。

高热的紧急情况很少见，但发热很常见，通常是因为患者感到不舒适，而不是一种医疗危机。因此，患者的舒适度似乎适合作为最终评价。虽然发热会引起大多数患者不适，但物理降温几乎也同样会导致所有患者的不适。通常，人们对治疗过程

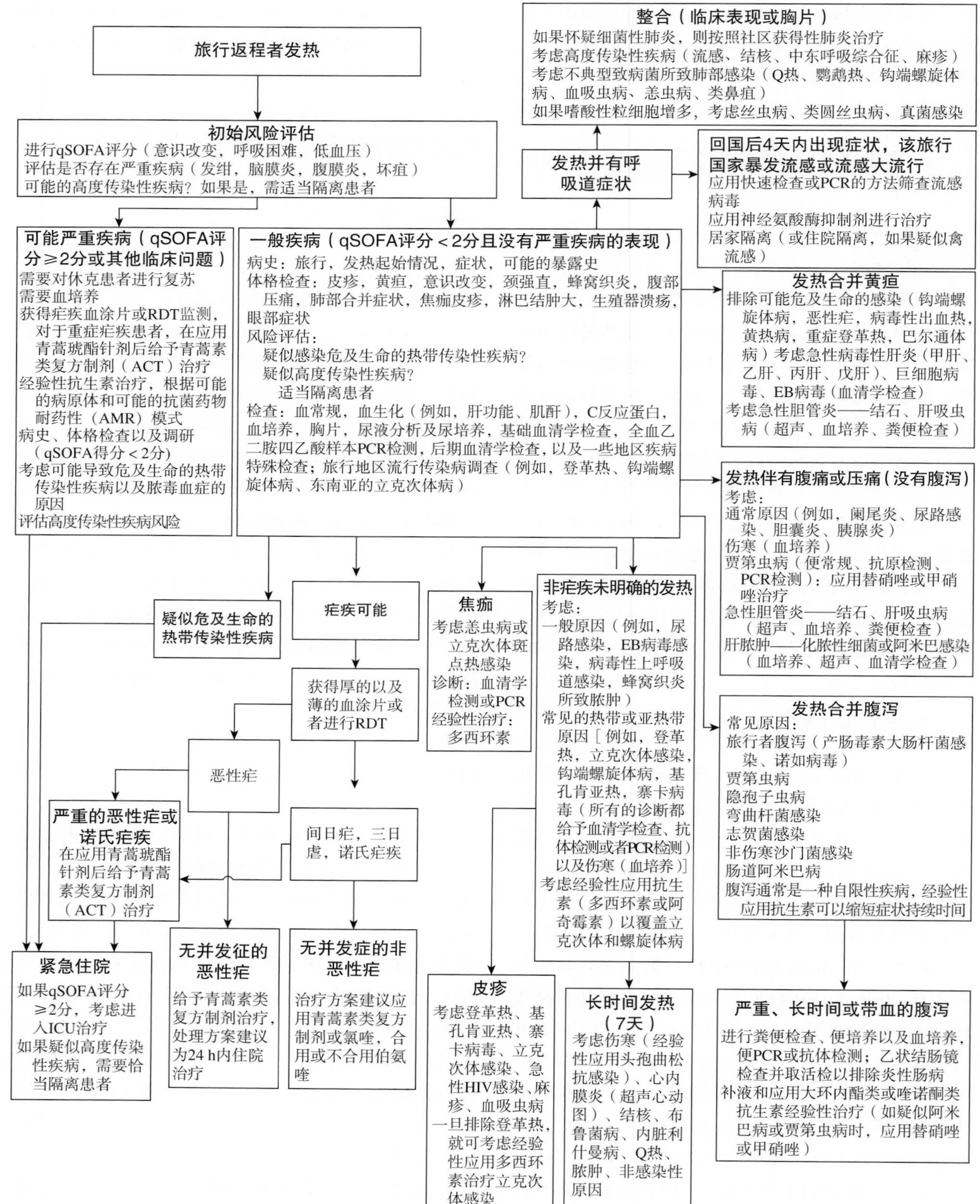

图 11-1 旅行返程者发热处理流程（From Thwaites GE，Day NPJ. Approach to fever in the returning traveler. N Engl J Med 2017；376：548.）

的记忆要比疾病本身症状的感受更深刻。因此，只有当发热本身出现医疗相关问题时，才应使用这些措施。应用阿司匹林和对乙酰氨基酚治疗也是如此。许多患者由于体温的快速上升和下降而感到非常痛苦时，因此，在治疗的第一天或前两天，每 4 h 服用退热药可能比等待发热高峰出现再服药更可取。

经验性治疗

许多引起发热的情况需要早期经验性治疗，同时等待更明确的诊断，因为治疗的成功可能与治疗起始时间密切相关，尤其是对一些感染性病因引起的发热情况。明确诊断可能需要时间，但同时需要尽快开始治疗。

中性粒细胞减少症的发热患者

当接受癌症化疗且中性粒细胞绝对计数小于 500/mm^3 的患者发热超过 38.5℃时，将有巨大的危及生命的感染风险，甚至在确定病原体或感染部位之前，这类患者就需要紧急静脉注射抗生素治疗。这类患者需要及时住院治疗，并启动广谱“杀菌”抗生素计划（见第 92 章）。在癌症治疗期间，使用粒细胞集落刺激因子（G-CSF 因子）来提高白细胞计数，以降低发展为发热的中性粒细胞减少患者的风险。指南建议在高危人群中使用，但在那些没有发热的中性粒细胞减少或接受联合放疗和化疗的人群中不使用。

疑似心内膜炎的发热患者

即使没有出现相应表现，怀疑亚急性细菌性心内膜炎的患者也需要立即住院，开始经验性抗生素治疗，同时等待血培养结果，血培养标本应在开始经验性抗生素应用之前抽取。

疑似蜱传疾病（见第 160 章）

早期开始启动抗生素治疗结果最好，并发症最少。最终明确诊断有困难，可能需要数周时间，根据流行病学和临床表现进行治疗是基本规则。经验性治疗方案包括：

- 落基山斑点热：盐酸多西环素片（每天 2 次，每次 100 mg），持续 7 ～ 14 天（发热消退后至少 3 天）
- 莱姆病：盐酸多西环素片（每天 2 次，每次 100 mg）或阿莫西林（每天 3 次，每次 500 mg），至少 10 天
- 巴贝虫病：阿托伐醌（每天 2 次，每次 750 mg）联合阿奇霉素（首剂量为 500 mg，随后是每天 250 mg），持续 7 ～ 10 天
- 无形体病：盐酸多西环素片（每天 2 次，每次 100 mg），持续 7 ～ 14 天（发热消退后至少 3 天）
- 埃立克体病：盐酸多西环素片（每天 2 次，每次 100 mg），持续 7 ～ 14 天（发热消退后至少 3 天）

旅行返程者发热

对于已排除疟疾的原因未明的发热性疾病患者，盐酸多西环素或阿奇霉素的经验性治疗可覆盖立克次体感染和钩端螺旋体病。对于那些有或没有焦痂的皮疹，一旦排除登革热，经验性使用盐酸多西环素可以治疗恙虫病和其他立克次体感染。如果有呼吸道症状的新发发热患者是从流感暴发或流感大流行的国家返回的，必须进行流感快速筛查，并迅速（在 4 天内）启动应用神经氨酸酶抑制剂的抗病毒治疗。

住院和就医的时机

如前所述，出现中毒、虚弱、免疫功能低下或明显中性粒细胞减少的发热患者应及时住院，并进行传染病相关筛查，考虑经验性广谱抗生素治疗。在消瘦和虚弱的情况下，也应考虑早期住院。当发热数周且体温高于 101 ℉（约 38.3℃），并且门诊诊断失败时，可能值得进行更详细的检查、咨询和研究的。

患者教育 [1]

如果在门诊筛查时怀疑发热，应指导患者进行体温记录，最好测量肛温，每天晚上是最有可能发生发热的时间。需让患者放心，体温 97.0 ～ 99.3 ℉（约 36.1 ～ 37.4℃）是正常的。

（刘妍萌　祁祯楠 翻译，迟春花　曹照龙 审校）

第 12 章

淋巴结肿大的评估

A.H.G.

人体全身近 600 个淋巴结，正常情况下仅少数淋巴结可触及，包括下颌下、腋下和腹股沟区域的小淋巴结。淋巴结肿大多数情况下是良性自限性疾病，尤其是儿童和年轻人，更容易发生反应性淋巴结增生。尽管如此，患者仍会非常担忧，一方面担心严重的感染性疾病（例如艾滋病），另一方面担心肿瘤性疾病。对淋巴结肿大进行系统评估既能做出正确的诊断，又能让患者安心，对于基层全科医生来说，一个关键的决定是何时为患者做淋巴结活检。

病理生理学和临床表现 [1–6]

病理生理学

作为淋巴系统的一部分，正常淋巴结在宿主防御中发挥至关重要的作用，对危险因素的常见反应是增生，潜在刺激消除后 1 个月内可以消退。有时，一定程度的增生可能会持续存在，并残留一定程度的淋巴结肿大，特别是在淋巴结反应显著，或刺激严重，或持续时间较长的情况下。淋巴结发生炎症和浸润时，会出现病理性肿大。如果基础疾病是局限性的，淋巴结肿大也是局部的。如果疾病是系统的或全身性的，会发生全身性淋巴结肿大。

临床表现

大小和质量

健康人的淋巴结通常无法触及，除了颈部、腋窝和腹股沟的小淋巴结。其他区域可触及淋巴结或任何大于 1 cm 的淋巴结应被认为潜在异常，特别是在没有明显原因的情况下持续 1 个月以上。淋巴结大小本身并不是潜在疾病的诊断依据，但大于 3 cm 的淋巴结提示肿瘤性疾病。病理性淋巴结肿大的表现可从无痛到压痛，从软到硬，从活动到固定。尽管柔软、活动度良好的淋巴结更符合非恶性淋巴结肿大的特征，但早期恶性病变也可能出现类似表现。疼痛并不是炎症性淋巴结肿大所特有的，迅速发展的恶性结节和淋巴结内出血也可能会疼痛，比如饮酒后霍奇金病的肿大淋巴结会疼痛。

伴随症状

“B”组症状（反复体温＞ 38℃、盗汗、体重减轻）是淋巴瘤的特征，尤其是霍奇金病，预后不良（见第 84 章）。这些症状也可能出现在系统性感染中。仅发热就可发生在导致淋巴结肿大的各种病因中。淋巴管红线是引流区感染的标志。伴发脾大见于传染性单核细胞增多症、淋巴瘤和淋巴细胞白血病。

分布

肿大淋巴结的位置与病因有直接关系。

全身性。广泛分布的淋巴结肿大提示全身性病变，如感染、恶性肿瘤、过敏，有时甚至代谢性疾病也伴有淋巴结浸润。与感染相关的淋巴结肿大可能是由感染本身（如 HIV 感染）或继发感染（如合并巨细胞病毒感染）引起的。全身性淋巴结肿大提示 HIV 感染的可能性［似然比（LR）4.6］，体格检查时触及淋巴结肿大（LR 3.1）也增加了这种可能性。全身性淋巴结肿大可能是首先产生局部淋巴结肿大的疾病引起的（例如，猫抓病）。Castleman 病——兼具肿瘤性和反应性淋巴结肿大的特点——是一种罕见的、特发性的、非典型的淋巴结增生性疾病，可以是局部性的，也可以是全身性的，临床表现与淋巴瘤和艾滋病类似。局限性疾病大多为良性病程，而全身性疾病会导致播散性淋巴结肿大、多系统症状，并增加感染和癌症的风险。

颈部。大多数颈部淋巴结肿大是由于头、颈部感染所致，但淋巴瘤（尤其是霍奇金病）的淋巴结肿大常始发于颈部或锁骨上淋巴结。下颌下淋巴结是最常见的肿大淋巴结，通常由咽部感染（病毒、链球菌、淋球菌）或口腔感染引起。腺病毒性结膜炎、结节病、兔热病、猫抓病以及其他疾病引起的“眼腺热（oculoarglandular fever）”，其中一个临床表现是耳前淋巴结肿大。耳后或颈后淋巴结病变通常反映头皮的感染，但也可能作为全身疾病的突出表现，如风疹或弓形体病。

锁骨上。孤立的锁骨上淋巴结肿大是淋巴瘤或转移癌的临床表现。右锁骨上淋巴结引流纵隔、食管和胸腔淋巴结，而左锁骨上淋巴结（Virchow 淋巴结）汇入胸导管，胸导管引流腹部。

腋窝。乳腺癌是主要的疾病，但上肢感染也会导致腋窝淋巴结肿大。

肺门。无症状的双侧肺门淋巴结肿大提示结节病和真菌感染的可能性。单侧肺门淋巴结肿大以及有症状或阳性体征的双侧肺门淋巴结肿大提示淋巴瘤、癌症和肉芽肿性疾病。

腹部。大多数孤立的肠系膜淋巴结肿大见于肠腺癌。孤立性腹膜后淋巴结肿大见于霍奇金病及其他淋巴瘤、转移性腺癌、肺结核、膀胱癌和白血病。可触及的脐周淋巴结（玛莉约瑟夫结节）是转移性胃腺癌的显著体征。

腹股沟。在健康人身上常可触摸到这一区域的淋巴结，特别是赤脚走路时。但在生殖器、会阴感染以及下肢感染时，这些淋巴结可显著增大。癌症也是腹股沟淋巴结肿大的重要病因，尤其是生殖器的淋巴瘤、黑色素瘤和鳞状细胞癌。

滑车上。一般来说，滑车上淋巴结增大提示二期梅毒。众所周知，体格检查水手握手（sailor's handshake）姿势时应该触诊滑车上淋巴结。淋巴瘤、慢性淋巴细胞白血病、传染性单核细胞增多症和 HIV 感染是目前滑车上淋巴结肿大常见的病因，伴随全身淋巴结受累。局灶性手指感染也可能导致滑车上淋巴结增大。

其他淋巴异常

除淋巴结肿大外，淋巴系统异常可能有其他表现。淋巴管炎沿着浅表淋巴网呈现红线、表面发热，提示引流区的急性化脓性感染，致病菌通常是葡萄球菌和链球菌。淋巴结炎表现为触之质韧、温热、柔软、迅速增大的淋巴结，提示淋巴结本身的急性化脓性感染。一种特发性疾病，坏死性淋巴结炎（Kikuchi 病），可引起自限性宫颈淋巴结肿大。淋巴水肿是由淋巴引流受阻引起的，多见于外科手术淋巴结清扫、放疗，或慢性感染（如丝虫病或性病淋巴肉芽肿）引起的纤维化。

鉴别诊断 [2,6–7]

根据位置可以推断淋巴结肿大的原因（表 12-1）。在儿童和青年中，大多数淋巴结肿大是反应性增生的结果，相比成人预后良好。在 30 岁以下的人群中，80% 的病例是良性的；在 50 岁以上的人群中，良性疾病的概率降至 40%。

检查 [1–15]

霍奇金淋巴瘤（Hodgkin lymphoma，HL）的鉴别诊断包括非霍奇金淋巴瘤（non-Hodgkin lymphoma，NHL）、传染性单核细胞增多症、HIV 感染、其他非细菌性淋巴结肿大、药物反应和自身免疫性疾病（见第 84 章）。在老年患者中，其他恶性肿瘤是常见的鉴别诊断。在 30 岁以下的患者中，良性病变约占淋巴结肿大的 80%，大多数恶性肿瘤是淋巴瘤。淋巴结恶性病变的可能性随着患者年龄、病程（特别是＞ 30 天）、淋巴结大小和受累部位数量的增加而增加（见第 12 章）。恶性淋巴结肿大也常常是无痛的，而炎症性或感染性淋巴结肿大更容易发生疼痛，表面可见红斑。

病因不明淋巴结肿大的实验室检查包括全血细胞计数、外周血涂片、胸部 X 线检查 HIV 检测以及抗核抗体检测（见第 84 章）。诊断 HL 最好通过淋巴结切除活检或粗针穿刺活检，这样可以保留 HL 和 NHL 诊断所必需的组织结构。淋巴瘤细针穿刺（fine needle arpiration，FNA）只能成功诊断少数病例，FNA 与随后的切除活检结果之间的一致性较差，因此 FNA 不应常规纳入淋巴结肿大的初步检查。当怀疑淋巴瘤诊断时，通过 FNA 取样少数细胞对 HL 的检测不敏感，在 HL 中，恶性 Reed-Sternberg 细胞或淋巴细胞为主的细胞少于 1%，大多数取样细胞是良性反应性炎症细胞，导致假阴性结果。

病史和体检

鉴别淋巴结肿大时会遇到一些基本问题，可以通过仔细的病史询问和体格检查来解决：

1．触摸到的肿块真的是淋巴结吗？各种其他

表 12-1 淋巴结病的重要原因

全身性淋巴结肿大	局部淋巴结肿大
传染病	**耳前**
单核细胞增多症	病毒性结膜炎
艾滋病	沙眼、耳后动脉炎
艾滋病相关并发症	风疹
弓形体病	头皮感染
二期梅毒	**下颌下或颈部（单侧）**
超敏反应	颊间隙感染
血清病	咽炎（可以是双侧的）
苯妥英钠和其他药物	鼻咽肿瘤
血管炎、狼疮、类风湿关节炎	甲状腺恶性肿瘤
	双侧颈部
代谢性疾病	单核细胞增多症
甲状腺功能亢进	结节病
脂质沉积症	弓形体病
肿瘤相关	咽炎
白血病	**右侧锁骨上**
霍奇金病（晚期）	肺部恶性肿瘤
非霍奇金淋巴瘤	纵隔恶性肿瘤
	食管恶性肿瘤
	左侧锁骨上
	腹腔恶性肿瘤
	肾恶性肿瘤
	睾丸或卵巢恶性肿瘤
	腋窝
	乳房恶性肿瘤或感染
	上肢感染
	滑车上
	梅毒（双侧）
	手指感染（单侧）
	腹股沟
	梅毒
	生殖器疱疹
	性病淋巴肉芽肿
	软下疳
	下肢或局部感染
	任何部位
	猫抓热
	霍奇金病
	非霍奇金淋巴瘤
	白血病
	转移性癌症
	结节病
	肉芽肿感染
	双侧肺门淋巴结肿大
	结节病
	真菌感染（组织胞浆菌病，球孢子菌病）
	淋巴瘤
	支气管癌
	结核
	单侧肺门淋巴结肿大
	淋巴瘤
	支气管肺癌
	结核
	结节病

结构，包括肿大的腮腺、囊性瘤、甲状舌管和鳃裂囊肿、血管瘤、脓肿、脂肪瘤和其他肿瘤，有时可能与肿大的淋巴结相混淆。

2．淋巴结肿大是急性的还是慢性的？显然，随着时间的推移，由急性病毒或化脓性感染引起的淋巴结肿大的可能性越来越小，肉芽肿性炎症（结节病、结核病、真菌感染）和肿瘤性疾病可能性增大。即便如此，慢性病程并不一定是严重疾病的先兆，有时淋巴结反应性增生可能也会持续数月之久。

3．增大的淋巴结本身的特征是什么？柔软的、活动度好的淋巴结常见于淋巴结炎或急性淋巴增生。淋巴瘤常触及坚硬、质韧、无触痛的淋巴结。无痛、坚硬、固定、融合的淋巴结提示转移性癌。

4．淋巴结肿大是局部的还是全身性的？包括感染（例如，HIV 感染，传染性单核细胞增多症和其他病毒感染、弓形体病、二期梅毒）在内的众多全身性疾病、过敏反应（血清病、对苯妥英钠和其他药物的反应，以及血管炎，包括系统性红斑狼疮和类风湿关节炎）、代谢性疾病（甲状腺功能亢进症和各种脂质病）和肿瘤（尤其是白血病）可引起全身性淋巴结肿大。然而，霍奇金病通常是单中心起源，并扩散到邻近区域的淋巴结，因此全身性淋巴结肿大少见，除非是疾病晚期。虽然某些 NHL 可能是多中心起源的，但较晚才会进展至全身性淋巴结肿大，通常不对称，这一点不同于一些白血病，后者早期即发生对称性淋巴结肿大，如慢性淋巴细胞白血病。

5．是否有相关的全身性或局部症状或体征？发热、皮疹、体重减轻、咽痛、牙痛、生殖器炎症和四肢感染是特别有意义的线索。这些症状中，盗汗和体重减轻提示肉芽肿和肿瘤性疾病。耳、鼻、喉症状提示继发于病毒感染或局部细菌感染的反应性淋巴结增生。仔细检查皮肤可能会为猫抓病或兔热病的诊断提供线索。还需要检查有无头皮感染、皮肤癣菌和疥疮。仔细检查肝和脾；脏器肿大可能是单核细胞增多症、结节病或恶性肿瘤的重要线索。白血病患者可能出现胸骨压痛。

6．是否有不寻常的流行病学线索？接触猫的患者可能会患猫抓病或弓形体病，生食肉类也可导致上述疾病。美国西南部旅居史提示鼠疫的可能性。某些旅居史或接触禽类粪便提示真菌感染的可能性，如果是孢子丝菌病，可能有园艺相关的划伤史。与野生啮齿动物接触和蜱虫叮咬也会导致兔热病。结核接触史可能是淋巴结结核的重要线索。常见的社区暴发可以为链球菌性咽炎或风疹的诊断提供线索，而性接触史可能提示淋病、梅毒、生殖器疱疹或淋巴肉芽肿。

实验室检查

实验室检查不需要非常详细。全血细胞计数和分类通常提供有用的信息。例如，非典型淋巴细胞增多提示单核细胞增多症、其他病毒感染和弓形体病，粒细胞增多提示化脓性感染，嗜酸性粒细胞增多提示过敏反应，全血细胞减少见于肿瘤和 HIV 感染引起的骨髓抑制。

其他检查基于淋巴结肿大的临床表现。多种血液化学检查可能对某些疾病的诊断有所帮助。尿酸升高可能与淋巴瘤或其他血液系统恶性肿瘤相关。肝功能检测（尤其是碱性磷酸酶水平）提供了可追查的客观证据。虽然这些异常是非特异性的，但确实提示肝受累，这可以通过活检进一步评估。

局部淋巴结肿大

局部淋巴结肿大可能提示对感染或恶性肿瘤的局部反应。孤立的质硬淋巴结是区域性恶性肿瘤的重要表现，分布不对称是其特征。

颈部淋巴结肿大。如果出现咽炎和颈部或下颌下淋巴结肿大，一定要进行咽拭子培养。切记链球菌培养标本常规处理，但如果怀疑是淋球菌，必须使用特殊的塞耶 - 马丁培养基。如果怀疑淋病，也应该进行尿道或宫颈涂片和培养。血培养适用于罕见的鼠疫、兔热病或布鲁菌病，或临床表现为葡萄球菌性或链球菌性的淋巴结炎。

由于高位颈部淋巴结肿大可能由鼻咽或口咽的原发肿瘤或淋巴瘤（两种隐匿的可治疗的癌症）引起，有必要进行深入的评估。仔细检查鼻咽、口腔（包括舌根）和喉部是必要的，对所有淋巴结的详细检查也是必要的。CT 或 MRI 有助于更深层次的淋巴结、黏膜下和颈部结构的检查。

如果淋巴结肿大提示恶性肿瘤（见后面的讨论），则应进行活检。如果淋巴结活检提示鳞状细胞或表皮样组织学来源，但没有明显的原发病变，则应对可能存在鼻咽或口咽肿瘤的区域（舌根、鼻咽）进行盲法活检。如果组织病理学显示是腺癌，那么鼻窦或唾液腺可能是主要来源。再次强调，仔细的体格检查加上 CT 或 MRI 可能有助于发现原发病。甲状腺癌是另一种隐匿的可治愈的恶性肿瘤，可能表现为颈部淋巴结肿大，因此甲状腺也应该进行检查。

腋窝淋巴结肿大。腋窝淋巴结病变需要仔细的乳房检查、乳房 X 线检查，可能还需要乳房 MRI 检查。在组织学上表现为腺癌的腋窝淋巴结肿大最常与同侧乳腺癌相关，即使乳房检查和乳房 X 线检查呈阴性。通过检测雌激素和孕激素受体，以及检查腋窝淋巴结组织中 HER2 的表达，可以辅助诊断乳腺癌。对淋巴瘤标志物的免疫组织化学研究也是必要的。如果没有发现乳腺癌的确凿证据，可能需要胸部 CT 检查。

腹股沟淋巴结肿大。腹股沟淋巴结肿大的诊断方法与颈部淋巴结肿大大致相同，多提示局灶性疾病，包括感染性和肿瘤性疾病，特别是那些可治性的疾病。在活检之前，需要做下肢感染和性传播疾病的筛查（见第 137 章和第 141 章）。仔细检查盆腔、肛门和直肠。如果考虑淋病或其他性传播疾病是腹股沟淋巴结肿大的潜在病因，应该进行尿道和宫颈涂片和培养。如果感染检查结果为阴性，则可以进行活检和详细的病理检查，并应进行活检组织的免疫组织化学检查和受体检查，并辅之以盆腔的超声或 MRI 扫描。

腹股沟淋巴结肿大可能是外阴癌、前列腺癌、会阴癌、子宫内膜癌或卵巢癌的局部扩散，也可能是淋巴瘤的全身受累。睾丸癌通常不转移到腹股沟淋巴结，除非有盆腔和腹膜后淋巴结转移。

肺门淋巴结肿大。采用纯化蛋白衍生物（purified protein derivative，PPD）和血管紧张素转换酶（angiotensin-converting enzyme，ACE）测定的结核菌素试验有助于评估。如果两者的结果都是阴性的，考虑人口统计学和临床变量，结节病的可能性很低，那么需要进行支气管镜和纵隔镜检查来排除淋巴瘤。如果患者 ACE 阳性，PPD 阴性，那么结节病的可能性很高，几乎不需要进一步评估。如果患者 ACE 阴性，PPD 阳性，那么可能是原发性肺结核。球孢子菌病和兔热病也有可靠的皮肤试验。另一方面，皮肤试验阴性提示结节病或淋巴瘤，但这是一个非特异性表现。皮肤试验对猫抓病的诊断非常有帮助，但就像克韦姆试验（Kveim test）一样，在指定的研究中心获得抗原才能完成试验。

在放射学检查中，胸片特别有价值，外周淋巴结肿大的患者可能是淋巴结病，在没有周围淋巴结肿大的情况下，胸片上也可以发现肺门淋巴结病变。诊断应考虑结节病、淋巴瘤、真菌感染、肺结核或转移性癌（尤其是原发于肺部的）。CT 可提供进一步的诊断依据。组织诊断可能需要纵隔镜检查，但无症状的双侧肺门淋巴结病变和肺野清晰的患者可能是结节病或真菌感染，不需要纵隔镜检查。

全身性淋巴结肿大

血清学检测可能很有价值。应强烈建议 HIV 抗体检测（见第 13 章）。梅毒的异嗜性试验和血清学试验是显而易见的例子。此外，疾病急性期的血清样本可以冷冻，以便与稍后的恢复期血清样本一起检测病毒、真菌和弓形体病的抗体滴度。布鲁菌病也可以用血清学诊断。血清学检测，包括针对自身免疫性疾病的检测（如抗核抗体和类风湿因子），可能提示非感染性过程，如胶原血管性疾病。

有时，淋巴瘤患者的腹膜后或腹腔内肿大淋巴结可形成腹部肿块。当淋巴瘤的可能性很大，或者需要对已确诊的淋巴瘤或霍奇金病进行分期时，可以使用腹部 CT 来评估腹膜后淋巴结；骨髓活检可以提供组织诊断（见第 84 章）。

淋巴结活检

活检是诊断淋巴结肿大病因的最直接的方法，如前所述，在许多区域或局部淋巴结肿大的病例中，活检是最直接的方法。有时，在进行活检前仔细观察一段时间可能对诊断有益。在许多良性淋巴结肿大的病例中，即使没有做出病因诊断，淋巴结也会自动消退。然而，一些淋巴瘤导致的淋巴结肿大可能也会短暂缓解，貌似良性疾病的表现。

适应证。如果未确诊的淋巴结肿大持续数周至数月，特别是如果担忧肿瘤性疾病，则应考虑淋巴结活检。在一项回顾性研究中，体重减轻、盗汗、大于 2 cm 的淋巴结和异常的胸部 X 线表现是重要疾病的最强预测因子。在放射学检查中，胸部和腹膜后区域肿大超过 1 cm 且持续 1 个月以上的淋巴结可能是病理性的。

方法和获益。如有可能，首选淋巴结切除活检，比针吸活检更准确，阳性率更高。与切除活检相比，细针穿刺活检对非霍奇金淋巴瘤的准确率为 75%，对转移癌的准确率为 85%。对于周围淋巴结可触及的患者，淋巴结切除比经皮针吸活检更可取，特别是在有必要区分淋巴组织增生和淋巴瘤的情况下。然而，在无法进行手术活检时，例如胰腺或甲状腺疾病，细针取样可能会很有帮助。在可能的情况下，粗针活检比细针抽吸更可取。活检结果提示不典型增生的可疑淋巴结需要随访复查，这类病例中许多最终证实是淋巴瘤。在触及结节波动时，针吸活检在某些情况下可以用来诊断感染过程。

淋巴结选择。应谨慎选择要取样的淋巴结。当多个淋巴结肿大时，最大的淋巴结是首选目标。如果存在全身性淋巴结肿大，最好尽可能避免腹股沟或腋窝淋巴结，因为这些区域的反应性增生可能会使鉴别诊断变得困难。一般来说，增大的锁骨上淋巴结诊断率最高。

并发症。大部分切除活检在技术上要求不高，可以在局部麻醉下完成。尽管如此，这是一种侵入性操作，只有当简单的方法不能给出诊断，并且仍然怀疑存在可治疗的病因（例如结核病、淋巴瘤、癌症、结节病、猫抓病）时才应该使用。并发症包括颈椎后路活检中的脊髓副神经损伤和腮腺区活检中的面神经损伤。

活检标本处理。适当的处理可以最大限度地提高诊断率。提醒病理学专家，确保标本的最佳处理对正确诊断至关重要。冰冻组织的免疫组织化学染色和流式细胞术提高了淋巴瘤、霍奇金病和其他恶性肿瘤的检出率。当考虑感染时，除了组织学检查外，还应进行适当的细菌学涂片和培养。触摸可能是有价值的。细菌、分枝杆菌和真菌的特殊染色可能会有助于诊断，非常见疾病往往需要特殊染色，例如针对 Whipple 病或脂肪沉积症的过碘酸希夫染色和针对淀粉样物质的刚果红染色。淋巴结病理的解读可能相当困难，需要有经验的观察者仔细研究。有了这样的诊断过程，良性疾病，如弓形体病或猫抓病，可以在组织学上提示诊断，而对连续切片的详细分析可能会发现非深入病理学检查漏诊的淋巴瘤。

随访 / 经验治疗

除非有明确诊断，不推荐使用抗生素或类固醇的经验性治疗。如果病理检查提示反应性增生或不具诊断性，应仔细随访患者，因为多达 25% 的患者最终表现出导致淋巴结病变的疾病，最常见的是淋巴瘤。

HIV 感染者淋巴结肿大的评估

在大多数 HIV 阳性的患者中，淋巴结肿大是 HIV 感染导致的淋巴滤泡增生。然而，可能的原因还包括淋巴瘤、分枝杆菌和病毒感染、卡波西肉瘤和其他癌症（见第 13 章）。评估和活检的原则与非 HIV 患者相似，区别是潜在的严重病理诊断的可能性增加。建议的淋巴结活检标准包括直径大于 2 cm、迅速发展或不对称的淋巴结肿大、全身症状、胸部 X 线片上的胸腔内淋巴结肿大。当使用这些相当严格的标准，并且采用针吸活检时，报道的检出率不到 50%，大多数患者有淋巴滤泡增生。

转诊指征

任何怀疑患有恶性肿瘤的患者都应该咨询肿瘤学专家或肿瘤外科医生，以进一步考虑活检的必要性，并确定获得组织诊断的最佳方法。简单地对可触及淋巴结进行活检可能无法获得明确诊断，并使患者承受不必要的侵入性手术。如果患者正在考虑观察一段时间，并希望确保这种方法是合理的，那么咨询是有帮助的。

（武晓庆　王晶桐 翻译，曹照龙　肖卫忠 审校）

第 13 章

人类免疫缺陷病毒感染的管理

STEPHEN L. BOSWELL

近年来对人类免疫缺陷病毒（HIV）感染患者的治疗已取得显著进展，虽然仍无法治愈。目前，多数获得性免疫缺陷综合征（AIDS），艾滋病患者在门诊治疗。早期干预、新疗法和预防继发感染的创新策略显著降低了发病率，提高了生存率。由于治疗转向门诊，社区医生在 HIV 感染者的综合诊治中发挥越来越重要的作用；他们负责初诊、咨询、阻断传播、启动抗病毒和预防治疗、社区治疗继发感染、确定住院需求，以及在疾病晚期提供支持性治疗。这要求基层全科医生对 HIV 危险行为、疾病表现、实验室技术、当前治疗方法和预防措施有所了解。建议每个社区有一名专家参与所有 HIV 感染者的诊治工作。可以由专业的基层全科医生或专家顾问来完成。

流行病学 [1-6]

HIV 感染是一种流行病，已成为世界上传染病主要死亡原因之一。仅在 2016 年，全球有约 100 万人死于艾滋病相关疾病。1981 年，洛杉矶报告了 5 例艾滋病病例，显示艾滋病成为流行病。HIV 在亚洲和撒哈拉以南非洲的传播速度最快，分别超过 510 万和 2560 万例。其流行在南美继续扩大，但在北美和欧洲的病例增长速度已经放缓。在发展中国家，该病毒主要通过性接触传播，相比西方国家，男性和女性患病率相当。

目前美国有超过 120 万人感染 HIV，而且这一数字还在继续上升。尽管如此，在过去几年中，世界许多地区艾滋病死亡率已经显著下降。这归因于医疗水平的显著改善以及治疗的可获得性。在美国，男 - 男性接触者艾滋病患病率最高，特别是年轻

黑人男 - 男性接触者。2014 年，异性恋者约占新增 HIV 感染者的 1/4。注射毒品者 HIV 感染率略有下降。

在美国，感染风险最高的是男 - 男性接触者、静脉注射吸毒者及其性接触者、男 - 男性接触者的性伙伴，1985 年之前接受血液和血液制品注射的人，以及受感染妇女所生胎儿。自 1985 年以来，由于对血液和血浆捐献者进行了全面筛查、HIV 血清学检测的应用以及各种血制品的病毒灭活，通过血液或特定的血制品（血浆和凝血因子浓缩品）直接感染 HIV 的风险已大大降低。由于使用了药物预防措施，围产期传播率也显著下降。

在发达国家，大多数 HIV 感染者没有症状。这些患者经常因 HIV 感染高危行为（例如静脉吸毒、性传播感染）相关问题就诊基层全科医生，并不知道自己携带 HIV。这为预防 HIV 传播提供了重要机会。

病理生理学、临床表现和病程 [7-15]

病理生理学

HIV 是 RNA 逆转录病毒，包括核心蛋白（p24）、逆转录酶、HIV 蛋白酶和包膜糖蛋白。HIV 的分离株遗传性和抗原性不同，特别是包膜蛋白（使有效疫苗开发更复杂的特征）。

HIV 通过性接触、肠道外接触血液和特定的血制品以及母体传播（通过母乳和围产期传播）。一旦病毒进入人体，最终附着于 $CD4^+$ T 淋巴细胞表面。这些辅助 T 淋巴细胞是 HIV 的靶点，因为病毒与其表面的受体有亲和力。病毒附着后会进入淋巴细胞，除去病毒外壳，病毒的 RNA 通过逆转录酶转录成 DNA，DNA 可能保留在细胞质中，或者整合到宿主细胞基因组中，在刺激因素触发病毒复制之前，可以保持潜伏状态。

未经治疗的感染者每天会产生数十亿病毒颗粒。大多数病毒颗粒是激活的 $CD4^+$ 淋巴细胞产生的，当病毒进入裂解阶段时，$CD4^+$ 淋巴细胞就会被杀死。$CD4^+$ 淋巴细胞是维持免疫活性的中心细胞。随着 $CD4^+$ 细胞群的受损，患者出现与疾病直接相关的临床表现的风险增加，包括 HIV 脑病和 HIV 相关的消瘦。随着 HIV 感染的进展，机会性感染和肿瘤的风险增加。如果不治疗，最常见的死因是消瘦、机会性感染或肿瘤。

临床表现和病程

人类感染 HIV 是一个连续的过程，可以大体分为四个阶段：① HIV 感染初期；②无症状感染；③艾滋病前的症状性感染；④艾滋病。疾病进展速度因人而异，取决于病毒和宿主因素。一般来说，抗逆转录病毒治疗和机会性感染的化学预防对疾病进展速度有重要影响。

感染初期

艾滋病的第一阶段在传播后 1 ～ 4 周，非常短暂，主要是单核细胞增多症样综合征（mononeucleosis-like syndrome）。在艾滋病流行的最初几年，该综合征未被认识到，在血清学检测出现后才将 HIV 感染与该临床综合征联系起来。该综合征包括发热、大汗、嗜睡、不适、肌痛、关节痛、头痛、畏光、腹泻、咽痛、淋巴结肿大和躯干斑丘疹，起病迅速，持续 3 ～ 14 天。超过 50% 的艾滋病患者会出现一种或多种症状。神经系统症状和体征的发生率较低，如脑膜脑炎、脊髓炎、周围神经病变和吉兰 - 巴雷综合征。原发性 HIV 感染中最常见的神经系统症状是头痛和畏光。血清学阳性受试者和对照受试者最明显的鉴别症状是淋巴结肿大、躯干或全身皮疹、抑郁、烦躁、厌食、消瘦和眶后疼痛。然而这些症状不是 HIV 感染初期的特异表现。

无症状血清阳性

未经治疗的 HIV 感染的第二阶段是四个阶段中持续时间最长的，也是最不稳定的。如果不进行治疗，这一阶段通常持续 4 ～ 8 年，其特点是缺乏 HIV 感染的明显表现。

症状性血清阳性（艾滋病前）

未经治疗的 HIV 感染第三阶段开始的首发表现是免疫系统功能障碍。持续性全身性淋巴结肿大通常是这一阶段的早期症状。经常发生足趾、指甲和口腔的局限性真菌感染。在女性中，顽固性阴道酵母菌感染和滴虫感染反复发作。口腔毛状白斑是 HIV 感染最常被遗漏的症状之一，非常普遍，通常在舌上发现。这一阶段疾病的皮肤表现包括广泛性疣、传染性软疣、银屑病加重和脂溢性皮炎。发生带状疱疹和单纯性疱疹感染的严重程度或频率增加。常见的全身症状包括盗汗、消瘦和腹泻。如果不进行治疗，这一阶段的持续时间通常为 1 ～ 3 年。

艾滋病

艾滋病的特点是明显的免疫抑制。这种抑制会导致播散性机会性感染和发生罕见恶性肿瘤。肺、胃肠道、神经和全身症状很常见。

耶氏肺孢子虫肺炎。这是艾滋病患者中最常见的感染之一，在没有接受初级预防（见后面的讨论）的患者中，发病率几乎达到 80%。发热、盗汗、身体不适和消瘦通常在肺部症状前几天到几周出现。干咳可能是第一个肺部症状，其次是呼吸急促。胸片上弥漫性浸润、肺泡 - 动脉氧分压差增大（> 30 mmHg）和低氧分压（< 50 mmHg）与生存率降低有关。

真菌感染。肺部和播散型侵袭性真菌感染包括新型隐球菌、荚膜组织胞浆菌和粗球孢子菌，是艾滋病的特征。隐球菌感染在美国各地都有发生，通常表现为头痛、发热和不适。大多数情况下没有精神改变和颈强直。有时，肺部主诉在隐球菌感染的临床症状中占据主导地位。组织胞浆菌病或粗球孢子菌病患者肺部和全身症状突出，胸片上有浸润表现，常有疫区旅居史；组织胞浆菌病可见脾大。

分枝杆菌感染。分枝杆菌感染，包括肺部和播散性分枝杆菌感染，其风险随着 $CD4^+$ 细胞计数的下降而增加。HIV 血清阳性的潜伏性结核分枝杆菌感染患者，结核分枝杆菌重新激活和传播的风险增加。脑膜受累是播散性疾病最常见的表现。许多从艾滋病患者身上分离出来的菌株显示出多重耐药性（见第 49 章）。细胞内鸟分枝杆菌感染常伴随非常严重的疾病。临床表现为消瘦、发热、大汗、腹泻。血培养通常阳性。

复发性细菌性肺炎。复发性细菌性肺炎（每年两次或两次以上）可能是艾滋病的一种表现。细菌性肺炎的表现很典型，痰培养阳性，胸片上有浸润性表现。这种肺炎在 $CD4^+$ 细胞计数低（< 200 个 /mm^3）的 HIV 患者中的发病率是细胞计数正常患者的 20 倍。肺炎的反复发作提示严重的免疫抑制。

巨细胞病毒感染。巨细胞病毒（cytomegalovirus，CMV）感染在艾滋病中很常见，通常是潜伏感染的重新激活。大约 5% ～ 10% 的艾滋病患者患有视网膜炎，表现为单眼视力丧失或飞蚊症，如果不治疗，会发展为双眼疾病和失明，眼底镜检查有渗出物和出血。可发生食管炎、胃炎和结肠炎。

肠道感染。肠道感染在艾滋病患者中的患病率很高，通常表现为消瘦、痉挛性疼痛和大量腹泻。沙门菌、志贺菌和弯曲杆菌是主要病原体，后两种的典型表现为腹泻、便血和粪便涂片 Wright 染色阳性的白细胞。隐孢子虫是一种原生动物，是不发达地区艾滋病患者腹泻的重要原因。

HIV 消耗综合征。这种综合征的特征是体重迅速、非自主地下降超过 10%，同时伴有慢性腹泻（超过 1 个月每日大便两次或两次以上）或发热，排除其他原因导致的虚弱。

神经损伤。HIV 感染造成的神经损伤范围包括导致感觉异常的轻度外周神经病变到痴呆导致失能。HIV 是嗜神经性的，在多达 30% 的艾滋病患者中造成严重的神经损伤。HIV 相关性痴呆是由 HIV 侵入中枢神经系统对神经元造成直接损伤所致。早期，可能只有轻微的认知或运动功能受损，但在后期，发生痴呆和致残性运动障碍。神经影像学检查可能显示弥漫性萎缩性改变。

机会性中枢神经系统感染。弓形体病是其中最常见的一种。大多数弓形体疾病代表潜伏感染的重新激活。在有效的抗逆转录病毒治疗之前，免疫球蛋白 G（IgG）血清阳性的患者中约有 1/3 会重新激活。中枢神经系统受累可导致团块病变（多发区域受累症状、头痛）和脑炎（发热、精神状态改变）的症状。CT 或 MRI 扫描的图像具有特征性：基底节和皮质下白质多个（3 个以上）增强区域。

梅毒。有高危性行为史的 HIV 患者梅毒可能性增加，梅毒感染过程可能不典型或加速进展，包括中枢神经系统播散。

恶性肿瘤。HIV 感染细胞免疫功能下降，卡波西肉瘤、非霍奇金淋巴瘤和原发性中枢神经系统淋巴瘤的发生率增加，可预示艾滋病的严重程度。卡波西肉瘤的特征是皮肤或黏膜上隆起的紫色斑块或结节，可发生内脏受累，表现为呕血、黑便或便血。神经系统影像学检查发现的团块改变可能是原发性中枢神经系统淋巴瘤，尤其是没有中枢神经系统弓形体病脑部病变的患者。这种淋巴瘤罕见，除非是在 HIV 感染的情况下。HIV 血清阳性的妇女宫颈非典型增生的发病率增加 10 倍。发生浸润性宫颈癌预示严重的免疫损害。

皮肤病变。除了卡波西肉瘤，其他皮肤病变也是艾滋病的重要表现，范围从严重的脂溢性皮炎到蜂窝织炎和药疹。发病率随免疫功能的恶化而增加。药疹尤其常见，常由甲氧苄啶 - 磺胺甲噁唑、氨苯砜 - 甲氧苄啶和氨基青霉素引起。

脂肪营养不良综合征。脂肪分布的改变，包括与胰岛素抵抗和血脂异常相关的中枢脂肪增加和外周脂肪减少，与 HIV 感染和高效抗逆转录病毒治疗相关。抗逆转录病毒治疗与这些变化之间的关系复杂，知之甚少，几种较老的核苷类类似物（如双脱氧核苷司他夫定、去羟肌苷和扎西他滨）与外周和面部脂肪减少有关，而蛋白酶抑制剂可能与中枢（腹部和后颈椎）脂肪堆积关系最密切。

预后

有效治疗的前提下，HIV 感染者的预期寿命与非感染人群相比，可能不会减少。预后与 $CD4^+$ 细胞计数密切相关，与 HIV 病毒载量呈负相关。丙型肝炎感染等合并症增加了艾滋病死亡率。早期干预 HIV 感染可以预防艾滋病的发生，提高整体生存率和生活质量（见后面的讨论）。

诊断 [1,5]

HIV 感染的诊断

在大多数情况下，最初的 HIV 检测包括抗原 / 抗体检测或抗体检测。如果初筛 HIV 检测是快速检测（抗体）且呈阳性，则应使用第四代检测方法重复检测，该检测同时检测 HIV p24 抗原与 HIV 1 和 2 抗体（表 13-1）。大多数患者在 HIV 感染后 6 ~ 8 周内产生抗体。50% 的感染者在 3 ~ 4 周内呈阳性结果，几乎所有感染者在 6 个月后均有可检测到的抗体。有时，有必要使用核酸检测（nucleic acid test，NAT）直接检测病毒。核酸检测昂贵，除非临床非常怀疑发生急性 HIV 感染，而且标准筛查测试呈阴性，否则不建议用于 HIV 常规筛查。

艾滋病的诊断

研发出有效的 HIV 感染治疗方法后，艾滋病的诊断对临床管理不再那么重要，而主要是用于病史和流行病学（表 13-1）。发现 HIV 流行初期，艾滋病的诊断主要是临床诊断，依靠提示艾滋病的表现。最初的艾滋病定义强调发生于 HIV 感染的男同性恋者，而忽略了对 $CD4^+$ 细胞计数和其他人群（如女性和异性恋者）表现的关注。这些不足在 1993 年美国疾病控制和预防中心（CDC）对艾滋病的定义中得到解决（见前面的讨论），定义扩大了提示诊断的范畴，将肺结核、浸润性宫颈癌和 HIV 血清阳性患者的复发性肺炎包括在内。此外，免疫状态的重要性在诊断标准中得到了认可，HIV 血清阳性患者 $CD4^+$ 细胞计数低于 200（小于淋巴细胞的 15%）诊断艾滋病。

检查 [7,9-10,13-20]

确诊 HIV 感染后应明确疾病分期，并迅速确定免疫功能不全的潜在并发症。CD4 细胞计数低（< 200 cells/mm^3）和病毒载量高（$> 100\ 000$ copies/ml）的患者风险高，应该及时治疗并密切随访。

病史

对 HIV 感染患者的首次问诊应该着眼于感染、恶性肿瘤和暴露史，这些病史可能提示持续的免疫功能障碍或潜在的共病情况。对性行为的回顾有助于定义特殊类别的风险，例如男 - 男性接触者。

既往史

应仔细回顾既往史：疱疹感染；无菌性脑膜炎；复发性鼻窦炎；皮肤病变，例如毛囊炎、葡萄球菌感染、银屑病、传染性软疣、疣、持续性癣或脂溢性皮炎；潜伏的病原体（流感嗜血杆菌、肺炎球菌）引起的复发性细菌性肺炎；口腔和阴道念珠菌病；巴氏涂片结果异常；性传播疾病（如果有梅毒病史，应仔细记录治疗细节和血清学滴度）；乙型肝炎感染或接种疫苗；丙型肝炎感染；结核病（包括皮肤试验、暴露史、胸片、疫苗接种、预防和治疗史）；寄生虫或细菌病原体导致的胃肠道感染。旅居史可用于评估暴露于组织胞浆菌病和球孢子菌病的风险。

表 13-1　实验室检测

检测	基线测试的适应人群	检测频率
HIV 血清学	所有没有血清阳性记录的患者	仅基线检测
CBC/Diff/Plt	所有患者	按建议
化学	所有患者	按建议
$CD4^+$ T 细胞计数	所有患者	每 3 ～ 4 个月一次
HIV RNA（病毒载量）	所有患者	每 1 ～ 4 个月一次
RPR 或 VDRL	所有患者	每年一次
PPD	所有无 PPD 阳性病史、结核病治疗或预防病史的患者	高危人群每年一次
弓形体 IgG	所有患者	按建议
水痘 IgG	所有患者	基线
CMV IgG	所有患者	基线
HAA	所有患者	基线
乙肝病毒表面抗原	所有患者	基线和按建议
乙肝表面抗体和（或）乙肝核心抗体	所有患者	基线
抗丙型肝炎病毒抗体	所有患者	基线和按建议
G-6-PD	非白人患者	基线
HLA-B5701	考虑使用阿巴卡韦治疗的患者	开始使用阿巴卡韦之前
HIV 耐药性检测		
HIV 嗜性试验		
巴氏涂片（宫颈）	所有女性	每年一次
巴氏涂片（肛门）	有肛周主诉的患者，男 - 男性接触者每年检测	
CXR	所有患者	按建议

CBC/Diff/PLT，全血细胞计数 / 分类 / 血小板计数；CMV，巨细胞病毒；G-6-PD，葡萄糖 -6- 磷酸脱氢酶；HAA，肝炎相关抗原；IgG，免疫球蛋白 G；PPD，纯化蛋白衍生物；RPR，快速血浆反应素；VDRL，性病研究实验室

系统回顾

由于 HIV 感染是一种多系统疾病，系统回顾显得尤为重要。首先询问全身症状（发热、畏寒、盗汗、疲劳、消瘦），这些症状可能是急性感染或更严重疾病的表现。应仔细回顾有无皮肤异常，特别是紫色结节或斑块、脓疱、瘀斑、腹股沟皮疹或疱疹皮损。接下来是头、眼、耳、鼻、喉的症状，询问有无鼻窦疼痛和卡他症状、咽痛、舌苔和咽部白色斑块很重要。询问淋巴结肿大可能提供重要信息。

肺部系统回顾包括有无呼吸困难、持续性干咳或咳嗽、咯血。最近出现的干咳，伴有劳力性呼吸困难，应怀疑肺孢子虫肺炎。应询问患者有无胃肠道症状，特别是吞咽疼痛（提示真菌性食管炎）、腹痛、恶心、呕吐、腹泻、黑便、便血、呕血、里急后重和肛周疼痛。腹泻和里急后重提示大肠病变。脐周绞痛、腹泻和排气增多表明是小肠病变。早饱、食欲不振和消瘦可能是胃肠道淋巴瘤的表现。通过询问有无异常阴道出血或分泌物、性交困难、尿频、排尿困难和血尿来筛查泌尿生殖系统受累。

神经系统回顾至关重要。单侧头痛范围扩大，并伴有颈强直，提示脑膜旁局灶感染扩散到中枢神经系统。新出现的肢体偏侧无力或麻木，特别是伴有一侧头痛加重，提示脑部肿块（淋巴瘤、弓形体病、脑脓肿）。单眼视野障碍和飞蚊症是巨细胞病毒视网膜炎患者的特征性主诉。复视和同侧偏盲可能提示中枢神经系统感染或恶性肿瘤。手指或足趾麻木或刺痛表明是外周神经病变或脊髓病变。

神经精神障碍提示 HIV 相关性痴呆。提示性症状包括认知障碍、注意力不集中、记忆力减退、失眠、淡漠、社交孤立以及情绪变化，尤其是抑郁。伴有发热和神志不清时，更有可能是脑病，但也可能是反应性抑郁的表现。鉴别这些情况有时可能很困难，可能需要神经精神测试和其他诊断测试。

体格检查

体格检查针对免疫功能受损的表现及其后果，包括对皮肤、鼻窦、眼睛、口腔、淋巴结、胸部、腹部、骨盆以及中枢和外周神经系统的仔细检查。此外，还应检查生命体征并仔细记录。HIV 感染经常会出现隐匿但持续的消瘦，可能是疾病进展、继发感染或恶性肿瘤的最早表现之一。

皮肤

需要注意皮肤检查，因为皮肤经常受累。卡波西肉瘤（男同性恋者尤其普遍存在）、疣、传染性软疣、银屑病、脂溢性皮炎以及皮肤和指甲的真菌感染非常常见。无痛的、持续性的、隆起的紫色病变，特别是一个以上时，可能是卡波西肉瘤，需要活检。严重的面部脂溢性皮炎，反复疱疹感染留下的瘢痕，以及毛发过早变白是不易察觉的免疫损害征象。

头、眼、耳、鼻、喉

鼻窦症状以压痛、鼻腔堵塞和脓性分泌物为主。眼底镜检查可发现视网膜渗出、出血或提示CMV感染的棉絮斑。典型的渗出物苍白，并伴有出血；通常始于外周，常规眼底镜检查可能难以观察到渗出物。

仔细检查口腔是必要的，寻找口腔毛状白斑、鹅口疮、黏膜瘀斑、口炎、牙龈炎和卡波西肉瘤的征象。鹅口疮是疾病进展的重要标志。最常见的表现形式是假膜性念珠菌病，即口腔黏膜表面附着可去除的白色斑块。萎缩性口腔念珠菌病的表现为硬腭或软腭、颊黏膜或舌背表面光滑的红色斑块。如果不仔细检查，可能很容易被遗漏。极少数情况下，念珠菌病会以白斑样的形式发生，其中包括白色病变，这些白色病变无法清除，但随着长期的抗真菌治疗而消退。这种形式的念珠菌感染很容易与口腔毛状白斑相混淆，其主要区别是对治疗的反应（很少需要活检）。念珠菌引起的口角炎可表现为口角红斑、裂缝和裂隙。可外用抗真菌乳膏进行适当的治疗。黏膜瘀斑可是HIV相关性血小板减少症的唯一证据。卡波西肉瘤经常在硬腭、软腭和牙龈上发生口腔病变。阿弗他口炎很容易与单纯疱疹或巨细胞病毒感染引起的口炎相混淆。可能需要活检才能鉴别。淋巴瘤可能表现为肿块或溃疡，最常见于扁桃体周围区域。

淋巴结

淋巴结肿大是疾病进展的重要标志，定期检查淋巴结是必要的。淋巴结肿大发生在腹股沟外两个或两个以上不相邻部位，持续时间超过3个月，且除HIV外未发现其他病因，则称为持续性全身性淋巴肿大（persistent generalized lymphadenopathy，PGL）。有时，脾大可能与PGL相关。不对称、较大、质韧、触痛的结节可能是恶性肿瘤或继发感染的证据，通常需要活检。

胸部、腹部、直肠和生殖器

检查肺是否有实变、胸膜炎症和积液的征象。检查心脏是否有杂音和摩擦感。关注腹部肝大或脾大以及局部压痛。生殖器和直肠检查对所有患者是必不可少的。淋巴瘤、鳞状细胞癌、CMV感染和阿昔洛韦耐药单纯疱疹感染可引起无症状性肛门直肠病变，可能需要活检进行诊断。诊断直肠或结肠病变或腹泻需要肛门镜检查或乙状结肠镜检查。应在初次就诊时进行巴氏检查（Papanicolaou test）。CDC目前推荐一种适用于血清阴性女性患者的筛查方法。然而，对于$CD4^+$计数低于200个/mm^3或可检测到HIV病毒载量的患者，应每年进行巴氏检查。应考虑在男性和女性中进行肛门巴氏检查。有证据表明，男-男性接触者患肛门癌的风险约为普通人群的80倍。建议每年进行视诊和直肠指检。像宫颈癌一样，肛门癌与人乳头瘤病毒感染密切相关。一些专家提倡使用肛门刷洗（肛门巴氏涂片）筛查肛门癌。肛门巴氏检查应每年进行一次。如果肛门巴氏检查发现意义不明的非典型鳞状细胞（atypical squamous cells of undetermined significance，ASCUS）或任何级别的不典型增生，则应进行高分辨率肛门镜检查（high-resolution anoscopy，HRA）。

神经学检查

应该检查有无脑膜刺激征、局灶性神经受损和精神状态的改变。应寻找周围神经病、脊髓病和肌病的证据，其为常见且通常可以治疗的异常。详细的精神状态检查可能有助于早期发现HIV相关痴呆。

实验室检查

实验室检查不仅在检查和监测方面，而且在决定治疗的性质和时机方面，发挥至关重要的作用（表13-1）。实验室检查用于确定可能从特殊干预中受益的患者（例如，为乙肝表面抗体和乙肝核心抗体均阴性的患者接种乙肝疫苗）。在其他情况下，可能发现可治疗的隐藏医疗问题（例如，干扰

素 -α 治疗慢性丙型肝炎）。开始抗逆转录病毒治疗和预防耶氏肺孢子虫肺炎的决定很大程度上基于实验室检查，特别是 $CD4^+$ 细胞计数（见后面的讨论）。越来越多的人通过 $CD4^+$ 细胞计数和 HIV 病毒载量来衡量抗逆转录病毒治疗的有效性。

HIV 血清阳性患者的初步检测

完整的血细胞计数和血小板计数是必不可少的。慢性病性贫血、淋巴细胞减少和血小板减少在 HIV 感染患者中很常见，特别是晚期患者。特发性血小板减少症有时见于 HIV 感染的急性期。接受某些逆转录酶抑制剂的患者可发生大细胞性贫血。淋巴瘤侵袭或播散性真菌感染可发生骨髓抑制和全血细胞减少。正确的检查可能需要测量血清铁、铁蛋白、叶酸和维生素 B12 浓度（见第 79 章）。评估贫血的原因时应该认识到，患者服用齐多夫定和司他夫定时可发生红细胞体积增大，干扰平均红细胞体积的测量。

药物治疗开始之前，基线血清化学指标（电解质、血尿素氮、肌酐、转氨酶、碱性磷酸酶）可有助于识别药物毒性和一些共存疾病，如 HIV 或药物相关的肾功能不全以及酒精或病毒性肝炎造成的肝损伤。

HIV 感染者梅毒流行率很高，因此梅毒血清学检测至关重要。试验假阳性并不少见，可以用荧光梅毒螺旋体抗体吸收试验进一步排查。梅毒的自然病史可能会因 HIV 感染而改变，因此仔细询问梅毒病史并治疗至关重要。如果梅毒病史没有记录，或者如果出现阳性结果伴有神经体征或症状，应该考虑进一步的检查，包括腰椎穿刺（见第 124 章和第 141 章）。治疗失败或不能接受标准苄星青霉素治疗的患者也应该接受腰椎穿刺检查。脑脊液结果的解读可能很困难。脑脊液性病研究实验室试验不敏感，没有神经梅毒的 HIV 感染中，单核细胞和脑脊液蛋白经常升高。

弓形体 IgG 血清学可能有助于确定从化学预防中受益以防止再感染的个体。美国公共卫生局和美国传染病协会发布的“预防机会性感染指南”建议采取这种预防措施。据估计，弓形体抗体阳性的 HIV 感染患者发生弓形体脑炎的风险为 20% ～ 50%。当 $CD4^+$ 淋巴细胞计数降至低于 100 个 /mm^3 时，血清阳性患者应接受弓形体病预防性治疗。

CMV 培养在管理无症状 HIV 血清阳性患者中几乎没有作用。但是，应该获得 CMV 血清学结果。CMV 血清阴性的患者应仅给予 CMV 阴性或少白细胞的血制品。

所有 HIV 血清阳性患者都应该进行中等强度的纯化蛋白衍生物（PPD）结核菌素皮肤试验［或干扰素 -γ 释放试验（IGRA）血液检测］，除非以前通过任何一种方法检测阳性或有结核病史。如果硬结面积大于 5 mm（改良的结核菌素皮内试验），则该试验为阳性。既往接触过卡介苗或有可能不会随诊看 PPD 结果的患者，首选 IGRA 检测。

应进行乙型肝炎筛查（见第 57 章），以确定是否需要接种乙肝疫苗。应筛查丙型肝炎，以确定哪些患者可能从治疗中受益。HIV 感染患者接种甲型肝炎疫苗是安全的，没有甲型肝炎既往暴露证据的患者应接种甲型肝炎疫苗。

葡萄糖 -6- 磷酸脱氢酶（G-6-PD）缺乏症是一种遗传性疾病，在接触氧化剂药物时易发生溶血。氨苯砜、伯氨喹和磺胺类药物是经常用于 HIV 感染者的氧化剂药物。G-6-PD 缺乏症最常见的变异有两种形式。第一种是 Gd^{A-}，发生于大约 10% 的黑人男性和 1% ～ 2% 的黑人女性。第二种是 Gd^{med}，发生于来自地中海地区、印度和东南亚的男性。与 Gd^{med} 相关的溶血可能危及生命，而与 Gd^{A-} 相关的溶血较为温和且具有自限性。高危个体应在基线水平或开始使用氧化剂药物治疗前进行 G-6-PD 水平筛查。

确定 HIV 相关痴呆需要正式的神经精神测试，最好由在评估 HIV 感染患者方面有经验的技术人员进行。

筛查盆腔炎和宫颈癌是必要的。感染 HIV 的妇女患盆腔炎、念珠菌性阴道炎和宫颈不典型增生的风险增加。随着免疫缺陷的进展，宫颈不典型增生可能进展迅速，并导致浸润性宫颈癌。所有感染 HIV 的妇女都应该做包括巴氏涂片在内的盆腔检查作为基线资料。

无论男性还是女性，均应进行肛门巴氏涂片筛查肛门癌。

免疫损害程度的评估

$CD4^+$ 细胞计数和血浆 HIV RNA 水平提供了补充信息。

$CD4^+$ 细胞计数。$CD4^+$ 细胞计数是预测疾病进展风险的最佳单一指标。如果不进行治疗，$CD4^+$ 细胞计数低于 200 个 /mm^3 的患者约有 30% 会在 1 年内患艾滋病。$CD4^+$ 细胞数 200 ～ 350 个 /mm^3 的患者有 39% 在 3 年内患艾滋病。$CD4^+$ 细胞数超过 350 个 /mm^3 的未经治疗的个体有 14% 在 3 年内发展为艾滋病。$CD4^+$ 细胞计数用于确定何时开始抗逆转录病毒治疗和 PCP 预防。最后，$CD4^+$ 细胞计数有助于评估抗逆转录病毒治疗的反应。基层全科医生必须知晓可能影响 $CD4^+$ 细胞计数的因素，包括日间变异、皮质类固醇的使用、并发疾病、实验室间和实验室内差异、与人类嗜 T 细胞病毒 -1 的混合感染，以及白细胞计数组成的变异。与 $CD4^+$ 细胞绝对计数相比，$CD4^+$ 细胞百分比变化较小，可能更适合作为衡量免疫状态的指标。$CD4^+$ 细胞计数大于 500 个 /mm^3 相当于 $CD4^+$ 细胞百分比大于 29%，200 ～ 499 个 /mm^3 的计数相当于 14% ～ 28% 的百分比，而低于 200 个 /mm^3 的计数相当于低于 14% 的百分比。

定量病毒学（“病毒载量”）。病毒载量分析通常涉及 HIV RNA PCR。血浆 HIV RNA 水平为 $CD4^+$ 细胞计数提供了补充的预后信息，并在评价抗逆转录病毒治疗的反应中发挥重要作用。商业上可用的检测方法可以检测到低至 20 ～ 50 copies/ml 的病毒水平。一般来讲，急性逆转录病毒综合征和疾病晚期病毒载量最高（＞ 100 000copies/ml）。HIV 感染无症状阶段病毒载量通常最低（100 ～ 100 000 copies/ml）。许多因素会影响病毒载量的测量，包括伴随的疾病和最近的疫苗接种。这种情况下病毒载量测定应推迟几周或几个月。

治疗开始后 HIV RNA 水平的变化与预后密切相关。至少 3 倍的病毒载量变化才具有临床意义。治疗后 RNA 水平降低 10 倍以上与疾病进展风险显著降低相关。治疗 8 周病毒载量下降没有达到 10 倍以上应考虑修改方案。病毒载量应继续下降，通常在第 16 周达到最低点。病毒载量下降的速度受基线 $CD4^+$ 细胞计数、初始病毒载量、方案疗效、患者依从性、既往接受抗逆转录病毒药物以及机会性感染的影响。监测治疗效果时应考虑个体差异。理想的抗逆转录病毒治疗将使病毒载量在 6 个月内降至 50 copies/ml 以下。

血浆 HIV RNA 水平和 $CD4^+$ 细胞计数应在诊断时和诊断后每 3 ～ 6 个月进行一次测量。$CD4^+$ 细胞计数较高的患者可以减少 $CD4^+$ 细胞计数的评估次数（例如，$CD4^+$ 细胞数量至少 2 年内在 300 ～ 500 个 /mm^3 并且病毒持续受到抑制的患者，每年检测，而对于 $CD4^+$ 细胞数量至少两年超过 500 个 /mm^3 并且病毒一直处于持续抑制状态的患者可选择性检测），疾病进展期和调整治疗方案的患者，应该进行更频繁的评估。

预示艾滋病的相关状态诊断

如前所述，艾滋病的诊断依靠确定提示艾滋病的临床状态，或在 HIV 血清阳性患者中发现 $CD4^+$ 细胞计数低于 200 个 /mm^3。虽然临床发现有助于艾滋病相关状态的推测性诊断，但确定诊断依靠实验室检查。方法包括组织学或细胞学检查、培养、血清学检测、神经系统成像和内镜检查。

肺孢子虫肺炎和肺结核。所有 PPD 状态不明的血清阳性个体应接种 5 个结核菌素单位 PPD。如果硬结为 5 mm 或范围更大，HIV 感染者则被判定为阳性（见第 38 章）。若 HIV 患者出现新发呼吸道症状，$CD4^+$ 细胞计数低于 200 个 /mm^3，应进行胸部影像学和诱导痰液检查。痰液革兰氏染色、常规培养、分枝杆菌染色培养、真菌培养、免疫荧光染色检测肺孢子虫。血氧仪和动脉血气可以提供额外的信息。如果胸部影像学检查显示双侧间质浸润，而痰液革兰氏染色没有明确诊断，患者应该在等待免疫荧光染色的同时进行 PCP 试验性治疗。

念珠菌病。念珠菌病通过直接观察或显微镜诊断，而不是通过培养来诊断，因为念珠菌污染常见。

HIV 脑病。HIV 脑病的诊断是一种排除性诊断，需要检查脑脊液和神经系统影像来排除其他原因。

HIV 消耗综合征。HIV 消耗综合征是另一种排除性诊断，需要找寻肿瘤、结核病、隐孢子虫病和其他特定形式的肠炎的证据，然后才能得出结论。

治疗原则 [7,9,13-14,19-31]

治疗主要包括疫苗接种、抗逆转录病毒药物、机会性感染的预防和治疗以及咨询。每一部分都很重要。

接种疫苗

HIV 血清阳性患者（尤其是 $CD4^+$ 细胞计数 > 200 个 /mm^3 的患者）应尽可能接种疫苗（表 13-2）。因为患者已经免疫受损，使用许多活病毒疫苗时应该谨慎。所有 HIV 血清阳性患者都应该接种肺炎球菌多糖疫苗（PCV13 和 PPSV23）、流感疫苗、甲型肝炎（甲肝）和乙型肝炎（乙肝）疫苗（如果没有抗体阳性）。此外，如果过去 10 年内没有接种过破伤风 - 白喉增强剂，应注射该疫苗。既往没有接种破伤风、白喉、百日咳（Tdap）的 19 ~ 65 岁患者应接种。建议所有 $CD4^+$ 细胞计数≥ 200 个 /mm^3 的未免疫者接种麻疹、腮腺炎和风疹疫苗。同样，1979 年以后出生的 $CD4^+$ 细胞计数≥ 200 个 /mm^3 的患者、没有接种过两剂水痘 - 带状疱疹病毒疫苗或对水痘带状疱疹病毒没有免疫力的患者应接种水痘 - 带状疱疹病毒疫苗。建议 9 ~ 26 岁的患者接种人乳头瘤病毒疫苗。建议 $CD4^+$ 细胞计数 > 200 个 /mm^3 的患者接种脑膜炎球菌疫苗。这些疫苗在 HIV 感染者中的免疫原性随着疾病的进展而下降。因此，应在 HIV 感染早期接种疫苗（表 13-2）。

抗逆转录病毒初始治疗

治疗对象

所有 HIV 感染者均应该开始抗逆转录病毒治疗（表 13-3）。一旦开始抗逆转录病毒治疗，必须帮助患者保持依从性。如果患者开始治疗前自我感觉健康，保持依从性可能特别困难。一些抗逆转录病毒药物的副作用进一步加剧了这个问题。开始抗逆转录病毒治疗的患者必须明白，坚持该疗法对于治疗的最终成功至关重要。

表 13-2 免疫接种

疫苗	适应人群	频率
肺炎疫苗	所有无疫苗接种史的患者	考虑每 5 年重复一次
甲肝疫苗	所有 HAA 阴性的患者，特别是慢性肝病患者、有注射吸毒史者、男 - 男性接触者、国际旅行者和血友病患者	一组
乙肝疫苗	HBsAb 阴性的患者，无论 HBcAb 状态如何和有无乙肝病毒感染的证据。考虑使用大剂量乙肝疫苗（40 μg）	一次，如果第一次接种后 1 个月抗 HBsAb 滴度≤为 10 IU/ml，则考虑复种
人乳头瘤病毒	9 ~ 26 岁的所有患者。妊娠期间不推荐使用	一组
流感疫苗（灭活疫苗）	所有患者	一年一次
H1N1 流感疫苗（灭活疫苗）	所有患者	一年一次
麻疹、腮腺炎、风疹疫苗	1957 年以后出生且从未接种过疫苗的患者，1963—1967 年接种过疫苗的患者，当 CD4 细胞计数 < 200 个 /mm^3 时避免接种该疫苗	一次
脑膜炎球菌疫苗	大学生，新兵，没有脾的患者	一次
破伤风或破伤风、白喉、百日咳（Tdap）增强剂	之前 10 年内没有接种破伤风加强剂的患者或 5 年后潜在暴露于 Tdap 的患者，所有 19 ~ 65 岁没有接种 Tdap 的患者	每 5 ~ 10 年一次
水痘疫苗	1980 年前出生的患者不需要。当 $CD4^+$ 细胞计数 < 200 个 /mm^3 时，避免接种该疫苗。妊娠期间不推荐使用	一组
旅行疫苗	到流行地区旅行；通常认为除口服脊髓灰质炎疫苗、黄热病疫苗和口服伤寒活疫苗外均是安全的；当 $CD4^+$ 细胞计数 > 350 个 /mm^3（数据有限）时，考虑逐个使用疫苗	按建议

注：HAA，肝炎相关抗原；HBcAb，乙肝核心抗体；HBsAb，乙肝表面抗体

初始方案的选择

治疗方案的选择应以尽可能降低和维持血浆 HIV RNA 浓度为目标。这将阻止病毒耐药性的发展、药物失效和疾病进展。应该记住，开始治疗之前血浆 HIV RNA 浓度越高，抗逆转录病毒方案就应该越强效以抑制病毒增殖。为患者制订个性化抗逆转录病毒方案时，需要考虑多个因素，包括重叠毒性、药代动力学相互作用、有无交叉耐药，以及抗逆转录病毒药物的选择排序（参考 HIV 感染成人和青少年抗逆转录病毒药物应用指南，可在网址 http：//aidsinfo.nih.gov/guidelines 下载）。

表 13-3 列出了美国食品和药物管理局批准用于治疗 HIV 感染的药物。研究最多的初始方案为三种（四种，包括一种蛋白酶抑制剂增强剂）药物方案，涉及两种核苷逆转录酶抑制剂（NRTI）和一种非核苷逆转录酶抑制剂（NNRTI）、蛋白酶抑制剂或整合酶抑制剂。目前在主要共识指南（例如，来自美国卫生及公众服务部和美国国际艾滋病协会的指南）中推荐的三联药物治疗方案涉及两种核苷类似物（其中一种是拉米夫定或恩曲他滨）和至少一种蛋白酶抑制剂（通常使用低剂量利托那韦增强）、整合酶抑制剂或 NNRTI。

表 13-3 既往未接受治疗患者抗逆转录病毒药物推荐

首选方案	依非韦伦/替诺福韦/恩曲他滨（EFV/TDF/FTC）
	利托那韦增强剂阿扎那韦+替诺福韦/恩曲他滨（ATV/r+TDF/FTC）
	利托那韦增强剂达芦那韦+替诺福韦/恩曲他滨（DRV/r+TDF/FTC）
	拉替拉韦+替诺福韦/恩曲他滨（RAL+TDF/FTC）
孕妇首选的治疗方案	利托那韦增强剂洛匹那韦+齐多夫定/拉米夫定（LPV/r+AZT/3TC）
替代方案	依非韦伦+阿巴卡韦/拉米夫定（EFV+ABC/3TC）
	利匹韦林/替诺福韦/恩曲他滨（RPV/TDF/FTC）
	利匹韦林+阿巴卡韦/拉米夫定（RPV+ABC/3TC）
	利托那韦增强剂阿扎那韦+阿巴卡韦/拉米夫定（ATV/r+ABC/3TC）
	利托那韦增强剂达芦那韦+阿巴卡韦/拉米夫定（DRV/r+ABC/3TC）
	呋山那韦/利托那韦+阿巴卡韦/拉米夫定（FPV/r+ABC/3TC）
	利托那韦增强剂洛匹那韦+阿巴卡韦/拉米夫定（LPV/r+ABC/3TC）
	拉替拉韦+阿巴卡韦/拉米夫定（RAl+ABC/3TC）

如果患者处于疾病晚期，或者血浆 HIV RNA 浓度非常高，通常倾向于使用至少一种有效的 PI 或依非韦伦的高活性方案。

随后的抗逆转录病毒治疗和方案调整

如发生治疗失败或药物毒性，可能需要调整抗逆转录病毒治疗（表 13-4）。当考虑变换抗逆转录病毒药物时，鉴别药物失效和药物毒性至关重要。患者有时会要求中断治疗。

治疗失败

病毒载量显著增加或未能达到预期的降低，$CD4^+$ 细胞计数显著减少或临床进展，提示治疗失败。如果新方案不能在 4 周内使病毒载量减少 3 ～ 6 倍，或者在 8 周内减少不到 10 倍，就应该考虑改变治疗方法。如果一个方案达到了 4 周和 8 周的目标，但在 4 ～ 6 个月内未能将病毒载量抑制到检测不到的水平，应该对患者的方案进行仔细的重新评估。

治疗失败有几个原因，包括病毒对一种或多种抗逆转录病毒药物耐药、一种或多种药物的吸收或代谢改变、药物相互作用导致的药代动力学改变，以及患者对方案的依从性差。在调整抗逆转录病毒药物方案之前，应该了解当前方案失败的原因。

耐药。病毒基因分型和（或）表型分型对于初始治疗和治疗失败时的药物选择至关重要。表 13-5 列出了几种情况，耐药检测可能有帮助。这些检测通常评估在血浆中循环的主要病毒种类。应该记住，去除选择压力时，通过药物压力选择的耐药变异毒株可能会迅速减少到血浆中低于检测阈值的水平。如果重新施加选择压力，这些变种依然存在，并将迅速恢复到可检测到的水平。因此，耐药评估应该包括所有以前进行的耐药检测。对耐药性

表 13-4 美国食品和药物管理局批准的抗逆转录病毒药物分类

核苷 / 核苷酸逆转录酶抑制剂
阿巴卡韦
去羟肌苷
恩曲他滨
拉米夫定
司他夫定
替诺福韦
扎西他滨
齐多夫定
Combivir（齐多夫定 + 拉米夫定）
Epzicom（阿巴卡韦 + 拉米夫定）
Trizivir（齐多夫定 + 拉米夫定 + 阿巴卡韦）
Truvada（替诺福韦 + 恩曲他滨）
非核苷逆转录酶抑制剂
地拉韦啶
依非韦伦
奈韦拉平
利匹韦林
蛋白酶抑制剂
氨普那韦
阿扎那韦
达芦那韦
呋山那韦
茚地那韦
洛匹那韦 / 利托那韦
奈非那韦
利托那韦
沙奎那韦
替拉那韦
融合抑制剂
恩夫韦肽
进入抑制剂
马拉韦罗
整合酶抑制剂
拉替拉韦
跨类组合
Atripla（依非韦伦 / 替诺福韦 / 恩曲他滨）
Complera（利匹韦林 / 替诺福韦 / 恩曲他滨）

分析的解释需要专家意见。除了应用耐药检测来指导治疗失败后的药物选择外，值得注意的是，无论是否使用抗逆转录病毒治疗，都应该对所有初始临床治疗的患者进行耐药基因型检测。

病毒趋向性的转变。越来越多的人认识到，阻断特定结合分子的药物治疗失败的原因是病毒趋向性从一个结合分子转移到另一个结合分子。HIV与CD4受体结合，然后与CCR5或CXCR4分子结合，病毒与细胞膜融合而进入细胞。CCR5抑制剂通过与CCR5受体结合来阻止HIV进入靶细胞。虽然大多数患者携带利用CCR5的病毒，但大多数未经治疗的患者最终表现出受体趋向性转变，从CCR5转变为CXCR4或CCR5和CXCR4兼而有之。在使用CCR5拮抗剂（如马拉韦罗）之前，应进行趋向性检测。受体趋向性试验也可用于马拉韦罗（或任何CCR5抑制剂）病毒学失败的患者。

改变治疗方案。耐药导致治疗失败时，详细了解当前和过去抗逆转录病毒药物的治疗史至关重要。在这种情况下，应该寻找重叠耐药性尽可能小的药物（参见之前引用的HIV感染成人和青少年抗逆转录病毒药物应用指南）。应该使用至少两种，最好是三种新的药物。患者用药经历越多，选择重叠耐药性尽可能小的药物这一任务变得越困难，必须广泛依赖病毒耐药性检测、血浆病毒载量和$CD4^+$ T细胞计数反应来指导药物选择。改变抗逆转录病毒治疗方案时，咨询HIV专家通常很有帮助。

药物毒性和超敏反应

当药物毒性是改变治疗方案的原因时，最好选用效果相似但副作用不同的同一类抗逆转录病毒药物来替代（参见之前引用的HIV感染成人和青少年抗逆转录病毒药物应用指南）。当阿巴卡韦引

表 13-5　HIV 耐药检测的使用建议

临床情况	依据
推荐	
首次治疗 HIV 感染	传播性耐药突变可能更容易在距感染更近的时间点检测到
抗逆转录病毒治疗病毒学失败	评估失败原因，并协助选择后续方案
开始抗逆转录病毒治疗后未理想抑制病毒	评估失败原因，并协助选择后续方案
常规不推荐	
停止抗逆转录病毒治疗后	一旦去除选择压力，用目前的检测方法可能无法检测到耐药突变
病毒血浆载量 < 1000 copies/ml	当病毒载量 < 1000 copies/ml 时，不能可靠地进行有效的耐药检测

起过敏反应时，应考虑进行 HLA 检测。

HLA-B*5701 的评估。阿巴卡韦超敏反应是一种多器官临床综合征，最常见于阿巴卡韦治疗后最初 6 周内。特征是急性发作的高热、弥漫性皮疹、不适、恶心、头痛、肌痛、寒战、腹泻、呕吐、腹痛、呼吸困难、关节痛和呼吸道症状（咽炎、呼吸困难 / 呼吸急促）。据报道，该反应见于 5% ～ 8% 服用该药的患者。停药后症状通常可缓解。再次服药可能会导致快速、严重，甚至危及生命的发作。阿巴卡韦超敏反应与 MHC Ⅰ类等位基因 HLA-B*5701 高度相关。建议开始阿巴卡韦治疗前进行 HLA-B*5701 检测，以降低超敏反应的风险。HLA-B*5701 阳性的患者不应服用阿巴卡韦，应在患者的病历中记录为阿巴卡韦过敏。如果不能进行 HLA-B*5701 检测，通过适当的临床咨询和监测阿巴卡韦相关超敏反应的征象，应用阿巴卡韦是合理的。

中断治疗

不良反应、费用和依从性可能导致患者要求中断治疗，特别是认为处于缓解期的患者。其他患者可能不告知临床医生，自行停止治疗。对 CD4 细胞计数低于 350 个 /mm^3 的患者中断治疗并在 CD4 细胞计数低于 250 个 /mm^3 时重新开始治疗的影响进行随机对照研究，结果显示死亡和机会性感染的风险显著增加，并且治疗相关的不良事件风险没有降低。可以考虑其他治疗方法，但应了解风险，不鼓励中断治疗。

特殊情况

关于抗逆转录病毒治疗的使用，有几种情况值得特别评论：感染初期、暴露后预防和围产期传播。

HIV 感染初期

感染初期是有机会改变感染者艾滋病病程的。据报道，在感染初期给予抗逆转录病毒治疗后，病毒载量和 CD4$^+$ T 细胞计数短期改善，但数据有限。一些专家建议对所有实验室证据提示为感染初期的患者（血浆中检测到 HIV RNA，同时 HIV 抗体检测是阴性或不确定）进行抗逆转录病毒治疗。目前尚不清楚急性或近期 HIV 感染的治疗是否会带来长期的病毒学、免疫学或临床益处，对于非妊娠期成年人，目前认为是可以选择治疗的。如果没有急性感染的治疗临床试验或被患者拒绝，可以从可供选择的治疗方案中选择一种方案（表 13-4）。抗逆转录病毒治疗中，PI 的显著耐药性低于 NNRTI，获得耐药测试结果之前开始治疗携带耐药病毒、既往未接受抗病毒治疗的患者，应使用利托那韦增强的蛋白酶抑制剂方案。

暴露前预防

暴露前预防（Preexposure prophylaxis，PrEP）——未感染 HIV 的个人在暴露前使用抗逆转录病毒药物来防止 HIV 传播——在最近的几项研究中显示出对男 - 男性接触者和异性恋者的部分疗效。PrEP 实施与扩大治疗相结合的模型显示，PrEP 可以显著降低 HIV 的发病率和流行率。通过行为干预和适当的临床监测，PrEP 不会导致危险性行为或耐药性的增加。美国 CDC 提供了关于 Truvada（替诺福韦 / 恩曲他滨）用于 PrEP 的临时指南（http://www.cdc.gov/hiv/prep/index.htm）。

在考虑 PrEP 时，关键是要确定患者是否感染了 HIV。这可能需要抗体和更直接的检测，如 HIV RNA、HIV bDNA 和 HIV Ag。建议对 PrEP 候选患者进行乙肝和性传播感染筛查，并评估肾功能。

如需要进行 PrEP，应每天服用一片 Truvada（替诺福韦 / 恩曲他滨）。规定的服用时间不应超过 90 天。确定患者仍为 HIV 抗体阴性后，应继续服药。每次复诊时应强化降低风险咨询和坚持就诊。即使患者没有提示性传播感染的症状，性传播感染筛查也应每 6 个月进行一次。PrEP 开始后 3 个月和此后每年应测定血尿素氮和血肌酐。

暴露后预防

暴露后预防（postexposure prophylaxis，PEP），即未感染 HIV 者暴露后使用抗逆转录病毒药物以防止 HIV 传播，无论是职业环境中还是高危行为之后，PEP 都是一种选择（表 13-6 和表 13-7）。

职业性暴露。几年来，职业性预防性抗逆转录病毒治疗已被广泛接受。应遵循指南（最新的美国公共卫生服务管理乙型肝炎病毒、丙型肝炎病毒和 HIV 职业暴露指南及暴露后预防建议可查阅 http：//aidsinfo.nih.gov/Guidelines/Default.aspx?

表 13-6 经皮损伤暴露后预防（PEP）建议

暴露类型	HIV 阳性 1 类[a]	HIV 阳性 2 类[a]	感染源的感染状况		
			感染源 HIV 状态未知[b]	感染源不清[c]	感染源 HIV 阴性
不严重[d]	推荐基本的 2 种药物的 PEP	推荐扩展的≥ 3 种药物的 PEP	一般来说无 PEP 依据；然而，感染源存在 HIV 风险[f]时，考虑使用基本的 2 种药物的 PEPe	一般来说无 PEP 依据；然而，在可能接触 HIV 感染者的环境中，考虑使用基本的 2 种药物的 PEP[e]	无 PEP 依据
严重[g]	推荐扩展的 3 种药物的 PEP	推荐扩展的≥ 3 种药物的 PEP	一般来说无 PEP 依据；然而，感染源存在 HIV 风险时[f]考虑使用基本的 2 种药物的 PEP[e]	一般来说无 PEP 依据；然而，在可能接触 HIV 感染者的环境中，考虑使用基本的 2 种药物的 PEP[e]	无 PEP 依据

注：[a] HIV 阳性 1 类：无症状 HIV 感染或已知病毒载量低（例如，＜ 1500 copies/ml）。HIV 阳性 2 类：有症状的 HIV 感染、艾滋病、急性血清转换或已知高病毒载量。担心药物耐药性时应咨询专家。不应因咨询专家而拖延启动 PEP，而且专家咨询不能替代面对面就诊。应该提供资源，为所有暴露者提供即时评估和后续随访。

[b] 例如，感染源已故，不能获得 HIV 检测的样本。

[c] 例如，来自锐器处理容器的针。

[d] 例如，实心针或表面损伤。

[e] 建议“考虑 PEP”表明 PEP 是可选择的，启动 PEP 的决定应该基于暴露者和临床医生充分讨论 PEP 的风险和益处。

[f] 如果提供和实施 PEP，后来确定感染源为 HIV 阴性，PEP 应该停止。

[g] 如大口径中空针、深穿刺针、器械上可见的血液、患者动脉或静脉穿刺针等。

Adopted from Panlilio AL，Cardo DM，Grohskopf LA，et al. Updated U.S. public health service guidelines for the management of occupational exposures to HIV and recommendations for postexposure prophylaxis. MMWR Morb Mortal Wkly Rep 2005；54（RR09）：1.

表 13-7 黏膜和破损皮肤 HIV 暴露后预防（PEP）建议

暴露类型	HIV 阳性 1 类[a]	HIV 阳性 2 类[a]	感染源的感染状况		
			感染源 HIV 状态未知[b]	感染源不清[c]	感染源 HIV 阴性
小面积[d]	考虑基本的 2 种药物的 PEP	推荐基本的 2 种药物的 PEP	一般来说无 PEP 依据[f]	一般来说无 PEP 依据	无 PEP 依据
大面积[g]	推荐基本的 2 种药物的 PEP	推荐扩展的≥ 3 种药物的 PEP	一般来说无 PEP 依据；然而，感染源存在 HIV 风险[f]时，考虑使用基本的 2 种药物的 PEP[e]	一般来说无 PEP 依据；然而，在可能接触 HIV 感染者的环境中，考虑使用基本的 2 种药物的 PEP	无 PEP 依据

注：对于皮肤暴露，只有在有证据表明皮肤完整性受损（例如，皮炎、擦伤或开放性伤口）时才进行随访。

[a] HIV 阳性 1 类：无症状 HIV 感染或已知病毒载量低（例如，＜ 1500 copies/ml）。HIV 阳性 2 类：有症状的 HIV 感染、艾滋病、急性血清转换或已知高病毒载量。担心药物耐药性时应咨询专家。不应因咨询专家而拖延启动 PEP，而且专家咨询不能替代面对面就诊。应该提供资源为所有暴露者提供即时评估和后续随访。

[b] 例如，感染源已故，不能获得 HIV 检测的样本。

[c] 例如，处理不当的血液溅出。

[d] 例如，几滴。

[e] 建议“考虑 PEP”表明 PEP 是可选择的，启动 PEP 的决定应该基于暴露者和临床医生充分讨论 PEP 的风险和益处。

[f] 如果提供和实施 PEP，后来确定感染来源为 HIV 阴性，PEP 应该停止。

[g] 例如，严重的血液溅出。

Adopted from Panlilio AL，Cardo DM，Grohskopf LA，et al. Updated U.S. public health service guidelines for the management of occupational exposures to HIV and recommendations for postexposure prophylaxis MMWR Morb Mortal Wkly Rep 2005；54（RR09）：1.

MenuItem=Guidelines）。意外暴露的血清转阳风险非常低——最大规模研究结果提示医护人员约为 0.36%，没有皮肤破裂或黏膜暴露。大约 1/3 的人在暴露后服用齐多夫定；尽管进行了齐多夫定的预防，但仍有一人血清转阳。目前还没有安慰剂对照的随机试验数据。在这种情况下，作为多中心开放研究的一部分，已建立共识治疗方案。

没有确定数据的情况下，实施抗逆转录病毒药物预防的决定必须个体化，患者必须共同参与。给患者提供建议时，应该考虑到暴露的严重程度、血清转阳的风险非常低、预防治疗不能提供绝对的保护、药物副作用的发生率很高以及需要经常监测。

非职业性暴露。意外性行为或注射吸毒暴露后，使用抗逆转录病毒药物预防 HIV 感染得到了间接证据的支持。同职业性暴露情况一样，没有安慰剂对照的随机试验数据可以证明非职业性暴露后预防（nonoccupational postexposure prophylaxis，nPEP）的有效性。非职业性接触感染者的血液、生殖器分泌物或其他潜在传染性体液后 72 h 内寻求治疗的患者，如果这种接触具有实质性的传播风险，建议进行为期 28 天的高效抗逆转录病毒治疗。暴露后应尽快开始抗逆转录病毒药物治疗。

一般来说，暴露风险可以忽略不计的情况或暴露后超过 72h，不建议使用 nPEP。暴露风险高、患者在暴露后 72h 内就诊，已知感染源是 HIV 感染，建议使用 nPEP。如果情况相同但感染源的 HIV 血清状态未知，则应根据具体情况确定是否提供 nPEP。

预防围产期传播

已证明使用抗逆转录病毒治疗可以降低 HIV 在围产期传播的可能性。为了充分治疗感染的母亲并防止传染给婴儿，应该使用联合抗逆转录病毒治疗。无论选择哪种产前方案，推荐分娩期间母亲静脉滴注齐多夫定和分娩后新生儿齐多夫定 6 周的预防性治疗。目前妊娠期抗逆转录病毒治疗的建议可以在美国 CDC 发布的围产期指南中查询（http://www.aidsinfo.nih.gov/guidelines/html/3/perinatal-guidelines/0/）。

代谢紊乱与脂肪和肌肉疾病的防治

高效抗逆转录病毒治疗时代出现的肌肉萎缩和脂肪营养不良综合征的预防和治疗依然是困难的，原因是对潜在机制的了解有限，而且不宜随意中止高效抗逆转录病毒治疗（见前面的讨论）。尽管如此，一些措施还是有效的。

肌肉萎缩。合成代谢类固醇（例如，睾酮）与抗阻训练相结合，可以增加艾滋病相关肌肉萎缩的性腺功能减退男性的去脂体重，大多数患者血清睾酮水平正常。睾酮的使用虽然能增加肌肉和干体重，但会导致血脂异常，从而增加心血管疾病风险。等张抗阻运动的优点是发挥有益作用不依赖睾酮并降低心血管风险。生长激素释放激素（growth hormone-releasing hormone，GHRH）的研究结果提示获益，包括去脂体重增加和躯干脂肪减少，但胰岛素、葡萄糖或血脂水平没有明显变化。

脂肪营养不良。HIV 相关性脂肪营养不良是指与代谢异常相关的脂肪分布改变，常包括血脂异常和胰岛素抵抗。这些患者的脂肪分布异常主要有两种类型：脂肪萎缩和脂肪堆积。脂肪萎缩的特征是皮下脂肪减少，最明显的是四肢、面部和臀部。脂肪堆积主要见于腹部、颈部背部和（或）乳房的内脏脂肪。可以单独或同时出现。

脂肪萎缩与使用胸腺嘧啶核苷类似物（如司他夫定和齐多夫定）治疗 HIV 感染有关。有研究表明，胸腺嘧啶核苷类似物更换为非胸腺嘧啶核苷类似物（如阿巴卡韦或替诺福韦）可使肢体脂肪适度增加，并可能减缓脂肪萎缩的进展。

由于噻唑烷二酮类药物对与 HIV 无关的先天性脂肪营养不良有益，已有研究将噻唑烷二酮类药物（如吡格列酮、罗格列酮）用于治疗 HIV 相关性脂肪营养不良。研究表明，使用罗格列酮的结果好坏参半，但由于担心增加糖尿病患者心肌梗死和心血管死亡的风险，美国食品和药物管理局限制了这种药物的使用。关于吡格列酮的初步研究结果看起来很有希望，但用于临床治疗仍在探讨中。

二甲双胍已被用于治疗 HIV 相关性中心性肥胖和高胰岛素血症，可改善胰岛素敏感性，降低内脏脂肪，但可能会加剧外周脂肪流失。因此，不推荐在非糖尿病 HIV 感染患者中使用二甲双胍来减少躯干脂肪。

重组人生长激素（Recombinant human growth hormone，RhGH）具有脂解作用，已被研究证实治疗 HIV 感染相关的脂肪堆积有效，但同时导致葡萄糖耐量下降。不推荐将 RhGH 用于治疗 HIV 相关性躯干肥胖症。

两项大规模研究结果显示，重组人生长激素释放激素（替莫瑞林）使腹部脂肪减少，同时不导致糖耐量下降。最近美国食品和药物管理局批准重组人生长激素释放激素（替莫瑞林）用于治疗 HIV 感染患者的腹部脂肪堆积，如果治疗 6 个月后腹部脂肪仍无改善，应停止治疗。

随着经验的积累，手术治疗脂肪萎缩和脂肪

堆积变得越来越成功。临床上适时可考虑咨询有经验的医生。

机会性感染：预防与治疗

机会性感染的预防和即刻治疗可以大大减少发病率和住院需求。下面讨论几种常见的感染，包括耶氏肺孢子虫肺炎、结核病、弓形体病和念珠菌病。

耶氏肺孢子虫肺炎（PCP）

这是 HIV 成人感染者中最常见的肺部感染。CD4 细胞计数低于 200 个 /mm^3（或淋巴细胞总数的 14%）或有口咽部念珠菌病史的成年人应接受 PCP 预防。有几种预防方案可供选择。甲氧苄啶 - 磺胺甲噁唑（TMS）是首选药物。建议每天服用一片双倍剂量的药片。然而，每天服用一片单剂量的药片也是有效的，可能耐受性更好。每天服用一片双倍剂量的 TMS 片剂，对弓形体和一些常见的呼吸道细菌病原体有交叉预防保护。大多数患者耐受性很好，但相当一部分患者会出现不良反应——主要是发热和皮疹——需要脱敏治疗或考虑替代的 PCP 预防方法。多达 70% 的患者对 TMS 的脱敏治疗有效。

氨苯砜（50 ~ 100 mg，每日一次）是预防 PCP 的有效药物，半衰期很长且廉价。频率较低的给药可能是有效的，但可能会降低总体依从性。

雾化喷他脒（300 mg，每 4 周一次，使用 Respirgard Ⅱ雾化器）也被证明在预防 PCP 方面是有效的，尽管达不到 TMS 的疗效。当疾病进展时，病变以肺上叶为主。已有耶氏肺孢子虫播散到其他组织的报道。合并活动性肺结核患者不进行雾化喷他脒治疗，因为会增加提供治疗的医护人员患结核病的风险。

阿托伐醌（1500 mg/d）在疗效上与雾化喷他脒相当，但价格高很多。

治疗 PCP 的有效口服药物包括 TMS、氨苯砜 - 甲氧苄啶、阿托伐醌和克林霉素 - 伯氨喹。如果患者临床表现稳定，没有呼吸困难，可以在门诊开始治疗。仔细的随访是至关重要的。

这些方案中最有效和最容易耐受的方案之一是氨苯砜（平均体型成年人 75 ~ 100 mg/d）联合甲氧苄啶（每天 15 md/kg，分 3 或 4 次剂量）。TMS［甲氧苄啶含量为 15 mg/(kg · d)，分 3 或 4 次剂量］是有效的，但引起的不良反应比氨苯砜 - 甲氧苄啶更多。克林霉素 - 伯氨喹可用于不能耐受氨苯砜 - 甲氧苄啶或 TMS 的患者。G-6-PD 缺乏症（Gd^{med}）患者不应接受氨苯砜、TMS 或伯氨喹治疗。有效的静脉治疗包括甲氧苄啶、三甲曲沙和喷他脒。

如果肺泡 - 动脉氧分压差显著（> 30 mmHg），则应使用口服皮质类固醇治疗，应在开始治疗后 72 h 内使用，72 h 之后的延迟激素治疗尚未显示能改善预后。如果患者出现呼吸困难或肺泡 - 动脉氧分压差明显，应考虑住院治疗。

结核病与非典型分枝杆菌

预防结核有几种方案。包括每天 300 mg 的异烟肼和 50 mg 的吡哆醇（维生素 B_6），疗程 9 个月；900 mg 的异烟肼和 100 mg 的吡哆醇，每周两次，疗程 9 个月；如果患者没有服用 PI 或 NNRTI，作为患者抗逆转录病毒治疗的一部分，利福平每天 10 mg/kg，为期 4 个月。如果同时给予 PI 或 NNRTI，一般用利福布汀代替利福平。利福布汀的剂量必须根据 PI 和（或）NNRTI 的具体选择进行个体化调整。许多权威人士建议，PPD 阳性的静止期患者也应该接受一个疗程的异烟肼治疗。

如前所述，使用雾化喷他脒可能会引起咳嗽，在治疗期间或治疗后，将未经诊断的肺结核从 HIV 感染者传染给同空间的人。结核病传播的可能性取决于接受治疗的 HIV 感染人群结核流行情况，以及房间通风、患者产生的传染性飞沫数量和暴露时间等因素。需要特别通风的设施才能保障药物使用安全。

由于多重耐药的风险，HIV 患者活动性结核病的发展变得更为严峻，患者需要特别注意呼吸系统预防措施（见第 49 章）。

CD4$^+$ T 细胞计数低于 50 个 /mm^3 的患者，应开始预防鸟分枝杆菌复合群（Mycobacterium avium complex，MAC）感染。克拉霉素（500 mg/d）和阿奇霉素（每周 1 次，1200 mg）是首选的预防药物。除了对 MAC 的预防作用外，克拉霉素和阿奇霉素还可以预防呼吸道细菌感染。

MAC 感染的治疗需要多种药物。最有效的方案之一是克拉霉素（500 mg/12 h）和乙胺丁醇[15 mg/(kg・d)] 加或不加利福布汀（300 mg/d)。阿奇霉素可替代克拉霉素，剂量为 500 ～ 600 mg/d。

弓形体病

甲氧苄啶 - 磺胺甲噁唑（每日 1 片单剂量药片，或每周 3 次，每次一片双倍剂量药片）或氨苯砜 - 乙胺嘧啶（氨苯砜 50 mg/d+ 乙胺嘧啶 50 mg/w + 叶酸 25 mg/w 或氨苯砜 200 mg/w+ 乙胺嘧啶 75 mg/w + 叶酸 25 mg/w）为 CD4 细胞计数低于 100 个 /mm^3 的弓形体血清阳性患者提供了有效的化学预防。对于血清阴性的患者，应强调彻底煮熟肉类，并在接触生肉后仔细洗手。此外，猫主人在清理猫砂箱时应戴手套，并在事后仔细洗手，或者让其他人来做这项家务。如果患者是园丁，建议工作时戴手套。脑炎患者需要住院注射磺胺嘧啶、乙胺嘧啶和亚叶酸钙（乙胺嘧啶 100 ～ 200 mg 负荷量，然后 50 ～ 100 mg/d+ 叶酸 10mg/d 口服 + 磺胺嘧啶或三磺嘧啶 4 ～ 8g/d，至少 6 周）。也可以采用乙胺嘧啶和叶酸与克林霉素、阿奇霉素、克拉霉素或阿托伐醌联合使用的替代方案。

念珠菌感染

HIV 感染者经常发生念珠菌感染，特别是 $CD4^+$ T 细胞计数降至 200 个 /mm^3 以下时。鹅口疮、食管念珠菌病和阴道炎是最常见的感染形式。虽然不推荐常规预防鹅口疮，但有时需要慢性维持治疗以阻止感染复发。治疗口腔念珠菌病的局部用药有效且耐受性好。一片 10 mg 克霉唑片剂口含，每天 3 次，每次 15 ～ 30 min，是有效的。葡萄糖酸氯己定有效，特别是有明显牙龈炎和牙周炎的患者。制霉菌素有口服混悬剂和片剂两种。制霉菌素口服片剂（200 000 U）每日 3 次，每次 1 片，或制霉菌素混悬液（100 000 U/ml）15 ml，每日口含后吞服 6 次。

食管念珠菌病采用全身治疗。氟康唑（200 mg，每日一次，持续 2 ～ 3 周）是最有效的治疗方法之一。也可以应用伊曲康唑（100 ～ 200 mg，每日两次，或 100 ～ 200 mg 口服混悬液，每日一次）。对氟康唑或伊曲康唑无反应的感染，需含或不含氟胞嘧啶的两性霉素 B 治疗。

外阴阴道念珠菌病是 HIV 感染妇女的常见问题，往往比口腔念珠菌病更早发生。同样，有几种药物可用于预防：阴道内咪康唑栓 [200 mg，连续 3 天，或乳膏（2%），连续 7 天]，克霉唑 [乳膏（1%），7 ～ 14 天，片剂每日 100 mg，连续 7 天，或 100 mg，每日两次，连续 3 天，或 500 mg，一次口服]，或氟康唑（150 mg，口服一次）。可能需要维持治疗以防止频繁复发（酮康唑 100 mg 每日给药，氟康唑 50 ～ 100 mg 每日给药，或氟康唑 200 mg 每周给药）。

巨细胞病毒（CMV）

更昔洛韦、膦甲酸、西多福韦和福米韦生被批准用于治疗 CMV 视网膜炎。肾功能正常的患者，膦甲酸（每 8 h 静脉滴注 60 mg/kg 或每 12 h 静脉滴注 90 mg/kg，共 14 ～ 21 天）优于更昔洛韦。肾功能受损的患者，首选更昔洛韦（5 mg/kg，每天两次，共 14 ～ 21 天）。必须密切监测粒细胞计数，因为两者均可能导致粒细胞减少。应该关注的是，有数据表明，与单独使用膦甲酸相比，更昔洛韦和膦甲酸交替或联合使治疗毒性更低，疗效更强。眼内更昔洛韦释放装置（Vitrasert）也可用于局部治疗。西多福韦（每周静脉注射 5 mg/kg，持续 2 周，然后每 2 周静脉注射 5 mg/kg，每次给药前 3 h 给予丙磺舒 2 g，每次给药后 2 h 和 8 h 给予丙磺舒 1 g）和福米韦生（330 mg 在第 1 天和第 15 天静脉注射，然后每月注射）也可以使用，但不应作为一线治疗；最好由专家开具这些药物。

眼外 CMV 疾病可以使用更昔洛韦和膦甲酸，剂量与眼部疾病相似。通常眼外疾病诱导治疗时间较长（3 ～ 6 周）。应考虑维持治疗，特别是再次诱导和复发后。

患者教育和支持

与其他慢性病相同，了解患者现有的支持网络并帮助患者找到更多的支持非常重要。患者与其他感染者分享经验和担忧通常是有帮助的，有助于减少孤立、孤独和恐惧。HIV 感染的患者中，抑郁症非常普遍。适当的筛查和干预至关重要（见第 227 章）。

许多地方有专门的社区资源来帮助 HIV 感染者解决与感染有关的法律、社会和经济问题。对于每个关心这些患者的医生来说，发现这些资源是很重要的。

与 HIV 血清抗体阳性者及其性伴侣公开讨论安全性行为措施很重要。这些措施不仅有助于预防 HIV 的传播，而且有助于预防其他性传播疾病。

坚持抗逆转录病毒治疗是其最终成功的关键。医生在评估依从性和协助患者保持尽可能高的依从性方面发挥重要作用。

入院和咨询的适应证

虽然很多情况下 HIV 管理首选门诊治疗，但有些时候，及时住院必不可少。有明显肺部、中枢神经系统或播散性感染的体征或症状的患者（特别是严重的肺孢子虫肺炎、结核病、非典型分枝杆菌感染、梅毒、弓形体病、组织胞浆菌病、球孢子菌病、隐球菌感染、巨细胞病毒感染和失代偿性丙型肝炎）可能需要立即入院并接受传染病治疗。随后可以进行门诊治疗，即使是肠胃外治疗，起始治疗也应该住院。有自杀倾向的患者也需要立即住院，特别是承认制订了具体自杀计划的患者。紧急的精神治疗是必不可少的。适当的时候应该考虑转诊至安宁疗护。疾病的这个阶段，除非是为了让患者更舒适，否则不提倡住院治疗。

（武晓庆　王晶桐 翻译，曹照龙　肖卫忠 审校）

第 14 章

高血压的筛查

A.H.G./A.G.M.

高血压患病率高，易于检测，相关的心血管疾病发病率和死亡率高，以及治疗有效性的特点让它成为成人初级保健实践中最重要的筛查项目之一。受高血压影响的人口规模惊人，根据近一次美国全国健康和营养检查调查（National Health and Nutrition Examination Survey，NHANES），29.0% 的美国成年人患有高血压。在 60 岁以上的人群中，患病率上升到 66% 以上。在美国，居民健康倡议等国家级卫生政策计划都将高血压控制作为主要目标。

在过去的 50 年中，对医生和公众的宣教已经取得了一定成果，对高血压的识别和治疗的重要性方面都有所改善，根据 NHANES 数据显示，对于高血压的认识有所提高（从 69.1% 升至 80.7%），血压控制有所改善（从 27.3% 升至 50.1%），心血管疾病和脑卒中的发病率、死亡率都显著降低。尽管取得了这一进展，鉴于受影响人口的绝对数量大且控制率不理想，仍有很大的改善空间，特别是在年轻人（18 ~ 39 岁）、老年人（> 60 岁）和特定人群（如西班牙裔）中。值得注意的是，缺乏获得医疗保健的机会尚未被确定为控制欠佳的主要因素；正如一位观察员指出的那样，在大多数情况下，这种情况发生在“医疗保健系统的监视之下”。所有初级保健医务人员都应该精通高血压筛查。本章重点介绍高血压筛查（高血压的评估和高血压管理分别参见第 19 章和第 26 章）。

高血压形成的危险因素[1–18]

如上所述，目前患病率约占成年人口的 29.0%，随年龄增长而增加，65 岁以上人群高至 70%。舒张期高血压在 40 岁以下患者中更为常见，收缩期高血压是 40 岁及以上人群的特征。风险因素包括：种族、年龄、性别和遗传因素，以及体重、饮食、缺乏活动和许多其他可改变的风险因素。

年龄

收缩压和舒张压随着年龄的增长而逐渐上升，

直到五六十岁后，增长速率趋于平稳，此时高血压患病率接近50%。55岁以上人群发生高血压的终生风险为90%。与高血压相关的心血管事件风险随着年龄的增长而持续上升。对于年龄超过50岁的个体，收缩压是这些风险的更好预测指标；在50岁以下人群中，舒张压与风险最为相关。在老年人中，脉压（收缩压和舒张压之间的差异）是心血管疾病的独立预测因子。

性别

所有年龄组的男性高血压患病率均高于女性。在三四十岁人群中，男性的发病率是女性的两倍多。随着年龄的增长，这一比率下降，到60岁时，男性发病率只轻微高于女性。男性的并发症发生率明显高于女性，直到女性绝经后5～10年，这一比例在两个性别中持平。弗雷明汉研究表明，对于高血压的主要并发症，轻度高血压女性发生心血管并发症的风险大约与血压正常的男性相等。女性风险降低机制的假设包括雌激素对血管系统的有益作用以及绝经前女性外周阻力较低和心排血量较高的不同血流动力学特征。绝经后，雌激素水平下降，血流动力学特征转变为高外周阻力和正常心排血量，到70岁时，女性脑卒中和冠心病的发病率接近男性。

种族

非洲裔美国人的高血压患病率显著较高。与白人、亚洲人和非黑人西班牙裔相比，非洲裔美国人的总体患病率为2:1。黑人成年人中患病率较高的是年轻群体，老年人较低。严重高血压的发生率几乎是白人的5倍。此外，在任何血压范围的并发症发生率都要高得多。例如，与白人高血压患者相比，非洲裔美国人脑卒中死亡率高出80%，心脏病死亡率高出50%，终末期肾衰竭发生率高出320%。高血压在亚裔美国人中也很普遍，无论是出生在海外还是在美国本土，这一人群的25.6%受到高血压影响，60岁以上人群中近60%。在西班牙裔中，最新NHANES显示的患病率也高达27.8%。

社区和工作场所的种族歧视与高血压风险增加有关。引起这一人群血压的不良影响的中介因素可能包括歧视和种族意识经验性预期警惕（见第3章）。

肥胖

肥胖患者的高血压患病率增加，高脂血症和2型糖尿病的患病率也增加。这三种情况的关联归因于相对胰岛素抵抗的存在，这可能导致一些患者出现高血压（见第19章）。护士健康研究的数据显示，18岁以后体重增加超过20磅（约9 kg）的女性患高血压的风险比没有增加体重的女性高5倍。相反，18岁时体重指数较高、体重减轻5～10磅（约2.3～4.5 kg）的女性患高血压的风险约为一半。在最近一项关于血压升高的短期预测因子的研究中，体重增加5%或腰围增加1英寸（约2.5 cm）及以上与血压显著升高有关。此外，肥胖与阻塞性睡眠呼吸暂停的发生有关，阻塞性睡眠呼吸暂停是高血压的另一个独立危险因素。

其他风险因素、遗传和可改变因素

基因突变与患高血压的风险越来越相关，并且在家族史阳性的患者中也受到关注。可改变的危险因素影响发病和严重程度。盐摄入量增加与患病率增加密切相关，是影响心血管疾病发病率和死亡率最重要的饮食危险因素之一（见第18章）。酒精摄入量超过2盎司/天（约59 ml/d）与高血压有关。这似乎与酒精刺激下丘脑释放促肾上腺皮质激素释放因子的能力有关，这一过程会增加中枢神经系统的交感神经活动，导致血压升高。咖啡因的摄入可能会导致血压急剧升高，但通常不会影响高血压的患病率。久坐的生活方式与患高血压的风险增加有关。心理压力及其伴随的交感神经刺激的作用似乎有所差异，可能是由于易感性存在潜在的差异。吸烟本身就是一个重要的危险因素，它与血压升高没有正相关性，但高血压吸烟者发生心血管并发症的风险显著高于高血压非吸烟者。

药物对持续性高血压的影响往往被低估。非甾体抗炎药（NSAID）的影响最为显著，特别是在老年人和既往有高血压或肾功能不全的人群中。雌激素加孕激素的组合可以在绝经前妇女中产生轻微、持续的血压升高影响。糖皮质激素可能在老年人和高血压家族史阳性的人群中以剂量依赖性方式引发血压升高，其机制可能为钠潴留。在健康男性人群中使用非NSAID镇痛药与发生高血压的风险增加无关。

高血压是心血管疾病发病率和死亡率升高的危险因素[18-19]

高血压并发症可分为高血压风险（直接由血压升高引起的风险）和动脉粥样硬化风险（高血压是其数种危险因素之一）。高血压的主要并发症是脑卒中、充血性心力衰竭、肾衰竭和左心室肥大。弗雷明汉研究表明，高血压是充血性心力衰竭的主要预测指标，高血压患者的发病率增加 6 倍。

动脉粥样硬化并发症包括冠状动脉疾病、脑血管疾病和外周血管疾病。在所有血压水平上，发生这些并发症的风险逐渐升高，在 115/75 ～ 185/115 mmHg 的血压范围内，收缩压每升高 20 mmHg，舒张压每升高 10 mmHg，风险增加 1 倍。对于个人来讲，发生动脉粥样硬化并发症的风险差异很大，取决于其存在哪些其他风险因素。

虽然高血压仍然是发生冠状动脉疾病的主要动脉粥样硬化危险因素之一，但吸烟、高胆固醇血症和糖尿病的累加效应也非常重要（分别见第 15、54 和 93 章）。例如，仅患有中度高血压的 40 岁男性在 10 年内发生缺血性心脏病的概率约为 9%，但如果存在所有冠状动脉危险因素，则上升至 70%。

高血压的自然病史和治疗有效性[15,18-26]

自然病史

除极少数例外，高血压的自然病史是一种无症状的表现。这种自然病史带来的损害是隐匿性的，通常在临床上沉默 10 年或更长时间才被发现。典型的发作见于 35 ～ 55 岁，通常经历了一个不稳定时期。那些血压处于正常较高水平（130 ～ 140 mmHg/85 ～ 90 mmHg）者患高血压的可能性是血压较低者的 2 倍。大约 70% 的高血压患者进入第 1 阶段，该组占高血压导致的心血管死亡率升高的 58% 以上。如果不及时治疗，约 20% 的 1 期高血压患者将进展至更高阶段，约 1% 将继续发展为恶性高血压。约 15% ～ 30% 的患者血压会自发恢复正常，虽然我们无法确定哪些患者会发生这种情况。

治疗的有效性

随着 50 多年前具有里程碑意义的美国退伍军人管理局合作研究的发表，令人信服的有力的高血压早期治疗证据开始出现，这是第一个大规模、安慰剂对照、随机、前瞻性研究。重度高血压患者的主要非致命事件和心血管死亡率下降 10 倍以上，中度高血压患者下降 3 倍以上。治疗对降低脑卒中和充血性心力衰竭的风险最有效。后来的随机研究将这些初步发现扩展到轻度高血压患者，这些研究的荟萃分析证实了整个高血压治疗的有效性，显著降低了心血管和肾风险。

收缩压降低的程度越大，心血管发病率和死亡率的降低就越多。具有里程碑意义的 SPRINT 研究发现，强化抗高血压治疗（旨在降低收缩压至远低于传统的 140 mmHg 目标）可以在不增加主要治疗副作用风险的情况下进一步显著降低心血管不良后果（见第 26 章）。对 SPRINT 数据的进一步分析还显示，以患者为中心的降压目标和强化治疗在成本效益方面合理有益。值得关注的是，老年人强化治疗的不良反应没有增加。但是需要注意，糖尿病患者被排除在 SPRINT 试验之外。老年人收缩期高血压（Systolic Hypertension in the Elderly，SHEP）研究确立了治疗老年人收缩期高血压的益处，在治疗开始后 2 ～ 3 年内显著降低了心血管风险。

尽管高血压治疗的获益似乎很明显，但值得注意的是，血压自发恢复正常的轻度高血压患者似乎比那些通过药物降低血压的患者结果更好。这些患者的并发症少于那些需要使用药物才能达到相似血压水平的患者。

治疗决策

所有高血压患者都应接受非药物控制血压的方法指导，而对于开始药物治疗的决定和治疗强度是基于对总体心血管风险的评估。此类评估不仅需要考虑血压，还需要考虑年龄、种族、性别、吸烟习惯、高胆固醇血症、糖尿病、高血压或心脏并发症家族史，以及是否存在靶器官损害（见第 26 章）。

筛查方法 [4,26-27]

血压的测量

每次去医疗机构就诊时都应该测量血压。虽然识别高血压患者的过程似乎相对简单，但在测量血压方面容易出现很多问题，这可以通过适当的筛查方案避免。所有负责记录血压的人员都应了解有哪些测量误差来源。有效的筛查技术包括在进行测量之前让患者休息 5 min，要测量患者双臂的血压，测量时患者取舒适坐位，后背和手臂支撑，双脚置于地面。进行两次或更多次测量，理想情况下相隔 5 min。如果这些读数相差超过 5 mmHg，则应再次测量。患者应在测量前至少 30 min 禁止吸烟或饮用含咖啡因的饮料。应注意患者是否感冒、焦虑、膀胱充盈或刚刚进行了运动，因为任何这些因素都可能暂时升高血压。为了尽量减少可能产生错误阳性读数的“白大衣”反应，一些人建议在诊室使用自动血压计测定，无需医务人员通过血压计和听诊器进行读数。

设备可靠并能正确使用非常重要。水银柱血压计是最好的；如果使用无液或数字血压计，应该定期检查和校准。袖带应放在手臂上尽可能高的位置，在加压时，手臂需要有一定支撑并置于心脏水平。袖带尺寸必须足够，以避免读数过高。袖带可充气腔的宽度应大于臂宽的 2/3，其长度应大于臂围的 2/3。在肌肉较多或肥胖的成人中使用标准尺寸的袖带将导致读数比真实血压高 10 mmHg。为避免此错误，此类患者应使用大号的成人袖带。虽然大多数血压听诊使用振膜听诊器，但建议在测量血压时使用钟形听诊器，因为钟形听诊器能够更好地传递最后一个 Korotkoff 音所特有的低音。

收缩压定义为首次听到声音的点（Korotkoff 1）。舒张压是在声音消失的时候（Korotkoff 5）记录，而不是当声音性质改变时（Korotkoff 4）。记录每个手臂两次连续测量的平均值。

血压的变化可能与最近的身体活动、情绪状态或体位有关。这些因素必须牢记，但“随机”血压测定的预测价值已得到验证。尽管如此，高血压的诊断不应该基于单一的诊室读数。

确认高血压的诊断需要至少两次单独的血压测定，这对于心血管不良结局的预测价值高于单一诊室读数（见第 19 章）。目前的共识指南建议在诊室至少间隔 1 周或通过家庭或门诊监测进行两组单独的读数确认。如果诊室测量值用于确认，则在 1 周至数周内至少有两次随访，其中应该有两次或更多次升高的读数。通过门诊监测发现的平均值升高可以提高预测价值，这与心血管不良后果的相关性优于诊室读数。在家庭监测中发现的明显血压升高也会显著增加风险。如果怀疑有“白大衣高血压”，在诊室以外地点的确认尤为重要（见第 19 章）。如果初始测定值大于 180/110 mmHg，则不适用于以上原则。一些证据显示，在初步诊室评估时就可能发现靶器官改变（小动脉狭窄、AV 切口、S4、左心室隆起），这佐证了在诊室进行初始测试时重视血压升高的重要性。

建议 [14,16,25-27]

- 对所有 18 岁及以上的成年人进行高血压的筛查。
- 每 3 ~ 5 年对 10 ~ 39 岁的普通风险人群进行筛查。
- 每年对所有 40 岁及以上的成年人以及高血压发生风险较高的成年人［例如，血压升高（120 ~ 129/80 mmHg）、非洲裔美国人、超重或肥胖、阳性家族史］进行筛查。
- 诊室进行筛查的时间在患者至少休息 5min 后，并且确定在筛查前至少 30min 禁止吸烟或饮用含咖啡因的饮料。
- 在患者舒适坐位测量，两侧手臂上取两个或更多个读数，读数间相隔 2min；计算并使用这些测量值的平均值。
- 使用水银柱血压计或定期重新校准的无液或数字血压计。
- 将尺寸合适的袖带放在手臂上尽可能高的位置，手臂有一定支撑并在施加压力时位于右心房水平。
- 选择一个可充气腔宽度大于臂宽度 2/3 且长度大于臂围 2/3 的袖带。
- 用钟形听诊器听到 Korotkoff 音。
- 考虑在没有医务人员的房间内使用自动血压计，以降低诱发“白大衣高血压”的风险。
- 家庭血压监测或动态血压监测（见第 19 章）

是在临床环境之外进行的额外血压测定。可以用来作为确认，特别是如果怀疑有“白大衣高血压”。或者，让患者在 1 周或更长时间后返回诊室进行另一组测定。如果初始血压测定值大于 180/110 mmHg，则无需确认。

（高 畅 翻译，曹照龙 董爱梅 审校）

第 15 章

高脂血症及冠心病相关危险因素筛查

在美国，冠心病（coronary heart disease，CHD）是导致死亡的主要原因，识别和治疗其风险因素是首要的健康管理项目。冠心病的主要独立风险因素包括吸烟、高血压、糖尿病、高龄、冠心病家族史以及常见的血脂异常［低密度脂蛋白胆固醇（low-sensitivity C-reactive protein cholesterol，LDL-c）升高和高密度脂蛋白胆固醇（high-sensitivity C-reactive protein cholesterol HDL-c）降低］。其他可能导致冠心病风险的血脂异常包括高甘油三酯血症和脂蛋白 a 升高。超敏 C 反应蛋白（high-sensitivity C-reactive protein，hsCRP）作为一种炎症反应急性期的产物，是冠心病风险的中度预测因子，独立于其他主要冠心病风险因素。血浆同型半胱氨酸水平升高似乎也会给冠心病带来某种独立的风险，单核苷酸多态性等基因组因素亦是如此。

正确的冠心病筛查是所有基层全科医生的责任，需要注意以下几个问题：哪些异常会增加冠状动脉风险并被纳入了冠心病风险分层？降低这些风险因素能在多大程度上减少冠心病发生的风险？如何进行最有效的评估？什么年龄开始筛查，多久进行一次筛查？

本章主要介绍常见血脂异常的筛查，并简要概括其他传统和非传统的冠心病风险因素。关于其他冠心病风险因素筛查的深入讨论见其他章节（第 14 章，高血压；第 27 章，高胆固醇血症；第 36 章，冠心病；第 54 章，吸烟；第 93 章，糖尿病）。

血脂异常 [1-28]

高胆固醇血症在我们的人群中很常见。17% 的成年人血清总胆固醇水平超过 240 mg/dl，这一水平与冠心病事件风险增加相关；50% 的人血清总胆固醇水平不理想（> 200 mg/dl）。早至 20 岁，3% ～ 5% 的年轻人就会有高风险血脂表现（LDL-c ≥ 190 mg/dl）。患者和专业人士对高胆固醇血症重要性的认识以及有效降脂治疗的出现，有助于显著降低平均总胆固醇水平和冠心病事件风险，但该问题仍普遍存在。

高脂血症的风险因素 [1-5]

年龄

胆固醇水平随着年龄的增长而增加。在成年早期，总胆固醇水平平均每年增加超过 2 mg/dl，在 65 岁之前以较小幅度持续增加，之后略有下降。年龄在 45 岁及以上的男性和 55 岁及以上的女性被认为是冠心病的风险因素。

性别

在 50 岁之前，男性的总胆固醇水平高于女性，男性罹患冠心病的风险大约是女性的 2 倍。女性拥有更高比例的 HDL-c（主要是 HDL_2）。从更年期开始时，女性体内胆固醇会增加，罹患冠心病的风险也随之增加。激素替代疗法不再被认为对冠心病有保护作用。随着女性步入 60 岁及以上，她们患冠心病的风险接近于同龄男性。

遗传因素与家族史

由单基因异常引起的家族性高脂血症仅占高脂血症患者的一小部分（成人患病率约为 0.25%），但却是造成进展性早发冠状动脉疾病相关的严重高脂血症的主要原因。与复杂的多基因疾病相比，这些疾病更可能影响患者的直系亲属，因此应在疑似携带这些基因突变的患者亲属中进行家庭筛查。

具有多个标志物的多基因状态导致疾病风险的情况似乎更为常见。导致 LDL-c 或 HDL-c 水平异常的 9 个单核苷酸多态性的基因型评分构成冠心病事件的独立风险因素。

当一级亲属中冠心病的发病年龄男性在 55 岁以下，女性在 65 岁以下时，冠心病家族史被认为是一个风险因素。

饮食

饱和脂肪酸含量高的饮食会增加总胆固醇和 LDL-c。膳食胆固醇也会增加总胆固醇和 LDL-c，但其影响小于饱和脂肪酸。导致肥胖的热量过剩对甘油三酯的影响大于对胆固醇的影响，并可导致与冠心病相关的胰岛素抵抗。酒精对总胆固醇水平几乎没有影响，但它会导致高甘油三酯血症患者的甘油三酯水平急剧升高。适量饮酒也会使 HDL-c 水平升高。

药物

对血脂水平产生不利影响的抗高血压药物可能影响其减少冠心病风险的作用。全剂量服用噻嗪类药物可能会至少一过性增加 LDL-c 水平。这种效应似乎可以解释使用噻嗪类药物治疗的高血压患者死亡率降低不足的情况（见第 26 章）。β 受体阻滞剂可能导致 HDL-c 些许降低，并增加血清甘油三酯水平。外源性雌激素增加 HDL_2，并可导致之前就患有中度高甘油三酯血症的患者甘油三酯水平极度升高。皮质类固醇和 HIV 蛋白酶抑制剂也能显著增加血脂。

运动、体重、吸烟及合并症

体育锻炼、减肥和戒烟会增加 HDL-c 水平。糖尿病患者的血脂异常通常以高甘油三酯和低 HDL-c 为特征。甲状腺功能减退症、肾病综合征和梗阻性肝病是继发性高胆固醇血症的重要原因，其特征是总胆固醇和 LDL-c 水平升高，甘油三酯增加的情况也并不少见。

高脂血症是冠心病的风险因素 [1,6-13]

总胆固醇

流行病学和前瞻性研究均表明，高胆固醇血症是冠心病发生的独立风险因素。即使在“正常”范围内，冠状动脉疾病风险也会随着总胆固醇水平的升高而呈曲线上升。在临床通常遇到的总胆固醇值范围内（180 ～ 300 mg/dl），风险平均增加 4 ～ 5 倍。当总胆固醇水平超过 240 mg/dl 时，风险开始急剧增加。在绝大多数情况下，LDL-c 是总胆固醇水平升高的根本原因，与冠心病的发展最为密切。

LDL-c 和脂蛋白 a

总胆固醇与冠心病风险之间的正相关关系主要来源于致动脉粥样硬化的 LDL-c 成分。由于 LDL-c 约占典型患者总胆固醇的 2/3，通常用总胆固醇浓度来代表 LDL-c 水平。目前的指南认为 LDL 低于 100 mg/dl 为最佳水平。LDL 的治疗目标取决于是否存在冠状动脉疾病或其他风险因素，如糖尿病、吸烟、高血压、冠心病家族史、外周血管疾病、活动性颈动脉疾病、腹主动脉瘤、低 HDL 水平或年龄增长。血清 LDL 水平超过 160mg/dl 与冠心病风险显著增加相关。

小而密低密度脂蛋白（sdLDL）颗粒与较大形式的 LDL 相比，更易导致动脉粥样硬化。sdLDL 与高甘油三酯有关。从临床角度来看，没有必要对 LDL 形态大小进行常规筛查。

脂蛋白 a ［Lp（a）］是 LDL 的一种转化形式，由附着在名为“载脂蛋白 a”的大小可变的蛋白质上的低密度脂蛋白颗粒组成。在大多数（但不是所有）研究中，脂蛋白 a 似乎与冠心病风险独立相关。血清脂蛋白 a 水平由基因决定。脂蛋白 a 通过竞争性结合纤溶酶原促进血栓形成。由于没有任何研究表明脂蛋白 a 水平降低可改善临床结局，临床上并未对脂蛋白 a 进行常规检测。

HDL–c

HDL-c 水平与冠心病风险呈负相关。HDL-c 的保护作用至少与 LDL-c 的致动脉粥样硬化作用一样强。HDL-c 浓度每增加 10 mg/dl，冠心病风险就会降低 50%。HDL-c 水平低于 40 mg/dl 已被公认是冠心病的主要独立风险因素，超过 60 mg/dl 被视为“负”风险因素（见第 27 章）。低 HDL-c 会增加总胆固醇和 LDL-c 浓度全范围内的冠心病风险，最新数据表明，即使 LDL-c 低于 70 mg/dl 的患者，HDL 也是其心血管事件的重要逆向预测因子。相反，总胆固醇升高并且 HDL-c 水平很高（60 ～ 100 mg/dl）的人患冠心病的风险可能较低。测定总胆固醇与 HDL-c 的比值有助于区分这些低风险人群与总胆固醇升高的人群。弗雷明汉研究表明，该比值是一强有力的风险预测指标。比值为 5 近似于平均或标准风险，比值为 10 和 20 分别表示 2 倍风险和 3 倍风险。理想比值为 4.5 或更小。

HDL 颗粒功能不一，其大小、密度和组成成分也各不相同。炎症可通过修饰 HDL 内的主要载脂蛋白（载脂蛋白 A-Ⅰ），促进炎症进展和致动脉粥样硬化，从而降低保护作用。此外，HDL 的另一种成分载脂蛋白 A-Ⅱ，在动物模型中被证明具有促动脉粥样硬化的作用。亚组分（如载脂蛋白 A-1）更难检测，检测起来也更昂贵，它们对冠心病风险评估的附加作用似乎还不能抵消其额外的检测成本。

甘油三酯

长期以来，高甘油三酯血症对心血管风险的影响一直存在争议。在单变量研究分析中，高甘油三酯血症始终与冠心病风险增加相关，但在多变量分析中，当排除 HDL-c 的作用后，大部分风险就消失了。然而，由于血清高甘油三酯水平会导致 HDL 水平降低，因此不能否定高甘油三酯血症的重要性。最新美国国家胆固醇教育项目（National Cholesterol Education Program，NCEP）指南更加强调检测和治疗高甘油三酯血症。如伴有腰围过大[男性大于 40 英寸（约 101.6 cm），女性大于 35 英寸（约 88.9 cm）]，高甘油三酯血症的检测和治疗尤其重要。这种合并症通常与代谢综合征有关，与单纯甘油三酯水平相比，合并腰围过大可能是胰岛素抵抗和冠状动脉疾病风险更好的指标。

代谢综合征

无论患者的 LDL 水平如何，代谢综合征都会增加冠状动脉疾病风险。代谢综合征是一种与肥胖和胰岛素抵抗相关的代谢紊乱。具有以下三种或三种以上临床表现即可诊断代谢综合征：腹型肥胖（男性腰围大于 40 英寸，女性腰围大于 35 英寸），甘油三酯大于 150 mg/dl，HDL-c 降低（男性小于 40 mg/dl，女性小于 50 mg/dl），血压大于 135/85 mmHg，空腹血糖大于 110 mg/dl。代谢综合征与肥胖（见第 10 章）和缺乏运动（见第 18 章）密切相关。

年龄、高脂血症和风险

对于年轻男性（35 岁以下）和绝经前女性，总胆固醇和 LDL-c 水平升高会增加患冠心病的长期风险。然而，LDL-c 水平处于中等水平（160 ～ 220 mg/dl）但没有其他冠心病风险因素的人群，其短期冠心病风险仍然很低（男性为 0.09%，女性为 0.04%）。另一方面，存在其他冠心病风险因素，特别是糖尿病或早发冠心病家族史，似乎会增加冠心病短期风险，LDL-c 水平非常高（220 mg/dl）也会增加短期风险。

并不能完全确定老年性高胆固醇血症会导致冠心病风险。在 60 ～ 79 岁明显高胆固醇血症的男性中所观察到的冠心病相对风险约为 1.5。这一相对风险低于 60 岁以下的高胆固醇血症患者。这种风险差异与该年龄组中已确定的冠心病、高血压和糖尿病的高患病率有关。在已确诊冠心病的高脂血症老年患者中，发生新冠状动脉事件的相对风险与年轻患者一样高。由于老年人是冠状动脉疾病发病率最高的人群（85% 死于冠心病的人年龄在 65 岁或以上），是否应积极筛查老年人是预防保健领域争论的话题。

治疗效果（1，14-23；另见第 27 章）

非药物治疗

减少胆固醇和饱和脂肪的摄入可使总胆固醇和 LDL-c 水平降低 30% 或以上，但这种降低作用在临床实践中很难实现。对门诊患者强化合理饮食可使 LDL-c 水平平均降低 10%。饮食疗法也可能导致 HDL-c 浓度轻微下降（约 5%），但总胆固醇与 HDL-c 的比率通常有所改善。减肥（如患者存在肥胖）、有氧运动和戒烟可以提高 HDL-c 水平，并有助于通过饮食降低 LDL-c。这些措施还通过降低血压和糖耐量来降低冠心病风险。限制热量和脂肪摄入以及控制糖尿病会降低甘油三酯水平，限制或禁止酒精摄入会增强这种效果。在中至重度高甘油三酯血症患者中，即使适度饮酒也可能是一个增加血脂的重要因素。酒精相关的高密度脂蛋白升高与甘油三酯升高之间的冠心病风险权衡尚未得到很好的研究。冠心病风险的降低源于胆固醇的降低和其他风险因素的改善。

药物治疗

在饮食和运动疗法的基础上增加药物治疗可以提高降脂效果。使用羟基 -3- 甲戊二酸单酰辅酶 A 还原酶抑制剂（他汀类药物）可实现比单纯饮食疗法高 2 ～ 3 倍（25% ～ 60%）的降脂效果，并与进一步显著降低冠心病风险相关。此效应在已确定的冠心病患者中最为明显，作为冠心病二级预防效果，冠心病死亡率降低 40% 以上，全因死亡率降低 30%。此外，在接受强化他汀类药物治疗的冠心病患者中表现出斑块进展停止及斑块适度消退。对没有临床证据表明患有冠心病的高胆固醇血症患者进行药物治疗（所谓的一级预防）也可降低冠心病风险。在接受药物治疗的 LDL-c 水平中度升高（LDL 水平为 150 ～ 190 mg/dl）的男性和女性中，非致命性梗死、因冠心病死亡和各种形式心血管疾病（cardiovascular disease，CVD）死亡的发生率降低约 30%。即使是 LDL-c 水平为 100 ～ 130 mg/dl 的患者，通过强化降脂治疗也能显著降低冠心病风险。大规模前瞻性临床试验并未证实会增加非心源性死亡。

胆固醇的测定 [1,13,24]

血液总胆固醇是三种主要循环脂蛋白［HDL、LDL 和极低密度脂蛋白（very low-density lipoprotein，VLDL）］中所含胆固醇浓度的总和。因此，总胆固醇等于 LDL-c，再加上 HDL-c 加上 VLDL-c。大多数实验室直接测量总胆固醇和 HDL-c，通过将甘油三酯浓度除以 5（只要甘油三酯＜ 400 mg/dl）计算 VLDL 浓度，然后通过数学推导得出 LDL-c 浓度。

总胆固醇及其组分的测定准确度可能存在很大差异。一般来说，通过末梢血获得的胆固醇水平升高应通过空腹胆固醇水平（包括总胆固醇、HDL、LDL 和甘油三酯水平）进行确认。并非所有实验室都能确保结果的准确性。被认可的实验室是那些仪器校准到疾病预防和控制中心标准的实验室，总胆固醇测量误差（变异系数）为 3%。鉴于实验室之间的差异，建议患者在同一实验室进行系列测试。

慢性压力或严重疾病可能导致胆固醇水平显著下降。因此，当患者从任何急性感染、导致组织坏死的急性疾病或外科手术恢复后，再测量其血脂水平。

筛查 [1,3,6-7,10,12-13,21-30]

近年来，筛查建议发生了很大变化。最新的美国心脏病学会（American College of Cardiology，ACC）/ 美国心脏协会（American Heart Association，AHA）共识声明建议所有年龄超过 20 岁的患者进行空腹血脂筛查，包括总胆固醇、HDL-c、LDL-c 和甘油三酯水平。如果这些值正常，应在 5 年内进行重复筛查。对于非空腹的低风险患者，单独进行总胆固醇和 HDL-c 检测是合理的。如果这些值分别大于 200 mg/dl 和小于 40 mg/dl，则患者应进行空腹筛查。ACC/AHA 治疗指南基于 LDL-c 水平、其他风险因素的存在以及 10 年内发生冠状动脉疾病的风险（见第 27 章）。对于潜在的高危患者，如有冠状动脉疾病家族史的患者，应考虑筛查其他血脂风险因素，如脂蛋白 a 水平。新兴风险因素协作组（Emerging Risk Factors Collaboration）提出了一种简化的非空腹的用于心血管疾病风险分层的血脂筛查方法，仅涉及载脂蛋白 a 和 b 或总胆固醇和 HDL-c 的测量。这一方法尚未得到共识建议。

关于何时开始筛查高胆固醇血症，权威专家之间存在分歧。美国预防服务工作组不建议在男性 35 岁和女性 45 岁之前开始筛查，除非有证据表明存在其他风险——在这种情况下，建议在 20 岁时开始筛查。此建议基于明显高胆固醇血症在年轻人中的低发病率以及缺乏研究早期降脂治疗延缓冠心病进展能力的随机试验。支持更密集的 ACC/AHA

筛查建议的人认为，对没有已知冠心病风险因素的年轻人进行筛查是有必要的，因为 LDL 大于 190 mg/dl 的年轻人发生心血管不良事件的风险增加 6 倍，及时开始强化他汀类药物治疗可能会预防心血管不良事件。此外，尽管此类人口比例很小，但绝对人数相当可观，早发心血管不良事件的个人和社会后果也是如此。最后，这种筛查将有助于识别家族性高胆固醇血症患者。

老年人胆固醇筛查的问题也有些悬而未决。对于冠心病高危人群（存在多种冠心病风险因素、既往冠心病、其他临床明显动脉粥样硬化性疾病），有明确的指示需要筛查。筛查 75 岁以上的低风险健康个体的价值未知，但鉴于该人群中无症状动脉粥样硬化性疾病的高患病率，筛查可能是有益的。在参与他汀类药物试验的 65 岁以上人群中进行的亚组分析表明，筛查对治疗明显有益。65 岁以上和 65 岁以下的已知心脏病且接受降脂药物治疗的患者不良心血管事件减少的百分比相同。

老年人超过多大年龄应该考虑冠心病一级预防，这是一个数据有限的话题。对现有研究的荟萃分析表明，他汀类药物治疗可以减少 75 岁以上人群的心血管事件，但不一定减少全因死亡率。计算机模拟研究发现，在这个年龄组使用他汀类药物具有成本效益，但如果药物副作用严重，很容易被否定。许多临床医生认为，筛查适合于 75 岁以上老年人的一级预防，前提是他们没有限制预期寿命的主要合并症。

筛查的内容

应在禁食 12 ～ 14 h 后对患者进行空腹总胆固醇、HDL-c、LDL-c 和血清甘油三酯测定。患者可以喝水、红茶或咖啡，并应服用药物。如果甘油三酯大于 400 mg/dl，则通常的实验室方法无法准确测定 LDL，可以通过超速离心或各种新的直接 LDL 测定试验来测量。如果在患者中常规使用直接 LDL 测定，则值得记住的是，这些测定通常不用于主要结果试验，因此，计算出的 LDL 值与直接 LDL 值之间的差异需要由分析实验室进行澄清。未能测定空腹血脂水平的患者，其计算出的 LDL-c 结果通常会低估其真实 LDL 值，与非空腹状态相关的血清甘油三酯升高成比例。如前所述，人们对简化、非空腹的血脂筛查方法越来越感兴趣，该方法仅涉及载脂蛋白 a 和 b 或总胆固醇和 HDL-c 的测量，尤其是在无法进行空腹和完整脂质谱测定的情况下。

使用传统和非传统冠心病风险因素评估冠心病事件风险 [25-43]

弗雷明汉风险评分

基于弗雷明汉心脏病研究 50 多年积累的社区流行病学数据，该经过验证的预测模型仍然是根据冠心病事件风险对人群进行分层的指南推荐标准。多年来，根据从观察人群中收集的持续更新的流行病学数据，对其进行了更新和完善。它的预测能力已经增强，目前占到观察事件的近 80%。其重点已从冠心病事件风险扩展到更广泛的心血管疾病事件风险类别。模型中的主要独立风险因素仍然是年龄、性别、收缩压、总胆固醇和 HDL-c、吸烟状况及糖尿病。值得注意的是，体重指数（body mass index，BMI）和早发冠心病家族史（冠心病风险确定中经常提及的术语），这些术语在冠心病风险确定中经常被提及，但没有出现在该风险评分中，因为它们在预测总体心血管疾病风险方面的作用较小，并且相对于其他风险因素属于冗余的因素；最近更新版的弗雷明汉冠心病事件风险评分中也并未包含这两项。

尽管弗雷明汉模型不能解释所有观察到的冠心病风险，但它仍然是一系列人群冠心病风险分层的标准，所有其他筛查和风险分层方法都是根据该模型进行测量的。其结果为诊断和治疗决策提供依据，包括与胸痛评估（见第 20 章）、高血压管理（见第 26 章）和高脂血症治疗（见第 27 章）相关的决策。可以在线访问各种弗雷明汉冠心病和心血管疾病风险工具（如 https：//www.framinghamheartstudy.org/risk-functions/cardiovascular-disease/10-year-risk.php#）获得直接计算的 10 年冠心病风险评分，或通过纸质计分系统和附表手工计算。前者被证明更准确，而且不太可能对人进行错误分类，因为它使用的是实际回归方程，而不是衍生工具。

人们普遍认为，强调传统风险因素的弗雷明汉风险评分无法预测观察到的很大一部分（超过

50%）冠心病事件，这促使了对其他独立冠心病风险因素的研究，对其进行测量可能会提高风险分层及由此产生的管理决策的准确性。然而，对预测和观察到的冠心病事件之间差距的实际研究发现，除了10% ~ 20%的冠心病患者外，其他所有人都存在传统的风险因素（即吸烟、糖尿病、高脂血症和高血压）。尽管如此，研究仍在继续寻找其他可能改善冠心病事件风险评估的决定因素，包括C反应蛋白（C-reactive protein，CRP）。

C反应蛋白

CRP是一种在炎症过程中会增加的急性期反应物。由肝细胞产生，激活补体和内皮细胞。越来越多的人认识到炎症在动脉粥样硬化中的作用，并将CRP作为冠心病事件的一个可能标志物或风险因素。

与冠心病风险的关系

在一些病例对照研究和前瞻性研究的荟萃分析中，CRP似乎是冠心病的独立风险因素。在一项针对明显健康男性的研究中，超敏C反应蛋白（hsCRP）水平与首次心肌梗死、缺血性脑卒中、外周血管疾病和全因死亡率的长期风险独立相关。在一项类似的研究中，CRP似乎增加了总胆固醇和HDL-c在确定首次心肌梗死风险方面的预测价值。一项来自女性健康研究数据的大型前瞻性流行病学研究发现，CRP水平是冠心病事件的一个独立预测因子，比LDL-c水平更有效。CRP浓度位于最高四分位数数的女性发生冠心病事件的相对风险为2.3，而LDL-c最高四分位的女性发生冠心病事件的相对风险为1.5。此外，CRP似乎可以识别LDL-c未识别的独立高危人群。另一方面，当考虑到其他冠心病风险因素时，CRP的预测能力有所降低，并且在患有中枢性肥胖和胰岛素抵抗的人群中也发现CRP升高，这些已知的冠心病风险因素可能与CRP相关的一些效应有关。最近一项关于CRP水平和冠心病的大规模研究证实，CRP是一个独立的风险因素，但在预测心血管结局方面不如LDL-c。

测定

因为只有适度的CRP升高与冠心病风险的显著增加相关，所以能够测定CRP的细微升高至关重要。已经证实hsCRP检测提供了这种能力。标准的低敏CRP检测在评估冠心病风险方面没有价值。CRP水平存在变异性，如果参考CRP的值，最好能够获取一系列数值并遵循趋势。

治疗效果

筛查风险因素的有效性和实用性的一个关键决定因素是与风险因素治疗相关的生存获益的证据。目前还没有随机、前瞻性研究明确验证CRP降低对冠心病风险的影响。值得注意的是，研究发现强化他汀类药物治疗在降低hsCRP升高和LDL-c正常（< 130 mg/dl）患者的hsCRP和冠心病风险方面似乎有效。这一发现表明，生存获益可能部分归因于CRP的降低。但是，这项研究不包括CRP正常及LDL-c降低了50%的人，模糊了这一相关性的准确性。治疗冠心病的其他风险因素，如吸烟、糖尿病、缺乏运动、高血压和肥胖，可以降低CRP水平。

筛查人群的选择

在没有明确证据表明治疗CRP升高可降低冠心病风险的情况下，对于是否筛查CRP存在分歧。那些对现有流行病学数据印象深刻的人认为所有成年人都应该接受筛查。其他人则希望在推荐CRP筛查前从前瞻性研究中获得改善结局的证据；他们建议，目前可用的资源应用于积极识别和更好地治疗更确定的冠心病风险因素。采取选择性的方法，可以为那些基于CRP检测所提示的风险程度治疗上需要改变的患者进行CRP检测（例如，如果CRP检测提示风险增加，需要开始服用阿司匹林或他汀类药物的低至中等风险的个体）。

同型半胱氨酸

同型半胱氨酸尿症纯合子患儿会出现早发动脉粥样硬化性疾病，早期回顾性病例对照研究表明，血浆同型半胱氨酸水平异常升高的成年人发生冠心病事件的风险显著增加。

与冠心病风险的关系

与早期回顾性数据相比，荟萃分析结合前瞻性研究数据证实，高同型半胱氨酸水平与冠心病风险增加相关，虽然该风险因素很重要且独立于其他冠心病风险因素，但显著低于早期回顾性研究所提出的重要程度。

测定

一种相对便宜的测定血浆同型半胱氨酸的方法应在患者空腹时进行检测。

治疗效果（另见第 18 章和第 31 章）

不再推荐使用叶酸和 B 族维生素治疗同型半胱氨酸水平升高的患者，且应避免使用。在挪威维生素试验中，急性心肌梗死患者服用叶酸和 B 族维生素后，心血管事件有增加的趋势。

筛查人群的选择

广泛筛查是不必要的，但在某些情况下，检测同型半胱氨酸可能值得考虑。例如，有明显的阳性冠心病家族史（尤其是在缺乏已知冠心病风险因素的情况下）以及患有早发血管疾病的年轻人群，如果其同型半胱氨酸水平的升高程度影响初始药物治疗决策，那么他们可能是合理的筛查人群。

其他非传统冠心病风险因素

美国预防服务工作组（U.S. Preventive Services Task Force，USPSTF）对所有非传统冠心病风险因素（弗雷明汉风险评分模型定义的风险因素除外，见第 18 章）进行了综述，以确定哪些因素应添加到冠心病筛查建议中。他们的标准包括弗雷明汉风险评估模型以外的对风险分层做出独立贡献的证据（特别是对于中等风险的人群，其管理受重新分层的影响最大）。他们还研究了成本效益、检测的安全性和实用性，以及中等风险患者该项指标的异常频率。该综述不仅叙述了 hsCRP、脂蛋白 a 和同型半胱氨酸（均在前文提到）的检测，还包含了冠状动脉钙化评分（见第 36 章）、踝肱指数（见第 23 章）、颈动脉内 - 中膜厚度（见第 171 章）、牙周病、白细胞计数和空腹血糖。这些非传统的冠心病风险因素都不完全符合筛查标准，目前不建议使用。回顾其他非传统生物标记物，如半胱氨酸蛋白酶抑制剂 C、利钠肽和基因组标记物（如染色体 9p21 区的单核苷酸多态性），研究目前发现，它们对于冠心病风险分层的作用明显低于传统风险因素。

在 USPSTF 的一项关于通过静息心电图或负荷心电图筛查无症状人群冠心病事件风险的独立研究报告中，在纠正其他冠心病风险因素后，检测指标异常与冠心病事件风险增加相关（风险比 1.4 ~ 2.1），但无论是从获益还是潜在危害方面来说，这些研究结果的临床意义尚不清楚。在推荐之前还需要进行更多的研究。

患者教育 [42,44,48]

每年一次的基层预防 / 健康访问为冠心病预防提供了极好的机会。不仅仅简单地检测和报告血脂情况，还包括对冠心病和 CVD 总体风险的评估，这有助于指导和促使可能挽救持生命的生活方式的改变以及遵守综合医疗方案。许多患者还参与社区冠心病 /CVD 筛查项目。如果将由知名社区卫生保健提供者提供的项目作为拓展服务，可能会对公众和个人健康产生重要影响，但应建议患者警惕商业性的“直接面向消费者”的心血管筛查和风险评估宣传。许多这样的项目（即使与教会或兄弟会组织等社区赞助者合作）质量控制差、标准化不足并且昂贵的检测性能未经验证。由于涉及不必要的费用以及可能分别导致错误预警和错误保证的假阳性和假阴性测试结果的风险，应避免或至少充分审查这些检测项目。

建议 [42,44–47]

高脂血症

- 不晚于 20 岁通过检测完整的空腹血脂谱开始筛查高胆固醇血症，有早发冠心病家族史或其他动脉粥样硬化性疾病风险因素的人群更应优先检测。
- 对于仍处于正常风险的人群，每 5 年重复一次高脂血症筛查，对于因 LDL-c 显著升高、冠心病事件风险评分升高、早发冠心病家族史或出现症状性非冠状动脉粥样硬化性疾病而被确定为风险增加的人群，应增加高脂血症筛查次数。
- 持续筛查至年龄至少 75 岁，并在那些预期寿命延长的人中继续筛查。

- 如果使用末梢血检测且测得的血清总胆固醇大于 200 mg/dl，则需要使用静脉穿刺及实验室技术重复进行空腹测定并检测完整的血脂谱以进行确认。
- 测量脂蛋白 a 和某些载脂蛋白似乎很有前景，但目前尚不适用于正常冠心病风险人群的常规筛查。

其他传统冠心病风险因素

- 除了测定血脂水平外，所有 40 岁以上的人群都应进行风险分层，包括其他重要的冠心病风险独立决定因素，如其他传统的冠心病风险因素：年龄、性别、收缩压、吸烟状况和糖尿病。这些参数是利用如弗雷明汉风险评分（https：//www.framinghamheartstudy.org/risk-functions/cardiovascular-disease/10-year-risk.php#）或 ACC/AHA 汇集队列方程（http：//tools.acc.org/ASCVD-Risk-Estimator-Plus/#!/calculate/estimate/）等经验证的最好的风险评分工具评估 10 年冠心病事件风险的关键决定因素。
- 当风险程度不确定或需要细化时，可以使用家族史及非传统风险因素参数（CRP、冠状动脉钙化评分和踝肱指数）细化风险程度评估。

CRP

- 在确定获益证据之前，CRP 筛查应选择性地应用于结果将会改变疾病管理的情况下；目前 CRP 并不是代表治疗充分性的监测指标。如果进行检测，则必须使用 hsCRP。

冠状动脉钙化评分

- 冠状动脉钙化评分可以增加需细化风险以帮助确定强化治疗需要（见第 27 章和第 36 章）的中等风险人群的预测价值。

同型半胱氨酸

- 目前不需要进行常规筛查，但如果有明显冠心病家族史考虑药物治疗、冠心病发病过早或者患有冠心病但没有确定的风险因素时，则值得考虑选择性筛查。

其他非传统冠心病风险因素

- 无需进行冠状动脉钙化评分（见第 36 章）、踝肱指数（见第 23 章）、颈动脉内 - 中膜厚度（见第 171 章）、牙周病和白细胞计数的常规筛查。
- 由于标准化程度低且质量控制往往不充分，不建议患者在社区筛查此类风险因素。
- 此外，常规静息心电图和运动负荷试验不推荐用于无症状的正常风险人群，因为弊大于利。
- 目前无需常规筛查生物标记物，如半胱氨酸蛋白酶抑制剂 C、利钠肽和基因组标记物（例如染色体 9p21 区的单核苷酸多态性）。
- 直接面向消费者的冠心病筛查项目，即使是由社区组织赞助的，也至少应仔细审查关注其质量、标准化、成本及验证试验的性能表现，如果这些参数无法保证，则应予以拒绝。

（张家玮　祁祯楠 翻译，迟春花　曹照龙 审校）

第 16 章

感染性心内膜炎的预防

A.G.M. 和 A.H.G.

感染性心内膜炎是一种严重的、可致死亡的疾病，死亡率接近 25%。由于感染性心内膜炎的发病机制特点，合理的预防性抗生素使用可以预防个体感染，尤其是在牙科手术中。尽管预防性抗生素的使用广泛增加，但其发病率并没有很大变化，因此，许多学者对常规抗生素预防的有效性产生了质疑，特别是在接受牙科手术的患者中。此外，由于广泛预防性使用抗生素所造成的弊大于利，2007 年心内膜炎预防指南也随之发生重大变化，提出限制预防性抗生素使用指征。美国心脏协会和美国牙科协会的最新共识主张仅在高风险患者中采取预防措施。

全科医生经常会碰到许多患者前来咨询在手术前抗生素预防性使用的必要性，因此全科医生应了解感染性心内膜炎抗生素预防性使用标准，这是本章节写作的初衷。该标准的应用有利于针对患者制订个体化方案，并了解哪些手术和心脏疾病是构成心内膜炎的高风险因素。对于满足预防标准的患者进行健康教育也至关重要，以提高依从性。

流行病学和风险因素 [1-11]

在过去的几十年中，心内膜炎的发病人群已经转移到年龄较大的群体，目前的发病平均年龄为 50 岁。50 岁以上的患者以男性居多，50 岁以下的人群，男女发病率接近。

风险因素

常见的感染性心内膜炎风险因素有既往有心脏基础疾病和在进行牙科及其他医疗行为时受高毒力或持续性细菌感染。然而，研究表明，50% 及以上的心内膜炎病例发生在无心脏基础疾病的患者身上，并且易感人群发生自发性菌血症的比例较既往有牙科或医疗行为者高。

显然，所有个体都有发生心内膜炎的风险。由于难以预测高危人群和发生时间，据估计，可以预防的心内膜炎病例不超过 6%。全面防止该疾病的发生可能会导致需要预防性治疗的患者人数非常多。在高风险和中度风险易感人群中，手术时预防性使用抗生素时，心内膜炎发生风险约为 1/46 000，而未预防性使用抗生素时，心内膜炎发生风险约为 1/150 000。尽管如此，外科医师受以往实践经验和患者期待使用的影响，依然更倾向于在手术前应用抗生素，且心内膜炎高发病率和高死亡率也足以证明对高风险患者采用预防措施的必要性。

易感心脏疾病

在抗生素时代以前，慢性风湿性心脏病是多达 90% 的心内膜炎病例的风险因素。如今，人工心脏瓣膜、既往有心内膜炎病史（复发率高达 10%），复杂的先天性心脏病和手术重构肺分流也是高风险因素（表 16-1）。其他心脏异常包括风湿性和其他获得性瓣膜病，特发性肥厚性主动脉瓣狭窄和血流动力学异常的二尖瓣脱垂属于中度风险。因此，近代许多权威机构，包括 1997 年美国心脏协会（AHA）指南的作者，都建议给予这些患者预防性抗生素，2004 年发布的欧洲指南意见也是如此。然而，随着医学研究发展，发现许多心内膜炎发生在没有心脏基础病的情况下，并且由日常活动导致的自发性菌血症风险远大于手术史带来的风险，导致 2007 年修订的 AHA 建议只有那些心脏病变风险高的患者（表 16-1）接受预防性抗生素。

引起菌血症的手术操作

涉及牙龈组织或口腔黏膜操作的牙科手术的风险最大，而其他手术诱发的菌血症发生率数据则较少。拔牙（10% ～ 100%）和牙周手术（36% ～ 88%）报告的发病率最高，常规口腔活动中也有菌血症的记录，包括刷牙和牙线（20% ～ 68%），使用牙签或水牙线（7% ～ 50%），甚至咀嚼食物（7% ～ 51%）。

有病例报告表明，身体穿刺后心内膜炎的发病率增加，特别是舌头穿刺，但尚不清楚预防或及时治疗穿刺后局部感染是否能有效降低心内膜炎风险。冠状动脉旁路移植手术或放置起搏器或植入式除颤器发生心内膜炎风险较低。一些非牙科手术后续也有一定的菌血症发生率，而另一些手术很少。对于心脏疾病患者，菌血症发生率较高，可在行呼吸道或感染皮肤、肌肉骨骼组织的手术前预防性使用抗生素。在泌尿生殖道或胃肠道手术之前，一般不推荐单纯使用抗生素预防心内膜炎。

心内膜炎的自然病程和治疗效果 [12-18]

自然病程

未经治疗的心内膜炎是致命的，无人工瓣膜

的心内膜炎死亡率约为10%，有人工瓣膜者死亡率约为25%～65%。死亡率也随感染病原体不同而改变，草绿色链球菌感染引起的心内膜炎死亡率为4%～16%，肠球菌感染为15%～25%，葡萄球菌感染为25%～47%。死亡原因主要为充血性心力衰竭、动脉栓塞、心肌梗死、心包炎或其他并发症。

抗生素治疗效果

病例对照研究表明，抗生素的治疗效果最佳预估值范围为48%～91%。由于这一研究需要较大的样本量，且难以识别有风险的患者并检测出突然而来的菌血症，目前暂没有来自前瞻性试验的数据。大多数关于预防性抗生素治疗方案的建议主要基于实验动物模型研究。值得的是，在成本效益研究中发现，强烈推荐的氨苄西林和阿莫西林方案比克拉霉素和头孢氨苄的方案成本效益低。

预防性治疗的风险 [1,3,14]

在没有过敏史或有风湿热病史的患者中，使用青霉素预防治疗发生严重过敏反应的风险非常小，约为每10万人有1～4人。据估计，每100 000名接受青霉素的患者中，因严重过敏反应而死亡的风险为1～2人。关于其他预防性抗生素（包括阿莫西林）相关风险的数据较少，目前推荐使用阿莫西林，因为它能更好地从胃肠道吸收，并能保持更高和更持续的血药浓度。调查发现，其他口服方案（包括克林霉素）的严重反应也很少，即使采用包括氨基糖苷类在内的肠外治疗方案，当在预防所需的短时间内给药，毒副作用也很小。高频率预防性使用抗生素时人群产生抗生素耐药性更令人担忧。

识别有风险的患者 [1,3]

目前认为，任何先天性或风湿性心脏病病史以及存在表明血流动力学显著疾病的心脏杂音均具有较高的感染性心内膜炎发生风险，具有预防性使用抗生素的必要性。超声心动图可评估心脏杂音或记录肥厚型心肌病或瓣膜钙化的存在情况，如果出现，则被认为是预防治疗的指征。最难以辨别风险的是中度心脏疾病，如二尖瓣脱垂或单纯收缩期杂音，无其他相关病史或心脏疾病（见第21章）。医生经常会为患者安排超声心动图以明确决定是否在牙科或其他手术前进行抗生素预防。然而，风险 - 效益分析表明，青霉素治疗带来的相关不良反应发病率和死亡率超过了预防治疗带来的益处，因此，针对该中度风险组的细菌性心内膜炎预防变得越来越有争议。尽管如此，许多临床医生仍然建议进行预防，而过去曾被建议过的患者也希望接受预防治疗。

然而，最新修订的AHA建议大大改变了当前临床实践。现在只建议具有细菌性心内膜炎高风险的心脏病患者进行预防治疗：有人工瓣膜、既往心内膜炎病史和未纠正的发绀型先天性心脏病的患者（表16-1）。不再推荐中等风险和低风险人群采取预防治疗。

与此同时，对于涉及牙龈组织或牙齿根尖区域或口腔黏膜穿孔操作的牙科手术之前，以及有呼吸道或皮肤感染或肌肉骨骼组织手术的高风险的心脏病患者，也建议进行预防。泌尿生殖道或胃肠道手术则不属于抗生素预防适应证。

限制心内膜炎预防的后果 [18-20]

自2007年指南要求限制性使用预防性抗生素治疗心内膜炎以来，一些流行病学研究（但并非全部）记录了心内膜炎发病率的增加，特别是老年人。该数据的增加原因除了限制预防性抗生素使用范围外，还包括人口老龄化、侵入性操作的频率增高、人工瓣膜和其他心内假体装置的植入增多、对长期静脉输液的依赖、对血液透析的需求增大，以及糖尿病和静脉药物滥用的增加。然而，美国的住

表16-1 心内膜炎风险最高的心脏病

表16-1 心内膜炎风险最高的心脏病
人工心脏瓣膜
心内膜炎病史
先天性心脏病（CHD）
未修复的发绀型CHD，包括姑息性分流和导管
在修复后的前6个月内（内皮化发生期间），通过手术或导管介入，使用修复材料或装置完全修复缺损
修复后的CHD，在修复补片或修复装置（抑制内皮化）的部位或附近有残余缺陷
发生心脏瓣膜病的心脏移植受者

院率和瓣膜手术率并没有改变。是否有必要重新考虑当前的建议仍未确定，因为现有数据太有限，无法得出确切结论。链球菌病发病率的上升也佐证了该观点存在考虑不充分的地方，因此，鼓励读者查阅最新数据。

结论和建议[21-25]

预防感染性心内膜炎的临床有效性难以明确，而且没有证据表明牙科手术与随后的心内膜炎之间存在关联。尽管如此，过去对于各种高风险心脏病和多种手术进行积极的预防被认为是合理的。共识建议修订的内容重点关注缩窄高风险心脏病（表 16-1）和手术的范围，主要针对牙龈组织或口腔黏膜的有创性牙科操作。表 16-2 列出了推荐的方案。与所有预防工作一样，患者教育仍极为重要。过去被建议需要采取预防措施的患者如果没有高风险心脏病，需要详细向他们解释其不必要性，以及敦促所有具有高风险的患者保持高度口腔健康，以尽量减少复发性菌血症的可能性。正在接受风湿热预防治疗的心脏病患者，必须明白他们的持续治疗不能保护他们免受心内膜炎的侵害。

表 16-2　牙科操作的预防方案

情景	药物	方案[a]
口服	阿莫西林	成人：2.0 g；儿童：50 mg/kg 操作前 1 h 口服
不能口服药物	氨苄西林	成人：2.0 g；儿童：50 mg/kg 操作前 30 min 内肌内注射或静脉注射
对青霉素或氨苄西林过敏	头孢氨苄[b]或其他第一代或第二代等效剂量口服头孢菌素	成人：2.0 g；儿童 50 mg/kg 操作前 1 h 口服
	或克林霉素	成人：600 mg；儿童：20 mg/kg 操作前 1 h 口服
	阿奇霉素或克拉霉素	成人：500 mg；儿童：15 mg/kg 操作前 1 h 口服
对青霉素或氨苄西林过敏且不能口服药物	头孢唑林或头孢曲松[b]	成人：1.0 g；儿童：50 mg/kg 操作前 30 min 内肌内注射或静脉注射
	克林霉素	成人：600 mg；儿童：20 mg/kg 操作前 30 min 内肌内注射或静脉注射

注：[a] 儿童使用总量不应超过成人剂量。
[b] 头孢菌素不应用于对青霉素有速发型超敏反应（荨麻疹、血管性水肿或过敏反应）的个体。

（高　畅 翻译，迟春花　曹照龙 审校）

第 17 章

风湿热和风湿性心脏病的预防

A.G.M./A.H.G.

风湿热及其引起的心肌炎和瓣膜损伤是 A 组溶血性链球菌（group A β-hemolytic streptococcus，GAS）感染后的严重并发症。随着青霉素的出现，美国的风湿热发病率急剧下降，但仍然是可预防的心脏病发病的重要原因，在发展中国家尤甚。此外，此病在美国仍会发生周期性流行，通常发生在特定人群中，比如经常进行国际旅行或来自风湿热感染盛行国家的人群当中。预防风湿热需要适当应用抗生素。

风湿热的一级预防取决于 GAS 咽炎的及时诊断和有效的抗生素治疗（见第 50 章和第 220 章）。未来可能还会接种链球菌疫苗，但目前的预防措施为使用抗生素治疗咽部感染。已有研究证明抗生素对于流行期间接触人群能有效做到一级预防。

二级预防（即预防再发性风湿热，本章的重点）取决于预防 GAS 感染的抗生素。曾有风湿热病史的患者，特别是有心脏受累并发症的，再次暴露于 GAS 时复发的风险特别高。

流行病学和危险因素 [1-10]

风湿热的流行病学与链球菌感染的流行病学相似。在 5 岁以下的儿童中少见，在年龄较大的儿童和青少年中较常见，青春期后发病率下降；40 岁以后的病例非常罕见。没有明显性别偏差。风湿热发病率存在种族差异，但在社会经济地位得到纠正后则差异消失。拥挤的生活条件是一个重要变量，这也可能解释为什么寒冷气候和温带气候地区的冬季是疾病高发期。

盖茨基金会全球疾病健康负担研究的数据显示，风湿性心脏病的发病率和患病率在全球范围内有所下降，特别是在发达国家，但贫困和中低收入国家的发病率仍然很高，大洋洲、南亚和撒哈拉以南的非洲地区死亡率最高。美国的初级保健机构可能会遇到来自这些地区的患有风湿性心脏病的移民者以及老年人。

既往有风湿热病史是风湿热最显著的危险因素，链球菌感染后复发的可能性至少高 5 倍。尽管尚未证实明确的基因易感性，但至少在白人患者中已经检测出某些人类白细胞抗原与风湿性疾病有关联。目前已证实了存在对特定链球菌细胞壁抗原（A 组碳水化合物）免疫应答的异质性，但是尚未鉴定与风湿热的临床后遗症相关的超免疫应答的预测因子。

风湿热的自然病程和治疗效果 [1-4,7,9-18]

自然病程

风湿热在未预防治疗的 GAS 上呼吸道感染病例中发病率为 0.5% ～ 3.0%。在咽痛发作后 9 天内开始诊断和适当的抗生素治疗可很大程度上预防风湿热。目前已制定了相关指南来帮助评估 GAS 感染后发生风湿热的可能性并对其进行适当的治疗（见第 50 章和第 220 章）。然而，由于亚临床型链球菌感染的比例很高，预计不能完全消除风湿性心脏病。大约 1/3 的原发性风湿热患者报告没有先前呼吸道感染史。另有 1/3 的患者在有症状后并未寻求医疗帮助。其余 1/3 中的许多人则被漏诊或延误治疗。

在所有 GAS 感染以及有风湿热病史的患者中，复发率为 15%。更具体的复发率可通过以往的风湿热发作次数、自上次发作以来的时间间隔以及是否有心脏受累等亚组分析而统计出来。表 17-1 总结了具体风险。

治疗效果和治疗持续时间

治疗方案

鉴于两次发病率高、难以识别和正确治疗每个 GAS 感染以及 GAS 普遍流行，需要对 GAS 感染进行持续的抗生素预防，以停止风湿热复发。目前已有三种抗生素治疗方案被证明相当有效，并且在大多数共识指南中被推荐：

苄星青霉素是一种长效青霉素制剂，可达到最佳效果（风湿热复发风险为 0.4/100 患者年），能保持较好的依从性和治疗血药浓度，过敏性药物反应很少见。一些报告表明，4 周给药一次的失败率可能比 3 周给药一次高。该药在 GAS 感染发生率高的地区是首选。

青霉素 V 是一种口服青霉素，其效果不如肠外使用青霉素（风湿热复发风险为 5.5/100 患者），因其作为口服疗法，需要更高的依从性；即使完全依从，血药浓度也不能很好地维持。适用于 GAS 感染发生率低的地区和维持治疗。

磺胺嘧啶是一种磺胺类抗生素，在根除 GAS 感染方面不如青霉素有效，但足以预防（风湿热

表 17-1　A 组链球菌感染后复发风湿热的风险

自上次风湿病发作以来的时间间隔（年）	风湿热复发（%）
< 2	28
2 ~ 5	15
> 5	10
既往风湿热发作次数	
≥ 2	27
1	14
风湿性心脏病	
未表现	13
表现	26

Modified from Spagnuolo M，Pasternack B，Taranta A，et al. Risk of rheumatic fever recurrences after streptococcal infections. N Engl J Med 1971；285：641，with permission.

复发风险为 2.8/100 患者年）；它与其他口服抗生素相比，在依从性和有效性方面没有优势，逐渐会被取代。

大环内酯类药物（红霉素、克拉霉素、阿奇霉素）在二级预防方面尚未得到很好的研究，但鉴于它们对 GAS 感染一级预防相对有效，被认为是青霉素和磺胺类药物过敏者的二线用药。作为口服药，该类药物在依从性和血药浓度上也存在同样的缺点。

治疗持续时间

风湿热发生后需要持续抗生素治疗。共识建议治疗持续时间根据病原学暴露程度、复发性心脏损伤及其后果的风险而制订（表 17-2）。风险评估非常重要，建议应针对每位特定患者及其接触链球菌感染的风险提供个性化诊治方案。此外，幼儿的父母、教师和其他学校人员、医疗保健从业人员和军事人员都处于高风险之中。

预防性使用抗生素的风险 [19-20]

关于使用青霉素给药预防心内膜炎的风险在第 16 章已做陈述，应该强调的是，在相关研究中，肠外给药后的不良反应并不比口服治疗频发。

表 17-2　风湿热二级预防持续时间

分类	持续时间
风湿热伴心肌炎和残余心脏病（持续性瓣膜病）	10 年或直到 40 岁（以较长时间为准），有时需要终身预防
风湿热伴心肌炎但无残余心脏病（无瓣膜病）	10 年或直到 21 岁（以较长时间为准）
风湿热，不伴心肌炎	5 年或直到 21 岁（以较长时间为准）
高危工作或家庭环境	只要高危因素存在，就持续使用

Adapted with permission from Gerber MA，Baltimore RS，Eaton CB，et al. Prevention of rheumatic fever and diagnosis and treatment of acute streptococcal pharyngitis：a scientific statement from the American Heart Association. Circulation 2009；119：1541.

建议 [3]

- 风湿热的一级预防取决于对症状性链球菌上呼吸道感染的准确诊断和治疗。预防风湿热复发取决于对有风险的患者进行持续的链球菌预防。
- 风湿热或风湿性心脏病确诊后立即开始二级预防，使用以下方案之一：
  - 苄星青霉素，每 4 周 1 200 000 单位肌内注射（如果体重 < 30 kg，则为 600 000 单位）（在 GAS 感染发生率非常高的人群中每 3 周一次）。
  - 青霉素 V，口服 250 mg，每日两次。
  - 如果青霉素过敏，可选用磺胺嘧啶，每日口服 1 g（500 mg，如果体重 < 30 kg），或磺胺噁唑，每日口服 1 g；避免在怀孕期间使用。
  - 如果磺胺和青霉素过敏，可选用大环内酯类或氮杂内酯类抗生素（红霉素 250 mg，口服，每日两次；克拉霉素 250 mg，每日两次；阿奇霉素 250 ~ 500 mg，每日一次）；注意监测 QT 间期，与抑制线粒体细胞色素 P-450 3A 的药物一起使用时需密切监测。
- 根据复发疾病的风险及其后果延长治疗时间（表 17-2）。

（高　畅 翻译，迟春花　曹照龙 审校）

第三部分

心血管问题

第 18 章

冠心病的一级预防

A.H.G.

冠心病（coronary heart disease，CHD）的一级预防是基层医疗中最重要的预防任务之一，因为该疾病很常见，是现代社会中死亡的主要原因之一，并且通过改变生活方式和治疗相关疾病可以显著降低心血管疾病的发病率和死亡率。当务之急是识别和治疗那些独立导致心血管发病率和死亡率升高的风险因素，这些风险因素的成功管理可显著降低此类风险。这些风险因素包括高血压（见第 26 章）、高胆固醇血症（见第 27 章）、糖尿病（见第 102 章）、吸烟（见第 54 章）和肥胖（见第 235 章）。对遗传风险因素的新认识并没有降低生活方式改变的重要性，生活方式改变可以使遗传高风险人群的心血管风险降低 50%。

关键任务包括冠心病风险的评估和分层、基础疾病的治疗、生活方式（饮食和运动）的改变，以及阿司匹林预防治疗的考虑。基于证据的方法至关重要，因为一些大力推广的措施缺乏科学依据，而另一些措施需要权衡利弊以采取共同的决策方法。

冠心病风险因素和估计冠心病风险 [1-44]

风险计算器

评估心血管不良事件（如心源性猝死、非致死性心肌梗死、非致死性卒中）的风险对于确定一级预防工作的优先级至关重要。风险计算器是从对大量人群的研究中开发出来的，它可以识别风险的独立决定因素，并将其应用于个体风险的分层和计算。在美国马萨诸塞州弗明汉（Framingham）成人人群中进行的具有里程碑意义的 Framingham 心血管风险研究促进了最初的 Framingham 风险评分（Framingham Risk Score，FRS-CHD）的出现，用于评估冠心病事件风险，并确定了冠心病风险的主要独立决定因素。

FRS-CHD 已经更新，包括更多关于女性和卒中结果以及弗明汉居民后代的数据，最终形成了 Framingham 心血管疾病风险评分（Framingham Risk Score for cardiovascular disease，FRS-CVD）。它已被用于指导高血压的治疗强度（见第 26 章）。尽管它在流行病学上存在缺陷——从几十年前的数据库中推导出来，使用单一的地理位置，以及相对同质的人群——但它仍然是衡量其他风险分层工具和风险计算的标准。

考虑到日益多样化的多元文化社会，新的风险分层工具和计算器已经开发出来，试图克服 Framingham 数据库的流行病学局限性。雷诺风险评分（Reynolds Risk Score，RRS）和美国心脏病学会（American College of Cardiology，ACC）/ 美国心脏协会（American Heart Association，AHA）动脉粥样硬化性心血管疾病（Atherosclerotic Cardiovascular Disease，ASCVD）风险评分（ACC-AHA-ASCVD）是两个比较好用的工具。值得注意的是，它们仍然利用许多与 Framingham 评分相同的风险因素和数据库。雷诺风险评分将父母早发冠心病史和超敏 C 反应蛋白（high-sensitivity C-reactive protein，hsCRP）水平添加到更传统的参数中，试图改进 Framingham 风险评分，尤其是女性。

ACC-AHA-ASCVD 是由更现代、更多样化的人群数据库和传统数据源混合而成的。值得注意的是，它提供了总心血管风险（冠心病事件和脑卒中）的评估，以及针对男性、女性、白人和非裔美国人的独立方程式。它被用于支持当前 ACC/AHA 治疗高胆固醇血症的指南（见第 27 章）和美国预防服务工作组关于使用阿司匹林预防的建议。

校准和鉴别结果

当对一个独立的现代多种族队列进行校准（观察与预期）与区分（风险分层）的前瞻性测试验证时，所有这些评分系统都进行适当的区分，但明显高估了不良心血管事件的风险。原始的集合队列方程平均高估了 20% 的风险，黑人患者的风险甚至高估更多。雷诺风险评分在男性中校准得很好（仅高估了 8%），但低估了女性的风险（低估了 21%）。对女性的校准最好使用 FRS-CVD（高估 8%）。这种风险高估的原因仍有待完全阐明，但部分原因是使用了来自遗留人群的数据，这些人群由于对高血压和高脂血症控制不足而具有更大的事件风险。使用更近代的人群数据、略高的治疗风险阈值（10%）和一些方程修订，修订的集合队列方程显著降低了风险的高估。风险计算器的使用需要通过评估风险估计错误的可能性来调整。

标准标志物作为风险的独立决定因素

通过对人群数据的多变量分析，研究人员试图确定心血管风险的独立决定因素，重点关注那些现有的因素。根据 Framingham 研究，一组指标继续主导着大多数风险计算器：性别、年龄、收缩压、高密度脂蛋白（high-density-lipoprotein，HDL）胆固醇、总胆固醇或低密度脂蛋白（low-density-lipoprotein，LDL）胆固醇、吸烟和糖尿病（表 18-1）。雷诺风险评分增加了父母早发冠心病史和 hs-CRP 水平。

新型标志物作为风险独立决定因素

为改进对当代人群风险的预估，特别是因为标准标记物不能解释所有观察到的冠心病风险，寻找新标志物的尝试仍在继续。尽管很感兴趣，但很少发现新的标志物能显著提高区分度或校准度。超敏 C 反应蛋白和冠状动脉钙化积分是例外，它们的测定有助于改善中度或不确定风险人群的风险分层。遗传风险评分正在开发中。

C 反应蛋白

将 C 反应蛋白（CRP）作为一种风险因素的认知源于对慢性炎症在动脉粥样硬化病理生理学中所起作用的日益重视。作为一种公认的炎症标

表 18-1　与选定活动相关的近似代谢消耗

活动	代谢当量
活动	
轻度的	
台球	2.4
划独木舟（悠闲）	2.5
跳舞（舞厅）	2.9
高尔夫球（带手车）	2.5
骑马（步行）	2.3
演奏乐器	
手风琴	1.8
大提琴	2.3
长笛	2.0
钢琴	2.3
小提琴	2.5
排球（非竞赛）	2.9
步行［每小时 2 英里（约 3.2 km）］	2.5
中等程度的	
健美操（无负重）	4.0
骑自行车（悠闲）	3.5
高尔夫球（无手推车）	4.4
游泳（慢）	4.5
步行［每小时 3 英里（约 4.8 km）］	3.3
步行［每小时 4 英里（约 6.4 km）］	4.5
剧烈的	
劈柴	4.9
爬山（空载）	6.9
爬山（5 kg 负重）	7.4
骑自行车（适度）	5.7
跳舞	
有氧运动或芭蕾	6.0
舞厅（快速）或广场	5.5
慢跑［10 min 1 英里（约 1.6 km）］	10.2
跳绳	12.0
溜冰	
滑冰	5.5
滑旱冰	6.5
滑雪（滑水或滑降）	6.8
壁球	12.1
冲浪	6.0
游泳	7.0
网球（双打）	5.0
步行［每小时 5 英里（约 8.0 km）］	8.0

续表

活动	代谢消耗
日常活动	
园艺（不举升）	4.4
家务劳动，中等强度	3.5
连续提升物品	4.0
装载 / 卸载汽车	3.0
静静地躺着	1.0
擦拭	3.5
割草（电动割草机）	4.5
耙草坪	4.0
乘坐交通工具	1.0
坐着，轻度活动	1.5
倒垃圾	3.0
吸尘	3.5
遛狗	3.0
从房子走到汽车或公共汽车	2.5
浇灌植物	2.5

Reprinted with permission from Fletcher GF，Balady GJ，Amsterdam EA，et al. Exercise standards for testing and training：a statement for healthcare professionals from the American Heart Association. Circulation 2001；104（14）：1694-1740.

志物，CRP 测定作为 Framingham 风险评分的一种辅助手段已经引起了广泛的兴趣。使用 hsCRP 测定，与低于 3.0 mg/L 的人相比，高于 3.0 mg/L 水平的人 CHD 风险增加 1.58 倍。水平低于 1 mg/L 为“低”，1 ～ 3 mg/L 为“中间”，大于 3 mg/L 为“高”，虽然荟萃分析研究发现 hsCRP 测定不符合冠心病风险判定的常规使用标准，但其在已被视为中度风险的人群中的选择性应用可以改善风险分层，并确定需要强化降脂治疗的人群。迄今为止，还没有足够的数据表明降低 CRP 可以降低冠状动脉事件的风险。

冠状动脉钙化评分

动脉钙化被认为是动脉粥样硬化过程的主动结果，而不是衰老的被动结果。动脉粥样硬化形成的介质似乎能够将血管平滑肌细胞转化为成骨细胞样细胞。冠状动脉钙化程度，如多排计算机体层摄影所确定的，似乎与动脉粥样硬化负担的程度相关，激发了人们对这一测量作为冠状动脉事件风险有效决定因素的兴趣。该测试已被证明适用于风险不确定、不清楚是否需要强化治疗的患者。然而，缺乏标准化的结果，缺乏基于人群的数据，以及很少有证据表明对冠心病风险重新分层有临床重要影响，限制了其作为主要风险评估工具的有用性的总体结论。对这种方法学应该提供更多的数据，以帮助其更好地定义对冠心病风险评估的贡献（另见第 36 章）。

CT 血管造影

CT 血管造影（CTA）已被探索用于冠心病高危人群（例如糖尿病患者）的直接可视化检查。在一项 900 名无症状糖尿病患者的随机试验中，使用 CTA 结果的患者未能显著改善不良心脏事件的发生率，这表明该程序不能用于无症状糖尿病患者以及其他已被视为高风险的个体的冠状动脉疾病筛查。

脂蛋白 a

脂蛋白 a 由低密度脂蛋白颗粒与载脂蛋白（a）结合而成。它被认为可以转运促进动脉粥样硬化斑块形成的促炎氧化磷脂。其血清水平似乎是由基因决定的，并与冠状动脉疾病风险相关。测量不需要禁食，使其测定成为冠状动脉风险测定标准脂质分析的潜在替代方案。然而，由于测量标准化的不充分性、对风险分层贡献的不确定性以及治疗有效性的数据有限，其作为风险决定因素的使用目前仍不确定。

遗传评分和其他生物标志物

自从早发性心脏病家族史首次被认为是冠心病的风险因素以来，研究人员一直在寻找遗传生物标志物。其包括染色体 9p21 基因组标记物和单核苷酸多态性序列。到目前为止，与标准风险计算器提供的结果相比，分层能力的提高并不明显，很少会导致重新分类，但关于遗传决定因素的工作仍在继续。多基因风险评分已经开发并正在进行验证。在初始研究中，高遗传风险与 1.9 的风险比（HR）相关。此外，已发现外周血中存在的不确定潜能的克隆性造血细胞（clonal hematopoiesis of indeterminate potential，CHIP）与 CHD 风险加倍相关。其他生物标志物包括用于雷诺风险评分的 hsCRP 测定（见前面的讨论）和血清中 ω-3 脂肪酸浓度，这与致命冠心病的较低发病率呈负相关。

血清 25- 羟维生素 D 与钙代谢测定

一些（但不是全部）流行病学和观察性研究显示，低 25- 羟维生素 D 水平与冠心病事件呈负相关。在那些确实显示出相关性的患者中，随着血清水平接近正常（20 ～ 30 ng/ml），风险似乎会降低，而在维生素 D 水平较高（＞ 50 ng/ml）时，风险会增加。补充全剂量维生素 D_3（2000 IU/d）的美国全国性随机试验显示，主要心血管事件没有减少。在接受透析的终末期肾病患者中有例外。大多数专家得出结论，现有证据不足以证明冠心病事件与维生素 D 水平之间的因果关系，不建议测量 25- 羟维生素 D 来确定冠心病风险，也不建议使用维生素 D_3 补充剂来预防冠心病。

流行病学研究发现，心血管疾病发病率、血清钙水平和钙代谢标志物（如甲状旁腺激素、磷和钙磷产物）之间存在关联。在具有与血清钙升高相关的基因变异的患者中，血清钙每增加 0.5 mg/dl，冠心病的风险增加 25%。风险评估的有效性仍有待确定。

踝肱指数

有症状的周围血管功能不全被认为是冠心病事件高风险的标志，但仍没有足够的证据证明踝肱指数（ankle-brachial index，ABI；足背脉搏收缩压除以臂部收缩压）对冠心病事件具有独立的预测价值，或在重新划分中等风险人群时有用。ABI 确实是检测外周动脉疾病的有用手段。如果比值≤ 0.9，就说明存在外周动脉疾病。然而，其他主要冠心病风险因素（如吸烟、高血压、高胆固醇血症、糖尿病）预测外周血管疾病的准确性几乎相同。

颈动脉内膜 – 中膜厚度

在研究中，超声测量颈总动脉和颈内动脉的内膜 - 中膜厚度（intima-media thickness，IMT）通常作为动脉粥样硬化疾病的替代指标，并被视为冠心病事件的独立预测因素。颈内动脉的最大厚度被用作斑块的指标，颈总动脉的中位厚度被视为全身动脉粥样硬化疾病的指标。虽然两者都是冠心病事件的独立预测因素，然而只有颈内动脉的最大 IMT 才能显著改善 Framingham 风险评分提供的风险分层，且改善程度有限（约 7% 被重新分层）。由于影响重新分层的数据很少，并且存在测量标准化和技术难度的问题，它们对重新分层的贡献不大，限制了其应用。

静息或运动心电图

在无症状人群中，静息心电图异常表现（左心室肥厚、ST 波和 T 波异常）和运动心电图异常表现（ST 段压低、心率恢复异常、运动耐量有限）与冠心病风险增加相关（合并 HR 估计值为 1.4 ～ 2.1）。然而，与 Framingham 风险评分提供的结果相比，没有关于结果或风险分层改善的数据。对无症状患者进行负荷试验后，血管造影率增加，在运动心电图后侵入性检查上升 2.6%。

静息心率

长期以来，在流行病学研究中观察到静息心率和 CHD 事件风险之间的独立关系，健康人群的静息心率随时间的变化也是如此。在一项大型人群研究中，与心率从未超过 70 次 / 分的人相比，心率在 10 年内从低于 70 次 / 分变化到高于 85 次 / 分，冠心病事件风险几乎增加了 1 倍。尽管这些发现值得注意，但没有关于降低静息心率疗效的数据，也没有证据表明使用静息心率或静息心率随时间的变化会增强风险分层。

甲状腺参数

亚临床甲状腺功能减退相关的相对风险（由 TSH 和甲状腺激素指数确定）的估计范围为 1.08 ～ 1.20，小于 65 岁的人略高。亚临床甲状腺功能亢进症也有相似程度的风险。目前尚无使用甲状腺指标进行冠心病风险分层的数据，也鲜有无症状患者治疗对冠心病事件发生率影响的随机前瞻性数据。

社会人口学因素

许多社会人口学因素与冠心病风险增加有关，但由于难以量化，将其纳入风险分层工具受到限制。美国黑人的冠心病死亡率最高，这使得种族和人种对冠心病风险的影响尤为重要。尽管种族通常被解释为基因对风险的影响，但它越来越被认为是一种多维压力，由个人和系统层面的预期歧视造成。尽管有文献记载冠心病治疗的差异，但临床医生倾向于将冠心病结果的差异归因于不依从性和患者行为，而不是在决策和治疗质量方面的潜在偏差。将种族和社会经济地位纳入冠心病风险计算的一种方法是通过邮政编码，它用于医疗保险支付的风险调整。

独立影响冠心病风险但尚未纳入风险模型的社会因素包括获得医疗保险、参加宗教仪式和工作条件。长时间工作的影响尤其大，特别是夜班、轮班。

微生物群系

随着越来越多的证据表明肠道菌群（微生物群系）及其产物对冠心病风险因素的潜在影响，人们对肠道菌群（微生物群系）及其产物的遗传信息的兴趣日益浓厚。据推测，这与肥胖、糖尿病、血压和脂质代谢有关——影响斑块稳定性和内皮功能。应跟踪文献以获得进一步的证据，而采取行动改变或改善肠道菌群还为时过早。

直接面向消费者的测试

直接面向消费者的心血管风险评估项目越来越普遍且不受监管。它们包括颈动脉超声、踝肱指数（ABI）、腹主动脉瘤超声、冠状动脉钙化评分 CT、脂质分析和 CRP 测量。上面提到的许多这些潜在有用的研究存在局限性，更不必说质量控制差和缺乏标准化，使得这种筛查超出了全面专业医学评估的范围，充满了错误警报和错误保证的风险。更令人震惊和潜在有害的是研究缺乏任何证据基础，例如用超声射血分数测定评估心源性猝死风险，或使用“肱动脉弹性”测量来计算心血管事件风险。应警告患者和公众不要在缺乏标准制定、监管监督和消费者教育的情况下使用这种检测，因为这种检测存在局限性和潜在危害性。

结论和建议

- 没有最佳的冠心病或心血管疾病风险计算器。主要指标（Framingham 风险评分、ACC/AHA 风险评分、雷诺风险评分）提供了合理的风险分层，但往往高估了绝对风险，特别是在没有其他风险因素的老年患者中，在使用时需要注意，如果不加批判地使用，会降低冠心病一级预防开具药物治疗处方的门槛。阿司匹林（见后面的讨论）和他汀类药物（见第 27 章）的使用指南依赖于 ACC/AHA 风险评分，因为它纳入了脑卒中风险和 CVD 风险，并按性别和种族提供了独立的方程式。
- 在中等或不确定风险的特定情况下，hsCRP 和冠状动脉钙化评分可以帮助细化风险分层，以指导治疗决策。
- 许多其他指标（如颈动脉 IMT、ABI、遗传标志物、载脂蛋白水平）仍在研究中，但尚未达到美国预防服务工作组和其他机构目前推荐其常规使用的验证水平。
- 只要直接面向消费者的筛查仍然没有经过验证的独立认证、标准化和质量控制系统，使用和解释的指导方针仍然不存在，就不鼓励进行这种筛查。

一级预防的方法

确定患者的冠心病风险评分提供了基本的风险分层，并有助于决定一级预防措施的选择和强度。风险的决定因素包括生活方式和遗传因素。所有人都愿意接受生活方式的改变，即使在遗传风险评分较高的人群中，采用健康的生活方式也能降低 50% 的风险。

鉴于现代社会中冠状动脉风险因素、冠心病和冠状动脉事件的高患病率，人们对一级预防措施有着很大的兴趣和热情。虽然许多措施对冠心病的发病率和死亡率有明显的影响（例如，治疗高血压、糖尿病、高血脂、吸烟和肥胖），但由于大量的商业推广，许多并没有效果的措施仍然很受欢迎。了解现有措施的证据基础有助于确定一级预防工作的优先次序和重点，并减少暴露于未经证实的、在某些情况下可能有害的措施。

冠心病主要风险因素的治疗

应优先考虑治疗高血压（见第 26 章）、高胆固醇血症（见第 27 章）、糖尿病（见第 102 章）、吸烟（见第 54 章）和肥胖（见第 235 章）。对这些情况的有效管理可最大程度地降低已证实的冠心病风险。药物干预结合行为和生活方式的改变可以显著降低心肌梗死和心源性死亡的发生率，强化治疗时相对风险（RR）降低 0.3 ～ 0.5。如上所述，即使是基因决定的风险也可以通过改变生活方式显著降低 50%（RR 0.5）。

运动与对久坐的生活方式的关注（45-63 及附录 18-1）

在非药物预防冠心病的方法中，运动是最受欢迎和研究最多的措施之一。如果定期进行适当的锻炼，无论是在一级预防还是二级预防方面，都对冠心病有强大的保护作用，包括直接作用和通过对高血压、高脂血症、2 型糖尿病和肥胖等主要风险因素的作用（见第 26、27、102 和 235 章）。尽管有这些好处，但只有约 22% 的美国成年人在建议的水平上运动。

久坐不动的生活使冠心病相关死亡率的相对风险为 1.9。这种过度的相对风险程度接近于吸烟（2.5）、胆固醇升高（2.4）和高血压（2.1）。由于久坐不动的生活比其他任何风险因素都要普遍 2 ～ 3 倍，因此可以认为，缺乏运动是冠心病流行的最大单一因素。在美国，每年约有 25 万人因缺乏运动而死亡。久坐的总时间和久坐的持续时间被发现是中老年人心血管死亡的重要风险因素；虽然与大多数活动水平无关，但在较低水平时最为明显。在一项研究中，每天久坐时间超过 12.5 h 的人，久坐时间为 30 ～ 60 min 的风险最大。

基层全科医生可以通过提供一个定制的运动方案来对患者产生强大的激励作用，该方案考虑到患者的偏好、运动耐受性和合并症（参见附录 18-1，了解更多关于筛选潜在运动者的信息）。此外，非正式的锻炼措施，如长时间坐着工作时每小时休息一次，步行几个街区去商店和约会，使用 1 ～ 2 段楼梯而不是电梯和自动扶梯，都很容易被采纳，并对冠心病风险有显著影响。使用个人穿戴设备来测量活动越来越受欢迎，对许多人来说是一个强大的刺激。

对心血管疾病发病率和死亡率的影响

只要保持积极的生活方式，就有望降低 35% ～ 70% 的心血管风险。即使在调整了潜在混合因素后也是如此，轻度至中度运动（定义见下文）也可将全因死亡率降低 45%，每周园艺活动超过 60 min，原发性心搏骤停的风险降低 68%。即使是低于最低推荐标准的适度休闲活动也能降低 20% ～ 30% 的风险，就像“周末战士”行为一样。

虽然运动锻炼在生命初期开始是最有效的，但即便是在生命后期开始，身体活动也会带来益处。尽管突然的身体活动或性活动存在轻微风险（而习惯性的身体活动会明显减弱这种风险），但老年人在生存方面受益。在老年男性中，与每天步行不到 1 英里（约 1.6 km）的人相比，每天步行超过 2 英里（约 3.2 km）的人死亡率降低约 50%；在老年女性中也发现了类似的好处，但对 75 岁以上的女性，尤其是那些健康状况不佳的女性，这种好处似乎更加有限。通过运动降低与运动相关的冠心病风险既适用于高风险人群，也适用于风险程度较低的人群。已确诊冠心病患者（二级预防，见第 31 章）总死亡率降低 20% ～ 25%，致命再梗死和总心血管死亡减少，但值得注意的是，非致命再梗死并没有减少。心律失常导致猝死的风险降低。

运动的生理效应

定期进行耐力型运动可以改善心血管功能，降低血压、体脂、体重、总胆固醇、低密度脂蛋白胆固醇、血清甘油三酯和 C 反应蛋白，同时提高血清高密度脂蛋白胆固醇。身体健康也可能有助于应对心理和生理反应的压力。运动的强度和频率越高，对身体的益处就越大，然而，即使是适量的体育活动也能提高运动的表现和生存率。

改善心血管功能，降低心肌耗氧量。有氧运动可以提高氧利用效率，减慢心率，增加每搏输出量。可达到的最大心率没有增加，但最大心排血量和最大耗氧量得到了增强；良好训练的人可以获得更强的工作负荷，并在疲劳之前维持更长的时间。左心室舒张功能也得到提高。在给定的工作负荷下，心肌需氧量降低，这是由于自身调节而来的心率减慢和收缩压降低。肌肉的毛细血管血流量增加，肌肉的摄氧能力提高。

延缓动脉粥样硬化。早期动脉粥样硬化的进展缓慢（通过颈动脉 IMT 随时间的变化来衡量）。这种作用与对血脂和血压的有益影响无关，并被认为与纤维蛋白溶解活性、血小板黏附性和 C 反应蛋白水平的改善有关，内皮血管扩张功能也得到改善。

降低血压。在有氧运动时收缩压上升较少，总外周阻力降低，尤其是高血压患者（见第 26 章）。

在老年人中，有计划的锻炼可以降低舒张压，但收缩压似乎更难降低，这可能是因为主动脉硬化。

其他对冠心病有益的影响。低密度脂蛋白胆固醇和甘油三酯的降低发生在身体活动适度增加的情况下，高密度脂蛋白胆固醇的增加需要更剧烈、更长时间的运动。躯干肥胖及其相关的代谢综合征对运动的反应非常有益，而且不依赖体重减轻，这表明其对高胰岛素血症有直接影响。基础代谢率提高，有助于维持体重和减少有害的躯干肥胖。

膳食措施 [64-82]

在冠心病的主要预防措施中，饮食占有中心地位。据估计，不良饮食习惯的人群占美国心脏代谢性疾病死亡人数的近 50%。心血管疾病的死亡风险显著降低与采用健康的饮食习惯相关。许多饮食措施强调重要的动脉粥样硬化风险因素（参见第 14、15、26、27、102 和 235 章），即使对于没有其他冠心病风险因素的成年人，这些措施也特别重要。

尽管饮食的重要性得到了公认，但关于特定饮食元素对冠心病风险的贡献以及解决这些风险的益处仍存在相当大的争议。多年来，由于缺乏前瞻性随机试验的因果数据，相互矛盾的建议导致了饮食时尚的出现。非因果关系和经常不一致的数据源于采用基于膳食问卷调查的回顾性观察研究。尽管使用了多变量分析来减少混淆，但这种方法容易产生回忆和混淆偏差。这些数据的严谨程度是基于护士健康研究、卫生专业人员随访研究以及美国国家健康和营养检查调查（National Health and Nutrition Examination Survey，NHANES）的数据。

美国卫生与公众服务部和农业部最新发布的《美国人 2015—2020 年膳食指南》第 8 版（http：//health.gov/dietry 指南 /2015 年）试图将现有的最佳证据纳入基本膳食建议（表 18-2）。

脂肪总量

最初关注的是减少饮食中的脂肪总量，现在已经演变成特定类型脂肪对冠心病风险作用的更细微的认识。对极低脂肪饮食的早期研究，如欧尼什饮食——一种总脂肪含量极低（占总热量的 10%）的纯素食——揭示了在冠心病患者中，有阻止斑块进展和实现适度疾病消退的能力，但它没有区分是受益于总脂肪减少还是受益于消除动物脂肪来源并替代为富含多不饱和脂肪酸的植物来源所带来的饱和脂肪和胆固醇的相应减少。对绝经后妇女低脂肪饮食（低于 20% 热量）加上水果和蔬菜的大规模随机研究（妇女健康倡议饮食调整研究）没有显示出额外的整体冠心病风险降低，但在反式脂肪或饱和脂肪摄入量较低或水果和蔬菜摄入量较高的妇女中有受益趋势。

表 18-2 冠心病一级预防的膳食建议共识

- 每日来自添加糖的热量应低于 10%
- 每日来自饱和脂肪的热量应低于 10%
- 每天摄入小于 2300 mg 的钠
- 尽量将胆固醇摄入量控制在每天 300 mg 以下
- 吃各种蛋白质食物，包括油性鱼类、瘦肉和家禽、鸡蛋、豆类（黄豆和豌豆）、坚果、种子和豆制品
- 使用植物油（如橄榄油、菜籽油），但避免使用热带油、部分氢化植物油和可可脂
- 使用脱脂或低脂乳制品，包括牛奶、酸奶、奶酪和强化大豆饮料
- 吃各种各样的蔬菜——深绿色、红色和橙色，豆类（黄豆和豌豆）和淀粉类
- 男性每天摄入不超过 2 杯含 1.0 盎司（约 30 ml）酒精的饮料，女性每天摄入不超过 1 杯
- 吃整个水果

Adapted from DeSalvo KB，Olson R，Casavale KO. Dietary guidelines for Americans. JAMA 2016；315：457.

饱和脂肪、胆固醇、反式脂肪

不同类型的脂肪和胆固醇对动脉粥样硬化和冠心病风险影响的认识始于多国研究，研究表明，高饱和脂肪和胆固醇饮食与冠心病风险相关，特别是在已有心血管疾病的人群中。值得注意的是，饱和脂肪对低密度脂蛋白胆固醇的影响比膳食胆固醇更大（见第 27 章），而且不仅可以从动物脂肪中提取，也可来自热带油，如椰子油和棕榈油，以及可可脂。

这些研究可能高估了饱和脂肪和胆固醇对冠心病风险的影响，因为它们同时摄入了其他最近被重视的饮食风险因素，如糖、盐、反式脂肪和精制淀粉（在快餐中很常见）。最近的观察性研究表明，仅用碳水化合物替代饱和脂肪和胆固醇对健康人群的不良影响较小（在护士和卫生专业人员研究数据库的研究中，HR 为 1.08），而对高胆固醇血症或既往存在冠心病的患者的不良影响明显更大

（见第 27 章和 31 章）。这导致当前膳食指南建议中对饱和脂肪和胆固醇摄入量的强调略有下降（表 18-2），但肯定不会忽略它们，因为如上文所述，过量摄入仍然与冠心病死亡率增加有关，而且往往伴随着摄入其他会增加冠心病风险的食物。

反式脂肪是一种高风险的膳食脂肪，存在于用于油炸、人造黄油硬化、奶精（非乳制品）和包装烘焙食品的部分氢化植物油中。它们被食品制造商用来改善口感和延长保质期。反式脂肪增加底密度脂蛋白胆固醇，降低高密度脂蛋白胆固醇，并显著增加冠心病死亡率风险（护士和专业人员研究数据中的 HR 为 1.20），因此一直是降低饮食冠心病风险的主要目标。

与限制饮食中的饱和脂肪、胆固醇和反式脂肪相关的心血管疾病风险的最大降低来自单不饱和脂肪和多不饱和脂肪的等热量替代。在护士和卫生专业人员的研究中，用单不饱和脂肪和多不饱和脂肪代替饱和脂肪中 5% 的热量，心血管死亡率分别降低了 13% 和 27%。

单不饱和脂肪酸和多不饱和脂肪酸

正如所提到的，用富含单不饱和脂肪酸（monounsaturated fatty acids，MUFA）和多不饱和脂肪酸（polyunsaturated fatty acids，PUFA）的食物代替胆固醇、饱和脂肪和反式脂肪可以显著降低冠心病的风险。当考虑到所有的冠心病事件时，观察到的减少幅度高达 20% ～ 40%。坚果、橄榄油和油性鱼类都是很好的食物来源，它们应该是日常饮食的一部分。在多不饱和脂肪酸中，ω-3 脂肪酸引起了特别的关注，因为具有里程碑意义的流行病学观察表明，爱斯基摩人食用油性鱼类和海洋动物的高脂肪饮食，冠心病的患病率和死亡率非常低。重要的生物活性 ω-3 脂肪酸来源于 ω-6α 亚麻酸（ALA），包括二十二碳六烯酸（DHA）和二十碳五烯酸（EPA）。这些物质不仅存在于油性鱼类和海洋哺乳动物中，也存在于油性蔬菜和一些坚果中（见下文）。人类不能合成 ω-6α 亚麻酸，这使其成为一种必需的脂肪酸。

Ω-6 多不饱和脂肪酸也有帮助，其中含量最丰富的是亚油酸。当以每日热量摄入量的 2% 取代饱和脂肪时，冠心病死亡率降低了 11%。

作用机制。DHA 和 EPA 的体外研究揭示了其调节炎症介质、改善内皮功能和稳定细胞膜的能力，从而提高了延缓冠状动脉粥样硬化形成和减少心律失常发生的可能性。事实上，有一些证据表明，使用鱼油补充剂可以改善心肌梗死后的生存率（见第 29 章和第 31 章）。高剂量 ω-3s 可降低严重高甘油三酯血症患者的血清甘油三酯。然而，高剂量（超过 3 g/d）会损害凝血功能。

有效性证据。目前，关于冠心病一级预防有效性的证据仅限于流行病学研究数据。流行病学研究证据表明，食用油性鱼类和坚果与冠心病发病率和死亡率呈显著负相关，但血清 n-3 脂肪酸水平和冠心病风险（相对风险为 0.91 ～ 0.94）仅呈中等程度的相关性。目前为止，没有证据表明使用鱼油胶囊或其他 ω-3 补充剂对一级预防有重大益处。

可选的来源和食用方法。西方饮食中丰富的 EPA 和 DHA 来源于油性鱼类（如剑鱼、大比目鱼、金枪鱼、鲭鱼、鲑鱼、沙丁鱼、鳟鱼、鲱鱼、凤尾鱼）和油性蔬菜及坚果（菜籽油、亚麻籽、亚麻籽油、核桃）。美国心脏协会建议每周食用两份油性鱼（一份 3 盎司的鱼能提供大约 1 g ω-3），并食用富含 ω-3 的植物油和核桃。在食物链顶端的油性鱼类（剑鱼、金枪鱼、大比目鱼）中发现了甲基汞，人们开始担忧经常摄入这类鱼会接触其中一些污染物，这可以通过减少它们的常规摄入量和集中食用食物链中较低层的油性冷水鱼（例如沙丁鱼、鲑鱼和鳟鱼）来降低这种风险。油性鱼类中的其他污染物，如多氯联苯和二噁英，可以通过食用野生鱼（不当养殖的鱼可能受到二噁英和多氯联苯污染）或使用去除这些污染物的鱼油补充剂来最大限度地减少（见下文）。

糖

大量摄入糖会增加低密度脂蛋白胆固醇和甘油三酯，减少高密度脂蛋白胆固醇，并以剂量 - 反应关系显著增加心血管死亡率（糖分摄入量增加四分位数的调整 HR 范围为 1.07 ～ 2.03）。据估计，71% 的美国成年人每天从糖中摄取超过 10% 的热量，10% 的人摄取超过 25% 的热量，这与 2.75 的 HR 有关。这使得用低脂含糖食物代替高饱和脂肪的食物是一个糟糕的选择。建议将糖分控制在每日热量总量的 10% 以下。

钠

在所有饮食风险因素中，钠是导致心血管疾病死亡率最高的因素（占 NHANES 数据库研究中死亡人数的 9.5%）。钠摄入量与冠心病事件风险密切相关。研究发现，高水平的钠可以阻断一氧化氮的合成，使内皮细胞硬化、动脉壁增厚，并使血压升高。盐摄入量超过目标，每增加 1000 mg/d，心血管死亡率就会增加约 20%（见下文）。最新数据表明，钠和钾摄入量的比例甚至可以更好地估计冠心病风险。那些钠和钾摄入量比例最高四分位数的人，与那些处于最低四分位数的人相比，HR 超过了 2.0。

减少钠的摄入量已经引起了相当大的关注。美国成年人平均每天摄入 3440 mg 钠。目前美国关于钠摄入量的普遍建议是将其限制在 2300 mg/d。每天减少 400 ～ 1200 mg 的钠摄入可以显著降低高血压、心肌梗死、心源性死亡和脑卒中的发病率。建模研究发现，这种减少与戒烟、减肥和降低胆固醇所能实现的效果相当——这可能会预防数十万美国人的心血管疾病。

如何实现这一降幅仍然是个问题，因为 75% 的美国人每日钠摄入量来自加工和制备的食品，包括非专业人士不易发现的来源，如面包、谷物、罐头汤、加工肉类和奶酪。公共政策官员呼吁食品制造商和食品供应商减少其加工和预制食品的含钠量，这些食物构成了美国人日常饮食的主要部分。医生需要的不仅仅是建议停止添加盐，而是建议所有成年人增加新鲜食物的摄入，以及在选择加工和预制食物时仔细阅读标签做出更明智的选择。从每天 7.5 ～ 10.5 g 的基线开始，每天减少 1 ～ 3 g 的盐不一定会降低食物的可口性。

流行病学分析表明，增加钾摄入量和降低钠钾比可以在降低冠心病风险方面发挥实质性作用。钾似乎可以对抗钠的这些不良影响。增加每天新鲜水果和蔬菜的摄入量是增加钾摄入量的一种健康方法。当其与减少富含钠的加工食品和预制食品摄入量相结合时，我们就有了降低冠心病风险的有效但未得到充分重视的饮食策略。目前不推荐补充钾，因为伴随而来的是诱发高钾血症的风险，尤其是在有其他冠心病主要风险因素（如糖尿病、肾衰竭和高血压）的人群中。

蛋白质

饮食中蛋白质的最佳含量仍不确定，但表明蛋白质的来源对心血管风险的重要性的证据正在出现。动物来源蛋白质似乎会明显带来更多的风险，特别是在摄入加工红肉方面。未经加工的红肉及家禽所产生的风险较小，而且食用鱼类也有一些好处（见后面的讨论）。对护士健康研究和卫生专业人员的后续研究的数据分析尤其有意义，它揭示了动物蛋白摄入量与心血管死亡风险增加的相关性（每增加 10% 能量对应 RR 1.08）。植物蛋白摄入在降低心血管死亡风险方面具有相反作用（每增加 10% 能量对应 HR 0.88）。值得注意的是，这些特定的风险增加和减少只发生在有一项或多项不健康生活方式因素的人中，而不是没有任何不健康生活方式因素的人。更重要的是，将 3% 的动物来源（特别是加工红肉）热量替换为植物来源可显著降低心血管疾病的死亡风险（HR 0.61，未加工的红肉 HR 为 0.83，家禽 HR 为 0.91）。

纤维

不可消化的植物碳水化合物被称为膳食纤维。好的食物来源包括全谷物、水果、蔬菜和豆类。它的两种主要形式是溶于水的可溶型和不溶于水的不溶型（主要是纤维素）。膳食纤维通过干扰血糖和血脂的吸收来降低它们的水平。可溶性纤维经过肠道细菌的发酵，产生短链脂肪酸。其对胰岛素的敏感性和胆固醇合成产生额外的有利影响：与胆固醇结合的胆盐生成增加，胆固醇吸收减少；总胆固醇和低密度脂蛋白胆固醇降低。

有效性证据。对未患冠心病者进行的流行病学研究发现，摄入谷物纤维（如全谷物和麸皮）与冠心病风险显著降低（约 20%）相关，即使是老年人似乎也从中受益，而水果或蔬菜纤维的摄入则没有发现这种关系。在关于膳食纤维对死亡率影响的最大规模前瞻性长期队列研究中，即使在校正了潜在混杂因素后，仍发现膳食纤维摄入量与心血管疾病死亡之间存在显著的负相关，观察到死亡风险降低了 20% ～ 25%。

可选的来源和食用方法。正如所提到的，与水果、蔬菜和豆类相关的纤维摄入量相比，预防冠心病的最佳效果与全谷物的摄入有关，这表明了可溶性纤维的潜在重要性，并建议每天食用 1 ～ 2 份全谷物食物。

水果和蔬菜

水果和蔬菜的摄入量对冠心病风险的影响也一直是流行病学研究的主题。护士健康研究和其他研究机构的数据显示，大量摄入绿色、多叶、富含维生素 C 的水果和蔬菜与低摄入量相比，可以降低 20% 的冠心病风险。尽管这些发现并没有排除混杂变量，但建议食用这些水果和蔬菜几乎没有害处。事实证明，用维生素补充剂来替代这类食品虽然没有潜在的危害，但也是令人失望的（见下文）。大蒜对甘油三酯、总胆固醇和低密度脂蛋白胆固醇以及血小板聚集有短期轻微的有益影响，但对高密度脂蛋白胆固醇没有影响。

咖啡和咖啡因

近年来，随着流行病学数据的积累，人们对饮用咖啡和咖啡因对心脏结局的负面看法发生了修正，这些数据显示，饮用咖啡和咖啡因没有不良影响，甚至可能有益。典型的大规模美国多种族队列研究（U.S. Multiethnic Cohort Study）的结果显示，每日饮用咖啡与心脏病死亡之间呈负相关（调整后的 HR，每天 1 杯咖啡为 0.97，每天 4 杯或 4 杯以上为 0.75），这与种族或咖啡因摄入无关，并针对包括吸烟在内的其他风险因素进行了校正。一项欧洲多国研究（EPIC）也有类似的发现，其结果不因国籍而异；在降低心血管疾病死亡率方面女性占优，但患卵巢癌的风险增加。即使对咖啡因代谢的遗传变异进行分析，也未能证明咖啡的有益作用会被削弱。咖啡中的生物活性因子，如酚，显示出抗氧化特性，并减少了胰岛素抵抗、炎症和肝损伤的标志物，这可能解释了一些“咖啡和咖啡因有利”的流行病学观察和研究。目前还没有随机试验的数据，所以只能断言两者之间存在关联。至少，适量饮用咖啡本身并不是患冠心病的风险因素。

饮食建议和行为改变的影响

近年来，随着心血管疾病发病率和死亡率的降低，膳食质量一直在改善，随着对一级预防的好处的理解更加深入，用单不饱和脂肪和多不饱和脂肪代替反式脂肪和饱和脂肪，减少钠和糖的摄入，使许多美国人的饮食行为发生了重要变化。护士和卫生专业人员研究表明，那些饮食质量改善最大的人心血管疾病死亡风险减少了 5% ～ 24%。

所谓的地中海饮食——因其与许多地中海国家的饮食传统相似而得名（富含水果、蔬菜、豆类、坚果、未精制的谷类和橄榄油，适中的鱼和酒精，低饱和脂肪）——包含了许多目前针对心血管疾病一级预防的饮食研究的循证发现。现有数据表明，坚持地中海饮食与冠心病死亡率降低 15% ～ 33% 相关。在一项对超重或肥胖人群进行的随机对照试验的 meta 分析中，比较了地中海饮食和低脂饮食，发现地中海饮食在实现长期的、有临床意义的心血管风险降低方面明显更有效。

行为咨询可能是帮助患者实现健康生活方式的重要因素，而健康生活方式对于降低心血管风险至关重要。这种益处在超重或肥胖并有更多心血管疾病风险因素的人群中最为明显。在那些没有心血管疾病风险因素的人中，风险的小幅改善与行为咨询相关。在参加食品福利计划的人中，即对水果和蔬菜提供食品补贴，禁止食用营养较低的食物，膳食质量和热量摄入得到改善（表 18-2）。

膳食补充剂（83-94）

ω-3 鱼油胶囊

虽然流行病学证据相当支持食用富含 ω-3 脂肪酸的油性鱼类（推荐每周 2 份），但来自精心设计的随机试验的大多数证据未能支持服用含有鱼油的 ω-3 胶囊可用于冠心病事件的一级预防，即使是在糖尿病患者等高风险人群中。尽管缺乏证据，但鱼油 /ω-3 补充剂的使用仍很受欢迎，并受到商业利益集团的大力推崇。

这些胶囊富含 EPA 和 DHA，EPA 降低甘油三酯，DHA 增加高密度脂蛋白胆固醇。美国食品和药物管理局批准的 DHA 和 EPA 的纯制剂（Lovaza）可用于治疗高甘油三酯血症。在一项对高甘油三酯血症（中位数 216 mg/dl）并使用他汀类药物控制低密度脂蛋白的患者进行的随机试验中，高纯度 EPA 制剂（二十碳五烯酸乙酯）使心血管事件风险降低了 25%，这提示在此类患者中可能有合适的应用环境。在推荐使用此药物之前，需要进行确认。

与吃鱼相比，鱼油胶囊的一个潜在优势是能够去除污染物（如甲基汞、二噁英、多氯联苯），这些污染物经常出现在随意养殖的鱼类和一些野生食物链顶端的鱼类中。尽管人们普遍认为，对大多数成年人来说，吃鱼的好处超过了任何潜在的风险，但鱼油补充剂仍然是一种受欢迎的替代品。它们食用方便，一些制剂是美国药典认证的，不含污染物。然而，许多市面上的鱼油 /ω-3 胶囊被发现含有此类污染物，特别是那些由鱼肝制成的制剂，这些制剂往往含有浓缩污染物。这些发现引发了人们对 ω-3 鱼油胶囊进行系统测试的呼吁。由于超过 3 g/d 的鱼油会阻碍血液凝血，建议摄入量低于 3 g；大多数胶囊的含量为 1 ～ 2 g。使用者有时会注意到“鱼腥味”，可以通过涂上涂层，使其在消化道内溶解来克服。

“抗氧化剂”和降低同型半胱氨酸的维生素及其他补充剂

被认为可预防冠心病的维生素和矿物质制剂被商业利益集团大力宣传为“有益于心脏健康”的补充剂，并被相当一部分成年人食用。它们的范围从“抗氧化剂”制剂（含有大量维生素 C、维生素 E、β 胡萝卜素和硒）到降低同型半胱氨酸的维生素 B 组合。使用这类制剂的基本原理通常来自流行病学和暗示性的体外数据，在这些数据的宣传帮助下，在更明确的证据出现之前引发了广泛的消费。随着随机试验的数据越来越多，对消费者的警告开始响起，这类制剂显示出的益处很少，有时还会带来意想不到的危害，这挑战了人们普遍持有的观点，即服用维生素无害，而且越多越好，因为它们是“天然的”。

使用“抗氧化剂”的基本原理源于流行病学观察，即食用富含水果和蔬菜的人群患冠心病的风险较低，而这些食物是维生素 C、维生素 E、β 胡萝卜素和硒的良好来源，这些物质在体外显示出抗氧化活性。体外研究发现，这些物质能够灭活氧自由基，并可能限制血管斑块脂质（特别是低密度脂蛋白胆固醇）的氧化变化，这激发了人们对这些物质降低脂质动脉粥样硬化的潜力的兴趣。同样，观察到氨基酸 L- 精氨酸可以增加一氧化氮的可用性，而一氧化氮对内皮功能很重要，随着年龄的增长会下降，这促使人们热衷于将其用作补充剂来加强冠心病的预防。

尽管最初的观察数据令人鼓舞，但来自精心设计的前瞻性随机试验的数据，包括那些特别关注维生素 C 和维生素 E 的试验，并没有显示出一致的对冠心病有益的结果，而且在某些情况下，已经揭示了潜在的危害。例如，在医生健康研究中，维生素 E 与出血性脑卒中的风险增加有关，而在一项 meta 分析研究中，使用高剂量（≥ 400 IU/d）增加了全因死亡率，并减弱了降脂治疗的有益效果。对于 β 胡萝卜素，它不仅在前瞻性和对照试验中不能降低冠心病的风险，还增加了患肺癌的风险。当与维生素 A 一起服用时，β 胡萝卜素会增加心血管疾病的死亡率和全因死亡率。

维生素 D 和钙

矿物质代谢的异常，特别是维生素 D 的缺乏，越来越多地被认为在动脉粥样硬化的形成中起作用。在血管平滑肌细胞、内皮细胞和心肌细胞上发现的维生素 D 受体可将 25- 羟维生素 D 转化为 1, 25- 羟维生素 D，后者又显示出抑制血管平滑肌细胞增殖、炎症反应和凝血功能的能力，并下调肾素 - 血管紧张素反应。这些体外研究结果重新激发了人们对维生素 D 和钙对冠心病事件的一级预防的兴趣。

目前，来自精心设计的随机试验的数据显示，补充维生素 D 或钙对心血管没有好处。事实上，高剂量的维生素 D_3（例如，50 000 单位）与不良心血管事件相关，而足以导致高钙血症的补钙剂量与肾结石形成、血管钙化增加和心肌梗死发生率增加有关，尤其是在男性中。在有高钙血症遗传易感性的人群中，风险似乎特别高。因此，目前不能推荐将维生素 D 和钙补充剂作为冠心病的一级预防，也不应开具处方。

叶酸、维生素 B_6 和 B_{12}

高同型半胱氨酸水平被认为对血管内皮有害。流行病学数据表明，血浆同型半胱氨酸与心血管事件的风险之间存在剂量依赖性关联。这种关联似乎独立于其他心血管风险因素，最初被认为在“特发性”冠心病病例中占有相当大比例。最初的发现引发了人们降低同型半胱氨酸的积极努力，这可以通过给予大剂量的叶酸、维生素 B_6 和 B_{12} 来实现。

随后的流行病学研究显示，其对降低心血管疾病风险的贡献较小，包含高剂量叶酸、维生素 B_6 和 B_{12} 的补充剂的随机对照试验未能证明任何心血管益处，尽管它们显著降低了同型半胱氨酸水平。在一些研究中，随机接受这些维生素补充剂的一组不知不觉地经历了不良心血管事件发生率的增加，这引起了人们对其安全性和普遍认为维生素补充剂无害这一观点的担忧。

阿司匹林 [95-99、101、108]

阿司匹林具有抑制动脉粥样硬化血栓形成的潜力，作为冠心病事件的主要预防措施已受到广泛关注。它不可逆地乙酰化和灭活血小板前列腺素 H 合成酶，这是环氧合酶 -1（COX-1）的产生所必需的，而 COX-1 促进血栓素 A_2 的形成，血栓素 A_2 是一种血小板聚集剂和动脉血管收缩剂。前列腺素 E_2 的产生也需要 COX-1，其抑制作用损害了胃黏膜屏障的保护，导致胃溃疡和出血，这是该药物最常见的主要副作用。

有效性

美国预防服务工作组对涉及超过 11.8 万名患者的阿司匹林预防的主要随机试验数据进行最新荟萃分析证实了先前的发现，即非致死性心肌梗死风险（RR 0.78）在男性（和之前的研究一样）和女性中都有统计学意义上的显著降低。数据分析没有发现心血管死亡率、全因死亡率和脑卒中的减少具有统计学意义。先前注意到的结果的性别差异尚未得到证实，特别是在 65 岁以上的女性中，心肌梗死风险没有降低，缺血性卒中风险没有降低。对于 ACC/AHA 风险评分为 10% 或更高的患者，连续使用 10 年后，CVD 事件风险的绝对降低率为 2% ~ 4%。随着 CVD 事件风险的增加，风险降低的程度也在增加。

不良反应

消化性溃疡和上消化道出血是主要的不良反应，这是由于抑制前列腺素 E_2（维持胃黏膜屏障所必需的必要条件，见第 68 章）和胃黏膜的接触性损伤导致。胃肠道大出血的风险显著增加（RR 2.07）；风险的绝对年增长率为 0.12%。增加胃肠道大出血风险的因素包括无并发症的消化性溃疡（相对风险增加 3 ~ 6）、伴有出血的消化性溃疡（RR 10）和男性（RR 2）。同时使用质子泵抑制剂可以显著改善胃肠道出血的风险，这对既往有胃肠道出血病史的患者特别有帮助。

发生颅内大出血（最可怕的副作用）的风险也会增加，但程度较小（RR 1.24，风险的绝对年增长率为 0.02%）。同时高血压、吸烟和高龄患者会增加发生颅内出血的风险。大出血的绝对风险在 10 年内为 1% ~ 2%，在 75 岁以上的患者中为 1.2/1000 人年。

净获益

净获益的确定需要考虑到 CVD 事件风险和大出血风险的降低。在 75 岁之前，治疗的好处有可能在适当选择的患者中超过出血的风险。但随着年龄的增长，净获益会减少，因为出血风险开始超过 CVD 风险的降低。澳大利亚的一项主要随机试验显示，75 岁以上服用他汀类药物的患者使用阿司匹林（ASPREE），在无残疾生存率或 CVD 事件风险率与大出血率平衡的情况下，其一级预防的净获益消失。

剂量和制剂

阿司匹林预防心血管事件的最小剂量尚不明确，但对大多数人来说，超过 100 mg/d 似乎没有任何额外的好处；美国常用的剂量是 81 mg/d。在大多数情况下，每日一次的剂量就足够了。肠溶片可直接减少胃黏膜损伤和由此产生的胃肠道不适，但不能显著降低溃疡和出血的风险，这是由于全身前列腺素抑制。

使用低剂量阿司匹林的例外可能是糖尿病患者，其中阿司匹林抵抗被认为是剂量低于 100 mg/d 的研究未能显示心血管疾病预防益处的原因；应该注意使用剂量超过 100 mg/d 的随机研究的结果。

患者选择

决定给谁提供阿司匹林药物预防，需要权衡 CVD 事件绝对风险的预期降低与严重脑出血或危及生命的胃肠出血的绝对风险的增加。从前面提到的绝对风险和获益数字来看，使用 ACC/AHA 风险计算器确定的 10 年心血管事件风险 ≥ 10% 的人，阿司匹林预防的净获益增加。本质上，人们至少应该有中等的心血管事件风险。在低风险人群中，严重出血的风险超过了预期的获益。此外，危及生命的消化道出血（既往有严重的胃肠道出血或活动性消化性溃疡）或脑出血（高血压未受控制、既往有脑出血）风险显著增加的人不适合使用阿司匹林。对于 75 岁以上已经在服用他汀类药物的患者，使用他汀类药物的净获益似乎有限，因为大出血的风险增加，CVD 事件风险的降低略有增加。

个人偏好将发挥重要的作用，特别是当获益和伤害的概率相似时，个人偏好成为决定因素。一些人可能愿意承担大消化道出血的风险，以降低他们发生 CVD 事件的风险。强烈建议进行决策共享，为每个患者订制选择。阿司匹林指南（Aspirin Guide）决策支持工具可作为移动设备的应用程序，以帮助个性化决策，其结合了风险计算器和相关研究的数据。

美国预防服务工作组目前建议鼓励 50 ~ 69 岁的男性和女性考虑使用阿司匹林作为主要心血管事件预防（图 18-1），在高风险人群中建议最强烈，使用 10% 的事件风险阈值来启动治疗。并非所有人都同意这一建议。女性健康研究是唯一一项前瞻性女性阿司匹林预防试验，研究人员主张将阿司匹林预防推迟到 65 岁（在他们的数据中，心肌梗死此时开始减少），除非有降低缺血性脑卒中风险的强烈愿望（缺血性脑卒中风险从 50 岁开始，此时获益开始大于风险）。

一个尚未解决的问题与糖尿病患者使用低剂量阿司匹林有关。在最大的随机试验（ASCEND）中，CVD 事件风险显著降低（12%），而主要出血事件增加了 29%。使用更高的剂量来克服假定的

《内科年鉴》（***Annals of Internal Medicine***）

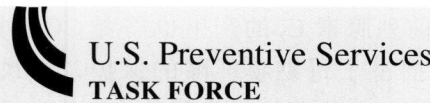

人群	年龄 50 ~ 59 岁，10 年 CVD 风险≥ 10%	年龄 60 ~ 69 岁，10 年 CVD 风险≥ 10%	50 岁以下	70 岁及以上
建议	开始使用低剂量阿司匹林 级别：B	是否选择开始使用低剂量阿司匹林因人而异 级别：C	不推荐 级别：I（证据不足）	不推荐 级别：I（证据不足）

风险评估	CVD 的主要风险因素是高龄、男性、种族 / 民族、血脂水平异常、高血压、糖尿病和吸烟。使用阿司匹林导致胃肠道出血的风险因素包括阿司匹林剂量较高、使用时间较长、消化性溃疡病史、上腹部疼痛、出血障碍、肾衰竭、严重肝病和血小板减少症。 USPSTF 使用来自 ACC/AHA 合并队列方程的计算器来预测首次动脉粥样硬化性 CVD 事件的 10 年风险			
药物预防作用	阿司匹林的抗凝作用对 CVD 的一级和二级预防是有用的，因为它潜在减少了由于动脉粥样硬化斑块血流减少而形成的血凝块积聚，从而减少缺氧对心脏和大脑组织的损害。抑制腺瘤或结直肠癌发展的机制尚不清楚，但可能与阿司匹林的抗炎特性有关			
治疗和剂量	与证据一致的合理方法是开具 81 mg/d 的处方（美国最常见的处方剂量），并从 50 岁开始评估 CVD 和出血风险因素，此后定期评估。当 CVD 和出血风险因素首次被发现或变化时，同样需要评估			
权衡利弊	服用阿司匹林的获益超过中度出血风险的增加	服用阿司匹林的获益超过少量出血风险的增加	阿司匹林的使用证据不足，无法权衡获益与危害	阿司匹林的使用证据不足，无法权衡获益与危害
其他相关的 USPSTF 建议	USPSTF 已经就戒烟和促进健康饮食和体育活动提出了建议，例如：筛查颈动脉狭窄、冠心病、高血压、血脂紊乱、肥胖、糖尿病、外周动脉疾病、结直肠癌等。这些建议可以在 USPSTF 网站上找到（www.uspreventiveservicestaskforce.org）			

图 18-1 阿司匹林用于心血管疾病一级预防——美国预防服务工作组（USPSTF）建议（Adapted from Bibbins-Domingo K, on behalf of the U.S. Preventive Services Task Force. Aspirin use for the primary prevention of cardiovascular disease and colorectal cancer：U.S. Preventive Services Task Force Recommendation Statement. Ann Intern Med 2016；164：836.）

糖尿病阿司匹林抵抗是否会提供更好的结果仍有待确定。秋水仙碱抗炎治疗的探索发现心肌梗死的发生率（但不包括冠心病的死亡率）降低，同时胃肠道不良反应发生率高到令人无法接受。

建议 [11,41,55,71,97,100-101,108-109]

- 优先识别和治疗主要的冠心病风险因素，特别是高血压、高胆固醇血症、糖尿病、吸烟和肥胖（见第 26、27、54、102 和 235 章）。
- 根据患者的整体身体状况，制订一个定期有氧运动计划（见附录 18-2）。
- 建议均衡饮食，包括每天食用新鲜水果、蔬菜、全谷物和多不饱和脂肪（包括 n-3 脂肪酸），以及饱和脂肪和部分氢化不饱和脂肪（见第 27 章）。
- 教育患者通过限制预制、加工和包装的食品中盐的加入量使其钠摄入不超量。
- 根据心血管事件风险评估与严重出血风险评估之间的平衡决策，对年龄在 50 ~ 69 岁且 10 年心血管事件风险≥ 10% 的男性和女性每日提供阿司匹林肠溶片（81 mg/d）。对 70 ~ 79 岁的患者给予阿司匹林预防时，需要综合考虑预期寿命、合并症、大出血风险的计算和不良心血管事件的预期减少来订制决策。
- 不鼓励使用膳食补充剂、大量的“抗氧化”维生素和时尚饮食，这些饮食缺乏一级预防益处的确凿证据，在某些情况下，会造成潜在危害的问题。

（李 红 翻译，迟春花 曹照龙 审校）

附录 18-1

潜在锻炼者的医学筛查 [1-12]

对于不爱运动的人以及计划进行更剧烈活动的人，建议在设计和开始锻炼的计划之前，对冠心病（CHD）风险进行集中评估，并检测其他形式的潜在心脏病。这同样适用于那些想要参加竞技体育运动的年轻人。其目标是降低心源性猝死的风险。剧烈运动导致心源性猝死的风险增加，但绝对风险非常小，即使是在 40 岁以上的男性中（每 100 万至 200 万次运动中死亡 1 例），并随着调节而降低。任何限制年轻人参加竞技运动或其他剧烈活动的决定，都应该基于确凿的证据和确认的心脏咨询，因为这种限制可能会产生潜在的破灭性的社会和心理影响。

寻找的疾病

老年人

亚临床冠状动脉疾病及其相关梗死、心律紊乱和泵衰竭的风险是 45 岁以上的男性和开始运动计划的绝经后妇女的主要担忧，特别是在以前不活动的情况下。在一项对铁人三项参与者的研究中，大多数死亡和心搏骤停发生在中老年男性中，尤其是年龄在 60 岁以上的男性，其中 44% 的人在尸检时被发现患有潜在的冠状动脉疾病或心肌病。值得注意的是，比赛的持续时间并不是一个因素。对于有高血压病史的患者，左心室肥厚是一个重要的考虑因素；左心室的重构使患者发生缺血和心律失常的风险增加。临床上应注意“无声”（“silent”）瓣膜病，特别是主动脉瓣狭窄和二尖瓣狭窄；以前未被注意到的的血流动力学显著异常可能在运动过程中造成风险（见第 33 章）。

年轻人

在评估从事竞技运动的无症状年轻人时，重要的是不仅要检查主要的瓣膜疾病（如主动脉狭窄、二尖瓣狭窄和二尖瓣脱垂，见第 21 章和第 33 章）和心律失常（见第 25 章），还要检查肥厚型心肌病和右心室肥厚，这两种不常见的、通常未被察觉的情况是导致竞技运动员猝死的重要原因。其中任何一种情况的出现都可能是相对“无声”的，或者由以下表现所预示：运动性心悸，晕厥或近乎晕厥，头晕，劳力性呼吸困难、胸部不适，心脏病或猝死的家族史，心电图的电压、ST 段和 T 波异常，以及房性或室性早搏或致心律失常性右心室心肌病。高度怀疑是必要的，特别是对那些有症状或家族史的人。

对年轻的竞技运动员进行普遍筛查的需要仍然没有得到满足。加拿大的一项研究发现，参加竞技运动的年轻运动员患心搏骤停的概率非常低（每10 万运动员年有 0.76 例）。在 74 例猝死病例中，只有 3 例可归因于结构性疾病（例如肥厚型心肌病），而这些疾病本可以通过筛查发现。然而，在研究人群中，预计有 3000 名运动员患有心肌病，如果进行强制性筛查，他们将被禁止参加比赛。这些发现强调了深思熟虑的筛查方法的重要性。

肥厚型心肌病可能被误认为是从事剧烈无氧运动的人中所见的“运动员心脏”。然而，劳力性晕厥或近乎晕厥史、心源性猝死家族史、收缩性心脏杂音随着左心室容积的减少而增加（见第 21 章），以及静息心电图上电压的显著增加、显著的 Q 波和深负 T 波应使人怀疑肥厚性疾病［同样重要的是，要认识到在一些大学和许多身体质量指数较大的职业运动员（如足球运动员）中高血压患病率的增加］。当考虑肥厚型心肌病时，需要进行心脏超声检查。与“运动员心脏”不同的诊断结果包括不对称壁增厚、左右心室受累、总壁厚大于 13 mm 和流出道阻塞。应限制剧烈运动，并进行心脏咨询。

致心律失常性右心室心肌病罕见，但如前所述，这是参与竞技运动的年轻人致死性心律失常的重要原因。提示性发现包括心源性猝死家族史、用力时心悸、心电图右心前导联（V1 ～ 4）T 波倒置以及左束支型室性早搏。在超声检查中，可以看到不成比例的右心室扩张和局部壁运动异常。MRI 可显示类似的发现以及纤维脂肪性心肌瘢痕。

冠状动脉起源异常是导致运动员猝死的另一个主要原因。它通常是无症状的，很难在发病前发现。

检查

病史和体格检查是评估的主要内容。实验室检查的附加价值取决于潜在心脏病的预测概率。在年轻运动员中，这成为一个特别困难的问题，需要权衡亚临床心脏病检测灵敏度提高的益处与测试明显健康人群产生的假阳性增加的潜在危害（见下文）。

病史

第一步是详细的个人和家庭病史采集。对每个患者都应该仔细询问提示心血管疾病的症状，包括胸痛、心悸、呼吸困难、过度疲劳、近乎晕厥、晕厥和跛行。详细回顾健康习惯非常重要，尤其要注意以前的运动模式、吸烟、饮食和口服避孕药的使用。家族史中特别重要的是存在 CHD、外周血管疾病、高血压、脑卒中、糖尿病、晕厥或猝死。

体格检查

体格检查的几个组成部分值得强调。应记录身高和体重，并用于计算身体质量指数或测量体脂百分比（见第 10 章）。应在休息时和适度用力（爬楼梯或仰卧起坐）后获得体位体征（仰卧和站立时的脉搏和血压）。检查胸部是否有啰音和哮鸣音，检查心脏是否有肥大、S3、S4、第二心音异常、杂音和心律失常。应触诊外周脉搏和腹部，以排除动脉粥样硬化疾病和主动脉瘤。应评估肌肉骨骼系统，以排除严重的肌肉骨骼疾病，并确定训练计划中是否需要特定的灵活性或强化训练。

实验室检查

应首先检查动脉粥样硬化风险因素，并包括血红蛋白 A1c 和脂质谱。如果对动脉粥样硬化疾病特别关注，可以增加对超敏 C 反应蛋白和同型半胱氨酸的测定。血清血红蛋白有助于检测任何可能危及运动耐受性的潜在贫血，血清肌酐检测可能发现导致心脏病和心律失常的肾功能不全。

心电图

关于常规心电图和相关的心脏检测，有相当大的争议。这在一定程度上源于改进的心脏病检测方法的益处与假阳性率升高的危害之间的艰难权衡，假阳性在心脏病预测概率较低的人群中可能会出现。

在年轻运动员中，静息 12 导联心电图对寻求参加竞技体育的人的筛查价值仍然是一个争论的话题，尽管新的数据表明它增加了价值。对 14 ~ 22 岁的运动员进行的成本效益分析发现，将心电图添加到集中的心血管病史采集和体格检查中，每 1000 名运动员可额外节省 2.06 个生命年，相比于单纯的病史采集和体格检查，每名运动员的增加成本为 89 美元（每生命年节省 4.2 万美元）。在大学运动员群体中，在病史采集和体格检查中添加静息心电图显著提高了评估潜在心脏病的敏感性（在一项研究中从 45% 提高到 90%）。缺点是特异性降低（从 94% 降低到 83%），导致 17% 的误报率，而没有心电图的误报率为 6%。对于希望参加竞技体育的年轻人来说，如果他们在体格检查中有令人担忧的发现［例如，心脏杂音、心悸、呼吸困难、过度疲劳、晕厥或轻度头痛史；猝死、早发心脏病或心律失常的家族史；血压升高（> 140/90 mmHg）、心脏杂音、左心室隆起、S4、第二心音异常分裂］，心电图的需求则更为直接。

对于 40 岁以上的人（尤其是有心脏病风险因素或心脏病家族史的人），静息心电图检查有助于发现缺血、左心室肥厚以及心率、心律和传导障碍。

附加检查（超声、运动负荷试验、动态心电图监测）

如果筛查结果显示潜在心脏病风险增加，那么在开始运动计划之前，必须考虑心脏超声和运动负荷试验。当怀疑有心脏瓣膜疾病或心肌病时，应先行超声检查。超声提示心肌病的证据可能从钆造影的磁共振显像（见附录 33-1）中得到证实。即使初步筛查显示没有心脏病的证据，运动负荷试验也可能有助于识别存在多种心脏风险因素的无症状患者，尤其是久坐不动的患者。

一些人认为，负荷试验对于 50 岁以上的男性和 60 岁以上的女性来说可能是一个谨慎的先决条件，因为在我们的社会中，冠状动脉粥样硬化性心脏病是如此普遍，即使他们没有症状，而且看起来很健康。这一论点得到了之前铁人三项参与者经历心搏骤停或死亡的研究数据的支持，这些参与者表现出临床上高频率的无症状冠心病。因此，那些希望参加铁人三项或登山运动等高强度体育活动的老年男性，可能会被视为此类强化筛查的候选人，尤其是在他们没有保持身体健康的情况下。然而，我们必须记住，负荷试验对于冠状动脉疾病预测概率很低的人来说，其预测价值非常低（见第 36 章）。

负荷试验的其他用途是评估个人的运动能力，建立最大心率和目标心率用于运动处方。主诉运动性头晕或心悸的患者需要进行负荷试验，以检查是否存在运动诱发的心律失常和血压下降。动态心电图监测也可能有助于评估。

肺部检查

对于报告有劳力性呼吸困难的年轻人，需要将检查扩大到考虑潜在的肺部疾病，包括峰值流速或第一秒用力呼气量，以确定是否有哮喘（见第 48 章）。可能需要进行其他研究，例如主观性呼吸困难或疑似肺部疾病患者的肺活量和动脉血气（见第 40 章）。专门的能量测量测试可以确定最大耗氧量、总工作能力和其他生理参数。

分类

医学筛查和运动试验可使医生将每个患者归为三类中的一类：

1．没有限制，没有监督：检查正常的个人可以进行锻炼计划，不需要医疗监督。即使对于这些健康的人来说，个性化的运动处方和有关训练技巧和安全措施的指导也是非常有价值的。

2．部分限制，部分监督：缺血性心脏病、中度高血压或中度慢性阻塞性肺疾病患者将受益于分级锻炼计划，但他们应该被转介到专门的锻炼康复计划，该计划可以提供医疗监督和紧急治疗设施。然而，如果无法进行结构化康复，在适当的预防措施下，仍然可以推荐没有医疗监督的较温和的锻炼形式（例如，步行、站立式自行车）。

3．明显的限制或排除，明显的监督：在充血性心力衰竭、心室易激惹、高血压、糖尿病或癫痫控制不佳的情况下，体力消耗是相对禁止的，尽管如果患者的病情对药物治疗有反应，有时也可以将其纳入监督计划。患有左心室壁瘤或主动脉瘤或血流动力学显著异常主动脉瓣疾病的患者应排除在运动计划之外。

（李　红 翻译，迟春花　曹照龙 审校）

附录 18-2

运动处方

主治医师的角色 [1-11]

鉴于运动对降低心血管和全因发病率和死亡率的重要贡献，基层全科医生必须就运动的重要性向患者提供咨询，并帮助他们找到安全、有益、愉快和可持续的长期运动形式和数量。强加锻炼计划远不如找出患者愿意和感兴趣做什么有效。帮助患者将锻炼计划融入忙碌的生活方式中至关重要。建议进行正式的锻炼以获得最佳的健身效果和体能表现，而日常生活中适度的非正式体育活动可以带来显著的健康益处，特别是对于不活动的人来说。对于那些有兴趣和能力的患者，医生应该制订一个健身训练计划。应考虑将体育活动咨询纳入临床实践的策略（表 18-3）。

健身计划的基本要素

运动类型（有氧与无氧）

运动训练的目标是改善心血管功能和肌肉效率，因此关注运动类型至关重要。尽管最大限度的运动（用于无氧训练）对某些竞技运动员有益，但健身训练的核心是耐力或有氧运动，使用大肌肉群进行长时间的持续有节奏的活动。慢跑和快走是理想的选择。其他良好的训练活动包括骑自行车、游泳、越野滑雪、划船和跳绳。这些活动提供了等张运动，即骨骼肌纤维长度缩短而张力变化不大。心率和心排血量增加，但外周总阻力下降。

相比之下，依赖于短暂爆发的剧烈活动（如举重）提供了等长运动，其中肌肉张力增加，纤维长度变化不大。这种运动会显著增加外周血管阻力和血压，而心排血量几乎没有增加。该类高血压反应可能对心血管疾病患者有害，因为手臂运动比相当运动量的腿部运动更容易产生心动过速和高血压，限制高血压或心脏病患者手臂运动的阻力水平尤为重要。然而，对老年男性和女性以及心血管疾病患者进行适度的阻力训练，可以提高有氧能力和跑步运动时间（部分通过提高肌肉力量），并降低冠心病（CHD）风险，这可能是其对体脂、血糖控制和血脂有益影响的结果。允许长时间不活动的运动，如棒球或高尔夫，对心肺调节效果不佳。类似地，虽然瑜伽对提高柔韧性和力量很有好处，提供持续但温和的肌肉力量，可以成为健身计划的重要组成部分，但对实现心肺健康来说却不是很好的工具。

表 18-3 将体育活动咨询融入临床实践的策略

- 记录每次就诊时的身体活动水平，记录动机水平、频率和强度
- 将身体活动与心血管风险、糖尿病和癌症的影响联系起来
- 使用运动处方
- 鼓励使用计步器和其他可穿戴设备来监测和记录活动
- 认可成功并鼓励不情愿的采纳者

Adapted from Berra K，Rippe J，Manson JE. Making physical activity counseling a priority in clinical practice：The time for action is now. JAMA 2015；314：2617.（Provides strategies for integrating physical activity counseling into clinical practice.）

频率

每周只需三次锻炼就能培养和保持身体健康，每周五次课提供了近乎最大的益处。因此，运动处方应要求每周至少进行三次运动。许多人喜欢日常活动，这是一个很好的选择，但建议轮流安排轻松的和艰苦的训练，以防止受伤并让肌肉恢复。

强度和持续时间

一般来说，运动对健康的益处与活动的强度和持续时间成正比，然而，正如护士健康研究的结果所指出的，最大程度地降低冠状动脉风险并不一定需要达到最大程度的心肺健康。适度的运动似乎能提供与剧烈活动同等程度的保护，至少在中年女性中如此。与不运动的人相比，即使是非常适度的运动也能显著降低心血管风险，这与“不痛不获”的座右铭不符。

训练的强度和持续时间密切相关。通过长时间的低强度运动或短时间的剧烈运动，可以获得同等程度的健康。通过 15 ~ 60 min 的持续有氧运动，可以达到最大程度的心肺健康，这些运动足够剧烈，可以将心率提高到最大值的 60% ~ 80%，或将氧气摄取量提高到最大值的 50% ~ 85%。

运动处方

设计运动计划

第一项任务是确定锻炼计划的目标。如果是为了实现调节（可提供最大好处），那么应该设计一个正式的锻炼计划。如果认为在没有充分调节的情况下降低心血管风险的适度目标更为合适，那么可以制订一个非正式的锻炼计划，将有氧活动（如步行、走楼梯、园艺）纳入人们的日常生活中。下一步可能是一个更具体的计划，每周步行 3 ~ 5 次。

那些寻求调节的人需要一个更有条理的锻炼处方。目标的实现必须非常缓慢和循序渐进，医生的运动处方应该提供实现这些目标的实用方法。起点和进展速度都取决于参与者的年龄和健康状况。根据经验，初学者应该计划以足够的速度进行 10 ~ 12 min 的有氧运动，以将心率提高到最大心率的 60% ~ 80%，而不会产生呼吸困难。

热身期。每一次有氧运动都以 5 ~ 10 min 的热身期开始。在运动开始时，即使是状态良好的运动员也会因无氧代谢而出现一定程度的呼吸困难。心排血量需要 45 ~ 90 s 才能增加到足以满足新的工作负荷并提供“第二次呼吸”（“second wind”）。热身期将最大限度地减少最初的无氧期，并允许肌肉放松和伸展，从而防止许多伤害。对于跑步者来说，热身期应该包括拉伸运动、健美操，以及从步行到缓慢慢跑再到跑步的渐进过程。

初期训练期。如前所述，实际训练期最初应包括总共 10 ~ 12 min 的锻炼，交替进行运动和恢复。这很容易通过交替进行高强度运动和低强度运动来实现。例如，身体不适或年龄较大的人可能会交替进行 1 min 的充分锻炼和 1 min 的温和锻炼，在每个训练日重复这个周期 10 ~ 12 次。

冷却期。冷却期完成运动处方，包括 5 ~ 10 min 的步行和拉伸练习。这有助于维持静脉回流并维持心排血量，防止因血管扩张而引起的低血压和低血流量，而血管扩张是由于热量耗散而发生的。应避免非常热或非常冷的淋浴。

推进计划

一旦初步目标达到（可能是在 2 ~ 3 周内的 10 ~ 20 次训练结束时），该计划可以推进到 2 min 的充分锻炼，交替进行 2 min 的温和锻炼，每次训练 6 个周期。掌握了这一点后，锻炼过程可以延长到 3 min 或 4 min，只休息 1 min 或 2 min，进行 3 个或 4 个周期，然后进行两次 6 min 的跑步，其间进行 1 min 或 2 min 的步行。到 1 个月或 2 个月结束时，大多数人预计能够连续锻炼 10 ~ 20min。

运动时间。尽管年轻人和运动健将比年长或不健康的人进步更快，但敦促克制是很重要的。骨科损伤最常见的原因之一是尝试太多太快。一旦建立了 10 ~ 20 min 的锻炼基础，就可以鼓励进一步的增加。每周以大约 10% 的速度增加时间或距离是合理的。这可以通过延长一次或两次训练，同时保留一些短距离的天数，或逐渐延长每次训练来实现。在 4 ~ 6 个月结束时，每周 3 ~ 5 天进行 3 ~ 4 英里（约 4.8 ~ 6.4 km）的慢跑或同等运动，将提供最大的调节效果。成就感和幸福感通常为持续参与提供动力。每周 3 ~ 4 h 的锻炼可以最大限度地延长寿命。

如前所述，重要的是要强调，实现高水平的调节并不是显著降低心血管和全因发病率和死亡率的必要条件。每周 3 次 20 min 的有氧运动就足以显著降低风险，并达到一定程度的调节。

运动强度。测量强度最精确的方法就是测量心率。患者应以将脉搏提高到最大值的 60% ~ 80% 的速度运动。如果已经进行了运动试验，可以使用观察到的最大心率进行计算。在没有这些数据的情况下，可以通过从 220 减去年龄来估计健康个体的最大心率。作为一个粗略的指导，这个最大值的 60% ~ 80% 的目标对于年轻人来说是 130 ~ 150 次 / 分，对于老年人来说是 110 ~ 125 次 / 分。可以教患者在运动前和运动后立即计数颈动脉或桡动脉脉搏，并调整他们的速度以达到并保持目标心率。对于那些难以把脉或不舒服的人来说，努力的强度可以粗略地用说话的速度来衡量，这种强度足以让人感觉自己在努力运动，同时仍然能够与同伴交谈而不感到呼吸困难。让患者每天记录这些数字以及所用的时间和大致距离非常有帮助。随着训练的进行，需要更快的速度来达到目标心率。

患者教育

激励患者

患者需要知道，除了吸烟、高血压和高胆固醇血症之外，不运动是最重要的可治疗的心脏疾病风险因素之一。许多人并没有意识到，运动不仅能帮助他们看起来感觉和工作状态更好，而且能降低总体冠状动脉疾病发病率和死亡率。应强调即使是适度的运动（包括园艺等非正式运动）也能带来显著的健康益处，适度运动（例如，以适度的步伐行走）也能与剧烈运动一样有效地降低冠心病风险。这有助于患者找到可以融入日常生活的愉快活动，并促进动机。目标是让他们接受并维持一项耐力型活动计划。激励患者成功的关键是选择一种令人愉快且容易融入日常生活的锻炼方式。

使用社交媒体以及移动和可穿戴技术来支持和加强行为咨询，有助于激励和维持包括饮食改变和运动在内的生活方式改变计划。这一努力的回报似乎在心血管事件风险高的人群中最大，但也会对无冠心病风险人群的终生行为产生重要影响。

关注安全

运动并非没有风险，患者需要知道如何寻找帮助以及如何应对。毫无疑问，运动会诱发潜在心脏病患者的心律失常和心肌缺血。猝死是一种悲剧，虽然很少发生，但却是运动的并发症。对潜在锻炼者进行仔细的医学筛查（见附录 18-1）并设计适当的个性化锻炼处方对患者安全至关重要。此外，详细检查心脏预警信号（胸闷、头晕、轻度头痛、呼吸困难、心悸、异常疲劳、恶心、出汗）至关重要，如果出现此类症状，建议立即停止运动。必须确保患者不会继续运动或将症状合理化，将其归因于“消化不良”或“胀气”等无害的原因。对高危人群的严格监督和严格控制的训练计划使得心肌梗死的幸存者能够安全地参加有氧训练，甚至马拉松跑步。

一些锻炼者会出现运动诱发的哮喘，尤其是在寒冷的天气。建议使用能使吸入空气变暖的面罩，有时，吸入色甘酸、沙丁胺醇或孟鲁司特进行预防性治疗是必要的和有益的（见第 48 章）。极端的环境条件也可能产生从冻伤到中暑的热应力。此时，预防也是最好的治疗方法。医生应该能够向锻炼者针对适当的液体摄入、着装、环境适应以及暴露和运动的安全持续时间提出建议。类似的建议可以防止脱水和电解质耗尽。

肌肉骨骼损伤非常常见，是由过度使用、僵硬和肌肉失衡引起的（见第 152 和 154 章）。运动量的逐渐增加可以防止过度使用，通过拉伸可以避免僵硬和不平衡（见后面的讨论）。提供设备和技术方面的建议也有助于减少受伤的风险（见后面的讨论）。

交通安全至关重要。跑步者和步行者应该面对车流奔跑。人行道优先；虽然乡村道路很吸引人，但在偏僻的地方最好有同伴陪伴，以防受伤。日间锻炼更安全，因为更容易被汽车看到，也更容易看到道路危险。应鼓励穿颜色鲜艳的衣服，在晚上，穿反光背心是强制性的。最好通过临时绕道的方式来避开狗，但如果不可能，它们通常会被“回家”的坚定命令或棍棒或石头的威胁所吓倒。

食物和液体摄入

在饱餐后 2 h 内最好避免运动。尽管有许多说法与此相反，但锻炼并不需要特定的饮食方案。肥胖的人应该限制热量以减轻体重，而瘦的人可能需要增加热量摄入以保持体重。竞技运动员认为，在耐力赛前 3 天增加碳水化合物摄入有助于提高成绩，并且有一些试验证据表明，这种“碳水化合物负荷”确实会增加肌肉糖原含量。充足的液体摄入是必不可少的，特别是在温暖的天气，因为口渴的感觉滞后于体液消耗。最好在口渴明显之前开始少量饮水。尽管有些运动员更喜欢均衡的电解质溶液，甚至碳酸饮料，但是水是极好的。

处理热、湿、冷

热应力是一种潜在的严重威胁。当遇到气候的突然变化时，锻炼者应连续几天大幅缩短距离和速度，直到适应气候。在温暖、潮湿的天气下，户外运动应限制在清晨或夜间或阴凉的地方，距离和速度应缩短，跑步期间应经常补充液体，应着浅色和轻便的衣服。环境温度在 50 ～ 60°F（约 10 ～ 15.6℃），适合穿着短裤和 T 恤衫锻炼。在 40°F ～ 50°F（约 4.4 ～ 10℃），一般情况下，一套热身服就足够了；低于 40℉（约 4.4℃）时，手套和帽子很重要。多层薄而有弹性的衣服比一件笨重的衣服要好。羊毛织物是理想的，但应有一层柔软的棉层靠近皮肤。温度低于 30℉（约 –1.1℃）时，额外一层保暖内衣至关重要。如果风大或温度降至 15℉（约 –9.4℃）以下，则需要额外一层，如高领毛衣、额外的短裤，可能还需要滑雪面罩。同样，在严寒中应减少冻伤，尤其重要的是避免潮湿的天气，因为潮湿的天气会导致冻伤，尤其是脚部。

避免空气污染

空气污染物可能会刺激呼吸道，一氧化碳会损害氧合作用，引起心绞痛。人们应该避免在人流密集的道路上、在高峰时段以及逆温增加空气污染的日子里慢跑或骑自行车。

装备

好的运动鞋是必不可少的，并可广泛使用。选择应该由适合度、舒适度和支撑度决定。脚趾箱应为起跳时的背屈提供足够的空间，鞋底应灵活并提供足够的缓冲，脚跟应相当舒适而不会对跟腱施加压力。大多数好的运动鞋价格昂贵，但经久耐用，有助于降低受伤风险。

矫形器和其他矫形设备有时有助于解决难治性问题。过度使用导致损伤而无法限制活动的患者可能需要使用夹板或石膏来限制活动，即使实际上不需要固定治疗。使用此类设备需要转诊给擅长治疗跑步者肌肉骨骼问题的骨科医生或足病医生。

拉伸

有氧运动项目可能会产生不对称的肌肉发育。在跑步者中，小腿、腘绳肌和跟腱可能会过度发育和（或）缩短和紧绷。山地跑和短跑可能对股四头肌和髋屈肌产生类似的影响。有规律的拉伸运动对促进柔韧性和平衡肌肉发育至关重要。这些练习非常适合运动前后的热身期和冷却期。

拉伸的套路几乎和跑步者本身一样多，也一样多样。四项运动特别有价值：跟腱和比目鱼肌拉伸（图 18-2）、腘绳肌拉伸（图 18-3）、股四头肌拉伸（图 18-4）以及臀部和侧面拉伸（图 18-5）。

随着训练的增加，需要进行更多的拉伸。除了柔韧性，平衡的肌肉力量也很重要。屈膝仰卧起坐在增强腹部肌肉和防止“岔气”（“side stitches”）方面特别有价值，俯卧撑是最简单的上肢运动。对于老年人来说，低阻力、高重复的重量训练对于在衰老过程中保持肌肉质量和骨密度非常有帮助。

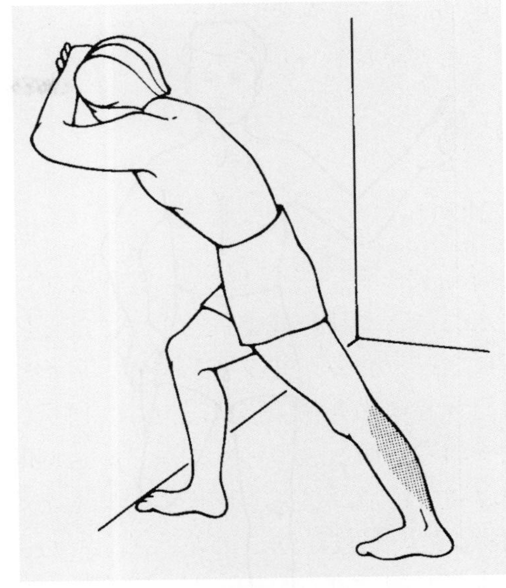

图 18-2 小腿、跟腱和比目鱼肌拉伸。站在离墙 3 英尺（约 91 cm）的地方，一只脚向前，身体前倾，前臂靠墙支撑上半身。弯曲膝盖处的前腿。保持后腿伸直，脚跟着地，慢慢向前压臀部，直到感觉小腿伸展。保持 15 s，放松，然后重复上述动作，后膝微微弯曲，此时感觉到跟腱拉伸。另一条腿向前，重复上述动作

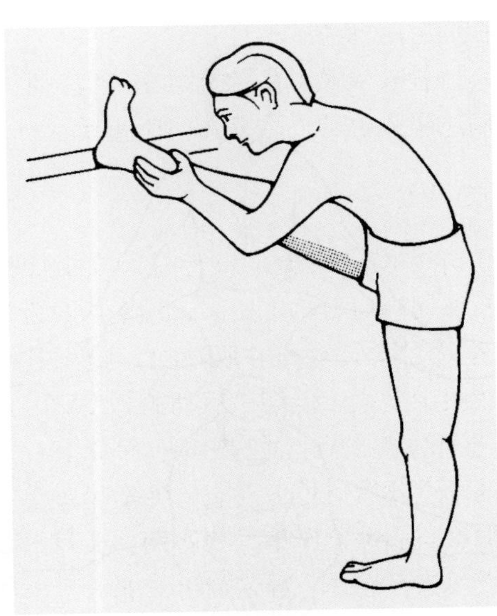

图 18-3 腘绳肌拉伸。一条腿放在坚固的桌子上，保持双腿伸直，慢慢向前弯腰，这样能感觉到腘绳肌拉伸，保持 30 s。用另一条腿重复上述运动

运动不是万能药，但它有许多心肺、代谢和

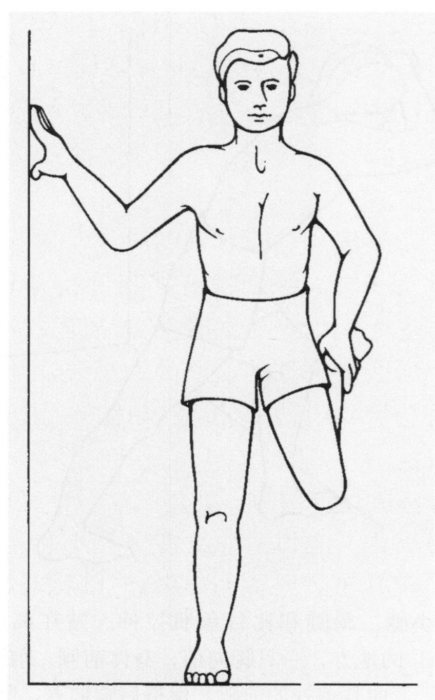

图 18-4 股四头肌拉伸。站在离墙一臂远的地方，双脚与墙平行，把手放在墙上支撑，用另一只手握住脚踝，向后上拉脚，直到脚跟接触臀部，同时腰部稍微前倾。用另一条腿重复上述动作

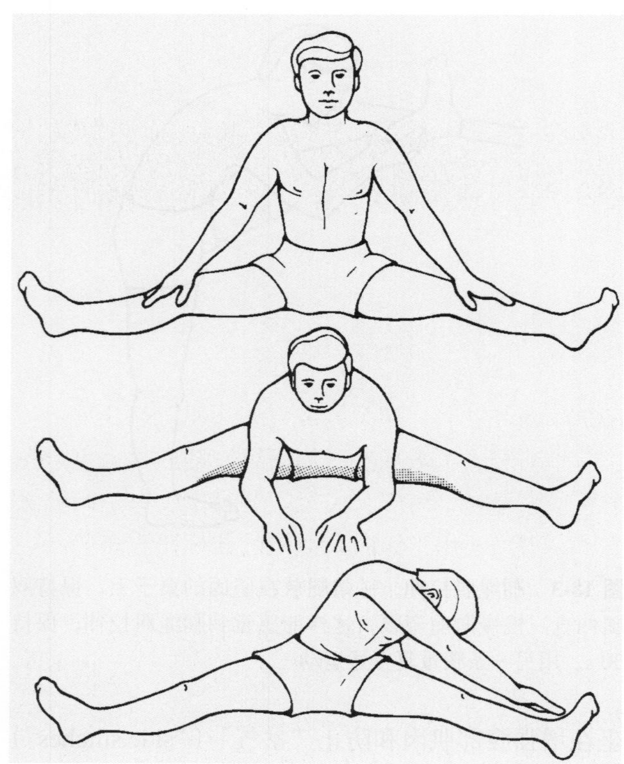

图 18-5 臀部和侧面拉伸。坐在地板上，双腿尽量分开，双腿和背部挺直，从腰部向前弯曲，直到大腿内侧感到拉伸，保持 20 s，放松，然后腰部扭转，身体倾斜，右手触摸左脚，保持 20 s。另一侧重复上述步骤

心理方面的益处。医生在激励、筛查和预防问题方面起着至关重要的作用。为了处理各种与运动相关的问题，可能需要定期回访。这些回访为医生提供了建议耐心和坚持的机会。在训练开始时度过困难的 2 或 3 个月的慢跑者很可能养成既愉快又健康的跑步习惯。

建议[13]

这些建议包含了美国体育活动指南咨询委员会发布的共识指南，这些指南是根据最佳证据的系统综述制定的：

- 鼓励多动，少坐。
- 鼓励所有人定期进行能提供有氧训练的体育活动。
- 建议采取以下措施，以实现可观的健康效益：
  - 每周进行 2.5 ～ 5.0 h 中等强度有氧体育活动，或
  - 每周进行 1.25 ～ 2.50 h 剧烈有氧体育活动
  - 活动最好分散在 1 周内进行
  - 包括每周 2 天或更多的中等强度的肌肉强化活动，涉及所有肌肉群
- 帮助个人选择一个医学上合适的、令人愉快的、易于纳入日常生活的活动计划。该计划不需要是一个正式的锻炼，甚至园艺和适度的日常非正式活动也可以带来益处。在改善心血管健康、血压和体脂组成方面，生活方式干预似乎与同等强度的常规锻炼计划一样有效。
- 对于那些对结构化训练不感兴趣的人，设计一个改变生活方式的计划，提供有规律的有氧运动（例如，多走路、少骑车，爬楼梯而不是乘电梯）。
- 对于那些对正式健身计划感兴趣的人，首先要通过仔细的病史和体检来筛查潜在的心肺疾病。那些有心脏病风险因素、症状或体征的人可以进行额外的心脏检查，以帮助确定其运动计划的安全极限。
- 对于适合接受健身训练的人，应制订一个有氧训练计划，每周三次。先做 5 min 的热身，随后是 10 ～ 12 min 的运动，最后是 5 min 的冷却。根据经验，初学者应该计划进行 10 ～

12 min 的有氧运动，其速度应足以使心率增加到最大值的 60% ~ 80%，而不会产生呼吸困难。

- 设计一个计划，以便非常缓慢地逐步实现最佳健身目标。强度目标应该在一个舒适的水平（例如，说话的速度——强度足以让人感到自己在努力运动，同时仍然能够与同伴交谈而不会感到呼吸困难）。
- 逐渐增加强度和持续时间（例如，每周增加 10%）。避免过多过快。根据参与者的健康状况和年龄设置起点和进展速度。
- 为那些渴望最大程度的心肺健康的人设定一个目标，即连续运动 15 ~ 60 min，进行强度足以将心率提高到最大值的 80% 的有氧运动［心率 =（220 – 年龄）× 0.8］。通过长时间的低强度运动或短时间的剧烈运动可以达到同等程度的健康。
- 考虑为那些希望在不达到最大心肺适配度的情况下尽可能降低冠心病风险的人制订一项适度运动计划。例如，为中年女性推荐一个每周 3 h 或更长时间以中等速度［每英里（约 1.6 km）20 min］步行的计划。人们不需要剧烈运动处方来最大限度地降低冠心病风险。那些以前没有运动过的人应该被鼓励开始一个适度锻炼的计划，步行是一个很好的、实用的建议。
- 对于参加健身训练计划的人员，建议每周至少进行 3 次训练，以培养和保持身体健康；为那些对最大获益感兴趣的人推荐每周 5 次。
- 对于那些喜欢日常活动的人来说，建议交替进行轻松和艰苦的训练，以防止受伤并让肌肉恢复。
- 检查心脏预警信号（胸闷、头晕、轻度头痛、呼吸困难、心悸、异常疲劳、恶心、出汗）。教会所有的锻炼者如果出现这种症状，立即停止锻炼，并寻求帮助。
- 考虑使用短信、移动应用程序、计步器以及其他移动和可穿戴技术及社交媒体手段来激发和保持行为改变的动机。

（李　红 翻译，迟春花　曹照龙 审校）

第 19 章

高血压的评估

A.H.G.

高血压是最常见、也最容易治疗的主要心血管风险因素之一。因此，其检测、评估和治疗是基层医疗的重点。本章侧重于其诊断和评估（参见第 14 章筛查和第 26 章管理）。针对高血压，首先需要明确诊断，排除继发病因，确定疾病严重程度和靶器官损害程度，并对总心血管风险进行分层（这有助于指导治疗）。

高血压的定义和分类 [1]

定义

高血压的定义有些武断，因为当血压高于 100/60 mmHg 时，相关的发病率和死亡率几乎随着收缩压和舒张压水平的增加而线性增加，当血压高于这一水平时，对于相关风险的发生没有明确的阈值。在美国，用于诊断高血压的共识血压阈值已降低至收缩压 130 mmHg 或更高，舒张压 80 mmHg 或更高。这一定义表明，与先前的阈值定义（> 140/90 mmHg）相比降低了 10 mmHg，这是由于具有里程碑意义的随机试验数据显示，血压控制至更低水平，心血管发病率和死亡率降低，且无论年龄大小，副作用均无显著增加。

分类

以前的“高血压前期”“轻度”和“重度”分类都已被放弃，取而代之的是一种能更好描述风险的分类（另见表 19-1）：

- 正常：< 120/80 mmHg
- 升高：120 ～ 129/ < 80 mmHg
- 第 1 阶段：130 ～ 139/80 ～ 89 mmHg
- 第 2 阶段：≥ 140 mmHg/ ≥ 90 mmHg

病理生理学和临床表现[2-24]

病理生理学

血压调控和原发性高血压（无检测到的继发病因）的病理生理学仍不完全清楚，但多基因机制和环境的相互作用似乎起着主要作用。这种血压调节遗传缺陷的证据在原发性高血压中观察到存在很强的家族易感性。机制亚型很可能与任何一个个体可能存在数种异常机制是一样的。尽管已经发现了几个单基因突变，但这些突变在高血压人群中的发生率很低。通常不太可能在一个特定的病例中确定具体的病因机制，但血压控制的一些要素值得详细阐述，并为其评估和治疗提供合理的依据。

血压调控的机制及其在高血压中的作用

血压的主要决定因素是心输出量和总外周阻力，这两个因素又受到多种因素的影响，这些因素具有多个控制靶点（图 19-1）。

过量钠排泄缺陷。肾在处理盐和水的排泄上起主要作用。许多（并不是所有）高血压患者都有一定程度的盐敏感性，其排泄过量钠的能力存在遗传缺陷。这导致血管内容量增加，这一增加推断是被一个尚未确定的因素所纠正，即抑制 Na^{+}-K^{+}-ATP 酶泵的“利钠激素”。最终的结果是细胞内钠增加，导致细胞内游离钙增加。细胞内钙的增加会增强血管张力并升高血压。尿钠排出增多的代价是静息血压升高。此外，在盐敏感患者中，高钠摄入与去甲肾上腺素水平升高和对其反应性增加有关。盐敏感性高血压也可能由过量的血管紧张素Ⅱ或过量的儿茶酚胺引起的轻微肾损伤所引起。

表 19-1 18 岁及以上成人血压分类

分类	收缩压（mmHg）	舒张压（mmHg）
正常[a]	< 120	< 80
升高	120 ～ 129	< 80
高血压[b]		
第 1 阶段	130 ～ 139	80 ～ 89
第 2 阶段	≥ 140	≥ 90

[a] 与心血管风险相关的最佳血压为收缩压< 120 mmHg，舒张压< 80mmHg。然而，应评估异常低血压值的临床意义。

[b] 基于初次筛查后两次或两次以上就诊中的两次或多次血压值的平均值，或基于家庭监测或动态监测

交感神经过度活动。儿茶酚胺通过大脑的血管运动中枢和外周交感神经系统影响血压调节，增加外周阻力和心输出量。如前所述，在钠潴留患者中观察到对去甲肾上腺素的过度反应和水平升高。在临界高血压患者中，存在自主神经控制缺陷的亚组，导致交感神经活动增加和副交感神经活动减少。在一些高血压患者及其血压正常的后代中，已经证实了对外部压力刺激有过度的升压反应。另有证据显示“高动力型”高血压患者也有描述，他们通常很年轻，出现心动过速和心输出量升高；他们的高血压可能反映了潜在的易感性和各种环境刺激的相互作用。夜间血压没有正常下降（下降 10% ～ 20%），这至少部分归因于交感神经张力的增加，与心血管事件风险的显著增加（27%）有关。与嗜铬细胞瘤相关的高血压为儿茶酚胺过量引起的继发性高血压提供了一个模型。

心理社会因素。通常认为 A 型人格、抑郁和焦虑会增加高血压的风险（可能是通过自主神经效应）。然而，在研究条件下，时间紧迫性、急躁性和敌意在剂量反应方式上和长期风险的相关性要比追求成就、竞争性、焦虑和抑郁更密切。

肾素 - 血管紧张素 - 醛固酮系统。肾素通常由肾的球旁器官分泌，以对血管内容量减少、灌注压力降低、β 肾上腺素能刺激或低钾血症做出反应。它作用于血管紧张素原（一种在肝中产生的十肽）形成血管紧张素Ⅰ，血管紧张素转换酶在肺中将血管紧张素转化为一种有效的血管收缩剂血管紧张素Ⅱ。血管紧张素Ⅱ也作用于肾上腺皮质，释放醛固酮，增加肾单位远端小管对钠和水的再吸收，增加血管内容量。

肾素。肾素在高血压中的确切病理生理学作用似乎比最初认为的要复杂得多，还有很多有待理

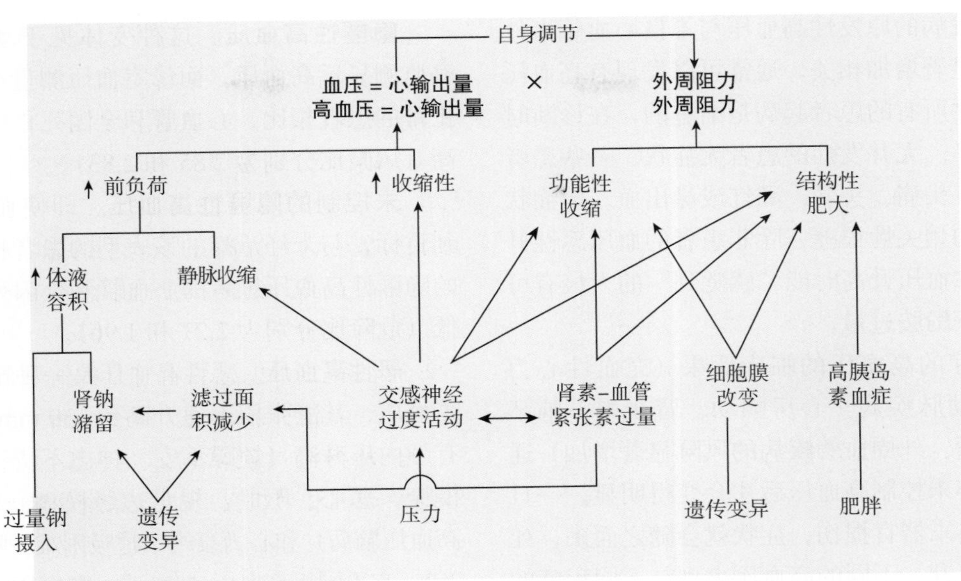

图 19-1　血压调控相关因素（Reprinted with permission from Kaplan NM. Clinical hypertension，5th ed. Baltimore，MD：Williams & Wilkins，1990：57.）

解，但在原发性高血压患者中，约 15% 的患者肾素水平较高，其余的患者正常或低水平。在一些高血压患者中，肾素可能过高，这可能是由于肾上腺皮质对血管紧张素Ⅱ的反应性缺陷，导致醛固酮生成量增加、钠潴留和血管内容量长期升高。大多数因纤维肌增生导致的肾血管性高血压患者显示肾素水平升高，但是因动脉粥样硬化疾病导致肾动脉狭窄的患者并不一定如此。在大脑、心脏、肾、内皮和胎盘中也存在局部的肾素 - 血管紧张素系统，这可能在高血压的发展及其某些后果中起重要作用。

血管紧张素。血管紧张素Ⅱ也可能通过其对心肌和血管壁的有害作用而导致高血压的不良反应。在那里它是炎症和纤维化的强力刺激物，它还干扰一氧化氮依赖性血管扩张，并可能在小动脉功能障碍和肥大的发展中发挥作用，从而增加外周阻力。

醛固酮。一部分高血压患者的醛固酮水平虽然仍在生理范围内，但高于其血压水平的醛固酮预测值。醛固酮生理水平较高的高血压患者，其后代患高血压的风险较高。

一氧化氮缺乏与氧化应激。一氧化氮（在正常内皮血管舒张中起作用）缺乏被认为是高血压的病因。通过增加超氧化物的产生和抑制一氧化氮而增加的氧化应激可能是血浆肾素和血管紧张素Ⅱ轻微升高导致持续高血压的机制。

高胰岛素血症。2 型糖尿病患者高血压发病率的增加促使人们对共同机制的探索。高胰岛素血症与血浆儿茶酚胺和肾钠重吸收增加有关。胰岛素还增强血管紧张素Ⅱ的升压作用，并作为血管平滑肌的有效生长因子，增加外周阻力。肥胖、非糖尿病的高血压患者的胰岛素水平高于血压正常患者，这表明肥胖与高血压之间存在着一种机制联系。在非肥胖的高血压患者和高血压父母的非高血压非肥胖后代中也发现了胰岛素相对抵抗，这表明胰岛素水平升高也可能是遗传缺陷的结果。

钙。细胞内钙的增加会增加血管张力，细胞水平上钙结合的改变可能导致细胞内游离钙水平增加，从而导致血管张力增加。

细胞膜功能的改变。一些高血压患者出现了多种细胞钠转运异常，其中包括 Na^+-Li^+ 转运系统、Na^+-H^+ 交换、Na^+-K^+-ATP 酶泵和 Na^+-K^+-Cl^+ 协同转运系统等，这些异常转运系统的结果是细胞内钠增加。

临床表现和表型

原发性高血压

原发性高血压至少占 95%，发病年龄通常为 30 ～ 50 岁，但单纯收缩期高血压除外，后者通常是 60 岁以上人群患病。与 40 岁后发病的人相比，青壮年早期发病的原发性高血压与不良心血管事件的相对风险显著增加相关，通常可以发现有高血压家族史。几乎所有的患者起病是渐进的，在诊断时处于1级水平。无并发症的患者无症状。一些患者报告有疲劳、头痛、头晕、潮红或鼻出血，但症状与血压之间的相关性很差，除非患者的血压恶性升高。那些声称血压升高时能“感觉到”的人最有可能感觉到儿茶酚胺过量。

未经治疗的高血压的临床后果（充血性心力衰竭、冠状动脉疾病、心房颤动、肾衰竭、脑卒中、主动脉瘤、外周血管疾病的风险显著增加）通常只有在多年未控制高血压后才会变得明显。一旦出现严重的终末器官损伤，症状就会随之而来，死亡风险也会上升。不同的高血压表型与不同程度的心血管和全因死亡率相关。

已控制的高血压。这种表型定义为在治疗状态下，诊室测量时收缩压低于140 mmHg和舒张压低于90 mmHg，24 h监测时收缩压小于130 mmHg，舒张压小于80 mmHg。与血压正常的患者相比，心血管和全因死亡率实际上降低了（与血压正常者相比，现有最佳数据的危险比分别为0.81和0.66）。

持续性高血压。持续性高血压患者的收缩压大于140 mmHg，舒张压大于90 mmHg，24 h监测时收缩压大于130 mmHg，舒张压大于80 mmHg。这导致了相当大的心血管和全因死亡率（风险比分别为1.94和1.80）。

持续未控制的高血压。这些患者在接受治疗状态下，在诊室和家庭中血压仍高，但由于接受了治疗，死亡率风险较低（风险比分别为1.57和1.43）。

“白大衣高血压”。这种未经治疗的表型表现为在医生诊室血压测量值持续超过140/90 mmHg，但在24 h监测时不超过130/80 mmHg。具有这种表型的人通常在诊室的收缩压和舒张压至少比在家或工作时高10 mmHg，收缩压升高更明显。尽管心血管风险低于持续性高血压患者，但其风险仍然较高（心血管和全因死亡率的风险比分别为1.96和1.79），这一事实并未得到广泛重视。

未控制的“白大衣高血压”。这些接受治疗的“白大衣高血压”患者在诊室环境中血压持续升高，在诊室外血压正常，但心血管和全因死亡率风险较低（危险比分别为1.04和1.06）。

隐匿性高血压。这种变体见于动态监测或家庭监测显示高血压，而诊室血压测量正常。与血压正常的患者相比，心血管和全因死亡率风险显著升高（风险比分别为2.85和2.83）。

未控制的隐匿性高血压。即使血压水平未达到目标，与未经治疗的该表型的患者相比，经治疗的隐匿性高血压患者的心血管和全因死亡率风险更低（危险比分别为2.27和1.96）。

恶性高血压。恶性高血压是一种罕见的原发性高血压，其舒张压迅速升高到130 mmHg以上，伴有颅内压升高（烦躁不安、神志不清、嗜睡、视物模糊、恶心、呕吐、视盘边缘模糊、视网膜出血、高血压脑病）和心力衰竭（呼吸困难、啰音、第三心音）。它不同于高血压“急症”，即血压明显升高（例如，收缩压＞200 mmHg，舒张压＞120 mmHg），但没有靶器官损伤的症状或体征。

假性高血压。这种表型发生在继发于纤维化和动脉粥样硬化改变的肱动脉非常僵硬的老年人身上。血管壁抵抗血压袖带的压迫，导致血压计收缩压读数非常高，明显超过真实的动脉内压力，疑似严重的高血压。这种情况的提示是没有靶器官改变（无视网膜病变、心室肥大、肾病）。Osler手法（将袖带充气至测量的收缩压以上，并观察是否可以触诊到非搏动性的桡动脉）据称有助于确认病情，但其效果尚未经证实。

假性难治性高血压。假性难治性高血压是一种明显难治性疾病，表现为患者在用袖带测定血压时出现明显的血管收缩反应。与“白大衣高血压”患者相比，他们主要升高的是舒张压，后者的反应是收缩压升高，这些患者很容易被误认为是真正的顽固性高血压，因为诊室和家庭血压都可能持续升高。这种情况的提示是，尽管高血压明显持续存在，但无末端器官损伤（例如，眼底正常、心脏超声正常）。

继发性高血压及其病因

这些类型的高血压有明确的病因（表19-2），发生在广泛的年龄范围内，常骤然起病且严重，通常无家族史。

阻塞性睡眠呼吸暂停（见第46章）。睡眠时间歇性气道软组织阻塞可导致短暂低氧血症、儿茶酚胺激增、全身性高血压以及肺动脉高压和睡眠中

表 19-2　继发性高血压—主要病因和检查

病因（患病率）	筛查	确诊
缩窄（0.1%）	上肢和下肢血压，胸片	超声心动图、CTA 或 MRA
库欣综合征（0.1%）	库欣样外观，过夜 1 mg 地塞米松抑制试验	24 h 尿游离皮质醇
药物诱导综合征（2% ～ 4%）	用药史：苯丙胺类、口服避孕药、雌激素、皮质类固醇、甘草、甲状腺激素；可卡因、阿片类药物戒断	
颅内压升高（NA）	新发高血压、新发头痛加重、恶心、呕吐、视盘边缘模糊	头部 CT，家庭夜间血氧测定，多导睡眠图
阻塞性睡眠呼吸暂停	顽固性高血压、鼾声大、白天嗜睡、呼吸中断，Epworth 睡眠评分	
嗜铬细胞瘤（0.2%）	高血压、头痛、出汗、心悸发作，舒张压持续＞ 130 mmHg，24 h 尿甲氧基肾上腺素或血浆甲氧基肾上腺素	肾上腺 CT 或 MRI
原发性醛固酮增多症（先天性或特发性）（8% ～ 20%）	血清 K^+，血清醛固酮：血浆肾素＞ 20：1	肾上腺 CT，4 h 血浆醛固酮盐水灌注试验
肾疾病（1% ～ 2%）	先天性疾病、糖尿病、蛋白尿、肾盂肾炎、梗阻，尿液分析，BUN/ 肌酐 /eGFR	肾超声、CT、活检
肾血管疾病（5% ～ 30%）	临床预测规则、腹部杂音、多普勒超声、MRA 或 CTA	肾静脉肾素不同

BUN，血尿素氮；CTA，计算机断层血管造影；eGFR，估计肾小球滤过率；MRA，磁共振血管造影；NA，不可用。

Adapted from Whelton PK，Carey RM，Aronow WS，et al. 2017 ACC/AHA/AAPA/ABC/ACPM/AGS/APhA/ASH/ASPC/NMA/PCNA Guideline for the prevention，detection，evaluation，and management of high blood pressure in adults. J Am Coll Cardiol 2018；71（19）：2199-2269.

断。这种情况可能表现为顽固性高血压，肥胖者白天嗜睡，其伴侣抱怨鼾声大，夜间可观察到呼吸中断。患者可能数十年未得以诊断，除高血压外，还存在肺动脉高压的症状（颈静脉压升高、第二心音肺动脉成分加重、右心室隆起和足踝水肿）。

肾动脉狭窄。大多数肾动脉狭窄发生在系统性动脉粥样硬化疾病的背景下，不仅表现为高血压的发作或恶化，还表现为其他部位动脉粥样硬化疾病的症状和体征（如股动脉或颈动脉杂音、心绞痛、间歇性跛行）。它可能由肾挫伤、高血压突然发作或恶化，或治疗无效（尽管有三种药物治疗方案）所提示。它可能与肾功能不全相关，在血压控制良好的情况下肌酐升高，或继发于血管紧张素转换酶抑制剂的使用（当病变是双侧的）。左心室功能得到合理保留的患者出现"短暂性肺水肿"可能是另一种表现。大约 10% 的病例是由于纤维肌增生，这是一种最常见的影响肾动脉中膜的疾病，通常发生在没有高血压家族史的年轻女性中，她们突然出现高血压，难以控制。

主动脉缩窄。上肢血压升高的人下肢脉搏减少，提示缩窄。如果发现下肢血压测量值降低，同时触诊桡动脉和股动脉脉搏时脉搏传输延迟，以及股动脉脉搏减弱或消失，则更加怀疑。严重者前胸或背部可闻及持续的血流杂音，运动时下肢灌注不足，可能会出现下肢跛行，远端脉搏可能消失。收缩期喷射性杂音可能是二尖瓣、主动脉瓣的表现，是这种先天性病变的常见伴随症状。

原发性醛固酮增多症。原发性醛固酮增多症通常见于伴有原因不明的低钾血症，或者钾需求过多、服用利尿剂并表现为难治性高血压的患者。低钾血症可引发肌肉痉挛、虚弱、多尿，甚至心房颤动。在轻度病例中，尽管存在顽固性高血压，但可能没有明显的低钾血症。大约一半的病例为单发肾上腺腺瘤，另一半为肾上腺增生。未经治疗的原发性醛固酮增多症高血压患者血浆醛固酮与血浆肾素的比例升高（＞ 20：1）。相关的高血压可能对标准的一线治疗措施无反应。

库欣综合征。库欣综合征通常以其特有的临床特征（例如，躯干肥胖、面部肥大、腹部紫纹、近端肌肉变薄和无力、"水牛背"）为先兆，但表现可能更为微妙，表现为容易瘀伤或多毛。

嗜铬细胞瘤。阵发性交感神经放电（大汗淋漓、头痛、心悸、心动过速、胸痛和腹痛、恶心、震颤、面色发白及潮红）伴高血压是典型的表现。大约一半的人还患有持续性高血压，这使得其与焦虑者的原发性高血压的鉴别更加复杂。在大约10% 的病例中，该病症是多发性内分泌肿瘤综合征（例如，2a 和 2b 型，其中可能存在甲状腺髓样癌或甲状旁腺功能亢进）的一部分。

甲状腺疾病。儿茶酚胺亢进的症状（心动过速、收缩性高血压和热不耐受）也常见于甲状腺功能亢进症，同时伴有不明原因的体重减轻、甲状腺肿和皮肤变化，甲状腺功能减退可能导致舒张压升高。

慢性肾病。慢性肾病的后期可能导致高血压，因为肾小球和肾小管损伤导致肾素 - 血管紧张素 - 醛固酮系统功能障碍。随后可能出现体液潴留，表现为周围和面部水肿以及胸腔积液。

鉴别诊断 [1]

在基层医疗实践中，至少 95% 的新发高血压患者患有原发性疾病，剩下的为继发病因，一项大型研究显示肾衰竭占 2.4%，肾血管疾病占 1.0%，原发性醛固酮增多症占 1.0%，药物占 0.8%，嗜铬细胞瘤占 0.2%，库欣综合征占 0.1%。主动脉缩窄通常在生命早期被发现，很少表现为不明原因的成年起病高血压（表 19-2）。

检查 [25–39]

评估的目标包括明确诊断、排除继发病因，并明确血压升高的严重程度、靶器官受损的程度和总体心血管风险的程度。

建立诊断

血压测量（另见第 14 章高血压筛查）

患者在休息至少 5 min 后舒适地坐着，双脚放在地板上，正确测量双臂的血压。测量血压前至少 30 min 应停止摄入咖啡和吸烟。袖带应放在裸露的上臂上，上臂支撑在心脏水平。科罗特科夫（Korotkoff）音最好用钟式听诊器而不是振动膜来听，因为钟式听诊器能更好地传递低沉的 Korotkoff 音。记录每侧上臂至少两次连续测量的平均值。舒张压是在声音消失时（Korotkoff 5），而不是在声音质量发生变化时（Korotkof 4）。袖带气囊长度应为手臂周长的 80%，以避免因袖带太短而导致读数错误升高，从而无法施加压力。对于老年人，还应在患者站立时测量血压，以检测体位性血压变化，尤其是在监测降压治疗效果时。应注意任何听诊间隙（Korotkoff 音的消失和再现），因为它与动脉硬化和颈动脉粥样硬化相关，这是心血管风险增加的已知预测因素。

测量和确认环境

高血压的诊断几乎总是基于多次血压测定，最好是在不同的测量场景中。

诊室测量。如前所述，医生测量的血压比护士或其他医务人员测量的高，在诊室测量的血压比家庭测量的高。在就诊结束时重复测量血压可能会有所帮助，因为随着就诊焦虑的减轻，血压可能会降低。让患者待在安静的房间里，用由患者触发的自动设备进行血压测定，也有助于减少诊室测量的焦虑。

诊室血压测量的变异性可能是由环境因素导致的，但发现它也与不良心脏事件风险增加有关，包括非致死性心肌梗死、脑卒中、心力衰竭和心血管死亡率。动脉硬化、内皮功能障碍和其他形式的血管病理学被认为是其机制，表明这种变异性是已有心血管疾病的表现，也是高风险的标志。应注意尽量减少情景因素的影响，以凸显真实的差异性。

在诊室诊断高血压的常见错误包括：在测量血压前没有充分休息、在记录期间或记录前与患者交谈、患者姿势不当（不在椅子上直立）、袖带收缩过快、使用过短的气囊袖带以及依靠单次测量结果。

家庭测量。鼓励家庭测量血压可以大大促进诊断和管理。与诊室血压相比，家庭测量似乎更能预测心血管风险，产生假阳性结果的可能性更小。这在诊断和治疗时特别有帮助，因为诊室血压可能高估实际血压，或者由于“白大衣反应”而低估血压控制情况。目前的共识指南建议通过在家庭测量血压或通过动态监测来明确诊断（见下一节）。目前，与动态监测的比较非常有限，无法得出结论。

如果进行家庭测量，应检查患者的技术设备（无液或自动电子血压计），并根据经正确校准的诊室血压计的读数进行校准。商用的机械无液血压计简单、便宜、准确，但需要经常检查。手指血压测量仪和腕式血压测量仪虽然方便易用，但并不准确，也不推荐使用。

为了进行家庭测量，要求患者每天至少测量两次血压，最好上午测量一次，下午测量一次，将结果合并得出平均血压。家中的读数通常较低，因此高血压的阈值降低 5 mmHg。

动态血压监测。尽管在临床环境中测得的血压是心血管风险的有力独立预测因素，但它们可能会高估或低估真实风险。动态监测提供了在正常日常生活条件下观察整个昼夜周期血压的机会，并完善风险判定，特别是当在诊室和家中测得的读数存在差异时。美国预防服务工作组在高血压筛查建议中指出，动态平均血压是血压测定中心血管风险的最佳预测指标，与心血管死亡率的相关性最好。

典型的监测装置由一个带式充气装置、计时器和记录仪组成，它们通过塑料管连接到血压袖带上。在 24 h 的监测过程中，袖带保持打开状态，每 15 ~ 30 min 自动充气一次。诊室血压和动态血压平均值之间的相关性中等（0.5 ~ 0.7），诊室血压通常高于动态血压平均值。因此，与诊室诊断标准相比，基于动态血压平均值的高血压诊断阈值通常降低 5 ~ 10 mmHg。值得注意的是，低诊室血压在动态监测中往往更高。

当家庭和诊室血压之间存在显著差异（例如，疑似“白大衣高血压”）或全天血压变化较大时，24 h 动态监测可能有用。这种监测具有确定平均血压和昼夜模式（失去后会增加风险，被称为“非勺型”）的能力，似乎是评估血压的最准确方法，与随机血压相比，没有回归到平均水平，且与左心室质量有更好的相关性。动态血压监测中显示夜间高血压时具有特别显著的心血管风险。

在研究条件下，进行动态监测并根据结果进行调整治疗的患者需要较少的强化治疗。动态监测的成本效益仍有待确定，因为成本仍然很高。目前，该程序仅适用于评估疑似“白大衣高血压”患者的医疗保险报销。

工作地点测量。工作地点的血压测量提供了在典型白天压力状态下测量血压的机会。一项研究中，与诊室血压和家庭血压相比，的工作地点血压与靶器官影响程度（如左心室肥大）的相关性最好。因此，其可能在诊断和监测中发挥越来越重要的作用，特别是随着更多的基层医疗服务进入工作地点。

明确诊断。确诊通常需要重复测量，重复测量对不良心血管后果的预测价值比单次升高的诊室血压更大。通过动态或家庭监测发现的平均血压升高可以提高预测价值。如前所述，与诊室血压相比，其与心血管死亡率有更好的相关性。如果怀疑“白大衣高血压”是诊室单次测量血压升高的原因，那么诊室外的确认尤为重要。在门诊评估中寻找靶器官损伤的证据（小动脉狭窄、动静脉狭窄、第四心音、左心室隆起、腹部或颈动脉杂音）有助于初步评估，但仍建议重复检查以明确。如果用诊室血压来确诊，则应在至少两次单独就诊中有两次或多次血压升高，该标准的例外情况是，初始血压值大于 180/110 mmHg。

病史

有助于明确病因的关键项目包括起病年龄、发病时血压水平、家族史、药物使用、治疗反应以及相关症状。年轻时突然起病、血压很高、无家族史和治疗无效提示为继发性病因。还应检查风险因素（例如，既往的肾病、盐和酒精过量、可卡因滥用和近期体重增加），并核查可能升高血压或加剧高血压的药物使用情况［例如，苯丙胺类、口服避孕药、皮质类固醇、过量甲状腺激素、非处方拟交感神经药和非甾体抗炎药（包括环氧合酶 -2 抑制剂）］。关注其他心血管风险因素（如吸烟、高胆固醇血症、糖尿病、肥胖）以及心血管疾病、心力衰竭、外周血管疾病或脑卒中的症状或病史有助于确定总体风险，这对于指导治疗的心血管风险分层至关重要（见第 26 章）

了解与继发病因相关的症状至关重要。诸如多毛症、容易瘀伤、心悸和出汗、乏力、肌肉痉挛和下肢跛行等主诉都提示继发性高血压。继发性病因的其他线索——特别是肾血管疾病——是在极端年龄发病，病程迅速而严重，以及对药物的不耐受性（见后面的讨论）。

体格检查

在仔细测量血压后（见前面的讨论），体格检查的其余部分侧重于进一步确定继发病因、靶器官变化和其他心血管风险因素。生命体征检查还包括体重和脉搏；库欣综合征、甲状腺疾病、慢性肾衰竭和神经纤维瘤病的皮肤检查；眼底镜检查小动脉狭窄、血管弯曲度增加、动静脉压迹、出血、渗出和视盘边缘模糊；甲状腺肿、杂音和结节；颈动脉杂音和脉搏减弱；睡眠呼吸暂停导致肺动脉高压所致的颈静脉搏动，心力衰竭的肺部体征；心脏检查左心室抬举、第四和第三心音，以及二尖瓣、主动脉瓣收缩期射血杂音；外周血管搏动、杂音，双上肢和下肢血压测量异常，同时进行桡骨和股骨脉搏触诊；腹部检查主动脉扩张和杂音；以及针对局灶性缺损和焦虑抑郁表现的神经系统检查。

初步实验室检查

高血压的实验室评估有三个目的：①明确高血压导致的终末器官损害的程度；②识别发生心血管并发症发展的高风险患者；③筛查继发的、可能可逆的疾病。

尽管现在有多种先进的诊断技术可供使用，但越来越多的证据表明，机敏的医生可以根据仔细的病史、体格检查和少数几项简单的诊断性检查，准确而经济地诊断继发性高血压。没有必要对高血压患者进行广泛的实验室评估。

初步评估只需要全血细胞计数、尿液分析、血尿素氮（BUN）、肌酐、钾、钙（含白蛋白）、空腹血糖、高密度脂蛋白胆固醇以及心电图。尿液分析、血尿素氮和肌酐可提供原发性肾病（如氮质血症、蛋白尿、尿沉渣）和肾损害程度（肌酐升高）的证据。测定血糖、血清胆固醇和心电图可提供有关心血管风险以及左心房扩大和心室肥大的数据。在开始药物治疗之前应该知道，血清钾是原发性醛固酮增多症的一项有价值的筛查测试。这些评估的总体成本是合理的，对于大多数患者，评估可以到此为止，而且也应该到此为止。

对高血压患者进行过多广泛的常规实验室评估受到了很多指责。在缺乏继发性高血压的临床证据的情况下，获益很小，这种监测性价比不高。我们希望肾素分析有助于确定原发性疾病患者的潜在病理生理学，指导继发病因的检查，并使治疗选择合理化。然而，即使在疑似肾血管性高血压患者中，应用肾素分析也没有显示出益处，也不建议使用，因为大多数老年病例不是肾素依赖性的（见后面的讨论）。

超声心动图检测左心室肥大在临床研究中很有用，左心室肥大与心血管并发症的风险增加有关。然而，它在日常实践中的常规应用仍有待证实，除了在难治性高血压的情况下，在这种情况下，终末器官肥大的确切证据有助于区分治疗的真实难治性和表面难治性，以及是否需要更加强化的治疗（见第 26 章）。当评估左心室肥大的需求不那么迫切时（例如，在新出现血压升高的患者中），心电图可以提供一个合理但不太敏感的估计。Framingham 心脏研究的数据发现，心电图上存在左心室肥大会增加心血管事件的风险。

疑似高血压继发原因的实验室评估

患者选择

继发性高血压风险较高的患者包括：

- 高血压突然发作（尤其是女性且年龄小于 35 岁或有弥漫性动脉粥样硬化征象）。
- 无高血压家族史。
- 严重高血压（收缩压＞ 180 mmHg 或舒张压＞ 110 mmHg）。
- 尽管依从性好，但对最大限度的药物治疗无效。
- 持续性低钾血症。
- 阵发性高血压。

事实上，对于大多数继发性高血压高危患者，通过病史和体格检查，辅以一些精心挑选的实验室检查，可以做出具体诊断。

检查（表 19–2）

一些重要的继发性高血压病因的检查因其发生率或临床重要性而需要引起注意：

原发性醛固酮增多症。原发性醛固酮增多症通常未被诊断，尽管据估计占继发性高血压病例的 20%。这通常是由服用利尿剂的人不明原因的低钾血症或过量钾需求体现的，通常伴随着难以控制的高血压。未经治疗的原发性醛固酮增多症高血压患者血浆醛固酮与血浆肾素的比值升高（＞ 20∶1）。测量该比值是对疑似原发性醛固酮增多症的合理筛查检测。检测前，血清钾需要恢复正常，血管紧张素转换酶抑制剂和血管紧张素受体阻滞剂需停用至少 2 周。确诊需要在钠负荷和钠耗竭的情况下测量醛固酮的分泌，最好通过转诊给内分泌科医生来进行。值得注意的是，最近的证据表明，醛固酮增多症比以前认为的要普遍得多，而且低钾血症不一定以较温和的形式出现。在一项转诊实践中，据报道醛固酮增多的患病率为 24%。这表明，应对难治性高血压患者进行常规检测。

阻塞性睡眠呼吸暂停（另见第 46 章）。最好的受检者是那些在 Epworth 睡眠呼吸暂停筛查仪上的检查结果达到阈值的人。对于没有心力衰竭或其他衰弱疾病的患者，可以通过家庭睡眠监测可靠地进行测试，该研究监测夜间氧饱和度和一些其他参数。结果与在睡眠实验室中进行的正规多导睡眠图的结果有很好的相关性。相对于正式监测，费用只是一小部分，主要是大大提高了便利性。

肾血管性高血压。决定继续进行肾血管性高血压的检查需要一系列复杂的考量，包括患者高血压难以控制、准备介入治疗和反应的可能性。当这些与预测概率的估计相结合时，可以决定如何最好地进行。已开发出一种基于肾血管性高血压临床特征的可能有用的预测模型，以帮助确定预测概率（表 19-3）。该预测模型的敏感性和特异性分别约为 70% 和 90%。使用预测概率可以帮助确定谁需要测试、检查需要多积极、测试选择和测试解读。非侵入性诊断方法可能非常有帮助，通常无需进行侵入性检查，但测试敏感性通常不足以排除高预测概率患者的病情。检测的选择通常取决于当地技术水平及可用性。

表 19-3 肾动脉狭窄的临床特征

高度提示的特征
依从性良好的长期高血压患者病情（动脉粥样硬化疾病）
　控制恶化血管紧张素转换酶抑制剂治疗期间肾功能恶化（双侧疾病）
无家族史的年轻女性突发高血压（纤维肌增生）

其他预测特征（用于增加诊断敏感性和特异性）
年龄增长
腹部杂音
血清肌酐升高
当前或既往吸烟
并发动脉粥样硬化疾病
近期新发高血压
血清胆固醇升高

Based on Krijnen P，van Jaarsveld BC，Steyerberg EW，et al. A clinical prediction rule for renal artery stenosis. Ann Intern Med 1998；129：705.（A well-designed effort that provides a set of clinical criteria as sensitive and specific as scintigraphy.）

双相（多普勒）超声检查。多普勒超声是一种相对低成本、无创的诊断方法，可提供成像和生理信息，狭窄区域的收缩速度增加。由于其依赖于操作员，检查的操作特性因操作员的技能而变化。来自学术中心的高敏感性和高特异性（例如，分别为 85% 和 95%）检查报告通常比日常实践中获得的结果（例如，敏感性和特异性分别为 76% 和 75%）要高得多，在日常实践中，操作员的经验可能更加有限。

该检查作为评估疑似肾动脉狭窄患者的第一步特别有用，尤其在操作员技能较高的情况下。它具有成本相对较低且不需要造影剂的优点，而造影剂可能会损害缺血的肾。在中低预测概率（< 20%）的患者中，高阴性预测值（> 90%）有助于排除肾动脉狭窄，并避免更昂贵及有创的检查。然而，在中高预测概率（> 50%）的患者中，阴性预测值不足以排除这种情况，最好直接进行更为明确的影像学检查。其他限制包括肥胖和肠道气体对检查质量的影响。

磁共振血管造影。磁共振血管造影（MRA）提供了一种更灵敏、更特异的方法来识别解剖意义上的肾动脉狭窄。在最佳检查条件下，敏感性接近 90%，特异性接近 95%（在日常临床环境中，敏感性和特异性较低，分别为 78% 和 88%，纤维肌增生患者则更低）。在运动伪影和血管弯曲的情况下可能出现假阳性。远端分支的成像受到限制，降低了检查灵敏度。成本非常高，并且需要造影剂；与 CT 扫描使用的碘造影剂相比，钆造影剂的肾毒性较小，但对受损的肾并非没有风险。不会提供重要的生理信息。

CT 血管造影。CT 血管造影（CTA）具有与 MRA 相似的检查特性，并且比 MRA 更便宜，但其对大量碘造影剂的需求使其问题更大，特别是对于潜在肾功能不全且有造影剂诱导性肾损伤的患者。

卡托普利肾扫描。卡托普利肾扫描没有 MRA 或 CTA 敏感，但提供了有助于预测对血运重建反应可能性的有用生理信息。在某些情况下，它为无创血管造影检查补充解剖信息。口服 50 mg 卡托普利后 1h 注射放射性核素。卡托普利增强了正常肾和低灌注肾之间肾小球滤过的差异。敏感性平均为 75%（范围 68% ~ 94%），特异性为 70%（范围 59% ~ 92%)。一些观察到的变异可能是检查前药物控制不够严格的结果（利尿剂、血管紧张素转换酶抑制剂和血管紧张素受体阻滞剂必须在检查前至少 5 天停止使用，最好在测试前 1 ~ 2 周停止使用，以最大限度地提高检查性能，但这些药物即使停药时间更长，也可能影响检查结果）。该检查在肾功能不全或双侧狭窄的情况下用处不大。

肾动脉造影。传统的金标准检查仍然是数字减影肾动脉造影。由于这种导管依赖性检查存在相关风险，包括其侵入性、造影剂肾毒性和胆固醇栓塞，应将其留给侵入性较小的检查不足以满足要求的患者（例如，高预测概率但无创性研究阴性）。在导管插入术过程中可获得肾静脉肾素，以提供生理数据，以便于对解剖学发现的解释。

主动脉缩窄

如前所述，缩窄是指臂压升高的患者下肢脉搏减少，尤其是发现下肢血压测量值降低，同时触诊桡动脉和股动脉脉搏时脉搏传输延迟。有时，胸片可能显示肋骨切迹，但该检查非常不敏感。超声心动图是一项合理的初步检查，但通常需要 CTA 或 MRA 进行明确，因为超声心动图不太容易显示胸主动脉的各个方位。

嗜铬细胞瘤。嗜铬细胞瘤的临床特征和焦虑之间存在重叠，引起了人们对这种罕见但常被考虑的继发性高血压病因的关注。当临床高度疑诊时，测定血浆或 24 h 尿液甲氧基肾上腺素是最初的检测选择。在患者仰卧 20 min 后进行血浆游离甲氧基肾上腺素的测定具有最佳检查特性（敏感性 99%，特异性 89%）。它检测的是儿茶酚胺代谢物，不易受瞬时儿茶酚胺波动的影响，因此优于血浆儿茶酚胺（敏感性 84%，特异性 81%）。检测尿液分馏甲氧基肾上腺素的敏感性高（97%），但特异性低（69%）。尿总甲氧基肾上腺素（敏感性 77%，特异性 93%）、尿香草扁桃酸（敏感性 64%，特异性 95%）和尿儿茶酚胺（敏感性 86%，特异性 88%）的检测特性介于两者之间。

血浆游离甲氧基肾上腺素已成为首选检测。如果不能检测，则连续收集两次 24h 尿液以测定尿液中的香草扁桃酸酸或总甲氧基肾上腺素是一种合理的替代方法。由于其高特异性，以及在患者有症状时重复检测可提高其敏感性，很少出现假阳性，可用于排除诊断。两次尿检阳性对嗜铬细胞瘤有很高的预测价值。

组合不同的尿液检测方法并不能提高检测效果，因为检测的敏感性和特异性几乎相同。甲基多巴会假性升高甲氧基肾上腺素。如果嗜铬细胞瘤尿液筛查阳性，则可以进行肾上腺 CT 检查（对于直径大于 1 cm 的病变，敏感性为 90%）或 MRI 检查（敏感性 > 95%）。CT 或 MRI 应仅限于尿检阳性的患者，切勿用作嗜铬细胞瘤的筛查，因为与高血压无关的“无辜”肾上腺肿块很常见。

库欣综合征。初始检测首选 24 h 尿游离皮质醇。检测结果大于 250 μg/d 具有诊断价值；在具有特征性临床表现的患者中，高于正常值上限（65 μg/d）的水平强烈支持诊断，但低于该值的检测结果则可以排除。临床疑似患者需要评估促肾上腺皮质激素（ACTH）依赖性。最好的门诊检测方法是过夜 1 mg 地塞米松抑制试验（午夜服用 1 mg，早上 8 点检测血浆皮质醇），皮质醇水平高于 5 μg/dl 提示有自主腺体，但假阳性很常见（由于肥胖、压力、抑郁或酒精过量）。进一步的检查可能包括夜间血浆 ACTH 和皮质醇的检测。皮质醇升高以及 ACTH 不适当的正常或升高表明存在 ACTH 产生来源，皮质醇升高和 ACTH 水平降低（< 5 pg/ml）表明是自主性肾上腺或异位来源。24 h 尿游离皮质醇排泄可用于初步诊断。

风险分层

一旦确诊，必须进一步细化每位患者的风险。高血压的风险不仅来自血压的绝对水平，还来自其他心血管风险因素的存在与否。Framingham 研究发现，除高血压外，其他重要因素还包括吸烟、血清胆固醇升高、高密度脂蛋白胆固醇低、糖耐量异常和左心室肥大伴劳损的心电图证据。此外，非裔美国人的种族、男性和 50 岁以上的年龄也需考虑在内。患有临界高血压、血清胆固醇水平中度升高且有吸烟史的患者，患心血管疾病的风险是仅患有临界高血压的患者的 5 倍。

将心血管风险因素、临床显性心血管疾病和靶器官损害的检查结果纳入风险预测，有助于指导治疗（见第 26 章）。预测心血管风险的最重要因素包括糖尿病、临床心血管疾病和靶器官损害。靶器官受损（表现为高血压视网膜病变、左心室肥大伴重塑、蛋白尿或肾功能不全）提示后续显著的心血管发病率和死亡率风险。同样，如果高血压仍未得到治疗，明显的心血管疾病表现（如心绞痛、跛行、充血性心力衰竭、脑卒中、颈动脉杂音）提示不良预后。基于这些决定因素的严重程度递增的三个风险类别（A、B 和 C）可用于指导临床决策，尤其是治疗的紧迫性和强度（见第 26 章）：

- 风险组 A（无额外风险）：无心血管风险因素，无临床心血管疾病或靶器官损伤。
- 风险组 B（中等额外风险）：至少一个风险因素，不包括糖尿病、临床心血管疾病或靶器官疾病。
- 风险组 C（显著额外风险）：临床心血管疾病或靶器官疾病或糖尿病，伴或不伴其他风险因素。

建议 [1,4,40]

- 确诊高血压的方法为：至少间隔 1 周，在至少 2 次就诊时，分别在 5 min 内测量 2 次诊室血压；或者在分开的 2 天内，分别在上午和下午测量 2 次家庭平均血压。
- 采集病史和体格检查以寻找继发性病因的临床证据，特别是如果高血压突然发作、无家族史、年轻女性患者、高血压程度严重、有广泛的动脉粥样硬化疾病，或患者血压难以控制。
- 通过检查眼底、颈动脉、心脏、主动脉和外周血管系统，检查是否有靶器官（终末器官）受损。
- 检查要简化，最初只检查全血细胞计数、血尿液分析、尿素氮、肌酐、钾、钙（含白蛋白）、空腹血糖、总胆固醇和高密度脂蛋白胆固醇以及心电图。
- 只有当有提示性临床发现（例如，治疗无效、突然发作或突然恶化、持续性低钾血症、左心室肥大）时，才考虑对高血压的继发病因和并发症进行实验室检查。
- 根据血压升高的严重程度、靶器官受累程度和其他心血管风险因素来估计总体心血管风险（见第 26 章）。

（王官军 翻译，迟春花 曹照龙 审校）

第 20 章

胸痛评估

A.H.G.

门诊胸痛患者诊断有一定困难，可能的诊断包括危及生命的心源性、肺源性、主动脉源性疾病及食管和肌肉骨骼疾病。有些严重疾病的症状也可能不太严重。不典型胸痛的诊断可能更加困难。全科医生必须能迅速而准确地熟练鉴别患者是需要立即住院还是只需在门诊安全评估。初始决策的制订主要取决于病史的仔细评估，也可能取决于关键的体格检查和心电图检查。审慎选择进一步检查项目，可以避免产生假阳性结果。

病理生理和临床表现 [1-17]

胸痛可能来源于胸壁、胸腔内、腹部，甚至心理因素。

胸壁

起源于胸壁的疼痛通常是由于肌肉骨骼病理改变，偶尔是由于神经损伤。因为胸壁同是躯体来源，患者能准确定位，称为“定位征”（在胸壁上可以用一两个手指定位特定疼痛位点），虽然不常见，但在急诊胸痛中，这个征象对非缺血性疾病的诊断特异性高达 98% 且有 88% 的阳性预测率。

胸壁痛的特点是随深吸气、咳嗽、直接触诊和运动而加重。涉及的常见位点是肋软骨和肋骨胸骨连接点。持续时间从几秒到几天，性质包括刺痛、钝痛或酸痛。有时患者主诉紧缩感，可能是由于用力过大或用力不当导致肌肉和韧带张力增加。其他原因包括肋软骨炎（Tietze 综合征），这是一种能造成肋软骨或肋骨胸骨连接处局部红肿热痛的炎性疾病。肋骨骨折可能也会产生局部红肿热痛，但是位置有所不同，且一般会有前期外伤史或转移性肿瘤病史。临床发现，心绞痛患者发生肌肉骨骼痛的概率会增加，这可能会造成临床误诊。

带状疱疹感染复发引起的神经痛疼痛剧烈，同时有典型皮损表现，疼痛可能持续 3 ～ 5 天后，才出现典型皮疹（生动描述为“玫瑰花瓣上的水滴”，见第 193 章）。神经主诉包括感觉减退、感觉迟钝和感觉过敏。老年患者可能在皮疹消失后疼痛仍持续数月。

颈椎疾病或胸廓出口综合征引起的颈部神经根受压（见 148 章）造成的神经损伤能造成胸部和上肢体表出现类似心绞痛的疼痛。胸廓出口综合征是由于颈肋压迫臂丛神经，造成尺神经分布区运动、感觉障碍，进而出现胸部和上臂疼痛（见第 167 章）。

肺和胸膜

胸膜炎症或胸膜扩张引起的胸膜痛表现为随深吸气和咳嗽加重，但相对不受运动和触诊影响。引发炎症过程的病因包括肺炎、肺栓塞合并梗死、肿瘤、尿毒症和结缔组织病。炎症越重，疼痛越明显。感染性疾病引起的疼痛比结缔组织病引起的较轻的浆膜炎性疼痛更明显。

大叶性肺炎和肺结核

大叶性肺炎和肺结核是典型的伴有胸膜受累的肺炎。大叶性肺炎初始症状（发热、寒战、咳嗽、咳痰、胸膜炎性胸痛）可能为急性发作，类似于肺栓塞（见第 52 章）。

肺栓塞

肺栓塞能引起胸膜痛，特别是栓塞引起肺梗死和胸膜反应时。胸膜摩擦感、积液、低热、咯血提示肺梗死有胸膜受累。然而，胸膜炎性疼痛有时不典型，甚至不存在。据估计，栓塞事件中伴有胸痛的不足 10%。栓塞几乎都存在典型心肺表现——呼吸困难、呼吸急促和心动过速，但是持续时间短。缺氧和氧饱和度下降并不典型，这取决于通气和灌注是否匹配。严重的肺栓塞可能导致急性肺动脉高压，表现为全身性低血压、颈静脉扩张、第二心音肺动脉瓣成分增强、急性三尖瓣反流、胸片异常和心电图提示急性右心损伤（见后续讨论）。

自发性气胸

自发性气胸累及胸膜，导致胸膜疼痛和呼吸困难急性发作。这种情况通常好发于有肺大泡的年轻人，表现为大泡破裂。如果气胸严重，可能观察到气管偏离。

胸膜痛

胸膜痛是一种自限性疾病，最常发生于儿童和青少年，和 B 型柯萨奇病毒等呼吸道病毒感染有关。急性胸痛发作前驱期有典型病毒感染综合征。病毒性上呼吸道感染引发的胸痛可能是由于咳嗽诱发的损伤累及胸壁或支气管痉挛。健康年轻人有时表现为突发尖锐的胸膜症状，可以通过深呼吸缓解，称为“心前区捕捉综合征”。其机制尚不明确，一种假说是胸膜自身短暂折叠造成。

心脏和心包

心绞痛

冠状动脉阻塞引起的心绞痛是心源性胸痛最重要的一种。严重主动脉狭窄也可能影响冠状动脉灌注，进而引起心绞痛（见第 33 章）。典型心绞痛的特点是受劳力、情绪激动或饮食（通常是一次性进食过多）影响突然发作，休息或服用硝酸甘油后几分钟缓解。患者通常描述胸痛为压榨感、压缩感或受压感，有时也会是烧灼感或尖锐刺痛。疼痛的性质没有诊断意义，很多患者描述疼痛的性质不是真正的疼痛而是“不适感”。疼痛通常放射至下颌、颈部、肩部、背部或上腹部，可能缺乏胸部症状。有的表现为上臂麻木感和刺痛感。心绞痛可能伴随出汗和恶心等自主症状。发生短暂的泵衰竭或明显的焦虑时也可能出现呼吸困难。症状持续 2 ～ 20 min。典型特点是对硝酸甘油反应迅速，通常 5 min 内缓解。患者经常用某种手势描述胸痛。提示缺血的征象包括 Levine 征（拳头握紧按压胸骨）、手掌征（手掌伸展触碰胸骨）和上臂征（右手触摸左上臂），在前瞻性观察性研究中，急诊胸痛患者出现这三种征象的概率分别为 11%、35% 和 16%，其对冠状动脉疾病诊断的敏感性比较低（分别是 9%、38% 和 16%），但是特异性高（分别是 84%、67% 和 78%），阳性预测值一般（分别是 50%、65% 和 55%），对考虑缺血性疾病诊断的意义不大。

研究也考虑了性别和种族在临床表现上的区别，女性心肌缺血的临床表现，特别是低于 60 岁的女性，和男性不同，她们可能缺乏胸痛症状或症状不典型（见后续讨论），多表现为劳累后乏力、气短、出汗、上肢刺痛感、下颌不适、恶心或缺血造成的其他附带症状，而被简单认为是“非心源性”。糖尿病是女性缺血性心脏病早发的一个重要危险因素。种族因素方面，白人和非裔美国人急性胸痛表现相似。

不稳定型心绞痛

不稳定型心绞痛是急性冠脉综合征中的一种，其他还包括无 Q 波心肌梗死和 Q 波心肌梗死。三者均是冠心病胸痛的重要原因，源于斑块急性破裂，进而血小板活化，血栓性斑块形成，激活血管收缩。不稳定型心绞痛临床情况包括近 2 个月新发胸痛，严重到限制活动；原有胸痛的频率、严重程度和持续时间都增加、（渐强型心绞痛），并且由诱因触发的次数减少；既往稳定型心绞痛进展为静息痛或夜间心绞痛。该类心绞痛即刻死亡率很高（高达 4%），1 ～ 2 周后风险下降。提示死亡高风险的相关临床表现包括静息痛超过 20 min、泵衰竭征象（低血压、湿啰音、第三心音），新发或加重的二尖瓣反流和伴 ST 段抬高至少 1 mm 的胸痛。

与男性相比，患不稳定型心绞痛的女性不太可能出现提示血管闭塞性梗死的急性 ST 段抬高，与表现为不稳定型心绞痛的男性相比，女性发病年龄更高，更有可能伴有糖尿病、高血压和既往心衰病史，并且通常在这些疾病出现之后出现不稳定型心绞痛。

心肌梗死

心肌梗死（MI）通常以胸痛而非不稳定型心绞痛为先兆，但其表现通常不明显，特别是在糖尿病患者、老年人和女性患者中。提示心肌梗死预后差的征象包括心力衰竭、低血压、二尖瓣反流、ST 段抬高和新出现的左束支传导阻滞。梗死后心绞痛发生也提示死亡风险高。

变异型心绞痛 / 冠状动脉痉挛

变异型心绞痛最初由 Prinzmetal 描述，是指特定发生在静息时的心绞痛，同时伴随心电图短暂性 ST 段抬高。通常，该症状源于冠状动脉近端严重狭窄部位痉挛，然而，其他形式的冠状动脉疾病也可能会有类似的临床症状。大的冠状动脉痉挛除了 Prinzmetal 描述的，可能还有其他表现。患者血管造影表现为血管活性物质诱导的冠状动脉痉挛。可卡因滥用造成的缺血是通过诱发冠状动脉血管收缩、增加心肌需氧量、增强血小板聚集而引发。有的年轻人没有其他冠心病危险因素也可能表现为心绞痛。有大的冠状动脉血管痉挛病史的患者发生缺血性事件的风险更大。

非典型心绞痛（非特异性胸痛）

非典型心绞痛是一个术语，用于表述心绞痛样胸痛，其位置、性质与更典型的心绞痛不同，但仍因相似诱因、时间或其他特点而具有提示意义。一些人更准确地定义了这个术语，提出心绞痛的三个主要特征中的任意两个是存在的（胸骨后位置、运动诱因、休息或服用硝酸甘油后迅速缓解）。在接受血管造影术检查的患者中，多达 50% 的人被证明患有冠状动脉疾病。在其余患者中，惊恐发作、严重抑郁症、食管疾病和冠状动脉微循环功能障碍的发病率似乎有所增加。机制尚不明确，但是近期诸多研究重点集中在冠状动脉微循环。

冠状动脉微血管功能障碍（微血管心绞痛、冠状动脉 X 综合征）

微血管通过内皮和非内皮调节机制调节供应心肌细胞的冠状动脉血流。一半以上典型心绞痛患者存在冠状动脉微血管内皮功能异常，这类心绞痛患者运动负荷试验提示缺血存在，但是冠状动脉造影又缺乏冠状动脉阻塞的证据，因此，有时被称为“微血管心绞痛”或者“冠状动脉 X 综合征”。这类患者（大多数为 40 多岁女性）在自主神经调节或生化刺激时表现为冠状动脉微循环异常。患者多为女性的现象提示该病受激素影响。冠状动脉造影过程中，向冠状动脉灌注腺苷或乙酰胆碱，患者经常会表现为心内膜下灌注减少，进而诱发心绞痛。内膜功能异常目前被认为是早期冠心病的标志，是心血管不良事件（如心肌梗死、心力衰竭、猝死）的一个重要危险因素，血管没有阻塞的患者 5 年心血管事件的风险是 7.9%。β 受体阻滞剂、他汀类药物和血管紧张素转换酶抑制剂能缓解症状和减少风险事件发生，硝酸酯类和钙离子通道阻滞剂只能缓解症状（见第 30 章）。

二尖瓣脱垂

过去认为，二尖瓣脱垂可能引起非典型胸痛，然而，近期有经过严格控制偏倚的研究并不支持这两者有关联。有研究认为这种相关性是由于某些精神病理生理机制，如惊恐发作（见后续讨论）可能诱发胸痛，或者自主功能异常引起的症状（如心悸、出汗和头晕）有时候可能会伴随胸痛症状，刺激缺血症状发作。

心尖球形综合征

该病是一种短暂发生的心肌病，通常是由于情绪应激导致左室基底部强烈收缩，造成心尖部心肌严重的运动功能减退，形成了典型的左室膨胀。主要发生于中年女性，表现与急性冠脉综合征相似，包括胸部压缩感、气短、左室功能障碍（50% 的患者存在心力衰竭）、心电图提示前壁缺血性改变，肌钙蛋白轻度升高。已明确的机制包括儿茶酚胺毒性、斑块破裂、冠状动脉痉挛和微血管功能障碍。临床症状与急性冠脉综合征难以区分，需要冠状动脉造影鉴别，表现为冠状动脉血管光滑，左室造影显示左室球形膨胀。

心包炎 / 心肌炎

心包炎表现为胸膜痛，原因是炎性反应从相对不敏感的心包扩展到邻近的对痛觉敏感的壁层胸膜。疼痛尖锐，随呼吸运动加重，如果累及心脏后下壁，吞咽动作会诱发疼痛，如果累及心包膈面，疼痛会转移至肩部，且位置会随体位变动而改变。患者通常在坐位或身体前倾时疼痛减轻。心包炎有时也会产生类似心绞痛的疼痛。最有诊断意义的体格检查为出现两种或三种成分的摩擦音。心包问题通常由冠状动脉旁路移植术后胸痛发展而来。典型心绞痛再次出现提示移植后血管阻塞，但是胸膜痛提示存在心包切除术后综合征。

心肌炎通常继发于病毒感染，患者通常有发热、肌痛和呼吸道或胃肠道不适的前驱症状。继而可能表现为心脏症状，包括胸痛（大约 1/3 的患者）和气短（约 2/3 的患者），约 1/5 表现为心悸。心肌炎疼痛机制包括胸膜炎引起胸膜痛、炎症诱导的冠状动脉痉挛导致缺血性疼痛和扩张型心肌病射血分数下降及心律失常引起疼痛。

主动脉

主动脉夹层是非常重要的的胸痛病因之一。几乎 70% ～ 90% 的病例严重胸痛突然发作或首先出现肩胛间痛，疼痛初始便达到最大程度，性质为撕裂样，从胸部开始，可放射到肩胛间区、颈部、下颌、腰背部，甚至向下到下肢。由于大脑、脊髓或肢体的血供被截断会出现神经缺损症状。查体会发现外周大血管脉搏消失或减弱，同时还有新发主动脉瓣关闭不全和夹层延伸至主动脉根部引起心脏压塞。

食管

食管源性疼痛可能类似心绞痛，表现为胸痛的性质、位置、放射性甚至诱因（如暴露于冷空气和劳力时）都和心绞痛相似。不同于心绞痛，食管性胸痛更可能是一种钝痛，吞咽时急性发作，持续数小时。疼痛有时放射到肩胛间区。可以自发发生，也可在吃饭、胃酸反流（表现为胸骨后烧灼感，饱餐、平卧或弯腰时发生，服用抑酸药缓解）时发生。有些患者伴有吞咽困难，有关食管功能的研究证实是由于食管运动失调（如没有推动功能的收缩或“痉挛”）引起酸从胃中反流。这种情况下，硝酸酯类和钙离子拮抗剂可能起到类似治疗心绞痛的缓解作用。有些不典型胸痛患者和冠状动脉造影正常的患者同时表现出食管痉挛和微循环功能障碍，这增加了全身性平滑肌反应性障碍的可能性。

大约一半可疑食管源性疼痛患者不伴发吞咽困难和烧心感，食管检查中未发现反流和运动功能异常。过去，这样的胸痛被称为“病因不明的非心源性胸痛”，然而，关于食管阻抗检查的病例对照研究揭示了既往未诊断食管源性疼痛的患者大部分存在食管反应敏感、过度活跃和硬度增加。这些发现解释了为何正常程度的食管扩张也能导致痛觉放大和超反应性。

其他胃肠道来源

胆囊炎急性发作可产生胸骨下不适感，症状类似心绞痛，硝酸酯类能通过减轻胆管痉挛而缓解症状。极少情况下，胰腺炎或消化性溃疡也能引起胸骨下疼痛。甚至结肠脾曲肠胀气也可能引起心前区不适。

精神性原因

剧烈胸痛在有潜在精神心理疾病的患者中很常见。症状和心绞痛类似，但是焦虑或抑郁患者通常表现为持续数小时到数天的胸部紧缩感，和劳累无关，不随休息缓解。焦虑症患者胸痛通常难以深呼吸。深呼吸产生的高通气状态会造成低碳酸血症，患者会产生头晕和四肢发麻的感觉。

心脏神经症也可能类似心绞痛。还有一些情况，患者也会误认为存在非心源性胸痛。有人格障碍和躯体障碍的患者几乎都有一些形式的胸痛，包括一些有提示意义的心绞痛。典型特征是终身多重难治性躯体不适（见第 230 章）。诈病是一种为了其他目的而有意识地装病的行为。特点是病史前后不一致。区别于其他可能给患者带来获益的心因性胸痛，诈病属于故意欺骗。

抑郁和惊恐发作也会产生非典型胸痛。这类患者往多为年轻女性，伴随更多的自主神经系统症状，易被恐怖困扰，多表现为不典型胸痛。有持续胸痛的精神类患者冠状动脉内膜功能障碍或 X 综合征概率与无胸痛的精神类患者类似。

鉴别诊断

胸痛鉴别诊断可以沿着解剖学线索进行，详见表 20-1。一定不能忽视的疾病包括冠心病、严重主动脉狭窄、主动脉夹层、气胸、胆囊炎、心包炎，以及肺炎、肺栓塞和癌症引起的胸膜炎。对于 60 岁以下的女性，由于她们的临床表现不典型，容易被忽略，因而会出现冠心病漏诊或延迟诊断的问题。对这类人群必须要高度怀疑，特别是既往存在糖尿病，它是女性冠心病早发的一个重要危险因素。在有胸痛的非裔美国人群中也存在对冠心病诊

表 20-1 胸痛的鉴别诊断

胸壁
肌肉疾病
肌肉痉挛（心前区捕捉综合征）
胸膜痛
肌肉劳损
骨骼疾病
肋软骨炎（Tietze 综合征）
肋骨骨折
骨转移疾病
颈椎或胸椎疾病
神经疾病
带状疱疹感染或疱疹后神经痛
神经根压迫
心肺
心脏疾病
心包炎
心肌缺血（不稳定型心绞痛、稳定型心绞痛、冠状动脉痉挛、微血管功能障碍）
二尖瓣脱垂
心肌球形综合征
肺胸膜疾病
任何来源的胸膜炎
气胸
肺栓塞合并肺梗死
肺炎
支气管痉挛
主动脉
主动脉夹层动脉瘤
消化道
食管疾病
反流
痉挛
其他
胆囊炎
消化道溃疡
胰腺炎
脾曲肠胀气
心因性
焦虑（有或没有过度通气）
心脏神经症
诈病
抑郁

断不足的问题。

检查[1-55]

首先确定是否需要急诊入院。需要评估是否存在急性心肌缺血、主动脉夹层和肺栓塞等危及患者生命的疾病。及时评估以便迅速干预。很多情况下，医生只需要根据患者电话提供的病史便能决定是否立即收入医院。延迟入院会影响预后。这种情况在女性和非裔美国人中很常见。存在缺血性胸痛的绝经后女性收入院的人数只有有同等心脏病风险的男性人数的 2/3。

措施

必须强调病史的重要性。如果时间允许，病史、体格检查、心电图和胸片（如果能获得并且认为是必要的）可为胸痛患者的最初诊断和危险分层提供依据。紧急情况下，如可疑急性冠状动脉供血不足、肺栓塞和主动脉夹层，决定是否紧急入院很大程度上取决于病史，为了检查而推迟决定可能会延误病情。对一些病情不太紧急（缺血、夹层和栓塞可能性不大）的患者，进行广泛检查不仅浪费资源，也可能导致极高的误报率，进而产生不利结果。虽然立即对所有胸痛患者进行详尽的诊断性检查可能会产生心理压力 [对医生和（或）患者而言]，但是有些可能性不是很小（比如，至少 20%）而症状严重的患者也能从这样的检查（见第 2 章）中获益。减少患者心理压力的方式通常不是全面的检查，而是仔细的临床评估（见患者教育和转诊指征部分）。

病史

通过病史评估冠心病可能性

病史采集很重要。在有典型心绞痛病史（见前文描述）的人群中造影证实冠心病的确诊概率接近 90%。在弗雷明汉研究中，有新发明确心绞痛的患者 2 年以上冠心病事件的相对风险男性为 3.7，女性为 5.9，有可疑心绞痛的患者相对风险男性降为 3.0，女性降为 2.9，而没有心绞痛者相对风险进一步下降为男性 1.3，女性 0.8。

病史采集常见的误导来源于对冠心病胸痛的询问采用是 / 否的方式，特别是对于那些不能迅速回答他们症状的患者。在医生审问似的提问下，患者可能会同意他们简洁的描述，导致假阳性诊断。初始模糊的提问对病史采集可能更有帮助。和冠心病相关的传统的动作，如 Levine 征，预测价值很低，不足改变基于更多有预测意义的临床特点得出冠心病的可能性。

病史中具有判断意义的因素包括对诱因和缓解因素的反应，特别是劳累和休息，无论何时都有诊断意义。24 h 内新发心绞痛或既往心绞痛频率增加、程度加重、时间延长、较轻体力诱导和休息时发作都要考虑不稳定型心绞痛（似然比 2.0）。疼痛的性质、部位、放射性和强度并不特异。放射至左上臂的心前区疼痛可见于任何形式的胸痛。然而，放射至双上肢的疼痛似然比为 2.6，特异性高达 96%。

既往史需要评估心血管疾病的重要危险因素（如高血压、糖尿病、吸烟、高胆固醇血症和肥胖）。既往负荷试验异常的病史强烈增加了确诊概率（似然比 3.1，特异性 96%）。也需要调查有无使用过可卡因，特别是有过类似心绞痛的胸痛的年轻人。一级亲属有早发冠心病的家族史使其相对风险加倍。

需要考虑性别和年龄因素。女性经常会被诊断不足，特别是心绞痛病史不典型时，多表现为劳力性呼吸困难和相关的非特异症状，如乏力、上臂刺痛或恶心。有胸痛症状和既往存在糖尿病或其他冠心病重要危险因素的绝经后女性需要高度怀疑冠心病，因其预后很差。需要仔细评估提示缺血性胸痛的病史，特别是不典型人群，如 40 多岁的女性，她们的冠状动脉微血管疾病 /X 综合征的风险会增加，且伴随的不良后果风险也会增加，特别是有心血管危险因素时。

种族是评估患者的另一个决定性因素。在临床思维中需要注意潜在的偏倚影响。由于冠心病引起的急性胸痛临床表现在白人和非裔美国人中没有区别，胸痛临床表现的评估是不需要调整种族影响的。

检查急性冠脉综合征

关于患者胸痛病史，对任何一个症状类似心绞痛的胸痛患者和有心血管危险因素的患者都应该了解其疼痛是否超过 20 min，过去 24 h 有无胸痛模式增强，现在是劳力痛还是静息痛或夜间痛。是新发的（特别是严重到限制活动）还是伴随明显呼吸困难。在电话里或在门诊如果这些问题有一个是肯定回答，都应该立即安排急诊转诊，救护车转运。因为急性冠脉综合征死亡风险极高，时间很重要。为了不耽误转运，只需要简单进行体格检查和心电图检查。

考虑心绞痛样胸痛患者的非心源性病因

提示冠心病病史的一些因素也提示其他病因。劳力诱发、休息好转的疼痛提示心绞痛，但是心理疾病甚至食管痉挛也会有类似情况，需要考虑这些备选诊断。焦虑、抑郁、惊恐障碍、头痛、不安、虚弱、乏力和终身多重身体不适的病史有助于确定心因性疾病，但病史中提示缺血性疼痛时不能排除冠心病。烧心、吞咽困难、进食相关症状和缺乏冠心病危险因素提示食管疾病的可能性。症状持续数小时到数天且反复出现也进一步证明了非心源性。冠心病的另一重要特征是对硝酸甘油反应迅速，但食管痉挛、冠状动脉微血管疾病、胆囊管痉挛甚至一些心因性疾病可能也会对硝酸甘油有反应。饮食引起的胸痛可能是由于心绞痛，但是如果缺乏冠心病其他危险因素，则需要考虑胃食管或胰胆管病因。如上所述，对硝酸甘油有反应不一定对鉴别诊断有帮助。

检查主动脉夹层

疾病起始方式、放射性和相关症状有助于主动脉夹层早期确诊。明确是否为突然发病，是否初起疼痛便达到最大程度（通常描述为剧烈撕裂样疼痛），是否放射至肩胛间区、下颌、颈部或向下到腰背部或腿部，是否伴随神经缺损症状和晕厥。这些临床表现强烈提示胸主动脉急性撕裂，需要考虑立即住院。需要评估的既往史和家族史包括吸烟史、高血压控制欠佳、现存血管疾病、胸部钝器伤、马方综合征和阳性家族史。有些不太严重的疾病（食管疾病最常见）也能引起放射至后背的胸痛，但是主动脉夹层可能危及生命，因此需要仔细评估病史和危险因素。70% ~ 90% 的病例表现为特征性剧烈疼痛，但也有 10% ~ 30% 临床表现不典型，这种情况下也需要高度怀疑。

评估胸膜痛

疼痛随深吸气和咳嗽加重是胸膜刺激征的一个标志，但是这样的疼痛也可能提示心包炎和胸壁疾病。甚至主动脉夹层也能引起随呼吸运动加重的疼痛。胸壁局部压痛且随运动加重提示疼痛来自源于胸壁。如果没有局部胸壁痛，则需要立即寻找胸腔内病变的证据。需要明确有无发热、咳嗽、咳痰、结核病暴露史、咯血、吸烟史、HIV 暴露史或高危行为、单侧腿肿、小腿压痛、气短、既往栓塞病史、近期骨科手术史和口服避孕药的使用。既往有气胸病史的年轻女性或有长期肺大泡的患者突然发生胸膜痛伴呼吸困难需要考虑气胸。健康年轻人出现单纯自限性疼痛提示心前区捕捉综合征。胸膜痛翻身时加重、坐位和前倾位减轻提示心包炎，这可以通过查体进一步做出评估。患者的胸痛背景对诊断有提示意义。疼痛发生于肿瘤转移的患者可能是由于病理性骨折、胸膜转移或肺栓塞。而健康年轻人新出现干咳、低热和肌痛是由于病毒感染诱发胸膜痛及咳嗽引起肌肉痛。

同时出现急性呼吸短促的胸痛患者需要考虑肺栓塞。多变量分析研究已证实了病史中提示肺栓塞的独立危险因素（表 20-2），包括突发呼吸困难或呼吸困难突然加重，胸膜或非心源性胸痛、咯血、不对称的下肢水肿或疼痛、存在血栓形成的危险因素（既往血栓栓塞性疾病、血栓栓塞的强阳性家族史、近期制动、近期手术史，特别是骨科手术、伴发恶性肿瘤、下肢瘫痪）。排除肺栓塞的因素包括高热、先前存在的心肺疾病和存在其他病因的证据。确诊概率的确定有助于确定血栓栓塞的后续诊疗（见后文讨论）。

体格检查

病史提示急性冠脉综合征、肺栓塞或主动脉夹层时，可以立即决定收入院。进行其他检查只会延误入院时机。如果病史中胸痛不太紧急或病史不太明确，体格检查能为鉴别诊断和风险评估提供重要证据。

一般检查和生命体征有提示意义。急性胸膜痛患者出现呼吸过快和心动过速提示肺栓塞，主诉持续胸部发紧的患者同时有焦虑、叹息、过度换气可能有焦虑障碍。血压异常也有提示意义，例如，

表 20-2 已证实的肺栓塞临床确诊规则

确诊规则	得分	
	原始版	简化版
Wells 规则		
既往肺栓塞或深静脉血栓	1.5	1
心率＞100 次 / 分	1.5	1
4 周内手术或制动	1.5	1
咯血	1	1
活动性癌症	1	1
深静脉血栓的临床征象	3	1
其他诊断比肺栓塞可能性小	3	1
临床可能性		
肺栓塞不可能	≤ 4	≤ 1
肺栓塞可能	＞ 4	＞ 1
肺栓塞中等概率	2 ～ 6	
肺栓塞低概率	＜ 2	
改良版 Geneva 评分		
既往深静脉血栓或肺栓塞	3	1
心率		
75 ～ 94 次 / 分	3	1
≥ 95 次 / 分	5	2
近 1 个月内手术或骨折	2	1
咯血	2	1
活动性癌症	2	1
单侧下肢痛	3	1
触诊下肢深静脉疼痛和单侧水肿	4	1
年龄＞ 65 岁	1	1
临床可能性		
肺栓塞不可能	≤ 5	≤ 2
肺栓塞可能	＞ 5	＞ 2

Adapted from Douma RA，Mos ICM，Erkens PMG，et al. Performance of 4 clinical decision rules in the diagnostic management of acute pulmonary embolism: a prospective cohort study. Ann Intern Med 2011；154：709.

血压升高是心血管疾病重要危险因素，血压降低提示急性冠脉综合征和肺栓塞预后较差，上臂血压不对称提示胸主动脉夹层。

皮肤检查包括皮肤是否有发绀、疱疹、苍白、黄疸和黄瘤。这些基础项目检查能为动脉粥样硬化、糖尿病和高血压提供依据。颈部检查中，如果颈动脉搏动减弱或消失则考虑胸主动脉夹层，脉冲延迟则考虑影响血流动力学的主动脉严重狭窄。除此以外，颈静脉压力也有决定性意义，颈静脉怒张一般考虑急性心肌缺血引起的泵衰竭、严重肺栓塞引起的急性肺动脉高压和心包炎相关的心脏压塞。

应仔细检查“胸膜痛”的患者胸壁状况。首先视诊有无外伤表现和带状疱疹病毒皮疹，触诊有无肿胀和局部压痛。如果能引出疼痛，要确定触诊的疼痛和患者现存主诉是否一致。

听诊肺部有无吸气相和呼气相胸膜摩擦音，有无实变或渗出的征象。过清音、呼吸音缺失和气管偏移提示明显气胸，需要立即干预，特别是患者同时有心动过速、低血压和发绀史时。心绞痛患者出现湿啰音（爆破音）提示缺血性左室功能不全（泵衰竭和预后较差的另一个征象）。

关于心脏的检查，视诊左室搏动是心肌肥厚的证据（提示主动脉严重狭窄、长期高血压或肥厚型心肌病）。缺血性心肌功能不良的征象包括第二心音生理撕裂缺失、第四心音形成、第三心音出现。它们可能只在胸痛时短暂出现，但是出现则提示心肌出现巨大损伤。心绞痛患者主动脉狭窄闻及收缩期喷射性杂音是由于乳头肌缺血造成二尖瓣反流引起的收缩期反流杂音。虽然二尖瓣脱垂和胸痛的关系不确定，但不典型胸痛患者一个典型标志是收缩中期敲击音和收缩期晚期杂音。胸膜性胸痛可以闻及提示心包炎的两种或三种成分的心前区摩擦音。第二心音肺动脉瓣成分增强和新出现的三尖瓣反流杂音提示严重肺栓塞引起的急性肺动脉高压。

腹部检查包括检查上腹部和右上象限压痛（特别是证据提示胃和肝胆管疾病）及肿块（特别是可疑夹层时的腹主动脉瘤）。需要仔细检查下肢是否单侧水肿和静脉炎的其他征象（见第 22 章），提示肺栓塞引起的胸膜痛。要检查所有外周血管搏动，任何部位的搏动消失都提示急性缺血，其通常发生于主动脉夹层。触诊颈胸段脊柱有无压痛，神经检查包括是否有新发局灶性神经缺损，这是夹层的另一可能的线索。

实验室检查

门诊检查 *vs.* 紧急转运至急诊

当临床表现提示急性冠脉综合征、急性肺栓

塞、主动脉夹层或大的气胸，虽然实验室检查有助于确诊，也应该迅速将患者紧急转运至最近的急诊病房。事实上，有些检查费时且对诊断没有必要，造成的延误可能危及生命。只有影响决策的检查才是必要的。在病史就能提示不稳定型心绞痛的情况下即使是心电图也是多余的，检查不会改变将患者迅速转运至最近的急诊的决定。虽然心电图对急诊决策有必要，在患者到达几分钟内就要完成，但是院外最初的分级诊疗决策大部分是根据患者的病史。

检查选择

依据胸痛病史和体格检查确定合理的确诊概率有助于指导实验室选择。但是，这些发现不足以确定诊断，因为它们通常特异性比敏感性更高，特别是为了减少有些疾病的假阴性率，需要进一步检查，胸痛症状有很多可能危及生命的病因。这种情况下，医生要进行大量详尽的检查。不考虑确诊概率而进行大量检查后果严重，可能出现错误理解检查结果、诊断错误、延误正确诊断、患者接受大量不必要的检查和管理决策（见第 2 章）。为了帮助完善确诊概率以便更好地制订临床决策，已开发了很多成熟的决策支持工具（危险评分），使胸痛评估有据可依。还有一些作为诊断和临床事件独立预测因子的容易获得的临床特征和用于筛查的实验室检查。

诊断和检查选择另一可能的错误来源于和患者社会人口状况（如种族、性别和社会群体）相关的诊断偏倚。医生对胸痛表现的反应有时被这些因素影响，例如，有冠心病风险的非裔美国女性被转诊进行心导管检查的概率比有同等心血管风险的白人男性低 60%。当患者表现有急性缺血时，女性和非白人常被漏诊而不被安排住院。

可疑冠心病的检查

高确诊概率的急性冠脉综合征。如果初始评估提示急性冠脉综合征确诊概率很高（多个冠心病危险因素、提示不稳定型心绞痛的病史），需要立即转运转诊到急诊，最好转到有介入能力的机构；费时去做门诊检查会延误诊疗。进入急诊后，为了支持最初的诊断和分级诊疗，应立即完成心电图和肌钙蛋白测定（指南推荐在到达急诊 10min 内）。病史、体格检查和心电图能确诊疑似的急性 ST 段抬高型心肌梗死（STEMI），但是不足以区分其他原因的急性冠脉综合征（非 ST 段抬高型心肌梗死、不稳定型**心绞痛**）和非缺血性胸痛。针对这个问题，已开发了风险评分系统便于急诊快速诊断和临床决策。

急诊风险评分系统。很多已证实的风险评分系统（HEART、TIMI、GRACE）已经被开发用来进行早期风险分层，鉴别症状类似急性冠脉综合征的病因。评分系统包含了独立危险因素，如病史、体格检查和心电图以及连续进行肌钙蛋白生物标志物测定，用来提供风险评分和似然比。高风险得分提示重要诊断和临床结果的高可能性，低风险得分提示结果低风险，这有助于将需要紧急干预的患者和其他不需要紧急干预的人区别开。生物标志物测定在急诊风险评分系统中非常重要。

生物标志物——敏感肌钙蛋白 I 和 T 测定。敏感肌钙蛋白 I 和 T 测定（不同制造商）因其更高的敏感性已经取代了既往肌钙蛋白和心肌酶 CPK-MB 检查。这些检查能监测急性心肌损伤释放入血的微量心肌结构蛋白。随着它们的应用，用于诊断心肌梗死和心肌损伤的肌钙蛋白的准确性从 85% 几乎上升到 95%，试验敏感性升高（例如，胸痛发生后从 65% 以上到 85% ～ 90%，6 ～ 12 h 上升到 95%；超过 12 h，100%）。肌钙蛋白测定的使用已经极大提高了胸痛患者心肌梗死的诊断。

应用。初始症状出现时肌钙蛋白升高强烈提示心肌梗死的诊断且有助于更好地预测后续结果。轻度升高有助于确认有心血管不良事件高风险的人群未来是否有急性冠状动脉血供不足。入院后 3h 重复检查，如果结果阳性且继续增高，则心肌梗死诊断的敏感性为 98% 且有相似的很高的阳性预测值；相反，3h 后结果阴性则阴性预测值高达 98%。胸痛患者肌钙蛋白没有升高则有很高的阴性预测值（85% ～ 99%，取决于确诊概率），有助于在症状初期时迅速排除心肌损伤。

随着肌钙蛋白检测的敏感性升高，特异性会随之降低（从 97% 到 90%）。为了使特异性减少最小化，将正常值上限标准设定为参考人群的 99% 百分位数（通常的定量测定为 97.5% 百分位数）。其他原因的心肌损伤（如心肌炎、心力衰竭、肺栓塞、主动脉瓣疾病）也可能表现为肌钙蛋白升高，慢性肾病患者也会升高。

肌钙蛋白测定对慢性肾病患者意义不大。对于症状类似急性冠脉综合征的患者，肌钙蛋白升高到极限水平之上有诊断和预后价值。虽然肌钙蛋白慢性升高使诊断的敏感性和特异性有所降低，但仍提示急性缺血损伤的可能性，预示心肌梗死和心源性猝死近期和远期风险都增高。慢性肾病患者肌钙蛋白基线升高的原因包括清除率下降和结构性心脏病引起的慢性心肌损伤。肾病越晚期，肌钙蛋白水平越高，心脏预后越差。

患者的临床表现和相应的确诊概率有助于区分急性梗死和其他原因引起的伴随肌钙蛋白升高的心肌损伤，肌钙蛋白改变程度和变化方向也可能对诊疗有帮助。

美国使用的是超敏肌钙蛋白 I 和 T 测定，心电图正常且肌钙蛋白极低提示心肌梗死或 30 天内心源性猝死风险极低（阴性预测值 99.5%），有助于排除 1 ～ 2 h 内的心肌梗死，利于初始临床决策的制订。然而，对心肌梗死诊断特异性高的检查会影响其敏感性，潜在地增加了假阳性率。急诊日常工作中检查的选择应遵循指南指导。

冠状动脉造影和冠状动脉介入术。风险评分高的患者需要紧急冠状动脉造影并考虑经皮冠状动脉介入术（PCI，见第 30 章）。延迟进行 PCI 会明显增加缺血性不良事件发生的风险。如果最近的急诊不能进行 PCI，在没有重要检查时，要迅速转到能进行 PCI 的最近的医疗机构。替代方案是在当地急诊给予组织型纤溶酶原激活剂进行纤溶，特别是能进行 PCI 的机构不在附近时，后续仍要迅速转诊。转诊不需要在急诊条件下，除非溶栓失败。研究发现，成功溶栓后 2 ～ 17 h 进行 PCI 不会影响结局，然后进行转诊。

高确诊概率的稳定型心绞痛。有冠心病高危险因素，临床表现为典型稳定型心绞痛的患者不需要任何检查来证实冠心病的诊断（确诊概率已经＞ 90%）。检查的目的是估计预后和确定危险分层，这决定了初始治疗的选择（如血管重建或药物治疗，见第 30 和第 36 章）。

心肌损伤范围是影响预后的一个决定因素，这可以通过心电图、放射性核素或负荷超声心动图（见后文讨论部分和第 30 章、第 36 章）评估。不利于风险确认的因素是既往静默型心肌梗死，它可能通过静息心电图反映出（对比上次的心电图新出现的 Q 波和新的 ST 段或 T 波改变）或心脏超声（室壁节段运动异常）。心肌梗死后心绞痛提示可能发生严重冠心病，特别是患者既往发生过静默型心肌梗死（死亡风险增加 16 倍）时。敏感性肌钙蛋白测定和风险评分的使用被用来评估该类患者的预后和进行风险分层。

有些患者缺血性胸痛症状严重到即使治疗药物达最大量（见第 30 章）仍影响日常生活。对于那些非侵入性检查和风险评分评估为高风险疾病或缺血性胸痛频繁发生且持续存在或异常严重的患者，为了选择性血管重建需要完善冠状动脉造影术。在进行过冠状动脉造影的人群中，15% ～ 30% 的人并未发现冠状动脉狭窄和其他能解释疼痛的心源性病变（如没有痉挛 / 心肌病和心肌肥厚）证据，这些人大多数为中年女性，通常描述疼痛为非心源性。那些临床病史和非侵入性检查提示缺血但是冠状动脉无明显狭窄的患者需要考虑冠状动脉微循环障碍，转诊进行冠状动脉反应性试验有助于诊断，该实验是检查冠状动脉对导管中灌注的血管活性物质的异常反应。

中等确诊概率的急性冠脉综合征。这类患者的初始检查方法和高可能性患者相同，也需要立即进行急诊评估（见前文讨论）。在这种情况下，对表现为可疑急性冠脉综合征的患者连续测定敏感性肌钙蛋白和使用经证实的风险评分工具（HEATR、TIMI、GRACE）有助于区分 STEMI、非 STEMI、不稳定型心绞痛和其他非心源性胸痛。这类心脏病的发病率和死亡率较低，缺血性疾病的假阴性率也降低到 1% ～ 2%（阴性预测值 99%）。

冠状动脉 CT 血管造影。冠状动脉 CT 血管造影（coronary computed tomographic angiography，CCTA）是在 CT 基础上用造影剂增强冠状动脉血管成像的一种模式（见第 36 章），用于急诊快速排除冠心病，这项检查用于检测临床上严重的冠心病时敏感性和特异性都很高，当患者症状疑似急性冠脉综合征但心电图和肌钙蛋白都正常时，该检查能快速准确地排除急性冠脉综合征，缩短急诊住院时间。然而，该检查费用昂贵，它的使用属于后续额外检查，需要负担大量的含碘造影剂且受到离子辐射，并且没有减少胸痛期诊疗总费用。这种方法是否优于不依靠此类影像做出的临床决策尚不确定。更少放射剂量的影像学方法正在被探索。对入院观察的患者对比使用 CCTA 和放射性核素压力试验，CCTA 放射暴露更少，患者体验更好。

中等确诊概率的稳定型心绞痛。这类患者通常至少有一种心脏危险因素，病史为模式不增强的非典型胸痛。静息心电图就可能诊断这类疾病，如果静息性心电图不能诊断缺血性心脏病，则需要进行非紧急的运动负荷试验。负荷试验有几种不同的模式，包括运动诱导和化学性诱导的刺激（见第 36 章）、非成像（以心电图为基础）和成像检查（超声和放射性核素）。

有时候一些用于评估冠心病的检查在胸痛的评估中意义不大。包括冠状动脉电子束计算机断层摄影（electron beam computed tomography，EBCT）和动态心电图监测。前者通常被用来补充评估中等风险或风险不确定（见第 18 章和第 36 章）的无症状患者的心脏事件风险，依据 CT 探查和定量冠状动脉钙化程度，得出与动脉粥样硬化程度相关的冠状动脉钙化评分（coronary artery calcium score，CACS）。然而，它作为诊断中等概率的胸痛的检查仍有些不足：①它不提供生理信息，所以结果和症状的关系仍然不明确，容易产生假阳性结果；②它检测不出动脉粥样斑块软斑，它们较之钙化斑块不太稳定，更可能破裂引起急性阻塞，这种损伤最可能表现为不稳定型心绞痛。动态心电图监测没有意义，因为它的特异性很低，假阳性率很高。

如果负荷试验证实了冠心病，提示大量心肌存在梗死风险，后续要进行选择性冠状动脉造影术（见第 30 章）。

低确诊概率的冠心病。患者非心绞痛性胸痛明确，没有冠心病危险因素、心脏检查正常，冠心病确诊概率很低，以至于检查有可能阴性，偶尔焦虑可能诱发假阳性结果（导致额外检查和过度医疗费用）。如果检查被用于冠心病确诊概率极低的患者（见第 2 章和第 36 章），甚至敏感性和特异性都很高的冠心病检查也会产生假阳性结果。尽管如此，静息性心电图检查有时能减轻一些低风险患者的焦虑。该检查费用较低，可以帮助严重焦虑的患者快速恢复正常活动且不会增加花费。这种方法不应该被常规使用，除非患者强烈要求，且要提前告诉患者结果可能是假阳性。不建议低风险患者常规进行负荷试验，因为该检查只会增加费用且不能提高严重冠心病的诊断精确性。然而，有些低确诊概率的患者出于恐惧而严格限制日常活动，进而影响工作和社交。这类人如果静息心电图正常，可以考虑做费用较低的运动负荷心电图。了解患者的活动耐力和引起不良心脏结局的最大活动量可能会对患者有帮助。这类患者要做好可能假阳性结果的心理准备。

可疑食管疾病的检查（另见第 60 章）

食管疾病症状（胸骨后烧灼感 / 吞咽困难）明显时不需要检查，除非存在难治性症状，这种情况提示要检查是否有恶性疾病（见第 60 章）。患者胸痛症状类似心绞痛，但是心脏评估（包括血管造影术）正常，也没有食管症状，这类患者诊断更困难。多达 20% 的胸痛患者可疑心源性胸痛甚至需要冠状动脉造影术证实，最后确诊为食管疾病。食管疾病的确定诊断能为患者免去心导管检查。

很多激发试验和食管功能检查对诊断有帮助，包括测压法、24 h pH 监测、胆碱酯酶激发试验和酸滴定试验（详见第 69 章）。虽然既往研究支持它们在胸痛评估中的使用，但更多控制严格的对照研究在无症状、健康对照组和患者中，在疼痛和不痛时，食管功能无不同。抗胆碱酯酶或酸刺激能诱发 25% 的患者出现胸痛，而对照组却不能。但是两者动力反应没有区别。运动功能不良只是少数食管疾病的病因，且对确诊无意义。没有基础理论支持它们的常规应用。最近的研究表明，试验组和对照组对食管扩张的反应不同。食管扩张检查仍然只作为一种研究工具，尚未应用到临床，但是该检查未来可通过对痛觉改变和强烈的感官反应的识别来诊断食管性胸痛。

可疑肺栓塞的检查

与可疑缺血性胸痛相同，可疑肺栓塞进一步的检查也取决于初始评估。如果临床表现高度可疑，特别是伴有心肺窘迫的表现时，在门诊检查前首先急诊转诊到最近的急诊。

可疑肺栓塞的实验室检查很大程度取决于确诊概率的评估，可以通过关键的临床发现和可利用的经证实的临床决策规则确定确诊概率。通常使用的循证临床决策规则有 4 个，即 Wells 规则（原始版和简化版）和改良版 Geneva 评分（原始版和简化版），除此以外，肺栓塞排除标准被用于低确诊概率的患者，避免了不必要的检查。

确定确诊概率和影像检查（Wells 规则、改良版 Geneva 评分、排除标准、D-dimer 检查）。这些决策工具来源于确定用于预测和排除肺栓塞的临床要点的研究。这些工具是根据病史和体格检查进行危险分层，也有助于确定可能需要的检查和检查类型。

Wells 规则（表 20-2）。这个预测规则被广泛应用，并被证实能很好地确定肺栓塞确诊概率。内容包括病史和临床表现及医生的主观可能性估计。原始版规则的更早的累计项目包括基础实验室检查，评分系统更复杂，把患者分为低中高风险。简化版规则把一个临床项目定为 1 分，把患者分为“可能”（得分＞ 1）和“不可能”（得分≤ 1）。2 ～ 6 分在原始评分系统中对应“中等”概率。Wells 评分的原始版和简化版的前瞻性试验发现 3 个月后预测不准确的概率分别为 0.5% 和 0.6%，当联合 D-dimer 测定时，敏感性是 99.5%。如果没有 D-dimer 结果，原始版和简化版敏感性分别为 85% 和 87%。

改良版 Geneva 评分（表 20-2）。这个临床决策规则是由欧洲合作者开发的，在很多方面和 Wells 规则很像，也有相似的简化版。不同之处在于没有医生的主观评估。8 个客观临床因素中每一个定为 1 分。得分＞ 2 分定义为“可能肺栓塞”，得分≤ 2 分被定义为“不可能肺栓塞”。在和 Wells 规则头对头的循证对比中，当联合 D-dimer 测定，几乎是相同的（原始版和简化版预测不准确的概率分别为 0.5% 和 0.6%）。如果没有 D-dimer 测定，敏感性分别为 84% 和 83%。

肺栓塞排除标准（表 20-3）。提出这个标准是为了改善风险分层和排除 Wells 规则或 Geneva 工具认定的“不可能”的患者肺栓塞的可能性，特别是临床医生仍怀疑肺栓塞时。该标准的使用是为了确认低风险人群不需要任何检查，即使是联合 D-dimer 测定。“不可能”的患者使用该标准会存在 0.3% 的假阴性率，比联合 D-dimer 测定更低（0.4% ～ 6%）。重要的是，如果满足所有排除标准，即使 D-dimer 结果不确定产生假警报（见下一部分），也不需要任何检查。

D-dimer 检查。D-dimer 是交联纤维蛋白的一种降解产物，形成于血栓形成和纤溶过程中，因此它是活化的静脉血栓和血栓栓塞的一个敏感指标。肺栓塞时敏感性为 85% ～ 100%，这取决于使用的检查方法。因为 D-dimer 是急性时相反应物，能诱导纤溶的任何事件都能引起升高，如炎症、肿瘤或外伤，所以特异性不高（40% ~ 68%）。除此以外，D-dimer 水平随着年龄增长而升高。尽管存在这些限制，对于一些 Wells 规则或 Geneva 评分（表 20-2）判定为中等或低确诊概率但是又不满足所有排除标准（见后续部分）的患者，该检查仍然可以快速排除肺栓塞，免除影像学检查。

检查和切点。有两种广泛使用的测定。提示没有肺栓塞的标准阈值为低于 500 ng/ml，但是因为 D-dimer 水平随年龄增长而升高，需要使用年龄调整的切点水平（年龄 ×10 ng/ml）去解释 50 岁以上患者的结果。酶联免疫吸附法敏感性高，但是特异性低，且需要 3 ～ 4 h 才能回报结果。快速床旁全血检查（SimpliRED）敏感性稍低，但是更特异，减少了假阳性率，更适用于排除栓塞。

使用。D-dimer 检查的高敏感性能减少低中风险患者的进一步检查。它最初被专门用于低确诊概率患者排除肺栓塞，如果结果低于切点水平 500 ng/ml（0.5% 的假阴性率），则不需要进一步检查。然而，该检查特异性不太高，低可能性患者中出现大量假阳性，造成过度诊疗。排除标准使低可

表 20-3 低确诊概率患者肺栓塞排除标准

临床特点	满足标准	不满足标准
年龄＜ 50 岁	0	1
初始心率＜ 100 次 / 分	0	1
室内空气下初始氧饱和度＞ 94%	0	1
无单侧腿肿	0	1
无咯血	0	1
无 4 周内手术或外伤史	0	1
无静脉血栓栓塞	0	1
无雌激素使用	0	1

如果分数是 0，确诊概率＜ 1%。

Adapted from Kline JA，Webb WB，Jones, AE, Hernandez-Nino J. Impact of a rapid rule-out protocol for pulmonary embolism on the rate of screening，missed cases，and pulmonary vascular imaging in an urban US emergency department. Ann Emerg Med 2004；44：490.

能性患者避免了 D-dimer 检查，这类人如果满足所有排除标准，可以极大地降低 D-dimer 结果假阳性的风险。

然而，D-dimer 结果阳性与病史不符时则需要更多确诊性试验（见后文讨论）。因其检查特异性低，不足以确定诊断。排除栓塞以外的引起升高的其他原因，包括年龄调整、可能的恶性疾病、炎症和近期外伤史。然而，即使存在这些引起升高的疾病，也不能排除栓塞，因为它们通常都会增加血栓栓塞性疾病的风险。

用于风险分层的其他实验室检查。早期用于确定肺栓塞的规则评分系统中包括基础实验室检查（如心电图、胸片和血氧测定 / 动脉血气）。虽然这些结果不如 Wells 规则或 Geneva 评分联合 D-dimer，但是仍然有助于评估可能性，特别是在医生高度怀疑时。

胸片检查通常不太特异，但是确诊的肺栓塞患者胸片表现正常的不到 15%。最常见的表现为单侧胸腔积液和肺不张。有特异性但不太常见的放射学表现为肺门动脉突然截断和以胸膜为基底的楔形渗出（“汉普顿峰”），这两者都可以在大血管阻塞时出现。

肺栓塞时，心电图多有改变但通常不特异。70% 以上的既往没有冠心病的患者心电图表现为 ST 段和 T 波微小异常。急性左心牵张的心电图更有提示意义，包括经典的 S1、Q3、T3 型，新发右束支传导阻滞和 V1 ~ V4 导联 T 波倒置，被认为是右室超负荷时右冠状动脉受压导致后壁缺血。这些表现是短期不良事件的独立预测因子。

脉氧测定和动脉血气分析有助于诊断，特别是低氧血症时，但是血氧水平正常不能排除栓塞，低氧血症需要大量吸氧（吸氧浓度＞ 40%）时对严重栓塞有提示意义。

“可能”的确诊概率。该类患者应该立即入院并肝素抗凝，甚至是在进一步检查之前。

CT 肺血管造影术检查。联合监测技术的使用已经极大地取代通气 / 灌注扫描作为根据决策规则和 D-dimer 检查（图 20-1）分类确定的“可能”患者的检查选择。这项检查迅速且不引起患者不适（需要 10 s 内的屏气），在社区医院可以广泛使用，很少会因成像质量差而不能确定结果。在里程碑式的肺栓塞诊断前瞻性调查（Pulmonary Embolism Diagnosis，PIOPED）Ⅱ期研究中，中等确诊概率的患者 CT 肺血管造影（CT pulmonary angiography，CTPA）阳性预测值超过 90%。虽然敏感性只有 83%，但中等概率患者的阴性预测值超过 90%，CTPA 阴性患者只有 2% 在随后的 3 个月随访中被证实肺栓塞（表明大部分被忽略的栓子临床意义不太重要）。

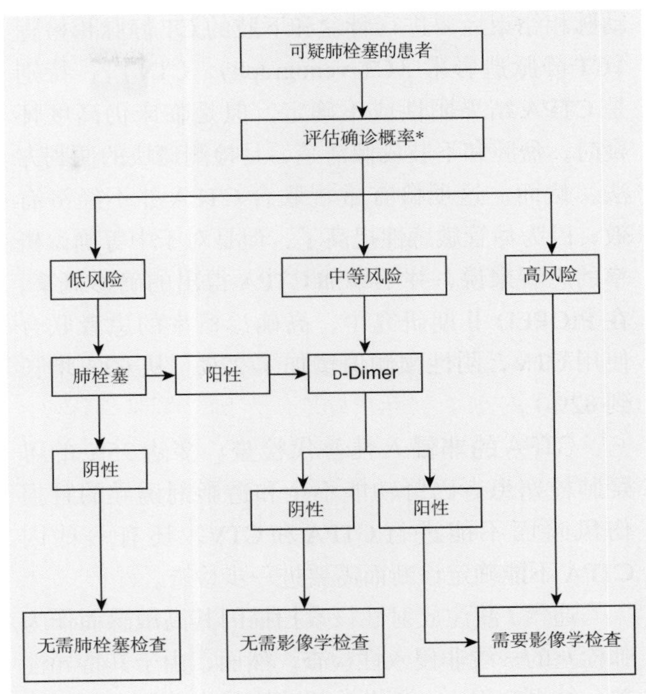

图 20-1　评估可疑肺栓塞的计算规则（Adapted from Raja AS，Greenberg JO，Qaseem A，et al.；for the Clinical Guidelines Committee of the American College of Physicians. Evaluation of patients with suspected acute pulmonary embolism: best practice advice from the Clinical Guidelines Committee of the American College of Physicians. Ann Intern Med 2015；163：701.）

使用。CTPA 提示“高可能性”有助于确认诊断，对于高确诊概率的患者阳性预测值超过 95%，不需要再进行其他检查。然而，如果 CTPA 结果与确诊概率严重不符，则必须进行其他检查。例如，高确诊概率的患者结果阴性，则它的阴性预测值只有 60%，提示需要其他检查。这项检查对低确诊概率（阳性预测值 58%）的患者意义不大，因为它的假阳性率很高。CTPA 需要静脉注射碘造影剂，因此需要考虑水化状态、肾功能和肾病病史。它的禁忌证是肾小球滤过率严重下降。年轻人和孕妇诊断肺栓塞时，要考虑放射线暴露量极大。

为了提高检查敏感性，CTPA 检查血管造影动脉相结束后要进行骨盆和下肢的 CT 静脉相检查［CT 静脉造影术（CT venography，CTV）］，特别是 CTPA 结果阴性或不确定，但是临床仍高度怀疑时。盆腔和下肢成像清楚，是检测斑块的便利方法。然而，这项检查常规联合 CTPA 并不经济有效，因为尽管敏感性提高了，但是对于中等确诊概率的患者来说，并不增加 CTPA 得出的确诊概率。在 PIOPED Ⅱ期研究中，高确诊概率的患者联合使用 CTV，阴性预测值增加了 22%（从 60% 增长到 82%）。

CTPA 的非侵入性替代检查。多达 25% 的可疑肺栓塞患者因肾功能不全和造影剂诱导的肾损伤风险而不能进行 CTPA 和 CTV，还有一些因 CTPA 不能确定诊断而需要进一步检查。

通气 / 灌注放射性核素扫描因其高敏感而作为肺栓塞的一线非侵入性检查。然而，由于其特异性差，结果有很大一部分为不确定或中等概率，与确诊概率不一致的结论限制了它的诊断精确性和有用性。既往肺病和老年患者中假阳性率很高。尽管如此，对于确诊概率为“可能”而不能进行 CTPA/CTV 的患者，它仍是一种替代性检查。通气 / 灌注扫描结果确定阴性可以排除肺栓塞诊断；如果结果阳性或高可能性，则证实该诊断。寻求改善通气 / 灌注扫描的检查特征的调查者发现通气 / 灌注 CT 扫描联合低剂量平扫 CT 在维持敏感性到 90% 以上的同时能改善特异性到 95% 以上，这表明这种联合可能成为 CTPA 的替代。

静脉多普勒超声检查能很好地探查下肢近端深静脉血栓（敏感性 95%，特异性 96%）。因为几乎所有肺栓塞栓子来源于下肢近端深静脉，对于一些不能承受造影剂负担的患者，静脉超声有时被用来替代 CTPA。然而，单独进行静脉超声的敏感性不高，因为 40% 以上的栓塞患者初始栓塞后不能探查到有血凝块残留在近端静脉系统中。为了避免这种限制，需要在 1 ～ 2 周后再次检查（见第 22 章）。

磁共振血管成像（Magnetic resonance angiography，MRA）已经替代 CTPA 用于肺栓塞的诊断。经证实，多达 25% 存在操作技术不足，全面检查率只有 57%，在技术成熟的研究中，敏感性为 78%，特异性为 99%。现阶段，它应该只在技术成熟的中心且 CTPA 和其他检查不能进行或不能提供确定诊断时进行。

肺血管造影术。肺血管造影仍然是肺栓塞诊断的金标准。只有在诊断必须紧急明确且非侵入性检查不能确诊时使用。完善的确诊概率确定规则和发达的非侵入性影像学使这项侵入性检查的需求大大降低。该检查由于大量碘造影剂注射、左心导管的使用和长时间的屏气，会使患者极度不适，甚至会引起一些并发症，如面部潮红、咳嗽和阵发性室性心动过速。由于难以长时间屏气和咳嗽，成像可能比较模糊，难以读片；即使在好的条件下，解读三维血管改变仍有困难。因此，非侵入性检查更实用，血管造影只作为备选。

孕期检查。可疑肺栓塞时，优先选择的检查为双下肢超声，结果阴性则需要肺成像检查。如果胸片正常，通气 / 灌注扫描仍然是孕妇常用的肺部检查；胸片不正常会降低通气 / 灌注扫描特异性。暴露于胎儿的射线量较低，优于 CTPA。CTPA 会使孕妇暴露于更多的放射线，也会潜在造成造影剂损伤。如果通气 / 灌注扫描结果不能确诊，后续要重复超声或肺血管 CT。

“不可能”的确诊概率。当根据临床决策规则和 D-dimer 检查（阴性确诊概率为 99.5%）判断确诊概率为“不可能”时，不需要进一步检查。因为 D-dimer 检查缺乏特异性，如果这类患者结果阳性（如＞ 10× 年龄），临床上还需要评估非栓塞性原因（如炎症、肿瘤、外伤）；栓塞的风险很小，只有 0.5%。

可疑肺部感染和其他非栓塞性胸膜痛的病因检查

胸片是首选检查。大叶性肺炎和结核病通常表现为急性胸膜痛，可能会被误诊为肺栓塞。因此，有胸膜痛、咳痰和胸片有渗出的患者也应该做革兰氏和抗酸染色。胸腔积液也可以在胸片上显示。任何病因不明的非局限性胸腔积液都应该穿刺引流，进行革兰氏染色、细菌培养、测定乳酸脱氢酶和蛋白质（见第 43 章）。胸片也可以检查可疑气胸。但是如果胸片不能立即进行，而患者存在呼吸窘迫，应立即行减压术。

如果考虑心包炎，必须完善心电图。然而，健康年轻人出现的心电图早期复极化可能和急性心包炎很像。肢体导联和胸导联都出现的 ST 段弓背和胸导联 PR 段压低，如果出现在肢体导联，可将早期复极化与心包炎区分开来。如果同时存在心肌炎，心电图可能表现出类似心肌缺血的损伤电流，肌钙蛋白升高提示心肌缺血。超声心动图能检查伴随心肌炎的心包积液，也能发现扩张型心肌病的征象。如果心包炎病因不明，抗核抗体、血尿素氮和皮肤结核菌素试验有助于诊断。

可疑主动脉夹层

有时为了筛查而进行胸部 X 线检查，可能发现纵隔增宽（特别是外伤性主动脉破裂）。但是如果基于临床高度怀疑夹层时，要立即急诊入院完善主动脉造影。不应为了等待胸片结果而延迟入院。经食管超声也能很好地检查患者的外伤性主动脉夹层，因其检查主动脉弓部位的疾病比经胸超声更敏感而更常被使用。如果主动脉造影不能获得或结果阴性但临床仍高度可疑，可以选择增强 CT。现在很多病例是直接进行 CT 检查，因其为非侵入性，比血管造影时间更短。MRI 也能检测夹层，作为另一种非侵入性检查，替代血管增强造影。

其他疾病

除了可疑肋骨骨折和颈胸椎疾病，肌肉骨骼疾病很少需要胸片检查。如果怀疑胃肠道原因，需要安排造影检查。胆囊炎和胰腺炎患者心电图可能表现为 T 波压低，会被误认为是冠心病。

胸片和（或）心电图检查可能会对有明确心因性胸痛的焦虑患者起到安慰作用。然而，大多数情况下，需要完整的病史采集和仔细的体格检查联合详细解释。“只是为了确认”而重复检查可能会让患者对医生的解释失去信心，甚至更加焦虑。另一方面，如果患者的临床病史符合器质性病变，特别是有危险因素时，则需要全面评估，不能因同时存在心因性疾病而忽略器质性疾病。

要意识到多达 10% ～ 15% 的病例不能确诊，即使很仔细地全面评估后。然而，这些情况下，仍然有可能排除急性危重性病因。大多数初始无法诊断的胸痛患者随着时间进展能够做出诊断。

症状缓解

疼痛缓解必须基于病因诊断。在未诊断时单纯使用镇痛药或镇静药抑制疼痛可能会掩盖重要线索，给患者带来危险。然而，肌肉骨骼性胸痛可能通过镇痛剂获益，特别是患者夹板固定不能活动时。如果确诊肋软骨炎，向最大压痛点局部注射利多卡因能很大程度缓解症状。对食管炎患者给予抗酸药或组胺 2 阻滞剂联合其他抗反流和减少胃酸的治疗能缓解症状。硝酸盐类和钙通道阻滞剂有时也能改善患者食管痉挛（见第 61 章）。抑郁或惊恐障碍患者需要在精神病理学指导下给予特定治疗，治疗不基于病因可能会因胸痛引起长期难治性残疾（见第 226 章和第 227 章）。

患者教育 [40,48]

指导识别急性冠脉综合征

教育患者能识别症状并立即寻求帮助，能够使急性冠脉综合征患者从早期有效干预中获益，避免延误治疗的风险。教育干预中要重点优先关注那些有多重心血管危险因素和已知有心脏病的患者。尤其是经济条件差的人群、少数民族、老年人和年轻人，对关键症状知识，特别是症状超过 20 min、新发静息痛和缺血伴发症状（如出汗、恶心、下颌或颈部疼痛、头晕）了解很少。应该指导患者如何迅速呼叫救护车。据统计，有 50% 以上的病例存在延误，最后造成不良结局，最小程度减少患者到达的时间很重要，这使得患者教育和电话呼叫成为很重要的工具。应该组织指导患者学习如何迅速拨打急救电话。

给予解释和有意义的安慰

仔细的临床评估并明确其意义不仅对胸痛评估有帮助，对正确诊断也有意义。即使证实病因危害不大，也不能把胸痛当成“不需要担心”的问题而忽略它。因为患者对症状有很多担心，单纯语言安慰是不够的。有意义的安慰需要引出完整病史、仔细进行体格检查、合理检查和引出并反馈患者的顾虑。特别需要评估有助于胸痛诊断的临床表现。如果做不到这一点，可能会引起不必要的活动限制（如担心性生活、热爱的体育项目或重要的工作活动会引发症状），此外也可能引发患者不必要的检查要求。患者通常因为存有未解决的顾虑而重复就诊、要求转诊或要求详尽的检查。就患者的心情、花费和风险而言，努力提供有意义的解释很有必要。

入院和转诊指导 [1,56-63]

如上文所述，临床病史或实验室检查提示急性冠脉综合征、肺栓塞、主动脉夹层或大的气胸时，为了让患者预后良好，需要将其立即转诊到最近的急诊。患者如果有危及生命的胸痛风险时，应教会他们辨认关键的警示症状，指导他们在联系家庭医生之前就拨打 911，患者和家属不应试图自行转运患者。

电话沟通和门诊优先紧急收入院的情况包括有不稳定型心绞痛病史、新发放射到后背的严重撕裂样或烧灼样胸痛、有肺栓塞或气胸风险的新发胸膜痛患者、严重呼吸困难、有呼吸或血流动力学衰竭征象、胸痛引起的缺血性心电图改变。医生分级诊疗错误最常发生于女性和非白人患者中，他们经常主诉为呼吸困难，但是心电图正常或没有诊断意义。

如果患者出现提示急性心肌梗死的急性 ST 段抬高，则需要立即转诊到能做经皮冠状动脉介入术（percutaneous coronary intervention，PCI）的医学中心。因为 PCI 结果比溶栓更好，特别是在症状出现 3 h 以上或转诊进行冠状动脉介入术的时间不超过 2 h 时。如果从出现症状到给予 tPA 时间不超过 3 h，转诊到最近的急诊进行溶栓也是合理的。如果最近的能进行 PCI 的机构不在附近，应立即在当地急诊进行溶栓治疗作为替代方案，然后转诊患者以便后续尽早进行 PCI（在 2 ～ 17 h 内）。转诊不需要紧急进行，除非溶栓失败。

对于门诊患者新发心肌梗死后心绞痛或新的心电图表现提示近期静息性心肌梗死，应该制订计划使其迅速入院，进行心脏会诊，因其心血管风险很高。滥用可卡因的患者发生急性胸痛也要立即住院，即使是没有其他心脏危险因素的年轻人。药学咨询的转诊也对预后很重要（见第 235 章）。

对于肺栓塞可能性小或中等概率的患者，只需要门诊检查，前提是没有呼吸或血流动力学障碍的征象，恰当的初始检查（例如，D-dimer 测定、通气 / 灌注扫描、静脉超声）可以在 2 ～ 3 h 内完成。对于由肺炎引发胸膜痛的患者，了解对并发症有预测价值的临床特征有助于确定入院后检查（见第 52 章）。不是必须要转诊到有进行食管功能检查条件的单位，但是如果患者有难治性反流或吞咽障碍，应该考虑进行内镜或钡餐吞咽检查。对于有惊恐障碍或抑郁症的患者，如果病情严重到引起致残性胸痛，精神科转诊对患者有益（见第 226 章和第 227 章）。

建议 [1,59,61-64]

对所有患者

- 分类采集病史，收集急性冠脉综合征、肺栓塞、主动脉夹层、张力性气胸和急性心肺衰竭的证据。
- 对高风险胸痛患者立即安排转运到最近的急诊；处理延误诊疗增加风险的常见错误，例如，患者不同意叫救护车或患者由朋友或家庭成员开车送到医院或患者自驾就诊。
- 如果初始病史不强烈支持这些病因，则需要在门诊继续评估患者，包括采集更详细的病史，仔细进行体格检查，补充心电图、胸片和脉搏血氧饱和度测定（可及情况下）。
- 根据病例的确诊概率选择合适的后续检查。要意识到基于患者年龄、性别和种族的常见偏倚。
- 根据这些数据制订最初的鉴别诊断，包含严重的病因（如心肌缺血、肺栓塞、主动脉夹层、张力性气胸）的确诊概率，在确诊概率基础上确定即刻决策和最佳场所及进一步检查的方法。

可疑冠心病

- 根据胸痛病史、相关症状和危险因素做出冠心病初始临床风险评估。
- 高确诊概率
    - 如果临床表现提示急性冠状动脉血供不足，应立即转诊，转到最近的急诊进一步评估；如果可能，立即优先转诊到有能力做 PCI 的机构。
    - 对于心电图提示有急性心肌梗死的改变和

到达急诊时肌钙蛋白升高的患者，考虑立即血管造影和 PCI。如果缺乏 PCI 条件，先进行纤维蛋白溶解，然后安排转诊，在接下来的 12 ～ 18 h 内进行 PCI。
  - 对于临床表现提示稳定型心绞痛的患者，安排非急诊负荷试验和超声心动图确定心肌损伤的范围和左室功能（见第 30 章和第 36 章检查选择）。
- 中等确诊概率
  - 如果临床表现提示急性冠脉综合征的可能性，如上所述，立即进行急诊分级方案。
  - 如果临床表现为稳定型（如非增强型）胸痛的一种，在非急诊情况下进行负荷试验。
  - 完善运动心电图（如果静息心电图正常）或运动超声心动图，如果其他非侵入性方法（放射性核素负荷试验）在当地费用较低或敏感性特异性较高，即经济有效，也应该考虑使用。
- 低确诊概率
  - 解释为什么胸痛不可能是心源性，如果有助于安抚患者，考虑做一次静息心电图。
- 为了尽可能减少住院延误，告知高风险患者及其家人急性冠脉综合征的症状，指导他们如果出现此类症状，立即拨打 911。
- 为了减少低风险患者的不必要检查，首先要引出患者对胸痛的顾虑，然后进行详细病史采集和体格检查，完善心电图，最后通过仔细评估临床发现解决患者的顾虑。如果患者因未解决的恐惧而严格限制工作和社会活动，则需要考虑运动负荷试验。
- 在评估患者胸痛时，如果排除了冠心病，则不需要常规的食管检查。

可疑肺栓塞（图 20-1）

- 如果诊断高度可疑，特别是有心肺衰竭的证据，应立即转诊到最近的急诊。
- 使用四种循证临床决策规则（Wells 规则或改良版 Geneve 评分——见图 20-1）中的一种对肺栓塞诊断进行危险分层（“可能”或“不可能”）
- 根据决策规则判断肺栓塞可能性
  - 进行 CTPA 时立即肝素抗凝。
  - 如果 CTPA 阳性，入院继续抗凝。
  - 如果 CTPA 阴性，检查质量优良，排除肺栓塞，停止抗凝。
  - 如果 CTPA 结果不确定，在进行其他检查时继续抗凝（例如，CTV、通气 / 灌注 CT± 胸部 CT 平扫，或下肢静脉超声）。
  - 对于因肾功能不全、造影剂不耐受而不能行 CTPA 者，可以考虑通气 / 灌注 CT 扫描联合胸部 CT 平扫或静脉超声；胸部血管 MRI 只有在有熟练使用的医师且其他检查都不能确诊时才作为替代。
- 根据决策规则判断肺栓塞“不可能”或“低可能性”
  - 继续评估肺栓塞排除标准（表 20-3），特别是尽管确定“低可能性”，仍有肺栓塞的临床顾虑时。
    - 如果所有标准都符合，不需要任何检查。
    - 如果不符合，进行 D-dimer 检查。
  - 如果已测 D-dimer 值，用调整的切点水平（10 ng/ml× 年龄）去解释结果。
    - 如果结果低于切点，不抗凝也不进一步检查。
    - 如果高于切点，继续上述影像学检查。
- 根据决策规则判断肺栓塞中等概率
  - 获得 D-dimer 结果，并用年龄调整的切点水平（10 ng/ml× 年龄）做决定。
    - 如果结果高于阈值，进行影像学检查。
    - 如果低于阈值，不用影像学检查。

（冯静才 翻译，迟春花 曹照龙 审校）

第21章

无症状收缩期杂音的评估

A.H.G.

在门诊就诊的患者中，收缩期杂音通常是偶然发现的，患者除此之外无其他症状。尽管很多无症状杂音的来源是不会对患者预后产生影响的疾病，但没有症状也不能除外潜在的有严重后果的病理学异常，例如主动脉瓣狭窄。基层医疗机构医生应该能够在门诊进行有效的评估，将需要进一步检查的杂音与良性杂音鉴别开。早期发现没有临床症状但对预后有重要影响的疾病对于识别出需密切随访的患者以及改善患者预后至关重要。对所有发现有收缩期心脏杂音的患者都常规进行心脏超声检查的做法既昂贵也不必要，但选择性应用这项检查是非常有帮助的。

这章的重点是无症状患者的临床评估和超声评估（关于症状性结构性心脏病患者的评估和管理的详细讨论见第20、24、25、33和40章）。

病理生理学及临床表现[1-16]

收缩期杂音可分为两大类：射血性和反流性（见第33章）。射血性杂音是由收缩期血液通过心室流出道时形成湍流引起的。典型特征是中到低音调、强度递增递减型杂音，心底部听诊最清，第一心音后开始，第二心音前停止。反流性杂音是由二尖瓣或三尖瓣关闭不全或室间隔缺损引起的血液反流的体现。这种杂音通常音调更高，在心尖部或胸骨中区听诊最清楚，为全收缩期或收缩中期到晚期杂音。此外，和射血性杂音类似，也是递增递减型（风湿性心瓣膜病除外，此时杂音强度一致）。

射血性杂音很常见，常常在没有心脏病症状时已经出现了。然而没有症状并不意味着没有重要潜在的病理变化。反流性杂音通常反映二尖瓣和三尖瓣瓣叶、瓣环及间隔的异常，但是潜在的损害并不一定有临床意义。

射血性杂音

“生理性”杂音

“生理性”杂音是由射血期流速增加的血流通过正常的心瓣膜产生湍流引起的。引起血液流速增加的原因包括发热、贫血、妊娠、甲状腺功能亢进、运动和引起每搏输出量增加的疾病（例如，主动脉瓣反流、心动过缓、房间隔缺损）。高血压患者或随着年龄增大出现的主动脉扩张也可能由于在扩张段形成湍流而产生血流杂音。

“无害性”杂音

“无害性”杂音是在休息状态下正常心脏产生的。这种杂音的产生来源人们还在讨论，最近的证据指向主动脉根部。因为没有流出道阻塞，这种杂音是血液从心室流出的正常射血过程的反映，是收缩早期的递增递减型杂音。由于心腔内压力正常，正常的心音分裂存在。心瓣膜是正常的，没有额外心音或其他杂音。

早期主动脉瓣及肺动脉瓣瓣膜病

早期主动脉瓣和肺动脉瓣瓣膜病可能会出现与生理性杂音相近的杂音，但是前者通常伴随收缩早期喷射性喀喇音。肺动脉瓣狭窄患者吸气时心脏杂音增强，随着疾病进展，肺动脉瓣第二心音延迟，第二心音分裂增宽。随着狭窄加重，射血期杂音通常变得更响亮，时间延长，收缩晚期杂音强度最大。严重影响血流动力学的主动脉瓣狭窄会出现持续的左心室抬举样搏动，颈动脉搏动幅度降低时相延迟（迟细脉）。由于主动脉瓣关闭音减弱，第二心音呈柔和的单心音。

二叶式主动脉瓣

二叶式主动脉瓣是先天性心脏病最常见的类型之一，患病率为1.3%，30岁以下患者出现严重主动脉瓣狭窄大多数是由其引起的。目前人们怀疑该病是基因外显率不一的常染色体显性遗传病。这种遗传缺陷可引起瓣膜狭窄和（或）关闭不全，并与主动脉并发症的风险增加相关，如缩窄、扩张，以及升主动脉动脉瘤的形成，类似马方综合征。社区研究发现，夹层的发生率很低（3.1/10 000 人），但是普通人群的 8 倍之高。30 ～ 70 岁出现主动脉瓣狭窄的患者要么是二叶式主动脉瓣，要么是瓣膜因风湿热受到破坏。后者在美国和欧洲国家已经很少见了，但在欠发达国家仍普遍存在。二叶式主动脉瓣常发生钙化而加重狭窄程度，是绝大多数 70 岁前患者进行瓣膜置换术的原因。受影响的患者可能在 60 岁出头就有明显钙化和流出道梗阻的表现。大多数二叶式主动脉瓣患者在一生中最终会需要进行瓣膜置换术。

钙化性主动脉瓣狭窄

钙化性主动脉瓣狭窄占老年患者主动脉瓣狭窄的大多数。它的发生发展与引起粥样硬化的风险因素相关联，并常常伴有冠心病。其他风险因素包括钙代谢紊乱、肾衰竭、纵隔放疗史。如果瓣膜是二叶瓣式的，钙化在 50 岁左右时开始出现，如果是正常的三叶瓣膜，钙化则在 60 ～ 80 岁时发生。由于该病在无症状期时通常未被发现，大多数患者来就诊时已经表现出疾病进展期症状（心绞痛、心力衰竭、晕厥）。由于疾病的进展速度以及细微而不典型的体格检查发现非常具有迷惑性，这些患有对血流动力学有显著影响的疾病的老年患者的早期诊断通常很困难。瓣膜钙化可能会进展非常迅速，在短短 1 ～ 2 年内就可能引起对血流动力学有严重影响的流出道阻塞。值得注意的是，那些引起钙化的因素（例如，粥样硬化的危险因素）与那些引起疾病进展的危险因素不一样，后者包括高龄、男性、狭窄的严重程度以及钙化程度。

与其他形式的主动脉瓣狭窄不同，此时杂音可能在心尖部最明显，音调较高，类似二尖瓣反流（Gallavardin 现象）。此外，疾病严重影响血流动力学时会出现的左心室抬举性搏动可能因心肌失代偿而不那么明显，而且如果颈动脉由于年龄和钙化而变得僵硬，颈动脉搏动也可能正常。

主动脉瓣硬化

主动脉瓣硬化，也叫主动脉瓣增厚，是钙化性主动脉瓣狭窄的前期病变，2 ～ 5 年的进展风险为 10% ～ 15%。很多患者进展到轻度狭窄后几乎总是不可避免地需要进行瓣膜置换术。该病在老年患者中很常见（见于 40% 的 70 岁以上人群），特征是未引起流出道梗阻的主动脉瓣叶增厚。这种病变与心血管疾病患病和病死风险增高有关——人们认为这是由该病与粥样硬化风险因素和由之引起的冠心病的关联性引起的。

肥厚型心肌病（原发性肥厚型主动脉瓣下狭窄）

肥厚型心肌病通过动态阻塞左心室流出道而产生射血性杂音。心肌纤维化是该病的标志及早期表现。动态性二尖瓣移位也可能出现并引起反流。射血性杂音受左心室腔内容积和左心室收缩性影响。减小心腔血容量的手法（例如 Valsalva 动作）会加重阻塞，使杂音增强。当有显著的梗塞时，杂音在大部分收缩期时都有，峰值延迟到收缩中期之后。一些患者倾向于出现快速性心律失常。心电图显示高电压。

房间隔缺损

由于右心室每搏输出量增加，房间隔缺损时会产生生理性杂音。然而，和其他生理性杂音不同，由于血液的左向右分流以及右心室射血时间延长，通常会出现增宽的第二心音固定分裂。

有“生理性”杂音和“无害性”杂音的患者通常没有心脏疾病相关的症状，一般也没有心脏疾病的既往病史。主动脉瓣狭窄或肺动脉瓣狭窄或肥厚型心肌病较轻的患者，或房缺较小的患者，也可能没有症状。主动脉瓣狭窄患者出现症状时（例如，心绞痛、呼吸困难、体位性头晕）通常是疾病发展的晚期，提示进展期疾病（见第 33 章）。

反流性杂音

房室瓣膜的反流性杂音可能是全收缩期或收缩后期的，根据病变瓣膜器官的解剖学性质和功能决定。

二尖瓣全收缩期反流性杂音

二尖瓣全收缩期反流性杂音通常发生于引起二尖瓣收缩期关闭不全的疾病，包括风湿性二尖瓣瓣膜病、细菌性心内膜炎、严重的扩张性心肌病病例、乳头肌断裂，以及瓣膜表面的心内膜纤维化。后者目前被认为与长期大剂量服用减肥药合剂芬特明/芬氟拉明有关（见第233章）。据传心瓣膜纤维化的机制是心瓣膜内膜代谢中过多5-羟色胺作用，引起了在临床上有重要意义的二尖瓣、三尖瓣和主动脉瓣关闭不全。

三尖瓣反流

由于瓣膜损伤或右心室扩张引起的三尖瓣反流也会产生一种在性质和时间上与二尖瓣反流类似的杂音，但其在胸骨左缘听诊最清而不是心尖部，其特征是杂音随吸气增强。

室间隔缺损

另一种全收缩期杂音的发生机制是由左向右分流，如室间隔缺损。室间隔缺损的全收缩期杂音在胸骨左缘听诊最清，这是由血液左到右分流形成的湍流造成的。随着长时间的分流和随之产生的右心室压力升高，左右心室的压力差及分流的程度可能会减小，杂音强度也随之变小。与三尖瓣反流可以通过增加后负荷的手法来进行鉴别（见后文的讨论）。

收缩晚期反流性杂音

收缩晚期反流性杂音是由于收缩过程中逐渐出现的瓣膜关闭不全引起的。收缩中期至晚期杂音是由二尖瓣脱垂和乳头肌功能障碍引起的二尖瓣反流的特征，后者与缺血性心脏病有关。

二尖瓣脱垂是门诊患者中无症状性二尖瓣反流性杂音的最常见病因。该病的特征是由于葡糖胺聚糖沉积异常引起的瓣叶和腱索的黏液瘤样变性，这种病变使瓣膜和腱索结构强度减弱，更容易被拉伸发生脱垂。在弗雷明汉研究中，最初关于患病率的报告是年轻女性高达17%，年轻男性高达4%。之后的研究采用了更严格的心脏超声诊断标准并避免了选择偏移，修正了上述数据，将估计患病率降低到2.4%，且在年轻男性和年轻女性之间几乎没有差异。女性患者病情相比男性通常较轻，后瓣脱垂率更低，连枷样瓣叶和重度反流发生率更低。二尖瓣脱垂的收缩晚期杂音前通常有喀喇音，后者是收缩晚期时冗长的二尖瓣瓣叶脱垂入心房引起的。大多数二尖瓣脱垂患者没有其他心脏疾病的症状或体征，但不能忽略的是少数患者会有非典型胸痛、心律失常或呼吸困难。在少数情况下，特别是老年男性患者，可发生对血流动力学有显著影响的二尖瓣反流。男性和女性患者都出现的无力型体型被认为与二尖瓣脱垂有关，女性患者还会出现小乳房。人们已经描述了该病还会有非特异性T波改变，尤其是下肢导联T波倒置。在二维超声检查（B型）的胸骨旁长轴切面发现明确的二尖瓣瓣叶脱垂可以确定诊断。

鉴别诊断 [16]

可以根据潜在的病理生理学表现列出需要鉴别诊断的疾病。因此，收缩期射血性杂音可以可分为无害性、生理性、主动脉瓣性和肺动脉瓣性。反流性杂音可以由二尖瓣或三尖瓣关闭不全或室间隔缺损引起（表21-1）。值得注意的是，有些患者有一个以上的病因。在一项关于进行超声检查的患者的研究中，28%的人有“复合型心脏病”的证据。

诊断检查 [4,6-7,10-11,13,16-26]

鉴别收缩期的反流性杂音和射血性杂音

在许多情况下，在早期的体格检查评估中就可以将二者做出区分。这样做有助于缩小鉴别诊断的范围（表21-1）和进行重点检查。杂音的发生时间、性质和位置是其中最重要的鉴别特征。如前所述，射血性杂音通常是粗糙的，用听诊区的钟型体件听诊最清，通常在心底部最响亮，并传导到颈部和向下传导到心尖部。在钙化性主动脉瓣狭窄的老年患者中，杂音可能音调更高，在心尖部最响，类似二尖瓣反流。二尖瓣和三尖瓣反流的收缩期反流性杂音的特点是高音调，较局限地固定于心尖部或胸骨左缘（除非杂音非常响亮），为全收缩期或收缩晚期杂音（有时在杂音前会有喀喇声）。所有射血性杂音和大部分反流性杂音（除了风湿性病变引起的杂音）都是递增递减型模式，因此这一特征在鉴别诊断中用处不大。同样，心电图发现心肌肥厚的证据也不能排除反流性的病因，因为在代偿期二尖瓣反流中经常出现一定程度的偏心性心肌

表 21-1　收缩期射血性杂音的鉴别诊断*

无害性杂音
生理性杂音
运动或情绪
发热
贫血
甲状腺功能亢进
每搏输出量增大的疾病：房间隔缺损、主动脉瓣反流、心动过缓
妊娠
主动脉瓣性杂音
主动脉瓣狭窄
肥厚型心肌病
瓣膜下或瓣膜上固定狭窄
肺动脉瓣性杂音
肺动脉瓣狭窄
二尖瓣反流性杂音
风湿性二尖瓣关闭不全
二尖瓣脱垂综合征
先天性二尖瓣瓣膜病
腱索断裂
乳头肌功能障碍
左心房黏液瘤
二尖瓣瓣环扩张
三尖瓣反流性杂音
风湿性三尖瓣关闭不全
三尖瓣瓣环扩张
室间隔缺损

* 译者注：该表包括收缩期反流性杂音

肥厚。

一些其他的杂音特征以及杂音随手法的变化可能对诊断有所帮助。射血性杂音随着心率和心动周期的时长变化而发生强度的变化，心率增快时变得更柔和，心率降低时变得更响亮。反流性杂音则几乎不随心率改变。握力负荷和其他增加收缩期压力的手法（例如，通过对双臂的血压袖带充气来形成短暂性动脉闭塞）能显著增加二尖瓣反流和室间隔缺损的反流性杂音强度。右心杂音可以通过安静吸气时杂音增强来与左心杂音鉴别。

心脏超声检查对于鉴别反流性疾病与引起射血性杂音的疾病有时是必要的，尤其是在并发了左心室功能不全、多瓣膜受累或心肌病的情况时。这项检查，尤其是与 Doppler 检查一起进行时，也是对评估疾病严重程度的一个重要补充；当临床上怀疑有对血流动力学显著影响的病变时应考虑使用（见后文的讨论）。

射血性杂音的评估

区别无害性原因和更严重的病变

注意杂音发生的时间、性质、强度和位置是有帮助的。无害性和生理性杂音通常为中频，强度小于 3/6 级，在收缩早期至中期达到峰值，在 S2 之前很早就停止，在心底部听诊最清，尽管也可能传导至颈部及心尖部。Valsalva 动作和站立能降低杂音强度。第二心音正常分裂，强度正常；没有喀喇音、心脏抬举样搏动、S3、S4 或其他杂音。心电图和胸片正常。要注意检查是否有贫血、发热、甲状腺功能亢进和焦虑的征象。

房间隔缺损和血流动力学影响不明显的主动脉瓣和肺动脉瓣狭窄引起的杂音可能类似于生理性杂音。然而，在大多数房间隔缺损病例中，会出现增宽的 S2 固定分裂，而且在 90% 以上的病例中，会出现右束支传导阻滞，V1 导联的 QRS 波群呈 RSR 型。如果心电图正常，S2 正常分裂提示不太可能是房间隔缺损。当诊断有疑问时，可通过超声心动图检查是否有异常间隔运动和右心室扩大，如果检查结果正常，就可排除这种诊断。年轻患者的轻度主动脉瓣狭窄与生理性杂音可能无法区分开，射血性喀喇音是前者的重要线索。

临床评估通常足以区分功能性或无害性杂音与由病变引起的杂音。体格检查的灵敏度在这方面与超声检查似乎相同，因此，当临床确定性较高时无需再进行超声确认。

估算主动脉瓣狭窄的严重程度

病史和体格检查。因为患者可能会保持相对无症状，直到疾病晚期，患者的病史可能具有欺骗性。心绞痛、持续呼吸困难和晕厥预示了主动脉瓣狭窄已经到了疾病进展期。问诊时注意患者是否有不易觉察的症状，如出现劳力性呼吸困难和运动耐力下降，这有助于发现更早期的疾病。随着主动脉瓣狭窄的进展，对血流动力学影响更显著，杂音通常会变得更响，在收缩期更晚达到峰值。随着主动脉瓣关闭音逐渐消失，第二心音强度减弱，左心室出现抬举样搏动，可触及震颤，颈动脉搏动延迟、强度减弱。心电图上可能会出现左心室肥厚的证据

(例如，电压升高、劳损)，尽管该检查不是一个敏感的指标。

对老年患者发生钙化性主动脉瓣狭窄及其严重性的估计来说，保持高度怀疑是必要的。需要记住在心尖部和心底部都要仔细听诊，不要被杂音较柔和（或）没有出现有力的心尖抬举所迷惑，产生虚假的患者没有严重病变的感觉，因为它们也可能是左心室衰竭的征象。此外，颈动脉搏动也有可能由于随着年龄增加，动脉失去弹性而看起来正常。老年患者的主动脉瓣狭窄表现为中高音调的音乐样杂音，心尖部听诊最清，可能导致与二尖瓣反流相混淆。有助于区别它与二尖瓣反流的是随着心率增快杂音强度的减弱，而在二尖瓣反流时，杂音不随着心率变化。如前所述，通过临床表现来发现对血流动力学有严重影响的疾病在合并左心室功能不全时可能尤其困难，因为后者可能会弱化许多严重瓣膜狭窄时出现的特征性体征，然而，这样的患者通常表现为劳力性呼吸困难和疲劳，这些应该有助于提高人们对该病的怀疑。

心脏超声和多普勒（二维超声心动图）。当体格检查提示有严重的流出道梗阻问题时，心脏超声联合连续波多普勒检查（即二维超声心动图）是可供选择的检查——患者无症状并不能排除患有对血流动力学重大影响的疾病的可能性。这项检查可以对疑似左心室流出道瓣膜性和瓣膜下性阻塞进行确认，并相对准确地估计其严重程度。主动脉瓣狭窄时，要关注血流峰流速、瓣膜面积、平均跨瓣膜压差，这些指标可以为较准确地评估疾病严重程度提供依据（表 21-2）。瓣膜钙化程度也与疾病严重程度有关。低血流量的情况下可能会出现对疾病严重程度的过高估计。

钙化性主动脉瓣狭窄会特征性地随着时间的推移而进展，因此，根据狭窄程度，需要定期重复进行超声心动图检查。对于没有症状的严重疾病，建议每 6 ～ 12 个月一次；对较轻的疾病，每 1 ～ 2 年一次；对于轻微疾病，每 3 ～ 5 年复查一次。

表 21-2　主动脉瓣狭窄严重程度的二维心脏超声指标

	血流峰流速（m/s）	平均跨瓣膜压差（mmHg）	瓣膜面积（cm^2）
轻度	2.0 ～ 2.9	10 ～ 20	1.6 ～ 2.0
中度	3.0 ～ 3.9	20 ～ 39	1.0 ～ 1.5
重度	≥ 4.0	≥ 40	＜ 1.0

超声心动图在检查主动脉瓣狭窄的同时也可以提供其他可能有用的额外信息，包括估计射血分数和检测对血流动力学有影响的主动脉瓣反流。严重病变情况下的射血分数减低预示疾病预后不良，需要及时关注。在收缩期杂音非常明显的情况下，舒张期反流性杂音常常被遗漏，甚至有经验的检查者也表示对血流动力学有显著影响的主动脉瓣关闭不全的临床识别灵敏性不超过 40%。

识别肥厚型心肌病 / 特发性肥厚型主动脉瓣下狭窄

几种手法可以有助于鉴别这种心肌病相关的收缩期射血性杂音与其他射血性杂音。最具特征的是杂音对下蹲、被动抬腿、Valsalva 动作这些通过影响静脉回流来影响左室腔容积的手法的反应。静脉回流减少使室腔容积减小，肥厚的心肌对流出道的阻塞增加。这就是为什么 Valsalva 动作（用力对抗紧闭的会厌）会导致杂音强度增强。被动抬高下肢和站立变为下蹲时，肥厚型心肌病的杂音会由于这时静脉回流增加而减弱。尽管有时杂音可能不会随着静脉回流增加而发生实质性的变化，但是这种情况下出现明确的杂音增强可以除外肥厚型心肌病。杂音大概在收缩中期达到峰值，这有助于将其与那些更早达到峰值的无害性杂音鉴别开。其他的杂音特征包括胸骨左缘杂音强度最大，快速颈动脉搏动有时是双峰的性质。临床上怀疑该诊断是进行心脏超声检查的指征。此外，这项检查可能会发现二尖瓣反流，这种病变有时也会在肥厚型心肌病中出现。钆增强磁共振成像（MRI）可以显示特征性的致密局灶性纤维化病变。

识别肺动脉瓣狭窄

如果临床检查发现在胸骨左缘第二肋间隙听诊最清的长而响亮（＞ 3/6）的杂音并随吸气增强、心音分裂增宽或无肺动脉瓣第二心音、随吸气减弱的射血性喀喇音、右心室抬举样搏动、胸片上肺动脉扩张的征象、右心室肥厚的心电图表现——V1 导联呈明显 R 波，提示存在对血流动力学有显著影响的肺动脉瓣狭窄。心电图正常、早期收缩期杂音可排除严重的肺动脉瓣狭窄。轻度的血流动力学影响不显著的肺动脉瓣狭窄的杂音可能与无害性杂音难以区分，但通常不需要治疗，因此误诊也不会产生很大影响。

总结

无症状的收缩期射血性杂音患者的初始评估的关键组成部分包括关注颈动脉搏动，左心室和右心室搏动，第二心音，喀喇音，杂音的性质、发生时间、强度和位置，以及影响静脉回流的手法、心率、全身血管阻力对杂音的影响。心电图和胸片可能会有帮助。如果临床上怀疑存在对血流动力学有显著影响的疾病或诊断仍有疑问，或未识别病变时会有不良后果，则应进行心脏超声检查结合多普勒检查。值得注意的是，主动脉瓣狭窄时的主动脉瓣反流临床上常被漏诊。

反流性收缩期杂音的评估

反流性杂音发生的时间和位置是诊断上最有帮助的特征之一。杂音随着一些简单的床边手法的变化也可以提供有用的诊断信息。

全收缩期杂音

全收缩期杂音提示风湿性或心肌病性二尖瓣和三尖瓣关闭不全，或者室间隔缺损。典型的二尖瓣关闭不全的杂音在心尖处听诊最清晰，并向外传导至腋下；它随心动周期长短或呼吸的变化不大，但握力负荷和其他一过性增加全身血流阻力的手法（例如，双侧血压袖带加压）能使杂音显著增强。随着容量负荷的长时间增大，有可能出现明显的左心室增大。因为多瓣膜受累是疾病发展的规律，也有可能发生心力衰竭，还需要进行其他杂音的仔细听诊并检查心力衰竭的征象（例如，啰音、第三心音）。然而，第三心音在二尖瓣反流中很常见，因此对心脏收缩功能不全的预测性不如在其他类型的心脏疾病中那样有用。

二尖瓣关闭不全和三尖瓣关闭不全的鉴别。注意呼吸对杂音的影响。三尖瓣关闭不全的收缩期反流性杂音在安静吸气和持续腹部压力（压迫肝的右上象限）时增强。此外，它通常在胸骨左缘下部最响亮，但当右心室很大时，杂音也可能在心尖部听到。它不会很明显地向腋下传导。杂音强度很大程度上受呼吸影响，在吸气开始时增强，在呼气早期减弱。应检查肝颈静脉回流征，如果阳性，对诊断非常具有提示意义。

识别室间隔缺损。室间隔缺损的全收缩期杂音在胸骨旁听诊最清，而不会传导到腋下。杂音强度不随呼吸而变化，但是，与二尖瓣反流一样，使用 Valsalva 动作、握力负荷和血压袖带加压时杂音增强。杂音常常会有一些收缩中期的增强，可能会与射血性杂音混淆。和二尖瓣反流一样，杂音强度会因握力负荷和其他增加全身血流阻力的手法而显著增强。

收缩晚期杂音

二尖瓣脱垂的特征是收缩中期到收缩晚期杂音，之前是收缩期中期的“咔哒”声。一些类型的乳头肌功能不全也会引起发生时间类似的二尖瓣反流性杂音，通常在前间壁心肌缺血的情况下发生。如果听到收缩中期的喀喇音，二尖瓣脱垂的可能性增大，前者在站立（一种减小左心室容积弱化杂音的手法）时倾向于接近第一心音。二尖瓣脱垂的杂音发生也可能不伴随喀喇音。也应该注意疑似二尖瓣脱垂杂音的强度。杂音越响，反流对血流动力学的影响越显著，发生心内膜炎和其他心血管并发症的风险越大。握力负荷或 Valsalva 手法可增加杂音强度。杂音持续时间延长是脱垂加重的征象。一个已知有二尖瓣脱垂的患者发展为全收缩期杂音而且没有收缩期喀喇音与不良事件的风险增加有关。

二尖瓣脱垂的检查。当不确定性持续存在时，超声心动图可以确认二尖瓣脱垂的诊断。轻微的瓣膜脱垂是正常的。在给患者诊断二尖瓣脱垂之前应该确定患者达到了二尖瓣脱垂的超声诊断标准。主要诊断标准是在二维（B 型）超声检查的胸骨旁长轴切面上一个或两个瓣叶在收缩期向左心房的移位超过了二尖瓣瓣环平面。瓣膜增厚和冗余是其他特征，但人们已经描述了一种非经典形式的二尖瓣脱垂——无瓣膜增厚，心内膜炎风险小，引起的反流对血流动力学影响小。心脏超声可以区分二者，因此可能有助于心脏风险分层，尽管两者发生栓塞性卒中的风险相近，都非常小。应避免滥用超声心动图。如果患者胸痛的主诉模糊不清，而且心脏检查完全正常，通过超声寻找“沉默的”（“silent”）二尖瓣脱垂的证据是没有意义的。对疑似二尖瓣脱垂的患者使用超声检查可以帮助诊断，但其对改善临床结果是否有益仍有待证明。在大多数情况下，超声检查发现二尖瓣脱垂后引起的治疗变化包括启动心内膜炎的预防性治疗（见第16章）。然而，多普勒超声心动检查表明，可以听诊到的，尤其是响亮的收缩期反流性杂音非常可能是对血流动力学有严重影响的疾病的表现。患者出现这样的杂音是进行心脏超声检查的指征。

患者教育以及转诊指征[4,13]

患者教育

如果在仔细评估后确定杂音为无害性的或对血流动力学无明显影响，这时向患者详细地解释病情非常重要，可以使患者放心。如果只敷衍地解释说“这是无害的，没什么大不了的”，可能会引发患者明显的担忧，甚至不信任，尤其是如果在后续的门诊中还持续地为患者进行详细的心脏听诊检查时。如果没有对患者完全解释清楚，患者对杂音的担忧可能会导致不必要的自我限制活动。应该与患者讨论杂音的原因、意义及预后来消除患者的疑虑。对于受教育程度较高或经常自己获取医学信息的患者，告知他们考虑到的其他可能原因以及是怎么排除的特别有帮助，可以避免他们进行不必要的检查或转诊。应该明确告知无害性杂音的患者，目前没有必要限制活动或进行进一步评估。

主动脉瓣狭窄

发现有主动脉瓣狭窄的无症状患者（特别是老年人）应被告知定期随访检查的重要性，并教授患者识别疾病对血流动力学显著影响时的症状（即体位性头晕、心绞痛、劳力性呼吸困难），并告知患者如果发生了这些症状要马上通知医生（参见第33章）。

二尖瓣脱垂

对于二尖瓣脱垂不严重的患者，提供咨询解释尤为重要。应告知患者二尖瓣脱垂是一种异质性疾病，大多数患者发生心脏并发症的风险不会增加。对于那些二尖瓣脱垂反流性杂音可清晰听到的患者，要给予可能需要心内膜炎的预防性治疗的建议（见第16章）。

转诊指征

存在对血流动力学有显著影响的主动脉瓣狭窄的患者（瓣膜面积＜0.9 cm^2）需要密切随访，每年进行超声心动图检查。如果狭窄持续进展，即使没有症状，也需要考虑心血管专科会诊。出现症状需要紧急转诊（见第33章）。风湿性、缺血性或心肌病性二尖瓣反流的患者出现劳力性呼吸困难恶化，也是需要立即心血管专科会诊的指征，因为这种情况提示左心室失代偿（见第33章）。存在对血流动力学显著影响的二尖瓣反流的无症状患者每年进行超声心动图检查是推荐的，左心室进行性扩大或射血分数下降低于60%是转诊的指征。三尖瓣反流患者出现肝颈静脉回流加重和其他右心衰竭的征象时也需要进行转诊。二尖瓣脱垂患者出现非常响的杂音提示存在对血流动力学有严重影响的病变，经超声检查确认后，应转诊心血管专科会诊。大多数这类患者仍可能重新被医生告知他们的风险没有增加，发展成更严重的疾病是非常罕见的。伴有复杂性心室应激紊乱、QT间期延长、有猝死家族史或短暂性脑缺血发作的罕见二尖瓣脱垂患者需要及时转诊。

推荐[4,6,13]

- 以判断收缩期杂音是反流性或射血性作为评估的开始，关注杂音的位置、性质、发生时间。
- 通过观察杂音对吸气的反应来区别病变来自右侧心或左侧心。

射血性杂音

- 如果杂音是射血性的，要鉴别无害性 / 生理性杂音与那些由结构性心脏病引起的杂音（杂音发生时间、性质、强度和位置）。
- 对于来自左侧心脏的射血性杂音，要鉴别主动脉瓣狭窄和由肥厚型心肌病引起的主动脉瓣下病变（颈动脉搏动、直腿抬高、Valsalva）。
- 如果怀疑是主动脉瓣狭窄，对那些体格检查提示有对血流动力学有严重影响的疾病的患者采用体检和多普勒心脏超声检查的方式评估临床严重程度。
- 对钙化性主动脉瓣狭窄的患者密切随访，定期复查心脏超声；对二叶瓣式主动脉瓣的患者检查升主动脉是否有动脉瘤样扩张。

- 如果体检发现有肥厚型心肌病（特发性肥厚型主动脉瓣下狭窄）的证据，为患者进行多普勒心脏超声检查进行确认，并考虑 MRI 检查验证特征性的局灶性纤维化病变。

反流性杂音

- 对于全收缩期杂音，通过体格检查鉴别动静脉瓣反流和室间隔缺损；如果怀疑是动静脉瓣反流，需进一步确定杂音是来自二尖瓣还是肺动脉瓣（译者注：原著为肺动脉瓣，应为三尖瓣）。如果临床发现提示存在对血流动力学有严重影响的反流，进行多普勒超声检查。
- 对于收缩晚期杂音，需要鉴别二尖瓣脱垂和由乳头肌功能不全引起的瓣膜反流。如果怀疑存在对血流动力学有严重影响的二尖瓣脱垂，为患者进行多普勒超声检查以确认。
- 如果发现患者有严重主动脉瓣狭窄或任何其他预后不良的严重影响血流动力学的病变（如肥厚型心肌病、射血分数下降的二尖瓣反流），转诊至心血管专科会诊。
- 向无害性病变的患者提供详细的解释信息以尽量避免不必要的检查，同时向存在对血流动力学显著影响疾病的患者明确密切随访的必要性。

（周雪迎　潘子涵 翻译，曹照龙 审校）

第 22 章

下肢水肿的评估

A.H.G.

下肢水肿可能是使人困扰的主诉，也可能是严重基础疾病的初始症状。急性发作的单侧下肢肿胀提示深静脉血栓形成（deep vein thrombosis，DVT）和血栓性静脉炎的问题，必须及时处理。双侧下肢水肿在老年人中尤为常见，通常是由慢性静脉功能不全、心力衰竭或使用静脉扩张药物引起的，然而，肺动脉高压病例占比可能多达 1/5，而且通常不被识别。非侵入性方法特别是静脉超声和心脏超声，极大地促进了评估，但验前概率（pretest probability）的临床评估对于优化检查的选择和解释至关重要。了解 DVT 的发病率、危险因素、症状和体征对单侧水肿的验前评估尤为重要。在双侧水肿中，认识到经常被忽视的潜在病因（如肺动脉高压、低蛋白血症和非甾体抗炎药的使用）可以为临床评估提供信息并指导检查。

病理生理学和临床表现 [1–19]

水肿的定义是细胞外液体积增多。如果静水压超过胶体渗透压，毛细血管通透性增加，或淋巴回流受阻，就会发生这种情况。静水压和血管内容积、血压和静脉流出量有关。胶体渗透压取决于血清白蛋白的浓度。静脉血流不畅和高凝状态下，炎症和血栓形成尤其容易发生。

胶体渗透压下降

胶体渗透压下降通常是由低白蛋白血症导致，低白蛋白血症可能继发于营养不良、肝细胞衰竭、肾或消化道白蛋白的过度流失。液体过度渗出导致血管内容积下降，刺激钠潴留。这种维持血管容量的代偿性活动导致水肿进一步加重，因为潜在的体液失衡仍然存在。当血清白蛋白浓度低于 2.5 g/100 ml 时水肿形成。由低白蛋白血症引起的下肢肿胀通常是双侧、可凹陷的，有时伴有面部和眼睑水肿（特别是在觉醒时）。

静水压增加

静水压增加可能是由液体潴留过多（如充血性心力衰竭或非甾体抗炎药和皮质类固醇等药物）、静脉瓣膜功能不全、DVT 或肺动脉高压（可能由睡眠呼吸暂停、左心衰竭或慢性阻塞性肺疾病引起）导致的静脉回流受阻。静脉扩张药物（如硝苯地平和其他钙通道阻滞剂）在下肢血液积聚时可能会导致静水压增加。长时间站立，特别是当下肢静脉瓣膜功能不全时，下肢静水压局部增加。由液体滞留引起的静水压增高产生双侧对称性水肿，而由静脉功能不全引起的肿胀可能是非对称的，并伴有静脉曲张和其他静脉疾病的征象，如淤积性皮炎、溃疡和肌肉硬结。单侧下肢水肿也可能是腘窝囊肿压迫静脉所致。卒中引起的下肢偏瘫，由于血管紧张度下降、静脉和淋巴回流减少，可能造成单侧水肿，也可能发生血栓性静脉炎。

毛细血管通透性增加

毛细血管通透性增加是下肢水肿的另一种机制，与免疫损伤、感染、炎症或创伤有关。特发性水肿是几乎只发生在女性身上的常见问题，但人们对此了解甚少，毛细血管通透性增加被认为是造成特发性水肿的主要原因。虽然有报告一些患者的问题呈周期性，似乎和月经周期相关，但仔细的研究没有找到足够的证据来证明是周期性水肿。特发性水肿在炎热的天气和站立的情况下尤其加重，比静脉功能不全导致的水肿更为严重。暂时性腹胀常见，体重在一天中可能会有几磅的波动。这一疾病并不是进行性的，但会产生相当的不适感，常伴有头痛、疲劳、焦虑和其他功能性症状。有些患者会受到夜尿症的困扰。

淋巴阻塞

淋巴阻塞阻碍组织液的重吸收，由此产生的淋巴水肿通常表现为从足部开始并向上发展的肿胀。通常是单侧水肿。淋巴阻塞导致的水肿除了在早期阶段外，往往具有顽固性、非凹陷性。与其他原因引起的水肿相比，平卧只能轻微缓解。脂肪水肿即小腿脂肪沉积，与淋巴水肿相似，可呈非凹陷性足踝肿胀。

炎症和高凝状态

炎症和高凝状态对 DVT 形成有重要作用。在慢性静脉疾病中，血流的变化在引起炎症方面起着先前未被认识到的作用。瓣膜功能不全影响脉动静脉血流，减弱或消除血管的正常剪切力，正常剪切力作用在内皮细胞上能够抑制炎症介质释放。正常脉动流的丧失，以及特别是在其恢复血流后，会促进炎症反应，增加受损静脉的血栓形成风险。

高凝状态也会增加血栓形成的风险。获得性高凝状态可见于活动性癌症（DVT 风险增加 5 ～ 6 倍）、与产生抗磷脂抗体相关的疾病、近期石膏固定 / 长时间制动，以及近期大手术（尤其是髋关节或膝关节术后）。而长时间坐在狭窄的环境中，比如在长途飞机上乘坐经济舱，也会增加 DVT 的风险，这主要发生在已有危险因素的人群中。

很大一部分病例的静脉血栓形成没有明确的诱因。如前所述，导致静脉炎的炎症可能是由正常的脉动静脉血流丧失引起的。遗传性高凝状态常使情况恶化。导致高凝状态最常见的遗传因素是凝血因子 V Leiden 突变，在一些欧洲人群中发现多达 20% 的人存在杂合子突变。其他突变包括缺乏蛋白 S、蛋白 C 或抗凝血酶Ⅲ，凝血酶原基因突变，以及同型半胱氨酸血症（见第 35 章）。凝血因子 V Leiden 突变的患者，如果是杂合子（一个相对较弱的危险因素），DVT 的优势比约为 3，如果是纯合子，则为 18。但当该突变与其他遗传和后天危险因素同时存在时，杂合子的 DVT 10 年绝对风险可能高达 10%，纯合子为 50%。

雌激素和孕激素会使 DVT 的风险增加 2 ～ 3 倍，并与其他危险因素，如肥胖、凝血因子 V Leiden 突变、年龄有协同作用。有人认为，与结合雌激素相比，酯化雌激素不会增加 DVT 风险，但这一观点需要证实；如果加上孕激素，这一差异就没有了。

妊娠期的 DVT 风险增加，而产后显著增加。在产后 6 周内 DVT 的风险最大（是非妊娠状态的 9 ～ 22 倍），产后 12 周仍存在一些风险（非妊娠状态的 2.2 倍）。

DVT 表现可能很隐匿，可能只表现为单侧或非对称性下肢水肿的急性发作。诸如小腿压痛、可触及的血管条索和 Homans 征阳性等教科书上的表现通常是不存在的。大部分血栓性静脉炎导致的血栓形成于小腿的小静脉，20% ~ 30% 向近端传播到膝关节的腘静脉和大腿的股静脉［膝关节以下的血栓几乎不会造成肺栓塞风险（< 3%），但向近端传播的血栓会大大增加肺栓塞的风险（超过 40%）］。它也可能是由血栓性浅静脉炎的蔓延所致——在最初出现血栓性浅静脉炎时 DVT 的患病率为 24%，在 3 个月内蔓延为 DVT 的风险为 10%。在妊娠期间，大多数 DVT（80%）发生在左下肢静脉或髂静脉。血栓形成的部位不同，表现也不同，可能是孤立性下肢肿胀，或整条腿肿胀 +/– 臀部和胁腹部肿胀并伴有背痛。

DVT 最有提示意义的体格检查是整条腿肿胀、非对称性水肿（双侧小腿周径差异 > 3 cm）、受累下肢凹陷性水肿、深静脉压痛和浅静脉侧支突出［膝关节的骨关节炎导致的贝克囊肿破裂（见第 152 章），可能会引起小腿和腘窝的急性疼痛和肿胀，应和 DVT 鉴别］。

Trousseau 综合征是与潜在恶性肿瘤相关的 DVT，占血栓栓塞性疾病的 20%，占特发性病例（即 DVT 发生 1 年而原因不明的病例）的 10%。约一半的病例，在最初出现 DVT 时，恶性肿瘤已经转移。反复特发性血栓形成的特征是非典型部位（如上肢、腹内、双下肢）的静脉血栓形成。总体死亡率增加 2 倍（见附录 22-1）。

在妊娠相关 DVT 中，体征取决受累部位，最常见于左侧。小腿弥漫性肿胀表明血栓形成局限于下肢。整条腿肿胀，同时伴有单侧背痛和腰部、臀部肿胀，可能提示髂静脉血栓形成。

鉴别诊断

可根据临床表现和病理生理机制对水肿进行鉴别诊断（表 22-1）。双侧水肿的病因特别广泛。在基层医疗机构，双侧水肿的主要原因包括静脉功能不全、心力衰竭、肺动脉高压和低蛋白血症；肺动脉高压最常被漏诊。某些浸润性疾病可能被误诊为水肿，如甲状腺功能亢进症和脂肪水肿（家族性双侧下肢多余脂肪沉积）引起的胫前黏液性水肿。膝关节贝克囊肿破裂的表现可能与小腿 DVT 相似。

表 22-1　下肢水肿的主要原因

单侧或非对称性水肿
静水压增加
深静脉血栓性静脉炎
静脉功能不全
腘窝（贝克）囊肿
毛细血管通透性增加
蜂窝织炎
创伤
淋巴阻塞（局部）
类似情况的疾病
膝关节贝克囊肿破裂
脂肪水肿（非对称性）
双侧水肿
胶体渗透压下降
营养不良
肝细胞衰竭
肾病综合征
蛋白质丢失性肠病
静水压增加
充血性心力衰竭
肾衰竭
使用保钠药物（如皮质类固醇、雌激素）
静脉功能不全
肺动脉高压与月经前状态
妊娠
毛细血管通透性增加
系统性血管炎
特发性水肿
过敏反应
淋巴阻塞（腹膜后或全身性）
类似情况的疾病
脂肪水肿（对称性）

检查 [2-4、9、11、19-33]

下肢水肿的诊断可能具有挑战性。最初的临床诊断经常在实验室检查后进行修改，这说明仅凭病史和体格检查难以做出准确诊断。在一项基层医疗机构的研究中，静脉功能不全在临床上被过度诊断，而心力衰竭和肺动脉高压明显诊断不足。尽管如此，关注临床特征是做出可能的最佳验前概率评估的关键，这对于试验的选择和解释至关重要。

病史

应该确定水肿的分布情况，这有助于鉴别诊断。

单侧或非对称性下肢水肿

如果水肿主要是单侧或非对称的，应询问患者 DVT 的主要危险因素，特别是那些独立危险因素，如并发恶性肿瘤、近期瘫痪或石膏固定、卧床 3 天或更长时间、当前或近期妊娠、近 3 个月内的大手术（尤其是髋关节或膝关节），以及 DVT 的既往史。同样有用的风险评估是雌激素的使用和 DVT 家族史（提示遗传性高凝状态）。任何关于深静脉局部压痛、整条腿肿胀以及肿胀明显不对称的报告都应该通过体格检查来记录和确认（参见后面的讨论）。对于原因不明的 DVT 患者，也应进行症状、危险因素和恶性肿瘤史的病史回顾。对于妊娠患者，询问单侧（特别是左侧）背部或胁腹疼痛、胁腹和臀部肿胀，以及整条腿肿胀，可能有助于确定髂静脉血栓形成。

双侧水肿

如果水肿是双侧和对称性的，那么重要的是不仅要明确静脉功能不全的病史，还要检查劳力性呼吸困难，端坐呼吸，夜间阵发性呼吸困难，严重打鼾、白天嗜睡、睡眠中断，慢性咳嗽咳痰；心脏、肺、肾或肝衰竭的病史，营养不良，以及硝苯地平、其他血管扩张剂、非甾体抗炎药和类固醇激素药物的使用史。一份急性面部肿胀的报告表明，如果肿胀是偏慢性的，则提示过敏反应或低白蛋白血症。如果病例提示双侧 DVT，也应该探讨恶性肿瘤的症状和危险因素。

体格检查

首先应确认水肿的分布。仔细测量小腿和大腿的直径也很有帮助。

单侧或非对称性下肢水肿

在单侧水肿中，如果肿胀主要局限于一条腿，则应检查肢体是否有压痛、发红、皮温升高、静脉曲张和可触及的血栓形成静脉。不幸的是，经常被引用的 DVT 典型体征（即小腿压痛、可触及的血管条索、Homans 征阳性）的灵敏性和特异性都不高，单侧水肿可能是除了危险因素史之外的唯一线索。尽管如此，小腿周径相差大于 3 cm 是 DVT 的独立预测因子，深静脉压痛、整条腿肿胀、可凹陷性水肿和浅静脉侧支突出也是 DVT 的独立预测因子。患者有 3 个或 3 个以上的 DVT 危险因素，则与 DVT 75% 的验前概率相关。如果水肿明显，但凹陷很小，提示病因可能是淋巴阻塞。对于妊娠患者，应检查胁腹和臀部是否有单侧肿胀并伴有整条腿肿胀，这提示髂静脉血栓形成。

应检查膝关节是否存在退行性疾病，以及腘窝是否伴有贝克囊肿，这可能会损害静脉流出。在疑似 DVT 的情况下，应考虑贝克囊肿破裂，因为它可能引起急性小腿疼痛、肿胀和压痛，症状和血栓性静脉炎相似。

深静脉血栓形成的临床验前概率评估。虽然没有单一的病史或体格检查能诊断或排除 DVT，但通过关注那些已被证实是 DVT 的独立危险因素的临床特征，可以对验前概率进行合理估计。Wells 等基于这些决定因素开发并前瞻性地验证了使用最广泛的预测规则（表 22-2）。这样的概率估计有助于指导检查的顺序，确保对具有相当风险的患者进行深入检查，并减少低风险患者进行大多数检查的需要。

在研究条件下进行的原始验证研究中，评分“低风险”的人在随访中显示 DVT 发生率仅为 3%，那些评分“高风险”的人静脉血栓发生率高达 50%。在基于社区的 Wells 标准研究中，排除

表 22-2　Well 标准评估深静脉血栓性静脉炎的临床验前概率

临床特点	分值
病史	1
活动期癌症	1
瘫痪、轻瘫或近期下肢石膏固定	1
最近卧床超过 3 天或在 4 周内进行大手术	
体格检查	
沿深静脉走行的局部压痛	1
整条腿水肿	1
肿胀的小腿与健侧相比，周径差值＞ 3 cm	1
患侧凹陷性水肿	1
浅静脉侧支形成（非静脉曲张）	1
临床评估	
可替代的诊断或比 DVT 可能性更高的其他诊断	−2

深静脉血栓形成的验前概率：如果分数≥ 3 分，较高概率，如果分数为 1 ～ 2 分，中等概率，如果分数≤ 0 分，较低概率。

Adapted from Wells PS，Anderson DR，Bormanis J，et al. Value of assessment of pretest probability of deep vein thrombosis in clinical management. Lancet 1997；350：1795. Copyright © 1997 Elsevier. With permission.

DVT 更为困难，12% 的低风险人群患有 DVT。为了提高识别率，该临床评分已补充了 D- 二聚体检测，以确定哪些人需要进一步检测（见下一节）。研究人员试图提高基层医疗机构中决策标准的性能，用“没有下肢创伤”代替了更主观的“存在其他诊断可解释的表现”，并发现与 D- 二聚体检测联合使用时，能更好地排除 DVT。

双侧下肢水肿

双侧下肢水肿可能是肾衰竭的指征，应对患者进行血压测量来检查有无高血压。检查皮肤有无慢性肺心病（发绀、杵状指）和肝细胞衰竭的征象（黄疸、蜘蛛痣、瘀斑），颈静脉是否扩张，胸部有无啰音、喘息和胸腔积液，检查心脏是否有肺动脉高压的体征（右心室隆起或右心室 S3，P2 亢进，S2 宽分裂，心力衰竭的体征 S3，S2 异常分裂），腹部有无肝颈静脉回流征和腹水。应关注淋巴结病变。脂肪水肿不应与下肢水肿混淆，脂肪组织沉积物不会产生凹陷或硬结。

实验室检查

单侧或非对称性下肢水肿——DVT 的评估（图 22–1）

由于存在肺栓塞的相关风险，单侧或非对称性下肢水肿患者的主要诊断任务是评估 DVT。DVT 的验前概率估计（见前面的讨论）与选择性试验联合使用的方法可以加快确诊并简化试验。

D- 二聚体测定。D- 二聚体是血栓诱导纤维蛋白溶解的最终降解产物，其检测在评估 DVT 方

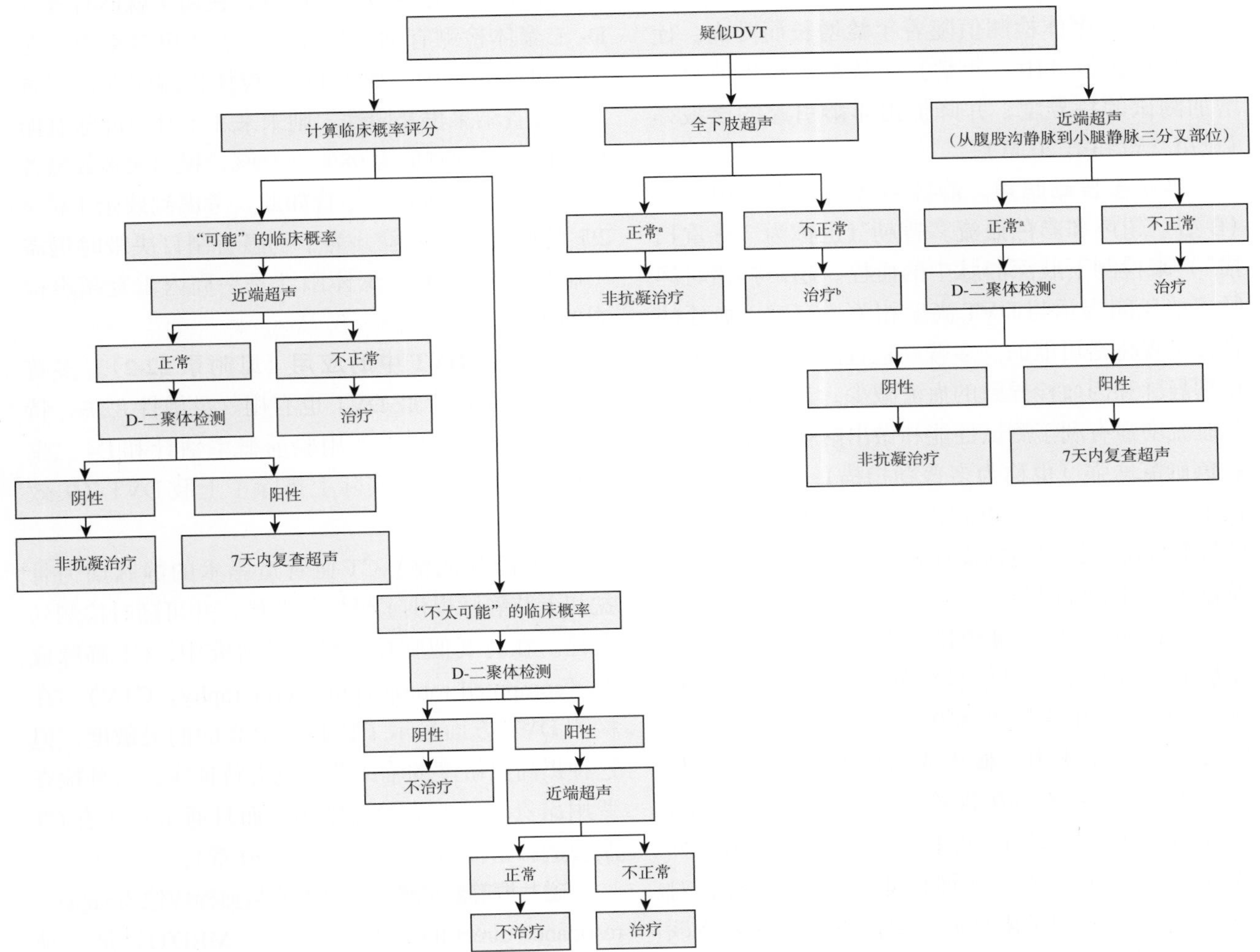

图 22-1 疑似 DVT 门诊患者的诊断管理。DVT，深静脉血栓形式；[a] 如果临床概率较高，假阴性结果约占 2.5%；[b] 小腿 DVT 占被检出 DVT 的 35%，是否需要治疗尚不清楚；[c] 考虑使用 D- 二聚体年龄校正值（From Wells PS，Ihaddadene R，Reilly A，Forgie MA. Diagnosis of venous thromboembolism：20 years of progress. Ann Intern Med 2018；168：131.）

面具有潜在的用途。定量和定性凝集试验都提供快速、现场测试，有合理的灵敏度（85%）和特异度（70%）。在与 DVT 风险增加相关的情况下（例如，恶性肿瘤、感染、炎症、血管炎、创伤、出血和手术），其特异度会受到假阳性的影响，因此结合患者的 Wells 评分（见表 22-2）有助于解释试验结果。

低风险患者进行 D- 二聚体检测，阴性结果提示未来 3 个月发生 DVT 和栓塞的阴性预测值大于 99.5%，无需其他检测；阳性结果提示 DVT 的发生率为 15%，需要进一步检测。D- 二聚体检测和验前概率联合使用，在不牺牲诊断准确性的情况下，将其他试验的需求减少了近 40%。该检测是一种快速、经济有效的初始检测方法，可以在办公室进行，特别是使用定性全血检测。

正常 D- 二聚体的的常规临界值＜ 500 ng/ml。然而，D- 二聚体检测值随着年龄增长而升高。使用年龄校正值（10× 年龄）代替常规临界值显著增加测试的特异度，并降低由年龄引起的误报率（见第 2 章和第 20 章）。

静脉多普勒超声。静脉多普勒超声利用二维（B 型）超声和彩色血流多普勒（也称为"三重扫描"）来检测下肢深静脉中的血栓。超声扫描时静脉不能压闭提示与 DVT 高度相关。有时，血栓的直接可视化是可能的。多普勒检查测量血流有助于识别静脉和因血栓导致的血流减少。计算机化的彩色血流增强有利于测试性能和做出解释，如果没有彩色血流增强（也称为多普勒扫描），解释更加依赖于技术人员。多普勒超声目前是 DVT 超声检测的最低标准。缺点包括操作者依赖性、患者不便以及盆腔静脉成像困难。

该检查可以检测和排除膝关节以上的下肢深静脉血栓形成，灵敏且特异（临床上重要的检测）。灵敏度和特异度为 97% ～ 99%。该检查是 DVT 验前概率为中等概率或高概率患者的首选检查方法：此类患者的阳性检查结果具有诊断意义；阴性结果大大降低了 DVT 的概率，但不能除外 DVT，还应进行 D- 二聚体检测（见下一节）。对于 D- 二聚体检测呈阳性但验前测概率低的人，该检查也有助于排除 DVT。

对于膝关节以下的血栓性静脉炎（约占症状性 DVT 的 20%），灵敏度和特异度降至 80%，因为多达 40% 的小腿静脉检查因声音穿透不良严格来讲是不成功的。成功的膝关节以下的静脉超声检查与膝关节以上的静脉超声检查有同样的灵敏度和特异度。因为膝关节以下 DVT 的栓塞风险非常低（＜ 3%），所以这种灵敏度降低的临床意义相对较低，除非临床上存在膝关节以下的血栓可能向膝关节上方蔓延的问题（见下一节）。

重复检查的需求。低风险患者由于某些担忧（例如，D- 二聚体阳性）而进行多普勒超声检查（尤其是进行全下肢多普勒超声检查）且检测结果为阴性，则 DVT 的风险非常低（阴性预测值 99.6%），无需重复检查。对于中等验前概率且最初多普勒超声检查为阴性的患者，仍需关注未检测到的血栓，包括膝关节以下的血栓，其可能向上传播并使患者面临血栓栓塞风险。标准方法是在 1 周内重复多普勒超声检测。或者，在初次就诊时进行 D- 二聚体检测有助于指导是否需要更多检查。在中等风险人群中，如果 D- 二聚体检测阴性，同时超声检查结果也是阴性，则未来 3 个月内静脉血栓栓塞的阴性预测值为 98% ～ 99%，提示大多数患者不必重复超声检查。尽管如此，考虑到残余 1% ～ 2% 的血栓栓塞风险，为个别患者制订决策时仍需要临床判断。D- 二聚体阳性是一周内重复超声检查的指征。

在上肢 DVT 中的应用（见附录 22-2）。多普勒超声对疑似上肢 DVT 也有用（灵敏性 82%，特异性 82%）。当联合使用验前概率估计和 D- 二聚体检测，阴性结果实际上排除了上肢 DVT（失效率 0.4%）。

CT 静脉成像。CT 血管造影术的静脉期为骨盆和下肢静脉提供了极好的图像，并可随时检测到血栓。在对疑似肺栓塞患者的研究中，CT 静脉成像（computed tomographic venography，CTV） 在检测 DVT 方面显示了比超声更高的的灵敏度，但这种提高灵敏度的临床获益仍有待证实。这种检查费用昂贵，需要大量造影剂，而且通常只在有 CT 血管造影指征时才进行（见第 20 章）。

磁共振静脉成像。磁共振直接血栓成像（magnetic resonance direct thrombus imaging，MRDTI）是一种新兴的诊断深静脉血栓的方法，灵敏度为 93%，特异度为 96%。对于局限于小腿的 DVT，其灵敏度和特异度高于其他非侵入性检查（分别为 92%

和 90%)。对于小腿以上的深静脉血栓，其检查性能与多普勒超声相似或略优于多普勒超声。尽管这些结果令人满意，但 MRI 是一种非常昂贵的技术，相对于其他更便宜的方法，其优势仍有待证明。此外，当给肾衰竭患者使用钆造影剂时，钆造影剂负荷与系统性纤维化风险增加相关。然而，特殊情况下，如全身石膏的患者和疑似盆腔深静脉血栓的孕妇，其盆腔静脉无法通过超声显示，可能需要考虑 MRDTI 代替静脉造影。

静脉造影。静脉造影仍然是检测急性深静脉闭塞的金标准试验。当由经验丰富的放射科医生操作和解释时，灵敏度和特异度几乎是 100%。然而，这项检查是有创的、昂贵的，往往是痛苦的，需要相当多的专业知识来操作和解读结果，并且有诱发血栓形成或造影剂过敏的低风险（2% ~ 3%)。此外，多达 25% 的患者静脉造影检查不成功，通常需要住院治疗。这些缺点加上灵敏的无创检查的出现使静脉造影成为评估下肢深静脉血栓的二线选择，主要用于无创检查技术存在困难的情况下（例如在膝关节或髋关节置换术后)。

在疑似淋巴水肿的病例中，静脉造影是检查淋巴阻塞原因的首选检查方法，应该在淋巴管造影之前进行。严重的淋巴阻塞不容易获得满意的淋巴造影。当多普勒超声显示孤立的血流异常但没有出现静脉不可压闭时，静脉造影可用于评估上肢 DVT。

阻抗容积描记术。阻抗容积描记术仍然是诊断 DVT 的一种非侵入性方法，尽管它很大程度上已被多普勒超声取代。在本文提及是因为有社区仍然提供这一方法。当由经验丰富的操作员执行时，它具有类似于多普勒超声的性能特征，但非常依赖于操作员。它可以检测下肢静脉容积随着呼吸和大腿血压袖带充气、放气的变化。深静脉血栓形成时，正常模式发生改变，可通过容积描记法检测到。在大多数报告中，检测灵敏度范围为 83% ~ 93%，特异度范围为 83% ~ 97%，但对于门诊患者的检测，数值范围为 65% ~ 70%。小腿静脉和非阻塞性血栓不能被很好地检测到，如果有传播的可能，可通过连续检查提高灵敏度。该检查可用于复发性血栓性静脉炎，因为异常检测结果通常在开始抗凝治疗 3 个月后恢复正常。当特定实验室的特异度低于 90%，单侧下肢水肿患者的 DVT 阳性检测预测值为 75% ~ 80%，在没有进一步检测确认 DVT 时，并不能够证明抗凝治疗的合理性。对于临床上怀疑 DVT 而检测阴性的患者，需要其他检测，如超声检查、容积描记法和静脉造影。

高凝状态检测。当 DVT 被证实且家族史表明有 DVT 的遗传倾向或没有明显的危险因素来解释该事件时，应考虑进行高凝状态测试，因为结果有助于确定复发风险和长期抗凝的必要性（见第 35 章）。

双侧下肢水肿

双侧下肢水肿的实验室检查很重要，因为仅从病史和体检中可能无法明确潜在病因。最初的实验室评估可能开始用胸片来检查心力衰竭和胸腔积液，尿液分析来检测蛋白尿，血清白蛋白检测来确定低蛋白血症，血清肌酐和血尿素氮测定来验证肾功能不全。如果血清白蛋白较低且无蛋白尿，则需要检测凝血酶原时间和肝功能，以进一步明确有无肝细胞衰竭（见第 71 章)。如果血清白蛋白较低，并且在尿液中检测到蛋白质，则需要收集 24h 尿来测定白蛋白和肌酐（见第 130 章)。

当双侧下肢水肿的诊断仍不明确时，应考虑心脏多普勒超声，尤其是 45 岁以上的患者。该检查是发现心力衰竭（无论是收缩功能障碍还是舒张功能障碍导致的心力衰竭）极好的无创方法，还能识别出被忽视的肺动脉高压。基层医疗机构对心力衰竭和肺动脉高压作为双侧下肢水肿的原因的认识不足，需要关注这些可能的病因。如果心脏超声提示肺动脉高压，则应考虑睡眠呼吸暂停，因为它在成人中患病率高且不易察觉（见第 46 章)。还应考虑，尤其是老年人，隐匿性恶性肿瘤会出现双侧深静脉血栓，需要进行下肢多普勒超声检查。

患者教育和对症治疗[1,10,15]（另见第 32 章和第 35 章）

当水肿是由静水压增加或胶体渗透压下降所致，可以为患者提供一些简单的措施缓解症状。应建议患者限制盐摄入量，避免久站或久坐，尽可能抬高双腿，并避免穿着可能限制静脉回流的衣服（如吊袜带和腰带)。合适的弹力袜可能会带来一些额外获益。在长途飞行期间，患者可能会在狭窄的座位上坐几个小时，因此应特别注意预防DVT。在长途旅行后，无症状小腿DVT的风险高达12%。应避免久坐，还应考虑使用弹力压缩长袜。使用弹力压缩长袜可显著降低小腿DVT发生的风险，尽管浅表血栓性静脉炎的风险可能略有增加。

如果可能，应停止或尽量减少使用保钠药物。严重水肿可能需要利尿剂治疗（静脉功能不全的治疗详见第35章）。淋巴阻塞和毛细血管通透性增加对这些治疗反应不佳。

特发性水肿患者有时可以通过限盐饮食、弹力长袜、抬高肢体和在傍晚使用利尿剂来缓解。除利尿剂外，据报道其他药物也有用，包括普萘洛尔和卡托普利。重要的是要让有这种情况的患者放心，水肿不会对健康造成威胁。此外，特发性水肿通常是自限性过程，在几个月到几年内自行消退。

应告知慢性下肢水肿的患者，在一出现单侧肿胀或疼痛加重的征象时就通知医生，因为他们患血栓性静脉炎的风险是增加的。

建议[34]

单侧或明显非对称性下肢水肿

- 回顾DVT危险因素相关病史［例如，活动性恶性肿瘤、近期瘫痪或石膏固定、长期制动、近期重大手术（尤其是髋关节或膝关节）、当前雌激素/孕激素的使用、DVT家族史、当前或近期妊娠］。
- 检查DVT的关键体征（例如，小腿周径相差＞3 cm、深静脉压痛、可触及的血管条索、整条腿凹陷性水肿、浅静脉侧支突出）。
- 根据病史和体格检查，估计DVT的验前概率；计算Wells评分。
- Wells评分较低的患者表明验前概率较低，进行D-二聚体检测以排除DVT。如果检测结果为阴性，则无需进一步检查。如果是阳性，则进行多普勒超声检查。
- 对于DVT验前概率中等或较高的患者，进行相关肢体的多普勒静脉超声检查。
- 如果结果阳性，开始抗凝治疗（见第35章）。
- 如果结果阴性，则在1周内重复超声检查，或在初次超声检查时进行D-二聚体检测。如果年龄校正后的D-二聚体检测结果为阴性，请进行随访，如果D-二聚体检测阳性，请考虑其他的检测，如在1周内重复超声检查或直接进行其他影像学检查。

双侧下肢水肿

- 回顾静脉功能不全、心力衰竭和慢性肺病相关症状的病史，尤其是睡眠呼吸暂停。同时检查是否有肾或肝疾病、营养不良，以及是否使用静脉扩张药物，如钙离子通道拮抗剂。
- 检查血清白蛋白；如果是正常的，并且没有其他明显的病因，则进行心脏超声以检测亚临床心力衰竭和肺动脉高压，并考虑下肢超声检查以检测与隐匿性恶性肿瘤相关的双侧DVT。

（李　灿　潘子涵 翻译，曹照龙 审校）

附录22-1

不明原因深静脉血栓患者的隐匿性恶性肿瘤筛查[1-4]

临床问题

深静脉血栓形成（DVT）可能是癌症第一个明显的临床表现，其发病预示着预后不良。双侧、复发和上肢疾病等非典型表现令人怀疑，但典型的不明原因的单侧下肢DVT仍是更常见的表现。在特发性或“不明原因”DVT患者中，约6%的患者在一开始就被证实患有隐匿性恶性肿瘤，10%的患者在1年内被证实患有。尽管疾病早期可能引发DVT——一些腺癌似乎特别容易引起血栓——

但超过 50% 的腺癌在 DVT 出现时已经转移。有 DVT 的癌症患者死亡率翻倍。但是，检测早期恶性肿瘤的可能性引发了对不明原因 DVT 患者进行隐匿性癌症筛查的问题。这种检测也可能为治疗决策提供信息，例如抗凝治疗（见第 35 章）。

恶性肿瘤的筛查方法

提示隐匿性恶性肿瘤导致不明原因 DVT 的临床线索包括非典型血栓位置（双腿、手臂、腹部静脉）和复发性特发性 DVT。荟萃分析研究发现，简单的筛查（仔细的病史采集、体格检查、血常规、血生化、胸部 X 线检查）可发现约 50% 导致 DVT 的癌症。更广泛的筛查［增加肿瘤标志物、腹部超声和（或）腹盆腔 CT 扫描］可使癌症的发现率再提高 20%。然而，开放标签的随机研究表明，常规进行腹盆腔 CT 没有明显的临床获益，对癌症的诊断时间、死亡率和漏诊率没有差异性影响。

建议

- 由于没有足够的证据（尤其是关于对生存的有益影响）支持对不明原因 DVT 患者进行常规癌症筛查，应根据癌症的验前概率、临床判断以及筛查结果对临床照护的潜在影响，制订筛查决策。
- 进行任何癌症筛查都应该有一个共识，即它可能不会对照护产生积极的影响，并可能在成本、焦虑和假阳性方面产生潜在的不利后果。
- 进行简单的筛查（详细的病史采集和体检、血常规、血生化和胸部 X 线检查），重点筛查可治疗的癌症，对于不明原因的 DVT 患者来说是合理的。
- 对于癌症验前概率较高的患者，如那些非典型特发性 DVT（例如手臂、双侧、腹腔内或复发性）患者，应进行更深入的筛查，可能包括腹盆腔超声、腹盆腔 CT 和肿瘤标记物。首次不明原因静脉血栓栓塞不建议常规腹盆腔 CT 检查。

（李　灿　潘子涵 翻译，曹照龙 审校）

附录 22-2

上肢 DVT 评估

上肢 DVT 和下肢 DVT 一样，与血栓栓塞风险增加相关。据报道，肺栓塞的发生率为 10% ～ 25%。广泛使用中心静脉导管和其它长线静脉导管，以及放置起搏器增加了其发病率；无论是明显的还是隐匿的恶性肿瘤，都是额外的诱因。

病史和体格检查 [1-2]

经验证的利用临床特征的临床决策工具——Constans 临床决策评分，有助于对疑似上肢 DVT 的患者进行风险分层。病史和体格检查的项目包括：

- 局部疼痛　+1 分
- 单侧上肢水肿　+1 分
- 导管或起搏器线路等静脉材料　+1 分
- 其他可能的诊断　–1 分

≤ 1 = 低概率
2 = 中等概率
3 = 高概率

使用这一风险分层工具，三个不同分层的患者中发现上肢深静脉血栓的概率分别是 12%、20% 和 70%，这使该工具在决定谁接受检查方面有潜在用处。

实验室检查

目前还没有既定的检查方法，但使用 Constans 评分、D- 二聚体检测和加压超声的检查流程与 DVT 的诊断流程类似，有应用前景。在这种方法的一项研究中，Constans 评分为 2 分或 3 分的患者被归类为“可能”概率，评分为 1 分或没有得分的患者被归类为“不太可能”概率。“不太可能”概率的患者接受 D- 二聚体检测，以决定谁接受加压超声检查，谁可能排除上肢 DVT 的诊断。评分为“不太可能”概率且 D- 二聚体水平不高的患者，排除 DVT 的诊断，不需要进一步检测。那些评分为“不太可能”概率但 D- 二聚体水平升高的人，和那些评分为“可能”概率的人，同样应继续超声检查。评分为“可能”概率者，超声检查阳性则进行抗凝治疗；超声检查阴性则进行 D- 二聚体检测，如果 D- 二聚体检测阳性，则重复超声检查，如果阴性，则进行临床随访。在这些患者中，使用该方案检测深静脉血栓的失效率为 0.4%。

（李 灿 潘子涵 翻译，曹照龙 审校）

第 23 章

下肢动脉供血不足的评估

DAVID C. BREWSTER

对于老年人，下肢动脉循环是功能状态和保持独立能力的关键决定因素。下肢外周动脉疾病是致残的重要原因，通常是全身动脉粥样硬化的表现。它在男性中更为常见，并随着年龄的增长而增加。这种情况影响到很大一部分老年人，许多人在疾病早期没有症状。随着病情的发展，间歇性跛行接踵而至，55 岁以上的美国人口中约有 5% 出现跛行，75 岁以上的人群中超过 20% 出现跛行。在过去 10 年中，患病率增加了 20% 以上。据估计，美国有 850 多万人受到影响，全世界有 2 亿多人受到影响。

正确的临床管理需要医生首先识别缺血性疾病的表现，并仔细评估其严重程度。轻度至中度血管功能不全患者可以通过保守措施非常有效地进行治疗（见第 34 章），但在许多情况下，直到晚期才得以诊断。那些有急性缺血或更严重的慢性缺血可能导致组织坏死的患者需要更深入的检查，通常需要手术（见第 34 章）。

初级医师必须能够区分动脉功能不全患者和由于其他原因（如神经根病、椎管狭窄）引起的肢体疼痛患者。此外，还需要了解用于评估血流的新型无创技术的适应证和局限性，以及动脉造影的适应证和考虑血运重建的转诊。

病理生理学和临床表现 [1–5]

风险因素和相关条件

主要危险因素是动脉粥样硬化性疾病（见第 18 章），吸烟和糖尿病以及高脂血症对其贡献最大。在没有更好的已确定的动脉粥样硬化危险因素的情况下，同型半胱氨酸血症作为早发性外周血管疾病患者的危险因素引起了相当大的关注（见第 18 章和第 27 章）。由于这些危险因素与冠状动脉疾病和脑血管疾病的危险因素相同，发现这些疾病在外周动脉疾病（peripheral artery disease，PAD）患者中患病率增加也就不足为奇了。外周动脉功能不足的患者出现症状性心血管疾病的概率约为 30%，在接受诊断性检查时，超过 60% 的人被证实患有潜在的心血管疾病。外周动脉疾病是其他地方动脉粥样硬化疾病发展的独立危险因素。

血流减少

闭塞性疾病通常会随着流向受累肢体或器官的血流逐渐减少而出现症状，当动脉狭窄达到临界值时，最终会出现症状。至少 75% 的血管管腔横截面积被疾病进程所占据，血压和血流才显著降低，这大约相当于管腔直径减小了 50%。只要侧支循环在病变周围保持足够的血液流动，以满足远端肢体在休息和运动期间的代谢需求，更严重的狭窄甚至完全闭塞也可能基本上持续无症状。腿部缺血性症状的发展意味着侧支循环不足或特定侧支床远端的额外闭塞性疾病。因此，在主动脉髂段的病变可能不会造成什么困难，除非像通常情况那样，在股腘动脉供血区有相关的疾病。

疾病分布

导致动脉管腔狭窄或闭塞的动脉粥样硬化斑块通常呈节段性分布，好发于动脉分叉处。肾下腹主动脉和主动脉分叉是常见的疾病部位，髂动脉和股动脉分叉也是如此。糖尿病患者似乎更容易在较早的年龄发生动脉硬化，通常有更多远端分布的闭塞性动脉病变，包括腘下动脉、胫骨动脉和小流量血管。

早期表现

动脉循环受损的第一个症状通常是间歇性跛行（intermittent claudication）（源自拉丁语 *claudicare* to limp），这是动脉血流减少的一种表现，在休息时循环仍然充足，但在运动时不足。在运动期间，腿部骨骼肌的代谢需求需要血流量和氧气输送增加 5 ～ 10 倍。在患有主要血管闭塞性疾病的患者中，无法实现必要的血流量增加，出现供需不匹配，导致肌肉缺血和疼痛，但随着活动的停止，代谢需求迅速恢复到基线，症状减轻。

患者报告行走时下肢疼痛或不适，停止行走可缓解。不适通常被描述为随着步行距离或速度的增加而逐渐加重的痉挛或疼痛，并且在走上斜坡时通常会更糟。最典型的是，由于股浅动脉疾病，它累及小腿肌肉，而股浅动脉是下肢闭塞性疾病最常见的部位。然而，当主髂动脉受累时，在髋部、大腿和臀部区域的更近端肌肉群中也可能出现跛行。

后期表现

随着闭塞过程严重程度的恶化，即使在休息时，血液循环也无法满足组织的需要，从而导致更严重的动脉功能不全——缺血性静息痛和组织坏死（缺血性溃疡或坏疽）。静息痛通常发生在夜间，因为躺在床上抬高腿部。患者通常将缺血性静息痛描述为“疼”“痛”“麻木”或“挤压”，最常见于足趾和足弓。当腿处于低垂位置（例如，将腿悬在床边或站立走动）时，可能会将其从睡眠中唤醒，并获得放松。简单的重力作用可改善小动脉血流并减少缺血。

缺血性溃疡较为疼痛，并且表现为足背或足外侧的穿孔损伤。缺血性溃疡的特征是与病变相关的剧烈疼痛。

临床变异

外周动脉功能不足有三种基本的解剖变异，尽管在特定的患者中可能存在任何数量的变异。主动脉髂疾病最常见于吸烟或患有高胆固醇血症的患者，其特征是臀部或大腿的跛行。股动脉搏动消失或减弱，但足背搏动可能完好无损。股腘动脉疾病占病例的 2/3，表现为小腿用力时疼痛。股动脉搏动可能保留，但腘动脉和足部搏动消失或减弱。胫腓总动脉闭塞是糖尿病和老年患者的常见病，皮肤溃疡和萎缩性皮肤变化很常见。

临床病程和预后

外周动脉疾病的自然病程和相关的临床病程非常多变且通常是有利的。在 Framingham 研究人群中，发展为跛行的人群中只有 1/3 继续出现持续性症状，其余患者症状缓解或症状短暂。然而，在随后的 2 年中，有 15% 的重症患者需要截肢。长期吸烟和糖尿病患者的预后最差。

对这种动脉粥样硬化性疾病预后的任何考虑都必须包括心血管发病率和死亡率的巨大风险，与没有外周动脉疾病的人相比，这些风险增加了 5 倍。

鉴别诊断

下肢缺血的鉴别诊断包括血管性和非血管性病因（表 23-1）。除了动脉粥样硬化性疾病外，下肢缺血也可能由动脉栓塞、夹层、外伤、动脉瘤血栓形成或血栓闭塞性脉管炎（Buerger 病）引起。反射性交感神经萎缩症可能导致短暂的寒冷、发白和疼痛。静脉疾病可能导致不适和无痛的浅表皮肤溃疡。

肌肉骨骼疾病可能与动脉供血不足的症状相似。行走时髋部、大腿或膝部疼痛是髋部或膝部退行性关节病、腰椎间盘病伴神经根病（坐骨神经

表 23-1 下肢跛行的鉴别诊断

血管病因
动脉粥样硬化性疾病
系统性栓塞
Buerger 病（血栓闭塞性脉管炎）和其他形式的血管炎
夹层
外伤
动脉瘤血栓形成
动脉炎
反射性交感神经萎缩
静脉疾病
非血管原因
坐骨神经痛和其他神经根疾病
髋或膝骨关节炎
Paget 病
马尾综合征
椎管狭窄
夜间腿抽筋
肌炎和药物引起的肌肉不适
糖尿病神经病变

痛、马尾综合征，见第 147 章）、椎管狭窄（假性跛行，见第 149 章）和 Paget 病的常见后果。肌肉病因包括夜间腿抽筋，通常被误认为小腿局部缺血性疼痛，但不同之处在于，症状仅在夜间出现。肌炎和药物引起的肌肉不适（如使用他汀类药物所见）可能会导致股四头肌和小腿疼痛，疑似缺血性疼痛，但与触诊时局部肌肉压痛有关，在休息和运动时也会出现。总体来说，有助于将这些病因与血管疾病区分开来的线索包括与可预测的运动量没有明确关联的疼痛，以及不能通过停止活动迅速缓解的疼痛。

糖尿病神经病变与缺血性静息痛很难区分，特别是在脉象减少或无搏动的患者中。在这两种情况下，前足和足趾经常会有灼烧感和持续的疼痛，疼痛之外的感觉异常提示有神经系统原因。真正的缺血性静息痛通常随着抬高而加重，并经常通过肢体下垂得到一定程度的缓解。这些特征可用于区分。在所有这些情况下，运动期间的无创检查可能对鉴别诊断有很大帮助。

血管炎可表现为跛行以及皮肤和神经远端缺血性改变。通常，表现涉及多个器官系统，这是诊断的重要提示，症状和（或）体征也来自肺、肠、肾、关节和大脑（见第 146 章）。可能涉及任何尺寸的血管。Buerger 病的血管炎（血栓闭塞性脉管炎）累及下肢的中小动脉和静脉，在年轻的成年吸烟者中表现为足背跛行并伴有浅表血栓性静脉炎。

检查[6-18]

外周血管疾病的诊断及其水平和严重程度的准确评估可以通过仔细的病史和体检来进行，这在许多其他疾病中通常不太可能做到。虽然没有单一的特征可以绝对诊断或排除外周动脉疾病，但容易引起临床发现的组合可以提供非常高的预测价值。外周血管疾病有效治疗的便利性使得必须在发展到终末并威胁到肢体丧失之前建立早期和准确的诊断。

病史

间歇性跛行是血管功能不全的标志，通过多变量分析，它是该病的独立预测因子。其存在的可靠报道显著增加了诊断的可能性［似然比（LR）为 3.30，表 23-2］。没有跛行并不能排除诊断（LR 0.89）。但它确实显著降低了中至重度缺血性疾病的可能性。

小腿或大腿肌肉因步行一段可预测的距离而重复出现的抽筋或疼痛值得引起怀疑，尤其是如果这种不适感在几分钟内通过简单的停下来得到缓解。疼痛的位置可能有助于闭塞过程的定位。对于某些近端疾病，疼痛可能主要位于髋部或臀部区域，导致与其他神经骨科疾病（如椎管狭窄和腰椎

表 23-2 鉴别真跛行和假跛行

临床特征	跛行	假跛行
不适症状	抽筋、紧绷、疲劳、疼痛	症状相同 + 刺痛、虚弱、笨拙
部位	臀部、髋部、大腿、小腿、足	相同
运动诱发	是	是
疼痛行走距离	每次都一样	多变
站立时发生	否	是
缓解	停止行走	随着坐姿或姿势改变

Adapted from Krajewski LP，Olin JW. Atherosclerosis of the aorta and lowerextremity arteries. In：Young JR，Olin JW，Bartholomew JR，eds. Peripheral vascular disease，2nd ed. St. Louis，MO：Yearbook，1996：208. Copyright © 1996 Elsevier. With permission.

神经根病）混淆。如果导致疼痛所行走的距离每天变化很大，或者患者必须坐下或躺下几分钟以上才能缓解疼痛，医生应怀疑非血管性病因，如椎管狭窄。负重和其他伸展腰椎的活动会加重椎管狭窄的疼痛。同样，疼痛应该持续地发生在同一部位，而不是每天发生在腿部的不同部位。小腿在休息时发生的痉挛性疼痛，尤其是在夜间，很少提示有血管问题。运动引起不适、停止运动后 2 ～ 5 min 内不适缓解，以及一旦不适停止后能够再次行走相同距离，此三联征强烈提示血管功能不全。

休息和运动时疼痛的主诉表明缺血更严重。除非闭塞过程的分布在远端或仅在小血管中，否则此类患者几乎总有既往跛行病史。缺血性静息痛通常发生在足趾或前足，而不是小腿或大腿。它通常随着肢体下垂而改善，因此在夜间更为严重。如果疼痛不局限于远侧足部（抬高后好转），或者出现在没有间歇性跛行的患者身上，应提醒医生寻找其他可能的原因，例如糖尿病神经病变或神经骨科问题。

组织坏死的症状通常非常明显。由于慢性动脉硬化以外的其他情况，无症状的外周坏疽增加了栓塞性疾病或小血管闭塞的可能性。对于腿部溃疡患者，还应寻找提示外伤、皮肤病或静脉起源的病史线索，许多腿部和足部溃疡不是缺血性的。

完整的病史应该包括对性交困难的询问，勃起性阳痿长期以来与严重的主髂动脉闭塞性疾病有关，在 1923 年法国外科医生首次报道其重要性后，被称为 Leriche 综合征。最后，最重要的是要注意动脉硬化的已知危险因素（如家族史、吸烟、糖尿病、高血压、血脂紊乱）的存在以及冠状动脉和脑血管系统的相关问题，这些问题表明动脉粥样硬化的全身性。

体格检查

体格检查有助于确认、定位和明确动脉损伤的严重程度。独立预测疾病的发现包括异常足底搏动和股动脉杂音。

触诊外周脉搏是体格检查的重点。所有患者都应常规触诊腹部主动脉搏动和触诊双侧股动脉、腘动脉、胫骨后侧和足背动脉搏动。有症状区域的脉搏减少或消失大大增加了血流动力学显著外周动脉疾病的可能性（LR 4.70），正常脉搏显著降低了这种可能性（LR 0.38）。水肿或明显肥胖等局部因素可能会妨碍触诊，异常明显的搏动提示动脉瘤性疾病。

应经常听诊主动脉、髂动脉（脐侧 2 cm 处）、股动脉和腘窝区，发现杂音可显著增加外周动脉疾病的概率（LR 5.60）；只有在有症状的肢体的所有动脉中都不存在时，它的缺失才会显著降低概率（LR 0.39）——单个杂音的缺失几乎没有诊断意义，部分原因是在严重狭窄或闭塞的血管中，血流量明显减少不会产生杂音。活动可能会极大地加剧股部杂音，使其成为一种潜在的有用手段。

皮肤和体表变化有助于诊断。有症状的腿接触冰凉的物体会增加验前概率（LR 5.90），皮肤变色（LR 2.80）和伤口或溃疡（LR 5.95）也会增加。动脉溃疡表现为疼痛的“穿孔损伤”，通常发生在踝部或足趾部。没有这些发现并不能排除动脉疾病（LR 0.84）。倚靠部位发红（rubor on dependency）是严重疾病的典型表现，皮肤萎缩、足趾脱毛和指甲变化是慢性动脉功能不全的欠可靠的指标。

手法可能有助于阐明缺血性疾病。毛细血管充盈时间延长（蹈趾受压 5 s 后，再充盈 5 s 以上，特别是一侧与另一侧比较时）表明患有中度至重度疾病（LR 1.90）。腿部抬高时苍白（Buerger 试验），让患者仰卧时将腿抬高至 90°，然后降低腿部，并注意颜色恢复时的角度；如果“循环充盈时的角度”小于 0°（即腿必须悬在桌子下方），则测试为阳性。

仔细的脊柱、髋关节、膝关节和神经系统检查对于排除劳力性下肢疼痛的非血管病因很重要（见第 147 章和第 172 章）。

实验室检查

病史和体格检查通常足以确定诊断或至少产生合理的疾病验前概率和严重程度的粗略估计。对于轻中度疾病患者，在无威胁肢体的缺血或不可接受的活动受限，除了评估和管理动脉粥样硬化危险因素（如高血压、高脂血症、吸烟和糖尿病）外，无需进一步检查（分别见第 14、15、54 和 93 章）。对于早发性动脉粥样硬化疾病但没有明显诱因的患者，需要考虑高同型半胱氨酸血症的可能性，这种先天性代谢缺陷和血管疾病之间的关系已被证实。

血清同型半胱氨酸水平升高提示诊断，尤其是在过夜甲硫氨酸负荷后。

无创血管检查

如果诊断或损伤程度不确定，或疾病在临床上严重到需要考虑介入治疗，则需要进行这些检查。有许多无创检测方法可用，从分段血压测量到多普勒和二维超声技术。这些方法应用广泛，使用起来相对简单，与血管造影术相比便宜，并且不会给患者带来风险或不适。这样的检测可能非常有助于确定腿部疼痛的血管病因，并量化临床印象，这些印象往往有些不精确。由于可以反复检测，在评估患者病情随时间的改善或恶化以及评估各种形式的治疗或手术的获益方面也特别有用。

应该强调的是，这些方法并不是要取代或削弱良好的病史和体格检查的价值，而是要加强它们在诊断和评估狭窄部位和严重程度方面的作用。

踝 - 肱指数（表 23-3）。踝臂指数（ankle-brachial index，ABI）是有外周动脉疾病症状或体征的人的首选一线诊断测试。通常，随着压力波向远端移动，收缩压会增加。患有外周动脉疾病的人，血压会降低。使用血压袖带和多普勒超声探头测量节段血压，以确定患者仰卧时手臂、大腿上部、膝盖上方和下方以及足踝上方的收缩压。通过确定踝 / 肱比值或指数（胫后 - 足背动脉收缩压除以肱动脉压的比值，正常比值为 1.00 ～ 1.20），可最大限度地提高测试灵敏度和特异性。ABI 降至 ≤ 0.90 提示动脉疾病。比值高于正常值（＞ 1.30）表明血管不符合标准，已失去可压缩性。在血管造影证实的疾病患者中，指数小于 0.9 的敏感性为 95%；检测的特异性非常高（95% ～ 100%）。

与跛行症状相比，该检测对功能能力的评估更好，结果作为心血管疾病发病率和死亡率的独立预测指标具有价值。尽管这种检测很有价值，也很简单，但没有得到充分利用。节段压力可作为进一步评估和衡量严重程度的筛选检查。该检测在血管钙化的患者中不可靠。

手持式多普勒（表 23-3）。手持式多普勒超声设备的出现使得将多普勒检测纳入初级保健诊室的初步评估成为可能。外周动脉疾病评分已得到验证，可以根据触诊的胫骨后动脉脉搏（正常、减少、缺失）的质量、听诊多普勒脉冲分量的数量（0、1、2 或 3）以及心肌梗死病史来计算。最大可能得分为 10 分（双腿），低于 6 分与高发病概率（LR 7.80）相关。该测试有助于识别需要正式完善 ABI 的患者。

双相和三相超声扫描。多普勒超声扫描有助于检测和排除血流动力学显著狭窄（＞ 50%）。双相超声［具有脉冲多普勒的二维（B 模式）实时超声］为识别重要疾病提供定位和血流数据。超声探头放置在特定血管上，以测量流速。B 超可识别狭窄的部位和性质。添加颜色 - 血流增强（三相扫描）可提高检测性能。在检测血流动力学意义重大的疾病时，三相扫描的灵敏度和特异性接近 95%+，双相扫描的特异性稍低（88%）。局限性包括操作员依赖性、所需时间以及缺乏有关整个血管树的信息。

脉搏 - 容积记录。脉搏 - 容积记录对于评估远端血管疾病特别有用，尤其在血管僵硬的患者中。使用多普勒和体积描记法。血管硬化和远端疾病患者可能有正常的踝关节血压，但通常尖锐的脉搏 - 容积波形因梗阻而变钝。在检查中加入跑步机运动

表 23-3 踝 - 肱指数和多普勒对外周动脉疾病的分类

血管类别	踝 - 肱指数		多普勒波特性	
	休息	活动后	图型	振幅
可压缩性差	＞ 1.30			
正常	1.00 ～ 1.30	无减少	三相	正常
临界	0.91 ～ 0.99 或	减少 20%	三相	减少
轻微	0.71 ～ 0.90	0.51 ～ 0.90	三相 / 双相	轻度减少
中度	0.51 ～ 0.70	0.16 ～ 0.50	双相	中度减少
重度	≤ 50	≤ 0.15	单相	大幅减少

Adapted from Kullo IJ，Rooke TW. Peripheral artery disease. N Engl J Med 2016；374：861.

可提高检测敏感性。糖尿病患者往往有血管硬化和远端疾病，是该检测的良好候选对象。可以根据这些发现和临床表现方便地对患者进行风险分层，帮助确定是否需要进行额外的评估和转诊。

影像学检查——通过数字减影、CT 和 MR 成像进行血管造影检查。根据临床和超声检查怀疑有严重血流动力学疾病的有症状患者可能需要考虑血运重建（见第 34 章），这需要更精确的解剖划定，包括对近端和远端循环的定义。基于导管的数字减影血管造影术（digital subtraction angiography，DSA）仍然是“金标准”，但涉及动脉导管插入术及其伴随的夹层、出血和栓塞风险，加上高成本和大量碘造影剂及其相关的过敏反应和造影剂诱导性肾衰竭风险。外周血管疾病患者通常同时患有肾血管疾病或肾功能不全，暴露于大剂量碘造影剂后特别容易发生急性肾功能衰竭。动脉造影术对有其他形式的基础肾疾病和有碘或含碘放射造影剂过敏史的人也应谨慎使用。

MRI 和多排 CT 技术的出现使外周动脉血管的无创检查成为可能。磁共振血管造影（magnetic resonance angiography，MRA）和计算机断层扫描血管造影（computed tomography angiography，CTA）的检查特征（敏感性和特异性）很高且几乎相同（95% ~ 96%），接近 DSA，在许多情况下无需导管检查。对这两种技术的荟萃分析（使用 DSA 作为金标准）发现 MRA 正确分类了约 95% 的检查动脉段，分期过高 3.1%，分期过低 1.6%。对于 CTA，这些数字高估了 8%，低估了 15%（部分原因是血管钙化）。MRA 的成本低于 DSA，并且无需放射和碘造影剂，但在肾衰竭患者［GFR < 30 ml/(min · 1.73m^2)］中存在与钆相关的全身性纤维化风险，并且不能在装有起搏器或其他禁用硬件的患者中进行。CTA 的优点是速度更快、成本更低，且在使用起搏器或其他 MRA 禁用硬件的患者中无禁忌证，但仍需要大量碘造影剂，并有大量辐射暴露。这些流程之间的选择取决于患者的临床特征和当地必要的成像专业知识的可用性。

筛查和识别病例

专家小组关于外周动脉疾病筛查的建议存在轻微的不一致。两者都将 ABI 作为主要的筛查模式。美国预防服务工作组不认可对正常风险无症状人群（没有外周动脉疾病、心血管疾病或严重慢性肾病的证据）进行 ABI 检查以筛查外周动脉疾病和心血管疾病—它认为现有证据不足以权衡利弊。血管外科学会采取了稍微不同的策略，建议在高危无症状人群中进行 ABI 筛查，如糖尿病、缺血性心脏病、既往卒中、吸烟（当前或过去）或控制不充分的高胆固醇血症或高血压患者。两个小组均强烈建议在有症状者和有体检证据提示外周动脉疾病者中发现病例。

识别病例的简单方法包括询问跛行情况、听诊股动脉杂音以及触诊脉搏异常。股动脉杂音会增加患病概率（LR 4.80），跛行（LR 3.30）和明显异常的脉搏（LR 3.10）也是如此。缺乏此类发现会降低验前概率，尤其是对于中度至重度疾病。建议那些疑诊外周动脉疾病的患者测量 ABI。

转诊和住院适应证 [19]

虽然大多数轻度至中度下肢闭塞性疾病患者可以得到很好的保守治疗（见第 34 章），但对于那些疼痛严重限制日常活动和严重影响生活方式的患者，可能转诊至有经验的血管外科医生会获益，以重新考虑治疗方案，包括血运重建。有证据表明病情更严重的患者（缺血性静息痛、未愈合的缺血性溃疡）需要及时转诊进行血运重建，因为在不进行血运重建的情况下，截肢和肢体丧失的可能性很大。无创的血管检查可能非常有助于提供客观数据，以帮助确定严重缺血患者以及是否需要及时进行血运重建（表 23-4）。下肢坏疽性病变或感染缺血性溃疡的患者，特别是糖尿病患者，应立即入院治疗。

建议 [5,19-21]

- 不建议对风险正常的无症状人群进行常规筛查。然而，应考虑那些有动脉粥样硬化危险

表 23-4　外科转诊适应证

严重（致残）间歇性跛行，足踝收缩压运动后 < 50 mmHg，无法完成标准的 5 min 跑步机运动检查
持续性缺血性静息痛，静息踝收缩压 < 50 mmHg
足部 / 足趾缺血性溃疡或坏疽

因素的人，尤其是那些吸烟、患有糖尿病或在其他地方有动脉粥样硬化疾病证据的人。

- 探究跛行——一个运动诱发症状的好故事——显著增加了临床上重要的外周动脉供血不足的可能性。
- 触诊周围脉搏，听诊股动脉杂音；检查毛细血管充盈，检查皮肤温度、萎缩和溃疡
- 触摸主动脉和外周脉搏，听诊腹部和股动脉杂音；检查毛细血管充盈，检查皮肤温度、萎缩和溃疡。
- 检查全身动脉粥样硬化性疾病（冠状动脉、颈动脉、主动脉、脑血管，见第 18、20、58 和 171 章）以及其他血管病因，如动脉栓塞和血管炎（见第 146 章）。
- 还要检查有时被误认为血管功能不全的情况，如雷诺现象、反射性交感神经萎缩、髋或膝关节退行性疾病、椎管狭窄、夜间腿抽筋和肌炎。
- 如果诊室有条件，使用静息和运动 ABI 或手持式多普勒作为临床检查的补充，或转诊进行此类评估，尤其是担心有临床意义的疾病时。
- 继续对疑诊血流动力学显著疾病的患者进行双相或三相多普勒超声检查，以更加准确地明确狭窄位置和严重程度。
- 对考虑进行介入血运重建治疗的患者进行 MRI 或 CT 血管造影检查。

（王官军 翻译，曹照龙 审校）

第 24 章

晕厥的评估

A.H.G.

晕厥，即由于短暂的脑灌注不足导致的可逆性意识丧失，可能是最难评估的状况之一。因为事件的描述可能含糊不清，或者调查结果过于微妙。它占了急诊病例的 3% ～ 5%，虽然每年为此花费将近 24 亿美元，但只有其中 7% 的病例在被转诊时做出了病因诊断。尽管如此，在门诊中基于病史、体格检查和心电图检查的仔细的初步评估将揭示大多数病例的病因，并确定那些需要额外评估和专科转诊的个体。特别重要的是解决潜在的心脏病的可能性，因为其伴随着发病和死亡风险。即使是“无害的”晕厥原因也可能会使患者面临严重受伤的风险，需要被识别和解决。

病理生理和临床表现 [1–16]

晕厥的病理生理学共同点是一过性脑灌注不足，机制是通过神经、心脏、脑血管等通路损害脑灌注，药物是常见的原因之一，对于老年人尤其如此。

神经介导的晕厥

站立时的正常代偿性压力反射反应会引起交感神经活动增加，导致血管收缩，心动过速、心肌收缩力增加，以及迷走神经张力下降。儿茶酚胺，即血管收缩和容量保留激素（例如血管紧张肽原酶、血管升压素）被释放。在神经介导的晕厥中，这种代偿机制存在缺陷。

血管迷走性（神经心源性）晕厥

血管迷走性晕厥所占病例比例最大。它是最常见的晕厥原因（健康青年人群除外），在所有年龄组中均有发生。它的标志是由迷走神经张力增加和正常交感神经反应中断导致的不适当的心动过缓和血管舒张。由此产生的心动过缓和血管舒张将导致全身性血压骤降，影响脑灌注，并导致意识丧失。

增加迷走神经活动的可能触发因素包括心理应激、过度的静脉汇集、器官机械感受器的高敏反应（位于心脏、食管、膀胱和呼吸道）和 Bezold-

Jarisch 反射（一种应对前负荷降低做出过度心脏收缩的反应），后者是脑干介导的自主神经反射。它增加了迷走神经张力，抑制交感神经活动，并导致心脏收缩力减小、心动过缓和外周血管舒张。中枢神经系统调节剂（例如，5- 羟色胺、腺苷、阿片类药物和 β 内啡肽）也可能在这种反射中起作用，可能起到了调节血管迷走神经对情绪应激的反应和其他皮质刺激的作用。此类患者如果心脏传导系统正常，预后良好。在这种情况下，使用看似矛盾的 β 受体阻滞剂，其旨在通过减弱初始心肌反应来抑制 Bezold-Jarisch 反射。

迷走神经介导的晕厥的一种少见的原因是使用胆碱酯酶抑制剂（例如多奈哌齐、加兰他敏、阿斯的明），这些药物通常用于患有痴呆症的患者（见第 173 章）。胆碱酯酶抑制剂增强迷走神经张力，有可能使患者陷入因严重心动过缓而昏厥的风险。使用这些药物的患者因晕厥、心脏起搏器植入和跌倒相关伤害导致的入院率增高。

临床表现。血管迷走性晕厥的临床表现多种多样，但在大多数情况下，发作发生在直立、站立或运动期间。尽管大多数患者会出现出汗（最初通常是发热潮红）、上腹不适或恶心、头晕、头痛、视物模糊或昏暗、虚弱或极度疲劳等前驱自主神经症状，偶尔会有一种人格分离的感觉。但一些患者（尤其是老年人）可能没有先兆症状，患者感到烦躁不安，无法集中注意力，可能会出现打哈欠、叹息或换气过度。先兆症状的出现可能有助于防止跌倒发作和由此造成的伤害。失去知觉的患者面色苍白、寒冷、发汗、瞳孔扩大。一开始，心率可能很快，但随后会显著减慢。出现脸色苍白和出汗是矛盾的，但两者可能都很突出，反映了在这种交感神经明显抑制状态下出现的高循环水平的肾上腺素。这会导致令人非常痛苦的临床表现，类似于严重的心血管疾病。几分钟后，患者会完全恢复意识，但可能会持续出现虚弱、出汗和恶心。在老年人中，可能会出现一些逆行性遗忘症，但不会丧失对膀胱和肠道的控制，这有助于将其与癫痫发作区分开来。倾斜试验可以重现易感人群的症状，许多人报告在测试时出现视物模糊、眩晕、耳鸣和恶心的前驱症状（见后面的讨论）。

有时发生的低血压和低灌注非常严重，以致出现短暂的脑缺氧和短暂的癫痫活动（惊厥性晕厥）。这种惊厥性晕厥不同于伴随意识丧失的全身性癫痫症，且对抗癫痫药物无反应。

情境性晕厥

情境性晕厥可以被认为是血管迷走神经介导的疾病的变异，由减少静脉回流的因素促成。诱发事件可能是咳嗽、排尿、大便紧张、疼痛或情绪压力。咳嗽后晕厥的特征是长时间剧烈咳嗽后意识丧失。患有慢性支气管炎的男性最常受到影响。血管迷走神经反应的诱发因素被认为涉及静脉回流减少导致的心输出量减少。此外，低碳酸血症和脑脊液压力增加引起的脑血管受压可能会导致脑血管阻力增加。长时间的屏气也有类似的效果——胸腔内压力的增加阻碍了静脉回流。排尿后晕厥发生在排空膨胀的膀胱的情况下，典型的场景是一个男人在喝了相当多的酒后在晚上起床小便时，突然出现意识丧失。腹水或扩张的膀胱引流可能产生类似的效果。屏气在排便后晕厥中起重要作用，在这种晕厥中用力屏气会减少静脉回流并启动血管迷走神经反射反应。疼痛和急性心理应激可触发类似的血管迷走神经反应。

作为晕厥触发因素的精神疾病可能代表一类由中枢因素介导的血管迷走神经变异。确切的病理生理学尚不完全清楚，但潜在的精神病理学正日益被视为一个重要的病因因素，尤其是在对不明原因晕厥的调查中。广泛性焦虑症、恐慌症和抑郁症经常出现在没有心脏病证据的此类患者中。他们的昏厥通常可以通过治疗潜在的精神疾病来解决。其中经常晕厥发作的年轻人、从未因意识丧失而受伤的人以及出现多种躯体和精神症状（如恐惧、焦虑、恶心、头晕和麻木）的患者的患病率最高。此类晕厥的特征可由 2 ～ 3 min 的张口过度换气而重现症状。躯体症状障碍可能导致明显的意识丧失，这种晕厥发作是一种转换反应，其特征是优雅地昏倒在地板或沙发上，经常有观众在场，脉搏、肤色和血压正常，以及对情节的细致描述。

自主神经功能障碍——神经源性直立性低血压

站立时不能产生正常的压力反射代表了一系列产生体位性（直立性）低血压的情况。自主神经障碍共同点定义为起立的前 3 min 收缩压下降超过

20 mmHg，舒张压下降超过 10 mmHg。自主神经系统的中枢和外周疾病均可导致该问题（参见鉴别诊断）。患者在站立时会出现典型的症状，因为血管收缩和心率增加的正常反应无法发生并且随之而来的脑灌注减少。发作在有效血管内容量减少（例如脱水、血管扩张药物使用、急性失血、长时间站立）的情况下尤其常见，即使在没有自主神经功能不全的情况下，也会导致体位性低血压。与血管迷走神经病因不同，心率不会减慢，但心率通常会因血压降低的程度而过慢。低血压会持续数秒到数分钟，导致许多器官系统（例如，视觉、肌肉、肺、心脏）短暂缺血，最终导致意识丧失。

临床表现。临床表现通常包括晕厥前期，其特征是头晕或感觉要昏倒了。由于存在自主神经功能不全，所以不存在构成晕厥典型自主神经前驱症状的苍白、恶心和出汗，这将这种情况与血管迷走神经机制区分开来。由此产生的短暂缺血可能导致视物模糊、类衣架式（涉及枕下、颈后和肩部肌肉组织）头痛、姿势性呼吸困难（由于 V/Q 失配）或姿势性心绞痛（即使没有冠心病）。在某些情况下，可能几乎没有晕厥前兆，更具有类似癫痫发作和严重心律失常特征的跌倒发作。一些患者可能会报告不太具体的症状，例如，头痛、全身无力、疲劳、恶心、难以集中注意力和认知减慢，类似躯体化和抑郁。也可能存在全身性自主神经功能障碍（例如，膀胱和肠道功能障碍）的表现。

随后的晕厥时间很短，意识会迅速恢复。可能会出现全身性自主神经功能不全的表现，包括阳痿、膀胱和肠道紊乱。这些患者常发生仰卧位高血压；它被认为是自主神经功能障碍的另一种表现，有时发生在抗高血压治疗的情景下。

餐后低血压是一种类似于自主神经功能不全的体位性低血压。它被定义为开始进餐后 2h 内收缩压下降 20 mmHg。老年高血压患者的患病率最高，推测其机制与交感神经反应和压力感受器功能低下、胰岛素和血管肽诱导过度导致的内脏血管舒张有关。后果可能很严重，包括跌倒、晕厥、心绞痛和卒中。

神经性体位性心动过速综合征

这种类型体位性低血压的特征是焦虑、头晕、视力变暗、意识模糊以及站立时心率急剧上升，四肢青紫，晕厥的风险很高。38% 的人在倾斜试验中经历过这种感受，近一半的患者报告有晕厥发作史。虽然症状与体位姿势相关，但血压没有明显下降。潜在的病理生理学涉及腿部的部分交感神经失去神经支配，导致下肢血液过度聚集。儿茶酚胺的循环水平很高，躺下或坐下可缓解症状，这种情况最常见于年轻女性，可能并发二尖瓣脱垂、肠易激综合征或慢性疲劳综合征。

颈动脉窦综合征

颈动脉窦超敏反应是一种神经心源性晕厥，最常见于患有潜在动脉粥样硬化疾病的老年人。颈动脉窦的按摩可触发长时间的心搏停止。洋地黄类药似乎会加重病情。颈动脉窦超敏反应也可能导致一种血管抑制性晕厥，心率保持不变，但会出现血管舒张和低血压。导致颈动脉窦受压的行为（戴紧项圈、转动头部或剃须）通常会引起症状，包括头晕、出汗、脸色苍白和恶心，随后昏厥。当主要机制是心搏停止时，可能发生急性意识丧失。

脑血管疾病

晕厥可能是中脑椎基底动脉功能不全影响网状激活系统的结果，或者在极少数情况下，颈动脉完全或接近完全闭塞，同时大脑动脉环受损。较小程度的阻塞可能会导致站立时轻微的头晕，并且可以通过使用降压药物和容量不足而加重。患有严重脑血管疾病的患者通常有表现为局灶性神经功能缺损的既往卒中的证据。涉及椎基底动脉循环的短暂性脑缺血发作可能通过暂时剥夺脑干的网状激活系统的足够灌注而导致晕厥。脑干神经功能缺损通常伴随或先于意识丧失。

当近端锁骨下动脉闭塞导致相邻椎动脉血流逆转时，锁骨下窃血综合征会影响脑血流。当手臂的血管阻力下降时，例如在运动过程中，血流被推送远离大脑，可能会出现缺血症状。

心肺疾病

结构性心脏病

当主动脉瓣狭窄和肥厚型心肌病导致左心室流出道的血流动力学显著阻塞时，可导致晕厥（见第 33 章）。典型的临床表现是运动性晕厥，在剧烈运动和出汗的情况下意识丧失。后者导致血管舒张和静脉回流减少，从而导致血流动力学受损。无法提高心输出量和静脉回流下降的恶性循环可导致低血压、意识丧失，甚至猝死。已知主动脉瓣狭窄晕厥预后很差（见第 33 章）。左心房黏液瘤对二尖瓣口的完全阻断可产生类似的表现。

冠状动脉起源于冠状窦使患者面临动脉扭结或扭曲的风险，尤其是在剧烈运动期间，并可能导致晕厥，甚至猝死。可能没有先兆症状，但有时有运动引起的胸痛或晕厥病史。缩窄性心包炎可通过限制静脉回流和心输出量减少而导致体位性低血压。

急性肺栓塞 / 急性右心衰竭

导致主要肺动脉阻塞的大面积肺栓塞会限制心输出量，并使右心室超负荷。这种情况往往不被重视。在一项针对首次出现不明原因晕厥的高龄患者（平均年龄 76 岁）的研究中，主要肺栓塞的发生率为 25%。意识丧失可能几乎没有任何预警，但呼吸急促、心动过速、收缩压低于 110 mmHg 和深静脉血栓形成的征象往往很明显。

心律失常

心律失常可能会导致突然的意识丧失，而没有血管迷走性晕厥的先兆表现。据报道称，有时在晕厥事件之前会出现心悸。一旦有效收缩停止，保持意识的时间不到 5 s。有时会报告心悸，患者仰卧时可能会出现意识丧失。与晕厥相关的重要心律失常包括完全性心脏传导阻滞（Stokes-Adams 发作）和室性心动过速（见第 29 章）。大多数室性心动过速患者有潜在心脏病的证据（缺血、心肌病、QT 间期延长），但在另一些人中，心脏可能看起来正常（见第 29 章）。在没有明显心脏病的患者中，严重心律失常病因的重要临床线索包括心悸史（特别是运动诱发的）和晕厥或猝死的家族史。室性心动过速患者的临床表现可能包括运动诱发的心悸和呼吸困难以及晕厥。β 受体阻滞剂可降低室性心动过速风险，但不会改变 QT 间期。

长 QT 间期综合征代表心脏晕厥的潜在悲剧性遗传形式，常发生于年轻人中，与心脏猝死的高风险相关。这种情况是由于突变（命名为 LQT1、2、3）影响心肌离子通道蛋白并使患者面临因多形性室性心动过速（尖端扭转型室性心动过速）而导致心室颤动的风险。该病的标志是 QT 间期延长（女性＞ 460 ms，男性＞ 440 ms），运动时间延长。患者可能会报告心悸、晕厥前兆或晕厥发作，这可能由运动或其他形式的劳累引发。家族史通常不仅因年轻家庭成员的突然死亡而引人注目，而且因溺水、婴儿猝死和驾驶时死亡等非典型表现而引人注目。风险与 QT 间期延长的程度成正比，当间隔超过 500ms 时，风险尤其高（高达 70%）。

偶尔，室上性心动过速（例如，阵发性室上性心动过速，或较少见的心房颤动或扑动）具有非常快的心室率，足以损害心输出量，导致近乎或完全的晕厥（见第 28 章）。快速室上性心律失常的常见诱因包括缺血、病态窦房结综合征、洋地黄毒性和预激综合征。慢性双束支和三束支传导阻滞患者更容易发生晕厥发作，但尚未发现晕厥患者猝死风险增加。

非神经、非心脏原因体位性低血压

对于没有神经疾病和心脏疾病的患者，血容量减少和血管扩张可以导致晕厥。脱水和急性失血是血容量减少的最常见原因。利尿剂使用，尤其在老年人中，也是同等重要的原因。血管扩张剂可以触发直立性晕厥，特别是降血压药（见第 26 章）、硝酸盐类（见第 30 章）、抗抑郁药（见第 227 章）以及治疗勃起功能障碍的药物。体位性低血压也可以发生在产生扩张血管物质的疾病中，如嗜铬细胞瘤（舒张血管的儿茶酚胺）、系统性肥大细胞增多症（组胺）和类癌（5- 羟色胺）。

非晕厥导致的意识丧失

癫痫发作

癫痫发作与晕厥的原因不同，因为意识丧失是由电紊乱而不是脑灌注不足引起的。典型的临床表现是独特的，先兆、发作后症状、尿失禁和强直 - 阵挛性运动通常在临床表现中占主导地位。然而，无运动性小发作几乎没有这些特征，尽管正常的血压和脉搏有助于将它们与心血管原因的癫痫发作区分开来（见第 170 章）。如前所述，在没有潜在癫痫发作的情况下，迷走神经介导的脑灌注不足可能会发生惊厥。

代谢因素

代谢因素（例如，缺氧、低碳酸血症、低血糖）更可能改变意识而不是导致实际晕厥。在意识丧失之前有明显的不安、困惑和焦虑。当起因是过度换气时，患者首先主诉窒息或窒息感，同时伴有四肢和口腔周围的感觉异常（见第 226 章）。当患者坐着或躺着时，可能会发生晕厥。低血糖很少引起意识丧失，但需要被考虑到，特别是在注射胰岛素或服用磺脲类药物的糖尿病患者中（见第 97 章）。严重的低血糖可能会导致全身性癫痫发作。

预后

因晕厥导致入院的总体住院死亡率较低（0.28%），这反映了许多无害病因也会导致入院。然而，由基础心脏病引起的晕厥的预后（1 年死亡率为 18% ～ 33%）比非心脏原因或原因不明的晕厥（1 年死亡率为 6% ～ 12%）要差得多。在患有不明原因晕厥的老年人中，死亡率几乎翻倍。然而，这两个类别的复发率相似（第 1 年约为 18%，总体为 33%），并且复发不是不良结果的危险因素。

对社区人群的检查（例如，弗雷明汉心脏研究）发现，由潜在心脏或神经系统疾病引起的晕厥对不良结果有独立的影响。在弗雷明汉心脏研究人群中，任何原因死亡、心肌梗死和致命或非致命卒中的多变量调整风险比（HR）在经历晕厥和潜在心脏或神经系统疾病的人中通常显著增加。对于心脏病相关晕厥，HR 分别为 2.01、2.66 和 2.01；对于神经系统疾病相关的晕厥（不包括血管迷走性原因，但包括癫痫发作），HR 分别为 1.54、0.79 和 2.96。血管迷走性、直立性或药物诱发的晕厥患者的风险没有增加。病因不明的晕厥患者预后中等（HR 分别为 1.32、1.31、0.66），可能反映了该组潜在疾病的谱系。这些数据强调了识别心源性晕厥患者的重要性。预后较差的有长 QT 间期综合征的年轻人；心室颤动导致猝死的风险随着 QT 间期延长的程度而增加，并随着 QTc（校正后的 QT 间期）超过 500 ms 而变得很大。

鉴别诊断 [3,5,9,13,16]

晕厥的重要原因列于表 24-1。基于社区的流行病学研究数据发现，血管迷走性、情境性、直立性和药物引起的疾病占病例的 45%，心脏病占 10%，脑血管疾病占 4%，癫痫占另外 4%，其余 37% 未确诊。在增加倾斜测试和精神病学评估的研究中，至少有一半无法解释的病例显示出神经心源性（血管舒缩）机制的证据，其余的许多有精神病学病因（广泛性焦虑症、恐慌症、抑郁症）。在老年人中，晕厥患者的心脏病患病率增加到约 33%。

人口老龄化增加了关注药物相关病因的重要性。主要的潜在危害药物是抗高血压药（例如，血管紧张素转换酶抑制剂、血管紧张素受体阻滞剂、β 受体阻滞剂、α 受体阻滞剂、钙通道阻滞剂、噻嗪类）、袢利尿剂（例如，呋塞米）和抗抑郁药（尤其是三环类）。由于越来越多地使用而需要记住的是用于痴呆症的胆碱酯酶抑制剂（例如多奈哌齐、加兰他敏、卡巴拉汀的明）和用于勃起功能障碍的磷酸二酯酶抑制剂（例如西地那非、伐地那非和他达拉非），尤其是在存在其他促成因素和合并症的背景下使用时。

检查 [2-5,7-8,13,17-37]

评估策略

当患者在初级保健机构就诊时，目标是快速可靠地将需要入院进行重要基础心脏病或其他潜在严重病因检查的患者与可在门诊进行进一步评估和安全管理的患者区分开来。现有证据表明，这可以通过仔细询问病史和体格检查并辅以静息心电图来完成，仅这些要素就可以为大约 50% 的病例提供诊断，并为许多其他病例的诊断提供帮助，从而避免了费用较高的住院治疗、低收益检测以及多余或可能有害的治疗。定期订购一系列“晕厥测试”不仅浪费和无效，而且在验前概率很低的情况下还可能产生许多假阳性结果。尽管如此，由于希望让患者和家属和（或）医生自己放心，过度使用检查仍然很普遍。晕厥检查中过度使用检查估计高达 83%，其中至少一半是由于需要患者和家属放心，另外 15% 是由于尽管了解检查指南，但依然挥之不去的来自医生的担忧。

病史

病史应侧重于对晕厥事件，包括任何前驱症状和晕厥后状态的全面描述。应尽可能寻求发作目击者的报告。发作时的活动状态、体位、前驱症状的性质、发作前中后的表现及其持续时间、任何相关的运动活动和恢复意识的行为都值得关注。任何关于脉搏的观察也非常有帮助——非常缓慢的脉搏表明存在血管迷走神经机制或心脏缓慢性心律失常，非常快的脉搏与容量不足、体位性心动过速综合征或室上性心动过速一致。患者的晕厥是否在体力活动的情况下发生（可能预示着心脏原因）？患者在失去知觉前是否面色苍白、出汗并抱怨恶心（常见于血管迷走神经发作，但也可见于急性心肌缺血导致的晕厥），还是没有这种自主神经表现，表明自主神经功能不全，冒汗是表明血管迷走神经性晕厥的温热潮红还是更令人担忧的冷汗？如果晕厥是体位性的，最近是否有脱水或使用血管扩张剂，或者是否发生在与自主神经功能不全相关的疾病中？由于先前的先兆、运动活动、失禁以及混乱、困倦和麻痹的后遗症症状，癫痫病通常不难与心脏晕厥区分开来。然而，当没有典型表现时，如运动性小发作，单凭病史可能无法区分，因为两者都可能导致意识突然丧失而没有前驱症状。短暂的癫痫发作也可能伴随血管迷走神经性晕厥。

如果患者对先兆细节的回忆是粗略的，则应注意不要用诱导性提问过于激烈地询问患者，因为相关或前驱症状的缺失可能具有重要的诊断意义。虽然癫痫发作可能表现为突然丧失意识和没有警告，但更典型的是有一些模糊的先兆症状以及特征性的强直 - 阵挛运动、括约肌失禁和发作后意识模糊。

识别发作诱因需要询问情绪低落、拥挤和炎热的环境、突然或长时间站立（尤其是饭后老年高血压患者）、长时间剧烈咳嗽、屏气、排尿、剧烈运动、换气过度和急性失血症状。运动性晕厥提示左心室流出道阻塞这样严重的血流动力学问题。劳力性胸痛是潜在器质性心脏病的另一个重要线索。晕厥前的体位值得注意，因为卧位时意识丧失与神经源性或血管机制不符。检查药物（降压药、三环类抗抑郁药、袢利尿剂、胆碱酯酶抑制剂、磷酸二酯酶抑制剂）是必须的，在评估出现晕厥的老年人时尤其有效。当怀疑自主神经功能不全时，询问膀胱和肠道功能障碍以及阳痿可能有助于诊断。应检查肺栓塞和深静脉血栓形成的危险因素和症状，尤其是老年人（见第 20 章和第 22 章）。

血管迷走性晕厥虽然可能模拟更令人担忧的病因，但通常可以根据病史确定“3P”［直立姿势（posture）和躺下时的缓解，前驱症状（prodrome）包括温暖的潮红或热汗，以及刺激（provocative）因素，如疼痛、排尿或情绪压力］。

应搜索既往病史，寻找复发性晕厥、劳力性呼吸困难（提示潜在心脏病）、已知的缺血性或结构性心脏病、心脏杂音（尤其是主动脉瓣狭窄）、卒中、糖尿病和其他与自主神经功能不全相关的疾病（例如，帕金森综合征、淀粉样变性、副肿瘤综合征）。有其他原因无法解释的意识丧失的患者报告反复晕厥以及精神和躯体症状（例如，头晕、焦虑、麻木、恶心）的组合应表明潜在的心理生理学 / 血管迷走神经机制。需要检查焦虑、抑郁、恐慌和躯体化障碍的病史或当前症状。在年轻人中，

表 24-1 晕厥的重要原因

神经介导性
- 血管迷走神经性（包括使用胆碱酯酶抑制剂）
- 情境性（咳嗽后、餐后、排尿后、压力）
- 精神疾病（恐慌症和广泛性焦虑症、抑郁症、躯体症状障碍）
- 自主神经功能障碍
  - 中枢性［Shy-Drager 综合征（帕金森综合征、小脑功能障碍）］、帕金森病、路易体病、全自主神经障碍
  - 外周性（糖尿病、淀粉样变性、家族性自主神经功能障碍、干燥综合征、副肿瘤综合征）
  - 神经源性体位性心动过速综合征
- 颈动脉窦综合征

心脏性
- 主动脉流出道阻塞（主动脉瓣狭窄、肥厚型心肌病）
- 心律失常（阿 - 斯综合征发作、室性心动过速、快速室上性心动过速）
- 急性梗阻（大面积肺栓塞、左心房黏液瘤）
- 冠状动脉起源异常
- 缩窄性心包炎

体位性低血压的非心脏性、非神经系统性原因
- 急性容量不足［脱水（包括老年人使用利尿剂所致）、急性失血］
- 血管扩张药（抗高血压药、硝酸盐、抗抑郁药、勃起功能障碍药物）
- 产生血管舒张物质的疾病（肥大细胞增多症、嗜铬细胞瘤、类癌）

神经 / 脑血管性
- 脑血管疾病（严重弥漫性、椎基底动脉）
- 锁骨下窃血综合征
- 癫痫发作（不是真正的晕厥）
- 代谢性疾病（不是真正的晕厥）

回顾既往和近期晕厥发作史有助于识别那些因长QT间期综合征猝死风险增加的人（风险随着远期和近期发作次数的增加而增加）。

家族史也值得关注，重点是晕厥发作和早年猝死，提示心肌病或长QT间期综合征。重要的是不要将其他情况误认为是真正的意识丧失。眩晕（见第166章）、低血糖神经症状（见第97章）以及与焦虑和其他精神疾病相关的头晕（见第226章和第227章）有时会与晕厥或接近晕厥相混淆。

体格检查

重点再次放在心血管系统上。立卧位血压和脉搏测定是晕厥评估中最有效的检查之一，但经常被忽视。首先测量双臂的血压和脉搏，患者仰卧约5 min，再次站立时测量。大多数体位性低血压患者会在2～3 min内，最早在采取站立姿势的30～60 s内，显示收缩压（> 20 mmHg）或舒张压（> 10 mmHg）显著下降。但是，可能需要等待5 min。

测量生命体征后，检查皮肤是否苍白、是否有体表温度异常和瘀斑（后者是癫痫发作造成的创伤征象）。躯干和头部，包括舌头，需要仔细检查是否有运动性癫痫发作期间持续的外伤征象。检查眼底是否有任何颅内压升高的征象，是否存在被误认为是晕厥前兆的眩晕，检查眼睛是否有眼球震颤。

听诊颈动脉脉搏有无杂音，轻轻触诊由下而上观察颈动脉体积并沿颈动脉向上（见第33章）。颈动脉窦按摩适用于60岁以上不明原因晕厥或怀疑颈动脉窦过敏的人。在大多数情况下，由于存在短暂心搏停止（> 3 s）或严重反射性心动过缓和低血压的风险，应在可使用心电图监测和复苏设备的监控环境中进行。此外，短暂性脑缺血发作或卒中的风险平均为1/1000，在患有潜在颈动脉粥样硬化疾病的人群中进行颈动脉窦按摩技术风险最高。在检查颈部时，注意到颈静脉怒张，提示全身静脉高压，这可能是由急性肺栓塞引起的。

心肺检查从听诊肺部是否有任何湿啰音、干啰音或摩擦音开始（肺栓塞可能表现为晕厥）。患者取仰卧位、卧位和坐位时，触诊心脏有无起伏和颤动，听诊有无“咔嗒”声和杂音。应评估收缩期杂音是否有主动脉瓣狭窄、不对称间隔肥厚和二尖瓣脱垂的证据（见第21章）。可变的舒张期杂音表明有心房黏液瘤的问题。肺动脉瓣区第二心音亢进可能提示急性栓塞引起的肺动脉高压。应检查四肢是否有深静脉血栓形成的证据（见第22章）。

神经系统评估包括寻找表明既往卒中的局灶性缺陷、检查前庭功能障碍以及仔细的精神状态检查，重点是抑郁症和焦虑症的表现。

激发试验特别有助于识别改变意识但不引起晕厥的情况。要求患者自愿过度换气或进行Barany操作（见第166章）可能会重现症状并确认临床怀疑。如果怀疑是锁骨下窃血综合征，需要进行手臂锻炼。

实验室检查

如前所述，定期进行“晕厥检查”既浪费又无效。在一项对2000多名65岁以上晕厥患者的研究中，肌钙蛋白检测、头部CT扫描、超声心动图、颈动脉超声和脑电图的诊断结果影响不到5%的病例的诊断和管理，并且确定病因的病例比例小于2%，只有心电图略有帮助。病史和体格检查仍然是大多数诊断的基础和检查选择的最佳指南。

风险分层——晕厥进一步评估的决策规则

已经制订了晕厥患者风险分层的决策规则，以指导有关额外检查和入院需求的决策。最严格的是旧金山晕厥规则，设计用于急诊室环境。其识别高危人群的关键要素包括有没有前驱症状或血管迷走性晕厥的证据、充血性心力衰竭或呼吸困难的病史、收缩压低于90 mmHg、血细胞比容低于30%，以及心电图异常。在一项荟萃分析研究中，该规则的测试特征被证明是次优的（敏感性为86%，特异性为49%），存在一定的假阳性率并且会对一些高危人群进行错误分类。因此，它不是普遍推荐的。尽管如此，它确实有助于指导检查选择，并强调了一般原则，即基于仔细的病史和体格检查以及心电图的验前概率有助于指导检查。

心电图

大多数患者应在初始评估时进行心电图检查，因为检测潜在的心脏病是诊断检查的主要优先事项。不仅需要检查缺血性改变、心脏传导阻滞和快速性心律失常，还需要检查更细微的线索，如PR间期短、QT间期延长（男性QTc > 440 ms，女性 > 460 ms）、轴偏移、增加电压和delta波（提示WPW综合征——见第25章）。总体而言，心电图在不超过 5% ～ 7% 的病例中具有诊断意义，但仍需要检查，因为它有助于检测其他不明显但重要的心脏病。由于可能出现长 QT 间期综合征，即使是年轻人也需要进行检测，尤其是在有家族史的情况下。由于某些心电图发现可能是短暂的（例如 QT 间期、传导系统异常），重复检测很有用。还应注意心电图是否存在由大面积肺栓塞引起的急性右心应变的征象（见第 20 章）。

后续检查

当病史和体格检查强烈提示血管迷走神经发作或体位性低血压，并且没有心脏病的症状、体征、危险因素或心电图证据时，大多数权威人士认为没有必要进一步检查。是否需要额外检查应以初始临床检查的具体结果和他们建议的诊断为指导。一些情况尤其值得注意，需要进一步检查，包括用力性晕厥、胸痛晕厥和无前驱症状的突然意识丧失。

运动性晕厥或伴有胸痛的晕厥。报告用力性晕厥或晕厥伴胸痛的患者是彻底心脏评估的主要候选人，重点是主动脉流出道阻塞［由于主动脉瓣狭窄或肥厚型心肌病（由收缩期射血杂音和颈动脉搏动异常提示）和冠状动脉疾病（由胸痛、动脉粥样硬化危险因素、心电图异常提示）］。测试应从经胸超声心动图开始，以排除血流动力学显著的流出道阻塞（见第 33 章）。还需要考虑缺血性心脏病，并且需要进行负荷试验，但在排除重要的结构性心脏病之前不应尝试，因为在测试期间有诱发晕厥发作的风险。此外，在缺乏缺血的临床或心电图证据的情况下，常规使用负荷试验来排除“无症状”心脏病收效甚微并增加了成本。同样，在没有结构性心脏病的临床证据的情况下，常规超声心动图通常对晕厥的影响很小（检出率 ＜ 5%）。

无前驱症状的晕厥——心律失常的评估。无前驱症状的晕厥体现了严重的潜在心律或传导系统障碍的问题，例如非常快速的室上性心动过速、室性心动过速或由窦房结疾病或完全性心脏传导阻滞引起的明显心动过缓。如前所述，晕厥可能在失去有效脑灌注后 5 s 内发生。第一项任务是仔细检查静息心电图，寻找心脏传导阻滞（PR 延长、电轴左偏、左右束支传导阻滞）、QT 间期延长（男性 QTc ＞ 450 ms ～ ＞ 440 ms，女性＞ 460 ms）、窦房结功能障碍、心房和心室节律紊乱的证据。发现延长的 QT 间期应开始检查可治疗的因素，包括药物、甲状腺功能减退和低钾血症（见第 25 章）。可在转诊疑似长 QT 间期综合征的患者时确定是否需要进行基因检测。

动态心电图记录（Holter）值得考虑，特别是在出现此类心电图异常的情况下。但即使没有心电图异常，出于患者的病史，也应该对此抱有高度临床怀疑。尽管在没有提示性心电图结果（＜ 5%）的情况下，该检查的诊断效率较低，并且症状与 Holter 结果之间的相关性通常不强，但研究提示 Holter 可以提供对潜在心脏病和猝死风险的独立评估。在基线心电图上有传导系统异常的人可能会发生和捕捉到心脏传导阻滞的发作。在 Holter 中出现频繁室性早搏（＞ 10 次 / 小时）、短阵室速或窦性停顿（＞ 2 s）的晕厥患者猝死和总体死亡率增加，与其他因素无关。具有这些发现的患者构成了一个值得进一步心脏评估的高危亚组。当动态心电监测从 24 h 延长到 48 h 时，检出率增加，但许多心律失常无症状且意义不明确（见第 25 章）。出现频繁症状的人的检出率最高。

当 Holter 未显示时，通常在 1 个月内的外部连续循环（事件）记录可以增强心律失常检测，但它需要在发作发生后不久激活患者（这可能对晕厥患者有问题）。此外，疑似心律失常的住院患者的检出率非常低（诊断率仅为 8% ～ 20%），多达 1/4 的患者在出现症状时检查正常。植入式事件记录器现已面世，可用于检测偶发事件。

当无创监测结果无法诊断时，电生理检查（electrophysiologic study，EPS）一直被提倡用于检测疑似潜在心脏病患者的晕厥的心律失常原因，尤其是室性心动过速。EPS 在评估结构性心脏病和固定传导缺陷患者中的价值已得到充分证明，但其在识别不明原因晕厥患者中的短暂性心律紊乱，尤其是缓慢性心律失常方面的敏感性和特异性令人失望。

为了提高 EPS 检出率，重点是在潜在的器质性心脏病，特别是缺血性疾病和充血性心力衰竭的情况下施行 EPS。那些在静息心电图上频繁出现室性早搏的患者在 EPS 期间发生持续性室性心动过速的风险增加。那些在静息心电图上有一级房室传导阻滞、束支传导阻滞或窦性心动过缓的人在 EPS 期间发生血流动力学显著的缓慢性心律失常的风险增加。总体而言，87% 至少具有这些临床危险因素之一的患者 EPS 可能产生重要结果，而 95% 的没有这些危险因素的患者的 EPS 可能正常。

尽管有创且非常昂贵（需要心脏导管插入术），但在患有晕厥和心电图上有传导疾病的老年人中，心电图可能比门诊动态心电图监测更可取，因为再次发作可能会导致严重伤害。考虑 EPS 的另一个原因是 ECG 上存在预激（短 PR 间期，< 0.12 s），这些患者发生持续性快速室上性心动过速伴低血压的风险增加。不明原因晕厥但无结构性心脏病证据且心电图正常的患者不太可能从 EPS 中获益。该测试不应被视为不明原因晕厥的常规检查之一。

无前驱症状的晕厥——癫痫发作的评估。通常在临床上做出诊断，尤其是在目击事件或有癫痫病史、前驱症状或潜在神经病理学的情况下。在没有提示癫痫发作或神经功能缺损的病史的情况下，脑电图在评估晕厥方面没有多大用处。即使存在癫痫症，常规脑电图的灵敏度也只有 50%。睡眠研究和光刺激可以将敏感度提高到 80%（参见第 170 章）。

神经影像学检查（CT、MRI）通常应保留给有局灶性癫痫发作或神经系统检查缺陷的患者，除外这些情况，检出率非常低。神经血管研究（超声、磁共振血管造影、CT 血管造影）也是如此，然而，有颈动脉杂音或局灶性神经系统缺陷的人在颈动脉超声或经颅多普勒检查中发现具有临床意义的病变的可能性要大得多。尽管如此，发现与晕厥病因相关的病变非常罕见（< 2%）。

在使用胰岛素或降血糖药的糖尿病患者中，用于记录低血糖作为癫痫诱发性晕厥的原因的血糖测定仅在接近事件发生时进行才有用。通常有一个前驱症状会有助于诊断。随机血糖对低血糖症的诊断没有价值（见第 97 章）。

体位性晕厥。有明确的血管迷走性晕厥病史者和有充分记录的体位性低血压病例不需要额外的检查，尤其是在缺乏潜在心脏病的临床证据的情况下。然而，当病史不清楚时，通过激发试验来阐明机制并确认诊断可能会有所帮助，尤其是在体位性晕厥反复发作或导致损伤的情况下。

直立倾斜试验可以帮助确定这种情况下的潜在病理生理学。候选人包括那些在排除心脏病后怀疑自主神经功能障碍或存在血管迷走神经机制的人。该测试基于以下假设：在易感人群中，人体放置在倾斜台上静脉回流减少，抬高 60° 应触发相应的病理生理学，要么是有效的自主神经反射反应，要么是自主神经功能障碍。在疑似血管迷走性晕厥的情况下，如果在没有异丙肾上腺素的情况下倾斜 15min 后没有反应，则添加异丙肾上腺素以提高灵敏度并加快检测速度。硝酸盐的使用提供了类似的敏感性增强。阳性测试的标准根据所讨论的情况而有所不同，但患者晕厥和相关症状的再现是诊断研究的必要条件。

血管迷走性晕厥的检测灵敏度约为 65% ~ 80%，通过输注异丙肾上腺素可提高检测灵敏性。在没有异丙肾上腺素的情况下，特异性为 90%，由于假阳性反应，特别是在年轻健康人中，输注时特异性降低至 75%。大多数权威建议首先在不输注异丙肾上腺素的情况下进行倾斜试验，将其保留给初步研究呈阴性且有提示血管迷走神经机制的先兆症状的患者。在老年患者中，可以安全地进行异丙肾上腺素倾斜试验，但建议事先进行负荷试验以排除潜在的缺血，异丙肾上腺素输注可能会加剧这种缺血。

不明原因晕厥患者

当上述评估结束时，除了缺乏严重基础心脏或神经病理学的证据外，没有其他发现，则可以考虑观察等待一段时间。如果对患者的评估完全是阴性的，那么发生隐匿性威胁生命的事件和猝死的风险非常低。那些发生罕见事件的人可以进一步确认和随访。那些频繁发生不明原因事件或者有严重损害风险的人可能会受益于额外的措施。

经常复发的患者

不明原因的频繁晕厥发作很难通过观察等待的方法进行管理。我们需要找到能够解释反复发作的原因。尽管经过全面的评估，患有不明原因疾病的人仍然受益于密切随访，并在复发时通过仔细的病史和体格检查来仔细重新评估新的线索。对非常频繁晕厥发作的人，住院观察可能有助于医生对发作进行直接观察，从而指导进一步的评估。

对于经常发作的年轻人和从未因意识丧失而受伤的人，以及有多种身体不适和焦虑症状（例如，麻木、恶心、持续头晕、恐惧）的人，应考虑进行精神病学病因（例如，广泛性焦虑症、恐慌症、抑郁症）的评估。焦虑和抑郁的筛查工具（见第 226 章和第 227 章）对初步评估很有用，过度换气也是如此，过度换气是指患者张口快速深呼吸 2 ~ 3 min。过度换气导致晕厥或接近晕厥的发生对于精神病学病因的阳性预测值大于 50%。对疑似躯体症状障碍（其中晕厥代表转化反应）的人进行倾斜试验可能会发现生命体征没有变化但意识丧失的特征。

老年人群不明原因的晕厥

在许多情况下，病因不是单一因素，而是多种因素的组合（例如，自主反应迟钝、药物、脱水、潜在的心脏病）。像回顾每次的晕厥事件一样（例如，饭后站立、排尿或排便），要按顺序详细回顾当前的药物治疗。由于该年龄组心血管疾病的患病率较高，重新顺序考虑常见病因（如冠心病、心力衰竭、传导系统疾病、其他心律失常、肺栓塞）和不太常见的病因（如严重钙化主动脉瓣狭窄、颈动脉窦超敏反应）也是有帮助的（见前面的讨论和第 21 章）。如果还没有进行，可以在心电图监测下进行轻柔的颈动脉窦按摩，前提是复苏设施可用，并且没有持续的心血管或脑血管疾病的证据。在这种情况下进行颈动脉按摩的基本原理是测试结果呈阳性（对按摩的反应是心搏停止＞ 3 s）的人似乎可以从植入按需起搏器中受益。然而，在没有明显缓慢性心律失常的证据时，并没有证据证明经验性起搏器植入是有价值的。如前所述，如果没有局灶性缺陷或颈动脉杂音的病史，神经血管超声检查检出率也比较低。

对症治疗 [2-3,7,13,38-39]

对症措施

最有效的疗法是针对病因的疗法，特别是针对严重基础心脏病的疗法（见第 28 ~ 30、32 和 33 章）。许多对症措施可以帮助病情较轻的患者，虽然它们并不威胁生命，但因为会对日常生活质量造成影响，对其治疗同样重要。

体位性低血压

首要任务是检查所有药物并减少或消除可能加剧问题的药物（例如，利尿剂、血管扩张剂、β 受体阻滞剂、安眠药、三环类药物、胆碱酯酶抑制剂）。值得强调的是其他一些简单的措施，比如指导患者如何避免突然改变姿势，早上起床前坐在床沿，晚上抬高床头以对抗仰卧时发生的反射性高血压。如果腰带、吊袜带和其他紧身衣会减少静脉回流，则不应穿，但弹性袜可能会有所帮助。可以建议患者避免长时间站立并在站立时收缩小腿肌肉以增加静脉血流量。避免长时间卧床对老年人尤其重要，避免过度劳累。保证食盐的摄入（钠 10 g/d）和液体摄入量（2.0 ~ 2.5 L/d）是有帮助的。

存在持续的症状是药物干预的指征。不能通过放宽盐和水摄入量来扩大血管内容量的人适合使用氟氢可的松（一种合成盐皮质激素——每天 0.1 ~ 1.0 mg）。由于多系统功能衰竭或纯自主神经功能障碍而出现严重体位性低血压的患者可能受益于拟交感神经药的治疗。米多君是一种外周选择性 α 受体激动剂，已获得美国 FDA 批准用于这种情况（剂量为每日 3 次，每次 2.5 ~ 10 mg,）。也可以使用伪麻黄碱（每日 3 次，每次 30 ~ 60 mg）。使用拟交感神经药时需要进行仔细的测试，因为其反应个体差异很大。

餐后低血压

简单的措施包括少食多餐、放宽盐摄入量、充足的液体摄入、减少膳食中碳水化合物的含量、针对就餐后 90 min 内跌倒的风险对患者进行教育、避免久坐、避免餐后站立不动。鼓励饭后散步，避免饭前或饭后饮酒。此外，也可以实施上述管理体位性低血压的措施。有时使用激动剂（例如，每 6 ~ 12 h 使用去氧肾上腺素），但这对老年人使用的安全性值得怀疑。咖啡因几乎没有什么好处。可以考虑使用生长抑素类似物奥曲肽（50 μg 皮下注射，饭前 0.5 h 注射），但仅适用于受影响最严重的人群，因为这种治疗伴有注射疼痛。

神经心源性晕厥

确诊为神经心源性疾病的患者可能适合试用 β 受体阻滞剂（例如美托洛尔）或丙吡胺。在这种情况下，植入起搏器的必要性尚未明确；一些非随机研究表明，多达 1/4 的患者受益，但没有进行随机试验。松开项圈有时对颈动脉窦反射敏感的人有帮助；如果更简单的措施失败，则可以考虑植入起搏器。仅当心脏传导阻滞或严重心动过缓被证明是导致晕厥的原因时才需要使用按需起搏器，通常需要正式的倾斜试验。不鼓励对未确诊复发性发作的患者进行经验性起搏。

潜在的精神疾病

任何潜在的焦虑症、抑郁症或恐慌症的治疗都会显著减少晕厥发作，因此是值得强烈推荐的（见第 226 章和第 227 章）。

长 QT 间期

初始治疗包括禁止参加竞技运动和长效 β 受体阻滞剂治疗（例如，阿替洛尔）。通常考虑植入除颤器。管理应由心血管医生咨询监督（见转诊指征）。

患者教育

晕厥发作会给患者本人、家庭成员和临床医生带来相当程度的焦虑。如前所述，过度使用检查很常见，并且是由对病因、重要性和对保证安全的强烈需求的担忧驱动的。这使得引发和解决患者及其家属表达的担忧成为评估的重要组成部分。和他们一起回顾与他们的担忧以及鉴别诊断相关的发现，可以通过传达深思熟虑和适当的检查结果来帮助限制过度检查的需要。这不会消除对过度检查的所有需求，但应该有助于大幅减少检查。

即使晕厥发作继续，但没有潜在心脏或神经系统疾病证据的反复晕厥发作的患者可以放心。只要持续没有潜在心脏或神经病理学的证据，死亡率就不会随着反复发作而增加。周到的检查与彻底的解释相结合的价值有助于这些患者保持活跃并让他们的家人放心。如果排除了严重的心脏和神经系统疾病，即使病因可能仍未确定，也可以安全地在门诊进行进一步评估。应指示家人和密友仔细注意晕厥期间的所有事件，包括外观、位置、活动、抱怨和行为。甚至可能会教他们触诊桡动脉或股动脉脉搏，以提供发作期间的心率和心律数据。

入院指征 [40-42]

对于任何临床证据表明有潜在心脏病的晕厥患者，包括有运动性晕厥史、胸痛、已知冠状动脉或瓣膜疾病、收缩期射血性杂音、静息心电图异常或严重体位性血压下降的患者，选择住院治疗是最安全的方案。同样，有证据表明可能患有脑血管疾病或癫痫症（例如，颈动脉杂音、既往卒中、目击癫痫活动或提示性症状）者最好住院治疗。尽管由于潜在心血管疾病的可能性增加，许多老年患者从住院评估中受益，但并非所有人都这样做，尤其是当情况明显时（例如，餐后、排尿后）。入院观察不明病例是一个艰难的决定，但如前所述，如果发作频率足以提供观察病例的机会，则最有效果。

建议 [40-42]

对于所有患者

- 从全面的病史和重点体检开始评估，强调潜在心脏病的检测；获取静息心电图。
- 尽可能详尽地描述晕厥发作，包括发作前后的细节；寻求目击者的报告。检查家族史；审查潜在的因素 / 违规药物的使用。
- 对所有患者进行立卧位血压和脉搏测定，尤其是那些因站立引发晕厥的患者；将体格检查集中在潜在心脏病的征象上，包括结构性心脏病（见第 21 章和第 33 章）、心力衰竭（见第 32 章）和颈动脉疾病（见第 171 章）。对于疑似癫痫发作的人，检查局灶性神经功能缺损和近期外伤的证据（舌头损伤、瘀斑）。
- 检查静息心电图是否有潜在心脏病的证据，包括缺血（见第 36 章）、心脏传导阻滞、窦房结功能障碍、QT 间期延长以及室上性和室性心律失常。如果怀疑有短暂的异常，请考虑重复。
- 根据验前概率估计进一步选择检查。

对疑似潜在心脏病或癫痫的进一步评估

- 由于此类人发生不良事件的高风险而接受额外检查。
- 对于疑似心脏病患者，启动远程监护并获得心脏疾病咨询和超声心动图。考虑是否需要额外的检查，例如负荷试验、颈动脉窦按摩、电生理检查和基于初始验前概率的倾斜试验；避免例行安排所有可能的检查。
- 对于怀疑患有癫痫症者，接受初步评估（见

第 170 章）；检查局灶性神经功能缺损的证据；将神经影像学限制在有客观缺陷的人身上；省略脑电图的常规安排；检查脑血管疾病的临床证据（例如，颈动脉杂音、短暂性脑缺血发作病史、局灶性缺陷）；将神经血管评估限制在有这些证据的人身上，进行神经科会诊。

缺乏基础心脏病证据的进一步评估

- 对于因第一次晕厥发作而受到严重伤害的虚弱老人，即使被认为患心脏病的风险较低，也要考虑到进一步受伤的风险而接受评估。
- 对于所有其他人，在考虑进行任何其他检查之前，在门诊随访并采取对症措施。
- 对于那些有反复晕厥发作和心悸但没有结构性或缺血性心脏病证据的人，如果事件频繁发生，考虑进行动态心电图监测；如果不频繁，请考虑使用事件监测器。
- 考虑对因反复直立性低血压而受晕厥困扰的人进行倾斜试验，以制订介入治疗计划（例如，起搏器植入）。
- 考虑对反复发生体位性晕厥的患者进行精神科和倾斜试验，包括在没有心脏病证据的情况下频繁发作的年轻人（排除长 QT 间期）、有多种躯体和精神症状的患者以及那些没有因晕厥发作而受伤的患者。

（韩晓宁 翻译，王晶桐　曹照龙 审校）

第 25 章

心悸的评估

A.H.G.

心悸的患者主诉感觉到自己心跳而产生不适，可以被描述为“砰砰”“加速”“跳跃”或“扑腾”的感觉。尽管在门诊看到的许多病例发生在没有严重心脏基础病的人群，但是这种感觉令人不安，并经常引起恐惧。全科医生进行的初级评估着重于鉴别高危人群（例如，新发的心房颤动或缺血相关心室易激惹）和低风险个体（孤立性房性期前收缩或焦虑相关的窦性心动过速）。我们需要熟悉那些令人担忧的心律失常的症状和体征，以及检测和评估方法的局限性。

病理生理学和临床表现 [1–17]

一般来说，健康人不会注意到自己静息时的心搏。但患有躯体化障碍的人（见第 230 章）可能会感受到日常生活中通常难以察觉的心搏，这成为一种不愉快的感觉。通常在心率和心律突然发生改变，心脏射血量突然增加或者心脏在胸腔中异常移动的情况下，许多人会感觉到自己的心搏。心率和心律发生急性改变时可能被注意到，但是慢性的改变通常被忽略。干扰心搏的原因有可能源自室上性或室性。自主性增加和折返是其基本机制。心律失常本身可能会增加心脏疾病的风险或者就是基础心脏疾病的表现。

室上性心律失常

起源于心房或交界处的心律失常往往不像源于心室的那样让人担忧，但是房性心律失常有可能是潜在心脏疾病的重要征象，它有时会导致血流动力学受损或其他并发症易感（比如系统性栓塞）。因此识别和处理这类心律失常非常重要。

房性期前收缩

房性期前收缩通常难以察觉，但人们可以察觉到来源于节律暂停、心室充盈时间增加及其导致的期前收缩后一个有力搏动的节律紊乱，通常患者会自诉感觉一次“漏跳”或“扑腾”。当患者心率缓慢，仰卧或左侧卧位时，房性期前收缩会更加明显。如果有房室分离和心房收缩发生在房室瓣关闭时，“颈部撞击”或颈部静脉突然膨胀（颈静脉A波）也会可能会出现。

房性期前收缩是日常生活中的普遍现象，随着咖啡因、尼古丁和酒精的使用，房性期前收缩发生率越来越高。在大多数情况下，它们是无害的，但这种房性期前收缩可以在易感人群中引发快速折返性心动过速。房性期前收缩也可能代表了一些会导致心房自律性增加的潜在的心脏疾病，如缺血、心肌病或进展性瓣膜病。其特征性的心电图改变包括提前出现和异常形态的P波之后跟随窄QRS波群。如果适逢房室结尚未脱离前次搏动的不应期，可产生传导中断（导致心律出现不完全代偿间歇）。如果房性期前收缩发生在心室部分不应期，可能会导致心室传导阻滞，从而出现宽大的QRS波。这种异常的房性期前收缩可以表现为室性期前收缩形态，不同的是它常伴随提前的P波但缺乏完全性代偿间歇。

窦性心动过速

过多的肾上腺刺激可导致心肌收缩力增加和窦性心动过速，可以表现为伴随快速脉搏的心悸。通常起病突然，进展缓慢。处于高代谢状态的患者（比如，发热、严重的贫血、甲亢、焦虑以及躁郁症）由于儿茶酚胺分泌增多导致心肌收缩力和每搏输出量增加，在静息状态下可以感受到持续快速的冲击。焦虑性心悸患者通常有潜在的恐慌症（见第226章），通常状态下，他们很难判断焦虑和心悸哪个先发生。令人担心的是，在这类患者发生其他室上性心律失常的概率很高。不恰当心动过速是窦性心动过速的一种，被认为是对儿茶酚胺刺激超敏感的代表。甲亢可能有心悸的表现，与焦虑相似（见第103章），它也可能引起心房颤动（见后面的讨论）。

在极少数情况下，肾上腺素分泌的来源是嗜铬细胞瘤。其发生率小于0.1%，约一半的病例表现为持续性高血压，另一半则表现为经典的肾上腺素升高的症候群：阵发性心悸、血压升高、大汗淋漓、震颤、紧张等。通常情况下自发起病，但也有可能由情绪触发，表现类似焦虑症。大约10%的病例发生在2型多发性内分泌肿瘤（MEN2）的患者，与甲状腺髓样癌和甲状旁腺功能亢进相关。由大量儿茶酚胺驱动的胰岛素反应也可以产生类似的临床表现（见第102章）。在伴有高每搏输出量的瓣膜病（如主动脉瓣反流）中，也可能出现心律正常不伴心动过速的心悸症状。

室上性心动过速

心律规则而心率快的心悸发作也可能是由阵发性室上性心动过速（supraventricular tachycardia，SVT）引起，有时也称为阵发性房性心动过速。有两种基本机制。房室结性心动过速是最常见的室上性心动过速，在房室结区有两条功能不同的传导通路，可形成折返通路，导致心室应答率高达160～180次/分。如果在这种心律紊乱中，心房不受结性心律紊乱的影响，则会出现房室结分离，表现为颈部快速有规律的搏动。这种情况在女性中发生率较男性高，患者的情况分布呈多样性，包括正常心脏的、病窦综合征、二尖瓣脱垂和其他形式的瓣膜病、冠状动脉疾病和心肌病的患者。也可能在情绪紧张（例如，恐慌）的情况下发作。一些患者注意到弯腰后站起来可能会导致心动过速的发生，这种情况可以通过躺下而终止。

在具有规则心律的SVT的第二种形式——房室折返性心动过速中，有一个巨大的大折返回路，涉及心房、房室结、旁路（例如，肯特束或詹姆斯束）和心室。预激综合征（因其心电图PR间期较短而得名）、Wolff-Parkinson-White（WPW）综合征和Lown-Ganong-Levine综合征均是通过折返机制起作用。WPW综合征的心电图标志是QRS开始处的delta波，表明通过辅助束的异常传导；在SVT发作期间QRS可能相应增宽并模拟室性心律失常，尤其是当WPW综合征伴有非常快速的心室反应率时，如心房扑动或心房颤动（见后面的讨论）。任何具有非常快的心室反应率的SVT都可能严重损害存在基础心脏病的患者的心输出量，并导致胸痛、呼吸困难、极度虚弱，甚至意识丧失。

SVT的发作特征是突然的，可能由过量饮酒、情绪低落或剧烈运动诱发。含咖啡因饮料的属于低风险因素。SVT可能由改变正常通路传导的期前收缩发生而引起。当折返回路的传导特性受到迷走神经张力变化的干扰时，发作就会停止，因此患者报告称，通过进行 Valsalva 动作可以终止发作。典型的表现是突然停止。晕厥并不常见，但如果速度非常快和（或）出现急性血管舒张，也可能发生。

一些与 SVT 相关的病症也是导致其他心律失常的原因。例如，几乎一半的病态窦房结综合征患者除了 SVT 发作外，还会出现心脏传导阻滞或明显的心动过缓。

阵发性心房颤动

突发心悸伴不规则心律和快速心率是阵发性心房颤动的典型特征，在以下情况下通常会发生阵发性心房颤动，包括急性酒精过量（“假日心脏”）、感染、甲状腺功能亢进、病态窦房结综合征、WPW 综合征、心肌病，以及缺血或充血性心力衰竭的急性恶化；这种情况也存在于其他健康的年轻人中（孤立性心房颤动）。循环中高水平的儿茶酚胺可能引发心房颤动，特别是在患有潜在器质性心脏病的人中。一个常见的诱因是运动或伴有迷走神经张力激增的运动终止。慢性心房颤动通常不会产生心悸。如果在严重肺部疾病的情况下发生多灶性房性心动过速（multifocal atrial tachycardia，MAT），也可能不规律地出现不规则心动过速，尤其是当氧分压或 pH 值急剧下降时。频繁的房性或室性期前收缩可导致类似的不规则心律和快速心率。

室性心律失常

室性心律失常通常发生在已经存在较为严重的基础心脏病的情况下，并且可能是血流动力学崩溃和猝死的先兆。然而，并非所有心室节律紊乱都与心脏发病率和死亡率增加有关。

室性期前收缩

像大多数期前收缩一样，那些起源于心室的期前收缩症状通常是代偿间歇之后的有力搏动和期前收缩后心室充盈增加而引起的（见前面的讨论）。大炮“a”波也可能随之而来，表现为颈部的搏动。心电图显示，室性期前收缩（ventricular premature beats，VPB）的特点是 QRS 波增宽，无 P 波，存在完全代偿间歇（窦房结通常不复位，因此下一次心室除极必须等待下一次窦房结正常放电）。在心电图上鉴别 VPB 与异常房性期前收缩有挑战性，因为两者都会导致 QRS 波增宽，但不存在先前的 P 波、存在完全代偿间歇、QRS 持续时间大于 140ms 是有帮助的。右心室起源的 VPB，QRS 波有左束支阻滞模式，从左心室起源的有右束支阻滞模式。

在没有基础心脏病的情况下，大多数 VPB（即使是频繁或复杂的）几乎没有预后意义。即使在运动负荷测试期间发生，VPB 似乎也不会独立地显著增加心源性死亡风险，尽管心律失常可能是潜在心血管疾病的征兆。然而，主要发生在负荷试验恢复阶段的频繁 VPB 确实是导致长期死亡风险增加的独立危险因素（风险比接近 1.5）。这种恢复期心室激惹（可能与减弱的迷走神经再激活有关）也与射血分数降低相关。

室性心动过速

室性心动过速是与心悸相关的心律失常中最令人担忧的一种，并且在某些情况下与猝死风险相关。尽管如此，并非所有室性心动过速都代表危及生命的疾病。非持续性室性心动过速（nonsustained ventricular tachycardia，NSVT） 也可能发生在正常人（特发性室性心动过速）以及患有基础心脏病的人中。在真正正常的受试者中，NSVT 与猝死风险增加无关，然而，任何影响心输出量的 NSVT 都可能导致头晕、近乎晕厥或意识丧失。潜在严重的室性心动过速发生在已经临床诊断的心脏病的基础上，以及存在重要遗传缺陷但缺乏结构病理学证据的患者中。

明确基础心脏病情况下出现的室性心动过速。 最令人担忧的是在明确基础心脏病情况下发生的非持续性或持续性室性心动过速。这些患者猝死的风险显著增加，尤其是那些患有缺血性心脏病、伴有左心室重构的高血压性心脏病、扩张型和肥厚型心肌病以及已有血流动力学改变的瓣膜病的患者。临床表现通常以基础心脏病的表现为主，但可能包括心悸、意识模糊和晕厥。在一项针对心搏骤停幸存者的研究中，心搏骤停前主要的临床表现是胸痛和呼吸困难；心悸和（或）晕厥的发生率低于 8%。此类有基础心脏病的患者室性心动过速阈值较低，尤其容易出现低钾血症、低镁血症和常服用易导致心律失常的药物（例如洋地黄、甲基黄嘌呤、三环类药物）。

心脏正常情况下的室性心动过速。 在没有基础心脏病临床表现的患者中，室性心动过速更难识别，但发生不良心脏事件的风险仍然是增加的。有些人患有其他临床上无症状的心脏病（例如，缺血、心肌病），或者携带基因突变或由于药物使用或代谢紊乱而易患严重的室性心律失常。这种潜在病理生理学的线索包括使用损害复极的药物、早期猝死的家族史、反复晕厥发作和运动诱发的室性心动过速。该人群包括 QT 间期延长、右心室流出道室性心动过速、右心室心肌病和 Brugada 综合征患者。

长 QT 间期。QT 间期延长（女性 QTc＞460 ms，男性 QTc ＞ 440 ms）越来越多被认为是室性心动过速的重要原因，尤其潜在的致死性多形性室性心动过速，也被称为尖端扭转型室性心动过速。QT 间期延长代表心肌复极障碍，这可以是获得性的或遗传性的。

遗传性室性心动过速称为长 QT 间期综合征，钠和钾通道基因（命名为 LQT1 ～ 6）的突变导致一系列复极异常，而易发生尖端扭转型室性心动过速和心室颤动（图 25-1）。患者通常很年轻（40 岁以下），可能有晕厥病史，伴或不伴先兆性心悸，也可能有猝死或反复晕厥的家族史，通常没有任何征兆。室性心动过速和心源性死亡的风险在遗传性疾病患者中差异很大，总体风险约为 5%。风险因突变部位、QT 间期延长的程度和性别而异。在有晕厥病史的患者中，10 年死亡率接近 50%。诱发因素包括严重的情绪压力和剧烈运动。

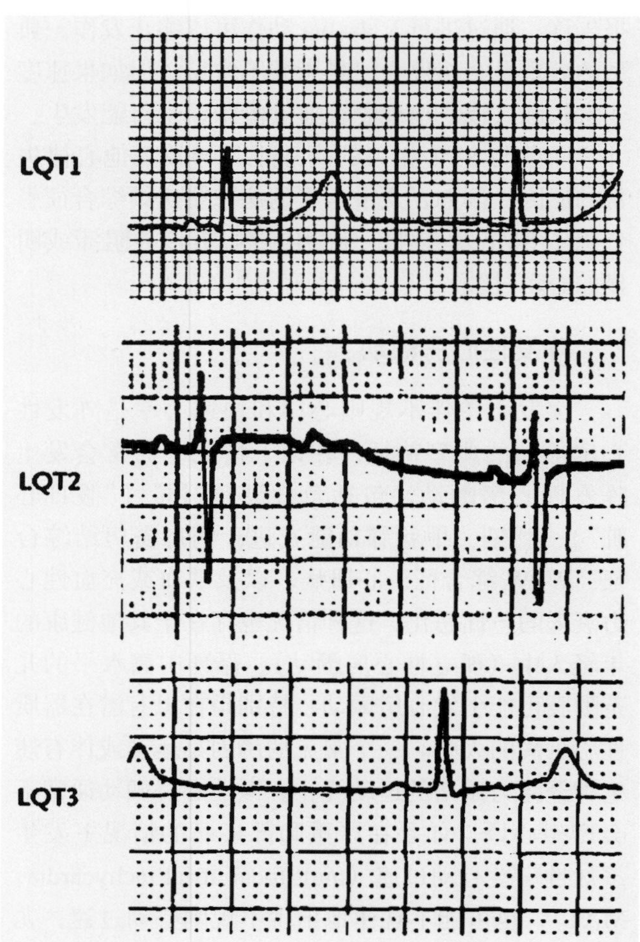

图 25-1 遗传性长 QT 间期综合征常见心电图表现。长 QT 间期综合征的 LQT1 形式与宽 T 波相关（运动期间 QT 间期没有缩短）。LQT2 与低振幅、通常是双向的 T 波有关，LQT3 与长等电位线和窄基底高 T 波相关

获得性室性心动过速，QT 间期延长的诱因包括心动过缓、老年、左心室功能障碍、缺血、肥大、药物治疗、低钾血症、低镁血症、甲状腺功能减退症、流体蛋白饮食和导致饥饿的饮食失调。QT 间期延长的心电图标准是校正 QT 间期（QTc）：男性大于 450 ms，女性大于 460 ms。其他心电图特征包括 T 波交替、T 波倒置和突出的 U 波。

涉及的药物包括抗组胺药特非那定和阿司咪唑（特别是当过量服用或与损害线粒体细胞色素 P450 活性的药物同时服用时），以及ⅠA 和Ⅲ类抗心律失常药、大环内酯类抗生素、抗精神病药、抗真菌药和三环类抗抑郁药。有遗传倾向的 QT 间期延长的人对药物引起的疾病尤其敏感。

右心室流出道室性心动过速。右心室流出道室性心动过速的发生通常没有结构性心脏病证据。室性心动过速起源于右心室流出道的间隔部分。患者可能会报告运动引起的心悸、呼吸困难或晕厥。右心室起源的室性心动过速在心电图上表现为左束支阻滞模式。

Brugada 综合征。Brugada 综合征是一种遗传性常染色体显性遗传综合征，是由于对心脏钠通道功能很重要的基因发生了突变。男女性患者比例为 9 : 1。患者通常无明确心脏病，但可能有猝死家族史，心电图的特征性表现为右束支传导阻滞和 V1 ～ V3 导联 ST 段抬高。患者猝死率很高，尤其是在睡眠期间。死亡率很高（每年高达 10%）。

右心室心肌病（心律失常性右心室心肌病）。右心室心肌病是一种会引起室性心动过速的心肌病，增加猝死的风险。右心室心肌被纤维脂肪组织

取代。除了猝死之外，患者通常在 20 多岁到 30 多岁可能会出现晕厥或报告因室性心动过速导致的运动或非运动引起的心悸。心电图可能显示 V1 ~ V3 导联 T 波倒置和右束支传导阻滞（伴或不伴 ST 段抬高），这被认为是由受累的纤维脂肪化的右心室肌传导不良所致。在压力测试中，可能有左束支阻滞模式的心室异位，表明 VPB 起源于右心室。超声心动图可能显示右心室扩张且收缩性差。磁共振成像扫描显示正常心肌组织被脂肪替代。

鉴别诊断 [7,18–19]

心悸的病因可根据其临床表现分类（表 25-1 和表 25-2）。

检查 [1–32]

虽然确定心律紊乱的性质有助于确定病因和预后，但决定预后的关键因素是基础心脏病的存在、类型和严重程度。因此，寻找心脏病变的原因是首要任务。

病史

了解患者对心悸的完整描述会非常有帮助，包括发作方式、发作的频率、心率、心律、持续时间、终止、相关症状、诱发因素和缓解因素，以及晕厥或猝死的家族史。不幸的是，许多患者无法准确或详细地说明他们的症状。患者越是疑病症或躯体化，症状与动态心电图监测结果的相关性越差，然而，如果患者报告扑动、间歇或不规律搏动，则预示着发现心律失常。症状的发作与劳累之间的关系有助于鉴别出焦虑的患者，与心脏病和运动耐力受损的患者相比，他们的症状可能在休息时出现并且通常不会因劳累而恶化。运动或压力引起的心悸则提示存在基础心脏病。在没有明显心脏病症状的情况下，应回顾既往病史以了解心脏病的危险因素；遗传性病因也应包括在鉴别诊断中，特别是如果有晕厥或过早猝死的家族史。识别情绪不安、兴奋剂摄入、发热、怀孕、容量不足和严重贫血等诱发因素至关重要，因为识别这些因素有助于制订适当的治疗方案。询问胰岛素反应（见第 102 章）和甲状腺功能亢进（见第 103 章）的症状也有

表 25-1 心悸的主要病因
孤立的单次心悸
房性或室性期前收缩
停搏后的搏动
代偿间歇后的搏动
突然发作和消退的阵发性发作（心率通常很快）
心律不规则
阵发性心房颤动
阵发性房性心动过速伴多变的阻滞
频发房性或室性期前收缩
多源性房性心动过速
心律规则
室上性心动过速伴持续 1∶1 传导阻滞
发作或消退较不突然的阵发性发作（心律通常规则，心率较快）
紧张
情绪
药物副作用（例如，拟交感神经药、茶碱化合物）
兴奋剂使用（咖啡、茶、烟草）
胰岛素反应
嗜铬细胞瘤
静息时有规则心律的持续性心悸（正常、缓慢或快速）
主动脉瓣或二尖瓣反流
大室间隔缺损
心动过缓
严重的贫血
甲状腺功能亢进（也可能引起心房颤动）
怀孕
发热
显著的体液丢失
焦虑症

助于诊断。

胸部任何孤立的撞击感或翻腾感都表明存在房性或室性期前收缩。体格检查时颈部的跳动感或颈部搏动（大炮“a”波）表明房室分离，间断出现可能为房性或室性期前收缩导致房室分离；持续时，则提示房室结折返性心动过速，但也可发生于室性心动过速。快速规则心搏的突然发作和突然停止是结性和折返性 SVT、NSVT 和心房颤动的特征，而缓慢的发作和停止是窦性心动过速的特征（表 25-2）。发作时伴有惊恐可以是窦性心动过速，也可能是房室结性折返性心动过速，如弯腰后站起发作，躺下则停止。

询问是否合并呼吸困难、胸痛、头晕、意识

表 25-2 快速心率的原因鉴别

心动过速的类型	典型的年龄和发病症状	基础病	少见的主诉	基线心电图表现
阵发性 SVT	所有年龄	无（正常心脏）	突然发作和终止的规律性心悸、出汗	AVRT 中常见的预激
心房颤动，心房扑动，多源性房性心动过速[a]	＞60 岁	常见心脏疾病（高血压，缺血性或瓣膜性心脏病）	突然发作的阵发性、不规律心悸症状，有时持续存在，偶尔轻微或不存在	左心室肥厚的体征，常见非特异性复极异常
窦性心动过速	10 ～ 30 岁	无（正常心脏）	进展性发作和终止的心悸	正常
室性心动过速[b]	＞50 岁	缺血性心脏病	突然发作和终止的规律性心悸、晕厥或心源性猝死	常见病理性 Q 波

心房颤动和心房扑动不包括在该类别中。AVRT，房室折返性心动过速；SVT，室上性心动过速。

[a] 在成人中，窦性心动过速偶尔继发于甲状腺功能亢进、贫血、感染和心力衰竭。窦性心动过速引起的症状难以与快速心律失常引起的症状区分。

[b] 偶尔，室性心动过速发生在没有结构性心脏病的成人中，并且是良性的。

模糊和晕厥对于病因学和血流动力学严重程度的评估都是必不可少的。晕厥提示室性心动过速或血流动力学受损的快速的 SVT，胸痛和呼吸困难可能是血流动力学明显受损的征象。详细回顾冠状动脉疾病的危险因素、既往心脏病史（例如，心脏杂音、风湿热、心肌梗死）、心脏病和晕厥或猝死的早期发作家族史也非常重要。尽管人们不应将焦虑症状（例如，胸闷和休息时气短）误认为是器质性心脏病的证据，但焦虑症状的存在并不能排除令人担忧的心律失常。尽管如此，如果没有对恐慌和躯体化障碍的症状进行具体调查，评估是不完整的（见第 226 和 230 章）。

应详细询问所有强心药物的使用细节，包括抗心律失常药、洋地黄制剂、茶碱化合物、拟交感神经药和抗胆碱能药。与 QT 间期延长相关的药物也需要检查（表 25-3）。许多非处方解除充血的药物和减肥药含有拟交感神经药或茶碱衍生物，其滥用可能是导致产生症状的原因。病史应包括对酒精滥用的询问（见第 228 章），这是发作性 SVT 的常见诱因。

通过对病史特征准确性的系统回顾，对导致心律失常的最可能的因素做出预测，包括颈部有规律的快速搏动（结性折返性心动过速的似然比为 177）、已知的心脏病史（似然比 2.3）、睡眠影响的心悸（似然比 2.29）或工作影响的心悸（似然比 2.17）；可轻度降低概率的病史特征包括惊恐障碍病史（似然比 0.26）和持续不到 5 min 的心悸（似然比 0.38）。

表 25-3 与 QT 间期延长相关的药物

很有可能

- 抗心律失常药
  - 胺碘酮
  - 丙吡胺
  - 索他洛尔
  - 奎尼丁
  - 伊布利特
- 抗精神病药
  - 硫利达嗪

可能

- 抗精神病药
  - 匹莫齐特
  - 齐拉西酮

在高危患者中可能

- 抗生素
  - 克拉霉素、红霉素（其他大环内酯类不太可能）
  - 喷他脒
  - 加替沙星
  - 司帕沙星（其他喹诺酮不太可能）
- 抗精神病药
  - 氯丙嗪
  - 氟哌啶醇
  - 利培酮
  - 奥氮平
- 抗抑郁药
  - 阿米替林
  - 地昔帕明
  - 丙咪嗪
  - 舍曲林（其他 SSRI 不太可能）
  - 文拉法辛

SSRI，选择性 5- 羟色胺再摄取抑制剂。

Adapted from Al-Khatib SM，Lapointe NMA，Kramer JM，et al. What clinicians should know about the QT interval. JAMA 2003；289：2120，with permission

体格检查

重要的检查包括确定血压是否升高，是否有脉压增宽，是否有显著的体位变化影响。在心房颤动或期前收缩时候，出现脉搏缺失时，依赖外周脉搏可能会产生误导，因此应该注意检查心尖搏动的频率和节律是否紊乱。记录体温，检查皮肤是否苍白，是否有甲状腺功能亢进和贫血的征象；检查眼球是否突出；颈部甲状腺是否肿大；注意检查颈静脉搏动，是否存在颈静脉扩张和大炮"a"波；胸部听诊干啰音、湿啰音、哮鸣音和浊音；检查心前区的隆起、震颤及心脏听诊喀喇音、杂音、摩擦音和第三心音；检查四肢水肿及小腿压痛。发现胸骨左缘收缩期射血性杂音后，应检查其对 Valsalva 动作的反应，如强度增加，提示肥厚型心肌病。还应注意对适度运动的反应，因为它可能引发许多心律失常。最后，精神状态检查应包括焦虑、抑郁、恐慌症、躯体化疾病和药物滥用的表现（见第 226 ～ 228、230 和 234 章）。除了可能提供重要的诊断信息外，仔细、不慌不忙的体格检查有助于安抚焦虑的患者。

实验室检查和监测

临床发现通常不足以排除重要的心律失常，尤其是在怀疑有基础心脏病的人中。因此，需要进行一些检查和监测以进行适当的评估，重点是识别基础心脏病，并在可能的情况下通过监测捕捉到心律紊乱。

血细胞和血清学参数

一些基本的血液和生化检查有助于评估病因和风险。有高动力征象的患者需要测定血红蛋白以排除严重的贫血，测定促甲状腺素（TSH）以排除甲状腺功能亢进，测定甲氧基肾上腺素帮助排除嗜铬细胞瘤，但是这些仅在临床发现提示该诊断时才需进行。患有基础心脏病、使用洋地黄制剂或 QT 延长的患者应检查血清钾、钙、镁和 TSH（甲状腺功能减退症）。血清强心苷水平（例如地高辛）对于排除药物的毒性积累同样重要。在怀疑胰岛素反应引发低血糖的情况下，测量指尖血糖可协助诊断（见第 102 章）。当有足够的临床证据需要考虑嗜铬细胞瘤时，应考虑检测血清儿茶酚胺（见第 19 章）。其余大部分的实验室检查旨在识别心律紊乱和发现基础心脏病。

静息心电图

大多数（如果不是全部）心悸患者都应该进行静息 12 导联心电图。即使体格检查完全正常并且在心电图上没有发现心率或心律紊乱，仍有可能检测到潜在心脏病的表现。具体而言，需要注意心电图是否存在电轴偏移、PR 间期缩短（< 0.12 s）、异常 P 波形态，包括心房扩大的征象、QRS 增宽、QRS 电压增加、间隔 Q 波突出、QT 间期延长，delta 波和 ST 段、T 波改变。如果发现心律失常，应该获取 2 min 的心律条以更好地检测到心律紊乱。焦虑症患者往往坚持做心电图，并在正常结果中找到安慰，不幸的是，在许多情况下，这种放心只是暂时的。

测量 QT 间期。当考虑 QT 间期延长是室性心动过速的诱发因素时，应测量 QT 间期并计算校正 QT 间期（QTc）。虽然没有普遍接受的 QT 间期测量标准或 QTc 测定标准，但大多数权威机构建议手动测量，在一个肢体导联上测量的 Q 波开始到 T 波结束，取 3 ～ 5 个 QT 间期的平均值。如果有一个大的 U 波与 T 波合并，那么它应该包括在测量中。由于 QT 间期随心率而变化，还需要确定 QTc。然而，对于进行校正的最佳方法并没有达成共识。一个常用的校正公式是 QT 间期除以 RR 间期的平方根（Bazett 公式）。这种校正，除非是在心率过高的情况下，一般是可靠的。如果怀疑遗传性疾病，QT 间期延长的模式可能有助于诊断（图 25-1）。

动态心电监测

监测进行的力度因模式和持续时间而异。已有基础心脏病证据或危险因素的心悸患者是进行动态监测的最佳人选，因为他们更有可能出现具有临床意义的心律失常。只要他们没有经历与心悸相关的晕厥、近乎晕厥、心力衰竭或心绞痛，就可以接受门诊评估，包括动态监测（有此类症状的人需要考虑入院并及时进行心脏专科会诊）。其他健康患者主诉心悸，出现典型的症状，但心电图记录结果正常的情况下，可以考虑进行动态心电监测，但其效用始终不太清楚。

动态心电图监测（Holter 监测）。Holter 监测在每天都出现症状的患者中帮助最大。我们通常要求患者记日记以确定症状与心律紊乱之间的关系。由于房性和室性期前收缩以及短期 SVT 在正常无症状患者中很常见，检测阳性需要患者日记中报告的症状与心电图发现之间有明确的相关性。大多数关于 Holter 监测的研究显示记录的“异常”发生率非常高，但心电图结果与报告的症状之间的相关性非常差。在 Holter 监测期间出现典型症状但没有并发心律紊乱的患者可以放心。在动态心电图监测期间未能出现症状发作的患者（一种常见情况）可能会被安排进行重复监测，然而，初始 Holter 监测正常且发作频率低的患者的检出率较低。重复 Holter 监测的成本可能很高。

在监测中更令人不安的发现之一是宽 QRS 波心动过速。虽然通常在门诊中不会遇到，但有可能在监测中发现，需要引起注意，确定它究竟代表异常但无害的 SVT 还是有害的室性心动过速。与心室起源相关的发现包括心脏病史、静息心电图上陈旧性心肌梗死的证据、房室分离（通常不存在，但如果存在也可诊断）、QRS 持续时间在右束支阻滞模式时超过 160 ms 或在左束支阻滞模式时超过 140 ms、左束支传导阻滞结合电轴右偏斜、电轴极左偏斜（< –90° ~ +180°），以及先前存在束支传导阻滞的患者在心动过速期间的 QRS 模式与静息心电图不同。这些发现的结合具有一定的敏感性和特异性，大多数单一的发现对判断的帮助是相对较弱的。

持续监测。是一种易于应用且佩戴舒适的监测技术，可连续记录心率、心律和单导联心电图，使得对心律失常进行长时间不间断监测成为可能。与人工智能分析相结合，它显著提高了心律失常检测的灵敏度和特异性。感知和记录配件作为小贴片贴在心脏上方的胸部，可连续佩戴 2 周。记录的数据通过机器处理提供患者心率及心律，以确定需要心脏病专家审查的关注因素。结果与监测期间患者记录的症状日记做相关分析。鉴于没有多个心电图导联，这种监测尚未被证明可用作检测缺血的敏感手段。

可植入设备。外部监测设备的长期使用存在着机械和应用支持方面的限制，这激发了人们对开发植入式心律监测器的兴趣。技术范围从植入式循环记录器到微型可插入性心脏监测器，这些技术使用无线电遥测进行持续的心脏监测。确定测试特征的研究正在进行中，特别是用于检测高风险的心律失常，例如心房颤动、高度房室传导阻滞和复杂的心室应激。检测心房颤动的性能测试的初步报告令人鼓舞（例如，敏感性 96.1%，特异性 85.4%，阳性预测值 79.3%，阴性预测值 97.3%，总体准确度 98.5%）。在这些先进的监测技术被推荐用于常规应用之前，还需要有关成本效益和对健康结果影响的测试数据。尽管如此，在许多提供电生理学服务的心脏中心已经可用。

运动负荷试验

运动负荷试验可以帮助检测心律失常和建立身体活动的安全限制。Holter 监测对心室易激的诊断率实际上更高，但运动负荷试验有时会出现动态监测中未出现的心室节律失常，这表明这些检查是相辅相成的。运动负荷试验的最佳人选是那些报告在运动过程中或运动后立即发生心悸的人。通过运动负荷试验检测到的心律失常包括 SVT、心房颤动和室性心动过速。尽管在运动负荷试验期间出现的心室异位并不是增加心脏风险独立危险因素，但在恢复阶段发生的心室异位则是危险的。为确保患者安全，最好在进行运动负荷试验之前排除伴有明显血流动力学改变的主动脉瓣狭窄、肥厚型心肌病和 QT 间期延长，因为这些情况与运动负荷试验期间或刚刚结束之后所发生不良事件的风险增加有关。或者，可以要求患者在动态监测期间运动，但如果患者有运动导致的晕厥史、猝死家族史或本身有严重的心脏基础病，最好安排在心脏专科医生的监督下进行的正式运动负荷试验。如果心悸发生在心绞痛样胸痛的情况下，则可能需要进行运动负荷试验，可以提示缺血机制或血流动力学受损导致缺血（见第 20 章和第 36 章）。

超声心动图

根据病史、体格检查或心电图怀疑有缺血性疾病、瓣膜性疾病或心肌病的患者应接受超声心动检查以诊断和确定疾病严重程度（见第 2、30、32 和 33 章）。对于没有明显基础心脏病的室性心动过速患者，也应考虑超声心动图检查，因为可能检测到室壁变薄和室壁运动异常，其提示心肌病。在缺乏临床线索的情况下常规进行心脏超声检查没有多大用处，只会增加评估成本。

电生理检查

严重心律紊乱的心悸会导致晕厥或近乎晕厥（例如非常快速的 SVT、室性心动过速、完全性心脏传导阻滞）。当发生在基础的器质性心脏病的情况下时，这种心律失常的预后特别差（见第 28 章和第 29 章）。电生理学检查（Electrophysiologic study，EPS）有助于发现此类心律失常及其病理机制。寻找恶性心律失常的焦点也有助于指导治疗。EPS 在患有严重器质性心脏病的晕厥患者中的价值已得到充分证明，但在没有基础心脏病征象的晕厥患者中，EPS 对识别重要的心律失常或传导系统障碍的敏感性和特异性令人失望。对于疑似室性心动过速或有记录的心脏传导阻滞的患者，EPS 仍然是重要诊断评估方式。仔细选择患者是必不可少的（见第 24 章和第 29 章）。EPS 非常昂贵且并非没有风险，已知的风险包括诱发潜在危险的心律失常。这项检查需要事先进行的心脏专科和电生理会诊、心脏导管插入术、精密设备，以及训练有素且经验丰富的工作人员。

基因检测

由于基因突变在心律失常病因中的作用得到越来越多的关注，故将基因检测添加到了可用的诊断工具列表中。LQT 突变位点的鉴定可能在治疗遗传性长 QT 间期综合征患者中发挥作用，因为考虑相关基因突变有助于风险分层（LQT2 或 LQT3 突变的风险大于 LQT1 突变）。对于猝死且疑似长 QT 间期的年轻患者的家庭成员，基因检测作为评估手段很有帮助。大家应该关注基因突变检测的发展，其可能有助于诊断和风险分层。

患者教育和症状缓解 [1-17,19,30-31]

患者教育

出现在医生面前的心悸患者通常既担心症状，又渴望缓解症状。

提供保证

如果心悸只是由于过度关注身体的表现，或者是由无害的心律失常导致而并没有不良后果，应努力提供有意义的保证。如果不这样做，可能会导致不必要的活动受限，并需要多余的检查或转诊给专家。草率或敷衍的安慰毫无价值。在告知患者心悸是无害的之前，必须进行仔细的病史和体格检查，并在合理范围内直接询问和回应患者的担忧、意见和要求。这种安慰可能就是所需要的，尤其是与增加体育锻炼和减少酒精、吸烟和压力的建议相结合时。动态监测或运动实验可能有助于安抚过度焦虑的患者。但仍需要直接面对并解决潜在的心理病理学问题（见第 226、227 和 230 章）。

预防

患者喜欢那些关于防患于未然的建议。对于那些患有基础心脏病或运动引起的心律失常的人，提供给他们安全体力消耗的参数是有益处的。对于那些有基础心脏病，有晕厥或早期猝死家族史的人以及遗传性 QT 间期延长的人，应提醒他们注意避免使用可延长 QT 间期的药物（表 25-3）。应强调避免使用含有“天然”麻黄的化合物（现已被美国食品和药物管理局禁止）和其他非必需的拟交感神经药（例如，非处方减充血剂和减肥药）。应该建议那些饮用过量含咖啡因饮料的人减少饮用，但似乎没有必要绝对停止。

对症治疗

对于存在基础心脏病的患者，管理心律失常首先需要识别和治疗基础的病理生理学异常（见第 28 ～ 30、32 和 33 章）。对于没有基础心脏病，有症状又无法忍受的患者，以下内容提供了值得借鉴的简单措施。

房性和室性期前收缩

应停用所有能够引起心悸的非必需药物（例如，减充血剂中的拟交感神经药）。应避免使用兴奋剂，尤其是那些具有强效肾上腺素作用的药物（例如麻黄）。咖啡因在诱发心律失常中的作用以及限制有症状患者摄入咖啡因是否有用的话题已经争论了几十年。数据显示除非患者明确报告咖啡因引起的症状，否则仅仅限制过量摄入（每天超过 5 杯）是有益的。对焦虑相关性心悸患者可以使用放松技巧，对躯体化障碍患者推荐认知行为疗法（见

第 226 章和第 230 章）。如果与早搏相关的心悸持续存在并且症状仍然令人困扰，可以考虑采取药物治疗，例如试用低剂量 β 受体阻滞剂治疗（例如，阿替洛尔或美托洛尔，每天 25 ～ 50 mg）。β 受体阻滞剂治疗可将心房或 VPB 的频率降低至可耐受水平。

室上性心动过速和窦性心动过速

对于 SVT 的治疗，在第 28 章中将做详细的讨论，但除了针对期前收缩提到的那些措施之外，还有一些简单的措施值得注意。迷走神经兴奋通常能有效阻止 SVT。可以教给患者 Valsalva 动作和颈动脉窦按摩（在没有颈动脉疾病的情况下），并建议作为发作后的第一线治疗。预防 SVT 的发作可以通过避免已知的诱发因素（如酒精和兴奋剂）来实现。如果惊恐发作障碍是心悸发作的原因，可以考虑使用 β 受体阻滞剂、少量镇静剂或抗抑郁药（见第 226 章）。

窦性心动过速的对症治疗需要纠正潜在的诱发因素［例如，贫血（见第 82 章）、容量不足、甲状腺功能亢进（见第 103 章）、发热（见第 11 章）和充血性衰竭（见第 32 章）］。发生低血糖的患者需要调整胰岛素治疗方案和（或）饮食计划（见第 102 章）。MAT 的治疗需要纠正潜在的肺部问题，而不是使用抗心律失常药物。改善氧合和 pH 值状态是必不可少的。

室性心动过速

有症状的室性心动过速发作，尤其是那些引起晕厥的发作，即使没有猝死的威胁，也需要引起高度重视。β 受体阻滞剂通常是一线治疗药物，包括用于遗传性长 QT 间期综合征患者（见第 29 章）。

入院和转诊的指征 [7-9,16,26,30-31]

入院

伴有晕厥、近乎晕厥、心绞痛样胸痛或真正呼吸困难的心悸患者应及时进行住院评估，尤其是当他们有基础器质性心脏病的证据时。如果患有已知心脏病的患者出现室性心动过速，即使这些不是持续性的或存在血流动力学受损，也需要住院治疗，死亡风险很高。表现出血流动力学受损（例如，血压下降、呼吸困难、心绞痛、近乎晕厥）的 SVT 患者也需要立即入院。有室性心动过速和早期猝死家族史的人应考虑入院和电生理检查。

转诊

有基础心脏病和心悸导致晕厥、近乎晕厥、胸痛或呼吸困难的患者需要转诊心脏专科医师以进行电生理检查，那些有基础心脏病和室性心动过速发作（持续或非持续）的患者也是如此，无论血流动力学是否受损。所有这些患者都处于高风险中，并且可能在诊断和治疗上都受益于电生理检查（见第 28 章和第 29 章）。

（韩晓宁 翻译，王晶桐　曹照龙 审校）

附录 25-1

心房颤动的门诊评估

心房颤动（atrial fibrillation，AF）是几种可产生不规则节律的心律失常之一。它通常是基础心脏病的表现，但也可能在没有明显心脏病变的患者中偶然发现。虽然它是全因死亡率和心血管死亡率以及心血管事件的独立预测因子，但许多患者对心律失常的耐受性足以允许门诊评估。基层全科医生需要确定在办公室环境中进行评估是否安全，以及如何进行有效且具有成本效益的初步评估。

病理生理学和临床表现 [1-17]

心房颤动发生的电生理机制包括局灶触发机

制和复杂的折返形式。可能导致或维持心房颤动的因素包括心房大小增加、心房压力增加、心房心肌相邻区域的复极时间不同以及在心房周期的脆弱时期发生心房早搏。循环儿茶酚胺的增加可能导致房性早搏和房颤。窦房结的缺血和疾病也会通过抑制窦房结并允许其他心房病灶激发而导致房性心律失常。人们逐渐认识到炎症、纤维化及其介质的作用。

风险因素

Framingham 心脏研究的流行病学数据显示，心力衰竭和心脏瓣膜病是心房颤动最有力的预测因素，而高血压是最常见的相关疾病，这表明心肌损伤和左心房扩张是这种疾病的重要先兆。在弗雷明汉心脏研究数据库派生的风险算法中，使用年龄、性别、体重指数、收缩压、心电图 PR 间期、心力衰竭和高血压治疗能够解释 47% ～ 64% 的心房颤动发生风险。其他风险因素包括心房颤动家族史和同时使用糖皮质激素。

临床表现

心房颤动的特点是存在不规律发生的不规则心室节律和心房颤动波的特征性心电图表现。心房颤动波的外观从细微的、不规则的基线波动到非常粗糙的波均可出现。QRS 持续时间通常是正常的，但可能会随着异常传导而变宽并模拟室性快速性心律失常。如果有快速心室反应、基础心脏病或使用洋地黄类药物，ST 段和 T 波的外观可能异常。

心房颤动可表现为阵发性或慢性心律失常，无论是否有基础心脏病的证据。其在社区环境中的发病率在 20 年内约为 2%。绝大多数心房颤动患者在发病时有基础心脏病。心房颤动通常是进展性心脏病的征兆，心房颤动的发生增加 2 倍的死亡率。

一些偶然发现的心房颤动患者是无症状的。然而，如果心房颤动伴有非常快的心室率，患者可能会主诉心悸。如果心输出量急剧下降，可能会出现心力衰竭的症状。快速心率也可能导致本身有冠状动脉疾病的患者心肌缺血。全身栓塞可能是心房颤动的第一个征象，表现为急性神经系统或外周血管事件。冠状动脉旁路移植手术使得阵发性心房颤动越来越常见。通常，心房颤动是自限性的，并在恢复期间自行缓解。

在临床没有明显心脏病的情况下，许多急性非心脏疾病可诱发心房颤动，包括急性酒精中毒、失代偿性慢性阻塞性肺疾病、肺炎和肺栓塞。然而，心房颤动并不总是发生在明确的心脏病或突发性肺失代偿等急性事件的情况下。看似孤立发作的心房颤动值得特别关注，因为这种发作有时检测很困难，而且治疗与大多数其他原因的心房颤动不同。

孤立性心房颤动

孤立性心房颤动（“lone” atrial fibrillation，LAF）指的是没有心脏病临床证据的患者出现的心房颤动。在大约 2/3 的病例中，这种情况表现为独立或反复发作的阵发性心房颤动；在其余情况下，心房颤动是慢性的。对新兵的研究发现其患病率约为 1/10 000。孤立性心房颤动对年轻人来说是一种无害的疾病，他们通常会经历由情绪压力、酒精、使用兴奋剂或吸烟引起的发作。详细的检查未能发现基础心脏疾病、心室扩大或栓塞风险。年轻患者的预后极好，卒中风险没有增加。在 60 岁以上的孤立性心房颤动患者中，卒中风险轻度增加，这被认为是由缓慢进展的动脉粥样硬化疾病所致。患有高血压的老年孤立性心房颤动患者具有高卒中风险，这类患者可能不应被归为孤立性心房颤动，而应属于患有基础高血压性心脏病的心房颤动。

酒精性心肌病

酒精性心肌病的早期阶段可能表现为暴饮暴食引发的心房颤动发作。这种情况与酒精引起的孤立性心房颤动（“假日心脏”）很难区分，但如果在没有心力衰竭的情况下，出现心脏肥大对此有所提示。戒酒可以阻止甚至逆转病情，而继续饮酒会导致病情恶化，并且在一些患者中会进展为慢性心房颤动。

心动过速 – 心动过缓（病态窦房结）综合征

传导系统组织的弥漫性退化是心房颤动的一个重要但常被忽略的原因。患者表现出窦房结功能障碍，通常伴有房室结疾病和缺乏足够的逃逸机制。房性快速性心律失常可能与有症状的心动过缓和窦性停搏交替出现。临床表现包括心悸、头晕和晕厥。有时，最初的表现可能是阵发性心房颤动。

能够识别是最重要的，因为仅针对心房颤动率控制的治疗可能会加重心动过缓（见第 28 章）。病态窦房结综合征引起的阵发性心房颤动与血栓栓塞风险增加有关。

沃 – 帕 – 怀综合征

沃 - 帕 - 怀［Wolff-Parkinson-White（WPW）］综合征是一种预激综合征，可出现大量室上性和室性心律失常，特别是与非常快速的心室反应率相关的阵发性心房颤动。事实上，如果心室率大于 200 次 / 分，而找不到引起心房颤动的其他原因时，就应该怀疑 WPW 综合征。该病症被认为至少部分是先天性的，其特征是通过旁路（肯特束）进行的快速房室传导。这种异常的传导通路绕过房室结并产生预激，特征性心电图表现为 PR 间期缩短（< 0.12s）和 QRS 开始时的 delta 波。一些 WPW 综合征患者的基线心电图正常，仅在快速性心律失常期间显示异常传导，使心电图识别变得困难。在快速心房颤动期间，QRS 可能会增宽，类似于心室颤动。据报道，WPW 综合征患者的心房颤动发生率为 11% ~ 39%。WPW 综合征应该作为心房颤动的一个重要原因被识别，因为洋地黄治疗实际上可能会使这类心房颤动恶化（见第 28 章），并有可能进展为室性心动过速和心室颤动。

老年人淡漠型甲状腺功能亢进

在没有基础心脏病的情况下出现的心房颤动可能是由于甲状腺功能亢进，尤其是老年人。临床表现中最明显的表现形式是患者表现出明显的淡漠，这提示患者处于抑郁的状态，或显著的体重减轻很像隐匿性恶性肿瘤（见第 103 章）。有时心房颤动是主要表现。甲状腺毒症的常见体征和症状均不存在。这类心房颤动很难用标准的抗心律失常治疗模式控制，但通常随着甲状腺功能亢进状态的纠正而恢复为窦性心律（见第 28 章）。

心脏手术后

心房颤动在心脏手术后很常见，报告的发生率为 10% ~ 65%。发病通常在术后第 2 天或第 3 天，可能持续长达 1 个月。其发生机制可能是，由手术干预和相关的身体和代谢中断导致的心房早搏所触发的折返。减慢心房传导的因素（表现为 P 波持续时间延长）可能会促进折返的发生而导致心房颤动。心房缺血被认为并不是主要因素。术后心房颤动的发生与 30 天和 6 个月死亡率增加有关，但这反映了心房颤动可能是存在严重心脏病基础病的标志。术后心房颤动导致栓塞性卒中及需要永久起搏器的风险增加和住院时间延长。术前预测因素包括高血压、既往心力衰竭和既往心房颤动。

鉴别诊断

心房颤动只是表现为不规则脉搏的多种心律失常之一。频繁的房性期前收缩、MAT、伴有可变阻滞的 SVT、窦性心律失常和频繁的室性期前收缩都可能产生不规则心律。社区环境中心房颤动的最常见原因是高血压性心脏病，然而，只有那些有左心室肥厚证据的高血压患者才有可能发展为心房颤动。心房颤动的主要原因见表 25-4。

检查 [18-23]

心房颤动的诊断基于出现不规则心室反应和心房颤动波的特征性心电图表现。心房颤动波的范围可从几乎察觉不到的、不规则的心电图基线波动到非常粗糙的波。最适合检测心房活动的标准导联是 V1 导联，其次是Ⅱ、Ⅲ和 AVF 导联。偶尔，常规 12 导联心电图不能显示出心房活动，在这种情况下，人们可以检查 V_3R 导联是否有心房活动的证据，或根据特征性心室反应模式和正常 QRS 波持续时间推断心房颤动的诊断。MAT、阵发性房性心动过速、可变阻滞比例心房扑动、频繁房性期前收缩和窦性心律失常都会产生类似于心房颤动的节律，但心电图上 P 波或扑动波的存在将它们与心房颤动区分开来。如果心室反应率太快而无法显示心房活动，可以尝试迷走神经运动和温和的颈动脉窦按摩（前提是没有颈动脉疾病的证据）以减慢速度并发现隐藏的心房颤动波或 P 波。

病史

对于年轻的阵发性心房颤动的患者，应询问此类发作的既往史、是否有兴奋剂和酒精的过量摄入、情绪压力、发热、心脏杂音和胸痛。对于老年患者，应询问既往心脏病、高血压、胸痛、呼吸困

表 25-4 心房颤动的主要原因

阵发性心房颤动
- 孤立性心房颤动
- 急性缺血
- 酒精中毒和早期酒精性心肌病
- 病态窦房结综合征
- 沃 - 帕 - 怀合征
- 急性肺动脉栓塞
- 急性心包炎
- 急性肺失代偿
- 急性心力衰竭
- 任何原因的慢性心房颤动

持续性心房颤动
- 晚期风湿性二尖瓣疾病
- 慢性充血性心力衰竭
- 晚期主动脉瓣疾病
- 晚期高血压心脏病
- 冠心病
- 晚期心肌病
- 先天性心脏病
- 老年人淡漠型甲状腺功能亢进
- 病态窦房结综合征
- 孤立性心房颤动
- 缩窄性心包炎
- 地高辛毒性（很少见）

难、咳嗽、小腿痛、下肢水肿、发热、头晕、近乎晕厥、意识丧失、体重减轻、抑郁、心脏杂音病史或风湿热，以及先前的心悸发作。应仔细记录药物史，重点是酗酒（见第 228 章）。应注意洋地黄的任何使用，然而，洋地黄毒性很少导致心房颤动。青年时期的长期发作史常提示 WPW 综合征。患有不明原因心房颤动的老年患者出现显著的体重减轻和抑郁，表明存在淡漠型甲状腺功能亢进。老年患者如果出现伴有意识改变的发作，则可能患有病态窦房结综合征。

体格检查

除了注意心率、血压、呼吸频率、颈静脉搏动和其他血流动力学状态的征象外，医生还应检查患者是否有精神萎靡、体重明显减轻、发绀、甲状腺肿、喘息、摩擦音、心脏杂音、小腿压痛、不对称腿部水肿和酒精中毒征象。“无声”二尖瓣疾病的最常见原因是未能听到二尖瓣狭窄和二尖瓣关闭不全的杂音。可能需要将患者置于左侧卧位以进一步检查杂音。只有在极少数情况下，二尖瓣疾病的杂音才会真正听不到（见第 33 章）。

实验室检查

心电图通常除了鉴定心律失常外，还可以提供很多有用信息。心室反应率大于 200 次 / 分提示 WPW 综合征，是因为异常传导导致 QRS 波增宽；在一些异常传导的搏动中可能会看到 delta 波。心电图上出现的心房颤动波提供了一些病因线索，粗心房颤动波是风湿性心脏病和其他由显著的左心房扩大引起的心房颤动的最典型特征，而细心房颤动波在动脉粥样硬化和高血压心脏病引起的病例中更常见。在鉴别是否有心肌缺血、劳损、洋地黄效应和心包炎的状况时，应检查 ST 段和 T 波（见第 20 章）。左心室肥大的心电图证据则提示晚期心脏瓣膜病和高血压心脏病。

应检查恢复窦性心律后的心电图，看是否有缩短的 PR 间期和辅助诊断 WPW 综合征的 delta 波。有时，静息心电图上隐藏着预激，因此部分 WPW 综合征患者心电图显示正常。在这种情况下，WPW 综合征的诊断可能很困难。WPW 综合征的其他线索包括心房颤动期间心室反应率大于 200 次 / 分和 delta 波扭曲 QRS 波群。

心律条有时会显示窦房结疾病，但通常需要 24 h 动态心电图监测来检测以病态窦房结综合征为特征的心动过缓和心动过速的发作。胸片是确定心力衰竭、心脏肥大和肺内病变最好的简单检查。心脏肥大可能是潜在心肌病的唯一证据。超声心动图提供了一种极好的无创手段，可进一步评估疑似心脏瓣膜性、先天性、心肌性和心包性心脏病。然而，在心房颤动的检查中常规进行超声心动图检查以寻找隐匿的高风险原因（如二尖瓣狭窄）的成本效益仍然存在争议。患有不明原因心房颤动的老年淡漠患者需要测量 TSH 水平以排除甲状腺功能亢进（见第 103 章）。尽管心房颤动是洋地黄毒性的一种非常罕见的表现，但在没有其他明显原因且已知患者正在服用该药物时，还是应该检查血清地高辛水平。

总之，如果患者对心律的耐受性良好并且没有心力衰竭、缺血或栓塞的证据，则可以在门诊进行评估。大多数患者的评估包括了详细的病史和体格检查，辅以心电图、胸片的检查，在某些情况下，包括超声心动图。不明原因的心房颤动患者应进寻找是否有病态窦房结综合征、淡漠型甲状腺功能亢进、酒精性心肌病和 WPW 综合征的证据。

卒中和死亡的风险分层

评估心房颤动的一项关键任务是确定卒中和死亡的风险。这种风险分层有助于决策的制订，特别是决定是否需要适当的积极治疗和长期抗凝治疗（见第 28 章）。目前存在许多风险分层的方案。其中来自弗雷明汉心脏研究的基于社区数据的方案可能对门诊实践有所帮助。虽然此方案尚未在前瞻性样本上进行验证，但风险评分系统使用现成的参数，这些参数已在多变量分析中发现是结果的独立预测因子。它们包括年龄、收缩压、糖尿病、吸烟、心脏杂音、心力衰竭或既往心肌梗死，以及心电图上左心室肥厚的证据（图 25-2）。即使是健康女性的新发心房颤动，也是其发生心血管事件的风

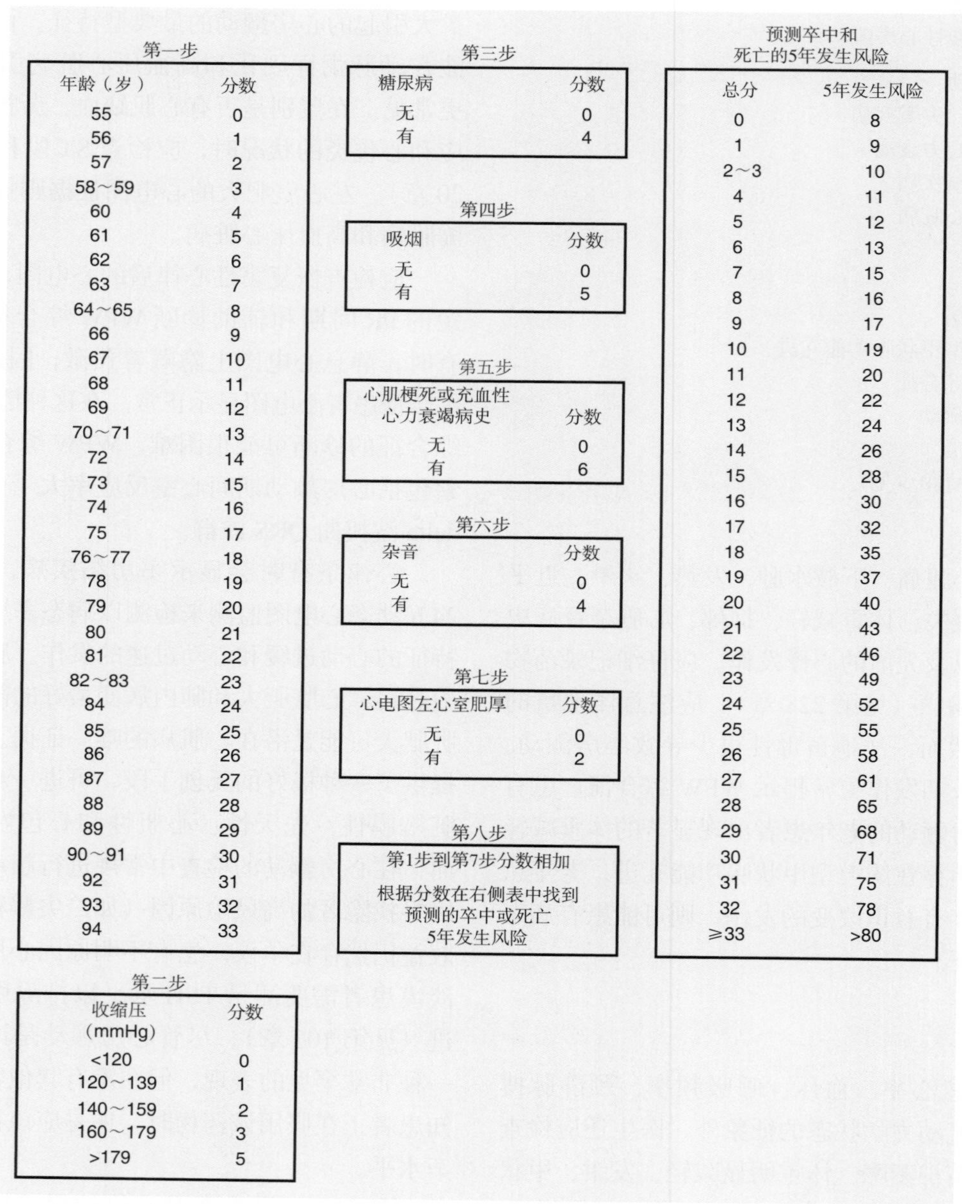

第一步

年龄（岁）	分数
55	0
56	1
57	2
58～59	3
60	4
61	5
62	6
63	7
64～65	8
66	9
67	10
68	11
69	12
70～71	13
72	14
73	15
74	16
75	17
76～77	18
78	19
79	20
80	21
81	22
82～83	23
84	24
85	25
86	26
87	27
88	28
89	29
90～91	30
92	31
93	32
94	33

第二步

收缩压（mmHg）	分数
<120	0
120～139	1
140～159	2
160～179	3
>179	5

第三步

糖尿病	分数
无	0
有	4

第四步

吸烟	分数
无	0
有	5

第五步

心肌梗死或充血性心力衰竭病史	分数
无	0
有	6

第六步

杂音	分数
无	0
有	4

第七步

心电图左心室肥厚	分数
无	0
有	2

第八步

第1步到第7步分数相加

根据分数在右侧表中找到预测的卒中或死亡5年发生风险

预测卒中和死亡的5年发生风险

总分	5年发生风险
0	8
1	9
2～3	10
4	11
5	12
6	13
7	15
8	16
9	17
10	19
11	20
12	22
13	24
14	26
15	28
16	30
17	32
18	35
19	37
20	40
21	43
22	46
23	49
24	52
25	55
26	58
27	61
28	65
29	68
30	71
31	75
32	78
≥33	>80

图 25-2　心房颤动患者卒中或死亡的风险评分。基于分数的系统近似于以 Excel 电子表格形式提供的更精确的基于方程的风险函数（网址为 http：//www. nhlbi.nih.gov/about/framingham/stroke.htm）。基于分数的风险估计可能与基于方程的风险估计不同，特别是对于具有罕见特征组合的患者（Reprinted from Wang TJ，Massaro JM，Levy K，et al. A risk score for predicting stroke or death in individuals with new-onset atrial fibrillation in the community. JAMA 2003；290：1049，with permission.）

险因素，从而增加她们的死亡风险。

筛查心房颤动以预防卒中

考虑到心房颤动引起的卒中风险、无症状性心律失常以及其在老年人群中的高患病率，在老年人中筛查无症状心房颤动本身就是降低卒中风险的潜在机会。卒中前发生无症状心房颤动的患者约占缺血性卒中的 25%，发生卒中的风险（18 个月内为 4.5%）是有症状心房颤动患者的 3 倍。系统评价和荟萃分析显示，通过脉搏触诊或心电图进行的单次人群筛查工作对 65 岁以上人群的诊断率为 1.4%，初级保健实践中的机会性筛查（在办公室访问期间）将检出率提高到 1.6%。对使用手持设备（如智能手机）的患者进行的研究显示了类似的结果。将智能手机检测推广到 65 ～ 84 岁人群的成本效益研究发现，每增加一个生活质量校正的生存年（quality-adjusted life year，QALY），增量成本收益比为 4066 美元，每成功预防一次卒中，增量成本收益比为 20 695 美元。鉴于他们的年龄，这些患者很可能经过 CHA_2DS_2 评分（见第 28 章），表明需要抗凝，从而使筛查结果具有可操作性。欧洲指南建议对这一人群进行机会性筛查。目前还没有美国的指南，但在每年一次随访该人群时注意和记录脉搏频率和节律是非常合理的。

入院指征 [16,22]

一旦确定心房颤动的诊断，就要确定是否可以在门诊进行检查。对于有急性充血性心力衰竭、缺血、栓塞、低血压或心室反应率非常快（＞ 150 ～ 170 次 / 分）证据的患者，需要立即入院。如果没有血流动力学损害，可以开始门诊的检查流程。

（韩晓宁 翻译，王晶桐 曹照龙 审校）

第 26 章

高血压的管理

A.H.G.

高血压的筛查和诊断执行之后（见第 14 章和第 19 章），重点就会转向治疗。控制高血压不仅是初级保健实践中的优先事项，也是降低心血管疾病发病率和死亡率最有效的治疗手段之一。治疗不仅非常有效，而且成本效益高。美国在过去 40 年中注意到很大一部分卒中、心脏病发作和心脏性死亡发病率的下降归因于强化高血压管理。研究发现，控制高血压，不良心血管结局显著下降（25% ～ 40%）。但估计有 40% 的高血压患者仍未得到治疗或治疗不足。如果公众意识到控制高血压重要性，进一步改善血压管理，估计将挽救数万人的生命。导致高血压治疗率和控制率不足的潜在原因包括高血压本身的无症状特性，需要改变生活方式以及用药依从性问题。

高血压管理的优先事项包括个人生活方式调整、药物治疗、监测及依从性的设计和执行。多学科团队协作为达到理想结果提供保障。这项工作要求所有团队成员熟练掌握高血压管理的基础知识，并掌握其所负责方面的知识和技能。

管理原则

关注诊断、分期和风险分层 [1-7]

管理的首要任务是重新确认诊断，对病情进行分期，并估计患者的整体心血管风险。这些行动将指导方案设计以及非药物和药物干预治疗的强度。

确认诊断

因为高血压的治疗很可能是终身的，所以必须采取准确的方法正确地诊断。通过诊室血压或家庭自测血压确诊（见第 14 章和第 19 章）。初步评估包括对诱发因素、继发性原因和靶器官损伤的评估（见第 19 章）。

分期（表 26–1）

分期是和总体心血管疾病风险评估（见下一节）结合在一起的，用来指导患者治疗开始的时间、选择和强度。之前美国成人高血压管理指南（JNC8）使用术语“高血压前期”“轻度”和“重度”来表示高血压的阶段。这些术语及其定义的血压阈值已被新的分期取代。美国国家联合委员会共识小组由美国心脏病学院（ACC）和美国心脏协会（AHA）接任。ACC/AHA 共识小组指南建议将大多数阶段的阈值血压降低 10 mmHg 并使用术语“正常”“升高”“1 级”“2 级”“高血压急症”（hypertensive urgency）和“高血压急诊”（hypertensive emergency）（表 26-1）。在此过程中，ACC/AHA 小组强调所有程度的血压升高都与心血管风险增加相关，更多强化治疗是必要的。在美国，1 级高血压患者占高血压患者总数的近 80%，占高血压导致的心血管疾病死亡率的近 60%，血压在这个范围内不是良性的。高血压定义降低到 130/80 mmHg 以下，使数百万美国居民被新诊断为高血压，这引起了一些过度治疗的辩论和担忧，但发布的目的主要是鼓励处在高血压早期的患者改变生活方式。

重要的是要记住，尽管有这些高血压定义，心血管风险却没有阈值血压。血压升高导致心血管并发症的风险从低至 115/75 mmHg 的水平开始，随着收缩压每增加 20 mmHg（SBP）和舒张压每增加 10 mmHg 压力（DBP）风险加倍。处在血压升高的范围的人群发展成持续性高血压和出现心血

表 26-1 按心血管事件风险程度和血压分期对高血压的管理[a,b]

10 年心血管事件风险	低	中	高
血压分期 **升高**（收缩压 120 ～ 129 mmHg 且舒张压＜ 80 mmHg）	改变生活方式，每年监测	改变生活方式，每 6 ～ 12 个月监测	改变生活方式，每 6 个月监测
1 级（收缩压 130 ～ 139 mmHg 或舒张压 80 ～ 89 mmHg）	改变生活方式；每 6 个月监测；如果没有改善，开始单药治疗	改变生活方式；每 3 个月监测；如果没有改善，起始用 1 种药物治疗	改变生活方式 +1 种药物起始治疗，每月监测及调整，直到达到目标，然后每 3 个月重新评估
2 级（收缩压≥ 140 mmHg 或舒张压≥ 90 mmHg）	改变生活方式，每 3 个月监测 + 如有没有改善，起始用 1 种药物治疗	改变生活方式 + 1 种药物起始治疗；每 3 个月监测	改变生活方式 +2 种药物起始治疗；每月监测及调整，直到达到目标，然后每 3 个月重新评估

治疗目标（采用循序渐进的方法达成）

- 大多数患者：收缩压＜ 130 mmHg，舒张压＜ 80 mmHg
- 糖尿病：＜ 130/80 mmHg
- 慢性肾疾病：＜ 130/80 mmHg（特别是 24 h 尿白蛋白＞ 300 mmHg）
- 社区居住的老人：如果是高风险或中高风险，收缩压＜ 130 mmHg；如果低风险或中低风险或不能耐受强化治疗，舒张压＜ 140 mmHg
- 住院的衰弱老人：＜ 150 mmHg，避免＜ 130 mmHg

通过风险评估工具估计的心血管事件风险（见第 18 章和附录）。

[a] Adapted from Carey RM，Whelton PK；for the 2017 ACC/AHA Hypertension Guideline Writing Group. Prevention，detection，evaluation，and management of high blood pressure in adults：synopsis of the 2017 American College of Cardiology/American Heart Association Hypertension Guideline. Ann Intern Med 2018；168：351.

[b] From Qaseem A，Wilt TJ，Rich R，et al.；for the Clinical Guidelines Committee of the American College of Physicians and the Commission on Health of the Public and Science of the American Academy of Family Physicians. Pharmacologic treatment of hypertension in adults aged 60 years or older to higher versus lower blood pressure targets：a clinical practice guideline from the American College of Physicians and the American Academy of Family Physicians. Ann Intern Med 2017；166：430.

管并发症的风险明显增加。虽然不是所有血压升高的患者都会发展为高血压，但有相当大比例的病人有风险，需要终身监测（见第 14 章）。当诊室血压水平和家庭自测血压 / 动态血压监测之间存在较大差异时，风险更接近于诊室外监测血压水平（见第 19 章）。

除了血压的绝对水平，其他一些因素也需要被关注。年龄对舒张压和收缩压的相对重要性有影响。对于 50 岁以下的人，相对于收缩压增高，舒张压增高的患者患心血管疾病的风险要高得多，而 50 岁以上的人则相反。脉压增大和昼夜节律消失（家庭自测血压或动态监测）都是老年患者心血管风险的独立预测因子。

估计总体心血管风险——风险评分系统

因为降压治疗的最终目标是降低心血管发病率和死亡率，设计治疗方案的实施必须考虑患者的总体心血管风险，而不仅仅是血压升高的程度。目前有许多可用的心血管风险评估工具（见第 18 章）。两个更常用的是弗雷明汉心血管疾病风险评分（https：//www.framinghamheartstudy.org/risk-functions/cardiovascular-disease/10-year-risk.php#）和美国心脏病学会 / 美国心脏协会（ACC/AHA）汇集队列风险方程（http：//tools.acc.org/ascvd-risk-estimator-plus/#!/calculate/estimate/）。两者都试图估计不良心血管事件（卒中、非致命性心肌梗死、心脏死亡）的 10 年概率。由于用于开发评分系统的人群不同，它们给出的风险估计有些不同（见第 18 章）。

心血管风险的危险分层用于高血压管理和研究。ACC/AHA 指南将用于决策的心血管风险分为两类：小于 10% 和大于 10%（见后面的讨论）。具有高血压强化治疗里程碑意义的 SPRINT 研究入选的是心血管疾病风险达到 15% 或更高的患者，也就是事件风险显著升高的人。重要的是要记住，心血管风险水平本没有一个明确的界值，指定一个特定的级别确实有点人为和武断。在高血压患者中，那些同时患有糖尿病、心力衰竭、慢性肾脏病或预先存在的动脉粥样硬化疾病的人的心血管风险最大。年龄、吸烟和体重指数也是风险方程中的重要参数，对高血压患者的总体心血管风险有影响。

风险分层系统一直在改进。ACC/AHA 风险方程试图适应比以前更广泛的年龄、性别和种族，但似乎在某种程度上高估了风险（见第 18 章）。最初的弗雷明汉评分系统也已经过修改来匹配目标人群的人口统计学变化。Reynolds 评分系统也是一个经过严格审查的风险工具，利用来自女性健康研究人群的数据，对特定性别风险的评估提供更好的估计。

治疗目标和策略（表 26-1）

高血压管理总体目标是减少心血管风险，这不仅需要降低血压，也需要关注高胆固醇血症（见第 27 章）、吸烟（见第 54 章）、糖尿病（见第 102 章）和肥胖（见第 235 章）等情况。在高血压是继发性的情况下，关注根本原因至关重要。

目标：治疗至血压达标

高血压治疗指南通常设定目标血压水平——这是指南制定的固有特征。如前所述，当前的 ACC/AHA 指南将大多数高血压患者的目标血压设定为低于 130/80 mmHg，取代了 JNC 8 共识目标低于 140/90 mmHg。鉴于导致心血管风险发生的血压水平并没有特定门槛，这些降低血压升高的目标都是可取的。

推动降压目标降低 10 mmHg 的是收缩压干预试验（Systolic Blood Pressure Intervention Trial，SPRINT）研究，这是一项具有里程碑意义的研究。SPRINT 研究是一项强化治疗的随机、大规模多中心试验。入选标准是 50 岁以上并有相当大的心血管风险［弗雷明汉心血管事件风险评分≥ 15%，年龄＞ 75 岁，慢性肾病（eGFR 20 ～ 59），或先前存在的心血管疾病］的高血压患者。排除标准是糖尿病患者，之前卒中，年龄小于 50 岁，或住院治疗或老年人直立收缩压低于 110 mmHg。超过 30% 的人年龄在 75 岁以上。在这项研究中，9361 名患者随机分配至小于 140 mmHg 或小于 120 mmHg 的目标收缩压组。该研究在中位随访 3.26 年后停止，强化治疗组事件风险降低了 25%，全因死亡减少了 27%。虽然强化治疗组发生低血压、晕厥、电解质紊乱和急性肾损伤的相对比率明显较高，但绝对发生率很小（3% ～ 5%），即使在老年人中，也没有出现重大跌倒的情况。

ACC/AHA 专家组推荐的血压治疗低于 130/

80 mmHg 的目标适用于大多数患者，包括社区居住的老年人和糖尿病或慢性肾病患者。强调 50 岁以上的患者要更强调收缩压的降低，因为收缩压水平是老年人心血管风险更重要的决定因素。但为实现更低的降压目标，需要更强化的治疗，也有专家担心研究结果推广到研究之外的人群时，应用多种药物会产生不良后果。尤其是对药物不良反应的易感人群，如老年人和患有糖尿病或慢性肾病的人。治疗方案的制订需要共同决策，既考虑到风险，也要评估预期收益、合并症、患者偏好和监测和遵守多药方案的能力。遵守个体化治疗方案。总之，总体目标仍然是减少动脉粥样硬化心血管疾病风险，控制血压是综合治疗的重要组成部分。

总体治疗策略（表 26–1）

高血压的管理策略是双管齐下。所有治疗方案的基础是生活方式的改变，强调饮食、运动和体重控制，这也有利于其他动脉粥样硬化风险的管理因素。药物治疗是必不可少的补充，与心血管风险程度相匹配。治疗的目标是改善心血管结局且不会过度增加不良反应的风险。

非药物措施——生活方式改变[1-2,8-25]

非药物治疗措施是所有治疗方案的基础，与疾病阶段无关。改变生活方式是主要的非药物治疗措施，包括锻炼（见第 18 章）、适度限盐（见第 18 章）、减少超重（见第 235 章），以及食用富含钾、镁和钙的饮食。这些行之有效的措施应该纳入每个治疗计划，同时也是一级预防的重要措施。避免过量饮酒和长期日常使用非甾体抗炎药（NSAID），避免使用可以提高血压的补充剂和非处方药（例如，含有麻黄的草药和拟交感神经药物）。对大多数患者来说，单纯行为疗法的降压作用是不够的。但即使开始了药物治疗，所有非药物措施应继续执行，因为它们能提高药物疗效并减少药物使用。

运动

在非药物疗法中，运动是最有效的一种，应该作为降压管理的基石。有研究对轻度高血压患者进行有氧和循环重量训练干预，每周 3 次，持续 10 周，结果显示血压降低与使用 β 受体阻滞剂或钙通道阻滞剂的效果相当，证明运动可以取消轻度高血压患者药物治疗的需求。有氧运动提供多种心血管益处，包括减轻体重、调节心血管，并改善脂质分布（见第 18 章）。对于轻度无并发症的高血压患者，应该是基石。患者开始剧烈运动计划之前应先进行心脏压力测试（见第 18 章）。

限盐和增钾

尽管钠盐限制是所有高血压患者非药物治疗的主要方法之一，无论潜在的病理生理学基础如何，其重要性往往被高估。需要理解的是，钠摄入量和心血管结果之间的关系不是线性的，摄入量过高或过低（< 2 g/d 和 > 6 g/d）与心血管结局恶化有关。盐的摄入量与血压的关系在高血压患者、老年人和高盐摄入量的人群中是最大的。

通过对随机试验的荟萃分析，钠盐限制对异质人群的总体益处相当中性（收缩压为 3 ～ 5 mmHg，舒张压为 2 ～ 3 mmHg），但根据个人对盐的敏感程度、钠的消耗量以及是否有高血压而有所不同。非裔美国人和老年人倾向于患有低肾素、容量负荷加重的高血压，对钠盐限制反应特别好。

因为仍然很难准确识别哪些更需要钠盐限制，所有患者都应该被指导无添加盐饮食（4 g/d），包括避免使用盐瓶和避免加工肉类、罐头汤和咸味零食。疑似钠敏感者（例如，非裔美国人、老年人、慢性肾病、代谢综合征）可能会受益于严格的钠盐限制（例如，2.0 ～ 2.4 g/d），取决于他们的容量状态。没有证据表明极端限制钠摄入量可改善高血压预后，但适度限制钠盐确实有助于增加利尿剂的降压作用。在一项研究中，不限制钠盐摄入的患者利尿剂治疗血压下降 4%，限制钠盐摄入量患者血压下降 15%。一种实用的限钠共识建议将患者的基线钠摄入量降低 1000 mg/d。

钾的摄入在高血压中的重要性及其与钠的关系没有得到重视，钾与血压和心血管事件的风险呈反向关系，并能减弱钠的影响。降低钠钾比例与较低的血压水平相关，并降低心血管事件风险。因此，对高血压的建议饮食方法是适度限制钠和增加钾的摄入，这体现在 DASH 饮食中，这是高血压的主要饮食建议。

DASH 饮食和其他饮食措施（表 26-2）。DASH 饮食是英文 Dietary Approaches to Stop Hypertension

（预防高血压的饮食方法）的首字母缩写。这种经过验证的、符合营养学的饮食方案在高血压的非药物治疗中占有核心地位。组成相当简单，如其说明所示：

- 多吃水果、蔬菜、全谷物和低脂 / 脱脂乳制品。
- 多吃瘦肉来源的蛋白质，如鱼、家禽、和豆类。
- 增加坚果摄入和使用有益心脏健康的植物油。
- 限制饱和脂肪和反式脂肪含量高的食物（部分氢化植物油——见第 27 章）。
- 限制钠、甜食、含糖饮料和红肉。

DASH 饮食本身并不限制钠盐摄入，但它富含钾、钙、镁、瘦肉蛋白和纤维，有助于实现血压降低，在一些研究中收缩压降低 11.4 mmHg，舒张压降低 5.5 mmHg。在轻度高血压患者中，DASH 饮食被证明比处方钾、钙或镁补充剂更有效。DASH 饮食搭配额外的限盐和其他非药物措施，其益处会得到加强。

人们可能会注意到 DASH 饮食与地中海饮食的基本元素非常相似，有助于减轻体重，也能够减少心血管风险（见第 18 章和第 27 章）。DASH 饮食更注重钾、钙和镁，而后者的特点是更多地使用单不饱和脂肪、多不饱和脂肪和少量红酒。虽然缺乏头对头研究的数据支持，但如果严格限制盐的摄入，两者应该可以达到非常相似的结果。

对低收入患者来说，成本仍然是实施 DASH 饮食计划的潜在障碍。推荐注册营养师为这些患者提供经济食物选择建议（例如，使用干豆和冷冻蔬菜）可以帮助控制成本。

在其他饮食措施中，在观察性研究中，用植物蛋白，特别是大豆，代替动物蛋白，与血压的适度降低有关。咖啡本身并不会增加患高血压的风险，但摄入含咖啡因的可乐饮料会增加高血压风险，限制这类饮料的摄入有益于预防高血压。

表 26-2　用于高血压管理的生活方式改变

改变	建议	血压降低的大致范围（mmHg）
减重	保持正常体重（BMI 18.5 ~ 24.9）	每减少 10 kg 体重降低 5 ~ 20
采用 DASH 饮食计划	摄入水果、蔬菜和低脂乳制品，减少饱和脂肪、总脂肪和钠的含量	8 ~ 14
减少钠盐摄入	将饮食中的钠摄入量减少到 100 mEq/L（2.4 g 钠或 6 g 氯化钠）	2 ~ 8
体力活动	定期参加有氧运动，如快步走（每周大多数时间每天至少 30 min）	4 ~ 9
限酒	每天男性≤ 2 杯，女性≤ 1 杯（1 盎司或 30 ml 酒精，如 24 盎司啤酒，10 盎司葡萄酒，或 3 盎司 80 度威士忌）。女性和体重较轻的人每天≤ 1 杯	2 ~ 4

为了全面降低心血管风险，患者应该戒烟。这些生活方式改变的影响是呈剂量和时间依赖性的，对一些人可能更显著。

BMI，体重指数，以体重（单位 kg）除以身高（单位 m）的平方计算得出；DASH—预防高血压的饮食方法。

Adapted from Chobanian AV，Bakris GL，Cushman WC，et al. The seventh report of the Joint National Committee on Prevention, Detection, Evaluation and Treatment of High Blood Pressure：the JNC VII report. JAMA. 2003；289：2560，with permission.

减轻体重和其他饮食措施

减轻体重可显著降低血压，即使没有达到理想的体重。这一获益独立于盐的摄入量。所有体重超过理想体重 15% 以上的患者都应督促其减重。高血压干预和管理的研究结果显示，接受安慰剂的患者体重减轻 4.5 kg 或更多，与那些维持通常的饮食并接受氯噻酮或阿替洛尔药物治疗的患者相比，血压下降程度相当。肥胖与血压的关系在青年到中年人中更为突出。减重对中心性肥胖患者尤为重要（女性臀腰比＞ 0.85，男性＞ 0.95）。这样的患者高血压、糖尿病、和高脂血症和心血管疾病的风险更高。体重减轻可以同时减少多种风险。地中海饮食和 DASH 饮食都是健康的减重方法，在提供丰富营养的同时减轻体重并控制这些风险因素（见第 18 章和第 234 章）。

减少过量饮酒

过量饮酒是“难治性”高血压常见原因。流行病学数据也表明过量饮酒和高血压风险相关。男性每天摄入 2 盎司 100 度纯威士忌、10 盎司葡萄酒，或 24 盎司或更多的啤酒会显著增加患高血压的风险；女性的摄入量更低也会出现同样的结果。

不需要限制适度饮酒，摄入少于 1 盎司 / 天当量的酒精可能会使血压适度下降。每天饮用 2 盎司或更少的酒与心肌梗死的风险降低有关，但与心血管死亡无关。

限制使用非甾体抗炎药

所有 NSAID 都抑制肾的环氧合酶 -2（COX-2）水平，具有水钠潴留和促进血管收缩的潜在作用。长期日常服用处方和非处方 NSAID 用于治疗关节炎疼痛是个普遍现象，但尚未得到充分重视，在老年高血压患者中更加严重。这会减弱降压药物的疗效，特别是利尿剂和血管紧张素受体拮抗剂。已经观察到收缩压增加了 2 ～ 8 mmHg，特别是在依靠肾前列腺素合成来维持肾功能的患者中，如充血性心力衰竭患者。高血压合并冠心病的患者服用 NSAID 与不经常使用 NSAID 者相比，心血管死亡率增加 1 倍。监测这类药物的使用情况，尽量减少剂量和频率，并考虑替换为非 NSAID 镇痛药（见第 157 章）可能有助于降低血压。

行为疗法（见附录 226-1）

行为疗法，例如放松技巧和生物反馈已推荐用于降低血压。小规模研究表明，行为疗法可以使收缩压降低 5 mmHg 左右，尤其是对于血压轻度升高的患者。但荟萃分析表明这种获益微乎其微。虽然这种行为疗法优于没有治疗，但没有比自我监测或对照组带来更多的好处。这些类型的行为技术不应该与用于确保药物治疗依从性的行为措施（如家庭监测）相混淆，后者可以显著改善结果（见后面的讨论和附录 226-1）。

全面的生活方式改变

全面的生活方式改变，包括饮食和运动（见第 18 章），可以显著降低血压和心血管风险。一项多种生活方式干预的随机试验（PREMIER），包括 DASH 饮食、减重、运动、限制钠和酒精，使轻度高血压患者和高血压前期患者的血压明显下降。相关风险减少的幅度接近单药治疗。该研究表明，高血压的进展可以被全面的生活方式改变这样的非药物手段逆转。

药物治疗：基本策略 [1-2,5-7,26-36]

虽然生活方式改变是预防和治疗高血压的基础，但通常需要通过药物治疗来增强以达到最好的结果，尤其是在心血管风险显著增加的人群。随着更积极的血压目标的采用，会使用更多的药物，采用更严密的管理计划。在对高危人群进行强化药物治疗的 SPRINT 研究中，为达到目标血压所使用的药物的平均数量为 1.8 种。

何时开始高血压药物治疗取决于高血压分期（即血压的程度和靶器官损伤程度）和总体心血管风险（表 26-1）。随机试验数据不够充分，有时还相互矛盾，导致共识小组建议存在相当大的争议和分歧。尽管如此，已经有新证据（例如来自 SPRINT 研究）表明，从较低水平的收缩压下进行药物治疗并达到更严格的目标控制血压能够获益，特别是对于那些心血管风险增加的患者。

何时开始药物治疗（表 26-1）

药物治疗的起始取决于高血压分期及评估的 10 年心血管事件风险。心血管风险的程度是最主要的决定因素。共识小组的建议在某种程度上有所不同，但总体而言，一致认为心血管风险越高，越需要尽早开始药物治疗。

按心血管风险程度。在大多数情况下，首选药物干预时间的方法是基于心血管风险的绝对程度，即用经过验证的风险工具估计的 10 年心血管事件发生率。这些评估工具的使用前面提到过。某些因素本身就决定了心血管风险较高（＞ 10%），包括慢性肾病、糖尿病、动脉粥样硬化疾病的存在，以及高龄（＞ 65 岁）。

ACC/AHA 指南建议延迟开始低危人群（无心血管病史，10 年心血管事件风险 ＜ 10%）药物治疗，直到平均血压达到收缩压≥ 140 mmHg 或舒张压≥ 90 mmHg。对于那些风险较高的人（10 年事件风险＞ 10%），开始治疗的阈值降低到收缩压≥ 130 mmHg 或舒张压≥ 80 mmHg。

按血压升高程度。使用高血压分期（由平均血压确定）作为起始药物治疗的唯一参照更加经济高效，但将分期与心血管风险评估相结合的联合方法会降低开始药物治疗过早或过晚的风险。有一种情况例外，血压达到“急症”或“亚急症”水平（收缩压≥ 180 mmHg），在这种情况下根据血压立即采取降压措施是必需的（见后面的讨论）。

设定药物治疗的目标、强度和持续时间

最佳治疗强度和最佳降压目标是不断发展改进的，学术界一直没有停止对这一问题的讨论。尽管如此，目前已经形成的共识是心血管风险较高的人更需要接受严格的治疗以达到更低的收缩压目标。药物治疗的选择也要促进患者依从性提高并尽量保证患者安全。仔细评估药物治疗的风险和获益有助于帮助患者精准治疗，实现血压达标。

强化治疗的获益。SPRINT 研究中的高危患者接受强化治疗后，相关的心血管风险下降 30%，这足以使研究提前结束，这促使人们一致建议采用更多的强化治疗来达到更低的目标血压。获益更加明显的是老年患者，75 岁以上的老年人接受强化治疗，心血管不良事件减少 40%（HR 0.60）且全因死亡率降低 33%（HR 0.67）。即使是那些患有慢性肾病的人也能从中受益，心血管事件和死亡的综合数据减少了 29%。

强化治疗的风险。在 SPRINT 研究中，那些合并慢性肾病的患者肾功能没有显著下降，但那些没有慢性肾病的患者估计肾小球滤过率减少了 4 ml/(min · 1.73 m^2)，而且慢性肾病事件发病率小幅但显著增加（3.7% *vs*. 1.0%；HR 3.54）。与标准治疗组相比，强化治疗组低血压、晕厥、电解质紊乱和急性肾损伤发生率的绝对值增加，增幅较小（1% ～ 2%），但达到统计学差异，而且因低血压、晕厥和急性肾功能衰竭急诊就诊的人数增多。值得注意的是，跌倒、直立性头晕或认知障碍的发生率并没有上升，在老年人中这些情况非常受关注。最重要的是，不同种族、年龄、性别、病史或基线血压的不良后果没有差异。患者报告的对功能状态或生活质量的不利影响也没有差异。

成本效益。高血压的药物治疗具有成本效益。对 SPRINT 数据的分析显示，中度风险患者强化治疗的每质量调整生命年（quality-adjusted life year，QALY）成本为 47 000 美元，符合每 QALY 50 000 美元的成本效益标准定义。其他包括低风险患者的成本效益研究发现，高血压治疗的成本效益程度相似。

目标设定。虽然药物治疗决策和目标受心血管风险分级和血压水平的强烈驱动，个性化治疗仍然需要被反复强调，尤其在目前研究数据还不够充分，降压标准仍处于不断变化的阶段。回顾患者的估计心血管风险、整体健康状况、治疗风险和收益，充分和患者沟通，尊重患者意愿共同决策，共同商定治疗目标。这些努力有助于最大限度地提高依从性，这对实现最佳效果至关重要。

从 SPRINT 研究中看到，对于大多数没有严重虚弱或严重合并症的患者，甚至是社区居民老年人、糖尿病患者或轻度慢性肾病患者，收缩压低于 130 mmHg 的目标可能是有吸引力的，有可能明显减少心血管疾病的发病率和死亡率。逐步滴定治疗实现这一目标将有助于降低药物不良反应发生风险。在药物耐受良好的高危人群中，SPRINT 研究建议甚至可以把收缩压降到 120 mmHg 以下。

事情都有两面性，那些合并认知障碍、体弱高龄的患者在治疗目标设定时需要谨慎决策。多药方案和血压降至低于 130/80 mmHg 与死亡率增加和认知能力下降有关。虽然 75 岁以上的老年人在 SPRINT 研究中受益于强化治疗，临床诊疗中仍需考虑周到，包括考虑到生活情况、认知能力和功能状态（包括步态和站立血压——注意，SPRINT 研究排除了那些站立时收缩压小于 110 mmHg 的患者）。这些比较脆弱的患者可能更愿意接受强度较低的更容易管理的治疗方案，用低于 140 ～ 150 mmHg 的目标取代低于 130 mmHg 的目标，仍然能显著减少心血管风险。

考虑血压的平均读数在家较低，使用家庭监测设备时，血压目标应向下调整 5 mmHg（见第 19 章）。治疗目标应还包括减少左心室肥厚，这是一个与心血管发病率和死亡率相关的重要且可治疗的因素，随着血压降低，左心室质量会减少。

“J 曲线”现象的强度和意义。心血管风险的下降似乎与血压下降程度平行。然而，当收缩压低于 115 mmHg，心血管疾病发病率和死亡率反而增加。这种所谓的“J 曲线”现象——心血管发病率和死亡率明显增加与血压显著降低相关——一直备受关注。特别值得关注的是舒张压的明显降低，因为大部分冠状动脉灌注发生在舒张期。大规模观察研究发现，高血压合并冠心病患者（预期的脆弱人群），随着舒张压降低，全因死亡和心肌梗死的发生率开始增加，尤其是在小于 70 mmHg 时，但卒中的风险并没有增加。荟萃分析研究提示，合并冠状动脉疾病的高血压患者治疗期间需要注意舒

张压，并且注意不要过度降低舒张压。值得注意的是，在SPRINT研究的强化治疗组没有注意到这种不利影响。

疗程。因为原发性高血压无法治愈，药物治疗通常是终生的。尽管如此，一些低风险的早期高血压患者坚持改变生活方式可能能够停止用药，只要他们继续采取非药物措施并成功控制其他心血管危险因素。即使是严重高血压患者，生活方式改变也可能减少治疗药物的数量。

初始药物的选择（表26-3）

基本高血压的药物治疗在很大程度上仍然是经验性的，部分受一些临床研究结果和潜在机制的影响（例如，钠潴留在美国老年人和非洲人中很常见）。药物遗传学的快速进步带来新的希望，未来可能通过改进对潜在机制的检测、遗传多态性和药物反应（例如，与盐敏感性高血压和利尿剂反应相关的α-内收蛋白基因变异）获得更有针对性和个性化的处置方法。

与此同时，共识建议（基于大规模、长期随机试验，证明显著降低心血管发病率和死亡率）仍然是药物选择的最佳指南。大多数专家建议将噻嗪类利尿剂作为大多数无并发症的高血压患者药物治疗方案的基础，单独处方或与其他一线药物［例如，血管紧张素转换酶抑制剂（ACEI），血管紧张素受体阻滞剂（ARB）、钙通道阻滞剂（CCB）、β受体阻滞剂］联合应用。后续研究［例如ACCOMPLISH、预防心脏病发作的抗高血压和降脂治疗试验（ALLHAT）］建议根据患者的特点选择任何一线药物作为初始治疗均合理。高危患者［例如，2级高血压（高于目标值＞20/10 mmHg）、糖尿病、冠状动脉疾病、肾功能不全］可能从一开始就需要采用两药方案。最终，大多数患者需要两种或多种药物才能充分控制，一线药物的疗效是相当的。

一项头对头、长期、大规模、前瞻性、随机研究（ALLHAT）结果显示，噻嗪类利尿剂氯噻酮与ACEI（赖诺普利）和CCB（氨氯地平）在降低致命性冠心病的发生率、减少非致死性心肌梗死和降低全因死亡率方面一样有效。此外，利尿剂在降低心力衰竭风险方面优于氨氯地平，在降低心力衰竭、卒中和多种心血管疾病的风险等方面比赖诺普利更好。不同种族群体的结果是一致的，噻嗪类利尿剂与其他一线药物相比，黑人与非黑人的结果没有明显差异。ALLHAT还发现，在服用以前推荐的一线α受体阻滞多沙唑嗪的老年男性中，心力衰竭的风险增加。

无论选择何种治疗方案，所有非药物治疗都应继续，它们会增强药物治疗的有效性并减少药物使用。

后续治疗药物的选择（表26-3）

如果有初始反应但目标血压未达到，首选低剂量联合应用另一种一线药物，而不是增加第一种药物的剂量，理由是使用两种低剂量的药物通常可以更好地控制血压，且副作用少。但如果患者对第一种药物的初始剂量无反应，首选换用其他一线药物而不是联合应用第二种药物。小部分患者单药治疗可以达标，大多数患者将需要两种或两种以上药物。如果噻嗪类不是第一种药物，它也被推荐作为二种药物，因为它能增强所有其他降压药的效果。

成本控制

基层全科医生必须考虑患者对降压方案的负担能力。如果不考虑成本，终身药物计划的经济负担可以很轻易地变得很大，以至于患者会减少服药频率或种类，这不仅影响依从性，也直接影响血压控制。幸运的是，大多数上市一线药物的成本已大大降低（表26-3）。噻嗪类药物的成本非常低，加上使用简单和效疗出色，这类药物可以作为每一个高血压治疗方案的推荐药物。它们经常可与其他一线药物以低成本联合使用。一些一线药物的每日一次缓释制剂成本少于每日多剂量方案。

最大限度地提高依从性

保持尽可能简单的用药方案有助于提高依从性，依从性最好的是每天只需要服用一次或两次较少药片的患者。使用联合制剂，尤其是那些含有噻嗪类药物的制剂，可以提高依从性。成本也是一个重要的考虑因素，但随着大多数抗高血压药物转为非专利制剂，甚至是复合制剂，成本就变得不那么重要了。随机试验发现，家庭血压监测和基于团队的包括行为指导在内的护理可能会有所帮助，尤其是对于因依从性差而导致高血压控制不良的患者。

表 26-3　降压药物

分类	药名	每日起始剂量 / 最大量（mg/d）	用药频率
一线药物			
利尿剂	**噻嗪类**		
	氢氯噻嗪	12.5/50	QD/BID
	氯噻嗪	125/500	QD/BID
	氯噻酮	12.5/50	QD
	吲达帕胺	1.25/5	QD
	美托拉宗	1.25/5	QD
	保钾类		
	氨苯蝶啶	50 ~ 150	QD/BID
	螺内酯	12.5 ~ 100	QD/BID
	依普利酮	25 ~ 100	QD/BID
	阿米洛利	5 ~ 10	QD/BID
	联合制剂		
	氢氯噻嗪 25 mg/ 氨苯蝶啶 37.5 mg		QD/BID
	氢氯噻嗪 50 mg/ 阿米洛利 5 mg		QD
	氢氯噻嗪 25 mg/ 螺内酯 25 mg		QD/BID
	袢利尿剂		
	呋塞米	20/320	QD/TID
	依他尼酸	25/100	QD/TID
	布美他尼	0.5/5	QD/TID
	托拉塞米	5 ~ 20	QD/BID
β 受体阻滞剂（一线应用仅限于有 β 受体阻滞剂其他适应证者）	阿替洛尔	25 ~ 100	QD/BID
	倍他洛尔	5 ~ 40	QD
	比索洛尔	5 ~ 20	QD
	美托洛尔	50 ~ 200	QD/BID
		50 ~ 400	QD
	纳多洛尔	20 ~ 240	QD
	普萘洛尔	40 ~ 240	BID
	噻吗洛尔	10 ~ 40	BID
具有内在拟交感活性的 β 受体阻滞剂	醋丁洛尔	200 ~ 1*	QD/BID
	喷布洛尔	200	QD
	吲哚洛尔	2.5 ~ 10	QD
		20	BID
有 α 受体阻滞作用的 β 受体阻滞剂	卡维地洛	12.5 ~ 50	BID/TID
	拉贝洛尔	200 ~ 1200	BID
有一氧化氮（NO）活性的 β 受体阻滞剂	奈必洛尔	5 ~ 40	QD
血管紧张素转换酶抑制剂（ACEI）	贝那普利	10 ~ 40	QD/BID
	卡托普利	12.5 ~ 150	BID/TID
	依那普利	2.5 ~ 40	QD/BID
	福辛普利	10 ~ 40	QD/BID
	赖诺普利	5 ~ 40	QD

* 译者注：疑原著有误。

续表

分类	药名	每日起始剂量 / 最大量（mg/d）	用药频率
	莫昔普利	7.5 ～ 30	QD/BID
	喹那普利	5 ～ 80	QD/BID
	雷米普利	1.25 ～ 20	QD/BID
	群多普利	1 ～ 4	QD
血管紧张素受体拮抗剂	阿齐沙坦	80	QD
	坎地沙坦酯	8 ～ 32	QD
	依普罗沙坦	400 ～ 800	QD/BID
	厄贝沙坦	150 ～ 300	QD
	氯沙坦	25 ～ 100	QD/BID
	奥美沙坦	20 ～ 40	QD
	替米沙坦	40 ～ 80	QD
	缬沙坦	80 ～ 320	QD
钙通道阻滞剂	**二氢吡啶类**		
	氨氯地平	2.5 ～ 10	QD
	非洛地平	2.5 ～ 10	QD
	伊拉地平缓释剂	5 ～ 10	QD
	尼卡地平缓释剂	60 ～ 120	BID
	硝苯地平缓释剂	30 ～ 90	QD
	尼索地平	17 ～ 40	QD
	非二氢吡啶类	120 ～ 360	BID
	地尔硫䓬（缓释剂）	120 ～ 540	QD
	维拉帕米（缓释剂）	120 ～ 480	
复方制剂（选择性）血管紧张素转换酶抑制剂 / 利尿剂	贝那普利 5 mg、10 mg、20 mg/ 氢氯噻嗪 6.25 mg、12.5 mg 或 25 mg		QD
	卡托普利 25 mg 或 50 mg/ 氢氯噻嗪 15 mg 或 25 mg		BID
	依那普利 5 mg 或 10 mg/ 氢氯噻嗪 12.5 mg 或 25 mg		QD
	赖诺普利 10 mg 或 20 mg/ 氢氯噻嗪 12.5 mg 或 25 mg		QD
血管紧张素Ⅱ受体拮抗剂和利尿剂	氯沙坦 50 mg 或 100 mg/ 氢氯噻嗪 12.5 mg 或 25 mg		QD
	缬沙坦 80 ～ 160 mg/ 氢氯噻嗪 12.5 mg		QD
二线药物			
α 受体阻滞剂[a]	多沙唑嗪	1 ～ 16	QD
	哌唑嗪	1 ～ 20	BID/TID
	特拉唑嗪	1 ～ 20	QD
交感神经阻滞剂（中枢 α 受体阻滞剂）	可乐定	0.1 ～ 0.6	BID/TID
	胍法辛	1 ～ 3	QD
	甲基多巴	250 ～ 2000	BID
交感神经阻滞剂（外周）	利血平	0.05 ～ 0.1	QD
血管扩张剂（直接作用于血管）	肼屈嗪	40 ～ 200	BID/QID
	米诺地尔	2.5 ～ 40	QD/BID
复方制剂（选择性）血管紧张素转换酶抑制剂 / 利尿剂			QD
血管紧张素Ⅱ受体拮抗剂和利尿剂			QD

BID，每日两次；QD，每日一次；TID，每日三次。

[a] 第一剂在睡前服用。

基于社区的健康教育显示出良好前景。

药物治疗：一线药物（1，2，37-60；表 26-3）

噻嗪类利尿剂

归功于具有里程碑意义的 ALLHAT 研究（见之前的讨论），这类药物作为药物治疗的首选正在经历复兴。研究发现，使用氢氯噻嗪的长期结果等于或优于使用 ACEI、CCB 或 α- 受体阻滞剂（没有与 β 受体阻滞剂的直接比较）。噻嗪类药物氯噻酮可降低血压和左心室肥厚以及降低心血管发病率和死亡率。如此经证实的疗效，结合安全性和极低的成本，噻嗪类药物成为首选降压药物（表 26-3）。除氯噻酮外，其他此类药物包括氢氯噻嗪（在美国最为广泛使用的噻嗪类药物）、吲达帕胺（通常在美国境外使用）和美托拉宗。

作用机制。噻嗪类促进钠排泄，导致血管内容量减少和外周血管阻力减少（可能是通过降低血管平滑肌细胞中的细胞内钠）。钾排泄增加，尿酸和钙的排泄量减少。

不良反应。钾消耗是药物对远端肾小管作用的结果，并因高盐而加剧。尽管确实会发生钙排泄量的减少，但临床上显著的高钙血症极为罕见，而且这一机制可能对骨质疏松或肾结石患者有益（见第 135 章）。用于高血压的低剂量药物治疗可能会导致血糖轻微升高。轻度高尿酸血症可能会发生，但通常不会严重到需要停止治疗。一过性低密度脂蛋白胆固醇增高也有报道。噻嗪类可能会引起皮疹，尤其是光敏型。很少诱发胰腺炎。对磺胺类抗生素过敏与对噻嗪类药物过敏无关，因为两类药物之间没有交叉反应。降低或消除不利代谢影响的办法是限制剂量，即应用相当于 25 mg/d 或更少的氢氯噻嗪。更高剂量增加代谢副作用的可能性。

药物的选择。氯噻酮的剂量作用效力是氢氯噻嗪的 2 倍，而且作用持续时间更长。因为它在临床试验中的卓越疗效，在每日一次服药的单药治疗时建议优先使用，特别是与低剂量（12.5 ~ 25 mg/d）氢氯噻嗪单药治疗相比时。后者与 ACEI 或 ARB 联合应用确实有贡献。当氢氯噻嗪被用作单药治疗时，减少心血管风险时需要更高剂量（25 ~ 50 mg/d）。除美托拉宗外，噻嗪类在中度至重度肾功能不全的情况下效果较差（肌酐清除率＜30 ml/min），通常需要依赖袢利尿剂控制血压（见肾衰竭的治疗）。

规律地监测血清钾，纠正轻度的低钾血症对有潜在心脏病的患者至关重要，尤其是伴有心律失常的心脏病或服用地高辛（见第 29 章和第 32 章）。低钾血症可以通过同时限制盐，增加膳食钾，并在必要时添加保钾剂或补充剂来预防（见第 32 章）。钾水平应保持在正常范围内。严重程度的低钾血症可能导致肌肉无力。在糖尿病患者中使用噻嗪类药物时需要密切监测血清葡萄糖水平，如果患者有临床痛风，则要严密监测尿酸水平。无需监测低密度脂蛋白胆固醇或血清钙。

血管紧张素转换酶抑制剂

ACEI 是 1 型或 2 型糖尿病的首选用药，因为它们对肾有保护作用并减少蛋白尿（见第 102 章）。它们对低肾素高血压患者（例如非裔美国人）效果较差，在 ALLHAT 研究中它们在降低心血管事件风险方面的效果不如氯噻酮。尽管如此，其已被证明可以降低心力衰竭患者和因收缩功能障碍而并发心肌梗死的患者以及无收缩功能障碍的高危患者的心血管死亡率。其能逆转高血压导致的左心室重塑和肥大。

作用机制。这些药物阻断肾素激活的血管紧张素Ⅰ（ATⅠ）向血管紧张素Ⅱ（ATⅡ）的转化，血管紧张素Ⅱ是一种强有力的血管收缩剂，也刺激醛固酮的产生。此外，它们还抑制缓激肽的分解，缓激肽本身是一种血管扩张剂，也能刺激血管扩张性前列腺素的产生。这些药物的作用至少有一部分与它们对关键器官（如心脏和肾）的局部血管紧张素系统的影响有关。阻断 ATⅡ的结果是不仅抑制其血管收缩作用和对醛固酮释放的影响，而且抑制其对心肌和血管的不利影响，从而抑制血管炎症和血管扩张受损。

不良反应。最麻烦的副作用是恼人的干咳，约有 10% ~ 20% 的患者发生。夜间发生较多，对咽喉产生刺激而导致咳嗽，这被认为与该药对缓激肽代谢的影响有关，代谢缓慢导致人体内缓激肽水平升高。血管性水肿也与缓激肽堆积机制有关。约有一半的患者在经历了咳嗽后发现其严重到需要停止用药。换成另一种 ACEI 很少能解决这个问题。

不常见的副作用包括皮疹、味觉障碍和粒细胞缺乏症，后者是一种极为罕见的并发症，只在非常高的剂量下才会出现。

由于ACEI阻断了醛固酮的产生，当与保钾利尿剂、补钾剂或非甾体抗炎药同时使用时，可导致高钾血症。有报道称，在患有低肾素血症/低醛固酮血症高血压的糖尿病患者中，有可能出现致命的高钾血症。在这种情况下，应密切监测血清钾。

ACEI通过降低肾小球内压来保护高血压糖尿病患者和任何有肾功能不全的高血压患者的肾功能，从而延缓向终末期肾病的发展。由于这种有益的作用，在这种情况下使用ACEI后，肌酐可能会上升。这并不是对肾的毒性作用所致。肌酐最多上升35%是可以接受的。如果肌酐上升超过这个值，就应该停止使用ACEI，并考虑到可能存在的双侧肾动脉狭窄。最初报道的肾小球损伤非常罕见，除非在早期临床试验中使用了极高的剂量。然而，肾功能不全的患者在使用大剂量时仍有肾小球损伤的风险，需要仔细监测肾功能。

胎盘中局部肾素-血管紧张素系统的阻断被认为是这些药物对发育中的胎儿产生不良影响的原因，可能是通过损害胎盘血流。这些药物在怀孕期间是绝对禁忌的。

制剂和药物的选择。市场上有许多ACEI，主要是在成本和作用时间上有所不同。大多数ACEI的非专利制剂可广泛获得，且价格低廉（表26-3）。在疗效和副作用方面，ACEI之间几乎没有差别。

血管紧张素Ⅱ受体阻滞剂

这类药物阻断ATⅡ受体，从而抑制ATⅡ的血管收缩作用和相关的醛固酮分泌刺激。这些药物对缓激肽的代谢没有影响，这被认为是ACEI治疗时没有咳嗽和血管性水肿风险的原因。其他不良反应和副作用与ACEI相似。系统回顾发现，ARB在控制血压方面与ACEI相当，在其他重要结果方面没有一致的差异，包括全因死亡率、心血管事件、进展为糖尿病、左心室重塑和肾功能。在预防无心血管疾病患者的心血管发病率和死亡方面，它们似乎比β受体阻滞剂更有效。这些药物的价格不高，可以通用。与ACEI联合治疗并不能改善心血管或肾的结局，但可以增强血压的降低，代价是增加低血压的风险。

钙通道阻滞剂

这些血管扩张剂一般耐受性良好，能有效降低血压，特别是在非裔美国人和老年人中。ALLHAT证明了CCB氨氯地平在降低心血管疾病发病率和死亡率方面的疗效，但效果不如使用利尿剂好，特别是在心力衰竭方面。此外，这类降压药一直是重大争议的主题，有回顾性数据表明，使用这类药物会增加心肌梗死和猝死的发生率。这些数据来自对短效制剂（尤其是硝苯地平及其同系物）的研究，推测它们的快速起效和抵消作用可能导致血压的大幅波动，增加交感神经张力和心肌需氧量。不建议使用这些药物的短效版本。在长效CCB制剂的研究中，没有征象表明冠状动脉发病率增加。这些药物似乎有助于改善肾功能不全患者的肾小球滤过率，然而，这些药物是否会延长透析的时间尚不清楚。

作用机制。CCB阻碍钙进入心脏和血管平滑肌细胞，导致细胞钙浓度下降，从而减少血管平滑肌的收缩并降低外周阻力。这些药物还具有温和的利尿作用，使它们对钠潴留患者（如老年人和非裔美国人）有潜在的作用。这些药物都不会对血脂或胰岛素敏感性产生不利影响，而且都能减少左心室肥厚。

不同CCB的不良反应。不同CCB在作用和副作用方面有相当大的差异。非二氢吡啶类药物（维拉帕米和地尔硫䓬）影响自律性和传导，减慢心率并导致房室传导延迟。在二氢吡啶类药物中（如氨氯地平、硝苯地平、尼卡地平、伊拉地平、非洛地平），对随之而来的外周阻力下降有不同的反应，短效药物会引起反射性心动过速。

氨氯地平。氨氯地平是最广泛的CCB处方药之一，取代了该类药物中的许多早期药物，因为它产生的反射性心动过速和负性肌力较小。周围水肿会发生（对于已有静脉功能不全的人来说，水肿可能很严重），但通常比血管扩张型CCB的程度要小。氨氯地平在实现大多数主要终点方面与噻嗪类利尿剂治疗相当，只是在高危高血压患者中心力衰竭的发生率略高。

硝苯地平。硝苯地平及其二氢吡啶同系物（如尼卡地平、伊拉地平、非洛地平）是强效的血管扩张剂，在体外表现为负性肌力作用，但在临床上几乎不引起心输出量的净减少。它们的主要缺点是反射性心动过速和继发于血管扩张的外周水肿。如前所述，回顾性研究表明，使用短效二氢吡啶制剂会增加心肌梗死和心脏性猝死的风险，因为已知这些制剂会引发反射性交感神经激活。偶尔，头痛和潮红可能较为麻烦。在少数患者中，食管反流可能成为继发于食管下端括约肌松弛的一个问题。

维拉帕米。维拉帕米是一种低价的普通药物。它的主要缺点是负性肌力和传导系统紊乱，导致房室结阻滞和心动过缓；该药不应该用于心力衰竭或怀疑有传导系统疾病的患者。另一方面，它对高血压患者在心室反应速度较快的心房颤动时的心率控制非常有用。除非心力衰竭恶化，否则腿部水肿通常不是问题，但可能出现便秘、头痛和头晕。

地尔硫䓬。地尔硫䓬介于硝苯地平和维拉帕米之间，对肌力和传导有轻微的净负作用，但它比硝苯地平更不可能引起腿部水肿。加入小剂量的噻嗪类利尿剂后，疗效会增强。该药可引起一些房室结阻滞，不应使用于心动过缓的情况。

药物的选择。氨氯地平是疗效和安全性的最佳组合。它的主要缺点是外周水肿，特别是在天气炎热时；缓释型地尔硫䓬可能会更好耐受，但其潜在的心脏不良反应使其总体上不太理想。品牌制剂非常昂贵，尤其是联合制剂。包括氨氯地平在内的大多数药物都可以更低的成本获得。

β受体阻滞剂

β受体阻滞剂是合理的一线选择，适用于有其他原因需要β受体阻滞剂治疗的患者，如冠心病、心力衰竭、心房颤动、偏头痛或高动力状态（焦虑、心动过速、心悸）。然而，荟萃分析研究发现，在预防心血管事件（如卒中）和控制非裔美国人的血压方面，其效果不如其他一线药物。对于那些同时患有心脏病的人来说，它们可以降低心血管疾病的发病率和死亡率，而且一般来说耐受性良好，费用相对较低。它们可在心肌梗死后提供二级预防，并有助于扭转高血压的左心室重塑。然而，它们在控制老年人的血压方面效果较差，除非同时有冠状动脉疾病，否则老年人不应开始使用β受体阻滞剂。高危高血压患者和非裔美国人使用β受体阻滞剂后，卒中和其他心血管事件的减少程度不如使用其他一线抗高血压药物，但如前所述，β受体阻滞剂对有其他适应证的患者来说可能是一个非常合适的选择，因此，保留了准一线地位。

作用机制。它们降低血压的确切方式仍不清楚，但β受体阻滞剂可减少心脏输出量、肾素和儿茶酚胺的释放、中枢交感神经活性和外周阻力。

不良反应。β受体阻滞剂的副作用包括心动过缓、疲劳、运动耐力下降和气道阻力增加。因此，患有传导系统疾病和活动性支气管痉挛的患者应避免使用这些药物，但经过仔细筛选评估的冠心病（见第30章）和心力衰竭（见第32章）患者实际上可能从使用这些药物中受益。β受体阻滞剂可适度增加胰岛素抵抗并略微降低高密度脂蛋白胆固醇，这些副作用似乎并不能抵消其对高血压和整体心血管风险的有利影响。

传统观念和观察数据表明，神经精神方面的副作用（抑郁症、性功能障碍、认知障碍）是由β受体阻滞剂引起的。然而，前瞻性随机试验未能证实这些观察结果，也未能证实脂质溶解度和中枢神经系统渗透性可能与神经精神副作用的风险相关的理论。事实上，未能控制血压是老年人患痴呆症的一个风险因素。有些人报告说使用β受体阻滞剂后会做噩梦。

制剂和药物的选择。尽管可以利用它们在心脏选择性和内在拟交感神经活性方面的差异来发挥优势，但所有这些药物对于治疗高血压似乎都具有同等效力。对于有支气管痉挛病史（即哮喘、慢性阻塞性肺疾病）的高血压患者，心脏选择性（对心脏的β_1肾上腺素能受体的作用大于对血管和支气管的β_2受体的作用）是首选。低剂量的心脏选择性药物受体阻滞剂治疗在这些人中并不禁忌（见第48章），但心脏选择性随着剂量的增加而下降。在支气管痉挛性疾病加重期间，即使是心脏选择性β受体阻滞剂也可能无法耐受。阿替洛尔和美托洛尔是常用的心脏选择性β受体阻滞剂。奈比洛尔是一种选择性更强的β_1阻滞剂，具有一氧化氮介导的血管扩张活性，据说在功能性方面比其他β受体阻滞剂更有效并有更好的耐受性，但它很昂贵，而且尚未被证明比该类或其他类别的普通药物更有优势。

一些β受体阻滞剂具有内在的拟交感神经活性（如吲哚洛尔、醋丁洛尔、喷布洛尔），有助于维持心输出量，并通过引起较少的心动过缓而使心脏在运动中得到调节。它们相比该类其他药物，对脂质和碳水化合物代谢的干扰也较少。然而，由于心肌需氧量增加，不鼓励在有心绞痛或心肌梗死史的人中使用。在降低血压的能力方面，这些药物与其他 β 受体阻滞剂相当。

拉贝洛尔和卡维地洛同时提供 α 和 β 受体阻断作用。这在某些情况下是可取的（见第 30 章）。此外，卡维地洛对血糖控制的干扰比其他 β 受体阻滞剂小，使其成为患有糖尿病的高血压患者的考虑因素。拉贝洛尔起效迅速，对高血压急症有疗效，特别是在肠外给药时，因为容易引起直立性低血压、性功能障碍和肝细胞损伤，其长期口服使用受到限制。

联合治疗

几乎所有前面提到的一线药物都可以联合使用以加强血压控制。在非噻嗪类单药治疗方案中加上噻嗪类利尿剂尤其有效，即使是小剂量（如 12.5 ～ 25 mg/d 的氢氯噻嗪）也会有很大帮助。在 ACEI 单药治疗中加上 ARB 可以加强血压的降低，但加上噻嗪类药物可以提供类似的益处，而且成本更低。在有基础性心脏病的患者中联合使用维拉帕米或地尔硫䓬和 β 受体阻滞剂时应谨慎，因为它们对左心室功能和传导有叠加抑制作用（见第 32 章）。

药物治疗：二线药物（1，2，61-63；表 26-3）

当一线药物用完后，二线药物是值得考虑的，但是，大多数二线药物的特性使它们不那么理想，而且在大多数情况下，联合使用一线药物可以控制血压达标。因此，它们不应该优先于一线药物。二线药物一般应用于一线药物联合治疗血压仍难以控制的患者或有特殊基础疾病的患者，如肾衰竭。它们包括袢利尿剂、远端肾小管利尿剂、中枢作用的交感神经药和较早的外周血管扩张剂。

α 受体阻滞剂

这些药物以前被列为一线药物，在外周作用于血管突触后的 α 肾上腺素能受体，引起动脉和静脉的扩张。由于同时影响动脉和静脉系统，它们比纯动脉血管扩张剂引起的反射性心动过速要少（见后面的讨论）。它们有助于逆转左心室重塑。它们作为一线药物用于合并前列腺增生的老年高血压男性一直很受欢迎，因为可以缓解梗阻性排尿症状（见第 138 章），但在 ALLHAT 研究中发现，在这类男性中使用 α 受体阻滞剂（多沙唑嗪）会显著增加心力衰竭的风险，因此将这一类药物从一线名单中删除。如果同时使用一线药物以确保达到目标血压，风险会减弱，但不会消除。

α 受体阻滞剂治疗的主要副作用是体位性低血压，在老年患者和服用利尿剂的患者中使用较早的 α 受体阻滞剂（如哌唑嗪、特拉唑嗪）最为突出。这类患者在初次用药后 1 ～ 3 h 可能会出现严重的体位性低血压，导致晕厥，因此必须在睡前用小剂量开始，并让患者保持仰卧姿势至少 3 h。较新的长效制剂（如多沙唑嗪）不太可能引起首剂晕厥；然而，即使是多沙唑嗪，体位性头晕仍是一个问题，影响约 1/5 的患者，并且随着剂量超过 1 mg/d 而变得更有可能。α 受体阻断剂对血脂没有不良影响，事实上，它们能轻微提高高密度脂蛋白胆固醇，并适度降低低密度脂蛋白胆固醇（都在 3% ～ 5% 的范围内）。关于这些药物应如何与一线药物联合使用的建议，有待进一步研究。

袢利尿剂和保钾利尿剂

袢利尿剂（呋塞米、依他尼酸、布美他尼）只适用于有慢性肾病证据的患者（肌酐清除率＜正常值的 30%）或对噻嗪类药物过敏的患者（依他尼酸不含磺胺成分）。它们与米诺地尔一起使用（见后面的讨论）。

远端肾小管利尿剂（如曲安奈德、阿米洛利、螺内酯、依普利酮）是较弱的降压药，主要与噻嗪类药物联合使用，以减少钾的排泄。联合制剂被广泛推广，但在确定必要的噻嗪类药物剂量之前，最好避免开始使用这样的固定联合制剂。必须避免低钾血症的高血压患者（如服用洋地黄、出现心室刺激症或有器质性心脏病的患者）是最佳人选。其他适应证包括盐皮质激素性高血压、噻嗪类药物过敏和严重痛风。对于肾功能不全、使用 ACEI/ARB 或肾素缺乏的胰岛素依赖性糖尿病患者，这些药物的使用必须非常谨慎，在这种情况下，发生严重高钾血症的风险很大。较高剂量的螺内酯容易引起妇科炎症，这限制了其在高血压中的应用，只适用于原发性高钠血症患者。一种较新的、选择性更强的醛固酮拮抗剂依普利酮引起的妇科炎症较少，与噻嗪类药物联合应用于盐敏感的高血压患者时，显示出良好的前景。两者都已被批准用于充血性心力衰竭，有助于降低死亡率（见第 32 章）。

直接肾素抑制剂

阿利吉仑是美国 FDA 批准的第一个直接肾素抑制剂，通过抑制 ATⅠ 和 ATⅡ的产生而降低血浆肾素活性。单独使用时，它可使收缩压降低 8 ～ 15 mmHg，舒张压降低 8 ～ 11 mmHg，或与 ARB 和 ACEI 差不多。在临床试验中，它的耐受性一般较好。副作用包括咳嗽和腹泻，发生在不到 3% 的患者身上。单独使用时，不会引起高钾血症，但当与 ACEI 或 ARB 联合使用时，高钾血症发生率增加到 5%，不推荐联合使用。与氢氯噻嗪合用时，它有适度的加强作用。与 ARB 或 ACEI 相比，它没有任何优势，而且费用昂贵。由于许多高血压患者没有出现血清肾素升高的情况，目前仍不清哪些患者最适合使用这种药物，以及如何最好地选择可能受益的患者。

中枢作用的交感神经药

甲基多巴、可乐定和胍法辛是中枢作用的药物，通过刺激中枢 α 肾上腺素能受体从而减少心脏和血管的交感神经输出来降低血压。与用于治疗高血压的外周作用交感神经药物相比，这些药物对反射性交感神经反应的抑制作用较小。由于它们会引起继发性钠潴留，一般需要使用利尿剂，因此应将其视为二线药物。尽管所有这些药物都经常引起嗜睡、疲劳和阳痿，但较小剂量的药物往往能很好地耐受，甚至对老年人也是如此。甲基多巴偶尔会引起发热、急性或慢性肝炎，以及 Coombs 阳性的溶血性贫血。可乐定（有时也包括甲基多巴）更有可能引起镇静、口干和突然停止治疗后的反弹性高血压。可乐定是急诊室常用的高血压急症治疗药物。缓释的可乐定透皮贴片可方便长期使用，但非常昂贵，而且通常对皮肤有刺激性。小剂量的可乐定（0.1 mg），每天睡前服用一次，在老年人中耐受性良好。胍法辛在作用和副作用方面与可乐定相似。

外周肾上腺素能神经元拮抗剂

利血平是这一类药物的典型代表，是最古老的降压药之一，作为节后肾上腺素拮抗剂发挥作用。它的优点是成本低、疗效好、每天一次。重要的副作用包括严重的抑郁症、噩梦、嗜睡、鼻塞、胃肠道紊乱和心动过缓。大剂量使用时，抑郁症的风险相当大，通过限制剂量可将其降至最低。

直接血管扩张剂

这些药物很少被使用，因为有耐受性更好和更有效的药物。较早的动脉血管扩张剂（如肼屈嗪、米诺地尔）直接引起动脉平滑肌松弛。缺点包括反射性心动过速、钠和水潴留，以及作用时间短，需要频繁给药。肼屈嗪通常作为三线药物，与 β 受体阻滞剂和利尿剂联合使用。它可引起头痛、头晕和狼疮样综合征，特别是剂量超过 200 mg/d 时。反射性心动过速可能会加重心绞痛。米诺地尔是一种极强的血管扩张剂，仅适用于其他药物无法控制的中度严重高血压患者（见后面的讨论）。使用该药时必须同时使用 β 受体阻滞剂和袢利尿剂。盐和水潴留可能很明显，需要使用大剂量的呋塞米。多毛症很常见，并导致该药用于脱发的局部治疗。罕见的不良反应包括心包积液，甚至心脏压塞。

没有证实的有益处的药物

尽管低水平的维生素 D 与血压升高有关，但没有证据表明，补充维生素 D 对治疗高血压有好处。没有其他维生素补充剂或草药制剂证明有抗高血压的作用，而且有些，如含有麻黄的补充剂（见第 237 章），可能会加剧高血压。

特殊情况 [1-2,64-95]

高血压急症或亚急症的患者

高血压急症，定义为血压急性持续升高至大于 180/120 mmHg，并伴有新的肾、心脏、神经系统或视网膜损伤的征象，需要迅速转到最近的急诊室，立即降低血压。风险与血压上升的速度相关，而不是与达到的绝对血压水平相关。如果患者最初在门诊就诊，可以进行快速评估，检查是否有心力衰竭（肺部啰音、第三心音、颈静脉怒张）、颅内压升高（视盘边界模糊）、急性肾小球损伤（血尿、蛋白尿）和视网膜病变（新出血）的证据。在转院时不应该拖延，以获得血液检查、胸部 X 线或心电图。治疗需要在持续监测下进行静脉给药，最好在急诊室进行，因为那里也有资源可以处理并发症。如果没有及时和充分的治疗，永久性靶器官损伤的风险很高，死亡率也很高（1 年内约为 80%）。

高血压亚急症，定义为血压严重升高（> 180/110 mmHg），但没有证据表明靶器官损伤或临床不稳定，多数是由于焦虑或药物治疗不足造成的，通常是依从性差的结果。检查急性靶器官损伤和功能障碍的征象，会发现功能正常，没有急性损伤。这样的患者可以在门诊环境中安全地处理，不需要转诊到急诊室。在一项大规模的人群研究中，比较了急诊室转诊和门诊管理，与门诊管理相比，转诊到急诊室与更多的住院治疗有关，但在心血管结果或血压控制方面没有差异。当问题是依从性不足或控制不力时，详细的患者教育和恢复或调整药物治疗方案通常就足够了。当焦虑成为问题时，咨询和安抚通常足够，但如果问题持续存在，在降压方案中加入 β 受体阻滞剂值得考虑。在严重的情况下，如惊恐发作，可能需要抗焦虑治疗（见第 226 章）。

难治性（抵抗性）高血压患者

如果患者在使用包括利尿剂在内的全剂量三种药物联合治疗方案 1 个月后仍不能达到降压目标，则被视为难治性高血压。据估计，其在高血压患者中的发病率高达 30%。

病因（**表 26-4**）。最常见的原因是依从性差、酒精摄入过多和肥胖。此外，在肾功能恶化的情况下，血压变得越来越难以控制。其他病因包括肾动脉狭窄、睡眠呼吸暂停和其他继发性高血压的原因，如肾上腺肿瘤（见第 19 章）。有人推测大脑、肾和肾动脉之间的交感神经调节失调。通常情况下，其原因是不理想的治疗方案，如忽略了生活方式的措施，或者对于目前的盐摄入和钠潴留程度来说，只含有少量或没有利尿剂。非处方药是一个潜在的困难来源。拟交感神经减充血剂和非甾体抗炎药的非处方使用是一个容易被忽视的药物方面的原因。使用含麻黄的产品和具有肾上腺素活性的草药补充剂（如人参）可能是一个重要的、被低估的原因。

表 26-4 难治性高血压的一些重要原因
血压测量不当
治疗依从性差
饮酒过量
肥胖
长期每日使用非甾体抗炎药
容量超负荷和利尿剂使用不当
摄入竞争性非处方物质（减充血剂、麻黄、人参）
未查明的继发病因（肾动脉狭窄、睡眠呼吸暂停、肾上腺腺瘤）

很少情况下，原因是就诊时的焦虑（所谓的“白大衣高血压”）或对用袖带测量血压的明显血管收缩反应而导致的恐惧。在前者中，测量血压主要是收缩压上升；在后者中，上升主要是舒张压（见第 19 章）。

评估。应评估药物依从性、体重增加、盐和酒精过量以及其他药物的使用情况。药片计数是最好的依从性检查方法。夜尿或踝关节水肿的病史提示因盐分摄入过多或者心脏或肾功能恶化导致的容量超负荷。肥胖患者的阻塞性睡眠呼吸暂停可能会导致难治性高血压，应该对适当的患者进行评估（见第 46 章）。

进行病史和体格检查是为了检查继发性病因的征象（见第 19 章）、靶器官损伤和容量超负荷。如果怀疑是“白大衣高血压”，除了诊室测量血压，应该由患者在家里和工作时测量血压。在这种情况下，动态血压监测也可以起到诊断作用（见第 19 章），也可以确定预后，如果在动态血压监测中没有表现出正常的夜间血压下降的“勺型模式”，与心血管事件的风险增加有关。然而，即使怀疑是假性难治性病因，也不应该放弃对内脏器官损伤的检查。有一些人担心，即使是“白大衣高血压”也可能与左心室肥厚和舒张功能障碍的风险增加有关，尽管风险似乎很小。

如果没有继发高血压的临床证据，那么检查血清钠、钾、血尿素氮、肌酐和尿液分析就足以发现肾损伤的证据。超声心动图是对心脏靶器官影响的敏感测量，也可以帮助区分导致靶器官损伤的真性难治和假性难治。

对于那些由于白大衣反应而被认为是难治性

高血压的患者，如果没有证据表明其靶器官发生变化，可以观察其变化的发展情况，同时，给他们制订饮食和运动计划。那些没有明显病因的难治性高血压患者，如果有明显的靶器官变化，则需要采取额外的措施。

经验性治疗。如果检查结果排除了明确的病因，那么就应该进行强化非药物和药物治疗措施的经验性试验。

非药物措施。患者应接受低热量、低钠的 DASH 饮食，钠含量为 2 g/d，每天限饮 1 盎司酒，并制订有氧运动计划。

药物治疗措施。高血压的每一个主要的病理生理机制都应该得到解决。

- 高容量负荷：利尿剂。
- 血管阻力。ACEI 或 ARB。
- 平滑肌收缩：二氢吡啶类 CCB。
- 交感神经过度活跃：β 受体阻滞剂。

在超过一半的情况下，其原因是利尿剂治疗不足。有时简单地增加剂量就足够了，如将利尿剂的剂量提高到超出常规范围（如氢氯噻嗪从 25 mg/d 提高到 50 mg/d）。用更有效的药物替代可能会有帮助，如用氯噻酮替代氢氯噻嗪或呋塞米（如果有肾功能不全）。

使用一种与先前处方不同作用机制的新药，有助于克服对初始方案的代偿反应。如果标准的四药（利尿剂、ACEI/ARB、CCB 和 β 受体阻滞剂）方案失败，添加醛固酮拮抗剂（螺内酯或依普利酮）可能会有帮助，特别是如果患者有心力衰竭（需要密切监测高钾血症）。其他措施包括每天给予两次药物剂量。嘱咐患者在家中监测血压，并应密切跟踪。

咨询和使用二线药物。如果这些措施无效，那么在使用二线药物之前，应考虑向高血压专家咨询。咨询内容可能包括重新检查继发性原因，并建议采取额外的治疗措施，如使用同时具有 α 受体阻断作用的 β 受体阻滞剂（如拉贝洛尔、卡维地洛）、中枢作用药物（如可乐定、利血平、α 受体阻滞剂）或直接血管扩张剂（肼屈嗪、米诺地尔）。使用直接血管扩张剂时，必须加入 β 受体阻滞剂和袢利尿剂以抵消由此产生的水肿和心动过速。在一项大型假手术对照试验（SYMPLICITY HTN-3）发现结果无差异之前，肾动脉去神经疗法一直是治疗难治性疾病的常用方法。

肾动脉狭窄的患者

动脉粥样硬化性肾动脉狭窄引起的肾动脉高血压是老年人高血压难以控制的一个重要原因。无创性影像学检查的出现为其识别提供了便利（见第 19 章）。尽管为了控制血压和保护肾功能，有必要进行动脉复通，但对患有中度严重狭窄的老年人的长期观察研究发现，在接受保守性治疗（仅药物治疗）的情况下，肾预后出奇地好。然而，由于潜在的心血管疾病的高发率，该组患者的总体死亡风险很高。系统回顾血管成形术和支架术与药物治疗的随机对照试验发现，死亡率、肾功能、心血管事件或肺水肿方面没有明显差异。虽然由有经验的操作者进行血管成形术和支架植入术的风险是可以接受的，但与最初的药物治疗相比，它在血压控制或肾功能方面似乎没有任何优势。患有动脉粥样硬化性肾动脉狭窄的高血压患者应被密切跟踪，并在初期使用降压药物治疗。观察性研究表明，那些因血压控制严重不足或肾功能恶化而导致药物治疗失败的患者是考虑血管重建的合理人选，特别是当高血压并发一过性肺水肿、血肌酐升高或双侧动脉严重狭窄时。

怀孕的患者

怀孕期间出现的高血压可能代表原有的高血压或子痫前期。

原有的高血压。妊娠 20 周前出现的血压升高几乎都是由于既有疾病引起的。一些原有的高血压在怀孕期间得到改善，因为此时血液动力学发生了变化。这类患者可以在怀孕期间终止治疗，但应密切关注血压，同时应密切关注尿液分析，以发现早期蛋白尿（这是预测子痫前期和不良后果的有力因素）。其他患者则需要继续治疗。

对现有疾病患者降低血压的目的是为了母亲的安全，最重要的是防止发展为更严重的高血压。抗高血压治疗不能防止先兆子痫、婴儿死亡、早产或低妊娠体重；过度降压会伤害胎儿。在一项大规模随机试验中，严格控制（舒张压目标为＜ 85 mmHg）与不太严格的控制（舒张压目标为＜ 100 mmHg）相比，除了母亲出现严重的母体高血压的频率更高之外，胎儿或母亲的结果没有差异。

在启动降压药物治疗方面，有很多推荐的血压阈值。标准的建议是，如果收缩压达到 150 ～ 160 mmHg 或舒张压达到 100 ～ 110 mmHg，就要开始治疗；如果有证据表明存在靶器官损伤或需要使用多药方案来控制，就要继续降压治疗。对于舒张压 90 ～ 100 mmHg，适度限制钠和增加休息往往就足够了。

如果非药物治疗措施不够，血压继续上升，那么继续或开始药物治疗可以在怀孕期间安全而有效地进行。目前还没有公认的目标血压。如前所述，舒张压低于 85 mmHg 的目标血压与低于 100 mmHg 的目标血压相比，在产妇或胎儿的结果方面没有明显的差异，只是在低强度治疗组中，严重高血压（＞ 160/110mmHg）的风险增加。

甲基多巴是传统的一线药物，有长期的安全数据支持，然而，其经常需要大剂量，导致白天昏睡，而且它不能像 β 受体阻滞剂那样防止严重高血压的发作。在 β 受体阻滞剂中，拉贝洛尔（一种联合的 α 和 β 受体阻滞剂）有相当多的应用经验，它是一个很好的选择。经常作为一线药物使用。像所有的 β 受体阻滞剂一样，它可能会加重哮喘，但它的使用与胎儿生长迟缓无关，阿替洛尔也报告了这一发现，但没有得到证实。荟萃分析发现，在妊娠早期使用 β 受体阻滞剂，先天性畸形总体上没有增加，但对腭裂和神经管缺陷仍有一些担忧。

CCB，尤其是长效制剂，如研究良好的缓释硝苯地平，似乎是安全和有效的，但应避免使用短效制剂，因为它们有急性降压和损害胎盘灌注的倾向。噻嗪类利尿剂如果在怀孕前已经使用过，可以继续使用，但由于在使用的头几周会出现血容量减少，所以在怀孕期间开始使用利尿剂治疗仍然值得关注，可能会影响胎儿的灌注。

由于胎盘血流对宫内肾素 - 血管紧张素系统的依赖性，ACEI、ARB 和阿利吉仑是禁用的。妊娠中期和晚期接触导致胎儿死亡的少尿症已被记录在案；妊娠早期使用的潜在致畸作用已被关注。服用这些药物的高血压孕妇应及时停药，备孕的女性应停止使用血管紧张素阻滞剂。

子痫前期。子痫前期，定义为妊娠 20 周后开始出现高血压（≥ 140/90 mmHg）或以前存在的高血压恶化并伴有蛋白尿（＞ 300 mg/24 h），其影响了美国近 4% 的孕妇，它是全世界产妇和胎儿发病和死亡的一个主要原因。并发症包括卒中、器官衰竭和子痫，对母亲和胎儿都有威胁。低出生体重、死胎和生长迟缓可能随之而来，也可能早产或需要早期引产。似乎循环中的血管生成蛋白（如胎盘生长因子）和抗血管生成蛋白（如内皮素）的改变导致内皮功能紊乱，这被认为导致了子痫前期的发展。目前正在进行的工作是确定这些物质的血清水平是否可以作为生物标志物来预测子痫前期的发展。

在怀孕期间测量血压是目前早期检测的最佳手段。尽管已经确定了一系列风险因素，但除了经常监测血压外，还没有有效的风险评估工具或策略。典型的患者是非常年轻的初产妇，但是多胎、糖尿病、产妇年龄过大、慢性高血压、既往有子痫前期病史、两次怀孕间隔超过 10 年以及肥胖，构成了一长串的可疑风险因素。如果是肥胖者，减肥和低剂量阿司匹林是首选的预防治疗。

在妊娠 17 ～ 20 周时，静息血压大于 110/75 mmHg（坐位）或大于 100/65 mmHg（左侧卧位）表明发生子痫前期的风险增加，因为通常这时的血压比较低。如果舒张压上升到 90 mmHg 以上，就要开始卧床休息并考虑住院治疗。

抗高血压治疗是为了母亲的安全而开始的，但并不能防止子痫前期的发生或发展，因为它似乎并不能解决基本的病理生理学问题。大多数在怀孕期间安全使用的降压药物都适合用于治疗子痫前期的高血压，但是要避免使用利尿剂和限盐，因为这些患者血管内容量已经受到限制，这种治疗可能会通过进一步刺激肾素 - 血管紧张素 - 醛固酮轴而加重病情。最终的治疗需要分娩，使子痫前期成为早产的主要原因。

老年患者

孤立的收缩期高血压（收缩压≥ 160 mmHg）是老年人的一个常见发现，它显著增加了 60 岁以上人群心血管疾病的发病率和死亡率。脉压也与老年人的风险相关。在开始对老年人进行降压治疗之前，应评估继发性原因（如肾动脉狭窄、肾衰竭、阻塞性睡眠呼吸暂停、非甾体抗炎药的使用——见第 19 章），因为在这一年龄组中经常出现此类重要合并症，而且从病因上进行治疗有明显获益。

治疗的好处。降低血压可明显减少心血管事件的风险，这种好处甚至延伸到高龄老人（年龄 > 80 岁）。在对收缩压高于 160 mmHg 的高龄老人进行的重要的 HYVET 研究中，将收缩压降低到 150 mmHg 以下可使所有原因导致的死亡减少 21%；心血管原因导致的死亡减少 21%，卒中减少 30%，卒中导致的死亡减少 39%，心力衰竭减少 64%。同样，在针对 60 岁以上人群的老年人收缩期高血压计划（SHEP）研究中，血压低于 160 mmHg 时，血压降低 20 mmHg，可使卒中减少 37% ～ 54%。在前面提到的 SPRINT 研究中，大部分 75 岁以上的社区居住老人的心血管疾病发病率和死亡率降低了 34%（目标收缩压低于 120 mmHg），而且只有少量的不良影响。

治疗的风险。需要将预期的心血管益处与潜在的风险（如晕厥、低血压和多种药物的不良反应）进行权衡。SPRINT 研究没有发现 75 岁以上社区居民的认知能力下降或者跌倒或骨折发生率增加，但尽管该研究包括体弱者，它特别排除了那些需要住院治疗、有心力衰竭或站立血压低于 110mmHg 的人。在 HYVET 研究中也发现了类似的结果，该研究也包括社区居住的体弱者。如前所述，对于需要在机构监护的老年高血压患者，在实施药物治疗方案时需要特别注意。对于认知障碍者来说，过于积极地降低收缩压可能会加速认知能力的下降以及跌倒的风险。体弱的养老院居民使用多种药物（两种或两种以上降压药物）与全因死亡率的增加有关。

治疗目标。目前的专业协会指南在目标血压方面有所不同。基于 SPRINT 研究的结果，ACC/AHA 指南提倡强化治疗，目标是低于 130/80 mmHg，而 SPRINT 研究仅限于社区居住的老年人，其收缩压高于 110 mmHg。美国医师学会 / 美国家庭医生学会（ACP/AAFP）指南推荐的目标是收缩压低于 140 mmHg，发现舒张压目标的证据不足，并对这一潜在脆弱人群的强化治疗的不利影响表示担忧。

非药物治疗。由于老年人往往具有低肾上腺素、高容量负荷的高血压，并对盐的摄入表现出相当大的敏感性，那些预后非常好的老年人可以从非药物治疗开始，包括限盐、温和的运动计划和减轻体重（如果超重），并推迟药物治疗的开始。许多老年患者对每天 2 g 的低钠饮食反应良好。减少过量的酒精摄入至每天不超过 1 盎司也很重要，但偶尔会被忽视。戒烟是必需的。非药物措施可使血压降低 10 mmHg，对于血压轻度升高且心血管风险低的人来说，可能不需要药物治疗。

药物治疗。鉴于血容量超负荷是这一人群的可能机制，合理的做法是开始使用利尿剂作为单药治疗或与其他一线药物联合使用。血压超过目标值不到 20 mmHg 的患者可以开始使用单药治疗，但血压超过目标值 20 mmHg 的患者可能需要开始使用双药一线治疗方案。在治疗所有老年高血压患者时，需要注意体位性低血压。站立时应获得收缩压且登记值不低于 110 mmHg。

开始用小剂量的利尿剂治疗（如氢氯噻嗪 12.5 ～ 25.0 mg/d），并逐渐增加，可降低体位性低血压、头重脚轻和跌倒的风险，老年人不能忍受积极的利尿剂治疗。对于心血管疾病高危人群，可能需要开始使用或增加第二种一线药物。ACEI 和 ARB 作为初始治疗是合理的考虑，特别是对于那些同时患有糖尿病或心力衰竭的患者，但也适用于其他患者——在老年男性的研究条件下，发现 ACEI 优于噻嗪类。如果使用 ACEI 治疗出现咳嗽或血管性水肿，ARB 治疗是一个合理的选择。对收缩性和传导性影响最小的 CCB（如氨氯地平）有效且耐受性好，但可能引起令人烦恼的腿部水肿，需要同时使用利尿剂或弹力袜。当作为单药治疗使用时，β 受体阻滞剂通常也不能达到充分控制或降低心血管风险的目的，当为具有 β 受体阻滞剂的其他适应证（如心绞痛、冠心病或心力衰竭）的患者开具处方时，与一线药物联合使用可以起到帮助作用。

如果可能，应避免使用二线药物，并且仅限于难治性病例，因为二线药物更有可能造成体位性低血压（如 α 受体阻滞剂、血管扩张剂）和日间镇静（中枢作用的交感神经药物，如甲基多巴、可乐定），这是老年人严重跌倒的主要风险因素（见第 239 章）。

监测。如前所述，密切监测对于安全地实现预期的血压降低至关重要。定期在家测定血压并在诊室检查体位性低血压，可提高依从性和安全性。门诊监测应限于评估看似难治的疾病，排除白大衣高血压，以及评估提示正位的症状，这一点无法通过其他方式证实。

非裔美国人患者

高血压在非洲裔美国人中更普遍（38.2%），更常见的是低肾素、盐敏感型，而且比白人更有可能伴有靶器官损害。肥胖、吸烟和食盐过量的高发率，以及获得医疗服务机会的减少也是原因之一。即使得到治疗，非裔美国人也有 3 倍风险发展为肾功能不全。他们对限制钠含量、减轻体重和戒烟的反应特别好。噻嗪类利尿剂是首选药物，在与 ACE 抑制剂和 CCB 的正面比较中取得了最佳的心血管效果。大多数患者需要联合治疗才能得到充分控制。CCB 是有效的，尽管它们的使用大大增加了治疗费用，这反过来又可能影响到长期的依从性。ACEI 和 β 受体阻滞剂的效果较差，可能是因为该人群普遍存在低肾素的生理基础。然而，这些药物应在其疗效已经确定的情况下使用（如糖尿病中的 ACEI、心肌梗死后的 β 受体阻滞剂）。为了达到预期效果，可能需要更大的剂量。

糖尿病患者

高血压和糖尿病的结合加速了与这些疾病各自相关的心血管事件和肾损害的风险。因此，对糖尿病患者的高血压治疗是重中之重。然而，关于最佳目标血压的争论仍在继续。

治疗目标。前面提到的 ACCORD 研究是专门研究治疗强度问题的最大的前瞻性随机试验，它将患者随机分配到低于 140 mmHg（标准疗法）或低于 120 mmHg（强化疗法）的收缩压目标组。主要结果是心血管事件的组合。研究发现主要结果没有差异，但确实发现不良反应的绝对风险略有增加，特别是患者报告的体位性低血压和估计肾小球滤过率的降低。强化治疗组的卒中风险有小幅下降，但没有统计学意义，亚组分析中发现左心室肥厚也有下降。对缺乏整体效益提出的一个可能的解释是，在强化治疗方案中平均需要四种药物来达到目标水平，以及与使用这些药物有关的不良反应可能会影响结果。对该试验的批评者认为该研究的样本量不足，无法检测出重要的差异。专门研究不同的目标收缩压的较小规模研究数据发现，达到 133/76 mmHg 的目标与 140/81 mmHg 的目标相比，可显著减少心血管事件、白蛋白尿和视网膜病变。2017 年 ACC/AHA 指南在大多数情况下倾向于强化治疗，建议糖尿病高血压患者的目标值低于 130/80 mmHg，因为他们处于高心血管风险。值得注意的是，糖尿病患者被排除在 SPRINT 研究之外。

药物的选择。所有一线药物都建议用于糖尿病。通常需要使用多种药物治疗。ACEI 是白蛋白尿患者的首选药物，因为它们可以减少蛋白尿，延缓糖尿病肾病的发展，并降低血压。ARB 也有同样的好处，应该用于因咳嗽或血管性水肿而不能耐受 ACEI 治疗的患者。CCB 也可能对肾有保护作用，对于收缩期高血压的老年糖尿病患者来说，它们通常具有良好的耐受性，并能有效降低血压，减少心血管风险。尽管噻嗪类利尿剂可能会使葡萄糖不耐受和高脂血症轻微恶化，但通过使用小剂量（如 12.5 ～ 25 mg/d 的氢氯噻嗪）可以最大限度地减少或避免这些不良反应。β 受体阻滞剂在使用胰岛素的患者中并不禁忌，但最好使用相对具有 β_1 选择性的制剂（如阿替洛尔或美托洛尔），因为它不太可能掩盖儿茶酚胺引起的低血糖症状。

慢性肾病患者

高血压既可以是慢性肾病的后果，也可以是其原因之一。在这种情况下，控制血压至关重要，这不仅是为了保护肾功能，也是为了降低心血管风险，而慢性肾病会加剧心血管风险，特别是当伴有明显的蛋白尿（＞ 300 mg 白蛋白 /24 h）时。在 SPRINT 研究结果的基础上，推荐的目标血压已降至 130/80 mmHg 以下，尽管肾功能恶化的风险只有达到统计学差异的小幅增加，但心血管疾病的发病率和死亡率以及全因死亡率的降低却得到了明显改善。

值得注意的是，慢性肾病患者急性降低血压至这一目标水平可能会导致急性非进行性血肌酐升高，最高可达到 30%。血清肌酐的升高通常源于血液动力学（肾小球内压降低的结果），与使用的降压药类型无关，但通常在开始使用 ARB 或 ACEI 治疗时出现。它通常既不是药物引起的肾损伤的表现，也不是减少降压治疗（慢性肾衰竭高血压治疗中的一个常见错误）的指征。然而，当遇到这种肌酐升高的情况时，必须检查并解决其他可能的原因，如双侧肾动脉狭窄、非甾体抗炎药的使用和容量限制。对轻度至中度慢性肾病患者（肾小球滤过率 20 ～ 65 ml/min）进行强化血压控制（＜

130/80 mmHg）的随机试验，总体上对肾病的进展没有产生明显的差异，但那些蛋白尿较多的患者，风险降低了 27%。由于许多慢性肾病患者身体虚弱，他们应该以循序渐进的方式逐步降低血压。

药物的选择。要充分控制慢性肾病患者的血压，可能需要使用多种药物。ACEI 和 ARB 能有效地降低血压，减少蛋白尿，并有助于保护肾功能。它们是显著蛋白尿（＞ 300 mg/d）的首选药物，当肾功能障碍的原因是显著的双侧肾动脉狭窄（＞ 70% 闭塞）时，则禁用。在急性严重血容量不足的情况下，应暂时减少剂量或暂停使用，因为它们可能加剧肾小球滤过率的降低。在高钾血症的情况下使用这些药物也需要谨慎，但加入小剂量的噻嗪类或袢利尿剂可以帮助减少高钾血症的风险，并有助于治疗任何相关的容量潴留。当血清肌酐上升到大于 2.5 mg/dl 时，就会发生钠潴留，这可能导致血压的加重。呋塞米和（或）美托拉宗可以帮助对抗这种钠潴留并降低血压。在慢性肾病患者中，在使用 ACEI 或 ARB 的同时使用强效利尿剂治疗，需要仔细注意血容量状况；过度利尿会使肾功能恶化。

α 受体阻滞剂和 CCB 也是有效的，可以联合使用。β 受体阻滞剂对肾血流动力学或肾小球滤过无不良影响，但二氢吡啶类 CCB 可能会削弱肾内血管的自动调节。非二氢吡啶类 CCB 对肾功能产生有益的影响，当它们与 ACEI 或 ARB 联合使用时，这种作用会得到加强；如果与 ACEI 或 ARB 治疗联合使用，在肾衰竭中使用二氢吡啶是合理的。血管扩张剂，如米诺地尔，与袢利尿剂和 β 受体阻滞剂联合使用，对于难治性病例可能是必要的。

其他措施。减少蛋白质饮食（40 ~ 45 g/d）和限盐（2 g/d）有助于保持肾功能和控制血压。仔细检查所有其他药物（包括非处方药）是必要的，所有非甾体抗炎药均应停用，因为它们对前列腺素的抑制可对肾内血液动力学产生不利影响，损害肾功能，并影响钾的排泄。

卒中患者

控制高血压是降低卒中复发风险的重要目标。过度治疗是一个常见的问题，特别是在卒中后的急性期，压力下降过快或过猛都会导致脑灌注不足。然而，急性期后的后续治疗不足更为常见，会带来更大的长期风险。没有证据表明治疗方法应因卒中类型而异，也没有证据表明卒中风险适用于“J”形曲线现象。为了降低复发卒中的风险，我们的目标是逐步稳定地降低血压，在不出现体位性低血压的情况下达到最大程度的控制。

与老年人的药物治疗收缩压目标一样，对于短暂性脑缺血发作或卒中患者的目标血压的建议也不尽相同，这主要是基于他们对 SPRINT 研究结果的重视程度。ACC/AHA 指南主张目标血压低于 130/80 mmHg，对 SPRINT 的结果给予了相当大的重视。美国医师学会 / 美国家庭医生学会的指南不太重视 SPRINT 的数据，建议收缩压目标为低于 140 mmHg。

患者教育 [96-99]

强化的、个性化的患者教育方法可以提高患者的依从性，这对于实现最佳效果至关重要。作为一种无声的疾病，高血压并不总是能引起患者的充分注意。随着时间的推移，患者的依从性经常下降，特别是当药物成本、副作用和复杂的程序成为患者的问题时。持续的患者教育和行为咨询有助于解决这个问题，特别是同时简化药物治疗方案，使患者最大限度地可负担和忍受治疗支出时。

在教育方面，我们需要回顾未经治疗的高血压对心脏造成的严重后果，以及治疗可以大大降低其相关风险的能力。了解非药物治疗措施的重要性和有效性，如限钠、运动、戒烟和减肥，也至关重要，可以作为一种强大的动力，使患者有机会避免或至少减少对药物治疗的需求。

提高依从性的最佳方法之一是让患者在家里监测血压。教会患者在家里进行血压测定可以培养患者对血压控制的兴趣，极大地刺激患者对治疗方案的依从性，并有助于改善控制。有效的家庭监测甚至可以减少一些门诊的就诊需求。

药物治疗的副作用需要得到解决。性功能障碍、疲劳和抑郁长期以来一直困扰着需要药物治疗的高血压患者，并导致许多人停药，且往往不通知医生。在开始用药前后，必须具体询问潜在的副作用，包括性功能障碍（见第 229 章）和抑郁症（见第 227 章）的症状，并将发现的问题纳入患者的方案设计中。患者可能不愿意提出这些问题。使用不干扰性能力或精神功能的药物（如 ACEI 或 ARB）可能是合适的（见前面的讨论）。解决这些问题，再加上激发患者的目标和关注，有助于形成一个有效的共同决策过程，这可以提高依从性并改善结果。

一个新兴的、潜在的强大的患者教育手段是社交网络，这在一个“文化指导讲故事”的随机对照试验中得到了证明，该试验显著改善了非洲裔美国人参与者的高血压控制。在低收入地区，由社区卫生工作者提供健康指导、家庭血压监测、血压审计和反馈，可显著改善依从性和控制率。

转诊和入院的指征 [1-2,82]

对于有高血压急症证据的患者（血压＞ 180/120 mmHg，伴有急性靶器官损伤和功能障碍的证据，如视网膜出血、视乳头水肿、精神状态改变、心力衰竭、蛋白尿 / 血尿），应立即转诊到急诊室治疗。高血压亚急症患者（血压升高但没有目标器官受累或痛苦）不需要入院。对于病因不明的难治性高血压患者，转诊入院可能是有用的（见前面的讨论），可以在保证用药的情况下进行观察，并对不寻常的次要原因进行咨询和研究。当在充分控制的情况下出现肾功能恶化，或怀疑有不寻常的继发原因而需要进一步检查时，转诊到心血管专科门诊咨询就成为一个考虑因素。

治疗建议（1，2，100；表 26-1 ~ 26-3）

下面列出的建议是主要共识小组对当前指南的综合。尽管他们的建议在治疗的阈值和目标血压方面可能有所不同，但在治疗模式和需要一个协同的、基于团队的努力方面基本达成一致。关注患者的估计心血管风险，辅之以对临床状态、合并症和偏好的考虑，可以为临床判断提供依据，这对设计有效的个性化高血压治疗方案至关重要。经过一些修改，我们采用了 ACC/AHA 指南中所包含的方法，即敦促更多的强化治疗和更严格的治疗目标，并建议在个性化方案中进行临床判断，使其最符合患者的临床状态、总体心血管风险和意愿。

治疗高血压的阈值血压

- 对于心血管风险低的患者，使用的阈值为 ≥ 140/90 mmHg。
- 对于中度或高度风险的患者，使用阈值为 ≥ 130/80 mmHg。
- 重点关注 50 岁以下人群的舒张压和 50 岁以上人群的收缩压。

对于所有高血压患者

- 让患者参与共同决策，设定治疗目标，并确定治疗方案的组成和强度。
- 教导并实施家庭血压监测。
- 如果超重≥ 15%，建议采用减重方案。
- 实施全面的非药物性生活方式改善方案，包括：
  - DASH 饮食，包括水果、坚果、低脂乳制品、豆类以及富含钙、镁和钾的豆类。
  - 钠限制，目标是将钠摄入量减少 1000 mg/d，达到 2.0 ~ 2.4 g/d，如果对盐敏感，则以该范围的低端为目标。可能出现容量超负荷的高血压（如非洲裔美国人、老年人、代谢综合征、慢性肾病）。
  - 订制的运动方案（见第 18 章）。
  - 限制酒精摄入量，男性每天 2 盎司，女性每天 1 盎司。
  - 限制 NSAID 的使用和（或）可能的话避免使用。
  - 完全戒烟（见第 54 章）。

对正常高值的患者（收缩压 120 ~ 129 mmHg，舒张压＜ 80 mmHg）

- 建议采用定制的非药物性生活方式改善方案。
- 每 6 ~ 12 个月检查一次血压。

对于低心血管风险的高血压患者（1 级高血压或早期 2 级高血压，无其他心血管风险因素）

- 研究全面定制的非药物治疗方案，改变生活方式。
- 如果在改变生活方式方面取得了相当大的进展，则继续实施非药物治疗方案，监测家庭血压，并每 3 个月重新评估。

- 如果 6 个月后在实现目标血压方面进展甚微，则开始使用单一的一线药物进行降压药物治疗。

适用于中度心血管风险的高血压患者（1 级或早期 2 级高血压加上一个或多个心脏风险因素）

- 研究全面的非药物治疗措施。
- 如果在 1 ～ 2 个月内达到或即将达到目标血压，继续采取非药物措施，并每月监测血压。
- 如果 1 ～ 2 个月后仍未达到目标水平，则开始使用一线降压药物进行药物治疗，每月监测一次。
- 如果 3 个月后仍未达到血压目标，则添加另一类一线降压药，利尿剂是其中之一。

对于心血管高风险的高血压患者［晚期 2 级高血压（≥ 160/90 mmHg）或多种心血管危险因素、现有心血管疾病、慢性肾病或糖尿病］

- 在一开始就实施双药一线降压方案，以利尿剂作为其中一个组成部分，并与完整的非药物治疗方案相结合。
- 为患有糖尿病或慢性肾病的患者开具 ACEI 或 ARB。
- 每月重复测定血压，并根据需要推进方案，在 3 个月内达到目标血压低于 130/80 mmHg。

对于高血压亚急症（血压>180/110 mmHg，没有靶器官损伤或功能障碍的证据）

- 在非住院环境中进行评估和管理，没有必要入院。
- 检查是否有不遵守规定的情况，如果发现，在对患者进行详细的教育后，恢复完整的非药物治疗和药物治疗方案；安排额外的行为支持。
- 如果发现不存在服药依从性差的问题，则需要检查并治疗高血压的继发原因。

对用于高血压急症（血压>180/120 mmHg，有急性靶器官损伤或功能障碍的证据）

- 安排立即转诊到最近的急诊科进行降压治疗。

实施药物治疗

- 开始用一线药物进行药物治疗，预先写出通用术语。
- 选择时要注意患者的整体功能状态、心血管风险程度、合并症、年龄和种族；从适量的所选药物开始，在许多情况下，可以是一种噻嗪类利尿剂（例如，氢氯噻嗪 25 mg/d 或氯噻酮 12.5 mg/d）。
- 如果 4 周内没有反应，那么就换成另一种不同类别的一线药物，4 周后再检查。
- 如果开始使用单一药物后有一些改善，但在开始药物治疗的 1 个月内压力没有达到目标，那么就从低剂量添加不同类别的另一种一线药物，4 周后再检查。对于高风险患者，在早期或发病时加用第二种药物是首选。
- 如果使用不同类别的两种一线药物的方案不能满足需要，可以选择新类别的第三种一线药物。一个特别有效的三药方案是 ACEI、噻嗪类利尿剂和 CCB。对于有其他原因需要使用 β 受体阻滞剂治疗的患者，如冠心病患者，可考虑使用 β 受体阻滞剂。
- 如果血压达到目标水平，生化指标保持正常，继续实施药物治疗方案，每隔 3 ～ 6 个月重新检查血压以及钠、钾和肾功能。
- 如果一种药物的缓释制剂有可能提高患者的依从性并降低日常治疗的成本，则应考虑使用该制剂。同样，也可以考虑使用联合制剂，但只有在分别确定每种药物的适当剂量后才能考虑。

初始治疗的一线药物

- 噻嗪类药物。几乎所有的患者都可以考虑使用，尤其是那些可能出现容量超负荷的高血压患者（如老年人、非裔美国人）。小剂量使用以加强 ACEI/ARBs、钙通道阻滞剂和 β 受体阻滞剂的降压效果。将剂量限制在适量范围内（如氢氯噻嗪 25 mg/d，氯噻酮 12.5 mg/d），以尽量减少夜尿和对以下情况的不利影响，如明显高胆固醇血症、糖尿病控制不佳、有症状的痛风、器质性心脏病、心律失常或严重的潜在冠心病。需要定期监测血清钾，尤其在有潜在心脏疾病的患者。

- ACEI和ARB。考虑作为最初的首选药物，通常与小剂量噻嗪类利尿剂联合使用，特别是对糖尿病、心力衰竭或潜在的冠心病患者；对容量超负荷、潜在的性功能障碍、抑郁症和对某些降压药的中枢神经系统作用不耐受的患者也有帮助。单独使用或与利尿剂或β受体阻滞剂联合使用以提高疗效；妊娠和双肾动脉狭窄者禁用；肾衰竭者慎用。监测肾功能和血清钾，尤其是有潜在肾功能障碍的患者。开具普通处方。如果ACEI因咳嗽或血管性水肿而不能很好地适应，可替代ARB。不要同时使用ARB和ACEI。
- CCB。考虑作为噻嗪类药物的辅助或替代药物，特别是对于容量过重的高血压患者（如老年人、非裔美国人）或糖尿病患者。考虑使用对周围血管和心血管不良影响最小的药物（如氨氯地平）。避免使用短效制剂，特别是心力衰竭患者（增加心肌梗死和心脏性猝死的风险）。对有传导缺陷的患者要谨慎使用，特别是如果他们已经在服用β受体阻滞剂。如果可能，避免在有周围水肿的患者中使用。
- β受体阻滞剂。对于有其他原因需要使用β受体阻滞剂的人，如同时患有冠状动脉疾病、心房颤动、心力衰竭、焦虑症或偏头痛的人，应作为一线药物使用。与噻嗪类利尿剂 一起使用以达到最佳血压控制。选择相对具有心脏选择性的制剂（如阿替洛尔或美托洛尔），并开出普通制剂。有严重支气管痉挛、窦房结疾病或心脏传导阻滞的患者应避免大剂量使用。

治疗目标

- 对于大多数60岁以下的患者，目标血压应低于130/80 mmHg，特别要注意控制年轻患者的舒张压。
- 对于60岁以上的患者，制订治疗方案时不仅要考虑整体心血管风险，还要考虑虚弱程度和合并症。只使用收缩压作为治疗目标，并以逐步的方式实现。
- 对于相对年轻、活跃、合并症少、有中度或高度心血管风险的老年人，目标收缩压应低于130 mmHg。如果风险较低，可将目标定在低于140 mmHg。
- 对于有合并症、一定程度的虚弱和中度至高度心血管风险的社区居住的老年人，尝试以循序渐进的方式实现收缩压小于130 mmHg的目标。如果风险较低，可考虑将目标值降低到140 mmHg以下。
- 对于住院的、认知能力下降的虚弱老人，应谨慎治疗，使目标值低于150 mmHg，并避免收缩压低于130 mmHg。
- 对于患有糖尿病或慢性肾病的人（估计肾小球滤过率为20 ～ 59 ml/min），治疗目标为低于130/80 mmHg。

对于难治性高血压患者

- 解决生活方式问题。
- 检查药物治疗的依从性，重新检查高血压的继发病因。
- 识别并停止使用影响血压控制的药物和物质（如非甾体抗炎药、拟交感药）。
- 尽量采用利尿剂治疗（用氯噻酮和吲哒帕胺代替氢氯噻嗪；如果患者有慢性肾病，则用呋塞米代替）。
- 若还没有开处方，建议加用另一类药物。
- 添加醛固酮拮抗剂（螺内酯或依普利酮）。

（韩晓宁 翻译，王晶桐 曹照龙 审校）

第 27 章

脂代谢异常的管理

A.H.G

治疗高脂血症可显著降低心血管疾病发病率和死亡率。现代社会中，高胆固醇血症患病率持续增长，改变该类患者的动脉粥样硬化风险是现代医学的主要难题之一，需采取多方面措施并驾齐驱进行管控，其中包括发挥家庭医生团队的初级保健作用。家庭医生团队管理高胆固醇血症的任务包括明确诊断、心血管风险分层和定量分析以及落实个性化治疗计划，实现解决高胆固醇血症以及管控心血管风险的目标。然而，这个目标并不是一朝一夕可实现的，短期内很难看到获利，需要根据患者的心血管风险、生活方式、合并症、预期寿命和偏好定制计划，并确保患者对治疗计划始终保持较好的依从性，这也是一个持续性的挑战。

尽管各国及国际上的循证指南对于高胆固醇血症治疗的阈值和目标方面存在一定差异，但一致同意治疗高脂血症对心血管疾病一级和二级预防的重要性。随着降脂治疗的有效性和安全性证据越来越多，指南将朝着精准化治疗的趋势发展，因此初级保健团队的所有成员均需要熟悉治疗目标，并了解有关实施综合治疗计划中的管理细节。

病理生理学[1-23]

动脉粥样硬化脂蛋白的产生以及脂蛋白诱导动脉粥样硬化斑块的形成涉及不同的途径，仅仅血清胆固醇水平升高并不一定能引起具有临床意义的动脉粥样硬化病变，正如在正常的胆固醇浓度下也不能确保冠状动脉无斑块。动脉粥样硬化病变的形成、破裂以及导致不稳定型心绞痛和心肌梗死等急性冠脉综合征，是由复杂的细胞和代谢相互共同作用所产生，血脂及炎症细胞浸润使动脉壁组织细胞成分以及凝血系统发生改变，最终导致动脉粥样硬化的发生发展。

脂蛋白（表 27-1）

了解脂蛋白及其代谢有助于指导医生对脂质代谢紊乱进行评估和治疗。在血液系统中，胆固醇和甘油三酯等脂溶性物质与蛋白质或其他脂溶性物质结合，成为脂蛋白。脂蛋白的蛋白质成分被称为载脂蛋白，它们在脂质颗粒的代谢中起着结构和功能作用。载脂蛋白结构以及其结合的受体发生病变是形成严重高脂血症的原因（见后面的讨论）。脂蛋白通常根据颗粒密度分为四大类，根据它们的相对蛋白质和脂质含量分为：乳糜颗粒，极低密度脂蛋白（very-low-density lipoprotein，VLDL），低密度脂蛋白（low-density-lipoprotein，LDL）和高密度脂蛋白（high-density-lipoprotein，HDL）。脂蛋白也有细分和次要类别。

乳糜颗粒和甘油三酯

乳糜颗粒来自膳食脂肪，具有携带甘油三酯的作用。它们是所有脂蛋白中密度最低的，倘若将血浆标本留在冰箱中过夜，可发现乳糜颗粒漂浮在的血标本的顶部。目前没有循证医学证据表明乳糜微粒可致动脉粥样硬化。甘油三酯占乳糜微粒的大部分，通过脂蛋白脂肪酶分解代谢。倘若缺乏该类酶或其辅助因子（胰岛素和载脂蛋白 CⅢ）的患者具有非常高的血清甘油三酯水平（> 1000 mg/dl），其发生急性胰腺炎的风险会显著增加。即使是轻度或中度的甘油三酯升高（> 177 mg/dl）也会增加急性胰腺炎的风险。甘油三酯的升高长期以来一直被怀疑为心血管疾病的风险因素，常见于有早发冠心病史的个人或家庭，但目前证据表明，其风险仍是不确定的，可能仅仅是代谢综合征和低高密度脂蛋白胆固醇的偶发现象，高甘油三酯血症发生的同时合并其他血脂谱异常，包括 HDL_2 的减少和 LDL 的增加（被认为与影响脂蛋白脂肪酶活性的突变有关），才是引起动脉粥样硬化进展的因素。具有家族性高甘油三酯血症且合并载脂蛋白 B、非高密度脂蛋白升高的患者发生早期心脏病的风险要高于仅有家族性高甘油三酯血症患者。

极低密度脂蛋白

极低密度脂蛋白也富含甘油三酯，并通过脂

表 27-1 脂蛋白组成

脂蛋白	蛋白	胆固醇	胆固醇酯（%）	磷脂	甘油三酯
VLDL	10.4	5.8	13.9	15.2	53.4
IDL	17.8	6.5	22.5	21.7	31.4
LDL	25.0	8.6	41.9	20.9	3.5
HDL2	42.6	5.2	20.3	30.1	2.2
HDL3	54.9	2.6	16.1	25.0	1.4
乳糜微粒	1 ~ 2	1 ~ 3	2 ~ 4	3 ~ 8	80 ~ 95

数值是按重量划分的成分百分比。
HDL，高密度脂蛋白；IDL，中等密度脂蛋白；LDL，低密度脂蛋白；VLDL，极低密度脂蛋白。

质蛋白脂肪酶发挥作用。它们的功能是将来自肝和肠道的甘油三酯携带到脂肪组织和肌肉中的毛细血管网中水解。去除甘油三酯后，极低密度脂蛋白残留物可进一步代谢为致动脉粥样硬化性低密度脂蛋白。天然极低密度脂蛋白的致动脉粥样硬化性是有争议的，但极低密度脂蛋白代谢成为低密度脂蛋白所引起的动脉粥样硬化是毋庸置疑的。有关基因研究表明，脂蛋白脂肪酶活性在预防动脉粥样硬化方面具有重要作用，具有罕见的 *ANGTPL3* 基因突变的患者可增强肝脂蛋白脂肪酶活性，使体内甘油三酯和低密度脂蛋白胆固醇水平较低，发生动脉粥样硬化的风险较小。因此，脂蛋白脂肪酶活性增强可减少肝分泌的富含甘油三酯的极低密度脂蛋白，从而减少低密度脂蛋白形成和动脉斑块形成。

极低密度脂蛋白接受由高密度脂蛋白转运而来的胆固醇受体，这部分解释了高密度脂蛋白胆固醇与极低密度脂蛋白甘油三酯之间的反比关系。该转移过程由血浆酶胆固醇酯转移蛋白（cholesteryl ester transfer protein，CETP）介导，因此 CETP 抑制剂可提高高密度脂蛋白胆固醇水平。尽管 CETP 抑制剂对提高高密度脂蛋白水平有实质性影响，但目前尚不清楚是否有利于控制动脉粥样硬化发展。

低密度脂蛋白

LDL 是人类胆固醇的主要携带者。它们将胆固醇携带到组织中，并通过细胞表面上的受体进行结合、传送及吸收低密度脂蛋白颗粒。低密度脂蛋白是与动脉粥样硬化发生最明显相关的脂蛋白。在消耗大量饱和脂肪和（或）胆固醇的个体中，低密度脂蛋白水平会升高。还有几种孟德尔遗传性疾病会导致低密度脂蛋白水平升高。这些疾病包括产生缺陷低密度脂蛋白受体（家族性高胆固醇血症）或与低密度脂蛋白相互作用的突变蛋白（PCSK9 和常染色体隐性遗传高胆固醇血症蛋白）。低密度脂蛋白水平升高也可能是由低密度脂蛋白的主要蛋白质成分脱辅蛋白质（apoprotein B）（家族性缺陷 apo B）结构中的遗传编码异常引起的，有一些非孟德尔遗传性多基因疾病也会导致低密度脂蛋白增加。

当血清低密度脂蛋白超过阈值浓度时，它们会穿过内皮壁，并沉积在动脉内膜中，通过氧化、聚集或其他改变，增加巨噬细胞的参与，导致泡沫细胞形成和动脉脂质条纹，这是动脉粥样硬化发生的重要起始步骤。

血脂与冠心病或其他动脉粥样硬化性疾病的关联主要体现在低密度脂蛋白胆固醇在动脉粥样硬化症中发挥的作用。具有里程碑意义的大规模随机对照试验证实，降低低密度脂蛋白胆固醇可显著降低患者不良冠脉事件发生率和全因死亡率。

高密度脂蛋白

高密度脂蛋白作为外周组织中结合游离胆固醇的受体，将游离胆固醇从细胞膜中运输出来，并将胆固醇酯化和储存在高密度脂蛋白的中心核心中，并可能进一步被代谢。胆固醇从外周细胞被转运动到高密度脂蛋白，然后再送回肝进行排泄的这个过程称为反向胆固醇运输。因此可解释为什么高密度脂蛋白水平高的患者，即使低密度脂蛋白水平升高，其发生冠心病的风险也并不高。高密度脂蛋白中携带的极其复杂的蛋白质混合物具有抗炎和抗氧化特性，这些混合物在具有不同程度的冠心病风险的个体中可能有所不同，比如细胞蛋白 A1 是高密度脂蛋白的主要细胞蛋白，其水平也与冠心病的风险成反比。

女性的高密度脂蛋白胆固醇水平通常高于男性，部分原因是因为女性雌激素水平较高。运动可增加高密度脂蛋白，而肥胖、高甘油三酯血症和吸烟则会降低高密度脂蛋白。在一些流行病学研究中，高密度脂蛋白胆固醇浓度是冠心病风险的最强脂质预测因子，但目前尚未证实提高高密度脂蛋白胆固醇水平的治疗方法能够持续降低心血管风险。人们越来越认识到高密度脂蛋白在动脉粥样硬化中的作用复杂性，因此，人们普遍认为，相比降低低密度脂蛋白水平，提高高密度脂蛋白胆固醇水平并不能得到可靠的临床益处。

炎症

低密度脂蛋白在动脉壁中的堆积及斑块形成是血管损伤必不可少的因素，但也有炎症反应的参与。动脉壁上巨噬细胞吞噬低密度脂蛋白后形成泡沫细胞，刺激细胞因子炎症介质的释放，从而产生炎症反应氧化刺激斑块，使其变得容易破裂。炎性斑块及菲薄纤维帽破裂会触发血栓形成，导致血管缺血及闭塞事件。某些炎症生物标志物的升高，如超敏 C 反应蛋白（highly sensitive CRP，hsCRP）和白细胞介素 -6，是不良心血管事件的独立风险因素。

饮食影响

膳食中的脂肪和胆固醇的摄入对血清胆固醇和低密度脂蛋白水平影响很大。其中饱和脂肪酸的摄入对血清胆固醇的影响大于胆固醇的摄入。饱和脂肪酸在总热量中所占百分比每增加一点，血清胆固醇将会增加 2.16 倍，而血清胆固醇的增加率仅为膳食胆固醇增加百分比的 0.068 倍。这种关系体现在 Hegsted 公式中：

$$总胆固醇变化 = 2.16\ \Delta S - 1.65\ \Delta P + 0.068\Delta C$$

其中 ΔS、ΔP 和 ΔC 分别是饱和脂肪、多不饱和脂肪和胆固醇在总热量中所占百分比的变化。脂肪的特征在于其脂肪酸组成，包括饱和、多不饱和或单不饱和脂肪酸。饱和状态是指脂肪酸中含有的碳 - 碳单键的数量。

饱和脂肪酸

摄入饱和脂肪可以提高低密度脂蛋白胆固醇，部分原因是通过改变低密度脂蛋白受体的分解代谢活性。美国饮食中常见的长链饱和脂肪酸为月桂酸（12 个碳）、肉豆蔻（14 个碳）、棕榈酸（16 个碳）和硬脂酸（18 个碳），这些脂肪酸都没有双键，也不是人类生长和发育的基本膳食成分。然而，并非所有饱和脂肪酸都会引发低密度脂蛋白胆固醇的升高。例如，硬脂酸和一些短链脂肪酸（己酸和辛酸）。在典型的美国饮食中，饮食中约 1/3 的饱和脂肪含量来自肉类和肉制品，而另外 1/3 来自乳制品和鸡蛋，10% 来自烘焙食品，植物油也可能含有饱和脂肪（表 27-13），特别是所谓的热带植物油（椰子和棕榈）和可可脂，他们被普遍用于许多商业食品制备中。即使是多不饱和植物油，在加工过程中，都会经过部分氢化，将氢气重新添加到碳 - 碳双键中，消除一些双键使脂肪酸更加饱和，这种饱和过程是可以使这些油在室温下更固化，对食品加工和保质期有好处，因此也使它们更容易引起高胆固醇血症。

公众对业余媒体宣传的饱和脂肪都有一种普遍误解是，饱和脂肪并不像以前认为的那样有害。这是源于对研究数据的误解，该研究数据显示，当饱和脂肪替代碳水化合物时，特别是那些具有高血糖指数的碳水化合物时，心血管疾病（cardiovascular disease，CVD）的风险并没有增加。虽然这个来自护士健康和卫生专业人员随访研究的综合数据确实显示，这种替代确实没有改变 CVD 事件发生率，但它们也显示，当多不饱和脂肪作为替代食物时，风险显著降低。例如，在第一种情况下，是一种有害的食物组代替另一种；另一种方法是用一种更有帮助的食物组去代替。

单不饱和脂肪酸

单不饱和脂肪酸存在于所有动物和植物脂肪中。最常见的膳食形式是油酸，在花生、杏仁、橄榄和鳄梨中含量较丰富。这些来源的油本身既不会提高也不会降低低密度脂蛋白，倘若将其用作饱和脂肪的替代品，胆固醇和冠心病的风险将会下降。富含橄榄油和其他单不饱和脂肪酸来源的地中海饮食所含脂肪含量并不低，但其相对不致病。

多不饱和脂肪酸

与饱和脂肪酸和单不饱和脂肪酸不同，多不饱和脂肪酸（polyunsaturated fatty acids，PUFA）不是由人体合成的。它们必须存在于饮食中，并被称为必需脂肪酸。来自分子甲基末端的第一个双键的位置决定了 PUFA 的命名法。主要的膳食脂肪酸含有 n-6 或 n-3 第一双键。亚油酸和花生四烯酸是常见的 ω-6PUFA，在液体植物油（向日葵、红花、玉米和大豆）中含量较多。ω-3 脂肪酸以亚油酸（存在于菜籽油和叶类蔬菜中）和 ω-3 鱼油［二十碳五烯酸（EPA）和二十二碳六烯酸（DHA）］为代表。流行病学研究发现，富含油性鱼类的饮食与 CVD 死亡率降低之间存在联系，并引起公众较大的反响。

当富含 PUFA 的植物油在商业食品加工中被部分氢化后，它们的一些双碳键将被转化为单键，并会发生从顺式构型到反式构型的转变，这会增加了这些脂肪的致动脉粥样硬化性和相关的 CVD 风险。摄入部分氢化的反式脂肪会增加低密度脂蛋白、载脂蛋白（a）和甘油三酯，并降低高密度脂蛋白。来自护士健康研究的数据表明，用多不饱和脂肪代替反式脂肪的膳食来源可以将 CVD 风险降低多达 60%，比减少总脂肪摄入量要大得多。有研究表明，大大减少饮食中总脂肪的摄取尚未显示可从控制血清胆固醇水平和冠状动脉疾病中获益。这可能是因为大多数减少总脂肪的尝试会导致饱和和不饱和脂肪摄入量同时减少，不能产生净收益。目前的证据表明，只有减少饱和脂肪和反式脂肪的摄入量才是有益的。

胆固醇

正如 Hegsted 公式所示，膳食胆固醇对提高总胆固醇的影响比饱和脂肪酸小得多。每天额外摄入 100 mg 膳食胆固醇，血清胆固醇将上升约 8 ～ 10 mg/dl。然而，内脏（例如脑、肾、心脏、胰腺）和蛋黄是膳食胆固醇的集中来源（表 27-14），可对血清胆固醇水平产生重大影响。虽然贝类含有适量的胆固醇，但它们的饱和脂肪含量相对较少，是 ω-3 PUFA 的来源。来自植物的食物中没有胆固醇，其含有的植物固醇和固醇还可以阻止肠道中胆固醇的吸收，将血清胆固醇水平降低 10% ～ 15%。因此鼓励在降低血液胆固醇水平的饮食计划中多摄入这些植物固醇。

碳水化合物和纤维

碳水化合物和纤维是人体重要的非脂质膳食成分，可能会对血脂水平和 CVD 风险产生重要影响。

碳水化合物。当饱和脂肪被碳水化合物取代时，尽管脂肪减少，可能也会对脂质谱产生不利的影响。特别是高血糖指数的碳水化合物，人体在快速消化、吸收和代谢该类成分时会引发血糖和胰岛素水平的快速升高，导致高密度脂蛋白对苯雌酚的减少以及甘油三酯和低密度脂蛋白的增加。来自护士健康研究的数据显示，用低血糖指数的碳水化合物代替饱和脂肪可以降低约 15% 的冠心病风险，用高血糖指数的碳水化合物会使冠心病风险增加 50% 以上。在过量摄入精制或加工碳水化合物的人群中发现，甘油三酯增加、低密度脂蛋白小剂量增加和高密度脂蛋白降低，以致脂质分布引起动脉粥样硬化，并可引起胰岛素抵抗和肥胖，而加工较少的碳水化合物则没有该类不良的脂质效应。在肥胖人群中，增加高血糖指数碳水化合物的总热量摄入可能会诱发极低密度脂蛋白甘油三酯的过量产生，同时降低高密度脂蛋白水平。

纤维。食物中纤维含量是人们时常关注和感兴趣的内容。研究表明，不溶性纤维（麦麸中发现的纤维素）没有降低胆固醇的作用，尽管它有利于降低憩室病和结肠癌的风险（见第 65 章）。可溶性纤维（果胶、某些聚糖、车前子）在非专业媒体上受到大量关注，这些麸皮含有可降胆固醇的 β-聚糖。但随后的数据表明，观察到的胆固醇降低幅度并不大于使用不溶性纤维时胆固醇降低幅度，并且可能是由于饮食中膳食脂肪被替代，而不是 β-聚糖对脂质代谢的直接影响。当在已经服用低脂饮食的患者中进行研究时，高可溶性纤维的摄入量似乎可以适度降低血清胆固醇（3% ～ 7%）。

生活方式贡献

缺乏运动和热量过剩现象在美国非常普遍，是导致血脂异常和 CVD 风险的主要原因。不健康的生活方式引起的肥胖、代谢综合征，可出现高胰岛素血症、甘油三酯升高、高密度脂蛋白降低和低密度脂蛋白胆固醇增加。此外，发生高血压和 2 型糖尿病的风险也升高，最终导致冠心病风险显著增加。

遗传因素

最常见的常染色体显性遗传性高胆固醇血症是家族性高胆固醇血症，发病率约为 0.4%。主要包括有关低密度脂蛋白转运的基因突变，如低密度脂蛋白受体基因，载脂蛋白 B 基因和 PCSK9 基因。大约一半的杂合子患者表现出 2 倍的正常低密度脂蛋白胆固醇水平（平均约为 225 mg/dl），并且早期动脉粥样硬化性疾病的风险显著增加。纯合子疾病患者的低密度脂蛋白水平是正常水平的 4 倍，如果未被发现和治疗，通常在 30 岁之前死于冠状动脉疾病。因此，筛查儿童低密度脂蛋白胆固醇升高被推荐作为父母早期发现该疾病的一种手段。

如前所述，具有肝脂蛋白脂肪酶抑制剂 *ANGPTL3* 基因突变的患者可使富含甘油三酯的脂蛋白水平降低，含胆固醇的低密度脂蛋白水平降低，冠心病发病率降低。靶向抑制 *ANGPTL* 基因和其他影响脂蛋白脂肪酶功能的基因（例如，ANGPTL 和 ANGPTL4 以及载脂蛋白 C-Ⅲ）是一个较有前景的新兴治疗途径。

检查[2,7,17-18,24-30]（另见第 15 章）

诊断

血脂障碍的诊断不应基于单次血清脂质测定，因为血脂分析的生物变化变异范围在 10% ～ 20%。总胆固醇和高密度脂蛋白胆固醇可在非禁食脂类时测定，高密度脂蛋白的餐后变化可以忽略不计，总胆固醇的餐后变化也很小（到 8 mg/dl）。因此，可通过计算得出非高密度脂蛋白和总胆固醇与高密度脂蛋白的比率，该指标与心血管事件风险相关。

临床中要求空腹检测血脂谱主要是因为甘油三酯水平在空腹及餐后差异很大，低密度脂蛋白胆固醇的测定也会受进食影响。准确测定所有血脂成分可为风险分层和治疗方案设计提供可靠信息，并且需在符合疾病控制中心和胆固醇测定预处理标准的实验室中监测（见第 15 章）。

对于无法完善空腹血脂且 CVD 风险较低的人群，可以通过获得总胆固醇和高密度脂蛋白胆固醇的非禁食性测定而计算出非高密度脂蛋白胆固醇，亦有助于识别有风险的人。但对于非空腹总胆固醇大于 200 mg/dl、高密度脂蛋白胆固醇低于 40 mg/dl 或非高密度脂蛋白大于 130 mg/dl 的患者，仍然建议空腹检查（见第 15 章）。

血脂测量

通过空腹静脉样本进行血清总胆固醇、高密度脂蛋白胆固醇和甘油三酯测定，并计算低密度脂蛋白胆固醇和非高密度脂蛋白胆固醇（见下文）。以下公式是通过总胆固醇和高密度脂蛋白胆固醇水平以及甘油三酯浓度估算极低密度脂蛋白、低密度脂蛋白和非高密度脂蛋白：

低密度脂蛋白胆固醇 = 总胆固醇 -（高密度脂蛋白胆固醇 + 甘油三酯 /5）

甘油三酯 /5 代表了极低密度脂蛋白的近似估计值，观察发现极低密度脂蛋白通常为血清甘油三酯值的 20%。该公式在估计低密度脂蛋白胆固醇的有效性上已通过直接测量低密度脂蛋白胆固醇而证实，并且只要总甘油三酯低于 400 mg/dl，该公式可保持相当的准确。因此，为了获得准确的结果，更需要空腹样本，因为餐后血液中出现的乳糜微粒的甘油三酯与胆固醇比例与极低密度脂蛋白中发现的比例不尽相同。

若甘油三酯水平大于 400 mg/dl，则需要直接测量低密度脂蛋白胆固醇以确定其血清浓度。直接测量低密度脂蛋白是一种价格稍高的检测手段，仅用于甘油三酯升高或临床表现异常的患者。

非高密度脂蛋白胆固醇是通过从总胆固醇中减去高密度脂蛋白胆固醇来确定的。它代表血清胆固醇中致动脉粥样硬化部分（即低密度脂蛋白胆固醇、极低密度脂蛋白胆固醇以及载脂蛋白 B）。它的计算公式为：非高密度脂蛋白胆固醇 = 总胆固醇 - 高密度脂蛋白。

非高密度脂蛋白测定的准确性取决于高密度脂蛋白测定的准确性。重要的是要记住，在临床实践中，高密度脂蛋白胆固醇的测量可能与研究中的测量不同。这种方法不需要空腹测定低密度脂蛋白胆固醇，因此被推荐作为一种筛查方法。

排除继发性原因

在开始治疗计划之前，必须排除继发引起高脂血症的疾病。其中最关键的是甲状腺功能减退症、肾病综合征、代谢综合征和糖尿病，可通过血清促甲状腺激素、尿蛋白、体重指数、血压和糖化血红蛋白进行筛查（见第 93、104 和 130 章）。药物也会影响脂质水平，使用噻嗪类利尿药物会导致低密度脂蛋白升高，β 受体阻滞剂会升高甘油三酯水平。治疗 HIV 感染的抗病毒蛋白酶抑制剂可降低高密度脂蛋白，升高甘油三酯和低密度脂蛋白胆固醇。

按血脂类型分类（表 27-2）

根据不同类型将脂质谱分为三大类：胆固醇升高、胆固醇和甘油三酯升高，以及仅甘油三酯升高（表 27-2）。假如出现任何血脂水平的显著异常，或者患者或家属中存在早发冠心病，均应考虑遗传性疾病的可能性。

风险分层和定量[24-30]（表 27-3 和 27-4）（另见第 18 章）

风险分层和定量可为血脂类型、治疗强度及 DVD 预防提供信息。医生不仅需要考虑患者的血脂水平，更重要的是需要考虑患者整体 CVD 风险的风险因素。心血管事件风险越大，治疗强度就大。

风险分类和分层

以往治疗高胆固醇血症的风险分类主要基于低密度脂蛋白水平以及是否存在其他动脉粥样硬化风险因素（表 27-3 ～ 27-5），将风险分层为“高”“中”“和”“低”风险。虽然有用，但这种方法最终将许多患者置于“中间”地带，导致治疗决策上产生问题。

风险定量——风险评分工具（另见第 18 章）

一项大型随机试验（JUPITER）显示，接受强化他汀类药物治疗并使低密度脂蛋白水平降低至目标范围内的人发生冠脉事件风险事件显著减少。该研究结果激发了人们探索更好的风险评估方法和药物治疗的获益。因此，越来越多的 CVD

表 27-2 脂蛋白疾病的分类

类型	原发性疾病	继发性疾病	涉及脂蛋白	黄色瘤
甘油三酯和胆固醇升高				
混合性高脂血症	未知	甲状腺功能减退症	LDL 和 VLDL	没有
残余高脂血症	家族性异常 β 脂蛋白血症	甲状腺功能减退症、系统性红斑狼疮	IDL	结节性，掌黄色瘤，结节丘疹性
胆固醇升高				
家族性高胆固醇血症	LDL 受体缺陷		低密度脂蛋白	肌腱
混合性高脂血症	未知	甲状腺功能减退症、肾病综合征	LDL	
多基因高胆固醇血症	未知	甲状腺功能减退症	LDL	
家族性高脂肪蛋白血症	未知		HDL	
甘油三酯升高				
外源性高甘油三酯血症	脂蛋白脂肪酶缺乏症			
Apo C-II 缺乏症				
LPL		系统性红斑狼疮	乳糜微粒	
内源性高甘油三酯血症 +	家族性高甘油三酯血症	糖尿病、球蛋白血症、尿毒症、肾病综合征、脂肪营养不良、类固醇、酒精、雌激素、甲状腺功能减退症	VLDL	通常无
混合性高甘油三酯血症	家族性高甘油三酯血症 LPL 缺乏症 Apo C-Ⅱ缺乏症	与内源性高 TG 相同	VLDL 和乳糜颗粒	结节丘疹性

Apo 载脂蛋白；IDL，中等密度脂蛋白；LDL，低密度脂蛋白；LPL，脂蛋白脂肪酶；VLDL，极低密度脂蛋白；HDL，高密度脂蛋白

风险分层工具应运而生，这些工具可以更精确地估计不良心血管事件的风险。它们对除低密度脂蛋白胆固醇水平之外的其他动脉粥样硬化独立风险因素都给予权重，有助于更精确的心血管事件风险的定量。弗雷明汉风险评分（https：//www easycalculation.com/medical/framingham.php）是对马萨诸塞州弗雷明汉居民开创性的人口研究，这是一个以白人为主的中产阶级社区，也是最早对

表 27-3　血清脂质水平的指定

脂质界值	定义	脂质界值
总胆固醇（mg/dl）		总胆固醇（mmol/l）
＜ 200	理想状态	＜ 5.2
200 ～ 239	正常高限	5.2 ～ 6.2
＞ 240	高	＞ 6.2
低密度脂蛋白胆固醇（mg/dl）		低密度脂蛋白胆固醇（mmol/l）
＜ 70	高风险患者的目标[a]	＜ 1.8
＜ 100	最佳	1.8 ～ 2.5
100 ～ 129	接近次佳	2.6 ～ 3.3
130 ～ 159	正常高限	3.4 ～ 4.1
160 ～ 189	高	4.2 ～ 4.9
＞ 190	非常高	＞ 4.9
高密度脂蛋白胆固醇（mg/dl）		高密度脂蛋白胆固醇（mmol/l）
＜ 40	低	＜ 1.0
40 ～ 60	正常	1.1 ～ 1.5
＞ 60	高	＞ 1.5
甘油三酯（mg/dl）		甘油三酯（mmol/l）
＜ 150	正常	＜ 1.7
150 ～ 199	正常高限	1.7 ～ 2.2
200 ～ 499	高	2.3 ～ 5.6
＞ 500	非常高	＞ 5.6

[a] ATP Ⅲ中的目标，但不是最近的 ACC / AHA 指南中的目标。

Adapted in part from the National Cholesterol Education Program. High blood cholesterol ATP III Guidelines At-A-Glance. Washington，DC：National Institutes of Health—National Heart，Lung，and Blood Institute，2001. Available at http：//www.nhlbi.nih.gov/guidelines/cholesterol/atglance.pdf.

Adapted in part from Mayo Clinic. High cholesterol. Mayo Clinic. Rochester，MN. Available at www.mayoclinic.com/health/high-blood-cholesterol/DS00178.

表 27-4　冠心病与脂蛋白胆固醇异常相关的风险

脂蛋白胆固醇	水平（mg/dl）	预估冠心病风险
低密度脂蛋白胆固醇	＜ 100	低
	100 ～ 129 139 ～ 159	低 - 中度
	≥ 160 ～ 189	中 - 高
	≥ 190	高
高密度脂蛋白胆固醇	＞ 60（总胆固醇 / 高密度脂蛋白比值＜ 4.5）	低
	＜ 40（总胆固醇 / 高密度脂蛋白比值＞ 4.5）	中 - 高
极低密度脂蛋白胆固醇	50 ～ 100（或空腹甘油三酯 250 ～ 500） ＞ 100（或空腹甘油三酯＞ 500）	？
非高密度脂蛋白胆固醇	＜ 85	低
	＞ 135	增加

其他冠心病风险因素的存在大大增加了任何水平脂蛋白胆固醇的风险。

表 27-5　冠心病风险因素及冠心病风险状况

低密度脂蛋白水平升高以外的风险因素

- 男性＞ 45 岁，没有雌激素替代疗法的女性＞ 55 岁或过早绝经
- 早发冠心病家族史（一级男性亲属在 55 岁之前或女性一级亲属在 65 岁之前明确心肌梗死或猝死）
- 目前吸烟
- 高血压（收缩压＞ 140 mmHg 或舒张压＞ 90 mmHg）
- 低高密度脂蛋白（＜ 40 mg/dl，水平＞ 60 mg/dl 可作为负相关指标）[a]
- 糖尿病

冠心病风险状况等级（从最高到最低）

- 高：临床上明显的冠心病、其他动脉粥样硬化性疾病（外周动脉功能不全、有症状的颈动脉疾病）、冠心病等效病（糖尿病）
- 中度：无冠心病，除高胆固醇血症外仍有 2 个或 2 个以上冠心病风险因素
- 低：无冠心病，仍有 0 ～ 1 个其他冠心病风险因素

[a] Adapted from National Cholesterol Education Program. High blood cholesterol ATP III Guidelines At-A-Glance. National Institutes of Health-National Heart，Lung，and Blood Institute. Washington，DC. 2001. Accessed at http：//www.nhlbi.nih.gov/guidelines/cholesterol/atglance.pdf

CVD 进行流行病学研究的社区之一。美国心脏病学会 / 美国心脏协会（ACC/ AHA）汇总队列方程（http：//tools.acc.org/ ascvd-risk-estimator-plus/ #!/

calculate/estimate/）利用弗雷明汉数据和少数民族代表较多的社区数据。两个计算器都以遭受不良心血管事件（非致命性心肌梗死、脑卒中、心搏骤停）的10年概率来表示风险。鉴于纳入研究人群具有多样化的优势，汇总队列方程已成为与ACC/AHA指南一起用于管理高胆固醇血症的首选方法。直接对照研究表明，与弗雷明汉风险评分相比，ACC/AHA汇总队列方程给出了更准确的CVD风险估计，但汇总队列方程仍然高估风险约20%。因此仍需改进，使用来自更现代人口的风险数据，并对方程式本身进行调整。

雷诺评分系统（http://www.reynoldsriskscore org/）代表了对风险评分的改进尝试，不仅包括弗雷明汉数据库，还包括来自妇女健康研究的人口数据和其他独立的风险决定因素，如hsCRP（见后面的讨论）和早发CVD家族史。该评分系统在白人女性中评估更准确，因此被认为不够多样化，影响该评分系统的普及。

风险评估的探索在持续进展，一些证据表明，风险评估会比实际高估10～20个百分点，风险评分工具之间的差异亦高达30个百分点（见第18章）。高估风险的可能性可能导致过度处方，但鉴于他汀类药物治疗的有效性、低风险和低成本，这种担忧不足以降低许多人对开具一线药物治疗的热情。

使用其他风险因素进行风险分层

标准风险分层包含了观察到的心血管风险的50%～80%，因此当下仍在努力查明可纳入的其他独立风险因素。关注hsCRP、冠状动脉钙化评分、非高密度脂蛋白、载脂蛋白B、甘油三酯和遗传分析有助于对中等风险患者进行分类。

C反应蛋白（另见第15章和第18章）。流行病学和对照试验数据支持C反应蛋白（C-reactive protein，CRP）作为男性和女性冠心病事件的独立预测因子。CRP是一种急性期反应蛋白，在肝中产生，在体内炎症反应时引发血液细胞因子（如白细胞介素-6和肿瘤坏死因子α）升高。正在发生的动脉粥样硬化病变具有炎症性质，因此在动脉粥样硬化中产生的激活性细胞因子和肝内产生的CRP之间提供了看似合理的关联。

因此，通过hsCRP的测定有助于完善标准风险评分工具的风险估计值。高于2.0 mg/dl的水平提示风险增加。为确保获得更准确的预测值，可间隔数周获得两个单独的数值。在某些情况下，hsCRP水平与低密度脂蛋白胆固醇一样具有预测性，但总体而言，CVD风险与CRP升高之间的关联不如最初提出的那么明显（相对风险约为1.5，而以往估计值为2.0～2.5），并且其关联性不及冠心病其他风险因素（例如，低密度脂蛋白、吸烟史、高血压）。事实证明，它对通过标准评分工具细化中等风险类别（10%～20%）患者的风险分层特别有帮助，从而指导治疗强度。

冠状动脉钙化。通过多排螺旋计算机断层扫描测量冠状动脉钙化评分，冠状动脉钙化已被证明是有用的独立风险因素，与hsCRP类似，用于精确计算属于“中等”风险类别人群的心血管风险，以提高风险分层的精度。该评分在其他疾病中几乎没有增加判断价值（见第18章和第36章），但Agatston评分＞300与CVD事件风险增加10倍有关，并且在中度分层不确定情况下可以帮助重新分类，辐射暴露适中（1.0～1.25 mSv）。

非高密度脂蛋白胆固醇和载脂蛋白B。非高密度脂蛋白胆固醇（即极低密度脂蛋白胆固醇+低密度脂蛋白胆固醇）是动脉粥样硬化血脂堆积的主要成分。在高甘油三酯血症和服用他汀类药物的患者中，它与低密度脂蛋白相比有着类似甚至更好的冠心病风险预测价值。这种升高被认为在某些情况下与脂蛋白脂肪酶活性的缺陷有关，直接测量载脂蛋白B可为他汀类药物使用者提供风险评估。

甘油三酯。有观点表明甘油三酯引起的冠心病风险程度不高，但事实上在多项文献中存在争议，meta分析研究表明，比较具有高水平甘油三酯和低水平甘油三酯的人群时，发现前者的冠心病相对风险为1.7。风险与其他传统的冠状动脉风险因素相似，但在调整了低密度脂蛋白或高密度脂蛋白亚组分析后，风险就不那么大了；其风险比在年轻人、女性和糖尿病患者中更为明显。有高甘油三酯血症家族史且有早发心脏病风险的人通常都伴有载脂蛋白B增高、非高密度脂蛋白增高以及混合性高脂血症，与之不同的是，那些家族性单纯高甘油三酯血症患者早发冠心病的风险更小。

遗传决定因素。如前所述，基因研究发现CVD风险的遗传因素是一个活跃的研究领域，特别是影响脂蛋白脂肪酶活性的突变，目前主要用于阐明疾病机制，并希望通过积极探索将基因谱纳入具有早发 CVD 家族史患者的风险分层中（见第 18 章）。期待该探索性领域的最新文献信息。

同型半胱氨酸。同型半胱氨酸升高与 CVD 事件关系具有统计学意义，临床表明其发生风险会相应增加。早期的数据表明，同型半胱氨酸与动脉粥样硬化的联系非常密切，导致同型半胱氨酸筛查和降低同型半胱氨酸血症的 B 族维生素（叶酸、B_{12} 和 B_6）需求均增加。然而，有前瞻性随机试验表明，补充 B 族维生素并未能降低已确诊的 CVD 患者以及将其作为预防性治疗的患者的 CVD 事件的风险。在一些研究中发现其 CVD 风险反而增加，曾经引起同型半胱氨酸筛查和治疗需求均显著下降，但目前维生素补充剂仍然被广泛使用。对于具有家族性冠心病史、早发冠心病史或无明确风险因素的 CVD 患者可行同型半胱氨酸检查。

管理

概述 [31-42]

管理方法

治疗目标不仅是控制血脂异常、降低 CVD 发生率和死亡率，还需注意控制动脉粥样硬化风险因素，如高血压（见第 26 章）、吸烟（第 54 章）、糖尿病（第 102 章）和肥胖（第 235 章）。做到一级预防（降低首次心血管事件的风险）和二级预防（降低既往 CVD 事件患者发生新事件的风险）。风险越大的患者，风险降低成效越显著，风险程度较低的患者控制管理后也可明显获益。治疗高脂血症的最佳手段是综合性管理，包括生活方式的改变（饮食和运动）与强化降脂药物治疗。

他汀类药物是首选药物类别，具有成本较高、安全性及耐受性良好的特点。鉴于他汀类药物有效性和安全性，目前临床中对于启动他汀治疗的推荐治疗阈值已降低，治疗强度也增加。而抑制脂质吸收和 PCSK9 活性的药物是高危人群和不能耐受他汀类药物患者的二线用药。许多来自基因组研究的其他方法（例如，抑制 CETP、破坏 APOC3）目前还在研发探索过程中，有望扩展成为新的治疗方案。

决策方法

药物选择以及治疗强度取决于是否可降低患者总体 CVD 风险。这种方法正式被称为基于益处的定制治疗（benefit-based tailored treatment，BBT），便于为患者提供预期 CVD 风险绝对降低的益处估算：

未经治疗的心血管风险 × 相对风险降低 = 绝对风险降低

向患者强调这些重要参数可以帮助医生更好地告知和指导患者配合治疗，减少患者无限期服用药物并担心其副作用的顾虑，同时量化回报也有助于增强改变生活方式的意愿。

生活方式的改变——饮食调整和运动 [3-4,12,14,19,22,43-53]

生活方式的改变仍然是治疗的基石，不仅有助于治疗和预防高脂血症，而且改善高血压、糖尿病和肥胖等风险因素。生活方式的改变可使 CVD 风险降低高达 50%（见第 18 章和第 31 章）。

正如前面给出的 Hegsted 方程所表明的那样，导致高胆固醇血症的最大因素是饱和脂肪的摄入，以及过量的胆固醇和高血糖指数碳水化合物的摄入。因此，建议成年人每天应减少饱和脂肪、部分氢化脂肪酸、胆固醇和高血糖指数碳水化合物的摄入。减少总脂肪的获益未经证实，更重要的是采用富含多不饱和脂肪和单不饱和脂肪的食物代替富含饱和脂肪和反式不饱和脂肪的食物（见表 27-13 ~ 27-15），用高血糖指数碳水化合物代替饱和脂肪常被误认为达到了限制饱和脂肪摄入的作用，实则不然。

疗效

运动与减重可改善血脂水平和其他心脏风险因素，同时饮食调整也是非常重要的非药物手段，可以改善患者的血脂水平并降低冠心病风险，且无不良反应，是最安全的高脂血症治疗方法，特别适合冠心病风险轻度增加的人群（例如，患有高脂血症的青年男性和没有其他风险因素的绝经前女性）。即使对于高危患者，饮食疗法依然是治疗计划中的核心。

控制胆固醇和饱和脂肪摄入量可使总胆固醇和低密度脂蛋白降低高达 30%，但通常更多的是仅能达到小幅度的下降。用多不饱和脂肪和单不饱和脂肪代替饱和脂肪和反式脂肪是通过饮食干预降低冠心病风险的核心。某项来自护士健康研究和卫生专业人员随访研究的数据中，提供了各种饮食替代品对 CVD 风险预期变化的可靠估算：

- 用多不饱和脂肪代替饱和脂肪：CVD 风险降低 42%。
- 用多不饱和脂肪代替反式不饱和脂肪：CVD 风险降低 57%。
- 用高血糖指数碳水合物替代多不饱和脂肪和单不饱和脂肪：CVD 风险增加 20% ～ 60%。

这些数据强调，并非所有饱和脂肪的替代品都是有益的，但它们也不应被错误解读为饱和脂肪是无害的，正如业余媒体所误导的那样。

对饮食调整的反应因高胆固醇血症的病因而异，突显了饮食措施的重要性和局限性。没有遗传背景的患者获益最大，可以降低 CVD 风险，但可能不足以达到所需的 CVD 风险降低程度。

特定饮食计划（表 27–6）

业余媒体提供了许多“心脏健康”的饮食计划。许多人也被缺乏科学基础的时尚诱导减肥，只有少数计划是来自营养科学，具有一定随机研究基础。

地中海饮食（见第 18 章）。这种饮食方法源于许多 CVD 发病率低的地中海文化国家的传统饮食习惯。它融合了许多现代营养科学中关于心血管健康的见解，并进行了随机试验。在具有里程碑意义的 PREDIMED 研究中，一项随机试验将地中海式饮食（30% 热量来自单不饱和脂肪和多不饱和脂肪，饱和脂肪和高血糖指数碳水化合物含量低）与低脂饮食相比，超过 9000 名受试者参与，结果显示，不良心血管事件发生率减少 30%。这些结果得到了大量观察数据的验证，使地中海饮食成为 CVD 一级和二级预防饮食推荐首选。与此同时，这种饮食调节方法的益处不仅体现在血脂水平的获益，而且与胰岛素、血小板、凝血因子和血管活性的改善有关。地中海饮食鼓励食用蔬菜、水果、坚果、豆类、鱼、瘦乳制品和橄榄油，以代替饱和脂肪、血糖和碳水化合物，酒精摄入也限制在一定范围内。

采用 AHA 的饮食建议（表 27-6），可以从高饱和脂肪、高血糖指数饮食过渡到更健康的计划，这有助于改变饮食习惯和提高依从性。总脂肪、饱和脂肪、胆固醇和高血糖指数碳水化合物减少，被多不饱和脂肪、单不饱和脂肪以及复合碳水化合物（水果、蔬菜、谷物、面食、谷物和豆类）部分取代。

低脂饮食。低脂饮食是一种脂肪摄入非常低的饮食方式，以欧尼斯（Ornish）饮食为例，将素食饮食计划中总脂肪摄入量严格减少到 10% 热量，参与试验的冠心病患者群的低密度脂蛋白水平短期显著降低，并且动脉粥样硬化斑块消退，但由于参与者难以维持所要求的饮食计划，成效较缓慢。

表 27-6 美国心脏协会饮食建议

- 吃各种新鲜、冷冻和罐装蔬菜和水果（不含高热量酱汁或添加盐和糖）。用水果和蔬菜代替高热量的食物。
- 选择富含纤维的全谷物作为大多数谷物来源。
- 选择没有皮的家禽和鱼类，并以健康的方式处理，不添加饱和脂肪和反式脂肪。如果选择吃肉，请寻找最瘦的肉块，并以健康的方式烹煮。
- 每周至少吃 8 盎司的非油炸鱼，可以分成两份 3.5 ～ 4 盎司的份量。选择油性鱼类，如鲑鱼、鳟鱼和鲱鱼，它们富含 ω-3 脂肪酸。
- 选择无脂（脱脂）和低脂（1%）乳制品。
- 避免含有部分氢化植物油的食物，减少饮食中的反式脂肪。
- 限制饱和脂肪和反式脂肪，并用更好的脂肪（如单不饱和脂肪和多不饱和脂肪）代替它们。如果需要降低血液中的胆固醇，请将饱和脂肪减少到不超过总热量的 5% ～ 6%。对于每天摄入 2000 cal 的人来说，这大约是 13 g 饱和脂肪。
- 减少添加糖的饮料和食物。
- 选择钠含量较低的食物或少加盐或不含盐的食物。每天摄入不超过 2400 mg 钠以控制血压。将每日钠摄入量减少到 1500 mg 可以更好地降压。如果现在不能达到以上目标，将钠摄入量减少 1000 mg/d，也可以使血压受益。
- 如果饮酒，请适量。女性每天不超过一杯，男性每天不超过两杯。
- 外出就餐时，请遵循美国心脏协会的建议，并注意饮食份量限制较少的低脂饮食（目标是＜20% 的热量）：妇女健康倡议饮食调整研究中表示，将绝经后妇女饮食替代为水果和蔬菜未能显示冠心病风险的整体降低，但反式脂肪或饱和脂肪摄入量较低或蔬果摄入量较高对女性有较高获益，将脂肪限制在热量的 29% 具有较好的整体获益，但由于难以找到合适的食物，饱和脂肪很难减少。

低碳水化合物饮食。高碳水化合物摄入可以使体重增加，升高甘油三酯和低密度脂蛋白水平，因此引起了人们对低碳水化合物饮食的兴趣。阿特金斯（Atkins）饮食是一种著名的低碳水化合物饮食，它用饱和动物脂肪代替碳水化合物（50% 的热量来自脂肪，22% ～ 38% 的热量来自饱和脂肪）。尽管采用此类饮食的肥胖者短期（6 ～ 12 个月）研究表明可达到体重减轻、甘油三酯减少和葡萄糖耐量改善，但这些变化伴随的是低密度脂蛋白的大幅升高。缺乏关于 CVD 风险或死亡率的科学数据，因此人们会对低密度脂蛋白增加而产生顾虑。

替代为植物性低碳水化合物（Eco-Atkins 饮食）可以达到类似程度的体重和甘油三酯减少，以及低密度脂蛋白的显著降低。某随机试验中，将低碳水化合物加低饱和脂肪饮食（＜ 40 g/d）与低脂肪加中碳水化合物素食饮食［每日从碳水化合物中摄入 55% 的能量，脂肪能量＜ 30%（饱和脂肪＜7%）］进行比较，低碳水化合物饮食组中血脂和 10 年估计的 CVD 事件风险得到更显著的改善，主要是由于降低甘油三酯和提高高密度脂蛋白；对低密度脂蛋白胆固醇影响不大。当这种饮食与低脂肪加不受限制的碳水化合物饮食进行比较时，低密度脂蛋白的降低幅度要大得多，但因为这些饮食的实际心血管事件结局和长期依从性的数据很少，很难推广。

大蒜和纤维。每天半瓣到一瓣的大蒜可能会使血清胆固醇适度（5%）降低，但蒜末和油津蒜并无明显益处。摄入 10 g/d 的可溶性纤维（燕麦粉、香蕉、燕麦谷物）可以减少总胆固醇和低密度脂蛋白，从而减少肠道对胆固醇的吸收。

非处方膳食补充剂 [54-63]

非处方膳食补充剂不能替代健康的饮食行为。尽管如此，这类产品仍然受到患者的欢迎，因为它们承诺在不用药的情况下达到降低风险的效果。有些药物可能很昂贵，并且几乎没有证据表明对大多数人有效。这些产品包括 ω-3 胶囊、“抗氧化”维生素和红曲制剂。

ω–3 脂肪酸补充剂

流行病学数据表明，食用富含油性鱼类和富含 ω-3 脂肪酸的植物源性食物与心血管发病率的降低存在关联。血清中 n-3 脂肪酸的水平与心血管事件导致的死亡率成反比。良好的膳食来源包括植物油（大豆、亚麻籽和油菜籽）、坚果（特别是核桃）和油性鱼类（鲑鱼、沙丁鱼、鲱鱼、凤尾鱼、鳟鱼，见第 18 章）。在多不饱和脂肪酸中，ω-3 或 n-3 脂肪酸［海洋来源的二十碳五烯酸（EPA）和二十二碳六烯酸（DHA）以及植物来源的 α- 亚油酸（ALA），后者转化为 EPA 和 DHA］备受人们喜爱和关注。

据称，其作用机制在于炎症介质的变化，心肌纤维阈值的降低（通过对膜离子通道的影响）和血栓电位的降低。与血脂代谢相关的机制包括通过增加清除率和减少肝甘油三酯的产生来减少血清甘油三酯（减少 20% ～ 50%）并可能适度增加高密度脂蛋白，但没有明显证据表明可改变低密度脂蛋白胆固醇。

目前仅有最近关于非致死性心肌梗死患者（可能是由于膜稳定作用，见第 31 章）和那些已经接受他汀类药物治疗的持续性高脂血症患者心血管结局的疗效证据，后者当服用大剂量（4 g/d）需要高纯化的 EPA 酯制剂（二十碳五烯乙基）时，CVD 事件风险可降低 25%。另外，对 ω-3 补充剂作为心血管事件的一级和二级预防的大规模随机试验和 meta 分析都显示，致死性和非致死性心血管事件并没有减少。因此使用 ω-3 补充剂作为动脉粥样硬化性 CVD 的一级和二级预防缺乏大规模循证证据。

然而，ω-3 补充剂有一个潜在益处是可预防严重高甘油三酯血症患者的胰腺炎。鱼油可以降低甘油三酯水平。含有 EPA 和 DHA 的通用处方鱼油胶囊目前已获美国 FDA 批准用于高甘油三酯血症，但尚未有充分证据证明可以降低胰腺炎的风险。该类处方药常见的副作用包括鱼腥味和排便不良，大剂量时，血糖控制容易恶化，影响血小板聚集，增加出血风险，以及低密度脂蛋白胆固醇升高。

“抗氧化”剂维生素补充剂

虽然增加水果和蔬菜的饮食与降低CVD风险之间存在关联，但没有证据表明摄入所谓的“抗氧化剂”维生素补充剂（无论是B族维生素制剂、维生素C还是β胡萝卜素）对心血管有预防性益处（另见第18章）。尽管如此，它们仍被大力推广用于对抗动脉粥样硬化炎症过程的氧化成分，还可能将低密度脂蛋白胆固醇转化为一种更容易导致动脉粥样硬化的形式。

早期的小规模群众研究和几项关于维生素E的大型观察流行病学研究表明，冠心病风险可能降低，但前瞻性、大规模、随机试验未能证实其存在显著获益。维生素C也是如此。研究中通常使用的维生素E剂量为400 ~ 800 IU/d，一项关于维生素E的meta分析表明，剂量大于400 IU/d与较高的全因死亡率相关。没有证据表明β胡萝卜素可减少冠心病事件，某些数据表明可能与肺肿瘤有关联。因此，根据目前的数据，不建议使用抗氧化维生素C和E以及β胡萝卜素来预防冠心病。

红曲米提取物

红曲米提取物是一种中药的主要成分，含有与洛伐他汀相似的胆固醇合成抑制剂，同样能够降低低密度脂蛋白胆固醇。有关该补充剂的随机安慰剂对照研究发现，在生活方式改变前提下，以1800 mg每天两次的剂量使用，可降低低密度脂蛋白胆固醇35 ~ 45 mg/dl，而不会升高肌酸激酶和天冬氨酸转氨酶或引起肌肉不适。因此在商业上被推广为降脂药物的“天然”替代品。

然而红曲米提取物制剂中的活性成分没有标准化，与他汀类药物相比含量差异很大，因此剂量上容易出现偏差。在足够大的剂量下，补充剂也可引起许多与他汀类药物制剂相同的肌炎副作用。因此，美国FDA将其视为药物，并试图将其从市场上移除，但仍可通过网购获得。虽然由于红曲米提取物具有他汀类药物成分，在理论上是有用的，但缺乏制剂标准化会带来剂量不足和过量的风险。

多甘烷醇

多甘烷醇是一种由甘蔗蜡（其主要成分是八核糖醇）制成的超长链脂肪醇的混合物，被宣传为降低低密度脂蛋白胆固醇的“天然物质”。然而在一项精心设计、标准剂量和高剂量的安慰剂对照试验中未能证明对降低低密度脂蛋白胆固醇有益。

运动和减肥（见第18章和第235章）

运动和减肥是饮食疗法的重要补充，也是非药物计划的重要组成部分。它们不仅有助于纠正脂质异常，还有助于降低其他CVD风险因素和总CVD风险。减肥可以改善血脂水平，降低患糖尿病的风险，并减少心脏负荷。运动和减肥可以将CVD的总风险降低25% ~ 50%，其程度与高血压和降脂治疗相似（见第18章）。运动、减少热量饮食和减轻体重是代谢综合征和家族性高甘油三酯血症患者低高密度脂蛋白和高甘油三酯治疗的基石。

药物治疗——原则[10,13,20,64-95]

当生活方式的改变（治疗的基石）未能实现降低CVD风险预期时，需要考虑药物干预。大多数专家现在认为，降脂治疗选择最好通过衡量总CVD事件风险，而不仅仅是低密度脂蛋白胆固醇升高程度来确定。CVD风险最高的患者，例如已确诊动脉粥样硬化性疾病、糖尿病或有CVD事件史的患者，被认为是药物干预的绝对适应证。通过强化药物治疗，CVD发病率和死亡率可显著降低。即使是那些动脉粥样硬化风险程度较低的人，也可显著获益。

目前对于低密度脂蛋白胆固醇治疗最佳目标水平仍存在争议，但人们一致认为，CVD风险越大，治疗强度越大，低密度脂蛋白胆固醇降低百分比越大。药物治疗必须是无限期的，因为当治疗停止时，血浆脂蛋白胆固醇水平迅速恢复到治疗前水平，从而达不到血脂控制和心血管获益，动脉粥样硬化性心血管事件的风险也会增加。

有效性和安全性（另见具体药物部分）

在饮食和锻炼计划中加入强化药物治疗可以大大增强低密度脂蛋白胆固醇下降力度，稳定斑块，并显著改善心血管结局，随访中发现斑块可消退。meta分析发现，使用他汀类药物后低密度脂蛋白胆固醇每降低 1 mmol/L（39 mg/dl），复合 CVD 事件发生率（非致死性心肌梗死、非致死性卒中、心源性死亡）可降低 20%，全因死亡率降低 10%，这种相关性一直会持续到低密度脂蛋白胆固醇达到非常低水平时。二级预防研究中，CVD 事件发生率降低了近 50%。当用于一级预防时，他汀类药物治疗可将全因死亡率、心血管死亡率、心肌梗死和卒中的复合心血管事件结局减少 30%，以及将个别结局减少 14% ～ 40%。如前所述，对于 CVD 风险最高的患者，无论治疗是用于一级预防还是二级预防，启动药物治疗均可大大降低风险程度。即使对于没有明显高胆固醇血症的高危人群，也会获得益处。

与任何长期使用的药理学计划一样，安全性和耐受性是关键的考量因素。他汀类药物具有最佳的风险收益比，可以挽救生命，但其他降脂剂相关的风险和益处则不那么有利，联合治疗可能问题更大。个别药物相关的副作用较大，对于那些接受一级预防治疗的人来说是不可接受的。在可用的药物中，他汀类药物是最有效、最安全和耐受性最好的药物，成本也较高。

表 27-7 基于总心血管事件风险的他汀类药物治疗阈值

美国心脏病学会（ACC）/ 美国心脏协会（AHA）指南[a]：

- 低密度脂蛋白胆固醇 ≥ 190 mg/dl
- 糖尿病和低密度脂蛋白胆固醇 ≥ 70 mg/dl
- 10 年 CVD 事件风险 ≥ 7.5%，低密度脂蛋白胆固醇 ≥ 70 mg/dl

美国预防服务工作组（USPSTF）建议[b]：

- 年龄 40 ～ 75 岁，和
- 低密度脂蛋白胆固醇 ≥ 190 mg/dl，或
- 至少一种心血管风险因素［高血压、糖尿病、血脂异常（低密度脂蛋白胆固醇 ≥ 130 mg/dl 或高密度脂蛋白胆固醇 ≤ 40 mg/dl）或吸烟］加上 10 年 CVD 事件风险≥ 10%

[a] Adapted from Stone NJ，Robinson JG，Lichenstein AH，et al.；for the American College of Cardiology/American Heart Association Task Force on Practice Guidelines. 2013 ACC/AHA guidelines on the treatment of blood cholesterol to reduce atherosclerotic cardiovascular risk in adults：a report of the American College of Cardiology/American Heart Association Task Force on Practice Guidelines. J Am Coll Cardiol 2014；63：2889.

[b] Adapted from Bibbins-Domingo K，Grossman DC，Curry SJ，et al.；for the US Preventive Services Task Force. Statin use for the primary prevention of cardiovascular disease in adults：US Preventive Services Task Force recommendation statement. JAMA 2016；316：1997.

用药指征和治疗阈值（表 27–7）

用药指征已经从基于低密度脂蛋白胆固醇和 CVD 风险因素数量的粗略风险估计演变到使用经过验证的风险评分工具，以提供更量化的证据和更全面的 CVD 风险估计。由于患者从中获益的证据越来越多，治疗阈值逐渐降低。

由于缺乏随机试验，美国 ACC/ AHA 和美国预防服务工作组（USPSTF）以及加拿大、英国和欧洲其他地区的专家小组依赖当前可用数据进行推断和解释。分歧源于数据解释、社会价值观和所使用的风险计算器的差异。考虑到大量证据支持他汀类药物治疗，有关于他汀类药物治疗的用药指征备受关注。目前尚缺乏降脂药的推荐治疗阈值的随机试验，但模型分析表明，治疗阈值最低（例如 ACC/AHA）在降低 CVD 事件发生率方面具有最大的潜力。与以前的指南相比，除欧洲小组的指南外，所有现行指南都增加了初级预防性治疗的用药指征。

阈值。与之前的美国共识指南（ATP Ⅲ）相比，ACC/AHA 指南建议在 10 年 CVD 事件风险为≥ 7.5% 且低密度脂蛋白胆固醇＞ 70 mg/dl 时开始他汀类药物治疗，估计增加了 1280 万符合他汀类药物治疗资格的美国成年人接受他汀治疗。USPSTF 还建议对 10 年 CVD 事件风险为 7.5% 的人提供治疗。两者都建议与患者共同决策，以实现个性化的治疗决策。ACC/AHA 指南建议进行强化他汀类药物治疗（见稍后的讨论）。

ACC/AHA 的建议受到了一些人的质疑，因为这可能会显著增加了接受药物治疗的人数，几乎所有 67 岁以上的人都有一个 CVD 风险因素符合 ACC/AHA 风险计算器的用药指征。那些支持该指南进行积极一级预防策略的人认为，假设采取他汀类药物治疗该方法预估可使 475 000 例未来美国心血管事件中，CVD 事件风险降低 25%，同时降低不良结局发生率。一项比较研究发现，与 ACC/AHA 的建议相比，USPSTF 指南可将具有长期 CVD 高风险的年轻人接受他汀类药物治疗的数量减少。

ACC/AHA 和 USPSTF 指南均体现了低密度脂蛋白参考值。两者都支持对仅根据低密度脂蛋白≥ 190 mg/dl 被列为高风险的人进行治疗。此外 ACC/AHA 指南还设置了低风险人群和高风险人群的低密度脂蛋白参考水平，高风险人群的低密度脂

蛋白水平应低至 70 mg/d。

对于有高甘油三酯的人来说，非高密度脂蛋白胆固醇可以替代计算出低密度脂蛋白，但注意当甘油三酯超过 400 mg/dl 时估计则不准确。非高密度脂蛋白水平高于 130 mg/dl 表明风险增加，低于 85 mg/dl 表示 CVD 事件风险较低。这种方法的用药指征适用于代谢综合征、家族性联合高脂血症和家族性低脂蛋白血症（表 27-2）等具有早期 CVD 家族史的患者。对于高胆固醇血症患者，冠心病风险可通过测定载脂蛋白 B 浓度（正常＜ 130 mg/dl，理想＜ 100 mg/dl）来评估。

成本效益和风险收益比

对于 10 年风险≥ 7.5% 的患者，支持 ACC/AHA 的强化治疗建议是一个有利的成本效益数据，即 37 000 美元 /QALY，远远低于标准的 50 000 美元 /QALY 标准。由于现在大多数他汀类药物都是通用的，成本也随之显著下降，提高了治疗的成本效益。在他汀类药物治疗的综合风险 / 获益研究中，每 10 000 人接受 5 年以上他汀类药物治疗可以防治 500 例 CVD 病例的发生和控制 1000 次发作，代价是 1 例横纹肌溶解症、5 例肌病和 75 例新发糖尿病。但这是一个相当有利的风险 / 收益比。

某些学者对 ACC/AHA 推荐的 7.5% 的风险阈值持谨慎态度，在这种风险水平下，33 人需要接受 10 年的治疗以防止一次重大的 CVD 事件。引起这种情况需要与患者共同决策。风险水平不高的患者可能更关心副作用和所谓的不良后果，而不是长期益处，这可能是几十年后的事情。因与患者一起权衡眼前的风险和长期利益，帮助患者做出明智选择至关重要，这将有助于提高依从性。

治疗目标和目的

目前的指南建议将治疗强度与估计的 CVD 风险程度相匹配，而不是以往共识指南仅强调达到低密度脂蛋白治疗目标。这一变化源于对某些重大他汀类药物治疗的随机试验的数据，在该试验中，无论目标低密度脂蛋白水平如何，临床结局表明均能显著降低 CVD 风险。对于被判定为高危人群，建议以足够的强度进行治疗，使低密度脂蛋白胆固醇降低 50% 或更多。对于风险较低的人，需要少量强化药物治疗将低密度脂蛋白降低 30% 或以上。

关于正确治疗目标是根据 CVD 风险程度还是根据低密度脂蛋白水平仍然存在争论。治疗目标一直将低密度脂蛋白作为标准，但在较新的研究中观察到 CVD 事件发生率与低密度脂蛋白胆固醇之间不一致的关系，当达到低密度脂蛋白低水平（＜ 70mg/dl）时，部分学者则认为还可以再挑战更低水平。这导致了目前 ACC/AHA 建议，将治疗强度与 CVD 风险程度相匹配。当研究数据仅限于使用导致低密度脂蛋白受体表达上调的药物进行研究时，益处与低密度脂蛋白胆固醇降低的程度成正比，从而支持了低密度脂蛋白控制到较低水平的观点。因此还需要更多数据探讨以决定低密度脂蛋白水平是否作为治疗目标。

个性化治疗方法。正如以上表述，制订个性化的治疗策略可利用预期的低密度脂蛋白降低百分比与 CVD 风险进行估算。这种量身定制的方法与针对目标进行治疗的建模表明，治疗计划的效率更高，治疗与需求更匹配。

药物治疗 [64-125]（表 27-8 和 27-9）

药物方案的制订必须考虑患者的 CVD 风险程度、血脂异常分类以及药物的作用机制、副作用和降低 CVD 事件风险的能力。最好的计划是针对性解决异常因素，调整患者的整体临床状态，并显著降低 CVD 风险，同时兼顾合并症、预期寿命和偏好。个性化制订药物方案是相当有益的。可用药物的品种很多，成本、对血脂水平的影响、功效和副作用方面差异也很大。

在药物类别中，他汀类药物已成为一线药物干预，并得到大规模随机试验有力证据的支持。胆固醇吸收抑制剂依折麦布和 PCSK9 抑制剂代表了新兴的二线治疗，特别是对于那些风险非常高或无法耐受强化他汀类药物治疗的患者。

他汀类药物（3– 羟基 –3– 甲基谷氨酰辅酶 A 还原酶抑制剂）[64–95]

他汀类药物属于一线用药，具有高效、耐受性良好、成本相对较低的优势，各种类型的他汀都可选用。它通过阻断胆固醇合成的限速酶（3- 羟基 -3- 甲基戊二酰辅酶 A 还原酶）而降低肝细胞内胆固醇，通过低密度脂蛋白受体的上调反应增加了血液中低密度脂蛋白的清除率。使低密度脂蛋白水

表 27-8 用于治疗高脂血症的药物

名称	适应证	LDL 减少（%）	剂量	副作用	相对（平均）成本[a]
胆汁酸螯合剂	↑ LDL	15 ~ 20		便秘、胃灼热、腹胀、维生素吸收受损	
考来烯胺			4 g bid		8
考来替泊			5 g bid		23
考来维仑			1.875 g bid		70
胆固醇吸收抑制剂	↑ ↑ LDL			腹泻、肝功能异常、关节痛、胰腺炎、血小板减少症、横纹肌溶解	
依折麦布[b]		15 ~ 25	10 mg，qd		
HMG-CoA 还原酶抑制剂（他汀类）	↑ ↑ LDL			肌痛、肌病、肝功能不全、糖尿病、横纹肌溶解症（罕见）	
阿托伐他汀		35 ~ 60	10 ~ 80mg，qd		1
氟伐他汀		20 ~ 35	40mg，bid		
洛伐他汀		25 ~ 40	20 ~ 80mg，qd		1
匹伐他汀		35 ~ 45	2 ~ 4mg，qd		27
普伐他汀		30 ~ 40	20 ~ 80mg，qd		2
瑞舒伐他汀		45 ~ 60	5 ~ 40mg，qd		4
辛伐他汀		35 ~ 50	10 ~ 40 mg，qd		0.5
PCSK9 抑制剂	↑ ↑ ↑ LDL			肌肉酸痛、认知事件、注射部位反应、抗药物抗体，过敏性皮肤反应	
阿利库单抗[b]（Praluent）		45 ~ 60 55 ~ 60	75 mg SQ，每两周		140 135
依沃库单抗[b]（Repatha）		40 ~ 60	140 mg SQ，每两周		35
联合制剂	↑ ↑ ↑ LDL	5 ~ 25		肌肉疼痛、肌病、横纹肌溶解、认知改变、肝功能异常、胆囊事件	14
依折麦布 / 辛伐他汀[b] Vytorin	↓ ↓ HDL ↑ ↑ HDL ↑ ↑ TG ↓ ↓ TG		10/10 ~ 10/40 mg，qd		
烟酸	↑ LDL	0 ~ 15	1000 mg，qd	潮红、瘙痒、消化性溃疡、痛风、高血糖、皮疹、肝损伤	
贝特类药物	↑ ↑ ↑ TG ↓ ↓ TG			胆结石，肝炎，华法林增强；横纹肌溶解（吉非罗齐 + 他汀类药物）；肌炎	14
吉非罗齐			600 mg，bid		1.5
非诺贝特			160 mg，qd		8
非诺贝酸	↑ VLDL	0 ~ 5	105 mg，qd		3
鱼油（ω-3 乙基）	↑ ↑ TG ↓ ↓ TG		2000 mg，bid	鱼腥味、消化不良、嗳气在高剂量下抑制血小板	23

[a] 初始剂量。
[b] 仅品牌制剂。
HDL，高密度脂蛋白；HMG-CoA，羟甲基戊二酸单酰辅酶 A；LDL，低密度脂蛋白；TG，甘油三酯；VLDL，极低密度脂蛋白；bid，每日两次；qd，每日一次。
Adapted from The Medical Letter. Drugs for hyperlipidemia. Med Lett 2016；58：133. With permission.

表 27-9　他汀类药物和基于他汀类药物的治疗降低低密度脂蛋白的相对和可比疗效 [a]

阿托伐他汀（mg）	氟伐他汀（mg）	匹伐他汀（mg）	洛伐他汀（mg）	普伐他汀（mg）	瑞舒伐他汀（mg）	辛伐他汀（mg）	依折麦布 / 辛伐他汀（mg）	低密度脂蛋白胆固醇降低百分比
—	40	1	20	20	—	10		30
10	80	2	40 或 80	40	—	20		35
20	—	4	80	80	5	40	10/10	40
40	—		—	—	10		10/20	45
80	—		—	—	20		10/40	55
	—		—	—	40		—	60

[a] Adopted from data from The Medical Letter. Statins. Med Lett 2019；61：e152.

平下降 20% ～ 60%（具体剂量和制剂见表 27-9）。他汀类药物可以减缓或阻止斑块进展，并通过稳定作用使斑块消退。他汀类药物通常不影响或略增加（2% ～ 10%）高密度脂蛋白水平。他汀类药物还有改善血栓形成和炎症机制的作用，尽管其临床意义仍有待确定，但可能解释了在低低密度脂蛋白水平患者中观察到的一些降低风险的疗效。

有效性和安全性。他汀类药物治疗可降低全因死亡率和心血管死亡率，降低卒中和非致死性心肌梗死的发生率。强化他汀类药物治疗与生活方式的改变相结合，可以将低密度脂蛋白胆固醇水平降低 50% 以上，并降低 30% ～ 50% 的 CVD 事件发生率。meta 分析发现，低密度脂蛋白胆固醇每降低 39 mg/dl，CVD 事件综合风险降低 20%，全因死亡率降低 10%，斑块进展缓慢或消退。如前所述，CVD 风险最大的人群获益最大。

安全性是任何长期用药时需考虑的关键因素。有较多研究记载关于引起糖尿病、肌病和肝细胞损伤的不良反应。据估计，每 10 000 人接受 5 年以上的强化他汀类药物治疗可导致 1 例横纹肌溶解症，5 例肌病和 75 例新发糖尿病（见不良反应）。某些小规模研究提出关于癌症、猝死和脑出血风险，但仍需更大人群的 meta 分析研究去证实。尽管如此，随着他汀类药物治疗时间越来越长，可能会出现以前未发现或未确认的不良反应。令人关切的问题有认知障碍，具体数据尚未明确，因果关系不明。尽管存在这些担忧，但他汀类药物治疗的净益处仍然大大超过风险。

成本和成本效益。成本和成本效益是选择他汀类药物治疗的重要考虑因素，因为需要服用长达几十年之久。由于甲磺酰化药物专利的共享，他汀类药物治疗成本大幅降低，包括洛伐他汀、普伐他汀、辛伐他汀和阿托伐他汀。降低低密度脂蛋白的能力也是另一个重要的考虑因素。阿托伐他汀和瑞舒伐他汀在美国食品和药物管理局（FDA）批准的剂量水平下使用被认为降低低密度脂蛋白能力强。在这一组中，每毫克瑞舒伐他汀的效力是阿托伐他汀的 2 倍，可使低密度脂蛋白胆固醇降低 50% ～ 65%（表 27-8 和 27-9）。

成本效益研究发现，降低心脏事件发生率、误工费和早逝的成本可大大抵消治疗成本，甚至认为他汀类药物研发可促进经济发展。官方成本效益分析通过计算出强化他汀类药物治疗的每 QALY 为 37 000 美元，完全符合其他经过验证的预防措施（如乳房 X 线照相术）的成本效益计算。

在一项针对 75 ～ 94 岁人群的建模研究中评估了老年人使用他汀类药物作为一级预防的成效，假设他汀类药物的使用没有不良的认知影响或功能限制，将会增加 800 万美国人采用该项预防措施，从而预防 68 000 例冠心病死亡和 105 000 例非致命性心肌梗死，其每个 QALY 的成本为 25 200 美元。

剂量。目前建议的剂量要求要比以前更高，因为强化治疗可使 CVD 风险显著降低。ACC/AHA 建议阿托伐他汀的强化剂量为 40 ～ 80 mg/d，而 USPSTF 指南的剂量为 10 ～ 20 mg/d。后者更温和，原因是担心在强化剂量下引发糖耐量受损和肌炎。作用较短、效力较弱的药物（例如，洛伐他汀）最好在晚上（即胆固醇合成峰值时）服用，但所有他汀即使在早上服用一次，也都得到令人满意的效果。当他汀类药物与可改变他汀类药物代谢的药物同时服用时，必须调整剂量，尤其是肌病风险高患者服用洛伐他汀和辛伐他汀等他汀类药物时（表 27-10 和 27-11）。

不良反应。据报道，与他汀类药物使用相关的不良反应还有许多。鉴于服用他汀类药物的人数非常多，因此报告副作用较多也就不足为奇。有些不良反应具有一定病理生理学基础，有些则没有，仍然未经证实。

肌痛和肌炎。肌炎是他汀类药物较常见的不良反应，通常在开始治疗的几个月内发病，最晚到 4 年发病。肌痛发生率高达 10%，其机制仍然不明确，在极少数情况下可能与自身免疫机制有关。肌酸肌酶升高可发生在 0.6% 他汀类药物使用者中，通常肌酸磷酸激酶（CK、CPK）幅度小于正常上限的 5 ～ 10 倍。对于某些他汀类药物（例如，辛伐他汀），发生肌炎不良反应与剂量相关，超过 40 mg/d 发生风险显著增加。

当 CK 升高大于正常上限 5 ～ 10 倍时，说明正常肌肉已被分解，但发生率较低（0.03%），服用高剂量辛伐他汀的患者发生率稍微升高（0.9%）。更罕见的不良反应是横纹肌溶解（每 100 000 患者年 4 例），通常见于联用增加他汀类血清水平的药物，如使用高剂量辛伐他汀类药物和洛伐他汀类药物，因此，美国 FDA 警示不要使用高剂量（80 mg/d）辛伐他汀和有潜在相互作用的药物。已经服用高剂量辛伐他汀超过 1 年而没有肌病副作用证据的患者可以继续服用，但建议谨慎和密切监测，应从低剂量开始。

肌炎诊断需慎重，并非所有肌痛和 CK 升高都

表 27-10 美国 FDA 推荐的辛伐他汀剂量限制

辛伐他汀剂量限制

当与辛伐他汀一起使用时，以下药物可以提高体内辛伐他汀的水平，并增加肌病的风险。与这些药物一起服用时，不超过推荐剂量将有助于保持辛伐他汀水平的安全。

辛伐他汀禁忌：
- 伊曲康唑
- 酮康唑
- 泊沙康唑
- 红霉素
- 克拉霉素
- 泰利霉素
- HIV 蛋白酶抑制剂
- 奈法唑酮
- 吉非罗齐
- 环孢素
- 达那唑

每天不要超过 10 mg 辛伐他汀：
- 胺碘酮
- 维拉帕米
- 地尔硫䓬

（注意：这些药物不能与 Simcor 联用，只能与 20 mg 或 40 mg 辛伐他汀一起使用）

每天不要超过 20 mg 辛伐他汀
- 氨氯地平
- 雷诺嗪

避免大量葡萄柚汁（> 1 夸脱 / 天）

Adapted from the FDA Drug Safety Communication：new restrictions，contraindications，and dose limitations for simvastatin to reduce the risk of muscle injury. Washington，DC：U.S. Food & Drug Administration，2011. Available at www.fda.gov/Drugs/DrugSafety/ucm256581.htm. Accessed December 15，2011.

表 27-11 美国 FDA 推荐的洛伐他汀剂量限制

当与洛伐他汀一起使用时，以下药物可以提高体内洛伐他汀的水平，并增加肌病的风险。与这些药物一起服用时，不超过推荐剂量将有助于保持洛伐他汀水平的安全。

洛伐他汀禁忌：
- 伊曲康唑
- 酮康唑
- 泊沙康唑
- 红霉素
- 克拉霉素
- 泰利霉素
- HIV 蛋白酶抑制剂
- 波普瑞韦
- 替拉瑞韦
- 奈法唑酮

避免使用洛伐他汀：
- 环孢素
- 吉非罗齐

每天不要超过 20 mg 洛伐他汀：
- 达那唑
- 地尔硫䓬
- 维拉帕米

每天不要超过 40 mg 洛伐他汀：
胺碘酮

避免大量葡萄柚汁（> 1 夸脱 / 天）

Adapted from Federal Drug Administration. FDA Drug Safety Communication：important safety label changes to cholesterol-lowering statin drugs. Washington，DC：U.S. Food & Drug Administration，2011. Available at http://www.fda.gov/Drugs/DrugSafety/ucm293101.htm.#dose. Accessed December 15，2011.

与他汀类药物有关，有时可能会与其他疾病混淆（例如，纤维肌痛、关节炎、肌肉拉伤、电解质紊乱、结缔组织病），有一项涉及此类患者的单病例概念验证随机对照临床研究建议，使用安慰剂片剂可减少一半需要停止他汀类药物治疗的患者。在临床实践中很难实现，可能需要从初级保健诊所转诊到血脂专科诊所就诊。

肌肉不良副作用的治疗选择包括：

- 通过强化生活方式的改变而减少需要的药物治疗。
- 降低他汀类药物剂量或去除同时使用损害他汀类药物代谢的药物（例如吉非罗齐、唑类抗真菌剂、钙通道阻滞剂——见表 27-10 和 27-11）。
- 改用与肌病副作用相关性较低的他汀类药物（例如氟伐他汀、阿托伐他汀或瑞舒伐他汀——见表 27-9）。
- 改用其他不同类别的降脂药物（例如依折麦布、PCSK9 抑制剂——见表 27-8）。

在一项直接比较研究中发现，与依折麦布相比，PCSK9 抑制剂依洛库单抗在因肌肉疼痛而不能耐受他汀类药物的人群中降低低密度脂蛋白效果更明显，这表明它可能对不能服用他汀类药物的高危人群有用。但成本仍然是一个主要问题。

其他的降脂措施则值得怀疑。红曲提取物已被推广用于此适应证，但在全剂量下，它具有类似于他汀类药物的肌病副作用，在作用方式上与他汀类药物相似。一种流行的自我治疗方法是使用辅酶 Q10（泛醌），作为一种非处方“天然”补充剂。有说法和案例报道显示他汀类药物可减少参与 ATP 产生的线粒体辅酶的产生，口服辅酶补充剂可以恢复血清水平并预防或治疗肌痛，但缺乏高等级研究数据的支持。尽管如此，辅酶 Q10 的年销售额仍超过 5000 万美元。

肝细胞功能障碍。表现为血清肝细胞酶水平（例如，天冬氨酸和丙氨酸转移酶）的适度升高，这是最常见的副作用之一，但通常影响不大。发病率约为 3%，高于正常上限 3 倍以上的发病率低于 1%，并且停药后都是可逆的，很少出现严重肝损伤。转氨酶超于正常上限 3 倍的患者多见于高剂量治疗下，通常出现在用药后第 1 年内。

在他汀类药物治疗中推荐进行转氨酶监测，但并不能完全及时发现和预防肝损伤，因此，美国 FDA 建议定期监测而非持续监测。一种方法是提前监测，另一种选择是在 3 ～ 12 个月之间只有在肝损伤症状明显时才进行检测。虽然目前还没有关于他汀类药物使转氨酶升高（高达正常上限的 3 倍）的患者使用他汀类药物的指南，但现有数据显示肝功能无明显破坏或影响心血管获益。

糖尿病。糖尿病风险基因位于参与低密度脂蛋白形成的机制的基因附近。使用他汀类药物时新发糖尿病的风险显著增加（9% ～ 12%），发病率为 0.1/100 患者年。发生糖尿病风险与剂量相关，对于有糖尿病风险因素的人来说，接受强化剂量治疗的风险最大；这是一种共性效应，与所有他汀类药物有关。尽管糖尿病风险增加，但心血管事件风险仍能大幅降低（每 1000 名患者强化他汀治疗，每年可减少 6.5 例心血管事件，而新发糖尿病病例为 1 ～ 2 例）。

认知障碍。通过药监报告发现某些患者会出现认知混乱。受影响的患者主诉出现可逆性记忆障碍和其他认知问题，这些问题随着他汀类药物治疗事件延长而增多，并在停止治疗后缓解。该副作用已被美国 FDA 添加到药品说明书中，以至于导致某些患者害怕服用该类药物。一项回顾性队列研究对超过 450 000 名他汀类药物使用者和相同数量的匹配的非使用者和其他降脂药物的使用者进行了对比，该研究发现，68 028 名新发急性记忆障碍患者与服用他汀类药物有关。在回顾性研究中，他汀类药物和非他汀类药物在治疗开始后 30 天内发生急性记忆障碍比例相同。有前瞻性研究表明两者无关联，如真的存在引起认知障碍的风险，似乎不是他汀类药物独有的。一些人推测，这些症状可能是血清胆固醇水平非常低的结果，但还需要更多的数据建立因果关系。

出血性卒中。在他汀类药物治疗的两项大型欧洲临床试验中，卒中仅发生在既往卒中或脑血管疾病患者的亚组中，说明其引起出血性脑卒中风险较小。在这些研究中，其他类型的脑卒中和脑死亡的风险要么降低，要么保持不变，然而这仍缺乏大型回顾性研究证实。以上研究表明，出血性卒中的风险通常非常小，远低于缺血性卒中的风险。

其他所谓的不良反应。如前所述，早期的 meta 分析提出了他汀类药物可能会引起非冠心病疾病的死亡率增加（例如，癌症、自杀或暴力），但大规模前瞻性研究显示并没有相关证据表明存在该种不良反应。在大多数研究中，全因死亡率均降低。最近观察到他汀类药物在癌症患者中的使用与癌症相关死亡率的降低有关。

处理不良反应。在大多数情况下，减少剂量，改用非他汀类药物制剂（表 27-9）或在暂停后重新开始他汀类药物治疗，可以解决治疗不良反应。在一项针对超过 28 000 名曾发生他汀类药物不良作用的初级保健患者的研究中，与停止他汀类药物治疗的患者相比，超过 70% 的患者能够继续治疗并在 4 年的随访中显著改善心血管结局。在改用其他他汀类药物制剂的患者中，26.5% 有第二次不良反应，但 84% 的人可继续接受他汀类药物治疗。如前所述，PCSK9 抑制剂是非常有效的选择，但费用很高。依折麦布仅在用作强化他汀类药物治疗的辅助药物时才有效。

在怀孕期间使用。怀孕期间和哺乳期间禁忌使用他汀类药物，因为有报告称动物试验中使用洛伐他汀可致先天性缺陷。

药物与药物相互作用（表 27-10 和 27-11）。大多数药物之间作用是由于同时使用影响肝细胞色素功能的药物，因为许多他汀类药物通过细胞色素系统在肝中经历首关代谢。CYP3A4 抑制剂（例如，HIV 蛋白酶抑制剂、唑类抗真菌剂、克拉霉素、奈法唑酮和＞ 1 夸脱 / 天的葡萄柚汁）可提高辛伐他汀和洛伐他汀的效力，这些药物受 CYP3A4 代谢影响较大；而阿托伐他汀受 CYP3A4 代谢影响较少，因为首关效应较少。普伐他汀和瑞舒伐他汀的细胞色素 P450 代谢很少，因此与影响肝诱导药物之间作用也很少。吉非罗齐（但不是非诺贝特）阻断他汀类药物葡萄糖醛酸化，这是一种主要的代谢途径，因此可增加他汀类药物水平和横纹肌溶解的风险。环孢素可抑制他汀类药物的运输，增加发生不良反应的风险。用药前也需提醒患者无需对同时摄入葡萄汁过度担心，大剂量的摄入（＞ 1 夸脱 / 天）才会干扰他汀类药物的代谢，每天一两杯可能并不产生影响。

他汀类药物的选择（表 27-8 和 27-9）。所有他汀类药物似乎都能够降低冠状动脉事件的风险，与其降低低密度脂蛋白的功效成正比。许多他汀类药物也被证明可以减少冠状动脉或颈动脉瘤的进展，并且在某些情况下，诱导斑块消退。他汀类药物不仅可以减少冠状动脉事件，还可以降低全因死亡率。不良反应的风险似乎也与效力成正比。药剂的选择取决于所需的药效程度和成本。目前大多数的他汀类药物包括阿托伐他汀和瑞舒伐他汀都大大降低了成本，并在很大程度上避免品牌效应。某项比较有效性的研究发现，使用仿制药制剂比使用品牌他汀类药物有着更好的依从性和心血管结果。

为降低密度脂蛋白水平降低（≤ 25%），患者起始可以使用任何他汀类药物。对于冠心病风险高需要强化治疗的患者，需要更明显降低低密度脂蛋白（＞ 40%），最好选择如前所述有效性更佳的他汀类药物（例如，阿托伐他汀）。比较两种强化方案（阿托伐他汀 80 mg/d 与瑞舒伐他汀 40 mg/d）后发现，瑞舒伐他汀降低低密度脂蛋白和升高高密度脂蛋白效果更明显，但冠状动脉粥样硬化消退程度小，然而两种药物作用均显著。当需要避免肌痛副作用时，阿托伐他汀和瑞舒伐他汀比辛伐他汀更适用。在急性冠脉综合征（例如，新发心肌梗死或不稳定型心绞痛）的情况下，医生更倾向于使用高剂量阿托伐他汀（80 mg/d）。而其他他汀类药物是否在急性冠脉综合征背景下有益则需要进一步研究。

依折麦布[96–97]

依折麦布通过抑制小肠壁刷缘处的胆固醇运输来阻止胆固醇从肠道吸收。它干扰转运蛋白活性所需的特定蛋白质。高选择性决定该药物在小剂量时即可起效，同时不干扰其他药物和脂溶性维生素的吸收，这是胆汁螯合剂的局限之处（见后面的讨论）。依折麦布的易用性和耐受性导致胆汁酸螯合剂逐渐被替代。

有效性。依折麦布单用时可将低密度脂蛋白降低 15% ～ 25%。当与他汀类药物结合使用时，它可使低密度脂蛋白水平额外降低 20% ～ 25%，其降低密度脂蛋白力度比单独使用高剂量他汀类药物还要强。但初步研究表明，单用该类药物未能显示降低 CVD 事件发生率，但作为二级预防与高剂量辛伐他汀（40 ～ 80 mg/d）联合使用时 CVD 事件风险适度降低，具有统计学意义。在一项大规模随机试验（BETTER-IT）中，给 18 000 多名因急性冠脉综合征住院、平均低密度脂蛋白水平为 69 mg/dl 的患者使用 40 mg 辛伐他汀联合 10 mg 依折麦布，低密度脂蛋白水平可降低 22%，事件风险绝对降低 2%，在 7 年的随访中，风险比降低 7%。这些发现表明，降低 CVD 风险的关键是降低低密度脂蛋白水平。

不良反应和药物之间相互作用。腹泻是最常见的副作用，关节痛也有报道，肝炎、胰腺炎和血小板减少症也有报道。因此不建议在合并肝病时使用。当依折麦布与他汀类药物联合使用时，可能会发生肌痛和横纹肌溶解，提示他汀类药物作用增强。华法林活性增强。由于胆道胆固醇排泄增加，与胆酸一起使用会增加胆囊疾病的风险。与环孢素一起使用会增加这两种药物的使用水平。在 IMPROVE-IT 研究中，每年有 7% 的患者因不良反应而暂停使用依折麦布，这强调了耐受性在选择药物治疗时的重要性。

制剂、成本和成本效益。用药需要考虑到成本问题。依折麦布有品牌药（Zetia）可用，与辛伐他汀（Vytorin）有多种固定剂量组合。两种制剂的成本大致相同，几乎是阿托伐他汀强化剂量的 30 倍。在高危患者中，除了强化他汀类药物治疗外，其成本效益计算为 15.2 万美元 /QALY。

PCSK9 抑制剂 [98–106]

基因组学研究显示，具有限制 PCSK9 合成（调节低密度脂蛋白受体水平的肝脏血清蛋白酶）基因突变的人，其低密度脂蛋白胆固醇水平非常低，CVD 事件风险最小。通过单克隆抗体抑制蛋白酶可增加低密度脂蛋白受体水平，从而增强血浆中的低密度脂蛋白清除率并降低 CVD 事件风险。许多商业化的单克隆抗体制剂（阿利库单抗、伯考赛珠单抗和依洛尤单抗）已经开发出来并进行了大规模随机试验测试，并已获得美国 FDA 批准用于高危人群。还有一种正在开发的 RNA 干扰剂可抑制 PCSK9 的合成。

有效性。当加用他汀类药物治疗时，冠状动脉斑块会减少。低密度脂蛋白水平在 70 ～ 100 mg/dl 并已接受他汀类药物治疗的高危患者，在大规模随机试验中观察到，低密度脂蛋白降低 50% ～ 60%（低至 30 mg/dl），可使主要不良心血管事件发生率降低 20%，但在低风险患者中 CVD 事件没有显著减少。除了降低低密度脂蛋白外，这些药物还显著降低非高密度脂蛋白、载脂蛋白 B、脂蛋白（a）和甘油三酯，高密度脂蛋白可有小幅增加（8%）。当给予患有急性冠脉综合征事件的患者阿利库单抗治疗时，其并发症发生风险降低 15%，并且对低密度脂蛋白大于 100 mg/dl 的患者最有效。令人担忧的是伯考赛珠单抗疗效不稳定，提示该类成分提取技术需继续研发。

不良反应。注意注射部位反应、肌肉酸痛、皮疹和荨麻疹。在多中心研究中，治疗组和安慰剂组的不良反应发生率相似，但研究持续时间不超过 2 年，不足以证明其长期安全性。在一项研究中发现，认知障碍的不良反应事件的发生率略有增加，虽然并不常见（0 ～ 1.2%）。在一项针对 1200 名服用伯考赛珠单抗的患者的随访研究中，认知功能的组间测量没有显著差异。当这些药物与强化他汀类药物联用时，人们开始关注低水平的低密度脂蛋白是否会影响神经认知功能。目前尚未明确该类药物在妊娠期的安全性，通常这些药物在妊娠早期不会穿过胎盘，但在妊娠后期可能会穿过胎盘。

使用、成本和成本效益。PCSK9 抑制剂需要每 2 ～ 4 周通过皮下注射给药。成本非常高，几乎是仿制药强化剂量阿托伐他汀的 150 倍。通过计算大多数高风险人群的成本效益得出，QALY 为 414 000 美元到 503 000 美元不等。即使发生重大降价，成本效益仍将是推广使用的主要障碍，导致大多数保险公司对 CVD 高风险（如杂合子家族性高脂血症或严重冠心病）患者设立较多的限制。

可能影响血脂但没有显著 CVD 益处的疗法 [107-120]（表 27-8）

这一类别的药物作用非常有限。在早期研究中，某些药物因显著的降脂效果有望成为推荐药物，但随后的长期大规模、随机、研究未能一致证明其心血管发病率和死亡率的临床显著降低。此外还具有较多副作用而不能耐受，尤其在与他汀类药物治疗联合使用时，不良反应的发生率会增加。还有一些“天然”补充剂受到大力推广，无需处方即可获得，但缺乏功效证据。

贝特类（吉非罗齐和非诺贝特）[107–112]

贝特类药物可激活血脂和葡萄糖代谢、炎症和血管内皮功能的调节，从而减少了极低密度脂蛋白合成并促进其代谢，降低了甘油三酯水平，并可能提高高密度脂蛋白浓度。

有效性。吉非罗齐的早期研究表明，其能改善心血管结局，但没有改善总死亡率。尽管如此，这类药物可有效减少高达 50% 甘油三酯水平，因此可用于预防高甘油三酯血症患者的胰腺炎（见后面的讨论）。其还可适度提高高密度脂蛋白。对低密度脂蛋白胆固醇的影响不稳定。对于正常至低水平甘油三酯的患者可减少 8% ～ 15%，当甘油三酯高时减少幅度可能更大。在具有代谢综合征（甘油三酯高、高密度脂蛋白低、极低密度脂蛋白高）的糖尿病患者的 ACCORD 研究中，他汀类药物治疗联用贝特类药物未能改善心血管结局。meta 分析发现，使用贝特类药物并没有显著降低心血管事件或全因死亡率。

不良反应。目前市面上的贝特类药物通常耐受性良好，常见副作用为胃肠道反应，其次因增加胆汁胆固醇含量，会有增加胆结石形成的风险。该类药物可以增强华法林和口服降血糖药的药理作用。美国 FDA 已经发布了关于贝特类药物与他汀类药物联合使用的警告：同时使用吉非罗齐和他汀类药物时容易出现肌炎和横纹肌溶解的发生（不是非诺贝特的问题）。老年人使用非诺贝特会引起肾功能受损（肌酐升高、住院和肾内科会诊）。

用药注意。由于这些药物降低低密度脂蛋白的效果远低于他汀类药物，当添加到他汀类药物治疗时不会显著降低 CVD 事件风险，并且在与他汀类药物联合使用时会引起许多不良反应，因此推荐单用，用于明显高甘油三酯血症患者以预防胰腺炎发生（甘油三酯＞ 500 ～ 1000 mg/dl）。

胆汁酸螯合剂（考来烯胺、考来替泊、考来维仑）[113–115]

胆汁酸螯合剂通过结合肠道中的胆汁酸而中断其正常的肠肝循环，使肝内胆固醇向胆汁酸转化，降低总胆固醇和低密度脂蛋白水平以及低密度脂蛋白受体合成的上调。高密度脂蛋白可能会稍微升高，但甘油三酯水平也同样会升高，特别是如果治疗前就存在高甘油三酯血症。

有效性。在一些研究中观察到胆汁酸螯合剂可使低密度脂蛋白降低 0 ～ 14%，同时 CVD 事件风险也会降低。meta 分析发现，与他汀类药物治疗联合使用时，获益没有明显增加。目前尚无充分数据表明与依折麦布联用时是否有助于低密度脂蛋白水平降低，仅一些小规模研究表明有这种可能性。

不良反应。胆汁螯合剂是不可吸收的树脂，其主要副作用是胃肠道反应，包括便秘、腹胀、胃灼热和恶心。因此导致患者不耐受，并可能影响长期用药。联合高纤维饮食、车前草和饭前服用这些药物可改善胃肠道不适。该药可能阻碍某些药物（例如，他汀类药物、依折麦布、地高辛、甲状腺素、华法林、四环素、苯巴比妥）的吸收，因此在服用其他药物后至少 1 h 或之前 4 h 服用胆汁螯合剂。极少数人在服用该药时可能会发生脂肪痢和脂溶性维生素（A、D、E 和 K）吸收不良。

制剂和使用。考来烯胺和考来替泊被制成粉末，可溶解在液体中。考来维仑是 625 mg 每粒的规格，可结合胃肠道中的脂质成分，如胆固醇。耐受性良好，较少影响其他药物的吸收，胃肠道反应较少。

起始剂量通常是 1 勺（4 g 考来烯胺，5 g 考来替泊），呈粉末状，每日两次，假如在一大杯水中，可以增加到总共 3 勺，每日两次。如果不可接受仿制药制剂的质地，则可以尝试另一种质地更细腻的考来烯胺配方。考来维仑是每天 6 片（625 mg 片剂装），每日一次或两次给药。

烟酸[116–117]（表 27-8）

烟酸是他汀类药物治疗的常用替代品或辅助药物，因为它具有显著提高高密度脂蛋白（大约 15% ～ 35%），同时降低甘油三酯（20% ～ 50%）和低密度脂蛋白（5% ～ 25%）的作用。它将小的低密度脂蛋白颗粒转化为更轻、更不易沉积成动脉粥样硬化的形式。早期研究表明，单药治疗存在临床获益，但最近的数据发现很少，特别是在用作他汀类药物治疗的辅助药物时。此外，因烟酸存在较多副作用和严重的不良反应，临床上已将其降级为四线用药。美国 FDA 也撤销了其与他汀类药物组合制剂的申请。

有效性。早在 1975 年（在他汀类药物出现之前）的冠状动脉药物项目研究中，就指出烟酸治疗效果，研究中给予具有低水平高密度脂蛋白的高危中年男性服用短效烟酸制剂，观察发现实验组可显著减少新发心肌梗死（26%）、卒中（24%）和死亡（11%）风险。meta 分析汇总了后续小规模研究的数据，也表明了类似的获益。然而，在设计精良的大规模随机试验（HPS2-THRIVE、AIM-HIGH）中，在与他汀类药物治疗联合使用时，尽管低密度脂蛋白胆固醇和甘油三酯降低，高密度脂蛋白显著增加，但是烟酸不仅未能降低不良心血管事件的发生率，还增加了严重不良反应的发生风险。

不良反应。HPS2-THRIVE 和 AIM-HIGH 研究在长期随访过程中发现烟酸发生严重不良反应的风险，包括使糖尿病患者血糖恶化，新发糖尿病的发病率增加，血糖升高、感染、胃肠功能紊乱、出血和肌肉骨骼损失等严重事件。在 HPS2-THRIVE 研究中表示，全因死亡率呈上升趋势。

最常见的副作用是前列腺素介导的血管舒张，导致颜面潮红，头晕目眩。血管舒张是因为烟酸早期代谢产物与甘氨酸混合产生烟尿酸，从而触发前列腺素介导的血管舒张。颜面潮红可随着时间逐渐耐受并可逐渐增加药物剂量。

肝毒性是另一个主要问题与烟碱和嘧啶的非共轭性结合有关。缓释片（持续时间为 18 ～ 24 h）对肝毒性风险最大，这些制剂主要通过非结合途径代谢。服用中等释放时间（8 ～ 10 h 缓慢释放）配方可将肝损害风险降至最低，因该配方是通过两种途径进行代谢。因此，使用烟酸时需要定期监测肝功能（例如，天冬氨酸转氨酶测定）。烟酸使用偶尔可引起皮疹、皮肤干燥，涂抹羊毛脂霜可改善干燥。某些患者会出现胃肠道不适。

使用和制剂。由于在长期随访试验中观察到的令人担忧的副作用，烟酸不应联用他汀类药物治疗低高密度脂蛋白的高危患者，也不应作为不耐受他汀类药物的一线替代药品。只有当其他治疗措施失败时，才考虑使用。

烟酸作为一种 B 族复合维生素，缓释制剂无需处方即可获得，虽然成本低，但频繁引起颜面潮红和肝毒性。中等释放制剂（也称为缓释烟酸）需要处方，耐受性良好但价格更高。

激素替代疗法 [118-120]

在绝经后妇女中，雌激素替代疗法可降低低密度脂蛋白并升高高密度脂蛋白胆固醇。回顾性流行病学研究表明，激素替代疗法可降低冠心病风险，因此在某段时间被广泛用于绝经后妇女的冠心病预防。然而，几项关于雌激素或雌激素 / 孕激素的大规模、前瞻性、随机试验证实，激素替代疗法未能降低绝经后妇女 CVD 发病率或死亡率。例如，在妇女健康倡议的研究中发现非致命性心肌梗死和死亡反而略有增加，特别是在接受联合治疗的老年妇女中。同一截止于 2004 年的雌激素研究中，同样发现该疗法对冠心病发病率或死亡率无益，但是，与双激素治疗不同的是，并没有发现冠心病发生率增加。因此，尽管对血脂有改善，但激素替代疗法并不推荐用于预防冠心病。

组合方案 [121-123]（表 27-8）

强化他汀类药物治疗仍然是降低高脂血症患者 CVD 事件风险的首选降脂方法。如果不能耐受大剂量他汀类药物治疗或未能达到治疗目标，则重新强化生活方式的改变和考虑联合药物治疗。添加第二种药物时应考虑到预期的 CVD 益处、成本和其他相关风险。

他汀 +PCSK9 抑制剂或依折麦布

添加 PCSK9 抑制剂可显著降低高达 20% 的 CVD 风险，但将成本增加 150 倍，并可能存在认知相关副作用。添加依折麦布可将成本增加近 30 倍，并增加他汀类药物副作用的风险，同时适度降低 CVD 风险（高达 9%）。因此，这种联合治疗应限于不能耐受他汀类药物全剂量的高危人群和需要最大干预强度的极高风险人群。

他汀 + 烟酸、贝特类药物、ω–3 脂肪酸或胆汁酸螯合剂

对涉及需要强化降脂的冠心病高风险人群的系统研究发现，将未足量的他汀类药物与这些老药联合使用，随访 2 年未发现比单独使用高剂量他汀类药物更好的心血管结局。不仅功效评价上无优势，而且不良影响和成本增加。在他汀类药物治疗中加入吉非罗齐可使横纹肌溶解、肾衰竭的风险增加。烟酸和他汀类药物治疗的组合会显著增加糖耐量受损、严重胃肠道、肌肉、感染和出血事件等风险。因此，美国 FDA 已撤回他汀类药物和烟酸或贝特类组合制剂的批准。

依折麦布 + 贝特类药物

这种组合在混合性高脂血症患者中可能看起来很有吸引力，但两者都会增加胆道胆固醇排泄，增加胆囊疾病的风险。

烟酸 + 贝特类药物

对于严重高甘油三酯血症患者，如果单用贝特类药物达不到治疗效果，可联合烟酸治疗。还可以添加鱼油补充剂。由于不良反应的风险增加，不建议将这些药物与他汀类药物联用。

实验疗法 [124-128]

PCSK9 通路的 RNA 干扰

关于 PCSK9 合成的 RNA 干扰和 RNA 沉默途径正在研究中。在新型降胆固醇药物 inclisiran（一种针对 PCSK9 信使 RNA 的化学合成的小干扰 RNA）的临床 2 期研究中，随访 6 个月发现，PCSK9 水平下降，低密度脂蛋白下降了 50%。CVD 的预后数据需要进行长期随访。

胆固醇酯转移蛋白抑制剂

这些药物试图通过抑制胆固醇酯转移蛋白（CETP）来提高高密度脂蛋白，从而降低冠心病的风险。胆固醇酯转移蛋白促进胆固醇酯从高密度脂蛋白转移到致动脉粥样硬化脂蛋白，如低密度脂蛋白。具有低水平 CETP 基因患者表现出高密度脂蛋白水平高，低密度脂蛋白水平低并降低冠心病风险。虽然这些药物能够显著增加高密度脂蛋白，并一定程度降低低密度脂蛋白，但心血管发病率和死亡率的临床效果并不一致。其原因从血压升高到肾功能受损不一。这些药物（安塞曲匹）虽然有一定疗效，但安全性存在问题，因此美国 FDA 的审批申请已暂停。遵循文献，此类目前没有可用药物。

血管生成素样 3（ANGPTL3）抑制剂

基因组研究和对这种脂蛋白脂肪酶活性的重要调节因子的抑制实验显示，甘油三酯和低密度脂蛋白降低，高密度脂蛋白增加。编码这种物质的基因发生突变的人冠心病风险非常低。ANGPTL3 抑制剂对动脉粥样硬化和 CVD 事件发生率的影响是正在进行的研究主题。

重要患者亚群的管理

高龄患者 [33,36,41,65,67,80,112]

尽管没有针对 80 岁及以上人群使用他汀类药物的随机试验，但目前这类患者仍有相当大比例正在服用他汀类药物，主要用于二级预防，但也有些用于一级预防。大多数人在多年前就开始治疗。对高龄（包括 80 岁以上）高危患者（现有冠心病或糖尿病）的随机试验回顾发现，在该亚组中持续使用他汀类药物可显著降低 CVD 风险。一项预测成本效益分析发现，对 75 ～ 94 岁服用他汀类药物治疗的患者进行一级预防的成本效益相当高（25 200 美元 /QALY），同时指出，肌肉或认知障碍的风险增加 10% ～ 30% 将抵消心血管益处。那些精力充沛且预期寿命相当长的人可以从治疗中受益匪浅，最好在生命早期开始，但个体化的治疗决策需要考虑到功能和认知状态、合并症、医疗负担、预期寿命和患者偏好。

他汀类药物是 CVD 高危人群的首选药物干预，即使是具有低密度脂蛋白胆固醇平均水平且 hsCRP 升高（＞ 2 mg/L）或高密度脂蛋白胆固醇低的患者。这些药物在老年人中耐受性良好，轻微腹泻、肌痛和偶尔的睡眠障碍是最常见的问题。轻微的转氨酶升高很常见，但通常无症状，一般无需停药，除非超过正常水平的 3 倍。如前所述，最初对恶性肿瘤风险增加的担忧在大规模、前瞻性的长期随访研究中已被证明是毫无根据的。胆酸螯合剂和依折麦布是安全的，但可引起相当严重的胃肠道不适，并且螯合剂需要大剂量，这会损害维生素和其他药物的吸收（见前面的讨论）。对高龄老年人有效的证据很少。

HIV 感染者 [16,39]

在 HIV 感染者中，甘油三酯、低密度脂蛋白胆固醇和冠心病风险增加很常见。可能的机制包括 HIV 感染对冠状动脉的直接损害以及吸烟等常见合并症。某些抗逆转录病毒疗法（例如，蛋白酶抑制剂和某些核苷类逆转录酶抑制剂）可能通过对脂质或者直接对血管产生不利影响，导致冠心病风险。

治疗方法与非 HIV 患者的治疗方法相似，首先是生活方式的改变和其他冠心病风险因素的治疗，并考虑调整 HIV 抗逆转录病毒治疗方案（见第 13 章）。尽管甘油三酯升高的患病率很高，但考虑到低密度脂蛋白在降低冠心病风险方面更显著的益处，仍优先考虑降低低密度脂蛋白胆固醇。因此，他汀类药物仍然是 HIV 降脂治疗的基石，但在选择他汀类药物时，应考虑一些抗逆转录病毒药物对他汀类药物代谢（特别是辛伐他汀和洛伐他汀）的潜在抑制作用，以限制肌病并发症的风险（表 27-8 至表 27-11），普伐他汀和阿托伐他汀被认为是合理的首选药物。HIV 患者对他汀类药物的反应轻微降低（与非 HIV 患者相比，低密度脂蛋白胆固醇的降低幅度下降 2.7%），其原因尚不清楚，但似乎与他汀类药物的选择或依从性无关。

使用贝特类或烟酸治疗残留的高甘油三酯血症应遵循与非 HIV 患者相同的方法，其在进一步降低冠心病风险方面额外收益的证据比他汀类更为有限也可以令人理解，并且药物与药物间相互作用的机会增加（特别是使用吉非罗齐或烟酸），这增加了横纹肌溶解、肌炎，以及肝酶、肌酶升高的风险（参见前面的讨论）。在对 HIV 患者和无 HIV 患者降脂的比较研究中，高甘油三酯血症似乎在使用蛋白酶抑制剂或核苷类逆转录酶抑制剂治疗的 HIV 患者中的疗效更差，但非核苷类逆转录酶抑制剂治疗中则不然。在 HIV 组中，横纹肌溶解以及肌肉、肝实验室结果异常的频率更高。

高甘油三酯血症患者 [2,5–6,21,103–110,114–115]

单纯高甘油三酯血症。单纯高甘油三酯血症的治疗降低 CVD 风险的证据尚不明确，尤其是在没有其他 CVD 风险因素且 CVD 事件风险较低的人群中。在这种情况下，治疗目标集中在预防胰腺炎上，当甘油三酯水平大于 500 mg/dl 时，特别是当水平超过 1000 mg/dl 时，需警惕胰腺炎。低于这一水平，可以仅仅通过饮食和运动来管理。

降低令人担忧的甘油三酯水平的药物包括贝特类药物、鱼油补充剂和烟酸。贝特类将甘油三酯降低 25% ～ 50%，并降低胰腺炎的风险。鱼油补充剂含有 EPA、DHA、EPA 的乙酯或 EPA 和 DHA 的游离脂肪酸，已获美国 FDA 批准用于高甘油三酯血症，但尚未证明有能力降低胰腺炎的风险。治疗时可能需要大剂量（3 ～ 12 g/d），这些剂量可将甘油三酯水平降低 20% ～ 50%。烟酸可减少甘油三酯 10% ～ 50%，可用作替代单药治疗或联合使用。

与使用这些药物相关的众多副作用限制了它们的长期使用。减少剂量的联合疗法是改善耐受性的一种可能方法。对 APOC3（一种脂蛋白脂肪酶抑制剂）的抑制作用研究很有希望，因为它可以大大降低甘油三酯。

混合性高甘油三酯血症。在这种情况下，由于存在低高密度脂蛋白、高低密度脂蛋白以及甘油三酯的升高，心血管风险增加。病因包括代谢综合征（甘油三酯升高、高密度脂蛋白降低、高血压、葡萄糖不耐受、肥胖）、家族性混合性高脂血症和家族性低脂蛋白血症（表 27-2）。在遗传性病例中，回顾家族史时可以发现早发的 CVD。高甘油三酯和早发性冠心病家族史患者的潜在病理生理学表现包括高密度脂蛋白 2 过少和致密低密度脂蛋白过多。CVD 风险与非高密度脂蛋白胆固醇水平成正比（表 27-4）。

药物治疗主要目的是纠正导致心血管事件风险最大的脂质异常，而不是集中在甘油三酯上。他汀类药物治疗通常是药物治疗的经典选择，同时应注意任何潜在的糖尿病或代谢综合征（见第 26、102 和 234 章）。PCSK9 抑制剂已被批准用于异质性家族性高胆固醇血症患者。烟酸单药治疗以前很受欢迎，以实现类似的目标，但与他汀类药物联合使用时，其令人烦恼的副作用和严重不良反应的风险增加，却没有降低 CVD 风险，这限制了它的有效性。同样，贝特类单药治疗可以增加高密度脂蛋白并降低甘油三酯，但对低密度脂蛋白胆固醇的影响是可变的，只有一项大规模研究（使用吉非罗齐单药治疗的 VA 研究）显示 CVD 事件发生率降低。meta 分析发现，联合他汀类药物使用并不能改善结局，但会增加横纹肌溶解的风险。

高密度脂蛋白胆固醇降低患者 [1,23,65,116–117,123,125]

流行病学数据显示，高密度脂蛋白水平与 CVD 风险之间存在很强的反比关系，但这种关系的病理生理学基础仍然是争论的主题。针对低高密度脂蛋白胆固醇的药物尚未证明能降低 CVD 发病率和死亡率，至少下降的收益不能胜过任何不良反应。烟酸可使高密度脂蛋白增加 15% ~ 35%，当用作单药治疗时，可适度降低既往存在 CVD 患者的再发风险。然而，当与他汀类药物治疗结合使用进行二级预防时，它不能提供额外的 CVD 益处，并且该组合还会增加不良反应的风险。用于一级预防的数据很少；此外，一系列的副作用限制了长期使用。CETP 抑制剂一直是相当多研究的主题。它们显著增加了高密度脂蛋白，但在除一项研究外，所有研究都未能减少动脉粥样硬化性血管疾病患者的 CVD 事件，这一结果挑战了动脉粥样硬化风险的低高密度脂蛋白假设。应该遵循文献，因为这仍然是一个活跃的研究领域。目前，生活方式的改变，包括戒烟、减肥和运动，仍然是低高密度脂蛋白胆固醇患者提高的最佳方法。

监测治疗[34,131]

低密度脂蛋白胆固醇水平的测量是监测治疗疗效和依从性的主要方法。它可以在开始治疗后 6 ~ 8 周开始，每 3 ~ 4 个月测量一次，直到控制稳定。之后，每 6 ~ 12 个月复查一次。虽然可能没有指定特定的目标血清浓度，但建议高危人群将低密度脂蛋白胆固醇降低 50% 以上，而对于风险较低的人群，低密度脂蛋白胆固醇应降低 30% 以上。在甘油三酯升高的人群中，监测非高密度脂蛋白胆固醇可能比低密度脂蛋白胆固醇更准确，这可能导致计算出的低密度脂蛋白胆固醇测定错误（参见前面的讨论）。该水平也与他汀类药物治疗患者的风险密切相关。肌肉相关副作用会出现，在强化他汀类药物治疗的早期阶段，需监测肌酸磷酸激酶（CPK、CK）。其他时候可仅限于那些抱怨肌肉相关症状的人，无需对无症状者进行常规监测。由于严重肝副作用的发生频率极低，服用他汀类药物的患者不再需要常规监测的血清转氨酶；然而，如果使用烟酸或贝特类，特别是与他汀类药物同时服用，则有必要进行监测。监测糖化血红蛋白 A1c 以寻找葡萄糖不耐受恶化的证据是糖尿病患者或糖尿病风险因素患者的合理考虑，特别是在服用高剂量强效他汀类药物时。

患者教育[129]（另见第 18 章）

患者教育在脂质紊乱管理中的重要性怎么强调都不为过，因为成功的治疗需要生活方式的改变和持续的药物依从性，这通常是一种无症状的疾病，并且在未来数年受益。实现和维持动机是关键，这可以从共同决策过程的获得的个性化来支持，其中包括患者的临床状态、偏好、关注点以及治疗的预期风险和益处。估计有多少风险可以降低，或者用更积极的话说，可以延长多少预期寿命，不仅是对患者还是对他们的医生都很有用。一旦确定了动机，重点就会转移到具体的饮食、运动和药物治疗计划上。

饮食

初级保健团队成员作为指导患者健康教育和加强健康饮食行为的重要人群，首要推荐地中海式饮食方法。许多患者惊讶地发现，膳食脂肪比膳食胆固醇更致动脉粥样硬化，并且过量食用低脂、含糖的食物会增加低密度脂蛋白胆固醇。基层医疗团队成员可通过回顾患者经常食用的食物中饱和脂肪和反式脂肪含量（见表 27-13 至表 27-15），简单地从饮食中去除或减少摄入一些严重有害的食物（例如，加工零食、奶酪、肥肉、冷盘、油炸食品）可保证一个良好饮食习惯的开始，同时需要份量控制。还可以通过与营养师的讨论来制订一个更全面的饮食计划，并做成书面材料（例如 AHA 制作的材料）便于后续执行。基层医疗团队成员还需要定期随访患者的体重和胆固醇变化，无论是面访还是通过线上随访，都是提高依从性和强化效果的绝佳手段，但经常被忽视。

锻炼

饮食控制固然重要，但运动的作用也不容忽视，尤其对所有高脂血症患者，特别是那些具有代谢综合征脂质谱（高甘油三酯、低高密度脂蛋白、高低密度脂蛋白）的人很重要。运动（每周 150 min 的适度运动）对降低冠心病发病率和死亡率的作用值得特别注意（见第 18 章），同时应将注意力重新集中在冠心病风险上，而不仅仅是血脂水平。

药物

患者需要了解其医疗计划的基本原理及其正确使用和副作用。有些人错误地认为他们的药物是具有治愈性的，并可在治疗几个月后停止治疗。另一些人则对药物不良反应存在过分担忧，过早停止用药，对他们来说，阅读包装说明书可能会产生恐惧心理。因此在缺乏医生或护士解释的情况下，许多患者通常会停止服药或不按处方服药。媒体对降脂药的关注比较高，但必须具体回顾和分析不良反应发生的具体情形，包括已验证的和未经验证的。

良好的健康教育和药物方案很重要，但不足以确保患者的依从性。同时成本花费是需要探索和考虑的另一个重要因素，医生再开处方时需要考虑患者保险覆盖的范围和处方药的支付能力。

转诊适应证 [131]

转诊至营养师

如果患者对自己应该选择的食物不清楚，或遵守的饮食是有问题的，那么在指定饮食计划时，患者应咨询营养师。营养师可以提供教育材料、食物准备建议以及患者改变饮食习惯时所需要的定期反馈。

转诊至血脂专家

对于对生活方式改变和强化他汀类药物治疗效果不佳的高危患者，以及任何脂蛋白水平极端或有明显早发冠心病家族史（55 岁之前）的患者，应考虑转诊至诊治血脂异常的专家处。一些遗传性疾病对标准疗法明显效果不佳，患有这些疾病的患者需要更复杂的治疗方案才能从中获益，这是血脂专家的领域。同时还可以确定受影响的家庭成员。血脂研究实验室通常可以通过测试来对特定的基因异常进行分类，这是大多数临床实验室中没有的。基因组扫描、脂蛋白的超速离心、DNA 的聚合酶链反应扩增以及细胞受体和酶测定可用于帮助查明原因并筛查其他家庭成员的问题。虽然这些更复杂的测试可能还没有转化为不同的治疗方案，但它们通常有助于阐明相关家庭中个体罹患冠心病风险的问题，并可能影响未来几年的治疗选择。

在考虑使用 PCSK9 时，也应进行咨询。考虑到这类药物的成本巨大，它们最具成本效益的使用，至少需与血脂专家进行非正式咨询。

治疗建议 [34-35,37,85,122,130-132]

以下建议主要来自 ACC/AHA 指南的建议，该指南继承了先前美国全国共识小组［第三成人治疗小组（ATP Ⅲ）］的建议。尽管因其明显降低药物治疗阈值和提高治疗强度而引起争议，但 ACC/AHA 建议在这里被采用和调整，因为现有证据表明，它们有可能以适度的成本和低风险水平为尽可能多的患者提供最大的好处。今后的观察性和随机试验将会检验这些当前指南所依据的假设，这有助于为这些建议的更新和实施提供信息。最重要的是，用于量化心血管风险的队列方程可能会不断修订，以提高其在当代人群中使用的准确性。此外，尽管目前的 ACC/AHA 指南不建议治疗至一个特定的低密度脂蛋白胆固醇目标，但如果新数据表明治疗至尽可能低的低密度脂蛋白胆固醇水平是最好的，这种情况可能会改变。应密切关注文献，以获取这些重要领域的新数据。

适合于所有患者的基本策略

- 在 20 岁时开始检查空腹血脂以筛查高胆固醇血症，或在心血管风险较低的人群中，至少筛查非空腹总胆固醇和高密度脂蛋白胆固醇（见第 15 章）。
- 使用经过验证的 CVD 风险评分工具计算总估计心血管风险，该工具考虑所有 CVD 风险因素，而不仅仅是血脂异常。ACC/AHA 指南建议使用队列方程工具（http：//tools.acc.org/ascvd-risk-estimator-plus/#!/calculate/estimate/）来量化未来 10 年心血管事件风险。
- 处理所有 CVD 风险因素，包括高血压（见第 26 章）、吸烟（见第 54 章）、糖尿病（见第 102 章）和肥胖（见第 235 章）。
- 实施全面的健康饮食计划（地中海式饮食，表 27-8）、运动计划（150 分钟 / 周的适度运动）和减重计划（见第 18 章和第 235 章）。争取基层医疗团队成员的努力（见第 1 章和基于团队的护理，表 27-12）。

- 通过共同决策来制订个体化的治疗方法，帮助激励患者及提高其依从性。
- 设计并实施与心血管风险程度相适应的血脂治疗方案。在这样做的过程中，解决患者的担忧，特别是那些关于长期使用降脂药物的问题。回顾有关患者可能遇到或正在使用的价格较低的被大力推广的非处方药的证据。
- 通过尽可能开具通用剂型处方，将药物效价与达到降低 CVD 风险所需的血脂下降程度相匹配，最大限度地提高药物治疗的成本效益（表 27-8 和表 27-9）。
- 通过考虑药物副作用（特别是使用最大剂量）、药物间相互作用的可能性（表 27-10 和表 27-11）、合并症、年龄和预期寿命，最大限度地提高药物治疗计划的安全性和耐受性。对于 40 岁以下和 75 岁以上的人，考虑使用半强度剂量。
- 如果患者有极高风险血脂水平，对饮食治疗加一种或两种一线药物无效，脂蛋白水平极高或有强烈早发 CVD 家族史（55 岁之前）的患者，考虑转诊至血脂专家处。
- 对于那些想要特定菜单和膳食计划的人，请考虑转诊至营养师。

高风险患者（10 年 CVD 风险 ≥ 15%、患有临床 CVD 事件、糖尿病 +10 年 CVD 风险 ≥ 7.5%，或低密度脂蛋白 ≥ 190 mg/dl）

- 启动一项计划，将饮食中的脂肪总摄入量限制在不超过热量的 20%，用多不饱和脂肪和单不饱和脂肪代替饱和脂肪、部分氢化不饱和脂肪和胆固醇。
- 启动药物治疗，包括强化他汀类（40～80 mg/d 阿托伐他汀或 20 ～ 40 mg/d 瑞舒伐他汀），以降低低密度脂蛋白胆固醇≥ 50%（表 27-8 和表 27-9）；优先选择常用的、有效的、低成本的药物。
- 对于年龄大于 75 岁或对他汀类药物使用的安全性存在担忧的患者，采用中等强度的他汀类药物（20 mg 阿托伐他汀，10 mg 瑞舒伐他汀，40 mg 辛伐他汀），目标是降低 30% ～ 50% 的低密度脂蛋白胆固醇。
- 对于预期寿命有限的老年人，例如正在接受维持性血液透析或 NYHA Ⅱ级至Ⅳ级心力衰竭的患者，应忽略他汀类药物治疗。
- 仅当最大剂量他汀类药物治疗不耐受或全剂量的强效他汀类药物未能达到所需的低密度脂蛋白降低程度时，才考虑在初始他汀类药物治疗中加入第二种药物，这可能需要非常昂贵的第二种药物，例如，PCSK9 抑制剂或依折麦布。避免使用没有被证明能够显著降低 CVD 风险的降脂药物（例如，烟酸、贝特类、鱼油、胆酸螯合剂）。
- 最大限度地提高他汀类药物使用的安全性，避免使用那些增加肌病风险的他汀类药物（例如，辛伐他汀 80 mg/d）并注意可能的药物间相互作用，这些药物可能会损害他汀类药物的代谢并增加不良反应风险（表 27-10 和表 27-11）。
- 排除低密度脂蛋白胆固醇高于 190 mg/dl 患者的高胆固醇血症的继发性原因。
- 他汀类药物治疗过程中，监测空腹血脂水平，开始后 4 ～ 12 周开始评估治疗效果，并继续定期（每 6 ～ 12 个月）监测低密度脂蛋白胆固醇降低的程度、依从性和调整用药剂量。并发高甘油三酯血症的患者，监测非高密度脂蛋白胆固醇。在强化他汀类药物治疗开始前检查糖化血红蛋白 A1c，并定期复查是否出现继发葡萄糖不耐受的证据。肌酸激酶（CK）只有在出现肌肉症状时才监测；在既往没有肝病的无症状人群中，没有必要监测转氨酶。

中高风险患者（10 年 CVD 风险≥ 7.5%+ 低密度脂蛋白 70 ～ 189 mg/dl，但没有糖尿病或临床 CVD 事件）

- 采用中等强度的他汀类药物治疗（降低 30% ～ 50% 的低密度脂蛋白胆固醇），并在讨论风险和收益后提供高强度的方案。

中等风险患者（10 年 CVD 风险 5% ～ 7.5% + 低密度脂蛋白 70 ～ 189 mg/dl）

- 在一级预防后，采用中等强度的他汀类药物治疗。检查可能增加风险的其他重要 CVD 风险因素，例如，早发 CVD 疾病家族史、hsCRP 大于 2.0 和冠状动脉钙评分大于 300AU。

中低风险患者（10 年 CVD 风险 < 5% 或低密度脂蛋白 < 190 mg/dl，年龄 < 40 岁或 > 75 岁，没有其他 CVD 风险因素）

- 提供低强度他汀类药物计划（例如，阿托伐他汀 10mg/d，辛伐他汀 20mg/d），以便在一级预防后将低密度脂蛋白胆固醇降低不到 30%。

孤立的高密度脂蛋白胆固醇降低（<40 mg/dl）、低密度脂蛋白不高和 CVD 风险不确定

- 使用可增加高密度脂蛋白胆固醇的非药物措施，包括有氧运动、戒烟，如果肥胖，应减重。这种作用可以将高密度脂蛋白增加 5 ~ 15 mg/dl。
- 建议饮食计划，用单不饱和脂肪和多不饱和脂肪代替饱和脂肪、胆固醇和部分氢化植物油。
- 计算估计心血管风险；如果升高，应根据相应的风险程度采用他汀类药物治疗（目前根据有关 CETP 抑制剂的文献，还没有专门针对纠正孤立的低高密度脂蛋白胆固醇的安全有效的药物治疗）。

孤立的高甘油三酯血症（空腹甘油三酯 > 200 mg/dl，+/– 低高密度脂蛋白，低密度脂蛋白正常）

- 检查是否有继发性高甘油三酯血症证据（表 27-2）；如果有，请治疗原发病因。
- 改变生活方式，重点是饮食和运动。
- 如果甘油三酯水平大于 500 mg/dl，特别是大于 1000 mg/dl，则使用贝特类单药治疗（例如，吉非罗齐 600 mg 每日两次，或非诺贝特 40 ~ 140 mg/d）以降低胰腺炎的风险；目标是甘油三酯水平低于 200 mg/dl。如果单独使用贝特类药物治疗时仍不达标，考虑加用烟酸（缓释片 1000 mg/d）和（或）鱼油制剂（3 ~ 12 g/d）。

表 27-12 血脂紊乱的循证干预

现有证据：大多数证据集中在提高服药依从性和生活方式改变上。一种记录在案的方法是，药剂师和医生团队使用基于 Web 的工具，并提供即时提示和基准测试。结果包括改善降脂治疗处方的使用，提高患者满意度，并达到胆固醇目标。在另一种方法中，执业护士病例管理可降低 LDL-C 和 TC 水平，增加运动活动，并增加降脂药物治疗的依从性。

有效的干预措施：
- 具有即时提示营养状态的远程技术
- 营养 / 饮食咨询
- 生活方式改变咨询
- 通过滴定降脂药物治疗密切监测血脂水平

团队成员：基层全科医生、药剂师、护士、营养师 / 营养学专家

证据质量：良好（随机试验）

Pape GA，Hunt JS，Butler KL，et al. Team-based care approach to cholesterol management in diabetes mellitus：two-year cluster randomized controlled trial. Arch Intern Med 2011；171：1480.

（为更好的糖尿病患者改善了血脂状况，药师对医生制订的治疗方案进行改良）

Paez K，Allen J.t-effectiveness of nurse practitioner management of hypercholesterolemia following coronary revascularization. J Am Acad Nurse Pract 2006；18：436

（护士管理的病例经济有效地改善了已知 CVD 患者的胆固醇结局）

Santschi V，Chiolero A，Paradis G，et al. Pharmacist interventions to improve cardiovascular disease risk factors in diabetes：a systematic review and meta-analysis of randomized controlled trials. Diabetes Care 2012；35：2706.

（药师单独或与其他医疗保健专业人员合作干预血脂，可以改善糖尿病患者的主要 CVD 风险因素）

- 在没有胰腺炎风险的情况下，对是否需要使用降低甘油三酯药物治疗没有达成共识，因此根据估计的 CVD 事件风险进行临床判断。
- 如果评估的 CVD 风险很高，在完成初始降甘油三酯治疗后考虑强化他汀类药物治疗；避免同时使用贝特类或烟酸，因为这会增加严重不良反应的风险。

混合性高甘油三酯血症（甘油三酯 > 200 ~ 300 mg/d，高密度脂蛋白低，低密度脂蛋白 / 非高密度脂蛋白胆固醇高）

- 检查继发性病因（特别是糖尿病和代谢综

合征，见表 27-2)，并相应地治疗原发病因（见第 26、102 和 235 章）。

- 改变生活方式：
  - 确定总心血管风险，如果升高，应根据相应的风险程度采用他汀类药物治疗。
  - 使用非高密度脂蛋白胆固醇水平来监测治疗效果。
  - 可考虑添加胆固醇吸收抑制剂（如依折麦布），但避免依折麦布和贝特类合用，因为有诱发胆囊疾病的风险。避免他汀类药物与吉非罗齐或烟酸合用，因为会增加严重药物不良作用的风险。

表 27-13　常用食物的脂肪酸组成（占总脂肪酸的百分比）

食物	饱和	单不饱和	多不饱和
黄油、奶油、牛奶	65	30	5
牛肉	46	48	6
培根和猪肉	38	50	12
猪油	42	45	13
鸡	33	39	28
鱼	29	31	40
椰子油	92	6	2
棕榈仁油	86	12	2
可可脂	63	34	3
橄榄油	15	76	9
花生油	20	48	32
棉籽油	27	20	53
大豆油	16	24	60
玉米油	13	26	61
葵花籽油	11	22	67
红花籽油	10	13	77

表 27-14　常见食物的胆固醇含量

食物	食物量	胆固醇含量（mg）	食物	食物量	胆固醇含量（mg）
脑浆	3.5 盎司（100 g）	＞2000	牛肉	3.5 盎司	65
鸡肝	3.5 盎司	555	猪肉	3.5 盎司	62
肾	3.5 盎司	375	蛤	3.5 盎司	50
牛肝	3.5 盎司	300	比目鱼	3.5 盎司	50
鱼子酱	1 汤匙	＞300	牡蛎	3.5 盎司	50
蛋黄	1	252	冰淇淋（常规）	1 杯	40
虾	3.5 盎司	150	黄油	1 汤匙	35
蟹	3.5 盎司	100	扇贝	3.5 盎司	35
鲭鱼	3.5 盎司	95	全脂牛奶	1 杯	14
龙虾（煮熟）	3.5 盎司	85	2% 低脂牛奶	1 杯	9
奶酪、切达干酪	3.5 盎司	84	脱脂牛奶	1 杯	2
小牛肉	3.5 盎司	70	人造奶油	1 汤匙	0
鸡胸肉	3.5 盎司	67			

表 27-15　肉类、家禽、鱼类和其他蛋白质来源的脂肪含量，3 盎司份量（85.05 g）

	总脂肪（g）	饱和脂肪（g）	热量（cal）	胆固醇（mg）
红肉类				
小牛大腿肉（烤）	2.9	1.0	127	88
猪里脊肉（烤）	4.1	1.4	133	67
牛大腿肉（烤）	4.2	1.4	153	71
圆眼牛肉（烤）	4.2	1.5	143	59
无骨牛里脊肉（烤）	5.7	1.5	156	78
无骨猪里脊肉（烤）	6.4	2.4	160	66
羊腿（烤）	6.6	2.3	162	78
猪里脊肉排（烤）	6.9	2.5	165	70
牛里脊肉（烤）	8.5	3.2	179	71
香肠、牛肉和猪肉（煮熟）	24.8	9.1	272	42
乡村风味猪肉肠（煮熟）	26.5	9.2	314	71
家禽类				
去皮火鸡胸肉（烤）	2.7	0.9	133	59
去皮鸡胸肉（烤）	3.0	0.9	140	72
去皮火鸡腿肉（烤）	6.1	2.1	159	72
去皮鸡腿肉（烤）	9.3	2.6	178	81
带皮鸡胸肉（油炸）	11.2	3.0	221	72
鸭皮（烤）	24.1	8.2	286	71
鱼和海鲜类				
龙虾肉（熟）	0.5	＜ 0.1	83	61
海洋扇贝（生）	0.6	＜ 0.1	75	28
鳕鱼（烤）	0.7	0.1	89	47
虾（煮）	0.9	0.2	84	166
比目鱼（烤）	1.3	0.3	99	58
阿拉斯加帝王蟹（蒸）	1.3	0.1	82	45
东部牡蛎（生）	2.1	0.5	59	47
白色金枪鱼（罐装在水中）	2.1	0.6	116	36
虹鳟鱼（烤）	3.7	0.7	128	62
轻金枪鱼（罐装油）	7.0	1.3	168	15
红鲑鱼（烤）	9.3	1.6	184	74
其他类				
豆腐 / 豆腐皮	4.1	0.6	65	0
鸡蛋（煮熟）	9.5	2.8	134	466
美国奶酪食品（巴氏杀菌工艺）	20.9	13.1	279	54
切达干酪	28.2	17.9	343	89
花生（带壳烤）	41.4	7.3	495	0
花生酱	43.5	7.2	502	0

Source：Department of Agriculture，Agricultural Research Service. Composition of foods：dairy and egg products（Agriculture Handbook no. 8-1）. Washington，DC：Author，1976；Department of Agriculture，Agricultural Research Service. Composition of foods：poultry products（Agriculture Handbook no. 8-5）. Washington，DC：Author，1979；Department of Agriculture，Agricultural Research Service. Composition of foods：sausages and luncheon meats（Agriculture Handbook no. 8-7）. Washington，DC：Author，1980；Department of Agriculture，Agricultural Research Service. Composition of foods：pork products（Agriculture Handbook no. 8-10，rev.）. Washington，DC：Author，1992；Department of Agriculture，Agricultural Research Service. Composition of foods：nut and seed products（Agriculture Handbook no. 8-12）. Washington，DC：Author，1984；Department of Agriculture，Agricultural Research Service. Composition of foods：beef products（Agriculture Handbook no. 8-13，rev.）. Washington，DC：Author，1990；Department of Agriculture，Agricultural Research Service. Composition of foods：finfish and shellfish products（Agriculture Handbook no. 8-15）. Washington，DC：Author，1987；Department of Agriculture，Agricultural Research Service. Composition of foods：legumes and legume products（Agriculture Handbook no. 8-16）. Washington，DC：Author，1986；Department of Agriculture，Agricultural Research Service. Composition of foods：lamb，veal，and game products（Agriculture Handbook no. 8-17）. Washington，DC：Author，1989；Highland View Hospital–Case Western Reserve University Nutrient Data Base.

（冼俊芳　祁祯楠 翻译，董爱梅 审校）

第 28 章

心房颤动的门诊管理

A.H.G.

心房颤动（atrial fibrillation，AF；以下简称房颤）正在成为越来越常见的问题，这在很大程度上是由于人口老龄化。在 80 岁以上的人群中，社区患病率接近 9%。许多新发房颤的患者在门诊就诊，有些没有症状，有些则主诉心悸或提示短暂或持续性血流动力学受损的症状。首要任务是确保充分的心率控制，解决血流动力学不稳定问题，并识别和处理潜在的诱因和病因。然后将重点转向卒中的预防，以降低血栓栓塞事件的发病风险。心律控制的进步重新引发了关于将心率控制与心律控制作为管理目标的争论。

病理生理学、临床表现和病程 [1-24]

房颤涉及自发折返冲动，主要来自肺静脉和左心房交界处的心脏神经丛。这种“小波”被认为可以刺激肺静脉肌肉纤维，向左心房发送脉冲。左心房的扩大和炎症有助于维持这些冲动。房颤持续存在缩短了心房肌的不应期，进一步增强了房颤的倾向。病理生理学方面还涉及自主神经系统和心脏之间的相互作用。不良预后包括心脏重塑、全身血栓栓塞、血流动力学受损和自主神经功能障碍。快速的心室率超过 120 次 / 分，平均持续 2 年以上，可导致心肌病，但随着心率减慢或心律控制，这些变化是可逆的。在 Framingham 研究中，房颤的发生与心力衰竭密切相关，持续性房颤可导致心血管死亡率倍增。房颤可继发于潜在的缺血性或瓣膜性心脏病、手术、酒精过量、甲状腺疾病等，或作为一种孤立现象在不易识别的心脏病变的情况下发生。

基础心脏疾病情况下的房颤

基础心脏病引起的房颤可能是阵发性或持续性的。阵发性房颤通常发生在心动过速 - 心动过缓（病态窦房结）综合征、WPW 综合征患者，以及心肌病、瓣膜病和缺血性器质性心脏病加重期间。上述情况的进展通常会导致持续性房颤的发生。

先前存在的瓣膜性、缺血性或心肌病性心脏病

潜在的心脏病会增加房颤的风险，房颤的发生往往预示着先前存在的心脏疾病的进展。这种潜在病理状态下的患者可能会经历由急性损伤（例如，急性心力衰竭、缺血、发热、感染、缺氧、血容量不足、手术、酒精过量）引发的房颤发作。对诱发因素的纠正通常至少会暂时恢复窦性心律。如果基础疾病得不到改善，房颤的发作可能会变得更加频繁和持续，最终导致持续性房颤。患有潜在心脏病的房颤患者存在全身血栓栓塞和血流动力学损害的双重风险。卒中和心力衰竭是最受关注的问题。此类患者的持续性房颤通常反映潜在的心脏病变，并可通过心脏重塑使其加重。在 Framingham 研究中，房颤的发生与心力衰竭密切相关。此外，持续性房颤的发生发展与心血管死亡率倍增相关。

在二尖瓣疾病患者中房颤尤为常见，这是由于早期左心房压力升高以及由此导致的心房扩大。房颤在主动脉瓣疾病中不太常见，但发生房颤表明疾病进展（见第 33 章）。提示主动脉僵硬度的脉压增加也会增加房颤的风险，这可能是由于增加了心脏负荷。

心脏手术后的房颤通常是短暂的（< 60 天），但与并发症、住院和死亡的风险增加有关。非心脏手术的围手术期房颤会增加卒中的长期风险（风险比 1 年累积 2.0），并且可能不像心脏手术后的房颤那样呈自限性，因为潜在的心脏疾病是其主要原因。

尽管持续性房颤可能是严重器质性心脏疾病的一种表现并代表总体风险的增加，但持续性不是栓塞风险的主要决定因素。正如 Framingham 研究确定的那样，房颤患者卒中和死亡风险的主要决定因素是年龄增长、收缩压升高、糖尿病、吸烟和潜在心脏疾病的证据（既往心肌梗死、心力衰竭、心脏杂音或心电图提示左心室肥厚）。可以通过关注这些因素来对房颤进行风险分层（见后面的讨论）。

心动过速－心动过缓（病态窦房结）综合征

这种情况涉及窦房结和房室传导系统的功能障碍，通常与严重心动过缓情况下缺乏足够的逃逸机制有关。特征性表现包括心室率缓慢的房颤发作和导致晕厥或近似晕厥的严重心动过缓发作。

WPW 综合征

WPW 综合征表现为阵发性快速房颤和其他室上性心动过速，这是心房和心室之间的旁路（例如，肯特束）导致预激（短 PR 间期，δ 波）的后果。房颤可能与快速心室率相关，这是通过旁路快速顺行传导引发的。QRS 波可能增宽，类似于心室颤动。在极少数情况下，快速的心室率会进展为真正的心室颤动和猝死。幸运的是，既往无症状的 WPW 综合征患者发生这种严重室性心律失常的风险非常低，部分原因是旁路随着时间的推移往往会失去顺行传导性。

酒精性房颤——“假日心脏”

酒精过量通常被认为是房颤的诱因。对于没有明显潜在心脏疾病证据的人来说，一次大量饮酒可能会诱发房颤发作和室性心律失常（所谓的假日心脏疾病），但对于这些人的心脏究竟是否正常，存在一些争议。长期酗酒可导致酒精性心肌病，可能表现为房颤发作，尤其是在过量饮酒期间；与其他任何患有潜在心脏疾病的人一样，存在卒中风险。随着继续饮酒，心肌病进展，房颤变得更加明确。如果完全禁酒，这种情况可能是可逆的。

老年人群的隐匿性甲状腺功能亢进

临床上，隐匿性甲状腺功能亢进可能被误诊为孤立性房颤，因为可能没有器质性心脏疾病的证据，也可能没有甲状腺功能亢进的典型症状和体征。有时，临床表现更类似于抑郁症或隐匿性恶性肿瘤，主要临床表现为体重显著降低、明显的淡漠和无法解释的房颤。通过排除潜在的器质性心脏疾病，促甲状腺素低于检测下限，游离甲状腺素指数或总三碘甲状腺原氨酸显著升高（见第 8 章和第 103 章）进行诊断。针对甲状腺功能亢进的治疗通常会终止房颤。虽然不常见，但不应漏诊这种可治疗的房颤。如果没有伴随的器质性心脏疾病，卒中的风险很小。

孤立性房颤

孤立性房颤的特征是在没有临床显著的心脏疾病或心血管危险因素的情况下发生房颤。在大约 2/3 的病例中，这种情况表现为阵发性房颤的孤立或反复发作；在其余情况下，房颤是慢性的。只要患者没有潜在的心脏疾病，无论孤立性房颤是阵发性还是持续性，生存率和卒中风险都是相似的。孤立性房颤可能令人讨厌，有时甚至令人恐惧，但关键问题是它带来的栓塞风险。在 60 岁以下的患者中，生存率和栓塞风险与同龄人群没有区别；然而，在 60 岁以上的患者中，卒中的相对风险增加了近 4 倍，这可能是由于先前无症状的潜在心血管、瓣膜或心肌病的风险增加。因此，当出现在老年人中时，孤立性房颤可能并不那么孤立，需要进一步检查潜在的心脏疾病。在没有明显心脏病的年轻患者中研究了该病症可能的遗传介导的分子基础。已鉴定出连接子蛋白 40 基因的体细胞突变，该基因编码参与心房传导的心房间隙连接蛋白。

全身栓塞和卒中的风险

流行病学和前瞻性研究均表明房颤患者全身栓塞和卒中的风险增加。90% 的栓子源自左心耳淤滞引起的血栓形成。形成的凝块通常很大，由此产生的卒中特别具有破坏性。过去认为风险增加仅适用于风湿性二尖瓣疾病引起房颤的患者（相对风险增加了近 15 倍），但基于社区的研究表明，所有存在基础心脏疾病的房颤患者卒中风险增加较小但仍然显著（例如，4 ～ 5 倍）。在没有心脏瓣膜病的情况下，房颤患者每年的平均卒中风险接近 5%。心脏起搏器检测到的短至 6 min 的亚临床阵发性房颤的发生与缺血性卒中和全身栓塞的风险显著增加有关（风险比 2.46）。在一项隐源性卒中研究中，监测超过 30 天的患者发现有 16% 的病例患有阵发性房颤。即使没有临床卒中，房颤也与显著增加的认知障碍风险相关。

非风湿性房颤患者卒中或全身栓塞高风险的强独立预测因素包括临床充血性心力衰竭或收缩功能障碍、既往血栓栓塞、收缩期高血压（> 160mmHg）以及女性年龄大于 75 岁。经胸超声心动图（transthoracic echocardiography，TTE）前瞻性研究证实左心室功能障碍是卒中风险的独立预测因子，经食管超声心动图（transesophageal echocardiography，TEE）研究发现左心房或左心耳内的血栓也有力地预测了栓塞风险。90% 的血栓栓塞起源于左心耳。TEE 研究表明，动脉粥样硬化危险因素（例如，糖尿病、吸烟）是房颤患者栓塞性卒中的独立危险因素，这可能是由于在胸主动脉横向部分形成复杂的动脉粥样硬化斑块。

Framingham 研究的数据表明，房颤发作时卒中风险最大，超过 25% 的房颤相关卒中发生在房颤发作后不久。此外，与有卒中且无房颤的患者相比，有房颤的患者在卒中发生后前 6 个月内再发卒中的可能性是其 2 倍。阵发性房颤患者的卒中风险与持续性房颤患者大致相同。心房扑动的卒中风险低于房颤，但许多心房扑动患者后期进展为房颤。

降低心输出量及死亡风险

由房颤引起的心室充盈减少和心房收缩减弱导致心输出量下降和肺毛细血管楔压升高。当这些情况严重时，可能会出现呼吸短促和运动耐力降低。快速房颤尤其可能引发血流动力学损害和心力衰竭。心室重构可能会导致心肌病变，尤其是快速房颤，其进一步影响心输出量并使症状加剧。

尽管房颤通常是潜在心脏疾病的表现，但它也是长期生存率降低的独立预测因素。在 Framingham 社区研究中，与窦性心律患者相比，新发房颤患者的男性死亡风险因素调整比值比为 1.5，女性为 1.9。同样，在对其他方面健康的中年女性进行的女性健康研究中，新发房颤与全因、心血管和非心血管死亡风险增加独立相关（风险比 1.42 ~ 2.57）。

评估[2,9-10,25-27]（另见第 25 章）

确定诊断

在着手解决房颤管理问题之前，确诊房颤很重要。许多心电图记录器和可穿戴个人监测设备现在都带有软件算法，可以监测和自动报告心率和心律紊乱。但经常发生房颤诊断错误，这种软件算法报告的假阳性率接近 20%。任何自动读数都需要通过人工审核心电图来确认（见第 25 章）。

心室率和血流动力学状态的评估

一旦确诊房颤，首要任务是确定心室率，评估其血流动力学（心率是血流动力学状态和心肌需氧量的重要决定因素），以及进行心率控制。

初始评估首先要快速检查血流动力学受损的症状和体征（例如，劳力性呼吸困难、胸痛、头晕、收缩压降低、心动过速、呼吸急促、四肢血管收缩、颈静脉怒张、啰音和第三心音），如有必要，联合心电图和胸部 X 线检查。需要通过在休息和轻度运动后（例如，5 ~ 10 次仰卧起坐或从椅子上站起来 5 ~ 10 次）检查心尖搏动（桡动脉搏动可能不准确）来评估心率。当几乎没有肾上腺素能刺激时，心室率在休息时可能看起来控制得很好，但在轻微的运动下会显著上升。

几乎没有血流动力学损害证据且心室率仅轻度升高的患者可以在门诊继续进行评估和管理（参见第 25 章，附录）。心脏超声可以更详细地评估与血流动力学状态和卒中风险评估相关的功能状态和解剖结构（见后面的讨论）。

房颤的筛查和确诊

房颤在老年人群中患病率很高，很容易通过心电图检测到，并且是可预防卒中的主要来源，为房颤提供了筛查的机会。美国预防服务工作组（U.S. Preventive Services Task Force，USPSTF）委托进行了一项系统评价，以调查通过心电图筛查 65 岁及以上无症状者房颤的价值。研究人员发现，没有证据表明通过心电图检测筛查比常规检查中的脉搏触诊更有效。此外，他们无法找到证据表明在心电图检测到的无症状期进行治疗与常规护理检测后或患者出现症状后的治疗相比可带来更好的结果。因此，USPSTF 发布了“I”建议声明，表明目前的证据不足以支持或反对此类筛查。

目前的问题在于新兴的可穿戴技术是否可以被证明对筛查更有效，尤其是对特定的高危人群。智能手表制造商正在推广能够检测心律失常（例如，房颤）的技术。应遵循文献研究其在筛查中的应用，以确定无症状患者的预后是否得到有意义的改善。

新的监测技术有望提高有症状患者中房颤病例的发现，尤其是在病因不明的栓塞性卒中等领域。与 48h 动态心电图监测相比，使用可提供至少 2 周的心电图监测的可穿戴贴片，显著提高了房颤检测率（参见第 25 章）。此类贴片用于筛查无症状高危人群的应用正在研究中。初步数据表明检测率提高，但也提高了医疗保健费用。单独估计为预防一次卒中所需的筛查人数（10 000 人）和为预防一次卒中所需的治疗人数（50 人）一样高。需要随机试验来更好地告知该技术的应用。

抗凝治疗出血风险评估

见下一部分。

管理原则

在初次就诊时，那些有血流动力学损害证据（例如，低血压、急性心力衰竭、急性缺血）或心室率极快（> 150 次 / 分）的患者需要立即转诊至急诊科进行静脉药物治疗以减慢心室率，如果血流动力学严重受损，则行电复律。似乎可以很好地耐受房颤的患者可以在门诊进行管理，重点是心率控制、心律控制和卒中预防。

心率控制 [28-37]

降低心室率将改善心功能，缓解症状，改善预后。通过延长舒张充盈时间和改善心脏血流动力学来减少心动过速相关重构和由此导致的心肌病的刺激。心室率的传统目标是静息心尖搏动低于 85 次 / 分和轻度运动后低于 110 次 / 分。然而，当在随机对照试验中将更“宽松”的心率控制（休息时 < 110 次 / 分）与严格的心率控制（休息时 < 80 次 / 分）在复合心血管终点方面进行比较时，“宽松控制策略”中的患者状况即使不是稍微好一点，也会减少门诊次数。这一发现强调了根据临床状态和射血分数管理心率控制的重要性，而不是治疗到低目标心率，后者会使患者出现症状。心率过快会增加心动过速相关心肌病的风险，只要避免过高的心率（> 120 次 / 分）就可以维持左心室功能。

治疗方面主要是药物治疗，旨在减慢通过房室结的传导。非药物干预措施（例如，房室结消融和心室起搏）为难治性病例提供了选择。门诊药物使用包括 β 受体阻滞剂、钙通道阻滞剂和地高辛。有时会处方具有房室结阻滞活性的抗心律失常药（例如胺碘酮）。药物的选择是综合考虑患者的潜在病理生理状况后决定的。

β 受体阻滞剂

β 受体阻滞剂和钙通道阻滞剂已取代地高辛成为房颤心率控制的首选药物，这主要是因为其在高肾上腺素能刺激环境下的疗效更佳。β 受体阻滞剂通过增加房室结的不应期和阻断儿茶酚胺对心率的 β 肾上腺素能作用来减慢心室率。与地高辛不同，其不需要迷走神经张力来减慢心室率，这使得其在运动、情境压力、甲状腺功能亢进、发热、低氧血症或缺血导致快速性心律失常时特别有效。尽管具有负性肌力作用，β 受体阻滞剂甚至可以在充血性心力衰竭的情况下对房颤患者的治疗有益（但必须要谨慎应用）（参见第 32 章）。

钙通道阻滞剂

钙通道阻滞剂与 β 受体阻滞剂一样，许多钙通道阻滞剂已被证明可用于控制房颤心室率，尤其是在急性情况下。维拉帕米是房颤中使用的典型钙通道阻滞剂，其通过延长不应期和房室结组织传导时间降低了心室率。地尔硫䓬的作用类似，但效力稍弱。其优点是负性肌力较小。与地高辛不同，钙通道阻滞剂不需要迷走神经张力就能发挥最大作用，因此，可以在地高辛通常难以治疗的情况下控制房颤的心室率（即高交感神经张力）。在潜在左心衰竭或传导系统疾病（例如病态窦房结综合征）的情况下使用这些钙通道阻滞剂时须谨慎，因为它们可能会加剧衰竭或导致极度心动过缓。这些药物在 WPW 综合征中是禁忌的，因为它们倾向于通过旁路增强传导（见后面的讨论）。在充血性心力衰竭的情况下使用短效制剂与心源性死亡风险增加有关（见第 32 章）。一般而言，缓释制剂似乎比短效制剂耐受性更好（见第 26 章），尤其是连续应用时。

地高辛

尽管不再是房颤药物治疗的基石，地高辛仍可在心率控制中发挥重要作用，尤其是对于因左心室功能障碍导致房颤的人群（见第 32 章）。在左心室衰竭的情况下，地高辛的正性肌力作用可能有助于减轻颤动的刺激。然而，该药物对迷走神经张力的依赖以及常见的高水平肾上腺素刺激触发房颤发作或心率控制恶化共同限制了其效用。

局限性。当迷走神经张力低且肾上腺素能刺激高时，地高辛往往对减慢心率无效，例如在运动、紧张、发热、血容量不足、甲状腺功能亢进、缺血或缺氧期间。休息时控制似乎是足够的，但随着运动或其他形式的交感神经刺激，心室率急剧上升。此外，在没有心力衰竭的情况下，地高辛既不能恢复窦性心律，也不能维持窦性心律，并且对降低阵发性房颤发作的频率和严重程度几乎没有作用。电生理研究表明，该药物实际上缩短了心房不应期，并可能导致房颤的持续存在。通过促进旁路传导并缩短其不应期，地高辛可能会加剧 WPW 综合征引起的房颤。谨慎的病例选择和密切的治疗监测对于安全有效地使用地高辛至关重要（另见第 32 章）。

不良反应。地高辛狭窄的治疗窗也妨碍了其应用。洋地黄中毒的心律异常包括房颤规则化、交界性心动过速和频发的室性期前收缩。后者不应在心电图上与阿什曼现象（长 RR 间期后延长的相对不应期）引起的 QRS 波群增宽相混淆。虽然心室率提供了洋地黄效应的“生物测定”，并且不需要频繁地采集血样对地高辛水平进行测定，但观察心律的变化也能提供非常有用的信息。每当怀疑洋地黄中毒时，应停用地高辛并检查其血清水平。

胺碘酮

虽然通常用作维持窦性心律的抗心律失常药，但胺碘酮也具有 β 受体阻滞剂和钙通道阻滞剂作用，使其成为控制心率的潜在有用辅助手段。然而，其众多的副作用往往限制了长期使用（见后面的讨论）。

药物选择

选择合适的心率控制药物需要进行病因诊断（见第 25 章）。如前所述，不考虑潜在病理生理学的经验性治疗可能会导致血流动力学恶化。在心力衰竭、WPW 综合征、病态窦房结综合征和甲状腺功能亢进中进行房颤心室率控制需强调这一原则的重要性。

心力衰竭。因充血性心力衰竭而导致房颤的患者可能受益于地高辛和 β 受体阻滞剂的有效应用。这两种药物都可以减慢心室率并增强心肌功能。地高辛的直接正性肌力作用可改善衰竭心脏的心输出量，同时减慢通过交界处的传导。尽管 β 受体阻滞剂具有负性肌力作用，但其减慢心室率和减少心肌需氧量的能力可能具有改善心室功能的净效应，特别是在因潜在缺血性心脏疾病而导致房颤的患者中（见第 32 章）。

WPW 综合征。WPW 综合征需要特别提及，因为与疾病和使用标准方法控制心率相关的血流动力学损害风险很小但很重要。房颤发作期间快心室率和血流动力学恶化的 WPW 患者应住院治疗，立即转诊给心脏疾病专家，并进行紧急电复律治疗。只要发作期间的最短 RR 间隔大于 180 ms，具有良好耐受性和自限性的偶发性房颤的 WPW 综合征患者不需要治疗，同时也不需要限制活动；更短的 RR 间隔与心室颤动的风险增加有关。不应使用地高辛和钙通道阻滞剂，因为它们通过阻断房室结传导来促进旁路传导。使用抗心律失常药物（如胺碘酮）或射频消融可以预防未来的房颤发作。住院电生理检测用于帮助判断哪种药物最有可能在房颤期间提供最佳的心室率控制。β 受体阻滞剂有时有助于防止房颤反复发作，但在用于可能严重房颤发作的患者之前，也应进行电生理学检查。到心脏专科就诊是必不可少的。

心动过速 - 心动过缓（病态窦房结）综合征。表现为心动过速 - 心动过缓交替的病态窦房结综合征的患者面临治疗困境：尽管他们的房颤通常对 β 受体阻滞剂、维拉帕米或地高辛反应良好，但这些疗法可能通过进一步抑制房室结的传导而严重加剧心动过缓的发作。因此，对于有症状的心动过速 - 心动过缓综合征患者，必要时通常需要植入起搏器。

甲状腺功能亢进。由甲状腺功能亢进引起的房颤对 β 受体阻滞剂的反应最好，尽管对潜在甲状腺疾病的关键治疗（见第 103 章）对于成功预防未来房颤发作至关重要。有时，在成功治疗甲状腺功能亢进后，需要选择性心脏复律（见后面的讨论）以恢复窦性心律。

难治性快速房颤。对控制心率的药物治疗没有反应或不能耐受并持续有症状的患者面临困扰。

治疗选择包括复律后采取措施维持窦性心律（所谓的心律控制，见后面的讨论）和房室结消融结合永久性心室起搏器。在电生理学检查期间，已通过外科手术（迷宫手术）和射频技术消融导致房颤的心房折返回路。消融后，心房持续颤动（需要预防卒中，见后面的讨论），但心室功能、运动耐量和生活质量都得到改善，并且对长期生存没有不利影响。对于需要控制心率但不需要心房增加心输出量的药物难治性患者，如果其他措施失败，消融仍然是一种选择。

心律控制 [18,38-58]

心率控制与心律控制

关于房颤管理的长期争论之一是心率控制与心律控制（即恢复窦性心律）的问题。恢复窦性心律的基本原则是有望获得更好的心脏功能、更少的心脏重构和更低的卒中风险，以及无需抗凝剂、提高生活质量和提高生存率的获益。

恢复和维持窦性心律的愿望一直难以实现。多数精心设计的药物试验未能显示出在生存或栓塞风险方面的额外获益，即使是在房颤并发症和不良预后的高风险患者中，例如心力衰竭或近期心脏手术的患者。在许多研究中，被分配到药物心律控制组的患者经历了更多的药物不良反应和住院治疗，而主要结局没有改善。

通过非药物手段控制心律的倡导者认为，这种令人失望的结果源于对具有促心律失常作用药物的依赖（见第 29 章）。新的数据表明，在特定人群中使用肺静脉消融技术可取得比药物方法更好的维持窦性心律的效果。系统评价发现，与药物干预相比，在患有阵发性房颤和轻度结构性心脏病的年轻患者中，消融治疗可降低房颤复发的频率。即使在高危患者中，如心力衰竭Ⅱ～Ⅳ级且射血分数低于 35% 的患者，大规模临床试验（CASTLE-AF）发现，与接受药物治疗控制心率和（或）心律的患者相比，随机接受消融控制心律的患者，其主要复合终点全因死亡率（包括心血管原因或因心力衰竭住院）进一步降低了 38%。这些结果表明消融方法在特定人群（例如，心力衰竭）中控制心律的重要优势。通过消融是否可以实现长期预期结果仍有待确定。

心律控制的候选人群

尽管控制心率，但由于令人不安的心悸（例如，心脏解剖结构正常的年轻人）或血流动力学受损而出现症状不耐受的房颤患者是考虑心律控制的合理候选人群。最佳候选者是那些潜在病理生理学上有助于维持窦性心律的低风险患者（血压控制良好、左心房未明显扩大、左心室功能保留、年龄较小、仅有轻度结构性心脏疾病、阵发性房颤、心房扑动）。高危患者，例如 NYHA 分级Ⅱ～Ⅳ级心力衰竭患者，也值得考虑进行心律控制，尤其是当他们采取药物措施仍难以忍受房颤的血流动力学后果时。涉及心力衰竭房颤患者的随机试验的荟萃分析表明，与药物治疗相比，消融可改善生存率、功能状态、住院率和生活质量。避免抗凝的愿望通常不是充分的理由，通常需要继续抗凝治疗，因为存在房颤复发的巨大风险，尤其是那些有严重潜在心脏疾病的患者（见后面的讨论）。

基础疾病的治疗

关注于潜在病理生理学的病因治疗是恢复和维持窦性心律的第一步。尤其重要的是控制高血压、缺血、心力衰竭或甲状腺功能亢进，并停止酒精滥用（见第 26、30、32、103 和 228 章）。一旦患者的血流动力学稳定并且这些因素得到解决，择期心脏复律和维持窦性心律的措施就可以取得最大的成功机会。

择期心脏复律

药物复律或电复律都是可行的。方法的选择取决于心血管疾病专家的最佳判断和当地可用的治疗措施。胺碘酮和索他洛尔均为有效的药物，可在有或没有电复律的情况下使用［屈奈达隆——胺碘酮的一种类似物（见后面的讨论）在这种情况下效果要差得多］。

候选患者。因与心房收缩丧失相关的血流动力学受损而导致运动不耐受的患者应考虑进行心脏复律。候选患者的其他决定因素是卒中风险程度和保持窦性心律的可能性。成本 - 效益分析发现，当存在高或中至高栓塞风险时，复律优于慢性抗凝。成功复律和持续维持窦性心律的最佳预测因素是房颤持续时间和年龄。近期因急性应激（例如，酗酒、肺炎）而发作的房颤通常会自发恢复。超过 1 年的房颤难以心脏复律并维持窦性心律，这可能是随着时间的推移发生心房纤维化的结果。纤维化也被认为年龄是房颤预后预测因子的至少部分原因。心房大小与预后呈负相关，但通常大小似乎更多地反映了房颤持续时间，而不是成功或失败的独立预测因素。尽管如此，正常的左心房大小与成功复律和维持窦性心律的高概率相关，而大于 60 mm 的左心房直径仍是预后不良的独立预测值。其他已被确定为预后不良预测因素的因素包括晚期二尖瓣狭窄、其他形式的风湿性心脏疾病和慢性充血性心力衰竭，然而，除这些情况外，病因通常不是心脏复律有效性的有力预测因素。

择期心脏复律的时间以及需要预先抗凝。择期心脏复律的时间受到栓塞风险的影响，因为在心房的协调收缩恢复时左心房机化不良的血栓发生移位。在没有预先抗凝的情况下，估计栓塞风险为 3% ～ 6%。择期心脏复律的常规方法是将手术延迟 4 周，在此期间患者接受华法林抗凝治疗［国际标准化比率（INR）为 2 ～ 3］，这可以防止新的凝块形成，并为预先存在的血栓机化提供足够的时间。在这种方法下，不使用口服抗凝剂的早期心脏复律仅适用于血流动力学不良患者和房颤发作时间少于 48 h 的患者，这些患者血栓形成的风险非常低。大多数在门诊就诊的房颤患者几乎没有血流动力学问题，并且发病时间未知或超过 48 h。这些人需要在手术前考虑是否需要预防性抗凝。

现在左心房血栓检测技术的进步提供了早期心脏复律的选择。使用 TEE 可以灵敏地检测左心房和左心耳中是否存在血栓。如果没有血栓，可以直接进行择期心脏复律，只需短暂的围手术期肝素化，但无需延迟口服抗凝剂。与传统的择期心脏复律相比，TEE 方法具有相同的低栓塞风险和相似的死亡率、维持窦性心律和功能状态；降低了出血事件风险，提高了窦性心律恢复成功率。TEE 对口服抗凝治疗有相对禁忌证的患者特别有用，可避免心脏复律延迟。缺点包括成本和对熟练操作员和专用设备的要求。

心脏复律后抗凝。常规和 TEE 方法的择期心脏复律都需要至少 1 个月的心脏复律后口服抗凝剂，因为存在与心房不稳定和完全心房收缩缓慢恢复相关的晚期栓塞风险。心脏复律后长期抗凝的适应证、最佳强度、适当的持续时间和成本效益仍有待确定。被认为具有高复发风险的患者最好长期抗凝治疗，直到明确房颤不太可能复发为止。一些医生在卒中风险低的患者心脏复律后使用阿司匹林预防卒中。

维持窦性心律——药物措施

复发风险低的患者可以在不接受维持性抗心律失常治疗的情况下进行心脏复律，其维持窦性心律的概率很大。如果复发，可以进行复律并开始抗心律失常药物治疗。复发风险高的患者（例如，既往复发、显著的左心房扩大、潜在晚期心脏疾病和复律需要高电压的患者）在 6 ～ 12 个月内的复发率很高（50% ～ 70%）并且很可能从一开始就需要抗心律失常治疗并无限期维持。有许多药物可供选择。

胺碘酮。在现有药物中，胺碘酮是维持窦性心律最有效的药物之一，据报道，复发的中位时间为 487 天，比索他洛尔长 7 倍（缺血性心脏疾病患者除外，其复发时间相似）。当以低剂量（≤ 200 mg/d）使用时，可将房颤复发率降低一半至 35%（相比之下其他抗心律失常药为 63%），并且几乎不会导致心律失常、猝死风险增加或收缩力受损。可用于心力衰竭的治疗。因为其对恢复窦性心律有效，因此越来越多地用作住院患者中药物复律的一线用药。该药物减缓房室传导的作用使其可用于降低房颤复发期间的心室率。

副作用很多，但通常不足以严重到需要终止治疗。重要的不良反应包括肺毒性（与总剂量相关的肺间质改变）、甲状腺功能抑制（由于胺碘酮中的碘）、急性胃肠道不适、慢性便秘、角膜囊肿和神经功能障碍（震颤、共济失调、周围神经病变）。该药物可增强华法林的作用，并可能导致肝功能检查的轻微异常，但明显的肝细胞损伤很少见。尽管胺碘酮可以增加 QT 间期，但与其他房性抗心律失常药相比，其尖端扭转型室性心动过速风险很小（见后面的讨论）。

屈奈达隆。开发这种非碘化胺碘酮类似物的目的是希望其具有与胺碘酮相似的功效，而没有肺、甲状腺和肝毒性。总体而言，其不如胺碘酮有效，但在左心室功能保留的人群中耐受性更好。其副作用包括胃肠道不适、血清肌酐增加而不影响肾小球滤过率、QT 间期延长和血清地高辛浓度增加。它发挥交感神经活性并抑制钙、钠和钾电流。早期研究表明，这不仅对间歇性房颤患者而且对永久性房颤患者可能有益，减少了因心血管原因导致的住院率和死亡率。然而，当进行大规模随机临床试验时，该药物出乎意料地导致高危人群的心力衰竭、卒中和心血管死亡率增加，尤其是那些左心室功能显著受损（射血分数＜ 35%）的人群。

这一意外发现的机制仍然未知，但该药物与已知具有促心律失常作用（例如，交感神经活性和抑制钙、钠和钾电流）的其他麻醉剂型抗心律失常药物具有相同的电生理特性。因此，它可以减慢心室率，并以剂量依赖的方式适度但显著提高窦性心律自发转复率，但可能对衰竭的心肌产生不利影响。与安慰剂相比，它降低了非持续性房颤患者的房颤复发率（64%，安慰剂为 76%）。在与胺碘酮的头对头随机试验比较中，对于房颤患者，事实证明它在维持窦性心律方面效果较差（屈奈达隆的房颤复发率为 63%，胺碘酮为 42%），但耐受性更好（因甲状腺、神经系统、皮肤病和眼部不良反应停药率 10% *vs*. 13%）。然而，对于中度至重度左心室功能不全（射血分数＜ 35%）的患者，其应用与心力衰竭进展和心源性死亡风险增加有关，机制未知。

总体而言，屈奈达隆代表了一种额外的治疗选择，可用于左心室功能保留的间歇性房颤患者维持窦性心律，但应避免用于心血管事件高风险的患者，尤其是左心室功能较差（射血分数＜ 35%）的患者。

索他洛尔。这种药物属于 IC 类抗心律失常药，但也具有 β 受体阻滞特性。在缺血性心脏病房颤患者维持窦性心律方面，其疗效与胺碘酮相当。索他洛尔的 β 受体阻滞活性可能导致明显的心动过缓、疲劳、头晕和呼吸困难，妨碍其在心力衰竭或窦房结疾病中的使用。在较高剂量下，它会延长 QT 间期并增加尖端扭转型室性心动过速的风险。与其他延长 QT 间期的药物联合使用时应谨慎（见第 29 章）。

β 受体阻滞剂。在高肾上腺素水平刺激房颤频发或持续存在的情况下，β 受体阻滞剂有助于维持窦性心律。有潜在缺血性心脏疾病的患者可能是合适的候选人群（见第 30 章），甚至充血性心力衰竭的患者在使用小剂量并密切监测时也可能受益（见第 32 章）。

氟卡尼、普罗帕酮和多非利特。这些抗心律失常药有望在没有胺碘酮不良反应的情况下获得优异的心房稳定疗效，但它们的负性肌力和促心律失常作用限制了其在潜在心脏疾病患者中的使用。它们可以延长 QT 间期并增加尖端扭转型室性心动过速的风险。它们的使用是有限的，需要进行专业咨询。

药物心律控制失败时的选择

有多种选择，包括从专注于心率控制到使用消融技术和植入式设备。

专注于心率控制。由于药物的心律控制没有改善生存率并且住院率以及药物不良反应发生率增加，对于抗心律失常治疗后由无症状复发为房颤的患者，将心律控制切换为心率控制是合理的。如果以后患者的基础心脏疾病有所改善，则可以重新考虑心脏复律。

肺静脉消融。对肺静脉消融的兴趣源于电生理学发现，即大多数触发房颤的异位病灶起源于肺静脉和左心房交界处的心脏神经节丛。消融相关组织，要么通过射频导管消融（需要更多专业知识），要么通过冷冻球囊（更容易执行，但需要更多透视时间），已成为无法用药物维持窦性心律患者的常用选择。

对特定患者进行的短期随机试验证明疗效显著，在 1 ～ 2 年的随访中大约 65% 的患者无需抗心律失常药物即能维持窦性心律，显著优于抗心律失常药物治疗的患者。这两种消融技术在功效上近乎相似。在汇总了许多平均随访超过 2 年的小型研究数据的荟萃分析研究中，单次手术的总成功率在阵发性房颤中为 54.1%，在非阵发性房颤中为 41.8%。多次手术的远期成功率为 79.8%，但具有显著的异质性。每名患者的平均手术次数为 1.51 次。患者之间的结果差异很大，强调了病例选择的重要性。

关于维持窦性心律、降低卒中风险、减少手术相关并发症以及降低心血管发病率和死亡率的能力，需要来自长期、大规模、随机试验的更多数据。大规模随机研究正在进行中。一项纳入 2000 多例患者的此类研究（CABANA）的初步结果引起了关注，因为其未能显示随机接受消融治疗的患者与接受药物治疗的患者复合终点全因死亡率、致残性卒中、严重出血或心搏骤停（8.0% *vs*. 9.2%，HR 0.86，$P = 0.303$）或复合终点的各个组成部分存在显著差异。房颤复发率显著降低（HR 0.53），生活质量得到改善。尽管意向治疗分析没有发现主要终点的显著益处，但根据方案考虑到 28% 随机接受药物治疗的患者交叉到消融治疗，分析确实发现消融有显著改善。

这种有创性技术的并发症是严重的，它涉及穿透房间隔进入左心房以及对肺静脉壁组织进行局灶性射频或冷冻损伤。肺静脉狭窄、心脏压塞和血栓栓塞可能会导致卒中和死亡。严重不良事件的发生率为 5% ～ 11%。射频消融部位的定位在技术上可能很困难，特别是对于可能有多种脉冲源的持续性房颤患者，需要延长心导管插入时间并且可能增加并发症的发生率。

患者的选择很重要。阵发性房颤和心脏重构较轻的年轻患者可从消融中获得最持久的获益。持续性房颤患者，尤其是伴有左心房重构和组织纤维化的患者，保持窦性心律的可能性最小，但即使是心力衰竭（射血分数＜ 35%）的患者也有机会受益。在随机试验中，发现此类患者的房颤时间缩短，全因死亡或因心力衰竭恶化住院的复合终点风险显著降低（风险比 0.62），以及具有临床意义的生活质量改善。如前所述，比较消融与药物治疗的随机对照试验的荟萃分析发现，在不增加不良事件的情况下，全因生存率、功能状态、生活质量和住院率都有显著改善。

房颤管理的总体效果仍受三个事实的限制：① 40% ～ 70% 的阵发性或短期持续性房颤且既往未接触过药物治疗的年轻患者有可能在 1 年内通过药物治疗实现窦性心律的维持；②与手术相关的消融风险仍然很大；③大部分接受治疗的患者未能实现窦性心律的长期维持。

关于消融是否应成为一线治疗的争论仍在继续。尽管如此，那些第一次药物治疗失败的患者可能会从消融中受益，特别是最有可能受益的那类患者。应遵循文献了解这项技术的进步，这可能会提高疗效和安全性。

可植入设备。药物心律控制失败且不能耐受房颤的患者是考虑植入装置的候选患者。心房起搏可以将阵发性房颤患者的房颤发作频率降低多达 50%。高频“突发”起搏可以终止多达 25% 的发作。有病态窦房结综合征的患者（他们可能已经是因严重心动过缓而植入起搏器的候选者）似乎是将心房起搏作为预防复发性房颤的一种手段的有希望的候选者。前瞻性研究正在进行中，需要对心房起搏与无起搏进行随机试验。

也可以通过植入式心房 / 心室除颤器来终止房颤发作。许多需要植入除颤器的室性心律失常患者也有房颤发作，因此放置联合装置是合理考虑。这种除颤器已被美国食品和药物管理局批准用于有症状的药物难治性房颤患者。这些设备还具有提供快速心房突发起搏的能力，通常无需进行心房除颤（这可能会很痛苦）。风险包括上腔静脉综合征、导线移位或断裂以及电池故障（见第 29 章）。

房颤的一级和二级预防

鉴于人群中房颤发生率的增加，对维持窦性心律的一级预防和二级预防的关注也在增加。除了上述维持窦性心律的措施外，研究人员还关注可改变的危险因素，包括高血压、肥胖和阻塞性睡眠呼吸暂停。鉴于高血压与房颤发展之间的密切关系，高血压治疗已成为重要的一级预防措施（见第 26 章）。生活方式的改变作为肥胖管理的一种基本方法受到了关注（见第 235 章）。研究发现，对有房颤病史的肥胖患者进行大幅度减重，同时治疗其他心脏代谢危险因素，可显著降低有症状的房颤发作的频率和严重程度。这同样适用于阻塞性睡眠呼吸暂停（见第 46 章）。

ω-3 脂肪酸补充剂和血管紧张素受体阻滞剂（ARB）均已被研究过，因为它们理论上可影响房颤的病理生理基础。富含 ω-3 脂肪酸的鱼油补充剂对心房组织具有膜稳定、自主神经调节和抗炎作用，表明可能对预防房颤有益。血管紧张素受体阻滞剂治疗因其抗高血压作用和对心房重构的影响而受到关注。遗憾的是，在精心设计的安慰剂对照随机试验中，两者在降低房颤或房颤复发率方面并不优于安慰剂。如果将这些药物作为主要预防措施应用于病理生理改变不太严重的房颤人群，结果可能会有所不同。需要更多涉及高危人群的前瞻性一级预防研究。

在同时需要植入起搏器的特定患者中，心房

起搏是预防房颤的有效方法。如前所述，与心室起搏相比，对于有症状的窦房结疾病（例如，病态窦房结综合征）需要植入起搏器的明显心动过缓患者，使用心房起搏的房颤风险较低。

卒中预防 [8,12,15,20,22,59-91]

左心耳和左心房中的血栓形成导致血栓栓塞和缺血性卒中是房颤最可怕的后果之一。其预防是房颤管理的重点和核心内容。

卒中风险

社区非瓣膜性房颤患者的平均卒中 / 全身栓塞风险接近 5%/ 年，在主要卒中危险因素控制更为普遍的患者中风险较低（例如，2.1%/ 年）。由于许多大血栓栓子来源于左心房和左心耳，不仅卒中风险高，卒中严重程度也高。尽管如此，并非所有房颤患者的卒中风险都相同，抗凝治疗的出血风险可能很大（见后面的讨论和第 83 章）。风险分层有助于匹配风险和获益，并区分哪些人会从抗凝治疗中受益，哪些人不会。

房颤卒中的危险因素。典型的危险因素是风湿性二尖瓣疾病，每年的卒中风险接近 15%。在 Framingham 心脏研究中，非瓣膜性房颤患者卒中风险的关键独立决定因素是年龄、性别、收缩压、糖尿病和既往卒中或短暂性脑缺血发作。涉及住院队列的危险因素研究揭示了一组几乎相同的危险因素，但也将心力衰竭添加到列表中。值得注意的是，栓塞性卒中风险不仅来源于房颤还与总体动脉粥样硬化风险有关，这体现在两个评分系统中都包含动脉粥样硬化危险因素，以及其他研究的结果表明，主动脉弓和颈动脉中复杂的斑块形成也与卒中风险高度相关。

卒中风险的估计——CHA_2DS_2-VASc（表 28-1）。有许多针对房颤患者的卒中风险分层评分系统。一些来自基于社区的前瞻性流行病学研究（例如，Framingham 系统），另一些来自住院患者的登记（例如，$CHADS_2$、SPAF）。所有研究都试图识别卒中风险的关键独立决定因素并进行评分。尽管进行了多次尝试，但当应用于广泛的房颤患者时，预测准确性仍然不高，C 统计量（风险分层能力的标准度量，其中 0.5 表示没有预测能力）在 0.60 ~ 0.65 范围内。

CHA_2DS_2-VASc 代表了卒中风险分层工具的最新迭代和最广泛使用，已在广泛的人群中得到验证。尽管它预测房颤卒中风险的能力与之前的 $CHADS_2$ 评分（C 统计量为 0.647 *vs*. 0.637）没有太大区别，但其简便性以及识别真正低风险患者的能力使其成为推荐的风险分层工具。为了限制对风险的低估，其倾向于将更多患者置于高风险类别中。虽然仍不完善，但其利用了容易获得的临床特征（年龄、性别、先前的血栓栓塞事件、高血压、心力衰竭或心肌病、糖尿病和血管疾病的存在），这些特征代表了新诊断的房颤患者卒中的独立危险因素。它将个体置于估计 1 年卒中风险的连续模块中。可以确定粗略的风险类别（高、中和低），以帮助指导决策，尤其是在与出血风险评估相结合时（见下一节）。

- 高风险——CHA_2DS_2-VASc ≥ 2（例如，多个高风险特征，如既往卒中、高血压、心力衰竭、年龄＞ 75 岁）：1 年卒中风险 9.6%。口服抗凝剂（华法林、直接因子 X 抑制剂或 Xa 抑制剂）的获益超过大出血的风险。
- 中等风险——CHA_2DS_2-VASc 评分 1（女性为 2）（例如，高血压，没有任何其他高风险因素）：1 年卒中风险 1.3%。应提供口服抗凝剂；阿司匹林可能是有大出血风险的人的替代选择。如果 1 分的得分仅是由于为女性，则分类为“低风险”。
- 低风险——CHA_2DS_2-VASc 评分 0（例如，无高血压，无高风险特征）：1 年卒中风险接近 0。无需口服抗凝剂，出血风险超过卒中风险。低风险也适用于仅因女性而得分为 1 的女性。

这些宽泛的风险分类需要同时考虑主要出血风险来确定是否在房颤患者中使用抗凝剂。

口服抗凝剂降低卒中风险的程度

长期口服抗凝剂是房颤卒中预防的一种行之有效的循证方法。华法林的多年使用经验表明，它在预防因淤滞和（或）内皮损伤（发生在具有潜在心脏疾病的房颤患者的左心房和左心耳）引起的左心房血栓形成方面极为有效。

华法林抗凝可显著降低全身栓塞和卒中的风险，不仅适用于非瓣膜性心脏疾病患者，也适用于瓣膜性心脏疾病导致的房颤患者。风险降低了大约 2/3，导致卒中或全身栓塞的平均年发生率为 1.66%，风险每年绝对降低 2.7%。大多数卒中确实发生在华法林抗凝的背景下，与未能维持抗凝的治疗水平有关。

直接凝血酶抑制剂（例如，达比加群）和Xa 因子抑制剂（利伐沙班、阿哌沙班、依度沙班）提供了一种更安全、更方便、更有效但更昂贵的非瓣膜性房颤卒中预防方法。在具有里程碑意义的随机Ⅲ期试验（RE-LY、ROCKET AF、ARISTOTLE）中，这些药物在预防房颤相关栓塞性卒中方面证明不劣于华法林，并显著降低了出血性卒中和大出血（包括颅内出血）的风险，全因死亡率呈下降趋势。荟萃分析发现，与华法林相比，使用直接 X 和 Xa 药物可使卒中风险绝对降低 19% 以及全因死亡率降低 10%，其中部分原因是出血性卒中和颅内出血减少 50%。低剂量直接抑制剂治疗可达到与华法林相同程度的卒中预防，且出血风险降低 35%，但代价是缺血性卒中增加 28%。

阿司匹林和其他抗血小板药物（例如，氯吡格雷）可提供一定程度的卒中预防。阿司匹林的卒中风险降低了约 22%，而华法林的卒中风险降低了 66%。添加第二种抗血小板药物（如氯吡格雷）可将风险再降低 1/3 至 29%，但代价是出血风险增加 50%。

表 28-1 用于心房颤动患者卒中风险评估和分层的 CHA_2DS_2-VASc 系统

风险标准	评分
充血性心力衰竭（**C**ongestive heart failure）	1
高血压（**H**ypertension）（血压＞ 140/90）	1
年龄（**A**ge）＞ 75 岁	2
糖尿病（**D**iabetes mellitus）	1
既往卒中（**S**troke）或短暂性脑缺血发作	2
血管疾病（**V**ascular disease）	1
年龄（**A**ge）65 ～ 74 岁	1
性别（**S**ex）（女）	1

根据 CHA_2DS_2-VASc 风险评分调整的卒中发生率

评分	风险（%/ 年）	风险评定
0（1，如果是女性）	0	低风险 [a]
1	1.3	中风险 [a]
2	2.2	高风险 [a]
3	3.2	高风险
4	4.0	高风险
5	6.7	高风险
6	9.8	高风险
7	9.6	高风险
8	6.7	高风险
9	15.2	高风险

[a] 对于女性，仅因女性而得 1 分不被视为风险增加。

Adapted from January CT，Wann LS，Alpert JS，et al.；for the American College of Cardiology/American Heart Association Task Force on Practice Guidelines. 2014 ACC/AHA/HRS guideline for the management of patients with atrial fibrillation：a report of the American College of Cardiology/American Heart Association Task Force on Practice Guidelines and the Heart Rhythm Society. J Am Coll Cardiol 2014；64：e1. Copyright © 2014 American Heart Association，Inc.，the American College of Cardiology Foundation，and the Heart Rhythm Society.

出血风险及评估

与口服抗凝剂相关的最重要风险是胃肠道和颅内大出血，后者最令人恐惧，因为其通常是致命的。老年患者的风险最大。华法林的使用会使颅内出血的风险增加 1 倍，并使胃肠道出血的风险增加近 70%。现在监测良好、以社区为基础的华法林口服抗凝计划中，大出血的绝对风险范围为 2% ～ 3%/ 年；使用直接凝血酶抑制剂（相对风险 0.91）或因子 Xa 抑制剂（相对风险，范围 0.69 ～ 1.04）时，其风险显著降低。肾功能下降会增加使用直接抗凝剂的风险。在 75 岁以上的人群中，使用华法林导致的大出血年发病率为 1.8%，并且在超过 2 ～ 3 的目标时，INR 每增加 0.5，则年发病率增加 1.5 倍。与华法林相比，使用阿司匹林导致大出血的风险显著减少（平均 1.3%/ 年），但加入第二种抗血小板药物（如氯吡格雷）会使风险达到 2.0%/ 年，接近华法林的出血风险。

在研究条件下，与服用华法林相关的颅内出血风险为 0.4% ～ 0.7%/ 年，而随机分配至直接凝血酶抑制剂或因子 Xa 抑制剂的患者为 0.1% ～ 0.5%/ 年，显著降低。年龄和抗凝强度是颅内出血风险的重要决定因素：75 岁以上的人使用华法林的年发病率为 1.8%，超过 2 ～ 3 的目标值，INR 每增加 0.5，年发病率增加 1.5 倍。跌倒和药物依从性不佳会增加颅内出血的风险，近期颅内出血史是口服抗凝治疗的绝对禁忌证。

上消化道大出血虽然通常比颅内出血的灾难性小，但仍然是一个严重的威胁，对于老年患者尤其如此。胃肠道出血风险随着抗凝强度和年龄的增加而增加。重要的危险因素包括最近发生的上消化道出血（额外增加 1.2%/ 年）和同时使用非甾体抗炎药（4.5%/ 年，同时使用质子泵抑制剂 2.3%/ 年）。即使是短期的非甾体抗炎药使用，也可能成为特别的问题。在一项针对接受抗血栓治疗的患者的美国全国观察性队列研究中，同时接受非甾体抗炎药治疗导致严重出血和血栓栓塞的发生率分别为 11.4% 和 13.0%，与不使用非甾体抗炎药相比，风险比为 1.5 ~ 3。

出血风险计算器（表 28-2）。由于出血风险与卒中风险相似，有些人使用 $CHADS_2$ 或 CHA_2DS_2-VASc 的评分来估计出血风险，非常高的评分表明出血风险显著增加。尽管能够提供对出血风险的粗略估计，但使用这种方法可能会导致不必要的暂停治疗，因为预测准确性一般（C 统计量为 0.59 ~ 0.60）。专门用于评估与房颤口服抗凝剂相关的出血风险的工具正在开发中。HAS-BLED 分数是经过验证最佳的。在与 $CHADS_2$ 和 CHA_2DS_2-VASc 的头对头比较中，其对出血风险分层的区分能力明显更好（C 统计量为 0.69，而其他两个为 0.59 和 0.60）。它的使用有助于为房颤抗凝治疗的决策提供信息，特别是在卒中风险非常高且大出血风险可能增加的患者中（例如，患有多种合并症的虚弱老年人）。HAS-BLED 成为评估出血风险的最佳验证方法，不仅适用于华法林，而且适用于直接因子 X 抑制剂和 Xa 抑制剂以及阿司匹林。

表 28-2 估计出血风险——HAS-BLED 风险评分

风险标准	评分
高血压	1
肾或肝功能异常（每项 1 分）	1
卒中	1 或 2
出血倾向	1
INR 不稳定（仅限服用华法林时）	1
老年人（年龄 > 65 岁或体弱）	1
药物或酒精过量（每项 1 分）	1 或 2
风险评分	**风险水平**
0 ~ 2	低
≥ 3	高

Adapted from Lip GYH，Lane DA. Stroke prevention in atrial fibrillation：a systematic review. JAMA 2015；313：1950，with permission.

确定净临床获益

考虑到栓塞性卒中和潜在致命性出血的风险，在房颤中实施口服抗凝剂预防卒中的决定需要仔细权衡风险和获益，以估计净临床获益。这需要考虑卒中的预期风险、口服抗凝剂的风险降低程度以及口服抗凝剂导致严重出血的风险。使用口服抗凝净获益的定量定义，即使用抗凝剂情况下的估计卒中发生率减去 1.5 倍增加的颅内出血风险，研究人员发现，华法林抗凝对 $CHADS_2$ 评分至少为 2 的患者产生净获益。鉴于出血风险显著降低，使用直接 X 因子抑制剂或 Xa 抑制剂的口服抗凝阈值可能更低。尽管出血风险增加，但随着 $CHADS_2$ 和 CHA_2DS_2-VASc 评分的增加，预防获益显著增加，在年龄最大的人群中最为显著。

抗凝剂的使用、患者选择和药物选择

随着房颤卒中预防药物的不断增加，越来越需要进行个体化治疗，需要考虑可用药物的具体优势和局限性。

华法林（使用详情见第 83 章）。华法林治疗需要持续监测 PT-INR 并调整剂量以确保其安全性和有效性。为了最大限度地预防卒中，非瓣膜性房颤的最佳抗凝强度 INR 为 2 ~ 3。瓣膜性心脏疾病房颤患者的 INR 范围略高（2.5 ~ 3.5）。大剂量（INR > 3.5）显著增加大出血的风险，但对卒中预防没有任何明显改善。低剂量治疗（INR1.5 ~ 1.9）的预防作用显著降低，但不会显著降低大出血的风险。患者对华法林的剂量 - 反应差异很大，这使得确定最佳给药剂量需要进行反复尝试。基因分型为识别编码维生素 K 环氧化物还原酶复合物 1（VKORC1）的基因中的低剂量和高剂量单倍型提供了希望。

重要的参考因素包括患者遵守正确使用华法林以及进行 INR 监测的意愿和能力。由于社会心理因素（例如，酗酒、精神疾病）而导致依从性差的患者发生不良事件的风险增加（观察到的调整后风险比为 1.4 ~ 2.4）。同样，患有房颤易跌倒的老年人在华法林治疗后发生外伤性颅内出血的风险增

加 10 倍；尽管如此，伴有多种卒中危险因素的患者显示出抗凝治疗的净获益。

直接凝血酶抑制剂（达比加群）和Xa 因子抑制剂（利伐沙班、阿哌沙班、艾多沙班——另见第 83 章）。与华法林相比，这些药物（也称为非维生素 K 抑制剂口服抗凝剂）整体安全性、有效性和便利性更高，成本也高很多（除了节省的监测费用、更少的并发症和更好的获益，成本是华法林的 35 ～ 40 倍）。起效和代谢比华法林快得多，而且在初始剂量确定后几乎不需要调整剂量或在介入手术前进行桥接。无需监测抗凝剂效果、频繁调整剂量和饮食限制，从而提高了便利性和患者接受度。逆转其直接抗凝作用的方法正在开发中，并且越来越多地在急诊科使用。这些药物经肾排泄，在肾小球滤过率降低的情况下需要调整剂量。

注意事项包括肾功能受损（肌酐清除率＜ 50 ml/min）患者需要减少剂量，避免在严重肾衰竭（肌酐清除率＜ 15 ml/min）或基线凝血功能受损的晚期肝病患者中使用。由于尚未经过研究，此类药物不适用于具有机械人工心脏瓣膜或血流动力学上中度至重度风湿性二尖瓣狭窄的患者。用于生物人工瓣膜、二尖瓣修复或经导管主动脉瓣置换术的患者通常被认为是可以接受的，但尚未得到充分研究。

抗血小板药物（详见第 83 章）。阿司匹林价格便宜，无需监测，并提供一定程度的保护。用阿司匹林（325 mg/d）治疗的非瓣膜性房颤低风险患者的栓塞事件发生率非常低，接近没有房颤的患者。阿司匹林比华法林更不易于引起脑出血，因此在这种低风险情况下更可取。然而，当用于高危患者时，即使与低剂量华法林联合使用，阿司匹林也不能提供与标准剂量华法林（INR2 ～ 3）相同的保护。卒中风险降低约 22%，而华法林可降低 66%。出血风险约为华法林的一半。胃肠道出血的风险随着其使用而显著增加（见第 68 章），这可能需要同时进行质子泵抑制剂治疗。氯吡格雷价格较高（现在一般可以买到），与胃肠道出血风险增加有关，而且对携带使其转化为活性代谢物功能受损的等位基因的患者效果较差（见第 83 章）。在研究条件下，两种药物的抗血小板治疗中止率都很高（例如 39%），并且在现实中可能更高。

患者选择及卒中预防药物的选择（表 28-2 和 28-3）。中危或高危人群［CHA_2DS_2-VASc 评分 ≥ 1（女性 ≥ 2）］需要初始口服抗凝治疗，即使正在考虑采用介入治疗（如左心耳封堵）或心律控制策略（如肺静脉消融）。拟接受介入手术的患者通常需要一段时间的围手术期口服抗凝剂。只有卒中风险低或出血风险不可接受的患者才应省略口服抗凝剂。对跌倒的担忧不是抗凝治疗的禁忌证，因为抗凝治疗的获益远远超过跌倒的风险，并且其不是出血风险的独立决定因素。在一项模拟中，估计必须发生 295 次跌倒才能抵消口服抗凝剂预防卒中的获益。

临床医生在选择药物时需要考虑预防效果、出血风险、便利性和成本。功效、使用简单、无需持续监测以及较高的安全性使得直接凝血酶抑制剂和因子 Xa 抑制剂即使不是华法林的首选替代品，也是合理的。虽然药物成本很高，但出血风险降低了，卒中风险降低了，节省的成本应该有助于抵消额外的费用。虽然取消凝血酶原时间监测和剂量调整节省了大量资金，但其本身不足以抵消与华法林之间的成本差异——需要通过改善预后和减少并发症来实现成本的节省。

在直接因子 X 抑制剂或 Xa 抑制剂药物之间进行选择有些随意，因为成本大致相同且用药通常很方便（每天一次或两次）。比较直接作用的口服

表 28-3 直接口服抗凝剂与华法林

药物	缺血性卒中	出血性卒中	颅内出血	大出血	成本（与华法林相比）
达比加群	RR 0.76	RR 0.26	RR 0.40	RR 0.93	40 ×
阿哌沙班	HR 0.92	HR 0.51	HR 0.42	HR 0.69	40 ×
艾多沙班	HR 1.00	HR 0.54	HR 0.47	HR 0.80	35 ×
利伐沙班	HR 0.94	HR 0.59	HR 0.67	HR 1.04	40 ×

HR，风险比；RR，相对风险。
Adapted from The Medical Letter. Which oral anticoagulant for atrial fibrillation? JAMA 2016；315：2117，with permission.

抗凝剂的头对头研究很少，大多数是与华法林的比较（表 28-3）。所有慢性肾病患者都需要调整剂量，不能用于终末期肾衰竭患者。在随后的大规模研究中并未证实达比加群会增加心血管事件风险的最初担忧。阿哌沙班和利伐沙班受 CYP3A4 细胞色素系统代谢的药物影响，需要谨慎使用与该系统相互作用的药物。与达比加群相比，利伐沙班的使用与颅内出血和颅外出血风险增加有关，研究认为与服用了大剂量的利伐沙班且允许每天给药一次相关——其出血风险与华法林相似。服用华法林不存在困难的患者无需更换，以承担能力为主要考虑因素的患者应该在一开始就进行华法林治疗。当口服抗凝治疗禁忌或卒中风险中等（CHA_2DS_2-VASc 评分 1）时，阿司匹林可能被视为替代选择。

特殊抗凝情况

肺静脉消融。由于卒中和出血被认为是肺静脉消融的并发症，人们对最佳抗凝方法非常关注，以最大限度地减少上述风险。在研究条件下，与华法林相比，在手术前至少 4 ～ 8 周开始连续使用直接口服抗凝剂达比加群，并在窦性心律恢复后持续至少 8 周，显著降低了严重出血的发生率（1.5% *vs*. 6.9%），且卒中风险没有增加。同时在手术过程中应用了普通肝素。

择期手术和有创手术。为了限制择期手术以及手术相关的出血风险，服用华法林抗凝剂的房颤患者通常在手术前 5 天停用口服抗凝治疗，并在手术完成后立即重新启动抗凝治疗。在此期间，通常会使用低分子量肝素作为桥接抗凝剂，以将卒中风险降至最低，直到 INR 恢复到治疗范围；然而，其使用会增加术后即刻 / 围手术期大出血的发生率。在没有人工瓣膜的房颤患者中进行无桥接与桥接的随机试验（平均 $CHADS_2$ 评分 2.6），证明放弃桥接在卒中发生率方面不劣于桥接，并且导致大出血的可能性显著降低（1.3% *vs*. 3.2%）。卒中风险较高的患者（例如，有机械心脏瓣膜的患者）仍需要桥接，但在本研究中提到的卒中风险相对较低的患者中，可以考虑避免桥接，尤其是当其出血风险显著增加时。

择期心脏复律。如前所述，房颤持续 48 h 以上的患者进行心脏复律存在栓塞风险。风险期包含从手术到心脏复律后长达 4 周的时间。除非经食管超声未发现血栓，否则通常需要口服抗凝剂，在准备手术前 3 周开始并持续 4 周（见前面的讨论）。当需要紧急心脏复律并且经食管超声检查没有血栓时，可以在手术时开始抗凝并持续 4 周。

口服抗凝剂的替代方案

口服抗凝剂的风险、成本和不便促使人们寻找降低房颤卒中风险的替代方法。有左心耳封堵和恢复窦性心律两种策略可供选择。如果成功实施，将不再需要长期口服抗凝剂，但通常至少需要一个过渡期，此时需要口服抗凝剂。

左心耳封堵。左心耳是房颤血栓形成的关键部位，90% 的血栓栓塞源自左心耳，其一直是介入心脏疾病学专家和外科医生寻求替代口服抗凝药物以降低卒中风险的目标。方法包括因其他原因进行心脏手术时手术关闭左心耳孔口以及经皮介入方法插入封堵装置。

在一项针对因其他原因接受心脏手术患者的大型回顾性匹配队列研究中，对手术封堵进行了研究。这些患者术后房颤的风险很高，无论他们以前是否有过房颤。总体而言，卒中和全因死亡率显著降低。那些预先存在房颤的患者卒中风险减少了 32%，全因死亡率低了 33%。无房颤的患者卒中风险降低了 5%，全因死亡降低了 8%。进行封堵治疗的患者房颤相关门诊就诊率更高。

一项使用植入式封堵装置（WATCHMAN）的经皮封堵术与华法林治疗相比较的随机试验进行了 3.8 年的随访。研究发现，卒中、全身栓塞和心血管死亡的复合终点发生率降低，缺血性卒中发生率的增加被出血性卒中的降低所抵消。患者术后需要口服抗凝剂 6 周。

考虑到经皮封堵装置技术、手术技术和口服抗凝等治疗手段的进步，需要更多来自随机试验的数据来更好地确定这些有前景的方法的作用并改进患者选择。

通过消融恢复窦性心律。如前所述，肺动脉消融提供了持久恢复窦性心律的机会，特别是在年轻的阵发性房颤和心脏解剖结构变化很小的患者中，可能不需要长期抗凝。然而，许多患者随着时间的推移复发的可能性限制了这种方法的有效性。仔细选择患者至关重要。那些不适合口服抗凝治疗的持续性房颤、有合并症和心脏重塑的基础心脏病患者通常不是消融的最佳人选。

患者教育

没有基础心脏疾病的年轻阵发性房颤患者不必太紧张，以防止心脏焦虑和不必要的活动受限。应指导这些患者戒烟，避免睡眠不足，并限制酒精、咖啡因和其他兴奋剂的使用。他们经常在压力大时受益于放松技巧（见第 226 章）。房颤发作时间短、频率低且耐受性良好的 WPW 综合征患者也可以放心并鼓励他们保持充分活动。继发于酒精滥用和进行性心肌病的房颤患者，需要告知其酒精性心肌病的风险，并应强烈敦促其戒酒。此外，应建议因任何其他原因而有房颤风险的患者在社交饮酒时要谨慎，因为过量摄入可能会增加房颤的易感性（见第 25 章和第 228 章）。

安全、成功的抗心律失常和抗凝治疗的基石是患者教育。向其提供治疗理由，解决患者的担忧（例如，药物依赖或对心脏有害），并确定依从性的潜在障碍（例如，药物成本）至关重要。在不引起患者拒绝治疗意念的前提下，还需要让患者和家庭成员了解血流动力学受损和药物不良反应的症状和体征，并指示他们及时报告。

直接凝血酶拮抗剂和凝血因子 Xa 抑制剂在卒中预防中的引入伴随着广泛的直接面向患者的广告。此类广告活动旨在提高患者对房颤的认识，提高卒中预防的必要性，并推动对新型口服抗凝剂的需求。那些已经服用华法林的患者可能想知道是否需要改变治疗方法。在随访时，解决这些新型抗凝剂的优缺点可以帮助强化当前方案的理由，防止其不当停药，并为在华法林治疗中挣扎或既往不愿意参与卒中预防的房颤患者提供新的选择。

入院和转诊指征 [92]

由于充血性心力衰竭或缺血而不能耐受房颤的患者应立即住院。如果心室率极快（> 150 ~ 170 次 / 分），也应立即住院。这类患者可能需要紧急电复律。住院治疗也适用于药物治疗无效和新发栓塞的患者。进行择期心脏复律的患者需要暂时停药，即使只停药 1 天。可能进行择期心脏复律的患者应转诊进行心脏专科会诊。转诊也适用于难治性房颤、怀疑 WPW 综合征、病态窦房结综合征或导致血流动力学受损的房颤患者。对于常规心律或心率控制方法无效的有症状患者，可能需要进行电生理会诊。

治疗建议 [92-95]

心率控制

- 任何有血流动力学损害证据（即急性或恶化的充血性衰竭、缺血或急性栓塞）或心室率非常快（> 150 次 / 分）的患者应收入院进行紧急心脏复律。
- 仔细检查诱发因素以及潜在病因的识别和治疗（见第 25 章）。
- 在左心室功能保留的患者（射血分数> 40%），如果静息心室率大于 85 次 / 分或轻度运动后心室率大于 110 次 / 分，仅当有血流动力学损害的证据（呼吸急促、运动不耐受、血压降低、动脉血氧饱和度降低）时，才考虑进行心率控制治疗。否则，考虑静息时目标心室率低于 110 次 / 分，应了解这种心动过速目标心率的长期影响是未知的，需要定期监测左心室功能是否有下降。
- 除非并发心力衰竭，否则开始服用中等剂量的 β 受体阻滞剂（例如，阿替洛尔 25 mg/d，酒石酸美托洛尔 25 mg）或钙通道阻滞剂（例如，地尔硫䓬，每天 4 次，每次 30 mg），一旦确定有效剂量，就转换为缓释制剂。在左心室收缩功能障碍的情况下，考虑使用地高辛和（或）非常谨慎的低剂量 β 受体阻滞剂，并避免使用钙通道阻滞剂（见第 32 章）。
- 在 WPW 综合征和其他预激综合征的情况下，参考电生理学研究和消融治疗；不要用地高辛或钙通道阻滞剂治疗，因为它们倾向于通过旁路增强传导。如果对发作的耐受性良好且最短 RR 间期大于 180 ms，则无需治疗因 WPW 综合征导致的短暂且非频繁发作房颤的年轻患者。
- 在病态窦房结综合征的情况下，开始心率控制治疗时要非常谨慎，因为这些患者特别容易出现症状性心动过缓；如果在开始此类治疗时出现明显的心动过缓，则考虑植入起搏器。

- 如果心率难以控制，重新检查是否有衰竭、缺血、发热、血容量不足、缺氧、复发性肺栓塞、甲状腺功能亢进和WPW综合征。治疗应针对潜在疾病。如果房颤不能很好地耐受并且需要考虑心脏复律和其他介入方法，则住院并转诊心脏内科。

心律控制

- 任何有血流动力学损害证据（即急性或恶化的充血性衰竭、缺血或急性栓塞）或心室率非常快（＞150次/分）的患者均应收住院考虑紧急心脏复律。
- 仔细检查诱发因素以及潜在病因的识别和治疗（见第25章）。
- 考虑为心悸、运动耐量降低或心率控制失败的择期心脏复律患者转诊。最佳人选是那些可能在低风险下保持窦性心律的患者（血压控制良好，左心房没有明显扩大，左心室功能完好）。最差人选是那些大概率对治疗不敏感或复发的患者（例如，房颤持续时间＞1年、左心房显著扩大、风湿性心脏病、心力衰竭）。
- 对于房颤持续时间少于48 h的患者，仅进行肝素化后的择期心脏复律。
- 对于房颤持续时间超过48 h或房颤持续时间未知的患者，在择期心脏复律前开始口服抗凝剂1个月。或者，进行TEE检查以确定左心房是否存在血栓；在没有血栓的情况下，无需口服抗凝剂即可进行心脏复律。
- 对于复发风险高的患者（例如，既往复发、左心房显著扩大、晚期潜在心脏疾病、心力衰竭、复律需要高电压），在复律后开始慢性抗心律失常药物治疗。开始使用胺碘酮（100～200 mg/d）或索他洛尔（80 mg每日2次，首选用于因缺血性心脏疾病导致的房颤患者，并根据肌酐清除率进行调整）。对于使用胺碘酮的患者，每6个月监测一次肝功能和促甲状腺激素。对于服用索他洛尔的患者，监测QTc间期和肾功能。
- 为维持间歇性房颤患者的窦性心律，考虑屈奈达隆（400 mg每日2次）作为胺碘酮的替代品，但避免用于永久性房颤和心血管不良事件风险高（包括射血分数＜35%或近期发作失代偿性心力衰竭）的患者。监测肾功能、QTc间期和血清地高辛水平。
- 在复律后至少4周内进行口服抗凝治疗，并考虑对复发和卒中高危患者进行长期口服抗凝治疗。
- 转诊抗心律失常治疗后仍频繁出现症状性房颤复发的患者，考虑采用介入方法来维持窦性心律（例如，肺静脉消融、心房起搏、心房除颤器），尤其是在血流动力学方面不能很好耐受复发或影响生活质量的情况下。

卒中预防

- 对于所有患者，考虑患者的年龄、性别、收缩压、左心室功能、糖尿病状态、卒中既往史和血管疾病，使用CHA_2DS_2-VASc进行卒中风险评估和分层（表28-1）。使用HAS-BLED评估出血风险（表28-2）。使用高HAS-BLED评分作为需要更密切监测和剂量调整的指标，但不能作为排除口服抗凝剂治疗的绝对依据。
- 权衡风险和获益并评估抗凝治疗的净获益；跌倒风险不是停止口服抗凝治疗的依据。
- 对所有卒中高危房颤患者（CHA_2DS_2-VASc评分≥2）开始口服抗凝治疗，除非由于高HAS-BLED评分或其他禁忌证而存在口服抗凝治疗的严重禁忌证（见第83章）。
- 在可实现INR 2.0～3.0的目标凝血酶原时间的通用可调剂量华法林方案（从5 mg每日1次开始）与直接凝血酶（X因子）抑制剂（例如，达比加群150 mg QD）或Xa因子抑制剂（例如，阿哌沙班5 mg每日2次）之间进行选择；根据肾功能调整直接抑制剂的剂量。根据成本、便利性、患者依从性、有效性和风险的考虑进行选择。如果成本不是问题，优先选择直接作用的口服抗凝剂。
- 对于中等风险患者（如果女性为CHA2DS2-VASc评分1分，女性2分），抗凝治疗的决策应个体化。提供口服抗凝剂或阿司匹林（肠溶阿司匹林325 mg/d）。
- 对于低风险患者（CHA_2DS_2-VASc评分0分，

女性 1 分），确保他们不需要预防卒中。

- 对于那些被认为不适合长期口服抗凝治疗的人，考虑非药物替代方案，包括左心耳封堵术和心律控制策略。
- 对于择期手术和手术过程，除非患者有很高的栓塞风险（例如，机械心脏瓣膜），否则不要使用低分子肝素进行桥接。
- 对于全身栓塞的高危人群（例如，既往栓塞或卒中、收缩功能障碍、显著的左心房壁血栓，或女性且年龄 > 75 岁），考虑采取措施维持窦性心律以帮助降低卒中风险，但即使窦性心律恢复，也要继续口服抗凝剂。

（韩晓宁 翻译，曹照龙 王晶桐 审校）

第 29 章

门诊室性心律失常的管理

A.H.G.

在门诊环境中发现室性心律失常会引起人们对严重潜在心脏病以及心搏骤停和猝死可能性的担忧。问题在于室性心律失常会带来多大危险，这是一个关键的决定，因为治疗也充满风险。在某些情况下，药物抑制室性心律失常实际上可能会增加而不是降低猝死的风险。室性心律失常的治疗正在从依赖抗心律失常药物转向植入心律转复除颤器，后者已被证明具有预防心搏骤停和猝死并促进全因生存率的能力。在特定情况下，消融治疗是一种新兴选择。在这个变化时期确定最佳管理方法需要与在治疗室性心律失常方面经验丰富的心脏病专家密切沟通。基层全科医生的主要任务是识别高危患者，及时安排心脏专科会诊，帮助患者选择最佳治疗方案，并监测治疗。了解抗心律失常药物和植入型除颤器的相对益处对于治疗决策至关重要。主治医师的密切监测和长期随访有助于确保安全有效的管理。

临床表现和病程 [1-21]

室性期前收缩（premature ventricular contraction，PVC）经常发生，在有或没有潜在心脏病的患者中很常见。在对一般人群常规心电图检查的研究中，1% 的空军新兵、4% 的人寿保险申请人、7% 的 34 岁以上男性和 40% ～ 75% 接受 24 ～ 48h 连续动态心电图（Holter）监测的正常人存在室性期前收缩。室性期前收缩的发病率和患病率随着年龄和运动的增加而增加。没有证据表明适量摄入咖啡因会增加正常人或心脏病患者的室性心律失常的频率或严重程度，即使是那些预先存在严重室性异位心律的患者。

在门诊，室性心律失常通常表现为以下几种形式：做常规检查或心电图时偶然发现，心悸、头晕或晕厥的患者进行心电图检查时发现，潜在心脏病患者静息心电图、运动压力测试或动态心电图监测时发现。频繁的 PVC 定义为每小时大于 60 次异位搏动，复杂的室性异位心律的特点是多形、重复、二重性或 R-on-T。室性心动过速（ventricular tachycardia，VT）是指连续 3 个或更多 PVC。在单形性室性心动过速中，所有 QRS 波群都相同；在多形性室性心动过速（例如尖端扭转型室性心动过速）中，QRS 波群全都不同。非持续性室性心动过速是指短暂的、自限性的室性心动过速；在没有干预的情况下，持续性室性心动过速会持续存在。预后取决于潜在心脏病和其严重程度以及室性心律失常的性质。

良性室性心律失常

最初，对大量门诊男性的前瞻性研究表明，常规心电图的 PVC 与随后的猝死之间存在相关性，然而，在控制其他心脏风险因素后重新研究这些结果时，未发现 PVC 是普通人群中心脏死亡的独立决定因素。无症状的健康受试者，即使是那些患有频繁或复杂 PVC 的受试者，在长期随访中也并未显示死亡率增加。尽管令人担忧的室性期前收缩持续存在，但这些患者的预后与其他健康人没有区别，没有增加心脏死亡的风险。

其他自然病史研究也强调，在不存在重要心脏危险因素的情况下，PVC 患者的心血管死亡风险并不高于一般人群。然而，危险因素的存在（例如，高血压、冠心病、心力衰竭、心脏肥大、左心室肥厚、早期复极、束支传导阻滞、早发猝死家族史）使 PVC 患者的风险增加。

潜在的有害室性心律失常

与没有基础心脏病的患者相比，有多种心脏病的患者情况更令人担忧。

在近期心肌梗死的情况下

在对超过 2000 名心肌梗死幸存者进行的冠状动脉药物项目研究中，梗死后 3 个月或更长时间的常规心电图上即使发生单个 PVC 也与 3 年随访期间死亡率倍增有关。最能预测死亡率的特征是 PVC 频率高（24 h 内大于 30 次 / 小时）和复杂室性异位心律的存在，尤其是重复性搏动（33 次连续复合波）。在左心衰竭（左心室射血分数 < 0.4）的情况下，预后特别差。对于近期有心肌梗死、射血分数降低和非持续性室性心动过速的患者，心搏骤停或猝死的发生率在 2 年时接近 20%，在 5 年时超过 30%。

在远期心肌梗死的情况下

在这种情况下，PVC 的频率和复杂性也会影响预后。在梗死后 3 ～ 9 个月进行的 1 h 心电图记录中无室性心律失常的患者 5 年内心脏性猝死风险为 6%，相比之下，单源性 PVC 患者风险为 12%，复杂室性异位心律患者风险为 25%。复杂室性异位心律（例如，多源性 PVC、非持续性室性心动过速）对该人群的心脏性猝死风险影响最大（见后面的讨论）。心肌瘢痕形成是一个重要的病因。缺血性心肌病继发于心肌梗死后瘢痕形成，与室性心动过速和猝死风险增加有关。

在其他潜在心脏病情况下

会导致心肌瘢痕形成和室壁运动异常的其他类型的结构性心脏病与以上情况相似。已发现肥厚型心肌病、扩张型心肌病或右心室心肌病、血流动力学显著改变的瓣膜病、先天性心脏病伴心室肥厚、高血压性左心室肥厚和血运重建或瓣膜手术患者，如果他们经历频繁或复杂的 PVC，尤其是在射血分数降低的情况下，其猝死风险显著增加。在看似无症状的人群中特别值得注意的是致心律失常性右心室心肌病，这是年轻人和运动员的心律失常导致心搏骤停的主要原因，他们的心脏显示右心室心肌被纤维脂肪组织取代。心室异位心律不仅是潜在心脏病的表现，而且是预后的独立预测因子。滥用药物（尤其是可卡因和酒精）的患者可能由于潜在的心肌损伤而表现出室性心律失常。

既往没有心脏病或药物滥用史的年轻人和运动员突然因心律失常导致死亡特别令人不安，但人们对这种情况越来越了解，尤其是在心肌病领域。除了肥厚型心肌病（见第 33 章附录），右心室心肌病是主要原因，估计占年轻人和运动员猝死病例的 20%。后一种情况涉及编码桥粒蛋白的基因突变，导致右心室心肌丢失并被纤维脂肪组织替代。该过程主要影响右心室，在心脏超声上表现为变薄和扩张，在心电图上表现为右心前导联的倒置 T 波。MRI 显示心肌被纤维脂肪组织区域取代，从心包附近开始并向下延伸至心内膜表面。左心室也可能受累，但程度要小得多。纤维脂肪性瘢痕成为电不稳定性的病灶。虽然猝死可能是最初的临床表现，但有时会出现心悸或劳力性晕厥等先兆症状。

在中美洲和南美洲的流行地区以及来自这些地区的移民中，未经治疗的 Chagas 病被列为以室性异位心律为表现的心肌病的重要原因。该病由原生动物克氏锥虫感染引起，也可能产生心力衰竭和食管功能障碍的症状。

没有结构性心脏病的人也有风险。QT 间期延长，无论是先天性还是后天性，都易导致恶性室性心律失常（例如尖端扭转性室型心动过速，见后面的讨论），Brugada 综合征（右束支传导阻滞，早期心前导联 ST 段抬高）也是如此。特发性心室颤动（ventricular fibrillation，VF）与心电图早期复极（尤其是出现在下外侧导联时）之间存在关联的报告引起了关注。1% ~ 5% 的人群在静息心电图上表现出早期复极变化，这一发现以前被认为是无害的，但现在认为对于有不明原因晕厥史或猝死家族史的年轻男性可能很重要。

在运动负荷试验的恢复阶段

运动负荷试验恢复期间发生的频繁或复杂的室性异位心律可能具有令人担忧的预后。在克利夫兰诊所的一项大规模观察性研究中，在运动负荷试验恢复期出现频繁（≥ 7 次 / 分）或复杂室性异位心律的患者死亡风险增加［调整后的风险比（HR）1.5］独立于其他心脏危险因素。在对混杂变量进行校正后，在运动负荷试验期间发生但不在恢复期发生的室性异位心律并没有赋予类似的独立死亡风险。恢复期间频繁发生室性异位心律的患者患潜在冠心病和左心室收缩功能障碍的风险增加。

恶性室性心律失常

室性异位心律患者不良预后的主要决定因素是基础心脏病的存在和左心室衰竭（见前面的讨论）。这些因素都是生存的独立预测因子。室性异位心律的复杂性也是预后的决定因素，特别是在患有心脏病和左心衰竭的患者中，其中室性心动过速预示心脏性猝死的风险非常高。

非持续性室性心动过速

非持续性室性心动过速是一种令人担忧的心律失常，其特征是室性心动过速在数次心跳内自发恢复为窦性心律。除非存在血流动力学损害，否则非持续性室性心动过速可能无症状。在慢性冠状动脉疾病和左心室功能障碍的背景下，它代表一种恶性形式的电不稳定，是猝死的独立危险因素，2 年内风险增加 5% ~ 30%。它有一种更良性的形式，见于没有明显心脏病的年轻患者，其特征是运动后消退，没有相关症状，心率规律，相对缓慢（< 150 次 / 分），周期长度和 QRS 波形态一致。

复发性持续性室性心动过速和心脏性猝死

复发性持续性室性心动过速是一种非常危险的室性心律失常，尤其是发生在左心室功能不全的情况下。未经治疗，1 年死亡率约为 40%；左心室功能受损且有症状患者的预后最差。心律失常的特征是室性心动过速反复发作，其中一些可能持续数小时。许多患者由于心输出量下降而出现症状，可能导致晕厥、近乎晕厥、心绞痛或呼吸困难。冠状动脉疾病和心肌病约占病例的 90%。大约 1% 的梗死后患者在随访的第 1 年会出现这种心律失常。

尖端扭转型室性心动过速

尖端扭转型室性心动过速是一种快速、多形性室性心动过速，通常会恶化为心室颤动。特征是 QRS 轴围绕心电图基线扭转，从正转为负，然后再返回。心律失常发生在 QT 间期延长的背景下，无论是先天性还是后天性。这是一种非常恶性的室性心律失常，最常见于电解质异常（尤其是低钾血症或低镁血症）和使用延长 QT 间期药物的患者的获得性疾病（表 29-1）。

延长 QT 间期的药物（表 29-1）。许多常用的非心脏药物由于延长 QT 间期而具有致心律失常作用。猝死风险仅在使用药物期间发生，并随剂量和血清浓度的增加而增加。患有潜在心血管疾病或心血管风险高的患者表现出最大的易感性。电解质异常、使用抗心律失常药或当延长 QT 间期的药物与损害其线粒体代谢的药物联合使用时，风险也会增加（表 29-1）。具有特殊流行病学意义的是抗精神病药，包括典型的和非典型的，其越来越多地用于老年患者（由于年龄的原因，他们的心血管风险可能已经增加）。在这方面同样重要的是大环内酯类抗生素，包括使用非常广泛的阿奇霉素。

先天性 QT 间期延长。在先天性 QT 间期延长中，患者年轻且没有结构性心脏病的证据，但可能

表 29-1 与 QT 间期延长相关的一些药物[a]
三环类抗抑郁药（例如，阿米替林、丙米嗪、地昔帕明）
典型的抗精神病类药（例如，氟哌啶醇、硫利达嗪、匹莫齐特）
非典型抗精神病类药（例如，氯氮平、奥氮平、喹硫平、利培酮）
抗心律失常药（例如，普鲁卡因胺、奎尼丁、丙吡胺）
抗真菌制剂（例如，酮康唑、伊曲康唑）
大环内酯类抗生素（例如，红霉素、阿奇霉素、克拉霉素）
抗肿瘤制剂（例如，他莫昔芬）

[a] 联合使用抑制细胞色素 P450 酶的药物（例如，选择性 5- 羟色胺再摄取抑制剂、喹诺酮类抗生素、钙通道阻滞剂、抗逆转录病毒药物、胺碘酮）可增强药效。

有一级亲属早发（30 岁前）猝死的家族史，既往个人晕厥史（尤其是压力导致）或耳聋史，以及心电图中至少三个导联出现 QT 间期延长、T 波交替和切迹 T 波。

心脏震荡伤（Commotio Cordis）

这种引起年轻运动员猝死的主要原因是没有已知心血管疾病的人胸部受到钝击，通常看似无害的打击。大多数受害者是男性。心血管系统衰竭几乎是瞬间发生的，尽管由于持续的室性心动过速或心室颤动，有些人可能会在衰竭前保持活动几秒钟。机制可能是将打击能量集中到心前区的小区域，改变心肌的电稳定性并导致室性心动过速和心室颤动。但是并没有心肌或心包挫伤。决定性因素包括直接在心脏上方打击的位置和 T 波峰值之前上行 10 ～ 20 ms 内的时间，这是一个短暂但电不稳定的时期。其他决定因素包括弹丸或撞击物的硬度、小直径、攻击角度和胸壁的柔韧性。与 QT 间期长度的关系仍然未知。

Brugada 综合征

这种心肌钠通道的遗传性电障碍导致心室颤动和心脏性猝死。其代表了年轻人心脏性猝死的重要原因之一，心电图表现为特征性的右束支传导阻滞和右心前导联 ST 段持续抬高。有症状的患者（心搏骤停或自发性持续性室性心动过速伴或不伴晕厥的幸存者）猝死的风险最高。

无症状性室性期前收缩患者发生隐匿性心脏病的概率

只要无症状的 PVC 患者没有潜在心脏病的证据，预后似乎很好，但在其他看似健康但出现频繁或复杂 PVC 的患者中，隐匿性心脏病的概率是多少？最大的可能是风险不高，但应保持高度怀疑，特别是如果有早发猝死的家族史或运动晕厥的既往史。在一项对无明显心脏病的中年或老年室性异位心律患者进行冠状动脉心导管检查及血管造影的研究中，发现只有 1/4 的患者有明显的冠状动脉疾病（定义为＞ 50% 的管腔狭窄）。室性异位心律的特征并不能将冠心病患者与非冠心病患者区分开来。这些无症状患者接受了中等剂量的 β 受体阻滞剂治疗，并且在 5 年的随访后存活率正常。另一方面，表现出复杂室性心律失常和潜在心脏病体征的不明原因晕厥患者进一步晕厥和心脏死亡的风险很高，特别是如果他们在电生理检查（electrophysiologic study，EPS）中显示可诱发的持续性室性心动过速或心脏超声提示心肌病改变。

管理原则 [5-9,11-15,22-63]

在预防恶性室性心律失常导致的猝死方面取得了重大进展。随着治疗从药物治疗转向使用植入型心律转复除颤器（implantable cardioverter defibrillator，ICD），管理方法发生了根本性的变化。将 ICD 与最佳抗心律失常药物进行比较的前瞻性随机试验发现，植入型装置在高危患者心脏性猝死的一级和二级预防方面具有优势（平均相对风险约为 0.5）。然而，在风险较低的人群中，药物治疗的益处不太明显，因此需要仔细选择患者。传统的抗心律失常药已被胺碘酮和 β 受体阻滞剂所取代，它们在很大程度上没有影响药物治疗结果的致心律失常作用（见后面的讨论）。应用于会引发恶性室性心律失常的心肌瘢痕的消融治疗，代表了特定病例的新兴治疗选择。

治疗的合适人选：患者选择

风险分层对于治疗选择至关重要，因为只有那些风险最高的患者才能从 ICD 和（或）抗心律失常药物治疗中获益。然而，风险分层仍然是基本的，因为没有前瞻性验证的风险分层原则。关于 ICD 和药物治疗人选的共识建议是基于主要随机试验结果的推断（表 29-2）。

由于传统抗心律失常药物（特别是 I 类药物——奎尼丁、普鲁卡因胺、丙吡胺、美西律和妥卡尼，甚至较新的 IC 类药物——氟卡尼和莫雷西嗪）的致心律失常作用会增加猝死风险，符合治疗条件的患者范围已大大缩小。如果无症状且左心室功能保留，患有复杂室性心律失常和潜在心脏病的患者不再被认为是抗心律失常药物治疗（除了 β 受体阻滞剂）的合适人选。如果其左心室功能下降，可以考虑胺碘酮；否则，已基本停止抑制室性异位心律的尝试。一个例外是对具有 ICD 植入禁忌证（例如，疾病终末期、终末期心力衰竭、存在可纠正病因的室性心动过速或心室颤动）的极高危

表 29-2　根据心脏猝死风险进行治疗选择

风险	治疗方式
高风险	
既往因室性心动过速或心室颤动引起心搏骤停	ICD
持续性室性心动过速 + 结构性心脏病	ICD
不明原因晕厥 + 可诱发的持续性室性心动过速或心室颤动或晚期结构性心脏病且未发现其他原因	ICD
冠心病 + 左心室功能障碍 + 诱导性持续性室性心动过速	ICD
心肌梗死 + 明显的左心室功能障碍（射血分数＜ 30%）	ICD
患有应激性晕厥或早发猝死家族史的遗传性疾病（例如，长 QT 间期综合征、Brugada 综合征、肥厚型心肌病）	ICD
中风险	
冠心病、左心室功能障碍以及无症状的非持续性室性心动过速（但无诱导性持续性室性心动过速）	胺碘酮 ±β 受体阻滞剂
低至中等风险	
冠心病、左心室功能障碍、心室异位活动，但无诱导性非持续性或持续性室性心动过速	β 受体阻滞剂

ICD，植入型心律转复除颤器。
Adapted from DiMarco JP. Implantable cardioverter-defibrillators. N Engl J Med 2003；349：1836.

患者使用胺碘酮和 β 受体阻滞剂。

总之，意识到心律失常猝死的发生率可能会：①因 ICD 显著降低（以及——在较小程度上——通过胺碘酮治疗），但仅限于那些风险最高的患者；②被常规抗心律失常药物恶化，大大提高了治疗室性异位心律失常的门槛。因此，只有室性心律失常疾病风险最高的患者（例如，既往心搏骤停；非常高风险的遗传性疾病，如心肌病；有症状或可诱发的持续性室性心动过速，尤其是在近期心肌梗死的情况下；射血分数降低）考虑采取预防措施，主要为植入 ICD。

确定治疗人选

病史、体格检查和基础检查

门诊患者出现复杂的室性心律失常，尤其是非持续性室性心动过速，应彻底评估是否存在潜在心脏病、左心室功能障碍和 QT 间期延长（见第 20、24 和 25 章），这些特征与增加的心脏性猝死风险相关。

病史应检查晕厥（尤其是在运动时发生且无法解释的晕厥）、胸痛、呼吸困难、高血压、冠状动脉危险因素以及早发猝死和早发冠心病或心肌病的家族史。应检查可能延长 QT 间期或抑制其代谢的药物（表 29-1）；同时服用几种药物时，风险会增加。不应忽视药物滥用的筛查，尤其是可卡因和酒精。

体格检查的重点是血压、左心室肥厚（隆起，S4）和左心室功能障碍（颈静脉怒张、啰音、S3）和动脉粥样硬化疾病的其他表现（动脉杂音、外周脉搏减弱、腹主动脉扩张）。

静息心电图应检查病因上的重要线索［例如，左心室肥厚、既往梗死、QT 间期延长、右束支传导阻滞、V1 导联 ST 段抬高（Brugada 综合征）、V1 ～ 4 导联 T 波倒置（右室性心肌病）和早期复极］。

其他初始检查

胸部 X 线检查可以确认充血性心力衰竭。当怀疑有心肌病、心力衰竭或缺血时，超声心动图可用于确定射血分数和检测室壁运动异常。当临床怀疑药物滥用时，可能需要对可卡因及其代谢物进行毒理学筛查。来自流行地区的移民可能会考虑对 Chagas 病进行血清学检测。

心脏成像——超声和 MRI

当怀疑有心肌病、心力衰竭或缺血时，超声心动图可用于确定射血分数和检测心肌变化及室壁运动异常。考虑到潜在心肌病的风险，即使体格检查和心电图正常，超声检查对于出现室性心律失常的年轻人和运动员来说仍是一个特别重要的考虑项目，特别是如果有运动性晕厥病史或早发猝死家族史。超声提示心肌病变化的患者应考虑进行 MRI 扫描，以更好地进行心肌状态和猝死风险分层，高度的瘢痕形成预示着心律失常性死亡的风险显著增加。

运动负荷试验

如前所述，运动负荷试验恢复阶段发生复杂室性异位心律失常已被注意到可独立预测心脏死亡风险的增加（相对风险 1.5），也可能有助于检测潜在的冠心病（见第 36 章）。如果怀疑有心肌病，应先进行心脏超声检查。

电生理检查

电生理检查是一种有创性操作，需要正式的心导管检查和经验丰富的工作人员。持续性室性心动过速的可诱导性与临床持续性室性心动过速、心搏骤停、心脏猝死的风险以及心律转复 - 除颤器植入的获益密切相关。因此，该研究通常用于帮助确定植入除颤器的候选患者。应考虑电生理检查的患者包括有基础心脏病证据且射血分数降低（< 0.40）的无症状非持续性室性心动过速患者。近 40% 的此类患者表现出可诱导的持续性室性心动过速并通过除颤器植入提高了生存率。电生理检查有助于决策的其他患者是那些临床表现提示心脏病因的不明原因晕厥患者（见之前的讨论）。对那些有记录的室性心动过速并伴有血流动力学受损（晕厥、近乎晕厥、心绞痛、呼吸困难）的患者进行电生理检查不是十分令人信服。电生理检查确定抗心律失常药物对室性心律失常的抑制作用能力有限，已被放弃。目前正在进行研究以更好地确定这种非常昂贵的有创性手术的适应证，以及更简单的替代方法来预测预后和从治疗中获益。

动态监测

检测室性心动过速的重要性促使一些人考虑进行动态监测以筛查所有潜在的高危患者（即最近患有心肌梗死、肥厚型心肌病或充血性心力衰竭的患者）。但是，除了有晕厥或早发猝死家族史的患者外，此类筛查并未改变预后，目前不推荐。

选择和启动治疗

治疗选择（表 29–2）

如前所述，风险非常高的患者是针对心律失常引起的心脏性猝死采取预防措施的最佳人选。此类患者的首选方法是植入心律转复除颤器，与胺碘酮联合或不联合 β 受体阻滞剂（最佳药物治疗方法，可将心律失常事件减少近 60%，死亡减少约 15% ～ 20%）相比，可将心脏性猝死的相对风险降低 50%。ICD 和药物治疗的组合通常用于减少不舒服的除颤器放电次数（见后面的讨论）。

植入型心律转复除颤器

ICD 是可编程设备，通过快速起搏或提供高强度电击来对抗室性心律失常。室性心动过速的快速起搏可以在不导致休克的情况下终止。可用的技术包括使用与起搏器类似的程序植入起搏器大小的设备（例如，锁骨下或头静脉插入、皮下或肌肉下左侧胸肌发生器植入）。除了全新的完全皮下系统（无需静脉通路）外，大多数 ICD 使用复杂的右心室导线进行传感和起搏。缠绕该导线可提供所需的电击。双腔装置（一个导联在右心房，另一个在右心室）适用于有心脏传导阻滞或有症状的窦房结功能障碍的人。

ICD 会检测到心室颤动或快速室性心动过速时释放高压电击，并在检测到较慢的单形性室性心动过速时开始起搏。最大输出可达 30J。除颤所需的能量在 5J 到 15J 之间。双腔模型可以更好地区分室性和室上性快速心律失常，并且双腔起搏克服不同步和由此产生的心室重构。植入与低风险（2%）感染相关，围手术期死亡率低于 1%。在美国的许多地方，通常植入双腔装置，即使是没有起搏指征的人也是如此。双腔设备的大多数声称具有的优势（例如，感应更佳，误放电更少）尚未得到临床试验的证实，但已观察到与手术相关的并发症发生率增加了 40%。

有效性。对使用 ICD 随机试验的系统评价和荟萃分析发现，平均 3 年内全因死亡率相对降低 20%（从 28% 到 21%，HR 0.81），缺血性和非缺血性疾病的结果相似。心脏性猝死风险相对降低达到 60%（从 12% 到 4%，HR 0.41），缺血性和非缺血性疾病也同样相似。按年龄、性别、种族和民族进行的亚组分析显示，这些人口统计学特征在获益方面没有差异。尽管风险增加［静息心率＞ 90 次 / 分和（或）非持续性室性心动过速］或应用于心力衰竭终末期患者（NYHA Ⅳ级），但未观察到心肌梗死后早期（< 40 天）ICD 植入的生存获益。设备故障仍然是一个问题（见下一节）。

不良反应和并发症。误将室上性快速心律失常误认为室性心动过速而导致的不适当放电（电击和起搏）是最常见的手术并发症，发生在约 20% 的患者中，并导致与 ICD 使用相关的大部分可预防的发病和死亡。不适当的 ICD 放电可将室上性心动过速转变为更危险的室性心动过速。在随机试验中，通过简单的重新编程改进了传统 ICD 的心动过速检测和设备触发参数，将首次发生的不当治疗减少了 70% 以上，并将全因死亡率降低了近 50%。重新编程涉及忽略较慢的快速心律失常和持续时间较短的心律失常。这种重新编程很可能成为新标准，不需要更换 ICD。

也可以通过在设备盒上放置磁铁来终止不适当的放电，这应该在复苏工作期间完成。电池耗尽的情况很少见，电池寿命为 5 ～ 9 年，具体取决于所需的放电量。植入后，心内膜炎的风险不会增加，也不需要预防心内膜炎。

囊袋部位的感染是 ICD 应用的另一个并发症。ICD 的感染风险高于永久性起搏器（5 年内约 2%）。危险因素包括血肿形成、植入多导联装置以及肾衰竭等并发状况，设备修正不是风险因素。相关的微生物包括金黄色葡萄球菌和凝固酶阴性葡萄球菌。需要伤口和血液培养以及经食管心脏超声。结果对于抗生素的选择、治疗持续时间以及需要心血管外科干预的心内膜炎的检测至关重要。抗生素治疗通常从静脉注射万古霉素开始，随后根据培养结果进行调整并持续 14 天，除非有心内膜炎的证据，这种情况可能需要长达 6 周的抗生素治疗。更换设备通常会在移除受感染设备后 72 h 内插入胸部另一侧的新囊袋中。即使只有囊袋出现感染，治愈也需要完全移除设备。美国心脏协会的指南认为必须彻底去除设备和导线。由于导线可能牢固地嵌入心肌中，最好在有导线拔除经验的中心进行导线拔除。

ICD 并发症的远期发生率仍然很高，在考虑植入时需要牢记。登记数据显示每 100 例患者有 10 次并发症，需要再次手术或住院治疗。风险因素包括植入时年龄较小、使用双腔装置、女性和黑人。死于心脏性猝死患者的 ICD 故障并不罕见，在一项尸检研究中发现 50% 的病例存在这种情况，包括硬件故障 / 导线断裂、感应不足、编程错误和电池耗尽。

适应证和禁忌证。ICD 植入用于危及生命的室性心律失常的一级和二级预防，特别是在极高危人群中（表 29-2）。正在进行的前瞻性随机试验的结果不断更新全面的获益，适应证也在不断更新。注册数据表明，实际只有 8% 的符合条件的患者接受了 ICD。除了技术考虑，植入的决定显然是多因素的（见后面的讨论），但心脏病学领域（例如，美国心脏病学会 / 美国心脏协会 / 心律学会指南）的最新主要共识建议强调以下措施最有可能显著降低全因死亡率而不仅仅是降低猝死率：

- 因既往心肌梗死左心室射血分数≤ 35% 且在心肌梗死后至少 40 天、纽约心脏协会（NYHA）Ⅱ级或Ⅳ级（参见第 32 章），或射血分数≤ 30%、NYHA Ⅰ级心功能状态的缺血性心肌病患者。
- 左心室射血分数≤ 35% 和 NYHA Ⅱ级或Ⅲ级心功能状态的非缺血性扩张型心肌病患者。

值得注意的是，终末期心脏病患者（NYHA Ⅳ级）被排除在推荐的 ICD 植入患者之外，因为实现有意义的生存期延长的可能性很低。如果生存期已经非常有限，那么降低猝死率就不能成为植入 ICD 的充分理由。同样需要注意的是，心力衰竭和慢性肾病患者在植入 ICD 后的生存率并没有得到任何改善，但因心力衰竭而住院的情况确实有所增加。

禁忌证包括由自限性事件（例如急性心肌梗死）、完全可纠正的事件（例如电解质或代谢紊乱）、无结构性心脏病或可诱发的室性心动过速或心室颤动引起的不明原因晕厥，以及患有预期寿命不足 1 年的需要频繁电击的难治性或终末期疾病。进入临终关怀护理的人应该停用 ICD，然而，大多数临终关怀没有停用政策，据报道，超过一半的 ICD 临终关怀患者经历过 ICD 电击。

对生活质量的影响。对于有适当植入理由的人来说，对生活质量的总体影响为零，而植入不当的患者因反复触发会产生负面影响。大多数患者适应良好，但电击可能会令人不舒服，就像将手插入电源插座一样。频繁的电击会让人非常沮丧和不安，需要采取额外的措施（例如，重新编程、增加药物治疗）。大约 15% 的患者由于心脏复律延迟而出现短暂的晕厥。复发的风险随着时间的推移而降低，在发作后 6 个月达到最低点。这一阶段如果患者无症状，大多数政府允许恢复驾驶（表 29-3）。值得注意的是，因先前有症状的室性心动过速而植入 ICD 的患者报告的可归因于心律失常的事故率为 0.4%，低于正常事故率。

对于预期生存期有限的晚期心力衰竭患者，ICD 植入的获益变得不那么明显。在这种情况下，可能是在用缓慢死亡替代猝死，并没有得到有意义的生命延长。需要仔细权衡预期获益和潜在的不利后果。

预防措施。电磁暴露可能是一个问题，然而，即使是非常强的电磁暴露，如 MRI，也不一定是绝对的禁忌证，前提是采取了预防措施：设备安装至少 6 周，无心外膜或无功能导线，预测试设备以调整起搏功能并且测试后重新编程，以及持续的患者监测。对注册数据的回顾研究发现，任何使用非 MRI 条件性起搏器或除颤器（未经美国 FDA 专门批准用于 MRI 机器）的患者在 1.5 特斯拉进行非胸腔 MRI 检查并接受适当的前后测试准备过程中均未发现导线或设备故障。

微波炉、机场安检金属探测器门以及探测金属的手持安检仪不会造成危险，但应在人员通过之前告知安检人员该设备的存在。移动数字电话不会干扰设备的操作，但建议不要将它们携带或放置在距离设备 6 英寸（15.24 cm）的范围内。同时使用胺碘酮和 β 受体阻滞剂等药物可能需要重新设置阈值。

成本效益。ICD 非常昂贵，成本效益分析证实死亡率降低但成本增加。成本效益随着存活率的增加而增加，对于预期寿命少于 1 年的患者来说是一个问题。模拟模型发现 ICD 植入在可接受的治疗范围内，但处于可接受的治疗范围的高端（例如，每个质量调整生命年约 70 000 美元），并且最适合射血分数低的患者。当无论是否需要心房起搏都植入双腔设备时，成本效益会受到影响。

表 29-3 室性心动过速患者禁止驾驶的共识

心律失常类型	私家车	商用车
非持续性室性心动过速	B_3[a]，A[b]	B_6[a]，A[b]
持续性室性心动过速	B_6，B_3[c]	C，B_6[c]
心室颤动	B_6	C

[a] 心律失常伴意识障碍（治疗前）。
[b] 心律失常不伴意识障碍。
[c] 特发性室性心动过速（冠状动脉正常，心室功能正常）且无意识障碍。
A，没有限制；B，开始治疗［植入型心律转复除颤器和（或）胺碘酮］后，在规定的无心律失常发作的几个月内（见下标）限制；C，出现心律失常则完全限制。

药物治疗

如前所述，抗心律失常治疗不再是高危室性心律失常患者的主要治疗方式，已被 ICD 取代。尽管如此，药物治疗仍然可以作为 ICD 治疗的辅助手段并且作为中危人群（表 29-2）和拒绝或有 ICD 使用禁忌证的极高危人群的主要治疗手段。尽管所有抗心律失常药物都可以抑制室性异位心律失常，但它们对生存的净获益令人失望。总体死亡率仅仅实现了适度降低（10% ~ 20%）（如胺碘酮在极高危患者中的作用），但更常见的结果是与安慰剂相比没有获益，甚至增加死亡率（如在 ⅠC 类药物的研究中的发现）。因此，药物治疗越来越成为预防心搏骤停和猝死的二线用药。此外，使用抗心律失常药物检测和消除可观察到的或可诱发的室性心律失常的做法正在被放弃，因为与预后无关。对预后表现出最佳贡献的药物是 β 受体阻滞剂和Ⅲ类抗心律失常药胺碘酮。

β 受体阻滞剂。β 受体阻滞剂可增加颤动阈值并降低心室颤动和猝死的风险（另见第 26 章和第 30 章）。这类药物（称为Ⅱ类抗心律失常药）是安全的，尤其适用于由潜在缺血性心脏病引起的室性心律失常。与Ⅲ类抗心律失常药（例如，索他洛尔、胺碘酮）相关的一些获益归因于其肾上腺素能阻滞活性。

β 受体阻滞剂是少数被证明可以降低冠状动脉疾病患者死亡率的药物之一（见第 30 章）。其不仅可以降低猝死的风险，还可以降低总体死亡率。与其他具有抗心律失常特性的药物不同，β 受体阻滞剂没有致心律失常作用。它们还可用于抑制与洋地黄毒性、运动、情绪压力、QT 间期延长综合征和三环类抗抑郁药相关的症状性室性心律失常。

这些特性使 β 受体阻滞剂成为预防因冠状动脉疾病和其他对 β 受体阻滞剂有不良反应的疾病引起的恶性室性心律失常患者猝死的理想选择。通过抑制室性心动过速发生率和持续室性心动过速发作，其还有助于降低 ICD 患者的放电频率，尤其是那些患有潜在冠心病的患者。与胺碘酮联合使用已显示出协同作用，是对有植入装置禁忌证或拒绝植入装置的高危人群的 ICD 治疗的合理替代方案。

胺碘酮。胺碘酮是一种Ⅲ类抗心律失常药，可阻断许多细胞离子通道，并发挥非竞争性抗肾上腺素能作用，因此表现出Ⅰ类和Ⅱ类抗心律失常药物的作用。当用于高危患者时，该药物使得心律失常性猝死风险显著降低（29%），总死亡率适度降低（13%）。出现有症状的持续性室性心动过速或既往心室颤动停搏但不能接受或拒绝心律转复除颤器植入的患者是胺碘酮治疗的合适人选。对于左心室功能保留、频繁或复杂 PVC 或非持续性室性心动过速的无症状患者，没有生存获益的证据。

药物启用和剂量调整。因为药物分布在脂肪中，通常需要负荷剂量。在门诊开始用药时，每日剂量通常为 800 ～ 1600 mg/d，2 ～ 3 周后缩减至 400 ～ 600 mg/d，如果出现不良反应，则逐渐减至 200 ～ 300 mg/d。200 mg/d 的剂量通常无法充分控制严重的室性异位心律失常（与使用药物治疗心房颤动不同），但如果由于副作用需要降低至这一水平，则添加 β 受体阻滞剂会有所帮助。由于该药物在肝内代谢，在肾功能不全的情况下不需要按比例减量。较低的负荷和维持剂量适用于老年人和妇女。仅在怀疑药物毒性或爆发性室性心律失常需要考虑剂量调整的情况下才需要检测血清浓度，常规监测血清浓度的贡献很小。

不良反应及监测。尽管耐受性良好，胺碘酮仍有许多副作用，其中大部分与治疗剂量和持续时间有关。药物间相互作用是最重要的，并且可能很严重：胺碘酮会增加地高辛、华法林和许多其他药物的血清浓度；当使用胺碘酮时，需要监测药物作用、血清浓度和剂量。多达 20% 的患者会出现肺纤维化，通常先有可逆性斑片状肺炎，表现为干咳；可以通过胸部 X 线片检查来发现该问题，通常停药就可以了。角膜沉积物夜间表现为视觉晕圈，通常不干扰视力，停药后消失；也可能出现视物模糊和畏光；视神经炎很少见，但视力问题需要考虑眼科会诊。胃肠道不适（包括便秘）很常见，肝酶轻微升高也是如此，但 4% 的患者会出现临床上显著的肝炎；应每年监测两次肝酶。共济失调、震颤和周围神经病变也可能发生并随着剂量的降低而消退。该药物含有碘化片段，可干扰甲状腺代谢并可能导致甲状腺功能减退；建议每年监测促甲状腺激素两次；长期使用后皮肤会发生典型变化，包括眼睛周围变蓝；使用防晒霜对由此产生的光敏性有帮助。

胺碘酮几乎没有致心律失常活性，尽管它通常会延长 QT 间期。对正性肌力的影响很小。大约 5% 的使用者会出现窦房结或房室结功能受损，可能会出现心动过缓或房室传导阻滞；当用于患有窦房结或传导系统疾病的患者或与 β 受体阻滞剂联合使用时需要谨慎。同样重要的是，也需要关注药物 - 器械相互作用。胺碘酮可将室性心动过速的发生率减慢至 ICD 检测值以下，并可能增加除颤器阈值。使用胺碘酮后可能需要电生理检查。总体而言，当经验丰富且谨慎使用时，胺碘酮是有效的并且耐受性相当好。

索他洛尔。索他洛尔结合了Ⅲ类抗心律失常药常见的非选择性 β 受体阻滞作用和电生理学特征，使其成为理论上具有吸引力的药物，并且确实可以有效抑制严重的室性异位心律失常。然而，其会延长 QT 间期，使患者存在发生尖端扭转型室性心动过速的风险，尤其是在伴有低钾血症或低镁血症的情况下。扭转性心动过速的风险是该药物在某些对照试验中未能降低死亡率并限制其效用的原因。

Ⅰ类抗心律失常药。这一类的传统抗心律失常药（普鲁卡因胺、奎尼丁、丙吡胺）和新一代抗心律失常药（例如，美西律、妥卡尼以及ⅠC 类药物氟卡尼和莫雷西嗪）已在很大程度上被 ICD 治疗以及胺碘酮和 β- 受体阻滞剂的使用所取代。虽然对抑制室性异位心律失常有效，但Ⅰ类药物表现出致心律失常的风险，这损害了其降低心脏性猝死风险的能力，实际在某些情况下会增加风险。然而，随着人们认识到奎尼丁加速恢复透壁电同质性的能力（被认为是 Brugada 综合征心室颤动和早期复极的病理生理危险因素），人们对奎尼丁重新产生了兴趣。

消融治疗

基于电生理检查标测的射频导管消融已成为治疗复发性室性心动过速的重要手段。消融在高危缺血性心肌病患者中很成功，这些患者因瘢痕形成引发复发性室性心动过速，尽管应用抗心律失常药物，仍遭受 ICD 反复电击。在此类患者的随机试验中，与逐步增加药物治疗相比，消融导致死亡、室性心动过速风暴和ICD电击的复合终点风险显著降低。其对心脏结构正常且有症状的室性异位心律失常不能通过药物控制的患者以及频繁发生PVC（> 15% 的搏动）导致PVC诱发的心肌病的患者也有效。

通常，消融需要有创操作来定位和诱导室性心动过速。无创方法正在开发中。MRI和CT已被用于无创识别和定位心肌瘢痕，这可能是缺血性心肌病患者室性心动过速的来源。将多电极体表心电图与心脏成像相结合，不仅可以识别心肌瘢痕，还可以识别心律失常区域。将这种方法与立体定向放射治疗相结合，为难治性室性心动过速消融治疗的无创治疗方法提供了可能。应参考文献来了解难治性室性心动过速的无创治疗的进展。

ω–3 多不饱和脂肪酸补充剂和其他饮食措施

油性鱼和鱼油补充剂中的ω-3多不饱和脂肪酸似乎可以稳定心肌细胞膜的电活动，对钠通道产生类似于Ⅰ类抗心律失常药的作用。在安慰剂随机对照试验中观察到，近期心肌梗死接受鱼油补充剂治疗的患者猝死风险降低（但非心肌梗死风险）。这些发现促使建议一般人群每周食用两份油性鱼，冠状动脉疾病患者每天补充1 g ω-3鱼油。然而，最近的研究未能证明有ICD和恶性室性心动过速或心室颤动病史的患者发生室性心动过速/心室颤动或猝死的风险有任何显著降低，并且在某些情况下，提示有致心律失常作用。结果的差异可能与所研究的人群有关：近期心肌梗死（< 3个月）的患者似乎获益最多，近期没有心肌梗死的患者显示出很少或没有获益。

限制咖啡因可能会降低轻微室性心律失常的频率，但没有证据表明其对重要终点有任何影响，或者适量摄入含咖啡因的饮料对严重室性心律失常的患者有害。

治疗监测

主治医师在监测中发挥着重要作用，其与患者接触密切，往往是第一个遇到可控问题或治疗相关不良反应的人。

对于接受心律转复除颤器治疗的患者

监测此类患者相对简单，因为这些设备具有内置的监测和存储容量。在就诊心脏病专家时，可以下载存储器进行查看，以检测自上次就诊以来心律失常的证据。此外，询问患者经历的电击次数以及其他症状事件的数量和类型，检查设备的电池状态和导线功能。

对于接受药物治疗的患者

除了监测胺碘酮使用的不良反应（见前面的讨论）外，主治医师还可以采取更多措施来确保安全并尽量减少医源性并发症。定期检查和维持血清钾和镁水平对减少其致心律失常至关重要，避免使用显著延长QT间期的药物（见第25章）。若同时使用胺碘酮和地高辛，需要密切监测血清地高辛浓度并仔细调整地高辛剂量。由于抑制室性心律失常与终点之间缺乏相关性，之前制定的定期重复电生理检查或动态动态心电图监测的标准已失效。然而，需要及时关注出现晕厥、近乎晕厥、呼吸困难恶化或心绞痛逐渐加重的患者（见第20、24和25章）。

患者、家庭和科普教育 [64-73]

患者及其家属需要了解室性心律失常的预后意义，以便做出适当的决定。综合考虑问题可以避免反应过度和反应不足。心悸和心电图异常对长期生存没有影响，这有助于预防心脏神经症和不必要的活动受限。患有高危疾病的患者受益于预后的全面了解以及治疗带来的生存期和生活质量的改善。这些努力有助于减轻焦虑并提高依从性。

应向高危患者的家属教授心肺复苏术（cardiopulmonary resuscitation，CPR）及其迅速应用以及如何寻求帮助。有些人可能会征求购买家用自动体外除颤器的建议，但相关的支持证据仍然不确定（见前面的讨论）。家庭成员中有从事体育活动的青年运动员，有心脏被击所致心脏震荡伤的风险，应该鼓励他们配备自动体外除颤器——心前区锤击复律对终止胸外伤引起的室性心动过速是不可靠的。此外，应鼓励采取初级预防措施，包括指导限制接触此类打击和使用专门的防护装备来消散力量（大多数胸部保护器对防止心脏震动无效，甚至可能通过营造虚假的安全感而增加风险）。

未充分利用ICD植入或者ICD用于一级和二

级预防的过度利用可以通过共同决策的协同努力来解决。对风险、获益和合并症的回顾以及对患者观点和价值观的启发，辅以教育材料，包括处于相似风险水平的患者的决定，可以帮助患者及其家人做出明智的决定，这些决定是有个体意义的。讨论应包括对患者预后、偏好和生活方式以及 ICD 植入和手术技术方面的考虑。如果患者了解在其有意愿或临床需要的情况下可以停用 ICD，患者和家人都会从中获益。

禁止驾驶是恶性室性心律失常对生活质量影响严重的后果之一。限制适用于那些有高危室性心律失常的患者；对于存在完全可逆病因的室性心律失常，如短暂的电解质异常，则没有任何限制。指南（表 29-3）适度保守，并且可能因为数据有限而夸大了风险。在为数不多的研究中，一项研究显示，晕厥的诊断使 5 年内发生机动车辆碰撞的风险几乎增加了 1 倍。另一方面，一项对既往有症状性室性心动过速 / 心室颤动发作的患者进行二级预防的研究发现，心律失常得到良好控制的患者往往无视医生的建议，并证明疾病治疗导致的事故率低于一般公众。在许多州和国家，需要咨询甚至向交通管理部门报告晕厥史。

非专业人士的院外除颤和复苏

虽然急诊学超出了本书的范畴，但关于非专业人士的院外除颤和复苏研究的一些评论与本书内容相关，可以帮助指导公共政策以及患者和家庭教育。

除颤

体外自动除颤器（automated external defibrillator，AED）为早期、有针对性的除颤提供了机会。它可以将室性心动过速 / 心室颤动与不需要除颤的心律失常区分开，从而限制不必要的电击。如果在出现症状后 5 min 内进行除颤并且操作者事先接受过一些训练，那么成功率是很高的。如果除颤延迟超过 5 min，建议在电击之前先采取 CPR 措施（所谓的启动泵）。非专业人士在公共场所使用此类设备已被证明可以挽救生命，尤其是在出现症状后 5 min 内进行除颤时。这一发现使得飞机上和许多公共场所安装了这些装置。研究证明，高危患者（例如，前壁心肌梗死但未植入除颤器的患者）的家庭成员在家中使用然后拨打 911 并不比先拨打 911 然后实施标准 CPR 更好，设备使用不足和许多未知事件似乎限制了预期收益。心前区重击法对于终止心室颤动是不可靠的。

心肺复苏

尽管非专业人士早期进行心肺复苏术可以挽救生命并有助于保护神经功能，但传统的心肺复苏需要穿插人工呼吸的胸外按压，这对许多非专业人士来说仍然具有挑战性，有时甚至令人反感。虽然观察性研究表明不间断按压有明显的生存获益，但随机试验将仅胸外按压的 CPR 方法与由非专业人士或急救人员进行的标准 CPR（30 次按压，然后进行 2 次呼吸）进行比较，结果没有显著差异，尽管不间断胸外按压具有获得更好结果的趋势，这可能是由于不中断呼吸而允许的其他干预措施。关于该问题需要开展更多的研究，但仅按压 CPR 的优点是鼓励更多的非专业人士更多和更早地参与，这可能对挽救生命做出重要贡献。与传统 CPR 相比，机械胸外按压结合除颤没有任何优势。与等待紧急医疗系统（EMS）干预相比，在早期非专业人士 CPR 之后进行非专业人士或急救人员除颤，其短期和有意义的长期生存的概率几乎翻了一番，非专业人士干预效果最好，强调了早期复苏的重要性。急救人员提供的基本生命支持服务（“短暂抢救”）与高级生命支持服务（“持续进行”）相比取得了更好的结果，除了在急性心肌梗死的情况下，后者两种情况结果是相同的。通过使用简单的喉管而不是气管插管进行气道管理与更高的 72 h 存活率相关。

转诊和入院的指征 [74-75]

任何发现持续性室性心动过速并伴有血流动力学受损症状（呼吸困难、近乎晕厥、心绞痛）的患者都应紧急入院，并转诊至擅长进行电生理检查和治疗危及生命的室性心律失常的心脏病专家。这同样适用于急性晕厥患者，其表现出提示严重心律失常的特征（即晕厥发作＜ 5 s 警告，其他泵功能障碍的症状，恢复期间没有严重的遗留症状）。近期发生心肌梗死的无症状患者，并且有左心室功能障碍的证据显示非持续性室性心动过速，不需非常紧急但仍需尽快考虑是否电生理检查。左心室功能正常的无症状患者表现为复杂室性异位心律而非持续性室性心动过速，不适合治疗，不需要入院或转诊，但可能需要进行心脏会诊以确保安全。ICD 放电越来越频繁也是心脏会诊的指征。

总结及治疗建议 [74-75]

- 室性心律失常患者预后的主要独立决定因素是基础心脏病的存在和左心衰竭。室性心律失常的复杂性也是预后的独立决定因素，尤其是心脏病和左心衰竭患者；持续性室性心动过速预示心脏猝死的风险很高。
- 有基础心脏病、左心室功能不全和持续性室性心动过速的患者猝死风险非常高，需要立即入院和心脏会诊，特别是如果已经出现心律失常引起的血流动力学损害症状，例如近乎晕厥或晕厥。
- 治疗适用于这些患者，最好在住院期间开始，并且与擅长治疗恶性室性心律失常的心脏病专家合作。对于无症状的非持续性室性心动过速患者，在门诊评估并开始治疗是可行的，但必须进行心脏会诊，尤其是有基础心脏病的患者。
- 出现室性心律失常的患者应评估潜在的心脏病、左心室功能障碍、QT 间期延长（以及相关的潜在药物审查——表 29-2）和电解质紊乱。检查心电图、心脏超声和电解质（包括钙和镁）。
- 对那些在近期发生心肌梗死且射血分数降低的情况下出现非持续性室性心动过速的患者应考虑电生理检查治疗诱导性持续性室性心动过速，这也是采取预防措施的指征。
- 出现晕厥和临床证据表明存在心脏病因的患者也是电生理检查的合适人选，以检测诱导性持续室性心动过速；还需要检查 QT 间期延长和电解质紊乱。
- 治疗的主要目标是预防有症状的持续性室性心动过速、心搏骤停和心脏性猝死。
- 循证医学建议将室性心律失常的治疗限制在心脏性猝死风险非常高或中到高的人群中。
- 在大多数情况下，ICD 植入优于药物治疗（表 29-1）。植入的决定应该是共同决策，其中包括对患者倾向、价值观和生活方式的了解，以及对猝死风险、合并症和预期寿命的考虑。患有合并症的老年患者的预期寿命应至少为 1 年。
- ICD 的使用应包括考虑重新编程以纳入用于心律失常检测和 ICD 超速驱动起搏和电击的新的循证参数，以及在患者需要或临床需要时停用的能力。
- β 受体阻滞剂治疗适用于心脏正常但有症状性室性心律失常的患者。可以类似地使用非二氢吡啶类钙通道阻滞剂，尤其是当室性心律失常怀疑有折返参与时。β 受体阻滞剂也可用于长 QT 间期综合征（QTc ＞ 470 ms）以及因潜在冠状动脉疾病引起的恶性室性心律失常患者，尤其是患有心肌梗死的患者。
- 胺碘酮是首选的抗心律失常药物，因为其已被证明具有降低猝死风险的能力，并且其致心律失常和左心室损伤的风险较低。拒绝或不适合心律转复除颤器植入的高危患者可以考虑接受胺碘酮治疗。
- 由于胺碘酮治疗与潜在的不良副作用有关（其中大部分可通过及时减少剂量或停药逆转）以及严重的药物 - 药物和药物 - 器械相互作用，其使用应由经验丰富的专业人员进行和维持。
- 不再推荐在开始抗心律失常治疗后进行动态心电图监测和电生理检查测试以检查抑制诱导性室性心动过速的能力，因为结果与预后不存在相关性。
- 导管射频消融为药物无法充分控制无结构性心脏病的症状性室性心动过速患者、频繁 PVC（＞ 15% 的搏动）导致症状或心脏重构的患者以及因缺血性心肌病而复发性室性心动过速的患者提供了一种治疗选择，尤其是如果存在可识别的瘢痕。
- 对于患有室性心律失常和近期（＜ 3 个月）心肌梗死的患者，可以考虑使用鱼油补充剂（例如，1 g/d 的 ω-3 脂肪酸），但在其他方面的疗效和总体获益仍有待确定是否可以用于冠心病事件的二级预防（见第 18、27、30、31 章）。
- 监测应包括检查血流动力学受损（近乎晕厥、

呼吸困难、心绞痛)、电击次数（使用除颤器的患者)、QT 间期延长和新发心律失常的心电图，以及钾、镁、肌酐、转氨酶和药物的血清浓度（尤其是在怀疑有抗心律失常药物毒性时)。

- 详尽的患者教育对于最大限度地提高依从性、安全性和生活质量至关重要，驾驶汽车也需要重新审视（表 29-3)。
- 应向高危患者的家人教授 CPR，包括传统的和仅按压的方法，并在其实际应用中进行指导。可以考虑在家中使用除颤器的培训。

（韩晓宁 翻译，曹照龙 王晶桐 审校）

第 30 章

慢性稳定型心绞痛的管理

A.H.G.

超过 1500 万美国人患有冠心病，700 万人患有稳定型心绞痛，每年有超过 600 000 人死于冠心病及其并发症。慢性稳定型心绞痛（定义为由运动或情绪压力引发的胸部不适，且< 10 min）代表了办公环境中最常见的冠心病形式。尽管临床情况稳定，但这种情况会使冠心病死亡风险增加 1 倍，心血管死亡、卒中或心肌梗死的复合终点每年为 4% ～ 5%；因心脏并发症住院治疗的患者比例则提高至 15%。

短期内，管理目标集中在缓解症状和提高运动能力以提高生活质量；长远来看，重点是预防梗死和提高生存率。为了有效地实现这些目标，需要采取多方面的措施，从锻炼、饮食和积极治疗潜在动脉粥样硬化危险因素（如高胆固醇血症、高血压、吸烟和糖尿病）的综合方案开始（见第 18、26、27、54、102 章)。补充治疗方式包括药物治疗（抗血小板药物、硝酸酯类、β 受体阻滞剂、钙通道阻滞剂和雷诺嗪）和血运重建（血管成形术、支架植入术和冠状动脉搭桥手术)。

尽管经常会就医疗方案的制订和血运重建的需求进行专科咨询，但如果基层全科医生已经实施了基本的医疗方案，会发现专科咨询会容易很多。在许多情况下，经过深思熟虑的药物干预计划与生活方式的改变相结合，可以获得与介入治疗相当的结果。冠状动脉疾病患者经常面临艰难的治疗决定，并喜欢与基层全科医生一起进行选择，促进有意义地参与共同决策。对于基层全科医生和医疗家庭团队，这需要强大的医疗管理工作知识以及掌握血运重建术（即血管成形术和支架植入术）的优缺点。患者也很赞成许多大力推广的饮食、维生素和其他补充剂的建议，这些补充剂旨在改善冠心病患者的预后。

病理生理学 [1-6]

心绞痛是心肌缺血的一种症状表现，当氧气需求超过血管的供应时就会发生。尽管大多数发作发生在闭塞性冠状动脉疾病的情况下，但有些并非如此，这表明可能存在简单闭塞之外的机制。症状包括胸痛、背痛、手臂痛或颈痛，主要由劳累、进餐或压力引起，并通过硝酸甘油或休息迅速缓解（见第 20 章)。心绞痛等同症状包括劳力性呼吸困难（女性常见，她们可能不会经历胸痛）和心律失常，也是心肌梗死和由此导致的左心室功能障碍的后果。人们对无症状心肌梗死的频率和重要性也越来越重视，无症状心肌梗死定义为在没有症状的情况下客观记录的缺血。根据运动负荷试验和动态监测的结果，估计超过一半的慢性稳定型心绞痛患者会出现无症状缺血。与无症状缺血与糖尿病的传统关联相反，对照研究发现无症状缺血在糖尿病患者中并不比非糖尿病患者更常见。其机制仍有待阐明，但临床意义不亚于症状性心绞痛。

动脉粥样硬化疾病

大多数慢性稳定型心绞痛病例都与使主要冠状血管变窄的固定动脉粥样硬化病变有关。一系列逐步血栓形成事件被认为是发生在心外膜大动脉中的大部分动脉粥样硬化闭塞的原因。这些病变可能是急性血栓形成的结果，其中活化的血小板和凝血系统的其他元素似乎起主要作用，由胆固醇沉积区域的反应性内皮损伤引发。血栓形成风险与C反应蛋白升高的关联已引起人们对炎症和炎症介质的可能作用的关注。许多（如果不是大多数）急性冠状动脉功能不全（不稳定型心绞痛）和梗死与急性血栓形成有关，通常发生在溃疡、偏心或破裂的斑块处，不一定发生在严重狭窄的部位。

冠状动脉痉挛

冠状动脉血管痉挛也可能导致冠状动脉供血受限，这可能与正常内皮血管调节活性的丧失有关。冠状动脉内皮似乎停止了血管活性肽和前列腺素的产生，使血管平滑肌不受阻碍并容易发生痉挛。这已被记录在有或没有潜在动脉粥样硬化疾病的患者中，有时表现为变异型心绞痛（静息痛、ST段抬高）。在接受麦角新碱刺激的冠状动脉造影术的患者中，患病率约为3%，但估计真实患病率要高得多。痉挛被怀疑在急性心肌梗死中起作用并引发心绞痛发作。吸烟和高脂血症似乎会干扰正常的内皮活动，其他诱发因素包括压力、寒冷、应用β受体阻滞剂导致的α肾上腺素能刺激、突然停用硝酸酯类、麦角新碱、可卡因使用以及心导管插入术的直接机械刺激。

左心室流出道梗阻

当血流动力学显著改变的瓣膜狭窄或冠状动脉口钙化阻塞导致冠状动脉灌注不足时，主动脉瓣疾病可导致心绞痛（见第33章）。心绞痛也可能是肥厚型心肌病的一种表现，由明显的左心室流出道阻塞、肥厚的心肌引起的心肌需氧量增加和血管供应不足而导致（见附录33.1）。

微血管疾病

冠状动脉微血管功能障碍以对自主神经和生化刺激的不适当血管收缩反应为特征，可增加总阻力并降低心肌灌注。这些发现的意义尚不清楚，但在非典型心绞痛、运动负荷试验缺血反应和冠状动脉造影正常的患者中发现这种情况的频率增加。术语“微血管心绞痛”和“X综合征”已应用于此类患者。需要更多的研究，但研究结果为肥厚型心肌病患者缺血性胸痛提供了可能的解释。有高胰岛素血症的糖尿病患者患微血管疾病的风险也可能增加。

增加心肌需氧量

无论病因如何，缺血性事件发作通常由增加心肌需氧量（例如，甲状腺功能亢进、发热、左心室肥厚）或减少供氧（例如，严重贫血、呼吸功能不全）的情况触发或加重。已经确定了缺血事件对昼夜节律的易感性，早上是风险最大的时间。机制未知，但这种现象可以被β受体阻滞剂或阿司匹林阻断。

自然病史、预后和风险分层 [5,7-12]

自然病史

虽然一些慢性稳定型心绞痛患者可能会经历15～20年的平静病程，但大多数患者在更短的时间内面临相当大的风险。每年发生不良心血管事件（例如非致命性心肌梗死、卒中或心血管死亡）的平均风险很高（如前所述该风险为4%～5%，如果增加因心脏并发症住院治疗人群，该风险将达到15%）。冠状动脉痉挛的自然病史是潜在动脉粥样硬化疾病的存在和严重程度的函数——在没有固定狭窄的情况下，6年内死亡率为0，缓解率为39%。痉挛是否会增加风险尚不清楚，但有心脏梗死、心脏传导阻滞和恶性心律失常的相关记录。

风险分层

风险分层对于在广泛可用的治疗方式中进行明智选择至关重要。重点是估计长期风险。大多数患者可以通过检查冠心病危险因素、进行生理评估以及在需要时进行冠状动脉解剖评估（表 30-1 和 30-2）合理地分为高、中和低风险类别。确定近期风险也很有价值，也有相关循证依据。初步工作发现，炎症（C 反应蛋白、淀粉样蛋白 A）和血栓形成（d- 二聚体）生物标志物的血清升高有助于预测患有动脉粥样硬化疾病的患者的短期预后（1 ～ 2 年）。与长期风险（＞ 2 年）没有显著相关性。

应用冠心病危险因素（见第 18、20 和 27 章）

这些强有力的独立预后因素已被纳入评分系统，用于确定无症状患者和心绞痛患者的心血管事件风险。合并队列方程和 Framingham 风险评分提供了对此类风险的经过验证的 10 年估计，并且是经过最充分验证和最常用的风险评估工具评估（参见第 18 章和第 27 章）。其将吸烟、糖尿病、高血压、总胆固醇和高密度脂蛋白胆固醇以及年龄（男性 45 岁或以上，女性 55 岁或以上）纳入方程式以确定预后。然而，这些风险评分系统的表现一般（C 统计量为 0.60 ～ 0.65）且未考虑所有心血管风险这一事实激发了对风险和预后的其他决定因素的研究。范围涵盖了从临床动脉粥样硬化疾病的存在、早发心血管疾病的家族史、高敏 C 反应蛋白到基因组检测的突变（见第 18、20 和 27 章）。

应用生理参数

预后还与缺血的严重程度及其生理预后密切相关，由心电图变化和在负荷试验（通过运动或药理学——见第 36 章）期间获得的放射性核素或超声心动图图像确定，无论疾病是否有症状。左心室功能障碍的表现（即射血分数降低、左心室舒张功能障碍）、左心室肥厚和室性心律失常（见第 29、32 和 36 章）是预后的重要决定因素。过去 6 个月内发生的并发缺血事件和脑钠肽（B 型）[脑型利尿钠肽的 N 端激素原（NT-proBNP），在左心室功能障碍或缺血特定情况下从心肌细胞释放］对预后也有独立影响。血流动力学显著的主动脉瓣狭窄患者的心绞痛发作将平均存活率降低至约 2 ～ 3 年（见第 33 章）。

表 30-2 稳定型冠心病患者基于无创检测结果的风险评估

高风险（年死亡率＞ 3%）

严重的静息左心室功能障碍（左心室射血分数＜ 0.35）
运动心电图高危评分（Duke 评分，≤ –10）
心脏运动成像期间严重的左心室功能障碍（左心室射血分数＜ 0.35）
负荷心肌灌注显像期间出现大范围灌注缺损（尤其是前壁）
负荷心肌灌注显像期间出现多处中等范围灌注缺损
铊静息心肌灌注显像期间出现大而固定的缺损伴左心室扩张伴或肺摄取增加
铊负荷心肌灌注显像期间出现中度灌注缺损伴左心室扩张伴或肺摄取增加
在低心率（＜ 120 次 / 分）或低剂量多巴酚丁胺［≤ 10 mg/(kg · min)］时，负荷超声心动图检查中出现两个以上的节段运动缺陷
负荷超声心动图期间出现广泛缺血的证据

中等风险（年死亡率 1% ～ 3%）

静息时轻度或中度左心室功能障碍（左心室射血分数 0.35 ～ 0.49）
运动心电图评分为中危（Duke 踏车评分 –10 ～ 4）
负荷心肌灌注显像期间中度灌注缺损不伴左心室扩张或肺摄取增加
在负荷超声心动图检查期间，仅在多巴酚丁胺剂量＞ 10mg/(kg · min) 时涉及两个或更少节段的运动缺陷

低风险（年死亡率＜ 1%）

运动心电图评分为低危（Duke 踏车评分≥ 5 或＞ 4）
静息或负荷试验状态下心肌灌注成像正常或小的灌注缺损
负荷超声心动图检查期间室壁运动正常或有限的室壁运动异常无变化

每个测试结果都是死亡风险的独立预测因子。关于如何通过组合测试结果来预测风险的了解很少，当存在多个测试结果时，应该使用提示更高风险的预测结果来指导决策。

Adapted from Williams SV，Fihn SD，Gibbons RJ. Guidelines for the management of patients with chronic stable angina: diagnosis and risk stratification. Ann Intern Med 2001；135：530，with permission.

表 30-1 稳定型心绞痛患者的风险分层

低风险

目前无心绞痛或轻微心绞痛
左心室功能正常（射血分数正常）
少量心肌存在风险（可能是单支血管疾病）

中等风险

中度心绞痛
左心室功能正常（射血分数正常）
中等数量心肌存在风险（双支血管或左前降支近端病变）

高风险

严重心绞痛
大量心肌存在风险的（可能是三支血管、左主干或“左主干等效”疾病）
左心室功能受损（射血分数＜ 0.40）

应用冠状动脉解剖

影响预后的最明确的因素包括冠状动脉狭窄的数量、严重程度和位置，血管造影术既有创又昂贵，因此制定了适当的标准来帮助选择病例。

确定血管造影的合适病例。除非有明显的高危疾病临床证据，否则建议使用运动或药物负荷试验和心脏超声作为病例选择的重要依据（见第 20 章）。运动负荷试验的高危结果（见第 36 章）和（或）射血分数低于 40% 是对有症状的冠心病患者进行血管造影的公认标准。然而，对此类适当使用标准的研究发现它们缺乏特异性和有效性，被认为"适当"的人中有 42% 的血管造影结果呈阴性，另外 31% 不符合适当性标准的人血管造影结果呈阳性。

显然，仅依靠运动负荷试验和超声结果仍有不足之处。CT 血管造影是一种新兴的无创方法，用于确定正式冠状动脉造影的合适病例。已发现其有助于排除严重的冠状动脉疾病，从而使患者无需进行有创性检查，但其往往会高估疾病的程度并使患者暴露于大量电离辐射之中。在比较研究中，其使用并没有改善临床预后。

解剖风险评估。在广泛使用搭桥手术之前获得的综合血管造影数据表明，在一条血管中存在重大疾病的患者的平均年死亡率为 2.2%。如果病变涉及左冠状动脉主干，则该比率增加到 4.5% ～ 7.0%。左前降支近端高度狭窄的预后与左主干病变相似，有时也称为左主干等效病变。两条血管狭窄，年平均死亡率为 6.8%；三支血管病变的死亡率上升至 11.4%。

管理原则

短期目标集中在缓解症状和提高运动耐量以提高生活质量；从长远来看，重点是预防梗死和提高生存率。管理目标不仅限于心脏，还可以预防其他动脉粥样硬化的终点，尤其是缺血性卒中。控制动脉粥样硬化危险因素、改善氧气供应和减少氧气需求的措施有助于实现这些目标。饮食和锻炼计划（也称为"生活方式改变"，见第 18、27 和 31 章）、β 受体阻滞、血管紧张素转换酶抑制和血小板抑制是这项工作的核心，针对高胆固醇血症、高血压、糖尿病和吸烟的积极措施也是如此，有时需要血运重建。β 受体阻滞剂、硝酸酯类和钙通道阻滞剂可以增强对症状的控制并提高运动耐量。必须关注所有加重因素，如心力衰竭（见第 32 章）、主动脉流出道阻塞（见第 33 章）、甲状腺功能亢进（见第 103 章）、贫血（见第 82 章）和低氧性慢性肺疾病（见第 46 和 47 章）。为了最大限度提高患者安全，干预的积极程度应与患者的风险程度成正比（见表 30-1 和第 20 章）。通常，这些选择好像是相互排斥的，但大多数时候它们是互补的。即使选择血运重建，药物治疗和生活方式的改变仍然是管理的基础。在基层医疗实践中对冠心病患者的调查经常发现已证明生存获益的治疗（例如，β 受体阻滞剂、血管紧张素转换酶抑制剂、阿司匹林、降脂药物）的使用不足。一个常见的错误是专注于缓解心绞痛和血运重建，而忽略了积极降低总体心血管风险。

动脉粥样硬化危险因素和心绞痛诱发因素的治疗 [13-17]

动脉粥样硬化危险因素的积极治疗及预防非常重要。冠状动脉疾病患者发生冠状动脉事件的风险是无冠状动脉疾病患者的 5 倍。当用于一级和二级预防时，专注于对抗潜在疾病的努力不仅可以提高生活质量，而且可以在临床上显著降低心血管疾病发病率和死亡率。预防方案将生活方式的改变（锻炼、饮食措施和戒烟——见第 18、31、54 和 235 章）与针对高血压（见第 26 章）、高胆固醇血症（见第 27 章）或糖尿病的严格药物控制相结合（见第 102 章）。

动脉粥样硬化危险因素治疗使发病率和死亡率降低幅度可达 30% ～ 50%，通常等于或超过其他措施，其应成为冠心病患者所有管理计划的核心部分。一项在轻度至中度稳定型心绞痛患者（阿托伐他汀与血运重建治疗）中进行积极降脂治疗与血管成形术相比的随机试验发现，在降低未来心脏事件方面，如果不是更佳的话，至少是降脂与血管成形术相当。

生活方式的改变——饮食、运动、吸烟

饮食应该是治疗计划的核心组成部分。地中海式饮食（见第 18 章和第 27 章）可以减轻超重，

改善血压、血脂和血糖控制，这些都有助于显著降低心血管风险。关键组成部分包括用多不饱和脂肪和单不饱和脂肪代替饱和脂肪和反式脂肪，以及限制具有高血糖指数的碳水化合物。当结合热量限制和运动时，可以实现减肥（见第 235 章）。尽管 ω-3 膳食补充剂得到大力推广，但没有证据表明它们对慢性稳定型心绞痛有效，但每周食用两份油性鱼类（如鲑鱼、鳟鱼、沙丁鱼）得到流行病学数据的支持，并得到美国心脏协会等的推荐（见第 27 章）。

锻炼还可以通过降低氧气需求、降低心率和血压、减轻体重、提高精神面貌和促进幸福感来显著改善心血管结局并增强功能状态（见第 18 章和第 31 章）。有指导的锻炼项目是经历过心肌梗死或接受血运重建术后心绞痛患者二级预防的核心部分。

戒烟可以对心血管结局产生深远的影响，以及显著降低相关的冠心病风险。戒烟可能会带来心理压力和身体不适，但近期和长期的获益远远超过短期的不适。有症状的冠状动脉疾病的进展可能会为戒烟提供动力；当医生对实现这一目标有强烈兴趣时，这种努力往往会成功。尚未发现在监督管理下使用尼古丁贴片戒烟会加剧心绞痛症状或引发心脏事件（见第 54 章）。

降低同型半胱氨酸、C 反应蛋白和甘油三酯的升高以及提高高密度脂蛋白胆固醇也可能有帮助，尽管这些领域的研究尚未在精心设计足以检测重要结局的随机试验中显示出获益（见第 27 和 31 章）。

心绞痛诱发因素的治疗 [4,6,13]

吸烟不仅是影响生存的主要冠心病危险因素，也是心绞痛的诱发因素。吸收的尼古丁会增加血压和心率，从而增加心肌需氧量。尼古丁也可能导致血管痉挛，吸入烟雾引起的碳氧血红蛋白升高会减少氧气输送。即使是被动吸烟（在充满烟雾的房间里）也会降低稳定型心绞痛患者的运动耐量。如前所述，谨慎使用尼古丁贴片戒烟似乎不会诱发心绞痛。

高血压可通过对后负荷的影响增加心肌需氧量，从而加剧心绞痛。它的治疗可以改善心绞痛的症状控制，并显著降低心肌梗死和死亡的风险（见第 26 章）。

众所周知，心理压力是一个重要的诱发因素，但直到最近才意识到压力引起的缺血在冠状动脉疾病患者中非常普遍。已在压力情况下记录了无症状缺血和症状性缺血的发作。在冠状动脉疾病患者中，公开演讲和有挑战的脑力劳动可以引起与劳累一样多的有症状和无症状的缺血。高水平的生活压力和社会孤立是冠心病死亡的独立预测因素。人格特征的作用，例如所谓的 A 型行为，仍然是一个有争议的话题，尽管来自精神压力研究的证据表明，对令人沮丧的环境耐受力低的冠心病患者可能会增加缺血性应激反应。

适当的评估包括全面的社会心理史，重点是那些导致压力和社会孤立的因素。敦促不随和、易焦虑的人改变个性特征会适得其反，咨询如何应对工作和社交场合的挫折以及引入简单的放松技巧（见附录 226.1）可能会更好。

抑郁和焦虑是对冠心病诊断的常见反应，其不仅会损害患者的心理幸福感，还会损害对药物和介入治疗的生理反应。此外，焦虑是心脏性猝死的危险因素，而抑郁是比人格特征更能预测心脏疾病的因素。心绞痛适当治疗 1 年后，任何未经治疗的焦虑或抑郁与运动能力和功能状态的相关性比潜在冠状动脉疾病的严重程度更密切。尽管接受并遵守了适当的抗心绞痛治疗方案，但与没有抑郁或焦虑的患者相比，具有这些心理状态的患者表现出更多的身体功能障碍。对似乎正确制订的心脏治疗方案没有反应的患者应评估潜在的情感障碍和焦虑状态。这些状态与功能状态之间的密切联系使得在初始冠心病检查时以及在实施抗心绞痛计划期间需要专门解决并发的焦虑和抑郁症。

在这种情况下，抗抑郁药选择性 5- 羟色胺再摄取抑制剂在心血管方面具有良好的耐受性并具有抗焦虑特性（参见第 226 和 227 章），使其成为治疗的一个考虑。如果已知急性焦虑或情境压力会导致严重的胸痛或显著的无症状缺血，那么短效 β 受体阻滞剂治疗可以通过阻断伴随的肾上腺素能放电而非常有效地限制焦虑对心脏的不利影响。偶尔预防性使用苯二氮䓬类镇静剂可能是必要的。然而，不鼓励在没有真正焦虑症的情况下频繁使用苯二氮䓬类药物，因为它会导致耐受性，甚至成瘾（见第 226 章）；此外，镇静剂的使用不能替代适当的医疗方案。

合并症是重要的潜在诱因。当失血相当突然或贫血严重时，贫血可考虑作为诱发因素（见第82章）。甲状腺功能亢进（见第103章）、心力衰竭（见第32章）和低氧血症（见第46和47章）都能够在潜在的冠心病情况下使症状性和无症状心肌梗死恶化。尽管一项经常被引用的流行病学研究发现，每天饮用4杯以上脱咖啡因咖啡的患者风险增加的趋势很小，但咖啡和咖啡因的摄入均未证明会增加患冠心病的风险。空气污染和一氧化碳暴露可引发心绞痛（见第20章）。

缓解症状的抗心绞痛药

不考虑对长期预后的影响，β受体阻滞剂、钙通道阻滞剂和硝酸酯类可减轻心绞痛症状并改善生活质量。其能改变心率和血压，缓解症状，但在减少心血管不良事件和延长生存期方面的作用有限。

β肾上腺素能阻断剂[18–29]

β受体阻滞剂代表一线药物治疗，因为其不仅可以降低心绞痛的频率（尤其是运动诱发的心绞痛）并提高稳定型冠心病患者的运动耐量，而且在心肌梗死幸存患者亚组中，其还降低了心脏性猝死的风险并延长生存期——猝死风险降低45%，全因死亡风险降低20%。在没有心肌梗死的稳定型冠心病患者中，β受体阻滞剂治疗对心血管死亡和非致死性心肌梗死的益处不太明显。许多号称的获益仍然来自对心肌梗死后患者研究结果的推断，大规模观察性研究未能证实没有既往梗死的门诊稳定冠心病患者的生存获益。

β受体阻滞剂的益处被认为主要来自于通过降低收缩力、血压和心率来降低心肌耗氧量。β受体阻滞剂还会提高心室颤动阈值，并在减慢心率方面为舒张充盈提供更多时间，这是心肌灌注的关键决定因素。冠状动脉斑块消退已有记录。尽管有这些已证实的益处，β受体阻滞剂的使用仍然不足，尤其是在老年人中。

分类和制剂。可根据β受体阻滞剂的相对心脏选择性、脂溶性、内在激动剂活性和α受体阻滞能力进行分类。可用的制剂包括仿制药和品牌药，后者包括许多缓释制剂。

心脏选择性。心脏选择性是指对β_1受体的优先亲和力程度，β_1受体在心脏中占主导地位，是抗心绞痛治疗的主要目标。缺乏心脏选择性的β受体阻滞剂在低剂量时更可能引起与β_2受体阻滞相关的副作用（支气管痉挛、外周血管收缩和糖原分解抑制，见后面的讨论）。心脏选择性随着剂量的增加而减弱。在低至中等剂量时，阿替洛尔、美托洛尔、醋丁洛尔、倍他洛尔和比索洛尔证明了心脏选择性。

脂溶性影响吸收、代谢、血清半衰期以及药物穿过血脑屏障的程度。药物的脂溶性越强，吸收越快，半衰期越短，越有可能进入中枢神经系统。脂溶性制剂大部分在肝内代谢。脂溶性最强的β受体阻滞剂包括普萘洛尔，其次是美托洛尔，然后是吲哚洛尔；脂溶性最低的药物包括阿替洛尔和纳多洛尔。尽管最初认为脂溶性可预测中枢神经系统副作用（抑郁、精神运动迟缓）的程度，但这尚未得到随机对照试验的证实（见后面的讨论）。

激动剂活性。激动剂活性是吲哚洛尔、醋丁洛尔、卡维地洛、拉贝洛尔和喷布洛尔的固有特性。在低剂量时，这些药物显示出一些交感神经作用，并且与其他β受体阻滞剂相比，引起心率、收缩力和传导的降低较少。因此，对于使用标准β受体阻滞剂出现症状性心动过缓的患者，其值得考虑。然而，随着剂量的增加，这些激动剂的作用被潜在的β阻断活性所抑制。

α阻断活性。α阻断活性是拉贝洛尔和卡维地洛的一个特征。这一特性使这些药物可用于需要有效降低后负荷的情况，如高血压和充血性心力衰竭。拉贝洛尔将非选择性β阻断与部分β_2激动剂活性和α阻断作用相结合，它主要用于高血压患者。与大多数其他β受体阻滞剂相比，不良反应包括更严重的体位性低血压和性功能障碍。卡维地洛提供α受体阻滞和非选择性β受体阻滞；此外，它还可以防止心脏β受体的上调，减少心脏去甲肾上腺素，并显示出抗氧化作用。该药物已获得美国食品和药物管理局（FDA）的批准，用于治疗心力衰竭，已证明它可以降低发病率和死亡率（参见第32章）。

制剂。制剂作用的持续时间范围从普萘洛尔的约6 h到缓释美托洛尔的24 h。大多数β受体阻滞剂都是通用制剂，多年前就已过了专利期，这可以节省大量成本。使用每日一次的制剂可以提高便利性和依从性，但成本会大大增加，因为其中许多是仿制药的品牌制剂。

不良反应。许多副作用直接归因于 β 受体阻滞剂对需要 β 刺激才能正常运作的器官系统作用的后果。当存在潜在的器官系统功能障碍时，风险最大。心力衰竭、心脏传导阻滞和严重的支气管痉挛是最令人担忧的潜在不良反应，但可以通过谨慎的处方和监测将风险降至最低。在大多数情况下，可以进行一定程度的 β 受体阻滞，尤其是在使用心脏选择性药物的情况下。突然停用 β 受体阻滞剂治疗会导致肾上腺素能刺激反弹及其伴随的不良后果。

心力衰竭。已有左心室功能不全的患者可能会发生或加重心力衰竭。并非所有射血分数降低的患者都会恶化；因冠状动脉疾病而导致心力衰竭的患者实际上可能会有所改善，尤其是使用卡维地洛的情况下（见第 32 章），但密切监测是必不可少的。应取消或至少尽量减少合并使用其他负性肌力药物（例如，维拉帕米、丙吡胺）。

心脏传导阻滞。有潜在传导系统疾病的患者可能会因窦房结和房室传导减慢而出现症状性心动过缓或心脏传导阻滞；此类患者可能会出现窦性停搏。如果 β 受体阻滞剂用于治疗潜在的传导系统疾病，则可能首选具有一些内在 β 激动剂活性的制剂。密切监测对于患有潜在传导系统疾病的患者的安全使用至关重要。

冠状动脉收缩。冠状动脉收缩是冠状动脉疾病患者的一个理论上的问题，尤其是那些伴有血管痉挛的动脉粥样硬化疾病和单纯血管痉挛性疾病的患者。在临床实践中，这很少是问题。事实上，β 受体阻滞剂已被证明对变异型心绞痛患者有用，尽管其通常与冠状血管扩张剂（如硝酸酯类）或钙通道阻滞剂联合使用。β 受体阻滞剂在疑似冠状血管收缩的情况下观察到的益处被认为与其对血小板聚集、需氧量和其他导致血管痉挛或心绞痛的因素的有利影响有关。

外周血管收缩。β 受体阻滞剂治疗可导致外周血管收缩，特别是在患有血管痉挛性雷诺病的患者中。然而，只要使用低剂量心脏选择性药物，雷诺病患者通常可以耐受 β 受体阻滞剂治疗。同样，外周动脉粥样硬化患者在服用 β 受体阻滞剂时很少出现肢体灌注受损（见第 34 章）。

支气管痉挛。通过阻断 β_2 受体，非选择性 β 受体阻滞剂（以及以全剂量使用时的所有制剂）可能引发支气管痉挛，这是使用 β 受体阻滞剂最严重的副作用。任何有支气管痉挛病史的患者都可能发生支气管痉挛，即使患者在开始治疗时没有症状。许多人认为哮喘是使用 β 受体阻滞剂的相对禁忌证，但对于非活动性或控制良好的支气管痉挛疾病的患者，可以谨慎使用，最好保持低剂量并使用心脏选择性药物。尽管如此，建议谨慎并仔细监测流速，因为即使是低剂量的相对心脏选择性药物也会加重哮喘患者的支气管痉挛。

对低血糖反应迟钝。β 受体阻滞剂减弱了对低血糖的肾上腺素能反应。在服用胰岛素或强效口服药物的患者中，这可能会削弱患者对低血糖发作的识别，并且理论上通过抑制儿茶酚胺诱导的糖原分解和葡萄糖动员来延长低血糖的持续时间。在实践中，低血糖的延长很少见，糖尿病患者的心血管发病率和死亡率风险非常高，而 β 受体阻滞剂治疗可显著降低这一风险。因此，β 受体阻滞剂在糖尿病患者中并不是禁忌，即使是在那些服用胰岛素的患者中，但需要适当的剂量和心脏选择性，以及详细的患者教育和方案制订（参见第 102 章）。

中枢神经系统副作用和抑郁症。早期的报告描述了与使用 β 受体阻滞剂相关的认知问题、抑郁、性功能障碍、睡眠改变、噩梦和疲劳。这些问题在使用普萘洛尔（第一种可用的 β 受体阻滞剂）和老年人中特别常见，然而，随机对照试验发现抑郁风险没有增加，疲劳或性功能障碍的绝对风险非常小（$< 1\%$）。虽然假设风险与使用脂溶性制剂（如普萘洛尔）有关，但尚未证实这种关联。对这些潜在副作用的担忧似乎被夸大了，不应作为拒绝接受密切监测的 β 受体阻滞剂治疗试验的依据。

戒断反应。突然停用 β 受体阻滞剂会导致心绞痛、急性冠状动脉供血不足甚至梗死的恶化。已经假设长期阻断会导致 β 肾上腺素受体的上调并使这些患者对无对抗的 β 肾上腺素能刺激更敏感。通常在突然停止治疗后 2 ～ 6 天内发病。对戒断的担忧经常发生在围手术期，在这种情况下可能会因手术停药。当 β 受体阻滞剂突然终止时，大约 10% 的稳定型心绞痛患者会出现严重的症状反弹。可能发生梗死和死亡。风险最大的是大剂量患者，其从 β 受体阻滞剂中获益良多。最多可以停用 48 h

的 β 受体阻滞剂而不会增加心绞痛的风险。经历恶化的患者通常在突然停止治疗后 2 ～ 6 天发生。在 1 ～ 2 周的过程中逐渐减量治疗可以最大限度地减少戒断反应。

脂质。尽管使用 β 受体阻滞剂（尤其是非选择性药物）可能会导致血清甘油三酯的适度增加和血清高密度脂蛋白胆固醇的少量降低，但没有证据表明这些影响具有临床意义。此外，动物和人类研究均表明，β 受体阻滞剂可抑制对动脉粥样硬化很重要的血清因子和血管壁应力。

β 受体阻滞剂的选择。药物的选择应主要基于成本、心脏选择性的需要和作用的持续时间。通用制剂（例如，普萘洛尔、美托洛尔、阿替洛尔）的成本是品牌 β 受体阻滞剂的 1/30 ～ 1/10。有哮喘、外周血管疾病或神经精神问题的患者应考虑心脏选择性。作用的持续时间对于最大限度地提高依从性很重要，可以通过使用每天一次或每天两次给药的药物来促进。低成本、心脏选择性和作用持续时间长的组合使美托洛尔和阿替洛尔的仿制药成为大多数冠心病患者的首选 β 受体阻滞剂。

对于患有传导系统疾病或窦房结功能障碍且存在症状性心动过缓的心绞痛患者，当服用没有这种活性的 β 受体阻滞剂时，可能值得考虑使用具有某些内在 β 受体激动剂活性的药物（例如，通用型吲哚洛尔）。心力衰竭的存在不一定是使用 β 受体阻滞剂的禁忌证，长效美托洛尔和卡维地洛均已证明能够提高心力衰竭患者的生存率（见第 32 章）。

剂量滴定。β 受体阻滞剂治疗需要根据静息和运动心率调整剂量。将静息心率降至约 60 次 / 分通常被认为是 β 受体阻滞的充分证据，但可能不是老年患者的可靠指标。在这种 β 受体阻滞水平下，一部分患者无法充分控制其心绞痛。可能需要进一步增加剂量（并降低静息心率）以防止胸痛。这种心动过缓通常在血液动力学方面具有良好的耐受性。典型的目标心率是静息时 50 ～ 60 次 / 分，适度运动时增加至 70 ～ 80 次 / 分，剧烈运动时增加至不超过 100 次 / 分。充分治疗的真正措施仍然是抑制心绞痛和提高运动耐量。昼夜肾上腺素能活性最大的时间（清晨和傍晚）是使用 β 受体阻滞剂最重要的时间，因为它们也是心脏事件风险最高的时间。

钙通道阻滞剂 [30–34]

钙通道阻滞剂仍然很受欢迎，因为其具有良好的耐受性和控制症状的效果，但人们对其作为慢性稳定型心绞痛的一线药物的热情已经减弱，因为人们意识到其不能提高生存率，而且一些制剂会增加患心肌梗死和心脏性死亡的概率。

作用机制。这些药物通过阻断心肌、血管和非血管平滑肌组织的细胞膜中的 L 型和（或）T 型钙通道来抑制钙转运。在心脏中，钙通道阻滞会降低正性肌力并减慢传导；在血管组织中，结果是血管舒张，可能伴有反射性心动过速。血管平滑肌对血管紧张素 Ⅱ 和儿茶酚胺的反应减弱。净效应包括从冠状动脉和全身血管舒张到心肌收缩力和传导性的降低。冠状血管舒张可改善易发生冠状动脉血管痉挛的患者的灌注。在大多数稳定的心绞痛患者中，症状获益被认为是由于收缩力、充盈压（前负荷）和系统血压（后负荷）的降低而引起的心肌需氧量的减少。

分类。不同类别的钙通道阻滞剂的区别在于它们在 L 通道内的结合位点以及它们对心肌、传导系统和血管功能的相对临床影响。它们都会产生血管舒张和降低血压，但降压程度各不相同，对收缩性和传导的净效应也是如此。

二氢吡啶类（例如，硝苯地平、尼卡地平、氨氯地平）。硝苯地平是此类药物的原型。批准用于稳定型心绞痛的药物包括硝苯地平、尼卡地平和氨氯地平。仅推荐使用氨氯地平和硝苯地平的长效制剂，因为担心短效钙通道阻滞剂的安全性。硝苯地平是所有钙通道阻滞剂中活性最强的血管扩张剂。它的主要作用是动脉。冠状动脉和外周动脉都会扩张，这使得该药物对冠状动脉痉挛和高血压患者特别有用（见第 26 章）。

第一代二氢吡啶类（例如硝苯地平）。硝苯地平具有负性肌力作用，但对左心室的负性肌力效应被动脉血管舒张导致的强烈 β 肾上腺素能反射（导致心动过速和收缩力增加）减弱。在一些患者中，使用短效制剂会出现明显的反射性心动过速。与同类其他药物相比，其强大的血管舒张作用导致潮红、低血压、头晕、腿部水肿和头痛的发生率更高。硝苯地平对窦房结或房室结没有临床上显著的抑制作用，因此可安全用于患有潜在传导系统疾病的患者。对慢性稳定型心绞痛和变异型心绞痛的对症治疗也有效。由于担心使用短效二氢吡啶类药物会增加心脏性猝死和显著的反射性心动过速的风险，仅推荐硝苯地平缓释制剂用于慢性稳定型心绞痛。

第二代二氢吡啶类（例如，尼卡地平、伊拉地平、非洛地平、尼索地平）。第二代二氢吡啶类药物主要作为抗高血压药，并因其血管选择性而受到推广，因为其不影响房室或窦房结活动。该类药物有缓释制剂。与硝苯地平一样，这些药物会引起动脉扩张和初始反射性心动过速，通常需要同时使用β受体阻滞剂。副作用与硝苯地平相似（潮红、外周水肿、头痛、头晕）。与一代钙通道阻滞剂相比，其负性肌力作用较小，但在并发慢性心力衰竭的情况下仍禁用。

氨氯地平。这种新一代长效二氢吡啶几乎没有同类早期药物的不良血流动力学影响，对收缩性、传导性或神经体液反射的刺激几乎没有影响（无反射性心动过速）。其在左心室功能障碍情况下的使用似乎不会增加心肌梗死或心脏性死亡的发生率（见第 32 章）。

苯烷基胺类（例如，维拉帕米）。维拉帕米是此类中的原型，对心肌收缩力和房室传导具有最显著的净效应。尽管其有效降低了后负荷，但其会导致潜在左心室功能障碍患者的心力衰竭，并导致传导系统疾病患者的心脏传导阻滞，这使得其不适用于严重左心室衰竭或明显传导系统疾病的患者。这种减缓房室传导的强效能力使维拉帕米对室上性心动过速的紧急治疗极为有用（见第 28 章）。便秘和腿部水肿是其对胃肠道和静脉平滑肌扩张作用的结果。

苯并噻嗪类（例如地尔硫䓬）。苯并噻嗪类是原型，是钙通道阻滞剂耐受性更好的药物。尽管地尔硫卓比硝苯地平更类似于维拉帕米，但其药理学特征是独一无二的。与维拉帕米相比，其导致窦房结减慢幅度更大，但对房室交界处、收缩力和血管张力的影响较小。在研究其对心肌梗死后患者死亡率和再梗死率的影响时，死亡率或再梗死率均未获得总体改善；左心室功能不全患者的不良结局发生率增加，这表明可能的获益仅限于左心室功能保留的患者。

T 型钙通道阻滞剂。T 型通道存在于血管平滑肌和传导系统组织中，但不存在于心室心肌中。结果是冠状动脉和外周血管扩张，但没有损害心肌收缩力。米贝地尔不仅阻断 L 型钙通道，还阻断 T 型（瞬态）钙通道，然而，由于发生不良药物间相互作用的频率很高，其被退出市场。

不良反应。如前所述，据报道，服用短效钙通道阻滞剂的患者群体发生心肌梗死和心脏性死亡的风险会增加。几项回顾性、前瞻性和荟萃分析研究的结果表明，心肌梗死和心脏性死亡的相对风险显著增加（相对风险 1.5 ～ 1.6）。这种死亡风险的可能机制包括反射性心动过速引起的心肌需氧量增加和充盈压急剧下降引起的冠状动脉灌注减少。与长效第二代制剂相关的风险程度仍有待前瞻性随机试验确定。

钙通道阻滞剂在心力衰竭中的使用已被证明是有问题的，当用于慢性左心室功能障碍患者时，会增加心力衰竭恶化、危及生命的心律失常、心肌梗死和死亡的风险，导致这些心脏并发症的机制知之甚少。人们认为，这些药物的反射性心动过速和负性肌力作用是罪魁祸首，但即使使用缓释制剂和对左心室几乎没有影响的药物也显示出风险（氨氯地平除外，它是对左心室负性肌力影响最小的药物之一，见第 32 章）。

如前所述，在患有潜在传导系统疾病的患者中使用维拉帕米和地尔硫卓类药物可能会发生或加剧心脏传导阻滞和窦房结抑制。对非心脏平滑肌有显著影响的钙通道阻滞剂（例如，二氢吡啶类、维拉帕米）产生的外周水肿、潮红和体位性低血压的发生率最高，但几乎所有这些药物都可以观察到一定程度的腿部水肿。

钙通道阻滞剂的选择。药物的个体选择需要考虑成本、便利性以及患者左心室、传导系统和静脉张力的状态。

成本效益和便利性。从成本效益的角度来看，钙通道阻滞剂的排名并不靠前，但其长效配方便于每天一次或两次给药，并提高了使用安全性（见前面的讨论）。成本仍然是一个问题，即使是通用的缓释制剂，其成本也高达通用β受体阻滞剂的 5 倍；品牌制剂的价格要贵 10 ～ 25 倍。

在左心室功能障碍的情况下使用。鉴于心力衰竭患者出现不良心脏结局的风险增加，特别是那些使用负性肌力钙通道阻滞剂（如维拉帕米）以及大多数此类药物治疗的患者，建议谨慎应用。对于严重慢性左心室功能障碍（射血分数＜30%）的心绞痛患者，似乎只有氨氯地平的耐受性相当好。然而，氨氯地平不会提高生存率，并且有5%诱发肺水肿的风险。在左心室功能障碍的情况下，血管紧张素转换酶抑制剂（见前面的讨论和第32章）是更好的选择。

用于治疗窦房结或传导系统疾病。在这种情况下应避免或谨慎使用抑制传导和（或）窦房结功能的钙通道阻滞剂（例如，维拉帕米、地尔硫䓬），尤其是正在应用β受体阻滞剂、地高辛或其他对窦房结和传导有类似作用药物的情况下，优先选择新一代二氢吡啶类（例如，氨氯地平）。

用于周围性水肿的情况下。对于先前存在静脉功能不全的人来说，静脉扩张和腿部水肿恶化可能是个问题。避免使用具有主要静脉扩张作用的钙通道阻滞剂（例如，二氢吡啶类）可能有助于限制水肿加重的风险，但这个问题几乎是此类药物所固有的。

对心绞痛管理的贡献。钙通道阻滞剂可通过对服用β受体阻滞剂和硝酸酯类的患者提供额外的症状改善（例如，降低心绞痛发作频率、延长运动耐量和减少硝酸酯类需求）来改善慢性稳定型心绞痛的管理。在这些方面其等同于硝酸酯类，并且其优越之处在于其不需要12 h的“洗脱期”（见前面的讨论），能够24 h不间断地控制症状。尽管其对症状有益，但钙通道阻滞剂尚未证明能降低心肌梗死发生率、血运重建需要、心脏性猝死或总死亡率。此外，不良心脏结局的相对风险随着其在心力衰竭中的使用和短效制剂的使用而增加。

因此，这些相对昂贵的药物最适合左心室功能保留的患者，这些患者使用β受体阻滞剂和硝酸酯类不能充分缓解症状。增加这类药物可以提高运动耐力并降低心绞痛发作的频率和严重程度。作为有效的长效冠状血管扩张剂，它们对冠状血管痉挛（例如，变异型心绞痛）患者也非常有帮助。对于患有顽固性血管痉挛疾病的患者，可以将其添加到硝酸酯类治疗中，但要谨慎，因为有可能导致低血压和心绞痛恶化。对于不能耐受β受体阻滞剂且症状非常严重的患者（例如，患有严重支气管痉挛的患者），钙通道阻滞剂加硝酸酯类的组合偶尔值得考虑。钙通道阻滞剂应该是一种减弱反射性心动过速的药物（例如，地尔硫䓬或维拉帕米）。

其通过房室结减慢传导的能力使这些药物可能对患有室上性快速性心律失常的心绞痛患者有用（见第25章和第28章），但如果在预先存在的β受体阻滞的情况下使用，由于严重的心动过缓和收缩力受损风险，须谨慎。总之，其较高的成本以及无法提高生存率使钙通道阻滞剂在稳定型心绞痛患者的管理中处于次要地位。

硝酸酯类[35-40]

硝酸酯类曾经是冠心病治疗的中流砥柱，但由于意识到其不会提高生存率，已被降级为辅助作用。尽管如此，其仍可用于控制心绞痛的症状，并在减轻冠状动脉痉挛方面具有中等效果。

作用机制。硝酸酯类是血管扩张剂，主要作用于静脉容量血管，且其对动脉床的影响也较小。其作用机制涉及释放一氧化氮，从而松弛血管平滑肌。硝酸酯类没有直接的变时作用或正性肌力作用，但通过降低左心室充盈压和舒张末期容积来降低前负荷，从而降低心肌需氧量。它们对后负荷也存在有利但较小的影响，适度降低全身血压。硝酸酯类扩张心外膜冠状动脉（包括狭窄段）和侧支血管的能力可能会改善局部心肌灌注，但对阻力较小的动脉几乎没有影响，从而防止发生窃血现象（如使用短效二氢吡啶类钙通道阻滞剂所见）。

不良反应和禁忌证。头痛、低血压和耐受性是与硝酸酯类使用相关的问题。

头痛。头痛是最常见的副作用。作为血管舒张的结果，其通常令人烦恼。在开始硝酸酯类治疗时最为突出，通常会随着持续使用硝酸酯类而减弱，而不会丧失血流动力学益处。可能会在长期使用的硝酸酯类突然停止时复发。对于同时患有偏头痛的心绞痛患者来说，头痛尤其成问题；添加β受体阻断剂可以帮助减少头痛。

低血压。严重低血压的风险与同时使用硝酸酯类药物和用于治疗勃起功能障碍的血管扩张剂（例如，西地那非）有关。在最后一次服用硝酸酯类后，低血压的可能性会持续24 h。由于存在低血压引起的缺血性损伤的风险，此类药物禁用于冠心病患者。对于需要高充盈压来维持心输出量的严重主动脉瓣狭窄患者，静脉扩张也可能是有害的。硝酸酯类还可增加肥厚型心肌病的流出道梗阻程度，导致低血压和晕厥。血管舒张引起的血压下降通常会引发反射性心动过速，从而增加冠心病患者的心肌需氧量；同时使用β受体阻滞剂有助于最大程度地减少心率的升高。

硝酸酯类耐受性。耐受性与慢性治疗有关，其与血管内皮细胞中的巯基消耗有关，导致对硝酸酯类的外周和冠状血管舒张反应减弱。问题呈剂量和时间依赖性，在连续使用中等剂量硝酸酯类 7 ～ 10 天后发生（例如，24 h 使用 5 mg 硝酸甘油透皮贴剂或全天使用 30 mg 异山梨酯）。共同点是时间不足以充分洗脱硝酸酯类。预防需要每天 10 ～ 12 h 的无硝酸酯类期。将硝酸酯类治疗与使用β受体阻滞剂或钙通道阻滞剂相结合可以帮助控制无硝酸酯类期间的心绞痛。

硝酸酯类制剂。硝酸酯类制剂包括短效及长效药物。

舌下含服硝酸甘油片剂。这种廉价的制剂可快速（30 s 至 3 min）有效缓解心绞痛，并在预防性服用时提高运动耐量。主要缺点是作用时间短（30 min）。必须舌下含服，因为口服剂量在首次通过门脉循环时会在肝中失活。该药物易挥发，需要存放在阴凉处的密闭琥珀色小瓶中。一旦打开，内容物在不超过 3 ～ 6 个月内保持最大效力。使用时没有舌头灼痛可能表明活性丧失和缺乏反应。

硝酸甘油气雾剂。气雾剂从计量气雾剂罐中将 0.4 mg 可快速吸收的硝酸甘油输送至舌表面。单次给药的起效、持续时间和疗效类似于 0.4 mg 舌下含服硝酸甘油片剂。每罐包含约 200 剂，并保持效力长达 3 年。每剂的成本远高于硝酸甘油片剂，但延长的保质期有助于减少浪费和总成本。对于戴假牙或黏膜干燥的患者，气雾剂是一种合理的选择。正确使用需要将喷雾准确地对准舌头而不是吸入。

硝酸异山梨酯。硝酸异山梨酯提供更持久的血管舒张和更好的心绞痛预防作用。单次口服 20 ～ 40 mg 可显著改善血液动力学参数和运动耐力。起效时间为 15 ～ 30 min，临床持续时间为 4 ～ 8 h。最佳给药计划是每天 2 或 3 次，定时以保持 12 h 的无硝酸酯类期，从而最大限度地降低硝酸酯类耐受性的风险。可以使用缓释制剂（半衰期为 12h），但不推荐使用，因为肠道吸收不均匀且存在硝酸酯类耐受性风险（除非每天仅使用一次）。还提供咀嚼型和舌下含服异山梨酯制剂，起效更快（5 ～ 15 min），但持续时间更短（2h）并增加成本。

单硝酸异山梨酯。单硝酸异山梨酯提供比硝酸异山梨酯更长效的作用。每天服用两次，可提供长达 12 h 的抗心绞痛活性。每天服用一次大剂量的缓释制剂可以缓解长达 12 h。除了方便之外，单硝酸异山梨酯在控制慢性稳定型心绞痛方面没有比一般的硝酸异山梨酯具有显著优势。单硝酸酯类每天的成本是普通硝酸酯类制剂的 10 倍。使用单硝酸酯类降低硝酸酯类耐受性风险这一大力宣传的特征可能是正确的，但实现这一目标的成本较低的方法相对容易设计。

硝酸甘油软膏。这种制剂提供了一种长效预防心绞痛（长达 6 h）的廉价而有效的方法，但如果全天将软膏涂抹在同一区域，它可能会弄脏并刺激皮肤，其最适合夜间使用。

硝酸甘油透皮贴剂。该贴剂可在 24 h 内提供硝酸甘油，使用方便但相对昂贵。避免硝酸酯类耐受的正确使用需要在早上贴上贴片并在傍晚取下。对于使用贴剂数月至数年的患者，最好以逐渐减量的方式终止使用，以避免出现硝酸酯类戒断综合征。

起始治疗。应逐步引入长效硝酸酯类治疗。开始剂量过大会导致严重的血管性头痛，迫使许多患者停止服药。从低剂量计划（例如，每天 3 次，每次 5 mg 异山梨酯）开始，并在 1 ～ 2 周内缓慢推进，可以耐受大剂量硝酸酯类而不会出现明显的头痛。增加剂量直至可以进行常规活动而不会出现心绞痛、静息心率增加 10 ～ 15 次 / 分或血压下降至导致体位性头晕的程度。头痛的发展并不是一个可靠的治疗终点，因为这种副作用通常会随着治疗的继续而消失。偏头痛患者可能对硝酸酯类非常不耐受，但将硝酸酯类疗法与β受体阻滞剂联合使用通常可以克服这一困难，尤其是在先开始使用β受体阻滞剂的情况下。在预防硝酸酯类耐受所需的无硝酸酯类期间，与β受体阻滞剂组合还可提供心绞痛预防。

对心绞痛管理的贡献。硝酸酯类可有效缓解心绞痛，改善稳定型心绞痛患者的运动耐量，这些患者单独使用β受体阻滞剂不能充分控制。将硝酸酯类与β阻滞剂结合使用可利用其互补的血液动力学效应，有助于最大限度地控制心绞痛，同时以较低成本降低死亡率。硝酸酯类仍然是冠状动脉痉挛引起的变异型心绞痛患者的一线药物。

联合抗心绞痛方案

对心绞痛症状的良好控制通常需要一种以上药物，考虑到β受体阻滞剂在适当患者的长期预后和较低的不良反应方面的获益，开始就应使用β受体阻滞剂并且是优选的。如果证据不充分，可以添加钙通道阻滞剂或硝酸酯类。注意静息心率、血压和左心室功能有助于指导药物分类和特定药物的选择。首选长效制剂，并根据需要使用短效硝酸甘油作为辅助治疗。

用于缓解症状的辅助抗心绞痛药物 [41–45]

已经探索了对心肌代谢有作用的药物用于缓解难治性心绞痛。在美国可用的药物包括雷诺嗪、别嘌醇和伊伐雷定。

雷诺嗪。这种美国 FDA 批准的药物通过减少细胞内钙超载来缓解心绞痛。与标准抗心绞痛药不同，其代谢作用机制对血压或心率没有影响，因此在低血压和心动过缓限制使用其他一线抗心绞痛药的情况下可能有用。随机试验的结果各不相同，其中一些显示运动耐量提高和心绞痛频率降低，但其他试验未能发现获益，尤其是在不完全血运重建的情况下。该药对生存没有影响。其导致头晕、恶心、便秘和 QT 间期延长的倾向导致 1 年的停药率超过 25%。

别嘌醇。这种治疗痛风的常用药物被认为可以减少心肌对氧气的需求并改善血管内皮功能。在研究中，其可以提高运动时间。该药物在欧洲被批准用于抗心绞痛，并在美国超说明书范围使用。

伊伐雷定。该制剂抑制窦房结起搏细胞中的电流。其有助于减慢β受体阻滞剂对心率控制不佳患者的心率。其在治疗心绞痛方面的作用仅限于那些并发心力衰竭的患者——与伊伐雷定使用相关的死亡率和非致命性梗死在没有心力衰竭的心绞痛患者中增加。

降低心血管不良事件风险的药物

与提供症状缓解的药物相比，有一些药物可以降低不良心血管结局的发生率，例如非致命性心肌感染、卒中和心血管死亡以及冠状动脉血运重建的需要。该类药物包括阿司匹林和其他抗血小板药物、血管紧张素阻滞剂、他汀类药物及β受体阻滞剂。在改变生活方式和积极治疗动脉粥样硬化危险因素基础上，再使用这些药物，可以显著减少一系列重要的心血管不良后果。

血管紧张素阻滞剂 [46–52]（另见第 26 和 32 章）

血管紧张素转换酶抑制剂（ACEI）。这些药物可显著降低冠心病事件高危人群的心血管发病率和死亡率，包括稳定型心绞痛和射血分数正常的人群，与对心力衰竭和血压的影响无关。获益程度在心力衰竭、糖尿病、慢性肾病或高血压患者中最大，与心脏风险程度平行。对于没有这些风险因素的人也可能有一些价值。在心脏结局预防评估（Heart Outcomes Prevention Evaluation，HOPE）试验中观察到，在左心室功能保留的高危人群中（血管疾病或糖尿病加上一种其他冠心病风险因素），其中一半患有稳定型心绞痛，心脏性死亡、梗死和卒中的风险降低了 20% ～ 30%。随后在低风险人群（无心力衰竭临床证据的稳定冠状动脉疾病）中使用培哚普利降低心脏事件的欧洲试验（EUROPA）产生了类似的验证性结果，显著降低了心脏性死亡、心肌梗死和心搏骤停的风险。随机试验的荟萃分析发现，与安慰剂相比，总死亡率［相对风险（RR 0.87）］和非致命性心肌梗死（RR 0.83）的风险显著降低，但晕厥（RR 1.24）和咳嗽（RR 1.67）的风险增加。

观察到的获益似乎与降低血压、使用阿司匹林、β受体阻滞剂、降脂药物和抗高血压药物无关，这表明除了抑制血管紧张素诱导的血管收缩之外，还有一种独特的作用方式。一个解释性假设将观察到的获益与药物刺激的血管组织激肽增加及其对内皮生理学的影响联系起来，包括血管舒张、组织凝血活酶生成、一氧化氮水平、前列环素合成和氧化应激。ACEI 已显示出抑制血管平滑肌增殖、斑块破裂和左心室肥大以及改善血管内皮功能和纤维蛋白溶解的能力。生存获益的累积证据建议所有稳定型冠心病患者使用 ACEI，无论左心室功能如何，但对糖尿病、心力衰竭或慢性肾病患者的价值最大。与β受体阻滞剂联合使用似乎可以进一步提高获益并限制风险。

最常见的不良反应是干咳，这被认为与药物引起的组织缓激肽增加有关，在大约 5% ～ 10% 的患者中引发了持续的干咳。血管性水肿也可见，可能有类似的机制。双侧肾动脉狭窄（见第 26 章和第 32 章）可能会出现肾功能不全，但通常不必担心。

与阿司匹林发生不良药物相互作用的可能性一直是一个问题。对出于其他原因进行的研究的事后分析表明，当这两种药物一起服用时，心血管益处可能会降低。推测集中在阿司匹林诱导的前列腺素合成，抑制减弱了激肽触发的对血管的有益作用。即使 ACEI 效应减弱，同时服用这两种药物的净获益仍然超过不使用它们的净获益，这导致大多数专家认为在 ACEI 治疗的背景下停用阿司匹林还为时过早，应该密切关注文献。

血管紧张素受体阻滞剂（ARB）。这些 ACEI 的替代品表现出许多与 ACEI 相同的特性，并且通常被视为替代品，因为它们能够对抗血管紧张素Ⅱ的作用，而不会引起咳嗽和血管性水肿的潜在的激肽相关 ACEI 副作用。在射血分数正常的冠心病患者中比较 ARB 与 ACEI 治疗的随机对照试验（设计类似于具有里程碑意义的 HOPE 研究）发现心脏性死亡、非致命性心肌梗死和卒中的联合终点没有差异，并且在控制心绞痛方面没有差异（尽管与激肽相关的血管舒张较少）。联合血管紧张素阻断剂（ARB+ACEI）不会增强心血管结局并增加低血压和肾功能障碍的风险。荟萃分析表明，在降低心血管发病率和死亡率方面，ARB 远不如 ACEI 有效（见第 26 章）。

抗血小板治疗和口服抗凝剂 [53-59]

对血小板、凝血因子、纤溶和血管反应性在冠状动脉疾病中作用的认识已将注意力集中在抑制血小板功能和血栓形成上。在传统的血小板抑制剂（例如，阿司匹林、双嘧达莫、磺吡酮）中，只有阿司匹林被证明在降低心脏风险方面始终有效，双嘧达莫会增加运动引起的缺血风险，氯吡格雷提供了希望。

阿司匹林。阿司匹林可降低慢性稳定型心绞痛患者发生心肌梗死的风险。对已知心血管疾病患者的随机二级预防试验进行的荟萃分析发现，心血管事件显著降低 18%，这在很大程度上是由于心肌梗死事件风险降低 23% 以及总体卒中风险降低 20%，但对心血管死亡或出血性卒中没有显著影响。阿司匹林的使用使胃肠道出血和颅外出血增加了 40%，但这些事件很少见（0.10%）。男性和女性的结果相似。低剂量治疗（81 ～ 100mg/d 在美国是常规剂量）可达到最好的结果，同时大出血的风险最小。

择期手术前使用阿司匹林的问题对冠心病患者提出了难题，尤其是那些需要冠状动脉手术的患者。在随机安慰剂对照试验中，与安慰剂相比，围手术期继续服用阿司匹林既没有降低死亡或血栓形成的风险，也没有增加出血的风险。

氯吡格雷和其他噻吩并吡啶衍生物。氯吡格雷是一种噻吩并吡啶衍生物 $P2Y_{12}$ 抑制剂，在体内转化为活性代谢物，可抑制 ADP 依赖性血小板聚集。在减少接受药物治疗的慢性稳定型心绞痛患者的心肌梗死、死亡或卒中的联合终点方面，与阿司匹林联合使用比单独使用阿司匹林略有效。获益的适度增加和出血风险的显著增加限制了其应用。氯吡格雷治疗一直非常昂贵，但一旦该药物成为通用药物，就会降低费用。其最大的贡献是在经皮冠状动脉介入治疗（percutaneous coronary intervention，PCI）的情况下，当该药物与阿司匹林一起处方时，早期和晚期血小板介导的血栓形成导致心肌梗死和心脏性死亡的风险降低了 80%（见下文 PCI）。

如前所述，氯吡格雷的主要不良反应是显著增加大出血的风险，尤其是与阿司匹林联合使用时（主要应用方式）。为降低出血风险，通常与氯吡格雷联合预防性应用质子泵抑制剂，使严重胃肠道出血风险降低 2/3。大规模随机对照试验并未证实同步质子泵抑制剂治疗可能减弱氯吡格雷疗效的最初观察性担忧，该问题仍然存在争议且尚未解决。在质子泵抑制剂抑制氯吡格雷的问题得到解答之前，最好避免将其用于既往有支架血栓形成的患者。

导致治疗失败的反应性差异一直是氯吡格雷使用的一个问题特征。氯吡格雷吸收和代谢的基因决定差异解释了大部分观察到的变异性。特别值得注意的是细胞色素 P450 基因多态性（例如，P450 2C19*2），这与治疗失败风险的显著增加有关。由于此类 P450 多态性在成年人群中很常见，一些权威机构建议在继续使用氯吡格雷之前对其进行用药前基因检测。

普拉格雷和替格瑞洛代表后继的口服抗血小板 ADP 阻断剂。在治疗急性冠脉综合征方面，无论有无 PCI，均已证明这两种药物比氯吡格雷更有效，但它们的使用与更高的大出血风险相关，因此适用于不适合氯吡格雷的患者的二线药物治疗。对于既往心肌梗死的患者，替格瑞洛将后续心血管事件的风险降低 16%，同时使大出血风险几乎倍增（参见第 31 章）。

口服抗凝剂

华法林。华法林口服抗凝剂的获益与阿司匹林的使用相似，但伴随的大出血风险要高很多。对冠心病患者的主要随机对照试验的荟萃分析显示，高强度［国际标准化比率（INR）2.8 ～ 4.5］口服抗凝治疗可显著降低心肌梗死、卒中和心血管死亡，但代价是大幅增加大出血风险。中等强度（INR 2.0 ～ 3.0）治疗可将梗死和卒中的风险降低到较小程度，但出血风险仍然很大。低强度治疗（INR 1.5）在有冠心病危险因素的人群中降低了超过阿司匹林的风险，但没有针对稳定型心绞痛患者的试验。华法林与阿司匹林联合治疗仅适用于能够耐受增加的大出血风险的反复形成冠状动脉血栓的患者。

直接凝血酶和因子Xa 抑制。这些新型口服抗凝剂显著减少心房颤动患者全身血栓形成的作用激发了人们对其应用于高危冠心病患者二级预防的兴趣。最初的随机对照试验产生了不同的结果，当与双重抗血小板治疗联合用于既往心肌梗死的患者时，观察到出血风险显著增加（见第 31 章）。一项大型国际多中心试验（COMPASS，超过 27 000 名稳定型冠心病患者）比较了低剂量利伐沙班（2.5 mg 每日 2 次）加阿司匹林、全剂量利伐沙班（5 mg 每日 2 次）和单用阿司匹林。联合方案取得了最好的结果，将不良心血管事件的复合终点降低了 25%，同时将大出血的风险增加了 40% 以上，然而致命性出血和颅内出血的发生率没有显著增加。这表明阿司匹林加直接凝血因子抑制剂可能比双重抗血小板治疗更适用于心血管风险高和出血风险低于平均水平的患者。应该遵循文献。

斑块稳定制剂 [60]

斑块不稳定性导致破裂和血栓形成，从而导致动脉粥样硬化疾病的许多不良后果。已经提到的许多药物（阿司匹林、他汀类药物、ACEI）被认为具有稳定斑块的作用。稳定斑块的一种新方法是专注于抑制脂蛋白相关磷脂酶 A_2，这种酶会增加炎症和促凋亡介质的产生，从而导致斑块不稳定。心血管事件的风险与脂蛋白相关磷脂酶 A_2 升高的程度平行。通过抑制磷脂酶 A_2 来稳定斑块的尝试一直在进行中。迄今为止，没有一种药物被证明能够降低事件风险，darapladib 是一种有前途的可逆磷脂酶 A_2 抑制剂，但在随机试验中失败了。应遵循该研究领域进展的相关文献。

血运重建 [61-117]

在慢性稳定型心绞痛中，血运重建［冠状动脉旁路移植术（coronary artery bypass grafting，CABG）和 PCI——血管成形术和支架植入术］是一种治疗选择，旨在恢复冠状动脉大血管的血流，并在此过程中缓解症状并降低不良心血管风险事件。在某些情况下，结局可能超过与药物治疗相关的结局，但在许多情况下，长期结局并不比最大程度的药物治疗更好——适当的患者选择是关键。

需要注意的是，许多研究表明血运重建优于药物治疗的结果可以追溯到现代医学疗法出现之前的几年甚至几十年。CABG 技术和 PCI 的进步也影响了其目前对护理的贡献。普遍的共识是，先前开创性研究的数据可能无法准确反映当前治疗方案的相对风险和获益，需要新的头对头试验。认识到这一需求，美国国家心肺研究所发起了一项关于比较药物和有创性方法对健康有效性的国际研究（International Study of Comparative Health Effectiveness with Medical and Invasive Approaches，ISCHEMIA），以比较不需要血运重建的无症状稳定型缺血性心脏病患者的两种初始管理策略：单独的最佳药物治疗与除最佳药物治疗外的心导管介入术和血运重建术。这一具有里程碑意义的研究结果可能会对未来的治疗建议产生重大影响。强烈建议读者在报告研究结果时给予关注（PCM 的更新将包含此内容）。当前的建议需要在认识到可用数据的局限性的情况下进行解释。

使血运重建决策更加复杂的是患者和医生对介入治疗的热情。对考虑择期血运重建的患者进行的调查发现，绝大多数人认为此类手术在没有进行手术的情况下可能挽救生命。患者的较高期望和对快速技术进步的热情有时会压倒并超过以证据为基础的慢性稳定型心绞痛管理方法。虽然最终被视为心脏专科医生和心脏外科医生的职责，但进行血运重建的决定通常始于基层全科医生，他们可以通过进行风险分层做出贡献，确保最佳药物治疗得到充分实施，开始对患者进行治疗选择的教育，引导患者的倾向，并正确选择和安排转诊时间。了解血运重建的指征以及可用血运重建手术的相对风险和益处极大地促进了有效的管理和转诊。

基层全科医生和血运重建专家（心脏内科和心脏外科）之间的牢固工作关系促进了集体决策，这有助于制订个性化的、最有效的治疗计划。许多心脏病血运重建中心提供基于团队的方法，这得益于多学科的投入以及基层全科医生的投入。

血运重建的风险分层

基于对冠状动脉疾病的初步评估，风险分层有助于选择血运重建治疗方式（见第 18、20、31 和 36 章）。有助于决定进行血运重建和手术选择的关键决定因素包括：

- 冠状动脉解剖（即疾病范围、斑块位置、大小和外观——称为病变或疾病“复杂性”）。
- 处于危险中的心肌数量（由心电图或负荷成像试验确定）。
- 左心室功能状态（室壁运动异常、射血分数）。
- 患者功能状态（NYHA 等级）和心电图对运动的反应（尤其是 Bruce 协议第一阶段的低血压或 ST 段抬高）。
- 存在糖尿病或慢性肾病。
- 患者对风险承受能力和所需功能状态的倾向。
- 功能性血流储备（狭窄处的压差）。
- 出血风险。

将根据 CABG 和 PCI 的适用性讨论其中每一项的作用。尽管血清肌钙蛋白水平成功应用于不稳定型心绞痛并具有独立预测心血管结局的能力（风险比 1.85），但尚未证明血清肌钙蛋白水平可用于确定慢性稳定型心绞痛的血运重建需求。

冠状动脉旁路移植术

尽管 PCI 作为一种侵入性较小的血运重建方法迅速兴起，但 CABG 在稳定型冠心病的治疗中仍保持着重要的循证依据。在复杂冠状动脉疾病患者的生存预后方面，它是相较于药物治疗唯一存在明确优势的血运重建方式。

适应证。CABG 为改善选择合适患者的存活率及控制心绞痛提供了可能。

用于提高存活率和降低非致命性梗死的发生率。考虑到现有数据的局限性（主要来自 20 ～ 30 年前的研究），CABG 仍然是一种基于证据的择期治疗高危冠心病慢性稳定型心绞痛患者的手段。在大型随机试验（SYNTAX、欧洲冠状动脉研究、北美 CASS）中，CABG 在全因和心血管死亡率、非致死性心肌梗死，以及再次进行血运重建的需要方面证明优于当时可用的药物治疗和使用第一代药物洗脱支架进行 PCI。获益与冠状动脉疾病的严重性和复杂性相关。研究发现 CABG 效果最好的患者包括：

- 左主干明显狭窄（＞ 50%）。
- 三个主要冠状动脉的近端明显狭窄（＞ 70%）。
- 两个主要冠状动脉显著狭窄（＞ 70%），包括近端左冠状动脉前降支（所谓的左主干等效病变）。

在一项针对高危患者（糖尿病和多支冠状动脉疾病——多数是三支血管）进行 CABG 或 PCI 的大规模随机试验中，CABG 显著降低了死亡率（10.6% *vs*. 16.3%）和心肌梗死发病率（6.0% *vs*. 13.9%）。荟萃分析证实了 CABG 在糖尿病患者中的首选血运重建地位，然而卒中风险会增加。

CABG 还为两支主要冠状动脉显著狭窄（70%）且表现出严重或广泛心肌缺血［例如，运动负荷试验中低血压或核素扫描中大面积（＞ 20%）灌注缺损，或靶血管供应大面积存活心肌］患者的生存改善提供了机会。没有广泛缺血或左前降支受累的严重双支血管病变患者无法从 CABG 中获得生存益处。对于具有一处或多处解剖学或功能上不显著的冠状动脉狭窄（例如，＜ 70%，非左主干，运动负荷试验中没有或仅有轻度缺血）、仅累及左回旋支或右冠状动脉，或仅累及一小块存活心肌的稳定患者，在生存期方面并没有改善。

如果有证据表明存在存活的心肌和合适的冠状动脉解剖结构，则 CABG 可以改善因缺血而并发左心室功能障碍的稳定型心绞痛患者的预后。合适患者包括患有稳定型冠状动脉疾病和低射血分数（< 35%）以及那些有轻中度左心室收缩功能障碍（射血分数 35% ～ 50%）和多支血管显著狭窄（70% 直径狭窄）的冠状动脉疾病或左前降支近端狭窄，且在预期血运重建区域存在存活心肌的患者。

用于控制心绞痛。CABG 继续作为尽管接受了最佳药物治疗仍有持续症状患者的最佳选择，这些患者患有功能重要的单支或两支血管冠状动脉疾病，不适合 PCI 或 PCI 失败。然而，不应在最佳药物治疗的全面尝试之前进行，因为此类患者的结果通常并不比单独的药物治疗好。对于不符合解剖学（50% 左主干狭窄或 70% 非左主干狭窄）或生理学血运重建标准的患者，不应进行 CABG 来缓解症状。

其他适应证。有缺血相关心搏骤停或持续心室颤动病史的稳定冠心病患者，如果与主要冠状动脉显著狭窄（> 70%）相关，则可考虑使用 CABG 进行血运重建。CABG 仍然是合并糖尿病的冠心病患者的首选血运重建手术，特别是如果使用内乳动脉进行移植。那些被转诊进行血运重建但不希望在未来 3 ～ 5 年内再次进行血运重建术的患者应首选 CABG，因为需要再次手术的可能性显著低于 PCI。

风险。在主要中心，高危患者择期 CABG 的围手术期并发症包括死亡率（0.8% ～ 1%）、梗死（2.5%）、心律失常（主要是一过性心房颤动，10%）、需要再次手术的大出血（2%）、卒中（1.6%）和栓塞（1%）。多达 30% 的患者可能会发生急性肾损伤，但发生长期肾损伤的风险约为 1%。每年进行 CABG 术相对较少的医院中并发症发生率较高。除了卒中之外，认知能力下降也是常见的与 CABG 相关的神经系统损伤。

许多与 CABG 相关的风险都归因于需要夹闭可能存在病变的主动脉并将患者置于体外循环中，以便在无搏动的心脏上进行手术，即所谓的体外循环 CABG。非体外循环 CABG 需要在搏动的心脏上进行手术，无需夹闭主动脉和进行体外循环。一项国际随机试验的 5 年随访比较了外科医生采用指定方法进行的两种 CABG 术，结果显示，在不良事件终点的综合测量及其各个单独因素方面没有显著差异。然而，与体外循环 CABG 相比，非体外循环 CABG 的卒中频率较低（2.3% *vs*. 2.8%；HR 0.83），但再次进行血运重建的需求更高（0.4% *vs*. 0.2%；HR 2.27）。

认知能力下降。认知障碍相关症状（例如，意识模糊、记忆力减退、注意力不集中）在手术血运重建后的患者中很常见，并且可能是短暂的或在数年后出现。过去，由于怀疑与体外循环有关，这些症状通常被称为泵后综合征，但最近的数据表明，术前患者因素在决定术后认知障碍风险方面高于手术因素。

多达 2/3 的患者可以检测到短期认知能力下降，并且通常是自限性的。研究发现接受非心脏手术的冠心病患者出现认知能力下降的发生率与上述情况类似，表明这与全身麻醉的影响和手术的复杂性有关，而与体外循环暴露无关。患者特征在危险因素列表中占主导地位，包括年龄较大、先前存在的认知障碍和存在脑血管危险因素（例如，吸烟、高血压、高胆固醇血症）。可能的机制包括免疫介导的全身性炎症、先前存在的脑血管疾病和术中操作患病主动脉的微栓塞（特别是在体外循环 CABG 中，当 CABG 机器从主动脉移除时）。对微栓塞的担忧导致了过滤器和非体外循环 CABG 的发展，这对改善认知结果几乎没有影响。未发现 CABG 时间与认知能力下降风险之间存在相关性。非特异性术后风险因素，如疼痛、使用镇痛剂和镇静剂以及睡眠障碍可能是造成这种情况的原因。大多数症状会在 1 ～ 3 个月内消失。

在 5 年前接受 CABG 的患者中，发现有多达 1/3 的患者出现认知功能的长期下降，但发生率与非手术治疗的冠心病患者没有显著差异，这些患者具有类似的神经认知风险因素，例如年龄和先前存在的脑血管或全身血管疾病。同样，认知功能下降与 CABG 期间是否使用体外循环也没有显著相关性。值得注意的是，早期出现认知功能障碍是晚期认知功能下降的预测因素。此外，先前存在但通常为亚临床的认知障碍似乎是晚期认知功能下降风险的重要决定因素。

卒中。卒中的风险很低（约 1.6%），但其发生可能是毁灭性的。机制包括从手术相关的血栓栓塞到导致分水岭梗死的低灌注。与患者相关的风险因素包括年龄、既往卒中（包括既往皮质下小血管相关卒中的 MRI 证据）、高血压、糖尿病、颈动脉狭窄和全身性动脉粥样硬化疾病。风险的主要决定因

素是操纵 / 夹闭患病主动脉和严重低血压。术后卒中风险主要是由于发生心房颤动，这是 CABG 术后常见的一过性事件。疑似与体外循环有关的卒中风险尚未得到体外循环与非体外循环手术的随机试验的证实。

总之，与手术因素相反，患者因素似乎在很大程度上决定了与冠状动脉血运重建手术相关的神经认知风险。虽然手术血运重建手术的选择可以基于神经认知风险以外的考虑，但术前和围手术期计划需要考虑动脉粥样硬化风险、动脉粥样硬化疾病负荷（全身和脑血管）以及脑灌注的维持。

急性肾损伤。这种并发症非常常见（多达 30%），但很少导致永久性肾功能损害。在既往患有慢性肾病的患者中更为常见，与体外循环和低血压可能有关。手术技术、麻醉和术后护理的改进有助于减少问题的发生。非体外循环 CABG 的急性肾损伤发生率和严重程度低于体外循环手术，但在 1 年时，肾功能没有差异。通过围手术期给予大剂量阿托伐他汀来抑制肾功能损害的尝试以失败告终。

血运重建术的选择。非体外循环术的开发旨在降低传统体外循环 CABG 方法的一些风险。在一些中心，其被大力推广。该手术具有挑战性，因为搏动的心脏虽然稳定了，但并没有停止。如前所述，主要随机试验比较了手术技术熟练的外科医生进行的体外循环和非体外循环手术，发现体外循环手术在非致命性梗死、死亡率（心血管和全因）以及卒中风险等复合终点方面并不优于非体外循环手术。一些研究发现体外循环手术在需要血运重建方面的后期优势，这可能是成功给更多血管以及具有复杂病变血管进行 CABG 的结果——最好的结果与完全血运重建相关。体外循环 CABG 的短期并发症的发生率（需要输血、急性肾衰竭、呼吸系统并发症、围手术期出血和住院时间延长）更高。神经心理学终点是相似的。这些发现表明，应选择性使用非体外循环 CABG 手术，其适用于具有良好靶血管的高危患者，否则这些患者的合并症可能会使其无法手术。

降低再狭窄风险。CABG 术后的长期通畅率很高，但 10 年移植失败的风险可接近 40%，尤其是使用容易发生动脉粥样硬化的大隐静脉进行移植。降低再狭窄风险的一种有效方法包括使用胸廓内动脉（内乳动脉）移植到关键血管，例如左冠状动脉主干或左前降支近端。与大隐静脉相比，胸内动脉不易发生动脉粥样硬化改变——10 年通畅率为 90%。然而，在随机研究的 5 年随访中，与仅使用一根胸廓内动脉相比，同时使用两条胸廓内动脉并没有改善死亡率或心血管事件。

需要强调严格控制动脉粥样硬化危险因素。戒烟是必要的（见第 54 章），并且需要高强度他汀类药物治疗（见第 27 章），尽管围手术期他汀类药物治疗不能预防术后心房颤动或围手术期心肌损伤。建议无限期使用低剂量阿司匹林（81 mg/d），而且 CABG 手术前无需停药。双重抗血小板治疗尚未在随机试验中得到充分研究，但许多患者在手术后接受了 12 个月的 $P2Y_{12}$ 受体抑制剂（例如，氯吡格雷或替格瑞洛）疗程。作为正式心脏康复工作一部分的锻炼计划是对术后治疗方案的补充（见第 18 章和第 31 章）。

禁忌证。大多数关于冠状动脉痉挛患者手术治疗的研究结果令人失望（例如，更高的死亡率和非致命性梗死率）。在这些患者中，只有当药物治疗失败并且在固定严重狭窄区域内或周围记录到痉挛时才应考虑手术治疗，而不是在其他血管或远端。其他增加手术死亡风险的因素包括中度至重度慢性阻塞性肺疾病、既往卒中导致的残疾和既往心脏手术。年龄本身并不是禁忌证，但会增加发生泵后综合征的风险。

确定合适患者。运动负荷试验和超声心动图是筛查和识别可能成为 CABG 候选者的高危患者的最佳无创方法（见第 20 章和第 36 章）。证明大量心肌存在风险和（或）射血分数降低的患者应立即转诊进行血管造影并考虑 CABG。对于没有高危疾病但需要更好地控制症状并因此选择择期血运重建的合适患者，应询问他们的倾向，特别是其是否愿意在 3 ~ 5 年内再次接受血运重建（PCI 术后的患者概率很高——见后文中的讨论）。希望获得更持久结果的患者可能会考虑 CABG，所有其他因素都相同，但目前认识到卒中风险会出现小幅但显著的增加。

其他外科手术。左心室重建已用于缺血性扩张型心肌病患者的研究，以探索手术减少左心室容积是否能改善 CABG 以外的其他获益。在 STICH 试验中，射血分数低于 35% 的冠心病患者随机接受 CABG 或 CABG 加心室重建。第 4 年时，症状、运动耐量、死亡率或因心脏原因住院治疗方面没有差异。有待进一步的数据报告，目前手术重建应被视为仅用于研究背景下的治疗疗法。

经心肌激光血运重建术（Transmyocardial laser revascularization，TMR）有时作为 CABG 的辅助手段，用于改善由不适合移植的动脉对存活心肌供血的患者的症状。该手术的生存优势尚未确定。

经皮冠状动脉介入术——血管成形术和支架植入术

在过去的 20 年中，基于导管的血运重建从稳定、低风险近端弥散狭窄患者的单血管球囊术［经皮冠状动脉血管成形术（percutaneous transluminal coronary angioplasty，PTCA）］到急性血栓形成或稳定的高危多支血管疾病患者的晚期血管支架植入术取得了显著进展。PCI 技能和技术的巨大进步使得在急性冠脉事件的情况下提高存活率和保留心肌成为可能，引起了介入医师和患者对该技术在非急性情况下广泛使用的热情，特别是对于慢性稳定型心绞痛患者。

每年在美国进行的超过 600 000 例 PCI 手术中，约有 1/3 是在稳定冠心病患者中择期进行的。每年的成本超过 60 亿美元。问题在于对 PCI 技术的热情是否已导致其过度使用，这是由急性情况下的结果外推，以及来自稳定冠心病患者的随机试验的可用证据滞后，以确保先进的最佳应用 PCI 技术导致的。对美国国家心血管数据登记处数据的分析将 10% ～ 15% 在非急性情况下进行的 PCI 手术归类为“不合适”（不符合正确使用的共识标准），并认为另外 38% 是“有问题的”。自实施以来，介入心脏病学界对适当性标准的实施已将不适当的 PCI 操作的百分比降低了近 50%。基层全科医生可以了解 PCI 的适应证、局限性以及与药物治疗和 CABG 相比在慢性稳定型心绞痛患者中的有效性，以确保 PCI 应用的安全性及成本效益。

适应证。当选择性应用于慢性稳定型心绞痛患者时，PCI 可以改善症状和生活质量，尽管技能和技术取得了进步，但与药物治疗相比，死亡和梗死风险的显著降低尚未实现；CABG 也是如此。尽管如此，在这些技术进步前景的鼓舞下，心脏病专家越来越多地为以前被认为太虚弱而无法接受 CABG 的患者进行适应证外的 PCI 操作。

用于改善非致命性心肌梗死的存活率和预防。大多数主要随机试验、美国国家心血管数据登记处和荟萃分析的数据尚未证明接受 PCI 治疗的稳定型冠心病患者的生存率或非致死性心肌梗死率有显著改善，这与急性冠脉综合征患者的 PCI 结局相反，后者的生存率显著提高。大多数声称在稳定型心绞痛患者中与药物治疗相比在复合终点方面的获益以及与 CABG 等效的研究都不足以评估死亡率。PCI 倡导者反驳说，大多数没有证实生存获益的研究是在更先进的 PCI 技术出现之前开展的。

与药物治疗相比，在一项具有里程碑意义的研究（COURAGE 试验）中，稳定性缺血性心脏病患者随机接受最佳药物治疗与初始 PCI 联合最佳药物治疗，长期随访（中位数 6.2 年，最多 15 年）显示全因生存率没有差异。PCI 倡导者指出，在 COURAGE 研究中分配到药物治疗的患者中有近 1/4 患者交叉进行了血运重建，并且该研究使用的是早期 PCI 技术。需要更多包含最新医学进展和支架疗法相关研究的数据——ISCHEMIA 研究应该在这方面有所帮助。

与 CABG 相比，即使应用了先进的支架技术（药物洗脱、涂层支架），PCI 在稳定的高危患者（左主干、左主干等效或主要三支血管病变）中仍然不如 CABG。典型的是具有里程碑意义的 SYNTAX 研究的结果，其中 CABG 患者的 5 年死亡率为 2%，而先进技术 PCI 患者的 5 年死亡率为 6%。

SYNTAX 的结果对患有复杂动脉粥样硬化病变的患者（有时称为“SYNTAX 评分” ＞ 22）尤其不利。此外，PCI 患者再次进行运重建的需求是 CABG 的 3 倍。对于低危患者，PCI 既不能提供长期生存获益，也不能降低非致死性心肌梗死的发生率，但与血运重建需求的显著增加和急性心肌梗死的短期风险相关（见风险部分）。

随着 PCI 技术的不断改进，越来越多的报告表明 PCI 在生存和非致命性心肌梗死血运重建方面，与 CABG 的差距在缩小，特别是在精心挑选的具有 PCI 适合病变（SYNTAX 评分＜ 22）的高危患者中。第一项大型国际、多中心随机试验在左主干冠状动脉疾病（EXCEL）患者中比较最先进的 PCI 与 CABG，其有足够的能力检测重要的不良心血管终点，发现在 3 年时不良心血管事件的主要复合终点没有显著差异。CABG 组在前 30 天的并发症和不良终点更多，但 PCI 组在 30 天至 3 年的不良终点发生率更高，在这种情况下，总体而言，该研究证明 PCI 不劣于 CABG。

用于改善症状。在对症状稳定的冠状动脉疾病患者进行的随机试验的长期随访中，PCI 在缓解心绞痛或改善生活质量方面的表现并不优于最佳药物治疗。然而，在短期内，PCI 显示出一些优势。其在稳定型冠状动脉疾病患者（包括既往心肌梗死患者）中的主要应用是在严重狭窄或药物治疗失败或不能耐受药物治疗的情况下改善心绞痛的控制。在上面提到的 COURAGE 试验中，最初两组都表现出症状和生活质量的显著改善，PCI 组显示出小的短期优势，但在 36 个月后消失。这些发现得到多项荟萃分析结果的验证，构成了当前共识建议的基础，即 PCI 用于控制稳定型心绞痛仅适用于药物治疗失败或不能耐受最佳药物治疗且有一支或多支冠状动脉显著狭窄（70%）适合血运重建的有症状患者。

PCI 也适用于既往 CABG 患者，这类患者尽管给予了充分的药物治疗，但仍出现不可接受的心绞痛。然而，对于适合手术且有复杂三支血管冠状动脉疾病（例如，SYNTAX 评分 > 22）的患者，无论是否左前降支近端受累，CABG 仍是控制症状的首选（见 CABG 部分）。

适合患者。患者是否适合与解剖学、生理学以及患者倾向相关。

冠状动脉解剖。目前的指南要求左主干狭窄 50% 或非左主干狭窄直径减少 70%。单独的解剖外观可能存在问题，特别是对于归类为“中间分类”的病变。多项生理参数已被证明可用于预测结果和确定 PCI 的最佳血管和部位。

血流储备分数。血流储备分数（fractional flow reserve，FFR）是通过测量腺苷给药期间狭窄处的压力梯度（反应性充血）获得的血流量减少指数。它有助于评估狭窄的严重程度和预后。FFR 测量值小于 0.75 表明显著缺血和 PCI 获益（尤其是未来可能需要进行紧急血运重建），而大于 0.80 表明 PCI 没有益处，因为未来缺血事件的风险很低并且与药物治疗的结果相比没有差异。FFR 的使用受到腺苷给药相关风险的限制，包括胸痛、心动过缓和心脏传导阻滞。

瞬时无波比。病变血管血流动力学严重程度的决定因素依赖于舒张期跨病变压力梯度的计算，不需要腺苷给药。在随机非劣效性试验中，瞬时无波比（instantaneous wave-free ratio，iFR）证明在预测 1 年不良心脏事件的主要终点方面不劣于 FFR。此外，iFR 导致执行的 PCI 更少，血管造影时间更短，导管插入过程中的不适报告更少。对病变进行医疗管理的标准是 iFR 大于 0.89。

患者倾向。考虑到 PCI 的风险和益处，以及与其他治疗方式（内科和外科）的结果经常相同，患者的倾向成为稳定型心绞痛患者治疗决策的重要因素。有些患者可能更愿意忍受药物的副作用和不便，以避免进行有创性手术。其他想要更直接或更彻底的症状缓解以及免于服药的患者可能会发现血运重建更有吸引力。

基层全科医生可以通过帮助引导患者倾向并确保他们充分知情并纳入与心脏病学团队的讨论来促进决策过程。随时了解 PCI 的适应证及其风险和益处，使基层全科医生能够帮助患者考虑他们的选择，辅以心脏病学咨询。确定可以进行药物治疗的患者对患者来说是一项重要决定，可能会减少不必要的介入治疗转诊。

风险。技能和技术的经验和改进极大地降低了血管成形术和支架植入术的直接手术风险。围手术期风险包括需要紧急手术修复的出血和血管损伤（1%）、冠状动脉穿孔（< 1%）、感染（罕见）和造影剂肾病（0 ~ 44%，取决于是否存在潜在肾疾病）。尽管病变良好的患者血管成形术的即刻成功率大于 85%，但长期成功率会受到较高再狭窄率的影响（例如，单独血管成形术在 6 个月时为 25% ~ 40%）。在血管成形术时使用双重抗血小板治疗（阿司匹林加 PY_{12} 抑制剂，如氯吡格雷）和支架植入术（特别是使用药物洗脱支架）显著降低了再狭窄率，但也带来了晚期血栓形成、新生内膜增殖和长期双重抗血小板治疗引起出血的风险。与最佳药物治疗相比，接受 PCI 的患者会因手术而面临短期梗死风险（见后面的讨论），尤其是前壁心肌梗死后出现稳定型心绞痛的患者和严重左心室功能不全（射血分数 < 35%）的患者。

血栓形成。支架植入与急性支架内血栓形成（心绞痛预示）和亚急性支架内血栓形成（表现为急性梗死或死亡，死亡率为 25%）的风险相关。双重抗血小板治疗（dual antiplatelet therapy，

DAPT；阿司匹林加 PY_{12}）可显著降低支架相关的急性和亚急性血栓形成的绝对发生率（例如，分别降至＜ 0.5% 和＜ 1.5%）。建议使用 PY_{12} 抑制剂（如氯吡格雷）进行预处理，以降低与血栓形成相关的风险。荟萃分析显示，主要冠状动脉事件的风险显著降低，而大出血风险没有增加，但对全因死亡率没有影响。对于接受裸金属支架的人，在植入后的最初 30 ～ 60 天后，血栓形成的风险可以忽略不计。

接受药物洗脱支架的患者可能会发生晚期支架血栓形成（植入后长达 1 年以上，并可能导致非致命性心肌梗死或死亡）。1 年的双重抗血小板治疗已成为标准，并且已经对更长时间的使用进行了研究。在一项为期 12 个月与 30 个月的双重抗血小板治疗的大型随机试验（DAPT 研究）中，接受长期治疗的患者的晚期支架血栓形成率从 1.4% 显著降低至 0.4%，主要不良心血管事件和脑血管事件（从 5.9% 降至 4.3%）以及全因死亡率（从 2.0% 降至 1.5%）均显著降低。延长 DAPT 在接受紫杉醇洗脱支架治疗的患者中显示出最大的获益，而在接受依维莫司洗脱支架治疗的患者中则获益较少。然而，大出血率从 1.6% 增加至 2.5%。比较长期 DAPT 与短期 DAPT 的荟萃分析研究计显示，每年每 1000 名接受治疗的患者中心肌梗死减少 8 次，但代价是大出血次数增加 6 次。梗死和大出血都与高死亡风险相关（DAPT 研究中分别为 10.9% 和 17.7%）。

复杂病变，尤其是病变较长，会增加接受药物洗脱支架治疗的患者发生再狭窄和支架内血栓形成的风险。与血管造影相比，使用血管内超声引导植入此类长段支架可在 1 年内将不良事件的风险降低 50%。

生物可吸收支架已被开发用于药物洗脱支架，旨在克服与金属支架相关的晚期支架血栓形成的风险。尽管希望改善晚期支架内血栓的发生率，但在一项大型的随机试验中，在 2 年的随访中，不仅没有降低靶血管支架植入失败率，而且支架内血栓的发生率也有所增加。系统评价和荟萃分析得出了类似的结论。

与双重抗血小板治疗相关的出血。需要注意双重抗血小板治疗的出血风险。考虑放置支架的患者需要能够接受双重抗血小板治疗（使用裸金属支架最多 30 天，使用药物洗脱支架至少 6 个月，最好是 1 年）。过早停止双重抗血小板治疗与高死亡率（20% ～ 45%）相关。长期抗血小板治疗的最适合患者是支架血栓形成风险高且出血风险相对较低的患者。联合使用质子泵抑制剂治疗可以降低出血风险（见第 83 章）。

DAPT 研究人员开发并验证了一个有前景的预测规则，以指导支架使用和长期抗血小板治疗的目标患者，同时考虑到获益和风险的独立决定因素（DAPT 评分，表 30-3）。在最初的验证中，其证明了对结果的适度预测（C 统计量为 0.64）。当在回顾性分析中应用于完全不同的研究人群时，DAPT 评分成功地将出血风险增加的患者和获益最大的患者区分开来；对于接受紫杉醇洗脱支架的患者，最能预测延长 DAPT 治疗的目标患者。正确应用这种有前景的风险分层工具尚需更多的研究来验证。

出血风险增加的患者，例如老年群体（年龄＞ 75 岁），通常会提供裸金属支架作为药物洗脱支架加延长 DAPT 的替代方案。长期研究（6 年随访）结果发现，这些支架在全因死亡和非致死性心肌梗死的复合终点方面提供与药物洗脱支架相当的性能，但代价是增加了重复血运重建的需求。与裸

表 30-3　延长双重抗血小板治疗的临床预测工具

因素	评分
年龄	
65 岁至＜ 75 岁	−2
≥ 75 岁	−1
＜ 65 岁	0
吸烟	1
糖尿病	1
演讲时发生心肌梗死	1
既往 PCI 或既往心肌梗死	1
紫杉醇洗脱支架	1
支架直径＜ 3 mm	1
充血性心力衰竭或左心室射血分数＜ 30%	2
静脉桥血管支架	2

PCI，经皮冠状动脉介入治疗。
≥ 2 分表明获益大于出血风险。＜ 2 分表示出血风险大于获益。进一步的验证研究正在进行中。

金属支架相比，开发一种可转移 umirolimus（一种西罗莫司类似物）的无聚合物药物涂层支架，有望在安全性和有效性方面取得更好的结果，并且仅需 1 个月的双重抗血小板治疗。

对于接受抗血小板治疗的冠状动脉支架患者，择期非心脏手术至少是一个理论上的问题。继续治疗可能会导致手术大出血，停药有支架内血栓形成的风险。不幸的是，仅有很少数据可以指导该怎么做。专家意见（ACC/AHA 指南）建议，裸金属支架植入的患者在支架植入后至少推迟 30 天，药物洗脱支架的植入患者推迟 6 个月再进行择期手术，后一组在围手术期继续使用阿司匹林，同时推迟使用 $P2Y_{12}$ 抑制剂直到手术后。

新生内膜增殖。通畅 6 个月后，接受金属裸支架治疗的患者再次出现心绞痛的可能性与晚期再狭窄未扩张的另一病变进展的可能性相关。尽管如此，支架内再狭窄（管腔直径减小＞ 50%）仍然是一个问题，并且在 1 年内可能发生在多达 40% 的患者中，这通常是由支架壁中平滑肌细胞的新生内膜增殖引起的。大多数患者仍然没有症状，但那些确实会再次发生心绞痛的患者面临着严峻的挑战，因为治疗存在问题。药物洗脱支架（西罗莫司、依维莫司和紫杉醇）被开发用于抑制裸金属支架血管内的内皮增殖，6 个月和 12 个月的再狭窄和不良心脏事件发生率降低了 50% 以上，但是，如上所述，对接受此类支架治疗患者的长期随访研究显示晚期血栓形成率增加，因此需要更长时间的双重抗血小板治疗。

禁忌证。与搭桥手术一样，冠状动脉疾病并发严重冠状动脉痉挛（变异型心绞痛）的患者发生再狭窄的概率很高，此类患者不建议进行 PCI。由于再狭窄率非常高，糖尿病一直是 PCI 的相对禁忌证。在此类患者中使用涂层支架可降低再狭窄率，但血栓形成风险仍然很大（1 年时为 4.5%）。随着技能和技术的进步，以前的解剖学禁忌证，例如分支点附近的狭窄、血管的弥漫性闭塞性疾病和较小的血管受累，已不再是成功进行 PCI 的障碍。以前被认为不适合经导管血运重建的患者，例如那些左心室功能不全的患者，越来越多地被介入心脏病专家视为 PCI 的潜在患者。

PCI 对低危人群没有生存获益［例如，在解剖学或功能上不显著的一支或多支冠状动脉狭窄（即直径＜ 70%，非左主干，运动负荷试验中很少或没有缺血），仅涉及左回旋支或右冠状动脉，仅与一小块存活心肌相关］。对这类人群进行 PCI 治疗以控制症状需要仔细权衡风险和获益。

PCI 与 CABG 的血运重建。提示等效性的早期报告以及对没有显示等效性研究的批判（因为这些研究没有采用更先进的支架技术），导致 PCI 迅速增加，在许多心脏病学中心经常超过 CABG。然而，随后意识到大多数研究表明复合心血管终点没有差异，检测的统计学效力不足，并且随后使用最新一代药物洗脱支架的大型试验与较高的心血管不良事件发生率相关，使得对 PCI 而不是 CABG 的热情降温。在国际心脏中心进行的上述 EXCEL 研究，其令人鼓舞的结果显示，与 CABG 相比，在左主干患者以及 SYNTAX 评分低或中等的冠心病患者 3 年随访中，在死亡、卒中或心肌梗死的复合终点方面，依维莫司支架 PCI 的非劣效性可能代表 PCI 的分水岭，但需要更长期的随访来确认非劣效性，因为 PCI 的晚期不良事件发生率更高。

目前，血运重建术的选择通常取决于患者的倾向和次要因素，例如本地血运重建的可及性、靶血管的适用性、耐受手术的能力、耐受双重抗血小板治疗的能力以及接受再次血运重建的意愿，选择 PCI 的患者在 3 ～ 5 年内需要再次进行血运重建的可能性要大得多。同样值得考虑的是由于 PCI 的血运重建不完全，发生心肌梗死的风险更大，而 CABG 的卒中风险更大，尽管绝对值较低。

正在进行的 ISCHEMIA 研究的结果未决，可以公平地说，在具有高危解剖结构和复杂病变的稳定冠心病患者中，CABG 在存活率和非致死性心肌梗死方面仍然优于 PCI。对于宁愿避免大手术和与之相关的卒中风险，但又愿意承受心肌梗死风险增加、需要重复手术以及与双重抗血小板治疗相关的出血风险的患者，PCI 是一种可行的选择。

同样，心绞痛复发后再次血运重建手术的选择取决于冠状动脉解剖结构和处于风险中的心肌数量。重复 CABG 可提高生存率，并且在风险最高的患者中优于 PCI（例如，左前降支近端阻塞导致广泛的前壁缺血）。对于不太重要部位缺血的患者，尤其是那些左内乳动脉移植到左前降支动脉的患者，重复血运重建不太可能提供生存获益，选择取决于前面提到的次要因素。当引起症状的缺血区域有限、目标血管合适、左前降支动脉的桥血管仍然通畅且合并症在手术上存在问题时，PCI 可能是再次血运重建的首选。

PCI 与药物治疗

尽管血管成形术和支架技术取得了进步，但 PCI 仍然主要是针对症状而非生存的治疗。将 PCI 与最佳药物治疗（例如，COURAGE）进行比较的大规模、长期随访、随机试验中，PCI 在中等风险无并发症的稳定型心绞痛冠心病患者中的长期生存率、非致死性梗死率、生活质量或健康方面似乎没有显著优势。PCI 在症状和生活质量方面的短暂优势在 3 年后消失。此外，心肌梗死的短期手术相关风险虽小但确实存在。

COURAGE 的批判者认为，纳入过时 PCI 技术的研究结果未能显示出优于药物治疗的获益，并指出使用更新的 PCI 技术的其他研究表明其优于药物治疗。药物治疗的倡导者注意到此类有利研究的随访有限，并且经常未能完全实施最佳药物治疗，这一怀疑在对美国国家心血管数据登记处的审查中得到证实，研究人员发现，接受 PCI 的患者中只有不到一半接受了药物或采用最佳药物治疗。

PCI 的广泛使用引起了对成本效益和长期安全性的担忧，尤其是与使用涂层支架和长期双重抗血小板治疗相关的最新风险。显然，需要更多的数据，这些数据应该来自 ISCHEMIA 试验对先进的医疗和血运重建治疗模式的头对头比较。目前，该决定归结为共享决策支持的患者倾向。尽管接受了最大程度的药物治疗（或无法耐受），但仍希望立即缓解症状将有利于偏向 PCI，因为其需要承担一些风险，并且可能会带来短暂的好处。

难治性心绞痛患者血运重建的替代方案

在考虑血运重建的介入替代方案以更好地控制心绞痛之前，值得重新审视药物治疗。如前所述，近一半报告对药物治疗反应不足的患者没有完全实施。精心设计并实施定制的药物和生活方式改变计划（其中可能包括有监督的运动训练）通常证明是值得的。

冠状窦减压装置是一种球囊扩张装置，可缩小和增加冠状窦内的压力，改善冠状动脉的血流量。它的使用仅限于不适合血运重建的顽固性心绞痛患者。一项针对此类患者的随机试验发现，该设备显著改善了症状和生活质量。需要更多的研究来确定它在心绞痛管理中的作用。

补充剂和替代医学疗法[118,119]（另见第 18、27 和 31 章）

用营养补充剂和其他替代或“自然”疗法进行自我治疗在许多患者中很受欢迎，尤其是那些害怕药物治疗的患者。

鱼油 /ω-3 脂肪酸补充剂。鱼油胶囊和其他 ω-3 脂肪酸制剂的使用很普遍并得到大力推广。初步研究表明有潜在益处，但大多数随后的随机试验和 ω-3 补充剂使用荟萃分析未能证实冠心病患者的冠心病事件风险有任何降低（见第 27 章和第 31 章）。

“抗氧化剂”和“心脏健康”维生素补充剂。含有高剂量维生素 B_6、B_{12}、C、D 和 E 以及叶酸的维生素补充剂的消费非常普遍。没有二级预防获益的证据和一些潜在危害的证据（另见第 18 章和第 31 章）。

螯合剂治疗。螯合剂乙二胺四乙酸的静脉内给药在美国由替代医学的从业者广泛进行。据估计，美国每年有超过 100 000 人接受治疗，每人的费用约为 4000 美元。在对稳定型心绞痛患者进行螯合疗法的唯一充分设计、随机、对照试验中，接受完整 3 个月螯合治疗或安慰剂治疗的患者在运动能力、生活质量或运动至缺血时间方面没有差异。不推荐螯合剂治疗。

患者教育[120-122]

患者教育至关重要，不仅可以确保依从性和最大限度地提高生活质量，还可以让患者有意义地参与共同决策。首先对患者的诊断和预后进行概述，这是了解医疗方案及其每个组成部分基本原理的基础。就可允许的活动和治疗改善功能状态的能力进行商讨，可以防止不必要的活动限制，减轻恐惧，并激励改变生活方式，所有这些都有助于提高生活质量。

许多患者特别关心的是进行性活动的安全性。即使患者没有主动提出这个问题，也应该坦率和直接地解决这个问题。如果不这样做，可能会导致关系问题、抑郁和症状恶化。从事性活动的指南与任何其他形式的体力活动的指南相似。熟悉的中年伴侣之间性交的氧气需求量与爬楼梯的氧气需求量大致相同。如果性交发生在不熟悉的伴侣之间，身体和情绪上的压力可能会大得多，氧气需求量也会大大增加。如果患者严重担心他们可以安全耐受多少活动，则运动测试可能有助于保证患者的安全，尤其是在他们不必要地限制自己的情况下。

随着药物治疗和血运重建技术的进步，患者现在拥有更多的治疗选择。如前所述，许多接受选择性血运重建的患者对治疗效果的期望过高。在适合进行血运重建的情况下，转诊前就诊以概述可用治疗方式的优缺点以及向心脏团队提出的关键问题，可以帮助患者充分利用血运重建咨询并做出满足其需求和偏好的最合适选择。在美国白人和黑人的血运重建率方面观察到的许多种族差异似乎与对治疗方式的熟悉度而非偏好相关。

患者教育对于知情的决策共享至关重要，尤其是对于慢性缺血性心脏病等疾病，其中治疗选择数量众多且建议经常相互矛盾。对有记录的心脏血运重建会诊记录的观察性研究发现，只有 3% 的患者接受了共同决策过程的基本要素。使用不太严格的标准并没有显著提高百分比（15%）。咨询前访视辅以循证患者教育材料，可以促进患者参与该过程并鼓励其进行。许多患者会从血运重建咨询中返回，仍然寻求基层全科医生的意见，他们信任基层全科医生并认为他们最了解患者。这需要充分了解稳定型心绞痛的治疗方案。

入院和转诊指征 [123]

当心绞痛的频率或严重程度增加时，需要紧急入院。开始持续超过 15 min 并在休息或少量运动时发作进展为不稳定型心绞痛，随之而来的急性梗死风险增加，需要及时行介入治疗。如果突然出现提示左心室功能衰竭的症状，例如新出现的呼吸困难和轻微的劳累，也可能需要紧急住院以进行进一步评估。

可根据估计的心血管事件风险和（或）临床状态转诊考虑择期血运重建。根据初始检查可能患有高危冠心病的患者需要早期转诊。如果主动脉瓣狭窄是心绞痛的可疑来源，情况也是如此（见第 33 章）。尽管充分实施了最大限度的医疗方案，但当症状限制了患者想要的生活方式时，后期转诊可能是合适的，介入治疗无疑提供了改善功能的机会。在给与充分药物治疗之前，不应进行转诊，因为在许多情况下，长期结果与血运重建相似。症状控制良好的低危患者（心电图正常、无心力衰竭证据、无心肌梗死病史、危险心肌数量有限）可进行随访，无需转诊，3 年内无需重新检查。

血运重建转诊地点的选择值得仔细考虑。转诊至提供多学科方法的心脏中心，综合来自心脏内科、心脏介入科和心脏外科的意见，为患者提供协调、循证管理方法的机会，尤其是在决定血运重建方式以及实施特定的血运重建程序的方法时。技术专长和良好的安全记录是明显的考虑因素，但对共享决策的承诺也应该如此，因为其提高了最适合患者倾向和需求的更个性化方案的可能性。

血运重建手术的选择不仅得益于心脏外科医生和介入心脏病专家的共同商议，而且还包括基层全科医生的意见，尤其是在需要考虑患者倾向和重要合并症时。转诊沟通应概述这些问题，并强调与基层全科医生团队共同决策和密切合作的期望。如前所述，通过与患者一起审查他们的临床状态、治疗方案和要咨询的关键问题，可以增强患者为转诊和有意义地参与共同决策做好准备。

管理建议 [10,124–127]

记住当前建议的局限性很重要。指导稳定型心绞痛患者选择治疗方式的证据存在重大缺陷：①过时的研究数据，不能反映快速发展的治疗方式；②优势不足的随机试验，持续时间和（或）规模不足以检测重要长期结果的差异，如心脏和全因死亡率、心肌梗死、卒中和大出血；③随后对荟萃分析的依赖，这些荟萃分析结合了这些统计效力不足的研究和观察性研究的结果。一项即将进行的大规模、长期随机试验比较了稳定型缺血性心脏病患者的当代治疗方式（ISCHEMIA——比较药物和有创方法治疗的健康有效性的国际研究）应该有助于克服这些局限性，特别是其将包括那些患有多支血管冠状动脉疾病和中度至重度缺血的患者。目前，列出的许多建议都是基于专家意见，从可用数据和经验中推断出来的。

针对所有患者的措施

- 通过以下方式明确患者预后和冠心病风险程度：①使用经过验证的风险评估工具[例如，合并队列方程（http：//tools.acc.org/ASCVD-RiskEstimator-Plus/#!/calculate/estimate/）或 Framingham 风险评分（https：//www.framinghamheartstudy.org/fhs-risk-functions/cardiovascular-disease-10-year-risk/）]，②通过运动负荷试验确定有风险的心肌数量（见第36章）；③通过超声心动图或放射性核素扫描临床评估左心室功能（见第32和36章）。使用由此产生的风险分层来指导血管造影的需要并设计治疗方案（见表30-1和30-2）。
- 识别并积极治疗所有主要的冠心病危险因素，特别是高血压（见第26章）、高脂血症（见第27章）、吸烟（见第54章）、糖尿病（见第102章）和肥胖症（见第235章）。
- 检查并纠正所有并发的诱发或加重因素，例如心力衰竭（见第32章）、严重贫血（见第82章）、甲状腺功能亢进（见第104章）、低氧血症（见第47章）、严重主动脉瓣狭窄、肥厚型心肌病（见第33章），以及空气污染暴露。
- 实施全面的生活方式改变计划，包括地中海式饮食（参见第18和27章）、每周150min的适度运动（例如步行）（参见第18和31章）以及完全戒烟（见第54章）。如果肥胖，推荐并促进减肥计划（见第235章）。
- 关于允许的身体活动的咨询；帮助避免不必要的活动限制。开始一个温和的锻炼计划（例如，从每周3次步行20 min开始，逐渐增加到每周150 min，见第18章和第31章），在开始更密集的运动计划之前进行运动负荷试验。
- 筛查和治疗可能对结果产生不利影响的社会心理因素，包括焦虑（见第226章）、抑郁（见第227章）、情境压力和社会孤立。
- 使用低剂量肠溶阿司匹林（81 mg/d）启动抗血小板治疗，除非有活动性胃肠道出血或阿司匹林过敏；对于过敏者，开始服用氯吡格雷（75 mg/d）。
- 对所有冠心病患者启动强化他汀类药物治疗（例如，阿托伐他汀40～80 mg/d或瑞舒伐他汀20～40 mg/d），即使低密度脂蛋白胆固醇低于100 mg/dl。旨在将低密度脂蛋白胆固醇降低50%（参见第27章）。
- 使用长效心脏选择性药物的通用制剂开始β受体阻滞（例如，阿替洛尔25～50 mg/d或美托洛尔25 mg，每日2次）；对既往有心肌梗死或心力衰竭的患者优先给予β受体阻滞剂，但值得所有冠心病患者考虑。调整剂量以确保足够的β受体阻滞（休息时心率＜60次/分，剧烈运动时＜100次/分）。如果基线心动过缓是一个问题，请考虑使用卡维地洛代替。如果必须终止β受体阻滞剂，则只能在1～2周内逐渐减量，在此期间让患者减少活动。
- 添加钙通道阻滞剂以改善对心绞痛的控制。处方不会损害左心室功能或引起反射性心动过速的药物（例如，氨氯地平，起始剂量为5 mg/d）。
- 添加短效硝酸酯类用于短期心绞痛控制（例如，心绞痛诱发活动前舌下含服硝酸甘油0.4 mg），添加长效硝酸酯类以获得更持久的控制（例如，硝酸异山梨酯20～40 mg，每天2或3次，定时用药以提供12h的无硝酸酯类期，从而最大限度地降低硝酸酯类耐受性的风险）。
- 如果运动持续时间和心绞痛频率仍然不足，或由于心动过缓或低血压而不能使用其他抗心绞痛药，可以考虑雷诺嗪（从500 mg每日2次开始）。在开始或增加剂量时检查QTc间期是否延长；如果与其他中度CYP3A抑制剂（如地尔硫䓬和维拉帕米）联合使用，请减少剂量。
- 考虑ACEI治疗，对于既往有梗死、左心室功能不全、心力衰竭、高血压、慢性肾病或糖尿病的患者，优先考虑ACEI；可以考虑用于所有冠心病患者。从普通制剂开始（例如，赖诺普利10 mg/d，老年人从较低剂量开始）；监测血压和肾功能，以尽量减少诱发体位性低血压和肾功能不全的风险；对于因持续咳嗽而不能耐受ACEI治疗的患者，使用血管紧张素受体阻滞剂替代（例如，氯沙坦 25 ~ 50 mg/d）（双重血管紧张素阻滞治疗没有益处）。

- 提供详细的患者教育和咨询。回顾疾病的严重程度和预后。强调改善生活方式的重要性和有效性，并审查患者医疗方案的基本原理。审查血运重建的作用、风险和获益；打消任何夸大的期望。如果预计会转诊进行血运重建，让患者做好准备，以便他们能够有意义地参与共同决策。
- 立即收治不稳定型心绞痛或左心室功能恶化的患者并进行心脏会诊。
- 考虑早期转诊有高危疾病证据的患者进行血运重建。优先选择提供多学科诊疗方案（与基层全科医生合作）并让患者参与共同决策的心脏病中心。

高风险患者：中至重度心绞痛，大量心肌存在风险，怀疑三大血管、左主干或左主干等效疾病，+/– 射血分数降低

- 实施阿司匹林（肠溶衣，81 mg/d）、β 受体阻滞剂（卡维地洛 3.125 mg 每日 2 次或琥珀酸美托洛尔 25 mg/d）、ACEI（赖诺普利 10 mg/d）和强化他汀类药物治疗（阿托伐他汀 40 ~ 80 mg/d）的完整药物治疗方案，并积极治疗冠心病危险因素。迅速转诊进行血管造影并考虑血运重建。
- 对于发现左主干、左主干等效或三个主要冠状动脉显著（> 70%）狭窄的患者，尤其是在病变解剖结构复杂（例如，SYNTAX 评分 > 22）或同时存在左心衰竭时，推荐 CABG。
- 考虑将 PCI 作为仔细挑选的高风险患者一种可能的血运重建替代方式，例如那些适合进行 PCI 的病变的患者（例如，SYNTAX 评分 < 22），特别是那些有外科手术风险的患者（围手术期死亡率> 5%）；血运重建对 PCI 的需求仍然更大，该操作相关的心肌梗死风险增加但依然很小。
- 如果患者适合进行血运重建，则评估患者对 PCI 与 CABG 的倾向及更适合哪一种方式。考虑冠状动脉解剖结构、左心室功能、合并症、医疗资源的可及性、耐受长期双重抗血小板治疗的能力，以及每位患者在心血管结局、心绞痛症状、大出血、血运重建需要以及围手术期卒中和心肌梗死的风险耐受性方面的相对风险和益处。引导患者的偏好和价值观。
- 安排转诊至心脏外科和心脏介入科室，并促进协作会诊；与心脏病学团队建立合作关系，将合并症以及患者价值观和倾向纳入治疗计划。

中等风险患者：中度心绞痛，中等量心肌存在风险，可能的双支血管病变（不包括左前降支近端和左主冠状动脉），射血分数正常

- 实施完整的药物治疗方案（治疗冠心病危险因素、阿司匹林、β 受体阻滞剂、他汀类药物 +/–ACEI）。根据需要考虑添加硝酸酯类和（或）钙通道阻滞剂以进一步缓解症状（详见风险较低的患者部分）。
- 如果实施了充分的药物治疗，症状仍然不可接受，则讨论转诊进行血管造影术并考虑血运重建。提醒患者，血运重建对长期生存没有影响，可能会增加心肌梗死或卒中的短期风险，具体取决于血运重建方式。
- 如果患者适合进行血运重建，则评估患者对 PCI 与 CABG 的倾向以及及更适合哪一种方式（冠状动脉解剖、左心室功能、医疗资源的可及性、3 ~ 5 年内再次进行 PCI 手术的意愿、耐受长期双重抗血小板治疗的能力）。考虑转诊到心脏手术和介入心脏科，并促进协作会诊。

低风险冠心病患者：轻至中度心绞痛，射血分数正常，少量心肌存在风险，可能是单支血管疾病

- 启动阿司匹林、β 受体阻滞剂和强化他汀类药物治疗的基础医疗计划，同时积极治疗冠心病危险因素和改善生活方式。
- 处方硝酸甘油（舌下含服 0.4 mg）以缓解心绞痛发作的症状；指导患者在疼痛时休息，如果在每次服用硝酸甘油后 5 min 内疼痛未消退，则服用第二次和第三次硝酸甘油。建议保持硝酸甘油在有效期内并丢弃已打开超过 6 个月的药物或不会引起舌下灼热或头部不适

的药片。

- 处方预防性使用的舌下含服硝酸甘油：如果心绞痛可预测，短时间（< 30 min）内保护即可（例如，在搬运包裹、爬楼梯或爬山之前）。
- 如果上述措施不能充分控制心绞痛，但患者对硝酸甘油反应良好，则在方案中加入长效硝酸酯类（例如，硝酸异山梨酯，从 5 mg 开始，每天 3 次，然后缓慢推进 1 ～ 2 周，以每剂 5mg 为增量）；以不对称的方式（例如，上午 8 点、下午 2 点、晚上 8 点）给药，以最大限度地降低硝酸酯类耐受性的风险。
- 仅当患者在服用全剂量硝酸酯类和 β 受体阻滞剂后仍出现不可接受的症状时，才考虑试用长效钙通道阻滞剂治疗（例如，长效地尔硫卓 90 ～ 120 mg/d，氨氯地平 5 mg/d），仅使用长效配方。监测左心室功能并检查心电图是否存在传导缺陷，尤其是与 β 受体阻滞剂联合使用时。除氨氯地平外，如果存在潜在的心力衰竭或临床上显著的传导系统疾病，请勿使用。
- 仅当患者完全依从或无法耐受最佳药物治疗方案的情况下继续受到心绞痛或运动不耐受的限制时，才考虑转诊进行血管造影术和可能的血运重建。应提醒患者血运重建对长期生存没有影响，可能会增加心肌梗死的短期风险。不符合血运重建的解剖学或生理学标准的患者（即非左主干狭窄不超过 70% 或流速未显著降低，无创检查仅有轻度缺血，仅有左回旋支或右冠状动脉疾病，或血管仅对应一小块存活心肌）不应转诊进行血运重建，因为弊大于利。

需要特殊考虑的合并疾病

- 糖尿病。实施完整的药物治疗方案，包括 ACEI 治疗（例如，从赖诺普利 10 mg/d 开始，如果体弱，则以较低剂量开始）。除非存在高风险解剖结构，否则应进行药物治疗，在这种情况下，由于 PCI 再狭窄率高，CABG 是首选的血运重建手术。
- 慢性肾病。实施完整的药物治疗方案，包括钙通道阻滞剂、β 受体阻滞剂和 ACEI 治疗（例如，从赖诺普利 10 mg/d 开始，如果体弱，则使用较低剂量）。尽管围手术期风险很高，但如果存在高风险解剖结构，请考虑转诊进行血运重建；CABG 似乎比单独 PCI 或药物治疗提供更好的长期生存率。
- 心力衰竭。实施完整的药物治疗方案，包括 ACEI（例如，赖诺普利 5 ～ 10 mg/d）和 β 受体阻滞剂（例如，从卡维地洛开始，3.25 mg，每日 2 次，或美托洛尔 25 mg/d）。如果使用钙通道阻滞剂，请在尽量减少对肌力不利影响的基础上进行选择（例如，氨氯地平 5 mg/d）。参考血运重建的注意事项。

（韩晓宁 翻译，曹照龙 王晶桐 审校）

第 31 章

急性冠脉综合征后冠心病的二级预防

A.H.G.

急性冠状动脉综合征患者发生心肌梗死和心脏性死亡的风险高达每年 5% ～ 10%，对患者的身心造成极大的危害，因此二级预防的重要性不言而喻。其目标包括：①提高运动耐力和生活质量；②降低未来心血管事件（例如，心肌梗死、心搏骤停、血运重建、缺血性卒中）的风险；③延长生存期。长期随机对照试验的结果表明，通过改变生活方式、严格控制动脉粥样硬化危险因素、药物治疗和选择性血运重建的综合性方案可有效改善预后和提高生活质量。尽管有大量证据表明综合性二级预防疗效肯定，但实际上非介入性措施的干预远远不足，而血运重建被过度依赖，虽然它的价值与急性心肌梗死时挽救患者的生命截然不同。

虽然二级预防方案中的部分内容需要心血管专业人员来完成，但生活方式管理、心理支持和药物治疗完全可以由全科医生团队负责实施，尤其是对新诊断患者和近期发生冠心病事件者进行管理效果更好，必要时咨询心血管专科医生。

风险评估[1-4]

如前所述，冠心病患者未来发生心血管事件（即心肌梗死、心脏性死亡）的风险高达每年 5% ～ 10%。研究显示既往有缺血性事件的人群风险最高，其次是稳定冠心病、脑血管或外周动脉疾病的人群，第三位是有冠心病危险因素的人群。一项多因素分析研究显示，风险位居前三位的依次为多支血管病变、1 年内发生过缺血性事件和糖尿病。关注这些特点有助于为高风险患者提供风险评估、危险分层和设计有效及个体化的二级预防方案。目前已经开发了许多有效的风险评估工具（例如，集合队列方程、Framingham 风险评分、Reynolds 风险评分，见第 18 章）帮助临床医生完成这项工作。

改变生活方式[2,5-25]（另见第 18 章和第 30 章）

饮食控制和运动是综合康复和二级预防计划的关键组成部分。

运动

运动是改变生活方式的基本要素，也是心脏康复计划的核心。

对发病率、死亡率和生活质量的影响

二级预防中的心脏康复可使全因死亡率、心血管死亡率和致命性再梗死率降低 20% ～ 25%，使猝死发生率明显降低 35% 以上。随着患者症状的明显改善，其生活质量也会明显提高。无论是老年患者还是年轻患者，都会因此受益。由于多数数据来自包括戒烟、饮食控制和减轻心理压力等的综合性康复计划，很难知道运动单独带来的获益百分比，但运动对生活质量的提高有显著作用，使许多重要的生理和生化指标发生明显改善（见下文讨论）。同时运动具有很高的效益成本比，在降低再住院率、血运重建率、住院时间、单次住院费用和功能损失的同时可以节省大量费用。

运动的受益机制

运动的效果体现在心搏量和骨骼肌摄氧量的增加。经过运动训练的受试者能够在较低的心率和收缩压的情况下向周围组织输送一定量的含氧血液。心率 - 压力乘积（心率 × 收缩动脉压）的下降使得受训者在特定强度运动时的心肌需氧量减少，并在耗氧量需求超过血液供应之前达到更高强度的运动水平。

据观察运动训练可使心肌灌注增加 25% ～ 50%，这可能与冠状动脉扩张和缺血区侧支循环的建立有关。运动使高密度脂蛋白胆固醇水平升高 8% ～ 25%，甘油三酯水平降低 22%，血糖水平得到改善，血管闭塞后的纤溶反应增强，心室颤动阈值升高。

目标人群、目标和计划阶段

目标人群

所有冠心病患者都是运动康复的目标人群。包括心肌梗死后、慢性稳定型心绞痛患者（见第 30 章）和最近接受冠脉血运重建的患者，其中急性心肌梗死恢复期的患者由于其特殊性，需要专门的运动方案。研究显示运动康复在改善患者心肺功能和生存方面获益显著，不仅是年轻患者，老年患者通过运动康复也能降低心脏事件的发生率和死亡率。

目标

运动康复的最终目标是提高患者的运动能力和生活质量，降低未来心脏事件（如梗死、心搏骤停、血运重建）的风险并延长生存期。当然目标也有阶段性和个体化差异，对于心肌梗死后患者，除了严格控制冠心病危险因素外，当务之急是预防躯体症状加重和心理障碍。出院后的目标会尽快转向

恢复体能，养成良好的健康习惯，延长寿命。

第一阶段：早期恢复

急性冠状动脉综合征患者在住院期间就可以开始进行早期恢复了。病情稳定（通常在心肌梗死后第3天或接受血运重建的患者能够下床行走后）后尽快开始低强度运动可以有效避免机体失能，帮助患者在出院前能做到在医生的监督下步行上下一层楼梯。一方面使患者确信此类运动是安全的，另一方面也可以教会患者出院后第1周应该做什么和不应该做什么。患者教育的重点是危险因素的控制（见下文讨论）。

出院前应进行次极量运动试验［达到5个代谢当量（MET）水平］来评估患者预后并帮助患者建立康复的信心。次级量运动试验结果为阴性的患者预后良好，而如果为阳性，不论是否伴有心绞痛症状，都提示预后较差，需要考虑进行血管重建手术。次级量运动试验也能有助于发现严重室性心律失常的存在。如果患者的静息心电图表现异常，则应进行放射性核素心肌显像和超声心动图检查（见第36章）。

第二阶段：早期康复

这一阶段包括出院后3～6周的时间。运动康复的方案为低强度运动，因为高强度运动有扩大梗死范围或形成室壁瘤的风险因此应避免。运动强度可以通过监测最大心率来调节，最大心率不应超过出院前的次极量运动试验中的水平。如果出院前运动试验显示有缺血性心电图改变、心绞痛症状或室性心律失常，则运动训练期间的心率应保持在发生这些不良事件的心率以下。与第一阶段一样，第二阶段使用的运动训练形式通常包括步行和固定蹬车。继续并加强对患者及其家人进行冠心病危险因素教育（见下文讨论）。

第三阶段：后期康复/体能训练

该阶段的目标是进一步提高患者的体能状态。在出院3～6周期间应进行极量运动负荷试验，量化患者运动时的心率和血压反应，并筛查潜在心肌缺血和室性心律失常。运动训练的形式可以多种多样，应符合患者的喜好以便长期坚持。对于平时工作和活动以上肢为主的患者，应该加强上肢训练。

在第三阶段应加强危险因素的干预。包括纠正血脂异常、饮食控制和实现理想体重（见下文讨论和第27章和第235章）。控制高血压（见第26章）和戒烟（见第54章）也至关重要。尤其是当患者返回工作岗位时，还应解决患者心理压力和抑郁的问题（见第226和227章）。一个全面的心脏康复计划应考虑到所有相关因素，并且应该让患者的家人也参与进来。

第四阶段：维持/随访

该阶段目标是鼓励患者终身保持建立起来的健康习惯。应每隔6～12个月进行一次随访。测量血压、脉搏和血脂，最好能复查极量运动试验，为患者提供有效的反馈意见，并指出其他生活方式中需要改进的问题，以尽量减少冠脉事件的风险。

方案设计：运动量和运动类型

以往人们通常认为只有达到训练要求才能得到健康获益，即每周至少进行四次有氧运动（跑步、慢跑、快走、骑自行车、划船、越野滑雪、游泳），每次至少30 min，心率达到预期最大心率的70%～85%。然而，并非只有达到最好的心肺功能状态才能显著降低冠脉事件的风险。所有适度的锻炼都可以获得几乎相同的效果。基础较差的人即使他们只进行中等强度的运动［例如，步行3～4英里（约4.8～6.4 km）/小时］就可以获得明显的改善。流行病学数据显示，即使是日常生活中的一些非正式锻炼的简单活动（例如，步行、爬楼梯、在院子里干活）也可以带来生存获益。目前对于不运动的人，我们一致建议他们在一天中进行中等强度运动累计达到30 min，而不是一次进行30 min的运动。

在过去的心脏康复计划中确定运动强度通常以最大心率的70%～85%作为标准（通过各种形式的运动试验确定，例如，步行/慢跑计划前采用的平板运动试验，踏车运动试验）。这种运动强度相当于达到最大耗氧量的60%～80%。服用β受体阻滞剂的患者需要在服药情况下进行分级运动测试，以确定其适当的运动强度。

目前普遍认为，运动量的要求应从运动强度最大化转变为依从性最大化。对于以前不活动的患者，应该提供一个中等强度的运动方案，具体的运动处方是每天步行 30 min，速度为 3 ～ 4 英里 / 小时。目前心脏康复患者接受运动方案的比例不到 25%，更实用和可持续的运动方案可以提高患者接受运动方案的长期依从性。

安全性

心肌梗死后的患者在监护下进行运动康复过程中发生冠脉不良事件的概率非常低。据报道心搏骤停和致命性心肌梗死的发生率分别为 1/1120 00 和 1/294 000。经过仔细筛查的患者（例如，符合运动试验无缺血或心律失常，心肺功能正常，经常锻炼，可靠性好）也可以安全地在家训练，前提是有护士定期随访和出现问题时可以随时到医院就医。缺乏锻炼机能状态较差的患者风险最大且需要密切监护。

在无人监督指导下开始进行中等强度或高强度运动时会增加猝死风险，而养成运动习惯后会明显改善。在护士健康研究中（包括先前患有心肌梗死的女性）运动相关猝死的发生率非常低（1/3650 万小时运动）；医生健康研究中男性猝死率高出 19 倍，但仍然很低（1/150 万次锻炼）。在一项关于心肌梗死和心脏猝死风险的荟萃分析中，偶尔的体力活动或性活动会使风险增加 3 倍，但习惯性运动可以明显降低这种风险。

依从性

据估计，有意愿通过设计良好的运动 / 康复获益的冠心病患者中只有 1/4 的患者真正完成了运动康复计划。其中部分原因是基于安全性的考虑。当人们逐渐认识到最大限度地提高患者依从性以及保证家庭运动康复安全性的重要意义，才能鼓励患者参与并长期坚持。医生提供的咨询、鼓励、密切监督，以中等强度的运动代替高强度运动，都有助于患者开始并坚持下去。只有设计出患者喜欢并可行的运动康复方案才能保证患者的依从性（见第 18 章附录）。

饮食、肥胖、酒精、咖啡因

需要注意钠、饱和脂肪、高升血糖指数的碳水化合物、总热量以及过量酒精的摄入。

脂肪、糖和钠（另见第 18、26 和 27 章）

来自妇女健康研究和地中海饮食随机试验的观察资料表明，摄入脂肪的种类越多，总量越少，降低心脏病风险的效果越显著。用多不饱和脂肪和单不饱和脂肪代替饱和脂肪和部分氢化不饱和反式脂肪都能通过影响血脂谱，尤其是影响低密度脂蛋白胆固醇以显著降低冠心病风险（见第 27 章）。虽然富含 ω-3 脂肪酸的饮食与降低冠心病风险相关，但没有一致的证据表明食用鱼油补充剂能够获益。减少高升糖指数的碳水化合物的摄入（例如，富含果糖玉米糖浆的食物）也可以改善血脂。将钠的摄入量限制在 3.4 mg/d 以下可以通过改善血压降低冠心病事件风险（见第 26 章）

肥胖（另见第 18 章和第 235 章）。肥胖是冠心病的重要危险因素，肥胖会引起胰岛素抵抗，导致高胰岛素血症，对血压、血脂、血管反应性和血糖控制都会产生不利的影响。超重会通过增加需氧量来限制运动耐力。虽然在短期内，所有减肥计划在热量限制后都会带来体重的下降，但是对血压的长期影响并不相同（见第 26 章）。

地中海饮食具有口感好、热量低、减少冠心病风险诸多优点。研究发现，地中海饮食中富含水果、蔬菜、豆类、坚果、粗粮和橄榄油，鱼和适量酒精，饱和脂肪低，所有这些都与降低冠心病死亡显著相关（详见第 18 章和第 235 章）。

酒精。流行病学研究发现酒精摄入与心血管疾病风险之间的关系呈“J”形曲线。低水平的酒精摄入［1 ～ 2 盎司（约 30 ～ 59 ml）/ 天］与冠心病发病率和死亡率降低相关。动脉粥样硬化的相关研究发现，动脉粥样硬化病严重程度与适量的酒精摄入呈负相关。其中葡萄酒的表现更为明显，但这可能与葡萄酒摄入者的生活方式差异有关。

咖啡因。咖啡因长期以来被人们怀疑是冠心病的危险因素，但大多数研究未能证实这一怀疑。一项病例对照研究发现：大量饮用咖啡（每天 4 杯或更多杯）会增加心肌梗死的风险，但仅限于咖啡因代谢缓慢的人群（CYP1A2 基因型）。由于测量咖啡因代谢或进行基因筛查并不现实，因此，在获得更为确切的数据之前，建议心血管病高风险人群将每天咖啡以及含咖啡因饮料的摄入总量限制在 4 份以下。

降低危险因素[26-78]

积极治疗动脉粥样硬化危险因素可显著降低冠心病事件风险，是冠心病二级预防的核心。降低危险因素可以大幅降低心血管疾病的发病率和死亡率，效果优于一级预防。

治疗已明确的冠心病危险因素

对冠心病的主要危险因素（高血压、高胆固醇血症、吸烟、糖尿病、肥胖）进行强化治疗有可能将随后的心血管疾病发病率和死亡率降低 50% 以上。心肌梗死患者完全戒烟 3 年后再次发生冠状动脉事件的风险与非吸烟者相同。需要指出，慢性肾功能不全和抑郁症通常容易被忽视，其识别和治疗至关重要（见第 142 和 227 章）。

高血压（详见第 26 章）

血压控制可极大改善心血管疾病的预后。β受体阻滞剂和血管紧张素转换酶抑制剂（ACEI）（不能耐受 ACEI 可换用血管紧张素受体阻滞剂）是这种情况下首选的抗高血压药物；两者都能提高生存率。基于最新针对收压给予强化治疗后心血管预后得以改善的资料，收缩压的控制目标已经从 140 mmHg 以下降至 130 mmHg 以下。虽然二级预防以降低收缩压为目标，但控制水平过低可能会适得其反，因此需要采取适当的措施避免低血压。

高胆固醇血症（详见第 27 章）

降低低密度脂蛋白胆固醇至关重要，因为它能显著改善心血管疾病的预后。控制高胆固醇血症在冠心病高风险人群中效果最好，如已患有冠心病的人群。强化他汀类药物（如阿托伐他汀 80 mg/d、瑞舒伐他汀 40 mg/d，可使低密度脂蛋白胆固醇降低 50% 以上）治疗可使动脉粥样硬化斑块消退，显著减少心脏性死亡、非致死性心肌梗死和血管重建需求，使冠心病复合终点事件降低 20% ～ 30%。强化他汀类药物治疗还可将颈动脉疾病患者卒中风险降低 20% 以上（见第 171 章）。PCSK9 抑制剂的出现使低密度脂蛋白胆固醇和冠心病风险进一步降低，但由于其成本高，只推荐给心血管事件高风险的患者。通过升高高密度脂蛋白胆固醇来降低心血管事件风险尚未确定，需进一步进行验证（见第 27 章）。

吸烟（详见第 54 章）

吸烟是需要干预的最重要的危险因素之一。它不仅是动脉粥样硬化的一个主要危险因素，而且会影响血运重建。冠心病事件发生后，患者戒烟的意愿尤为强烈，创造了一个改变行为的重要机会，我们应该抓住这个机会。

糖尿病（详见第 102 章）

患有心脏病的糖尿病患者严格控制血糖（目标血红蛋白 A1c < 7.0%）可降低微血管风险，并且已被证明在某些情况下可降低大血管并发症的发生率。对高风险患者进行强化治疗以实现更严格的血糖控制（目标血红蛋白 A1c < 6.0%）并不能显著改善心血管预后，反而增加心血管死亡率（ACCORD 研究）。死亡率增加的原因仍有待确定，但在 ACCORD 研究中，两组患者低血糖的发生率相似，因此怀疑风险增加的原因可能与治疗有关，而不是低血糖本身。尽管如此，严重低血糖可引发急性缺血性事件，与冠心病事件风险增加相关。二甲双胍可改善糖尿病患者心肌梗死后左心室功能，但非糖尿病患者没有这种获益。

慢性肾病（详见第 142 章）

慢性肾病是冠心病患者心血管并发症和死亡的重要决定因素。风险大小与肾小球滤过率密切相关；一旦预期肾小球滤过率降至 60 ml/min 以下，风险会迅速上升。即使是轻度至中度肾功能不全也会带来很大的风险。其危险性与其他冠心病危险因素无关。早期发现和治疗肾功能不全对改善冠心病患者预后有重要意义，但这些措施往往被忽视。

对心肌梗死后肾功能不全患者的观察性研究发现，已证明有效的治疗药物（尤其是 ACEI）的处方率低，这表明医务人员往往忽视了肾功能不全对于心血管事件的重要性，或没有引起足够重视。即使慢性肾病患者的肾功能已经发生不可逆的改变，在发生心肌梗死后，积极采取措施保护现有的肾功能，积极治疗其他冠心病危险因素，也能改善与慢性肾病相关的心血管疾病的预后。

患有冠心病的慢性肾病患者，尤其是需要血

液透析的患者，由于不能将 25- 羟维生素羟化，所以常缺乏 1,25- 二羟基维生素 D。血液透析患者维生素 D 水平极低，与冠心病死亡率显著增加相关。对透析患者补充维生素 D 的前瞻性观察性研究的荟萃分析表明，通过补充维生素 D 冠心病患者的生存率显著提高。除透析患者外，维生素 D 补充剂的广泛应用尚未实现此类益处（见第 30 章）。

抑郁和焦虑（详见第 226 章和 227 章）

超过 20% 的急性冠脉综合征患者患有重度抑郁症，65% 的心肌梗死后患者有抑郁症状。抑郁症是急性冠状动脉事件致残的第二大原因。在冠心病患者中，抑郁显著增加后续发生冠心病事件的风险，包括死亡。然而大多数心梗后发生抑郁的患者未被发现和治疗。因此筛查和治疗抑郁症成为冠心病二级预防的重要组成部分（见第 227 章）。

研究发现，在急性期医院内治疗抑郁症可以降低缺血和心力衰竭的发生率。出院后，抗抑郁治疗和认知行为治疗相结合可改善患者的功能状态。选择性 5- 羟色胺再摄取抑制剂（selective serotonin reuptake inhibitor，SSRI）对冠心病患者的重度抑郁症是安全有效的。急性冠脉综合征患者在出院 6 个月后接受 SSRI 治疗，随访 8 年发现，与服用安慰剂的患者相比主要心脏事件减少了近 30%。SSRI 优于三环类抗抑郁药，因为后者具有诱发律失常的可能（见第 227 章）。SSRI 疗法也可用于抗焦虑治疗（见第 226 章）。人际心理治疗不如私人医生提供的标准综合护理和支持性咨询的效果。

焦虑和外界压力对冠心病的发病率和死亡率有重要影响。在二级预防中，压力管理有助于减少心脏事件的发生（见附录 226.1）。

其他危险因素

其他危险因素越来越被重视，对于冠心病患者来说需要同时积极进行干预，如 C 反应蛋白和同型半胱氨酸水平升高，更年期和激素替代治疗（hormone replacement therapy，HRT），牙周病和衣原体感染，使用非甾体抗炎药，空气污染等。针对氧化应激有研究者提倡使用抗氧化补充剂，但病例对照研究未能证明摄入抗氧化补充剂的益处（见第 30 章）。

C 反应蛋白

C 反应蛋白是一种感染急性期的产物，可激活补体细胞和内皮细胞参与炎症反应。动脉粥样硬化作为一种炎症过程引起越来越多的关注，因此 C 反应蛋白逐渐成为冠心病事件的标记物 / 危险因素。初步观察表明，C 反应蛋白是冠心病事件强有力的独立预测因子，相关性与低密度脂蛋白胆固醇相似。基于冠心病患者 C 反应蛋白升高与心血管事件之间的关系，人们推测降低 C 反应蛋白可能改善预后。在一项随机临床试验中，对低密度脂蛋白胆固醇正常但 C 反应蛋白水平显著升高的健康人进行强化他汀类药物治疗，C 反应蛋白水平降低 37%，冠心病事件降低近 50%。目前尚不清楚这种作用是否独立于血脂和其他冠心病危险因素。阿司匹林和 β 受体阻滞剂也有类似的发现。应密切关注相关领域的进一步研究。

同型半胱氨酸

同型半胱氨酸水平升高会造成血管内皮的损害。流行病学研究表明血浆同型半胱氨酸与心血管疾病风险之间存在剂量依赖关系且独立于其他危险因素。最初的研究发现，对一些“特发性”病例通过补充叶酸和 B 族维生素可以降低同型半胱氨酸，从而认为补充维生素可降低同型半胱氨酸水平从而降低心血管病风险，且方法简单、廉价，因此值得推广，特别是对高风险冠心病患者。但随后的研究发现，补充 B 族维生素对降低风险获益一般，并且未能证明这种治疗的心血管获益。在某些情况下，补充 B 族维生素反而增加了患者的风险。在获得更令人信服的安全性和有效性证据之前，尚不建议冠心病患者服用高剂量叶酸 / 维生素 B（“健康心脏”）补充剂。

更年期

由于更年期是冠心病的危险因素，HRT 被认为是绝经期女性冠心病事件一级和二级预防的可能措施。尽管流行病学数据表明绝经后女性冠心病患者使用 HRT 与降低心血管风险之间存在很强的相关性，但一项前瞻性随机对照研究［心脏与雌激素 / 孕激素替代研究（the Heart and Estrogen/Progestin Replacement Study，HERS）］发现，HRT 使患者心血管疾病预后更差而非改善（见第 118 章）。对数据的进一步分析发现，已经闭经很长时间的女性患者 HRT 相关的冠心病风险最大，而在绝经后短期内接受 HRT 的女性患者风险最小。

牙周病和其他感染

细菌抗原被认为是动脉粥样硬化相关炎症过程的潜在刺激物。流行病学研究发现牙周病使冠心病事件的风险增加了近 25% ～ 40%，其中老年人和有冠心病病史的人风险最大。但是临床随机试验（例如，克拉霉素 2 周和长期随访）中对冠心病患者使用抗生素治疗牙周病，并没有发现任何获益，因此这种关联的有效性还需要更多数据来证明。

肺炎衣原体是常见的要病原菌，相关的感染在心肌梗死患者中经常发生。感染产生的细胞因子被认为是斑块破裂的诱因。临床随机研究（每周服用阿奇霉素，以预防动脉粥样硬化及其相关疾病）发现，既往有心肌梗死病史的患者连续服用阿奇霉素 3 个月并没有降低 14 个月后不良心脏事件的发生率。经过近 4 年的随访，每周服用一次阿奇霉素，连续 1 年，与安慰剂相比冠心病的预后没有改善。

尽管强调应重视口腔卫生，但尚未看到抗生素治疗对冠心病患者和非冠心病患者的临床获益。这些发现并不能完全排除牙周病或感染在动脉粥样硬化中作用，但在感染 / 炎症假说被充分认识之前，常规使用抗生素有效预防冠心病还需要更多的数据资料证明。

非甾体抗炎药的使用

非甾体抗炎药（NSAID）具有抑制血小板环氧合酶 1（COX-1）的作用因而产生抗血栓作用，但这种作用可能通过阻断阿司匹林进入血小板 COX-1 上的乙酰化位点而影响小剂量阿司匹林的持久保护作用。此外，此类药物还具有潜在的促进血栓形成的作用，与环氧合酶 2（COX-2）的受抑制程度有关，COX-2 是合成扩张血管的前列腺素所必需的。随着非甾体抗炎药的摄入，尤其是随着选择性 COX-2 非甾体抗炎药的广泛使用，出现了心血管疾病发病率和死亡率增加的报道，并导致一些非甾体抗炎药撤市，冠心病患者非甾体抗炎药物选择受到限制（见第 157 章）。系统性回顾研究否定了萘普生和双氯芬酸的所谓保护作用，并证实罗非昔布（现已撤市）和塞来昔布（尽管比罗非昔布风险小）会增加心血管风险。

空气污染

空气污染与冠心病风险的相关性的证据不断增加。短期暴露于柴油废气和长期暴露于空气污染均与冠心病发病率和死亡率独立相关。在男性冠心病中，短暂暴露于柴油废气可促进心肌缺血并抑制纤溶活性。在绝经后妇女中，慢性空气污染与心血管疾病和死亡率增加有关。

药物疗法[79-111]

除了饮食、运动和降低危险因素以外，还需要考虑能够改善生存和降低不良心脏事件发生率的药物干预措施。有循证医学证据的治疗包括他汀类药物、β 受体阻滞剂、抗血小板药物和血管紧张素转换酶抑制剂。目前没有接受这些有效治疗的患者还是普遍存在的，需要引起重视；在针对绝经后妇女进行的里程碑研究 HERS 中就发现，只有少数女性冠心病患者接受了 β 受体阻滞剂和血管紧张素转换酶抑制剂的治疗。

他汀类药物（详见前面的讨论和第 27 章）

强化他汀类药物治疗可显著增强二级预防的效果，即使在低密度脂蛋白胆固醇处于正常范围的患者中也是如此。它的效果不仅与降低低密度脂蛋白胆固醇有关，还与抗炎和保护血管内皮的作用有关。

β 受体阻滞剂（详见第 26 章和第 30 章）

β 肾上腺素能受体阻滞剂可使心肌梗死患者的总死亡率显著降低 26% ～ 39%、使脑梗死复发率降低 23% ～ 28%，并减少猝死的发生率。短期和长期应用都可改善预后。最初研究结果仅限于 ST 段抬高型心肌梗死患者，目前已扩展至非 ST 段抬高型心肌梗死患者。对不良反应的担忧往往会影响处方决策，并可能导致社区实践中出现梗死后 β 受体阻滞剂使用率较低（30% ～ 60%）的问题，尤其在老年患者中。最初的临床试验中排除了使用 β 受体阻滞剂发生副作用风险较高的群体，如患有严重肺部疾病、明显充血性心力衰竭、需要胰岛素的糖尿病患者和老年人。但随后的研究发现，这些“高风险”患者并未出现风险增加。事实上，由于基线死亡率较高，这些高风险人群绝对风险的降低更为明显。β 受体阻滞剂降低风险的机制除了降低血压以外还还观察到使斑块缩小和消退。

目前建议所有心肌梗死后患者应尽早开始 β 受体阻滞剂的治疗，对 β 受体阻滞剂存在相对禁忌证的患者可选择心脏选择性制剂（如美托洛尔或比索洛尔），并在密切监测下，从低剂量开始滴定剂量，在可耐受情况下达到 β 受体阻断剂的靶剂量。因为清晨和傍晚是交感神经兴奋和心脏事件风险最高的时段，所以治疗时要保证这段时间交感神经的充分阻滞。

心血管高风险人群（包括患有心肌梗死的人群）在接受非心脏手术，尤其是高风险手术（如胸内、腹内或大血管）时，围手术期死亡率更高。大规模观察研究发现围手术期使用 β 受体阻滞剂可使住院死亡率降低 10% ～ 40%。因此心肌梗死后患者围手术期应加用或继续 β 受体阻滞剂治疗。

血管紧张素阻滞剂（另见第 26、30 和 32 章）

血管紧张素阻滞剂可降低心肌梗死后患者的死亡率和再梗死风险。血管紧张素阻滞剂最初被发现在射血分数减低的心肌梗死后左心室功能不全患者（左心室射血分数＜ 0.4）中有效，在左心室功能保留的冠心病患者中也可降低并发症发生率和死亡率（20% ～ 30%）（HOPE 研究证实），包括那些未发生心肌梗死的患者。不仅提高了生存率，同时患者再次发生心肌梗死、卒中和血运重建的比例也明显降低。其可能的作用机制不仅包括抑制肾素 - 血管紧张素 - 醛固酮系统，还包括抑制血管平滑肌增生、斑块破裂和左心室肥厚，以及改善血管内皮功能和纤溶状态。两类血管紧张素阻滞剂的疗效相似。

血管紧张素转换酶抑制剂

所有冠心病患者尤其是发生过心肌梗死及合并心力衰竭、高血压或慢性肾病的患者，无论射血分数如何，都应给予血管紧张素转换酶抑制剂（ACEI）治疗。荟萃分析发现，ACEI 治疗后患者的总死亡率降低 13%，非致命性心肌梗死降低 17%；晕厥风险增加 24%，咳嗽风险增加 33%。各种 ACEI 的中等剂量（例如，通用赖诺普利 10 mg/d，HOPE 研究使用雷米普利 10 mg/d）具有类效应。可基于成本、便利性和患者接受程度来选择药物。约 10% 的患者因缓激肽相关咳嗽或血管水肿而不能耐受，应考虑使用血管紧张素受体拮抗剂进行替代。有人担心阿司匹林可能会损害 ACEI 治疗的一些非 ACE 相关益处，但联合治疗仍比单一治疗可提供更好的效果（见第 30 章）。

血管紧张素受体阻滞剂

不能耐受 ACEI 治疗的患者适合应用血管紧张素受体阻滞剂（ARB）治疗。虽然支持 ARB 治疗冠心病二级预防的证据不如 ACEI 广泛，但现有证据表明，ARB 在二级预防方面的益处与 ACEI 程度相似。例如，对于射血分数低（小于 0.30，另见第 30 章和第 32 章）的心肌梗死患者，足量的 ARB 同样具有预防心脏性死亡的作用。虽然 ARB 的成本高于 ACEI，但随着使用的普及药物成本会不断下降。两者联合使用（ACEI 加 ARB）会增加低血压和晕厥的风险且不会改善预后。

抗血小板药物和口服抗凝剂

冠状动脉内形成的血栓含有血小板和凝血酶两种成分，是由血小板和促血栓因素共同作用的结果。对于心肌梗死患者，无论是否进行血运重建，都应使用抗血小板药物和抗凝剂进行二级预防。

血小板抑制剂（另见第 30 章和第 83 章）

对接受药物治疗和介入治疗的冠心病患者来说，抑制血小板聚集可降低死亡风险和再梗死率。

阿司匹林。阿司匹林对血小板 COX-1 产生不可逆的抑制作用，从而阻止血栓形成前物质（如血栓素）的合成。长期服用阿司匹林可显著降低心肌梗死患者和其他冠心病患者的死亡率和再梗死率（20% ～ 30%）。除大出血高风险患者外，所增加的出血风险通常被治疗的获益抵消（见第 83 章）。研究发现，阿司匹林疗效最好且出血风险最低的剂量不到 100 mg/d，因此目前常规治疗中推荐采取小剂量阿司匹林（81 mg/d）的方案。高剂量与出血风险增加相关，且不降低冠心病事件风险。研究表明合并糖尿病的冠心病患者，阿司匹林抗血小板活性有所降低，因此可能需要更大剂量的阿司匹林。虽然部分临床指南建议对此应用更大剂量的阿司匹林，但临床证据的级别较低。

噻吩吡啶。噻吩吡啶是 $P2Y_{12}$ 抑制剂（如氯吡格雷、替卡格雷、普拉格雷）可阻止血小板聚集，适用于因血小板激活带来心血管不良事件风险增高的情况（如心肌梗死后、急性冠脉综合征和经皮冠状动脉介入术后）。其疗效略高于阿司匹林，但出血风险也会增加。在治疗中主要是与阿司匹林联合[通常被称为“双重抗血小板治疗（dual antiplatelet therapy，DAPT）”］用于高风险情况的血栓预防，如血管成形术后和支架植入术后。美国每年发生40 多万例此类病例，使得噻吩吡啶成为最常用的处方药之一。

对于使用裸金属支架 30 天或药物洗脱支架 1 年的患者，DAPT 可显著降低血栓事件的风险。但颅内和胃肠道大出血率显著增加，因此总死亡率风险增加，需要谨慎选择合适的患者，使益处大于风险。尽管药物洗脱支架患者持续 DAPT 1 年的疗效已得到充分证实，但之后继续使用 DAPT 的净效益仍然值得关注。在一项大型随机试验（DAPT 研究）中，经皮冠状动脉介入治疗（percutaneous coronary intervention，PCI）术后 12 个月继续 DAPT 与改为阿司匹林单药治疗进行比较，前者支架内血栓形成和由此引起的主要心血管事件的发生率显著降低，但大出血和全因死亡率增加。总之，应用 DAPT 需要仔细考虑出血风险和高风险患者的选择。

氯吡格雷是此类药物中的首选，使用量位居第一。其抗血小板活性的作用与药物代谢中经肝细胞 P450 酶转化的活性代谢物密切相关，因此，目前观察到不同患者遗传变异性的差别是药物相关临床获益不同的主要原因，导致药效减弱和临床疗效不佳的基因型（细胞色素 P450 2C19）在人群中很常见。因此，权威机构建议在氯吡格雷治疗开始前应检测相关等位基因，以优化药物治疗（见第 83 章）。影响药效的其他次要原因还包括同时使用钙通道阻滞剂、质子泵抑制剂、贯叶连翘和吸烟。

替卡格雷和普拉格雷是第二代 $P2Y_{12}$ 抑制剂，主要用于 DAPT。与以氯吡格雷为基础的 DAPT 相比，它们具有更强的抗血小板活性，并可降低心肌梗死和心血管疾病的死亡率。然而，与氯吡格雷相比，它们的使用成本很高，并且出血风险增加。一项随机临床试验比较了替卡格雷联合阿司匹林与单独替卡格雷或单独使用阿司匹林对移植后大隐静脉血管通畅性的影响，结果发现，与其他两种单一疗法相比，联合方案提供了最好的保护作用，单独使用替卡格雷会增加大出血的发生。

由于使用第二代噻吩吡啶出血风险超过氯吡格雷，在选择患者时须谨慎，同时使用非甾体抗炎药，即使短期使用也会使出血风险加倍。有专家提出通过检测 CYP2C19 酶的功能缺失等位基因来指导药物选择是更为经济有效的管理方法，目前建模研究对此给予支持，但需要更多前瞻性研究的数据。

尽管共识建议首选第二代噻吩吡啶类药物进行 DAPT，但患者的依从性较差。影响药物使用的原因除出血外，还有呼吸急促（尤其是使用替卡格雷时比较明显）和费用。在一项 PCI 术后患者的研究中，药费的增加限制了治疗使用，从而影响了治疗的依从性。

血小板糖蛋白 Ⅱb/Ⅲa 受体阻断剂。阿昔单抗是这一类药物的代表，可降低支架植后短期和长期缺血性并发症的风险。肠外给药具有快速起效和消除的特点，可用于急性缺血的情况，如 PCI 手术期间。长期口服这些药物治疗没有额外的益处，并且与死亡率增加有关。

口服抗凝剂

华法林。为进一步降低血栓风险近年来开展了一系列口服抗凝剂华法林的随机对照试验（例如华法林 - 阿司匹林再梗死研究Ⅱ）。研究发现，高强度华法林［国际标准化比值（INR）2.8 ～ 4.2］与单独服用阿司匹林相比，能更好地降低冠心病风险（额外的绝对风险降低 3.2%，相对风险降低约 19%），但大出血风险增加 3 倍。在低剂量阿司匹林（75 mg/d）基础上加入中等强度华法林（INR 2.0 ～ 2.5）可将冠脉事件的绝对风险降低 5%（相对风险降低近 29%），但非致命性大出血风险增加近 4 倍（从 0.17%/ 年增加至 0.67%/ 年）。低强度华法林（INR 1.5）联合低剂量阿司匹林的疗效并不比阿司匹林更优，但仍然显著增加出血风险。在大多数研究中，华法林几乎仅降低冠心病再梗死和脑卒中的发生率，对死亡率没有改善。对于反复冠状动脉血栓形成的患者，有时联合使用华法林和阿司匹林。

直接凝血酶和因子 Xa 抑制剂（达比加群、阿哌沙班、利伐沙班，另见第 83 章）。在一项针对 27 000 多名稳定性冠心病患者的大型随机试验（COMPASS）中，与单独使用阿司匹林相比，低剂量利伐沙班和低剂量阿司匹林联合使用可减少 24% 的心血管事件，但会增加 70% 的大出血风险（从 1.9% 增加到 3.1%）。高剂量利伐沙班不能改善净预后。在急性冠脉综合征患者中，这种联合治疗对冠心病转归的影响研究结果不一致。无论使用何种药物，大出血的风险都会显著增加。应密切关注进一步研究的结果，了解关于高风险冠心病患者二级预防领域的进展。

抗心律失常治疗（另见第 29 章和第 32 章）

心肌梗死后尤其是合并左心室衰竭的患者，猝死风险明显增加。β 受体阻滞剂可降低此类患者的心脏性猝死风险。Ⅰ类抗心律失常药物可以抑制诱发室性心动过速，但由于其促心律失常作用不能带来任何生存获益。同样Ⅲ类抗心律失常药物胺碘酮可减少心律失常，已用于减少植入型心律转复除颤器（implantable cardioverter defibrillator，ICD）放电次数，但未显示降低死亡率。左心室功能严重障碍（射血分数＜35%）的心肌梗死后患者早期放置 ICD 可显著降低猝死率，但总体心脏性死亡率没有变化，推测与心力衰竭死亡率没有降低有关。ICD 与心室再同步化联合使用可使部分心力衰竭患者进一步获益（见第 32 章）。还需要更多数据来为 ICD 植入适应证的确立提供依据（详见第 29 章和第 32 章）。心肌梗死后 40 ~ 90 天内，由于心律失常风险较高不适合植入 ICD，可使用穿戴式心律转复除颤器降低此阶段心律失常猝死发生率。

药物治疗的总体方法

一个全面的二级预防药物治疗方案应至少包括低剂量阿司匹林（或 DAPT）、β 受体阻滞剂、强化他汀类药物治疗、ACEI 以及并针对主要心血管危险因素（高血压、高脂血症、糖尿病）的药物，同时要加强对饮食、运动、吸烟和抑郁的关注，以提高冠心病患者的生存率，降低发病率并提高生活质量。

补充剂 [57,61,67,71,74-76112-119]

膳食补充剂很受欢迎，因为患者可以自主选择，并且风险更低。在科学理论的基础上加上预防心脏病的商业宣传促进了补充剂的使用。

ω-3（鱼油）补充剂

流行病学研究发现，心肌梗死患者长期食用鱼油猝死率降低了 30%。此外，n-3 多不饱和脂肪酸的血清水平与心血管死亡呈负相关。虽然在这方面的临床研究数量有限而且设计方法存在缺陷，但表现出不良心血管事件的适度降低，可能与在心肌梗死后的近期的膜稳定效应和由此产生的抗心律失常的作用有关。设计良好的研究未能证明对心血管获益。基于这些资料，大多数专家建议通过饮食摄入 ω-3，但不赞同使用鱼油补充剂。相反，他们建议摄入含 ω-3 良好来源的食物，例如，每周 2 份鱼肉（例如，鲑鱼、沙丁鱼）或每日食用杏仁或核桃（见第 18 章）。在抗血小板或口服抗凝治疗时服用鱼油胶囊须谨慎，可能增加出血的风险。

抗氧化剂

低密度脂蛋白胆固醇的氧化是动脉粥样硬化斑块形成和冠状动脉损伤的一个重要环节，血液中的自由基是氧化应激的一个重要因素。食物中富含水果和蔬菜（维生素和矿物质的良好来源，具有抗氧化特性）的人冠心病事件发生率低。

病理生理学和流行病学研究为“抗氧化剂”补充剂的使用提供了依据。据估计目前有 40% 的成年人都在服用维生素和矿物质的补充剂。在商业宣传下摄入高剂量维生素 A、C、E，β 胡萝卜素和硒已经非常流行。同样含有精氨酸的保健品也被推广，因为随着年龄的增长体内一氧化氮的水平降低，精氨酸能够提高一氧化氮的可用性，更好地维持血管内皮功能。

人们通常认为这些”天然的”物质是安全的，从而进一步促进了它们的广泛使用。补充剂使用的初步研究结果虽然令人鼓舞，但都存在设计缺陷和样本量不足的问题。而前瞻性随机试验数据未能显示出一致获益，在某些情况下还存在潜在危害。美国预防服务工作组在其最后一次审查中指出目前没有足够证据推荐维生素 A、C、E 和含有叶酸的多种维生素或抗氧化剂组合的使用。因为研究表明高剂量的维生素 E 补充剂以及 B 族维生素 / 叶酸制剂会增加健康风险（参见前面的讨论以及第 27 章和第 30 章）。

维生素 E

早期的随机试验表明维生素 E 可以降低心肌梗死的风险（尽管注意到冠心病相关和全因死亡率的增加），在商业推广下维生素 E 补充剂被广泛使用。随后进行的安慰剂对照研究发现维生素 E 补充剂未能证实任何显著获益，同时发现高剂量摄入（≥ 400 IU/d）会增加全因死亡率。另一项随机研究（HDL-Atheroscler -osis 治疗研究）还发现添加维生素 E 减弱了降脂治疗的效果。

维生素 C

此类“抗氧化剂”的使用也很普遍。同样，对冠心病患者进行的随机对照试验发现获益很少或没有，与初步研究的结果相反。

β 胡萝卜素

在前瞻性对照试验中，服用补充剂不仅未能降低冠心病风险，还增加了肺癌的风险。当与维生素 A 一起服用时，β 胡萝卜素会增加心血管死亡率和全因死亡率。

L- 精氨酸

L- 精氨酸促进一氧化氮合成，改善血管内皮细胞功能，降低血管硬度。一项安慰剂对照试验中，在冠心病标准疗法的基础上补充 L- 精氨酸，每年使用 6 个月，不仅未能看到血管僵硬度、射血分数或死亡率的改善，总死亡人数反而增加了，因此反对使用它。

纤维（另见第 18 章）

前瞻性队列研究的汇总分析发现每增加 10 mg/d 的膳食纤维心血管死亡风险降低 19%。关于哪种类型的纤维能发挥最大的作用，研究之间存在一些分歧，一些研究发现，来自全谷类和麸皮的“可溶性纤维”具有最大的保护作用，而另一些研究发现，这种纤维与水果和蔬菜的“不溶性纤维”没有区别（见第 18 章）。遗憾的是，这些观察和流行病学研究大多数没有涉及冠心病患者，需要对冠心病患者进行前瞻性研究以确定纤维在二级预防中的获益。目前认为将 1 份或 2 份全谷物（例如，两片全麦面包或含有麸皮的谷物）作为日常饮食的一部分是合理的。每天服用纤维素补充剂可能对一些人有吸引力，但更具营养和成本效益的方法是每天摄入全谷物、水果和蔬菜的饮食。

血运重建（[2,120–135]；另见第 30 章）

通过冠状动脉旁路移植术（coronary artery bypass graft，CABG）或 PCI 进行血运重建，可以提高冠心病患者的运动耐力，控制心绞痛，并提高高风险患者的生存率。需要根据患者的临床特点进行风险分层，并根据预后评估选择合适的方法，患者的选择也是需要考虑的问题。更多详细讨论请参见第 30 章。

评估

是否需要紧急血运重建应根据患者的临床表现、心电图 ST 段改变和生物标志物（肌钙蛋白）水平综合评估。运动试验和超声心动图检查结果有助于判断需要重建的目标血管（见第 20、30 和 36 章）。

在急性胸痛情况下

当患者出现急性胸痛、心电图 ST 段抬高和肌钙蛋白升高表明时可能发生了急性 ST 段抬高型心肌梗死，需要紧急冠状动脉造影和 PCI。如果在症状出现后 3 h 内，有相应的医疗资源，且 PCI 可在到达后 90 min 内进行，则 PCI 优于溶栓（见第 20 章）。PCI 的实施速度越快结果越好，但只要在症状出现后 12 h 内进行 PCI 都是可获益的，如果出现心源性休克，进行 PCI 没有时间限制。对于那些接受过静脉溶栓的急性 ST 段抬高型心肌梗死患者，在静脉溶栓后 3 ～ 24 h 内转移到可以进行 PCI 的机构进行补救 PCI，可显著降低缺血不良结局的风险。

对于急性胸痛、肌钙蛋白升高但无 ST 段改变（非 ST 段升高型心肌梗死）的患者，除非有证据表明有进行性缺血损伤或心脏功能受到影响，否则不必紧急进行血管重建，然而，此类患者是否可从急性血管重建中得到显著的生存获益，应予以进一步研究。

急性期后

在出院时进行次极量运动试验或在恢复期早期 6 周内进行极量运动试验和超声心动图检查有助于评估预后。有证据表明，严重心肌梗死或左心室功能障碍的患者可能存在高风险血管病变（见第 30 章和第 36 章），需要进行血管造影和血管重建。

按风险分层处理

风险分层有助于确保患者获得有效治疗，并防止过度治疗。关键指标包括心绞痛的严重程度、危险心肌的数量、冠状动脉解剖结构和左心室功能（另见第 30 章）。

- 高风险 - 中重度心绞痛，大量心肌处于危险状态，三支、左主干或左主干等效病变，射血分数降低
- 中等风险 - 轻度至中度心绞痛，无左主干或左前降支近段受累，危险心肌的数量极少至中等，射血分数正常。
- 低风险轻度心绞痛；左心室功能保留，非危重的单支血管病变。

高风险患者

血运重建可提高高风险患者的生存率。CABG 可使再梗死率和冠心病死亡率降低近 40%，成为血运重建的首要策略，尤其是在冠状动脉解剖结构复杂的情况下（得分 > 22，见第 30 章）。PCI 技术的进步使血管成形术和支架植入术成为高风险患者一种替代手术的方法。在中短期内，PCI 患者生存数据与手术患者相当；长期结果仍在研究中。与 CABG 相比，PCI 后患者恢复更快，与手术相关的脑卒中风险更低（分别为 0.6% 和 1.2%）。然而，PCI 使未来血运重建的需要增加了 3 倍，使大出血的风险增加了 2 倍（由于长期需要 DAPT），并且与 CABG 相比，由于血运重建不完全，PCI 后再次心肌梗死的风险显著增加。非梗死相关的血管的 PCI 与死亡率增加有关。因此在这种情况下，完整的诊疗计划是必不可少的。

中等风险患者

对于风险较小的多支血管病变和药物治疗后仍有症状的患者，CABG 和 PCI 都是合理的选择。虽然血运重建手术没有降低死亡率，然而，与药物治疗相比可以减少非致命事件的发生率，改善了患者的功能状态和生活质量。需要根据获益与风险综合评估后选择（详细讨论见第 30 章）。尽管完成了血运重建，但患者并不能改善生存预后，仍需继续药物治疗，包括抗心绞痛药物（硝酸盐、钙通道阻滞剂）。患者应知晓治疗的获益与风险，在制订治疗方案的过程中医患共同决策非常重要。

低风险患者

有症状的非危重单支血管病变的患者在充分药物治疗后仍有症状时可进行 PCI 治疗，但仍然需要完整治疗方案的长期坚持才能最终获益。在转诊之前应该和患者充分沟通，避免因为患者对病情的过分担心和对血运重建增加生存益处的错误预期而影响正确决策。

血运重建后护理

生存率的提高、血运重建效果的持久性和生活质量的改善取决于持续的全方位二级预防措施，包括积极控制动脉粥样硬化危险因素（尤其是血压和低密度脂蛋白胆固醇），提高生存率的药物治疗（阿司匹林、他汀类药物、β 受体阻滞剂、ACEI）以及生活方式（饮食、运动）的改善。PCI 术后的患者需要进行双联抗血小板治疗最短 30 天（金属裸支架），最长 1 年（药物洗脱支架），个别患者需要更长时间（见前面的讨论和第 30 章）。PCI 术后的患者在接受非心脏手术时出血风险增加很小（0.8%，与安慰剂相比增加了 22%），建议无需暂停阿司匹林，如果必须暂停，也建议在围手术期尽快恢复使用，以保证阿司匹林的使用带来的益处（死亡率和非致命性心肌梗死的发生率降低 50% 以上）。

患者教育 [2,136]

刚刚经历过急性冠状事件的患者开始进行二级预防护理的积极性很高，但是需要我们更多的关

注，为他们提供健康教育和个性化的生活方式指导。患者及其家人容易因“冠心病”的诊断而感到沮丧和恐惧，他们担心预后很糟糕，害怕致残，尤其是在发生心肌梗死的情况下。如果知道患者通常可以恢复工作和正常活动，他们往往可以做更多的努力来改善预后。

沟通预后

评价预后不仅要做到准确和真实，也要告知患者通过全面的二级预防措施预后是会发生明显改善的。前瞻性流行病学研究往往关注了生存率的变化，却没有对二级预防的效果进行研究观察。Framingham 研究的平均年死亡率男性为 5%，女性为 7%。晚期心脏性死亡风险最大的是持续存在“恶性”室性心律失常（见第 29 章）、氮质血症、既往有心肌梗死病史、充血性心力衰竭、心绞痛或高龄的患者。一旦发生充血性心力衰竭，50% 的患者在 5 年内死亡。在 Framingham 研究中，心肌梗死后心绞痛的风险男性为 2.9%，女性为 9.6%，心力衰竭风险为 2.3%。心肌梗死的许多并发症与心肌损伤程度相关，这一结果与血管造影的研究一致（见第 30 章）。如前所述，出院前可进行的限制性平板运动试验来估计 1 年生存率。

评估预后的同时必须评估二级预防措施降低风险的情况（表 31-1）。二级预防方案中的每一项都能降低风险，平均降幅达到 25% ～ 50%，如果能够实施，将极大地改善预后。这是需要传达给患者的非常重要和令人鼓舞的信息，远远超出了血运重建是唯一可以做的事情的普遍看法。虽然血运重建对于提高高风险患者的生存率至关重要，但对于大多数低危患者来说作用十分有限（除了改善生活质量）。

表 31-1　二级预防措施对冠心病事件风险的影响（新发梗死、心搏骤停、心脏性死亡）

措施	报告的冠心病发病率 / 死亡率下降（%）
血脂降低	20 ～ 50
锻炼	20 ～ 25
戒烟	25 ～ 50
控制高血压	25 ～ 50
压力 / 抑郁管理	10 ～ 20
阿司匹林	20 ～ 50
双重抗血小板治疗（阿司匹林加噻吩吡啶）	+15[α]
直接抑制剂治疗（加阿司匹林）	+25[α]
β 受体阻滞剂	20 ～ 40
血管紧张素阻滞剂	20 ～ 30
冠状动脉旁路移植术（仅限高风险患者）	25 ～ 50
血管成形术加支架植入术（仅限高风险患者）	25 ～ 50

[α] 与单用阿司匹林相比的更多获益百分比。

咨询

出院前需要给患者咨询的机会。对现实的担忧和对丧失能力的过度恐惧可能会极大地改变患者的自我形象，削弱自尊。应对此类恐惧的最有效方法是明确说明和解决患者和家人的担忧，并讨论恢复和康复计划及其对生活质量和生存的影响。关于运动能力的具体表述可以基于恢复期的分级压力测试。知道在康复过程的各个阶段应该做什么和不应该做什么，可以帮助减轻心脏病患者的焦虑。使用 SSRI 抗抑郁药治疗可以帮助治疗焦虑和抑郁。如前所述，6 个月的疗程可以对心血管结局和功能状态产生显著影响。

应提供给患者运动指南。心肌梗死后第 1 个月内的无监督活动不应超过 3MET（见第 18 章，表 18.1）。6 ～ 8 周后，如果没有因症状或并发症而中断运动，那么对大多数患者来说运动量可以逐渐增加到 5MET。为患者设计符合个人职业特点和娱乐兴趣个体化指导方案至关重要。有些担忧患者可能不方便表达，例如性活动的安全性，是否会在性交过程中突然死亡。应定期与患者及其配偶讨论性活动的安全性，即使他们没有主动提出这个话题。与熟悉的伴侣性交一般需要 3 ～ 5MET，因此，大多数患者可在心肌梗死后 4 周恢复性活动。在恢复全面性活动的早期，应建议患者在性活动中避免持续等长运动，例如以手臂承担上身重量的性交姿势。

急性冠状动脉事件发生后的这段时间，也是患者特别容易接受降低冠状动脉风险有关的生活方式的时期，如戒烟（见第 54 章）和饮食改变（见

第 27 章)。基层全科医生和团队应该利用这一机会对患者进行健康生活方式的宣教。全面的心脏康复计划的积极作用,会产生令人非常满意的结果,患者比急性冠状动脉事件发生之前更健康、更有活力。

最大限度地提高依从性

定期与患者会面、交流信息、解决问题并随时待命有助于建立医患信任关系,对最大程度提高患者依从性至关重要。让家庭医疗团队的多名成员参与到相应的工作中,有助于密切关注患者,让患者知道他们并不孤独。基于社区的健康指导已经显示出前景。使用行为经济学和无线药瓶等新方法的前沿干预措施尚未证实其有效性。

共同决策(另见第 4 章)

由于冠心病患者有多种治疗方案,他们非常希望可以充分了解并参与其中作出选择。有意义的参与通常被称为“共同决策”,可以提高患者的治疗依从性和对疗效的满意度,还可以减少不必要的治疗,消除对必要治疗的顾虑。

种族是血运重建的重要阻碍因素。经风险调整后非裔美国人的转诊率较低,并且接受血管重建手术的患者更少,即使在排除了支付方式、临床表现、年龄、性别、国家地区以及白人的过度使用等因素以后,这一观察结果仍然成立。具体原因尚不清楚,但花时间让这些患者参与共同决策肯定会有所帮助。大部分沟通工作需要在转诊过程中进行,基层全科医生可以通过相关数据资料鼓励患者选择血运重建,并帮助患者提前梳理出关键问题与专科医生进行沟通。

转诊和入院适应证 [2,137]

急性冠脉综合征(acute coronary syndrome,ACS)在急性期治疗后的患者除非需要介入治疗,或出现严重并发症,如心力衰竭或引起血流动力学异常的心律失常,否则主要医疗照护一般是在心脏专科医生的协作和指导下由初级保健机构完成的。强烈建议通过正规的运动项目进行心脏康复,尤其对于老年、有严重残疾、依从性较差的患者来说更是如此,因为这是包括运动、康复和二级预防的综合方案。

对于中等风险患者在准备进行血运重建时可转诊到上级医院,由心脏外科和介入心脏病科的专科医师一起权衡 CABG 和 PCI 的利弊,为患者提供多学科建议,因为两者的适应证有很多重叠的内容。虽然规模大、经验多的医学中心更好,但如果团队训练有素,具有一定规模的社区医院或农村医疗中心也可以解决问题。对于低危患者,除非药物治疗仍有症状否则无需转诊进行血运重建。需要向患者解释血运重建对他们的预后没有益处。

对于出现急性心肌缺血或急性心力衰竭或心衰明显恶化的症状和体征时,需要紧急入院治疗(见第 20 章和第 32 章),如果需要在前面提到的限定时间内进行急诊 PCI 治疗,应优先选择有条件的医院进行转诊。否则转诊到最近的急诊进行溶栓治疗是一个合理的选择,尽管不是最佳选择。

建议 [1,2,5,21,119,138]

急性冠脉综合征后:

- 出院后完成初级医疗照护访视,全面回顾诊断、预后和管理计划;让家庭成员和初级保健团队共同参与;根据患者的危险分层、临床状况、生活方式和偏好调整管理计划;征求并解决关键问题。为初级保健团队的成员分配相应的支持和监督任务。
- 患者还在医院治疗时请与心脏病专科医生一起制订门诊随访计划,确定在初级保健机构中实施的内容,并共同决定心脏专科随访时间表,但建议将大部分随访和医疗照护工作放在初级保健机构完成。
- 推荐并鼓励健康的生活方式,包括:
  - 与冠脉事件后心脏运动康复项目同时进行的有氧运动。
  - 营养指导下的地中海式饮食。
  - 实施综合、人性化的戒烟(包括吸食大麻)计划(见第 54 章)。
- 在事件发生后至少 6 个月内,通过心理咨询和 SSRI 抗抑郁药(例如,舍曲林 25 ~ 50 mg/d,艾司西酞普兰 5 ~ 20 mg/d)治疗抑郁症。
- 处方 β 受体阻滞剂(例如,美托洛尔 25 ~ 50 mg/d),尤其是在有心力衰竭、高血压或其他β受体阻滞剂适应证的情况下；根据临床情况设置和调整剂量。建议围手术期使用β受体阻滞剂。

- 处方 ACEI（例如，赖诺普利 5 ～ 20 mg/d）或 ARB（例如，氯沙坦 25 ～ 100 mg/d）对血管紧张素Ⅱ进行阻断，根据临床情况设置和调整剂量。
- 规范强化他汀类药物治疗（例如，阿托伐他汀 80 mg/d 或瑞舒伐他汀 40 mg/d）。
- 处方抗血小板治疗［例如，低剂量肠溶阿司匹林 81 mg/d，如果已进行血运重建，则另加一种抗血小板药物）例如，氯吡格雷 75 mg/d）］。建议非心脏手术围手术期使用阿司匹林。
- 保持良好的血压（如血压＜ 135/85 mmHg）和低密度脂蛋白胆固醇（低密度脂蛋白胆固醇＜ 70 mg/dl 或降低 50% 以上）水平。
- 评估未来心脏事件风险，并采取相应的血运重建措施。
  - 如果高风险患者如尚未进行血运重建，请尽快转诊以考虑血运重建
  - 与中等风险患者讨论选择性血运重建，尤其是充分药物治疗后仍有心绞痛症状的情况下。
  - 建议低风险患者保持健康的生活方式，并坚持二级预防的综合医疗计划。
  - 考虑每年进行一次心脏专科随访，以加强二级预防计划的实施。坚持在初级保健机构中实施计划的同时与心脏病专科医生保持联系，以保障患者心脏病进展时的转诊。

（杨继敏　翻译，曾　辉　曹照龙　审校）

第 32 章

慢性充血性心力衰竭的管理

A.H.G.

慢性充血性心力衰竭（congestive heart failure，CHF）是临床实践中最普遍和最严重的心脏问题之一，也是美国老年人住院和再住院的最常见原因。每年社区心力衰竭患者比例男性为 2.3/1000，女性为 1.4/1000，50 岁以上人群几乎是上述数字的 2 倍。无论什么原因导致的心力衰竭，患者的五年生存率都很低，尤其是在急性发作后，在社区研究中生存率仅为 26%，中位生存期仅为 2.1 年，这说明心力衰竭比许多恶性肿瘤更致命。每年心力衰竭的直接和间接医疗费用超过 400 亿美元。

目前有效的治疗措施可以提高心力衰竭患者的生活质量，减少住院，并且在某些情况下可以延长生存期。同时缺血性心脏病（占 CHF 患者的一半以上）预防和治疗方面的进展也明显减轻了 CHF 的疾病负担。在过去 10 年中心力衰竭的年死亡率从 31.7% 下降到 29.6%；住院率下降了 29.5%。尽管取得了这些进展，CHF 仍然是一个紧迫的问题，尤其是占 50% 以上的舒张性 CHF。

基层全科医生的首要任务是做出 CHF 的初步诊断并与其他引起呼吸困难的疾病进行鉴别（另见第 40 章）。根据病理生理机制制订合理的基本治疗方案及患者教育、健康支持和监测。家庭医生团队和社区护理人员的共同努力和随时可及的沟通咨询是成功的关键。未来心力衰竭结局的进一步改善需要质量管理和基于绩效的付费政策的激励。

病理生理学、临床表现和病程

病理生理学 [1-27]

左心室收缩期和（或）舒张期功能受损是 CHF 病理生理的共同特征。几乎一半的心力衰竭

表现为左心室射血分数降低，即所谓的收缩功能障碍，称为收缩性心力衰竭，或者称为射血分数降低的心力衰竭（heart failure with reduced ejection fraction，HFrEF）。在过去的 20 年中，左心室充盈减少和相关障碍，即所谓的舒张功能不全，已成为 CHF 病理生理学的一个同等重要的机制，被称为舒张性心力衰竭或射血分数保留的心力衰竭（heart failure with preserved ejection fraction，HFpEF）。许多病例同时具有这两种机制，但通常以一种机制占主导地位，与诊断和治疗密切相关。

射血分数降低的心力衰竭（HFrEF——收缩功能障碍）

收缩功能障碍多发生在心肌梗死之后，左心室射血分数显著低（射血分数＜ 40%）的同时常伴有左心室扩大。除心肌梗死以外，任何损害左心室收缩功能的因素（例如心肌炎、扩张型心肌病、某些瓣膜性心脏病）都可能产生类似的病理生理表现。一项基于社区的观察性研究中约 50% ～ 60% 的 CHF 病例由收缩功能障碍引起，其中 60% 的人有死亡风险。这些患者中部分同时合并有舒张功能障碍，但以收缩功能障碍为主。

射血分数保留的心力衰竭（HFpEF——舒张功能障碍）

社区中舒张性 CHF 多达 50%。典型的患者为肥胖的老年妇女，合并高血压、高胆固醇血症和葡萄糖耐量受损的代谢综合征，慢性阻塞性肺疾病可能增加舒张性 CHF 的易感性。HFpEF 模型研究认为这些情况引发的系统性炎症基础上的冠脉微血管内皮细胞炎症，一氧化氮生物利用度和心肌细胞蛋白激酶 G 活性的降低，心肌细胞肥大和间质纤维化，是导致心脏功能障碍和重构的病理机制。

HFpEF 的典型病理生理特征是舒张期心肌不能充分松弛（主动的能量依赖过程），从而导致左心室舒张期充盈受损。常合并左心室收缩功能受损，但左心室射血分数比收缩性心力衰竭高（射血分数＞ 50%）。其他异常包括内皮功能障碍、血管反应性异常、电生理紊乱和肺动脉高压。心室重塑（心肌细胞肥大和心肌纤维化）也是导致心室舒张功能障碍的原因。与收缩性 CHF 不同的是舒张性 CHF 患者的左心室壁厚度是增加的，心脏的舒张末期容积保持不变。二尖瓣瓣口血流速度的异常可以反映心脏舒张期松弛不良和左心室舒张功能降低。

舒张期充盈障碍会降低心排血量，尤其是在运动中，同时升高肺静脉压，导致肺静脉淤血、呼吸困难和外周水肿。通过代偿机制左心房的收缩力可增加 50%，以保持左心室舒张期的充盈，但心房压持续升高会导致心房扩大，这是快速房性心律失常的基础，一旦发生将使舒张期充盈时间明显减少（影响冠状动脉的灌注和心排血量）。心脏和神经体液最初的代偿有助于维持心排血量，但最终的结果是心脏功能障碍和情况恶化，导致左心室重塑和左心室功能进一步降低。左心室功能受损可能包括心肌激动延迟和收缩不同步，会产生严重且持续的症状。

代偿性反应

一些代偿机制是由心脏本身的病理生理学决定的，而其他的是由心输出量的下降所致。

心脏的反应。心脏的主要反应是左心室重塑。在微观水平上，由于程序性死亡（凋亡）加速细胞数量减少、胶原基质溶解和心肌细胞肥大，可能会发生肌细胞滑移。如果突然发生其他增加心脏负荷的情况（如心肌梗死或瓣膜关闭不全），左心室开始主要表现为扩张（也可能出现肥大），随着时间的推移逐渐变成球形。当后负荷增加时会发生心肌肥大。而最终的重构表现为心肌纤维化和功能障碍。

全身反应。心排血量下降后会激活肾素 - 血管紧张素 - 醛固酮系统并刺激交感神经系统，使交感神经兴奋性增强，导致水钠潴留，血管收缩以及心率、前负荷和后负荷升高，如肺动脉高压和全身血管压力增高，但心排血量没有改善。这些通过 Frank-Starling 机制发生的改变可以暂时维持心排血量，但是以容量超负荷和左心室重塑为代价（α 肾上腺素激活是心肌细胞肥大的有效介质）。之后心排血量的逐渐减少会引发进一步的神经体液反应并形成恶性循环。肾素、血管紧张素和去甲肾上腺素水平的升高与 5 年死亡率增加密切相关。同时，随着左心室功能的下降血管升压素的水平上不断升高，进一步增加了前负荷和后负荷。最终引发心脏重塑，导致心肌肥大、纤维化和收缩力下降。

负调节反应。在容量超负荷下心房和心室组织释放出利尿钠肽，增加肾小球滤过，抑制肾素和醛固酮的分泌，促进血管舒张及水钠的排泄。交感神经过度激活会导致β肾上腺素能受体下调和β受体接收信号的强度降低。同时前列腺素合成和激肽的释放促进了血管舒张和钠的肾排泄。这些机制尽管可以发挥一定的作用，但通常不足以抵消由心力衰竭引发的不利的神经内分泌反应。

危险因素

在社区人群研究中，CHF 的主要独立危险因素包括高血压、吸烟、糖尿病（独立于缺血性疾病）、肥胖和缺血性心脏病。收缩压和脉压升高以及瓣膜疾病（尤其是主动脉瓣或二尖瓣）是 CHF 重要的预测因子。父母患有心力衰竭的患者左心室功能障碍和心力衰竭患病率明显增加，这表明家族和遗传因素对心力衰竭影响很大。其他危险因素如老年患者的肾功能不全（肌酐＞ 1.4 mg/dl）、血压昼夜变化节律消失、高胰岛素血症、亚临床甲状腺功能减退（促甲状腺素＞ 7.0 mIU/L），以及肥胖，盐摄入量过多等是否与 CHF 独立相关尚不明确。雌激素水平的升高与降低与 CHF 死亡率增加有关，纠正缺铁可显著改善心脏功能状态，这表明了缺铁对 CHF 的影响。非甾体抗炎药（NSAID）（可能对心血管和肾产生不利影响，见第 156 章）可能会导致或加重心力衰竭，并增加患者再住院率和死亡风险。

舒张性心力衰竭的主要危险因素有高血压、心房颤动、胰岛素抵抗、高龄、女性（女性：男性为 2 : 1）和血脂异常。收缩性心力衰竭的预测因子包括缺血性心脏病、吸烟和糖尿病。

临床表现

收缩性 CHF 和舒张性 CHF 的共同临床特征通常为下肢水肿、端坐呼吸、阵发性夜间呼吸困难、肺底啰音、颈静脉怒张等“充血性”表现。然而，由于疾病的不同阶段以及病理生理机制的不同，临床表现各有差异。

疾病不同时期的表现

随着对 CHF 认识的不断深入，美国心脏病学会和美国心脏协会对 CHF 进行了分期，这意味着与癌症一样，CHF 的发展通常是不可逆的，尽管不完全绝对。

A 期患者通常具有冠心病或瓣膜病等主要危险因素，但没有发生左心室结构的改变。尽管如此，患者有心力衰竭的风险，需要对危险因素进行积极改善（例如，参见第 26、27、33 和 102 章）。

B 期心脏的结构和功能发生变化，但没有心力衰竭的明显临床症状。心脏超声可发现左心室肥大或扩张、射血分数降低或舒张期充盈受损。在这个阶段及时干预也可以防止疾病进展。据估计，近 50% 的 CHF 患者处于 B 期，但其中许多未被发现。

C 期疾病进一步发展的阶段，患者最初可能会出现易疲劳、劳力性呼吸困难或无法解释的体重增加。在 C 期的早期阶段，可能几乎没有明显的心力衰竭体征，但胸部 X 线片通常显示肺淤血（肺静脉血流重新分布到上肺野）和（或）心影扩大。随着心排血量的下降，疲劳变得越来越明显。随着肺淤血加重，劳力性呼吸困难随之加重并出现端坐呼吸，肺部听诊时可能会发现明显的啰音，但没有啰音不能排除 CHF。患者可能会出现轻度的踝部水肿，但并不是 CHF 的特异性体征（见第 22 章）。

D 期的临床特点是夜间阵发性呼吸困难、踝部水肿加重、颈静脉怒张和肝颈静脉反流征阳性，与 C 期相似，所有这些都表明肺和全身静脉压显著升高（肺毛细血管楔压至少 15mmHg）。随着左心室进一步扩张，功能性二尖瓣关闭不全加重，可能会听到第三心音（S3），表明左心衰竭已发展至后期，预后不良（相对风险 1.3）。有时在肺部检查中会发现明显的因心力衰竭引起的支气管痉挛体征。胸片常会出现间质性肺水肿以及右侧或双侧胸腔积液。

失代偿期的患者会出现呼吸困难、水肿和体重的急剧增加，往往需要住院治疗。其原因多是饮食不节制或未规律药物治疗。从临床恶化开始到需要住院的间隔约为 1 周，如果能及时发现这些可逆因素并给予纠正，可以避免患者住院。

临床特征

收缩性心功能障碍患者多为男性，年龄为 50 ～ 70 岁，有心肌梗死病史，可听到第三心音，有左心室扩大体征，胸部 X 线显示心影扩大伴肺淤血，射血分数低于 40%。发病通常是渐进的。

舒张性心功能障碍患者 90% 是高龄、女性、肥胖、有糖尿病和高血压病史的人。患者因肺静脉高压引起呼吸急促，因心排血量不足引起疲劳和运动量减低。可因剧烈运动或快速心房颤动引发肺水肿加重而快速起病。常可有第四心音（S4）和左心室抬举性搏动，但无明显左心室扩大表现；胸片上静脉充血明显，无心影扩大。射血分数通常正常（> 40%）。

非典型症状

大剂量利尿剂的使用可使临床表现变得不典型，这时被称为冷性心力衰竭或干性心力衰竭。在这种状态下心排血量仍然很低（四肢感觉冰冷），但没有典型的淤血表现。患者主要表现为疲劳，而呼吸困难、端坐呼吸、下肢水肿、啰音和影像学表现（见后面的讨论）往往不明显。

临床病程

未经治疗或治疗不充分的患者病情逐渐进展，其速度取决于左心室重塑的程度。然而 CHF 不是一种疾病，因此没有一致的过程。如前所述，CHF 的总体预后较差，症状出现后的 5 年生存率不到 50%。射血分数保留的心力衰竭患者预后稍好，但发病率和死亡率仍然很高，其再入院率、出院后心功能恶化和再次呼吸困难的发生率与射血分数降低的患者相似。如前所述，心脏舒张功能障碍可以单独存在，也可与收缩功能障碍同时存在，它会使预后更差，特别是在中度或重度时，是影响预后的独立危险因素。

临床过程和对治疗的反应因人而异，取决于病因、发病时的心肌状态、疾病的阶段和患者的功能状态等决定因素。此外，肾功能在预后中起关键作用，肾衰竭者预后会显著恶化。临床过程和对治疗的反应还与遗传因素有关。控制肾素 - 血管紧张素和肾上腺素能信号转导的基因遗传多态性（或序列变异）与疾病进展和对血管紧张素转换酶抑制剂及 β 受体阻滞剂的临床反应的变异有关。

舒张功能障碍是全因死亡率的独立危险因素（报告的风险比为 1.8 ~ 10）。尽管其年死亡率（据报道为 8% ~ 17%/ 年）仅为收缩功能障碍的一半，但它对心脏不良结局的影响很大，约占 CHF 发病率和死亡率的 40%。第三心音和肝颈静脉反流提示心脏不良事件的风险分别增加近 30%。

同样，血浆去甲肾上腺素、B 型利尿钠肽（BNP）、N 末端利尿钠肽前体（NT-proBNP）和其他肽类激素水平的升高是心力衰竭后机体的代偿反应，与死亡风险密切相关。贫血时血细胞比容每下降 1%，1 年死亡率就会上升 2%。

诊断、分类和危险分层 [28-44]

心力衰竭的早期阶段症状或体征都不明显，需与其他原因引起的急性呼吸困难相鉴别。许多慢性心力衰竭的症状（通常是代偿机制的表现）是非特异性的，有时会造成误导，从而导致过度诊断和诊断不足。多达 40% 的因慢性心力衰竭而接受治疗的患者不符合基本的超声心动图诊断标准，而超过一半的慢性心力衰竭患者未被发现。因此人们一直在寻找能够帮助临床诊断的实用的实验室辅助工具。

临床诊断

如前所述，大多数症状和体征单独而言既不敏感也不特异，但综合起来可以提供初步诊断的线索，并有助于选择相关的检查并进行分析。

临床标准

弗雷明汉心脏研究中确定的 CHF 主要诊断标准的临床特征包括：

- 夜间阵发性呼吸困难。
- 端坐呼吸。
- 颈静脉充盈。
- 肺部啰音（爆裂声）。
- 第三心音。
- 胸部 X 线显示心影扩大或肺水肿。
- 治疗后 5 天内体重减轻 10 磅（约 4.53 kg）。

其他有助于诊断（次要标准）的情况包括外周水肿、夜间咳嗽、劳力性呼吸困难、肝大、胸腔积液和心动过速（心率> 120 次 / 分）。

最早期的临床表现（疲劳、劳力性呼吸困难、不明原因的体重增加）一般没有特异性，而端坐呼吸或阵发性夜间呼吸困难合并肺底啰音［尽管没有啰音并不能排除 CHF（阴性预测值，35%）］是 CHF 的典型特征。第三心音是最具特异性的体征之一（收缩功能障碍的特异性接近 90%），但通常难以发现，尤其是在早期或轻症病例中（敏感性 < 35%）；另外在没有左心衰竭的老年高血压患者和二尖瓣关闭不全患者中也可出现。肝颈静脉反流（有时称为腹颈静脉反流）的特异性几乎为 95%，但敏感性低于 25%。存在任何三个主要标准（例如，第三心音、心脏肥大、肺底啰音）可以确诊。

容量状态的评估可能很困难；容量不足时直立位体征的变化是判断的敏感指标，但容量超负荷时的判断方法比较复杂，可以利用 Valsalva 动作中血压的变化来判断。容量负荷增加时，用力呼气后最初的血压上升幅度明显增加，停止动作后血压反弹升高的现象消失。可以通过正常呼吸状态下将血压袖带充气至高于收缩压 15mmHg 的状态，在 Valsalva 动作期间通过 Korotkoff 音来观察判断[1]。

收缩性 CHF 和舒张性 CHF 的临床识别

根据临床表现情况进行鉴别收缩性 CHF 和舒张性 CHF 很困难，因为两种的 CHF 的症状和体征非常相似，并且两者可能共存。通过病理生理学特征进行分析有助于鉴别。收缩性 CHF 多有左心室扩张、心尖搏动向左侧移位、第三心音和二尖瓣反流性杂音以及明显的全身性静脉高压（颈静脉扩张、下肢水肿）的体征。在伴有左心室肥大的舒张性心力衰竭中，可能有第四心音和左心室抬举或隆起，但心尖搏动侧向位移很小。由于舒张期充盈受阻，全身静脉高压的症状可能较早出现，但通常不像收缩功能障碍那样突出。

实验室诊断

在 CHF 的早期阶段缺乏典型临床表现，对诊断的敏感性和特异性较差，因此实验室检查非常重要，尤其是心脏功能影像学检查。

胸部 X 线片

胸部 X 线片对于 CHF 的初步诊断是一种方便的检查方法。特征性表现包括肺上部区域血流重新分布（头化）、心脏扩大和间质性肺水肿（明显的间质标记、Kerley B 线和肺门周围模糊不清）。仅在劳累时发生 CHF 的患者在平片上可能不会表现出特征性的间质水肿变化，但可能会出现心脏扩大和肺上区血流重新分布征象。胸片对心脏肥大诊断的敏感性约为 80%。

心脏多普勒超声

心脏超声的应用对心力衰竭的诊断和管理作用很大。该检查是评估疑似 CHF（收缩和舒张）的首选方法，它可以在疾病的临床前阶段（此时干预可能是最有效的）检测 CHF 并区分收缩性和舒张性。结合多普勒（用于测定血流）超声可提供射血分数、腔室大小、室壁厚度和舒张期充盈的指标，以及瓣膜和室壁运动异常的检测，对临床表现和胸部 X 线片提供的信息进行补充。

心脏超声是心脏舒张功能障碍（射血分数 > 50%、舒张期充盈减少、心室舒张减慢、舒张期僵硬度增加、左心房压力升高、左心房扩大）的首选检查方法，有助于做出病因（例如，左心室肥大、缺血）诊断。它也是诊断心脏收缩功能障碍（射血分数 < 40%、左心室扩张、二尖瓣关闭不全）的有效手段。尽管心脏超声实用性很高，但在社区实践中并未得到充分利用。

B 型利尿钠肽水平

利尿钠肽由心脏组织和脑组织释放以对抗 CHF 时的血管收缩和钠潴留。与心室张力、容量及舒张期充盈压的增加有关。在急性呼吸困难的情况下，利尿钠肽水平与 CHF 的诊断、严重程度和预后密切相关。收缩性 CHF 时升高程度最明显，舒张性 CHF 也会升高，但幅度较小。有两种检测方法分别检测 B 型利尿钠肽（BNP）及 N 末端利尿钠肽前体（NT-proBNP）。诊断的灵敏度为 90%，特异度为 76%，在疑似 CHF 的情况下阳性预测值为 79%，阴性预测值为 89%。与 CHF 的病史、体征和实验室检查结果相比，利尿钠肽升高诊断 CHF 优势明显（优势比 29.6）。BNP 在舒张性 CHF 中的升高程度低于收缩性 CHF，尤其是在肥胖或仅有劳累症状的情况下，有 30% 的情况下是正常的。静息状态下呼吸困难的患者 BNP < 100 pg/ml 可排除 CHF 的诊断（无论是收缩期还是舒张期）。在 50 岁以上的人中，NT-proBNP 大于 900 pg/ml 对诊断急性心力衰竭敏感性和特异性均较高，但在没有心力衰竭的情况下，老年或心房颤动患者 BNP 也会升高。

[1] 译者注：此方法在国内临床极少使用。

血清利尿钠肽水平与射血分数无关，一旦发现升高，建议进一步进行超声心动图检查。然而经济模型表明，当预测概率较高时直接进行心脏超声检查更具成本效益。目前也有将利尿钠肽作为改善预后的指标。但它在监测治疗效果和设定治疗目标方面的作用尚未明确（见后面的讨论）。除 CHF 以外，BNP 升高还见于高龄、肾功能不全（利尿钠肽 BNP 经肾清除）、肺栓塞和肺动脉高压。肥胖会使 BNP 水平降低。

利尿钠肽检测方式的选择。 BNP 和 NT-proBNP 都可以通过快速测定方便的检测。NT-proBNP 首选用于急性心力衰竭，尤其是疑似 HFpEF 的病例，因为在这种情况下 BNP 检测的假阴性率接近 20%。

心电图

心电图检查对于诊断 CHF 既不灵敏又不特异，但心电图检查便捷、成本低，能发现与 CHF 相关的疾病原因（心房颤动、陈旧心肌梗死、左心室肥厚、左束支传导阻滞、左心房扩大），似然比为 2 ～ 4。心电图正常时 CHF 的可能性降低（阴性似然比 0.65）。

分类和危险分层

除了按照病理生理学特征分类外，CHF 患者还可以按功能状态和疾病分期进行分类，这有助于危险分层。目前正在探索 BNP 等生物标志物评估预后的价值。

按功能状态分类

CHF 传统分类方法是纽约心脏协会（NYHA）的功能分类系统：Ⅰ级患者无症状，Ⅱ级患者仅在显著劳累时出现症状，Ⅲ级患者在活动量较少时出现症状，Ⅳ级患者在休息时即出现症状。大多数关于 CHF 的研究按功能类别选择患者的。功能分类也是影响预后的决定因素。在射血分数降低的 CHF，Ⅱ 级患者的年死亡率为 10% ～ 15%，Ⅲ 级患者为 15% ～ 25%，Ⅳ 级患者为 30% ～ 50%。

按疾病阶段分类

由于认识到 CHF 的渐进性，AHA/ACC 采用了按疾病阶段进行分类的方法，这对 CHF 的管理和预后很有帮助，在文献和临床指南中越来越多地被推荐。

- A 期：具有发生 CHF 的风险，但无 CHF 症状且没有明显的心脏结构或功能异常。
- B 期：心脏结构发生异常，但没有 CHF 的症状或体征。
- C 期：心脏结构异常并出现心力衰竭症状。
- D 期：结构性心脏病晚期，尽管有最大限度的药物治疗，在休息时仍有明显症状。

通过生物标志物分类

生物标志物［例如，BNP、NT-proBNP、和肽素（前加压素的 C 末端片段）］对于诊断和评估预后特别是心血管死亡风险的价值目前正在研究中。进行风险评估时在使用临床参数和 NYHA 功能分级的基础上加上此类标志物，可以使预后的预测提高 10% ～ 20%（ROC 曲线下面积高达 0.76），尤其是当两个不同的病理生理标志物（例如，NT-proBNP 和肽素）联合使用时。生物标志物有望成为危险分层的一种有效手段，但需要更多的验证工作。

管理原则

策略概述[18,21]

管理策略的基本要素是关注危险因素、基础病因和诱发因素，并尽早从病因学和病理生理学角度联合进行治疗。虽然 CHF 是渐进的和难以逆转的，但通常是可以预防的，如果在早期阶段积极治疗有时是可逆的，因此特别强调 CHF 的预防以及早期诊断和治疗的重要性。

预防——筛查和治疗危险因素

由于 40 岁后发生 CHF 的风险约为 1/5，筛查和治疗可改变危险因素是 CHF 一级预防的重点。

筛查。 筛查可以通过临床检查和使用社区弗雷明汉心脏研究的评分系统来进行。这个经过验证的估算 CHF 概率的系统包括年龄、收缩压、心率、心电图左心室肥厚、冠状动脉或瓣膜性心脏病、糖尿病、胸部 X 线片上的心脏扩大和用力呼气能力（表 32-1 和 32-2）。使用评分系统于有助于识别高

表 32-1 45 ~ 94 岁患有冠心病、高血压或瓣膜病[a]的女性在 4 年内发生充血性心力衰竭的概率

变量	得分									
	0	+1	+2	+3	+4	+5	+6	+7	+8	+9
年龄（岁）	45 ~ 49	50 ~ 54	55 ~ 59	60 ~ 64	65 ~ 69	70 ~ 74	75 ~ 79	80 ~ 84	85 ~ 89	90 ~ 94
体重指数（kg/m^2）	< 21	21 ~ 25	26 ~ 29	> 29						
收缩压（mmHg）	< 140	140 ~ 209	> 209							
心率（次 / 分）	≤ 59	60 ~ 79	80 ~ 104	> 104						
心电图上的左心室肥厚	否					是				
冠心病	否						是			
瓣膜病	否						是			
糖尿病（无瓣膜病）	否						是			
糖尿病（有瓣膜病）	否		是							

得分	充血性心力衰竭的 4 年概率（%）	得分	充血性心力衰竭的 4 年概率（%）
5	< 1	19	14
10	2	20	17
11	2	21	21
12	3	22	25
13	3	23	30
14	4	24	36
15	5	25	42
16	7	26	48
17	9	27	54
18	11	28	60

[a] 不包括用力肺活量和心脏肥大。

From Kannel WB，D’Agostino RB，Silbershatz H，et al. Profile for estimating risk of heart failure. Arch Intern Med 1999；159（11）：1197-1204. doi：10.1001/archinte.159.11.1197.

表 32-2　45 ～ 94 岁患有冠状动脉疾病、高血压或瓣膜病[a]男性 4 年发生充血性心力衰竭的概率

变量	得分									
	0	+1	+2	+3	+4	+5	+6	+7	+8	+9
年龄 (岁)	45 ～ 49	50 ～ 54	55 ～ 59	60 ～ 64	65 ～ 69	70 ～ 74	75 ～ 79	80 ～ 84	85 ～ 89	90 ～ 94
收缩压 (mm Hg)	＜ 120	120 ～ 139	140 ～ 169	170 ～ 189	190 ～ 219	＞ 219				
心率 (次 / 分)	＜ 55	55 ～ 64	65 ～ 79	80 ～ 89	90 ～ 104	＞ 104				
心电图提示左心室肥厚	否				是					
冠心病	否								是	
瓣膜病	否					是				
糖尿病	否	是								
	得分	充血性心力衰竭的 4 年概率 (%)			得分		充血性心力衰竭的 4 年概率 (%)			
	5	1			24		30			
	10	2			25		34			
	12	3			26		39			
	14	5			27		44			
	16	8			28		49			
	18	11			29		54			
	20	16			30		59			
	22	22								

[a] 不包括用力肺活量和心脏肥大。

From Kannel WB，D’Agostino RB，Silbershatz H，et al. Profile for estimating risk of heart failure. Arch Intern Med 1999；159（11）：1197-1204. doi：10.1001/archinte.159.11.1197.

危人群，并有助于实施预防 CHF 的有效疗法。

危险因素的处理。及时和积极地治疗主要危险因素对减少 CHF 的发病率和死亡率的益处是相当明显的。包括治疗高血压（见第 14、19 和 26 章）、高脂血症（见第 15 章和第 27 章）、冠状动脉疾病（见第 20、30 和 31 章）、糖尿病（见第 93 和 102 章）、甲状腺疾病（包括甲状腺功能亢进症和甲状腺功能减退症）（见第 103 章和 104 章）、心脏瓣膜病（见第 33 章）和（心动过速尤其是快速心房颤动）（见第 28 章）。他汀类药物、ACEI 和其他抗高血压药物对高危人群特别有益。

考虑到饮食、运动、酒精、烟草和药物滥用对 CHF 的影响，改善生活方式非常重要。保持正常体重、不吸烟、定期锻炼、适度饮酒以及采取包含早餐麦片、水果和蔬菜的健康饮食，可将 40 岁后的 CHF 的风险从 21.2%（不遵守这些措施）降低到 10.1%（遵守 6 项中的至少 4 项）。仅改善饮食一项就能产生重要影响。坚持 DASH 饮食（大量摄入水果、蔬菜、低脂乳制品和全谷物）可使心力衰竭的风险降低 37%。减少钠摄入量可能会产生相同的益处。食用鱼油、坚果和蔬菜升高血清 ω-3 脂肪酸水平与 CHF 发生风险成反比。戒酒可能会逆转酒精代谢障碍患者的左心室功能障碍，戒除可卡因和戒烟可降低缺血导致 CHF 的风险。

去除诱发因素

某些疾病和药物作为 CHF 的诱发因素会引发或加重 CHF。

合并的疾病。急性缺血（见第 30 章）、严重贫血（见第 82 章）、高热（见第 11 章）、快速心房颤动和其他室上性心动过速（见第 28 章）、肺炎（见第 52 章）、肺栓塞（见第 35 章）、甲状腺疾病控制不当（见第 103 章和第 104 章）、盐分摄入过多和情绪紧张（见第 31 章）可能会加重或诱发心肌储备功能下降的患者发生 CHF。阻塞性睡眠呼吸暂停可能会加重 CHF 患者的神经内分泌紊乱，连续气道正压通气（continuous positive airway pressure，CPAP）可以提高射血分数，但迄今为止的临床资料表明，它对收缩性 CHF 患者影响结果相反（见后面的讨论）。补充铁剂纠正贫血对 CHF 患者可能会有帮助（见后面的讨论）。他汀类药物治疗可降低 CHF 患者死亡和住院风险，与是否存在潜在的冠状动脉疾病无关。虽然酒精滥用是心肌病和快速性心律失常的重要危险因素（见第 28 章），但突然饮酒对心脏功能没有不利影响（除非诱发心动过速）。

限制对 CHF 存在不利影响的药物。通过药方审核发现对 CHF 有不利作用的药物非常重要。主要包括钙通道阻滞剂和非甾体抗炎药。

钙通道阻滞剂。作为扩张冠状动脉的药物，钙通道阻滞剂被广泛用于治疗冠心病（见第 30 章）和高血压（见第 26 章），因此，许多心力衰竭患者可能已经在服用。大多数心力衰竭患者使用钙通道阻滞剂会增加心力衰竭恶化、致命性心律失常、心肌梗死和死亡的风险（特别是在患有冠心病和射血分数低的患者中）。可能的机制包括反射性心动过速和负性肌力作用，但使用相对没有这些影响的制剂并不一定会降低风险（见第 30 章）。在钙通道阻滞剂中，只有氨氯地平已被证明可安全用于患有严重慢性左心室功能不全（射血分数＜ 30%）的心绞痛患者。在同类药物中，它对收缩力、心脏传导和神经内分泌的影响最小，但究竟为什么它是 CHF 中耐受性最好的钙通道阻滞剂原因仍不清楚。尽管氨氯地平的耐受性更好，但它并不能提高生存率，并且使肺水肿的风险增加 5%；下肢水肿副作用很常见，尤其是在天气温暖时。服用钙通道阻滞剂治疗心绞痛或高血压时发生 CHF 的患者应该改用对 CHF 有益的药物（例如，ACEI、ARB、β 受体阻滞剂）。如果钙通道阻滞剂治疗是必要的（例如，持续性心绞痛），应考虑使用氨氯地平并进行心脏专科咨询。

非甾体抗炎药。由于这些药物抑制环氧合酶（COX）干扰了前列腺素的合成，所以会导致水钠潴留、容量超负荷、氮质血症和冠状动脉舒张功能受损（见第 156 章）。此外，它们通过削弱利尿剂跨肾小管膜的分泌而导致袢利尿剂抵抗。慢性心力衰竭患者的死亡率和发病率随着非甾体抗炎药对 COX-2 活性抑制的程度而上升，风险比范围从萘普生的 1.22 到塞来昔布的 1.75。

心脏毒性化疗药物。在重症癌症患者中尽量减少心脏毒性抗肿瘤药物的使用显然是一项艰巨的挑战，但密切监测心脏功能状态（包括使用心脏超声）有助于指导治疗、最大限度地减少对心肌的损害并保持左心室功能（见第 88 章）。

从病理生理学角度进行治疗

根据患者 CHF 的病理生理机制，具体分析是收缩性心力衰竭、舒张性心力衰竭还是机体代偿状态，例如肾素 - 血管紧张素系统的激活，有针对性地制订治疗方案。对过去 20 年的病理生理靶向治疗的临床试验进行荟萃分析发现，这种方式的治疗使 CHF 患者心脏性猝死的风险降低了 44%。

收缩性心力衰竭的治疗。治疗旨在对抗不良神经体液代偿反应（容量超负荷、肾上腺素能神经活性增加、心室重塑）。早期使用血管紧张素阻断剂和 β 受体阻断剂，辅以利尿剂治疗以缓解容量超负荷相关症状、改善心脏功能状态，降低住院率和延长生存期。使用血管紧张素转换酶抑制剂（ACEI）或血管紧张素受体阻滞剂（ARB）可对抗肾素 - 血管紧张素 - 醛固酮系统的激活，从而减少前负荷和后负荷。在 ACEI 出现之前曾经联用肼屈嗪和异山梨醇酯来实现这一目标，但由于诱发反射性心动过速和低血压，反而削弱了其有益效果，所以这种方案目前只用于难治性心力衰竭，特别是非裔患者（见后面的讨论）。β 受体阻滞剂可减弱过度的儿茶酚胺反应，减慢心率并减少心脏重塑。尽管在射血分数降低的情况下使用 β 受体阻滞剂可能看起来自相矛盾，但它的使用实际上改善了血流动力学和患者的生存率。

及时应用可改善许多患者的心力衰竭症状和预后结局。在心力衰竭的晚期，直接联合使用醛固酮活性抑制剂和强心苷（例如，地高辛）可以帮助缓解症状并降低住院率。其作用机制不仅是利尿和增强心肌收缩力，更重要的是改善心脏重塑和抑制神经内分泌反应。研究表明，醛固酮抑制剂可提高患者生存率，而地高辛对远期预后无益。如前所述，避免使用钙通道阻滞剂（氨氯地平除外）和非甾体抗炎药非常重要，因为这些药物会导致心脏失代偿和体液潴留。

舒张性心力衰竭的治疗。目前唯一明确可以改善心脏功能状态的治疗方法是根据运动耐量制定的运动康复方案。药物改善 HFpEF 患者生存率目前尚未明确。注册登记的观察研究表明 β 受体阻滞剂可能对生存有益，但这仍有待进一步的证据支持。虽然肾素 - 血管紧张素阻断剂可以降低 HFrEF 的全因死亡率，但是迄今为止的随机对照试验尚未证实 ACEI 或 ARB 对 HFpEF 患者的同样获益效果。

如前所述，大量证据表明一氧化氮生物利用度和信号强度的降低在 HFpEF 的病理生理学中起着重要作用。在随机试验中口服单硝酸异山梨醇和二硝酸异山梨醇并未改善一氧化氮的代谢。与口服硝酸盐不同，吸入无机亚硝酸盐（通过雾化器处理）进一步转化为一氧化氮已被尝试作为改善一氧化氮信号转导和心脏功能的一种手段。虽然短期小规模研究显示出这种治疗的希望，但一项大规模的多中心安慰剂对照的随机试验并未观察到运动耐力、NT-proBNP 水平等次要观察指标上的改善。持续和更长期的亚硝酸盐治疗是否会产生更好的效果仍有待确定。

改善 HFpEF 结局的最佳方法仍然是运动康复，同时治疗使 HFpEF 进一步发展的潜在疾病，如高血压（见第 26 章）、冠状动脉疾病（见第 30 章和第 31 章）、糖尿病（见第 102 章）、高胆固醇血症（见第 27 章）等。这些治疗药物中许多也用于治疗收缩性心力衰竭（例如，血管紧张素阻滞剂、β 受体阻滞剂、氨氯地平、利尿剂），可以提高运动耐量并减少住院治疗，但没有发现独立于基础疾病改善的对患者死亡率的影响。除此之外，还需注意心脏舒张期充盈情况，避免因过度利尿造成前负荷减少降低僵硬心室的充盈。同样，心动过速会影响心脏舒张期充盈时间，应积极治疗（见后面的讨论）。

根据症状治疗与通过生物标志物和生理压力记录治疗的比较

心力衰竭的标准治疗方法是根据症状的严重程度给予全剂量的一线药物治疗。在临床实践中通常不会达到最大的全剂量。为了及时调整药物剂量，有建议使用生物标志物作为指导，因为研究发现心力衰竭的生理、生物标志物（如 BNP 或 NT-proBNP）升高与预后不良相关，即使是无症状患者。早期的一些小规模研究结果显示有意义但并不一致。例如，与根据症状治疗的患者相比，根据 BNP 水平治疗的射血分数低于 45% 的 75 岁以下患者的无住院生存率提高了 32%，然而，该方法在老年患者中问题较大，过度治疗的不良反应（例如，低血压、肾衰竭或高钾血症）抵消了获益。在一项多中心大规模随机试验研究了 NT-proBNP 在高危 HFrEF 患者治疗中的影响（GUIDE-IT），证明生物标志物指导治疗的策略在减少住院或心血管死亡等心力衰竭事件方面并不比基于指南的标准治疗更有效。用此类生物标志物作为住院心力衰竭患者的治疗目标和出院标准正在研究中，希望能降低心力衰竭患者的再入院率。但是对于晚期 CHF 患者使用这样的评价标准可能会出现过度治疗。因此，这种对风险分层效果很好的生物标志物是否可以作为治疗目标还需要进一步评估。

生理指标监测方法正在开发和研究中。永久植入型肺动脉（CardioMEMS）压力无线传感设备可将肺动脉压力实时记录和传输，研究发现，根据指标调整的治疗能够使 CHF 患者的住院治疗显著减少 28%，并有降低死亡率的趋势。与该装置及其植入相关的严重不良事件发生率仅为 3%，主要是抗凝治疗相关的出血。在安全性的基础上，在广泛使用之前还需要对成本效益做更多的研究。

药物治疗 [45-93]

药物治疗是 HFrEF 的主要治疗方法，可以改变病程并减缓疾病进展，从而降低发病率和死亡率。但如前所述，对于 HFpEF 效果并不相同。在舒张性心力衰竭中，运动康复方案可以提高运动耐量，而药物治疗只能通过改善基础疾病间接改善预后。

血管紧张素转换酶抑制剂

理论依据。长期以来，人们一直在寻找既能扩张动脉（以减少对左心室射血的阻力）又能扩张静脉（以减少前负荷并减少肺和全身静脉淤血）的药物。ACEI 以更符合生理的方式实现了这个目标，优于联用肼曲嗪和硝酸盐的方法，后者往往会刺激不良的神经内分泌反应。

通过同时扩张动脉和静脉，ACEI 降低左心室充盈压并增加心排血量。具体机制包括与血管紧张素转换酶上的受体结合阻止血管紧张素Ⅱ的形成。血管紧张素Ⅱ是一种有效的血管收缩剂，可刺激肾素和醛固酮的分泌。此外抑制缓激肽代谢，使其在血管内皮水平增加。通过这种作用抑制神经内分泌调节强度和增加组织缓激肽水平，抑制心脏重塑并发挥血管舒张和利钠作用。

已发现 ACEI 在心脏收缩功能障碍的所有阶段都有效，这与洋地黄不同（似乎仅对严重左心室收缩功能障碍的患者有益）。几项具有里程碑意义的研究（例如，合作的北斯堪的纳维亚依那普利生存研究、左心室功能障碍研究）已经证明治疗后心力衰竭的发生率和死亡率显著降低，心脏大小、症状和生活质量、住院和药物需求明显改善，减缓收缩性心力衰竭的进展。

如前所述，随机对照试验研究尚未证实在舒张功能障碍患者中使用血管紧张素阻滞对降低死亡率有益。但目前的随机试验和大规模观察性研究的荟萃分析发现有获益趋势，需要更多的研究来证实。

尽管已证明对收缩性心力衰竭有效，ACEI 的使用仍然不足。社区实践调查显示，基层全科医生治疗 CHF 患者时未充分使用 ACEI。建议将在 CHF 中使用 ACEI 作为一项质量评估标准。

合理的选择。价格和剂型是两个主要考虑因素，几乎没有证据表明现有 ACEI 之间存在明显差异。目前大多数长效制剂都有非专利配方，使药物价格明显降低。在为数不多的直接比较 ACEI 治疗慢性 CHF 的随机对照研究中，长效和短效制剂被证明同样有效，尽管长效药物更容易引起持续低血压，尤其是大剂量使用时。

启动治疗并尽量减少不良反应。ACEI 治疗应作为 CHF 的一线治疗，从用于治疗糖尿病、高血压和冠心病等危险因素开始（A 期），并在出现心脏结构变化时继续使用，即使患者尚未出现症状（B 期）。如前所述，早期治疗可显著降低心力衰竭的发病率和死亡率，并有助于预防心力衰竭的进展。

低血压。低血压的发生在治疗开始时很常见（尤其是在老年人中），因此建议从小剂量开始（例如，赖诺普利 2.5 ～ 5.0 mg/d）并限制同时使用利尿剂治疗。然后将剂量逐渐增加到与生存获益相关的剂量（例如，赖诺普利 20 ～ 40 mg/d）。监测血压不仅对确保充足的肾灌注很重要，对减少头晕和跌倒也很重要。大多数 CHF 患者都是老年人，非常容易受到轻度脑灌注不足的影响。服药期间需要持续监测血压，因为低血压可能会在几周后出现，但会持续很长时间。

肾功能不全。双侧肾动脉狭窄的患者是 ACEI 的禁忌证。大剂量 ACEI 的肾功能损害的风险大。

由于肾内血流动力学的变化，在开始用药时血清肌酐会轻微升高，但这种改变通常是由肾内血流动力学的变化引起的，是自限性的而不是进行性的。需监测肾功能（血尿素氮、肌酐、尿液分析）。肾功能的任何进行性恶化都需要减少剂量并密切观察；除非有肾动脉狭窄或严重低血压，否则很少需要完全停药。

高钾血症。由于 ACEI 会降低醛固酮水平，因此血清钾可能会升高，应进行监测，特别是在患有肾功能不全或接受补钾、保钾利尿剂或醛固酮抑制剂的患者中。在许多情况下，可以停止或至少减少钾补充剂或保钾利尿剂的使用。

咳嗽和血管性水肿。夜间干咳的发生率大约为 10%，是由于组织缓激肽水平的增加所引发的，这与缓慢代谢者的激肽代谢受到抑制有关。咳嗽会干扰睡眠，导致患者停药。血管性水肿不太常见，但被认为是通过类似的机制出现的；易患特发性血管性水肿的人应避免服用 ACEI。不能耐受的患者可以考虑换用换用其他方法。

血管紧张素 Ⅱ 受体阻滞剂

这些药物在受体水平上起作用以抑制血管紧张素 Ⅱ，从而提供与血管紧张素 Ⅱ 阻断相关的血管舒张活性，而不增加血管内皮激肽，也不引发与 ACEI 治疗相关的咳嗽和其他激肽引起的副作用。因此，当收缩性心力衰竭患者不能耐受 ACEI 时，可以用 ARB 进行替代。可缓解症状、改善功能状态，降低心力衰竭相关的住院率。然而，ARB 在提高收缩性心力衰竭患者生存率方面的疗效证据不如 ACEI 那么强，考虑到对靶受体的亲和力不同（氯沙坦的亲和力低于坎地沙坦或缬沙坦），是否所有这类药物都存在同样问题尚不清楚。虽然目前还没有头对头随机试验来比较 ARB，但大型队列研究表明，在比较全剂量结果时，全因死亡率没有差异。因此，可以基于成本进行药物选择。初始应从低剂量开始（例如，25 mg/d 氯沙坦），逐渐增加到全剂量（例如，100 mg/d 氯沙坦可耐受——收缩压目标可低至 90 ~ 100 mm Hg）。许多此类药物已经取消专利，现在可以通用，使其在成本效益的基础上成为首选。

如前所述，尽管可以降低住院率，生活质量和运动耐量得到改善，但血管紧张素受体阻断剂尚未显示出对舒张功能障碍导致的心力衰竭患者的生存益处。荟萃分析和大规模观察性研究表明，ACEI 和血管紧张素受体阻滞剂在降低死亡率方面结果相似，但需要更多的研究来证明。

与 ACEI 联合治疗以增强血管紧张素阻断作用可降低心力衰竭的住院率并减小左心室大小，但不会降低总体死亡率。此外，它显著增加并发症的发生率（例如，高钾血症、肾功能恶化、症状性低血压）。尽管使用了全剂量的 ACEI 和 β 受体阻滞剂，但血压升高的收缩性心力衰竭患者可能会受益于添加 ARB。

沙库巴曲 / 缬沙坦

血管紧张素阻断剂的应用显著改善了 HFrEF 患者的预后，但许多患者仍然受到症状和功能受损的严重限制。对肾溶菌素（一种降解重要的内源性血管活性肽的内肽酶）及其抑制作用认识的进展引发了对肾溶菌素抑制剂治疗心力衰竭的关注。脑啡肽酶抑制剂沙库巴曲（sacubitrit）的早期研究受到严重血管性水肿的限制。ARB/ 脑啡肽酶双重抑制似乎降低了血管性水肿的风险和严重程度，同时保留了有益效果。在一项涉及 8442 名 Ⅱ ~ Ⅳ级心力衰竭和射血分数降低患者的大型多中心随机试验中（PARADIGM-HF），比较了每日两次脑啡肽酶抑制剂沙库巴曲缬沙坦与每日两次依那普利，沙库巴曲缬沙坦组心血管死亡率（13.3% *vs*. 16.5%）、首次住院（12.8% *vs*. 15.6%）、联合用药（21.8% *vs*. 26.5%）和全因死亡率（17.0% *vs*. 19.8%）等主要终点显著降低。最常见的不良反应是低钾血症和低血压。血管性水肿发生率仅为 0.5%。在一小部分患者中出现咳嗽和肌酐升高。随后，美国 FDA 批准了血管紧张素 / 脑啡肽酶抑制剂（Entresto）用于 HFrEF 患者。

该组合的成本很高（是仿制药缬沙坦的 6 倍），但住院次数减少和临床结果改善带来的节省和患者受益使得使用具有合理的成本效益（估计 QALY 为 47 531 美元）。一些人推荐这种组合作为一线治疗，替代单独的血管紧张素阻断，但需要更多关于长期影响的数据来确定无限期使用的安全性 PARADIGM-HF 仅限于 27 个月。动物模型表明，由于药物抑制 β 淀粉样肽的代谢，可能会导致神经认知和视力障碍。在上述研究过程中未发现此类不利影响。

肼屈嗪 / 异山梨醇

尽管在很大程度上被 ACEI 治疗所取代，但这种联合血管扩张剂方案具有足够的改善生存率和血流动力学益处，值得考虑，特别是作为标准治疗的补充，用于仍有不可接受的症状的人。在症状严重的非洲裔美国患者中获益尤为显著，可逆转左心室重塑并降低死亡率，这些反应表明，一氧化氮（通过该治疗增强一氧化氮的输送）是黑人心力衰竭的重要病理生理因素，在标准治疗的基础上增加这种组合是对难治性心力衰竭患者的合理考虑。当这些药物单独处方时成本适中，但随着大力推广的固定剂量组合制剂的使用，成本大幅度增加。联合方案的缺点包括直立性低血压、需要频繁给药和反射性心动过速。长期使用肼屈嗪出现狼疮样综合征的风险很小。

硝酸盐单一疗法已在射血分数保留的白人患者群体中进行了探索，但未能证明活动能力、生活质量、次最大运动能力或 NT-proBNP 水平的改善。

β 受体阻滞剂

理论依据。随着对交感神经系统在 CHF 中作用的认识不断提高，β 受体阻滞剂在心力衰竭治疗中得以应用。如前所述，交感神经刺激是对心力衰竭的主要功能失调性神经体液反应之一，随着疾病严重程度的进展，成为死亡率增加的独立预测因子。通过阻断儿茶酚胺介导的心肌刺激及其对心室重塑和血流动力学的不利影响（例如，增加心率、增加外周阻力、降低收缩力），β 受体阻滞剂可以逆转心室重塑、减缓疾病进展并提高存活率，改善心脏功能状态。

疗效。在射血分数降低和不降低的患者中使用 β 受体阻滞剂可获益。最重要的是，尽管因心力衰竭住院的人数似乎没有减少，但生存率得到了提高。尽管在无症状人群中使用的数据比较有限，但在整个疾病阶段和功能分级中都会获益。最初在主要研究中代表性不足的群体（女性、黑人、老年人）似乎也受益。患有与高血压和冠状动脉疾病相关的 CHF 患者在使用 β 受体阻滞剂时效果特别好，患有特发性扩张型心肌病者也是如此，其功能改善与心肌基因表达的变化有关。患者在开始治疗时应血流动力学稳定且血容量相对充足。

心脏选择性和非选择性 β 受体阻滞剂（如美托洛尔、比索洛尔、卡维地洛）均已被证明有效。与 ACEI 联合使用可显著改善疗效。虽然已证实它的益处，但 β 受体阻滞剂在 CHF 的治疗中并未得到充分利用，这可能是出于对副作用以及使用负性肌力药物来改善心脏功能的看似矛盾的想法造成的。

不良反应。在治疗开始时，由于肾灌注减少，可能会出现体液潴留（表现为体重增加）。使用高剂量可能会出现心动过缓和心脏传导阻滞，尤其是在患有潜在窦房结或传导系统疾病的人中；可以耐受低剂量。尤其是在开始使用卡维地洛治疗时，因为其 α 受体阻断作用，直立性低血压可能是个问题，随着使用时间的延长，这些问题会逐渐减少。将 β 受体阻滞剂和 ACEI 的每日摄入时间分开有助于减少直立性低血压的风险。分析 β 受体阻滞剂治疗相关的副作用和获益，发现心脏发病率和死亡率显著降低，风险是值得承担的。

药物选择和患者选择。迄今为止研究的三种 β 受体阻滞剂（琥珀酸美托洛尔、比索洛尔、卡维地洛）涵盖了此类药物的范围，这表明 β 受体阻滞剂之间的差异不如它们的相似之处重要。从理论上讲，整个肾上腺素能系统的阻断应该比仅限于心脏 β 受体的阻断在血流动力学方面更有利。在对这个问题进行的一项大规模随机对照研究（卡维地洛 *vs.* 美托洛尔，卡维地洛或美托洛尔欧洲试验）中，卡维地洛组 5 年死亡率降低了 15%，但住院和死亡的综合终点无显著差异。卡维地洛的这种生存优势应与其体位性低血压副作用（见后面的讨论）及它的高成本（大约是美托洛尔长效制剂的 4 倍）相权衡。

在 CHF 中使用 β 受体阻滞剂的禁忌证包括严重的支气管痉挛疾病（尽管可以耐受适度剂量的心脏高选择性 β 受体阻滞剂）、有症状的心动过缓和严重心脏传导阻滞。糖尿病和支气管痉挛病史不是禁忌证。

启动治疗。需要提醒患者，在接受 β 受体阻滞剂治疗的前几周，症状可能会稍微恶化，并且可能需要数周的时间才能显现出疗效。为了在早期尽量减少不良反应，最初剂量应该很小（例如，琥珀酸美托洛尔 25 mg/d，卡维地洛 3.25 mg/d）并缓慢向上滴定。当前的目标是静息心率为 50 ～ 60 次 / 分。可能需要利尿剂治疗以对抗早期可能发生的液体潴留。

利尿剂（另见醛固酮拮抗剂）

理论依据。利尿剂是对症治疗的关键药物。它们针对的是使心力衰竭复杂化的容量超负荷。CHF 中的代偿性液体潴留程度通常过度，导致肺充血和（或）外周水肿。在轻度至中度 CHF 患者中，使用利尿剂对于有容量超负荷症状的患者有良好的效果。然而，单独使用利尿剂通常不足以长期治疗 CHF，部分原因是它会刺激肾素 - 血管紧张素系统并提高血清儿茶酚胺水平，导致后负荷增加、心排血量减少和钠潴留。因此，需要同时进行 ACE 抑制和 β 受体阻断。

尽管利尿剂可能对控制外周水肿和肺充血有效，但大多数对预防心力衰竭的进展或改善预后几乎没有作用。过度使用利尿剂可能会适得其反，导致肾前性氮质血症或充盈压下降（在舒张功能障碍中尤其重要）。此外，在二尖瓣或主动脉瓣疾病中增加利尿剂治疗可能会不恰当地延误手术治疗的时机（见第 33 章）。

噻嗪类。其为磺胺衍生物，可抑制皮质小管中钠的重吸收。虽然噻嗪类制剂的数量很多，但它们仅在于成本和作用时间上有所不同。大多数都非常便宜并且可以通用（例如，氢氯噻嗪、氯噻酮）。噻嗪类药物会引起适度的钾耗竭，这在临床上可能很重要，如果存在潜在的心脏病，尤其是在心室肌易损、缺血或使用洋地黄的情况下。可能需要细心监测低钾血症和加强补钾或使用保钾利尿剂。可能会导致轻度高血糖和高尿酸血症，但通常没有什么临床意义（见第 102 章和第 155 章）。在治疗的前 7 ～ 10 天，血清钙可能会升高，但只有潜在甲状旁腺功能亢进的患者才会无限期地保持升高。从胃肠道吸收很快，起效时间为 1 h，半衰期 12 ～ 24 h。对于潜在高血压的治疗，氯噻酮更有效，因为它的作用持续时间更长（见第 26 章）。

美托拉宗。这类磺胺类利尿剂的作用部位（皮质小管）与噻嗪类利尿剂相似，但半衰期更长，对肾功能受损的患者更有效。有效半衰期为 24 ～ 48 h，而噻嗪类药物为 12 ～ 24 h。因为它是一种磺胺类药物，所以它具有许多相同的副作用，例如低钾血症、高血糖和高尿酸血症。每日最大剂量为 10 ～ 20 mg。

袢利尿剂。这类利尿剂作用于髓襻。例如，呋塞米、依他尼酸、布美他尼和托拉塞米。对于其中一些药物（例如呋塞米），CHF 的吸收可能不稳定；托拉塞米和布美他尼的吸收比较稳定，超过 90%。呋塞米起效 30 ～ 60 min，血清半衰期 2.7 h，然而，在慢性肾病的情况下，效果可持续长达 4 ～ 8 h。托拉塞米的血清半衰期最长（6.0 h），布美他尼最短（1.3 h）。

过度利尿可能是个问题，会引发反作用机制。在极强利尿后，会出现一段利尿剂后钠潴留，在没有限钠饮食的情况下，可能会抵消其利钠作用。它强调了限制膳食钠的重要性。在细胞外容量显著减少的情况下有一种制动现象，即机体对额外剂量的袢利尿剂的利钠反应减少。所谓的机制包括激活肾素 - 血管紧张素 - 醛固酮和交感神经系统，肾单位重塑似乎也有贡献。

尿频是常见的反馈，应尽可能避免晚间服用。呋塞米的起始剂量为 20 ～ 40 mg/d。肾前性氮质血症（表现为尿素 - 肌酐比 $>$ 20 : 1）、直立性低血压、头晕和疲劳是显著低血容量的表现。低钾血症是最严重的代谢后果，需要仔细监测血清钾并在低于 3.5mmol/L 时进行补充。也可能出现轻度高血糖和高尿酸血症。依他尼酸可能具有耳毒性，尤其是与氨基糖苷类抗生素（如卡那霉素）联合使用时。如果要长期给予依他尼酸，应做听力图。

复合制剂。包含噻嗪类和弱保钾利尿剂（例如，阿米洛利、氨苯蝶啶）的组合使用方便，而且可以促进依从性。但它们价格昂贵，并且它们的固定比例限制了给药的灵活性。在开这种处方之前，应分别确定每种药物的适当剂量。只有当它可以提供所需的确切剂量时，才能合理使用组合制剂。许多组合含有亚治疗剂量的噻嗪类药物，起效缓慢；全部效果可能需要长达 1 周的时间才能显现出来。由于存在高钾血症的风险，服用 ACEI 的人应谨慎使用（如果有）。

利尿剂的选择和治疗的开始。当症状轻微（轻度劳力性呼吸困难、轻度踝关节水肿）或患者无症状但体重增加或 X 线检查提示早期 CHF 时，可以使用噻嗪类利尿剂（例如 25 ～ 50 mg/d 氢氯噻嗪）开始利尿治疗。劳力时呼吸困难的程度和体重变化是衡量轻度病例对治疗反应的最简单的临床参数。

症状的严重程度增加是改用袢利尿剂（例如呋塞米）的指征。小剂量的袢利尿剂也可能使噻嗪类药物无法充分控制的轻度至中度心力衰竭患者受益。首次使用袢利尿剂治疗患者时需要谨慎，因为可能会引起明显的利尿，特别是使用肠外制剂时，有时口服制剂也会。如果以前曾使用过噻嗪类药物，应停止使用，而不是继续与袢利尿剂合用，因为这两种药物一起使用时非常有效（见后面的讨论）。如果出现低钾血症，则需要补钾（见附录 32-1）或使用弱保钾利尿剂（如阿米洛利、氨苯蝶啶）。

用于严重充血性心力衰竭。在严重的 CHF 中，口服袢利尿剂（如呋塞米）的吸收下降，这是心力衰竭恶化期间疗效下降的原因。人们可以考虑改用一种吸收更好、作用更长的制剂，例如托拉塞米。口服袢利尿剂的最大效果可以通过使用大剂量、单次每日剂量而不是分次给药来实现。可能需要肠胃外给药以实现利尿。有时，在临床中偶尔的肠外剂量来补充口服治疗就足以应对口服治疗无能为力的恶化情况。在袢利尿剂方案中添加噻嗪类或美托拉宗可能对单独使用大剂量袢利尿剂无反应的难治性心力衰竭有用。对于肾功能不全的患者，美托拉宗可用作辅助用药。

利尿剂抵抗。尽管口服大剂量的袢利尿剂，仍出现低尿钠，提示利尿剂抵抗，往往预后不良。静脉给药、减少 HFpEF 患者的血管紧张素转换酶抑制（通过降低动脉压力来降低尿钠排泄）以及加用第二种利尿剂（例如，美托拉宗，称为“序贯疗法”）可以减少利尿剂抵抗。一些人认为，在心力衰竭早期合并使用第二种利尿剂或醛固酮拮抗剂会产生更好的效果，因为它可以防止肾重塑。

监测治疗。治疗过程中应密切监测症状、体征、血钾、血尿素氮和肌酐，以避免因使用利尿剂和出现并发症导致血容量不足、严重的肾前性氮质血症和血钾异常。这种监测对与血清钾相关药物的使用尤其重要，例如袢利尿剂和联合利尿剂方案、ACEI、ARB、地高辛，尤其是在冠状动脉缺血和肾衰竭时。镁的含量也应监测，因为镁的耗竭也可能由利尿剂治疗引发并导致难治性低钾血症。定期检查血清钠有助于避免强效利尿剂治疗可能导致的低钠血症。由于容量状态难以确定，一些人主张选择性使用 BNP 等生物标志物来监测和指导利尿剂治疗，但结果令人失望（见前面的讨论）。

醛固酮拮抗剂

即使使用 ACEI，醛固酮水平的异常升高可能发生在具有明显收缩功能障碍（射血分数＜ 30%）的人，可达到正常水平的 20 倍。这种异常升高支持了在标准一线治疗中添加选择性醛固酮受体阻滞剂的理由。选择性醛固酮受体拮抗剂（螺内酯、依普利酮）增强了钠的排泄，与 ACEI、β 受体阻滞剂和袢利尿剂联合使用时，使心脏发病率和死亡率降低 15% ～ 25%。在门诊环境中，低剂量通常就足够了，并且避免了高钾血症的风险。它们的益处可能不仅仅局限于增加钠的排泄，而是对左心室重塑产生直接的有益影响。

HFpEF 患者中的醛固酮阻滞剂一直是备受关注的话题。在对射血分数大于 45% 的 HFpEF 患者进行的大规模多中心随机试验（TOPCAT）中，心血管原因死亡、心搏骤停或心力衰竭住院的复合结局没有减少，高钾血症的发生率翻了一番，血清肌酐升高。

使用适应证。在明显的左心室功能不全的情况下（射血分数＜ 30%）且对标准一线药物治疗反应不足，应考虑加用螺内酯或依普利酮。当小剂量（例如，25 ～ 50 mg/d）螺内酯或依普利酮被添加到足量药物治疗计划中时，存活率和住院率显著提高，并且受益延伸至有症状的人（NYHA Ⅱ～Ⅳ级）。无需等到症状严重后才考虑将其用于左心室收缩功能显著降低的人。对于 HFpEF 患者，目前似乎不建议使用。

不良反应和监测治疗。可能会发生严重的高钾血症，特别是在肾衰竭或治疗方案包括血管紧张素转换酶抑制、ARB 治疗或补钾的情况下。密切监测血清钾是必要的，补钾仅限于在治疗后血清钾仍低于 3.5 mg/dl 者，这些药物不应用于肾衰竭，因为可能会出现危及生命的高钾血症。螺内酯长期服用可出现男性乳房发育症和乳房疼痛，依普利酮不会；还有一个问题是长期使用会增加致癌风险，但这仅得到动物试验的支持。

肾素抑制

鉴于肾素 - 血管紧张素 - 醛固酮系统在心力衰竭中发挥的重要作用，以及在 HFrEF 患者中使用血管紧张素阻断剂可降低发病率和死亡率，抑制该系统成为治疗此类患者的合乎逻辑的目标，尤其是使用血管紧张素阻断未得到充分缓解的患者。一项大规模随机研究探索了在 HFrEF 患者的依那普利治疗中添加阿利吉仑（一种肾素抑制剂），发现并未改善心血管死亡或心力衰竭住院的复合结局。此外，与依那普利相比，阿利吉仑作为单一疗法使用时未达到非劣效性目标。联合治疗发生低血压率增加和肾功能恶化。

洋地黄

理论依据。基于药物能增强收缩力的观点，洋地黄曾经是治疗 CHF 的核心，但由于主要的随机对照研究［如洋地黄调查组（Digitalis Investigation Group，DIG）试验］的结果令人失望，在治疗性血清水平上未能证实生存获益，所以强心剂已被降为次要角色。洋地黄唯一显著的益处（除了心房颤动的 CHF 患者的心率控制——参见第 28 章）是减少了窦性心律伴明显收缩功能障碍患者的住院率（例如，NYHA Ⅲ和Ⅳ级疾病，射血分数 < 25%，第三心音，明显的左心室扩张）。DIG 试验数据的事后分析显示，血清地高辛水平高于 1.2 ng/ml（0.9 ～ 2.0 ng/ml）增强收缩力，但在较低的血清地高辛浓度水平（0.5 ～ 0.8）下有改善存活率的趋势。这些发现表明，强心苷的益处可能与神经体液效应有关，而不是收缩性的改善。

适应证。根据新出现的数据，将强心苷治疗限制在已服用完整的一线药物（袢利尿剂、ACEI 和 β 受体阻滞剂）且症状未得到充分缓解的患者，且具有明显的收缩功能障碍者似乎是明智的。强心苷治疗有助于解决与近期心肌梗死相关的心脏失代偿。其他适应证包括由快速心房颤动引起的心力衰竭（见第 28 章）、控制不佳的高血压引起的 CHF［但仅限于短期，不能替代降压（见第 26 章）］或严重的主动脉瓣狭窄（见第 33 章）。对肺心病的疗效存在疑问。该药物有时是有益的，但结果并不令人满意，并且在缺氧情况下毒性风险增加。

洋地黄制剂在肥厚型心肌病引起的心力衰竭中几乎没有获益，无论是特发性还是长期高血压（门诊患者，尤其是女性的常见病因）。患有特发性肥厚型心肌病、主动脉瓣狭窄的患者在使用洋地黄时可能会出现流出道梗阻恶化的情况。此外，在二尖瓣狭窄（无心房颤动的情况下）或因短暂性缺血导致的 CHF 发作期间，没有任何已证实的益处。

制剂和药代动力学的选择。地高辛是首选制剂。过去，不同品牌之间的药物生物利用度存在一些差异，但这早已得到纠正。地高辛的半衰期为 36 h，口服时起效时间为 1 ～ 2 h。50% ～ 75% 从胃肠道吸收，在 CHF 中仍然足够，但在吸收不良的严重病例中可能会下降。经过肾排泄，随着肌酐清除率的降低而显著减少。

有时需要调整剂量。只要经常检查肾功能和血清水平并进行必要的剂量调整，地高辛就可以安全地用于肾衰竭。肥胖患者不需要更高的剂量，因为几乎没有脂质沉积。甲状腺疾病可影响洋地黄代谢；甲状腺功能减退会延长半衰期，而甲状腺功能亢进会缩短半衰期。地高辛的剂量应随着甲状腺疾病的治疗而进行调整。同样，胺碘酮可以增加血清地高辛水平，也可以影响甲状腺功能影响而间接影响地高辛血清水平。

启动和维持使用。在临床稳定的门诊患者中开始治疗可以从口服维持剂量开始，不需要负荷剂量。维持剂量为 0.125 ～ 0.25 mg/d（由基础肾功能决定），可在 5 ～ 7 天内达到治疗性血清水平（如果以 0.8 ng/ml 为标准，可以更早达标）。这导致建议缩小治疗范围（0.5 ～ 0.8 ng/ml）并使用更小的剂量（例如 0.125 mg/d）进行负荷和维持治疗。

一旦开始并且发现有临床益处，应长期持续使用洋地黄，除非泵故障的可逆原因已完全纠正或没有使用该药物的依据。临床上对洋地黄有反应的患者，即使在使用 ACEI 的情况下，停药后病情往往会恶化。

监测。由于 CHF 患者肾清除率的改变和洋地黄毒性的严重性，地高辛浓度需要严密监测。血清水平应每年至少测 3 ～ 4 次，如果患者的肾或容量状态发生变化，或者患者正在服用胺碘酮（可提高血清地高辛水平），则应更频繁地监量。如前所述，0.9 ～ 2.0 ng/ml 的常规地高辛浓度目标范围正在被 0.5 ～ 0.8 ng/ml 的更低、更窄范围所取代。应在最后一次给药后至少 6 h 抽取血清样本，因为口服给药后 4 ～ 6 h 血清水平会有上升。大多数情况下，建议患者来医院进行血清测定当天停用地高辛。医生需要监测增加心肌对地高辛毒性作用“敏感性”的因素。这些因素包括低钾血症、血清钙和镁异常、器质性心脏病和伴急性缺氧的肺部疾病。洋地黄诱导的心电图 ST-T 波变化与最佳或毒性剂量水平无关，不能用于此类判断。血清药物水平是决定有无疗效和是否达到中毒剂量的关键。

洋地黄毒性。洋地黄浓度本身不能诊断毒性，因为有毒性证据的患者和没有毒性证据的患者之间的血清浓度有相当大的重叠，但如果地高辛浓度大于 2.0 ng/ml，发生中毒的可能性会大大增加。洋地黄中毒的症状可分为非心脏表现和心脏表现。厌食、恶心、呕吐、腹泻、视觉障碍（包括黄视）以及在极少数情况下出现的谵妄，自 18 世纪后期引进使用洋地黄的英国医生 William Withering 时代就已记录。心律失常是心脏毒性的主要表现。洋地黄可引起任何类型的心律和（或）传导障碍，因为它影响心肌组织和传导系统的自律性。室性期前收缩二联律、阵发性房性心动过速伴传导阻滞和交界性心动过速是洋地黄过量的特征性表现。

服用洋地黄的患者出现无法解释的心律失常，增加了药物相关毒性的可能性。应停用药物，检测药物血清水平；检查钾、钙和镁的水平；立即住院监测和肠外抗心律失常治疗。对这种可预防且通常可治疗的疾病 发病率和死亡率均较高，需要提高警惕。

如果 DIG 研究的结果得到证实，那么洋地黄毒性的定义可能需要从充分的临床表现扩展到血清水平大于 1.2 ng/ml，相关的死亡风险增加。

口服抗凝和抗血小板治疗

尽管没有心房颤动的心力衰竭本身并不是口服抗凝剂的绝对指征，但它的存在与高凝状态和形成左心室血栓，从而导致全身性栓塞和脑栓塞的可能性有关。心力衰竭患者的 CHA_2DS_2-VASc 评分与血栓栓塞并发症的发生率相关，但在没有心房颤动的情况下，其预测准确性经测试证明是不高的（C 统计量 0.64）；阴性预测值 92%。其临床效用仍有待确定。在迄今为止最大的随机试验中，比较华法林和阿司匹林预防窦性心律的心力衰竭患者（射血分数 ≤ 35%）的栓塞性卒中（WARCEF 试验），缺血性卒中的发生率显著降低，但代价是大出血风险增加，虽然不是脑出血。低风险脑栓塞不需要常规口服抗凝剂，因为它增加了严重出血的风险。

冠状动脉疾病合并心力衰竭患者使用阿司匹林可使 1 年死亡率降低近 30%。然而，有人担心阿司匹林对前列腺素合成的抑制作用可能会抵消 ACEI 在 CHF 中的一些有益作用，这似乎是前列腺素介导的（见之前的讨论）。前瞻性队列研究表明，阿司匹林对 ACEI 生存获益的影响与剂量有关，低剂量的阿司匹林（＜ 160 mg/d）没有不良影响。

治疗缺铁

由于呼吸困难是心力衰竭的主要症状，而缺铁（即使没有贫血）是有氧运动能力的重要损害因素，因此人们对慢性心力衰竭患者的缺铁治疗产生了兴趣。已发现对中度症状的收缩性心力衰竭患者进行静脉输铁可改善症状、运动能力和生活质量，而没有明显的副作用。益处似乎与贫血无关。在提高 HFrEF 患者的运动能力方面，高剂量口服铁剂似乎效果不佳。

他汀类药物使用

他汀类药物在心力衰竭患者中的作用不确定，尽管许多患者有潜在的冠状动脉疾病并且应该从他汀类药物中受益。大多数他汀类药物试验排除了心力衰竭患者，因为担心潜在的副作用，例如辅酶 Q10 的合成减少（损害线粒体抗氧化活性）和硒蛋白（一种潜在的肌病物质）的产生增加。在混合型心力衰竭患者中进行的低剂量瑞舒伐他汀大规模随机试验发现，对心血管死亡、非致死性心肌梗死和卒中的综合结果没有不利影响或益处，但需要心血管住院治疗的患者数量有所减少。

非药物措施 [94-108]

盐和水的限制

考虑到容量超负荷通常是临床表现的一个突出组成部分，并且经常归因于恶化的诱因，传统上限制钠盐一直是向心力衰竭患者提供建议的重要组成部分。然而，限制钠盐在心力衰竭治疗中的核心作用一直受到现有证据系统评价的挑战，该评价发现没有研究涉及主要结局（例如，心血管和全因死亡率、脑卒中和心肌梗死），只有两项涉及门诊患者，这对住院率、住院时间和 NYHA 功能等级的变化没有影响。

由于缺乏相关的高质量证据，人们呼吁谨慎地将钠限制作为心力衰竭管理的基础。虽然应避免过量的钠摄入，但应更谨慎地看待心力衰竭中常规严格限制的价值。一些人钾摄入不足（高钠饮食的常见伴随物）是加剧心肌功能障碍的原因。在一些研究中，非常低的钠摄入量与不良后果有关。

考虑到目前的不确定性和设计良好的研究数据，从不添加盐的饮食开始（美国平均饮食约含钠 3.5 g/d）似乎是合理的。指导患者和家属准备和提供不加盐的膳食，并教导避免食用表面上含盐量不明显但实际含盐量高的食物（例如，奶酪、冷盘、罐装汤、罐装火腿、培根、番茄酱和其他加工食品）。应推荐 DASH 式饮食（见第 26 章），因为它还能确保摄入足够的钾，并具有其他理想的心血管特性。很少需要对患者进行极端的钠限制（例如，1 ~ 2 g/d），因为这不现实、不可口且令人沮丧，且缺乏现有证据支持。液体限制用于合并低钠血症的严重病例。在出院时对心力衰竭患者进行饮食中钠和钾方面的指导，会比省略此类建议时取得更好的短期效果（包括更少的再住院）。

改变生活方式——饮食和运动

大多数药物治疗未能改善 HFpEF 患者的重要结局，对 HFpEF 病理生理学的更好理解（见前面的讨论）激发了人们对减肥和锻炼的研究兴趣。研究结果也与 HFrEF 患者相关。

饮食。肥胖、其代谢后果与舒张性心力衰竭的假定联系正在激发人们对减肥作为 HFpEF 治疗方案的重要组成部分的关注。在研究条件下，减重计划和运动训练相结合，可显著提高运动耐力。为了实现可持续的减肥和改善代谢参数，应考虑地中海式饮食，它可以与运动计划一起融入 DASH 计划（参见第 18、26 和 235 章）。

运动。运动不耐受和劳力性呼吸困难是导致心力衰竭症状、功能障碍和生活质量下降的重要原因。据报道，运动训练能够提高运动耐量、健康状况和每搏输出量，以及减少外周阻力、左心室肥厚和住院次数。对于 HFpEF 患者的益处最为显著，考虑到其与肥胖、不活动以及由此产生的高血压、高脂血症和糖尿病的代谢后果的病理生理联系，这是可预料的，但在 HFrEF 患者中也发现了这一点。HFpEF 患者往往是肥胖的，根据峰值耗氧量的测量，饮食减肥加运动的组合达到了最佳效果。

对于 NYHA Ⅱ ~ Ⅳ级的患者，根据他们的运动能力，在一周的大部分时间里，每天在跑步机或固定自行车上进行 30 min 的运动，每周至少 3 次，观察到长期生存能力有明显改善。间歇性有氧运动和适当休息有助于最大限度地提高训练效果，而不会引起心脏过度受累。尽管尚未确定理想的训练方案，但可以对在家中进行的活动处方给出常识性建议。对于血流动力学稳定且渴望提高活动水平的积极性高的人，可以考虑推荐他们参加正式的运动项目。团体课程（例如，太极身心运动）可能会对提高生活质量和运动能力有所帮助。

允许的活动。允许活动的水平需要根据患者的医疗状况、生活方式进行调整。目标是在不过度的情况下维持日常活动。如前所述，定制的锻炼计划可以提高运动耐力和日常活动。在合理限制情绪和身体需求的基础上，应鼓励有中度运动能力（NYHA Ⅱ级）的患者继续工作。不得已而辞掉工作可能比继续以更有限的能力工作在心理上（以及身体上）压力更大。大多数情况下，允许的活动量可以通过临床细致问诊中得出，病史会提供诱发症状的运动程度。有时，症状可能与体征不一致，与患者一起上楼梯或进行 6 min 步行试验可以提供有关运动耐量的有用数据。在患有冠心病和心力衰竭的运动不耐受患者中，运动心电图监测和峰值摄氧量测量可以帮助确定缺血和心力衰竭导致问题的程度。无论病因如何，每天在的身体和心理休息的基础上按照计划进行锻炼是有益的，如果体重增加，端坐呼吸和劳力性呼吸困难家中，则应对活动进行限制。卧床休息几天通常是有益的。

可以避免住院。卧床失败的患者应使用脚踏板或定期下床，以避免长时间静脉淤滞和血栓形成的风险。

咖啡因

心力衰竭患者尤其是射血分数降低的心力衰竭患者发生严重心律失常的风险增加，但没有证据表明此类心律失常与咖啡因摄入相关。在一项对中度或重度 HFrEF 患者进行短期高剂量咖啡因摄入的随机安慰剂对照试验中，在静息或跑步机上运动时室上性或室性心律失常没有显著增加。

心理因素的治疗

心理因素被低估并且经常被忽视。重度抑郁症在需要住院治疗的 CHF 患者中很常见，并且与再入院率和死亡率增加独立相关。这也是治疗方案依从性差的主要原因；选择性 5- 羟色胺再摄取抑制剂（SSRI）类抗抑郁药在心血管方面具有良好的耐受性（见第 227 章），使抗抑郁治疗成为 CHF 潜在有吸引力的治疗选择。然而，疗效的证据仍然难以捉摸。在对心力衰竭患者进行的 SSRI 依他普仑的大规模随机安慰剂对照试验（MOOD-HF）中，抑郁症、全因死亡率或住院率没有显著改善。一项类似设计的认知行为疗法试验被证明对抑郁症有疗效，但对身体机能的自我保健无效。

焦虑在 CHF 中也很常见，但研究较少。它有可能加剧肾上腺素能刺激，降低生活质量（例如，导致不必要的活动限制），因此需要考虑治疗。使用特定药物治疗 CHF 焦虑症的数据很少（尽管 β 受体阻滞剂有助于消除儿茶酚胺过量，SSRI 具有一定的抗焦虑性能），但非药物减压措施可能有所帮助，值得考虑使用（见附录 226-1）。

情感和社会支持是必不可少的。长期研究发现，致命和非致命心血管不良后果的风险增加与缺乏此类支持有关。让家庭参与和安排社区资源同样必不可少。

并发症和加重因素的管理 [109-112]

关注一系列的并发症和加重因素是成功管理的关键。这些包括急性肾衰竭和慢性肾病、心房颤动、糖尿病和睡眠呼吸暂停。

肾衰竭（另见第 142 章）

无论是作为诱因还是作为后果，肾衰竭是 CHF 的常见伴随症状，大约 1/3 的 CHF 患者有肾功能不全，但大多数研究排除了有严重氮质血症的患者，从而限制了循证证据。尽管如此，还是得出了一些指导原则。它们以肾小球滤过率（GFR）表示，可以通过 Cockcroft-Gault 方程估算：

GFR = ［（140 – 年龄）× 体重］/［72 × 血清肌酐］

其中年龄以年为单位，体重以 kg 为单位，血清肌酐以 mg/dl 为单位。该方程适用于男性。对于女性，体重乘以 0.85。该方程仍存在不足，已提出修订，但它被广泛使用并内置于大多数 GFR 计算器中。

只要 GFR 保持在 60 mg/ml 以上，所有用于 CHF 的药物都可以放心使用。随着 GFR 降至 30 ～ 60 mg/ml，ACEI、ARB 和 β 受体阻滞剂仍可以合理安全地使用，而无需过于担忧，但在严重肾功能不全（GFR ＜ 30 mg/ml）中，需要密切监测肾功能和血清钾，可能需要减量。在肾衰竭中，ARB 与 ACEI 相比没有优势。β 受体阻滞剂可安全用于轻度至中度肾衰竭，不通过肾排泄的药物（例如美托洛尔、卡维地洛）可能更容易使用。当 GFR 降至低于 60 mg/ml 时应谨慎使用醛固酮抑制剂并密切监测血钾，在 GFR 低于 30 mg/ml 时避免使用，因为严重高钾血症的风险很高。地高辛可用于肾功能不全，但需要密切监测血清水平并经常调整剂量。在慢性肾病的后期，干预性治疗法延长生存期（见后面的讨论）。

心房颤动（另见第 28 章）

与肾衰竭一样，心房颤动既可以是心力衰竭的诱因，也可以是心力衰竭的后果。持续性心动过速是心室重塑的重要原因，而心力衰竭是社区人群心房颤动 的主要原因之一。心房颤动的发作可表现为急性恶化的呼吸急促和运动不耐受。

病理生理学。快速心房颤动减少心室充盈并触发心室重塑，可能会出现心肌顺应性丧失和心肌病性扩张（心动过速引起的心肌病）。结果心排血量下降，心室扩张会引起二尖瓣反流加剧。控制心室率或恢复窦性心律可以逆转这些变化，但心室扩张可能会持续存在。心动过速的复发可导致心排血量急性下降，通常高达 25% ～ 50%，在原先就有瓣膜病或心肌病的人中最为严重。

预后。心房颤动的发展是直接影响预后还是仅仅是进展性心力衰竭的一种表现，目前尚不清楚。它是影响生存和其他结果的独立预测因子，但有些证据是相互矛盾的。尽管如此，心房颤动的患病率随着症状严重程度的增加而显著增加（50% 的 NYHA Ⅳ级患者有心房颤动），并且发病可导致急性临床失代偿。

治疗。第一要务是控制心室率。如果患者血流动力学足够稳定，可以在门诊进行管理（参见入院指征部分），可以尝试使用一种被批准用于收缩性心力衰竭的口服 β 受体阻滞剂（参见 β 受体阻滞剂部分）来控制心率。

由于全身性血栓栓塞的高风险，卒中预防成为另一个重中之重。需要开始口服抗凝剂（见第 28 章）。在仍处于窦性心律的 CHF 患者中使用口服抗凝剂引起了人们的关注，因为心力衰竭本身会激活凝血酶相关通路。但直接口服抗凝剂治疗的大规模随机试验未能证明卒中、心肌梗死和全因死亡率的综合终点有任何降低。

恢复窦性心律，如果可以简单安全地实现显然是有益的，但可能有风险。当心房颤动是 CHF 恶化的结果时，随着基础心力衰竭及其诱因（如高血压、缺血）控制的改善，它可能会自发恢复到窦性心律。他汀类药物和 ACEI 可能通过其对血压和低密度脂蛋白胆固醇的影响之外的机制来促进恢复窦律。当血流动力学受损导致出现症状并降低生活质量时，需要考虑药物和其他干预措施以恢复窦性心律。然而，此类节律控制措施的实施存在重大风险，在进行复律之前要进行决策（参见第 28 章）。由于恢复和维持窦性心律很难，关于心率控制与节律控制的争论仍在继续。

睡眠呼吸暂停

阻塞性和中枢性睡眠呼吸暂停在心力衰竭中都很常见，据报道，HFrEF 患者的患病率为 50% ～ 75%。中枢性睡眠呼吸暂停估计高达 40%。患病率随着左心衰竭的严重程度而增加，并且与预后不良有关。Cheyne-Stokes 呼吸是其临床标志。有人担心睡眠呼吸暂停的生理后果（例如，交感神经活动增强）可能会对心力衰竭产生不利影响。然而，一项针对收缩性心力衰竭合并阻塞性和中枢性睡眠呼吸暂停患者分别接受有效的 CPAP 和 servo 呼吸机的大规模随机试验显示，死亡率、对等待挽救的心力衰竭患者进行干预的需求和心力衰竭的住院治疗均未能减少，而且心血管死亡的比率明显增加。在推荐此类干预措施之前，需要进行更多研究。在等待新数据之前，可以推荐用于睡眠呼吸暂停的最佳方法是强调患有阻塞性疾病的患者降低体重和治疗中枢性睡眠呼吸暂停患者的潜在心力衰竭。CPAP 在阻塞性疾病和 HFpEF 患者中的作用仍有待确定。

糖尿病

糖尿病是心力衰竭的重要危险因素，其有效治疗是心力衰竭管理计划的重要组成部分（见第 102 章）。令人担忧的是许多糖尿病治疗方法对心力衰竭的影响，特别是基于肠促胰岛素的药物，包括二肽基肽酶 4（DPP-4）和胰高血糖素样肽 1（GLP-1）类似物。在对加拿大大型省级数据库进行的嵌套病例对照分析中，研究人员发现，摄入肠促胰岛素药物与心力衰竭住院风险之间没有关联。然而，在最近住院的糖尿病 HFrEF 患者中，急性使用 GLP-1 药物来改善血糖控制并没有改善结局。

疾病晚期[109-138]

疾病晚期（D 期，NYHA Ⅲ 和 Ⅳ级）患者的生活质量非常差，并且猝死和因进行性泵衰竭死亡的风险增加。心室内异常激活（表现为心电图 QRS 增宽，尤其是左束支传导阻滞）和心室电不同步是该阶段的特征。心排血量下降、不良心室重塑进展和危及生命的室性心律失常可能随之而来。尽管病情严重，但这一阶段的疾病可以通过干预措施来提高生活质量，减少住院治疗的需要，并可能延长生存期。

心脏再同步化治疗和植入型心律转复除颤器

通过植入房室双腔起搏器的心脏再同步化治疗（Cardiac resynchronization therapy，CRT）可以减轻有明显左心室功能障碍（例如，射血分数 ＜ 35%，QRS ＞ 150ms）患者的不同步及其后果。它通常与植入型心律转复除颤器（ICD）结合使用，以防止出现危及生命的心律失常，这种心律失常在衰竭的心脏中很常见。来自有症状患者（NYHA Ⅱ ～ Ⅳ级疾病）的随机对照试验数据显示，在改善左心室重塑、射血分数、运动能力、生活质量和住院需求的同时，生存率也得到了提高（20% ～ 40%）。这些发现现已扩展至具有同样左心室功能障碍和传导延迟的症状最轻的患者（NYHA Ⅰ级和Ⅱ级）。再同步化治疗对室性心动过速、心室颤动或心律转复没有影响，因为这些问题需要使用 ICD。与单独使用 ICD 相比，联合 CRT 治疗在生存率和再入院率方面取得了更好的结果。

对有明显左心室收缩功能不全（射血分数< 35%）的患者预防性植入 ICD 可显著降低心脏性猝死的风险，在收缩性心力衰竭患者中，尤其是那些没有达到症状性疾病晚期的患者，几乎有一半的死亡是由心脏性猝死造成的。然而，那些患有终末期疾病患者的全因生存率并没有降低，生存率很可能是由泵故障引起。晚期慢性肾病患者植入 ICD 后的生存率没有提高，但住院率却有所增加。与 ICD 相比，胺碘酮并未降低 CHF 患者的猝死风险（见第 29 章）。

不良反应。带或不带 ICD 的 CRT 在技术上要求均很高（需要通过冠状窦和冠状静脉植入左心室起搏导线）。在研究条件下报告的围手术期并发症包括冠状窦夹层（3.0%）、气胸（1.7%）、需要清除的袋状血肿（3.3%）、冠状静脉夹层伴心包积液（0.5%）和需要重新定位导线（4.0%））。1 个月后，不良事件发生率约为 4.5/100 台设备月。在临床实际中并发症发生率可能更高。ICD 植入会增加成本和复杂性，同时也会产生一系列的不良反应。ICD 的并发症发生率为 1.4%，包括感染、导线放置问题和设备故障，以及 1.2% 的植入期间死亡。不当出院为 19%（另见第 29 章）。

患者选择。如前所述，那些从 CRT/ICD 联合治疗中获得最佳生存结果的是早期收缩性心力衰竭伴有明显收缩功能障碍（射血分数 < 30%）和心室内传导延长（QRS > 150 ms），尤其是由于缺血引起的收缩功能障碍。左心室功能轻度降低（射血分数 30% ~ 35%）的患者以及相对年轻的非缺血性心力衰竭患者也证明了生存获益。患有 CHF 终末期或严重合并症而缩短预期寿命的患者不是合适人群，因为全因死亡率并没有降低。多达 30% 的接受这些设备治疗的患者没有受益，许多本来可以受益的患者却没有接受植入。为了改进病例选择，正在制定相应标准，但随着更多结果数据的不断出现，标准仍处于不断变化中。目前的标准包括以下内容：

- 对于 CRT：射血分数< 30% ~ 35% + QRS 持续时间> 120 ~ 150 ms + 有症状的心力衰竭（NYHA Ⅱ、Ⅲ 级）
- 对于 ICD：射血分数< 35% 的情况下的持续性室性心动过速 或可诱发的非持续性室性心动过速

ICD 植入方面存在差异，男性比女性更容易接受 ICD。只有一小部分符合条件的老年医疗保险患者在心肌梗死后接受 ICD。但对于适当选择的患者来说，成本效益并不是太高（每 QALY 61000 美元——类似于其他侵入性心脏干预治疗）。

手术干预

血运重建。恢复缺血但存活的左心室心肌区域的血流可以改善心脏功能和结果。一项随机实验研究结果表明，冠状动脉搭桥和移植（CABG）手术联合最大剂量药物治疗与单独最大剂量药物治疗可将缺血性心肌病引起的心力衰竭患者全因死亡率降低 16%，心血管死亡降低 21%，因任何原因的住院和生活质量也有显著改善。心室重建则不然（见第 30 章）。

经导管二尖瓣修复。衰竭、扩张的左心室使二尖瓣移位，影响瓣叶贴合。随之而来的是二尖瓣反流，导致心力衰竭恶化、住院率增加和生存期缩短。通常对于那些已经积极药物治疗和再同步化的患者，开放式手术修复无法改善结果并且有很多并发症，但经导管修复，包括应用夹子恢复瓣膜对接，可减少住院并且能够改善入组患者的生存率。

左心室辅助装置（LVAD）。是手术植入的机械装置，旨在提高晚期心力衰竭患者的生存率和生活质量；还可以作为移植的桥梁。病理性左心室扩大和心室重塑与功能状态的改善有关。除了手术植入外，由于泵相关血栓形成的风险增加卒中风险（10% ~ 20%）仍然是存在的问题，因此需要抗凝治疗。新的 LVAD 设计（例如，磁悬浮与机械轴承）可将卒中风险降低 50%，并将再次手术的需求降低 90% 以上。尽管泵的设计取得了长足的进步，但出血和败血症的风险仍然存在。有终末期肾病的心力衰竭患者生存能力很差，许多人在 LVAD 植入后 3 周内死亡。呼吁为接受 LVAD 的晚期 CHF 患者使用共同决策，因为许多患者宁愿享受舒适的生活质量，也不愿以相当高的发病风险为代价延长生存期。家庭成员和其他人报告，在照顾使用辅助设备的患者方面存在很大的精神压力，尤其是在生命的最后阶段，当出现有关如何及何时关闭设备以及如何与姑息治疗和临终关怀协调的问题时。

干细胞植入。经心内膜间充干细胞和单核骨髓细胞已用于改善急性或慢性心肌缺血性损伤继发的左心室重塑。慢性缺血性心肌病患者的试验结果在功能和解剖参数方面令人鼓舞。需要更多的研究来确定这种方法的作用。

心脏移植。心脏移植仍然是最后的手段。适合手术和接受强化医疗和随访是必不可少的先决条件。

终末期护理

除了心室辅助装置（仍在研究中）和移植（在美国每年仅可供 2500 名 CHF 患者使用）外，终末期疾病的管理大多是支持性的，并遵循相同的终末期护理原则，适用于大多数终末期疾病患者（见第 90 章）。延长生存期而不改善生活质量的措施应该停止。例如，具有植入型除颤器的人可能应该将其关闭，因为破坏性超速起搏和除颤放电的频率随着严重心室心律失常频率的增加而增加。间断门诊静脉输注血管扩张剂（如 B 型利尿钠肽）或正性肌力药物（如米力农）并无明显价值，尽管有些人提倡使用这些药物。同时使用吗啡治疗焦虑和呼吸困难是完全合理和适当的（见第 90 章）。临终关怀可以给患者和照顾他们的人带来极大的安慰并提高生活质量。

患者教育和监测 [139-144]

CHF 的医疗计划通常很复杂，而且对依从性的要求很大，因此需要整个初级保健团队与社区资源合作来教育患者和家属，并帮助监测依从性和临床状态。与患者的初级保健实践无关的 CHF 疾病管理计划往往无法降低成本和改善再入院率等结果，但以医疗之家为中心或与医疗之家协调的那些项目做的相当好，虽然不是在所有参数上都做得很好。在随机试验中，以初级保健实践为中心并采用多学科团队协作的综合管理计划显著降低了死亡率和抑郁症的发生，但对住院率或功能状态没有影响，两组均有所改善。协作护理方法减少了抑郁和疲劳，但没有减少与心力衰竭相关的整体健康状况。荟萃分析研究发现，家访和多学科门诊对全因再入院和死亡率的影响最大，医疗家庭团队的结构化电话随访减少了心力衰竭再入院。其他研究表明，仅限于集中的、配备护士的、监测服务的电话联系或独立的教育项目的努力未能减少住院率。

尽管独立的教育努力没有价值，但纳入以初级保健实践为中心的综合心力衰竭计划中的教育工作可以帮助确保安全性和依从性。目的是让患者、家庭成员和家庭作为护理管理工作的合作伙伴。对 CHF 患者的调查发现，其健康知识普及率低于 50%，这可能是造成可避免的病情加重和入院率高的原因。教育工作的主要目标包括了解治疗的基本原理以及运动、饮食和服用药物的准则。患者及其护理人员必须知道所开药物的特性。多药联合方案很常见，这增加了混淆、给药错误和依从性差的风险，导致并发症和其他可避免的住院治疗。药物手册非常有价值，将每片药片贴在其通用名称和品牌名称旁边的页面上，以及计划剂量、使用指示和毒性警告标志。对于视力不佳的患者，家庭成员或来访护士应预先放置好每天服用的药片。

在考虑介入治疗（从同步起搏到植入型除颤器和左心室辅助装置）时，共同决策成为重要的辅助手段。特别是对于患有晚期疾病的人来说，在提高生存率的同时，可能会对生活质量产生不利影响，这就造成了选择困难。了解患者的价值观和偏好以及预期的风险（包括死亡率）和收益对于帮助患者做出明智的选择至关重要。如果做得好，临床医生可以推荐或认可首选，从而减轻患者和家人预期的后悔或内疚。很多时候，研究表明任何延长生命的干预措施都值得大力推广，所以很少有这方面的对话。当进行共同决策时，患者较少选择左心室辅助装置。

合作的一个重要组成部分是让患者及其家人参与家庭监测。虽然尚未实现远程监护，但患者和家人的家庭监护对综合管理计划做出了重要贡献。每天早上早餐前获取和记录每日体重（所谓的干重）是必不可少的——如果临床稳定且合规，则较低的频率就足够了。如果体重突然增加超过 2 磅（约 0.9 kg）或 3 磅（约 1.4 kg）（强烈提示液体潴留和恶化的衰竭），应该给家庭医师打电话或对利尿剂按预先计划进行调整，然后由临床或家访护理团队的成员进行家访。这些努力有可能限制可避免的 CHF 恶化导致急诊室就诊、住院和再入院（CHF 患者护理高成本的主要来源）。如前所述，CHF 疾病管理计划的影响似乎取决于努力与患者初级保健实践的协调程度和整合程度。

自动化家庭监测和传输的新方法正在开发中，比如前面描述的植入式肺动脉压力无线发射器到报告体重、血压、氧饱和度和其他基本参数的不太复杂的设备。迄今为止，它们的价值尚未确定，即使不能提高生存率，它们促进护理和降低再入院率的潜力也值得关注。

转诊和入院指征 [145,146]

急性恶化或难治性衰竭的患者应考虑住院和心脏咨询。对于看似难治性疾病的患者，住院治疗提供了在受控条件下观察治疗反应的机会，以确保遵守医疗方案。此外，住院有助于确保安全地开始其他的治疗，并寻找最初可能无法检测到的可治疗的潜在病因。在考虑辅助药物治疗（例如，醛固酮抑制剂、洋地黄）时，心脏咨询可能会有所帮助，并且对于探索起搏器或除颤器植入的适应证至关重要。如果肾、肺、肝和中枢神经系统功能得以保留，则最大限度药物治疗失败的相对年轻的患者可能适合考虑移植。其他入院指征包括洋地黄中毒、肾衰竭、低血压以及家庭支持和监督不足。尽管可以在初级保健环境中进行许多 CHF 护理，但初级保健团队和心脏顾问之间的密切工作关系有助于优化结果。

治疗建议 [18,22,145,146]

A 期——高风险，无结构或功能异常，没有征象或症状

所有患者

- 筛查和治疗危险因素和潜在病因，包括高血压（见第 14、19 和 26 章）、冠状动脉疾病（见第 20、30 和 31 章）、糖尿病（见第 93 和 102 章）、高胆固醇血症（见第 27 章）、高钠膳食摄入（尤其是肥胖者，见第 26 章和 235 章）、血流动力学意义显著的瓣膜病（见第 33 章）、甲状腺疾病（见第 103 章和 104 章）、心肌病（见附录 33-1）和快速性心律失常（尤其是心房颤动，见第 25 和 28 章）。
- 仅在发生心房颤动时才实施口服抗凝剂（见第 28 章），如果为窦性心律则不需要。
- 考虑使用弗雷明汉心脏研究评分系统（基于年龄、收缩压、心率、心电图左心室肥大、冠状动脉或瓣膜性心脏病的证据、糖尿病、胸部 X 线片上的心脏扩大和用力呼气能力）来确定 CHF 的风险和预防措施的适当程度。尽管对诊断有用，但 BNP 和 NT-proBNP 都不能有效评估治疗的时机或充分性，不要用作治疗阈值或目标。
- 规定并强烈鼓励改变饮食以减少钠的摄入，确保摄入足够的钾，减轻体重，降低心血管风险；建议采用 DASH 型饮食限制钠盐（见第 26 章），并结合地中海式饮食的元素（见第 18 和 27 章）以减轻体重和降低心血管风险。
- 规定并强烈鼓励在一周的大部分时间（至少 3 天 / 周）进行 30 min 的中等强度有氧运动，根据患者的能力和偏好进行安排（见第 18 章）。鼓励尽可能维护自己的日常工作和社交活动，避免不必要的限制，然而，在病情加重期间，随着方案的调整，考虑暂时减少活动并建议休息。
- 实施全面的 CHF 疾病管理方法，疾病管理的综合方法，让患者、家庭成员、家庭和社区资源参与其中。将所有疾病管理计划整合到初级保健实践中，使用多学科团队的护理方法，并根据需要咨询心脏病学专科医生。

B 期——早期的结构变化，极少或没有体征或症状——NYHA Ⅰ类疾病

收缩功能障碍（HFrEF）

- 开始 ACEI 治疗，在老年人中以低剂量开始（例如，赖诺普利 2.5 ～ 5.0 mg 每日 1 次），以尽量减少低血压和低灌注的风险，并在耐受的情况下少量加量，监测血压、钾和肾功能［如果因咳嗽或血管性水肿而不能耐受 ACEI，则用 ARB 替代（例如，氯沙坦 25 mg/d 或缬沙坦 80 mg/d）］。
- 开始低剂量 β 受体阻滞剂（例如，琥珀酸美托洛尔缓释剂 12.5 ～ 25 mg/d；或卡维地洛 3.125 mg 每日 2 次），并在耐受时少量加量，

监测血压、心率和体重。

- 针对容量超负荷的征象开始低剂量利尿剂治疗。监测血清钾，如果低则补充（见附录 32-1）。
- 如果射血分数低于 35%，即使患者几乎没有症状，也应考虑尽早开始醛固酮拮抗剂治疗（例如，依普利酮 25 mg/d，见 C 期）。
- 对于不能耐受 ACEI 或 ARB 治疗的患者——尤其是非裔美国人——考虑替代为肼屈嗪（从 37.5 mg 每日 3 次开始）加硝酸异山梨酯（从 20 mg 每日 3 次开始）。密切监测心动过速和低血压。

舒张功能障碍（HFpEF）

- 继续进行 A 期的治疗，并对潜在的遗传性疾病进行治疗。如果肥胖，推荐 DASH/ 地中海式饮食和减轻体重。
- 没有药物治疗被证明是有效的，但是，一定要对任何引起 HFpEF 的潜在原因（例如，冠状动脉疾病、高血压或糖尿病）进行药物治疗。如果有高血压或糖尿病，开始并提前使用 ACEI。如果有潜在的冠状动脉疾病（尤其是既往心肌梗死）、高血压或心房颤动，则开始使用 β 受体阻滞剂（见第 26、30、102 章）。如果窦性心律，口服抗凝剂没有作用。
- 如果有液体潴留的征象，添加利尿剂（例如，从氢氯噻嗪 25 mg/d 开始）；监测钾、血尿素氮和肌酐；如果低钾血症（$K^+ < 3.5$ mg/dl），避免过度利尿并补充钾。

C 期——结构变化，明显的症状和体征——NYHA Ⅱ～Ⅲ级

收缩功能障碍（HFrEF）

- 与 A 期和 B 期相同，另外：
- 重新检查并具体治疗任何可能加重的因素（例如，依从性差、钠过量、发热、贫血、心房颤动、感染、缺血、高血压、糖尿病）。
- ACEI 或 ARB 逐渐加量治疗以提高运动耐量并缓解充血症状，同时继续监测血压、钾和肾功能。如果耐受，则提前加量至最佳结果相关的剂量（例如，赖诺普利 20 ～ 40 mg/d；氯沙坦 50 ～ 100 mg/d，或缬沙坦 160 mg/d）。
- 如果对逐渐加量的血管紧张素阻断的反应不充分，考虑沙库巴曲 / 缬沙坦。从每天服用 2 次的半片剂（49 mg 沙库巴曲 /51 mg 缬沙坦）开始，并在 2 ～ 4 周内增加到全量制剂（97/103）。对于服用 ACEI 的人来说，应在开始组合方案前停药 3 天。初次使用血管紧张素阻断剂或肾功能不全（GFR ＜ 30 mg/ml）的患者的起始剂量是 1/4 片（24/26）每天 2 次，每 2 周向上滴定一次，以适应全强度。监控视觉或认知变化。
- 推进 β 受体阻滞剂治疗（例如，琥珀酸美托洛尔缓释剂 25 ～ 50 mg/d，或卡维地洛 6.25 mg 每日 2 次），特别是如果患者患有冠心病、高血压或心房颤动。在允许的情况下缓慢向上滴定；考虑目标静息心率为 50 ～ 60 次 / 分，运动心率不超过 90 ～ 110 次 / 分，但根据患者状态进行调整。在治疗的前 8 周内，密切监测低血压、体液潴留和临床恶化情况。
- 如果有液体潴留的证据，开始利尿剂治疗。如果症状轻微，从噻嗪类药物开始（例如，氢氯噻嗪 25 ～ 50 mg/d）。如果噻嗪类药物不能满足需要，特别是如果有明显容量超负荷的证据，则改用袢利尿剂（例如，呋塞米 20 ～ 40 mg，每日 1 次或 2 次）。如果使用袢利尿剂，请注意，以前从未使用袢利尿剂的患者利尿非常快。在需要高充盈压力的情况下（例如，严重的主动脉瓣狭窄、并发舒张功能障碍），使用强效利尿剂时要特别小心。将每日剂量分开，以尽量减少早上或晚上大量利尿剂可能干扰活动或睡眠，但如果效果不佳，则在早上给予袢利尿剂全剂量（例如，呋塞米 80 ～ 120 mg，每天早晨给药）。
- 如果最初选择呋塞米的效果不佳，考虑改用托拉塞米（50 mg，每天 1 次或 2 次）；如果反应不足，在袢利尿剂方案中添加噻嗪类药物（例如，氢氯噻嗪 25 mg，在袢利尿剂给药前）或美托拉宗（1.25 mg/d，袢利尿剂给药前 0.5 h）。监测钾、血尿素氮和肌酐。
- 如果射血分数低于 35%，则增加或提前使用醛固酮阻滞剂（例如，螺内酯或依普利酮 25 ～ 50 mg/d）。停止所有钾补充剂，并密切监测钾水平；在肾衰竭或肾功能恶化（肌酐＞ 2.5 mg/dl）

的情况下，请谨慎使用；在血管紧张素阻断的情况下谨慎使用。如果使用螺内酯导致男性乳房发育，请改用依普利酮。

- 如果非裔美国人对上述一线措施没有明显效果，则考虑将肼屈嗪（从 37.5 mg 每日 3 次开始）和硝酸异山梨酯（从 20mg 每日 3 次开始）添加到该计划中。密切监测心动过速和低血压。
- 密切监测体重、运动耐量、肾功能和血清钾，在出现失代偿的第一个征象时（例如，体重增加、劳力性呼吸困难增加）进行治疗；如果血钾水平低（< 3.5 mg/dl），请补充钾。
- 如果患者在全面实施上述一线措施后仍有不可接受的症状，并且有明显的收缩功能障碍的证据（第三心音，明显的左心室扩张，射血分数 < 35%），则考虑加用强心苷治疗。使用地高辛（从 0.125 mg/d 开始）。3 ～ 5 天后检查血药浓度，并调整剂量以达到 0.5 ～ 0.8 ng/ml 的水平。监测血尿素氮、肌酐、钾和血清地高辛水平。在测定浓度时距离上次给药至少 6 h。定期监测血药浓度，尤其是在使用胺碘酮和肾功能或甲状腺功能改变的情况下密切监测。准备减少剂量。
- 只有在发生心房颤动时才考虑需要口服抗凝剂。在没有心房颤动的情况下，口服抗凝剂没有任何益处。
- 在结果改善后，甚至在患者出现明显症状之前就考虑转诊心脏再同步化治疗。最佳适应证是有明显的收缩功能障碍（射血分数 < 30%）和心室内传导延迟（例如，左束支传导阻滞或 QRS > 150ms）。
- 如果患者有持续室性心动过速或射血分数低于 30% 的证据，请考虑植入型心律转复除颤器，但如果患者出现 3 期或 4 期慢性肾病，请重新考虑。
- 密切监测，对急性失代偿进行住院治疗。检查诱发因素、加重因素和不遵守规定的情况。
- 考虑制订与初级保健医疗家庭实践相结合的疾病管理计划，特别是由于对医疗方案的依从性差而需要反复住院治疗急性失代偿的患者。

舒张功能障碍

- 与 A 期和 B 期相同，但更要强化，包括靶向使用 ACEI 和 β 受体阻滞剂（特别是用于缺血和心房颤动的心率控制）。
- 再次强调 DASH/ 地中海式饮食计划、肥胖者减重和有氧运动计划。
- 仅当存在潜在的高血压（见第 27 章）、冠心病（第 30 章）或糖尿病（见第 102 章）时，才进行上述药物治疗。
- 根据需要进行利尿剂治疗；如果需要使用袢利尿剂，请仔细监测容量状态以避免过度利尿（这会损害舒张期充盈）；同时监测血钾，如果低于 3.5 mg/dl，应予以补足。
- 避免使用长效硝酸盐或吸入亚硝酸盐——没有证据表明有益。
- 注意任何潜在的睡眠呼吸暂停（见第 46 章），但要注意 CPAP 对心力衰竭的疗效和安全性尚未得到很好的证实。

D 期——晚期结构性疾病，休息时的症状、体征突出——NYHA Ⅳ 级

收缩性心力衰竭（HFrEF）

- 同 C 期，另外：
- 如果尚未进行，推荐考虑再同步化治疗和心律转复除颤器植入，请考虑长期预后（例如，避免在患有终末期疾病的人中植入 ICD）。
- 如果尽管进行了最大剂量的药物治疗和再同步，功能性二尖瓣反流的症状仍然不可接受，请考虑转诊至有经导管二尖瓣修复经验的心脏中心。
- 如果上述所有措施均未通过，请考虑转诊以确定是否适合移植或 LVAD，特别是如果患者相对年轻且患有终末期心肌病但肾、肝、肺和神经功能完好。
- 如果患者不适合移植，则开始临终关怀计划，并禁用任何已植入的心律转复除颤器。
- 考虑使用麻醉方案（例如，MS Contin 15 mg，每日 2 次），用于治疗疾病末期的严重焦虑和恶化的呼吸困难。

监测和调整治疗

- 鼓励患者和家人进行家庭监测；检查每天的干重，在早餐前测量，如果自上次称重后，

不明原因的体重增加超过 2 ~ 3 磅，请联系医疗团队为可靠的患者和家属提供自我调整利尿剂方案的指南。

- 监测血压、心率和心律；如果出现低血压或心动过缓，调整药物方案。可以向家庭护理人员教授家庭监控。如果发现心律失常，应及时检查和治疗；特别注意心房颤动患者的心率控制和高危人群（低射血分数、低钾、使用地高辛、缺血性心脏病）的心律紊乱。远程监测这些参数的好处仍有待确定。
- 定期密切监测所有患者的钾、血尿素氮和肌酐。
- 不要使用 BNP 或 NT-proBNP 作为治疗阈值或目标，因为它们已被证明不能有效衡量治疗充分性的时机。
- 如果肾前性氮质血症发生或恶化，相应下调药物治疗方案中各成分的剂量，尤其是 ACEI、利尿剂、ARB、地高辛和螺内酯。
- 对服用 ACEI、ARB 或醛固酮抑制剂的患者，只有在血清钾降至 3.5 mmol/L 以下时才可谨慎使用口服钾补充剂。如果保钾利尿剂与 ACEI 或 ARB 联用，应停止长期口服补钾并仔细监测血清钾。
- 监测服用洋地黄或出现心律失常的患者的血清镁和钾，监测服用强效利尿剂的患者的血清钠。

附加措施和注意事项

- 对于窦性心律的心力衰竭患者，不要常规开口服抗凝剂治疗，但如果长期卧床、心房颤动或伴有左心室血栓的严重充血性心肌病，则应开始口服抗凝剂治疗（见第 83 章）。
- 为冠心病导致的 CHF 患者开具小剂量阿司匹林（81 mg/d）；避免大剂量（≥ 160 mg/d），因为这可能会干扰 ACEI 的作用。
- 避免使用可能导致 CHF 恶化的药物，尤其是非甾体抗炎药和钙通道阻滞剂 [尤其是在并发冠心病和射血分数 < 35%（氨氯地平除外）的人群中]。
- 向患者和家属提供有关 CHF 处方药的目的和正确使用的详尽说明。
- 检查并治疗任何潜在的抑郁症（见第 227 章）或铁缺乏症（见第 82 章）。

入院、转诊和疾病管理

- 因急性失代偿而入院，特别是由快速心房颤动或急性缺血引发；如果门诊措施没有达到预期的效果，还可以考虑入院进行评估和完善医疗方案。
- 获取心脏病学咨询以评估和治疗导致衰竭的潜在疾病，包括恶化的缺血（见第 30 章）、心律失常（见第 28 章和第 29 章）、瓣膜性心脏病和心肌病（见第 33 章）。
- 当遇到医学上难治性疾病和严重急性发作时，以及考虑再同步治疗、心律转复除颤器植入和终末期疾病管理的候选资格时，请咨询心内科。
- 在初级保健医疗家庭团队和心脏顾问之间保持密切的工作关系和顺畅的沟通渠道。如前所述，实施所有疾病管理计划并将其与初级保健医疗家庭实践相结合。

（李洋洋　杨继敏　祝　强 翻译，
曾　辉　曹照龙 审校）

附录 32-1

充血性心力衰竭中血清钾紊乱的管理[1-5]

心力衰竭患者大多数有基础心脏病，加上由此产生的左心室重构和地高辛的使用，严重心律失常的风险显著增加。心律失常的可能会因血清钾异常而加剧，经常发生在 CHF 患者身上，这是由于强效利尿剂和抑制血管紧张素 - 醛固酮轴的药物所致。

病理生理学

当血清钾水平降至4.0 mmol/L以下时，心律失常的风险开始上升，特别是在使用地高辛或潜在心肌疾病的情况下。高钾血症开始出现传导系统功能障碍，尤其是在患有潜在心脏病、传导系统异常或使用减慢传导的药物（例如，β受体阻滞剂、钙通道阻滞剂）的人中。

心力衰竭中的低钾血症

噻嗪类利尿剂和袢利尿剂均可阻断钠的重吸收，从而导致钠向远端肾小管的呈递增加，在远端肾小管发生重吸收以排出钾。噻嗪类药物引起的钾丢失量取决于药物的剂量及钠摄入量。袢利尿剂将更多的钠提供给远端小管与钾交换，从而导致更多的钾丢失。为了应对这些损失并降低心律失常的风险，维持、补充和监测钾的策略对于CHF的管理至关重要。

心力衰竭中的高钾血症

正常的钾排泄需要将钠输送到远端肾单位、醛固酮的作用以及皮质集合小管的正常功能。在心力衰竭中，这三种成分通常都会受损，伴有严重的近端钠潴留、药物诱导的醛固酮抑制和肾损害。自从在CHF管理中添加血管紧张素阻滞剂和醛固酮抑制剂以来，严重高钾血症的发生率显著增加，尤其是在有潜在肾功能不全的人中。使用非甾体抗炎药可能会通过抑制肾素分泌（通过抑制刺激性前列腺素）而使问题更加严重。

预防和治疗低钾血症

低钾血症损害心肌功能，在心力衰竭患者中很常见。有几种方法可用于最大限度地降低因CHF服用利尿剂的人发生低钾血症的风险。最简单的是确保摄入足够的钾。也可以采用药物措施。

饮食措施

全身钾储存量平均为3500 mmol（mEq），其中90%在细胞内。正常血清水平范围为3.6～5.0 mmol/L，但不一定反映全身储存量。每日最低需求量约为40～50 mmol（1600～2000 mg）。食用大量水果和蔬菜的人可摄入超过200 mmol/d。更常见的是，每日摄入量从城市白人的62 mmol到城市黑人的25 mmol不等。应对抗利尿剂引起的损失的额外每日需求量估计约为40～100 mmol。

食物为钾的补充提供了相当大的机会。钾含量最高的是无花果干（25 mmol/100 g），干枣和李子、坚果、麸皮谷物、小麦胚芽及利马豆（25 mmol/100 g），新鲜水果和蔬菜（6.2 mmol/100 g）。一杯10盎司（295.7 ml）的橙汁、菠萝汁或葡萄柚汁含有15 mmol。番茄汁的钾含量也很高，但会添加大量盐以增强其口感。盐替代品每克含有约12 mmol的钾，以氯化钾计。

一个经常被忽视的措施是减少过量的钠摄入（远端小管的钠越多，钾的流失越多）。

同时使用ACEI和ARB

阻断血管紧张素Ⅱ作用的药物可以在一定程度上缓解醛固酮引起的钠潴留和钾消耗。反应非常多变，难以预测，并且通常不足以消除对钾补充剂的需求。

使用保钾利尿剂

氨苯蝶啶和阿米洛利是弱利尿剂，但当与噻嗪类药物联合使用时，可以排除补钾的需要。当与ACE抑制或ARB治疗一起服用时，它们可能会导致钾水平升高。螺内酯或依普利酮直接抑制醛固酮也可以消除对钾补充剂的需要，即使需要袢利尿剂，但在肾功能下降或糖尿病的情况下使用时要格外小心；严重高钾血症的风险很大。当它们被用作ACEI或ARB治疗的辅助药物时也要注意（见后面的讨论）。在所有情况下，都需要密切监测肾功能和血清钾水平。

补钾

建议口服补充。CHF患者首选钾盐是氯化物，因为使用利尿剂会丢失氯化物，并且容量浓缩性碱中毒也很常见。仅通过饮食来增加血清钾通常是不够的，并且不能提供必要的氯化物（大多数食物都含有磷酸盐的钾）。

除非血清水平下降到危险水平（例如，＜2.5 mmol/L）或出现令人担忧的心律失常的证据，否则可以在门诊使用口服补充剂在数天至数周内完成补充。由于不便和胃肠道　不耐受，长期补充可能难以维持，需要使用保钾利尿剂（见之前的讨论）。估计需要更换的量的粗略经验法则是，血清钾低于正常范围时每降低 0.3 mmol/L，需要补充保钾利尿剂 100 mmol。有多种配方可供选择，大多数剂量为 10 mmol 和 20 mmol，其中 20 mmol 通常是一次的最大剂量。补钾应循序渐进、有节制；需要密切观察血清钾水平以避免高钾血症，特别是当这些制剂与保钾药物同时使用时。

液体、粉末和泡腾剂（例如，KCL Elixir、K–Lyte、K–Lyte/CL）

氯化钾酏剂价格低廉，易于吞咽，起效迅速，但其口感不佳，从而影响依从性。10% 的液体溶液每汤匙（15 ml）含有 20 mEq。有些人觉得即使把它混在果汁中，口感也不能接受。然而，当面对替代品的高昂成本时，很多抱怨其口味的患者愿意在一段时间内重新考虑使用它。它的安全性、氯化物含量和可提供更多钾的能力与许多其他制剂比得到强烈推荐。柑橘味泡腾片和粉包使用更方便，也有立竿见影的效果，口感可能会稍好一些，其成本高于酏剂。

蜡基质缓释片剂（例如，Klotrix、Slow–K、Kaon–Cl、K–Tab）

缓释片剂的优点包括没有令人不快的味道、更方便和胃肠道不适更少，所有这些都有助于提高依从性。蜡基质片剂相对便宜且易于吞服，然而，该制剂与小肠上部的黏膜损伤有关，有导致上消化道出血、小肠溃疡以及狭窄和穿孔的病例报告。

微胶囊化片剂（例如，Micro–K、K–Dur）

这种昂贵的（成本是酏剂的 10 倍以上）缓释制剂的优点与蜡基片相似，并且引起胃肠道糜烂的风险显著降低，它在胃中分解得很好。微胶囊化制剂的胶囊化形式具有不易溶解的特点。

难治性低钾血症

原因包括低钾血症和醛固酮增多症。使用袢利尿剂可能会导致镁耗竭，严重心力衰竭时可发生极高的醛固酮状态。为了预防，许多富含钾的食物也富含镁，可以推荐，尤其是新鲜的绿色蔬菜、豆类、坚果和大比目鱼。可以开具镁补充剂（例如 $MgCO_3$ 或 $MgCl_2$），肠溶衣制剂通常可降低生物利用度。尽管使用血管紧张素阻断剂进行治疗，但过量的醛固酮增多可通过在医疗计划中添加醛固酮抑制剂（例如，螺内酯）来解决。

预防和治疗高钾血症

预防

谨慎设计 CHF 的医疗方案，密切监测血清钾和肾功能是预防的主要方法。对于有潜在肾功能不全的 CHF 患者，在使用血管紧张素阻滞剂时须谨慎；醛固酮拮抗剂在肾衰竭患者中使用可能不安全。只要肌酐水平不升高，低剂量螺内酯（例如 25 mg/d）添加到血管紧张素阻断剂中是安全的，但肌酐升高至高于 1.8 mg/dl 和螺内酯剂量增加到大于 25 mg/d 时，高钾血症的风险大大增加。对患者的整个医疗方案以及非处方药和补充剂的使用进行反复和仔细的审查是必不可少的。需检查是否未能停止先前规定的钾补充计划以及是否使用非甾体抗炎药和增钾的草药制剂（例如，诺丽果汁、苜蓿、蒲公英、人参、马利筋、山楂浆果）。对于心力衰竭，特别是当治疗方案增加或心力衰竭恶化时，治疗期间必须经常测定血尿素氮、肌酐和血钾。

治疗

应停止或减少所有提供的药物和补充剂。血清钾的适度升高（高达 5.5 mmol/L）可以通过减少相关药物的剂量和纠正因可逆原因（如过度利尿）引起的潜在肾功能障碍来治疗。应行心电图以检查传导系统是否异常，尤其是在血钾水平较高和患有已知传导系统疾病的人中。急性期可根据需要每 4 ~ 6 h 口服一次聚磺苯乙烯钠散（15 ~ 30 mg）。长期使用聚磺苯乙烯钠散更成问题，因为其会诱发腹泻并可能导致胃肠道黏膜损伤。

（杨继敏 翻译，曾　辉　曹照龙 审校）

第 33 章

心脏瓣膜病的管理

RICHARD R. LIBERTHSON，ADA C. STEFANESCU SCHMIDT, AND IGNACIO INGLESSIAS-AZUAJE

随着认识的提高和无创诊断技术的进步，心脏瓣膜病可在病程早期进行诊断。门诊评估和管理已成为现实，因为发现疾病时常无症状或症状轻微，所以门诊评估和管理已成为在血流动力学发生变化之前的主要方式。这就要求基层全科医生熟悉瓣膜病的自然病程、血流动力学恶化的早期预警信号以及内科和外科治疗的指征。熟练应用抗凝药物（见第 83 章）和抗生素预防（见第 16 章）是非常重要的，有能力处理心力衰竭（见第 32 章）和心房颤动（见第 28 章）的早期阶段。判断瓣膜修补或置换的转诊时机是最重要的。静脉内药物滥用导致瓣膜损伤患病率增加，这对心脏瓣膜病的治疗需求产生了重大影响。

自然病史 [1-23]

主动脉瓣狭窄

由于左心室室壁厚、代偿压力负荷的能力较强，即使严重主动脉瓣狭窄（瓣膜面积＜ 0.7 cm^2）患者也可以保持多年无症状，在年轻患者中尤其如此。然而，既往无症状的重度主动脉瓣狭窄患者也会出现猝死、心绞痛和晕厥这些血流动力学严重受影响的症状，提示严重狭窄病变限制了心输出量，在多达 30% ～ 60% 的主动脉瓣狭窄伴心绞痛患者中，同时存在冠状动脉的显著狭窄，从心绞痛或晕厥症状出现后，平均生存期为 3 年。进展的充血性心力衰竭是一个预后不佳的征兆，它表明心肌无法继续承受严重的压力负荷。从首次发现心力衰竭开始，平均生存期为 2 年，超过一半的主动脉瓣狭窄患者死于充血性心力衰竭，另一个死因是猝死，约占 20%。猝死患者的平均死亡年龄为 60 岁。尽管存在争议，但死因仍被认为是心肌缺血引发的心律失常。狭窄的进展速度是不可预测的，会在几年内迅速发展，尤其是当患者进入 60 岁以上时。生存数据只是平均值，范围很广，许多患者在出现症状后不久就死亡。

先天性主动脉瓣狭窄：二叶瓣

主动脉瓣狭窄临床发病年龄部分取决于潜在的病因。小于 30 岁的患者主动脉瓣狭窄多是先天性的，最常见的原因是二叶瓣。年龄为 30 ～ 70 岁的患者病因是二叶瓣或因风湿热致瓣膜受损。

先天性二叶瓣可能与主动脉瓣狭窄（约 25%）和（或）功能不全（约 60%）有关；约 15% 患者的流出道梗阻是由主动脉瓣下膜不连续引起的。胸主动脉的解剖异常是主动脉二叶瓣病变的重要伴随因素，表现为升主动脉狭窄、扩张和动脉瘤形成。在基于社区的筛查中，发生动脉瘤的风险为 84.9/10000 患者年，尽管发生主动脉夹层的相对风险显著增加（相对风险 8.4），但发生风险非常低（3.1/10000 患者年）。如升主动脉内径增加的速度不超过每年 5mm，并且无夹层、破裂或者猝死的家族史，那么升主动脉内径在 45 ～ 50mm 时夹层和破裂的风险较低。一旦直径超过 50 mm，风险就会增加，特别是在有高血压、主动脉狭窄、主动脉夹层家族史和直径增加超过每年 2 mm 的情况下。

二叶瓣钙化可能会加重狭窄程度；受影响的患者可能在 60 岁以上时出现明显的钙化和流出道梗阻。

风湿性主动脉瓣狭窄

由风湿热引起的严重主动脉瓣狭窄的患者，平均年龄比风湿性二尖瓣狭窄的患者大 10 ～ 15 岁，因为当疾病累及主动脉瓣时，疾病的进展更为缓慢。然而，其病程可迅速恶化。

主动脉钙化性硬化和主动脉瓣狭窄

在老年人群中主动脉硬化表现为瓣膜钙化和

纤维化，而没有明显的血流动力学异常。65 岁人群中约 25% 因主动脉钙化性硬化而可听到收缩期喷射性杂音，其中 1% ～ 2% 会出现血流动力学异常。80 岁人群中，几乎一半的人出现瓣膜钙化的证据。老年人的主动脉钙化性疾病既往被认为是心脏衰老的退化性疾病，现在被认为具有类似动脉粥样硬化的特征，伴有低密度脂蛋白沉积、炎性细胞浸润以及最终的纤维化和钙化。即使没有明显的狭窄，这种情况也会使冠状动脉疾病的发病率和死亡率增加 50%，因此这种病理生理改变可作为动脉粥样硬化疾病的标志。具有高低密度脂蛋白胆固醇易感性，而高密度脂蛋白胆固醇或甘油三酯不增加［例如，脂蛋白（a）基因座基因突变］的患者，主动脉瓣钙化和主动脉钙化性瓣膜狭窄显著增加。

与风湿性疾病的主动脉瓣狭窄不同，钙化性疾病主动脉瓣狭窄导致瓣叶增厚，在收缩期失去活性和开放能力，钙化程度和狭窄程度可能会增加。狭窄的严重程度与左心室的收缩状态和钙化程度相关，左心室收缩越弱，瓣膜口面积越小，流出梗阻越重。衰竭的左心室可能会导致瓣口血流快速下降。钙化程度是预后的独立预测因素，患有严重钙化者 4 年生存率低于 20%。

一旦出现症状（心绞痛、晕厥、心力衰竭），2 年生存率将降至 50% 以下。症状是预后的一个重要指标，但左心室流出道梗阻且存在血流动力学显著异常者中可能不存在这些症状。除了瓣膜钙化，其他有助于改善无症状患者预后的超声心动图特征包括瓣膜钙化程度、主动脉射流速度和瓣膜面积。存在高速喷射血流（> 4.0 m/s）或血流速度增加大于每年 0.3 m/s，则 2 年内避免死亡或手术的概率降低至 20%。瓣膜口面积小于 1.0 cm^2 提示存在严重狭窄。严重狭窄患者的预后较差，但无症状者的猝死风险仍然很低（< 1%/ 年）；然而一旦出现轻微症状，风险就会大幅上升。

主动脉瓣反流

风湿热

多数严重主动脉瓣关闭不全的患者可维持数十年而不出现症状，因为左心室能扩张以适应额外容量负荷。从发生风湿热到出现临床症状的潜伏期约为 10 年，其后 10 年症状会逐步进展。症状的进展通常是渐进的，心悸是最早出现的症状之一，其次是劳累性呼吸困难和易疲劳。左心室肥大伴劳损和进行性左心室扩张的出现与 5 年内心力衰竭和死亡风险显著增加有关。如果劳力性呼吸困难恶化，可能会出现充血性衰竭的其他表现，并预示着由左心室失代偿导致的心功能快速下降阶段的开始，在充血性衰竭发作后 1 ～ 2 年容易出现病情恶化死亡。据报道，近 30% 的患者有心绞痛症状，与主动脉瓣狭窄的心绞痛不同，它通常发生在休息而不是劳累时。当心力衰竭恶化时，心绞痛变得更加频繁，严重主动脉瓣关闭不全患者也可能发生猝死。

非风湿性原因

在西方，多数主动脉瓣关闭不全源于非风湿性。约 5% 的主动脉二叶瓣合并主动脉瓣关闭不全。主动脉瓣关闭不全的其他原因包括梅毒、黏液样变性、细菌性心内膜炎和结缔组织病。未经治疗的梅毒在感染 15 ～ 25 年后可出现主动脉瓣关闭不全，通常比风湿热引起者发展更快。病理学检查显示 10% ～ 15% 为黏液样变性，呈渐进性发展，可在 30 ～ 60 岁出现临床症状。患有马方综合征者可能有明显的升主动脉扩张和 Valsalva 窦消失，阻碍主动脉瓣叶的闭合，可能会出现严重的进行性瓣膜关闭不全。尽管细菌性心内膜炎会损害三尖瓣，尤其是纤维化或钙化的主动脉瓣，但它更可能发生在二尖瓣。与主动脉瓣关闭不全相关的罕见异常包括室间隔缺损和离散的主动脉下膜型狭窄和四叶瓣型主动脉瓣。

约 3% 的患者出现强直性脊柱炎合并主动脉瓣关闭不全。病变的严重程度是高度可变的，并且经常出现传导异常。主动脉瓣关闭不全时可能没有任何症状，但在多数情况下，它会在关节炎症状出现后 10 ～ 20 年出现。严重的主动脉瓣关闭不全会缩短强直性脊柱炎患者原本正常的预期寿命。5% 的患者中有赖特综合征，主动脉瓣关闭不全通常发生在那些有虹膜炎、皮肤黏膜变化和广泛的骶髂关节炎症等疾病表现的患者中。主动脉瓣关闭不全发病平均在诊断 15 年后发生，在此之前常常有传导障碍。主动脉瓣关闭不全的严重程度和病程变化差异很大。20 世纪 90 年代末，芬特明 - 芬氟拉明减肥药组合（“phen-fen”）或右芬氟拉明单独使用非常流行（见第 235 章），后来发现与瓣膜损伤有关，纤维化是导致主动脉瓣功能不全最常见的病变，但也存在于二尖瓣和三尖瓣损伤。手术时发现的心内膜表面的纤维化与类癌综合征中的纤维化相似，可能与心内膜和瓣膜的代谢紊乱有关。风险随着治疗剂量和持续时间的增加而增加，服用 3 个月风险增加 1% ～ 5%，服用 18 个月或更长时间高达 20%。停止服用可以出现稳定和改善的表现（尤其是主动脉瓣关闭不全），并且不再有新疾病的风险。多数情况下瓣膜功能损害程度较轻，患者无症状。无症状者最终是否会出现症状尚不确定，由于瓣膜损伤轻微，进展致有症状的风险很低。

混合型主动脉瓣膜病及主动脉和二尖瓣瓣膜合并疾病

混合型主动脉瓣膜病

许多主动脉瓣狭窄患者有一定程度的主动脉瓣关闭不全，反之亦然。当主动脉瓣的跨瓣压差大于 25mmHg 并伴有明显反流，就会开始在左心室产生巨大的压力负荷，增加容积负荷。临床过程与相同程度的孤立性主动脉瓣狭窄相似，尽管一些临床医生认为症状出现较早。二叶主动脉瓣患者的结缔组织异常可引起临床上无症状的升主动脉扩张并导致夹层。

主动脉和二尖瓣瓣膜合并疾病

病因多为风湿性，事实上，多数风湿热病例都会产生某种程度的多瓣膜损伤，尽管一个瓣膜的疾病常常在临床上占主导地位。在合并心力衰竭、肺炎或主动脉瓣疾病的情况下，二尖瓣狭窄可能会被忽视。在一项对 152 名超声心动图显著二尖瓣狭窄患者的检查中，15% 的二尖瓣狭窄病例在超声检查前未被识别，但多数在复查时可听到杂音。最常见的组合是主动脉瓣关闭不全合并二尖瓣疾病。心房颤动和全身栓塞比单纯的主动脉瓣关闭不全更常见，肺部症状的严重程度也是如此。主动脉瓣狭窄合并二尖瓣狭窄并不常见。主动脉瓣狭窄的症状和体征因明显的二尖瓣狭窄而减弱，因此肺部症状、心房颤动和全身性栓塞可能是主要表现，但心绞痛和晕厥可能比单纯的二尖瓣狭窄所预期的要多。病程取决于个体病变的严重程度，但二尖瓣狭窄可推迟晚期主动脉瓣狭窄的某些症状。

二尖瓣狭窄

多数二尖瓣狭窄病例起源于风湿病，尽管多达 50% 的患者不能提供风湿热病史。在老年人中，二尖瓣狭窄的发生率越来越高，这是由于环状钙化限制了瓣膜的活动性（见下文）。无症状间隔平均约 10 年（范围为 3 ～ 25 年），多数情况下，症状在 10 年内逐渐发展，与狭窄的进展大致平行，然而部分患者在严重狭窄前没有症状。当瓣膜口面积降至 1.5 cm^2 以下时，左心房和肺静脉压力显著增加，此时患者通常会出现劳力性呼吸困难 . 任何快速增加血流量或减少左室舒张充盈时间的刺激都会导致肺充血突然增加并导致急性呼吸急促。剧烈运动、发热、情绪激动和心房颤动的发作通常是急性呼吸困难的诱因。

瓣口逐渐变窄伴运动耐量的恶化和呼吸困难的增加。在二尖瓣重度狭窄（瓣膜面积＜ 1.0 cm^2）的患者中，从出现症状到失代偿的时间平均为 7 年，但随着心房颤动或肺炎的发作，病情会急剧恶化。静脉压长期著升高常导致肺动脉高压，约 20% 的患者出现进行性血管重塑和潜在的不可逆的肺血管阻力升高。心输出量通常随着严重肺动脉高压的发生而下降，疲劳可能成为突出症状。如不进行治疗，会出现右心室肥大、右心衰竭、三尖瓣关闭不全，甚至死亡。该阶段病情可能会迅速恶化。

40% ～ 50% 的症状性二尖瓣狭窄病例会导致心房颤动。心房颤动的发生与狭窄的严重程度之间的关联性很小，与左心房扩大的程度有关，但不仅限于左心房扩大程度这一个因素。心房收缩丧失和心房颤动的心率增加显著减少了通过二尖瓣的血流量并增加了左心房压力。房性期前收缩和阵发性心房颤动常常发生在二尖瓣狭窄导致的持续心房颤动之前。

全身性栓塞发生在 10% ～ 20% 的二尖瓣狭窄患者中。年龄和房颤的存在是风险的主要决定因素，狭窄的严重程度不是决定因素。栓塞可能是二尖瓣狭窄的一个表现症状。

总之，通常有大约 10 年的无症状期。在接下来的 10 年中，患者开始出现用力时呼吸困难，在随后的 10 年中，呼吸困难逐渐加重。一旦出现症状，存活率就会显著降低。已发现纽约心功能分级处于Ⅳ级（休息时出现症状）的患者 5 年死亡率为 85%。一些患者的病情可能会保持多年稳定，直到疾病晚期才会出现症状。

二尖瓣反流

风湿性二尖瓣关闭不全

风湿性二尖瓣关闭不全可保持无症状多年，因为左心室扩张并能很好地适应容量负荷的增加。呼吸困难和疲劳的发作可能在几十年内都不会发生，平均需要 10 年才能发展到残疾和需要手术。直到疾病的晚期，心肌储备才会减弱。一旦左心衰竭，患者会出现进行性呼吸困难和乏力，休息时出现症状（心功能Ⅳ级）。如果出现肺动脉高压，则会出现右心力衰竭的表现，预后很差。

在超过 75% 的病例中出现了心房颤动，肺淤血作为二尖瓣狭窄合并心房颤动的特征，在二尖瓣关闭不全中较少见，但二尖瓣腱索断裂可导致病情突然恶化。

慢性非风湿性二尖瓣关闭不全

慢性非风湿性二尖瓣关闭不全常见于门诊。在西方，慢性二尖瓣关闭不全的最常见原因是缺血性心脏病和继发于瓣膜黏液样变性的二尖瓣脱垂（mitral valve prolapse，MVP）。其他病因包括继发于心肌病的乳头肌功能障碍和二尖瓣环扩张、二尖瓣环钙化、先天性疾病和药物性瓣膜损伤。

MVP。MVP 是最常见的瓣膜病之一，社区患病率为 2.5%。这种情况是由于海绵体的退行性黏液瘤增生和腱索的冗长。超声心动图将其定义为二尖瓣收缩期突向左心房，越过二尖瓣环连线水平 2 mm，当二尖瓣瓣叶增厚、冗长，左心房、左心室扩大，腱索变细、延长或断裂才诊断 MVP。典型的临床体征为二尖瓣听诊区收缩期中晚期反流性杂音。许多在超声心动图视图上呈弓形或鞍形的二尖瓣瓣叶正常的患者被错误地认为 MVP，并被视为有相应的风险。该病在女性中的发病率比男性高，病情较男性轻。

尽管 MVP 患者发生瓣膜功能不全、心内膜炎、全身性栓塞和心律失常的风险增加，但多数患者的预后较好，而且大多数患者完全没有症状，风险很小。多数 MVP 患者没有明显的血液反流或随时间延长反流量增加，但部分患者会出现这种情况，特别是初始左心室舒张末期内径大于 60mm 的患者。瓣膜关闭不全可导致慢性容量超负荷，导致左心室功能衰竭并且需要二尖瓣修补或置换。左心功能减退的早期阶段可能无症状或射血分数正常，早期发现及治疗存在困难（见后面的讨论）。患有严重疾病的患者有腱索断裂的风险，从而导致反流恶化。细菌性心内膜炎的风险略有增加，尤其是在临床上有明显瓣膜功能不全（检查时有严重反流性杂音）或超声心动图显示瓣膜明显增长和增厚的患者中。尽管已推荐有二尖瓣关闭不全证据的 MVP 患者预防心内膜炎，但最近的指南质疑了其效果。具有正常变异的患者发生心内膜炎的风险很低或没有额外增加，不需要预防性应用抗生素（见第 16 章）。

由于 MVP 的诊断标准更严格，精度更高，卒中风险也远低于之前的预计。在患有栓塞性卒中的年轻患者中，MVP 的患病率没有增加，这表明在没有其他栓塞危险因素的情况下卒中风险很低。极少数 MVP 患者有恶性室性心律失常。在多数 MVP 患者中，猝死的总体风险极低，但在有晕厥史、既往室性快速性心律失常或猝死家族史的患者中，猝死风险会升高。风险似乎与黏液样改变的程度有关，但与瓣膜功能不全或左心室功能衰竭的程度无关。

因小部分 MVP 患者会出现类似恐慌症状，一些学者提出了惊恐发作与 MVP 之间关联的问题。事实上，小部分 MVP 患者确实患有自主神经功能障碍，诉心悸、非典型胸痛、体位性头晕、近乎晕厥、四肢发冷、搏动性头痛和神经衰弱，并出现出快速性心律失常、直立性低血压和外周血管收缩。然而，仔细研究发现 MVP 与自主神经功能障碍或惊恐发作之间没有因果关系。

乳头肌功能障碍。在临床发现的二尖瓣关闭不全病例中，乳头肌功能障碍占 10%。原因包括缺血性损伤、左心室扩张和心肌病。缺血性心脏病是最常见的病因，40% 的后壁梗死和 20% 的前壁梗死伴有乳头肌功能障碍。反流量变化很大。即使在左心室射血分数仅轻微降低的情况下，也可能发生严重的二尖瓣反流和明显的肺淤血。然而，预后主要取决于左心室收缩功能。

二尖瓣环钙化。发生在老年患者的二尖瓣环的钙化通常与主动脉瓣的钙化同时发生。二尖瓣病变通常不具有血流动力学意义，但如果钙化延伸至室间隔，则可引起心脏传导阻滞。

先天性二尖瓣关闭不全。先天性二尖瓣关闭不全继发于二尖瓣裂的形成，并与原发性房间隔缺损有关。随后出现不同程度的功能不全。

药物引起的瓣膜损害。在20世纪90年代中期至末期，食欲抑制剂右芬氟拉明和“phen-fen”组合的使用很流行（见第233章），然后出现了新的瓣膜性心脏病的报告。动脉瓣关闭不全是最常见的问题（见后面的讨论），但也可见二尖瓣受累。风险似乎仅限于超过3个月的使用。瓣膜损伤的严重程度以及相对和绝对风险比最初担心的低（见主动脉瓣关闭不全的非风湿性原因部分）。

获得性瓣膜功能不全与多巴胺激动剂（例如，培高莱和卡麦角林）之间的关联引起了人们的关注，这些药物用于帕金森病、不宁腿综合征和泌乳素瘤患者。观察到患者有二尖瓣叶增厚和“隆起”的改变，导致明显的反流。在病例对照研究中记录了接近25%的发生率和大于6.0的相对风险。至少需要6个月的暴露时间才能看到变化，并且在每日剂量较高（> 3 mg培高莱或卡麦角林）的患者中风险是最大的。

混合性二尖瓣疾病

当显著狭窄和反流同时发生时，死亡率会增加。在一项大型系列患者的医疗管理中，从诊断时起10年生存率为33%。

评估疾病的严重程度和预后[23-31]

主动脉瓣狭窄

主动脉瓣狭窄严重程度的临床评估存在许多误区，尤其是在老年患者中。然而，仔细的病史询问和体格检查可以提供重要的线索，并辅以超声检查。

病史

严重狭窄可能在相当长的一段时间内无症状，但出现晕厥、心绞痛或充血性心力衰竭的症状表明病情进展显著，5年生存机会减少。从临床上有时无法判断症状是由严重的主动脉瓣狭窄引起的还是由合并冠状动脉疾病引起的；两者都需要分析和明确（见后面的讨论）。不能耐受轻体力活动或头晕等症状的出现也可能预示着血流动力学显著异常。即使这些症状轻微也不应被忽视，因为症状的发作与心脏不良事件风险的显著增加有关。

体格检查

颈动脉充盈（upstroke）延迟是严重主动脉瓣狭窄最有特征的体征之一，尤其是在年轻患者中。年龄小于60岁的患者正常充盈是反驳严重狭窄的有力证据，然而，在患有严重狭窄的老年患者中，由于颈动脉僵硬、顺应性低，颈动脉血流充盈可能看起来很正常。当有明显的颈动脉传导性震颤时，肱动脉可更好地反映主动脉瓣狭窄的严重程度，可通过触诊进行评估。当主动脉瓣关闭不全和明显狭窄同时存在时，充盈可能表现正常。高血压和充血性心力衰竭的结合可能会导致颈动脉充盈有误导性的延迟。收缩压升高并不能排除血流动力学改变明显的主动脉瓣狭窄，当狭窄明显时，压力大于200 mmHg和脉压大于80 mmHg不常见。还应评估下肢血管搏动和血压，以除外疑有二叶瓣型主动脉瓣患者同时合并狭窄。

在年轻患者中，杂音的强度通常与病变严重程度相关。在收缩期喷射杂音小于3/6级的年轻运动者中不太可能出现严重的主动脉瓣狭窄，但确实会发生罕见的例外情况。在晚期疾病和左心衰竭的患者中，杂音的强度可能会降低，并且随着通过瓣膜的血流量减少而变得更不明显，通常杂音达到峰值强度的时间越长，狭窄程度就越大。达到最大强度的时间在某些严重狭窄的病例中可能不会太长，但如果杂音在收缩中期后达到高峰，则狭窄通常很明显。老年患者的主动脉瓣狭窄的杂音可能无特征性，最好根据症状和其他发现来判断严重程度。在没有明显流出道梗阻证据的情况下，老年患者的主动脉瓣狭窄提示主动脉硬化。

第二心音（S2）的主动脉成分延迟是明显的主动脉狭窄的另一个标志。S2可能是正分裂或矛盾分裂。瓣膜的钙化和硬度增加往往会降低主动脉闭合音的强度，甚至可能听不见。触诊时发现心尖抬举性搏动是明显的流出道梗阻导致的继发性左心室肥大的可靠证据。

实验室检查

心电图和心脏超声是必不可少的检查。

心电图。心电图可以通过显示左心室肥大的征象（心前区 V5 和 V6 导联的电压升高和劳损）来帮助评估。主动脉瓣的跨瓣压差增加时更容易出现心肌劳损（即心尖和侧导联的 ST 段和 T 波低平）改变。这些心电图的变化也可以帮助识别猝死风险增加的患者，因为只有不到 10% 的发生猝死的患者心电图是正常的。对儿童来说，心电图可能帮助不大，即使是严重的主动脉瓣狭窄，心电图心肌肥厚和劳损变化也可能不明显。在可能存在主动脉瓣狭窄（可能导致严重狭窄患者猝死）的情况下，缺血性痛胸是运动负荷试验的禁忌证，在超声排除血流动力学改变的主动脉瓣狭窄之前，不应尝试进行运动负荷试验。

心脏超声。心脏超声通过测量峰值速度和瓣膜面积已成为诊断主动脉瓣狭窄、评估严重程度的必要条件。它还能提供有关主动脉瓣关闭不全（见下一节）、瓣膜钙化、瓣膜解剖、腔室大小和左心室收缩力的信息。通过超声心动图获得的平均压差与经皮心导管检查时发现的峰间梯度之间相关性最好。低射血分数和低心输出量（也称为低流量、低梯度主动脉瓣狭窄）患者的主动脉瓣面积和梯度可能被低估，建议转诊给心脏病专家进行多巴酚丁胺负荷超声心动图或经皮心导管检查进一步评估。心脏超声已成为诊断主动脉瓣狭窄的必要手段，并且能够确定钙化程度、瓣膜解剖结构、腔室大小和左心室收缩力。

老年患者瓣膜钙化程度与狭窄程度相关。60 岁以上的患者没有明显的钙化，极大降低了严重瓣膜狭窄的可能性。主动脉瓣叶增厚和活动性降低表明病情加重，主动脉射流速度增加也是如此，与无症状老年患者的风险增加相关。升主动脉狭窄后扩张时应该仔细检查以确保它不会增加逐渐扩大或形成动脉瘤和夹层的风险，特别是在有二尖瓣和结缔组织病变的患者中。

超声心动图有助于区分瓣膜和瓣下狭窄。对于左心室功能正常的年轻患者，超声心动图可以间接评估流出道压力梯度的大小。超声心动图还可描述左心室壁增厚的程度和相关的瓣膜异常，特别是风湿性瓣膜疾病。如果发现同时合并二尖瓣反流且在连续检查中逐渐加重，与主动脉瓣狭窄的严重程度和进展相关。

心导管检查。当临床和超声心动图数据不一致时，心导管检查仍然是一个有用的选择。此外，40 岁以上的患者，如果具有手术或经导管瓣膜介入治疗的适应证，应进行冠状动脉造影，以确定可能导致症状或需要在瓣膜置换时处理的明显冠状动脉疾病。

主动脉瓣反流

病史和体格检查

单纯的瓣膜关闭不全的严重程度通常在临床上容易被评估。慢性严重反流会产生呼吸困难、舒张中期额外的响亮杂音、S3、水冲脉和脉压增宽。脉压不宽并不能排除有血流动力学意义的主动脉瓣关闭不全，脉压增宽的程度不一定与严重程度成正比。仅外周阻力的变化就会导致脉压的巨大变化。左心室肥大和扩大的心电图和 X 线证据表明长期存在显著的反流，如果进展，则表明左心室功能恶化。

多普勒超声心动图

多普勒超声心动图可以测定左心室大小和收缩功能，并展现主动脉瓣关闭不全的过程——无论是风湿性、瓣环扩张还是晚期肝肾破坏所致。超声检查发现左心室功能衰竭通常早于症状，并有助于确定手术最佳时间（见后面的讨论）。多普勒检查对诊断主动脉瓣关闭不全的敏感性接近 100%，尤其在使用彩色血流技术时，远优于体格检查。当出现心内膜炎时，可行经食管超声心动图。

心导管术

当同时存在主动脉瓣狭窄、二尖瓣狭窄或心力衰竭的情况下，发生主动脉瓣关闭不全时，仅根据临床情况评估严重程度非常困难。常需要咨询心脏病专家并行导管检查。

二尖瓣狭窄

症状

呼吸困难与左心房压力升高和肺静脉淤血的

程度相关，但狭窄程度与左心房压力升高之间的关系是不确定的。疲劳最常发生在肺动脉高压的情况下，但症状的非特异性降低了其在评估严重程度方面的效用。咯血与肺静脉高压有关，但并不一定意味着严重狭窄。因此，仅凭病史可能无法发现不伴明显肺淤血的严重狭窄病变，然而，呼吸困难恶化和运动耐量下降提示血流动力学恶化，需要进一步检查。

体格检查

第二心音（S2）与开瓣音（opening snap）之间的间隔（称为 S2 到 OS 间隔），以及舒张期杂音的持续时间可帮助判断二尖瓣狭窄的严重程度。S2 到 OS 间隔随左心房压力升高而改变。压力越大，间隔越短。不幸的是，二尖瓣狭窄程度并不是左心房压力的唯一决定因素。间隔可能受瓣膜面积以外的因素影响，例如，心率和左心室压力。此外，瓣膜必须是有弹性的，在疾病晚期，瓣膜可能钙化之后开瓣音消失。尽管如此，S2 到 OS 间隔还是有用的，因为可以在床边测定，并且在评估其他症状的情况下提供可能有助于判断严重程度的数据。也许，该间隔最精确的用途是将血流动力学无关的疾病与中度和重度二尖瓣狭窄区分开来。在静止状态下，心率为 70 ～ 80 次 / 分时，间隔大于 0.11 s，说明病变不明显（但也有例外）。中度至严重狭窄的患者间隔通常小于 0.08s，随着活动幅度而缩短。正确评估 S2 到 OS 间隔需要大量练习。

舒张期杂音的强度与狭窄的严重程度无关，但它在舒张期的持续时间却与此相关。然而，肺动脉高压的发展可能会减少右心的心输出量，导致通过二尖瓣的流量减少，从而缩短杂音的持续时间。

实验室检查

一些简单的、精选的、无创的实验室检查可能会很有帮助。

胸部 X 线检查。胸部 X 线检查可提供严重程度的重要证据。二尖瓣狭窄最早的影像学征象是左心房扩大，最好在侧位片上与钡餐结合以更好显示出食管的轮廓。其他体征包括左主支气管抬高和右心缘“双影”。如上所述，这些表现并不是严重程度的可靠依据。肺静脉血流重新分布，导致肺静脉上部扩张是更好的依据。左心房压力为 25 mmHg 时，上部区域的再分布变得显著，并且与狭窄的严重程度相一致。这种肺静脉流量的变化对左心房压力的变化非常敏感，但它并不是二尖瓣狭窄所独有的。肺动脉高压的放射学证据（右肺动脉扩张至 15 ～ 18 mm，血管迅速变细，右心室扩大）是二尖瓣狭窄晚期体征，尽管这些表现不是二尖瓣狭窄的特异性表现。在二尖瓣狭窄引起的严重呼吸困难患者中可见 Kerley B 线、肺门周围水肿和其他间质水肿。胸片上没有间质性水肿并不能排除二尖瓣狭窄，但静息时呼吸困难的患者在胸部 X 线检查上应该呈现这些变化，否则，必须进一步查呼吸困难病因。总而言之，没有单一的影像学发现是严重二尖瓣狭窄所特有的，但 X 线检查可以提供重要的证据支持。

心脏超声（超声心动图）。心脏超声是评估二尖瓣狭窄最敏感的无创方法。通过二维（B 型）超声心动图可以直接观察整个瓣膜及其附属结构、测量瓣膜口径、左心房和左心室腔室大小，以及评估其他心脏瓣膜的异常，从而提供明确的评估。多普勒超声技术——包括连续波多普勒和彩色血流检查——提供了瓣膜解剖、血流和梗阻程度的详细描述。基于对瓣膜活动度、增厚程度、钙化和瓣膜下结构解剖的超声评估的评价系统，有助于识别适合经导管球囊扩张狭窄瓣膜的合适患者人选。

当怀疑心腔内血栓形成（如心房颤动，见第 28 章）或瓣膜赘生物（如心内膜炎）时，可选择经食管超声。当症状发展到一定程度，考虑进行心脏手术或球囊瓣膜成形术时，可进行心导管检查（见后面的讨论）。

心电图。心电图在评估严重程度方面的效用有限。最好的心电图征象是 QRS 轴；在超过 85% 的病例中，向右移位大于 +60° 与小于 1.3 cm^2 的瓣膜面积相关。没有轴线右移意义不大。肺动脉压越高，心电图上越有可能出现右心室肥大。

二尖瓣反流

病史和体格检查

通过病史和体格检查可以对二尖瓣关闭不全严重程度的进行评估。劳累性呼吸困难和易疲劳性提示存在明显的血流动力学异常，没有此类症状并不能排除严重的异常（在左心室失代偿开始出现之前可能无症状）。在体格检查中，严重的二尖瓣关闭不全导致左心室扩大，心尖搏动呈高动力型，稍有弥漫，向左移位，但持续时间正常。此外，还有全收缩期杂音（其响度与严重程度没有直接关系）、响亮的第三心音（S3），通常是由于通过二尖瓣的流量增加而引起的舒张中期隆隆声，有时由于左心室收缩时间缩短和主动脉瓣早期关闭而导致第二心音的广泛分裂。与其他形式的瓣膜病不同，二尖瓣反流患者在没有其他严重二尖瓣反流症状的情况下有时也能听到第三心音，不一定代表左心室衰竭。

实验室检查

在晚期患者中，心脏肥大和左心房扩大在胸片上很明显。胸部 X 线检查显示心脏正常，且心尖无全收缩期杂音可排除明显的二尖瓣关闭不全。心电图反映了左心房和左心室扩大，但对二尖瓣关闭不全没有特异性。

多普勒心脏超声是评估严重程度和预后的首选检查。如前所述，一些患有严重二尖瓣关闭不全的患者，例如孤立性 MVP 患者，尽管有严重的反流，但可能仍然无症状，因此超声评估对于及时识别和治疗可能处于高风险的患者至关重要。当症状出现时，左心室失代偿可能已经开始。借助彩色血流多普勒图可以确定疾病的严重程度。超声提供的重要预后数据包括对反流量、左心房和左心室容积、射血分数的定性评估，以及对反流严重程度（即反流口）的定量测定。超声心动图可预测即将发生的不可逆左心室功能衰竭和临床恶化，有助于及时进行手术治疗；这些包括射血分数降低（< 50%）、收缩末期左心室容积增加（大于 40 ~ 45 mm）、右心室压力增加（> 45 ~ 50 mmHg）和有效反流口（40 mm^2）。超声心动图发现二尖瓣外翻产生严重反流（瓣膜闭合失败，瓣膜尖端在左心房内快速收缩运动）是早期手术治疗的指征。

心导管插入术适用于症状进行性加重和心脏迅速增大的正在评估拟进行手术的患者。需要评估反流程度、心室功能，并检查相关瓣膜和冠状动脉疾病和严重程度。

二尖瓣脱垂的评估

在 MVP 引起的二尖瓣关闭不全患者中，反流的严重程度随着年龄、男性、杂音持续时间、瓣叶增厚程度和后叶脱垂程度而增加。只有二尖瓣真正脱垂和增厚的患者才有发生 MVP 并发症的风险（例如，瓣膜功能不全、心内膜炎、全身性栓塞和心律失常）。那些有二尖瓣轻微弯曲的人应被认为是正常二尖瓣的变异，而不是真正的 MVP。真正的 MVP 和相关瓣膜功能不全的患者有慢性容量超负荷导致左心室功能衰竭的风险，可能没有先兆症状或射血分数下降。

对瓣膜损伤相关药物暴露者的评估

对于服用 phen-fen 或其他含有麦角衍生的多巴胺激动剂（如培高莱或卡麦角林）的减肥药的人，应告知其长期使用（> 6 个月）和较高日剂量（> 3 mg/d）的心脏瓣膜损伤的风险。有显著暴露史者应进行心脏超声评估，如果初始检查有异常，则应进行随访。

对于那些接触不到 3 个月且没有瓣膜反流临床证据的人群，可以提供保证他们未来没有风险，不需要超声检查。即使需要进一步检查，也可以临时建议，在多数情况下，损伤程度可能是轻微的、非进行性的（如果不是适度可逆的），并且没有长期血流动力学后果的高风险。

管理原则 [24,32-63]

治疗目标和时机

主要目标是保持运动能力、正常生活和预期寿命，并尽量减少心内膜炎和全身栓塞的风险。正确的干预时机对于成功治疗至关重要。常见的策略失误是不恰当地推迟瓣膜置换或修补时间，导致出现不可逆的心肌失代偿。这增加了手术风险并降低了术后收益。通过不断升级药物治疗来控制症状，就会陷入一种虚假的安全感，需要逐渐增加药物治疗表明心室功能恶化和需要介入治疗。如果忽视这种发展的重要性，医生可能会错过最佳的介入治疗时间、长期改善和生存的机会。

内科、外科和导管介入治疗

内科治疗

在病程早期主要是药物治疗，旨在减少肺静

脉淤血（见第 32 章）并预防潜在的危险并发症，如心律失常（见第 28 章和第 29 章）、细菌性心内膜炎（见第 16 章）和全身栓塞（见第 83 章）。主动脉瓣和二尖瓣关闭不全患者的慢性后负荷降低可能会显著减少这些病变的长期影响。多数患者在需要介入治疗之前，在门诊应用中等强度利尿剂并辅以血管紧张素转换酶抑制剂或洋地黄（见第 32 章），可以维持多年稳定的疗效。然而，不恰当地升级和延长药物治疗错过最佳手术时间是一个常见的错误，如果要获得最佳手术效果，必须避免这种错误。

降低低密度脂蛋白胆固醇尚未证明能够减少主动脉钙化性瓣狭窄的进展和风险，但基因研究发现，低密度脂蛋白胆固醇升高的遗传易感性会增加风险，这表明强化降脂可能有帮助，相应文献值得关注。

外科治疗

疾病晚期可能需要侵入性治疗。合适时机的介入治疗可明显提高预期寿命和生活质量。瓣膜成形术的技术进展、人工瓣膜和生物瓣膜设计以及手术技术的提高已显著降低了介入死亡率并提高了总体生存率。

围手术期风险。在接受瓣膜手术的患者中，二尖瓣切开术的死亡率平均低于 1%，二尖瓣或主动脉瓣置换术的死亡率低于 5%。当患有晚期疾病（例如，心功能Ⅳ级）的患者接受手术时，手术死亡率急剧增加。然而，如果患有严重疾病的患者有足够的心肌储备可因此有机会获益，则不应拒绝手术。已开发出经过验证的风险计算器来帮助量化风险评估（参见适应证部分）。术前虚弱评估，以活动能力下降、残疾和营养状况为衡量标准，发现对术后 6 个月或以后的死亡率有预判作用。

生存期。通过瓣膜置换存活的心功能Ⅳ级患者的 5 年预期寿命通常低于 50%，但这远好于接受药物治疗的类似患者的低于 5% 的预期寿命。因此，即使手术被过度延迟，它仍然可以为患者提供一些延长生存期的机会。

适应证。瓣膜手术的禁忌证包括会危及生命的严重并存的非心脏疾病和存在终末期心肌失代偿，这将使手术效果打折。采用胸外科医师协会（Society of Thoracic Surgeons，STS）风险计算器计算 STS 预测死亡风险（STS Predicted Risk of Mortality，STS-PROM；http：//riskcalc.sts.org/stswebriskcalc/#/calculate），评估围手术期风险大于 15% 的人被指定为“高风险”，评估风险大于 50% 的人被认为是“不可手术”，此类患者仍可进行经导管修复（见下一节）。脆弱性评估侧重于活动能力、残疾和营养状况，有助于预测长期结果并调整候选资格。

选择瓣膜手术和瓣膜的类型。如果修补在技术上可行并且瓣膜足够耐用，修补瓣膜的风险往往较低，并且比置换瓣膜更可取。年轻人如果能够接受原生瓣膜修复，就可以免去再次手术和长期抗凝的需要。基于导管的经皮瓣膜修补代表了一项重大进步，提供了侵入性较小的治疗方法，并将适应证扩大到被认为无法手术或不愿接受手术的人。当无法行瓣膜修补时，可应用生物瓣或机械瓣进行瓣膜置换。

机械瓣与生物瓣。机械瓣膜更耐用（> 20 年），适合预期寿命较长（< 50 岁）的患者，前提是他们接受长期口服抗凝剂。生物瓣的使用寿命不长（持续时间< 20 年），不需要长期口服华法林抗凝，失效时可选择经导管瓣中瓣植入，从而延长人工瓣膜的寿命。使生物修复方法的治疗再延长 5 ～ 10 年时间。这导致许多 60 多岁的患者选择生物瓣膜而不是机械瓣膜。

大型的回顾性队列研究发现相对生存率，与年龄和瓣膜部位存在关联。例如，与生物瓣相比，机械瓣的长期死亡率低（15 年死亡率分别为 26.4% 和 30.6%），但这种优势在接受二尖瓣置换的患者 70 岁后消失，主动脉瓣置换的患者 55 岁后消失。在另一项接受二尖瓣或主动脉瓣置换术的 50 ～ 69 岁人群分析中，两组 15 年生存率或卒中结局上没有差异。计划怀孕者最好采用生物瓣膜以避免长期使用华法林抗凝剂。目前美国的多数主动脉瓣置换术都植入生物瓣膜。

长期管理。接受瓣膜手术或经导管瓣膜植入的患者需要预防心内膜炎（见第 16 章）。风湿性心脏病患者需要继续预防 A 组 β 溶血性链球菌感染（见第 17 章）。机械瓣和瓣膜病合并心房颤动的患者发生全身性栓塞的风险很高，需要长期口服抗凝剂（见第 28 章和第 83 章）；放置生物瓣膜 3 ～ 6 个月内，需要口服抗凝剂 3 ～ 6 个月以实现内皮化；建议终生应用低剂量阿司匹林。华法林仍然是机械心脏瓣膜患者首选的口服抗凝剂，缺乏直接新型口服抗凝剂疗效的数据。

通常在手术后的第 1 年进行经胸超声心动图检查。对于无症状且跨瓣压差较低的患者，建议在生物瓣置换术后 10 年开始进行年度超声心动图检查。

经导管介入治疗

经导管介入治疗是开放性外科手术的替代方法。经皮瓣膜修补和置换术代表了快速发展的技术，这些技术使治疗瓣膜性心脏病的微创法成为可能，并将介入治疗的选择范围扩大到既往无法手术的患者，甚至是部分中等风险患者。除主要的临床团队外，还应由介入医师、心脏外科医生、无创影像学专家（超声心动图和心脏 CT）和心脏麻醉师组成的心脏团队共同会诊病例。

经皮球囊瓣膜成形术。球囊瓣膜成形术正在有效和安全地用于缓解精心挑选的的严重二尖瓣狭窄患者。对于年轻的主动脉瓣狭窄患者，它也被证明是有效的，但在患有严重主动脉瓣狭窄的老年人中，结果不尽人意（再狭窄率高，卒中、主动脉瓣关闭不全和死亡率的风险虽小但肯定存在）。球囊瓣膜成形术可作为多器官衰竭和心源性休克患者后期手术的桥梁，或作为病情严重而无法承受心脏直视手术风险的患者的短期姑息措施。

经导管主动脉瓣植入术 / 经导管主动脉瓣置换术（TAVI/TAVR）。这种快速发展的血管内技术最初是为那些被认为不适合手术的有严重症状的患者保留的，但现在已经将适应证扩大到具有中等手术风险的患者。TAVR 需要使用球囊导管将生物主动脉瓣通过经股动脉入路送入心脏，患有严重外周血管疾病的患者，通过锁骨下、腋窝、经肝或经心尖入路进入。该手术变得越来越便捷，创伤性越来越小。

结果和不良反应。与高风险人群的瓣膜手术相比，TAVR 可降低围手术期死亡率（3.4% *vs.* 6.5%），并可改善 2 年生存率、症状和血流动力学。与不能手术患者的主动脉球囊瓣膜成形术相比，TAVR 降低了 2 年死亡率和住院率，并改善了症状和血流动力学，但多种并发症限制了患者获益。患者生活质量和疾病特异性指标有显著改善，但心理状态和整体健康获益一般。

TAVR 所致卒中和短暂性脑缺血发作的短期风险与手术相似（30 天时为 4%），但传导异常、瓣膜反流的发生率（2 年时为 64%）与晚期死亡率增加有关。采用经股动脉入路时，TAVR 的结果最佳。感染性心内膜炎是最严重的并发症之一。国际登记数据发现，每名患者每年的发病率为 1.1%，中位发病时间为术后 5 个月，2 年死亡率为 66%。心内膜炎的危险因素包括糖尿病、年龄较小和中度至重度主动脉瓣关闭不全。改进 TAVR 技术及其应用可在未来降低并发症发生率，但需要始终强化患者和家庭教育以支持有意义的共同决策。

将 TAVR 扩展到中危患者在随机试验中发现，TAVR 术后 24 个月时的死亡或致残性卒中的发生风险不劣于手术本身（12.6% *vs.* 14.0%）。TAVR 更有可能导致残留主动脉功能不全和需要植入起搏器，而手术带来的急性肾损伤、心房颤动和输血需求的比例更高。

在研究条件下的结果（例如刚才提到的那些）与日常临床实践中可能不一致。在一项针对美国主要注册机构中超过 12 000 例 TAVR 病例的观察性队列研究中，结果显示植入成功率为 92%，住院死亡率为 5.2%，卒中发生率为 1.9%，透析依赖性肾衰竭发生率为 1.9%，严重血管损伤发生率为 6.4%。30 天时，死亡率为 7.0%，脑卒中发生率为 2.5%，肾衰竭发生率为 2.5%。1 年时，死亡率为 23.7%，需要主动脉再介入治疗发生率为 1.4%。荟萃分析发现，与外科主动脉瓣置换术相比，早期和中期结果相似或更好，但长期死亡率有上升趋势。

适应证。如前所述，手术风险高且症状严重的患者是最初的主要适应人群，但现在适应证扩大到手术风险中等的患者（STS-PROM 评分 4% ～ 8%）。与外科主动脉瓣置换术不同，女性在 TAVR 中获得比男性更好的结果。在一项大型试验（PARTNER）的二次分析中，女性在 1 年时的死亡率低于男性（19.0% *vs.* 25.9%），但短期瓣周反流和出血较多。绝对和相对禁忌证包括不能耐受双重抗血小板治疗、活动性感染、预期寿命少于 1 年和合并严重的二尖瓣关闭不全。低射血分数和近期心肌梗死被认为是禁忌证。德国的全国性分析发现，TAVR 的出现仅导致外科瓣膜置换术的适度下降，但由于纳入了接受 TAVR 的高手术风险的老年患者，总体主动脉瓣置换术显著增加。随着TAVR扩展到中等风险患者，采用TAVR的趋势可能会继续增加。

经导管修补二尖瓣关闭不全。尽管二尖瓣关闭不全的病理生理机制复杂，但人们也正在积极寻求经导管修补二尖瓣的方法。通过经皮导管对瓣膜边缘进行修复来治疗退行性二尖瓣关闭不全是早期最大的成功和临床进展。目前在高风险患者中已经开始使用先进的经皮导管经间隔入路放置瓣膜来治疗退行性二尖瓣疾病，并在中危患者中开展研究。经导管修复也被应用于收缩性心力衰竭时左心室扩张导致瓣膜功能不全的患者。在未能最大限度地进行医疗管理的患者中，此项治疗降低了住院需求和全因死亡率。

经导管肺动脉瓣置换术。这种方法对高龄法洛四联症患者特别有效，越来越多地用于患有肺动脉狭窄或人工肺动脉瓣狭窄患者。中期结果良好，术后2年80%～90%不需要干预，术后6年70%不需要干预，并且心力衰竭症状和运动能力持续改善。因此，包括复发性右心室扩张或功能障碍在内，中期结果与外科肺瓣膜置换术相当。然而，心内膜炎的风险明显增加（在一个队列中6年的累积发病率为30%）。经导管在原生右室流出道（伴有先天畸形）成功植入瓣膜已有报道，为此设计的瓣膜正在进行研究。

患者教育

瓣膜性心脏病患者需要进行强化教育。即使在接受瓣膜修补或置换的患者中，也须强调他们仍然存在需要持续关注的“心脏状况”，无论是需要抗凝或预防心内膜炎，还是潜在的心脏异常，如缺血、心律失常、或传导系统疾病。

心内膜炎和卒中预防

有效预防感染和栓塞并发症需要对患者和家属进行全面的教育。最重要的是教授心内膜炎的预防（见第16章）。风湿性心脏病患者需要指导预防A组β溶血性链球菌感染（见第17章）。机械瓣膜患者和瓣膜病合并心房颤动的患者需要详细指导以正确使用华法林抗凝剂（见第83章）。解释这些预防措施的基本原理可提高依从性。有吸毒相关心内膜炎病史且接受过心脏瓣膜手术的患者需要大力支持和康复治疗（见第234章和附录234-1），以防止吸毒复发和相关瓣膜感染。

运动和自我监护

自我监测和及时报告心脏失代偿的早期症状是必要的。还应充分告知患者及其家人可允许的运动，以避免不必要的限制和高危患者（例如，患有严重主动脉瓣狭窄的年轻无症状患者）的猝死风险。如果不确定运动的安全性，可进行专业咨询。

通过密切的、定期的随访和及时报告心脏功能失调的早期症状（如出现劳累性呼吸困难或疲劳）的提示，可以优化患者的功能状态和干预治疗的适当时机。随访培养了患者的信心和在护理方面的合作意识。正确选择和定时治疗对瓣膜性心脏病的预后是有帮助的，这就为自我监护提供了理由。如果不能依赖患者准确地描述症状，请家人或朋友来观察疾病恶化的早期症状并监测治疗。

滥用利尿剂、洋地黄和抗凝剂治疗瓣膜病会产生非常严重的后果，因此强调详细审查医疗计划很重要。特别重要的是警惕不要在症状恶化时擅自升级医疗方案。

共同决策

建议是心脏科医生和外科医生的职责，但患者和家属往往会询问与他们有长期关系的基层全科医生的意见。特别困难的是，药物使用相关的心内膜炎患者的瓣膜手术决定，他们有复发和假体瓣膜感染的高风险。回顾前面讨论的管理原则是非常有帮助的，但不能替代心脏外科医生、心脏病专家和患者之间的详细讨论。

治疗建议和转诊、入院指征[64-66]

所有患者

- 通过定期评估运动耐量、心肺检查、胸部X线和心脏超声检查进行监测。
- 预防细菌性心内膜炎（见第16章）适用于所有患有任何形式严重瓣膜性心脏病的患者。
- 须对35岁以下有风湿热病史的患者进行风湿热预防（见第17章），特别是频繁感染β链球菌或接触幼儿时。

- 出现急性心房颤动并伴有快速心室率，尤其是伴有急性血流动力学恶化时，立即安排入院和治疗，心房颤动合并慢心率的患者可以在门诊进行评估和治疗（见第 28 章）。
- 出现急性栓塞性卒中或其他形式的全身性栓塞的患者需紧急进行静脉治疗。其他形式的全身栓塞也需要进行静脉抗凝治疗，然后进行长期口服抗凝治疗（见第 83 章）；反复发生栓塞者可评估行瓣膜手术。
- 避免使用对瓣膜有损伤的药物［例如，麦角衍生的多巴胺能药物（培高莱、卡麦角林）］；如果药物暴露时间超过 6 个月，应停药并使用多普勒进行心脏超声检查。

主动脉瓣狭窄

- 主动脉硬化患者的瓣膜病风险并未增加，但硬化是动脉粥样硬化风险增加的标志，应予以关注（见第 26、27、30 和 31 章）。
- 轻度主动脉瓣狭窄的无症状患者不需要限制活动。
- 对于有临床或超声心动图证据显示狭窄的年轻无症状患者，应建议他们不要从事重体力劳动（如竞技体育），并转诊至心脏科医生，考虑进行导管检查和经导管或外科瓣膜成形术或换瓣术。压力多普勒超声评估可以帮助确定干预的时机这一困难的任务。可能需要进行心导管检查。
- 主动脉缩窄且无中度主动脉反流的年轻患者可从经导管主动脉球囊瓣成形术或瓣膜置换术中获益。在适当选择的年轻患者中，其结果与外科瓣膜成形术的结果相当。建议手术适用于低度或中度手术风险的患者。
- 心绞痛、劳力性晕厥或充血性心力衰竭（表现为严重狭窄和预后不良）需要立即转诊以行瓣膜置换，尤其是在瓣膜面积小于或等于 0.8 cm^2 或平均跨瓣压差大于或等于 40 mmHg 时。除非进行明确的治疗，否则此类患者有猝死风险；药物治疗无法替代手术。
- 高龄并不是瓣膜置换术的绝对禁忌证。手术瓣膜置换术的存活率主要取决于患者的心肌储备和整体状况。即使是 80 多岁的高风险患者，如果符合适应证并有足够的射血分数，即使在严重主动脉瓣狭窄的情况下，也不必拒绝手术。
- 低或中等手术风险的有症状的重度主动脉瓣狭窄患者（通过使用胸外科医师协会风险计算器确定）应转诊并评估经导管主动脉瓣置换术。与手术一样，年龄本身并不是经导管瓣膜置换术的禁忌证。经导管主动脉瓣置换术优于球囊瓣膜成形术。应转诊至执行该手术的中心，尤其是对于那些有纤维化、钙化瓣膜和相关主动脉瓣关闭不全的患者；球囊瓣膜成形术仅适用于不适合手术或经导管瓣膜置换术的患者作为姑息措施。
- 置换瓣膜前：
    - 充血性心力衰竭可以通过给予洋地黄和适度的利尿剂方案（例如，谨慎使用呋塞米 20 ～ 40 mg/d，见第 32 章）暂时对症治疗。这种治疗可能有助于暂时减少肺充血和维持心输出量，但必须牢记对高舒张期充盈压的需求；过度使用利尿剂会导致心输出量急剧下降；在严重的主动脉瓣狭窄中，减少后负荷也可能是危险的。
    - 心绞痛可以用硝酸盐进行对症但谨慎的治疗（见第 30 章）；β 受体阻滞剂因其负性肌力作用而被禁用；钙通道阻滞剂（氨氯地平除外）也可能导致负性肌力，应避免使用。心脏导管插入术时需要进行冠状动脉造影以确定是否存在严重的冠状动脉疾病以及在瓣膜置换时是否需要进行旁路手术。
    - 主动脉钙化性瓣狭窄患者应进行仔细的纵向护理和定期随访，即使血流动力学无明显改变且患者无症状，主动脉瓣钙化仍可在几年内迅速进展。

主动脉瓣反流

- 通过包括多普勒检查在内的心脏超声检查评估严重程度，除了常规的诊室评估外，还通过系列超声检查监测有严重反流证据的患者。
- 有轻度反流的年轻无症状患者不需要限制活动，但建议避免进行举重等专业的力量训练，对明显的高血压要进行系统治疗。
- 中重度疾病的无症状患者通过减少后负荷

（例如，每天 20 ～ 40 mg 赖诺普利）进行治疗，能够降低左心室收缩末期和舒张末期压力，并可能减缓疾病进展。

- 在没有明显左心室功能衰竭的情况下，出现轻度肺充血症状（爬多于一层楼梯时呼吸困难）的患者可用洋地黄、轻度利尿剂（50 ～ 100 mg 氢氯噻嗪）进行治疗，或减少后负荷（例如，赖诺普利每天 20 ～ 40 mg），为防止手术不当延误，密切的临床随访和频繁的连续超声检查至关重要。爬不到一层楼梯后出现呼吸困难或随访超声检查左心室功能恶化表明需要及时心脏会诊和评估手术。
- 症状轻微但有左心室功能恶化（左心室肥大）的证据，如心电图改变、胸片上心脏肥大增加、射血分数下降和超声检查左心室收缩末期容积增加的患者应转诊给心脏病专家评估手术，即使没有症状。左心室功能下降的患者发生室性心动过速的风险增加，并且 5 年死亡率增加。建议早期识别高风险患者，在出现不可逆心肌失代偿之前纠正主动脉瓣关闭不全。
- 有左心室衰竭症状（轻度体力活动引起呼吸困难、端坐呼吸或阵发性夜间呼吸困难）的患者需要立即转诊进行手术，因为不进行手术的预期寿命不到 1 年。使用洋地黄和利尿剂进行药物治疗可能会暂时缓解症状，但不能代替瓣膜手术。

二尖瓣狭窄

- 轻度至中度狭窄的无症状患者无需限制活动。有狭窄依据且症状少的患者过度劳累或怀孕有诱发症状的风险。
- 劳累时出现轻度呼吸困难者可使用适度利尿剂（例如，氢氯噻嗪 50 ～ 100 mg/d），并建议低盐的饮食。除并发心房颤动以外，洋地黄对单纯的二尖瓣狭窄没有益处。应避免过度剧烈运动和情绪不安，以防止诱发症状。
- 合并心房颤动时，需要长期口服抗凝剂。尚未研究直接口服抗凝剂对二尖瓣狭窄患者的疗效，在证明有效之前，推荐使用华法林（见第 28 章）。
- 严重二尖瓣狭窄（表现为第二心音到开瓣音间隔较短，舒张期杂音延长，胸部 X 线片上左心房扩大和肺上区血液重新分布，以及超声上瓣膜口变窄和血流减少），即使没有什么症状，也需要转诊到心脏病专家处，考虑进行侵入性干预，无论是手术还是球囊血管成形。如果轻度利尿剂方案和限盐措施不能充分控制恶化的呼吸困难，也需要咨询。
- 瓣膜柔软、非钙化的年轻二尖瓣狭窄患者应在早期进行介入治疗，可以进行经导管或外科瓣膜切开术。这两种方法都可切实有效改善血流动力学。建议尽早转诊进行心脏评估，对部分患者而言，经皮球囊二尖瓣成形术是一种有吸引力的二尖瓣切开术替代方案。
- 有纤维化瓣膜的老年患者（没有打开瓣膜、瓣膜钙化严重和活动受限）须接受瓣膜置换术。由于瓣膜置换术的手术死亡率和并发症比瓣膜切开术更高，在症状比较严重时才建议手术。但手术不应推迟到在休息或最小运动时出现症状之后，因为手术风险和长期死亡率会极大增加。与患者一起走下走廊或爬上一段楼梯，症状随之加重，有助于让医生和患者都相信手术时间已经到了。
- 混合性二尖瓣疾病或多个瓣膜受累者，当症状与疾病的客观证据不相称时，可从心脏咨询中获益，可评估行手术插入导管方式治疗。

二尖瓣反流

- 无症状的年轻患者不需要限制有氧运动；但建议不要进行常规的力量锻炼，例如举重，其会增加反流程度。
- 老年无症状者应定期进行多普勒超声检查以确定病因和严重程度，评估预后并指导治疗。
- 超声心动图显示严重二尖瓣反流和高风险特征［例如，连枷二尖瓣叶、射血分数下降（< 60%）、收缩末期容积增加（> 40 mm）或有效反流面积（> 40 mm^2）］应选择瓣膜修补。
- 有严重二尖瓣关闭不全且无高危特征的无症状患者也应转诊给心脏病专家进行多学科评估，因为二尖瓣修补如果在解剖学上可行，则可以评估预期手术死亡率是否低于 1%，比如有新发的心房颤动或肺动脉高压（肺动脉收缩压> 50 mmHg），考虑二尖瓣修复是合理的。如果成功修复的可能性很低，而有左室扩大或进行性功能衰竭趋势，即使尚未达到阈值，进行手术置换也是合理的。

- 在没有左心室扩张 / 功能障碍、左心房扩张或心房颤动证据的情况下出现疲劳和轻度至中度呼吸困难的患者，可以开始温和的利尿剂计划（例如，每天 50 ～ 100 mg 氢氯噻嗪）与无盐饮食相结合。对于轻度至中度二尖瓣关闭不全的患者，适度利尿剂方案可维持多年，并不是手术的指征。
- 如果呼吸困难加重而需要升级利尿剂治疗，则表明需要进行瓣膜修复或更换相关心脏咨询。临床症状的恶化或心脏扩大表明存在心肌失代偿；提示需及时转诊。药物治疗不能替代瓣膜手术，也不会推迟手术的需要。瓣膜重建正成为二尖瓣反流治疗中常见的选择，在许多情况下避免使用人工瓣膜及其带来的风险；但是长期耐用性仍有待确定。
- 有严重原发性（退行性）二尖瓣关闭不全的症状且手术风险高的患者，适合行经导管二尖瓣修补术。
- 由于二尖瓣关闭不全引起的难治性充血性心力衰竭不是手术的禁忌证，尽管风险会增加。手术前通过扩血管药物治疗，特别是血管紧张素转换酶抑制剂（例如，卡托普利 25 ～ 50 mg 每日 3 次，赖诺普利 20 ～ 40 mg/d，氯沙坦 50 ～ 100 mg/d；见第 32 章），可缓解症状，通过减轻后负荷来减轻反流的幅度。可使不能手术的患者受益。同时积极治疗高血压以减少后负荷。
- 有症状的中度缺血性二尖瓣关闭不全的患者应转诊给心脏病专家，考虑进行导管检查，并确定血运重建 / 瓣膜修补或置换是否有益。对于心肌梗死后的二尖瓣关闭不全患者，修复术尚未被证明比单纯的 CABG 更有效地改善预后。
- 轻度二尖瓣脱垂者很少需要预防心内膜炎（见第 16 章）。因瓣膜反流程度轻微，也很少进展，所以呼吸困难不常见，也不需要洋地黄、利尿剂和限盐。
- 存在严重二尖瓣脱垂导致左室扩张和严重反流的患者，须定期进行心脏超声检查，以早期发现左心室功能障碍，这是预后不良的标志，也是考虑进行瓣膜修复的指征。为避免手术，可选择经皮修复。
- 有晕厥或室性心动过速病史或猝死家族史的罕见二尖瓣脱垂患者需要对恶性室性心律失常进行治疗（见第 29 章）。孤立性心悸患者可不治疗。没有证据表明在没有合并危险因素的情况下需要预防全身性栓塞。
- 对于二尖瓣环钙化的患者，应监测心脏传导阻滞的进展。因为反流量通常很小，所以呼吸困难和肺淤血不是主要问题。
- 二尖瓣关闭不全合并心房颤动的患者需长期口服抗凝剂，尤其是伴有明显的左心房和左心室扩大时。

（杨继敏　祝　强 翻译，曾　辉　曹照龙 审校）

附录 33-1

肥厚型心肌病和卵圆孔未闭的诊治

肥厚型心肌病

肥厚型心肌病（hypertrophic cardiomyopathy，HCM）很常见，但往往被忽视，尤其在医疗服务不足的少数群体中。患病率目前为 1/500，但随着检测方法的进步，发病率可能会增加。它是一种遗传性异质性肌节发育异常疾病，临床表现多种多样，轻者心脏超声时偶然发现，重者左心室流出道梗阻和严重心律失常。它是年轻运动员猝死的主要原因之一。由于 HCM 有时会产生收缩期喷射性杂音，因此可能与主动脉瓣狭窄相混淆；然而，它在病因、病理生理学和自然史方面与主动脉瓣狭窄有所不同，因此需要单独评估和制定治疗策略。

病理生理学和临床表现 [1-7]

遗传学、病理学和病理生理学

HCM 实际上是由编码心脏肌节蛋白质的基因突变引起的一组常染色体显性遗传疾病。突变可能在生命中的任何解阶段表达，首先是心肌胶原合成增加，导致心肌出现肥大。肥大通常是不对称的，但也是弥漫分布，在约 1/3 的患者中，肥大可能是节段性的，无论是在静息状态下，还是在运动或心室负荷增加的刺激下，超过 70% 的患者在超声检查中发现主动脉瓣下流出道梗阻。约 25% 的患者梗阻程度可引起症状。潜在的病理过程可能是进行性的，但进展的速度和程度是高度可变的，在多数情况下没有临床意义。

在细胞层面上，可能有相当多的组织学上的混乱和杂乱，同时有异常的壁内冠状动脉。血管异常会限制血流并导致氧气供需失衡，从而导致反复发作的缺血性损伤和心肌瘢痕形成。

这种紊乱和受损的心肌可引起患者心肌功能障碍和严重的电活动不稳定。后果包括室性心动过速、心室颤动，以及晕厥和猝死的风险增加。在部分患者中，肥大会导致舒张功能障碍，降低心输出量，并在射血分数正常或超正常的情况下产生心力衰竭的特征。左心房扩大可引起心房颤动，心房扩大由左心室僵硬、充盈受限引起。

临床表现和病程

HCM 是一种常染色体显性遗传病，家庭成员可有反复晕厥或过早猝死的报告。多数患者没有症状或有轻微的劳累症状，因为严重的心肌受累是少见而不是普遍的。症状出现的年龄高度可变，因为肥大过程的基因表达可能会发生在生命中的任何阶段，在儿童时期发病并不少见。重症患者可出现头晕、呼吸困难、疲劳或晕厥，不幸的是，猝死可能是始发症状。流出道梗阻的患者体格检查可有收缩期喷射性杂音。随着左心房扩大的进展，会导致阵发性或持续性心房颤动。

如前所述，任何年龄都可能发病，既往无症状和体征不能排除以后不会发生该病。基于转诊人群的数据，早期对预后的评估过于悲观（年死亡率为 3% ~ 6%），基于社区的数据显示死亡风险约为每年 1%。由于潜在病理过程的不同，对 HCM 的认识有些误解，轻度患者可能没有明显症状且预期寿命正常，而严重患者症状明显且预后较差。

检查 [3,7]

病史

仔细回顾病史以评估症状（例如，呼吸短促、疲劳、胸部不适），即使症状轻微，也可能是潜在舒张功能障碍和微血管功能不全或室性心律失常的首发症状。需要关注头晕、近乎晕厥或晕厥的主诉，这些症状常由严重室性心律失常引起。同样，心悸可能预示心室电活动不稳定或心房颤动。如有近亲属过早猝死或反复晕厥的家族史，则可能提示诊断。

体格检查

轻症患者多数没有体征。应寻找更严重疾病的表现。脉律不规则提示心房颤动，是由明显的舒张功能障碍引起。左心室流出道梗阻患者可有类似于主动脉瓣狭窄的收缩期喷射性杂音；但杂音在胸骨左下缘强度最大，随着 Valsalva 动作减少静脉回流而增强，并随着抬高腿部和其他增加静脉回流的动作而降低。此外收缩早期无射血音，颈动脉搏动呈双峰（bisferiens），而不是小而慢的波形。

实验室检查

心电图电压升高，提示左心室肥大，尽管心电图的电压与超声检查的肥大程度之间的关系并不确定。无症状患者静息心电图出现明显复极异常（例如，ST 段压低、T 波倒置），也可能是其最初的临床表现。

明确诊断的首选检查是二维经胸心脏超声。左心室壁心肌厚度为 13 ~ 15 mm；可能厚达 30 mm。除外其他病因（如高血压、主动脉瓣狭窄）时可做出诊断。心脏超声检查还能发现左心室流出道梗阻，最好通过运动试验来评估，在运动过程中可发现流出道的功能性梗阻。钆磁共振扫描增强用于诊断和预后判断，可以检测出心肌内特征性致密局灶性纤维化的程度；广泛的纤维化提示严重室性心律失常的风险增加。因为基因突变可能发生在生命中的任何阶段，一次检查正常并不能排除具有阳性家族史的人以后发生肥大的可能性。基因和表型检测可以发现基因突变和异常蛋白质表达（例如，肌钙蛋白 T 和肌球蛋白结合蛋白 C 基因突变），尤其是在具有 HCM 临床表型和已知致病突变个体的家庭成员中。

患者如果有心悸、头晕或近乎晕厥，应接受动态心电图监测。如果有胸痛或其他运动诱发的症状，首先应行冠状动脉评估，如果有流出道梗阻的证据或怀疑有严重的室性心律失常，禁忌进行运动负荷试验。电生理学检查在 HCM 评估中的效果欠佳，检查结果与发病的关系尚不清楚。

管理 [3,5,8-13]

HCM 存在异质性，需要进行风险分层，以帮助选择治疗方式。

风险分层

猝死是最严重的结局，心力衰竭是另一个严重后果。高风险的独立预测因素包括：

- 有心搏骤停史。
- 自发性持续性室性心动过速。
- 动态心电图监测中多次或长期发作的阵发性室性心动过速。
- HCM 相关的过早心脏性死亡家族史。
- 晕厥或近乎晕厥，尤其是年轻人劳力性或反复发作，且除外血管迷走性晕厥。
- 运动性低血压反应。
- 明显心肌肥大（壁厚＞ 30 mm）。
- 静息时流出道阻塞（峰值梯度＞ 30 mmHg）。

HCM 低风险人群包括没有症状、心室壁厚度小于 15 mm 且没有上述高风险因素的人。基因分型被作为识别高危个体的一种方法，但特定突变与结果之间的相关性尚不确定。电生理学检查在识别有室性心动过速风险的人中的作用尚不确定。

心内膜炎的预防和室性心动过速的预防

有流出道梗阻的临床表现或超声证据的患者需要预防心内膜炎（见第 16 章）。梗阻引起二尖瓣变形，从而增加了心内膜炎的风险。

使用 β 受体阻滞剂、维拉帕米和抗心律失常药预防室性心动过速已被证明是无效的，植入心律转复除颤器可明显降低猝死的风险，尤其是伴有高风险特征的 HCM 人群。其长期获益尚不明确，但对有症状的室性心动过速患者可明显获益。高危人群禁止进行剧烈运动。所有可能或肯定患有 HCM 并伴有左心室肥厚的人都不应该参加高强度的竞技运动，因为有很大的猝死风险，而低强度运动相对安全。

心力衰竭

出现心力衰竭的症状（例如，呼吸困难、疲劳）是药物干预的指征。β 受体阻滞剂 (当有流出道梗阻时有时与丙吡胺联合使用) 可以改善功能状态并缓解症状，对于流出道梗阻的患者，降低收缩性也同时降低了对血流的干扰程度。作为 β 受体阻滞剂的替代药物，维拉帕米只能作为单一疗法，不能用于并发流出道梗阻的情况。如果心力衰竭加重并出现收缩功能障碍，则需要使用利尿剂、血管紧张素转换酶抑制剂和洋地黄进行标准治疗（见第 32 章）。

难治性心力衰竭患者需要评估侵入性治疗。包括 Morrow 手术（间隔肌切除术）以及导管酒精室间隔消融术，在有经验的中心，手术死亡率低于 2%。消融的复发率低于手术，但术后心脏传导阻滞的发生率为 6% ～ 16%，常需要起搏器治疗。双腔起搏可以改善患者的症状和生活质量。

心房颤动

阵发性或慢性心房颤动患者存在全身栓塞风险，需要使用华法林或直接口服抗凝剂进行口服抗凝（见第 28 章和第 83 章）。建议使用 β 受体阻滞剂来控制心室率。阵发性心房颤动时血流动力学紊乱，使用胺碘酮可能有助于维持窦性心律（见第 28 章）。

卵圆孔未闭

卵圆孔未闭（patent foramen ovale，PFO）是一种常见的先天性心脏疾病，通过超声心动图可在超过 25% 的未成人中发现，并且是隐匿性卒中的重要原因。

病理生理学和临床表现 [14,15]

卵圆孔未闭是由于出生后第一和第二隔膜未

能融合而造成的；卵圆窝上方的单向瓣使得右向左分流持续性。分流的存在为血栓栓塞提供了途径。卵圆孔未闭在解剖异常中很常见（尸检中高达 20%），但受累者发生反常性栓塞风险仍然很低（0.1%）。风险随着孔径大小（> 4 mm）、房室间隔瘤、右向左分流增加（如 Valsalva 动作、用力或潜在的心肺疾病）和静脉血栓栓塞危险因素（例如，不活动、创伤、近期手术、高凝状态）而增加。PFO 曾被认为是仅在年轻人中出现的反常性栓塞的来源，但在 55 岁以上的人群中，PFO 也被证实是独立的卒中危险因素。临床上这种情况通常是隐匿的，直至发生全身性栓塞。55 岁的卒中复发风险评估为 0.8%/ 年。

鉴别诊断和检查 [14,15]

隐源性卒中的其他重要原因包括阵发性心房颤动、主动脉弓粥样硬化和颅内脑血管疾病。PFO 作为隐源性卒中原因之一的筛查需要通过心脏影像检查；没有心脏病史或体检结果的患者既往的血栓栓塞史和深静脉血栓病史（见第 22 章）可以提供血栓潜在来源的证据。心脏影像检查包括经胸超声心动图并辅以发泡试验。经食管超声心动图可提供更高的灵敏度和更多的解剖细节，有助于排除主动脉弓动脉粥样硬化作为全身性栓塞的来源。还应对患者进行深静脉血栓形成和高凝状态检查（见第 22 章和第 35 章）。

管理 [15-19]

偶然发现的小的 PFO，没有卒中或短暂性脑缺血发作史，也没有其他卒中危险因素，如静脉血栓栓塞、室间隔动脉瘤或高凝状态，卒中的风险很低，通常不需要治疗。但对于在隐源性卒中评估中发现 PFO 的患者，情况相对复杂。既往有无症状心房颤动是隐源性卒中的常见原因，延长心电图监测有助于明确。

在有隐源性栓塞病史的人群中进行的经皮 PFO 封堵与抗凝治疗的随机试验显示，行 PFO 封堵术后栓塞复发风险没有显著降低，但当 PFO 封堵术与抗血小板治疗相结合时有显著的获益。另外两项试验发现有降低风险的趋势，并在进行长期数据收集。PFO 封堵术的并发症发生率和房颤风险的增加有关。围手术期大血管并发症的发生率为 1.5% ～ 4.2%。在一项研究中，1.1% 的人在 6 个月后发生左心房血栓（其中一半的患者出现复发性脑卒中）。并发症发生率因使用的闭合技术类型而不同。

不支持常规使用 PFO 封堵术作为多数卒中合并 PFO 患者的治疗策略，特别是有其他动脉血栓形成危险因素或未排除房性心律失常的患者。药物治疗的最佳方案尚不确定。常用方案是对单纯的无症状 PFO 患者建议阿司匹林（81 ～ 325 mg/d），对于高危人群（例如，卒中史、严重的 PFO、合并或近期静脉血栓形成、室间隔瘤或高凝状态的患者）建议口服华法林或直接口服抗凝剂抗凝。对于没有动脉粥样硬化危险因素或房性心律失常的年轻患者，或有抗凝禁忌证或有强烈意愿的患者，选择 PFO 封堵术是合理的。

患者教育和转诊指征

如前所述，偶然发现的轻度 PFO、无卒中或短暂性脑缺血发作病史，且无其他卒中风险因素（如静脉血栓栓塞、室间隔瘤或高凝状态）的人群卒中风险非常低，无需进行治疗。老年患者予以阿司匹林预防性治疗。建议使用阿司匹林和华法林对短暂性脑缺血发作或隐源性卒中患者进行二级预防，并转诊至神经科专家就诊。此类患者不应常规进行 PFO 内封堵术，应查阅文献获取可能改变当前治疗观点的长期数据。

（杨继敏 祝 强 翻译，曾 辉 曹照龙 审校）

第 34 章

外周动脉疾病的管理

DAVID C. BREWSTER

现代社会近 5% 的成年人被外周动脉疾病（peripheral artery disease，PAD）困扰，全球估计有 2 亿病例。其治疗策略已经从强调对晚期疾病患者进行搭桥手术调整为对早期患者进行有效的运动和血脂控制，以及对需要介入治疗的患者进行血管内干预治疗。大多数患者具有动脉粥样硬化性疾病，血管炎、纤维肌发育不良和微血管血栓形成是 PAD 的少见病因。对潜在的病理生理学和致病因素（例如，吸烟、高胆固醇血症、高血压、糖尿病、缺乏运动——参见第 18、26、27、54 和 102 章）进行治疗至关重要。外科手术也在不断发展，动脉重建避免了截肢。

多种有效治疗策略和相对有利的自然病程为有症状的患者提供了改善机会。全科医师需要了解动脉闭塞性疾病的自然病程，选择合适的治疗时机和方案。了解保守治疗（包括危险因素控制）、血管成形术和搭桥手术的技术、疗效、适应证和恰当的决策、实施和协调护理同样重要。

自然病程、临床表现和进程 [1-9]

患肢预后

患者跛行症状的预后一般较好。临床表现与疾病严重程度密切相关，通过跛行起始前的步行距离和体格检查来分析；有糖尿病或长期吸烟的患者会出现缺血性溃疡或静息痛，预后差。一般而言，超过 80% 的跛行患者症状稳定或好转，只有约 5% 发展为需要截肢。戒烟的患者基本都不需要截肢，超过 10% 持续吸烟的患者进行了截肢。在 5 年观察中，70% ～ 80% 的患者症状稳定，10% ～ 20% 跛行恶化，1% ～ 2% 的患者进展为严重肢体缺血或肢体残疾。

病变的分布范围因诱发因素和疾病严重程度而异。吸烟者常表现为相关的主髂动脉疾病，糖尿病患者呈腘窝下分布。有肢体相关疾病的患者通常表现为腹股沟以下受累。

缺血性皮肤溃疡在严重疾病中很常见。典型特征为“穿孔”外观，可进展为底部不规则形状的病灶，创面不愈合，有少量渗出液，需要与静脉溃疡鉴别。此症状在糖尿病患者中更常见，部分原因是合并小血管疾病；而在吸烟患者中，主要是血管内皮损伤及尼古丁导致的血管收缩。常见发病部位是脚趾和足部以及外踝和胫骨区域的受压点。

总体预后

尽管肢体损伤的预后通常良好，但总死亡率和心血管病的发病率都很高，反映了潜在的系统性动脉粥样硬化疾病的严重程度。在年龄、性别和血脂水平相似的人群中，患有 PAD 的人死于心血管疾病的风险比没有这种疾病的人高出 6 倍。全因死亡率增加了 3 倍，主要由心血管风险的增加引起。在症状出现后 5 年、10 年和 15 年的全因死亡率分别在 30%、50% 和 70%，患有 PAD 者是相似年龄和性别患者的相对风险的 3 倍。冠状动脉、脑血管或主动脉的合并疾病是死亡率增加的主要原因，可见动脉粥样硬化病变的系统性及其对预后的不利影响。

诊断和检查（[6,10-12]；详见第 23 章）

有证据显示在基层医疗实践中 PAD 的诊断不足。诊断不足不仅会导致错过改善症状的时机，还会导致延误诊治可能危及生命的系统性动脉粥样硬化疾病。详尽的心血管病史和体格检查以及评估外周血管系统是必要的。对动脉粥样硬化危险因素的全面评估必不可少，详细的病史询问和体格检查也很重要，可发现提示预后不良的征象（例如，静息痛、色素沉着、四肢发冷、溃疡疼痛、坏疽或坏死组织）。

测定踝 / 肱指数（ankle-brachial index，ABI）在早期评估时特别重要（见第 23 章）。踝关节收缩压与手臂收缩压的比值小于 0.9，对血管造影发现的 PAD 的诊断敏感性为 79% ～ 95%，特异性大于 95%。临床疑似的患者可以进行运动 ABI 以及超声无创检查，必要时进行无创影像学检查［例如，计算机断层血管造影（CTA）、磁共振血管造影（MRA）］或血管造影（如果正在计划血运重建）。

外周血管疾病是心血管疾病及其发病率和死亡率的强有力预测因素，须进行详细的冠状动脉和颈动脉评估（见第 20、36 和 171 章），尤其是在需要考虑手术治疗的情况下（见后面的讨论）。

医生应该询问有足部溃疡的糖尿病患者既往截肢和皮肤溃疡性疼痛病史。评估反复感染尤为重要。既往有截肢史，则不良后果的似然比为 4.0，应对其进行积极治疗（例如，血运重建）。既往没有截肢史，也没有更严重的肢体缺血时，可选择保守治疗。

治疗原则 [1,3,6,13-41]

医疗管理

多数患者不需要进行血运重建治疗。日常锻炼、足部护理及对动脉粥样硬化危险因素的管理相结合，可取得良好效果，例如，增加步行距离、减轻疼痛和降低肢体残疾的风险。戒烟、定期日常锻炼、细致的足部护理以及管理血脂、血压和血糖是计划成功的关键部分。

戒烟（见第 54 章）

戒烟是主要的治疗重点。吸烟会加速动脉粥样硬化的进展，并通过引起血管收缩进一步减少血供。在初始健康的女性中，吸烟导致出现症状性 PAD 风险增加 3 ～ 14 倍，且剂量依赖性的。戒烟能显著降低但不能完全消除风险。对于症状性 PAD 的患者，戒烟可减少静息痛、跛行、截肢和搭桥手术的概率。在血管成形术或旁路术后戒烟者复发血管闭塞的风险下降 2/3 以上。此外，戒烟可降低总体心血管事件发病率和死亡率。

当吸烟者出现症状时，成功戒烟的机会最大。在这种情况下医生的影响相当大。全面戒烟计划的细节在其他章节介绍（见第 54 章）。尼古丁口香糖或透皮贴剂可减少尼古丁戒断症状，可作为戒烟辅助手段。有时尼古丁会引起血管痉挛，但血管痉挛不是跛行的主要原因，因此跛行不是尼古丁治疗的禁忌证，但使用口香糖或贴片应开具处方并监测。

运动

日常锻炼尤其是步行是治疗计划的基础。步行可以改善血液循环、改善内皮功能、肌肉代谢、峰值耗氧量、红细胞运动和疼痛阈值。运动显著提高了无痛步行距离、6 min 步行能力、肱动脉扩张和生活质量。结果显示将监督下集体步行或跑步机训练与每天在家进行的额外训练相结合的训练方式是最好的。对伴有或不伴有间歇性跛行症状的稳定 PAD 患者效果最佳。有静息痛、溃疡、不稳定型心绞痛、充血性心力衰竭、严重肺病或关节炎的人可能效果欠佳。锻炼 3 个月内即可有明显获益。

锻炼的规律性比强度或持续时间更重要，每周 3 次、每天至少 30 min 的连续腿部锻炼是必要的。步行是最佳选择，但任何形式的运动都有效，包括骑固定单车、爬楼梯、水中有氧运动或使用低强度的有氧训练设备。增加一些阻力训练可以提高功能锻炼，尤其是爬楼梯。规律锻炼还可以显著降低心血管风险（见第 18 章和第 31 章）。对监督下运动、腔内修复术和开放手术的对比随机试验进行分析，显示在症状改善方面的效果相似。介入疗法可以更快起效，但并发症的风险更大（见后面的讨论）。指导性家庭锻炼也可以改善步行距离。上述发现强调了运动的重要作用。

足部护理

关注足部护理对于预防截肢至关重要。据预计，糖尿病患者中多达 80% 的截肢可归因于足部护理不佳。需要每天检查足部，尤其是糖尿病患者周围神经病变出现了感觉障碍。只要 1 h 的患者教育即可将截肢率和溃疡发生率降低 2/3。

控制动脉粥样硬化危险因素

高脂血症治疗是重中之重。强化他汀类药物治疗可以阻止外周血管中的动脉粥样硬化斑块进展，并在某些情况下实现斑块消退。获益机制不仅限于简单地降低低密度脂蛋白胆固醇，还包括对斑块稳定性、内皮功能和血管炎症的影响。可以预期有症状的 PAD 的风险和严重程度会降低，然而，改善步行距离只是其中部分获益。最重要的获益是显著降低心血管发病率和死亡率。他汀类药物治疗还降低了 PAD 患者的围手术期心血管事件风险。目前的指南共识推荐强化他汀治疗（例如，阿托伐他汀 80 mg/d 或瑞舒伐他汀 40 mg/d——见第 27 章）。

高血压也需要关注（见第 26 章）。降低血压对 PAD 进展的影响尚不明确，但降低了脑卒中和心血管疾病 的发病率和死亡率。根据其对外周血管张力的影响来选择药物并不重要，尽管一些患者反馈使用 β 阻滞剂时症状恶化，但对照研究未能证实是 β 受体阻滞剂的不良反应。具有血管扩张潜力的抗高血压药物（如钙通道阻滞剂）并不能显著改善跛行症状。如果同时存在双侧肾动脉狭窄，则禁用血管紧张素转换酶抑制剂。

减轻体重有助于减轻工作负荷和减少四肢的代谢需求。此外，减轻体重还可能有助于降低血脂水平、葡萄糖耐受不良和心血管风险（见第 10 章）。

控制糖尿病（见第 102 章）对于肢体保护至关重要，主要是通过降低神经病变的风险、足部受伤和感染。有新的证据表明，在病程早期严格控制血糖可以改善大血管 PAD 的临床病程。因为糖尿病周围血管疾病比其他患者发生更早并且进展更快。此外大血管常可以保持相对通畅，而小血管则被阻塞。足部护理必不可少。

高同型半胱氨酸血症可能与出现广泛早发疾病（发生在 50 岁之前）有关，但降低同型半胱氨酸的 B 族维生素 / 叶酸治疗的效果并不理想（见第 31 章）。

药物治疗

从抗血小板药到扩血管药和螯合剂等一系列药物已用于治疗，但效果存在差异。

抗血小板药。抗血小板适用于有症状和无症状的 PAD 患者，以防止与疾病相关的心血管事件风险升高（见第 18、30、31 和 171 章）。治疗效果从降低风险趋势到显著降低风险，有严重疾病的患者获益更大。没有证据表明抗血小板治疗可以改善跛行（尽管一些血管造影证据显示可抑制外周动脉粥样硬化的进展）。

阿司匹林是无症状 PAD 和稳定型心绞痛患者的首选药物，但来自 PAD 患者随机对照试验的数据有限且结果不一致。荟萃分析显示有心血管事件风险降低和脑卒中风险显著降低的趋势。最佳剂量尚未确定；临床实践中使用的推荐剂量范围是 75 ～ 325 mg/d。

氯吡格雷是一种 P2Y12 受体抑制剂，与阿司匹林同样有效但价格更高，适用于不能耐受水杨酸盐的患者。其在 PAD 患者的心血管事件方面被证明优于阿司匹林。替格瑞洛在随机研究中不优于氯吡格雷，多用于氯吡格雷代谢不良的人群（见第 30、31 和 83 章）。由阿司匹林加氯吡格雷或替格瑞洛组成的双重抗血小板治疗为心血管事件高风险的 PAD 患者增加了获益，但同时也增加了大出血风险（见第 30 章和第 31 章）。

西洛他唑是一种具有抗血小板、抗血栓形成和血管扩张特性的磷酸二酯酶抑制剂，已被美国食品和药物管理局批准用于间歇性跛行的对症治疗。起效慢，从 2 周到 12 周不等。跑步机步行距离最多可提高 25%。不良反应包括出血、头痛（可能很严重）、腹泻和心动过速，可出现室性逸搏。但需警惕可能带来的充血性心力衰竭或低射血分数患者死亡，并且因对步行距离改善欠佳限制了临床使用。

Vorapaxar 是一种新型抗血小板药物，可阻断凝血酶蛋白酶激活受体。可降低有症状的外周血管疾病患者缺血性肢体事件和血运重建并发症的风险，但增加了包括颅内出血在内的出血风险。不会减少有症状的 PAD 和冠心病患者的主要不良心血管疾病事件，但显著减少缺血性肢体事件和血运重建的需要（分别为 42% 和 19%）。

Nafronyl 是另一种血小板聚集抑制剂，在改善步行距离方面优于己酮可可碱。其在欧洲获得批准。

口服抗凝剂。华法林在治疗慢性 PAD 方面没有任何益处，与抗血小板联合治疗时会增加危及生命的出血风险。已经开始了针对高危患者采用阿司匹林和低剂量口服抗凝剂联合治疗的临床研究。在一项针对症状性 PAD 和冠心病患者的大型随机试验（COMPASS）中，与单独使用阿司匹林或利伐沙班相比，利伐沙班联合阿司匹林显著降低了主要不良心血管和缺血性肢体事件的发生率（分别降低了 26% 和 42%）。大出血的风险非常低（例如，颅内出血的风险为 0.2%），但与单独使用阿司匹林相比显着增加。

己酮可可碱。己酮可可碱可增加红细胞变形能力和血液黏度，降低血小板活性，已被推广治疗症状性 PAD。但在安慰剂对照试验中，获益几乎为零。恶心和头晕限制了己酮可可碱的使用。其成本较高。

扩血管药。扩血管药（如罂粟碱）是第一个测试的药物，在安慰剂对照、双盲、随机试验中，对症状或临床进程没有明显的改善。甚至可通过窃血现象而使症状恶化。扩血管药物治疗的失败证明了血管收缩在跛行中几乎没有作用的观点。

未被证实有益的药物。在对照试验中维生素 E 没有任何益处（见第 31 章）。螯合疗法也没有任何获益。银杏叶提取物的获益尚不肯定。富含 ω-3 脂肪酸的鱼油补充剂不会降低风险，胆固醇酯转移蛋白抑制剂也不会降低风险。使用粒细胞 - 巨噬细胞集落刺激因子得到获益的希望未能实现。

要避免的药物。血管收缩剂（如麦角衍生物）可能是有害的，对于患有严重疾病的患者，尤其是有溃疡或静息痛的患者应谨慎使用。α 受体阻滞剂可能加重缺血症状并阻碍皮肤损伤愈合（尽管有既往记录，但 β 受体阻滞剂不会损害灌注或恶化症状）。

基因治疗和血管生成

这些令人振奋的领域是深入研究的主题。正在研究中的血管内皮细胞和成纤维细胞的生长因子可刺激血管生成。希望能刺激缺血组织中的毛细血管增殖和侧支血管形成。动脉基因治疗很有前景，特别是对于常规血管成形术或手术无法重建的患者。

血运重建疗法——经皮介入和外科手术

当运动不能缓解症状或有肢体坏死风险时需要考虑血运重建。选择包括经皮导管的介入手术和常规外科手术，如动脉内膜切除术和搭桥术。随着血管成形术和支架植入术的出现以及血运重建手术结果的改善，侵入性治疗的门槛已经降低，但不应轻易或过早做出此类治疗的决定。接受血运重建的患者有 1/6 在 30 天内再次入院，死亡发生率和费用都很高。外周血管疾病相对有利的自然病程，对运动和戒烟的良好反应，以及血运重建持久性的问题及其伴随的风险要求在介入治疗之前须进行仔细考虑。只有在其他治疗失败并且患者丧失行为能力或面临肢体截肢风险时，才应使用介入治疗。尽管如此，成功的血运重建可以提高患者的生活质量，而且比运动起效更快。配合锻炼会进一步增强效果。

适应证

尽管实施了完整的治疗方案（戒烟、锻炼计划、控制心血管危险因素），但仍有症状的患者是介入治疗的适合人群。无法持续行走两个街区和进行日常活动是介入治疗的最佳入选标准。静息痛和难治性溃疡是更令人信服的原因。

介入治疗最适合于有可能获得早期和长期获益的低风险患者。在转诊患者进行介入治疗之前，应进行全面无创检查（包括多普勒超声扫描和分段血压），以更准确地记录病变部位和严重程度（见第 23 章）。有近端病变并保留远端循环的患者是最佳人选。患有小血管疾病（例如糖尿病）的患者被证明获益的可能性很小，除非同时存在可以缓解的近端疾病。

血管造影是做出最终决定所必需的检查。无创血管造影［计算机血管成像（例如，CTA 和 MRA）］的显著进步使得能对外周血管系统进行无创成像，有助于减少对有创血管造影检查的需求。

经皮腔内血管成形术和支架植入术

应用经皮腔内血管成形术（percutaneous transluminal angioplasty，PTA）和支架植入术进行血管内血运重建已成为一种成本效益高且创伤性较小的旁路手术替代方案。

适应证。最佳适应证是近端血管（例如，主髂动脉或股动脉）中存在短节段性狭窄的血管。约 30% 考虑进行介入治疗的患者有此类病变，其余的患者往往有更广泛或远端的闭塞性疾病。非适应证包括完全闭塞、长度大于 10 cm 的狭窄病变、多个连续狭窄、钙化或偏心斑块或远端血流不良的患者。

应用。接受经皮介入治疗的患者比例正在增加，主要是由于技术的快速进步。血管成形术通常在血管造影时进行，使用经皮插入远端部位（通常是股动脉）的球囊导管，并在透视下对病变动脉段进行操作，随着球囊膨胀，阻塞的斑块破裂并被压缩，血管腔扩张。当存在血管腔弹性回缩或局部斑块破裂时，用支架改善血供。常规 PTA 支架是否比选择性支架更好正在研究中。研究表明，选择性支架术成本效益更高。支架技术的进步正在鼓励更积极地使用 PTA 来治疗更广泛的动脉病变。正在积极研究实施药物洗脱支架和药物涂层球囊以降低疾病复发率（如在冠状动脉介入治疗中）。使用紫杉醇涂层球囊，术后 12 个月的通畅率显著提高（65% *vs.* 53%），同时安全性不受影响。与手术相结合越来越普遍。典型方法的是通过球囊血管成形术矫正近端髂动脉狭窄，并通过股腘动脉旁路移植血管绕过更远端的病变。

效果和成本效益。在符合适应证的血管成形术的患者中，PTA 和支架植入术可以获得与手术相似的短期和长期效果。手术成功率超过 95%，3 年通畅率保持在 82%。短期和长期的通畅率是基本效果。主髂动脉手术平均有 90% 的即刻成功率，有 80% 在 5 年内能够保持通畅；对于股动脉病变，平均比例分别为 75% 和 50%。由于支架断裂的风险，避免在股总动脉中植入支架。股浅动脉 PTA 的通畅率低。

风险。风险的大小和发生频率需要重视。包括腹股沟血肿到夹层、肾缺血和远端栓塞。总体并发症发生率平均为 10%，其中约 2% ~ 5% 为严重并发症，需要手术治疗。死亡率小于 0.5%。高风险患者常有严重的并发症，例如，心力衰竭、糖尿病或肾衰竭。有大量 PTA 治疗经验的团队可以获得更好的效果和最少的并发症。PTA 的发病率和死亡率低于标准手术，因此对有严重并发症而无法进行手术的患者是一种有吸引力的选择。

术后抗凝。在 PTA 手术后 30 天内进行双重抗血小板治疗。支架植入需要更长时间的抗血小板治疗。

再通技术

由于血管成形术不能在完全闭塞的血管上进行，人们对再通技术产生了相当大的兴趣。激光和粥样斑块机械切除装置已被应用于经皮导管以开通发生严重动脉粥样硬化的动脉。事实证明，最初的热情和这类设备的商业推广为时过早，此类技术很少被用作唯一疗法，常作为传统球囊血管成形术的辅助方法，在完全闭塞的有限区域内切出一个小通道，以便标准 PTA 球囊导管可以穿过病变，但几乎总是需要支架。应该遵循文献来对这种新兴技术进行精心设计和研究。

手术治疗

对于不适合微创治疗的大量患者而言，手术仍是一个主要的选择。外科手术血运重建通常采用大隐静脉以构建旁路。如果大隐静脉无法使用，近年来已经开发了许多合适的人造移植物。然而，病情严重的患者移植效果并不优于球囊血管成形术，有时甚至更差，这表明当大隐静脉不可用时，后者可能是一个合理的选择。

随着直接重建方法的改进，腰交感神经切除术不再是主要的治疗方式。对于低风险的患者可以使用各种“解剖外”重建，这些重建可能具有更高的安全性。

关键是确定适应人群和评估手术的适当时机。

适应证。晚期缺血导致缺血性静息痛、难治的缺血性溃疡或坏疽是主要的适应证。有上述症状患者的四肢存在坏死的危险，建议进行动脉重建以最大限度地挽救肢体。应在组织坏死或感染加重前尽快转诊并进行手术。在跛行患者中，只有严重残疾丧失谋生能力、生活严重受限且病变血管不适合 PTA 的患者才应考虑手术。动脉重建对单纯跛行的作用仍存在争议。一般来说，医生必须尝试评估患者缺血症状的严重性，必须考虑年龄、工作要求、社会环境和一般健康状况。如存在疑问时，转诊进行手术咨询更恰当。

风险。风险通常低于截肢的发病率和死亡率。然而许多需要手术的严重动脉功能不全的患者有潜在的冠状动脉疾病和其他对血流动力学有严重影响的并发症。由于严重跛行导致的活动限制，冠状动脉疾病可能表现无症状。这些患者的围手术期心脏病发病率和死亡率很高（高达 24%）。其他风险因素包括血管疾病的严重程度、糖尿病、心力衰竭和肾衰竭。

降低围手术期风险需要注意。术前负荷试验有助于识别在外周血管手术前冠状动脉血运重建的高风险患者（见第 36 章）。术前开始他汀类药物治疗并在术后继续治疗可显著降低术后心血管事件的风险（风险比 0.55）。获益可能来自他汀类药物对血管、斑块、炎症介质和血小板的作用，而不依赖于对低密度胆固醇的影响（见第 27 章）。

结局。结局随着动脉功能不全的外科治疗的进步而有所改善。有经验丰富的外科医生、术前仔细的心脏评估以及良好的麻醉和术后管理可预测能获得成功治疗的主髂动脉闭塞性疾病患者，死亡率仅为 1% ～ 2%，并且长期通畅率极佳。5 年通畅率约为 85% ～ 90%。股腘动脉或胫动脉搭桥术的安全性更高，尽管长期通畅率略低，约 70% ～ 75% 的大隐静脉移植物在 5 年后仍能通畅。但手术相关并发症、败血症和糖尿病居于首位，30 天再入院率高，约为 16%。

术后抗凝。与抗血小板治疗相比，华法林治疗的大隐静脉移植物通畅率更高，而使用人造移植物则相反。

缺血性皮肤溃疡的处理

治疗的主要方法是改善溃疡区域的灌注并关注主要的危险因素，例如糖尿病、吸烟、高血压或高胆固醇血症。伤口清创和保持区域清洁是重要的局部措施。常规使用全身性抗生素或外用银或蜂蜜制剂没有明确的作用。伤口敷料和减压也可以发挥作用（见第 197 章）。

疑似感染（例如，伤口不愈合或流出脓性分泌物）时需要对伤口基底进行拭子培养和药物敏感性检查，包括耐甲氧西林金黄色葡萄球菌（MRSA）检查。如果伤口严重感染（脓性分泌物、红斑、肿胀、局部压痛），应开始经验性抗生素治疗，再根据培养结果调整治疗。除糖尿病患者外，初始治疗可限于革兰氏阳性菌。轻度感染采用局部治疗即可。明显感染时首选使用双氯西林、头孢氨苄或克林霉素口服治疗。糖尿病患者需要更广谱抗菌治疗，包括革兰氏阴性菌和厌氧菌以及革兰氏阳性菌（如阿莫西林 - 克拉维酸、左氧氟沙星或利奈唑胺）。对没有明显感染但不愈合伤口进行培养可能有所帮助。存在任何 β- 溶血性链球菌或大于 10^6 其他细菌都是局部或口服抗生素治疗的指征。伤口外红斑扩散提示存在蜂窝织炎，需要静脉注射抗生素。

患者教育

患者教育至关重要，因为良好的结局需要患者积极参与治疗计划（戒烟、日常锻炼、足部护理、降低危险因素）。患者了解动脉粥样硬化病变基础、可能加重病情的因素以及治疗措施背后的基本原理有助于提高患者依从性。许多患者因不愿走路和害怕肢体残疾而就医。锻炼的益处、改善的可能性和肢体残疾的低风险通常对患者和家人带来极大的舒适和安心。必须反复强调足部护理的重要性，尤其是对糖尿病患者。1 h 的详细足部护理指导可以极大降低肢体残疾的风险。即使是及时关注最微不足道的足部损伤或病变也同样重要。锻炼计划的具体方案是必不可少的，一个具体的方案可以产生相当大的心理动力。

患者的心理干预对于预防抑郁症和残疾至关重要。重点应放在总体良好的预后和改善病情的能力上。在治疗计划的早期阶段经常跟进可令人放心，并有助于最大限度地提高依从性。对新发跛行的患者应每 2 ～ 3 个月进行一次检查，以评估运动耐量并检查足部是否存在潜在的压力点和溃疡。

转诊和入院指征 [43]

保守治疗无效且有近端病变经无创检查有致残性跛行的患者应考虑血运重建。病情严重（静息痛、不愈合溃疡、早期坏疽）以致有失去肢体风险的患者需要立即转诊以考虑搭桥手术。有早期坏疽改变或缺血性肢体感染表现的患者需要紧急住院治疗。严重影响生活或难以谋生的顽固性跛行者因无法行走而受到影响，通过无创检查为远端病变或分段病变而无法进行 PTA 的患者也是手术的潜在适应者。关于血管成形术或手术适应证的最终决策需要血管造影检查，但无创筛查可以最大限度地提高转诊的适宜性。

治疗建议 [42-44]

- 戒烟。必须戒烟，戒烟既可以限制疾病进展，也可以防止介入治疗后的再闭塞。必须坚定地告诉患者必须完全戒烟。每天抽 5 支烟就会损害肢体。医生对此必须坚决，因为患者经常将模糊的说明只当作一个建议（见第 54 章）。
- 运动。对于跛行患者，最好的运动是每天步行。建议患者步行到不适时可短暂停止，然后恢复行走。建议至少 30 min 相对连续的步行，至少每周 3 天。每周一次的小组会议非常有用。健身自行车可作为另一种锻炼方式。重要的是向患者解释疼痛并不表示腿部受到伤害或损伤，运动可以帮助而不是加重病情。应避免任何限制活动的决策，除非存在严重的缺血导致身体不适或限制在家中。在设计锻炼计划时，评估患者的心脏状况很重要（见第 18 章和第 31 章）。

- 抬高床头。晚期局部缺血和夜间静息疼痛的患者将床头抬高 6 ～ 8 英寸（约 15 ～ 20 cm）可能会受益，从而使脚和腿略微处于低位。重力可以帮助血液流动，让睡眠更舒适。
- 足部护理。强调足部护理并进行深入教育，尤其是在糖尿病患者中，他们经常因神经病变而缺乏保护性感觉，更容易受到感染。因为对于“足部护理”的含义有很多混淆，所以它的组成部分需要详细说明：
  - 检查。每天检查足部是否有任何划痕、割伤、裂缝、水泡或其他损伤，尤其是甲床周围、足趾之间和足跟。
  - 洗涤。应该每天用中性肥皂和温水（不选热水）清洗脚。应该彻底冲洗并轻柔地擦干，特别是在足趾之间。应避免过度浸泡导致浸渍。
  - 绵羊油。应将绵羊油或优色林等保湿霜涂抹在足部和足跟的皮肤上，而不是足趾之间。形成薄膜，减少摩擦，可防止皮肤干燥和开裂，这通常是病变的起源，尤其是足跟。不应该涂得太厚或让“脂质”粘在脚上。
  - 羔羊毛。如果允许足趾相互摩擦，可以在足趾之间放置少量羊毛或棉花或纱布以防止损伤，特别是当足趾存在矫形畸形，可能会发生损伤。
  - 粉。如果过度潮湿或有浸渍可能，应在足趾之间涂抹抗真菌粉末，如制霉菌素。
  - 合适的鞋。前脚掌空间充足且合脚的鞋子是必要的。很少需要特殊的鞋子。
  - 足科。剪趾甲时应格外小心，在光线充足及视力正常的情况下从足趾末端直接剪去，切勿靠近皮肤或深入甲床的边缘。存在趾甲异常和鸡眼或胼胝都应由医生或足科医生治疗。
  - 避免创伤。切勿在皮肤上使用胶带（纸胶带更好）或任何强力防腐剂。避免使用加热垫、热袋、加热灯和滚烫的热水。患者应避免赤脚走路。
- 缺血性溃疡护理
  - 清创并保持清洁。
  - 避免任何压力点。
  - 改善 / 恢复该区域的灌注。
  - 注意主要的 PAD 风险因素。
  - 在没有感染证据的情况下，不要常规使用抗生素治疗。
  - 感染明显（脓性分泌物、红斑、肿胀、疼痛）时，开始经验性革兰氏阳性抗生素治疗，使用双氯西林 250 ～ 500 mg 每日 4 次、头孢氨苄 250 ～ 500 mg 每日 4 次 或克林霉素 300 mg 每日 4 次。患有糖尿病者，则予包括革兰氏阴性菌和厌氧菌的广谱治疗（例如，阿莫西林 - 克拉维酸 500 ～ 875 mg/125 mg 每 12 h 一次，或左氧氟沙星 250 ～ 500 mg 每日 1 次，或利奈唑胺 400 ～ 600 mg 每 12 h 一次）。抗生素治疗前对病灶进行培养有助于为后续的抗生素治疗提供信息，但不能为等待培养结果而延迟治疗。
  - 如感染不明显，但溃疡伤口未能愈合，则应擦拭伤口基底部并进行培养和药物敏感性检查，包括 MRSA 检查。如果有任何 β 链球菌或超过 10^6 个微生物生长，则根据药物敏感性进行抗生素治疗。
  - 出现蜂窝织炎（红斑超出溃疡边缘、发热、疼痛加剧）时，应考虑静脉内抗生素治疗。
  - 如果在无菌探查中，溃疡延伸至骨骼（基部有砂砾感），应按骨髓炎治疗。
- 患者教育

详细教育患者自我保健的关键要素，包括饮食、锻炼和足部护理；督促他们在遇到首发症状时打电话；如果发生坏疽和（或）骨髓炎，延误会导致肢体残疾。

- 减轻体重（见第 235 章）。
- 积极控制主要动脉粥样硬化危险因素。

    ◦ 积极治疗高血压（见第 26 章）、高脂血症（见第 27 章）、吸烟（见第 54 章）和糖尿病（见第 102 章）。
- 药物治疗
    ◦ 对无症状 PAD 且无冠状动脉或脑血管疾病，无需抗血小板治疗。
    ◦ 对无症状 PAD 但有冠状动脉或脑血管疾病的证据，如果尚未对预防心血管疾病进行治疗，则以 81 mg/d* 的剂量开始服用阿司匹林，高风险者可使用双重抗血小板治疗（例如，氯吡格雷 75 mg 每日 1 次，或替格瑞洛 60 mg 每日 2 次，如果氯吡格雷代谢缓慢），方案取决于心脑血管疾病的性质（见第 30、31 和 171 章）。
    ◦ 对症状性 PAD 但没有冠状动脉或脑血管疾病证据，可使用氯吡格雷 75 mg/d（如果代谢缓慢，则使用替格瑞洛 50 mg 每日 2 次）。
    ◦ 对有潜在缺血性肢体事件和临床上有明显的心血管 / 脑血管疾病的症状性 PAD，开始或继续阿司匹林 81 mg/d 和双重抗血小板治疗（例如，加用替格瑞洛，60 mg 每日 2 次不会增加出血风险）（见第 30、31 和 171 章）。
    ◦ 对所有患者开始强化他汀类药物治疗（例如，阿托伐他汀 80 mg/d 或瑞舒伐他汀 40 mg/d）；如果尚未实施，则在血运重建手术之前开始，并一直持续到术后期间。
- 经皮介入治疗
    ◦ 仅适用于疼痛致残并对所有药物治疗无效且非侵入性检查表明为近端病变的跛行患者。
    ◦ 如果下肢缺血患者评估预期寿命小于 2 年或大隐静脉不能用于旁路，则介入治疗作为首选方案。
    ◦ 当存在明显的近端和远端病变时，须与搭桥手术相结合。
- 血运重建手术
    ◦ 适用于药物治疗失败、适合手术但不能行经皮介入治疗，以及因跛行致残以至于工作和生活受到无法忍受的损害的患者。
    ◦ 对于病情严重（静息痛、不愈合溃疡、可能的骨髓炎或早期坏疽）提示肢体处于危险状态，评估预期寿命大于 2 年且大隐静脉可用的患者，建议进行旁路手术；缺乏大隐静脉者则首选择球囊血管成形术。
- 术前风险评估
    ◦ 对计划进行手术的患者进行术前心血管风险分层，包括风险评估，以筛查可能需要在外周血管手术前进行心脏血运重建的患者（见第 36 章附录）。

（杨继敏　曹倩倩 翻译，曾　辉　曹照龙 审校）

第 35 章

外周静脉疾病的管理

SHERRY D. SCOVELL AND NANCY L. CANTELMO

在门诊工作中，静脉疾病的诊疗范围大、患病率高，小到面部浅表毛细血管曲张引发的美容美体问题，大到可引起致命肺栓塞的深静脉血栓形成（deep vein thrombosis,DVT）等都涵盖其中。早期诊断是基层医师的首要任务之一（详见第 22 章）。诊疗手段的进步为基层医生和血管疾病专科医生的门诊管理与操作提供了更多可能性，需要了解治疗方案的种类和转诊指征，对于患者和医院而言，协作诊疗是有益的。

* 译者注：国内没有 81 mg 的阿司匹林

病理生理学和临床表现[1-20]

生理学

因为重力对直立姿势的影响，下肢静脉疾病是人类特有的且发病率高。下肢静脉系统需要在没有其他器官的帮助下，抵抗重力作用使血液从外周回流到右心。降低下肢的静脉压，促进血液回流至心脏的方法有很多种，包括小腿肌肉组织运动时的肌肉泵效应，呼吸时胸廓风箱效应产生的胸腔内负压，以及浅静脉和深静脉系统中多种静脉瓣膜的存在。后者可防止血液反流，并降低静脉压力，下肢的血压相当于从心脏到足部的持续流动的血液所产生的压力（约 100mmHg）。

除了浅表静脉系统和深部静脉系统，还有第三个静脉系统，即穿支静脉系统，它直接连接在浅表和深部静脉系统之间。这三个静脉系统均存在静脉瓣，维持血液从浅表静脉系统流向深部静脉系统，并防止血液逆流。正常工作情况下，三个系统相互协调。肌间深静脉系统由成对的胫前及胫后静脉、腓静脉、腘静脉、股静脉和股深静脉组成，可处理大约 80% 的静脉回流。浅静脉系统由大隐静脉（great saphenous vein,GSV）、小隐静脉（small saphenous vein,SSV）和前副隐静脉（anterior accessory saphenous veins,AASV）及其分支组成。为了使静脉解剖更加清晰和一致，现在使用了一种新的命名法（表 35-1）。

静脉系统疾病的常见原因包括静脉管腔内血栓形成导致静脉回流受阻、静脉瓣膜功能不全导致静脉血液反流，以及腿部和足部远端静脉压升高。

表 35-1　静脉解剖学术语的变化

旧术语	新术语
股静脉	股总静脉
股浅静脉	股静脉
Hunterian 穿支	中大腿穿支
Cockett 穿孔器	胫骨旁穿支
长或大隐静脉	大隐静脉
短或小隐静脉	小隐静脉

Reprinted from Caggiati A，Bergan JJ，Gloviczski P，et al.；International Interdisciplinary Consensus Committee on Venous Anatomical Terminology. Nomenclature of veins of the lower limbs：an international interdisciplinary consensus statement. J Vasc Surg 2002；36：416. Copyright © 2002 Elsevier. With permission.

静脉曲张

病理生理学

浅静脉位于皮下组织，缺乏肌肉和筋膜室的支撑。静脉曲张极为常见，成人患病率为 10% ～ 20%，患病程度不同。女性的患病率是男性的 2 倍，并且更易有症状。多数患者有静脉曲张的家族史，表明本病具有遗传性或先天性病因。家族史、年龄增加和女性是静脉曲张最重要的危险因素。

目前，尚不明确静脉管腔扩张是静脉壁本身薄弱还是先天性 / 继发性瓣膜功能不全。研究发现细胞外基质的改变和基因突变可引起静脉扩张和剪应力改变，导致静脉结构的破坏。无论由于什么原因，静脉回流都会导致持续性循环容量增加，从而引起静脉扩张和瓣膜功能减退的进一步发展。

随着时间的推移，支撑力不佳的浅表静脉会变宽、伸长，继而发生曲张。少部分患者的早期病变是由于静脉瓣膜功能减退导致浅表静脉系统血流异常，进而导致血管过度扩张。其他患者主要是由下肢外伤或静脉血栓形成等后天因素造成。女性静脉曲张发生率的增加与人体激素有关，激素替代治疗的持续时间与静脉曲张的程度相关。管腔内静脉压力增加，如多次妊娠或长时间站立，也是重要的致病因素。怀孕常合并瓣膜功能不全以及激素异常。肥胖、跷二郎腿、饱食和腹压增加与静脉疾病形成的因素，存在相互矛盾的证据。

临床表现

静脉曲张最常累及大隐静脉系统及其分支，因此静脉曲张主要发生在大腿、小腿、足踝内侧和前部。小隐静脉系统也可能受累，导致小腿后部和外踝区域出现静脉曲张。前副隐静脉病变可累及大腿和小腿的前外侧向下延伸的静脉分支。

除位置外，静脉曲张的分类与血管直径大小相关。静脉曲张定义为直径大于 4 mm 且突出的静脉。直径小于 2 ～ 4 mm 的网状静脉通常不突出，直径小于 2 mm 的蜘蛛状静脉或毛细血管扩张呈红色或紫色。

术后静脉曲张复发是临床中常见且复杂的问题，复发率为 20% ～ 80%。常见的原因是手术不彻底，残留回流静脉，回流静脉形成新的静脉曲张，通常不含血管的组织中有新生血管的生成。

静脉曲张的临床表现多变，有时与静脉曲张的严重程度几乎没有关系。女性患者的主诉较多，尤其是非绝经期的年轻女性。疼痛是最常见的症状，其他主诉包括下肢抽筋、乏力和沉重。除此之外，常有下肢轻度肿胀，尤其腿部有严重静脉曲张的患者，而重度肿胀常见于深部静脉系统病变。据报道称，瘙痒与静脉扩张或与湿疹样皮疹有关。创伤和刺激可能导致难以控制的出血和淤斑。

静脉曲张可引起静脉炎，表现为曲张的浅表静脉表皮温度增高、触痛、肿硬、红斑。静脉炎常与浅表静脉血栓形成（superficial vein thrombosis，SVT）有一定关系，例如，GSV、SSV 或 AASV。鉴别两者很重要，因为 SVT 与静脉炎的治疗完全不同（见后面的讨论）。

慢性静脉功能不全

病理生理学

慢性静脉功能不全（chronic venous insufficiency，CVI）可严重致残，对患者造成痛苦和重大的经济负担。哈佛大学的 John Homans 于 1916 年提出了“静脉炎后综合征”这一概念和同义词。男性 CVI 的患病率是女性的 2 倍。虽然，浅表静脉系统参与 CVI 的病理生理学改变，但深部静脉系统的意义更大。不超过一半的 CVI 患者既往有 DVT 病史。而 DVT 通常被认为是该病潜在病因，虽然并无明显症状。深静脉闭塞后可进行再次疏通，但静脉炎可使深部静脉系统静脉瓣变形或破坏，静脉瓣功能不全导致血液回流和静脉压增加。穿支静脉的瓣膜损伤或深静脉系统的压力持续升高，同样可引起类似病理性变化。

下肢深静脉、穿支静脉反流是 CVI 的常见病因，还有另一种不太为人所知的 CVI 原因。约 25% 的 CVI 患者的病因是既往 DVT 引起的盆腔髂静脉阻塞，这种阻塞是既往深静脉血栓形成或 May-Thurner 综合征（髂静脉受压）引起的静脉压迫。

CVI 时真皮微循环中静脉压力升高造成大分子物质和红细胞的外渗，引起炎症反应，导致组织损伤并延缓愈合。此外，局部毛细血管流量减少和组织缺氧进一步造成组织分解并延缓愈合。二者合并存在会导致淋巴系统受损，加重病变。

临床表现

CVI 的典型表现是严重水肿并伴有皮肤改变。CVI 的水肿为中度至重度，与浅表疾病的轻度水肿有所区别。夜间抬高患肢可减轻水肿情况，而淋巴水肿不会消退。与 CVT 相关的皮肤营养变化有色素沉着、脂性硬皮病和反复溃疡。

明确分类为临床和研究提供统一标准，类似于癌症的 TNM（肿瘤、淋巴结、转移）系统。CEAP 分类有四个组成部分：C（临床）、E（病因）、A（解剖）和 P（病理）。其中的 C（临床）被广泛用于描述静脉病理学特征（表 35-2）。

深静脉血栓形成

病理生理学

静脉系统中急性血栓形成的病理生理机制尚不明确，通常由直接病因（例如，近期骨科手术、制动、恶性肿瘤、长时间飞机飞行、创伤、怀孕、使用雌激素、既往 DVT/ 肺栓塞）或其他继发性因素造成的静脉内膜损伤、血液淤滞和高凝状态（Virchow 三联征）。研究表明，接受大型骨科手术者的患病风险明显增加，发病率可能高达 40%~80%。无 DVT 继发性病因的健康人群发病率很低，但在飞行时间超过 6h 人群中患新发 DVT 概率增加。

表 35-2　静脉疾病临床分期

阶段	特征
C0	没有明显的静脉疾病征象
C1	毛细血管扩张或网状静脉
C2	静脉曲张
C3	水肿
C4	色素沉着、湿疹、脂性硬皮病
C5	治愈的静脉溃疡
C6	活动期静脉溃疡

Reprinted from Eklof B，Rutherford RB，Gergan JJ，et al.；American Venous Forum International Ad Hoc Committee for Revision of the CEAP Classification. Revision of the CEAP Classification for chronic venous disorders：consensus statement. J Vasc Surg 2004；40：1248. Copyright © 2004 The Society for Vascular Surgery. With permission.

上肢 DVT 的病理生理改变特殊，常发生于年轻男性群体。除意外外伤和运动创伤外，还包括由肋锁交界处异常压迫和锁骨下静脉损伤造成的胸廓出口综合征。发病前多有手臂反复剧烈活动或用力外展的情况，可导致静脉微创伤（Paget-von Schroter 综合征）。特发性病例可能存在遗传性或获得性高凝状态。老年患者的病因通常是导管相关的静脉损伤、癌症或手术等。此外，孕妇和使用口服避孕药者也是高危人群。

25% ~ 50% 的 DVT 病例为特发性，临床诱因不明显，许多这种病例考虑存在遗传性或获得性深静脉血栓的诱发因素。已明确多种风险因素（表 35-3）。新近的特发性深静脉血栓的病理生理观点认为，许多病例存在慢性高凝状态（遗传性或获得性）背景，合并的临床或亚临床事件的影响下使高凝状态、静脉淤滞或内皮损伤加剧，从而引发急性血栓形成。将特发性 DVT 视为一种慢性疾病，这对治疗该疾病具有重要意义，常发生在健侧肢体。在首次发作后的前 3 ~ 6 个月，该病复发风险高达 20%，之后下降到 5% 左右。

膝关节以上深静脉血栓栓塞的风险超过 30%。只要血栓不向上扩散到大腿，膝关节以下的深静脉血栓栓塞的风险就较小。血栓延展的风险为 10% ~ 30%。膝关节以下血栓栓塞的风险很小（短期内栓塞的风险为 0.3% ~ 1.0%）。

遗传性因素。随着易栓症检测方法的推广，遗传性易栓症得到越来越多的重视。如今、更多的遗传风险因素被确定。其中，最常见的是因子 V 相关的基因突变，导致因子 V Leiden 的产生。因子 V Leiden 抑制内源性抗凝活化蛋白 C 失活。因子 V 变异可见于 20% 的特发性 DVT 患者，欧洲人群中更常见。与因子 VLeiden 相关的血栓形成风险与纯合状态呈正相关，其他致病因素使风险（例如，使用雌激素）进一步显著增加。凝血酶原基因突变 G20210A 仅在约 5% ~ 10% 的病例中出现，但它的致病风险比因子 V Leiden 高约 2 ~ 4 倍。在大约 20% 的复发性 DVT 患者中，研究发现，大多数患者血管损伤部位有抑制凝血蛋白（蛋白质 S 和 C 以及抗凝血酶Ⅲ）缺陷。大多数患者基因表型为杂合子，是 DVT 的潜在危险因素之一（表 35-3）。

髂静脉受压（May-Thuner）综合征是一种解剖异常。其中，髂动脉压迫髂总静脉或髂外静脉，

表 35-3　“特发性”深静脉血栓性静脉炎的病因

风险因素	风险[a]	特发性疾病病例百分比
遗传性原因		
V Leiden 突变	+	20% 首次 DVT，复发达 50%
缺乏蛋白质 S 或 C 或抗凝血酶Ⅲ	++	7% 首次 DVT，复发达 20%
同型半胱氨酸血症	++	未知
凝血酶原基因突变	++	6% 首次 DVT，复发达 18%
获得性原因		
腺癌	+++	8% 首次 DVT，复发达 17%
抗磷脂抗体	+++	5% 首次 DVT

[a] 当它与 V Leiden 突变结合时，风险显著增加。
DVT，深静脉血栓形成。

患病通常位于左侧，易导致左侧近端严重和复发性 DVT 以及静脉炎后综合征。通常在获得性 DVT 危险因素的作用下触发血栓形成，如怀孕、雌激素暴露。CT 扫描显示超过 2/3 的无症状患者至少有 25% 的压迫。该病也可能发生在右侧。女性与男性患病率比例约为 2 : 1。

获得性因素。重大创伤、近期手术（3 个月内）、妊娠、使用雌激素和制动是深静脉血栓形成常见的获得性诱因。少见但同样重要的诱因有恶性肿瘤、肝素诱导血小板减少症，与深静脉血栓风险增加相关。还与动脉粥样化性疾病相关，静脉曲张与深静脉血栓的风险增加相关，一项包含 200 000 余名静脉曲张患者和匹配对照组的大型回顾性队列研究发现，患有静脉曲张的成年人 DVT 的风险显著增加。

恶性肿瘤，尤其是起源于肺、胃肠道或泌尿生殖系统的腺癌会显著增加 DVT 的风险（诱导高凝状态）。隐匿性恶性肿瘤与深静脉血栓之间的关系较少被重视。初次发作的特发性 DVT 患者中，超 10% 被发现有潜在的隐匿性恶性肿瘤。特发性 DVT 发现后 2 年内发生癌症的风险概率在首次 DVT 发作中为 8%，复发性 DVT 中为 17%。

抗磷脂抗体通过引起血管损伤或与其他凝血因子相互作用导致高凝状态，诱导血栓形成。抗心磷脂抗体和狼疮抗凝物两类抗磷脂抗体被确定，似乎都是对既往感染的反应。继发性抗磷脂综合征见于系统性红斑狼疮患者发病期间。在一小部分正常

人和多达25%的孕妇中可以发现低滴度的抗磷脂抗体。抗磷脂抗体是DVT的一个重要的获得性危险因素，使DVT的风险增加了7倍之多。

高同型半胱氨酸血症可能与肾衰竭、癌症、糖尿病、肝衰竭或叶酸、维生素B6和维生素B12缺乏有关。也可能是由特定的基因突变引起的。

残留静脉血栓形成是复发性DVT的重要预测性因素。在DVT急性发作后，血栓自溶后再通会稳步进展。在6个月时，近40%的患者体内没有残留血栓，1年后无残留血栓的比例达到约60%，3年达到峰值，约为75%。超声显示残留血栓患者的复发风险是无残留血栓患者的2.5倍。

临床表现

DVT患者的临床表现复杂。单侧下肢水肿可能是唯一临床表现，也是DVT最敏感的指标。典型表现是肢体疼痛，运动、行走或负重时加重，休息或抬高肢体时好转。体格检查可见血栓以下的腿部水肿、膝关节有明显压痛、Homans征（足背屈引起的小腿疼痛）和可触及性硬块，但特异性低。广泛性深静脉血栓可能出现肢体暗色发绀。广泛时，会增加髂静脉受压综合征（May-Thurner综合征）、静脉炎后综合征发生的风险。

典型表现的敏感性和特异性极低。下肢无疼痛或伴有轻度疼痛，无小腿压痛的患者可能有广泛的深静脉血栓，而伴有明显小腿压痛和Homans征阳性的患者可能体内无血栓形成。

上肢患有DVT可能表现为疼痛、肿胀、身体感觉异常和肢体无力，同时伴有水肿、皮肤变色和明显的静脉曲张等症状。

抗磷脂（狼疮抗凝剂）综合征。患者自身免疫抗体沉积使获得性DVT的风险增加了至少两倍以上。其定义为在血栓形成后12周出现持续抗磷脂抗体（也称为狼疮抗凝物）或抗心磷脂或抗β2糖蛋白抗体水平升高，血栓形成（静脉或动脉）或流产。不足50%的患者由于存在系统性狼疮或狼疮样综合征（通常与肼屈嗪、氯丙嗪或普鲁卡因胺等药物有关），因此可能为继发性抗磷脂综合征。其他原因包括感染、恶性肿瘤等。该病可能在抗核抗体测试呈阳性（原发性抗磷脂综合征）的健康人群中发病。血栓形成高危者同时有抗体滴度高、血小板减少、雷诺现象和网状青斑等特征。

血栓形成后/静脉炎后综合征。超过30%的有症状的近端DVT患者会出现血栓后（静脉炎后）综合征。大多数患者症状轻微，但超过1/3的人会出现中度或重度症状，通常在DVT后1～2年内发病，症状从轻微肢体不适、肿胀、沉重、皮肤变色和静脉扩张，到慢性疼痛站立或行走时加重，以及顽固性皮肤溃疡和水肿。这些症状对患者的生活质量影响极大。远期预后较差的患者在患有DVT后1个月出现广泛的DVT或更严重的血栓。如存在髂静脉受压综合征（May-Thurner综合征），可能会增加风险。

评估[10,11,17,21-30]（另见第22章）

静脉曲张

体格检查时，应注意患者站立时静脉曲张的程度和位置，以及水肿或皮肤变化情况。浅表静脉病变的患者很少出现明显的皮肤营养状态改变，但在浅表和深部静脉系统均受累的患者中较为常见。应仔细观察患者腿部疼痛症状以排除其他疾病的可能，如动脉功能不全、骨骼肌肉疾病和神经系统问题。年轻时发生严重静脉曲张或创伤后的静脉曲张可能提示动静脉瘘。

静脉功能不全

静脉功能不全需要与下肢水肿的其他原因区分开来，例如淋巴阻塞、低白蛋白血症和DVT（见第22章）。伴随的腿部溃疡必须与动脉功能不全引起的溃疡鉴别，后者在外观上往往更加“突出”并且局限于足背或足踝外侧。跛行病史、静息痛、无脉搏、淤斑、红肿和萎缩性皮肤变化也有助于区分动脉疾病和静脉功能不全。

经过全面的病史和体格检查，多普勒超声已成为静脉疾病、静脉曲张、CVI以及深静脉和浅静脉血栓形成的主要诊断手段。静脉曲张的患者通常有GSV、SSV或AASV功能不全，体格检查可能不明显，但通过超声可以检测到，是重要的诊断方式。

超声检查能够对DVT或SVT进行充分的检查，具备专业知识和耐心的医师才能对血液反流进行充分的双重检查。适当的多普勒检查可对浅静脉、深静脉和穿支静脉系统进行充分评估。瓣膜反流（浅静脉和穿支静脉＞ 0.05 s，深静脉＞ 1 s）最好在患者站立时借助自动充气 / 放气袖带定位识别。

浅静脉血栓形成

体格检查应排除可能与 SVT 混淆的其他诊断，例如蜂窝织炎或淋巴管炎。后者静脉无可触及的血栓形成，红斑和肿胀的广泛分布超出了静脉走行，可合并感染病灶。

应除外引起疼痛和压痛的肌肉骨骼和神经系统原因，例如腘窝的 Baker 囊肿（见第 152 章）或神经根性疼痛（见第 147 章）。还应关注四肢肿胀，因为孤立的浅表性静脉炎不导致全身性水肿，但轴向静脉的 SVT 可能导致全身性水肿。

在 SVT 中，多普勒超声检查对于诊断和确定血栓的范围和确切位置必不可少，包括接近或累及深部静脉系统。值得注意的是，在诊断 SVT 时，25% 的患者可能存在 DVT。

深静脉血栓形成

对主诉单侧腿部水肿伴或不伴小腿疼痛的患者进行初步评估时必须考虑 DVT（见第 22 章）。及时发现近端 DVT 至关重要；如果延误诊治，可能会导致肺栓塞，心肺发病率和死亡率的风险大。诊断影响治疗方法，所以在没有明显引发潜在的高凝状态和隐匿性恶性肿瘤的问题等诱因下识别 DVT 非常重要。

病史和体格检查

单侧下肢肿胀，特别是延伸到膝盖以上，提示 DVT 的风险增大，但必须鉴别蜂窝组织炎和淋巴水肿。单纯疼痛不可靠，小腿压痛和 Homans 征“阳性”也不能确诊。依据病史和体格检查的诊断相对不准确（高达 50% 的病例是不符合的），需要进行实验室检查，但要仔细回顾病史和体检中的 DVT 危险因素（例如，年龄、既往 DVT、重大创伤、近期手术或怀孕、目前使用的雌激素、制动、腺癌）有助于估计风险和预测概率。还应关注无诱因或复发性 DVT 的家族史（一级亲属 50 岁前发病），如果存在，则提示遗传性高凝状态，如因子 V Leiden、凝血酶原突变、蛋白 S 或 C 和抗凝血酶Ⅲ缺乏代表基因突变导致高凝状态。

对于疑似上肢 DVT 的患者，病史是否有反复剧烈的手臂活动、静脉导管插入术（包括植入起搏器）、高凝状态的危险因素（包括雌激素和癌症）以及肿胀、疼痛和感觉异常的症状，检查应注意手臂肿胀、变色和侧支静脉曲张。

实验室检查

将危险因素与 D- 二聚体监测和多普勒超声相结合，可提高门诊的诊疗效果，避免住院、经验性抗凝和侵入性静脉检查。最重要的是，在低风险因素的情况下，D- 二聚体测试阴性，无进一步测试的需要，并有效地除外 DVT（见第 22 章）。D- 二聚体监测敏感但非特异，也可能出现假阳性，例如感染、炎症、创伤、怀孕、出血和术后状态。

正在研究改进测试技术（例如，在怀孕期间使用红细胞凝集 D- 二聚体测试）以降低误报率。当通过预测概率和 D- 二聚体测试的组合不能排除 DVT 时，进行多普勒超声检查是合理的。多普勒超声检查对膝部以上 DVT 具有较高的灵敏度，该部位是最容易发生栓塞的区域。对于上肢 DVT 的诊断，多普勒超声具有 97% 的敏感性和 96% 的特异性，为首选检查。

没有明显的急性 DVT 危险因素（即无诱因或特发性 DVT）的患者应警惕潜在高凝状态（表 35-3）和高复发率（例如，每患者年高达 27%）的情况。检测高凝状态的遗传性和获得性原因具有价值，但在检测易栓症时应考虑风险程度以及对 DVT 治疗的影响。特发性病例通常不需要识别患者是否具有易栓症即可开始抗凝治疗——“无诱因”就足够了。

在对未来治疗决策有明显影响的情况下，才应对患者进行遗传性易栓症的检测。因为研究现实检测遗传性血栓性疾病并没有降低复发性静脉血栓的发生率。同样值得考虑的是，许多相关检测会受到抗凝治疗的干扰。维生素 K 拮抗剂会降低蛋白质 S 和 C 的活性，直接抗凝剂会影响基于血栓相关测定，例如抗磷脂抗体的测定，但不影响抗心磷脂和抗 β2 糖蛋白抗体的免疫测定。检查前需要暂停华法林 2 周，暂停直接抗凝剂 2 ～ 3 天。如果停止抗凝的风险太大，可暂不进行检测。

获得性血栓形成因素的检测。抗磷脂抗体综合征和隐匿性恶性肿瘤是诱发 DVT 最重要的获得性原因。

抗磷脂抗体(狼疮抗凝剂)综合征。如上述研究所述，抗磷脂抗体综合征有复发性深静脉血栓和动脉血栓形成的显著风险，应考虑在特发性无诱因和复发性 DVT 时进行筛查，尤其是，如果患者有活动性狼疮病史（见第 146 章）、抗核抗体检测阳性或流产史。抗磷脂抗体检测是通过血清学检测实现的，首先发现活化部分凝血活酶时间延长，与正常血浆稀释时相比是不正确的。还需要进行更专业的磷脂依赖性凝血测试。肝素或华法林治疗可能导致抗磷脂抗体呈现假阳性。抗心磷脂和抗 β2 糖蛋白抗体检测水平的升高可提供补充证据，并且不受同时使用抗凝剂的影响。

实验室诊断标准要求所有检测均为强阳性（例如，狼疮 IgG 或 IgM 抗心磷脂抗体水平＞第 99 百分位数），并且在 12 周后重复检测结果仍呈阳性。此检测结果与既往无血管炎或妊娠合并血栓形成的临床检测结果相对比，可以确定诊断，单纯用抗磷脂抗体阳性作为判断依据是不够的。

隐匿性恶性肿瘤。在特发性病例中，特别是无其他获得性或遗传性危险因素以及非典型部位发病（例如上肢），通常合并隐匿性恶性肿瘤。特发性疾病中隐匿性癌症的发生率非常高——1 年内首次血栓发生率为 5% ～ 10%，复发性特发病例接近 20%，证明进行恶性肿瘤检查是合理的。检查应侧重于检测潜在可治愈的癌症（例如，皮肤癌、乳腺癌、结肠癌、前列腺癌、膀胱癌、淋巴结癌、睾丸癌、子宫癌）以及可能对治疗有反应的癌症（例如肺癌小细胞癌），淋巴瘤、骨髓瘤和白血病等血液系统恶性肿瘤有血栓形成倾向。一些化疗药物和激素也可能增加血栓形成的倾向。同样，在没有静脉曲张的情况下出现 SVT 的患者也存在恶性肿瘤的相关风险。应对这些患者进行潜在的恶性肿瘤相关的检查。

检查方法应主要基于最初的临床发现。评估的最佳人选是有潜在恶性肿瘤的症状或体征（例如，不明原因的体重减轻、排便习惯改变或淋巴结肿大）的患者。初次检查后未发现癌症的患者日后出现癌症的风险非常低。需要密切随访患者，但若无新的临床表现，不需要特殊的额外检测。

特发性 DVT 患者潜在恶性肿瘤的最佳实验室检查仍有待确定。在没有特征性局部症状和体征的情况下，常规进行头部、颈部、胸部、腹部和骨盆的 CT 检查假阳性率高，成本高昂。尽管这种积极的筛查方法易行，但并没有带来更好的获益。为可治愈的恶性肿瘤选择标准的筛选试验和程序是一种更合理的方法。

遗传条件。大多数遗传性高凝状态（例如，因子 V Leiden、凝血酶原突变、蛋白 S 或 C 和抗凝血酶Ⅲ缺乏）代表基因突变，导致一定程度上增加高凝状态。然而，与 DVT 的获得性风险因素相结合时，大大增加了血栓形成的可能性。解释了存在相同的外部风险因素时，一部分患者会发展为血栓性静脉炎而另一些则不会。尽管一些遗传性高凝状态相当常见（例如，患有特发性 DVT 的 20% 的白人中可以发现因子 V Leiden），仍有待证明对这些疾病进行常规筛查具有成本效益，特别是在无血栓家族史的人首次发生自发性深静脉血栓后（没有 50 岁前首次患有 DVT 的近亲亲属）。当结果会对治疗决策产生实质性影响时（例如，抗凝治疗的持续时间），应考虑进行检测。

高同型半胱氨酸血症可导致血管壁损伤并增加静脉血栓形成和早发动脉粥样硬化的风险，可能是遗传性（酶突变，纯合子）或获得性（叶酸缺乏）。血浆同型半胱氨酸水平超过 18.5 nmol/mL（正常为 4 ～ 15 nmol/mL）会使 DVT 的风险增加 4 倍，导致许多人在复发性特发性 DVT 患者中筛查高同型半胱氨酸血症。然而，由于降低同型半胱氨酸的 B 族维生素 / 叶酸治疗不会降低 DVT 的风险，因此不建议对高同型半胱氨酸血症进行常规检测。

治疗 [10,11,17,28,31-63]

静脉曲张

保守措施（早期阶段：CEAP 分级 C1 至 C2 级）

静脉曲张（下肢静脉曲张 CEAP 分级 C2）的初始治疗是不需要采用手术的，可解决瓣膜功能不全和软组织支撑不佳的问题。未经治疗，大多数静脉曲张会慢慢恶化。合适的中等重量等级的弹力袜，如 20 ～ 30mmHg，并在白天定期抬高四肢，可使患者受益。弹力袜必须由经过培训的人员正确调试才能有效。百货公司或药妆店出售的各种丝袜通常重量太轻、不合身。绷带很笨重，经常使用不当，在膝盖或足踝处产生“止血带”效果。膝盖以下的长袜通常对控制水肿最有效，并且患者的依从性优于覆盖全腿或连裤袜类型，然而，后者可能对大腿区域有明显症状的静脉曲张更有益。强烈建议进行常规锻炼，尤其是反复激活小腿肌肉泵的步行。

介入治疗

对于有症状的静脉曲张患者，如果保守措施（包括加压、抬高和药物治疗）失败，则应进行多普勒超声检查。如果深部静脉系统未见梗阻，GSV、SSV 或 AASV 中未发现轴向反流，则应注意有症状的静脉曲张。

硬化疗法（将硬化溶液以液体或泡沫形式注入静脉）用于小静脉的病变。膨出的静脉曲张通常最好通过静脉切除术进行治疗，在诊室内局部麻醉下小切口切除静脉曲张。透光射频旋切术是另一种特别适用于广泛静脉曲张的手术，通常在全身麻醉下进行。静脉切除术效果极佳，外表美观。

对于 GSV、SSV、AASV 或主要支流反流的患者，必须去除该反流源。过去常使用反流静脉的剥离和结扎，现在很少使用。侵入性较小的静脉内热消融（激光或射频方法）是首选方法。去除轴向静脉反流源的其他方法包括化学消融、机械化学消融或氰基丙烯酸酯胶。在比较静脉内激光消融、射频消融、泡沫硬化疗法和外科手术的大型前瞻性随机试验中，除激光并发症发生率较低，泡沫硬化治疗后需要再通和后续手术的发生率较高外，所有治疗方式均可显著改善症状和生活质量。

对于没有潜在静脉曲张或反流的网状或蜘蛛状静脉曲张（下肢静脉曲张 CEAP 分级 C1 级）患者，一线治疗是使用液体或泡沫硬化剂的硬化疗法。硬化疗法可用于小静脉美容或缓解网状静脉症状。在硬化疗法消除了较大的静脉后，对残留的非常小的红色毛细血管扩张进行皮肤激光治疗。

在手术或硬化疗法治疗后，所有患者都必须进行短期加压。长期加压推荐用于有复发风险的预防。

慢性静脉功能不全

溃疡前处理（下肢静脉曲张 CEAP 分级 C3 至 C4 级）

静脉功能不全如果不治疗，最终可能会发生静脉溃疡，最好在之前治疗。弹性支撑和间断性抬高仍然是治疗的基石。患者教育和重新评估对于维持依从性至关重要。要求长度及膝或更长的重量级弹力袜，例如 30 ～ 40 mmHg 或更高，并且必须从患者下床起一直穿着，直到晚上脱下。最好让患者仰卧并将腿放在枕头上，或者在晚上抬高整个床脚。建议尽可能在白天定期抬高。良好的皮肤护理与清洁和保湿剂的应用对于防止皮肤干燥、龟裂和组织分解很重要，应重视。必须强调疾病慢性和无法治愈的性质，并且使患者理解保守措施的重要性。

溃疡发生后的管理（下肢静脉曲张 CEAP C5 至 C6 级）

积极的伤口护理是首要任务。伤口治疗中心通常很有帮助。

溃疡的直接治疗包括伤口清洁和清创。最有效的是使用压力装置。可以使用机械或药剂清除坏死或失活的组织。对于清洁但有渗液的伤口，建议使用吸湿泡沫或藻酸盐敷料。对于清洁、干燥的伤口，推荐使用补湿敷料，例如盐基水凝胶。如果没有或太贵，使用日常湿干敷料，纱布垫用生理盐水湿润，每天使用，干燥后在当天晚些时候取下，这是一种老式但相当有效的清创选择。

抗生素在治疗腿部静脉性溃疡中的作用一直是学界争相研究的主题，但没有发现常规使用口服抗生素可改善预后的一致证据。不鼓励在没有感染证据（例如，脓性分泌物、无法愈合）的情况下常规使用。只有在极可能或明确感染的情况下，才应使用口服抗生素。局部使用卡地姆碘（cadexomer iodine）除外，其可促进伤口愈合速度，但更易引起疼痛和瘙痒。

感染的伤口用全身性抗生素和（或）局部敷料治疗，通常使用银浸渍制剂。辅助疗法包括皮肤移植、生物工程真皮等效物和无生命真皮替代物。此外，伤口负压装置通常有助于加速伤口闭合。除此之外，角质形成细胞治疗的证据最强。

下肢静脉曲张 CEAP 分级 C5 级的患者经常出现溃疡复发（1 年内溃疡复发率 24%，2 年内复发率 33%，3 年内复发率 49%）。超声检查可以帮助识别潜在的病理学改变并帮助确定可能有帮助的额外治疗。动脉和腔静脉研究可能揭示重要的病理学改变。

对于反复发作且有风险的患者，应考虑介入治疗。选项包括用于治疗浅表疾病和（或）穿支血管的消融术。溃疡附近的病理性穿支静脉或显示回流大于 0.5 s 且直径超过 3.5 mm 的穿支静脉应考虑对溃疡患者进行消融（下肢静脉血栓 CEAP 分级 C6 级）。应建议有深部静脉系统反流的患者终生使用弹力袜。正在进行积极的研究制定恢复深部静脉系统瓣膜能力的策略。对于髂静脉阻塞的患者，进行静脉造影或静脉超声评估。目前缓解阻塞和建立血流的方法包括溶栓、机械取栓、静脉球囊扩张和支架植入术。

浅静脉血栓形成

小腿 SVT 涉及腿部轴向静脉（包括 GSV、SSV 或 AASV），需要与可导致静脉曲张的静脉炎鉴别，因为前者与进展和血栓栓塞的风险有关，而后者没有。多普勒超声可确诊，确定轴向静脉内血栓的范围——尤其是深静脉附近——并排除并发 DVT。

如果 SVT 延伸到接近深部静脉系统，则应考虑在隐静脉或隐腘窝交界处对大隐静脉进行抗凝和（或）结扎，特别是在观察过程中延伸的情况下。由于长度为 5 cm 或更长的 SVT 有延伸到深部系统并栓塞或复发的风险，因此应进行预防性抗凝治疗。可选药物包括肠胃外 Xa 因子抑制剂、磺达肝素（2.5 mg，皮下注射，每天一次）或皮下低分子量肝素（low molecular weight heparin，LMWH），持续 45 天。正在研究口服利伐沙班作为非胃肠外直接抑制剂的选择。这种治疗可降低血栓栓塞、进展和复发的风险。服用口服避孕药的妇女应停止使用。

常见的误区是，SVT 可以用局部加热、弹力袜和非甾体抗炎药治疗——只有当静脉炎局限于分支静脉曲张且不存在于轴向静脉时，才能以这种方式进行治疗。密切随访必不可少，复查静脉多普勒超声可用于监测进展情况。当蜂窝织炎与浅表血栓性静脉炎的诊断不明确时，可以在进行评估时开始使用抗生素。

深静脉血栓形成 / 静脉血栓栓塞

随着低分子肝素和直接口服抗凝剂（DOAC）的出现，DVT 的治疗发生了相当大的变化，减少了住院需求并促进了门诊治疗。门诊治疗最适合没有并发症（即没有血流动力学损害、没有高危因素、没有出血问题）、依从性良好和家庭环境支持的患者。尽管这些新疗法的成本很高，但并发症减少、住院时间缩短和更好的预后节省的费用所抵消，已成为大多数 DVT 病例的首选治疗方法。

预防

在门诊环境中，可以预防的高风险情况包括大型骨科手术，例如髋关节或膝关节更换、创伤或大手术后制动，以及在狭窄空间下长时间乘坐飞机。

用于髋关节或膝关节置换术和其他大手术（见第 151 和 152 章）。接受髋关节或膝关节置换手术的患者术后 DVT 的风险非常高，需要预防治疗。一些非骨科手术的风险同样增加，例如腹部大手术。美国 FDA 批准的有效门诊治疗包括：①使用低分子肝素（例如，依诺肝素或达肝素）的肠外治疗，通常在手术时开始并持续到恢复期 10 ～ 14 天；②在髋关节或膝关节置换术后类似的时间段内服用 DOAC（例如，阿哌沙班、利伐沙班或达比加群）。与肠外 LMWH 治疗相比，口服 DOAC 治疗已被证明同样有效，但使用利伐沙班会增加胃肠道出血的发生率。与继续 DOAC 治疗相比，9 天后改用阿司匹林来缩短 DOAC 疗程出血的趋势更大，但静脉血栓栓塞（venous thromboembolism，VTE）的发生率没有差异。

长时间乘坐飞机。在拥挤的长途客舱超过 6 h 的乘客中，静脉血栓频率较高（高达 15%）。最好的预防措施是定期走动、站立和在过道上行走。如果不能满足，则坐下时进行简单的锻炼，例如弯曲和伸展足踝以收缩小腿肌肉，可能会有所帮助。其他措施包括避免双腿交叉，坐在靠过道的座位。建议穿着合适的膝下 15 ～ 20 mmHg 压力袜，但仅适用于具有 DVT 额外风险因素的人。阿司匹林和其他抗凝剂没有被证实有价值。

活动性 DVT 的治疗方案的抉择

膝上 DVT 与血栓栓塞的高风险（> 30%）相关，需要及时抗凝。孤立的膝下 DVT 血栓栓塞的风险大大降低（< 5%；见病理生理学部分），但高危患者和有严重症状的患者仍然需要考虑抗凝，因为膝上 DVT 进展的倾向增加，后者进行抗凝治疗的主要禁忌证是高出血风险。对于那些没有严重症状或高风险的孤立性远端 DVT 患者，可以暂缓抗凝治疗，密切临床随访以监测血栓进展，需要在 2 周内进行连续多普勒超声检查。若有进展的证据，即使仍在膝以下，也需要开始抗凝治疗。

治疗方案（表 35–4）

传统 DVT 治疗，通常需要住院 5 ~ 10 天，进行静脉肝素治疗并过渡到华法林口服治疗。LMWH 和 DOAC 可缩短住院时间，甚至可以避免住院。

普通肝素桥接华法林。即住院开始给予静脉内普通肝素，以“桥接”方式口服华法林治疗，直到凝血酶原时间达标（INR > 2.0），并维持至少 2 天。出院之前，需要 5 ~ 10 天可完成以上治疗目标。除住院天数长外，缺点还包括肝素诱导的血小板减少症的风险以及需要静脉给药和持续监测抗凝药物。尽管目前多不被采纳，但该方案仍然是严重肾衰竭情况下的首选治疗方案。

表 35-4　深静脉血栓形成抗凝剂的相对成本

药物	典型疗程的相对成本[a]
肠外抗凝剂	
普通肝素	1
达肝素（Fragmin）	6
依诺肝素（通用型 /Lovenox）	1，5.5
地西芦定（Iprivask）	8
磺达肝素（通用型 /Coumadin）	3，9
口服抗凝剂	
华法林（通用型 /Coumadin）	1，9
达比加群（Pradaxa）	50
艾多沙班（Savaysa）	45
阿哌沙班（Eliquis）	50
利伐沙班（Xarelto）	45

[a] Adapted from Medical Letter. Drugs for treatment and prevention of venous thromboembolism. Med Lett 2018；60：41. With permission. Relative costs that are greater than 10× are rounded to the nearest 5×.

低分子肝素桥接华法林。LMWH 制剂或磺达肝素，可以代替普通肝素。用 LMWH 替代 5 天可显著降低复发性血栓栓塞和全因死亡率的风险，而不会增加大出血的风险。

低分子肝素皮下给药，无需静脉给药，持续监测凝血，调整剂量。第一剂或前两剂可在医院给药，然后由患者、家属或护士在家中皮下给药，每天一次或两次，也便于给药。如果过渡到华法林，仍然需要桥接，但如果过渡到 DOAC，则不需要。只要家庭环境良好、可妥善管理药物，就可以提前出院。该计划可大大缩短住院时间并减少监测要求以及肝素诱导的血小板减少症的风险。

低分子量肝素后，直接口服抗凝剂。相比普通肝素继、华法林的传统抗凝治疗，作用效果同等，出血风险更低，并且无需桥接、静脉给药、监测出血参数或频繁调整剂量。可以在 LMWH 治疗 5 天后过渡到 DOAC 治疗，方法是在下一次预定剂量 LMWH 时开始 DOAC。DOAC 诱导的抗凝起效快速，无需桥接。此方案最早在第二天出院，家中进行 5 天 LMWH 治疗。肾衰竭和癌症相关的 DVT 是使用本方案的禁忌证。磺达肝癸钠可用于代替 LMWH。

DOAC 或 LMWH 作为单一用药。美国 FDA 已批准两种 DOAC（阿哌沙班和利伐沙班）作为非癌症性的单纯 DVT 患者的单一治疗方案。效果等同于使用肝素制剂启动的方案，并且大出血的风险显著降低。其他 DOAC 是否有类似的疗效和安全性仍有待确定。无癌症的情况下，若减少肝素制剂的使用，可以避免无并发症的 DVT 患者的住院治疗。

癌症相关 DVT 患者需长期使用 LMWH，而无需过渡到口服治疗。在这种情况下，血栓进展和复发的风险可以得到最大的降低。然而，在没有癌症或复杂疾病的患者中，本方案无明显优势。

门诊使用的肠外抗凝剂

可选药物种类的增加允许门诊肠胃外给药和初始抗凝剂的治疗方案，以最大程度地提高便利性和依从性，同时降低成本。

低分子量肝素。LMWH 是普通肝素的短链片段。它们的主要作用机制（加速抗凝血酶 Ⅲ 和活化因子Ⅹ之间不可逆复合物的形成）与普通肝素相同，但与血小板和凝血酶的相互作用减少，因此可降低大出血的风险。通过与血浆蛋白、红细胞或血管内皮的有限结合增强了生物利用度。与普通肝素相比，半衰期延长，允许每天一次或两次给药。

制剂。目前在美国获得 FDA 批准的制剂包括达肝素（Fragmin）和依诺肝素（Lovenox）。尽管它们在蛋白质结合和其他作用方面有所不同，但在安全性或有效性方面效果明显。通过皮下注射给药，根据体重调整剂量（例如，达肝素，200 U/kg，每天一次，或依诺肝素，1.0 ～ 1.5 mg/kg，每天两次）。这两种药物在临床上似乎是等效的，但依诺肝素的价格是两种药物制剂成本的 1/5，与普通肝素的成本相当；达肝素的优势在于其每日一次给药。

禁忌证和监测。门诊肝素治疗的主要临床禁忌证是既往肝素诱导的血小板减少症、出血疾病和高凝状态（例如，近期手术、创伤、癌症）。患者在药物学上和血流动力学上应该是稳定的。如果有肾功能不全，则需要调整剂量。监测要求极低，但建议在第 3 天和第 7 天进行血小板计数和凝血酶原时间检查，检查是否存在肝素诱导的血小板减少症，并在过渡到华法林治疗时评估华法林口服抗凝剂的状态（见第 83 章）。

磺达肝癸钠（及其类似物）。这种肠胃外抗凝药间接抑制Ⅹa 因子。它是一种人工合成的肝素类似物，很少引起肝素诱导的血小板减少症，适用于既往有病史者。皮下给药，半衰期更长，可以每天给药一次，但在肾衰竭的情况下血清浓度会升高，禁止使用。仿制药制剂的成本是肝素制剂成本的 1/2，但几乎是通用型 LMWH 依诺肝素的 3 倍。

口服抗凝剂（另见第 83 章）

几十年来，华法林一直是主要的口服抗凝剂，但 DOAC 可改善预后，使用更便利。

华法林。即香豆素衍生的维生素 K 拮抗剂，影响凝血因子 Ⅱ、Ⅶ、Ⅸ 和 Ⅹ 以及蛋白质 S 和 C 的合成，几十年来一直是 DVT 口服抗凝药的首选，可降低 DVT 90% 的复发风险，与肝素短期同时开始给药，至少 24 ～ 48 h（先前合成的凝血酶原清除血清所需的时间），当国际标准化比值（INR）大于 2.0 后再单药治疗。由于该药物不经肾排泄，可用于肾衰竭——优于 DOAC。然而，药物间相互作用、饮食限制、饮食改变的影响、需要定期监测凝血指标以及需要调整剂量，使得长期使用具有挑战性。观察性研究发现服用华法林的患者仅在大约 60% 的时间抗凝治疗达标。

抗凝强度。评价华法林治疗强度，推荐治疗范围为 2.0 ～ 3.0（目标 2.5）（以凝血酶原时间 INR 测量）。低强度和高强度治疗（凝血酶原时间 INR ＜ 2.0 INR 或＞ 3.0）可以提高安全性或预防效果，但均不优于 2.0 ～ 3.0 范围。

药物效果、出血风险和监测。每日一次给药便于使用，但由于饮食结构的变化、药物间相互作用、依从性和健康状况的变化可能导致抗凝效果的变化，需要不同剂量范围、频率改变以及定期监测凝血酶原时间 INR 以调整剂量。通过仔细监测和依从行为，大出血的风险可以控制在每年 3% 以下，但许多患者有华法林治疗的负担问题，没有利用治疗。

直接口服抗凝剂（又名非维生素 K 口服抗凝剂）。口服因子Ⅹ和Ⅹa 的直接抑制药是 DVT 抗凝治疗的重要进展。已证明在疗效、出血方面不劣于华法林。尽管成本高昂，但它们无需定期监测凝血指标、频繁调整剂量和限制饮食，使门诊治疗更加方便，性价比更高。直接抗凝（见第 83 章）的紧急纠正现在在急诊室广泛使用，这得益于这些药物相对较短的半衰期，尤其是那些需要每天两次给药的药物。

口服 Xa 因子抑制剂（例如，阿哌沙班、利伐沙班）。如前所述，这些药物的特性可作为 DVT 一线治疗，包括起效快、剂量固定、无需定期监测和频繁调整剂量。在非劣效性研究中，与华法林相比，疗效同等、安全性同等或更高。缺点包括无法在严重肾衰竭［估计 GFR ＜ 30 ml/(min・1.73 m^2)］或活动性癌症的情况下使用，成本很高，但因出血并发症减少、无需持续监测和频繁调整剂量而节省的费用抵消了这一点。肾功能下降时，这些药物需要经常调整剂量。禁用于严重肾衰竭（CrCl ＜ 30 ml/min）。

与华法林相比，抗凝作用的消除是以小时而不是几天来衡量的，直至最近研发出药物可紧急逆转这些药物抗凝的作用。一种有前景的重组因子

Xa 诱导蛋白正在进行后期研究，并可能在不久的将来上市（见第 83 章）。

利伐沙班和阿哌沙班均已获美国 FDA 批准，可作为单纯性 DVT 的单一疗法——主要的随机非劣效性试验表明它们的疗效相当，阿哌沙班在出血方面优于华法林联合 LMWH 治疗。颅内出血（抗凝治疗最严重的并发症）的风险降低。口服活性好、起效快、疗效相当、无需担心肝素诱导的免疫性血小板减少症、同等或更高的安全性，使其成为门诊无并发症 DVT 单药治疗的常见选择。

其他口服 Xa 因子制剂正在研制，并可能在未来用于治疗 DVT。其中包括艾多沙班（Savaysa）、贝曲西班（Bevyxxa），证明在预防复发性 VTE 和 VTE 相关死亡方面不劣于华法林，并且出血风险较低，目前仅批准用于 VTE 的初级预防。

口服因子Ⅱa 抑制剂（例如，达比加群）。与口服直接 Xa 因子抑制剂类似，治疗 DVT 结局方面，直接凝血酶（Ⅱa 因子）抑制剂桥接 LMWH 或普通肝素，不劣于华法林。一项 4 期（上市后）研究解释了最初对达比加群增加出血风险的担忧，该研究显示，胃肠道大出血风险增加，但颅内出血和死亡风险降低。由于急性心血管事件风险的增加，禁止在有潜在心血管疾病的人群中使用。成本与其他 DOAC 相似。

抗凝治疗的持续时间

预防复发性 VTE 的初始治疗持续时间，是对潜在病因、发作次数、严重程度和风险 - 收益评估的评估。

对于明确的自限性诱发因素（例如，手术或外伤）或其他暂时性危险因素，首次发生的膝上诱发性 DVT（即使伴有轻微的肺栓塞），疗程为 3 个月。孤立性远端 DVT 患者也需要抗凝治疗。如果症状严重和（或）存在主要危险因素，则建议进行 3 个月的抗凝治疗。如果症状不严重且没有主要的进展风险因素，和（或）有相当大的出血风险，那么 2 周后复查超声检查代替抗凝治疗是一个合理的选择。如果超声显示进展，即使在膝以下，也应该开始抗凝。

无诱因 DVT 患者复发风险增加——前 2 年每年的复发率为 10%，此后下降至约每年 2% ～ 3%。首次发作后的前 3 ～ 6 个月复发风险最大。因此，首次发作的无诱因 DVT 治疗至少 3 个月，然后评估继续治疗，同时对延长抗凝治疗的风险和益处进行评估。对于出血风险低或中度的患者，目前的共识建议要求将口服抗凝药延长至 3 个月以上，但出血风险高的患者停止抗凝治疗（见第 83 章），进行后续治疗或改用低剂量阿司匹林。第二次无诱因 DVT 发作的患者应长期治疗，因为复发风险仍然非常高。已证明 DOAC 在预防 VTE 复发方面优于阿司匹林，且不会增加出血风险。可以考虑减少 DOAC 的剂量以长期使用。患有癌症的人血栓风险也增加，需要长期抗凝，LMWH 是首选方式。在抗凝初始阶段后继续使用 LMWH 代替华法林或 DOAC 可降低 VTE 复发的风险，而不会增加体弱、癌症极高风险患者的大出血风险。

D- 二聚体检测以及许多其他因素作为增强无诱因患者风险分层的一种手段，指导长期口服抗凝剂的必要性。荟萃分析研究发现，在华法林 3 个月疗程结束时，D- 二聚体没有升高（＜ 500 ng/ml）与无诱因患者的复发率（3.5%/ 年）显著降低相关，D-二聚体检测升高的患者复发率也高（＞ 500 ng/ml，8.9%/ 年）。在一项针对首次无诱因 VTE 患者的前瞻性管理试验中，D- 二聚体的值正常显示女性患者停止抗凝治疗是合理的。由于华法林可以干扰 D- 二聚体的产生，在华法林治疗结束 1 个月后复测 D- 二聚体可能有助于确定是否延长治疗。其他主要的风险预测因素包括年龄大于 65 岁、男性、发作的严重程度、至少一名一级亲属在 50 岁之前有 DVT 家族史，以及是否存在抗磷脂抗体。

目前研究并验证了一种预测模型，以帮助量化无诱因 VTE 女性 1 年时复发性 VTE 的风险。将其标记为 HERDOO2，腿部色素沉着、水肿或发红记 1 分，抗凝期间的 D- 二聚体 ≥ 250、体重指数 ≥ 30 和年龄 ≥ 65 岁各记 1 分。得分为 0 ～ 1 的女性为低风险，可停止抗凝；得分为 2 ～ 4 分的女性和所有男性均继续抗凝治疗。低风险女性的 VTE 每年的复发率为 3% ；如果在 3 个月时停止口服抗凝剂，评分较高的患者 VTE 发生率为每年 7.4% ～ 8.1%，如果不停止抗凝治疗，发生率为 1.6%。此规则需要进一步验证，但可能有效。

孕期治疗

LMWH 是首选治疗方法，在分娩前 24 h 停用肝素。产后出血的风险并不增加。不推荐使用 DOAC，因为它们可以穿过胎盘并导致出血。最后一次给药 24 h 后硬膜外麻醉。抗凝可在分娩后至少 4 h 后恢复并持续 3 个月。弹力袜可以缓解症状，但不能预防妊娠期血栓后综合征（postthrombotic syndrome，PTS）。

溶栓

链激酶或组织型纤溶酶原激活剂（tPA——阿替普酶）用于广泛和严重近端 DVT 患者溶栓治疗，尤其是髂股静脉系统患者。经导管溶栓（catheter directed thrombolysis，CDT）的目标是通过实施局部凝块溶解疗法，最大限度地减少发生静脉炎后（血栓形成后）综合征的机会。出现症状后 3 天内治疗股或髂静脉系统近端静脉 DVT 效果最佳，大约 50% 的凝块溶解。还建议接受 CDT 的患者同时使用相同强度和持续时间的抗凝剂治疗 DVT。

结果好坏参半。在一项使用阿替普酶的大型随机试验（ATTRACT）中，PTS 发生率或血栓栓塞复发率并未降低，但大出血增加。从好的方面来说，尽管 24 个月时的生活质量没有差异，但严重 PTS 的风险降低。目前对大多数患者的推荐是单独抗凝治疗而不是 CDT。

由于大出血，特别是脑出血的风险增加，如果正在考虑这种治疗方式，建议转诊到专科中心以便于病例选择。禁忌证包括恶性高血压、近期卒中或手术、创伤、近期或活动性出血、任何出血体质、妊娠和颅内疾病。

腔静脉过滤器

尽管可回收过滤器的出现和所有类型的下腔静脉过滤器持续广泛使用，但目前指南建议仅在 VTE 患者存在严重的抗凝禁忌证或抗凝并发症时使用。关于安全性和有效性的数据很少。对给予下腔静脉过滤器的患者与仅接受抗凝治疗的患者进行 VTE 风险比较的研究中，在 12 天时复发 VTE 的比例显著降低，但可能是由于继发性下腔静脉阻塞，2 年时 DVT 复发率显著增加。两组的 PTS 发生率相似。

活动和压力袜

建议早期步行而不是卧床休息。关于早期使用分级弹力袜预防 PTS 的有效性存在争议。目前的共识建议反对使用，因为证据表明它们尚未被证明对预防 PTS 有效，但其在特定患者的 DVT 急性和慢性期缓解肿胀症状有用。尽管如此，一些人仍然建议在恢复过程的早期开始定制弹力袜，但这种弹力袜价格昂贵且难以穿戴，限制了其可用性和使用。不能穿这种长袜（即使有特殊的穿用装置）或觉得太不舒服的患者可以抬高腿，避免长时间坐着或站立，同时使用轻便的弹力袜。

上肢深静脉血栓

治疗类似于下肢深静脉血栓。有大量血栓形成的临床或超声证据的患者需要转诊以考虑 CDT（如果出血风险低）。导管或手术干预的指征是溶栓失败。

血栓后综合征

最好的措施是预防，从迅速开始适当的抗凝治疗开始。PTS 风险最高的患者（广泛 DVT，DVT 发作后 1 个月症状更严重）应及早明确，以考虑延长持续时间的抗凝治疗。

如前所述，关于早期使用分级弹力袜以降低 PTS 发生风险的效果存在不确定性。荟萃分析发现有无压力袜的结果没有差异。尽管如此，它们仍然有助于缓解腿部肿胀症状和静脉溃疡愈合。如果关节炎、肥胖或虚弱等因素影响使用，使用困难者，可以尝试使用 Velcro 带压缩装置长袜。对于弹力袜不能充分缓解腿部水肿的患者，试用间歇加压装置可能会有所帮助。不推荐使用血管扩张剂（例如，芸香苷、去纤苷、生物黄酮素）。

对有严重水肿的患者，可以转诊考虑溶栓或髂静脉支架治疗，但需除外风险，尤其是大出血（见前面的讨论）。

入院和转诊指征

入院

在外周静脉疾病患者中，膝部或膝部以上

DVT 患者的急性风险最高，最需要立即治疗。尽管应紧急评估和立即开始抗凝治疗，但住院是可避免的。只要没有证据表明肺栓塞、髂股静脉扩张或血流动力学不稳定（所有这些适应证均应立即入院），并且患者家属支持，则可门诊使用 LMWH 安全完成肝素化。使用阿哌沙班等口服直接 Xa 因子抑制剂仅用于门诊治疗无并发症、低风险疾病的患者。

转诊

对于延伸到深部静脉系统附近的 SVT 患者，尽管目前对轴向静脉 SVT 患者的抗凝治疗是标准治疗，但可以考虑进行外科会诊，以便结扎 GSV 或 SSV。对于有抗凝禁忌证、并发症或抗凝失败的 DVT 患者，应考虑使用腔内过滤装置。因慢性严重静脉功能不全引起的复发性或难愈溃疡也建议手术转诊。对于有持续症状的静脉曲张（特别是保守治疗失败）、出血事件或反复发作的浅表性血栓性静脉炎的患者，可考虑手术。当有大量血栓并需要考虑对 DVT 患者进行溶栓时，请转诊。

患者教育 [64]

静脉疾病的成功诊治需要患者的高度参与，这取决于有效和详细的病情沟通。这对服用强效抗凝剂的 DVT 患者的安全尤为重要。在一项对服用华法林的患者的研究中，近 25% 的患者未达到既定的使用要求，这表明通过加强教育可以改善结果。护理质量高，患者的成本更低，因为并发症可能更少，对可避免的急诊就诊和住院的需求更少，并且可以更好地恢复正常功能。

治疗建议 [8,65-68]

有关静脉功能不全和静脉曲张诊治的建议，请参见上述针对每种情况建议的部分。

下肢静脉溃疡

- 伤口清创以去除坏死和失活组织（可以使用干湿敷料或自溶敷料或外科手术）。
- 不常规使用局部或口服抗生素，仅在有感染征象（脓性分泌物、伤口不愈合）时才使用抗生素治疗。如果怀疑感染，培养伤口并检查耐甲氧西林金黄色葡萄球菌。
- 如果强烈怀疑感染且培养结果未归，可以从革兰氏阳性菌的经验性治疗开始（例如，双氯西林 500 mg 每日 4 次、头孢氨苄 500 mg 每日 4 次或克林霉素 500 mg 每日 2 次）。如果患者患有糖尿病，则增加革兰氏阴性菌和厌氧菌覆盖（例如，阿莫西林 - 克拉维酸 500/125 mg 每日 2 次，或左氧氟沙星 250 ~ 500 mg/d，或利奈唑胺）。
- 从足趾到膝盖使用弹性压缩敷料，加大远端压力；将每个连续的辅料重叠 50%。达到中等压力（30 ~ 40 mmHg）。如果同时患有轻度至中度动脉疾病，请勿使用弹性包裹物并减少 50% 的压力；如果存在严重的动脉疾病，则不包裹。
- 保护骨突出处的受压点。
- 一旦出现蜂窝织炎或骨髓炎征象，立即接受静脉抗生素治疗。

下肢浅静脉血栓形成

- 有 SVT 证据的患者都需要进行静脉多普勒超声评估以确诊，确定血栓的范围，并排除 DVT。
- 仅当血栓位于静脉曲张分支时，才可通过局部加热和弹力袜并辅以非甾体药物（例如，萘普生 250 ~ 500 mg 每日 2 次）来控制症状。
- 当累及主要浅静脉（如大隐静脉）且长度至少为 5 cm 或距隐股交界处 3 ~ 5 cm 时，考虑使用预防性剂量的抗凝治疗 45 天，以防止进展到深部系统，使用任一皮下给药 Xa 因子抑制剂（例如，磺达肝素 2.5 mg 皮下注射，每天 1 次）、低分子量肝素（依诺肝素 40 mg 皮下注射，每天 1 次）或 Xa 因子直接口服抗凝剂（例如，阿哌沙班 2.5 mg 口服，每日 2 次）。
- 密切监测靠近深静脉系统的进展征象；如果在观察过程中进展，请考虑全身抗凝和（或）大隐静脉结扎。
- 建议服用口服避孕药的女性考虑停止使用。

下肢深静脉血栓形成

孤立的远端（膝下）深静脉血栓形成

- 对于症状不严重且进展风险低的患者，应在2周内重复检查和连续静脉多普勒超声检查（包括在担心进展时重复超声检查）。
- 如果症状严重，存在进展的危险因素，或者有进展的证据，即使血栓形成尚未到达近端静脉，也应开始抗凝治疗。
- 使用与膝上深静脉血栓形成相同的方法进行抗凝（见近端深静脉血栓形成）。

近端（膝上）深静脉血栓形成

- 在确诊或在未确诊但临床高度怀疑的情况下，如无抗凝治疗禁忌证，立即开始二级预防治疗。
- 如果患者无不适、临床稳定、没有血栓栓塞证据、肾功能大致正常，可以考虑在门诊治疗，无需住院。如果不存在这些情况，开始抗凝。
- 开始对没有癌症的 DVT 患者进行初始抗凝治疗：
  - 给予为期 5 ~ 10 天的胃肠外、固定剂量、根据体重调整的 LMWH 制剂（例如，通用依诺肝素，1 mg/kg 每日 2 次 或 1.5 mg/kg 每日 1 次，或达肝素，100 U/kg 皮下注射，每日 1 次）或肠外因子 Xa 抑制剂（例如，磺达肝素，体重 < 50 kg 时 7.0 mg 皮下注射，每日 1 次，体重 50 ~ 100 kg 时 7.5 mg 皮下注射，体重 > 100 kg 时 8.5 mg 皮下注射），肾功能不全时减少剂量，或
  - 口服直接 Xa 因子抗凝剂方案的起始剂量（例如，阿哌沙班，10 mg 每日 2 次，7 天，或利伐沙班，15 mg 每日 2 次，3 周），无需初始肠外抗凝，或
- 华法林与胃肠外抗凝治疗同时开始，剂量为 10 mg/d，持续 3 天，当凝血酶原时间 INR ≥ 2，持续 24 ~ 48 h，或
- 如果开始使用胃肠外抗凝治疗，在 5 ~ 10 天后转换为：
  - 一种口服直接 X 因子抑制剂（如达比加群，150 mg，每日 2 次）或一种经批准的口服 Xa 因子抑制剂（起始剂量如上所述），第一次给药时间是预计下一次使用胃肠外抗凝药物的时间，之后停用胃肠外抗凝药物，或
  - 调整华法林的剂量以维持 INR 为 2.0 ~ 3.0；定期监测凝血酶原时间 INR，监测频率取决于患者抗凝稳定性和临床状态
  - 考虑到大出血风险较小，优先考虑 DOAC 治疗，尽管药物本身的费用可能更高
- 如果开始使用经批准的直接 Xa 因子口服抗凝剂而不进行肠胃外治疗，则继续使用相同的药物并减少预防剂量：
  - 阿哌沙班，2.5 mg 每日 2 次，7 天，或利伐沙班，10 mg 每日 1 次，3 周。
- 当由暂时性危险因素引起 DVT 时，使用口服抗凝剂治疗总共 3 个月。
  - 根据成本（表 35-4）、便利性、功效、安全性和家庭条件决定。尽管按剂量计算成本更高，但 DOAC 治疗优于延长时间的华法林治疗，特别是对于出血风险增加或无法满足华法林治疗要求的患者。
- 对于活动性癌症引起的 DVT，长期使用 LMWH 治疗（如上所述）。
- 当首次出现无诱因 DVT 时，口服抗凝剂至少 3 个月。3 个月后重新评估，权衡延长治疗的风险和益处。当复发无诱因 DVT 时，无限期延长治疗，每年重新评估。风险分层，应注意男性、年龄大于 65 岁和 D- 二聚体水平升高等无诱因病例风险增加的独立决定因素——除非会影响临床决策，否则不建议对高凝状态的遗传性原因进行常规检测。
- 风险较低或无法耐受长期口服抗凝药的无诱因 VTE 患者，考虑长期低剂量阿司匹林（100 mg/d）替代无限期口服抗凝药。
- 优先选择抗凝治疗而不是溶栓治疗（增加大出血风险）和腔静脉过滤器（增加凝血风险）。只有在有大出血风险时才考虑后者。
- 鼓励患者早期活动，而不是长时间卧床；考虑使用弹力袜来缓解腿部水肿的症状和治疗相关的静脉溃疡。

远端（膝下）深静脉血栓形成

- 如果症状严重、危险因素突出和（或）有进展证据，则口服抗凝剂治疗 3 个月。
- 如果症状轻微且风险极小，则可以通过密切随访检查和连续 2 周以上的多普勒超声检查来进行预期管理。如果有任何进展征象，即使仍在膝下，也要开始抗凝。

下肢近端血栓形成

- 抗凝治疗和下肢远端血栓形成一样，需要 3 个月。
- 如果有大量 DVT 的证据，可考虑经导管溶栓治疗。

（曹倩倩　杨继敏 翻译，曾　辉　曹照龙 审校）

第 36 章

冠心病的无创检查

A.H.G.

冠心病的患病率和严重后果以及治疗的有效性决定了诊断和确定其严重程度的重要性，这有助于降低其发病率和死亡率（见第 18、30 和 31 章）。有风险因素的无症状患者筛查、非心脏手术患者的术前心脏评估、非紧急胸痛的评估以及稳定型心绞痛患者的治疗是门诊的主要任务。

冠心病各种检查（包括影像学、非影像学、功能和解剖学检查）随着大家的使用热情增加，引起了人们对过度检查及潜在危害的担忧。研究表明，12% ~ 25% 的检查不符合标准，近 50% 的冠状动脉造影未显示有冠状动脉疾病。虽然检查的敏感度和特异度是重要的考虑因素，但最佳检查方法需要在检查前评估冠心病概率及对确诊的价值，同时对成本（直接和长期）以及潜在的不良后果进行权衡。

本章回顾了主要的无创性检查方法，用于冠心病筛查、术前检查、诊断和对非紧急胸痛或存在心脏风险因素患者的预后评估。具体应用将在单独章节中讨论（见第 18、20、30 和 31 章）。由于技术进步及适当的检查措施，当前的建议处于不断变化的状态；由于数据不完整，这些建议存在相当大分歧。这一章重点介绍现有检查的优缺点，综合了现有最佳数据和当前的一致意见，重点是将检查方法与确诊概率相匹配，并尽量减少不必要的检查。

无症状患者的筛查 [1-19]

冠心病筛查需要在无症状人群中应用临床诊断和筛查模式，虽然使用无创性检查筛查冠心病合理且有吸引力——毕竟多数冠状动脉不良事件（majority of major adverse coronary events，MACE）发生在既往无症状的人群中——但这种方法是否有助于改善心脏预后仍有待观察。争论的焦点是筛查方式能否充分改善风险分层，从而改变临床决策和患者行为，并带来比 Framingham 风险评分（Framingham Risk Score, FRS）和汇总队列方程（见第 18 章和第 20 章）等主要基于临床因素的经验证的风险分层工具更好的结果。令人担忧的是，额外检查和治疗没有任何益处，且对患者产生潜在的伤害。

静息心电图

虽然静息心电图（ECG）对胸痛患者的评估至关重要，但它并没有增加分类价值，以保证其在未经选择的无症状成年人群中的常规应用。尽管 Q 波、左束支传导阻滞、左心室肥厚、ST 段异常与不良心脏事件的风险增加有关，但这些改变未显示出足以影响改变风险分层、改变治疗方式、改善预后的意义。一项回顾性队列研究减少了早复极（J 波和 QRS 波畸形）对预后影响的担忧，该研究表明，在长期随访者中冠心病死亡风险没有增加。

在无症状的低风险患者中，异常静息心电图的预测价值非常高，假阳性与真阳性的比率非常高。这促使美国预防服务工作组（USPSTF）和美国心脏病学院基金会 / 美国心脏协会建议不要在低风险人群中使用静息心电图进行冠心病筛查。虽然该检查可以选择性的用于过度焦虑的低风险患者，以达到安抚目的，但要考虑其产生假阳性结果的可能性以及潜在不利后果。

在无症状的高风险患者中，异常心电图提示缺血性疾病，虽然增加了冠心病的概率，但尚未证明能显著改变风险分层或改善预后。当这些患者接受静息心电图筛查时，心脏科转诊和额外检查增加了 5 倍，但对结果没有任何影响。反而可能导致侵入性检查和血运重建需求增加，使患者受到侵入性检查潜在的不良后果，而没有绝对的益处。没有证据表明这种无症状患者的血管重建益处优于药物治疗。在这种情况下，心电图筛查结果是否会鼓励人们努力改变生活方式，并强化药物治疗从而改善预后，仍有待证实。USPSTF 发现，现有证据不足以支持或反对在冠心病高风险人群中使用静息心电图检查。

心电图异常和冠心病在老年人中检出率较高，对老年人进行心电图筛查引起了人们的兴趣。在一项对 70 ~ 79 岁患者的研究中，发现在校正标准风险因素后，存在轻微心电图改变（轻度 ST 段和 T 波改变）和心电图异常（Q 波、QS、左心室肥厚、预激综合征、完全束支传导阻滞、心房颤动 / 扑动、严重 ST 段和 T 波改变）与冠心病高风险相关（风险比分别为 1.35 和 1.51）。但当与 FRS 风险评分结合时，净重新分类指数并不显著（5.7%）。再分类的主要贡献是将没有心电图异常人群重新分类到低风险组，限制了对整体指标的影响。

负荷试验

大多数关于使用负荷试验筛查冠心病的数据来自心电图负荷试验研究，这些发现可以外推到超声心动图和反射性核素显像。

接受心电图负荷试验且显示“缺血性”改变但无症状的低风险患者，很少有冠心病风险因素（10 年事件风险率＜ 10%），潜在风险低，最有可能出现假阳性试验结果，在这种情况下检查效用很低，对冠心病危险分层和临床决策影响不大，反而可能使患者感到焦虑，以及侵入性检查、治疗带来的不良影响。因此，多数权威机构不建议对无症状低风险患者进行心电图负荷试验，负荷超声心动及心脏放射性核素显像。

负荷试验对中或高风险人群诊断的有效性存在争议（10 年事件风险发生率＞ 15% ~ 20%）。在低至中度风险的无症状人群中，无症状冠状动脉疾病的检出率为 0.06% ~ 1.6%（冠状动脉左主干或等效冠状动脉左主干狭窄≥ 70% 或≥ 50%），而在高风险人群中仅上升至 9%（例如有多种风险因素的老年男性、糖尿病患者）。尽管运动负荷试验异常（exercise tolerance testing，ETT）（定义：ST 段压低 2 mm——见后面的讨论）预示相对风险增加 2 ~ 5 倍（这获得了部分人推荐该试验），但阳性预测值（真阳性 / 总阳性）在男、女性中仍然不足（范围为 2.2% ~ 46%）。当使用其他运动试验检查时，如运动后频繁的室性异位心律，也发现了类似的结果（例如，相对风险 1.5，阳性预测值 12%）。这种微小的风险变化不能改变多数患者的风险分层及治疗决策，其常规筛查价值受到质疑。

与静息心电图一样，没有证据表明在冠心病事件风险增加的无症状患者中进行负荷试验，并采取侵入性检查，会比强化药物治疗和改变生活方式能更好地改善心血管预后（药物治疗和生活方式改变在检查前按危险分层已被推荐）。此外，在这类患者中假阴性结果可能会降低对冠心病进一步治疗的依从性。负荷试验阳性能否使患者更努力地改变生活方式和更加强化药物治疗还有待证明。

专家小组的建议各不相同。这种情况下，USPSTF 对负荷试验持未知态度，认为现有证据不足以证明并推荐该试验。美国心脏病学会（ACC）根据专家意见认可对高风险患者进行心电图负荷试验，建议提前进行预防措施。ACC 认为在高风险人群中进行剧烈运动还需要更多的证据支持。

冠状动脉钙化评分

CT 技术能够检测和量化冠状动脉壁钙化的情况，而无需静脉注射造影剂。钙化是动脉粥样硬化的表现。冠状动脉钙化总积分（coronary artery calcium score，CACS）是通过给钙化斑块密度赋值 1 ~ 4 分，乘以钙化面积得到 Agatston 积分来计算。将每个斑块的 Agatston 积分相加得到 CACS，

CACS 与冠状动脉粥样硬化的程度相关。

“正常”是 0 分，大于 300 或大于第 75 百分位提示中 / 重度风险，年龄、性别、种族的得分被认为是心脏不良事件的高风险因素。可以通过计算“动脉年龄”来获得对患者更有意义的结果，动脉年龄是指能观察到冠状动脉钙化积分的年龄（www. mesa-nhlbi.org/Calcium/Arterial/Age）。该计算术语包括 CACS 和 FRS。

CACS 积分用于冠心病事件风险和风险分层的评估，超过 FRS 或汇总队列方程提供的预测（见第 18 章）。尽管对风险评估进行了改进，但风险分层最终变化不大（例如：预测 10 年冠心病风险增加 3% ~ 9%，可对约 7% 的中风险患者进行重新分类）。遗憾的是，这种 CT 技术有约 4% 的假阴性率，因不能检测到动脉粥样硬化软斑块，并且动脉粥样硬化软斑块不如钙化的斑块稳定，更可能破裂导致急性血栓形成。

使用 CACS 对患者进行重新分级、调整策略的价值能否超过经过充分验证的风险工具所提供的价值仍有待确定。对远期预后（15 年死亡率）的贡献已在观察性队列研究中得到证实。目前，受益者主要为中风险人群，他们需要更多的信息来指导管理。令人顾虑的是，不加选择地使用 CACS 可能会增加患者对侵入性心脏手术的需求，伴随着风险，并且不能保证改善最终结局。多数情况下，不利于成本效益，且重复检查可能会显著增加个体辐射剂量的累积。

尽管人们对 CACS 的使用率很高，但应仅限用于需要更精细风险分层来进行决策的人群。鉴于对冠状动脉结果的不确定影响，CACS 不应被用作有创冠状动脉造影的唯一依据，尽管它可能会使决策倾向于更广泛的检查，以及在生活方式改变和药物治疗方面做出更大的努力。如果有选择地使用，它可以作为一种强有力的辅助手段，鼓励人们改变生活方式，坚持一级预防。

冠状动脉 CT 血管造影

64 排 CT 技术是冠状动脉解剖成像的非侵入性检查方法，灵敏度高（95% ~ 98%），但特异度不足（80% ~ 85%）。这种高灵敏度引起了人们对该检查方法的关注，可用来筛查高风险无症状人群以及诊断胸痛患者（见后面的讨论）。在一项应用冠状动脉 CT 血管造影（coronary CT angiography，CCTA）筛查糖尿病患者（由于糖尿病被归类为高风险人群）的大规模随机试验中，相关患者的主要心脏不良事件发生率在 4 年后没有改善。该结果和检查中电离辐射暴露阻碍了 CCTA 在常规冠心病筛查中的应用。但在患有胸痛并怀疑患有冠心病的患者中，该检查更有意义（见后面的讨论）。

重大术前的冠心病检查（[20-22]，见附录 36-1）

心血管并发症是外科手术死亡的最主要原因，所以需要对潜在冠心病患者进行术前功能（负荷）评估，是否需要检查取决于围手术期风险评估，可使用经验证的风险评分工具（www.riskcalculator.facs.org）进行评估。如果计算的风险小于 1%，不建议进行检查。当围手术期风险大于 1% 时，需要考虑进行心脏负荷试验检查。能否行负荷试验由可耐受的运动量决定，可使用杜克活动状态指数（DASI）工具定量评估，这是一份 12 项问卷，以代谢当量（MET）表示活动量（www.mdcalc.com/dukeactivity-status-index-dasi）。大于 10 MET 可排除对心脏负荷检查的需要，在多数情况下 4 ~ 10 MET 水平也是如此。对于 DASI 估计值小于 4 MET 的患者，建议进行药物负荷试验（超声心动图或心脏放射性核素显像），但前提是影响治疗。需要权衡血运重建的获益、心脏检查及手术延迟的不利影响。不必要的检查和血管重建的风险是巨大的——多达 3% 的无症状患者接受了不必要的干预措施。

稳定型胸痛患者诊断和预后评估的非侵入性研究[23-71]

金标准、偏差和限制

诊断冠心病的“金标准”是冠状动脉造影。尽管该检查并不完美，但它实现了动脉腔的直观可视化，并为显著狭窄设定了标准，显著狭窄在解剖学上定义为冠状动脉狭窄 ≥ 70% 或冠状动脉左主干及其同级动脉狭窄 ≥ 50%。无创冠状动脉检查效果研究是通过比较检查结果与导管血管造影结果来确定的。

文献中引用的关于无创检查灵敏度和特异度的数据，因优先招募的患者可能患有冠心病并愿意接受血管造影而产生偏差。这种偏差会增加检查的灵敏度，降低特异度。在解释已发表的灵敏度和特异度研究时，总是需要考虑偏差因素（见第2章）。

无创检查有两种基本方法，功能性检查是指在负荷条件下找寻缺血证据，而解剖检查是在直接可视化情况下观测冠状动脉血管结构。功能性检查的局限是不能识别可能成为猝死原因的病变，只能检测受限的血流。如前所述，多数因冠心病死亡的患者不是由于动脉粥样硬化导致慢性血流限制改变所致，而是可能死于非闭塞性、不稳定斑块突然破裂和血栓形成。运动试验对识别这种非血流限制性病变并无帮助，尽管它可以通过病变范围和严重程度来评估风险及预后（见后面的讨论）。

冠状动脉系统成像的非侵入性检查方法有很多，特别是关于检查和排除冠状动脉疾病的CT和MRI的应用。然而，检测不稳定斑块仍然难以实现，如上所述，不稳定斑块对闭塞性血栓形成事件构成了最大威胁。

预测概率在患者选择和预测准确性中的重要性

在有症状的患者中，无创性检查对冠心病预诊断的准确性在不同组之间和男女之间有很大的差异，这通常是由于在被研究的人群中潜在冠心病的患病率存在很大差异。如上所述，选择正确的检查方式和解释需要注意由临床风险因素决定的冠心病预测概率，并通过使用有效的工具（如FSR和汇总队列方程）计算（见第18章）。冠心病患病率在非心绞痛胸痛患者中为16%，在非典型心绞痛患者中为50%，在典型心绞痛者中为89%。

高预测率。在有典型心绞痛症状和多种冠状动脉风险因素的患者中，无创性检查阳性对冠心病确诊的意义最大。然而在这种情况下，典型心绞痛病史（冠心病预测概率约为90%）与检查的预测值（约为90%）一样有助于诊断。因此，除了已知的病史和风险因素外，负荷试验或解剖结构的检查对诊断没有什么帮助。但有助于确定疾病的严重程度（预后）、是否适合进行侵入性检查及血运重建（见后面的讨论和第20、30章）。

中间预测率。无创性检查对中等风险患者意义最大，尤其是那些非典型胸痛的患者（见第20章）。在这种情况下，检查结果阳性会增加显著冠状动脉疾病的可能性，阴性会减少其可能性，尤其是高灵敏度的检查。

低预测率。对于非心源性胸痛且无风险因素的患者，无创性检查可能效果不佳，因为多数冠状动脉检查仅具有中等的灵敏度和特异度。在这种情况下，只有高灵敏度检查才能有意义地排除冠心病。此外，除非特异度很高，否则这类患者的多数阳性结果很可能是假阳性，导致不必要的担心和侵入性检查。总之，低风险患者的检出对无创检查提出了极大挑战。

静息心电图

静息心电图可能提示存在冠心病，并有助于危险分层，但该检查的灵敏度和特异度不足以确诊冠心病。例如左束支传导阻滞、病理性Q波（>R波振幅的1/5）、ST段和T波改变（变平或倒置）增加了冠心病及心血管不良事件的预测概率，但并不能指导进一步检查，J点抬高对诊断或危险分层几乎没有意义。

诊断和预后的功能检查——负荷试验

概述

负荷试验代表了评估冠状动脉循环的功能或生理的方法，冠状动脉成像代表了一种以解剖为重点的方法。每种方法都有其优点和缺点。它可以通过心电图监测、超声、放射性核素成像来进行。负荷试验的优势在于提供的生理信息有助于识别存在显著血流动力学意义的闭塞——它是血运重建的一个重要决定因素。其缺点是检测非闭塞性不稳定斑块的灵敏度较低，而多数急性冠状动脉事件都是由非闭塞性不稳定斑块产生的。

负荷试验评估冠状动脉循环在运动或药物诱导心脏负荷增加、心肌耗氧增加的能力，因为心脏摄取氧气的速率相对固定，所以氧气需求增加必须由冠状动脉血流量增加来满足。当冠状动脉狭窄严重至限制血液供应时，氧气需求会超过氧气供应，从而导致心肌缺血，表现为心电图ST段改变、室壁运动异常、放射性核素摄取和冠状动脉血流量的短暂变化。此外，患者可能会出现血压和心率的异常变化、心绞痛或类似心绞痛的症状，如严重呼吸困难。

冠状动脉循环的需求量可被量化：心率与收缩压的乘积与在等张运动期间测得的心肌耗氧量非常接近，以 MET 表示，其中 1 MET = 耗氧量 3.5 ml/(kg/min)。心率提供了耗氧量的近似值，由于正在进行已知量的活动，所以运动负荷试验还可以提供运动能力的测定，并有助于冠状动脉疾病的检测、量化和定位。

负荷试验会应用运动或药物措施来检测冠状动脉的储备能力，运动是最简单的方式，通常通过跑步机或踏车来实现。药理学方法通过诱导反射性心动过速或血管舒张来增加冠状动脉循环。

特定用途

用于诊断。用于检测冠状动脉疾病的运动试验是动态（等张）运动，而不是持续收缩（等长）的运动。等张运动使心率 - 压力乘积平稳增加，使患者的缺血阈值逐渐增加。然而等长运动试验（例如通过持续握力）在特殊情况下可能是有用的（例如评估已知冠心病患者等长活动的安全性）。

跑步机和踏车有不同的运动方案。分阶段的 Bruce 方案广泛使用，但存在有阶段运动量之间变化不等的缺点，并且在第四阶段运动量突然增加，这对于许多心血管病患者来说过于剧烈。在不健康人群中，为达到诊断目的，步行方案检查优于跑步方案。踏车测试方案由 2 ~ 3 min 的几个阶段组成，根据受试者的身体状况，每个阶段运动量增加 10 ~ 30 瓦特。对于跑步机和踏车试验来说，最好选择一个能让患者在 10 ~ 12 min 内达到最大运动量的方案。较长的检查时间会受到运动耐力的限制，而较短时间会过快地增加运动量。

根据检查过程中达到的运动水平，等张运动的检查方案分为极量和次极量两种类型。方法包括心电图监测、超声心动和心脏放射性核素显像。

极量负荷试验。极量负荷试验定义为在运动终止前全身耗氧量达到平台期的最大运动，最大运动通过对个体年龄进行预测最大心率来进行调整。最大心率预测值可以从标准化表格或回归公式中获得，男性最大心率预测值为 220 – 年龄、女性最大心率预测值为 210 – 年龄，这提供了真实、合理的最大心率近似值。在达到最大预测心率之前终止检查会导致冠心病的诊断灵敏度降低。一般来说，最好达到最大心率预测值或尽最大努力直到心绞痛、缺血改变、心律失常或低血压发生。如果患者正在接受 β 受体阻滞剂治疗，最大心率终点被患者运动量所取代。如果在检查结束时感觉到尽力程度是“非常尽力”（Borg 评分为 19 或 20），则可以合理假设非常接近最大运动量，有未控制的心力衰竭、严重主动脉瓣狭窄、心室扩张、未控制的高血压、急性冠状动脉疾病或急性疾病的患者不应进行极量运动负荷试验。

次极量负荷试验。次极量负荷试验是指未达到最大全身耗氧量的试验，检查可能因设计而提前终止（在预测的最大心率的某个百分比或在给定的全身耗氧量水平下），也可能因出现心绞痛、明显的缺血性心电图改变、心律失常、严重高血压或低血压而终止。次极量负荷试验已被证明对心梗后不久的早期预后预测是安全有效的。当在梗死后 2 周内进行 5MET 水平的次极量负荷试验时，可确定患者后期发生冠状动脉不良事件及死亡的风险。许多心脏病学专家更喜欢在心肌梗死后 1 个月进行症状限制运动试验以代替早期的次极量负荷试验。

分阶段（分级）检查。极量负荷试验都是分阶段进行的，分阶段的运动量以递增的方式进行。分阶段的基本原理是在肌肉骨骼限制前获得最大的心率提升，如检查之前出现肌肉疲劳，会降低检查的灵敏度。跑步机和踏车是最受欢迎的运动试验设备，通常在跑步机上获得的最大耗氧量比踏车稍高一些，因为在跑步机上活动需要调动更多的肌肉。

用于预测。评估预后的负荷试验在初诊时非常有用，有助于决定哪些人可以药物治疗，哪些人需要血运重建。当有选择性地执行和解释时，将会显著影响生存时间和生活质量。例如，应用于冠心病高风险人群时，负荷试验对于改变预后的疾病（例如，左主干、三支病变、左主干等同病变、左室功能障碍）表现良好，这些疾病受益于血运重建。不加鉴别地检查（例如，对于已经进行了初步评估的稳定型心绞痛患者每隔几年常规检查一次），几乎没有效果，反而增加了护理成本、辐射暴露和不必要干预的可能性。

踏车运动评分和心率恢复是预测死亡率的独

立因素。在无症状女性中，心率恢复和运动能力对远期心血管意外发生及全因死亡率具有预测价值。在男性中，运动能力是死亡率的一个强有力预测因子，等于或超过其他已确定的风险因素。在老年人中使用运动负荷试验来确定心血管预后因缺乏ST段改变和心脏病之间的相关性成果而受到质疑。然而，能达到的最大运动量提供了比临床数据更多的预后信息。

用于监测血运重建的患者。没有证据表明无症状者在接受血运重建后仍然无症状，会从常规随访的负荷试验中获益。血运重建后出现心绞痛的患者需要进行该检查，但没有出现症状的患者预后良好无需检查。

用于心律失常的检查。房性、室性心律失常的评估有时可以通过运动试验来检测，特别是运动诱发的心律失常。恢复期发生心室异位心律预示着死亡率增加。虽然有助于心律失常的检测，但该检查不是检测心律失常最敏感的非侵入性方法，需要进行动态监测（见第25、28、29章）。

安全性和禁忌证

在一项涉及17万次运动试验的多中心研究中，报告的死亡率为0.01%，且与检查类型、运动强度没有关系，需要住院治疗的患者发生率为0.2%，病史、体格检查和静息心电图增加检查的安全性。禁忌证为不稳定心绞痛、失代偿充血性心力衰竭、严重贫血、严重心脏传导阻滞、严重主动脉瓣狭窄、肺心病或严重高血压。检查过程中医生应全程在场，检查室内设有除颤器及其他抢救设备。如果在运动过程中血压、心率突然下降，或者出现疲劳、心绞痛、昏厥、明显ST段改变、严重高血压或严重心律失常（室性心动过速、心脏传导阻滞等），则应终止检查。该检查由有经验者进行时是非常安全的，是评估心血管功能和疾病最有用的非侵入性检查方法之一。

药物诱导的负荷试验与运动诱导的安全性类似。腺苷或双嘧达莫负荷试验的禁忌证包括严重的慢性阻塞性肺疾病、哮喘、明显的颈动脉或主动脉狭窄。多巴酚丁胺负荷试验的禁忌证包括心律失常和未控制的高血压。

对于放射性核素成像检查的辐射累积关注度增加，接受重复检查的患者存在辐射大量累积的风险，这需要在检查时加以考虑，特别是在长时间重复此类检查时（见后面的讨论）。

心脏负荷试验

心电图负荷试验。在持续的心电图监测下进行运动，并观察症状、定时测量血压、血氧饱和度。连续监测3～6个导联，多导联大大提高了测试的灵敏度；12导联监测通常在试验期间多次进行，在右心前区增加另外3个导联可以增加对右冠状动脉或左回旋支引起缺血的预测（见后面的讨论）。评估ST段随运动的变化，ST段压低的幅度、形态都与冠状动脉疾病的存在和严重程度相关（见表36-1），血压及症状变化的时间也是如此。缺血性改变可能在运动之后才出现在心电图上，所以在恢复期至少持续监测5～7min。运动后出现的ST段和T波改变，只要持续时间超过1min，其意义与运动中出现的ST段和T波改变相同。

诊断标准。心电图变化包括ST段下移或水平压低≥1 mm（见图36-1）最能预示重大冠状动脉疾病，尤其是出现在V4～6导联时。ST段压低的变化持续几分钟后恢复，具有高度的特异度，但并不一定能预测缺血的部位或识别哪支冠状动脉缺血。

影响灵敏度和特异度的一个主要因素是缺血诊断标准的ST段压低的程度，将压低标准从至少2.0 mm降低到1.0 mm，灵敏度增加了近3倍，但特异度降低了10%，ST段的形态（图36-1）也具有很强的特异度。下斜型压低的ST段特异度为99%、水平或平面压低的ST段特异度为85%、缓慢上升的ST段（J点后0.08s至少ST段压低1.5 mm）特异度为68%。除考虑ST段改变，也考虑血压、心率异常、心绞痛或严重呼吸困难的症状，可将灵敏度提高20%以上。在运动中出现典型的心绞痛，其灵敏度为51%，特异度为90%，与ST段改变的诊断意义大致相同。

运动类型以及心电图导联的数量和位置会影响灵敏度，次极量负荷试验比极量负荷试验敏感度更低。12导联心电图监测比较少导联监测更敏感，标准12导联心电图增加3个右心前区导联，显著提高了单支血管病变检测的灵敏度，特别是涉及右冠状动脉或左回旋支的疾病。使用这种多导联检查，灵敏度和特异度接近放射性核素扫描。

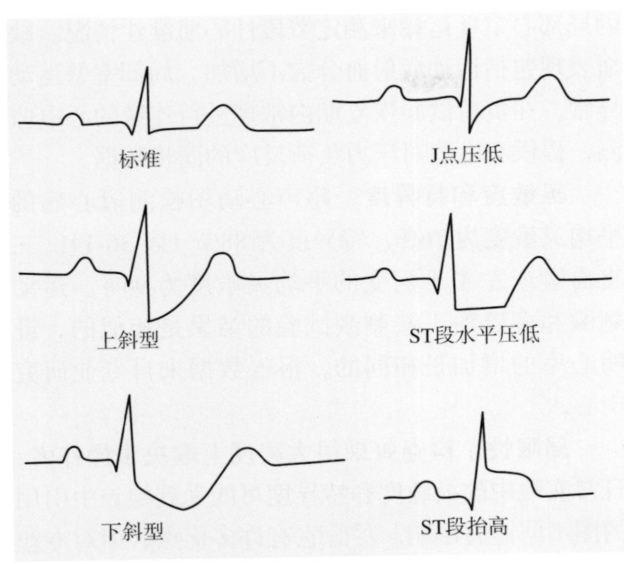

图 36-1 运动诱发的 ST 段改变

灵敏度和特异度。标准心电图运动负荷试验对单支冠状动脉疾病的检测不是非常敏感（灵敏度为 35% ~ 61%），因此，对低风险或中低风险人群不是预测冠心病的最佳诊断试验。然而它对更严重的冠状动脉疾病（左主干、三支病变、左主干等同病变）的灵敏度接近其他形式的负荷试验（灵敏度 75% ~ 93%）。总体来说，检测冠状动脉疾病的平均灵敏度为 61% ~ 68%，特异度为 70% ~ 77%。当对检测偏差进行调整后，灵敏度和特异度分别为 45% 和 85%。标准心电图运动负荷试验灵敏度、特异度的差别与诊断标准的差异、男女性别差异以及监护方法的差异有关。

ST 段改变的特异度受到以下情况的限制：ST 段压低不是冠心病所独有的，这会导致假阳性。患有瓣膜疾病或高血压、非缺血性心肌病和预激综合征的患者可能在无缺血的情况下运动时出现 ST 段压低。此外，左心室肥厚、近期葡萄糖摄入、低钾血症和应用镇静剂也可能产生假阳性结果，洋地黄类药物会引起 ST 段改变，最好在检查前停用洋地黄类药物至少 48 h。如果未停药，那么在观察到至少 2 min 的 ST 段压低之前，不诊断运动相关的缺血改变。研究还表明，假阳性反应在中年女性比男性中更常见，高达 3 倍，这表明该人群中冠心病的预测概率较低，而不是检查的问题。J 点压低伴快速上升的 ST 段是一种非特异度表现，不能诊断缺血。

用于诊断。心电图运动负荷试验在中等冠心病预测概率、有运动能力和心电图正常的患者中最有诊断意义。该检查在男性中比女性具有更高的灵敏度和特异度（灵敏度 68% *vs*. 61%，特异度 77% *vs*. 70%），特别是在中年女性中假阳性率更高。该检查低成本、易于操作、无需造影或辐射暴露，以及对诊断和预后的潜在贡献，使其成为非急性中等风险稳定性胸痛患者的检查首选。然而与其他检查方式相比，其灵敏度较低，在排除冠心病方面作用局限，但排除冠心病是许多胸痛患者检查的主要目的。

用于预后。虽然心电图运动负荷试验对非典型单支血管病变的诊断只有中等灵敏度，但相比于放射性核素扫描和超声心动图检查，对高风险病变的诊断更有提示性，并提示预后不良（平均灵敏度分别为 86%、93% ~ 98% 和 94%）。令人担心的运动负荷试验结果包括显著的 ST 段压低、多导联 ST 段压低、ST 段早期改变、恢复期 ST 段压低持续超过 8 min、下斜型 ST 段压低、低运动强度导致的低血压、运动后心律失常，以及心绞痛的发生。运动期间心绞痛和缺血性改变的发生预示着多支血管病变及预后不良的可能性增加，同样适用于运动后心率恢复减慢。在老年人中，运动试验预后的主要决定因素是最大运动量，其他参数几乎没有预测价值。

杜克平板运动评分是一个使用广泛、验证预后的评分，它结合了独立预测冠心病预后的负荷试验参数，并且易验证、易测量。其计算如下：运动持续时间减去以毫米为单位的 5 倍 ST 位移，减去 4 倍踏车心绞痛指数，其中运动时间以 Bruce 方案的分钟为单位，ST 位移是任何导联中以毫米为单位的最大 ST 位移，心绞痛指数：0 表示无心绞痛，1 表示典型心绞痛，2 表示终止试验的心绞痛（https：//www.mdcalc.com/duke-treadmill-score）。杜克得分 –11 或更低表示“高风险”（5 年死亡率 ＞ 25%），+5 或更高的分数预示“低风险”（5 年死亡率＜ 6%）。高风险和中高风险的患者需要考虑冠状动脉造影以确定诊断及是否进行搭桥手术（见第 30 章）。即使在静息 ST 段异常的情况下，心电图负荷试验仍然能够通过杜克评分对冠心病患者进行风险分层。

心率恢复减慢和峰值运动能力提供了预后信

息，运动后心率恢复减慢是预测死亡率的独立因素，能增加杜克评分的预测值，使风险比加倍。设定 MET 测量最大运动强度是预测正常人及冠心病患者死亡率强有力的预测因素之一。

恢复期应激相关的室性心律失常可增加死亡风险（风险比为 1.5），但运动时频繁的室性心律失通常不会。

复合预测模型将心血管风险的其他独立预测因素（即心率恢复、恢复期应激相关的室性心律失常、吸烟、糖尿病、高血压、心绞痛、年龄、性别）添加到杜克评分中，以增强和完善心血管风险的预测。在一项初步验证研究中，证明与杜克评分具有同样的预测性，但一些最初被杜克评分标记为中高风险的患者被重新分类为低风险。所以需要进一步的验证以检测复合预测模型是否适合普遍应用。

综上所述，在心肌梗死后早期进行次极量负荷试验对预后非常有帮助。能够耐受的运动负荷越大，预后越好，在出院前进行限制性运动负荷试验出现心绞痛的患者死亡率是梗死后心绞痛患者的 2 倍。没有 ST 段改变的患者 1 年死亡率非常低（约 2%），相比之下，在运动负荷试验中出现 ST 段压低的患者死亡率为 25%。

局限性。如上所述，心电图运动负荷试验对于诊断来说有局限性，可能产生大量的假阳性和假阴性结果，特别是应用于低风险人群时。应用于中等风险人群时误差降低，但没有完全减少。与预期设想不同，心电图负荷试验不能准确定位缺血部位，多数阳性试验在胸前导联产生 ST 段改变，与缺血位置无关，但广泛多导联改变确实增加了高风险冠状动脉病变的可能性。

超声心动图负荷试验（负荷超声）

负荷超声成像检查方法是心电图异常患者的首选方法，与心电图运动负荷试验一样具有良好的特性和成本效益，是一种主要的检查方式。如果患者不能运动，可以选择横卧的自行车或多巴酚丁胺药物负荷试验（见后面的讨论）。由此产生的主要心脏功能检查结果也可以帮助定位。

负荷超声成像通过测量射血分数和收缩末期心脏容积的变化来测量整体心室功能对运动的反应，它还通过比较静息时、最大运动期间、运动后的局部心室壁运动来测定节段性心肌灌注情况。缺血表现包括运动后射血分数不增加、局部室壁运动异常。在负荷试验恢复期内常规进行连续的心电监测，提供心电图对压力负荷反应的同步数据。

灵敏度和特异度。超声心动图检测冠心病的平均灵敏度为 76%，特异度为 88%（表 36-1）。三支血管或左主干病变的平均灵敏度为 94%。运动刺激和多巴酚丁胺刺激试验的结果是相似的，证明心率的增加是相同的。报告数据来自专业研究中心。

局限性。检查效果很大程度上取决于操作者，日常实践中的灵敏度和特异度可能受到检查中引用的图不同而有影响。尽管它有许多优点，但对专业技术人员的要求限制了它的广泛应用。静息室壁运动异常、肥胖、肺气肿等因素限制心脏超声成像对局部缺血检出的灵敏度。

用于诊断。与心电图运动负荷试验相比，该检查方法的灵敏度和特异度更高，使其成为冠心病中低风险人群诊断冠心病的首选检查，尤其是那些因静息心电图 ST 段异常而不适合进行心电图负荷试验的人群。它的检查结果在具有中风险人群中表现最佳，提供了诊断和预后的价值。对于负荷心电图结果不确定的人，可以作为随访研究。虽然费用大约是心电图运动负荷试验的两到三倍，但与 CT、MRI 和放射性核素扫描相比，该检查费用仍然相对合适，此外，没有辐射或造影剂暴露，且结果立即可用。

用于疾病预测和定位。负荷超声成像通过对左心室室壁运动的 16 段分析提供了缺血范围及位置的分析信息。显示室壁运动异常的节段数量越多（有风险的心肌数量），多支血管、左主干及其伴随的高风险预后的可能性就越大，静息室壁运动异常降低了预测的准确性。左心室射血分数是一个决定预后的重要因素，在左束支传导阻滞患者中，药物负荷超声心动图可以提供强有力的预后证据。

放射性核素负荷试验 / 心肌灌注成像

心肌中放射性核素的局部分布与局部冠状动脉血流量成比例。心肌摄取放射性核素 γ 射线的单光子放射计算机断层扫描（Single photon emission computerized tomography，SPECT）显像提供了心肌灌注的三维视图。灌注不足区域吸收了较少的同位素，并且将在灌注扫描中显示为“冷”点。存活但缺血的心肌区域在运动时会出现灌注不足，在静息时会“充满”。因此，需要在运动期间和运动后进行连续的心肌灌注成像（myocardial perfusion imaging，MPI）扫描，以诊断冠状动脉狭窄所致的显著的血流动力学改变，并将它们与之前的梗死区域区分开。

锝 99（99mTc）和铊 -201 是广泛用于 MPI 的两种放射性核素；锝 99 的应用更广泛，可以测定射血分数。铊提供了肺摄取的图像，与肺毛细血管楔压及预后相关。SPECT 提供三维视图，并且是检查的标准组成部分。

灵敏度和特异度。使用 SPECT 检测冠状动脉疾病的灵敏度为 88%，特异度与心电图大致相同（61%）。对三支血管病变和左主干病变的灵敏度上升至 92%，但是当存在没有相对灌注不足区域的弥漫性病变时会出现假阴性。放射性核素运动负荷试验和药物负荷试验性能特征大致相同。由于肥胖人群和女性乳房所致的图像衰减，检查灵敏度下降。

用于诊断。与心电图负荷试验相比，放射性核素扫描具有更高的灵敏度，并且应用广泛，成为首选检查的热门选择，占美国初始负荷试验的绝大部分。在具有高风险、不确定心电图负荷试验结果的人群中使用尤其频繁，例如中年妇女。有趣的是在认为不合适的条件下应用也很常见，例如高血压患者。

用于预后。与心电图负荷试验不同，MPI 可以识别灌注不足心肌位置，有助于确定处于病变中的心肌位置和数量，这与预后相关。弥漫性缺血病变提示高风险冠状动脉疾病（如左主干、三支病变、左主干等同病变），需要考虑冠状动脉血运重建（见第 30 章）。铊的肺摄取是左心室功能障碍的一个标志，是预后不良的独立因素。首次静息锝 99 图像可估计射血分数，有助于评估左心室功能。

如前所述，常规 SPECT 成像检查常用于接受血运重建或稳定型心绞痛的患者，但没有确诊的价值，诊断意义低，成本和辐射暴露都很高。近一半接受血运重建术的患者在术后 2 年内接受了 SPECT 成像核负荷检查，这种做法源自一项大型研究（COURAGE），该研究发现，这种技术在评估稳定型冠心病患者血运重建前后的预后中有益。当应用于患有糖尿病和稳定冠心病的患者时，该检查意义不大，并一直在寻找替代方案（见后面的讨论）。

辐射暴露。辐射剂量很大，平均约为 10 ～ 12 mSv。相比之下，胸部 X 线平片的辐射剂量为 0.1 mSv（表 36-1）。与铊相比，锝的剂量较低，但仍然很大。由于该检查经常重复进行，因此它的辐射剂量可能占患者终生辐射暴露的很大比例，并显著增加癌症风险。据估计放射性核素负荷试验是医学影像检查对患者总辐射负荷最大的一部分，约占 22%。

表 36-1 冠心病诊断试验的灵敏度、特异度、辐射暴露和相对成本

检查类型	灵敏度（针对高风险疾病）	特异度	辐射暴露量（mSv）[b]	相对成本
功能性负荷检查				
心电图	0.68（0.86）	0.67	0	1.0
超声	0.79（0.94）	0.87	0	1.5
SPECT	0.88（0.92）	0.61	10 ～ 15	3.2
MRI	0.89	0.76	0.01	3.6
解剖检查				
冠状动脉 CT 血管造影	0.98	89	5	2.1
冠状动脉血管造影	1.00	1.00	7	40

注意：灵敏度和特异度的数字代表在研究条件下获得的结果的平均值。在日常实践中，结果可能会更低。

[a] 数据来自荟萃分析。

[b] 胸部 X 线照射量为 0.1 mSv。

药物负荷试验

对于不能运动的患者，通过药物方法诱发反射性心动过速或冠状动脉扩张来检查冠状动脉循环情况，因为与药物负荷试验相关的 ST 段改变灵敏度较低，所以需要心脏成像检查（放射性核素或超声心动图）。尽管可能不如运动负荷试验敏感（运动负荷试验可获得最大预测心率），但药物负荷试验与心脏远期预后相关，有助于预测心脏远期预后。

多巴酚丁胺超声心动图

多巴酚丁胺是一种选择性 β 受体激动剂，通过刺激心肌收缩和加快心率来增加心肌耗氧量，从而增加冠状动脉循环。灌注不足的区域在超声上显示为增厚的低动力心肌。如果单独使用多巴酚丁胺不能达到最大预测心率的 85%，则除了多巴酚丁胺之外还需输注 M 型受体阻断剂阿托品。多巴酚丁胺的副作用包括胸痛、心悸、心律失常和血压变化，随着药物的输入通常很快能够代谢，安全性与运动类似。

腺苷或双嘧达莫放射性核素显像

静脉输注药物后，通常在 4 ～ 6 min 内诱导冠状动脉扩张，正常的冠状动脉的反应是扩张、显著增加局部心肌血流量。患病的血管无这种反应，最终出现盗血现象，血流从狭窄血管供应的心肌区域分流，加剧了局部灌注的差异。放射性核素（铊或锝）与血管扩张剂联合使用时，可以提供局部心肌灌注图像，临床上存在严重的冠状动脉疾病时图像存在显著差异。腺苷是两种血管扩张剂中作用时间较短的一种（相比于 20 min，腺苷半衰期为 10s）。尽管副作用比双嘧达莫更常见（如潮红、恶心、头痛、胸闷、低血压），因其持续时间较短，常首选腺苷。甲基黄嘌呤（如茶碱、咖啡因）会阻断这些药物的作用，应在检查前至少停用 3 天。

腺苷磁共振成像——心脏磁共振血管造影

腺苷负荷心脏磁共振（cardiac magnetic resonance，CMR）血管造影是一种新兴的非侵入性检查方法，可用于对疑似缺血性心脏病患者进行功能评估。它可以检测出由于局部缺血引起的功能性室壁运动异常，通过首次灌注成像揭示冠状动脉解剖情况。对 CMR 检查结果的荟萃分析发现，室壁运动异常的灵敏度为 0.83，特异度为 0.86，灌注异常的灵敏度为 0.91，特异度为 0.81。在诊断方面，CMR 与 SPECT 成像表现相当，在随机试验中，CMR 是心脏不良事件的更强预测因子。与使用传统方法检查稳定型心绞痛相比，显著降低了不必要冠状动脉造影的频率，且 5 年内冠状动脉不良事件的发生率没有增加。在一项大型随机试验中与 CCTA 相比，CMR 灵敏度及特异度低，费用也高得多，但具有无任何辐射照射的优势。

双嘧达莫正电子发射断层扫描

正电子发射断层扫描（Positron emission tomography，PET）包括血管扩张剂双嘧达莫与铷 82 一起给药。同位素的心肌摄取由 PET 测量，尽管特别昂贵，但提供了一种非常敏感及特异的局部缺血成像手段。虽然功能结果有效，但缺乏解剖数据，建议冠状动脉 CT 与 PET 结合。

解剖显像——冠状动脉的无创成像

已经开发出许多非侵入性成像模式，希望能改善冠心病风险分层，以便更好地识别需要侵入性冠状动脉造影的人群。与任何风险分层模式一样，不仅要看这些方法能否识别或排除疾病，还要看它对重要的临床结果有什么影响。与许多新技术一样，实用性及保险覆盖范围已经超过了对结果的改善，这种检查需要费用较高并且可能会导致相当高的辐射暴露，这使得使用该检查存在一些争议，并需要对检查顺序深思熟虑。

冠状动脉 CT 血管造影

是一种基于 CT 的解剖学检查方法，利用多排螺旋 CT 技术和造影剂注射对冠心病进行无创诊断。与其他方式相比有较高的灵敏度（> 95%）及中等的特异度。随着冠状动脉 CT 检查的使用，产生了越来越多的侵入性检查，特别是在应用早期阶段。与其他解剖学检查一样，难以确定狭窄的严重程度以及是否需要侵入性检查及血管重建。在检查前通常使用 β 受体阻滞剂来减慢心率，以便对不断运动的结构进行成像（成像与心搏同步）。肥胖和广泛的冠状动脉钙化（CACS > 600）对成像效果影响较大。

灵敏度和特异度。多排螺旋 CT 技术的使用对于显著的（≥ 50% 狭窄）冠状动脉疾病的检出具有非常高的灵敏度（95% ～ 98%）。但特异度较低（64% ～ 83%），可产生大量假阳性的结果，导致不必要的有创冠状动脉造影检查。

通过测量心肌血流储备分数提高检查特异度。提高特异度和减少假阳性数量的方法是心肌血流储备分数，这是衡量血管狭窄可能导致血流受限的措施，以及可疑斑块的有效衡量标准。当同时辅以标准 CCTA 的解剖数据时，可增强诊断准确性，减少假阳性率和不必要的血管造影检查。

不稳定斑块的检测。高风险斑块的检测一直是冠心病检查难以实现的目标。CCTA 通过结合低衰减和发现“餐巾圈征”的来识别不稳定斑块，在对其他风险因素进行调整后，这些表现与主要心脏不良事件发生的风险相关性显著增加（调整风险比为 1.73）。

比较有效性。在荟萃分析研究中，当与怀疑患有冠状动脉疾病的稳定型心绞痛患者心功能（负荷）检查进行比较时发现，CCTA 的使用与干预治疗（例如，阿司匹林和他汀类药物、侵入性冠状动脉造影和血管重建术）率的增加和心肌梗死的减少有关，但在平均 18 个月的随访中，全因死亡率或因心脏疾病住院率没有减少。据统计，防止 1 次心肌梗死需要对 250 名患者将进行 CCTA 检查，并且每进行 37 次 CCTA 检查将产生一次不必要的侵入性血管造影。由于随访时间太短，无法完全评估远期后果。

这些结果表明，CCTA 可能是初筛最有用的检查方式，可排除那些被认为具有冠心病中低风险（预测概率为 10% ～ 30%）的办公室人群中的冠心病。当用于中风险（预测概率 50%）胸痛患者的初始检查时，它减少了侵入性冠状动脉造影检查阴性结果的数量，增加了侵入性血管造影的数量并增加了辐射暴露。

检查方式选择

解剖检查与功能检查

CT 血管造影的出现和进行非侵入性解剖检查的能力挑战了长期以来的观点和目前美国的共识建议，即负荷（功能）试验应该是评估稳定型胸痛患者的早期检查方法。初始解剖检查（CCTA）在低风险和中低风险患者（预测概率为 10% ～ 30%）中具有非常高的灵敏度和强阴性预测值，证明其可用作排除此类冠心病患者。一项英国指南建议，功能（负荷）试验能很好地识别需要进行血管重建侵入检查的人群，尤其是当用于评估中度风险患者时（预测概率 50%）。

随机试验和成本效益研究的结果数据。比较解剖检查和功能检查的研究不断涌现，为临床决策和建议提供帮助。在一项以心电图负荷试验为主的随机试验中，使用和不使用 CCTA 对中风险（SCOT-HEART）的稳定胸痛患者进行初始检查后，使用 CCTA 检查组 5 年后非致死性心肌梗死和综合死亡终点显著降低（41%），这主要是由于非致死性心肌梗死的减少。尽管在研究的最初几个月，CCTA 检查组的侵入性操作有所增加，但 5 年内死亡率和侵入性血管造影或血管重建的总体比率没有差异。

在另一项随机试验中比较对中风险患者初始解剖学检查（CCTA）和初始功能检查（主要是负荷成像）的研究（PROMISE），2 年死亡率或其他心血管预后方面没有差异。CCTA 的应用使非阻塞性冠状动脉疾病的心脏导管介入手术量减少 25%，而接受导管术的患者成本增加 50%。由于接受放射性核素负荷成像的人数较多，相比之下 CCTA 组的总辐射照射量略少。由于使用负荷超声心动，1/3 的非 CCTA 组没有射线照射，CCTA 组和放射性核素负荷成像组 3 年随访的费用相似。

成本效益研究。使用每质量调整生命年（QALY）的成本作为主要结果，研究人员发现，评估具有中低风险（10% ～ 30%）的冠心病患者稳定型胸痛的最佳初始方法是 CCTA，随后通过负荷心脏超声检查确定 CCTA 检测到的≥ 50% 狭窄病变的血流动力学意义。如果负荷试验阳性，则得出缺血结论，继续进行侵入性冠状动脉造影检查。随着预测概率上升到 50% 以上，最具成本效益的方法是从负荷超声心动图开始，如果提示高风险疾病则进行侵入性检查。

结论。与多数检查方法一样，尤其是在评估稳定型胸痛患者时，对预测概率的关注会影响检查方法的选择和结果解释，仅关注检查的灵敏度和特异度会导致诊断错误。

在低预测概率（< 10%）下，人们可针对不进行检查提出强有力的论据，因为绝大多数阳性检查结果很可能是假阳性，这将产生不必要的检查需求及相伴随的风险、费用和担忧。一个更有效的方法是鼓励健康的生活方式，关注心脏风险因素，这种情况下检查不太可能对决策做出有意义的贡献。

对于中低风险（10% ~ 30%）的胸痛患者，使用高灵敏度检查（如 CCTA）进行初始检查是最经济有效的方法。如果 CCTA 提示有明显的狭窄（> 50%），可进行负荷超声心动图功能试验。这种顺序方法利用了 CCTA 对解剖学诊断的高灵敏度优势和功能检查对血流动力学检查异常的高灵敏度，以决定需要进行进行侵入性检查及血运重建的患者。测定功能性血流储备的 CCTA 既能够评估血流动力学的严重程度，又可避免负荷试验检查。

在中高风险人群检查（50% 及以上）时，负荷试验是最具成本效益的方法，它对检测有血流动力学异常的疾病具有高灵敏度，阳性则需要考虑血管介入侵入性检查。阴性结果排除了侵入性检查的必要，并建议药物治疗就足够了。

值得注意的是，与各种检查方式相关的远期预后在一定程度上取决于临床医生和患者对结果采取的措施，预后可能不同。正如 SCOT-HEART 研究的一篇文章所指出，在 CCTA 检查后增加了阿司匹林的使用，但在心电图负荷试验后即使结果是阳性，阿司匹林使用也减少。在 PROMISE 试验中，在初步检查后，阿司匹林的使用在两组中都有所增加，影像学检查是功能检查的主要方法。影像数据对后续行为的影响是否比心电图影响更大？回答这个问题需要进行更多研究，两步策略需要结合功能和解剖检查。

负荷心电图与负荷影像检查

如上所述，对需要考虑血运重建的高风险疾病患者，所有负荷试验，包括心电图和影像学检查，当在中高预测概率人群中进行时，显示出极高的灵敏度（86% ~ 94%）和高阳性预测值。

心电图运动负荷试验最便宜、最容易获得，并且不涉及电离辐射或受操作者影响，仍然是美国指南推荐的功能性检查，用于检测高风险血流动力学异常者，静息心电图用于正常或者至少预测概率中等的患者。那些检查结果强阳性而预后不良的患者可以直接进行侵入性冠状动脉造影检查，可以给那些尚不明确的人进行负荷试验或 CCTA。然而心电图负荷试验检测缺血性疾病的灵敏度一般，这使得它在排除冠心病方面用处不大。

在美国，负荷心肌灌注成像仍然是评估稳定型胸痛的首选检查，这可能是因为它具有较高的灵敏度和应用广泛，但相较于指南推荐的其他成本更低、更好的、没有辐射暴露的检查方法，它的特异度一般。一项比较 MPI 和心电图负荷的随机试验结果显示，2 年内发生冠状动脉事件没有差异，但与 MPI 使用相关的成本和辐射暴露显著增加。随着在低中风险人群中检测冠心病的高灵敏度的 CCTA 出现，以及对检测中等风险患者的其他负荷方法优势的认识（相似的灵敏度、更高的特异度、更低的成本、无辐射暴露），放射性核素 MPI 在未来可能应用会减少。

在一项成本效益研究中，负荷超声心动图在中风险人群的初筛检查中排名第一，对临床决策提供了有用的诊断和预后信息。其成本低于 MPI、没有辐射暴露、灵敏度略低，为预后提供了重要的生理数据，主要缺陷是依赖操作者的技能。

负荷 MRI 是一种新兴的成像技术，具有良好的灵敏度，比 MPI 和心电图检查具有更高的特异度，并且没有辐射暴露，它也可以提供一些解剖结构信息，但是昂贵的设备及其安装成本限制了其广泛应用。然而在一项有效性研究中，与常规研究相比，负荷 MRI 的使用减少了不必要的冠状动脉导管介入术，且 5 年内冠状动脉不良事件发生率没有任何增加。

患者和临床医生对结果的不同反应也可能会影响负荷试验的选择。例如，研究数据表明，成像结果比心电图结果对阿司匹林的使用有更大的影响。对于前者，阿司匹林的使用似乎增加了，而对于后者，即使测试结果呈阳性，阿司匹林的使用似乎也减少了。

心肌肌钙蛋白检测对稳定型冠心病预后的评估

稳定型冠心病患者心肌梗死和心源性死亡的发生率增加，推动了对稳定型心绞痛及血管重建术后随访检查的需求。目前对结果的影响尚未得到一致证实，但通常使用负荷放射性核素 SPECT 来检查可诱导的缺血，并考虑接下来的介入治疗。如前所述，当前的共识指南建议认可率不超过 30%。

使用高灵敏度的心肌肌钙蛋白 I（hs-cTnI）检测，作为负荷试验替代的检查方法显示了良好的前景。一项关于 hs-cTnI 在稳定型冠心病中应用的观察性研究表明，低水平（< 2.5 pg/ml）hs-cTnI 与 3 年内无冠心病不良事件相关，而超过这一水平则与冠心病不良事件相关。通过进一步的研究验证，hs-cTnI 检测可能成为一种理想的、低成本的、更准确的替代负荷试验的预后随访评估方法。

建议 [72-82]

由于诊断技术的快速进步及减少不必要检查的需求，共识指南一直在不断更新。当前美国、英国和欧洲的建议各不相同，反映了它们不同的更新阶段和可用数据的不完整性。随着技术的成熟和更多精心设计的试验对比结果，新的循证共识指南可能会变得更加一致。同时，我们会从最佳研究数据和最近更新的指南中进行综合建议。随着新数据的出现，会不断更新，鼓励读者关注这一部分的更新。

冠心病筛查

- 对于低风险患者，不需要进行筛查。
- 对于中等风险患者，当细化 10 年冠状动脉不良事件为中等的风险分层时，考虑心电图和冠状动脉钙化积分，可通过有效的风险工具确定。
- 对于高风险患者，只有当结果可显著改变治疗和（或）改善患者行为时才考虑使用负荷试验，强调改变动脉粥样硬化风险因素的生活方式和强化药物治疗。
    - 在无症状的高风险人群中，没有证据表明进行侵入性检查和血管重建检查会降低主要心脏不良事件的发生率或改善健康预后。
    - 对高风险人群进行负荷试验可能有助于评估高强度锻炼计划的安全性。
    - 不推荐通过踝臂指数测定筛查冠心病。

用于非心脏手术的术前心脏评估

- 根据报告的运动耐量确定检查需求，可使用杜克活动状态指数（Duke Activity Status Indexm，DASI）进行定量评估（www.mdcalc.com/duke-activity-status-index-dasi）。
- 在围手术期评估时，对于 DASI 估计值小于 4 MET 的患者，只有检查结果影响围手术期管理时，才考虑药物负荷试验（超声心动或核素灌注扫描成像）。

诊断冠心病

冠心病低风险人群（< 10%）

- 了解患者的偏好、观点和担忧。
- 如果临床评估排除了缺血性胸痛，且患者非常放心，则不必检查。
- 如果患者存在情感障碍或冠心病风险因素，或者静息心电图异常，可以考虑进行检查。
- 如果出于消除疑虑的目的进行检查，则向此类患者推荐冠状动脉 CT 血管造影检查，但告知他们可能出现假阳性及其相关不良后果，包括需要额外的检查、侵入性操作、高成本和电离辐射暴露的风险。

低中风险人群（10% ~ 30%）

- 进行冠状动脉 CT 血管造影
    - 如果存在明显狭窄和高风险疾病，需进行有创冠状动脉造影检查。
    - 如果无高风险疾病或不明确，可进行功能（负荷）成像检查，优先选择负荷超声心动图，其次考虑冠状动脉磁共振负荷成像或核素心肌灌注成像。
- 根据功能检查结果确定是否需要进行侵入性检查。如果呈阴性，则无需进一步检测，让患者放心。如果呈阳性，建议进行有创冠状动脉造影。

中等风险人群（50%）

- 进行负荷（功能）试验，优先选择负荷超声心动图。静息心电图正常的患者可以次选运动心电图负荷试验。

- ◦ 如果呈强阳性且提示高风险疾病，可进行有创冠状动脉造影。
- ◦ 如果阴性或可疑，可考虑冠状动脉 CT 血管造影以排除冠心病。

有高风险或已确诊冠心病，但不确定胸痛是否为心脏性

- 可进行负荷试验。此时可以用运动心电图负荷试验代替功能成像检查。

冠心病预后检查

- 根据上述考虑因素，进行负荷（功能）试验有助于确定预后及在首次检查诊断冠心病是否需要血运重建。
- 在梗死后进行次极量负荷试验。
- 如果血管重建后心绞痛类型改变或心绞痛发作，则进行负荷检查。
- 不建议对稳定型心绞痛或血运重建术后无心绞痛患者进行常规的预后检查及随访负荷试验，如果强烈要求检查以获得最新的预后信息，可进行高灵敏度肌钙蛋白测定检查。

（杨继敏 曹倩倩 翻译，曾 辉 曹照龙 审校）

附录 36-1

围手术期医学评估

随着手术患者年龄和临床复杂性的增加，全面的术前评估至关重要。术前评估不仅仅是监管要求或“医疗许可”的规定。全面的术前评估必须包括以下目标：评估和优化医疗问题，围手术期风险咨询和手术准备，制订术后护理计划。通过完成这些任务，临床医师可以有效地将护理任务移交给围手术期团队。内科医生、外科医生和麻醉师之间的沟通对于确保患者护理的安全过渡至关重要。

病理生理学和临床表现 [1–9]

麻醉和侵入性操作会引起显著的生理变化。生理变化及其对潜在器官功能障碍患者的影响通常可预知，而有时不可预知。例如，全身麻醉和椎管内（即脊髓或硬膜外）麻醉会导致前负荷显著降低，具有高前负荷依赖性的患者（例如，右心室功能障碍或主动脉瓣狭窄）易出现严重的低血压。手术中长时间的机械通气会导致明显的肺不张，有潜在呼吸系统疾病的患者可能会导致呼吸衰竭。预期大量失血的手术，可能导致贫血和低血压相关的缺血性损伤，特别是患有严重动脉粥样硬化和慢性肾脏或肝脏疾病的患者。如上所述，临床医生必须考虑手术后果和麻醉对患者潜在合并症的影响，而不是仅仅关注他们的内科疾病。

心脏疾病

心血管疾病通常是临床医生在评估患者准备接受侵入性手术前首先考虑的因素。因为近期心血管事件会增加围手术期发病率和死亡率的风险，所以新出现或进展的的体征或症状（如胸痛、劳力性呼吸困难、心悸、出汗等）往往提示心脏功能障碍，需要在手术前进一步评估。即使症状稳定的心血管疾病患者，围手术期并发症的风险也会增加，几种特定疾病尤为重要。

冠状动脉疾病

稳定性冠状动脉疾病（coronary artery disease，CAD）会增加术后心脏事件的风险，但低于其他慢性心脏病，如充血性心力衰竭（congestive heart failure，CHF）和严重瓣膜病。然而，有新发或进展性缺血症状或严重冠状动脉疾病的患者（例如，冠状动脉狭窄 > 70% 未进行血运重建）发生并发症的风险较高。近期接受过经皮冠状动脉介入治疗和（或）心肌梗死的患者面临更大的风险。在放置

裸金属支架（bare metal stent，BMS）后 30 天内以及放置药物洗脱支架（drug-eluting stent，DES）后至少 3 个月（最佳 6 个月）内应避免非紧急手术。围手术期风险在心肌梗死后的最初 2 ～ 3 个月内非常高，并且可能持续长达一年，心肌梗死后 2 ～ 3 个月的患者即使成功进行冠状动脉血运重建，围手术期风险依然非常高，可能持续长达 1 年。

心脏瓣膜病

严重的心脏瓣膜疾病 [基于美国心脏病学会和美国心脏协会（ACC/AHA）的标准] 有显著增加死亡和主要心脏不良事件（major adverse cardiac events，MACE）的风险，但不是手术的绝对禁忌证。瓣膜狭窄性病变比瓣膜关闭不全病变围手术期风险更大，并且伴随的心脏病（例如，左心室功能障碍）也使风险增加。生物和机械人工心脏瓣膜都会增加心脏并发症和血栓栓塞的风险。然而，人工心脏瓣膜通常不是非心脏手术的禁忌，除非患者症状不稳定或有人工瓣膜功能障碍的证据。

心肌病 / 心力衰竭

心肌病和充血性心力衰竭 [射血分数降低的心力衰竭（heart failure with reduced ejection fraction，HFrEF）和射血分数保留的心力衰竭（heart failure with preserved ejection fraction，HFpEF）] 显著增加术后心肺并发症的风险。该风险与纽约心脏协会（New York Heart Association，NYHA）分级相关，心功能Ⅳ级是大多数外科手术的禁忌证。发现有血容量过多或脑利钠肽（brain natriuretic peptides，BNP）升高也与术后风险增加有关。先天性心脏病、获得性肥厚型和限制型心肌病患者的最佳血管内容量范围非常小，在围手术期易出现心力衰竭和严重低血压。风险程度取决于患者的解剖结构和心内压力梯度，需要心脏病学介入来评估。

心律失常

新发的或未控制的快速和缓慢性心律失常也与术后并发症有关。室性心动过速需要在非急诊手术前全面评估。除紧急手术外，当心房颤动心率大于 110 次 / 分时，所有手术应延迟，因为手术引起的心动过速恶化可能导致血流动力学不稳定。心房和心室期前收缩与围手术期风险增加无关，但二联或三联律应及时寻找潜在原因。高度房室传导阻滞（即二度 2 型或三度房室传导阻滞）也与围手术期风险增加相关，需要充分的术前评估和管理。心脏电子设备（即起搏器和除颤器）功能良好，并且术中采取适当管理预防措施则不会显著增加围手术期风险。

肺动脉高压

肺动脉高压与围手术期并发症的高风险相关，包括死亡率、主要心血管不良事件和呼吸衰竭。具有以下特征的患者围手术期风险增高：肺动脉收缩压（pulmonary artery systolic pressure，PASP）大于 70mmHg，1 级肺动脉高压（肺动脉高压）合并中度至重度右心室扩张、右室功能障碍、肺血管阻力（pulmonary vascular resistance，PVR） 大于 3 Wood 或心功能处于 NYHA Ⅲ级或Ⅳ级。对于有这些风险因素的患者，应避免进行择期手术，如果仍考虑进行手术，则需要与肺动脉高压专科医生和麻醉师密切协商。

脑血管疾病

手术后 6 ～ 9 个月发生脑血管事件 [脑血管意外（cerebrovascular accident，CVA）或短暂性脑缺血发作（transient ischemic attack，TIA）] 与术后卒中、心脏事件和死亡率的风险显著增加相关。在进行任何非紧急侵入性手术之前，应充分评估 CVA/TIA 的病因并进行治疗。除冠状动脉旁路移植术（coronary artery bypass grafting，CABG）和在全身麻醉下进行直立体位的手术（例如，肩部手术）外，无症状颈动脉狭窄与大多数心血管手术围手术期并发症风险的显著增加无关。需要冠脉搭桥的患者，颈动脉单侧狭窄超过 50% 且有症状或双侧严重狭窄（＞ 80%）无症状的患者应同时评估是否行颈动脉内膜切除术。严重颈动脉狭窄且需要进行全身麻醉和直立体位手术的患者有围手术期脑缺血的风险，也需要评估是否颈动脉干预。

肺病

尽管临床医生通常主要关注围手术期心血管风险，但肺部并发症发病率更高，花费成本更高。有几种呼吸系统疾病可预测术后肺部并发症（postoperative pulmonary complications，PPC）。慢性阻塞性肺疾病（chronic obstructive pulmonary disease，COPD）会增加肺部和其他并发症的风险，并且疾病严重程度与风险水平大致相关。与 COPD 不同的是，控制良好的哮喘并不是术后并发症的独立预测因素。睡眠呼吸暂停增加了多种术后不良事件的风险，包括肺部、心血管和感染并发症。中度至重度睡眠呼吸暂停（呼吸暂停低通气指数＞ 15 次 / 小时）具有最高程度的风险预测相关性。

即使在没有慢性肺病的患者中，多种风险因素也与术后肺部并发症风险增加有关。呼吸道感染，包括病毒性上呼吸道感染（upper respiratory tract infection，URI）和手术前 30 天内的呼吸道症状（即咳嗽、呼吸困难）可预测呼吸道并发症的发生。吸烟（任何量）是几乎所有术后并发症的独立危险因素。戒烟后风险随着时间的推移而降低，6 ～ 8 周后显著下降，戒烟 1 年后风险消失。其他较强的特异性肺部并发症风险预测因子包括高龄（＞ 70 岁）、需要协助日常生活活动（即功能依赖）和充血性心力衰竭。术后肺部并发症的手术特异性预测因素还包括上腹部、颈部或胸部手术，延长（＞ 2 h）或紧急手术，使用全身麻醉。

血液病

任何类型的出血性疾病都是围手术期出血风险的明确病因，但其他一些血液学问题也会对围手术期结果产生不利影响。血小板减少症的出血风险取决于术前血小板计数，在血小板计数大于 $50000/mm^3$ 的情况下，大多数手术是安全的。心脏和神经外科以及椎管内麻醉要求血小板计数更高（＞ $100000/mm^3$）。中性粒细胞减少会增加围手术期感染的风险，尤其是当中性粒细胞计数绝对值低于 $1000/mm^3$ 时。

贫血增加许多术后不良事件的风险，血红蛋白低于 10 g/dl 的风险最大。此外，贫血可能与隐性失血有关，术后护理可能需要使用药物预防静脉血栓栓塞（venous thromboembolism，VTE），这可能导致隐匿性出血风险增加。

血栓栓塞性疾病是围手术期合并症发生的另一个重要原因。长期抗凝治疗的患者面临着特殊的临床情况，因为他们有较高的血栓事件风险及出血并发症的风险，特别是如果接受积极的围手术期抗凝治疗。近期发生的血栓栓塞事件与高复发风险相关，应延迟非紧急手术，包括手术后 3 个月内（尤其是 30 天内）的动脉血栓栓塞事件（例如 CVA 或 TIA）和 VTE 事件。未接受长期抗凝治疗但患有已知易栓症（例如，遗传性易栓症、抗磷脂抗体综合征、癌症、血栓栓塞家族史）的患者发生血栓栓塞事件的风险升高，可以通过积极的药物治疗预防。

内分泌疾病

糖尿病

糖尿病会增加心血管、感染和伤口愈合不佳等并发症的风险。关于术前控制血糖的研究结果相互矛盾，一些研究表明糖血红蛋白水平控制不佳导致临床结局更差，而另一些则没有发现相关性。另一方面，术后高血糖被证明可以预测术后并发症，即使在事先没有诊断糖尿病患者中也是如此。综上所述，现有数据表明围手术期血糖控制不佳与不良结局相关，应在择期手术前尽可能改善。

甲状腺疾病

甲状腺疾病可能导致电解质紊乱和心血管疾病，从而导致手术并发症。甲状腺功能亢进症与围手术期心力衰竭和呼吸衰竭有关。有甲状腺功能亢进症临床证据的患者并发症风险非常大，建议推迟择期手术直至患者甲状腺功能正常。甲状腺功能减退症也应在手术前处理，但只有严重的甲状腺功能减退症（甲状腺功能减退症的明显体征、症状或甲状腺激素水平严重降低）与术后并发症有关。

肾上腺功能不全

任何原发性肾上腺皮质功能不全或长期服用皮质类固醇的患者都有围手术期肾上腺危象风险。过去一年中，给予外源性皮质类固醇，每天服用相当于泼尼松大于 5 mg 并且超过 3 周的患者，发生继发性肾上腺功能不全的风险最大。

肾疾病

急性肾损伤（acute kidney injury，AKI）会增加术后并发症的风险，应推迟非急诊手术。AKI 本身就是一种重要的术后并发症，明确的术后 AKI 的危险因素包括：年龄大于 55 岁，男性，心力衰竭急性期，腹水，腹腔内或急诊手术，高血压，糖尿病，慢性肾病（chronic kidney disease，CKD）。CKD 还与术后心肺并发症和感染并发症的增加有关。3 期或以上 CKD 患者发生 AKI 更有可能造成肾功能进一步下降，应告知患者风险。终末期肾病可能出现严重的钾、酸碱或血管内容量异常。

其他重要情况

认知功能障碍

痴呆显著增加呼吸系统并发症和术后认知功能障碍（即术后谵妄）的风险。此外，发生术后谵妄的患者患痴呆症的远期风险增加。术后认知功能障碍的其他危险因素包括：轻度认知障碍，高龄，慢性终末器官疾病（例如 CKD），贫血，全身麻醉，围手术期使用阿片类药物或苯二氮䓬类药物。

肝功能不全

肝功能不全的患者出现多种术后并发症的风险更大。没有被确诊为肝病的患者，若出现以下任何一项情况，需要进一步评估：肝功能检查异常，例如丙氨酸转氨酶或天冬氨酸转氨酶（ALT/AST）大于正常上限的 3 倍，任何程度的 ALT/AST 升高伴有胆红素升高，或任何提示门静脉高压症或肝硬化的证据。任何严重程度的肝硬化都会显著增加术后并发症的风险，肝功能下降的患者和终末期肝病模型（Model for End-Stage Liver Disease，MELD）评分大于 12 或 Child B 级肝硬化的患者风险增大。在这些患者中，由于术后并发症发病率和死亡率高，强烈建议考虑择期手术。肝性脑病增加术后谵妄的风险，腹水增加围手术期感染风险和血流动力学异常。食管静脉曲张是出血的潜在病因，必须将其纳入围手术期抗血栓治疗计划。

术前准备 [10-15]

所有患者的一般评估

病史

术前医学评估必须清楚地记录所有慢性疾病的状况。与手术相关的重要的病史包括：既往心脏和肺部检查结果，手术和麻醉并发症，输血并发症或拒绝输血，有麻醉并发症、出血疾病或静脉血栓形成家族史，运动能力，功能状态（即日常生活活动的能力）。

体格检查

完整的术前评估包括全面的体格检查，特别是对围手术期护理有重要影响的部分，例如心血管、肺部和神经系统检查。术前临床评估必须清楚地记录患者体格检查的所有异常情况，以防止在术中和术后发现慢性病被误诊为提示严重病理的急性病变（例如，瞳孔不等、心脏杂音）。

医生通常不会评估的特殊术前体格检查要点包括静脉通路（存在通路装置以及通路设置的限制，例如手臂淋巴水肿）和气道评估。气道评

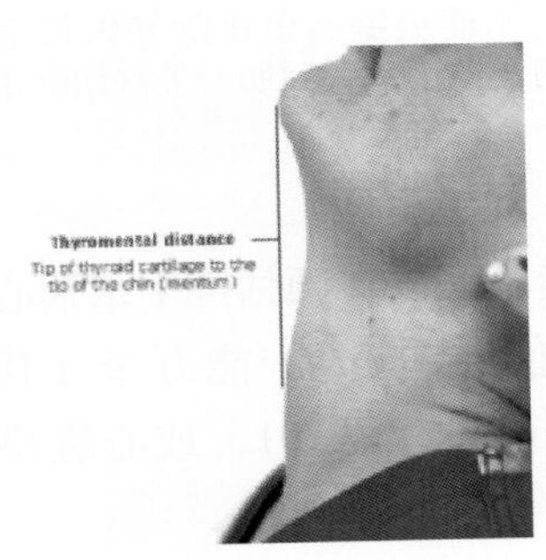

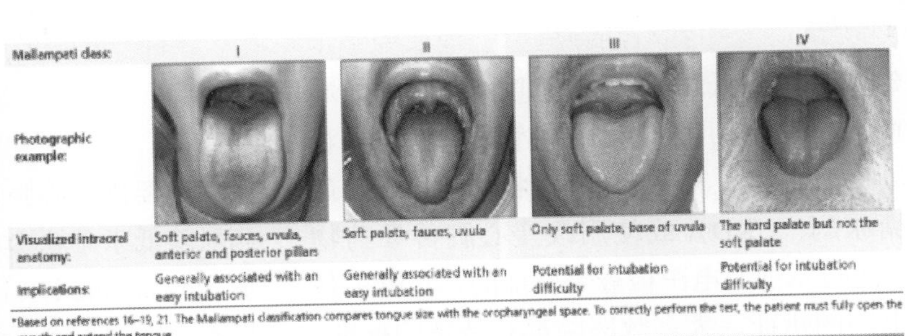

图 36-2　气道评估

插管困难的预测因素：
- 气道情况Ⅳ级
- 开口 ＜ 4 cm
- 颈部活动范围减小
- 甲颏距离 ＜ 6 cm

通气困难的预测因素：
- 络腮胡
- 肥胖（BMI ＞ 30kg/m²）
- 年龄 ＞ 55 岁
- 缺齿
- 打鼾

估包括几个不同的要素：Mallampati 评分、颈部活动度、甲颏距离、张口、牙列和面部毛发（图 36-2）。尽管这些因素通常不会影响医疗管理，但了解患者可能难以通气或插管对于围手术期护理计划制定极为重要，并且可以防止手术延误和预防并发症。麻醉科应警惕所有此类情况。

老年人的术前体格检查也可能包括虚弱测试。虚弱是不良手术结果的一个强有力的预测因素，并且可能是降低风险的指标。已经开发了许多用于虚弱评估的不同工具，其中包括患者病史以及体检项目，例如，握力、步行速度、平衡和定时启动测试。但是在评估和干预的最佳实践方面缺乏大规模的共识，因此对具体细节的进一步讨论超出了本书的范围。

诊断测试——一般实验室测试

在进行低风险手术（例如，疝修补术、白内障摘除术和腕管松解术）之前，除非手术原因，否则无需进行常规诊断检查。对于非低风险手术，除非患者的病情发生显著变化，否则过去 4 ~ 6 个月内的实验室检查足以满足术前检测。患者不需要进行凝血和血小板计数检查，除非患者的病史或检查提示有出血性疾病，或者接受出血相关并发症高风险的手术（例如，开颅手术）。只有当患者有贫血的症状或危险因素，或进行大量失血的手术（如膝关节成形术）时，才需要进行全血细胞计数检查。表 36-2 列出了对非低风险手术进行常见实验室检测的指征。

表 36-2 非低风险手术前实验室检查的适应证

检查项目	适应证
血红蛋白 / 血细胞比容	• 预计围手术期总失血量大（> 1000 ml） • 贫血或出血（病史、症状或体征） • 与贫血相关的疾病（例如，肾病、肝病、癌症）
白细胞数	• 感染（病史、症状或体征） • 骨髓增殖 / 抑制性疾病（病史、症状或体征） • 使用骨髓毒性药物
血小板计数	• 出血史（个人或家庭） • 肝病 • 骨髓增殖 / 抑制性疾病 • 骨髓毒性药物使用 • 神经外科或心脏外科
凝血酶原时间	• 出血史（个人或家庭） • 肝病 • 营养不良 • 长期使用抗生素 • 神经外科或心脏外科
部分血栓纤溶酶时间	• 出血史（个人或家庭） • 神经外科或心脏外科
电解质	• 电解质紊乱相关疾病（例如，慢性肾病、充血性心力衰竭） • 使用影响电解质的药物（例如，血管紧张素转化酶抑制剂、利尿剂）
肾功能	• 慢性肾病 • 糖尿病 • 心血管疾病 • 使用影响电解质的药物（例如血管紧张素转化酶抑制剂、利尿剂）
葡萄糖和糖化血红蛋白	• 糖尿病 • 疑似代谢综合征
尿常规	• 泌尿外科手术 • 泌尿系统症状
妊娠试验	• 任何不能根据病史排除妊娠状态的妇女的任何手术（例如，子宫切除术、绝经后）

心血管检查

不建议对接受低风险手术的患者进行术前心电图检查。心电图适用于患有心血管疾病或有症状的非低风险手术患者。对于患有冠状动脉疾病等危症（如糖尿病、CKD）或使用改变心脏传导药物的患者，进行术前心电图检查是合理的。年龄不是术前心电图的指征。大多数医院都有特定的标准，临床医生应利用这些标准来避免手术延误和取消。

术前适当使用检查进行心脏风险分层仍然是有争论的。2014 年，ACC/AHA 指南对接受非心脏手术的患者进行围手术期心血管评估和管理提供了一种评估缺血性心脏病风险的算法（图 36-3）。根据 ACC/AHA 算法，有以下任何一项的无症状患者不需要进行心脏负荷试验：预估围手术期心脏疾病风险低于 1%，功能（或运动）能力 ≥ 4 代谢当量（metabolic Equivalents，MET），或心脏检查结果不会影响手术。

可以使用以下任意一种工具来评估围手术期心脏风险：修订的心脏风险指数（RCRI），美国外科学院国家外科质量改进计划（ACS NSQIP）外科风险量表；ACS NSQIP 心肌梗死和心脏风险（MICA）量表（表 36-4）。除了 MACE 风险估计外，ACS NSQIP 手术风险量表还提供了其他几种

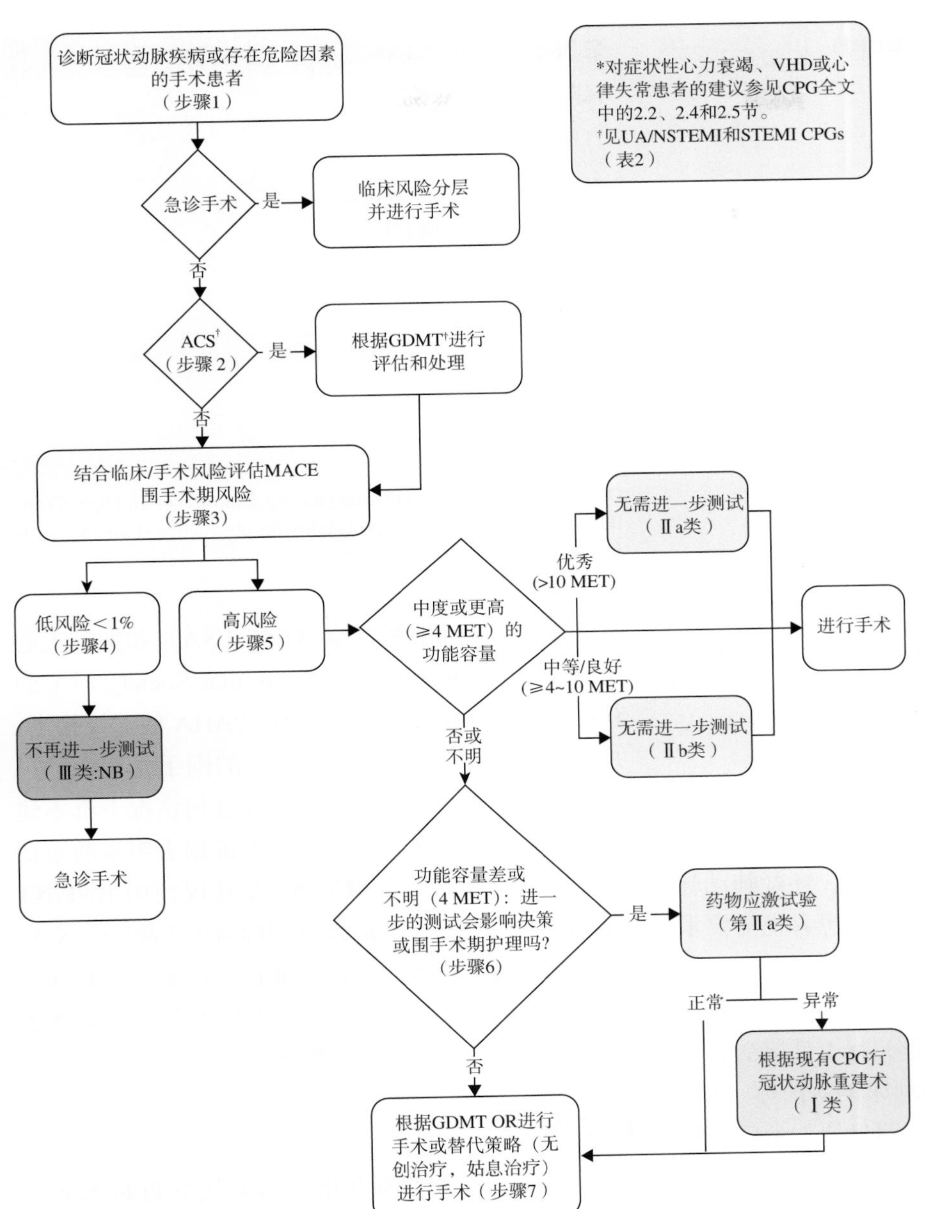

图 36-3　用于评估的 ACC/AHA 流程（Reprinted from Fleisher LA，Fleischmann KE，Auerbach AD，et al. 2014 ACC/AHA guideline on perioperative cardiovascular evaluation and management of patients undergoing noncardiac surgery：a report of the American College of Cardiology/American Heart Association Task Force on practice guidelines. J Am Coll Cardiol 2014；64（22）e77-e137. Copyright © 2014 American College of Cardiology Foundation and the American Heart Association，Inc. With permission.）

术后结果的估计风险，包括死亡率和严重并发症。这三种工具的一个共同的严重局限是，没有涵盖到每一个可能的风险决定因素，对于患有诸如肺动脉高压或严重瓣膜疾病的患者，所有可用的风险评估工具都会低估风险。

心脏功能评估应从询问患者是否定期进行体育锻炼开始。跑步、打网球、骑自行车及类似的需要持续用力的活动表明有良好心脏功能。不运动但能行走≥ 4 个街区或爬楼梯≥ 2 层的患者围手术期发生心脏事件的风险较低，可认为心脏功能大于 4 MET。当无法使用这些标准确定心脏功能时，临床医生可以利用杜克活动状态指数（可从多个来源在线获得）。

在结果会影响手术的情况下才进行进一步检查干预，通常对 MACE 风险升高（> 1%）和心脏功能差的患者予以考虑。现有证据表明，在非心脏手术前进行预防性冠状动脉血运重建（即针对无症状患者）并不能改善围手术期结局。因此，临床医生不应为了进行冠状动脉介入治疗以降低风险而对无症状患者进行进一步检查或者干预。相反，进一步的检查干预可能会影响择期手术的风险收益分析。例如，当进一步的检查干预的结果不会改变治疗方案时，心脏的进一步检查所需的时间和可能的干预会导致限时手术延迟（如髋部骨折修复、癌症切除）。

静息超声心动图不能评估患者发生心肌缺血

表 36-3 修订后的心脏风险指数（RCRI）

风险因素（每项 1 分）	
冠状动脉疾病	
充血性心力衰竭	
糖尿病，需使用胰岛素	
脑血管意外	
慢性肾病（肌酐＞2 mg/dl）	
高风险手术（腹膜内、胸内或腹股沟上血管）	
RCRI 评分	**围手术期心脏风险**
0	0.4%
1	1.1%
2	4.6%
≥ 3	9.7%

Data from Lee TH，Marcantonio ER，Mangione CM，et al. Derivation and prospective validation of a simple index for prediction of Cardiac risk of major noncardiac surgery. Circulation 1999；100（10）：1043-1049.

的风险，但可用于评估结构性心脏病和肺动脉压。ACC/AHA 建议对检查提示心脏功能失代偿或严重瓣膜疾病的患者进行超声心动图检查。怀疑肺动脉高压而过去一年内没有超声心动图的患者也需要术前超声心动图检查。

生物标志物的使用基于与重要结果的关联。64 岁以上、心血管疾病或 RCRI 评分 ≥ 1 且接受非紧急手术的患者，术前 N 末端脑利尿钠肽前体（NT-proBNP）和脑利尿钠肽（BNP）测量值与术后心脏事件和死亡率密切相关。术后肌钙蛋白升高也是 30 天死亡率的强有力预测因子。围手术期适当使用 BNP/NT-proBNP 和肌钙蛋白仍存在争议，尚未得到广泛实施。

指南略有不同。可以从 ACC/AHA 非心脏手术患者围手术期心血管评估和管理指南中获取建议，围手术期心血管护理指南的建议也可从欧洲心脏病学会 / 欧洲麻醉学会（ESC/ESA）和加拿大心血管学会（Canadian Cardiovascular Society，CCS）获得。ESC/ESA 的建议与 ACC/AHA 的建议相当，并且是在同一年提出的。CCS 的围手术期心脏风险评估和非心脏手术管理指南在任何情况下都不建议进行心脏负荷试验，因为没有证据表明术前冠状动脉血运重建有益。ACC/AHA 建议使用 BNP/NT - proBNP。BNP/NT-proBNP 升高的患者，CCS 指南不推荐冠状动脉评估，只推荐加强术后监测和护理（本章稍后详述）。CCS 指南还推荐术后肌钙蛋白监测以帮助评估术后心脏风险。

表 36-5 STOP-BANG 睡眠呼吸暂停筛查工具

风险因素（每项 1 分）
打鼾
白天疲倦
观察到睡眠时呼吸暂停
高血压
体重指数 ＞ 35
年龄 ＞ 50 岁
颈围 ＞ 40 cm
性别：男

Data from Chung F，Subramanyam R，Liao P，et al. High STOP-Bang score indicates a high probability for obstructive sleep apnoea. Br J Anaesth 2012；108（5）：768-775.

肺部检查

胸片、肺功能检查和动脉血气分析对无症状患者的围手术期管理影响小。有急性或未确诊心肺疾病体征或症状的患者需进行此类检查。

所有患者都应使用证实有效的工具进行睡眠呼吸暂停风险筛查，STOP-BANG（打鼾、疲倦、观察到的呼吸暂停、血压、体重指数、年龄、颈围和性别）是在围手术期研究和使用最多的睡眠呼吸

表 36-4 围手术期心脏风险评估工具比较

工具	外部验证	研究的手术人群	评估的心脏结果	计算类型	C-Stat
RCRI	是	估计术后住院至少 2 天的手术	心肌梗死，肺水肿，心室颤动，心搏骤停，CHB	简单的加法	0.747
ACS NSQIP MICA	否	全部	心肌梗死，心搏骤停	www.surgicalriskcalculator.com/miorcardiacarrest	0.874
ACS NSQIP 手术风险计算器	否	＞ 1500 种不同的手术（包括门诊手术）	心肌梗死，心搏骤停	www.riskcalculator.facs.org	0.895

CHB，完全性心脏传导阻滞；C-stat，Concordance 统计量，即接收操作员特征曲线下的面积。

暂停筛查工具（表 36-5）。有未控制的合并症（如肺动脉高压）或气体交换受损（如缺氧、高碳酸血症）的睡眠呼吸暂停高危患者应进行基于筛查（STOP-BANG ≥ 5）的睡眠监测。

心血管疾病患者的术前检查

对慢性心血管疾病患者进行必要的术前评估时，需要与患者的心脏病医生密切合作。整理所有近期心脏检查（心导管插入术、负荷试验、心率监测和超声心动图）的结果，并交给围手术期护理团队。

冠状动脉疾病

确诊冠心病患者的冠状动脉评估应基于与一般患者相同的标准。因此，评估结果会影响手术时，才应进行冠状动脉评估。症状稳定且在过去 1 年内进行过冠状动脉评估（负荷试验、冠状动脉 CT 血管造影或心导管插入术）或冠状动脉介入检查正常的冠心病患者，不建议进行冠状动脉评估。如果需要进行无创冠状动脉评估，建议使用运动负荷试验，除非患者不能运动或有左束支传导阻滞（left bundle branch block，LBBB）。应对 LBBB 患者进行血管扩张剂心肌灌注检查。

心肌病和充血性心力衰竭

根据 ACC/AHA 指南，已确诊心肌病且临床表现发生变化或近期（＞ 1 年）未评估的患者需进行超声心动图检查。一般情况下 BNP/NT-proBNP 仅用于诊断疑似充血性心力衰竭。对于扩张型心肌病患者，应在非紧急手术前彻底评估潜在因素，包括心肌缺血。

瓣膜病

已经确诊的中度以上先天性心脏瓣膜病患者，如 1 年内临床症状或检查有变化，需进行超声心动图检查。3 年内临床表现有改变或未进行评估的生物或机械人工瓣膜患者也应完善超声心动图。根据严重程度和并发心脏病，可能需要在非紧急、非心脏手术之前进行进一步检查和干预。

心律失常和心脏植入电子设备

在进行手术之前，应尽可能控制心律失常。如果是新发心律失常，应评估潜在诱因。包括对结构性心脏病、甲状腺疾病、电解质异常以及室性心律失常、冠心病的评估。

对于任何心脏植入式电子设备（cardiac implantable electronic devices，CIED），在手术前应获取一些基本信息，包括最近（6 个月内）的查询报告，包含设备、功能、电池寿命、检测到的心律失常、传递的电击和对磁铁的反应。即使有这些信息，也应该咨询电生理学医生具体的围手术期管理指导。

肺动脉高压

患有肺动脉高压（1 级肺动脉高压）或任何其他类型的严重肺动脉高压的患者，如果临床症状发生变化或近期（＞ 1 年）没有相关评估，则应完善术前超声心动图检查。非紧急手术前应完成对严重肺动脉高压病因的全面评估。

肺病

如果慢性肺病临床症状无变化且并且稳定，通常不需要术前进行额外评估。应获取先前肺部检查结果，包括肺活量测定、动脉血气分析和睡眠监测，并提供给围手术期护理团队。了解预测的呼吸系统并发症风险的相关知识可使患者受益。例如，患有严重肺部疾病的患者可能最担心他们患呼吸衰竭的风险。肺部风险指数可用于提供这种风险估计

表 36-6 肺部风险评估工具

指数	肺部并发症	C-Stat	引文 / 在线可用性
ARISCAT	呼吸衰竭、呼吸道感染、肺不张、肺炎、胸腔积液、支气管痉挛	0.76 ～ 0.87	麻醉学 2014；121：219-231
Gupta 呼吸衰竭量表	呼吸衰竭	0.894	www.surgicalriskcalculator.com
Gupta 肺炎量表	肺炎	0.860	www.surgicalriskcalculator.com
ACS NSQIP 手术风险量表	肺炎	0.870	www.riskcalculator.facs.org
PERISCOPE	呼吸衰竭	0.82	Eur J Anaesthesiol 2015；32：458-470

ACS NSQIP，美国外科学院国家外科质量改进计划。

（表 36-6）。

血液病

手术前应常规对贫血进行评估。小细胞性贫血最常见的原因是缺铁性贫血，如果确诊，则需要评估失血原因（例如，胃肠道内镜检查）。

如果既往无出血史，应完善凝血酶原时间/部分凝血活酶时间（prothrombin time/partial thromboplastin time，PT/PTT）、血小板计数和血小板功能测定。如果病史或实验室检查提示有出血性疾病，则需要转诊至血液科进行进一步评估。如果既往有出血性疾病，则必须获取既往血液学检查和围手术期管理建议，否则需要咨询血液科，以制订围手术期护理计划。

内分泌疾病

应询问糖尿病患者近期的血糖控制和低血糖发作情况，如果控制不佳，应提供 3 个月内糖化血红蛋白结果，如果控制良好，应提供 6 个月内的糖化血红蛋白结果。糖尿病控制不佳的患者应询问饮食和药物依从性差的原因，提供最佳糖尿病管理方案。

对于确诊或疑似甲状腺疾病的患者，如果在过去 3 ～ 6 个月内未进行甲状腺功能检查，则应进行该检查。甲状腺功能亢进需要在非紧急手术前进一步评估和治疗。最好能转诊至内分泌科。

如果患者有大量皮质类固醇服用史，临床医生应询问既往围手术期是否有低血压或严重疲劳，判断是否相对肾上腺功能不全。促肾上腺皮质激素（adrenocorticotropic hormone，ACTH）刺激试验可评估下丘脑 - 垂体 - 肾上腺（HPA）轴功能，对有肾上腺功能不全风险的试验性治疗（如下所述）同样适用。

肾病

慢性肾病患者应在手术后 3 个月内进行基础代谢检测和血红蛋白检测。接受肾替代治疗（血液透析或腹膜透析）的患者每月进行实验室检查，结果可在透析中心或医生处获取。透析患者应提供其他重要信息，包括透析天数/次数、透析通路和净重。准备在医院进行手术的腹膜透析患者透析方案/解决方案可能会有很大差异，并且可能与手术医院的标准方案不同，所以需要充分的术前计划。患者的肾脏科医生应参与围手术期护理计划的制订。

表 36-7 心血管事件和干预后非紧急手术的延迟期

事件	至少延迟时间
心肌梗死（及时干预）	60 天
无支架冠状动脉成形术	2 周
BMS 冠状动脉支架置入术	30 天
DES 冠状动脉支架置入术	3 个月（6 个月最佳）
冠状动脉旁路移植术	8 周
CVA 或 TIA	6 个月
CHF，新诊断或恶化	30 天
心房颤动，新诊断或恶化	30 天

BMS，裸金属支架；DES，药物洗脱支架；CVA，脑血管意外；TIA，短暂性脑缺血发作；CHF，充血性心力衰竭。

肝病

既往病史或查体发现可能存在肝病时，应检测转氨酶、胆红素、白蛋白和 INR。如果转氨酶升高超过正常值的 3 倍或胆红素升高或 INR 升高，则应推迟非急诊手术，进行进一步评估。若无肝硬化或门静脉高压证据，围手术期并发症的风险低。

对于确诊肝硬化的患者，临床医生应使用 MELD 评分估计围手术期死亡风险。如果 MELD 评分小于 12（或心脏手术小于 8）并且肝硬化并发症（脑病、腹水、食管静脉曲张）稳定，则可以进行手术，术后并发症的风险高于平均水平。围手术期护理计划应与患者的肝病医生密切协调。

围手术期管理 [16-19]

心脏疾病

麻醉科和患者的心脏病医生合作对于制订慢性心血管疾病的最佳围手术期管理至关重要。对于近期发生心血管事件并采取干预措施的患者，应推迟非急诊手术（表 36-7）。

冠状动脉疾病

如本章前面所述，无左主干或 3 支病变的无症状患者，不应进行术前冠状动脉血运重建，因为血运重建不能使患者获益并且可能增加风险。优化疾病管理应该是围手术期管理的重点。对于既往接受过冠状动脉支架置入术的患者，如果手术出血风险评估允许，建议继续双重抗血小板治疗（dual antiplatelet therapy，DAPT）。如果无法继续 DAPT（最常见），则在手术前 5 ～ 7 天停用氯吡格雷和其他 P2Y12 抑制剂，并在围手术期间继续每天服用阿司匹林 81 mg（译者注：国内没有 81mg 剂量的阿司匹林），除非手术出血风险非常高（如开颅手术）。术后应尽快恢复所有术前抗血小板药物治疗（通常是术后第 2 天）。

冠状动脉疾病患者的其他术前疾病管理包括 β 受体阻滞剂和他汀类药物治疗。指南强烈建议长期服用 β 受体阻滞剂的患者围手术期继续使用 β 受体阻滞剂。对于负荷试验有缺血证据的或有 3 个或更多 RCRI 因素的患者，在手术前（超过 2 周）开始 β 受体阻滞剂治疗，以确保剂量调整至安全效果。即使很快进行非心脏手术，符合指南建议长期他汀类药物治疗标准的患者也应即刻开始并长期服用。有 AKI 风险的患者和接受心脏手术的患者除外，研究表明他汀类药物增加此类人群肾功能障碍的风险。

心肌病和充血性心力衰竭

手术前，所有心肌病或充血性心力衰竭患者都应保持血容量正常，遵照指南进行药物治疗。对于 HFrEF 患者，需给予包括血管紧张素转换酶抑制剂（angiotensin converting enzyme inhibitor，ACEI）或血管紧张素受体阻滞剂（angiotensin receptor blocker，ARB）的治疗。然而，目前的证据表明，此类药物应在手术前停用 24 h，在术后第 2 天恢复使用，因为持续服用可增加并发症发病率和死亡率。若患者无低血压或低血容量，应继续使用利尿剂。

瓣膜病

严重心脏瓣膜病患者可以进行大型非心脏手术，但必须与心脏病科协商权衡利弊。对于符合瓣膜手术标准（例如，有症状或左心室功能不全）的患者，在非急诊、非心脏手术之前需要对瓣膜疾病进行干预。无症状的严重瓣膜疾病患者，可在非心脏手术之前进行干预。手术和最佳护理方案的制定需要与心脏病科合作。优化容量状态和伴随的心血管疾病也是必不可少。本章稍后将介绍机械瓣膜患者的慢性抗凝治疗。

心律失常和心脏植入式电子设备

所有抗心律失常药物都应持续使用，如果患者术后需要延长禁食状态，应寻求心脏病科进行替代治疗。不常规推荐心脏遥测用于非心脏手术后的患者，但控制不良的异常节律或左心室功能不全的患者应考虑使用。在任何可能导致电磁干扰的操作（例如，MRI、CIED 发生器附近的电烙器）后，应检查 CIED 以确保其正常运行。本章稍后将介绍心律失常的围手术期抗凝治疗。

高血压

最好血压控制良好，但手术前的血压控制一般即可（收缩压＜ 180 mmHg 和舒张压＜ 100 mmHg）。手术前过度降低血压会增加围手术期低血压的风险。除 ACEI、ARB 和肾素抑制剂外，降压药在手术期间应持续使用。关于血管紧张素 - 肾素系统阻断剂的最佳围手术期管理始终存在争论。目前的证据表明，由于卒中、心肌损伤和死亡的风险增加，应在手术前 24 h 停用此类药物，术后第 2 天开始服用，除非患者有低血压或肾功能不全。手术后未能立即重新启动 ACEI、ARB 与 30 天死亡率增加有关。

肺动脉高压

如本章前面所述，患有肺动脉高压或任何类型的严重肺动脉高压的患者围手术期并发症的风险很大。应提前与麻醉科和肺动脉高压医生充分协调手术计划，手术只能在具有肺动脉高压专科的中心进行。服用肺动脉高压药物的患者应持续服用这些药物，否则会导致严重的反跳性肺动脉高压。

外周动脉疾病和脑血管疾病

外周动脉疾病（peripheral arterial disease，PAD）和脑血管疾病本身通常不会影响非心脏手术的围手术期管理，除非抗血小板治疗是这两种疾病的重要治疗手段。与既往进行过冠状动脉血运重建的患者不同，抗血小板治疗的最佳管理尚不清楚。抗血小板药物会增加出血风险，须与其提供的围手术期潜在缺血的风险降低相平衡。由于非心脏手术持续使用抗血小板药物对冠状动脉疾病以外的疾病的益处尚未得到明确证明，用于其他适应证（包括初级预防）的所有抗血小板药物通常应在所有手术前停药，出血风险低的手术除外。

肺部疾病

降低风险的一般措施

对于具有一种或多种术后肺部并发症危险因素的患者，应采用一般的肺部风险降低策略（表36-8）。关于肺复张益处的文献结论不一，但鉴于深呼吸运动和增加肺活量测定的风险和成本低，大多数作者建议在有术后肺部并发症风险的患者中使用这些方法。较早的研究表明，如果离手术时间太近，戒烟可能会增加风险。然而，最新数据表明，短期戒烟不会增加风险，鼓励患者在手术前随时戒烟可能会增加他们长期戒烟的机会。

睡眠呼吸暂停

未确诊睡眠呼吸暂停、STOP-BANG ≥ 5 并伴有未控制的合并症、低氧血症或高碳酸血症的患者，应在非急诊手术前进行睡眠评估。对于已确诊睡眠呼吸暂停的患者和有睡眠呼吸暂停风险的患者，建议采用以下方法降低风险：抬高床头，使用辅助（即非阿片类）镇痛剂和区域麻醉/镇痛剂，尽量减少镇静剂和阿片类药物，连续脉搏血氧饱和度/二氧化碳监测。在家中使用气道正压通气（positive airway pressure，PAP）设备的患者应在手术后继续使用，除非有禁忌证（例如，颅内或眼部手术）。

血液病

慢性抗凝治疗

在大多数侵入性操作之前必须停止抗凝治疗。

表 36-8　一般肺部风险降低策略
改善慢性肺病
使用局部镇痛或 PCA
局部/椎管内麻醉
肺保护性肺通气
肺扩张动作（深呼吸练习、激励性肺活量测定、PAP）
戒烟
术前吸气肌训练

PCA，患者自控镇痛；PAP，气道正压通气。

白内障摘除术和拔牙除外。如果不确定是否需要停止抗凝，临床医生应与手术安排者商议。如果计划的操作需要术前停止抗凝，则应在手术前至少停止3～4个半衰期（表36-9）。

如果不担心持续出血或无进一步的侵入性操作，手术后12～24 h重新启动华法林治疗是安全的。低出血风险手术后24 h和非低出血风险手术后48～72 h不应重新使用治疗剂量的普通肝素和低分子量肝素。应根据与肝素相同的剂量应用直接口服抗凝剂（direct oral anticoagulants，DOAC），包括达比加群、利伐沙班、阿哌沙班和艾多沙班。

桥接抗凝是指在患者因侵入性手术而停止口服抗凝治疗期间使用肠外抗凝。出血风险相对较低且血栓形成风险特别高的患者停用华法林，应桥接抗凝治疗。表36-10列出了在停用华法林时可以考虑桥接抗凝的情况。无论术前停药时间长短，在DOAC停药期间均无需桥接抗凝。

贫血

手术时间允许则应该对贫血进行全面评估和治疗。应补充和纠正造血原料，包括铁、维生素B12和叶酸。对于近期需要手术治疗的缺铁患者，术前数周内静脉补铁可补充铁储备，缓解贫血。慢性病性贫血患者术前使用促红细胞生成素可获益，促红细胞生成素已获美国FDA批准，可用于要求血红蛋白为10～13 g/dl的非心脏、非血管手术的患者。

然而，患者应警惕促红细胞生成素可能产生的副作用，如静脉血栓形成、高血压和癫痫发作。输血可显著改善贫血，但输血存在多种潜在危害，手术前很少采用。美国血库协会的指南建议输血治疗直至血红蛋白浓度为≥ 7 g/dl，心血管疾病患者、接受心脏或整形外科手术的患者血红蛋白浓度应为≥ 8 g/dl。镰状细胞贫血和其他遗传性贫血患者的护理应与血液科协调。

出血性疾病

与遗传性贫血类似，出血性疾病的围手术期管理需要与血液学和当地血库紧密协作。需要充分的时间准备必要的血液制品。手术团队应了解出血性疾病患者术后增加的监测需求。在很多情况下，即使是通常可以门诊手术的患者仍然需要入院几天，进行相关并发症的监测。

表 36-9　术前停用抗凝药物的时机

药物	eGFR（ml/min）	手术前最后一次给药的时间：低出血风险手术	手术前最后一次给药的时间：中等或高出血风险手术	手术前最后一次给药的时间：脊髓麻醉
达比加群	≥ 80	24 h	48 h	5 天
	50 ～ 79	36 h	3 天	
	30 ～ 50	2 天	4 天	7 天
	15 ～ 29	3 天	≥ 6 天	
	＜ 15	4 天		
利伐沙班 阿哌沙班 依多沙班	≥ 30 ＜ 30	24 h 48 h	48 h	3 天
LMWH，预防剂量			12 h	
LMWH，治疗剂量			24 h	
肝素，静脉注射			4 ～ 6 h	
华法林			5 ～ 6 天	

eGFR，估计肾小球滤过率；LMWH，低分子量肝素。

表 36-10　如果出血风险相对较低，可能需要桥接抗凝治疗的高血栓风险状况

机械二尖瓣假体
固定式球形或倾斜式机械主动脉瓣假体
具有血栓栓塞风险因素（心房颤动、既往 CVA/TIA、高凝状态、左心室收缩功能障碍、＞ 1 个机械心脏瓣膜）的双叶机械主动脉瓣假体
心房颤动 CHA_2DS_2-VASc 评分＞ 6
心房颤动伴既往 CVA/TIA
过去 3 个月内的静脉血栓栓塞
静脉血栓栓塞伴严重血栓形成倾向（抗磷脂抗体，抗凝血酶、蛋白 S 或蛋白 C 缺乏）

CVA/TIA，脑血管意外 / 短暂性脑缺血发作。

内分泌疾病

糖尿病

如本章前面所述，医患应相互协作，在手术前尽可能优化血糖控制。此外，合适的围手术期糖尿病药物管理对于预防严重并发症至关重要。除钠 - 葡萄糖协同转运蛋白 2（sodium-glucose co-transporter 2，SGLT2）抑制剂（如卡格列净、恩格列净）外，大多数口服降糖药应在手术当天早上停药。 SGLT2 可引起围手术期正常血糖酮症酸中毒，应在手术前停药 3 天。术前禁食患者停用短效胰岛素（例如，常规胰岛素、赖脯胰岛素），而 NPH 胰岛素减半给药。预混胰岛素（例如，70/30）可以在空腹时以常规剂量的 1/3 给药，或给予等量 NPH 的一半（混合胰岛素总剂量乘以 0.7）。长效胰岛素（例如，甘精胰岛素、地特胰岛素）应以常用剂量的全量或 2/3 继续使用，取决于患者的血糖控制和低血糖的可能性。胰岛素泵管理高度个体化，围手术期管理应与患者的内分泌科医生和麻醉科医生共同制订。

甲状腺疾病

所有甲状腺药物都应继续服用。近期诊断为甲状腺功能亢进并需要手术的患者存在相对肾上腺皮质功能不全的风险，应补充皮质类固醇。

慢性皮质类固醇治疗

原发性肾上腺皮质功能不全患者或因使用外源性皮质类固醇而有继发性肾上腺皮质功能不全风险者，接受非低应激手术时，应补充皮质类固醇（即“应激剂量类固醇”）。见表 36-11。若有指征，麻醉术前 30 ～ 60 min 予以氢化可的松 50 ～ 100 mg 静脉注射（取决于手术压力和肾上腺功能不全风险）。每 24 h 将氢化可的松剂量减半，应在术后 48 h 内补充应激剂量类固醇。对于门诊手术需要应激剂量类固醇的患者，暂时增加其泼尼松剂量，以补充激素水平。

肾病

包括调整经肾排泄药物的剂量、避免使用肾毒素药物（例如，非甾体抗炎药）和避免低血压

表 36-11 围手术期皮质类固醇补充剂

患者风险			手术风险		
			低：手术持续时间 < 1 h	中：手术持续 1 ~ 3 h	高：手术持续时间 > 3 h
低	相当于每天 < 5 mg 泼尼松或任何剂量持续 < 3 周	无			
中	过去一年内每日泼尼松剂量≥ 5 mg，持续≥ 3 周	无	麻醉前氢化可的松 50 mg IV，然后每 8 h 25 mg IV，持续 24 h	麻醉前氢化可的松 100 mg IV，然后每 8 h 50 mg IV，持续 24 h，然后每 8 h 25 mg IV，持续 24 h	
高	原发性肾上腺皮质功能不全或与 ACTH 刺激试验符合肾上腺皮质功能不全		麻醉前氢化可的松 100 mg IV，然后每 8 h 50 mg IV，持续 24 h 然后每 8 h 25 mg IV，持续 24 h		

IV，静脉注射。

（即与术前水平相比显著下降）。对于慢性血液透析患者，应在透析后第二天进行手术，以平衡电解质和血管内容量。如果患者手术前超过一天未进行透析或既往有高钾血症史，则应在手术前立即检查血钾。为方便透析安排，建议手术团队在入院患者手术后立刻联系肾脏科。

肝病

肝硬化患者手术前应控制肝硬化并发症，包括脑病、食管静脉曲张和腹水。肝硬化患者易出现水肿和腹水，通常应在手术前后立即服用利尿剂，以避免脱水，从而诱发肝性脑病。脑病的另一个潜在诱因是便秘，因此肝硬化患者围手术期应进行积极的肠道治疗。肝硬化患者谨慎使用阿片类药物和其他镇静剂，因其清除率降低及可能诱发脑病。尽管肝硬化患者因血小板减少和凝血功能障碍而存在出血并发症的风险，但发生静血栓栓塞的风险也高于普通人群。因此，应积极预防静脉血栓栓塞。

神经系统疾病

患有癫痫或帕金森病的患者应继续服用抗癫痫和抗帕金森病药物。如果患者需要长时间停用口服药物，应咨询神经科医生癫痫和帕金森病替代治疗。

认知障碍患者术后发生认知功能障碍（即谵妄）的风险很大。降低高危人群术后认知功能障碍发生率和严重程度的一般策略包括尽量减少镇静药物；予以褪黑激素，减少夜间干扰以促进睡眠；确保患者佩戴眼镜和助听器，白天增加床下活动。预防性低剂量氟哌啶醇在预防 ICU 老年患者术后谵妄、减少非危重老年手术患者谵妄的持续时间和严重程度方面有益。然而，在完成大规模研究之前，不建议进行预防性抗精神病治疗。

一般药物管理

除具体用药建议外，以下原则指导围手术期用药。首先，临床医生应确定每种药物的适应证，如果没有强烈的适应证（例如，复合维生素），术前至少停用 1 周，以防止潜在的围手术期副作用或干预措施。如果围手术期继续用药会带来潜在风险，则确定收益是否大于风险。潜在的围手术期风险包括出血增加（外科手术以及与椎管内麻醉和区域麻醉）、肾功能损害和影响伤口愈合。如果风险大于益处，则应在手术前 4 ~ 5 个半衰期前停药。

评估免疫调节剂治疗的收益和风险具有挑战性。为预防实体器官移植排斥而服用免疫抑制剂的患者应继续服用。西罗莫司除外，因其与伤口并发症的高风险相关，需要在非急诊手术前几周更换。更换的方案由患者的移植术者提供指导。因其他疾病（例如，类风湿关节炎、溃疡性结肠炎、系统性红斑狼疮）服用免疫抑制剂时的管理需要个体化，需要内科医生和外科医生协作。一般来说，生物免疫抑制剂的抗风湿药，包括甲氨蝶呤和羟氯喹，可以持续使用。而依那西普和阿达木单抗等生物免疫抑制剂通常需要在术前和术后至少 2 周内停用一个给药周期。

（杨继敏　曹倩倩 翻译，曾　辉　曹照龙 审校）

第四部分

呼吸系统疾病

第37章

肺癌筛查

A.H.G and A.G.M

肺癌是美国最常见的致死性恶性肿瘤，每年有超过160 000人因肺癌死亡，是结直肠癌、乳腺癌和前列腺癌死亡人数的总和。男性肺部肿瘤发病率自1930年以来呈持续上升，近年来女性肺癌发病率也急剧增加。约10%的美国男性和5%的美国女性在其一生中会患上肺癌；其中超过85%的人因肺癌死亡。

肺癌的总体生存率仍然较低，部分原因是患者通常在疾病相对晚期才出现症状（见第53章）。因肺癌可通过手术治疗，故早期诊断是显著提高生存率的关键。通过胸部X线检查和痰液细胞学筛查，高危人群并不能提高生存率；然而，在无症状患者中使用低剂量计算机断层扫描（low-dose computed tomography，LDCT）可显著降低死亡率的研究证据使肺癌筛查重新获得关注。

尽管有支持基于LDCT的筛查证据和美国国家专家小组的建议，但LDCT筛查的使用仍然很少，符合条件的患者中接受筛查的比例不到4%。与其他筛查方式一样，发挥最大应用效应需要确定最佳筛查者，并充分考虑风险、获益和成本以及患者选择。基层全科医生在肺癌筛查工作中具有得天独厚的优势，可以提供疾病风险预测，帮助患者在选择肺癌筛查方法时权衡利弊。将LDCT筛查与戒烟计划（见第54章）相结合，有望显著降低肺癌死亡率。

流行病学和危险因素[1-3]

肺癌的流行病学主要与吸烟有关。20世纪30年代以来，香烟消费趋势可以解释男性癌症死亡率的历史性长期增长以及最近女性的增加。吸烟持续时间和强度与肺癌风险之间存在剂量反应关系，这一关系在男性和女性中都有证据。与不吸烟者相比，每天吸烟量小于半包、半包至1包和1～2包的男性，肺癌风险分别增加了5、10和20倍。吸烟者能够戒烟以及吸入过滤嘴的香烟可降低肺癌风险。雪茄和烟斗吸烟者的风险相对小，但同样存在剂量反应关系（见第54章）。

吸烟相关的肺癌以表皮样肿瘤（鳞状细胞）和小细胞未分化肿瘤（燕麦细胞）最为显著。对于腺癌（肺泡细胞）和大细胞未分化（间变性）这两种组织学类型，这种关系尚不确定。

如前所述，男性患肺癌比例远高于女性，这在很大程度上可以通过吸烟史的差异来解释。事实上，没有吸烟史的肺癌在女性中更为常见。在城市地区和低收入群体中，肺癌病例的数量也略有增加。城市污染和某些职业环境中的多环芳香化合物（见第39章）可能是部分原因。暴露在石棉、铬、镍、铀或氡气中也与明显增加的肺癌发病率有关。这些暴露和吸烟的综合效应通常超过两者叠加的效果。例如，与未暴露于石棉的不吸烟者相比，暴露于石棉的吸烟者患肺癌的风险增加了90倍。这些暴露可能使女性比男性更容易罹患肺癌。

其他危险因素包括老龄、肺癌家族史以及慢性阻塞性肺疾病、肺炎或肺纤维化病史。

目前正在开发风险分层工具，以进行早期筛查，帮助识别肺癌高危人群。一个简单、变量少且经过充分验证的模型将是基层临床实践中的最佳选择。目前较好的具有以上特征的工具是利物浦肺癌项目模型（Liverpool Lung Project mode）。它使用一组独立的风险预测因子：年龄，性别，吸烟持续时间，癌症病史、肺炎或石棉暴露史，以及肺癌家族史（表37-1）。

表 37-1 低剂量 CT 肺癌筛查标准
• 年龄 55 ～ 80 岁
• 30 包 / 年吸烟史，目前吸烟或戒烟时间小于 15 年
• 如果戒烟已 15 年或出现影响寿命的健康问题或不愿进行肺手术治疗，可停止筛查

注：来自美国国家肺癌筛查试验的参与标准。未来可能会出现个性化的风险基础标准。

[a] From Moyer VA；on behalf of the U.S. Preventive Services Task Force. Screening for lung cancer: U.S. Preventive Services Task Force recommendation statement. Ann Intern Med 2014；160：330.

肺癌的自然史和治疗效果 [4-6]

自然病程

肺癌的病程进展迅速、不可控制，长期困扰医生。在 CT 筛查出现之前，肺癌的 5 年生存率在 5% ～ 10%。出现症状时，75% 的患者病变显著而无法切除。在其余病例中，通过进一步评估或在开胸手术时，发现 60% 病例由于纵隔受累而无法切除。切除术后的 5 年生存率从小细胞肺癌患者的约 10% 到鳞状细胞癌患者的 30% 不等。

基于诊断时症状的 5 年生存率报告，生存率与确诊时早期发现的问题相关。一个总体 5 年生存率为 7% 的患者群，其中 6% 的患者在出现症状前确诊。其 5 年生存率 18%，因局部症状确诊的患者 5 年生存率 10% ～ 15%，确诊时有全身症状的患者 5 年生存率为 6%。近 1/3 有转移性症状的患者，5 年内均死亡。

经胸部 X 线检查或痰细胞学检查并随后进行支气管镜检查诊断的原位肺癌患者，手术切除报告了更高的生存率，但这可能缘于选择了慢性生长的肿瘤或其他良性病变。对早期生长速度的高度推测表明，鳞状细胞癌和腺癌分别需要长达 10 年和 25 年的时间才能达到放射性检查可能检测到的大小。最近，分析 CT 扫描检测到的肿瘤体积倍增的时间证实，肺癌临床前的自然病史差异很大，任何对早期检测益处的高估都可能是领先时间偏倚和与时间相关的选择偏倚导致的。和时间相关的偏倚抽样的结果（见第 3 章）。

治疗的有效性（见第 53 章）

尽管出现了新的治疗方法，但是对于早期疾病，手术仍然是治愈和长期无病存活的最佳途径和主要方法。对于Ⅰ期肺癌（未扩散到淋巴结），5 年总生存率约为 50% ～ 55%，且经 CT 筛查发现在诊断后 1 个月内接受手术的早期Ⅰ期肺癌患者的 5 年生存率超过 85%。对于晚期患者，5 年生存率显著下降，从Ⅱ期肺癌（局部浸润或肺门淋巴结受累）的约 30% 降至Ⅳ期肺癌（转移）的 1% ～ 5%。

筛查和诊断性检查 [7-27]

筛查试验的方法从胸部 X 线检查和痰液细胞学检查到 CT 扫描。虽然检测的灵敏度、特异度和预测值都是重要参数，但死亡率降低才是筛查最重要的相关结果。同样需要考虑的是，由于患者接受不必要的筛查和治疗而导致的过度诊断成本以及因为应用了非常敏感的筛查方法检测到没有临床意义的疾病。简要回顾许多重大试验研究的结果，为基层全科医生提供了患者个体咨询相关的必要证据。

胸部 X 线检查和（或）痰液细胞学检查

多项通过胸部 X 线检查进行肺癌筛查的大规模随机对照试验（有些有或没有痰细胞学检查）未发现改善肺癌死亡率。在一项研究中提到筛查可早期发现肺癌并提高生存率，但这两者都归因于参与者更早的报告症状，而非筛查本身。在另一项研究中，筛查组发现的Ⅰ期肺癌数量是对照组的 2 倍，但肺癌死亡率没有显著差异。在胸部 X 线检查中增加痰液细胞学检查确实提前了诊断时间，在早期阶段检测到更多癌症，但在生存率方面没有发现差异。对 CT 前随机试验进行详细的系统回顾，Cochrane 评价组发现，与对照组相比，被分配到干预组中接受更多胸部 X 线检查的患者肺癌死亡率意外地相对增加了 11%。

在这些研究中，影像学筛查的特异度在 90% ～ 97%，但仍然太低，无法提供可接受的预测值。假阳性数超过真阳性数的 1/4。大约 10% 的患者有异常的胸部影像学检查结果，需要额外的检查来排除肺癌。阳性发现的预测值在 1% ～ 5%。

细胞学筛查

细胞学筛查的灵敏度因肿瘤的细胞类型和位置以及标本收集方法而各异。过去人们认为 1 份细胞学标本可以检测到约 70% 的鳞状细胞病变，3 份标本会将灵敏度提高到 90%；然而，最近大型随机试验的数据表明，细胞学检查的灵敏度要低得多。使用痰液细胞学检查的主要筛查试验中，仅有 10% ～ 13% 的癌症通过细胞学检查发现。据推测，这些令人失望的发现可能与病程相关，即早期肿瘤相比晚期肿瘤的细胞学灵敏度降低（见第 3 章）。痰液细胞学检查的特异度很高，在 98% ～ 99%。虽然假阳性结果很少见，却是重要问题，通常需要对第六和第七级气管进行细致的支气管镜检查。应该注意的是，作为诊断性检查，胸部 X 线和细胞学检查是互补的（见第 44 章和第 53 章）。

低剂量计算机断层扫描

低剂量多排螺旋 CT 技术降低辐射暴露的同时增强小肺部病变的检测，这引发了将其应用于肺癌筛查的关注。早期的研究给出了相互矛盾的结果，美国国家肺部筛查试验（National Lung Screening Trial，NLST——53 000 名年龄在 55 ～ 74 岁的肺癌高危人群，吸烟＞ 30 包 / 年，如果是既往吸烟者戒烟不足 15 年）将参与者随机分配到年度胸部 X 线检查或 LDCT 筛查，连续进行 3 年，后者肺癌死亡人数在 5 年内相对减少 20%，这一结果具有里程碑意义。

测试特性和性能——克服高假阳性率

使用“在没有钙化的情况下，病变实性成分直径为 4 mm”作为阳性研究的标准，在 NLST 研究中 LDCT 的灵敏度为 93%（而胸部 X 线检查的灵敏度为 73.4%）；特异度为 73.5%（胸部 X 线检查为 91.3%）。分析需要治疗的人数显示，每筛查 1000 人可以减少 3 例死亡，类似于乳腺癌的钼靶筛查。在 CT 筛查组中检测到明显更多的早期（IA）疾病，且大多数是腺癌。

总体而言，CT 筛查组中 39% 和胸部 X 线组 9% 的人在初始筛查中出现阳性结果；假阳性率超过 25%。大多数检测呈阳性者（81%）至少进行了一次额外的影像学检查，4% 接受了支气管镜检查，2% 接受了穿刺活检（其中 73% 被证明是良性的），4% 的人在三轮年度筛查后接受了手术。在这一组中，1% 出现侵入性检查的并发症。结节直径≥ 4 mm 的总阳性预测值为 3.8%，并且随着病变直径的增加而增加。阴性预测值为 99.9%，但每年筛查都会出现新的癌症。

在国际早期肺癌行动计划中通过 LDCT 扫描检测到肺癌的 484 名患者中，85% 患有临床Ⅰ期肿瘤，估计 10 年生存率为 88%，1 个月内接受手术切除患者的生存率为 92%。所有没有做过手术的患者均在 5 年内死亡。

为了在不过度降低灵敏度的情况下降低假阳性率，美国放射学会引入了一套更严格的阳性标准（Lung-RADS），该标准使用直径≥ 6 mm 的结节作为阳性研究的基础，而不是 NLST 直径≥ 4 mm 的结节。与 NLST 的标准相比，使用这套更严格的标准导致初始筛查的假阳性率下降了近 60%，并且后续筛查假阳性率降低 75%，而灵敏度降低 10% ～ 15%。同样，在国际早期肺癌行动计划研究中，将阳性结节的定义从“直径≥ 5 mm”改为“直径 6 mm、7 mm 或 8 mm ”，导致病情检查大幅减少（多达 75%），在使用 8 mm 标准时，最多仅 6.7% 的患者存在轻度诊断延迟（最多 9 个月）。

过度诊断的问题。使用 NLST 的诊断标准，CT 筛查组经常发现低死亡风险和很少出现临床后果的疾病（“过度诊断”，须与假阳性区分开）。在这项研究中，过度诊断的总体概率为 18.5%，非小细胞癌为 22%，支气管肺泡癌为 78.9%。过度诊断不仅会导致不必要的心理伤害，而且经常导致侵入性手术和不必要的治疗，并伴随风险。

减少过度诊断的主要方法是通过重复检查和测量病灶，以确定其实体组分的体积倍增时间。一个体积倍增时间超过 400 天的病变通常表现为缓慢生长的疾病，其倍增时间是大多数肺癌可能致命的肺癌倍增时间的 2 倍左右。需要注意的是，在极少数情况下，表现为缓慢生长的癌症可能会随着时间的增加而变得更具侵袭性。创面最小的切除治疗和非手术治疗已被提出作为应对这种病变的其他手段。在未来，使用肺癌循环分子标志物可能会有所帮助。针对风险进行沟通是做出明智决策的重要组成部分（表 37-2）。

成本效益

成本效益研究发现，LDCT 筛查在公认的成本效益水平之内（从风险最高组的每 QALY 53 000 美元到最低风险四分位数中每 QALY 73 000 美元）。

表 37-2　评估癌症筛查中过度诊断报告的建议

一般性建议	具体指导（如果 / 可能）
明确使用”过度诊断”的定义	使用以下癌症过度诊断的定义：通过筛查检测出（组织学检查证实的）癌症，如果没有进行筛查，则在此人的一生中不会被诊断出来
在报告过度诊断频率时，应该给出分子和分母的定义和数量	在患者方面，使用接受筛查的人数作为分母；在程序评估方面，使用被邀请接受筛查的人数作为分母。除了百分比外，还可以使用频数来呈现结果
明确应用过度诊断频率的时间范围	指定估计值所涉及的时间范围（例如，10 年或终身）
在报告过度诊断的估计值时，应该指定研究设计和估计方法	具有良好实施和基于人群的随机对照试验，优于观察性或模型研究
反映由于评估方法和适用性而导致的过度诊断估计的不确定性	明确从中得出过度诊断估计值的人群（例如，年份、地理位置、年龄、性别、种族 / 民族、共病和预期寿命）
描述在特定治疗背景下过度诊断的潜在危害	描述对检测到的疾病（癌症）的治疗以及一个人在接受这些治疗时可能做出的选择（例如，监测 vs. 手术）

加拿大研究发现，当高风险与辅助戒烟计划相结合时，成本效益甚至更大——成本效益大幅上升（每 QALY 24 000 加元）。目前还没有关于 LDCT 筛查成本效益风险阈值的共识，但建议采用 1.6%/ 年的癌症风险水平。

筛查人群（表 37–1）

关于筛查对象仍存在争议。已确定了 4 种观点：①基于证据，以美国预防服务工作组和医疗保险为代表，目前推荐使用 NLST 中的标准，从 55 岁开始连续每年对当前 30 包 / 年吸烟者进行筛查，直到 80 岁，对于戒烟 15 年以上的人群停止筛查。②效率最大化，此观点试图通过使用经过验证的风险计算器（见下一节）限制 CT 筛查人数，以减少假阳性和不必要的检查。针对 LDCT 研究数据库的研究表明，将筛查范围限制在风险最高的 60% 可以实现癌症死亡率降低 88% 并减少 36% 的假阳性。③效益最大化，此观点认为应该设定较低的筛查阈值，以挽救尽可能多的生命。④患者选择，持此观点的学派强调，使用患者的观点和价值观进行共同决策。迄今为止，在筛查人群方面并没有达成共识；然而，有一种趋势是使用风险评估工具对肺癌、肺癌死亡和假阳性结果的概率进行个性化估算，作为在现代医患共同决策背景下更好地个性化告知 CT 筛查决策的手段。这种方法可以比简单地使用 LCST 标准更精确地估计风险和收益。了解一个人的风险程度和预期收益对于权衡筛查的利弊至关重要，特别是对于具有高假警报率和高风险后果的测试。微观模拟研究发现，当年度风险降至 0.3% 以下或预期寿命降至 10.5 年以下时，患者对筛查的选择成为决定性考虑因素。

使用风险计算器。使用经过验证的肺癌风险计算器有助于个性化决定是否进行 CT 筛查。这些计算器的风险模型识别并权衡了许多独立的风险因素，这些因素不仅包括年龄、吸烟量（包 / 年）、当前吸烟状态以及 NLST 中使用的戒烟年份，还包括开始吸烟时的年龄、性别、种族、BMI、既往癌症史、一级亲属肺癌史、COPD 病史和每天吸烟次数。比较研究确定巴赫（Bach）模型、LCRAT、LCDRAT 和 $PLCO_{M2012}$ 是表现最好的模型。美国国立卫生研究院 / 美国国家癌症研究所开发了一种在线风险工具，即基于风险的 NLST 结果工具（https：//analysistools.nci.nih.gov/lungCancerScreening），它结合了对美国人群表现最佳的模型，提供了肺癌风险、肺癌死亡和假阳性结果的评估值。虽然其验证仍未完成，但现阶段被认为可应用于与患者的讨论。

对风险模型的批评包括缺乏前瞻性验证及可能识别过多的老年人。前者将通过正在进行的研究来解决，后者可以通过设定预期寿命限制和使用共同决策来纠正。

患者选择的作用——考虑负效用（不喜欢）。关注患者对假阳性结果和随后不良结果的看法，可以促进权衡风险和利益。共同决策的实施一直很缓慢，对这一情况为何发生的研究显示，在其实施过程中相当敷衍了事，需要做更多的工作来实现其对医疗的贡献。如前所述，预测模型确定癌症风险低于 0.3%/ 年或预期寿命小于 10.5 年，患者的选择就成为筛查的决定性因素。

重复筛查的最佳间隔。基于 LCST 数据的最佳可用证据表明，每年进行一次筛查，直至戒烟后 15 年。在这项研究中，在年度新的病例继续出现随访中，直至戒烟后 15 年。

患者反应及其对吸烟态度的影响

人们担心，通过年度 CT 筛查，有效及早发现肺癌，可能会对戒烟产生负面影响。一项对吸烟者态度的定性研究证实了这种态度，有些人认为筛查是避免吸烟危害和降低继续吸烟风险的一种方式。在其他情况下，筛查鼓励患者反思吸烟的习惯和引起戒烟兴趣。我们需要保持警惕，意识到与年度 CT 肺癌筛查相关的戒烟不利因素，并在推荐筛查的同时解决这个问题。结合筛查讨论、戒烟辅导和进一步计划的执行，能够提供最好的结果。

总结和建议 [11-15,24,25,28]

- 肺癌是人群患病和死亡的主要原因。
- 吸烟是肺癌强相关的危险因素。职业暴露，特别是石棉暴露，同样相关。
- 肺癌早期治疗与晚期治疗相比，死亡率明显降低。
- 用 **LDCT** 筛查肺癌高危人群已被证明可以显著降低肺癌全因死亡率；这种检查具有成本效益，并被视为肺癌筛查的首选检查。
- 痰液细胞学检查和胸部 X 线检查是补充的诊断测试；然而，二者的灵敏度都不足以作为筛查项目。
- LDCT 检查的筛查人群标准处于不断变化之中。
  - 美国预防服务工作组和医疗保险目前使用美国国家肺部筛查试验的参与标准（NLST——表 37-1）作为筛查标准，但这可能会导致较高的假阳性结果，并可能导致随之而来的危害和过高成本。
  - 更精确地确定个人风险可能会改善筛查人群的选择并降低假阳性率。使用经过验证的模型来计算肺癌风险和假阳性检测结果的可能性，可以作为 NLST 标准的替代方案，以确定谁应该被筛查。目前正在对这一方法进行前瞻性研究验证。
  - 日益强调医患共同决策，充分考虑患者观点和价值观，成为筛查决策的重要组成部分。
- 使用经过验证的风险分层工具并考虑患者观点，有望成为肺部 CT 筛查人群选择的最佳方法。应阅读文献并进行确认。同时，临床医生可以继续使用 NLST 标准（表 37-1），但需要注意提醒患者使用该标准有较高的假阳性率及其后果，在共同决策的讨论时须考虑这一点。或者考虑使用基于风险的 NLST 成果工具（https：//analysistools.nci.nih.gov/lungCancerScreening）来推进讨论和共同决策。
- 筛查应是肺癌预防综合计划的一部分（见第 53 章），以达到最佳结果并最大限度地提高筛查的成本效益。

（祁祯楠 翻译，曹照龙　王晶桐 审校）

第 38 章

结核病的筛查和预防

BENJAMIN DAVIS

有证据显示，约有 7% 的美国人曾感染结核（tuberculosis，TB）。在这些人中，大多数是无症状患者，主要通过筛查发现。结核病的流行病学特点正在发生变化：越来越多的活动性病例来自初发结核，而不是潜伏性结核感染（latent tuberculosis infection，LTBI）的再活动而发病；但是潜伏性结核仍然是活动性结核病的一个主要风险来源，不仅对于在美国以外出生的人群，而且对于接受免疫抑制剂治疗例如肿瘤坏死因子 -α（TNF-α）抑制剂等的患者，都极大地增加了结核病复发的风险。在日常工作中，基层医生面临的问题是：该对谁进行检测，以及检测呈阳性时该如何应对。因此，需要优先确定、检测和治疗那些有可能发展为活动性结核病的高危人群，以便实施有效、及时的预防性抗感染治疗方案，防止活动性结核病的进一步发展。

流行病学及危险因素 [1-10]

尽管美国每年的结核病感染率很低（0.03%），但在美国以外出生的人（特别是来自非洲和东南亚的人）中，新病例很普遍，占近年来新病例的64%。无家可归者和居住在聚集场所（监狱、长期照护机构）的人占12%。人们不太了解的是，新病例中有较高比例（近50%）源于社会经济状况不佳的患者，特别是生活在贫穷城市环境中的患者。人类免疫缺陷（HIV）感染者每年发展为活动性结核病的风险为10%。结核病发病率不成比例升高的其他人群包括酗酒、注射吸毒、糖尿病、营养不良、终末期肾病、矽肺、头颈部癌症等人群，以及接受胃切除术或正在使用包括TNF-α 抑制剂在内的免疫抑制药物的人群。

结核病的自然病程与治疗的效果和危害 [2,11-23]

结核分枝杆菌感染的自然病程

结核分枝杆菌通过活动性肺疾病患者排出的新鲜飞沫核传播。虽然可以从室内灰尘中培养出微生物，但不能通过手、器皿或其他污染物传播。虽然可以经消化道感染结核，但在美国绝大多数感染始于肺部（见第49章）。在HIV流行之前，原发感染导致疾病早期进展的情况很少见；幼儿患这种并发症的风险最大。然而，一些研究表明，在HIV阳性患者中，迅速发展为活动性结核病的风险很大（为30%），平均潜伏期仅为80天。据聚合酶链反应和分子流行病学研究显示，在纽约市等城市中心的所有活动性结核病病例中，40%是新发获得性感染，而不是潜伏性结核的再活动。

大约5% ~ 15% 的新发结核感染最终发展为活动性结核病，而这种风险在感染后的最初几年中最大。初次感染5年后，仅3% ~ 5% 的无症状患者会出现重新激活。

治疗的有效性

为预防临床感染，有两项基本策略：①对未被感染的人群接种卡介苗进行生物预防；②对新近感染的人群和有长期潜伏性感染风险的人群进行预防性药物治疗。

生物预防

卡介苗（Bacille Calmette-Guérin，BCG）生物预防被广泛应用于结核病流行的国家。该疫苗用于未感染者的预防；对已感染人群没有作用。BCG是一种减毒牛型结核菌活菌疫苗，这种菌株对人的毒性很小。不应用于对纯蛋白衍生物（purified protein derivative，PPD）结核菌素皮肤试验（tuberculin skin test，TST）反应阳性的患者。卡介苗本身可能在接种后2 ~ 3年导致PPD检测结果呈阳性。然而，在此之后的PPD检测阳性不应归因于接种BCG，即使阳性结果可能是由于此前BCG导致，不应视为不进行皮试的理由。自1922年以来，这种疫苗一直在临床使用，但其作用仍存在争议。早期试验表明，BCG可以使多达80% 的接种者预防结核病，但随后在印度进行的试验未能证明其有效性。尽管最近英国和加拿大的研究表明，这种疫苗的效力可能高达60%，但目前在美国还不建议常规使用BCG。美国新发结核感染的发病率相对较低，这使疾病筛查和异烟肼（isoniazid，INH）预防成为一种更有效的方法。

预防性药物治疗

有效的预防性药物治疗方案已被制订。预防性治疗显著降低了新发感染或潜伏性感染进展为活动性结核病的风险。

异烟肼（INH）。患者每日服用INH 9个月可降低90% 的再活动风险，在完成6个月疗程的患者中可降低80%。当INH用于预防时每日服用完成9个月疗程的依从性良好的人群中效果最佳。这一建议适用于有或无HIV感染以及胸部X

线上有或无纤维结节浸润的患者。也可以通过化疗（directly observed therapy，DOT）每周给予 2 次 INH。

备选方案。合理有效的 INH 备选预防性药物治疗方案已经出现。一项随机试验显示，连续 4 个月每天服用利福平已被证明不劣于连续 9 个月每天服用 INH 的治疗效果。对于不能耐受 INH 肝脏副作用（药物相互作用和细胞减少是不利因素）的患者来说，利福平是一个合理的选择。此外，与连续 9 个月服用 INH 相比，利福平的依从性更好，药物耐受性更好。在服用华法林、口服避孕药、美沙酮和许多其他类药物的患者中，须警惕显著的药物相互作用。INH + 利福平联用 3 个月也显示有效。对于建议使用 DOT 的患者，利福喷汀 + INH 联用，每周给药，连用 3 个月也有效。最后，在 HIV 感染者中，每日利福喷汀 + INH 联用 1 个月已被证明不低于服用 9 个月 INH 的效果。这是已被证明在预防活动性结核病方面有效的最短预防方案，可能越来越多地依赖于这一方案来提高治疗完成率。

对治疗的反应。如前所述，即使是免疫缺陷的人群，如 HIV 感染者，对预防性药物治疗的反应也很好。在 TB 耐药菌株和耐多药菌株不断出现的时代，人们开始担心标准 INH 预防性药物治疗的持续疗效，因而提出了新的一线预防性药物治疗方案。在一项对潜在的 TB 和 HIV 感染患者的研究中，通过标准 INH 预防性药物治疗方案与新方案比较发现，间歇服用利福喷汀 3 个月、利福平 + INH 3 个月或者连续服用 INH 等方案均同样有效，同时也没有出现人们所担心的耐多药结核病菌株的问题。（值得注意的是，在研究期间，患者的依从性平均为 90%，这可能比日常临床实践中更高。）在多药耐药结核菌株暴露增加的情况下，这种疗效是否会持续还有待观察。值得注意的是，依从性是疗效的主要决定因素，依从性从 3 个月方案的 75% 下降到 9 个月方案的 45%。

患者选择和依从性最大化。患者的选择需要考虑到发展为活动性疾病的风险，患者的整体医疗状况，以及耐受和遵守长期预防性药物治疗方案的能力。由于感染后不久发生疾病进展的风险最大、因此近期发生结核菌素反应性转化的患者最有可能从这种治疗中获益。LTBI 的预防性药物治疗指南已由美国胸科学会（American Thoracic Society，ATS）、疾病控制中心（Centers for Disease Control，CDC）和美国传染病学会（Infectious Diseases Society of America，IDSA）发布。在这些指南中，如果存在导致疾病进展的其他危险因素，那么是否进行潜在结核病感染的预防性药物治疗不应再取决于年龄。这些风险因素包括确诊或疑似 HIV 感染；与活动性肺结核患者，特别是儿童和青少年接触的患者；胸部 X 线检查符合陈旧、已治愈结核病患者；接受过器官移植或正在接受免疫抑制药物，特别是 TNF-α 抑制剂治疗的患者；来自 TB 流行国家的新移民；流浪费者近 2 年内有 PPD 改变；注射药瘾者；易患活动性结核病的其他疾病，如矽肺；以及职业暴露者。

无感染结核病的危险因素和无易患活动性结核病的疾病的人不应预防性使用 INH 进行药物治疗，也不应进行 TST 或干扰素 -γ 释放试验（interferon-gamma release assay，IGRA）检测。

活动性结核病患者不应接受预防性药物治疗。在开始预防性药物治疗之前，必须进行胸部 X 线检查和体格检查，以发现活动性结核病的症状和细微体征（见第 49 章）。如果存在任何疑问，应推迟 INH 的药物预防，等待痰培养结果或可疑症状消失。

对长期预防治疗计划的执行能力进行评估是必不可少的。相关评估能够提高依从性，从而使治疗效果最大化，因此非常值得花费时间和精力。解释治疗的基本原理，解决问题和担忧，并与患者和家属共同制订治疗方案都是很有效的方法。

治疗的潜在危害

虽然药物预防有效，但仍有严重毒性的可能，特别是肝毒性。常见的预防性药物治疗方案的潜在肝毒性需要在治疗前评估肝功能和患者的整体医疗状况。在决定使用 INH 进行预防时，必须权衡药物诱发肝炎的风险与预防活动性疾病的获益。尽管获益通常大于风险，但是患者年龄越大患肝炎的风险越大，特别是在感染和活动性疾病发病率高的人群中。

异烟肼

在 20 岁以下的患者中肝损伤相当少见，20 ～

34 岁的患者中发生肝损伤的概率不超过 0.2%。相反地，在 50 岁以上的患者中，有超过 2% 的人可能会发生 INH 引起的肝脏疾病（见第 49 章）。在一项大型随机试验中，与安慰剂相比，INH 治疗 12 周时发生肝炎相对风险为 3.45，24 周为 4.59，1 年为 6.21。肝炎死亡风险较低，为 0.14‰。

周围神经病变是另一种主要毒性，发生在 2% 的治疗患者中，最可能发生在糖尿病、尿毒症和营养不良的患者中。

利福平

利福平治疗的肝毒性风险明显低于 INH 治疗。综合估计发现，利福平相对风险约为 INH 的 1/3，并且没有死亡病例出现。

利福喷汀

在比较利福喷汀 + INH 联用与 INH 单药治疗的研究中，前者肝细胞损伤的相对风险（相对风险，0.90）及死亡的相对风险（RR，0.80）均降低。3 级肝毒性的发生率为 4.9% *vs*. 5.5%，死亡率为 0.8% *vs*. 1.0%。

筛查试验 [2,14,15,24-30]

结核菌素皮肤试验

TST 仍然是诊断既定或现症结核感染的标准检测方法。无症状患者的皮肤试验结果呈阳性，提示有存活的结核杆菌。

测试类型及解释

使用皮内注射 Tween 80 稳定纯化的蛋白衍生物（PPD）的 Mantoux 试验比多种穿刺试验（如 tine 试验）更可靠。PPD 有三种强度：“第一强度”包含 1 个结核菌素单位（tuberculin unit，TU）；“中间强度”为 5 TU；“第二强度”为 250 TU，仅用 5-TU（中间强度）进行筛查。

TST 结果应在注射后 48 ～ 72 h 判读；结果判断以局部硬结（不是红斑）的直径为依据。

目前 CDC 对皮肤试验阳性的标准包括：

- 硬结直径 5 mm 的 HIV 阳性患者，实体器官移植者，或正在接受免疫抑制治疗包括 TNF 拮抗剂或相当于 15 mg/d 泼尼松治疗超过 1 个月的患者，和结核病患者密切接触者或者胸部 X 线高度怀疑结核病的可疑结核病感染的患者（见第 49 章）。
- 硬结直径 10 mm 的高发病率人群，如来自结核病流行国家的移民（特别是 5 年内移民的人），注射毒品者；高危人群聚集场所（医院、疗养院、流浪者收容所、监狱）的居民或雇员；易患活动性结核病的患者，例如矽肺、糖尿病、慢性肾功能不全、白血病或淋巴瘤以及头颈部癌症；接受过胃切除术或空肠回肠旁路术或体重低于理想体重 10% 者，以及 4 岁以下儿童。
- 硬结直径 15 mm 的无明确危险因素者。

反复的 TST 检查可以产生一种增强作用，但在 1 年时发生的反应性增加应归因于新发感染。结核病高风险人群，如 HIV 患者，应该每年进行检测。

检测特性和性能

硬结直径 ≥ 5 mm 和 ≥ 10 mm 显示出相似的敏感性，汇总估计值为 79%——在结核负担较低的国家更高（最高达 88%）。在未接种卡介苗的情况下，对 ≥ 10 mm 或 ≥ 15 mm 硬结直径的特异性汇总估计范围为 95% ～ 99%。在美国人群中，由于疾病在人群中的流行率较低，阳性检测的总体阳性预测值较低（估计范围为 2.7% ～ 3.1%），但阴性检测结果的阴性预测值非常高（99% ～ 100%）。

假阳性反应。尽管结核菌素皮肤试验具有高度特异性，但仍有可能出现假阳性反应。通常是因为之前 BCG 暴露或与环境中获得的非典型分枝杆菌抗原发生交叉反应。这可能导致未暴露于结核分枝杆菌的人出现中度皮肤试验反应——因此，当筛查低风险人群时，需要更大面积的硬结作为诊断标准。

假阴性反应（无反应）。据记录，多达 20% 的结核病患者对该测试无反应，特别是那些因 HIV 感染、严重或晚期疾病、营养不良或虚弱而免疫功能低下的患者。在活动性结核病患者中，约 50% 未得到控制的临床 AIDS 患者的 PPD 检测结果可能为假阴性。将 HIV 阳性患者皮肤试验阳性结果的标准降低到 5 mm 硬结是为了提高试验敏感性。

CDC 不再推荐使用念珠菌、腮腺炎或破伤风类毒素抗原作为无反应性患者的"对照"，因为无反应性的 HIV/AIDS 患者不能从 INH 预防性药物治疗中受益。

除了宿主的免疫功能不全之外，皮肤测试假阴性结果的其他原因是抗原处理不当和注射技术错误。结核菌素不应在容器间进行转移，注射器注满后应尽快进行皮肤试验。皮下注射而不是皮内注射可能导致假阴性反应。由于结核菌素敏感性在初次感染后 2 ～ 10 周出现，新感染者的早期皮肤试验结果可能为阴性。

全血检测——干扰素 -γ 释放试验

已经开发出基于血液样本而不是皮肤试验的筛查试验，以克服 TST 检测的一些局限性。FDA 已经批准在任何需要进行 PPD 检查的场所开展这些测试。接种过 BCG 或不太可能返回观察 TST 结果的人应接受 IGRA 检查。对于经 TST 检测呈阴性，但担心近期接触引起感染的人，也可以考虑进行这种检测。

检测类型及解释

美国食品药品监督管理局（FDA）批准了两种用于诊断潜伏性结核病感染的全血干扰素 -γ 释放试验（interferon-gamma release assay，IGRA）：QuantiFERON-TB Gold 和 T-SPOT.TB。在这些检测中，血液样本在体外与来自结核分枝杆菌的两种多肽混合，并测量产生干扰素 -γ 的数量。在感染结核病的患者中，T 细胞对这种暴露做出反应释放干扰素 -γ。检测呈阳性所需的时间与皮肤试验相同。有一个缺点是在免疫抑制或免疫低下人群中会出现不确定的结果，而报告的不确定结果率高达 6%。

检测特性和性能

QuantiFERON-TB Gold 和 T-SPOT 的合并敏感性分别为 77% 和 90%，特异性分别为 95% 和 97%。与 TST 相比，全血检测敏感性相当，但特异性更大，因为它们利用特异性的结核分枝杆菌抗原；接种 BCG 或暴露于非典型分枝杆菌不会导致检测阳性；此外，也没有出现频繁重复皮试的扩增现象。阳性预测值为 4% ～ 8%，阴性预测值为 99% ～ 100%。

在预测发生活动性疾病的风险方面，IGRA 在特异性稍好，但总体敏感性略低；然而，有一些证据表明，IGRA 对近期感染者的感染检测更敏感。因为该检测只需要一次抽血，所以不需要随访。此外，消除了由于管理错误或 PPD 结果解读导致的假阴性的检测。

痰涂片和痰培养的筛查结合胸部 X 线

所有申请来美国的移民和难民都需要进行海外结核病筛查。这一政策源于美国境外出生的人中新发结核病比例较高。以前，首先进行胸部 X 线检查，如果出现异常或提示有结核病症状，则进行痰涂片的检测，包括连续 3 天的痰液取样和检查抗酸微生物。新出现的数据表明，增加痰培养检测可能会提供更好的结果，这成为一种需求。在一项对后来罹患活动性结核病的移民进行的研究中，54% 的人痰涂片阴性且痰培养呈阳性。在采用痰培养进行筛查后，美国新移民中新增活动性结核病病例减少了 38%。这些数据表明，痰培养有望成为一种高获益的方法，用于筛查和减少来到美国的活动性结核病患者（特别是来自高发地区的人）。

筛查的危害

目前还没有研究指出各种形式筛查的危害。在医疗保健工作者、准移民和新移民等行政上的弱势群体中，强制性的筛查和诊断项目可能会让他们感到焦虑。然而，如果在实施过程中，能够兼顾感受和支持，并给予充分机会进行治疗，这些努力将为患者、家庭和社区提供重要保护。

结论与建议[31-37]

- 潜伏性结核病或新发获得性感染风险增加的无症状患者应进行结核菌素皮肤试验或全血 IGRA 试验。这些感染风险增加的人群包括活动性 HIV 感染者、活动性结核病患者的家庭接触者、注射吸毒者、无家可归者、来自结核病高发国家的移民、囚犯、接受长期居家照料的人以及免疫抑制剂使用者或慢性疾病患者。同时，应考虑对流行率高的贫困城市地区的人口进行检测。高危人群，如活动性

HIV 感染者，应每年进行检测。

- 接触结核病风险高的健康人，如卫生保健专业人员，即便 PPD 呈阴性，也应定期进行检测。
- 曾接种 BCG 或在 48 h 内无法返回确认 TST 结果的患者首选全血 IGRA 试验。也可用于 TST 阴性的疑似近期接触结核病患者的人群（特别是家庭接触者）的检测。
- 潜伏性结核感染（LTBI）患者有从潜伏性结核进展到活动性结核的风险，应考虑预防性药物治疗。可选用 INH 进行预防性药物治疗的情况包括：
  - 确诊或疑似 HIV 感染患者。
  - 确诊活动性肺结核患者的密切接触者（特别是家庭内）。无论 PPD 结果如何，与结核病患者接触的儿童和青少年都应接受 12 周的 INH 治疗，之后可以复查 PPD 试验。
  - 胸部 X 线上纤维结节疾病的患者与陈旧性、已治愈的结核病相吻合。
  - 接受实体器官移植或正在接受免疫抑制剂，特别是 TNF 抑制剂治疗的患者。
  - 来自结核病流行国家的新移民（＜ 5 年）。
  - 来自医疗服务不足的低收入地区的本地出生患者，特别是无家可归者。
  - 2 年内 PPD 检测呈阳转的人。
  - 注射毒品但仍未感染 HIV 的人。
  - 检测呈阳性的患者和其他易患活动性结核病的患者应接受治疗，如矽肺、糖尿病、慢性肾功能不全、白血病或淋巴瘤、头颈部癌症、胃切除术或空肠回肠旁路术，或者体重低于理想体重 10% 以上的人。
  - 居住在长期护理机构（如养老院、教养机构和精神病院）的人员或工作人员。
- 所有接受预防性药物治疗的患者应了解最大限度提高依从性所必需的问题，如风险、获益和潜在副作用；强调依从性的重要性，识别出影响遵循医嘱的潜在障碍；共同制订一个能最大限度地提高依从性的计划。
- 首选异烟肼（INH，每日 300 mg 或每周 2 次 900 mg），最好连用 9 个月，至少 6 个月。必须注意确保服药依从性，以防止出现耐药菌株，可能更加适合每周 2 次的全程督导化疗。如果治疗开始前出现肝功能异常，则每月监测转氨酶水平，但如果转氨酶水平正常且患者依从性好，则无须监测。补充维生素 B_6（吡哆醇，50 mg/d），以预防周围神经病变。
- 如果有活动性肝病（INH 预防性药物治疗的相对禁忌证），考虑替代方案，如利福平（600 mg/d，持续 4 个月）；监测全血细胞计数并警惕潜在的药物相互作用（见第 49 章）。
- 如果考虑患者长期服药依从性较差，可考虑按上述剂量和时间表服用 INH+ 利福平 3 个月或 INH+ 利福喷汀 1 个月。
- 在开始预防性药物治疗前，通过胸部 X 线和筛查活动性结核病的症状，以确定是否有活动性结核病。
- 为复杂患者（如 HIV 感染者或其他可能接触耐多药结核病的患者）和一线预防性药物治疗出现问题或治疗失败的患者提供专家会诊。

（吴　萌 翻译，曹照龙　王晶桐 审校）

第 39 章

职业性肺病和环境性肺病的评估与预防

L. CHRISTINE OLIVER

在美国，职业性肺病是与工作相关的十大疾病之一。空气污染引起的有毒环境暴露越来越被认为是心肺疾病发病和死亡的一个主要危险因素。工作场所和一般环境中的致病因素包括刺激性和（或）致敏性化学气体、有机和无机粉尘、霉菌和有毒烟雾。这些可对上呼吸道（upper respiratory tract，URT）和下呼吸道（lower respiratory tract，LRT）产生不利影响，并导致血管损伤。

防止暴露是降低职业性肺病和环境性肺病发病率和死亡率的关键。对于基层医生来说，了解和熟悉这些疾病是至关重要的，因为他们通常是首次接诊这些职业性 / 环境性肺病患者的医务人员。由于接触有毒物质引起的呼吸道症状是非特异性的，认识到常见症状与一种或多种有毒物质的潜在关系对正确诊断和治疗至关重要。持续暴露往往导致不必要的不可逆的生理异常，以及慢性甚至致命的肺部疾病和心血管不良后果。

职业性肺病 [1-19]

流行病学

在美国和其他发达国家，工作相关性哮喘已取代尘肺病，成为职业性肺病的主要原因。据估计，15% ～ 26% 的成人哮喘新确诊病例是职业暴露所致。

尘肺病最常见的病因是石棉。美国疾病控制与预防中心（Centers for Disease Control and Prevention，CDC）从 1999 年到 2015 年收集的死亡数据显示，恶性间皮瘤每年的死亡人数有所增加，从 1999 年的 2479 人增加到 2015 年的 2597 人。这些死亡病例包括因工人将工作服上的石棉粉尘带回家而暴露的家庭成员。由于吸烟原因，石棉相关肺癌的数量难以量化，但据估计，其数量比恶性间皮瘤多出 2 ～ 3 倍。

由联邦政府管理的煤炭工人健康监测项目（Coal Workers' Health Surveillance Program，CWHSP）跟踪了煤炭工人尘肺病（coal workers' pneumoconiosis，CWP）的流行情况。虽然美国阿巴拉契亚中部地区的 CWP 患病率最高（10%），但从 2005 年到 2015 年，针对阿巴拉契亚中部地区以外的地区进行的一项增强的 CWHSP 研究发现，历史上参与率较低地区的 CWP 患病率在内陆地区为 0.8%，在东部地区为 3.4%。这其中，重要的影响变量是每个矿井的员工数量，矿井越小风险越高；煤层越低，二氧化硅暴露越大；以及工作时间的延长。

CDC 估计，200 万美国工人可能暴露在可吸入的晶硅石（二氧化硅）环境中，许多污染物的浓度超过了现有的联邦暴露限值。这种物质存在于混凝土、砖、砂浆和其他建筑材料中，石英是最常见的。在花岗岩采石场工作的石材切割工，以及从事陶瓷或陶艺的工人，尤其面临二氧化硅暴露的危险。罹患肺癌的风险也随着职业暴露的增加而增加。

由于经常被漏诊，这些数据低估了职业性肺病的真实发生率。大多数医生缺乏足够的职业病相关医学培训。职业性肺病患者的临床表现类似于非职业性肺病患者。暴露和疾病临床表现之间的潜伏期可能很长，从而掩盖了因果关系。职业病往往是由旁观者和家庭接触和（或）住宅靠近毒素源引起的，这一事实可能进一步模糊了这种联系。例如，据报告，石棉工人的家庭成员和住在造船厂附近的人患有石棉相关疾病；生活在铍植物附近的人，容易罹患慢性铍病（chronic beryllium disease，CBD）。低剂量暴露可能引起疾病如石棉和恶性间皮瘤。

病理生理学和临床表现

暴露和宿主因素都会导致职业性肺病的临床表现。

暴露

吸入的蒸汽、气体、粉尘和烟雾（Inhaled vapors，gases，dusts，and fumes，VGDF）以几种方式对呼吸道产生影响。其基本病理生理机制是直接刺激引起的炎症和 / 或伴随致敏的免疫反应。上呼吸道炎症的特征是引起咳嗽，伴或不伴黏液分泌。过多刺激物诱导的 LRT 反应包括气道高反应，伴胸闷、喘息和呼吸短促，在某些情况下由肺水肿或化学性肺炎引起。由于损伤引起的纤维化反应，小气道可发生固定的阻塞性病变。临床表现可立即出现或延迟出现，例如，暴露于二氧化氮或光气后，12 ～ 24 h 后可发生肺水肿。

免疫学机制包括 IgE 和 T 细胞介导。致敏是过敏性肺炎（hypersensitivity pneumonitis，HP）、潜伏性职业性哮喘（occupational asthma，OA）和 CBD 的重要病因。对于二异氰酸酯和甲醛等制剂，其机制尚不明确。在二异氰酸酯诱导的哮喘中，二异氰酸酯特异性 IgE 可能升高，似乎与疾病相关，而 IgG 是暴露的一个指标。

二氧化硅和石棉等粉尘以及铍等金属，随着时间的推移会滞留在肺部，引起纤维化反应，如果是铍和无机粉尘，也会形成肉芽肿。颗粒的大小和尺寸决定了肺内的分布；直径≤ 5 μm 的颗粒达到下呼吸道。较大的颗粒会影响上呼吸道黏膜。潜伏期可能长达 20 ～ 25 年，如果被激发，潜伏期可能短至几个月。在粉尘引起的肺病中免疫球蛋白、类风湿因子、抗核抗体和 α_1- 抗胰蛋白酶的循环水平升高。

宿主因素

越来越多的证据表明，遗传因素对罹患某些职业性肺病的风险有影响，如二异氰酸盐诱发的哮喘和 CBD。与许多其他疾病一样，基因和环境之间的相互作用很可能是职业性肺病发展过程中的一个关键变量。吸烟也很重要。吸烟与石棉具有叠加作用，从而增加肺癌风险，与 VGDF 具有叠加作用，从而增加慢性阻塞性肺疾病（chronic obstructive pulmonary disease，COPD）风险。在暴露于铂盐和四氯苯酐的个体中，吸烟似乎增加了 IgE 介导的支气管哮喘的风险。与不吸烟的同事相比，吸烟的焊工和煤矿工人中支气管炎和气道阻塞的患病率增加。社会和经济变量往往决定了家庭与工业空气污染源的地理距离。工作习惯会影响家庭成员将工作场所的毒素带回家的可能性。

阻塞性气道疾病

与工作有关的气道疾病可能是急性的或慢性的，并且和可逆或不可逆的气道阻塞相关。暴露的性质和出现症状后的暴露持续时间是决定结果的重要变量。OA 以可逆性气道梗阻为特征，而 COPD 是以不可逆性气道梗阻为特征。

职业性哮喘

职业性哮喘（OA）是发达国家最常见的职业性肺病。它包括新发哮喘和工作加重性哮喘（work-exacerbated asthma，WEA）（工作场所暴露使已存在或同时发生的哮喘恶化）。大约 25% 的参加工作的哮喘患者患有 WEA。据报道，至少有 250 种药物可引起 OA，可分为潜伏性哮喘（免疫介导）和无潜伏性哮喘（刺激物诱导）。高分子量（High-molecular-weight，HMW）药物可引起 IgE 介导的潜伏性哮喘。低分子量（Low molecular weight，LMW）药物（＜ 1000 D）也可引起潜伏性哮喘；但其机制尚不清楚，可能包括 IgE 和 T 细胞的介导作用（如二异氰酸酯）。

无潜伏期的职业性哮喘为刺激物诱发。反应性气道功能障碍综合征（Reactive airways dysfunction syndrome，RADS）是一种刺激物诱发的哮喘，与单一高水平暴露于刺激物有关。刺激物可能以 VGDF 或微粒的形式出现。例如，2001 年 9 月 11 日世界贸易中心（World Trade Center，WTC）的倒塌，使数以千计的急救人员和附近建筑物的居民暴露在烟雾和来自混凝土和其他结构及绝缘材料压碎产生的碱性颗粒中。在一组 25 748 名在 WTC 事故前无哮喘的救援和修复工作人员中，3.6% 的人出现了新发哮喘，而一般人群的背景预测为 0.3%。

全球范围内，引起支气管哮喘最常见的原因是面粉（HMW）和二异氰酸酯（LMW）。二异氰酸酯广泛用于制造刚性和柔性泡沫、地板抛光和密封材料、清漆和包装产品。在较高的浓度下，二异氰酸酯通过直接刺激支气管黏膜和（或）致敏而引起哮喘。皮肤接触二异氰酸酯可引起呼吸致敏。一旦致敏，个体在再次暴露时有严重甚至致命的哮喘发作的风险。其他常见的哮喘源有乳胶、甲醛、戊二醛、铬（VI）、镍和动物蛋白。清洁剂可引起刺激性哮喘，尽管有些清洁剂含有季铵盐化合物等致敏物质。医院工作人员属于风险最大的人群。

OA 的症状在工作时更严重，而通常随着离开工作的时间而改善。有些药剂会导致反应延迟，在下班几小时后出现症状。症状和工作之间的时间关系模式对诊断至关重要。流量呼气峰值（Peak expiratory flow，PEF）和（或）换班前和换班后肺活量测定可用于验证报告的时间相关性。出现症状后暴露的时间越长，发生不可逆损害的可能性越大。对大多数人来说，OA 是一种永久性的疾病。

慢性阻塞性肺疾病

美国国立卫生研究院 / 世界卫生组织在其慢性阻塞性肺疾病全球倡议（Global Initiative for Chronic Obstructive Lung Disease，GOLD）中认识到，尽管同时吸烟会进一步增加风险，但职业暴露于 VGDF 在导致 COPD 方面的重要性与吸烟无关。

棉屑沉着病

棉屑沉着病是一种纺织厂工人易患疾病，其特征是胸闷和（或）呼吸短促，最初在返回工作的第一天出现（B1 级），然后在随后的几天出现（B2 级）。可看到肺功能 FEV_1 的急性交叉移位下降和慢性不可逆气流阻塞的形成。棉花苞片被认为是该病的病因；流行病学研究表明，急性肺功能变化与内毒素有关，慢性下降与棉花粉尘本身有关。

工业支气管炎

工业支气管炎是气道刺激和炎症的非特异性表现。致病因素包括煤尘、二氧化硅、水泥粉尘、柴油排放、焊接烟雾和气体（如二氧化硫）。其特征是吸入刺激物所致的咳嗽、咳痰。急性支气管炎是自限性的。慢性支气管炎的定义是连续 2 年或 2 年以上，咳嗽和咳痰持续 3 个月或更长时间。

闭塞性细支气管炎——爆米花工人肺病

在制作爆米花的工人中观察到固定的阻塞性肺病。这种疾病在影像学和显微镜下类似闭塞性细支气管炎；发病急骤，进展迅速。组织病理学上，小气道上皮细胞显示炎症和损伤的导致上皮下纤维组织增生证据。生理学上由于阻塞性病变的固定不可逆性质，表现为 FEV_1 减少对支气管扩张剂无效。致病因子二乙酰已经从大多数黄油香精中被去除，但被添加到蒸气电子烟中，并用于制造薯条、冰淇淋、黄油、烘焙食品和咖啡香精。

间质性肺病

尘肺病一度是最常见的职业性肺病。1950 年，国际劳工组织（劳工组织）开发了一套系统，用于对因接触二氧化硅和煤尘以及 1970 年接触石棉而导致的肺间质和胸膜纤维化进行分类。下面介绍最常见的尘肺病。

石棉肺

石棉肺是由于接触石棉引起的肺实质纤维化。累积剂量和潜伏期决定疾病风险。虽然相对高水平的暴露与石棉肺有关，但没有明确的阈值已被证实。平均潜伏期为 20 年或更长。呼吸道症状是无特异性，取决于疾病的程度。体格检查可在肺基底处发现特征性的吸气末的干性爆裂声。生理异常包括力学受限和气体交换受损。

影像学改变包括肺下区小的不规则阴影。其他显示石棉暴露的发现包括胸膜斑块和弥漫性胸膜增厚一致的肋膈角钝化。侧位胸部 X 线在检测钙化的半膈肌斑块时是有用的，这是石棉暴露的标志。计算机断层扫描（computed tomography，CT）对于诊断间质和胸膜疾病是有用的。

矽肺病

矽肺病是由暴露于可吸入的结晶二氧化硅或二氧化硅所致。二氧化硅暴露发生在各种职业环境中，包括喷砂、铸造和建筑工作。最近，在水力压裂和工程石材台面的制造和安装中发现了有害暴露。旁观者的暴露是危险的，因为在通常的情况下，会为喷砂者提供呼吸保护，而周围的其他人没有。2016 年 3 月，美国职业安全与健康管理局（Occupational Safety and Health Administration，OSHA）颁布了一项新标准，将工作场所允许的暴露量减少一半，减至 50 μg/m^3。

矽肺以单纯结节状或进行性大量纤维化（progressive massive fibrosis，PMF）的“复杂”形式发生。疾病潜伏期和严重程度与粉尘接触水平直接相关。高水平暴露后 1 ～ 2 年可发生暴发性矽肺。在较低水平的暴露下，20 年或更长时间的潜伏期是常见的。矽肺可合并分枝杆菌或真菌感染。影像学异常的特征性表现先于功能性异常，最初表现为小而圆的阴影，累及上肺区。肺门淋巴结肿大，伴有“蛋壳”样钙化。生理异常反映了矽肺结节在细支气管周围的位置，包括早期小气道功能障碍和气体交换受损。伴 PMF 时，可出现阻塞性、限制或混合型。通气功能障碍职业性接触二氧化硅会导致硅蛋白沉积症，这种情况与肺泡蛋白沉积症非常相似。

煤工尘肺病

这种众所周知的职业危害是由于煤尘沉积在支气管周围组织，形成尘斑和终末细支气管扩张所致。疾病的发生和程度取决于粉尘暴露的程度和煤的等级，无烟煤比烟煤更易引起纤维性。CWP 有两种类型：一种是“单纯性”尘肺病，其特征是出现直径小于 5 μm 的小粉尘结节；另一种是“复杂性”尘肺病，即 PMF，其特征是大量粉尘和胶原组织。据报道，2016 年，东肯塔基州的煤矿工人中 PMF 卷土重来。最常见的呼吸系统症状是慢性支气管炎，这与肺部的影像学表现无关，在吸烟的矿工中更为常见。其他临床表现一般在暴露 10 年或更长时间后出现。生理异常是多变的，且除了单次呼吸一氧化碳弥散量（single-breath diffusing capacity of lung for carbon monoxide，DLCO）外，与影像学表现无关。在单纯性 CWP 和 PMF 中，当阴影直径小于 1.5 mm 时，DLCO 减少。慢性支气管炎和 PMF 可发生不可逆气道阻塞。

慢性铍病

这种情况是由于吸入氧化铍造成的。它是一种 T 细胞介导的超敏性疾病，具有不可预测的潜伏期和剂量 - 反应关系。高危人群是从事制造含铍产品（如陶瓷和计算机部件）、从事牙科汞合金工作，以及从事核工业、电子工业和飞机工业的工人。吸入相对高浓度的铍后可发生急性疾病，可能与鼻咽炎、气管支气管炎或临床肺炎有关。CBD 是一种全身肉芽肿性疾病，常与结节病相混淆。特定的遗传多态性已被确定。可增加暴露工人的患病风险。胸部 X 线显示典型的弥漫性网状结节浸润。肺功能检查可显示阻塞性和限制性通气功能障碍和换气功能受损。

诊断取决于能证明来自患者外周血或肺部的 T 细胞在体外识别铍，这是通过铍淋巴细胞增殖试验（beryllium lymphocyte proliferation test，BeLPT）来检测的。铍敏感化是根据两种异常的外周血 BeLPT 来确定的。CBD 的诊断基于肺活检示非干酪样肉芽肿和外周血或肺灌洗中的 BeLPT 异常。铍敏感化的工人罹患 CBD 的风险增加。尽管在消除暴露后可观察到疾病进展，消除照射是两种情况下的治疗选择。皮质类固醇的有效性各不相同。

其他与工作有关的间质性肺病

结节病在某些情况下可能与职业性接触无机粉尘有关，以 WTC 粉尘为例。在碳化钨的制造商和用户中，钴会引起“硬金属”病。滑石病是由接触工业和化妆品级滑石引起的。所谓的“良性”尘肺病发生在暴露于某些惰性尘埃之后：氧化铁（铁沉着病）、氧化锡（锡沉着病）和钡（钡沉着病）。胸部 X 线显示间质阴影。肺功能一般保持完好。

肺炎

过敏性肺炎

过敏性肺炎发生在接触各种有机粉尘、霉菌孢子和某些化学物质（如二异氰酸酯）之后。致病因素包括嗜热放线菌、曲霉、动物和鱼的血清和尿蛋白。临床疾病包括农民肺、鸟类爱好者肺、甘蔗菌病、加湿器热和动物饲养员肺。急性和慢性反应都可能发生。急性过敏性肺炎可表现为流感样疾病；慢性过敏性肺炎可表现为类似于普通型间质性肺炎（usual interstitial pneumonitis，UIP）。胸部 X 线可显示肺中下叶离散的阴影。CT 扫描典型表现为小叶中心的毛玻璃样影、低密度区和小结节影。暴露史对诊断至关重要。血清学检测的敏感性和特异性取决于实验室；缺少可获得的标准化试剂。

癌症

肺癌是由职业和环境暴露引起的，包括石棉、二氧化硅、氡、柴油排放、砷、铬（六价）、镍、辐射、铍和焊接烟雾。

石棉来源

石棉引起支气管肺癌和恶性间皮瘤，这是一种非常罕见的胸膜、腹膜和鞘膜间皮细胞肿瘤。石棉肺或与石棉相关的胸膜异常都不是恶性间皮瘤或石棉诱发肺癌的必要先决条件。所有商业上使用的石棉纤维都会导致这两种癌症。吸烟不会影响恶性间皮瘤的风险。风险随累积剂量增加而增加；两种恶性肿瘤均无风险阈值。

晶体硅来源

1996 年，国际癌症研究机构（International Agency for Research on Cancer）宣布晶体硅（结晶二氧化硅）为人类肺癌致癌物。职业接触二氧化硅 20 年或以上的人群和患有矽肺的人群中，风险似乎更高。已发现许多与暴露有关的肺癌，包括支气管肺泡癌。

分类及诊断检查（表 39-1）[1,5,12,16,18-24]

分类

职业性肺病可以根据其潜在的病理生理学进行分类（表 39-1），这有助于制定鉴别诊断和进行更有针对性的检查。

检查

职业史是诊断职业性肺病最重要的步骤（表 39-2）。虽然按时间顺序记录终生工作经历是理想的，特别是对于有长潜伏期的疾病，这在基层医院中往往是不必要的。需要有关暴露类型、水平和持续时间的具体信息。工作场所使用化学品的材料安全数据表（Material safety data sheets，MSDS）和工业卫生调查的结果是有用的接触信息来源。有必要确定症状和疾病与工作的时间关系，并询问同事和家庭成员是否有类似的疾病。

肺功能检查可提供有价值的诊断信息。初期肺纤维化中 DLCO 减少可能是唯一的异常。小气道功能障碍可能是间质性或阻塞性肺病的早期征兆。当怀疑 OA 时，支气管扩张前后的和乙酰胆碱激发前后的肺活量测定是有效的测定工具。峰值呼气流速（A peak expiratory flow rate，PEFR）可以记录疑似 OA 病例的模式。

如果病史和临床表现提示尘肺病诊断，则应根据国际劳工组织分类系统对胸部 X 线进行判读。CT 扫描可用于证实影像学表现并确定诊断。记录暴露反疑关系很有必要，不仅可以制订有效的治疗方案，还可以确定有无残疾，并为工人的补偿福利提供依据。其中包括有关医疗费用的健康保险和因工致残的赔偿金。

预防[1-25]

管理的最好办法是预防。职业性肺病会在持续暴露中进展，甚至在停止暴露后也会进展。可以采取一些措施来控制暴露。这些包括用无毒制剂代替有毒制剂。如果无法做到这一点，则应进行工程改造，以改善工作场所的一般通风和产生毒素地点的通风。湿化程序可以降低粉尘水平。作为最后的手段，应使用合适的呼吸器对工人进行个人防护。如果这些措施无效或如果暴露于患者可能致敏的物质，使患者脱离工作场所是唯一的治疗选择。

环境性肺病

空气污染[25-28]

臭氧、微小颗粒物（指定为 PM 2.5）和柴油废气是对美国城市地区健康构成最大威胁的主要空气污染物。

臭氧

高空臭氧是防止紫外线辐射危害的重要保护因素，而地面臭氧则因其对组织，特别是对呼吸系统和心血管系统的强烈氧化作用而对健康造成重大

表 39-1　职业性肺病分类

气道疾病	职业性哮喘	致病因素：二异氰酸酯、面粉、邻苯二甲酸酐、镍、铬、铂盐、甲醛、枯草芽孢杆菌蛋白水解酶、谷物、动物产品、环氧树脂、西部红雪松和红木，以及刺激物，如清洁剂、柴油排放物和氯
	肺炎	致病因素：棉花、亚麻和大麻
	工业支气管炎	致病因素：柴油排放、建筑粉尘、焊接烟雾、煤尘、二氧化硫和五氧化二钒
	建筑相关疾病	致病因素：霉菌、化学刺激物或致敏剂，如二异氰酸酯、甲醛、戊二醛、氨、清洁剂、油漆、清漆、地板抛光材料、柴油排放和建筑粉尘
间质性肺病		致病因素：石棉、二氧化硅、铍、钴、滑石和尼龙绒
过敏性肺炎		致病因素：有机尘埃，如嗜热放线菌，真菌孢子，如曲霉和青霉菌，以及化学物质，如二异氰酸酯
癌症		致病因素：石棉、晶体硅、铍、柴油排放、三氧化二砷、六价铬、镍、铀（氡子体）和氡
非心源性肺水肿		致病因素：氮氧化物、光气、氯、氨和硫酸

表 39-2 职业相关性呼吸系统疾病的诊断：职业史

关键问题	你现在做什么工作？ 你以前做什么工作？ 你做过最长时间的工作是什么？ 你认为工作中（或家里）的任何事情可能导致您的症状，如果是，是什么？
风险评估	职业名称及描述 暴露（化学、气体、灰尘、烟雾）：类型和等级（轻度、中度、重度） 工作场所通风是否充足（良好、一般、差） 个人呼吸防护设备的供应情况和使用情况
症状评估	症状或症状模式与工作时间的关联 疑似职业性哮喘病例的 PEFR 日记 临床结果与暴露的已知健康影响的相关性 在同事中也出现了类似症状

危害。在地面上，它是由阳光紫外线辐射与含有碳氢化合物和氮氧化物的空气反应形成的，这些气体主要来自燃烧化石燃料的内燃机的废气。在热浪期间，由于植物吸收减少，臭氧的产量增加。值得注意的是，臭氧会抑制植物的光合作用。

暴露的后果

臭氧有助于自由基的产生。短期暴露会损害气道功能，激活血小板，升高血压。已有假设其对动脉粥样硬化斑块形成有影响。长期暴露与心血管和呼吸系统死亡率增加有关，但要明确相关的小颗粒污染物对心血管死亡率的影响一直很困难。据记录，在洛杉矶等高臭氧城市，哮喘和支气管炎等呼吸道疾病的发病率增加，死于肺部疾病的风险增加了 30% 以上。也有报告称，肺功能下降和呼吸系统症状增加导致因呼吸系统原因而急诊就诊和住院。

暴露标准

根据美国环境保护署（Environmental Protection Agency，EPA）的数据，易感人群可能会受到低至 40 nmol/mol 臭氧水平的不利影响。2015 年 EPA 臭氧暴露标准升至 70 nmol/mol，每年不超过 25 个日历日。EPA 目前的每日暴露标准认为，8 h 的平均水平为 85 ～ 104 nmol/mol 为“对敏感人群不健康”，105 ～ 124 nmol/mol 为“不 健 康”，125 ～ 404 nmol/mol 为“非常不健康”。

微小颗粒物（PM 2.5）

空气污染

这些与污染有关的颗粒直径≤ 2.5μm，由二氧化硫、氮氧化物、一氧化碳、矿物尘埃、有机物和黑碳或煤烟组成。在城市地区，它们主要来自燃烧化石燃料、汽车、卡车和（或）燃煤发电厂等工业设施。因为 PM 2.5 很容易渗透到肺部深处，进入血流，损伤气道、肺泡和血管，所以会对健康造成重大威胁。

任何程度的暴露都不被认为是安全的。美国目前的空气质量标准要求浓度＜ 12 μg/m^3，但即使浓度低于这个水平，也与发病率和死亡率的显著增加相关，特别是在弱势的医疗保险人群中。慢性暴露与心肺死亡、动脉粥样硬化性心血管疾病、肺癌、哮喘、COPD 和低出生体重发生率的主要增加密切相关。全球范围内，暴露于 PM2.5 每年造成超过 400 万人死亡，是过早死亡的主要原因之一。

认识到这些严重的健康风险，就形成了减少运输和发电厂排放的重大立法努力科学基础。负面影响在少数族裔和低收入人群中最为明显。人们开始关注对降低室内微小颗粒水平，特别是针对城市贫困老人，他们往往生活在高污染地区，大部分时间都待在室内。正在努力研究包括使用低成本的便携式空气过滤等方法。

氡 [29]

氡是一种天然产生的气体，从含铀的岩石和土壤中释放出来，在美国的某些地理区域发现了较高的排放量。虽然氡是无害的，但其子体会释放出 α- 粒子，这些辐射是对气管支气管束造成伤害的潜在来源，特别是当它附着在吸入的小尘埃颗粒上时，肺癌的风险显著增加。据估计，美国多达 10% 的住宅建造在氡含量足够丰富的土壤上，从而产生令人担忧的室内氡浓度。EPA 建议，应检测氡丰富地区的家庭，如果氡含量超过 4 pCi/L，应采取补救措施。

最有效的补救措施是从受影响的房屋下面排放氡气体。可以安装一个简单的通风系统，包括一个通风管道放置在地基下，连接到一个持续运行的气泵。管道贯穿或环绕建筑物，并在屋顶上方设置出口，在那里气体被排到大气中。

建筑相关疾病 [30]

室内空气质量差往往与呼吸道症状和肺部疾病有关。缺乏足够的通风是常见的原因。潜在的室内空气污染物多种多样，部分取决于工作场所的环境。例如，卫生保健工作者面临着因清洁剂中的戊二醛和季铵盐化合物诱发哮喘的风险。新地毯可能释放出甲醛。现有工作空间的翻新会产生建筑本身产生的颗粒物，以及油漆和地板抛光等活动中使用的化学物质产生的有毒蒸汽 / 烟雾。霉菌在潮湿漏气的空间很常见，增加了上呼吸道和下呼吸道疾病的风险。

对预防的建议

- 将职业 / 环境史作为所有患者体检筛查的常规部分。
- 根据职业或环境历史，建议对工作场所或家庭进行工业卫生检测。
- 如果怀疑尘肺病或 HP，进行胸部 X 线或高分辨率 CT 检查。
- 如果怀疑职业性哮喘，进行呼气流量峰值日记，并辅以支气管激发试验。
- 如果确诊为职业性肺病，应告知患者，并解释其与任何职业或环境原因的可能关系。确定患者的理解是重要的，因为时效法规与法律救济（如工人补偿）相关。
- 与患者、雇主和（或）社区合作，制订合理的方案来减少或消除暴露原因。
- 告知如 OSHA 或国家卫生部门等监管机构，任何对患者、患者同事或其他人的严重或潜在的危及生命的危险。
- 只有在万不得已的情况下，才会让患者离开工作岗位或家。
- 鼓励患者戒烟等固有的对肺部有害的习惯，并加剧工作场所 / 环境暴露的影响。
- 进行适当的医疗监测，以便今后发展为其他与暴露有关的肺部疾病，如肺癌。
- 教育所有患者并推广减少臭氧和小颗粒污染和暴露的所有手段。
- 提醒患者，特别是老年人和患有心肺疾病的人，在高臭氧和小颗粒污染的时候，要避免户外活动。

（吴　萌 翻译，曹照龙　王晶桐 审校）

第 40 章

慢性呼吸困难的评估

A.H.G./A.G.M.

呼吸困难是指呼吸时有困难或不舒服的主观感觉。患者通常抱怨说“呼吸短促”来描述其呼吸困难。急性呼吸困难通常是突发左心室功能不全（见第 32 章）、支气管痉挛（见第 48 章）、肺炎（见第 52 章）、肺栓塞（见第 20 章）或焦虑（见第 226 章）的临床表现。此类患者经常看急诊或出现在急救室。患有慢性呼吸困难的患者，即使病情严重，也更有可能在门诊接受治疗。长期存在的呼吸困难可以在门诊环境中进行安全的评估。本章主要介绍慢性呼吸困难患者。

鉴别心脏和肺疾病引起呼吸困难是困难的；此外，这些原因经常并存。充血性心力衰竭（congestive heart failure，CHF）患者中慢性阻塞性肺疾病（chronic obstructive pulmonary disease，COPD）的报告患病率在 20% ~ 32%，这取决于进行该研究的临床环境。在这种情况下，临床诊断需要确定哪一种情况占主导地位。在评估慢性呼吸困难患者时，除了确定病因外，还需要了解起因和可逆性。对功能状态和预后的评估同样重要，这两者往往密切相关。

病理生理学和临床表现[1-11]

呼吸困难的病理生理学是多因素和复杂的。在大多数情况下，呼吸困难是由心脏或肺失代偿引起的，以及由受体对代谢变化的反应、肺间质受牵拉、呼吸肌肉张力和中枢呼吸指令等受刺激引起。当通气需求超过肺的实际或感知的反应能力时，就会出现呼吸急促。胸壁力学改变、肺顺应性降低、气道阻塞、通气需求增加或如肥胖等外源性因素增加，会导致呼吸功增加。

充血性心力衰竭（见第 32 章）

充血性心力衰竭（CHF）引起呼吸困难的原因是肺毛细血管压力升高和间质内液体积聚而导致肺顺应性下降和产生呼吸困难感。最早的症状通常是劳力性呼吸困难。更严重的表现为端坐呼吸，最后出现阵发性夜间呼吸困难。肺底湿啰音和第三心音（S_3）是左心衰竭和肺静脉高压的重要体征；S_3 是 CHF 最有特征性的征象之一；有文献表示 S_3 对心力衰竭的正似然比（likelihood ratio，LR+）为 24（见第 2 章）。外周水肿和颈静脉怒张是右心衰竭的常见表现，但这些表现是非特异性的，尤其是下肢水肿（见第 22 章）。颈静脉怒张的 LR+ 为 8.5。驱动和诱发的因素包括发热、急性缺血、钠摄入过多、心律失常、同时使用负性肌力药物（如 β 受体阻滞剂、丙吡胺、维拉帕米）以及对医疗方案依从性差（见第 32 章）。

社区研究表示临床前 CHF 有较高患病率，其中舒张功能障碍和收缩功能障碍的患者数量大致相等。除 CHF 外，其他一些引起肺静脉高压的原因也会导致肺毛细血管压力升高和呼吸困难。二尖瓣狭窄是最主要的因素。

气道阻塞

呼吸道任何位置的气道阻塞都可能导致呼吸困难。由内在疾病或外源性压迫引起的气管狭窄的特征是呼吸困难伴有嘶鸣和锁骨上间隙的吸气性收缩。慢性阻塞性肺疾病（见第 47 章）是导致气道阻塞的主要原因。慢性支气管炎是慢性阻塞性肺病的一个亚类，定义为连续 2 年、持续 3 个月或以上的咳嗽和咳痰。典型患者有长期吸烟史、咳痰和运动能力缓慢下降。在晚期，他们可能会演变呈多血症、发绀、持续咳嗽；这类患者可称为“紫肿型”。这类患者体检时常见烟草醺黄的手指、喘息、粗湿啰音、干啰音和呼气相延长。肺源性心脏病的征象（右心室搏动明显、颈静脉扩张、下肢水肿）是疾病严重、晚期的重要表现。

另一种 COPD 亚型为肺气肿型。与支气管炎患者相比，咳痰量少，通气和灌注比例失调不明显；因此，缺氧和发绀不突出。运动能力逐渐恶化需要多年的时间。晚期肺气肿患者呈消瘦及桶状胸。他们可能会在呼气时撅起嘴唇，以防止支撑不良的气道塌陷。胸部叩诊过清音，呼吸音遥远，可伴呼气末喘息，呼气时间延长。

COPD 和支气管扩张患者的临床表现与慢性支气管炎患者相似，除了体格检查结果更局限，临床病程中有更频繁的肺炎发作，他们的痰液往往更多，有时还带血。

哮喘是另一种阻塞性气道疾病。它通常会引起急性呼吸困难发作，但气道阻塞可能会在急性发作后持续很长时间，并导致更多的慢性呼吸系统疾病，包括运动不耐受、咳嗽和咳痰。有时，咳痰是早期的主要表现，可能被误认为是感染的症状。双肺弥漫性哮鸣音通常在体检时发现；严重病例的特点是呼吸辅助肌的使用、三凹征和奇脉。运动诱发的哮喘在年轻人中很常见，并可能导致反复的呼吸困难发作（见第 48 章）。

弥漫性间质性肺疾病

弥漫性间质性肺疾病改变了肺顺应性并可能导致通气和灌注比例失衡。这一过程通常是十分缓慢的，当患者肺部轻微甚至中度受累时，其症状较少；然而，在严重的病例中患者会出现呼吸急促和发绀。听诊时经常听到弥漫性、“干性”呼气中期爆裂音。随着间质受累进展，呼吸困难和缺氧加剧，运动耐量下降（见第 51 章）。

脊柱后侧凸

脊柱后侧凸是能够严重损害肺肌肉骨骼力学的主要胸壁畸形。晚期病例甚至可导致肺心病和呼吸衰竭。随着美国肥胖患病率的增加，它已经成为了在没有肺部疾病的情况下呼吸困难的最常见原因之一。其他阻碍肺力学的肺外条件包括明显的腹水（见第 71 章）和大量的胸腔积液（见第 43 章）。呼吸困难通常是这类患者的主诉。

肺动脉高压

肺动脉高压是引起慢性呼吸困难的严重病因，且预后较差。它可以是原发性或继发性，其特征是肺动脉压力的明显升高，从而导致右心应变随之升高。常见的体格检查包括肺动脉瓣区 S_2 杂音明显、右心室 S_3 杂音、三尖瓣反流杂音加重和外周水肿。

继发性肺动脉高压继发于肺动脉压长期升高，如复发性肺栓塞、慢性低氧血症、肺实质疾病和左心衰竭。某些形式的继发性疾病表现不明显，容易被误认为是原发性疾病。例如，复发性肺栓塞引起的肺动脉高压患者较少有栓塞症状。除了有单次发作的胸膜炎性胸痛和急性呼吸困难外，大多数患者在肺动脉高压发病前症状较少。对于那些有症状的、复发性栓塞的患者，明显的肺动脉高压很少发生。出现这种矛盾现象的原因尚不清楚。大多认为栓子来自下肢近端深静脉。

原发性肺动脉高压是一种排除性的诊断。它最常发生在 20 ~ 40 岁的女性中，平均年龄约为 35 岁，女性与男性比例为 1.7∶1。呼吸困难是最常见的症状，其次是疲劳、晕厥和雷诺现象。由于许多患者的抗核抗体血清阳性的高发率，特别是女性，因此怀疑可能是该疾病的免疫学基础。假设存在免疫介导的内皮损伤。这种疾病会导致过度换气，并可能被错误地归因于焦虑。

焦虑

焦虑发作经常与更严重的疾病相混淆，这是因为患者看起来似乎有严重的呼吸窘迫表现。患者经常诉说他们有胸部发紧或不能摄入足够的空气。急性病例以过度通气综合征为代表（见第 226 章），但是不明显的慢性呼吸困难和非费力性疲劳感更常见。频繁叹气、多重身体不适、紧张和体格检查结果正常是这类患者的典型特征。

亚健康状态

心肺疾病患者的身体功能常常受限，导致久坐状态、功能失调、加重劳力性呼吸困难的影响。骨骼肌萎缩在 COPD 或 CHF 患者中很常见，并与低水平的全身炎症和氧化应激有关。肌肉萎缩和久坐行为在呼吸困难加重的情况下形成了功能下降的恶性循环。

鉴别诊断 [1-4、8、10]

表 40-1 列出了在门诊中遇到的慢性呼吸困难的原因。

检查 [1-4,8,10,12-32]

病史

病史仍然是最有用的诊断方式。在呼吸困难的研究中，约 75% 的病例是根据病史确定的。然而，区分由心脏疾病引起的呼吸困难与由肺部疾病引起的呼吸困难可能是一个挑战。例如，劳力性呼吸困难同时发生在心脏和肺部疾病中。一个常见的误解是阵发性夜间呼吸困难是心力衰竭所特有的。COPD 引起的过量气道分泌物经常在夜间聚集，引起气道阻塞，导致呼吸困难，迫使患者坐起来通畅气道。喘息是大气道支气管痉挛的一种非特异性表现，无论是由心力衰竭还是阻塞性肺疾病引起。

一般来说，以慢性咳嗽、咳痰、反复呼吸道感染、职业暴露或大量吸烟为主的病史提示有肺部

表 40-1 慢性呼吸困难的常见原因
心脏疾病
充血性心力衰竭
肺静脉充血的其他原因（二尖瓣狭窄、二尖瓣反流）
肺部疾病
慢性阻塞性肺疾病
哮喘
肺实质疾病（包括间质性疾病）
肺动脉高压（包括复发性肺栓塞、睡眠呼吸暂停、二尖瓣狭窄及原发疾病引起的肺动脉高压）
严重脊柱后侧凸
外源性机械因素（腹水、重度肥胖、大量胸腔积液）
心理疾病
焦虑
其他
心血管功能失调
严重慢性贫血

疾病，而不是心源性疾病。然而，除非有明确的肺部病史或大量痰液，否则仅根据病史很难区分心源性和肺源性。此外，如前所述，两者可能同时共存。为了更好地鉴别，体格检查和实验室检查往往是必要的（见后面的讨论）。

呼吸困难是慢性焦虑状态的表现，表面上可能类似心肺疾病并引起混淆。该病史的特征是在休息时发作，并伴有胸闷、窒息感和不能吸入空气。此外，尽管患者可能非常害怕，很少有证据表明患者存在严重的心脏或肺部疾病。多重身体不适，情绪障碍病史，缺少活动限制，缺乏锻炼情况的恶化，均提示是心理原因。不幸的是，肺动脉高压患者可能会出现类似焦虑引起的呼吸困难发作；有时，患有原发性肺动脉高压的年轻患者被错误地认为“神经质”。

尽可能精确地定义确定呼吸困难感觉的活动程度，估计疾病的严重程度，确定失能的程度，并检测随时间的变化是有帮助的。实现这些目标的一种方法是将症状与患者的日常活动联系起来，并根据相似年龄的患者的预期耐力来解释限制的程度。

应记录可能导致呼吸困难发生或恶化的因素，包括吸烟、职业暴露、过量摄入盐、体重增加和痰量增加。职业史尤其重要，因为暴露因素和肺部疾病之间的关系越来越明显（见第 39 章）。

应询问患者是否有咯血；该症状增加了支气管扩张、支气管内恶性肿瘤、肺梗死和肺炎的可能性。如果怀疑是栓塞，医生必须询问胸膜炎性胸痛、下肢水肿，以及深静脉血栓形成的其他症状（见第 22 章），以及慢性静脉功能不全、制动以及年轻女性使用口服避孕药和怀孕等危险因素。如果遇到肺动脉高压，仔细询问复发性肺栓塞的病史证据尤为重要。

体格检查

体格检查应首先检查有无心动过速、呼吸急促、发热和高血压。勿忘体重增加，因为这可能是 CHF 恶化的早期迹象（见第 32 章）。需要仔细观察患者的呼吸费力情况，以大致估计呼吸所耗的功；呼吸辅助肌收缩提示严重呼吸困难。锁骨上窝的凹陷意味着严重的气管狭窄。缩唇呼吸和呼气相延长是明显气道流出道阻塞的征象。观察气流阻塞最好的方法是让患者深呼吸，尽可能用力、快速地呼气。胸部检查可观察到胸廓前后径增加（提示 COPD）和由脊柱侧凸或强直性脊柱炎引起的畸形。吸气时肋间肌收缩是肺气肿的特征。

胸部叩诊浊音和过清音，听诊时注意哮鸣音、爆裂声和呼吸音性质。不幸的是，在最大用力呼气时引起喘息已被证明对哮喘的诊断既不敏感也不特异，也不推荐为一种检测潜在气道高反应性的方法。在吸气早期和呼气全程听到粗湿啰音，提示气道中有液体，如细支气管炎、间质性肺炎和 CHF。在吸气中后期闻及细湿啰音，只在呼气时偶尔听到，不受咳嗽的影响，与气道分泌物无关，提示间质性肺疾病；它们可能在 X 线片上明显改变之前出现。肺部检查的正常结果不能排除肺部病变，但确实降低了其发生率和严重病变的可能性。

心脏检查应关注左心衰竭征象（见第 32 章）、左心杂音（见第 21 章和第 33 章）、肺动脉高压及其影响（肺动脉瓣 S_2 加重和延迟、右心室隆起、右心室 S_3、三尖瓣功能不全反流杂音、颈静脉怒张和外周水肿）。重要的是要认识到许多右心衰竭的征象可能是长期肺部疾病的结果，而不是心源性的。

检查腹部有无腹水和肝颈静脉反流；检查下肢是否有水肿和其他静脉炎的迹象（见第 16 章和第 30 章）。最后，检查患者的精神状态是否有焦虑症的表现；密切相关的是过度叹息。

实验室检查

胸部 X 线

胸片对病情评估是必不可少的，应关注肺静脉再分配、积液、间质改变、过度充气、浸润、肺动脉扩张（提示肺动脉高压）、心室增大和瓣膜钙化。上肺区域血流的再分布是 CHF 的最早期影像学表现之一（见第 32 章）；然而，COPD 患者由于肺下野血管的破坏，也可能发生血流再分布。如果满足以下任何两个标准，影像学诊断可以有很高的准确性：后 - 前位胸片提示横膈膜凹陷和变平，肋膈角钝化；肺野透明度不规则；胸骨后间隙异常增大；侧位片的横膈膜压平或凹陷。有时胸片有助于检出间质性肺疾病，因为该病的体格检查表现较少；然而，X 线片可能不够清晰或细致，需要通过计算机断层扫描提供更详细的成像。

高分辨率计算机断层扫描

当胸部 X 线检查后病因仍不清楚，或当体征或症状指向慢性过程时，如间质性肺疾病（见第 51 章）、恶性肿瘤（见第 53 章）或慢性感染（见第 52 章）时，胸部计算机断层扫描（CT）可能会有所帮助。

痰液染色、培养和细胞学检查

当出现浸润时，痰液和培养物的革兰氏染色通常是有益的，特别是当患者发热、咳嗽较前加剧或痰液性质变化时。

在类似情况下可进行痰细胞学检查，特别是出现咯血时。当发现肺部浸润时，抗酸染色发现抗酸杆菌及痰培养诊断结核病也是细胞学检查的重要组成部分（见第 49 章）。

肺功能检查

简单的肺功能检查可以在门诊通过便宜的肺活量计可靠地进行。第 1 秒用力呼气量（Forced expiratory volume in 1 second，FEV_1）和肺活量用于检测阻塞性和限制性损害并确定其严重程度的有用信息。在严重阻塞性疾病中，FEV_1 与肺活量的比值显著降低。在限制性疾病中，该比例接近 1.0，但肺活量显著降低。FEV_1 也可以提示预后情况。结果小于 1.0 L/s 与 COPD 患者 5 年生存率低相关（见第 47 章）。怀疑有气管狭窄的患者可能需要进行流量 - 容积检查来明确病变并确定其严重程度，并指导转诊。

氧合评估——脉搏血氧仪、动脉血气

脉搏血氧仪是一种方便、无创的方法，可测定动脉血氧饱和度和运动后氧饱和度下降，并指导决策。大多数血氧仪的准确性为实际血氧饱和度 ±4%。在血氧饱和度低于 88% 时，准确率尤其是一个问题。对于皮肤较深或因心力衰竭导致周围灌注不良的患者，血氧仪准确性可能较低。血氧测定会高估高碳氧血红蛋白水平的重度吸烟者的氧饱和度。使用连续脉搏血氧仪测定的运动期间血氧饱和度的准确性显著下降（定义为下降大于 4%），应通过动脉血气分析来确认。

大多数门诊不常规进行动脉血气分析测定，但当怀疑通气恶化时，推荐进行这项检查。当二氧化碳分压（PCO_2）因呼吸频率而不适当地升高，且重复测定示 PCO_2 进一步增加时，应考虑住院治疗。测量运动前后动脉血气有助于评估弥漫性间质性疾病的严重程度。氧分压的下降是一个间质性肺疾病严重程度的证据。当发现患者使用辅助呼吸肌呼吸，出现病情恶化时，应及时安排入院，不浪费时间在门诊确定动脉血气结果。

弥散量

单次呼吸的一氧化碳弥散能力降低可能是肺间质纤维化的最早迹象。该检查在评估与疑似职业性间质性疾病相关的呼吸困难时特别有用（见第 39 章和第 46 章）。静息状态下血氧异常的患者，应进一步检测运动状态下血氧饱和度下降情况。

其他心力衰竭检查：心脏超声，B 型利尿钠肽

病史、体格检查和胸片的结合有时不足以鉴别引起慢性呼吸困难是心力衰竭或肺部疾病的病因。临床医生趋向于使用心脏超声和 B 型利尿钠肽（B-type natriuretic peptide，BNP）去获取诊断心力衰竭的其他证据。

心脏超声：经胸部心脏超声检查结合多普勒血流是一种容易操作的、无创的心力衰竭检查方法，无论是收缩性心力衰竭（射血分数降低）还是舒张性心力衰竭（舒张充盈受损和射血分数保留，见第 32 章）。此外，它还可以提示肺动脉高压、瓣膜病（见第 33 章）和心肌病（见附录第 33 章）。

B 型利尿钠肽：BNP 和其他循环形式的利尿钠肽——其前体 proBNP 及 N 端肽即 NT-proBNP——随左心室壁扩张和心脏压力升高而增加，这是心力衰竭的常见表现。在急诊室检测利尿钠肽可快速区分心力衰竭和其他原因引起的急性呼吸困难。使用 BNP 100 pg/ml 的临界值，敏感性为 90%，特异性为 76%，在该人群的阳性预测值约 80%，阴性预测值为 90%。年龄和肾功能降低导致利尿钠肽水平升高。在社区已经开展 BNP 测量以筛查临床前收缩和舒张功能障碍患者，但产生了不可接受的高假阳性率，需要进一步广泛地评估。在一些小型探究呼吸困难病因的研究中，它能有效地区分舒张功能障碍与肺部疾病。尚未完全明确利尿钠肽测定在

亚急性或慢性呼吸困难患者中的作用以及在非急性基层医院中的其他应用价值。荟萃分析发现，在急诊室检测 BNP，住院时间略有减少，但对住院率或住院死亡率没有影响。

运动试验

胸片和简单的肺功能测试对患有焦虑性呼吸困难的神经质患者有好处；确认呼吸系统功能良好可以为其提供一些安慰，减轻对身体症状的担忧。有时，和患者一起走上几层楼梯，对医生和患者来说得到的结果同样令人信服。如果怀疑患者有心肺疾病，主诉有呼吸困难时，爬楼梯是有用的，因为运动耐量可以通过攀爬的次数和达到的心率和呼吸频率来量化。6 min 步行测试通常用于评估 COPD 患者的运动能力；简单测量步行距离，尽管距离与体重的乘积被认为具有更可信的生理基础。在非常罕见的情况下，在经过彻底的评估后没有明显的原因，或当很难确定不止一种情况对症状的影响时，可能需要进行心肺运动试验。测量血压、心率、通气、氧饱和度、摄氧量和二氧化碳排出量可以作为心功能、肺换气和身体健康的量化指标。

评估肺动脉高压

当有证据提示肺动脉高压（呼吸困难，体格检查和心电图发现右心高压血管的征象，胸部 X 线片示肺主动脉和肺门突出及周围血管减少），需要考虑其可治疗的病因，如复发性肺栓塞、睡眠呼吸暂停（见第 46 章）和二尖瓣狭窄（见第 33 章）。虽然肺动脉高压通常在诊断时已经处于晚期阶段，但如果要改善预后，尽早诊断和识别可治疗的原因是必要的。

超声心动图在肺心病和肺动脉高压及其前期表现的无创诊断方面显示了相当大的前景。肺灌注显像是一种安全、无创的筛查复发性肺栓塞并鉴别原发性肺动脉高压疾病的方法。在原发性疾病中，扫描结果可能正常，也可能显示标注白蛋白的亚节段或弥漫性斑片状外周分布。在复发性肺栓塞引起的继发性疾病中，扫描显示多节段或较大的亚节段性缺损。目前，尽管胸部 CT 对小的周围栓塞的敏感性有限，但是在许多情况下，其已取代了灌注显像。睡眠检查有助于确认可疑的睡眠呼吸暂停是引起肺动脉高压的原因。利尿钠肽水平升高（如 BNP > 180 pg/ml）已被发现与肺动脉高压的预后相关。功能评估可以通过 6 min 步行试验来进行。心导管检查只用于疑似肺动脉高压的患者，尤其是正在考虑以降低肺动脉压为目标的治疗的患者。

症状管理和患者教育 [33-39]

呼吸困难的缓解除了需要注意潜在的病因外，还需要注意加重的因素。对症治疗从纠正可逆性的气道阻塞（见第 47 章和第 48 章）和左心室功能障碍的诱因（见第 32 章）开始。任何并发的呼吸道感染都需要治疗（见第 52 章）。如果出现大量胸腔积液（见第 43 章）、严重贫血（见第 82 章）或急性环境应激（见第 226 章），也应及时予以关注。应消除环境刺激物（见第 39 章）。应建议所有呼吸困难的患者戒烟；即使是轻微的呼吸困难，发作也足以刺激戒烟，尤其是在医生的敦促下（见第 54 章）。

无论是心脏病（见第 30、32 和 33 章），肺部疾病（见第 47、48 和 52 章），过度肥胖等机械性因素（见第 235 章），还是焦虑障碍（见第 226 章），对潜在原因的关注无论怎样强调都不为过。患有呼吸困难的患者非常想了解他们不适的原因及其预后，特别是这些信息与他们的预想不一致时。

许多慢性呼吸困难患者需要家庭氧疗。如果患者有慢性低氧血症，只要没有证据表明二氧化碳潴留及其抑制呼吸的风险，这种需求是合理的。没有明显低氧血症的患者，即使是慢性肺气肿患者，也不能从氧疗中获益。

有心肺疾病的患者可以从锻炼计划中受益；即使轻度地逆转失健状态、运动耐量也会改善，尽管其对生存率的影响尚未得到证实（见第 18、30、31 和 47 章）。重要的是，提醒患者注意他们所能耐受的活动水平，并报告任何活动水平的下降。还应监测运动耐量恶化的诱因。

经导管检查证实的肺动脉高压患者可能适于血管扩张剂治疗。导管检查期间血管扩张剂阳性表明钙通道阻滞剂治疗有益。有中度功能障碍的患者可以尝试口服磷酸二酯酶 -5 抑制剂、内皮素受体拮抗剂或吸入前列环素。这种治疗通常是在心血管内科医师的监督下进行的。

抗焦虑药物只对严重焦虑障碍引起的呼吸困

难患者有用。即便如此，在长期使用此类药物时也必须格外谨慎（见第 226 章）。给因呼吸困难而焦虑的心肺疾病的患者开镇静剂，有可能加剧呼吸系统问题，而不是缓解症状。

尽管有明确的诊断并最大限度地治疗潜在的病因，但终末期疾病的患者仍有呼吸困难的现象并不少见。抑郁、失眠以及焦虑，成为恶性循环的一部分，这对家庭、照护者以及患者来说都是困难的。口服和静脉注射低剂量的阿片类药物已被证明可改善以缓解症状为治疗目标的患者症状。其主要副作用是便秘。在系统评价中尚未发现雾化使用阿片类药物有效。

转诊和入院指征

对于有基础心脏和肺部疾病的患者，如果出现慢性呼吸困难症状加重，应考虑及时入院，特别是病情变化迅速的患者。它可能代表急性左心室失代偿、通气衰竭或低氧血症。急性焦虑症表面上可与心肺失代偿相似，在住院前需要排除（见之前的讨论）。对于疑似肺动脉高压患者，无论是在制定诊断性评估方法，还是在确定继发性病因选择治疗方案时，呼吸科会诊可能有用。

（陈彤桦 荆冠宁 翻译，曹照龙 王晶桐 审校）

第 41 章

亚急性咳嗽和慢性咳嗽的评估

A.H.G.

咳嗽是患者就诊时引起基层医生注意的最常见症状之一。咳嗽可分为急性（持续时间＜ 3 周）、亚急性（持续时间 3 ～ 8 周）或慢性（持续时间＞ 8 周）。急性咳嗽最常见是由感染引起，尤其是感冒。当伴有其他感冒症状——包括那些与鼻炎或鼻窦炎相关的症状，或与下呼吸道疾病如支气管炎或肺炎相关的症状时，诊断往往显而易见。可以向患者提供特定的治疗和消除患者顾虑的病情解释（见第 50 和 52 章）。如果怀疑“急性”咳嗽是发生了先前未被发现的慢性疾病——如哮喘或充血性心力衰竭的征兆，则可能需要更多的检查来确定诊断。同样，有效管理这些潜在的疾病可以缓解咳嗽症状（见第 48 和 32 章）。上呼吸道感染后持续咳嗽超过 3 周并不少见。这种综合征被称为“感染后咳嗽”，在亚急性咳嗽中占了很大比例。

那些与感染没有明显联系的亚急性咳嗽、慢性咳嗽通常给医生带来更大的诊断挑战。咳嗽的原因涉及的疾病范围很广，有的微不足道，但有的甚至危及生命。患者经常害怕“出了什么严重的问题”。那些吸烟并且患有慢性支气管炎的人一般都认识到了吸烟是咳嗽的原因，但他们也害怕是否发生了肺癌。另有一些人可能出于某种原因担心患了艾滋病或结核病。基层医生必须随时警惕这些更令人担忧的原因，但也要意识到，在没有明显病因的持续咳嗽的患者中，最常见原因仍是哮喘、胃食管反流和鼻后滴漏综合征。在所有的病例中，医生的目标是要做到既避免不必要的检测，也要避免在为患者提供病情解释和症状缓解措施方面过度拖延的情况下对患者进行有效的评估。

病理生理学及临床表现 [1-20]

咳嗽的生理功能是清除呼吸道中的异物和黏液。这是一个三阶段的机械过程，包括深吸气、增加肺容量、肌肉收缩对抗关闭的声门和突然打开的声门。该机械过程产生并维持一个很快的线性空气速度，可以把异物从支气管树中排出。

咳嗽是一种反射性反应，由延髓介导，但受自主控制。传入支可能包括喉部、支气管树、胸膜、外耳道、鼻、鼻窦、咽、胃或膈部的感受器。

感受器会对机械性、炎症性或化学性刺激做出反应。三叉神经、舌咽神经、膈神经和迷走神经可以传递传入信号。咳嗽反射的传出支包括支配呼吸肌的喉返神经、膈神经和脊髓运动神经。

人们提出了神经性气道高反应性是慢性咳嗽的病理生理学过程的统一性假设。这一观点得到了多达 90% 的患者报告的支持。这些患者主诉有持续性的喉部或胸部 / 气道刺激感，有咳嗽的冲动，以及由轻微的环境刺激如低浓度灰尘和香水就会引发的间歇性咳嗽。此外，温度和湿度的变化以及进食、唱歌甚至说话等日常咽喉活动似乎都能诱发咳嗽。人们提出过“咳嗽高敏综合征”作为这类病理生理学过程的一个描述性术语。这种病理生理学过程可能解释了为什么并非所有通常与慢性咳嗽相关的疾病（如胃食管反流病、哮喘、鼻后滴漏）患者都会出现慢性咳嗽的症状或使用针对这些疾病的治疗时咳嗽缓解。作用于参与了这种病理生理学过程的外周和中枢神经受体的靶向药物显现出了治疗前景。

吸烟是慢性咳嗽最常见的原因。吸烟可直接刺激支气管引起咳嗽反射；另外，吸烟可能会引起炎症改变和黏液产生，从而触发排痰性咳嗽。之后可能会继发慢性支气管炎。在青少年中，只要吸烟 3 ～ 5 年，就可以观察到慢性咳嗽和呼吸流速下降。抽烟斗和雪茄引起上述问题的程度较吸纸烟小。

环境刺激物对生活在工业化城市地区的患者发生咳嗽起着重要作用。经常涉及的污染物是浓烟、二氧化硫、一氧化二氮和氨气等工业气体。在英国，空气质量和人们发生咳嗽之间的关系已经被证实。能够引起尘肺的粉尘和颗粒物质是造成这一问题的原因之一（见第 39 章）。在集中供暖的住宅中，正常湿润的气道变得过度干燥（湿度可能降至＜ 10%，除非使用了加湿器），这会导致人们在冬季出现持续性干咳。

上、下呼吸道任何部位的炎症都能引起咳嗽。目前认为能够传递刺激咳嗽产生的神经冲动的感受器分布在整个呼吸系统。炎症刺激越大，白细胞反应越强，脓痰越多。（绿色脓痰是由白细胞变性引起的）。许多患者在上呼吸道感染后出现持续性干咳，这些感染后咳嗽通常持续 3 周以上，甚至可能会持续 8 周以上。其病理生理学可能与鼻后滴漏或气道过度活跃无关，目前认为其与气道上皮损伤有关。在一些人群中，鲍特杆菌属感染已被证明是感染相关的过长时间咳嗽的一个相对常见的原因。

由气道高反应引起的哮喘可表现为咳嗽。大多数典型哮喘患者主诉咳嗽，部分患者以咳嗽为主要临床表现。对哮喘患者的研究强调，咳嗽可能不同时伴随哮鸣或常规肺功能检查结果异常。这种咳嗽的特征是夜间更严重，暴露于环境刺激物、过敏原或寒冷时可促发或加重咳嗽。运动也是一种常见的刺激因素。在这些病例中，哮喘的支气管黏液分泌多为主要表现，但乙酰胆碱或卡巴胆碱激发试验往往会暴露气道的阻塞性症状（见第 48 章）。

嗜酸性粒细胞性支气管炎是类似哮喘的亚急性咳嗽的一个病因，机制目前尚不太清楚。尽管咳嗽伴有含嗜酸粒细胞的痰液，但无喘息、呼吸困难或明显的气道高反应性。

百日咳是亚急性咳嗽的一个重要原因，据估计，在青少年和成人病例中多达 1/3 的亚急性咳嗽是由百日咳鲍特杆菌急性感染引起的。儿童时期获得的免疫力会在 12 年内逐渐消退，因此患者变得对该病易感。疾病通过飞沫传播，随后有 7 ～ 10 天的潜伏期。疾病的前 2 周被命名为卡他期，类似于其他原因引起的上呼吸道疾病（流涕、轻微咳嗽、不适），但随后白天和夜间都会发生的发作性咳嗽（痉咳发作）预示着疾病进入了痉咳期。其间有无症状期痉咳发作时可能严重到足以引起咳嗽后呕吐或晕厥，这是典型的症状，但通常不出现。这种咳嗽可能持续 2 ～ 3 个月，然后逐渐过渡到恢复期，症状逐渐改善，最终完全恢复。

吸烟引起的慢性支气管炎是导致慢性咳嗽和咳痰的最常见原因之一。这种疾病状态在临床上被定义为在连续 2 年里，每年有持续至少 3 个月的排痰性咳嗽。晨起咳嗽通常很明显，支气管痉挛是常见的伴随症状（见第 47 章）。支气管扩张也以咳嗽和咳痰为特征，但在临床上与支气管炎不同，症状还包括反复发作的咯血且更容易发生肺炎。常产生大量脓性痰。在肺炎发作的间期，慢性咳嗽和咳痰通常也会持续存在。肺支撑组织的局灶性破坏导致支气管扩张，体格检查时出现局灶性干啰音和喘鸣音。有时会问出患者儿童时期化脓性肺炎的病史。无论是在全科还是专科诊所，10% ～ 15% 的慢性咳嗽的病例与不伴有哮喘的嗜酸性粒细胞性支气管炎相关。尽管吸入用糖皮质激素对治疗这种咳嗽也有效，它的病理生理学过程在很大程度上还不清楚。

肺癌，吸烟者比不吸烟者更常见，在早期可表现为咳嗽，特别是当存在支气管内病变时。通常吸烟的人会注意到其慢性“吸烟性咳嗽”方式发生改变。大约 5% ～ 10% 的早期病例会出现咯血。其他诊断线索是固定部位哮鸣音有呼吸道阻塞的脓痰产生。在晚期，咳嗽伴有体重减轻、厌食和呼吸困难。在某些情况下，全身性综合征（如抗利尿激素分泌不当、肥厚性肺骨关节病、皮肌炎、周围神经病变）可能先于肿瘤出现。

间质纤维化、结节病（见第 51 章）和肺水肿可刺激肺间质内的机械性感受器，导致干咳。充血性心力衰竭伴慢性间质性肺水肿与夜间咳嗽相关，因为夜间静脉回流增加，从而加重心力衰竭（见第 32 章）。当出现严重的心力衰竭时，可能会出现粉红色泡沫样痰或血性痰。支气管的气管外压迫也会刺激机械性感受器，例如肺门淋巴结肿大、主动脉瘤和肿瘤。

导致鼻后滴漏的慢性变应性鼻炎（见第 222 章），是专科门诊患者中慢性咳嗽的主要原因之一。由于咳嗽反射传入支的感受器存在于鼻、咽、鼻窦和声道，人们发现这些部位的常见疾病也是导致咳嗽的常见原因。检查可发现鼻黏膜水肿，咽黏膜表面呈“鹅卵石状”。同样，鼻窦炎（见第 219 章）可能与咽后黏液过多排出引起的持续咳嗽和咳痰有关。它占鼻后滴漏综合征患者的 1/3。

甚至耳垢阻生和外耳炎也与刺激咳嗽反射有关（见第 218 章）。

胃食管反流病与慢性咳嗽有关，人们认为这与胃和食管下段的咳嗽反射的传入支感受器受到刺激有关。有 GERD 症状的患者风险最大。目前的假设是存在反射亢进——微量误吸，但尚未得到令人信服的证据。在持续性慢性咳嗽患者中，GERD 是 3 个最常见的病因之一。咳嗽可能是 GERD 的唯一症状。

血管紧张素转换酶抑制剂（Angiotensin-converting enzyme inhibitor，ACEI）的使用被发现与发生率出奇高的夜间刺激性干咳有关，据报道，10% ～ 15% 的患者受到影响——女性发病率高于男性。自咳嗽与使用依那普利的关系首次被报道之后，咳嗽已经与大多数长效 ACEI 的使用联系起来了。患者主诉有喉部刺激感以及干咳，通常在一天的晚些时候加重。人们认为其病理生理学机制涉及激肽代谢缓慢和激肽累积，在易感人群中由于使用了 ACEI 而使其加剧。换用另一种 ACEI，咳嗽通常也不会有改善，尽管减少剂量可能会有所帮助。在大约 50% 的病例中，咳嗽非常令人烦恼而必须终止 ACEI 治疗，替代使用不会引起咳嗽的血管紧张素受体拮抗剂。

心因性咳嗽据称在儿童中更普遍，但它也可能发生在成人中；其特点是，这种咳嗽不伴有咳痰，在情绪紧张时发生，在夜间停止。在报告的病例系列中，心因性咳嗽的发生率随着对系统评价的重视和对上述机制的研究而呈反比变化。

广泛全面检查后仍原因不明的咳嗽对医疗系统来说是一个持续的挑战，尽管预后良好，却造成相当大的门诊负担和额外的检查。在专科门诊人群的长期随访中，在 7 年的时间里，40% 的人会有改善或自发缓解。阻塞性气道疾病，如阻塞性睡眠呼吸暂停和扁桃体肿大也被认为与慢性咳嗽有关。另外，外耳疾病引发迷走神经刺激也被认为与慢性咳嗽有关。

鉴别诊断 [21,22]

慢性咳嗽的常见原因列于表 41-1。在一项经常被引用的 139 例社区环境下的慢性咳嗽的连续病例系列中，21% 的患者病因是高反应性呼吸道疾病，19% 是鼻后滴漏，9% 是感染后状态，4% 是慢性支气管炎，4% 是胃食管反流，少数病例的原因是职业性肺病和精神疾病。在一项转诊研究中，鼻后滴漏综合征占 41%、哮喘占 24%、食管反流占 21%、慢性支气管炎占 5%。在 28% 的哮喘患者和 43% 的反流患者中，咳嗽是哮喘或反流的唯一表现。在 1/4 的病例中，发现了不止一个病因。鼻窦炎占鼻后滴漏病例的 38%。在咳嗽专科诊所的采用系统性方法进行诊断的患者中，越来越多的数据表明，如果一个慢性咳嗽患者无吸烟史，也不服用 ACEI，胸片正常，那么病因很有可能是哮喘、GERD、鼻后滴漏综合征［最近更普遍地称为上气道咳嗽综合征（upper airway cough syndrome，

表 41-1 亚急性或慢性咳嗽的重要原因

环境刺激物
吸烟（抽雪茄和烟斗时程度较轻）
污染物（二氧化硫、一氧化二氮、颗粒物）
尘埃（所有能产生尘肺病的因素）
湿度不够
下呼吸道疾病
肺癌
哮喘（包括咳嗽变异性哮喘）
嗜酸性粒细胞性支气管炎
慢性阻塞性肺疾病（尤其是支气管炎）
间质性肺病
充血性心力衰竭（慢性肺间质水肿）
肺炎
支气管扩张
上呼吸道疾病
慢性鼻炎
慢性鼻窦炎
外耳道疾病
咽炎
百日咳
药物
ACEI 类药物
胃肠道疾病
胃食管反流
外源性压迫性疾病
淋巴结肿大
恶性肿瘤
主动脉瘤
心因性因素
焦虑性障碍
躯体化障碍

UACS）]，或这 3 种疾病的某种组合病因。这被称为病因不明的慢性咳嗽的致病三联因。非哮喘性嗜酸性粒细胞性支气管炎不太常见，但也值得注意，因为它在转诊研究中易于诊断，这些患者是大多数发表的病例系列的来源，而且对治疗的反应性较好。罕见但值得注意的慢性咳嗽原因包括胸膜、膈膜或心包的刺激。颈椎骨质和起搏器功能障碍是咳嗽真正罕见的病因。

检查 [22-32]

虽然在某些情况下，慢性咳嗽的原因很明显，但即使是常见的潜在疾病的表现也可能很隐匿，因此有必要进行仔细的询问检查。在最初的检查中，医生应检查更常见的可治疗的原因（哮喘、食管反流、鼻后滴漏或 UACS），同时也要考虑严重的疾病（癌症、结核病、心力衰竭）。在一项关于慢性咳嗽详细的检查研究中，病史的效能最高，70% 的患者有真阳性结果。体格检查次之，占 49%。实验室检查排在第三位，平均 22% 的患者有真阳性结果。

病史

详细的咳嗽病史和描述，结合对加重和缓解因素以及任何相关症状的回顾，可以提供对诊断有用的信息，尽管很多疾病在相当程度上有症状重叠的现象。当患者躺下时咳嗽加重，提示鼻后滴漏、食管反流、支气管扩张、支气管炎和心力衰竭。咳嗽伴有白痰，符合过敏机制相关的病因，而持续性脓痰则提示慢性感染（如慢性鼻窦炎、支气管扩张或结核病），血性痰则提示肿瘤、结核病和支气管扩张（见第 42 章）。端坐呼吸、劳力性呼吸困难和夜间阵发性呼吸困难相关症状提示心力衰竭，呼吸困难也可能反映肺炎或哮喘，慢性支气管炎的诊断是根据在连续 2 年有持续 3 个月以上的慢性咳痰、咳嗽病史做出的，如果戒烟或避免环境刺激物可使咳嗽减少则更加证明了该诊断。如果咳嗽近期起病，表现为持续的每日剧烈的发作性干咳、间有无症状期、在一个类似上呼吸道感染疾病的数周后发生，并可能伴有咳嗽后呕吐或晕厥，则提示百日咳。

虽然鼻后滴漏、清嗓子和流涕是引起鼻后滴漏综合征的特征，但其中一些症状也可能发生在哮喘甚至食管反流患者身上。慢性清嗓子的症状也符合心因性病因。虽然大多数由反流引起的咳嗽患者都报告有胃灼热或口腔酸味，但多达 40% 被证实与反流有关的咳嗽患者并没有报告这些症状。声音嘶哑通常提示有喉部受累的气管支气管疾病，但也可能提示肿瘤压迫喉返神经。

病史还应详细记录患者的吸烟习惯、环境和职业暴露、ACEI 的用药史，并包括对既往过敏史、哮喘、鼻窦炎、近期呼吸道感染病史和结核病暴露史的回顾。检查患者的接触史尤其重要，症状在上呼吸道症状发病后延迟 10 天出现与百日咳一致，百日咳的潜伏期比大多数其他引起亚急性咳嗽的疾病更长（约 10 天）。考虑结核病的情况下，对患者接触史进行回顾也是必要的（见第 38 章）。

尽管认真采集病史很重要，但这并不足够。例如，在一项研究中，与哮喘相一致的病史（夜间咳嗽、感冒诱发、运动诱发、吸入气雾剂可缓解）的阳性预测值是 56%。与鼻后滴漏综合征（清嗓子、滴流感、流涕、既往鼻窦炎）相一致的病史阳性预测值为 52%。与 GERD 一致的病史（消化不良、餐后咳嗽加重）预测性最低，阳性预测值为 40%。由于病史对于病因不明显的咳嗽的常见原因的诊断价值有限，因此对哮喘、GERD、鼻后滴漏或 UACS 的试验性治疗受到重视。

体格检查

体格检查应重点关注上呼吸道、胸部和心血管系统，医生需要检查皮肤发绀和杵状指。是否有咽部鼻后滴漏、黏膜水肿、扁桃体肿大、鼻息肉、分泌物和阻塞情况、鼻窦压痛情况，以及耳垢阻生和耳部炎症的情况。要触诊气管的位置、颈部是否有肿块和淋巴结肿大。进行肺部听诊和叩诊（包括肺尖）以检查哮鸣音、啰音和实变或积液的征象。广泛性哮鸣音与哮喘或支气管炎引起的阻塞有关，但局部性哮鸣音可能是肿瘤的征象。现在发现仅在最大用力呼气时出现哮鸣音对变异性哮喘的诊断既不敏感也不特异。在心脏检查时，医生应评估颈静脉怒张，以判断是否有体循环静脉压升高；触诊是否有心室扩大，并听诊是否有第三心音，所有这些都表明有心力衰竭。

实验室检查

详细的病史采集和全面的体格检查通常可以将要进行的实验室检查控制在最低限度。例如，如果病史提示病因是慢性鼻炎引起的鼻后滴漏，可以直接进行抗组胺药和减充血药的诊断性试验治疗，而无须进行实验室检测。此外，也可以使用一种局部作用的糖皮质激素鼻喷雾剂试验性治疗。类似地，疑似哮喘的患者可以接受吸入类固醇的诊断试验（见第 48 章）。在大多数亚急性或慢性咳嗽的病例中，通常只需要进行少量的经过仔细选择的检查。

当病史和（或）体格检查证据提示有肿瘤、肺炎、结核病、心力衰竭或支气管扩张时，胸部影像学检查对于确立诊断非常有帮助。常规使用对于诊断并不是特别有帮助。适应证集中于有提示性症状（如持续咳脓痰、盗汗、发热、呼吸频率＞25 次 / 分、啰音、局部哮鸣音、语音震颤增强、肺底呼吸音减弱或消失）或有危险因素（如吸烟、HIV 阳性、结核病流行地区旅行史、有感染患者接触史）的患者。对于近期上呼吸道感染后持续咳嗽且体格检查结果正常的非吸烟者，胸部 X 线检查不是必要的，却被过度使用。虽然进行胸片检查通常是为了让患者安心，但也可以通过仔细地解释和在 4 ～ 6 周内电话随访而暂时保留。

高分辨率计算机断层扫描（CT）可以识别在胸部 X 线检查中看不到的肺实质疾病，例如支气管扩张、间质性肺病和早期肿瘤。然而，即使是有选择地使用——用于胸部 X 线或体格检查异常的患者时，也仅在大约 1 / 6 的病例中能提供有用的信息，所以不应用于咳嗽的常规评估。

如果有鼻后滴漏病史，鼻窦 X 线片通常是不必要的。事实上，鼻窦炎的影像学表现与典型的鼻窦炎症状之间的相关性可能很差。在罕见的情况下，一个找不到病因的患者可能通过鼻窦平片检查发现了隐匿性鼻窦炎，表现为在 X 线检查中黏膜增厚超过 6 mm。然而，常规做鼻窦平片是不必要的。

鼻咽拭子培养仍然是百日咳感染的诊断标准，但需要 7 ～ 10 天时间以及仅有 60% 的敏感性限制了它的实用价值。鼻咽样本的聚合酶链反应（polymerase chain reaction，PCR）检测是一种更快速（1 ～ 2 天）、更昂贵的诊断方法，但由于该检测方法无法区分活菌和死菌，因此会存在假阳性问题。

痰液显微镜检查和痰液培养是必要的，特别是当有脓痰或胸部 X 线片发现有浸润性病变时。如果患者有咳嗽及咳脓痰病史但检查时没有痰，在就诊时可指导患者多喝几杯水，待一段时间，看看能不能咳痰。用生理盐水雾化诱导咳痰也可能会有帮助。对有脓痰的咳嗽评估中没有进行痰液检查是一个常见而令人惊讶的疏忽。在诊断困难的病例中，痰液检查中发现嗜酸性粒细胞比例大于 3% 有助于诊断嗜酸性粒细胞变异型哮喘和嗜酸性粒细胞性支气管炎，这两者可以通过对支气管扩张剂的反应来进行鉴别，前者有反应而后者无。

革兰氏染色是痰液检查的一个重要组成部分。在结核病高风险人群中（例如新来移民、免疫功能缺陷的宿主），需要进行结核分枝杆菌抗酸染色。痰液培养也很重要，特别是当有结核病可能时。因为抗酸染色检查敏感性不高，因此阴性不能肯定地排除结核的诊断，除非 3 个清晨取样的痰样本在培养 4 ~ 6 周都未出现细菌生长（见第 38 和 49 章）。

当临床资料提示可疑为肿瘤时（吸烟史、咯血、胸片上有结节），痰细胞学检查——检查时需要获取 3 份清晨的痰标本进行检查——是一种有用的肺部肿瘤筛查方法。每个标本必须显示有肺的组织细胞，以表明该分泌物样本是合格的。缺乏肺组织细胞样本的“阴性”检测结果是许多假阴性结果的来源。

因为痰细胞学检查不是一种特别敏感的检查，它不能用来排除肺癌。当肿瘤仍是要考虑的鉴别诊断时，应考虑行纤维支气管镜检查。支气管镜检查也有助于评估阻塞性病变、气管病理和诊断不明的浸润性病变。它提供了采集活检标本、灌洗和培养的机会。然而，如果胸片表现正常，没有咳血或吸烟史，则支气管镜检查恶性肿瘤的检出率非常低。

没有明显病因的慢性咳嗽

尽管进行了上述的全面检查，但病因仍不明确时，应考虑变异型哮喘、鼻后滴漏综合征（上气道咳嗽综合征）和胃食管反流。这些疾病在没有明显病因的咳嗽病例中占相当大的比例，尽管并非所有这些疾病的患者都有咳嗽——这也表明了这些疾病可能是在既往有气道高反应性的患者身上才会诱发咳嗽。如前所述，病史和体格检查可能无法发现典型的与之相关的症状和体征。如果想要进行有效的检查且避免假阳性诊断，了解相关检查对于这些疾病的诊断准确性是必要的。

哮喘的检查

一项研究发现，因为其假阳性率高（33%），传统的肺量计检查在慢性咳嗽患者中只有 50% 的阳性预测值，尽管其敏感性很好（接近 100%）——同样的情况很可能也适用于诊室进行的呼气峰流速测定。使用乙酰胆碱激发试验以诱导支气管痉挛的检查敏感度接近两者，但其假阳性率更低（22%）。因此，它的阳性预测值稍高（60%）。当患者怀疑哮喘而最初的测试结果不确定时，可以考虑这项试验（如果可行的话）。如果结果正常，这两项测试都能排除哮喘。如果检查结果为阳性，需要通过支气管舒张试验来进一步确认诊断。

食管反流的检查

在缺乏典型症状的情况下，食管反流的诊断比较困难。向上延伸的胸骨后烧灼感的病史对胃食管反流有超过 90% 的预测价值，但没有胸骨后烧灼感症状也不能排除这种疾病。发现咽下部 / 喉部红斑不能诊断反流，因为它可能只是慢性咳嗽刺激的表现。食管持续 pH 监测已被证明是慢性咳嗽患者的食管反流最有效的检查。在其有效性的最佳研究中，该试验的阳性预测值大于 95%，假阳性和假阴性结果很少。pH 监测远优于钡餐，后者假阴性率高。如前所述，pH 监测的另一种替代方法是使用抑酸剂的诊断性试验治疗（见第 61 章）。然而，可能需要 4 ~ 6 周的治疗才能验证咳嗽有确切缓解。因此，pH 监测可能是诊断 GERD 诱发性咳嗽的最快速的方法。有反流症状的患者不需要放射学检查或内窥镜检查，除非怀疑有肿瘤或梗阻（见第 61 章）。

鼻窦炎的检查

复核鼻后滴漏、鼻窦充血和鼻分泌物的病史是评估的第一步，并辅以鼻、咽后黏膜和鼻窦检查（见第 222 章）。如果需要确认诊断和（或）排除鼻腔阻塞，考虑耳鼻喉科转诊进行常规鼻内镜检查是合理的。

除外上述最可能病因之外的疾病检查

在进行了标准检查加上针对于鼻 - 鼻窦炎、胃食管反流和哮喘的检查之后，一部分数量小但仍很重要的患者仍然没有被诊断出来，给诊断带来挑战。需要考虑的病因包括胸片看不见的肺部疾病（如肺纤维化、结节病、支气管扩张、早期肺癌）以及肺外疾病（如阻塞性睡眠呼吸暂停、外耳道刺激、扁桃体肿大、气管病变和嗜酸性粒细胞性支气管炎）。耳鼻喉科转诊有助于明确肺外病因。高分辨率 CT 可用于诊断肺部疾病。如果怀疑有气管病变、恶性肿瘤、嗜酸性粒细胞性支气管炎，以及通过直接观察和（或）灌洗检查可确诊的其他疾病，应考虑转诊进行支气管镜检查和灌洗。多导睡眠图可用于疑似阻塞性睡眠呼吸暂停时（见第 46 章）。

对症治疗和患者教育 [22,33-43]

对因治疗 vs. 对症治疗

治疗咳嗽最有效的方法是识别并治疗潜在的病因（见第 47、49、61 和 222 章）。有时针对病因治疗的试验性治疗可以用于明确诊断及减轻症状。然而，大多数病因治疗只对它们所针对的疾病有效，而不作为一般缓解症状的措施。病毒性气管支气管炎后局部使用类固醇药物治疗是例外。

对症治疗与对因治疗的区别在于前者注重诱因和止咳，其目的是预防长期用力咳嗽可能引起的并发症，如失眠、肌肉骨骼疼痛、肋骨骨折、气胸、疲劳、咳嗽后晕厥（见第 24 章）和结膜下静脉或鼻静脉破裂。预防这些并发症的发生可能是对尚未完全明确诊断的咳嗽进行临时止咳治疗的一个原因。

祛除刺激物

最首要的和最简单的操作是去除或减少刺激物。重中之重是戒烟和停止被动接触二手烟。仅这一项就在 1 个月内消除了 77% 的患者咳嗽，另外有 17% 的患者咳嗽减轻。避免空气污染是另一个有效的措施，不仅要避免大颗粒污染物，也要避免小颗粒空气污染物。其次，要保持适当的湿度。如果使用加湿器，则必须保持加湿器的清洁，因为其可能有细菌或真菌定植而引起感染或过敏性肺炎。最后，应鼓励充分饮水，每天至少饮用 1500 ml 液体，这些简单的措施就可以缓解许多患者的咳嗽。

镇咳

慢性咳嗽的患者常常需要暂时的镇咳治疗，以保证睡眠不受影响。当咳嗽并发症出现时，这种镇咳治疗也是需要的。目前有各种各样的被用来治疗咳嗽的药物。最有效的药物是麻醉性镇咳药，即中枢性镇咳药，通过抑制延髓的咳嗽中枢起作用。其他药物制剂作用于外周牵张感受器或帮助排痰。安慰剂效应经常被观察到。

麻醉性镇咳药。当咳嗽严重影响睡眠或进食时，应使用麻醉性镇咳药。可待因通常被认为是短期使用时的首选药物。根据患者的需要，每隔 3 ～ 4 h 给相对小剂量的 8 ～ 15 mg 药物。在很多情况下，每天睡前单次服用 30 ～ 60 mg 的剂量就足够了。液体制剂和片剂制剂同样有效。许多患者希望使用止咳糖浆，以糖浆形式的处方药可以提供局部舒缓和心理安慰。

对于影响生活的慢性咳嗽，缓释硫酸吗啡（5mg BID）已被证明有效。如果考虑长期服用，则应小剂量给药，并对药物摄入进行监控，以确保药物有效，并且不会出现过量服用。这种治疗方法适宜人群是那些有严重基础疾病、因咳嗽和由此导致的失眠而非常虚弱的患者。应给予充分缓解症状所需的剂量和疗程。

非麻醉性镇咳药。这类药物没有潜在的成瘾性，但效果不如麻醉性镇咳药。最受欢迎和相对有效的非处方（over-the-counter，OTC）止咳药是右美沙芬，它有中度的镇咳作用。它是许多 OTC 止咳药品的有效成分。许多止咳药水中都含有薄荷醇，可能有轻微的止咳作用。许多 OTC 药品含有酒精、拟交感神经药物和抗组胺药。酒精的化痰作用微乎其微。除了慢性血管运动性鼻炎引起的咳嗽（见第 222 章）外，拟交感神经药物几乎没有作用。抗组胺药对过敏性上呼吸道疾病的患者最有用（见第 222 章），在睡前服用时也是一种有助于诱导睡眠的辅助药物。一些 OTC 药通过使外周感受器反应迟钝发挥作用，这就是在喷雾剂、糖浆和咳嗽含片中加入作用温和的局部麻醉剂的原因。它们的效果尚有待验证的。

苯佐那酯，是一种和普鲁卡因相关的口服处方性麻醉药品，据推测它是作用于下呼吸道和肺的牵张性感受器来发挥镇咳作用。它还可以发挥表面麻醉作用。与愈创甘油醚联合服用可提高疗效。大多数情况下，该药物是在病毒性上呼吸道感染时短期处方给药，长期使用治疗慢性咳嗽的安全性和有效性还没有得到很好的证实。潜在的不良反应包括镇静和吞咽困难。当大剂量服用时，口腔和咽喉可能会出现感觉麻木，使患者有误吸的风险。过敏反应见于对普鲁卡因和类似局部麻醉剂过敏的患者。

祛痰剂。含有愈创甘油醚的制剂有 60 多种。

当与有效的止咳药合用时，它们可能会增强止咳的效果，但因为它们本身没有被证实有效而被认为是一项不必要的开支。当患者没有使用止咳药物的明确指征而坚持要用止咳药，或者患者相信祛痰药会有帮助时，可以使用该药。对急性咳嗽非处方药的随机试验的系统回顾表明，这些药物要么没有效果，要么效果小到临床意义值得怀疑。

局部糖皮质激素和支气管扩张剂。这些药物最好用于高反应性气道疾病的患者进行病因治疗。例如，继发于哮喘的咳嗽患者对吸入糖皮质激素和支气管扩张剂有反应（见第 48 章）。吸入糖皮质激素治疗对嗜酸性粒细胞性支气管炎患者也是有效的。过敏性鼻炎对鼻用糖皮质激素气雾剂或滴剂反应良好（见第 222 章）。异丙托溴铵有时可帮助减轻慢性阻塞性肺疾病患者夜间咳嗽的症状（见第 47 章）。

单纯对症用药仅限于近期有呼吸道感染史且无肺炎征象的持续性咳嗽患者。他们可能受益于短期的吸入糖皮质激素治疗，推测可能是减轻了残留的炎症反应。时间是另一种有效的疗法。

呼吸道物理治疗。继发于已经确诊的基础肺部疾病的慢性咳嗽的患者需要详细的患者教育。必须告诉患者，尽可能要把痰咳出。可以教慢性支气管炎或支气管扩张的患者如何安静、用力呼气时咳嗽，以及如何进行体位引流以促进支气管黏液的清除。体位引流最好在饭前和睡前进行。

抗生素。只有在确诊或高度怀疑感染的情况下才应考虑使用抗生素。如果临床怀疑百日咳鲍特杆菌感染，用大环内酯类抗生素（如克拉霉素或阿奇霉素）或交替用复方磺胺甲噁唑治疗 7 ～ 14 天，可使患者无传染性，但目前尚不清楚抗生素治疗对症状持续时间缩短的程度——在卡他期早期给予抗生素治疗能取得最佳效果。

抑酸治疗。减少胃酸产生的治疗通常是经验性进行的，要么作为一项诊断性试验，用于不明原因的慢性咳嗽患者的无症状胃食管反流问题，要么作为一项治疗性试验，用于有症状的胃食管反流患者。一个典型的治疗方案包括使用一种质子泵抑制剂（如奥美拉唑 20 mg），每天服用 2 次，持续 6 ～ 8 周。症状性的反流引起咳嗽的患者对治疗的反应最好（见第 61 章）；在随机试验中对其他原因的咳嗽的效果并不比安慰剂好。效果可能在几周内尚不会显现出来。

转诊指征

当病因不明时，转诊进行全面的耳鼻喉科检查，包括鼻气管内镜检查，在鼻窦、鼻黏膜、扁桃体、咽部、喉部和耳道寻找致病因素，可能会对疾病诊断有帮助。转诊到肺病专科行支气管镜检查可能也是必要的，特别是当 CT 发现异常以及可疑有支气管内占位时。但对于无危险因素且胸片表现正常的患者，或有危险因素且胸部 CT 表现正常的患者，由于阳性检查结果的可能性非常小，可以进行预期的随访，而无须使用支气管镜。

推荐 [44-47]

- 在对症治疗之前，要尽量找出潜在病因，以便进行病因学治疗，这是最有效的方法。
  - 做详细的病史采集和重点体检，包括肺、气管、食管、上呼吸道和耳鼻喉科的病理检查。
  - 进行胸部 X 线检查做补充完善。
- 当病因通过基础检查后仍不明确时，继续进行哮喘、胃食管反流和鼻 - 鼻窦炎（引起鼻后滴漏）的检查。
  - 在评估哮喘时，可从常规的肺量计检查或诊室呼气峰流速测定开始。当高度怀疑支气管高反应性，而肺量计检查正常时，可考虑乙酰甲胆碱支气管激发试验。采用支气管舒张试验以验证诊断。
  - 在评估胃酸反流时，优先选择 24 h 食管 pH 监测，而不是内镜检查。如果没有，实施 4 ～ 6 周的质子泵抑制剂的经验性试验治疗（如奥美拉唑 20 mg，BID）。如果无效或缺乏 GERD 的证据，停止治疗。
  - 在评估鼻后滴漏时，应进行重点病史采集和体格检查，并考虑进行鼻内局部糖皮质激素（如氟替卡松鼻喷雾剂 BID）的诊断性试验治疗。
- 如果这些原因不明的慢性咳嗽的常见病因没有找到，应继续进一步检查。特别是患者有恶性肿瘤、间质性肺病或支气管扩张的危险因素时。考虑高分辨率胸部 CT，特别是体检或胸片异常和有危险因素的患者。CT 不应常规使用。

- 支气管镜检查 / 灌洗仍然是不明原因咳嗽诊断时的选择，特别是当有恶性肿瘤的持续顾虑时，但除非胸片异常或有咯血或吸烟史，否则支气管镜检查的检出率很低。这种情况下呼吸专科的会诊是必要的。
- 对于轻度、中度咳嗽的短期症状缓解，可以考虑口服 OTC 药物（含片、薄荷醇止咳滴剂、愈创甘油醚止咳糖浆、右美沙芬），可以使症状获得些许缓解，这可能是因为它们对咽部和食管咳嗽反射的轻度作用。对于更严重的咳嗽，特别是为了保证必要的睡眠，考虑睡前短期使用低效的麻醉性镇咳药，如硫酸可待因（例如，30 ~ 60 mg QHS）。
- 对于虽经治疗仍持续 8 周以上的病因不明、严重影响生活的慢性咳嗽的症状缓解，考虑中枢性作用于咳嗽反射弧的药物，包括加巴喷丁（起始量 300 mg 每天一次）、普瑞巴林、阿米替林（起始剂量 10 ~ 25 mg QHS）、低剂量缓释硫酸吗啡（5 mg BID）。使用前与患者讨论风险和益处。逐渐调整剂量到最小的有效剂量，以减少不良反应的风险。不良反应包括加巴喷丁和普瑞巴林的过度镇静，吗啡的麻醉药品依赖和便秘，阿米替林的抗胆碱能作用。当联合多学科会诊，为患者量身定制的治疗措施，可以提高治疗效果。

（周雪迎 翻译，曹照龙 王晶桐 审校）

第 42 章

咯血的评估

A.G.M./A.H.G.

咯血是指痰中带血或严重的血性痰。众所周知，咯血与癌症和肺结核关系密切，因此对患者和医生来说，咯血都是一种令人担忧的症状。在诊室里，基层医生通常都会遇到痰中带血的患者。大多数患者的病因被证明是无关紧要的病变，但仍有必要进行全面评估，因为潜在病因的严重程度与咯血量无关。

病理生理学和临床表现 [1–13]

多数咯血是由气管、支气管黏膜炎症引起的。上呼吸道感染和支气管炎可导致轻微黏膜糜烂，通常会出现带血丝痰，尤其在剧烈咳嗽且持续时间较长的情况下。支气管扩张症患者更容易反复出现大量血性痰，因为其支气管黏膜坏死可能相当严重。高达 50% 的支气管扩张症患者有过咯血症状。在发展中国家，结核病（tuberculosis，TB）是最常见的咯血病因。在美国，结核引起的咯血通常是由黏膜溃疡引起的，然而当邻近空洞病变的血管破裂时，可能会发生致命性出血。大约 10% ~ 15% 的结核病患者报告有某种形式的咯血；这些状况大多是轻微的，痰中带血量少。肉芽肿形成引起的支气管内炎症损伤是结节病咯血的主要机制，偶尔会出现少量血丝痰。

黏膜损伤也可能是支气管肿瘤所致。支气管内组织的破坏可能很细微，偶尔会引起轻微咯血，出血很少见。35% ~ 55% 经确诊的支气管肺癌患者在病程中至少有过一次咯血，在约 10% 的病例中，它是常见的症状。出血量可能会有很大差异，不一定会令人印象深刻。例如，在一项研究中，25% 的少量咯血患者的病因是恶性肿瘤。然而，大多数患者都有吸烟史和胸部影像学异常。肺转移癌很少导致咯血。支气管腺瘤富含血管，通常位于肺门和支气管内，所以会经常出血，约半数病例报告有反复咯血。

肺血管损伤是咯血的重要原因。肺脓肿可导致邻近血管受损，频繁出现血性和脓性痰。坏死性肺炎，尤其是由多种厌氧性口腔微生物吸入引起的肺炎，以及由克雷伯杆菌、金黄色葡萄球菌和军团菌的单微生物感染引起的肺炎，可导致严重的血管破裂；25% ～ 50% 的患者咳出黏稠血性痰，形似“砖红色胶冻状痰”。曲霉菌球也能导致血管损伤，咯血是其最常见的症状。曲霉菌球患者通常有肺结核、支气管扩张或类似疾病引起空洞性病变。栓塞继发肺梗死的特点是突然出现的胸膜痛并伴有咯血；无肺梗死的肺动脉栓塞不会引起咯血。在胸部受到非穿透性打击后，胸部顿挫伤可能会导致咯血。

肺毛细血管压力显著升高可导致血管损伤和红细胞外渗。肺水肿的粉红色泡沫痰就是此过程的一种表现。在严重的二尖瓣狭窄患者中，长期肺静脉高压所致扩张的肺 - 支气管静脉连接发生破裂时，有时会出现更严重的血痰。在肉芽肿性多血管炎（以前称为 Wegener 肉芽肿病）、Goodpasture 综合征（抗 GBM 病）和显微镜下多血管炎中发现的咯血是由血管损伤引起的。这两种情况通常伴有血尿。遗传性血管畸形易反复出血。动静脉畸形在肺部听诊时可闻及杂音。在遗传性出血性毛细血管扩张患者中，往往存在出血的家族史，或者之前曾出现多处出血，在口腔颊部和皮肤上可以看到扩张的毛细血管。间质出血是特发性肺含铁血黄素沉着症的特征，这种罕见的疾病在成人中并不常见，主要表现为弥漫性间质浸润、贫血和咯血。

咯血可能是出血障碍或过度抗凝治疗的首发征象；然而，也可能存在潜在的支气管、肺病变。

鉴别诊断 [3-4,7,12]

急性和慢性支气管炎是最常见的病因，其次是支气管肺癌、结核病、肺炎和支气管扩张。大多数流行病学数据来自胸科诊所和住院部，这些机构为预先选定的胸部影像学检查结果异常或原因不明的咯血患者提供服务；因此，它们不能轻易地外推到基层医疗机构中去。在日常诊疗工作中，鼻黏膜和口咽部来源的出血比下呼吸道更常见。在解读 10 年以上发表的临床系列数据时，还必须牢记 HIV 相关的肺部感染的高发病率、纤维支气管镜的更广泛使用以及女性吸烟和肺癌的增加。在综合性医院进行的包括住院和门诊患者的纤维支气管镜检查研究发现，支气管炎占 37%，肺癌占 19%，结核病占 7%，支气管扩张仅占 1%。快速出血无助于区分病因。在基层医疗机构中，首次出现咯血后的肺癌诊断率要低得多：在英国的一项大型预警症状研究中，男性为 7.5%，女性为 4.3%。这项研究纳入了出现症状时胸部 X 线片光异常的患者。在对近 1000 名胸部 X 线检查结果正常的咯血患者进行的回顾研究中，最终确诊为肺癌的患者占 5.4%。引起咯血的癌症大多是支气管内肿瘤，约 15% 累及实质。表 42-1 列出了更常见和更重要的咯血原因。

检查 [1-5,7-9,11,12,14-21]

如前所述，在基层医疗机构中，尤其是在冬

表 42-1 咯血的重要病因

大咯血
结核（伴有空洞性疾病）
支气管扩张
支气管腺癌
支气管癌（罕见）
血管炎
曲霉肿
坏死性肺炎（克雷伯菌、金黄色葡萄球菌、军团菌、口腔菌群吸入）
肺脓肿
肺挫伤
动静脉畸形
遗传性出血性毛细血管扩张
出血障碍或过度抗凝剂治疗
二尖瓣狭窄（伴有支气管血管破裂）
免疫性肺病
血丝痰
任何引起严重咯血的病因
上呼吸道感染（伴有严重咳嗽）
慢性支气管炎
结节病
支气管癌
肺梗死
肺水肿
二尖瓣狭窄（严重）
特发性肺含铁血黄素沉着症
免疫性肺病（抗 GBM 疾病，显微镜下多发性血管炎）

季，大多数痰中带血来源是上呼吸道，此类病例不需要进一步检查。为避免寻找肺部病因而进行不必要的检查，病史和体检应首先关注鼻和口咽部黏膜。只有在没有上呼吸道出血源的情况下，才需要进一步检查，并按照下文的方式进行。

病史

对疑似下呼吸道来源咯血患者的评估应首先考虑严重潜在病因的流行病学。对于长期大量吸烟或石棉暴露史的老年男性来说，应重视肺肿瘤。在胸部 X 线片上有陈旧疾病证据的老年患者应考虑为结核感染再激活。青少年咯血患者可能因近期结核病暴露而引起的新发感染。既往有空洞性疾病的免疫受损宿主有患曲霉菌球的风险。结核病也是 HIV 感染者关注的一个主要问题。

患者对咯血时痰液相关的描述有助于诊断。粉红色痰提示肺水肿；腐臭痰提示肺脓肿；类似砖红色胶冻样的物质提示坏死性肺炎；大量脓血痰提示支气管扩张。通常所描述的带血丝痰是非特异性的。

应询问患者既往出血史、咯血家族史、血尿、并发胸膜性胸痛、已知的心脏杂音或风湿热病史、淋巴结肿大、胸部顿挫伤、心力衰竭症状（见第 32 章）以及抗凝血药物的使用。确定出血量对诊断没有特别帮助。如前所述，重要的是要确保患者没有并存鼻咽部疾病导致出血，或将胃肠道出血误诊为咯血。

体格检查

除了胸部和全身疾病的证据外，体格检查旨在检测非肺源性出血。应检查生命体征看是否有发热和呼吸急促，查看皮肤有无淤斑和毛细血管扩张，是否有杵状指。杵状指与肿瘤、支气管扩张症、肺脓肿和其他严重肺部疾病有关（见第 45 章）。检查淋巴结是否肿大，可提示结节病、结核病和恶性肿瘤（见第 12 和 51 章）。颈部检查主要是看颈静脉怒张，此征象与心力衰竭和严重二尖瓣疾病相关。胸部检查应包括寻找杂音、实变征象、喘鸣音、爆裂音和胸壁顿挫伤。

除了确定实验室检查的种类和顺序外，病史和体格检查结果还可用于决定进行检查的速度。少量咯血患者可以在门诊进行评估，前提是明确建议他们在发生严重出血时立即返回医院，怀疑出血倾向的患者不应离院。

实验室检查

胸部 X 线

胸部 X 线检查对评估至关重要。如前所述，大多数因支气管肺癌导致咯血的患者胸部 X 线片出现异常。除了发现占位性病变外，胸片还可显示脓肿、浸润、间质改变（见第 51 章）、肺门淋巴结、充血性心力衰竭征象（见第 32 章）或明显二尖瓣狭窄的证据（见第 33 章）。较少见的影像学表现包括支气管周围袖套征，提示支气管扩张，以及硬币状病变周围的新月征，是曲霉菌球的特征。然而，在大多数情况下，胸片的表现是正常的，就需要考虑进一步的检查。

痰涂片

如果出现脓痰或发热，则有必要进行痰革兰氏染色。结核杆菌的抗酸染色对疾病诊断和传染性的粗略评估都很重要（见第 49 章）。抗酸涂片的敏感性取决于病原微生物检测的程度。在一系列病例中，只有 20% 的培养阳性样本能通过抗酸涂片提前鉴定出来。值得注意的是，尽管阳性涂片具有很高的特异性，但在检查低风险患者的痰标本时，其预测值可能低至 50%。如果患者的纯化蛋白衍生物反应状态未知，则应进行结核菌素皮肤试验。然而，大约 7% 的成年人（25% 的 50 岁以上成年人）会有阳性反应（见第 38 和 49 章）。

痰细胞学检查

所有未经明确诊断的患者都应进行痰细胞学检查。过去人们认为，单次痰细胞学检查对鳞状细胞病变的敏感性约为 70%，连续 3 次细胞学检查可将敏感性提高到 90%。然而，大型筛查研究的数据表明，至少对早期癌症来说，该检查敏感性比较低。当样本由经验丰富的细胞病理学家进行检查时，痰细胞学的特异性可达 99% 以上。

纤维支气管镜检查

经过仔细考虑后使用纤维支气管镜检查对诊断非常有帮助。最常见的适应证是排除肿瘤的可能性。但是不应视为咯血评估的常规检查，因为在恶性肿瘤风险非常低的情况下（例如，年龄< 50 岁且胸部 X 线检查结果正常的非吸烟者），阳性检出率极低。支气管镜检查提高了细胞学和细菌学检查的敏感性，因为在检查过程中可获得肺泡灌洗液样本。该检查已被证明能够检测出肺癌风险增加的患者（例如年龄> 50 岁，男性，有吸烟史）的其他隐匿性支气管内肿瘤，即使是胸部 X 线检查结果未见局部表现。高危、细胞学“阳性”或“可疑”、放射学异常的患者适合做支气管镜检查。对低风险患者进行支气管镜检查是一种浪费，不会影响患者治疗或结果。此外，支气管镜检查相关的费用和并发症不容小觑。

纤维支气管镜检查很少出现严重并发症，但确实会发生。在对 48 000 例支气管镜操作的回顾中，报告的危及生命的心血管或呼吸系统并发症不到 100 例，最常见于患有慢性阻塞性肺疾病和冠心病的老年人。在支气管镜检查后常出现缺氧。

所有大咯血患者经认真考虑需要进行手术者都必须进行支气管镜检查以确定出血部位。

胸部计算机断层扫描

胸部计算机断层扫描（CT）可能更好地确定胸片上的可疑病变，并且可用于一些胸部 X 线检查结果正常的患者，以提高对肺实质病变的敏感性。CT 还可识别支气管内肿瘤，其敏感性约为 80%。然而，CT 显示的支气管内病变对癌症诊断特异性有限（～ 65%）。

出血检查

如果发现多个部位出血，应考虑化验凝血参数，如凝血酶原时间、部分凝血活酶时间、血小板计数和出血时间。

不明原因咯血

不明原因的咯血是指患者的胸部影像学检查正常或非局部胸部影像学发现，纤维支气管镜检查无明确诊断性结果。在这种情况下的进一步诊疗令人困惑。这类患者的预后似乎是良好的，超过 90% 的患者在 6 个月内咯血消失，在初步评估之后并没有发现癌症、活动性肺结核或其他新发严重病变的病例。详尽的病史采集和体格检查，结合胸部 X 线和恰当应用支气管镜，似乎可以有效地排除癌症、活动性结核病和其他不能漏诊的疾病，因此重复进行支气管镜检查、肺动脉造影、CT 和支气管造影对这些患者几乎没有用处。一项研究表明，支气管炎症（支气管炎）是最常见的原因，其次是陈旧性结核病的后遗症。

症状管理 [3,15]

最好的治疗方法是针对病因，特别是对于结核病和坏死性肺炎等容易治疗的病因，及时开始适当的靶向抗生素治疗至关重要（见第 49 和 52 章）。然而，在某些情况下，需要采取对症措施。最明显的是纠正出血倾向，尤其对过量口服抗凝剂患者（见第 83 章）。因上呼吸道感染引起的持续剧烈咳嗽造成的气道损伤，少量咯血时除了止咳不需要其他治疗（见第 41 章）。更严重的出血需要紧急住院治疗，并考虑进行支气管镜检查和血管造影等检查。

转诊和住院指征 [1,3-5,7,14-15,19]

对认为潜在恶性肿瘤风险增加（胸部 X 线检查异常，男性，年龄> 50 岁，有吸烟史）的咯血患者适合进行支气管镜检查。如前所述，严重出血的患者需要紧急住院治疗。

（荆冠宁 翻译，曹照龙 王晶桐 审校）

第 43 章

胸腔积液的评估

A.H.G./A.G.M.

临床上大多数胸腔积液是偶然发现的，在超声检查随手可及、广泛应用的情况下，病因诊断成为挑战。值得关注的是，渗出液可能提示潜在的肿瘤或感染。更常见的是漏出液，最常见的原因是充血性心力衰竭。基层医生应了解诊断性胸腔穿刺的适应证，能够根据体液分析区分渗出液和漏出液，并根据检查结果进行针对性的病因检查。当患者的呼吸状况良好，且没有严重急性疾病的证据时，可以安全地进行评估，无须住院。

病理生理学和临床表现 [1–8]

胸膜腔通常含有少量浆液性液体（平均约 20 ml），起到润滑剂的作用。这些液体是从壁层胸膜表面渗出形成的，主要由脏层胸膜通过淋巴孔重新吸收到淋巴系统。当液体渗出过多或胸膜表面的渗出过程受累时，就会形成渗出液。积液超过 200 ml，就可以通过放射检查和体格检查发现；超声可以检测到低至 3 ～ 5 ml 的积液（参见下文的讨论）。

积液的分类

积液在病理生理学上分为漏出液和渗出液。

漏出液

肺间质静水压力升高和胶体渗透压力降低会产生漏出液。存在腹水或进行腹膜透析时，隔下静水压力升高也可能导致漏出性胸腔积液。由于漏出液很少与胸膜炎症有关，因此通常不伴有胸膜痛，如果漏出液量大影响呼吸运动，则可能会导致气短。漏出液通常是双侧的，但也可能是单侧的。肺部体格检查显示呼吸活动度降低和呼吸音减弱。如果积液造成了一定程度的肺不张，可能会出现支气管呼吸音和语音震颤增强。大多数漏出液的蛋白质浓度低于 3.0 g/100 ml，但是慢性漏出液蛋白浓度较高，类似渗出液，尤其在使用强效利尿剂时。

充血性心力衰竭

充血性心力衰竭是漏出性胸腔积液最常见的原因之一。左心衰竭会增加肺毛细血管压力（见第 32 章），迫使多余的液体进入间质。右心衰竭是通过升高中心静脉压增加壁层胸膜毛细血管的静水压，减少液体重吸收而导致胸水。充血性心力衰竭相关的胸腔积液常是双侧的，但有时也会发生孤立的右侧积液。充血性心力衰竭引起孤立的左侧积液很少见，好发于右侧的原因尚不清楚。充血性心力衰竭的症状和体征（见第 32 章）较明显。85% 以上心力衰竭所致胸腔积液蛋白质浓度低于 3.0 g/100 ml。如果积液是慢性的，或者患者近期使用快速利尿剂，蛋白质浓度可能会升高。胸腔积液通常是透明的，红细胞计数超过 5000/ml 时呈血性。

肺栓塞

大约 40% 的肺栓塞患者伴有胸腔积液。积液通常很少，其中约 20% 是漏出液，可以在没有肺梗死的情况下发生。细胞计数及分类和蛋白质浓度差异很大。与肺栓塞相关的漏出性积液可能由局部间质水肿引起。当栓子影响双肺时，可以看到双侧积液。胸膜痛患者胸部 X 线片上的少量积液可能是一个重要线索（见第 20 章）。如后面所讨论的，由肺梗死引起的积液更可能是血性渗出液。

漏出液的其他原因

肾病综合征可能会导致相似但更为广泛的间质水肿，并导致积液。严重的低蛋白血症或水钠潴留导致细胞外容积过度增加，会发生漏出性积液，在胸腔积液出现之前，液体首先聚集在静水压力最大的身体部位（如下肢）。心脏增大可能较明显，但通常没有充血性心力衰竭的临床表现。当血清白蛋白水平低于 2.0 ～ 2.5 g/100 ml 时，可出现全身性水肿。

腹部疾病偶尔会引起漏出性积液。5% ～ 10% 的肝硬化腹水患者出现右侧胸腔积液，其成分与腹水相似。在胰腺炎或膈下脓肿的病例中，有时会形成具有漏出液特征的交感性胸腔积液，很快就会变成渗出液。

冠状动脉搭桥术后胸腔积液很常见，并不代表严重的病理改变。产后患者也是如此。心包疾病、黏液性水肿和结节病可伴有漏出性胸腔积液，其机制尚不清楚。

渗出液

渗出液是由胸膜及其邻近结构的炎性或浸润性疾病引起的。毛细血管内皮受损，富含蛋白质的液体聚集在胸膜间隙，淋巴回流受阻也会产生渗出性积液。因为大多数渗出液都是胸膜损伤的结果，所以通常伴有胸膜痛，特别是在急性期，并且在大量液体积聚之前可能会听到摩擦音。液体最初是自由流动的，出现明显的炎症反应时，可能会形成分隔。渗出液蛋白质含量通常大于 3.0 g/100 ml，呈深黄色或浑浊状。白细胞计数通常大于 1000/ml，大于 10 000/ml 提示脓胸，尤其是大多数细胞是中性粒细胞时。

肿瘤

恶性肿瘤是导致渗出液的常见原因。恶性肿瘤引起的胸腔积液大多具有渗出液的特征，但有时蛋白质浓度低于 3.0 g/100 ml。渗出液形成的机制包括胸膜转移导致通透性增加和淋巴回流受阻。恶性胸腔积液往往提示预后不良，特别是当液体的 pH 低于 7.3、血糖水平低于 60 mg/dl 时，这表明肿瘤广泛累及胸膜。

支气管肺癌是最常伴有胸腔积液的肿瘤。多为单侧积液，是胸膜受累的直接结果。当积液量大时，患者主诉呼吸困难，偶伴胸痛。胸腔积液通常是透明的，呈草绿色，也可能呈血性，葡萄糖水平也可能很低。白细胞计数通常在 2500/ml 左右，以淋巴细胞为主。大约 60% 的胸腔积液中可发现恶性细胞。不幸的是，肺癌及其积液会进行性加重；胸腔穿刺后积液会迅速增长。

相比于支气管肺癌，转移癌胸腔积液更可能是双侧的，原因是由于淋巴阻塞或胸膜弥漫性播散。当播散引起积液时，高达 90% 的病例积液细胞学检查结果为阳性。乳腺癌是产生胸腔积液的主要转移性肿瘤，占所有恶性胸腔积液的 25%，积液的特征与支气管肺癌引起的积液相似。淋巴瘤是恶性双侧胸腔积液的另一个主要原因，占病例的 20%。大量积液的形成是疾病晚期的征兆；出现明显积液时，通常有胸膜、肺实质和淋巴结受累的证据。积液可以是漏出液或渗出液，以淋巴细胞为主。肺实质受累常伴随咳嗽和呼吸困难，但胸膜痛较罕见。

由于与石棉暴露相关的疾病的发病率从 20 世纪 60 年代开始增加，间皮瘤逐渐成为渗出液的常见原因。虽然近几十年来与石棉暴露相关的疾病发病率有所下降，但间皮瘤仍是一个重要的考虑因素。石棉暴露后间皮瘤形成的潜伏期为 20 ～ 40 年不等，暴露程度可能并不重要（见第 39 章）。广泛的胸膜受累和大量积液导致胸痛、咳嗽和呼吸急促。积液可能是血性的，通常含有恶性细胞，但有时很难从细胞学上识别，因此染色体分析非常必要。液体中的透明质酸含量可能很高。因为肿瘤只是局部侵袭，所以没有胸外表现。

良性卵巢肿瘤（Meigs 综合征）可导致明显的渗出液。肿瘤会导致腹水，液体会穿过横膈进入胸腔。渗出液通常在右侧，也可能是左侧或双侧。虽然是渗出液，但不含恶性细胞，其成分与其来源的腹水相似。切除卵巢肿瘤可迅速消除积液。

感染

渗出性胸腔积液的主要病因是肺部感染，但这种渗出液仅在约 5% 的门诊就诊的细菌性肺炎患者中发现，并且量少而短暂，且不含细菌，此类不含细菌的积液被命名为肺炎旁胸腔积液。肺炎旁胸腔积液占细菌感染渗出性积液的大部分。尽管没有脓液和细菌，但与非渗出性肺炎相比，肺炎合并胸膜渗出仍然会增加死亡风险。

脓胸是指通过革兰氏染色或培养从胸腔积液中找到微生物的病例。脓胸是一种少见但严重的情况，门诊的肺炎球菌性肺炎病例中，只有不到 1% 的病例会出现脓胸，且多发生在未及时采用适当的抗生素治疗时。咳嗽、咳痰、发热、寒战和胸膜疼痛可能是突出表现。早期的胸腔积液呈浆液性并且可能是无菌的，脓胸进展时，胸腔积液很快变成脓性，细菌检测呈阳性。在某些情况下，胸腔积液是检测致病微生物的唯一机会。胸腔积液的特征包括白细胞计数超过 5000 ～ 10 000/ml，以中性粒细胞为主。葡萄糖的浓度通常低于 20 mg/100 ml。如果脓性积液继续存在，胸膜纤维化可能会很严重。

病毒性肺炎和支原体肺炎病程中可能会发生的胸腔积液，但胸腔积液量少，短暂且影响小（见第 52 章）。

原发性肺结核（tuberculosis，TB）早期菌血症或亚临床肺实质受累时，机体对结核菌进入胸腔的迟发性过敏导致胸腔积液（见第 49 章）。渗出常是单侧的，患者可能没有症状或表现出嗜睡、发热和消瘦，有时临床表现以急性发作的胸膜痛和发热为主，咳嗽、咳痰不常见。胸片仅能显示孤立的积液，中等强度结核菌素皮肤试验通常是阳性的。胸腔积液具有渗出液性质，葡萄糖浓度可能较低。白细胞计数平均为 1000 ~ 2000/ml，以淋巴细胞为主，间皮细胞较少（< 2%）。中性粒细胞可能出现在病程的早期。积液抗酸染色很少有阳性发现，仅有 25% 的积液培养微生物阳性。胸腔积液大多在几个月内自行消退，几乎没有残留。然而，半数以上的患者最终会出现伴有症状的肺实质受累（见第 47 章）。

自身免疫性疾病

结缔组织病，尤其是系统性红斑狼疮，在发病过程中会产生一过性的胸膜心包炎，通常发生在其他体征和症状之后。可能会有短暂的胸膜痛。胸膜受累有时可能是该病的首发临床表现。在大多数情况下，胸腔积液具有渗出液特征，葡萄糖和血清补体水平较低。

类风湿性关节炎产生胸腔积液的可能性明显低于狼疮，但胸腔积液通常会持续存在。仅有不到 5% 的患者发生胸膜心包受累；这些患者通常有关节外表现和关节症状的病史。

胸腔积液有时是其他类风湿性或小血管性疾病的首发症状，如干燥综合征和肉芽肿性多血管炎。积液为渗出液，以淋巴细胞为主，葡萄糖浓度极低（< 20 mg/100 ml）。在其他类风湿性疾病中，积液可能含有类风湿因子。

肺栓塞与肺梗死

如前所述，约 40% 的肺栓塞病例发生胸腔积液，其中约 80% 是渗出液，积液很可能是血性的。肺栓塞引起的积液没有特殊的特征，临床诊断依据很重要。

腹腔内病变

感染和其他腹腔内病变可导致渗出性胸腔积液，多见于近期腹部手术、肠穿孔或肝胆疾病并发膈下脓肿。除了胃肠道症状外，可能还会出现胸膜痛、发热、体重减轻和不适。由于症状常常非特异性，患者通常延迟就诊。胸部 X 线片检查中患侧（2/3 的病例为右侧）横膈抬高且移动不良。胸片上可能出现病理性的膈下气液平面。虽然积液中白细胞计数可能很高，但通常是无菌的。如果横膈穿孔，会形成脓胸。与胰腺炎相关的胸腔积液开始可能为漏出液，常会转变为渗出性胸腔积液。积液最常发生在左侧，也可能是双侧或右侧，且这种积液的特征是淀粉酶浓度很高，1/3 的积液是血性的。

药物

很少有药物与原因不明的渗出液有关。胺碘酮、呋喃妥因、丹曲林、苯妥英钠和甲氨蝶呤各有 100 多例报告。其他药物病例报告较少，包括美西麦角、达沙替尼、氯氮平、卡马西平、普鲁卡因胺、丙硫氧嘧啶、青霉胺、环磷酰胺和溴隐亭。

鉴别诊断[7-8]

虽然胸腔积液的原因可以简单分为产生漏出液和渗出液两种类型（表 43-1），但重要的是，许多情况都可能导致这两种胸腔积液同时发生，比如最初是漏出液，但随着疾病进展，逐渐转为渗出液。门诊患者发生胸腔积液最常见的病因是慢性充血性心力衰竭。转诊的胸腔积液患者主要病因是肿瘤。在梅奥诊所的一系列报道中，肺癌是恶性胸腔积液的主要原因，占病例的 30%，其次是乳腺癌（25%）和淋巴瘤（20%）。感染是胸腔积液的第三大常见原因，结核病在胸腔积液中仍占相当大的比例，有待全面评估。血性积液最常由肿瘤引起，但也可见于充血性心力衰竭、肺栓塞合并梗死、肺结核和胰腺炎。大约 15% 的积液是无法解释的；大多数特发性积液是渗出液。

在艾滋病患者中，超过 2/3 的积液是由感染引起的，其中细菌、分枝杆菌和肺孢子虫最多见。低白蛋白血症和卡波西肉瘤是晚期艾滋病患者渗出性胸腔积液主要的非感染性原因。

表 43-1 胸腔积液的重要原因

胸腔积液的重要原因
漏出液
充血性心力衰竭
肝硬化腹水
低白蛋白血症，严重（< 1.5 gm/L）
肾病综合征
肺不张
结节病
黏液性水肿
交感神经性积液的早期阶段（例如，由胰腺炎引起）
肿瘤（少见）
腹膜透析
产后
心包炎 / 心包损伤
肺动脉高压 / 肺栓塞
渗出液病因的早期阶段
渗出液
肿瘤
支气管肺癌
乳腺癌
淋巴瘤
骨髓瘤
间皮瘤
卵巢癌（Meigs 综合征）
胰腺癌
感染
结核病（和非典型分枝杆菌）
细菌性肺炎（肺炎旁积液和脓胸）
病毒性肺炎
支原体肺炎
肺孢子菌肺炎
真菌感染
肺栓塞
结缔组织病
类风湿关节炎
系统性红斑狼疮
干燥综合征
伴肉芽肿形成的小血管炎
腹腔疾病
膈下脓肿
胰腺炎
药物
呋喃妥因
胺碘酮
麦角新碱
丹曲林
甲氨蝶呤
达沙替尼

检查 [7-27]

胸腔积液通常在胸部 X 线片偶然发现，或肺部体格检查提示呼吸活动度减低和呼吸音减弱，并经胸部 X 线片证实。确诊胸腔积液后的首要任务是评估相关的呼吸损害程度，还应该检查生命体征，是否有呼吸频率加快和心动过速，皮肤是否有发绀，是否有呼吸辅助肌肉的运动。有明显呼吸损害的患者应入院接受进一步检查，感觉良好的患者可以在门诊进行评估。虽然影像学特征可能提示诊断，但病史和体格检查以及胸腔积液检查对于准确的评估是必不可少的。

病史

应询问患者是否有发热、咳嗽、咳痰、胸痛、呼吸困难、水肿和腹痛。既往有无恶性肿瘤，肝病、肾病或艾滋病病史，结核或石棉接触史，以及类风湿性疾病的症状（见第 146 章）。咳嗽、发热和咳痰伴随胸膜痛提示肺炎合并胸膜受累。胸膜痛也可见于肺栓塞、恶性肿瘤和胸膜炎以及结缔组织病引起的邻近心包炎。单纯胸腔积液可引起呼吸困难，当伴有端坐呼吸和阵发性夜间呼吸困难时，提示充血性心力衰竭。外周水肿的病史增加了低白蛋白血症和充血性心力衰竭的可能性。酗酒史、近期腹部手术、腹痛或腹胀提示横膈以下疾病导致的胸腔积液。

体格检查

除了呼吸功能受损的评估外，还应检查体温和体重变化。检查皮肤是否有淤斑、紫癜、蜘蛛痣、黄疸、杵状指（见第 45 章）、类风湿性疾病的表现（见第 146 章）和皮疹。检查颈部有无颈静脉怒张和气管偏移、检查淋巴结有无肿大、乳房有无肿块。

在肺部检查中，对胸腔积液诊断最准确的是叩诊浊音（平均灵敏度 73%，平均特异度 91%，阳性似然比 8.7）。听诊呼吸音减弱也很有帮助（平均灵敏度 65%，特异度 86%，阳性似然比 4.7），以及胸廓扩张度不对称（灵敏度 74%，特异度 91%，阳性似然比 8.1）。无语音震颤减弱有助于排出积液（阴性似然比 0.21）。通过在吸气和呼气时叩诊，可以区分胸腔积液和横膈肌抬高，由膈肌运动导致的浊音和共振之间的水平变化为 3 ～ 5.5 cm。值得注意的是，积液上方可听到异常呼吸音和支气管呼吸音，提示有邻近肺受压。在炎症的情况下可能会听到胸膜摩擦音，如果积聚了较多积液，摩擦音则会消失。

检查心脏时应考虑是否有提示泵衰竭的第三心音，以及提示心包炎的三相摩擦音。腹部检查注意有无腹水、脏器肿大、局部压痛和腹膜炎（见第 58 章）。进行盆腔检查以排除卵巢肿块的存在，检查四肢有无水肿、腓肠肌压痛和关节炎的征象。

实验室检查

实验室检查的核心是胸部影像学检查和胸腔积液分析。

胸部成像

与金标准诊断方法胸部计算机断层扫描（CT）相比，胸部 X 线片对于胸腔积液的检测的总体准确率为 85%。胸部 X 线片可以检测到 50ml 的液体，表现为内侧肋膈角变钝。当液体量达到 200ml 时，外侧肋膈角变钝。

胸部 X 线片发现胸腔积液，应进一步检查胸膜密度、浸润、充血性心力衰竭征象（见第 32 章）、肺门淋巴结病变、钱币形病变和液体分隔，需要侧卧位 X 线、超声或胸部 CT 检查。膈下脓肿的重要 X 线征象是横膈抬高和膈下气液平面。再次强调，超声可能是必要的。渗出液的位置对诊断可能会有帮助。在心力衰竭引起的渗出性积液中，单侧积液多发生于右侧，双侧积液通常不对称，右侧积液较多。另外，与心包炎或胰腺炎相关的积液多见于左侧。

胸部超声能够检测到低至 5 ml 的胸腔积液。表现为横膈膜上方的无回声（黑色）三角形区域。超声检查的准确率远远高于体格检查和胸部 X 线片。超声的广泛应用提高了对胸腔积液的检出，并可以通过检测液体中的间隔和强回声物质来帮助区分渗出液和漏出液。

胸部 CT 可以提供额外的诊断信息，特别是可能的恶性肿瘤，但需要首先通过胸腔穿刺引流胸腔积液。

诊断性胸腔穿刺

病史、体格检查和胸部影像学检查不能排除渗出性原因时，特别是恶性肿瘤或感染时，建议进行诊断性胸腔穿刺术。相对禁忌证包括抗凝药物使用、出血倾向和肾衰竭，但这些并非完全禁忌，尤其是在影像学引导下穿刺。如果担心出血，但急需进行胸腔积液液体分析，可考虑暂时拮抗抗凝或血小板输注。许多病因明确的积液不需要穿刺。例如有充血性心力衰竭的临床证据的无发热患者、一般情况良好的产后女性、接受过搭桥手术的患者，以及病毒性或支原体肺炎伴有的少量渗出液的年轻患者，这些患者可以定期复查胸片或超声检查，病因去除但胸腔积液未消失是胸腔穿刺的指征。

诊断性胸腔穿刺术可以在病房安全舒适地完成，患者的胸腔积液经卧位侧位片或超声证实为自由流动性积液。超声定位增强了病房胸腔穿刺术的安全性，特别是对少量积液，通常不需要转诊。超声定位技术正在成为许多内科和基层医生培训的标准部分。使用小口径针头（至少 20 G）并抽取液体＜ 1 L 可提高安全性。有分隔的胸腔积液穿刺难度大，气胸的风险也较高。在这种情况下，应考虑转诊做放射引导下穿刺。

胸腔积液分析

胸腔积液的实验室分析应从蛋白、白蛋白、胆固醇和乳酸脱氢酶（lactate dehydrogenase，LDH）浓度开始，同时抽血检测血清总蛋白、白蛋白和乳酸脱氢酶水平。近半个世纪以来，漏出液和渗出液的区别一直基于 Light 标准（表 43-2），该标准以胸腔积液蛋白和乳酸脱氢酶浓度作为决定因素。

Light 标准可以很好地鉴别胸腔积液性质，但可能会将多达 25% 的漏出液误分类为渗出液，特别是使用强效利尿剂治疗的充血性心力衰竭患者。在此标准中，血清蛋白水平高于胸腔积液＞ 3.1 g/dl 或血清白蛋白水平高于胸腔积液＞ 1.2 g/dl 可鉴别被错误地归类为渗出液的漏出液。然而，将这种方法与 Light 标准进行比较并没有显示更高的准确性。另一种方法是，使用胸腔积液成分提高 Light 标准判定渗出物的准确性。系统回顾已鉴别渗出液和漏出液的最佳方法如下：

1. 排除渗出液：当 3 条 Light 标准都是阴性

表 43-2 渗出液与漏出液的鉴别 [a]

Light 标准 [a]

胸腔积液蛋白与血清蛋白的比值> 0.5
胸腔积液 LDH 浓度与血清 LDH 浓度的比值> 0.6
胸腔积液乳酸脱氢酶（LDH）浓度> 200 IU/L 或>正常上限的 2/3

其他方法

血清蛋白水平< 3.1 g/dl，高于胸腔积液蛋白水平
血清白蛋白< 1.2 g/dl，高于胸腔积液蛋白水平
胸腔积液胆固醇与血清胆固醇的比值> 0.3
胸腔积液蛋白浓度> 3.0 g/dl 或胸腔积液胆固醇水平> 45 mg/dl

[a] Adapted from Wilcox E，Christopher A，Chong KY，et al. Does this patient have an exudative pleural effusion? JAMA 2014；311；2422.

[似然比（LR）0.04]；

2．对于渗出液的判定：

a．胸腔积液胆固醇> 55 mg/dl（LR 7 ～ 250），或

b．LDH > 200 IU（LR=18），或

c．胸腔积液胆固醇与血清胆固醇的比值> 0.3（LR=14）。

如果积液分析的第一步表明积液是漏出液，则无须进一步的实验室分析。事实上，由于白细胞和红细胞计数、葡萄糖和淀粉酶水平，甚至细菌培养（由于污染的后果）的特异性较差，对漏出液进行上述指标检测可能会产生误导。如果符合任何渗出液的标准，实验室分析应包括细胞计数、细菌培养（包括厌氧菌和分枝杆菌培养）和细胞学检查。

虽然白细胞计数高可能表明感染，但并非特异。淋巴细胞居多提示结核或恶性肿瘤，但无法帮助区分两者。细胞学检查的敏感性取决于恶性积液的机制和疾病程度；在胸膜广泛受累的晚期疾病中可高达 95%，但在早期疾病中可低至 50%。然而，由经验丰富的病理学家报告的细胞学阳性结果特异性高。

在某些情况下，其他检测可能是有意义的。积液葡萄糖水平低（< 60 mg/dl）与结核、其他严重感染和晚期胸膜恶性肿瘤有关。积液 pH 低（< 7.30）也有类似意义。当胸水 pH 低时，如果有潜在的癌症，则胸水细胞学检查结果可能是阳性的。极低的葡萄糖水平（< 30 mg/dl）与类风湿关节炎性积液密切相关。

胸腔积液中淀粉酶水平升高提示胰腺炎可能，但也可能是恶性胸腔积液。除了染色体分析用于鉴别恶性间皮瘤外，特异性肿瘤标记物还未被证实有诊断价值。在少数情况下有必要确认类风湿疾病患者渗出性积液不是其他疾病引起时，应保留补体水平（CH50、C3 和 C4）的测定。胸腔积液抗核抗体检测有助于进一步确定狼疮性胸膜炎的诊断。结核分枝杆菌胸腔积液中腺苷脱氨酶（ADA）、干扰素 -γ 的测定及聚合酶链反应对结核性胸腔积液的诊断有重要意义。ADA 的敏感性和特异性的差异很大，可能是测量方法不同导致的。据报道，干扰素 -γ 的敏感性在 84% ～ 100%，特异性在 95% ～ 100%。PCR 结果在培养阳性的胸腔积液中为 100%，在培养阴性的胸腔积液中为 30% ～ 60%。假阳性结果可能是由于 DNA 污染或非活菌的存在导致的。

大约 15% 的病例，在初次抽取胸腔积液进行全面的实验室分析后，仍然未能明确渗出性积液的原因。如仍怀疑恶性肿瘤，应反复做胸腔穿刺。对有潜在恶性肿瘤的患者，3 次胸腔穿刺标本检测，灵敏度接近 90%。在肿瘤累及胸膜的晚期病例中，积液 pH < 7.30，葡萄糖< 60 mg/dl 的结果敏感性特别高。

胸膜活检

单独胸膜活检诊断恶性肿瘤可能不如胸水细胞学检查灵敏，但两种检查是互补的，联合使用灵敏度超过 90%。胸膜活检在结核检测中最有价值，灵敏度为 60% ～ 80%。活检信息是互补的；积液培养或胸膜组织检查（或两者均做）可在高达 95% 的患者中诊断为结核病。胸膜组织和积液均应进行分枝杆菌培养。增强 CT 扫描中发现局灶性结节时，应在放射学引导下穿刺活检。活检部位需要标记，因为诊断间皮瘤时，需要局部放疗以防止肿瘤在穿刺针道上播散。当胸膜活检不能确诊时，应考虑胸腔镜检查，这大大提高了恶性疾病诊断的灵敏度，也提供了液体引流和滑石粉胸膜固定术的机会，使症状缓解（见下文讨论）。

支气管镜检查

有咯血病史或胸部 X 线显示肺部异常时，可进行纤维支气管镜检查。在无上述情况时，不常规行支气管镜检查来诊断胸腔积液。

其他研究

大约 15% 的胸腔积液在重复的细胞学检查和活检后仍未确诊，这些病例中，应着重考虑可以有效治疗的诊断，包括分枝杆菌和真菌感染以及肺栓塞。许多未确诊的胸腔积液最终被证实病因为恶性肿瘤。

入院和转诊指征 [7]

呼吸困难的患者最好住院评估，特别是免疫抑制或怀疑栓塞、严重充血性心力衰竭、急性脓胸或严重腹腔内病变的情况下，这些患者很少到门诊就诊。慢性增长的胸腔积液患者很常见。只要没有证据表明存在需要手术处理的脓胸或膈下脓肿，患者如果能忍受积液而没有严重不适，可以在门诊进行评估和处理。当需进行影像引导的胸腔穿刺（例如包裹性积液，并发出血风险）或怀疑为恶性肿瘤或结核，需要考虑胸膜活检和（或）纤维支气管镜检查时，适合转诊。

症状管理 [9,28-30]

胸腔积液患者可以通过治疗改善相关的胸膜痛或呼吸困难而感到舒适。非甾体类抗炎药对胸膜痛有效，与麻醉药物相比，优势是不会对呼吸产生抑制作用。大量积液导致呼吸困难可通过胸腔穿刺或随后的积液引流来缓解。通常一次不超过 1 L，以避免体液再分配时血管内容量减少，大量的引流可以导致血压的显著下降。

恶性胸腔积液的引流在肺癌晚期常常成为问题。肺癌晚期患者呼吸困难可能很严重。虽然生存期以月为单位，但通过治疗胸腔积液，患者的舒适度和生活质量可以得到改善（见第 92 章）。感染扩散到胸膜的化脓性积液需要引流才能取得治疗效果，如果不引流积液，脓胸发病率和死亡率都很高。随机试验发现，在改善引流和减少手术转诊方面，使用胸膜内结合 DNA 酶和组织型纤溶酶原激活剂的疗效是最好的。

（武晓庆　王晶桐 翻译，肖卫忠 审校）

第 44 章

孤立性肺结节的评估

A.H.G./A.G.M.

随着胸部计算机断层扫描（CT）的广泛应用，偶然发现的孤立性肺结节很常见。当胸部影像学检查局限于平片时，肺结节检出率并不高（每 1000 例常规胸部 X 线片发现 1 ～ 2 例），随着胸部 CT 扫描的应用，其检出率急剧上升——在筛查肺癌时，其检出率可高达 50%。患者和医生需要警惕肺结节，因为结节可能是恶性的，即使 95% 的肺结节最终被证明是良性的。基层医生需要与放射科医生讨论确定，根据临床和影像学表现判断恶性肿瘤的可能性，并区分可以排除恶性肿瘤的患者和需要进一步检查和考虑活检的患者。

病理生理学和临床表现 [1-3]（另见第 37 和 53 章）

肺结节被定义为直径 0.3 ～ 3.0 cm 的圆形病变，周围为肺实质，无其他异常表现。高风险结节是指癌变率 ≥ 65% 的结节；低风险结节癌变风险为 5% 或更低。危险因素、结节大小、倍增时间和位置因病因而异。

恶性肿瘤的主要危险因素包括：吸烟、高龄、肺气肿、肺纤维化、阳性家族史和吸入性致癌物暴露史。年龄越大，结节恶性的可能性越大。年龄小于30岁的患者结节恶性的概率小于2%，每10年增加10%～15%。吸烟史会大大增加恶性结节的发生率。体重减轻、新发头痛和骨痛（提示转移）提示恶性结节可能性大。

随着胸部CT在筛查和诊断中应用的增加，偶然会发现小直径病变，结节大小在良恶性病变的鉴别中变得越来越重要。直径＜4 mm的非钙化病灶超过99%是良性的，大约94%直径在4～8 mm的非钙化病灶是良性的。然而，在某些调查中，多达50%的直径＞8 mm的病变被证明是恶性的。

倍增时间因病因而异。炎症病灶体积可以在不到5周内翻倍，恶性肿瘤则需要1～18个月，良性结节需要更长时间。传统上认为2年内大小没有变化的孤立结节是良性的，但是有些癌症，包括支气管肺泡细胞癌，其大小可以在一段时间内保持稳定。事实上有研究表明，2年时间内没有明显的生长对良性病变的预测价值仅为65%。

不同恶性肿瘤的位置不同。肺癌中，腺癌往往位于外周，鳞癌和小细胞癌通常位于肺门附近。位于外周的鳞癌常常表现为空洞。

胸部CT表现

完全实性肺结节表现为圆形或不规则的阴影，伴均匀软组织衰减，完全掩盖支气管和血管纹理。许多良性孤立性肺结节表现如此，最常见的是可治愈的肉芽肿、错构瘤、良性淋巴结、血管病变和囊肿。这种实性结节的恶性风险相对较低（系列研究中报道约为7%）。

部分实性结节恶性风险高（63%），尤其结节直径超过6 mm时。实性成分较少（＜6 mm）的病变往往代表侵袭性较低的恶性病变（例如原位腺癌或微浸润腺癌）。

纯磨玻璃结节并不完全掩盖肺内结构，恶性肿瘤的风险大于实性结节（约为18%），但仍远低于部分实性病灶。较小的纯磨玻璃结节（＜6 mm）通常是感染或出血的结果，恶性风险低。

胸部X线表现

孤立肺结节在胸部X线中位于肺中或外侧野，周围为正常肺，无卫星病变，轮廓光滑，通常是圆形（“硬币”病变）或椭圆形。肿瘤、肉芽肿、血管和囊性病变是结节形成的主要病理机制。结节取代正常的肺实质，一般无症状，除非发生气道阻塞、胸膜侵犯、呼吸运动损害、血管或神经受累。

良性和恶性孤立性肺结节在胸片上表现相似。然而，钙化的分布模式不同，其诊断价值也不同。良性病变的钙化倾向于呈中央型、外周型、同心型、“爆米花”型或同质型，而偏心型钙化更常见于恶性肿瘤（见下文讨论和图44-1）。

鉴别诊断（表44-1）[1-4]

治愈的感染性肉芽肿过去占孤立性结节的大多数，随着低剂量CT越来越多地应用于肺癌的筛查，恶性病变的比例正在增加，在高危人群中可高达50%。超过75%的癌变为原发性肺癌，其余为转移癌。乳房、结肠和睾丸的肿瘤极易转移到肺。

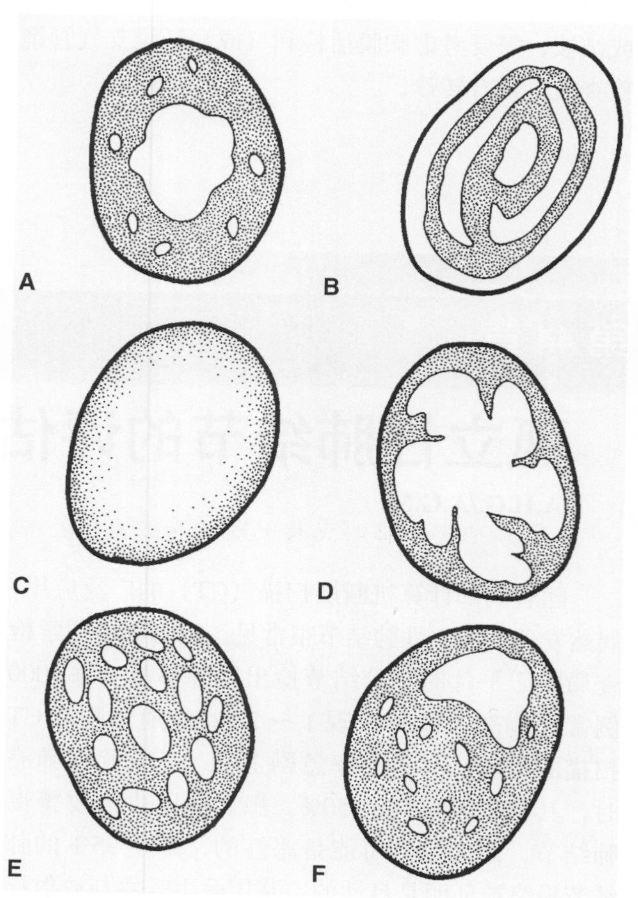

图44-1　孤立性肺结节钙化类型包括中央型（A）、层状型（B）、弥漫型（C）、爆米花型（D）、点状型（E）和偏心型（F）。A～D几乎都是良性的；E和F可能是良性的，也可能是恶性的

表 44-1　孤立性肺结节的重要原因

原因	发生率
恶性	5%
原发性肺癌（75%）	
转移病灶（25%；例如，乳腺，结肠）	
良性	95%
治愈的感染性肉芽肿	
感染	
错构瘤	
支气管囊肿	
包虫囊肿	
假性淋巴瘤	
动静脉畸形	
支气管肺隔离症	
肺外病变（皮肤病变、痣、乳头、胸壁 / 肋骨病变、胸膜斑块）	

在被证实为良性的孤立性肺结节中，85% ~ 90% 为肉芽肿；大多数是结核，但在流行地区，组织胞浆菌病和球孢子菌病也是重要的考虑因素。良性肺肿瘤如错构瘤约占良性结节的 5%。其余为支气管囊肿、包虫病囊肿、假性淋巴瘤、动静脉畸形和支气管肺隔离症。肺外病变，如皮肤病变、痣、乳头、胸壁和肋骨病变、胸膜斑块，可能与肺实质的孤立病变相混淆。

检查[1-23]（另见第 37 章）

孤立结节提示肺癌具有早期切除的机会。许多外科医生认为手术风险很小，但潜在的获益是可观的，因为切除可以治愈早期原发性肺癌。他们指出，切除表现为孤立性结节的支气管肺癌和肺转移病灶，平均 5 年生存率分别为 60% 和 35%。另一方面，胸科医生认为，具有良性表现的病变可以保守治疗，并且可以通过支气管镜检查或细针穿刺活检明确病理学诊断，而不建议早期行肺切除术，开胸手术死亡率约 3% ~ 6%。文献回顾表明这两种观点均有支持者。缺乏对比两种处理方式下肺癌发生率和死亡率的结论性数据。

基层医生的任务是根据病史、体格检查、胸部 X 线片和胸部 CT 的结节表现，必要时利用正电子发射断层扫描（positron emission tomography，PET），对癌症风险做出最好的临床评估。选择正确的患者，最大限度地提高侵入性检查和手术干预的获益，减少错误预警和不必要的操作风险。

病史

患者的年龄和吸烟史是癌症风险的重要决定因素。男性患恶性肿瘤的概率比随年龄显著增加，35 岁以下的约为 0.1，70 岁以上的为 5.7。吸烟的概率比为从不吸烟的 0.15 到每天吸烟超过 2 包的 3.9 不等。60 岁以上患者癌症的概率为 50%，30 岁以下患者癌症的概率不到 2%。虽然没有症状，但骨痛、头痛、体重减轻和其他提示恶性肿瘤的症状需要进一步检查。即使是轻微的咯血病史（见第 42 章），以及已知的乳腺癌、肠癌或睾丸癌病史，也会增加恶性肿瘤的可能性。结核患者暴露史或在组织胞菌病或球孢子菌病流行地区的旅居史增加了肉芽肿性疾病的可能性，但不排除恶性疾病。遗传性毛细血管扩张症的家族史可能是一个有价值的线索。

体格检查

体格检查通常无阳性发现，应注意有无乳腺或睾丸肿块、大便隐血、杵状指（见第 45 章）、皮肤或黏膜毛细血管扩张、胸壁可闻及的杂音（提示血管病因）。体格检查最重要的是仔细进行淋巴结触诊，特别是锁骨上和腋窝的淋巴结。如果肿大，可以进行活组织检查，这样就避免开胸或其他侵入性操作。

实验室检查

胸部 X 线片

影像学检查通常选择胸部 CT，但胸部 X 线检查也会有帮助，特别是有既往的胸片可供比较。病变在胸片上的表现和生长速度对确定恶性概率最有价值。只有跟既往的胸片对比，才能评价倍增时间（肿瘤体积增加 1 倍的时间），有助于病变良恶性的判定。重要的是，倍增指的是体积，而不是直径。体积倍增时，病变的直径只需要增加 28%，而不是 100%。倍增时间大于 2 年或小于 30 天恶性肿瘤可能性小。进一步检查之前，尽力获得既往的胸片以评估倍增时间。如果没有既往胸片，应仔细评估结节的影像学表现。

胸片上另一个有用的迹象是钙化。层状或同心钙化是肉芽肿特有的。中央型、弥漫型或均匀型钙化也与良性病变相关，很少有例外。然而，恶性和良性病变均可见点状或偏心的钙化。此外，原发癌可能吞噬先前存在的钙化肉芽肿或瘢痕；结节内钙化的偏心率增加了这种可能性（图 44-1）。

胸部 X 线片上结节的位置和形状对于鉴别良恶性病变的意义不大。相较下叶，癌症和结核性肉芽肿更常见于上叶和中叶。边界不清、结节边缘呈分叶状提示原发性恶性肿瘤。然而，转移性病变也可见光滑的边界。癌症和肉芽肿空洞发生的频率几乎相同。

计算机断层扫描

胸部 CT 是评估孤立性肺结节的首选影像学检查。

使用和准确性。与胸片相比，CT 能更清晰的显示结节，便于发现和评估恶性病变。平片上显示单一结节，CT 可能发现实际上是几个病变，表明是转移性疾病。基于案例的严格的成本 - 效果分析显示 CT 诊断恶性肿瘤的敏感性和特异性分别为 96% 和 56%。高分辨率 CT（薄层 +/- 碘对比）能更好地确认错构瘤和动静脉畸形，增加恶性结节的检出，有时可发现标准 CT 看不到的钙化灶。低剂量 CT 用于筛查和随访研究，对 CT 引导细针穿刺活检也很有帮助，可以评估纵隔，有助于可疑恶性病变的分期（尽管 CT 对 < 3cm 病变分期的敏感性和特异性不足，见第 53 章）。

评估恶性肿瘤的可能性。CT 对评估癌症风险并指导临床决策有重要作用。结节的大小和外观是关键决定因素；结节的位置和体积倍增时间也有帮助。

结节的大小是根据其轴向直径来测量的。如果结节是实性和磨玻璃混合，则应注意实性成分的直径。当病变实性部分的轴向直径超过 8mm 时，恶性可能性大，需要考虑活检（见下一节）。

结节的外观分为实性、部分实性（实性和磨玻璃混合）或纯磨玻璃，实性病变的癌症风险最低，实性和磨玻璃混合病变的癌症风险最高。病变形状不规则或边缘有毛刺、位于肺上叶增加了恶性肿瘤的可能性。

以体积倍增时间表示的生长速率也有助于区分恶性和良性病变。连续 CT 成像能够比胸部 X 线更精确地测量和确定倍增时间。可在低剂量 CT 检查时测量基线体积，然后 3 个月时复查，使鉴别具有高度的准确性，从而避免了长时间观察和多次重复 CT 扫描。如上所述，炎症病变在不到 5 周内体积增加 1 倍，恶性肿瘤需要 1 ～ 18 个月的时间增加 1 倍，良性结节需要更长时间。然而，一些惰性癌（如支气管肺泡细胞癌）可以稳定 2 年以上，在 2 年期间没有明显的增长。倍增时间对良性病变的预测价值仅有 65%。

正电子发射断层扫描

氟 18 标记氟代脱氧葡萄糖（^{18}F-2-fluoro-2-deoxy-d-glucose，FDG）显像为 X 线片不能确定性质的结节提供了鉴别信息，其敏感度为 90% ～ 95%，特异度为 85%。决策分析表明，CT 联合 FDG-PET 可能是最有效的方案，对于癌症概率在 0.12 ~ 0.69 的患者可以节约成本。研究提示，当基于患者病史和胸部 X 线病变表现预测癌症概率与 CT 扫描的发现不一致时，应选择性进行 FDG-PET 检查。当预测病变恶性的可能低或中等、CT 表现为良性时，可选择穿刺活检或随访观察而不做 PET 检查。当预测病变恶性的可能性高且 CT 表现为良性时，FDG-PET 是有帮助的，如果 FDG-PET 结果阳性，可进行手术或穿刺活检，如果阴性，可进行穿刺活检或随访观察。

FDG-PET 在小病灶（如直径小于 8 mm）中的作用要比在大病灶中的作用小得多，而且在感染性肺病流行的地区准确度也较低。在感染性肺病流行的地区，FDG-PET 结果有相当大的异质性，特异度降低了 16%，为 61%。

磁共振成像

磁共振成像对孤立性肺结节的成像不如 CT，不能很好地显示钙化，但比 CT 更好地显示纵隔，有助于显示胸壁侵犯、主肺动脉旁淋巴结肿大和肺上沟瘤。

附加检查

疑似结核病。应进行中等强度结核菌素皮肤试验（见第 38 章）。如果有痰液，应进行抗酸染色并培养结核杆菌。在流行地区，真菌培养和组织胞浆菌素补体结合滴度可能很重要。

疑似恶性肿瘤。痰细胞学检查是鉴别恶性肿瘤侵袭性最小的方法。应获得连续 3 天清晨痰液标本。当标本中含有肺组织细胞（深部痰液的标志），且病变位于上肺叶中部，与支气管相连，或直径大于 2 cm 时，检出率最高（见第 37 章）。对于经验丰富的医师，该检查的特异性很高，但许多研究中发现其敏感性不足，从 13% 到 77% 不等。因此，阴性的结果并不排除恶性诊断。此外，由于鉴别小细胞癌与其他细胞类型的癌症很重要（见第 53 章），通常需要获得组织学诊断。由于局限性，一些学者不建议广泛进行痰细胞学检查，除非患者病情重无法进行侵入性检查。

侵入性诊断方式

经胸活检。CT 引导下经胸细针活检仍是诊断孤立性肺结节的主要方法。当经胸入路可达结节时，恶性肿瘤的检测灵敏度接近 95%。可识别恶性病变的特定组织学类型。大约 10% 的恶性病变患者和大约 40% 的良性病变患者，该方法未能确定具体的诊断结果。

支气管镜检查。经支气管活检的支气管镜检查是一种选择，特别是当 CT 显示支气管病变时。如果 CT 发现支气管病变，纤维支气管镜检查结合支气管刷检和活检可以提供诊断，但当结节小（< 2 cm）且边界清楚时，灵敏度大大降低（10% ~ 30%）。使用正常主支气管上皮细胞基因表达分析，显著提高了支气管镜的灵敏度（灵敏度 88%），但特异度较低（47%）。支气管镜联合基因表达分类的灵敏度很高（平均为 95%），且与病变的位置或大小无关。

纵隔镜检查和开胸。当早期可切除的原发性肺癌的可能性较高，且患者手术风险低时，可选择开胸手术。开胸切除是最直接和明确的诊断（和治疗）方法，但围手术期死亡率为 3% ~ 6%，并发症发生率为 20% ~ 44%（见第 53 章），在可行的情况下，使用电视辅助胸腔镜手术（video-assisted thoracoscopic surgery，VATS）可以降低发生率。当进行手术活检时，如果冷冻切片显示恶性肿瘤，VATS 可转换为开胸肺叶切除术。患有严重阻塞性或限制性疾病的患者应首先进行肺功能检查。

方式的选择

对患者进行风险分层可指导手术方法的选择。风险的主要决定因素包括重要的临床危险因素和 CT 病变的大小和外观。选择范围包括：风险极低的患者（例如，无危险因素、病变< 4 mm 和实性外观）不需要进一步检查，中度风险的患者（例如，一个小危险因素，病变 6 ~ 8 mm，以及纯磨玻璃外观）应动态观察，高危人群（如吸烟者、病灶> 8 mm、部分实性外观、毛刺状）进行病变活检或切除。同样需要考虑的还有病灶位置（如上叶）、钙化及其形状、患者对侵入性检查的耐受性、所需专业技术的可获得性以及患者的意向（明确诊断 vs. 随访的动态观察）。

由于结论确定的研究仍然有限，评估孤立性肺结节患者的最佳方法仍在探讨中。如何处理直径< 8 mm 的病变一直是争论的话题。美国预防医学工作组（US Preventive Services Task Force）建议对高危人群中所有直径> 4 mm 的病灶进行低剂量 CT 随访，但由于担心 4 mm 阈值会产生过多的假阳性结果，放射科专家建议使用 6 mm 阈值。据估计，该方法可显著降低假阳性率，且对及时诊断恶性肿瘤无不良影响（见第 37 章，图 44-2 和“建议部分”）。直径在 6 ~ 8 mm 之间的病变主要根据 CT 表现和风险因素进行进一步评估。

非侵入性评估技术的改进使孤立结节进行外科手术数量的减少以及在取样或切除的肿瘤中发现恶性病变的比例增高。然而，相当数量的病例无创评估后诊断仍然存在不确定性。恶性肿瘤的可能性既没有低至可以进行保守跟踪随访，也没有高至进行手术的患者，则面临两难的境地。应与这些患者分享可选择方法的不确定性和可能的结果，并征求他们的意向，以便制订有益的个性化方案。

患者教育和转诊指征

恶性肿瘤的可能性为中等时，患者需要了解无创检查不足以确定诊断，以及进一步检查的选择。在这种情况下，询问患者的意向，了解他们对诊断不确定时观察等待的承受能力以及对确定诊断的渴望，有助于制订个性化诊断方案。一些专

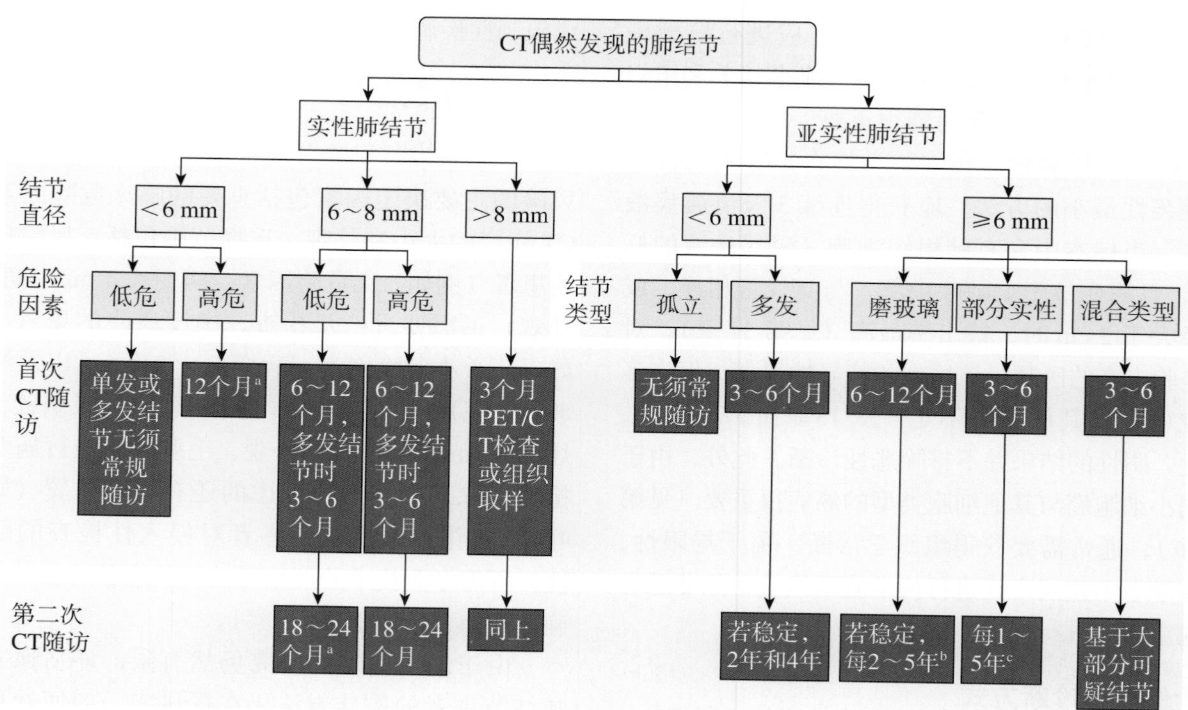

图 44-2 偶发肺结节的随访流程。选自 2017 年 Fleischner 指南总结推荐表格。[a] 可选，但要考虑所有相关的风险因素。[b] 如果肿瘤生长，或实性部分生长或进展，考虑切除。[c] 如果保持 / 稳定和实性部分保持 6 mm 或增长，应视为高度可疑。如果实性部分大于 8 mm，考虑 PET/CT、活检或切除（Reprinted from Anderson IJ，Davis AM. Incidental pulmonary nodules detected on CT images. JAMA 2018；320：2260，with permission.）

科医院提供多学科咨询，以帮助患者和基层医生做出决定。

临床和影像学高度怀疑恶性的患者应考虑侵入性操作进行组织学诊断。外科和放射科医师联合可优化诊断方案和结局。

建议 [24]

- 获得胸部 CT 明确诊断，测量结节大小、外观特征和位置。回顾肺癌的临床危险因素（如高龄、吸烟、毒性暴露、潜在肺部疾病、家族史）。
- 风险分层以指导进一步的检查，根据包括临床危险因素、结节大小（< 6 mm、6 ~ 8 mm、> 8 mm）、结节外观（实性、部分实性和磨玻璃、针状或圆形）和位置（上叶或非上叶）。
- 低风险患者免除进一步检查（如无危险因素、病变< 6 mm、实性或纯磨玻璃外观）。
- 考虑对低至中危患者 12 个月后进行 CT 随访 [例如小危险因素、形态可疑的实性结节< 6 mm、和（或）上叶位置]。
- 对于中危患者（如吸烟者、6 ~ 8 mm 实性结节），可考虑在 6 ~ 12 个月和 18 ~ 24 个月进行连续 CT 监测。
- 高危患者（如吸烟者、非钙化结节> 8 mm）3 个月 CT 随访或进行 PET-CT，并考虑进行组织学检查。

附录 44-1

多发性偶发肺结节的评估[1]

多发性肺结节的存在增加了肺部转移性疾病的可能性。所采取的检查方法应由最大的结节决定。由于多发结节恶性的可能性比单发结节稍高，所以应该更密切的随访。对于小于 6 mm 的病灶，可能是原位肺腺癌，建议在 3 ～ 6 个月内重复 CT 检查，如果起初没有增长，则每隔 2 ～ 5 年重复一次。任何大于 6 mm 的结节都是 3 个月内复查 CT 的指征，然后根据当时的影像学表现决定复查时间（图 44-2）。应该引起患者对多发性原发性腺癌的持续关注。

（武晓庆　王晶桐 翻译，肖卫忠 审校）

第 45 章

杵状指的评估

A.H.G./A.G.M.

杵状指定义为手指和足趾甲床增宽增厚，指甲与远节指骨背形成的角度减小。公元前 400 年，希波克拉底首次在一个可能患有脓胸的患者身上进行描述。杵状指有时伴有慢性骨膜下骨炎——肥大性骨关节病。患者很少主诉杵状指；通常基层医生在体检时偶然发现。由于杵状指或肥大性骨关节病可能是潜在严重疾病的第一个临床征象，如肺肿瘤，基层医生认识杵状指并查明原因很重要。

病理生理学和临床表现[1-4]

杵状指和骨关节病发病机制的假说涉及自主神经作用、动静脉分流和血源性物质。确切的病理生理学机制尚不清楚，我们知道胸内迷走神经切断术可以治疗杵状指和骨关节病，如同手术纠正动静脉分流或切除肺肿瘤一样。主流假说认为，正常肺循环的中断可以阻止巨核细胞碎裂成血小板。完整的巨核细胞随后停留在指尖循环中，碎片被激活释放血小板衍生的生长因子，促进增生和提高血管通透性。

杵状指的病理检查显示血管增多，符合巨核细胞假说。在肥大性骨关节病中，骨膜水肿、充血、单核细胞浸润。长骨、掌骨和跖骨远端骨膜增生、新骨形成和骨内吸收均存在。手指和脚趾远端软组织肿胀可导致杵状畸形。

杵状指通常是无症状的。肥大性骨关节病患者手腕、脚踝、手指、脚可能出现疼痛；有时伴有红斑和渗出。肥大性骨关节病可能先于或无杵状指的情况下出现，但通常两者同时出现。杵状指通常在没有骨关节病的情况下发生。任何一种情况都可能在相关疾病临床表现出现之前发生。

特发性肥大性骨关节病，有时称为厚皮性骨膜增生症，是一种良性疾病，必须与继发于全身性疾病的肥大性骨关节病鉴别。这些患者除了杵状指还表现出骨膜新骨形成，关节肿胀、皮肤增厚和多毛。良性综合征发生于青春期，生长缓慢，关节症状较少，无肝、肠或肺疾病，可与继发性肥大性骨关节病鉴别，

鉴别诊断（表 45-1）[1,3-7]

2% ～ 12% 的肺癌患者发生结节性骨关节病和

表 45-1 杵状指的一些重要病因
肺癌（大细胞癌、鳞状细胞癌、腺癌；小细胞癌或转移性肺癌少见）
慢性肺部感染性疾病（如肺结核、肺脓肿、支气管扩张）
囊性纤维化
发绀型先天性心脏病伴有右向左分流
亚急性细菌性心内膜炎
慢性阻塞性肺病（存在慢性低氧血症）
肥大性骨关节病
遗传性
特发性
炎症性肠病
慢性肝病
上肢血供受损（主动脉、锁骨下动脉或无名动脉病变；凿岩机作业人员）

肥大性骨关节病，且大细胞癌、鳞状细胞癌或腺癌患者发生的概率相同，但小细胞癌患者很少发生。单纯的杵状指可能更常见，患病率取决于用于诊断“杵状指”标准的敏感性。最近推荐一项敏感、标准化的测量方法发现，37% 的肺癌患者有杵状指，鳞状细胞癌、腺癌或小细胞癌患者无差异。转移性肺癌很少引起杵状指。有研究发现，14% 的胸膜肿瘤患者发生杵状指。随着慢性肺部感染性疾病（如肺结核、肺脓肿和支气管扩张）发病率的下降，肺癌已成为肥大性骨关节病的主要病因。杵状指和骨关节病见于伴有右至左分流的发绀型先天性心脏病、亚急性细菌性心内膜炎和囊性纤维化的患者。杵状指是慢性阻塞性肺疾病患者长期低氧血症的典型征象。此外，还有遗传性或特发性的杵状指和肥大性骨关节病，没有临床意义。单侧杵状指与主动脉、锁骨下或无名动脉病变引起的上肢血管供应受损有关。杵状指也可以发生于凿岩机作业人员。

一些非肺部疾病也可发生杵状指，包括炎症性肠病（克罗恩病占 38%，溃疡性结肠炎占 14%）和慢性肝病（24% ～ 29%）。目前已有关于杵状指与多种疾病相关的病例报告发表。其中包括食管癌、早期 HIV 病毒感染和抗磷脂抗体综合征。每一份报告均排除同时存在肺部疾病。然而，难以判断其意义。

杵状指必须与许多其他类似的指骨状况相鉴别。许多正常人，特别是非洲裔美国人，指甲的弯曲度是增加的。终末指骨的感染，如坏疽和慢性甲癣，可能与杵状指以及甲状腺骨关节病相混淆。

检查 [1、4、8-11]

杵状指的评估应该从典型的体征开始：指甲角度减小和甲床的厚度增加。Schamroth 征由指甲角度减小和角质层软组织增厚导致的。当两个正常的示指指甲相对时，之间会形成一个菱形缝隙，当杵状指指甲放在相同位置时则没有，被认为存在 Schamroth 征。肥大性骨关节病是通过长骨的 X 线表现诊断的，典型的变化是骨膜厚度增加和远端新骨形成。一旦明确存在杵状指或肥大性骨关节病，就应开始评估潜在病因。

病史

在寻找潜在严重病因之前，应确定杵状指是否终生存在，是否存在于其他家庭成员中，以此判断杵状指是否是没有危害的家族多样性。咳嗽、咳痰、咯血和呼吸困难等症状表明呼吸系统问题，需要评估肺部（见第 40 ～ 42 章）。应询问患者有无心脏杂音、活动不耐受、既往肝病、下腹绞痛、腹泻、便血和关节症状病史。应评估吸烟和其他与肺癌发展相关的危险因素（见第 37 章）。需要明确结核病暴露史（见第 38 章）。

体格检查

检查发热、呼吸急促、心动过速、发绀、牙齿烟渍、颈静脉怒张、胸闷、喘憋、干啰音、啰音（爆裂音）、肺实变或积液的征象、心脏杂音、肝细胞疾病的皮肤病变和肝硬化的征象。应触诊淋巴结是否肿大，检查关节是否有肥大和炎症。

实验室检查

影像学检查是唯一必须进行的实验室检查，因为早期胸膜、肺或纵隔肿瘤可能无症状的。全血细胞计数和大便隐血检查可能会有帮助。当症状或体征提示肝、甲状腺、心脏或肠道异常时，应进一步检查。新发杵状指和长期吸烟史患者应筛查肺肿瘤。定期检查痰细胞学和胸部 CT 是可行的。

骨关节病与类风湿疾病的鉴别

鉴别骨关节病和类风湿关节炎比较困难。一项对杵状指和肺癌患者广泛回顾研究发现，骨关节病症状经常被误认为关节炎，比肿瘤诊断平均早 4.9 个月出现。经常主诉双侧小关节不适，如手腕和手，对阿司匹林或非甾体类药物反应良好，诱导医生认为是风湿系统疾病。同样值得注意的是，急性期炎症因子升高，14 例中有 1 例类风湿因子阳性，12 例中有 5 例抗核抗体阳性。外周小关节对称受累和滑膜炎发展趋势使诊断变得困难，一些患者的综合征与炎性关节炎难以鉴别。

症状管理和患者教育 [12]

杵状指没有对症治疗，这是一种无损害的外观困扰。肥大性骨关节病继发的骨和关节不适可以用阿司匹林和其他非甾体类抗炎药治疗。极少情况下，关节症状会致残，需要积极治疗，如皮质类固醇或胸内迷走神经切断术。与囊性纤维化相关的严重病例，当皮质激素无法控制疼痛时，曾有尝试使用帕米膦酸二钠有效的报道，但证据不充分。与肺癌相关时，切除原发肿瘤可缓解关节疼痛和手指肿胀。咨询熟悉该问题的专家方可确定治疗方案。

在任何情况下，当医生发现患者不明显的潜在疾病征象时，患者教育很重要。患者很可能因检查和发生严重疾病的可能性而感到困扰。医生必须耐心告诉患者，杵状指没有危害，有助于潜在疾病的早期诊断。应该强烈建议吸烟患者戒烟（见第 54 章）。

（武晓庆　王晶桐 翻译，肖卫忠 审校）

第 46 章

阻塞性睡眠呼吸暂停的管理

A.H.G./A.G.M.

睡眠期间的短暂呼吸停止（呼吸暂停）或气流明显减少（通气不足）发作很常见。据估算，在成年人中多达 24% 的男性和 9% 的女性每小时睡眠中有 5 次或更多次呼吸暂停或通气不足，这是阻塞性睡眠呼吸暂停（obstructive sleep apnea，OSA）阈值定义的共识。中度至重度 OSA 对患者的健康构成重大威胁，与心血管疾病发病率和死亡率增加有关；对公共安全也存在威胁，是车祸的主要原因。

尽管 OSA 患病率高，公众有一定意识，对其潜在严重后果的认识日益增加，但往往被忽视。白天疲倦和打鼾等症状可能被误认为是日常生活的正常现象。许多患者仍未得到诊断和治疗。

鉴于 OSA 的流行，其严重后果以及有效治疗的可用性，基层医疗团队必须注意病情并能够开始对患者进行检查。诊断和治疗方面的进展使以基层医疗团队为中心的管理途径得以实现，因此基层医疗团队应该熟悉这一问题，特别是在无法获得专门睡眠评估和管理的地区。

病理生理学和临床表现 [1–20]

定义和社区患病率

OSA 正式定义为由多导睡眠图结果计算呼吸暂停低通气指数（apnea-hypopnea index，AHI）≥ 5/h，其中 AHI 是呼吸暂停（呼吸停止 > 10 s）或通气不足（呼吸气流减少 30%，氧饱和度减少 4%）的总发作次数除以睡眠小时数。轻度 OSA 定义为 AHI 为 5 ～ 15 次 / 小时，中度 OSA 为 15 ～ 30 次 / 小时，严重 OSA 为≥ 30 次 / 小时。在社区层面使用阈值定义（AHI ≥ 5）显示 OSA 的患病率在 9% ~ 17%，男性患病率更高。白天嗜睡添加到睡眠呼吸暂停标准中则定义为阻塞性睡眠呼吸暂停综合征（obstructive sleep apnea syndrome，OSAS）；其患病率约为 6%，与中度或重度 OSA 相同。由于中度至重度 OSA（特别是 AHI > 20）会引起潜在的严重健康后果，而该指数与白天嗜睡症状严重程度无关，因此许多人认为 OSA 的定义不需要白天嗜睡。

机制

睡眠呼吸暂停可能由中枢性呼吸抑制（如充血性心力衰竭）和二氧化碳潴留（如严重 COPD）或上呼吸道阻塞引起。在前一种情况下中枢性睡眠呼吸暂停（OSA），由于中枢呼吸驱动的丧失，气流停止。在后者（OSA）中，虽然胸部和腹部用力，呼吸时由于软组织阻塞气流停止。OSA 是门诊中最常见的睡眠呼吸暂停形式。上呼吸道阻力综合征是一个中间类型，尽管部分气道阻塞，但能够通过用力呼吸来维持气流。

OSA 发生在睡眠期间鼻咽气道通畅不足时。局部解剖结构危险因素包括颈部肥胖［男性环甲膜颈围 > 17 英寸（43.18 cm），女性 > 16 英寸（40.64 cm）］、鼻中隔偏斜、鼻息肉、悬雍垂和软腭增大、深覆咬合的小下颌、扁桃体增大和侧咽肌肉组织肥大。

虽然肥胖本身是一项主要因素（导致舌头和咽部组织中的脂肪沉积），但非肥胖者如果表现出其他解剖学风险因素也存在风险。咽部水肿可能导致充血性心力衰竭患者 OSA 风险增加。除了解剖学因素之外，OSA 患者在睡眠期间难以维持足够的口咽扩张能力，无法避免在吸气负压期间气道塌陷。酒精和镇静剂对这种神经肌肉功能的抑制作用会使 OSA 急性加重。甲状腺功能减退可能是一个危险因素。

当阻塞轻微且没有生理干扰时，打鼾是唯一的表现，睡眠不会中断。随着阻塞程度的增加，打鼾变得更响亮，并触发补偿性用力呼吸，从而导致脑电图可检测到的睡眠唤醒。夜间频繁的觉醒破坏了正常的睡眠“结构”，导致白天嗜睡。在上呼吸道阻力综合征中，通过代偿性用力呼吸维持接近正常的气流，但是这一过程是以睡眠唤醒为代价的。更严重的阻塞程度可导致通气不足（气流减少 30% ~ 50%，氧饱和度降低 4% 或更多）或呼吸暂停（气流停止至少 10 s）。阻塞越严重，持续时间越长，血氧饱和度下降和低氧血症的可能性就越大，这是由于灌注的肺通气不足导致通气 - 灌注失衡的结果。

睡眠呼吸暂停对心血管的不良影响与低氧血症有关。动脉血氧下降增加肺血管阻力。当出现严重和慢性低氧血症时，它可导致持续的肺动脉高压并最终导致肺心病，特别是伴有慢性阻塞性肺疾病或病态肥胖的人群。气道阻塞、呼吸暂停发作和低氧血症会引起两个方面代偿增加：一是用力呼吸，二是交感神经张力，导致血管内皮功能障碍和炎症标志物升高，这被认为是严重睡眠呼吸暂停作为高血压、卒中、冠状动脉疾病和心源性死亡独立危险因素的机制。围手术期心脏和呼吸系统并发症的风险也会增加。

低氧和频繁唤醒引起的交感神经张力的增加，目前认为是 2 型糖尿病的独立危险因素。可能的机制包括皮质醇分泌增加和下丘脑 - 垂体 - 肾上腺轴刺激的其他不良代谢产物增加。糖尿病的风险似乎与 OSA 的严重程度成正比。

严重的 OSA 也可导致高碳酸血症和中枢性呼吸抑制，如肥胖 - 低通气（pickwickian 综合征）患者。在育龄期女性中也可引起痛经和闭经。

OSA 引起的睡眠障碍可能会损害认知和精神心理活动。在严重的睡眠呼吸暂停中，会出现嗜睡，显著增加工作和驾驶过程中受伤的风险。交通事故风险比可增加到 6.3，而且与其他危险因素无关。

临床表现

通常，患者睡眠时会出现大声的间歇性打鼾，有呼吸不规则或停止、窒息或喘息，患者的同床伴侣会表述受到对方影响或感到不安。OSA 患者通常抱怨白天过度嗜睡，他们可能会在工作或会议上入睡。女性更可能表述为慢性疲劳。患者发现他们醒来时不能感到神清气爽，早起时可能会出现头痛。工作表现会感到痛苦，并且可能引发由嗜睡引起的工作事故或车祸。饮酒和睡眠减少会严重影响驾驶能力。家人和朋友可能会注意到患者性格改变。该疾病在肥胖患者中很常见，但肥胖不是临床表现的必要部分。大约 70% 的睡眠呼吸暂停患者存在肥胖和代谢综合征的表现。在绝经前女性中，近一半的夜间呼吸紊乱患者很瘦，但存在引起该疾病的解剖学特征，如严重的深覆咬合或高硬腭。需要注意存在家族史的患者，通常具有解剖因素或肥胖。

中枢性睡眠呼吸暂停通常发生在心力衰竭患者中，表现包括经典的陈 - 施氏（Cheyne-Stokes）呼吸，其特征是过度通气，然后是呼吸暂停或通气不足。其导致氧饱和度下降，随后发生交感神经激活，导致觉醒、血压升高和心衰的进一步加重。

鉴别诊断 [6,14]

由于 OSA 可能表现为白天疲倦，因此必须将其与慢性疲劳的其他原因区分开来（详细的鉴别诊断见第 8 章）。在睡眠中断的患者中，需要考虑其他睡眠障碍的因素（见第 232 章）。在那些主要表现为夜间呼吸困难的患者中，应考虑心力衰竭（见第 32 章），慢性阻塞性肺疾病（见第 47 章）和其他打鼾原因（见第 223 章）。甲状腺功能减退（见第 104 章）和肢端肥大症与睡眠呼吸暂停也有关。研究发现，在没有肥胖（BMI < 25）和打鼾的情况下，临床上发生显著 OSA 的概率非常低（< 1%）。

检查 [6,14,21-32]

总体方法

病史和体格检查可以对患者进行风险分层，并确定哪些人可以通过睡眠监测进行验证性评估，虽然这不足以单独诊断，但这是诊断和治疗所必需的。

病史

当患者出现白天过度嗜睡、困倦或疲劳的症状时，需要高度怀疑。发现有白天过度嗜睡症状的患者（表 46-1）需要进一步询问。

与 OSA 密切相关的病史特征包括既往习惯性打鼾、每周至少 3 次的中断性打鼾，以及夜间喘息或窒息。夜间喘息或窒息具有最高的预测价值（似然比 3.3）。打鼾本身没有高预测值（似然比 1.1），必须在其他症状的背景下进行解释。例如，非超重

表 46-1 Epworth 睡眠量表（ESS）[a]

在以下情况下，与感到疲劳相比，你打瞌睡或睡着的可能性有多大？这里指在你最近的日常生活方式情况下。即使你最近没有做过这些事情，试着找出它们会对你产生怎样的影响。

以下等级中列出的每种情况选择最合适的数字：

0 = 从不打瞌睡
1 = 打瞌睡的概率很小
2 = 打瞌睡的概率中等
3 = 打瞌睡的概率很高

情景	得分
坐着看书	——
看电视	——
坐在不需要活动的公共场所（如剧院或会议室）	——
当环境允许时在下午躺下休息	——
坐位与其他人交谈	——
饭后安静的坐位且未饮酒	——
在车里，路上停下来的几分钟	——

分数从 0 到 24。得分＞ 16 表示白天嗜睡程度较高，并与中度至重度阻塞性睡眠呼吸暂停相关。

[a] Adapted from Johns MW. A new method for measuring daytime sleepiness：the Epworth Sleepiness Scale. Sleep 1991；14：540.

人群（BMI < 26）的少量打鼾实际上可以除外临床上显著的 OSA（显著概率< 1%）。

出现任何事故，工作表现困难，性格改变或认知困难，特别是这些发生在白天嗜睡的情况下，都值得引起注意。其他需要注意的病史和流行病学风险因素包括明显的肥胖、甲状腺功能减退、年龄增长以及定期使用镇静剂或饮酒。

体格检查

应测量体重和身高，计算体重指数；体重指数大于 28 kg/m^2 可预测 OSA 风险增加。同样，应该测量血压——OSA 会引起高血压，高血压的存在增加了预测概率。体格检查包括发绀、杵状指和任何甲状腺功能减退的体征（见第 104 章）。检查上呼吸道是否存在咬合问题、高硬腭，其他可能阻塞鼻咽的病变（例如鼻息肉、扁桃体肥大、大悬雍垂）和鼻咽狭窄。颈部肥胖表现为颈围增加，这显著增加 OSA 风险，特别是当颈围超过 48 cm（21.8 英寸）时。

在怀疑严重和长期 OSA 患者中，应检查肺动脉高压和肺心病的征象（例如，右心室扩大、肺动脉瓣第二心音亢进、颈静脉怒张、下肢水肿）。

风险分层以确定是否需要进一步检查

通过利用与 OSA 风险相关的病史和体格检查要素，研究人员开发并验证了可用于指导检查的风险分层工具。Epworth 嗜睡量表（通常称为“ESS”；表 46-1）有助于识别明显白天嗜睡和睡眠倾向的人群，这些人群需要进一步的临床检查。这一量表的敏感性和特异性分别高达 93% 和 100%，ROC 曲线下面积确定的判别值也很可观。睡眠呼吸暂停临床评分（Sleep Apnea Clinical Score，SACS；表 46-2 和表 46-3）给出了 OSA 测试判断不同等级 OSA 的似然比。例如，OSA 高预测风险的患者可能不进行正式规范的夜间睡眠实验室监测，而改用家庭血氧饱和度测定。SACS 对临床显著 OSA 识别的敏感性接近 90%，能够有助于确定需要实验室检测的人群。但这些测试在无症状人群筛查中未经验证。

实验室检查

多导睡眠监测

诊断 OSA 的“金标准”测试是正式的多导睡眠监测，包括整夜监测脑电图、眼球运动、肌肉活动、胸部运动、气流和血氧饱和度。最好进行两次整夜睡眠监测，第一晚结果用于诊断，第二晚结果用于滴定治疗。

结果以呼吸暂停低通气指数（AHI）表示，该指数是一种严重程度评分，结合了呼吸暂停和通气不足，并评估了睡眠中断的次数和氧饱和度的下降程度。AHI 的计算方法是将事件数除以睡眠小时数（AHI 值通常分为 5 ～ 15/ 小时 = 轻度，15 ～ 30/ 小时 = 中度，＞ 30/ 小时 = 重度）。

尽管这样的测试本身价格昂贵，但是其高灵敏度和特异度使能够避免假阳性结果（其产生不必要的、昂贵的长期治疗）和假阴性结果（其可导致治疗疾病失败和相当大的发病风险和死亡率）。除了高费用以外，其他缺点包括：患者不便（需要在医院过夜）以及由于这种测试设施的可及性和容纳人数有限而导致的检查和开始治疗的延迟。由于存在这些因素以及大量潜在患者，使得人们倾向于使用睡眠期间的家庭监测作为确诊和评估其严重程度的替代手段。睡眠实验室多导睡眠监测最好用于评估家庭监测难以解释的患有复杂疾病的高风险患者，包括患有严重心肺或神经肌肉疾病，既往卒中或严重失眠的人，以及那些家庭监测结果不确定或对初始治疗无反应的人。

通过有限通道睡眠监测进行家庭睡眠呼吸暂停检查

技术进步使整夜家庭睡眠呼吸暂停测试成为睡眠实验室多导睡眠监测诊断 OSA 的合理（如果不是首选）替代方案。越来越多的证据表明风险分层可以识别那些只需要家庭夜间监测就可以确诊的简单患者，从而避免了许多人进行整夜睡眠实验室检查。无混淆结果的合并症的患者能够获得最佳结果，这些合并症包括严重的心肺或神经肌肉疾病，既往卒中或严重失眠等。

家庭应用的有限通道睡眠监测，监测了正式睡眠实验室多导睡眠监测中参数子集，省略了用于评分睡眠阶段的脑电图、眼电图和肌电图。这样的系统被设定为 L3 或 L4 监测，其中 L3 比 L4 测量更多的参数（L1 表示睡眠实验室最全导睡眠监测）。所有监测都包括脉氧仪。那些不测量鼻气道压力的系统不能区分中枢性睡眠呼吸暂停和阻塞性睡眠呼吸暂停，这是充血性心力衰竭和其他与中枢性睡眠呼吸暂停相关疾病患者的一个重要考虑因素。在头对头随机试验中，L3 系统被证明在包括医生决策和临床结果在内的主要指标方面不劣于使用多导睡眠监测。据报道，最先进的脉氧仪技术监测氧饱和度的灵敏度和特异性超过 95%。

通常，这些家庭监护仪根据监测到的氧饱和度降低事件计算呼吸紊乱指数（respiratory distress index，RDI）。指数大于 15/h 与临床显著疾病相符。在 Epworth 嗜睡评分为 10 或更高时，睡眠呼吸暂停临床评分为 15 或更高；将 RDI 为 15/h 或更高作为诊断的研究中，多导睡眠监测定义的 OSA 的阳性预测值为 94%。一些家庭监测系统可以同睡眠实验室检查类似，能监测腿部运动，以检查干扰睡眠的不安腿综合征。

通过这种方法，可以让正式多导睡眠监测用于有重要合并症的患者，或者强烈怀疑 OSA 但家庭监测结果不确定的患者，以及检测阳性但对治疗无反应的患者。这种门诊方法可以快速获得确认性检测，缩短开始治疗的时间，并降低医疗费用。技

表 46-2 基于颈围、高血压、习惯性打鼾和伴侣对夜间窒息 / 喘息报告的线性模型的睡眠呼吸暂停临床评分

	无高血压的既往情况			有高血压的既往情况[a]		
	无	存在一个	两个都存在	无	存在一个	两个都存在
颈围（cm）						
28	0	0	1	0	1	2
30	0	0	1	1	2	4
32	0	1	2	1	3	5
34	1	2	3	2	4	8
36	1	3	5	4	6	11
38	2	4	7	5	9	16
40	3	6	10	8	13	22
42	5	8	14	11	18	30
44	7	12	20	15	25	42
46	10	16	28	21	35	58
48	14	23	38	29	48	80
50	19	32	53	40	66	110

[a] 既往情况：习惯性打鼾和伴侣对夜间窒息或喘息的报告。

表 46-3 四变量逐步选择模型得出的睡眠呼吸暂停临床评分的似然比和测试后概率

SACS	似然比				测试后概率（%）[a]	
	AHI > 10	(95% CI)	AHI > 20	(95% CI)	AHI > 10	AHI > 20
< 5	0.25	(0.15 ~ 0.42)	0.21	(0.10 ~ 0.46)	17	8
5.01 ~ 10	1.09	(0.62 ~ 1.92)	0.94	(0.50 ~ 1.75)	47	29
10.01 ~ 15	2.03	(0.94 ~ 4.38)	1.64	(0.78 ~ 3.46)	62	41
> 15	5.17	(2.54 ~ 10.51)	3.74	(2.20 ~ 6.37)	81	62

睡眠呼吸暂停诊断 = AHI > 10 或 AHI > 20。

[a] 睡眠呼吸暂停患病率分别为 45%（AHI > 10）和 30%（AHI > 20）。

SACS，睡眠呼吸暂停综合征临床评分；AHI，呼吸暂停低通气指数。

Reprinted with permission of the American Thoracic Society，Flemons WW，Whitelaw WA，Brant R，et al. Likelihood ratios for a sleep apnea: clinical prediction rule. Am J Respir Crit Care Med 1994；150：1279-1285.

术上有一定可信度的家庭睡眠监测还可以让具有丰富相关知识的基层医生根据其中数据进行诊断。对现有证据的系统回顾发现，与睡眠专家相比，非睡眠专家（包括基层医生）的诊断具有非劣效性。

其他检查

常规的实验室检查有价值的很少。应考虑糖化血红蛋白测定，因为 OSA 患者中糖尿病风险增加，特别是肥胖者。C 反应蛋白水平有助于识别炎症标志物增加的患者。当临床怀疑有肺动脉高压时，心脏超声检查有一定帮助，特别是患有严重的，长期存在的，未经治疗疾病的患者。如果存在甲状腺功能减退的临床证据，则进行促甲状腺激素测定。除非患者有非常严重的肺心病征象，否则在诊室测量红细胞比容、动脉血气和脉氧饱和度的价值有限。

阻塞性睡眠呼吸暂停的筛查

是否对无症状或无法识别症状的 OSA 患者进行筛查需要考虑病情发生频率，潜在的严重心血管后果，对认知功能和生活质量的不良影响，以及诊断方式和治疗措施的可及性。美国预防服务工作组（U.S. Preventive Services Task Force，USPSTF）的系统评价研究发现，用于筛查基层医院无症状人群的诊断方法，其准确性和临床效用存在不确定性。此外，他们发现尽管筛查有可能帮助改善血压和Epworth嗜睡量表评分（见下文讨论），但在治疗能力方面，没有足够数据显示能够降低这些人群的死亡率。因此，由于尚未发现足够的证据来充分评估无症状人群筛查OSA的益处和危害，USPSTF将OSA筛查作为“Ⅰ”类建议。

循证医学的结论并不排除在定期健康检查期间询问1个或2个有针对性的系统问题（例如任何白天嗜睡），特别是对有明显肥胖或车祸的高危人群。然而，需要注意的是，有研究显示，在基层医院中对于未经选择的无症状人群进行问卷筛查研究其诊断准确性一般（例如测试灵敏度43%，特异度79%）。

管理原则[27,29,33–61]

选择和开始治疗

疾病严重程度与治疗强度的适当匹配对于实现最佳结果至关重要。由于缺乏长期大规模随机试验数据，关于病例选择、治疗方式、治疗时机和治疗强度的建议受到一定限制。然而，近年来已经进行了一些这样的研究，并且这些研究开始显示出可行的证据模式，尽管受到部分患者对主要治疗方式的依从性的影响。

可能需要治疗的患者

需要治疗的患者疗程可能持续终生，因此需要在家中或睡眠实验室进行适当的睡眠监测，如果没有确诊，则不应实施治疗。不建议基于临床疑似的经验性治疗，因为仅通过临床表现发现的病例缺乏足够的敏感度和特异度。

治疗原则。多导睡眠监测和家庭睡眠监测发现，睡眠期间有特征性症状且动脉氧饱和度下降（例如，氧饱和度与基线相比下降≥4个百分点）的患者每小时呼吸暂停 - 低通气周期达20次或以上表明中度至重度OSA，可以开始以降低心血管风险为目标的综合治疗方案。呼吸暂停 - 低通气发作的频率较低（< 20次 / 小时）表示轻度至中度疾病，这种较常见，有必要仔细考虑整体临床情况，再提出完整的治疗方案。关于少于20次 / 小时的患者的心血管结果的长期前瞻性数据非常有限，需要临床判断。治疗方案的强度和内容应考虑到其他心血管和肺部危险因素和合并症、生活质量、认知功能、事故和其他不良事件，以及开展日常生活的能力。

没有合并心肺疾病或较少功能障碍症状患者可首先开出一些可能有用的、无创的简单措施（例如肥胖患者适度减轻体重，改变睡眠位置）并有计划地进行随访。对于真正无症状的患者，甚至是中度至重度OSA和潜在心血管疾病的患者，是否考虑强化治疗存在不确定性，因为迄今为止大规模随机试验未能显示出显著的心血管获益，尽管这可能是由于对治疗的依从性不足（见下文讨论）。即使无症状，睡眠期间表现出严重低氧血症的患者也应考虑进行综合治疗，因为这种低氧血症会对生理功能造成相当大的威胁。

综合治疗方案的要素

需要采取全面的治疗方法。关键要素包括减肥计划和持续气道正压通气（continuous positive airway pressure，CPAP）的使用。

减重

肥胖不仅是阻塞性睡眠呼吸暂停（OSA）的致病因素，而且通过多种共同机制导致心血管疾病和OSA，因此，OSA肥胖患者的减重应该是治疗方案的核心。减重不仅有助于缓解症状，还可以通过降低血压和全身炎症标志物来改善心血管风险。它可以省去更多侵入性干预的需求，比如肥胖胃减容手术。随机对照试验发现，OSA患者即使通过非手术方式适度持续减重（例如5 ～ 7 kg），也能获得与减重手术相当的临床效果。减重可以增强其他OSA治疗措施的有益效果，有助于降低心血管风险。因此，OSA治疗的首要目标应该是通过强调生活方式改变的综合性非手术方案适度减肥（见第235章）。

持续气道正压通气（CPAP）

夜间经鼻CPAP是治疗中重度OSA的主要方法。

疗效。除了显著减少白天嗜睡、改善认知和白天功能外，每天至少使用 CPAP 3 h 还可以降低血压和炎症标志物（C 反应蛋白）。肥胖患者的代谢综合征参数 LDL-C（低密度脂蛋白胆固醇）、HbA_1C（糖化血红蛋白）有所改善。充血性心力衰竭患者的血压和左室射血分数改善。

在中重度患者（AHI > 20/ 小时）使用 CPAP 的观察性研究中，心血管疾病发病率和死亡率有显著改善。大规模随机试验的结果未能表明不良心血管事件显著减少，即使是在有潜在心血管疾病的人群中也没有改善。对于治疗意向的数据分析显示，这些令人失望的结果的原因可能是对于每晚持续使用 CPAP 的依从性差（平均依从性 < 4 小时 / 夜）。对那些更严格遵守（每晚坚持超过 4 h）的进行结果分析，心血管风险有显著降低的趋势。进一步研究表明，佩戴舒适的 CPAP 设备是必需的。

装置。夜间戴一个密封的鼻面罩，该鼻面罩与鼓风机装置相连，通过气动维持足够的气道压力，以维持上呼吸道通畅。现在可以使用自滴定装置，便于优化使用。观察性研究发现，每晚至少需要 4 h 的 CPAP，可以改善症状，显著降低心血管风险，需要每天持续使用。

接受性和依从性。患者的接受性一直是依从性的关键决定因素。CPAP 设备的改进（更安静的泵，更舒适的面罩）提高了患者的接受度。对于不用口呼吸的患者，佩戴舒适的鼻罩就足够了。用口呼吸的患者需要一个覆盖面部的口鼻面罩。面罩漏气可能会导致中枢性睡眠呼吸暂停，使用更合适的面罩可以消除这种情况。加湿有助于防止气道干燥。在进行 CPAP 治疗的早期，可以短期使用非苯二氮䓬类镇静催眠药物，对改善患者 CPAP 依从性是有帮助的。

尽管在促进患者接受的方法上有了这些改进，但依从性仍然是一个问题。即使在研究条件下，平均夜间使用时间也仅接近 3 h，而不是建议的最低 4 h。每晚应用时间不足被认为是限制 CPAP 获益的主要因素。

患者选择。随着新数据的积累，CPAP 的使用标准也在不断扩展。对有症状的中重度 OSA（AHI > 20 次 / 小时）患者提供该方法已得到广泛认可。轻度至中度 OSA（AHI 5 ~ 15 次 / 小时）的有症状患者也可以从 CPAP 中获得症状改善。用于轻度至中度 OSA 的无症状患者的适应证尚未完全确定。慢性鼻窦或耳部感染和肺大疱是 CPAP 使用的相对禁忌证，没有绝对禁忌证。

CPAP 的滴定。第二次夜间多导睡眠监测或第一天晚上时间分割是确定 CPAP 参数设置的传统方法。高成本、有限的获取途径和患者不便促进了 CPAP 设备设计的技术进步，推进了自滴定装置的开发，使 CPAP 治疗无须睡眠实验室即可启动。在几项随机试验中，使用家庭监测和自滴定 CPAP 装置取得了与睡眠实验室相似的结果。

下颌前移装置

牙齿矫治器可以向前移动下颌，打开上呼吸道，可以矫正结构异常，比如深覆咬合。下颌前移装置（Mandibular advancement devices，MAD）已被用于轻中度 OSA 患者，以代替 CPAP。接受度有所不同，但对许多人来说，CPAP 更可取。长期疗效仍有待确定。现有证据表明，它们不如 CPAP 有效，但许多患者最初还是倾向于使用这一装置，这表明这种倾向可以弥补其在轻度至中度 OSA 患者中疗效较低的缺点。一项针对轻中度 OSA 患者的定制口腔矫治器的随机试验发现，OSA 和打鼾的指标显著降低，但白天嗜睡或生活质量没有任何改善。MAD 的价格跨度很大，从“一口价”产品到个人定制的价格范围可能相差 20 倍。

外科手术

只有在症状严重、更保守的措施失败、发现明显的阻塞性解剖异常时，才值得考虑手术这一途径。手术切除阻塞的扁桃体、鼻腔肿块或咽肿瘤可以治愈。对于患有严重阻塞性疾病的患者，即使没有一个可识别的单一阻塞性病变，也可以进行手术。最常用的手术是悬雍垂腭咽成形术（uvulopalatopharyngoplasty，UPP）。在进行 UPP 时，外科医生会切除悬雍垂、部分软腭和任何多余的咽组织。这种手术的问题是，只有大约一半的患者获得了满意的结果。此外，还不可能提前预测谁会从手术中受益，也不一定能取得持久的效果。因此，随着 CPAP 治疗的改进，UPP 正在成为一种使用较少的治疗选择。对循证依据的系统性回顾得出结论，手术程序缺乏标准化，研究设计不佳，严重限制了已获证据的价值。

其他治疗措施

药物治疗

最重要的药物干预是避免使用可能抑制呼吸或神经肌肉功能的药物。睡眠呼吸暂停患者应停止摄入酒精和具有镇静作用的药物。据报道，西地那非还可急性加重重度 OSA 患者的呼吸和氧饱和度下降事件，可能是由于其对上呼吸道充血和肌肉松弛的影响。因为呼吸暂停在快速眼动（rapid eye movement，REM）睡眠期间发作最常见，所以可以尝试使用干扰 REM 睡眠阶段的非镇静剂，例如非镇静三环抗抑郁药普罗替林。另一种方法是给予可能刺激呼吸的药物，如甲羟孕酮。这两种方法的前景都不明朗，也不值得推荐。对证据的系统评价发现，甲羟孕酮、可乐定、丁螺环酮、氨茶碱、茶碱或沙贝拉唑均未表现出有益作用。相反，用甲状腺激素替代治疗潜在的甲状腺功能减退症，对于考虑甲状腺功能减退症作为睡眠呼吸暂停原因的患者是有效的。

不宁腿综合征和 OSA 的频繁并发可能导致 OSA 患者接受不宁腿综合征的药物治疗。多巴胺能药物如普拉克索已成为标准治疗方法，但可引起症状加重（见附录 232-1）。普瑞巴林已在随机试验中显示，可以改善治疗效果并减少急性加重；然而，药物存在过度镇静的副作用，可能导致 OSA 患者的白天嗜睡。

吸氧

夜间吸氧已被建议作为 CPAP 使用的替代方案，因为低氧血症是 OSA 的重要后果，并且理论上补充氧气能够减少由睡眠呼吸暂停引起的氧饱和度降低。在心血管事件高风险患者中进行的一项随机试验中，与接受 CPAP 治疗的患者相比，吸氧代替 CPAP 未能改善血压。值得关注的是，其延长呼吸暂停发作的风险，特别是潜在肺部疾病并发慢性低氧血症的患者（见第 47 章）。吸氧的长期疗效仍有待确定。

介入方法

心房超速起搏已被证明可显著减少中枢和 OSA 的发作次数。虽然只是因其他适应证而植入起搏器患者中观察到的有趣结果，但对绝大多数睡眠呼吸暂停患者的意义尚未确定。舌传感器 / 舌下神经刺激器作为减轻由于舌松弛引起的软组织阻塞的另一种手段正在进行试验。

中枢性睡眠呼吸暂停的管理

最好的方法仍然是治疗潜在的疾病。严重 OSA 的患者可以受益于 CPAP，但是那些中枢性睡眠呼吸暂停是睡眠呼吸暂停的唯一或主要机制的患者实际上可能会由于 CPAP 经历更糟糕的结果。这可能是由于 CPAP 产生的胸内压增加，从而在心力衰竭时对心输出量有潜在的不利影响。正是由于这个原因，伴有心力衰竭的睡眠呼吸暂停患者需要转诊到睡眠实验室进行诊断研究和治疗试验，并咨询睡眠专家。

转诊指征

随着经过验证的家庭监测系统的出现并用于诊断 OSA 和自我滴定 CPAP 治疗，OSA 的医疗模式正在进行转变。这些关键的医疗要素不需要利用睡眠实验室，但能够产生相同的结果，有望以显著降低费用来大大改善使用情况。当睡眠专家在严重 OSA 患者的随机试验中使用这种门诊措施时，结果证明与使用睡眠实验室所取得的结果相当。与基于多导睡眠监测的医疗相比，农村基层医院门诊 OSA 诊断和治疗的随机试验也得到了非劣效的结果，节省了大量费用。可以与睡眠中心合作，为其提供咨询和培训。

这些研究结果表明，白天疲倦和嗜睡的患者不需要自动转诊到睡眠中心进行正式的多导睡眠监测。通过使用经过验证的风险分层工具（使用易于得到的病史和体格检查结果）和技术上有限通道家庭检测装置来诊断和对患者进行风险分层，可以在基层医院立即启动医疗照护。医疗之家团队的成员需要接受 OSA 诊断和管理方面的培训，并与技术熟练的睡眠中心建立合作关系。

转诊适用于伴有收缩性心力衰竭或其他严重心肺疾病患者进行睡眠实验室检查和睡眠呼吸专家咨询，以及为具有高预测概率的患者进行家庭监测但结果不确定时，或患者对最初的 CPAP 治疗反应不佳时。

患者教育

由抱怨他或她过度打鼾的配偶带来的患者，必须得知关于这种看似无害的疾病的潜在严重性（事故、心血管疾病发病率和死亡率）的详细信息。除非他们遭受白天疲倦和过度嗜睡的困扰，否则这些患者不太可能意识到他们病情的严重性。患者教育对于治疗也至关重要。由于减重在减轻肥胖患者上呼吸道软组织阻塞方面非常有效，因此关于综合减肥方法的指导（见第 235 章）是诊室咨询的重要组成部分。同样重要的是关于避免使用镇静剂和酒精以及西地那非和其他鸟嘌呤单磷酸酯特异性磷酸二酯酶 5 抑制剂的建议。当患者限制睡眠或饮酒时，患者需要意识到他们的驾驶能力将比正常情况更加糟糕。

建议 [62-65]

- 虽然不建议在基层医院通过问卷调查对无症状的 OSA 患者进行正式筛查，但在定期健康检查期间考虑一个简单的问题，例如“您有白天嗜睡吗？”OSA 风险增加者或 OSA 患者（例如肥胖、深覆咬合或心血管风险增加）是提问的最佳人选。
- 出现被抱怨可能症状或配偶担忧的患者——白天嗜睡、认知障碍、车祸、难治性高血压，或配偶报告大声和间歇性打鼾、睡眠中断或焦躁不安、呼吸不规则或停止、窒息或喘息——应该使用 Epworth 睡眠量表问卷来确定 Epworth 嗜睡评分。
- Epworth 评分至少为 7 分的患者考虑行整夜睡眠监测，因为他们可能患有 OSA 并有可能从 CPAP 中受益。
- 为患者申请至少使用 L3 限制通道系统的家庭睡眠监测，对有潜在的严重心肺或神经肌肉疾病，家庭监测结果不确定或对 CPAP 治疗未能改善的患者，需要转诊至睡眠实验室进行多导睡眠监测。
- 为所有肥胖和超重的 OSA 患者启动商定的减肥计划。设定减轻 5 ~ 7 kg 体重的适度初始目标。
- 指导患者认识到避免使用可能损害睡眠或导致白天嗜睡的物质和药物的重要性，如酒精、镇静药、安眠药和具有镇静副作用的药物（如非苯二氮䓬类催眠药、长效苯二氮䓬类药物、加巴喷丁、普瑞巴林）。
- 对于中度至重度 OSA 患者开始 CPAP（AHI ＞ 20 次 / 小时），购买有自滴定功能的机器。即使轻度至中度 OSA 患者（＜ 20 次 / 小时），也可以考虑 CPAP 治疗，需考虑心血管危险状态（包括代谢综合征的存在）、白天嗜睡程度、认知障碍、出过事故、日常功能和生活质量。如果 AHI ＜ 5，不考虑使用。
- 强烈鼓励每晚至少使用 4 h 的 CPAP，努力确保患者的面罩舒适，容易接受且使用方便的系统，对有症状和心血管危险因素患者，坚持使用至关重要，也是取得最佳效果的保障。
- 对那些需要治疗，而对 CPAP 不感兴趣的轻度至中度疾病患者，可以考虑使用口腔下颌辅助装置器具，特别是那些有明显的覆咬合或打鼾干扰他人的患者。
- 只有在症状严重，保守的治疗措施失败，并且发现明显阻塞性解剖异常的情况下，才需要考虑手术相关转诊，肥胖相关的 OSA 不需要转诊。

（高 畅 翻译，董爱梅 王晶桐 审校）

第 47 章

慢性阻塞性肺疾病的管理

A.H.G.

慢性阻塞性肺疾病（简称：慢阻肺；Chronic obstructive pulmonary disease，COPD）影响 5% 的成年人，是美国第四大死亡原因和第十二大发病原因。在 40 岁以上的人群中，大约 10% 的人至少有中度气流受限。它是发病率和死亡率都在增加的唯一主要死亡原因，从 1980 年的 34.5/10 万人死亡到最近的 45.1/10 万人死亡。吸烟仍然是 COPD 发展的主要危险因素。近 90% 的病例发生在长期大量吸烟的情况下，这使患 COPD 的风险增加了 30 倍。自 1980 以来，COPD 患病率显著增加，尤其是女性，反映了第二次世界大战后几十年里美国人口的重度吸烟的习惯。

尽管 COPD 本质上是不可逆转的，并且通常以肺功能逐渐下降为特征，但是通过良好的照护可以改善功能状态和存活率，其中大部分可以由基层医生和团队在门诊进行管理。除了深入了解戒烟（见第 54 章）外，基层医生还需要了解支气管扩张药、糖皮质激素、氧疗、抗生素、免疫接种和康复措施的适应证，以及手术方法的潜在价值。医疗团队的积极态度和关怀参与增强了患者的动力，并鼓励有效的自我照护和戒烟，这是成功管理 COPD 的重要决定因素。

病理生理学、临床表现和病程 [1-26]

COPD 是一种异质性疾病，其特征是气流阻塞和呼气流速降低。它与哮喘和其他阻塞性肺病的区别在于其气流受限不是完全可逆的，并且在大多数情况下是进展性的，与有害颗粒和香烟烟雾中递送气体引起的肺部异常炎症反应有关。

病理生理学

炎症

气道炎症在阻塞性肺病中起重要的病理生理作用。在 COPD 稳定期，炎症细胞主要是中性粒细胞。在 COPD 患者中检测细胞因子，吸引中性粒细胞（例如白细胞介素 -8）的细胞因子显著升高。尽管淋巴细胞数量增加，但它们主要是 1 型辅助 CD8 T 细胞。相反，哮喘中的主要细胞是嗜酸性粒细胞、肥大细胞和 2 型辅助 CD4 T 细胞。嗜酸性粒细胞虽然不是主要细胞，但可能在 COPD 中发挥重要作用，因为嗜酸性粒细胞增多（嗜酸性粒细胞计数＞ 2%）仍然存在于 40% 无哮喘的稳定期 COPD 患者中，增加 COPD 急性加重的风险。在 COPD 急性加重期间，支气管活检标本中发现的嗜酸性粒细胞数量增加 30 倍。嗜酸性粒细胞增多的 COPD 患者在用单克隆抗体治疗后急性加重减少，单克隆抗体能够中和细胞因子 IL-5，这对于嗜酸性粒细胞成熟，募集和吸引至炎症部位的是重要的。有人提出，外周嗜酸性粒细胞增多的患者可能构成 COPD 的特定表型，这需要更多的个体化治疗（见下文讨论），炎症细胞浸润的这些差异可能有助于解释 COPD 患者对糖皮质激素的不同反应。

尽管 COPD 和哮喘之间的炎症机制存在差异，但有证据表明慢性哮喘炎症的病理生理学可能使患者易患 COPD，尤其是吸烟者。与非哮喘吸烟者和不吸烟的哮喘患者相比，吸烟的哮喘患者随着时间的推移 FEV_1 下降速度增加。此外，支气管对乙酰甲胆碱激发的高反应性是吸烟者 COPD 进展强有力的独立的预测因子。也许哮喘中潜在的炎症过程是吸烟者 COPD 发展的重要因素，也可以解释一部分 COPD 患者对糖皮质激素治疗有反应。

支气管壁上的细胞的炎症导致黏液腺增生和小气道变窄、气道水肿、黏液产生过多和纤毛运输功能损失。如上所述，吸烟或长期暴露于其他支气管刺激物是常见的病因，然而，即使在这些刺激物清除后，炎症过程通常也不会减弱。基于诸如肺 B 和 T 细胞数量增加以及存在针对肺内皮细胞和上皮细胞的循环自身抗体等发现，考虑自身免疫在该过程中起重要作用。目前推测吸烟者会发展成更加严重的 COPD，吸烟者调节性 T 细胞缺乏，这一缺失使机体不能阻止对自身抗原的免疫炎症反应。

过量的气道黏蛋白产生

黏液由球蛋白、大分子黏蛋白和水组成，在气道中起保护作用，并且在有害暴露时反应性增加。在正常情况下，黏蛋白成分有助于黏液运输，但过量积聚可以触发炎症反应和阻塞气道而易引发感染，这是所有慢性支气管炎的特征。黏蛋白浓度升高发生在气道功能下降之前，并且与 COPD 中痰的产生和疾病严重程度相关。因此，黏蛋白浓度可以作为慢性支气管炎的标志物，并且可以作为 COPD 发生、进展和急性加重的预测指标，有助于预测哪些患者处于危险之中。

肺泡破坏

第二种病理生理过程是肺泡壁的破坏，导致末端细支气管远端的空间病理性扩大。这是由于肺泡蛋白酶和抗蛋白酶活性之间的不平衡所致，最简便的是使用血清“α_1- 抗胰蛋白酶水平”衡量。肺泡组织同时包含蛋白酶和抗蛋白酶，中性粒细胞衍生的弹性蛋白酶是最重要的蛋白酶，α_1- 抗胰蛋白酶是主要的抗蛋白酶。当抗胰蛋白酶活性降低或弹性蛋白酶水平升高时，便会造成肺泡壁破坏。吸烟可能引发富含弹性蛋白酶的中性粒细胞流入肺泡或抗胰蛋白酶的氧化失活。α_1- 抗胰蛋白酶遗传性缺乏症（< 80 mg/L）纯合子的患者发生肺气肿的风险大大增加，该病在美国一般人群的患病率估计为 1 : 2000 ～ 1 : 10 000，占整体肺气肿病例的不到 2%，却是许多没有其他环境危险因素的非吸烟者的主要病因；他们在 50 岁之前出现临床疾病发作，并有早发性肺气肿的家族史。

蛋白酶和抗蛋白酶活性之间不平衡的结果是肺弹性组织的碎裂，这导致肺泡结构和位于肺泡壁内的毛细血管床的破坏。由于肺泡腔和血管床都被破坏，通气和灌注不会明显不匹配，不会发生明显的低氧血症。呼气流速随着肺的正常弹性回缩和气道上的径向牵引力的丧失而下降，支撑不良的非软骨气道在呼气期间坍塌。吸气流量可以正常，因为吸气期间气道口径正常。在许多患者中，还存在气道阻塞的可逆胆碱能成分，其对毒蕈碱阻断有反应。肺顺应性随着弹性的下降而增加。随着肺泡结构破坏的进行，肺毛细血管床的面积减小，导致一氧化碳扩散能力下降。因为血管床面积的减小与肺泡表面积的减小平行，通气灌注仍大致匹配，所以不会发生显著的低氧血症。

小气道炎症和阻塞

肺气肿病理学的传统观点强调肺泡的破坏，但最近基于微计算机断层扫描的研究提出了在肺泡损伤之前对小气道（末端细支气管）的炎性损伤以及由此产生的阻塞和破坏的可能性。在该模型中，终末细支气管炎症的后果是阻塞，然后破坏提供小气道回缩的弹性纤维，这反过来损害肺泡腺泡栓系并导致肺泡壁塌陷。这些对于确定治疗是否有意义和更多未来工作是十分有帮助的，但也要了解不断变化的发病机制，这有助于理解治疗和预防的基本原理。

氧化应激

吸入香烟烟雾引起的氧化应激被认为是导致可逆和不可逆的气道狭窄以及肺泡破坏的原因。这种应激反映了氧化剂和抗氧化剂之间的不平衡，类似于蛋白酶和抗蛋白酶之间的不平衡。在 COPD 患者的呼吸冷凝物中发现氧化产物如过氧化氢和一氧化氮的水平增加。氧化应激可直接损伤细胞和肺细胞外基质。它还通过多种机制促进炎症，并通过激活蛋白酶和使抗蛋白酶失活而加剧两者失衡。

遗传易感性

α_1- 抗胰蛋白酶遗传性缺乏症。COPD 最重要的遗传因素来自“由于 *SERPINA1* 基因中的 Z 突变导致的 α_1- 抗胰蛋白酶缺乏症”。纯合突变（指定类型为 PiZZ）占美国所有 COPD 病例的 2%，在一般人群中的患病率为 0.01% ～ 0.05%。在没有吸烟的情况下，遗传因素是肺气肿过早发展的主要原因之一，但是由于存在其他 COPD 危险因素（例如吸烟和空气污染）增加了患肺气肿的风险，这也使杂合子患者（PiMZ）处于危险之中。除了遗传决定的肺气肿易感性外，支气管扩张、肝炎、肝硬化、肝细胞癌、肉芽肿伴多血管炎和坏死性胰腺炎的风险也增加。

其他遗传易感性。编码基质金属蛋白酶（在下呼吸道巨噬细胞、白细胞和健康上皮细胞中表达的酶）的基因中的单核苷酸多态性（Single nucleotide polymorphisms，SNP）导致这些蛋白酶的缺陷并增加肺部炎症、肺气肿和气道黏液细胞化生。

急性加重的病理生理学

COPD 的急性加重在临床上与暴露于污染物、感染新的细菌菌株和病毒感染以及并发的心血管事件如心力衰竭、肺栓塞和急性缺血有关。全身性炎症反应发挥主要作用，使患者易感，因为 COPD 急性加重风险显著增加的患者，其炎症标志物（C-反应蛋白、白细胞计数和纤维蛋白原）升高。肺动脉扩张是急性加重的独立预测因子，提示肺动脉高压的作用。

一些反复急性加重的表型已被发现，其与 COPD 急性加重独立相关。它包括严重的气流阻塞、胃食管反流病史（gastroesophageal reflux disease，GERD）、与健康相关的生活质量差以及白细胞计数升高。这一发现提示了一些潜在的生物学特点、行为或遗传特征易感性。

心血管改变

与慢性低氧血症相关的严重 COPD 的典型不良心血管后果是肺心病，其特征是肺动脉高压导致右心室肥大、扩张并最终导致右心衰竭。低氧血症的初始反应是肺小动脉中的平滑肌收缩，并可逆性地升高肺动脉压。介导这种反应的细胞内途径涉及前列环素、一氧化氮和内皮素。持续的低氧血症导致纤维性增生和肺动脉床破坏以及固定的肺动脉高压。肺心病在严重缺氧性 COPD 患者中很常见，超过 40% 的 COPD 患者 FEV_1 低于 1.0 L/min，并伴有至少轻度肺动脉高压（平均肺动脉压≤ 40 mmHg）。不受重视的是过度充气导致左心室充盈受损，使每搏排血量减少，降低了心排血量而不损失射血分数。

临床表现

虽然吸烟和其他有害刺激会导致气道炎症和肺泡破坏，但其中一个过程可能占主导地位。有气道炎症病史患者的典型表现是慢性咳嗽和咳痰症状，连续 2 年，每年至少持续 3 个月，考虑诊断为慢性支气管炎。肺泡破坏的患者在胸部 X 线检查中表现为肺实质过度透明和肺过度充气，考虑诊断为肺气肿。这些诊断被认为是 COPD 疾病谱上的极端状况，任何患者的临床表现取决于气道炎症和肺泡破坏的严重程度。

慢性支气管炎

对处在疾病谱末端的慢性支气管炎患者而言，在吸气和呼气时都会出现气流阻塞、广泛的支气管狭窄和黏液堵塞，由于通气和灌注不匹配会产生低氧血症。高碳酸血症是由通气障碍引起的。慢性缺氧和高碳酸血症增加肺动脉阻力，并可能导致肺动脉高压的发展并最终导致肺心病［因为潜在的肺部疾病，右心室结构和（或）功能改变］。严重慢性支气管炎患者，突然急性加重可能导致急性右心衰竭。患者可能出现过度充血和发绀，继发性红细胞增多症也很常见。慢性支气管炎患者由于气道阻塞和由过量黏液产生引起的感染而更容易发生 COPD 急性加重。随着疾病进展，住院和疾病死亡的风险增加。

肺气肿

对处于疾病谱末端肺气肿患者来说，临床表现以呼吸困难为主，特别是在运动时。咳嗽只占主诉的很少一部分，咳痰也很少。进展期疾病的患者消瘦且呼吸急促，通常需要调动呼吸辅助肌和缩唇呼吸，后者有助于防止非软骨气道在呼气期间塌陷。发绀并不常见，因为氧分压（PaO_2）轻度降低。可能观察到颈静脉怒张，但仅在呼气期间。胸部的前后直径增加，叩诊呈过清音，呼吸音遥远。尽管右心室搏动可能由于过度充气的肺移位而突出，通常情况下肺心病患者体征很少。如上所述，低氧血症很少发生，即便发生，程度也较轻，二氧化碳潴留的表现会持续，直到疾病的末期。胸部 X 线检查显示肺过度充气和透亮度增加，尤其是在肺尖部，抗胰蛋白酶缺乏症患者的 X 线检查变化最大在肺基底部。在肺功能正常的人中由于其他原因在计算机断层扫描（CT）上偶然发现这些影像学变化与全因死亡率的增加相关，而与其他危险因素无关。

临床病程和预后

传统观点认为 COPD 的临床过程是一成不变的。然而，在前瞻性纵向研究中，该过程被证明是相当多变的。许多患者如果停止吸烟，其进展将变得缓慢或停止进展。在症状出现之前，人们经常可以检测到闭合气量的增加和最大呼气中期流速的降低（小气道疾病的敏感指标）。在疾病的这一阶段，大气道阻力的测量通常在正常范围内。COPD 的症状前期小气道阶段（0 期）可能代表一段可逆性疾病。然而，在这些患者的气道中发现了早期纤维化变化，小气道异常时的早期干预是否可以阻止病理过程，延缓疾病进展并改善预后尚未知晓，但戒烟肯定会改善预后。

当使用 FEV_1 作为阻塞的功能测量来研究肺功能时，报告提示平均每年流速下降范围为 30 ～ 70 ml/s，且差异很大。最有可能加速下降的人群是目前正在吸烟的患者、肺气肿患者和支气管扩张药可逆性患者。如果患者停止吸烟并能够维持戒烟，FEV_1 下降率可降低 50% 以上。间歇性戒烟者获益要少得多。在疾病越早期戒烟，肺功能保持越好。

有一部分成年早期 FEV_1 降低（< 80% 预测）的患者在 55 岁时继续发展为 COPD，但未显示 FEV_1 特征性加速下降大于 40 ml/y，这些人患 COPD 的风险增加了 3 倍。这一发现提示 FEV_1 的快速下降不一定是 COPD 的特征，且 COPD 存在许多表型。成年早期 FEV_1 减低的表现可能反映了早期暴露于有害颗粒物（例如空气污染、二手烟）、早期吸烟、哮喘或儿童肺炎，强调了在生命早期注意避免这些危险因素的重要性。

COPD 急性加重。随着疾病严重程度的进展，COPD 急性加重发展并变得更加频繁，其特征是症状急剧加重，但如上所述，通常并不总是由感染引发。心力衰竭、肺栓塞和急性缺血也与急性加重有关。急性加重的最佳预测因素是既往急性加重的病史。反复急性发作可能会产生严重的长期后果，包括 FEV_1 加速下降、活动能力和生活质量下降以及死亡风险增加。尽管疾病严重患者发生急性加重的风险最高，但也可能发生在疾病严重程度较轻的患者中（FEV_1 > 50% 预测值）。

预后。预测个体患者的生存期仍然很困难。尽管 COPD 患者的预后不是很好，但治疗确实延长了生存时间，而且戒烟是至关重要的（见下文讨论）。反复发作 COPD 急性加重、静息性心动过速或肺心病的发作表明预后不良。需要住院治疗的 COPD 急性加重患者 5 年死亡率约为 50%。其他预后不良的因素包括并存心脏病、年龄较大、BMI 较低、急性加重严重程度以及需要长期氧疗。FEV_1 小于 1 L/s，年死亡率接近 10%。在肺功能检测到变化之前，由于其他原因在 CT 扫描中偶然发现的肺气肿患者，调整其他风险因素后，其全因死亡风险增加 14%。

诊断，检查，分期，分级和筛查 [27-36]

诊断

COPD 诊断的共识标准是由全球慢性阻塞性肺疾病（Global Initiative for Chronic Obstructive Lung Disease，GOLD）倡议制定的肺功能测定标准，通常（因为 GOLD 也有黄金的意思，有一语双关的意味）被称为“GOLD 标准”：

1 秒用力呼气量（FEV_1）与用力肺活量（FVC）之比降低至 70% 以下，则诊断为 COPD（即 COPD = FEV_1/FVC < 0.70。）

请注意，尽管疾病进展通常是通过参考 FEV_1 等功能指标衡量的，但 FEV_1 本身不足以进行诊断，因为与流出道阻塞无关的其他因素（例如限制性疾病）也可以降低 FEV_1。

这种通过使用功能性指标测量呼吸功能障碍来定义 COPD 的方法已经受到另一些专家的挑战，因为它的特异性不足，会将一些无症状的人（如老年人气道弹性回缩力减弱和胸壁僵硬度增加）归类为 COPD，即便这些患者没有表现出任何功能障碍。相反，他们建议使用 FEV_1/FVC 比值的统计标准，称为 LMS（lambda-sigma-mu）标准，该标准计算肺功能取决于 z 评分，这一指标考虑到年龄相关 FEV_1/FVC 比值的变化。z 评分由于其在骨密度结果的解释中的广泛使用而为临床医生所熟悉。在一项对正常状态的 65 ～ 80 岁无症状患者的前瞻性人群研究中，研究人员发现 GOLD 方法诊断 COPD 的比例为 38%，而 LMS 方法则为 12%。此外，LMS 方法更准确地识别那些在 5 年随访期间会出现行动能力下降的人。

在达成共识之前，GOLD 标准仍然是 COPD 诊断的肺功能标准，但临床医生应该认识到其潜在的缺点。值得注意的是，大多数共识指南都考虑到了这一缺点，不建议对无症状患者进行治疗或筛查

(见后面的讨论)。

主要通过病史和体格检查以及胸部 X 线和其他一些基本检查来区分以肺气肿为主和慢性支气管炎为主的 COPD 患者。

检查

可以通过病史和查体以及一些简单的检验来完成非常有效的检查。

病史

对症状的描述应包括在日常生活中、在休息和运动时所经历的任何活动限制。有详细的吸烟史和在环境或工作中接触的肺部刺激物,包括每天接触气溶胶除臭剂、发胶、油漆喷雾剂和杀虫剂。估计运动耐力(例如,可以爬的楼梯数或可以在水平地面上行走的距离)是有帮助的,这些是随着时间的推移会加重的症状。下肢水肿和运动耐受性的恶化提示低氧性 COPD 患者会出现肺心病和右侧心力衰竭。

体格检查

要注意任何呼吸急促、心动过速、发绀、杵状指、桶状胸、呼气相延长、下方肋骨吸气收缩、使用辅助呼吸肌、喘息、实变征象、呼吸音减弱和肺心病的证据(颈静脉怒张、外周水肿、右心室搏动明显、肺动脉瓣闭合声响亮和右心室第三心音)。

实验室检查

检查对于确定诊断,评估严重程度和确定合并症是必要的,为选择治疗和估计预后提供基础。

肺功能检查。肺功能测定对于存在慢性咳嗽、咳痰、呼吸困难等 COPD 症状患者的诊断至关重要。最佳衡量指标是 FEV_1 与 FVC 的比值。如上所述,该比值降低至 70% 以下表明气流受限。

此外可以通过使用支气管扩张药后 FEV_1 的进行性下降来评估 COPD 的严重程度,并将结果与预测值进行比较(表 47-1)。阻塞程度可以仅由 FEV_1 估算。如果无法进行肺活量测定,则用力呼气时间延长超过 6 s 表明 FEV_1/FVC 比值低于 50%。FEV_1 降低 50% 的患者在运动时通常会出现呼吸困难和低氧血症;当 FEV_1 降至预测值的 25% 时,患者会在休息时感觉到呼吸短促。

支气管舒张试验。建议在吸入支气管扩张药(例如沙丁胺醇)之前和之后测定 FEV_1 以排除哮喘并快速估计患者可能从支气管扩张药治疗中获得的益处,但未能提高流速并不除外获益。事实上,已经有研究表明,在 3 ~ 6 个月的治疗期间,支气管扩张剂对 FEV_1 的短期变化并不能有效地预测症状获益。然而,对支气管扩张药吸入的反应与吸入糖皮质激素(inhaled glucocorticosteroid,ICS)治疗的反应相关并有助于预测其治疗效果。

对于无症状人群的检查。现有证据不支持在无症状患者中使用肺功能检查;有限的证据表明,对这些有异常结果的患者进行后续干预是无效的。治疗的益处仅限于受到症状困扰且 FEV_1 低于预测值的 60% 的患者。基于肺功能测定结果修订治疗计划通常是没有帮助的。

胸部影像学。胸部 X 线检查有一定帮助,主要是排除 COPD 并发症(如肺炎、气胸)和其他可能表现为呼吸困难的胸部疾病(如心力衰竭、间质性肺病,见第 40 章)。在各种形式的 COPD 中,只有严重的肺气肿能通过影像学诊断。影像学诊断的标准是存在以下两种或两种以上表现:膈肌扁平化和后前位平片中肋膈角变钝、肺野透亮度不规则、胸骨后间隙增大,以及侧位片膈肌轮廓变平或凹陷。

胸部高分辨率 CT 已被证明可在重度吸烟且无症状者胸部 X 线正常的情况下可识别出肺气肿。尽管肺低剂量 CT 扫描的支持者提出了这种筛查在肺癌方面额外的获益(敏感性 63%,特异性 88%),但目前尚缺乏证据显示使用 CT 早期发现 COPD 是否能够临床获益,因为早期变化与全因死亡率增加有关。胸部 CT 比胸片更能准确地评估肺气肿的程度和类型。然而,除了评估肺减容手术并

表 47-1 慢性阻塞性肺疾病气流受限严重程度的分类(基于支气管扩张剂后 FEV_1)

FEV_1/FVC < 0.70 的患者中:		
GOLD 1:	轻度	FEV_1 > 80% 预计值
GOLD 2:	中度	50% < FEV_1 < 80% 预计值
GOLD 3:	重度	30% < FEV_1 < 50% 预计值
GOLD 4:	极重度	FEV_1 < 30% 预计值

鼓励人们戒烟外，这些发现并不足以影响管理方案的决策。

动脉血氧饱和度和血气分析的测定。对于 FEV_1 低于预测值 50% 的患者，尤其是慢性支气管炎患者，可以考虑动脉血氧饱和度和血气分析的测定。脉氧测定可用作筛查试验，它提供了动脉血氧饱和度（arterial oxygen saturation，SaO_2）的测量结果。如果 $SaO_2 < 92\%$，则指示需要测量动脉血气以评估氧合和通气状况。低氧血症和高碳酸血症是严重慢性支气管炎的特征。血气分析对于记录急性失代偿特别有用。在患有严重慢性支气管炎（Ⅲ和Ⅳ期）的患者中，应进行血气的基线和系列测量，以便可以在明显主观加重时将获得的测量值与基线测定值进行比较。

红细胞压积和血红蛋白浓度。这些结果简单地提示了低氧血症的严重程度和病程进入慢性期以及可能需要静脉切开术。测量应在动脉氧分压（arterial oxygen pressure，PaO_2）< 50 mmHg 的人群中进行。

心电图。需要识别心电图（electrocardiogram，ECG）中的窦性心动过速、多源性房性心动过速、P 波高尖（肺型 P 波）和右心室肥大的征象（例如 V1 导联中的高 R 波和 V6 导联中的深 S 波）。COPD 中出现的心电图异常通常反映了肺部疾病的严重程度和肺心病的存在。

α_1- 抗胰蛋白酶缺乏症的检测。对于患有早发性 COPD、家庭聚集性 COPD 或患有肝病的 COPD 的患者，应考虑进行检测。可以阻止疾病进展的"α_1- 抗胰蛋白酶输注疗法"的出现为发现此类病例提供了更多的意义和价值。检测方法包括测量血清或血浆的蛋白质浓度，血清或血浆蛋白质表型和基因分型。第一步是确定 α_1- 抗胰蛋白酶浓度。目前使用 85 mg/dl 的 α_1- 抗胰蛋白酶血清水平为界值，该测试对纯合子疾病的检测灵敏度为 99.5%，特异性为 96.5%，对杂合子疾病的检测灵敏度为 85.9%。血清浓度降低高度提示诊断，但其血清浓度可能难以解释，因为急性炎症期该蛋白在炎症情况下可能会增加。在这种情况下，可以首先检查基因分型。血清浓度降低是进一步检测的指征，需要进行蛋白质表型分析和基因表型检测。这些应该在资深专家的帮助下进行，还应考虑对家庭成员进行监测。

识别 COPD 急性加重的风险人群

鉴于 COPD 急性加重的严重预后判定重要性，早期识别风险增加的人群将有所帮助。如上文所述，最好的预测因子仍然是既往的急性加重史，应该问寻病史。风险似乎也与疾病的阶段大致相关，表明重复肺功能测定可能带来益处，因为它会带来疾病管理方案上的改变。在一项研究中发现炎症指标如红细胞沉降率，C 反应蛋白和血清纤维蛋白原水平是可以用于预测的，这一发现需要进一步证实（有趣的是，这些标志物不升高与 COPD 低风险之间的关联提供了最强的预测价值）。肺动脉增粗（肺动脉直径与主动脉直径比值 > 1.0）是急性加重独立危险因素，有证据表示可以通过 CT 扫描早期发现急性加重风险的问题，因为肺动脉增粗的出现可能早于急性加重，但是推荐这种 CT 扫描之前，需要有获益的证据。

COPD 的分期和分级

分期和分级是 COPD 检查的基本要素。通过肺功能测定气道功能（FEV_1，FEV_1/FVC）进行 COPD 分期，为诊断、预后和开展非药物治疗提供依据。根据患者使用标准化问卷确认的症状和急性加重进行分级，有助于指导药物治疗和预防急性加重。验证最佳的和最广泛使用的分期和分级系统是由"GOLD 标准"推荐的（表 47-1 和图 47-1）。

GOLD 分级表明气流阻塞的严重程度（肺功能分级 1 至 4）。使用 GOLD 分组（A 至 D 组）表示症状负担和急性加重风险，在个体化患者水平上比单独使用 FEV_1 做出治疗决策效果更好，并且可以在 FEV_1 检查结果缺乏时应急使用。正如 GOLD 共识小组所指出的那样，推荐使用仅基于患者报告的评分是为了认识到依靠 FEV_1 进行个体治疗决策的局限性，并承认患者症状和急性加重风险在指导治疗选择的重要性。在没有获得正式问卷调查工具的情况下，对症状严重程度的粗略估计可能就足够了，因为只有 2 种严重程度，轻度和中重度。

COPD 筛查

该病的高患病率及其与吸烟的相关性提示，即如果能够提供无症状人群有关其风险的信息，可能会通过改变其行为，使早期诊断 COPD 人群获

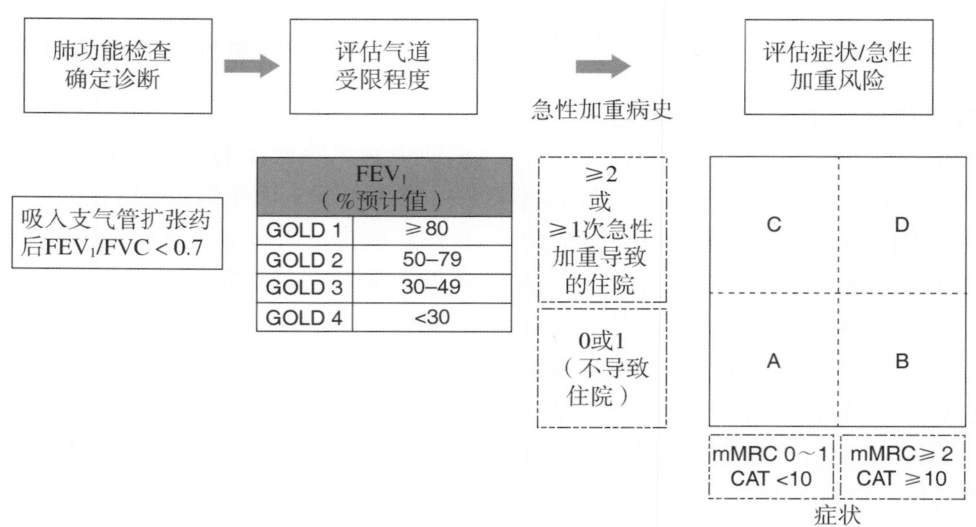

图 47-1　COPD 的分期和分级。CAT，COPD 评估测试问卷；COPD，慢性阻塞性肺疾病；GOLD，慢性阻塞性肺疾病全球倡议；mMRC，修改后的英国医学研究委员会问卷（From：Vogelmeier CF，Criner GJ，Marinez FJ，et al. Global strategy for the diagnosis, management, and prevention of chronic obstructive lung disease. 2017 Report. Am J Respir Critical Care Med 2017；195：557. Copyright © 2017 American Thoracic Society.）

益。筛查问卷（COPD 诊断问卷）研究最好的表现中等（敏感性 80% ～ 93%；特异性 24% ～ 49%；ROC 曲线下面积 0.65 ～ 0.72）。使用肺功能测试，$FEV_1/FVC < 0.7$ 表现最好（敏感性 51% ～ 80%；特异性 90% ～ 95%；ROC 曲线下面积 85%）。然而需要注意的是，FEV_1/FVC 比值也随着正常老化而下降，如果将这种筛查应用于老年人，则导致假阳性结果的风险增加和不必要的、潜在有害的治疗。系统性回顾发现①没有证据表明这些信息会改变吸烟行为；②没有关于早期治疗对无症状患者预后影响的试验；③轻度 COPD 患者早期治疗对于减少死亡率无益，尽管早期疾病患者的急性加重率可能会下降。基于这些发现，美国预防服务工作组建议不要筛查无症状的 COPD 患者，因为早期发现疾病似乎不会改变病程或改善预后，并可能带来相关危害，因此不鼓励在未被识别的 COPD 患者中进行病例发现，但是定期健康检查时可以询问有无吸烟、呼吸短促和慢性咳嗽。可以在有风险因素或症状的人群中进行肺功能测定。

管理原则 [37-114,122]

治疗的主要目标是减缓疾病进展、改善运动耐力和生活质量，预防和减少急性加重次数、延长生存期。实现这些目标，主要是戒烟（减缓疾病进展的唯一已证实的方法）、避免其他危险因素、使用吸入支气管扩张药和糖皮质激素、长期氧疗、抗生素使用和肺康复。介入 / 手术方法仅适用于特殊情况。

治疗策略——阶梯式治疗方案（图 47-2）[37-39,122]

作为一种进行性疾病，COPD 通常根据疾病分期和分级（症状的状态）逐步治疗（图 47-1）。对于早期疾病（GOLD Ⅰ期），传统的建议一直是戒烟，因为大多数药物治疗未能证明能够改变疾病进展。然而，如果有令人欣喜的结果表明，早期使用新型吸入疗法可以减缓疾病进展，则可能会改变这种观察随访的现状。进展为中至重度疾病（GOLD Ⅱ期和Ⅲ期）是开始长效、局部活性吸入制剂的指征，在这个阶段，吸入制剂显著改善肺功能和健康状况、减少急性加重和住院，并延长生存期。晚期疾病患者（GOLD Ⅳ期）也可获益。

COPD 的大多数药物疗法通过吸入途径给药，使用针对气道组织的局部活性剂。包括短效和长效β受体激动剂，短效和长效毒蕈碱抗胆碱能药物，糖皮质激素和复合制剂（表 47-2）。

治疗的成功取决于患者和家属的自我管理和协作护理，这可以通过整个初级护理团队来促进。随着 COPD 的进展会变得更加复杂、可能产生更多问题。家庭医生团队的每一位成员都可以为这项工作做出有意义的贡献。

一级和二级预防措施 [40-44]

戒烟和避免其他刺激物

无论疾病的严重程度或气流受限类型如何，所有 COPD 患者都必须戒烟，并应以强有力的方式敦促他们这样做。继续吸烟会加速疾病进展，停止吸烟会大大减慢甚至停止疾病进展。尽管如此，令人惊讶的是，大多数患者很少或根本没有收到医生关于吸烟的警告。研究表明，医生的督促对于戒烟至关重要，特别是对于有症状的患者（见第

表 47-2 COPD 门诊治疗常用的吸入和口服药物

类型和制剂	剂型 / 强度（μg/ 喷）	剂量（喷）	相关费用
短效 $β_2$ 受体激动剂（SABA）			
沙丁胺醇	DPI（200）	1-2 q4-6 h PRN	1.0
丙卡特罗（ProAir）	HFA（90）	1-2 q4-6 h PRN	1.5
舒喘片（Proventil）	HFA（90）	1-2 q4-6 h PRN	1.0
万托林（Ventolin）			
左沙丁胺醇（Xopenex）	HFA（45）	2 q4-6 h PRN	1.3
短效抗胆碱药（SAMA）			
异丙托溴铵（Atrovent）	HFA（17）	2 QID PRN	6.4
沙丁胺醇 / 异丙托品联合用药			
（Combivent）	CFC（90/18）	2 QID PRN	6.6
长效 $β_2$ 激动剂（LABA）			
沙美特罗（Serevent Diskus）	DPI（50 μg）	1 BID	6.7
因达卡特罗（Arcapta）	DPI（75）	1 QD	4.1
福莫特罗（Foradil）	DPI（12）	1 BID	4.8
长效抗胆碱药（LAMA）			
噻托溴铵（Spiriva）	DPI（18）	1 QD	7.0
阿地溴铵（Tudorza）	DPI（400）	1 BID	6.2
LABA/LAMA 联合用药			
噻托溴铵 / 奥达特罗（Stiolto）	MDI（9.0/4.8）	2 BID	6.4
乌美溴铵 / 维兰特罗（Anoro）	DPI（62/25）	1 QD	6.4
吸入糖皮质激素（ICS）			
氟替卡松（Flovent Diskus）	DPI（250）	1 BID	3.3
布地奈德（Pulmicort）	DPI（180）	2 BID	4.2
莫米松（Asmanex）	HFA 或 DPI（100 或 110）	2 BID	3.4
ICS/LABA 组合			
氟替卡松 / 沙美特罗（Advair Diskus）	DPI（100-500/50）	1-2 BID	6.9
氟替卡松 / 沙美特罗（Advair HFA）	HFA（45-230/21）	2 BID	5.6
布地奈德 / 福莫特罗（Symbicort））	MDI（80-160/4.5）	2 BID	6.2
氟替卡松 / 维兰特罗（Breo）	DPI（100-200/25）	2 BID	6.2
ICS/LABA/LAMA 组合			
氟替卡松 / 乌美克利丁 / 维兰特罗（Trelegy）	DPI（100/62.5/25）	1 QD	10.1
磷酸二酯酶 -4 抑制剂			
（罗氟司特）	Oral（500）	1 QD	3.8
甲基黄嘌呤			
茶碱	600mg	1 QD	0.3

HFA，氢氟酸；DPI，干粉吸入器；MDI，计量吸入器；CFC，氯氟烃；PRN，视需要而定。
Adapted from The Medical Letter. Drugs for COPD. Med Lett Drugs Ther 2017；59：57. With permission.

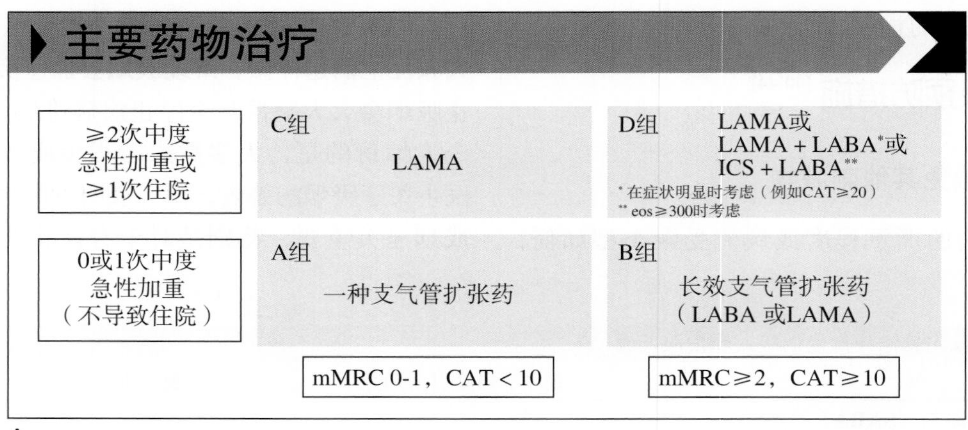

A

随访药物治疗

1. 如果对初始治疗的反应适当，则保持初始方案。
2. 如果不是：√ 考虑以可治疗的主要特征为目标（呼吸困难或加重）。
 – 如果急性加重和呼吸困难都出现，则使用急性加重路径。
 √ 将患者放在与当前治疗相对应的表格中，并遵循指示。
 √ 评估反应、调整和审查。
 √ 这些建议不依赖于诊断时的ABCD评估。

● 呼吸困难 ●

LABA或LAMA
LABA+LAMA
** LABA+ICS
LABA+LAMA+ICS
· 考虑更换吸入装置或剂型；
· 对于其他引起呼吸困难的原因进行治疗和干预

● 急性加重 ●

LABA或LAMA
LABA+LAMA
* LABA+ICS
**
如果eos < 100
如果eos ≥100
LABA+LAMA+ICS
罗氟司特 FEV$_1$ < 50% 和慢性支气管炎
在既往吸烟者中 阿奇霉素

eos = 血嗜酸性粒细胞计数（细胞数/μl）
*如果eos≥300或eos≥100同时≥2次急性加重/住院
**如果出现肺炎或初始治疗效果不佳或对于ICS无反应，则考虑降级或更换

B

图 47-2　治疗策略——阶梯式治疗方案（**A**，**B**：Copyright © 2020，Global Initiative for Chronic Obstructive Lung Disease，available from www.goldcopd.org，published in Fontana，WI，USA.）

54 章）。

应建议减少接触其他气道刺激物。易于避免的气道刺激物包括：气溶胶除臭剂、喷发剂、油漆喷雾剂和杀虫剂。职业史的审查对于发现工作场所刺激物十分重要（见第 39 章）。可能需要改变工作或居住地（对于居住在严重空气污染地区的患者），但只有在暴露与疾病之间的关系十分密切时才应敦促改变工作或居住地。否则，这一建议可能会造成更多的伤害，并不受益。

针对流感的免疫

对于所有 COPD 患者，针对流感的免疫是必

不可少的。使用流感疫苗已经证实了老年 COPD 患者的门诊就诊率、住院率和死亡率的降低。每年秋天应给予三价流感疫苗，至少在流感季节开始前 6 周接种。除非患者对鸡蛋蛋白过敏，否则很少发生严重反应。有时会出现轻度发热和肌痛。由于病毒株不断变化，必须每年进行一次流感疫苗接种（见第 6 章）。如果发生流感暴发，仍然可以为未接种疫苗的患者提供保护（见第 6 章）。

肺炎球菌疫苗

肺炎球菌疫苗对 COPD 患者至关重要。应给予 13 价肺炎球菌结合疫苗（13-valent pneumococcal conjugate vaccine，PCV13）和 23 价肺炎球菌多糖疫苗（23-valent pneumococcal polysaccharide vaccine，PPSV23）（见第 6 章）。当同时给予肺炎球菌和流感疫苗时，抗体反应不会减弱，不良反应的发生率也不会增加。唯一的缺点是如果发生疫苗反应，难以确定超敏反应的原因。

预防性使用抗生素

慢性支气管炎患者通常有流感嗜血杆菌和肺炎链球菌定植，莫拉菌也被发现定植。虽然大量证据表明感染（主要是病毒，但也有约 1/3 细菌）在许多急性加重中的作用，抗生素的确切作用仍有待确定。阿奇霉素因其对常见 COPD 病原体的抗微生物活性和治疗急性加重的有效性（见下文讨论），以及它具有免疫调节和抗炎作用而受到关注。在随机试验的系统评价中，连续使用（但不是间断使用）的大环内酯类药物给药与临床急性加重的显著减少相关（比值比 0.55）。研究结果显示，每治疗 8 个人可以有效预防一次急性加重。总体而言，每年急性加重率下降 27%。抗生素管理方案没有将生活质量提高到临床上有意义的程度，也没有降低死亡率。令人担忧的是，耐药菌的定植增加以及对听力阈值的不利影响在 5% 的参与者中发生。上述结果提示，抗生素的预防性应用仅限于频繁急性加重的高危人群。未确定的问题包括长期抗生素预防对社区抗生素耐药模式的影响以及耐药菌株定植的长期影响。

当患有 COPD 急性加重的患者应用抗生素，与安慰剂相比，抗生素治疗对结果有改善，程度虽小但显著（见下文讨论）。

膳食措施和补充剂

虽然良好的营养状况对整体健康很重要，但 Cochrane 评价发现没有足够的证据支持 COPD 患者的营养补充。血清低 25-OH 维生素 D 水平与 FEV_1 受损有关，但设计良好的中重度疾病患者随机试验中高剂量维生素 D 未能降低 COPD 急性加重的发生率，尽管事后分析提示对那些病情非常严重的人可能有益。

吸入支气管扩张药治疗——吸入性 β 受体激动剂、吸入性抗胆碱能药和口服甲基黄嘌呤 [45-55]

局部活性吸入支气管扩张药，短效和长效 β 受体激动剂（SABAs 和 LABAs）和毒蕈碱抗胆碱能药（SAMAs 和 LAMAs）已成为 COPD 管理的基本组成部分。短效药物可用于缓解急性症状，而长效支气管扩张药可改善功能状态，并有可能降低急性加重率、住院率和死亡率。新的研究数据还表明，在疾病的早期阶段使用时，有可能减缓疾病进展。

作用机制多种多样，尚未完全了解。除了通过 $β_2$ 受体刺激或毒蕈碱阻断的支气管舒张作用之外，还有对黏膜纤毛清除、膈肌作用、心脏收缩性和炎症介质释放的积极作用。已经有研究表明，在呼气期间改善肺排空能力是重要的作用机制。在急性支气管扩张药试验期间，FEV_1 的改善不容易预测支气管扩张药在个体患者中获益的程度。有结果显示，许多患者虽对单次检测并无反应，但在 3 ~ 6 个月的临床试验后表现出症状的显著改善。

大多数（但不是全部）研究表明，两类药物联合治疗具有显著的疗效和改善预后的可能性，但不良反应发生率随着联合治疗而增加。两类支气管扩张药的副作用可能令人困扰。药物的选择通常取决于其副作用，以及价格、便利性和个体反应。

$β_2$- 受体激动剂

短效 $β_2$- 受体激动剂。这些通常构成支气管扩张药治疗的第一线。对于轻度疾病患者，按需吸入通常足以快速控制早期疾病患者的短暂症状。对于疾病较晚期的患者，它们作为长效疗法的补充，起到“救援”作用。他们的主要作用是按需迅速缓解由支气管痉挛引起的急性呼吸困难。优选使用吸入性局部活性的半选择性 β_2 受体激动剂（例如沙丁胺醇、吡布特乐、左沙丁胺醇）的计量吸入器（MDI）制剂，因为其快速起效，全身副作用（药物具有相对支气管选择性）最小和作用持续时间相对较短（4 ～ 6 h）。与短效抗胆碱能药物联合治疗可增强症状控制力度。

长效 - 受体激动剂。长效 β_2 受体激动剂（例如，吸入沙美特罗、福莫特罗）的作用持续时间为 12 h，长效茚达特罗（每日一次给药要求）的出现为预防急性加重提供了重要的选择。最近对沙美特罗和福莫特罗多项试验的荟萃分析表明，药物治疗能使急性加重率降低 13%。将任何一种长效 β_2 受体激动剂与吸入糖皮质激素组合可额外减少 10% 的急性加重（见下文讨论）。

使用。MDI 是门诊患者 SABA 的首选吸入装置。LABA 通过干粉吸入器（DPI）给药。SABA 使用的便利性可能导致剂量过量和相关的不良心血管影响，需要充分的患者教育。没有证据表明雾化器对 SABA 的递送比通过 MDI 更有效，但前者对于肺功能受损的人可能更容易。即使在患有相对严重的疾病，痰液较多或严重肺气肿的患者中，通过雾化器或间歇性正压呼吸器施用 β_2 受体激动剂治疗的所谓优势也未在研究中得到支持。

副作用。虽然只是局部用药，但这些药物也会有一定程度的全身吸收。过量使用可导致心动过速、震颤、心悸、肌肉痉挛、头痛、紧张导致的失眠，以及升高血糖。持续使用时可观察到耐受性，QT 间期延长和低钾血症也可能随之出现，并可能导致严重的心律失常。病例 - 对照人群研究——在真实世界条件下检测药物不良反应的首选方法——显示急诊就诊率和不良心血管事件明显增加（急性冠状动脉综合征、充血性心力衰竭、心律失常，校正比值比，1.31 ～ 1.50）。不稳定型心绞痛和心肌梗死也有所报道。与 LABA 用于 COPD 相关的心血管死亡风险仍然是研究的主题——这一风险在哮喘患者中显著增加（见第 48 章），但现有证据并未表明在 COPD 患者中的风险程度相同，一些研究表明没有增加（尽管有时排除先前存在心血管疾病的人），需要更多日常实践数据验证。LABA 用于心血管疾病或主要心血管危险因素患者需要仔细考量再开具处方，并且监测新发的心脏症状和体征。

费用（表 47-2）。费用可能很高。常规配方可用于短效吸入支气管扩张药和口服甲基黄嘌呤，但不适用于长效支气管扩张药，吸入糖皮质激素或复合制剂。

β_2 受体激动剂的选择。没有证据表明短效 β_2 受体激动剂制剂或长效制剂之间的功效或副作用有任何显著差异，但重要的是要注意，头对头比较数据在数量和规模上都有限。选择原则主要基于费用、使用便利和个体反应。

抗胆碱能药物

短效毒蕈碱抗胆碱能药物。这些非选择性毒蕈碱阻断剂（例如异丙托溴铵）比短效 β_2 激动剂提供更持久的支气管扩张（≥ 6 h）。虽然起效较慢，但它们更持久的作用使它们成为快速作用的 β_2 受体激动剂的有效补充，通常在睡前根据需要缓解夜间症状。短效药物的治疗对急性加重的频率没有影响。

长效毒蕈碱抗胆碱能药。LAMA 制剂（如噻托溴铵、阿地溴铵、格隆溴铵）与毒蕈碱受体的解离比异丙托溴铵慢得多，使它们具有更长的作用持续时间和优异的功效。噻托溴铵和格隆溴铵每日一次，而阿地溴铵每日需要吸入 2 次。

效果。与 LABA 一样，LAMA 可以缓解症状、改善气道功能、降低 COPD 急性加重率，但在更晚期疾病患者中疗效明显优于 LABA。在早期疾病（GOLD Ⅰ和Ⅱ）应用也有一定前景。一项主要的随机试验显示，不仅 FEV_1，急性加重率和生活质量在临床上有显著改善，而且每年 FEV_1 下降也有所减少，2 年内不良事件没有增加。如果得到证实，将是 COPD 治疗中减缓疾病进展的第一个案例。

使用。与 β_2 受体激动剂一样，SAMA 通过 MDI 使用，LAMA 通过 DPI 使用。过量的 MDI 剂量可导致全身吸收和抗胆碱能副作用。DPI 应用使给药便捷，全身吸收和全身副作用最小。与 SABA 使用一样，没有证据表明雾化器给药优于使用 SAMA 的 MDI 给药，尽管对于更虚弱的患者可能更容易实施。

副作用。当长效制剂以适当剂量给药时，很少出现典型的全身性抗胆碱能副作用（如视力模糊、尿流不畅、心率加快），因为全身吸收有限。但是，对于窄角型青光眼、症状性前列腺肥大或膀胱颈阻塞的患者，应谨慎使用这些药物。口干是很常见的，可以减少痰量而不增加其黏度。与 LABA 一样，不良心血管事件的风险也有类似的、有统计学意义的显著增加（30 天事件发生率的比值比为 1.15 ～ 1.50，后者在排除标准较少的研究中增加）。开始治疗后 30 天内发生不良心血管事件的绝对风险约为 0.25%。当对短期研究的荟萃分析发现，与使用 LAMA 相关的心血管和全因死亡率在临床和统计学上显著增加时，LAMA 的死亡率问题也引起关注。但随后的长期大规模研究发现，只有高剂量的细雾吸入制剂会造成此类影响，因为会导致更多的全身吸收。在随机非劣效性试验中已经显示降低细雾装置制剂的推荐剂量，与 DPI 制剂的安全性和功效方面是具有可比性的。尽管如此，还是需要仔细考虑和监测心血管问题，特别是心血管风险增加的人群。

费用（表 47-1）。没有可供手持使用的通用配方。短效专用异丙托溴铵的费用约为专用沙丁胺醇费用的 5 倍，但与沙丁胺醇的组合制剂的费用几乎与单用异丙托溴铵相同。LAMA 的费用与短效 SAMA 几乎相同，费用与 LABA 几乎一样。阿地溴铵每天的费用比噻托溴铵便宜约 20%。

甲基黄嘌呤

茶碱及其衍生物由于其治疗范围窄和疗效多变而被降级，COPD 患者不常用。尽管甲基黄嘌呤价格低廉且对症状有帮助，但已有证据证明它们改善客观气流测量结果的能力并不一致，心血管副作用非常多，治疗范围狭窄。尽管如此，一些患者表示有主观益处，这可能与支气管扩张以外的作用有关（如改善膈肌和心肌功能、抑制炎症介质）。在使用 $β_2$ 受体激动剂或毒蕈碱阻断剂基础上，在夜间经历气道高反应性急性加重的患者中，睡前添加长效控释茶碱制剂能够获益。

使用。甲基黄嘌呤的口服和直肠制剂可用供门诊使用，但临床仅使用口服途径，因为直肠给药吸收不稳定，有引起血清浓度突然升高的危险。口服剂量的吸收接近 90%。缓释制剂可提供治疗性血清水平（8 ～ 12 μg/ml）12 ～ 24 h。恒定剂量给药血中浓度的波动是清除率个体差异的结果，主要清除器官是肝脏。心力衰竭和肝细胞疾病以及抑制肝细胞色素氧化酶系统的药物（如西咪替丁、大环内酯类抗生素）会导致清除率降低和血清浓度升高，吸烟和摄入巴比妥酸盐会增加清除率。

副作用。严重的副作用包括室上性和室性心律失常和癫痫发作。这种不良反应通常仅在血清浓度急剧上升时发生（如药物间相互作用时可能发生），但如果同时发生心力衰竭或低氧血症，血清浓度处于"正常"范围内时也可以发生。

费用。与其他治疗 COPD 药物相比，常用茶碱类非常便宜，但考虑到药物的不良反应和疗效不稳定，费用不应成为使用的决定因素。

支气管扩张药治疗的选择

由于更一致的功效性和更好的安全性，局部活性的吸入性 $β_2$ 受体激动剂和毒蕈碱抗胆碱能药明显优于口服的甲基黄嘌呤类支气管扩张药。在药物类别和制剂中，没有证据表明一种制剂在功效和副作用方面明显优于另一种制剂，头对头比较资料是有限的。短效吸入性支气管扩张药仅适用于缓解急性症状，长效制剂旨在长期使用，不仅可以改善症状、还可以减少急性加重、住院和死亡。对于个体患者，在 $β_2$ 受体激动剂和毒蕈碱抗胆碱能药物之间进行选择仍然是经验性的实践；考虑到疾病阶段、临床状态、症状反应和合并症，试错法往往是必要的。在疾病的早期到中期阶段，LABA 和 LAMA 同样有效。对于更晚期的疾病，在预防急性加重方面，现有证据支持 LAMA 而不是 LABA 单一疗法。LABA/LAMA 和 LABA/ 糖皮质激素的组合进一步提高了疗效，前者表现出更优的急性加重风险降低和 FEV_1 改善，而严重不良事件或生活质量没有任何差异。LABA 优势是否会出现在早期疾病仍有待确定，这取决于对于显著减缓疾病进展的确认能力。

抗炎治疗（糖皮质激素、磷酸二酯酶 –4 抑制剂和 IL–5 抗体）[56–74]

对炎症在 COPD 中的作用认识导致了吸入性糖皮质激素治疗纳入支气管扩张药治疗计划并促进新的抗炎药物的发展。

吸入性糖皮质激素和糖皮质激素 / 吸入性支气管扩张药组合方案

理论上，糖皮质激素诱导的抗炎作用（如抑

制细胞因子、抑制嗜酸性粒细胞、稳定肥大细胞）有可能减少慢性活动性疾病中所见的COPD急性黏膜水肿和支气管收缩以及随后的气道重塑和肺功能的进行性下降，尤其是有嗜酸性粒细胞增多证据的疾病。有许多种类的局部活性糖皮质激素制剂可供使用，包括氟替卡松、布地奈德、莫米松和倍氯米松。

使用。因为当与LABA联合使用时糖皮质激素疗法更有效，所以COPD治疗中的大多数ICS治疗通过使用吸入组合制剂来给药，通常每天1次。疗效是缓慢的，不适合急救使用。使用吸入性糖皮质激素，需要使用适当的吸入器技术（如贮雾器）是非常重要的，以避免咽后和喉部过度沉积（见第48章）。

功效。已有研究显示ICS可改善症状、功能状态和生活质量，并减少炎症介质和急性加重次数，特别是与LABA联合可以用于中度以上的沙丁胺醇反应性气道疾病患者或嗜酸性粒细胞计数升高的患者。与安慰剂相比，将LABA与吸入糖皮质激素组合可使急性加重的相对风险降低20%～25%，并且比LABA单一疗法改善12%。联合治疗与同期哮喘患者的LABA单药治疗相比，COPD住院或死亡风险降低21%。与LABA/LAMA联合治疗相比，ICS/LABA在风险增加的患者中急性加重率和气道功能方面显出不足。

吸入三联疗法涉及LABA、LAMA和糖皮质激素制剂，通常用于症状非常严重的患者（GOLD D组），不仅可以在急性加重期间使用，而且可以长期使用降低急性加重率。在一项大规模的随机试验中，与LABA/LAMA双联治疗相比，这种三联疗法导致中度和重度急性加重率降低25%，改善主要是对支气管扩张药呈阳性反应的气道疾病患者。有趣的是，停用糖皮质激素治疗的研究发现，除血液嗜酸性粒细胞计数初始升高（≥300/μl）的患者外，严重急性加重的风险没有增加。然而随着时间的推移，肺功能（FEV_1）下降幅度更大。这些发现表明，当加入单一或双重支气管扩张药治疗时，吸入性糖皮质激素治疗的益处在有阳性反应性的气道疾病或嗜酸性粒细胞增多症证据的人群中最为明显。

副作用。吸入性糖皮质激素的局部作用是口腔念珠菌感染和发音困难。高剂量（例如＞1000 μ/d氟替卡松）长期使用（＞24周）与肺炎风险显著增加相关，包括严重肺炎（荟萃分析研究中相对风险为1.81）。据估计，每12例接受治疗的患者才会引起1例肺炎。尽管严重肺炎的风险增加，但死亡风险没有明显增加。高剂量（＞1000 μg/d）可发生全身吸收，长期每日给药（例如＞4年）可产生全身性糖皮质激素副作用，最显著的是骨质疏松性骨折，风险小但显著增加，发病率为15/1000患者年，女性为20/1000患者年，男性为9.3/1000患者年（见第48章和第105章）。

处方成本效益比。用于COPD治疗的大多数ICS单一疗法制剂仍然是昂贵的专用制剂。与LABA的组合制剂也是专有的，费用几乎是其2倍，但有些制剂的价格与公司专有的LABA相同。联合长效抗胆碱能/糖皮质激素制剂目前尚不可用，三联疗法吸入性制剂也不可用。

磷酸二酯酶–4抑制剂（罗氟司特）

这类COPD抗炎药通过增加广泛炎症效应细胞中的细胞内环AMP起作用。它没有支气管扩张活性。大规模的随机试验显示，过去1年内存在急性加重的慢性支气管炎患者，长期服用能够使急性发作期间咳嗽和黏液产生减少，新发的急性加重率降低。它是同类中第一个获得FDA批准用于COPD的药物，仅限于存在慢性支气管炎生理表现且FEV_1低于预测值的50%的患者。该药不适用于急性支气管痉挛，似乎不能改善症状或生活质量。最严重的不良反应包括：不明原因的体重减轻和情绪、思维或行为的改变。常见的副作用包括：腹泻、恶心、头痛、失眠、背痛、食欲减退和头晕。值得注意的是，茶碱还具有磷酸二酯酶抑制作用，但选择性要低得多。

抗白细胞介素–5（IL–5）抗体

已经开始在基线嗜酸性粒细胞计数升高的COPD患者中进行这些抗炎药的研究。白细胞介素-5（IL-5）作为嗜酸性粒细胞募集的重要细胞因子，被认为在高达40%的COPD患者中起作用。当用针对IL-5的人源化单克隆抗体治疗具有嗜酸性粒细胞表型（筛选时外周嗜酸性粒细胞计数为150/ml或过去一年为300/ml）的COPD患者时，与安慰剂治疗组相比，能够明显减少中度到重度 COPD 急性加重（比例 0.82）。嗜酸性粒细胞增多明显的患者更能够获益，需要更多的研究来确定这种治疗方式的作用，但这表明 COPD 患者嗜酸性粒细胞增多和其他方面的表型可能有助于个体化治疗并改善预后。

抗生素[75-78]

抗生素在降低急性加重风险方面引起了较多的关注。口服阿奇霉素（250 mg，每日 1 次或 500 mg，每周 3 次）或红霉素（500 mg，每日 2 次）1 年可显著降低有急性加重史的患者急性加重的风险，但主要限于吸烟者和既往吸烟者。尚未观察到脉冲给药的莫西沙星治疗对慢性支气管炎和频繁急性加重患者治疗的益处。不良反应包括细菌耐药性发生率增加和测试时听力受损。

其他疗法：α_1- 抗胰蛋白酶和他汀类药物[79-80]

α_1– 抗胰蛋白酶

少数患有肺气肿且抗胰蛋白酶缺乏症（<80 mg/dl）的患者可能是加强治疗的候选者（每周或每月输注 α_1- 抗胰蛋白酶）。只有具有肺气肿临床证据和足够低的抗胰蛋白酶水平的有症状患者才被认为适合加强治疗，因为并非所有低浓度患者都会出现肺气肿。有吸烟史患者不适合使用。观察性研究表明，输注 α_1- 抗胰蛋白酶可减缓肺功能的急性恶化，但随访 3 年以上的随机试验未发现效果。

他汀类药物

考虑使用他汀类药物治疗 COPD 源于其所谓的抗炎作用，回顾性研究表明其能够使急性加重率和严重程度降低。一项大型多中心随机安慰剂对照试验旨在使用全剂量他汀类药物治疗（辛伐他汀，40 mg/d）验证这一理论，研究未能显示急性加重率或严重程度的任何显著差异；即使低密度脂蛋白（LDL）胆固醇水平下降，死亡率也相似。

氧疗[81-87]

氧疗广受人们关注，特别是对于低氧性 COPD 的患者。问题在于选择适合人群和治疗持续时间。

疗效和适宜人群

长期持续氧疗可延长生存期，降低伴有慢性和显著低氧血症的严重 COPD 患者的肺心病风险。主要表现为严重低氧血症（PaO_2 为 ≤ 55 mm Hg 或 SpO_2 低于 88%）或中度低氧血症（PaO_2 为 56 ～ 59 mmHg 或 SpO_2 为 88% ～ 90%）以及右心衰竭或红细胞增多症的患者能够明显获益。综合荟萃分析显示将 PaO_2 界值设置为 60 mmHg 或更低，估计存活率提高 40%。在缺氧的情况下，治疗越持续，效果越好。全天候氧疗优于夜间氧疗，连续治疗至少 15 h/d 或更长时间才能获得可观的益处。时间少于 12 h/d 不太可能有任何帮助。

与严重低氧血症或复杂中度低氧血症患者不同，无并发症的 COPD 患者静息时中度低氧血症（SpO_2 为 89% ～ 93%）或运动（在 6 min 的步行测试中，低于 80% 为 5 min 或更长时间，＜ 90% 时间大于 10 s）时的低氧血症，不会受益于长期的氧疗。一项具有里程碑意义的随机试验发现，在死亡率、首次住院时间、急性加重、住院治疗、生活质量或步行距离方面没有获益。对于这样的患者，不建议常规的长期吸氧。但一项 N/1 的单盲试验，比较了几天连续吸氧与吸入空气的对比，如果最大限度地进行药物治疗仍然存在呼吸困难，可以在选定的中度低氧血症患者中考虑进行氧气治疗。

严重 COPD 患者（FEV_1 0.6 L，PaO_2 59 mmHg）从需要住院治疗的严重急性加重（急性加重期间 PCO_2 ＞ 53 mmHg）中恢复，似乎能够受益于无创正压通气（noninvasive positive pressure ventilation，NPPV）。与接受经鼻氧疗的患者相比，随机试验中接受连续 NPPV 治疗的患者再入院或死亡风险绝对降低 17%，再入院或死亡时间显著改善（校正风险比 0.49）。

虽然在夜间或活动期间长期不连续的氧疗被认为对于在睡眠或低水平运动期间表现出 PaO_2 下降的 COPD 非低氧血症患者是值得的，但是这种治疗对于长期存活或肺动脉高压的风险都无获益。尽管如此，两种形式的长期氧疗都是可以由医保报销的。

使用

对患有明显低氧血症的 COPD 患者使用长期氧疗需要连续给氧至少 15 h/d 以达到预期的结果。

关于持续氧疗可能使二氧化碳潴留急性加重的担忧，特别是在二氧化碳潴留最差的睡眠期间，尚未得到证实。用鼻导管给氧通常就足够了，应该输送足够的氧气以将静息 PaO_2 增加到 65 mm Hg，运动时 SaO_2 增加到 90% 以上。有些人建议在睡眠和活动期间在原每分钟的流量基础上增加 1 L 流量。

短期氧疗在 COPD 中有几种用途。通常询问是否进行航空旅行。通过飞行前对动脉血 PaO_2 和 FEV_1 的测量，可以预测对氧气的需求和车厢环境的耐受性。根据这些参数推导出一个公式来预测巡航高度的动脉血氧水平。或者可以让患者吸入低氧气体混合物（17.2% 氧气），其模拟喷气飞机在巡航高度处的舱内环境。虽然没有制定何时给予氧气补充的指导方针，但在超过 2 h 的飞行期间，PaO_2 下降至 50 mmHg 以下或出现症状是补充氧气的合理指征。如果在旅行前至少 48 h 通知航空公司，航空公司将提供氧气供应。他们提供 2 ～ 4 L/min 25% 或 30% 氧气。通常不允许患者将自己的氧气罐带到国内航空公司的机舱内。

建议短暂给予氧气以改善 COPD 患者的运动耐量。在非盲研究中，运动耐量得到改善，但在盲法、安慰剂对照研究中，几乎没有益处。大多数低氧血症 COPD 患者长期缺氧，需要持续补氧。短期的氧气补充对他们没有价值。只有运动时低氧血症和明显呼吸困难的一小部分患者可能是短期补氧试验的候选患者。识别此类患者的简单方法是在常规肺功能测试期间测量其弥散能力，而不是尝试在运动后或运动期间测量动脉血气。弥散能力大于 55% 可以排除运动时出现动脉低氧血症，其特异度为 100%，灵敏度为 68%。如果要尝试吸氧，当两者都以单盲方式给氧时，则应限于那些弥散能力降低并且在吸氧表现出比吸空气更好的患者。运动期间的脉搏血氧测量是另一种不太精确的方法，虽然简单，可以识别可能受益于氧气补充的患者。动脉血气分析是启动氧疗并对其进行调整的首选检查，特别是在吸氧后有二氧化碳潴留风险的患者中。脉氧仪在治疗调整时最有用，特别是通气受损不是问题，并且不需要测量 CO_2 分压时。

分泌物的控制：水合作用、黏液溶解剂和祛痰剂 [7,88,89]

受到严重而黏稠的痰液困扰的患者可以通过保持良好的液体摄入量，确保室内环境（特别是在集中供暖的家庭）充分加湿来获益。当分泌物清除困难，咳嗽无法缓解时，练习体位引流。体位引流最简单的方法是让患者俯卧在床边，将肘部放在地板上的枕头上，当家庭成员或巡回护士轻轻拍打胸部时咳嗽。对于水合作用，超声波雾化器并不比简单维持良好的全身水合作用好，尽管它们输送的水分确实深入气管支气管树。雾化器可能偶尔触发支气管痉挛，其储液器可能受到污染并成为气道感染的来源。雾化洗涤剂尚未得到证实，但黏液溶解剂如乙酰半胱氨酸能够使分泌物变稀薄，它们通常用于使用呼吸机的患者，并不常用于门诊患者。口服祛痰剂在一些支气管炎患者中非常流行，报告显示能够提高排痰；但是没有经过证实临床疗效。对于自身感觉有益的患者，不应拒绝提供以上治疗，但不应该成为任何治疗计划的支柱。愈创木酚甘油酯和碘化钾是最常用的祛痰剂；许多药物在没有处方就可以使用。

运动训练——肺康复 [90-93]

肺康复项目能够改善症状、活动耐力和生活质量，减少需要住院治疗的急性加重。对生存益处的小规模研究已证明有死亡率降低获益。肺康复计划的主要内容是运动训练、呼吸再训练、胸部理疗、社会心理支持和患者教育。通常该计划是在功能受限的晚期疾病患者的康复中心进行的强化干预。部分可以在疾病的早期阶段在家中开始（例如锻炼），其中获益证据最强的是运动训练和心理社会干预。综合肺康复计划带来的好处似乎在计划完成后随着时间的推移而下降，特别是在 1 年后，生存率没有改善。

运动训练

在改善运动的最简单和最有效的措施中，耐力训练是运动训练计划中的一项。步行已被证明是增加 COPD 患者活动持续时间和强度的最佳锻炼形式。涉及手臂和上身的练习似乎会影响呼吸力学。建议每天步行 3 ～ 4 次，每次步行 5 ～ 15 min 不等。活动的速度和持续时间与患者的能力相匹配，大多数人开始以最大速度的一半行走，并在数周内逐渐增加。间歇训练与持续高强度训练一样有效，且患者耐受性更好。在训练期结束时，心跳和呼吸频率下降，氧气消耗也下降。通气功能参数没有显著变化，但在最大持续时间和运动强度方面达到 25% 的增加。许多患者的日常活动能力得到了显著提高。虽然患者受损严重之前通常不实施运动训练，但对于大多数 COPD 患者来说尽早制订步行计划是毋庸置疑的。

呼吸练习

呼吸练习对于那些呼吸困难或表现出呼吸疲劳迹象时容易恐慌和过度通气的患者，尤其是心理因素所致，可能会产生一些有益效果。教导焦虑的患者采取缓慢、深入、放松的呼吸和噘起嘴唇呼气可以减少呼吸作功，提供对呼吸的控制感，并鼓励更轻松的呼吸模式。吸气肌肉训练在一些中心很受欢迎，有鼓舞人心的报道称呼吸肌疲劳患者的运动能力有所改善。然而，膈肌功能障碍的重要性和运动的必要性仍然存在争议。

心理社会支持

综合康复计划除了包括家庭或配偶在内的会议外，还需要与精神科医生或其他心理健康专业人员进行团体和个人会议，以帮助他们应对 COPD 给家庭带来的抑郁、焦虑、恐惧和家庭功能障碍。有时可以向患者传授行为方法，例如刚刚提到的呼吸放松技巧。

基于家庭与基于门诊的康复

尽管有大量疗效证据，但肺康复未得到充分利用。有人推测中重度 COPD 患者需要到当地医院的路途不便导致了这种利用不足。克服这种状况的一个策略是制订家庭康复计划。在这两种方法的随机试验中，在安全性和有效性方面，发现家庭康复不逊于标准的以医院为基础的康复计划。

管理急性加重 [94-98]

诊断和评估严重程度

COPD 急性加重的定义是患者病情从稳定状态开始持续急性加重并超过正常的日常变化，即急性发作并需要改变定期用药或管理方案。急性加重的严重程度和敏锐度随稳定期 COPD 的分期不同而不同。在Ⅱ期或Ⅲ期疾病中，急性加重的特征是呼吸困难和（或）咳嗽和咳痰增加，通常可以不住院进行治疗。Ⅳ期 COPD 患者的急性加重通常意味着急性呼吸衰竭并需要入院接受重症监护。在严重疾病、复发性胃食管反流和白细胞计数升高的患者中，急性加重风险最大。

常见原因包括气管支气管感染，细菌感染约占急性加重的 40%，病毒和非典型致病菌占另外 30%。城市地区的研究表明，季节性大气污染的增加导致 6% ～ 9% 的急性加重，严重者需要住院治疗。由于许多严重 COPD 患者呼吸储备很少，并且有多种慢性病，任何肺部损害都可能导致急性加重和呼吸衰竭。如果患者有心脏病史，肺炎通常位于关注列表的首位，其次是充血性心力衰竭急性加重，临床医生还应考虑肺栓塞、气胸、需要夹板治疗和导致肺不张的肋骨骨折，以及不适当地使用镇静剂。除了关注症状和严重程度急性加重的时间过程的详细病史外，也需要进行实验室检查，通常查动脉血气，如果脉搏血氧仪显示基线 SaO_2 变化，胸部 X 线和 ECG 也会发生变化。急性加重期间出现脓性痰可以开始经验性抗生素治疗，但怀疑肺炎时革兰氏染色和痰培养可能有帮助，特别是暴露于多个疗程的抗生素的患者。肺炎链球菌、流感嗜血杆菌或卡他莫拉菌的定植可能会干扰对结果的判断。

急性加重的门诊治疗

严重急性加重需要住院治疗。那些轻症患者可以考虑进行门诊管理，特别是家庭环境有利。需要采用多模式方法，包括用于立即症状缓解的短效吸入支气管扩张药，用于更持续控制和预防急性加重的双重长效支气管扩张药治疗，以及再次考虑吸入和全身给予糖皮质激素和抗生素以限制急性加重的风险。稍后讨论急诊室评估或住院的适应证。强化住院后照护管理计划，旨在通过确保早期治疗急性加重来减少再住院治疗。

支气管扩张药。双联支气管扩张药治疗作为 COPD 急性加重的主要治疗手段，从 SABA 和 SAMA 治疗开始，用来迅速短期缓解症状。如果尚未使用，应在 LABA 治疗中加入 LAMA，反之亦然，以控制病情暴发并防止未来急性加重。应避免口服甲基黄嘌呤，因为不良反应的风险很高，而且获益不确定。

糖皮质激素。短疗程全身性糖皮质激素（如泼尼松 40mg/d 口服 5 天）对严重的急性加重有益，可以缩短恢复时间、降低急性加重风险和改善 FEV_1。较长的疗程没有优势，也不使用口服糖皮质激素作为常规维持治疗。对于有明显症状，特别是如果基线 FEV_1 低于预测值的 50%，基线嗜酸性粒细胞计数升高和频繁急性加重的患者，应考虑在 LABA/LAMA 计划中加入吸入性糖皮质激素治疗，这些患者的急性加重减少，FEV_1 也得到了改善。

抗生素。抗生素对 COPD 急性加重的益处一直很有争议。对 COPD 发作的抗生素随机试验的荟萃分析发现，对于严重疾病患者，尤其是那些需要住院治疗的患者，最有可能获得有临床意义的益处。在以咳嗽和咳痰增加为特征的急性加重患者亚组中，抗生素使短期死亡风险降低 75%，治疗失败风险降低 50%。在没有合并症和未使用抗生素的情况下的急性加重，最可能的细菌为流感嗜血杆菌、肺炎链球菌和卡他莫拉菌。副流感嗜血杆菌、肺炎支原体和肺炎衣原体也很常见。治疗的合理选择包括大环内酯类（例如阿奇霉素或克拉霉素）、多烯环素、第二代或第三代头孢菌素或呼吸道氟喹诺酮类。当急性加重并发合并症和有近期抗生素暴露的频繁急性加重的病史时，建议使用呼吸氟喹诺酮或阿莫西林 - 克拉维酸盐，因为革兰氏阴性肠杆菌的风险更大，并且 β- 内酰胺耐药性增加。对于因抗生素暴露和（或）糖皮质激素长期使用或合并支气管扩张而有铜绿假单胞菌风险的患者，喹诺酮应为环丙沙星或左氧氟沙星。如上所述，痰液培养有助于合理选择抗生素。

磷酸二酯酶 -4 抑制剂。理论上，慢性支气管炎和 FEV_1 低于 50% 的患者中，急性加重可能会出现相关的过多黏液产生和咳嗽，使用口服磷酸二酯酶 -4 抑制剂（例如罗氟司特）证明是有益的。随机对照试验已经证明其有助于急性加重的人群以及对既往急性加重的人群的预防。

肺源性心脏病的管理

肺源性心脏病

慢性肺源性心脏病（肺心病）患者通常可以通过对液体容量、低氧血症程度和红细胞压积的管理来获得更多舒适感。减少过量的血管内容量可以减轻水肿，利尿剂治疗（见第 32 章）是控制容量的有效手段。如前所述，持续低流量氧疗适用于慢性缺氧的肺心病患者，生存得到改善，但确切的改善机制尚不清楚。肺血管阻力和继发性红细胞增多症仅中度降低，氧疗是否能预防肺心病的发展或急性加重尚不清楚。

心排血量是肺心病患者生存的决定因素。心排血量增加是对 PaO_2 下降的正常反应。许多肺心病患者保持较高的心脏指数。心排血量下降可能是预后不良的决定因素。这种情况得以证实，则提示可以在改善心排血量方面加大努力。然而，正性肌力疗法的尝试产生了模棱两可的结果。地高辛似乎可以帮助一些患者，但其应用效果并不一致也不可预测。低氧血症急性加重的洋地黄毒性发生率高，临床反应往往是模棱两可的。对于心排血量减少的患者，这种药物值得尝试，特别是如果同时存在左心室功能不全。但除了对治疗有主观反应外，只有那些表现出客观改善的患者才能继续使用。用地高辛有改善的患者应给予最小维持剂量，并应密切监测洋地黄毒性的表现（见第 32 章）。

用于原发性 / 动脉型的肺动脉高压的血管扩张治疗（例如前列腺素类，内皮素受体拮抗剂），还没有充分证据以推荐用于由 COPD 引起的肺动脉高压。已经进行临床验证的那些药物（如钙通道阻滞剂、血管紧张素转换酶抑制剂和磷酸二酯酶 -5 抑制剂）已经证明效果令人失望。在持续使用期间注意到的心排血量或肺动脉阻力几乎没有改善，并且存在全身性低血压甚至低氧血症的一些情况。

静脉切开术仅适用于继发性红细胞增多症严重到足以引起血液黏度显著增加，氧气输送显著受损和肺心病急性加重的紧急治疗。当红细胞压积升至 55% 以上时，这种失代偿的风险最大。

合并症的治疗 [99-106]

COPD 常伴有许多合并症。一般来说，这些不应该改变 COPD 的治疗，也不应该改变他们的管理。然而，它们值得特别关注，因为它们可能对 COPD 结果产生不利影响。

心血管疾病和心力衰竭

吸烟是 COPD、心血管疾病、心力衰竭进展的主要危险因素。高血压是 COPD 的常见共患病，患病率可超过 50%。心力衰竭的急性发作与 COPD 急性加重症状类似，通常伴随出现，需要与之区分（见第 32 章和第 40 章）。心脏选择性β受体阻滞剂治疗可以改善缺血性心脏病、心力衰竭和高血压患者的症状并提高生存率（见第 26、40 和 32 章）。它也可以帮助心房颤动患者（见第 28 章）和其他心律失常（见第 29 章）。只要避免使用大剂量（可能会降低心脏选择性），心脏选择性β受体激动剂治疗是安全的，那么应该成为 COPD 和心脏病患者治疗方案的一部分。对气道功能的不利影响应该是最小的。吸入性支气管扩张药使用对心脏有不良影响的可能性似乎不大（校正比值比约为 1.5），但需要谨慎考虑。需要更多关注口服甲基黄嘌呤支气管扩张药的使用，而不是吸入支气管扩张药制剂（见上文讨论）。

阻塞性睡眠呼吸暂停

阻塞性睡眠呼吸暂停（obstructive sleep apnea，OSA）和 COPD 的重叠增加低氧血症、心律失常和肺动脉高压的风险和严重程度，预后不佳。与单独的任何一种情况相比，它们的重叠存在与肺功能状态和结局较差相关。

肺癌风险

吸烟导致肺气肿患者的肺癌风险显著增加。建议用低剂量胸部 CT 定期筛查肺癌（见第 37 章）。

胃食管反流病

来自胃食管反流病的酸反流与 COPD 急性加重的风险增加有关，可能是由于酸吸入和相关的气道刺激和损伤。如果确认有关联和贡献，应在评估 COPD 急性加重时考虑并用质子泵抑制治疗（见第 61 章）。

骨质疏松症

患有肺气肿，BMI 降低和低脂肪质量的 COPD 患者骨质疏松症的风险增加，长期使用高剂量 ICS 和先前或当前吸烟会进一步加剧这种风险。此类患者应进行骨密度测定，并考虑对 T 评分低于 −2.50 的患者进行双膦酸盐治疗（见第 164 章）。

代谢综合征和糖尿病

这两种情况不仅在 COPD 中更常见（高达 30%），而且有可能对预后产生不利影响。如果不能完全恢复血糖控制，治疗应该旨在改善（见第 102 章）。

焦虑和抑郁

COPD 经常伴有这些疾病，如果无人看管，可能会导致严重的后果，包括生存，这使诊断和治疗成为重中之重，特别是对于抑郁症。抑郁症筛查和药物治疗对于测试阳性的重度抑郁症的患者，应被提供支持性咨询。如果严重的话，应转诊去专科医院进行心理治疗（见第 227 章）。

介入治疗和手术 [107-114]

介入和手术措施通过积极的、高风险的昂贵的方式来延长生存期并改善生活质量。他们需要通过知情的共同决策过程进行彻底讨论，因为操作充满巨大的风险，可能带来包括死亡在内的严重并发症。由于要求严格，许多患者不符合肺减容术或移植的备选要求。支气管内介入措施（如放置线圈以减少肺容量和瓣膜以减少空气流入）正在研究中，以作为严重的、致残性疾病不能手术患者的替代方案，但这些措施并不能避免频发的不利影响。

支气管内线圈和支气管内瓣膜放置

支气管镜放置支气管内线圈已用于压迫肺气肿肺组织并减少过度充气，以改善肺功能。在肺气肿和严重空气潴留患者中进行的随机试验的早期数据发现，这种方法使运动耐量略有改善，主要并发症发生率非常高，照护费用显著增加，成本效益评估不佳［超过 75 万美元每 QALY（质量调整生命率）］。需要长期随访以更好地评估这种方法的影响。

支气管内放置单向瓣膜，使空气在不进入肺叶的情况下逸出，正在开发用于严重异质性肺气肿患者。在确定安全性和有效性的早期随机试验中，以更频繁的急性加重、肺炎和咯血为代价导致适度的临床改善，表明在作为临床手术备选之前，需要更多的研究工作。正确的病例选择似乎是重要决定因素，肺叶和完整肺叶裂隙之间的肺气肿异质性与最佳结果相关。在随后的无叶间侧支通气的严重疾病患者的随机试验中，肺功能、运动能力和生活质量有显著改善，但有 18% 的气胸为代价，27% 患者需要瓣膜更换或取出。

肺容量减少手术

对于晚期非大疱性肺气肿患者，这项研究性外科手术需要切除最严重的肺气肿病变部位，以改善肺力学和气体交换。手术候选人需要具有上叶占主导的异质性疾病。尽管早期报告鼓舞人心，但在大型多中心试验中随机接受手术的患者早期死亡率高，迫使人们重新考虑适应证和术前风险分层的新方法。已知手术风险高的患者中，存在 FEV_1 低于预测值的 20%，胸部 CT 表现为均匀肺气肿。这种手术在肺气肿治疗中的地位仍有待确定。

大疱切除术

在一些罕见的 COPD 患者中可以考虑大疱切除术，其中一些巨大的大疱单侧占半胸的 1/3 以上。其他临床标准包括在对侧肺中相对没有严重的肺气肿和大疱，胸部计算机断层扫描证明具有肺大疱压迫肺实质，并且 FEV_1 小于预测值的 50%。

肺移植

虽然单肺移植具有可观的 3 年生存率（高达 70%），但大多数 COPD 患者由于年龄增长，持续吸烟或并发心血管疾病而不能成为备选患者，更不用说可用肺供不应求。美国移植中心存活率差异部分由手术量解释。正在进行的研究以确定保证最佳结果的手术质量的其他主要决定因素。考虑移植的患者应提供针对手术患者的严重程度调整的中心特异性生存信息。在接受肺移植的 COPD 患者的登记研究中，接受单肺移植和双肺移植的患者 5 年生存率无差异。

姑息治疗和临终关怀 [115-116]

COPD 的姑息治疗不必等到疾病的终末阶段，因为预防和缓解痛苦以及提高生活质量的目标与 COPD 的各个阶段密切相关。需要注意的关键领域包括缓解呼吸困难和运动不耐受以及焦虑和抑郁（见第 226 和 227 章）。营养也需要成为姑息治疗的重点。阿片类药物，氧气和使用吹向面部的风扇可以缓解严重的呼吸短促。如上所述，持续给氧可改善晚期疾病和明显静息低氧血症患者的生存和舒适度。营养补充剂的使用可以帮助克服通常伴随严重疾病的营养不良。肺康复可改善呼吸力学和整体身体状况，这可以提高有明显白天高碳酸血症和近期住院治疗的患者的运动耐量，无创通气（noninvasive ventilation，NIV）也可以考虑用于姑息治疗。

临终关怀值得广泛讨论，既要与患者喜好和价值观吻合，还要与家人讨论如何最好地履行患者的愿望，满足患者和家庭的需求，避免不必要的照护。这种预先照护计划受益于受保护的时间，以充分引起关注，缓解患者和家庭的焦虑，并能够有效规划。可以讨论阿片类药物用于缓解呼吸困难的痛苦，以解决常见的担忧和误解。

患者教育 [117-120]

全国调查发现，与对高血压和高胆固醇血症等合并症的了解相比，COPD 患者相对不了解其肺部病变。有 79% 的人知道他们的血压，但只有 10% 的人报告知道他们的 FEV_1。彻底检查他们的病情、严重程度以及其整体管理和预后应该是重中之重，甚至可以在让他们了解戒烟的重要性（见第 54 章），随后应立刻开展戒烟。

应鼓励患者尽可能多地保持活动，并在有能力遵守的情况下提供锻炼计划。患者，家属和医生应该参与制定合理和现实的活动目标。他们还应该意识到抑郁症在这种临床环境中很常见，并且可以在确诊时进行治疗。关于充分水合和肺排出的建议是慢性支气管炎患者照护的基础。当他们变得呼吸困难时可能恐慌和过度通气，这些患者通常受益于学习了在这种情况下如何进行缓慢、放松、深呼吸。

关于治疗的适应证和不良反应的详细说明可以帮助患者正确执行规定的计划方案。复杂的治疗方案应写下来并与患者和家属一起检查。必须警告患有二氧化碳潴留的患者不要未经授权使用镇静剂，因为它们有进一步抑制呼吸驱动的风险。应充分指导已开具吸入器的患者正确使用（见第 48 章）；许多治疗失败是吸入技术不佳的结果。还必须警告此类患者过度使用 β_2 受体激动剂可导致快速耐受和心脏副作用，持续过量吸入糖皮质激素（每天超过 20 次）可引起肾上腺抑制。

患者教育过程的一部分应旨在恢复尽可能多的自信心和自理能力。指导医疗方案的自我调整、监测和报告功能状态、实施日常锻炼计划，可以对心理状态产生非常积极的影响。患者与感兴趣和关注的医生的协同相互作用即使不会延长寿命，也会提高 COPD 患者的生活质量。

入院和转诊指征 [122]

急性呼吸功能失代偿的患者，特别是伴有脑病征象（如谵妄、嗜睡）的患者应紧急入院。由于担心进一步抑制呼吸，不应在去医院的路上给予氧气。这项建议的一个重要例外是希望留在家中并保持舒适状态的终末期疾病患者。那些对支气管扩张药治疗无反应的伴有咳嗽、呼吸困难、喘息和痰液产生的急性加重患者，在入院期间以及出院后可能需要住院治疗并从肺部咨询中受益。尽管有一个全面的标准药物治疗方案，特别是如果有肺心病的证据，当患者仍然长期失能时，也需要进行呼吸科转诊。没有呼吸科专家的事先建议，不建议进行手术咨询。

在与基层医院相协调的情况下，转诊病例管理已被证明是一种有效的慢性疾病策略。一些关于 COPD 患者的研究表明，转诊治疗具有显著疗效，能够减少住院治疗。但如上所述，一项主要的随机试验显示，当病例管理试图实施早期干预以预防 COPD 发作和住院时，生存率与急性加重出现矛盾，需要更多的研究。

治疗建议 [121-123]

所有患者的基本措施

- 为确认诊断和分期，进行肺活量测定以检测所有呼吸系统症状患者的气流阻塞，特别是峰流速低于 350 L/min，明显支气管痉挛或劳累时呼吸困难。测量吸入速效支气管扩张药（如沙丁胺醇）前后的 FEV_1。
- 与患者和家属彻底审查整个治疗方案、鼓励患者参与设定目标和监测功能状态。
- 坚持完全戒烟并设计全面的戒烟计划（见第 54 章）。
- 建议患者减少接触已知的环境刺激物和过敏原（见第 39、48 和 222 章）。
- 每年秋季，在流感季节通常冬季发病前至少 6 周，向所有 COPD 患者（已知对鸡蛋过敏的患者除外）施用三价或四价流感疫苗（肌内注射 0.5 ml）。
- 考虑在流感流行期间对未接种疫苗的 COPD 患者进行抗病毒治疗（见第 6 章）。
- 同时给予肺炎球菌结合疫苗（PCV13）和肺炎球菌多糖疫苗（PPSV23）。肌内注射剂量为 0.5 ml，可与流感疫苗同时给药。老年人可能需要 5 年后重复使用 PPSV23（见第 6 章）。
- 建议受痰液分泌过多困扰的患者保持水分充足，并使室内环境湿润（特别是居住在集中供暖家庭的患者）。雾化洗涤剂和口服祛痰剂没有证明有益。向难以咳痰的患者传授体位引流技术。

根据 GOLD 分组的药物治疗方案

疾病症状 A 组（过去 1 年轻度，间歇性症状和 0 ～ 1 次急性加重，无住院）

- 需要对轻度呼吸困难进行症状缓解，开始使用 MDI 短效吸入 β_2 受体激动剂支气管扩张药（SABA；例如沙丁胺醇每 4 ～ 6 h 喷雾 1 ～ 2 次需要时用）。
- 补充稍长效、稍慢起效的吸入性毒蕈碱抗胆碱能药（SAMA；例如异丙托溴铵，需要时睡前 2 次抽吸或根据需要每天 2 次，最多 4 次）。
- 如果同时使用两者，请改用短效组合制剂以降低费用并增加便利性（例如，沙丁胺醇 / 异丙托溴铵，根据需要每天 1 ～ 2 次抽吸，最多 4 次）。
- 如果需要更长时间的缓解，开始使用长效吸入 β 受体激动剂（见 B 级建议）。
- 仔细指导患者正确使用 MDI（见第 48 章），并警告 24 h 内剂量不得超过 12 次。

疾病症状 B 组（中度，更持久的症状，过去一年 0 ~ 1 次急性加重，没有住院）

- 加入长效支气管扩张药，同时保持短效支气管扩张药治疗，但仅适用于按需救援使用。从长效抗胆碱能［LAMA；例如，噻托溴铵干粉吸入装置（DPI），18 μg/ 胶囊，每天吸入一次］或长效 β_2 激动剂（LABA；例如，沙美特罗或福莫特罗 DPI，50 μg/ 胶囊或 12 μg/ 胶囊开始，分别为每天 1 次，每天 2 次吸入）。LAMA 和 LABA 对于这一级别的疾病疗效相当；通过症状反应确定偏好。
- 治疗约 4 周后，根据症状改变（包括运动耐量和呼气流速）判断对支气管扩张药治疗的反应。
- 如果症状为中度至重度，请开始双重 LABA/LAMA 治疗。
- 如果采用双重长效支气管扩张药治疗，症状控制仍然不足，则考虑在睡前加入缓释口服茶碱制剂（例如，睡前每天服用 200 ~ 400 mg 普通缓释茶碱）。在决定继续茶碱治疗更长时间之前，在治疗约 4 周后密切监测症状以获得反应。药物相互作用和血清茶碱浓度值得关注，以尽量减少不良心血管副作用的风险。检查血清茶碱浓度并调整剂量以达到 8 ~ 12 μg/mL 的治疗范围。不要为心律失常患者开具体此类处方，并对潜在心脏病患者慎用。不要使用肛门栓剂制剂。

疾病症状 C 组（中度，持续性症状，过去 1 年 2 次或 2 次以上急性加重，入院 0 ~ 1 次）

- 从 LAMA 开始并加入 LABA 或使用 LABA 和 ICS 的组合（例如，氟替卡松，DPI，250 μg/ 泡每天 2 次每次一喷，或布地奈德 DPI 180 μg/ 吸每天 2 吸）。如果耐受性良好的心血管没有糖皮质激素增加肺炎的风险，则优选 LABA/LAMA 程序。
- 如果考虑使用 ICS，测试吸入沙丁胺醇的肺功能反应性，并检查基线血液嗜酸性粒细胞计数，以此确定谁最有可能从中受益。
- 如果使用 LABA 和 ICS，请在 4 ~ 6 周后评估持续反应和症状受益；如果没有发现症状或客观改善，则停止吸入性糖皮质激素治疗。如果获得良好的反应，请改用糖皮质激素 / 长效支气管扩张药，以获得更好的便利性和更低的费用（例如干粉氟替卡松 / 沙美特罗 250/50 μg/ 吸每次 2 次，每次一吸，或 MDI 布地奈德 / 福莫特罗，160/4.5 μg/ 吸，每日 2 次，每次 2 吸）。

疾病症状 D 组（严重持续症状，2 次以上急性加重，1 次或多次住院）

•联合 LABA/LAMA 方案治疗，除非 ICS/LABA 方案已经到位并因嗜酸性粒细胞计数和沙丁胺醇反应性认为合适。

- 如果急性加重继续，实施 ICS/LABA/LAMA 三联疗法。如果在 4 ~ 6 周后没有观察到益处，则撤回糖皮质激素。
- 如果此三联疗法计划不能降低急性加重的频率和严重程度，并且患者是既往吸烟者或正在吸烟者，则添加大环内酯类抗生素（例如，每周 3 次阿奇霉素 250 mg），或者如果患者患有慢性支气管炎并且 FEV_1 低于 50%，则添加磷酸二酯酶抑制剂（例如，罗氟司特，从 250 μg/d 开始，4 周后增加到 500 μg/d）。

非药物治疗（根据 GOLD 分级）

GOLD Ⅲ 级和Ⅳ级的非药物治疗措施（FEV_1 < 50% 预测）

- 对呼吸困难时可能过度通气的患者进行缓慢、放松、深呼吸锻炼。考虑对严重患者进行有针对性的吸气肌肉训练，呼吸治疗师可能对教学有帮助。
- 确保该计划包括详细的患者和家庭教育，以帮助维持康复计划完成后的益处。
- 对患有慢性（> 3 周）严重静息低氧血症（静息 PaO_2 < 55 mmHg 或 SpO_2 < 88%）的患者开始长期连续氧疗（> 15 h/d）。如果 PaO_2 为 56 ~ 59 mmHg 或 SpO_2 在 88% ~ 90%，也可考虑对患有中度严重疾病并伴有右心衰竭或继发性红细胞增多症（血细胞比容 > 55%）征象的人进行这种氧疗。提供连续给氧超过 15 h/d。给氧时间较短，不太可能改善长期预后和总体预后。

- 对于无并发症的 COPD 患者，在休息或运动期间轻度或中度低氧血症，不要常规进行长期氧疗。然而在药物治疗完全，但仍有顽固性呼吸困难的中度低氧血症的患者中，可以考虑进行连续氧治疗与环境空气的数天单盲试验。只有在吸氧而非室内空气管理确实能提高运动能力的情况下，才能继续治疗。
- 只有在运动过程中脉搏血氧饱和度降低或常规肺功能检查弥散能力降低时，才考虑在运动过程中补充非连续氧疗以改善非低氧血症患者的运动能力。当氧气和空气都以单盲方式给药时，患者应该在吸氧时表现更好。
- 将 COPD 功能受限的患者转诊至肺康复综合计划（包括运动训练、呼吸再训练、胸部理疗、社会心理支持和患者教育）。重点应该放在那些被证明是最有益的因素上（即运动训练和社会心理支持）。还考虑转诊 FEV_1 大于预测值 50% 但有症状患者。
- 对于以缓解为主要目标的非常严重（Ⅳ期）顽固性呼吸困难患者，考虑低剂量口服缓释吗啡（例如每天 20 mg 硫酸吗啡）。注意预防性治疗便秘。监测呼吸抑制的有效性和体征。
- 对于肺心病患者，当周围性水肿开始发展时，开始利尿程序（例如每天 20 ～ 40 mg 呋塞米）。根据需要增加措施以控制由全身静脉高压引起的液体积聚。当存在急性失代偿（右侧心力衰竭或低氧血症急性加重）时，对患有继发性红细胞增多症（血细胞比容 > 55%）的患者进行静脉切开术。
- 考虑对严重右心衰竭患者进行强心苷治疗的短期试验（例如每日 0.25 mg 地高辛），治疗 2 周，检查客观的改善迹象（例如水肿减轻、颈静脉压降低、心脏缩小）。在低氧血症的情况下小心使用，并定期检查血清浓度，密切监测洋地黄毒性的证据（见第 32 章）。
- 有关手术和其他介入治疗的考虑，仅适用严重肺气肿患者，这些患者对综合管理包括最大限度的医疗和非药物治疗方案无反应，也不能进行介入性肺部手术操作或胸腔内手术操作。他们必须停止吸烟。

急性加重

- 用快速作用的 β_2 受体激动剂开始强化 MDI 支气管扩张药治疗（例如，立即吸入 6 ～ 8 次沙丁胺醇，然后每 30 ～ 60 min 重复一次）。如果反应不足（例如，患者仍然表现出明显的呼吸困难和严重的喘息）或药物耐受性差（例如，心悸、胸痛），则住院治疗。如果反应充分，每 6 h 加用 4 ～ 8 次异丙托溴铵，将沙丁胺醇减少每天 2 ～ 4 次，并密切监测。
- 考虑开始经验性抗生素治疗，但仅适用于新发或严重脓性痰明显增加并伴有其他感染迹象（如发热、白细胞计数升高）的患者。在简单病例中的合理选择包括大环内酯类（例如，阿奇霉素 250 mg/d，5 ～ 7 天），第二代或第三代头孢菌素或呼吸喹诺酮（例如，左氧氟沙星 250 mg/d，5 ～ 7 天）。
- 当急性加重并发合并症和近期有抗生素暴露的频繁急性加重的病史时，建议使用呼吸喹诺酮或阿莫西林 - 克拉维酸盐，因为革兰氏阴性肠杆菌的风险更大，并且 β- 内酰胺耐药性增加。在所有由于抗生素暴露和（或）糖皮质激素长期使用或合并支气管扩张引起铜绿假单胞菌风险的患者中，喹诺酮应为环丙沙星或左氧氟沙星。在这些患者中培养痰液可能有助于合理选择抗生素。
- 使用 5 ～ 7 天的全身性糖皮质激素（例如，口服泼尼松 40 mg/d）。

转诊指征

- 尽管患者接受了全面的药物治疗，但仍有功能障碍时，或因严重 COPD 恶化住院，可通过呼吸科咨询帮助设计一个综合性的方案，从而降低未来恶化的风险。
- 未经呼吸科专家事先建议，不建议进行手术咨询。
- 只有在不吸烟、出现肺气肿征象、有症状、抗胰蛋白酶水平低于 80 mg/dl 的情况下，才将已知 α_1- 抗胰蛋白酶缺乏症的患者转诊且考虑使用 α_1- 抗胰蛋白酶加强治疗。

（高　畅 翻译，董爱梅　王晶桐 审校）

第 48 章

哮喘的管理

A.H.G./A.G.M.

据估算，哮喘影响美国的 5% ~ 7% 人口，影响日常功能，并占据儿童和成人的大量医疗保健资源。虽然没有治愈哮喘的方法，而且治疗是否影响疾病进展仍然不确定，但是可以采用高效的治疗方法来改善症状、气道功能和生活质量，同时减少急诊室就诊和住院的频率（是常见衡量疾病结果和初级保健整体质量的代表）。

基层医生和家庭医疗团队需要熟练掌握哮喘管理，并能够设计和实施实用的、具有成本效益的治疗方案，最大限度地减少副作用，最大限度地发挥功能状态，并减少发作的频率和严重程度。对哮喘异质性的日益认识有望在未来提供更个性化的治疗方案，即使是目前推荐的广泛应用的阶梯式治疗方案也能为大多数哮喘患者提供相当大的缓解。

患者参与对于实现最佳结果至关重要，这是由患者与医生之间的协作关系以及整个医疗之家团队参与提供个性化教育和持续支持所促进的。单靠医生或患者都不能有效地控制哮喘。资深呼吸科医生参与也受到欢迎，特别是在帮助指导严重疾病患者的专业照护。

病理生理学，临床表现和病程 [1-24]

发病机制和病理生理学

哮喘是一种慢性气道炎症性疾病，其特征是气道高反应性和可逆性气流阻塞。

气道高反应性和可逆性气流阻塞

气道平滑肌的自主控制调节气道口径以满足生理需求——交感神经 β- 肾上腺素能刺激引起支气管扩张，毒蕈碱副交感神经刺激引发支气管收缩。哮喘患者的一个明确特征是气道高反应性，其特征在于响应刺激的气道口径不成比例地降低。可逆性气流阻塞不仅来自气道收缩，还来自黏膜细胞浸润，水肿和过多的黏液产生。由气道炎症驱动的这些反应有遗传和环境决定因素。

炎症反应

组织病理学揭示有不同程度的嗜酸性粒细胞、中性粒细胞、淋巴细胞和活化的肥大细胞组成的炎性浸润。特征包括树突状细胞向淋巴细胞呈递抗原，并伴有肥大细胞脱颗粒、粒细胞浸润、内皮细胞活化，以及 T 细胞的募集和增殖。正常的保护性支气管上皮屏障暴露并被增殖的杯状细胞取代，这就加剧了气道变窄、易受有害刺激和支气管高反应性。

作为过敏性和非过敏性刺激剂的炎性病变，哮喘涉及多种炎症途径和介质释放。这里挑选几个对炎症过程重要，并且可以作为潜在的治疗目标的项目进行阐述。

辅助 T 细胞途径——Th2 及其细胞因子。该途径引起了很多关注，因为有证据表明它在过敏性哮喘发病中起到突出作用。假设先天性和适应性免疫应答之间的平衡被破坏，即 Th1 途径的辅助淋巴细胞（其调节宿主细胞防御）和 Th2 途径（其通过释放细胞因子参与过敏性激活）之间通常存在的平衡。由于遗传和环境影响的相互作用，在生长发育早期受到干扰，导致 Th2 通路占优势，并发展为特应性和过敏性哮喘。暴露于抗生素的次数较多，暴露于正常环境微生物的次数较少，哮喘发病率增加，疑似反映了这种环境驱动的遗传易感人群免疫反应的转变。值得注意的是，与居住在城市的同龄人相比，在农场环境长大的儿童（正常环境微生物暴露程度更高）哮喘患病率更低。

Th2 途径中的重要介质包括白细胞介素（interleukins，IL）-4、IL-5 和 IL-13；肿瘤坏死因子（tumor necrosis factor，TNF）；GATA3（Th2 途径的转录因子）；和胸腺基质淋巴细胞生成素（thymic stromal lymphopoietin，TSLP）。IL-4 促进 T 细胞分化和增殖，以及将 B 细胞从 IgG 产生转换为 IgE。IL-5 促进嗜酸性粒细胞的成熟、分化和活化。IL-13 介导气道高反应性和黏液过量产生。

TNF 还促进气道炎症、高反应性和嗜酸性粒细胞增多。GATA3 被认为是主转录开关，其激活 Th2 途径。由气道上皮细胞响应刺激而表达的 TSLP，在启动由 2 型辅助 T（Th2）细胞驱动的变应性炎症反应中显得重要。已经观察到控制这些细胞因子和转录因子的基因突变与哮喘的表现以及对糖皮质激素的反应之间的关联。

总体而言，Th2 通路被认为是约 50% 哮喘患者的发病途径，其特征在于更重的气道高反应性、嗜酸性粒细胞增多、气道重塑和对糖皮质激素的反应性。

嗜酸性粒细胞。几十年来，哮喘被认为是一种主要由嗜酸性粒细胞介导的免疫病理生理学驱动的疾病。该细胞在哮喘组织学中的显著存在，其炎性酶、产生白三烯的能力以及各种促炎细胞因子（特别是 Th2 途径）的表达，使嗜酸性粒细胞成为哮喘核心作用的合理选择。它的存在不仅限于过敏性哮喘患者。此外，在哮喘更严重的人群中发现嗜酸性粒细胞增加，减少嗜酸性粒细胞数量的药物通常会带来临床改善。

尽管如此，嗜酸性粒细胞作用的中心地位一直在被重新评估，认为它不是所有哮喘病例中唯一重要的效应细胞，而是疾病特定阶段或领域的重要效应细胞，在一些表型中比在其他表型中更重要。存在相对缺乏的组织嗜酸性粒细胞增多的哮喘表型，与嗜酸性粒细胞表型相比，其表现出更大程度的气流阻塞，但急性发作或重塑的风险更小。即使对一些痰液嗜酸性粒细胞增多症患者，给予抑制嗜酸性粒细胞增殖的药物，急性发作的频率和严重程度显著下降，诸如症状和气道功能测量的结果不会改善。在没有嗜酸性粒细胞增多表现的患者中，这些药物几乎没有作用。

白细胞。在一些情况下，由不同组的细胞因子和淋巴细胞（IL-17、IL 12/23、$CD4^+$ 细胞）驱动的中性粒细胞浸润和活化占主导地位，而不是 Th2 途径。这类患者往往更严重、治疗反应差，气道重塑的风险增加。

白三烯。这些有效的支气管收缩分子由肥大细胞和白细胞释放，引起气道平滑肌收缩。它们还引发嗜酸性粒细胞的迁移、黏液的产生和气道壁水肿以及促进支气管高反应性。它们解释了阿司匹林引起的哮喘患者和暴露于寒冷干燥空气中引起的哮喘患者的支气管收缩，如运动和寒冷引起的急性发作现象。

免疫球蛋白 E（IgE）。IgE 抗体作为免疫激活和延续的效应物起着重要作用。免疫激活始于将 IgE 附着于对免疫球蛋白具有特别高亲和力的气道肥大细胞和嗜碱性粒细胞。在呈现特定的过敏原后，IgE 启动的细胞随后释放各种炎症介质。结果是急性支气管痉挛和促炎细胞因子的释放，使气道炎症持续存在。嗜碱性粒细胞、树突细胞和淋巴细胞也具有高亲和力的 IgE 受体。已发现针对 IgE 的单克隆抗体能够降低 IgE 水平并减弱哮喘的表现，从而支持 IgE 作为哮喘免疫过程的重要介质的作用。

肥大细胞。存在于正常肺中的肥大细胞，被认为是由 IgE 刺激引发的急性高反应性的关键环节。这些细胞释放出多种介质，这些介质作用于血管、神经和黏液腺，以及气道平滑肌、上皮细胞和免疫细胞。这些作用中有一些被认为不仅引起哮喘的急性期症状，而且还有助于以中性粒细胞和嗜酸性粒细胞浸润和气道重塑为特征的慢性炎症反应，其中产生黏液的杯状细胞和胶原沉积增加。肥大干细胞因子的抑制降低了气道高反应性。

神经原性途径

综上所述，支气管平滑肌对自主神经影响有反应，尽管尚未确定该作用是直接作用还是通过生化介质的方式。迷走神经刺激和胆碱能药物引起支气管收缩，β- 肾上腺素能刺激似乎能够抵抗胆碱能的影响。成人发病或“非过敏性”哮喘患者的支气管刺激物和情绪压力被认为会诱发支气管痉挛，部分原因是通过触发迷走神经反射。已发现哮喘患者的神经末梢缺乏支气管扩张药神经肽血管活性肠多肽。

气道重塑

在患有特别严重和慢性疾病的患者中，可能随着疾病进展出现气道重塑，表现为基底纤维化、上皮细胞损伤、平滑肌肥大和血管生成。气道重塑的潜在重要效应物是基质金属蛋白酶，其参与炎症过程并酶促消化基质蛋白，例如胶原蛋白和弹性蛋白。和支气管上皮细胞一样，肺泡巨噬细胞释放基质金属蛋白酶 12，在慢性阻塞性肺疾病（chronic obstructive pulmonary disease，COPD）患者中发现过量表达，表明在这些情况下通过失去弹性反冲而导致气道重塑的机制。与炎症对哮喘病理生理学同样重要的是，只要存在支气管收缩，没有明显炎症的情况下也观察到气道重塑，因而病因假设为支气管收缩可诱导“上皮应激”，引发组织反应。

哮喘发作的早期和晚期

哮喘反应有早期和晚期阶段。急性支气管收缩期涉及可逆性气道阻塞的快速发展，它代表了对哮喘气道特征性环境刺激的高反应性，在成年发病的人群中最为明显。刺激物包括过敏原（如霉菌、亚硫酸盐、动物皮屑、花粉）、阿司匹林、运动、情绪压力、病毒性呼吸道感染和呼吸道刺激物（如香水、烟草烟雾和粉尘）。

除了最初的高反应性外，哮喘患者在 6 ～ 12 h 后经历第二阶段或晚期反应。这种晚期反应被认为是相比早期反应支气管扩张药更难治疗的炎症反应的表现。考虑中性粒细胞趋化因子在其中起作用。甚至一些运动诱发哮喘的患者也会出现晚期反应。

哮喘表型

在哮喘发病机制和病理生理学的异质性被越来越多地认识，以及基因分型和生物标记手段出现且经过验证之前，表型分型代表了揭示哮喘异质性和更好地分类患者的机会，假说认为他们可能共享疾病机制和对治疗的反应。

传统上，哮喘根据发病年龄和特应性存在分为儿童期 / 特应性哮喘和成人发病 / 非特应性哮喘。这些有时被称为“过敏性”和“非过敏性”哮喘（见下文讨论）。然而，两组患者都表现出与 IgE 有关的反应性，这质疑了这种反应性气道疾病的过敏原相关和非过敏原相关类别的概念。

其他人则建议按嗜酸性粒细胞增多程度进行表型分型，一种以组织和痰的嗜酸性粒细胞增多为突出特征，并伴有更严重的气道重塑和更频繁的急性发作；另一种是嗜酸性粒细胞较少，气流阻塞则更重。

使用聚类分析对哮喘表型进行分析，确定多达 6 个不同的患者群，其中每个分型都有重要的临床特征。通过判别分析确定了用于聚类分析的易于确定的参数，不仅包括发病年龄和特应性状态，还包括性别、种族、体重指数、持续时间、基线和最大肺功能指标（表 48-1）。每个组中的成员表现出相似的临床过程和对治疗的反应（表 48-2），表明有共同的发病机制和（或）病理生理学。

虽然一定需要改进和修订，并且与特定的炎症通路和介质的联系仍然尚未完全明确，但这项表型分析活动为设计更有针对性的个性化哮喘治疗方法指明了方向。这里介绍的内容来自美国国家心肺和血液研究所的严重哮喘研究计划（Severe Asthma Research Program，SARP），不管其名称如何，其涵盖了所有类型的哮喘患者（表 48-1 和表 48-2）。由于这种群集是一项正在进行的工作，因此将每个群集视为需要特定管理方法的明确定义的亚组还为时过早，但这项工作旨在为读者提供理解未来哮喘分类和后续管理的基础。特别值得注意的是 SARP 研究人员发现，80% 的患者可以通过仅考虑基线肺功能（支气管扩张药前后 FEV_1 与预测值之比）和发病年龄来准确分类，这表明未来表型分型的潜在可行性。对潜在预后重要性的另外两个观察结果是：①随着时间的推移，群集变化的可能性根据特应性状态而变化——没有特应性的患者进展到更严重的疾病群集的风险更大；②最差的支气管扩张药前后测量差（基线和最佳 $FEV_1 < 68\%$ 预测值）在诊断时落入与最严重疾病和最差结果相关的群组中，而支气管扩张药前 $FEV_1 \geq 80\%$ 预测确定预后良好的人群。

合并症

许多合并症与哮喘有关。包括胃食管反流病

表 48-1 哮喘样症状的鉴别诊断
慢性阻塞性肺疾病急性加重
急性冠状动脉供血不足伴泵衰竭
充血性心力衰竭
肺栓塞
气道机械阻塞
良恶性肿瘤
气管软化症
呼吸道症状、嗜酸性粒细胞增多和 IgE 升高
嗜酸性肉芽肿伴多血管炎
过敏性支气管肺曲霉菌病
急性类圆线虫病
药物引起的咳嗽（如血管紧张素转换酶抑制剂）
声带功能障碍
气管软化

表 48-2 成年人哮喘治疗路径

按照疾病阶段（严重程度）	治疗（首选）
轻度间歇性发作	按需使用 SABA，如果 SABA 不耐受，选择 SAMA
轻度持续性发作	低剂量 ICS，如果吸入性激素不耐受或不希望使用激素，使用 LTRA
中度持续性发作	中等剂量 ICS，或低剂量 ICS + LABA，或低剂量 ICS + LTRA
重度持续性发作	中等至高剂量 ICS 加 LABA，或中等至高剂量 ICS 加 LABA/LAMA，或高剂量 ICS 加 LTRA 或茶碱（用于夜间控制）
按照特殊情况分类	
轻度急性发作	SABA 或 SAMA 或 SABA/SAMA
重度急性发作	大剂量短期口服糖皮质激素（如泼尼松 40 mg/d × 5 d）
预防运动或寒冷引起的哮喘	SABA，或 LTRA，或低剂量 ICS
过敏性哮喘	免疫治疗（如果发现单一过敏原）
难治性疾病	检查依从性、吸入器技术、过敏原、其他环境暴露、类似疾病的诊断 添加慢性低剂量口服糖皮质激素（如泼尼松 10 mg/d） 考虑转诊至靶向性药物治疗（美泊利珠单抗治疗嗜酸性哮喘，奥马珠单抗治疗过敏性哮喘）

注：SABA，短效 β_2 受体激动剂；LABA，长效 β_2 受体激动剂；SAMA，短效毒蕈碱抗胆碱药；LAMA，长效毒蕈碱抗胆碱药；ICS，吸入性糖皮质激素；LTRA，白三烯受体拮抗剂（首选普通的孟鲁司特）。

（gastroesophageal reflux disease，GERD）、鼻窦疾病、肺炎、阻塞性睡眠呼吸暂停和高血压，特别是随着年龄和合并症严重程度的增加而加重。合并症虽然不直接参与哮喘的病理生理学，但它们可以与其相互作用，并对临床表现、病程、症状严重程度和治疗反应产生重要影响。

临床表现

无论发病机制和触发因素如何，病理生理学最终共同途径相对一致，包括气道炎症、支气管水肿、平滑肌收缩、过量黏液产生以及气道对环境刺激的高反应性。临床表现包括不同程度的喘息、呼吸困难、咳嗽和痰液产生。表现范围从纯支气管痉挛，几乎没有咳嗽或痰液产生，到以支气管分泌物和咳嗽为主，类似支气管炎或上呼吸道感染表现。事实上，咳嗽和咳痰可能是哮喘发作的最初症状。夜间症状发作是常见的，与血液中儿茶酚胺水平和迷走神经张力的昼夜变化有关。对过敏原以及刺激物和支气管收缩剂的气道高反应性也是特征性的。

尽管基于单一因素（如特应性或缺乏一定指标）对临床表现进行分类过于简单化（见上文讨论），但是传统上多描述为相对不同的临床表现进行分类。这些哮喘表现通常被称为“过敏”（或“外在”）、“非过敏”（或“内在”）、“运动诱发”和“职业”。

“过敏”/“外在”哮喘

过敏性哮喘的特征在于嗜酸性粒细胞增多，嗜酸性粒细胞在其病理生理学和对治疗的反应中起重要作用。患有所谓的过敏性哮喘的患者通常具有特应性病史、儿童期或青春期症状发作、可预测的季节性发生以及对环境过敏原的高反应性。然而，这种情况可能发生在任何年龄，并且发作可能是季节性或全年，由尘螨（床和起居室地毯、地毯、窗帘、组装家具）、动物皮屑和真菌孢子等常见家庭过敏原引起。

焦虑、吸入气道刺激物、暴露于香水和强烈的家庭异味也可能导致这些患者的哮喘发作，因为他们具有所有哮喘患者的高反应性特征。尽管有些患者发作严重，需要住院治疗，但发作过程通常是自限性的。预后相对较好，发病后 20 年发现 70% 患者无症状。

“非过敏性”/“内在”哮喘

非过敏性哮喘患者通常在三四十岁才开始出现症状。尽管在这些患者中没有可识别的外在过敏原与发作相关，但它们确实显示出血清 IgE 升高，类似于“过敏性”疾病患者。可能产生大量痰液，因此有时难以与慢性支气管炎区分开。轻微的上呼吸道感染通常会引起发作。其中一些患者出现劳力性呼吸困难或咳嗽，没有明显的喘息，但呼气流速显著降低。“内在”哮喘有时比“外在”哮喘更难治疗。

运动引起的支气管收缩——运动后哮喘

运动后哮喘是儿童、青少年和竞技耐力运动员最常见的气道高反应性形式。特别是在耐力运动员中，它可以在没有哮喘诊断的情况下发生。气道响应一系列环境刺激而短暂变窄，从干燥或冷空气到臭氧和颗粒物质，渗透到下呼吸道并在易感患者中引发炎性介质释放（特别是白三烯）。早期和晚期反应都会参与这一过程。在寒冷干燥的天气里剧烈运动特别容易引起发作。在这种情况下，气道温度可能会变得相当低，被认为是一个重要的促发因素，尽管运动后复温也可能在这一过程中起一定作用。有可以证实的气道重塑。有趣的是，明显的支气管痉挛通常不会在运动过程中发生，但在运动结束后不久就会显著发作，可持续长达 1 h。病毒性呼吸道感染也参与高强度运动后发作过程，高强度训练可能会损害他们的免疫反应。

职业性哮喘

职业性哮喘越来越被认为是导致工作相关残疾的重要原因。真正的职业性哮喘涉及通过吸入暴露于职业相关过敏原而发生致敏。暴露于工作场所的刺激性或有毒污染物也会引发支气管痉挛，特别是先前存在气道高反应性。冷空气、低浓度二氧化硫、氟化碳和惰性粉尘是刺激反射性支气管痉挛的常见刺激物。有毒气体如高浓度的二氧化硫、卤素、氨、酸性烟雾和可挥发蒸气会引起支气管炎症性收缩。重要的过敏原包括动物蛋白、酶、谷物和谷物粉尘、种子、植物胶和豆类。其他物质包括药物活性物质，存在于棉尘中的化合物释放组胺，存在于木屑中的有机酸，且许多化学物质具有抗胆碱酯酶活性。一些药物通过多种机制引发哮喘，甲苯二异氰酸酯具有反射、药理、β 受体阻滞和 IgE 作用。

由有毒或刺激性物质引起的职业性哮喘患者，其特征性是暴露与症状发作之间的直接关系。那些患有过敏原诱发疾病的患者在第一次接触时没有症状，但在与过敏原轻微重复接触（回忆反应）后明显喘息。通常情况下，职业性哮喘患者在下班后的几天内没有症状，只是在返回工作岗位时才有突然发作（见第 39 章）。

鼻息肉和阿司匹林敏感性

鼻息肉和阿司匹林敏感性构成一种奇怪但重要的家族性哮喘综合征。与阿司匹林摄入相关的支气管痉挛可能是显著特征。在有哮喘病史的人中发现鼻息肉应考虑阿司匹林的敏感性。在 21% 的哮喘成人中，口服激发试验可以证明阿司匹林的敏感性。几乎所有阿司匹林敏感的患者都与非甾体抗炎药有交叉反应。只有 7% 的阿司匹林敏感患者与对乙酰氨基酚有交叉反应。

咳嗽变异性哮喘

在某些情况下，慢性咳嗽可能是哮喘的主要或唯一表现。这种“咳嗽变异型哮喘”主要见于儿童，但成人也可能会出现。在肺功能测定中，表现出典型的可逆性气流阻塞和高反应性。对治疗的反应与其他形式的哮喘相似。

重度和难治性哮喘

这种有问题哮喘形式的特征在于持续症状，频繁的急性发作，频繁的夜间症状，运动能力的限制，治疗前持续异常的肺功能（FEV_1 ＜预计值的 60%）。尽管使用高剂量吸入性糖皮质激素和其他控制药物，症状仍然不受控制，或需要这种治疗来保持控制。这些患者在过去 1 年中需要口服全身性糖皮质激素进行控制，尽管用足剂量吸入性糖皮质激素，吸入长效 β_2 受体激动剂和白三烯抑制剂或茶碱治疗，但在此期间仍不受控制。气道细胞浸润和炎症是明显的，通常参与前面提到的细胞因子和对其中断或抑制的反应。很大一部分患者有嗜酸性粒细胞浸润，但有些表现为中性粒细胞炎症或混合表现。少部分没有浸润。可能发生气道重塑，包括胶原沉积和气道平滑肌和杯状细胞的增殖，导致黏液产生过多，气道顺应性降低。有趣的是，哮喘患者的阻塞性睡眠呼吸暂停增加，引起人们注意到严重哮喘的重塑过程可能导致上呼吸道改变从而阻碍气流。

哮喘 –COPD 重叠综合征

全球慢性阻塞性肺疾病倡议（Global Initiative for Chronic Obstructive Lung Disease，GOLD）建议将其定义为具有相同等级的 COPD 和哮喘特征的临床综合征（如果一种疾病有 3 种或更多种特征，它应这样该被标记）（译者注：目前哮喘 -COPD 重叠综合征已经在指南中被废除，哮喘和 COPD 被认为是两个独立的疾病）。相关特征是发病年龄、症状的形式和病程、个人史或家族史、气流可变或持续受限、症状之间的肺功能以及严重的过度充气。在老年患者中更常见，推测这种情况发生在长期哮喘或严重哮喘患者身上，这些患者经历了广泛的气道重塑，从而形成了类似 COPD 的生理和表现，尽管其中反应性气道疾病的元素持续存在，具有治疗意义（见第 47 章）。

疾病严重程度的表现

为了达到管理目的（见下文讨论），根据疾病严重程度定义哮喘的类别或分级能够帮助指导治疗。这种分类的缺点是疾病的每个步骤或阶段内患者可能存在异质性，这可能影响对治疗的反应和疾病的自然史。尽管如此，这种分类仍然是目前推荐的治疗指南的关键要素。

- 轻度间歇性哮喘：症状每周发生不超过 2 次，夜间症状每月不超过 2 次，肺功能［峰流速值，1 秒用力呼气量（FEV_1）］降至不低于预测的 80%，患者在发作之间无症状，发作之间的呼气峰流速值正常。
- 轻度持续性哮喘：患者症状每周 2 次以上，但每天少于 1 次，夜间症状每月发生 2 次以上，发作时可能会影响活动，发作之间肺功能正常，发作期间肺功能下降至不低于正常值的 80%。
- 中度持续性哮喘：出现每日症状，每天使用 β_2 受体激动剂，夜间症状每周发生 1 次以上，发作限制活动，肺功能下降至正常的 60% ～ 80%，并且在发作后可能无法恢复正常。
- 严重哮喘：症状持续，有频繁的急性发作和频繁的夜间症状，活动受限，肺功能异常，FEV_1 不到预计值的 60%。
- 难治性哮喘：尽管使用高剂量吸入性糖皮质激素和其他控制药物，症状仍然不受控制，或需要某些治疗来保持控制。严重亚组符合上述标准，并且在过去 1 年中需要口服全身性糖皮质激素进行控制，尽管足剂量吸入性糖皮质激素，吸入长效 β_2 受体激动剂和白三烯抑制剂或茶碱治疗，但仍不能控制。

临床过程和自然病史

无论哮喘的类型如何，急性发作的喘息症状消退后，亚临床但明显的支气管痉挛仍持续数天至数周。持续的支气管高反应性被认为与持续的炎症有关。通常情况下，即使在大气道松弛后，小气道仍可能保持收缩。临床复发通常是在急性发作后不久发生的，通常不是新发作，而是复发。

由慢性气道炎症引起的气道重塑的后果尚未完全确定，但在长期随访的人群研究中，一些哮喘患者表现出 FEV_1 的进行性下降，与没有哮喘的患者相比具有统计学意义，吸烟加剧了这种下降，并开始表现出 COPD 的某些特征，从而表现出哮喘 -COPD 重叠综合征（asthma-COPD overlap syndrome，ACOS）。当干预吸烟和任何先前存在的 COPD 的影响因素时，与哮喘相关的 FEV_1 下降程度似乎更相似，目前尚不清楚其造成固定气流阻塞的临床意义。

所有形式哮喘的总死亡率为每年 0.1%，哮喘发作患者的发病率显著增加至 3.3%。尽管有越来越有效的治疗方法，但过去 20 年来哮喘死亡率增加却令人感到不安。造成这种增长的原因尚不清楚，但其中大部分都局限于纽约市和芝加哥的市中心人口，这表明除了获得适当的医疗照护之外，更多地接触强效过敏原和空气污染可能是造成这种情况的原因。

虽然目前的治疗方法在控制症状，减少气流受限和预防发作方面起效，但尚未证明能够改变哮喘的自然病程。

鉴别诊断和检查 [25-28]

鉴别诊断（表 48-1）

当面对患者抱怨喘息急性发作（即呼气时发

出尖锐的哨声）并且在开始哮喘治疗之前，基层医生和团队成员不应忘记古老的格言："All that wheezes is not asthma."（并不是所有的喘息都是哮喘。）除哮喘外，对于出现喘息加咳嗽，呼吸急促或胸闷的任意组合的成人，鉴别诊断还包括许多不能忽视的情况，包括急性冠状动脉功能不全伴泵衰竭、COPD 发作、肺水肿、肺炎和肺栓塞（见表 48-1 和第 20、32、40 和 41 章）。

在标准检查期间，大多数这类喘息和呼吸困难的原因可以很容易地与哮喘区分。一些详情更加值得注意，因为它们与哮喘密切类似，特别是对治疗无效的哮喘，这些细节是其存在其他可能性的重要提示。

具有哮喘特征和 IgE 升高和嗜酸性粒细胞增多的其他疾病

除了哮喘之外，其他具有 IgE 升高和嗜酸性粒细胞增多的呼吸疾病包括伴有血管炎的嗜酸性肉芽肿病（以前称为 Churg-Strauss 综合征）、过敏性支气管肺曲霉菌病和类圆线虫病。

嗜酸性肉芽肿伴多血管炎；这种小血管肉芽肿性血管炎的特征是喘息，外周嗜酸性粒细胞增多（＞10%）、单神经病或多发性神经病，影像学游走性或短暂性肺部混浊，鼻窦异常和活检时血管外嗜酸性粒细胞浸润。使用这 6 个诊断标准中的 4 个进行诊断，灵敏度为 85%，特异度为 99.7%。其他表现包括皮肤病变、心肌病变和过敏性鼻炎。最初，患者可能会出现哮喘、过敏性鼻炎和特应性反应。仅在 40% 的患者中发现抗中性粒细胞胞浆抗体（Antinuclear cytoplasmic antibody，ANCA）阳性。确认通常需要组织活检。

过敏性支气管肺曲霉菌病。这种情况是由对曲霉菌真菌暴露的过敏反应引起的，通常是免疫系统抑制的患者（过敏性哮喘或囊性纤维化）。发热、带血丝的黏液分泌、痰液分泌和全身疲劳很常见。胸部 X 线检查可能显示梗阻和黏液嵌塞。胸部 CT 可以更清楚地了解肺内支气管扩张的特征分布和形式，显示周围逐渐变细的中央支气管扩张。皮肤测试速发风疹和斑块反应，具有 90% 的灵敏度，但特异度较低，因为约 40% 的哮喘患者可能检测为阳性。IgG 抗体测试敏感性为 90%，仅有 10% 的哮喘患者试验阳性。

类圆线虫病。这种重要的全球性寄生虫感染的急性期特征在于，皮肤渗透部位的局部瘙痒性红斑皮疹，随后由于幼虫从肺部迁移到气管出现干燥的刺激性咳嗽，然后被吞咽并出现胃肠道症状。它的表现可以与哮喘类似，出现咳嗽和其他呼吸道症状。诊断需要连续粪便样本来检测微生物的存在，单个粪便样本的敏感性很低（30%）。

类似于哮喘的上呼吸道疾病——声带功能障碍

气管软化症。这些情况往往无法进行初步检查，需要进入难治性哮喘的鉴别诊断；他们甚至可能与之共存。精英运动员可能有这两种情况共存，他们的哮喘是运动引起的变化。局部气管软化最常见于插管时间延长的患者，巨大胸骨下甲状腺肿的慢性压迫也可能是一个原因。在轻度气管软化症患者中，阻塞症状出现在气管 - 支气管炎症，增加的气道分泌物不能被清除时，肺功能测定过程中产生的特征性流量 - 容量环式提示诊断。

检查

病史、体格检查和一些基本肺功能的测定结果通常足以诊断哮喘。若要排除与哮喘相似的其他病症，通常需要进一步检查（见第 20，40，41 和 47 章），哮喘的标志性特征包括发作性症状、体征、可逆性气流阻塞和气道高反应性。没有喘息并不排除哮喘的诊断，气流阻塞的发现也不排除哮喘的诊断。明确了喘息、呼吸困难、咳嗽和胸闷的原因，需要结合症状、诱发因素和气流测量结果综合做出诊断。

除诊断外，评估工作还应包括对管理至关重要的因素，如诱发因素、共病情况（可能加重症状）、疾病严重程度和患者自我管理能力。

病史

询问病史时，应特别注意任何反复发作的咳嗽或喘息，并可能伴有呼吸急促或胸闷、夜间发作或惊醒，以及因运动或病毒感染而发生或急性加重的患者。同样有用的是检查与毛状或毛茸茸的动物接触或暴露于室内灰尘、空气中的化学物质或灰尘、烟雾（烟草或木材）、霉菌或花粉引起的发作。这不仅有助于确定诊断，而且还提供潜在的有用信息用于预防。还应注意由天气变化、情绪暴发或月经周期引起的任何发作，因为这些是亚组患者的特征。

发病年龄、症状持续时间、花粉症或湿疹史或特应性家族史是表型中的有用因素，但不适用于诊断。同样检查阻塞性睡眠呼吸暂停（见第 46 章）、GERD（见第 60 章）、鼻窦疾病（见第 219 章）和高血压（见第 19 章）等合并症的病史也有助于管理，因为它们的存在会妨碍治疗和（或）加剧症状。

还需要对患者用药清单进行检查。在患有潜在高血压或心血管疾病的哮喘患者中，同时使用非心脏选择性 β 受体阻滞剂可引起支气管痉挛并减弱 β_2 受体激动剂的支气管扩张作用。由于心脏选择性（β_1）β 受体阻滞剂（如阿替洛尔、美托洛尔）的出现和合理使用，对 β 受体阻滞剂治疗的担忧已经减少。荟萃分析发现，轻度至中度哮喘患者加用心脏选择性 β 受体阻滞剂后 FEV_1 仅下降 7.5%，β 受体激动剂的支气管扩张作用也无损害。只要使用心脏选择性制剂并且剂量保持较低，大多数具有明确 β 受体阻滞剂使用指征的哮喘患者（即患高血压、冠心病或心力衰竭的患者）不需要放弃或停止 β 受体阻滞剂治疗。然而，严重哮喘患者心脏选择性 β 受体阻滞剂的安全性尚不明确。

体格检查

应注意呼吸急促、心动过速和血压升高的生命体征，尽管在没有发作的情况下它们可能完全正常，整个检查也可能如此。特征性的体检发现包括呼气相延长，发作期间辅助呼吸肌收缩以及平静呼吸期间的喘息。值得注意的是，喘息只能在强制呼气时听到，它不是气道阻塞的可靠指标，如上所述，它的缺失并不排除哮喘的诊断。

对于鼻息肉、分泌物过多和黏膜水肿相关检查能够有助于表型分型。检查皮肤是否有湿疹变化（见第 184 章）和 Dennie-Morgan 纹线（在特应性患者中可见的下眼睑下方的折痕）。

肺功能检查

肺功能测定对哮喘的诊断至关重要。可逆性气道阻塞的检测是诊断的关键。如果结果模棱两可，则需要进行高反应性测试。

测试可逆性气道阻塞。气道功能受损的关键测量指标是第 1 秒用力呼气容积（FEV_1）的减少，表示为预计值的百分比或用力肺活量（FEV_1/FVC）的比例。后者的计算更准确，因为它可以纠正可能影响 FEV_1 的气流阻塞以外的其他情况，例如全身性虚弱或胸壁畸形。在患者吸入短效支气管扩张药（如 2 ～ 4 次沙丁胺醇）之前和之后进行测定。

可逆性是哮喘诊断的关键决定因素，其定义为吸入短效的支气管扩张剂（如 2 ～ 4 喷沙丁胺醇）后 FEV_1 增加大于 200 ml，FEV_1 较基线增加 ≥ 12%，或 FEV_1 预测值增加 ≥ 10%。

客观测量的气流阻塞程度和短期可逆性也与炎症程度和预后相关。患者对疾病严重程度的认知通常与实际测量不一致。基线气流阻塞程度严重的患者预后最差。可逆性最大的患者往往发生固定气流阻塞的风险也最大，肺功能损失也最大（表 48-1 和表 48-2）。

测试高反应性。用低剂量乙酰甲胆碱（< 4 mg/ml）或甘露醇进行支气管激发。FEV_1 下降 20% 或更多被认为是高反应性的证据。尽管测试灵敏度很高，但特异性和阳性预测值却很低。充血性心力衰竭、过敏性鼻炎和慢性支气管炎患者也可能出现阳性结果。

其他检查

已经开始寻找生物标志物作为确认诊断、疾病严重程度和预测预后更方便的方式。研究的内容包括：血液或痰嗜酸性粒细胞或嗜酸性阳离子蛋白（eosinophilic cationic protein，ECP）、呼出气一氧化氮浓度（fractional exhaled nitric oxide，FeNO）、血清免疫球蛋白 E（immunoglobulin E，IgE）、皮肤试验阳性次数、细胞因子水平和呼出气冷凝物（exhaled breath condensate，EBC）。迄今为止，没有一个方法被证明优于肺功能检测。IgE 水平和一氧化氮测定可用于治疗决策，例如是否启用奥马珠单抗治疗。

胸部影像学检查仅用于排除临床表现类似哮喘的其他疾病，如过敏性支气管肺曲霉菌病。尽管胸部平片可能在发作期间显示出一些过度充气，但不能作为哮喘的诊断。

自我管理能力的评估

由于有效实施和维护哮喘治疗计划需要高度

的治疗依从性和自我监测，因此评估和支持患者执行这些功能的能力至关重要（另见患者教育）。这需要询问患者对病情的了解以及对自我管理技能和能力的估计。回顾既往用于控制慢性疾病急性发作和缓解的治疗方案是非常有帮助的。

重新考虑诊断

两组患者需要重新考虑诊断：①对治疗无反应的患者；②不再表现出症状或体征的患者。那些对治疗没有反应的人需要考虑可能症状类似哮喘的病症（见上文讨论）。检查应包括正式的肺功能测定、观察流量 - 容积环对吸入试验的反应，以及进一步的实验室测试和影像学检查，作为尚未进行喘息鉴别诊断的其他要素。

在后一组中，有相当比例的医生诊断的哮喘（一项研究中为 33%）患者不需要日常治疗，他们在重新评估时缺乏足够的证据来证明诊断的合理性。这表明疾病的自行缓解，常在儿童中出现，或是最初的误诊。重新确认哮喘等慢性病的诊断非常重要，特别是在需要继续治疗等管理决策方面。仅基于临床表现而不进行确诊性肺功能检查（以证明对支气管扩张药治疗反应或气道高反应性）的最初诊断特别容易出错。在这种情况下，需要进行支气管激发试验测定，即检查对吸入性支气管扩张药的确切反应 +/– 对乙酰甲胆碱的激发反应。

管理原则

概述 [27,29-33]

认识到炎症在哮喘病理生理学中的关键作用，抗炎治疗成为疾病控制的首选方法，同时支气管扩张药治疗作为支持。使用支气管扩张药作为一线治疗现在仅限于轻度间歇性疾病患者。目前的指南共识都建议吸入性局部活性糖皮质激素作为所有活动性患者的治疗方案，持续发作患者加用吸入性 β-肾上腺素能受体药物作为症状缓解的补充治疗。由于哮喘严重发作和相关死亡率较高，既往依赖支气管扩张药单药治疗的方案已经基本放弃。

与具有非常广泛的抗炎作用的糖皮质激素不同，针对炎症过程的特定介质的疗法也在积极研究。这样既能够更好地理解其作用过程中特定炎性介质的使用情况，又能测试其在糖皮质激素耐药患者中的候选资格以及作为更好的靶向一线药物。白三烯抑制剂（如孟鲁司特钠）是第一个被批准作为初始单一疗法的药物，用于轻度间歇性运动诱发的哮喘患者，但也被作为初始治疗的选择和作为长效 β 受体激动剂（alternative to long-acting beta-agonists，LABA）的替代药物，在更广泛的哮喘患者中进行探索。针对嗜酸性粒细胞炎症（例如 IL-5 抑制剂美泊利珠单抗），抗 IgE 活性（例如奥马珠单抗）和 Th2 途径活化（例如 IL-4 和 IL-13 抑制剂）的药物正在用于探索治疗该疾病，并且在特定的情况下用于哮喘治疗。此外，长效毒蕈碱抗胆碱能阻滞剂（long-acting muscarinic anticholinergic blocker，LAMA）噻托溴铵（对 COPD 患者支气管扩张有效，见第 47 章）在哮喘治疗中也显示出应用前景。

目前的治疗指南侧重于以较为非特异性的方式治疗炎症，主要根据哮喘阶段推荐治疗，这仅取决于症状持续的严重程度，而不是特定的表型或更精确地针对潜在的发病机制和病理生理学，这是建立未来治疗方法的目标。根据目前的共识，相当一部分患者要么对标准治疗没有反应，要么不必要地暴露于他们不需要的抗炎药。最终目标是针对患者的特定疾病机制和诱发因素量身定制更加个性化、有针对性的哮喘治疗方法。鼓励读者们对这一方向多加关注。

个性化治疗还需要患者教育和参与治疗计划的设计，由于治疗方案需要严格遵守和定期监测，因此患者参与尤为重要。患者教育是哮喘指南的关键因素。抗炎治疗的不足和未能监测峰流速值与急诊科就诊和住院次数的增加密切相关。

指南的实施和遵守

与大多数实践指南一样，许多国家哮喘教育和预防计划（National Asthma Education and Prevention Program，NAEPP）的建议都得到了随机对照试验结果的支持。基层医生可能需要为个体患者定制与患者自我监测和发作自我干预有关的内容。调查显示，应该每天使用吸入性糖皮质激素的哮喘患者中，只有不到 50% 的人可以做到，少于 20% 的人定期测量其峰流速值。一些人认为，初级保健实践中的时间紧张和人员配置有限可能会限制患者教育工作，并导致结果不满意。他们提出了疾病管理策略，强调使用信息技术识别患者、定制患者教育干预、日常监测和控制费用。这种疾病管理策略的有效性仍在评估中，但许多研究显示急诊室就诊率和住院率有所下降，特别是与初级保健实践相结合时。

按疾病阶段治疗（表 48–2）

按疾病阶段治疗是哮喘管理最有效的方法，能够最大限度地降低风险和不必要的治疗，以及最大限度地提高结果。

轻度间歇性哮喘。选择的治疗方法是根据需要使用短效支气管扩张药治疗，主要为短效 β_2 受体激动剂（short-acting β_2-agonist，SABA），如沙丁胺醇（表 48-3）。按需使用优于常规使用，常规使用效果不佳，并且可能引起心动过速。患者教育包括正确使用吸入器和技术的指导，药物作用以及避免环境刺激物。如果每周需要 2 次以上的 β_2 受体激动剂治疗，则应考虑轻度持续哮喘的治疗方案。

在活动前几分钟使用 SABA，可以预防轻度运动或寒冷引起的哮喘发作。如果要延长运动时间，则需要延长保护以防止运动意外，或者需要避免肾上腺素能刺激，可以考虑口服白三烯受体拮抗剂（leukotriene receptor antagonist，LTRA）（如孟鲁司特）。对于轻度间歇性哮喘患者罕见的严重发作的治疗，可能需要短程全身性糖皮质激素（见下文讨论）。

轻度持续性哮喘。开始每日使用低剂量吸入性糖皮质激素（ICS；表 48-3）的抗炎治疗，以持续控制轻度持续性疾病。如果认为需要避免糖皮质激素暴露，可以用每日口服 LTRA（例如孟鲁司特）代替作为一线抗炎治疗的合理替代方案。虽然在研究条件下效果不如 ICS 治疗，但在日常实践中，LTRA 治疗与 ICS 吸入几乎相当，因为更方便，依从性更好（见下文讨论）。

长效支气管扩张药联合缓释茶碱治疗过去被广泛用于持续性哮喘，费用低廉，但治疗窗狭窄，需要不断监测血清浓度，有药物 - 药物相互作用的可能性，以及其不良的心血管影响（见下文讨论），使其应用复杂化并限制其在此类人群中的实用性。

患者教育应包括使用峰流速仪启动定期自我监测。根据需要使用短效治疗急性症状的 β_2 受体激动剂也可以用于轻度间歇性疾病；任何每日或增加剂量的要求都应该导致考虑中度哮喘治疗。

中度持续性哮喘。通过将吸入性糖皮质激素（inhaled corticosteroids，ICS）的剂量加倍或将 LABA（如沙美特罗）添加联合低剂量糖皮质激素来治疗中度哮喘。或者，认为需要限制糖皮质激素治疗以及避免使用 LABA，则可以使用 LTRA 代替 LABA。虽然在研究条件下不如中等剂量吸入性糖皮质激素（inhaled corticosteroids，IHC）或低剂量 IHC + LABA 有效，但在实际中（即在日常使用条件下），LTRA 的使用已证明几乎等同于单独使用糖皮质激素治疗，并在替代 LABA 时与 ICS/LABA 联合治疗相当，部分原因是更好的依从性——每日 1 次的给药与每日 2 次的吸入器使用（65% ～ 75% 的依从性 vs. 41% ～ 46% 的依从性）。此外，通用型孟鲁司特是 LABA 治疗费用的一小部分，并且通常具有更好的耐受性。另一种选择是将低剂量 ICS 治疗与缓释茶碱配对，特别是用于控制夜间症状。茶碱价格低廉（表 48-3），但其上述复杂性极大地限制了其使用。长效吸入抗胆碱能药物噻托溴铵可能成为添加 LABA 或使 IHC 剂量加倍的替代方案，在短期研究对于中度控制不佳的人群可证明其等效或优越，还需要长期数据来支持。但超说明书给药越来越多。

患者教育应强调每日监测峰流速值，并在第一次出现峰流速值下降的征象时增加吸入性糖皮质激素的剂量。根据需要使用 SABA 治疗急性症状与轻度持续性疾病相同；持续要求每日使用 SABA 或增加剂量应考虑为严重哮喘的治疗方案。

严重持续性哮喘。控制的基础是中高剂量吸入性糖皮质激素联合 LABA 治疗，可减少糖皮质激素需求并降低严重发作的风险（尽管住院率和哮喘相关死亡率没有改善）。严重发作需要立即开始短期大剂量口服糖皮质激素（如泼尼松，3 ～ 10 天；短期使用不需要逐渐减量）。支气管痉挛的轻度急性发作可以使用 SABA 补充或必要时用吸入性抗胆碱能药（如异丙托溴铵）替代，但这些短效药物不能替代全身性糖皮质激素治疗严重发作或控制不佳的疾病。

由于 LABA 可能对心血管产生不良影响（见

表 48-3 一些治疗成年人哮喘的重要药物

药物分类和药品（品牌）	剂型和剂量	费用
SABA		
沙丁胺醇	HFA MDI；每喷 90μg；1 ~ 2 喷 q4 ~ 6 h PRN	
（ProAir HFA）		$
（Proventil HFA）		$
（Ventolin HFA）		$
左沙丁胺醇（Xopenex HFA）	HFA MDI；每喷 45 μg；2 喷 q4 ~ 6 h PRN	$
匹布特罗（Maxair Autohaler）	急性吸入 CFC MDI；每喷 200 μg；1 ~ 2 喷 q4 ~ 6 h PRN	$$$$$$
LABA		
沙美特罗（Serevent Diskus）	DPI；每泡 50 μg；1 喷 BID；	$$$$$$
福莫特罗（Foradil Aerolizer）	DPI；每粒 12 μg；1 粒 BID	$$$$$$$$$$$$$$$$$$
布地奈德（Pulmicort Flexhaler）	DPI；每喷 90、180 μg；1 ~ 4 喷 BID	$$$
氟替卡松（Flovent Diskus）	DPI；每泡 50、100、250 μg；1 ~ 4 喷 BID	$$
莫米松（Asmanex Twisthaler）	DPI；每喷 110、220 μg；1 ~ 4 喷 BID	$$$
ICS/LABA 组合		
布地奈德 / 福莫特罗（Symbicort）	HFA MDI；80 μg/4.5 μg 或 160 μg/4.5 μg；2 喷 BID	$$$$$$
氟替卡松 / 沙美特罗	DPI；100 μg/50μg，250 μg/50μg 或 500 μg/50 μg；1 喷 BID	$$$$$$
（Advair Diskus）	HFA；45 ~ 230 μg/21 μg；1 ~ 2 喷 BID	
（Advair HFA）		$$$$$$
（AirDuo）	DPI；55 ~ 232 μg/14 μg	$$$$$$
（Generic）		
莫米松 / 福莫特罗（Dulera）	HFA MDI；100 μg/5 μg 或 200 μg/5 μg；2 喷 BID	$$$$$$
LTRA		
孟鲁司特		
（generic）	片剂；10 mg；1 片 QAM	1/5$
（Singulair）	片剂；10 mg；1 片 QAM	$$$$
扎鲁司特（Accolate）	片剂；10 mg 或 20 mg；20 mg BID	$$$$
SAMA		
异丙托溴铵（Atrovent HFA）	HFA MDI；每喷 17 μg 2 喷 q6h PRN	$$$$$$
噻托溴铵（Spiriva Handihaler）	DPI；每粒 18 μg；1 粒 / 天	$$$$$$$
茶碱		
茶碱缓释片	片剂：100，200，300，400，450，600mg；300 ~ 600 mg QHS	1/5$
抗 Ig-E 单克隆抗体		
奥马珠单抗（Xolair）	注射用粉针剂 150 mg/5ml；150 ~ 300 mg SC q4wk	$$$$$$$$$$$$$$$$$$$
抗白细胞介素 -5 抗体		
美泊利珠单抗（Nucala）	每瓶 100 mg；SC q4wk	$$$$$$$$$$$$$$$$$$$$$$$$$$ $$$$$$$$$$$$$$$$$$$$$$$$$$$$$$$$
瑞利珠单抗（Cinqair）	3 mg/kg；IV；q4wk	$$$$$$$$$$$$$$$$$$$$$$$$$$ $$$$$$$$$$$$$$$$$$$$$$$$$$

[a] Cost and prescribing information adapted from Medical Letter. Drugs for asthma. Med Lett. 2017；59：139.

$，与沙丁胺醇相比的对应费用；SABA，短效 β_2 受体激动剂；LABA，长效 β_2 受体激动剂；SAMA，短效毒蕈碱抗胆碱药；LAMA，长效毒蕈碱抗胆碱药；ICS，吸入性糖皮质激素；LTRA，白三烯受体拮抗剂（孟鲁司特优先）。HFA，氢氟烷；MDI，计量吸入器；DPI，干粉吸纳器；PRN，必要时使用；QAM，每天早上；BID，每天 2 次；CFC，氯氟烷；SC，皮下注射；IV，静脉注射

下文讨论），人们一直对 LTRA 和抗胆碱能药物治疗严重疾病更感兴趣，无论是作为 LABA 的替代品还是作为三联药物治疗方案的一部分。LTRA 替代 LABA 治疗，有助于限制糖皮质激素需求而不增加心血管风险；此外，如上所述，每日一次口服给药患者依从性更好。在患有严重疾病和持续性支气管痉挛的患者中，在 ICS/LABA 治疗中添加长效毒蕈碱抗胆碱能（LAMA，如噻托溴铵）可改善气道功能并降低发作风险，使其成为治疗困难患者潜在的添加药物。需要建立长期使用的安全性，特别是心血管风险增加的人群。在确认数据之前，人们可以在认真评估选中的难以控制症状的患者中超说明书使用增加，特别是可以避免全身性糖皮质激素使用或高剂量吸入性糖皮质激素的需要。

在气道功能明显下降的第一个征象时，患者每日监测峰流速值并迅速开始最大剂量抗炎治疗（如大剂量口服泼尼松），对于避免严重发作和急诊科就诊至关重要。

治疗方式

如上所述，持续性疾病的药物治疗始于 IHC，添加 LABA 以改善控制。SABA 治疗仅限于轻度间歇性疾病患者，以及短期口服糖皮质激素的联合治疗。白三烯拮抗剂可以作为运动诱发哮喘的单一替代疗法，或者添加到改善控制的作用中。免疫疗法用于难治性疾病。

β_2 受体激动剂支气管扩张药 [34-47]

如上所述，支气管扩张药已被降级为哮喘治疗的辅助作用，没有抗炎作用。吸入半选择性 β_2 受体激动剂是支气管扩张药一个选项，当适度使用时，它们可以产生迅速有效的支气管扩张和较少的全身肾上腺素能刺激。虽然 β_2 受体激动剂可以提供有效的症状缓解，但它们的使用并非全无风险。一段时间以来大家知道，在急性发作期间过度使用短效制剂会增加哮喘发作和死亡的风险。同样，越来越多的证据（见下文讨论）表明，长效制剂也会增加哮喘发作和哮喘相关死亡的风险。谨慎的处方和详细的患者教育对安全使用至关重要。临床医生和患者的常见错误是过度依赖支气管扩张药和不充分使用抗炎治疗，特别是吸入性糖皮质激素的治疗。

短效 β_2 受体激动剂。短效局部活性制剂（如沙丁胺醇、吡布特罗、左沙丁胺醇）具有快速（2 ～ 5 min）起效，在 30 ～ 60 min 内达到峰值，持续 4 ～ 6 h，使其最适合用于快速、短期症状缓解。

使用。SABA 最适合“急救”急性症状和预防运动性哮喘。它们是轻度间歇性哮喘患者的一线治疗药物，对于持续性疾病急性加重患者也有一定帮助。由于存在全身吸收，急救使用应该是有限量的。哮喘得到控制的患者每周使用不应超过 2 次。更多用量意味着需要升级哮喘治疗方案。

制剂和价格。大多数制剂可以使用氢氟烷（hydrofluoroalkane，HFA）抛射剂从计量吸入器（metered-dose inhaler，MDI）分发的雾化形式获得。FDA 授权禁止使用氯氟烃推进剂导致 HFA 价格大幅上涨（高达 5 ～ 10 倍），以前可用的通用制剂被重新配制并作为专有制剂出售。一些制剂可作为雾化溶液使用。通用的沙丁胺醇价格便宜得多，但只能用于雾化器。与 MDI 递送相比，雾化递送几乎没有优势并且费用更高（除非使用通用制剂），但是不能使用压力雾化器（如非常小的儿童和老年人）的患者可能受益；输送的剂量较高，但启动比 MDI 慢，设备不便携带。

SABA 取代了非选择性 -β 受体激动剂（如异丙肾上腺素、麻黄碱、二羟苯基异丙氨基乙醇、乙基异丙肾上腺素），作用时间很短，可引起严重的肾上腺素能副作用（心悸、紧张、心律失常）。

长效 β_2 受体激动剂。吸入的 LABA（如沙美特罗、福莫特罗）在适度剂量下使用时提供长达 12 h 的支气管扩张和最小的全身副作用，使其适合维持治疗。与安慰剂相比，LABA 使临床相关发作减少 25%；与经常使用短效 β_2 受体激动剂比较，使用 LABA 发作可减少 17%。由于其起效延迟，LABA 不适用于救援用途，并且在急性支气管痉挛出现时不能替代对 SABA 的需求；但是，它们的使用应该能够减少对 SABA 急救使用的需求。由于担心在没有抗炎治疗的情况下定期使用时，气道高反应性和不良后果增加（见副作用），因此应仅与吸入糖皮质激素治疗方案一起开具处方。

费用和使用。只有专利配方可供使用。沙美特罗干粉制剂的费用非常高，几乎是沙丁胺醇的

6倍。由于与单药疗法相关的安全性问题（见副作用），大多数用途与吸入性糖皮质激素（如氟替卡松/沙美特罗；表48-3）组合，实际上费用较低。联合治疗简化了给药，提高了依从性，并确保了正确的剂量。HFA和干粉吸纳器（dry-powder inhaler，DPI）递送配方均可供选择。

不良反应。当以高剂量使用时，吸入的半选择性 β_2 受体激动剂可能全身吸收以引发全身肾上腺素能副作用（如心悸、震颤、心动过速）。高剂量的SABA也可能引起低钾血症、QTc延长、高血糖和低镁血症。过量使用LABA也与震颤、肌肉痉挛、心动过速和其他心脏效应有关。耐受性可以随着LABA和SABA的经常使用而出现。一段时间以来，人们已经认识到过度使用吸入性 β_2 受体激动剂与哮喘控制发作和哮喘死亡率增加有关。该观察结果的原因从延迟开始所需的抗炎治疗到直接毒性作用，如支气管高反应性发作。此外，常规使用 β_2 受体激动剂会导致对药物作用的耐受性，这会导致疾病控制恶化和患者使用剂量过量。

在引入长效 β_2 受体激动剂沙美特罗后，沙美特罗多中心哮喘研究试验（Salmeterol Multicenter Asthma Research Trial，SMART）随后进行了哮喘相关死亡的上市后报告，该试验发现该药物使用后哮喘相关死亡风险增加了4倍。SMART之后进行了一项荟萃分析，记录了类似的死亡风险增加，以及严重发作和住院风险增加。这些风险与沙美特罗和其他长效药物福莫特罗有关，并适用于成人和儿童。根据这些数据，美国食品和药物管理局（FDA）小组发布了强烈警告（“黑框”警告），并建议不要作为单药使用。

随后的大规模随机试验研究了与吸入性糖皮质激素联合使用LABA治疗的安全性，发现与单独使用ICS治疗相比，发作频率降低，严重哮喘相关事件的风险没有显著升高。

这导致联合制剂中的黑框警告被取消，但是对于那些频繁或严重发作的严重哮喘患者使用的安全性尚未得到解决，这些患者被排除在这些研究之外。

LABA的不良反应引出了关于哮喘生物学异质性的重要问题，具有重要的临床意义。研究表明，大约15%的美国人口拥有Arg/Arg基因型，使用 β_2 受体激动剂会导致气流减少和哮喘控制恶化。这种基因型在非裔美国人群中不成比例地存在，使得 β_2 受体激动剂风险尤为重要。

使用推荐。SABA的使用应限于按需提供急性症状的症状缓解和运动及寒冷诱发哮喘的预防。对于哮喘得到充分控制的人，SABA救援每周不应超过2次；需要更频繁地使用SABA表明哮喘控制不足，需要提升疾病控制方案（表48-2）。

由于LABA可以减少中度至重度疾病患者的发作并改善气流，因此可以将其添加联合吸入性糖皮质激素治疗方案中以帮助实现哮喘控制，但由于单药治疗时并发症和死亡风险增加，应与吸入性糖皮质激素方案一起处方使用。如前所述，由于担心停止治疗后控制会恶化，FDA建议在实现控制后停止使用它们仍然存在一些争论。

详尽的患者教育和β受体激动剂使用的监测至关重要，特别是对于不稳定、严重疾病的患者；在不遵医嘱的患者中使用需要重新考虑。如果LABA联合治疗未能产生显著的临床改善，则应撤回LABA治疗。此时，替代LTRA或超说明书使用吸入性抗胆碱能药物将是一个合理的考虑（见下文讨论）。

吸入性糖皮质激素[48–56]

认识到哮喘是一种糖皮质激素敏感的炎症性疾病，使局部活性吸入性糖皮质激素制剂的发展，这将实现长期糖皮质激素治疗的优势，而没有全身副作用。随着定期吸入性糖皮质激素的使用，哮喘的许多组织学特征消失，气道高反应性恢复正常，而且急性发作、紧急就诊和发作相关死亡的数量下降。这些局部活性制剂与气道细胞受体结合，并抑制细胞因子和蛋白质介质的转录和翻译。气道嗜酸性粒细胞减少，但并未完全消除，这表明尽管使用激素，气道炎症仍有一定程度的持续存在。对类脂性炎症介质的影响更为可变，白三烯合成的抑制作用较弱。吸入性糖皮质激素可使临床相关发作减少55%。

吸入性糖皮质激素从肺部的全身吸收是有限的，但是高剂量和常用推荐吸入剂量的吞咽可导致全身吸收。吸收药物的有效肝首过代谢限制了全身效应，但使用非常高的剂量会增加肾上腺抑制的风险（见下文讨论）。

制剂。与第一代药物（如倍氯米松、氟尼缩松）相比，第二代药物（如氟替卡松、布地奈德、莫米松）在肺中表现出更好的糖皮质激素受体结合并增强了肝首过代谢，并且在日常临床使用中已大部分取代它们；MDI 和 DPI 装备都是可用的，但它们都是专利产品，价格与第一代相近。每喷剂量是恒定的。在等效剂量下，它们表现出相似的功效，主要区别在于每次吸入递送到肺部的糖皮质激素剂量。

为了改善向肺部的药物递送并减少口咽沉积，许多制剂带有配备了储雾罐，也可以单独购买。类似方法还可以使用具有避免患者呼入腔室的单向阀的带阀门腔。对于那些手 - 呼吸协调困难的人来说，可以考虑吸气触发的干粉制剂（表 48-3）。每次吸入最高剂量的制剂，产生全身不良反应的风险最大，因为只要较少的吸入次数就会超过安全的每日限制。

不良反应。当在低至中等剂量下正确使用时，尽管一些患者抱怨反射性咳嗽和支气管痉挛，但吸入的糖皮质激素耐受性良好并且几乎没有副作用。主要的局部主诉包括喉咙痛和声音嘶哑，是由于口咽沉积吸入性糖皮质激素和随后的口咽念珠菌病和声带肌无力造成的。长期使用也可能导致口咽念珠菌病（鹅口疮）。这些局部不良反应可以通过更好的吸入器技术，使用储雾罐或阀门储雾罐，使用 MDI 后冲洗和漱口以及使用制霉菌素漱口水来减少鹅口疮。

吸入性糖皮质激素制剂引起的全身不良反应风险成为高剂量 ICS 持续使用的问题。这些包括下丘脑 - 垂体 - 肾上腺轴抑制、骨密度降低、儿童生长迟缓，以及青光眼、白内障、骨质疏松症和老年人皮肤变薄。低剂量和中剂量的长期治疗风险大大降低。与 ICS 在 COPD 中的使用不同，肺炎的风险没有增加。

使用。ICS 代表哮喘控制治疗的一线药物。由于全身不良反应较少，它们优于全身性糖皮质激素。尽管剂量增加表明疾病严重程度增加，但 ICS 治疗的许多益处在低剂量下是可以实现的。每日 2 次给药有助于维持治疗依从性并达到几乎最大的获益；在发作期间，增加给药频率（例如 TID）可以提供一些额外的获益。药物起效通常是渐进的，患者可能需要几天的时间才能注意到改善。准备不足的患者可能会报告“药物不起作用”。几周内完全获益可能并不明显。药物反应通常与剂量有关。

在许多严重哮喘病例中，使用高剂量 ICS 可以减少对全身性糖皮质激素的需求，特别是当补充 LABA、LTRA 和其他药物时。在严重发作期间，需要短期高剂量全身性糖皮质激素，因为局部活性的糖皮质激素可能无法穿透阻塞气道，此处需要最大治疗剂量的抗炎药物。过敏性哮喘患者在豚草季节使用局部活性鼻用糖皮质激素喷雾剂可能会获益（见第 222 章）。

白三烯受体拮抗剂 [57–63]

随着对哮喘炎症介质的研究兴趣增加，人们对 LTRA 的关注增加，其中部分原因是吸入性糖皮质激素对白三烯介导的气道炎症没有影响。这些口服活性制剂通过白三烯受体拮抗（孟鲁司特和扎鲁司特）或抑制白三烯合成（齐留通）发挥作用。

效果。在确保依从性的研究条件下，它们不如吸入性糖皮质激素有效，与安慰剂相比，急性发作减少 40%，但低于 ICS。同样，与 LABA 相比，与 ICS 联合使用结果较差。然而，他们每天一次的口服给药使他们比吸入剂更容易使用，依从性方面有 50% 的优势。在日常使用条件下进行的随机试验中，对症状和急性发作的效果几乎相同。在两项这样的“实用性”随机试验中，LTRA 被证明与一线治疗的 ICS 和 LABA 与 ICS 联合治疗几乎相当。随机试验的荟萃分析发现，与安慰剂相比，发作风险降低 40%，与 ICS 联合治疗后发作风险降低 20%。还观察到 FEV_1 的改善。

使用（表 48-2）。LTRA 主要用作二线治疗，可作为 ICS 或 LABA 的替代品，也可作为减少对更高 ICS 剂量需求，替代 LABA 或加强控制的补充。目前的应用包括用于预防运动诱发的哮喘，代替 ICS 用于控制轻度持续性疾病，与低剂量 ICS 联合用药代替 LABA 或中等剂量 ICS 用于中度持续性疾病，在严重患者中与高剂量 ICS 联合治疗代替 LABA/LAMA。治疗反应的预测因素尚未确定，因此有必要进行试验性治疗。这类药物在治疗阿司匹林引起的哮喘方面特别有效。它们价格昂贵，但孟鲁司特和扎鲁司特的通用制剂的可及性大大降低了它们的成本，并使它们更加实惠，特别是孟鲁司特。

不良反应。孟鲁司特耐受性良好，长期使用比较安全。然而，齐留通和扎鲁司特都与危及生命的肝细胞损伤有关，需要持续监测肝功能并在出现瘙痒、胃肠不适、嗜睡或黄疸立即停药。上市后发现了LTRA患者出现精神症状（包括自杀）的报告。据报道，当同时使用的类固醇治疗减少时，会出现与白三烯调节剂治疗相关的血管炎样超敏反应，被认为是类固醇戒断的结果而不是药物不良反应。

制剂。在可用的白三烯调节剂中，孟鲁司特是耐受性最好且最容易使用。其每日一次的给药间隔、通用制剂、合理的疗效（在2/3的病例中有效）和很少的副作用（它是FDA批准用于12岁以下儿童的同类药物）使其成为预防运动性哮喘实用的、经济的选择。药物吸收不受食物摄入的影响。该类中的其他药剂具有相似的功效，但更难以使用。扎鲁司特与食物一起服用时生物利用度降低，与其他哮喘药物（例如茶碱）一起服用时药效降低；它还会干扰华法林的新陈代谢。肝细胞损伤的风险增加但低于齐留通。齐留通需要每日4次给药，成本远高于其他制剂（仅以专利制剂提供）；它是LTRA中肝细胞损伤的风险最高药物，需要密切监测转氨酶。

抗胆碱能药物 [64–68]

毒蕈碱受体阻滞剂已被证明是COPD的有效支气管扩张剂（见第47章），引起了人们对其用于哮喘的兴趣。短效和长效吸入制剂均可用，FDA已经批准用于哮喘。

短效毒蕈碱阻滞剂（Short-Acting Muscarinic Agents，SAMA）。异丙托溴铵是一种局部活性短效毒蕈碱阻滞剂，可作为吸入性MDI制剂使用，并在哮喘中替代SABA或与SABA联合用于缓解急性症状。虽然与β_2受体激动剂作用增加一些远端支气管扩张，以治疗严重支气管痉挛，但其在哮喘中的疗效明显低于COPD。与SABA相比，它耐受性更好，作用更长，但起效较慢。尽管起效较慢，但几乎没有全身吸收，即使在患有抗胆碱能药物敏感疾病（如青光眼和前列腺肥大）的老年患者中也能很好地耐受。然而，应注意避免喷雾在窄角型青光眼患者中的眼部接触。它是β受体阻滞剂引起的支气管痉挛的首选支气管扩张药。与沙丁胺醇的组合制剂被大量推广但费用高昂。

长效毒蕈碱阻滞剂（Long-Acting Muscarinic Agents，LAMA）。与短效制剂相比，它们与受体的解离要慢得多，从而使它们的作用持续时间更长。它们也具有良好的耐受性（据报道口干约2%）。在COPD患者中使用雾状递送噻托溴铵的研究期间引起了对心血管风险增加的担忧，是因为大量的全身吸收导致的。使用吸收较少的DPI与心血管风险过高并无关系。尽管使用吸入性糖皮质激素+/-LABA治疗，但对疾病控制不佳的患者进行升阶梯治疗的研究发现，有明显改善的证据，而不良心血管事件的发生率没有增加。这些发现支持长效吸入抗胆碱能治疗在这些人中的潜在重要作用。

口服糖皮质激素 [27]

全身性口服糖皮质激素仍然是治疗哮喘最有效的方法，特别是在这种慢性炎症性疾病的急性加重。限制使用可减少与长期每日糖皮质激素摄入相关的严重副作用。口服泼尼松是处方最广泛的口服制剂。费用非常低。其半衰期为12 ~ 24 h。临床上在摄入后8 ~ 12 h内发生作用。

使用和不良反应。从发作的最早表现开始的短期疗程（3 ~ 10天）的大剂量泼尼松（40 ~ 60 mg/d），可以控制对最大剂量吸入性糖皮质激素和支气管扩张药不能立即做出反应的发作。不超过7 ~ 10天的短程不需要逐渐减量，并且可以避免急诊科就诊，降低急性复发的风险，并避免肾上腺抑制。

任何长期全身性糖皮质激素治疗，应限于对所有其他形式治疗的最大剂量难以治愈的慢性失能症状的患者。长期每日使用全身性糖皮质激素的不良后果（骨质疏松性骨折、肾上腺抑制、皮肤改变、骨无菌性坏死、糖尿病发作；见第105章）可能超过除最严重病例以外的所有获益。

在大多数情况下，常规使用高剂量吸入性糖皮质激素，辅以支气管扩张药治疗和短期全身性糖皮质激素，可以避免长期使用全身性糖皮质激素。如果很难完全停止口服类固醇治疗，可以尝试隔日给药方案，补充足剂量吸入性皮质激素。与每日全身治疗相比，肾上腺抑制和类固醇相关不良反应更少（见第105章）。难治性病例需要调查加重因素并重新考虑其他病因（见上文讨论）。

虽然全身治疗是比较理想的，但必须仔细规划从长期全身性糖皮质激素转换为吸入性糖皮质激素方案，以避免引发哮喘发作或加剧肾上腺功能不全。可以每日逐渐减少剂量，使用隔日糖皮质激素给药方案，开始足剂量吸入性糖皮质激素和辅助治疗至关重要。在任何长期的全身性糖皮质激素治疗方案停止之前，应考虑使用促皮质素刺激试验（测定肾上腺反应水平）来帮助确定逐渐减量的速度（见第 105 章）。

茶碱 [27]

随着吸入性半选择肾上腺素能支气管扩张药和有效抗炎药物的出现，甲基黄嘌呤类支气管扩张药在哮喘治疗中的作用显著减弱，前者分别提供更好耐受的支气管舒张和更有效的疾病控制（见上文讨论）。目前的使用仅限于受夜间发作困扰的中重度哮喘患者和难治性糖皮质激素依赖性疾病患者。由于甲基黄嘌呤是第一个口服有活性支气管扩张药，受到一定欢迎。但它们目前作为辅助治疗的用途可能是支气管扩张以外的其他作用的功能，如改善膈肌功能、心肌收缩力、黏膜纤毛作用、抑制过敏性介质释放并抑制肥大细胞反应。它们价格低廉和缓释剂型也有助于让使用更加便利。

制剂。标准口服制剂是缓释茶碱，容易得到且价格低廉，每日一次给药。药物清除主要通过肝发生生物转化。任何肝微粒体活性的损害都会升高其血清浓度，并延长作用持续时间，从而增加不良反应的风险。

不良反应。不良反应与血清浓度成正比。这些药物的治疗窗口很窄（8 ～ 15 μg/ml），并且副作用通常在治疗范围的上限开始出现。监测血清浓度对于确保安全性和有效性是必要的。最好从最后一次给药后 4 ～ 6 h 抽取血清进行血药浓度测定。轻微的胃肠道副作用（恶心、呕吐、反流、腹泻）和轻微的神经系统副作用（激动、震颤、失眠）在很大程度上与剂量有关，但即使在亚治疗血清浓度也可能发生。胃肠道不良反应与给药途径无关。大于 20 μg/ml 的浓度与药物毒性风险显著增加有关；在大于 35 μg/ml 的浓度下，可能发生危及生命的室性心律失常。血清浓度大于 40 μg/ml 的患者能够诱发标准抗惊厥治疗难以控制的癫痫发作，而且没有任何预警。由于这些药物通过细胞色素途径 CYP1A2 和 CYP3A4 进行肝代谢，因此它们具有多种药物相互作用的潜在可能，这些相互作用会损害药物代谢，从而导致血清浓度过高。

剂量和使用。当用于支气管扩张时，甲基黄嘌呤的处方剂量足以达到“治疗范围”（即 8 ～ 20 μg/ml），这也会在毒性边缘。较低剂量的药物（血清浓度 8 ～ 10 μg/ml）似乎足以减少吸入性糖皮质激素需求并改善夜间症状。这种补充性低剂量方案通常具有良好的耐受性，并且可以在认真选择的患者中为治疗不充分的方案提供廉价的补充治疗。

抗生素 [67,68]

大量痰液的产生常常被错误地归因于感染，但它实际上是哮喘的表现。尽管如此，抗生素的使用已经引起人们的关注，因为细菌感染可以引发哮喘的发作。精心设计的在发作期的短期经验性抗生素治疗（如阿奇霉素 500 mg/d，持续 3 天）的研究显示，在症状评分、生活质量、肺功能或症状减轻时间方面没有产生显著益处。对于应用了一线治疗但仍有症状的患者，在 48 个月内每周 3 次预防使用阿奇霉素 500 mg/d 方案显著降低了中度和重度哮喘发作的频率，但对生活质量的影响几乎没有临床意义。

这些研究结果表明预防性抗生素在预防控制不足患者的急性发作方面可能有潜在作用，但抗生素耐药性、腹泻副作用以及其他药物越来越多地实现相同目标的风险问题表明实施这种方法时要谨慎。如果痰液革兰氏染色结果强烈提示细菌感染急性加重，可考虑使用适当的抗生素治疗（见第 52 章），但不能凭经验进行治疗。

这样的结果令人向往，但是需要更多的研究，以及开发可以低价格和高准确度检测和生物标志物测定。

未证实有价值的措施 [69–72]

针灸。针灸被广泛推广用于治疗哮喘。在设计良好的双盲交叉研究中，包括使用假装治疗，参与者的症状甚至一些客观的气道结果都有显著改善，但针灸治疗的效果并不比假装治疗好得多，这表明主要是安慰剂效应。与随机分配至完全不接受治疗的组相比，接受某种“治疗”的组通常比基线显著改善。值得注意的是，最大的改善发生在自我改善的主观报告中，进一步表明了强烈的安慰剂效应。

维生素 D_3。维生素 D_3 缺乏与气道高反应性，急性加重风险增加，气道功能降低和糖皮质激素反应性降低有关。在 25- 羟基维生素 D 水平低于 30 的哮喘患者中补充维生素 D_3 的随机试验中，哮喘急性加重或治疗失败的时间没有改善。目前不建议补充维生素 D。

大豆异黄酮补充剂。大豆异黄酮摄入量与哮喘患者气道功能之间有一定的关联，异黄酮抑制哮喘中活性细胞因子的能力以及哮喘药物的高昂费用，引发了人们对哮喘中大豆补充剂使用的兴趣。在精心进行的安慰剂对照研究中，使用提供 100 mg 异黄酮 / 天的大豆补充剂未实现肺功能或临床结果的改善。

治疗监测 [27]

症状、体征和呼气流速（峰流速值和 FEV_1）的评估是监测的基础。一些最容易获得的参数（患者对严重程度的主观诉说、吸气与呼气的比值、奇脉、胸锁乳突肌收缩、峰流速值和 FEV_1）是对临床状态和疾病严重程度更有意义的指标。

病史

患者的主观认知对于监测非常有用，尽管这对于评估气流受限严重程度（FEV_1）并不准确。有趣的是，患者对气道阻塞日常变化及其病情严重程度的估计与呼气峰流速的测量结果相比，与其医师的临床评估结果相关性更好。

体格检查

某些体格检查结果，如吸气与呼气的比值，有助于半定量判断支气管痉挛的程度。然而喘息和体格检查结果并不是气道阻塞的敏感指标。没有喘息症状并不代表已经解决了支气管痉挛的问题（见下文讨论）。奇脉和胸锁乳突肌收缩是严重气流阻塞的征象，表明 FEV_1 低于 1 L/s，但当呼气流速非常低时，这些症状可能会被掩盖。此外，奇脉程度与支气管痉挛严重程度之间存在很大差异。

肺功能测定

肺功能测定有较高的灵敏度，有助于在没有症状的情况下识别气道功能的变化，并对疾病的严重程度进行分类。如果可能的话，应由医生在每次就诊时和急性加重期间进行 FEV_1 测量，并由患者定期和急性加重期间测量呼气峰流速。喘息消失时 FEV_1 仍然下降。即使在 FEV_1 恢复正常之后，小气道阻塞（如最大呼气中期流速）的测量继续提示支气管痉挛。喘息症状消失意味着大气道支气管痉挛的部分缓解，小气道支气管收缩可能仍然突出存在且恢复速度较慢。在尚能闻及喘息音没有解决和支气管收缩的急性期时停止继续治疗，通常与复发率高有关。

可以通过使用手持式呼气峰流速仪实现自我监测。在 NAEPP 指南中，定期和急性加重期间峰流量值的监测是治疗决策的核心（见上文讨论）。

嗜酸性粒细胞计数

痰和血嗜酸性粒细胞计数与用糖皮质激素治疗急性发作的患者对治疗的反应相关。虽然血嗜酸性粒细胞增多不是哮喘急性加重的不变特征，但随着呼气流速的改善，其确实有所下降。增多的痰嗜酸性粒细胞也是如此。嗜酸性粒细胞计数用于预测复发和对治疗的反应的有用性尚未确定。

血气分析

动脉血气在严重的情况下提供重要信息，特别是关于通气的充分性。二氧化碳分压（PCO_2）与呼吸频率不匹配增高表明通气衰竭和迫切需要住院治疗。但是，由于大多数诊室内都不容易进行动脉血气检查，因此通常必须在没有动脉血气的情况下做出决定。胸部 X 线片很少能够提供决策中需要使用的信息。

难治性患者的管理 [73-91]

患者对治疗无效或需要持续全身性糖皮质激素治疗以维持控制提出了新的挑战，需要重新审查初次哮喘诊断（见上文讨论）并检查依从性、吸入技术、环境因素和合并症。对哮喘异质性的不断增长认识，使针对患者的表型靶向治疗方法仍然有效，虽然患者全面实施一线和二线药物治疗。选项包括针对具有明确过敏原过敏的进行过敏原免疫疗法，针对具有升高的 IgE 水平的人使用抗 IgE 抗体，以及具有嗜酸性粒细胞增多的患者使用嗜酸性粒细胞产生抑制剂。

注意不依从性

难治性疾病的最常见原因是依从性差。许多因素使依从性受到挑战，其中最重要的是吸入性哮喘药物的费用上升（表 48-3）。自从氯氟化碳禁令生效以来，自付费用几乎翻了一番，医药公司被允许以品牌产品的形式开发新的制剂。依从性据估算仅低至 40%，特别是吸入性糖皮质激素。促成因素包括忽视使用糖皮质激素的理由、起效缓慢以及担心服用糖皮质激素的副作用。吸入性支气管扩张药的副作用（如心悸、神经质、胃肠不适）也导致依从性差。其他常见的患者依从性错误包括过度依赖用于疾病控制的短效救援药物、使用长效支气管扩张药治疗急性加重，以及使用非处方药和没有证实有效的替代药物（如针灸治疗哮喘；见前面的讨论）。患者教育是关键（另见患者教育）。

确保适当的吸入技术

随着吸入制剂在哮喘治疗中的重要性日益增加，适当的吸入技术至关重要。不恰当使用可能是治疗反应不足的主要原因。增加屏气持续时间、延长吸气和减慢吸气流量可促进药物向远端气道的递送。快速吸气将药物沉积在上呼吸道，非常深的吸气并不比适度的吸气好。在呼吸窘迫期间，可能需要更多的吸入剂量才能向远端气道输送足够的药物。因此如果没有立即获益，需要指导患者在呼吸窘迫期间增加吸入次数。另外还应该提醒他们，快速、深度吸入既不必要也不可取。当 β_2 受体激动剂剂量增加时，药物沉积在近端气道时会发生全身吸收，需要特别小心。

正确的 MDI 使用涉及手呼吸协调（即协调吸入与 MDI 的触发），这是一项需要一些练习才能掌握的技能。两种推荐的方法是：①将吸纳器放置在闭合的嘴唇之间，驱动吸纳器，吸气后屏住呼吸；②在离张开的嘴唇 3 ～ 4 cm 的地方握住吹嘴，在吸气 5 s 时开始释放药物，并屏住呼吸 10 s。后一种技术稍微困难一些，但是优选，因为这一过程产生较少的喷射效应以致药物沉积在咽后壁上；如果吸气适中，持续并伴有屏气，则将剂量的 2 倍递送至下呼吸道。

许多患者错误地先吸气，然后驱动吸纳器，再屏住呼吸 2 或 3 s，并在第一次吸入前呼气。其错误包括通过鼻子吸入。由于许多患者在示范后无法正确进行气雾剂吸入，因此需要在专业人员观察下进行练习。而且大约一半的人在后续测试中忘记如何操作，故重复检查吸入技术很重要。

使用储雾器或带有单向阀门的控制罐。超过 40% 的患者无法掌握这些技术，需要使用通常称为“储雾器”的市售吸入罐。储雾器为吸入制剂的气体提供了一定的空间，不仅消除了手呼吸协调不好的困境，而且还减少了糖皮质激素口咽沉积。它们捕获倾向于沉降在口咽中的大颗粒，这使吸入的细颗粒能够有机会更好进入下呼吸道。它们可以显著改善分布，最大限度地减少吸入性糖皮质激素的不良局部影响，并改善整体控制。可以在那些不能掌握 MDI 技术的人和疾病控制不佳的患者中考虑应用。大多数储雾器的主要缺点是体积庞大，即便有一些做成了内置或是折叠的样式。

带阀的储雾器具有单向阀的罐装物，其阻止呼气进入罐腔中，这进一步最小化了所需的呼吸驱动协调。它可以为那些有吸入困难的人提供额外的帮助。

呼吸驱动系统。越来越多的 β_2 受体激动剂和吸入性糖皮质激素制剂可以用于呼吸驱动制剂。大多数利用 DPI 装置。这些是通过吸气触发的，不需要像 MDI 那样多的手呼吸协调。

检查和处理合并症

如前所述，已经发现一些合并症可能会引起哮喘发作或加剧哮喘，反过来，有些疾病也可能因哮喘而加重。这些包括胃食管反流病（gastroesophageal reflux disease，GERD）、慢性鼻炎 / 鼻窦疾病、阻塞性睡眠呼吸暂停、焦虑 / 抑郁和肥胖。虽然在难治的情况下检查和解决这些问题可以改善结果（见第 10，46，61，219，222 和 227 章），但没有确诊的经验性治疗，似乎并不值得，至少在 GERD 的情况下是这样（哮喘控制不佳但无 GERD 症状的患者的随机试验未能通过高剂量质子泵抑制剂的经验性治疗得到改善）。然而，在确诊 GERD、睡眠呼吸暂停、鼻炎 - 鼻窦炎或肥胖的情况下、质子泵抑制、CPAP、免疫治疗和胃旁路手术等可改善哮喘预后。

环境暴露的参与

医师不注意空气中的过敏原识别是另一个常见的缺点；当患者似乎对治疗无反应时，转诊进行过敏原检测并确定免疫治疗或抗 IgE 抗体治疗是需要着重考虑的因素，特别是当频繁急性加重并且患者有儿童时期发病或特应性病史时。另一个需要考虑的重要过敏性病因是过敏性支气管肺曲霉菌病，特点是嗜酸性粒细胞计数＞1000/ml。此外，还需要调查反复暴露于空气中的刺激物，如烟草烟雾、粉尘和工业烟雾（见第 39 和 54 章），以及阿司匹林、NSAID 和非选择性 β 受体阻滞剂等药物审查（包括青光眼的眼科制剂，见第 207 章）。孟鲁司特可有效治疗阿司匹林引起的哮喘。在具有确定的过敏原的患者中，皮下注射或舌下片剂的免疫疗法已被证明有效地长期缓解症状，并减少甚至消除对全身性糖皮质激素治疗的需求。

避免过敏原和免疫治疗

难治性外源性哮喘患者应考虑进行过敏原检测和脱敏，特别是当怀疑单一、明确、不可避免的季节性过敏原时。对多种过敏原敏感的常年性过敏性哮喘患者使用免疫疗法治疗尚未证实有效。

*过敏原鉴定*是值得的，特别是对于失能的季节性疾病或职业环境中潜在暴露的患者（见第 39 章）。虽然病史有助于提示过敏原，但皮肤测试也有助于确认它们，也可以确定具有临床意义的其他过敏原。避免暴露和脱敏作为预防性管理计划的重要组成部分常常被忽视。

*避免*致病因素可能是治疗的重要组成部分，即使不能够脱敏，也可以限制急性加重。详细的患者教育可能是非常有帮助的，特别是当建议采取简单有效的措施时（例如，在空气污染期间使用空调，用不透水的床单和枕套覆盖床垫和枕头，去掉墙壁到墙壁的地毯和沉重的窗帘以限制接触尘螨过敏原）。不幸的是，避免致病因素并不总是可行的，并且可能必须使用药物预防的方法。*肠外脱敏疗法*（皮内或皮下注射致病性过敏原的“过敏原注射”，见第 222 章）在对照研究中已经显示了可以减少哮喘发作的频率和严重程度，重要的是单一责任过敏原已经鉴定。它还可以减少或消除全身糖皮质激素治疗的需要。然而，长期皮下脱敏注射的不方便和费用高引发了对其他脱敏方法的兴趣。

舌下脱敏 已有关于房尘螨过敏原的舌下制剂相关研究取得了较好的结果。这种过敏原影响高达 50% 哮喘患者，并与疾病严重程度相关，在随机试验中，脱敏疗法能够将中度或重度急性加重的风险降低了近 30%，尽管在日常症状或生活质量方面没有显著改善。没有严重的不良反应，副作用仅限于口腔瘙痒、咽喉刺激和口腔水肿。系统评价发现中等水平的证据支持舌下免疫治疗过敏性鼻炎和哮喘，尽管最佳剂量仍有待确定；安全性似乎很好，没有报告威胁生命的事件。

*流感疫苗*接种是必不可少的，因为病毒性上呼吸道感染经常引起哮喘发作。同样涉及呼吸道肺炎球菌感染和肺炎球菌抗原疫苗的使用（见第 6 章和第 47 章）。

按表型治疗

考虑到哮喘是一种异质性疾病，导致了许多针对表型的治疗方法，对于标准一线和二线治疗无效的患者，这些方法值得考虑。特别是那些需要全身糖皮质激素治疗来维持控制或尽管进行了这种治疗仍然不受控制的患者。在大多数情况下，这些靶向治疗需要呼吸科专家咨询和转诊来实施，但基层医生需要意识到它们是难治性患者的重要治疗选择。

对于 IgE 升高的过敏原特异性哮喘使用抗 IgE 单克隆抗体。作为免疫应答的重要介质和触发炎症级联瀑布，IgE 是哮喘治疗的一个适合的靶点，特别是在 IgE 水平升高和过敏原刺激的疾病发作不能通过其他方式很好地控制的人群。奥马珠单抗是一种针对 IgE 的人源化单克隆抗体，每 2 ～ 4 周皮下注射一次，可以减少此类患者急性加重的频率和对全身性糖皮质激素的需求。在精心设计的 ICS 和 LABA 联合治疗控制不佳的严重过敏性哮喘患者的随机临床研究中，抗 IgE 药物使用可降低急性加重频率和症状严重程度，而不会增加严重不良事件的发生率。有适度节省糖皮质激素的作用。

上市后监测显示过敏反应发生率增加（0.09%），需要在包装盒上面附有警告，并要求在医疗条件的场所进行给药和给药后观察，必要时可给予肾上腺素。除此之外，治疗耐受性相对较好，注射部位疼痛和青肿是主要的不良反应。价格非常高，是 SABA 治疗费用的 20 倍。

一小部分严重哮喘患者需要全身性糖皮质激素来控制其疾病，但没有特应性或 IgE 升高的证据，对于哮喘管理是一个有挑战的问题。有证据表明，在这些患者的气道组织中局部产生的 IgE 抗体可能有重要的病理生理学作用。在这类患者中的初步研究显示奥马珠单抗是有希望的，吸入性糖皮质激素剂量减少，能够停止吸入性糖皮质激素的可能性更大，哮喘急性加重减少。

嗜酸性粒细胞性哮喘。这一表型患者通常疾病控制不佳，需要口服糖皮质激素治疗，美泊利珠单抗（Nucala）和瑞利珠单抗（Cinqair）是针对主要嗜酸性粒细胞趋化细胞因子白细胞介素 -5 的人源化单克隆抗体，已被证明能有效减少病情恶化、症状和成人口服糖皮质激素的需求。对 FEV_1 的影响很小。

美泊利珠单抗的副作用包括注射部位反应、头痛、背痛和疲劳。瑞利珠单抗的使用与肌痛、口咽疼痛、CK 升高和罕见的恶性肿瘤有关。过敏反应的风险增加，强制要求在包装盒上面附有警告。在瑞利珠单抗试验期间，注意到 18 岁以下人群急性加重的增加，限制了该药物仅对 18 岁以上人群适用。这些生物制剂每 4 周肠外给药一次，美泊利珠单抗皮下注射，瑞利珠单抗静脉输注。这些药物非常昂贵，治疗费用约为 SABA 的 50 倍。

贝那利珠单抗（Fasenra）是这些药物中最新的一种，也可阻断白细胞介素 -5 的活性，但是通过阻断受体而非细胞因子，借此将产生更大的嗜酸性粒细胞腔内耗竭，从而获得更少的副作用和更长的持续作用时间。它只需要每 8 周给一次药。鼻咽炎是最常报告的不良反应。与同类其他药物一样，治疗费用非常高。

引发嗜酸性粒细胞靶向募集的 Th2 途径，一直是治疗嗜酸性粒细胞性哮喘的主要目标。使用 GATA3 特异性 DNA 酶，阻碍了重要的转录因子 GATA3，已经显示出了前景，可以减轻过敏原诱导的哮喘反应。

过敏原诱导的非嗜酸粒细胞性哮喘。未出现血嗜酸性粒细胞增多的患者特别难以治疗。它们通常对糖皮质激素治疗无效。通过抑制胸腺基质淋巴细胞生成素（一种上皮衍生的细胞因子），目标是过敏原诱导的炎症过程的早期阶段，已经在过敏原诱导的疾病患者中显示出前景。每月使用一种人抗体替塞培单抗（tezepelumab）的初步研究显示，能够结合并阻断这种早期细胞因子，导致严重疾病患者急性加重的频率降低，与血液嗜酸性粒细胞计数无关。

治疗气道高反应性哮喘。患有严重难治性疾病的患者通常表现出明显的气道高反应性，这与肥大细胞活化有关。抑制参与肥大细胞稳态的肥大干细胞受体导致高反应性降低和气道肥大细胞计数减少。虽然有一定前景，但还需要更多的研究。

运动诱发哮喘的管理

对于一些患者来说，哮喘的唯一表现是运动诱发。在不符合哮喘诊断标准的运动员中也可以看到。在锻炼前使用 SABA 可提供 2 ～ 4 h 的保护。然而，随着日常使用会产生快速耐药性。口服孟鲁司特是一种有效的白三烯受体抑制剂，在摄入后 2 h 提供 24 h 保护且没有快速耐受，对于需要每天预防运动诱发哮喘的患者来说，这是一种极好且耐受性良好的选择。或者，启动 ICS 吸入将提供同样的疾病控制。

妊娠期间哮喘的管理 [92-93]

如果在妊娠期间哮喘控制不佳，胎儿的发病率和死亡率会增加。大多数哮喘药物在妊娠和哺乳期间都是安全的，尽管在某些情况下，由于难以进行对照研究，缺乏数据。SABA 沙丁胺醇治疗已被确立用于救援治疗和预防运动诱发。对于长期控制疗法，已证明 ICS 布地奈德在中低剂量使用时是安全的，但应避免使用高剂量的 ICS，尤其是在妊娠早期，导致出生缺陷的风险增加。LABA 和孟鲁司特已在临床应用而没有发现副作用，但妊娠期间齐留通应用与致畸性有关。正在进行的免疫治疗和奥马珠单抗治疗不需要停药。

老年人的哮喘管理 [94-96]

老年人哮喘的管理由于许多因素而变得复杂。据报道，该病在老年人中的患病率很高，但由于其更隐匿的表现（更少的喘息，更多的劳累性疲劳），哮喘常常未被诊断。主要合并症（冠心病、糖尿病、肥胖症、抑郁症、青光眼、骨质疏松症）

和合并使用的多种药物（例如，需要 β 受体阻滞剂）可与哮喘治疗方案中的药物相互作用，并导致哮喘的治疗过程中对糖皮质激素和 $β_2$ 受体激动剂的不良反应更为敏感（见上文讨论）。认知障碍的出现可能会妨碍自我监管，尤其是正确的监测和吸入器使用。老年人的气道阻塞往往更加固定，对肾上腺素能支气管扩张药的反应迟钝，支气管扩张药剂量增加，这可能导致药物过度吸收和不良心血管后果，老年人中哮喘相关死亡率增加。

因此，老年哮喘照护的基本要素包括对诊断的高度怀疑、对可能使哮喘管理复杂化的所有药物进行彻底审查，以及更简约地使用可能耐受不佳的药物，特别是吸入性 $β_2$ 受体激动剂［不良心血管事件（相对风险 1.66）］和高剂量糖皮质激素［青光眼（相对风险 1.44），白内障（相对风险 3.40），骨质疏松症］。尽管关于老年人群中的短效和长效抗胆碱能药和 LTRA 的数据有限，但考虑到它们在副作用和安全性方面更有利，可以探索使用它们作为减少对 $β_2$ 受体激动剂和高剂量糖皮质激素需求的一种方式。可能需要对认知障碍患者的家庭成员进行疾病监测和吸入剂管理方面的患者教育，包括雾化器的使用。

患者教育和照护管理 [97-105]

哮喘的管理策略需要强调患者教育、赋权和治疗合作伙伴关系，这对于取得患者依从性和良好结果至关重要。已经开始使用涵盖医院内外环境的照护管理计划。

一般患者教育

预防措施的指导总是受到患者的欢迎。卧室环境值得特别关注。用不透水材料覆盖床垫和枕头限制了尘螨过敏原的暴露，这是哮喘及其急性加重的潜在诱因。墙壁到墙壁的地毯是这种过敏原的另一个来源，应该避免。由于哮喘是一种以周期性急性加重为特征的疾病，因此每个能够理解和执行药物治疗计划的患者都应该得到初步自我治疗的指导，并强烈提出建议，如果没有很快缓解，立即打电话给医生。患者需要知道过度延迟可能导致难治性支气管痉挛。家用手持峰流速仪有助于鼓励患者及时参与监测和调整治疗。

解决患者问题并提供书面信息有助于患者的依从。许多人担心变得“依赖”药物或者产生“免疫”。这些担忧需要公开解决。列出处方信息、副作用和适应证以及药物图片的药物小册子可以帮助患者和家属。通常患者因为害怕或不熟悉药物的副作用，可能错误地停止不应停止的药物治疗或完全停止治疗。

由空气污染，花粉或运动引发支气管痉挛的患者需要运动处方。有用的措施包括：待在室内、避免体力消耗、在特别恶劣的天气使用空调。运动性哮喘患者只要预防措施足够无须受到限制。然而，非常寒冷、干燥的天气可能有一定困难。

由职业暴露或家庭因素引起的哮喘患者在做出离开工作、放弃最喜欢的宠物或搬到新地点等重要决定之前，需要进行仔细咨询。通常不太极端的措施是足够的（见上文讨论）。许多过敏性哮喘患者要求提供有关脱敏治疗的建议。如果发作频繁且无法控制并且可以识别单一过敏原（见上文讨论和第 222 章），则过敏原测试和考虑试验性进行这种治疗的是合理的。

接*受糖皮质激素治疗*的患者应该得到额外的指导，特别是在从全身治疗转向气雾剂吸入治疗时。制定剂量逐渐减少的时间表并强调在急性加重或严重应急时服用全身性糖皮质激素的重要性将有助于将肾上腺功能不全的风险降至最低。

*妊娠的哮喘患者*不愿意服药。需要详细解释哪些药物可以安全使用以及哮喘控制对胎儿健康的重要性，以确保依从性并减轻担忧。

照护管理计划

照护管理计划旨在为哮喘患者提供额外的家庭支持和教育。照护内容从护士电话、热线支持，再到家访。有许多商业计划供选择，通常由保险公司支付。照护管理结果各不相同，部分与管理内容和患者的初级保健资源协调程度相关。以患者为中心的医疗之家模式（能够增强协调和照护管理能力）的初级保健实践，可以显著减少与哮喘相关的急诊就诊。

入院和转诊指征 [27]

入院

最困难的决定之一是预测初次就诊时是否需要住院治疗。做出这样的预测的能力对于普通门诊就诊或急诊室就诊的严重发作的患者尤其重要。有人认为，对最大剂量的非甾体药物治疗的反应是直接结果和入院需求的良好预测指标。大多数研究几乎没有提供任何一个参数具有预测性的证据，尽管有一组研究指出，在入急诊室时端坐体位的患者很有可能需要入院。另一组研究选择多个临床参数开发了多变量判别分析，以预测住院需求。脉率大于 120 次 / 分、呼吸频率大于 30 次 / 分、奇脉＞ 18 mmHg、呼气峰流速率＜ 120 L/min、中度至重度呼吸困难、辅助呼吸肌使用和喘息是这个研究使用的临床参数。虽然研究人员设置的阈值能够区分哪些人需要入院，哪些人不需要（敏感性，95%；特异性，97%），但当其他研究者在急诊室前瞻性应用时，它的功能并没有那么实用。

如果没有更明确的预测手段，临床状态和对治疗的反应仍然是制定决策时最有用的指示。对于表现出以下任何一种情况的急性发作患者，应考虑入院对其进行照护：

1. 主观报告严重呼吸困难。
2. 及时吸入足剂量 β_2 受体激动剂治疗，然后立即使用足剂量泼尼松后仍无临床效果。
3. 使用辅助呼吸肌呼吸（胸锁乳突肌收缩）。
4. ＞ 10 mmHg 的奇脉。
5. FEV_1 ＞ 1.0 L/s、峰流速值减少 50% 以上。
6. 动脉血 Pa CO_2 升高与呼吸频率不成比例。
7. 潜在的心脏疾病。
8. 家庭环境不充分或是不良依从性病史。

转诊

在特定情况下，及时转诊可能是最有帮助的。规范的肺功能检查对于确诊至关重要。如果医生的诊疗没有时间、材料、设备或专业知识，进行专门的患者教育转诊也是必要的。过敏原和刺激物的鉴定是转诊的另一个指征。告知患者避免过敏原，即使没有脱敏指征，也需要避免。对治疗无反应，特别是如果频繁的严重急性发作需要使用全身性糖皮质激素，则是转诊考虑表型靶向治疗的主要指征。

治疗建议（表 48-2）[106-110]

在制定更好地针对哮喘患者进行分类和个性化哮喘治疗建议的方法（见上文讨论）之前，目前的共识建议仍然侧重于疾病的严重程度，另外还有一些针对患者特应性方法。大多数共识制定团体，如联邦赞助的 NAEPP 和全球哮喘管理和预防倡议（Global Initiative for Asthma Management and Prevention，GINA），都推行了循证为依据的阶梯式治疗策略。

轻度间歇性哮喘

- 对于急性支气管痉挛发作，根据需要使用吸入性半选择性短效 β_2 受体激动剂（如沙丁胺醇，2 ～ 3 喷，必要时在 20 min 内重复）。避免每周定期使用 2 次以上。如果由于不可接受的副作用或对心血管安全性的担忧而不能耐受沙丁胺醇，请考虑超说明书使用短效抗胆碱能药（如异丙托溴铵 2 喷），需要了解到起效可能较慢（最多 1/2 h）。
- 为了预防运动或感冒引起的支气管痉挛，在运动或暴露于寒冷前几分钟使用 2 ～ 3 喷沙丁胺醇。如果运动将持续很长时间或需要延长预防性保护以防止意外的运动，则处方口服白三烯受体拮抗剂（例如，孟鲁司特，通用型，每天早晨 10mg）。
- 向患者传授自我管理计划，包括正确的使用吸入器技术，按需使用的重要性以及避免环境中的刺激物。
- 如果需要每周 2 次以上使用短效 β_2 受体激动剂治疗，需要考虑升级为轻度持续性哮喘的治疗方案。

轻度持续性哮喘

- 每天使用低剂量吸入性糖皮质激素（例如，氟替卡松，50 μg/ 喷，每天吸入 1 ～ 2 喷）进行抗炎治疗。如果避免糖皮质激素治疗，请考虑口服孟鲁司特（每天早上 10 mg）作为合理的替代方案。
- 教会患者如何使用峰流速仪进行定期自我监

测，以及如何在气流减少的情况下迅速调整糖皮质激素剂量。

- 继续按需使用短效 β_2 受体激动剂治疗急性症状。任何每日使用或增加剂量的要求都应该考虑升级至中度哮喘治疗。
- 对于哮喘控制良好的患者，每天使用 2 次低剂量吸入性糖皮质激素，根据患者的喜好和吸入性糖皮质激素长期副作用的相关担忧，考虑"降阶"方法。选项包括减少 ICS 治疗（如每天 1 次）或用口服白三烯受体拮抗剂（例如，孟鲁司特，10 mg，每天一次）替代 ICS 治疗，并按需使用沙丁胺醇。

中度持续性哮喘

- 研究中剂量吸入性糖皮质激素（例如，氟替卡松，100 μg/ 喷，每天吸入 2 喷）。
- 继续使用低剂量的吸入性糖皮质激素（例如，氟替卡松，50 μg/ 喷，每天吸入 1 ～ 2 喷），并添加以下之一：
  - 长效 β_2 受体激动剂（例如，沙美特罗，50 μg/ 喷，每 12 h 吸入一次）或；
  - 低剂量 ICS 方案加用白三烯受体拮抗剂（例如，孟鲁司特，10 mg，每日一次）
  - 切勿使用不含有糖皮质激素的治疗方案或急救方案，心血管风险增加的患者应限制或避免使用 β 受体激动剂，如果症状缓解，请考虑停药，监测治疗效果和副作用，如果没有显著改善或出现任何不良心血管副作用征象时须及时停用。
- 强调需要每天监测峰流速值，在峰流速值下降的第一时间增加吸入性糖皮质激素的剂量。
- 继续按需使用短效 β_2 受体激动剂或短效吸入性抗胆碱能药（如异丙托溴铵）用于治疗缓解急性症状，需要每日持续使用或增加剂量应考虑升级至严重哮喘治疗方案。

严重持续性哮喘

- 将抗炎方案推进到中高剂量吸入性糖皮质激素（例如，氟替卡松 250 μg/ 喷，每天吸入 1 ～ 2 喷）和长效 β_2 受体激动剂（例如，沙美特罗，每喷 50 μg，每 12 h 吸入一次，切勿在没有糖皮质激素治疗或抢救时使用；心血管风险增加的患者中限制或避免使用；如果症状缓解，考虑停药；监测治疗效果和心血管系统副作用；如果没有显著改善或出现任何心血管系统不良反应征象时，及时停用）。
- 如果需要长时间联合使用糖皮质激素 /β 受体激动剂治疗，请考虑使用吸入式联合制剂以节省费用并提高依从性（例如，氟替卡松 / 沙美特罗 DPI；每喷 250 μg 或 500 μg/50 μg，每次吸 2 喷）。
- 如果最大剂量的双药方案控制仍不令人满意，请考虑添加长效吸入性抗胆碱能药物（例如，噻托溴铵，干粉吸入器，18 μg/ 胶囊；每日吸入 1 次），与吸入性糖皮质激素治疗联合使用，对心血管风险增加的人给予额外照护。处方干粉制剂，因为与 MDI 细雾制剂（美国不可用）相比，全身吸收较少且心血管风险较低，如果使用细雾制剂，则以尽可能低的剂量（例如，5 μg/d）。
- 如果在三药联用方案基础上能够控制病情，请考虑逐步减去 β 受体激动剂成分。
- 根据需要继续使用短效 β_2 激动剂治疗轻度急性支气管痉挛急性加重，如果单用短效 β_2 受体激动剂治疗不足，可考虑加用或替代短效吸入性抗胆碱能药（如异丙托溴铵，2 喷每 6 h，按需使用）。不要依赖增加吸入性糖皮质激素的剂量来治疗急性加重，定期监测峰流速值。
- 如果令人困扰的夜间哮喘持续存在，请考虑添加缓释茶碱（睡前 300 mg），并监测最后一次给药后 4 ～ 6 h 取血的血清浓度，目标为 8 ～ 12 μg/ml，注意与可能损害肝脏代谢并增加药物血清浓度和毒性风险的药物之间的相互作用，此外应监测心血管和神经系统不良作用。
- 如果急性加重严重或继续恶化（例如，峰流速值＜预计值的 60%），立即从短效吸入性支气管扩张药治疗转为短程口服大剂量全身性糖皮质激素（例如，在上午服用泼尼松 40 ～ 60 mg/d，至少 3 天，不超过 10 天；不需要逐渐减少）。同样，警告患者急性加重时不要增加长效吸入剂剂量或依赖增加短效支气管扩张药的剂量。如果没能及时控制，请入院治疗。

- 强调每日定期监测峰流速值的重要性，并在气道功能明显下降的第一征象时迅速启动大剂量泼尼松治疗。为患者在系统中开好泼尼松处方，保证其能够迅速取用开始治疗。告知患者，任何延迟开始糖皮质激素治疗和过度依赖短效支气管扩张药都可能是危险的。

难治性哮喘

- 注意检查任何潜在急性加重的合并症，特别是胃食管反流病（见第 61 章）、睡眠呼吸暂停（见第 46 章）、慢性过敏性鼻炎 / 鼻窦炎（见第 219，222 章）、肥胖症（见第 235 章）和过敏性支气管肺曲霉菌病（嗜酸性粒细胞计数＞ 1000/ml）。
- 检查吸入性糖皮质激素方案的依从性差和吸入技术不当原因，未能监测峰流速值，这些都表明需要更多的患者教育和咨询。
- 考虑可能与哮喘症状相似的其他病因（如声带功能障碍、气管软化）；进行呼吸科专科咨询，开展规范的肺功能测试并描记流速容量曲线。
- 检查是否持续暴露于环境刺激物，包括过敏原、空气污染和工作场所暴露（见第 39 章）。
- 对于尽管注意到合并症、刺激物、吸入技术以及最大剂量支气管扩张药和吸入性糖皮质激素方案依从性，但仍然控制不佳的患者，考虑增加每日低剂量全身性糖皮质激素治疗（例如，每天早晨以 10 ～ 20 mg 泼尼松开始并迅速减量至最低剂量，维持控制）。如果疾病活动似乎得到很好的控制，则定期尝试进一步逐渐减量至完全停用。若长期使用全身性糖皮质激素，需要采取必要预防措施（见第 105 章）。
- 将那些需要大量全身性糖皮质激素治疗以控制疾病的患者进行转诊，对于那些即便使用最大剂量的方案仍然控制不佳的患者，考虑表型靶向治疗，其中包括：
  - 针对过敏原诱发疾病患者的免疫治疗（皮下或口服）；
  - 针对 IgE 水平升高和单一过敏原患者的抗 IgE 抗体治疗（例如，奥马珠单抗，15 ～ 300 mg，皮下注射，每 4 周一次）；
  - 对于外周血嗜酸性粒细胞增多患者进行的抗白细胞介素 -5 抗体治疗（例如，美泊利珠单抗，100 mg，皮下注射，每 4 周一次或贝那利珠单抗，30 mg，皮下注射，每 4 周或 8 周一次）；
- 主观报告严重呼吸困难的患者及时安排住院，特别是对支气管扩张剂 / 全身性糖皮质激素治疗无效或辅助呼吸肌使用，奇脉＞ 10 mmHg，FEV_1 ＜ 1.0 L/s 或峰流速值减少 50% 以上并持续下降的患者。

（高　畅 翻译，董爱梅　王晶桐 审校）

第 49 章

结核病的管理

BENJAMIN DAVIS

基层全科医生最常遇到结核病（tuberculosis，TB）的情况为结核菌素筛查试验呈阳性但无活动性感染（见第 38 章）。然而，医生必须对活动性结核病的体征和症状保持警惕，它们随着流行病学的变化而发生变化。疾病活动越来越多的是急性感染的结果，而不是潜伏性疾病的重新激活。经典的临床表现已较为罕见，非典型表现变得越来越普遍，特别是对于免疫功能低下的人群。结核病的快速诊断和治疗可能受到几个因素的影响，包括皮肤试验和痰涂片的灵敏度不足、临床表现的多样性、获得确定性培养和抗生素灵敏度所需时间较长（约数周），以及耐药菌株的出现。

解决这些挑战需要与传染病专家顾问和公共卫生部门密切合作。本章重点介绍基层全科医生的角色，其中包括初步诊断，在培养结果出来之前实施一线抗生素方案，监测毒性，并尽量减少传染给他人的风险。

病理生理学和流行病学 [1-8]

几乎所有的病例都是通过一种非运动性、耐酸的革兰氏阳性杆菌的气溶胶传播被感染的。肺部有活动性感染的人会释放带菌飞沫，然后这些飞沫会雾化到环境中。日常接触者的感染风险相对较低，大多数继发性病例发生在家庭成员、同学或“零号病人”的其他密切接触者中。在艾滋病（HIV）毒感染者中，感染后患病的风险增加了1000倍。据报道，在艾滋病患者集中的病房中出现过严重暴发（发病率为10%）。照顾这类患者的卫生保健工作者的风险也很高。耐药肺结核的流行病学预测因素包括以前的治疗方式、来自耐药结核病流行国家的移民和无家可归者。

大多数携带结核芽孢杆菌的人产生的免疫反应足以防止他们从原发性感染发展到临床疾病，他们的皮肤试验结果呈阳性。约5%的感染者未能控制原发感染，并在最初感染后2年内进展为活动性结核。感染进展的比例在HIV阳性及艾滋病患者中要高得多。在过去，原发性感染几乎完全发生在儿童时期；然而，随着结核病流行病学的变化（见第38章），原发性结核病现在也见于成人，特别是在老年疗养院居民和同时感染艾滋病的患者中。

另外5%的感染患者（同样，艾滋病患者的比例更高）经历了内源性潜伏性结核病感染的重新激活，通常是在最初感染后的2～4年内或在宿主抵抗力降低的时候。然而，据来自针对养老院居民的报道，重新激活可以发生在最初感染的几十年后。在许多情况下，对宿主防御系统的攻击，如HIV感染、TNF-α抑制剂治疗、类固醇的使用、酗酒、营养不良、肿瘤疾病或胃切除术等可能涉及其中，但有时确定重新激活的原因较为困难。

此前，美国绝大多数活动性结核病例被认为是潜伏性疾病的重新激活，但聚合酶链反应（polymerase chain reaction，PCR）技术和分子流行病学的出现揭示了不同的图景。利用这些技术，来自旧金山和纽约市等大城市中心的研究显示，35%～40%的活动性结核病例是新获得性感染。虽然艾滋病的流行是流行病学变化的原因之一，但很明显，在感染后不久就会出现临床疾病，这种现象在免疫“正常”的人身上比以前认为的要多。

临床表现及病程 [1-8]

原发型肺结核

如前所述，超过90%的患者在原发性感染时完全无症状，只能通过结核菌素试验转阳或全血干扰素-γ释放试验（interferon-gamma release assay，IGRA）试验来确诊。这些患者中的大多数在胸片上表现正常。在10%直接发展为有症状的患者中，可以表现为以下4种广泛综合征：

1. 非典型肺炎是最常见的，其特征是发热和干咳。胸片可显示单侧下叶斑片状实质浸润或气管旁或肺门病变。
2. 结核性胸膜炎和胸腔积液均伴有发热、咳嗽、胸膜炎性胸痛，偶尔也有呼吸困难。胸部X线片显示单侧胸腔积液，通常没有明确的实质病变。结核菌素试验结果几乎总是呈强阳性。诊断取决于胸腔积液的检验和培养或经皮胸膜穿刺活检，因为只有30%的病例中痰培养呈阳性。
3. 另一种表现是从原发病变直接发展到上肺叶。
4. 早期的全身传播，过去只在儿童中看到，现在也可见于HIV感染者和接受TNF-α抑制剂治疗的患者中。

潜伏期结核病

这种无症状的状态代表了免疫控制和对活性致病菌的抑制，而没有活动性疾病的证据。在免疫功能较强的人群中，结核杆菌与其他细菌最初的复制和传播一样，对它的抑制发生在巨噬细胞和肉芽肿中。发展为活动性结核病的终生风险为5%～15%，在免疫功能低下的人群中可能更高。

在美国，潜伏期结核病的流行病学经历了一

些演变。目前，吸毒者、无家可归者、囚犯、来自高结核病患病国家的移民、结核病患者的成人接触者以及接受血液透析的患者的患病率最高。卫生保健工作者的患病率也有所增加。在 HIV 感染者和接受血液透析的人中，发生活动性结核病的风险最大。

重新激活的（继发型）结核病

尽管我们对原发性疾病有了更多的了解，但继发型结核仍然是结核病最常见的临床形式。症状通常开始时不明显，并在诊断前的数周或几个月内不断进展。全身症状通常很明显，包括纳差、体重减轻和盗汗，大多数患者有低热，但当疾病进展更快时，偶尔会出现高热，甚至寒战。此外，大多数患者出现肺部症状，包括咳嗽和咳痰。如若没有潜在的慢性肺部疾病，呼吸困难并不常见，其中一个常见的主诉是咯血，通常是由支气管刺激引起咳出鲜红色血丝。虽然体格检查常不具诊断性，但胸部 X 线片可高度提示该诊断，其典型特征包括单侧或双侧后肺尖浸润并可进展为空洞。胸部正侧位 X 线片和胸部断层扫描可能有助于记录空洞性疾病。偶尔原发后结核可能累及下肺野，在极少数情况下，胸片表现可能正常。约 80% 的患者结核菌素皮肤试验呈阳性；晚期患者往往营养不良，因此出现假阴性结果。

肺外结核病

在美国，大约 20% 新发现结核病病例是肺外结核。虽然肺结核的总发病率不变，但肺外结核的发病率正在增加，主要发生在 HIV 阳性患者或接受 TNF-α 抑制剂治疗的患者中。虽然肺外结核的临床特征差异很大，但它们也存在一些共同点。既往病史并不是一个可靠的诊断依据。只有 25% 的患者过去有结核病病史。其中，大多数人都没有得到合理的治疗。典型表现是从第一次感染到肺外表现之间有一段长时间的潜伏期。大约 50% 的肺外结核患者胸片检查完全正常；其他大多数患者表现为陈旧性非活动性肺部疾病，少数患者同时存在活动性肺部感染。虽然肺外结核可累及所有器官系统，或单一或以各种组合形式表现，但最常见的受影响的是泌尿生殖道、肌肉骨骼系统和淋巴结。

最常见的肺外结核类型是单器官系统感染。患者可能会发热，也可能完全没有全身性的主诉。这种疾病通常呈惰性进展过程，其特征是局部器官功能障碍和最终功能损害，而不是全身状态越来越差。事实上，这些患者的临床表现更常提示肿瘤性疾病，而不是感染。结核菌素皮肤试验结果通常为阳性。这类临床综合征包括泌尿生殖系统结核、结核性关节炎和骨髓炎、结核性淋巴结炎等。

HIV 阳性的结核病患者可能会在早期就有肺外结核和结核播散。当 CD4 细胞计数不低时（见第 13 章），结核性感染通常会导致和无 HIV 感染患者类似的肺部表现。然而，在免疫功能低下较严重的 HIV 阳性的患者中，结核病往往表现为广泛播散。据报道，患者中结核性脑膜炎的发病率很高，通常伴有弥漫性淋巴结病。HIV 阳性的患者肺部或肺外结核的发生符合艾滋病的诊断标准。

在患有播散性疾病的 HIV 感染者中，结核菌素试验的结果往往为阴性。超过 10% 的患者胸片表现正常。当浸润发生时，它们通常是非特异度的，并累及肺下叶。尽管有这些非典型的特征，疑诊时通常可以通过从痰液或肺外组织发现或培养出致病菌来确诊。

诊断和检查 [5、9、16]

结核病的诊断有两个组成部分：诊断结核分枝杆菌感染和判断疾病是否活动。

感染的诊断（见第 38 章）

迄今为止，结核病感染的诊断完全依赖于间接的检测手段，依赖于对感染的抗体反应。

结核菌素皮肤试验和干扰素 γ 释放试验

结核菌素皮肤试验（tuberculin skin testing，TST）和干扰素释放试验（interferon-gamma release assay，IGRA）一直是主要的间接检测方式。虽然在结核病流行率低的地区具有成本低、中等敏感和高度特异度的优点，但它们可能在免疫受损的宿主中产生假阴性结果。超过 20% 的活动性结核患者中都有结核菌素和 IGRA 阴性反应的记录，尤其是那些患有严重或晚期疾病、免疫抑制或虚弱的患者。在 HIV 阳性患者中，特别是那些 CD4 细胞计数较低的患者中，皮肤试验结果的假阴性率高达 50%。

结核菌素试验的其他缺点是需要让患者返回来读取结果，以及对那些接种过卡介苗（bacille Calmette-Guérin，BCG）的患者结果呈假阳性。后者的风险很大程度上在进行 IGRA 时被消除了，因为在 IGRA 中使用的抗原不会与针对卡介苗的抗体发生交叉反应。TST 或 IGRA 检测结果呈阳性，其本身并不能证明存在活动性疾病，但它确实表明已经发生了感染。有一些证据表明，IGRA 阳性可能比 TST 阳性更能预测活动性疾病的发展，特别是在近期接触患者的年轻人群中。

核酸扩增试验

间接检测的缺点激发了人们对更直接的检测方法的兴趣。Xpert MTB/RIF 核酸扩增试验现在是快速诊断结核病（灵敏度 98%，特异度 73%）和立即识别利福平耐药性的主要方法。该试验利用聚合酶链式反应（polymerase chain reaction，PCR）技术鉴定结核分枝杆菌复合物。

活动性疾病的诊断

结核病流行病学的变化（潜伏疾病的复发率更低、急性疾病更多、免疫缺陷宿主发病更多）需要我们对诊断保持高度怀疑，特别注意危险因素（例如，HIV 感染、近期从疫区移民、使用免疫抑制剂、有医务人员的家庭、无家可归、药物滥用、结核病的既往治疗史）。

病史和体格检查

在免疫力正常的人群中，从潜伏期结核到重新激活的结核病的患者相关的典型临床表现可能很少（如发热、盗汗、咳嗽、不适、原发综合征、上叶空洞性病变）。老年患者可能不发热，盗汗在疾病新出现的时候可能性较少出现，如果病变主要存在于肺外，可能不存在咳嗽症状，且肺部浸润可能为非特异度或缺失，特别是在免疫功能低下的患者中。

当遇到免疫抑制患者时，需要注意肺外和播散性症状的表现。这些症状包括精神状态的改变、头痛、脑膜刺激征、淋巴结病变、盆腔疼痛、关节肿胀、脊柱疼痛和肝脾肿大。

在新诊断的 HIV 感染患者中，需要首要考虑是否同时感染结核病。在 HIV 感染患者中，过去 4 周出现咳嗽、任何持续的发热和持续 3 周或以上的盗汗症状对预测活动性结核病的灵敏度为 93%，不存在这些症状对排除结核病诊断有 97% 的阴性预测值。

实验室和影像学检查

尽管有关于非典型表现，胸部 X 线检查仍然是检查的重要组成部分。它可能揭示病变早期的经典发现或其他重要线索，如纵隔或肺门淋巴结病变、非典型浸润或粟粒浸润。如果为阴性，可以考虑计算机断层扫描检测更细微的肺部表现，如纵隔淋巴结病变、粟粒状浸润和小空洞均可提示诊断。

痰液检查与培养

痰液检查结果为快速推测出诊断和评估空气传播给他人的风险提供了时机。获取多次痰样本进行染色和培养可以提高痰液检查的灵敏度；报告的痰涂片的灵敏度为 50% ～ 96%，取决于存在样本中细菌含量，这也与传播给他人的风险相关。连续的痰液取样要求采取防护措施以避免产生细菌的播散。如果患者不能自行咳出痰液，应尝试借助水合作用、肺物理治疗、间歇性正压呼吸和黏液溶解剂来诱导痰液产生。在住院患者中，胃部灌洗、支气管镜检查或支气管肺泡灌洗可用于获得诊断标本。

标本均应直接及经离心和分解后进行显微镜下检查。传统的 Ziehl-Neelsen（抗酸）染色和 Truant 荧光染色都应使用，据报道痰涂片找抗酸杆菌的方法诊断灵敏度在 50% ～ 95%，甚至更高。并不是所有抗酸染色阳性的细菌都是结核菌：其他分枝杆菌和诺卡氏菌也可以在抗酸染色上被发现。核酸扩增试验使 M 结核分枝杆菌在痰液和培养物样本中可被早期发现，灵敏度和特异度较高（分别为 95% 和 98%）。

痰培养不仅有助于培养而且提供了关于抗生素灵敏度的基本信息，这在一个耐药性日益增加的时代越来越重要。通过培养诊断结核病的检测灵敏度为 67% ～ 82%，特异度接近 100%。使用液体培养基可以加速生长，结果可以在 1 ～ 2 周内报告。

药物灵敏度和多耐药性试验

随着全球多耐药结核病［定义为对一线药物异烟肼（isonicotinyl hydrazide，INH）和利福平的耐药性］的出现，在治疗开始时进行耐药性测试成为制订治疗方案的一个重要考虑因素。世界卫生组织建议对所有结核病患者进行药敏检测。同样重要的是对二线药物（如氟喹诺酮类药物、氨基糖苷类药物和卡普霉素）灵敏度的测试。

为了确定药物灵敏度或耐药性，需要比较细菌在含特定药物培养基和对照培养基的生长情况。这种方法可以确定最小抑制浓度（minimum inhibitory concentration，MIC）；MIC 越高，复发的风险就越大。虽然这种测试非常有用，但它耗时很长（需要 1 个月才能完成），成本昂贵，需要训练有素的检测人员，并对实验室技术人员具有一定的危害性。因此，在世界上许多地区无法获得充分的检测，导致耐多药结核杆菌的传播。目前正在寻找更容易实现的方法。

核酸扩增检测和脱氧核糖核酸（deoxyribonucleic acid，DNA）测序

Xpert MTB/RIF 检测使用 PCR 技术，检测预测多药耐药的 rpoB 基因中是否存在突变。在一项前瞻性研究中，它准确地检测到了与 INH、氟喹诺酮类和氨基糖苷类药物耐药性相关的突变。这项技术的灵敏度在 79% ～ 96%，特异度超过 95%。虽然它有助于确定几种重要的一线二线药物中应避免使用哪一种，但它并没有针对所有相关药物。

为此，我们正在探索全基因组 DNA 测序以识别所有导致耐药性的相关基因突变。在一项研究中，以传统的培养及药物灵敏度为金标准，将该方法应用于检测所有一线药物（INH、利福平、乙胺丁胺和吡嗪酰胺）的突变，灵敏度为 91% ～ 97%，耐药的特异度为 93% ～ 99%。

管理原则[1,5,17-42]

对未感染者采取的预防措施（见第 38 章）

在世界许多结核病较为普遍的地区，卡介苗被用于预防原发感染。其有效性不够理想（约 40%）。该疫苗仅用于预防，不应该给那些皮肤试验呈阳性的患者接种（见第 38 章）。因为美国的结核病发病率相对较低，因此不建议在该国接种卡介苗。

目前人们正在积极研究更有效的疫苗，他们尝试测试含有免疫原性结核分枝杆菌抗原重组融合蛋白的疫苗，其有效性在研究条件下已超过 50%，并且安全性良好。我们应该密切关注第 3 阶段研究的最新进展。

所有活动性肺结核患者的密切接触者都应考虑进行异烟肼药物预防，特别在儿童、青少年或免疫功能低下的成年人这些特殊人群中（见第 38 章）。

结核菌素试验转阳性者和潜伏期疾病患者的预防（见第 38 章）

结核菌素转阳性者和潜伏期疾病患者可以使用 INH 预防活动性结核病（详细指南见第 38 章）。应对皮肤试验结果为阳性的患者进行评估以排除活动性感染。需要进行检查的症状和体征包括咳嗽、发热、咳痰、胸膜炎性胸痛、淋巴结病、脑膜刺激、胸腔积液、肺实变和肝脾大。胸片是必不可少的，全血细胞计数及分类、尿液分析和肝功能测试（特别是碱性磷酸酶的测定）的结果可能提供活动性疾病（如“无菌性”脓尿或碱性磷酸酶的孤立升高）的线索。

如果没有发现活动性感染，应该让患者放心，并告知他们可能的治疗方案，以便他们选择最符合他们的方案。目前所有推荐方案都是安全有效的，其中最广泛使用的是 6 ～ 9 个月的异烟肼治疗，但该方案总疗程时间过长和不良反应会降低治疗完成率。新的数据表明，使用较短疗程的利福平以及异烟肼和利福霉素的组合（如利福喷汀或利福平）具有非劣质性。一项随机试验发现，4 个月的利福平的治疗效果不低于 9 个月的异烟肼治疗，且治疗完成率更高（增加 15%），安全性更好（不良事件减少 1.1%，肝毒性事件减少 1.2%）。荟萃分析研究显示，为期 3 ～ 4 个月的利福平单药治疗对预防结核病具有非劣效性。较短的疗程能够带来更高的完成率和更少的副作用，直接观察服药似乎也可以提高完成率。在一项随机试验中，每周直接观察服药一次的异烟肼 / 利福平治疗达到了最佳的完成率（87%），但相同药物的自我管理方案具有非劣效性（完成率 76%）。

这些发现表明，预防方案选择需要考虑患者及其家属的需要和可行性。在有良好的支持和患者依从性的家庭中，即使在没有提醒的情况下，自我

管理可以取得预期良好的结果，但在支持不利的情况下，观察服药项目可能更有意义。重要的是要记住这些选择只适用于接受预防性治疗的患者，而不包括患有活动性疾病的患者。

活动性肺结核患者的治疗

抗结核药物是治疗的基石。确诊和获得抗生素灵敏度可能需要花费几周的时间，所以初始治疗通常主要是经验性的。对免疫正常的人群，基层全科医生可以启动一个标准的一线抗生素治疗方案，但对于艾滋病或其他形式的免疫缺陷患者，最好先进行感染科会诊。由于大多数免疫能力良好的患者在开始治疗后不久其传染性就会消失，大多数治疗可以在医院短暂住院后在门诊进行。

结核病的药物治疗不同于其他抗菌药物疗程，需要根据一套独特的原则进行：

- 多药物方案和完成完整疗程是必要的，能够防止耐药菌出现。
- 单次给药优于间歇给药。
- 长期的药物治疗是必要的。几乎所有的患者都可以通过持续 6 个月的方案达到治愈。当患者因不耐受或耐药性而不能同时使用异烟肼和利福平时，需要更为传统、更长的 18 ～ 24 个月的方案。中枢神经系统结核疗程为 12 个月，肌肉骨骼结核疗程为 6 ～ 9 个月。
- 对于所有新患者，应考虑每周 2 次或 3 次的直接观察服药治疗（direct observed therapy，DOT）。
- 无论选择什么方案，重要的是要密切随访患者，以确保其依从性和监测药物疗效及毒性。
- 由于药物治疗是非常有效的，手术只用于并发症的治疗，如限制性心包瘢痕。
- 由于目前药物治疗方案的疗效，通常不需要在完成整个疗程后超过 1 年的长期监测；然而，免疫抑制患者和有耐药菌的患者需要更长时间的随访。
- 每月收集抗酸杆菌（acid-fast bacilli，AFB）涂片和痰培养物，直到连续 2 次培养呈阴性。痰液的 AFB 涂片和培养应在治疗结束时进行记录。治疗 2 个月后痰培养呈阳性，提示需进行药敏性试验和 DOT。

只要 2 周的多药治疗就可以大大减少结核病患者的传染性，尽管痰涂片或培养物中可能仍存在少数分枝杆菌。新诊断的结核病患者是否需住院，除了居住在家的其他人的健康状况和年龄外，还应考虑患者的临床状况（见下文讨论）。

一线抗结核性治疗药物

异烟肼（INH）

INH 于 20 世纪 50 年代初引入临床应用，目前仍然是最重要的抗结核药物。重要的是这种小的水溶性分子具有良好的组织穿透能力。INH 的分布包括中枢神经系统、结核性脓肿和细胞内。INH 的主要代谢是通过肝乙酰化。虽然代谢物由肾排出，但除晚期肾衰竭外，没有必要调整 INH 剂量。INH 可供口服和肠外给药。通常的剂量为 5 mg/kg 体重，成人剂量不超过 300 mg/d。INH 的主要不良反应包括：

- 神经毒性：从周围神经病变（可以通过每日使用 50 mg 吡哆醇来改善）到更不常见的表现，包括脑病、惊厥、视神经炎和人格改变。
- 过敏反应：包括发热、皮疹和风湿性综合征，伴或不伴抗核抗体阳性。
- 肝细胞损伤：包括严重的临床肝炎（不到 2%），但在 10% ～ 20% 的人中，转氨酶水平会出现短暂的，临床上不显著的上升。临床严重肝炎的风险随着年龄的增长而增加。

美国公共卫生服务部门不建议对可靠且能够遵守指示报告肝炎症状的人进行常规转氨酶（天冬氨酸转氨酶和丙氨酸转氨酶）的测定。然而，如果转氨酶在治疗开始前升高，较为谨慎的做法是每月监测一次。

对于有症状的转氨酶升高的患者，应停止使用 INH，并应监测肝功能。对于轻度升高的无症状患者（高至正常的 2.5 倍），可以继续用药，但应每周监测。如果转氨酶水平在 3 ～ 4 周内未能恢复正常，最好停止 INH 的使用。另外，即使患者无症状，单一的转氨酶明显升高也可能是停止使用该药物的理由。必须再次强调的是，这些都是经验法则，而不是精确的指导方针。停药的患者可在监测下谨慎恢复异烟肼治疗。

利福平

利福平是一种主要的抗结核药物，疗效可与 INH 媲美。利福平是一种大型的脂溶性分子，可以实现良好的组织穿透性，包括中枢神经系统。该药物通过肝排出，在肾衰竭时不需要改变剂量，但在肝功能不全时可能需要调整剂量。它有口服和肠外配方。成人的平均剂量为 600 mg/d，每日一次。应提醒患者服药后尿液、汗液、眼泪和唾液呈橙色，但这没有临床意义。其毒性包括超敏反应（发热、皮疹、嗜酸性粒细胞增多）、血液学毒性（血小板减少、白细胞减少、溶血性贫血）和肝炎（包括高达 10% 的病例中转氨酶升高）。利福平还可引起药物相互作用，可增加华法林、奎尼丁、口服避孕药和美沙酮的代谢。患者对每周 2 次，每次 600 mg 的间歇性治疗耐受性较好。

吡嗪酰胺

吡嗪酰胺是烟酸的衍生物，于 1952 年被引入临床，但直到 20 世纪 80 年代才被纳入短期治疗方案而后被广泛使用。同异烟肼和利福平一样，它具有杀菌作用，这是短程治疗中的一个主要优势。该药经胃肠道吸收良好，广泛分布于身体组织和体液中，包括脑脊液。它通过肝、肾混合机制排出。主要毒性为肝功能障碍、高尿酸血症和过敏。通常剂量为每天 15 ～ 30 mg/kg（最大剂量为 2 g）。

乙胺丁醇

乙胺丁醇于 1967 年在美国被引入临床，是抗结核药物治疗的一个重大进展。虽然乙胺丁醇能很好地穿透组织，包括脑膜炎时的中枢神经系统，但它没有杀菌作用，只具有抑菌作用。该药由肾排出，肾衰竭时的剂量调整应基于血清乙胺丁醇水平（可通过制造商说明书了解），并应对该药物治疗的肾衰竭患者进行监测。乙胺丁醇的主要毒性包括过敏反应，如发热和皮疹，以及视神经炎，这与剂量相关，通常首先表现为色觉丧失。不太常见的副作用包括神经炎、胃肠道不耐受、头痛和高尿酸血症。通常的剂量为每天 15mg/kg；前 2 个月可每天服用 25mg/kg。该药物有很小的视网膜损伤的风险，应定期监测色觉和视力，也因此物通常在年幼儿童中使用。

链霉素

链霉素是第一个有效的抗结核药物，到目前为止仍在使用。与其他氨基糖苷类药物一样，链霉素在身体组织中相对平均分布，在厌氧环境中的碱性 pH 下不活跃，穿透血脑屏障的能力非常差。它必须以注射方式给药。链霉素通过肾排出，肾衰竭患者应减少剂量。主要的毒性包括超敏反应和听神经毒性，特别是前庭神经，从而导致眩晕。链霉素的剂量为 15 mg/kg，上限为每天 1 g。

二线抗结核药物

二线抗结核药物往往比标准药物效果差且毒性更大，但它们对耐药结核病患者和那些不能耐受标准治疗的患者来说具有至关重要的作用。这些药物包括环丝氨酸、乙硫酰胺、阿米卡星、卡普霉素、对氨基水杨酸、左氧氟沙星、莫西沙星和加替沙星。贝达喹林、德拉胺和托胺类化合物等都是正在研究的化合物，特别是在耐药结核病患者中。

确保依从性

依从性差是治疗失败和出现多药耐药菌株的最重要原因。转化为阴性培养的患者需要 4 倍的时间，他们获得耐药性疾病的风险是 5 倍，治愈所需的治疗时间几乎是 2 倍。在纽约市一项具有里程碑意义的流行病学研究中，静脉注射毒品和无家可归者约占服药依从性不良病例的 60%，定义为服药不足 2 个月以上；不服药与转化为阴性培养所需时间增加 4 倍、耐药风险增加 5 倍、达到治愈所需时间增加近 1 倍、完成治疗失败可能性增加 1 倍。然而，众所周知，要预测一位患者的依从性是很困难的。依从性差的最可靠的预测因素可能包括：既往依从性差、青春期、酗酒或静脉注射毒品。社会经济地位、种族和民族不应该用来预测依从性。

提高活动性结核病患者的依从性的最成功的策略之一可能是直接观察服药治疗（Directly observed therapy，DOT）加上免费供应必需药物。自 20 世纪 90 年代以来，DOT 的广泛应用一直是结核病控制的公共卫生措施的基石，而且不可否认，DOT 有助于逆转 20 世纪 80 年代出现的活动性结核发病率上升的趋势。所有新诊断的结核病患者均应首先考虑使用 DOT。目前正在研发复合片剂以使患者每日单片服用即可。

另一种改善治疗完成度和治疗效果的方法是缩短治疗时间，特别是对于可能需要延长治疗的耐药患者。一项使用氟喹诺酮（莫西沙星）治疗耐利福平结核病的较短疗程（9 ~ 11 个月）的研究证明该方案并不逊于长疗程（20 个月）的治疗。然而，非常短的方案（例如持续 4 个月的莫西沙星治疗）未能达到非劣效性。同样，减少 HIV 感染结核病患者用药频率证明在疗效和出现利福平耐药性方面不如每日给药。

病例报告和患者教育 [5,43,44]

在美国所有结核病病例都应迅速向当地公共卫生主管部门报告，以便调查接触者，并采取适当的控制措施。然而，必须记住的是，特别是在老年患者中，结核病的诊断仍然会带来羞耻感，甚至产生可怕的影响。因此，对患者的安慰和对疾病知识的教育是非常重要的。应该强调的是，在所有社会和经济阶层，结核病是可以通过现代药物治疗方案达到治愈的，不再需要长期住院和隔离。

适合接受 INH 预防的患者应了解 INH 治疗的风险和益处。如果建议并接受 INH 治疗，患者在停药时应听从医务人员的指示，如果发现不良反应，应向医生报告，包括皮疹、发热、疲劳、厌食、腹痛、黄疸和周围神经病变症状。无论是预防或治疗活动性疾病，都必须强调完全遵守药物方案的重要性。

入院和转诊指征 [44]

新诊断的结核病患者是否需住院治疗，除了考虑共同生活者的健康和年龄外，还应考虑患者的临床状况。当然，对那些家里有儿童（特别是婴儿）、孕妇或 HIV 感染者或衰弱的人应立即住院治疗，直到该患者的临床指标提示非传染性。肺外结核患者的传染性要低得多，有些患者可以全程在门诊进行治疗。

对于可能患有复杂、非典型或难以治疗疾病且有较高不良后果风险的患者，建议在疾病的活跃期及早转诊，以便制订治疗方案和主要治疗原则。这些患者包括同时感染 HIV 的患者和其他免疫缺陷或有广泛耐药或耐多药结核病风险的患者，后者包括以前接受过治疗的患者、无家可归者和那些感染 HIV 的患者。

建议 [44]

感染的诊断（见第 38 章）

活动性疾病的诊断

- 及时诊断和确立有效的、个体化的治疗方案对预防疾病的传播和出现耐药菌至关重要。提早发现 HIV 感染者同时存在结核病感染尤为重要。对这些患者潜在的非典型结核病表现（如播散性疾病、脑膜炎）的高度怀疑和认识是至关重要的。胸部 X 线检查和痰液镜检及培养十分必要，即便肺部表现可能不典型。

潜伏期结核的治疗（见第 38 章）

- 与患者和家属共同制订治疗方案。
- 考虑 INH 单药治疗、利福平单药治疗和 INH/利福平联合治疗，帮助他们根据患者的偏好、家庭情况、可行性和所患共病情况进行选择。

活动性结核的治疗

- 活动性肺或肺外结核患者应接受 INH、利福平和吡嗪酰胺治疗 2 个月，然后使用 INH 和利福平治疗 4 个月，总治疗时间为 6 个月。
- 由于目前美国几乎所有中心都出现过上述每种药物的耐药性报告，且都超过 4%，基于目前对于获得性感染重要性的认识，应将乙胺丁醇（或链霉素）列入最初的治疗方案，直到药物灵敏度试验结果得到确认为止，如果药敏试验存在敏感菌种，就可以停用乙胺丁醇。
- 所有活动性结核病患者都应接受 HIV 感染检测。
- 如果由于患者不耐受或耐药性而不能同时使用 INH 和利福平，多种药物治疗应持续 18 ~ 24 个月。这类患者应转诊到传染病专家或当地公共卫生主管部门以进行最佳管理。对于在既往抗结核药物治疗结束后复发的患者或怀疑耐药性更广泛的患者，最初的治疗可能需要涉及 6 种或 6 种以上的药物，应由传染病专家或公共卫生主管部门商议决定。
- 对于所有诊断为活动性肺结核的患者，应首先考虑 DOT。作为 DOT 的一部分，每周 2 次和 3 次的药物治疗方案已被证实其疗效。
- INH、利福丁和乙胺丁醇用于妊娠期患者是安全的。
- 完成治疗后，应对所有患者进行 1 年的随访，监测其有无复发。对有耐药菌、HIV 感染或依从性差的患者应进行长期随访。
- 在活动性肺结核的初始阶段，应考虑住院治疗以尽量减少传播的风险。2 周的药物治疗通常足以使患者不再具有传染性。

附录 49-1

肺部非结核分枝杆菌感染

非结核分枝杆菌病包括一系列机会性感染，其出现频率越来越高。这些感染中最常见的是由鸟分枝杆菌复合体（mycobacterium avium complex，MAC），这是一种鸟结核分枝杆菌和细胞内分枝杆菌的复合体。其他形式的非结核分枝杆菌疾病是罕见的，归因于脓肿分枝杆菌（M.abscessus complex）和 kansasii 分枝杆菌（M.kansasii）。本附录的重点即是鸟分枝杆菌复合体和它的肺表现。MAC 也对艾滋病晚期患者构成威胁。

病理生理学和临床表现 [1]

MAC 是自然存在于土壤和水中环境中的腐生生物。它们通常通过胃肠道进入人体，但也可以通过肺部进入，感染症状以胃肠道和肺部表现为主。这些生物体很少引起正常宿主的感染。MAC 感染对免疫力低下者造成最大的风险，对免疫能力正常但既往存在支气管和肺实质损害的人易感性也会增强。免疫功能低下的患者，比如 HIV 感染晚期的患者，病原体通过胃肠道进入导致患者发热、腹泻、吸收不良、厌食症和体重下降，它也可以传播到骨髓。

免疫力正常但既往存在呼吸系统疾病病史的患者，肺部表现包括慢性咳嗽、咳痰、呼吸困难、乏力和体重减轻，低热可能伴随呼吸道症状出现。明显的组织破坏并不常见，但有较高的继发感染的风险。肺内可见支气管扩张和小结节，通常为双侧分布，累及中下叶。这种肺部表现最常见于有支气管扩张的老年女性。这类人群的易感性可能是由于无法产生足够强的咳嗽反射来清除这些区域的病原体，导致 MAC 感染发生。有些人称为 Lady Windermere 综合征。目前尚不清楚 MAC 感染是否会引起支气管扩张，支气管扩张患者 MAC 感染的风险在 10% 左右。

诊断和进展 [2]

由于 MAC 可在未感染者的痰液中发现，诊断需要将临床和放射学证据与痰液检查结果相结合，然后通过从痰液中反复进行微生物学培养进行确诊。当既往存在支气管扩张的患者，特别是老年瘦削女性出现持续咳嗽、咳痰、不适、体重减轻和呼吸困难，尤其是当伴有低热时，应提出临床疑诊。胸部 CT 表现为双侧多小叶结节性支气管扩张，主要发生在肺中下野段。抗酸杆菌的痰液染色将显示存在杆菌，但无法与其他分枝杆菌相区别，包括 M 结核分枝杆菌。感染的确诊需要从两个单独的痰液样本或单个支气管抽吸物或活检标本中培养出 MAC。未经培养的组织学确诊需要发现肉芽肿性炎症和 AFB 染色的生物体。当通过培养分离有机体时，PCR 检测用于确认菌株。

治疗 [3]

由于在免疫能力正常的宿主中，MAC 肺部感染通常是惰性的、亚临床的，而且由于治疗涉及复杂和较长的抗生素治疗疗程，决定治疗需要仔细权衡风险和益处。由于在使用单药治疗时，抗生素的耐药性会迅速出现，通常需要三药联合的抗生素方案。大环内酯（克拉霉素 1000 mg 或阿奇霉素 500 mg）作为治疗方案的基础，辅以利福霉素（如利福平 600 mg）和乙胺丁醇（25 mg/kg），持续 18 ～ 24 个月，每周 3 次，痰液转阴性后至少 12 个月。考虑到存在药物成本和副作用，建议用药频率为每周 3 次。

这种治疗方案的副作用往往会对持续的治疗造成挑战。这些副作用包括大环内酯类药物引起的胃肠道紊乱、利福霉素引起的肝毒性，以及乙胺丁醇引起的视神经和周围神经病变。大环内酯的使用可能与药物 - 药物的相互作用有关。克拉霉素的使用可能会增强口服抗凝药的药效，而阿奇霉素则不会造成这种影响（见第 83 章）利福平作为细胞色素 P3A 活性的诱导剂，可能对华法林活性造成影响。

患者教育和转诊的适应证

考虑到所需抗生素治疗的强度、持续时间和副作用，以及 MAC 肺部感染的惰性，治疗的相关决定可能较为困难，这就需要让患者参与到治疗的决定过程。咨询有 MAC 肺病治疗经验的传染病专家或呼吸科医生可以帮助患者和基层全科医生选择最有意义的治疗方法。

（刘　新　刘　杰 翻译，肖卫忠　王晶桐 审校）

第 50 章

急性非复杂性呼吸道感染的管理

A.H.G.

急性非复杂性呼吸道感染，如鼻窦炎、咽炎、急性支气管炎和普通感冒，是美国急诊就诊最常见的原因，这主要是由于患者对抗生素的需求。这种对抗生素的需求源于一种根深蒂固的错误理念（部分由医学界导致），即抗生素会加速症状的缓解和（或）预防症状的出现，甚至可以治疗较严重的疾病。这导致了不必要的处方行为的流行。在美国，每年美国对这些感染的抗生素处方超过 4000 万份，其中近 50% 被认为是不合适的。这种不被推荐的处方的不良后果变得越来越明显，多药耐药感染和艰难梭菌重复感染的发生率惊人之高，更不用说那些可避免的过敏以及药物不良反应。这给美国带来的经济负担和患者所承受的经济支出每年高达数十亿美元，由此造成的发病率和死亡率也相当高。

基层全科医生需要了解何时不需要抗生素治疗以及何时应该考虑使用。同样重要的是限制不必要的抗生素处方，并提供对症治疗。

病理生理学和临床表现 [1-8]

普通感冒和流行性感冒

口咽和鼻咽由鳞状上皮细胞层状排列形成，这里通常定植着多种多样的微生物菌群。此外，许多潜在的致病菌可以作为“定植者”暂时居住在这些上皮表面而不会引起真正的感染。病毒通常不是正常呼吸道菌群的长期组成，除了少数例外，如单纯疱疹病毒和 EB 病毒。

宿主的多种防御系统可以保护上呼吸道免受感染。第一种防御是机械屏障，颗粒物被黏性黏液分泌物包裹，并由纤毛作用向外推进，最后通过咳嗽和打喷嚏反射排出。此外，局部免疫防御系统将会处理已经突破机械屏障的生物体，这些防御机制包括淋巴组织、含有免疫球蛋白 A 抗体（immunoglobulin A antibodies，IgA）的呼吸道分泌物，以及能够快速传递吞噬细胞的丰富血管系统。一旦进入鼻腔，病毒就通过与细胞间黏附分子

（intercellular adhesion molecule 1，ICAM-1）结合进入上呼吸道。目前正在使用ICAM-1单克隆抗体进行阻断这一感染起始阶段的试验。

传播机制包括空气中传播，主要为带病毒的呼吸道分泌物通过悬浮的小气溶胶颗粒或仅可传播数英尺的大颗粒进行传播。然而，最有效的传播方式是黏膜直接接触，通常由于手污染。手上存活的病毒通过触摸鼻子或眼睛进而感染人体。儿童是这些病毒的重要宿主。前瞻性对照研究表明，心理压力，特别是慢性生活压力和不良的社会支持，以及身体压力（如缺乏睡眠），可能会增加感染的风险。然而，我们常常听到来自母亲的“如果你受凉就会感冒”的提醒并没有得到实验研究的证实，有研究显示病毒在寒冷和非寒冷宿主中具有相同的敏感性。

普通感冒是由病毒引起的，这些病毒主要来自5个主要的病毒科。鼻病毒是与上呼吸道疾病相关的最常见的病毒。由于该病毒有超过110种抗原血清型，不存在交叉共生，在最近一次感冒后再次感染另一种血清型很常见。其他病原体包括：冠状病毒、副流感病毒、柯萨奇病毒和呼吸道合胞病毒。

病毒性上呼吸道感染（upper respiratory infection，URI）的潜伏期为1～5天；病毒存在时间可达3周。典型症状包括鼻炎、咽炎、喉炎、头痛、不适、发热等各种症状的组合。实验证据表明，这些症状更多的是身体对感染反应的结果（通过缓激肽、前列腺素、白细胞介素和组胺等介质），而不是病毒感染本身所致。耳和鼻窦不适也经常出现，这经常由黏膜水肿引起（见第218章和219章）。无论是普通感冒、鼻咽炎或URI，这些问题通常会自行缓解。症状在3～4天内达到高峰，在第7天得到改善，但通常持续10天以上。常见的病毒性URI很少进展为肺炎。

甲型流感和乙型流感会产生更严重的症状，有些症状与普通感冒类似，但起病通常更急。流感疫情暴发一般始于秋末，在冬季达到高峰，并一直延续到北半球的早春。虽然通过手指直接接触嘴、鼻子或眼睛可直接传播。但传播主要是通过飞沫吸入，流感传染性最强的时期是在症状出现后的前3～4天，但传染性可在症状出现前1天开始，持续至症状后5～7天。幼儿和免疫功能低下的宿主可以更长时间地传播病毒。流感的潜伏期平均为2天，一般为1～4天。

临床症状包括发热和弥漫性肌痛，常伴有干咳和头痛。恶心、呕吐和腹泻可能会加重临床表现。如果不发热的话，患流感的可能性显著降低。患有基础心肺疾病、哮喘和糖尿病的患者，老年人、幼儿、孕妇以及那些免疫功能低下的人患病毒性肺炎、继发性细菌性肺炎和严重疾病的风险更高。

急性鼻窦炎（更多细节见第219章）

急性鼻窦炎是由鼻窦通道的短暂阻塞引起的，最常见的是急性炎症反应导致黏膜水肿和由病毒感染、过敏反应或吸入刺激物引发的黏液产生所致。更为持久或复发性的表现通常是由于鼻腔或鼻窦的阻塞性病变所致。与急性鼻窦炎相关的症状从非特异性鼻塞、疲劳、头痛、耳胀和咳嗽到更特异性的局灶性鼻窦疼痛、化脓性鼻分泌物和发热。大多数病例呈自限性经过，持续时间通常不超过5～7天。在大约2%的情况下，由于URI导致鼻窦阻塞和引流不畅，可能会继发细菌感染。症状持续超过10天无改善提示细菌性鼻窦炎，这些症状包括体温大于39 ℃，脓性鼻腔分泌物和面部鼻窦区疼痛连续超过3天。双重病程也提示细菌性鼻窦炎，即患者经过一段时间的好转后症状加重。鼻窦穿刺中的常见细菌包括链球菌、嗜血杆菌和莫拉西菌。非复杂性细菌性鼻窦炎通常是自限性的。

过敏性鼻窦炎表现为鼻窦充血伴眼睛发痒、流泪，季节性发作。除非出现窦道阻塞，通常无急性鼻窦炎的发热、鼻窦压痛和明显的化脓性鼻分泌物症状。过敏性鼻窦炎对抗组胺药物反应良好。

急性非复杂性支气管炎（更多细节见第52章）

病毒是急性非复杂性支气管炎的常见病原体，估计高达90%的病例都是由病毒感染所致。其余包括衣原体、支原体和百日咳鲍特菌。

病毒

病毒性急性支气管炎预示着持续咳嗽，常伴有痰液，即使在没有肺炎的情况下痰液也可呈脓性。严重的咳嗽通常会持续至少7～9天，并可能持续数周，但通常会在 1 周后开始好转。急性非复杂性支气管炎主要是病毒感染所致，接受经验性抗生素治疗的患者和未接受抗生素治疗的患者之间缺乏疗效差异，这表明急性无并发症支气管炎的主要病原体为病毒。

支原体和衣原体感染

尽管病毒性感染是主要原因，但支原体和衣原体感染在急性支气管炎病例中也占据一小部分，并可能发展为非典型社区获得性肺炎。住在传染源附近的年轻人感染这些疾病的风险会增加。传播是通过飞沫，如果感染仅限于上支气管，可表现为喉咙痛、头痛、低热和干咳；如果咳嗽恶化和呼吸困难，则提示发展为肺炎。简单的病例发病通常是渐进的，症状在数天内逐渐加重。支原体感染有时伴有多形性红斑和皮疹。

百日咳

百日咳鲍特杆菌是一种多形性革兰氏阴性杆菌，是一个未被重视的急性支气管炎的病因，尤其在出现严重咳嗽超过 2 周的支气管炎患者中。虽然大多数人在儿童时期就接种百日咳疫苗，但免疫力会在 10 ～ 20 年内消失，特别是在更换老式的 DPT 疫苗时使用了 TDAP 疫苗但没有接种加强剂。这使得年轻人和未接种免疫疫苗的老年人都很容易感染。应鼓励祖父母接种疫苗，以便避免将感染传染给孙辈，因为孙辈的感染可能导致潜在的严重百日咳。

百日咳的初始卡他期与病毒性 URI 难以区分，伴有鼻流、低热、喉咙痛和轻度充血，持续 1 ～ 2 周。感染早期是传染性最强的时期。接着会进入阵发性的阶段，由于气道受损而产生特征性的严重咳嗽（20 ～ 30 次连续咳嗽），通常伴随着喷射性呕吐。如果不治疗，症状可能会影响正常生活并持续数周之久。早期的抗生素治疗可以缩短疾病的病程。

军团菌

军团菌感染的一种轻度变体可引起急性支气管炎，但不会发展为肺炎，被称为庞蒂亚克热。这是一种空气传播的感染。在非常温暖的夏季，由于军团菌会在湖泊和溪流中繁殖，所以发病率会升高。其他来源包括热水浴缸、喷泉、冷却塔、水疗中心和供水系统。吸入受感染的水滴可导致上呼吸道症状和类似于流感的全身症状，但不会发展为肺炎。

鉴别诊断

大多数临床上明显的咳嗽病因是哮喘发作，它们会产生明显的哮鸣音和呼吸短促。然而，在较轻的情况下，有时伴有透明黏液的持续性咳嗽的发生可能会主导临床表现，这将与感染性疾病症状相似。这是由于炎症和产生黏液的杯状细胞浸润气道所致（见第 48 章）。

咽炎（更多细节见第 220 章）

咽炎的特点是喉咙痛，吞咽时为著，伴或不伴全身症状。以病毒性感染为主，占病例的 85% 以上。它们包括从较常见的鼻病毒、冠状病毒和腺病毒，到流感病毒、EB 病毒、疱疹病毒和巨细胞病毒。提示病毒性感染的相关症状包括干咳、鼻塞、结膜充血、肌痛和声音嘶哑，在某些情况下，可能会有口腔溃疡或胃肠道不适。

虽然大多数病毒感染会自限，但流感因其可能诱发更严重的疾病也是值得关注的。潜伏期 1 ～ 3 天后，出现喉咙痛、咳嗽、头痛、肌痛和发热的症状；在更严重的情况下会伴有恶心、呕吐和虚弱。如果随后发展为肺炎，会出现咳嗽加剧，可能会有明显的呼吸急促。身体虚弱的老年人、免疫功能低下的患者、既往患有肺部疾病的患者和幼儿面临着出现复杂病程的特殊风险（见第 6 章和第 52 章）。

细菌性咽炎同样值得关注，A 组溶血性链球菌感染可导致风湿热和肾小球肾炎。其主要的主诉是严重的咽痛，通常伴有吞咽困难。家庭接触是感染风险之一。细菌性咽炎的临床特征为渗出性咽炎、发热大于 38.3℃、颈部淋巴结肿大且不伴咳嗽。这在 45 岁以上的人群中非常罕见，鼻炎通常不明显。

占 10% ～ 15% 的青少年喉咙痛是由福氏坏死梭杆菌引起的。这种细菌可以存在于正常人咽部，在极少数情况下，当宿主防御减弱时（如单核细胞增多症），可能会发生组织侵袭并导致咽峡后脓毒症。这种潜在的致命并发症通过淋巴管扩散来产生颈内静脉感染性血栓性静脉炎，可成为肺、肝、脾、皮肤、肌肉和关节的菌血症和脓毒性栓子的来源。

诊断和检查[35]（见第 52、219 和 220 章）

鉴别诊断和检查的重点是区分上呼吸道和下呼吸道感染，以及常见的自限性病毒性病因与需要考虑抗生素或抗病毒治疗的病因。

病史

病史应包括询问疾病接触者、社区感染情况、严重喉咙痛、“腺体肿大”、脓性鼻腔分泌物、鼻窦压痛、对抗组胺药的反应、咳嗽、咳痰、发热、皮疹、呼吸急促和胸膜炎性胸痛。还应检查特应性病史和哮喘病史。高烧、持续咳嗽、呼吸困难和胸膜炎性胸痛强烈提示下呼吸道感染。颈部淋巴结肿大、严重喉咙痛，体温大于 38.3℃（101 ℉）、无咳嗽提示链球菌性咽炎。干咳、喉咙痛、严重的肌痛、高热、虚弱和胃肠道不适会增加患流感的可能性，特别是在流感易感季节。发热、脓性鼻腔分泌物和上颌痛提示鼻窦炎。长期 URI 症状后的严重咳嗽提示百日咳。

体格检查

生命体征的测定是必要的，特别是呼吸频率和体温。应检查皮肤有无皮疹，包括病毒性皮疹、猩红热疹和多形性红斑。应触诊面部的鼻窦区是否有局灶性压痛，并测试是否有透照。咽部表现有无红斑、扁桃体增大和渗出物，鼻腔表现是否有化脓性鼻分泌物和任何阻塞性病变。检查颈部是否有淋巴结肿大和局灶性压痛，胸部是否有喘鸣音、啰音以及啰音部位是否固定。

实验室检查

一般来说很少需要，因为只有少数情况下它会影响治疗。

提示应进行检查的情况

疑似肺炎。临床出现疑似肺炎的情况（温度 > 38 ℃，心率 > 100 次 / 分，呼吸频率 > 24 次 / 分，胸部查体阳性）需要胸部影像和实验室检测，包括全血细胞计数、胸部 X 线片、痰液和血液培养（见第 52 章）。

疑似链球菌性咽炎。通过快速链球菌试验（见第 220 章）进行检测，适用于体温超过 38℃、扁桃体渗出物分泌和前颈部淋巴结肿大的情况，尤其是年龄小于 45 岁（见第 220 章）。

提示检查可能有帮助的情况

流感的检测。如果患者在已知流感流行的背景下出现典型的流感症状，通常不需要进行检测，但当需要明确诊断时，可以通过鼻拭子进行甲型和乙型流感病毒的快速抗原检测。该即时检测利用了常见流感抗原的抗体。这些快速抗原检测具有高度特异性（98.2%），但敏感性适中（60%），使它们对流感诊断最有价值，但该检查不能排除流感诊断。基于 PCR 的甲型和乙型流感检测更敏感，但也更昂贵，也更耗时（见第 52 章）。

百日咳的检测。通常是在临床上基于长期的上呼吸道症状，随后发展为咳嗽发作和百日咳后呕吐。当需要确认时，例如在新冠疫情暴发期间，最好通过血清学进行检测。可以针对毒素的 IgG 抗体进行测试，该抗体自症状出现后 2 周开始，并持续疾病的大部分时间。早期诊断有助于把握抗生素治疗的最有效时机，但存在一定有困难。如前所述，这是从鼻腔中采集活的病原体的最佳时机，但它需要特殊处理且耗费数周，使病原体培养困难而不切实际。此外，该检查灵敏度有限（30% ~ 60%）。鼻咽拭子标本的 PCR 检测具有较高的敏感性，但特异性减低，会导致假阳性报告的暴发出现。

支原体、衣原体和军团菌检测。急性支气管炎中，不需要常规进行支原体和衣原体感染的检测，因为该疾病通常为自限性，但 PCR 检测可用于疑似肺炎（见第 52 章）。军团菌感染可通过在尿液中发现军团菌抗原来暂时诊断（敏感性平均为 85%，特异性为 98%）。尽管存在单独病例偶发的可能性，但应该在有多个病例的情况下考虑诊断。PCR 检测具有非常高的敏感性（98%）和特异性（> 99%），可以快速进行，但目前未被广泛应用。

管理原则

预防和对症治疗[9-22]

预防

为了避免“感染”呼吸道感染性疾病，人们能做得最好的事情是避免接触气溶胶，勤洗手，并让双手不要接触黏膜（结膜、鼻黏膜和口腔黏膜）。使用消毒功能的漱口水不能带来任何获益。在最近的一项针对城市家庭的研究中，使用“抗菌肥皂”（与标准肥皂相比）在减少病毒性疾病方面没有任何益处。围绕使用大剂量维生素 C（抗坏血酸）、大剂量维生素 D、锌锭和紫锥菊提取物进行预防的热潮已经减弱，因为安慰剂对照的随机研究未能证实疗效，尽管一些早期观察表明可能有好处。

对症治疗

重要的是要记住，多数患急性呼吸系统感染性疾病的患者就诊的主要驱动因素是希望得到抗生素治疗和症状缓解。由于只有少数情况下，抗生素治疗有效（见下一节），临床医生有责任在拒绝抗生素滥用的前提下提供对症治疗。需要解决的患者主诉包括持续咳嗽、鼻窦充血和疼痛、严重咽痛、发热和全身不适。针对最突出的症状的定向治疗比全面的治疗更为可取，后者通常包含不合理的药物混合制剂或亚治疗剂量的药物制剂。

止咳剂。咳嗽通常是促使患者就医的主要症状。非处方止咳药（如右美沙芬），在减少咳嗽频率方面有一定的作用，可能帮助患者缓解因咳嗽而产生的睡眠障碍。止咳药通常可以与祛痰药联合使用，也可以单用。右美沙芬可能导致使用选择性血清素再摄取抑制剂的患者出现血清素综合征（高血压、高热、精神状态改变），因此禁忌用于服用单胺氧化酶抑制剂的患者。

含可待因和氢可酮的咳嗽制剂比含右美沙芬的制剂更有效，可以考虑用于剧烈咳嗽和丧失能力的急性呼吸系统疾病，如严重的急性支气管炎。应考虑到弱势群体中药物滥用的可能，但通常不会引起这类问题，因为这些药品都属于弱麻醉剂，且低剂量出现于配方止咳剂中。

化痰药和湿化及加热湿化。许多止咳制剂中包括化痰剂，它们会帮助黏液分泌并且增强分泌物的流动性。尽管这类药物被广泛应用，但几乎没有证据支持这一点。这些药物更重要的是充分的水合作用，这有助于稀释分泌物，防止上呼吸道阻塞和可能随之而来的并发症。温热的液体（包括茶、鸡汤）可以增加黏液的流动性，从而使一些症状缓解，吸入蒸汽（另一种传统治疗方法）或使用稀盐水鼻喷雾剂也具有同样的作用。

研究表明，将鼻黏膜温度升高到 37℃可以限制病毒复制，减少鼻塞，从而再次引发人们对吸入温暖、加湿的空气治疗的兴趣。一项通过主动装置吸入蒸汽的双盲研究显示，与安慰剂治疗相比，两者没有显著的差别，尽管两者主观改善都相当可观。昂贵的加热喷雾器装置作为一种迅速和完全缓解感冒症状的方法被大力推广。但对照研究未能证实这种说法。

减充血剂。减充血剂不仅有助于缓解症状，还可以预防鼻窦和咽鼓管阻塞带来的鼻窦炎和中耳炎。

α- 肾上腺素能药物。α- 肾上腺素能药物是最常用的减充血剂。非处方制剂包括伪麻黄碱（由于可能用于非法制造甲基苯丙胺，在一些司法管辖区作为管控非处方药）和苯丙醇胺。它们的作用是引起全身血管收缩，从而减少分泌物的形成。因为它们会产生全身血管收缩，这些交感神经药物在足以缓解鼻塞的剂量时可能会增加血压。它们还可导致尿潴留和闭角型青光眼的恶化。

没有口服肾上腺素能药物有选择性局部血管收缩作用；拟交感神经鼻喷雾剂［例如，α- 受体激动剂阿美唑林（Afrin）］在局部收缩血管方面更有效，但可能导致停药后症状反弹，这种情况在使用短至 3 天时即可发生，导致停药困难并且增加长期滥用的风险。根据大多数权威人士的说法，拟交感神经鼻喷雾剂非常适合短期的治疗，当治疗持续超过 3 ～ 4 天时，口服制剂更好。

对于高血压控制不佳、缺血性心脏病、有症状的前列腺肥大、闭角型青光眼以及滥用药物的患者应慎用 α- 肾上腺素能药物。

抗组胺药。抗胆碱能药物多年来已用于治疗普通感冒，主要以非处方药物第一代镇静抗组胺药的形式，发挥脱阿托品样作用。这种阿托品样作用可以用来解释抗胆碱能药物在大量流涕和过度打喷嚏的患者中缓解症状的有效性。然而，它们显著的脱阿托品样作用可加重充血症状，并通过损害黏液的流动性而导致上呼吸道阻塞。第二代非镇静抗组胺药的使用由于其脱阿托品样症状活性较低，其效果要差得多。

不良反应往往限制了其应用。这些药物会导致嗜睡，这种副作用可能会损害白天的功能。尽管它可以提供一些安眠作用，但会损害快速眼动睡眠。它们还可导致有症状性前列腺增生患者的尿潴留，并加重闭角型性青光眼。

抗胆碱能药物。有研究数据表明，流涕和打喷嚏这些症状是通过胆碱能途径产生的，这引起了人们对局部抗胆碱能治疗相关症状的兴趣，特别是治疗普通感冒这一方面。异丙托溴铵是一种局部抗胆碱能药物，可用于鼻喷雾剂制剂（0.6%，每日 2 次），已被用于缓解普通感冒的鼻部症状。在一项安慰剂对照、双盲、随机试验中，与生理盐水安慰剂喷雾剂相比，鼻喷雾剂制剂显著减少了流涕和打喷嚏，不论是主观还是客观检测。值得注意的是，与未进行治疗相比，使用生理盐水对照喷雾剂也发现了显著的益处。患者对整体有效性的评分也遵循类似的结果。观察到的副作用包括：大约 10% ~ 15% 的受试者鼻干和血性分泌物增加。没有鼻窦炎或明显的鼻塞的病例报告，这表明短期使用喷雾剂（长达 5 天）可能具有相当好的耐受性。因其全身吸收有限，因此限制了抗胆碱能的副作用。

镇痛药。有助于缓解头痛、发热和经常伴随感冒的疼痛。阿司匹林和对乙酰氨基酚具有相似的解热镇痛作用，是复合感冒制剂的关键成分。然而，两者都被发现能够延迟对实验性鼻病毒感染的免疫反应，尽管两者都不能延长病毒脱落期。非处方剂量的布洛芬也显示出类似的效果，但在一项试验中，处方剂量的萘普生并没有改变病毒脱落或抗体反应。水杨酸衍生物，如水杨酰胺有时被使用，尽管它们的效果远不如阿司匹林。由于与 Reye 综合征有关，阿司匹林不应该用于儿童的病毒性疾病，但它在成人中使用似乎是安全的。

鼻冲洗。用生理盐水冲洗鼻腔是鼻窦炎的一种常见的家庭治疗方法。虽然经常被患者使用并在商业上推广，但设计良好的研究对其疗效和安全性的证件有限。最新的 Cochrane 综述检查了 5 项将洗鼻作为常规护理的随机试验——目前还没有安慰剂对照试验。这 5 项研究被判断为较低质量研究，由于结果测量的差异很大，结果不能合并。大多数在临床结果上没有差异，但一项儿童研究显示，该治疗可减少对减充血激素药物的需求，且有较小的、不显著的临床效果。副作用仅限于鼻部刺激或不适。这些结果与鼻腔冲洗在慢性鼻窦炎中应用的结果形成对比，后者的疗效更明显。

缺乏明确的益处证据的流行药物

基于初步数据表明锌能够抑制病毒附着和复制以及改善细胞免疫功能，锌已被推广用于感冒的治疗。这些所谓的效果并没有转化为治疗或预防普通感冒疗效的一致结果。使用葡萄糖酸锌的高质量设计的对照研究产生了不一致的结果，在减轻症状和缩短病程方面，有的显示有效，有的并无益处。荟萃分析研究因主要研究设计上的差异未能实现。在有正面结果的研究中，由于锌有一种独特的味道，可能会让研究对象注意到被分配到了治疗组，因此充分的盲法也受到了质疑。结果为阴性的研究则被质疑使用了低于治疗剂量或无效的制剂。

这些研究的副作用一致且发生率较高，特别是恶心、嗅觉和味觉紊乱症状。应当提醒有兴趣尝试锌含片的患者注意这些。此外，有案例报告显示，使用鼻内锌凝胶与无嗅症的发生有关，美国食品和药物管理局发出警告，不要使用这些制剂。

一位诺贝尔生理学奖得主提倡在感冒时使用维生素 C。然而，当在精心设计的安慰剂对照研究中，它未被证实有任何显著的临床获益。对来自随机试验的研究证据进行系统回顾发现，维生素 C 对感冒没有预防作用，在缩短症状持续时间方面只有很小且临床不显著的作用（相对减少 8%），且只有在预防性服用时起效。

从紫锥菊属植物中提取的紫锥菊提取物作为普通感冒的治疗方法广受欢迎。这些植物产物被认为具有免疫调节剂活性，如巨噬细胞活化和白细胞介素的产生。虽然一些随机试验表明其对减轻症状有好处，但由于使用的种类（紫草、苍白叶和白叶）以及不同的植物部分（根或叶）和配方（片剂、液体提取物、胶囊）不同使对结果的解释变得复杂。在美国进行的几项双盲、大型、随机、对照试验未能显示上呼吸道疾病的持续时间或严重程度有所减少。

可能适合进行抗生素或抗病毒治疗的情况[23-33]

如前所述，考虑到处方的高频率和需要进行抗菌药物治疗有限的情况，对急性非复杂性呼吸道感染的不当抗生素处方的关注度很高。美国疾病控制和预防中心发现，为病毒性上呼吸道感染和急性支气管炎使用的抗生素占美国所有抗生素使用的很大比例，占门诊使用的 40% 以上。研究发现，只有大约 50% 的患者有适应证。对涉及急性非复杂性呼吸道感染患者的随机试验的系统回顾发现，几乎没有证据表明经验性抗生素或抗病毒药物在减少症状的严重程度或持续时间或并发症的风险方面有显著的临床益处。即使在被认为有益处的情况下，结果仅得到适度的改善，并且经常被抗生素使用的副作用所抵消。这导致共识小组建议在大多数病毒性上呼吸道感染和急性支气管炎的情况下不要经验性应用抗生素。

尽管如此，不当使用抗生素的频率仍然很高，包括对广谱抗生素（如氟喹诺酮类、头孢菌素类和大环内酯类药物）的频繁使用。证据和临床实践之间的矛盾令人担忧，这可能反映了临床医生和患者的误解，以及日常临床实践的时间压力——开具处方比花时间解释为什么不使用抗生素更容易。值得注意的是，急性呼吸道感染的抗生素处方率明显更高。尽管存在这些担忧，但仍有一些重要情况需要考虑使用抗生素或抗病毒药物。

急性肺炎。当有肺炎的临床证据时，需要针对常见的社区易感病原体进行经验性抗生素治疗，并应及时实施（见第 52 章）。

急性咽炎。只有 A 组溶血性链球菌检测呈阳性的人才需要抗生素治疗，抗生素治疗很大程度上是为了预防风湿热和链球菌感染后肾小球肾炎，治疗也可能会缩短咽炎症状的持续时间。β- 内酰胺类抗生素是首选的治疗方法，青霉素过敏者可使用第一代头孢菌素，如果有过敏反应史，在这种情况下可以使用克林霉素或大环内酯。不推荐经验性使用抗生素治疗咽炎，即使是那些达到 β- 链球菌感染临床标准的人。

急性鼻窦炎。诊断为急性细菌性鼻窦炎的患者可以考虑进行抗生素治疗。然而，对于抗生素治疗的必要性、时机及抗生素种类选择并没有普遍的共识。建议范围从使用鼻冲洗和局部使用皮质类固醇到促进引流和缓解梗阻以避免使用抗生素，再到立即使用阿莫西林或阿莫西林克拉维酸（或多西环素或呼吸氟喹诺酮类）。由于简单的细菌性鼻窦炎通常具有自限性，可以不立即使用抗生素进行治疗（见第 220 章）。建议将抗生素的使用限制在那些症状严重或症状持续超过 10 天的人。

疑诊为流感的情况。确诊流感或高度怀疑流感，如果在疾病的前 48 h 内使用几种药物可能有助于减少症状持续时间。金刚烷胺和金刚乙胺曾经被推荐作为一线治疗方法，虽然这些药物只对甲型流感有效。然而，在过去的 10 年中，对这些药物的耐药性在不断增加，在 2005—2006 年的流感季节，这些药物不再作为常规使用。

神经氨酸酶抑制剂扎那米韦（zanamivir）和奥司他韦（oseltamivir）是第二代口服治疗流感药物。这些药物是唾液酸类似物，抑制病毒神经氨酸酶，可干扰甲型和乙型流感病毒复制。这些药物的随机试验显示，如果在症状出现后 48 h 内使用，病程将缩短 1 ～ 1.5 天，效果与传统型药物相似。扎那米韦每天用吸入器给药 2 次；奥司他韦每天用药 2 次（每次 75 mg）。这些第二代制剂的优点是它们对甲型流感和乙型流感都有活性，抗药性的发展已有报道，但临床意义不确定。此外，由于这些制剂的平均成本至少是流感疫苗的 10 倍，因此接种疫苗显然是避免流感症状的更有成本效益的方法。

帕拉米韦（peramivir）是一种注射用神经氨酸酶抑制剂，经批准用于治疗急性无并发症的甲型和乙型流感，发病后 2 天内使用，单次 300 mg，肌内注射，对那些不能口服 5 天抗病毒药物的患者非常有用。对于需要住院治疗的严重流感患者没有确定疗效，也未被批准用于预防流感。

对神经氨酸酶抑制剂耐药性的关注导致了对新型流感药物的研究。巴洛沙韦（baloxavir）是一种病毒聚合酶复合物的抑制剂，代表了这一新类别。当作为单次口服剂量给药时，发现它在第一天减少病毒载量方面优于奥司他韦，在缓解症状的用时与奥司他韦相当。但抗药性的出现率接近 10%。这种药物在治疗流感方面的作用还有待确定。

急性支气管炎。调查发现超过 70% 的支气管炎患者接受了抗生素治疗。Cochrane 回顾了 17 个随机试验，将经验性抗生素与安慰剂进行比较，发现临床改善患者百分比没有差异。咳嗽次数、夜间咳嗽次数、咳嗽持续时间（0.46 天）和感觉不适时间（0.64 天）有轻微改善。不良反应的发生率增加 20%，特别是胃肠道不适。

与使用抗生素所带来的轻微症状改善相比，高频率的不良反应在很大程度上否定了在非复杂支气管炎中使用抗生素。抑制咳嗽是其优点之一，特别是对于咳嗽引起的夜间睡眠不安，或者耽误他们返回工作和参与其他日常活动（见下文讨论）。β_2 受体激动剂在除患有哮喘或慢性阻塞性肺疾病的患者外，无明显治疗效果。

当基于临床表现怀疑百日咳时，可以考虑针对百日咳的经验性抗生素治疗，但要认识到在出现卡他症状后再开始治疗可能不再有效（见第 52 章）。

患者教育 [34-36]

在初级保健医疗实践中最令人惋惜的就是感冒患者要求使用抗生素。解释抗生素对于非复杂性病毒性上呼吸道疾病没有任何作用是一个耗时的过程，并且有可能造成纠纷。积极主动的方法是在流行季节开始时，向患者发放教育材料。小册子和其他宣传资料深受患者欢迎，有助于减少不必要的就诊和电话咨询。这些材料应包括自我照顾的有用提示和就医指征（如高热、耳朵或鼻窦明显疼痛或压痛、痰越来越多且呈脓性、呼吸困难、胸膜炎胸痛）。除了不必要的抗生素治疗的风险外，也应讨论抗生素在治疗病毒性上呼吸道感染方面的作用（即只治疗中耳炎和肺炎等并发症）。通过精心设计的患者教育，可减少多达 30% ～ 40% 的不必要的就诊和电话咨询。

尽管做了这些努力，许多患者仍然会提出要求坚持使用抗生素，甚至在解释之后。限制这类人群不必要使用抗生素的一个方法是在诊所开具抗生素处方，但嘱咐患者除非出现明显症状（如高热、严重持续性鼻窦疼痛等），否则无须使用抗生素。在一项关于这种方法的随机研究中，抗生素的使用绝对减少了 68%，而没有因为延迟使用抗生素而导致临床结果或疾病严重程度的恶化。

治疗建议 [37-38]

症状管理

- 预防方式：建议洗手，让手指远离黏膜，避免接触体液。
- 为了缓解感冒症状和避免并发症，建议休息，摄入足够的液体，可以应用止痛剂，雾化治疗。
- 如果咳嗽扰乱睡眠，可以在睡觉前应用止咳剂（如右美沙芬或可待因 30 ～ 60 mg qhs）。
- 对于鼻塞和鼻窦充血，建议使用拟交感神经的鼻减充血剂喷雾剂数天（如去甲肾上腺素；见第 219 章）。如果需要更大的效果或存在过敏成分，可以应用第一代抗组胺药（例如，苯海拉明 25 mg qhs）或短疗程的异丙托溴铵鼻喷雾剂（每天 4 次在每个鼻孔中喷洒 2 次 0.06% 溶液）。第二代抗组胺药几乎不会带来获益。
- 告知患者，虽然锌含片可能会略微缩短感冒症状的持续时间，但它们的使用会引起恶心、嗅觉丧失和味觉紊乱。告知患者紫锥菊提取物的疗效是不确定的，最佳设计的研究中甚至并不存在。高剂量的维生素 C 和维生素 D 也是如此。

抗生素的使用

- 对于急性支气管炎：除非症状和体征表明有肺炎迹象，否则无须进行检查，也不使用抗生素。如果有证据表明有百日咳症状（严重咳嗽持续 2 周以上，随后伴有明显的咳嗽和咳嗽后呕吐；见第 52 章），应考虑使用抗生素。
- 对于急性鼻 - 鼻窦炎：只有在症状提示有细菌性鼻窦炎时才考虑抗生素治疗，如持续超过 10 天或出现严重症状、高热（> 39 ℃）、脓性鼻腔分泌物、面部疼痛至少持续 3 天，或在典型的病毒性上呼吸道感染 5 天后出现症状恶化（见第 220 章）。
- 急性咽喉炎：如果符合临床检测标准，可以通过链球菌快速检测或咽喉培养检测链球菌感染；如果检测呈阳性，可以使用抗生素治疗（见第 219 章）。

- 治疗普通感冒：除非有严重的细菌性鼻窦炎的证据，无须处方使用抗生素。
- 减少患者的需求和不适当地使用抗生素，在流行季节开始之前提供积极的患者教育，考虑提供抗生素处方给坚持要求使用的患者，但说明其使用指征。

（刘　新　刘　杰 翻译，肖卫忠　王晶桐 审校）

第 51 章

结节病的管理

A.H.G./A.G.M.

结节病是一种非干酪样肉芽肿性疾病，可累及全身各个器官，但以肺部受累最为常见。该病病因未明，但肺内活化 T 淋巴细胞在肉芽肿形成过程中起到了重要作用。据美国相关研究显示，非裔美国人的结节病发病率是白种人的 10 倍，其中一项研究显示两者的年龄调整后年发病率分别为 36/10 万和 11/10 万。斯堪的纳维亚人有很高的发病率。女性多于男性。好发年龄在 20 ~ 45 岁，新近研究发现女性的发病年龄略有增加。

大部分结节病患者没有临床症状，经尸检发现的亚临床结节病患者可达临床病例数的 10 倍。但结节病可表现为多种临床综合征，最严重的是肺内肉芽肿的形成，可同时累及眼、胃肠道等各器官。该病一旦确诊，糖皮质激素是最重要的治疗药物，加强疾病活动性监测不仅能够更有效地利用激素类药物还可以减少长期应用副作用的发生。首诊医师应掌握本病最有效的诊断方法、疾病活动性的评估、启动激素治疗的指征及治疗时间。

病理生理学、临床表现和病程 [1-9]

病理生理学

结节病的病因尚不清楚。一系列感染及外源性因素被认为是使动因素，是否还有其他因素参与仍不明确。目前多认为结节病中的肉芽肿和炎症反应与易感宿主对刺激源的异常免疫应答相关。易感性由特定遗传多态性决定，包括主要组织相容性复合体和细胞因子，如肿瘤坏死因子（tumor necrosis factor，TNF）。也有研究发现，其与潜在感染病原体有关，尤其是分枝杆菌和丙酸杆菌。几十年来，一直认为分枝杆菌是结节病炎性肉芽肿的成因之一，近年来，在结节病患者胸部淋巴结活检后进行了聚合酶链式反应扩增，发现了高水平的丙酸杆菌 DNA 水平，使丙酸杆菌成为新的怀疑对象。

尽管结节病的病因尚不明确，但肉芽肿性炎的发病机制已基本阐明。根据肺泡灌洗液结果显示肺结节病早期是肺泡炎，伴随 T 淋巴细胞增多。以 T 辅助细胞为主导（如 CD4 TH1），伴随活化淋巴细胞大量增加，共同分泌各种可溶性介质或淋巴因子，聚集单核细胞并转化为巨噬细胞，从而形成肉芽肿。早期的肺泡炎和肉芽肿性炎具有可逆性，可呈自限性，激素类药物治疗有效，但慢性晚期结节病的纤维化不可逆。

与肺内辅助 T 细胞的数量和活性增加不同，结节病患者外周血中 T 淋巴细胞有时反而减少，这也许可以解释许多患者出现细胞免疫抑制和皮肤炎症反应性下降。结节病患者血中 B 淋巴细胞通常活性增加，这与高 γ 球蛋白血症、抗体和循环免疫复合物水平升高相关。

肺结节病中肉芽肿通常呈自限性，肺形态完好，约 20% 患者病程持续进展，出现间质纤维化、毛细血管闭塞和肺结构破坏，晚期表现为囊性空腔及纤维条索样改变。

临床表现

结节病中炎性肉芽肿的部位不同，临床表现不一。典型表现为双侧肺门淋巴结肿大，约一半结节病患者可见，尤其在年轻患者中，通常由体检时胸部X线片发现。约25%患者表现为双侧肺门淋巴结肿大伴肺内浸润影，15%患者仅有肺内浸润影。肺门病变与支气管浸润、压迫及结节钙化无关。双侧肺门淋巴结肿大可同时伴有结节红斑，称为Lofgren综合征。另一种不常见的Heerfordt综合征是指同时合并腮腺肿大、发热、葡萄膜炎和脑神经麻痹。患者不仅可有发热、乏力、疲乏等全身症状，还可表现为咳嗽、气短、喘息和胸部不适感。除了常见肺部症状，还可有肝脾大、葡萄膜炎（眼红、流泪）、不明原因发热、肉芽肿性肝炎、唾液腺及泪腺肿大、关节炎、外周淋巴结肿大、皮肤损害等肺外表现。临床表现为非特异性肺部症状的患者比皮肤损害的患者的明确诊断所需的时间更长。

10% ~ 30%的患者因维生素D敏感出现高钙血症，2% ~ 3%的患者会持续存在，最新的数据表明，白种人和40岁以上的人群为易患人群。心脏传导异常，如传导阻滞和神经系统异常，如面神经麻痹各在5%的病例中报道。还有很多不常见表现。

病程演变

无肺部受累以及无症状肺门淋巴结肿大的患者预后良好。一项对大量未经治疗病例研究显示75%的患者5年内完全缓解。50%未经治疗的肺部受累患者可在2年内完全缓解。未完全缓解患者中约1/3出现严重纤维化。总体上，结节病5年临床缓解率为87%，10%死于呼吸衰竭，3%因呼吸系统疾病致残。Lofgren综合征的患者预后良好。

大多数自然病程数据来自转诊中心。在一份非转诊机构的研究中，初级医疗中心随访了86位患者10年，12人进展为肺纤维化，无呼吸衰竭或肺心病病例，这项研究表明结节病的预后可能比转诊中心的研究结果更趋于良性结局，其原因可能为转诊中心的病例更为复杂。转诊中心报道的死亡率为5%，而基于人群的研究中死亡率只有0.5%。有一项研究提出了关于转诊中心长期、频繁应用糖皮质激素是否增加结节病患者死亡率的疑问。

一般来说，Ⅰ期疾病患者有80%可能自发缓解，Ⅱ期疾病患者有50%可能自发缓解，Ⅲ期疾病患者有20% ~ 40%可能自发缓解。Ⅳ期是不可逆的晚期阶段。

肺外并发症常见，尤其是肝肉芽肿，但出现症状的肉芽肿性肝炎少见，肝衰竭和门脉高压罕见。颅和周围神经病变通常短暂出现于病变早期，但少数患者可出现明显神经损伤。约15%患者发作急性葡萄膜炎，常可自行消退。慢性虹膜睫状体炎相对更严重，可表现为疼痛、视力模糊、白内障、继发性青光眼，最终引起失明。前文提到，30%的患者出现暂时性高钙血症，但仅有2% ~ 3%的患者会持续存在。尸检病例中有20%患者出现心脏肉芽肿，但仅有不到5%患者出现心脏冲动生成及传导障碍，很少出现心肌浸润和心力衰竭。

结节病患者偶可因病情本身或者激素类药物的应用，并发结核、曲霉菌、念珠菌和隐球菌等感染。

诊断和分期 [1,3,5-6,9-16]

结节病的诊断比较困难，特别是在无特异性临床表现时。鉴别诊断包括多种间质性肺病和多系统疾病（见附录51-1）。当治疗决策需要活检结果时应进行组织活检，当临床表现足以诊断时可不行活检。

临床诊断

根据病史回顾、体格检查和胸部X线常足以进行结节病临床拟诊。无症状性双侧肺门淋巴结肿大、伴或不伴有结节红斑或葡萄膜炎，即有充分的验前概率，可不进行活检。在对100例除外艾滋病的双侧肺门淋巴结肿大患者的回顾性研究中，所有30例无症状患者均为活检确诊的结节病，52例双肺门淋巴结肿大伴体格检查阴性的患者中有50人为结节病，所有11例肿瘤患者均有症状且其中9例可直接通过体格检查发现肺外肿瘤，有症状的患者中，出现结节红斑或葡萄膜炎的均为结节病。

因此，对于双侧肺门淋巴结肿大且HIV阴性的患者，若仅有结节红斑或葡萄膜炎，其他体格检查阴性，无须活检即可确诊结节病。若同时合并多关节炎临床表现（Lofgren综合征），结节病诊断可靠性更大，多数专家认为此时诊断不需要活检结果。但一些临床医生倾向于给所有结节病及双肺门淋巴结肿大的患者均进行活检。

影像学检查

胸部X线检查对于结节病诊断很重要，对于常规应用胸片以外的检查存在争议。结节病的胸部CT特征性表现为：肺门及纵隔淋巴结肿大、上肺为主的肺部病变、支气管周围不规则病变及胸膜下微结节。以上CT表现不具有特异性，当临床高度怀疑而胸片无阳性提示时可行CT提高诊断敏感度。腹部CT可表现为腹部淋巴结肿大、肝脾结节，但同样无特异性。正电子发射体层成像（positron emission tomography，PET）有助于发现体内活动性病变部位，可指导活检。该检查敏感性高，特异性低。镓-67放射性核素扫描可识别肺外疾病，但同样特异性低。双手X线可提示结节病样表现。

实验室检查

约70%的活动性结节病患者血清血管紧张素转换酶（angiotensin-converting enzyme，ACE）水平升高，但ACE检测缺乏特异性和敏感性。现有的关于ACE评价疾病活动和疗效的研究结果不理想（见下文讨论）。

结节病患者还可出现皮肤炎症反应性下降、高球蛋白血症、肝功能异常、溶菌酶升高等非特异性表现，可作为补充诊断。

活组织检查

进行活检前必须评估可能的治疗获益和穿刺的风险。对于肺门淋巴结肿大的患者，纵隔镜是最直接的进行活检的方法，但其为侵入性检查，需要全身麻醉，有出现严重并发症的可能，需谨慎评估。近年来新出现的应用食管或支气管超声内镜进行纵隔淋巴结活检方法检出率高（80%），并发症少，可一定程度上避免进行纵隔镜等创伤较大的操作。

据记录，经纤维支气管镜并活检诊断结节病的灵敏度为60%～80%，且支气管镜可直视支气管及其分支，有助于排除肿瘤，支气管肺泡灌洗液可行流式细胞仪等实验室检查，提供补充性诊断依据（敏感度50%～60%，假阳性率10%）。经支气管肺活检的主要并发症是气胸和出血，通常较少发生，经验丰富的医师可进一步避免并发症的出现。

目前仍在探索替代支气管镜的检查方法，一项将超声内镜下肺门淋巴结活检和支气管镜肺活检进行对比的大型临床随机研究显示前者成功率更高，并发症更少，但需要更多的研究来证实其能否替代支气管镜肺活检。

对于肺外结节病患者，活检部位包括皮肤病变及肿大的周围淋巴结。进行结膜、唾液腺及肝活检即使没有结节病表现，也可表现为非干酪样肉芽肿，因结膜、唾液腺的低发病率，结果可能很有价值。但组织学检查结果不能单独用于诊断。因此，必须排除其他已知的非干酪样肉芽肿的病因，包括结核、梅毒、铍中毒、布鲁氏菌病、Q热、胆汁性肝硬化、Wegener肉芽肿病、药物反应和实体肿瘤淋巴结转移的局部反应。在单侧或不对称肺门淋巴结肿大患者中，纵隔镜很难除外霍奇金淋巴瘤。

以往曾应用结节病抗原实验，但其抗原试剂已不再使用，且其诊断效能欠佳。

分期

肺结节病可根据症状、胸片和肺功能检查结果分为四期。0期：胸部X线正常；Ⅰ期：仅双肺门淋巴结肿大，大多数患者无症状，肺实质无病变，肺功能检查仅一氧化碳弥散能力可能下降；Ⅱ期：双肺门淋巴结肿大伴肺内浸润影，肺功能可表现为限制性通气障碍；Ⅲ期：仅有肺内浸润影，同时伴有阻塞性和限制性通气障碍；Ⅳ期：晚期纤维化、大疱和囊肿。

管理[1,3,9,17-32]

结节病的治疗目标包括减轻症状和预防靶器官损害。上文提到结节病的自然预后是可变的，且大多预后良好，因此对于治疗时机没有准确的共识。Ⅰ期（仅有双肺门淋巴细胞肿大或结节红斑）患者通常呈良性病程，若无临床症状则不需治疗。Ⅱ期、Ⅲ期患者也有自然缓解的可能，病程进展呈不确定性。没有证据表明早期治疗可以防止病情进展至肺纤维化。且目前还没有经过美国食品和药物管理局（FDA）认可的结节病治疗方法。

治疗时机

研究结果表明，患者出现症状或有肺部活动性病变（呼吸困难、肺功能结果异常、胸片提示肺内浸润影）时需要治疗。镓扫描和血管紧张素转换酶（ACE）测定也可评估疾病活动程度，但临床实践中其准确性有待评估。新的疾病活动度评估指标或可评估疾病分期，但临床实用性需进一步研究，包括细胞因子血清白细胞介素 2（interleukin 2，IL-2）和趋化因子支气管肺泡灌洗巨噬细胞炎症蛋白 1。其他治疗指征包括重要的肺外疾病，如葡萄膜炎、心脏传导异常、高钙血症、神经病变和严重的皮肤损害（见下文讨论）。

糖皮质激素治疗

结节病的主要治疗方法仍是糖皮质激素，但因临床病程的多变性且缺乏疾病活动度监测指标，激素治疗的疗效评估困难，启动治疗的时机无法统一。既往研究依靠较粗略的指标评估疾病活动度，如症状、放射学及肺功能检查结果。使用更为直接的疾病指标（见下文讨论）的研究发现应用激素治疗可以明显抑制肺泡炎症，但是对于用药前就出现的解剖结构异常无明显影响。尽管对于激素治疗仍无统一的意见，但多数观点认为应以大剂量口服开始（如泼尼松，30 ~ 40 mg/d），每天服用，持续 2 周，然后每 2 周减少 5 mg/d，直到达到控制症状的最低水平（例如，10 ~ 20 mg/d），持续 6 ~ 9 个月，通常在 2 ~ 3 周后会有明显改善。在进展为肺纤维化之前应用激素效果最好，但因其长期应用的副作用，不提倡进行预防性用药。

糖皮质激素可以对结节病早期合并呼吸困难的患者产生持续改善作用，甚至可以减少肺泡炎和肉芽肿性炎导致的肺浸润影。肺容量可能增加，但弥散能力会随着肺结构破坏而变化。停药后复发常见，建议停药后需密切监测至少 12 个月。有研究表明初始激素每日疗法控制病情后可隔日口服激素（如隔日 15 ~ 25 mg），也可有效维持病情稳定，并最大限度地减少药物的长期副作用。但激素类药物对结节病的长期预后改善情况还有待研究。

激素治疗也适用于活动性眼病。每个结节病患者，尤其是伴有眼部症状时均应进行眼部检查，通常给予全身激素治疗。伴有其他器官严重损害或进行性损害时也可予激素治疗。其他治疗指征还包括肝炎、面神经麻痹、脑膜炎、心肌传导异常、高钙血症和持续全身症状（发热、乏力）。

人们也一直在尝试其他方法来改善激素治疗效果并减少长期药物毒副作用，不少随机试验中应用了吸入性糖皮质激素，单独应用或与全身激素同时应用，用来缓解咳嗽症状，尤其是病程晚期患者，结果发现咳嗽有减轻的趋势，但证据并不充分，不能改善患者肺功能检查结果，也不能减少全身激素的药物剂量。因此专家不建议伴有慢性咳嗽的患者应用吸入性激素，除非有更充分的研究结果。

其他药物治疗

人们通过研究结节病的免疫学发病机制发现了其他治疗方法，尤其是可以调节 CD4 TH1 辅助细胞和肿瘤坏死因子（TNF）的药物，在肉芽肿性炎的发病过程中占有重要地位。

甲氨蝶呤作为一种激素替代药物已被应用多年，其机制为抑制细胞介导的炎症反应。一项小型随机试验显示甲氨蝶呤减少了 50% 的泼尼松用量，但目前还没有大规模随机试验结果。

一项研究显示环磷酰胺用于治疗咳嗽可有一定获益，但并不改善生活质量。

抗 TNF 药物如英夫利昔单抗，一直是研究的热点。在一项多中心、安慰剂对照的随机研究中，最大肺活量有显著改善，但其他结果无明显变化。

由于磷酸二酯酶在 T 细胞激活过程中的作用，人们也开始研究磷酸二酯酶抑制剂。己酮可可碱是一种非特异性磷酸二酯酶抑制剂，一项大型安慰剂对照试验结果显示，其可以减少泼尼松的剂量及改善一些临床表现，具有一定的获益，但主要终点方面无明显改变。

他汀类药物也具有一定免疫调节作用，其实验目前正在进行中。

监测

无论何时开始激素治疗均应对疗效进行客观监测记录。结节病的主要病理过程是肉芽肿性肺泡炎，激素的作用是抑制肺泡炎，监测疾病活动度和疗效的最佳方法是监测肺泡炎。胸片、肺容量及弥散能力测定均无法准确区分肺泡炎和肺结构性破坏，这些指标可一定程度上评估疾病严重程度，但无法敏感的评估疗效并指导治疗，甚至关于肺弥散功能评估疾病发展程度的敏感性也尚不明确。一项研究中显示，结节病患者的肺弥散能力无明显下降，但肺总量和氧合能力（如肺泡动脉血氧梯度、氧饱和度）出现下降。

目前仍无更有效的监测方法。研究显示常用的炎症相关指标，如红细胞沉降率和血清球蛋白水平，无法充分评估疾病活动度。关于ACE水平测定、镓扫描和支气管肺泡淋巴细胞计数的初步研究结果可观，但随后的一项对照研究发现，在监测和管理激素治疗方面，这些指标并不比胸片、弥散能力和肺容量三者组合更敏感。一些专家认为ACE来源于结节病肉芽肿的上皮细胞，对于治疗前ACE基线水平很高的患者，尤其Ⅱ期患者多见，监测ACE水平是有用的。

上文提到血清IL-2水平和趋化因子支气管肺泡灌洗巨噬细胞炎症蛋白1水平可反映临床病程分期，但在监测疾病和疗效方面尚无准确结果。在未研究出更好的监测指标之前，最好的监测方式是胸片、弥散能力和肺容量三者联合或者对于高ACE基线水平的患者监测ACE水平。

患者教育

结节病的严重并发症相对少见，应仔细告知患者其呈相对良性的预后，无症状患者可呈自限性。对接受激素治疗的患者应告知其治疗的副作用和风险（见第105章）。应强调随访的重要性，无症状患者应随访监测病程进展，有症状的患者应监测治疗的疗效。应告知患者严重并发症出现的初始症状，如眼部红肿、视物模糊、眼痛和呼吸困难，以防治疗延误。

附录51-1

间质性肺疾病的评估

间质性肺疾病（Interstitial lung disease，ILD）通常是在出现呼吸困难、咳嗽或胸部病变时进行胸部影像学检查后发现的。影像学表现为典型弥漫性肺浸润可诊断为“间质性肺改变”，包括多种可能的诊断：①全身性疾病，如结节病和结缔组织病；②肺部疾病，如职业性肺病和特发性间质性肺炎，其中特发性肺纤维化最常见。有超过200种不同的情况可以导致ILD，结节病、特发性肺纤维化、过敏性肺炎和结缔组织病各占20%。大量的病因使间质性肺疾病的诊断非常困难。首诊医生需要通过仔细询问病史并进行体格检查，选择最适合的辅助检查和专科会诊来减少诊断误差。特发性肺纤维化是其常见病因，需重点掌握。

病理生理学和临床表现[1-10]

肺间质包括由上皮细胞和毛细血管组成的肺泡壁，以及肺泡壁间和血管、淋巴管和细支气管周围的结缔组织。间质性肺疾病是一类影响肺间质的疾病，由于其影像学、临床和病理生理特征类似而被归为一类。目前认为病因：一方面是环境、职业暴露、药物等因素，另一方面是结节病、结缔组织病和遗传性疾病等继发因素。“特发性”或“隐源性”病例多年来被冠以不同的疾病名称，如Hamman-rich综合征、纤维性肺泡炎或特发性肺纤维化。随着对不同临床发现之间关系的深入了解（这些发现包括高分辨率的CT表现、组织学结果、激素或免疫治疗的疗效等），特发性间质性肺病病因的分类将不断进步。

大多数ILD即使没有合并感染或肿瘤，也涉及不同程度的细胞增殖、间质炎症和肺泡壁纤维化。一些间质性肺病胸片和CT的表现更具侵袭性和浸润性而非验证性。其他表现包括肺泡出血、渗出。气道黏蛋白基因（*MUC5B*）突变与肺泡黏蛋白产生增加和肺纤维化有关，这可能是间质改变的重要发病机制。遗传研究发现特发性肺纤维化和类风湿关节炎继发的间质性肺病密切相关，也可能是重要的发病因素。

研究发现，很多肺纤维化疾病具有细胞外基质蛋白的沉积过度和紊乱这一共同的病理生理过程。转化生长因子 -β 在其中具有核心作用，有望成为此类难治性疾病的治疗新靶点。

肺泡损伤是间质性肺疾病的标志，导致肺限制性通气改变。气体交换组织表面出现炎症和纤维化时，一氧化碳扩散能力（carbon monoxide diffusing capacity，DLCO）和氧分压（oxygen tension，PO_2）降低，导致用力肺活量减少和通气灌注比例失调。患者常常出现进行性呼吸困难，但症状常较轻，可伴干咳、阵发性咳嗽。肺听诊呼吸音清，或以干啰音为主。

特发性肺纤维化

人们曾认为所有特发性间质性肺病患者的病因均是慢性炎症。然而，这一类间质性疾病在 1969 年被归为“普通型间质性炎（usual interstitial pneumonia，UIP）”的亚分类，其发病机制为异常的伤口愈合引起的微小炎症和慢性纤维增生。特发性肺纤维化目前是指伴有进行性呼吸困难、限制性通气改变，并符合 UIP 组织学改变的病例。这是基于病理生理机制的异质性与预后和治疗反应异质性保持一致的假设，其中包括对激素反应差可以帮助鉴别特发性肺纤维化。这种情况约占所有间质性肺病的 20%。

病理生理学

目前认为是其病理生理机制是对亚临床肺泡上皮损伤的反复异常修复及快速衰老，导致肌成纤维细胞过度沉积于间质形成纤维化组织。影响端粒长度（细胞老化的决定因素）的基因编码发生突变的人群具有易感性，其中 *MUC5B* 基因显著突变是主要原因，它干扰黏蛋白 5B 的产生，从而影响气道清除和对细菌的免疫反应，使细菌负荷增加，导致肺泡巨噬细胞过度免疫应答，最终成纤维细胞沉积。非遗传危险因素包括高龄、男性和吸烟。职业暴露、胃食管反流、阻塞性睡眠呼吸暂停和空气污染也可能是潜在的影响因素。

临床表现和病程

本病特征性表现是原因不明的劳力性呼吸困难伴干咳，病程呈逐年缓慢进展，双肺底干啰音和杵状指常见。病程早期胸片等检查可正常或呈非特异性改变，肺功能典型改变为弥散能力、总肺活量和用力肺活量减少。

鉴别诊断 [11]

根据病理生理学可将间质性肺病分为以下几类：病因已知的疾病，包括职业性肺病、药物或辐射导致的炎性纤维化。常见病因是特发性间质性肺炎、结节病和结缔组织病。较少见的病因包括其他原发肺部疾病和肺泡充盈性疾病（表 51-1）。

在工业环境中尘肺患病率高，除此之外，最常见的诊断是结节病和特发性肺纤维化。特发性肺纤维化的组织学类型和普通型间质性肺炎一致，占间质性肺炎的 47% ～ 64%，最为常见。其他间质性肺炎可分为非特异性间质性肺炎（14% ～ 36%）、隐源性组织性肺炎（4% ～ 12%）、急性间质性肺炎（< 2%）、呼吸性细支气管炎和脱屑性间质性肺炎（10% ～ 17%）和淋巴细胞间质性肺炎（罕见）。在间质性肺炎中，特发性肺纤维化和非特异性间质性肺炎的临床症状相似，但治疗和预后差异明显，因此两者的鉴别非常重要且困难。特发性肺纤维化对激素或细胞毒性治疗反应差，5 年死亡率为 50% ～ 80%。非特异性间质性肺炎激素治疗有效，5 年死亡率低于 10%。

检查 [1-3,5-6,12-18]

病史

病史应着重于症状持续时间、进展速度、是否有发热、咯血、胸膜炎性胸痛和肺外疾病症状（如关节痛、淋巴结病、皮肤改变）。大多数病程为慢性进展性，但急性发热起病且迅速进展提示过敏性肺炎，通常有有机抗原暴露史，如可卡因、鸟粪等。闭塞性细支气管机化性肺炎的特征是亚急性病程（2 ～ 10 周）、发热、剧烈干咳、双侧斑片状空腔病变伴淋巴细胞和肉芽组织浸润远端气道和

表 51-1 间质性肺疾病的鉴别诊断

特发性间质性肺炎
- 特发性肺纤维化
- 非特异性间质性肺炎
- 隐源性机化性肺炎
- 急性间质性肺炎
- 呼吸性细支气管炎伴间质性肺疾病
- 脱屑性间质性肺炎
- 淋巴细胞性间质性肺炎

结节病

职业相关肺疾病
- 硅沉着病
- 石棉沉着病
- 煤矿工相关尘埃沉着病
- 铍中毒
- 有机粉尘（鸽子、火鸡、鸭子、鸡、加湿器）

结缔组织病
- 系统性红斑狼疮
- 类风湿关节炎
- 硬皮病
- 多发性肌炎

药物和辐射相关肺疾病
- 化疗药（白消安、博莱霉素、甲氨蝶呤）
- 抗生素（呋喃妥因、磺胺类、异烟肼）
- 金
- 胺碘酮
- 青霉胺
- 狼疮样反应（肼屈嗪、普鲁卡因）
- 辐射

原发性肺疾病
- 组织细胞增生症 X
- 肺淋巴管肌瘤病
- 癌性淋巴管炎
- 脂质代谢障碍性疾病

肺泡充盈性疾病
- 弥漫性肺泡出血性疾病（肺出血肾炎综合征、红斑狼疮、二尖瓣狭窄、特发性肺含铁血黄素沉着症）
- 肺泡蛋白质沉积症
- 肺泡细胞癌
- 嗜酸细胞性肺炎
- 脂质沉积性肺炎

肺泡。产痰性咳嗽在 ILD 少见，但其发生通常表示肺泡充满液体，可发生于弥漫性肺泡细胞癌。咯血提示弥漫性肺泡出血（例如，Goodpasture 综合征、红斑狼疮、严重二尖瓣狭窄、特发性肺含铁血黄素血症）。由上气道疾病引起或发生的出血是 Wegener 肉芽肿病的标志。胸膜痛表明炎症过程已扩散到胸膜，这是结缔组织疾病和一些药物诱发疾病的特征。突然的严重胸膜痛和急性呼吸困难需要考虑自发性气胸的问题，它发生在许多原发肺部疾病，如组织细胞增多症 X 和淋巴管肌瘤病。

出现肺外症状，尤其是早于肺部发现之前，具有重要诊断意义。结缔组织病、类风湿性疾病和结节病以多关节症状和皮肤变化为特征，后者常伴有淋巴结肿大。特发性肺纤维化患者可有关节痛，但无关节炎症状。既往肾疾病，尤其是肾小球肾炎，可能提示肺出血肾炎综合征和红斑狼疮，但通常前者的肺部病变出现先于肾病变。

用药史和职业也是临床评估的重要内容。长期使用甲氨蝶呤、百消安、博莱霉素和环磷酰胺等化疗药物和呋喃妥因、金、胺碘酮或青霉胺等均有可能导致肺间质改变。大剂量普鲁卡因可导致狼疮样浆膜炎综合征。放疗后 6 ~ 12 周可出现弥漫性肺炎，进而纤维化。无机粉尘，如硅、石棉、滑石粉、铍和煤等职业暴露，包括多年前接触史均应仔细询问。过敏性肺炎患者应询问工作中有机粉尘接触史，通常工作接触时症状更严重，以及是否鼻腔吸入可卡因，据研究这也是过敏性肺炎的病因之一。吸烟史也很常见，特发性肺纤维化患者中 75% 有吸烟史，无吸烟史患者很少出现抗肾小球基底膜抗体（抗 GBM 抗体）疾病。

体格检查

因肺部检查多为非特异性表现，体格检查对于肺外疾病的诊断非常重要，应检查皮肤是否有结缔组织病（类风湿结节、颊面部潮红、硬皮病改变）和结节病（见上文）相关表现，检查是否存在淋巴结肿大。对咯血患者应仔细检查上呼吸道，包括鼻腔和鼻窦是否有炎症坏死性病变，这是肉芽肿性多血管炎（granulomatosis with polyangiitis，GPA）的典型表现。检查关节是否有炎症（红、肿、热、积液），多提示风湿性疾病，但结节病和 GPA 也可出现。肝脾大在结节病中常见，偶见于晚期结缔组织病和朗格汉斯细胞组织细胞增生症。

肺部体征多为非特异性表现，甚至可以表现为正常。很多类型的间质性肺病多有双肺底啰音，特别是药物相关性、特发性、结缔组织病和尘肺相关多见。肺泡出血时听诊可闻及湿啰音，若无肺泡出血，可在吸气末闻及干啰音（有时可称为 Velcro 啰音）。若有咯血病史，应检查心脏是否存在二尖瓣狭窄，以及是否有慢性低氧性肺动脉高压导致的肺心病和右心衰竭迹象（右心室肥厚或第三心音，第二心音增强，颈静脉怒张，外周组织水肿）。

胸片

胸片多为非特异性表现，但也可辅助诊断。间质性肺疾病的弥漫性病变在影像学上多表现为网状（线状）、网状结节状、结节状和磨玻璃状。下肺叶比上肺叶易受累，纤维组织代替正常肺泡，肺野呈现“蜂窝状”或囊性改变。矽肺、铍中毒、慢性过敏性肺炎和朗格汉斯细胞组织细胞增生症则例外，病变多位于肺上叶，并呈结节性浸润。

但胸片表现不足以诊断，肺泡充盈性疾病常产生肺泡密度界限不清或蓬松式的结节性改变。受累的肺泡与未受累的气道可形成支气管充气征，在上述间质性肺疾病相应病因中可提示肺癌或活动性炎症。结节病和 GPA 可见肉芽肿性结节浸润，尘肺病和超敏性肺炎也可见结节浸润。

肺外影像学表现同样重要，胸膜累及提示结缔组织病、石棉肺，偶也提示结节病。双肺门淋巴结肿大提示结节病可能（见上文）。弥漫性浸润、肺门淋巴结肿大和气胸均提示朗格汉斯细胞组织细胞增生症。肺门淋巴结内边缘薄层钙化是矽肺的特征。

高分辨率胸部 CT 表现

胸部高分辨率 CT（high-resolution CT，HRCT）极大地提高了 ILD 的诊断效率，可显示肺小叶水平的肺实质结构。本病表现为斑片状周围网状异常，小叶内线状混浊，不规则间隔增厚，胸膜下蜂窝样改变，通常肺下叶最明显。

HRCT 使无创诊断特发性肺纤维化成为可能，并有助于指导穿刺部位。UIP 主要表现为外周和下叶网状、牵引性支气管扩张和蜂窝状结构，排除已知病因后，结合病史和体格检查，可正确识别 80% 以上的特发性肺纤维化。无蜂窝表现也可能是 UIP，需结合相应临床背景下诊断特发性肺纤维化。若无明确提示，可能需要活检来与非特异性间质性肺炎进行区分（最终可能诊断为特发性肺纤维化）。肺下部主要表现为毛玻璃影和网格状改变，不累及胸膜下腔。过敏性肺炎表现为磨玻璃影和局部衰减的马赛克灌注，仅有轻微的网状改变。

肺功能检查

肺功能检查有助于明确疾病的间质病变性质（特别是影像学病变较小时），并提供病程基线水平，但与病理变化程度相关性不高。可表现为 1 秒用力呼气量（forced expiratory volume in 1 second，FEV_1）与用力肺活量（forced vital capacity，FVC）的比值增加，继而出现 FVC 持续下降的限制性通气障碍。某些间质性疾病（如肺淋巴管肌瘤病、肺朗格汉斯细胞组织细胞增生症）也可能导致气道阻塞，FEV_1 降低。弥散能力（DLCO）常下降，但常在病程晚期出现，此时通气和灌注比例失调。早期外周血氧饱和度和动脉血气可正常，随着疾病进展，出现低氧血症、低碳酸血症和呼吸性碱中毒。低碳酸血症是气促的一种表现，主要由纤维化过程中肺通气限制，呼吸功增加导致。

其他实验室检查

常规非侵入性实验室检查很少有诊断价值。尿液检查简单易行但常被忽视，可提示肾小球损伤（红细胞、管型、蛋白尿），可能合并结缔组织病、GPA 和 Goodpasture 综合征。大多数其他检查只有在病史、体格检查和胸部 X 线片有相关提示、有合理预测时才进行。非选择性检测常有较高的假阳性率（见第 2 章）。如果怀疑结缔组织病，则进行类风湿因子、抗核抗体、DNA 结合蛋白检测（见第 146 章）和尿液检查。过敏性肺炎，尤其是药物相关肺炎，外周血涂片可发现 10% ～ 20% 的嗜酸性粒细胞，但敏感性较低（20%）。ACE 水平对评估疾病活动性很有用，但对结节病的诊断缺乏敏感性。当怀疑吸入具有潜在致敏性的有机粉尘时，常进行沉积抗体检测，但检测并不能区分是病因还是暴露。Goodpasture 综合征的患者抗肾小球基底膜抗体常为阳性。只有 60%GPA 患者抗中性粒细胞胞浆抗体（antineutrophil cytoplasmic autoantibodies，ANCA）阳性，但特异度高达 95%。

纤维支气管镜联合支气管肺泡灌洗可检查远端气道细胞和内容物（总白细胞、巨噬细胞、淋巴细胞和淋巴细胞亚群、中性粒细胞、嗜酸性粒细胞计数、恶性肿瘤细胞、抗体）。正常细胞形态出现改变或发现恶性细胞可能有助于诊断。由于病因可能有重叠，结果常呈非特异性改变。灌洗结果有时有助于疾病分期和预测治疗反应。

肺活检

除结缔组织病、尘肺、药物或放射相关肺疾病外，肺活检是许多ILD患者的确诊手段之一。经气管镜支气管活检是通过支气管镜检查获取组织的一种方法，但检出率很低，很少能明确疾病病理类型。大多数需要进行组织活检的间质性疾病所需组织数量比经支气管途径获得的要多。但若怀疑结节病、癌性淋巴管炎或肺泡充填性疾病时，经支气管活检就足够。在大多数其他情况下，需要开胸肺活检，或者经验丰富的医师可行胸腔镜肺活检。应根据HRCT结果选择至少2个部位进行开胸或腔镜辅助活检。“蜂窝状改变”通常已为终末期，诊断意义不大，应避免取样。HRCT中受累和受累较少的肺组织交界处最有诊断价值。

美国胸科学会和欧洲呼吸学会的共识中定义了未进行外科活检的特发性肺纤维化的诊断标准。主要标准包括排除其他已知的ILD病因；肺功能检查提示限制性通气障碍和弥散功能下降；HRCT表现为双基底动脉网状结构异常伴小型磨玻璃影；经支气管活检或支气管肺泡灌洗未提示其他可能诊断。次要标准包括年龄大于50岁，隐匿起病，病程大于3个月，以及双肺底吸气相啰音。若符合所有的主要标准和4个次要标准中的3个，则大多不需要进行活组织检查。

分期

常根据死亡风险对特发性肺纤维化患者进行分期以帮助指导未来的治疗和研究。这类患者的死亡风险差异很大，明确风险最大的疾病类型有助于患者选择新的治疗方法。实用风险分层模型和临床分期工具被称为GAP[性别、年龄、生理（gender，age，physiology）]指数（图51-1），并使用简单的临床参数[年龄、性别和2个肺功能测试参数（DLCO和FVC）]计算。

	预测因子	得分
G	性别	
	女	0
	男	1
A	年龄（岁）	
	≤ 60	0
	61 ~ 65	1
	＞ 65	2
P	检查	
	FVC 占预计值百分比	
	＞ 75	0
	50 ~ 75	1
	＜ 50	2
	DLCO 占预计值百分比	
	＞ 55	0
	36 ~ 55	1
	≤ 35	2
	不能配合检查	3

总分			8
分期	Ⅰ	Ⅱ	Ⅲ
分数	0 ~ 3	4 ~ 5	6 ~ 8
死亡率			
1年	5.6	16.2	39.2
2年	10.9	29.9	62.1
3年	16.3	42.1	76.8

图 51-1 特发性肺纤维化的GAP指数和分期模型。按照评分系统的每个变量分配分数，计算总分（0 ~ 8分）。如果患者的症状或肺功能无法完成DLCO检查，则应将其列入DLCO的“不能配合检查”类别。如果DLCO因未预约或其他非通气障碍疾病而未完成，则无法应用该模型。计算总分后将患者分为Ⅰ期（0 ~ 3分）、Ⅱ期（4 ~ 5分）或Ⅲ期（6 ~ 8分）。模型预测的1、2和3年死亡率按分期显示。GAP = 性别、年龄和2个肺生理变量（FVC和DLCO）（Adapted from Ley B，Ryerson CJ，Vittinghoff E，et al. A multidimensional index and staging system for idiopathic pulmonary fibrosis. Ann Intern Med 2012；156：684，with permission.）

管理[6,17,19-26]

大多数ILD相关疾病的治疗常由呼吸内科、风湿病或免疫学专家制定，基层全科医师主要进行检查和转诊。基层全科医师应了解虽然许多ILD病因不明和（或）难以治疗，但近年来仍取得了一些领域的研究进展，尤其是特发性肺纤维化，对于其发病机制现在有了重要进展，使人们能更有针对性地治疗，取得更好的疗效。

特发性肺纤维化的病因治疗

特发性肺纤维化是ILD预后差的重要原因，最近研究发现其3年生存率50%，5年存活率下降至20% ~ 40%。与ILD的许多炎症相关病因不同，特发性肺纤维化的没有特异性的对因治疗方法，且全身应用糖皮质激素会恶化病情而不建议使用。近来人们认识到其病理机制是异常的伤口愈合而不是炎症，已经出现了 2 种已获批准的治疗方法，能够减缓 FVC 的下降速度并改变疾病进展，更多的治疗方法正在研发中。荟萃分析研究表明这些药物可以降低死亡率。

新药之一是尼达尼布，作为酪氨酸激酶受体阻滞剂可抑制成纤维细胞生长因子和其他肺纤维化的介质。最重要的研究结果是一项随机、安慰剂对照试验（In a landmark randomized, placebo-controlled trial，INPULSIS），使用尼达尼布 1 年后 FVC 的下降幅度减少了近 50%，从而改变病程。其主要不良反应是腹泻，发生率超过 60%，大多较轻，不需要终止治疗。有较小的出血风险，长期口服抗凝药物是相对禁忌证。每天 2 次，每次 150 mg，随餐口服，如果出现腹泻，减至每天 2 次，每次 100 mg。用药期间监测肝功能。

另一新药是吡非尼酮，可抑制与胶原合成有关的生长因子。在另一项重要研究（ASCEND）中，与安慰剂相比，吡非尼酮显著减缓 FVC 的下降，并改善运动耐量、无进展生存率和死亡率。胃肠道不适的发生率约为 20%，通常较轻，无严重后果。口服给药，从 1 粒（267 mg）开始，每天 3 次，3 周内逐渐增加到每天 3 次，或每次 801 mg 胶囊一粒。有光敏性报告，用药期间需要监测肝功能。

治疗需终身维持，开始治疗的时机和药物选择仍无定论。上述两项重要研究选择的人群均为 FVC 轻度和中度下降的患者，排除了病情较严重的晚期患者。两种药物联用后消化道症状较重。虽然药物成本非常高，但可能可以显著延长寿命。

其他正在研究中的针对可疑致病因素的治疗方法包括端粒延长剂达那唑和生长因子转化抑制剂内源性穿透素 2。除了糖皮质激素在对照试验中未改善预后，其他治疗还有尼达尼布联合西地那非、乙酰半胱氨酸等。

ILD 的顽固性或不明原因咳嗽的对症治疗

ILD 患者的生活质量影响因素不仅包括运动耐量降低和气促，还有咳嗽，特别是晚期失能合并顽固性咳嗽。病因治疗是咳嗽的最好治疗方法，但如果治疗不充分，患者需要对症治疗缓解症状。早期研究认为胃酸反流是咳嗽原因之一，建议对于特发性肺纤维化患者用质子泵抑制剂等抗反流药物经验性治疗咳嗽。但之后的研究发现这种治疗方法无明显临床获益，且胃酸减少会增加感染的风险。美国胸科医师学会专家小组建议 [19] 包括：

- 对于出现严重咳嗽的 ILD 患者，建议评估 ILD 的病程进展或免疫抑制治疗的并发症（如药物副作用、肺部感染），根据急性、亚急性和慢性咳嗽指南，可以进行进一步的检查 / 治疗试验。（共识中未分级）
- 对于特发性肺纤维化（IPF）、慢性咳嗽和胃食管反流检查阴性的患者，不建议应用质子泵抑制剂治疗。（共识中未分级）
- 对于肺结节病患者，不建议常规使用吸入性糖皮质激素治疗慢性咳嗽。（2C 级推荐）
- 对于 ILD 和顽固性慢性咳嗽患者，建议根据 CHEST 指南推荐对不明原因慢性咳嗽患者进行试验治疗，如加巴喷丁和多模式语音病理治疗，或参与临床试验（如果有条件）。（共识中未分级）
- 对于 ILD 引起的慢性咳嗽患者，若替代治疗失败且咳嗽影响生活质量时，姑息治疗推荐阿片类药物对症治疗，1 周后以及之后每月重新评估获益和风险，再继续治疗。（共识中未分级）

转诊和入院指征

若进行部分非侵入性检查后仍无法确诊，需要进行组织或细胞学诊断时，应转诊至呼吸内科专科。影像学专家会诊可能会缩短诊断流程，并选择最适合进行侵入性检查的患者。疑似特发性肺纤维化的病例，确诊并考虑予改善病情的治疗方法时需要转诊。疑似为风湿病或结缔组织病（见第 146 章），应转诊至风湿免疫专科。疑似职业性肺病需要专科转诊（见第 39 章）。顽固性咳嗽、呼吸困难加重和低氧血症也是呼吸内科转诊指征。若出现严重的通气 - 灌注不足，临床出现明显低氧血症（PO_2 < 55 mmHg，SaO_2 < 85%）时，应住院治疗。

（蔡雨辰　刘　杰 翻译，肖卫忠　王晶桐 审校）

第 52 章

急性下呼吸道感染——急性支气管炎和肺炎的门诊管理

A.H.G.

大多数急性咳嗽（< 3 周）患者的主诉都有上呼吸道感染的症状，通常只需要对症治疗（见第 50，219 和 220 章）。如果出现发热、持续咳嗽和（或）出现脓性痰，则应考虑下呼吸道感染。在这种情况下，有几个关键问题值得考虑：①这种情况是局限于大支气管引起急性支气管炎还是扩散到肺泡导致肺炎？②在开始治疗前是否需要胸部影像学和实验室检查，或者是否可以根据经验开始？③在什么情况下需要抗生素和抗病毒药物，建议使用哪些药物？④患者是否可以作为门诊患者进行管理，或者是否需要入院？随着抗生素不合理使用产生的费用和后果日益令人担忧以及下呼吸道感染管理新策略的出现，这些基本问题正变得越来越重要。

病理生理学和临床表现 [1–18]

微生物通过呼吸进入下呼吸道。一般来说，上下呼吸道的正常防御机制可以防止感染。微生物被鼻腔黏膜和口咽的黏液分泌细胞和纤毛上皮截留，鼻黏膜局部产生 IgA 可防止细菌黏附，咳嗽反射可将大颗粒从下呼吸道排出，支气管树中的纤毛上皮和黏液可捕获无法通过咳嗽排出的小颗粒。肺泡液含有补体和免疫球蛋白，它们作为调理素发挥作用，然后导致肺巨噬细胞清除细菌。如果微生物负荷较高，巨噬细胞可能产生细胞因子，包括肿瘤坏死因子和白细胞介素 -1，以募集中性粒细胞到该区域。

当微生物的毒力压倒宿主防御时，就会发生下呼吸道感染。香烟烟雾可能干扰纤毛的防御功能和巨噬细胞活性，饮酒可能增加误吸（通过干扰咳嗽反射）并促进革兰氏阴性细菌在上呼吸道定植。体液免疫缺陷发生在患有常见的多种免疫缺陷、恶性血液病或脾切除术史的成年人中。这些人更容易感染肺炎链球菌和流感嗜血杆菌等。HIV 感染者在细胞免疫和体液免疫方面都存在缺陷，这使他们容易受到多种微生物的感染。既往使用过抗生素以使正常呼吸道菌群环境改变会增加革兰氏阴性菌感染的风险、假单胞菌感染，支气管扩张、慢性阻塞性肺疾病和使用糖皮质激素者也面临同样的情况。

对社区获得性肺炎的药物相关危险因素进行了研究。老年患者的抗精神病药物治疗（包括典型和非典型药物）与肺炎风险和死亡率的显著增加相关，且与剂量相关，其机制尚不清楚，但有可能过度镇静会增加误吸的风险。一些证据表明，近期使用质子泵抑制剂（一种有效的胃酸产生抑制剂，可防止上消化道细菌定植）可能使患社区获得性肺炎的风险增加。

药物预防因素也引起了人们的兴趣，尤其是血管紧张素转换酶抑制剂（angiotensin-converting enzyme inhibitor，ACEI）的使用。在一项荟萃分析研究中，ACEI 的使用与肺炎风险的降低有关，尤其是在亚裔人群中。关于血管紧张素受体阻滞剂（angiotensin-receptor blocker，ARB）使用的数据尚不清楚。下呼吸道感染的肺外表现一直受到关注，尤其是流感引起的肺外表现。在流感发作期间，急性心肌梗死的发生频率可增加 6 倍，其机制尚不清楚，但系统性炎症导致不稳定斑块的激活和破裂可能是机制之一。

临床表现

急性支气管炎

急性支气管炎是由累及大支气管的呼吸道感染引起的；它代表了一种自限性炎症反应，这种机制可以保护肺泡免受感染。持续超过 5 天的持续咳嗽通常与上呼吸道感染有关，可能伴有低热和咳痰，50% 的患者会出现脓性痰。

症状平均持续时间约为 18 天，但咳嗽可持续

4 ~ 6 周，在百日咳的情况下甚至更长。大多数急性支气管炎患者可完全康复，无任何明显的永久性气道损伤，尽管在感染期间可观察到气道功能的明显损害。因为流感，大约 5% 的美国成年人每年都会经历急性支气管炎，尤其是在深秋和冬季。这种情况导致相当大比例的急性呼吸道症状和不必要的抗生素处方产生。

大多数的病原体是病毒，其余占绝大部分的是非典型病原体。值得注意的是，与大多数社区获得性肺炎病例相关的细菌种类（见下文讨论）通常在急性支气管炎中不起主要作用。

病毒。引起急性支气管炎的病毒包括甲型和乙型流感、副流感、呼吸道合胞体病毒、冠状病毒、腺病毒和鼻病毒。流感引起的症状除了咳嗽外，还表现为急性发热、肌痛、头痛、虚脱和胃肠道不适。副流感疫情在疗养院以及有格鲁布性咽炎的儿童的家庭中可能发生流行。呼吸道合胞病毒引起的急性支气管炎在接触患有毛细支气管炎的患病婴儿的家庭中发生，并可能伴有耳痛。

非典型病原体。肺炎衣原体和肺炎支原体通常是生活在密切接触环境（如大学宿舍或军营）的年轻人群急性支气管炎暴发的原因。潜伏期 2 ~ 3 周后，类似感冒的症状逐渐发展，然后演变为持续干咳和疲劳，通常不发热；然而，一些患者可能会发展为肺炎（见下一节）。衣原体感染时，声音嘶哑通常先于咳嗽出现。

百日咳杆菌。这种革兰氏阴性多形性杆菌是急性支气管炎的一个经常被忽视的病原，尤其是在年轻人中。儿童期获得性免疫力在 15 年后减弱，因此年轻人容易感染百日咳，尤其是在宿舍或其他群体环境中。几项研究表明，在持续 2 周或 2 周以上的急性支气管炎患者中，百日咳占 25%。这种疾病通常有 3 个阶段。经过 1 ~ 3 周潜伏期后，进入卡他期，此期与上呼吸道感染难以区分。症状包括流涕、低热和轻度充血，一般持续 1 ~ 2 周。在这一阶段和下一阶段（发作期）的早期，患者具有传染性，发作期至少持续 2 ~ 4 周，可能持续 8 周，其特征是严重的干咳，发作时可有连续 10 ~ 30 次咳嗽。咳嗽后呕吐和晕厥的特征性症状并不少见；“呼呼”声（由于儿童时期气道狭窄时长时间咳嗽后用力吸入）仅见于儿童，因为成人的气道较宽阔。在恢复期的 1 ~ 3 个月内，症状逐渐缓解。未经治疗的患者在症状出现后 4 周内具有传染性。可能不伴有发热，但淋巴细胞增多较常见。

社区获得性肺炎 / 医院内感染性肺炎

传统上，大多数在门诊发生的肺炎病例被认定为“社区获得性”，但有些病例比其他病例有更多风险，对于以前健康的人发生的简单病例，预后良好，通常能够在门诊基础上进行治疗，但医院内感染性肺炎更加需要关注其预后，其定义为与卫生保健系统接触的门诊患者发生的肺炎，通常是由于住在疗养院、去透析诊所或近期住院。它占肺炎相关住院人数的 1/4 以上，此类肺炎患者的住院时间更长、双侧或多叶受累的疾病更严重、死亡率更高。近期接受经验性抗生素治疗的患者风险增加。体弱的老年人尤其易感，可能临床表现并不典型，除了精神状态改变和虚脱外，没有明显的发热或明显的肺部症状。

此外，病毒和细菌可合并感染；并且细菌重叠感染可能使病毒病因复杂化。

肺炎链球菌。链球菌感染占所有细菌性肺炎病例的 30% ~ 50%。在健康年轻非卧床患者中，它最可能是导致患病的病原体，但所有年龄组都可受其影响。它会导致慢性支气管炎的急性加重。在实现广泛肺炎球菌免疫的地区，疾病的流行率和严重程度有所降低。

肺炎链球菌肺炎的典型临床特征包括突然发生的寒战后发热、咳嗽伴铁锈色痰和胸膜炎性胸痛。较典型的影像学表现为肺叶实变，但也可呈斑片状浸润，特别是在慢性肺病患者中。痰革兰氏染色显示大量多形核白细胞和成对或短链的革兰氏阳性双球菌（典型的柳叶刀状）。

肺炎链球菌肺炎最常见的并发症是菌血症，高达 1/3 的患者发生菌血症。血源性播散所致的脓毒症（如化脓性关节炎、腹膜炎、脑膜炎）不太常见，常见无菌性胸腔积液，而脓胸则不太常见。

金黄色葡萄球菌。葡萄球菌感染占细菌性肺炎病例的 10%，其中大多数是从病毒性呼吸道疾病开始的衰弱患者的双重感染。除了在婴儿期它可能是一种原发感染，葡萄球菌肺炎最常见于流感之后。它也可能发生在医院感染或肺部菌血症的并发症中，尤其是在葡萄球菌性心内膜炎患者或静脉药物使用者中。呼吸或血液来源的葡萄球菌肺炎患者通常病情严重。金黄色葡萄球菌引起组织坏死，葡萄球菌肺炎的显著特征是易产生多发性小肺脓肿，愈合通常会留下一定程度的残余纤维化。痰液革兰氏染色显示大量的多形核白细胞和革兰氏阳性球菌成双、成簇和成团局部化脓性并发症，包括肺脓肿、脓胸和气胸比较常见。可能发生菌血症，远处部位转移，如心内膜、骨、关节、肝和脑膜。

A 组链球菌。虽然这是一种相当罕见的感染原因，但这种肺炎病原体出现过流行，特别是在封闭群体中如军事单位。有时，链球菌肺炎可发生在原发性流感肺炎之后。链球菌肺炎通常以发热、咳嗽和严重虚弱症状突然起病。大多数患者伴有显著的胸痛。独特的临床和影像学特征是病变在肺部扩散迅速，导致早期脓胸形成。起初，胸腔积液可能很稀薄，这可能是因为 A 组链球菌分泌了许多酶，但后来会出现明显的脓性胸腔积液。其他并发症，如肺脓肿、菌血症、转移性远处感染和链球菌感染后肾小球肾炎并不常见。在链球菌性肺炎患者中，痰革兰氏染色显示大量的多形核白细胞和革兰氏阳性球菌成对出现，且短链到长链都可见。

流感嗜血杆菌。长期以来，这种微生物被认为是成人慢性肺病患者发生急性支气管炎的常见病因，它也能引起肺炎，有时伴有菌血症。大多数支气管炎病例是由不可分型的流感嗜血杆菌菌株引起的，但肺炎通常是由侵袭性更强的包膜菌株引起的，尤其是 b 型。影像学上，支气管肺炎是典型的。流感嗜血杆菌引起的肺炎或支气管炎患者痰中的特征性发现是大量多形核白细胞和小型、多形性、革兰氏阴性球杆菌。成人流感嗜血杆菌肺炎的并发症并不常见，但在患有潜在慢性肺病的患者中，该病可能发展为重度，并伴有低氧血症和呼吸衰竭。

肺炎克雷伯菌。克雷伯菌通常在体弱患者，尤其是酗酒者中产生肺部感染。肺炎克雷伯菌肺炎是门诊常见的少数革兰氏阴性杆菌引起的肺炎之一。通常为急性肺炎病程；极少数情况下，它可能导致慢性肺炎。该病原体极易导致组织坏死，这是咯血、肺叶实变和脓肿发生率高的原因。痰可能呈暗红色和胶状（“砖红色胶冻样”痰）。痰液革兰氏染色可见大量多形核白细胞和大型革兰氏阴性杆菌，偶尔有厚荚膜。肺炎克雷伯杆菌肺炎可能并发肺脓肿和脓胸。

假单胞菌和其他革兰氏阴性杆菌。由这些微生物引起的肺炎主要是医院获得性肺炎，在门诊环境中不太常见。尽管如此，在非卧床医疗相关环境中风险也会增加，特别是在体弱的老年人和其他接受抗生素治疗从而使正常呼吸道菌群受破坏的人以及那些因慢性阻塞性肺疾病或支气管扩张等疾病而一般情况较差的人中。由此产生的疾病可能很严重以至于需要住院治疗。并发症包括肺脓肿、脓胸、菌血症和感染转移。痰液革兰氏染色可见丰富的多形核白细胞和革兰氏阴性杆菌。

卡他莫拉菌。这种革兰氏阴性球菌在形态上与奈瑟菌相似，但在生化和 DNA 特征上有所不同。它于正常宿主的口咽部发现，直到 20 世纪 80 年代才被认为有致病性，当时它被确定为一些慢性阻塞性肺疾病患者下呼吸道感染的原因。80% 以上的卡他莫拉菌感染的患者都并存潜在的肺部疾病。糖尿病、酒精中毒、恶性肿瘤和类固醇使用是其他已知的危险因素。病例多集中在冬季，这表明其发病可能与先前的病毒感染有关。随后发生的典型下呼吸道感染是轻微的，有时甚至是自限性的。革兰氏染色很容易识别这种微生物，几乎所有的痰培养都对这种微生物呈阳性。胸片显示间质浸润或磨玻璃影。菌血症很少见，治愈率很高，对抗生素敏感，虽然几乎所有的分离菌都对 β- 内酰胺酶呈阳性。

嗜肺军团菌。军团菌肺炎在 1976 年费城一家酒店暴发时首次被确认，现在被认为是社区获得性肺炎的一个重要原因。嗜肺军团菌是一种需氧、需要复杂营养的、小型革兰氏阴性杆菌。据报道，5% ～ 10% 的社区获得性肺炎病例和高达 30% 的严重社区获得性肺炎病例为军团菌所致。这种生物在水中生存，在土壤中也可生存，但生存率较低；通过吸入受污染的气溶胶或微吸入受污染的水而致病。传染源可追踪至被污染的冷却系统、浴缸和饮用水；医院感染是通过受污染的医院供水发生的。军团菌感染的危险因素包括吸烟、慢性肺病和免疫抑制。嗜肺菌占所有病例的 90% 以上；在确定的 14 种嗜肺军团菌血清型中，最常见的是血清组 1 型，第二种最常见的是米氏军团菌（匹兹堡肺炎病原体），可以引起免疫抑制患者的空洞性肺病。

军团菌感染引起的临床疾病包括轻度上呼吸道疾病（庞蒂亚克热）、自限性非典型肺炎、多灶性肺炎和呼吸衰竭。在短暂的前驱症状之后，开始急性高热、干咳和呼吸困难。大约 1/3 的病例发生胸膜炎性胸痛。系统性表现如腹泻或精神症状较常见，但非军团菌病特有的。

少数患者出现相对性心动过缓，但在大多数情况下，体格检查结果是非特异性的。胸片显示间质浸润或斑片状实变区，进展迅速。肺外表现不常见，但可出现心肌炎、心包炎、横纹肌溶解症和肾功能不全。通常无痰或痰量较少。痰液革兰氏染色不能显示病原体，但嗜肺军团菌可以在专门的缓冲木炭酵母提取物琼脂上培养。军团菌尿抗原对嗜肺军团菌血清群 1 引起的疾病非常敏感（约占所有病例的 80%），且易于制备。

肺炎支原体。这种细胞壁缺陷的生物体占社区获得性肺炎病例的 10% ～ 20%。它是非典型肺炎综合征（发热、干咳、胸片上的非特异性浸润）的主要病因，如前所述，也是健康成人急性支气管炎的病因。该生物体通过呼吸飞沫传播，潜伏期较长；发病往往是隐匿的。这种疾病通常以头痛、喉咙痛和不适开始，然后发展为干咳。

与胸部 X 线片上可见的斑片状支气管周围浸润相比，体格检查体征通常不明显。虽有大疱性鼓膜炎的报道，但在临床实践中并不常见。皮肤检查可能显示多形性红斑，这与肺炎患者的支原体感染高度相关。实验室研究显示，在大多数情况下，白细胞计数和分类正常。痰液较少，痰中以单核细胞为主，看不到支原体。痰培养并不实用，因为需要特殊培养基，并且结果至少需要 2 周。通过 PCR 对生物体进行检测提供了快速的处理方式且具有高度的敏感性和特异性。约 50% 的病例中存在冷凝集素，检测冷凝集素的存在可作为床边试验。支原体肺炎通常是一种轻度、自限性疾病，但它可在镰状细胞贫血儿童、免疫抑制宿主和老年人中产生严重肺炎。不常见的并发症包括溶血性贫血、无菌性脑膜炎、Guillain-Barré 综合征和肌心包炎。

肺炎衣原体。以前被称为肺炎衣原体，或 TWAR，这种专性细胞内生物体可引起非典型肺炎或急性支气管炎。它占社区获得性肺炎病例的 5% ～ 15%，年轻人的发病率更高。肺炎衣原体通过呼吸道飞沫在人与人之间传播。前驱症状类似于支原体肺炎，伴有头痛和喉咙痛，然后是干咳，但胸片上病变并不明显。最终诊断很困难，因为培养需要非常规进行的组织培养技术。血清学（急性和恢复期滴度）已用于确定诊断；PCR 被越来越多地使用。感染通常是自限性的；据报道，虚弱患者中有罕见的死亡病例。

鹦鹉热。作为衣原体组的一员，这种专性细胞内寄生菌也与性病淋巴肉芽肿和沙眼有关。这种疾病由鹦鹉或其他鸟类（包括鸽子和火鸡）传播给人类。鹦鹉热的临床特征与其他非典型肺炎无明显区别，主要表现为头痛、咳嗽和发热。偶尔会出现轻微的黄斑疹或脾大。

Q 热。由类立克次体的贝氏柯克斯体引起，这种空气传播媒介不同于立克次体感染，它可造成显著的肺炎，没有典型的皮疹和虫媒传播。贝氏柯克斯体主要存在于动物体内，人类接触牛、羊、山羊或受感染的动物皮或兽皮制品是最重要的流行病学因素，通常是诊断的唯一线索。Q 热的临床特点与其他非典型肺炎相似，但是肝炎发生率高达 1/3。

吸入性肺炎。这些通常是由需氧和厌氧链球菌、类杆菌和梭杆菌引起的混合感染。这些微生物是上呼吸道的正常菌群，如果它们在肺实质中增殖，就会引起肺炎。易感因素包括意识的改变（药物、麻醉、酒精、头部创伤）和呕吐反射的减弱，这些情况会导致误吸。患者通常病情轻微至中度，但可能出现中毒症状，尤其是发生肺脓肿或脓胸时。住院患者、接受抗生素治疗的门诊患者和无牙患者的呼吸道菌群发生了改变，厌氧菌（如果有的话）也减少了。如前所述，这些人的口腔微生物可能导致葡萄球菌或革兰氏阴性杆菌肺炎，而不是此处考虑的需氧 - 厌氧混合感染。吸入性肺炎患者的痰可能有异味，特征性表现为大量多形核白细胞和混合菌群，包括成对和连锁的革兰氏阳性球菌和多形性革兰氏阴性杆菌。肺脓肿和脓胸是吸入性肺炎相当常见的并发症，尤其是在治疗延迟的情况下。

病毒（包括甲型和乙型流感以及新型冠状病毒 -19）。病毒是急性支气管炎最常见的病因，占所有病例的 80% 以上。病毒性肺炎类似于非典型肺炎，临床上难以区分，除非它是一种独特的系统性病毒性疾病的一部分，如儿童的风疹或成人的水痘。许多病毒能够引起下呼吸道感染，包括流感病毒、腺病毒、呼吸道合胞病毒和副流感病毒。巨细胞病毒是移植接受者病毒性肺炎的常见原因。

流感是病毒性肺炎的最重要原因；它可以通过其流行传播和显著的全身症状，如发热和肌痛来识别。潜伏期通常为 1.5 ～ 3 天，细菌性肺炎尤其是肺炎球菌性、葡萄球菌性或链球菌性肺炎，可能是一种并发症。在 2009 年暴发的 H1N1 感染中，发热、咳嗽、呼吸急促、恶心呕吐、肌痛和喉咙痛是最常见的症状，在需要住院治疗的人群中最为突出。胸部 X 线检查显示 60% 以上接受影像检查的患者出现浸润性病变。危重病例在儿童和青年人中最为普遍；这些患者中有许多患有哮喘、肥胖症或慢性阻塞性肺疾病等共病。患有严重疾病的患者从出现症状到需要住院治疗（通常是重症监护）一般需要 4 天。需要住院治疗的患者的死亡率从年轻患者的 10% 到老年人的近 20% 不等，最常见的是病毒性肺炎患者和急性呼吸窘迫综合征患者。

冠状病毒可导致急性下呼吸道感染。严重急性呼吸综合征（severe acute respiratory syndrome，SARS）和中东呼吸综合征（Middle East respiratory syndrome，MERS）是这种冠状病毒暴发的主要特点。症状可表现为发热、肌痛和咳嗽的病毒性综合征，然后恶化为呼吸窘迫和器官衰竭（如急性肾损伤）。胸部 X 线显示多肺叶浸润，主要在下叶。常见的实验室检查结果包括淋巴细胞减少、血小板减少和肌酸激酶升高。治疗方式以支持性治疗为主，因为还没有确定有效的抗病毒治疗。据报道，死亡率高达 50%。这些感染的出现引起了人们对冠状病毒大流行的担忧，而随着新型冠状病毒 -19 感染的大流行暴发，人们也意识到了这种担忧。

真菌、其他机会致病菌和分枝杆菌。这对免疫抑制患者构成了社区获得性肺炎感染的威胁。机会性感染可能包括曲霉菌、念珠菌或肺囊肿。HIV 感染患者患原发性肺结核的风险也增加（见第 13 章和第 49 章）。一些真菌性肺炎可能发生在免疫正常的宿主中。例如，接触含有孢子的灰尘可能导致组织胞浆菌病（在中西部）或球孢子菌病（在西南部），其特征是在最初阶段出现干咳、流感样疾病、肝脾大、肺泡浸润，有时出现肺门病变；然而，大多数情况下胸部 X 线检查结果是正常的。

鉴别诊断 [19-21]

急性支气管炎

流感病毒引起的急性支气管炎占急性支气管炎病例的绝大多数，其次是非典型病原体感染，如支原体、衣原体或百日咳杆菌。哮喘和毛细支气管炎因表现为明显咳嗽而被误以为急性支气管炎，但喘息、呼吸急促、呼吸窘迫、低氧血症和发热的症状有助于区分这些小气道炎症。它还应与支气管扩张和慢性支气管炎（见第 48 章）的慢性咳嗽、咳痰以及上呼吸道感染区分开来。

社区获得性肺炎

在大多数美国流行病学研究中，肺炎链球菌仍然是最常见的肺炎原因，其次是流感嗜血杆菌、流感病毒和军团菌。然而，自从肺炎球菌疫苗问世以来，肺炎球菌感染的发生率显著降低，目前估计在 10% ～ 15%。在世界上这种疫苗接种不广泛的地区，流行率可能接近 50%。在住院患者中，病毒原因可能超过细菌病因。在许多患者中无法得到确定的诊断。吸入性肺炎在衰弱患者中很常见。

表 52-1 列出了各种感染的病因。感染性疾病偶尔会与感染性疾病表现类似。哮喘（见第 48 章）、先天性心力衰竭（见第 32 章）和过敏性肺炎（见第 51 章）是常见的例子。与慢性肺部疾病，特别是支气管炎（见第 47 章）和支气管扩张（见第 41 章）相关的影像学表现，如果没有既往的 X 线用作比较的话可能诊断会较困难。肺不张、肺梗死、肺水肿（见第 32 章）和肺肿瘤在胸部影像上

表 52-1 门诊患者肺炎的鉴别诊断
细菌
肺炎链球菌
流感嗜血杆菌
军团菌属（最常见 L 嗜肺军团菌）
金黄色葡萄球菌
肺炎克雷伯菌（以及其他肠杆菌科）
卡他莫拉菌
化脓性链球菌
肺炎支原体
肺炎衣原体
鹦鹉热衣原体
混合需氧 / 厌氧生物（吸入）
非细菌
结核分支杆菌
贝氏柯克斯体（Q 热）
病毒（流感、腺病毒、呼吸道合胞病毒、冠状病毒）
卡氏肺孢子虫
真菌

也可能与肺炎相似。

检查

总体策略

首要任务是区分下呼吸道感染与持续咳嗽的其他原因，包括上呼吸道感染（见第 50 章）。对于那些疑为患有下呼吸道感染的患者，重点应快速转移到区分急性支气管炎和肺炎，因为前者通常不需要抗生素，而后者通常需要抗生素。寻找特定的病原体通常是不必要的，但如果表现不寻常，发生了独特的接触或流行病学事件，或者患者受到免疫抑制，则需要进行检测。在大多数情况下，区分急性支气管炎和肺炎后就足以采取行动，特别是在被认为安全且适合门诊治疗的患者中，这是一项重要的决定，尤其是在被认为患有肺炎的患者中。

病史

病史有其局限性，因为不同疾病之间的症状有相当大的重叠。尽管如此，当结合临床背景、发病、临床病程和身体检查结果考虑症状群时，在诊断上是有用的。特别有用的是发病过程（急性或慢性）、相关症状（上呼吸道感染与否）、家庭中或宿舍接触者以及存在危险因素（如疗养院住所、近期抗生素、糖皮质激素、慢性阻塞性肺疾病、支气管扩张、HIV 感染、近期病毒性上呼吸道疾病）。

对诊断有帮助的症状

在出现急性咳嗽和发烧的患者中，出现呼吸困难、胸膜炎性胸痛、出汗和高热（＞ 38℃）以及无流涕症状增加了患肺炎的可能性。细菌性肺炎是指在没有上呼吸道症状的情况下突然出现发热、咳嗽、胸膜炎性胸痛和脓性痰。在病毒性上呼吸道感染期间，细菌重叠感染会突然恶化。当患者在家中或宿舍出现有病接触者，并持续干咳 5 天以上而无改善时，应考虑非典型肺炎。当社区中出现流感时，流感的症状差异较大，患者除了咳嗽和其他胸部症状外，还会突然出现发热、畏寒、肌痛和胃肠道不适等流感样症状。当没有细菌性肺炎的危险因素和上呼吸道感染时出现肺炎症状时，应考虑病毒性肺炎。

用于识别诊断的危险因素

注意流行病学危险因素和特殊的接触可以提示特定的病因。在流感暴发期间，或者如果生活在易受衣原体、支原体或百日咳暴发影响的公共环境中，应检查患者是否与疾病接触。应评估患者是否与鸟类（鹦鹉热）、牲畜（Q 热）或兔子（兔热病）密切接触。居住在美国西南部（球菌病）或中西部（组织胞浆菌病）或前往美国西南部（组织胞浆菌病）的患者可能会患上急性真菌性肺炎，除免疫功能低下的宿主外，通常无须治疗即可自愈。在过去的 2 周内，有在酒店或游轮上旅行的经历可能会导致军团菌感染。还需要确定肺结核高危患者（免疫抑制、无家可归、接触已知接触者）。

用于确定影响病因和预后的共病情况

病史有助于确定可能影响预后或阐明病因的共病情况。高龄、充血性心力衰竭、脑血管病、活动性恶性肿瘤以及肾或肝疾病都预示肺炎患者的预后较差。此外，不同特征的患者感染特定病原体的风险不同。在过去 3 个月内，耐药肺炎链球菌感染的危险因素包括 65 岁以上的老年人、酗酒者、免疫抑制状态和 β- 内酰胺类抗生素的使用。酗酒者也有较高的革兰氏阴性菌感染率，尤其是肺炎克雷伯菌，慢性肺部疾病患者常被流感嗜血杆菌和卡他莫拉菌感染。医院内的病原体，包括耐药微生物和假单胞菌，应在养老院居民中考虑。HIV 阳性患者有感染多种机会病原体的风险，如耶氏肺孢子菌和结核分枝杆菌。

局限性

如前所述，社区获得性肺炎较轻病例的临床表现可能与急性支气管炎相似。两者都可能出现相似症状，如发热、胸部不适和疲劳。肺炎的症状以前被归类为“典型”（咳嗽咳痰、寒战、胸膜炎）或“非典型”（干咳，前驱症状为头痛和喉咙痛）。这些分类最初是为了区分肺炎球菌引起的肺炎和由“非典型”生物体（如支原体和衣原体）引起的肺炎。然而，不同原因肺炎症状的重叠是实质性的，因此这种分类虽然有潜在的帮助，但往往是不可靠的。咳嗽的类型以及呼吸困难和发热的存在也不足以区分支气管炎和肺炎。化脓性痰报告对肺炎的预测价值较低（约 10%）；它所代表的是脱落的气管支气管上皮和炎症细胞，这在两种疾病中都很常见。

体格检查

在非卧床患者中，肺炎的体征可为细微或隐匿样表现，在患有潜在肺部疾病或心力衰竭的患者中可能出现非特异性表现，如肺部检查中散在的啰音。体温高于 38℃、呼吸急促、心动过速和局灶性听诊异常有利于肺实质受累的诊断。胸部检查的典型体征（叩诊浊音、支气管呼吸音、哮鸣音）对肺炎诊断更具特异性，但通常不明显，其敏感性低于 25%。伴随呼吸音减弱的浊音提示胸腔积液，胸膜摩擦可能预示着胸膜炎，两者都值得仔细检查。更可能只表现为局部啰音。

尽管如此，这些细微的局部发现可以为肺炎的存在提供重要线索，并有助于区分肺炎和急性支气管炎。相反，在检查中遇到正常的生命体征和无肺部异常，门诊患者患肺炎的概率降低到 1% 以下。其他发现有助于评估预后。高热（＞ 40℃）、低温、呼吸急促和心动过速都与 30 天内死亡率增加有关。

实验室检查

对于被认为适合门诊管理的人来说，发烧和咳嗽患者的实验室检查可能是非必需的。对于临床表现最符合急性支气管炎的患者，影像学和实验室检查通常是不必要的，因为它们对诊断和管理决策几乎没有帮助。对于那些被认为可能患有下呼吸道感染但其程度仍不确定的患者，一些检查值得考虑。

胸部 X 线片

胸部 X 线检查可提高有肺炎临床症状和体征的人群的临床预后。这项检查可以使肺炎患者更早地接受抗生素治疗，并避免不必要的抗生素应用。然而，在没有其他肺炎临床证据的情况下，将常规应用范围扩大到急性咳嗽和低热的患者中应用并没有得到研究证据证实。此外，临床上疑诊肺炎的患者大多可以直接接受治疗，只要除外引起类似症状的其他原因而无需 X 线检查确认。在心力衰竭或慢性支气管炎发作的情况下（可能出现类似情况），可能需要胸部影像学检查。除了显示疾病的程度外，胸片还可能显示胸腔积液，这与较差的预后有关。如果发现明显的胸腔积液，应考虑胸腔穿刺以评估是否存在脓胸或复杂的肺炎旁积液。胸膜液被送去进行革兰氏染色、培养、细胞计数，并测定葡萄糖、蛋白质、乳酸脱氢酶水平和 pH（见第 43 章）。

C 反应蛋白（C–Reactive Protein，CRP）

CRP 被试图用于更好地识别可能患有肺炎的持续咳嗽和发热患者，这引起了人们对使用这种急性期反应物的兴趣。研究发现，当结合症状和体征时，它有助于肺炎的诊断。在无发热和咳嗽共病的患者中，如果 CRP 水平低于 10 mg/L，或在无呼吸困难或每日发热的患者中介于 10 ～ 50 mg/L，则肺炎的可能性极低。CRP ＞ 30 mg/L 可显著提高肺炎的诊断（一项研究中提高 28%）。在低风险的患者中，CRP ＜ 30 mg/L 患肺炎的概率＜ 1%，实际应用上可排除肺炎。在有提示性临床表现的患者中，CRP ＞ 30 mg/L 与近 20% 的患者的肺炎相关。因此，如果这一检查可以被快速得到结果，则可能是一个有用的辅助手段，用于确定哪些患者无须进一步检查，而哪些患者需要胸部 X 线检查。在缺乏额外证据的情况下，这可能不足以继续进行经验性抗生素治疗，尽管它将受试者工作曲线下的区域从 0.62 提高到 0.78。

降钙素原

为了限制下呼吸道感染时不必要的抗生素使用，人们对降钙素原非常感兴趣。降钙素原是一种由细胞释放的降钙素前体肽，用于应对细菌感染，而不是病毒感染。低水平（＜ 0.1 μg/L）的降钙素原可以提示急诊室的下呼吸道感染患者和肺炎住院患者停用抗生素。研究表明，检测 PCT 与抗生素暴露时间缩短（2 天），抗生素相关不良事件减少（25%），死亡率降低（OR=0.83）相关，因此该检查已被美国食品和药品管理局（Food and Drug Administration，FDA）批准用于急诊室和住院患者。

虽然得到这样的认可，但在美国日常初级保健实践中使用的适用性仍然不确定，因为大多数研究是在欧洲的住院或急诊室进行的，这些地方抗生素非必须使用非常普遍。随后的一项美国大规模、学术性多中心随机试验（PROACT）未能证实降钙素原测定用于补充知情的临床医生判断的益处。其他分析表明，降钙素原的测量对提高诊断准确率几乎没有作用，而诊断准确率取决于临床特征，对受试者工作曲线下的面积增加很少。需要进一步的随机研究来评估门诊环境中 PCT 的使用情况。

痰液革兰氏染色与培养

痰液革兰氏染色与培养作为实验室检查由来已久，但目前尚有有争议。在急性支气管炎中，病毒和非典型细菌的优势使这些试验不太可能影响治疗决定。对于肺炎患者，美国传染病学会和美国胸科学会最近的联合指南提倡仅对社区获得性肺炎患者进行痰液革兰氏染色和培养。尽管数据有限，但在符合门诊管理条件的患者中使用似乎并不能改善结果。这个建议承认革兰氏染色和培养的局限性，但也主张在住院患者中检测耐药或非典型微生物的重要性。

如果采集痰液样本，则必须确保样本充足；只有大约 1/3 的样本被认为是足够的。标本应从深度咳痰中获取，必要时使用盐水雾化。为了准确预测致病菌，革兰氏染色应显示每个低倍视野中少于 10 个上皮细胞和多于 25 个多形核细胞。阅片需要由经验丰富的观察员进行。没有经验的观察者可能会忽略小的革兰氏阴性杆菌，脱色不足会导致革兰氏阴性菌被误分类为革兰氏阳性菌。肺炎球菌感染呈革兰氏阳性，呈柳叶刀状双球菌；革兰氏阴性球菌提示莫拉克斯氏菌（Moraxella），革兰氏阴性球菌纤毛型提示流感嗜血杆菌。革兰氏染色显示的一种主要生物的鉴定对该生物的感染具有特异性，有助于解释随后的痰液培养。

尽管试图获得足够的样本，但上呼吸道污染、病原体对生长条件的高要求和运输延迟都限制了痰培养的实用性，约 50% 的病例痰培养呈阴性。然而，当产率增加到 85% 左右时，革兰氏染色剂上才会出现优势菌。理想情况下，应在开始使用抗生素之前获取所有培养物，但未能获取痰标本不应是延迟抗生素治疗的理由。

血液培养可能非常有用，尤其是在疑似肺炎球菌疾病中，一过性菌血症并不少见。约 5% ~ 15% 的患者血培养呈阳性，这可能是准确识别致病微生物和确定抗生素敏感性的唯一方法。肺炎球菌是血液培养鉴定出的最常见的微生物，这些分离物上可以测试青霉素敏感性。这种微生物通常不能在送去培养的痰样本中存活。在开始抗生素治疗之前，应从不同部位抽取 2 组血液进行血培养。

聚合酶链反应（PCR）检测

这种基于 DNA 的技术提高了检测呼吸道病原体（特别是病毒）的速度、灵敏度和特异性，但也提高了细菌种类（包括难以培养的非典型）的检测速度。这种增强检测的一个潜在问题是区分上呼吸道定植和下呼吸道感染。临床判断和适当的样本采集对于正确的检测解释至关重要。鼻拭子样本可能对多种病毒呈阳性，但漏掉了呼吸道下方的细菌病原体。经证实的细菌性肺炎患者中有多达 20% 的人同时感染病毒，因此发现病毒并不排除合并细菌感染。

流感检测

当患者出现在已知流感暴发的环境中，并出现咳嗽、发热、肌痛、头痛和胃肠道不适等特征性症状时，无须进行检测。当存在不确定性或需要确认时，如为密切接触者提供预防性治疗，可通过获取鼻拭子进行检测，这些措施最好在症状出现后 3 ~ 4 天内完成，因为此时病毒脱落最大。

快速流感诊断测试（rapid influenza diagnostic tests，RIDT）是为治疗机构使用而设计的；它们以检测抗原为目标。测试工具可供在诊室使用，在不到 15 min 内给出结果。敏感性适中（50% ~ 70%）；特异性更好（> 95%）。它们有助于控制流感，但不能用于排除 2009 年 H1N1 流感大流行，1/3 的严重感染患者最初通过快速抗原检测呈阴性。它们对检测甲型流感抗原（64.6%）比检测乙型流感抗原（52.2%）更敏感，儿童（66.6%）比成人（53.9%）更敏感。报告的特异性为 98.2%。由于其适度的敏感性，假阴性比假阳性更为常见，尤其是在流感暴发早期，其预测试概率较低。

PCR 流感检测已取代病毒培养成为诊断的金标准。当临床情况需要明确诊断时，可要求进行检测。结果可在 1 ~ 8 h 内获得。灵敏度和特异度均超过 95%。现在可以进行快速核酸扩增试验和数字免疫分析，能够在 30 min 内产生结果。与抗原检测相比，成本很高，但当需要确定检测时，如在诊断流感肺炎时，检测的准确性大大提高。检测甲型流感的灵敏度从 80% 到 90% 以上，检测乙型流感的灵敏度为 76% ～ 95%，特异性＞ 98%。

百日咳检测

当结果将影响治疗决策且感染概率很大时，如咳嗽发作、咳嗽后呕吐和有接触史的患者，则提示应进行测试。PCR 检测为百日咳的诊断提供了一种快速、高度敏感但昂贵的方法。虽然特异度不是最佳的，但该试验具有极好的灵敏度。与血清学或培养等其他百日咳杆菌检测方法不同，它能快速得出结果，并能在病程早期提供信息。4 周后，随着鼻咽中细菌 DNA 的数量迅速减少，测试灵敏度下降，增加了假阴性结果的风险。由于特异度不理想，建议在疑似暴发时进行培养以确认诊断。

鼻咽标本的培养也可以在发病早期进行，但标本的处理具有挑战性，结果需要几天到几周才能显现出来。当 IgG 滴度达到最大值时，血清学检测在咳嗽发作 4 周后成为一种选择，并在疾病后期（通常在咳嗽发作后 2 ～ 8 周）成为首选的诊断手段。针对百日咳杆菌抗原的单一高血清 IgG 抗体水平为确诊提供了高度特异性。

军团菌检测

军团菌的诊断在很大程度上依赖于军团菌抗原的检测，这是一种简便、快速的军团菌病诊断方法。该检测对嗜肺军团菌血清群 1 非常敏感，该血清群占肺炎病例的 80% 以上。即使在开始使用抗生素后，该抗原仍会在尿液中持续存在，并可能在感染后持续数月。所有临床表现或流行病学提示存在军团菌感染的患者均应进行军团菌尿抗原检测。军团病也可以在 3 ～ 5 天内通过在特殊培养基上培养该生物体来诊断。血清学也可用于检测感染，但由于结果回报延迟，使其临床意义不大。单一抗体滴度为 1 : 256 是可以作为一定依据，但确诊需要证明急性期和恢复期标本之间的滴度增加了 4 倍。

肺炎球菌尿抗原检测也可用，70% ～ 80% 对肺炎球菌肺炎敏感。经验性治疗方案必须始终涵盖肺炎球菌感染，因此通过尿液抗原检测来确认该诊断的必要性较低，但可以更早地缩小抗生素的范围。

其他病原体的检测

对社区感染性肺炎患者进行额外的检测通常是不必要的。测量急性和恢复期血清滴度可以确认支原体、贝氏柯克斯体或病毒制剂的感染。肺囊虫和结核分枝杆菌在免疫缺陷和 HIV 感染的肺炎患者的诱导痰标本或支气管肺泡关系中也被染色（见第 13 章和第 38 章）。

确定住院需求的测试（也见入院指征）

当患者需要住院治疗还是可以作为门诊患者安全管理并不明确时，进行一些简单的实验室检查可以提供对预后和并发症风险具有预测价值的信息。当与临床表现相结合时，这些检查有助于确定治疗地点的有效决策（参见入院指征）。相关检查包括全血细胞计数和分类，通过尿素氮和肌酐评估肾功能，以及测定血清电解质。脱水或抗利尿激素不当综合征可能导致严重低钠血症（血清钠＜ 130 mg/dl），需要住院，且这种情况常伴有军团菌病。无论病因如何，肺炎患者的肝酶经常升高。血氧饱和度测定是评估充是否缺氧的一种方便方法，有助于指导决策。动脉血气测定有助于评估预后，但主要应用于住院患者。

管理原则

概况

首先需要确定住院管理患者和门诊管理患者。疑似患有急性支气管炎的患者，以及没有并发症的急性肺炎和几乎没有合并症的患者，可以在门诊进行治疗。一旦确定了治疗地点，重点就转移到评估是否需要抗生素治疗，及时开始治疗对于取得最佳疗效至关重要，但不加判断的大量使用不必要抗生素是引起抗生素滥用和相关不良后果的根源。由于大多数急性支气管炎的病因是病毒性的，因此强烈反对使用抗生素，但因流感引起的急性支气管炎患者除外，他们从及时的抗病毒治疗中获益。另外，有肺炎证据的人需要尽快考虑经验性抗菌或抗病毒治疗。

入院与门诊管理

许多社区获得性下呼吸道感染患者可以在门诊进行治疗，前提是患者对自己的病情一定重视、能够遵从医嘱、可以获得一定支持帮助，并且没有呼吸系统损害或严重共病的迹象（见入院指征）。在肺炎患者结局研究试验（Pneumonia Patient Outcomes Research Trial，PORT）中，约 50% 的患者被确定为并发症风险较低，适合门诊治疗。这些患者的 30 天死亡率低于 1%。适合家庭管理的患者口服抗生素方案可达到治疗血清水平和良好结果。

目前有一些评分系统用于评估预后、分层风险，并帮助确定最佳治疗场所。在初级保健环境中用于风险分层的预测方法中，肺炎严重程度指数（pneumonia severity index，PSI）对检测不良预后和住院需求更为敏感；CURB-65 评分［意识、尿素氮、呼吸频率、血压（Confusion，BUN，Respiratory rate，Blood pressure）］更为敏感，对于 65 岁或以上的患者更容易实施（见入院指征）。

抗菌治疗的必要性

抗生素

在急性支气管炎（通常是健康人的病毒源性疾病）中，经验性使用抗生素不能改善预后，因此不推荐使用。对于急性支气管炎，不适当的抗生素处方在初级保健层面仍然常见，通常是为了满足患者的需求（见下文讨论）。只有当流行病学和临床表现强烈提示非典型病原体病因（如百日咳、衣原体、支原体）时，才应考虑抗生素治疗。细菌感染的 PCR 检测应被视为抗生素治疗的正当理由。如果认为有可能发生流感，则需要抗病毒治疗，最好在症状出现的前 3 ～ 4 天内开始治疗（见下一节）。

在肺炎中，经验性抗生素治疗是初始治疗的基石，因为细菌病因占病例的很大比例，及时开始抗生素治疗可获得最佳效果。抗生素的选择基于对特定潜在病原体的最佳临床评估。IDSA/ATS 已就门诊治疗提出一致建议。可以理解的是，这些治疗方案不同于推荐给住院患者的治疗方案，后者针对的是合并症患者更严重的病因。如果临床反应不理想或随后的测试表明病因异常，则可以调整最初的经验性抗生素方案。治疗通常持续 5 ～ 7 天（见下文讨论）。

抗病毒治疗

对于疑似流感，需要进行抗病毒治疗。对于出现特征性症状的患者，它可以在流感暴发时根据经验实施。快速检测技术可以在必要时确认诊断，以支持治疗决策。

对症治疗

患有支气管炎或肺炎的患者经常要求药物来缓解咳嗽，这促使他们寻求医疗护理。急性咳嗽患者不鼓励止咳，因为咳嗽反射仍然是一种重要的防御机制。充足的水合作用对帮助清除分泌物至关重要；这可以通过液体摄入和局部气道湿化来实现。愈创木酚甘油醚等祛痰药可能有助于某些患者排痰，尽管尚未证明它们对结果有显著影响。肺物理疗法可能有助于调动分泌物，但前瞻性试验未能证明这种由来已久的干预可以改善门诊患者的预后（见第 41 章和第 47 章）。同样，没有证据表明门诊间歇性正压通气对社区获得性肺炎的缓解有显著作用，尽管它可能有助于潜在反应性气道疾病患者的支气管扩张剂输送和相关支气管痉挛的缓解（见第 47 章和第 48 章）。

止咳

在一些患者中，持续咳嗽会导致严重的肌肉骨骼痛或呼吸疲劳。夜间咳嗽可能会干扰睡眠，妨碍患者充分休息。在这些情况下，可以提供几种治疗方法。在两项针对急性支气管炎患者的小型试验中，β_2 受体激动剂（如沙丁胺醇）缩短了咳嗽持续时间。同那些反应性气道疾病患者一样，这些患者的呼气流速可以降低。支气管炎的持续咳嗽可能与支气管刺激有关，而不是持续感染，所以这种治疗在生理上是有意义的。然而，由于缺乏大型研究、药物副作用的解释以及教授缺乏经验的患者如何使用吸入器所需的时间，这种使用受到限制。直接减少咳嗽反射的止咳药包括右美沙芬和可待因。这些药物可以提供暂时缓解，尤其是睡前服用（见第 41 章）。虽然片剂形式同样有效，但患者可能更喜欢用于止咳的糖浆配方。另一个令人烦恼的症状发热，可以用阿司匹林或对乙酰氨基酚来控制

（见第 11 章）。

家庭氧疗

肺炎住院患者可能需要吸氧治疗，但在门诊环境中使用氧气治疗没有什么意义，因为大多数低氧血症患者不能在家中接受治疗，除非低氧血症是慢性的。即使如此，由于通气灌注比例失调的恶化，门诊氧疗在肺炎患者中也可能存在问题。建立一个高度强化的家庭护理计划是一种减少住院需求的新兴方法。在这种情况下，氧气治疗是根据患者的呼吸状况进行滴定的，而不是针对特定的呼吸系统氧饱和度或浓度。肺炎时的肺实变起分流作用，氧气增加可能不会改善动脉氧合。此外，患有严重慢性肺病的患者可能会因过度吸氧治疗而出现高碳酸血症（见第 47 章）。

糖皮质激素

由于下呼吸道感染的症状通常与哮喘相似，因此在一项调查中，高达 15% 的病例通常会吸入和口服糖皮质激素。在急性支气管炎中，它们被认为是减少患者对不适当抗生素使用需求的一种手段。然而，比较中剂量口服泼尼松龙和安慰剂的随机试验未能减少症状持续时间或严重程度，因此除非患者已有反应性气道疾病，否则不推荐。

特殊情况

急性支气管炎

至少 8 项涉及多西环素、甲氧苄啶 / 磺胺甲噁唑和红霉素的随机安慰剂对照试验未能显示经验性抗生素治疗对急性支气管炎患者的益处。在大多数研究中，无论治疗结果如何，咳嗽在 1 周就消失了，持续咳嗽 2 周并不罕见。这些较小的试验合并在两个独立的系统评价中，证实了抗生素对这些患者的最小益处。更有效的抗生素，如阿奇霉素，在随机对照试验中没有表现得更好。

尽管有这方面的证据，一些研究发现，医生为 60% 以上的急性咳嗽和无潜在肺部疾病的门诊患者开抗生素。流行病学研究表明，这些患者中很少有人因为咳嗽而患肺炎；大多数人只是患有病毒性急性支气管炎。患有急性支气管炎且无明显发热的健康患者应采取保守的咳嗽治疗措施，并告知患者该疾病的自然病史。

限制不必要使用抗生素的策略。患者需求是抗生素使用的重要驱动因素。强调病毒是主要病因和不必要使用抗生素的不良影响有助于减轻患者对抗生素的预期。一项研究表明，将该诊断标记为“伤风”有助于向患者传达该问题。对持续性患者的一种考虑是给抗生素处方，但严格地规定，发烧、咳浓痰、呼吸困难时才可使用。如前所述，除非患者已有反应性气道疾病，否则使用皮质类固醇替代抗生素的益处很小。

关于短期使用阿奇霉素与既往心血管疾病患者心血管死亡风险增加之间的相关性的报告，使一些人暂停了支气管炎抗生素的申请。大环内酯类抗生素可以延长 QT 间期，这样做可能会导致患有潜在心脏病的患者产生心律失常。

以医生为中心的措施包括使用降钙素原检测来确定是否存在细菌感染，并劝阻 PCT 水平正常的患者使用抗生素，不幸的是，这种方法不太适合门诊使用，因为没有现成的可供检测的医疗地点。向医生提供有关“发生了什么”的背景信息似乎能够减少发热性呼吸道疾病患者不必要的抗生素使用。

百日咳

急性支气管炎不使用抗生素治疗的一个重要例外是百日咳患者。早期抗生素治疗可有效治疗百日咳杆菌感染，缩短症状持续时间，降低传播风险。其在未经治疗者可持续 4 周。大多数寻求医疗的成年人都处于发作期，此时气管损伤已经发生。然而，它们在早期发作阶段仍可能具有传染性，治疗可减少百日咳杆菌的传播。因此，有记录或疑似百日咳的患者通常使用大环内酯类抗生素治疗 7 ～ 14 天。5 天的治疗通常使患者不再具有传染性。红霉素（500 mg QID）是标准治疗方法，也是最便宜的，但其每日 4 次的给药方案和频繁的胃肠道不耐受导致建议使用耐受性更好、给药更方便的大环内酯类药物，每日 1 次阿奇霉素（第 1 天服用 500 mg，第 2 ～ 5 天服用 250 mg/d）；克拉霉素（500 mg BID）是一种替代方案。使用相同方案进行预防性治疗（根据儿童体重进行调整）推荐用于家庭成员和密切接触者，尤其是未接种疫苗的婴儿。对于大环内酯类药物不耐受的患者，可使用甲氧苄啶 / 磺胺甲噁唑（160/800 mg，每日 2

次，共 14 天）。

支原体和衣原体

在已确诊或强烈怀疑感染其中一种非典型病原体肺炎的典型社区环境中暴发的急性支气管炎，通常不会导致严重到需要进行检测或经验性抗生素治疗。大多数原本健康的患者在没有抗生素的情况下会好转，而让大量人群接受不必要的抗生素治疗只会增加整个社区的耐药性风险。只有社区暴发环境中可能患有肺炎的镰状发热患者需要进一步检查和考虑抗生素治疗（见下文讨论）。

慢性支气管炎急性加重期

使用抗生素可有效缓解慢性支气管炎患者的症状，防止肺功能恶化。肺炎链球菌、流感嗜血杆菌和卡他莫拉菌是这些患者的常见病原体。第二代 β 内酰胺类抗生素（如头孢呋辛），是治疗简单病例的首选药物，阿莫西林 - 克拉维酸可应用于老年患者和更严重的肺部疾病患者。替代品包括第二代大环内酯类、呼吸氟喹诺酮类或甲氧苄啶 / 磺胺甲噁唑。其余治疗取决于患者的病情和肺功能状况（见第 47 章）。

社区获得性肺炎

抗生素明确用于门诊治疗社区获得性肺炎。主要靶向药物针对肺炎链球菌、支原体、嗜衣原体和军团菌。疗效证据包括显著降低肺炎死亡率和与延迟或不当抗生素治疗相关的不良后果。肺炎链球菌耐药性的增加，尤其是对青霉素和近期发现的对大环内酯类药物的耐药性，使抗生素的经验性选择变得复杂。最初的治疗针对最常见的病原体，根据年龄、合并症和肺炎严重程度对患者进行分类。列出的抗生素方案遵循 IDSA/ATS 的联合建议，并应注意到轻微偏差。

健康年轻人。在 60 岁以下的人群中，最常见的病原体是肺炎链球菌、支原体、衣原体和军团菌。美国约 30% 的肺炎球菌具有中度青霉素耐药性 MIC 为 0.1 ～ 1.0 μg/ml），高达 10% 的肺炎球菌具有高度青霉素耐药性（MIC ＞ 2.0 μg/ml）。这些高度耐药的微生物通常对多种抗生素具有交叉耐药性，包括甲氧苄啶 / 磺胺甲噁唑和红霉素。

尽管如此，大环内酯类抗生素（如红霉素和随后的阿奇霉素和克拉霉素，它们引起的胃肠道不适较少）被认为是一线治疗。早期的观察研究证实了这种方法是一种有效、廉价的策略。然而，过量使用大环内酯类药物导致肺炎链球菌和支原体在社区范围内对大环内酯类药物的耐药率越来越高，因此必须考虑使用其他药物作为一线经验性用药。

当社区链球菌对大环内酯类药物的耐药性超过 25%，且临床表现为典型的细菌性肺炎（突然发作，脓性痰，肺实变证据），阿莫西林 - 克拉维酸单药疗法已被证明有效。添加大环内酯类药物或在症状没有改善时再增加大环内酯类药物可以证实军团菌感染的可能性，军团菌感染可能以类似的方式被诊断。值得注意的是，对住院肺炎患者的临床试验发现，只要大环内酯类药物治疗在军团菌感染确诊后加用，经验性单药治疗与双药治疗结合使用相比没有劣势。

如果临床表现更倾向于非典型肺炎（逐渐发作、干咳、影像学无明显实变迹象），则可以使用多西环素作为一线治疗，尤其是对无合并症的年轻人。然而，随着使用量的增加，对这种抗生素的耐药性也在上升。

呼吸氟喹诺酮类药物，如左氧氟沙星和莫西沙星，对大多数社区获得性肺炎病原体表现出良好的活性，并且耐受性良好。然而，不加选择地使用氟喹诺酮，特别是在没有太多疾病或没有合并症的人中，肯定会导致为更具耐药性的菌株产生和氟喹诺酮使用的并发症，包括肌腱炎和肠道艰难梭菌过度生长，导致严重腹泻。

轻度至中度症状患者的抗生素治疗持续时间不需要超过 7 天，如果症状减轻且在 48 ～ 72 h 内没有发热，则可以缩短。阿奇霉素有很长的半衰期，可以让反应良好的患者在 3 天后停止治疗。

老年人和具有合并症的患者。肺炎链球菌仍然是肺炎最常见的病因，但流感嗜血杆菌、卡他莫拉菌和其他革兰氏阴性菌（如假单胞菌）也是可能的病原体。非典型病原体，如支原体和衣原体被认为在这一人群中不常见，但最近的研究也证明了它们的重要性。因此，推荐的一线治疗是第二代大环内酯类药物（阿奇霉素或克拉霉素）加 β- 内酰胺（如阿莫西林 - 克拉维酸）。由于对肺炎链球菌耐药性的考虑，该方案也应用于最近（3 个月内）使用抗生素的患者。两种药物联合使用的替代疗法是呼吸氟喹诺酮（左氧氟沙星、莫西沙星），其具有足够的肺炎球菌覆盖率。

尽管有这些建议，但社区获得性肺炎老年患者（平均年龄 70 岁）的经验治疗少数主要随机头对头试验的数据说明阿莫西林 - 克拉维酸单药治疗与阿莫西林 - 克拉维酸 / 大环内酯双药治疗和呼吸氟喹诺酮单药治疗相比无劣效性。

医疗保健相关肺炎

在这种情况下出现肺炎的患者，其革兰氏阴性菌感染和葡萄球菌双重感染的风险增加，需要与接受肠外抗生素治疗的住院患者一样进行治疗。

肺炎链球菌的抗生素耐药性。肺炎链球菌对抗生素耐药性的日益普遍，强调了为高危患者接种疫苗的必要性；超过 85% 的耐药菌是 23 价疫苗中包含的血清型。此外，自从引进 13 价结合肺炎球菌疫苗以来，青霉素耐药性进一步降低（见下文讨论）。

流感

如果确诊或高度怀疑为流感，则神经氨酸酶抑制剂扎那米韦吸入剂和奥司他韦口服可用于治疗。这些药物是唾液酸类似物，可抑制病毒神经氨酸酶，该酶对甲型流感和乙型流感病毒的复制至关重要。这些药物的随机试验表明，如果在症状出现后 48 h 内给药，可使疾病持续时间减少 1 ～ 1.5 天。扎那米韦通过吸入器给药，每天 2 次；奥司他韦可口服（每次剂量 75mg）每天服用 2 次。在高危人群中，这些药物可降低死亡风险、住院风险和症状持续时间。早期治疗与更好的预后相关。

这些药物的优点是它们对甲型流感和乙型流感都有活性；已有耐药性的记录，但其临床意义尚不确定。此外，由于这些药物的平均成本至少是流感疫苗的 10 倍，接种疫苗显然是避免流感症状的更具成本效益的方法。

一种新的药物，多聚酶酸性（polymerase acidic，PA）核酸内切酶抑制剂（如 baloxavir marboxi），为简单流感提供有效的单剂量治疗。该药物可阻止病毒复制，并可对抗甲型和乙型流感。其疗效与奥司他韦治疗甲型流感相当，优于乙型流感。其引起的恶心和呕吐较少，成本与普通奥司他韦大致相同。该药对耐神经氨酸酶菌株有效。含有多价阳离子的药物，如液体抗酸剂，可降低血清水平，不应与该药同时使用。

在医务人员中预防流感是一项重大挑战。随机试验发现，佩戴日常外科口罩和佩戴 N95 呼吸器一样能提供保护。洗手是必要的。对患者及其家庭成员进行预防是需要被优先考虑的（见患者教育和预防）。

监测治疗

生命体征的改善最能说明临床症状的改善。PORT 研究验证了体温、呼吸频率、心率和血压是病情稳定的可靠指标。平均而言，患者在住院后中位数为 3 天时达到“正常”生命体征。然而，直到第 6 天，患者通常不会完全“不发热”（温度 ＜ 37.2℃，即 99℉）。一旦患者达到临床稳定，即正常的生命体征、正常的精神状态和可口服给药，再出现恶化是较少见的（＜ 1%）。当病情好转时，患者可从静脉注射抗生素改为口服抗生素，无须进一步住院观察即可安全出院。

如果患者临床进展良好，频繁重复胸部 X 线检查是没有必要的。影像学表现的消失往往较临床症状消失慢，可能需要长达 6 周的时间；持续存在缓慢消退的浸润既不是治疗反应差的迹象，也不表示有严重的预后。肺炎链球菌或军团菌感染尤其如此，感染后数月仍可能出现浸润。然而，当患者病情恶化或发热无法缓解时，影像学检查对于发现肺脓肿和脓胸等并发症非常重要。此外，应考虑这些患者体内存在异常或耐药微生物的可能性，并适当调整抗生素治疗。

有人建议在症状消失后进行胸部 X 线检查随访，以检测任何导致肺炎发展的潜在恶性肿瘤。研究发现有意义的结果量太小（1%），不足以进行常规的后续影像学研究；然而，50 岁以上的人，特别是男性和吸烟者（高达 2.8%）的阳性率有所增加，表明他们被考虑进行后续影像研究。

患者教育与预防

患者教育

下呼吸道感染患者需要接受有关其自然病史的教育。如上所述，急性支气管炎患者通常持续咳嗽 1-2 周。然而，这些患者通常在第一周结束时表现出整体改善。而肺炎患者的恢复期要长得多。超过 50% 的肺炎患者在诊断后 1 个月仍有疲劳和咳嗽。有持续症状的患者在随访期间通常需要更多的门诊就诊。

如果患者在门诊接受治疗，他们可以在家监测体温。持续发热、呼吸状况恶化和意识变差是寻求医疗救治的指征。如果吸烟的患者尚未戒烟，应强烈敦促他们戒烟。事实上，这是一个鼓励患者戒烟的绝好机会，因为很多患者都在此时戒烟（见第 54 章）。

可以建议家庭采取一些简单的预防措施降低传播风险，特别是在传播风险最大的疾病早期，降低病毒和非典型病原体感染的风险。重要而有效的早期措施包括洗手和戴口罩。不必要长时间戴口罩，但经常洗手始终是一个好建议。

预防

社区获得性肺炎康复的患者可以接受肺炎球菌和流感疫苗接种。疫苗安全有效，可以拯救生命。主要候选人是老年人（65 岁以上）、充血性心力衰竭或慢性阻塞性肺疾病患者、免疫抑制患者或脾切除术患者。两种药物都可以在一次就诊中安全有效地使用。

肺炎球菌疫苗（见第 6 章）

接种肺炎链球菌主要菌株的疫苗，特别是对抗生素耐药的菌株，已成为降低侵袭性和社区获得性肺炎链球菌疾病相关发病率和死亡率的主要手段。多价肺炎球菌疫苗（PPSV23，肺炎球菌）是这些疫苗中的第一种。它包括 23 种肺炎球菌荚膜类型，它们共同占美国肺炎球菌肺炎病例的 90% 左右。虽然效果中等，但在 25% 的侵袭性肺炎球菌病例和 10% 的社区获得性肺炎病例中，它未能起到保护作用。这一缺陷导致了 13 价肺炎球菌结合疫苗（PCV13，Prevnar 13）的开发，针对 PPSV23 未涵盖的许多耐药菌株提供增强的抗体反应和保护。这种疫苗非常有效（45% ～ 75%），目前建议所有 65 岁以上的人接种疫苗，并辅之以 12 ～ 18 个月后对免疫能力正常的人首次进行 PPSV23 疫苗接种——及时分离是由于不同的免疫途径。对于在 PCV13 可用之前接受 PPSV23 疫苗接种的许多患者，包括功能性无精症患者、免疫抑制者和 65 岁之前接受 PPSV23 疫苗接种的老年人，建议在初次接种后 5 年内一次性重新接种肺炎疫苗。

流感疫苗（见第 6 章）

含有灭活 A 型和 B 型流感病毒的传统的用鸡蛋培育的疫苗和由细胞培养产生的重组 A 型和 B 型病毒血凝素蛋白组成的新型重组疫苗都是可用的，并且相当有效（平均 59%）。在传统的鸡蛋培育的疫苗中，最有效的是针对 65 岁以下人群的标准剂量四价疫苗和针对 65 岁及以上人群的高剂量三价疫苗或标准剂量佐剂三价疫苗。还有一种鼻内给药的减毒活病毒疫苗，可以给 50 岁以下免疫能力强的人使用，但其效力较低并且不适合免疫功能低下的人使用，通常不被推荐。重组三价和四价疫苗应越来越广泛，并且能够定制，生产时间只需鸡蛋培育的疫苗所需的一小部分。事实证明，它们效果不比传统疫苗差，在一项对老年患者使用四价疫苗进行比较的研究中，其有效性提高了 30%。

除标准疫苗接种建议外，所有 18 岁或 18 岁以上的成年人，尤其是流感并发症风险最大的人，每年都要接种流感疫苗（65 岁以上、在疗养院或长期护理院居住、怀孕、慢性疾病、美洲原住民，见第 6 章），流感疫苗亦应注射予高危人士，例如曾患肺炎但未注射疫苗的人士，以及与流感病人有未注射疫苗的家庭及机构接触者。

对鸡蛋过敏是用鸡蛋培养的疫苗接种的相对禁忌，但这些疫苗可以安全地给那个些反应轻微的人（如麻疹）。其他反应更严重的人仍然可以接种疫苗，但只能在医学监测下，在那里可以及时进行急性超敏反应的治疗；否则，应接种重组疫苗或化学预防。流感疫苗和肺炎球菌疫苗可同时接种，且不会增加副作用或降低免疫原性。免疫接种可将风险降低 50% ～ 60%。

药物预防

应考虑对家庭接触者和流感并发症高危人群进行抗病毒药物预防，即使之前接种过疫苗。如果在接触受感染家庭成员后 48 h 内服用为期 7 天的抗病毒治疗方案（例如，奥司他韦，每天 75mg；或扎那米韦，每天 2 次）可提供合理的保护（肾损伤时需要减少奥司他韦剂量)。对于高风险人群中的机构性暴发，例如在疗养院中的暴发，需要至少每天服用，共 2 周，然后在暴发结束后再进行 1 周的治疗，最多 4 周。

住院指征 [22,24,31,33]

如前所述，社区获得性下呼吸道感染患者治疗中最重要的决定之一是确定门诊治疗还是住院治疗。对于患有急性支气管炎的健康年轻患者或呼吸系统明显受损的重病患者，很容易判断。介于两者之间的是许多老年患者或患有潜在的心肺疾病，且在门诊环境中出现下呼吸道感染；这部分人群需要格外关注。

许多研究调查了大量社区获得性肺炎患者，以确定不良预后的预测因素。在这些研究中，预后较差的常见预测因素包括高龄、合并症和异常生命体征。值得注意的是，这些试验通常排除免疫抑制患者，这些患者总体预后较差，可能需要住院治疗。一个有用的预测规则，称为 PSI，已经在 38 000 多名肺炎住院患者和 PORT 研究的 2200 多名患者身上得到验证（图 52-1 和表 52-2)。图 52-1 所示共病或生命体征异常的患者被分为 1 级（低风险)。根据表 52-2 中给出的系统，为其余患者分配一个分数。PSI 值小于 90 岁患者死亡率较低（< 1%)，病情恶化风险较低（< 6%)，可考虑门诊治疗。

另一个预测规则是 CURB-65 规则。这个首字母缩写词代表意识模糊、尿毒症（血尿素氮 > 20 mg/dl)、呼吸频率 > 30 次 / 分、收缩压 < 90 mmHg 或舒张压 < 60 mmHg、年龄 ≥ 65 岁。没有或只有一个危险因素的患者死亡率较低（分别为 0.7% 和 2.1%)。当然，任何预测规则都不能取代临床判断；这些规则在极端或异常情况下表现不佳。例如，一名患有低血压、心动过速和缺氧的 20 岁男性可能得分较低，但其显然需要住院治疗或重症监护治疗。

此外，住院治疗的决定取决于家庭环境的质量和耐受口服治疗的能力。替代选择，如家庭静脉注射治疗和亚急性护理设施，已变得越来越实用和具有较高的成本效益，特别是在管理式护理领域。

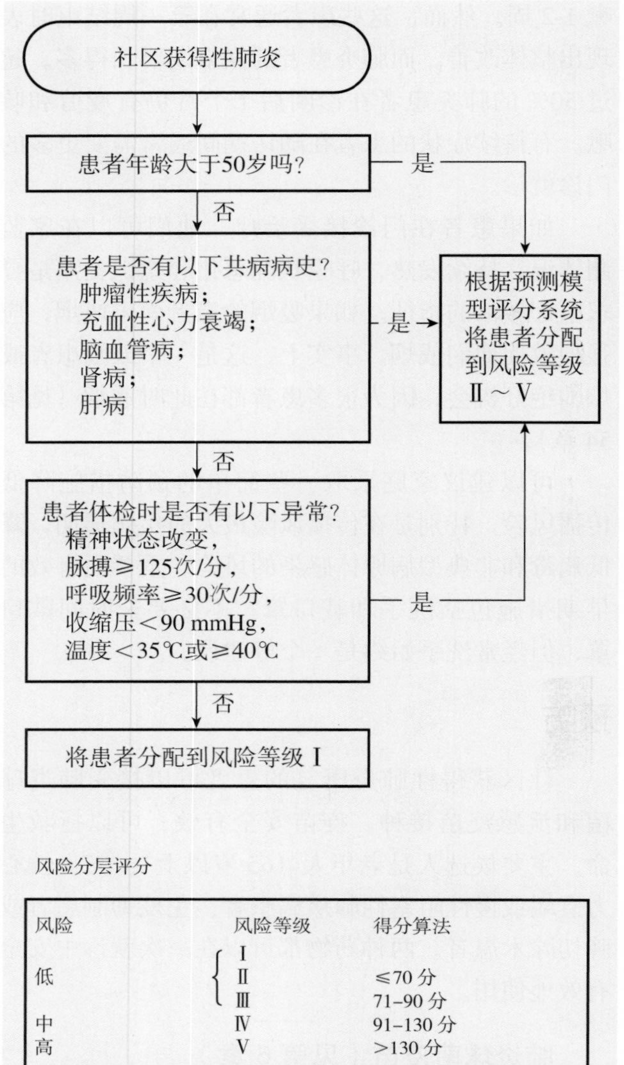

风险	风险等级	得分算法
低	Ⅰ	
	Ⅱ	≤70 分
	Ⅲ	71–90 分
中	Ⅳ	91–130 分
高	Ⅴ	>130 分

图 52-1 社区获得性肺炎患者的分类算法（From Fine MJ，Auble TE，Yealy DM，et al. A prediction rule to identify low-risk patients with community-acquired pneumonia. N Engl J Med 1997；336：243，with permission.）

建议 [67-70]

处理

- 根据临床发现（发热、无鼻塞、持续咳嗽、胸部不适)，确定咳嗽和发烧是由下呼吸道感染引起的，而不是由上呼吸道感染引起的。
- 通过关注一组关键临床表现［如呼吸急促、胸膜性胸痛、出汗、高热（> 38℃)、心动过速和肺部检查的局灶性表现］来区分肺炎和急性支气管炎，但要认识到没有任何单一表

表 52-2　肺炎评分

患者特征	得分[a]
人口学特征	
男性	年龄（岁）
女性	年龄（岁）–10
养老院生活者	+10
共病	
肿瘤性疾病	+30
肝病	+20
充血性心力衰竭	+10
脑血管病	+10
肾病	+10
体征	
精神状态改变	+20
呼吸频率＞ 30 次 / 分	+20
收缩压＜ 90 mmHg	+20
体温＜ 35℃或＞ 40℃	+15
脉搏＞ 125 次 / 分	+10
实验室检查	
pH ＜ 7.35	+30
血尿素氮＞ 10.7 mmol/L	+20
钠＜ 130 mmol/L	+20
葡萄糖＞ 13.9 mmol/L	+10
红细胞压积＜ 30%	+20
氧分压＜ 60 mmHg[b]	+10
胸腔积液	+10

[a] 给定患者的风险得分（总分）是通过将患者年龄（女性患者的年龄减去 10 岁）和每个适用患者特征的得分相加得出的。

[b] 血氧饱和度＜ 90% 也被认为是异常的。

Adapted from Fine MJ，Auble TE，Yealy DM，et al. A prediction rule to identify low-risk patients with community-acquired pneumonia，N Engl J Med 1997；336：243，with permission.

现有诊断意义。如果不确定，可以测 CRP 水平（CPR 水平＜ 10，则排除肺炎），但是升高可能不足以确诊。

- 急性支气管炎。如果怀疑为急性支气管炎，除非流行病学和临床表现提示为流感或百日咳，否则不进行胸部 X 线片检查和实验室检查：
    - 考虑为流感（如起病突然、畏寒发热、肌痛、干咳、胃肠道不适）但流行病学数据不足时（如在暴发的早期），获得鼻拭子进行快速抗原检测；
    - 如果抗原检测阴性但仍怀疑，则对鼻拭子样本进行快速 PCR 检测（例如，年轻患者、集体生活、URI 症状后逐渐发作、持续咳嗽加重并伴有严重咳嗽和咳嗽后呕吐）。
- 肺炎。如果怀疑肺炎，考虑胸部 X 线检查确诊，并立即开始抗菌治疗（血清降钙素原测定可帮助对门诊患者确定细菌感染）
    - 评估临床状态，决定是否需要入院。如果临床判断不确定门诊治疗的安全性，使用人口统计学因素、共病、生命体征、精神状态、氧饱和度、全血细胞计数和基本代谢指标，以 PSI 或 CURB-65 评分进行风险分层。
    - 如果患者病情符合家庭管理条件，在决定门诊患者治疗之前，评估家庭状况以及对治疗的耐受和遵守口服抗菌药物治疗的能力。

门诊管理（表 52-3 和 52-4）

- 将门诊管理限制在门诊治疗认为安全的范围内。
- 急性支气管炎。对症治疗；除非患者患有反应性气道疾病，否则无需吸入或静脉应用糖皮质激素。大多数情况下，避免经验性使用抗生素，唯一的例外是大量临床和流行病学证据（年轻患者、群体生活、患者接触暴露、严重咳嗽、咳嗽后呕吐）支持百日咳时。只有在患者持续咳嗽，同时有强有力的临床和流行病学证据（年轻患者、群体生活、患者接触暴露、干咳、逐渐发病、上呼吸道感染症状）的情况下，才考虑对支原体和衣原体进行经验性抗生素治疗。如怀疑感染流感，应立即使用抗病毒药物治疗：
    - 对于流感，在症状出现后 48 h 内使用奥司他韦治疗，每次 75 mg，每日 2 次，持续 5 天；扎那米韦，2 喷（每喷 5 mg），每天 2 次，持续 5 天；或巴洛沙韦，单次 40 mg（如果体重＞ 80 kg，每次 80 mg）
    - 对于百日咳，使用大环内酯类药物治疗（阿奇霉素，5 天，第一天服用 500 mg，然后每天服用 250 mg，持续 2 ～ 5 天；克拉霉素，500 mg，每天 2 次，持续 7 天；红霉素，500 mg，每天 4 次，持续 14 天）。二线治疗：甲氧苄啶 / 磺胺甲噁唑，160/800 mg，每天 2 次，持续 14 天。
    - 对于疑似或确诊支原体或嗜衣原体感染引起的急性支气管炎，避免使用抗生素进行

表 52-3 下呼吸道感染的门诊经验性治疗

临床症状	首选经验性治疗	替代治疗
慢性支气管炎急性加重	第二代头孢菌素或阿莫西林 - 克拉维酸	第二代大环内酯类药物甲氧苄啶 / 磺胺甲噁唑
社区获得性肺炎		
健康年轻人	大环内酯类	强力霉素，呼吸氟喹诺酮[b]
老年人（年龄＞ 60 岁）或有合并症	β 内酰胺类[c] +/– 大环内酯类[a]	呼吸氟喹诺酮
住院患者（非重症监护病房）	第三代头孢菌素加第二代大环内酯	呼吸氟喹诺酮

[a] 第二代大环内酯类药物包括克拉霉素和阿奇霉素。
[b] 具有足够抗潜在耐药肺炎球菌活性的 β- 内酰胺类药物包括阿莫西林 1 g，每日 3 次，以及阿莫西林 - 克拉维酸盐 2 g，每日 2 次。
[c] 呼吸氟喹诺酮类药物是具有足够肺炎球菌活性的药物，包括左氧氟沙星、莫西沙星和双氟沙星。

表 52-4 下呼吸道感染的病原体特异性治疗

细菌种类	一线药物	替代治疗
肺炎链球菌		
青霉素敏感（最低抑菌浓度＜ 0.1 μg/ml）	青霉素或阿莫西林	红霉素、呼吸氟喹诺酮
中度青霉素耐药性（最低抑菌浓度 0.1 ～ 2.0 μg/ml）	静脉使用青霉素或头孢曲松	呼吸氟喹诺酮
高度抗青霉素（最低抑菌浓度＞ 2.0 μg/ml）	头孢曲松、头孢噻肟（基于敏感性）	万古霉素、呼吸氟喹诺酮
军团菌	红霉素或第二代大环内酯	呼吸氟喹诺酮
流感嗜血杆菌	第二代头孢菌素	第二代大环内酯，甲氧苄啶 / 磺胺甲噁唑
肺炎衣原体、鹦鹉热衣原体、肺炎支原体	强力霉素或红霉素	第二代大环内酯类、呼吸性氟喹诺酮
金黄色葡萄球菌	萘夫西林	万古霉素（如果耐甲氧西林）；头孢唑林
肺炎克雷伯杆菌	第二代或第三代头孢菌素	β- 内酰胺 /β- 内酰胺酶抑制剂，氟喹诺酮
化脓性链球菌	青霉素	头孢菌素、红霉素
贝氏柯克斯体（Q 热）	强力霉素	氯霉素
厌氧 / 需氧混合感染（吸入）	克林霉素	青霉素加甲硝唑
百日咳杆菌	红霉素或第二代大环内酯	复方新诺明
甲型流感	奥司他韦	扎那米韦

MIC，最小抑菌浓度。

经验性治疗。仅治疗具有严重致残症状的罕见病例。可使用阿奇霉素第一天 500 mg，每天 250 m；或多西环素，100 mg，每天 2 次，一共 7 天。

- 肺炎。开始经验性口服抗菌药物治疗，对于确诊的肺炎患者，在门诊基础上被认为是安全的，最好在诊断后数小时内开始；当肺炎证据不足或怀疑病毒病因时，避免经验性使用抗生素。根据临床表现进行治疗，持续 5 ～ 7 天（退热后 2 天）：
  - 可能的典型的细菌或军团菌肺炎表现（特征流行病学和危险因素，病毒性尿毒症后出现超急性发作或突然恶化，没有上呼吸道症状，胸片上密集的肺叶或节段性强化，WBC ＞ 15000）——强烈考虑住院，但如果临床稳定，无重大共病，且能够进行门诊治疗，则开始：
- β- 内酰胺，如阿莫西林 - 克拉维酸，875/

125 mg 1 ～ 2 片，每天 2 次，连续 7 天；或头孢菌素，如头孢呋辛，500 mg，每天 2 次；连续 7 天 +/– 如果担心军团菌感染，阿奇霉素（500 mg/d，第 1 天；250 mg/d，第 2 ～ 7 天）。

  ◦ 如果有严重的并存疾病或合并症，尤其是最近应用抗生素，则考虑氟喹诺酮（如左氧氟沙星 750 mg 每天 1 次，连续 7 天；或莫西沙星 400 mg 每天 1 次，连续 7 天）。避免使用氟喹诺酮作为一线治疗，除非有严重的共病、近期使用一线抗生素、疗养院或辅助生活住所、透析室就诊。
  ◦ 可能的非典型病原体肺炎（健康的年轻人，病例群，逐渐出现 URI 症状，干咳超过 5 天，随后出现典型肺炎特征），则开始：
- 阿奇霉素（500 mg/d，第 1 天；250 mg/d，第 2 ～ 7 天）或者多西环素（100 mg 每天 2 次，连续 5 ～ 7 天）
  ◦ 可能的流感肺炎（社区流感暴发，流感样症状突然发作），则开始：
- 奥司他韦，75 mg 每天 2 次，连续 5 天；扎那米韦，(5 mg 每天 2 次，连续 5 天)；或巴洛沙韦，一次 40 mg（如果体重＞ 80 kg，一次 80 mg）
  ◦ 可能的病毒性肺炎（无流感暴发、有病接触、出现 URI 症状、胸部 X 线片上有斑片状浸润、白细胞轻度升高），则对症治疗；没有抗病毒治疗；只有在有细菌重叠感染的证据时才使用抗生素治疗。

预防

- 向家人和其他密切接触者强调洗手的重要性。建议在发病早期使用口罩；但没必要长时间使用。
- 接种流感疫苗，最好是肌内注射：
  ◦ 每年，适用于所有成年人≥ 18 年。优先考虑并发症高危人群（如慢性病、年龄≥ 65 岁、怀孕、疗养院居住者、美洲土著、免疫抑制）。
  ◦ 包括最近患过肺炎或流感的人员（如果之前未接受免疫）。
  ◦ 针对≥ 65 岁的人群时，使用高剂量灭活或重组三价疫苗，而不是标准剂量佐剂疫苗。
  ◦ 对于 65 岁以下的人，使用标准剂量的四价疫苗，无论是鸡蛋培育灭活疫苗还是重组疫苗。
  ◦ 如果考虑使用经鼻给药的减毒活疫苗，请在使用前检查当前的建议，因为它可能不会提供足够的免疫原性。
  ◦ 仅当患者发热或对鸡蛋有严重过敏史时，才可省略流感疫苗接种，但如果反应轻微（如麻疹），则应接种。
- 为接触者提供流感预防：
  ◦ 对于家庭接触者，在接触开始后 48 h 内，开始一个为期 7 天的抗病毒治疗方案（例如，奥司他韦，75 mg 每天 1 次；或扎那米韦，5 mg 每天 2 次，连续 5 天）(在肾损害的情况下需要减少奥司他韦剂量)。
  ◦ 对于高危人群，如疗养院中的机构暴发，考虑至少 2 周的日常管理，然后在治疗结束后再进行 1 周的治疗；最多总共 4 周。
  ◦ 如果之前未进行免疫接种，则接种流感疫苗。
- 肺炎球菌疫苗：
  ◦ 为所有≥ 65 岁，患有慢性疾病的人群，存在肺炎球菌严重感染的高风险人群接种肺炎球菌疫苗。
  ◦ 从 PVR13 开始，如果之前使用 PPSV23，则添加 PVR13。
  ◦ 如果在 65 岁之前接种第一剂，则在初次接种后 5 年内重复接种 PPSV23。

（刘 新 刘 杰 翻译，肖卫忠 王晶桐 审校）

第 53 章

肺癌的管理

JEFFREY WILLIAM CLARK

肺癌是全球癌症死亡的主要原因，每年约有 160 万新发病例和近 140 万例死亡。美国每年有超过 14.2 万人死于癌症，其中肺癌是男性和女性最常见的死因。80% 以上的病例有吸烟史。肺癌一旦转移，预后很差，5 年生存率约为 15%。随着靶向治疗和免疫治疗的不断进展带来精细诊断和治疗方面的重大突破，未来疾病预后可能会得到极大的改善。

初级诊疗层面主要是通过戒烟进行疾病预防（见第 54 章），并开展高危人群筛查，发现早期患者（见第 37 章）。确诊肺癌的患者将被转诊至一个对于肺癌分期和诊疗更有经验的多学科医疗团队，基层全科医生和团队可以给予患者更多专业、可靠的教育、咨询等帮助，并进行治疗效果和并发症相关随访监测。在专科医院进行肿瘤治疗的患者，常到初级诊疗机构进行咨询。

因此基层全科医生需要熟练掌握肺癌的分期、预后、治疗和随访监测，以及并发症的相关知识，疾病晚期的患者可能需要适当的姑息治疗服务。

病理生理学、临床表现和病程演变 [1–3]

常见的肺癌类型根据表现和疗效分为小细胞肺癌（small cell lung cancer，SCLC）和非小细胞肺癌（non-small lung cancer，NSCLC），后者包括鳞癌、腺癌和大细胞癌。每种类型的流行病学和临床特征均不一致。此前 20 年最大的突破是明确了腺癌是非吸烟人群中主要肺癌类型，并出现“驱动癌基因”突变［如表皮生长因子受体（EGFR）、间变淋巴瘤激酶（ALK）、大鼠骨肉瘤（ROS1）］。分子机制包括染色体改变、单核苷酸改变、缺失和插入、组蛋白和 DNA 甲基化的表观遗传改变、转录改变、通路改变和肿瘤内的异质性。

小细胞肺癌

小细胞肺癌约占肺癌总数的 15%，通常为中央型。小细胞肺癌生长迅速，在出现临床表现或分期早期的时候，就有 50% ～ 75% 的患者发现胸外转移。肿瘤细胞来源于支气管黏膜的内分泌细胞，可产生多种副肿瘤综合征（见第 92 章），进展迅速，中位生存期只有几个月，但对化疗非常敏感（见下文）。

非小细胞肺癌

非小细胞肺癌占肺癌的 85%，包括腺癌、鳞状（表皮样）细胞癌和大细胞癌。1/4 ～ 1/3 的非小细胞肺癌患者病变局限在早期（Ⅰ期和Ⅱ期）。还有 1/4 ～ 1/3 的患者是局部进展性病变（Ⅲa 和 b 期），1/3 ～ 1/2 的患者是进展性病变或有远处转移（Ⅳ期）。生存期与发病时的分期相关，局部病变期患者 5 年生存率近 40%，Ⅲa 期患者为 20% ～ 25%，Ⅲb 期患者为 7% ～ 10%，远处转移患者的 5 年生存率约为 2%（表 53-1）。应用传统疗法的 NSCLC 总存活率约为 16%，但针对癌基因突变的靶向治疗的应用将有可能显著地延长患者生命。

腺癌约占其中 40%，女性比例较高，多为外周型，有时可在肺实质损伤纤维化病变处发生癌变。与其他类型肺癌相比，腺癌与吸烟的关系不甚密切。有癌基因蛋白突变的亚群，对针对突变蛋白的抑制剂反应良好。

鳞状细胞癌（表皮样癌）是第二常见的肺癌，约占 30%，与吸烟联系紧密，通常为中央型，可阻塞支气管，可出现溃烂，导致出血。

大细胞癌约占 10% ～ 15%，发病率呈下降趋势，血源性转移通常较早，可转移至骨骼、肝和脑。

针对表皮生长因子（epidermal growth factor，EGF）、*BRAF* V600E、程序性细胞死亡配体 1（programmed cell death，PD-L1）、*ALK* 和 *ROS1* 基因或表达突变的新精确治疗方法的出现，使 NSCLC 进行基因分型非常重要。由于染色体不稳定和亚克隆突变，人们越来越认识到肿瘤潜在遗传异质性对预后和对靶向治疗疗效的重要影响，且这种异质性与复发和死亡的风险增加有关。

临床表现

临床表现与肿瘤部位有关。中心性支气管内肿瘤可能在病程早期就出现咯血、咳嗽、咳痰和轻度喘息等症状，但并不常见。只有 7% ～ 10% 的肺癌患者以咯血作为主要症状，但在整个疾病病程中，有 40% 的患者会出现咯血。全身症状少见，如肥厚性骨关节病（见第 45 章）、周围神经病变或抗利尿激素分泌异常，有时可能在发现肿瘤之前出现（见第 92 章）。

晚期症状包括食欲减退、体重减轻、恶心和呕吐、声音嘶哑（喉返神经受累）、胸膜炎、骨痛和神经功能障碍。最常见的是胸部局部淋巴结转移（25% ～ 45%）、肝转移（30% ～ 45%）、骨和骨髓转移（20% ～ 40%）和中枢神经系统转移（20% ～ 35%）。

临床病程和预后

总体 5 年生存率约 18%，确诊时已是病程晚期一般预后不良，早期局部病变通常无症状，肺癌患者整体存活期中位数小于 12 个月。接受系统治疗的早期小细胞肺癌患者、可手术切除的非小细胞肺癌患者以及对蛋白抑制剂反应良好的具有癌基因突变（例如 EGFR、ALK、ROS1）的腺癌患者预后较好（见下文讨论）。对于有远处转移并进行辅助治疗的患者，免疫疗法（通常与化疗相结合）的治疗也大大提高了生存率。

如上所述，小细胞肺癌和非小细胞肺癌的临床病程不同。对于 NSCLC，临床病程和生存期基于手术病理分期，具有 *EGFR*、*ALK* 或 *ROS1* 突变的腺癌患者预后较好。NSCLC 应用 TNM 分期系统进行评估来反映预后（见表 53-1 和第 86 章）。随着手术技术的提高，Ⅰ期到Ⅲa 期病变均可切除，存活率显著提高。例如，无淋巴结转移（Ⅰ期）的患者，根据确切的 TNM 分期，5 年生存率为 68% ～ 90%。Ⅱ期患者的 5 年生存率约为 50% ～ 60%。Ⅲa 期患者的 5 年生存率约为 36%，Ⅲb 期约为 26%，Ⅲc 期仅为 13%。遗憾的是，仅有小部分患者可通过手术切除达到临床治愈。

小细胞肺癌因为与非小细胞肺癌因治疗方式的差异，分期也有不同，分为局限期和广泛期。化疗出现之前，疾病早期患者的中位生存期仅为 1 ～ 3 个月。根据疾病的程度，化疗手段的发展使小细胞肺癌的生存率呈倍数增长，局部病变期（Ⅰ～Ⅲ期）患者的 5 年生存率根据其分期不同约为 8% ～ 31%，但广泛转移患者的生存率仍然很低（2%）。总体而言，由于其转移风险出现早，即便是局限期病变患者，其 5 年生存率仍然很低。

辅助检查、诊断和分期 [4-8]

诊断

诊断和分期的方法一般先选用无创性检查，必要时再进行有创检查。通常，由全科诊疗首先发现并诊断，患者可能是通过筛查（见第 37 章），或者出现持续咳嗽（见第 41 章）、肺结节（见第 44 章）、咯血（见第 42 章）、胸腔积液（见第 43 章）或肺炎（见第 52 章）。高危指数有助于减少诊断所需时间。影像学通常作为初筛检查，然后转诊进行组织学和基因检查。

胸部 CT 的应用很大程度上已取代了胸部 X 线作为初筛的检查方式，特别对于早期病变。病变的出现及增长速度有助于区分良恶性（见第 44 章）。随着 CT 技术的提高，对于小病变的检测能力相应提高。也可通过 CT 确定是否存在肺门和纵隔淋巴结受累，以便进行分期（见下文）。

痰细胞学检查可以进行肺癌病理分型。根据肿瘤部位的不同，敏感性从 25% 到 75% 不等。合格的样本应该在首日清晨采集 3 个深部痰标本。发现肺组织细胞提示标本合格。细胞学检查结果为阴性并不能排除癌症的可能性，特别是在有周围病变的患者中。支气管镜检查可以提高细胞学检查的阳性率。

对于中心型实性病变，应用纤维支气管镜检查及灌洗、刷检或活检，90% 以上的患者可明确诊断。对于周围型病变，直径小于 3cm 的诊断率为 20% ～ 30%，大于 3cm 的约为 40% ～ 70%。经验丰富的术者可减少并发症的发生，低氧血症、出血、气胸、喉痉挛发生率为 0.1% ～ 0.3%。经支气管活检有时是明确诊断的最佳检查（如疑似肺泡细胞癌，见第 51 章）。这项检查的气胸风险为 5%。食管或支气管内超声可以对支气管镜检查看不到的中心型病变进行活检。

CT 引导下经皮肺穿刺可对周围病变和肺癌进行诊断。熟练的术者诊断准确率超过 90%，特异性超过 95%，这取决于标本质量。有时，采集的标本不够充分影响可能敏感性和特异性，有时穿刺到的仅为细胞学层面的材料非坚实的组织。这时，结构关系可能不够明显或无法显示。这项操作的气胸发生率为 30%，通常临床意义不大，无需置管即可自行吸收。严重出血罕见，除非穿刺到血管。

电视辅助胸腔镜手术（video-assisted thoracoscopic surgery，VATS）适用于肺功能降低的患者，可有效降低气胸风险，用于经皮穿刺无法获得组织的病变。

疑似转移性病灶（如颈部淋巴结）应仔细评估活检的适应证，可使患者在诊断和分期时免于更具侵入性的检查。可疑的肺门或纵隔淋巴结病变可以通过支气管内超声或食管超声进行活检，避免大型手术。

分期

分期用来明确治疗及预后。

非小细胞肺癌

评估包括是否存在肺门、纵隔淋巴结或者远处转移，这对于评价手术可行性非常重要，尤其是对于淋巴结准确进行分区。在分期过程中，明确局限性病灶（放疗联合化疗，远期生存率低）和广泛转移病灶（仅化疗）。应建立多学科团队共同评估，包括内科肿瘤学专家、胸外科专家、放疗专家和肺呼吸内科专家。

胸部 CT 增强扫描已经取代 X 线广泛应用于肿瘤分期。对于肺内病灶大于 3 cm（T2，N0，M0）的Ⅰ期患者，增强 CT 的敏感性和特异性较好。对于病灶小于 3 cm（T1、N0，M0）的准确率不佳，其中对侧纵隔淋巴结受累的假阳性和假阴性率为 5% ～ 10%。对于肺部病变大于 3 cm 的患者，CT 平扫阴性结果不能除外中央型或晚期周围散在小型病灶，不能仅以 CT 平扫作为单一的评估检查，CT 增强扫描是重要的检查手段。CT 对发现隔下（肝、肾上腺）转移较敏感，同时应扫取上腹部切面。如果穿刺活检阳性，证实的结果若提示Ⅳ期，不建议手术。

表 53-1 非小细胞肺癌的分期与生存率

分期	原发肿瘤	区域淋巴结	远处转移	5 年生存率
Ⅰ	T1 或 T2	N0	M0	50%
Ⅱ	T1 或 T2	N1	M0	30%
ⅢA	T1-T2 或 T3	N1 或 N0	M0	15%
ⅢB	任意 T 分期	任意 N 分期	M0	＜ 5%
Ⅳ	任意 T 分期	任意 N 分期	M1	0

正电子发射计算机断层显像（positron-emission tomography in combination with CT scanning，PET-CT）可以发现 CT 未发现的转移病灶，明确手术治疗适应证，敏感性为 80%，特异性为 79%，不足以确诊，但具有指导意义，可进一步进行支气管内超声引导活检或纵隔镜检查。随着技术的进步，CT-PET 在肿瘤分期中的作用不断发展，技术的发展使其敏感性和特异性不断提高。

磁共振成像（magnetic resonance imaging，MRI）在评估胸壁、肺上沟、隆突下淋巴结、肝及颅内转移方面优于 CT。症状性颅内转移常见于晚期患者。骨转移也可发生，但通常出现骨痛后行骨扫描检查。

若行 PET-CT 后仍不能明确评估手术适应证，可行纵隔镜检查。所有患者（除了 T1 期周围型微小病变，纵隔淋巴结阳性率很低）都应在开胸手术前对纵隔和肺门进行评估，因为微小肿瘤的存在对确定具体的治疗方法很重要。在全身麻醉下，取颈部切口，直视下进行纵隔淋巴结活检。CT 和 PET-CT 等检查一直在不断发展中，以明确肿瘤分期。

使用纤维内镜和食管及支气管内超声引导的经胸和经支气管针吸活检术可以有效减少纵隔镜检查所致的纵隔扩散转移。这类检查不需要全身麻醉或大型外科手术，可以在 CT 或超声引导下进行，现已作为主要的诊断方式，可以缩短诊断和分期的时间。

其他分期方面由肿瘤细胞类型决定。对于不能手术的非小细胞肺癌患者，可根据症状进一步的分期，从而对特定的病变治疗（例如，对症状性的骨转移进行放射治疗）。肺功能测试（pulmonary function test，PFT）可评估患者手术耐受程度。

小细胞肺癌

SCLC 患者的分期差异很大，重点是扩散程度而不是手术适应证，应区分局限期和广泛期（后者指扩散到对侧胸腔和淋巴结）。若考虑到全身转移的可能性，可适当行 CT、骨扫描和头部 MRI 检查。有疑似骨髓累及的患者（如外周涂片上的血小板减少，中性粒细胞减少症或出现有核红细胞）应进行骨髓活检。若合并胸腔积液，应进行诊断性胸腔穿刺。

分子学检测

对非小细胞肺癌肿瘤进行分子检测以检测致癌基因的突变点，是基因突变个体化治疗的重要手段，细胞学标本和组织都建议常规进行遗传分析，检测 *EGF* 和 *BRAF* V600E 基因的突变，以及 *ALK* 和 *ROS1* 基因的易位和程序性细胞死亡配体 1（programmed cell death ligand 1，PD-L1）基因的表达。肿瘤突变负荷是指所有编码区的体细胞突变数量，以每兆的突变（mut/mb）来量化，现被视为靶向免疫治疗反应性的预测指标。

染色体不稳定和亚克隆突变可能导致肿瘤的遗传异质性，影响预后和靶向治疗的疗效，此时需要采用新的治疗策略（见下文讨论）。广泛的基因组测序虽然在各大研究中有积极意义，但尚未提高社区肺癌患者的生存率，说明解读排序和基因组测试结果以及制定治疗方面进行专家咨询的重要性。

治疗原则 [9-30]

小细胞肺癌

小细胞癌在支气管肺癌中具有生物特异性，可能因为增殖速度快，对化疗和放疗非常敏感。因为 85% 的患者在出现症状时都已为广泛期，通常不建议手术治疗。对于早期疾病（Ⅰ期，T1-2，N0）的患者，可考虑手术切除，术前分期非常重要，术后应根据淋巴结情况接受术后辅助化疗或放化疗联合。其他患者，无论病变局限或转移，应首选的治疗方法是联合化疗。对于局限期的患者，同时给予辅助放疗。化疗可使不同阶段患者的生存期延长 4 ～ 5 倍，但治愈率仍然很低，只有大约 10% 的局限期患者可以生存 5 年，生存 2 年的患者复发的可能性超过 2/3。大多数广泛期患者 2 年内死亡。

化疗

自从 20 世纪 70 年代引入联合化疗，肺癌患者的生存率较前提高，并有效减少复发、并发症和改善病程。依托泊苷联合顺铂（或卡铂）的治疗可提高生存率。标准疗程一般是短期（不超过 4 ～ 6 个月），延长疗程不会增加获益。伊立替康和顺铂的联合用药也可用于广泛期肺癌患者。

放疗

局限期患者放疗的疗效较好。放疗同时联合化疗虽然毒副反应增加，但可提高生存率。预防性颅脑放疗（prophylactic cranial radiation，PCI）可降低临床脑转移的风险。对完全缓解的患者中进行头颅照射可适度降低死亡和复发的相对风险。PCI 还有利于降低全身化疗有效的广泛期小细胞肺癌患者的脑转移发生率，提高无瘤生存率和总生存率。

免疫治疗

研究表明免疫突变点抑制剂（抗 PD-L 抗体阿替利珠单抗）联合化疗（卡铂和依托泊苷）的免疫疗法与化疗加安慰剂相比，能提高广泛期小细胞肺癌患者的总体生存率。免疫疗法对局限性疾病的疗效也在进一步评估中。

手术

手术治疗只对非常早期的患者（见上文）有效果，在小细胞肺癌中的作用非常有限，因为几乎所有隐匿发病的患者发现时已不是早期。

非小细胞肺癌

随着对疾病分子基础不断深入了解，非小细胞肺癌的治疗日新月异。许多合并远处转移的患者使用传统疗法后 1 年生存率很低，现在可以通过分析肿瘤基因组进行定向治疗，这显著延长患者生存期并改善生活质量。尽管如此，手术仍然是治疗的主要手段，放疗和化疗是辅助治疗。

手术

手术仍然是治愈肺癌的唯一手段。大约 35% ～ 45% 的 NSCLC 患者有手术适应证，但只有 60% 手术成功。后者的 5 年生存率或治愈率为 25% ～

40%。因此，只有大约 16% 的非小细胞肺癌患者可以获得治愈。局限性病变的患者可应用相对保守的术式，通常使用视频辅助开胸手术（video-assisted thoracoscopic surgery，VATS）。手术目标是尽可能多地保存功能性肺组织，特别是对既往存在肺部疾病的患者。此前超过 70% 的患者接受全肺切除术，并包括纵隔淋巴结和肺门。目前对于Ⅰ期周围型肺叶病变首选楔形或节段性切除的区域切除。总之，采用最小程度的手术，准确清晰地清除所有肉眼可见的肿瘤组织。

若患者的病变范围较广（例如ⅢA 和可接受手术的ⅢB 患者）需要手术切除更多组织，包括清扫纵隔淋巴结。建议患者接受术前新辅助化疗、放疗，以及基因相关靶向治疗（见下文讨论）。治疗顺序需要多学科团队和患者共同制定。增殖慢、无病生存期长的病灶，尤其是孤立性且与胸外疾病无关的病灶，手术切除效果好。

放疗

放疗既可治疗，也可缓解症状。术前放射治疗（结合化疗，见下文）可能会增加肿瘤手术切除的机会，并可提高ⅢA 期、ⅢB 期患者的生存率。对于肺上沟癌的患者，虽然已累及骨骼或胸壁，术前放疗也可提高治愈率。一般来说，当手术与术前放疗联合应用时，通常需要肺切除术。原则上，所有放疗前病变的部位均应切除。

单纯应用放疗效果不佳。非小细胞肺癌虽然可以局限胸腔内，可手术切除，但对放疗不敏感。一项针对无手术指征的Ⅲ期肿瘤患者进行放疗的大型随机试验中，高剂量治疗（60 Gy）组肺内病变缩小更多、肿瘤控制率更高，但 5 年生存率仍是 5%，没有改善。虽然放疗可以控制局部病变，但不能阻止远处转移，这需要化疗与放疗相结合（见下文）。

化疗

虽然化疗对非小细胞肺癌疗效低于小细胞肺癌，但过去 10 年，各大研究已经证实了化疗在辅助（和新辅助）和远处转移情况下的重要性。化疗已被用于广泛期但可行手术切除（如Ⅲ期）患者术前的新辅助治疗，手术后的辅助治疗（特别是Ⅱ期或Ⅲ期以及一些Ⅰb 患者），以及单独或联合放疗的无手术指征的患者。化疗目的是延缓局部进展，降低辅助或新辅助化疗时远处转移的风险，以及对由远处转移的患者尽可能长时间地减少全身转移。

化疗总体效果较温和，以铂为基础的化疗方案可以改善生存率，将 1 年生存率从 5% 延长到 15%。联合化疗方案，最常见的是在顺铂或卡铂基础上，与紫杉烷（紫杉醇或多西紫杉醇）、培美曲塞、长春瑞滨或吉西他滨联合使用，与单药治疗相比可相对提高生存率，联合化疗通常是辅助或新辅助治疗的首选方法（见第 88 章）。

一项比较手术和手术加化疗的荟萃分析显示，后者短期死亡风险相对降低了 13%，5 年后的绝对死亡率降低了 5%。还有荟萃分析比较根治性放疗和根治性放疗加化疗，短期死亡风险降低 13%，2 年后绝对死亡率降低了 4%。顺铂（或卡铂）为基础的化疗方案也改善了Ⅳ期患者的生存率（提高以月为单位的中位生存率）。

其他化疗药物，包括培美曲塞、长春瑞滨、吉西他滨和喜树碱类似物（如伊立替康），对非小细胞肺癌有显著的抗肿瘤活性，也可以根据临床情况单独或联合使用。

出现远处转移的患者接受联合化疗治疗后，1 年内生存率约 30% ～ 40%。必须权衡生存率和药物副作用，基础状况较差的患者（如Ⅲ期、Ⅳ期）通常不适合化疗。化疗的改进及其在联合治疗方案中的应用，尤其是联合靶向治疗，仍有很大的探索空间。

疾病晚期的靶向治疗

对突变基因进行干预，包括将靶向治疗作为初始治疗，使个体化治疗成为可能，并显著改善了越来越多的疾病晚期患者的预后。人们基因层面针对特定肿瘤亚型的进行治疗，减少药物毒副作用。几类广谱抗肿瘤基因突变的分子靶向药物现被批准用于晚期非小细胞肺癌患者的治疗，常作为替代化疗的一线治疗，或与化疗联合使用。现有超过 20% 的非小细胞肺癌患者可以接受此治疗，并将会使更多患者获益。即使没有基因突变的患者也可从中受益，特别是可以应用那些通过使用程序性细胞死亡配体 1 相关免疫突变点抑制剂。

尽管 FDA 批准了许多治疗方法，这些治疗方法的研究方案设计严格，取得了令人鼓舞的成果，但将其转化为常规临床实践仍需专家指导基因测试选择、解读以及治疗方案的制定。由于越来越多的 NSCLC 患者需要接受此治疗，基层全科医生需要了解这些治疗方式的获益和不良反应。值得一提的是，靶向治疗费用极高，常达数万美元，虽然能够改善绝对无病生存率，但常不超过 1 年，所以很难平衡治疗对患者和家人的益处。

表皮生长因子受体抑制剂。酪氨酸激酶抑制剂（Tyrosine kinase inhibitors，TKI）通过影响 *EGFR* 基因突变抑制肿瘤血管生成，是 FDA 批准的首批靶向治疗药物之一，包括吉非替尼（易瑞沙）和厄洛替尼（Tarceva）。与标准化疗相比，这些靶向治疗显著提高了无进展生存率（11.0 个月 vs.5.6 个月）。尽管出现远处转移的患者药物疗效较低（约 11%），但有 15% 的 *EGFR* 突变的非小细胞肺癌患者（主要发生在不吸烟或少量吸烟者的腺癌，女性常见）比没有突变的患者药物反应好。

T790M 基因突变使第一代 TKI 出现耐药，也加速了更多新药物的研究产生，这些药物对 EGFR 抑制剂敏感的患者和 EGFR 抑制剂耐药的患者都有效。第三代口服 TKI，如奥西替尼表明，与第一代 TKIs 相比，药物应答率高（例如，77%vs.70%）、疗效显著（平均无进展生存率 18.9 个月 vs.10.2 个月，18 个月生存率 83% vs.71%），二者安全性相似，严重不良反应发生率更低。35% ～ 50% 的患者出现皮疹、痤疮、腹泻和皮肤干燥。更严重的副作用包括约 10% 患者 QT 间期延长（17ms）（没有尖端扭转性室性心律失常报道）和间质性肺病（4%）。第一代 TKI 治疗失败的 T790M 阳性患者，奥西替尼效果优于标准化疗。

间变性淋巴瘤激酶抑制。5% 的 *ALK* 突变的 NSCLC 患者中，确诊时或者病程中常出现脑转移。这种基因突变主要见于较年轻的腺癌患者（中位年龄约 50 岁）以及不吸烟或少量吸烟的患者。克唑替尼（如 Xalkori）可显著改善预后（平均无进展生存期 10.9 个月）。然而基因突变会进一步导致耐药性产生。与第一代克唑替尼相比，下一代 ALK 抑制剂阿莱替尼（例如 Alecensa）在所有 ALK 阳性患者中疗效更好（无进展生存率 68.4% vs. 48.7%；中枢转移 12% vs. 45%），应答率很高（例如，82.9% vs. 75.5%）。可能会出现恶心、呕吐、腹泻等常见副反应，通常程度不重。为患者的治疗带来曙光。罕见的严重副反应是肝毒性和肺毒性（肺炎）。需要停用阿莱替尼的不良反应较少（41%vs.50%）。

ROS1 抑制剂。尽管其他 ROS1-TKI 正在临床试验中，1.5% 非小细胞癌患者出现 ROS1 易位，对克唑替尼的反应率很高（超过 70%），而且疗效持久（中位时间超过 17 个月）。目前，克唑替尼仍然是治疗 ROS1 的首选药物。

免疫检查点和程序性细胞死亡配体 1（PD-1）抑制剂。缺乏相应突变点的患者仍然可以进行肿瘤基因突变治疗。应用最广泛的是 PD-1 通路阻滞剂，通过抑制肿瘤抗原特异性 T 细胞，增强细胞免疫介导攻击肿瘤细胞。肿瘤细胞突变产生高水平 PD-1 配体（PD-L1）的患者对抗体介导的 PD-1L 活性抑制反应良好。检测肿瘤组织标本中 PD-L1 表达水平可以帮助确定治疗适应证。

超过 50% 的细胞表达 PD-L1 的 NSCLC 患者单独使用免疫检查点抑制的效果最佳（如派姆单抗），同时也适用于任意 PD-L1 表达水平的患者，可与化疗联合作为一线治疗，也可以单独应用作为二线治疗。尽管鳞状和非鳞状细胞肺癌使用的化疗方案不同，联合化疗时，无论 PD-L1 水平高低，抗 PD-1 免疫检查点抑制剂派姆单抗均可提高生存率。派姆单抗联合化疗（卡铂 / 培美曲塞用于非鳞状细胞癌，卡铂 / 紫杉醇用于鳞状细胞癌）现成为缺乏靶向突变患者的一线治疗方法。PD-1 免疫检查点抑制剂纳武利尤单抗（欧狄沃）在晚期非鳞状非小细胞肺癌患者中，无论 PD-L1 表达水平，与多西紫杉醇化疗二线治疗相比，1 年生存率（51% vs. 39%）和总生存率（12.2 个月 vs. 9.4 个月）都有显著改善。此外，它比化疗的耐受性更好，乏力和胃肠道反应少，无骨髓抑制副作用。

派姆单抗是此类药物中第一个研究证明初始治疗优于化疗的，作为一线治疗时患者需达到 50% 以上的 PD-L1 表达水平，作为二线治疗时需要 1% 以上。

免疫检查点抑制剂度伐利尤单抗是一种抗 PD-L1 单克隆抗体，被批准作为Ⅲ期无手术指征的非小细胞肺癌患者的维持疗法，无论 PD-L1 表达水平，患者在放化疗后病情没有进展，与安慰剂相比，无进展生存率提高了 11 个月以上。

关注肿瘤突变负荷可优化免疫检查点治疗应

用。一项将纳武利尤单抗和伊匹单抗（抗细胞毒性T细胞抗体）联合免疫检查点抑制药物和化疗相比较的研究中，无论PD-L1的表达水平，具有高突变负荷的患者的无进展生存期（7.2个月 vs.5.5个月）和一年无进展生存率（42.6%vs.13.2%）显著增加。然而，衡量肿瘤突变负荷并应用免疫治疗的最佳方法仍在研究中。

监测

对有手术指征及可治愈的肺癌患者监测转移灶的获益有限，因为如果出现转移，预后常较差。因此，监测的主要目标是寻找可手术的孤立转移灶或新的原发肿瘤，如果在高风险人群中及早发现，新的原发肿瘤有时是可治愈的。目前NCCN指南建议在术后4～6个月、术后1年和之后每年进行胸部CT检查，且胸部CT应包括上腹切面，评估是否有肝或肾上腺转移。虽然腹部转移已无法治愈，但需要改变治疗方案。不建议对无症状骨或脑转移的复发疾病患者进行常规监测。

对于广泛转移的患者，监测主要目的是评估疗效，选择客观的肿瘤负荷衡量标准（见第86章）可更方便地评估治疗反应，常用原发疾病部位的CT检查。

并发症

上腔静脉综合征

肺肿瘤阻塞上腔静脉会导致面部水肿、眼球突出、结膜充血、上胸部和颈部静脉扩张等典型临床症状。无症状颈部静脉扩张是早期表现。晚期患者可能会有持续头痛。肺癌患者中这种综合征是由肿瘤向右侧纵隔延伸并压迫纵隔淋巴结附近的静脉系统引起的，还会导致血栓形成和肿瘤侵袭，不治疗可能会出现神经功能损害。多种肺癌病理类型均可出现该综合征，但最常见的是未分化小细胞肺癌（见第92章）。上腔静脉综合征可能是肺癌的首发表现，需要进行组织诊断。当病理结果影响治疗方案时，应进行组织诊断，并将对患者的风险降至最低。

即使没有病理结果，放疗也可有较好疗效，可改善超过70%的肺癌患者病情，因此在内科和放射肿瘤学专家组指导下，放疗也可能是患者的一种治疗方法。肺癌继发的上腔静脉综合征患者虽然无法手术，但预后并不比其他不能手术的Ⅲ期肺癌患者差。

恶性胸腔积液

恶性胸腔积液也是主要并发症之一，也是肺癌晚期的标志。生存率通常以月计算。在肺癌、继发胸膜种植转移或纵隔阻塞胸膜淋巴引流的患者中，10%～15%会出现胸腔积液。肺癌引起的胸腔积液中，只有20%～30%的胸腔积液可经细胞学证实，多是漏出液。确诊可能需要胸膜活检。

当胸水增多引起呼吸困难影响生活质量时，应进行局部治疗。胸腔穿刺引流2～3天可能出现继发性炎性反应阻塞胸腔，胸膜内化学刺激物（如多西环素或滑石粉）的胸膜固定术可防止胸水再发，对50%～60%的患者有效，大颗粒滑石粉优于多西环素。留置引流导管经随机试验证明同样有效，但同时更有可能导致并发症。纵隔或胸膜的放射治疗效果有限。

肿瘤-体液（副肿瘤）综合征

副肿瘤综合征在SCLC中最常见。因为肿瘤来源于支气管黏膜的内分泌细胞，产生促肾上腺皮质激素、抗利尿激素或5-羟色胺。可能导致的临床综合征包括库欣综合征，抗利尿激素分泌不当和类癌综合征。

外科治疗的并发症

手术治疗的并发症包括支气管胸膜瘘的长时间漏气和术后胸腔内感染并发脓胸，两种均为严重并发症，需要立即进行手术治疗。若术前仔细评估患者肺功能情况，术后较少出现肺功能不全，但剩余肺肺炎可能出现呼吸功能下降。

化疗并发症

化疗的并发症与使用顺铂或卡铂、培美曲塞、紫杉烷（紫杉醇或多西紫杉醇）、长春瑞滨、伊立替康、吉西他滨和厄洛替尼有关（见第88章）。

放疗并发症

放射治疗的并发症包括放射性肺炎、食管狭窄、心包和心肌纤维化、放射性骨坏死继发肋骨骨折，以及放射性纤维化导致肺功能长期下降。

患者、家庭教育和姑息治疗 [31-32]

许多非专业人士认为肺癌是致命性的，虽然大多数类型的肺癌的预后和治疗效果仍有很大改善余地，但新发现可疑肺结节的患者需要知道，不同的组织类型和疾病阶段，预后存在显著差异。在体检和分期时，这些信息可以帮助患者和家人度过这段担忧期，并为接下来的检查提供理论基础。

明确疾病的诊断和程度后应与患者和家人交代预后和治疗方案。当有可能手术治愈且患者可耐受手术时，应鼓励患者进行手术。但对于预后差的肺癌，应共同制订治疗计划，并听取和尊重患者的偏好和接受治疗的意愿。评估患者和家属的预后以及治疗的利弊对于有效的决策至关重要。有时可能为了进行治疗，而仓促进行不适当的激进治疗。显然，这些讨论应该与内科肿瘤学家和多学科团队的其他成员合作进行。

靶向治疗可延长无病生存期，虽然受患者及其家人欢迎，同时也会给带来一些问题，延长生命和无病生存需要巨大的资金，而且只能用短期几个月的时间衡量。

患有不治之症的患者需要知道他们的预后，解释程度最好与他们希望了解的详细程度一致。亲人患肺癌的消息让家人非常不安，可能会选择不告知患者，常常不会讨论临终关怀。促进家庭、患者和照顾者之间的沟通对于保持患者的生活质量和帮助家庭应对是至关重要的（见第 87 章）。越来越多的研究表明，在不治之症患者的治疗早期就让姑息治疗团队专家参与治疗是有好处的，这种模式应予以推广。及早实施姑息治疗服务可以改善患者的生活质量和情绪状态。接受早期姑息治疗服务的患者在生命末期的护理力度较小，生存率更高。

（蔡雨辰　刘　杰 翻译，肖卫忠　王晶桐 审校）

第 54 章

戒　烟

NANCY RIGOTTI

在美国，吸烟是可预防的主要死亡原因。与不吸烟的人群相比，吸烟者损失了至少 10 年的预期寿命。即使是吸烟多年、高龄或已经患有慢性烟草相关疾病的人群也可以从戒烟中受益。人们已广泛认识了吸烟对健康的危害，过去的 50 年中吸烟的流行率已经大幅下降，但仍有 3800 万美国人继续吸烟，其中 1/3 ～ 1/2 的人可能死于烟草相关疾病。大多数吸烟者希望戒烟。多项研究表明，医生的行为可以帮助患者戒烟，并且已经出现有效的戒烟疗法。全科医疗中烟草使用问题的诊疗有很高的成本效益，吸烟者即使不准备戒烟也可以接受。基层全科医生应该定期确定患者的吸烟状况，鼓励吸烟者戒烟，建议他们进行治疗，根据需要将他们转诊到其他医疗中心，并随诊其进展。这需要了解戒烟治疗方法，并了解如何以及何时使用戒烟治疗方法。烟草使用是一种慢性复发性疾病，需要长期的管理方法。

吸烟和戒烟的流行病学和模式 [1-4]

自 1964 年卫生总局首次公布吸烟对健康的危害以来，美国成年人吸烟总流行率从 40% 以上下降到 15.5%，目前有 17.5% 的男性和 13.5% 的女性吸烟，男性已不再是吸烟主要人群。受教育程度较低、收入较低以及同性恋或双性恋的人群中吸烟率更高。吸烟在药物滥用或有精神共患病（如焦虑、抑郁、双相情感障碍和精神分裂症）的人群中也很普遍。在政府采取提高烟草消费税，提高香烟价格，并禁止在公共场所、工作场所、餐馆和酒吧吸烟等措施后，有效减少了吸烟机会，普通吸烟者每天消费的香烟数量已降至 15 支（3/4 包）。近 1/4 的吸烟者不是每天都吸烟。这些非日常吸烟者甚至可能并不认为自己吸烟，这反映了美国社会对吸烟行为的抵触。

尽管大多数吸烟者不太了解也不相信自己可能会患吸烟相关疾病，但他们都知道吸烟有害健康。在 2015 年一项全国调查中，68% 的吸烟者表示想戒烟，55% 的吸烟者在过去 1 年曾尝试戒烟，但只有 7% 的吸烟者成功戒烟 1 年。尽管每一次戒烟的成功率都很低，但反复尝试并从中吸取经验教训会增加成功的可能性。超过一半曾经吸烟的美国成年人现已戒烟。吸烟量较少的人比吸烟量大的人更容易成功戒烟。对自己的尝试会成功有信心的人、坚信自己对事物有控制力的人，以及不吸烟的配偶和朋友可以给予有力的社会支持的人戒烟成功率最高。合并患有精神疾病、有酒精或其他物质滥用的吸烟者的戒烟成功率低。戒烟者戒烟最常见的理由是健康问题。然而，吸烟者不会提到未来患肺癌和心脏病的风险，而是提及目前与吸烟有关的症状，如咳嗽或呼吸困难。实际的症状会让个人意识到吸烟带来的严重健康风险，会更加促使吸烟者戒烟。吸烟者戒烟的可能性随着症状或诊断的严重程度而增加。虽然普通人群中每年有 7% 的吸烟者戒烟，但大约 1/3 的吸烟者在首次心肌梗死后戒烟。25% ～ 40% 吸烟的孕妇在怀孕期间戒烟，但其中 70% 的人在分娩后 1 年恢复吸烟。其他的戒烟原因包括希望对生活进行自我控制，担心吸烟的代价和社会对吸烟的不接受度，对吸烟习惯的审美异议，以及担心给别人树立坏榜样。

因没有医生、药物或正规治疗方案的帮助，2/3 尝试戒烟的吸烟者中，只有不到 10% 的人戒烟成功，而结合药物和社会心理咨询的最新治疗方案，使长期戒断率达到 25% ～ 30%。很多吸烟者初次尝试即可戒烟，但许多短期戒烟的人 1 年之内会恢复吸烟。吸烟者有时会改用焦油和尼古丁含量较低的香烟品牌，期望降低健康风险，但其实不能真正降低风险，这也不是戒烟的替代方案。

人们为何吸烟 [3,5-6]

吸烟是一种复杂的行为，起始和维持的原因各不相同。外部因素，如同龄人、父母和媒体的影响可能是导致吸烟的最重要因素。父母和朋友吸烟的青少年更有可能开始吸烟。吸烟习惯一旦形成，就会受到生物和心理社会因素的双重影响。

尼古丁是烟草烟雾中导致生理依赖的成分。长期接触尼古丁会导致大脑发生变化，比如尼古丁乙酰胆碱受体水平上调导致耐受性和戒烟时对香烟的渴望。吸烟者吸烟是为了保持尼古丁的恒定水平避免尼古丁戒断综合征，其症状包括焦躁不安、易怒、烦躁、难以集中注意力、焦虑或抑郁情绪以及食欲增加。尼古丁戒断症状在戒烟后几小时内开始出现，48 ～ 72 h 后达到高峰，几周后逐渐减弱。尼古丁戒断的持续时间和严重程度与成瘾程度相关，个体差异很大。没有生物学检查可以检测尼古丁成瘾，但严重上瘾者常在起床后不久（30 min 内）吸第一支烟，而且每日吸烟量大。药物依赖可以解释早期戒烟的困难，但无法单独解释为何数周后难以维持戒烟。

吸烟也是一种习惯，一种被吸烟者所喜而长期习得的行为。进食结束常与吸烟相关并诱发吸烟冲动。大脑的学习联想和生理变化共同产生了对香烟的渴望，这比尼古丁戒断症状持续的时间更长，可能会导致戒烟者早期或晚期重新吸烟。出现愤怒或沮丧等强烈的负面情绪时，吸烟者还使用香烟来应对环境压力和调节情绪。

戒烟治疗 [2-3,5-9]

美国公共卫生署（U.S. Public Health Service's，USPHS）2008 年发表临床实践指南“烟草使用和依赖的治疗”，对戒烟疗法的有效性进行了系统评估，并经 2015 年美国预防服务工作组（U.S. Preventive Services Task Force，USPTF）研究证实。Cochrane 协作组织（Cochrane-Collaboration）的烟草成瘾小组也定期更新其对烟草治疗方式的系统评价。这些综述一致认为，有两种治疗方法有最强力的有效性证据：心理社会咨询和药物治疗。两者结合比单独使用有效，说明了每种方法针对的是维持吸烟行为的不同因素（如心理依赖和生理尼古丁成瘾）。维持长期戒烟仍然是戒烟治疗的主要困难。治疗方案结束后，短期戒断率常在60% ～ 70%，但人们会迅速恢复吸烟，约有一半最初戒烟的人1年内重新吸烟。有效的戒烟计划，1年戒烟率应该在25% ～ 30%。

有戒烟需求的吸烟者可能会减少每天的香烟数量为戒烟做准备，但应建议他们设定一个戒烟日期，然后突然戒烟，但并不是所有的吸烟者都愿意设定戒烟日期。在初级诊疗机构的吸烟人群中进行了一项随机非劣效性研究，比较突然戒烟和逐渐戒烟，所有参与者戒烟前已接受指导并了解尼古丁贴片，之后要求其突然戒烟或在戒烟前2周逐渐减少75%的吸烟量，结果提示即使对于偏好逐渐减量的人群来说，突然停止吸烟对戒烟更有效。

药物治疗[2,3,5-23]

2008年一项由USPHS指南小组和Cochrane协作组织指导，USPTF赞助的荟萃分析，明确了具有戒烟效果的药物。每一种药物均可减轻尼古丁戒断症状，但不能帮助建立长期戒烟的信念和行为，这也解释了药物结合戒烟咨询后戒烟率提高的原因。

USPHS指南将3种药物纳入一线治疗，分别是尼古丁替代品、抗抑郁药安非他酮和伐尼克兰（$\alpha_4\beta_2$-尼古丁受体部分激动剂）。与安慰剂相比，每种药物的戒烟成功率均提高至少2倍，均已获得美国食品和药物管理局（FDA）批准。因为有效性证据较少，三环类抗抑郁药去甲替林和降压药可乐定被USPHS指南纳入二线治疗方法，没有被FDA批准用于戒烟。基于药物治的有效性，USPHS指南和USPTF建议指导医生向所有吸烟者提供有实验证据支持且FDA批准的药物，除非存在禁忌证（表54-1）。

2016年大型双盲随机对照EAGLES试验针对FDA批准的3种一线戒烟药物的相对有效性和安全性提供了非常有力的证据。此试验将3种药物与安慰剂和彼此进行比较，随机分配了8000多名吸烟者接受标准疗程的伐尼克兰、安非他酮、尼古丁贴片或安慰剂治疗，其中一半不伴有精神相关疾病，一半有轻度到中度的精神类疾病，如焦虑和抑郁。主要结局是6个月随访时的生化实验结果证实戒烟。正如预期，3种药物均比安慰剂的戒烟率更高，证实了其作为一线戒烟辅助药物的有效性，不论是否患有精神疾病均有效果。此外，与安非他酮或尼古丁贴片相比，伐尼克兰的戒烟率更高。这3种药物在发生神经精神副作用方面无明显差异，与安慰剂相似，但有精神疾病的患者更容易出现。这项试验没有评估长效和短效尼古丁替代产品组合的有效性。一项小型试验评估了这一点，结果显示伐尼克兰与联合尼古丁替代物效果相似。专家普遍认为，伐尼克兰和联合尼古丁替代物是最有效的药物治疗方法，但单一尼古丁替代物和安非他酮也同样有效。因此，可根据患者的偏好制订治疗方案。

使用一线药物未能戒烟的吸烟者应用两种或两种以上的药物可能有效。很多实验结果已经证实了现有戒烟药物联合应用的有效性和耐受性，提示联合用药耐受性、疗效更好。目前，联合药物治疗一般针对单一药物治疗失败的吸烟者，但联合两种形式的尼古丁替代物除外，如下文所述。

尼古丁替代疗法

美国共销售5种尼古丁替代产品，包括透皮贴片、口香糖、含片、口腔吸入器和鼻喷雾剂。其中贴片、口香糖和含片3种无须处方，口腔吸入器和鼻喷雾剂是处方制剂。这些药物中的尼古丁吸收入血，可缓解尼古丁戒断症状，但不会出现吸烟后的血液尼古丁快速峰值。随着尼古丁戒断的缓解，吸烟者可重点关注吸烟的行为或习惯的改变。吸烟者担心应用戒烟药物的同时继续依赖尼古丁的情况很少发生，因为尼古丁输送的剂量和模式与吸入烟草烟雾不同，吸烟者应用尼古丁替代品时已戒断尼古丁依赖。使用尼古丁替代品的吸烟者还可以避免接触到烟草烟雾的其他有害成分，如一氧化碳和致癌焦油。

尼古丁通过贴片经皮吸收，通过口香糖、糖块或吸入器经口腔黏膜吸收。随机对照试验结果表明所有尼古丁替代产品均优于安慰剂。一项对贴片、口香糖、吸入器和鼻喷雾剂进行比较的研究发现，不同方法之间的疗效没有差异，且单独使用均有效，但与吸烟行为咨询计划结合应用，戒烟率更高。所有产品的标签均会注明建议吸烟者选择一天停止吸烟，并立即开始使用尼古丁替代产品。然而

表 54-1 戒烟的治疗药物

药物	每日用量	治疗时间	常见副作用
尼古丁替代疗法			
透皮贴剂[a, b]（如 NicoDerm CQ）	每 24 h 应用 21 mg、14 mg 或 7 mg[c]	8 ~ 12 周	皮肤刺激性、失眠、多梦
尼古丁树脂口香糖[a, b]（Nicorette） 2 mg（醒后＞ 30 分钟吸第一支烟） 4 mg（醒后＜ 30 分钟吸第一支烟）	每小时 1 片，每日不超过 24 片	8 ~ 12 周	口腔刺激感、下颌酸痛、消化不良、打嗝
尼古丁树脂含片[a, b]（Commit） 2 mg（醒后第一支烟＞ 30 min） 2 mg（醒后第一支烟＜ 30 min）	每日 7 ~ 9 片，最多每日 20 片	12 周	口腔刺激感、消化不良、打嗝
口吸入剂[a, b]（尼可特罗吸入器）	每日 6 ~ 16 吸（每吸 4 mg）	3 ~ 6 个月	口咽刺激感
鼻喷雾器[a, b]（尼可特罗喷雾器）	每小时 1 ~ 2 喷，每日最多 40 喷	3 ~ 6 个月	鼻部刺激感、打喷嚏、咳嗽、流泪
安非他酮缓释片[a, b]（载班、威博隽缓释片）	每日 150 mg，连用 3 日，之后每次 150 mg，每日 2 次[e]	12 周（为维持戒烟最多可用 6 个月）	失眠，口干
伐尼克兰（Chantix）[a, b]	每日 0.5 mg，连用 3 日，之后每次 0.5 mg，每日 2 次，连用 4 天，之后每次 1 mg，每日 2 次	12 周（为维持戒烟最多可用 6 个月）	恶心、多梦
去甲替林[f]	每日 75 到 100 mgg	12 周	口干、镇静、头晕
可乐定[f]	每次 0.1 到 0.3 mg，每日 2 次	3 ~ 10 周	口干、镇静、头晕

a．经 FDA 批准为戒烟辅助药物。
b．USPHS 临床指南推荐为戒烟治疗的一线药物。
c．若失眠明显，可睡前取下贴片。
d．应缓慢咀嚼口香糖，有明显的味道表明尼古丁正在释放。然后将口香糖放在面颊和口香糖之间，直到味道消失，让尼古丁通过口腔黏膜吸收。在丢弃口香糖之前，应重复此过程 30 min。酸性饮料（如咖啡和软饮料）会减少尼古丁的吸收，咀嚼前 30 min 内应避免饮用。
e．在戒烟前 1 周开始应用。
f．未被 FDA 批准作为戒烟辅助药物。被美国公共卫生服务临床指南推荐为二线药物。
g．在戒烟前 10 ~ 28 天开始服用，每天 25 mg，并在可耐受范围内增量。

一些研究发现，在戒烟日期前一两周开始使用尼古丁贴片同样有效或更有效，因为这减少了吸烟者每天的吸烟量，并在戒烟日期之前习惯使用此类药物。

与其他尼古丁替代产品快速、短效的方式不同，透皮贴片可缓慢、长效的释放尼古丁。将尼古丁贴片与一种持续时间较短的尼古丁产品结合应用比单独应用效果更好，是最佳使用方式。在多数试验中，尼古丁贴片与口香糖、吸入器、含片或鼻喷雾（按需使用）联合使用比单独使用效果更好。因为每种药物产生的血液尼古丁水平都比吸烟低，而且吸烟者可以控制使用短效制剂的量，不会达到尼古丁中毒水平，所以两者组合应用是安全的。

尼古丁透皮贴剂

尼古丁透皮贴片在所有尼古丁替代产品中释放尼古丁最持久，最容易被吸烟者接受，但期间不能调整尼古丁暴露程度。它的戒烟成功率约是安慰剂的 2 倍。在美国，购买尼古丁贴片不需要处方。

从戒烟当天开始，每天早上在上半身无毛发分布的任何皮肤部位使用尼古丁贴片并在第二天早上更换。为避免皮肤刺激感这种最常见的副作用，应每天轮换贴片部位。如果出现失眠和多梦，可以睡前摘下贴片。疗程常 8 ~ 12 周，大多数吸烟者从最大剂量（21 mg/d）开始，持续 4 ~ 6 周，然后在 2 ~ 4 周内逐渐减少到较低剂量（每天 14 mg 或 7 mg）。每日吸烟少于 10 支（半包）的吸烟者建议从每天 14 mg 开始。

虽然尼古丁的肾上腺素样作用会短暂增加心率和血压，并收缩血管，但尼古丁贴片与吸烟不同，不会导致血栓形成，因此理论上引发急性心血管事件的风险很小。尼古丁贴片已被证明用于稳定型心绞痛患者是安全的。急性冠状动脉综合征患者使用尼古丁贴片的研究较少，但一项研究发现，没有证据表明接受尼古丁替代治疗的住院吸烟者心血管并发症增加。对于急性冠脉综合征患者，尼古丁替代治疗因为可以戒断尼古丁，治疗好处可能超过潜在的风险。对于不能用非药物方法戒烟的孕妇或哺乳期女性可能也同样适用。

尼古丁口香糖

尼古丁口香糖取代了香烟中的尼古丁，为吸烟者提供了一种香烟的口服替代品，不需要处方即可购买，有 2 mg 和 4 mg 不同剂型。口香糖中的尼古丁通过咀嚼释放，并通过口腔黏膜吸收，血液中尼古丁水平 20 min 达峰。但如果口香糖咀嚼过快，尼古丁释放速度快于口腔黏膜吸收速度，吞咽的尼古丁不会吸收入血，但会引起胃灼热和消化不良的副作用。因此，建议对使用者进行使用指导。

建议吸烟者在有吸烟冲动时咀嚼口香糖，持续 3 个月。建议采用“咀嚼和停放”模式。嚼一块口香糖，直到尼古丁的味道出现，然后停在口腔黏膜里，直到味道消失；然后再咀嚼几次，释放出更多的尼古丁。重复 30 min，然后丢弃口香糖。饮用酸性饮料（如咖啡、碳酸饮料）可能会影响尼古丁的吸收，因为酸性饮料会降低唾液的 pH，减少尼古丁的吸收。建议使用口香糖期间或使用口香糖前 30 min 避免饮用酸性饮料。

如吸烟者在醒来后 30 min 内吸烟提示尼古丁依赖程度较高，建议应用 4 mg 剂量口香糖，尼古丁依赖度较低的吸烟者可以应用 2 mg 剂量口香糖。与尼古丁贴片相比，口香糖可以让吸烟者更好地控制尼古丁剂量，但使用口香糖血尼古丁水平的变化大于贴片制剂，对戒断症状的持续抑制作用较短。副作用主要是过度用力咀嚼和过量释放尼古丁所致，包括下颌疼痛，口腔刺激或溃疡，恶心，呕吐，打嗝，肠道不适，头痛和流涎过多。

尼古丁含片

尼古丁含片的药代动力学与口香糖制剂类似，不需要处方购买。入口 20 ~ 30 min 溶解，比口香糖更容易正确使用。新版本是迷你含片，小薄荷糖大小，吸收更快，是吸烟者的首选。和口香糖一样，含片也有 2 mg 和 4 mg 两种剂量，推荐量与口香糖一致。用药方法与口香糖一致，前 6 周每小时服用一到两粒，后 6 周逐渐减少。因为口香糖可能会黏住义齿，影响牙齿修补，故不能使用尼古丁口香糖的吸烟者可以使用尼古丁含片。

尼古丁吸入器

在美国尼古丁吸入器是处方制剂，它是一个中空的塑料圆筒，里面有一个尼古丁浸泡塞。当吸烟者通过这个装置吸入尼古丁时，尼古丁蒸气（不是烟雾）进入口腔和咽喉被吸收。尼古丁蒸气不会到达肺部，故吸入器的药代动力学类似尼古丁口香糖。吸入器不仅可以减少生理依赖，还可以改善吸烟行为和自我感觉。推荐在最初的 6 ~ 12 周内每天使用 6 ~ 16 盒，之后 6 ~ 12 周内逐渐减少剂量。

尼古丁鼻喷雾剂

尼古丁鼻喷雾剂可以更快的吸收尼古丁，更接近于吸烟的效果。每小时一到两喷，疗程约 3 个月。与口香糖和透皮贴剂一样，喷雾剂的戒烟率大约是安慰剂的 2 倍。常见副作用包括鼻和咽喉炎症、鼻炎、打喷嚏和流泪，常导致吸烟者依从性差。

安非他酮

安非他酮是一种非典型抗抑郁药，在大脑中有多巴胺能和去甲肾上腺素能活性，是经强有力证据证明有效戒烟的药物。在随机对照临床试验中，与安慰剂相比，缓释安非他酮（Zyban 载班、Wellbutrin SR、威博隽缓释片）的长期戒烟率是安慰剂的 2 倍，且研究人群排除了抑郁症患者，证明其戒烟作用与抗抑郁作用无关。有或没有抑郁症病史的人应用安非他酮同样有效。安非他酮通过增加已知参与奖赏的大脑通路中多巴胺释放的神经化学途径减少成瘾性。因为安非他酮缓释片需要 5 ~ 7 天才能达到血药浓度稳态，所以建议戒烟前

1周开始使用。推荐150 mg/d，连服3天，然后150 mg，每天2次服用。有研究表明150 mg/d的剂量与300 mg/d疗效一致，因此对于不能耐受最大剂量的吸烟者可作为替代方案。推荐治疗时间为12周，如果成功戒烟可最多应用6个月从而降低再次吸烟风险。该药耐受性良好，最常见的副作用是失眠、烦躁和口干。最严重的副作用是癫痫，因为安非他酮降低了癫痫发作阈值。临床试验中，癫痫发作的风险为0.1%，有癫痫病史或癫痫易感的人群是安非他酮禁忌证。

一些将安非他酮和尼古丁替代药进行直接比较的随机试验发现，安非他酮优于尼古丁贴片和安慰剂。一项试验证实尼古丁贴片和安非他酮联合使用的安全性，且与单独使用安非他酮相比戒烟率略高，但差异不具有统计学意义。USPHS戒烟指南小组根据现有研究将安非他酮和尼古丁替代药同样纳入戒烟一线药物，可根据禁忌证和患者偏好选择药物。

伐尼克兰

$\alpha_4\beta_2$尼古丁乙酰胆碱受体可介导尼古丁依赖，伐尼克兰是其选择性部分激动剂，对该受体同时有激动剂和拮抗剂特性。作为部分激动剂，可以缓解尼古丁戒断症状；作为拮抗剂，阻止香烟烟雾中的尼古丁与尼古丁受体结合，阻断吸烟的奖赏效应。在2个较早的随机对照试验中，将伐尼克兰与安慰剂和安非他酮进行比较，伐尼克兰的长期戒烟率高于安慰剂和安非他酮。其中EAGLES试验证明了伐尼克兰比安非他酮或尼古丁贴片更有效。单独的随机试验发现，与单独使用伐尼克兰相比，伐尼克兰与尼古丁替代或尼古丁贴片联合使用可耐受且戒烟率更高。这为临床中对伐尼克兰有部分效果但不能单独使用伐尼克兰完全戒烟的吸烟者提供了一种治疗方案。

伐尼克兰最常见的副作用是恶心，但通常可耐受，与食物和一整杯水同服可减少不适。每天2次，每次1 mg，连用12周，第一周内逐渐滴定至目标剂量，可最大限度地减少恶心。建议在戒烟前1～4周使用以达到血药浓度稳态。

上市后的有案例报告服用伐尼克兰和安非他酮但未服用尼古丁替代品的患者出现了行为变化，导致FDA在2009年要求二者在说明书中添加警告。但上文中EAGLES试验提供了相反的最终安全性结果。试验发现服用伐尼克兰、安非他酮、尼古丁贴片或安慰剂的患者中，精神系统副作用的发生率没有显著差异。然而，与无精神疾病的患者相比，合并精神疾病的患者每种药物的副作用发生率均升高。EAGLES试验结果出来后，2016年FDA取消了对伐尼克兰和安非他酮的警告。然而，许多患者和一些医生并不知道这一结果，仍然不愿使用伐尼克兰。

伐尼克兰的心血管安全性仍存在争论。一项荟萃分析发现，使用伐尼克兰后心血管事件的发生率升高，虽然幅度小但有统计学意义。大型EAGLES试验结果提示伐尼克兰的心血管事件无明显增加，尽管少数患者实验前已存在心血管疾病。

去甲替林

同安非他酮，有随机安慰剂对照试验结果证实了三环类抗抑郁药去甲替林有戒烟效果。吸烟者在戒烟前2周开始服用去甲替林，共服用12周。剂量从25 mg起始，在1～2周内增加到75 mg。去甲替林在USPHS临床指南中因缺乏与安非他酮或尼古丁替代品相当的有效性证据被纳入二线药物。指南发布之后，又有数项临床试验表明该药物在戒烟方面的作用，并可增加尼古丁替代品疗效，可作为单一药物治疗失败的吸烟者的治疗选择。FDA未批准去甲替林为戒烟辅助剂。

可乐定

可乐定是一种中枢作用的肾上腺素能阻滞剂，作为降压药，可减轻药物滥用（包括尼古丁）的戒断症状。有几项距今时间较久的临床试验荟萃分析表明，可乐定对戒烟有效，但临床上因其有镇静，低血压和口干等副作用而使用受限。USPHS指南将其纳入二线治疗药物，很少使用。

其他药物

没有证据表明除安非他酮和去甲替林以外的抗抑郁药，包括选择性5-羟色胺再摄取抑制剂，对戒烟有效。胞嘧啶是一种自然产物，是一种选择性尼古丁受体部分激动剂，在东欧作为戒烟辅助剂已有几十年历史。有两个随机试验证明其戒烟方面的有效性，FDA正在审查其是否可在美国应用。

电子烟和烟草替代产品 [24-28]

过去 10 年，美国的替代烟草产品主要通过减少吸烟者接触香烟烟雾中的大部分毒素降低吸烟相关健康风险，但不减少引起香烟成瘾的尼古丁摄入量。电子烟是最广泛的烟草替代产品。不同于燃烧烟草产生烟雾的传统卷烟，电子烟通过电池供电加热含有尼古丁、溶剂和香料的溶液，产生的尼古丁被使用者吸入。2019 年发现电子烟还含有包括四氢大麻酚（tetrahydrocannabinol，THC）和大麻二酚（cannabidiol，CBD）等其他物质，可能与电子烟相关肺损伤（e-cigarette or vaping associated lung injury，EVALI）相关（见下文和附录 54-1）。

一项 2016 年研究报告显示，3.2% 的美国成年人和 11.3% 的高中生过去 1 个月内使用过电子烟。2017—2018 年，高中生中比例上升了 78%，达到 20.8%；2019 年时比例升高至 27.5%。有越来越多的电子烟使用者从不吸烟，尤其是年轻人，人们担心电子烟引诱更多不吸烟的青少年尝试尼古丁，上瘾后转向传统吸烟。这是否会真实发生，仍未可知，但电子烟产品对青少年和年轻人有巨大的吸引力。继 2019 年 EVALI 出现期间的短期禁令之后，一些辖区严禁电子烟。2019 年联邦法律将全国范围内电子烟的销售年龄提高到 21 岁。

电子烟若能帮助戒烟则益于公众健康，但针对电子烟戒烟效果的早期试验和荟萃分析结果不一。最新证据包括一项 2018 年试验和英国观察性研究，结果表明联合个性化的面对面戒烟支持，电子烟比尼古丁替代品更有效，但戒烟后人们仍会持续使用电子烟。证据还表明电子烟可能对患有精神疾病、有家庭或其他不稳定因素的人群效果较好。由于会持续接触尼古丁、稀释剂和调味剂，FDA 尚未批准电子烟用于戒烟。为了个人和公共健康的长期影响，需要更多的证据确定电子烟的有效性和安全性。有戒烟需求的患者应首先使用 FDA 批准的戒烟药物。若居住所在地允许使用电子烟且决定选择此措施戒烟，尽管有 EVALI 风险且远期效果不确定，应鼓励吸烟者完全改用电子烟。70% 的电子烟使用者同时也吸传统香烟，没有证据表明同时应用可以减少毒素接触或健康风险。由于使用电子烟远期健康风险尚不清楚，建议改用电子烟的吸烟者也设定日期戒断电子烟。

加热但不燃烧的烟草产品是烟草行业为降低吸烟风险而开发的新设备。通过加热烟草形成气雾剂，而不用燃烧香烟的方式。人们尚未完全了解其对健康的影响。电子烟目前在许多国家销售，2019 年美国第一次使用并被允许作为传统烟草产品销售，但其降低吸烟风险的作用未被 FDA 批准。

戒烟咨询 [2-3,5,29-32]

目前已有咨询策略来解决烟草使用中的心理依赖或习惯。大多使用认知行为技术，可以面对面（单独或在小组环境中）、通过电话（语音或短信）或通过互联网，在辅导员提供社会支持的环境下进行。USPHS 和 USPTF 的指南发现，面对面或电话咨询的戒烟方式是有效的。网络咨询有效性尚无确定的证据。

行为技术通常让吸烟者识别并改变引发吸烟的环境刺激。通过自我监控技术识别吸烟相关信息。要求吸烟者记录每日所有吸烟的情况，吸每支烟前的情况以及该香烟对吸烟者的重要性。逐渐避免或改变日志中提示的引发吸烟的环境，减少吸烟行为，在重新学习的过程中完全戒烟。咨询技术还教导吸烟者使用认知和行为方法来管理戒断症状，包括渴望吸烟、愤怒或沮丧等负面情绪。咨询旨在增加吸烟者对戒烟能力的信心，包括动员吸烟者周围不吸烟的个体提供社会鼓励吸烟者在吸烟环境中不吸烟。

面对面的团体和个人戒烟咨询已经在不同的环境中进行了几十年，通常是由医疗保健组织或专业协会赞助，但可及性尚需提升。可以通过电话、短信和互联网网站进行咨询。所有吸烟者都可以拨打全国免费电话号码戒烟热线（1-800-QUIT-NOW）得到免费多时段主动电话咨询服务。许多州都有传真转诊或电子转诊系统，允许医生在办公室主动将吸烟者转到戒烟热线寻求免费帮助。戒烟热线进行初步评估，提供有关戒烟的一般信息，并要求吸烟者在下个月设定戒烟日期，然后在戒烟日期之后的预定时间主动打电话给吸烟者。短信和网络咨询程序可登录政府网站（www.smokefree.gov）。个别戒烟热线和网络服务公司还向吸烟者免费邮寄非处方药尼古丁替代品的样品。

催眠

许多吸烟者对催眠很感兴趣，他们认为催眠是一种毫不费力的戒烟方法。大多数针对催眠的研究都没有控制混杂因素，样本少，随访时间短，USPHS 没有发现针对催眠戒烟效果的可靠证据。

针灸

针灸和催眠一样可用来戒烟的，吸烟者经常询问其疗效。但随机、安慰剂对照试验结果证明是没有效果的，USPHS 指南小组也没有发现它有戒烟效果。

医生的作用 [2-3,6,9-10]

医生是鼓励戒烟最好的人选，因为 70% 的吸烟者每年都会去看医生，而健康问题是吸烟者戒烟的最常见原因。医生的建议和帮助会增加吸烟者尝试戒烟的概率。向所有患者提供简单的戒烟建议已被证明比什么都不做更有效，是一种具有成本效益的医疗实践。在随机对照试验中，做更多戒烟相关准备工作（即，简短的戒烟咨询）增加了患者戒烟几率，大多数试验结果也提示增加了长期戒烟率。调查表明，医生没有充分利用他们的角色来改变患者的吸烟习惯。虽然医生经常询问吸烟状况并建议吸烟者戒烟，但不太可能开戒烟药物，或者在吸烟者离开办公室后有效地将吸烟者与行为支持资源联系起来，以维持戒烟。吸烟本质上是慢性健康问题，在初级保健中的管理应该类似于其他常见慢性病，如高血压、高脂血症或糖尿病，包括药物治疗、行为改变和持续监测。

USPHS 临床实践指南提供了一种基于证据、高成本效益的五步策略，称为 5As，供医生在门诊使用。它包括系统地识别临床所有患者的吸烟状态，建议每个吸烟者戒烟，评估每个吸烟者尝试戒烟的准备情况，帮助吸烟者戒烟，并监测他们在后续行动中的进展。虽然所有这 5 个步骤最初都是由医生执行的，但现在人们认识到，由医生与办公室和社区中的其他人合作提供护理在初级保健中效果更好。例如，工作人员可以定期评估患者的吸烟状况并记录在电子记录中，医生则会提供戒烟建议，并对每个吸烟者进行咨询。经过医生的短暂干预，工作人员可以在就诊时或就诊后提供额外的咨询，亲自或通过电话，并将吸烟者转介到社区资源，如戒烟热线，以获得进一步的帮助和随访。遵循这一方法形成了不同的 5A 策略的缩写版，如“询问、建议、协助”或“询问、协助、推荐”，甚至“询问和协助”。

建议 [2-3,5-6,34-36]

诊所应用的 5 步戒烟策略总结在表 54-2。

1．每次就诊时询问烟草使用情况和二手烟暴露情况。吸烟情况应该记录在健康记录中，作为门诊病历一部分。最早接触患者的工作人员可以负责此任务。一些偶尔吸烟的人并不认为自己是吸烟者，因此，应该询问患者是否吸烟或使用其他烟草产品。

2．建议每个吸烟者戒烟，每个不吸烟者避免接触二手烟。每次就诊时，都应该向所有吸烟者提出明确的戒烟建议。目标是完全停止吸烟。戒烟的建议应该根据个人的临床情况而定。应该强调吸烟对患者目前存在的所有症状的影响。积极关注戒烟的好处，包括短期的好处，如增加运动耐量或改善味觉和嗅觉，比关注继续吸烟的危害更有效。应该建议不吸烟的人在家里和汽车上采取无烟策略，即使允许也避免在工作场所吸烟。

3．评估吸烟者戒烟的准备情况。在经典的 5A 模式中，所有吸烟者都被问及他们对于戒烟的积极程度，以及他们过去做了什么试图戒烟的事情。应该评估吸烟者的尼古丁依赖程度（例如，每天抽多少支烟，从醒来到第一支烟的时间）。吸烟者先前的戒烟努力、戒烟的社会支持程度、对他 / 她戒烟能力的信心，以及任何医疗问题，都有助于指导治疗建议。在新的治疗模式中，这一步被淡化。新的治疗模式将吸烟描述为一种慢性病，应该抓住每一个机会为其提供治疗，而不是询问是否愿意接受治疗。医生可以这样提供治疗：“戒烟可能有些困难，但戒烟疗法是有效的，我可以帮助你戒烟。你想试试吗？”

4．没有症状的吸烟者可能是最难激励的人。大多数吸烟者确实有轻微的吸烟相关症状，戒烟后会有所改善，如晨咳或运动耐量受限。不能为了自己戒烟的吸烟者可能会为了孩子的健康而戒烟。患

表 54-2 美国公共卫生服务指南小组办公室戒烟策略：5AS

Ask	每次就诊时询问吸烟情况："你抽过烟吗？" 应由办公室工作人员完成，并记录在健康记录和问题清单上。
Advise	建议每个吸烟者戒烟。 给出明确的建议："戒烟是保持健康最重要的事情。 根据患者的临床情况提供个性化建议。 要积极：强调戒烟带来的益处，而不是危害。
Assess	评估戒烟的准备情况。 "你现在有兴趣戒烟吗？" 或者只提供治疗："戒烟可能有些困难，但戒烟疗法是有效的，我可以帮助 你戒烟。你想试试吗？"
Assist	帮助吸烟者戒烟。 对于准备好设定戒烟日期的吸烟者： 帮助吸烟者制订计划。 予药物治疗处方。 转诊至行为治疗：免费电话咨询（1-800-QUIT-NOW）、基于网络的或短 信资源（社交网络或社区，如果有的话）。 对于尚未准备好设定戒烟日期的吸烟者： 解决患者尝试戒烟的障碍。 a．害怕失败 b．尼古丁戒断 c．体重增加 d．失去应对糟糕情绪的工具 对于不打算戒烟的吸烟者： 让患者认识到继续吸烟的益处和危害，纠正知识误区，在吸 烟者否认吸烟危害进行否定。 明确戒烟的障碍。 建议避免让家人暴露于二手烟。 邀请吸烟者在准备戒烟时回来。 在下次就诊时再问一遍。
Arrange	安排随访：在戒烟日期后短期回访；以后就诊时监测。 如果患者能够戒烟： 恭喜。 预测常见复吸情况："什么时候你很难戒烟？" 演练应对策略。 评估戒断症状和治疗需求。 如果患者不能戒烟：要积极应对。 把"失败"重新定义为"部分成功"。 问："告诉我关于第一支香烟的事……" 回顾，你还能做些什么不同的事？"你从这次经历中学到了什么？" 要求再次戒烟。

有急性呼吸道疾病的吸烟者通常会自行戒烟几天。医生可以建议吸烟者利用这段时间永久戒烟。对于患有与吸烟相关的慢性病的吸烟者，医生应该指出症状减轻、功能改善和延缓疾病进展的可能性。不推荐对无症状吸烟者进行放射性或肺功能检查，因为不能发现早期疾病，也没有证据表明会增加戒烟率，结果可能会错误地让吸烟者放心，认为他们的健康没有受到危害。

5．不愿尝试戒烟的吸烟者通常怀有一些特定的担忧，比如害怕失败、体重增加、戒断症状，或者失去愉快的习惯或处理生活压力的方式。帮助吸烟者澄清这一担忧并形成相反的论点可能有用。吸烟者可能没有意识到他们可以得到有效的治疗。即使是不愿戒烟的吸烟者也应该被告知现有的治疗方法，并询问他们是否愿意尝试。如果吸烟者仍然不愿意考虑戒烟，医生应该简单地提出强烈的禁烟建议，并在随后的就诊中解决患者的烟草使用问题。

6．通过要求吸烟者承诺戒烟，并帮助吸烟者确定一个对他 / 她有效的计划来帮助吸烟者戒烟。鼓励吸烟者设定一个戒烟日期，最好是在 4 周内，以免遗忘。医生应该在健康记录中记录这一日期，以提醒追踪患者的病情。然后，医生应该帮助吸烟者制订个性化的戒烟计划，以最大限度地提高成功的机会。一项计划通常包括药物治疗处方以及行为支持计划的转介，如电话戒烟热线（1-800-QUIT-NOW）或短信或基于网络的干预（通过 www.smokefree. gov）。

7．关注体重增加的吸烟者，应该建议其同步开始锻炼计划。告知戒烟后咳嗽和排痰立即增加的吸烟者，告知这是暂时现象，也很常见，代表着呼吸道纤毛清除活力的恢复。有酗酒或其他物质滥用或临床抑郁症的吸烟者不太可能成功戒烟，除非同时提供适当的药物滥用或精神健康护理转诊，共同解决上述健康问题（见第 228 章和第 234 章）。

8．体重增加需要受到重视。大多数吸烟者在戒烟后都会增加一些体重，男性平均体重增加 2.8 kg，女性平均体重增加 3.8 kg。体重大幅增加（＞ 13 kg）少见，大约 10% 的男性和 13.5% 的女性可能出现。非裔美国人和重度吸烟者（每天超过 15 支香烟）体重增长较多。然而，体重增加并不会抵消戒烟对健康的好处。制订锻炼计划（见第 18 章和第 235 章）有助于控制体重，并增加戒烟的可能性。

9．安排随访。持续监测吸烟习惯非常重要。吸烟应该在患者的医疗记录中被列为一个健康问题，以提醒医生将这种慢性疾病作为患者持续护理的一部分来管理。通过电话、电子记录中的患者信息，甚至是回访，进行一次或多次后续接触，以监测患者对治疗的反应，特别是药物治疗。第一次随访通常安排在戒烟开始后不久。在后续行动中，应该祝贺戒烟的吸烟者，但告诫他们需要保持警惕，以防复发。戒烟后的第一年，也就是大部分复吸的时候，应该密切监测戒烟者。对于尝试戒烟失败的吸烟者，医生应该关注积极的方面，比如吸烟者戒烟的时间长短，并鼓励再次尝试。通过仔细的询问，医生可以帮助患者确定是什么因素导致努力失败，然后鼓励患者从经验中学习，从而增加下次尝试戒烟成功的机会。

附录 54-1

其他形式吸烟对肺部的损伤

现已有充分证据证明吸香烟是慢性阻塞性肺疾病（chronic obstructive pulmonary disease，COPD）的病因之一（部分患者可能会出现肺纤维化，详见第 47 章和第 51 章），但人们对于其他方式吸入烟草或大麻对肺部的影响所知甚少。一些数据可以为患者提供信息和建议。

烟斗和雪茄 [1-4]

用烟斗或吸雪茄的人认为这种方式不会对肺部有损害，因为他们“不吸入”。他们心血管疾病的风险确实低于吸烟的人，但明显高于不吸烟的人。很多烟雾中的尼古丁仍然被吸收入人体，雪茄烟雾中含有高水平的 N- 亚硝胺。有报告显示慢性阻塞性肺病、肺癌和总死亡率的相对风险在 1.5 ～ 5.0。一项以社区为基础的横断面研究比较了 100 名只抽烟斗或雪茄的人与 100 名从不吸烟的人，使用烟斗和雪茄的年限与气流阻塞指标（烟斗吸烟者的 1 秒用力呼气量（FEV_1）和吸雪茄者的 FEV_1/FVC 比值）的减少显著相关，这些指标表明进展为阻塞性肺疾病。尿中可替丁显著增加说明有尼古丁吸收。

大麻 [4-6]

大麻烟雾和烟草烟雾含有许多相同的有害物质。在一项超过随访 230 年的大规模纵向研究中，年轻人偶尔吸食大麻（平均每月 2 ～ 3 次），没有证据表明有长期肺部不良影响。吸食频率更高的人，FEV_1 有下降的趋势，但受试者太少，无法得出可靠结论。一项对成人或青少年吸食大麻与呼吸症状或肺功能之间关系的系统回顾，纳入了 22 项横断面或纵向观察性研究。吸食大麻与咳嗽、排痰和呼吸道症状或肺功能下降之间关系的证据有限，没有足够的证据明确吸食大麻与肺功能损害或阻塞性肺病有关。对吸食大麻对心血管危险因素或疾病终点之间关系的系统评价，结果较少不足以做出结论。

电子烟 [7-10]

虽然电子烟对健康的远期影响尚不明确，但 2019 年出现使用者急性呼吸衰竭暴发事件，这引发了公共卫生部门对电子烟相关急性和危及生命风险事件的担忧。同年疾病控制中心（Centers for Disease Control，CDC）收到超过 2500 例电子烟相关肺损伤（electronic cigarette，or vaping，product use associated lung injury，EVALI）住院病例报告。8 月份集体病例报告之后，发病率在 9 月份达峰，2019 年 12 月稳步下降。EVALI 患者同时伴有电子烟使用史和原因不明的急性严重呼吸窘迫。患者大多是男性（70%）和年轻人（中位年龄 24 岁，13 ～ 75 岁）。这些患者都有共同的电子烟暴露史、症状和呼吸损害，但肺炎病理类型非常广谱，包括急性嗜酸性肺炎、机化性肺炎、类脂性肺炎、急性呼吸窘迫综合征、弥漫性肺泡出血、过敏性肺炎和巨细胞间质性肺炎。现已发布临床指南用于初级保健医生的诊断、转诊和报告。

电子烟通常用于吸入尼古丁，但也可以与四氢大麻酚（tetrahydrocannabinol，THC）和大麻二醇（andcannabidiol，CBD）以及溶剂和香料一起使用。早期 EVALI 报告中使用含 THC 产品的患者最常见（76%），但超过一半的患者（58%）报告使用含有尼古丁的产品，超过 1/10（13%）报告单独使用含尼古丁的产品。越来越多的证据表明，一些市场停止售卖的含有 THC 的产品应用维生素 E 醋酸酯稀释，这与 EVALI 强烈关联，也与新发病例的稳步下降相关。

现已发布初步指南，用于指导基层全科医生应对这一持续存在的公共卫生问题。使用电子烟的患者表现为消化道症状（如腹痛、恶心、呕吐和腹泻）或呼吸道症状（如咳嗽、胸痛和呼吸急促）时，应鉴别诊断 EVALI。应详细记录患者使用产品的细节，包括产品类型（THC、CBD、尼古丁、改良产品或自行添加的其他产品）、产品来源、特定产品品牌和名称、使用频率和最后使用时间。检查应包括生命体征（如心动过速、呼吸急促）和脉搏、血氧饱和度。胸部 X 线检查可发现浸润性肺改变，所有血氧饱和度降低（< 95%）的患者均应考虑该检查。对于任何疑似 EVALI、出现呼吸窘迫、未吸氧状态氧饱和度降低（低于 95%）或可能出现肺功能下降合并症的患者，基层全科医生应安排入院治疗。

（蔡雨辰 刘 杰 翻译，肖卫忠 王晶桐 审校）

第五部分
胃肠道问题

第 55 章

胃肠道肿瘤筛查和风险人群筛查

AGM / AHG

胃肠道肿瘤在疾病早期有治愈可能，但由于通常是无症状的，而到疾病晚期又往往难以治疗，因此消化道肿瘤的筛查面临一个重大的挑战。这些困难促使人们通过筛查早期发现肿瘤从而提高生存率。然而，要使人群筛查具有成本效益，该疾病的患病率必须较高；所采用的诊断检测手段必须是可负担的、可接受的和准确的；同时对疾病的早期治疗必须明显改善生存率（见第 3 章）。在影响美国成年人的胃肠道肿瘤中，只有结直肠癌符合所有这些标准，将在单独的章节中进行讨论（见第 56 章）。

当发病率太低而不适宜进行大规模筛查时，风险人群筛查是在无症状人群中发现潜在可预防或可治愈的消化道肿瘤的一种替代方案，是对某些选定的高风险人群进行早期疾病或癌前病变筛查。许多胃肠道肿瘤（如食管癌、胃癌、肝癌、胰腺癌）具有某些生物学特征（如癌前状态、明确的高危因素），为风险人群筛查的潜在靶点，同时诊断方法的进步也引发了越来越多的关注。然而，与这种风险人群筛查相关的生存改善却一直难以研究并获得证实，往往引发争议并阻碍了共识的达成，将风险人群筛查的相关问题留给患者个人和医生。

虽然目前还没有足够的循证医学证据建议将风险人群筛查作为医学关注的常规标准，但基层全科医生应该了解这些风险人群筛查的方案，因为对某些患者而言，这些策略可能是值得关注的，并可由专科医生推荐给患者或家庭成员。

食管癌 [1–3]

在美国每年诊断大约 14 000 例新发食管癌，只有不到 10% 的患者能够存活 5 年，故人们重点关注如何预防和早期发现食管癌。虽然疾病的早期可能没有症状或症状缺乏特异性，但食管癌与慢性反流和 Barrett 食管的相关性以及上消化道内镜的广泛应用，提高了人们对选择性风险人群筛查的关注，以便在癌症前期或疾病早期发现病例。

危险因素和癌前状态（见第 61 章）

慢性症状严重的胃食管反流病（astroesophageal reflux disease，GERD）是公认的食管腺癌的危险因素，因为其与 Barrett 食管的进展有关（由于长期暴露于胃酸、胃蛋白酶和胆汁导致食管远端柱状上皮化生——见第 61 章）。下一步可能发生异型增生，并最终导致腺癌。尤其有酗酒和吸烟史的老年男性风险最高。最初预测 Barrett 食管的癌变风险很高，引发了对其进行监测的强烈关注（见下文）。但最近的数据表明，Barrett 食管患者食管癌的发病率为 0.12%（每年 860 例患者中有 1 例）。此外，Barrett 食管患者的预期寿命与一般人群相似，无论肿瘤筛查策略如何，食管癌实际上仅仅是 Barrett 食管患者的少见死亡原因。

风险人群筛查

如上所述，由于食管癌患者生存率低，如果筛查出癌前状态可能会对治疗有效，这推动了对食管癌患者进行风险人群筛查（见第 61 章）。内镜及活检检查尽管有些昂贵，却是一种安全和准确检测癌前病变和早期疾病状态的方法。虽然尚无随机试验证实风险人群筛查的意义，但目前内镜专家指南建议对患有慢性严重 GERD 的患者进行定期上消化道内镜检查。那些有 5 年以上严重 GERD 症状的患者，特别是有吸烟和酗酒史的老年男性，风险最大，对个体而言，内镜检查是风险人群筛查的最佳选择。然而一些没有烧心症状的患者中也证实存在 Barrett 食管，从而使临床推荐变得复杂。

监测

建议 Barrett 食管患者进行内镜活检和监测。推荐进行监测的时间间隔取决于是否有异型增生及其分级情况：

- 连续两年活检未发现异型增生：每 3 年进行一次内镜检查。
- 低级别异型增生（在 6 个月内复查并经病理学专家确认）：每 12 个月进行一次内镜检查。
- 高级别异型增生：如果发现高度不典型增生伴黏膜异常，则每 3 个月进行一次内镜检查，并进行消融治疗（如内镜下黏膜切除术，见第 61 章）。

胃癌 [4-8]

在美国每年大约有 23 000 例新发胃癌病例，并且每年有 14 000 人死于胃癌，提示胃癌的治疗效果不佳。在一些亚洲和拉丁美洲国家，胃癌是肿瘤死亡的主要原因之一。在 20 世纪，美国的胃癌发病率显著下降，部分原因是由于食品处理和冷藏技术的改进，减少了幽门螺杆菌感染，而这是世界范围内胃癌的主要致病因素。在胃癌发病率非常高的国家，如日本和韩国，已经尝试进行大规模筛查。初步结果表明这样可以发现早期疾病并改善预后，但领先时间偏倚和其他因素使这些结果受到质疑。在美国等疾病发病率低的国家，通常认为风险人群筛查是一种成本效益更高的替代方法，尤其对癌前状态和极早期疾病的检测更加关注。

危险因素和癌前状态

胃腺癌是一种具有多种亚型和相关危险因素的异质性疾病。在世界范围内，绝大多数病例是在胃远端发现的，并与幽门螺杆菌感染有关，通常始于儿童时期，并与慢性萎缩性胃炎和胃酸缺乏症有关。发生在胃近端（贲门）和胃食管交界处的癌症常与慢性胃食管反流有关（见第 61 章）。肠型胃癌（最常见的形式）可能发生在胃近端，也可能发生在胃远端，并且似乎遵循从慢性浅表性胃炎（如幽门螺杆菌感染、高盐饮食、恶性贫血和/或 Billroth Ⅱ吻合术）到萎缩性胃炎、肠化生和异型增生等中间状态再到恶性肿瘤的演变过程。少见且侵袭性更强的弥漫性胃腺癌则没有这种前期病理表现，但可能表现出一个遗传亚群的遗传发病机制（例如 CDH1 基因突变影响细胞黏附分子即钙黏蛋白的产生）。

环境危险因素

如前所述，环境因素对胃癌的致病风险影响很大。从患病率高的国家移民到患病率低的国家，患胃癌的风险也降低。与胃癌风险最密切相关的环境危险因素包括幽门螺杆菌感染（尤其是在儿童期感染的长期状态），摄入过多盐和盐腌制食品，过多食用亚硝酸盐腌制或加工肉类而导致摄入过量亚硝氨化合物，吸烟，以及水果、蔬菜和纤维素摄入量过低。其他环境危险因素包括 EB 病毒感染、Billroth Ⅱ手术（胃空肠吻合术）和肥胖症。其中一些危险因素可能具有协同作用（例如高盐诱导的胃损伤可能导致细菌感染）。

饮酒似乎不会增加胃癌风险，也没有观察到质子泵抑制剂（PPIs）或 H_2 受体阻滞剂的长期抑酸作用会增加风险。然而对于未经治疗的幽门螺杆菌感染患者，长期服用 PPI 可能会发展为萎缩性胃炎，但尚未得到证实。

遗传危险因素

具有确定的遗传危险因素的胃癌仍然相对罕见，但是已经确定了少数危险因素，并且可能对环境危险因素存在某种程度的遗传易感性。例如，白介素 -1β 基因（IL-B1）可有效抑制胃酸分泌，可能介导了对幽门螺杆菌感染的反应。如前所述，CDH1 突变是遗传性弥漫性胃癌的一个潜在危险因素。其他具有额外风险的遗传介导综合征包括遗传性非息肉病结直肠癌（Lynch 综合征）和家族性腺瘤性息肉病。恶性贫血是一种遗传性自身免疫性疾病，可导致慢性萎缩性胃炎。

筛查和风险人群筛查

应对哪些人群做筛查，间隔多久检查一次，以及应该采用什么样的检测手段，对于这些问题仍然没有达成共识。

人群建议

关于选择对哪些患者进行风险人群筛查，甚至风险人群筛查是否有意义，目前还没有达成广泛的、基于证据的共识。以下内容改编自美国胃肠内镜协会的建议，可能会对处理不同患者提供一些指导，其中许多患者可能因为其他原因而接受上消化道（GI）内镜检查。

推荐进行风险人群筛查的患者如下：

- 萎缩性胃炎，尤其是老年人或伴有幽门螺杆菌感染
- 恶性贫血
- 既往 Billroth Ⅱ手术
- 既往胃腺瘤
- 来自高发病率国家的移民，尤其是胃癌家族史阳性者
- 家族性腺瘤性息肉病
- 遗传性非息肉病结直肠癌（Lynch 综合征）

上述人群可以通过追溯既往病史、家族史、大细胞性贫血相关检查（见第 79 章）、对疑似 GERD 或消化性溃疡的内镜评估（见第 61 章和第 68 章）以及对 Lynch 综合征进行结直肠癌的遗传分析（见第 76 章）等方面来确定。

检测建议

关于胃癌筛查试验的大部分可用数据来自日本。一项研究对上消化道钡餐造影、上消化道内镜、血清胃蛋白酶原和幽门螺杆菌的检测等进行了系统综述。关于钡剂检查，敏感性为 60% ~ 80%，特异性为 80% ~ 90%；内镜的敏感性 78%，特异性数据不完整；血清胃蛋白酶原水平（在胃酸缺乏时升高）的敏感性为 40% ~ 80%，特异性＜ 80%；而幽门螺杆菌检测的敏感性为 88%，特异性为 41%。最近在胃肠上皮化生条件下发现三叶因子 3（trefoil factor 3，TFF3）血清水平升高，检测其敏感性和特异性为 81%，而胃蛋白酶原的敏感性和特异性为 45% 和 88%；联合使用也许可以提高检测敏感性。经济分析表明，在胃癌的主要原因是幽门螺杆菌感染所致的地区，筛查和治疗幽门螺杆菌感染可能具有成本效益。这仍需要前瞻性研究来验证这一观点。

在发病率较低的地区，内镜检查可能是首选的筛查手段。它不仅提供可视化的机会，而且还可以进行胃黏膜活检并直接检测是否有幽门螺杆菌感染（见第 68 章）。

监测

根据风险人群筛查而确定有潜在癌前病变者，如腺瘤性息肉、萎缩性胃炎伴化生或异型增生的患者，可从内镜检查监测中受益。最佳监测间隔时间仍有待确定，但通常的做法是在 1 年内对切除的腺瘤性息肉、发现上皮化生或早期异型增生进行内镜复查随访。

胰腺癌 [9-12]

胰腺癌是美国第四大肿瘤死亡原因。现在美国的年发病率接近 45 000 人。死亡率很高（5 年死亡率接近 98%）；能存活 1 年的患者不到 20%，几乎所有患者都死于这种疾病。绝大多数胰腺恶性肿瘤起源于外分泌导管上皮如腺癌。高死亡率证明其早期发现和有效治疗较为困难。由于该病的发病率低、难以进行无创检测、对治疗反应差，不推荐对普通风险人群进行普遍筛查。尽管如此，随着能够检测到癌前病变和潜在可切除状态的诊断方法的改进，在高危人群中进行风险人群筛查的检查已经成为关注的焦点。

危险因素和癌前状态

易感位点基因突变（如 BRCA1/2、p16、MLH1、MSH1，2、PMS2）和家族综合征（家族性慢性胰腺炎、Peutz-Jeghers 综合征）虽然会显著增加患病风险，但仅占病例的一小部分。正在进行的基因组研究已经确定了有重大风险的新突变占胰腺癌病例的 7% 以上。这些研究为更好地发现可能成为筛查对象的高危人群提供了可能的检查手段，但依然还有许多其他的遗传易感性尚待确定。

环境因素（如吸烟、肥胖、长期接触干洗剂和与汽油相关化合物）通过在导管腺泡细胞浓聚并分泌致癌物，诱发肿瘤转化而增加风险。腹膜后放疗史是另一个明确的环境危险因素。尽管已确定导管内乳头状黏液瘤（intraductal papillary mucinous neoplasm，IPMN）和胰腺上皮内瘤变（pancreatic intraepithelial neoplasia，PanIN）为癌前病变，非

浸润性状态；然而这些病变中仅有一小部分会发展成癌症，目前还没有方法来确定哪些会最终发展成胰腺癌。

风险人群筛查

如前所述，虽然不建议对一般风险人群进行胰腺癌的普遍筛查，但应重点探究在高危人群（>10 倍平均风险）中进行风险人群筛查的效益，尤其是关注对潜在可治愈的胰腺肿瘤的非侵袭性检测。在有强阳性家族史和（或）确定基因突变的高风险患者中，病例报告检出率在 1% ～ 42%；与磁共振成像和计算机断层扫描相比，应用超声内镜（endoscopic ultrasound，EUS）检出的病例阳性率最高（见下一部分）。此类风险人群筛查的纳入标准包括强阳性家族史（例如，3 个或 3 个以上胰腺癌一级、二级或三级亲属和一个或多个胰腺癌一级亲属，Peutz-Jeghers 综合征，家族性慢性胰腺炎）和（或）易感基因突变（例如 BRCA1/2、p16、MLH1、MSH2/6、PMS2 突变携带者，以及一个或多个胰腺癌一级或二级亲属）。在高危人群中进行对胰腺癌癌前病变的检测和手术治疗能否提高患者的生存率和生活质量还有待证明，因为并非所有这类病变都会发展为癌症，而手术治疗也具有很大的风险（见第 76 章）。手术切除是唯一可能治愈癌症的治疗方法，但对早期癌症患者来说仍不完善——2 年存活率仅约 20%。对癌前病变的早期识别和治疗或许有望改善预后。

监测和检查方式

尽管提倡在高危人群中进行风险人群筛查的检查，但是关于何时开始检查、多久检查一次以及应做哪些检查仍缺乏数据支持，更未达成共识。如果有强阳性家族史，一些专家建议从 40 ～ 45 岁或家庭成员最早发病年龄的前 10 ～ 15 年开始进行检查。另一些专家则建议将吸烟人群的监测年龄降低 10 岁。在检查选择方面，超声内镜对癌前病变的检测敏感性最高，但具有侵袭性，费用昂贵，依赖操作者水平并可能会引发胰腺炎。磁共振成像（magnetic resonance imaging，MRI）和磁共振胰胆管造影（magnetic resonance cholangiopancreatography，MRCP）是无创检查，没有辐射暴露或导致胰腺炎的风险，但成本高，检测敏感性低于 EUS。计算机断层扫描敏感性最低，有辐射暴露，但成本较低且方便易行。根据患者的需求和风险程度，建议检测的间隔时间范围为 1 ～ 3 年。

肝癌 [13-18]

肝癌是世界上最常见的恶性肿瘤之一。在美国，与慢性乙型和丙型肝炎感染相关的终末期肝病病例增加，导致肝癌越来越常见。目前估计每年有 28 000 例新发病例以及 20 000 例死亡病例。手术切除和肝移植为患者带来了希望，但新诊断病例在手术和肝移植治疗后的 5 年生存率不到 20%。

危险因素

在美国，慢性丙型肝炎感染和酒精性肝硬化是肝癌的主要危险因素。在亚洲和非洲，慢性乙型肝炎感染则为更主要的危险因素。在非洲，因食用被产生黄曲霉毒素的曲霉菌污染的谷物和坚果而致癌的病例占很大比例。其他因素包括遗传性血色素沉着病、非酒精性脂肪性肝炎，同时长期患糖尿病也存在一定相关性。几乎任何导致肝硬化的因素（原发性胆汁性肝硬化除外）都会显著增加罹患肝癌的风险。有趣的是，丹麦一项全国性研究发现，酒精性肝硬化患者发生肝癌的风险很低（5 年时为 1%），而且对患者的死亡率没有显著影响。

筛查和风险人群筛查

在美国，由于肝癌在普通人群中的发病率较低，因而没有对普通风险人群进行筛查。对肝癌进行筛查（或更准确地说风险人群筛查）是终末期肝病专科医生的常见做法。超声检查是首选的初步检测方法，据报道其敏感性大于 60%，特异性大于 90%；在高危环境中，阳性预测值为 70%。甲胎蛋白的检测特异性不太可靠（阳性预测值为 9% ～ 32%），因为该标志物对肝癌不是特异性的（在急性或慢性肝炎、妊娠和生殖细胞肿瘤中也会升高），因此其血清学检测降级为次要地位。尽管能够在高危人群中检测到肝癌，但几乎没有证据表明，对终末期肝病患者进行肝癌筛查后采取切除和移植治疗可以提高患者的生存率。风险人群筛查确实有助于发现早期疾病，但尚未证实这能够确切提高预期寿命。

建议

- 不推荐对无症状的普通风险人群进行食管癌、胃癌、胰腺癌和肝癌的筛查，可能弊大于利。
- 确定高危人群并进行选择性风险人群筛查值得考虑，尤其是在有安全、成本效益高的检测方法可确定癌前病变或早期疾病状态，并有治疗方法有望改善预后的情况下。这一决定应基于医生和患者之间的知情沟通，并理解这种方法尚未明确证实可以改善上述癌症的生存率。

（李　卫 翻译，王晶桐　肖卫忠 审校）

第 56 章

结直肠癌的筛查

PATRICK YACHIMSKI，LAWRENCE S. FRIEDMAN

结直肠癌（colorectal cancer，CRC）是美国男性癌症死亡的第二大原因，也是美国女性癌症死亡的第三大原因。美国人一生中患 CRC 的风险在男性约为 1/21，在女性约为 1/23。虽然全身化疗的进展提高了晚期和转移性 CRC 患者的中位生存期，但降低特异性癌症死亡率及发病率取决于早期发现和切除局灶性癌症或癌前病变。长期以来，对长时间无症状的癌前病变（腺瘤性息肉）的认知、识别局部病灶检测手段的应用、在疾病早期开始治疗可以改善预后，这些手段都表明对 CRC 进行筛查是有成效的。事实上，进行 CRC 筛查是促使美国 CRC 发病率和死亡率下降的因素之一。结肠镜检查已成为 CRC 筛查的首选方法，部分原因是对于进行了腺瘤切除的病例，结肠镜检查具有癌症筛查和癌症预防的双重功能。当然，CRC 筛查除了结肠镜检查外还有其他无创检测方法。对基层全科医生来说，必须全面了解可选择的筛查项目。

流行病学、危险因素、自然病史和临床表现 [1-7]

流行病学和危险因素

经济发达国家 CRC 的发病率高于发展中国家。西方社会普遍流行的高脂肪、低纤维膳食与 CRC 病因相关。摄入膳食纤维、水果和蔬菜是否会降低患 CRC 的风险，或者红肉或加工肉类是否会增加患 CRC 的风险，这一点很难证实，但很可能有关。肥胖、吸烟、酗酒和 2 型糖尿病也是 CRC 的危险因素。

CRC 的发病率从 20 世纪 60 年代的 75/100 000 上升到 80 年代的 300/100 000，这表明高龄是一个重要的危险因素。诊断 CRC 的中位年龄为 70 岁。种族和民族也对 CRC 的风险有影响。在美国不同种族群体中，非洲裔美国人 CRC 的发病率和死亡率最高。一些专业协会和指南建议非洲裔美国人从 45 岁（而不是 50 岁）时开始 CRC 的筛查。

家族史也是一个危险因素。一级亲属患 CRC 的个体其患病风险增加约 2 倍，一级亲属在 60 岁之前确诊（尤其是在 50 岁之前）以及一级亲属中有一人以上患有 CRC 时，风险更高。有证据表明，如果一级亲属患有晚期腺瘤，也会增加患 CRC 的风险。

结肠腺瘤性息肉是结肠癌的癌前病变。腺瘤性息肉的发病率随着年龄增加而增加，50 岁的人群中发病率至少为 30%，60 岁的人群中发病率为 40%，70 岁的人群中发病率为 50%。腺瘤性息肉是低级别异型增生，可发展为高级别异型增生，通过包括 K-ras 原癌基因、APC 和 TP53 抑癌基因等获得性体细胞 DNA 序列的突变，最终发展为癌。

尽管散发性腺瘤性息肉占结肠癌的大多数，但特异性遗传性息肉病综合征显著增加其风险。家族性腺瘤性息肉病（familial adenomatous polyposis，FAP）患者具有 APC 抑癌基因的常染色体显性突变，该突变在 40 岁时患 CRC 的风险约为 50%。Lynch 综合征（也称为遗传性非息肉病性结直肠癌）患者具有 DNA 错配修复基因突变，同时有罹患结直肠和非结直肠恶性肿瘤的风险，包括子宫内膜癌、卵巢癌、胃癌和胰腺癌。对 FAP 和某些形式的 Lynch 综合征均可进行基因检测。

增生性结肠息肉历来被认为是良性的结肠息肉，没有进展为恶性肿瘤的风险。无蒂锯齿状腺瘤是增生性息肉的一种变体，确实存在恶性进展的风险，尤其是位于近端结肠时。除结肠镜检查外的其他筛检试验在检测无蒂锯齿状腺瘤方面可能存在局限性。

尽管认为孤立性溃疡性直肠炎和乙状结肠炎不会增加风险（高于普通人群），但溃疡性结肠炎，尤其是病史 10 年以上的全结肠炎，会使罹患 CRC 的风险增加 5 ～ 10 倍。结肠炎病变广泛的克罗恩病患者的 CRC 风险似乎也显著增加。

CRC 切除术患者在结肠其他部位发生异时性癌症的风险增加 3 倍。癌症复发通常发生在腔外且不能通过内镜检查发现。

同时性结肠瘤变的发生率很高，在对筛查结果呈阳性的患者进行评估时要考虑到这一点。40% ～ 50% 的息肉患者会发生同时性腺瘤，3% ～ 5% 的肿瘤患者存在第二处肿瘤。

在一些观察性研究中，服用阿司匹林或其他非甾体抗炎药似乎与较低的 CRC 风险相关。在队列研究中，定期服用阿司匹林，特别是高于心血管预防剂量并长期使用的情况下，CRC 发病率降低可高达 60%；然而高剂量时的胃肠道副作用限制了这些药物在 CRC 药物预防中的应用。

自然病史和临床表现

腺瘤是一种低度异型增生病变，有时可能伴有高级别异型增生或恶性病灶。恶性肿瘤的风险随腺瘤大小的增加而增加，肠镜下切除直径在 0.5 ～ 0.9 cm 的息肉风险为 0.5%，直径大于 3 cm 的息肉风险高达 25% 或更多。组织病理学上呈绒毛状的腺瘤潜在的恶性风险增加。高危腺瘤是指大于 1 cm 和（或）包含绒毛样组织或高级别异型增生的腺瘤。腺瘤演变为癌的时间估计平均超过 10 年，因而如结肠镜检查未发现息肉，则建议结肠镜筛查的监测间隔为 10 年。

症状通常出现于 CRC 进展的后期，可包括隐性或显性胃肠道失血、排便习惯改变和腹痛。表现为结肠梗阻的病变几乎都位于降结肠或直肠乙状结肠。当症状出现后才发现癌症时，有 60% 已经扩散到区域淋巴结或远处器官。

5 年生存率根据诊断时疾病所处阶段的不同而有很大差异。目前的癌症分期是根据美国癌症联合委员会（American Joint Committee on Cancer）认可的肿瘤淋巴结转移标准进行分类的。局限于结肠黏膜和（或）黏膜下层的Ⅰ期癌症患者的 5 年生存率超过 90%。提示有淋巴结受累的Ⅲ期患者的 5 年生存率为 53% ～ 89%。Ⅳ期（转移性）患者的 5 年生存率明显较低，约为 10%。

筛查检测

粪便潜血试验 [8-24]

间歇性隐匿性出血可见于一些无症状的 CRC 和大息肉的患者，因此粪便潜血试验（fecal occult blood test，FOBT）是一种可能有效的筛查手段。FOBT 阳性的个体需要彻底评估结直肠肿瘤的风险，目前的指南推荐将结肠镜检查作为评估 FOBT 阳性病例的下一步检查措施。

愈创木酯粪便潜血试验

由于肠道出血的间歇性特点，以往的粪便取样都是连续进行的（例如，每天从一个粪便标本中取样 2 次，共 3 天）。虽然单次愈创木酯测试对 CRC 的敏感性有限，但 6 次连续愈创木酯粪便测试的敏感性为 15% ～ 50%，而每年进行检测其总体敏感性可高达 80% ～ 90%。在应用显色剂前对样品进行再水合处理可以提高敏感性，但是降低了特异性。非恶性病变、服用阿司匹林（尤其是每日剂量＞ 325 mg）、摄入红肉或高过氧化物酶活性食物可导致假阳性结果。关于铁补充剂导致愈创木假阳性结果的研究结论一直相互矛盾。高剂量的维生素 C 会增加假阴性率。尽管目前对无症状患者普遍进行门诊直肠指检并对获得的单份粪便样本做愈创木酯潜血试验，但这并不是推荐的筛查策略。

结果。一项重要研究应用标准的 6 次愈创木酯 FOBT 年度序列测试方案，并对测试结果呈阳性的病例进行结肠镜检查，结果证实相较于未进行癌症筛查的人群，早期进行癌症检测的人群其 CRC 累计死亡率减少了 33%（在长达 13 年中，年死亡率从 8.3/1000 降至 5.9/1000）。在研究期间有 38% 的被筛查者接受了结肠镜检查。对愈创木酯测试卡的再水化处理增加了敏感性，但同时也增加了需要进行结肠镜检查的次数、筛查的成本和假阳性率。尽管在死亡率方面相对获益较大，但死于 CRC 的绝对风险相当低；每年需要对大约 300 名男性进行筛查，并为期 13 年，才能预防 1 例 CRC 死亡。

另外两项大规模研究使用无水合作用的愈创木酯卡，并以两年筛查一次而非每年一次的方式来研究筛查方案的获益情况。在这些研究中，只有 4% 的被筛检人群接受了结肠镜检查。即便如此，研究也显示 CRC 死亡率分别降低了 18% 和 15%。一个对四项随机试验进行的 Cochrane 荟萃分析显示，基于愈创木酯的 FOBT 筛查使 CRC 总体死亡率风险降低了 16%。

粪便免疫化学试验

尽管目前愈创木酯测试仍是一种认可的 CRC 筛查试验，但粪便免疫化学试验（fecal immunochemical test，FIT）已成为 FOBT 的首选方法。它通过一种基于抗体的检测方法来检测人血红蛋白，并且对进展期腺瘤和癌症的检出率高于愈创木酯检测。在普通风险人群中，单次检测对 CRC 的敏感性为 75% ～ 85%，特异性约为 94%，对右侧（近端）结肠病变的敏感性略低于远端结肠病变。此外，筛查无蒂锯齿状腺瘤的敏感性低于常规腺瘤。

这种测试提供了定量读数和阳性阈值水平（制造商推荐的阈值是 20 μg/g 粪便），可以根据需要进行上下调整——降低阈值水平将提高敏感性，但会增加假阳性结果，并需要占用更多的结肠镜检查资源。目前已提出一种风险调整方法，将年龄、性别和限定筛查史纳入阈值设置。最大化提高敏感性和特异性的最佳阈值水平为 15 ～ 25 μg/g 粪便。在 CRC 风险增加的人群中，荟萃分析发现其敏感性为 93%，特异性为 91%，阳性似然比为 10.30，阴性似然比为 0.08。据报告对该组晚期肿瘤的测试敏感性为 48%，特异性为 93%。

结果。虽然开展 FIT 测试的时间相对较短，但是基于愈创木酯法的 FOBT 检测数据更为有限。荷兰癌症登记处的数据显示，FIT 筛查后发生间期 CRC 的患者比例低于愈创木酯法 FOBT 筛查。此外，与愈创木酯法 FOBT 筛查相比，FIT 筛查所需的粪便样本更少，饮食和药物限制也更宽松。因此，FIT 对 FOBT 筛查的依从性高于愈创木酯检测法。

乙状结肠镜检查 [20,25-31]

可弯曲乙状结肠镜可以检测出大约 50% 的癌症——特别是乙状结肠镜检测可及范围内的左侧结肠癌。肠穿孔（乙状结肠镜的主要潜在并发症）的风险很低，低于 1/10 000（见附录）。在筛查者中发现腺瘤性息肉的比例高达 20%。虽然在乙状结肠镜检查中发现的息肉可以在检查时予以切除，但随后应进行结肠镜检查，以发现乙状结肠镜可及范围外的结肠近端同时性腺瘤（包括无蒂锯齿状腺瘤）。

结果

荷兰的一项可弯曲乙状结肠镜和无筛查的随机对照研究中，与未接受筛查的受试者相比，接受可弯曲乙状结肠镜筛查的受试者在随访 10 年后死亡率降低了 38%。挪威的一项类似研究中，随机接受一次性可弯曲乙状结肠镜筛查（有或无 FOBT 检测）与未筛查的患者相比，在 7 年的随访中使 CRC 死亡率降低了 27%。经过 15 年的随访，研究人员发现，在接受乙状结肠镜筛查的患者中，男性 CRC 发病率降低 34%，女性降低 8%；男性 CRC 死亡率降低 37%，但在接受乙状结肠镜检查的女性中未见降低。

初次筛查阴性后进行乙状结肠镜检查的最优频次尚不确定。随机接受一次性可弯曲乙状结肠镜检查的受试者（在可弯曲乙状结肠镜检查中发现息肉，随后接受结肠镜检查）CRC 发生率降低了 23%，CRC 死亡率降低了 31%。另外，在乙状结肠镜检查阴性 3 年后复查仍提示约 1% 的患者会发生巨大腺瘤或癌症。

结肠镜检查 [32-40]

初级结肠镜检查越来越普及，因为理论上所有的 CRC 和癌前息肉都在结肠镜可探查的范围之内。虽然结肠镜检查的潜在风险高于无创筛查检测，但严重不良事件的绝对风险较低——穿孔发生率约为每 2000 次检查中发生 1 次。

对比 50 ~ 75 岁男性的结肠镜筛查以及乙状结肠镜检查和单次 FOBT 检测，发现 10% 的患者有巨大异常增生息肉，1% 的患者有癌症。其中乙状结肠镜检查的检出率为 70%，FOBT 检查的检出率为 24%。由于 FOBT 检测对近端肿瘤的敏感性较差，乙状结肠镜和一次性 FOBT 联合检测的敏感性仅为结肠镜检查的 76%。然而，据推测，每年连续的 FOBT 检测联合乙状结肠镜检查相比仅采用结肠镜检查具有更好的综合敏感性。

对于腺瘤和癌症，结肠镜检查确实存在“漏检率”。在结肠镜检查阴性或清除息肉检查后发生的间期性癌症通常位于结肠近端，很大程度上可能与检查过程中的因素有关，包括肠道准备不充分，进镜没有到达回盲部，未全面检查盲肠，并与退镜时检查结肠黏膜的时间（退镜时间）有关。检查者操作的差异性也可能影响结肠镜检查中息肉的检出和癌症的保护率。开发评估结肠镜检查质量的度量标准是一个令人关注的研究领域。内镜设计方面的技术进步，包括更宽的光学视野和放大率，以及将人工智能纳入图像识别，可能会提高息肉的检出率，并有助于识别不需要切除的非肿瘤性小息肉。

结果

FOBT 和乙状结肠镜筛查研究已经表明，早期发现 CRC 可以降低死亡率，而结肠镜检查可以最大限度地提高发现 CRC 和腺瘤的敏感性，因此可以合理地假设结肠镜检查比其他筛查策略有更大的优势降低死亡率。一项检验这一假设的随机研究正在进行。与此同时，由于结肠镜检查的敏感性显著提高，该项检查已成为美国最常用的 CRC 筛查手段。值得注意的是，结肠镜检查尚未正式达到作为“金标准”筛查检测的标准——一些证据表明，结肠镜检查在降低右侧病变导致的 CRC 死亡率方面贡献较小。由近 44 个退伍军人管理局医疗中心参与的随机对照试验随访结果预计将在 2027 年公布，这些中心收集了 10 年期间评估的 CRC 死亡率数据。该人群的中期病例对照研究数据显示，左侧结肠癌死亡人数减少了 62%，右侧结肠癌死亡人数减少了 37%。

监测策略

尽管单次性结肠镜筛查似乎可以降低 CRC 的死亡风险，但目前的指南依然建议后续进行结肠镜检查监测。结肠镜随访的适当间隔时间取决于结肠镜检查的结果以及患者的 CRC（在某些情况下，还需考虑息肉）家族史。

对于在筛检中未发现腺瘤且无 CRC 家族史或无进展期腺瘤一级亲属的患者，建议在 10 年后再复查结肠镜。对于有一个或两个小（< 1 cm）腺瘤的患者，建议在 5 年内进行结肠镜检查监测——尽管最新的美国胃肠病学协会指南建议，较长时间间隔的筛检可能更合适于这个相对风险较低的大多数患者。对于有 3 个或 3 个以上的腺瘤，1 cm 或更大的腺瘤，或绒毛状或高级别异型增生的腺瘤患者，建议在 3 年内进行结肠镜检查监测。对于以复杂（分次切除）方式切除的大息肉（切除可能不完整）或已知或疑似息肉病综合征的患者，建议在较短时间间隔内进行监测。对于一级亲属有结肠癌或有进展期腺瘤家族史的患者，即使个人没有腺瘤性息肉或 CRC 的病史，也建议每 5 年进行一次结肠镜检查监测。

随着对腺瘤性息肉切除后癌症风险的评估和息肉切除对癌症死亡率影响的进一步明确，关于腺瘤性息肉切除后进行结肠镜监测间隔时间的指南可能会继续演变。对腺瘤性息肉切除患者的登记数据分析显示，具有高危腺瘤特征（绒毛成分、高级别异型增生、多发性腺瘤）的患者，CRC 死亡率显著增加（16%）；而无高危特征的患者中，CRC 死亡率降低 25%。尚需要更多关于风险分层的数据。

其他检测 [12,41-44]

计算机断层扫描结肠成像

计算机断层扫描（computed tomography，CT）结肠成像（也称为模拟结肠镜检查）已普遍取代钡灌肠作为筛查的影像学检查手段。专业的成像策略和软件可以对结肠进行三维重建。尽管 CT 结肠成像被认为是一种微创检查，因此可能对患者更有吸引力，但检查需要相当的辐射暴露（这是一个顾虑，尤其是如果这项检查将在多年内周期性地重复进行）以及为获得最佳成像而进行的排便准备和直肠充气。在没有泻药辅助的肠道准备情况下，对于直径小于 10 mm 的病变，该项检查的敏感性显著降低。对于 CT 结肠成像检查发现的息肉，仍需进行结肠镜下切除。

CT 结肠成像识别息肉的能力与息肉的大小和形态有关。对于小（< 6 mm）腺瘤，CT 结肠成像检查的敏感性低于结肠镜检查。这是优点还是缺点，取决于随访这些病变而发生的费用以及小息肉发生高级别非典型增生或瘤变的可能性。一项对于同时接受 CT 结肠成像检查和结肠镜检查患者的研究发现，对≤ 6 mm 息肉的阳性预测值仅为 62%，阴性预测值为 95%。一个相关且尚未解决的问题是，通过 CT 结肠成像检查发现的、在多大阈值范围的息肉，应及时进行反馈性结肠镜随访检查；换言之，直径< 6 mm 的息肉是否需要通过结肠镜检查（和息肉切除术）做进一步评估，还是定期 CT 结肠成像监测检查是一种可接受的替代方案？此外，在接受 CT 检查的患者中，有相当比例的患者偶然发现结肠外病变。这些发现大多数可能没有临床意义，但往往导致不必要的检查、成本增加和患者焦虑。一些第三方支付对 CT 结肠成像检查的报销政策也限制了其广泛应用。关于对生存率影响的长期结局数据仍有待收集。

粪便 DNA 检测

筛查单份粪便样本中与 CRC（包括癌症和进展期息肉）相关的 DNA 突变和甲基化生物标志物（KRAS、NDRG4 和 BMP3 甲基化）成为一种新兴的 CRC 筛查方法。一种市售的粪便 FIT-DNA 测试（Cologuard）已经获得美国 FDA 的批准并符合医疗保险和医疗补助服务中心的报销标准。与单独使用 FIT 相比，在 50 岁以上的正常风险人群中，FIT-DNA 检测在头对头研究中的表现明显更好。对于癌症检测，其敏感性为 92.3%，而 FIT 为 73.8%，但特异性较低（89.8% *vs.* 96.4%）。高级别非典型增生息肉的检出率为 69.2%，而进展期癌前病变的检出率为 42.4%（FIT 为 23.8%）。对大于 10 mm 的锯齿状息肉的检测敏感性明显更高（42.4% *vs.* 5.1%）。尽管 FIT-DNA 检测敏感性更高，但假阳性率也明显更高（高达 13% *vs.* 5%），导致更多不必要的结肠镜检查。FIT-DNA 受试者操作曲线下面积为 0.94，而 FIT 为 0.89。FIT-DNA 筛查出 1 例 CRC 需要进行筛查的病例为 166 例，而结肠镜检查为 154 例，FIT 检查为 208 例。

总之，这项测试带来了希望。此外，它在降低 CRC 死亡率和成本效益方面的获益仍有待确定。在研究条件下，21% 的参与者检测结果无法评估，而且 FIT-DNA 检测成本是 FIT 检测的 25 倍。对于 50 岁以上的医保患者，该项检测是免费的。

其他筛查检测

胶囊结肠镜检查

这种检查肠道的方法对发现结肠腺瘤的敏感性是可接受的。在做检查之前需要进行肠道的导泻准备。FDA 已批准胶囊结肠镜检查用于特定的适应证，包括既往未行结肠镜检查，但不适用于普通风险个体的常规筛查。

血清学检测

抽血筛查癌症由于不需要侵入肠道或粪便采样而备受关注，因此人们一直寻求将这种方法应用于 CRC 筛查而作为提高筛查人数的一种手段。在这些血清检测中，第一个获得 FDA 批准用于 CRC 筛查的是血清 septin9 试验。它能检测出在 CRC 人群中发现的甲基化 DNA。在研究条件下，该检测方法的敏感性接近 50%，但无法检测腺瘤。由于这些次优的检测特性，目前美国多学科结直肠癌协作团队指南建议不要将其用于 CRC 筛查。

筛查时长和难点克服 [45-51]

难点

尽管结肠镜检查已经成为大多数美国医疗系统中最广泛使用的 CRC 筛查检测手段，但由于结肠镜检查的侵入性、潜在的不良事件和成本（包括耽误上班时间以及手术镇静后需要监护人 / 司机陪同而产生的间接成本），一些患者可能无法接受结肠镜检查。尽管 CRC 筛查率一直在提高，但总体上 CRC 筛查仍未得到充分普及。目前的评估表明，多达 40% 的 50 岁及以上的美国成年人没有接受过 CRC 筛查。此外，在不同种族和社会经济群体中，筛查率也存在差异。例如，非洲裔美国人的筛查率相对较低。经济困难、资源的可获得性、医生的推荐建议以及有组织的医疗保健提供系统（例如使用自动提醒、使用患者导航仪）的具体设计都可能影响筛查率。CRC 筛查可选择的检测方法为医生和患者选择最理想的方案带来了复杂性和不确定性，医生在选择筛查方案时可能没有考虑患者的偏好。目前的美国胃肠病学协会指南支持在筛查项目的选择中采用共同决策。

何时停止筛查

效用分析表明，即使在 75 岁以后，对既往未经筛查的普通风险个体进行 CRC 筛查也具有成本效益。另外，对于既往筛查阴性的患者，75 岁后可考虑停止筛查。当前美国预防医学工作组（United States Preventive Services Task Force，USPSTF）（表 56-1）和美国多学科结直肠癌协作团队（表 56-2）指南建议，可考虑对 75 ~ 85 岁的特定患者进行 CRC 筛查，85 岁以后或预期寿命小于 10 年的人群应停止筛查。

对于每个患者的功能状态和共病情况均应纳入筛查决策制定中，并应告知最佳筛查方式的选择。手术镇静的潜在风险在老年人中不容忽视。对于手术镇静风险高于平均水平的患者，非侵入性筛查可能更可取，但只有非侵入性筛查结果阳性的情况下才进一步行结肠镜检查。筛查可能不适用于那些功能状态不佳以致影响癌症的全身或外科治疗的个体，或那些不愿进行癌症治疗的个体。尽管一些数据和模拟模型表明，在普通风险个体中，结肠镜检查阴性可能对 CRC 死亡率提供终生保护，但在建议采用“一次性”筛查策略之前，还需要前瞻性研究的确认。

表 56-1 USPSTF 大肠癌筛查指南：普通风险个体（从 50 岁开始）的检测项目

粪便检测	
基于愈创木酯的 FOBT	每年
FIT	每年
FIT-DNA	每年或每 3 年
直接可视化检测	
结肠镜检查	每 10 年
CT 结肠镜成像检查	每 5 年
可弯曲乙状结肠镜检查	每 5 年
可弯曲乙状结肠镜检查和 FIT	分别每 10 年和每年

CT：计算机断层扫描；FIT：粪便免疫化学检测；FOBT：粪便潜血试验；USPSTF：美国预防医学工作组。

表 56-2 美国多学科结直肠癌协作团队结直肠癌筛查测试排序

1 级	每 10 年进行一次结肠镜检查
	每年进行一次 FIT
2 级	每 5 年进行一次 CT 结肠镜成像检查
	每 3 年进行一次 FIT-DNA
	每 5 或 10 年进行一次可弯曲乙状结肠镜检查
3 级	每 5 年进行一次胶囊结肠镜检查

CT：计算机断层扫描；FIT：粪便免疫化学检测。

建议 [52-55]

- 建议从 50 岁开始对所有 CRC 普通风险的成人进行 CRC 筛查。每年一次的基于 FIT 的 FOBT 或每 10 年一次的结肠镜检查是首选的初始检测选择。鉴于 CRC 的患病率相对较高，从腺瘤性息肉进展为癌症的速度较慢，且有证据表明筛查可降低死亡率，因此有必要采取积极的方法进行 CRC 筛查。
- 与任何筛查检测一样，需要权衡筛查的潜在益处和危害，包括乙状结肠镜检查或结肠镜检查在内的侵入性检查的风险。
- 与愈创木酯检测相比，FIT 具有更好的检测特性，因此使用 FIT 作为 FOBT 的首选检测方法。基于愈创木酯的 FOBT 仍然是一种可行的替代方法，前提是使用新一代的检测方法（例如 Hemoccult SENSA）来代替老一代的检测方法。
- FOBT 阳性者需进行结肠镜检查。
- 如果乙状结肠镜筛查发现任何可疑病变或息肉，应进行结肠镜检查。
- 对于接受定期结肠镜检查筛查的无症状普通风险患者，不需要进行临时 FOBT。

- 一级亲属中有 CRC 家族史的患者 40 岁时开始筛查（或比最年轻的患病亲属确诊早 10 年）。CRC 高风险患者包括有 CRC 家族史或 60 岁前一级亲属有大（＞ 1 cm）腺瘤的患者。
- 非洲裔美国人从 45 岁开始筛查是合理的，即使没有明确的结直肠肿瘤家族史。
- 对于极高危患者例如那些既往有 CRC、大腺瘤、长期溃疡性结肠炎伴全结肠受累者、FAP 或 Lynch 综合征的患者，应与胃肠病学专家合作，安排内镜检查监测计划时间表。
- 对于有 CRC 家族史或有一个或两个＜ 1 cm 腺瘤病史的患者，应在 5 年内进行结肠镜检查；对于有绒毛样组织病理改变、有 3 个或 3 个以上腺瘤且至少一个＞ 1 cm 的患者，应在 3 年内进行结肠镜检查。
- 普通风险人群的筛查应持续到 75 岁，然后根据患者的预期寿命、合并症和个人意愿考虑是否继续筛查。

（李　卫 翻译，王晶桐　肖卫忠 审校）

附录 56-1

直肠指诊、肛门镜及乙状结肠检查

肛门直肠和乙状结肠部位的病理采样是至关重要的，通常经直肠指诊、肛门镜和乙状结肠镜进行评估。

肛肠检查 [1–2]

直肠指诊

在直肠检查之前，医生或其他护理人员必须通过记录病史和进行其他体检与患者建立融洽的关系。通过解释具体操作步骤、描述预期的感觉、保护患者隐私（仅暴露会阴部分），可以尽量减少患者的恐惧和尴尬。在某些情况下，建议直肠检查时最好有一名医疗助理或合适的监护人在场。

检查

患者可采用膝胸卧位或左侧卧位接受检查。收臀后，医生检查肛周皮肤和肛门口是否有粪便（反映卫生不良、难以清洗的疼痛病变或失禁）、分泌物、皮肤、瘢痕、痔疮脱垂、瘘管、裂隙、脓肿、血肿、尖锐湿疣和癌肿。描述病变在解剖学上的位置（例如前部、右侧），而不是以钟面为参考。通过要求患者屏气或执行 Valsalva 动作，医生可以评估是否有会阴下降。应用戴手套但未润滑的食指触诊会阴和骶尾骨组织是否有压痛、硬结、波动感或肿块。

触诊

戴手套、润滑后将食指放在肛门口，并在患者不用力时轻轻插入，进行直肠指诊。小指可用于疼痛或狭窄的肛门病变患者。如果有压痛性病变，麻醉药膏可能会有帮助。直肠指诊可能会使肛裂患者剧烈疼痛。如果怀疑肛裂，应考虑推迟检查，直到愈合或安排在麻醉下检查。

注意肛门括约肌的张力和收缩强度，手指在进入直肠时沿环周触摸。探查异常包括有无肛裂、瘘管、脓肿、息肉和癌肿。除非有血栓形成，否则内痔是触摸不到的。炎症性肠病黏膜可能有沙质感。直肠内的粪便是可变形的，这有别于其他直肠肿块。由于直肠壶腹部常被忽视并可能伴有肿瘤，故应仔细检查。为了评估便秘或排便不尽患者的协同排便障碍，检查人员可要求患者模拟排便，即尝试排出做探查的手指。

食指插入的平均有效深度为 7.5 cm。对于女性，必须注意不要将宫颈（或卫生棉条）误认为直肠前壁的直肠“肿瘤”；子宫颈是平滑而对称的。对于男性，应该检查前列腺，如果可能的话，还应该检查精囊。最后在撤出时，应检查探查的手指是否有粪便、血迹、脓液或黏液。FOBT 可用于评估隐匿性胃肠道出血；然而，并不推荐采用经直肠指诊获得的样本做 FOBT 来进行 CRC 筛查（见前文）。

肛门镜检查

肛门镜检查可能是肛门直肠检查的一个有用的辅助手段，特别适用于评价新鲜直肠出血、肛周疼痛或怀疑痔疮时。肛门镜检查在检测肛管内病变方面优于乙状结肠镜。对于有肛门性交史的患者，可以考虑用肛门镜筛查人乳头瘤病毒感染的证据。

肛门镜是一种顶端直径 2 cm、管长 7 cm 的一次性塑料管。除非有内置光源，否则需要外部光源。患者处于与肛肠检查同样的体位，医生右手持润滑过的肛门镜，以拇指压住镜栓，缓慢、温和地按压肛门镜使其进入。进镜方向首先沿着肛管的纵轴指向脐部，然后转向更后方的肛门直肠角。插入全长后以左手保持镜缘留在肛门口。取出镜栓，慢慢撤出肛门镜以检查黏膜。

正常的直肠黏膜呈粉红色，可见纤细的黏膜下血管网。直肠炎患者的正常血管形态消失，黏膜变脆。痔疮呈紫色肿块进入管腔，偶尔可以看到痔疮处出血。在肛门边缘可以辨认出肛外缘。

表 56-3 乙状结肠镜检查适应证

症状
经直肠的鲜红色血便
排便习惯改变
慢性便秘
便血
持续性或复发性腹泻
直肠排泄物
直肠疼痛
不明原因的体重减轻
体征
前哨淋巴结肿大[a]
FOBT 阳性[a]
直肠肿块
不明原因的肝结节或肝大或转移性肿瘤的其他体征[a]
实验室检查结果异常
钡灌肠或 CT 显示远端结肠肿块或息肉
不明原因的缺铁性贫血[a]
原发病变未知的转移性疾病的其他实验室表现[a]
筛查
结肠癌的常规风险患者

[a] 肠镜检查是首选，乙状结肠镜联合钡灌肠检查也是一种替代选项。CT：计算机断层扫描；FOBT：粪便潜血试验。

乙状结肠检查[2-12]

乙状结肠镜检查（表 56-3、图 56-1）

结直肠癌筛查（第 56 章）

乙状结肠镜可以直接显示结肠黏膜，并有助于评估患者对肛门、直肠以及结肠相关的主诉或问题。此外，乙状结肠镜可以直接显示直肠指诊或影像学成像检查时发现的异常，如息肉和可疑的肿块，尽管通常结肠镜检查是首选。对累及直肠或降结肠的炎症性肠病患者，乙状结肠镜检查有助于监测疾病的活动情况和对治疗的反应。

操作

准备

大多数患者在检查前 45 分钟用自来水或磷酸钠进行一次灌肠，便可获得满意的肠道清洁。如事先安排好检查，可指导患者在检查当天上午在家自行灌肠 1 ～ 2 次。准备完毕后，患者应禁食。对于老年人，建议进行更充分的肠道准备，因为老年人常常会在直肠穹窿中存留大量的粪便。

腹泻或疑似炎症性肠病的患者在乙状结肠镜检查前可以考虑放弃灌肠。这些患者通常可以通过在检查前排便来达到充分的肠道准备。此外，由于灌肠可引起黏膜水肿和红斑，灌肠给药可能使医生难以区分细微的黏膜变化是由直肠炎引起还是由灌肠所导致。

胃肠内镜相关的心内膜炎风险可以忽略不计，接受乙状结肠镜检查的患者不建议预防使用抗生素。检查很少需要镇静和镇痛辅助，但可用于肛门疼痛性病变的患者。

禁忌证

乙状结肠镜检查的禁忌证包括急性腹膜炎、

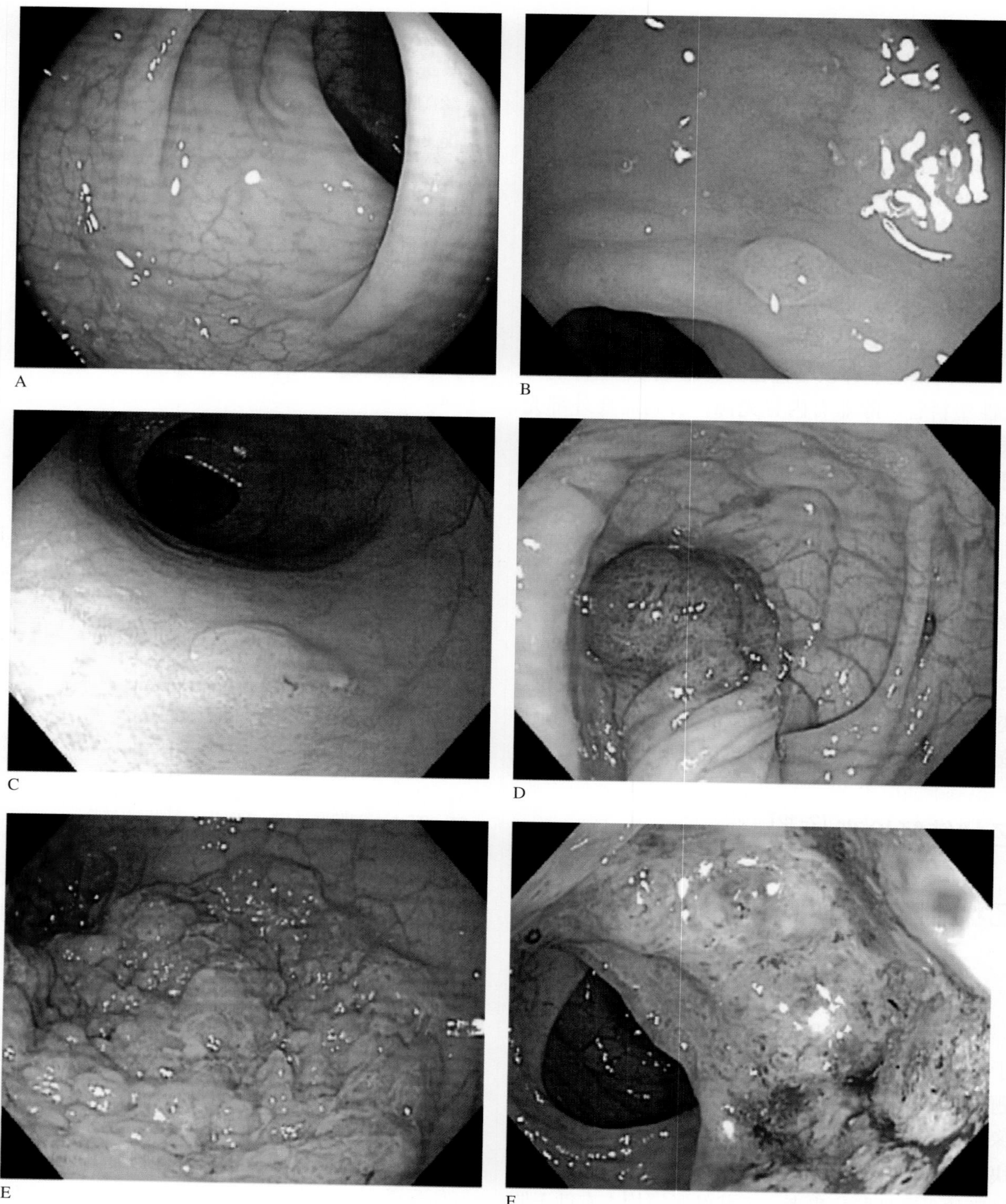

图 56-1 乙状结肠镜典型镜下表现：(A) 正常黏膜；(B) 增生性息肉；(C) 无蒂腺瘤；(D) 有蒂腺瘤；(E) 绒毛状腺瘤；(F) 癌；(G) 结肠炎

疑似肠穿孔或梗死、疑似急性憩室炎、严重配合不良的患者以及无法获得患者知情同意。乙状结肠镜检查并非孕期的禁忌证，但最好将非紧急检查推迟到产后进行。

患者体位

检查体位与直肠和肛门镜检查体位一致。对于老年人和身体虚弱的患者，左侧卧位的耐受性优于

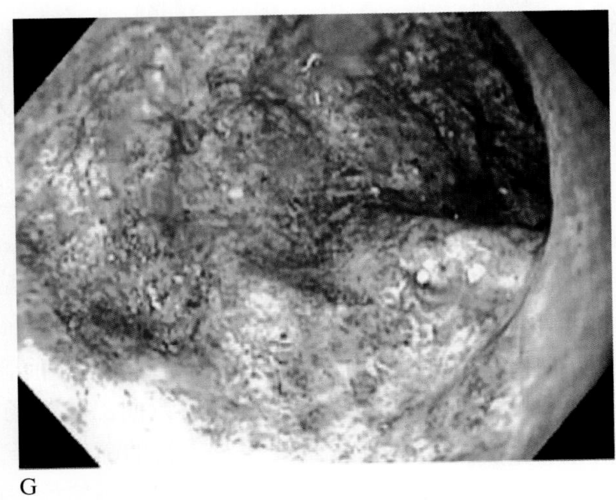

图 56-1（续）

膝胸位，而且左侧卧位通常对患者相对不那么尴尬；然而，膝胸位可以允许更大范围的内镜操作。

仪器设备

对于积极的基层全科医生来说，门诊硬式乙状结肠镜检查是评估肛肠相关主诉的一个可行选择。然而，硬式乙状结肠镜在很大程度上已被可弯曲乙状结肠镜所取代。可弯曲乙状结肠镜长度为 60 ~ 65 cm，具有大口径吸力，并安装了空气和水的控制装置。有两个手动转盘可调节镜身末端在 4 个象限偏转以增强可视化和灵活性。活检钳和其他设备可以通过一个专用的器械通道进入。管腔和黏膜的可视化是通过仪器上的目镜或通过图像传输到视频监视器来实现的。视频内镜是现代内镜套件的标准配置；然而，带目镜的光纤乙状结肠镜依然用于门诊的诊疗实践，因为视频设备可能太过昂贵或不够实用。

插入

对于有经验的内镜医师，可弯曲乙状结肠镜的平均检查深度通常足以达到乙状结肠水平，通常是降结肠水平，有时可以达到脾曲水平。左手控制刻度盘和按钮，右手握住乙状结肠镜镜身，将仪器推进结肠。采用乙状结肠镜前端转弯、镜身旋转和反复来回进镜的各种组合通过肠道折角。遇到乙状结肠冗长或多发性广口憩室患者，即使是熟练的内镜医师，也可能会在通过折角时进镜困难。

黏膜检查

在进镜和退镜时都可以观察黏膜。冲洗和吸引通道可用于清除少量残留粪便，使黏膜显示更加充分。内镜前端转动使视野更广阔。直肠内全 180° 旋转（翻转）可以从翻转视角观察直肠壶腹，并评估内痔和息肉。

活检标本

活检标本可使用一次性活检钳通过乙状结肠镜的器械通道获得。

并发症

穿孔罕见，乙状结肠镜检查中发生穿孔的概率约为 1 / 10 000。穿孔通常发生在检查者强行推进乙状结肠镜通过肠道固定的位置，例如肿瘤，或在急性结肠炎或憩室炎等肠道完整性受损的情况下。活检部位出血少见，而且是自限性的，即使是在治疗凝血性疾病的情况下也是如此。乙状结肠镜活检时，不需要停服华法林和阿司匹林。心肺并发症罕见，通常仅在镇静和镇痛条件下进行乙状结肠镜检查时发生。操作前应获得患者的知情同意。

诊断

由可弯曲乙状结肠镜获取的诊断远超硬式乙状结肠镜。硬式内镜的平均插入深度不超过 20 cm，而经验丰富的内镜医生手中的可弯曲内镜的平均插入深度约为 50 cm。此外，借助可弯曲乙状结肠镜在直肠内的翻转功能，可以发现硬式乙状结肠镜可能遗漏的直肠病变。与经验丰富的内镜医师相比，进行 CRC 筛查时，基层全科医生应用可弯曲乙状结肠镜的诊断水平尚可接受。

资质[13]

操作可弯曲乙状结肠镜检查的资质通常是在有资格的导师指导下进行 25 次检查后才能获得。一些内科和全科住院医师项目持续提供可弯曲乙状结肠镜检查的培训。经验表明，几乎任何医生以及护士和其他中级执业医师，都可以学习使用这种可弯曲的设备，但只能在适当的监督指导下完成。

患者耐受性、舒适度和便利性

患者对可弯曲乙状结肠镜检查的耐受性较好，不适率较低。从操作者的角度来看，门诊可弯曲设备的使用需要考虑几个因素。可弯曲光纤乙状结肠镜价格昂贵，容易损坏，维修费用可能较昂贵，不同患者之间需要按照严格的程序进行彻底清洁和消毒。而使用一次性镜轴无须消毒。可弯曲乙状结肠镜检查的平均时间至少为 10 分钟，加上患者签署知情同意书和准备所需的时间，这可能是限制其应用于繁忙的临床诊所的一个因素。

建议

- 肛周和直肠指诊应纳入完整的成人体检项目。在进行肛门镜、乙状结肠镜或结肠镜检查之前，所有患者均应进行该检查。
- 肛门镜检查是安全的，操作简单，患者耐受良好。肛门镜检查应被视为评估肛门病变的首选检查。
- 虽然结肠镜检查目前普遍用于结直肠癌筛查，但可弯曲乙状结肠镜（联合 FOBT）仍是一种可行的筛查选择。
- 可弯曲乙状结肠镜检查可在门诊进行。如果愿意投入足够的时间和资源，并预期有足够的手术量来维持和发展其真正的熟练程度，基层全科医生可以考虑学习可弯曲乙状结肠镜检查技术。除非已经获得专业认证，否则基层全科医生应该将需要进行可弯曲乙状结肠镜检查的患者转诊给技术熟练的胃肠病学专家或外科医生。

（李　卫 翻译，王晶桐　肖卫忠 审校）

第 57 章

病毒性肝炎的筛查和预防

JULES L. DIENSTAG

病毒性肝炎是一种目前有可能治愈的肝脏传染病。据估计，在美国每年有超过 500 万人受到感染，并导致数千人死亡。虽然大多数感染者无症状或症状轻微，但慢性病毒性肝炎的发病率和死亡率很高。

预防感染和防治临床疾病是治疗病毒性肝炎的首要目标。基层全科医生对这些任务负有主要责任，因为①患者及其接触者通常在急性感染期间传染性较高的时间内就诊；②基层医疗实践是筛查病毒性肝炎（特别是乙型和丙型肝炎）和提供预防措施的最佳环节（例如接种甲型和乙型肝炎疫苗）。预防病毒性肝炎需要了解病毒传播的常见模式、最长传染期以及球蛋白制剂和疫苗的功效。

流行病学和危险因素

病毒类型

已确认有五种不同类型的病毒性肝炎：从甲型肝炎到戊型肝炎。尽管也有对其他类型肝炎病毒

（如“庚型肝炎”）的描述，但都没有证实其是真正的肝炎病毒，也没有证据可以解释与这五种病毒没有血清学关联的小部分病例的病因。

疾病暴发来源 [1-15]

一般来说，肝炎的暴发通常可追溯到甲型肝炎病毒（HAV）的源头，在发展中国家则可追溯到戊型肝炎病毒（HEV）。例如，圣地亚哥流浪汉中暴发的甲型肝炎导致 680 多人感染，近 450 人住院，21 人死亡。有时，一些人接触受污染的针头或血液制品后，会出现聚集性乙型肝炎。城市中就诊于基层全科医生的散发急性肝炎病例中，乙型肝炎约占 50%，丙型肝炎占 15%，其余为甲型肝炎。95% 以上的输血相关病例可归因于丙型肝炎；然而，由于排除了有病毒性肝炎危险因素的献血者，以及引入了对丙型肝炎敏感的筛查试验，输血相关病例的发生率已大幅降低到可以忽略不计的水平（见下文讨论）。丁型肝炎是由一种缺陷病毒引起的，这种缺陷病毒只有在感染乙型肝炎病毒（HBV）的情况下才会感染。美国人 HBV 慢性感染的患病率在 0.1% ～ 0.5%（约 120 万人），丙型肝炎病毒（HCV）慢性感染的患病率约 1.3%（360 万人有丙型肝炎抗体，270 万人存在病毒血症）。

甲型肝炎 [1-6,16-19]

HAV 通过粪便排出，主要通过粪 - 口途径传播（例如摄入受污染的食物、水、贝类）。如既往有 HAV 暴露，可表现为存在甲肝抗体（抗 -HAV），这种抗体可提供终身免疫。许多 60 岁以上的患者抗 -HAV 检测呈阳性，但急性感染在这个年龄组的人群中很少见。由于儿童和青少年以前接触病毒的可能性小，因此他们最容易受到感染。在卫生条件差和人群拥挤的地方，感染的传播最为严重，低收入人群的患病率高达 75%，而中高收入社区居民的患病率为 20% ～ 30%。在 20 世纪的最后几十年中，发达国家的甲肝抗体和对病毒的免疫力每 10 年下降约 10%。迄今为止，已经免疫的人群亚组中甲肝抗体普遍下降，导致人群感染的易感性越来越高。由此造成急性病例从年轻人（其疾病倾向于亚临床）向成人（其疾病倾向于发生黄疸且相对严重）转变，并且成人病例中临床症状明显、严重甚至致命的甲型肝炎病例增加（例如上文提及的暴发）。急性甲型肝炎不会发展为慢性感染。

乙型肝炎 [7,9,11,18,20-28]

乙型肝炎可通过经皮注射和非经皮方式传播。采用敏感的筛查方法检测 HBV，基本上消除了输血后乙型肝炎。依靠从自愿献血者获得的血液（这种血源不太可能含有病毒，因为针对献血者会进行排查措施及筛查试验）除了能防止输血传播艾滋病和 HCV，也有助于降低输血后乙型肝炎的发病率。注射吸毒仍然是常见的感染途径。在远东和非洲，母婴传播是 HBV 感染的主要原因；而在美国和其他西方国家，性传播是一种重要和有效的传播方式。

大约 0.1% 的健康献血者（相当于普通人群）感染 HBV，注射吸毒者和血液接触患者（如血友病和血液透析患者）的感染百分比显著增加。外科医生、实验室技术人员、口腔外科医生和其他接触血液和体液的医务人员感染乙型肝炎的风险增加。感染 HBV 的医务人员向患者传播十分罕见。

丙型肝炎 [8,11,21,29-42]

丙型肝炎最初被命名为“非甲、非乙型肝炎”，首先是在接受输血者中发现的，并且是输血后的主要肝炎类型。在 20 世纪 70 年代，多达 10% 的接受输血者发生这种情况，通常是在接受志愿献血者的血液输入后 1 ～ 3 个月内发生。随着针对丙型肝炎的检测试验（如丙氨酸转氨酶、乙型肝炎核心抗原抗体）的采用、排除有感染艾滋病毒风险的献血者（通过使用艾滋病毒筛查试验进一步降低了感染率，见第 7 章）、直接检测 HCV 抗体（然后检测 HCV RNA）等，丙型肝炎的感染率也有所降低。目前，输血后丙型肝炎的风险基本可以不计，而且几乎从未遇到过输血相关感染。

丙型肝炎可通过任何经皮注射途径传播，如针头接种（感染风险约 3%）或吸毒者自我注射。目前认为，由性传播或围产期传播导致丙型肝炎的风险非常低，为 1% ～ 3%。在大约 1/3 的急性丙型肝炎患者和几乎所有自愿献血的丙型肝炎患者中，其危险因素并不易发现；然而，此类病例中大多数可以确定或推断有过久远的或不太明显的经皮注射暴露史（多数是遗忘了的短暂的注射吸毒史）。

虽然急性丙型肝炎目前在普通人群中很少见，但慢性丙型肝炎却经常发生（患病率为1.3%，在第5个10年达到高峰），主要是发生在几十年前的感染者中，即20世纪60年代和70年代，当时注射吸毒很普遍。然而从21世纪初期开始，尤其是在21世纪前20年，由于阿片类药物的流行，注射吸毒者中新的急性感染正在激增——新一代的青少年和年轻人丢弃了上一代预防艾滋病毒感染所采用的安全注射做法。

丁型肝炎（德尔塔肝炎）[12-15,43]

丁型肝炎或德尔塔肝炎是由有缺陷的RNA病毒引起的，需要与HBV（一种DNA病毒）合并感染以支持其复制。这种病原体的感染要么与急性乙型肝炎感染同时发生（合并感染），要么与慢性乙型肝炎重叠发生（重复感染）。与乙型肝炎一样，丁型肝炎通过经皮注射和亲密接触方式传播。在非流行地区如美国和西欧，丁型肝炎主要局限于经常经皮注射传播的人群，如注射吸毒者和血友病患者。在地中海国家等流行地区，丁型肝炎则主要通过密切接触传播。丁型肝炎在美国很少见。

戊型肝炎[10,44-46]

戊型肝炎流行于印度、亚洲、中美洲和发展中国家，通过粪-口途径传播。戊型肝炎在流行病学和临床上与甲型肝炎相似，其临床确诊的人群往往比甲型肝炎年龄稍大，且几乎总是对甲型肝炎免疫，更有可能导致严重甚至致命的肝炎，尤其是在孕妇中。除了来自流行国家的输入性病例外，在美国临床上很少遇到戊型肝炎。戊型肝炎一般不会引起慢性感染，但免疫抑制人群除外，例如接受过肝移植并受到免疫抑制的患者。大约20%的美国献血者携带HEV抗体，并且可能发生了人畜共患宿主（猪）常见的低毒力病毒基因型亚临床感染。

自然史

甲型和戊型肝炎（免疫功能低下者除外）都是自限性的，不会导致慢性肝病；然而，乙型、丙型和丁型肝炎可导致慢性肝炎和肝硬化；长期慢性乙型和丙型肝炎可并发肝细胞癌。

甲型肝炎[1-4,16-17]

从开始接触到出现症状，甲型肝炎的平均潜伏期为30天（范围为15～45天）。该病的早期表现是血清转氨酶水平升高，大约发生在流感样症状出现前1周左右。甲型肝炎的粪便排毒早于转氨酶水平的上升，并在症状显现前2周出现。HAV可在血清检测到仅有几天，病毒在2～3周内从粪便中消失，通常与黄疸发作和前驱症状消失同时发生。病毒水平的下降与抗HAV抗体滴度的上升平行，这种抗体会持续存在。

起初，抗HAV抗体属于免疫球蛋白M（IgM）型；然而在康复期，免疫球蛋白G（IgG）型抗HAV抗体占据主导地位。因此，急性甲肝的诊断可以通过在疾病急性期及大约3个月的时间内检测单份血清样本中的抗HAV-IgM抗体获得。甲型肝炎感染不会导致慢性肝炎或携带者状态。死亡病例罕见，只有不到5%的暴发性肝炎病例是由HAV感染引起的。然而，随着发达国家HAV感染从年轻人群迁移到老年人群，重症病例正变得越来越普遍（见之前的讨论）。

乙型肝炎[9,20,26-28]

乙型肝炎是一种更多变的疾病。潜伏期平均为12周，范围为4周至6个月。

急性感染

在出现症状前2～4周，血清中出现病毒包膜蛋白，即乙型肝炎表面抗原（HBsAg）。随后转氨酶水平升高，出现症状。这种病毒抗原通常在4～6个月内从血清中清除；血清HBsAg持续超过6个月即为慢性感染。急性乙型肝炎的症状通常持续4～6周，但急性乙型肝炎的临床表现非常多变，可以从临床症状不明显到伴有肝衰竭和死亡的暴发性肝炎（占急性病例的0.1%）。疾病严重程度的决定因素包括年龄、免疫能力、未确定的宿主因素、病毒基因型和病毒毒力。

慢性感染

1%～2%有临床表现的乙型肝炎进展为慢性感染，并在循环系统持续携带HBsAg。大量的慢性乙型肝炎病例并非起源于有临床表现的急性疾病，因此，慢性病例的数量远远超过有记录的急性病例数量。在慢性乙型肝炎患者中，一些患者可检测到病毒高水平复制的血清学标志物，而一些患者仍然是非活动性肝炎病毒携带者。具有高水平病毒复制的感染者往往对接触者具有高度传染性，并患有进行性和至少中度严重的慢性肝炎，而非活动性肝炎病毒携带者缺乏高水平病毒复制、传染性或肝损伤的证据（见下文讨论）。

相对年轻时期感染 HBV 的人群具有对病毒免疫耐受性相对较高的特点（例如高水平的 HBV DNA、接近正常的 ALT、轻微的肝损伤），而在中年时感染则表现为较低水平的免疫耐受性（例如 ALT 升高、肝损伤证据和进行性肝纤维化）。急性乙型肝炎的死亡率约为 0.1%；但是，在需要住院治疗的患者中，死亡率为 1%。

尽管肝细胞癌在免疫功能正常的成人急性感染后转为慢性感染的患者中很少见，但这种可怕的慢性 HBV 感染并发症在围产期获得性急性感染后转为慢性感染的患者中很常见。在亚洲，围产期感染是最常见的传播途径。据报道，死于肝硬化和肝细胞癌的终生风险高达 40%。

血清学检测

乙肝表面抗体（抗 -HBs）在感染早期产生，但只有当乙肝表面抗原消失时，才可通过商用血清学检测检方法检测到。几乎所有自限性急性乙型肝炎患者都能检测到抗 -HBs，这种抗体会终生持续存在，并提供长期免疫力。

HBV 核心抗体（抗 -HBc）在检测到 HBsAg 后 1 周左右出现在血液循环中，并持续存在。偶尔，在晚期急性感染期间，会出现 HBsAg 已经消失而抗 - HBs 还未被检测到的间隔期。这种所谓的窗口期可以通过存在孤立的抗 -HBc 来识别；然而，由于 HBsAg 和抗 -HBs 检测非常敏感，急性乙型肝炎患者很少遇到这一窗口期。大多数在没有 HBsAg 和抗 -HBs 的情况下出现抗 - HBc 的病例代表既往曾有 HBV 感染。在少数情况下，孤立的抗 -HBc 代表假阳性检测结果，而在血源性感染高危患者（如注射吸毒者）中，孤立的抗 -HBc 可能代表低水平 HBV 感染，即 HBsAg 水平未超过检测阈值。另外，在部分注射吸毒伴慢性丙型肝炎患者中可以检测到孤立的抗 - HBc。在这种情况下，即使采用敏感的扩增试验，也无法证明血清或肝脏中存在低水平的 HBV 感染。

IgM 型抗 -HBc（抗 -HBc IgM）检测可以区分急性或相对近期的急性乙型肝炎（IgM 阳性），而既往久远的感染或当前慢性感染（IgM 阴性）的抗 -HBc 属于 IgG 类。在一小部分急性乙型肝炎病例中，HBsAg 未达到检测阈值；此时可以通过检测抗 -HBc IgM 来确定急性乙型肝炎的诊断。

乙型肝炎 e 抗原（HBeAg）是编码核膜中心基因的第二种产物，它的存在意味着高水平的病毒复制。因此，HBeAg 患者具有高水平的循环病毒颗粒和传染性，并有严重的肝损伤。在急性乙型肝炎早期，所有患者均可检测到 HBeAg，因此该检测在急性乙型肝炎早期阶段没有临床应用价值。然而，如果循环 HBeAg 持续超过急性肝炎的前 3 个月，则慢性感染的可能性会增加。

在慢性感染期间，HBeAg 检测更为重要，因为 HBeAg 的存在表明慢性感染具有更高的病毒复制性，与传染性增加（例如针刺的传染性为 20% ～ 30%）和肝损伤（慢性肝炎）有关。如果在慢性感染时，在没有 HBeAg 的情况下也能检测到抗 -HBe，则可将患者归类为低复制感染，具有有限的传染性（如针刺的传染性为 0.1%）和肝损伤（非活动性携带者）。

高复制性和相对非复制性慢性乙型肝炎之间的简单区别因 HBV 的“前 C 区”突变而变得复杂。为了产生 HBeAg，编码核膜中心蛋白基因的前 C 区域必须是可调控的；前 C 区基因的突变之一（前 C 区和 C 区启动子突变）阻止了 HBeAg 的形成，但这种突变并不阻止完整病毒颗粒的产生或高水平的 HBV 复制。这在地中海和亚洲国家很常见，在美国不常见，但频率在增加。前 C 区突变乙肝患者具有 HBeAg 阴性的高复制性 HBV 感染的所有病毒学特征（即可检测 HBV DNA；见下文讨论）和临床特征。这被称为“HBeAg 阴性慢性乙型肝炎”。

至少已经确定了 8 种不同的 HBV 基因型。基因型 A 在美国和欧洲最流行，但由于患者迁移，其他基因型在美国和欧洲的患病率也在增加。初步观察表明，乙型肝炎进展和并发症在某些基因型患者中比其他基因型患者更常见。然而，这些区别仍有待充分验证，HBV 基因分型尚未成为常规诊断检测的一部分。

乙型肝炎病毒复制的定量标志物

HBV DNA 是 HBV 复制的定量标志物，有助于跟踪慢性疾病患者和监测抗病毒治疗是否成功（见第 70 章）。不敏感杂交检测可识别循环 HBV DNA，阈值为每毫升 10^5 ～ 10^6 个病毒颗粒，低于这个阈值的患者其传染性和肝损伤不太常见。HBV DNA 的临床检测已经转向了超灵敏的扩增技术，如聚合酶链反应（PCR），该技术可以检测血清中的 HBV DNA，其阈值为每毫升 10 ～ 100 个病毒颗粒，远低于与传染性和肝损伤相关的水平。

在 HBeAg 阳性的慢性乙型肝炎患者中，HBV DNA 水平往往超过每毫升 10^6 个病毒颗粒，可以达到每毫升 10^9 个病毒颗粒甚至更高。HBeAg 阴性而循环抗 -HBe 阳性的非活动性 HBV 携带者的 HBV DNA 水平低于每毫升 10^3 ～ 10^4 病毒颗粒，而那些具有前 C 区突变 HBV 感染（HBeAg 阴性慢性乙型肝炎）患者的 HBV DNA 水平较高，通常为不超过每毫升 10^5 ～ 10^6 个病毒颗粒，低于 HBeAg 阳性慢性乙型肝炎的水平。目前，HBV DNA 的测量标准为每毫升标准化国际单位（IU/ml），相对高传染性的阈值为 2×10^4 IU/ml。

丙型肝炎 [8,29,31-42]

丙型肝炎平均潜伏期为 7 周（范围为 2 ～ 15 周），大多数病例在潜伏期 5 ～ 10 周后发病。与输血相关性乙型肝炎患者中有 2/3 会出现黄疸相比，急性输血相关性丙型肝炎患者中只有 1/4 的病例出现黄疸。然而，在急性 HCV 感染后，超过 50% 的患者转氨酶水平出现慢性升高，所有急性感染患者中有 85% 发生慢性感染（伴或不伴肝损伤）。造成慢性感染率如此之高的原因是无法对 HCV 产生有效的中和免疫应答。急性 HCV 感染的自发清除与 IL28B 区域一个有利的单倍型（C/C）基因有关，该基因编码干扰素 λ。同样的单倍型与干扰素抗病毒治疗的持续反应有关（见下文）。

进展为肝硬化和肝细胞癌

在急性丙型肝炎后的慢性肝炎患者中，即使是轻度肝病患者，也有 20% 的患者在感染后的最初 20 年可能进展为肝硬化。另外，急性丙型肝炎后 20 年内的发病率是有限的。虽然某些丙型肝炎基因型（例如基因 1 型发生于 70% ～ 80% 的美国患者）可能与更严重的肝脏疾病有关，但肝脏组织学类型可能是进展为肝硬化的最佳预测因子。

肝脏中到重度坏死、炎症或纤维化的患者在接下来的 10 年（重度病例）到 20 年（中度病例）几乎都发展为肝硬化，而 80% 的组织学特征可忽略或轻微的患者在此期间不会进展为肝硬化。此外，由于大多数患者是在四五十岁时（生于 1945—1965 年的“婴儿潮”一代）确诊慢性丙型肝炎，而他们是在十几岁和二十几岁时感染了丙型肝炎，因此在诊断时获得的肝脏活检提供了活检前几十年的相关组织学分级（炎症坏死程度）和分期（纤维化程度）信息。

目前，经皮肝活检更多被无创检测评估组织学分级（例如通过影像学确定肝脏弹性）而代替，这些方法为肝脏组织学进展提供了同样有价值的信息。在感染约 30 年后，慢性丙型肝炎患者发生肝细胞癌的风险增加。几乎所有这类患者都已经有肝硬化，慢性丙型肝炎肝硬化患者发生肝细胞癌的风险每年为 1% ～ 4%。在肝硬化患者中，每年发生肝硬化失代偿的风险为 4%。

病毒复制的血清学检测和标志物

在急性感染期间，对丙型肝炎抗体（抗 -HCV）高敏检测结果呈阳性，并且几乎所有患者的结果都保持持续阳性。因此，抗 -HCV 检测可用于急性丙型肝炎的常规诊断。由于抗 -HCV 检测存在偶然的非特异性，当血源性感染风险极低的患者（例如无风险因素的无症状献血者）出现阳性结果时，需要进行确认性检测。在这种情况下，我们目前依赖于 HCV RNA 检测，这是检测丙型肝炎感染最敏感的检测方法。目前的 HCV RNA 检测是通过 PCR 方法进行的，该方法检测动态范围广，敏感度低至约 5 IU /ml；这些检测可用于确认抗 -HCV 检测阳性患者中是否存在 HCV 感染，记录感染自发清除或抗病毒治疗后的缓解情况，并监测抗病毒治疗前后的 HCV RNA 水平（见第 70 章）。

丁型肝炎（德尔塔肝炎） [12-15,43]

丁型肝炎（德尔塔肝炎）的潜伏期与乙型肝炎相似。当乙型肝炎和丁型肝炎同时感染时，可能会出现临床上明显的一次肝炎发作。当两种感染同时发生时，暴发性肝炎的风险增加到 5%，但一般来说，同时患有急性乙型肝炎和丁型肝炎的结局与单独患乙型肝炎的结局没有区别。

相比之下，在慢性乙型肝炎感染患者中，叠加丁型肝炎可导致多达 20% 的病例出现严重甚至暴发性肝炎，将轻度或非活动性慢性肝炎转变为重度慢性肝炎，或加速慢性肝炎的进程。另外，一些 HBV/HDV 合并感染数年的患者可能表现为临床和组织学上不活跃的惰性疾病。存在丁型肝炎抗体（抗 -HDV）可以诊断丁型肝炎。肝活检标本中 HDV 的免疫组化检测和血清中 HDV RNA 的检测可在专业实验室进行。

戊型肝炎 [44-46]

戊型肝炎的平均潜伏期约为 40 天，略长于甲型肝炎。其临床过程类似于甲型肝炎，只是更多的患者会出现胆汁淤积性肝病，暴发性肝病的可能性更高（总体上为 1% ～ 2%，孕妇为 10% ～ 20%）。该病是自限性的，不会发展为慢性感染，免疫功能低下者（如肝移植后）除外。疾病早期，病毒由粪便排出，在疾病急性期间可检测到 HEV 抗体。在流行地区和美国的专业实验室可以进行常规血清学检测。

预防原则

预防的主要措施是尽量减少接触肝炎病毒，使用免疫球蛋白制剂（被动免疫预防）和接种疫苗（主动免疫预防）。每种肝炎的预防手段各不相同。抗病毒治疗可用于治疗乙型肝炎和丙型肝炎，详见第 70 章。

甲型肝炎 [2-6,18-19]

在疾病前驱期避免接触甲型肝炎患者是最合适的预防措施，此时患者的病毒传播最明显。

尽量减少暴露

在甲型肝炎的早期临床阶段，当黄疸首次出现时，就会有病毒持续释放；因此在 1 周或 2 周的时间内，避免亲密接触以及接触后仔细洗手等预防措施是合理的。患者不应向他人提供食物，并可通过使用一次性餐具以及注意个人卫生来尽量减少病毒的传播。如果患者病情严重到需要住院治疗的阶段，临床上的病毒释放将会减少，并且除目前普遍应用的预防措施之外，不需要采取其他额外的预防措施。

被动免疫预防

甲型肝炎的被动免疫预防可通过使用标准免疫球蛋白（IG）或福尔马林灭活甲肝疫苗来实现。IG 制剂含有高滴度的抗 HAV 抗体，预防临床疾病的有效性约为 80%。然而，最近，由于普通人群中的抗 HAV 抗体水平下降（随着这种疾病变得越来越少见），特别是在血浆捐献者中，IG 的效力已经降低。因此，预防需要更高剂量的 IG（0.1 ml/kg，70 kg 的人需要 7 ml，而非之前的 0.02 ml/kg，大多数成年人需要 2 ml）。通常认为 IG 是通过被动 - 主动免疫（被动注射抗体可以减少临床疾病，但不能预防感染和获得自然感染后的持久免疫力）来保护机体。然而最新的分析表明，IG 更容易完全预防感染。

IG 目前主要用于暴露后预防，必须在暴露后 1 ～ 2 周内使用，才能达到最佳效果。既往有甲型肝炎血清学记录的患者不需要接受 IG，因为他们已经受到自身抗 HAV 抗体的保护。家庭接触者和经历共同来源暴发的小群体如果及早确认暴发，应给予 IG 预防。对于在工作中或学校有偶然暴露可能的人，进行常规免疫预防没有必要。在年龄为 12 个月至 40 岁的人群中，单剂甲肝疫苗对暴露后预防提供的保护与 IG 相当。因此目前在这种情况下，甲肝疫苗比 IG 疫苗更适合这一类人群。年幼儿童和老年人仍然需要 IG 进行暴露后预防。

主动免疫预防

在暴露前预防方面，甲肝疫苗已取代免疫球蛋白。有两种“灭活”甲肝疫苗可用，并且都是安全的、免疫原性的，并且对预防甲型肝炎非常有效。两种疫苗的剂量略有不同，接种方案随接种年龄的不同也有变化，但都需要间隔至少 6 ～ 12 个月进行两次接种。建议儿童普遍接种甲肝疫苗。同时建议前往甲型肝炎流行地区的人接种疫苗。

在即将前往流行地区旅行的情况下，如果在旅行前没有足够的时间（少于 4 周）来实现疫苗诱导的保护，则应在接种第一剂甲肝疫苗的同时，给予上述较高剂量的IG，即0.1 ml/kg；或者，0.1 ml/kg IG剂量保护1个月的旅行，或0.2 ml/kg的IG剂量提供2个月的旅行保护；对于超过2个月的旅行，如果选择IG维持暴露前预防，建议每2个月重复注射0.2 ml/kg剂量的IG。

然而，对于前往甲型肝炎流行地区的长时间旅行来说，这种重复的高剂量IG给药是很麻烦的，而且远不如一个完整的甲肝疫苗接种疗程（结合旅行前剂量IG）有吸引力。甲肝疫苗还推荐用于军事人员、周期性暴发或甲型肝炎高发的人群和社区、接触粪便标本的实验室工作人员、日托中心员工、灵长类动物饲养员、慢性丙型肝炎和其他慢性肝病患者、男男性行为者、注射吸毒者、需要频繁输注富集凝血因子的凝血功能障碍患者，以及新来的国际被收养者的密切接触者。可检测到的由疫苗诱导的抗HAV抗体预计将维持25～30年或更长时间；获得的免疫力比可检测到的抗HAV抗体更持久。后期并不建议进行加强免疫接种。

乙型肝炎[21-28]

对献血者进行HBsAg筛查有助于减少乙肝的传播。对其他人来说，非活动性肝炎的病毒携带者仍然是潜在的传染源，尽管这些人的传染性有限。患有乙型肝炎的医护人员无须离开工作岗位，除非证明是其患者的传染源。然而，感染了高水平病毒复制的HBV（HBeAg阳性和/或HBV DNA ≥ 2×10^3 IU/ml）的医护人员和专业人员如果进行有暴露风险的侵入性操作，并且有可能受伤或存在其血液/体液可能直接接触患者的伤口、受损组织和黏膜等情况时，建议由专家评审小组对其权限进行评估。食品加工人员与乙肝传播无关，HBsAg阳性的人员不需要在食品加工或服务方面受到限制。

尽量减少暴露

患者使用单独的剃须刀、牙刷和其他个人物品，可以最大限度地减少暴露。在急性乙型肝炎期间，应建议避免亲密接触，但不必居家隔离。确保仔细处理任何含有HBsAg的物品，特别是血液样本和其他体液；必须要求戴手套。如果处理临床物品时遵循通用预防措施，则不需要采取额外的预防措施。在直接接触患者或其血液或体液后，应彻底洗手。

被动免疫预防

乙肝的被动免疫预防是通过向易感者提供保护性抗体即抗-HBs来实现的。这可以通过含有抗-HBs的IG来实现被动免疫。乙型肝炎免疫球蛋白（HBIG）是由具有高滴度抗-HBs者的血浆制备的，含有滴度在1∶100 000或更高水平的抗-HBs。HBIG似乎可以减轻临床疾病而非预防感染，建议与疫苗联合用于暴露后预防（见下文讨论）。

主动免疫预防

在美国，来源于插入HBsAg基因的重组酵母衍生的重组乙肝疫苗已经取代了早期的血浆制备疫苗来进行主动免疫预防。接种乙肝疫苗已被推荐为暴露前预防的措施，主要用于HBV高风险暴露人群亚组（见建议）。

一种新型佐剂重组乙肝疫苗已被批准用于18岁及以上的成年人；2次肌内注射重组疫苗（间隔1个月）比3次肌内注射（间隔时间分别为0、1和6个月）诱导产生的保护性抗体的比例更高，特别是在患有2型糖尿病的疫苗接种者中。在18～55岁的成年人中，2次肌内注射产生保护性抗-HBs（≥ 10 mIU/ml）的比例为95%，3次肌内注射组为81%；在40～70岁的成年人中，2次肌内注射产生保护性抗-HBs的比例为90%，3次肌内注射组为71%；在包括2型糖尿病患者的40～70岁成年人中，2次肌内注射产生保护性抗-HBs比例为90%，3次肌内注射组为65%。

普遍疫苗接种

尽管上述群体仍然是疫苗接种的目标人群，但为这些人群进行疫苗接种的努力并未能成功地限制HBV在发达国家普通人群中的传播。因此，美国公共卫生署建议在儿童时期普遍接种疫苗，并且对普遍疫苗接种之前出生的青少年和出生时未接种疫苗的青少年实施疫苗接种。建议进行3次标准序贯重组疫苗三角肌注射，前两次间隔1个月，第三次间隔6个月。

根据美国公共卫生署免疫接种咨询委员会的最新建议，对于出生时身体状况稳定、体重≥ 2000 g的新生儿，应在出生后24小时内注射第一剂疫苗；第一剂不应延迟到出院后。此外，①对于 HBsAg 状况不明的母亲所生的婴儿，建议进行疫苗接种后血清学检测；②对于 HBsAg 阳性母亲所生的婴儿，如果婴儿对乙肝疫苗的全程接种没有免疫应答反应，建议进行单剂再接种。疫苗剂量因接种年龄组和疫苗制造商而异；对 11 ～ 15 岁的儿童可采用双剂加强疫苗接种计划（间隔 4 个月）。也推荐甲型肝炎和乙型肝炎联合疫苗接种。

暴露后预防

对易感人群暴露后预防的最佳方法是联合接种 HBIG 和乙肝疫苗。慢性乙型肝炎（或妊娠晚期急性乙型肝炎）母亲所生的婴儿，急性乙型肝炎患者的性接触者，以及被 HBsAg 阳性者所刺伤的患者，应接种 HBIG+ 乙肝疫苗。HBIG 提供即时、高水平、被动免疫的抗 -HBs，而疫苗可增加持久的免疫力，并可能减轻暴露后所致的临床疾病。暴露后应尽快给予 HBIG（例如产房的婴儿，应尽快但不迟于针刺后 48 小时）。

新生儿可立即或在数小时内接种第一剂疫苗，HBsAg 阳性针头暴露者可立即或在 1 周内接种，HBsAg 阳性的性接触者可在 2 周内完成接种。在接触 HBsAg 阳性针头后，积极采取早期预防措施至关重要，应立即给予 HBIG，不得延误，且不必等待敏感性（抗体）检测结果。乙肝疫苗和 HBIG 即使同时应用，也不会相互干扰。

虽然确定接触病例或传染源的 HBeAg 状态可以提供有关传染性的相关信息，但 HBeAg 状态不应成为向接触者提供预防措施的判定标准。等待 HBeAg 检测造成的延迟可能会限制预防工作的成效，并且 HBeAg 阴性的情况下也可能发生传染，尽管这种可能性已经降低。家庭成员非亲密接触者不需要进行预防，在工作或学校中的偶然接触者也不需要预防。

持久保护性。乙肝疫苗接种后的保护期限尚不明确，但似乎至少为 10 年。即使在抗 -HBs 降至可检测水平以下，对于新的暴露也可能伴随着一种抗体再生性免疫反应，并且对临床上明显的感染和慢性感染似乎保持了足够的免疫力。根据这些观察结果，当局不建议对免疫力正常的人进行常规强化疫苗接种。对于在接种疫苗后失去抗 -HBs 保护水平的血液透析患者，建议强化疫苗接种。

感染和免疫的区分。乙肝疫苗全部由 HBsAg 蛋白组成（不含核心蛋白）。因此，通过检测是否存在核心蛋白抗体（抗 -HBc），即可以区分免疫和感染。在感染后会有核心蛋白抗体，但免疫接种后没有。

丁型肝炎（德尔塔肝炎）[12-15,43]

在 HBV 易感人群中预防丁型肝炎可以通过接种乙肝疫苗来实现。一旦对 HBV 免疫，也会对丁型肝炎产生免疫保护。对于慢性乙型肝炎患者，还没有针对丁型肝炎的免疫预防措施。预防丁型肝炎需要限制与已知感染 HDV 患者的经皮暴露和密切接触。

丙型肝炎 [8,11,21,30,34,36,38,40-42]

通过排除商业性献血和经血源性传播疾病的高危人群，以及筛查潜在献血者的抗 -HCV 和献血者血液中的 HCV RNA，输血后丙型肝炎的年发病率已经显著降低。建议有多个性伴侣或患有性传播疾病的人使用乳胶避孕套进行隔离性预防；但对于稳定的一夫一妻制性伴侣，不建议采取此类预防措施。然而，丙型肝炎患者应避免与性伴侣和家庭成员共用剃须刀、牙刷和其他此类用具。对于患有慢性丙型肝炎的母亲所生的婴儿，不建议采取特殊预防措施，母乳喂养不受限制。

IG 和 HBIG 在预防丙型肝炎方面未被证实有益处，也不推荐 IG 用于因针刺、性行为或围产期暴露于丙型肝炎的情况。已经开展了基于包膜蛋白免疫的保护性疫苗的开发工作，但尚未取得成果。因此，目前还没有预防丙型肝炎的疫苗，而在感染 HCV 后自然获得的持久中和免疫保护也很少见。对于针刺、注射药物、性接触或围产期暴露于 HCV 的人，感染 HCV 的风险较低（一夫一妻制性接触为 1% ～ 3%，针刺接触约 3%，围产期暴露约 5%）。应对 HCV 感染进行监测（HCV RNA 检测），以确诊这一小部分感染的患者。对这些患者可采用高效、短期、口服、直接作用的抗病毒治疗措施（基于已证实的安全性和有效性，推荐年龄＞12 岁患者使用；对 3 ～ 11 岁儿童的研究仍有待报道）进行治疗并达到治愈（见第 70 章）。

戊型肝炎 [44-47]

在戊型肝炎罕见的发达国家制备的球蛋白，

是否能在亚洲和世界其他戊型肝炎流行地区预防戊型肝炎感染尚不清楚。有效的重组疫苗已研制出来，并可在流行地区提供。

慢性乙型肝炎和丙型肝炎感染筛查[23-24,35-38]

HBV 治疗的重大进展促使人们重新考虑筛查无症状者。美国预防医学工作组（USPSTF）现在建议应基于证据进行筛查，证据表明抗病毒治疗可显著降低病毒复制（通过 HBV DNA 分析测定）和其他活动性疾病标志物（组织学，HBeAg）的水平，这些标志物与患肝细胞癌、肝硬化以及肝病相关性死亡的风险有关。虽然抗病毒治疗具有较高的药物副作用风险甚至可能导致停药，但那些耐受性良好的口服药物治疗患者发生副作用的风险很低，而且这种治疗不会显著增加严重不良事件的风险。因此，美国预防医学工作组建议在高危非妊娠青少年和成人中筛查乙肝感染（见建议）。

HBsAg 阳性母亲所生的婴儿应进行 HBV 感染筛查。对所有孕妇进行 HBsAg 筛查的长效建议已经更新，其中包括对 HBsAg 阳性的孕妇进行 HBV DNA 检测。对于 HBV DNA 水平超过 2×10^5 IU/ml 的妇女，除了在出生时给新生儿注射 HBIG 和接种乙肝疫苗外，这些母亲还应接受抗病毒治疗。Tenovir 被指定为妊娠 B 类药物，其药效是在妊娠最后 3 个月经随机临床试验证实。

CDC 建议对 1945—1965 年出生的人群进行慢性丙型肝炎筛查。理由包括：①流行比例高（估计多达 400 万人）；②检测呈阳性者中慢性感染可能性较高（75%）；③慢性感染直到晚期通常无症状；④感染的后果严重（肝硬化、肝功能失代偿和肝细胞癌）；⑤现成可用的、准确而廉价的诊断方法；⑥有高效、耐受性良好的治疗方法（见第 70 章）。利大于弊，筛查成本效益高。CDC 建议对未确定 HCV 风险者进行一次性筛查。然而，应优先考虑血液传播感染的高风险人群（见建议）。此外，对于检测呈阳性的人群，CDC 建议进行简单的酒精筛查和治疗，因为饮酒会加速丙型肝炎患者肝损伤的进展。

目标人群

在 1945—1965 年间出生并居住在美国的人群中，估计丙型肝炎抗体携带者的患病率为 3.25%。其余美国成年人群的这一比例为 0.8%。大多数感染者无症状，许多人的肝脏生化检查正常。对该出生队列中的所有人进行检测，发现 76.5% 的人具有 HCV 抗体。优先考虑 HCV 风险因素，进行有针对性的筛查，将最大限度地提高筛查的特异度，但也可能漏检多达 50% 的病例，这就是为什么应对婴儿潮一代群体的所有成员以及高危人群中的任何人进行筛查。

筛查试验

由于多达 30% 的感染者（有肝脏疾病风险的人）转氨酶水平可能是正常的，因此抗 -HCV 测定是首选的筛查检测。无论是床旁即时、快速检测，还是基于实验室的抗 HCV 测定，其检测准确度均很高。检测呈阳性的患者需要进行 HCV RNA 确证性检测，这对于筛查来说相当昂贵，而且在筛查中不具备成本效益。在荟萃分析中，床旁即时的血液（血清、血浆或全血）样本测试显示了最高的准确性；而血清或血浆样本的快速诊断测试的准确性略低，床旁即时的口腔体液诊断测试的准确性最低，但所有测试的敏感性和特异性均超过 98%。这些发现表明床旁即时检查和快速诊断检测模式具有重要意义。

治疗效果

使用高效、耐受性良好、高抗耐药性的口服直接抗病毒药物联合疗法使丙型肝炎的治疗取得了巨大进展，将持续病毒学应答（sustained virologic response，SVR）的比率提高到目前 95% 以上的水平，高于基于干扰素为治疗标准方案 40% 的比例；此外，治疗相关反应的发病率大大降低（见第 70 章）。SVR（治疗期间和治疗后至少 12 周内无法检测到 HCV RNA）的实现与 HCV 相关死亡率以及肝细胞癌和肝硬化风险的显著降低相关。一项代表性研究比较了 SVR 患者与无 SVR 患者，全因死亡率和肝细胞癌的 10 年期风险降低了 3 ～ 4 倍，肝病相关死亡率 / 肝移植和肝衰竭的 10 年期风险均降低了 14 倍。

筛查的成本效益

HCV 一次性筛查的成本效益估计为每个质

量调整寿命年（quality-adjusted life year，QALY）为 35 700 美元，远低于筛查方法成本效益的每个 QALY 50 000 美元标准。

潜在危害

心理上的伤害被认为是最小的，对病情的了解有助于人们接受治疗。肝活检的不良反应风险平均约为 1%（非侵入性检查逐渐消除了这种风险）。当前这一代直接抗病毒药物产生的治疗相关不良反应很小，与干扰素治疗导致的短暂影响机体功能的副作用（如疲劳、流感样症状、瘙痒、恶心、腹泻和贫血）相比有显著改善。

知识局限性

CDC 的建议都是基于现有的数据，在许多情况下，当缺乏高质量证据时，需要推理和推断。在多数情况下，从随机试验中无法获得确证性数据，但现有数据足以为当前的建议提供保证。

建议和患者教育

甲型肝炎预防措施（持续至黄疸发作后 1 周）

- 建议患者如厕后彻底洗手。
- 患者无须限制在家中，但应避免与他人亲密接触。
- 禁止患者为他人加工和提供食物。
- 建议其他人避免接触患者的粪便，如有接触，须彻底洗手。

甲型肝炎预防

- 对于暴露后预防，在暴露后 2 周内对家庭接触者给予 IG，剂量为 0.1 ml/kg，成人肌内注射平均剂量为 7 ml。甲肝疫苗接种具有同样的保护作用，建议 12 个月至 40 岁的人接种。
- 对于暴露前预防，应至少间隔 6 个月进行 2 次甲肝疫苗肌内注射（两家疫苗生产商建议的剂量不同）。对于即将前往流行地区的旅行，如时间太近而无法实现疫苗诱导的免疫保护时，应使用与家庭接触者相同剂量的 IG，即 0.1 ml/kg，同时注射第一剂疫苗（或者前往流行地区长达 1 个月的，注射 0.1 ml/kg 剂量的 IG；前往流行地区长达 2 个月的，注射 0.2 ml/kg 剂量的 IG；超过 2 个月的，每 2 个月重复注射一次 0.2 ml/kg 剂量的 IG）。

乙型肝炎预防措施（持续至血清 HBsAg 清除）

- 筛查所有献血者的 HBsAg。
- 对 CDC 定义的高危人群进行筛查。
- 应用志愿者的血液（筛查 HBsAg），而不是商业捐献者的血液。
- 使用一次性注射器和针头，不要重复使用针头和（或）使用安全针头。
- 患者应使用单独的剃须刀、牙刷和其他个人用品。
- 仔细处理任何含有 HBsAg 的物品，特别是血液样本和其他体液；必须戴手套。在处理临床物品时遵循通用的预防措施，无须采用其他额外的预防措施。
- 建议避免无保护的亲密接触，但无须将患者限制在家里。
- 直接接触患者或其血液或体液后应彻底洗手。

通过检测 HBsAg 筛查乙型肝炎

- 出生在 HBsAg 流行率高（≥ 8%）和中等（≥ 2%）国家的人，包括未接种疫苗的美国出生的人，其父母出生在 HBsAg 流行率 ≥ 8% 的地区。
- 注射吸毒者。
- 与男性发生性关系的男性。
- HBsAg 阳性者的家庭接触者和性伴侣。
- 血液透析患者。
- HIV 阳性和免疫抑制患者，包括需要免疫抑制或细胞毒性治疗的患者。
- 有多个性伴侣或有性传播疾病病史。
- 同狱囚犯。
- 血液、血浆、器官、组织或精液的捐赠者。
- HCV 感染者。
- 是其他人接触的血液或体液来源的人员，并需要进行接触后预防的人员。

- 任何转氨酶水平升高的人。
- 任何寻求 HBV 感染保护的成年人。
- HBsAg 阳性母亲所生的婴儿。
- 所有孕妇。

乙型肝炎预防

暴露前

- 对高危人群在 0、1 和 6 个月时进行 3 次 1 ml 乙肝疫苗肌内注射（针对特定年龄组的剂量可能因制造商而异）。高危人群包括：
  - 接触血液的卫生保健人员和实验室工作人员。
  - 看守所的居民和工作人员、囚犯。
  - 慢性乙型肝炎患者的家庭成员和性接触者。
  - 与男性发生性关系的滥交男性和滥交异性恋者。
  - 正在接受性传播疾病评估者。
  - 需要长期使用血液制品治疗的遗传性血红蛋白病和凝血障碍患者。
  - 前往流行地区的旅行者。
  - HIV 病毒感染者。
  - 慢性肝病患者。
  - 终末期肾病患者，包括血液透析患者。
  - 18 岁以下未接种疫苗的儿童。
  - 来自流行地区移民家庭的居民。
  - 60 岁以下的糖尿病成人（≥ 60 岁者由临床医生决定）。
- 建议所有儿童普遍接种疫苗（出生后 24 小时内接种），同时进行儿童常规接种。对于实施普遍乙肝疫苗接种后出生的儿童，建议在青春期进行疫苗接种。

暴露后

- 对意外经皮或经黏膜暴露于 HBsAg 阳性血液或分泌物或者被 HBsAg 阳性物质污染的针头和器械者，应按每公斤体重（～ 5 ml）肌内注射 0.06 ml HBIG。尽管建议在接触后 7 天内注射 IG，但暴露 2 天后再注射可能无效，因此球蛋白注射应在暴露后尽快进行。乙型肝炎 IG 的被动免疫预防应遵循完整的乙肝疫苗 3 次注射疗程。这些注射可与 HBIG 同时开始，或在暴露后的前几天至 1 周内开始。
- 在实际情况下，对急性乙型肝炎患者的性接触者，应按上述剂量尽快给予 HBIG。由于在性接触中发现肝炎往往会延迟，因此早期预防通常不太可能。在一项研究中，在确认接触的 30 天内采取预防措施是有效的，但建议在接触后 14 天内采取预防措施。对于急性乙型肝炎患者的所有性接触者，应在 HBIG 之后进行完整的三针乙肝疫苗接种。
- 对 HBsAg 阳性母亲的新生儿在出生后应立即肌内注射 0.5 ml HBIG，最好是在产房注射。随后应进行完整的 3 次乙肝疫苗注射，每次 0.5 ml，最好同时开始接种，但不迟于出生后 12 小时（剂量可能根据制造商而异）。
- 对偶然接触者或家庭非亲密接触者不需要预防。

丁型肝炎预防

- 接种乙肝疫苗可预防乙型肝炎易感人群患丁型肝炎。
- 对于已感染乙型肝炎的人，预防丁型肝炎取决于避免与已知感染 HDV 者的经皮接触和密切接触。

丙型肝炎的预警和预防

- 预防措施与乙型肝炎相同（即避免接触受感染患者的血液和体液）。
- 避免输血相关丙型肝炎的最佳方法是完全依靠志愿者献血而不是商业献血，并筛查献血者的抗 -HCV 和血液制品中的 HCV RNA。
- IG 在预防丙型肝炎方面尚未显示出有效性，不推荐用于针扎伤的个人、急性丙型肝炎患者的性接触者或丙型肝炎母亲所生的婴儿（在持续接触此类病毒的人群中，感染 HCV 的风险较低；在证实感染 HCV 的人群中，可以使用高效的口服抗病毒药物治疗和治愈感染）。
- 尚未研制出有效的丙型肝炎疫苗。

检测抗 -HCV 抗体筛查慢性丙型肝炎

- 为生活在美国并出生于 1945—1965 年的所有人提供一次性慢性丙型肝炎筛查，且事先无须确定 HCV 风险。
- 对于 1945—1965 年出生队列以外的人群，筛查高危人群，包括：
  - 任何有注射用药史者；
  - 艾滋病毒感染者；
  - 1992 年 7 月之前接受输血或器官移植者，以及感染 HCV 的捐献者的血液 / 器官接受者；
  - 1987 年以前接受凝血因子治疗的血友病患者；
  - 血液透析患者；
  - 不明原因转氨酶升高的患者；
  - 患丙型肝炎的母亲所生的孩子；
  - 丙型肝炎患者的性伴侣；
  - 经皮 / 经黏膜暴露于被 HCV 污染的血液或体液后的卫生保健 / 公共安全 / 急救医务人员。
- 对 HCV 检测阳性者进行 HCV RNA 确认性检测。
- 为检测呈阳性者提供简单的酒精筛查和干预。

戊型肝炎预防

- 避免接触肠道病原体的措施适用于预防戊型肝炎（见甲型肝炎）。
- 在流行地区可以常规使用重组疫苗，但在美国不用于预防戊型肝炎。IG 的疗效尚不清楚。

（李　卫 翻译，肖卫忠　王晶桐 审校）

第 58 章

腹痛的评估

JAMES M. RICHTER

基层医疗最艰巨的挑战之一是腹痛的门诊评估。当疼痛急性发作时，必须根据入院和手术干预的需要作出分诊决定。如果疼痛是慢性的或复发性的，则挑战是制订一个安全、有效的检查计划，以鉴别许多可能的病因。如果疼痛的确切原因不能立即明确且没有临床报警迹象或症状，则经验性治疗或深思熟虑的检查可能有助于揭示潜在的病理生理学改变，缩小鉴别诊断范围，并指导进一步的评估和治疗。同样重要的是，需要确定适当的评估速度和范围，并始终牢记可能表现为腹部不适的重要的非消化性病因，如卵巢癌（见第 116 章）和心肌缺血（见第 20 章）。在高强度锻炼腹部肌肉组织的人中，肌肉拉伤也可能表现为腹痛。

病理生理学和临床表现 [1,12]

腹痛的主要机制包括因梗阻引起的空腔脏器扩张、腹膜刺激、血管功能不全、黏膜溃疡、肠动力改变、包膜扩张、代谢紊乱、神经损伤、腹壁损伤和腹外疾病导致的牵涉痛。

梗阻

肠道、胆管和输尿管中的疼痛感受器对扩张和增加的管壁张力作出反应。疼痛的严重程度与发病速度和扩张程度相关。与急性梗阻相比，在数周至数月内缓慢发展的梗阻可能症状相对轻微，而急性梗阻的表现则更明显。急性梗阻时，疼痛剧烈，呈“绞痛”或波浪状，使患者坐立不安。

小肠

急性小肠梗阻疼痛的特点在最初表现为典型的绞痛。患者在阵痛之间常常无不适。随着时间的推移，肠蠕动减弱，严重程度降低。完全性小肠绞窄导致继发性血供不足或腹膜刺激可引起持续性疼痛。呕吐很常见，特别是近端梗阻；远端梗阻的呕吐并不频繁。开始时可出现排气和少量粪便排出，但如果完全阻塞，很快就会停止排气、排便。在一些部分梗阻的病例中可出现腹泻。检查时，患者在阵痛期间显得烦躁不安。体温通常正常或只是轻微升高。腹部可能膨胀，尤其是当梗阻位于远端时。高亢、活跃的肠鸣音是特征性表现，但并不总是存在。触诊时触痛并不明显，除非发生局部缺血或肠内容物漏出并引发腹膜炎。便潜血通常呈阴性。

大肠

在大多数情况下，大肠梗阻比小肠梗阻疼痛轻、呕吐较少。完全梗阻前常有便秘或排便习惯改变。部分梗阻可能会发生腹泻。大肠扩张比小肠梗阻严重。便潜血通常呈阳性。

在肠梗阻时，白细胞计数可能正常，直到肠绞窄影响肠道血液供应而发生黏膜缺血时才会升高。小肠梗阻患者的腹部平片（仰卧位和直立位）常显示气体积聚位置小肠袢扩张。再结合大肠（梗阻远端）内无气体的表现，是小肠梗阻的特征。结肠梗阻的影像学表现因回盲瓣的功能（或功能）而异。如果瓣膜功能正常，则小肠扩张较轻。

胆囊管

胆管突然因结石阻塞会引起急性疼痛，有时称为胆绞痛。与急性肠梗阻的痉挛性疼痛不同，急性胆囊管梗阻的疼痛大多是持续性的，在突然发作后持续超过 1 小时。急性胆囊炎除了梗阻外还伴有局限性腹膜炎。疼痛通常在右上腹或上腹部最明显，放射至肩胛区域，并伴有恶心、呕吐和发热，而无黄疸；有时仅有轻微的上腹部不适（见第 69 章）。可见 Murphy 征（右上腹触诊时吸气停止），右上腹叩击痛或胆囊触痛也是一种提示性发现。实验室检查通常显示白细胞增多，有时碱性磷酸酶轻度升高，胆红素水平通常不会升高。无胆管阻塞或胆囊炎症的胆囊结石通常没有症状（见第 69 章）。

胆总管

急性胆总管梗阻引起的上腹部疼痛常伴有明显的恶心、呕吐和黄疸。慢性梗阻逐渐发展，导致导管扩张，通常是无痛的。体格检查可发现右上腹压痛，但与急性胆囊炎相比，压痛可能不太集中，而且位置更深。可触及的胆囊提示胆导管梗阻逐渐发展，通常由恶性肿瘤引起。碱性磷酸酶和血清胆红素也明显升高。

胰腺和胰管

因结石、囊肿、肿块或胰腺实质肿胀而阻塞胰腺导管系统可引发胰腺炎。急性胰腺炎表现为持续的上腹部疼痛、脐周疼痛或左或右上腹部疼痛，放射至背部，通常因进食而加重，直立姿势则减轻。发作时可能伴有持续性恶心和呕吐。检查可发现腹部有压痛，可能包括肠鸣音减弱、腹胀和发热。慢性胰腺炎的特征表现为上腹部阵发性疼痛，通常发生于多年酗酒者。有时，急性重症胰腺炎发作后可能发生慢性胰腺炎。慢性胰腺炎的疼痛并不完全是恒定的，通常在几天到几周内强度不同。进食或饮酒后可能会加重疼痛、恶心和呕吐。

尿路

尿路梗阻可表现为腹痛。结石造成的急性输尿管阻塞非常痛苦。发病突然，疼痛呈痉挛性，从背部和侧腹开始，并向下腹部和腹股沟放射。如果发生急性肾盂肾炎，可继发上腹部疼痛、发热和寒战。急性膀胱流出道梗阻表现为下腹胀和耻骨上疼痛。前列腺症状（见第 138 章）可能早于尿路梗阻发作。

腹膜刺激

腹膜刺激可引起严重的持续性疼痛，因为腹膜壁层有丰富的神经支配。局灶性损伤导致局部不适，为锐痛或灼烧感。腹膜刺激的扩散会导致更广泛的腹痛。严重程度与刺激物的性质和有害暴露发生的速度有关。覆盖腹膜的肌肉组织反射性痉挛可产生不自主的防卫保护。查体时反跳痛明显。最重要的是腹膜的压力变化会加重疼痛。因此，触诊、咳嗽或运动可能会加重疼痛，导致患者宁愿躺着不动，从而与“绞痛”患者的不安形成鲜明对比。

局灶性腹膜炎

后腹膜局灶性腹膜炎可发生于早期阑尾炎和局限性憩室炎。前者右下腹部有局灶性疼痛和腹膜刺激征象，并伴有腰大肌征（左侧卧时伸展右髋疼痛）。在后一种情况下，局灶性疼痛通常发生在左侧（很少发生在右侧），伴有轻微的腹膜刺激征，除非病程延长。肠鸣音通常会减弱或消失，尤其是当腹膜刺激广泛时。腹膜刺激的来源不一定是消化性的，也可以来源于其他系统（如卵巢癌）。

家族性地中海热

家族性地中海热是一种罕见的常染色体隐性遗传病，在西班牙裔犹太人、土耳其人、阿拉伯人和亚美尼亚人中最为普遍，可引起反复发作的浆膜炎和发热。任何浆膜表面都可能受累，导致多种表现，包括发热、腹膜刺激、胸膜炎和关节炎等。持续数天至数周的自限性发作通常始于儿童期或成年早期。表现可能类似腹膜炎、幼年类风湿性关节炎（单关节或少数关节受累）或胸膜炎。短暂而严重的发作伴随血沉和急性期反应物的显著升高。严重的后果是淀粉样变，有时会导致肾损害。秋水仙碱能显著减轻急性发作的疼痛，还能防止淀粉样蛋白沉积和肾损害。

血管疾病（另见附录）

腹部血管疾病可导致多种腹痛表现，以受累器官的症状为主。以动脉疾病为主。

急性肠系膜血管缺血性疾病

肠系膜循环急性损害是一种少见的但可能致命的急性腹痛的病因之一，缺血性坏死可导致肠穿孔、腹腔积液、腹膜炎、乳酸酸中毒和休克。

肠系膜动脉近端血管突然闭塞是主要机制，最常见的原因是系统性栓塞，占病例的 50%，动脉粥样硬化性疾病占 35%。血管炎性疾病和镰状细胞危象是较少见的病因。有趣的是，女性比男性高发，占病例的 70%。典型的表现最初是有房颤或系统性动脉粥样硬化病史的女性出现严重急性腹痛。这种疼痛与腹部体检的结果不相称，腹部检查可能是轻微或不明显的（如肠鸣音消失或减弱、上腹部杂音）。如果在接下来的 24 ～ 48 小时内发生肠坏死，可能会出现局限性腹膜刺激征。有时早期表现较为轻微，持续几天的轻微疼痛是唯一的症状，没有压痛或腹肌强直。在全层肠壁梗死发生之前，诊断可能不明确。

慢性肠系膜功能不全

慢性肠系膜功能不全的特点是，当消化食物时的需氧量增加超过了机体可提供的血供时，会产生餐后钝痛或疼痛（“腹部绞痛”）。发病时间通常在进食后 1 小时内，在最大需氧量时达到高峰；腹痛的严重程度与食物的多少、脂肪成分构成以及血流受阻的程度呈正比。症状可持续 2 ～ 3 小时。

症状随累及的血管范围而异，严重狭窄提示可能发生急性梗死。恶心、呕吐和腹胀是腹腔动脉缺血的特征。由肠系膜上动脉疾病引起的中段肠缺血主诉是疼痛和体重减轻。便秘伴隐匿性失血是慢性肠系膜下动脉供血不足的特征。一些患者由于担心进食会引起疼痛而体重减轻。20% ～ 60% 的病例报告有腹部杂音，通常可以发现动脉粥样硬化性血管疾病的腹外体征（如颈动脉或股动脉杂音）。

主动脉夹层

主动脉夹层或腹主动脉瘤破裂会引起严重的急性腹痛，并经常放射到背部或生殖器。在剥离前，动脉瘤通常无症状，但体格检查可发现主动脉内径增加（> 3.0 cm）。检查时主动脉内径增加越大，出现动脉瘤的可能性就越大。临床上无症状的腹部动脉瘤通常是在检查其他腹痛原因时偶然发现的。只要动脉瘤直径< 5.0 cm，发生灾难性破裂的风险小。然而，随着时间的推移，直径持续增长的可能性很大，因此需要密切随访（见附录 58-1）。动脉瘤也可能损害肠道的动脉血流而导致缺血。

肠系膜静脉血栓形成

与动脉闭塞相比，肠系膜静脉血栓形成导致肠缺血并不常见。它们的症状可能类似，但肠系膜静脉血栓形成通常进展更缓慢。通常主动脉夹层和肠系膜血栓形成都会导致疼痛，强度超过体检引起的疼痛。

黏膜损伤

胃肠道溃疡或炎症常伴有疼痛。

消化性溃疡疾病

虽然消化性溃疡疼痛的确切机制尚不完全清

楚，但据说是对黏膜下组织和神经的酸性刺激起了主要作用。这一假设得到了观察结果的支持，即中和胃酸通常能立即缓解疼痛。十二指肠溃疡的疼痛模式通常与酸 - 消化循环相似（见第 68 章）。除非出现穿孔或渗出到胰腺，否则疼痛主要局限于上腹部。患者用诸如啃咬、疼痛和灼烧这样的词汇来描述他们的不适。十二指肠溃疡患者背部的放射性疼痛提示穿孔到胰腺。

炎症

如急性胃肠炎和炎症性肠病急性发作（见第 73 章），可导致中段或下段胃肠道炎症，干扰肠道运动和吸收。在大多数情况下，疼痛呈弥漫性，并因肠动力变化而痉挛，但偶尔疼痛呈局限性，可类似于阑尾炎或其他外科情况。发热、恶心和呕吐在胃肠炎的早期阶段比较突出，肠鸣音通常过度活跃。

免疫介导性损伤（成人乳糜泻）（另见第 64 章）

对摄入谷蛋白的一种遗传易感的不适当 T 细胞反应会导致免疫介导的小肠黏膜损伤。症状可能是不明显的和非特异性的，包括间歇性或夜间腹泻、胃肠胀气以及体重减轻伴缺铁。如果疾病局限于近端小肠，则可能没有脂肪泻。腹胀、疲劳和腹部隐隐不适是常见症状，可能会被误认为肠易激综合征。缺铁性贫血可能是唯一的提示。

肠动力改变

这一机制在功能性肠病中占主导地位，其中肠易激综合征和心理生理障碍是最好的例证。

肠易激综合征

痉挛性、非推进性、节段性大肠收缩导致肠腔内高压，表现为下腹绞痛和腹胀。此外，感知（伤害性）功能障碍也会导致腹部不适（见第 74 章）。典型症状是便秘与腹泻和黏液便交替出现，排便后疼痛缓解，疼痛时大便更频繁和稀松，以及排便不尽感等。肠动力改变和慢性肠腔内压力增加可能导致憩室病（见第 75 章）。

功能性消化不良

这种情况以慢性或复发性上腹部不适或疼痛为特征，通常伴有与食物相关的运动障碍症状（如腹胀、饱胀、恶心、早饱）。许多患者同时患有食管反流和肠易激综合征，支持胃肠易激综合征的概念（见第 74 章）。

精神障碍

精神障碍尤其是焦虑和情绪障碍在就诊的肠易激综合征患者中很常见。症状可能出现在肠道的任何区域——食管、胃、小肠、胆管以及结肠。其结果是症状广泛，包括恶心、呕吐、消化不良和胃肠胀气以及腹部绞痛。

急性肠梗阻

病因包括腹膜炎（由多种原因引起）、全身感染、肠缺血、腹部手术（常见病因）、腹部创伤、药物（特别是抗胆碱能药和麻醉药）和代谢紊乱（特别是低钾血症）。

假性肠梗阻

临床特征与肠梗阻相似。症状可以是慢性的（复发的或持续的），也可以是急性的（所谓急性肠梗阻）。症状包括呕吐和腹胀，也可出现腹泻或便秘。腹部平片显示肠扩张，提示部分梗阻。值得注意的是，慢性假性梗阻综合征可能比相关全身性疾病早出现很多年（见下文讨论）。慢性假性肠梗阻通常是特发性的，尽管它可能发生于硬皮病、帕金森病、使用药物（阿片类药物、吩噻嗪类、三环类抗抑郁药或抗帕金森病药）、高钙血症、糖尿病、黏液性水肿、淀粉样变性、放射性肠炎和慢性泻药滥用等情况下。

包膜扩张

消化器官周围神经支配良好的包膜扩张是持续腹部隐痛的潜在原因。肝包膜扩张导致右上象限疼痛，见于肝炎、充血性心力衰竭、脂肪浸润（肝脂肪变性）和包膜下血肿。钝挫伤（如机动车事故）继发的脾包膜扩张疼痛位于左上象限。由于膈下腹膜刺激，患者可能会感受到放射至同侧肩部的疼痛。脾外伤时，如果包膜下血肿能暂时阻止血液流入腹膜，那么在腹膜症状出现之前，可能会经过长达数小时的假象期。

代谢紊乱

代谢紊乱可能与腹腔内病因相似，或有时由其引起，并加重临床表现。

酮症酸中毒

8% 的酮症酸中毒病例表现为严重腹痛，可能伴有呕吐和白细胞计数升高。这些症状至少部分是由伴随的胃轻瘫引起的。急腹症（如糖尿病患者的胆囊炎）可能是诱因。

卟啉病

卟啉病可能与许多其他原因引起的反复腹痛相似。有时由于可能发生的痉挛性腹痛和肠蠕动过度而类似肠梗阻。也可能被误认为是精神性功能性疼痛或药物成瘾，因为典型的患者看起来很健康，尽管疼痛剧烈，但腹部检查没有严重异常。在急性间歇性卟啉病（由血红素合成所需的胆色素原脱氨酶部分缺乏引起），80% ～ 90% 的病例会涉及年轻女性，表现为几天来明显疲劳和注意力不集中伴腹部绞痛恶化，局部或全腹痛，并伴有恶心、呕吐以及模糊的神经系统症状，如虚弱、感觉异常和情感改变。腹部症状被认为是由肠道运动障碍引起。患者反复急诊就医史并对止痛药反应差可导致医生怀疑其滥用药物。约 20% 的患者可能会有癫痫发作。实验室检查可发现显著的低钠血症，也可能有轻微的肝功能检查异常。刚排出的尿液是透明的，但暴露在自然光下颜色会变深。诱因包括口服避孕药和由非疾病原因、禁食或快速节食引起的热量摄入不足。随机尿和血清卟啉素原水平明显升高。

遗传性卟啉病和混合型卟啉病的临床特征与急性间歇性卟啉病相似，皮肤损伤可能很明显。

铅中毒

铅中毒也可表现为腹痛。这种疼痛的典型表现是游走性、非局限性、绞痛，并伴有腹部僵硬。脑病、周围神经病变和贫血是相关特征。尿液粪便卟啉检测是比血清铅水平更可靠的指标，而血清铅水平可能是正常的。

血管神经性水肿

C1 酯酶抑制剂缺乏引起的血管神经性水肿可导致发作性严重腹痛。如果怀疑此诊断，检查血清 C4 水平是有用的，C4 水平在血管神经性水肿急性发作期间较低，但在发作间期可能正常。因此，需要重复 C4 测试。

神经损伤

由侵犯或刺激引起的神经损伤是腹痛的一个重要机制。疼痛的来源可能在腹腔内，如胰腺癌或胰腺炎所致的损害或炎症累及邻近内脏神经；也可能在腹腔外，如带状疱疹时分布于腹壁皮肤的神经根受到刺激。大约 75% 的胰腺癌患者会出现腹痛，通常发生在上腹部，最常见于肿瘤累及胰腺体部或尾部的患者。有时，疼痛会放射到背部或仅限于背部。带状疱疹引起的神经根刺激可能被误认为是腹内病变，尤其是在皮疹出现之前。通常患者会主诉类似于内脏痛的严重刺痛。相关的腹直肌痉挛可类似腹膜炎，但与腹膜刺激一样，对肠功能没有影响，实际上触诊可缓解腹直肌痉挛。疱疹感染的疼痛通常先于皮疹数天出现，并可能在皮疹消退后持续存在，尤其是老年人（见第 193 章）。

腹壁病理

腹壁病理性改变也可能被误认为是腹腔内的疾病。腹壁肌肉组织的急性或慢性创伤性损伤会产生持续的疼痛，并因腹部运动或压迫而加重。肌肉可能会处于痉挛状态，类似于腹膜炎的不自主保护。这种疼痛的一个越来越常见的来源是由于不恰当地使用低分子肝素导致的壁内血肿，而疼痛可能是腹壁团块和瘀斑形成的前兆。由外伤或极端活动引起的腹直肌鞘血肿也可表现为腹壁的柔软肿块。当广泛性肌炎引起肌肉疼痛时，四肢和腹部都会出现不适。

牵涉痛

胸内来源

源自胸部病变引起的牵涉痛有时是腹部主诉的病因。属于胸部问题的肺梗死和下叶肺炎可能表现为上腹部疼痛，有时反射性肌肉痉挛也会伴发疼痛。上腹痛、恶心和呕吐可能是急性下壁心肌梗死的主要表现。然而，大多数胸腔内病变所致的腹痛都伴有心脏或肺部疾病的症状和体征。

卵巢癌和其他盆腔来源

良性及恶性卵巢囊肿和肿块即使仍局限于骨盆，也是腹部不适的常见原因。除了引起盆腔疼痛和尿急外，这种盆腔病变还与腹围增加和腹胀密切相关。尽管这些症状在基层医疗中是非特异性和常见的，但当新出现或更频繁（每月 20 ～ 30 次，而不是每月 2 ～ 3 次）或比平时更严重时，这些症状就具有额外的意义。几乎一半的卵巢癌患者会出现腹胀、腹部增大和泌尿系统症状；而在没有患卵巢癌的女性中，只有 8% 的女性会去基层医疗机构就诊。

鉴别诊断 [12,15]

由于可能引起腹痛的原因较多，因此从病理生理机制方面考虑鉴别诊断是有帮助的（表 58-1）。疼痛的性质有时比疼痛的部位更具有鉴别性，病理生理学提示可以缩小鉴别诊断范围。引起梗阻、腹膜刺激和血供不足的病因是最危险的。约 70% 的病例是粘连或腹外疝导致的机械性小肠梗阻，90% 的大肠梗阻病例可归因于憩室病和癌。急性动脉功能不全通常由继发于心房颤动、严重动脉粥样硬化闭塞性疾病和低灌注状态的系统性栓塞引起。盆腔病变是腹膜刺激的常见来源。

其他病理生理机制，如神经损伤、代谢失衡、腹壁疾病和运动障碍，可能产生的症状表面上与更令人担忧的病因相似，然而与这些机制相关的疾病通常比危险更令人讨厌（一个重要的例外情况是糖尿病酮症酸中毒）。来自腹部以外部位的疼痛更是一个问题，严重心脏病（如下壁心肌梗死）或肺部病变（如下叶肺炎）可表现为腹痛。

检查 [1-36]

首要任务是确定严重病理生理学的可能性以及检查的时机和范围。急性疼痛患者需要及时检查是否存在梗阻、腹膜刺激、血管损害和心肺疾病的证据。发热、黄疸、脱水或出血需要迅速评估。慢

表 58-1　腹痛的主要机制和相关病因
梗阻
胃出口
小肠
大肠
胆管
尿路
腹膜刺激
感染
化学刺激（血液、胆汁、胃酸）
全身炎症过程
局部炎症过程的扩散
血管功能不全
栓塞
动脉粥样硬化性狭窄
低血压
主动脉夹层
黏膜溃疡
消化性溃疡疾病
胃癌
动力改变
胃肠炎
炎症性肠病
肠易激综合征
憩室病
代谢紊乱
糖尿病酮症酸中毒
卟啉病
铅中毒
神经损伤
带状疱疹
神经根压迫
神经侵犯
腹壁肌肉疾病
创伤
肌炎
血肿
牵涉痛
肺炎（下叶）
下壁心肌梗死或缺血
肺梗死
精神疾病
抑郁症
焦虑症
神经官能症
社会心理压力

性疼痛的评估可以逐步进行，在进行广泛的测试之前允许有时间了解患者和问题。

病史

应获得疼痛的完整描述，包括定位、特征、发作和缓解的时间进程、诱发和缓解因素，以及类似疾病或手术史。应注意任何可能导致腹痛的当前状况或既往病史。应清楚地列出症状出现的时间顺序。

检查严重的潜在病变

除了获得患者对疼痛的完整描述外，还应当询问需要紧急关注的病变的症状和既往史，包括既往腹部手术、肠梗阻发作史、胆囊结石、是否并发房颤或全身动脉粥样硬化性疾病和免疫抑制情况。相关症状可提供重要线索，特别是如果出现体重减轻、黄疸、呕吐、发热和寒战、直肠出血或黑便时。其他需要注意的警示症状包括无排气、顽固性便秘和腹胀。

应检查盆腔和尿道来源的证据。对有腹部不适的女性，询问妊娠、卵巢癌或乳腺癌家族史以及盆腔病变的症状，如疼痛、性交困难、阴道异常分泌物或不规则阴道出血是必不可少的。女性如果有不明原因的下腹疼痛和腹胀，特别是最近发作或比平时更频繁或更严重，并伴有盆腔不适或泌尿系统症状，应进行卵巢肿瘤检查。应注意任何尿路病史和症状，包括肾结石、排尿困难、血尿、腰痛和排尿困难。

考虑潜在的混杂因素

医生必须学会准确解释患者体验的“真实”程度和频次，特别是在慢性腹痛的情况下，许多非医学因素可以改变疼痛感知并影响日常生活。全面的社会心理史有助于阐明患者可能的心理、行为和社会因素。发现患者的恐惧、担忧和期望，对于理解患者、制订有效的治疗方案、传达关怀和理解也至关重要。

功能性疾病的临床诊断

功能性肠病的症状可能与更严重的疾病症状相似，因此有必要首先排除后者。因为很少有典型的体格检查或实验室检查结果，故识别功能性疾病在很大程度上依赖于病史，使得对诊断的挑战更加复杂。已经确定了功能性疾病的临床标准，以便对功能性疾病做出“阳性”诊断，而不仅仅是一个排除性诊断。功能性症状通常是慢性的，常常缺乏诸如发热、黄疸、出血或体重显著减轻等警示征象。必须注意避免过早忽视这些症状，因为它们可能预示更严重的病变。此外，必须注意避免忽略急性发作的剧烈疼痛，有些疼痛程度与腹部检查结果不成比例，而这种发现可能是女性易患的重要病变的最初表现（如急性缺血性肠病或急性间歇性卟啉病）。同样，近期出现的不明确的下腹痛和腹胀可能是卵巢癌的首发表现。

肠易激综合征。广泛使用的 Manning 标准（明显的腹胀、排便时疼痛缓解、疼痛时排便频繁、疼痛时大便稀松、黏液便和排便不尽感）用于区分肠易激综合征与其他胃肠道疾病。预测值随着患者符合标准的条目数量增加和排除潜在肠道病变而增加。如 6 项标准都满足，预测价值可高达 80% ~ 90%。由于老年人患结肠癌的风险增加（可能与一些研究结果类似），因此在老年人中预测值较低（70% ~ 80%）。罗马标准（见第 74 章）是 Manning 标准的改进版，具有以下特点：

至少 3 个月持续或反复出现与以下任何或所有情况相关的腹痛或不适症状：

- 排便后缓解
- 大便频率改变
- 大便稠度改变，并伴有以下两种或两种以上情况：
  - 排便频率改变（每天排便超过 3 次或每周排便少于 3 次）
  - 大便形态改变（块状和坚硬或不成形和水样）
  - 排便改变（费力、急迫感或排便不尽感）
  - 黏液便
  - 腹胀或腹胀感

功能性消化不良。罗马标准确定了两种类型：溃疡样和运动障碍样。对于溃疡样类型（以腹痛为主），主要标准是 3 个月或 3 个月以上的上腹部疼痛，无器质性疾病的证据，并符合以下 3 项或 3 项以上：

- 非常明显的局部疼痛
- 进食可缓解疼痛（> 25% 的时间）
- 抗酸剂或 H_2 受体阻滞剂可缓解疼痛

- 睡眠中痛醒
- 有缓解期和复发期（至少 2 周缓解期）

体格检查

应特别注意患者的整体情况。不愿改变体位而保持不动的患者可能有腹膜刺激，而有梗阻的患者往往躁动不安。由于梗阻、腹膜炎和肠梗死可能造成血管内容量的大量丢失，因此检查生命体征以了解血压或心率的体位性变化非常重要。应注意任何低血压、房颤或发热；然而，不发热并不能排除严重疾病，尤其是在老年人或慢性病患者。检查皮肤是否有黄疸、慢性肝病的其他皮肤表现、杵状指或勺状指、外伤、擦伤、之前的手术瘢痕、脱水、水肿或皮疹的迹象。此外，应注意巩膜是否有黄疸。检查胸部有无夹板、胸膜摩擦和实变的迹象（尤其是在肺下叶），检查心脏有无杂音、心腔扩大和心力衰竭的体征（见第 32 章）。

腹部检查

应小心进行腹部检查以免造成不必要的不适。如咳嗽时疼痛加剧，证明为反跳痛，无须再触诊后抬手诱发反跳痛。腹部检查包括检查腹胀、腹水、肠鸣音改变（增强或减弱）、肝区摩擦音、上腹部或主动脉杂音、压痛、肌紧张、反跳痛、肝脾大、腹股沟疝和肿块（包括扩张的主动脉、肠袢、粪便、扩张的膀胱或子宫）。腹部显露静脉型提示门脉高压；脐周淋巴结肿大提示胰腺癌或卵巢癌。对于有血管疾病危险因素者，应触诊腹主动脉以确定其直径。将食指放在距脐上几厘米处的主动脉外侧边缘，测量指间距离，减去估计的皮肤厚度。直径大于 3 ～ 4 cm 时，腹主动脉动脉瘤的可能性增大，需要进行影像学检查（超声或计算机断层扫描）。

盆腔和直肠检查

盆腔和直肠检查是评估的重要部分，包括检查肿块和压痛。如果操作温和，能发现更多问题。便潜血测试也是必需的。

腹壁和神经

在寻找更令人担忧的病变时，检查神经和肌肉壁损伤常常被忽视。神经受累的两个重要体征是按皮节分布的疼痛和感觉过敏。如带状疱疹或神经根受累，两者均有神经损伤；然而，感觉过敏也见于局灶性腹膜刺激。可通过轻抚疼痛区域的皮肤来进行测试。疱疹的皮疹可能要到随访评估时才会出现。通过仔细触诊腹壁肿块和肌肉压痛，以及注意肌肉收缩时疼痛的加剧，如坐起或抬头时，可以发现腹壁病变。坐起时的任何疼痛都不应与继发于腹膜刺激相关的不自主肌痉挛相混淆。还应检查四肢是否有肌肉压痛，这提示有全身性肌肉疾病。

老年人的体格检查

老年人通常没有急性腹膜刺激的常见体征，尤其是在起病时。唯一的表现可能是不明原因的轻度发热、心动过速、肠鸣音减弱和模糊的腹部不适，没有明显的反跳痛或肌紧张。需要高度警惕。已知患动脉粥样硬化疾病者，如体格检查时有与压痛不相称的急性腹痛，应怀疑血管性疾病。

检查疑似心因性疼痛的患者

当怀疑有心理因素放大疼痛或在很大程度上存在心理文化影响时，在患者注意力不集中时，应用深度触诊可以提供有力的证据，其特征是无压痛。一种广泛使用的方法是用听诊器缓慢、坚定、深入地向下按压，通过似乎在听诊来分散患者的注意力。只有在病史和体格检查排除了更严重的病理情况后，才应进行这种操作。

实验室检查：严重急性病因的初步门诊检查

在门诊条件下进行初步评估所需的实验室检测相对较少。检查的目的是确定梗阻、胰腺炎、腹膜炎、急性血管功能不全、代谢异常和心脏或肺部疾病的可能性。

全血细胞计数和分类

尽管是非特异性的，但全血细胞计数和分类对于确认是否存在急性炎症过程相当敏感。遗憾的是，全血细胞计数在老年人或慢性病患者中可能几乎没有什么变化，即使是在急性腹腔内急症时也是如此。当考虑到炎症病因时，即使白细胞计数“正常”，也应进行鉴别，尤其是老年人，因为有时在白细胞计数没有显著升高的情况下，会发生向未成熟型的转变。有时，在相对良性病变的情况下，如病毒性胃肠炎，可能会导致白细胞计数显著升高（每毫升多达 20 000 个细胞），并伴有明显的未成熟形态转变，这类似于更令人担忧的疾病的外周血象。必须结合整个临床情况仔细考虑全血细胞计数和分类的结果，而不是将其单独用于决定是否收治患者。

妊娠试验

由于异位妊娠的严重性，通常在进行放射学检查之前，每一位因下腹疼痛而门诊就诊的育龄妇女都应在早期评估时进行妊娠试验，以排除怀孕的可能性。血清人绒毛膜促性腺激素 b 亚基是最敏感的检测，基于试剂盒的尿液检测敏感性较低（见第 112 章）。

腹部平片

尽管在病因不明或疑似紧急情况的严重腹痛病例中，转诊到急诊室进行腹部 CT 扫描是一种常用的影像学手段（见后文讨论）。然而对某些特定病例，门诊腹部平片即可提供非常有用的信息，尤其当怀疑肠梗阻或肠穿孔时。多个（即 3 个）气液平面、小肠扩张和大肠内无气体是完全性小肠梗阻的特征；然而，这种表现仅出现在不到 50% 的绞窄性肠梗阻病例中，尤其是在肠梗阻的早期阶段。机械性不全肠梗阻可产生一些含气液平面的肠袢，其位置取决于梗阻部位。这些表现也见于动力性肠梗阻患者。回盲瓣功能正常的结肠梗阻只有大肠出现扩张，但如果瓣膜功能不全，则大肠和小肠都出现扩张和胀气，类似于动力性肠梗阻的表现。膈膜下游离气体提示内脏穿孔，腰大肌阴影消失提示腹膜后出血、脓肿或肿块，而移位的胃或肠（由气体类型决定）可能是由于肿瘤压迫引起的。

在评估腹痛时，腹部平片常被过度解释。如仅限用于有中度至重度压痛或强烈怀疑有肠梗阻、尿路结石、外伤或缺血的患者，可减少 50% 以上的腹部平片拍摄，而不会影响临床重要病变的检出。只有在肠梗阻和肠穿孔的情况下才能使用平片“排除”严重的病变，对此平片的敏感性接近 100%。腹部平片对其他情况的检测敏感性要低得多，因此 CT 是首选的影像学检查。

尿液分析和血清生化检查

应检查尿液标本有无脓尿、血尿、细菌、糖和酮体。与糖尿病无关的轻度至中度酮尿在患者未进食时常见，酮症酸中毒的诊断有赖于尿中高浓度的酮体（见第 102 章）。腰背痛患者尿液中的红细胞提示输尿管结石（见第 135 章）。

应检测血尿素氮、葡萄糖、电解质和淀粉酶水平。胰腺炎患者血清脂肪酶的升高比淀粉酶更具有特异性（见第 72 章）。在呕吐、腹泻或麻痹性肠梗阻的情况下，血清电解质有助于诊断。当临床表现提示肾脏和肝胆疾病时，也应分别进行肾功能和肝功能检查。

胸片和心电图

急性上腹痛的初步检查还应包括胸片和心电图，以发现肺下叶的肺胸膜疾病和下壁心肌的急性缺血性改变。此外，直立位胸片通常能很好地展示膈下气体。

检测家族性地中海热

对于出现发热和腹膜刺激征并伴有寡关节炎和（或）胸膜炎，以及红细胞沉降率极高的患者，应评估其是否为家族性地中海热，尤其是如果患者是西班牙裔、土耳其裔、阿拉伯裔或亚美尼亚后裔，既往有可追溯到成年早期的类似的自限性发作史和（或）阳性家族史。在疾病常见地区的医学中心可以使用 DNA 扩增试验快速检测相关基因突变。在浆膜或滑膜液中检测 C5a 抑制剂缺乏具有诊断意义，但不实用。

急诊腹部成像：计算机断层扫描和超声

有急性梗阻、腹膜炎、肠缺血或令人担忧的代谢或心肺疾病证据的患者，需要紧急急诊入院，进行影像学检查并会诊进行干预。

腹部 CT 联合口服造影剂是怀疑憩室炎患者的首选检查，尤其是当临床提示脓肿形成时。对于怀疑主动脉夹层动脉瘤的患者，CT 加静脉造影增强扫描是必要的。当有阑尾炎时，应在急诊科（ED）进行阑尾螺旋 CT 或多排螺旋 CT（使用造影剂）检查。CT 可最大限度地提高诊断准确率（95% ~ 98%），从而缩短检测结果呈阳性的患者进行手术的时间，并避免了结果阴性的患者采取住院治疗和不必要的手术。净影响是结果改善和成本降低。已开发了低剂量 CT 扫描，并发现在疑似阑尾炎的年轻成人中，就阑尾切除术阴性率而言，进行低剂量 CT 扫描并不劣于标准剂量 CT 扫描，同时有助于限制电离辐射暴露，尤其是对年轻人。

腹部超声检查胆管是怀疑急性胆囊炎和胆总管结石患者的首选检查方法。该测试还可以检测出主动脉瘤。当怀疑由输尿管结石引起的尿路梗阻导致肾盂积水时，需要进行肾脏超声检查。

实验室检查：后续门诊评估

如果没有足够证据证明患者存在严重急性病变而需要立即住院，可以在门诊继续进行检查。任何急性腹痛未被确诊就回家的患者都需要仔细随访和复查，因为某些严重的病因（如肠缺血、胆囊炎）最初可能表现隐匿，尤其在老年人中。

尽管有大量可用的检查手段，但重复询问病史和体格检查仍然是最有效的诊断措施之一。当针对临床发现和初步检查提出有效假设时，进行进一步检测是最有效的。检测方法的选择应该具有判断性，并且基于确认或排除特定诊断的需要。在缺乏提示性临床证据的情况下，进行“全肠道检查”的盲目搜索不仅浪费，而且可能会误导患者，并可能使患者面临不必要的风险。可以根据疼痛部位来选择检查，如下所示。

上腹痛

与酸 - 消化循环平行或对食物或抗酸剂有反应的上腹痛提示消化性溃疡疾病。如果患者年龄小于 40 岁，且几乎没有恶性肿瘤的迹象（如无吞咽困难、体重减轻、黑便、呕血），则可以开始进行幽门螺杆菌血清学检测，并对假定的酸介导疾病进行对症治疗（见第 68 章）。然而，如果 4 ～ 8 周的经验性治疗无效或出现令人担忧的症状时，特别是老年患者（患食管癌和胃癌的风险增加），则需要通过食管胃十二指肠镜直接观察。如果高度怀疑胃癌，则可进行活检。

反复发作的上腹或右上腹疼痛是腹部超声检查的指征，这是怀疑胆石症时的首选检查（见第 69 章），有助于检测胆管和输尿管梗阻（分别见第 62 章和 135 章）。超声检查可以帮助识别腹水和主动脉瘤，有时还可以定位腹腔内脓肿。

已知有动脉粥样硬化疾病或危险因素（尤其是吸烟）的患者反复出现餐后症状提示肠系膜缺血问题。双重扫描（多普勒与 B 超相结合）可以提供一种敏感（87% ～ 96%）、无创的方法来初步评估瘦人的腹腔干和肠系膜上血流量。但肥胖、肠内气体遮挡以及对熟练操作人员的需求等因素，使得该检查在日常临床实践中作为初步筛查测试不太实用。应考虑 CT 血管造影或磁共振血管造影作为替代方案。由于所需要的造影剂负荷，需要考虑肾功能。

脐周痛

脐周痛不是一个很有特异性的症状，但它提示小肠病变，可通过 CT 小肠成像或胶囊内镜研究进行评估。淋巴瘤或类癌可引起间歇性部分梗阻。有动脉粥样硬化危险因素者餐后脐周疼痛提示肠系膜缺血可能，可以通过 CT 或磁共振血管造影（见前文讨论）进行无创检查。腹胀、腹泻和缺铁可能是乳糜泻的表现，最好通过血清检测肌内膜和谷氨酰胺转氨酶的 IgA 抗体进行筛查。

下腹痛

所有下腹痛伴直肠出血（无论是肉眼还是隐匿性）的患者都应该通过结肠镜检查或乙状结肠镜检查来确定出血的来源（见第 63 章）。然而，患有便秘、明显痔疮出血且无结直肠癌危险因素的年轻患者（＜ 40 岁），只需进行乙状结肠镜检查以排除相关的直肠乙状结肠病变，如炎症性肠病。

下腹痛患者如果没有出血、体重减轻或排便习惯改变，则不太可能从放射学或内镜检查中获益，除非症状特别严重或呈慢性。可能的病因包括憩室病和轻度憩室炎，前者与功能性运动障碍和痉挛性疼痛有关，后者引起更持久的疼痛发作，并与局部腹膜刺激症状有关。

有时，患者坚持要进行检查以使自己安心。这一情况在那些曾经被警告说卵巢癌可能最初表现为模糊的腹部症状（例如腹胀、腹围增大；见前面的讨论）的女性中尤其常见。可考虑经阴道盆腔超声检查，尤其是当症状为新发、频繁，并伴有泌尿系统和盆腔不适时。在决定是否进行检查时，必须考虑到正常检测结果对安抚患者情绪的影响。对结直肠癌进行适龄筛查（见第 56 章）有助于在不进行过度检查的情况下提供适当的保障。

腰痛和附件疼痛

有腰痛、血尿或脓尿的患者可能有肾源性腹痛。肾脏超声检查可发现结石、肿瘤或输尿管扩张。在检查肾脏或输尿管疾病、腹腔或腹膜后肿块引起输尿管移位方面，腹部 CT 检查已在很大程度上取代了静脉肾盂造影。当附件疼痛患者在双合诊检查中发现有压痛或肿块，或同时有腹胀和腹围增加时，应进行经阴道盆腔超声检查。

疑似胰腺癌

腹部多排 CT 检查胰腺癌的敏感性和特异性超过了经腹部超声检查，并且读片不确定的概率更低（例如 4% vs. 23%）。CT 对操作者技能的依赖较少，但它更昂贵，而且涉及辐射暴露，这对儿童来说是一个特别重要的考虑因素。除了对胰腺进行成像外，CT 还提供了肝脏、腹膜后和脊柱的良好视图。超声和 CT 都能显示胆总管、门静脉和肝动脉，并能发现腹腔内主要血管和器官的移位、侵犯或包裹；对任何可疑病变进行穿刺活检，可大大提高诊断率。

与多排螺旋 CT 相比，超声内镜在检测胰腺癌方面更为敏感和特异，超声内镜的敏感性为 98%，而多排螺旋 CT 的敏感性为 86%；然而，成功与否在很大程度上取决于内镜医师的技能。如果发现肿块，通常需要进行针吸活检以确认恶性肿瘤的诊断。尽管在鉴别有症状患者的胰腺肿块方面已经取得了很大进展，但发现无症状期早期患者仍然是一个难题。

铅中毒和卟啉病的检测

急性绞痛但无梗阻或炎症迹象的患者可能有铅中毒，应检查尿液样本中的粪卟啉。血铅水平并不可靠。急性间歇性卟啉病患者也可能出现绞痛。这些人由于在发作期间的异常行为而经常被认为有精神失常。周期性发作的痉挛性疼痛、便秘、恶心和呕吐，以及神经肌肉症状与心理状态的改变可提示诊断。Watson-Schwartz 尿卟啉原试验是有症状的急性间歇性卟啉病患者可靠的现场筛查试验。还可检测血清粪卟啉，在急性发作时其水平显著升高。简单地将新鲜尿样放在自然光下观察其是否变暗就能帮助诊断。

疑似功能性疾病

功能性肠病的诊断是临床诊断，诊断依靠仔细关注病史和体格检查的特征并寻找任何社会心理诱发因素。功能性疾病的诊断不应是排除性诊断。

肠易激综合征。由于本病的症状与年轻人的炎症性肠病和老年人的结肠直肠癌的症状有相当多的重叠，最有效的检查是可弯曲乙状结肠镜或结肠镜检查，具体取决于患者的年龄和临床表现。患者的常规生化、甲状腺功能、尿液分析、虫卵和寄生虫检测等检查似乎对评估或决策帮助不大。

在确定肠易激综合征的诊断之前，需要考虑其他类似情况（见上文罗马标准）。有其他隐匿的盆腔或泌尿系统症状的女性如果新发持续性腹胀和腹围扩大，应考虑卵巢癌可能，需要进行经阴道超声检查。同样，也应考虑通过获取血清抗肌内膜和抗谷氨酰胺转氨酶抗体（见第 64 章）来筛查成人乳糜泻，尤其是如果同时存在腹泻和缺铁或有乳糜泻家族史者。

功能性消化不良。对消化性溃疡或胃食管反流疾病的经验性治疗是一种方法，通常与幽门螺杆菌感染的血清学检测相结合。幽门螺杆菌感染是消化性溃疡的常见病因，但与功能性消化不良无关。决定是否进行上消化道内镜检查比较困难。建议的标准包括 40 岁后出现症状，尤其是在经验性治疗 8 周后症状持续且无缓解的患者。

未确诊腹痛的评估

尽管进行了仔细的初步医学评估，但腹痛的原因仍未确定，此时腹痛诊断成了最棘手的问题。患者和家属可能会施加压力，要求更努力地寻找严重病因，而沮丧的情绪则会促使进行更多的侵入性检查，以寻找严重疾病的病因。当然，对于有肠道恶性肿瘤家族史（见第 56 章）、体重显著减轻、存在肿块、原因不明的缺铁性贫血或便潜血试验呈阳性的患者，需要进行进一步的解剖学检查。然而，未确诊腹痛的原因通常是功能性的，有时是潜在的心理障碍导致。但需要识别心理社会压力（见下一部分），不应随意将其作为腹痛的原因。值得记住的是一些不常见的情况，如铅中毒和卟啉病，这些情况通常未被诊断或被错误地归因于心理社会原因，需要积极鉴别以便于治疗。当无法发现原因时，制订观察和重新评估的计划很有意义。

识别精神病理学病因

有社会心理问题的患者会有特征性异常病态行为，表现为身体不适如腹痛（见第 230 章）。这些行为包括与可检查疾病的程度不成比例的夸大其词，无法明确诊断的慢性主诉，持续尝试证实存在导致痛苦的疾病，过度依赖医生和其他人的照护，避免促进健康的行为，并试图维持患者的角色。

患者通常有多种躯体主诉病史，慢性非进展性临床病程可能持续多年，症状与生理刺激之间缺乏联系，体格检查结果不一致或分散，并存在抑郁症的躯体症状（如早醒、疲劳、性欲减退、食欲改变）。这些行为和疼痛表现转移了人们对患者心理社会痛苦和根本原因的关注，除非它们得到正确的认识、理解和适当地回应（见第 226、227 和 230 章）。在缺乏令人担忧的客观发现的情况下，对这些患者可以不必进行详尽的检测，而是更多地关注他们潜在的社会心理问题。

明确患者的态度

特别重要的是引导患者表达担忧、信念和期望。在初始病史和体格检查中直接回应这些问题有助于指导评估（通常避免不必要的检查），并提供有意义的保证。同样相关的还有患者在工作和家庭中的日常功能、社会支持和心理状态。及早探知这些因素可以加快对社会心理痛苦的识别。腹痛可能只是社会心理痛苦的一种症状。尽管患者、家人或朋友可能迫切地要求得到医疗诊断，但真正需要的是照护，而不是诊断本身。当初步评估结果正常，而存在异常病态行为和心理障碍临床特征的证据时，漏诊的风险小于 3%。

患有功能性疾病的患者也能从社会心理问题的调查中获益，如同时存在的压力、损失以及疼痛对患者生活和日常活动的影响。然而，一开始就认为症状可能是心因性的是不准确的（大约一半的功能性疾病患者没有精神病理病因），而且如果在仔细的评估完成之前就宣布这一说法，还会招致对抗和敌意。

避免对抗立场

必须注意，既不能否认患者的痛苦和痛苦的现实，也不能过分强调问题的心理社会性质，除非患者愿意接受。相关的详细病史和体格检查，以及简单的实验室筛查就足够了。只要制订了详细的纵向随访计划，并且现有数据表明不存在危险的潜在病理证据，任何积极检查的要求都可以推迟。关心的回应和开放的态度有助于建立工作伙伴关系，避免引发敌对关系。对于以肠易激综合征为主诉的神经症患者，特别是针对患者的担忧进行耐心安抚是最有效的，尤其是以同情和尊重的方式来传达。

观察和随访

当诊断仍不明确时，密切的随访和（或）会诊是十分必要的。

急性疼痛。如果没有必要紧急入院，则必须密切随访。重复的病史询问和体格检查可能会提供更多的信息，从而明确诊断并进行适当的治疗。患者表现出的痛苦程度、体温或白细胞计数的任何升高、其他实验室检查结果异常，以及患者的进食水能力等因素都需要重新评估。是否应该对未确诊的腹痛患者进行更具侵入性的检查还必须做出判断。一般来说，不明原因的腹痛伴反复恶心和呕吐、黄疸、发热、体重下降超过体重 10% 或便血的患者需要进行更广泛的评估。

慢性疼痛。无法解释的慢性或复发性腹痛是临床医学中最棘手的问题之一。在一项对 64 例病因不明的腹痛患者的研究中，尽管进行了广泛的评估，但年龄越小、症状持续时间越短，疼痛缓解的机会就越大。疼痛持续超过 3 个月的老年妇女最不可能得到改善或明确诊断。剖腹探查的患者中只有 10% 的人确诊，疼痛缓解率与那些未进行探查的患者相同。剖腹探查术在此类患者中弊大于利。当原因不明的疼痛能自发缓解时，多持续不超过 2 周；但当疼痛持续 3 个月以上时，自行改善是不太可能的。此时需要咨询胃肠病学专家。

临床无症状腹主动脉瘤。在腹痛检查中意外发现的临床无症状腹主动脉瘤患者需要密切关注和随访（见附录 58-1）。

入院和转诊指征 [3,7,9,11,37]

入院

任何提示腹膜刺激、梗阻或急性血管损伤的证据都是立即住院和外科会诊的指征。有时，在医院进行进一步观察可以为患者避免手术操作，但可能需要紧急手术的患者不应从门诊返回家中。老年患者和糖尿病患者尤其容易出现不典型症状。可能需要进行腹部 CT 检查。对于腹膜刺激非常局限的病例，如轻度急性阑尾炎或非常局限的急性憩室炎（见第 75 章），可以单独使用抗生素治疗。在一项随机试验中，对于成人单纯性阑尾炎患者，虽然用抗生素替代手术治疗并没有达到非劣效性，但对于那些更愿意避免立即手术或由于主要伴随疾病而不适合手术的患者，可以考虑使用抗生素。如果选择抗生素治疗，则应在患者一入院就开始应用，以便在疾病急性期提供监测的机会。一旦当腹痛、腹膜症状减轻以及白细胞计数开始减少，可在门诊进行治疗。急性憩室炎轻症病例无须入院治疗。

对于无法在门诊明确诊断的不明原因疼痛患者，可能会从入院后的进一步评估中受益，尤其是对需要大量止痛药的患者。入院可提供 24 小时的病情观察、专科会诊和评估以进一步明确诊断。

转诊

如考虑侵入性检查，则应在进行转诊前咨询胃肠病学专家或外科医生。不明病因的严重复发性疼痛或出现明显警示体征，如体重减轻、黄疸、贫血或出血时，应咨询胃肠病学专家。相反，如患者表现良好，无异常病史，体检结果和实验室筛查结果正常，则内科医生可以放心地跟踪患者。对于过度焦虑的患者，与胃肠病学专家讨论患者的担忧并回顾最新的检查结果会有帮助，并可能避免进一步检查的需要。有严重抑郁症（见第 227 章）或过度躯体化（见第 230 章）证据的患者需要进行精神心理咨询。主动脉瘤患者需要转诊以考虑是否适合修复。

症状缓解 [38]

从病因学上进行治疗是缓解腹痛症状的首选方法，但有时及时缓解疼痛可能是需要优先考虑的，甚至在获得明确诊断之前。镇痛药是主要的手段，选择性使用对于确保患者安全和避免影响诊断至关重要。

急性疼痛

尽管传统上认为镇痛药（尤其是阿片类药物）不适合用于大多数原因不明的急性腹痛患者（出于对重要诊断结果可能被掩盖的担忧），但正在重新考虑镇痛药的同情用药。对于晚期癌症患者，即使腹痛的原因尚未完全确定，也不应拒绝使用麻醉品（见第 90 章）。在其他急性腹痛的情况下，使用阿片类药物可能会掩盖体格检查的反应，如肌紧张，但不足以改变临床决策或导致管理错误。

慢性疼痛

要求服用止痛药的未确诊的慢性疼痛患者，则情况正好相反。许多这类患者都有潜在的精神病理学和滥用麻醉品的可能性。在这种情况下，即使只要求服用“几片药”，也应避免使用麻醉类镇痛药。阿片类药物具有很高的成瘾风险，并已证明对慢性疼痛无效，因为它们会导致阿片类药物诱发的痛觉过敏，从而加重最初要治疗的症状。

（李　卫 翻译，肖卫忠　王晶桐 审校）

附录 58-1

腹主动脉瘤的管理[1-13]

A.H.G.

由于几乎所有的腹主动脉瘤（AAA）患者都是无症状的，除非筛查高危人群，否则在基层医疗机构中发现这种情况往往是偶然的。基层医疗管理的目标是预防灾难性破裂，其死亡率为 80% ～ 90%。这需要筛查、监测和及时转诊进行介入治疗。它可以扩展到帮助患者选择最适合其偏好的治疗方式。

定义、病理生理学、临床表现和病程

主动脉瘤的定义通常指直径阈值大于 3.0 cm，但正式的定义是主动脉直径增加 50%。动脉粥样硬化起着主要作用，其危险因素是关键的诱因。该病不仅累及内皮层和邻近的中膜，而且累及整个主动脉壁。淋巴细胞和大细胞浸润、蛋白酶破坏结构蛋白、平滑肌丧失和新生血管形成导致管壁损伤。该病可根据病变位置与肾动脉的关系命名：肾上、肾旁和肾下。大多数病变发生在肾下，累及髂动脉。

吸烟是动脉粥样硬化的主要危险因素之一。风险增加的因素包括年龄增长（男性＞ 50 岁，女性＞ 60 ～ 70 岁）、男性和阳性家族史。破裂的风险是最主要的问题，其随着管壁直径的增加而增加。这与物理定律一致，即作用于管壁的力随着半径的三次方而增加。一旦管壁直径超过 3.0 cm，破裂的风险为每年约 1%；当直径超过 6.0 cm 时，破裂的风险上升到每年 10% 以上。夹层剥离在 AAA 患者中并不常见，仅限于胸腹段。

筛查

筛查方式的有效可及、频率、治疗效果，在无症状期治疗，可以改变患者结局。如果不治疗，其结果的严重性激发了人们对 AAA 筛查的极大关注。目前有许多筛查方法以及长期随访的随机试验数据。

医生检查腹主动脉是否扩张，对于发现 AAA 有中等程度的敏感性，并且可以安全地进行，不会有动脉瘤破裂的风险，但是触诊不能用于排除那些大到需要转诊的 AAA。触诊是为了探查主动脉搏动有无异常扩大。敏感性随着 AAA 的扩大而增加。合并的敏感数值范围从腹主动脉直径在 3.0 ～ 3.9 cm 时的 29%，到腹主动脉直径在 4.0 ～ 4.9 cm 时的 50%，以及当腹主动脉直径≥ 5.0 cm 时的 76%。当 AAA 为 3.0 cm 或以上时，正似然比为 12.0，负似然比为 0.72；当 AAA 为 4.0 cm 或以上时，正似然比为 15.6，负似然比为 0.51。在这些研究中，触诊对于 3 cm 或更大的 AAA 的阳性预测值为 43%。

由合格的技术人员操作并由经验丰富的影像学医生做出诊断时，腹部超声是可广泛应用、方便和准确的无创筛查方式。在这种情况下，敏感性高达 95%，特异性为 100%，但在社区筛查等不太理想的情况下，敏感性要低得多。肠内气体遮挡和明显肥胖是进行充分检查的主要障碍。当超声用于高危人群（经常吸烟者）AAA 的一次性筛查时，可显著降低 AAA 相关死亡率和全因死亡率（超过 40%），并增加选择性干预机会，同时减少急诊入院率。

腹部 CT 扫描和 MRI 对 AAA 筛查没有任何优势，并且需要患者承受辐射暴露和（或）造影剂负荷。只有当需要进一步干预时，这些检查才用于评估。

美国预防服务工作组建议对所有 65 ～ 75 岁的吸烟男性进行筛查，并对 65 ～ 75 岁未吸烟但有其他风险因素如有 AAA、全身动脉粥样硬化或高血压阳性家族史的男性进行选择性筛查。同时该工作组发现，没有足够的证据建议对吸烟妇女进行筛查。

随访监测和医疗管理

一旦发现不需要立即转诊（直径＜ 5.0 ～ 5.5 cm）的 AAA，其生长速度值得关注。直径越大，作用

在管壁面上的力就越大，管壁扩张的速度也越大。目前的建议是直径 3.0 ～ 3.4 cm 的病变每 3 年复查一次，3.5 ～ 4.4 cm 的病变每年复查一次，4.5 ～ 5.4 cm 的病变每 6 个月复查一次。

药物治疗从调整危险因素开始。这需要严格控制主要的动脉粥样硬化危险因素，戒烟是首要任务（可以减缓病情进展），同时严格控制血压和血脂。迄今为止，尚未在随机试验中证明 β 受体阻滞剂、抗炎药和抑制金属蛋白酶的抗生素有效，在观察性研究中也未证明抗血小板药物或他汀类药物有效。影响血管紧张素 - 肾素系统的药物正在研究中。

转诊进行介入治疗

如果男性 AAA 直径超过 5.5 cm，女性超过 5.0 cm，就需要转诊。超过这些阈值，动脉瘤破裂的年风险则呈指数级增加，从小于 5.5 cm 的不到 1% 上升到 6.0 ～ 6.9 cm 的 10.2%。囊状动脉瘤比梭状动脉瘤破裂的风险更大。家族史也会增加破裂的风险。开放修复和血管内修复均可应用。后者围术期发病率和死亡率较低；10 年生存率与开放修复相当，但由于晚期血管内移植物失效和 AAA 破裂的风险，需要持续监测（1 个月，然后每年一次）。

修复方式的选择与年龄、预期寿命、合并症和患者选择有关。超过 75% 的人选择血管内修复。虽然血管内修复为 AAA 患者提供了一个相当安全的初始治疗选择，特别是对于那些全身性血管疾病和围术期心血管事件风险很高的患者，但它并非没有长期缺点，如晚期破裂率增加，这往往会平衡长期生存率。这种情况类似于血管内血运重建术和开放性心脏血运重建术。在为需要介入治疗的 AAA 患者选择治疗方案时，需要考虑这些因素。

相对年轻的患者几乎没有其他合并症，开放式手术可能是合理的选择。然而，毫不奇怪的是在同样接受血管内治疗的情况下，也观察到年轻患者比老年患者恢复更好，同时血管内技术也在不断改进。在开放性血管修复后，由于存在晚期并发症和疾病进展的风险，建议每 5 年对新发的或复发的 AAA 形成进行一次 CT 监测。随机化研究观察 6 年后，血管内和开放修复的 AAA 生存率相似。血管内修复的二次干预率明显较高。

（李　卫 翻译，肖卫忠　王晶桐 审校）

第 59 章

恶心和呕吐的评估

BRADEN KUO，JAMES M. RICHTER，DAVID J. CANGEMI

恶心和呕吐是基层医疗机构中的常见主诉，尤其是在急性发病时，患病率约为 2%。据估计，美国每年因恶心和呕吐造成的经济负担在 40 亿至 160 亿美元。在大多数情况下，虽然这些症状是由自限性疾病引起，但也可能是更严重的潜在疾病的表现，尤其是当表现为持续恶心而无呕吐或呕吐但不伴恶心时。基层全科医生需要识别恶心和呕吐更令人担忧的病因，缓解这些使人虚弱的症状，并纠正任何重要的体液和电解质紊乱。

病理生理学和临床表现 [1–14]

机制

呕吐反射涉及两个主要的中枢神经系统中枢——呕吐中枢和化学感受器触发带。在咽部、心脏、腹膜、肠系膜、胆管、胃肠的迷走神经和交感神经传入的刺激会触发延髓网状结构中的呕吐中枢。胃刺激、空腔内脏扩张、心肌缺血、颅内压升高、代谢紊乱、药物、咽部刺激和情绪紊乱都是通过这一途径发挥作用的重要有害刺激。前庭障碍、中枢作用药物和代谢紊乱刺激第四脑室底部的化学感受器触发带，进而激活呕吐中枢。

最近有关大脑功能性磁共振成像和心脏迷走神经调节分析的研究表明，内侧前额叶皮质和腹内侧前额叶皮质 / 前扣带回皮质（大脑中涉及高级认知功能和情绪的区域）的激活与恶心呈正相关。这一点很重要，并且对治疗具有重要意义，因为它提示了恶心与慢性疼痛之间的关系可能有一个统一的机制。

神经递质血清素、组胺和 P 物质（神经激肽 -1）在呕吐介导过程中发挥重要作用。在化疗引起的呕吐中，阻断 5- 羟色胺和 P 物质受体可以防止即刻和延迟性呕吐（见后文讨论）。

病因学

恶心和呕吐可能只是症状的一部分，也可能在临床表现中占主导地位（如功能性恶心和呕吐、早孕、洋地黄毒性和代谢紊乱）。临床表现之间存在相当多的重叠。在某些原因导致的恶心和呕吐中，症状更有可能与饮食无关；而在另一些情况下，症状通常与食物摄入有关。

代谢性病因

清晨恶心和呕吐常见于代谢性原因。多达 75% 的糖尿病酮症酸中毒病例伴有恶心和呕吐。在肾上腺危象中，有多达 90% 的患者出现呕吐和恶心。尿毒症可能有类似的症状；任何相关低钠血症的纠正通常会改善恶心症状，但也可能是难治性的。酗酒所致的过量酒精摄入会导致清晨恶心和干呕。

早孕反应

清晨恶心和呕吐是早孕的特征，50% 以上的孕妇会发生这种情况。不到 1% 的病例会出现严重呕吐，但可能导致电解质紊乱、脱水和体重减轻。大多数病例都很轻微；症状在第一次停经之后出现，到第 4 个月时消失。病情严重的孕妇通常有因社会心理压力而呕吐的病史。在许多病例中也可观察到运动障碍。妊娠的诊断有时会被忽视。

功能性恶心和呕吐

过去，心因性呕吐一词适用于慢性、原因不明的呕吐患者；然而，这一术语已经很大程度上被各种功能性恶心和呕吐障碍所取代，包括特发性恶心、功能性呕吐、周期性呕吐综合征（cyclic vomiting syndrome，CVS）和反刍综合征。功能性恶心和呕吐根据主要症状进行诊断。CVS 的特点是不连续的、有限的恶心和呕吐发作，发作呈周期性，且间隔时间相对正常。反刍综合征是一种罕见的情况，其特征是反复的、毫不费力的反流发作，同时再次吞下反流物，而没有呕吐或恶心或干呕。

当然，这并不是说恶心和呕吐的心理病因不存在。事实上，在接受多轮化疗的患者中已记录到预期性恶心和呕吐的现象，其中一部分患者甚至由于条件反射而在重复使用化疗药物之前就主诉恶心。

消化性溃疡和胃炎

幽门溃疡或急性胃炎可伴有明显的餐后呕吐。溃疡病中的呕吐部分原因与幽门括约肌受到刺激、水肿和痉挛有关。同时出血会导致呕吐“咖啡样”物。接受消化性溃疡手术的患者可能会出现复发性胆汁性呕吐，这是由于胆汁反流到胃或残胃所致。患者在进食后 15 分钟内呕吐胆汁，呕吐物中食物很少。在早晨醒来时，会出现恶心和口腔异味。

胃轻瘫

胃潴留会导致吐出超过 6 小时之前吃进去的食物。查体振水音阳性，上消化道影像学检查可在胃中看到食物。在慢性病例中，胃流出道梗阻或弛缓可能继发于糖尿病神经病变、应用抗胆碱能药物或胃恶性肿瘤。也可有特发性胃排空延迟。短暂性胃扩张是胰腺炎、腹膜炎、胆囊疾病和低血钾的常见伴发症状。

胃食管反流病

恶心通常不是胃食管反流病的主要症状（见第 61 章），但仍有部分不明原因的顽固性恶心患者可能会出现反流。反流损伤会影响迷走神经，而迷走神经介导恶心感觉。治疗反流可以缓解恶心。

急性胃肠炎

急性呕吐会伴随从自限性疾病到危及生命的一系列情况。最常见的是病毒性胃肠炎。在多年将这种疾病归因于病毒感染之后，研究人员终于分离并确定了致病病毒。典型症状为突发性恶心、呕吐并伴有水样腹泻、腹痛、肌痛、头痛和发热。在大多数情况下恢复很快，但症状可能持续 7 ～ 10 天。同样，急性病毒性肝炎的前驱期主要表现为厌食、恶心和呕吐（见第 70 章）。

由沙门菌或志贺菌感染而继发食物中毒引起的急性肠胃炎具有类似的临床表现和病程，发病时间为接触受污染食物后 24 ～ 48 小时。家禽及禽蛋是沙门菌感染最大的单一宿主。烹饪不充分往往是导致人类感染的原因。摄入含有葡萄球菌肠毒素的糕点和类似食物引起的症状与病毒性肠胃炎难以区分，但发病时间是在摄入变质食物后 1 ～ 6 小时内，很少发热，并在 24 ～ 48 小时内症状会完全消除。梭状芽孢杆菌食物中毒很少引起明显的恶心和呕吐。

腹膜刺激和急性梗阻

腹膜刺激和急性梗阻可导致急性呕吐，通常发生在严重腹痛的情况下（见第 58 章）。在急性胰腺炎中，85% 的患者会出现呕吐；然而，主要症状是放射到背部的上腹痛，发生于 95% 的患者（见第 72 章）。厌食、恶心和呕吐是 90% 以上急性阑尾炎患者的早期症状；通常情况下，呕吐很快就会消失。与胰腺炎一样，疼痛通常是首发症状。急性肾盂肾炎可能与胃肠道病因相似，会引起恶心、呕吐和腹痛。急性胆囊炎有时也会引发急性呕吐，但发生频率低于由总胆管急性梗阻引起的急性胆管炎。肠梗阻尤其是近端小肠梗阻，可引起明显的恶心和胆汁性呕吐。可能没有腹胀，但间歇性痉挛性腹痛是其特征性表现。远端小肠梗阻可出现粪便性呕吐。

血管性水肿

血管性水肿通过其血管活性肽如缓激肽的异常释放，可引发一系列胃肠道症状，包括严重的恶心和呕吐，并伴有腹部不适，通常类似于腹膜刺激征。由于血管和腹膜通透性增加，液体进入腹膜腔而引起腹胀。在遗传学方面，反复发作开始于童年时期并于青春期加重。典型的发作可能无明显诱因，起初是嘴唇和其他黏膜有刺痛和肿胀，然后是手脚肿胀和肠胃不适。没有荨麻疹表现。

心肌梗死

心肌梗死可激活迷走神经传入，产生恶心、呕吐和上腹部不适，类似于腹部内脏疾病。一项对 62 例急性心肌梗死患者的前瞻性研究显示，69% 的下壁心肌梗死患者和 27% 的前壁心肌梗死患者在发病时有恶心和呕吐症状。

神经系统急症

神经系统急症会引起严重的急性呕吐。小脑中线出血的病例会有恶心和大量呕吐，并伴有严重的步态共济失调，还可见脑膜刺激征和头痛。在几个小时内，患者可能就会陷入昏迷并死亡，除非得到及时诊断和治疗（见第 165 章）。1/3 颅内压增高的患者会出现呕吐。呕吐是突然发作的、剧烈的，并且之前没有恶心症状，呈喷射性，但这一描述并不具特异性。伴双侧前额或枕部头痛是其规律。偏头痛和前庭疾病是急性恶心和呕吐不太严重的神经系统原因（见第 165 和 166 章）。前者表现为畏光和搏动性单侧头痛，后者表现为眩晕。

药物

在药物所致呕吐的众多原因中，洋地黄中毒是最严重的原因之一。早期症状是厌食，随后是刺激化学感受器触发带导致的恶心和呕吐。还有视觉障碍，如看到彩色光晕，提示洋地黄中毒的诊断（见第 32 章）。呕吐引起的低钾血症和脱水可能会诱发或加重洋地黄毒性。

癌症化疗和放疗

癌症化疗和放疗会导致严重的恶心和呕吐，其中顺铂是最具药物不良反应的化疗药物之一。恶心和呕吐的机制与药物诱导的肠嗜铬细胞释放血清素有关，这导致内脏传入纤维血清素受体的激活，并刺激呕吐中枢和化学感受器触发带。已经证明阻断这类血清素和 P 物质受体的药物是唯一有效的治疗（见后文讨论和第 90 章）。

药物戒断和滥用

药物戒断和滥用可能引发呕吐。恶心、干呕从大约 36 小时开始出现，是阿片类药物戒断综合征的典型特征。出汗、发冷和烦躁不安等症状先于其他症状出现；呕吐在72小时内达到高峰，然后消退（见第234章）。

大麻素剧吐综合征

长期每天使用大麻可导致大麻素剧吐综合征（cannabinoid hyperemesis syndrome，CHS）。CHS以阵发性呕吐为特征，在呕吐发作的时间方面可能类似于周期性呕吐综合征（CVS）。停用大麻通常会导致CHS患者呕吐的缓解，但不一定适用于CVS患者。CHS患者通常采用长时间的热水浴或泡澡来缓解症状。

鉴别诊断 [1,3-4,12,14-16]

恶心和（或）呕吐的原因在临床上可细分为以恶心和（或）呕吐为主要症状（急性或慢性）的原因和伴有腹痛或神经系统症状的原因（表59-1）。呕吐需要区别于单纯性反流，后者提示食管功能障碍（见第61章）。为方便起见，根据临床表现列出病因；然而，重要的是要记住临床表现的重叠和差异可能相当大。例如，一些伴发腹痛的原因可能仅表现为呕吐。

检查 [1,4,9-16]

对于大多数病例，通过病史和体格检查以及一些慎重选择的实验室检查，足以明确诊断。

病史

病史采集应关注症状出现的时间、症状与进食的关系、呕吐物的特征和相关主诉等细节。

发病时间及与进食的关系

清晨发病意味着代谢紊乱、酗酒和早孕。餐后呕吐提示胃轻瘫引起的胃潴留或胃调节问题、幽门溃疡和胃炎。进食后数小时发病则提示胃流出道梗阻、胃弛缓或肠梗阻的可能性较大。呕吐12小时前摄入的食物强烈提示胃潴留和器质性病因，大量呕吐（每日＞1500 ml）也是如此。然而，如果缺乏这些特征则很难排除器质性疾病。

表59-1 恶心和呕吐的一些重要病因
恶心/呕吐是主要症状或首发症状
急性
洋地黄中毒
酮症[a]
阿片类药物
癌症化疗药物
早孕反应
下壁心肌梗死[a]
药物戒断
酗酒
肝炎
复发性或慢性
功能性恶心和呕吐
代谢紊乱（尿毒症、肾上腺功能减退）
胃潴留（胃轻瘫、出口梗阻）
胃术后胆汁返流
妊娠
恶心/呕吐伴腹痛[b]
病毒性肠胃炎
急性胃炎
食物中毒
消化性溃疡
急性胰腺炎
小肠梗阻和假性梗阻
急性阑尾炎
急性胆囊炎
急性胆管炎
急性肾盂肾炎
下壁心肌梗死
恶心/呕吐伴神经症状
颅内压增高
中线小脑出血
前庭功能障碍
偏头痛
自主神经功能障碍

[a] 有时有腹痛。
[b] 有时无腹痛。

呕吐物的性质

吐血或呕吐“咖啡样”物质提示胃炎和溃疡病。胆汁性呕吐物意味着幽门通道畅通。当呕吐物为纯胃液时，提示消化性溃疡和 Zollinger-Ellison 综合征。胃酸缺乏提示胃癌。粪便样呕吐物则提示远端小肠梗阻和盲袢综合征。

相关症状、既往病史和社会心理病史

病史需要询问腹痛、发热、黄疸、体重减轻、腹部手术、腹外疝、呕吐家族史、糖尿病症状、既往肾病、缺血性心脏病、用药史（如洋地黄、麻醉药、大麻）、视力障碍、头痛、共济失调、眩晕、末次月经以及同时发生的情绪压力和冲突等。

环境暴露

需要获得流行病学资料，特别是接触常见污染食品（如生贝类、糕点、家禽）或肝炎患者，以及前往卫生条件差和霍乱暴发地区旅行。呕吐并伴有足以导致成人严重脱水的腹泻提示霍乱，特别是如果有支持性的流行病学数据。

体格检查

应检查体位性低血压（提示明显的血容量不足或循环衰竭）。其他检查包括血压升高、心率和节律异常、Kussmaul 呼吸、面色苍白、色素沉着、黄疸、视乳头水肿、视网膜病变、眼球震颤、颈项强直、腹胀、肠型、肠鸣音异常、继发性水肿、腹膜刺激征、局部压痛、器官肿大、包块、腰部压痛、肌无力、步态共济失调和扑翼样震颤。如果有眩晕伴恶心的病史，则 Bárány 手法（见第 166 章）可能会重现症状并确认前庭疾病的病因诊断。

怀疑患有“功能性”障碍的患者应仔细检查是否有自主神经功能不全的体征。体位性低血压、无汗或对 Valsalva 手法的脉搏和血压反应迟钝，提示自主神经功能障碍和肠蠕动问题，是恶心和呕吐的潜在病因。

实验室检查

检查顺序应该根据临床表现调整，最好是作为一种检验临床假设的手段，而不是作为“恶心和呕吐研究”的常规要求。恰当的诊断评估取决于临床表现，需要特别注意一些慢性情况、是否存在腹痛和一些需要警惕的体征或症状。如果初步检查未明确病因，则转诊给胃肠病学专家进行内镜评估可能会有帮助。

急性呕吐伴腹痛

对于伴有急性腹痛的呕吐患者，首先要排除急性外科原因，如肠梗阻、腹膜炎或空腔脏器梗阻。当怀疑此类原因时，可通过立位腹平片以及计算机断层扫描的横断面成像进行影像学评估（见第 58 章）。除了腹痛，胰腺炎的发作可能以呕吐为主。如果怀疑胰腺炎，应进行血清淀粉酶测定。对于怀疑为急性胆囊炎和胆总管结石的患者，需要进行肝功能检查（如碱性磷酸酶、天冬氨酸转氨酶）并及时考虑腹部超声检查。

不伴腹痛的急性恶心和呕吐

不伴腹痛的急性恶心和呕吐并不能排除严重的潜在病理情况。急性发作的恶心、呕吐伴步态共济失调和颈项强直提示小脑中线出血，需要紧急对后颅窝进行 CT 检查（见第 165 章）。如果患者已知患有糖尿病，应怀疑酮症酸中毒，并应检查尿酮体、血清酮体和血糖（见第 102 章）。对于有冠心病危险因素的患者，应进行心电图检查；下壁缺血可表现为胃肠道不适（见第 20 章）。肝炎可表现为急性胃肠炎，伴有厌食、恶心和呕吐；转氨酶测定可用于诊断。如果患者正在服用可能引起恶心和呕吐的药物，则测定血清药物浓度可能有助于明确诊断。如果服用洋地黄制剂，应停止用药，进行心电图检查；检测血清水平，如果血钾低于 4.0 mg/100 ml，则应补充钾（见第 32 章）。

反复呕吐

反复呕吐提示运动障碍或慢性功能性胃肠疾病。然而，在得出这样的结论之前，医生应该考虑妊娠、代谢紊乱、慢性胃食管疾病和遗传性血管性水肿。清晨呕吐提示代谢性疾病和妊娠。应进行尿液分析并测定血清尿素氮、肌酐、电解质、葡萄糖等。如果是育龄妇女，应进行绒毛膜促性腺激素等相关测定（见第 112 章）。

儿童期反复恶心和呕吐并伴有全身肿胀和腹痛的病史，应怀疑为遗传性血管性水肿。测定 C4

补体水平有助于经济高效地排除这种情况（补体几乎总是很低），同时需要测定C1抑制剂水平（包括抗原性和功能性）以明确诊断。

餐后症状提示胃食管疾病可能，如果怀疑胃出口梗阻或潴留，最好进行上消化道相关检查。如果有黏膜损伤的可能性，最好进行内镜检查（见第62和68章）。

一旦排除了代谢性或解剖性病因，可能就需要对运动障碍进行进一步的诊断评估（胃排空扫描、动力检查）。除了功能性恶心和呕吐障碍外，建议咨询胃肠病学专家进一步评估可能的运动障碍，因为这些检查通常在专科中心进行。

治疗性试验可能具有诊断效用并可缓解症状。当怀疑胃食管运动障碍时，短疗程的促动力药物如甲氧氯普胺（如10 mg，饭前半小时）辅以质子泵抑制剂（如每日20 mg奥美拉唑）可能有效。应注意甲氧氯普胺可能带来的不可逆的锥体外系副作用，并密切监测患者，如出现症状应立即停药。

症状管理 [1,4-6,9-10,12-14,17-28]

缓解症状的最佳方法是进行病因学治疗。然而，当病因已经确定，但对基础疾病的治疗不可行或不能充分控制症状时，给予止吐药物可能有助于缓解症状（另见第88和91章）。这些药物通过抑制呕吐中枢、化学感受器触发区或外周受体起作用。

吩噻嗪类

吩噻嗪类药物和其他中枢作用药物适用于药物、代谢紊乱和胃肠炎引起的呕吐的初步对症治疗。它们抑制化学感受器触发区，可能还抑制呕吐中枢和外周感受器。丙氯拉嗪（Compazine）和异丙嗪（Phenegan）是最常用于呕吐的吩噻嗪类药物。丙氯拉嗪可每6小时口服5 ～ 10 mg，或从直肠给药25 mg，每日3次。异丙嗪口服剂量为每6 ～ 8小时12.5 ～ 25.0 mg；直肠剂量为25 mg，每日3次。这类药物对晕动病或前庭疾病无效。曲美苄胺（Tigan）是一种中枢作用的非吩噻嗪止吐剂，对中枢性呕吐有效，口服剂量为250 mg每日3次，直肠栓剂每日3次。就像所有的中枢作用药物一样，它会导致嗜睡，尤其是在老年人中。

不良反应

需要注意的是，吩噻嗪类药物的抗胆碱能副作用可能会导致胃排空延迟。肝炎患者慎用吩噻嗪，因其可引起恶心和呕吐。然而，由于吩噻嗪类药物是由肝脏代谢，在极少数情况下会导致胆汁淤积，因此应该在短时间内使用有限的剂量（见第70章）。

抗组胺药

抗组胺药氯苯甲嗪对缓解前庭障碍引起的恶心和呕吐症状是有效的。它作用于前庭系统和化学感受器触发区，有助于控制与前庭功能障碍相关的恶心和呕吐。由于氯苯甲嗪可能掩盖或弱化前庭疾病的某些重要线索，因此除非已经确诊恶心和呕吐的原因，否则不应使用该药。其他抗组胺药在治疗或预防晕动病方面相当受欢迎，因为与氯苯甲嗪相比，它们起效更快（例如乘晕宁 [苯海拉明]），或作用更持久（例如东莨菪碱透皮贴剂）。对于前庭疾病，氯苯甲嗪的平均剂量为25 mg，每天4次。单片东莨菪碱透皮贴剂于出行前几个小时敷贴于耳后，可提供长达3天的预防作用。

不良反应

抗胆碱能副作用（便秘、口干、头晕）很常见。氯苯甲嗪对动物有致畸作用，不适用于妊娠引起的呕吐。所有抗组胺药都会导致嗜睡，在驾驶或使用机器前不得使用。

促动力药物（甲氧氯普胺）

甲氧氯普胺能阻断多巴胺能受体和5-羟色胺受体，这是其止吐作用和副作用的原因。对于胃轻瘫（如晚期糖尿病）导致的呕吐患者，其多巴胺能阻断作用可促进胃排空和胃食管括约肌闭合。在高致吐性化疗中，它可与其他止吐药有配伍增强作用，并有助于防止延迟性呕吐。它通常口服用药（餐前和睡前10 mg），但也可以静脉注射。

不良反应

该药物的多巴胺能副作用可导致年轻患者肌张力障碍和老年患者精神错乱。由于甲氧氯普胺通常用于增强其他5-羟色胺能药物（见下文讨论和第 91 章）的止吐作用，或与选择性 5- 羟色胺再摄取抑制剂抗抑郁药同时服用，因此必须谨慎使用，始终牢记它可能诱发 5- 羟色胺综合征的可能性，这是可预测的中枢和外周 5 - 羟色胺能过度刺激的后果。该综合征的发病可能很快，包括烦躁、发热、心动过速、颤抖、发汗、瞳孔散大、间歇性震颤或肌阵挛以及反射亢进，循环衰竭可能随之发生。该综合征的早期提示包括近期使用 5- 羟色胺类药物以及在没有其他锥体外系症状的情况下出现震颤、反射亢进、阵挛或躁动不安（静坐不能）。

癌症与化疗止吐药

与晚期癌症或高致吐癌症化疗相关的恶心和呕吐尤其令人不安和沮丧，也会使人精疲力竭，成为治疗的阻碍因素（另见第 91 章）。控制晚期疾病引起的恶心和呕吐症状是姑息治疗的首要任务。在化疗情况下，即使是一次呕吐也会导致患者对预期改善产生失望情绪。

通过阻断与呕吐反射有关的关键神经递质受体，可以预防化疗引起的即时和延迟呕吐。类似的方法也可用于治疗晚期疾病所致的呕吐。选择性 5- 羟色胺 S3 受体（5-HT_3）拮抗剂（如昂丹司琼、格拉司琼）的出现代表了预防呕吐方面取得的重大进展，这是源于顺铂等高度致吐剂可诱导肠嗜铬细胞释放 5- 羟色胺。这类止吐药也有助于姑息治疗，单剂量口服对严重胃肠炎有效。P 物质受体抑制剂（如阿瑞匹坦）对化疗引起的呕吐也非常有效。将 5-HT_3 和 P 物质阻断剂与地塞米松联合使用，可以很好地预防即刻和延迟呕吐，并代表着对这种可怕的化疗副作用在治疗方法上的重大改进。主要缺点是成本高。

已经尝试了许多其他药剂和物质，从吩噻嗪类到四氢大麻酚（在大麻中发现的）。高剂量甲氧氯普胺加上类固醇和神经递质阻断的治疗方案可以提供额外益处（见第 91 章）。苯二氮䓬类药物通常作为止吐药物的补充，尤其是在焦虑和睡眠差的情况下。

最近的一项荟萃分析证实了 P6 穴位（内关穴）针灸与止吐剂联合使用可以减少化疗相关呕吐和恶心。

晨吐治疗药物

晨吐最好的治疗方法是早晨少量进食和营养支持，目标是尽量避免使用止吐药。目前尚无止吐药被批准用于妊娠期。妊娠期恶心和呕吐（妊娠剧吐）持续时间较长且严重，可通过催眠或支持性心理治疗缓解，但有时需要药物治疗。尽管已经研究了大量药物，但没有证明哪一种是唯一有效的，胎儿安全是首要问题。在这种情况下经常使用的昂丹司琼（Ondansetron）显示出一些优势。关于其安全性的最佳证据来源于大规模医疗数据库的回顾性分析，发现在妊娠早期使用药物与胎儿畸形的总体风险和心脏畸形的特定风险之间没有显著相关性，尽管腭裂的相对风险略有增加（1.24），这意味着绝对风险的增加很小。甲氧氯普胺多年来也用于重症病例，无胎儿损伤的报告。

对于不太严重的病例，值得考虑的药物包括：抗组胺药，它可能会带来一些益处，而且不会致畸；维生素 B_6（吡哆醇 25 mg/d），在对照试验中证实是有效的，主要用于减轻恶心，而且似乎是安全的；在安慰剂对照试验中，维生素 B_{12} 也显示出益处。此前广泛应用的 Bendectin 因担心致畸作用而被撤销批准；生姜是一项随机试验支持的草药疗法。有一些关于 P6 穴位（内关穴）针灸有益的建议，但数据有限。皮质类固醇、吩噻嗪类和地西泮尚未证明有效，而且所有这些药物都有潜在的副作用。

功能性恶心和呕吐的治疗

功能性胃肠疾病的恶心和呕吐需要与其他原因引起的恶心和呕吐同等对待。有急性症状的患者应评估容量消耗和脱水的迹象，并在必要时给予静脉补液和住院治疗。幸运的是，除了 CVS 患者外，这种类型的表现并不常见。

止吐疗法用于控制急性症状。慢性症状的治疗在很大程度上取决于特定的功能性恶心和呕吐障碍及其相关的主要症状。伴有偏头痛个人或家族病史的 CVS 患者可能受益于曲坦类的抗偏头痛治疗。此外，有证据表明低剂量三环类抗抑郁药对预防 CVS 有效。

对慢性特发性恶心和功能性呕吐的治疗尚未得到深入研究。以控制症状为目的的治疗似乎是标准方法。然而，越来越多的人支持使用神经调节药物，如米氮平、奥氮平和三环类抗抑郁药来治疗慢性恶心呕吐综合征。反刍综合征是一种罕见的以习惯性反流为特征的疾病，据报道对特殊的呼吸技术（膈式呼吸）反应良好。

入院指征

如果存在体位性低血压，尤其患者是老年人时，应住院进行肠外液体和电解质补充以及其他检查。有肠梗阻、颅内压增高或任何其他胃肠道、神经系统或代谢急症证据的患者，也需要立即住院治疗。

（李 卫 翻译，肖卫忠 王晶桐 审校）

第 60 章

吞咽困难和可疑食管源性胸痛的评估

JAMES M. RICHTER

吞咽困难是吞咽时感到困难或食物卡在食管内的不愉快感觉。吞咽痛是指吞咽时疼痛。由于这些食管功能障碍的症状可能是（或类似）重要的病理学改变，因此值得充分评估，不应被视为一个微不足道的问题。

病理生理学和临床表现 [1–16]

吞咽困难

吞咽困难是指丧失有效、协调的运动活动或机械性梗阻导致的吞咽异常，机械性梗阻可能是食管内部狭窄或外部压迫。

传输性（口咽）吞咽困难

由于神经或神经肌肉疾病导致的吞咽困难称为口咽或传输性吞咽困难。口咽吞咽困难表现为哽噎或呛咳，在试图吞咽时立即发作。大多数情况下，其他神经系统症状在临床表现中占主导地位，但有时吞咽困难是主要症状，伴有误吸和反流液体进入鼻腔。由卒中、肿瘤和神经肌肉退行性疾病引起的皮质和脑干病变是口咽吞咽困难的重要原因。此外，具有中枢作用的药物（如苯二氮䓬类、左旋多巴、吩噻嗪类药物）可能会减弱吞咽反射。与原发性食管疾病不同，口咽吞咽困难精确定位于胸骨上区域。神经肌肉疾病患者报告吞咽液体比吞咽固体更困难，更容易发生鼻反流、呛咳和误吸。而咽部或食管上部解剖性狭窄和机械性梗阻的患者则表现为吞咽固体食物比吞咽液体食物更困难。

贲门失弛缓症

贲门失弛缓症是一种进展缓慢的慢性运动障碍疾病，表现为胃食管括约肌不能正常放松，导致胃食管交界处功能性梗阻。其病理特征是食管远端和食管下括约肌（lower esophageal sphincter，LES）的肌肠神经节细胞消失。消失的确切原因尚不清楚，但遗传、自身免疫、感染和癌症机制均被关注。这种平滑肌神经节细胞的丧失导致食管功能不良，并对胃泌素和胆碱能药物表现出高度敏感性。括约肌可能无法正常放松，并且食管远端可能出现蠕动活动丧失。随之出现吞咽困难、未消化的食物反流和胸骨后疼痛。LES 处静息压力升高，钡餐检查显示蠕动消失，食管排空延迟。矛盾的是，在疾病早期就可观察到剧烈的非推进性食管收缩（第三收缩波），导致胸痛，这种收缩往往是缓慢进展的。

为选择治疗方案和预测治疗反应，贲门失迟缓分三种亚型，代表了疾病谱：Ⅰ型指食管蠕动缺失不伴异常括约肌压力，Ⅱ型指食管蠕动缺失且全食管压力异常，Ⅲ型是指食管蠕动缺失伴远端食管痉挛性收缩。

贲门失迟缓的临床特征是吞咽液体和固体同样困难，但通过缓慢进食和少量饮水，患者可以吃一顿完整的饭。70% ～ 80% 的患者主诉有疼痛，特别是当他们快速进食或饮水时，但不是所有的患者均有疼痛，只有 2% 的食管源性胸痛患者有贲门失弛缓症。非常冷的液体或情绪变化可能会诱发症状。患者发现反复吞咽或进行快速 Valsalva 动作可以帮助食物进入胃。反流很常见，可以由改变体位或体育锻炼引起，有时会导致肺误吸。如果阻塞在气道的食物发酵，患者可能会有口臭。食管鳞状细胞癌有时是贲门失弛缓症的并发症，5% ～ 10% 的患者会出现这种情况。

癌症诱发的贲门失弛缓症见于胃食管交界处的肿瘤。这些肿瘤中最常见的是胃腺癌。肿瘤诱发贲门失弛缓症的机制尚不清楚，但有时与神经侵犯有关；测压结果与原发性贲门失弛缓症相同。患者年龄一般大于 50 岁，主诉体重明显减轻，吞咽困难症状持续时间不到 1 年。

在南美和墨西哥等原生动物感染流行地区，Chagas 病是导致贲门失弛缓症的重要原因，美国西南部发生过罕见病例。这种原生动物是由吸血昆虫携带，吸血昆虫在伤口处传播这种微生物。感染的急性期可能不明显或非特异性，表现为轻度发热、伤口部位炎症和不适。慢性期的特征是靶器官损害，主要是食管、下消化道和心脏。吞咽困难和便秘是主要的胃肠道症状，心力衰竭（见第 32 章）和心律失常（见第 22 章）的症状预示着心脏受累。

硬皮病

硬皮病可损害神经肌肉功能，导致 LES 张力下降，以及缺乏推进运动活动。反流比吞咽困难更严重（有助于区分硬皮病和其他运动障碍），但多达 20% 的患者可能有吞咽困难。大约 75% 的硬皮病患者食管受累是 CREST 综合征（钙质沉着、雷诺现象、食管运动障碍、肢端硬化和毛细血管扩张）的一部分。

弥漫性食管痉挛

弥漫性食管痉挛的临床特征为非进行性吞咽困难和胸骨后胸痛，可类似于心绞痛（见后文讨论和第 20 章）。放射学和压力测量显示，超过 10% 的患者在吞咽湿的食物时整个食管（特别是远端部分）出现非推进性同步收缩（第三收缩波）。正常人在情绪紧张和吞咽干食物的情况下也会观察到这种收缩，这导致一些人认为这种情况只不过是由压力引起的运动功能的短暂异常。然而，如前所述，这种情况也可能是神经肌肉疾病发展为贲门失弛缓症的早期表现。与贲门失弛缓症不同，弥漫性食管痉挛与正常蠕动活动混杂在一起。液体和固体都有吞咽困难的表现。弥漫性食管痉挛约占由食管运动异常引起的非心源性胸痛的 10%。一些无症状的患者表现出食管痉挛的放射学和测压异常，但很少出现不适。

“Jackhammer 食管”

这一独特的影像学描述是指食管远端的高振幅收缩。这些收缩可以持续，并在吞钡时可见，因此称为“胡桃夹子”。有些人认为这种情况是弥漫性食管痉挛的严重变体，由此产生的压力超过平均值两个以上的标准差。这些蠕动收缩不仅振幅非常大，而且持续时间也很长。食管其他部位没有出现像弥漫性食管痉挛时同时出现的收缩，只在偶尔食管功能受损时才会导致吞咽困难。主要症状是胸痛（见下文讨论），胡桃夹食管约占所有食管运动障碍相关的非心源性胸痛病例的一半。在许多情况下，反流加剧收缩异常，并可能导致胸痛。争论的焦点在于这种情况是否可被视为胃食管反流病（gastroesophageal reflux disea，GERD）的一个组成部分或后果。3% ～ 5% 的胡桃夹食管患者发展为贲门失弛缓，出现神经节和神经退行性改变，这提示胡桃夹食管可能与贲门失弛缓症有关。已证实胡桃夹食管对胃泌素和胆碱能药物超敏感。

高压性食管下括约肌

高压性 LES 的特点是静息 LES 压力增加，但舒张和蠕动正常，不妨碍食团的通过。约一半的患者有高振幅收缩，与胡桃夹食管一致。

非特异性食管运动障碍

非特异性食管运动障碍是指食管测压结果异常，但不能满足上述条件之一的特定诊断标准。收缩可能是非传导性、高振幅或低振幅、持续、自发的甚至是逆行的。此外，LES 可能无法松弛。

机械性梗阻

机械性梗阻在临床上不同于运动功能障碍，因为患者进食固体比液体更困难。恶性病变导致梗阻的患者其症状持续时间比良性因素所致梗阻患者要短（＜ 1 年），通常进展迅速。大多数肿瘤患者年龄大于 50 岁，体重明显减轻。不适的部位不一定与梗阻部位一致，因为疼痛可能与梗阻部位有关。疼痛并不是肿瘤累及食管的常见特征。由严重食管炎引起的狭窄患者通常有长期的反流史。

炎症性病变

人们对嗜酸性食管炎的认识逐步增加，这种主要见于成人的疾病表现为食物嵌塞和吞咽困难。黏膜活检标本显示大于 15 个嗜酸性粒细胞 / 高倍视野。咽或食管的炎症性病变可引起咽痛（吞咽时疼痛）。食管运动不受干扰，但疼痛导致吞咽困难，甚至唾液也可能具有刺激性。放疗、吞服片剂、恶性肿瘤和感染是这种严重食管刺激的重要原因。服用四环素、奎尼丁、钾片、非甾体抗炎药、阿仑膦酸盐和铁制剂也与食管刺激有关。老年人面临的风险最大，因为他们可能用更少的水服用更多的药片，并且唾液分泌随着年龄的增长而减少。这种不适通常与服用药片有关，并且症状多会在几天内减轻。

由念珠菌、单纯疱疹病毒或巨细胞病毒引起的感染性食管炎在免疫功能低下的患者中越来越常见，包括糖尿病和艾滋病患者，尤其是长期使用广谱抗生素的患者。其发病迅速，并伴有发热、寒战、恶心、呕吐和上腹部疼痛。免疫功能完好的人群很少发生病毒性或真菌性食管炎，即使发生，也通常是短暂的和自限性的。

与吞咽困难相混淆的情况

有时，癔球症（一种与焦虑障碍相关的疾病）会与吞咽困难相混淆。患者总主诉有“喉咙肿块”感，并感觉有梗阻，尽管在吞咽食物方面并没有实际困难。一些有此情况的患者可观察到环咽肌不自主收缩，这可能是症状的原因。症状与吞咽无关，食管功能正常。

食管源性胸痛

食管源性胸痛的机制包括化学感受器的酸刺激、长时间或强力的收缩波和张力感受器的扩张，多种机制可能同时起作用（例如胃酸反流刺激异常收缩波）。在接受心导管检查以评估胸痛的患者中，通过内镜检查或 24 小时 pH 监测，发现近 50% 的正常患者有食管异常，GERD 的证据很常见。

GERD 患者的胸痛通常发生在餐后或夜间（从睡眠中醒来），局限于胸骨后区域或放射至背部，持续数小时，可能与典型的胃灼热有关，但不一定。食管运动异常可能随之发生。

运动功能障碍也见于无 GERD 的食管源性胸痛。一些食管源性胸痛发作的患者可能被怀疑患有食管型肠易激综合征，伴有运动功能障碍和对扩张及化学刺激的敏感性增加。许多食管源性胸痛患者也报告有肠易激综合征的症状。

胸痛在 Jackbammer 食管患者中尤为常见。与食管运动障碍相关的胸痛在位置（胸骨下）、性质（紧绷）、放射痛（放射到手臂或背部）以及对硝酸甘油的反应（迅速缓解）方面与心绞痛相似。

食管源性胸痛不一定伴有吞咽困难，尽管胃灼热是食管源性胸痛常见的先兆症状，但食管源性胸痛不一定伴有吞咽困难这一事实使得与冠状动脉痉挛性疼痛的鉴别更加困难。有时，胸部不适是由饮用非常热或非常冷的液体引起，不一定与吞咽有关。

鉴别诊断[2,7,13–14,17,20]

吞咽困难的原因可分为动力性和梗阻性，后者通常根据其是否影响到食管上段或食管下段而进行分类（表 60-1）。真正的吞咽困难必须与导致食管疼痛但不影响吞咽的情况相鉴别，如食管炎、伴有推进性但高振幅收缩的运动障碍（如胡桃夹食管）。患有癔球症的患者主诉喉咙里持续有异物感，但吞咽正常。

尚未对吞咽困难及其原因的流行情况进行详

表 60-1　吞咽困难的鉴别诊断

动力性疾病
咽部（传输性吞咽困难）
球麻痹
重症肌无力
多发性硬化症
肌萎缩性脊髓侧索硬化症
帕金森病
食管
失弛缓症
硬皮病
弥漫性食管痉挛
嗜酸性食管炎
远端
“Jackbammer”食管
高压性 LES
梗阻性病变
食管上段
肿瘤
Zenker webs（Plummer-Vinson 综合征）
甲状腺肿
淋巴结肿大
颈椎骨赘
食管下段
癌
狭窄（慢性反流、腐蚀剂、插管）
食管蹼和食管环
异物
食物嵌塞
纵膈肿瘤
主动脉瘤
吞咽痛
机会性食管感染（巨细胞病毒、疱疹病毒、念珠菌）
片剂刺激
严重反流性食管炎
恶性肿瘤

细的人群研究。然而，在一项针对 910 例非心源性胸痛患者的研究中发现，28% 的患者存在食管运动异常。其中，48% 患有胡桃夹食管，36% 患有非特异性食管运动功能障碍，10% 患有弥漫性食管痉挛，2% 患有贲门失弛缓症。

检查 [1-12,14-15,17-27]

病史

仅从病史就可以为近 80% 的病例提供有效的鉴别诊断。有益于诊断的问诊包括询问是否存在反流（自下而上的胸骨后烧灼感）以及不适 / 疼痛与反流诱因（如饮食、卧位）的相关性。胃灼热史以及吞咽固体物困难提示继发于慢性反流性食管炎狭窄的可能，特别是慢性病程。有皮肤硬化改变和雷诺现象（因寒冷引起远端发白和发绀）的情况下出现反流和吞咽困难的症状，应考虑硬皮病。

询问症状的持续时间和进展、症状与摄入固体或液体的关系、寒冷对吞咽的影响，以及吞咽食物团的反应，同样有助于诊断。动力性疾病的表现是逐渐起病，进展缓慢，病程慢性，吞咽液体和固体食物同样困难，吞咽冷食时症状加重，通过反复吞咽、用力饮水、Valsalva 动作或向后仰头和耸肩来使食团通过食管。机械性梗阻的特点是起病更快，病程进展快，吞咽固体食物比液体更困难，冷食不会加重症状，并在试图吞咽食团时出现反流。如前所述，只有当病变在食管内非常高或非常低时才有助于定位病变；对于远端病变，疼痛可能累及颈部。打嗝提示食管末端病变。仅对固体食物出现间歇性吞咽困难，提示食管下段环（Schatzki 环）。

其他具有一定鉴别价值的病史包括吞咽疼痛和神经系统病变。疼痛伴有吞咽困难提示痉挛或贲门失弛缓症（尽管在这些情况下可能会出现疼痛而无吞咽困难）。吞咽唾液时疼痛是严重黏膜炎症的特征。吞咽困难仅在活动后出现，并与运动性失语症、复视或发音困难相关，提示肌无力。震颤或运动困难提示帕金森病（见第 174 章）。其他需要注意的病史是近期上呼吸道局部用药或吸入类固醇气雾剂或广谱抗生素和伴发免疫缺陷。

疾病的进展速度值得关注。非常急性的吞咽

困难提示感染、刺激或食物嵌塞。进展迅速的多由肿瘤引起，除非另有证明是其他原因，而进展缓慢最符合动力性障碍。体重减轻可能与任何病因有关，但更多提示梗阻。

体格检查

体格检查应注意是否存在皮肤明显苍白、硬皮病体征（指端硬化、毛细血管扩张、钙质沉着），以及手掌和脚掌角化过度（一种提示食管癌的罕见表现）。应仔细检查口腔是否有炎症性病变、假牙不合适和咽部肿物。有口腔念珠菌感染的 HIV 阳性患者食管受累的风险增加。对颈部和其他部位的淋巴结进行触诊，肿大淋巴结提示肿瘤或炎症（见第 12 章）。触诊甲状腺以检查是否有甲状腺肿大，甚或可能压迫食管。检查腹部有无肿块、压痛和器官肿大，大便是否有潜血（提示肿瘤和食管炎）。神经系统检查应全面，包括运动功能障碍测试。除脑神经受损、巴宾斯基征异常和咽反射异常外，还应检查震颤、僵直和易疲劳。

实验室检查

病史和体格检查通常能提供足够的证据来区分口咽和食管吞咽困难，并从开始就鉴别机械性食管吞咽困难和神经肌肉性食管吞咽困难。在做实验室检查之前做出这样的判断有助于有重点地进行检查，并解释结果，避免不必要的检查。

上消化道内镜检查和活检

上消化道内镜检查和活检在很大程度上已经取代钡餐作为吞咽困难的初步评估方法，特别是在长期存在 GERD、怀疑嗜酸性食管炎、担心癌前病变或黏膜恶变（见第 61 章）或临床怀疑梗阻的情况下。有时，即使是贲门失弛缓症患者也可能需要内镜检查，尤其是当 LES 收缩持续存在，单凭钡餐检查无法排除狭窄时，同时可完成括约肌扩张。然而，内镜检查对影像学阴性吞咽困难的诊断率通常较低，不应作为口咽吞咽困难患者的初始检查。

急性发作的吞咽痛提示严重的食管炎症，免疫功能低下的宿主感染的可能性增加。进行内镜检查需要检查有无斑块、囊泡和假膜。根据需要获得刷片和活检标本，并适当准备以检测真菌、巨细胞、核内包涵体和恶性细胞。所有新发吞咽痛的患者都需要进行内镜检查评估。

钡餐

在评估转输性（口咽）吞咽困难时，钡餐是首选的检查方法。在确定梗阻性占位性病变或狭窄的位置和严重程度方面，钡餐的敏感性很高，但在确定病变的性质尤其是在区分癌症与炎症后瘢痕和狭窄方面，钡餐往往缺乏准确性。当怀疑食管有梗阻性病变时，需要进行内镜检查并取活检，特别是当病史提示恶性肿瘤时（例如进展迅速、体重明显减轻、吞咽固体比液体更困难）。

通过提供食管功能的透视证据，钡餐检查有时有助于记录运动障碍，尽管测试的敏感性不高。早期贲门失弛缓症和食管痉挛在常规吞钡时很少有异常发现，尤其是在症状不常见的情况下。贲门失弛缓症的影像学特征包括食管远端 2/3 扩张、节段性收缩以及由 LES 紧张性收缩引起的远端食管末端形成狭窄节段（通常称为“裂隙”或“鸟嘴”）。如果在钡餐检查时发生弥漫性食管痉挛，会产生多个第三收缩波，看不到裂隙样改变，不同于贲门失弛缓症。在评估疑似口咽吞咽困难时，口咽部吞咽相的动态影像学检查是必不可少的，不仅用于诊断，而且有助于确定误吸的风险。这类影像的解读需要放射学专业知识。

食管测压

临床上高度怀疑运动功能障碍，内镜检查和钡餐检查却未能揭示可能的病因，此时提示需要进行食管测压。Jackhamme 食管或胡桃夹食管的诊断尤其依赖于测压数据。对于许多其他情况，单纯的压力测量往往不能给出确定的数据。许多疑似贲门失弛缓症或食管痉挛的患者在检测时未能显示典型的测压结果。此外，其他无症状的患者在检测时可能会表现出异常。还有一些患者最终被归为非特异性运动性疾病。使用 24 小时压力监测有助于克服其中一些局限（见后面的讨论）。许多权威人士坚持认为诊断食管痉挛或相关运动障碍必须有测压数据。

食管 pH 动态监测

进行 24 小时动态监测食管内 pH 和压力可能有助于诊断，尤其是在进行了全面检测仍无法解释的情况下。24 小时动态监测可以将胃酸反流与出现症状联系起来。与传统的食管检查（单次测压、内镜检查和钡餐）相比，对于非心源性胸痛患者，24 小时食管 pH 监测对症状和反流的相关性提供了更多的解释。异常的运动活动可能很难在单次测压检查时检测到，或者可能是由检测本身引起，与患者的症状关系不大。24 小时监测提供了评估的新途径。

用于诊断的质子泵抑制剂试验性治疗

短期应用质子泵抑制剂治疗（例如奥美拉唑 40 mg，每日 2 次，为期 1 周）用于反流所致的非心源性胸痛的诊断试验，据报道敏感性为 78%，特异性为 86%。这样的试验可以避免更昂贵和更具侵入性的检查。

缓解症状和患者教育 [2,4,9–11,20,28–33]

动力性障碍

对于轻度动力性疾病患者，保守治疗有时就已经足够了。早期贲门失弛缓症患者通过缓慢进食、每次少量饮水和避免冷食通常能够控制病情。研究表明，在进食前服用钙通道阻滞剂可以充分放松轻度至中度功能障碍患者的痉挛平滑肌，以缓解痉挛。严重的难治性患者可以考虑介入治疗。介入治疗方案包括腹腔镜下 Heller 肌切开术和气囊扩张术。腹腔镜手术已经成为越来越受欢迎的选择，但随机研究发现，即使经过 43 个月的随访，气囊扩张术在缓解症状和改善生活质量方面与手术治疗相当。

患者明确知道其非典型胸痛由食管疾病引起，不是心脏病的征兆，可以使患者获益匪浅。在仔细评估后充分解释可以大大降低发病率，甚至症状发生的频率。鉴于非典型胸痛与食管痉挛的关系，硝酸盐和钙通道阻滞剂已用于临床。但疗效并非一成不变，这并不奇怪，因为痉挛和疼痛的关系是可变的；然而，对一些患者来说，硝酸盐和钙通道阻滞剂确实有效，应用这些药物的试验治疗是值得的。当检查表明胃酸反流是一个触发因素时，抗反流治疗（例如使用质子泵抑制；见第 61 章）可能是治疗方案的一个重要组成部分。抗胆碱能活性较低的抗抑郁药如曲唑酮，已被证明对疑有精神障碍性食管运动功能障碍的患者有效。对于应激性食管运动功能障碍患者，放松技巧和其他行为疗法值得一试（见第 226 章）。

当出现吞咽痛并怀疑诱因为炎症病变时，尤其是当机会性感染可能是病因时（例如免疫抑制患者），则可能需要抗真菌或抗病毒治疗（见第 13 章）。对于重度贲门失弛缓症患者，饮食或药物治疗效果甚微，进行食管扩张、肉毒毒素注射或肌肉切开术是必要的。肌肉切开术更有效，但需要进行大手术，经常产生严重的反流，并且抗反流手术也无效。因此，气囊食管扩张术可能是治疗严重动力性疾病最有效的有创手术。吞咽困难可立即缓解，并保持足够的 LES 压力以防止恼人的反流。

梗阻性病变

不论病因如何，明确诊断前，所有怀疑有梗阻的患者都建议摄入液体或软固体为主。目标是提供足够的热量摄入，使得吞咽时不适感降至最低。机械性梗阻患者通常需要扩张或手术，但也有许多例外。食管中上 1/3 的恶性肿瘤通常不能切除，最好的治疗方法是放疗，有时可以获得相当大程度的缓解。由梗阻引起的口咽吞咽困难可以通过手术治疗（例如切除 Zenker 憩室或大的甲状腺肿）缓解；然而，由运动功能障碍引起的病例需要注意潜在的神经功能缺陷，尽管肌肉切开术也可能有所帮助。对癔球症患者可以耐心给予安慰，但症状不太可能轻易消除。

炎症和感染性因素

嗜酸性食管炎的治疗方法包括要素饮食和剔除性饮食、质子泵抑制和口腔局部应用活性糖皮质激素布地奈德（见第 61 章）。

Chagas 病一旦进入导致失弛缓症的慢性阶段，则很难治疗。在现有药物中，苄硝唑既有抗原虫作用，又有适宜的耐受性，优于泊沙康唑。

反流

见第 61 章。

转诊指征

口咽吞咽困难患者和那些有证据表明神经肌肉疾病严重到足以引起口咽吞咽困难的患者，可通过神经或言语病理学会诊获益。症状进展或梗阻性病变的患者需要进行内镜评估并转诊给胃肠病医生或外科医生，以考虑进行内镜活检或扩张治疗。转诊做进一步评估和治疗的患者仍应由基层全科医生密切跟踪，尤其是监测其营养状况。

（李　卫 翻译，肖卫忠　王晶桐 审校）

第 61 章

烧心和反流（胃食管反流病）的管理

JENNIFER X. CAI，JAMES M. RICHTER

胃食管反流病（gastroesophageal reflux disease，GERD）是基层全科医生最常遇见的疾病之一，仅2009 年美国此病的门诊就诊人次约 890 万。GEDR 在西方的患病率为 10% ～ 20%，而在亚洲较低，为 1% ～ 7%。2006 年，由临床专家组成的小组制定了 GERD 的蒙特利尔共识分类。根据蒙特利尔定义，GERD 是指胃内容物反流引起不适症状和（或）并发症的一种疾病。当症状对一个人的健康产生不利影响时，就被认为是“不适”。GERD 的临床表现可分为食管症状和食管外症状，其典型表现为烧心或反流。GERD 可能表现为从偶发的餐后不适到严重的食管炎症，导致诸如消化性狭窄、出血和恶性肿瘤等并发症。评价 GERD 的主要目标包括采用具有成本效益的方法进行症状管理、内镜指征的评估以及并发症的预防。

病理生理学和临床表现 [1–23]

食管生理

食管下段括约肌（lower esophageal sphincter，LES）是位于食管远端 3 ～ 4 cm 处的平滑肌区域，是胃和食管之间的重要屏障。其静息压力在 10 ～ 30 mmHg，其完整性受到循环中激素、神经输入和药物的影响。胃泌素主要作用为增加 LES 压力，而胆囊收缩素、胰泌素、雌激素和孕酮等激素则降低 LES 压力。迷走神经主要通过胆碱能神经元对 LES 发挥调节作用，交感神经主要通过 α 和 β 肾上腺素能受体发挥调节作用。增加括约肌张力的药物包括甲氧氯普胺、氨甲酰甲胆碱、组胺、巴氯芬、多潘立酮和抗酸剂。钙通道阻滞剂、苯二氮䓬类、巴比妥类、茶碱和抗胆碱能药物可降低 LES 压力。除了内括约肌外，膈肌脚、LES 远端腹内部分和 His 角（食管胃角）都有助于生理性抗反流屏障的形成。唾液对正常的食管酸清除也起着重要作用，其 pH 值为 6.4 ～ 7.8，能够中和食管蠕动后残余或反流的酸。

反流的机制

GERD 的发病机制是由于食管保护的防御性因素与反流内容物的侵袭性因素之间的失衡所致，包括 LES 受损和短暂松弛、蠕动功能障碍、食管酸清除不当、唾液分泌减少和抵抗胃酸的黏膜屏障受损。在 LES 功能正常的患者中，短暂的 LES 松弛（transient LES relaxations，tLESRs）是最常见的反流机制，占 GERD 患者发作的 50% ～ 80%。食管裂孔疝等解剖特征可能使 LES 移位到胸腔内，导致帮助维持基线 LES 压力和食管胃交界处顺应性的横膈膜和韧带力量减弱，增加 tLESR 频率，并充当胃液不易被食物缓冲的酸袋，从而使个体易患 GERD。体重指数（body mass index，BMI）的增加也与 GERD 的增加有关，尤其是向心性肥胖，会导致胃内压力的增加，可能会超过静息 LES 压力。内脏脂肪本身释放的细胞因子可能会损害 LES 的功能。妊娠期反流的主要机制被认为是循环中雌激素和孕激素水平增加，引起 LES 松弛，而非腹腔内压力增加。社交和饮食习惯包括烟草、酒精、薄荷、巧克力、柑橘和高脂肪食物，往往会降低 LES 压力，从而加剧 GERD 症状。

临床表现和病程

烧心

烧心是 GERD 的典型症状，其特征是由下胸部或上腹部的烧灼感，辐射到上胸部或喉咙，通常发生在餐后 30 ～ 60 分钟。仰卧或弯腰可能会加重症状。烧心也可以类似心绞痛症状，表现为胸部压迫感、沉重，或压榨感放射至颈部、下颌和手臂，可持续数分钟至数小时。

反流

酸性液体或食物反流是 GERD 的另一个常见症状。与口腔内唾液分泌过多不同，过多的唾液并不是反流的液体，而是唾液腺对反流产生的分泌物。反流可能突然发生，带有酸味或咸味。

吞咽困难或疼痛

超过 30% 的 GERD 患者存在吞咽困难，通常发生在长期烧心的患者，伴有进行性加重的吞咽固体食物困难。GERD 相关吞咽困难的病因包括消化性狭窄、食管炎症、食管运动障碍和恶性肿瘤。在消化性狭窄的患者中，诸如体重减轻或厌食症等伴随症状很少见。吞咽痛并不常见，可能见于严重溃疡、食管癌或感染性食管炎。

Barrett 食管和腺癌

Barrett 食管是指食管远端正常的复层鳞状上皮被柱状上皮替代，这是对慢性胃酸暴露引起的组织损伤的一种修复反应。Barrett 食管容易进一步转化为不典型增生和食管腺癌。这种疾病在 1950 年首次被描述，尽管在过去的几十年里发病率增加了 7 倍，但非不典型增生 Barrett 食管患者罹患癌症的风险非常低，每年在 0.12% ～ 0.5%。Barrett 食管患者的预期寿命与一般人群相似。患者多为男性、白种人和中年人。肥胖也是 Barrett 食管和食管腺癌发生的危险因素。

食管溃疡、狭窄和出血

严重的食管炎可导致食管溃疡、狭窄和出血。出血可能是缓慢和慢性的，可导致缺铁性贫血，也可表现为突然可见的血管破裂，导致呕血。

食管外表现

GERD 可导致除典型食管症状外的多种病症，包括哮喘、喉炎、慢性咳嗽、复发性吸入性肺炎、牙齿侵蚀和睡眠障碍。哮喘是最常见和最公认的食管外 GERD 综合征，估计患病率为 34% ～ 89%。关于 GERD 如何影响气道有两种主流理论：“反流”理论认为，胃反流物通过食管括约肌，通过微吸入直接接触肺 / 支气管组织；而“反射”理论认为，胃反流物进入食管远端，刺激神经受体，引起迷走神经介导的反射，造成支气管收缩、清嗓和慢性咳嗽。在咽喉反流中，反流的胃液超过食管上段括约肌，导致耳、鼻和咽喉症状，如声带溃疡、肉芽肿、癔球症和中耳炎。由于酸和胆汁降解牙釉质，在慢性反流患者中，牙齿侵蚀发生的比例相当大。不明原因的牙齿侵蚀患者经进一步评估常发现存在 GERD。

鉴别诊断 [16-17,25,31]

一些疾病可能与 GERD 症状相似。对于非典型胸痛患者，如钝痛、胸骨下疼痛或不适等，心肌梗死 / 缺血、食管痉挛、继发于服药或放疗的食管炎、功能性消化不良、胆囊炎和消化性溃疡都应考虑。反流和吞咽困难也可由 Zenker 憩室、嗜酸性食管炎和贲门失弛缓症（特别是肌切开术后）引起。免疫缺陷宿主可能存在机会性感染性食管炎，病原体为疱疹病毒、巨细胞病毒或白色念珠菌，可引起烧心、吞咽痛和吞咽困难。反流性食管炎也可伴有肠道运动障碍综合征，包括肠道假性梗阻和硬皮病。胃轻瘫可使患者容易因胃排空延迟而发生烧心和反流。鼻胃管置管时间延长也可能导致危重患者发生反流性食管炎，因为从机制上破坏了 LES，并提供了酸性物质沿食管上行的物理通道。

检查（表 61-1）[16-17,24-30]

病史

有典型的胸骨后烧灼病史（可放射至颈部），平卧位加重，饱餐后出现症状，可诊断为 GERD。医生应仔细询问诱发因素，如饮食不节制，包括高脂肪食物、咖啡因、巧克力、薄荷、酒精和烟草，新近服用的药物包括已知可导致 LES 松弛的药物（钙通道阻滞剂、抗胆碱能药、茶碱）和导致食管炎症的药物（非甾体抗炎药、双膦酸盐、奎尼丁、氯化钾片、四环素），餐后活动（锻炼、午睡）。应记录既往的试验性治疗，如非处方抗酸剂、组胺 2 受体拮抗剂（H_2 受体拮抗剂）或质子泵抑制剂（proton pump inhibitors，PPIs）。胃食管交界处的手术如抗反流手术或迷走神经切开术，可能使个体容易发生 GERD。应评估患者的"预警症状"，包括吞咽困难或吞咽痛、呕吐、体重减轻、贫血和粪便潜血试验阳性，以确定是否需要进一步评估以排除恶性肿瘤。对于有雷诺现象病史的患者，医生应鉴别硬皮病的可能性。

表 61-1　胃食管反流的上消化道内镜检查建议

推荐

- 烧心伴有预警症状（吞咽困难、出血、贫血、体重减轻、反复呕吐）
- 虽经每日 2 次 PPI 治疗 4 ～ 8 周，仍有典型的 GERD 症状
- 经过 2 个月的 PPI 治疗后的严重糜烂性胃炎，评估愈合情况并排除 Barrett 食管。除非 Barrett 组织学证实，否则不建议反复进行内镜检查
- 有食管狭窄病史并反复出现吞咽困难者

可以推荐

- 50 岁以上有慢性 GERD 症状（> 5 年）和其他危险因素（夜间反流、食管裂孔疝、吸烟、躯干肥胖）的男性，检测食管癌和 Barrett 食管
- Barrett 食管伴有不典型增生患者的监测
- 无不典型增生的 Barrett 食管患者的监测，间隔时间不超过 3 ～ 5 年

Adapted from Shaheen NJ，Weinberg DS，Denberg TD，et al. Upper endoscopy for gastroesophageal reflux disease：best practice advice from the clinical guidelines committee of the American College of Physicians. Ann Intern Med 2012；157：808. Copyright © 2013 The American College of Physicians.

体格检查

体格检查在很大程度上不容易发现 GERD；然而，有几个特点需要注意。应仔细触诊上腹部，已确定是否有提示恶性肿瘤的肿块。大便检查可以确定是否有隐性出血。钙质沉着症、指端硬化和毛细血管扩张与硬皮病有关，也是 GERD 的潜在病因。牙齿侵蚀、声音沙哑、喘息和鹅口疮也需要注意。

诊断性检查和经验性治疗

GERD 主要基于临床诊断，可结合患者病史、内镜检查、活检、动态 pH 监测和抗酸治疗效果做出诊断。如果患者有典型的反流症状，可以拟诊为 GERD；然而，烧心或反流对糜烂性食管炎诊断的敏感性和特异性分别为 30% ～ 76% 和 62% ～ 96%。可推荐对无令人担忧症状的患者进行 PPI 的经验性治疗。PPI 的治疗效果通常在 1 ～ 2 周内出现，是一种敏感性较高（78%）、成本效益高、有效的确认 GERD 的手段。对于怀疑与反流有关的胸痛患者，在开始胃肠系统治疗前应排除心脏原因，并可考虑进一步的内镜或 pH 监测以协助诊断。

上消化道内镜和活检

对于伴有吞咽困难、体重减轻、贫血、呕吐、胃肠道出血等预警症状的患者，建议采用上消化道内镜检查，以诊断 GERD 的并发症，如狭窄、食管溃疡、恶性肿瘤等，并排除其他疾病，如感染和静脉曲张。上消化道内镜对 GERD 的诊断具有很高的特异性（90% ～ 95%），但敏感性较低（20% ～ 60%），在 pH 监测出现反流的患者中，只有 20% ～ 60% 的患者在内镜下发现食管炎。对于出现异常的黏膜（通常是红斑、黏膜易脆和糜烂）应进行活检，以排除 Barrett 食管。同时在某些情况下，黏膜在内镜下虽然显示正常，但应活检以评估是否存在嗜酸性食管炎。

食管 pH 监测和生理学测试

在诊断食管酸暴露异常、反流频率和症状与反流发作的相关性方面，动态反流监测是最敏感（77% ～ 100%）和特异（85% ～ 100%）的检测方法。然而，大多数 GERD 患者不需要 pH 监测。动态反流监测对那些怀疑 GERD 且内镜阴性的患者

可能有益。其检测途径可以通过插入经鼻导管 24 小时或通过内镜将无线遥测胶囊置入食管 48 小时来进行。基于导管的检测也可以测量阻抗，以确定酸性和非酸性食管反流的存在。可以使用双通道导管和靠近食管上括约肌的附加 pH 探头来诊断咽喉反流，以检测引起气道刺激的反流。食管测压在食管反流的初步诊断中作用有限。在抗反流治疗前，它常被用来确认 pH/ 阻抗探头的位置，并排除食管运动障碍，如贲门失弛缓症。

食管钡剂造影

食管钡剂造影评价 GERD 的主要用途是确定食管的解剖狭窄、食管裂孔疝及其可复性。诸如消化性狭窄、网状、环状和 Schatzki 环可能在内镜检查中被遗漏，仅仅在钡剂吞咽时才能看到。然而，该检测的敏感性取决于食管炎的严重程度，在没有吞咽困难的情况下，不能作为一项有效的 GERD 诊断性检测。

GERD 的管理 [16,31–57]

最近的 GERD 管理实践指南（表 61-2）推荐生活方式干预和 PPIs 起始治疗，以减轻症状和治疗糜烂性食管炎。GERD 的治疗手段还包括 H_2 受体拮抗剂和促胃肠动力药物。如果患者因依从性差、副作用而希望停止药物治疗，反流引起顽固性症状，或存在较大的裂孔疝时，应考虑手术干预。

生活方式调整

生活方式调整是 GERD 治疗的一部分，包括减重、抬高床头、戒烟戒酒、避免餐后仰卧位，以及改变饮食习惯，避免食用降低 LES 压力的食物。在病例对照研究中，这些干预措施只有体重减轻和床头抬高与反流症状改善有关。指南不建议全面禁止可能引发反流的食物，因为限制咖啡因、辛辣食物、柑橘类和脂肪类食物尚未显示出对 LES 压力或 GERD 症状有任何影响。

抑制胃酸生成

H_2 受体拮抗剂

目前市场上有 4 种 H_2 受体拮抗剂（西咪替丁、雷尼替丁、法莫替丁、尼扎替丁）。这类药物可用于无糜烂性疾病表现的患者治疗，也可联合 PPI 作为夜间反流患者的睡前治疗；然而，应提醒患者在使用该类药物几周后可能会出现相关的快速耐药。H_2 受体拮抗剂使用较为安全，副作用发生率为 4%。联合服用西咪替丁和雷尼替丁时，某些药物如苯妥英钠、茶碱、普鲁卡因胺和华法林的血药浓度会升高。

质子泵抑制剂

与 H_2 受体拮抗剂和安慰剂相比，PPI 在糜烂性食管炎患者中具有更高的治愈率，并能更彻底地

表 61-2 食管反流的治疗

- 超重或近期体重增加的 GERD 患者建议减重。
- 夜间 GERD 患者建议抬高床头，睡前 2 ～ 3 小时避免进食。
- 在 GERD 治疗中，不建议全面禁止食用可能引发反流的食物（包括巧克力、咖啡因、酒精、酸性和 / 或辛辣食物）。
- 8 周 PPI 治疗是缓解糜烂性食管炎症状和促进愈合的首选疗法。不同 PPI 的疗效无显著差异。
- 传统的缓释 PPI 应在餐前 30 ～ 60 分钟使用，以最大限度地控制 pH 值。较新的 PPI 可能提供相对于用餐时间更多的用药灵活性。
- PPI 治疗应在一天的第一餐前开始，每日一次。对于每日一次治疗效果欠佳的患者，以及有夜间症状、不定时和（或）睡眠障碍的患者，应考虑调整剂量时间和（或）每日 2 次剂量的治疗。
- 对 PPI 无效者应转诊进行评估。
- 对 PPI 治疗有部分效果的患者，增加剂量至每日 2 次或改用不同的 PPI，可提供额外的症状缓解。
- 对于在 PPI 停药后仍有症状的 GERD 患者，以及伴有糜烂性食管炎和 Barrett 食管等并发症的患者，应给予 PPI 维持治疗。对于需要长期 PPI 治疗的患者，应采用最低有效剂量，包括按需或间歇治疗。
- 在没有糜烂性疾病的患者中，如果烧心症状缓解，H_2 受体拮抗剂（H_2-receptor antagonist，H_2RA）治疗可作为一种维持选择。在有夜间反流客观证据的患者中，如有需要，可在白天进行 PPI 治疗的基础上睡前增加 H_2RA 治疗，但可能使用数周后出现快速耐药。
- 在没有诊断评估的情况下，对 GERD 患者不应使用抑酸以外的治疗方法，包括促动力疗法和（或）应用巴氯芬。
- 在非妊娠 GERD 患者中，硫糖铝没有作用。
- 如果临床需要，PPI 对妊娠患者是安全的。

Adapted with permission from Katz PO，Gerson LB，Vela MF. Guidelines for the diagnosis and management of gastroesophageal reflux disease. Am J Gastroenterol 2013；108（3）：308-328.

缓解烧心症状。一项 Cochrane 荟萃分析证实，PPI 在非糜烂性 GERD 中的疗效优于 H_2 受体拮抗剂和安慰剂。传统的缓释 PPI 应在当天的第一餐前 30 ～ 60 分钟服用，因为此时大多数质子泵都处于活跃状态。患者应从每日 1 次剂量开始；如果疗效不佳，建议一天 2 次给药，特别是对于有夜间症状的患者。对于糜烂性食管炎，建议采用 8 周疗程的 PPI 治疗以控制症状和促进黏膜愈合。

选择。有 4 种 PPI 处方药物（雷贝拉唑、泮托拉唑、埃索美拉唑、右旋兰索拉唑），以及 3 种非处方药物（奥美拉唑、兰索拉唑、奥美拉唑 - 碳酸氢钠）。荟萃分析显示，埃索美拉唑在治疗糜烂性食管炎方面优于奥美拉唑和兰索拉唑，对于较严重的食管炎具有更大的优势。奥美拉唑 - 碳酸氢钠是一种即时释放剂型，结合了非肠溶 PPI 和抗酸剂，以防止胃降解，在夜间控制胃 pH 值比缓释 PPI 更有效。PPI 的副作用包括头痛、腹泻、便秘和腹部疼痛。如果患者在使用一种 PPI 时出现这些症状，减少剂量或改用另一种 PPI 可能有益。

促胃肠动力药物治疗

促动力药物的目的是增加 LES 压力及酸清除，或促进胃排空，以改善 GERD 症状。目前的药物如甲氧氯普胺和氨甲酰甲胆碱，控制烧心症状较有效，但在治疗糜烂性食管炎方面没有显示出额外获益。第三种药物西沙必利因心律失常导致的心脏骤停和死亡已于 2000 年退出市场（译者注：西沙比利目前在国内仍有售卖）。

甲氧氯普胺

甲氧氯普胺是一种多巴胺拮抗剂，已被证明可增加 LES 压力，促进食管蠕动，并改善胃动力。然而，它与中枢神经系统副作用有关，包括疲劳、嗜睡、焦虑、躁动、帕金森病、肌张力障碍和迟发性运动障碍。多潘立酮是另一种多巴胺拮抗剂，不透过血脑屏障，副作用方面较甲氧氯普胺更有优势，但目前尚未获得美国 FDA 批准用于治疗 GERD。

氨甲酰甲胆碱

氨甲酰甲胆碱是胆碱能激动剂，同样能提高 LES 压力，增加唾液分泌和食管酸清除。然而，其胆碱能副作用如潮红、视物模糊、头痛、腹部绞痛和尿频等常常难以耐受。该药也禁用于哮喘患者。

抗反流干预措施

在规范进行药物治疗和生活方式调整的基础上，仍有症状的患者可以考虑干预治疗手段，尽管没有证据表明这些措施可以防止 Barrett 食管的发展。

手术治疗

手术是 GERD 的长期治疗选择，包括腹腔镜 Nissen 胃底折叠手术或肥胖患者的减重手术。对于有烧心和（或）反流的特征性症状，且对 PPI 治疗反应良好的患者，或与 pH 值异常症状关联强的患者，抗反流手术与 GERD 的药物治疗同样有效。术前评估应包括上消化道内镜检查和（或）24 小时 pH 检查，以客观评估糜烂性食管炎和异常食管反流；同时进行压力测量，以排除贲门失弛缓症和严重食管动力不足。住院时间通常是 1 ～ 2 天，许多患者在 2 周内恢复正常活动。

在几项大型随机试验中，开腹和腹腔镜抗反流手术均未发现在统计学上更优于 PPI 治疗，特别是在 PPI 剂量可调的复发病例中。大约 25% 的患者出现吞咽困难、腹胀、胀气和腹泻等术后症状。此外，与内科治疗相比，接受抗反流手术的患者发生 Barrett 食管或食管腺癌的风险没有改变。手术治疗的长期缓解率各不相同，有 25% ～ 62% 的患者在术后 5 ～ 15 年重新接受抑酸治疗。近 20% 的 GERD 复发，需要完全恢复 PPI 治疗或进行二次手术干预。年轻人似乎治疗效果更佳，高龄、女性和合并症与预后欠佳相关。

内镜治疗

有几种新的内镜下胃食管反流治疗方法，可能减轻反流症状，副作用较小。这些治疗包括钛珠放置在贲门周围的磁性括约肌增强术，通过电极植入固有肌层电刺激 LES，以及经口无切口胃底折叠术。最近的一项荟萃分析显示，与经口无切口胃底手术和 PPI 治疗相比，腹腔镜下 Nissen 胃底手术能最大程度地改善 GERD 的生理参数。同样，美国胃肠病协会指南指出，目前还不能推荐内镜治疗 GERD 作为内科或传统外科治疗的替代方案。

维持治疗

GERD 是一种慢性复发性疾病，可能需要行为、饮食习惯和姿势的持续改变。在病情较严重的患者中，可能需要接受 H_2 受体拮抗剂和 PPI 的长期药物治疗。抗反流手术是顽固性反流症状或严重并发症患者的最终选择。

适应证

在严重糜烂性食管炎患者中，80% 的患者在停用 PPI 后 6 个月内会复发。因此，对于糜烂性食管炎和食管狭窄患者，以及在停用 PPI 后仍有反流症状的无并发症患者，建议维持 PPI 治疗。在严重糜烂性食管炎患者中，80% 的患者在停用 PPI 后 6 个月内会复发。因此，维持 PPI 治疗推荐用于存在糜烂性食管炎、狭窄或 PPI 停药后复发的患者。没有确切的数据证明持续使用 PPI 可防止 Barrett 食管的发生。一些数据表明其机制是多方面的，不仅仅涉及酸损伤，但在 PPI 使用者中发现了短节段 Barrett 食管。基于这些观察和对 Barrett 食管病理生理学的了解，在持续反流且长期使用 PPI 的患者中，建议 PPI 的适应证为用于控制反流症状和预防 Barrett 食管。

在无并发症的复发患者中，间歇性 PPI 治疗或按需治疗即可。正如系统综述数据所建议的，可以降阶梯治疗，完全或至少部分时间用 H_2 受体拮抗剂替代 PPI。逐渐减少药量比突然停药效果更好。

安全性

2009 年和 2010 年，FDA 发布了关于服用 PPI 的氯吡格雷使用者可能发生不良心血管事件以及骨质疏松患者存在手腕、髋关节和脊柱骨折风险的警告。其他副作用包括维生素缺乏、易患社区获得性肺炎和艰难梭菌感染。

一些 PPI 特别是奥美拉唑、兰索拉唑和埃索美拉唑，可能通过 CYP2C19 同工酶竞争代谢，抑制氯吡格雷向活性代谢物的转化，从而降低其抗血小板作用。泮托拉唑和右旋兰索拉唑的代谢途径不同，不会改变氯吡格雷的有效性。最近的一项荟萃分析未能找到一致的证据表明 PPI 和氯吡格雷之间存在不良相互作用。在一项随机对照试验中，在服用阿司匹林和氯吡格雷的患者中，预防性使用 PPI 可降低上消化道出血的发生率，且心血管事件发病率无显著性差异。

长期使用 PPI 也会导致钙质吸收减少，从而增加髋骨骨折的风险。然而，在加拿大的一项纵向研究中，过去 5 年 PPI 的使用与髋或腰椎骨质疏松症无关。因此，已知骨质疏松症患者可以继续使用 PPI 治疗，对髋部或其他骨折的担忧不应影响长期使用 PPI 的决定，除非患者有髋部骨折的其他危险因素。

据推测，PPI 通过创造一个酸性较弱的胃内环境来减少维生素 B_{12} 的吸收，从而阻止从膳食蛋白质中释放钴胺素。然而，目前没有临床证据支持维生素 B_{12} 缺乏和长期 PPI 使用之间的关联。

最近的研究证实，长期抑酸可能与社区获得性肺炎和肠道感染（如沙门菌、弯曲杆菌、艰难梭菌和自发性细菌性腹膜炎）的风险增加有关。目前的指南建议在高危患者中使用 PPI 时要谨慎考虑。

Barrett 食管的筛查和管理[21-22,58-63]

筛查

Barrett 食管是慢性胃食管反流病的一个严重并发症，容易发展为食管腺癌。尽管发展成恶性肿瘤的总体概率低，但男性、白人、肥胖、50 岁以上以及症状持续存在至少 5 年的慢性反流患者风险最高，特别是吸烟或饮酒患者，应该考虑进行 Barrett 食管筛查和上消化道内镜检查。尽管内镜筛查对于高危人群是否能提高生存率还有待确定，但共识指南推荐这样做。

监测和消融

一旦确定诊断，监测和消融的问题就出现了。关于 Barrett 食管持续监测方法有效性的争论仍在继续。没有随机对照试验表明无非典型增生的 Barrett 食管内镜监测影响患者生存；然而，一些观察性研究表明监测是有益的。美国医师学会的最佳实践指南建议对无非典型增生的患者进行监测，频率不高于每 3 ～ 5 年一次。

对非典型增生患者（特别是低级别非典型增生患者）的监测和消融是一个非常有趣的课题。荷兰一项重要的为期 3 年的随机研究中，对于低级别不典型增生患者接受射频消融治疗后，每年进行监测，结果显示射频消融显著减少了进展到高级别不典型增生或腺癌（1.5% *vs*.26.5%）和进展到腺癌（1.5% *vs*.8.8%），导致研究因此提前终止。92% 的患者非典型增生可完全根治。消融术的主要不良反应是狭窄形成，扩张治疗有效。这些发现表明，一旦出现非典型增生，应及早消融。

药物治疗

尽管抑酸治疗阻止 Barrett 食管肿瘤进展的证据不充分，但对于无非典型增生的 Barrett 食管的药物治疗与糜烂性反流疾病相似，仍推荐长期 PPI 治疗。对于无非典型增生患者，虽然每 3 ～ 5 年监测是合理的，但对于经病理学专家证实的轻度非典型增生患者，也应考虑进行消融，因为越来越多的证据表明可以防止其发展为恶性肿瘤。对于轻度非典型增生患者，另一种选择是每 6 ～ 12 个月密切监测一次。高级别非典型增生如果由于某些原因不能立即进行消融，需要提高监测频率为每 3 个月一次。

消融

Barrett 食管的内镜消融治疗有两种策略。第一种方法使用热能（通常通过激光、射频、电凝或氩等离子凝血）、冷能或光动力能量来破坏化生的黏膜。射频消融似乎是最有效的，当然手术效果与术者密切相关。第二种方法是内镜下黏膜切除术，使用圈套器或内镜刀切除 Barrett 上皮，病理标本评估侵入的深度。对长段 Barrett 食管和内镜无法处理的患者，外科食管切除术是最有效的治疗方法，但需要仔细评估风险和获益。

慢性咳嗽的管理 [42]

GERD 是慢性咳嗽的常见病因，也可伴有咽喉炎、夜间咳嗽、窒息和喘息等食管外症状。当慢性肺疾病患者主诉反流症状时，可考虑进行试验性大剂量 PPI 治疗。改善呼吸道症状可能需要几周的时间。使用茶碱治疗气道疾病的 GERD 患者应注意，该药物可通过降低 LES 压力而加重反流症状。

患者教育和转诊指征 [25,58,60]

慢性反流的成功治疗取决于患者坚持服药、改变饮食习惯和注意体位措施的依从性。全面检查特定的加重因素以及明确 GERD 的发病机制可能会帮助患者了解病情。患者需要意识到，没有单一的措施可以减轻反流症状，当所有措施联合进行时才有利于症状缓解。

转诊至胃肠专科主要是为了明确内镜检查指征，特别是在慢性反流症状持续至少 5 年的患者，以及那些有预警症状提示与 GERD 相关的严重并发症，包括狭窄、Barrett 食管、恶性肿瘤和出血的患者。孕妇或有食管外症状如持续咳嗽、喉部刺激或反复误吸的患者也应考虑专科转诊。对于出现难治性症状的患者，外科转诊行胃底折叠术可能是有益的。

（魏雅楠 翻译，王晶桐 审校）

第 62 章

黄疸的评估

JAMES M. RICHTER

黄疸或尿色加深通常提醒患者或患者家属应当尽快就医。由于担心肝炎或肿瘤，当相关症状很轻微时，患者可能门诊就诊。基层全科医生需要区分黄疸是由肝细胞功能障碍（可用药物治疗）引起，还是由胆道梗阻（通常需要内镜或外科手术干预）引起。具体的病因诊断对初始决策不那么重要，是次要任务。有效的临床评估需要了解黄疸的机制和临床表现，以及门诊诊断黄疸的适应证和局限性（见附录 62-1）。

病理生理学和临床表现 [1-3]

导致黄疸的机制包括：胆红素生成过多、肝脏摄取减少、结合受损、肝内胆汁淤积、肝外梗阻和肝细胞损伤。临床上，当血清胆红素水平达到 34.2 ～ 42.8 μmol/L 时，黄疸明显。皮肤黄染可与胡萝卜素血症类似，但后者无巩膜黄染。由于胆红素氧化为胆绿素，严重黄疸的患者常常表现出绿色。

胆红素生成过多

胆红素生成过多的常见原因是红细胞的破坏增加，少见原因可能是明显的无效红细胞生成。过量的血红蛋白和由此产生的胆红素释放到血液中，超过了正常肝脏的摄取能力，导致非结合高胆红素血症，总胆红素随之增加。肝细胞功能检查正常（尿、便外观也正常）。症状、体征和实验室检测结果均提示溶血或无效的红细胞生成（见第 79 章）。

摄取和结合减少

摄取和结合减少是非结合高胆红素血症的另一发病机制。肝细胞功能障碍的唯一证据是非结合胆红素增多。通常，病因为摄取和结合减少的遗传易感患者（吉尔伯特综合征）同时存在后天性疾病，如感染、心脏病或肿瘤。吉尔伯特综合征是一种良性疾病，主要表现为反复发作、自限性的轻度黄疸；通常，间接胆红素上升不超过 25.7 ～ 51.3 μmol/L。禁食和轻微疾病也可诱发轻度黄疸。

肝内胆汁淤积

肝内胆汁淤积发生在多个层面：细胞内（如肝炎）、肝内胆管内（雌激素导致）、肝内胆管间（吩噻嗪暴露）、小叶间隔导管（原发性胆汁性肝硬化）和小叶内胆管（胆管细胞癌）。无论发病部位如何，其临床表现均有相似之处。黄疸逐渐发生，瘙痒常见。肝大，光滑，无压痛；质地韧，但不像石头那样坚硬。除原发性胆汁性肝硬化外，脾大并不常见。大便呈白色，严重者出现脂肪泻。出现高胆红素血症，直接胆红素升高为主，伴随碱性磷酸酶明显升高，转氨酶轻度升高，血清白蛋白正常。尿色加深，尿胆红素检测呈阳性。脂溶性维生素吸收不良可延长凝血酶原时间，维生素 K 给药可改善凝血功能。

肝外梗阻

当结石、狭窄或肿瘤阻塞肝外胆管，影响胆汁流动时，就会发生肝外梗阻。胆囊结石、胆道手术或既往恶性肿瘤病史均可诱发梗阻。有时可触及胆囊肿大，特别是当肿瘤增大逐渐发生梗阻时，胆管呈现无痛性扩张。突发性疼痛是由于结石嵌顿于胆总管所致；随后可能出现发热和败血症，提示胆管炎。体重减轻是一种非特异性的表现，但如果体重明显减轻并伴有黄疸时，则提示胰头癌或肿瘤转移所致胆总管梗阻。肝外梗阻和肝内胆汁淤积的表现可能相同。肝脏通常增大，除非发生胆管炎或急性梗阻，一般表现为轻压痛。肝脏质地坚硬如岩石强烈提示恶性肿瘤可能。与肝内胆汁淤积症一样，表现为结合胆红素与血清碱性磷酸酶水平升高，转氨酶水平轻度至中度升高。凝血酶原时间延长，静脉注射维生素 K 可改善。由于直接胆红素尿，尿液呈深色。由于缺乏胆汁，大便发白。

肝细胞疾病

肝细胞疾病以肝炎最为典型，黄疸出现前有厌食、恶心、腹痛和不适等前驱症状（见第 58 和 70 章）。肝脏触痛和部分患者肝大很常见。转氨酶显著升高，但丙型肝炎和酒精性肝炎除外，这两种肝炎转氨酶的升高幅度不超过正常水平的 5 倍。碱性磷酸酶轻度升高至基线的 2 ～ 4 倍。尿色加深，大便发白。可能出现蛋白质合成减少的证据。凝血酶原时间是合成功能异常的第一个指标，因为在肝脏中生成的凝血因子半衰期不到 7 天。如果合成功能持续抑制超过 2 周，血清白蛋白开始下降。慢性肝细胞疾病可导致纤维化和肝硬化，并伴有门脉高压、周围水肿、腹水、男性乳房发育、睾丸萎缩、出血和脑病（见第 71 章）。

鉴别诊断 [1]

黄疸的原因很多，但可以根据主要的病理生

理机制和高胆红素血症的类型（结合或非结合；表62-1）进行分型。特别需要关注的是，患者可能存在多种发病机制同时共同作用。绝大多数病例是由梗阻、肝内胆汁淤积或肝细胞损伤引起。在年轻患者中，以肝炎为主。在老年患者中，结石和肿瘤往往是罪魁祸首。药物可能引起肝内胆汁淤积，其症状常与肝外病因相似。

表 62-1　黄疸的病理生理机制鉴别诊断

非结合高胆红素血症（尿胆红素阴性）
胆红素生成过多
肝脏对胆红素摄取减少
结合胆红素能力下降
结合高胆红素血症（尿胆红素阳性）
肝细胞疾病
肝内胆汁淤积
肝外梗阻

检查[1,4-17]

（见附录 62-1）

总体原则

病史和体格检查可以通过推测潜在病因缩小鉴别诊断范围（如鉴别肝细胞损伤与胆管梗阻）。在一项对 61 例黄疸患者进行肝脏活检的研究中，仅病史和体格检查就能正确识别 70% 的病毒性肝炎患者、80% 的肝硬化患者和 77% 的梗阻性黄疸患者。通过一些基础的实验室检查就可以检验和证实临床中的病理生理学假说。

病史

有助于鉴别病因的关键病史包括腹痛（提示梗阻）、饮酒史、肝炎接触史和流感样症状（这些都提示肝细胞疾病）。病史中，体重减轻、瘙痒、恶心、呕吐和厌恶烟草几乎没有判别价值。尿色深和大便发白可证实结合高胆红素血症，但不能区分肝脏疾病和梗阻性疾病。无腹痛并不能排除梗阻，特别是肿瘤生长或原发性胆汁性肝硬化缓慢发展所致的梗阻。病史中还应注意其他肝细胞疾病的危险因素（例如输血史、肝炎流行地区旅行史、食用生贝类食物、静脉吸毒、高危性行为和使用潜在的肝毒性药物，特别是对乙酰氨基酚）。胆囊结石病史、胆道手术史和高热提示梗阻性疾病。在并发疾病的背景下，发作性黄疸的家族病史需考虑吉尔伯特病。如果患者报告使用雌激素、吩噻嗪等可导致肝内胆汁淤积的药物，则应考虑肝内胆汁淤积。

体格检查

有助于诊断晚期肝细胞疾病的征象包括：肝脏缩小、门脉高压征象（腹水、脾大、腹壁静脉显露）、扑翼样震颤、外周水肿（由低蛋白血症引起）、蜘蛛痣、男性乳房发育和肝掌。轻到中度的肝大和轻触痛或叩诊时的轻微叩击痛也与肝细胞疾病有关，特别是急性病毒性肝炎所致。胆囊可触及（Courvoisier 征）提示胆总管恶性梗阻。肝脏明显肿大（肋缘以下 ≥ 6 cm）可发生在肝外梗阻的情况下，也可发生在晚期肝浸润、严重的肝淤血和肝转移癌。如果梗阻是急性发作，可能伴有肌紧张、反跳痛和发热。瘀斑的出现与梗阻性和肝细胞性发病机制相关。发现大便发白和尿色加深同理。

实验室检查

实验室检查用于明确疾病的发病机制和评估疾病严重程度，特别是在病史和体格检查不能明确诊断的时候。可以从尿液胆红素测定开始，这是一种简单、廉价但经常被忽视的检测方法，可以在诊室快速完成。因为只有结合胆红素出现在尿液中，表明有高结合胆红素血症和胆汁淤积、梗阻或肝细胞损伤的可能性；尿液胆红素阴性说明胆红素生成过多、摄取和结合减少。结合和非结合血清胆红素水平测定可通过定量的方式证实尿液检查结果，并提示疾病的严重程度。

高非结合胆红素血症

非结合胆红素升高，尿中胆红素阴性，应开始寻找溶血证据（见第 79 章）、无效的红细胞生成、黄疸的遗传病因以及并发的全身性疾病。标准的“肝功能检查”对评估高非结合胆红素血症的作用不大，表现为结果正常或轻微和非特异性升高。

高结合胆红素血症：鉴别肝细胞损伤与肝内外胆汁淤积

尿中胆红素阳性提示应重点关注肝脏和胆道系统。检测需要包括血清转氨酶：天冬氨酸转氨酶

（aspartate aminotransferase，AST）；丙氨酸转氨酶（alanine aminotransferase，ALT），以前称为血清谷草转氨酶（serum glutamic-oxaloacetic transaminase，SGOT）和血清谷丙转氨酶（serum glutamic-pyruvic transaminase，SGPT）。还必须测定碱性磷酸酶、凝血酶原时间和血清白蛋白。机械性梗阻和肝内胆汁淤积的特征是碱性磷酸酶显著升高（正常水平的 4 ～ 5 倍）和转氨酶轻度升高（正常水平的 2 ～ 3 倍）。5′- 核苷酸酶水平的上升类似于碱性磷酸酶水平，但特异性更强。肝细胞疾病的特点是血清转氨酶水平上升明显高于碱性磷酸酶。如前所述，丙型肝炎和酒精性肝炎是例外，在这两种肝炎中，转氨酶可能只是轻度升高（不超过正常上限的 2 ～ 3 倍）。ALT 升高对肝病更有特异性，AST 在心肌或骨骼肌损伤时也会升高。

区分肝细胞疾病与胆汁淤积性和梗阻性疾病，可以通过肝合成功能测定，必要时可以观察合成功能对维生素 K 的反应。对肠外维生素 K 无反应的凝血酶原时间延长高度提示肝细胞衰竭。胆汁淤积和梗阻也可使凝血酶原时间延长，但维生素 K 可以逆转。当发生大量肝细胞损伤和合成能力被抑制数周时，血清白蛋白水平下降。解释白蛋白水平需要考虑饮食摄入量和潜在的蛋白质丢失的影响。

有时需要肝活检来确定肝细胞损伤的原因（另见第 70 和 71 章），但怀疑梗阻性黄疸时不考虑肝活检，因为胆管扩张和严重的凝血功能障碍可导致胆汁性腹膜炎。一旦梗阻排除或缓解，就可以考虑进行活检，特别是当有肝衰竭、门脉高压或脑病的证据或黄疸持续 3 个月以上时。

碱性磷酸酶显著升高：鉴别肝外梗阻与肝内胆汁淤积

碱性磷酸酶显著升高出现在梗阻性疾病中，肝内胆汁淤积也可见。后者有时在肝细胞损伤患者中出现，如病毒性、酒精性和药物性肝炎。然而，碱性磷酸酶水平不升高（< 50 IU/dl）在肝外梗阻性疾病少见。碱性磷酸酶升高也可见于骨代谢疾病。通过测量酶或 5′- 核苷酸酶（这是肝胆病因来源的）的热稳定部分，可以将骨性病因与肝胆病因区分开来。另一种胆汁淤积损伤的标志物是 γ- 谷氨酰转肽酶。由于其肝脏特异性和敏感性优于碱性磷酸酶，即使是轻微的、亚临床水平的肝功能障碍，谷氨酰转肽酶也会升高。

根据临床数据和肝功能检测结果（包括对维生素 K 的反应），通常可以将肝细胞疾病与胆汁淤积和肝外梗阻区分开来，但如果不进一步检测，可能无法区分胆汁淤积和肝外梗阻。临床评估和肝功能检查对发现梗阻的敏感性为 90%，但其预测价值仅为 75%；临床怀疑有梗阻的患者中有 25% 最终确诊为肝内胆汁淤积。由于机械性梗阻需要通过外科手术、内镜或放射性治疗来恢复胆汁流动，因此两者的鉴别对治疗至关重要。

因此，临床对梗阻性疾病必须通过影像学手段来确定。只有当临床上梗阻的可能性很低时，才不需要进行胆道成像来区分肝内胆汁淤积和肝外胆管梗阻。可用的成像方式包括以下几种。

超声检查提供了一种低成本、无创的方法来进行胆道成像以评估黄疸。特异性超过 90%，敏感性为 47% ～ 90%，具体取决于胆管梗阻的持续时间和程度。早期、急性或间歇性梗阻的病例可能会被漏诊，除非在导管扩张数天后再次进行超声检查。在胆囊切除术后或梗阻解除后导管扩张持续存在时，可能出现假阳性结果。在约一半的病例中，超声检查不能显示梗阻的程度，也不能很好地发现梗阻的原因，除非是胰头部的肿块。胆总管结石经常不易被发现（如果导管未扩张，敏感性为 50%；如果扩张，敏感性为 75%）。超声检查对有肠道积气或明显肥胖患者的技术质量往往不足，因此需要重复检查或进行计算机断层扫描。

计算机断层扫描在诊断梗阻性黄疸的敏感性、特异性和预测价值方面与超声相似。与超声不同的是，该检查结果不会被肠道气体或脂肪所掩盖，而且比超声更能检测梗阻程度，提供更详细的解剖细节。这在计划进行手术干预时是很有帮助的。胆管造影术通常仍然是必要的。

磁共振胰胆管造影术（magnetic resonance cholangiopancreatography，MRCP）是一种新型的胰胆管造影技术。基于核磁原理对胆总管结石和其他疾病进行增强检测，敏感性接近侵入性成像方式。其成本较高，但低于经内镜逆行胰胆管造影术（endoscopic retrograde cholangiopancreatography，ERCP），而且安全性优于其他方法，不需要辐射暴露或侵入性操作。MRCP 的准确性越来越高，如果临床强烈怀疑胆总管梗阻（即使超声或计算机断层扫描不能诊断）或在制订治疗计划时需要额外的解剖学细节，MRCP 可代替 ERCP 用于筛查患者。

ERCP 和较新的超声内镜检查也可以检查壶腹和胰腺，严重并发症的发生率较低。对于胆囊切除术后可能仍有总胆管结石的患者，内镜下乳头切开术使逆行胰胆管造影具有优势。经内镜或经肝胆道梗阻引流技术已经很成熟，尽管在大多数中心偶尔有用，然而 ERCP 几乎已经完全取代了经肝胆管造影。

辅助检查

其他检查手段由于在黄疸评估中的作用有限而有争议。腹部和上消化道平片几乎无法提供有效的诊断信息。肝胆核素显像解剖分辨率较差，通常不能帮助区分肝内胆汁淤积和肝外梗阻，更适合胆囊炎的诊断；胆道闪烁显像在评价黄疸方面没有价值，而且可能会产生误导。

入院、会诊和转诊指征 [1]

大多数急性病毒性肝炎引起的黄疸患者可以在门诊治疗，除非他们不能维持水平衡或开始出现严重的肝细胞衰竭，如凝血酶原时间延长（见第 71 章）。当黄疸合并发热及腹膜征象提示胆管炎时，必须入院治疗，并静脉注射抗生素和及时进行外科会诊。

如前所述，如果临床怀疑肝外梗阻，建议咨询胃肠病学专家、外科医生或有黄疸评估经验的放射科医生，特别是在很难区分肝内胆汁淤积和肝外梗阻时。

当怀疑有肝细胞疾病，且有肝衰竭、门脉高压或脑病的证据时，或黄疸持续超过 3 个月时，肝活检可明确诊断。应咨询熟悉肝病和穿刺活检技术的胃肠病学专家。

症状缓解 [1]

轻度黄疸无明显损伤性表现，但胆红素明显升高时可引起严重的瘙痒。消胆胺已成功用于治疗瘙痒，值得尝试。每包 9 g 的粉末中含有 4 g 胆胺树脂，用橙汁或苹果酱混合，每天服用 3 次。脂溶性维生素的吸收可能会受到消胆胺的影响，可以口服或肠外补充维生素 A、D 和 K。消胆胺还可能干扰药物的吸收，建议在服用消胆胺前至少 1 小时服用。便秘或腹泻是其常见副作用，症状轻微（另见第 71 章）。

附录 62-1

偶发肝功能指标升高的无症状患者的评估 [1–12]

在肝功能检查中偶然发现孤立的异常，如转氨酶、胆红素或碱性磷酸酶的异常，引起了人们对潜在严重肝脏或胆道疾病的关注。例如，长期队列研究发现，在孤立性转氨酶升高的人群中，死亡率显著增加。即使患者没有症状，也需要知道何时以及如何进行进一步的检查，列出潜在的重要原因。本附录主要介绍一些重要的肝、胆源性疾病以及一些肝外病因。

病理生理学和临床表现

孤立性血清转氨酶升高

孤立性的转氨酶升高可能是肝细胞损伤的先兆。传统的正常值上限（男性 40 U/L，女性 30 U/L）是在评估慢性丙型肝炎和非酒精性脂肪性肝炎（nonalcoholic steatohepatitis，NASH）之前确定的，导致无症状的患者被纳入“正常”之列。当这些人被排除在外时，测试的正常上限需要下调（男性从 40 U/L 下调到 30 U/L，女性从 30 U/L 下调到 19 U/L）。这样做可以提高其检测肝病的敏感性，而不影响特异性（例如，无症状慢性丙型肝炎检测的敏感性从 0.55 上升到 0.76，而特异性则从 0.97 下降到 0.89）。

非酒精性脂肪性肝病 / 非酒精性脂肪性肝炎

非酒精性脂肪性肝病（nonalcoholic fatty liver disease，NAFLD）在美国相当普遍，患病率在成人中高达 25% ～ 40%，主要是肥胖人群，特别是合并代谢综合征的患者。甲状腺功能减退、多囊卵巢综合征、阻塞性睡眠呼吸暂停和阳性家族史也会增加 NAFLD 的风险。20% 的 NAFLD 患者会发生 NASH，其病理学特征为肝细胞脂肪气球样变伴炎症细胞浸润，伴或不伴纤维化。炎症过程的持续和进展导致显著的纤维化和发展为肝硬化。值得关注的是，多达 30% 的 NASH 患者有发展成肝硬化的风险，这使 NASH 有可能成为慢性肝病和需要进行肝移植的主要原因（见第 70 章）。

临床上，大多数 NASH 患者直到病程后期都没有症状，仅表现为肝大，但由于肥胖往往无法识别。尽管不具特异性，但有助于将其与酒精性肝炎（脂肪肝的另一个原因）鉴别的一个特征是实验室检查提示转氨酶水平孤立地升高，是正常水平的 2 ～ 4 倍，AST 与 ALT 的比值小于 1。在约 30% 的患者中，碱性磷酸酶可能有轻微升高。有时会发现低滴度的抗核抗体和抗平滑肌抗体，但意义不明。临床表现和进程随着体重减轻和血糖控制而有所变化，但如果不留意，病情可能逐渐进展。

慢性病毒性肝炎（见第 70 章）

慢性乙型或丙型肝炎患者可能是无症状的，仅表现为轻微的转氨酶升高。高危因素如药物滥用、高危性行为或输血史可能是唯一的线索。如果不治疗，病情可能发展为肝硬化和肝细胞癌。

酒精性肝炎

急性和慢性酒精过量均有可能引起转氨酶升高，其特征为 AST 与 ALT 的比值大于 2∶1。戒酒可以限制损害，持续饮酒则会导致肝细胞脂肪变性，并伴坏死、中性粒细胞炎症浸润和小结节性肝硬化的典型纤维化结局（见第 70 章）。在隐匿性饮酒的患者中，这种情况可能直到疾病晚期才会被发现（见第 228 章）。

自身免疫性肝炎

轻度自身免疫性肝炎症状轻微，仅表现为转氨酶略升高，尽管它可能发展为临床表现更明显的疾病。女性比男性更易受累。发病年龄一般在 40 ～ 50 岁。血清学结果显示有大量的自身抗体，包括抗平滑肌抗体和抗核抗体。通常需要肝活检确诊，其特征为门静脉周围炎性淋巴浆细胞浸润伴肝细胞坏死。患者可能有其他形式的自身免疫性疾病和高 IgG 水平。自身免疫性肝炎可能进展为肝硬化和肝衰竭。

遗传性血色素沉着病

这种常染色体隐性遗传病表现为铁过度吸收和沉积，主要见于 *HFE* 基因突变 C282Y 纯合子的男性。这种情况在北欧裔白人中最为普遍，而在非白人人群中很少见。大约 10% 的人在中年或晚年发病。许多器官可发生铁沉积，包括肝脏、心脏、骨骼、关节、胰腺和性腺，可能导致器官衰竭。血清铁蛋白的显著升高和高转铁蛋白饱和度是特征性的和典型的先兆症状。转铁蛋白升高程度与病情进展和预后相关。无症状的血清转氨酶升高可能是肝脏受累的先兆。最初的症状可能是非特异性的，包括虚弱、嗜睡、关节痛和性功能障碍，类似于抑郁症。如不加控制，疾病进展可导致肝硬化、心肌病、心律失常、糖尿病、皮肤色素沉着和性腺功能减退。如果考虑可能发展为肝硬化时，应进行肝活检。

肝豆状核变性

该病多见于年轻患者，可伴有神经精神症状。眼部体检发现 K-F 环是一个重要的提示。血清铜蓝蛋白升高和尿铜排泄增多是其特征性表现。

孤立性碱性磷酸酶升高

碱性磷酸酶广泛存在于肝胆内外的各种细胞中，在多种情况下会出现升高。

肝外疾病

只有肝胆系统内的疾病可引起 γ- 谷氨酰基转移酶（gamma-glutamyltransferase，GGT）和 5′- 核苷酸酶同时升高，这有助于与其他部位疾病所致的升高区分开来。主要的肝胆外疾病源自骨（骨折愈合、Paget 病、骨软化、维生素 D 缺乏、骨肉瘤和骨转移性疾病）、甲状腺（甲状腺功能亢进、甲状旁腺功能亢进）、血液系统恶性肿瘤（白血病、淋巴瘤）、心脏和肾衰竭。

原发性胆汁性胆管炎（原发性胆汁性肝硬化）

这种自身免疫性疾病被认为是遗传易感人群对环境暴露的反应。潜在的诱发因素包括药物、杀虫剂、化妆品以及细菌和病毒感染。吸烟是一个可能的危险因素，可能会加速病情发展。女性患病人数是男性的 10 倍。早期唯一的表现可能是孤立性碱性磷酸酶升高与 GGT 升高。病情进展与碱性磷酸酶升高和高胆红素血症的发展以及乏力和瘙痒有关。血清学特征是存在抗线粒体抗体（antimitochondrial antibody，AMA），在 90% ～ 95% 的患者中呈阳性。AMA 检测的敏感性为 98%，特异性为 96%。抗核抗体（ANA）阳性见于 20% ～ 50% 的患者。典型的活检结果为小叶内胆管的炎症和破坏。尽管有改善疾病的治疗手段，但该病通常缓慢进展（见第 70 章）。

原发性硬化性胆管炎

该病男性更多见，男女患病比例为 3∶2，环境因素似乎也诱发了遗传易感宿主发病。典型发病年龄为 40 岁左右。近 80% 的患者会发展为炎症性肠病，尽管发病可能在多年后。5% 的人患有自身免疫性肝炎。原发性硬化性胆管炎的发病可能是隐匿性的，初始征象是碱性磷酸酶不明原因地持续升高。不到一半的患者在诊断时发现肝大和脾大。胆道系统的影像学表现为典型的胆管狭窄，无须肝活检即可诊断。这种疾病没有已知的对因治疗方法，往往进展缓慢。预期寿命超过 10 年。患肝胆管癌的风险增加，炎症性肠病患者发生结肠癌的风险也会增加。

肝转移

肝脏转移性疾病在出现其他症状之前，可能表现为无症状的、孤立的碱性磷酸酶升高。监测碱性磷酸酶是观察是否有肝转移的一种方法，特别是胃肠道腺癌（见第 87 章）。

孤立性胆红素升高

大多数孤立性高胆红素血症是由于胆红素摄取或结合障碍所致，表现为非结合胆红素显著增加。其机制可能是遗传缺陷、药物引起的肝脏吸收障碍或大量血红蛋白分解代谢产物进入肝脏。

吉尔伯特综合征

在没有药物治疗和溶血的情况下，大多数非结合高胆红素血症是由吉尔伯特综合征所致，可见于 5% ～ 10% 的成年人。遗传缺陷（*UGT1A1* 基因突变）导致胆红素的间歇性升高，通常在禁食、过度消耗或感染的应激情况下发生。胆红素结合减少了近 70%，产生的结合胆红素比例通常小于总胆红素的 20%，总胆红素不超过 85.5 μmol/L。对肝脏合成功能无不良影响，肝脏体检正常。这会增加发生胆结石的风险和化疗药物的不良反应，但在其他方面不会对健康造成重大不良影响。该病与心血管死亡率的降低有关，但也与乳腺癌风险的增加有关。

急性溶血

在明显的急性溶血情况下，正常的肝脏可能会因过量的血红蛋白分解产物而不堪重负。除了血清非结合胆红素升高外，乳酸脱氢酶也会升高，外周血涂片显示溶血迹象（见第 79 章），血清结合珠蛋白明显降低。

药物因素所致

影响胆红素结合的药物包括伊立替康、吉非罗齐和蛋白酶抑制剂（如阿扎那韦和茚地那韦）。

鉴别诊断

（表 62-2 ～ 62-4）

检查

孤立性转氨酶升高

在进行全面检查之前，应复查血清转氨酶水

平（AST 和 ALT，也称为 SGOT 和 SGPT）并进行全面的肝功能检查，以确认目前孤立的无症状肝功能检查异常。复查的时间应基于对时间关键性诊断（如酒精性肝损伤、药物中毒、病毒性或自身免疫性肝炎）的怀疑程度。

病史

首先要询问的是 NASH 和隐匿性酗酒，可以询问前者的危险因素和相关疾病（肥胖、高血压、血脂异常、葡萄糖耐量异常）及后者的筛查问题（见第 228 章）。还要询问是否存在病毒性肝炎的危险因素（见第 57 章）和自身免疫性疾病的表现（见第 146 章）。对于那些可能存在肝细胞毒性的药物需要进行审查（表 62-3）。询问是否有血色病及其他原因无法解释的并发症（肝硬化、心力衰竭、心律失常、糖尿病、关节炎）的家族史。此外，询问是否有与肝细胞损伤及其严重程度相关的症状（疲劳、瘀斑、黄疸）。

体格检查

检查肝细胞损伤的迹象（黄疸、巩膜黄染、瘀斑、蜘蛛痣），并记录肝大或脾大的情况。

实验室检查

首先是通过检测血清白蛋白和凝血酶原时间来评估肝细胞合成功能的状态。转氨酶水平和模式值得关注。AST 与 ALT 之比大于 2∶1，提示酒精所致肝损伤，尤其是在 AST 低于 300 mg/dl 时。然而，这个比率既不特异，也不敏感；诊断需要确凿的证据（例如有明确的饮酒史）。肥胖患者的这一比率小于 1.0，则提示 NASH。

对于有危险因素的患者，应进行病毒性肝炎血清学检查（如 HBsAb、HBsAg、抗 -HCV 抗体）。除了抗核抗体，如怀疑自身免疫性肝炎应进行抗平滑肌抗体的检测（见第 146 章）。超声检查用于识别可疑的肝脂肪变性。

如果患者有特发性肝硬化家族史或其他提示血色病的特征（乏力、关节痛、性欲低下、糖尿病），则应测定血清铁、转铁蛋白（总铁结合能力）和铁蛋白。转铁蛋白饱和度（血清铁与总铁结合力的比值）大于 45% 是大多数权威机构诊断血色病的阈值。铁蛋白浓度有助于确定铁过载的程度。同时患有神经精神疾病的年轻患者应考虑进行血清铜蓝蛋白测定，以检查是否存在肝豆状核变性。

咨询肝脏专家考虑是否需要进行肝活检。活检可用于确诊以及确定病变范围和严重程度，有助于指导治疗。超声弹性成像可用于评估肝脏硬度，并有助于确定可能进展为肝硬化的病例是否需要进行活检。在特发性病例中，探查性活检的有效性尚

表 62-2　无症状转氨酶升高的重要病因
非酒精性脂肪肝性肝炎
隐匿性酗酒
慢性丙型肝炎
慢性乙型肝炎
自身免疫性肝炎
血色病
肝豆状核变性

表 62-3　可能引起转氨酶升高的常见药物和物质
阿卡波糖
别嘌醇
胺碘酮
阿莫西林 - 克拉维酸钾
巴氯芬
安非他酮
卡马西平
环丙沙星
红霉素
肼苯哒嗪
异烟肼
伊曲康唑
酮康唑
甲氨蝶呤
米诺环素
烟酸
呋喃妥因
非甾体抗炎药
苯妥英钠
吡格列酮
蛋白酶抑制剂
利福平
他汀类药物
磺胺类药物
磺酰脲类药物（如格列本脲）
他莫昔芬
曲唑酮
甲氧苄啶 - 磺胺甲噁唑
丙戊酸

不明确。在对这些病例进行活检的回顾中，大多数病例都发现了脂肪变性，而慢性肝炎加肝硬化只占大约 1/4。需要关注这一结果是否会改变患者的治疗选择。如果是，那么活检诊断肯定是值得考虑的，而且是必不可少的。考虑到 NAFLD 的高发生率，对肥胖代谢综合征患者，我们可能会采取另外一种方式代替活检，并建议在重复肝功能检查后进行锻炼、饮食控制和减重。

孤立性碱性磷酸酶升高

应在进行 GGT 检测的同时重复检测 LFTs，以确认孤立性碱性磷酸酶升高的性质，并将肝胆来源与肝胆外来源区分开来。

表 62-4 孤立性碱性磷酸酶升高的重要病因

肝胆来源
原发性胆汁性胆管炎
肝脏肿瘤浸润
原发性硬化性胆管炎
肝胆外来源
充血性心力衰竭
Paget 病
妊娠
维生素 D 缺乏 / 骨软化病
原发性或继发性甲状旁腺功能亢进
甲状腺功能亢进
骨肉瘤
骨折愈合
白血病、淋巴瘤

病史

如果怀疑是肝胆外来源，应检查有无骨痛、维生素 D 摄入不足、肾衰竭或心力衰竭史、甲状腺功能亢进和心力衰竭症状。妊娠也不应该被忽视。对于可疑的肝胆来源，询问是否存在 ANA 相关自身免疫性疾病的症状（见第 146 章）可能会有意义。

体格检查

应检查甲状腺功能亢进（见第 95 章）和心力衰竭（见第 32 章）的症状，并注意任何部位的淋巴结肿大、肝大、全身水肿、骨痛或骨畸形。

实验室检查

对于肝胆外来源，全血细胞计数和分类、维生素 D 水平、TSH 和 PTH 应该足以排查是否存在亚临床但重要的病因，并辅以任何可疑部位骨平片检查。尿素氮和肌酐检查肾功能也可以排除肾衰竭。

对于可疑的肝胆来源，首要的检查是对肝脏和胆道系统进行超声检查，以检查有无胆管梗阻。在已知恶性肿瘤的患者中，通过计算机断层扫描肝脏影像以确定肝转移的证据。对于有自身免疫性疾病风险的女性，应考虑进行血清抗线粒体抗体检测，特别是已知 ANA 阳性或超声显示原发性胆管炎特征性表现的患者。

孤立性高胆红素血症

通过检查全血细胞计数、外周血涂片、结合珠蛋白、LDH 和网织红细胞计数来排除溶血。通常不需要检测吉尔伯特综合征的特征性基因突变。如果发现溶血的证据，则需要进一步检查（见第 79 章）。

管理

见第 70 和 71 章。

（魏雅楠 翻译，王晶桐 审校）

第 63 章

消化道出血的评估

JAMES M. RICHTER

门诊患者经常会主诉有轻微或自限性的消化道出血，包括黑便（柏油样便）、便血（经直肠排出鲜红色或深褐色血便）或呕血（呕吐鲜红或暗红色血液）。有时，消化道出血可能是隐匿性的，只有在粪便潜血筛查呈阳性或缺铁性贫血时发现。关于消化道出血的性质和速度的判定，取决于疾病的特点、严重程度和剧烈程度。最佳决策需要了解影像学检查、内镜检查和粪便潜血检查的敏感性和特异性，确定严重潜在病变的可能性。

病理生理学和临床表现 [1–10]

呕血与黑便

呕血通常提示出血在 Treitz 韧带以上，空肠出血少见。然而，没有呕血症状并不代表不存在活动性上消化道出血。黑便常见于回盲瓣近端失血，血红蛋白在此转化为血红素，使大便呈柏油状的黑色外观。当肠道蠕动缓慢时，右侧结肠出血也可引起黑便。

对门诊和在急诊科就诊的黑便或呕血患者的研究发现，大约 35% 的患者患有溃疡，10% 为 Mallory-Weiss 撕裂，10% 为食管静脉曲张，5% 为胃炎，1% 为胃癌。20% 的患者通常因为没有进行内镜检查而未发现病因，5% 的患者发现多处病变。

慢性肾衰竭患者出血的风险增加，血管畸形和食管炎是最常见的原因。

便血

便血常源于左半结肠或肛门直肠区的病变。如果肠道蠕动过快，右半结肠、小肠甚至胃部病变可导致类似的表现。粪便潜血试验阳性可提示隐匿性胃肠道出血，也可能存在无明显原因的缺铁性贫血。出血的来源可能在胃肠道的任何部位。在一项对贫血的赛跑选手的研究中发现其粪便血红蛋白增加。

在严重便血的情况下，年龄对鉴别诊断有重要影响。在年轻人中，Meckel 憩室、炎症性肠病和息肉是最主要的病因。在 60 岁以下的成年人中，憩室病、炎症性肠病和息肉是主要病因，其次是恶性肿瘤和血管畸形。在年龄大于 60 岁的人群中，大多数病例是由血管畸形、憩室病、恶性肿瘤和息肉造成的。

大多数轻至中度肛门直肠出血的患者都有肛管病变，约 15% 有结直肠疾病，约 5% 有肛周皮肤问题。最常见的病因包括痔疮（约 50%）、肛裂（20%）、肿瘤（5%）和炎症性肠病（5%）。近 10% 的病例在检查时没有发现明确病因。大多数肿瘤位于肛门上方 10 cm 以上，肛门指诊无法触及。

在接受结肠镜检查的未确诊的直肠出血患者中，近一半有明显病变。常见的有息肉、炎症性肠病、癌症、憩室病和血管畸形。

失血的表现和预测因素

临床表现与出血的频率和持续时间有关。在已知出血的情况下，体位性低血压（从仰卧位转为站立时血压下降超过 10 mmHg 或心率增加大于 10 次 / 分）提示血管内容量不足和严重急性出血。乏力和劳力性呼吸困难是贫血的典型症状，由缓慢、慢性失血引起。患者对出血量的描述往往不可靠。急性下消化道出血严重程度的早期预测因素包括心率大于 100 次 / 分、收缩压小于 115 mmHg、晕厥、腹部检查无压痛、早期复发性直肠出血、服用阿司匹林和存在两种活动性合并症。

口服抗凝药治疗期间的消化道出血

服用治疗剂量的抗凝药时出现消化道出血的患者可能有潜在的病变，需要进行详细的评估。在一项对 3800 例接受抗凝治疗患者的研究中，45 例患者发生了消化道出血。在 32 例患者中确定了来源：13 例有痔疮，9 例有消化性溃疡，7 例有肿瘤，3 例有其他病变。同时使用非甾体抗炎药（nonsteroidal anti-inflammatory drug，NSAID）会显著增加严重上消化道出血的风险，尤其是在老年人群中。

鉴别诊断 [17]

胃肠道出血的主要原因可以根据临床表现进行分组（表 63-1）。呕血提示要考虑重要的上消化道病因。黑便需要考虑上消化道的原因以及小肠和右侧结肠来源。便血提示肛门直肠或结肠疾病，如果出血量较大，还会出现小肠甚至上消化道病变。特定疾病的患病率随研究人群、采用的诊断方法和调查时间的变化而变化。黑便和愈创木酯粪便潜血试验阳性的鉴别诊断必须考虑鼻出血和呼吸道出血。

表 63-1 消化道出血的鉴别诊断

消化道出血的鉴别诊断
呕血
食管静脉曲张
食管炎
食管溃疡
Mallory-Weiss 撕裂
食管癌
胃炎或十二指肠炎
胃或十二指肠溃疡
胃肿瘤（癌、淋巴瘤、罕见的平滑肌瘤 / 肉瘤）
毛细血管扩张
血管发育不良，特别是合并肾衰竭的患者
黑便
所有导致呕血的病因再加上：
Meckel 憩室
克罗恩病
小肠肿瘤（少见）
便血
痔疮
肛裂
结肠息肉
结直肠癌
结肠憩室
炎症性肠病
如果大量出血，考虑是否有任何上消化道或小肠病变

检查 [6,12-20,29]

病史和体格检查可以协助判断出血的位置和严重程度，但通常需要额外的检查来确定确切的病因。在前面提到的 311 例直肠出血患者的研究中，28% 的人仅凭病史和体格检查就明确了诊断。不可否认的是，病史和体格检查在决定检查的速度以及检查的选择和顺序方面有重要作用。

严重急性出血的检查和风险分层

当就诊患者疑有活动性出血时，首要任务是要确定出血的严重程度和速度。应询问患者是否存在体位性眩晕。确切的出血量不能由病史准确判断，但对于描述出血量非常大的情况应予以认真对待。当患者主诉有大量失血或头晕时，应立即检查生命体征，是否存在体位性低血压。当患者从仰卧位站起来时，如果收缩压下降超过 10 ～ 15 mmHg 或心率增加超过 10 ～ 15 次 / 分，应考虑立即住院。急性下消化道出血、心率大于 100 次 / 分、收缩压小于 115 mmHg、晕厥、腹部查体无压痛、早期复发性直肠出血、同时服用阿司匹林，或存在两种活动性合并疾病，均提示严重出血风险增加。

风险分层有助于确定入院及早期内镜评估和治疗的必要性。预后不良的临床预测因素包括年龄大于 65 岁、合并疾病或整体健康状况差、直肠检查或呕吐物中有鲜血、低血压和持续出血。低血红蛋白水平也预示风险增加，但在失血的急性期如果有足够的时间进行血管内容量的再平衡，血红蛋白或血细胞比容的下降可能很小。Blatchford 临床预测评分（表 63-2）是一种经过验证的风险分层工具，包含了多种上述因素来帮助确定需要紧急入院和干预的患者。

病史

一旦确定失血速度或出血量不会造成直接危险，就可以在诊室进行评估。明确出血的性质（黑便、呕血或便血）不仅有助于评估出血的严重程度，而且有助于确定出血的大致位置。获得准确的描述是必要的，检查潜在的混淆因素也是必要的。不能将黑色的粪便误认为是真正的黑便，应该检查是否摄入了可能使大便变黑的物质，如铋剂、铁剂、木炭或菠菜。大量食用甜菜后会出现红色粪便。应考虑造成大便假阳性结果的因素（例如使用含有愈创木酚甘油醚的咳嗽糖浆、近期进食少见的红肉），但阳性的测试结果不应掉以轻心。

当报告有呕血时，必须寻找食管、胃和十二指肠出血的来源。有肝硬化、慢性肝病或酒精中毒史的人要怀疑食管静脉曲张。服用阿司匹林、酒精或非甾体抗炎药可能提示溃疡或胃炎引起出血。有消化性溃疡病史，对抗酸剂有反应或与食物摄入有关的上腹痛，都有可能是胃或十二指肠溃疡出血，正如已知的幽门螺杆菌感染，特别是在使用非甾体抗炎药的情况下。对于有典型溃疡病史的患者，出血时需要注意；可能会发现不止一个潜在的出血部位（如食管静脉曲张）。即使没有发现呕血，其来源仍可能在 Treitz 韧带上方；然而，小肠和结肠病变的可能性更需要考虑。腹泻、急迫、里急后重和下腹部绞痛提示炎症性肠病（见第 73 章）。溃疡性结肠炎、憩室病和其他形式的直肠乙状结肠疾病，可表现为明显的直肠出血。在憩室病中，无腹痛的直肠快速出血特别常见。体重减轻或排便习惯的改变提示怀疑结肠癌。憩室病病史可能是出血原因的一个线索，但必须排除同时发生的癌症。许多直肠出血的患者承认过去或目前有痔疮的问题，但在几乎一半的病例中可发现其他出血原因。

体格检查

如前所述，当存在急性出血的证据时，评估应首先检查体位相关体征和心肺，以评估血容量损失的严重程度和是否存在任何血流动力学障碍。接下来，检查皮肤是否有苍白、瘀斑、瘀点、毛细血管扩张和慢性肝病的表现（如黄疸、肝掌、蜘蛛痣）。检查鼻和咽部是否有出血。触诊淋巴结有无肿大（例如左侧锁骨上窝淋巴结肿大提示腹腔内恶性肿瘤），可触诊腹部脏器有无肿大、腹水和肿块。通过检查和指诊明确肛门直肠病变，检查大便的颜色和是否有潜血（见第 56 章）。对于主诉有肛门症状的患者，单独肛门镜检查或乙状结肠镜检查是必要的。

如果患者有确凿的呕血描述，可以认为出血来自上消化道。但如果有证据表明近期有原因不明的大量出血，应通过鼻胃管抽吸胃内容物并检查有无血液。

实验室检查

应进行实验室检测，以确定出血量和出血速度以及是否存在并发疾病。所有患者均需检测血红蛋白浓度；然而，如果是急性失血，血红蛋白浓度可能还不能准确反映失血的严重程度。平均红细胞体积降低表明可能是由于慢性胃肠失血造成的铁缺乏。凝血功能检测（血小板计数、凝血酶原时间、部分凝血活酶时间）和肝肾功能检查有助于检查可能加重出血的因素。

表 63-2 上消化道出血的风险评估——Blatchford 评分

危险因素	分值
BUN（mg/dl）	
BUN < 18.2	0
18.2 ≤ BUN < 22.4	1
22.4 ≤ BUN < 28.0	2
28.0 ≤ BUN < 70.0	3
BUN ≥ 70.0	4
血红蛋白（Hb，g/dl）	
男性 > 13.0；女性 > 12.0	0
男性 12.0 ≤ Hb < 13.0；女性 10.0 ≤ Hb < 12.0	1
男性 10.0 ≤ Hb < 12.0	3
Hb < 10.0（男性或女性）	6
收缩压（mmHg）	
> 109	0
100 ~ 109	1
90 ~ 99	2
< 90	3
心率 > 100 次 / 分	1
黑便	1
晕厥	2
合并肝脏疾病	2
合并心力衰竭	2

评分：0= 需要干预的严重出血风险非常小（LR 0.02），2= 需要干预的严重出血风险小（LR 0.08）。

Adopted from Srygley FD，Gerardo CJ，Tran T，et al. Does this patient have a severe upper gastrointestinal bleed？ JAMA 2012；307：1072，with permission. Copyright © 2012 American Medical Association.

便血

在病情稳定的患者中，主要关注的是结肠癌的可能性，其风险随年龄增长而增加。40 岁以下的患者发生此类癌症的概率不到 5%，30 岁以下的患者发生率不到 1%。因此，如果体格检查或肛门镜检查发现年轻患者有痔疮出血或其他局部肛门病变，则可能没有必要进行进一步的检查。乙状结肠镜检查示出血点上方的大便潜血呈阴性，这也提供了保证。另外，80% 的结直肠恶性肿瘤发生在年龄大于 50 岁的患者中。当 50 岁以上的人出现直肠出血时，即使发现痔疮等局部病变，也要彻底检查肿瘤。27% 的直肠癌患者和 10% 的乙状结肠癌患者同时患有痔疮。

结肠镜检查是便血患者的首选诊断方法，这些患者有患结肠癌的风险，其出血不能完全由有记录的肛门直肠病理来解释。多数年龄大于 40 岁的直肠出血患者是结肠镜检查的适应证，对于所有肛门直肠出血不明确和来源超出乙状结肠镜检查范围的患者，结肠镜检查均适用。传统内镜无法观察到小肠，越来越多的人对视频胶囊内镜检查小肠有兴趣。它对上、下消化道内镜检查后仍未确诊的慢性或复发性出血患者作用最大，但目前的数据不足以确定其在评估中的作用。

呕血

内镜检查在诊断上优于钡剂检查，并为幽门螺杆菌的组织活检提供了可能。上消化道造影的敏感性约为 60%，而内镜的敏感性为 95%。食管炎、Mallory-Weiss 撕裂和胃炎通常在影像学检查中无法发现，但在内镜下很容易看到。此外，钡剂掩盖了黏膜细节，对于内镜检查的影响持续 24 ～ 48 小时。因此，对于怀疑急性上消化道出血的患者，内镜检查是首选的方法；钡餐检查为非活动性出血、不明原因的慢性失血或疑似小肠疾病患者的辅助检查手段。

对于表现出严重出血的血流动力学迹象或被认为具有高风险的患者，应尽早进行内镜检查（最初 24 小时内）。在多数情况下，血流动力学稳定的患者早期进行内镜检查可能不会改善呕血患者的预后，但它确实助于明确诊断，并有助于预测进一步出血的风险。

血流动力学稳定、没有肝病或有显著胃癌风险的少量出血患者可推测为消化性溃疡，并可治疗幽门螺杆菌或非甾体抗炎药引起的消化性溃疡（见第 68 章）。反复出血的高风险患者（如有慢性肝病或初次出血需要输血），以及那些药物治疗后仍持续出血的患者，应该尽早接受内镜检查。此外，上消化道内镜检查可能有助于排除提示高再出血风险征象的食管和胃黏膜特征（例如溃疡基底可见血管）。

黑便

因为黑便可能有上消化道或下消化道来源，所以需要决定先评估胃肠道的哪一部分。尽管一般来说上消化道出血的可能性更大，但必须根据患者的具体情况做出决定。

隐匿性出血

隐匿性胃肠道出血的评估通常是为了在可治愈阶段发现无症状的肿瘤。因为结肠腺瘤和癌是最常见的消化道肿瘤，在这种情况下，结肠评估具有最大的实用价值。一项比较不同粪便潜血阳性检测策略的成本 - 效益分析表明，与钡灌肠和软式乙状结肠镜联合使用相比，结肠镜可以以更低的成本挽救更多的生命。口服视频胶囊对于评估隐匿性出血，尤其是小肠的隐匿性出血，有一定价值。如果结肠内未发现隐匿性出血的原因，可以考虑检查上消化道和小肠，这两个部位癌变的可能性相对较低。在一项 26 例患者的研究中，在结肠镜或钡灌肠 / 乙状结肠镜阴性结果后随访 2 ～ 8 年，只有 1 例患者后来被发现有胃癌。在另外 5 例患者中，一种非恶性的上消化道来源被认为是隐匿性出血的原因。一项对缺铁性贫血患者的前瞻性研究发现，特定部位的症状可以预测出血来源。上消化道来源多见。同步失血来源很少见，当发现明显的失血来源时，无须进一步评估。

乙状结肠镜检查是评估疑似直肠乙状结肠肿物或黏膜异常的理想方法。当下消化道出血来源不明时，如便血或粪便潜血检测阳性时，需要进行全结肠镜检查。内镜检查不仅可以直接观察，还可以对疑似病变进行活检、切除息肉，并评估炎症性肠病患者的疾病程度。

预防和症状管理 [6,11-12,21-32]

上消化道出血高风险的患者（如静脉曲张或既往有上消化道出血史的患者，特别是需要使用抗凝剂或非甾体抗炎药的患者）可以采取预防措施。

静脉曲张出血的预防

（另见第 71 章）

β 受体阻滞剂已成功用于已知静脉曲张患者的治疗和预防。内镜下套扎也可用于预防大的静脉曲张患者的首次出血。对于持续出现静脉曲张出血的肝硬化和 Child-Pugh B 级或 C 级患者，经颈静脉肝内门体分流术结合涂层支架治疗可以改善预后，并被一些持观望态度的专家推荐。

上消化道出血的预防

（另见第 83 章）

对于有溃疡或胃炎出血史的患者，任何同时发生的幽门螺杆菌感染都应该得到充分治疗，并确认根除。应考虑使用质子泵抑制剂（proton pump inhibitor，PPI）进行二级预防，特别是对于需要长期抗血小板、口服抗凝剂或 NSAID 治疗的患者（见第 68 章）。对照试验发现，对于需要使用阿司匹林预防心血管疾病的患者，阿司匹林联合 PPI 治疗比改用氯吡格雷更能减少出血复发。

需要长期口服抗凝治疗的心房颤动患者上消化道出血的风险增加。利伐沙班的风险最大，阿哌沙班的风险最小，两者之间的相对风险差为 2 倍；华法林和达比加群的风险为中度。同时给予 PPI 治疗可使出血风险评分降低 50% ～ 80%。

对于有上消化道出血病史但仍需要接受 NSAID 治疗的患者，建议改用 COX-2 制剂并增加 PPI 治疗，而不是在目前的 NSAID 治疗方案中增加 PPI（同时考虑到 COX-2 治疗会增加心血管风险）。也可以考虑加入前列腺素类似物米索前列醇（见第 68 章）。服用类固醇激素的患者似乎不需要这样的预防措施，除非存在出血的额外危险因素。

轻度血细胞比容下降伴随慢性少量胃肠道失血可口服铁（硫酸亚铁 300 mg，每日 3 次），以此来弥补由此导致的铁缺乏（见第 82 章）。除非患者有心肺疾病，否则血细胞比容明显但逐渐下降通常是可以耐受的。大多数患者没有症状，因而不需要输血。口服铁剂通常能迅速出现网织红细胞增多，至少能部分纠正贫血（见第 82 章）。疑似肛门出血的患者可给予膳食纤维补充剂或大便软化剂，以减少出血部位的机械损伤（见第 65 章）。

入院和转诊指征 [26,29]

近期或持续大量出血的患者，特别是伴有直立性低血压或其他血流动力学损害症状或体征的患者（表 63-2），需要急诊评估。如果是严重贫血患者，即使没有证据表明有明显失血，也应立即住院治疗。一些血流动力学稳定的患者可以短期住院通过内镜进行评估。对于下消化道源性疾病或病情较轻，甚至是慢性胃肠失血的患者，如果他们同时患有可能因贫血而加重的疾病（如缺血性心脏病），应考虑住院治疗。对于大多数其他患者，如果患者没有严重的心肺疾病，并且能够识别并及时报告出血量或血容量下降的迹象，则可以在门诊进行评估。对于有内镜检查适应证的患者，以及在初步评估后仍难以确定出血来源的患者，应考虑转诊至胃肠病学专家。

（魏雅楠　翻译，王晶桐　审校）

第 64 章

腹泻的评估和管理

KRISTIN BURKE，JAMES M. RICHTER

腹泻主要表现为排便次数增加，大便不成形。多数患者病程较短，呈自限性，可耐受，因而多数不需要特别的治疗。但当腹泻呈现严重或慢性表现时，需要仔细评估以获得合理的治疗。基层全科医生需要掌握如何对急性或严重腹泻进行快速评估，以及对于慢性腹泻如何选择成本 - 效益高的评估方法。

病理生理学和临床表现 [1-32]

病理生理学概述

腹泻的病理生理学特征是粪便含水量增加，这可能是由于液体分泌过多、吸收减少或者肠道蠕动过快所致。有时几种机制共同作用。液体分泌过多常常因炎症、激素水平和肠毒素的作用所致。由此导致分泌性腹泻，粪便呈现低渗透性，粪便电解质浓度正常，即使禁食，粪便体积仍超过 1 L/24 h。肠道黏膜病变、重吸收黏膜减少、肠腔内存在不可吸收的渗透性物质（如乳糖不耐受患者的乳糖），都会导致液体重吸收减少。因重吸收能力下降而导致腹泻的患者通常对禁食有反应，大便量减少到少于 250 ml/24 h，粪便渗透压增加，并且粪便中钠和钾的浓度较低。肠蠕动增加会减少与肠道黏膜的接触时间，限制了液体的重吸收。这可能在迷走神经切断术后发生，或者是受到化学刺激，如高胃泌素血症或使用泻药时发生。

急性腹泻

持续时间少于 2 周的腹泻被归类为急性腹泻。主要原因是感染，包括病毒、细菌和寄生虫。细菌可通过在被污染的食物中产生毒素，或在摄入后侵入肠道黏膜而引起腹泻。一些寄生虫侵入肠壁，而另一些则附着在肠壁上并改变表面吸收面积。

病毒

长期以来，病毒引起的急性胃肠炎一直是美国急性腹泻最常见的原因，尽管直到 20 世纪 70 年代末才最终分离和鉴定出了致病微生物。病毒性胃肠炎的流行尤其常见。美国疾病控制与预防中心的调查显示，非细菌性胃肠炎暴发流行中 70% 以上与诺如病毒有关。在儿童中，轮状病毒感染很常见。所有季节都可能出现腹泻疫情，涉及水、食物源性和人际间的传播。轮状病毒引起的腹泻在成年人中罕见，因为先前感染产生了免疫力，但也曾在大型退休社区的老年人中暴发（由 G2P[4] 基因型引起）。

儿童病毒感染的突出症状是呕吐，成人是腹泻。在 48 ～ 72 小时的潜伏期后，症状通常突然开始出现，表现为腹泻、恶心、呕吐、头痛、低热、腹部绞痛和不适，通常会在 24 ～ 96 小时内自动缓解。腹泻的性质以分泌性为主。腹部体检示弥漫性压痛（无肌紧张）和肠鸣音亢进。白细胞计数通常正常，但也可能升高。

金黄色葡萄球菌

金黄色葡萄球菌是奶油蛋糕和加工肉类的常见污染物。这种微生物会产生一种肠毒素，在食用受污染的食物后 2 ～ 8 小时内会引起恶心、呕吐、腹部绞痛和腹泻。一般无发热，症状通常持续不到 12 小时。通常在不同病例中可确定一个共同的接触来源。

产气荚膜梭菌

产气荚膜梭菌是另一种常见的食物污染物，尤其是在蒸汽台上加热的食物。这种微生物在肠内释放肠毒素。潜伏期 8 ～ 24 小时，比葡萄球菌食物中毒的潜伏期稍长。它也有一个共同来源的流行病学特征，通常不发热，症状包括腹泻、腹部绞痛，偶尔呕吐。

蜡样芽胞杆菌

蜡样芽胞杆菌产生一种耐热肠毒素，常在大米中被发现。一种症状是毒素引起的，会导致呕吐，但不腹泻；另一种症状是严重的腹部绞痛和腹泻。潜伏期为进食受污染食物后 8 ～ 16 小时。症状是自限性的。

大肠埃希菌 0157：H7

大肠埃希菌 0157：H7 是食源性腹泻的主要原因，占所有急性腹泻病例的 2.5%，占出血性急性腹泻病例的 1/3。通常是通过摄入未煮熟的受污染肉类（通常是汉堡包），但也可能通过摄入未经高温消毒的果汁、生水果和蔬菜而发生。人与人之间也会发生传播，发病高峰在夏季。这种病菌不会直接侵入肠壁，但它产生的两种志贺样毒素是致病的原因，会导致黏膜水肿、溃疡和出血。平均潜伏期为 3 天（1 ～ 9 天）。在出现症状的个体中，临床表现从轻微、痉挛、无便血性腹泻到危及生命的出血性结肠炎合并溶血性尿毒综合征或血栓性血小板减少性紫癜。典型的表现为腹痛起病，随后数小时内出现水样腹泻，并发展为大便带血。儿童、老人和体质较差的人面临的风险最大。

沙门菌

沙门菌通过侵入肠壁引起腹泻。缺乏正常胃酸抗菌作用的胃酸缺乏患者和儿童患病风险增加；夏末和秋季是发病高峰期。虽然大多数沙门菌病的发作是轻微的，但虚弱的患者有发生严重菌血症的危险。最常见的沙门菌感染是一种自限性腹泻疾病，是由于摄入受污染的食物（鸡蛋和家禽是主要来源）导致。在典型的门诊病例中，症状在摄入后 12 ～ 36 小时开始出现，5 天内缓解，但腹泻可能持续长达 2 周。最初的表现是非特异性的，有水样腹泻、痉挛、恶心、呕吐和发热。除定植外，沙门菌还会释放一种肠毒素，刺激分泌性腹泻。在晚期，浸润扩散到大肠，粪便中可发现白细胞。沙门菌病的一个显著特征是白细胞通常是单核细胞升高为主。严重者可患痢疾。

伤寒是一种罕见但“不容忽视”的沙门菌病，由伤寒沙门菌感染引起。在美国，每年大约发生 500 例，大部分见于年轻人。感染有水传播和食物传播两种。只有一小部分伤寒患者会发生腹泻。最典型和最严重的形式是在生病的第 3 周出现“豌豆汤”式腹泻。早期症状包括进行性发热、相对缓脉、一过性躯干部位皮疹（玫瑰疹）、脾大、咳嗽、头痛和右下腹痛。

志贺菌

志贺菌感染会导致侵入性腹泻，传播途径是通过粪 - 口途径。疫情可以从儿童保育场所开始，并在社区社会群体中传播，特别是在卫生条件较差的地方，因为志贺菌很容易在人与人之间传播。幼儿的风险最大，往往是家庭内的传染源。疾病分为两个阶段。首先，小肠出现定植，导致水样腹泻和脐周疼痛，几天后大肠受到侵袭，伴随频繁的腹泻，里急后重，涂片上出现多形核白细胞。在严重的病例中，患者可出现发热、中毒、血便、恶心、呕吐和痉挛。大多数情况下，这种疾病比较轻微，可能很难与伴有发热的其他腹泻疾病区分开来。

空肠弯曲菌

在美国，空肠弯曲菌感染引起的腹泻病例多于沙门菌或志贺菌。感染最常来自动物，如家禽和家庭宠物，也会发生人与人之间的粪便传播。潜伏期为 2 ～ 7 天。临床上，这种疾病类似于沙门菌或志贺菌引起的疾病，但症状可能会持续更长时间。虽然这种疾病通常是自限性的，并在 1 周内缓解，但复发率高达 20%。在一半的病例中，粪便的革兰氏染色显示出典型的弯曲的革兰氏染色阴性菌，以“海鸥翼”的方式排列。很少有神经系统后遗症，包括格林 - 巴利综合征，可能与这种感染有关。

小肠结肠炎耶尔森菌

小肠结肠炎耶尔森菌也会引起类似沙门菌病的疾病。该病是通过食用受污染的肉类或乳制品而发生。潜伏期为 12 小时至 3 天。在回肠末端（该生物体的入口）可能会出现明显的区域性淋巴反应，导致临床表现为发热、右下腹痛和腹泻，类似克罗恩病发作。10% ～ 40% 的患者会出现发热、关节痛、多关节炎或结节性红斑。病程通常呈自限性。

副溶血性弧菌和非产毒霍乱弧菌

副溶血性弧菌和非产毒霍乱弧菌是食用生海鲜，特别是牡蛎和寿司风味的红鲷鱼和鲑鱼的人群中引发腹泻暴发的致病菌。潜伏期以小时至数天为单位。随之而来的疾病通常是轻微的和自限性的，偶尔有患者会出现发热、恶心、呕吐和痉挛性腹泻。患有严重肝病的患者可因副溶血性弧菌而发展为败血症，应避免食用生海鲜。

单核细胞增生李斯特菌

单核细胞增生李斯特菌是在受污染的加工肉类和家禽产品以及未经巴氏灭菌的奶制品中发现的另一种食源性病原体，不会发生人与人之间的传播。美国每年约有 2000 例病例。死亡很常见，据报道死亡率为 20% ～ 30%。老年人、免疫功能低下者和孕妇的患病风险最大，但即使免疫功能正常的人也可能出现发热性腹泻。症状通常在接触后 1 ～ 2 天出现。最初的症状类似于病毒性肠胃炎（发热、痉挛、肌痛、腹泻、头痛）。几天到几周后，可能会发生脑膜炎和菌血症，特别是在免疫缺陷的宿主中。

霍乱弧菌

霍乱弧菌引起典型的毒素介导的分泌性腹泻，这种疾病是由被该微生物污染的饮用水引起的。大多数疫情在印度次大陆、东南亚、非洲和中东大流行。最近在地中海国家也有孤立的暴发报道。在美国，墨西哥湾沿岸地区有时会发生罕见的个案。该病的严重程度从轻度到暴发性的、危及生命的腹泻，并伴有灰色、水样、黏液样（“淘米水”）大便。在严重的病例中，体液流失可能超过每小时 1 L，并伴有呕吐、肌肉痉挛和严重口渴。可能会出现脱水、严重的容量消耗和代谢性酸中毒。在轻微的病例中，患者报告突然发作的无痛、无血便性腹泻。

艰难梭菌感染 / 伪膜性结肠炎

广谱抗生素的广泛使用导致艰难梭菌感染的发生率明显增加，并且出现了高毒菌株（如 BI/NAP1/027）。腹泻是由细菌过度生长和微生物产生毒素所致，可继发伪膜性结肠炎。最初发现相关的抗生素是氨苄西林和克林霉素，但大多数广谱抗生素都有影响。免疫功能低下的患者、老年人和有潜在肠道疾病的人最容易感染。其他危险因素包括使用质子泵抑制剂、正在住院治疗和持续化疗患者。在北美，NAP1 菌株在北美有症状的病例中占主导地位。伪膜性结肠炎的特征有发热、腹痛、大量水样便（可演变为大便带血）。通常在开始一个抗生素疗程后，症状从轻微到暴发性不等。虽然该病最初的表现是急性的，但它可能变成慢性的并持续数月，类似于炎症性肠病。乙状结肠镜下的典型表现呈结节性、炎性溃疡或黄白色黏膜斑块。复发很常见。

溶组织内阿米巴

溶组织内阿米巴通常与寄主有共生关系，大多数携带这种原虫的患者是无症状的携带者。偶尔，这种关系会被打破，阿米巴虫会侵入结肠壁，导致急性血性腹泻。临床表现从轻度到暴发性不等。有时，这种疾病会被误认为是炎症性肠病（见第 73 章）或艰难梭菌感染，其病程可能随着病情的加重和缓解而延长。在发达国家，回国游客、移民等无症状感染者往往是传染源。因为这种生物没有土壤阶段，阿米巴病并不局限于温暖的气候。除了发源于发展中国家的疫情外，美国和欧洲也发生了有详细记录的疫情。

蓝氏贾第鞭毛虫

蓝氏贾第鞭毛虫是引起腹泻的主要寄生虫，在海外和美国都是如此。鞭毛原生动物的感染在人类使用的水源被污染的地方特别常见，但这种生物也在落基山脉和俄罗斯圣彼得堡等地区流行。蓝氏贾第鞭毛虫引起腹泻的确切途径尚不明确。严重的感染可导致吸收不良，影响大面积的小肠，特别是十二指肠下段和空肠上段。大多数贾第虫病患者无症状，但在美国，这种微生物越来越被认为是急性、间歇性和慢性腹泻的重要原因。随之而来的稀便可能是水样的或油腻的，通常有黏液，但很少有血液。患者可主诉腹胀或脐周不适。严重的寄生虫感染患者可出现轻度脂肪泻和吸收障碍。

隐孢子虫、微孢子虫和其他原生动物

隐孢子虫、微孢子虫和其他原生动物越来越被认为是急性水样腹泻（有时是慢性疾病）的原因。除散发病例外，还发生点源性暴发。传播是通过人与人之间的接触，通过粪便或受病菌孢子或卵囊污染的水或食物。可发生肠道炎症。儿童和免疫功能低下的成年人患严重和长期疾病的风险最大。可发生大量水样腹泻，每天大便量可能超过 3 L。虽然这种疾病通常是自限性的，但在免疫功能低下的宿主中也可能持续存在。在其他健康、免疫功能较强的患者中，可能发生轻微疾病，与他们可能在职业接触期间受到感染（如与动物粪便接触）有关。对于这类患者，症状会在 5 ～ 21 天内自行消退。

人类免疫缺陷病毒（HIV）感染患者的腹泻

在 HIV 感染患者中，腹泻是一个主要问题，有多种感染性和非感染性病因（见第 13 章）。HIV 与肠道中 CD4 淋巴细胞（包括 Th17 细胞）的快速减少有关，导致黏膜免疫的显著变化，并增加了常见感染和机会性感染的风险。在接受肛交的 HIV 感染者中，表现为腹泻、里急后重和直肠疼痛。在这种情况下，多种微生物的病原并不少见，可能包

括奈瑟菌、贾第鞭毛虫、溶组织大肠埃希菌、弯曲杆菌、衣原体、志贺菌、沙门菌和阿米巴原虫。

旅行者腹泻

从发达国家到发展中国家旅行的患者，由于不良的食物处理方式和受污染的水传播，患细菌性腹泻的风险相当大。最常见的致病细菌包括产肠毒素大肠埃希菌、肠聚集性大肠埃希菌、沙门菌、弯曲杆菌、志贺菌、气单胞菌、类志贺邻单胞菌、肠毒素脆弱拟杆菌和弧菌。病毒或寄生虫载体，包括诺如病毒、轮状病毒、蓝氏贾第鞭毛虫和溶组织大肠埃希菌，也可能具有区域性意义。旅行者腹泻的大多数病原菌的发病机制涉及肠毒素的产生，促进小肠液体分泌。因此，未经治疗的旅行者腹泻通常会出现 4 ～ 5 天的水样大便，伴有腹部绞痛和可能的发热。侵袭性大肠埃希菌、志贺菌、弯曲杆菌和溶组织大肠埃希菌也会引起痢疾综合征。旅行者腹泻后可能继发感染性肠易激综合征，占 3% ～ 17%。

药源性腹泻

药物是引起急性和慢性腹泻的重要原因（表 64-1）。急性腹泻的机制包括液体分泌过多（酒精、酚酞和蓖麻油）、液体吸收减少（含镁的抗酸剂）和肠道刺激性运动（含咖啡因的饮料和草药茶）。口服或肠外使用广谱抗生素后，可能出现伴痉挛性疼痛和水样便的渗透性腹泻，这些抗生素通过杀死正常肠道菌群来破坏未吸收的碳水化合物的再吸收。

持续性腹泻

超过 14 天但少于 1 个月的腹泻属于持续性腹泻。在文献和研究中，这个诊断通常适用于从发展中国家旅行归来的人。大约 3% 的返乡者表示受到影响。寄生虫感染如贾第鞭毛虫或隐孢子虫，以及大肠埃希菌和志贺菌等常见病原体的细菌感染占很大比例。由于该病与急性和慢性腹泻的病因有很多重叠，病因的范围很广，但重点通常是在发展中国家旅行时携带的病原体（参见旅行者腹泻）。

慢性和复发性腹泻

慢性腹泻定义为持续 4 ～ 6 周以上的腹泻，大多数是由非感染性原因引起的。虽然病因的种类数量巨大，但考虑到一些典型的情况可以很好地了解这些病因的范围和类型。此外，急性腹泻的一些原因可能导致慢性或复发性疾病。

肠易激综合征

肠易激综合征是最常见的动力障碍，导致慢性腹泻或排便过多（见第 74 章）。它可以表现为腹泻和便秘交替，或为慢性、复发性腹泻。除腹泻和便秘外，患者还可主诉腹胀、痉挛和黏液便。多年来病情时好时坏。既没有发热，也没有血便，内镜检查结肠正常。可能发生的直肠出血都是继发于肛门损伤，由费力排便和坚硬的大便通过所致。

炎症性肠病

炎症性肠病、克罗恩病和溃疡性结肠炎是由肠壁的炎症性破坏引起的（见第 73 章）。腹痛、血便、脓性分泌物和发热见于大肠受累的疾病活动期患者。肠外表现可累及皮肤、关节、肝和眼睛。粪便镜检可见红细胞和白细胞，但无病原菌。

淋巴细胞性结肠炎和胶原性结肠炎（“显微镜下结肠炎”）

显微镜下结肠炎是一种结肠炎症性疾病，与慢性水样腹泻有关。与其他炎症性肠病不同，结肠外观基本正常。然而，活检显示淋巴细胞浸润，伴或不伴增厚的胶原条带。这种情况主要发生在老年妇女，与吸烟和一些药物有关，包括质子泵抑制剂、选择性 5- 羟色胺再摄取抑制剂和非甾体抗炎药。乳糜泻、甲状腺疾病和肠易激综合征在显微镜下结肠炎患者中比一般人群更普遍。

糖尿病性肠病

糖尿病性肠病由糖尿病所致的自主神经病变引起（见第 102 章）。当小肠受累时，随之而来的淤积使细菌过度生长。细菌会分解胆汁酸，这也可能导致脂肪吸收不良。累及大肠时，患者可出现令人痛苦的夜间腹泻。体位性低血压、阳痿和其他自主功能不全的症状和体征可伴发腹泻并提示诊断。

表 64-1　腹泻的鉴别诊断

急性腹泻	慢性或复发性腹泻
病毒	**原虫**
诸如病毒和轮状病毒	蓝氏贾第鞭毛虫
细菌毒素	溶组织阿米巴
葡萄球菌	隐孢子虫
梭菌	**炎症**
细菌性	溃疡性结肠炎
沙门菌	克罗恩病
志贺菌	缺血性结肠炎
大肠埃希菌（包括 0157：H7）	伪膜性肠炎
弯曲杆菌	胶原性结肠炎
耶尔森菌	淋巴细胞性结肠炎
蜡样芽胞杆菌	**药物**
副溶血性弧菌	泻药
霍乱弧菌	抗生素
李斯特菌	奎尼丁
原虫	胍乙啶；其他降压药
蓝氏贾第鞭毛虫	咖啡因
溶组织内阿米巴	洋地黄
隐孢子虫	**功能性**
微孢子虫	肠易激综合征
药物	憩室病
泻药	**肿瘤**
抗生素	肠癌
咖啡因	绒毛状腺瘤
酒精	胰岛细胞瘤
抗酸药	类癌综合征
功能性	甲状腺髓样癌
焦虑	**吸收不良**
慢性复发性腹泻的急性表现（见下一列）	口炎性腹泻
	小肠淋巴瘤
	Whipple 病
	胰腺功能不全
	α-β 脂蛋白血症
	术后
	术后倾倒综合征
	肠瘘
	盲袢
	副交感神经切断术后
	短肠综合征
	胆囊切除术后腹泻
	其他
	肝硬化
	糖尿病
	重金属中毒
	其他神经源性腹泻
	甲状腺功能亢进
	艾迪生病
	糙皮病
	硬皮病
	淀粉样变

倾倒综合征

倾倒综合征是另一种动力障碍，最常见于接受迷走神经切断术和胃肠吻合术的患者。患者主诉餐后出汗、体位性头晕、心动过速和餐后腹泻。浓缩的碳水化合物摄入最有可能引发症状。卧位和避免食用浓缩甜食可以减轻症状。该综合征在手术后很快出现，症状通常在 12 个月内消退，但也可能持续。除了动力障碍，渗透性因素也可能起作用，但其确切作用尚不清楚。

绒毛状腺瘤

直肠乙状结肠绒毛状腺瘤可引起分泌性、非炎症性慢性腹泻。典型的水样腹泻与食物和液体摄入无关，可能导致严重的钾缺乏。在一些患有这种肿瘤的患者中，会出现过多的黏液分泌，并丢失大量的蛋白质，从而产生低白蛋白血症和蛋白质丢失性肠病综合征。

脂肪或碳水化合物吸收不良

脂肪或碳水化合物吸收不良可导致渗透性腹泻，如胰腺功能不全、口炎性腹泻和短肠综合征患者。脂肪吸收不良的特征表现为脂肪泻（恶臭、量多、油腻的大便）。患者可能会发现大便似乎是“黏稠”的，很难冲走。脂肪性大便“漂浮”，不是因为它们的脂肪含量，而是因为滞留气体的增加。渗透活性物质也可刺激肠道液体和电解质分泌增加。相关症状是热量和维生素严重缺乏所致，可能包括体重减轻、瘀斑、骨痛、舌炎、肌肉压痛和周围神经病变。下腹部绞痛通常发生在排便之前。

乳糜泻和麸质敏感 / 小麦过敏。在慢性腹泻的吸收不良相关原因中，乳糜泻是公认的和最明确的原因，估计患病率从 0.3% 至 1.0% 不等。随着诊断方法的改进和对该病认识的提高，患病率有所增加。遗传易感性表现为 T 细胞对摄入麸质的不适当反应导致免疫介导的小肠黏膜损伤。虽然通常被描述为一种儿童疾病，但乳糜泻可能发生在成年期，近 1/5 的病例始于 60 岁，也可在妊娠期或产后发病。症状表现可能是轻微的和非特异性的，可能包括偶发或夜间腹泻、腹胀以及伴有缺铁性改变的体重下降。如果疾病局限于近端小肠，则可能没有脂肪泻。腹胀、乏力、头痛和不明显的腹部不适很常见，可能会被误认为是肠易激综合征。缺铁性贫血可能是唯一的症状。肠外表现包括神经系统表现（周围神经病、共济失调、精神障碍）、骨折（维生素 D 缺乏）和不孕不育。血清学的特征表现包括抗肌内膜抗体和抗组织谷氨酰胺酶 IgA 抗体。明确的组织学改变包括绒毛萎缩、淋巴细胞浸润和隐窝延长。

非乳糜泻麸质敏感是一种可能与乳糜泻相似而定义不明确的疾病，接触含有麸质的食物会导致腹泻和腹部不适。然而，两者都与乳糜泻的特征性自身抗体或小肠组织学无关。果聚糖是小麦、黑麦和大麦的另一种成分，可能是导致非乳糜泻麸质敏感临床表现的原因，而不是麸质本身。皮疹和荨麻疹可能有助于将小麦过敏与相关疾病区分开来，但症状在其他方面相似，尽管通常发病更快（几分钟到几小时）。

乳糖酶缺乏（牛奶不耐受）。乳糖酶缺乏（牛奶不耐受）会导致乳糖吸收不良和渗透性腹泻。它在非裔美国人、印第安人、亚洲人和犹太人中特别普遍。成年期发病。消化道广泛受累的疾病如小肠克罗恩病可继发乳糖酶缺乏。在摄入比平时更多的奶制品后，患者会出现恶心、腹胀、痉挛和腹泻等症状。体重减轻和脂肪泻消失或轻微，食欲依然很好。避免乳制品（含有活菌的酸奶除外，它提供乳糖酶）会终止症状。禁食试验和氢呼气试验（检测未消化乳糖的细菌代谢产生的过量氢气）的异常结果可证实诊断。

滥用泻药

滥用泻药是慢性腹泻的重要病因。饮食失调的患者（见第 233 章）倾向于持续偷偷地使用泻药来减肥。根据所使用药物的类型，可能出现分泌性或渗透性腹泻。与分泌性腹泻有关的药物包括蓖麻油和酚酞制剂。当患者服用含有镁（如镁乳）的制剂或其他不易吸收物质时，就会发生渗透性腹泻。这些物质出现在粪便中，如果怀疑是滥用泻药，可以进行检测。滥用泻药的患者可能会出现不明原因的脱水、电解质缺乏或专注于减肥。

胆汁酸腹泻

胆囊切除术和回肠切除术后可见胆汁酸腹泻。它是由过多的胆汁酸作用于肠道引起的刺激性腹泻，对胆汁酸螯合剂（如考来烯胺）有反应。

失禁

许多声称“腹泻”的患者实际上患有失禁。一般情况下，尽管他们的大便可能很软，但大便量正常（< 2.5 ml/d）。体格检查可发现括约肌功能下降及大便失禁（见第 66 章）。

鉴别诊断[10-11,26,28-29,33-49]

急性腹泻

感染性病原体（表 64-1）是急性腹泻最主要的鉴别诊断，病毒是最重要的常见原因。葡萄球菌毒素、梭菌毒素，以及弯曲杆菌、沙门菌、志贺菌和肠致病性大肠埃希菌是常见的细菌病原。越来越重要的是由产毒素大肠埃希菌 0157：H7 和李斯特菌引起的可能危及生命的食源性疾病暴发。原生动物如隐孢子虫、贾第鞭毛虫和变形虫，在美国不是常见的急性腹泻来源。药物引发的急性疾病与抗生素、泻药、含镁抗酸剂和奎尼丁等药物的使用有关。酒精和含咖啡因的饮料也应该考虑。大多数慢性腹泻的病因也能引起急性发作。在超过 50% 的急性旅行者腹泻病例中，病因是肠毒素大肠埃希菌或沙门菌；其余病例的病原主要是志贺菌、鞭毛虫和弯曲杆菌。

慢性腹泻

鉴别诊断更为广泛（表 64-1），除了内源性肠道疾病外，还包括可能变成慢性疾病的急性疾病（如滥用泻药、伪膜性结肠炎、原虫感染、阿米巴感染）。吸收不良可能是乳糜泻、克罗恩病、肠淋巴瘤、Whipple 病或胰腺功能不全的结果。术后腹泻可能反映了胃切除术后倾倒综合征、瘘管、盲袢、副交感神经丧失、广泛肠切除术或过量胆汁酸。腹泻伴出血可能是肿瘤、局部缺血、炎症性肠病、伪膜性结肠炎或阿米巴感染的前兆。肠易激综合征、克罗恩病或肠憩室病可引起腹泻和便秘交替发生。各种肠外疾病都可能是原因之一，包括肝硬化、酒精中毒、糙皮病和铅、汞或砷的重金属中毒。还应考虑内分泌疾病（如糖尿病、艾迪生病、甲状腺功能亢进症）。

病因不明的慢性腹泻

病因不明的慢性腹泻患者的研究显示，应考虑滥用泻药、肠易激综合征、显微镜下结肠炎或轻微的炎症性肠病。

HIV 感染者腹泻

抗病毒药物以及常见的感染性原因是常见的病因。然而，也必须考虑隐孢子虫、鸟胞内分枝杆菌、单纯疱疹病毒、巨细胞病毒、淋球菌、贾第鞭毛虫和沙眼衣原体（见第 13 章）。

检查[1-39]

在开始检查之前，需要确认确实是腹泻，而不仅仅是偶尔的稀便或频繁的成形大便。粪便量、排便频率和含水量都应该增加。

急性和旅行者腹泻

病史

应确定排便的性质，包括排便的频率、黏稠度、量，是否有肉眼可见的血液、脓或黏液（表 64-2 和表 64-3），以及有无伴随症状，如发热、皮疹和腹痛。体位性低血压的症状（如体位性头晕）应及早发现，因为这些症状表明有明显的血容量不足，可能需要住院补液治疗。

发病情况可能具有诊断意义。在摄入可能受污染的食物后数小时内发生腹泻是食物中毒的征兆，如果其他人也有类似情况，则可确认为食物中毒。潜伏期短且无发热的食源性疾病表明摄入了预先形成的肠毒素。发热和稍长的潜伏期是感染性病原学的特征（表 64-3）。一些产生毒素的病原体（如大肠埃希菌 0157：H7）需要几天才能发病。

除了发病情况，回顾流行病学信息也很重要，因为临床表现往往是非特异性的。对旅行史（包括国际和国内）、个人接触和食物摄入的病史询问都是至关重要的。要考虑的食物包括奶油蛋糕、未煮熟的加工肉类、在蒸汽桌上加热的食物、鸡蛋、家禽、生海鲜、未经高温消毒的牛奶和果汁、大米和豆芽。重要的接触者包括日托中心的儿童，因为他们可能感染轮状病毒、贾第鞭毛虫、隐孢子虫或弯曲杆菌。性生活史也需要询问。

用药史需要仔细核对，特别是泻药、含镁抗酸剂、过量酒精、含咖啡因饮料、草本茶、洋地黄、奎尼丁、袢利尿剂（呋塞米、依他尼酸）和降压药。应查明过去 3 个月内抗生素的使用情况。此外，还应了解过量摄入含有含山梨醇的“无糖”口香糖和薄荷糖的情况。

体格检查

必须检查生命体征。明显容量消耗的体征是立即静脉补液的指征。体温升高或体重下降也需要注意。出现明显脱水或中毒是入院指征。检查皮肤有无脓毒症表现，躯干部位“玫瑰疹”是伤寒的重要线索。检查淋巴结有无肿大，腹部有无压痛、肌紧张、反跳痛、肠鸣音异常、脏器肿大及包块。体格检查包括直肠检查，检查是否有可触及的肿块、肛瘘或指套染血，以及粪便潜血试验。

实验室检查：初步评估

实验室检查应个体化。除经常稀便外，自我感觉良好的患者不需要立即进行实验室检查。另外，有发热、恶心、腹部绞痛或其他全身性症状的患者需要更广泛的评估。

粪便检查。粪便培养在急性腹泻中通常是不需要的，因为大多数患者病程呈自限性。然而，如果患者表现出明显的发热、便血或免疫损害，需要进行细菌培养和艰难梭菌检测。当考虑到大肠埃希菌 0157：H7 感染时，应通知实验室，因为需要特殊的生长培养基和其他程序来识别病原体。革兰氏染色可提供某些病例的病原学信息，如怀疑弯曲杆菌感染。在大约一半的病例中，革兰氏染色会显示出革兰氏阴性杆状体以典型的“海鸥翼”结构排列。

发现大量的白细胞表明有炎症或侵袭性腹泻，如志贺菌、沙门菌、弯曲杆菌、侵袭性或某些产毒大肠埃希菌和内阿米巴。然而，白细胞检测由于其敏感性和特异性差，对临床决策的作用不大，已基本被弃用，特别是在指导抗生素使用方面。目前仍在寻找对粪便白细胞具有更高敏感性和特异性的检测方法，但目前没有一种方法被推荐用于急性腹泻的检查。粪便乳铁蛋白确实具有更高的敏感性，但不够特异，不值得推荐。目前，粪便钙卫蛋白的使

表 64-2 某些急性腹泻的重要特征

病因	腹泻病程			相关症状和体征	流行病学数据	实验室结果
	水样便 / 软便	便血	粪便潜血			
病毒	+/+	–	–	恶心，呕吐，发热，肌痛，腹部痉挛，头痛	发生在短暂的流行中	白细胞正常或升高
金黄色葡萄球菌	–/ +	–	–	恶心，呕吐，无发热	奶油蛋糕；潜伏期：2 ~ 8 小时	白细胞正常
产气荚膜梭菌	+/+	–	–	恶心，呕吐，无发热	蒸汽桌常见；潜伏期：8 ~ 24 小时	白细胞正常
蜡样芽胞杆菌	+/+	–	–	恶心，呕吐，无发热	米饭、豆芽	白细胞正常
沙门菌	+ /–	+	+	恶心，呕吐，发热，在某些情况下是痢疾	鸡蛋、海龟、家禽	粪便培养阳性
伤寒沙门菌	+ / +“豌豆汤样”	+	–	玫瑰疹，头痛，脾大，心动过缓，发热，中毒表现	水、食物	粪便培养阳性
志贺菌	+ /– 痢疾	+	–	恶心，呕吐，发热，严重者中毒表现	极贫困地区，日托中心，美洲原住民居留地	粪便培养阳性
大肠埃希菌 0157：H7	+ /–	+	+	腹部绞痛，无发热，血便，溶血性尿毒综合征，血栓性血小板减少性紫癜	未煮熟的、受污染的加工肉类及家禽	粪便培养阳性 毒素 +
弯曲杆菌	+ /– 痢疾	+	+	恶心，呕吐，发热	家禽、宠物	粪便培养阳性
耶尔森菌	+/+	+	–	诱发克罗恩病和阑尾炎，多种主诉	乳制品、肉类	粪便培养阳性
弧菌属	+/+	–	–	恶心，呕吐，腹部绞痛，偶尔发热	生海鲜；病程 2 天	粪便培养阳性
隐孢子虫	+ /–	–	–	偶尔恶心，呕吐，腹部绞痛，脱水	艾滋病患者，免疫抑制患者	粪便虫卵和寄生虫阳性
贾第虫	见表 64 - 3					
溶组织内阿米巴	见表 64 - 3					

+，存在；–，不存在。

表 64-3 旅行者腹泻的重要特征

病因	腹泻病程			相关症状和体征	流行病学数据	实验室结果
	水样便 / 软便	便血	粪便潜血			
大肠埃希菌	+ /–	–	–	通常不发热，偶有中毒表现	水、食物污染	粪便培养阳性
沙门菌	+ /–	+	+	恶心，呕吐，发热，在某些情况下是痢疾	鸡蛋、海龟、家禽	粪便培养阳性
弯曲杆菌	+ /– 痢疾	+	+	恶心，呕吐，发热	家禽、宠物	粪便培养阳性
志贺菌	+ /– 痢疾	+	–	恶心，呕吐，发热，严重者中毒表现	极贫困地区，日托中心，美洲原住民居留地	粪便培养阳性
霍乱弧菌	+ /–“淘米水样”	–	–	明显脱水，腹部绞痛，呕吐	供应水污染	粪便培养阳性
溶组织内阿米巴	+ / + 痢疾			可诱发炎症性肠病或艰难梭菌感染	归国游客、移民	粪便虫卵和寄生虫阳性；血清学阳性
贾第虫	–/ +	+ /–	+ /–	上腹部疼痛	供应水污染	粪便虫卵和寄生虫阳性

+，存在；–，不存在。

用仅限于炎症性肠病的治疗，关于急性腹泻的使用数据非常有限。

乙状结肠镜检查。艰难梭菌一旦被排除，重症患者如果粪便中有大量血或脓性黏液，应行乙状结肠镜检查结肠黏膜外观，也可以获得黏膜和培养物的样本（详细内容见后文关于慢性腹泻的检查部分）。准备性灌肠和泻药应避免使用，以免使肠壁变形（见第 56 章附录）。

实验室检查：后续评估

如果腹泻持续 2 周或以上，需要进行二次评估。应再次检查粪便是否有血，进行细菌培养，检查艰难梭菌、虫卵和寄生虫。

粪便检查有无虫卵和寄生虫。虫卵和寄生虫检查有很多局限性，必须牢记这一点。如果考虑到贾第虫病，至少需要 3 个粪便样本，因为该病原体的排泄是间歇性的。另外，粪便酶免疫法测定贾第虫抗原试验是贾第虫病更敏感的标志物，但不能检测其他寄生虫。通过粪便检查鉴定溶组织肠杆菌滋养体是很困难的；由于钡、铋和高岭土化合物的存在，它们的可视化很容易受到影响。

其他检查。如果症状持续且诊断仍不确定，需进一步评估是否为慢性或复发性腹泻综合征（见后文讨论）。腹泻后续出现神经功能障碍和脑膜炎表现的患者应对血液和脑脊液进行李斯特菌培养。

慢性或复发性腹泻

病史

腹泻持续 4 周或以上或复发性腹泻需要进行病因学评估（表 64-1）。如同急性腹泻，腹泻的特征和任何相关症状都很重要（表 64-4）。评估任何药物暴露也很重要。

有提示意义的表现。一些表现具有提示性。经常排出少量稀便并伴有左下腹绞痛或里急后重，提示直肠乙状结肠病变。大量稀便并伴有脐周或右下腹疼痛，提示小肠疾病，饭后或摄入某些食物后不久发生腹泻也是如此。饭后腹泻还应引起对吸收不良、渗透性病因、倾倒综合征或瘘管的关注。恶臭、量大、油腻大便进一步支持了脂肪吸收不良的诊断。血便需要检查肿瘤、侵入性感染、缺血和炎症性肠病。出现发热也有类似的诊断意义。泡沫大便和过度胀气是未吸收的碳水化合物发酵的迹象，如乳糖酶缺乏症和贾第虫病。腹泻和便秘交替是肠易激综合征的典型表现，特别是当伴有黏液样便时，但克罗恩病也可能以相同的方式出现。同样，腹胀、腹部不适和疲劳伴随间歇性腹泻是功能性肠病的特征，但也可能是乳糜泻的表现。

旅行。如果旅行时伴有持续 2 周以上的腹泻，提示可能感染了贾第虫病和阿米巴病；伪膜性结肠炎是一种考虑，特别是如果旅行者最近服用了抗生素。旅行者腹泻的缓慢消退提示痢疾后乳糖酶缺乏和痢疾后肠易激综合征。

药物。必须对药物服用情况进行详细回顾，特别重要的是检查抗生素的使用情况，即使是在症状出现前几个月。滥用泻药可能很难询问出，但温和而不带偏见的询问可能有助于获得信息。

既往手术。需要说明以前的腹部手术情况，应注意可能产生盲袢及可使细菌过度生长的手术。还应该注意任何肠切除术的范围和位置，因为这些特征将有助于确定任何潜在吸收不良综合征的类型。

体格检查

应注意任何发热、脱水、体位性低血压或恶液质。应检查皮肤是否有黄疸、苍白、皮疹和炎症性肠病的表现。腹部检查有无腹胀、腹水、肝脾大、压痛、反跳痛和肿块。直肠检查是为了评估有无粪便嵌塞、任何低位肿物、直肠周围瘘或肛门括约肌扩张。粪便检查是否有潜血。

实验室检查

血液检查是有用的，但很少用于诊断。血液检查应包括完整的血细胞计数，以确认有无贫血和白细胞增多。如果发现小细胞性贫血，则提示由于缺铁和慢性疾病引起的贫血，并要警惕炎症性肠病和乳糜泻。血清电解质检测示严重下降和失衡。淀粉酶测定用于筛查胰腺疾病，肝功能检查和凝血酶原时间可筛查肝胆疾病，血清钙和葡萄糖测定可提示导致腹泻的代谢状况。在大多数引起腹泻的寄生虫感染中，嗜酸性粒细胞计数正常，唯一能刺激外周嗜酸性粒细胞增多的胃肠道寄生虫是蠕虫。

粪便白细胞和红细胞检查。粪便潜血可通过愈创木酯试验进行测定。由于缺少效力，在临床决

表 64-4　典型慢性腹泻的特征

病因	腹泻病程			相关症状和体征	实验室结果
	水样便 / 软便	潜血	粪便隐血		
肠易激综合征	–/ + 黏液突出	–	–	腹胀，间歇性，腹泻与便秘交替	粪便：红细胞 –
溃疡性结肠炎	+/+	+	+	发热、腹痛、肠外疾病、肠溃疡 / 炎症	粪便：红细胞 +；内镜 +
克罗恩病	–/+	+ /–	+ /–	腹痛，梗阻，跳跃性分布	直肠镜检查 + /–；虫卵和寄生虫 –
显微镜下结肠炎	+/+	–	–	罕见腹痛	正常
伪膜性肠炎	+/+	+ /–	+ /–	诱发炎症性肠病；肠溃疡 / 斑块	粪便：+ 艰难梭菌毒素 / 白细胞和红细胞
糖尿病肠病	+/+	–	–	自主神经功能不全的征象；偶尔吸收不良	粪便：脂肪 +（小肠型）
倾倒综合征	+/+	–	–	胃手术；与进餐有关，出汗，心动过速	正常
脂肪吸收不良	–/+ 脂肪泻	–	–	体重减轻，维生素缺乏，腹泻，胰腺疾病	粪便：脂肪 +
乳糖酶缺乏	+/+	–	–	与奶制品有关，绞痛，腹胀	乳糖耐受性测试结果异常
滥用泻药	+/+	–	–	消耗，暴食，脱水	粪便：泻药 +
绒毛状腺瘤	+/– 分泌性，黏液	+	–	蛋白质消耗，与饮食无关	低钾血症，低白蛋白
结肠癌	+/+	+	+	排便习惯的改变	缺铁

定是否需要抗生素的决策中，白细胞检测已经不重要。尽管粪便乳铁蛋白和粪便钙卫蛋白在检测白细胞方面比莱特染色更敏感，并可能有助于提供炎症的证据，但不建议将它们用于急性腹泻的常规评估。

其他粪便检测。在某些情况下，其他粪便检测是有帮助的。如怀疑滥用泻药，会碱化大便；如果粪便中含有酚酞（许多非处方泻药的常见成分），粪便会变成粉红色。如果考虑脂肪吸收不良，对粪便样本进行苏丹染色，以进行脂肪的定性检测。定性检测结果阳性的患者可进行 72 小时粪便脂肪定量测定。正常情况下，粪便脂肪不应超过每日脂肪摄入量的 6%。患者试验饮食为每 24 小时 100 g 脂肪，粪便脂肪超过 6 g/d，表明脂肪吸收不良。当怀疑炎症性腹泻时，应在乙状结肠镜检查或结肠镜检查前送粪便检查艰难梭菌（见后文讨论）。

乙状结肠镜或结肠镜检查。在怀疑患有炎症性肠病或阿米巴病的患者中，无须清洁灌肠的乙状结肠镜检查可能是一个明确的诊断方法，有助于将此类疾病与肠易激综合征区分开来（见附录 56-1）。应注意有无黏膜溃疡、斑块、质脆和出血。结节性炎症性溃疡和黄白色黏膜斑块是伪膜性结肠炎的特征。溃疡也见于炎症性肠病和阿米巴结肠炎。伪膜性结肠炎和阿米巴病的内镜表现与炎症性肠病相似，因此活检是必要的（见后文讨论）。如果怀疑有克罗恩病、显微镜下结肠炎、缺血或结肠肿瘤，应用结肠镜检查替代乙状结肠镜检查。如果怀疑显微镜下结肠炎，尽管内镜检查正常，仍应对右侧结肠进行活检。

钡剂灌肠和上消化道造影。CT 和 MR 肠道造影正在取代钡剂灌肠和上消化道造影，它们在显示解剖异常（如局灶性小肠炎症、盲袢和瘘管）方面具有独特的优势。因为钡剂影响了虫卵和寄生虫的识别，所以在钡剂检查之前必须完成粪便收集。

粪便检测艰难梭菌毒素。近期有抗生素用药史或乙状结肠镜检查有炎性渗出物的患者需要评估伪膜性结肠炎。在 24 小时内采用酶免疫分析法可以检测艰难梭菌毒素 A 和 B，特异性高（高达 99%），但敏感性不同。对细胞毒素 A 和 B 的测定具有较高的敏感性，但时间较长。艰难梭菌 PCR 检测毒素 A 和 B 可用于酶免疫分析未确定患者的确认试验。然而，不建议将 PCR 作为一线检测，因为一些没有患病的患者体内可能携带这种微生物，并可能在粪便中显示出可检测量的毒素。如果考虑可能存在艰难梭菌，强烈建议在乙状结肠镜检查前检查艰难梭菌，以降低发生手术并发症的风险。

检查虫卵和寄生虫。当流行病学数据具有提示性时（例如前往流行地区、HIV/AIDS），应将多个粪便样本送检虫卵和寄生虫检查；滋养体检查假阴性很常见，并且与预备灌肠、最近使用抗生素以及同时使用钡、铋或高岭土有关。需要新鲜、疏松的粪便来鉴定滋养体，不太新鲜的标本可用于检测虫卵。

当临床和流行病学强烈怀疑阿米巴病，但虫卵和寄生虫检查结果为阴性时，应进行血清学检查。标准试验是间接血凝试验。阳性滴度大于 1∶128。血清转化需要 2 ～ 4 周。当大多数阿米巴病患者出现腹泻时，他们的血清呈阳性。该试验对判定肠道疾病的敏感性为 85%，对肠外播散的判定敏感性为 95%。这种检测方法在非流行地区最有效，那里的大多数人血清呈阴性。

有时，小肠抽吸甚至活检可能是必要的，以确诊贾第虫病或隐孢子虫病。基于酶联免疫吸附试验（ELISA）技术的粪便免疫检测可鉴定贾第鞭毛虫抗原，敏感性和特异性分别为 92% 和 98%。这种检查可迅速省去活检和抽吸的需要。

乳糜泻检测。血清学检测的进步极大地促进了乳糜泻的诊断。IgA 血清学检测对病例的发现和诊断很有用，有助于区分需要活检（决定性检查）和不需要活检的患者。初步检测最好采用血清 IgA 抗组织转谷氨酰胺酶抗体（抗 TTG 敏感性 94%，特异性 97%），这是现有血清学检测中最敏感的方法。如果由于抗 TTG 结果疑似假阴性或处于交界区而需要确认，可以进行特异性非常好但不太敏感的 IgA 抗肌内膜抗体测试（特异性 99% ～ 100%）。IgA 总量应与上述任何一种检测同时进行，因为缺乏 IgA 会导致血清学检测呈假阴性。阴性结果的阴性预测值为 99%，用于排除诊断和避免活检的需要。只需一滴全血的抗 TTG 检测试剂盒可在诊疗现场使用，但由于假阴性率高，不推荐使用。

HLA-DQ 基因分型有助于识别有口炎性腹泻风险的人群（敏感性 100%），但由于遗传缺陷的不完全外显率（即相当一部分携带该基因型的患者从未出现明显的临床症状）导致特异性较低（56%），故 HLA 检测的预测价值不足以明确诊断。抗胶质蛋白 IgA 和 IgG 抗体可用于监测疾病活动，由于不同的敏感性和特异性（分别为 46% ～ 87% 和 25% ～ 93%），故不足以用于筛查和诊断。

血清学检测呈阳性的患者仍然需要进行小肠活检，这是因为诊断会给终身饮食带来影响。对无麸质饮食的经验性试验的反应不足以诊断。贫血患者应检查血清铁和叶酸含量。维生素 D 吸收不良的诊断可以通过血清中维生素 D、钙和碱性磷酸酶的测定来确定。

检测呈阴性但在麸质激发试验后仍出现可重复症状的患者，诊断较为困难，并影响治疗决策。这种非乳糜泻麸质敏感性经常被报道，但定义不明确，是一种临床综合征，对于其的诊断方法或处理尚无共识。有些人推荐麸质激发试验，对那些报告有荨麻疹、皮疹、呕吐和腹泻的患者进行非盲法测试，对那些腹部不适、恶心、疲劳或头痛的患者进行盲法测试。在后者中，处理后的麸质和安慰剂是交叉使用的。

治疗试验

治疗试验有时可以替代诊断手段。例如，限制食用奶制品而出现腹泻缓解强烈支持乳糖不耐受的诊断。其他公认的经验性试验包括对怀疑患有盲袢综合征的患者进行抗生素治疗，以及对认为患有胰腺功能不全的患者使用胰酶。一度普遍用于疑似贾第虫病患者的甲硝唑试验正在被推迟，而使用敏感的 ELISA 粪便检测贾第虫抗原。如前所述，一些疑似乳糜泻的患者接受无麸质饮食的经验性试验，但在开始这种饮食之前，推荐进行血清学检测和小肠活检以作出诊断。

艾滋病患者腹泻的评估

艾滋病患者常常会经历急性或慢性腹泻。他

们不仅易受常见病原体的感染，也易受罕见病原体的感染，如隐孢子虫、鸟胞内分枝杆菌、单纯疱疹病毒、巨细胞病毒、淋病奈瑟菌和沙眼衣原体。评估应侧重于发现病原体，可能需要乙状结肠镜下活检以获取组织进行病毒或分枝杆菌培养（见第 13 章）。

病因不明的慢性腹泻

病因不明的慢性腹泻通过测定粪便量、渗透压和电解质含量，可进一步确定腹泻的类型。粪便量低于 200 ml/d，强烈提示肠易激综合征。水样腹泻的患者可进一步诊断为分泌性或渗透性腹泻。可以确定粪便的渗透压差（即 290 $mOsm/kg^{-2}$ [粪便 Na^+ + 粪便 K^+]）。渗透性腹泻表现为粪便渗透压差增加，钠、钾浓度降低。粪便渗透压差大于 125 mOsm/kg 支持这一点。渗透性腹泻的鉴别诊断包括摄入不可吸收溶质（镁、麸质）、食物消化不良和渗透活性物质（如碳水化合物）吸收不良。粪便容量大于 1 L/d 表示有分泌性腹泻，如偷偷滥用泻药（见第 233 章）、绒毛状腺瘤（见第 56 章）、类癌综合征和胰性霍乱（由血管活性肠肽分泌引起）。小于 50 mOsm/kg 的粪便渗透压差支持这一点。

不明原因的慢性腹泻的主要可能包括偷偷滥用泻药、轻微的炎症性肠病、口炎性腹泻和肠易激综合征。年轻妇女应考虑滥用泻药，她们过于关注自己的体重、自卑和身体形象不佳（见第 233 章）。除此之外，无法解释的低钾血症也是一种提示。在患有慢性水样腹泻的妇女中，特别是那些被认为患有腹泻但对无麸质饮食没有反应的妇女，必须考虑胶原和淋巴细胞性结肠炎。对于不明原因的水样腹泻患者，应进行结肠镜检查和活检，因为在胶原和淋巴细胞性结肠炎中，肠镜检查的外观大体正常。腹泻的提示包括阳性家族史、始于青春期或成年早期的腹泻以及不明原因的缺铁性贫血。如临床怀疑有口炎性腹泻，应送血清进行抗肌内膜和抗组织转谷氨酰胺酶抗体检测，检测阳性的患者可以进行小肠活检。除腹泻外，腹痛提示肠易激综合征。

住院患者评估

对于疾病仍未确诊的患者，下一步是进行住院评估，给予 24 ～ 72 小时禁食和静脉输液。禁食有助于区分渗透性和分泌性的原因，前者在禁食期间腹泻会停止或明显减少。在禁食和标准饮食条件下重复粪便分析。

管理原则 [1-34,36,38,47,50-67]

急性腹泻

因为大多数急性腹泻是自限性的，所以主要的治疗措施是支持治疗。最重要的是补液，必要时可使用吸附性制剂和动力抑制剂，偶尔也可以使用抗生素。

补液

绝大多数急性腹泻患者应保持水平衡和等待症状自行缓解。通常，即使在严重腹泻的情况下，也可以通过口服补液。富含电解质和糖的溶液有助于水的吸收。一杯 8 盎司的果汁加入一小撮食盐和半茶匙蜂蜜或一茶匙蔗糖，可以制成耐受性良好的替代溶液。非饮食类软饮料静置并失去碳化作用是一种方便的替代品。以上溶液都可以与同样大小的一杯水同服，其中含有 1/4 茶匙的小苏打，以补充粪便中流失的电解质。在急性感染性腹泻中，电解质包括钠（125 mEq/L）、钾（20 mEq/L）、碳酸氢盐（45 mEq/L）和氯化物（90 mEq/L）。如果口服不能维持水电解质平衡，静脉治疗是必要的。

吸附性制剂

吸附性制剂常用于单纯急性腹泻的对症治疗。高岭土和果胶溶液未被证实有益，但似乎无害；无论如何，治疗严重腹泻不应该依赖吸附性制剂。次水杨酸铋（Pepto-Bismol）的剂量超过推荐剂量（例如每 3 小时 2 ～ 3 汤匙）有时是有效的（见后文讨论）。

动力抑制剂

阿片类药物如苯乙哌啶 [与少量阿托品（复方苯乙哌啶片）联合使用以防止滥用] 和洛哌丁胺（Imodium）直接抑制肠道平滑肌的运动，对腹泻症状的治疗是有效的。苯乙哌啶和洛哌丁胺是由哌替啶衍生而来，但对中枢神经系统的影响较小。由于可能出现中毒性巨结肠（如炎症性肠病或艰难梭菌），应谨慎使用。对于某些细菌性腹泻如志贺菌病，也应限制使用，以免延长病程。该类药物在大肠埃希菌 0157：H7 感染暴发中的使用也引起了人们的关注，其增加了发生并发症的风险。

苯乙哌啶通常的剂量是 2.5 ～ 5 mg，每 4 小时一次，每天最大剂量 20 mg。洛哌丁胺的剂量为 2 mg 或 4 mg，每 4 小时一次，每天最大剂量为 16 mg。在达到初步控制后，较低的维持剂量通常就足够了。其他阿片类药物也是有效的止泻剂，但成瘾的风险较高；当需要同时发挥镇痛作用时，可以使用。除臭鸦片酊（0.5 ～ 1 ml）、止痛剂（4 ml）或可待因（30 ～ 60 mg）可每 4 小时口服一次。抗胆碱能药物对肠易激综合征是有用的（见第 74 章）。

抗生素

由于大多数感染是自限性的，因此不推荐对急性细菌性腹泻常规经验性使用抗生素。经验性抗生素的使用对病程的影响很小（志贺菌病暴发除外），并可能延长无症状的细菌携带者状态（特别是沙门菌感染）及促进耐药菌的出现。此外，有可能引发抗生素引起的腹泻和抗生素耐药性（如弯曲杆菌）。抗生素在大肠埃希菌 0157：H7 感染中也可能产生反作用，在这种情况下，抗生素的使用会增加并发症的风险。

抗生素最好用于粪便培养阳性或有其他特定细菌病原学证据（如伤寒、沙门菌病、志贺菌病、伪膜性结肠炎、弯曲杆菌感染和耶尔森菌感染）的重病患者。

沙门菌。老年患者和其他可能受到沙门菌菌血症危害（有血管假体或镰状细胞性贫血患者）的患者应接受一个疗程的抗生素治疗，以限制转移性感染。菌血症和伤寒可用氟喹诺酮类药物或 β- 内酰胺类头孢菌素（如头孢曲松）进行肠外治疗。替代方案，特别是对氟喹诺酮耐药菌株，可使用阿奇霉素和氯霉素。

志贺菌。由志贺菌病引起严重痢疾的患者可以用喹诺酮类药物或口服阿莫西林（500 mg，每日 3 次，持续 3 ～ 5 天）治疗。由于阿莫西林耐药菌株很常见，故抗生素药敏检测非常有必要。在等待粪便培养结果期间，如果流行病学史有提示且患者有严重的血性腹泻，给予几天的志贺菌病经验性治疗是合理的。禁忌使用抗蠕动药物。

弯曲杆菌。虽然大多数患者为自限性疾病，但如果患者出现血便、高热或症状恶化持续超过 1 周，则需要治疗。弯曲杆菌对口服阿奇霉素或氟喹诺酮类药物敏感（如果敏感）。

耶尔森菌。大多数耶尔森菌感染患者呈自限性，但中毒患者可口服环丙沙星（500 mg，每日 2 次）至少 5 天或肠外给药治疗。

伪膜性肠炎 - 艰难梭菌。首先，应该停止诱发抗生素的使用。有症状的活动性艰难梭菌感染患者应接受治疗。尽管甲硝唑（250 mg，每日 3 次，连续 10 天）仍是目前所有国家针对有轻度至中度症状患者的标准治疗方法，但其疗效一般（治愈率 70%），因为近端药物吸收程度高，对结肠的药物输送有限。因此，口服万古霉素（例如 125 mg，每天 4 次，持续 10 天）越来越被推荐为首选的初始治疗，特别是对于有中度或重度症状的患者，但对于病情轻微的患者也可以考虑使用。

对于那些需要在重症监护室进行护理的严重艰难梭菌病患者或肠道连续性受损的患者，鉴于口服万古霉素进入结肠有限，可在治疗方案中增加静脉注射甲硝唑 500 mg 每日 3 次和直肠万古霉素给药。非达霉素是一种大环内酯类抗生素，无交叉耐药性，对正常肠道菌群的影响较小，与万古霉素相比，对初次感染的治疗效果相似，且非达霉素的复发率较低（15% vs.25%）。考来烯胺（每次一包，每日 3 次）可与抗生素一起使用，以帮助结合肠道毒素；事实证明，在症状迁延的患者中是有效的。最近，一种抗艰难梭菌毒素 B 的人中和单克隆抗体贝洛托舒单抗，被批准与标准抗生素治疗联合使用，以防止艰难梭菌复发。在Ⅲ期临床试验中，在标准抗生素治疗的基础上加用贝洛托舒单抗，持续治愈率（60% ～ 67%）略高于单独使用抗生素（52% ～ 55%）。

10% ～ 25% 的病例会复发，对艰难梭菌毒素 IgG 抗体反应不佳的患者复发率最高。重新治疗往往是必要的。3 次或 3 次以上复发的患者可以进行粪便菌群移植，以帮助恢复肠道菌群，防止艰难梭菌复发。这种治疗可以通过结肠镜检查或吞胶囊的方式进行。根据最近的临床试验，在治疗后 12 周，预防艰难梭菌复发的有效率为 96.2%。

恢复肠道菌群的益生菌可能在预防和治疗轻

度或慢性症状方面发挥作用。Meta 分析发现，中等质量的证据表明益生菌给药具有显著的预防效益（风险降低 42% ～ 66%），最常见的是含乳酸杆菌的制剂，而且无重大不良反应。

寄生虫感染。由寄生虫感染引起的腹泻患者也可以从明确的抗菌治疗中获益。阿米巴滋养体采用甲硝唑（750 mg，每日 3 次，持续 5 ～ 10 天）治疗，消除囊肿采用二碘羟基喹啉（650 mg，每日 3 次，持续 21 天）。贾第虫病用奎纳克林（100 mg，每日 3 次，持续 7 天）或甲硝唑（250 mg，每日 3 次，持续 7 ～ 10 天）治疗。重新治疗常常是必要的。

旅行者腹泻

预防

虽然很多人已经注意到药物的预防作用，但注意饮食仍然是预防旅行者腹泻最重要的手段。当地的水源有问题时，应避免饮用当地供水。这包括不吃新鲜蔬菜，因为它们可能是在这种水里洗过的，甚至冰块也不要使用。最好喝瓶装水。

化学预防。预防性使用抗生素一直很流行，但随着人们对抗生素引起的腹泻的认识日益加深，细菌对某些药物的高耐药频率，以及次水杨酸铋的疗效，导致人们对抗生素的依赖减少。尽管存在这些担忧，许多患者还是要求使用一种可用的抗生素来进行预防。

由于大多数“旅行者腹泻”病例是产肠毒素大肠埃希菌引起的，因此化学预防主要针对这种微生物。甲氧苄啶 - 磺胺甲噁唑（trimethoprim-sulfamethoxazole，TMS）（每日一片双倍剂量）和环丙沙星（每天 500 mg）可使腹泻的风险降低 20% ～ 30%。对 TMS 的一些耐药性正在出现，使环丙沙星成为首选药物。多西环素是一种四环素的衍生物，在旅行当天（200 mg）和外出时每天（100 mg）服用也被证明是有用的，尽管多达 40% 的产毒素大肠埃希菌菌株对这种药物有耐药性，而且这种药物经常会导致胃肠道不适和光敏性。正在研究的另一种方法是使用不可吸收的抗生素利福昔明，每天服用 200 mg，连续服用 2 周，在不明显改变正常粪便菌群的情况下，显著降低与大肠埃希菌相关的旅行者腹泻的风险。在亚洲和其他地区，志贺菌更有可能是病原体，利福昔明的有效性仍有待证实。

治疗

虽然有时会使用抗生素，但鉴于其缺点（见前面的讨论），建议在可能的情况下首先使用其他措施。

次水杨酸铋。大剂量次水杨酸铋（Pepto-Bismol）（60 ml，每日 4 次）已被证明是有效的预防和治疗旅行者腹泻的方法。与抗生素不同，它的优点是不会改变正常的肠道菌群。其作用机制被认为与抑制产毒菌株的定植有关。服药使大便变黑，需要提醒患者注意，不至于引起恐慌。

苯乙哌啶或洛派丁胺。对于旅行者腹泻症状的缓解，苯乙派啶或洛哌丁胺往往比其他措施更方便。在大多数情况下，这些制剂可短期使用，安全性好，但当严重志贺菌、沙门菌或艰难梭菌感染时除外（如有发热或直肠出血）。洛派丁胺也是抗生素治疗症状性疾病的有效辅助药物。

抗生素。急性旅行者腹泻的严重病例可用抗生素治疗。环丙沙星（500 mg，每日 2 次）或 TMS（一片双倍剂量，每日 2 次）有效，特别是与洛派丁胺配合使用（每次稀便后 2 mg，最大剂量可达 16 mg/d）时。抗生素的疗程通常为 3 天。为旅行者提供 3 天的抗生素并随身携带洛派丁胺是合理和推荐的。环丙沙星可能是首选，因为出现了耐 TMS 的大肠埃希菌菌株。

慢性腹泻

与急性腹泻的治疗不同，多数情况下，急性腹泻病程呈自限性，以缓解症状为目的的非特异性措施是适当的，而慢性腹泻的有效管理需要病因诊断和特定治疗。单纯抑制症状而不确定病因可能会延误对严重潜在疾病（如结肠癌或炎症性肠病）的诊断。经验性试验仅用于诊断（见前面的讨论）。

许多病因是可以治疗的。例如，炎症性肠病的加重有有效的治疗方法（见第 73 章）。与胰腺功能不全相关的吸收不良可通过使用酶补充剂得到改善（见第 72 章）。由口炎性腹泻引起的脂肪泻对无麸质饮食有反应，但并非所有患者对饮食改变都有反应，因为通常同时存在一个诱发因素。乳糖酶缺乏症需要限制奶制品或使用外源性乳糖酶。倾倒综合征可以通过少量进食加以控制。

伪膜性结肠炎是抗生素治疗的指征（见前面的讨论）。停止偷偷滥用泻药可以治疗滥用泻药相关的腹泻（见第 233 章）。在肠易激综合征的情况下，如果临床表现主要是便秘，并伴有短暂的腹泻，则应采用高纤维饮食。但如果以腹泻为主，则可采用其他方法缓解症状（见第 74 章）。

病因不明的慢性腹泻

对于在详细检查后仍未确诊但其他方面表现良好的患者，肠易激综合征的试验性治疗是合理的（见第 74 章）。许多这种不明原因的腹泻患者最终被证实患有肠动力障碍和存在相关的社会心理压力。诊断的线索包括没有体重减轻，实验室检查正常，以及有暗示性的社会心理病史。治疗 4 周后仍无效，应请胃肠病学专家会诊。对于未确诊的患者，不应使用非特异性止泻剂。

艾滋病患者的腹泻

参见第 13 章。

入院和转诊指征 [33,36,38]

入院

大多数腹泻患者可以在门诊治疗。然而，对于那些无法经口维持水平衡，并出现容量严重不足（体位性低血压）的患者，必须认真考虑入院和肠外补液。有时，在急诊科进行几个小时的静脉输液就足够了。婴儿、老年人和患有慢性疾病或衰弱性疾病的患者（如糖尿病性肾衰竭）特别容易出现容量不足的并发症，需要密切监测。以血性、脓性大便和发热为表现的炎症性腹泻患者也应该入院，腹泻后出现神经功能缺陷和脑膜炎体征的患者需要进行李斯特菌病的评估。未确诊的慢性腹泻患者可从住院期间的观察和检测中获益。

转诊给胃肠病学专家

转诊给胃肠病学专家的患者应包括以下情况：有复杂的急性疾病（如出血性腹泻）、炎症性肠病或未确诊的慢性腹泻，或者需要结肠镜检查或肠黏膜活组织检查的患者。

患者教育和长期护理措施

由于大多数急性腹泻病例是自限性的，没有严重的潜在病理证据，患者可以放心，并建议他们集中精力维持体液平衡。本章所述的糖和电解质制剂易于服用，应鼓励使用。许多人认为补液会严重加重腹泻，他们要求使用阿片类药物或抗生素。这些制剂的适应证需要加以审查，应该严格限制其使用。许多患者询问高岭土和果胶制剂是否有用，没有证据表明它们能改变症状或病程，但也没有证据表明这些制剂是有害的。

虽然目前普遍使用抗生素预防旅行者腹泻，但应告知患者耐药菌株的出现、抗生素使用的潜在并发症以及铋剂的疗效。几瓶铋剂（如 Pepto-Bismol）、几片“紧急情况”用的苯乙哌啶片，以及建议使用瓶装水和避免食用可能被污染的食物（如用当地水清洗生蔬菜），都是抗生素预防的合理替代方法。慢性未确诊的腹泻患者需要为可能的广泛评估做好准备。同时，对肛周护理的建议是非常必要的，不应该被忽视。

肛周卫生

有很多措施可用于缓解伴随严重、顽固腹泻的肛周不适。坐浴 10 分钟左右，每日 2 ～ 3 次，可以起到舒缓作用，然后用吸水棉（不是卫生纸或毛巾）轻轻地擦干。每次排便后用温水湿润的吸水棉清洗也有帮助，而卫生纸可能会刺激皮肤。同样强调避免使用肥皂。护臀膏可能有效，当肛门炎症明显时，可短期使用氢化可的松乳膏。一些患者报告说用浸过金缕梅（Tuck）的棉垫轻轻清洁可以缓解不适。应避免使用含有局部麻醉药的软膏，它们本身可能具有刺激性。

恢复期建议

腹泻缓解后，最好在 7 ～ 10 天内避免饮用牛奶和奶制品，因为许多病例通常伴有轻度乳糖不耐受。开始最适合吃的食物是容易消化的、富含碳水化合物的食物，如香蕉、米饭、烤土豆、苹果酱等。继续补液很重要。

长期护理建议

经验性抗生素的使用在医疗机构中很常见，估计高达 15%。努力限制这种抗生素的使用对于控制艰难梭菌感染的高流行率至关重要。在这种易感患者的环境中，艰难梭菌感染可能导致相当高的发病率甚至死亡率。抗生素管理非常重要。此外，从急症护理机构返回的居民如果没有被感染，定植的风险也会增加，并且在进一步抗生素使用的情况下会增加患病风险。

（魏雅楠 翻译，王晶桐 审校）

第 65 章

便秘的管理

JAMES M. RICHTER

在西方和工业化国家中，15% 的成年人受便秘影响，是自行服药最常见的原因之一，尤其是老年人。对于患者而言，便秘没有统一的诊断标准。但对大多数人来说，便秘意味着排便不舒服，大便干硬，排便不尽或排便困难。共识标准有助于识别功能性病因（表 65-1）。正常人群的排便习惯各不相同，对正常功能的理解也各不相同。人群研究表明，大多数人每周大便次数超过 3 次，男性可能至少 5 次。

基层全科医生必须能够发现任何潜在的病理现象，并为那些有生理症状的患者提供症状缓解和安慰的方法。在西方国家，过量使用泻药和膳食纤维摄入不足的情况普遍存在，因此医生必须了解现有泻药制剂的作用和不良反应。此外，还必须了解泻药的膳食替代方法。

病理生理学和临床表现 [1-14]

病理生理学

排泄粪便需要两个过程：肠道传输和直肠排空粪便。便秘可能由于这两个过程中的任何一个受到干扰而发生。

结肠运输受损

膳食纤维不足、代谢因素、机械性梗阻、运动障碍、药物、精神状况和神经疾病均可损害结肠运输。

膳食纤维不足。食物到达肛门所需的传输时间受膳食纤维含量的影响很大。正常人每天摄入 15 g 膳食纤维，每周排便次数是无节制或低纤维饮食者的两倍。单纯因低膳食纤维引起便秘的患者通常有间歇性的症状，仅通过改变饮食即可完全解决。

缺乏运动。运动对促进肠内容物传输有重要的积极作用。经常运动的人结肠运输量明显大于很少运动的人。以前喜欢运动的患者在生病卧床时经常便秘。久坐生活方式的影响不那么明显，但可能同样重要；便秘在缺乏运动的人中很常见。

表 65-1　慢性便秘的罗马 IV 标准

（1）必须包括以下 2 项或 2 项以上：
- a．至少 25% 的排便感到费力；
- b．至少 25% 的排便为干球粪或硬粪；
- c．至少 25% 的排便有排便不尽感；
- d．至少 25% 的排便有肛门直肠梗阻感和（或）堵塞感；
- e．至少 25% 的排便需手法辅助；
- f．每周自发排便＜ 3 次。

（2）不用泻药时很少出现稀便。
（3）不符合肠易激综合征的诊断标准。

诊断前症状持续至少 6 个月，且近 3 个月症状符合以上诊断标准。
From Simren M，Palsson OS，Whitehead WE. Update on Rome IV Criteria for colorectal disorders：Implications for clinical practice. Curr Gastroenterol Rep 2017；19：15.

代谢和内分泌紊乱。代谢和内分泌紊乱可减慢结肠运输。低钾血症、高钙血症、甲状腺功能减退症和糖尿病在排便频率或潜在可逆方面很重要。低钾血症可引起广泛肠梗阻，最常见于服用利尿剂的患者。当便秘是由甲状腺功能减退引起时，尽管患者主诉肠蠕动缓慢，但通常还会伴随其他表现。对于糖尿病患者来说，便秘是一个很麻烦的问题，20% 的神经病变患者报告有严重的排便困难。严重的高钙血症（血清钙水平 > 3 mmol/L）可减缓肠道运动。

动力障碍。肠易激综合征是一种常见的病因不明的运动障碍，便秘是肠易激综合征最常见的症状（见第 74 章）。患者主诉慢性腹部不适与排便习惯的改变有关，排便后可缓解。患者常常主诉排便不规律，腹泻与便秘交替出现（尽管其中一种可能占主导地位）。黏液便、排便不尽感以及腹胀都是常见的临床症状。

药物使用。药物可能诱发便秘。阿片类药物和具有抗胆碱能活性的药物如抗抑郁药经常诱发便秘。钙通道阻滞剂可减慢肠道运动，考来烯胺可通过结合胆盐引起便秘。氢氧化铝和碳酸钙抗酸剂有导致便秘的副作用。习惯性使用泻药与动力受损有关。典型的临床表现是慢性便秘或希望有“排便干净”的感觉，随后是对泻药的依赖性增加，反应减弱，最终肠道出现蠕动缓慢、收缩不良。至于原因是先前就存在的运动障碍，还是由于使用泻药造成的实际损害，这个问题仍不清楚。

机械性梗阻。由肿瘤、狭窄或肠扭转引起的机械性梗阻是新发便秘的罕见原因。机械性梗阻的特点是痉挛性腹痛、腹胀并有明显的排便习惯改变。许多结直肠癌患者主诉便秘，这通常是疾病的晚期症状。便秘也可能是克罗恩病的表现，因为肠壁受累容易形成瘢痕和梗阻（见第 73 章）。

神经系统损伤。便秘可能是神经系统疾病的临床表现。脊髓损伤导致马尾受压，肠道运动减慢，还会导致尿潴留和失禁。多发性硬化症可能损害肠道功能，神经节细胞异常也可能损害肠道功能。在大多数情况下，还存在其他神经系统缺陷。局限于肠壁神经元缺失的疾病典型表现为慢性、难治性便秘。该病可能始于儿童时期，或者如前所述，与长期使用泻药有关。硬皮病也可能导致永久性的运动神经元受损。

精神疾病和心理社会压力。精神疾病和心理社会压力可能发挥重要作用。潜在的抑郁往往是原因之一，肠道不适可能是众多躯体症状之一（见第 227 章）。肠易激综合征患者的躯体化症状、焦虑和恐惧的患病率增加。肠道运动和内脏感知障碍已被证实。便秘的发生是由于过度的非推进性收缩和肠内容物的分割所致。典型的餐后腹泻可发现过度的推进活动。

排便障碍

排便障碍的机制包括正常排便反射抑制、脱水和盆底功能障碍。

直肠排便反射抑制。在肛门局部疼痛、神经系统疾病（如帕金森病、多发性硬化症）、长期使用泻药和自愿抑制的病例中被证实存在直肠排便反射抑制。有这种问题的患者被发现直肠壶腹部有大便堵塞。自愿抑制排便冲动可能与紧张的日常工作节奏或旅行有关。由此产生的间歇性便秘可能导致过度使用泻药和灌肠剂，并对反射性排空机制造成损害。

盆底功能障碍。盆底功能障碍是一些病因不明的顽固性便秘的原因。这可能是由于耻骨直肠肌和肛门括约肌放松不足或收缩不当、盆底协同失调或两者兼有的结果。患者抱怨尽管有强烈的排便冲动，但仍然需要用力。他们也可能主诉有持续的直肠胀满感，需要用手指协助从直肠中去除大便以获得缓解。盆底功能障碍的患者发现在排便时支撑会阴部有助于排便。

其他可能的机制

一般认为液体摄入不足是一个原因，但缺乏确凿的证据。众所周知，水可以有效扩张胃部并刺激肠道活动。

临床表现

10% ~ 20% 的美国成年人报告有慢性便秘，其定义为每周排便少于 3 次，同时伴有反复用力、大便硬结或至少 25% 有排便不尽感。原发性慢性便秘的两种主要临床表现是便秘型肠易激综合征（irritable bowel syndrome—constipation-predominant，IBS-C）（见第 74 章）和慢性特发性便秘（chronic idiopathic constipation，CIC）。两者有许多相同的病理生理机制，在其临床表现（排便减少和排便困难）上会重叠。两者的不同之处在于肠易激综合征患者主诉腹胀和腹部不适，是临床的主要症状，尽管排便后可能有一些缓解，但症状仍持续存在；而 CIC 患者报告排便后症状改善明显。除了这两种病因外，阿片类药物是导致便秘的另一个主要原因，患者需要麻醉药来控制严重癌性疼痛或非癌性疼痛。

慢性特发性便秘

其临床特征（参见罗马标准，表 65-1）是症状持续≥ 6 个月，且在过去 3 个月中超过 25% 的排便符合下列 2 个及以上的症状：每周排便次数＜ 3 次，排便费力，大便块状或硬块状，排便不尽感，肛门直肠梗阻感和（或）堵塞感，以及使用手法辅助来促进排便。没有稀便的报告，腹部不适和腹胀不突出，并且排便后可缓解。

便秘型肠易激综合征

肠易激综合征的临床表现（如罗马标准所定义的）为：在过去 3 个月里，每月至少有 3 天出现反复的腹痛或不适，并伴有 2 个及以上的下列症状：与排便有关的症状改善，发病与大便频率变化有关，发病时与大便形状（外观）改变有关，＜ 25% 的排便为稀便。药理学研究纳入了针对便秘的额外临床标准进行评价：每周少于 3 次满意的排便，并且在过去的 12 个月中，至少有 12 周出现以下 1 个及以上的症状：≥ 25% 的排便费力，≥ 25% 的排便有结块或硬块，≥ 25% 有排便不尽感，非经期腹痛或腹部不适的每日平均评分≥ 2 分（五分制：从 1 分 = 没有症状到 5 分 = 症状非常严重），平均每周少于 3 次完全满意的排便和每周≤ 6 次满意的排便。

阿片类药物引起的便秘

无论是癌痛还是非癌痛的疼痛控制，便秘是使用阿片类药物治疗最不舒服和可能限制治疗的后果之一。在需要阿片类药物治疗以控制疼痛的晚期癌症患者中，便秘可对生活质量产生严重的不利影响。阿片类药物诱发的便秘有中枢和外周两种类型，肠道中的阿片类受体与大脑中的阿片类受体一样，阻止了肠道运动并导致便秘的发生。

鉴别诊断 [14–17]

便秘的原因可以根据病理生理学机制分类：运动障碍、神经源性直肠协同障碍、梗阻和局部肛门直肠病变（表 65-2）。许多病例在最初评估后仍未确诊，但经验性治疗有效。结肠传输减慢和盆底功能障碍通常是在此类患者的病因，特别是中老年妇女的慢性顽固性便秘。

检查 [4,6,8,10,16–17]

病史

评估首先要确定排便量、排便特征和肠蠕动频率，之后确定问题的慢性程度。事实上，急性便秘更多地与器质性疾病有关，而不是一个长期存在的问题。长年累月的慢性症状表明是功能紊乱，可能还会因习惯性使用泻药而加剧。必须询问患者是否有提示潜在严重胃肠疾病的症状，如腹痛、恶心、痉挛、呕吐、体重减轻、黑便、直肠出血、直肠疼痛和发热。厌食、腹胀、嗳气、胀气、大便黏

表 65-2　便秘的重要原因

机制	病因
运动障碍	膳食纤维不足 缺乏运动 滥用泻药 肠易激综合征 慢性特发性便秘 憩室炎 甲状腺功能减退症 糖尿病 高钙血症 妊娠 硬皮病 药物（阿片类药物、抗胆碱能药、三环类抗抑郁药、神经节阻滞剂、含钙和铝的抗酸药、硫糖铝、丙吡胺、钙通道阻滞剂、抗组胺药）
神经系统功能障碍	多发性硬化症 脊髓损伤 神经节瘤病
社会心理障碍	抑郁症 情境压力 焦虑症 躯体化症状 恐惧症

液、头痛、抑郁、焦虑等也要记录，这些症状可能与任何病因的便秘有关，但常伴有功能障碍。

在第一次就诊时，有必要了解患者的工作、饮食和排便习惯、膳食纤维摄入量和体育活动。药物包括抗胆碱能药物和非处方药（特别是泻药和抗酸剂）的使用情况需要详细说明。征求患者的意见和关注点，并获得详细的社会心理病史，同时注意情境压力、焦虑、患者对症状的解释和应对方法。

病史对确定排便障碍特别有帮助。应询问患者是否排便费力，是否需要特殊体位以及直肠内或阴道内手指辅助或会阴施压排出粪便，以及是否不能排出灌肠液体。

体格检查

首先要记录患者的体重和整体营养状况。检查皮肤是否苍白，有无甲状腺功能减退的迹象（见第 104 章）。检查腹部是否有肿块、腹胀、压痛和肠鸣音亢进或消失。直肠检查包括仔细检查和触诊壶腹部肿块、肛裂、炎症和硬结大便。最后一项发现排除了严重的肠梗阻和结肠蠕动差，提示部分原因是直肠排空障碍。注意粪便的颜色和黏稠度，并检测是否有潜血。注意肛门和会阴部解剖结构、括约肌的张力、敏感性和反射。当耻骨直肠肌向后牵拉时，如果肛管宽大，则表明肛门神经紊乱。需要进行肛门镜或内镜检查以确定内痔、肛裂、肿瘤和其他局部病变。应进行神经系统检查，寻找局灶性缺陷和足踝反射延迟，提示甲状腺功能减退。精神状态检查包括筛查抑郁（见第 227 章）、焦虑（见第 226 章）和躯体化（见第 230 章）症状的迹象。

实验室检查

实验室检查应结合潜在的病理生理学基础。当病史和（或）体格检查有提示时，首先要进行肠梗阻的相关检查。如果梗阻在一开始就被排除或不是一个令人担忧的问题，可以进行经验性治疗和随访。治疗无效时需要考虑进一步的诊断性检查。

疑似肠梗阻、阻塞或恶性肿瘤

便秘急性发作特别是伴有腹部不适时，需要排除阻塞和肠梗阻。需要进行影像学检查，首先进行仰卧位或直立位腹部平片检查，然后测定血清钾和钙水平。慢性或复发性便秘应通过检查糖尿病患者的血糖水平（见第 93 章）和甲状腺功能减退患者的血清促甲状腺激素（见第 104 章）来评估。

如果仍然怀疑有结肠梗阻，结肠镜检查是首选的检查方法，特别是在老年患者合并隐匿性便血、直肠出血、贫血或体重下降时，提示有结直肠癌的可能性（见第 56 和 63 章）。超过 25% 的结直肠癌患者有便秘。直视下见结肠肠壁黏膜染色（结肠黑变病），提示滥用蒽醌类泻药如蓖麻油或番泻叶。

无梗阻或恶性肿瘤的证据

对于没有证据表明存在梗阻、贫血或隐匿性失血症状的老年人，可以采用经验性治疗方案进行几周的治疗，包括停止任何可疑药物、增加膳食纤维、补液和锻炼。纤维泻药的试验性治疗（见后面的讨论）可能也有帮助。如果目前正在进行结直肠癌筛查并且没有预警症状和体征，可延迟结肠镜检查。应在 4 ～ 8 周内安排复诊进行重复评估。

经验性治疗无效

当便秘的原因不明时，重新检查药物，停止所有可能的药物，并考虑结肠传输时间测试是有帮助的。对处方和非处方药物的重复检查是必要的。止咳药中的可待因、治疗失禁或抑郁的抗胆碱能药物、非处方抗酸药或钙补充剂中的钙，以及复合维生素中的铁，可能会导致令人困惑的诊断问题。

当临床表现不足以区分传输受损和排便障碍时，结肠传输时间测试有助于鉴别。该测试包括吞下一个含有不透射线标记物的明胶胶囊。摄入 120 小时后进行腹部平片检查，注意滞留的比例和位置。超过 20% 的滞留表明传输延迟，定位到远端结肠和直肠提示排便机制。

疑似排便障碍

大多数基层全科医生会将这些患者转诊至胃肠病学专家或结肠外科医生进行全面评估，包括肛门直肠测压和球囊扩张，这些基于诊室的评估可以帮助确定排便问题的诊断。肛门测压的高静息压力和测压疼痛提示有肛裂。对球囊扩张不敏感提示存在神经系统疾病。无法在 2 分钟内排出 50 ml 充满水的乳胶气球表明存在排便障碍。排便造影可提供关于排空、盆腔结构异常、排便期间肛门和会阴运动的信息。

症状管理和患者教育 [2,4,6,10,12-30]

（表 65-3）

对于怀疑有功能性病因的患者，经验性的对症治疗是适当的，但只有在梗阻和其他严重器质性病变被排除后才适用。

基本的初步措施

在仔细检查后的初步干预措施是确保没有发现严重潜在疾病的证据。癌症是一种常见的担忧，特别是在新发便秘的老年患者中。关于饮食、运动和泻药使用的详细和个性化的患者教育是下一个重点。耐心解释使患者理解每天排便对健康并不是必要的，舒适的排便模式取决于良好的生活和饮食习惯。应根据患者的体能规定日常锻炼（见第 18 章）。充足的液体摄入（每天 1.5 ~ 2 L；6 ~ 8 杯水）也是必不可少的，特别是在医生要求高纤维膳食的情况下。

患者应停止服用刺激性泻药、灌肠剂和可能抑制结肠蠕动的非必需药物。推荐试着建立一个方便的、不受干扰的排便时间；早餐后 15 ~ 20 分钟是一个很好的时机，因为这段时间结肠自发性运动最显著。鼓励患者每天都保持这种习惯，而不考虑旅行或环境干扰。虽然目前还没有对照研究可以证明这种方法的有效性，但有一些新的证据显示长期使用刺激性泻药可能确实有效且耐受性良好，但停止这种措施似乎对一些人有帮助。

表 65-3 缓解便秘症状的药物

类型	举例
容积性泻药	洋车前子、甲基纤维素、亚麻籽、聚卡波非
渗透性泻药	聚乙二醇、乳果糖、甘露醇、山梨醇、镁盐
刺激性泻药	比沙可啶（口服或灌肠）、番泻叶、鼠李草
分泌性药物（氯通道激活剂、鸟苷肽类似物）	鲁比前列酮、利那洛肽
外周阿片类药物拮抗剂	Naloxegol、甲基纳曲酮
大便软化剂、润滑剂	多库酯钠
灌肠剂	十二烷基硫酸钠、磷酸钠、甘油、矿物油

一般来说，这些初步措施可以缓解便秘，但在慢性病例中，可能需要几周到几个月才能恢复更令人满意的肠道功能。通常情况下，患者期望立即产生效果；当症状没有改善时，患者就会感到沮丧，进而停止该方案并恢复使用泻药和灌肠剂。

膳食纤维和纤维补充剂

使用膳食纤维和容积性泻药可以帮助缓解症状，软化粪便和减少腹部不适。大多数临床医生倾向于在使用容积性泻药之前先使用膳食纤维，有关相对疗效和安全性的资料有限。人们开始通过增加麸皮、水果、绿色蔬菜、全麦谷物和面包来增加膳食纤维含量。大多数研究表明，每天摄入 15 g 纤维才能达到最佳效果，但摄入量可以因人而异。一顿丰盛的早餐包括全麦麦片、果汁、牛奶或咖啡和全谷物面包都是有益的。

一些患者拒绝吃麸皮，因为这会让他们出现腹胀和胀气。这些副作用通常在持续使用 1 个月内消失。如果饮食和运动都不能奏效，或者患者不能坚持服药，可服用不可消化的纤维残渣，如磨碎的车前子、甲基纤维素或聚卡波非，都是有益的。这类药物通过亲水特性来增加大便体积，建议最好充分补液。通常的剂量是每日 3 次，每次 8 盎司的液体中加入一茶匙，或者每日 1 次，每次水中放入一汤匙。安慰剂对照研究显示使用药物后，症状有显著改善，但安慰剂组也有改善，这表明解释、安慰和增加注意力对改善肠道功能也很重要。

首选泻药

一些老年患者仍然对基本的初步措施不满意，并要求开具泻药处方。有几类药物是相对安全的，当简单的方法不能奏效时使用。对照试验显示其功效与膳食纤维相似，最好与纤维素联合使用。

不可吸收的渗透性泻药

已证实，不可吸收的渗透性泻药（如聚乙二醇、乳果糖、山梨醇）在老年人中长期使用是安全有效的。这些药物发挥强大的渗透性作用，保留肠腔内的液体和软化粪便。聚乙二醇溶液是一种有用的膳食纤维的补充，不需处方即可获得。山梨糖醇（每天睡前 30 ~ 60 ml）的成本约为乳果糖的 1/10，但在功效和可吸收性方面相当于或超过乳果糖。副作用（以乳果糖最为突出）包括过度的胃肠积气、腹胀和痉挛。

含镁泻药

含镁的泻药（如镁乳、柠檬酸镁）也具有渗透活性，但应更加谨慎地使用，因为它们可能导致肾功能不全的老年人镁和钠超负荷。它们比山梨醇更便宜。

表面活性剂泻药

表面活性剂泻药如多库酯钠，通过促进水和脂肪的混合来软化粪便，但通常是无效的。它们可能对大便硬结的患者有用，但数据显示其疗效有限（见后面的讨论），而且成本很高。

兴奋剂 / 刺激性泻药

刺激性泻药包括二苯基甲烷（比沙可啶）、蒽醌（番泻叶）和鼠李草的衍生物。这些刺激物会引起结肠剧烈收缩。这类药物不需处方就可获得，多年来一直被用作间歇性治疗。考虑到长期使用可能会增加肠道不适和加重便秘的风险（所谓的泻药滥用综合征），不鼓励经常使用。然而，回顾研究发现几乎没有实质性的数据支持这一观点，而最近的随机试验的相反结果显示了其有效性和安全性。

灌肠

当存在大便嵌塞时，手法辅助解除嵌塞或高渗灌肠（例如 Fleet 灌肠液）通常会缓解这种情况。应避免使用肥皂水灌肠，因为有报道称使用肥皂水灌肠会导致结肠炎。指导患者站在马桶前的椅子上，蹲在马桶上方，可为排便提供一个更有利的姿势。

预防

在需要卧床休息的疾病中，预防便秘可以通过高纤维膳食、容积性泻药和使用坐便器而不是便盆来实现。阿片类药物仅在需要时使用。纠正任何同时发生的低钾血症很重要（见第 32 章）。没有证据表明预防性使用泻药或大便软化剂有效。一项关于多库酯钠（Colace）的随机对照研究未能证明其对大便质量或频率有任何影响，多库酯钠是一种受欢迎且价格昂贵的大便软化剂。在过度焦虑的患者中使用少量镇定剂对便秘的直接影响不大。当严重的抑郁症患者需要使用抗抑郁药时，应选择对便秘影响最小的药物（即抗胆碱能活性最小的药物）。所有三环类抗抑郁药都有一定的抗胆碱能活性，但地西帕明、去甲替林和曲唑酮的抗胆碱能活性最小。选择性 5- 羟色胺受体抑制剂（SSRI）抗抑郁药如舍曲林是首选（见第 227 章）。

慢性（特发性）便秘的管理

虽然上述标准方案的实施足以满足一些慢性特发性腹泻患者的需要，但仍有一部分患者治疗困难，并为其症状所困扰。随着对肠蠕动和肠易激综合征病理生理学了解的深入（见第 74 章），促进了药物的开发，以加强对这种治疗困难的功能状态的管理。

利那洛肽

这种合成肽模仿鸟苷肽的作用，激活特定的表面受体，触发环磷酸鸟苷（cyclic guanosine monophosphate，cGMP）的产生。cGMP 刺激囊性纤维化的跨膜传导调节器，导致碳酸氢盐和氯化物分泌入肠腔。最终结果是肠腔内液体增多，结肠传输时间缩短。利那洛肽是第一个获得 FDA 批准用于治疗与便秘相关的以肠易激综合征为主的慢性便秘药物。在随机对照试验中，该药显著减轻了慢性便秘的症状长达 12 周。

超过 20% 接受该药物治疗的患者症状消除，而接受安慰剂治疗的患者中只有 5% 的症状消除，还有许多人的症状得到了缓解。主要不良反应为腹泻，约占 4%。需要更多的长期使用经验来确定慢性治疗的安全性，但该药物代表了一个有希望的新途径，可以治疗反复发作的顽固性便秘和失能问题。一般来说，它用于膳食纤维和聚乙二醇失败且无盆底功能障碍的患者。

鲁比前列酮

这种局部作用的前列腺素衍生物是一种氯离子通道激活剂，可诱导肠液分泌，增加成人慢性便秘患者自主排便的频率。它在 CIC 长期治疗中的作用仍有待充分证实，因此，该药物适用于其他方法都不奏效的严重便秘患者。

阿片类药物引起便秘的管理

纳洛塞醇是 μ- 阿片受体拮抗剂纳洛酮的聚乙二醇化衍生物，被开发为一种口服剂型，可阻断肠道 μ- 阿片受体，而不穿透血脑屏障和影响阿片中枢疼痛控制。在对泻药效果不佳的患者中，使用剂量为 12.5 ～ 25 mg/d，在不影响阿片类药物疼痛控制的情况下，观察到有效率为 40% ～ 45%。胃肠道不适是最常见的副作用，25 mg 剂量时更常见。与经批准用于治疗这种疾病的其他药物相比，它比类似的肠外制剂（甲基纳曲酮）成本低得多，而且比鲁比前列酮更有效。使用时需要停止使用其他泻药，可在停用纳洛塞醇 3 天后重新开始使用。治疗开始使用 25 mg 片剂，每天服用一次。如果出现胃肠道副作用（恶心、呕吐、腹痛、肠胃胀气、腹泻），则减少到 12.5 mg。阿片类药物戒断的风险较小（25 mg 剂量为 3%，12.5 mg 剂量为 1%）。

排便问题的管理

生物反馈、肉毒毒素和外科手术已被应用于排便问题。据报道，生物反馈的总体成功率约为 65%，特别适用于无法适当放松盆腔肌肉组织的人。生物反馈失败且仍无法做到盆底放松的人可从耻骨直肠肌注射 A 型肉毒毒素中获益。这种效果是长期的，但可能需要重复注射，而且疗效并未得到对照试验的证实。对存在直肠前突的患者和必须使用阴道指压来实现排便的妇女，可考虑手术。

医患关系

建立一种信任的治疗性医患关系的重要性怎么强调都不为过，特别是当潜在的社会心理压力很大时。通过征求患者的意见和看法，并花时间解释和回答问题来促进建立信任。需要告知使用某种药物数十年的患者为什么要停药；否则，依从性会很差。应该警告长期服用泻药的人，可能需要 4 ～ 6 周的时间才能恢复自主排便。耐心和同情支持可能有益于治疗，但绝不能期望快速见效（另见第 74 章）。

慢性特发性便秘的管理建议[14,20]

最好的方法是循序渐进的，从低成本、经证实有效的非处方药开始。其中许多措施对肠易激综合征的管理也很有效（见第 74 章）。新型分泌性制剂非常昂贵，不推荐作为起始治疗药物，因为更便宜的制剂可能同样有效。

- 增加膳食纤维和（或）添加膨胀剂（如车前子，1 ～ 2 圆汤匙加 8 盎司水，每天一次）。
- 增加渗透性泻药，从聚乙二醇 3350 制剂［17 g（一大汤匙）］加入 4 ～ 8 盎司的水开始，每天一次（优于乳果糖，因为成本更低、效果更好）。
- 增加刺激性泻药［比沙可啶（5 ～ 15 mg，每日一次）或番泻叶（15 mg，每日一次）］。如果一种药物治疗失败，尝试另一种。
- 只有在上述措施不能令人满意时，才可考虑使用分泌性制剂［利那洛肽（145 μg，每日一次）］或鲁比前列酮（45 μg，每日 2 次）治疗。
- 如果治疗不成功，请转诊进行肛门直肠测压和球囊排出试验。

（魏雅楠 翻译，王晶桐 审校）

第 66 章

肛门直肠不适的管理

JENNIFER X. CAI，JAMES M. RICHTER

肛门直肠不适很常见，但往往没有得到充分的评估。这些症状通常是痔或肛裂等轻微疾病导致的，但也可能预示着更严重的潜在疾病，如肿瘤、感染或炎症性肠病。此外，肛门直肠疾病可导致明显不适和功能障碍。因此，要关注和仔细评估肛门直肠症状。

病理生理学和临床表现 [1-7]

肛门直肠解剖

了解肛门直肠解剖对于正确评估很重要。肛管是消化道最远端，周围由括约肌组织包绕，从肛膜向上延伸 4 ～ 5 cm（男性比女性略长）（可触及和可见括约肌下缘）至肛提肌或骨盆底的上方（图 66-1）。肛门直肠环对应于耻骨直肠括约肌上缘。肛缘对应于括约肌和肛管的下缘。肛管被齿状线（肛管上下边界的中点）一分为二，齿状线是直肠黏膜上部和下部鳞状上皮的分界线。沿着齿状线有小凹陷或口袋，称为隐窝。一些隐窝的基部有微小的退化腺体。在隐窝之间有小突起，称为肛门乳头。

肛膜是位于齿状线和肛缘之间的鳞状上皮，排列在肛管的下半部分，看起来和正常皮肤相似，但很薄且敏感，没有毛囊或汗腺分布。肛膜的尾侧或外部皮肤称为肛周皮肤，与身体其他部位的皮肤没有区别。在肛管周围有两层不同的括约肌。内括约肌位于黏膜或外皮的下方，是直肠环形平滑肌的增厚部分，为不随意肌。内括约肌的外侧是外括约肌，是横纹肌，为随意肌，是最重要的控制排便的结构。内外括约肌之间是括约肌间平面。两侧外括约肌的侧面是坐骨直肠窝的皮下脂肪。

痔

痔是肛门内结缔组织、小动脉和小静脉组成的“软垫”或团块，位于直肠黏膜下层、肛门皮肤或肛周皮肤下的黏膜下层。肛管内的小肛垫是正常结构，可能有助于控制排便。随着时间的推移，这些症状可能会因慢性疲劳或怀孕而加剧。它们不是静脉曲张，与门静脉高压无关。所有内痔和外痔患者通常无症状。有时，内痔或外痔的血管可形成血栓，通常在一段时间的短暂便秘或腹泻后，导致肛门边缘突然出现疼痛的硬块。

内痔

内痔位于齿状线之上，被直肠黏膜覆盖。如果出现症状，主要表现为间歇性出血和偶尔的黏液分泌。典型的出血是伴随着肠蠕动的鲜红色血液，可能会滴进马桶或出现在卫生纸上。如果内痔大且脱垂，也会出现透明或棕色的黏液排出。

外痔

外痔位于齿状线以下，被鳞状上皮覆盖。可能引起的临床表现为恼人的肿胀，有时还会出现肛门卫生问题。血栓性外痔顶端的皮肤或肛周可能会有溃疡，当血栓形成的痔内血块排出时，会导致轻微的出血（不一定与排便有关）。

肛裂

肛裂是肛膜（齿状线和肛缘之间）的小纵向撕裂，通常是由于硬结大便通过时撕裂了肛膜引起的创伤（图 66-2）。肛裂也可以由腹泻引起，但很少由不相关的肛门疼痛情况（如脓肿、分娩或肛门手术）引起，后者可导致最初的肛门内括约肌痉挛。肛裂通常位于后中线，但也可能位于前中线，尤其是女性。最突出的症状是与排便相关的剧烈的肛门疼痛，有时持续数小时。伴随排便疼痛可伴有轻微的新鲜出血。当肛裂持续时间较长时，患者可在裂口处形成前哨痔或肥大的肛乳头。如果裂口在痔下形成窦道，则可能是前哨痣无法愈合的原因。

肛门脓肿

肛周或直肠周围脓肿通常起源于齿状线的隐窝腺。随着脓肿的扩大，它会向外侧和下方的肛周皮肤延伸。患者会有严重的肿胀性疼痛。检查时，通常有红色触痛波动感的肿块，为脓肿的典型表现。而深部脓肿（位于坐骨直肠间隙内）可能只有模糊的硬结和压痛，可能还有发热。通常，脓肿最终会自发穿透肛周皮肤，排出脓液和血液。大约 50% 的肛周或直肠周围脓肿会自行改善，无其他后遗症。而另 50% 的患者会出现肛瘘。

肛瘘

绝大多数肛瘘起源于隐腺。脓肿引流后，感染不断发展，在肛管（齿状线处）和肛周皮肤之间形成肛瘘（图 66-3）。如果存在肛瘘，患者可能会注意到先前的脓肿引流部位肛周皮肤出现间歇性肿胀、血性或脓性分泌物。肛周皮肤外瘘口处也可能有瘢痕结节和肉芽组织。根据其与肛门括约肌复合体的解剖关系，Parks 分型将肛瘘分为浅层、括约肌间、经括约肌、括约肌上或括约肌外型。

藏毛窦

该病见于尾骨或下骶骨的皮肤，即臀部之间的裂缝处。它和肛管无关。该病在青少年和 20 多岁的患者及多毛患者中最常见。这一区域的毛囊或皮肤毛孔逐渐扩大，可能是由于坐着的压力，导致小的慢性窦道形成。体毛随着时间的推移（从外部向内）进入窦道，进而导致更大的慢性感染腔（毛囊）的形成。藏毛窦通常从其起始点向上延伸至中

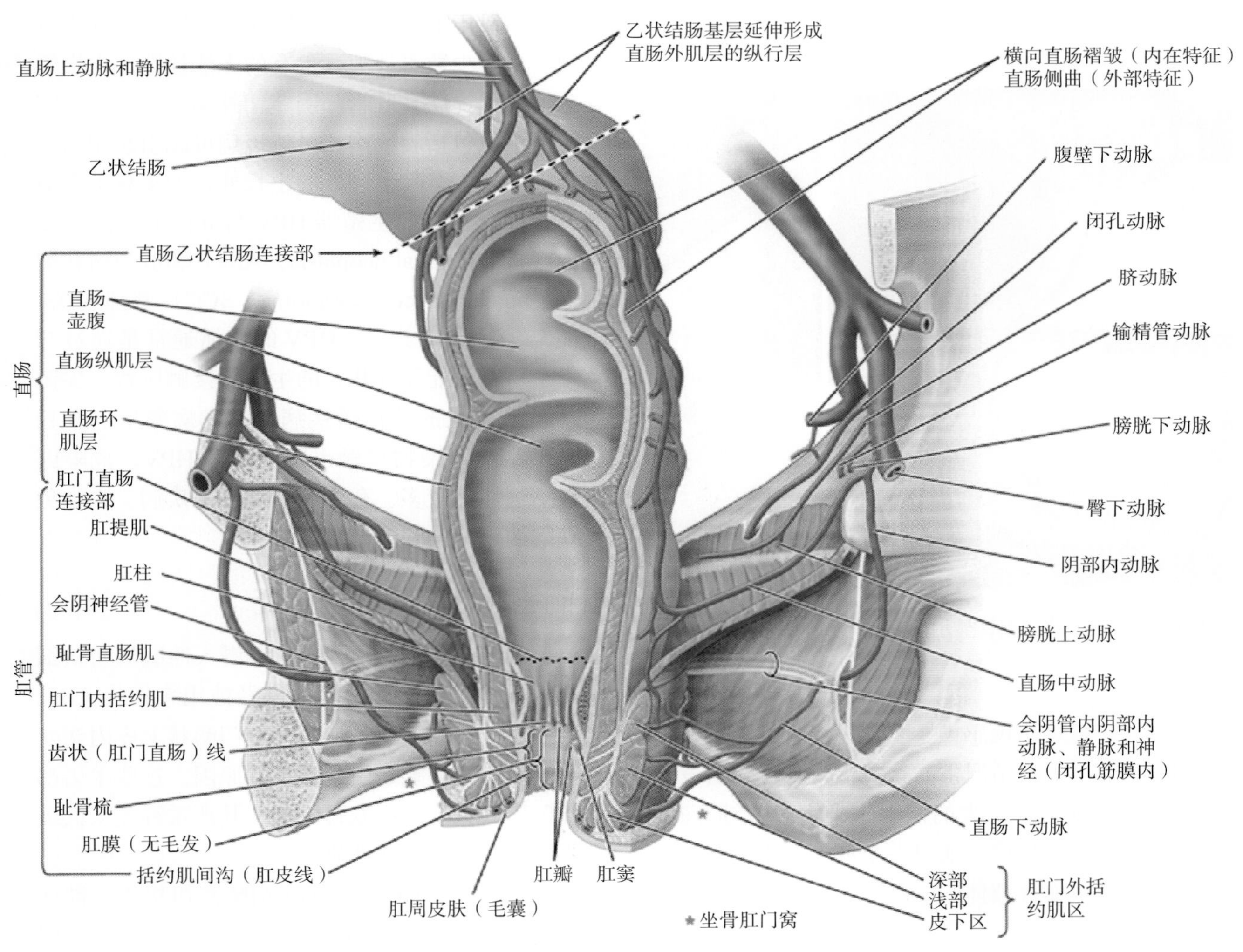

图 66-1　肛门直肠解剖：直肠和肛管（Reprinted with permission from Moore KL，Dalley AF，Agur AMR. Clinically oriented anatomy，8th ed. Philadelphia，PA：Wolters Kluwer，2017.）

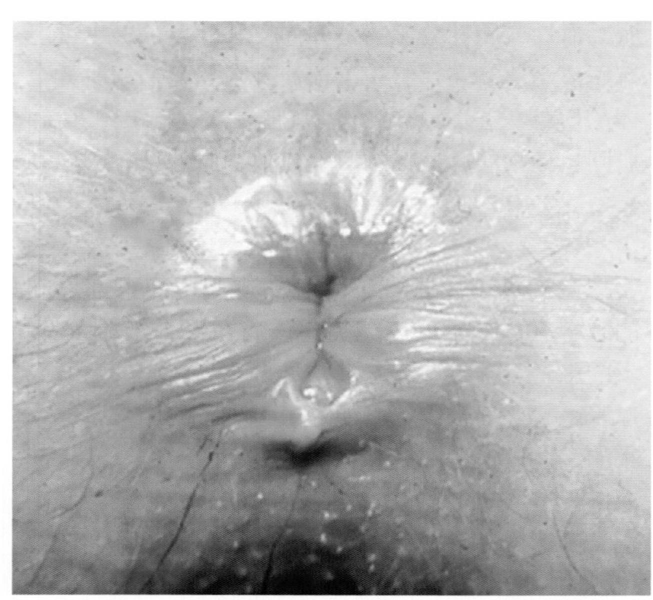

图 66-2　肛裂：肛门边缘可见表皮撕裂，有前哨痔

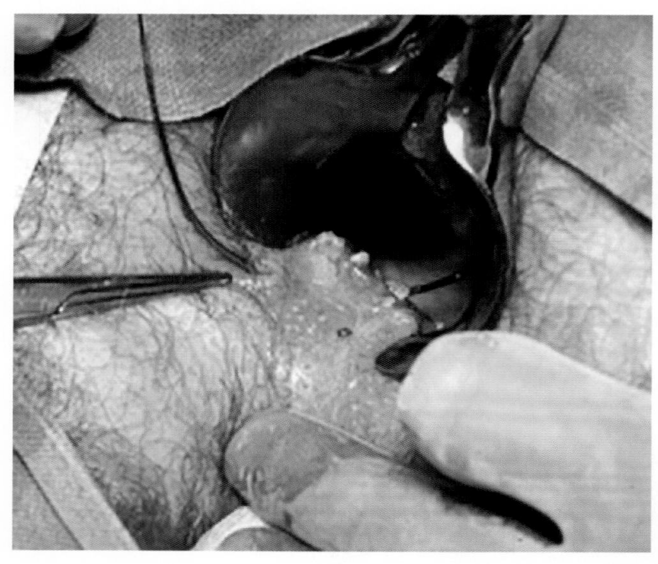

图 66-3　浅表肛瘘用探针显示瘘道

线旁侧。窦道可出现感染，表现为浅表性脓肿，需要切开引流。通常情况下，这一继发部位会自发破裂并引流。随后，扩大的慢性感染空腔持续存在，并有轻微肿胀和疼痛，通过一个或多个小的开口间歇排出脓液或血性液体。

直肠癌

直肠癌（最常见的是腺癌）最常见的症状是伴随排便的无痛性出血。随着肿瘤的扩大，由于直肠内的肿瘤刺激排空，也可引起里急后重和小肠运动加快，有时仅有黏液排出。患者可能因频繁如厕而报告“腹泻”，或因里急后重和大便不尽感而报告“便秘”。直肠指诊可触及坚硬的肿块（检查者应确保触及尽可能高的直肠部位，并注意触诊直肠的每一个象限），远端直肠癌有时可以被诊断出来。在极少数情况下，低位直肠腺癌可侵入齿状线以下的肛管，从而引起疼痛。然而，大多数直肠癌是通过乙状结肠镜或结肠镜检查确诊的。

尖锐湿疣（肛门疣）

尖锐湿疣是由人乳头瘤病毒（human papillomavirus，HPV）引起的。HPV 感染肛门及生殖器区域的皮肤和黏膜。随后出现大小不同的肉质外生或无柄疣状生长，呈现灰色、粉红色或肤色。直径从小于 1 mm 到几厘米不等，可能几乎平坦或呈外生型表现。只有少数可计数，也有的无法计数。皮损位置包括肛周皮肤、肛管、阴茎、外阴、阴道、子宫颈，偶尔也包括腹股沟。虽然该病可能引起相当大的心理痛苦，但除了恼人的生长外，大多数不会引起其他症状。肛门生殖器 HPV 与肛门上皮内瘤变（anal intraepithelial neoplasia，AIN）和肛门鳞状细胞癌（squamous cell carcinoma，SCC）密切相关，可能与尖锐湿疣共存。HPV 的传播通常是通过与感染个体（可能无症状）的生殖器接触所致。尖锐湿疣是最常见的性传播疾病，其发病率呈上升趋势。手指或污染物接触也可能传播 HPV。危险因素包括性伴侣较多、存在其他性传播疾病、人类免疫缺陷病毒感染和免疫抑制。

肛门癌和肛门上皮内瘤变

肛门上皮内瘤变（AIN）是侵入性肛门鳞状细胞癌的前体。许多其他术语已经被用来指代 AIN，如原位癌、肛门不典型增生、肛门鳞状上皮内病变和鲍温病，这可能是引起混淆的原因。这些术语都是指肛门鳞状上皮的发育不良，其严重程度从低级别不典型增生到浸润性癌。

如前所述，HPV 感染与 AIN 密切相关，被认为是致病因素。HPV-16 和 18 亚型在高级别和侵袭性鳞状细胞癌病变中最常见。AIN 可影响肛周皮肤和肛管，引起肉眼可见的病变，如疣、肿瘤、溃疡或湿疹斑块。另一种情况是可能只有肉眼可见的正常上皮细胞的微小改变，患者可能无症状。该病往往是多病灶的。虽然大多数鳞状细胞癌患者在发病之前存在 AIN，但只有一小部分 AIN 进展为肛门癌。AIN 的危险因素有男性间性行为、肛交、其他性传播疾病、宫颈不典型增生或癌症、吸烟、免疫抑制（如移植患者）和艾滋病毒感染。

肛门鳞状细胞癌的症状通常是明显的肿块、肛门疼痛和直肠出血。患者可能会抱怨“痔”样疼痛。检查通常显示在肛门边缘或附近或肛管内存在肿块，只有直肠指诊才能触及，肛门镜或乙状结肠镜能看到肿物。

直肠痛和肛门痛

该术语包括所有特发性直肠疼痛和肛门直肠检查无明显异常的患者。肛门部位痉挛性疼痛被认为是由于直肠痉挛协同失调引起的。该病通常会引起间歇性的直肠疼痛，会在夜间使患者醒来，并随着排便而缓解。肛门痛是由耻骨直肠肌痉挛引起的，疼痛随排便而加重，直肠指诊可发现肛提肌触痛。

直肠炎

“直肠炎”指直肠的炎症。溃疡性结肠炎和克罗恩病是重要的病因；如果炎症性肠病仅限于直肠，则可能没有腹部或全身症状。宫颈癌或前列腺癌进行盆腔放射治疗时，可能会发生一过性直肠炎。淋球菌和衣原体感染也可能引起直肠炎，还可能是艰难梭菌感染的症状。通常情况下，直肠炎症状较急，有时表现为腹泻、直肠出血和黏液脓性分泌物。

直肠脱垂

直肠壁的全层肠套叠可见肠管突出的同心环（图 66-4），常与脱垂的痔相混淆，相比而言，后者表现为结节状突出或仅累及黏膜的脱垂（图 66-5）。有时可伴有慢性便秘和肠道变形。随之而来的是肛门括约肌无力和大便失禁，被认为是继发于由直肠脱垂导致的肛门括约肌的反复损伤。

直肠脱垂一开始表现为排便时一个小的短暂突出的肛门肿块（会逐渐缩小）。随着时间的推移，脱垂变得越来越频繁，表现为一个几乎恒定的粉红色湿润的肿块，患者必须反复手动还纳。后期，脱垂随着位置的变化而复位困难。在大多数患者中，持续脱垂的直肠因为肛门扩张而不会被嵌顿。然而，偶尔也可能发生脱垂挤压后还纳困难，手法复位也无效。在这些罕见的情况下（男性更易发生），难复性直肠脱垂合并肠嵌顿有导致肠坏死的可能，需要紧急手术评估。

肛门瘙痒症

肛门刺激和瘙痒是常见的令人烦恼的症状，

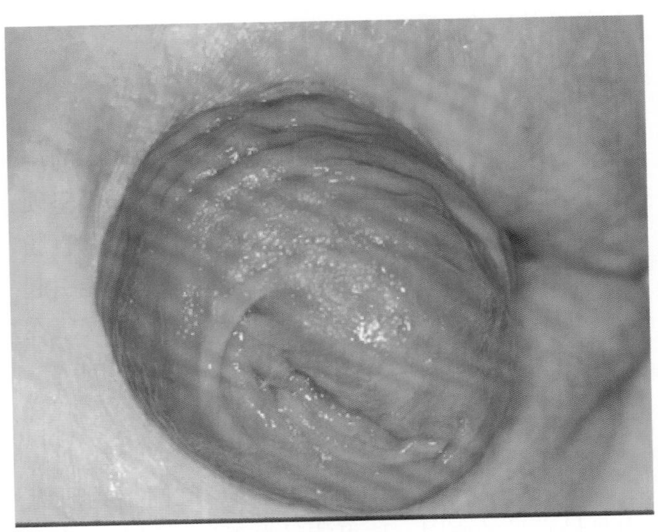

图 66-4　全层直肠脱垂的同心环

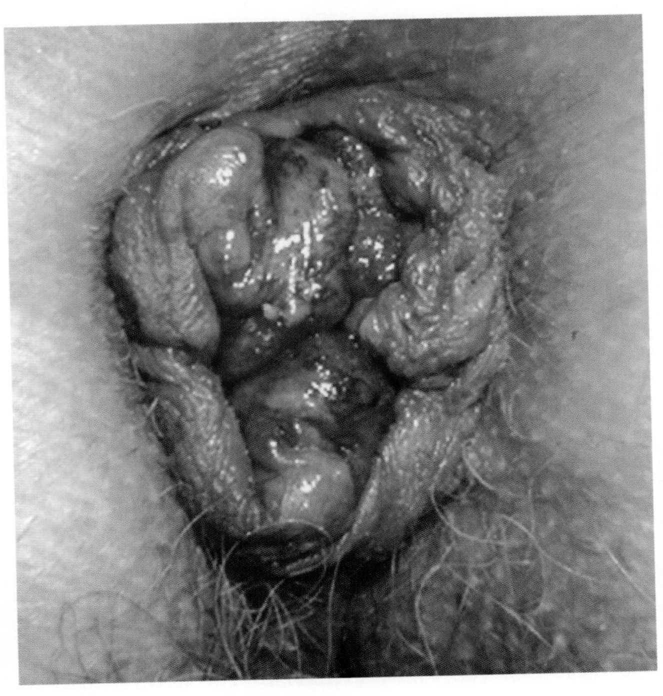

图 66-5　痔脱垂

在大多数情况下没有潜在的疾病。潮湿（可能来自黏液或汗液）和走路或运动时臀部的正常摩擦，会产生刺激和（或）瘙痒。抓挠皮肤特别是长时间抓挠，会使问题更严重。慢性瘙痒和抓挠可导致肛周皮肤增厚、苔藓化、水肿、裂开和表皮脱落。

在少数情况下，肛门瘙痒是蛲虫感染、真菌感染或特定皮肤病（如银屑病）的结果。蛲虫感染（肠蛲虫）最常见于 5 ～ 10 岁的儿童，并可传播给其他家庭成员。通常情况下，会出现夜间肛门瘙痒，这是由于雌性蛲虫每晚向外迁移，在肛周皮肤上产卵引起的。

粪便嵌塞

粪便嵌塞最常发生于老年、体弱或卧床的患者。慢性排便不完全导致直肠内形成一团干燥坚硬的大便硬块阻塞肠道，从而导致便秘、便急和直肠不适，直肠疼痛可能是主要症状。同时也可能引起反复的腹泻和大便失禁，这是由于液体大便聚集在近端结肠并从阻塞的大便硬块周围溢出引起的。

大便失禁

大便失禁有多种可能的病因。肛门括约肌无力是最常见的原因，这可能是由于分娩创伤、既往直肠手术或穿刺损伤所致；或者，肛门括约肌无力可能是由于神经系统问题、直肠脱垂或单纯衰老引起的。有时，生命早期的亚临床括约肌损伤可能是无症状的，直到患者进入老年，年龄的影响可能导致大便失禁。直肠手术或放疗导致的直肠顺应性丧失也可能导致大便失禁。慢性腹泻可能导致失禁，因为液体大便比固体大便更难控制。

鉴别诊断 [1-11]

（表 66-1）

肛门疼痛最常见的原因是肛裂、肛门脓肿和急性血栓性痔。一般来说，痔不会引起疼痛，除非是急性血栓形成，而且几乎不能解释慢性肛门疼痛。少数情况下，疼痛可能是由于肛门癌、异物（包括粪便嵌塞）或疱疹病毒感染引起。肛门直肠出血最常由内痔、肛裂，或较少见的肛门或直肠癌或直肠炎引起。病因也可能来自近端结肠（见第 63 章）。

患者发现的一个或多个肛门肿块可以是外痔或皮赘、急性血栓形成的外痔、脓肿、脱垂的肥大肛乳头、肛门尖锐湿疣、肛门癌或直肠脱垂。指诊时，医师发现的肛门肿块可以是肥大的肛门乳头、肛门癌、低位直肠癌、巨大直肠息肉（腺瘤），或罕见的肛门黑色素瘤或小的低位直肠黏膜下类癌。

肛门分泌物可能是黏液、脓液、少量粪便、少量血液或两者的混合。最常见的病因是肛瘘、藏毛窦、大痔和直肠炎。

持续的直肠紧迫感可能源自直肠癌、直肠炎，偶尔也可能是粪便嵌塞导致。慢性腹泻通常是特发性的（或由肠易激综合征引起），也可以用炎症性肠病或感染性结肠炎 / 直肠炎来解释（见第 64 章）。慢性便秘经常是由肠易激综合征引起的，直肠癌也是原因之一（见第 65 章）。肛门瘙痒和刺激通常是特发性的，很少由蛲虫感染、真菌感染或特定的皮肤病如银屑病引起。

由于分娩创伤、既往直肠手术或穿刺损伤造成的肛门括约肌损伤可能引起大便失禁。在老年患者中，通常是由于盆底肌肉组织缓慢广泛退化所

表 66-1　肛门不适的重要病因

主诉	病因
肛门疼痛	肛裂，肛门脓肿，急性血栓形成，痔（非血栓形成的痔无痛），肛门癌，异物（包括粪便嵌塞），或疱疹病毒感染
肛门直肠出血	痔，肛裂，或较少见的肛门或直肠癌，或直肠炎（病因也可能来自近端结肠）
肛门肿块	外痔或皮赘，急性血栓形成的外痔，脓肿，脱垂肥大的肛门乳头，肛门尖锐湿疣（疣），肛门或低位直肠癌，直肠脱垂，肥大的肛门乳头，巨大直肠息肉（腺瘤），肛门黑色素瘤，小的低位直肠黏膜下类癌
肛门分泌物	肛瘘，毛窦，大痔，直肠炎
直肠紧迫感	直肠癌，直肠炎，粪便嵌塞
慢性腹泻	肠易激综合征，炎症性肠病，传染性结肠炎，直肠炎
慢性便秘	肠易激综合征，直肠癌
肛门瘙痒	特发性，蛲虫感染，真菌感染，特定皮肤病（如银屑病）
大便失禁	创伤性分娩，既往直肠手术史，穿刺伤，老年人盆底肌肉组织广泛衰弱，糖尿病，脊髓损伤，脱髓鞘疾病，低位直肠癌，大的脱垂痔

致。更罕见的是神经源性病因如糖尿病、脊髓损伤或脱髓鞘疾病。少数情况下，低位直肠癌可导致大便失禁 / 肛门分泌物。此外，间断发生的大便失禁可能来自较大的脱垂痔（棕色黏液分泌物）。

检查 [1–11]

病史

最重要的是询问有无肛门肿块 / 突出（如果存在，询问是否为持续性的、间歇的或与排便有关）、直肠出血和直肠疼痛（如果有，是否与排便有关）。此外，临床医生应询问是否有腹泻、便秘、腹痛、体重减轻、性传播疾病史或肛交性行为史。有直肠或腹部手术史和结肠肿瘤家族史也很重要。

体检和可视化检查

一般体检包括腹部和腹股沟检查，肛门直肠检查主要包括四个方面。

视诊

最简单的是让患者左侧卧位，双膝向胸部收起。脊柱的轴线应与检查台呈一定角度（不与检查台平行），臀部略高于检查台的边缘。俯卧折刀位也能很好地显示肛周区域。检查时需要良好的光线。一个灵活的灯或前照灯的效果很好，头顶灯没有合适的角度照射到肛门。检查是通过用检查手指慢慢展开臀部和肛门边缘，寻找肛周病变（外瘘口、外痔、疣、肿瘤）和肛门边缘附近的病变（痔、肛裂）。如果有任何不寻常或令人担忧的肛周皮肤变化，可以进行穿刺活检，以排除肿瘤或特定的皮肤病。

肛裂最好通过仔细检查来识别，寻找肛裂尾部肿胀的皮肤和瘢痕组织（前哨痔），患者通常将其解释为“疼痛性痔”。在展开臀部的同时，仔细检查肛门边缘通常可以看到肛裂的远端部分。肛门括约肌痉挛也可以通过触诊肛门边缘来判断。如果发现肛裂，直肠指诊、肛门镜检查和进一步的侵入性检查应推迟到肛裂愈合。

检查时发现同心或环状的放射状黏膜褶皱（与脱垂的痔不同）突出于肛门边缘可诊断直肠脱垂。这项检查建议患者最好坐在马桶上用力时进行。

直肠指诊

如果主诉是肛门疼痛，使用 5% 利多卡因（不是 1% 利多卡因）作为润滑剂会有很大的帮助。检查手指应缓慢而深入地插入，并有意识地分别触诊直肠和肛管的每个象限。目的是发现肿块或压痛，并对肛门括约肌的强度有一个大致的了解，然后慢慢收回手指。

肛裂的后遗症之一是在肛裂头侧的齿状线处可能有增大或肥大的肛门乳头，可能会被临床医生摸到，甚至可能变得很大以至于从肛门脱出并被患者发现。这可以与真正的直肠息肉（腺瘤）或内痔相鉴别，因为它被鳞状上皮而不是直肠黏膜所覆盖。

当直肠指诊触及坚硬的肿块时（检查者应确保触及直肠尽可能高的部位，并有意识地触及直肠的每一个象限），直肠癌有时可以被诊断出来。大多数直肠癌是通过乙状结肠镜或结肠镜检查来诊断的。

肛门镜检查

肛门镜检查是在对肛管进行检查和触诊后进行的，肛管通常被肛门括约肌关闭。因此，有槽肛门镜（肛门镜顶端的部分圆周被切掉，而不是简单的圆柱形设计）非常重要。这使得括约肌被撑开，以便检查肛管。慢慢插入肛门镜，取出闭孔器，然后在良好的光线下依次检查肛管的每个象限（在旋转肛门镜前更换闭孔器）。通过这种方法，可以看到肛管的病变（内痔、裂隙 / 溃疡、肿瘤，有时还可以看到肛瘘的内口）。

肛门镜检查对于肛门尖锐湿疣患者尤其重要，因为肛门内病变（包括肛门癌）可能与肛周病变并存，如果不直接检查，前者可能会被遗漏。虽然疣通常有典型的外观，但应始终进行活检和（或）切除，以确认诊断并排除浸润性癌。

乙状结肠镜检查

软式乙状结肠镜优于硬式乙状结肠镜，因为软式乙状结肠镜可以检查更长的结肠，患者感觉更舒适，还可以对任何肿物进行活组织检查。如果可见炎症，可以随时进行黏膜活检。乙状结肠镜检查对于评估疑似直肠炎特别有用，其特征性表现为弥漫性黏膜红斑、水肿、质脆和溃疡。硬式乙状结肠镜检查和软式乙状结肠镜检查都可以在不需要镇静的情况下在诊室进行。

其他诊断性检查

如果患者有直肠出血且年龄超过 50 岁，或者有任何理由怀疑有近端结肠问题（如排便习惯的改变），则应用结肠镜检查取代乙状结肠镜检查。值得注意的是，便血不应该归因于痔，除非已排除其他更严重的疾病如结肠癌。如果怀疑有肿块或深部脓肿，但体格检查不确定，应考虑腹部和骨盆的计算机断层扫描或盆腔磁共振成像。如果症状以腹泻为主，或者内镜检查发现直肠炎，应进行粪便常规培养和艰难梭菌检查。如果有旅行史或免疫功能低下，应检测虫卵和寄生虫。对于肛门瘙痒症患者和家中有小孩的患者，可以进行胶带测试，以发现寄生虫虫卵（对虫卵和寄生虫的标准粪便测试不会发现蛲虫）。在适当的情况下可进行直肠拭子淋球菌培养或梅毒暗视野检查。同样，如有必要，可对 HIV 和梅毒进行血液检测。对于男男性行为者或有可疑的肛门上皮病变，可进行肛管涂片（以寻找 AIN）。

症状管理和转诊指征 [1-18]

痔

提醒患者痔并不危险，治疗是可选择的。可以通过使用膳食纤维补充剂（例如，每天一次或两次亚麻纤维制剂；多库酯钠的效果差得多），来帮助改善痔的轻微症状，如轻度便血、痔肿胀或瘙痒。如果痔让人感觉不舒服，温水坐浴尤其有用。经常洗澡，保持局部清洁，可以减轻炎症和不适。应指导患者在每次坐浴后彻底擦干肛门区域，动作轻柔，以避免长期潮湿和可能的继发性真菌感染。

目前还没有资料表明任何栓剂或药膏对痔的治疗有帮助。虽然类固醇栓剂或软膏（如 2.5% 氢化可的松）非常流行，但尚未对其进行系统研究。因此，虽然这类药物可能在短期内有助于减轻肿胀和不适，但不推荐长期使用，因为它可能导致肛周皮肤变薄和易于感染。

急性血栓性痔如果在发病 24 ～ 48 小时内就医，可以在门诊切除。如果已经过去 48 小时，则不建议进行手术治疗，而应提供支持性治疗，包括坐浴、大便软化剂和冷敷。保守治疗约 1 个月后，血栓性痔将完全缓解。

慢性痔仍有症状且保守治疗无效时，有必要转诊给外科医生。对于有症状的中小型内痔，可以考虑门诊手术。橡皮筋结扎是治疗的首选方法。用橡皮筋结扎，经肛门镜将小橡皮筋环绕内痔基部，不需要麻醉。结扎术切断血液供应，导致内痔坏死，随之出现收缩和愈合。结扎后，大多数患者有 1 ～ 2 天的轻至中度不适。通常需要几次治疗，间隔 6 ～ 8 周，以最大限度地缩小痔和减少复发的可能性。外痔由于过于疼痛，不能用橡皮筋结扎术（或任何诊室治疗手段）。其他选择包括红外线凝固、电凝固、冷冻疗法和注射硬化。

对于内痔肿大或外痔突出的患者，进行常规痔切除术是一个合理的考虑。这是一个在麻醉下进行的门诊手术，通常能提供良好的长期缓解；然而，术后 1 ～ 2 周会有严重的疼痛。

肛裂

一旦去除诱因，大多数肛裂无须手术即可愈合。与痔一样，应该指导患者进行膳食纤维补充和坐浴（如上所述）。另外，0.3% 硝苯地平软膏每日 3 次涂抹于肛门口，可放松紧绷的肛门内括约肌，改善营养物质向裂口的输送。硝酸甘油和地西泮软膏也有类似用途。其他软膏、乳膏和栓剂是没有帮助的，而含有氢化可的松的药物和表面麻醉剂有时是有害的。应避免使用泻药，特别是矿物油，因为这些药往往会产生稀的液体或半液体大便，而目标是产生软便。应避免使用麻醉性止痛药，因为它们会导致便秘。

保守治疗可使大多数肛裂在 3 ～ 4 周内痊愈。然而，有一部分患者发展为慢性缺血性溃疡，可以通过局部治疗，如硝酸甘油软膏或钙通道阻滞剂、肉毒毒素注射肛门括约肌或肛门内括约肌侧切术。

肉毒毒素注射到肛门括约肌可以麻痹括约肌，促进肛裂的愈合，但这种方法的效果不如肛门内括约肌侧切术，在慢性肛裂中效果不佳，在急性肛裂中有 60% 可能有效。

肛门内括约肌侧切术是最有效的术式。在麻醉下对高张力内括约肌进行切开，是一种门诊手术，裂口愈合的成功率为 90% ～ 95%。由于较大的肛门外括约肌不受此手术的影响，通常对控制大便不会有重大的不良影响。然而，确实有些患者会出现轻微的失禁，在腹泻的情况下有一些粪便渗出和难以控制排气。通常这种轻微的失禁即使发生了，也会随着时间的推移而消失。

肛门脓肿

手术引流是首选的治疗方法。单纯使用抗生素是无法治愈脓肿的，因此，对于疑似脓肿的患者，如果开具了抗生素，仍需要转诊至外科进行可能的引流手术。手术切开和引流通常可以在诊室或急诊病房局部麻醉下进行。抗生素是不必要的，除非有明显的相关蜂窝织炎或存在免疫抑制的患者。如果脓肿已经自行引流，症状正在改善，患者可以单纯补充纤维和坐浴，而不需要紧急手术。在自发引流或切开引流后，疼痛通常会迅速缓解。每当脓肿被引流时，无论是自发引流还是手术引流，患者都应该进行手术随访，以处理经常出现的肛瘘，这需要后续的手术治疗。

肛瘘

肛瘘一旦形成，通常不通过手术无法愈合。大多数患者对持续的分泌物和轻微的不适感到厌倦，希望得到明确的最终治疗。单靠抗生素无法治愈，必须转诊至外科。如果瘘道浅表，并且不累及肛门括约肌的大部分，则可以简单地将瘘道切除，称为肛瘘切开术，伤口会逐渐愈合。由于大多数瘘道累及部分肛门括约肌，肛瘘切开术需要切断部分括约肌。手术通常对大便控制没有明显影响，除非瘘道很深。临床观察到有些患者确实存在轻微失禁。

如果肛瘘累及很大一部分肛门外括约肌，则肛瘘切开术后失禁风险较高。在这些病例中，可能需要采取比单纯瘘管切开术更复杂的手术。通常这些手术有两个阶段，手术不需要切断任何括约肌。缺点是瘘管复发率明显较高（～ 50%）。因此，通常需要多步骤手术。

藏毛窦

藏毛窦一旦形成，不进行手术将无法永久愈合，因此需转诊给外科医生。如果患者表现为急性毛窦脓肿，脓肿切开引流是适当的，也是防止发展成臀间裂复杂窦道的关键。对于不复杂的藏毛窦或囊肿，可以行简单的手术切开或切除藏毛窦或囊肿，并通过二次治疗使其开放后愈合。之后要求患者每天更换 2 次纱布敷料，直到伤口愈合。这种开放式技术的缺点是伤口愈合需要 3 ～ 4 周（有时更长）。然而，开放手术的并发症发生率和复发率明显低于切除和一期闭合手术，而且通常效果良好。

遗憾的是，复杂的或复发的藏毛窦治疗更复杂。在这些情况下，可能需要进行更大规模的外科手术，包括皮瓣重建。这些皮瓣手术需要患者在愈合过程中做出相当大的牺牲，需要 3 ～ 4 周的限制坐位。复杂重建的成功率只有 60%，许多患者需要接受不止一次手术才能痊愈。这强调了从一开始就对藏毛窦疾病进行适当治疗的重要性，能防止向复杂疾病的发展。

直肠癌（另见第 76 章）

直肠癌的分期包括经病理证实的结肠镜检查、胸部和腹部 / 骨盆的计算机断层扫描，以及盆腔磁共振成像（或直肠内超声）。建议转诊进行多学科评估和制订治疗计划。

根据肿瘤的分期，患者除了需要手术外，可能还需要术前放化疗和术后化疗。手术方式的选择取决于肿瘤在直肠内的位置。对于低位直肠癌，当肿瘤接近或侵犯肛门括约肌时，需要进行经腹 - 会阴部切除术和永久性结肠造口术。对于中上部直肠癌，通常可以进行保留括约肌的低位前切除术（有时可能需要进行临时回肠造口术）。较为少见的情况是对于小的、非常早期的低位直肠癌，可以进行经肛门局部切除术。直肠癌治疗后，患者应根据指南定期进行至少 5 年的监测，包括影像学检查、血液检测和体格检查。

尖锐湿疣

肛门疣患者应该转诊给皮肤科医生或外科医生进行活检，以确认诊断。对于较小或范围不大的湿疣，可以选择在门诊治疗，使用化学烧灼（三氯乙酸）或冷冻疗法（液氮），通常需要多种方法联合治疗。局部治疗如 5% 咪喹莫特乳膏（阿尔达拉）也有效。咪喹莫特每周使用 3 次，持续 16 周（睡前使用，早上清洗）。该药不能在肛管内使用，通常伴有皮肤炎症。大的或宽基底的疣建议在麻醉下进行门诊手术切除或烧灼。

遗憾的是，尖锐湿疣很难永久根除。虽然可以通过上述方法去除疣，但 HPV 仍然留在体内，这可能会带来新的（复发的）疣。治疗成功率难以预测，有些患者经过几次治疗后仍有复发；而其他患者特别是那些有免疫系统紊乱的患者（移植患者或感染 HIV 的患者），疣永远不会消失。性伴侣应该检查尖锐湿疣和性传播疾病，即使他们没有症状。

肛门上皮内瘤变和肛门癌

高危患者应通过肛门巴氏涂片筛查肛门发育不良。类似于宫颈涂片，用湿棉签对肛门移行区进行盲涂片。这项涂片必须在肛门润滑之前进行以进行直肠指诊，确保能够收集到足够的细胞样本。

在肛门巴氏涂片上或肉眼可见可疑的肛门病变（不规则增厚或溃疡上皮），应转诊至外科评估。小的病变可以通过消融治疗，在临床常规诊疗环境中进行。如果发育不良改变的区域广泛，患者可能需要在手术室麻醉下治疗。

肛管鳞状细胞癌采用药物治疗。患者应该进行完整的分期检查，包括胸部和腹部的计算机断层扫描和盆腔 CT 或 MRI，HIV 检测，女性妇科检查包括宫颈癌筛查。还应完成直肠指诊和腹股沟淋巴结检查。放化疗已经取代腹部会阴切除术成为首选的主要治疗方法，因此转诊到肿瘤内科和放射肿瘤科是合适的。放化疗通常对这种癌症有效，5 年生存率为 70% ～ 90%。手术（腹会阴切除术）建议用于复发或病变持续的患者。

直肠痛和肛门痛

首要任务是通过仔细的评估排除任何重要的潜在原因。在没有明显病理学证据的情况下，安慰患者并将其转诊至物理治疗师进行肌筋膜释放和生物反馈是有益。这些措施与对症治疗（如摄入纤维、坐浴和肌肉松弛剂如双环胺或地西泮）相结合，往往能明显缓解症状。在极少数情况下，需要额外转诊进行疼痛管理。

直肠炎

直肠炎的治疗取决于病因。炎症性肠病患者应转诊到消化科进行内科治疗。急性放射性直肠炎没有特别的治疗方法，但通常会随着时间的推移而改善。感染性直肠炎可采用适当的抗生素治疗。

直肠脱垂

对于真性直肠脱垂患者，手术是唯一的选择。对于想要进行直肠脱垂修复的患者，可以采用经腹和经会阴 / 经肛门入路的方法。相对年轻的健康患者最好采用经腹手术，能提供最好的效果；而年老和虚弱的患者通常建议进行经会阴手术，这种手术要求较低，但复发率较高。

肛门瘙痒

单剂量甲苯达唑 400 mg、阿苯达唑 200 mg 或吡喃硫醚 11 mg/kg 可有效治疗蛲虫。2 周内重复给药一次。

特发性肛门瘙痒最好的治疗方法是肛门卫生措施，重点是保持肛门区域的清洁和干燥。清洁可以通过经常坐浴来实现，特别是在排便之后。婴儿湿巾也可以用来清洁，应避免用有色或有香味的卫生纸或肥皂，因为可能引起化学刺激或接触性皮炎。在沐浴或坐浴后，肛门区域应仔细擦干，可使用吹风机来辅助。有些人发现，在臀部和肛门附近放置小棉球或纱布垫有助于吸收水分。有时候，冰袋可以阻止严重的瘙痒发作。

软膏、乳膏和栓剂通常是没有帮助的。氢化可的松乳膏可能改善瘙痒，但最终可能导致肛门皮肤萎缩；而当类固醇激素停用时，瘙痒症状会反复出现。麻醉药膏可能会暂时降低该区域的敏感性，但对某些患者可能会引起皮肤过敏反应。如果患者必须使用乳霜或软膏，可以使用中性的保护剂，如 A&D 软膏、凡士林、冰片、氧化锌或优色林（普通）。建议在第一次彻底清洁和干燥后使用这些软膏。饮食通常不是主要的病因，但有些人发现避免摄入咖啡因、可乐、巧克力、啤酒、番茄和辛辣食物是有帮助的。

粪便嵌塞

泻药和灌肠剂单独使用通常不起作用，可能需要进行影像学检查。最好的治疗是预防（见第 65 章）。

大便失禁

大便失禁是一种多因素疾病。治疗需要调整肠道功能，锻炼和治疗以加强肛门括约肌功能，在某些情况下还需要手术恢复肛门直肠功能。

调节肠道功能的重点应该是制造轻微的便秘——固体大便比液体大便更容易控制。美达施可以促进大便水分减少，高岭土果胶可能也有帮助。洛哌丁胺（易蒙停）可每天服用 4 次，以引起相对便秘。避免那些会引起大便变稀的食物（如咖啡因、酒精、人造甜味剂、乳糖）也会有帮助。应建议患者每天早上尽可能完全排空直肠，以减少当天剩余时间可漏出的粪便量。使用甘油栓剂或小剂量灌肠剂可以帮助训练每天早上的排空。

加强肛门肌肉组织可以通过进行盆底肌肉锻炼（凯格尔练习）来实现。这些练习包括反复用力收紧肛门括约肌（不是腹部肌肉），每次 10 秒，每天重复多次。同样有帮助的是在第一次感到排便冲动后，将每次排便推迟一段时间。目标是随着时间的推移，逐渐延长延迟的时间。在括约肌练习监督计划期间，专业护士或物理治疗师采用肛门测压或肌电探头的生物反馈技术可测量患者自主盆底肌锻炼的情况。

如果患者肠道调节和运动不足，建议考虑转诊进行手术。年轻体健的患者存在可识别的括约肌损伤和有相对严重的失禁，可以进行括约肌修复。年轻女性因分娩创伤而使括约肌受到严重损伤的情况最为常见。对于伴有直肠脱垂的失禁患者，单靠脱垂修复就能在大约一半的时间内明显改善失禁，50% 脱垂修复无效的患者没有手术解决方案。重度特发性失禁患者可采用多种治疗方法，包括骶神经刺激、人工肠括约肌植入、肛门括约肌注射填充剂等。

（魏雅楠 翻译，王晶桐 审校）

第 67 章

腹外疝的管理

JAMES M. RICHTER

腹外疝很常见，常影响劳动能力，并有造成肠管嵌顿和绞窄的风险。幸运的是，通常可以在诊室通过病史询问和体格检查进行充分的评估。基层全科医生必须区分需要手术转诊的患者和可以观察治疗的患者。

病理生理学和临床表现 [1-2]

病理生理学

腹外疝指腹腔内脏器或组织通过薄弱、缺损区域或自然孔隙进入另一部位的疾病。一般来说，疝的显著特征不是突出物或囊的大小，而是腹壁缺损的大小和硬度。疝环固定和僵硬是导致嵌顿和绞窄的特征。先天性疝和获得性疝之间的区别通常不易鉴别，许多在创伤或牵拉后出现的疝代表先天性倾向，如成人腹股沟斜疝。这种鉴别对治疗几乎没影响，尽管它可能对患者产生很大影响，比如疝可以归因于工作创伤，患者可能会得到补偿。其中一些疝是偶然发生的，并且早于感知到的损伤。

导致腹内压升高的疾病可能导致疝的出现，并影响术后管理。例如，吸烟或支气管炎引起的慢性咳嗽可导致或加重疝，有症状的前列腺疾病也是如此。

临床表现

可复性疝

不复杂的或可复性腹外疝的症状与其大小无关，而与其内容物所受的压力程度有关。包含大量肠管的巨大阴囊疝患者除了有拖拽感外，几乎没有其他症状。站立时会出现肿块，平卧时肿块缩小。疼痛可能是间歇性的，当疝缩小时就会消失。包含肠管折角型陷入的小疝患者可能表现出相当严重的疼痛和恶心。许多患有股疝、脐疝或上腹壁疝的患者可能完全不知道疾病的存在。

难复性疝或嵌顿性疝

难复性疝或嵌顿性疝是指疝内容物不能回纳入腹腔的疝。患者放松并平卧位时，肿块仍可触及。绞窄性疝是一种难复性疝，其嵌顿的肠袢的血液供应受损，导致小肠梗阻和坏死。患者主诉腹痛、恶心和呕吐，并表现出肠管扩张、腹胀和蠕动亢进等小肠梗阻的征象。此外，仔细检查可发现有压痛、难复性腹股沟疝或腹壁疝。

腹股沟疝

腹股沟斜疝占成人疝的一半，疝内容物沿着精索穿过腹股沟内环，穿过腹股沟管，通过腹股沟外环出口。在男性患者中，疝内容物可以下降到阴囊。腹股沟直疝穿过腹股沟后壁位于腹壁下血管内侧，穿过 Hesselbach 三角。股疝穿过腹股沟韧带下方的股管，穿过卵圆窝至皮下。通常很难区分这三种类型，尤其是当存在嵌顿且疝囊较大时。

腹股沟斜疝在男性的发病率是女性的 8 ～ 10 倍，而股疝在女性的发病率是男性的 3 ～ 5 倍。然而，女性最常见的疝是腹股沟斜疝。由于腹股沟外环的体格检查更为困难，女性的诊断率较低。直疝的发病率随着年龄的增长而增加，是最不可能发生嵌顿或绞窄的腹外疝。

绞窄在股疝中很常见。大多数绞窄性腹股沟疝患者在发生绞窄前都患有疝。相比之下，近一半患有绞窄性股疝的患者在绞窄发生前并不知道患有疝。此外，在很多绞窄性股疝的病例中没有腹股沟疼痛和压痛。

腹壁疝

常见的腹壁疝包括脐疝、上腹疝和切口疝。患者站立时，腹壁疝往往更明显。脐疝穿过脐环，表明脐环在出生后未闭锁。在婴儿中，脐环通常在出生后的前 2 年内自行闭锁。在成人中，脐疝更常见于女性，并与肥胖、多产和肝硬化伴腹水有关。脐疝常因被皮下脂肪遮挡而漏诊。脐疝发生嵌顿和绞窄的风险很高，因为常常发生结肠嵌顿，死亡率往往高于腹股沟疝。

切口疝

切口疝是指在既往腹部手术切口的瘢痕或引流部位发生的疝，与术后伤口感染、开裂、营养不良、肥胖和吸烟有关。切口疝在纵行瘢痕比横向瘢痕更常见。切口疝常有多处缺损和多个环。由于囊内粘连，它们通常为难复性疝或仅部分可复。虽然嵌顿并不少见（6% ～ 15%），但巨大切口疝患者可能无肠梗阻症状；由于缺损尺寸通常较大，绞窄相对不常见（2%）。

上腹疝

上腹疝发生于剑突和脐之间的白线上。上腹疝在肥胖患者中可能很难被发现，必须在上腹部疼痛患者中寻找。嵌顿性上腹疝可能产生类似消化性溃疡病或胆绞痛的症状。

鉴别诊断 [1-2]

尽管区分何种类型的腹股沟疝可能很复杂，但识别疝一般不难。嵌顿性股疝的鉴别诊断不仅包括腹股沟疝，还包股淋巴结病、大隐静脉曲张、腰大肌脓肿和鞘膜积液。有时，无法将嵌顿性股疝与单个增大的股淋巴结（Cloquet 淋巴结）区分开来。腹股沟疼痛或肿胀的其他原因包括肌肉拉伤、髋关节炎、腹股沟淋巴结病和隐睾。腹直肌分离（腹直肌左右侧的分离）可能类似于腹壁疝，但没有可识别的疝筋膜缺损。

检查 [1-2]

腹外疝的诊断和评估只需要简单的病史和仔细的体格检查；除非出现严重并发症，否则无须进行实验室和放射学检查。

病史

询问患者腹股沟疼痛、肿胀、疝是否能够回纳、发病情况，以及加重和缓解因素如站立、用力或咳嗽时加重。已知患有疝的患者如发生急性腹部绞痛、恶心和呕吐，提示存在嵌顿和绞窄。

体格检查

体格检查旨在区分疝与腹股沟肿胀或疼痛的其他原因，并区分①不复杂且无须治疗的疝；②可择期修复的疝；③需急诊手术的疝。体格检查对区分疝的解剖类型也很重要，不同类型患者的预后及发生嵌顿和绞窄的可能性不同。

视诊

应在仰卧位和站立位检查患者。视诊通常与触诊一样重要。检查应包括 Valsalva 动作以增加腹内压。在男性患者中，可通过观察患者站立时阴囊皮肤内陷来寻找小的腹股沟疝。为了发现腹外疝，患者应该平卧，然后要求其将头部从检查台上抬起并低头使腹壁紧张。

触诊

最好在患者站立位进行触诊。在男性患者中，沿着精索将食指插入腹股沟管。区分直疝和斜疝可能很困难。腹股沟斜疝往往更向下突出，进入阴囊是一种特征性的体征。股疝的发现需触诊腹股沟管下方的卵圆窝。如果发现腹股沟疝，应在患者放松腹肌的同时轻轻尝试疝复位。腹外疝与腹直肌分离的区别在于在筋膜缺损处可发现一个可识别的疝环。

难复性疝的检查

如果疝无法复位，医生应该检查局部压痛、颜色改变、水肿、发热和小肠梗阻的征象。通常很难区分单纯的嵌顿和早期的绞窄，鉴于此，这两种病变处理方式相同，即立即转诊至外科医生。手术探查是唯一能确定未受损的肠管嵌顿在疝囊中的方法。相反，当出现小肠梗阻的征象时，必须详细检查是否有绞窄性疝，因为可能无腹股沟区疼痛和压痛。

其他腹股沟区的检查

还要检查腹股沟区域淋巴结病变和其他不随体位或 Valsalva 动作改变的肿块。如果腹股沟区疼痛但没有肿块，则提示是肌肉骨骼原因，并应仔细检查髋关节运动。

检查相关情况

一些疾病被认为与疝有关，一些研究人员认为应该对这些疾病进行筛查。新近发生疝的成年患者是否更有可能患隐匿性结肠癌，仍然是一个有争议的问题。有人建议患者接受结直肠癌的筛查（见第 56 章）。但是，如果患者的排便习惯没有改变，而且愈创木酯试验中反复便潜血阴性，就没有必要对患者进行更进一步的隐匿性恶性肿瘤的检查。前列腺疾病的症状和体征在老年男性疝患者中很常见，可能需要在疝修补术前得到缓解。应检查整个腹部是否有肿块、肝大和腹水，有时可能与疝的形成有关。

管理原则和转诊指征 [1–9]

保守治疗与手术治疗

关键的决定因素是是否需要手术，这可以基于体格检查的结果来判断。

可复性腹股沟疝

症状轻微的可复性腹股沟疝患者有选择的余地。他们可以接受择期手术修复，也可以随诊观察。在统计学上，结局没有差异。择期手术非常安全和有效。高危患者可在局部麻醉下进行手术修复，而较新的腹腔镜技术（见下文讨论）有助于减少围术期的并发症。随诊观察也是一种合理的选择。择期手术治疗的患者发生绞窄的风险非常小（据报道为 1.8/1000 患者年）。对任何采用随诊观察方案的患者都应该进行关于识别绞窄症状和及时报告的具体指导。疝带复位可能不令人满意，即使在有手术相关禁忌证的患者中也是如此。

无触痛的嵌顿性腹股沟疝

新近发生的疝且没有炎症或肠梗阻的征象，尝试轻柔的复位（“滑行”）相对安全。最好是在患者仰卧、臀部和膝盖弯曲的情况下完成。如果对疝囊施加轻微的压力不能进一步缩小肿块，应该放弃尝试，并立即将患者转诊进行手术治疗。通常，患者对自身疝的复位比医生更有经验。有绞窄性腹股沟疝证据的患者应立即接受手术，而不考虑医学禁忌证；如果不治疗，患者将会因肠坏死而导致死亡。

可复性股疝

由于绞窄发生率高，可复性股疝应及时进行择期修复。任何时候出现嵌顿性股疝，最安全的措施是立即进行手术探查。

脐疝

如果体格检查发现小的、无症状的筋膜缺损而没有隆起，则无须手术。然而，当发现疝时，应修复脐部缺损，因为嵌顿和绞窄的风险很高。因结肠嵌顿的可能性更大，使得绞窄的危险变得更加复杂，结肠绞窄的死亡率比小肠绞窄的死亡率更高。因此，所有嵌顿性脐疝都应该按照发生绞窄进行同样的管理。腹水患者应避免进行选择性脐疝修补术，而应该积极治疗减少腹水（见第 71 章）。当覆盖疝囊的皮肤变薄并有破裂的风险时，肝硬化和腹水患者的问题就会变得更加困难。

小切口疝或压痛嵌顿

小切口疝或压痛嵌顿应紧急修复。切口疝上的皮肤发生营养改变或溃疡的患者也适合紧急手术。在某些情况下，覆盖疝囊上的皮肤蜂窝织炎会进展，很难与疝囊内容物的绞窄区分开来。在修补术中使用补片可以使复发率降低近 50%，即使是小疝也是如此。

大切口疝

由于难以实现持久的修复，大切口疝的处理是一个难题。初次修补术后复发率为 25% ～ 50%，重复疝修补术后复发率近 50%。极度肥胖患者腹部的巨大嵌顿性切口疝的处理是一个特殊的问题。如果修复术可以延迟，在修复术前应尽最大努力减轻体重。然而，如果存在肠梗阻的可能性或怀疑疝内容物是否有活力，应立即寻求外科医生的建议。

聚丙烯补片和缝合修补术都是可行的。无论疝的大小，补片可以使中线切口疝患者的复发率降低近 50%。使用补片时，要注意避免补片与内脏接触。并发症发生率为 5% ～ 6%，包括伤口不愈合、血肿、肠穿孔、瘘管形成、迟发脓肿和肠梗阻。在比较补片和缝合修补的大规模长期随访研究中，丹麦研究人员发现，在 5 年的随访期内，补片最初的优势被补片相关的并发症所抵消。并发症风险与补片大小呈正比，补片越大，发生并发症的风险越高。值得注意的是，腹腔镜修补术需要更大的补片尺寸。

致病因素的处理

如有可能，应纠正导致疝形成的因素。无论是选择药物治疗还是手术治疗，需要注意可致排尿费力的前列腺增生（见第 138 章）。继发于慢性阻塞性肺疾病、吸烟、哮喘或食管反流的慢性咳嗽患者应该及时治疗基础疾病（见第 41 章），以减轻疝引起的症状，并减少术后发生并发症的可能性。

传统疝修补术与腹腔镜疝修补术的比较

腹腔镜技术在腹股沟疝修补术中的有效应用为患者提供了另一种手术方式。在一项大规模、多中心、随机前瞻性研究中，在手术恢复时间（1 周 *vs*.2 周）、重返工作岗位时间（2 周 *vs*.3 周）和恢复体育活动时间（3 周 *vs*.5 周）方面，腹腔镜修补术被证明优于开腹修补术。此外，复发的风险降低了 50%，也减少了伤口感染。大多数腹腔镜手术后的复发都可以追溯到手术技术上的失误。两种手术的时间相似。腹腔镜手术的出院时间更短，术后疼痛程度也更低。缺点包括手术费用较高、需要全身麻醉以及需要额外的手术技能（腹腔镜的学习曲线清晰而漫长，缺乏经验的术者可能会导致严重的并发症如内脏穿孔）。如果具备必要的手术技能，那么能够接受全身麻醉并希望更快恢复活动的患者可以选择腹腔镜修补术。

患者教育

必须指导选择保守治疗的患者警惕并发症的征象。医生有责任指导患者了解嵌顿和绞窄的症状，并在出现症状时要紧急就诊。如果认为患者无法进行此类观察并即刻就诊，则强烈推荐进行手术治疗。计划进行择期手术的患者也需要指导，因为在择期手术前偶尔会发生嵌顿。

许多无症状或症状较轻的可复性疝患者不愿意接受手术，因为他们的症状很轻。如果他们属于高危人群（如股疝或小切口疝），则应告知他们极有可能发生绞窄，以及手术相关的发病率和死亡率很低。

建议接受手术治疗的患者应该考虑到下列因素：评估步行时间（进行局部麻醉和全身麻醉术后同一天早上）、恢复体力劳动的时间（2 ~ 3 周）、恢复无限制活动的时间（3 ~ 6 周）、复发风险（10%）和对性功能的影响（无）。在核查患者的手术适应证时，讨论开腹手术与腹腔镜修补手术的优缺点也是有必要的。

（姜　娟 翻译，王晶桐 审校）

第 68 章

消化性溃疡的管理

MOLL Y PERENCEVICH，JAMES M. RICHTER

消化性溃疡是一种常见病，影响了多达 2% 的美国人。男性患者多见，是女性患者的 2 倍。十二指肠溃疡多见于 45 ~ 54 岁人群，占比 80%。胃溃疡多见于在 55 ~ 64 岁人群。消化性溃疡发病机制的研究进展已经使治疗方法发生了革新，预后显著改善。基层全科医生必须能够识别胃及十二指肠溃疡，并设计和实施具有成本效益的方案，以减轻疼痛，促进溃疡愈合，减少并发症的发生，并预防复发。其他任务包括及时识别需要内镜检查或考虑手术的患者。非溃疡性消化不良可能与消化性溃疡症状相似，治疗方面也参照消化性溃疡（见第 74 章）。

病理生理学、临床表现和病程 [1-17]

消化性溃疡主要发生在暴露于胃酸和胃蛋白酶的胃和十二指肠区域。虽然溃疡形成的确切机制尚不完全清楚，但是该过程似乎涉及胃酸分泌、胃蛋白酶分泌、幽门螺杆菌感染和黏膜防御机制的相互作用。

胃酸分泌、胃蛋白酶分泌和黏膜防御

胃酸分泌和胃蛋白酶分泌

十二指肠溃疡患者往往胃酸分泌过多，基础胃酸分泌和峰值胃酸分泌、壁细胞和主细胞增多，以及对食物和激素刺激的反应显著增强。卓 - 艾综合征（伴有高胃泌素血症和壁细胞过度增生）是导致溃疡形成的典型胃酸高分泌性疾病。一些十二指肠溃疡患者表现为胃排空过快，这增加了十二指肠近端的酸暴露。十二指肠溃疡患者胃蛋白酶分泌也升高。胃溃疡患者的胃酸水平相对正常。

黏膜防御

胃黏膜完整性的主要决定因素即黏液分泌、碳氢酸盐产生和细胞修复受损，都会引起消化性溃疡。黏液降解增加、分泌减少或产生有缺陷的黏液可能会损害黏液屏障。胆汁酸、胃蛋白酶、胰酶和机械力促使黏液降解。胃前列腺素的产生对维持黏液的产生、碳酸氢盐的分泌和黏膜修复很重要。黏液和碳酸氢盐有助于维持胃黏膜上皮表面的中性 pH 值和水环境，从而保护黏膜免受胃酸、胃蛋白酶和其他潜在有害物质的侵害（见后文讨论）。

非甾体抗炎药的作用

机制

阿司匹林和其他非甾体抗炎药（NSAID）会损害黏膜保护的主要机制，是当今社会消化性溃疡疾病的主要原因。通过抑制环氧合酶（cyclooxygenases，COX）1 和 2 以及花生四烯酸转化为前列腺素，阿司匹林和所谓的非选择性 NSAID 不仅可以阻止对炎症、发热及疼痛很重要的 COX-2 依赖的前列腺素产生，而且可以阻止 COX-1 衍生的前列腺素参与黏膜保护、血小板聚集和正常肾功能维持。选择性 NSAID 仅阻断 COX-2（即所谓的 COX-2 药物），可避免使用非选择性制剂相关的大部分黏膜损伤。

如果长期使用，所有 NSAID（包括肠溶型和非阿司匹林水杨酸盐及 NSAID 前体药）都能引起胃溃疡。尽管非选择性药物在体外对 COX 的选择性有一定的相对差异，但严重胃肠道损伤和重要溃疡的临床风险相似。据美国食品药品监督管理局（FDA）估计，使用 NSAID 的风险大约为 2%/ 患者 - 年。NSAID 相关风险通常随着治疗剂量和持续时间的增加而增加。阿司匹林的风险也随着剂量的增加而增加，但低剂量（如 81 mg/d）并非没有风险。约 15% 长期服用 NSAID 的患者在内镜检查中表现为胃溃疡，多达 1/4 的并发症是在治疗的第一个月内观察到的。老年人的风险最大（报告的相对风险约为 4.0）。

除了抑制前列腺素的合成，许多 NSAID 通过降低黏膜对酸的抵抗力而产生急性弥漫性黏膜损伤。内镜研究表明，普通片剂和缓释片制剂的阿司匹林都会导致严重的黏膜损伤，但除非胃排空延迟，肠溶型阿司匹林制剂不会引起严重的黏膜损伤。未包衣的 NSAID 也会出现类似的急性糜烂，但肠溶制剂或前体药剂型不会发生类似的急性糜烂。这种弥漫性急性损伤很少有症状或临床上明显的溃疡，但随后可能会有轻微的潜血。在接受 NSAID 治疗的患者中，合并幽门螺杆菌感染、吸烟、酗酒、使用皮质类固醇激素和先前存在消化性溃疡疾病显著增加了溃疡和溃疡并发症的发生风险。

胃与十二指肠溃疡疾病

NSAID 的使用主要与胃溃疡有关，而与新发的十二指肠溃疡无关，但先前存在的十二指肠溃疡可能会因 NSAID 的使用而恶化和复杂化。据估计，与使用 NSAID 相关的溃疡并发症中，有一半以上发生在已有十二指肠溃疡的患者中。与使用 NSAID 相关的溃疡发病率很大程度上可能与先前存在的亚临床疾病有关。

幽门螺杆菌感染的作用

幽门螺杆菌感染已成为消化性溃疡疾病的一个主要诱因。其鞭毛解剖结构和尿素分解能力使其非常适合在胃黏膜的酸性黏液环境中生存。它附着于上皮细胞，在不侵入的情况下，诱导细胞凋亡和炎症反应。这些反应会导致细胞死亡和溃疡形成。幽门螺杆菌感染之前与 95% ～ 99% 的十二指肠溃疡、溃疡复发以及 90% 以上的与 NSAID 使用无关的胃溃疡相关，尽管这些数字在美国已经下降到 50% ～ 75%。幽门螺杆菌感染也与胃窦炎密切相关，是胃癌和胃黏膜相关淋巴组织淋巴瘤的主要危险因素；根除幽门螺杆菌可使后者病情缓解。当萎缩性胃炎患者存在幽门螺杆菌感染时，癌症的风险似乎会增加。

治疗幽门螺杆菌感染可以加速溃疡愈合并大大降低复发率。这种微生物本身似乎不会引起溃疡，但能增强黏膜对酸和胃蛋白酶损伤作用的敏感性。幽门螺杆菌感染的患病率随着年龄的增长而增加，根据地理位置的不同，65 岁以上的溃疡患者中幽门螺杆菌的感染率接近 90%。传播方式尚不清楚，但由于在家庭中聚集发生，怀疑存在人与人之间的粪 - 口传播。

其他危险因素

许多心理、饮食、药理学和遗传因素都与溃疡的病因或加重有关。

应激

长期以来，人们一直怀疑社会心理压力是消化性溃疡疾病的危险因素，但两者之间的关系仍存在争议。有证据表明，溃疡患者的慢性应激发生率高于对照组，对应激反应产生的酸分泌增加，慢性重度焦虑患者的病程更长，预后更差。此外，在经历严重情绪应激的患者的小规模研究中也观察到了胃酸分泌过多和溃疡的形成；随着压力的减轻，胃酸分泌下降，溃疡愈合。需要证实这些小规模的观察结果，以了解应激和溃疡疾病之间的联系和潜在的病理生理学机制。

住院患者和重症监护病房危重患者也可能发生应激性溃疡。病理生理学机制包括创伤、脓毒症和休克时黏膜保护减弱，以及头部创伤患者胃酸分泌过多。危重病患者应激性溃疡出血的危险因素包括机械通气超过 48 小时和凝血功能障碍。

吸烟

吸烟是一个潜在的重要危险因素，尤其是在幽门螺旋杆菌感染患者中，他们的风险是不吸烟者的两倍。胃溃疡的风险与吸烟的数量有关，溃疡患者的吸烟率增加。复发率显著增加，愈合速度明显减慢。已证实吸烟者胃黏膜中的前列腺素分泌受损。

酒精和咖啡摄入

酒精和咖啡也牵涉其中。咖啡（包括不含咖啡因的咖啡）会刺激胃酸分泌，其他含咖啡因的饮料也是如此，但缺乏证据证明与溃疡的因果关系。酒精会破坏黏膜屏障，引起胃炎，啤酒几乎和胃泌素一样是刺激胃酸分泌的强有力物质。尽管如此，关于饮酒与溃疡疾病之间关系的数据是相互矛盾的。然而，酒精相关肝硬化患者溃疡形成和并发症的风险增加。

糖皮质激素

自从这些药物首次问世以来，类固醇对消化性溃疡疾病的作用就一直存在争议，随机对照试验和荟萃分析得到了相互矛盾的结果。差异在一定程度上与未能控制同时使用 NSAID 有关。如果不使用 NSAID，且类固醇剂量低于相当于 30 mg/d 的泼尼松，风险似乎很小。然而，大剂量类固醇（> 30 mg/d）治疗可能会增加溃疡风险，正在服用泼尼松治疗的基础疾病也是如此。在未同时使用 NSAID 的情况下，总体风险似乎很小。

遗传因素

遗传因素起着一定的作用。溃疡患者的父母、兄弟姐妹和孩子的溃疡发病率增加。对双胞胎的研究表明，同卵双胞胎之间的一致性高于异卵双胞胎（例如两个双胞胎都受到影响）。在溃疡患者及其家属中，已发现饮食因素刺激胃泌素释放和胃蛋白酶分泌增加是遗传性特征。

临床表现

胃和十二指肠消化性溃疡的临床表现经常重叠，可能是非特异性的。患者可能会出现疼痛、出血或梗阻，也可能没有症状。上腹痛是消化系统疾病的特征表现，服用抑酸剂可缓解，连续几周可每日发作，期间几个月可能无症状。

十二指肠溃疡疼痛通常进食后可缓解，在早餐前不出现，往往有夜间痛使患者疼醒；餐后 2 ～ 3 小时开始出现。然而，对十二指肠溃疡患者的研究表明，部分患者疼痛往往因进餐而加重，在早餐前出现，并且是连续的而不是周期性的。

胃溃疡疼痛更容易由进食引起，通常从上腹部放射到背部或胸骨后区域。它也可以使患者疼醒，并通过进食缓解。在这两种情况下，疼痛可能是钝痛、剧痛、噬咬痛或烧灼样痛，这与其内脏疼痛性质类似。

患者可能没有症状，并与黏膜改变无关。无症状性疾病在老年人和使用 NSAID 的患者中尤为常见。与 NSAID 使用无关的溃疡病患者中，约 25% 的患者以并发症为首发临床表现；而在使用 NSAID 的情况下，这一数字要高得多。

内镜检查结果

消化性溃疡通常发生在黏膜过渡区或其附近，这些区域被认为特别容易受到酸、胃蛋白酶、胆汁和胰酶的影响。胃溃疡位于胃窦小弯处，靠近分泌酸的壁细胞和胃窦黏膜交界处。十二指肠溃疡多发生在幽门和十二指肠的交界处。

临床过程

自然病程和临床过程

根除幽门螺杆菌前的临床过程是大多数患者在治疗后 4 周内疼痛消失，溃疡在 4 ～ 12 周内完全愈合（取决于病变的大小）。有趣的是，疼痛缓解和客观愈合之间几乎没有相关性。5 年复发率较高（30% ～ 90%）。复发率与溃疡大小、症状持续时间或部位无关。复发性溃疡的愈合速度和最初的溃疡一样快，且完全愈合。主要并发症如出血、穿孔或梗阻的发生率每年不到 1%。十二指肠溃疡出血的发生率略高于胃溃疡出血，是穿孔的 2 ～ 3 倍。

随着根除幽门螺杆菌感染和强抑酸治疗方法的应用，消化性溃疡的临床病程有了很大的改善。

目前多达 95% 的病例在开始治疗的 4 ～ 6 周内就能完全愈合。随着幽门螺杆菌的根除，一年内复发的风险现在约为 5%（但如果抑酸是唯一的初始治疗方法，则复发风险＞ 50%）。

检查[18-24]

酸性消化系统疾病的推定诊断通常仅凭临床表现即可明确（见第 58 章）。除了检测所有患者的幽门螺杆菌感染（见后面的讨论）外，对无并发症的消化性溃疡疾病的初始检查不需要包括钡剂检查或内镜检查。成本效益研究表明，开始经验性治疗要优于先通过内镜或上消化道检查进行确诊。最初唯一需要进行确定性检查的情况是临床表现提示有消化性溃疡或胃癌并发症（如体重减轻、吞咽困难、反复恶心和呕吐、缺铁性贫血，以及粪便潜血检测阳性，尤其是＞ 40 岁的人）。

幽门螺杆菌感染检测

目前没有金标准，但有许多诊断方法可供选择，包括内镜活检、染色、血清学检测、呼吸和粪便抗原检测。对于不需要进行初始内镜检查的患者，首选非侵入性检查。在可能的情况下，最新的指南建议用呼气试验或粪便抗原进行初步的非侵入性检测，因为这些检测表明是否存在活动性感染，从而降低了既往感染（可通过血清学检测到）的患者使用不必要的抗生素治疗的风险。

内镜检查

标准诊断方法仍然是采用特殊染色（Warthin-Starry［银染］法）的内镜下胃黏膜活检，敏感性为 90%，特异性为 100%。弯曲杆菌样微生物（campylobacter-like organism，CLO）检测提供了一种更快捷的内镜诊断手段（敏感性为 90%，特异性为 96%），但是最近使用或合用抑酸药和抗生素会降低检测的敏感性。侵入性较小的手段包括粪便抗原检测、血清学检测和呼气试验。

血清学检测

许多基层全科医生已经使用幽门螺杆菌 IgG 抗体的血清学测试来检测幽门螺杆菌，这种方式容易获得、便捷、相当敏感（85%），且价格低廉。然而其特异性只有 79%，因为在感染清除后检测仍然呈阳性。阳性表示既往感染过，但不表明活动性幽门螺杆菌感染。这种阳性预测值取决于验前概率，该概率取决于当地幽门螺杆菌感染率和流行病学因素（如原国籍）。使用该检测方法对于检出从未接受过治疗的具有高预测概率人群的感染具有成本效益。然而，在验前概率较低的患者中，阳性检测可能反映假阳性。因此，血清学检测不能确切地用于确定感染的治愈或复发，因为检测结果往往持续阳性（尽管抗体滴度确实下降）直至病原体被消除多年。通过进行 ^{13}C- 尿素呼气试验或粪便抗原检测，可以实现根除治疗后的无创检测。值得注意的是，最近或同时使用抑酸药或抗生素并不影响血清学检测的结果。

^{13}C– 尿素呼气试验

与血清学检测不同，呼气试验可用于诊断和确定是否根除。它使用 ^{13}C 标记的尿素，它被活的生物体分解并作为标记的 CO_2 呼出。与血清学检测不同，它提供了活动性感染的直接证据。其敏感性和特异性均为 91%，优于幽门螺杆菌血清学检测，与粪便抗原检测相似。重要的是，最近或同时使用抑酸药或抗生素可能会降低呼气测试的敏感性（通过导致细菌抑制），须建议患者在测试前停用抗生素 4 周，停用质子泵抑制剂（PPI）2 周，停用 H_2- 受体拮抗剂 48 小时，以减少假阴性的风险。与血清学检测不同，呼气试验是一种非常有用的非侵入性方法，可以确定幽门螺杆菌感染是否被根除，但需要在治疗后至少 4 周检测，以确保没有复发。呼气试验越来越多地被用于基层医疗实践中，使用台式红外线光谱仪技术，10 ～ 20 分钟就能出结果。

粪便抗原检测

粪便中幽门螺杆菌抗原的检测也提供了感染的直接证据。高敏感性（97%）和特异性（94%）使其成为诊断幽门螺杆菌感染和根除检测的一种非侵入性方法。为了避免假阴性和检测是否复发，患者在行呼气试验同期内需停用抑酸药和抗生素。

内镜

40 岁以上患者初次发病时，如果有任何关于胃癌或复杂性溃疡疾病的临床提示（见前述），应该进行胃和十二指肠的内镜检查，以检测胃溃疡、恶性肿瘤和幽门螺杆菌。在病程后期，在没有证据表明幽门螺杆菌持续感染的情况下，难治性或复发性溃疡患者应该接受初次或反复的内镜检查，以排查胃恶性肿瘤，钡剂检查中出现溃疡的患者也是如此。

大约 4% 的胃溃疡是恶性的。内镜活检和刷检的敏感性均在 95% 以上。大多数恶性溃疡具有形状不规则、基底部结节样、无放射状胃皱襞、溃疡前皱襞变钝或停止、邻近胃壁僵硬等特点。胃底溃疡更有可能是恶性的，幽门 1 cm 以内的溃疡通常是良性的。符合这些提示恶性溃疡的标准中的任何一条都需要进行组织活检。

管理原则 [25-67]

治疗的主要目标是加速溃疡愈合，减少疼痛，防止并发症和复发，同时尽量减少治疗的成本和副作用。虽然消化性溃疡病是一组异质性疾病，但整体药物治疗方法相似，主要包括：①去除诱发因素，如 NSAID、应激和吸烟等；②根除幽门螺杆菌感染；③抑制胃酸分泌；④保护黏膜屏障。通常使用组合方案，尤其是在幽门螺杆菌诱发的疾病中。抗生素用于治疗潜在的感染，抑酸用于加速溃疡愈合和促进症状缓解。

去除诱发因素

避免使用损害黏膜屏障的药物

任何加速愈合、减少复发和预防并发症的治疗方案，都必须解决短期和长期使用损害黏膜屏障的药物的问题。

阿司匹林和非甾体抗炎药。服用阿司匹林和 NSAID 会大大增加治疗的风险和难治性，应该尽可能避免。使用肠溶型和 NSAID 前体药并随餐服用，可能会减轻浅表黏膜糜烂性损伤，但对预防长期使用强效前列腺素抑制剂而导致的深部溃疡无效。在使用 NSAID 的同时使用 PPI（如奥美拉唑、兰索拉唑）可以显著降低溃疡病的风险（见后文讨论），但会增加成本，并需要服用额外的药物。

胃肠道对非选择性 NSAID 不耐受或有消化性溃疡病史的患者，使用 COX-2 抑制剂是另一种普遍的 NSAID 治疗方法。消化性溃疡和消化道出血的风险明显降低；然而，有证据表明长期使用 COX-2 药物会有心血管风险，因此有必要仔细讨论其使用的风险和益处。

酒精和类固醇。尽管饮酒不是一个独立的危险因素，但它可能会损害愈合并引起并发症，因此应限制饮酒。在使用 NSAID 治疗时，糖皮质激素可能会增加溃疡发生的机会，但直接风险很小，除非存在其他危险因素或长期大剂量使用（如 > 30 mg/d 的泼尼松），否则不需要同时进行预防。

缓解情绪压力

家庭或工作环境困难的人可能会从咨询或药物治疗中受益。治疗始于仔细的病史采集，从中获得相关的心理社会信息。对问题进行讨论以及向给予支持的听众表达自己的感受，可能会缓解紧张情绪，并有助于找到解决方案。值得注意的是，选择性 5- 羟色胺再摄取抑制剂（SSRIs）与 NSAID 联合使用会增加出血的风险，因此在近期消化性溃疡患者中应谨慎使用。

戒烟

吸烟会阻碍消化性溃疡的愈合，并可能干扰 H_2 受体拮抗剂的作用（继续吸烟的胃溃疡患者对西咪替丁治疗的反应差）。在溃疡痊愈期间应敦促患者戒烟。尽管吸烟在溃疡病中作为致病因素的机制尚不明确，但有充分的医学理由建议戒烟（见第 54 章）。

饮食措施

与人们的普遍看法相反，目前还没有证据表明任何特定的饮食措施能够促进溃疡愈合或降低胃酸。唯一的例外是避免睡前进食，这会减少夜间和餐后对胃酸分泌的刺激。除此之外，清淡饮食、多餐、少食及避免辛辣、果汁和酸性食物从未被证明会影响溃疡病的进程。牛奶也没有特定的益处，事实上其蛋白质和钙的高含量会刺激胃酸分泌。一些患者声称某些食物“不适合”他们，这些可以避免，但这不是为了改变产酸量。应限制咖啡（包括无咖啡因的形式）及其他含咖啡因饮品的摄入量，但无须完全禁止，因为它们与溃疡病的关系并不是特别密切。

根除幽门螺杆菌感染（表 68-1）

根除幽门螺杆菌感染是有效治疗感染者消化性溃疡的关键。抗生素治疗可促进溃疡愈合，防止复发，并减少对长期抑酸治疗的需求。因为抗生素对单一药物的耐药率高，因此需要联合抗生素方案治疗。甲硝唑耐药率一直很高，但最近，对克拉霉素的耐药性（特别是在曾多次接触大环内酯类抗生素的患者）越来越多地成为治疗失败的原因（见后文讨论）。抑酸也是必要的，因为胃酸会影响一些根除所需的抗生素的疗效。

药物和治疗方案

有几种由抗生素和 PPI 组成的方案用于治疗幽门螺杆菌感染（表 68-1）。

标准治疗方案和新出现的抗生素耐药性问题。以往的幽门螺杆菌治疗指南建议将 PPI、阿莫西林和克拉霉素三联疗法作为一线方案，青霉素过敏的患者用甲硝唑替代阿莫西林。甲硝唑、四环素、铋剂和 PPI 的四联疗法是推荐的二线药物。

抗生素耐药性已经成为一个日益受关注的问题，特别是克拉霉素的耐药，使美国的治愈率降至 80% 以下，最常见的是以前使用过大环内酯类抗生素的人群。此外，20% ～ 30% 的幽门螺杆菌分离株对甲硝唑耐药，但可以通过更高剂量和更长疗程来克服。对阿莫西林或四环素的原发耐药很少，对克拉霉素和甲硝唑的联合耐药也很少。

个体化治疗。由于对克拉霉素的耐药性增加，大多数指南建议根据患者既往大环内酯类药物使用史和青霉素过敏史，采取更个体化的幽门螺杆菌的初始治疗方案。如果患者没有大环内酯类用药史，以克拉霉素为基础的三联疗法仍可作为一线治疗（如果有青霉素过敏史，用甲硝唑代替阿莫西林），疗程 14 天。如果患者有大环内酯使用史，建议使用铋剂四联疗法 10 ～ 14 天。遗憾的是，关于幽门螺杆菌局部耐药模式的数据有限，这些数据也有助于指导治疗决策。因为担心普遍存在的克拉霉素耐药率超过 15%，一些人主张将铋剂四联疗法作为所有患者的一线治疗。此外，最近的指南建议，较长的疗程（10 ～ 15 天）似乎比较短的疗程（7 天）

表 68-1 根除幽门螺杆菌感染方案

一线治疗推荐

初始治疗的选择取决于患者以前使用大环内酯类药物的情况、已知的当地耐药数据以及有无青霉素过敏。

克拉霉素三联治疗 14 天

PPI 标准或双倍剂量每日 2 次[a]

克拉霉素 500 mg 每日 2 次

阿莫西林 1 g 每日 2 次；或甲硝唑 500 mg 每日 3 次[b]

四联疗法 10 ～ 14 天

PPI 标准剂量每日 2 次[a]

次枸橼酸铋剂 120 ～ 300 mg 或次水杨酸盐 300 mg 每日 4 次

四环素 500 mg 每日 4 次

甲硝唑 250 ～ 500 mg 每日 4 次[c]

联合治疗 10 ～ 14 天

PPI 标准剂量每日 2 次[a]

克拉霉素 500 mg 每日 2 次

阿莫西林 1 g 每日 2 次

硝基咪唑 500 mg 每日 2 次[c]

序贯治疗 10 ～ 14 天

PPI 标准剂量[a]和阿莫西林 1 g 每日 2 次，疗程 5 ～ 7 天。随后：PPI 标准剂量，克拉霉素 500 mg，硝基咪唑 500 mg[c]，每日 2 次，疗程 5 ～ 7 天

混合疗法 14 天

PPI 标准剂量[a]和阿莫西林 1 g 每日 2 次，疗程 7 天。随后：PPI 标准剂量[a]，阿莫西林 1 g，克拉霉素 500 mg，硝基咪唑 500 mg[c]，每日 2 次，疗程 7 天

左氧氟沙星三联疗法 10 ～ 14 天

PPI 标准剂量每日 2 次

左氧氟沙星 500 mg 每日 2 次

阿莫西林 1 g，每日 2 次

二线治疗推荐

幽门螺杆菌的二线治疗和补救治疗取决于患者是否接受包含克拉霉素的初始治疗或四联疗法，以及是否存在青霉素和喹诺酮过敏

如果患者接受克拉霉素为基础的治疗：

铋剂四联疗法

左氧氟沙星三联疗法

利福平三联疗法（利福平、阿莫西林和 PPI）

大剂量联合治疗（阿莫西林和 PPI）

如果患者接受铋剂四联疗法：

左氧氟沙星三联疗法

克拉霉素为基础的疗法（三联疗法，伴随疗法）

利福平三联疗法（利福平、阿莫西林和 PPI）

大剂量联合治疗（阿莫西林和 PPI）

[a] 标准剂量 PPI 的示例包括奥美拉唑 20 mg、埃索美拉唑 20 mg 或 40 mg、雷贝拉唑 20 mg、泮托拉唑 40 mg 和兰索拉唑 30 mg。

[b] 如果对阿莫西林过敏，可使用甲硝唑替代。

[c] 可用甲硝唑或替硝唑代替硝基咪唑。在使用硝基咪唑、甲硝唑或替硝唑治疗期间，应避免饮酒，因为饮酒可能会发生类似双硫仑反应。

Adapted from Chey WD，Leontiadis GI，Howden，et al. American College of Gastroenterology Clinical Guideline：Treatment of Helicobacter pylori infection. Am J Gastroenterol 2017；112（2）：212.

更有效。对于幽门螺杆菌治疗方案中的抑酸药物，所有的 PPI 似乎都同样有效。

除了基于克拉霉素的个体化三联疗法和四联疗法外，联合疗法、序贯疗法、混合疗法和基于左氧氟沙星的疗法还提供了其他几种选择（表 68-1）。在美国，没有一种疗法明显优于基于克拉霉素的三联疗法或四联疗法。有人担心序贯疗法和混合疗法会让患者更加困惑，因为他们需要在治疗过程中更换抗生素组合。

成本 – 效益

抗生素治疗的有效性、安全性和低成本已经使根除幽门螺杆菌感染成为消化性溃疡疾病成本 - 效益管理的主要手段。抗生素治疗通常不需要长期或反复使用昂贵的抑酸疗法。即使考虑到内镜检查的费用，对幽门螺杆菌的抗生素治疗也是一种比维持抑酸更具成本 - 效益的消化性溃疡疾病的治疗方法。与传统的抑酸疗法相比，成本 - 效益数据强烈支持幽门螺杆菌的治疗。一旦感染被根除，复发率不仅会急剧下降，而且往往会永久性下降。

中和和抑制胃酸

治疗方法包括 H_2 受体拮抗剂和 PPI。抑酸药曾经是主要的治疗手段，但已很大程度上被非处方药及常规 H_2 受体拮抗剂和 PPI 所取代。

H_2 受体拮抗剂

这些药物阻断了壁细胞的 H_2 受体，导致基础、餐后和迷走神经刺激的产酸量减少了 50% ～ 80%。现有的制剂包括西咪替丁、雷尼替丁和法莫替丁，均无须处方可获得。尽管广告声称这些药物之间存在巨大差异，但其疗效却非常相似。在溃疡愈合率或预防复发率方面未发现存在临床的显著性差异。约 75% 的十二指肠溃疡在用药后 4 周内愈合，84% ～ 97% 在 8 周内愈合；55% ～ 65% 的胃溃疡在 4 周内愈合，80 ～ 90% 在 8 周内愈合。治疗结束后 3 个月复发率为 45% ～ 70%，1 年复发率为 75% ～ 90%，与其他治疗方法无差异。如果幽门螺杆菌感染已被根除，很少需要维持治疗。使用西咪替丁和雷尼替丁的常规及非处方制剂，治疗成本很低。当按治疗剂量开具处方时，这些药物的疗效相似，且耐受性很好。每日 2 次的给药方案均有效。

不良反应。这些药物的耐受性很好，不良反应通常较轻，只有不到 1% 的患者会出现不良反应。其发生频率和严重程度通常只在老年人（如意识模糊）或在非常大的剂量下（如使用西咪替丁出现男性乳房发育症）使用时才令人担忧。药物间的相互作用更常见，尤其是西咪替丁，因为即使在较低剂量下也会抑制肝微粒体酶，因此服用经肝脏代谢或排泄的药物（如华法林、苯二氮䓬类、苯妥英钠、茶碱类化合物、卡马西平、普萘洛尔）的患者需要谨慎应用和调整剂量。停药后，这种作用最长可持续 2 周。酮康唑的吸收可能受影响。这些药物会透过胎盘，存在于母乳中。

成本 - 效益。多数情况下，使用通用 H_2 受体拮抗剂疗法（如西咪替丁或雷尼替丁）可以实现有效的溃疡愈合，且成本仅为 PPI 治疗的一小部分。当对花费的负担能力是最重要的考虑因素且依从性至关重要时，应该考虑这一点。虽然对照研究中的疗效不如 PPI 治疗，但在无并发症的病例中，这种差异通常在临床上并不显著。

质子泵抑制剂

胃 H^+/K^+-ATP 酶（“质子泵”）抑制剂是最有效的抑酸药，每日单次服用可将 24 小时的产酸量减少 90% 以上，并在主餐前服用可有效阻止食物刺激的产酸。相比之下，标准剂量的 H_2 受体拮抗剂可以减少 50% ～ 80% 的产酸量。随着 PPI 剂量的增加，产酸几乎完全停止。溃疡愈合和疼痛减轻的速度（2 周时为 40% ～ 80%，4 周时为 80% ～ 95%），比标准剂量的 H_2 受体拮抗剂更快。对大剂量 H_2 受体拮抗剂无效的难治性溃疡可通过 PPI 治愈。然而，在不能根除幽门螺杆菌感染的情况下，复发率与其他形式的抑酸治疗相似。值得关注的是，这些药物似乎对幽门螺杆菌有一定的抗菌效果，并且在根除幽门螺杆菌感染的方案中很有用（见前面的讨论）。PPI 是治疗卓 - 艾综合征的首选药物。当与非选择性 NSAID 联合使用时，可以降低溃疡形成的风险（见后面的讨论）。

不良反应。副作用很少且轻微（如胃肠道不适）。总体而言，这些药物的耐受性很好。在短期内存在药物与药物的相互作用。从长远来看，人们担心钙、镁和维生素 B_{12} 的吸收减少会导致骨质疏松、低镁血症和维生素 B_{12} 缺乏，以及感染易感性增加，艰难梭菌过度生长、社区获得性肺炎和幽门螺杆菌感染是危险因素。已经发现长期使用可能导致肾损害。在理论上有发生高胃泌素血症的风险。一项研究表明患痴呆的风险增加。这些担忧大多源于观察性研究中看到的关联，其中许多都产生了相互矛盾的结果。在大多数情况下，因果关系还没有被牢固地建立起来。

药物间的相互作用可能是由于微粒体的移位和肝脏代谢药物（如苯二氮䓬类、苯妥英钠和华法林）的增强所致，需要仔细监测和调整剂量。它们还可以增加地高辛的吸收，降低泼尼松的疗效。兰索拉唑增加茶碱的清除率。尽管尚未有不良心血管后果的文献报道，但奥美拉唑和埃索美拉唑可抑制氯吡格雷向其活性代谢物的转化，从而降低其活性。

由于抑制了溶解钙盐和钙吸收所需的酸的产生，钙吸收减少导致骨质疏松性骨折的风险增加，这已经成为长期使用 PPI 的一个令人担忧的问题。观察性研究表明，髋部骨折（优势比，1.26）和脊椎骨折（优势比，1.58）的风险略有增加，这与剂量和持续时间有关。为了将风险降到最低，合理的做法是在最短的时间内使用尽可能低剂量的 PPI，并建议增加饮食中低脂乳制品（高钙）的摄入量，随餐摄入钙补充剂（改善吸收），使用维生素 D 补充剂（800 IU/d，促进钙吸收），并考虑使用柠檬酸钙作为补充剂（吸收所需的酸更少）。

镁的吸收也可能受到抑制。有时会出现低镁血症，通常伴有低钙血症和低钾血症，特别是在同时服用利尿剂的情况下。在极少数情况下，已经注意到明显的 QT 间期延长导致尖端扭转型室速，主要是在同时使用延长 QT 间期的药物的情况下（见第 29 章）。

由于胃酸减少（一种防止细菌感染的保护因素）而易受感染，这引起了人们的关注。社区获得性肺炎和社区获得性艰难梭菌感染的风险增加已被文献报道。这种情况发生的风险似乎很低（4% ～ 5%）。此外，PPI 还可能改变肠道微生物群，易导致小肠细菌过度生长。

观察到大剂量使用时会出现萎缩性胃炎和细菌过度生长，这就提出了一个问题，即长期 PPI 治疗是否会加剧幽门螺杆菌感染者患胃癌的风险。一些人建议对需要长期大剂量 PPI 治疗的人进行幽门螺杆菌感染的检测和治疗，但这不是共识建议（见第 61 章）。

人们已经注意到，长期使用 PPI 会显著增加慢性肾脏疾病的风险（14 年的风险比为 1.45）。其机制仍不清楚。

在对 75 岁以上患者进行的前瞻性队列研究中，认知能力下降与长期使用 PPI（风险比为 1.44）有关，但随后的大规模人群研究未能证实任何此类影响。一个推测的机制是维生素 B_{12} 吸收减少。

长期的 PPI 治疗可能导致维生素 B_{12} 缺乏。胃酸有助于从食物中提取维生素 B_{12}，而胃酸产量的显著减少可能会影响维生素 B_{12} 的吸收。老年妇女的风险最大，即使在没有 PPI 治疗的情况下，她们也已经表现出维生素 B_{12} 摄入量不足和吸收减少。一些人建议在接受 PPI 治疗时每年监测维生素 B_{12} 和血细胞比容。贫血也可能是铁吸收减少所致，这需要胃酸的存在。

高胃泌素血症是由于产酸受到抑制而发生的。在大鼠中，大剂量的 PPI 中观察到肠嗜铬细胞增生和类癌的发展。然而，在长期使用 PPI 的人群中没有观察到此类肿瘤（见第 61 章）。此外，没有与高胃泌素血症相关的结直肠癌增加的报道。

具有成本 - 效益的处方。尽管向公众进行了闪电式营销，但与仿制药相比，PPI 或 H_2 受体拮抗剂的品牌配方并没有什么特殊益处。常规 H_2 受体拮抗剂可能是足够的，可以优先于常规 PPI 治疗。但对于严重或难治性溃疡疾病，PPI 治疗可能会产生更好的结果。这些药物的非处方药品牌配方是可用的，费用可能高于普通处方配方，建议进行比较购物。在 PPI 中，奥美拉唑和泮托拉唑价格最低，仅为埃索美拉唑和兰索拉唑的 1/4。PPI 在溃疡愈合和预防方面的疗效没有显著差异。

前列腺素类似物（米索前列醇）

米索前列醇是一种前列腺素类似物，可以抵消与 NSAID 使用相关的前列腺素抑制作用。该药物降低了与 NSAID 治疗相关的溃疡形成的风险，并防止 NSAID 引起的胃溃疡和出血的复发。虽然米索前列醇比安慰剂更有效，但在治疗不是 NSAID 诱导的消化性溃疡方面，米索前列醇不如 H_2 受体拮抗剂或 PPI 有效，而且耐受性差（见下文讨论）。其主要贡献是预防和治疗 NSAID 相关的消化性溃疡，为长期使用 NSAID 的患者提供胃溃疡及其并发症的保护（见下文讨论），并在 8 周内使 70% 以上的 NSAID 相关的溃疡完全愈合。

不良反应。最常见和最令人烦恼的副作用是恶心和腹泻，这在全剂量治疗中很常见。随餐服用药物并减少剂量有助于减少胃肠道不适。该药可引起流产，孕妇禁用，育龄性活跃女性应考虑使用其他替代药物治疗。

具有成本 - 效益的使用。该药物比普通 PPI 疗法更昂贵且不便捷，在预防长期 NSAID 治疗的胃肠道并发症方面与 PPI 疗法的疗效相当。它在治愈与 NSAID 无关的溃疡方面疗效不明确。这些因素不利于其常规使用。

抑酸药

因为抑酸药相对有效、便宜和安全，故仍然是一种治疗选择，但主要用于对症治疗。在每天服用 4 次抑酸药时，内镜检查显示抑酸药比安慰剂有效，在促进十二指肠溃疡愈合方面与 H_2 受体拮抗剂和硫糖铝相当。大剂量和适当的时机用药是必需的，尤其是对于十二指肠溃疡的愈合。其用途主要是提供快速、短暂的症状缓解。

制剂、剂量和时机。首选制剂是那些含有氢氧化镁、氢氧化铝或两者组合的制剂。碳酸钙抑酸药（如硫酸钙、碳酸二羟铝钠）具有强大的酸中和能力，而且价格便宜、方便且耐受性好；对反跳性酸过度分泌的担忧从未被证实是临床上的重要问题。许多 30 ml 剂量的常用抑酸药通常只能提供 60 mEq 当量。如果随餐服用，抑酸药就被浪费了，因为食物是一种完全足够的缓冲剂。如果在进食后 1 小时服用抑酸药，胃的酸度会在接下来的 1 ～ 2 小时内降至最低，抵消食物诱导的胃酸分泌刺激。餐后 3 小时再服第二剂，可再提供 1 小时的酸中和作用，并使患者过渡到下一餐。

不良反应和药物相互作用。铝基抑酸药会导致便秘，镁基抑酸药会因为不溶性镁盐的通便作用而导致腹泻。交替使用氢氧化铝抑酸药会有所帮助。使用含铝抑酸药的患者可能会消耗磷酸盐，形成不溶性磷酸铝。在肾衰竭时，由于无法排出使用抑酸药可能吸收的铝，可能会出现高钙血症、高镁血症和铝过量积累。

使用含钠抑酸药可能会导致钠吸收过量。由于会使华法林和左旋多巴的吸收增加，H_2 受体拮抗剂、吩噻嗪类、磺胺类、异烟肼和青霉素的吸收减少，建议将这些药物和抑酸药分开使用。当与阿司匹林肠溶片同时服用时，强效抑酸药会导致其过早释放。

成本 - 效益和便捷性。虽然抑酸药安全、有效，每剂成本低，但如果每天多次大剂量服用，其成本和不便就会增加。单独使用抑酸药进行充分的酸中和可能很困难，至少需要服用 8 片才能达到 140 mEq 的酸中和能力。在治疗胃溃疡方面，酸中和的问题较少，小剂量就足够了（如 2 ～ 3 片超强的含铝抑酸药）。

保护黏膜

抑酸药

有人推测抑酸药的“包衣效应”可以解释与使用抑酸药相关的一些症状缓解（见上文的讨论）。

硫糖铝

硫糖铝是一种氢氧化铝 / 硫酸化蔗糖制剂，局部作用是在受损的黏膜上形成一层细胞保护涂层，可能还会吸收胃蛋白酶和结合胆汁酸。它本身没有酸中和活性（使其在重症监护病房环境中很有用，在这种情况下，中和胃酸会增加胃细菌过度生长和肺炎的风险），而且几乎不会吸收（尽管会释放铝盐并吸收一些铝）。在所有病因的十二指肠溃疡和非 NSAID 相关性胃溃疡的愈合方面，它与 H_2 受体拮抗剂疗效相当；在防止复发方面，它的效果略逊于 H_2 受体拮抗剂，在治疗或预防 NSAID 相关性胃溃疡方面未被证实有益。

硫糖铝通常被用来促进溃疡愈合，尤其是那些愈合较慢的大溃疡患者。缺点包括成本高，需要频繁给药（通常每日 4 次，但也可以使用每日 2 次的双倍剂量方案）以及胃肠道不适。硫糖铝优先治疗吸烟者溃疡的说法尚未得到证实。硫糖铝在餐前 1 小时和睡前服用是最有效的，尽管已经发现每日 2 次的双倍剂量足以治疗十二指肠溃疡。

不良反应。硫糖铝最令人烦恼的副作用是便秘，还可能干扰四环素、氟喹诺酮类抗生素（如环丙沙星、诺氟沙星）、地高辛、苯妥英钠的胃肠道吸收，以及影响 H_2 受体拮抗剂的吸收（不显著）。

没有关于妊娠、哺乳或高龄患者安全性的数据。据报道，该药与磷酸盐结合可导致慢性肾衰竭患者发生低磷血症和铝中毒。

具有成本 - 效益的使用。成本与品牌制剂的 PPI 大致相同，疗效与 H_2 受体拮抗剂相当。在成本 - 效益的基础上，建议硫糖铝在消化性溃疡疾病的门诊治疗中发挥补充作用而非主要作用。

预防

虽然根除幽门螺杆菌感染大大减少了慢性抑酸的需求，但对于大量需要长期接受 NSAID 治疗的患者，以及幽门螺杆菌阴性、NSAID 阴性溃疡病的患者，预防仍然是一个重要的考虑因素。

非甾体抗炎药所致溃疡病及其并发症的预防

考虑到 NSAID 引起的消化性溃疡及其并发症（如消化道出血）的患病率和严重程度，需要注意预防。已经提出了几种预防方法，包括将非选择性抑制 COX-2 的 NSAID 改为选择性 COX-2 抑制剂，以及同时使用 PPI、H_2 受体拮抗剂或米索前列醇。在非选择性 NSAID 中每日增加 2 次 PPI 可显著降低溃疡和并发症的发生率，达到与改用 COX-2 制剂大致相同的程度；然而，仍然存在巨大的风险。在 COX-2 治疗的基础上每日增加 2 次 PPI 可以进一步降低风险，但并不能完全消除这种风险，尤其是既往有 NSAID 引起的溃疡出血史的患者。同时使用 PPI 治疗似乎优于加用 H_2 受体拮抗剂或米索前列醇。硫糖铝不能预防 NSAID 引起的疾病。

除了不能完全降低风险外，这些预防措施还有许多缺点，包括与 COX-2 药物相关的心血管风险（见第 156 章），与米索前列醇使用相关的胃肠道紊乱，以及随着非 COX-2 NSAID 剂量的增加而丧失 COX-2 的半选择性，这些非 COX-2 NSAID 在低剂量时优先阻断 COX-2（如萘丁美酮 [瑞拉芬] 和依托度酸），只有美洛昔康在全剂量时仍然保持相对的 COX-2 选择性。避免 NSAID 诱发溃疡风险的最佳方法是避免不必要的 NSAID 治疗（见第 157 章）。

预防复发和复燃

初始抑酸方案的标准疗程为 4 周，可使 90% 的患者完全愈合。对于非常大的良性溃疡，可能需要长达 12 周的类似治疗。根除幽门螺杆菌感染至关重要，可将感染者的复燃和复发率降低 90% 以上，并消除对慢性抑酸治疗的需要。然而，如果不根除幽门螺杆菌感染，1 年内溃疡复发的风险大于 50%。疼痛缓解不能作为治疗的终点，因为疼痛停止与溃疡愈合或感染根除的相关性很差。遗憾的是，患者通常在症状缓解后终止治疗，这增加了他们复发的风险。

随访

监测反应：胃溃疡

如果最初进行内镜检查是为了评估消化性溃疡疾病及其并发症（如出血），那么进行后续内镜检查的决定应该基于溃疡未愈合的危险因素和对恶性肿瘤的关注。PPI 治疗 12 周后进行后续胃镜检查的原因有：症状持续存在，巨大（> 2 cm）的溃疡，病因不明，初诊时溃疡疑似恶性肿瘤，初次检查时出血未进行活检，以及胃癌的危险因素（高龄、家族史、来自世界高发病率地区的移民，以及胃黏膜活检提示肠化生等恶性肿瘤的相关高危因素）。

监测反应：十二指肠溃疡

对于十二指肠溃疡（癌症风险较低），后续内镜评估应仅限于疼痛持续或复发、有胃出口梗阻症状或出血迹象的患者。定期重复检查是不必要和昂贵的，即使在典型症状复发的情况下也是如此，除非考虑进行不同的治疗如手术。根据粪便愈创木酯检测和血细胞计数的结果以及仔细询问患者，有助于发现出血。

顽固性或复发性溃疡

开始适当治疗 4 周后持续疼痛提示溃疡未愈合。如果最初进行内镜检查排除了恶性病变并发现大的溃疡，则可以继续抑酸治疗，并使用大剂量 PPI 治疗以加速愈合。可能需要 8 ~ 12 周的治疗。如果最初未对幽门螺杆菌感染进行检测和治疗，则应在此时进行。如果最初进行了检测，并且检测阳性的患者完全执行抗幽门螺杆菌治疗方案，并且不吸烟（吸烟会使治疗失败率增加一倍），那么根除感染的检测可以帮助指导进一步的治疗。如果尽管根除了幽门螺杆菌感染，但症状仍持续 4 ~ 8 周以上，则需要进行内镜检查评估（如果最初没有进行），以排除恶性肿瘤或复杂疾病。复发性溃疡引发了耐药幽门螺杆菌感染、反复使用 NSAID、卓 - 艾综合征和恶性肿瘤的问题。

持续性幽门螺杆菌感染的检测和治疗

检测。幽门螺杆菌感染对持续性或复发性溃疡的潜在作用使得有必要对活动性感染进行检测。对幽门螺杆菌持续感染的血清学检测存在问题，因为即使完全根除了感染，抗体滴度也会随着时间的推移缓慢下降。从阳性到阴性的血清转换具有很高的特异性，但不敏感。更为敏感的非侵入性方法是粪便抗原检测和呼气试验（见前述）。如果不能进行这些检查，并且问题持续存在，可以进行内镜检查评估并进行活检。根除幽门螺杆菌的检测应在治疗结束后至少 4 周进行。在呼气试验、粪便抗原检测和 CLO 试验之前，患者应停用抗生素至少 4 周，停用 PPI 至少 2 周，停用 H_2 受体拮抗剂至少 48 小时。

治疗。幽门螺杆菌的二线治疗取决于患者是否接受过以克拉霉素为主的初始治疗或四联疗法，之前是否使用过大环内酯类和喹诺酮类药物，以及是否存在青霉素过敏。如果患者接受过克拉霉素三联疗法，二线治疗为四联疗法。如果患者接受过四联疗法，二线疗法可以是克拉霉素或左氧氟沙星为主的方案（基于他们既往抗生素的使用情况和青霉素过敏的情况）。持续性幽门螺杆菌感染患者的其他补救方案包括大剂量阿莫西林和 PPI 双重治疗，以及利福平三联疗法（表 68-1）。

如果以前使用过克拉霉素、甲硝唑和左氧氟沙星，由于担心耐药性，不应再次使用。阿莫西林和四环素耐药性较低，可再次使用。ACG 指南还建议考虑对有青霉素过敏的患者进行过敏测试，以确定他们是否可以使用阿莫西林（一种治疗幽门螺杆菌的有效药物，几乎没有耐药性）。大多数有青霉素过敏史的患者并没有真正的青霉素过敏，这些患者中有 90% 的人青霉素皮试呈阴性，可以耐受青霉素治疗。

重新测试。对于在几轮经验性治疗后仍然存在的幽门螺杆菌感染，可以进行培养和药敏试验，以指导进一步的抗生素根除治疗。这需要内镜检查和胃活检，并对活检标本进行特殊处理。幽门螺杆菌很难培养，可能需要几周的时间，而且即使经过优化处理，也可能不会生长。然而，培养幽门螺杆菌的流程正在改进，目前检测更多地是在商业实验室进行。幽门螺杆菌培养和药敏试验的成本 - 效益仍在评估中。随着幽门螺杆菌耐药性评估技术的进步，如果它变得具有成本 - 效益。幽门螺杆菌的治疗模式可能会改变为在治疗过程中提早进行药物敏感性测试，然后再给予多轮经验性抗生素治疗。

检查依从性差和加重因素

除了检查是否存在幽门螺杆菌，还要检查是否存在用药依从性差和加重因素，如吸烟、应激和非处方 NSAID 或阿司匹林的使用。许多难治性和复发性溃疡与这些因素密切相关。

强化抑酸方案

当溃疡愈合缓慢时，增加抑酸治疗的剂量或增加 PPI 制剂可能是值得的，但更重要的是根除幽门螺杆菌感染（见前述），并检查恶性肿瘤和卓 - 艾综合征（见后文讨论）。

恶性肿瘤和卓 – 艾综合征的评估

真正难治性溃疡病例（如幽门螺杆菌感染、存在加重因素和依从性不佳等因素），应该进行内镜检查评估恶性肿瘤，并进行生化检查以发现卓 - 艾综合征，尤其是如果存在多发性溃疡、罕见部位发生、明显腹痛或分泌性腹泻（由高胃泌素血症引起）。卓 - 艾综合征患者通常表现为多发性内分泌腺瘤病，如并发甲状旁腺功能亢进症和垂体腺瘤。在胃酸分泌过多的情况下，空腹血清胃泌素水平 > 500 pg/ml 具有诊断价值。值得注意的是，PPI 治疗可能导致轻度高胃泌素血症，这会使应用 PPI 患者的胃泌素水平难以解释。

外科手术

随着医学治疗的进步，外科手术治疗消化性溃疡变得越来越罕见。最令人信服的手术指征包括 24 小时内出血 6 ～ 8 U（见第 63 章）、反复出血、穿孔、药物治疗无效的胃出口梗阻，以及良性胃溃疡 15 周后未能愈合。

治疗十二指肠溃疡。近端胃迷走神经切断术有效地减少了复发，而不会产生与早期十二指肠溃疡手术相关的致残性副作用。手术包括选择性切断胃底的神经供应；通往胃窦的神经保持完好，因此胃排空的控制得以保留。迷走神经切断术的溃疡复发率（10%）略高于胃窦切除术（5%），但与幽门成形术（12%）相近。手术死亡率更低，倾倒综合征和腹泻等潜在的致残性术后副作用也不太常见。因为手术在技术上要求很高，所以只有经过专门培训的外科医生才能考虑施行该手术。胃排空延迟的患者不应进行该手术。

治疗胃溃疡。胃溃疡的首选手术方式是远端胃切除术及溃疡切除术。

患者教育

争取患者的积极参与并克服许多围绕溃疡病的错误观点是患者教育工作的主要目标。

关于饮食和加重因素的基本建议

患者喜欢饮食指导，比如知道他们可以吃哪些食物以及避免吃哪些食物。许多溃疡患者不必要地“清淡饮食”，增加奶制品的摄入量，希望这些措施能帮助溃疡痊愈。其他人服用阿司匹林或非处方 NSAID 来缓解溃疡疼痛。咖啡、酒精和烟草的使用也需要审查。许多医生坚持停止喝咖啡，尽管这可能比明确咖啡在发病机制中所起的作用困难更大。改用无咖啡因咖啡没什么好处。另外，戒烟是必要的，详细的戒烟咨询至关重要（见第 54 章），因为长期吸烟极大地阻碍了康复。饮酒也应被劝阻。

最大限度提高依从性

即使已经制订了有效的医疗计划，依从性不足仍可能是一个问题。完全遵守治疗幽门螺杆菌感染的多药抗生素方案可能特别困难，尤其是当需要 2 周、每日 3 次或 4 次的给药方案时。基层全科医生可以通过清楚地描述何时服药并解决患者对药物的任何担忧和副作用，来帮助患者提高依从性。

其他需要解决的常见依从性错误行为包括症状消失后立即停药，随餐服用抑酸药（这会浪费抑酸药），以及服用抑酸药的同时服用西咪替丁（这会部分影响西咪替丁的吸收）。

咨询服务

有明显情景压力导致溃疡问题的患者经常能从咨询中受益。咨询的一个有用的补充是教授简单的放松技巧，这些技巧对因压力困扰引发多种躯体表现的患者特别有用（见第 226 章）。

自我监测

需要指导患者注意溃疡病的并发症。尤其是应充分了解消化道出血的表现（见第 63 章），以免患者延误就诊。

共同决策

如果涉及择期手术，患者应充分参与决策，因为很少有明确的手术指南可参考。手术的价值判断是必要的，需要讨论手术与继续药物治疗的成本和收益（见第 5 章）。

转诊和入院指征

治疗无效是转诊给胃肠病学专家审核治疗方案和考虑内镜检查的指征。当出现出血、腹膜刺激或胃出口梗阻的症状时，必须入院，需要咨询外科医生和胃肠病学专家。

最困难的问题是选择何时以及由谁进行择期手术，现在很少需要这样的手术。显然，那些反复大出血、胃出口梗阻或有恶性肿瘤征象的患者需要接受外科医生的检查。对于复发性溃疡，应与患者一起决定是否进行择期手术，并权衡手术死亡率和胃切除术后综合征的低风险与复发性疼痛的发病率和费用、工作时间损失和长期药物治疗的需要。

治疗建议 [68-70]

非药物干预和初步检测

- 避免或至少在医学可能的范围内限制使用可能对黏膜造成损害的药物，包括阿司匹林、过量酒精、NSAID，以及长期大剂量糖皮质激素。
- 坚持彻底戒烟（见第 54 章）。
- 建议减少咖啡（包括无咖啡因形式）和其他

含咖啡因饮料的摄入量；然而，完全停止摄入是没有必要的。

- 不要限制任何食物或坚持清淡或富含牛奶的饮食。频繁的少量进食是没有必要的，睡前零食可能会刺激夜间的胃酸分泌。患者应该仅避免进食会引起不适的食物。
- 关注与压力相关的问题。
- 检测幽门螺杆菌感染。对于初始的非侵入性检测，优先进行 ^{13}C 呼气检测或粪便抗原检测，而不是血清学检测（在既往感染的情况下也可以呈阳性）。血清学检测用于验前概率高且没有接受过幽门螺杆菌治疗的患者。
- 如果需要内镜检查（见下文讨论），进行快速尿素酶试验（如 CLO 试验）和（或）胃活检以进行组织学检查。重要的是，在呼气试验、粪便抗原检测或内镜 CLO 试验前，患者应停用抗生素 4 周，停用 PPI 2 周，停用 H_2 受体拮抗剂 48 小时。
    - 如果临床结果提示恶性肿瘤或复杂疾病（如高龄、体重减轻、消化道出血或持续恶心和呕吐），应进行上消化道内镜检查。

初始药物治疗

- 对于幽门螺杆菌检测呈阳性的溃疡患者，初始治疗取决于患者既往是否使用过大环内酯类药物和是否存在青霉素过敏。如果患者没有大环内酯类应用史，以克拉霉素为基础的三联疗法（克拉霉素、阿莫西林和 PPI）可作为一线治疗，疗程 14 天；如有青霉素过敏，用甲硝唑代替阿莫西林。
- 如果患者有大环内酯类应用史，可以考虑以铋剂为基础的四联疗法作为一线治疗，疗程 10 ～ 14 天。
- 如果克拉霉素的耐药率大于 15%，可以考虑铋剂四联疗法作为一线疗法。也可以考虑其他初始方案（表 68-1）。
- 对于 NSAID 引起溃疡的患者，开始使用 PPI（如奥美拉唑 20 ～ 40 mg，每日 2 次）治疗 4 ～ 8 周，具体取决于就诊时的严重程度。如果 PPI 治疗有明显的禁忌证，也可以考虑米索前列醇（200 mg，每餐前及睡前），但通常会受到胃肠道副作用的限制。
- 对于所有患者，使用 PPI 计划持续抑酸治疗至少 4 周。H_2 受体拮抗剂（如雷尼替丁 150 mg，每日 2 次）也可以考虑用于轻度疾病或有 PPI 禁忌证的患者，但其在愈合溃疡方面不如 PPI 有效。
- 对于非幽门螺杆菌和非 NSAID 溃疡患者，如果症状持续或溃疡不愈合，可能需要长期治疗。PPI 和 H_2 受体拮抗剂治疗的选择基于可负担性、疾病的严重程度、依从性和与其他药物相互作用的可能性。
- 如果溃疡较大且消退缓慢，可考虑添加硫糖铝（每餐前 1 小时和睡前 1 g），以帮助非 NSAID 引起的大溃疡愈合。

预防 NSAID 引起的溃疡

- 对于既往有 NSAID 引起的消化性溃疡或上消化道出血病史的患者（他们需要持续的 NSAID 治疗以维持日常功能）（见第 156 章和第 157 章）：
    - 增加 PPI（如奥美拉唑 20 ～ 40 mg，每日 2 次）。
    - 增加米索前列醇（200 mg，早餐和晚餐各 1 次）。
    - 改用选择性 COX-2 抑制剂（如塞来昔布 100 mg，每日 2 次），并增加 PPI 疗法；只有在对患者的心血管总体风险进行全面评估并向患者充分告知 COX-2 治疗可能的心血管并发症后才使用。

难治性或复发性溃疡（表 68-1）

- 检查是否未能根除幽门螺杆菌感染，要么通过粪便抗原检测或呼气试验（如果可用）进行非侵入性检测，要么通过活检和 CLO 检测（如果接受内镜检查）。根除幽门螺杆菌的检测应在治疗结束后至少 4 周进行。在呼气试验、粪便抗原检测和 CLO 试验之前，患者应停用抗生素至少 4 周，停用 PPI 至少 2 周，停用 H_2 受体拮抗剂至少 48 小时。
- 对于初始治疗后幽门螺杆菌持续感染呈阳性的患者，确定患者：①是否接受了以克拉霉素为基础的初始治疗或四联疗法；②既往是否使用过大环内酯类或氟喹诺酮类药物；③是否对青霉素过敏。

- 如果患者接受克拉霉素三联疗法，则开始四联疗法的二线治疗。
- 如果患者接受四联疗法，二线疗法可以是克拉霉素或左氧氟沙星为主的方案，基于他们以前使用的抗生素和青霉素过敏的情况。
- 考虑为幽门螺杆菌持续感染的患者采用补救方案，包括大剂量阿莫西林、PPI 和利福平三联疗法（表 68-1）。如果以前使用过克拉霉素、甲硝唑和左氧氟沙星，出于耐药性考虑，不应该再次使用。由于耐药性低，阿莫西林和四环素可以再次使用。
- 考虑对有青霉素过敏史的患者进行过敏试验，以确定他们是否可以应用阿莫西林（一种对治疗幽门螺杆菌几乎没有耐药性的有用药物）。在治疗难治性病例时，可考虑进行幽门螺杆菌的培养和药敏试验。
- 再次强调依从性、戒烟和避免使用 NSAID 的重要性。
- 如果疾病与 NSAID 相关，并且患者必须继续服用这些药物，则考虑预防性治疗（见上文讨论）。
- 对于治疗无效的持续性或复发性溃疡，考虑内镜检查和活检，以排除恶性肿瘤和复杂疾病，特别是最初没有进行内镜检查。
- 对胃溃疡进行后续内镜检查的决定取决于溃疡和与胃癌风险较高相关的患者因素。很少需要对十二指肠溃疡行后续内镜检查，因为患癌症的风险很低。
- 如果患者出现难治性多发性溃疡、频繁复发或相关分泌性腹泻，并伴有胃酸分泌过多引起的显著高胃泌素血症，则应考虑卓 - 艾综合征并转诊。

入院和会诊指征

- 收治有出血、胃出口梗阻或穿孔迹象的患者，并请外科会诊。
- 对于抗生素治疗无法根除的持续性幽门螺杆菌感染患者，应转诊。
- 有恶性溃疡的警示症状需考虑行内镜检查的患者，如顽固性疼痛、体重减轻、持续恶心和呕吐、高龄、消化道出血或缺铁性贫血，应转诊。

（姜　娟 翻译，王晶桐 审校）

第 69 章

无症状和有症状胆囊结石的管理

PETER J. FAGENHOLZ，JAMES M. RICHTER

胆囊结石即胆囊中存在结石。美国有 2000 多万人罹患该病，每年有 50 多万人接受胆囊切除术。中年肥胖女性的患病率尤其高。大多数胆囊结石患者无症状，少数人反复出现腹部不适，偶尔会出现急性胆囊炎、胰腺炎或胆总管结石等并发症。基层全科医生需要知道何时需要治疗，以及如何帮助患者在择期手术、药物治疗和期待治疗中做出选择。

病理生理学、临床表现和病程 [1–18]

病理生理学和危险因素

大多数胆囊结石富含胆固醇，是胆汁中胆固醇过饱和的结果。年龄、遗传因素、女性、肥胖、妊娠、体重迅速减轻、胆囊淤滞（在某些药物或肠外营养治疗期间发生）和回肠末端疾病是胆固醇结石形成的重要危险因素。上述这些因素导致胆汁胆固醇水平升高，或导致胆汁胆固醇溶解度降低。对男性来说，定期运动可以防止出现症状性胆结石（对女性的影响尚不清楚）。胆汁淤积是胆汁、胆固醇结晶和胆红素钙的一种微沉淀混合物，当胆汁变得过饱和时形成。其发病机制被认为与胆囊结石相似，可能是胆囊结石形成过程中的一种过渡状态。然而，这并不是不可避免的进展，无症状性胆囊结石和胆汁淤积都可以自发消退。色素结石是胆囊结石的另一种主要类型，约占胆囊结石的 20%。这种情况最常见于溶血性疾病患者。一旦形成胆囊结石，可能会表现为其中的某一个临床过程。大多数患者仍无症状，但随后可能会出现一些症状。结石急性阻塞胆囊管时会发生急性结石性胆囊炎，造成胆囊扩张和炎症而引起胆绞痛。慢性胆囊炎由于结石引发胆囊收缩或结石对胆囊管的一过性阻塞表现为反复疼痛。当结石从胆囊进入胆总管时，会发生胆总管结石；当结石导致胆道梗阻并伴有胆道感染时，则会导致胆管炎。胆源性胰腺炎是由胆总管内的结石一过性阻塞胰管引起的。

临床表现

如前所述，胆石症通常无症状，有症状时最常见的临床表现是反复发作的疼痛，称为胆绞痛。典型的胆绞痛起病迅速，1 小时内达到高峰，持续性疼痛，局限于上腹部或右上腹，持续 2 ～ 4 小时，偶尔向背部或右肩胛骨放射。经常有恶心和呕吐。这种典型表现应与消化不良症状（如脂肪类食物不耐受、呃逆和腹胀）相区别。消化不良症状在一般人群中很常见，包括胆石症患者，但很少归因于胆囊结石。针对胆囊结石的疗法（药物或手术）如果用于缓解消化不良症状，通常是无效的。

虽然胆绞痛是胆囊结石最常见的临床表现，但约 10% 的患者会出现复杂的胆囊疾病，包括急性胆囊炎、胆源性胰腺炎、胆总管结石和胆管炎。每种疾病的表现略有不同，下面讨论每种表现的诊断。

罕见的真性胆绞痛但超声检查无胆石症证据的患者可能患有一种称为胆囊运动障碍的非结石性胆囊疾病。这是一种特征不明显的胆囊运动障碍，通常根据典型的胆绞痛症状来诊断，无胆结石的证据，在胆囊收缩素胆道闪烁显像中胆囊射血分数低于 35%。虽然它不涉及胆囊结石，但这里提到胆囊运动障碍是因为其临床表现与胆绞痛非常相似。胆囊切除术通常是有效的治疗方法。

临床病程

未经治疗的胆石症的临床病程取决于患者是否有症状。在无症状的患者（无症状性胆结石）中预期随访长达 20 年，发生胆绞痛的累积概率约为 20%。在至少发作过一次胆绞痛的有症状患者中，约 70% 的患者在 2 年内出现复发性疼痛。在大多数研究中，复杂性胆石症发生率为 1% ～ 2%/ 年。复杂性胆石症一旦发作后，复发率较高。胆汁淤积遵循不同的临床过程，从完全消退到消长，再到形成胆结石。在与胆汁淤积相关的急性腹痛病例中，50% 的病例出现胆汁淤积和症状消失，另有 20% 的病例胆汁淤积持续存在而无症状。在其余患者中，可能会形成结石和（或）症状持续存在。

诊断[19-22]

胆石症

无症状胆囊结石通常是在上腹部的放射学或超声检查中偶然发现，检查的原因不是疑似胆囊疾病。随着超声和计算机断层扫描技术的出现和广泛应用，无症状胆囊结石的检出率越来越高。根据症状怀疑胆石症时，可选择经腹超声检查。超声诊断胆石症的敏感性为 85% ～ 95%，特异性为 99%。为了获得最佳效果，患者应禁食 6 小时。如果超声检查阴性后仍高度怀疑胆石症，可以重复超声检查作为进一步检查的首选。

胆绞痛或慢性胆囊炎

基层全科医生区分胆绞痛和复杂胆囊疾病的一个关键是症状的持续时间。虽然上面列出的疾病都可以伴有上腹痛、恶心和呕吐，但胆绞痛几乎总是在 4 ～ 6 小时内缓解。如果症状持续超过该时间范围，则需要进一步进行更紧急的诊断评估，如下所示。

超声是胆绞痛反复发作（通常称为慢性胆囊炎）患者的首选诊断检查。没有可以区分慢性胆囊炎和无症状胆囊结石的特征性超声表现，必须根据临床症状加以区分。口服胆囊造影可用于考虑胆囊结石溶解的患者，因为该检查可以提供有关胆囊功能和结石成分的信息（见后文讨论）。

急性胆囊炎

腹部超声也是疑似急性胆囊炎患者的主要诊断手段。除了胆囊结石，提示诊断的超声检查结果包括胆囊壁增厚、胆囊周围积液以及“超声墨菲征”，即超声探头引起的胆囊压痛。超声诊断的敏感性和特异性均大于 95%。

超声检查未确诊但仍强烈怀疑患有急性胆囊炎的患者可以进行 ^{99m}Tc 肝胆亚氨基二乙酸扫描（HIDA 扫描）。这种同位素被肝脏吸收并排泄到胆汁中。1 小时后即可显影。患者需要禁食（但不超过 2 ～ 4 小时），并且没有潜在的肝细胞疾病和酒精中毒（这会导致检测结果呈假阳性）。正常人的胆囊、胆囊管、胆总管和十二指肠的显影时间为 60 分钟内。1 小时后胆囊未显影是急性胆囊炎的特征（胆总管和十二指肠仍可见）。敏感性和特异性接近超声，但成本更高，有辐射暴露风险，检查需要更多的时间。计算机断层扫描（CT）对胆囊结石的检测不敏感，也不是疑似急性胆囊炎的首选成像手段。但 CT 在急性胆囊炎时经常显示胆囊扩张和炎症，对于胆囊炎的这些客观表现，它实际上比超声更敏感。如果用于评估腹痛的 CT 扫描显示急性胆囊炎且没有其他病因可以解释临床表现，则无须进一步评估。

胆总管结石

反复疼痛伴肝功能检查指标持续轻度升高、胆总管扩张、黄疸或急性胰腺炎征象的有症状患者，需要进一步评估是否有胆总管结石。经腹超声有时可能无法诊断，因为在没有导管扩张时，单项检查对发现胆管结石的敏感性只有 50%，而在有导管扩张的情况下为 75%。上覆的肠道气体会掩盖胆总管结石。如果临床高度怀疑，建议进行重复超声检查。在检测胆总管结石方面，计算机断层扫描的敏感性与超声大致相同（75%）。磁共振胰胆管造影术的敏感性超过 90%，代表了无创胆道成像在检测结石方面的重大进展。它不需要碘造影剂或侵入性操作，其高敏感性可以避免侵入性操作的必要。如果非侵入性检查对疑似胆总管结石的情况无法做出诊断，那么内镜超声或内镜逆行胰胆管造影术（endoscopic retrograde cholangiopancreatography，ERCP）值得考虑。两种方法的敏感性均超过 90%。内镜超声（EUS）侵入性小、风险低，但 ERCP 的优点是可以同时进行治疗性括约肌切开术和取石术。

管理原则 [5,7-17,23-44]

鉴于无症状胆石症的良性自然病程，大多数患者通常可以观察等待，但需要识别需要密切随访和可能考虑进行择期胆囊切除术的高危患者。有症状的患者希望得到关于治疗方案的建议，包括胆囊切除术和胆囊结石溶解。目前还没有随机对照临床试验来比较这些治疗方案，这就要求治疗必须基于现有的疾病自然史以及干预措施的风险和结果进行推断。

无症状胆囊结石

虽然手术死亡率仅有 0.5%，但只有 20% 的无症状患者会发展为胆绞痛和急性胆囊炎，而且只有一小部分会出现胰腺炎等并发症。

保守治疗

在大多数患者中，保守治疗的风险与手术没有太大区别，而且涉及的费用、并发症和工作时间损失要少得多。没有证据表明大多数无症状胆囊结石患者会从手术中受益。同样，没有证据表明结石溶解可以改善无症状胆囊结石患者的预后，尽管关于这一问题的数据很少。每年对无症状胆囊结石和伴有消化不良症状（但不是真正的胆绞痛）的结石进行的 50 万例胆囊切除术中，很大一部分可能是可以避免的。许多此类患者在手术后仍有症状。

预防性胆囊切除术

多年来，对于某些被认为有高并发症风险的无症状患者，人们曾多次提倡预防性切除胆囊，但这种想法几乎完全被摒弃了。胆囊癌高危患者可能是预防性胆囊切除术的合理适应证人群，但很少有重要的危险因素被确定。风险的最佳决定因素包括智利人或美洲原住民血统、巨大胆囊结石、大于 1 cm 的单个大而无蒂的胆囊息肉、胰胆管连接异常（无胆总管囊肿）和严重钙化（瓷性）胆囊。

治疗方式的选择

虽然在特殊情况下（如有胆囊癌的危险因素）可以考虑胆囊切除术，但在没有这种危险因素的无症状患者中没有标准的适应证。同样，对于发现有胆汁淤积的无症状者，临床观察和期待治疗是合适的。如果出现胆绞痛或其他并发症，则应考虑进行胆囊切除术（见后文讨论）。

有症状胆囊结石

对于确诊胆囊结石或持续性胆汁淤积和疑似胆囊结石反复发作胆绞痛的有症状的患者，如果有手术适应证，应建议患者进行选择性胆囊切除术。在腹腔镜手术出现之前，尚不清楚哪种治疗方式最适合此类患者，一些研究分析发现药物治疗和传统手术治疗之间几乎没有区别。然而，随着微创腹腔镜手术技术的发展，治疗决策已经转向支持通过腹腔镜胆囊切除术来切除胆囊（见后文讨论）。在这里，胆囊疾病并发症的风险（虽然相对较低）超过了大多数患者的手术风险。

不愿意或因衰弱而不能接受全身麻醉和手术的患者可以考虑药物治疗，药物治疗的目的是通过使用胆汁酸来溶解结石。一些患者会拒绝所有形式的治疗，宁愿“看看进展如何”。这类患者的死亡风险略有增加，但最近的研究表明这种风险实际上并不高，真正的问题是患者是否愿意承担未来疼痛发作和可能的并发症（如胰腺炎）的风险。仅有一次胆绞痛且无胆囊结石并发症危险因素（如糖尿病、年龄 > 60 岁、结石 > 2.5 cm 或 < 0.5 cm）的患者可以选择期待治疗，未来仍有可能保持无症状。同样，与胆汁淤积相关的胆绞痛单次发作的患者无复发或发生并发症的概率为 30%，可以预期随访。

手术

腹腔镜胆囊切除术是胆囊结石的标准外科治疗方法，通常可以作为门诊手术进行。超过 3/4 的患者在 10 天内重返工作岗位，相比之下，开腹胆囊切除术需要 1 个月。

方法。腹腔镜手术是治疗无并发症的有症状胆囊结石患者的最佳选择。如果怀疑胆总管结石，可在胆囊切除术中进行胆道造影。如果确诊胆总管结石，腹腔镜胆总管探查和清除是一种选择，但它需要先进的外科技术。更常见的是术后行 ERCP。很少需要开放性手术胆总管探查来清除胆总管结石。

风险。有经验的外科医生报告的并发症发生率为 0.1% ～ 3%，与此类患者的开放手术相似，但严重并发症的比例降低。胆管损伤的总体发生率略高（0.5% *vs*.0.2%），但随着经验的增加而下降（降至 0.1%）。最常见的问题是脐带套管针插入部位的浅表感染。大约 5% 的病例必须转换为开腹手术，大部分是由于胆囊的可视性差。

药物治疗：熊去氧胆酸溶石

对于那些不适合做手术或不愿接受择期胆囊切除术的患者来说，药物治疗是一种选择。目的是通过生物化学手段溶解结石。胆汁酸是最常用的药物疗法。多达 80% 的胆囊结石以胆固醇为主要成分，故在胆汁酸增加的情况下可能会溶解。只有天然胆汁酸熊去氧胆酸被证明既能有效溶解结石，又不会出现其他胆汁酸所伴随的严重胃肠道副作用（如鹅去氧胆酸，可导致肝损伤、腹泻和低密度脂蛋白胆固醇升高）。长期使用熊去氧胆酸是安全的。该药不仅能直接溶解结石，还能通过抑制肝脏胆固醇合成和胆汁胆固醇分泌来降低胆汁中的胆固醇含量。它是唯一一种被美国食品药品监督管理局（FDA）批准用于溶解结石的胆汁酸，取代了鹅去氧胆酸。

适应证。如上所述，对于那些不适合做手术或不愿接受择期胆囊切除术的患者，熊去氧胆酸治疗是值得考虑的。胆固醇结石较小（< 2 cm）的患者，尤其是胆囊功能正常者（由口服胆囊造影确定），胆囊结石是可以溶解的。胆盐治疗禁用于炎症性肠病或消化性溃疡患者，因为该药物会增加胆汁酸，这可能损害结肠和胃黏膜。

效果。总的溶石率不到 50%，而纯胆固醇结石的溶石率更高（根据口服胆囊造影发现功能正常的胆囊中漂浮的放射透明结石所确定的）。有少量小结石的患者效果最好。结石较大（> 2 cm）或钙化结石的患者通常不能完全溶解结石。许多患者甚至在结石完全溶解之前就不再疼痛了，40% 的患者在连续 2 年的胆汁酸治疗后结石消失。结石复发率为每年 15%。这种高复发率提示了慢性抑制治疗的重要作用。大约 4% 的患者在溶解后仍持续存在症状。定期的胆囊超声检查可以很好地记录治疗效果。

成本 - 效益。熊去氧胆酸治疗每天的费用为 2 ～ 3 美元。然而，一项主要的成本 - 效益分析显示，对于手术风险较低的患者，熊去氧胆酸治疗是开腹胆囊切除术的合理替代方案（尚未与腹腔镜手术进行比较）。一些专家甚至主张在所有有症状的患者中首先使用熊去氧胆酸，只对那些药物治疗失败的患者进行手术。然而，腹腔镜手术良好的结果，特别是恢复时间和围术期并发症的显著减少，可能使大多数能耐受全身麻醉的患者决定倾向于手术治疗。

急性胆囊炎

出现急性胆囊炎症状的患者需要住院及时诊断、静脉输液和外科会诊。老年人、糖尿病患者和其他衰弱的人患胆囊炎并发症的风险特别高。尽管胆汁培养通常是阴性的，但通常会使用抗生素。一些患者可能对支持性治疗有反应，但未进行胆囊切除术，即使是老年患者，也可能导致并发症、死亡率和费用的增加。

胆囊切除术

虽然过去主张在急性胆囊炎行胆囊切除术前进行“冷静期”，但最新的数据显示，与延迟胆囊切除术相比，在急性胆囊炎早期进行腹腔镜胆囊切除术具有相似的结果，费用和住院时间均较短。

术后持续腹痛。约 10% 的患者在胆囊切除术后出现持续腹痛。在少数情况下，原因是胆总管结石残留，未被发现、清除或通过。在另一些患者中，疼痛是由于与胆囊和近期手术无关的功能性肠病引起。在大多数情况下，没有可证实的病理学结果，导致一些人将“Oddi 括约肌功能障碍”作为所谓的机制，并推荐行 ERCP+ 括约肌切开术。在一项针对此类患者的随机试验中，将 ERCP+ 括约肌切开术与安慰性治疗进行比较，结果没有差异。两种方法都取得了相似程度的症状改善和疼痛相关身体机能的改善。ERCP 未发现如检测压力水平可预测括约肌切开术的益处。

胆囊造口术

危重患者或其他医学上不适合手术的患者（如由于急性心肌缺血）可以通过经皮超声引导的胆囊造口术进行治疗。胆囊造口术后，必须决定是否进行后续间歇期胆囊切除术。通常在放置后 4 ～ 6 周进行胆囊造口管的造影剂注射。如果胆囊管通畅，可以拔除胆囊造口管。如果不进行间歇期胆囊切除术，胆囊结石复发导致胆道并发症的风险是 20% ～ 30%，必须与胆囊切除术的风险进行权衡。最近，已经开发出治疗急性胆囊炎的内镜检查。这些措施包括通过 Vater 壶腹、胆总管和胆囊管将支架置入胆囊，或通过十二指肠壁将支架置入胆囊，从而将胆汁从胆囊引流到胃肠道。这些手术的适应证仍在确定中，但它们确实为手术风险高的患者提供了新的选择。

胆总管结石

胆总管结石会增加并发症和死亡的风险，应该取出。可行 ERCP 术，在 ERCP 过程中可以进行内镜括约肌切开术和通过球囊导管或吊篮取石。太大而无法取出的结石可以用碎石术粉碎，或者服用熊去氧胆酸溶解。内镜取石和括约肌切开术可以预防梗阻性黄疸、胆管炎和胆源性胰腺炎的进一步发作。它不能预防胆绞痛或急性胆囊炎。大多数患者在胆总管结石的内镜治疗后应行胆囊切除术，但有一部分手术风险很高的患者可单独采用 ERCP 和括约肌切开术来治疗。

对于疑似胆总管结石的患者，根据胆总管结石自然排出的可能性，推荐的初始治疗方案有一定的可变性。指南建议：①对于被认为结石不能排出的低风险患者，在不行 ERCP 的情况下进行胆囊切除术；②对高危患者，在胆囊切除术前行 ERCP；③对中等风险患者进行临床判断（5% ～ 50% 的风险基于 LFTs 中度升高 [总胆红素＜ 4 mg/dl]，年龄＞ 55 岁，超声检查无结石，无胰腺炎）。一项对中等风险患者行初始胆囊切除术及术中胆道造影但术前未行 ERCP 的随机试验发现，与术前行 ERCP 的患者相比，患者的住院时间缩短，胆总管相关检查减少，6 个月后的并发症发生率和死亡率没有差异。

预防

饮食和运动

肥胖和热量过剩是女性胆囊结石形成的主要

危险因素，一些有消化不良症状的胆囊结石患者如果避免食用脂肪食物会感觉更好；然而，结石和脂肪食物不耐受之间的关系充其量是微乎其微的（见第 74 章）。主要的人群研究发现，多不饱和脂肪含量高和反式脂肪含量低的等热量饮食与男性患胆囊结石疾病的风险降低 18% 相关，而富含水果和蔬菜的饮食与女性患胆囊结石的风险减少 25% 相关。多因素分析表明，与风险最相关的似乎是摄入的卡路里数量，而不是来自饱和脂肪酸或胆固醇摄入的卡路里比例。虽然肥胖和热量过剩可能导致结石形成，但通过禁食、饥饿饮食和胃旁路手术的快速减重会导致胆汁酸易成石，从而引发结石形成。逐渐减轻体重对肥胖女性等高危患者可能具有一定的预防价值。迫切需要对饮食因素进行前瞻性研究。运动似乎对男性的症状性疾病有保护作用，但尚未对女性进行研究。喝咖啡对男性和女性都有保护作用。

酒精和吸烟

在对女性的回顾性研究中发现，每天少量饮酒（约 1oz/d）与患症状性胆石症风险降低 20% 相关。与对照组相比，适度饮酒者的胆汁胆固醇饱和度降低了 20%，两组非常相似。吸烟似乎也降低了女性的风险，可能是因为吸烟对雌激素的产生和降解有不利影响。

避免服用致石药物

随着雌激素和氯贝特的使用，胆囊结石形成的风险明显增加。绝经后妇女使用雌激素会使风险增加 75%。已知有胆囊结石的患者不应服用这些药物，如果有强阳性的结石家族史，服用此类药物的患者应监测是否有胆囊结石形成。无论是过去还是现在使用噻嗪类药物，都与胆囊结石的相对风险轻度增加有关（相对风险分别为 1.16 和 1.39）。

患者教育

真正无症状胆囊结石患者可以放心，出现症状或出现并发症的可能性很低。此类患者可以进行预期随访，不应该被迫接受手术、药物治疗或不必要的饮食限制。以前，患有大结石、糖尿病或高龄的无症状患者被认为是预防性取石的适应证，这类患者发生并发症死亡的风险增加。然而，随着对有症状患者的药物治疗和外科治疗水平的提高，大大降低了这类患者的风险，因此没有必要进行预防性手术或结石溶解治疗。

由于有症状的患者死亡风险略有增加，发生并发症的可能性不大，因此需要告知他们治疗方案，以便患者的喜好和治疗方式能够匹配。主要的治疗益处是减少症状出现的频率和并发症的风险；降低死亡率方面益处很小，在临床上几乎是微不足道的。只要患者了解选择期待疗法的风险，就可以尊重其拒绝治疗的愿望。然而，腹腔镜胆囊切除术住院时间短、发病率低、恢复快，可能对以前不情愿出现症状的患者特别有吸引力。熊去氧胆酸的耐受性也很好，对于害怕任何手术的符合适应证的患者来说，它可能是一个有吸引力的选择。

任何消化不良都应与胆绞痛明确鉴别。患者需要知道消化不良和胆囊结石之间的联系没有充分的依据，消化不良症状的出现并不是手术或药物治疗的指征，尽管其他措施可能会有所帮助（见第 74 章）。

转诊和入院指征

有急性胆囊炎证据的患者应入院接受评估、外科会诊和支持治疗。对于复发性胆绞痛患者，也需要咨询外科医生关于择期胆囊切除术的意见。对于那些被认为太虚弱而不能接受择期手术的有症状的患者，以及那些疑似胆总管结石的患者，可能需要行 ERCP，转诊可能是有用的。

治疗建议 [2-3,13,18-35]

- 无症状胆石症患者可以选择期待治疗，因为出现症状或并发症的风险只有 1%/ 年。
- 只有一次胆绞痛发作且没有复发性疼痛的患者也适合期待治疗。
- 有胆囊结石和复发性胆绞痛或有胆石症并发症（胆囊炎、胰腺炎）病史的患者，应建议其进行择期胆囊切除术，前提是他们能耐受全身麻醉和手术。腹腔镜胆囊切除术是首选的手术方式。
- 有症状的非手术患者如果胆囊功能正常，有透光性（即胆固醇）胆囊结石，可以尝试使用熊去氧胆酸［10 ～ 15 mg/(kg · d)］进行胆汁酸治疗。治疗至少持续 12 个月，通常为 24 个月。那些结石直径小于 2 cm 且数量少于 3 个的患者效果最好。钙化的结石无法进行胆汁酸治疗。应每 6 个月做一次胆囊超声监测治疗效果。停止胆汁酸治疗后，复发的风险很高。

- 对于胆囊结石或胆结石高危人群，应该停用雌激素制剂、氯贝特和其他可能引发结石形成的药物，或减少剂量。
- 限制饱和脂肪和胆固醇对改变胆石症的临床病程几乎没有益处。然而，肥胖和热量过剩是主要的风险因素，通过适度的热量限制逐渐减轻体重可能会有所帮助。应该避免禁食和饥饿饮食，这会使胆汁更具致石性。适度饮酒（< 1oz/d）是无害的。运动可以作为一种预防措施，富含水果和蔬菜以及非氢化多不饱和脂肪酸的饮食也可以作为预防措施。
- 消化不良的症状不应被视为选择药物或手术治疗的理由，因为它们与胆囊结石的关系不大。其他措施对改善消化不良的症状可能更有帮助（见第 74 章）。

（姜　娟 翻译，王晶桐 审校）

第 70 章

肝炎的管理

JULES L. DIENSTAG

病毒性和非病毒性肝炎比人们通常认为的更为常见。美国每年向疾病控制和预防中心报告的病毒性肝炎病例超过 5 万例，尽管实际数字估计是该数字的 10 倍。在急性病毒性肝炎病例中，乙型肝炎占 30% ～ 35%，甲型肝炎占 45% ～ 50%，丙型肝炎占 15% ～ 20%；丁型肝炎尤其是戊型肝炎在美国非常罕见，少数病例不能归因于任何已知的肝炎病毒。此外，部分急性乙型、丙型和丁型肝炎患者进展为慢性感染。一些人成为非活动性的携带者；另一些人患有慢性肝炎，其与肝硬化、肝细胞癌和死亡的风险增加有关。

在美国和欧洲，25% ～ 40% 的慢性肝病是由慢性丙型肝炎感染引起的。预计非酒精性脂肪性肝病（nonalcoholic fatty liver disease，NAFLD）和由此导致的非酒精性脂肪性肝炎（nonalcoholic fatty liver disease，NASH）将开始与丙型肝炎竞争，并最终取代丙型肝炎成为慢性肝病的主要病因。目前，10% ～ 15% 的病例源于乙型肝炎。慢性肝病的其他重要原因包括酒精相关性肝损伤、血色病和自身免疫性肝炎。在 15% ～ 20% 的病例中，病因不明（“隐源性”），尽管许多之前指定的隐源性病例最终被证明是由 NAFLD 引起的。

基层全科医生需要熟练地处理病毒性和非病毒性肝炎，因为这些疾病在门诊经常遇到。有效的门诊管理需要了解诊断（见第 57 章）、自然病史和治疗方案。自身免疫性疾病的免疫抑制治疗、病毒性疾病的直接抗病毒药物（如核苷类似物、蛋白酶抑制剂）以及针对终末期肝病的肝移植，大大拓宽了治疗选择的范围。

尽管许多治疗决定需要专科会诊，尤其是对于晚期疾病的患者，但基层全科医生仍负责长期管理和随访，并与肝病专家合作。现在丙型肝炎的治疗已经变得如此有效，管理和监督也相对容易，在许多情况下，治疗正在从专科医生转向基层全科医生，这一趋势将继续并扩大。这要求基层全科医生了解各种治疗方案的适应证和禁忌证，以及监测临床过程和治疗干预的最佳手段。

临床表现和自然病史 [1-7,9-10,25-28,46,53-60,63]

急性病毒性肝炎

在大多数情况下，急性病毒性肝炎是一种自限性疾病。约 85% 的住院患者和 95% 以上的门诊患者在 3 个月内完全康复（丙型肝炎除外，见后文讨论）。大多数急性病毒性肝炎患者从未出现黄疸。他们的疾病被错误地标记为非特异性病毒综合征，除非进行肝脏生化检测如转氨酶水平。大部分患者仍无症状，尤其是儿童。在老年或免疫功能低下的患者中，预后需更加谨慎地监测，患严重和迁延性疾病的风险增加。

前驱症状在各型感染潜伏期后出现，甲型肝炎的潜伏期为 2 ～ 4 周（很少为 6 周），戊型肝炎的潜伏期为 2 ～ 8 周，乙型肝炎的潜伏期为 4 ～ 24 周（伴或不伴急性丁型肝炎感染），丙型肝炎的潜伏期为 3 ～ 15 周（80% 在 5 ～ 10 周）。典型前驱症状包括 1 ～ 2 周的不适、厌食、恶心、呕吐、味觉和嗅觉改变、低热、右上腹或中上腹不适和疲劳。转氨酶升高可先于前驱症状出现或同时出现。

如果出现黄疸，通常是在前驱症状开始消退时发生，尽管在更严重的病例中可以观察到前驱症状的持续存在。6 ～ 8 周后，大多数患者都已完全康复。偶尔在临床康复后，孤立的轻度转氨酶升高持续存在。如果这些生化异常在 3 ～ 6 个月内消失，轻度升高对预后没有意义。

暴发性急性肝炎

这是急性肝炎最严重的形式，其特征是肝细胞大量坏死和肝衰竭的体征——肝性脑病、腹水、进行性黄疸和凝血功能障碍。这种并发症在乙型肝炎（尤其是同时感染丁型肝炎）患者中比在甲型肝炎或丙型肝炎患者中更常见，在患有戊型肝炎的孕妇中发生率特别高（见第 57 章）。在肝移植出现之前，尽管进行了最精细的重症监护治疗，但暴发性肝炎的死亡率接近 80%。

急性肝炎的其他变型

在 5% ～ 10% 的急性乙型肝炎病例中，该疾病的前驱期可表现为血清病样综合征，伴有荨麻疹、关节痛、发热和多关节炎。一些急性病毒性肝炎患者，特别是甲型或戊型肝炎患者，有胆汁淤积症，表现为明显的黄疸，血清碱性磷酸酶活性升高，瘙痒持续 1 个月至数月。

5% ～ 10% 的急性病毒性肝炎患者在恢复期出现轻度的临床和生化复发。大约 10% 的急性甲型肝炎患者会出现这些症状，并且与病毒在粪便中排泄和传染性的恢复有关。在急性乙型肝炎患者中，临床上出现的复发可能代表同时感染丁型肝炎的临床表现。在急性和慢性丙型肝炎期间，转氨酶水平的周期性波动很常见，这是由于出现了逃避宿主免疫抑制的病毒变体（“准种”）；在某些情况下，这些反复出现的转氨酶升高伴随着临床“复发”。

进展为慢性肝炎

几种类型的病毒性肝炎进展的风险有所不同。虽然甲型肝炎偶尔可能消退缓慢，持续时间超过 6 个月，但没有慢性肝炎病例与甲型肝炎感染有关。同样，在免疫功能正常的人中，戊型肝炎不会进展为慢性感染（但在免疫功能低下的人中可能会发生慢性戊型肝炎，如肝移植后）。在乙型肝炎患者中，乙肝表面抗原（HBsAg）和乙肝 e 抗原（HBeAg）的持续存在增加了慢性肝炎的风险，尽管这两种抗原的早期存在都没有预测价值。事实上，在急性乙型肝炎患者中还没有发现可靠的慢性化预测因子。在急性丙型肝炎患者中，携带宿主 *IL28B* 基因型 C/C 的患者自然恢复的可能性超过 50%，而在携带 *IL28B* 基因型 C/T 或 T/T 的患者中，自然恢复的可能性要小得多（< 30%）。进展为慢性病毒性肝炎的临床表现可能不明显，只有轻微的症状和生化异常持续 6 个月或更长时间。许多患者仍然没有症状，几乎所有患者都没有黄疸。

乙型肝炎。乙型肝炎可发展为慢性肝炎，但当在免疫功能正常的成年人中出现临床上明显的急性感染时，其发病率很低（～ 1%）。慢性乙型肝炎相对严重程度的分类基于肝组织学分级（坏死性炎症活动）和分期（纤维化）。病毒复制可以忽略的患者包括 HBV DNA 水平 $\leqslant 10^3 \sim 10^4$ IU/ml，以及转氨酶和组织学活性不活跃的 HBsAg 携带者。

当急性感染发生在出生时或儿童早期，或者发生在免疫受损的宿主中时，慢性乙型肝炎感染的可能性更高，接近 90%。大多数慢性乙型肝炎患者的急性感染是亚临床的，并且没有经历过急性肝炎样临床疾病的病史。在出生时感染的人中，正如在亚洲国家常见的那样，特点是生命的前几十年里对乙型肝炎病毒（HBV）的免疫耐受性相对较高，HBV DNA 水平较高，但肝脏损伤很轻微（转氨酶水平正常或接近正常）；在中期，对 HBV 的免疫耐受水平相对较低，临床表现为肝损伤（转氨酶和组织学活性升高）和进行性肝纤维化（组织学分期）。在同时患有急性乙型肝炎和丁型肝炎的患者中，慢性化的可能性不会增加，但急性和慢性肝炎的严重程度可能会增加。

大多数非活动性乙型肝炎携带者没有症状且病程不进展，但有一小部分实际上可能会微妙和隐匿地进展为慢性肝病。很少会发生急性肝炎样恶化。此类事件的发生可能是另一种肝炎病毒（甲型、丙型、丁型肝炎病毒）的重叠感染或乙型肝炎的再激活。偶尔，急性肝炎样的转氨酶活性升高代表着从高复制性、HBeAg 阳性、高水平的 HBV DNA 感染到相对非复制性、抗 HBe 阳性、低水平的 HBV DNA 感染的自发血清转换成功。当这种血清转换发生时（自发的或作为抗病毒治疗的结果，见下文），慢性肝损伤转变为非活动的携带者状态。

通过早期 HBV DNA 临床检测，相对“非复制”的非活动携带者的 HBV DNA 水平降至检测阈值（10^5 ~ 10^6 IU/ml）以下，但通过聚合酶链反应等灵敏的扩增技术，可在非活动携带者中检测到 HBV DNA，尽管检测阈值为≤ 10^3 ~ 10^4 IU/ml。

HBeAg 是 HBV 高水平复制和传染性的常规标志物，但 HBeAg 阴性的慢性乙型肝炎代表着慢性乙型肝炎的另一个重要类别。这类患者存在 HBV 的 C 基因突变，该基因编码核衣壳核心蛋白（HBcAg）和 HBeAg。在没有 HBeAg 的情况下，HBcAg 和完整的病毒颗粒仍然可以合成，导致高度复制的乙型肝炎。尽管没有 HBeAg，但具有此类突变患者的 HBV DNA 水平≥ 10^5 IU/ml（但低于 HBeAg 阳性患者的水平，为 10^6 ~ 10^9 IU/ml），并存在实质性的肝损伤。

这一亚组患者的特征还包括谷草转氨酶波动，甚至间歇性正常。通常，这些 HBeAg 阴性的变种是在 HBeAg 阳性慢性乙型肝炎多年后出现的，甚至是在多年非活动的携带之后出现的。HBeAg 阴性的慢性乙型肝炎对抗病毒治疗确实有反应，但病毒学复发是治疗停止后的规律（见下文）。

慢性乙型肝炎患者，特别是那些在生命早期感染的患者，进展为肝硬化和肝细胞癌的风险显著增加。

丙型肝炎。在丙型肝炎中，50% ~ 60% 的患者在急性感染后出现转氨酶水平持续升高超过 1 年，并且几乎所有这些患者都会发展为长期慢性肝炎。此外，即使在前 6 个月内转氨酶升高似乎消失的患者中，绝大多数仍然存在慢性病毒血症。50% ~ 60% 的人在急性丙型肝炎病毒（HCV）感染后患有慢性肝炎，其余患有慢性病毒血症，85% 以上的急性感染者发生了 HCV 慢性感染。更重要的是，慢性病毒血症患者仍有患慢性肝炎的风险。

在慢性丙型肝炎患者中，20% 的患者在急性感染后 20 年内发展为肝硬化。大多数患者几十年来的疾病在临床上几乎没有明显的影响，但在中到重度慢性肝炎患者的肝活检中，在 10 ~ 20 年内进展为肝硬化的风险很高。在代偿期肝硬化患者中，10 年生存率非常高，约为 80%；一旦进入肝脏失代偿，10 年生存率降至 50% 以下。在慢性丙型肝炎的代偿期肝硬化患者中，肝脏失代偿发生率约为 4%/ 年，死亡率约为 2%/ 年，肝细胞癌为 1%/ 年 ~ 4%/ 年（在感染的前 30 年内罕见且无晚期纤维化）。

中毒性和药物性肝炎

药物可通过直接毒性作用或特异性反应引发肝细胞损伤，这通常反映了药物代谢的个体遗传差异和相应的毒性药物代谢产物产生的差异。有些药物与胆汁淤积反应有关，或者是特殊过程的一部分，或者是独立于该过程。药物性肝炎的严重程度可以从无症状的肝酶升高到危及生命的疾病。及时停药对限制进一步的肝损伤至关重要，再次用药可能会导致过度反应。如果还没有发生严重的伤害，大多数病例都是自限的。对乙酰氨基酚肝毒性是最常见的药物性肝炎之一，可通过给予 N- 乙酰半胱氨酸进行治疗（见后文讨论）。药物性肝损伤（drug-induced liver injury，DILI）的在线数据库是一个很好的参考资料，在遇到可能的药物肝毒性（肝毒素）病例时可供查阅（livertox.nlm.nih.gov）。

直接毒性

在所有接受治疗的患者中，直接毒性反应是与剂量相关且可预测，并导致特征性的和可重复性的肝损伤组织学模式。其潜伏期短，并且没有提示超敏反应的表现。对乙酰氨基酚是最常用的直接肝毒性药物，但是只有在大剂量服用时才会出现。

特殊反应

特殊药物反应曾被认为是免疫介导的，但目前认为主要是药物代谢产物的肝毒性作用造成的，比直接毒素的反应更难预测。这仅发生在一小部分接受治疗的人中，并导致不同的肝损伤组织学模式。如上所述，对这类药物肝毒性的敏感性似乎是由于人们在产生有毒药物代谢物方面的遗传差异所致。在特殊类型的药物肝毒性中，潜伏期是可变的，肝损伤不具有剂量依赖性。约 25% 的患者出现提示超敏反应的肝外表现（如发热、皮疹、关节痛、嗜酸性粒细胞增多症）。由氟烷、异烟肼、甲基多巴、丙戊酸和甲氧苄啶 / 磺胺甲噁唑引起的肝炎遵循一种特殊模式。

胆汁淤积反应

有两种类型的胆汁淤积反应：轻度胆汁淤积（几乎没有肝炎证据），以及炎症性胆汁淤积。与其他类型药物肝毒性的情况一样，某些类型的胆汁淤积性药物损伤表现为可预测的、剂量依赖性的直接毒性，而其他类型则表现为不可预测的、非剂量依赖性的特异性反应。口服避孕药会引起轻度胆汁淤积，并且这种反应是剂量依赖性的，在发病时是可变的。与其他吩噻嗪类、阿莫西林 - 克拉维酸类和苯唑西林类药物一样，红霉素（尤其是雌二醇制剂，但也有其他形式）和氯丙嗪可引起肝炎的特异性胆汁淤积。

合成类固醇（17α- 替代的雄激素）也可引起胆汁淤积，通常伴有轻度肝细胞损伤。其他药物引起类似硬化性胆管炎的临床表现，并伴有肝内胆管的炎症性破坏（例如化疗药物氟尿嘧啶），而其他药物（例如卡马西平、氯丙嗪、三环类抗抑郁药）可导致胆管消失——“胆管消失”胆汁淤积，使人想起肝移植后的慢性排斥反应。

药物性脂肪变性

伴有肝炎（脂肪性肝炎）的大泡或微泡脂肪变性或脂肪浸润使几种药物的治疗复杂化。在接受抗逆转录病毒药物治疗的 HIV 感染患者中，观察到与使用逆转录酶抑制剂（如齐多夫定和二磷酸核苷）以及蛋白酶抑制剂（如茚地那韦和利托那韦）有关的严重脂肪性肝炎（反映了线粒体毒性）。

慢性肝炎

按级别和分期分类

过去被标记为“慢性持续性”肝炎和“慢性活动性”肝炎之间的预后差异不再被认为有效，这些术语已经被临床逐步淘汰使用。慢性持续性肝炎现在被称为轻度或轻度慢性肝炎，指的是更惰性的疾病；而慢性活动性肝炎是指更进展性的疾病，现在被标记为中重度慢性肝炎。过时的区分已经被相对炎症活动度（分级）和纤维化（分期）的评估所取代。在慢性肝炎的临床试验中，尤其是慢性病毒性肝炎的临床试验中，量化的组织学指数被用来评估病情的严重程度（分级）和进展（分期）。组织学活动性指数包括门静脉周围坏死（包括碎片样和桥接样坏死）、小叶内坏死（局灶和融合）、门静脉炎症和纤维化的数值评分。

轻度慢性肝炎。在轻度慢性肝炎中，单核细胞炎症局限于汇管区，门静脉周围肝细胞界板未受侵蚀，肝细胞坏死和炎症不向小叶扩散，纤维化不存在或非常局限。过去，人们认为这种轻度慢性肝炎预示着预后良好和进展有限。然而，尽管轻度慢性肝炎的良性倾向持续存在，但现在人们认识到这一指标的预后价值更有限，不排除进展为更严重的慢性肝炎甚至肝硬化。

中重度慢性肝炎。中重度慢性肝炎的组织学特征是单核细胞门静脉浸润，不仅扩展到门静脉区域，而且从门静脉延伸到邻近的门静脉周围小叶区域，门静脉周围肝细胞的界板受到侵蚀（片状坏死或界面性肝炎）。纤维间隔延伸到小叶也是特征性的，纤维化程度从轻度到重度不等，其中一部分患者在初次肝活检时可能有肝硬化。这种病变的一种更严重的形式包括桥接坏死，其中融合坏死和细胞脱落跨越小叶（连接门静脉到门静脉或门静脉到中央静脉）。

慢性病毒性肝炎

在慢性病毒性肝炎中，病毒复制水平和组织学类型似乎是病情进展最重要的决定因素。在慢性乙型肝炎患者中，1/4 的轻度慢性乙型肝炎患者仍然可以进展为肝硬化。同样，在组织学轻度的慢性丙型肝炎患者中，20% 的患者可以在 20 年内进展为肝硬化。重叠感染丁型肝炎可导致轻度慢性乙型肝炎患者进展为更严重的肝病。

乙型肝炎。组织学上轻度慢性乙型肝炎的 15 年生存率超过 95%，中重度慢性乙型肝炎的 15 年生存率约为 85%，组织学上最严重的慢性乙型肝炎合并肝硬化的生存率约为 40%。13% 的轻度慢性乙型肝炎患者进展为肝硬化，16% 的中度慢性乙型肝炎患者（无桥接样坏死）和 88% 的重度慢性乙型肝炎患者（有桥接样坏死）进展为肝硬化。

慢性乙型肝炎组织学的预后决定因素是病毒复制。病毒复制水平（通过血清 HBV DNA 浓度和/或 HBeAg 的存在来衡量）可能是慢性乙型肝炎患者进展为肝硬化最重要的决定因素，除了在新生儿感染之后在生命的最初几十年内，病毒复制水平可能是进展为肝硬化最重要的决定因素。在这组早期感染 HBV 的患者中，高水平的 HBV 复制倾向于与肝损伤分离（对 HBV 的免疫耐受性相对较高）；病毒复制与肝损伤之间的相关性在中年时期（对 HBV 的免疫耐受性相对较低）恢复。另外，进展到肝硬化和肝细胞癌的程度似乎是由 HBV 复制水平驱动的。例如，在一项研究中，53% 的 HBV DNA 持续高水平携带者发展为肝硬化，但 HBV DNA 检测不到（$\leqslant 10^5 \sim 10^6$ IU/ml）的患者中没有一个人发生肝硬化。在慢性乙型肝炎患者中，从 HBeAg 到抗 -HBe 的血清转换可能标志着肝脏组织学的改善，而重叠感染丁型肝炎通常与多达 1/3 的患者的组织学恶化和疾病进程加速有关。

综上所述，尽管组织学表现很重要，但肝活检仅提供某一时间点上的疾病评估。在慢性乙型肝炎中，病毒复制活动的程度可能是评估预后的最佳预测指标。终生感染 HBV，例如主要发生在出生时或出生后不久感染的人群中，与患肝细胞癌的风险增加有关。无论是否存在肝硬化（通常存在），或者在某些情况下没有肝硬化，也会增加患肝细胞癌的风险。

丙型肝炎。炎症活动的间歇性暴发往往会打断肝活检显示为轻度慢性丙型肝炎患者的临床进程。与乙型肝炎一样，慢性丙型肝炎的组织学特征会发生变化，甚至临床和组织学上轻度慢性丙型肝炎患者也可能隐匿而缓慢地进展为肝硬化。慢性丙型肝炎通常与门静脉周围肝细胞界板的侵蚀（碎屑样坏死、界面性肝炎）有关，但很少符合严重慢性肝炎的临床或组织学标准（转氨酶活性升高 10 倍，出现致残症状，多小叶塌陷）。尽管有这种明显的对比优势，但慢性丙型肝炎可能会隐匿性进展，即使没有症状或转氨酶活性显著升高，20% 的病例仍可能在 10（很少）～ 20（通常）年内发生肝硬化。尽管已经报道了进展为肝硬化的概率很高，并且大多数慢性丙型肝炎患者在过去几十年中表现良好且临床预后较好，但长期慢性感染的患者通常表现出组织学进展。与 HBV 复制和疾病进展之间的相关性相反，HCV 复制和疾病进展之间的关系不是一成不变的。在与慢性丙型肝炎进展相关的几个变量中，感染持续时间很重要；然而，进展的最佳临床预测因素可能是组织学分期和分级。轻度炎症、坏死以及轻度纤维化是一组预后良好且进展有限的患者特征，而在缺乏有效治疗干预的情况下，中重度坏死/炎症和（或）纤维化（讨论见后文）几乎总是预示着在 10 ～ 20 年内进展为肝硬化。同时过量饮酒、肥胖（和肝脂肪变性）和伴随的 HIV 感染可能会加速慢性丙型肝炎的组织学进展。

自身免疫性慢性肝炎

自身免疫机制在慢性肝炎病例中占很小但很重要的比例。组织学改变的严重程度可能对判断预后有一定的价值。与其他自身免疫性疾病一样，这种疾病主要发生在 20 ～ 40 岁的女性中，最初被称为“狼疮性肝炎”。有时会出现严重的乏力、黄疸、发热、闭经和厌食等急性症状，但许多患者没有症状。肝外表现包括关节炎、皮疹和甲状腺炎，很常见，而其他如肾小球肾炎和胸膜心包炎则很少见。无症状患者通常是在常规检测中发现转氨酶水平轻微升高时发现的。丙种球蛋白显著升高（超过正常水平的两倍）是其特征，高滴度的抗核抗体（ANA）和抗平滑肌抗体（ASMA）也是如此。在这类患者中，丙型肝炎抗体的酶免疫分析可能会产生假阳性结果；因此，对于似乎是自身免疫性肝炎的患者，如果抗 HCV 筛查结果呈阳性，则应进行确证试验，如 HCV RNA 检测。胆红素可能高于病毒性肝炎。组织学变化和疾病活动性是非病毒性慢性肝炎预后的重要决定因素。

未经治疗的重症自身免疫性肝炎（定义为致残症状、转氨酶持续升高 10 倍以上、丙种球蛋白水平是正常水平的两倍、活检时出现桥接或多小叶塌陷）可能进展为肝硬化并最终死亡。在未治疗的情况下，有这些发现的患者 6 个月内的病死率为 40%。肝活检中桥接或多小叶坏死与 40% 的肝硬化和 20% 的患者 5 年后死亡有关。相比之下，病情较轻的患者（仅有零星坏死，症状轻微）通常不会有很大的死亡风险，在随后的几年中很少会进展为肝硬化（3% ～ 10%）。

轻度自身免疫性慢性肝炎在大多数情况下预后良好，但并非都是良性的。已有文献证明，在某些患者中，这种病变会恶化为更严重的慢性肝炎并进展为肝硬化，例如那些最初被组织学诊断为重型肝炎的患者，其肝活检随着治疗而改善，以及组织学诊断为轻度慢性肝炎的免疫抑制患者。

非酒精性脂肪性肝病和非酒精性脂肪性肝炎

非酒精性脂肪性肝病（NAFLD）在病理学上定义为肝细胞脂肪变性超过 5%，在出现肝脏生化检测异常的患者中所占比例越来越高。这在很大程度归因于肥胖，预计这种情况将在美国达到流行病的程度，影响超过 40% 的人口。在 NAFLD 患者中，超过 80% 的患者有单纯性肝脂肪浸润，被称为肝脂肪变性，但多达 2% ～ 5% 的美国人口有进展为非酒精性脂肪性肝炎（NASH）的风险。NASH 的病理特征是脂肪浸润伴有中性粒细胞炎症、坏死和 Mallory 透明质的存在，这让人想起酒精相关的肝损伤。单纯性脂肪浸润往往是完全良性的，甚至通过减重可减轻；然而，NASH 可能是进行性的，并伴有纤维化，导致肝硬化。有人担心 NASH 将成为导致肝硬化和需要肝移植的主要原因。

根据目前的估计，大约 15% 的 NASH 最终导致肝硬化，并被认为是所谓的“隐源性”肝硬化的最常见原因。NASH 与胰岛素抵抗和“代谢综合征”有关，在多达 50% 的糖尿病患者中发生，几乎在病态肥胖者中普遍存在；然而，脂肪变性也可能在没有肥胖的情况下发生。肝活检是确定 NAFLD 诊断和鉴别单纯性脂肪浸润和 NASH 的唯一确定方法。由于患者直到疾病晚期才有症状，大多数病例是在因其他目的进行影像学检查或肝功能异常检查中偶然发现的。

检查 [29-31,61-62,70-75]

急性肝炎的检查（见第 62 章和附录 62-1）

慢性肝炎的检查

慢性肝炎的评估包括两部分：确定病因（见第 62 章）和评估预后。从预后来看，由于门静脉高压、肝衰竭和肝细胞癌的相关风险，最值得关注的是肝硬化的发展，尤其是在进展期。传统上，肝活检是评估慢性肝炎的主要诊断和预后工具。目前已经开发了新的直接和间接纤维化评估方法，这有助于选择活检病例及在某些情况下可避免活检。

间接和直接血清学标志物（表 70-1）

患者风险分层方面，已经开发了许多基于肝细胞衰竭和肝硬化的间接和直接血清学标志物的公式。纳入这些公式中的一些参数，包括年龄、血小板计数、AST、ALT、结合珠蛋白、GGT、载脂蛋白、总胆红素和 α_2 巨球蛋白，这些实验室结果有助于对肝纤维化进行分期和确定肝硬化的存在。其他因素如体质指数（BMI）和伴胰岛素抵抗或糖尿病，可以预测 NASH 的风险。

AST/ALT 比值随着肝硬化的进展而升高，其原因是 AST 清除减慢和 ALT 合成减少，导致 AST 水平超过 ALT 血清浓度。这一异常还可见于饮酒和肌肉损伤导致的 AST 升高。血小板计数随着肝硬化的进展而下降，这是由于门静脉高压导致的脾脏对血小板扣留和血小板生成素的减少所致。衡量肝细胞合成功能的指标，如凝血酶原时间 INR、血清白蛋白、结合珠蛋白和载脂蛋白，均呈下降趋势。纤维化和纤溶指标如 α_2 巨球蛋白增加。NASH 风险在很大程度上是由肥胖的严重程度和由此产生的代谢综合征驱动的，主张将其参数（BMI、胰岛素抵抗、糖尿病）纳入预测指标。

评分系统（表 70–1）

已经开发了许多基于这些直接和间接血清学标志物的评分系统，以帮助评估肝硬化的概率和风险分层。虽然不足以确定纤维化的确切阶段，但这些系统已被证明能够区分无进展性肝纤维化和晚期肝纤维化，这通常足以做出关于活检和治疗选择的临床决策。高阈值和低阈值分数都被证明可以最有效地排除晚期疾病。然而，这些评分系统的正似然比可能较低，因此建议从两个独立的评分系统计算评分，并且（或）最好依赖成像/弹性成像检查的结果（见下一部分）来进行一致性和结果的确认。在基层医疗机构中，使用这些评分系统及其容易获得的组成部分，有助于根据显著增加的风险确定符

表 70-1 各种肝病的无创风险分层 [a]

检查	晚期纤维化的临界值	敏感性	特异性	负似然比	正似然比	阴性 *vs.* 阳性检查后晚期纤维化（F3 或 F4）的概率 [b]
		%				%
丙型肝炎						
AST：血小板比率指数	＞1.0	61	64	0.61	1.7	38 *vs.*63
	＞1.5	50	87	0.57	3.8	36 *vs.*79
FIB-4 评分	＜1.45	74	80	0.32	3.7	24 *vs.*80
	＞3.25	38	82	0.76	2.1	43 *vs.*68
VCTE	＞9.5	73	91	0.30	8.1	23 *vs.*89
乙型肝炎						
FIB-4 评分	＜1.0	91	73	0.12	3.4	11 *vs.*77
	＞2.65	39	98	0.63	18.3	39 *vs.*95
VCTE	＜8.1	86	85	0.16	5.7	14 *vs.*85
	＞10.5	72	95	0.29	14.4	23 *vs.*94
NAFLD						
FIB-4 评分	＜1.3	74	71	0.4	2.6	27 *vs.*72
	＞2.67	33	98	0.7	16.5	41 *vs.*94
NAFLD 纤维化指数	＜-1.455	77	71	0.3	2.7	24 *vs.*73
	＞0.676	43	96	0.6	10.8	37 *vs.*91
VCTE	＞9.9	95	77	0.07	4.1	6 *vs.*81
MRE	＞3.64	86	91	0.2	9.6	13 *vs.*91
胆汁淤积性肝病						
原发性胆汁性肝硬化的 VCTE	＞10.7	90	93	0.11	12.9	10 *vs.*93
原发性硬化性胆管炎的 VCTE	＞9.6	93	83	0	5.5	8 *vs.*85
所有肝病						
MRE	＞4.11	85	85	0.2	5.7	15 *vs.*85

[a] 千帕的具体计算在不同的弹性成像技术中有所不同。因此，振动控制瞬态弹性成像（VCTE）确定的千帕计算与磁共振弹性成像（MRE）确定的计算是不同的。有些测试有两个范围不确定的截止值。补充附录表 S1 中提供了评估肝硬化（F4）风险的临界值和测试特征，可在 NEJM.org 获得本文全文。丙氨酸转氨酶升高和未升高的患者需要抗病毒治疗的临界值可能有所不同。AST 代表天冬氨酸转氨酶；FIB-4 代表纤维化 -4；NAFLD 代表非酒精性脂肪性肝病。

[b] 为了举例说明，我们对每个指标应用了贝叶斯计算后测试概率，假设晚期纤维化（F3 或 F4）的预测可能性为 50%。F3 代表中心静脉和门静脉之间的桥接间隔，F4 代表肝硬化。

From Tapper EB，Lok SS-F. Use of liver imaging and biopsy in clinical practice. N Engl J Med 2017；377：756.

合转诊条件的患者。

纤维化 -4（FIB-4）评分。该评分系统已在乙型肝炎、丙型肝炎及 NAFLD 患者中进行了应用研究。用于计算分数的参数包括年龄、AST 和血小板计数。临界值＜ 1.0、＜ 1.3 和＜ 1.45 与乙型肝炎、NAFLD 和丙型肝炎的负似然比分别为 0.12、0.4 和 0.32 相关。阈值评分＞ 2.65、＞ 2.67 和＞ 3.25 分别与乙型肝炎、NAFLD 和丙型肝炎的正似然比 18.3、16.5 和 2.1 相关，晚期纤维化的概率分别为 95%、94% 和 68%。基于从电子健康记录中提取的简单变量，经过充分验证的 FIB-4 评分已被广泛用于大规模人口研究。

NAFLD 纤维化评分。开发该评分系统主要是为了帮助确定 NAFLD 患者中哪些需要肝活检，包括肝脏状态和代谢综合征的成分测量。这些指标包括年龄、BMI、胰岛素抵抗或糖尿病、AST、ALT、血小板计数和血清白蛋白。评分＜ –1.455 的患者的负似然比为 0.3，＞ 0.676 的患者的正似然比为 10.8，出现晚期纤维化的概率为 91%。

AST/ 血小板比值指数。主要用于丙型肝炎的风险分层，有时保险公司要求在肝活检中纳入该指数。当该指数超过 1.5 时，正似然比为 3.8，晚期纤维化的概率为 79%。

常规成像和弹性成像

肝脏超声检查可以发现脂肪肝，是肝脂肪变性初步诊断的常用方式。此外，超声可通过回声增强和肝脏轮廓异常的发现提示肝硬化，但检测敏感性低（平均约 50%），特异性中等（平均约 85%）。晚期肝硬化疾病中的相关发现（如脾大、门静脉直径增宽、腹水、腹部静脉曲张）可以增加敏感性，但是缺乏这些发现时，检测早期疾病的能力不足。

计算机断层扫描（CT）和磁共振成像（MRI）显示出更好的检测敏感性（50% ～ 88%）和特异性（55% ～ 95%），但读数具有高度主观性，导致检查者之间的可靠性差，并且仍然缺乏足够的预测价值。传统影像学的这些局限性促使人们开发无创的、更直接地测量纤维化程度的手段。

弹性成像技术。肝弹性随纤维化而变化——纤维化程度越重，肝脏的硬度越大，波动传播的程度也越大。振动控制瞬时弹性成像（vibration controlled transient elastography，VCTE）通过探头将横跨胸部的剪切波引入肝脏，该探头也采集波的传播。磁共振弹性成像（MR elastography，MRE）也可用于测量传播，在肥胖患者中优于 VCTE。结果被转化为硬度评分，该评分与纤维化程度和肝硬化的存在相关。

VCTE 检测是排除晚期纤维化的最佳方法，也可以检测肝脂肪变性。高评分提示晚期纤维化的概率为 90% ～ 95%，尤其是对于患有慢性病毒性肝炎或原发性胆管炎的患者。由于肥胖，NAFLD 的概率估计值较低，如果结果不确定，则需要进行 MRE。

肝活检

肝活检仍是金标准，但有一些局限性和相关的并发症。抽样误差是最大的局限性。检测的准确性取决于活检样本的大小，长度＞ 3.0 cm 的样本最好，但这些样本很少获得。因此，在某些情况下，阴性预测值适中（如排除脂肪性肝炎不超过 75%）。检查者之间的可靠性相当好。并发症发生率低（＜ 1%），但疼痛很常见。成本很高。因此，通过无创风险分层进行良好的病例选择有助于以经济有效和安全的方式获得最佳结果。目前，几乎所有的肝活检都是由放射科医生在影像介入下完成的。

管理原则

筛查和预防（见第 57 章）

急性病毒性肝炎的管理

作为一种良性和自限性疾病，急性病毒性肝炎在大多数情况下可在门诊治疗。住院治疗应留给高危患者（如老年或免疫功能低下患者、基础慢性病难以控制的患者）和（或）有严重肝细胞损伤迹象（如凝血酶原时间明显延长、脑病、腹水和水肿、低血糖或低蛋白血症）和（或）无法维持口服摄入量的患者。除了特异性抗病毒治疗（针对乙肝和丙型肝炎，见下文讨论），急性病毒性肝炎的特异性治疗对于加速康复或预防并发症是不必要的。通常的护理目标是维持足够的营养和减少患者不适，避免肝毒性药物和酒精对肝细胞的额外损害，并防止感染传播给他人。

特殊的饮食控制、皮质类固醇和严格卧床休息对急性无并发症或急性重型病毒性肝炎的病程或预后没有任何有利影响。口服避孕药不一定需要停用，但应该戒酒，并且应该停用其他已知会导致肝损伤的药物，或密切监测下使用。运动不会干扰康复，应该鼓励患者在不感到不适或过度疲劳的情况下尽可能多地进行锻炼。

症状可能从轻微到丧失行动能力。恶心和呕吐可以通过谨慎使用止吐药物来控制；然而，由于吩噻嗪可导致约 1% 的患者发生胆汁淤积性肝炎，应使用非吩噻嗪类止吐药物，如三甲基苯甲酰胺。少量多次进食，尤其是在恶心程度较低的早晨，可以确保充足的热量摄入。没有特定的食物需要限制，尽管一些急性肝炎患者不能耐受高脂肪食物。对于胆汁淤积和瘙痒的患者，胆汁螯合树脂消胆胺通常可以缓解症状。识别急性病毒性肝炎患者后，应考虑采取预防措施，以限制感染传播给接触者（见第 57 章）。

甲型和戊型肝炎

目前没有治疗急性甲型和戊型肝炎的方法。管理依赖于先前综述的非特异性措施。对于免疫功能低下的慢性戊型肝炎患者（如肝移植后），有非正式报告表明利巴韦林和（或）核苷类似物索非布韦（用于丙型肝炎的药物，见下文）可能在临床上是有益的。

乙型肝炎

因为临床症状明显的急性乙型肝炎患者几乎都会痊愈，所以不需要特定的抗病毒治疗。遗憾的是，有 1% ～ 2% 的免疫功能良好、有临床症状的急性肝炎患者会转为慢性感染。一旦明确慢性化，就可以开始抗病毒治疗。据报道，对于重症、快速进展性或暴发型急性乙型肝炎患者，口服一种聚合酶抑制剂是有效的，现在仍被推荐应用。虽然对照试验的数据有限，但如果不进行治疗，这些患者往往会死亡或需要肝移植，而且大多数专家会使用两种一线药物中的一种，即恩替卡韦或替诺福韦（见后文讨论）。

丙型肝炎

对于急性丙型肝炎患者，在急性肝炎早期进行抗病毒治疗已被证明可以减少慢性化的发生率，推荐使用（见后文讨论）。在口服直接作用抗病毒（direct-acting antiviral，DAA）药物问世之前，大多数专家建议急性丙型肝炎患者使用标准剂量的聚乙二醇化干扰素，每周一次加利巴韦林治疗至少 6 个月。然而，目前推荐使用高效聚合酶抑制剂、蛋白酶抑制剂和 NS5A 抑制剂（一种膜结合的磷酸蛋白，HCV RNA 复制复合物的一部分）的一线组合之一进行标准的 8 ～ 12 周疗程治疗（见下文）。在临床实践中，此类急性病例主要发生在意外针刺或其他经皮暴露的医务工作者（罕见）和活跃的注射吸毒者（常见）。

监测和随访

通过观察症状和肝脏生化检测，特别是那些反映肝细胞损伤和功能的检查，对患者进行临床监测。开始时每周化验一次转氨酶水平，之后每月一次，以判断是否存在持续的炎症，但是绝对水平并不是疾病急性期时严重程度特别敏感的决定因素。凝血酶原时间是衡量肝细胞合成功能的一个很好的指标，应该在患者最初就诊和怀疑病情恶化时进行检查。凝血酶原的半衰期为 18 小时至 3 天，因此凝血酶原时间的变化可迅速反映肝脏合成功能受损。血清胆红素是肝代谢功能的标志物，也与病情严重程度相关。血清白蛋白下降表明肝细胞合成功能下降，但由于其半衰期约为 20 天，这种变化直到急性疾病后期才变得明显。

在首次就诊后 1 ～ 2 周复诊通常有助于明确病情有无恶化，并且能观察到患者的治疗情况。此后，根据患者的恢复情况进行随访。3 个月时应复查转氨酶、胆红素、白蛋白和凝血酶原时间，以评估疾病的活动性、严重性和病毒学状态；对于急性乙型肝炎，应该进行 HBsAg 和 HBeAg 检测；对于急性丙型肝炎，应该复查 HCV RNA。

如果 3 个月后持续存在症状及提示活动性的实验室证据，每月进行重复评估有助于监测恢复情况。肝活检在急性病毒性肝炎患者中并不适用，除了在极少数情况下，肝活检结果有可能影响治疗决策（如持续严重和进展性疾病）。

暴发性急性肝炎

在少数情况下，当随访发现暴发性急性病毒性肝炎进展迅速时，皮质类固醇治疗不仅无效且有害，不应使用。在大多数情况下，没有证据证明特定的药物治疗是有效的。最好的方法包括密切观察急性肝衰竭伴发的多系统功能障碍表现。这类患者应该收入重症监护病房，并考虑及早转诊到移植中心。肝移植是唯一真正可能挽救生命的干预措施。如果及时移植，生存率有可能超过 60%。

药物性肝炎 [53-56]

治疗是支持性治疗。应该停用所有可能的有害药物，免疫抑制剂和抗炎药没有任何益处。对乙酰氨基酚肝毒性的治疗是口服 N- 乙酰半胱氨酸，在暴露于中毒剂量后尽快开始服用，最好在 8 小时内开始，但即使在 24 ～ 36 小时后开始应用也有效。在初始负荷量之后，后续每 4 小时给药一次，直至总共给药 15 ～ 20 剂。肝移植适用于持续暴发性药物性肝损伤患者。

慢性病毒性肝炎

慢性病毒性肝炎的治疗取决于疾病的病因和病情的严重程度。治疗的重点是终止病毒复制。免疫抑制对非病毒性肝炎很有用（见下文讨论），但对病毒性肝炎没有作用，甚至可能是有害的，因为它会导致病毒复制增加。治疗决策可能与组织学严重程度无关。肝活检曾是慢性病毒性肝炎患者的主要检查手段，以确定坏死性炎症性肝病的存在，评估疾病的分期和分级，并排除肝脏实验室检查异常的其他原因（如脂肪或铁的浸润、酒精相关的损伤）。然而，在大多数情况下，组织学表现不会影响治疗决策，肝纤维化的无创检测可提供疾病分期的信息，很少再需要获取组织活检。对于考虑接受抗病毒治疗的患者，在开始治疗之前进行短暂的观察，可能有助于确保在患者病情不会自发改善后再给予治疗。

乙型肝炎 [5-24]

抗病毒治疗是治疗的基石，有两类药物可用：干扰素 α 和聚乙二醇化干扰素 α 的肠外制剂（PEGINF），或病毒复制的口服抑制剂即核苷类似物（拉米夫定、恩替卡韦和替比夫定）和核苷酸类似物（阿德福韦和替诺福韦，两种替诺福韦制剂富马酸替诺福韦二酯 [TDF] 和替诺福韦艾拉酚胺 [TAF]）。介绍早期药物（标准干扰素、拉米夫定、阿德福韦和替比夫定）是为了提供历史背景。目前推荐的一线药物包括聚乙二醇干扰素、恩替卡韦和两种替诺福韦制剂，可以在基层医疗机构中应用。治疗无反应或复发的患者需要转诊。

治疗的适应证人群。治疗标准包括以下内容：

- HBV DNA $> 2 \times 10^4$ IU/ml（HBeAg 阳性）或 $> 2 \times 10^3$ IU/ml（HBeAg 阴性）。
- ALT 水平升高≥正常上限的 2 倍。
- 组织学活检不再推荐。在病毒学 / 生化标准不明确的患者中，可以考虑评估纤维化的分期，它可以通过无创检测来完成，如肝脏弹性成像。

HbeAg 阳性患者（与高 HBV DNA 水平［10^6 ～ 10^9 IU/ml］相关）和 HBeAg 阴性患者（与较低 HBV DNA 水平［10^4 ～ 10^6 IU/ml］相关）都是抗病毒治疗的适应证人群，尽管 HBeAg 阳性患者的 HBV DNA 阈值水平比 HBeAg 阴性慢性乙型肝炎患者高一个数量级。目前已批准了 8 种抗病毒药物：干扰素、聚乙二醇干扰素、拉米夫定、阿德福韦、恩替卡韦、替比夫定、TDF 和 TAF，但一线药物聚乙二醇干扰素、恩替卡韦、两种替诺福韦制剂都取代了早期疗效较差的药物。

如上所述，根据美国肝病研究协会的指南，如果 ALT 水平升高≥正常上限的 2 倍，则建议对可检测到 HBV DNA 水平 $\geq 2 \times 10^4$ IU/ml（HBeAg 阳性）或 $\geq 2 \times 10^3$ IU/ml（HBeAg 阴性）的患者进行抗病毒治疗，无论是在 HBeAg 阳性患者还是在 HBeAg 阴性患者中，都是如此（根据欧洲肝脏研究协会，HBeAg 阳性和 HBeAg 阴性慢性乙型肝炎的 HBV DNA 阈值均 $> 2 \times 10^3$ IU/ml，ALT 阈值高于正常上限）。如果 ALT 水平正常或接近正常（＜正常上限的 2 倍），即使存在高水平的乙型肝炎病毒血症，也没有证据证明开始治疗有临床价值，也不会进行治疗。

该建议的例外是 40 岁以上、有肝细胞癌家族史或有肝外表现（如肾小球肾炎、血管炎）的患者。此外，对于高水平病毒血症但 ALT 水平轻度升高（正常上限的 1 ～ 2 倍）的患者，肝活检或无创性检测评估纤维化程度可能有助于做出是否开始治疗的决定。对于非活动性携带者，无须治疗。对于肝硬化和可检测到 HBV DNA 的患者，建议进行抗病毒治疗以防止或延迟失代偿。失代偿期慢性乙型肝炎患者应转诊至移植中心（讨论见后文）。

聚乙二醇干扰素。聚乙二醇干扰素在很大程度上取代了干扰素治疗乙型肝炎感染。干扰素与聚乙二醇（聚乙二醇化）结合可降低药物清除率，药物效应更持久。聚乙二醇化干扰素（PEG IFN）制剂的半衰期更长，消除更慢，可以每周皮下给药一次，并实现了更长的浓度平稳期。长效、每周一次的聚乙二醇干扰素被批准用于慢性乙型肝炎的治疗，比标准干扰素更容易耐受和给药，而且更有效。如上所述，聚乙二醇干扰素已经取代干扰素成为治疗乙型肝炎的药物。

疗效。HBeAg 阳性患者中，与拉米夫定（第一种口服抗病毒药物）相比，PEG IFN 在治疗过程中抑制 HBV DNA 的作用不如拉米夫定；然而，在完成治疗 24 周后，接受 PEG IFN 治疗的患者中有 32% 实现了持久的 HBeAg 血清转换，相比之下，使用拉米夫定治疗的患者中只有 19% 实现了持久的 HBeAg 血清转换；在接受 PEG IFN 治疗的患者中，有 14% 的患者 HBV DNA 被抑制到检测不到的水平，而接受拉米夫定治疗的患者中只有 5%。聚乙二醇干扰素 - 拉米夫定联合用药对 HBV DNA 的抑制作用比单独用药更明显，但在实现 HBeAg 血清转换方面不如聚乙二醇干扰素单一用药。HBsAg 血清转换在治疗期间不会发生，但在治疗后 24 周可在一小部分患者中出现。

在 HBeAg 阴性患者中，一项大型注册试验中的联合治疗比单独使用任何一种药物更能抑制 HBV DNA；然而，与 PEG IFN 单药治疗相比，联合治疗在维持 HBV DNA 抑制方面没有优势，后者在治疗后 24 周优于拉米夫定（19% *vs.*7% 的患者 HBV DNA ＜ 400 IU/ml），并且如随后报道的，在治疗后 5 年优于拉米夫定（17%*vs.*7%）。此外，在这项关键试验中，经聚乙二醇干扰素治疗的受试者有 5% 在 1 年时 HBsAg 转阴，而经拉米夫定治疗的受试者为 0；5 年时，报告的 HBsAg 转阴率为 12%*vs.*3.5%。

这种持久的病毒学和血清学结果尚未在其他聚乙二醇干扰素试验中得到证实。据报道，口服药物可持久抑制 HBV DNA；聚乙二醇干扰素尚未与新的口服药物进行比较，后者比拉米夫定有效得多。

不良反应。如上所述，PEG IFN 与常见的干扰素副作用有关。与早期口服抗病毒药物（但不是目前推荐的一线药物）不同，PEG IFN 疗法与抗病毒耐药性无关。

使用。虽然 PEG IFN 被推荐作为治疗 HBeAg 阳性和 HBeAg 阴性慢性乙型肝炎的一线药物之一，但大多数医生和患者更喜欢现代、高效、低耐药性的口服药物恩替卡韦或替诺福韦（见下文）。

恩替卡韦。恩替卡韦是一种鸟苷核苷类似物，是目前抑制 HBV DNA 最有效的药物。由于恩替卡韦的高疗效和高抗耐药性，推荐将恩替卡韦作为治疗乙型肝炎的一线药物。

疗效。在一项主要试验中，HBeAg 阳性患者每日服用 0.5 mg 恩替卡韦可显著抑制 HBV DNA，67% 的患者检测不到，72% 的患者组织学改善和 68% 的患者 ALT 水平恢复正常。然而，仅有 21% 的患者出现 HBeAg 血清转换。对于那些没有实现 HBeAg 血清转换但治疗时间较长的患者，治疗的益处继续存在；在治疗的第 2 年和第 4 年，分别有 83% 和 91% 的人检测不到 HBV DNA。累计 HBeAg 血清转换率在第 2 年增加到 31%，在第 4 年增加到 39%，在第 6 年增加到 41%。HBeAg 阳性的持久性和预测值与拉米夫定相似。此外，在接受 HBeAg 治疗 2 年的患者中，5% 的患者发生 HBsAg 转阴，6% 的患者接受更长时间（3 ~ 6 年）的治疗。在 HBeAg 阴性的慢性乙型肝炎患者中，恩替卡韦治疗 48 周后，70% 的患者组织学改善，90% 的患者检测不到 HBV DNA，78% 的患者 ALT 恢复正常。

耐药性。对恩替卡韦的耐药性很少见，在注册试验的第 1 年和第 2 年期间没有观察到耐药，在继续接受监测的亚组中，6 年时耐药率只有 1.2%。在每天 1.0 mg 的较高剂量下，恩替卡韦对拉米夫定耐药的慢性乙型肝炎也有效（并被批准用于此类耐药患者）。然而，在拉米夫定耐药的患者中，恩替卡韦耐药性在第 1 年为 7%，在第 2 年为 9%，在 4 年结束时高达 43%。因此，治疗指南不包括恩替卡韦治疗拉米夫定耐药的慢性乙型肝炎。

不良反应。与拉米夫定相比，恩替卡韦治疗期间和治疗后 ALT 突发升高的可能性和幅度都较小。在临床试验中，恩替卡韦与拉米夫定的耐受性相当。

富马酸替诺福韦二酯。富马酸替诺福韦二酯（TDF）是一种核苷酸类似物，于 2001 年被批准用于治疗 HIV/AIDS，并已被证明无论是在 HIV/HBV 合并感染的患者中，还是在仅感染 HBV 的患者中，均对抑制 HBV DNA 有效。该药物是推荐作为乙型肝炎一线治疗的两种口服药物之一。TDF 在治疗初期患者和拉米夫定耐药的慢性乙型肝炎患者中，对抑制 HBV DNA 复制非常有效（长达 1 年，将 HBV DNA 6.2 $\log_{10}$ 抑制至＜ 300 copies/ml）。

疗效。在研究条件下，在 HBeAg 阴性患者中，1 年 TDF 治疗可抑制 HBV DNA（＜ 400 copies/ml），71% 和 67% 的 HBeAg 阳性患者组织学有所改善。HBV DNA 抑制的程度令人印象深刻，在 HBeAg 阳性组中，3% 的人发生了 HBsAg 转阴。然而，TDF 没有显示出优越的组织学反应或 HBeAg 血清转换。在治疗超过 1 年的 HBeAg 阳性活动性患者中，HBeAg 血清转换率在第 4 年末增加到 41%，HBsAg 转阴增加到 9%。

在拉米夫定耐药患者中，TDF 单药治疗与拉米夫定 /TDF 联合疗法同样有效且无耐药性。因此，TDF 单药治疗足以替代拉米夫定。

耐药性和不良反应。在 1 年的试验或 8 年的治疗期间，未发现替诺福韦耐药。该药物具有极好的安全性，但在治疗期间应该进行肌酐监测。在接受 TDF 治疗 5 年的 HBV 感染患者中，发生血清肌酐升高和磷降低、近端肾小管损伤或者由于磷损耗而导致骨密度下降的患者不到 1%。

替诺福韦艾拉酚胺。替诺福韦的前体药物替诺福韦艾拉酚胺（TAF）在肝细胞（针对 HBV）或淋巴细胞（针对 HIV）中被激活，从而具有代谢活性。因此，25 mg TAF 达到了与 300 mg TDF 相同的病毒抑制和临床疗效，同时将替诺福韦全身暴露量减少了 90%，并降低了近端肾小管损伤和骨密度降低的风险。建议将其作为治疗慢性乙型肝炎的一线抗病毒药物，适用于肌酐清除率低于 50 ml/min 和（或）骨密度降低以及有肾损伤风险的患者，包括更容易发生 TDF 肾毒性的 60 岁以上患者。轻中度肾功能损害（肌酐清除率＜ 30 ml/min）的患者可以服用 TAF，但严重肾功能损害（慢性肾脏疾病 4 ～ 5 期，肌酐清除率＜ 15 ml/min）的患者应减少 TAF 的剂量。

疗效。在 HBeAg 阳性患者中，与 TDF 相比，48 周时 HBV DNA 抑制、HBeAg 血清转换和 HBeAg 转阴的比例相当。ALT 恢复正常比例更高（72%）。HBsAg 转阴在 TAF 组为 1%，在 TDF 组仅为 0.3%。在 HBeAg 阴性的患者中，在 48 周时，HBV DNA 的抑制无明显差异；ALT 恢复正常的比例更高。未观察到 HBsAg 转阴。在第 96 周时，观察到相似的 HBV DNA 水平，ALT 降低持续存在。在 96 ～ 120 周，当最初治疗采用 TDF 者转换为 TAF 时，ALT 正常化的比例由 TDF 治疗期间的较低百分比上升到使用 TAF 的高比例。

耐药性和不良反应。TAF 耐受性很好，与 TDF 一样具有相当高的耐药性屏障，通过 120 个月的观察，未发现替诺福韦耐药。与使用 TDF 者相比，使用 TAF 者肌酐升高和骨密度下降的可能性显著降低；而在使用 TDF 者中，在第 96 周更换为 TAF，会在第 120 周时肾功能和骨密度的下降恢复到基线水平。

拉米夫定。拉米夫定是一种中等效力的 HBV 和 HIV 逆转录酶抑制剂，是第一个被批准用于慢性乙型肝炎患者常规治疗的核苷类似物。拉米夫定不需要注射，没有明显的副作用，至少与标准干扰素一样有效。拉米夫定的经验证明，口服聚合酶抑制是慢性乙型肝炎患者抗病毒治疗的可行方法，拉米夫定是评估新药的标准。

较新的口服抗病毒药物要么更有效，要么与耐药性降低有关，从而使拉米夫定单药治疗逐渐过时，但其低成本和良好的安全性（包括妊娠晚期）使其在选择有限时很有用。此外，许多开始使用拉米夫定治疗的乙型肝炎患者目前正在使用拉米夫定和新型药物（阿德福韦或替诺福韦）的联合治疗，尽管保留拉米夫定与目前的高耐药性替诺福韦（见下文）联合用药的情况越来越少。

不良反应。拉米夫定没有公认的副作用或对非肝脏实验室检查结果的影响，大约 1/4 的患者出现一过性转氨酶活性升高，但发生率与应用安慰剂者类似。停止治疗后可能会出现复发。因此，在停用拉米夫定后，患者应密切监测数月，如果发生严重的乙型肝炎复发，应重新开始治疗。

阿德福韦酯。阿德福韦酯是一种 HBV DNA 聚合酶的核苷酸类似物抑制剂，每天口服 10 mg，可使 HBV DNA 减少 3.5 ～ 4 $\log_{10}$ copies/ml。由于其疗效逊于替诺福韦和恩替卡韦，阿德福韦不再被推荐作为一线治疗药物。与拉米夫定一样，阿德福韦对干扰素无反应者和未接受治疗的患者，以及HBeAg 阳性和 HBeAg 阴性的慢性乙型肝炎患者，都有抑制 HBV DNA 的作用。同样，由于晚期耐药性，阿德福韦作为抗病毒药物治疗乙型肝炎的吸引力也逐渐减弱。与新的口服药物相比，对 HBV DNA 的抑制相对较晚和较差，HBeAg 血清转换率较低，原发无反应者的比例较高。尽管如此，由于阿德福韦的广泛使用已超过 5 年，无论是作为拉米夫定耐药患者的初始治疗或补救治疗，继续接受这种抗病毒药物治疗有效的患者比例越来越少。

不良反应。当阿德福韦的剂量高于推荐用于慢性乙型肝炎的 10 mg 时，可能会导致可逆性肾小管损伤，临床表现为血清肌酐升高；然而，在每日 10 mg 的剂量下，肌酐升高超过 0.5 mg/dl 的情况很少见。尽管如此，仍建议监测肌酐（见后文讨论）。对于潜在的肾功能不全患者，减少阿德福韦的给药频率。除此之外，阿德福韦的耐受性很好，在副作用方面与安慰剂没有区别。与拉米夫定一样，阿德福韦在治疗过程中与 ALT 水平的升高有关。治疗期间，HBV DNA 下降；治疗停止后，HBV DNA 回到治疗前基线水平。

监测和随访。对于所有接受治疗的患者，监测肝功能、HBV DNA 和 HBeAg 状态有助于检测治疗的有效性和耐药性，尤其是口服药物治疗。在治疗的最初几个月里，每月检查一次转氨酶水平，随后每隔 3 个月和 6 个月检查一次；定期检查胆红素和白蛋白。至少在治疗结束时要检测 HBeAg 状态，但治疗期间的间隔检测（每隔 3 ～ 6 个月）可能会有所帮助。建议在治疗第 1 个月、第 3 个月及每 3 ～ 6 个月进行一次 HBV DNA 连续检测。

对于接受干扰素或 PEG IFN 治疗的患者，建议每隔 1 ～ 3 个月监测白细胞和血小板计数，以检测骨髓抑制情况。每隔 1 ～ 3 个月检测甲状腺功能（促甲状腺激素），以确定哪些甲状腺炎患者需要减少或停止治疗，或开始甲状腺激素替代治疗。

接受阿德福韦或替诺福韦治疗的患者应进行基线肌酐测定，然后在开始治疗 6 ～ 8 个月后定期监测肌酐。

需要预先治疗。慢性乙型肝炎患者同时接受细胞毒性或免疫抑制治疗，如抗肿瘤坏死因子药物或其他 B 细胞耗竭药物如利妥昔单抗，有可能出现严重的甚至危及生命的 HBV 重新激活。如果这些免疫调节药物的候选药物对 HBsAg 有反应，则在治疗开始前应该预先使用一种一线口服药物进行治疗。

在没有抗病毒治疗的情况下，对 HCV-HBV 合并感染的患者进行 HCV 感染的治疗可能会导致 HBV 感染重新激活（某些病例会导致暴发性肝炎、肝衰竭和死亡）；因此，在开始 HCV 感染的治疗之前，对 HCV-HBV 合并感染的患者应该先行治疗 HBV 感染。

抗病毒治疗的选择。因为 1 年期限的 PEG IFN 治疗优于 1 年期限的拉米夫定治疗，一些专家更倾向于将 PEG IFN 作为一线治疗，而不是拉米夫定或任何其他口服药物。另外，PEG IFN 和口服制剂的使用方式不同。对于 HBeAg 阳性但无 HBeAg 反应的患者和几乎所有 HBeAg 阴性的患者，PEG IFN 每周注射 1 次，持续 1 年，口服药物则持续到 HBeAg 血清转换后或无限期使用。此外，PEG IFN 治疗 1 年后获得 HBeAg 应答，每周注射通常会产生注意力分散的副作用，并需要密切和频繁地就诊和实验室监测。额外 6 ～ 12 个月的口服药物治疗几乎没有副作用，也无须医生密切监督。即使是口服药物治疗的患者，在较长时间的治疗后，也会出现 HBsAg 反应。同样，PEG IFN 的另一个优势是不存在耐药性，对于新一代的强效口服药物恩替卡韦和替诺福韦来说也不是问题。

一般来说，推荐机构的共识声明同样支持 PEG IFN 及两种口服低耐药性药物恩替卡韦和替诺福韦（TDF 和 TAF），但口服药物更受欢迎，尤其是在美国。失代偿期慢性乙型肝炎患者不适合干扰素治疗，但可能对口服药物有反应，有时会逆转失代偿的临床体征。同样，代偿期肝硬化患者可以选择维持口服药物，但不是基于干扰素的治疗，以防止失代偿。几年来的口服药物治疗已经被证明可以逆转肝硬化。

肝移植。失代偿期慢性乙型肝炎或急性暴发性乙型肝炎患者曾接受口服抗病毒药物治疗并得到了“挽救”。如果抗病毒治疗不足以逆转失代偿 / 肝衰竭，这些患者可以进行肝移植。在常规提供抗病毒治疗方案的情况下，慢性乙型肝炎肝移植的成功率约为 80%。最常见的方法是大剂量乙肝免疫球蛋白和一种具有高耐药屏障的强效口服药物联合。这种口服药物在肝移植后使用非常成功，以至于在一些中心仅靠口服抗病毒药物就可以预防HBV 感染的复发。

丁型肝炎 [3–4]

干扰素降低了丁型肝炎病毒的 RNA 和转氨酶的活性，但停止治疗后，这些标志物通常会恢复到治疗前的水平。长期、大剂量干扰素或最好是 PEG IFN 治疗持续一整年可能会产生更持久的效果，可能需要多年治疗来控制疾病。皮质类固醇治疗无效。目前批准的口服药物对丁型肝炎无效。肝移植在丁型肝炎终末期疾病患者中取得了成功，其预后优于单纯的乙型肝炎。

丙型肝炎 [31–43]

1990—2010 年的 20 年间，慢性丙型肝炎的治疗逐渐取得进展，从使用干扰素（然后是 PEG IFN）和利巴韦林开始。超过一半的患者（～ 40% 的基因 1 型和～ 80% 的基因 2 型和 3 型）在治疗过程中可检测到 HCV RNA 转阴，并在治疗后持续 12 ～ 24 周（持续病毒学应答，SVR，治愈）；然而，与当代高效、低耐药性、耐受性好的口服 DAA 药物相比，这些早期的成功就相形见绌了。蛋白酶、聚合酶和 NS5A 抑制剂的组合可以治愈 95% 以上的丙型肝炎患者，接近 100%。皮质类固醇从未被证实对治疗慢性病毒性肝炎有效，应避免使用。

自 2013 年以来，逐步改进的、全口服、无干扰素的 DAA 药物组合已经推出，临床诊疗要跟上不断变化的治疗建议是具有挑战性的。由美国肝病研究协会（AASLD）和美国传染病学会（IDSA）联合发布并定期更新的治疗指南是一个重要资源。在开始为患者进行治疗之前，临床医生应该参考这些指南（www.hcvguidines.org）。

适应证人群和风险人群筛查。任何患有慢性丙型肝炎、可检测到 HCV RNA，无论是否有转氨酶活性升高，无论疾病活动性或纤维化阶段（从失代偿到肝硬化），包括轻度、中度或重度慢性肝炎患者（有代偿性或失代偿性肝病），都是抗病毒治疗的适应证人群。预期寿命短且不太可能通过治愈 HCV 感染而延长寿命的患者是例外。

全国血清流行病学调查表明，在 21 世纪的前 10 年，在接受调查的美国定居人口中有 1.3% 的人（360 万人）抗 -HCV 阳性，1.0% 的人（270 万人）患有丙型肝炎病毒血症；此外，这些数字是基于有固定居所的人群调查得出的，不包含失踪的无家可归者和被监禁的人，因此这一数字被低估了。在出生于 1945—1965 年间的“婴儿潮一代”人群中，HCV 感染高峰期出现在青春期。在 20 世纪 60 年代和 70 年代，患者大多是通过注射毒品或注射操作感染的。

截至 2007 年，与 HCV 感染相关的年度年龄调整死亡率（4.58 例死亡 /10 万人）超过了 HIV 感染（4.16 例死亡 /10 万人）；到 2012 年，与 HCV 感染相关的报告死亡人数（19 368 人）超过了全国向疾病控制和预防中心（CDC）报告的所有 60 种其他传染病（包括结核病、HIV 感染和乙型肝炎）的报告死亡人数（17 915 人）。因为在 300 万～ 400 万预测疑似感染 HCV 的人中，只有不到 1/3 确诊，故美国公共卫生服务和 CDC 鼓励在基层医疗机构中对这个出生队列中的每个人进行抗 HCV 筛查。作为一种具有成本效益的干预措施，这将确定最大比例的治疗适应证人群（见第 57 章）。

预先检测。在此之前，大多数美国专家建议治疗前预先进行肝活检，以证明组织学坏死 / 炎症和纤维化，证明开始抗病毒治疗是合理的，并证明肝硬化的存在（这对蛋白酶治疗的持续时间和治疗反应有影响）。根据目前的治疗指南和实践，治疗前的肝活检已经被疾病分期（纤维化程度，见上文讨论）的非侵入性检查所取代。

应在治疗前确定 HCV RNA 水平的定量检测，作为监测治疗期间病毒学反应的基线水平。同样，由于不同基因型的治疗选择不同，应该在治疗前评估 HCV 基因型。对肝纤维化阶段的评估，现在是通过无创的肝弹性测量或实验室检测结果进行，在确定治疗方案（特别是治疗持续时间）以及监测肝细胞癌和门静脉高压症的必要性方面也很重要，即使在成功的抗病毒治疗之后也是如此。

监测应答。抗病毒治疗的最终目标是持续的病毒学应答（sustained virologic response，SVR），定义为在治疗期间、最初在治疗完成后至少 24 周（SVR24）将 HCV RNA 抑制到无法检测到的水平，现在至少 12 周（SVR12），被认为是与早期

SVR24 里程碑一样有效的治愈指标。SVR 后的长期病毒学和生化监测表明，SVR 几乎持续多年，相当于"治愈"，并与 HIV 相关的发病率和死亡率显著降低有关。

治疗突破定义为经过一段时间的病毒抑制后，HCV RNA 在治疗过程中再次出现；复发被定义为在治疗过程中和治疗结束时病毒抑制完成后，再次出现 HCV RNA。

丙型肝炎的治疗进展。之前依赖的基于干扰素治疗的不良反应、疗效有限、疗程较长以及需要胃肠外给药，促使人们寻找有效的口服 DAA 药物。两种 HCV 蛋白酶抑制剂首先获得批准，可与 PEG IFN 和利巴韦林联合使用。它们缩短了疗程，改善了疗效，但开始被不含干扰素的 DAA 联合治疗所取代，目前已经是第三代产品，并被证明是非常有效的口服疗法。

丙型肝炎 DAA 治疗的一个重要原则是要求使用一种以上的 DAA 制剂，否则会出现耐药性，失去治疗效果。因此，对于所有上述 DAA 治疗，至少需要两种抗病毒药物的联合使用。

DAA 的作用机制包括抑制 HCV 聚合酶、靶向 NS5A（一种膜相关的磷酸蛋白，HCV RNA 复制复合体的一部分）和抑制蛋白酶。虽然丙型肝炎的抗病毒治疗取得了很大进展，特别是在开发了索非布韦 / 雷迪帕韦和格卡瑞韦 / 艾尔巴韦之后，但真正的泛基因型治疗仍然难以解决，特别是对那些难治性患者，如一般的基因 3 型患者和那些患有肝硬化和既往使用过 PEG IFN- 利巴韦林治疗的患者。

随着三种 DAA 组合的引入，泛基因型疗效成为可能。目前丙型肝炎的治疗方案包括联合使用高效力和高耐药性的聚合酶抑制剂、蛋白酶抑制剂和 NS5A 抑制剂。权威性的随机试验表明，口服（不含 PEG IFN）联合方案可以治愈几乎所有患者的慢性丙型肝炎，其中最优的口服 DAA 联合方案被推荐为一线治疗方案。因为最初丙型肝炎的治疗方案很复杂，需要特殊的肝病专业知识，所以丙型肝炎的抗病毒治疗属于肝病专家治疗的范畴。然而，随着联合 DAA 在给药和监测的有效性和简便性方面的发展，其他专家（传染病学）和基层全科医生已经开始承担这一治疗角色（表 70-2）。

推荐的一线直接作用抗病毒联合治疗。以干扰素为基础的抗病毒治疗的疗效有限和耐受性差已成为遥远的记忆。同样，早期一代 DAA 的复杂性（包括繁琐的反应导向疗法和无效停药规则）、不理想的耐药性、有限的基因型特异性、不耐受性和频发的药物相互作用，已经被每日一次口服、耐受性良好、泛基因型、高耐受性的、便捷的 DAA 组合取代，疗程短至 8 ～ 12 周，疗效接近 100%（几乎总是不含利巴韦林）。此外，过去对 PEG IFN-利巴韦林治疗相对难治性人群——男性、种族、高龄、晚期纤维化、HIV-HCV 合并感染、肾衰竭、肥胖和胰岛素抵抗以及 IL28B 非 C 单倍型，现在对一线 DAA 联合治疗的反应与其他所有患者一样好。

一旦 2014—2017 年批准的高效、低耐药性、耐受性良好的泛基因型 DAA 方案成为最有效和通用的药物，早期批准的几种 DAA 组合的治疗地位就会下降，治疗指南将最佳治疗选择缩小到更有限的泛基因型药物组合。AASLD/IDSA 治疗指南包括用于未接受过 DAA 患者的 5 种一线 DAA 组合，以及用于既往有 DAA 应用史而无应答者的 4 种一线 DAA 组合（www.hcvguidelines.org），将其他 DAA 降级为替代选择。表 70-3 中总结了一线 DAA 组合，并在附录 70-1 中进行了回顾。由于目前一线药物治疗的成功，新的 DAA 开发已经放缓。

DAA 方案的选择。所有 5 种一线推荐的 DAA 组合（www.hcvguidines.org）都具有类似的安全性和有效性，SVR 率为 95% ～ 100%。这两种 DAA 组合仅限于某些基因型，而不是其他基因型——索非布韦 / 雷迪帕韦治疗基因型 1、4 ～ 6，而不是基因型 2 和 3，以及格卡瑞韦 / 艾尔巴韦治疗基因型 1 和 4。另外 3 种 DAA 组合索非布韦 / 维帕他韦、格卡瑞韦 / 哌仑他韦和索非布韦 / 维帕他韦 / 伏西瑞韦是真正的泛基因型。为简便起见，选择适用于所有基因型的患者，这些选择不需要添加利巴韦林，也不需要对与耐药性相关的替换进行预先检测，这将是有利的。

在选择 DAA 组合的决策中发挥作用的其他因素包括：治疗持续时间（如治疗基因 1 型非肝硬化的初治患者中索非布韦 / 雷迪帕韦的疗程缩短为 8 周，以及在治疗所有基因型非肝硬化的初治患者中格卡瑞韦 / 哌仑他韦的疗程缩短为 8 周）；既往 DAA 的使用经验（尤其是最具挑战性的一组患者，既往 DAA 治疗失败的基因 3 型肝硬化患者）；

存在严重肾损害的患者（仅能选择格佐匹韦 / 雷迪巴韦和格卡瑞韦 / 哌仑他韦）；存在肝功能失代偿（仅能选择索非布韦 / 雷迪帕韦和索非布韦 / 维帕他韦）；含有索非布韦的 DAA 联合用药与胺碘酮或质子泵抑制剂之间的药物相互作用；以及对每个患者的药物 - 药物相互作用的考虑（表 70-3）。尽管治疗指南随着时间的推移变得更加稳定，但仍在不断发展和变化。因此，无论何时考虑治疗，参考最新的治疗指南很重要（www.hcvguidines.org）。

成本和扩大的治疗团队。第一个泛基因型 DAA 的超高费用（如索非布韦和雷迪帕韦 12 周的疗程费用为 94 500 美元）在首次发布时受到保险公司的限制，导致处方时需基于疾病阶段、需要专家参与和（或）持续的酒精滥用或注射药物而暂停。随着这些费用的降低，一些早期的限制已经放宽，但 HCV 感染者的人数与实际发现、转诊和治疗的人数之间存在着巨大的差距（护理的"连续性"或"级联"）。即使是最昂贵的 DAA，也被证明是具有成本效益的。预测模型表明，在 2015—2030 年期间，DAA 疗法的广泛应用将有可能使丙型肝炎的疾病负担（与肝脏相关的死亡、肝癌、失代偿期肝硬化和肝移植）降低 50% ～ 70%。

要实现通过筛查识别（见第 57 章）和治疗慢性丙型肝炎患者这一难以完成的目标，需要投入资源和招募更多的治疗人员。在这种情况下，基层全科医生（以及助理医师和执业护士）在治疗丙型肝炎方面可以与专家一样成功，而且此类治疗具有成本效益的证据令人鼓舞，尤其是在抗病毒治疗变得更加简单和简化的情况下。

研究表明，通过远程健康系统与专科医生联系的初级保健医生可提供与专科医生相同的高水平治疗，并实现相同的"治愈率"（表 70-2）。由于基层全科医生承担更重要的角色，首先是筛查丙型肝炎患者，然后是治疗慢性丙型肝炎患者，转诊到专科医生的比例将会下降。初级保健医生非常适合治疗大多数不复杂的丙型肝炎患者，转诊到专科医生的患者可能仅限于晚期纤维化和肝硬化、肾损害、对一个或多个 DAA 联合治疗无效（特别是具有挑战性的基因 3 型肝硬化患者）、失代偿性肝病以及肝移植后的治疗。

其他注意事项。肾损伤是一个重要的考虑因素。对于严重肾损害（肌酐清除率＜ 30 ml/min）的患者，不推荐使用含有索非布韦的 DAA 联合疗法；被批准用于严重肾损害的一线治疗方案是格佐匹韦 / 雷迪巴韦和格卡瑞韦 / 哌仑他韦（表 70-3）。

肝硬化是另一个考虑因素。对于中重度失代偿期肝硬化（Child-Pugh B 级和 C 级）的患者，不推荐使用含蛋白酶抑制剂的 DAA 联合疗法。对于这类患者，推荐的一线 DAA 联合用药是索非布韦 / 雷迪帕韦、索非布韦 / 维帕他韦和索非布韦加达拉他韦。

同时使用胺碘酮也需要考虑。含有索非布韦的 DAA 联合用药不应与胺碘酮一起服用，尤其是在服用 β 受体阻滞剂的患者。

合并 HBV 感染即使不是关键因素，也是需要考虑的一个额外因素。所有针对 HCV 感染的 DAA 都可能导致 HBV 感染的重新激活，在某些情况下，在没有 HBV 抗病毒治疗的情况下，会导致暴发性肝炎、肝功能衰竭和死亡。HCV-HBV 合并感染的患者在开始 HCV 感染的治疗之前，应先接受抗 HBV 感染的治疗。

表 70-2　有效的循证团队干预措施

丙型肝炎

研究结果：正如 ECHO 项目所展示的那样，一项通过专科培训和与当地多学科基层医疗团队的合作，将专业保健扩展到当地站点的计划，在持续病毒应答率和严重不良事件发生率方面，参与的基层医疗站点的结果等于或优于培训过的学术中心的结果。

有效的干预措施

强调培训和部署当地多学科团队，以基层医疗机构为基础或与基层医疗机构合作

利用电信为基层医疗团队提供专业教育和临床支持

以患者为中心的教育

护理协调

在患者的基层医疗场所提供专科护理

团队成员：主要的基层全科医生，与肝病专家、注册护士、医师助理、执业护士、社区卫生工作者、成瘾专家、药剂师和咨询师一起工作

证据水平：良好

参考文献

Arora S，Thornton K，Murata G，et al. Outcomes of treatment for hepatitis C virus infection by primary care providers. N Engl J Med 2011；364：2199.（A comprehensive program of partnering with an academic specialty center enabled primary care sites to achieve outcomes equivalent to the center through care delivered locally.）

肝细胞癌的风险。一份关于 DAA 治疗增加肝细胞癌风险的报告被证明是错误的，这是因为更多的晚期患者正在接受治疗，而不是 DAA 治疗本身所致。尽管如此，因为晚期疾病患者正在接受 DAA 治疗，所以应强调在 SVR 后继续监测肝细胞癌的必要性。

监测和随访。治疗前应检测患者的 HCV RNA 水平和 HCV 基因型。对于下一代 DAAs 来说，药物 - 药物相互作用已经不是一个大问题，但是每一种 DAA 组合都有药物 - 药物相互作用，在开始治疗之前应该对潜在的相互作用进行仔细分析（www.hep-druginteractions.org）。在治疗期间，应定期检查定量 HCV RNA，包括在第 4 周、治疗结束时（第 8 或第 12 周），以及在治疗结束时出现应答的患者在治疗结束后 12 周（如果不是更早，如治疗后第 4 周，以识别早期复发者）。

在服用利巴韦林的患者中，通过频繁监测全血细胞计数来监测溶血。随着下一代 DAAs 进展的加快，耐受性和副作用情况得到改善，治疗期间对临床和实验室监测的需求下降。

SVR 后的监测：对于低分期肝纤维化的患者，一旦 DAA 治疗后达到了 SVR，就不需要额外的监测。然而，对于在 DAA 治疗后出现 SVR 的晚期纤维化患者，肝脏失代偿和肝细胞癌的风险大幅下降，但不是零。由于治疗前已存在晚期纤维化 / 肝硬化，这些患者仍然有患肝细胞癌和门静脉高压并发症的风险，因此建议进行常规监测（例如对于肝细胞癌，每 6 个月进行一次影像学检查；对于食管胃底静脉曲张，每 3 年进行一次内镜评估）。

肝移植。肝移植适用于终末期失代偿期慢性丙型肝炎患者，虽然在缺乏抗病毒治疗的情况下，移植后再感染是普遍的，但在大多数情况下，移植后早期对移植肝脏的临床效果有限；然而组织学进展的风险增加，最终患者的生存率受到严重影响，从而需要辅助抗病毒治疗。

DAA 联合疗法在等待肝移植的失代偿性肝病患者（其中 20% ～ 30% 的患者病情好转足以被从肝供体等候名单中删除）和肝移植后复发的 HCV 感染患者中，已被证明对实现 SVR 是非常有效的。事实上，自从采用全口服 DAA 疗法以来，转诊接受肝移植的终末期丙型肝炎患者的数量已经开始减少。在肝移植后，索非布韦和雷迪帕韦以及索非布韦和维帕他韦的联合使用几乎完全有效（例如对于索非布韦和雷迪帕韦，有或没有 RBV，在代偿期肝病患者肝移植后 SVR 为 96% ～ 98%；而对于失代偿期肝硬化患者，在服用索非布韦、雷迪帕韦和利巴韦林 12 周后 Child-Pugh C 级肝硬化的 SVR 低至 60%）。达卡他韦 / 索非布韦和西米普韦 / 索非布韦的 DAA 组合也被观察到在肝移植后是有效的；关于格卡瑞韦 / 哌仑他韦和索非布韦 / 维帕他韦 / 伏西瑞韦的数据有限。在所有肝移植后接受治疗的患者中，考虑药物相互作用非常重要，特别是使用钙调神经磷酸酶抑制剂。根据现有数据，目前的治疗指南包括格卡瑞韦 / 哌仑他韦、索非布韦 / 雷迪帕韦、达卡他韦 / 索非布韦和索非布韦 / 维帕他韦，作为肝移植后的一线治疗方案（有关详细信息和替代 DAA 方案参见 www.hcvguidelines.org）。

由于失代偿性慢性丙型肝炎患者适合接受 HCV 感染的供体肝脏，在移植前消除预期受者的 HCV 感染可能会减少他们接受供体肝脏的器官捐赠资格，从而增加了等待时间，并降低了他们急需接受器官移植的机会（所谓的 MELD 评分）。因此，一个新的趋势是对于病情足够稳定且不迫切需要器官移植的患者（例如 MELD 评分＜ 20 分的患者），在肝移植前联合使用 DAA 治疗丙型肝炎；而对于肝脏失代偿晚期（例如 MELD 评分≥ 20 分）的患者，移植前 DAA 治疗的疗效降低，将 DAA 治疗推迟到移植后几乎是完全有效的。

非病毒性（自身免疫性或特发性）慢性肝炎[44–52]

治疗非病毒性和病毒性慢性肝炎的方法截然不同。在非病毒性疾病中，组织学在决定预后方面起主导作用，而免疫抑制是危重病例的重要治疗手段。

轻度疾病。在轻度无症状自身免疫性和特发性慢性肝炎预后良好。除了简单的症状缓解，没有其他治疗方法。长期、大剂量的免疫抑制治疗（如使用泼尼松）并不适用，因为不良反应的高发生率（见第 105 章）超过了任何潜在的益处。需要更多的随机对照试验来更好地确定其他形式的免疫抑制疗法在这类患者中的疗效。

中重度疾病。中重度慢性非病毒性肝炎往往是一种更严重和进展性的疾病。重症患者对免疫抑

表 70-3 丙型肝炎推荐的一线直接作用抗病毒药物（DAA）的注意事项

DAA	蛋白酶抑制剂	聚合酶抑制剂	NS5A 抑制剂	基因型	DAA 初始治疗	既往 DAA 治疗史	疗程（周）	警示	药物相互作用	避免使用的他汀类药物	肝失代偿 Child-Pugh B-C 期的应用	严重肾功能损害时的应用
索非布韦 / 雷迪帕韦（SOF/LDV）		+	+	1，4 ~ 6	+	+（GT1）	8 ~ 12[b]	胺碘酮[c]，PPIsd，伴或不伴食物	P-gp 诱导剂[e]	瑞舒伐他汀 阿托伐他汀	是	否
格佐匹韦 / 雷迪巴韦（GRZ/ELB）	+		+	1，4	+		12	预先检测 GT1a，雷迪巴韦 NS5A 耐药性[f]检测，伴或不伴食物	CYP3A 诱导剂、OATP1B1/3[g] 抑制剂	瑞舒伐他汀 阿托伐他汀 氟伐他汀 洛伐他汀 辛伐他汀	否	是
索非布韦 / 维帕他韦（SOF/VEL）		+	+	1 ~ 6	+	+（GT1，2）	12	胺碘酮[c]，PPIsd，伴或不伴食物	P-gp 诱导剂[e]	瑞舒伐他汀 阿托伐他汀	是	否
格卡瑞韦 / 哌仑他韦（GLE/PIB）	+		+	1 ~ 6	+	+（GT1，2）	8 ~ 12[b]	伴随食物	P-gpe 或 CYP3A 诱导剂	阿托伐他汀 洛伐他汀 辛伐他汀 普伐他汀 瑞舒伐他汀 氟伐他汀 匹伐他汀	否	是
索非布韦 / 维帕他韦 / 伏西瑞韦（SOF/VEL/VOX）	+	+	+	1，3 ~ 6	限于肝纤维化 GT3	+（GT1，3 ~ 6）	12	胺碘酮[c]，PPIsd，伴随食物	P-gpe 或 CYP3A 诱导剂	普伐他汀 瑞舒伐他汀 匹伐他汀 阿托伐他汀 氟伐他汀 洛伐他汀 辛伐他汀	否	否

注：虽然药物相互作用（DDI）比第一代蛋白酶抑制剂少，但在开始 DAA 治疗之前，所有患者都应考虑潜在的 DDI（特别是使用细胞色素 P-450[CYP] 诱导剂）[请参阅 www.hcvguidelines.org 和（或）www.hep-druginteractions.org]。美国肝病研究协会（AASLD）和美国传染病学会（IDSA）发布的指南中提供了每种组合 DAA 的具体细节及其建议的适应证，网址为 www.hcvguidelines.org。

[a] 肌酐清除率 < 30 ml/min（慢性肾脏病，4 ~ 5 期）。

[b] 所有适应证疗程均为 12 周，肝硬化、非黑人、非 HIV、HCV RNA < 6×10^6 IU/ml 的初治患者除外（8 周）。

[c] 在服用索非布韦的患者中可能导致严重的心动过缓，尤其是当患者服用 β 受体阻滞剂时。

[d] 质子泵抑制剂降低索非布韦的溶解度。对于 SOF/LDV，应在空腹状态下将相当于 20 mg 的奥美拉唑与此 DAA 一起服用。SOF/VEL 应在服用奥美拉唑 20 mg 前 4 小时与食物同服。奥美拉唑可与 SOF/VEL/VOX 一起服用。

[e] P- 糖蛋白诱导剂，包括利福平、圣约翰草。

[f] 建议对基因型为 1a 的患者进行基线雷迪巴韦 NS5A 耐药相关替换的预处理检测。

[g] 有机阴离子转运多肽抑制剂。

[h] 非肝硬化初始治疗的患者疗程为 8 周，初始治疗或非初始治疗的肝硬化患者为 12 周。

制 - 抗炎治疗（泼尼松 - 硫唑嘌呤）有反应；然而，只有 15% ～ 20% 的自身免疫性或特发性慢性肝炎患者符合严重疾病的标准。对于症状较轻的患者，免疫抑制治疗的必要性和疗效尚不清楚。

泼尼松 - 硫唑嘌呤。单用大剂量泼尼松或小剂量泼尼松联合硫唑嘌呤的免疫抑制抗炎治疗可使 80% 的重症患者获得临床、生化和组织学缓解，并显著降低死亡率。组织学缓解在 6 ～ 36 个月内达到轻度肝炎或正常。在仅使用泼尼松的方案中，治疗从每日 60 mg 开始，在 1 个月的时间里减少到每日 20 mg 的维持剂量。在省略了大剂量阶段的低剂量皮质类固醇的方案已经获得了可喜的结果。联合用药方案以每日 30 mg 泼尼松联合每日 50 mg 硫唑嘌呤起始。硫唑嘌呤的剂量保持不变，而泼尼松的剂量在第 1 个月减少到每日 10 mg 的维持水平。无论是单独使用硫唑嘌呤还是隔日泼尼松治疗，均未发现是有效的替代方案。在出现黄疸的严重自身免疫性肝炎患者中，泼尼松联合或不联合硫唑嘌呤治疗未能在 2 周内降低胆红素提示预后不良，应尽早考虑肝移植。

不良反应。在仅使用大剂量皮质类固醇治疗的患者中，约有 2/3 出现严重的类固醇并发症（见第 105 章）；相比之下，使用小剂量泼尼松加硫唑嘌呤治疗的患者中，这一比例不到 20%。接受联合治疗方案的患者可能会出现硫唑嘌呤引起的骨髓抑制，需要密切监测。有时，无法接受的药物毒性、无法耐受的胃肠道不适、压缩性骨折或治疗无反应，需要提前终止治疗。

治疗持续时间。继续治疗，直到出现病情缓解的客观证据为止（即转氨酶活性下降到正常水平的两倍以下，慢性肝炎的形态学特征得到改善）。虽然转氨酶水平并不总是绝对真实地反映组织学活动，但这种生化监测已被证明是有价值的，是重复侵入性活检令人满意的替代。在治疗有反应的患者中，6 个月内症状改善，12 个月内转氨酶水平改善，24 个月内组织学改善。极少数情况下，需要治疗 36 个月以上才能达到缓解。4 年后，药物引起并发症的可能性大于药物有益作用的可能性。然而，许多患者不能脱离维持治疗，需要长期维持治疗。

一旦病情得到缓解，在 6 周内逐渐减少泼尼松的用量直至停用。密切监测患者是否有复发的迹象，50% 的患者会出现复发。复发在肝硬化患者中尤其常见，通常需要延长治疗多年或进行多个疗程的治疗。大约 20% 的患者对常规剂量无效，但可能对更高剂量有反应。复发通常发生在早期。如果在停止治疗后缓解持续超过 6 个月，复发的可能性较少。大多数复发病例都伴有症状和生化异常，但在 10% 的病例中，复发的唯一迹象是组织学改变。复发后，80% 的患者对重新开始治疗有反应。停止治疗后，再次复发率达到 50%。停用类固醇后长期维持硫唑嘌呤单药治疗（每日 2 mg/kg）可降低泼尼松 - 硫唑嘌呤联合治疗后复发的可能性。

监测和随访。在非病毒性疾病中，轻度慢性肝炎患者可能不会规律随访，但那些有症状的患者需要仔细监测和定期重新评估，以确保不会出现进展迹象。当发现严重的慢性肝病时，非常密切的后续监测至关重要。如果使用泼尼松和硫唑嘌呤，则需要频繁进行周期性血小板和白细胞计数检查。应每 1 ～ 3 个月检查 1 次转氨酶、胆红素和丙种球蛋白水平，以监测疗效并识别治疗失败。没有接受治疗的轻中度慢性肝病患者应该以类似的方式进行监测，如果症状或生化检测恶化则应重新评估。

肝移植。对于有危及生命的并发症的终末期肝病患者，转诊到肝移植中心是一个恰当的考虑（见后文讨论）。

非酒精性脂肪性肝病 [57–61,63–69]

对于单纯肝脂肪浸润的患者，减重（低热量饮食）和改变生活方式可以改善肝脂肪变性；然而，对于 NASH 患者，治疗尚未确定。建议的措施包括减重、治疗高脂血症和糖尿病、使用维生素 E 等抗氧化剂，以及使用如吡格列酮等胰岛素增敏剂治疗胰岛素抵抗（见第 102 章）。

在非糖尿病 NASH 和轻度肝损伤患者中关于维生素 E 和吡格列酮的研究表明，对转氨酶活性的直接影响不大，但对组织学活性或纤维化没有持续影响。同样，在一项针对 NASH、糖尿病前期或 2 型糖尿病患者的对照试验中，吡格列酮治疗 18 个月后使治疗组的组织学活动评分（非纤维化）降低了 58%，而对照组降低了 17%。其他几种治疗药物正在进行临床试验研究（见下文）。

这些疗法均未被证明是明确有效的，且益处不足以超过潜在的副作用（例如与体重增加、体脂增加、吡格列酮治疗相关的心力衰竭风险以及高剂量维生素 E 相关的全因死亡率增加）。由于 NASH 的治疗方法尚未确定，肝活检除了可提供相关的预后信息外，对患者的治疗价值可能有限。尽管如此，临床监测的强度可以通过无创性评估的纤维化阶段来指导（例如通过肝脏弹性或通过像 FIB-4 这样的基于年龄、血小板计数、丙氨酸和天冬氨酸转氨酶水平的肝脏测试公式），这与 NASH 和进行性肝病的存在相关——晚期纤维化（3 期和 4 期）的风险增加，轻度或无纤维化（0 ～ 2 期）的风险降低。

中老年患者（≥ 45 岁）和 2 型糖尿病患者患 NASH 的风险更高。由于缺乏特定的抗炎和抗肝纤维化治疗，应鼓励所有 NASH 患者减重并改变生活方式（锻炼和健康的饮食习惯），并对代谢综合征的其他组分进行管理（参见第 18、26、27、102 和 235 章）。这不会增加 NASH 患者的肝损伤风险。没有证据表明二甲双胍有益。

就逆转病理改变而言，最有效的治疗方法是减重。推荐目标是总体重的 9%，因为这与组织学改善有关。有氧运动和耐力运动似乎都有帮助，但不如减重。地中海饮食可以改善胰岛素抵抗，减少肝脂肪。减少高果糖玉米糖浆和饱和脂肪可能有益。

抑制巨噬细胞介导的脂肪组织和肝细胞浸润的药物，以及抑制参与炎症和纤维化的丝氨酸 / 苏氨酸激酶的药物，正在进行相关的实验研究。

转诊、会诊、协作治疗和入院指征 [10,21,30,39–40,44,51,61,63]

转诊、会诊和协作治疗

大多数暴发性或重型肝炎患者，无论是病毒性肝炎还是非病毒性肝炎，都需要及时会诊，因为很难做出治疗决策，而且抗病毒治疗和免疫抑制疗法越来越有效。正在考虑接受抗病毒治疗的慢性病毒性肝炎患者也需要会诊，尽管最近采用全口服、易于监测的 DAA 疗法简化了抗病毒治疗，正在开始将治疗转移到基层全科医生的领域。过去，由于抗病毒治疗的快速变化和复杂性需要通过会诊制订治疗方案，有时还需要转诊以进行治疗和监测；然而，这种情况正在发生变化。由随机试验结果支持的一个有吸引力的选择是协作治疗安排，在与专科中心密切合作的支持下，在基层医疗机构中实施治疗并监测。

病毒性肝炎

当需要评估预后信息或确定疾病严重程度时，建议转诊至肝病专家会诊。过去，肝活检被认为是此类评估的重要组成部分，但无创性评估肝纤维化状态已成为当前的标准。例如，急性乙型病毒性肝炎患者在 6 个月内没有康复迹象且在最初确诊时未接受治疗，以及进展性或严重的慢性乙型肝炎或丙型肝炎患者，可能需要接受抗病毒治疗。会诊内容可能包括血液检测和影像学检查，以评估纤维化或肝硬化的可能性（见上文讨论），但很少需要肝活检。如果做了肝活检，尤其重要的是得到肝病专家、胃肠病专家或病理学专家的帮助，这些专家在解读慢性肝炎患者的活检结果方面经验丰富。

如上所述，抗病毒治疗发展如此迅速，以至于对高度精细决策的需求已经下降。虽然抗病毒治疗最好在肝病专家的监督下进行，他们可以与基层医疗家庭团队合作以获得最佳结果，但大多数管理工作可能会转移给基层全科医生，特别是如果与治疗专家建立了支持合作关系（见上文）。然而，在理想情况下，任何适合接受抗病毒治疗的患者都应该转诊，以确定治疗对象、方案制订和协作实施的安排。抗病毒治疗方面曾经是肝病和传染病临床医生擅长的领域，现正在基层医疗内科临床中逐渐开展起来。

协作性跨专业治疗在丙型肝炎的管理中也很重要。让家庭医疗团队和医疗“社区”的成员参与有助于达到最佳效果（表 70-2）。

自身免疫性与特发性慢性肝炎

疑似自身免疫性或特发性慢性肝炎（如高球蛋白血症、自身抗体阳性）患者需要转诊进行活检以明确诊断。一般来说，免疫抑制治疗应该由专科医生启动，但一旦启动治疗，治疗可以由患者的基层全科医生进行监测，并由专科医生定期复查。有效的协作治疗策略扩展到跨专业治疗，基于团队的方法有助于实现更好的结果（参见表 70-2）。

入院

精神状况恶化、消化道出血、顽固性腹水、

凝血功能障碍或不良的家庭环境，是入院治疗的指征。当失代偿期对药物治疗反应不佳时，应转诊至肝移植中心。自发性或复发性肝性脑病、消瘦、顽固性腹水和（或）肝性胸腔积液、静脉曲张出血和自发性细菌性腹膜炎是慢性肝病患者移植的适应证。考虑到等待供肝的时间很长，应该尽早将患者转诊，以评估其移植候选资格。

患者教育

肝炎通常见于之前精力充沛、习惯运动的人。漫长的病程和严重的不适可能导致反应性抑郁。详细解释疾病的过程，制订一个合理的治疗方案，让患者和家属积极参与，并密切随访，可以最大限度地提高患者依从性及减少抑郁发生。在这方面，依靠跨专业团队的方法会有很大帮助。护理、营养和药学专家的参予是非常宝贵的，在加强护理的同时减轻了团队成员的负担。

有关饮食和活动的指导是综合治疗方案的核心。特别强调的是要防止不必要的活动限制和确保充足的营养。只要患者避免过度劳累，可以告诉他们想做什么就做什么。少食多餐，尤其是在早晨，最适合食欲不佳的患者。食物不需要限制，但当恶心明显时，碳水化合物似乎是最容易耐受的食物。应该戒酒。许多肝炎患者采用未经证实有益的“替代”疗法（例如水飞蓟或其活性成分水飞蓟宾，经临床试验证实无效）。这些制剂大多是无害的，但有些实际上会损伤肝脏。虽然应该劝阻患者不要服用这些物质，但此类警告往往被置若罔闻。

患者和家属对病毒性肝炎的传播性有很多疑问。我们非常赞赏关于预防措施的大力宣传（见第57章）。特别值得关注的是性行为，尤其是那些可能想要孩子的年轻人。在乙型肝炎中，通过性交传播的风险很高，但预防性使用乙肝免疫球蛋白，特别是接种疫苗，可以降低患者性伴侣的风险。在丙型肝炎中，性传播的风险可以忽略不计，特别是在一夫一妻制、稳定的性伴侣之间，允许无保护的性行为。对于需要在DAA治疗中加入利巴韦林的罕见的丙型肝炎患者，患者及其性伴侣都应该在治疗期间和治疗后的几个月内采取避孕措施。

治疗建议 [10,21,30,39–40,44,51,61,63]

急性病毒性肝炎

- 保持足够的热量摄入和均衡饮食。少食的耐受性最好，尤其是在早晨。不需要限制食物。
- 确保充分休息，但如果患者感觉有能力保持活动，则无须限制活动。
- 停用可能对肝脏有毒性的物质，尤其是酒精。
- 用消胆胺治疗严重瘙痒。
- 使用非吩噻嗪止吐剂治疗严重恶心和呕吐，如三甲基苯甲酰胺（Tigan）栓剂。
- 如果出现肝细胞功能明显恶化的迹象（如脑病、出血、凝血酶原时间延长），需要入院治疗。当症状严重或者治疗复杂的潜在疾病时，也可以考虑入院治疗，以维持充足的热量和液体摄入。
- 转诊暴发性肝炎患者，考虑行肝移植。对于乙肝患者，可以考虑口服一种抗病毒药物，但不应干扰移植评估。
- 对于急性丙型肝炎患者，应该开始使用一线口服DAA组合之一进行治疗，通常在短暂的观察期（如最多3个月）之后、确定不太可能自发缓解后开始。
- 在发病时和急性疾病期间定期检测转氨酶、凝血酶原时间、胆红素、白蛋白和球蛋白；急性疾病期间应每隔1～4周检测1次转氨酶水平。对于急性乙型肝炎患者，可以在12～24周进行重复的HBsAg检测，以记录病毒清除或持续感染。对有持续性症状或实验室检查异常的患者，每4周复查一次。那些感染和炎症在6～12个月内不能消退及持续出现致残症状的患者，应给予转诊，以进行评估和潜在的抗病毒治疗。

药物性肝炎

- 停用所有可能引起肝炎的药物，并采取支持性措施。
- 避免患者再次使用同一种药物。对乙酰氨基酚肝毒性应使用N-乙酰半胱氨酸治疗。

自身免疫性慢性肝炎

- 定期随访轻度慢性肝炎患者，并重新评估是否有明显恶化的迹象。否则采用对症治疗。类固醇不适用。
- 对于重度慢性自身免疫性肝炎患者（多小叶或桥接样坏死，致残症状，以及转氨酶和球蛋白显著升高），开始服用大剂量泼尼松（每日 60 mg）或联合服用泼尼松（每日 30 mg）和硫唑嘌呤（每日 50 mg）。老年人、糖尿病患者和其他不能耐受长期大剂量类固醇的患者首选联合治疗。由于硫唑嘌呤对生育能力有影响，如果可能的话，有生育计划的年轻人应该避免使用这种药物。
- 在 1 个月的疗程内，每次增加 5 ～ 10 mg 泼尼松，直至达到每日 10 mg（联合硫唑嘌呤每日 50 mg）或 20 mg 的维持剂量。
- 2 周时监测转氨酶、胆红素和球蛋白，然后每 1 ～ 3 个月复查。如果患者正在服用硫唑嘌呤，在初始治疗过程中每月检测血小板和白细胞计数，此后定期复查。
- 在伴有黄疸的严重自身免疫性肝炎中，如果胆红素在 2 周内对治疗无反应，给予转诊以进行可能的肝移植手术。
- 继续维持治疗至少 24 ～ 36 个月，然后考虑尝试停止治疗，并进行为期 6 周的药物逐渐减量治疗。当停用泼尼松后，考虑硫唑嘌呤（2 mg/kg）维持治疗以防止复发。
- 如果在开始治疗后的 2 ～ 8 个月内未有临床改善，即开始重新会诊；可能需要大剂量治疗。
- 复发的治疗与新病例相同。

慢性病毒性肝炎

- 慢性病毒性肝炎患者应避免免疫抑制治疗。
- 对于慢性高复制乙型肝炎和转氨酶升高的患者，考虑使用两种一线口服核苷或核苷类似物聚合酶抑制剂中的一种，恩替卡韦（0.5 mg/d，48 周）或替诺福韦（TDF，300 mg/d 或 TAF，25 mg/d，48 周）。对于实现 HBeAg 血清转换的患者，可以尝试停止治疗；对于保留 HBeAg 的患者，应该继续治疗。对于 HBeAg 阴性的慢性乙型肝炎患者，需要延长治疗时间。专家会诊后制订治疗方案，并在治疗实施和监测方面进行合作。
- 对于慢性丙型肝炎患者，可以考虑口服一种 DAA 一线药物，包括新一代聚合酶抑制剂、蛋白酶抑制剂和（或）NS5A 抑制剂（表 70-3）。在专科专家指导下进行治疗方案的制订、实施和监测。考虑专科医生和基层医疗团队之间的协作治疗。结合跨专业的力量为患者提供最佳的支持。
- 丁型肝炎患者给予每周一次聚乙二醇化干扰素治疗，需要至少 1 年的长期治疗，最好是更长时间。一些患者可能会从几年的治疗中受益。
- 密切监测接受抗病毒治疗的慢性肝炎患者：
  - 对于接受聚乙二醇化干扰素治疗的乙型肝炎患者，每隔 1 ～ 3 个月检查白细胞、粒细胞和血小板计数。每 1 ～ 3 个月检查转氨酶和促甲状腺激素水平。
  - 对于接受乙型肝炎治疗的患者，每个月至每隔几个月监测一次 HBV DNA，并定期及在治疗结束时检测 HBeAg。
  - 对于正在接受丙型肝炎治疗的患者，在治疗前确定 HCV 基因型和纤维化阶段（肝脏弹性或一组评估纤维化阶段的测试，如基于年龄、血小板计数、丙氨酸和天冬氨酸转氨酶水平的 FIB-4）；在基线、治疗第 4 周、治疗结束时（第 8 周或 12 周）和治疗结束后 12 周监测 HCV RNA（以检查持续的病毒学应答，SVR）；治疗后第 4 周的水平可以确定早期复发。在抗病毒治疗有效并实现 SVR 的丙型肝炎患者中，轻中度纤维化（0 ～ 2 期）患者无须额外监测，但在晚期纤维化和肝硬化（纤维化 3 ～ 4 期）患者，即使 SVR 后仍应继续监测肝细胞癌和门静脉高压。接受利巴韦林治疗的患者需要密切监测血细胞比容 / 血红蛋白。
- 患者需要入院寻找肝细胞功能明显恶化的证据。考虑对肝脏失代偿患者早期转诊进行肝移植。

非酒精性脂肪性肝病与 NASH

- 关注潜在代谢综合征的治疗，包括减重、控制高血压、关注高脂血症和糖尿病治疗（见第 26、27、102 和 235 章）。

- 减重是首要目标，因为其与 NAFLD 的消退最相关。
- 建议每周进行 150 分钟的有氧运动，并辅以抗阻训练，这似乎也很有用，但程度不如减重。建议每周进行 5 天中等强度运动（另见第 18 章）。
- 建议采用地中海式饮食，而不是低脂、高碳水化合物饮食。
- 目前不推荐进行药物治疗。
- 对于晚期纤维化患者给予转诊，考虑行肝移植治疗。

附录 70-1

推荐的针对丙型肝炎病毒感染的直接作用抗病毒（DAA）方案（表 70-3）

这些直接作用抗病毒药物的联合方案对大多数患者和病毒基因型有效。它们涉及从一组新一代蛋白酶抑制剂（例如利托那韦增强的哌仑他韦、格佐匹韦、伏西瑞韦）、NS5A 抑制剂（例如奥比他韦、雷迪帕韦、达卡他韦、艾尔巴韦、维帕他韦）和核苷聚合酶抑制剂（例如索非布韦、达沙布韦）中提取的两种和三种药物组合。

格佐匹韦 / 艾尔巴韦（择必达）

蛋白酶抑制剂格佐匹韦和 NS5A 抑制剂艾尔巴韦（不含核苷抑制剂）的单药组合于 2016 年 1 月被批准用于治疗基因 1 和 4 型（表 70-3）。作为更有效的 DAA 组合之一，格佐匹韦 / 艾尔巴韦保留了对抗早期 DAA 组合治疗期间出现的一些与耐药性相关的替代活性。12 周的疗程（每天一次，无论是否进食）就足够了。这种联合疗法推荐作为首选治疗方案的四种 DAA 之一，适用于基因 1 和 4 型、伴或不伴代偿期肝硬化（表 70-3）的初治患者；然而，对于具有基线 NS5A 耐药相关替代艾尔巴韦的基因 1a 型患者，这种 DAA 组合不够有效，不值得推荐；相反，对于这一亚群患者，应选择推荐用于初治患者的其他三种一线 DAA 中的一种（表 70-3）。表 70-3 中总结了格佐匹韦 / 艾尔巴韦和所有一线 DAA 组合的重要特征。

疗效。在 HCV 基因 1、4 和 6 型患者的临床试验中，在初治和既往曾治疗过的患者、无肝硬化或代偿期肝硬化的患者中，使用该 DAA 联合治疗 12 周后，初治患者的 SVR 率在基因 1 和 4 型时为 95% ～ 100%，而少数基因 6 型的患者仅为 80%。对于基因 1a 型且对艾尔巴韦基线耐药的患者，SVR 降至 58%。在有治疗经验的患者中，无论是否加用利巴韦林，接受格佐匹韦 / 艾尔巴韦治疗 12 ～ 16 周的 SVR 率为 92% ～ 98%。基于这些试验，治疗指南将这种 DAA 组合作为初治（基因 1 和 4 型）患者的一线治疗，而不是基因 1a 型和基线艾尔巴韦耐药患者或曾接受过治疗的患者的一线治疗。此外，这种组合对晚期肾功能不全（肌酐清除率＜ 30 ml/min，慢性肾脏病 4 ～ 5 期）患者的疗效相当高（SVR 95% ～ 99%），因此是推荐用于此类患者的两种 DAA 一线组合之一（表 70-3）。

不良反应。这是一个耐受性很好的 DAA 组合。副作用很少且适中。在临床试验中，乏力、头痛和恶心的发生率为 5% ～ 11%，但安慰剂组报告了类似的不良反应。与包括蛋白酶抑制剂在内的其他 DAA 方案一样，在临床试验中，接受这种 DAA 联合治疗的患者中，有一小部分（1%）的 ALT 升高超过正常上限的 5 倍，其在治疗结束后消退。与其他含有蛋白酶抑制剂的 DAA 一样，格佐匹韦 / 艾尔巴韦不应用于失代偿期肝硬化患者（表 70-3）。与所有其他推荐的 DAA 一样，在开始治疗之前，应考虑格佐匹韦 / 艾尔巴韦的药物相互作用（www.hep-druginteractions.org）。

索非布韦 / 维帕他韦（丙通沙）

第一种是目前熟悉的核苷聚合酶抑制剂索非布韦和下一代高效、低耐药性、泛基因型 NS5A 抑制剂维帕他韦（2016 年 6 月批准用于基因 1 ～ 6 型）的组合片剂。这种 DAA 组合是推荐作为一线药物的四种治疗方法之一。无论是否患有肝硬化，也无论病毒基因型如何，它都能有效地治疗初治患者、基因 1 和 2 型的曾接受治疗的患者，以及基因 3 型的难治性曾接受治疗的患者（表 70-3）。此外，这种 DAA 组合被批准用于基因 1 ～ 4 型和 6 型的失代偿期（Child-Pugh B 级）肝硬化患者（www.hcvguidelines.org）。大多数情况下，疗程为 12 周；每日一片，与进食无关。值得强调的是这种联合疗法对难治性患者的疗效，包括那些患有肝硬化和（或）之前干扰素治疗失败的基因 3 型患者。

疗效。在初治的曾接受治疗的非肝硬化患者和基因 1 ～ 6 型的代偿期肝硬化患者中，治疗的 SVR 达到 97% ～ 100%，并被证明优于先前推荐的治疗。在初治患者中，肝硬化患者的 SVR 率为 98%，代偿期肝硬化患者的 SVR 率为 93%。在曾接收过治疗的患者中，非肝硬化患者的 SVR 率为 91%，肝硬化患者的 SVR 率为 89%。在不同基因型的 Child-Pugh B 级失代偿期肝硬化患者（超过 75% 有腹水）中，包括初治患者和曾接受治疗的患者，12 周和 24 周的 SVR 率分别为 83% 和 86%，而加用利巴韦林治疗 12 周的 SVR 率为 94%。双药联用对除基因 3 型外的所有基因型均有效，仅三联用药（包括利巴韦林）12 周对基因 3 型有效（12 周或 24 周 SVR 均为 85%）。

在临床试验中，存在 NS5A 耐药相关替代的预处理不会降低大多数患者的反应性；然而，最常见的 NS5A 替代的肝硬化患者 SVR 较低，为 84%。对于这一亚组，如果选择此 DAA 方案，建议加用利巴韦林。基于这些数据，推荐将索非布韦 / 维帕他韦治疗 12 周作为所有基因型的一线初始治疗，无论是肝硬化患者还是代偿期肝硬化患者，以及曾接受过治疗的基因 1 型和 2 型患者的再治疗（表 70-3）。对于基因 3 型和 2 型的 Child-Pugh B 级失代偿期肝硬化（使用利巴韦林）患者，DAA 联合用药也推荐使用 12 周（如果利巴韦林不能耐受，则双药联合治疗应延长至 24 周）（www.hcvguidelines.org）。

不良反应。临床试验中最常见的症状比较轻微，包括头痛、疲劳、恶心、乏力和失眠（失代偿期肝硬化患者更常见）。与其他含有索非布韦的 DAA 联合用药一样，对于肌酐清除率＜ 30 ml/min 的患者或服用胺碘酮的患者，尤其是使用 β 受体阻滞剂的患者，不推荐索非布韦 / 维帕他韦。质子泵抑制剂（PPI）如奥美拉唑会提高胃液的 pH，从而降低索非布韦的溶解度；该药应该在服用奥美拉唑 20 mg 之前 4 小时与食物一起服用（表 70-3）。与所有其他推荐的 DAA 一样，在开始治疗之前，应考虑索非布韦 / 维帕他韦的药物相互作用（www.hep-druginteractions.org）。

索非布韦 / 维帕他韦 / 伏西瑞韦（沃士韦）

该组合推荐作为一线 DAA 组合，主要用于接受过治疗的患者以及 DAA 初治的肝硬化和基因 3 型患者。由于可用一线 DAA 组合的 SVR 率接近 100%，治疗失败的患者比例逐渐下降。针对之前一线治疗方案未能满足这一需求，2017 年 7 月批准了一种三联疗法，即泛基因型、高效、低耐药性、简单方案的三重组合口服 DAAs：聚合酶抑制剂索非布韦、NS5A 抑制剂维帕他韦和蛋白酶抑制剂伏西瑞韦。对于曾接受治疗的无肝硬化和基因 1 型和 3 ～ 6 型的代偿期肝硬化患者以及 DAA 初治治疗（PEG IFN/ RBV 初治）与基因 3 型肝硬化患者，推荐每日一次随餐服用作为一线治疗，疗程 12 周。

疗效。在接受了 12 周治疗的初治患者中，99% 的患者获得了各种基因型的 SVR（范围 97% ～ 100%）。在既往对含 NS5A 抑制剂的 DAA 方案或不含 NS5A 抑制剂的方案无效的患者中，96% ～ 98% 的患者（46% 的肝硬化患者）在治疗 12 周后实现了 SVR。在既往对含 NS5A 抑制剂的 DAA 联合治疗无效的患者中，非肝硬化患者的 SVR 高于代偿期肝硬化患者（99% *vs*.93%），但对先前不含 NS5A 抑制剂的 DAA 方案无反应的患者，非肝硬化患者和肝硬化患者的 SVR 率难以区分（分别为 98% 和 96%）。在这些试验中，蛋白酶或 NS5A 抑制剂的基线耐药性相关替代物的存在或数量对 SVR 没有任何影响。在另一项试验中，疗程 12 周优于 8 周，尤其是在基因 1a 型患者（SVR 达 92%）。

这种三联疗法推荐用于服用过非 NS5A 抑制剂、含索非布韦的 DAA 方案或含有 NS5A 抑制剂的 DAA 方案失败的基因为 1、3 ～ 6 型的患者，以及既往服用过任何 DAA 方案失败的基因 3 ～ 6

型患者。由于其他四种一线 DAA 组合对治疗初治患者非常有效，因此不建议将索非布韦 / 维帕他韦 / 伏西瑞韦三药 DAA 组合用于治疗初治患者，但基因 3 型（表 70-3）的肝硬化患者除外（www.hcvguidelines.org）。表 70-3 总结了所有一线 DAA 组合的重要特征。

不良反应。在临床试验中，副作用轻微且不常见，如头痛、疲劳、恶心和腹泻，与这些试验中安慰剂组的副作用类似。与其他含有索非布韦的 DAA 组合一样，肌酐清除率＜ 30 ml/min 的患者或服用胺碘酮的患者不推荐使用索非布韦 / 维帕他韦 / 伏西瑞韦，尤其是服用 β 受体阻滞剂的患者；但与其他含有索非布韦的组合不同的是，索非布韦 / 维帕他韦 / 伏西瑞韦可以与奥美拉唑 20 mg（表 70-3）一起服用。就像所有含有蛋白酶抑制剂的 DAA 组合一样，对于中度或重度肝损伤（Child-Pugh B 级和 C 级）的患者，不推荐使用索非布韦 / 维帕他韦 / 伏西瑞韦。与第一代蛋白酶抑制剂相比，索非布韦 / 维帕他韦 / 伏西瑞韦几乎没有临床上重要的药物相互作用；然而，就像所有其他推荐的 DAA 一样，在开始治疗之前应该考虑索非布韦 / 维帕他韦 / 伏西瑞韦的药物相互作用（www.hep-druginteractions.org）。

格卡瑞韦 / 哌仑他韦（艾诺全）

将两种高效、泛基因型、高抗耐药性的 DAA，即蛋白酶抑制剂格卡瑞韦和 NS5A 抑制剂哌仑他韦组合成单片制剂，对所有基因型都非常有效。该药含有这两种 DAA，但每片剂量是每日剂量的 1/3；因此，每日一次 3 片药物与食物一起服用。无肝硬化的初治患者疗程为 8 周，而肝硬化的初治患者和既往曾接受过治疗的患者（非肝硬化或肝硬化）的疗程为 12 周。这种高效的泛基因型 DAA 组合被批准作为丙型肝炎的一线治疗药物，用于治疗初治的、既往曾治疗过的、有或没有肝硬化的患者，包括那些有严重肾损害（慢性肾脏疾病 4 ～ 5 期，肌酐清除率＜ 30 ml/min）的患者（www.hcvguidelines.org）。表 70-3 中总结了格卡瑞韦 / 哌仑他韦和所有一线 DAA 组合的重要特征。

疗效。在初治和既往曾接受过治疗的非肝硬化患者的临床试验中，基因 1、2 和 4 ～ 6 型的 SVR 率为 99.0% ～ 99.7%，基因 3 型的 SVR 率为 95%；对于这些初治的患者，在所有基因型中，治疗 8 周或 12 周的非肝硬化患者的 SVR 率相当。在未接受治疗和既往曾接受过治疗（基于干扰素 / 利巴韦林或索非布韦 / 利巴韦林 ±PEG IFN）的代偿期肝硬化患者中，联合使用 DAA 12 周后，基因 1、2 和 4 ～ 6 型的 SVR 为 99%；而在初治的基因 3 型患者中，SVR 高达 98%。在有或没有 DAA 治疗经验的基因 1 和 4 型肝硬化患者中，治疗 12 周后 SVR 率为 89%，治疗 16 周后 SVR 率为 91%，差异不明显。在既往曾接受过治疗的患者中，以前接受 DAA 治疗的次数和与基线耐药相关的替代数量都降低了疗效。例如，在既往接受单独 NS5A 抑制剂治疗的患者中，SVR 下降到 88%；在既往接受蛋白酶抑制剂和 NS5A 抑制剂治疗经历的患者中，SVR 下降到 79%；在基线 NS5A 抑制剂相关耐药相关替换的患者中，SVR 下降到 83%。因此，在有 DAA 治疗经历和基线 NS5A 耐药相关替换的患者中，这种组合不如索非布韦 / 维帕他韦 / 索非布韦有效（见上文）（译者注：原文如此，译者认为应为索非布韦 / 维帕他韦 / 伏西瑞韦）。无论有无肝硬化，初治或既往接受过治疗的慢性肾脏病 4 或 5 期（肌酐清除率＜ 30 ml/min）患者，所有基因型的 SVR 率均为 98%。

不良反应。这种组合耐受性良好。在临床试验中，最常见的副作用比较轻微，包括头痛、疲劳、腹泻和恶心。在未对乙型肝炎给予抗病毒治疗的情况下，使用任何 DAA 治疗丙型肝炎都可能导致 HBV 和 HCV 重叠感染患者的 HBV 被重新激活（某些病例导致暴发性肝炎、肝衰竭和死亡）（见下文）。与其他含有蛋白酶抑制剂的 DAA 一样，格卡瑞韦 / 哌仑他韦不用于失代偿期肝硬化（Child-Pugh B 级和 C 级）患者，这些 DAA 可导致 ALT 活性升高，并在晚期疾病患者中并发肝功能失代偿。然而，这种联合用药是对严重肾损害患者（肌酐清除率＜ 30 ml/min）有效且安全的两种一线药物之一（表 70-3）。像所有其他推荐的 DAA 一样，在开始治疗之前，应考虑格卡瑞韦 / 哌仑他韦的药物相互作用（www.hep-druginteractions.org）。

（姜 娟 翻译，王晶桐 审校）

第71章

肝硬化和慢性肝衰竭的管理

KARIN L. ANDERSSON

肝硬化在很大程度上是一种不可逆的慢性肝损伤状态。其最好的治疗方法是预防，也就是说基于疾病发现和治疗可治性的病因（如慢性肝炎、慢性酒精滥用、血色病以及原发性胆汁性肝硬化等）（另见第57、70和228章）。即使在发病不久后，如果及时消除引起肝细胞损伤的诱因，预防或治疗并发症，患者也能保持无症状自理状态。尽管肝硬化通常需要专科医生的诊治和帮助，但基层全科医生仍然承担长期管理的责任，他们需要进行对因治疗以及针对腹水、外周水肿、脑病、感染、出血、肾功能不全和电解质失衡等并发症的治疗。随着肝移植的出现，对终末期肝病患者适当转诊进行肝移植治疗，其预后可得到明显的改善。

病理生理学、临床表现和病程[1-9]

病理生理学

肝脏组织进行性纤维化可导致门静脉高压，随后发生静脉分流和腹腔液体潴留，导致腹水、外周水肿、静脉曲张、脑病和肝肾综合征。死亡的主要原因是静脉曲张破裂出血和感染。不仅仅是病毒性肝炎和血色病患者，所有病因所致的肝硬化患者患肝细胞癌的风险也会增加。

腹水

腹水的产生机制复杂，由神经激素和生理反应相互作用产生，其机制尚不完全清楚。长期以来认为门静脉高压是一个关键因素，但更多的关注是局部产生的一氧化氮的作用。一氧化氮是一种有效的血管舒张剂，作用于内脏动脉床，降低内脏动脉压力。随着肝硬化和门静脉高压的进展，内脏血管舒张程度的增加足以降低全身血压，从而引发钠潴留。门静脉高压、液体潴留以及内脏动脉舒张多种因素导致肠血管床的毛细血管压增高，进而导致腹腔液体的积聚。

根据腹腔液体的扩张程度和对利尿剂治疗的反应，可以对腹水进行分类。

中等量腹水。患者可能会出现轻度到中度的不适，但不会出现腹水迅速增加或严重干扰日常活动。有一定程度的钠潴留，但水排出功能和肾功能通常保存良好，因此血清钠和肌酐水平保持正常，对利尿剂治疗的反应良好。

大量腹水。大量腹水的特征是腹腔液体进一步积聚，可引起明显的不适症状，影响到患者的日常活动。钠排出量减少（尿钠< 10 mEq/L），腹水迅速增加。肾功能和排水功能仍可保留，但对利尿剂的反应降低，需要大剂量的利尿剂治疗（见后文讨论）。

难治性腹水。在这个阶段，大剂量利尿剂治疗无效，或者如果有效，与脑病、低钠血症或肝肾综合征等并发症相关。有指征进行腹腔穿刺快速放腹水，此法同样也适用于由利尿剂引起的低钠血症、高钾血症和氮质血症的患者。

肝性脑病

肝性脑病被认为是肠源性的有毒物质由于门体静脉系统分流和肝细胞功能障碍而逃脱肝脏解毒作用的结果，这些物质包括氨、苯二氮䓬类物质、巯酚、苯酚、神经抑制剂、假神经递质和短链脂肪酸。

对于无特异性肝性脑病临床表现的患者，诊断时需要排除导致精神状态改变的其他原因（如某些治疗药物、颅内出血、肾衰竭）。血氨水平升高与肝性脑病的发生相关，但也常见于无意识障碍的慢性肝脏疾病患者。在没有脑病的情况下，不需要治疗。应仔细监测静脉血氨水平，但应注意因抽血时绑止血带的时间过长，可能会出现假性血氨升高。动脉血清氨水平对急性肝衰竭具有重要意义。对脑病患者的最好评估是有无扑翼样震颤，以及进行常规的精神状态检查如描摹五点星和签名测试，而不是一系列的血氨水平监测。

静脉曲张出血和凝血障碍

食管静脉曲张是门静脉高压导致门体系统分流的结果。食管静脉曲张出血的发生率为 20% ~ 30%，预后较差。静脉曲张出血患者中有 1/3 可能在最初住院期间死亡，1/3 的患者在出血后 6 周内再次出血，1/3 存活 1 年或以上。凝血功能障碍可加重出血的症状，原因是肝蛋白质合成功能降低和血浆蛋白分解活性增加而导致的维生素 K 依赖性凝血因子（Ⅱ、Ⅶ、Ⅸ和Ⅹ）减少。此外，由脾功能亢进引起的血小板减少可能会使出血加重。

肝肾综合征

肝肾综合征在进展性肝病的情况下发生，因全身灌注不足引起严重的肾血管收缩所致。临床特征是血清肌酐升高，尿钠丢失小于 10 mEq/L，无尿蛋白丢失和出现高渗尿。其发病预示着预后不良（Ⅰ型中位生存期为小于 1 个月），通常由自发性细菌性腹膜炎引起的。Ⅰ型肝肾综合征与血清肌酐快速升高和进行性少尿相关；Ⅱ型肝肾综合征表现为更缓慢的临床进程，血清肌酐升高程度不明显，常与利尿剂难治性腹水和低钠血症相关。

肝细胞癌

肝硬化患者发生肝细胞癌的风险增加，特别是那些有基础疾病如慢性病毒性肝炎和血色素沉着病的患者。每年有多达 3% ~ 5% 的肝硬化患者会发展为肝细胞癌。丹麦人口研究的数据显示，其与酒精性肝硬化相关的风险较低（5 年为 1%）。早期发现的肝癌可以通过肝移植、手术切除或局部消融治疗达到有效治疗的目的。然而，对生存率的影响是可变的，很大程度上取决于所患肝病类型的预后。

自发性细菌性腹膜炎

随着细菌从肠腔扩散到区域淋巴结、血液和腹水，每年约有 10% 的腹水患者会出现自发性细菌性腹膜炎的并发症。最常见的病原体是大肠埃希菌。腹水中多形核白细胞计数大于 250 个 / 毫升具有诊断意义。革兰氏染色通常为阴性，而且腹水的培养结果也是阴性的。自发性细菌性腹膜炎发病后预后较差，肝肾综合征的风险也会增加，1 年内复发率为 70%。

临床表现和病程

如果患者最初的临床表现为肝硬化晚期并发症，如静脉曲张急性消化道大出血或肝性脑病，其发病可能是急重症。在诊室环境下，患者可能会感觉轻度疲劳、易擦伤、轻度腹胀或新发现的双侧踝部水肿。随着门静脉高压的进展，体格检查可能有阳性体征，如脾大、腹部膨隆伴移动性浊音阳性以及明显的腹壁静脉曲张，并且还有慢性肝功能受损的征象，包括肝掌、掌腱膜挛缩（Dupuytren 挛缩）、蜘蛛痣、腮腺和泪腺肥大、男性乳房发育、睾丸萎缩、腋毛和阴毛脱失，以及杵状指。常规肝功能检查中可以没有特异性异常表现，但凝血酶原时间（PT）延长和血清白蛋白下降是肝细胞合成损伤的最佳指标。因为肝细胞合成的凝血因子血清半衰期短（如 7 天），所以首先出现的是 PT 延长。由于血清白蛋白的半衰期较长（28 天），血清白蛋白随后出现下降。

在不采取治疗阻止进一步肝损伤的情况下，则预后不良。代偿期肝硬化的平均预期寿命为 10 ~ 13 年，如果失代偿则减少至 2 年。发病 10 年后，发生肝硬化不良后果的可能性很大：腹水为 47%，脑病为 28%，胃肠道出血为 25%。再过 3 年，超过 1/3 的肝硬化患者出现食管静脉曲张。每年肝细胞癌的风险为 3% ~ 5%，丙型肝炎和血色素沉着病所致的肝硬化发生肝癌的风险最大。腹水的发病与 50% 的 2 年死亡率相关，静脉曲张出血的短期死亡率为 35%，肾功能恶化的 2 年死亡率为 33%。

肝硬化患者死亡的主要原因是静脉曲张出血和感染。此外，肝细胞癌也是导致死亡的常见原因。无论病因如何，出现腹水、脑病、高胆红素血症、静脉曲张出血、肝肾综合征和低白蛋白血症都是预后不良的征象。另外，也会受到其他因素的影响。

非酒精性脂肪性肝病（NAFLD）当仅限于肝脂肪变性（脂肪肝），没有炎症或细胞损伤的证据时，患肝硬化的风险很小；但有非酒精性脂肪性肝炎（NASH）或纤维化证据的人，发生肝硬化的风险要大得多。肝硬化的危险因素包括持续肥胖合并代谢综合征、年龄大于 45 岁、高血糖加重或发展为糖尿病、血小板计数小于 160 k（译者注：16×10^9/L，正常为 100 ~ 300×10^9/L）、血清白蛋白降低、AST/ALT 比值大于 1.0。发生肝硬化的确切风险尚不确定，但在那些接受活检的患者（选定人群）中，大约有 1/4 发生了进行性肝损伤。预后随着减肥和生活方式的改变而改善。

对于酒精性肝病，持续饮酒发生肝硬化的概率为 80%，而完全戒断则将风险降低到 15%。即使在酒精性肝硬化发生后，生存率仍会继续受到酒精摄入的影响。戒酒的患者 5 年生存率为 60% ～ 85%，而继续饮酒的患者 5 年生存率为 40% ～ 60%。黄疸或腹水的出现进一步降低了 5 年生存率（饮酒者为 30%）。戒酒可将 3 年生存率提高到 65%，而继续饮酒的肝硬化患者 3 年生存率为 0。

对于原发性胆汁性胆管炎（肝硬化），平均生存期从症状出现后算起大约为 12 年，而无症状患者的生存期接近正常。在病毒性肝炎和自身免疫性肝炎患者中，肝硬化可能从亚临床状态到慢性活动性肝炎隐匿发展多年。这些情况的预后明显不同。一般来说，代偿期肝硬化的中位生存期约为 12 年，而失代偿期肝硬化的中位生存期仅为 2 年。

对于慢性丙型肝炎，随着直接抗病毒治疗的出现，其生存率已显著提高，已发展为肝硬化的患者亦如此（见第 70 章）。

对于肝豆状核变性（Wilson disease），儿童发病早与预后较差有关，治疗可以阻止该病进展为肝硬化，并与正常人的寿命相同。

诊断、鉴别诊断、病因检查和预后[1,5,7,10–27]

肝硬化的诊断

及早识别早期肝硬化较为困难，因为早期患者没有临床表现或症状轻微，实验室检查结果无特异性。肝活检是最直接的诊断手段，但评估肝纤维化的的评分系统综合了部分临床表现和实验室结果，显示了实际的预测价值。在许多情况下，它有助于对患者进行风险分层，避免进行侵入性活检。

体格检查和实验室检查结果可提供适度的诊断信息，但也可能到疾病晚期才出现相应表现。与肝硬化最大似然比（likelihood ratios，LRs）的相关因素有腹水（LR，7.2）、血小板计数小于 160 k（LR，6.3）和蜘蛛痣（LR，4.3）。同样有意义的是持续的肝细胞和（或）胆汁淤积性损伤的肝生化指标异常（例如血清白蛋白降低、PT 延长以及血清碱性磷酸酶、直接胆红素、间接胆红素和转氨酶升高）。然而，其中任何一项指标的单独异常都不能确定诊断。

开发联合应用临床表现和实验室检查结果的评分系统，为肝纤维化严重程度和肝硬化发生风险的评估提供了可能。常用的有波纳西尼肝硬化鉴别评分（Bonacini cirrhosis discriminant score）[结合丙氨酸转氨酶（ALT）/ 天冬氨酸转氨酶（AST）比值、血小板计数和国际标准化比值（INR）]，比使用个别项目对肝硬化提供了更高的预测价值（LR，9.4）。APRI（Aspartate Aminotransferase to Platelet Ratio Index，即天冬氨酸转氨酶与血小板比值）是一种简单的测量 AST- 血小板比值的方法，具有更适用的预测价值。

传统的超声、计算机断层扫描（CT）和磁共振成像（MRI）进行的肝脏成像有助于识别肝硬化，但临床肝硬化的识别更多是通过其相关的临床表现（例如解剖学肝脏变形、脾大、门静脉增宽和腹水），而不是通过直接的肝纤维化影像。肝影像学检查的敏感性并不是特别高（50% ～ 80%），而且在疾病早期敏感性最低。

肝脏弹性成像是一种无创检查，利用纤维化引起的肝脏硬度的变化检测肝脏，有助于对肝纤维化病变进行分期。超声和磁共振技术的发展提高了肥胖患者纤维化进展情况的检测能力。当病因不明时，弹性成像特别有用，可以进行纤维化分期以指导治疗决策，例如丙型肝炎（详见第 70 章）。

在某些情况下，特别是需要对肝纤维化进行分期时，需要进行经皮肝活检，以为治疗决策提供信息，除非出血的风险增加（如 PT INR ＞ 1.5，血小板计数＜ 5 万）。随着弹性成像技术的出现，使进展性和非进展性肝纤维化的无创检测成为可能。肝活检作为一种确定分期方式的需求已经减少（详见第 62 章、附录 62-1 和第 70 章）。

相关病因的鉴别诊断和检查

乙型和丙型肝炎、酒精性肝病和 NASH 占大多数病例，而 NAFLD/NASH 的发生率越来越高，有可能成为潜在的重要致病因素。自身免疫性肝炎、血色素沉着病、原发性胆汁性胆管炎（肝硬化）和肝豆状核变性是少见的病因。大多数肝硬化和慢性肝衰竭的表现是非特异性的，但少数病因的最初临床表现和诊断方法值得注意，因为这些疾病的患者可以从早期识别和治疗中获益。

酒精性肝病

早期肝损伤可能表现为脂肪浸润引起的肝大和转氨酶水平轻度升高。天冬氨酸转氨酶（AST）与丙氨酸转氨酶（ALT）的比例大于2∶1是酒精性肝损伤的特征，特别是在γ谷氨酰转肽酶（GGT）升高的情况下。肝硬化进展的危险因素包括长期过量饮酒、女性、同时发生丙型肝炎病毒感染。同时使用对乙酰氨基酚（即使是正常剂量）和过量酒精会增加肝损伤的风险，特别是当患者存在营养不良时。胃炎和上消化道出血是酒精过量的常见后果，是可能出现的临床表现。饮酒史强烈支持诊断（见第228章）：男性每周饮酒超过21标准杯，女性超过14标准杯（译者注：美国定义为1标准杯含有14 g纯酒精，WHO定义为1标准杯含有10 g纯酒精）。

非酒精性脂肪性肝病/非酒精性脂肪性肝炎（详见附录62-1和第70章）

直到病程晚期，患者才出现症状。肥胖且不饮酒的患者通常是偶然发现转氨酶轻度升高或在腹部影像上发现肝体积增大才做出诊断。鉴别诊断需要排除酒精过量，并通过血清学检查排除其他肝脏疾病的病因。也有可能需要进行肝活检以确诊。NAFLD纤维化评分——一个风险评分系统（详见第70章和附录62-1）可以帮助分层，选择高危和最适合的患者进行肝活检。该指数包括肝硬化的主要危险因素（年龄＞45岁、BMI、胰岛素抵抗或2型糖尿病、血小板计数、血清白蛋白和ALT/AST比值＞1.0）。将NAFLD纤维化评分与弹性成像相结合，有望实现无创的方式进行疾病诊断及风险分层，从而减少对肝活检的需求。

慢性病毒性乙型肝炎和丙型肝炎

参见第70章。

血色素沉着病（详见附录62-1）

患者可能多年无症状，偶尔可见转氨酶水平轻度升高。最初的症状包括非特异性疲乏和关节痛。发病5或6年后，开始出现多器官衰竭的报警症状，如呼吸困难、糖耐量受损、关节炎和性腺功能障碍，以及其他肝硬化和慢性肝细胞功能障碍的临床表现。皮肤可能因慢性铁沉积呈现石灰色或青铜色。受累关节（如掌指关节、膝关节）的影像可能表现为软骨钙化病。最好的初始试验是血清转铁蛋白饱和度（铁与总铁结合力之比）和铁蛋白。血清转铁蛋白饱和度百分比＞55%，铁蛋白水平＞300 μg/L（女性＞200 μg/L）强烈提示本病的诊断。使用45%的截止值进行直接基因检测增加了检测的敏感性。当血清铁蛋白超过1000 μg/L时，应进行肝活检；血清铁蛋白在较低水平时，肝纤维化的风险似乎最小。血清铁蛋白定量和转铁蛋白饱和度的测定是诊断最好的检查。治疗可以预防疾病的进展（见后文讨论）。

原发性胆汁性胆管炎（肝硬化，见第62章）

该疾病早期唯一的临床表现可能是偶然发现的碱性磷酸酶轻度升高（见附录62-1）。随着病程进展，特征性的表现为中年妇女伴有疲乏和瘙痒，以及血清碱性磷酸酶不成比例地升高，提示胆汁淤积。肝大可能是其首发表现。高密度脂蛋白胆固醇升高以及IgM抗体滴度可能升高。约90%的病例中发现针对胆管分支细胞的抗线粒体抗体（AMA），是胆管炎的特征性改变。其他自身免疫性疾病可能与该疾病并存（如干燥综合征、桥本甲状腺炎）。由于AMA强阳性具有很强的预测价值，美国肝病研究协会（AASLD）指南建议可以在没有肝活检的情况下做出原发性胆汁性胆管炎（PBC）的诊断。

肝豆状核变性

该病多见于年轻人（＜40岁），可能出现神经精神症状和轻微的肝功能异常。眼部检查发现K-F环（Kayser-Fleischer ring）可能是本病的重要提示。血清铜蓝蛋白明显减少和尿铜排泄量增加是其特征。血清铜蓝蛋白水平极度降低（＜50 mg/L或＜5 mg/dl）应作为诊断的有力证据，略低于正常水平表明有必要进行进一步的评估。血清铜蓝蛋白在正常范围内并不能排除诊断。

预后评估

预后取决于潜在疾病的性质、严重程度和活动性（表 71-1）。传统的预后指标即 Pugh 改良的 Child-Turcotte 预后分级（Pugh modification of the Child-Turcotte prognostic classification），包括使用脑病分级、腹水程度、胆红素、血清白蛋白和 PT 指标。但这个指标已经被用来确定需要进行肝移植的终末期肝病模型（model for end-stage liver disease，MELD）或是 MELD- 钠（MELD-Na）所替代。该模型可预测 3 个月死亡率，并根据基于血清胆红素、肌酐和 INR 的结果为移植者分配优先评分（表 71-2）。

表 71-1 肝衰竭分类系统：Child-Pugh 肝失代偿分类

临床特征	分类		
	1	**2**	**3**
脑病分级	0	1 ～ 2	3
腹水	没有	轻度	中度
胆红素（mg/dl）	1 ～ 2	2 ～ 3	> 3
白蛋白（g/dl）	> 3.5	2.8 ～ 3.5	< 2.8
PT 延长（s）	1 ～ 4	5 ～ 6	> 6

From Pugh RN，Murray-Lyon IM，Dawson JL，et al. Transection of the oesophagus for bleeding oesophageal varices. Br J Surg 1973；60：646-649. Copyright © 1973 British Journal of Surgery Society Ltd. Adapted by permission of John Wiley & Sons，Inc.

表 71-2 终末期肝病模型

终末期肝病模型（MELD）评分 = 6.43 + 9.57 × log(肌酐) + 3.78 × log（胆红素）+ 11.2 × log（INR）

评分以 6 ～ 40 的整数表示，分数越高，3 个月死亡率越高。

INR，国际标准化比值。

Adapted from Wiesner R，Edwards E，Freeman R, et al. Model for end-stage liver disease（MELD）and allocation of donor livers. Gastroenterology 2003；124：91. Copyright © 2003 Elsevier. With permission.

管理原则 [1,4,7,11,16,18,21,26-52]

针对病因、临床表现和并发症的治疗是肝硬化和慢性肝衰竭治疗的基本要素，同时还可以保护肝脏免受进一步损伤。当治疗方案中的所有因素被干预后，本病的结局可以得到改善。

基础病因和加重因素的治疗

酒精性肝硬化和饮酒

持续饮酒可使预后明显恶化，而完全戒酒可显著改善预后（见之前的讨论）。无论对酒精性肝硬化患者，还是对其他形式的肝硬化患者，完全戒酒是主要的治疗方法。许多常用于维持戒断的药物在有肝硬化的情况下需要谨慎使用，在肝衰竭时可能是禁忌。在随机试验中，巴氯芬的超说明书使用作为肝硬化和酒精性疾病患者行为检查的手段已被证明是有用和安全的（见第 228 章）。保持良好的营养摄入，每日补充多种维生素（包括每日 1 mg 叶酸），以及纠正缺铁或电解质缺乏都是重要的辅助措施。目前仍在寻找可能阻止肝纤维化和促进肝细胞再生的药物。糖皮质激素可提高急性酒精性肝炎患者的短期生存率，但在失代偿性酒精性肝硬化中几乎没有价值。已经完全和永久戒酒的患者才考虑肝移植治疗。

血色素沉着病

静脉放血除铁可能降低肝硬化的风险，提高生存率，但缺乏对照试验的数据。非对照的观察性研究表明，如果在肝硬化或糖尿病发病前就开始静脉放血治疗，血色素沉着病患者可能会达到正常的预期寿命。疲乏、糖耐量受损和肝功能异常似乎通过静脉放血得到改善。基于这些观察，建议患者每周或每月 2 次放血 500 ml，在病程早期进行，直到血清铁和铁蛋白水平降至正常，或直到铁去除速度受到贫血的限制。随后根据定期血清铁蛋白测定的结果进行静脉放血。还建议限制富含铁的食物（红肉、铁强化谷物和其他食物）、铁和维生素 C 补充剂以及其他矿物质补充剂（如锌和锰）的摄入量。患者应避免进食生的或未煮熟的贝类，因为铁超载增加了创伤弧菌（*vibrio vulnificus*）严重感染的风险。

非酒精性脂肪性肝病和肥胖

减重被认为是改善 NAFLD 患者肝功能和组织学检查结果的最佳方法。逐渐减轻体重（不超过 2 磅 / 周）似乎可以明显改善脂肪肝的组织学表现，但更快速的减重可能会使病情加重。小规模和短期研究表明，药物干预可能会带来益处，但对照、前瞻性试验仍有待进行。在糖尿病患者中，噻唑烷二酮类药物可以改善脂肪性肝炎，但通常以体重增加和心力衰竭风险增加为代价；二甲双胍可以改善肝功能的实验室检查结果，但似乎不能改善预后。建议加强对糖尿病和高脂血症的控制，但其益处仍有待确定。在一项脂肪性肝炎治疗的随机试验中，800 IU/ml 剂量的维生素 E 对改善脂肪性肝炎的疗效有统计学意义，但临床上仅有些许改善，而高剂量的摄入与全因死亡率的增加相关。更有侵入性的减重技术如减重 Roux-en-Y 胃旁路术或袖状胃切除术，有助于阻止病情进展，应考虑用于有明显肥胖、严重肝纤维化或早期肝硬化的患者，这些患者无法改变肥胖或糖尿病的危险因素。

原发性胆汁性胆管炎

疾病早期阶段应用药物治疗能够改变预后。瘙痒和脂肪吸收不良的治疗是另一个重点。

熊去氧胆酸。熊二醇（熊氧去胆酸）是一种利胆药物，可改善生化指标，减缓疾病进展，降低肝硬化风险，提高生存率。大多数患者至少有部分缓解，近 30% 的患者可有明显获益。使用 4 年后，死亡风险和肝移植的需要显著降低。在每日剂量为每公斤体重 12 ～ 15 mg 的情况下，该药物已被证明是安全有效的。对肝硬化的益处可能更为有限。副作用很小，包括脱发、体重增加、腹泻和腹胀。

奥贝胆酸、秋水仙碱和甲氨蝶呤。对于对熊去氧胆酸没有足够反应或不耐受的患者，法尼斯类 X 受体激动剂奥贝胆酸是最近批准的原发性胆汁性胆管炎二线治疗方法。最近对奥贝胆酸的随机研究表明，其作为替代治疗的结果是可以明显降低血清碱性磷酸酶。该药会导致相当一部分患者出现瘙痒。晚期肝病需要显著减少剂量，即使是常规每日给药剂量也会导致死亡。秋水仙碱（0.6 mg，每日 2 次）未获 FDA 批准用于原发性胆汁性胆管炎，但已用于熊去氧胆酸治疗失败的患者。虽然秋水仙碱疗效弱于熊去氧胆酸，但可以减少主要并发症风险和减少肝移植的需要。甲氨蝶呤是一种三线治疗药物，用于治疗熊去氧胆酸、奥贝胆酸和秋水仙碱病情控制不佳的疾病。它在小部分患者中实现了组织学、生化和临床缓解，但是否能提高生存率仍有待确定。不良反应包括间质性肺炎和肝纤维化（见第 156 章）。肝移植显著提高了终末期原发性胆汁性胆管炎的生存率（5 年时为 82%），30% 的病例在 10 年后复发。

瘙痒的治疗。与此相关的严重瘙痒可通过随餐口服消胆胺 4 g/d 来缓解。利福平（150 mg，每日 2 次）用于对胆固醇胺无效的患者。难治性瘙痒对阿片类受体拮抗剂（如纳曲酮）有反应。

脂肪吸收不良并发症的治疗。由于小肠胆盐浓度低，使得脂肪的吸收减少，这些患者特别容易出现脂溶性维生素的缺乏。因此，他们可能需要补充维生素 K（口服 10 mg 或皮下注射，每 4 周一次）、维生素 D（50 000 单位，每周口服 2 ～ 3 次，或肌内注射 100 000 单位，每 4 周一次）和口服钙剂（每日 1 g），并且需要补充维生素 A（每日口服 25 000 单位）。对维生素 A 无反应的夜盲症可能是由于锌缺乏，可口服硫酸锌（220 mg/d）治疗。对于脂肪泻的患者，中链甘油三酯制剂常常有助于脂溶性维生素的吸收。

继发性胆源性肝硬化

减轻胆管的阻塞或者阻塞胆管旁路的建立，可以阻止继发性胆源性肝硬化的发生（见第 62 章）。

慢性肝炎

非病毒性、自身免疫性慢性肝炎可使用皮质类固醇 / 硫唑嘌呤治疗。慢性丙型肝炎病毒可以口服直接作用于该病毒的抗病毒药物 8 ～ 12 周进行根除。慢性活动性乙型肝炎可以通过多种口服抗病毒药物进行控制（见第 70 章）。

肝豆状核变性

本病对 D- 青霉胺、曲安汀甚至醋酸锌治疗有应答。由于这些药物有潜在的严重副作用和由之而来的严重后果，其使用应与有该药物使用经验的肝病专家共同决策，并且需要终生治疗。

并发症的治疗

腹水和水肿

门静脉高压、低白蛋白血症、继发性高醛固酮增多症和游离水清除障碍，导致腹水和外周水肿，查体可表现为有液波震颤、移位性浊音和外周水肿。腹部超声可用于确诊和排除有关肝静脉或下腔静脉肝区的静脉闭塞性疾病（布 - 加综合征），或门静脉血栓形成，这是肝硬化失代偿的常见原因。还应进行横断面成像检查，以排除肝细胞癌（是导致肝功能失代偿的原因）。腹水本身并不危险，但它会引起腹部不适和呼吸受限；在这种情况下，腹水应该进行治疗。难治性腹水的发生是一个预后不良的标志，也是考虑肝移植的一个指征。

初步评估。对于新发腹水、肝功能或肾功能恶化、发热或脑病加重的患者，需要进行诊断性腹腔穿刺术以排除感染和恶性肿瘤。血清 - 腹水白蛋白梯度（血清白蛋白浓度减去腹水白蛋白浓度）有助于区分门静脉高压与其他原因所致的腹水，特别是在腹水白蛋白浓度较高时。梯度大于 1.1 mg/dl 提示门静脉高压。腹腔穿刺液也应送去进行细胞学检查、细胞计数和培养。在开始利尿剂治疗前，应测量血压并检测肾功能（血尿素氮、肌酐）、血清电解质和尿钠。

中量腹水的管理。患者通常可以在门诊基础上进行管理。限钠和利尿剂治疗通常可以控制腹水。

限制钠和液体的摄入。减少每日膳食中钠的摄入量是首要任务。首先从 2 g 钠饮食开始，这是最大限度地平衡限钠饮食和饮食适口性之间适中的办法。充分的营养是至关重要的。在没有脑病的情况下，建议每日至少摄入 50 g 蛋白质。禁止过量饮水。出现继发性低钠血症时，游离水应限制在 1000 ~ 1500 ml/d。有效的限盐限水计划需要患者和家庭认真配合。营养师可提供宝贵的指导意见。指导患者每日监测体重。由于胃肠道胀气会影响腹围变化，腹围指标对于判断腹腔液体的丢失是不太可靠的。卧床休息并没有额外的好处。

利尿剂。腹水的治疗通常需要利尿剂，特别是对于在限盐 1 周后没有出现自发利尿的患者。尿钠测定有助于指导利尿剂的选择，特别是在没有体重下降时。螺内酯（醛固酮抑制剂）是首选药物，特别是当初始尿钠浓度大于 30 mEq/L 时。螺内酯可抑制门静脉高压导致的醛固酮增多症，并对抗肝硬化腹水患者常见的低钾性碱中毒。其利尿作用温和，不太可能导致快速的血容量下降。螺内酯的初始剂量为 50 ~ 100 mg/d，可顿服。如果 1 周内不出现利尿作用，每 4 或 5 天调整剂量，每日剂量可增加 50 ~ 100 mg，到最多每日 200 ~ 400 mg（高剂量可能导致高钾性酸中毒），或添加袢利尿剂。治疗目标是在外周水肿的情况下，体重下降不超过每日 2 磅（2 1b/d）（译者注：11b=0.45 kg），如果外周水肿消退，体重下降不超过 1 lb/d。

如果中等剂量的螺内酯不能起到足够的利尿和减轻体重的作用，并且腹水量仍然很大，可以添加袢利尿剂，如呋塞米（从 20 ~ 40 mg/d 开始）。只要尿钠不低于 10 mEq/L，袢利尿剂的剂量就可以增加（例如呋塞米加至 80 ~ 160 mg/d）。体重和尿钠都需要密切监测。螺内酯 100 mg 与呋塞米 40 mg 的比例通常能起到有效的利尿作用，同时最大限度地减少高钾血症的发生。

大量腹水的管理。如果腹水量很大，可以选择大剂量利尿剂治疗（400 mg/d 螺内酯和 160 mg/d 呋塞米）和腹腔穿刺大量放腹水。在利尿剂治疗前，可能需要进行一次大量腹腔穿刺放腹水，以控制张力性腹水。

大量腹腔穿刺放腹水。腹腔穿刺放腹水的同时静脉输注白蛋白（按 8 g/L 消除的腹水量），一次可以清除 4 ~ 6 L 腹水，并且也降低了发生低血容量、低钠血症和肝肾综合征的风险。尽管没有证据表明白蛋白的使用可以提高生存率，但白蛋白优于其他血浆扩容药物。低容量的放腹水如 2 ~ 3 L，可能不需要输注白蛋白。大量放腹水的效果与经颈静脉肝内门体静脉分流术（transjugular intrahepatic portosystemic shunting，TIPS）相当，但费用可能更低，尽管需要每隔 7 ~ 30 天进行频繁的手术来清除再积聚的腹水。正常操作时肠穿孔和感染的风险很低。如果 INR 不超过 1.6，出血风险也很低。

大剂量利尿剂治疗。当使用大剂量利尿剂治疗时，需要非常小心，以免引发肾衰竭、低钾血症、低钠血症和肝性脑病。在 24 小时内可安全运转的最大腹水量为 700 ~ 900 ml，合并外周水肿的运转速度可以更快一些。换而言之，单纯腹水患者每日体重减少 1 磅，同时有腹水和外周水肿的患者每日体重减少 2 磅。每日体重减少超量提示利尿过度，并存在低血容量的风险，将导致肝肾综合征和脑病的发生。如果尿钠下降到小于 10 mEq/L，继续使用袢利尿剂治疗帮助甚微，有可能带来危害。

难治性性腹水的管理。治疗方案包括反复的大量腹腔穿刺放腹水，结合白蛋白输注以及进行门体分流术治疗。

经颈静脉肝内门体静脉分流。在控制腹水方面，TIPS 可以替代大量放腹水，但较连续腹腔穿刺放腹水费用昂贵、更具创伤性，出现肝性脑病的风险更高。TIPS 包括血管成像下将支架从肝静脉分支通过肝实质植入门静脉分支。优点是消除了重复穿刺的需求，并可能改善疾病相关的病理生理学。TIPS 后发生肝性脑病的风险为 20% ～ 30%。大多数病例可以进行药物治疗。长期来看，TIPS 存在支架狭窄的风险，但现在有了新的分流术，出现狭窄的风险较低。对于那些有大量放腹水并发症和 MELD 评分低到中度（通常为 20 分或更少）的患者，TIPS 是一个很好的选择。既往有严重肝性脑病病史的患者不应考虑 TIPS。

监测。血尿素氮、肌酐、血清电解质和尿钠的监测有助于指导治疗。一些有肾损害的肝硬化患者没有表现出血清肌酐升高（被认为与肝脏肌酐合成减少有关），这可能使其肾脏情况的监测复杂化。可能还需要进行其他肾功能的检测。尿钠测定可以指导袢利尿剂的使用，特别是对那些很容易对利尿剂治疗失败的患者。每日测量体重是必不可少的。尿排出量也是一种有用的测量方法，但在门诊条件下可能很难实行。排尿量下降并伴有直立性低血压（从仰卧位到站立位时脉搏加快，血压下降）提示低血容量。数百毫升的等渗液体输注引发排尿量的一过性增加可以确认低血容量的存在。

自发性细菌性腹膜炎

大多数自发性细菌性腹膜炎（spontaneous bacterial peritonitis，SBP）患者需要住院，进行静脉抗生素治疗（通常是第三代头孢菌素）。此外，白蛋白（1.5 g/kg 体重）输注可用于治疗 SBP，以对抗肝肾综合征的高风险，特别是在肝肾功能不全的患者。与 SBP 相关的复发和死亡率很高，需要对 SBP 次生并发症进行二级预防，最常见的是氟喹诺酮类药物（如诺氟沙星 400 mg/d）或甲氧苄啶/磺胺甲噁唑（单倍剂型，每日一片）。这两种药物也可用于腹水蛋白水平低于 1 g/dl 并伴有黄疸或肾功能不全的 SBP 患者的初级预防。通过预防措施可提高生存率，但可发生耐药性 SBP。在 SBP 发作后，持续使用 β 受体阻滞剂可能会增加其药物不良反应的风险，应该进行充分评估。

因急性静脉曲张出血住院的患者死亡率较高，部分原因是初次出血后出现感染性并发症。一些试验显示静脉注射第三代头孢菌素治疗已被证明可以降低 SBP 次生疾病和肝肾综合征的风险。因此，所有入院的肝硬化和胃肠道出血患者均应使用抗生素治疗。

肝性脑病

治疗的主要原则是识别和纠正肝性脑病的诱因和降低血氨水平。

诱因的去除。重要的诱发因素包括胃肠道出血、蛋白质摄入过量、低钾性碱中毒、感染、便秘，镇静剂、阿片类药物或催眠药物的使用，手术，以及利尿或穿刺放腹水导致的血容量不足。大约 50% 的患者可以识别这些诱因，有可识别诱因的患者其预后通常优于那些仅与肝细胞功能恶化有关的肝性脑病患者。

减少氨的生成。肝性脑病患者限制蛋白质的治疗方法是有争议的，因为分解代谢性肝病患者需要摄入足够的蛋白质。在这种情况下，建议的蛋白质摄入量为 0.8 ～ 1.0 g/kg。

对于胃肠道出血、便秘或大量摄入膳食蛋白质导致脑病时，用灌肠或泻药进行简单的肠道清洁是有效的。乳果糖（一种合成的、不可吸收的双糖，由肠道细菌代谢为有机酸）引起渗透性排便增加，也可抑制产氨、产脲酶细菌的生长，有利于使乳糖发酵的微生物生长。轻度脑病患者的初始剂量为每 4 ～ 6 小时口服乳果糖 15 ～ 30 ml，随后调整为每日产生 2 ～ 3 次稀便。口服乳果糖的副作用包括腹泻和腹部不适，通常减少剂量可以缓解。

使用不可吸收的抗生素利福昔明 400 mg 每日 3 次或 550 mg 每日 2 次，都有控制或改善脑病的作用，更适合长期使用。由于利福昔明比乳果糖更贵，一种方法是将利福昔明与乳果糖联合使用或在乳果糖难治性患者中作为乳果糖的替代品。使用其他抗生素如氨基糖苷类、新霉素或甲硝唑，可降低肠道产氨细菌的浓度，有效治疗肝性脑病。与利福昔明相比，这两种药物口服吸收引起全身毒性不良反应限制了其长期使用。使用非产脲酶的微生物，如嗜酸乳酸菌或其他益生菌，使其在结肠中重新繁殖，已经取得了不同程度的成功。

改善氨代谢。锌是尿素循环中几种酶的必需辅助因子，肝硬化患者往往是缺乏的。给予缺锌症患者 600 mg/d 的锌补充剂治疗对有些患者有效，但不是所有对照试验中都有效。

静脉曲张出血

鉴于静脉曲张出血的高死亡率，预防出血的一级和二级预防是基层全科医生关注的主要问题。对于已知有静脉曲张大出血的患者，出血的风险很高（例如第一年出血的风险为 65%）。

识别有出血风险的患者。独立的危险因素包括明显的肝细胞功能异常、腹水、脑病、内镜下可见大静脉曲张和静脉曲张表面黏膜存在扩张的小静脉或红色征。由于临床和内镜下的危险因素是独立的，因此不能相互预测。专家建议对所有肝硬化患者进行胃食管静脉曲张筛查，以确定其风险和治疗的候选人。每个新诊断的肝硬化患者都应该进行上消化道内镜检查，以确定食管曲张静脉的存在和大小。无静脉曲张的代偿期肝硬化患者应每 2 ～ 3 年重复一次静脉曲张监测。失代偿期肝硬化患者应每年进行一次评估。

药物预防。非选择性 β 受体阻滞剂（如纳多洛尔、普萘洛尔）是静脉曲张出血高危患者（如内镜检查中有大静脉曲张的患者）的主要预防手段。由此产生的 β 受体阻断作用和拮抗 a 肾上腺素能激动作用可降低脾血流和门静脉压力。当处方剂量可使静息心率降低 25% 时，这些药物可以使静脉曲张出血的风险降低约 50%。出血引起的死亡率也降低了，但全因死亡率并没有下降。Child A 级和 B 级肝硬化患者反应最好。β 受体阻滞剂在出血二级预防中的效果较差。在无静脉曲张的肝硬化患者中，在无选择性选取的患者中，使用 β 受体阻滞剂预防静脉曲张的进展并不成功；同样，使用 β 受体阻滞剂也不能阻止小静脉曲张的发展。

在一些试验中，使用硝酸酯类药物已被证明是有益的，但引起并发症的风险更高。此疗法已不再推荐。

内镜治疗。内镜下套扎术已取代硬化剂治疗成为急性食管静脉曲张出血的首选内镜方法（更好的结果、更少的治疗和并发症）。对于静脉曲张大出血的高危患者（Child A 级和 B 级），内镜下治疗的一级预防效果优于 β 受体阻滞剂。对于既往有静脉曲张出血的患者，最有效的二级预防是 β 受体阻滞剂和内镜下套扎术联合治疗。

门体静脉分流术。门体静脉分流术通常用于食管静脉曲张出血而内镜和药物治疗失败的患者，也用于出血的二级预防。胃静脉曲张出血的患者通常不适合套扎术，而需要进行分流治疗。

TIPS（见前述）是选择性控制难治性食管静脉曲张出血或胃静脉曲张出血的首选分流手术。考虑到 MELD 评分高于 20 的患者死亡风险高，不应选择进行该手术。虽然门静脉压力和出血的风险降低，但经常发生脑病或恶化。

门体静脉分流术仍然是最终的治疗选择。虽然分流手术降低了出血的风险，但却增加了脑病的风险，同时手术死亡率很高，并没有提高生存期的益处。

肝肾综合征

预防是关键，因为除了肝移植外，没有有效的治疗方法。血容量不足是此并发症出现的主要诱因（见前述），应避免出现。补充血容量是预防肝肾综合征和及时治疗 SBP 的必要措施。避免使用肾毒性药物，包括非甾体抗炎药、氨基糖苷类抗生素和影像学检查的碘造影剂。

肝肾综合征需要住院治疗。血管收缩剂治疗（如静脉使用去甲肾上腺素或特利加压素或口服甲氧胺福林联合皮下注射奥曲肽），联合白蛋白输注已成功应用，在 5 ～ 15 天内可将血清肌酐降低到 1.5 mg/dl 以下。

凝血功能障碍

如果发现肝硬化患者 PT 延长，每日皮下注射维生素 K 10 mg，持续 3 天，可以纠正胆盐缺乏、新霉素或营养不良引起的低凝血酶原血症，但不能纠正仅与肝细胞疾病相关的凝血功能障碍。在无出血的情况下，通常不需要采取纠正异常凝血功能参数的措施。

甲型和乙型病毒性肝炎疫苗

发生急性甲型和乙型肝炎的肝硬化患者的死亡风险高于无基础肝病的患者。肝硬化患者应检查对甲型肝炎（IgG）和乙型肝炎（表面抗体）的免疫力，并对缺乏免疫力的患者接种疫苗。疫苗的疗效与非肝硬化人群相似，但随着肝脏疾病的严重程度越重，免疫接种的效果越差。

肝移植

对于终末期肝细胞衰竭患者，肝移植是一个重要的考虑因素。在选择得当的患者中，5 年生存率可能高达 85% ～ 90%。

患者选择

最佳的移植候选人是那些愿望强烈、情绪稳定、愿意遵守频繁和长期医疗随访的患者。肝移植最常见的适应证是酒精性肝病、慢性丙型肝炎和 NAFLD。任何病因和并发症的肝硬化，如难治性腹水、复发性 SBP、反复静脉曲张出血和脑病的患者，应考虑肝移植。与持续饮酒相关的酒精性肝病是一个强烈的相对禁忌证。绝对禁忌证包括肝外脓毒症、转移癌和严重的心肺疾病。70 岁以上的患者很少接受移植，尽管不存在严格的年龄界线。早期肝细胞癌患者最好进行肝移植治疗，在 MELD 评分系统中也支持优先考虑。

肝移植的评估及适应证

难治性腹水的发生是考虑肝移植的一个指征：与肝移植患者（85% 或更高）相比，难治性腹水患者 5 年生存率为 30% 或 40%。其他预后不良和需要移植的指标包括 SBP、肝肾综合征和肝性脑病。如前所述，MELD 评分（基于血清胆红素、INR 和肌酐，并用 6 ～ 40 的最接近整数表示）提供了相对 3 个月生存率的有效评估，并用于确定优选进行肝移植的患者。肝移植患者通常需要有肝硬化并发症和 MELD 评分超过 14 分。尽管国际上对 MELD 的实施达成共识，但在美国的不同地区，MELD 得分相同的人等待时间不同。一些地区的等待时间更短，并对病情较轻的患者进行更多的肝移植。

监测

肝硬化患者建议进行腹部超声监测肝细胞癌的发生情况。根据肿瘤的倍增时间，每半年进行一次。腹部超声依赖于操作者，腹水、脂肪肝和肥胖的患者检出率较低。超声检查结果可疑或存疑的患者应进行增强图像检查，如增强 CT 或 MRI。这种横断面成像也应考虑用于新出现的失代偿期肝硬化，以对肝细胞癌进行评估。血清甲胎蛋白水平通常作为筛查试验，但其敏感性和特异性较低，常规使用证据不足。然而，甲胎蛋白作为一种验证性试验，如果其升高，可能会增加超声成像的特异性，也可作为横断面成像诊断肝癌的依据。

转诊和入院指征

胃肠道出血、脑病恶化、氮质血症加重、腹膜刺激症状或不明原因发热的患者需要立即住院。难治性腹水可能需要择期进行大量腹腔穿刺术放腹水和利尿剂治疗。关于难治性腹水、脑病、静脉曲张出血和罕见的肝硬化病因（如 PBC、肝豆状核变性、血色素沉着病）的治疗，最好请有肝病诊治经验的胃肠病专家会诊以制订治疗方案。肝移植候选人资格的确定也同样如此。当不明原因尿量减少时，特别是因为肌酐水平不能充分反映肾功能的情况下，可能需要请肾内科会诊。

预后较差的患者（如肝肾综合征、难治性腹水、静脉曲张破裂出血）应考虑移植。应该确定 MELD 评分，其结果有助于对风险的分层并确定接受肝移植的优先顺序。

患者教育和支持

应向患者和家属强调，认真遵守医生制订的医疗方案往往可以极大地改善预后和减轻症状。特别是饮食自律和戒酒是得到满意结果的核心，应该强调这一点。无偏见性、富有同理心的医生可以给患者提供支持、提高患者自尊和增加完全戒酒的概率（见第 228 章）。抑郁症是慢性肝病晚期的常见伴随病症，表现为不遵守医疗方案和直接表达想要轻生的念头。治疗非常困难。抗抑郁药可能会导致过度镇静，因此是有风险的。没有简单的办法，但医生的关注和支持能提供极大的帮助（见第 227 章）。

治疗建议 [31,52]

一般措施

- 指导患者每天保持至少 2000 ～ 3000 千卡的

热量摄入。

- 戒酒，并建议患者进行酒精相关性疾病的综合治疗。
- 指导患者避免使用镇静剂、安眠药和有可能引起肝细胞损伤的药物。
- 监测 PT、血清白蛋白和胆红素，以评估肝细胞功能障碍的严重程度和进展情况。
- 嘱患者记录每日体重。
- 定期检查粪便以确定有无潜血的证据。
- 每次就诊时检查有无扑翼性震颤和其他脑病体征。
- 腹部查体需确定是否有腹水的体征（移动性浊音、液波震颤、腹部膨隆），如果怀疑，需进行超声检查以确认是否存在腹水，并排除静脉闭塞性疾病。
- 每半年进行一次右上腹影像学检查，以评估肝细胞癌的发展。血清甲胎蛋白也是对影像学检查结果的补充，但不能替代影像学检查。
- 为所有对甲型和乙型肝炎病毒没有免疫力的患者接种疫苗。

腹水的管理

- 对新发腹水或腹水加重的患者进行诊断性穿刺。送检进行细胞计数和分类、总蛋白和白蛋白浓度、微生物培养和细胞学检查。
- 限制每日钠摄入量，不超过 2 g/d，并将蛋白质摄入量保持在至少 50 g/d。咨询营养师，为患者和家属提供特殊的食谱和食物清单。
- 有明显的低钠血症（血钠浓度 <125 mEq/L）时，将液体摄入量限制在 1000 ～ 1500 ml。
- 如果限盐不能利尿，开始每日螺内酯 50 ～ 100 mg 治疗。如果 1 周后不出现尿钠增多和排尿增多，每 4 ～ 5 天增加螺内酯 50 ～ 100 mg，最多 400 mg/d，或加用袢利尿剂。
- 如果螺内酯单药利尿无效，则在方案中添加呋塞米每日 20 ～ 40 mg，必要时谨慎增加剂量。监测尿钠，只要尿钠大于 10 mEq/L，就继续使用呋塞米。
- 调整利尿剂剂量，使单纯腹水的患者每日体重下降不超过约 1 磅，同时有腹水和外周水肿的患者每日体重下降不超过 2 磅。一旦出现血容量不足的表现，即需停用利尿剂。
- 在接受呋塞米治疗的患者中，考虑每日补钾（20 ～ 40 mEq 氯化钾酏剂 [KCl elixir]）；如果患者同时服用保钾利尿剂如螺内酯，应谨慎补钾。
- 监测血清钾、血尿素氮、肌酐、尿钠、每日体重和体位变化，以避免引起血容量不足、肾功能不全、低钾血症和肝性脑病。需要注意，一些患者的血清肌酐可能是假性正常，尽管肾功能恶化，但肌酐值仍在正常范围内。
- 对于难治性腹水患者，特别是当尿钠小于 10 mEq/L 时，应考虑大量放腹水（5 ～ 6 L），同时静脉输注白蛋白（补充白蛋白量需按减少液体量进行计算，8 g/L）。

肝性脑病

- 识别和纠正如感染、胃肠道出血或治疗依从性差等诱发因素。
- 密切观察精神状态，检查有无扑翼样震颤，使用画五点星或签名测试。监测静脉血氨的水平作用不大；在静脉抽血时，要避免长时间结扎止血带。
- 口服乳果糖，每 4 ～ 6 小时口服 15 ～ 30 ml，随后调整剂量，允许每日有 2 ～ 3 次软便。如果乳果糖单药效果不满意，可加利福昔明治疗。

因凝血因子缺乏引起出血和静脉曲张出血的预防

- 对所有肝硬化患者进行胃食管静脉曲张的内镜检查。
- 开始非选择性、长效 β 受体阻滞剂（例如缓释普萘洛尔 60 mg/d 或纳多洛尔 20 mg/d）治疗，用于代偿期肝硬化和内镜下中到大静脉曲张患者的一级预防。增加剂量达到患者耐受剂量，以使患者静息心率降低 25%（保持患者心率＜ 55 次 / 分钟）。
  - 对于不能耐受 β 受体阻滞剂的患者，考虑内镜下套扎术作为一级预防。联合内镜下曲张静脉套扎术和 β 受体阻滞剂治疗作为静脉曲张出血的二级预防。
  - 难治性或复发性出血或难治性腹水的患者应采取分流术如 TIPS 治疗。

- 对所有因胃肠道出血入院的肝硬化患者给予抗生素治疗。
- 监测 PT 和血小板计数。如果由于药物诱导的胆盐吸收不良、抗生素治疗或营养不良而导致 PT 延长的患者，给予维生素 K 治疗 3 天。除非在血小板计数非常低并有活动性出血时行血小板输注，否则无输注血小板治疗的指征（见第 81 章）。

（李俊霞 翻译，刘 青 审校）

第 72 章

胰腺炎的管理

JAMES M. RICHTER

基层全科医生在门诊患者管理中所遇到的胰腺炎有三种形式，包括：①急性胰腺炎的恢复期；②慢性或慢性复发性胰腺炎，表现为反复发作腹痛；③胰腺功能不全，伴有脂肪泻和体重减轻。基层全科医生必须能够鉴别急性胰腺炎与其他原因导致的急性上腹痛（见第 58 章）。鉴别由胰腺炎引起的慢性腹痛与由胰腺癌和其他重要病因引起的慢性腹痛（见第 58 和 76 章），并识别和治疗胰腺功能不全及其他原因导致的脂肪泻（见第 64 章）。治疗的目标包括缓解腹痛、去除加重因素和确保足够的营养。

病理生理学、临床表现和病程 [1-16]

病理生理学

在美国，大多数胰腺炎病例是由于过量摄入乙醇或胆道疾病所致，主要发生在饮酒的中年男性和患有胆结石的老年女性中。自身免疫性疾病、十二指肠溃疡穿孔、创伤、高钙血症、高甘油三酯血症、血管功能不全（vascular insufficiency）、肿瘤、遗传、壶腹部狭窄，药物如噻嗪类利尿剂、糖皮质醇激素、硫唑嘌呤和柳氮磺胺吡啶也与胰腺炎有关。通常，胰腺炎的确切病因不易发现。在 HIV 感染患者中，急性胰腺炎的风险显著增加，部分原因是治疗该病的某些药物所致。在慢性胰腺炎患者中发现囊性纤维化基因突变，提示存在遗传易感性。老年男性中发现越来越多的自身免疫性胰腺炎，其临床表现为慢性症状并对皮质类固醇治疗有反应。

由于胰腺结构的炎症破坏，消化酶释放到腺体间隙，导致自溶，从而引起急性胰腺疾病的表现。慢性胰腺炎的特征是急性炎症的反复发作，也是胰腺导管和腺体组织的破坏、瘢痕形成和扭曲变形的不良后果（如假性囊肿的形成和胰腺功能不全）。

临床表现和病程

急性胰腺炎

典型的急性胰腺炎表现为持续的上腹部、脐周或左或右上腹痛，可放射到背部，通常进食后加重，直立体位后减轻。可以出现呕吐反复发作。体格检查显示腹部压痛，可能还包括肠鸣音减少、腹胀和发热。HIV 感染者的急性胰腺炎临床表现与免疫能力正常的患者相似，但经常被其他并存的疾病所掩盖。

急性胰腺炎的病程取决于疾病的严重程度和潜在病因。HIV 感染者的预后特别差。在急性胰腺炎恢复期的患者，症状主要是腹痛，这是疾病活动的可靠指标。有预测重症胰腺炎的分级系统，但没有适合门诊管理的预测轻度胰腺炎的分级系统。此外，无症状患者酶学升高通常没有显著意义。血清淀粉酶通常在几天内恢复正常，但在没有并发症的胰腺炎患者中，也可能在数周内出现淀粉酶持续升高的现象。另外，无症状患者的酶持续升高可能是静止状态的假性囊肿存在的线索。假性囊肿最常出现于重症胰腺炎中，大多数发生在酒精相关性疾病或艾滋病患者中。约 50% 的患者 3 个多月后自发消退，持续存在的大于 5 cm 的假性囊肿通常需要进行引流。

慢性胰腺炎

慢性胰腺炎的特征性表现为一系列轻度至重度反复发作性上腹痛，通常发生在酒精滥用疾病（酒精相关性疾病）患者过量饮酒数年后。有时，慢性胰腺炎是急性重症胰腺炎的先兆。此外，可能只是有轻度腹痛或无腹痛症状，但出现了隐匿的胰腺外分泌功能不全和糖尿病。慢性胰腺炎的腹痛并不是完全恒定的，通常在几天到几周的时间里，腹痛程度会有所不同。餐后或饮酒后可能会出现腹痛加剧、恶心和呕吐的症状。

慢性胰腺炎的病程是多种多样的，取决于诱发因素的消除。胆道系统结石特别是胆总管结石，应通过手术或内镜及时去除。成功和早期去除结石可大大降低复发或慢性胰腺炎的风险。随着疾病的反复发作，胰腺功能不全会随着时间的推移逐渐进展，表现为体重下降和脂肪泻。虽然轻度糖耐量异常可能发生在疾病的早期，但糖尿病的发病是慢性胰腺炎晚期并发症和疾病进展的征象。患胰腺癌的风险有增加的可能。

胰腺功能不全

胰腺外分泌功能不全的患者主诉是体重减轻和经常排油性粪便（即脂肪泻）。这些患者的体重减轻往往是惊人的，但并不特异，他们偏爱用酒精代替其他形式的营养。脂肪泻在疾病晚期发生，超过 80% 的胰腺外分泌功能丧失后才会出现。

诊断 [4,11,13-14,16-25]

急性胰腺炎

急性胰腺炎的诊断需要有血清淀粉酶和血清脂肪酶升高，这两种酶至少是正常水平上限的 3 倍。血清淀粉酶主要在胰腺疾病中显著升高，但在肾功能不全、唾液腺疾病、胆道梗阻、主动脉夹层和其他腹腔内疾病如消化性溃疡穿孔、肠系膜梗死和小肠梗阻而未发生胰腺炎时也可能升高。艾滋病患者可能患有由唾液腺病理改变或巨淀粉酶血症引起的高淀粉酶血症。巨淀粉酶血症也见于结缔组织疾病、淋巴瘤和肝病。血清脂肪酶更具特异性，但敏感性较低，是一种很好的验证性试验指标。

快速筛查急性胰腺炎的诊断方法正在不断改进。尿胰蛋白酶原 -2 试纸检查（trpsinogen-2 dipstick testing）作为一种在急诊快速排除急性胰腺炎的紧急手段正在研究中。定性试验对急性胰腺炎诊断的敏感性为 94%，特异性为 95%。对急性腹痛患者进行检测时，阴性结果可有效排除急性胰腺炎；阳性结果需要进一步检查确认，因为该试验的假阳性率为 5%。

血清脂肪酶更具特异性，并已取代淀粉酶成为最佳的初步诊断方法。有时，超声检查可用于诊断，它可以显示胰腺水肿和任何胆管病变。腹部增强计算机断层扫描（CT）也可以用于胰腺检查，并评估病情严重程度，可发现胰腺坏死、周围水肿和积液，被认为是急性胰腺炎诊断的金标准，但对轻度疾病的敏感性较低。

超声内镜和磁共振胰胆管造影（magnetic resonance cholangiopancreatography，MRCP）是一种新兴的胰腺及胆管分支的成像技术。与腹部超声相比，这类检查不受肠道气体的干扰，在检测胆结石和胰腺病变方面的敏感性和特异性更高。与 CT 不同，这类检查不需要碘造影剂。在标准诊断测试和影像学检查后出现“特异性”疾病表现的患者值得考虑诊断是否成立。如果可触及肿块或反复腹痛，应从超声检查或上腹部 CT 开始检查有无假性囊肿和其他病变。

慢性胰腺炎

有慢性复发性腹痛和复发性胰腺炎病史的患者通常不难诊断，但没有这些表现的患者需要进一步的评估。血清淀粉酶和脂肪酶水平的升高有助于诊断，但与急性胰腺炎相比，其敏感性低。腹部平片或 CT 扫描可能显示胰腺钙化，这在慢性胰腺炎，通常是酒精性胰腺炎的晚期可见。超声检查可显示弥漫性胰腺肿大、局部包块或假性囊肿。

如果胰腺癌或慢性胰腺炎持续存在的诱因

仍然不能确定，应考虑行内镜逆行胰胆管造影（endoscopic retrograde cholangiopancreatography，ERCP）或 MRCP。ERCP 的缺点是存在诱发急性胰腺炎发作的风险。超声内镜的风险较低，可提供比 ERCP 更多的诊断细节，可显示胰腺和更清晰的胆管分支。该检查不受肠道气体的干扰，因为肠道气体可显著降低常规经腹超声检查的敏感性和特异性。如果通过影像学检查分析提示恶性肿瘤的孤立性胰腺肿块，应进一步考虑行穿刺活检。

胰腺功能不全

消化不良的客观证据可以通过苏丹染色对粪便脂肪的定性检查来获得。如果苏丹染色阴性，72 小时的粪便脂肪定量分析也可用于确定脂肪泻的存在。粪便胰腺弹性蛋白酶 -1 试验（pancreatic elastase-1 testing）是一种有用的筛查试验。外源性酶可干扰糜蛋白酶试验，但对弹性蛋白酶试验无影响。低水平弹性蛋白酶（< 20 μg/g 粪便）对轻度胰腺功能不全诊断的敏感性为 63%，对中度胰腺功能不全的敏感性为 100%，对严重外分泌功能衰竭的敏感性为 100%，总体敏感性为 93%，特异性为 93%。

胰酶替代治疗的试验可能具有非常宝贵的诊断价值。当仍有明显的不确定性存在时，可能需要进行直接胰腺功能测试，如肠促胰液素刺激试验，以客观地证明胰腺外分泌不足。没有提供酒精相关性疾病或慢性复发性腹痛病史的胰腺功能不全患者，应进行血色素沉着病（见第 71 章）和囊性纤维化的排查。

管理原则 [1-4,6,8-10,13-16,18,26-31]

急性胰腺炎

约 50% 的患者是轻度自限性疾病，可以自行恢复。这类患者腹痛轻微，无呕吐，可以进行门诊治疗，限制脂肪和蛋白质的摄入，并密切监测病情变化。需要住院治疗的重症患者通常受益于适度限制脂肪的饮食，以减轻对胰腺的刺激。常给予 H_2- 受体拮抗剂或质子泵抑制剂治疗，以减少对胰腺分泌的刺激。因出现严重腹痛、脱水或呕吐而返回就诊的患者应收入院治疗。

识别和治疗或去除诱因，如酒精滥用、高钙血症、胆结石和肿瘤等梗阻性病变，以及高甘油三酯血症，对治疗成功至关重要。在与胰腺炎相关的疾病中，酒精相关性疾病的治疗是最困难的。即使是胰腺炎的腹痛，往往也不能阻止酒精成瘾患者酗酒。然而，由于戒酒有利于酒精相关性疾病的治疗，所以应该付出相当大的努力（见第 228 章）。完全戒酒是必需的。

需要询问患者是否服用与胰腺炎相关的药物（噻嗪类药物、糖皮质类固醇、雌激素、硫唑嘌呤）。在 HIV 感染患者中，治疗可能造成机会性感染的病原体如弓形虫病、巨细胞病毒，停用诱发胰腺炎的药物如地达诺新、戊烷咪（didanosine，pentamidine）、磺胺、糖皮质类固醇，是胰腺炎标准治疗外的首要治疗。

所有患者都应进行超声检查以排除胆石症，这是一种可治疗的胰腺炎病因。在急性胰腺炎中，经 ERCP 解除胆总管的结石梗阻可能会减轻胰腺炎的严重程度。急性发作后，应复查血清钙含量，因为高钙血症可被胰腺炎发作引起的钙含量下降所掩盖。复查空腹甘油三酯浓度反复显著升高，提示高甘油三酯血症，吉非罗齐（gemfibrozil）治疗有效（见第 27 章）。

慢性胰腺炎

慢性胰腺炎患者可能出现反复的阵发性腹痛和呕吐，与急性胰腺炎的症状难以区分。严重腹痛且经口饮水补液不足的患者应收入院治疗。其他病情不严重的患者可以在门诊治疗。很多患者会被慢性腹痛所困扰。

初始治疗包括消除病因（见前面的讨论），尽量控制致残性腹痛。最重要的是持续长期戒酒。即使是特发性胰腺炎患者，继续饮酒也会导致更频繁的严重腹痛、胰腺钙化和并发症。在这些患者中，即使是少量的酒精（< 50 g/d）也会导致这些不良后果，因此需要完全戒酒。

对于疼痛控制，补充胰酶和低脂饮食可能会减少胰腺分泌，但不能有效减轻腹痛。应尝试非麻醉性镇痛药（阿司匹林、布洛芬、对乙酰氨基酚），但通常作用有限，需要使用更强的止痛药物。美沙酮、吗啡缓释制剂和羟考酮是最适合门诊长期使用的止痛药。有时，抗抑郁药是控制腹痛的有效辅助手段（见第 227 章）。建立支持型的医患关系，包括止痛剂使用资料的说明，是药物止痛的重要补充。

许多外科手术被设计用于减轻慢性胰腺炎的疼痛，但没有一种治疗方式是完全有效的。无胆道疾病或酒精相关性疾病的持续腹痛患者应进行内镜逆行胰腺造影，以寻找可手术治疗的解剖异常，如胰胆管扩张或梗阻。如果发现胰胆管明显扩张，可以进行改良的普埃斯托（Puestow）括约肌成形术或置入支架，以改善胰液向小肠的引流。该手术可以使腹痛适当缓解，而不切除胰腺组织。目前，大的、持续性的假性囊肿应该经超声内镜进行内引流；然而，不能获得持久的腹痛减轻。有时会尝试部分甚至次全胰腺切除术来控制腹痛；不确定是否有最好的效果。

在严重活动性疾病的患者中，胰腺被逐渐破坏，最终随着胰腺自身的完全破坏，腹痛消失，管理的重点转向胰腺功能不全的治疗。

胰腺功能不全

胰腺功能不全的管理从口服胰酶的治疗性试验开始，以判定治疗的效果。受益于使用外源性胰酶治疗的患者会耐受这些胰酶引起的不愉快的味道和轻微不适。胰酶含有胰蛋白酶、淀粉酶和一些脂肪酶，而胰酶制剂含有胰蛋白酶、淀粉酶和额外数量的脂肪酶。通常每餐的剂量为 0.5 ~ 2.5 g。因为酶制剂被胃酸作用部分失活或需要十二指肠增加其碱性，给予抗酸剂、碳酸氢盐、H_2- 受体拮抗剂或质子泵抑制剂同服时，效果更好。中链甘油三酯不需脂肪酶可以被吸收，对患者有益。通过观察症状、监测体重和粪便脂肪定性测定来评估疗效。临床上明显的脂溶性维生素缺乏并不常见，这可能是因为胆汁的正常分泌没有造成完全性脂肪吸收障碍。

大多数慢性胰腺炎患者的糖耐量试验异常。可以出现胰岛素依赖，轻度糖耐量受损。低血糖可能是一个问题，因为胰高血糖素分泌不足会导致“脆性”糖尿病，但酮症酸中毒罕见。糖尿病的血管并发症不常见，但如果严重的胰腺功能不全持续下去，最终也会发生这些并发症。

患者教育

大多数患者对胰腺及其在消化中的作用知之甚少。此外，很少有人知道酒精相关性疾病和胰腺炎之间的关联。更好地了解胰腺的功能和胰腺炎的本质，可能有助于患者在饮食、饮酒和胰酶制剂的使用方面配合治疗。此外，恢复良好的急性胰腺炎患者在潜在病因得到治疗后，复发并不常见。

顽固性腹痛和麻醉药依赖是临床中最困难的问题之一。关于麻醉药需求方面的争议越来越大是摆在患者和医生之间的一个主要问题。虽然没有简单的解决方案，但至关重要的是在临床中一开始就需要发现、理解和回应患者的担忧、恐惧和需求。对医生和自己有信心的知情患者比一个害怕、感觉被抛弃、与医生有冲突的患者，所需的止痛药更少。

入院和转诊指征

有些患者症状较轻，但后来发展为暴发性疾病。年龄大于 55 岁的患者有严重疾病进展的风险，在首次出现症状时表现为发热、心动过速、高血糖、血清钙低于 8.0 mg/dl 或淀粉酶大于 1000 mg/dl 的患者也是如此。有进展风险的患者应收入院进行严密监护，即使发病时并无重症表现。如果患者经口饮水不足，也需要入院。难治性腹痛患者可能受益于内镜下逆行胰胆管造影和（或）专长超声内镜的胃肠专家的评估。如果在胰腺和胆道检查中发现解剖异常、假性囊肿或梗阻性病变，则需要请外科医生会诊。慢性难治性腹痛患者可能从精神科或疼痛科医生的会诊中获益，可辅以抗抑郁药治疗。

管理建议 [4,6,10,13–16,18,26–33]

急性胰腺炎的恢复期

- 先开始进食富含碳水化合物、低蛋白质和脂肪的食物。随着耐受性提高，逐渐增加饮食中的蛋白质摄入量，再缓慢恢复脂肪摄入量。
- 检查并治疗任何潜在的酒精相关性疾病（见第 228 章）、高甘油三酯血症（见第 27 章）或高钙血症（见第 96 章）。

- 如有可能，停用与胰腺炎相关的药物（硫唑嘌呤、雌激素、噻嗪类、皮质醇类激素）。在 HIV 感染患者中，检查弓形虫病或巨细胞病毒感染的指标，并相应给予病原学治疗，并停用任何可能影响胰腺的药物（如地达诺新、戊烷咪、磺胺、糖皮质类固醇）。
- 进行胆囊和胆道超声检查，如发现结石，考虑转诊外科行手术治疗。

慢性胰腺炎

- 查找任何刺激胰腺的诱因，并给予相应治疗，如酒精相关性疾病、胆道疾病、高钙血症或高脂血症（见之前的讨论）。建议完全戒酒。
- 如果出现重症复发性急性胰腺炎，需要再入院治疗。
- 在复发期间暂时限制脂肪的摄入量。
- 开始可使用温和的止痛药，如阿司匹林和对乙酰氨基酚 600 mg，每 4 小时一次。
- 温和的止痛药治疗无效是使用麻醉性镇痛药的适应证，如美沙酮 5 mg 或 104 mg，每 6 或 8 小时一次。
- 需要进一步检查排除癌、假性囊肿和胆道疾病。如果临床问题仍然存在，从 CT 检查开始，然后进行 MRCP、ERCP 或内镜超声检查。
- 如果发现可治疗的病变，则将患者转诊至普通外科或放射科治疗。
- 除了进行括约肌成形术，积极外科手术也旨在缓解胰胆管梗阻，并不能有效缓解腹痛。
- 对于患有难治性腹痛的患者，可请精神科或疼痛科会诊协助诊治，并考虑试用抗抑郁药治疗。

胰腺功能不全

- 口服胰酶制剂（oral pancreatic extract），每次正餐时剂量为 0.5 ～ 2.5 g（2 ～ 8 片），与零食同服时剂量为 0.5 g。效果不佳时可添加 H_2-受体拮抗剂（如雷尼替丁 150 mg，每日 2 次）或质子泵抑制剂，以减少胃酸，防止酶失活。
- 应摄入富含碳水化合物和蛋白质的高热量饮食。
- 用中链甘油三酯制剂作为饮食补充。限制有症状性脂肪泻患者的脂肪摄入。
- 监测糖耐量和治疗临床型糖尿病。糖尿病患者应谨慎使用胰岛素，因为胰腺炎患者往往表现出脆性糖尿病。

（李俊霞 翻译，刘 青 审校）

第 73 章

炎症性肠病的管理

HAMED KHALILI，JAMES M. RICHTER

基层全科医生常见的炎症性肠病（inflammatory bowel disease，IBD）多数是溃疡性结肠炎和克罗恩病。腹痛、腹泻、便血是主要的临床表现。首先要鉴别 IBD 和其他原因的腹泻（见第 64 章）。IBD 为慢性病程，有潜在致残症状，存在发生恶性肿瘤的风险（在溃疡性结肠炎或克罗恩结肠炎的情况下），并且药物治疗效果不确定和不良反应严重，偶尔药物治疗无效，使管理面临巨大挑战。基层全科医生需要知道如何治疗急性发作，维持缓解，并在心理上支持患者度过困难时期。合格的照护是基于对内科和外科治疗作用的透彻理解、提供心理支持的技能以及与来访者良好的工作关系。虽然重症或难治性疾病的患者可能需要转诊给胃肠科医生，但大多数患者可以由基层全科医生进行很好的管理。

病理生理学、临床表现和病程[1-8]

溃疡性结肠炎

溃疡性结肠炎是一种特发性结肠黏膜弥漫性慢性炎症性疾病。虽然发病机制尚不清楚，但有越来越多的证据表明与结肠菌群（colonic flora）的免疫反应失调有关。已确定的危险因素包括非甾体抗炎药（NSAIDs）、戒烟和居住在北纬地区。此外，还有一些饮食因素包括大量食用红肉和动物蛋白质等，也与该病的发展有关。

临床表现

典型溃疡性结肠炎始于青春期或青年期，但几乎可在任何年龄发病。白种人比非裔美国人更易患病。东欧血统的犹太人和患者的一级亲属中患病率最高。主要症状是排便紧迫感、里急后重和便血；重症患者还会出现发热、厌食和体重下降。患者可能因直肠炎而出现便秘或排便时腹痛症状。其临床症状多变，从不适和无结肠症状，到发热、极度乏力、腹胀和大量稀水样腹泻。该疾病也可出现肠外表现，包括关节疾病、葡萄膜炎、黄疸和皮肤病等。

肠外表现。溃疡性结肠炎常见的肝脏受累组织学表现是以小胆管型原发性硬化性胆管炎［以前称为胆管周炎（pericholangitis）］和脂肪浸润的形式发生，但很少有症状。较少见的是自身免疫性肝炎、原发性胆汁性肝硬化或硬化性胆管炎。10% 的溃疡性结肠炎患者会发生主要影响大关节的迁移性少关节炎。这种关节炎通常伴有结肠炎的加重，并随着基础疾病的控制而消退。强直性脊柱炎也会发生，但其病程与溃疡性结肠炎无关。葡萄膜炎可在病程中的任何时间出现，而巩膜外层炎或巩膜炎通常是肠道症状的反映。约 5% 的患者发现结节性红斑、口腔溃疡和坏疽性脓皮病，前两种通常在活动性结肠炎期间发生，而最后一种可能独立于肠道炎症发生。

内镜和影像学检查

溃疡性结肠炎几乎总是累及直肠，通过乙状结肠镜检查即可诊断。镜下显示黏膜水肿，掩盖了黏膜下血管网。黏膜表面粗糙，呈颗粒状外观。黏膜质脆，可自发性出血或接触性出血。随病情进展，可出现假性息肉和散在的溃疡形成。来自肠壁的黏液涂片可见多形核白细胞。影像学检查表现包括 CT 显示肠壁增厚，钡灌肠检查可见结肠袋消失呈铅管状改变。初期的结肠镜检查中没有跳跃样改变，但治疗后可能会发生变化。

临床病程和患癌风险

溃疡性结肠炎病程特点是慢性、复发性和不可预测。隐匿的表现并不能预测良性病程，暴发性发病后可能有长时间、相对无症状的时期。研究显示在基层医疗机构中所见到的溃疡性结肠炎患者的预后远好于在转诊中心的患者，后者可能患有更严重的疾病。基于社区的长期研究发现，近 90% 的患者在第一次发作后病情完全缓解，不到 10% 的患者发展为慢性持续性疾病。在慢性疾病患者中，只有不到一半的溃疡性结肠炎患者的病变仅局限于远端结肠（直肠或直乙状结肠）。社区人群中尽管首次发作的重症溃疡性结肠炎或广泛性结肠炎患者有所增加，但溃疡性结肠炎患者的总体死亡率与普通人群无明显差异。

患癌症的风险增加与疾病的严重程度、持续时间和诊断时的年龄相关。患病 8 年后，患癌风险开始以每年 0.5% ～ 15% 的速度大幅增加。一项荟萃分析显示，诊断 10 年后风险为 2%，20 年后风险为 8%，30 年后风险为 18%。然而，最近的数据表明，由于对疾病的更好管理，风险可能更低（30 岁时，患癌风险＜ 10%）。以硫嘌呤为基础的治疗使癌症风险略有增加（相对风险 1.3 ～ 1.7），但肿瘤坏死因子（TNF）抑制剂不增加患癌风险（见后文讨论）。

溃疡性直肠炎

溃疡性直肠炎是溃疡性结肠炎的一种表现形式，其特点是炎症程度有限，预后良好，不发生严重的并发症。

临床表现和病程

溃疡性直肠炎的典型患者为年轻人，表现为直肠出血和里急后重。出血通常并不严重，有时被误诊为痔。腹泻或便秘可能伴随着出血，但通常只是少量而频繁地排便，并伴有少量黏液。在乙状结肠镜检查时，可见直肠黏膜水肿、脆性增加；直乙状结肠近端结肠未受累及。钡灌肠或结肠镜检查时，其余部分结肠均显示正常。

溃疡性直肠炎的临床表现无特殊性，但必须与传染性直肠炎鉴别，包括艾滋病相关的病因（见第 13 章和第 66 章）。虽然其预后良好，但复发却很常见。约 20% 的病例进展为全身性溃疡性结肠炎。溃疡性直肠炎的远期并发症罕见，与正常人相比，罹患直肠癌的风险略有增加。

克罗恩病

克罗恩病（Crohn disease）是一种消化道慢性复发性炎症性疾病。主要机制包括遗传易感个体对肠道微生物菌群的调节反应失调。促炎细胞因子水平升高，如肿瘤坏死因子（TNF）-a、干扰素 -γ 和白细胞介素 -17。输注针对 TNF-a 的单克隆抗体可促进缓解一些难治性疾病（见管理部分）。但抑制炎症物质的产生可能会不足。频繁使用非甾体抗炎药（＞ 15 天 / 月），但不包括阿司匹林，以及口服避孕药、居住在高纬度地区、低维生素 D 水平和抑郁症似乎会增加克罗恩病的患病风险。

病理学上，克罗恩病肠道炎症的分布不连续，病变的肠段被正常区域隔开。由于肉芽肿性炎症的发展可能向肠壁的全层延伸，有引起穿孔、肠道狭窄、瘘管和脓肿形成的倾向。

临床表现

发病高峰年龄在 20 ～ 40 岁，但疾病会影响患者终生。病变常发生在远端回肠和右半结肠，但通常只累及小肠或结肠。它可能发生在消化道的任何部分，从口腔黏膜到肛门。症状因疾病的位置和程度而不同。腹泻和腹痛（特别是右下腹）是主要的症状，几乎 80% 的患者都会出现。体重下降、呕吐、发热、肛周不适和便血也是常见的主诉。便秘可能是肠梗阻的早期表现。该病起病隐匿，也可以暴发性的方式出现，并伴有全身毒性症状。

体格检查可能发现局部腹部肿块，特别是在右下腹，但常是正常腹腔内容物或肠袢样物。在诊断时，多达 10% 的患者在检查中发现腹腔或肛周瘘管。肠外表现包括脊柱关节病变、结节性红斑、坏疽性脓皮病、葡萄膜炎和口腔溃疡。

肠外表现。约 20% 的病例除累及胃肠道外，关节病变、强直性脊柱炎、葡萄膜炎、结节性红斑、口腔溃疡和坏疽性脓皮病是肠外疾病的主要表现。此外，克罗恩病患者胆石症和肾结石的发病率高于普通人群。

内镜和影像学检查

不到 20% 的患者乙状结肠镜检查异常，直乙状结肠检查有时会发现瘘管和散在的炎症性溃疡。影像学检查显示结肠和小肠有节段性受累，有时伴有狭窄、瘘管和淋巴结病。通常有典型的“跳跃”征和盲肠受累，最终诊断通常需要达回肠末端的结肠镜检查（见检查部分）。

预后

虽然很难从转诊中心的数据推断在基层医疗机构中的患者预后，但疾病活动的模式都是多年来症状时轻时重。无病状态可能长达几年甚至几十年，但易反复发作。手术切除可使症状缓解数年。在过去的 10 年中，随着更好的医疗手段的出现，对手术和住院治疗的需求已经有所减少。

检查 [4,6,9–10]

适当的管理需要建立有效的诊断和确定疾病的严重程度。

溃疡性结肠炎

诊断

临床表现和内镜显示黏膜炎症通常提示诊断；粪便培养和检查虫卵和寄生虫有助于排除可能的类似溃疡性结肠炎的细菌和寄生虫感染（见第 64 章）。由于这种疾病几乎无一例外地累及直肠，故乙状结肠镜或结肠镜检查是检查的重要组成部分。在疾病的急性期，黏膜出现脆性增加和炎性改变；正常血管网消失。随着疾病的进展，可能会出现脓性渗出物和散在的小溃疡形成。重症溃疡性结肠炎可能有脓性便、自发性出血和大溃疡。颗粒状黏膜改变和炎性假息肉（说明有受损黏膜和肉芽组织）是该病慢性期的特征。

应进行粪便培养检测病原体，包括溶组织内阿米巴、弯曲杆菌、志贺菌、沙门菌、大肠埃希菌

0157、耶尔森菌和淋病奈瑟菌，还要进行艰难梭菌毒素检测（见第 64 章和第 66 章）。直肠活检有助于确诊，有时可能排除直乙状结肠受累的克罗恩病、阿米巴结肠炎、伪膜性结肠炎、巨细胞病毒感染和疱疹性全结肠炎等疾病。

钡灌肠或结肠镜检查可在诊断可疑时提供支持性依据，并且有助于判断疾病的严重程度。在对急性和重症的结肠炎患者进行此项操作时，会有一定的肠穿孔风险。因此在这种情况下，将检查限制在直肠并延迟进行全结肠镜检查，以确定疾病的严重程度，直到病情好转更为安全。

疾病活动度和严重程度的评估

结肠镜检查时肠黏膜外观仍然是评估疾病活动性的主要方法。基于临床参数的评分系统有时用于研究，在临床实践中用处不大。疾病的严重程度更多是根据临床表现确定。轻度活动的定义为每天排便少于 4 次，没有中毒征象（即发热、心动过速、贫血或血沉升高）。中度活动的特点是每天排便 4 ～ 6 次，而且中毒征象较少。重度活动者表现为每天 6 次或 6 次以上的血便和（或）有明显的中毒征象。

克罗恩病

诊断

结肠克罗恩病在临床上可能类似于溃疡性结肠炎。鉴别要点包括结肠“跳跃”征、明显的小肠受累、瘘管、狭窄、肛周病变、口腔溃疡和活检组织可见肉芽肿。反复下腹痛和腹泻病史，特别是夜间排便提示诊断；体格检查发现右下腹包块或压痛更加提示本病的诊断。

影像学检查。通过非侵入性和侵入性检查均可证实小肠受累。加做小肠通过试验（small-bowel follow-through，SBFT）的消化道造影可能显示节段性狭窄，非正常与正常黏膜区域均可出现，瘘管形成和线样征（通过末端回肠的炎症或瘢痕区域形成钡剂的窄带）。胶囊内镜、肠道磁共振（MR）和计算机断层扫描（CT）检查是比 SBFT 更先进的手段，是结肠镜检查的非侵入性替代方案，结肠镜检查需要插入回肠末端来检测受累小肠。CT 小肠成像也可以发现其他腹腔内异常，如肠系膜淋巴结肿大和肠瘘。磁共振肠道显像避免了辐射暴露，但花费高，并且需要患者的配合。胶囊内镜检查的风险是胶囊嵌塞，一旦发生就需要手术取出。

可以通过无创的气钡双重造影的钡灌肠检查，识别不对称的节段性改变，以将大肠型克罗恩病和溃疡性结肠炎区分开。回肠末端的病变可以通过钡灌肠检查发现；然而，累及回肠末端的病变并不是克罗恩病所独有的，一些溃疡性结肠炎患者也表现出回肠末端的炎症性变化（倒灌性回肠炎，backwash ileitis），但缺乏克罗恩病的“跳跃式”特征。

内镜检查。内镜检查有助于确定病变活动性和疾病的严重程度，特别是确定有无回肠末端病变。活检应始终作为内镜检查的一部分；慢性炎症的发现有助于确诊 IBD，并与急性肠道炎症进行鉴别。

疾病活动度和严重程度的评估

结肠疾病的活动情况最好通过结肠镜检查来评估，小肠疾病的活动情况最好通过结肠镜进入回肠末端和（或）钡灌肠或肠道 MR 或 CT 来评估。疾病的严重程度在临床上分为轻、中、重度：轻度至中度活动性疾病的定义为有症状，但在门诊就诊中肠道功能正常，能经口进食水，没有中毒症状或并发症的表现。中度至重度活动性疾病患者的症状更严重，有时会影响日常活动，对治疗不完全有反应。重度活动疾病患者可能会有中毒征象和并发症，并且对足量的口服糖皮质类固醇无效。

克罗恩病与溃疡性结肠炎的鉴别

有时这两种疾病很难区分。在未定型结肠炎的情况下，检测核周抗中性粒细胞胞质抗体（P-ANCA）（在约一半的溃疡性结肠炎患者中发现）和抗酿酒酵母菌抗体（ASCA）（与克罗恩病相关）的存在可能有帮助。然而，这种抗体检测的敏感性和特异性太有限，无法用来鉴别 IBD 和其他结肠疾病。使用应仅限于区分克罗恩病和溃疡性结肠炎，还要结合其他临床结果综合考虑。

管理原则 [4,7,11–23,47]

IBD 是一种需要长期综合管理的慢性疾病，需要全面关注患者的医疗、心理和营养需求以及家庭支持情况。治疗主要是经验性的，旨在缓解症状；然而，对 IBD 病理生理学认识的进步正在促进一系列有可能使治疗效果有所改善的新的治疗手段的出现。

溃疡性结肠炎

该病通常具有反复发作的病程特点，伴有急性加重期和缓解期，治疗方法取决于患者当前的临床情况。在缓解期，治疗是预防复发；在发作期，目标是控制炎症过程。当出现难治性疾病或结肠扁平异型增生或异型增生相关病变或肿物（dysplasia-associated lesion or mass，DALM）时，应考虑外科治疗（见下文）。

饮食和营养策略

没有特定的饮食能改善或加重溃疡性结肠炎。对于非活动性溃疡性结肠炎的患者，每天在水中加入 1 或 2 茶匙的车前草亲水胶体（Metamucil）通常有助于粪便成形。溃疡性结肠炎患者中乳糖酶缺乏的发生率增加；当有持续性腹泻时，经验性尝试无乳糖饮食是合理的，此法也有诱导临床缓解的其他证据。失血性贫血的患者需要口服或肠外补充铁（见第 82 章）。口服铁耐受性差的患者可能需要肠外给药。贫血也可能是由于叶酸缺乏。当绿叶蔬菜和新鲜水果的摄入不足或服用柳氮磺胺吡啶或甲氨蝶呤时，需要补充叶酸（讨论见后）。贫血也可能是由于慢性疾病引起的，并可能对饮食和营养治疗无效。

氨基水杨酸制剂：柳氮磺胺吡啶和无磺胺吡啶的 5- 氨基水杨酸制剂

氨基水杨酸制剂仍然被推荐用于轻度至中度溃疡性结肠炎的初始治疗和预防复发的方法。5-氨基水杨酸制剂（5-ASA）确切的作用机制仍有待研究。作用机制包括影响前列腺素合成的假说（特别是花生四烯酸代谢）和抑制多形核白细胞迁移的假说。

处方药物。柳氮磺胺吡啶是最早使用的药物。口服给药后，约 70% 到达结肠，由肠道细菌代谢，局部释放出磺胺吡啶和水杨酸类似物 5-ASA（是假定的活性部分）。磺胺部分有助于柳氮磺胺吡啶被运送到结肠，但它也是过敏反应和胃肠道不适产生的来源（见下文讨论）。后来开发的无磺胺吡啶的 5- 氨基水杨酸制剂可克服磺胺相关的问题，目前已被广泛应用。

奥沙拉嗪是第一个不含磺胺的 5-ASA 药物。它由两个 5-ASA 分子通过偶氮键结合，在结肠中被细菌裂解，释放出活性的 5-ASA 部分。其用于轻至中度溃疡性结肠炎的疾病控制和维持缓解治疗。

美沙拉秦是 5-ASA 被覆着一种特殊包膜，可使药物延迟释放。口服片剂（Delzicol 和 Asacol HD）的溶解 pH 值为 7，即回肠末端和结肠肠腔内的 pH 值。被覆甲基纤维素的美沙拉秦胶囊（Pentasa）释放 5-ASA 到小肠和结肠。在对照试验中，口服 5-ASA 药物在治疗轻至中度活动性溃疡性结肠炎和维持缓解方面至少与柳氮磺胺吡啶一样有效。炎症明显活动的患者，如果发现带有包膜的药片没有溶解随粪便排出，就应该随餐服用美沙拉秦，可以减缓转运，增加时间溶解。

巴柳氮（Balsalazide）是 5-ASA 分子通过重氮键与惰性载体相连，在结肠通过细菌酶解离重氮键释放药物。

虽然口服 5-ASA 似乎比柳氮磺胺吡啶耐受性更好，但其费用也更高，每天需要服用大量药片，影响患者的依从性。通过使用每日一次的、高浓度的多基质系统（Multi-Matrix System，MMX）美沙拉秦制剂（Lialda）和缓释美沙拉秦制剂（Apriso）可提高患者的依从性。

疗效。随机对照研究表明，柳氮磺胺吡啶（4 g/d，2 ～ 4 周）的初始治疗对轻至中度活动期的溃疡性结肠炎患者有效，有效率约 80%。由于柳氮磺胺吡啶不如皮质类固醇治疗有效，它仅用于症状相对较轻的病例；建议联合使用皮质类固醇用于重症溃疡性结肠炎的早期治疗。

对照研究也显示了柳氮磺胺吡啶在维持缓解中的作用。在一项大样本的研究中，超过 65% 的接受 2 g/d 维持剂量的患者至少 1 年无症状，而安慰剂组为 25%。当药物持续超过 1 年时，维持治疗预防复发的作用仍然存在。最佳剂量为 2 g/d（4 g/d 提供更好的保护，但副作用的发生频率明显增加）。无磺胺吡啶的 5-ASA 制剂已被证明在诱导和维持轻至中度溃疡性结肠炎缓解方面的疗效相同。Delzicol、Asacol HD 和 Lialda 的常用剂量为 2.4 ～

4.8 g/d；巴柳氮剂量为 2.275 g/d，每天 3 次；奥沙拉嗪每日 1.5 ～ 3 g，分 2 次服用；Apriso 1.5 g/d 用于维持缓解。

不良反应。通常无磺胺过敏患者对柳氮磺胺吡啶耐受性良好（妊娠期和哺乳期使用足够安全），但多达 20% 的患者出现柳氮磺胺吡啶的不良反应，主要是由于磺胺吡啶部分。这些不良反应从常见的剂量相关胃肠道不适（恶心、呕吐、厌食、烧心）和轻度过敏反应（皮疹、发热）到不常见但可能严重的特异质反应，如粒细胞缺乏症、肝损伤和狼疮样现象。其他可能出现的造血系统不良反应包括贫血（叶酸缺乏、溶血或骨髓抑制）、粒细胞减少和血小板减少。服用柳氮磺胺吡啶的男性患者发现有精子数量减少和质量异常，通常发生在服药大约 2 个月后；停药后，这些情况会逆转。

不含磺胺成分的 5-ASA 药物有更好的耐受性。奥沙拉嗪最常见的副作用是与剂量相关的腹泻，逐步增加剂量和同餐服药可减轻腹泻。美沙拉秦的副作用最小，头痛最常见。但长期、高剂量使用 5-ASA 的患者应关注 5-ASA 相关性间质性肾炎的问题（动物研究和病例报告中可见）。特异质反应包括胸膜心包炎、胰腺炎和肾病综合征。MMX 美沙拉秦制剂似乎与标准美沙拉秦具有相似的安全性问题。

值得注意的是，任何 5-ASA 剂型的使用都可能出现特异质反应，多达 5% 的患者可能导致腹痛和腹泻加重，在鉴别腹泻加重时应考虑这一可能性。

药物相互作用。与柳氮磺胺吡啶相关的药物相互作用包括叶酸吸收的抑制（通常没有临床意义），以及地高辛生物利用度降低 25%。当与消胆胺或广谱抗生素同时使用时，柳氮磺胺吡啶的代谢减慢，其临床意义尚不确定。硫酸亚铁似乎对柳氮磺胺吡啶有类似的作用，但铁的吸收没有明显障碍；这些药物不应该同时服用。由于存在中性粒细胞减少的风险，任何同时使用柳氮磺胺嘧啶与硫唑嘌呤或 6- 硫基嘌呤（6-MP）的患者都需要非常谨慎并且密切监测。

值得注意的是，抗凝药物如华法林、依诺肝素（Enoxaparin）和类似药物的吸收上也与柳氮磺胺吡啶存在可能的相互作用。

5– 氨基水杨酸制剂的局部应用

5- 氨基水杨酸灌肠剂（Rowasa）是远端溃疡性结肠炎患者的合理选择。在最大剂量下，比氢化可的松灌肠更有效，对局限于远端结肠的轻至中度活动性疾病患者有效。在急性发作期，口服和局部 5-ASA 联合应用已被证明比单独使用效果更佳。病情缓解后，由于有疾病复发的风险，患者应予每日一次局部维持治疗方案（每周 2 次或 3 次），或改用口服药物治疗。局部治疗药物安全性很好；除特异质反应外，副作用为零；唯一常见的副作用是局部瘙痒和轻度直肠刺激。其费用远高于氢化可的松灌肠剂。然而，与皮质类固醇灌肠不同的是，不必担心全身皮质类固醇的吸收。对于局限于直肠的炎症，美沙拉秦栓剂（Canasa）通是有效且耐受性良好。

糖皮质激素

类固醇激素抑制溃疡性结肠炎的炎症过程，对于重症溃疡性结肠炎，无论是全身用药还是对限于直乙状结肠病变的局部用药中都发挥了重要作用。当葡萄膜炎和结肠炎同时复发时，口服类固醇激素通常对两者都有效（在没有活动性结肠炎的情况下，葡萄膜炎可予局部类固醇和散瞳药物治疗）。治疗其他全身表现（如结节性红斑、口腔溃疡）的最佳方法是用全身类固醇激素控制基础疾病。需要每日使用类固醇激素的重度疾病患者除了采取标准措施（见第 105 章）外，还应补充钙和维生素 D 以预防骨质疏松症。

全身药物治疗。全身用药可用于中重度和重度溃疡性结肠炎，特别是在症状明显和肠道广泛受累的患者。无全身中毒症状的患者可以门诊给予相当于 20 ～ 60 mg/d 剂量的泼尼松治疗。患者病情严重，难以口服药物时（即呕吐、高热或腹胀表现），应该住院接受静脉注射治疗，通常剂量 1 mg/(kg · d) 甲基泼尼松龙持续用药或分成 3 次给药（超过 60 mg/d 剂量不增加疗效）。一旦症状减轻，类固醇激素需在 6 ～ 12 周内逐渐减量至维持炎症控制的最低剂量。应该尽一切努力来减少和终止全身类固醇激素的治疗，因为只有一些溃疡性结肠炎患者受益于长期类固醇的使用，而长期类固醇治疗的副作用可能会引起患者某些功能不全（见第

105章）。类固醇激素减少到低剂量后隔日服用的方法足以满足维持治疗效果，且产生副作用的风险更小。

布地奈德（Uceris）是一种有高分子聚合物包膜的控释类固醇激素制剂，引起的全身类固醇激素副作用较少，部分原因是其高肝脏首过代谢。它已被批准用于轻至中度活动性UC。虽然昂贵，但其耐受性较好，并可能在逐渐减量计划中可以长期使用。

局部药物治疗。对局限于直乙状结肠病变的患者，局部治疗很有效，特别是泡沫剂，通常耐受性良好。可首选与美沙拉秦灌肠剂联合使用，以减轻重度炎症。氢化可的松灌肠被广泛使用且有效，但长时间高剂量使用会导致全身类固醇激素的副作用（部分氢化可的松确实会被吸收）。局部活性类固醇激素倍氯米松和布地奈德已被证实与局部氢化可的松同样有效，但全身吸收较少，对血清皮质醇水平没有影响；然而，其花费要高得多。

免疫调节剂

需要类固醇激素治疗特别是高剂量激素的慢性疾病患者，是试用6-巯基嘌呤或硫唑嘌呤非类固醇类的免疫调节剂治疗的候选人。由于初始作用缓慢（长达6个月），在药物起效之前，需要同时使用另外一种药物，直到该药发挥作用。静脉注射环孢素有时用于对静脉类固醇激素无应答的危重患者，以避免或延迟手术。对照试验显示药物作用效果是不同的，但毒性风险很高。环孢素应该只能用作与长期治疗的药物（如6-硫唑嘌呤和硫唑嘌呤）的桥接。

不良反应。免疫抑制剂副作用比全身类固醇激素少见，但可能有很严重的不良反应（见克罗恩病治疗中关于副作用和药物水平监测的讨论）。

TNF抑制剂

TNF-α抗体尽管非常昂贵，但提供了一种令人鼓舞的治疗方法。英夫利昔单抗（类克，Remicade）是针对TN-α的部分人鼠嵌合抗体，对激素难治性或激素依赖性溃疡性结肠炎有效，可用作中度至重度溃疡性结肠炎的诱导和维持治疗。阿达木单抗（修美乐，Humira）是一种完全人源化的TNF-α抗体，目前用于中度至重度克罗恩病，对溃疡性结肠炎的诱导和维持缓解也同样有效。塞妥珠单抗与英夫利昔单抗和阿达木单抗具有共同的作用机制，但用于活动性溃疡性结肠炎的治疗仍在研究中。戈利木单抗（Simponi）是FDA最近批准的此类药物。

用法。TNF-α抗体类药物适用于传统治疗难治的中度至重度疾病患者。几种药物之间的疗效似乎没有差异。对于中度至重度溃疡性结肠炎，与环孢素头对头的比较研究中，其疗效和副作用均无显著差异。对一种TNF抑制剂失应答表明对另一种TNF抑制剂应答的可能性较低，但由于抗TNF抑制剂的抗体形成（抗体靶向药物的问题）或对一种药物的不耐受可以通过转换成另一种药物来克服，但应答率较低。与免疫抑制剂合用可以降低抗药物抗体形成的风险。

不良反应。严重感染的风险增加，包括结核病、真菌感染和其他机会性感染，如李斯特菌和军团菌。潜伏性结核感染和乙型肝炎再激活的风险需分别进行结核菌素皮肤试验和肝炎血清学检查。如果潜伏结核存在，在TNF抗体开始治疗前即给予抗结核治疗，并进行胸部X线的监测。恶性肿瘤的风险是应用这些药物需要关注的问题，但用于溃疡性结肠炎治疗中未见肿瘤风险的增加。罕见的不良反应有新发的银屑病和狼疮样综合征，以及充血性心力衰竭和骨髓抑制。

整合素受体拮抗剂

维多利株单抗（安吉优，Entyvio）是一种针对肠道特异性整合素分子$\alpha_4\beta_7$的人源化单克隆抗体，是第一个专门为治疗IBD而设计的生物制剂。它通过阻断T淋巴细胞归巢到肠道的信号通路，并为应用免疫抑制剂、糖皮质激素和TNF抑制剂未能控制病情的患者提供了诱导和维持缓解的机会。有研究显示，维多利株单抗诱导和维持缓解的应答率近50%。但没有与抗TNF药物进行头对头比较的研究。严重不良反应是易发生严重的感染，包括结核感染。

Janus激酶抑制剂

抑制细胞内细胞因子活性信号Janus激酶（Janus kinase，JAKs），已应用于治疗抗TNF治疗失败且有中度至重度溃疡性结肠炎的患者。托法替尼（Xeljanz）是第一个被批准用于溃疡性结肠炎的 JAK 抑制剂，早期托法替尼的结果显示出该药对难治性中度至重度溃疡性结肠炎的治疗前景。其缓解率接近 20%，维持缓解率在 35% ～ 40%。

不良反应包括结核的易感性和机会性感染、血清胆固醇和肌酸磷酸激酶升高以及恶性肿瘤的风险增加。由于有骨髓抑制的风险，建议在治疗期间每 3 个月监测一次全血细胞计数。

止泻药物

苯乙哌啶（Diphenoxylate）、可待因、鸦片酊、复方樟脑酊（paregori）和洛哌丁胺都可以控制排便量，有诱发中毒性巨结肠的风险，急重症患者须慎用。饭前和睡觉前服用。洛哌丁胺是最有效和最不容易上瘾的药物之一，但价格要贵得多。

心理支持

虽然心理障碍在 IBD 患者中比在对照组中更为普遍，但几乎没有证据表明精神疾病与溃疡性结肠炎的病因有关。正规的心理治疗尚未被证明对缓解 IBD 症状有效，但密切的、支持性的和有同理心的医患关系对患者有助于从心理上承受疾病（见后文讨论）。对身体虚弱、手术、结肠造口术和身体外形的恐惧和担忧很大程度导致了与这种疾病相关的社会心理障碍和身体残疾。

药物治疗的选择及转诊

传统的药物治疗可以在基层医疗机构中开始。对一线和二线治疗无效且仍存在不能接受的症状的患者需要转诊到胃肠专科，并考虑使用抗 TNF 治疗，对难治性中重度溃疡性结肠炎考虑进行其他形式的升级治疗。越来越多有前景的治疗药物为患者提供了相当多的可选择的治疗机会，但需要考虑花费及药物的副作用。许多情况需要肠外给药，而且有些药物可能还有不良反应的风险。值得注意的是，治疗花费可能比传统治疗更高，因此需要考虑的是患者的负担和保险范围的覆盖。

手术

全结肠切除术为完全治愈溃疡性结肠炎提供了可能性，包括缓解大多数肠外表现和预防结肠癌，虽然很难接受，但也是一种重要的治疗手段。适应证包括异型增生、可疑癌、肠道或全身症状对最大限度的药物治疗无反应。多灶性低级别异型增生扁平病变和异型增生相关病变或肿物（DALM）是越来越受重视的癌前病变，应尽快考虑结肠切除术。患有重度持续性疾病的患者需要高剂量糖皮质激素持续治疗，在 6 ～ 12 个月后无法减量的患者，对 6- 巯基嘌呤、硫唑嘌呤和抗 TNF-a 治疗无应答或不耐受，也值得认真考虑手术，那些因长期使用全身激素的症状重且频繁复发或出现并发症的患者也应该手术治疗。

传统的手术方法是直肠结肠切除术和 Brooke 回肠造口术。它的优点是手术快且安全。回肠造口术的缺点包括尿失禁、需要经常清理造口袋、皮肤损伤，以及可能需要进行造口修补术（10% ～ 20% 的病例）。接受全直肠回肠切除术与可控制排便式回肠造口术（Kock pouch）的患者术后不需要佩戴造口袋，它最适合那些想要自主控制排便的患者。但这种方式有很多被困扰的问题，现已很少使用。

最常见的手术是回肠储袋 - 肛管吻合（全结肠切除术，伴或不伴直肠黏膜切除术，回肠造口和回肠肛管吻合），此种方式可提供保留自控排便和避免造口的机会。虽然最初可能会有一些大便失禁，但通常会消失。每日排便 5 ～ 8 次，而长期使用低剂量止泻药（如洛哌丁胺）和纤维素有助于改善排便情况。可能的并发症包括盆腔感染、狭窄和小肠梗阻。此外，可有育龄女性的生育能力下降；多达 60% 的患者可能出现储袋炎，通常以急性自限性形式出现，对抗生素治疗有效，但在小部分患者中可能成为慢性疾病。

外科手术和药物治疗的选择。是否手术治疗，需权衡溃疡性结肠炎活动性、癌变的风险和相关的死亡风险与大手术的风险以及结肠造口术及其并发症对生活质量和生存率的影响。对医疗保险 / 医疗救助数据库中随访的抗 TNF 治疗广泛使用前 10 年的回顾性对照队列研究发现，与传统治疗相比，50 岁以上有疾病进展风险的患者手术死亡风险降低了 40%。手术的生存优势是否随着上述提到的新型药物治疗的更广泛应用而持续存在仍有待认定。选择性结肠切除术的死亡率可高达 1% ～ 3%。大多数患者无术后并发症，10% ～ 20% 的患者需要进行造口修补术。如果有良好的辅助性护理，许多患者可以很好地适应结肠造口术后生活。

癌症的筛查

所有持续8年以上、病变范围超过直肠的活动性溃疡性结肠炎患者患癌的风险增加，应考虑进行结肠癌筛查。因为结肠癌变通常是多灶性的，最好的筛查方法是结肠镜检查同时进行多点活检。癌症筛查应从8～10年开始，每次间隔1～2年。结直肠切除术后储袋（J-Pouch）的患者也应进行直肠袖带（rectal cuff）内镜监测，但频率尚无规定。

高级别不典型增生、多灶性低级别不典型增生或腺瘤样DALM的患者如果有手术指征，应行结肠切除术，但单发性低级别异型增生的扁平息肉患者是否可以频繁行结肠镜检查或建议进行结肠切除术仍存在争议。

克罗恩病[7,24-44,47]

大多数患者可以通过合理地使用药物和认真的随访进行门诊治疗。因为这种疾病是慢性的、复发的和不可治愈的，故患者和基层全科医生之间稳固的联系是非常必要的。

饮食

充足的营养对黏膜的愈合至关重要。必须提供足够的蛋白质和热量，以限制炎症的加重和减轻常见的肠管狭窄带来的压力。肠狭窄患者应大大减少饮食中的纤维素含量，脂肪泻患者要将脂肪摄入量减少到< 80 g/d。一项经验性试验显示，限制乳制品摄入可以终止乳糖酶缺乏导致的腹泻，而乳酸酶缺乏通常伴有克罗恩病。病情更严重的患者需要部分肠道休息，从而消除食物对肠道动力和分泌的刺激。要素和半要素膳制剂（如Modulen、Peptamen、Vivonex、Tolerex、Peptinex）可以诱导急性克罗恩病缓解、改善症状和降低疾病活动度。要素和半要素膳制剂是患者病情恶化期间所需的额外营养补充的方便来源，但耐受性不如整蛋白制剂（例如安素）。经口摄入不足或患有短肠综合征的患者应考虑全肠外营养。

维生素和矿物质缺乏是常见的，必须纠正，以促进黏膜愈合和避免贫血和骨病等并发症的发生。补充叶酸对于服用柳氮磺胺吡啶或甲氨蝶呤的患者尤其重要，因其影响叶酸的吸收。回肠病变或接受过回肠手术的患者可能需要额外补充维生素B_{12}，当摄入量不足或脂肪泻时，维生素D水平可能会很低。口服2000 IU/d或更多通常就足够了。大多数维生素和矿物质缺乏可以通过服用含有多种维生素以及铁、钙、镁和锌等矿物质的多种维生素制剂来纠正。

戒烟

戒烟（第54章）是首要任务。与继续吸烟的患者相比，戒烟的克罗恩病患者复发更少，对免疫抑制剂的需求减少，术后复发也更少。

抗腹泻药物

这些药物在克罗恩病中的使用与溃疡性结肠炎相似（见前面的讨论）。其风险包括成瘾和梗阻症状的加重。

柳氮磺胺吡啶和其他5–氨基水杨酸制剂

国家克罗恩病合作研究表明，柳氮磺胺吡啶对结肠克罗恩病患者的疗效有限，但对仅限于小肠疾病的患者无效。4～6 g/d的剂量用于治疗结肠受累患者的急性加重的腹痛和腹泻症状。通常在4～8周内症状改善；然而，该药并不能维持缓解。柳氮磺胺吡啶与皮质类固醇激素的联合使用没有显示出类固醇激素的减量效果，也没有显示一旦病情缓解可以把类固醇激素更快地减量。

由于柳氮磺胺吡啶可能产生的磺胺相关不良反应，无磺胺5-ASA制剂（如美沙拉胺、奥沙拉嗪或巴沙拉嗪）现在更常用。奥沙拉嗪和巴沙拉嗪只向结肠释放5-ASA，对那些疾病仅局限于大肠的患者有效。美沙拉秦片（Asacol）可将5-ASA输送到回肠末端和大肠；美沙拉秦胶囊（Pentasa）将5-ASA释放到整个小肠和结肠，使Pentasa适用于轻度小肠疾病患者。但荟萃分析未能显示Pentasa对小肠型克罗恩病的治疗效果。常规长期预防性使用的疗效尚未确定。

虽然5-ASA制剂对克罗恩病的效果似乎不如溃疡性结肠炎，但鉴于它们的安全性以及目前尚缺乏对轻度克罗恩病安全有效的治疗方法，5-ASA制剂有时会被尝试用于治疗轻度克罗恩病。

不良反应。参见溃疡性结肠炎。

抗生素：甲硝唑和环丙沙星

这两种药物都被证明对轻度克罗恩结肠炎有一定效果，尽管并非所有的研究都显示其有效。甲硝唑（metronidazole）的剂量约为 20 mg/(kg・d)，对克罗恩回结肠炎或结肠炎患者有效。对 5-ASA 制剂反应不充分的患者，甲硝唑是进一步治疗的合理方案。此外，非对照性研究表明该药对直肠阴道瘘、脓肿和结肠切除术伤口愈合有效。看来，较低剂量的维持治疗可最大限度地减少肛周疾病的复发。胃肠道不适、金属味和感觉异常（与长期使用相关的周围神经病变）有时会限制患者的可接受性。同时饮酒时出现双硫仑样反应的风险很小（1% ～ 2%）。

环丙沙星（ciproflaxacin）在轻至中度克罗恩病患者中剂量为 1 g/d 时有效（尽管研究表明不是最佳的效果），但似乎比甲硝唑耐受性更好，是越来越普遍的抗生素选择，但其有肌腱炎或肌腱断裂的风险，应谨慎使用。环丙沙星常可与甲硝唑联合使用。随机安慰剂对照研究显示有局部活性作用的抗生素利福昔明（rifaximin）对克罗恩病有效，剂量为 800 mg，每日 2 次。缺点包括费用问题，在怀孕期间的安全性未知。抗生素虽然有时在短期（几个月）内有效，但通常不用于长期（数年）治疗。

糖皮质激素

如果患者病情急重或有中度至重度克罗恩病，且 5-ASA 或抗生素治疗无效，则应考虑全身性类固醇激素治疗。最初应使用高剂量（例如，相当于 40 ～ 60 mg/d 泼尼松）。随着急性疾病活动度的减轻，类固醇激素的剂量应根据经验逐渐减少。病情加重的患者可能需要长达 4 个月的类固醇激素治疗。布地奈德控释剂（budesonide）在回肠末端和结肠近端局部作用，不太可能引起全身性副作用，因为经肝脏首过效应后 90% 失活。已有证据表明布地奈德比美沙拉秦治疗活动性轻度至中度克罗恩病患者更有效，布地奈德相对来说没有全身的不良反应，但不如泼尼松可靠有效。

虽然类固醇激素在克罗恩病的治疗中具有重要作用，但在维持缓解、防止病情加重或治疗瘘管方面无效。克罗恩病没有指征预防性应用类固醇激素。此外，有些肠外表现和肛周疾病对糖皮质激素反应不佳。治疗的一个重要目标是停用类固醇激素，因此需要考虑维持美沙拉秦、抗生素和其他免疫调节剂 / 抗炎药物的治疗。

免疫调节剂治疗——6- 巯基嘌呤和硫唑嘌呤

硫嘌呤药物 6- 巯基嘌呤和硫唑嘌呤是密切相关的免疫调节剂，特别适用于激素减量过程中，是维持治疗中比长期用类固醇激素药物毒性小得多的治疗选择。在对照研究中，这些药物实现了或维持控制，允许 2/3 ～ 3/4 的患者减少或停用类固醇激素。硫嘌呤类药物可能会延迟 6 周至 3 ～ 6 个月起效，因此需要继续同时进行类固醇激素治疗，直到巯嘌呤类药物开始显效。最佳疗程尚不清楚；只要没有观察到不良反应，治疗可能需要无限期地持续下去。长期免疫调节剂治疗已被证明能够维持缓解，特别是在瘘管或频繁复发的患者中。

不良反应。总的来说，6- 巯基嘌呤和硫唑嘌呤具有良好的整体安全性，但也可能有严重的副作用，主要包括感染、胰腺炎、骨髓抑制、药物诱导性肝炎和淋巴瘤。监测血细胞计数至关重要。

治疗的监测。通过对硫嘌呤药物代谢基因型或酶活性检测，有助于硫嘌呤的安全给药。硫嘌呤甲基转移酶酶活性正常或纯合子野生型等位基因的患者可以维持使用较高剂量的药物治疗。对低代谢型等位基因具有中等酶活性或杂合子等位基因的患者从低剂量开始，并在耐受治疗后进行药物监测。如果酶的活性低或缺失，或者低代谢等位基因纯合子患者，避免硫嘌呤药物是最安全的。6- 巯基嘌呤的最佳每日剂量应为 1 ～ 1.5 mg/kg，硫唑嘌呤的最佳每日剂量应为 2 ～ 2.5 mg/kg。

硫嘌呤药物和肝毒性代谢物（分别为 6-TGN 和 6-MMP）的水平都需要进行追踪监测。虽然没有必要作为常规检查，但监测可能有助于发现有转氨酶升高或对治疗没有反应的患者。有些患者产生的代谢产物 6-MMP 高于 6-TGN，应该给予低剂量的硫唑嘌呤或别嘌呤醇，转换药物使药物代谢产生更多的 6-TGN，而不是 6-MMP（已经服用别嘌呤醇治疗痛风的患者需要更低剂量的硫唑嘌呤或 6- 巯基嘌呤）。开始免疫调节剂治疗前应该先咨询有此类药物使用经验的胃肠专科医生。

其他免疫调节剂治疗——甲氨蝶呤

甲氨蝶呤是一种具有抗炎作用的叶酸拮抗剂，可减少需要长期类固醇激素治疗的患者的用药需求，并增加治疗效果。所需剂量为 15 ～ 25 mg，每周一次。限制其使用的因素包括口炎、恶心、无症状孤立性转氨酶升高、感染以及肝脏及肺部炎症和纤维化的可能性；该药物也具有很强的致畸性（育龄妇女的一个重要考虑因素，应该强烈鼓励她们使用两种避孕措施）。同时使用叶酸 1 ～ 2 mg/d 可减少副作用的发生。

肿瘤坏死因子拮抗剂

英夫利昔单抗（Remicade）输注直接作用于 TNF-a，有助于对常规治疗有激素抵抗的中重度克罗恩病的诱导和维持缓解。难治性瘘管患者获得了显著的临床应答，甚至有些瘘管完全愈合；然而，随着时间的推移，疗效可能减弱，需要增加剂量（从 5 ～ 10 mg/kg）和（或）缩短给药间隔（＜ 8 周）。尽管如此，由于针对英夫利昔单抗的抗体形成，药物也可能会完全失应答，需要改用完全人源化的 TNF-a 抗体［如阿达木单抗（Humira）或塞托利珠单抗（Cimzia）］。

不良反应。此类药物需谨慎应用，可能出现的不良反应有严重感染、药物性狼疮、肝毒性、抗核抗体阳性、脱髓鞘神经病变、充血性心力衰竭和淋巴瘤。此外，静脉注射英夫利昔单抗也会发生过敏反应和血清病样反应，极少数情况下可能会危及生命。

抗 TNF-a 药物的选择。抗 TNF-a 治疗的成本非常高（花费数千美元）。生物制剂使用前应进行专科会诊。与英夫利昔单抗相比，阿达木单抗和塞托利昔单抗除了抗体形成较少外，其优点是能够自我给药和避免输注反应。

生物制剂——整合素受体拮抗剂

维多利珠单抗（Entyvio）被批准用于治疗对其他治疗难治性的中度至重度克罗恩病。如前所述，该药阻断了刺激 T 淋巴细胞归巢到胃肠道的信号通路。它需要静脉输注。研究显示，31% 的患者获得临床应答和 15% 的临床缓解，39% 在 1 年时仍维持缓解（副作用见前面的讨论）。

生物制剂——白细胞介素 –12 和白细胞介素 –23 拮抗剂

乌司奴单抗（Stelara，喜达诺）是一种人源化单克隆抗体，可阻断重要的炎症细胞因子 IL-12 和 IL-23，已被批准用于中度至重度难治性克罗恩病的治疗。在临床试验中，6 周时的应答率为 34%，21% 的应答者获得缓解，53% 的应答者维持缓解。长期随访显示，住院率、手术率和对其他生物替代治疗的需求显著降低。

不良反应。与其他阻断重要细胞因子活性的药物一样，发生严重感染（结核病、机会性感染）和恶性肿瘤以及非感染性肺炎和白质脑病的风险增加。

未经证实疗效的治疗方法

抗生素和益生菌。肠道菌群的组成一直引起人们的兴趣，促进了对抗生素和益生菌治疗的探索性研究。多年来，甲硝唑和环丙沙星已被用于瘘管和微穿孔的治疗以及手术后预防病情复发，但没有证据表明没有使用这些抗生素的效果。没有证据表明益生菌对克罗恩病治疗有疗效。

鱼油补充剂。已经在 IBD 患者中尝试使用，其依据是研究表明含 Ω-3 脂肪酸的鱼油制剂能够抑制炎性介质（如白三烯、前列腺素）。早期的小规模研究表明鱼油制剂对维持缓解有益，但大多数后续的随机试验未能证实。有荟萃分析研究的结论显示数据不足以推荐鱼油制剂用于克罗恩病或溃疡性结肠炎的维持缓解治疗。

手术

与溃疡性结肠炎不同，手术并不能治愈克罗恩病。因此，手术仅用于顽固性克罗恩病、穿孔、梗阻、严重出血或瘘管性疾病的患者。目前，近一半的克罗恩病患者在诊断后 10 年内需要进行手术。手术的目的是切除严重受累的肠段，并尽可能多地保留外观正常的肠管。有症状的术后复发率在 5 ～ 15 年内可高达 65%，并且 10 年内再手术率较高。最常见的手术是切除回肠末端的病变部分和回肠结肠吻合术。对于结肠受累的患者，可选择的术式为结肠切除术并将回肠连接到直肠的回直肠吻合术或全结直肠切除术与 Brooke 回肠造口术。对于有明显直肠乙状结肠病变的患者，需要进行造口。20% ~ 40% 的回肠造口术患者因造口部位的问题，需要在 5 年内进行翻修手术。

手术治疗是不得已而为之，而且只有在严重致残或严重并发症的情况下才能进行。肠梗阻患者可能对肠道休息、胃肠减压、类固醇激素和其他保守措施有足够的反应，不需立即手术，除非梗阻持续或迅速复发。如果纤维狭窄大于炎性狭窄，且狭窄的长度适合于手术治疗，则应考虑狭窄成形术来代替肠切除术。应尽一切努力使用保守的手术方法来保持肠道功能。肠段的减少可导致术后肠功能致残性腹泻。

肛周瘘管通常需要药物和手术联合治疗。肛周脓肿的引流是必要的，出现浅表和低位瘘管时需要手术引流联合抗生素治疗。高位和括约肌外瘘可能受益于手术、抗生素和免疫调节剂或抗 TNF-a 的联合治疗。

癌症筛查

克罗恩结肠炎患者患结肠癌的风险增加，可根据类似于溃疡性结肠炎的指南进行癌症筛查（见前面的讨论）。

妊娠期和哺乳期炎症性肠病患者的管理

对于在护理或妊娠期间 IBD 发作的患者，5-ASA 和类固醇激素都是安全有效的，尽管关于口服布地奈德使用的数据有限。为了在整个妊娠期间溃疡性结肠炎的维持缓解，5-ASA 制剂应该继续使用，因为其 Asacol HD 包衣含有高水平的邻苯二甲酸盐，在妊娠期间作用未知，所以服用 Asacol HD 的患者应该考虑改用类似的其他药物。应尽可能避免使用环丙沙星和甲硝唑。免疫调节剂对胎儿或哺乳婴儿的安全性仍无定论。有必要密切监测，并向患者充分告知潜在的风险。在妊娠期间，因停止免疫调节剂治疗而导致不良后果的风险可能高于药物本身所产生的风险。患有溃疡性结肠炎的妇女在妊娠的前 3 个月病情易再发或加重，自然流产率约为 10%。妊娠似乎可以抑制妊娠后期 3 个月的疾病复发。如果在缓解期怀孕，妊娠并发症的风险似乎与普通人相同。

患者教育

对患者和家属的教育和支持至关重要。当患者被告知患有溃疡性结肠炎或克罗恩病时，都会感觉到恐惧。这些诊断可使他们联想到结肠造口术、反复住院、功能残疾和社会孤立。需要强调的是，绝大多数患者都能过着功能完全的生活，许多患者通过药物治疗获得了对其疾病的理想控制。这些慢性疾病会影响年轻人，因此会有受孕、怀孕和生育的问题。虽然 IBD 的发生有一些家族性，但并不是每个人都会遗传，并且有充分的证据表明，当疾病缓解时，生育能力基本上是正常的，可以分娩健康的足月婴儿。然而，当男性患者服用柳氮磺胺吡啶（见前面的讨论）或女性接受结肠切除术和 J-pouch 重建术（见前面的讨论）时，受孕可能会成为一个问题。

长期和广泛的溃疡性结肠炎或克罗恩结肠炎患者的癌症风险是直接和明确的问题，可以安慰疾病最轻的患者，因为他们患癌风险低于那些更广泛或更严重的患者。即使是结直肠切除术后 J-pouch 的患者也应该警惕在直肠袖带处发生直肠癌的潜在风险。

基层全科医生可以做很多事情来为需要行结肠切除术和随后的回肠造口术的患者做好准备。全方位的患者教育结合照护措施，包括愿意倾听患者的焦虑和恐惧的倾诉是非常宝贵的，非常值得赞赏。 许多患者有恐惧和焦虑，除非医生提及，否则他们不会提出来进行交流。同样对准备进行回肠造口术有帮助的工作是让一个相同年龄和性别的回肠造口患者与要进行手术治疗的候选者讨论手术过程及其结果。看到其他患者术后可以继续过上完全积极的生活也是一种安慰。当地的造口治疗协会是一个有价值的资源。最后，回肠肛门吻合术已经被更广泛地使用，斟酌选择进行回肠肛门吻合术可能会增加手术的可接受性。

许多患者可以被教会使用一套预先安排的治疗指南，并且在限制范围内调整他们的药物。可以指定用于病情轻度加重的 5-ASA 剂量，并给予其他的口服和局部药物，使患者本人能够在其护理中发挥积极作用，并确保症状发作时的及时治疗。止泻药也可以根据需要使用，但只能给予不太可能滥用这些药物的可靠患者。如出现发热、腹泻加重、出血或明显腹痛，应指导患者打电话告知医生。

需要与患者定期交流信息，包括详细解释诊治过程和治疗方案，以及密切随访和观察疗效的重要性，怎么再强调也不过分。对患者的关注和及时回应能缓解 IBD 带来的恐惧和担忧。可以发展成应一个有效的治疗联盟。美国克罗恩和结肠炎基金会的当地分会向患者提供了更多的信息和帮助。

转诊和入院指征 [45-46]

当足量 5-ASA 联合口服皮质类固醇激素（克罗恩病患者联合或不联合无抗生素）不能控制症状时，建议请胃肠病专家会诊。大多数接受免疫调节剂治疗的患者都是与胃肠病专家一起管理的。此外，需要反复激素治疗的克罗恩病和溃疡性结肠炎患者应考虑使用免疫调节剂（6- 巯基嘌呤、硫唑嘌呤、甲氨蝶呤）或生物制剂（英夫利昔单抗、阿达木单抗、塞托利珠单抗、golimumab、维多利珠单抗或乌司奴单抗）。伴致残、慢性、难治性疾病的溃疡性结肠炎患者应进行外科会诊。长期患有结肠疾病的患者患癌症的风险增加，因此需要转诊进行定期的结肠镜检查和活检。肠外疾病的患者可能需要专科会诊，特别是眼科裂隙灯检查是否有葡萄膜炎。

对于有中毒症状、大出血、严重腹痛或病情严重而无法经口获得足够营养的患者，需要及时住院进行肠外治疗。给予肠道休息，鼻胃管喂养要素饮食和静脉给予类固醇激素治疗，并进行手术咨询，特别是如果有严重出血、全身中毒症状、腹胀或有腹膜刺激征证据的患者。对伴有吸收不良和体重下降难以接受常规门诊治疗的患者，选择家庭鼻肠喂养的方式已得到肯定。

管理建议 [6,45-47]

溃疡性结肠炎

一般措施

- 通过结肠镜检查或乙状结肠镜检查记录黏膜炎症。
- 建议保证充足的休息和睡眠。
- 当叶类蔬菜受限制或使用柳氮磺胺吡啶时，建议补充叶酸（1 mg/d）。
- 有缺铁性贫血病史时，口服补铁（例如硫酸亚铁 300 mg，每日 3 次）。
- 在疾病的早期经常进行随访，以提供心理支持和密切监测。
- 考虑使用止泻药（例如洛哌酰胺 2 ～ 4 mg）用于暂时控制轻中度溃疡性结肠炎患者的腹泻症状，但要避免长期使用。避免对严重疾病（中毒性巨结肠高风险）患者使用。
- 如果在内镜缓解期间出现持续轻度腹泻，可以开始试用车前草亲水胶体（1 茶匙 8 盎司水，每日 1 ～ 2 次）；如果不成功，尝试限制乳制品摄入。
- 对病程持续时间在 8 年以上的患者开始定期进行结直肠癌筛查；考虑每 1 ～ 2 年定期进行一次结肠镜检查和活检。
- 建议使用类固醇激素的患者同时给予钙和维生素 D。
- 如果患者年龄超过 50 岁，或连续服用类固醇激素超过 3 个月（或重复使用类固醇疗程），应进行双光能骨密度测定（dual-energy x-rays absorptiometry，DEXA）以评估骨密度。
- 每年进行一次眼科检查，特别注意的是长期使用类固醇激素的患者青光眼风险会增加。
- 如果患者已长期服用免疫抑制药物，特别是硫唑嘌呤 /6- 巯基嘌呤或抗 TNF 治疗，建议每年请皮肤科医生进行皮肤检查。
- 如第 6 章所述，所有 IBD 患者都应遵循并强烈鼓励免疫接种，注意有以下改变：
- 流感：所有患者每年接种一次流感疫苗。如果使用类固醇激素、硫唑嘌呤 /6- 巯基嘌呤、甲氨蝶呤或抗 TNF 药物治疗，患者应避免鼻内给药。
- 水痘和带状疱疹：如果患者正在接受生物治疗，特别是抗 TNF 治疗，应避免接种。
- 肺炎：所有服用免疫抑制剂的患者均应同时接种 Prevnar 和肺炎球菌疫苗。

轻度至中度溃疡性结肠炎

- 起始服用柳氮磺胺吡啶，500 mg，每天 4 次，并将耐受剂量增加至 4 g/d，或非含磺胺的 5-ASA 制剂（例如奥数拉嗪 1.5 ～ 3 g、巴沙拉嗪 2.25 g 每日 3 次、美沙拉秦 2.4 ～ 4.8 g/d）。继续用药 2 ～ 4 周，直到症状缓解，然后考虑将高剂量柳氮磺胺吡啶或美沙拉秦剂量降低到较低的维持剂量（见下文）。Apriso 每日一次，服用 1.5 g，也可作为维持治疗。

- 如果 5-ASA 制剂未能在几周内控制症状，开始口服泼尼松，需要根据患者病情，剂量为 20 ～ 40 mg/d。在逐渐减量之前持续服用 7 ～ 10 天。
- 如果病情得到控制，开始每周逐渐减少泼尼松 5 ～ 10 mg，直到 20 mg/d，然后逐渐减量 2.5 mg/wk。
- 另一种选择是考虑使用布地奈德的控释制剂（Uceris，9 mg/d）作为长期类固醇治疗，耐受性更好，但价格昂贵；可隔日服用以逐渐减量。
- 一旦类固醇激素逐渐减停，疾病活动停止，考虑将 5-ASA 剂量减少到维持剂量：柳氮磺胺吡啶 2 g/d、美沙拉秦 2.4 ～ 4.8 g/d 或奥沙拉嗪 1 g/d 的维持剂量。然而，减少剂量并不总是必须或有效的。

中度至重度溃疡性结肠炎

- 起始治疗是泼尼松 40 ～ 60 mg/d 分次给药；同时服用 5-ASA 制剂的患者要考虑到个体差异导致的病情加重或恶化。一旦症状得到控制，早上给予全量泼尼松，并如前所述开始经验性逐渐减量；无限期恢复 5-ASA 以维持缓解（柳氮磺胺吡啶 4 g/d 或美沙拉秦 2.4 ～ 4.8 g/d）。
- 如果由于恶心或腹痛而导致食物摄入不足，考虑补充全营养素的口服营养制剂（例如安素、Modulen、Peptamen）。
- 密切监测有无明显的失血、容量不足、严重腹痛、腹胀和腹膜体征；出现其中任何一种都是及时入院、肠外治疗和紧急外科会诊的指征。
- 对于那些需要反复需要类固醇激素治疗、无法停用类固醇激素或激素耐药的患者，应转诊考虑使用非激素类免疫抑制剂（6- 巯基嘌呤或硫唑嘌呤）或生物制剂（如英夫利昔单抗、戈利木单抗、阿达木单抗或维多利珠单抗）治疗。
- 对最大药量治疗无效的患者、需要长期每天使用激素（＞ 6 个月）的患者，以及在癌症筛查中发现狭窄或异型增生的患者，需要考虑转诊进行择期手术。

溃疡性直肠炎

- 如果病变仅限于直肠乙状结肠，则开始使用口服 5-ASA（如前述）和（或）局部外用药物进行治疗。氢化可的松或 5-ASA 局部灌肠都有效，后者在诱导缓解方面效果更好。对于直肠炎患者，5-ASA 栓剂可能就足够了。在发作期间，考虑同时使用口服和局部的 5-ASA 制剂。在缓解期，患者可以维持其中一种。
- 处方氢化可的松 100 mg 保留灌肠每日 1 次，25 mg 栓剂每日 1 次或 2 次，或 10% 氢化可的松泡沫制剂每日 1 次。治疗剂型的选择可以基于患者的偏好和临床经验。
- 有急性发作症状和维持缓解的患者可以给予美沙拉秦灌肠剂 1 ～ 4 g/d。
- 如果病变仅限于直肠，美沙拉秦栓剂 1000 mg 睡前给药可能有效。
- 继续治疗直至症状消失；继续口服 5-ASA（或外用，如果患者愿意）预防复发。

克罗恩病

一般措施

- 通过钡灌肠检查、结肠镜检查、CT 或磁共振和（或）胶囊内镜检查，记录疾病的程度。
- 有梗阻性症状的患者限制饮食中的纤维素含量。
- 当有脂肪泻时，将脂肪摄入量减少到 80 mg/(kg·d) 以下。
- 腹泻患者进行限制乳制品饮食的试验，如果腹泻迅速改善，继续限制乳糖饮食。
- 补充多种维生素制剂，其含量为正常每日维生素需求的 5 倍，再加上铁、钙、镁和锌。检查回肠疾病患者是否缺乏维生素 B_{12}，必要时进行补充。铁的测定通常是有用的，因为铁缺乏很常见，甚至在缓解期也可以出现。

- 考虑止泻药治疗（如洛哌丁胺 2 ～ 4 g 随餐服或睡前服用）以缓解腹泻的症状；需慎用，梗阻症状可能加重，长期使用可能会导致对麻醉药品的依赖。
- 当痉挛性腹痛和腹泻严重时，建议使用要素或半要素营养制剂让肠道部分休息。
- 难治性疾病、严重出血、中毒症状、腹痛、脓肿形成或有梗阻证据的患者应住院治疗。这类患者需要进行外科会诊。
- 频繁使用类固醇激素的患者应进行骨质疏松的筛查。如果患者正在使用免疫调节剂或生物制剂，确保他们的疫苗接种（见溃疡性结肠炎）是最新的。建议使用类固醇激素的患者同时补充钙和维生素 D。

克罗恩病结肠型

- 对于轻度克罗恩病结肠型，开始使用柳氮磺胺吡啶（500 mg 每天 4 次），并在几天内迅速增加剂量到 1 g 每天 4 次或美沙拉秦（最多 4.8 g/d）。
- 如果对 5-ASA 制剂有效，即使现有数据尚未显示 5-ASA 对维持缓解的益处，应考虑无期限持续治疗。
- 如果对 5-ASA 药物治疗无效，考虑使用环丙沙星 1 g/d 和（或）甲硝唑 10 ～ 20 mg/（kg · d）（例如 250 ～ 500 mg 每日 3 次）的抗生素治疗；继续进行为期 4 周的试验治疗。如果疗效满意，考虑连续使用 4 ～ 6 个月；如果症状消失，则停药。如果没有反应，可考虑利福昔明治疗。
- 如果以上抗生素反应不足或为中度至重度克罗恩病，则改用泼尼松 40 ～ 60 mg/d。随着疾病活动的减轻，全量激素早上顿服，并开始如上所述逐渐减量。患者可能需要继续进行免疫调节剂治疗。
- 难治性克罗恩病患者，特别是类固醇激素依赖的患者，考虑 6- 巯基嘌呤、硫唑嘌呤或甲氨蝶呤的免疫调节治疗或生物制剂（英夫利昔单抗、阿达木单抗、塞托利珠单抗、维多利珠单抗或乌司奴单抗）治疗的患者，应转诊。

肛周疾病

- 环丙沙星（1 g/d）或甲硝唑（750 ～ 1500 mg/d）治疗持续性肛周疾病；延长治疗疗程可能是必要的。
- 如果出现肛周脓肿或者肛周瘘管，抗生素难以控制，可考虑外科转诊。
- 难治性瘘管患者应考虑胃肠科转诊，考虑免疫调节剂和生物治疗结合手术干预治疗。

克罗恩病小肠型

- 对于轻度疾病，美沙拉秦胶囊（如 Pantasa 最高可达 4 g/d）进行 4 ～ 6 周的试验治疗。
- 如果治疗无反应，或回肠症状严重，则给予布地奈德（（Entocort 9 mg/d 连续 4 周，然后 6 mg/d 连续 2 周，然后 3 mg/d 连续 2 周）。如果布地奈德治疗无效，考虑改用泼尼松（从 40 ～ 60 mg/d 开始，如上所述减量）。
- 难治性症状、反复需要类固醇激素或持续需要类固醇激素治疗的患者，考虑使用 6- 巯基嘌呤、硫唑嘌呤、英夫利昔单抗、阿达木单抗、塞妥珠单抗、维多利株单抗、乌司奴单抗或甲氨蝶呤。大多数治疗也对闭合瘘管有效。对免疫调节剂进行几个月的试验治疗通常是必要的。如果有效，只要没有发现副作用，就需要无限期地持续下去。因为免疫调节剂治疗可以导致骨髓抑制和有致癌风险，必须由胃肠病专家会诊。

（李俊霞 翻译，刘　青 审校）

第74章

功能性胃肠病的管理

JAMES M. RICHTER

功能性胃肠病（functional gastrointestinal disease）在以消化道症状为主诉的门诊诊疗中占比很大，不仅是在基层医疗机构，在胃肠病学专家的转诊医疗中亦如此。对功能性胃肠病的国际共识定义是指“一种不能用结构或生化异常来解释的慢性或复发性胃肠道表现多样的多种症状组合”。症状可源于咽、食管、胃、胆道分支、小肠和大肠或肛门直肠的功能障碍。功能性胃肠病包括两种常见的、经常令人不安的综合征：肠易激综合征（irritable bowel syndrome，IBS）和功能性消化不良。前者与结肠不适或疼痛、排便紊乱和腹胀有关，通常主要伴有便秘、腹泻或腹胀。后者的特征是上腹部不适、腹胀和恶心，这些症状通常（但不一定）因进食加重或诱发。

基层全科医生需要在认识和管理功能性胃肠病方面成为专家，不仅因为它们易被误诊为更严重的疾病（有时导致不必要的检查和治疗），还因为它们是产生焦虑情绪、功能损害以及大量医疗保健支出的根源。

肠易激综合征

肠易激综合征（IBS）是一种肠道动力和内脏感觉的功能障碍性疾病，约占医生所看到的胃肠道不适主诉的一半。流行病学研究表明，近20%的成年人有某种形式的IBS表现，但只有一小部分人寻求医疗帮助。功能性腹胀、功能性便秘和功能性腹泻是与IBS密切相关的综合征，首先需要区别于IBS。有时同义使用的旧的和非专业的术语包括肠道痉挛、黏液性结肠炎和痉挛性结肠炎。由于没有确定的诊断方法，所以需要仔细询问病史，以避免误诊。

病理生理学和临床表现[1-17]

病理生理学

传统的IBS病理生理学观点强调社会心理功能异常以及中枢和外周神经系统相互作用的障碍，即所谓的伤害性感受的错觉。然而，越来越多的证据表明，在许多情况下，IBS与外周神经的发病机制相关，这支持IBS并不是一种纯粹的神经心理社会现象的观点。

内脏感觉过敏是该综合征的标志之一，特别是腹痛和肛肠不适的主诉。在IBS患者的球囊测压研究中发现有伤害感受异常，这些患者对肠道、直乙状结肠和直肠肛门部位的球囊扩张过度敏感。特别是在腹泻的患者中，启动反射性运动和出现不适感的阈值降低。小容量的球囊扩张即有加重的排便紧迫感。对于便秘患者，反射性运动的阈值异常高，排空延迟。粪便滞留并硬结，肠管扩张，疼痛随之出现。还检测到便秘患者过度的传入感觉活动和其中枢处理的差异，由此可能导致伤害性感觉功能障碍。中枢和外周IBS病理生理学机制中认为血清素能和去甲肾上腺素能神经递质被激活，两者之间的关联性可能与发病有关。

运动功能异常也起着重要作用，既能引起腹泻也能引起便秘。神经递质失衡（特别是血清素释放功能失调）似乎起了重要作用。胃肠道含有最高浓度的血清素分泌细胞，这些细胞能够刺激迷走神经活动，引起有效的肠管运动和分泌反应。IBS动力的改变取决于IBS亚型，会表现为腹泻、便秘或两者交替。进食通常会导致所有人的结肠收缩的增加，但对照研究表明，IBS患者对食物刺激的动力反应显著增加。以腹泻为主的IBS患者餐后比健康个体有更多的肠管快速和高振幅的收缩，导致结肠传输时间缩短。在有些患者，腹泻似乎对作用于血清素受体的药物治疗有效（讨论见后）。

运动、感觉和皮质功能异常的联合作用有可能引起患者更多的不适。例如，敏感性增加会触发过度的反射性运动，导致肛门直肠不适或疼痛的周期发作，排便不尽感，以及排便次数增加，这可能是由于学习行为或潜在的精神心理因素引起。

心理社会压力和精神心理学异常不仅由IBS引起，而且也可能引发IBS。精神心理学异常往往与 IBS 的管理相混淆，前者主要依赖于调节适应技能和生活方式的改变。在健康人和 IBS 患者中都记录到对应激的高肠道动力反应，但后者显示出对生活应激明显更高频率的反应。此外，在接受治疗的 IBS 患者中精神疾病的高患病率需要关注。躯体化、人格障碍、焦虑和抑郁问题经常被发现。精神疾病的表现似乎更像是一个疾病行为的预测指标，而不是肠道功能障碍的直接原因。精神症状和应对能力差通常先于肠道症状。对于肠道功能障碍困扰，先前存在精神疾病的患者比其他适应良好的患者更有可能去就诊。过度警觉和疼痛过度感知化（倾向于关注和夸大来自内脏疼痛的威胁）是其特征。这些发现解释了为什么只有一小部分 IBS 患者去就医。

肠腔内因素可以改变肠道运动功能，导致其表现出一种“易激”的方式。某些糖选择性吸收不良，如乳糖（乳糖酶糖缺乏症中常见的乳制品糖，见第 64 章）、果糖（柑橘类水果糖）和山梨醇（通常见于“无糖”糖果）。山梨醇是糖果和口香糖中常见的甜味剂，如果大量食用，会引起腹胀和腹泻，乳糖不耐受患者进食乳制品也是如此。在多达 10% 的以腹泻为主的 IBS 患者中发现有胆酸吸收不良。由此导致的大量脂肪酸进入结肠，引起痛苦的快速收缩，出现明显的腹部不适和腹泻。许多患者对可发酵的碳水化合物食物不耐受或过敏，这些碳水化合物在正常消化过程中不易被吸收，并且可产生气体。

以上因素可能有助于解释在近期罹患细菌性或病毒性胃肠炎后，特别是同时伴有社会心理压力的患者出现 IBS 样症状的原因。推测的机制包括残留炎症和黏膜活性细胞持续变化、肠神经和胃肠道菌群、不良的心理因素与持续的低度炎症。感染后 IBS（PI-IBS）患者的预后略优于随机调查的 IBS 患者，但 PI-IBS 仍需要数年时间才能缓解。PI-IBS 没有特异的治疗方法，应该针对主要的肠道紊乱进行处理，最常见的是腹泻。

临床表现和病程

大多数 IBS 患者在 40 岁之前就会出现症状；大约一半的患者不到 30 岁，1/4 的患者不到 20 岁。腹痛、腹泻和（或）便秘同时出现的症状有助于区分 IBS 和其他形式的功能性胃肠病，后者只存在一种表现。在大约 2/3 的 IBS 患者中，可能以腹泻或便秘为主。

腹痛是普遍存在的。在 2/3 的患者中，腹痛最常见于左下腹或下腹部；1/3 感到上腹痛，1/4 在多个部位出现腹痛。腹痛通常是固定性疼痛而非痉挛性，通常与排便或排气有关，但不会影响睡眠。

便秘是一种突出的症状，其特征是粪便体积小而硬，排便次数减少和肛肠不适，如排便时间延长，排便不尽感和排便疼痛。粪便滞留使得肠道充分吸收水分。约 1/3 的患者报告黏液性粪便、块状颗粒状粪便和（或）过度胀气。大约 1/3 的 IBS 以便秘为主。

以腹泻为主的 IBS 约占 1/3，但另有 1/3 的患者腹泻和便秘交替出现。通常腹泻量小，伴有可见的黏液，并可能几个小时后出现一次大容量的腹泻。可能会伴有排便紧迫感。

消化不良和过度排便也有报道，支持了 IBS 可累及整个胃肠道的观点。体重下降罕见。并发感染性胃肠炎可引发病情加重。50% 的患者认为其症状与压力有关，而 1/3 的患者否认。2/3 的人表现出焦虑或抑郁症状。除非并发肛肠疾病，否则无直肠出血。

IBS 通常是慢性疾病，随着时间的推移，症状几乎没有变化，除了严重程度的增减。持续时间以年为单位计算。发病率或死亡率尚无定论。严重程度轻重不一，但症状群保持显著不变。在自然病程研究中，大约 50% 的患者的症状在 1 年左右没有变化。30% ～ 35% 得到改善（10% 无症状），15% ～ 20% 加重。无症状期通常少于几个月。1/3 的 IBS 患者有失去工作的经历。一个历经 2 年的随访调查也发现了类似的结果。由严重生活应激引发症状的患者在急迫问题解决后可长时间无症状，而那些对日常生活中出现持续肠道症状的患者很少能有无症状状态。

诊断和初步评估 [4,18-24]

IBS 的临床诊断标准

由于缺乏客观的 IBS 实验室标志物，因此需要制定临床诊断标准。目前的诊断标准是罗马诊断标准（表 74-1），目前执行的是第 4 版。这些基于症状的标准已经得到了很大程度的验证，并被推荐广泛用于 IBS 的诊断。

需要排除临床表现可能类似于 IBS 的器质性疾病，以免误诊为 IBS（见后文讨论）。详细的病史记录和仔细的体格检查，并结合有针对性的简单检查、诊断性试验治疗，通常是诊断 IBS 的具有完整性和成本效益的最佳组合。

IBS 亚型

根据临床表现，分为以下亚型：以腹泻为主、以便秘为主、腹泻和便秘混合型。

鉴别诊断和检查方法

结肠癌、炎症性肠病、乳糜泻和卵巢癌可能有类似 IBS 的表现，是主要“不可误诊”的疾病。对以上病因的担忧往往会促使患者前来就诊。首先需要进行详细的病史采集和仔细的体检，并进行一些简单的实验室辅助检查（例如全血细胞计数），就可以确定是否符合 IBS 的诊断标准。因存在严重疾病警告征象的深入检查有助于鉴别 IBS 患者和有类似 IBS 症状的“不可误诊”的疾病。除非患者有令人担忧的病理性症状和体征，或者患者目前还没有进行结肠癌筛查，否则不需要进行结肠镜和其他昂贵的检查来诊断。对这种 IBS 检查流程进行的长达 30 年的前瞻性随访研究显示，只有 1% 的患者误诊了“不可误诊”的疾病。

警报症状。注意所谓的警报症状（体重减轻、胃肠道失血证据、贫血、发热、频繁夜间腹泻、结肠癌 / 乳糜泻 / 炎症性肠病阳性家族史、发病年龄大于 50 岁、症状突然改变）有助于筛查“不可误诊”的疾病。有 IBS 样症状的人出现了其中一个警报症状，在进行更深入的检查之前，“症状”不应被标记为 IBS（讨论见后和第 58、64 和 65 章）。

症状以便秘为主时。可能有必要排除恶性肿瘤或炎症性疾病，特别是年龄在 50 岁以上的患者，有警报症状如体重减轻或结肠癌家族史的患者。此类患者需要考虑结肠镜检查（见第 65 章）。对于年轻人来说，全血细胞计数（对于小细胞性贫血）就足够了。没有证据表明有没有胃肠道失血有助于排除器质性疾病。促甲状腺激素的检查可以排除甲状腺功能减退，这也可能表现为便秘。服用利尿剂的患者应检查血清钾，因为低钾血症可能会降低肠道收缩力并发生肠梗阻。增加膳食纤维、纤维素补充剂（车前草）或渗透性泻药（聚乙二醇）的临床试验治疗是诊断评估的补充。

表 74-1 IBS 诊断标准

罗马 Ⅳ 标准

反复发作腹痛，平均近 3 个月内至少 1 天 / 周，症状出现至少 6 个月，伴有 2 个及以上以下标准：

- 与排便相关
- 与排便频率改变相关
- 与粪便的性状改变相关

Adapted from Lacy BE，Mearin F，Chang L，et al. Bowel disorders. Gastroenterology 2016；150：1393. Copyright © 2016 The AGA Institute. With permission.

症状以腹泻为主时。重要的是要确定有没有提示器质性疾病的慢性腹泻症状（见第 64 章）。一旦完善检查，需要进行饮食调查，特别是对于是否有乳糖或山梨醇不耐受的证据。需要检查血糖以排除糖尿病（可表现为由糖尿病性胃肠病引起的腹泻，见第 102 章），以及血清学和 C 反应蛋白或粪钙卫蛋白检查以排除乳糜泻。食用不含山梨醇的糖果和限制乳糖的奶制品（含活性微生物的酸奶相对不含乳糖）诊断试验治疗有助于排除来自肠内因素导致的腹泻。乳糖氢呼吸试验是乳糖不耐受的另一种有效检查方法。胆汁酸结合树脂消胆胺试验是了解有无胆汁酸吸收不良的一种简单方法。

如果腹泻持续未得到确诊，结肠镜检查和黏膜活检可能是合理的，以排除炎症性肠病及胶原性和淋巴细胞性显微镜下结肠炎（见第 64 章）。上述疾病的临床表现可以类似于乳糜泻，当临床上不能排除这种可能性时，应检测组织谷氨酰胺转移酶 IgA 抗体和血清 IgA 水平（见第 64 章）。免疫球蛋白 A 抗体的敏感性大于 90%（见第 64 章）。

症状以腹痛、腹胀为主时。需要考虑间歇性肠梗阻、炎症性肠病、乳糜泻和盆腔器质性疾病（特别是卵巢癌和子宫内膜异位症）。在严重疼痛发作时，腹部平片应该足以排除肠梗阻。全血细胞计数有助于了解可能的肠道疾病。组织谷氨酰胺转移酶 IgA 抗体检测阴性可以排除乳糜泻的诊断，特别是当并发贫血时。当女性患者出现新发症状或发作频率增加（几乎每日）或程度加重时，特别是如果有尿路或盆腔症状的主诉时需要进行经阴道超声检查（见第 58 章）。腹胀和腹部不适也可能发生在乳糖、果糖或山梨醇不耐受的患者中，可以进行相关检查。

心理评估

由于在 IBS 患者中潜在的精神心理学问题很常见，通常需要识别和解决患者的心理问题。在进行完善的检查后，临床医生需要有意识地详细询问患者的生活情况、愿望、成就、挫折和其失去的东西。担忧、恐惧、期望和对以前生活压力的反应，患者的精神状态的调查都可以提供很多的心理方面的信息。

焦虑症通常可以被识别出来（见第 226 章），但是抑郁（见第 227 章）和躯体化症状（见第 230 章）往往不易识别。此外，患者更有可能向评估人员诉说肠道症状，而不是心理痛苦，即使后者诱发肠道相关的不适症状。

管理原则 [4,25-51]

建立紧密的医患关系，治疗重要的潜在精神心理问题，改变饮食，并联合合理的药物治疗，是 IBS 患者管理的基本原则。随机安慰剂对照研究证明没有一种单一的治疗是成功的，但患者对诊断的信心和强大的医患关系是有效管理的核心。这种关系有助于减少不必要的重复诊断评估、对缓解症状的药物依赖以及过度使用门诊医疗服务。

建立强大的医患关系

治疗 IBS 患者的第一条规则是认真对待他们的症状，而不是将其视为无关紧要的症状。这种方式传达了一种关怀意识，对形成有益的医患关系至关重要，这是 IBS 治疗的必要条件。如前所述，首先要仔细采集病史和体格检查，以解决可能的严重病因，特别是患者关注的病因（如癌症、炎症性肠病）。这种初步评估的对治疗的重要性再怎么强调也不为过。

一旦确诊 IBS（通常在初次或第二次就诊结束时），医生需要与患者一起回顾诊断。合并有焦虑、情绪问题的 IBS 患者经常误认为自己有严重的问题，不会接受简单的“你的肠道没有任何问题”的解释。让这类患者充分理解自己的基本情况，以及知道如何排除自己所担心的问题。这样患者就不会感到沮丧并觉得“医生没有发现问题所在”。

建立支持型的医患关系，同时给予安慰、解释和建议，可对疾病结局有重要影响。在之前引用过的英国一项前瞻性研究中，当给予患者这种照护时，大多数患者报告说他们感觉好多了，不太关注他们的肠道，能够更好地应对其症状和日常生活中的压力。虽然复发很频繁，但当症状发生在密切医疗支持的背景下时，这似乎就不那么重要。值得注意的是，患者自行转诊到其他医生的概率为 20%，他们提出转诊的原因是许多医生未能提供足够的支持。发展一种积极的医患关系已被认识到是减少 IBS 患者使用门诊医疗服务的关键决定因素。

并发抑郁症的治疗（见第 227 章）。有抑郁症表现并接受抗抑郁治疗的 IBS 患者有很高的改善率。适量的三环类抗抑郁药（例如阿米替林 10 ~ 50 mg）对腹泻型 IBS 并发抑郁的患者特别有效，部分原因可能是由于其抗胆碱能活性在减少肠道高动力状态方面的作用（见进一步讨论）。高剂量有助于治疗可能的抑郁症，这也有助于缓解肠道不适。然而，在便秘患者中，具有较强抗胆碱能的三环类抗抑郁药阿米替林等实际上可能会加重症状；使用抗胆碱能活性不强的抗抑郁药可能是更好的选择 [例如选择性 5- 羟色胺受体抑制剂（selective serotonin reuptake inhibitors，SSRI）或 5- 羟色胺和去甲肾上腺素再摄取抑制剂，（serotonin-norepinephrine reuptake inhibitors，SNRI）]。低剂量使用三环类抗抑郁药可能就足够了，特别是对腹痛的缓解作用。

并发慢性焦虑的治疗（见第 226 章）。许多 IBS 患者患有慢性焦虑，必须注意不要长期开具抗焦虑药，因为它们有诱发成瘾和导致戒断综合征的极大可能（见第 226 章）。具有抗焦虑特性的抗抑郁药可能是一种合理的替代药物（例如多虑平、去甲替林、曲唑酮、SSRI 或 SNRI 药物；见第 227 章）。

并发躯体化障碍的治疗。躯体化障碍患者首先需要停掉他们多年来就诊时很多医生所开的大量药物，然后定期就诊，与其讨论他们的症状和个人问题。基层全科医生的支持措施辅以认知行为治疗往往有助于减少患者的主诉和对药物的需求（见第 230 章）。

膳食指导

虽然 IBS 治疗的主要内容是将患者的注意力从肠道转移，但在患者有意将注意力转向诱发其症状的因素之前，往往有必要先缓解患者的症状。饮食控制有时对此很有帮助，多达 90% 的 IBS 患者会限制他们的饮食，以预防或改善症状。

应该避免可能加剧 IBS 的食物，包括含咖啡因的饮料、酒精、含山梨醇的糖果和口香糖，果糖不耐受的患者应限制柑橘类水果摄入。乳糖不耐受的人的限制奶制品。有越来越多的证据表明，减少吸收不良的、高度可发酵的碳水化合物（即 FODMAP）有好处，它们存在于各种食物（洋葱、大蒜、小麦、一些奶制品和某些水果和蔬菜）中。减少 FODMAP 的摄入量可能有助于改善患者腹胀和腹痛的症状。

许多 IBS 患者坚持认为食物过敏是导致他们症状的原因。虽然数据表明 IBS 患者中食物过敏的发生率增加，但真正的食物过敏是罕见的，通常会引起急性超敏反应，而不是慢性胃肠道疾病。在这些患者摄入不当食物时，没有发现结肠动力的变化。然而，食物不耐受（如前所述）经常出现在 IBS 患者中，尽量避免耐受性较差的食物似乎是值得的。

谷蛋白不耐受的患者可能表现为腹部不适和腹泻。持续性腹泻、腹胀、腹部痉挛和过度排气可能是乳糖不耐受的表现。在临床高度怀疑食物不耐受的情况下，为期 1 ～ 2 周的限制可疑不耐受食物或物质的试验是合理的。另外，已经限制了大量不必要食物的患者可以重新添加食物种类。有意识进食可能引起症状的食物（offending agent），可以重新增强他们的信心，避免营养缺乏。

理论上，高纤维素饮食有利于恢复结肠动力。然而，有些患者报告说，由于可发酵纤维的细菌代谢，起初进食高纤维饮食可使腹胀和腹胀加重，尽管这些症状往往随着时间的推移而消失。临床对照试验显示麸皮和高纤维素膳食组在 IBS 中产生了不同的结果，有时两组均显示改善症状的作用。高纤维素饮食没有害处，特别是对以便秘为主的 IBS 患者，而且可能存在其他有益健康的作用。最好从每日约 1 汤匙的麸皮开始，根据耐受的情况，每日增加到 3 汤匙。

另一种可能稍微有效的方法是使用容积性泻药，如亲水性胶体车前草（美甲酸，Metamucil）。每日总剂量为 15 ～ 25 g 是起效的必要条件，对便秘型 IBS 患者最有帮助。低渣饮食已被尝试过，没有证据表明它们对便秘有任何作用。

药物治疗

药物干预应在包括患者教育和社会心理支持在内的均衡方式的背景下进行。频繁改变或过早采取药物干预，急于完全控制症状，可能会导致患者情绪沮丧和过度治疗，甚至增加危险，导致增加药物使用量。事实上，在治疗开始时，停用所有可能影响肠道功能的非必要药物往往是有用的，特别是对便秘型 IBS 的患者应用刺激性泻药、抗胆碱能药物和麻醉剂。然而，当认为有必要缓解一些症状时，仔细选择药物是需要的。进一步了解肠道运动生理学已经为开发能缓解症状的、有前景的药物提供了药理学方法。

腹泻。致残性腹泻的患者可能受益于使用阿片类药物衍生物。药物可使运输时间延长，水和离子吸收增加，肛门括约肌张力增强，可减少腹泻、直肠紧迫感和粪便污染，但对腹痛没有效果。洛哌丁胺（无须处方，剂量为 2 ～ 4 mg，每日 4 次）是首选的阿片类衍生物，与其他衍生物相比，如鸦片酊（DTO）或苯乙哌啶（复方苯乙哌啶片），发生习惯性服药的可能较低，不太可能起作用于中枢神经系统。

如前所述，患有抑郁和腹泻为主的患者可能受益于低剂量三环类抗抑郁药物治疗（例如阿米替林 10 ～ 50 mg/d），而抗胆碱能药物副作用会加剧便秘。胆汁酸吸收不良引起腹泻的患者使用消胆胺后症状有所改善，这通常是对难治性腹泻患者的经验性治疗。

在腹泻和无便秘的 IBS 患者的随机对照研究中，基于微生物菌群改变是致病因素的理念，使用不可吸收的抗生素（如利福昔明）已被证明在短期内（例如 2 周疗程后 10 周）有效。也可能与小肠细菌过度生长有一些重叠。症状复发很常见，但从最近的一项试验来看，再加两个疗程治疗后的疗效可能是相似的，而且没有明显的安全性问题。

Eluxadoline 是最新上市的治疗 IBS-D 的药物，是一种 μ- 阿片受体激动剂和 δ- 阿片受体拮抗剂，在最近的两项大型临床试验中，在改善腹痛和粪便硬度方面优于安慰剂。但存在再释放的安全性问题，主要发生在有大量饮酒或有胆囊切除术病史的患者中，但对那些通过其他措施，腹泻症状没有得到充分控制的 IBS-D 患者，应予以考虑。

便秘。如前所述，纤维素是初始的治疗方法，但可能会加剧腹胀。渗透性泻药如镁乳液、柠檬酸镁、不可吸收糖（如乳果糖、山梨醇）和聚乙二醇（MiraLAX）溶液，通常都有一定的作用。番泻叶和卡斯卡拉糖苷制剂是有效的蒽醌衍生物泻药，在其他所有药物无效时使用，但在 IBS 患者中经常会发生不良反应，应用于有结肠慢传输型便秘的患者。应避免使用具有抗胆碱能活性的药物，因为此类药物很可能会加重便秘。如前所述，如果需要使用抗抑郁药，最好选择一种不具有抗胆碱能活性的制剂（如 SNRI 或 SSRI）。

促分泌剂是一种通过各种机制刺激电解质分泌到小肠的腔内作用的药物。目前有三种药物被 FDA 批准用于治疗 IBS-C，包括鲁比前列酮（Amitiza）、利那洛肽（linaclotide [Linzess]）和普卡那肽（Trulance）。这三种药物在大型随机安慰剂对照试验中都证明了对 IBS-C 的疗效，副作用最小，但它们之间的相对疗效以及与非处方泻药治疗的相对疗效在很大程度上尚不清楚。难治性便秘症状可能提示结肠无力（对刺激性泻药反应更好），或直肠排空功能障碍（对盆底生物反馈治疗反应良好）。任何一种情况都适合转诊给胃肠病专家进行生理学测试。

腹痛和腹胀。餐后腹痛和腹胀的患者经常要求缓解症状。抗胆碱能药物如双环胺（Bentyl）和东莨菪碱（Levsin）通常用于减少在进餐时发生的结肠运动的胆碱能神经刺激。虽然这些药物已被证明可以抑制餐后非推进性结肠收缩的增加，但其临床疗效尚未得到证实。可能的副作用包括便秘和腹痛加重。有抗胆碱能作用的药物与镇静剂的联合制剂（如苯二氮䓬类或巴比妥类盐）被宣传为“肠松弛剂”或“抗痉挛剂”，但没有被证明有益，由于这类药物有致习惯性服药的可能且疗效差，最好避免使用。

抗抑郁药可能通过提高躯体疼痛的阈值和减少焦虑来起治疗作用。三环类药物和 SSRIs 都在应用，特别是抗胆碱能活性较低的三环类药物，如地昔帕明（desipramine）、去甲替林（nortriptyline）。最适合应用的患者包括有全身躯体性疼痛和睡眠不佳的患者。尽管有研究称血清素在 IBS 病理生理学中发挥了作用，但 SSRI 治疗改善了整体幸福感，并使疼痛得到某种程度的减轻。SNRIs 对神经性疼痛很有效，但尚无在 IBS 治疗中得到广泛研究，但考虑到它们在纤维肌痛治疗中的作用，对 IBS 腹痛可能有一些好处。

在难治性 IBS 中，有时会采用镇痛药，但疗效有限，不属于 IBS 治疗的主流方法，转诊是更好的措施。许多难治性腹痛患者通过抗抑郁药联合非药物治疗才更有可能缓解症状，特别是认知行为疗法。然而，由于缺乏训练有素的临床医生，且患者的接受度差，心理疗法的效果有限。

非处方疗法：益生菌、替代疗法和薄荷制剂

益生菌（定义为活生物制剂，当摄入足够量时有益于健康）被商业推广用于 IBS 症状的自我治疗。有一些证据表明使用益生菌治疗 IBS 是基于 IBS 的病因理论中的肠道菌群改变。尽管在多个较小的试验中有一些疗效的证据，但来自较大规模研究的证据显示，治疗效果不太显著。许多专家支持使用益生菌补充剂，因为益生菌没有任何损害，可能有助于一些患者改善症状，但尚需要更多的研究来确定其显著的有益作用。

针灸可能对一些 IBS 患者有益，但来自几项研究的荟萃分析数据显示没有益处，针灸与伪针灸（sham acupuncture）都可以改善 IBS 患者的生活质量。草药治疗是一种简单而无害的治疗方法，在慢性功能性疾病患者中已经普遍应用。几个世纪以来，草药制剂一直被用于治疗胃肠道症状，但在 IBS 患者中使用的研究数据太有限，无法确定它们在 IBS 治疗中的作用。

薄荷油作为一种解痉剂可以松弛胃肠道平滑肌。研究表明，与安慰剂相比，总体 IBS 症状和腹痛有显著改善，最常见的副作用是胃灼热。现在有一种缓释的薄荷油配方，可能会减少这种副作用。

患者教育

由于 IBS 是一种以对症状反应过度为特征的疾病，因此患者教育是有效管理的核心。如前所述，患者教育工作的基本要素包括缓解患者的恐惧、做出具体的诊断并解释症状的病理生理学基础。通过将患者的护理重点从症状的治愈转变为功能状态的改善，可以极大地帮助患者。每次就诊时，医生应该花更多的时间询问患者是如何处理日

常生活的需求并帮助患者应对，而不是赘述肠道不适的症状。治疗是从消除症状转移到解决问题。这种转变往往使患者受到启迪而振作起来，有助于提高行动能力，减少身体痛苦的强度。

转诊和入院指征[52]

有必要和患者保持持续的联系，任何必要的转诊只有在与患者充分讨论后才可以进行。一般来说，当出现难治性、致残性的症状，如无法控制的腹泻、顽固性便秘或丧失工作能力的腹痛，或遇到严重的精神症状时，转诊是有帮助的。住院很少是合适的。

管理建议[4,52]

- 认真对待患者肠道症状的主诉，不要低估其重要性或否认其存在。
- 进行全面的检查，包括详细的病史采集和体检，寻找“报警症状”，并考虑所有的诊断可能性，包括器质性和心理性疾病的可能性（另见第 58、64 和 65 章）。
- 采集详细的社会心理病史，包括当前的压力和担忧，以及患者如何应对它们。
- 提供对诊断的详细解释，直接解除患者的担忧和恐惧。通过开放、舒适的沟通建立支持性关系。
- 识别、斟酌考虑任何可能的抑郁症，并给予具体治疗（见第 227 章）。同样也包括焦虑症（见第 226 章）、躯体化（见第 230 章）或其他精神疾病。
- 当使用抗抑郁药治疗抑郁症患者时，需考虑其抗胆碱能活性程度，并适当选择适合肠道症状的药物（例如，阿米替林 10 ～ 50 mg 睡前服药，对腹泻患者有帮助；如果有便秘并伴有焦虑或抑郁重叠，可以考虑使用 SSRI，如氟西汀 20 mg/d，参见第 227 章）。
- 停用所有可能影响肠道功能的非必要药物，特别是刺激性泻药。
- 便秘
  - 增加膳食纤维，并建议定期锻炼。添加容积性物质，如车前草（Metamucil），1 圆茶匙，8 盎司水（1 美制液体盎司 =29.57 ml），每日 3 次。
  - 如有需要，添加聚乙二醇溶液（例如 MiraLAX，17 g 溶解于 8 盎司水中，每日 1 次）。
  - 补充不可吸收的渗透性泻药，如镁乳剂（睡前 2 汤匙，每日 3 次）。
  - 避免长期使用刺激性泻药，如番泻叶和卡斯卡拉制剂（cascara）。
  - 对于难治性便秘，应考虑转诊到胃肠专科医生，考虑使用作用于氯离子通道药物的鲁比前列酮（Amitiza）、利那洛肽（Linzess）或普利那肽（Trulance）和（或）进行生理学检查。
- 腹痛和腹胀：开始可使用低剂量具有抗胆碱能活性的三环类抗抑郁药（例如阿米替林 10 ～ 50 mg，睡前）；假如出现便秘，减少剂量或停药，并改用较少引起便秘的抗抑郁药（如去甲替林 25 mg，睡前。地昔帕明 25 mg 睡前，或 SSRI/SNRI，如氟西汀 20 mg 晨服）。避免使用抗胆碱能药物和镇静剂。支持使用益生菌的数据太有限，无法作为常规的一线药物，但如果其他方法治疗腹胀和胀气失败，可能会考虑这种治疗。
- 腹泻
  - 限制可能引起腹泻的物质摄入量，如咖啡因、含山梨醇的糖果和口香糖、酒精和含乳糖的乳制品。然而，如果病史中有对某种食物或物质有强烈的不耐受，应考虑进行 1 或 2 周的剔除饮食试验，或在怀疑乳糖不耐受时，应添加乳糖酶制剂（见第 64 章）。
  - 当需要尽快缓解腹泻症状时，根据需要可开具洛哌丁胺（*Imodium*），4 mg，每日 2 次。
  - 为了获得更持久的控制，考虑使用具有抗胆碱能活性的三环类抗抑郁药（如阿米替林 10 mg，QHS[hora somni]）进行治疗。
  - 难治性腹泻考虑进行消胆胺（9 g/ 包水剂，每日 2 次）的诊断性治疗，可以治疗同时出现的胆汁酸吸收不良。
  - 怀疑小肠细菌过度生长的无便秘的 IBS 患者（例如长期使用质子泵抑制剂），难治性和其他治疗无效的患者，可能需要进行为期 2 周的不可吸收抗生素利福昔明治疗（例如，500 mg，TID × 14 天）。

- 对于有明确的社会心理压力的患者，考虑转诊结合行为和心理治疗（认知行为疗法）。
- 由于对中草药制剂含量的担忧，且疗效证据不足，不鼓励使用。
- 定期随访患者，在患者寻求帮助时及时回应。

功能性消化不良

功能性消化不良常称为非溃疡性消化不良，是一种定义不明确的疾病，其特征是反复经常出现腹痛和上腹不适，与进食相关（但不仅限于此）。不适包括腹胀、恶心、早饱和厌食。“dyspepsia”的字面意思是“消化不良”，而它并不等同于或包括“消化不良”的其他症状（如烧心、嗳气或反流）。重点是上腹部不适，这可能类似于消化性溃疡，因此旧的术语称之为非溃疡性消化不良。

功能性消化不良的发病率是溃疡相关消化不良的两倍，是在没有溃疡的情况下可引起上腹部症状的几种胃肠道疾病之一（见第 58 章）。每年需花费数十亿美元用于其诊断和治疗，但对其发病机制知之甚少，当然也有新的数据不断涌现。基层全科医生需要了解饮食、吸烟、酸分泌、胃动力和幽门螺杆菌感染的相对重要性，以制订一个合理和具有成本效益的治疗计划。

病理生理学、临床表现和病程 [53-58]

机制

功能性消化不良确切的病理生理学机制尚未完全清晰。像许多其他功能障碍一样，功能性消化不良似乎是多种因素共同作用的结果，包括运动障碍、痛觉改变、酸过多分泌、幽门螺杆菌感染、碳水化合物消化不良和心理因素。

上消化道动力紊乱是其中最有一致性的发病机制。许多消化不良患者的胃排空延迟，胃近端调节受损。对胃内球囊扩张的痛感增加表明存在内脏高敏感性，而正常人不会感觉疼痛。消化不良患者的胃和十二指肠对通常无害的机械和化学刺激的敏感性增加。

酸分泌过多可能在功能性消化不良中发挥一定作用（特别是在继续发展为消化性溃疡的患者中）；酸分泌过多似乎并不是消化不良主要的致病因素。和对照组相比，患者的胃酸分泌差异不大。H_2- 受体阻滞剂治疗和抗酸剂在缓解方面并不比安慰剂好，但联合治疗和使用质子泵抑制剂确实能缓解一些患者的症状，可能是因为那些有潜在溃疡“体质”或并发食管反流的患者误认为是消化不良。

幽门螺杆菌感染是消化性溃疡的重要因素（见第 68 章），其可以引起胃炎，并存在于约 60% 的非溃疡性消化不良病例中，因此引起了相当大的关注。然而，这种高感染率并不比普通人群高多少。根除幽门螺杆菌感染的大规模、随机、安慰剂对照研究仅显示出较小获益（例如转诊给胃肠病专家的患者中，根除 HP 组有 25% 的长期治愈率，而奥美拉唑治疗的对照组为 7% ～ 21%；改善的优势比为 1.9）。这些结果表明，幽门螺杆菌感染可能在一小部分患者中很重要，但对其他患者的影响很小。

消化不良 / 碳水化合物吸收不良可能引起某些患者出现症状。消化不良症状在乳糖酶缺乏症患者和大量进食不可吸收糖（如含大量不可吸收糖的口香糖、减肥食品和含有山梨醇、果糖或甘露醇的相关产品）的人群中很常见。

心理因素也受到人们的重视，因为消化不良的患者有更高的焦虑和（或）抑郁发生率，而症状的加重往往与情绪压力的增加一致。有几项研究显示，焦虑和（或）抑郁是功能性消化不良进展的致病因素。

与进食相关的症状在消化不良患者中很常见。其他可能导致消化不良的食品和食品添加剂已经被检出。脂肪、酒精、咖啡、奶制品、红肉和碳酸饮料都与功能性消化不良的症状加重有关。已发现胆汁反流可引起消化不良样症状，但在之前未接受过手术的消化不良患者中没有发现胆汁浓度的增加。非甾体抗炎药物和阿司匹林是公认的黏膜刺激性药物，但在病例对照研究中，没有发现它们的使用与功能性消化不良之间存在相关性。

临床表现和病程

反复发作性上腹痛和不适是功能性消化不良的特征。在大约一半的患者中，症状与饮食有关。腹胀可能伴随着腹痛。胃酸反流、胆绞痛、排便疼痛或排便习惯改变和慢性疼痛并不被认为是消化不良表现的一部分，而是其他形式疾病并发的功能性上腹痛表现；然而，它们通常与消化不良症状共存（例如 25% 的消化不良患者也报告有反流症状）。

临床病程通常呈现慢性良性过程。虽然症状可能会起伏不定，但通常不会发生严重恶化。

检查 [53-59]

由于功能性消化不良的症状是非特异性的，可能类似很多胃肠疾病，诊断需要排除胃癌、食管癌和糜烂性胃炎（见第 60 章）。警报症状的存在（讨论见后）有助于识别有高风险的患者，并需要进行更进一步的病史采集和更深入的检查。

上消化道内镜检查

选择具有成本效益的检查是必要的。大多数机构建议对前面提到的严重疾病采取基于风险分层的检查策略。为了早期发现疾病，应进行内镜检查。共识指出年龄大于 45 岁（或有任何其他胃癌的人口统计学风险因素）和无法解释的体重减轻、持续恶心呕吐、吞咽困难、吞咽疼痛、黄疸、缺铁性贫血或愈创木酯粪便潜血检测阳性，表明有“警报症状”，并有发生严重疾病的高危因素。虽然规定的年龄是 45 岁（有些大于 55 岁）为内镜设定了一个相对较低的年龄，但无限期使用常用的经验性疗法（如酸抑制剂、促动力学药）可以很快超过内镜的成本，更不用说延迟诊断更严重、潜在可治疗的疾病花费了，同时患者对癌症焦虑的时间也更长。这些建议是基于成本效益分析的，需要通过前瞻性研究进行验证。然而，低风险的患者可以跳过内镜检查，继续考虑幽门螺杆菌检测，即所谓的“检测和治疗策略”（讨论见后）。低风险患者对经验性试验治疗没有反应或后来出现任何提示更严重疾病的表现，应考虑进行内镜检查。

幽门螺杆菌感染的检测

因为根除幽门螺杆菌可以治愈 20% 的幽门螺杆菌阳性消化不良患者或消化性溃疡“体质”患者的症状，所以低风险患者受益于幽门螺杆菌感染的检测，20% 的幽门螺杆菌阳性的功能性消化不良患者对根除幽门螺杆菌感染的治疗有反应。幽门螺杆菌抗体的血清学检测（见第 68 章）通常足以达到这个目的，但特异性较低；用于粪便抗原检测更具特异性（92% *vs*.50% 的血清抗体检测）。

其他检查

通过临床表现也可以确定是否需要进行其他检查。烧心患者可能会有胃食管反流，应该进行相应的检查（见第 61 章）。上腹部或右上腹疼痛持续数小时并放射到背部的患者，需要考虑胆道疾病，需进行腹部超声和肝功能检查（见第 69 章）。持续的上腹部疼痛放射到背部，特别是与酒精相关的疼痛，提示慢性胰腺炎。需要进行血清脂肪酶和腹部超声检查（见第 72 章）。排便习惯改变和上腹痛应考虑 IBS；其他可能性包括炎症性肠病、结肠癌和乳糜泻，均需要行结肠镜检查和血清学检查（见 IBS 的讨论）。

管理原则 [53,60–76]

关于如何对功能性消化不良进行最佳的治疗，目前尚未达成共识。

幽门螺杆菌的根除

在检测和治疗策略中，血清学检测为幽门螺杆菌阳性的患者根除幽门螺杆菌治疗被认为是合理的（见第 68 章）。尽管大多数幽门螺杆菌抗体阳性的消化不良患者症状没有明显的改善，但似乎有足够比例的患者获益，由此证明抗生素使用费用和风险的合理性。此外，除治疗消化不良症状（见第 68 章）外，根除幽门螺杆菌的其他益处也支持进行幽门螺杆菌检测和治疗。

抑酸治疗

与人们普遍的看法相反，几乎没有证据表明抑制胃酸或酸中和治疗可以显著改善功能性消化不良患者的症状。关于这种抗溃疡治疗疗效的误解似乎是由于许多研究中安慰剂效应、消化不良患者的异质性以及患者特征不明显导致。随机对照试验未能证明对确诊的功能性消化不良患者使用抗溃疡治疗的益处。但同时伴有烧心症状的患者的应答率最高。需要更多更好的数据来说明消化不良治疗是否可以使用这些昂贵的药物。与此同时，由于没有其他特殊治疗方法，医生可能会继续经验性开具抑酸药物行抗溃疡治疗。抑酸治疗应限制使用时间（4 ～ 8 周），如果症状未能缓解，则应停止抑酸治疗。

增强胃动力治疗

如果功能性消化不良确实是上消化道运动功能改变的疾病，则促动力药物将使其获益。甲氧氯普胺（胃复安）可刺激胃运动，是最初的多巴胺受体阻断剂，作为短期治疗可使患者获益。长期给药与迟发性运动障碍的风险相关，故不适合长期使用。丁螺环酮（buspirone）对胃适应性舒张功能受损的患者有益，特别是那些有早饱症状的患者。

抗抑郁药

中枢作用的药物特别是三环类抗抑郁药，在改善功能性消化不良症状方面优于安慰剂。即使在没有任何共病的抑郁或焦虑。与 IBS 一样，这些药物应该以低剂量（例如阿米替林 10 mg QHS）开始，并增加到起效或可以耐受的剂量。几乎没有证据支持 SSRIs 或 SNRIs 用于功能性消化不良。

饮食、饮酒和吸烟

没有数据表明限烟、戒酒或减少压力对功能性消化不良有任何持续的影响，而在盲法试验中表明食物中的脂肪始终会引起消化不良的症状。饮食调整效果的缺乏可能是消化不良人群的异质性行为。除此之外，同时出现 IBS 样症状的患者应进行相应的治疗（见前述）。

解决心理社会问题

建议大多数机构仔细询问病史，以确定是否有任何社会心理方面的诱发因素，并对其作出处理。在难治性消化不良的病例中，消化不良和社会心理因素之间有明确的联系，后者应着重处理。任何潜在的焦虑或抑郁都应得到针对性治疗（见第 226 章和第 227 章）。即使对那些没有共患病的精神疾病患者，三环类抗抑郁药也可能起到作用。

草药疗法

虽然它们的作用机制尚不清楚，但草药疗法在临床试验中已显示出对功能性消化不良患者的治疗作用。专有的草药配方 STW5 是由当归、水飞蓟、香菜、白屈菜、苦糖簇、甘草、洋甘菊花、香油叶、薄荷组成。与安慰剂相比，STW5 在症状缓解和影响胃生理参数方面对消化不良有显著的作用。

患者教育和转诊指征

反复发作上腹痛的患者恐惧癌症和其他形式的严重胃肠道疾病。对许多患者来说，确诊前首要考虑的是确保排除危及生命的疾病。与任何可能有类似症状且更令人担忧的疾病一样，患者的担忧应该被认真对待和解决（患者对 IBS 的诊断方法也适用于这里）。

当患者需要进行内镜检查时，应转诊给胃肠病专家。患胃恶性肿瘤和其他严重上消化道疾病的风险增加的患者最适合进行内镜检查（见前述）。有时，胃肠科医生会诊将有助于安抚低风险但过度关注本病的患者，通过全面的患者教育和支持，可以将这种转诊的需求保持在最低水平。

（李俊霞 翻译，刘 青 审校）

第 75 章

憩室病的管理

JAMES M. RICHTER，PATRICIA L. ROBERTS，ROCCO RICCIARDI

憩室是结肠黏膜通过肌层的异常疝出。结肠憩室非常常见，特别是随着年龄的增长，发病率上升。尸检结果估计，40 岁以上的人群中有 20% 存在结肠憩室，在 70 岁以上的人群中增加到近 70%。过去认为，大约 15% 的结肠憩室会发展为慢性憩室炎，但最近的研究表明，不到 4% 的患者表现为憩室炎。基层全科医生或健康从业人员遇到许多患者的胃肠道主诉可归因于憩室病。医生必须有效地教育患者，认识疾病的轻微表现并给予治疗，减少可能的相关并发症，并决定何时需要入院和手术干预。

病理生理学、临床表现和病程[1-15]

病理生理学

憩室病的病理生理学尚不清楚，但其发病原因被认为是多因素的。很明显，低纤维素饮食增加了结肠内的压力，会导致结肠黏膜通过肠壁疝出。因此，憩室最常见于乙状结肠，那里结肠最窄，压力最大。憩室炎的进展可能与其他诱发因素有关，或可能随着腔内压力的持续增加而发生，在已经存在的憩室中产生小的撕裂损伤。

憩室可发生在胃肠道内的任何部位。在西方人群的结肠中，约 85% 的憩室出现在结肠远端，15% 出现在结肠右侧。在亚洲人群中，右半结肠受累更为常见。憩室好发于肌层相对薄弱的位点，特别是当边缘动脉的分支穿透结肠壁，从浆膜进入黏膜。如前所述，数据显示低纤维饮食导致粪便体积减小和结肠内压力增加对憩室产生具有重要作用。对卫生专业人员随访的数据分析发现，与膳食纤维摄入较少的男性相比，膳食纤维摄入较高的男性患症状性憩室病的风险降低。

憩室囊腔形成了薄的、单纯黏膜和黏膜下的结构。憩室炎的诱发因素尚不清楚。然而，在过去，憩室颈梗阻假说占了上风。基本上，坚果、种子或爆米花等食物会阻塞憩室囊的颈部，导致黏液分泌物淤积和细菌增殖，形成肿胀和微脓肿。而后，囊的血供机械性受累，引起憩室损伤加重，导致穿孔。嵌塞理论与来自卫生专业人员后续研究的数据存在争议，该数据显示，食用坚果、玉米和爆米花并没有增加憩室病或憩室并发症的风险。因此，目前急性憩室炎或憩室出血的触发因素尚不清楚。

最近的研究工作已经集中在环境和遗传因素在憩室病的发病机制及其肠道微生物组的作用。需要进一步的研究，可能有助于识别有憩室炎发生风险的患者。

临床表现和病程

憩室病

如前所述，憩室病在 30 岁以下的人群中通常很少见，但随着年龄的增长，发病率会增加，几乎见于大多数 80 岁的患者。在工业化国家，憩室病在男女中似乎同样普遍。它通常无症状，常在结肠镜检查、腹部计算机断层扫描（CT）或钡灌肠检查时偶然发现。然而，结肠运动有时会受到影响，可能导致间歇性的左下腹部疼痛。便秘很常见，便秘和腹泻也会交替出现。

憩室并发症见于一小部分憩室病患者，包括出血、炎症（憩室炎）、脓肿、穿孔和（或）梗阻。估计并发症发生率为 1%/ 年。出血是一个特别棘手的问题。憩室病是下消化道出血最常见的原因之一（见第 63 章），发生在憩室侵蚀血管后，经常导致便血。在没有憩室炎的情况下，穿孔是罕见的，但由于粪便污染，憩室穿孔可能是灾难性的。憩室炎是微穿孔的结果，并可能导致肠梗阻。

憩室炎

憩室炎的临床特征是已知憩室病患者的左下腹部疼痛、压痛、发热和白细胞增多。通常会触及有压痛的包块。右侧腹部也可发生，并可能类似阑尾炎或克罗恩病。在非常罕见的情况下，肠外表现（关节炎、坏疽脓皮病）可能类似克罗恩病，并导致误诊。膀胱症状（排尿困难、尿急、尿频）可发生在憩室邻近膀胱或膀胱神经附近。

复杂的憩室炎是指发生了脓肿、瘘管、狭窄、肠梗阻或腹膜炎。复杂的憩室意味着在第一次发作或随后的发作可以发生以上任何表现。在最近的综述中，在 5 年时发生急性无并发症憩室炎的患者中，只有 3.9% 出现复杂的复发性病变（瘘管、脓肿、游离穿孔）。腹腔穿孔可能最终导致脓肿的形成。脓肿可自发地排入肠道或侵蚀到邻近的器官，如输尿管、膀胱或阴道，形成瘘管。穿孔可能导致腹膜炎。引流到阴道的瘘管会导致肠道阴道瘘，出现阴道气体或粪便。穿孔进入膀胱会导致排尿困难或气尿。慢性炎症可使肠壁变厚，引起梗阻。

临床表现和病程可根据分期（Hinchey 分类）定义如下：

第一阶段：脓肿小于 4 cm，仅局限于结肠周围区域或肠系膜。

第二阶段：脓肿大于 4 cm，局限于盆腔。

第三阶段：化脓性腹膜炎（腹腔有脓液，但无明显腹腔粪便迹象）。

第四阶段：粪便性腹膜炎（腹腔肉眼可见粪便）。

第一阶段和第二阶段的死亡风险分别为 5%，第三阶段为 13%，第四阶段为 43%。第一阶段患者通常可以在门诊管理（见稍后的讨论）。复发并不少见。

诊断 [7-8,16-17,26]

憩室病

如前所述，憩室病通常是在接受结肠镜、乙状结肠镜检查或钡灌肠检查的患者中偶然发现。然而，对相对无痛但相当活跃的便血，应考虑憩室出血的诊断。如果出血不太严重，可以进行直肠乙状结肠镜检查来确诊和确定出血部位。疑似憩室病的无症状患者无下消化道内镜检查禁忌证；在没有炎症的情况下，穿孔的风险很小。

憩室炎

如果老年患者出现左下腹痛、低热、局部压痛伴或不伴肌紧张，白细胞计数升高，应怀疑急性憩室炎的诊断。一些老年患者可能没有表现出发热、腹痛或腹膜炎体征；白细胞计数显著升高可能是病情恶化的唯一线索。在极少数情况下，如果有乙状结肠冗长或右侧憩室，疼痛可能在耻骨上或局限于右下腹部，这在亚洲人中更常见。恶心、呕吐、腹泻或便秘可能伴随类似胃肠炎的不适主诉。肠鸣音减少、明显的反跳痛和肌紧张表明有明显的腹膜炎。在许多情况下，憩室炎的诊断可以基于临床依据，但在诊断不确定的情况下，应做确诊性检查。

腹部计算机断层扫描（CT）已成为立即证实急性憩室炎的首选检查手段，在荟萃分析研究中具有良好的影像特征和准确性——敏感性为 98%，特异性为 99%。CT 已被证明是有效的，CT 不需注入空气造影剂钡灌肠，也没有相关的穿孔风险。此外，它还有助于识别引起下腹痛的其他原因，如阑尾炎、克罗恩病和盆腔疾病。

憩室炎的 CT 诊断表现包括结肠周围脂肪炎症、憩室周围脓肿、肠壁增厚超过 4 mm 和存在憩室。该检查可用于鉴别癌症和憩室炎，并为指导大脓肿（> 4 cm）的针吸和引流提供了机会。CT 最适合评估肠壁增厚、脂肪浸润，特别是对脓肿、筋膜增厚、游离或壁内气体、憩室炎症、壁内窦道和静脉炎的情况进行评估。

在非紧急的情况下，结肠 CT 检查也可以考虑代替结肠镜检查来评估憩室炎发作后的患者。CT 的缺点主要包括电离辐射和费用较高。

钡灌肠现在在很大程度上被降级为评估憩室疾病的次要检查，如果有紧急需要才做。为了区分急性期的憩室炎和癌症，可以进行单次造影剂检查（用水溶性造影剂代替钡），但最好推迟到较晚的时间点。如果对比造影发现腔外脓肿或显示壁内窦道或瘘管，有助于诊断憩室炎。遗憾的是，经直肠造影在评估结肠腔以外的疾病方面帮助不大，临床医生应该意识到钡剂从自然或医源性穿孔憩室泄漏到腹腔的可能性。

超声提供了低成本、无创、现成的相关区域研究，只是敏感性和特异性低于 CT。一项纳入 684 例患者的 8 项单中心研究的荟萃分析发现，在诊断急性结肠憩室炎时，超声的总敏感性为 92%，总特异性为 90%。超声检查可发现肠壁增厚和脓肿。该检查非常依赖于检查医生，可能在经验不足的医疗单位很难实现。该检查是合理的首选，特别是在女性考虑盆腔疾病的情况下。

结肠镜检查通常在 6 周后（急性炎症症状消失后）进行，以排除恶性肿瘤和炎症性肠病，它们可能与憩室炎有类似的临床表现。如果存在肿瘤，结肠镜可以直视观察和活检。综合数据显示，每 1000 名被研究的患者中，有 15 例结直肠癌和 38 例晚期腺瘤。当在急性期被认为必须排除其他严重病因（如炎症性肠病、缺血、癌症）时，如果可以进行最小的肠道准备，结肠充气保持在最低量，检查范围不超过直乙结肠交界处的范围，也被认为有指征进行结肠镜检查，可以谨慎尝试。

管理原则 [1,2,4,9-10,14,18-23,26]

憩室病

对于憩室病的治疗，几乎没有基于循证的建议。无症状患者应了解憩室病与憩室炎之间的区别。然而，饮食上的改变并不是强制性的。应该努力改善每日膳食纤维摄入量，以降低高结肠压力，并可能减少憩室炎的风险。在研究中发现增加纤维摄入量可将症状性憩室病的风险降低近 40%。麦麸已被尝试作为不溶性纤维的来源，当平均摄入量约为 15 g/d 时，超过 90% 的病例可逆转肠道生理异常，症状减少。然而，对许多人来说，这种麸质会在最初的 2 ～ 3 周引起胀气和腹胀，通常会随着时间的推移而消失。不能耐受麸质的患者可以使用大量药物如车前草治疗。有人支持增加体育活动，以减少憩室病并发症的风险，可能也是其他健康生活方式的组成部分。

应避免使用刺激性泻药。抗胆碱能药物的疗效存在争议；抗胆碱能药物可使痉挛性疼痛减轻，但便秘的风险会增加，增加粪便干结的可能性。一般情况下，饮食上建议避免食用坚果、玉米、爆米花和种子等食物，因为人们担心含有较多难以消化的物质，可能会堵塞憩室口或擦伤脆弱的黏膜。然而，如前所述，一项为期 18 年的针对男性的大型前瞻性队列研究发现，食用这些食物与憩室并发症的风险之间没有关系。事实上，憩室炎的风险与这些食物的摄入量呈负相关。

急性憩室炎

门诊及住院患者的管理

免疫能力良好的轻症且依从性好的患者可以居家治疗，能够保持液体摄入，居家治疗最舒适。轻者表现是轻度腹痛和发热。在一项关于住院和门诊轻度憩室炎患者的随机对照试验中发现，门诊治疗对选定的无并发症的急性憩室炎患者安全有效，并与节约卫生系统的成本显著相关，而不会对生活质量产生负面影响。然而，全身中毒症状较重的患者需要住院治疗。还应该记住，门诊管理的一个关键是保证患者可以口服摄入足够液体。

急性期憩室炎患者的门诊管理

首先是要维持体内水的平衡，减少肠道运动，减少肠管扩张，减少引起肠道穿孔的机会。休息和单纯补液通常可以满足治疗的需要。应避免使用阿片类药物和退热药，以免可能会掩盖临床症状恶化的迹象。一般情况下，所有门诊治疗的患者常规接受针对厌氧菌和兼性需氧菌（如甲氧苄啶 / 磺胺甲噁唑或环丙沙星加甲硝唑；或阿莫西林 / 克拉维酸）的抗生素治疗，通常持续 7 ～ 10 天（发热消退后 3 ～ 5 天）。然而，起初的随机试验表明无并发症的憩室炎患者如果不开始常规抗生素治疗，也可能同样有效。因此，有人建议，可能适合一开始不使用抗生素的患者是症状轻微的、无并发症的憩室炎且有良好依从性并可以及时打电话联系的患者。

病情好转的患者可以给予不含难消化纤维的低渣膳食（请注意，一些液体补充剂富含难消化纤维）。治疗反应不佳或病情改善缓慢的患者可能会出现脓肿形成等并发症，应重复进行 CT 检查并考虑入院治疗（讨论见后）。与门诊治疗失败相关的因素包括女性和初始 CT 扫描示腹腔存在游离液体。

随诊的管理

大多数医疗机构建议在急性症状得到缓解后，饮食中应富含水果和蔬菜。这种饮食提供了不溶性纤维，可以帮助降低结肠内压力和减少复发的风险。如前所述，传统的限制难消化食物（坚果、玉米、爆米花、种子类）的建议缺乏证据。

是否进行择期手术治疗是症状初步缓解后需要考虑的问题。择期手术治疗的支持者认为，一旦患者经历了 2 次以上的无并发症的憩室炎发作，说明有并发症发生的概率，应进行预防性手术治疗。有随机对照试验显示 3 年内发作 3 次或 3 次以上憩室炎的患者或者症状持续存在的患者择期进行腹腔镜乙状结肠切除，与保守治疗相比，患者有更好的生活质量。然而，无并发症憩室炎的发生率为 10% ～ 35%，第二次发作后复发率增加，没有证据表明会出现更严重的病情或并发症复发的风险增加。也有许多患者从未再次发作，憩室炎复发患者似乎没有增加并发症的风险。首次发作无并发症的憩室炎发生并发症的风险约为 4%。在一项自然病程研究中，憩室炎首次发作时发生穿孔的风险最大。

对于憩室炎并发症如穿孔或瘘管以及并发症发生风险最大的患者（如肥胖、使用皮质类固醇激素、免疫功能受损或结缔组织病的患者），更有必要行手术治疗。此时，一次或多次无并发症的憩室炎恢复后的手术治疗应进行个体化分析，并应考虑以下因素：

- 随后的憩室炎发作的风险；
- 憩室炎康复后并发复杂性憩室炎的风险；
- 憩室炎游离穿孔和需要紧急外科手术的风险；
- 憩室炎发作的严重程度和憩室炎发作的时间间隔；
- 患者的偏好；
- 外科手术的风险。

入院和转诊指征 [24-26]

憩室病引起的急性剧烈便血需要及时入院（见第 63 章）。在急性憩室炎中，口服抗生素治疗后体温高于 101° 华氏度，不能口服液体，疼痛持续加重或伴有腹膜刺激征，表明需要紧急住院和 CT 检查。如果 CT 检查发现穿孔、瘘管、梗阻或脓肿，需请外科医生会诊。腹膜炎全身表现的存在也是请外科紧急会诊的指征。

治疗建议和患者教育 [24-26]

憩室病

对于已知有憩室和偶尔疼痛或便秘的患者，应遵循以下建议：

- 增加饮食中不溶性纤维的含量。最好的食物来源是麸质、根茎类蔬菜（尤其是生胡萝卜）和带皮的水果。容积性泻药如车前草亲水黏液素（Metamuci）可用于不能耐受麸质的患者，但此药相对昂贵。告知患者由于麸质摄入引起的腹胀或胀气通常可以通过持续摄入慢慢缓解［关于需要限制难消化食物（例如坚果、爆米花、种子类食物、玉米）的证据不足以推荐这种限制，尽管传统上这种治疗有一定的地位］。
- 鼓励定期锻炼。
- 患者应避免使用泻药、灌肠和引起严重便秘的阿片类药物。考虑给予抗胆碱能治疗难治性肠痉挛，但要小心并短期使用。
- 指导患者立即报告发热、腹痛或出血的情况。

憩室炎

- 轻度憩室炎（轻度至中度腹痛、轻微腹部体征、体温低于 101° 华氏度、能口服摄入液体、白细胞计数轻度升高）患者可以在门诊管理，这些患者需有良好的家庭环境且既往 CT 检查上有憩室炎的记录。
- 需卧床休息，清淡饮食。
- 仅使用轻度非阿片类镇痛药缓解腹痛。
- 常规监测体温、腹痛的程度。监测有无腹膜炎的体征，白细胞计数是否升高。
- 对于可以在门诊进行治疗的患者，有选择性地开具抗生素，而不是常规开具。
  - 对于无并发症、轻度到中度症状的患者，如有病情加重且依从性良好，可以随时联系，可考虑继续观察，不需开始抗生素治疗。
  - 对于症状较明显或依从性不确定的患者，如果病情恶化，应立即打电话，开始广谱口服抗生素的治疗，疗程如下：
    - 甲氧苄氨嘧啶 / 磺胺甲噁唑 160/800 mg 每日 2 次或环丙沙星 500 mg 每日 2 次，加上甲硝唑 500 mg 每日 3 次）。
    - 或阿莫西林 / 克拉维酸 875/125 mg，每日 2 次。
    - 持续 7 ～ 10 天（即直到患者退热后 3 ～ 5 天）。
- 如果抗生素应用后，体温高于 101° 华氏度，疼痛加重，板状腹体征明显或白细胞计数上升，应立即住院静脉滴注抗生素和行 CT 扫描；假如 CT 显示憩室脓肿大小超过 4 cm，应请外科会诊考虑腹腔脓肿引流；如果有证据表明存在更广泛的腹膜炎，应紧急请外科会诊行手术治疗。
- 一旦患者在有症状阶段有可能进食，应给予低渣饮食（限制可溶性纤维）。
- 症状消失后，建议食用富含不溶性纤维（水果、蔬菜、麸质）的食物，以减少复发的风险（如前所述，关于需要限制难消化食物[例如坚果、爆米花、种子类食物、玉米]的证据不足以推荐这种限制，尽管传统上这种治疗有一定地位。）

（李俊霞 翻译，刘 青 审校）

第 76 章

胃肠道肿瘤的管理

JEFFREY WILLIAM CLARK

随着对人类生物学和肿瘤生物学的深入理解，胃肠道肿瘤的治疗取得了进步，并大大增加了姑息治疗和治愈的可能性。在确定某些肿瘤的特定分子特征方面已经取得了进展，这些特征有助于为患者确定最有效的治疗方案，同时在确定如何最好地操纵免疫系统以获得治疗效果方面也取得了进展，并使这些方法被批准用于特定的胃肠道肿瘤患者。但疾病的总体死亡率仍然很高（50% ~ 90%），这主要是由于大多数患者都是在疾病晚期确诊的，具体的疾病和分期的死亡率差异性很大。即使是预后不佳的患者，通过治疗可以延长寿命，良好的姑息治疗方法可以提高患者的生活质量。从一开始就处理胃肠肿瘤的重要并发症，比如胃肠道或胆管梗阻、腹水、恶病质和疼痛。受益于基层全科医生、肿瘤学专家和姑息治疗团队的协调努力，这些并发症管理的持续改进显著提高了患者的生活质量。

胃肠道恶性肿瘤是全球成年人最常见的肿瘤。在美国，每年大约有超过 31 万名新诊断的消化系统肿瘤患者。局部疾病的主要治疗方法是手术切除肿瘤，这是大多数（但并不是所有）胃肠道恶性肿瘤唯一的治愈方法。越来越多的辅助或新辅助化疗和放疗在可能手术切除的肿瘤患者管理中发挥着重要作用。最近，免疫疗法的引入为某些转移性胃肠道肿瘤（胃食管癌、肝细胞癌）和任何微卫星不稳定（microsatellite instability，MSI）的患者提供了一种新的选择。考虑到这些患者管理的复杂性以及他们经常面临的多种共患病的健康问题（如营养困难、胃肠道梗阻、糖尿病），晚期疾病的治疗通常是由主治医生与肿瘤学专家密切合作共同负责的。主治医生了解适应证、疗效、副作用以及现有治疗方式的局限性很重要，这有助于为肿瘤患者提供咨询，并充分利用外科医生、放射肿瘤学专家和肿瘤学专家提供的治疗方法。

食管癌 [1–10]

与许多恶性肿瘤一样，食管癌很难诊断和治疗，因为症状通常在病程晚期才会出现。因此，当患者出现症状时，这种疾病通常已无法治愈。在美国，每年新确诊大约 17 000 例食管癌患者，约有 15 700 例死亡病例。所以，改善预防和早期发现对于降低这种疾病的总体死亡率至关重要。男性食管癌的发病率显著高于女性。

发病机制、临床表现和病程

组织学类型

有两种主要的组织学类型：表皮样癌（鳞状细胞癌）和腺癌。在全球范围内，鳞状细胞癌仍然是最常见的组织学类型。然而在美国和西欧，鳞状细胞癌的发病率持续下降，而腺癌尤其是胃食管（gastroesophageal，GE）连接处腺癌的发病率持续升高。

危险因素

对于鳞状细胞癌，导致慢性食管黏膜刺激的因素会增加患病的风险。这些因素包括大量吸烟、过度饮酒和饮食因素，如饮食中水果和蔬菜较少。

在亚洲人群中的研究发现，喝过热的茶水、大量饮酒和吸烟会使患病风险增加 5 倍。某些基础疾病如失弛缓症、憩室病、伤寒和 Plummer-Vinson 综合征，也会增加食管鳞状细胞癌的风险。有证据表明，饮食中富含十字花科蔬菜以及黄色和绿色蔬菜可以降低风险。

腺癌的危险因素尚不明确，但是慢性严重胃食管反流（包括肥胖引起的胃食管反流）和 Barrett 食管常是主要的病因，持续时间和严重程度都是危险因子。对于鳞状细胞癌和腺癌，有一些证据表明使用阿司匹林和非甾体类药物与降低疾病风险有关。考虑到这些药物的潜在风险，目前不建议在普通人群中常规使用。考虑到症状出现时已处于疾病晚期，治疗这些患者的预后较差，预防是改善预后的最佳手段（见后面的讨论）。

临床表现和病程

腺癌通常出现在 Barrett 食管中，这是一种癌前化生改变，是长期严重胃酸反流的结果。Barrett 食管具有显著分化不良并导致恶性肿瘤（见第 61 章）的潜力。除烧心外，这类患者在向恶性转化的过程中通常没有症状。

食管癌的早期症状往往不被注意，因为它们通常是非特异性的（如与吞咽有关的轻度灼烧性不适，有时被认为是咽痛）。当出现常见的症状时，包括吞咽困难和经常的进行性乏力，则是晚期疾病的表现。吞咽困难通常表明食管腔明显狭窄和实体肿物负荷。

这些肿瘤通常从浅表黏膜病变开始，由于没有浆膜表面屏障，它们倾向于在黏膜下无声地扩散，并延伸到纵隔。肿瘤可局部扩散至气管和区域淋巴结，并在食管黏膜层和黏膜下层垂直上下延伸。远处转移最常发生在肝脏和腹腔内的淋巴结区域。其次最常见的转移部位包括腹膜腔、肺、骨骼和脑。在确诊时，只有不到 1/3 的患者病变局限于食管壁，这一分期的患者最有可能通过手术切除来治愈。

诊断和分期

除预防外，早期诊断是改善预后的最佳手段。

内镜检查和活检

有长期严重烧心症状的患者应考虑内镜检查和活检，因为他们患 Barrett 食管和腺癌的风险增加（见第 61 章）。那些被发现有化生改变，提示 Barrett 食管的患者是定期进行内镜检查和活检的人选（见第 61 章）。那些出现不良分化改变的患者需要转诊进行可能的切除。重度吸烟或饮酒者新出现吞咽痛也应该考虑进行内镜检查。虽然小结节、轻微糜烂、褶皱增厚或黏膜凹陷的出现提示早期癌症，但仍然需要黏膜活检来确诊。

从分期的角度来看，最重要的区别是有潜在可切除性的患者和那些没有手术可能的患者。如前所述，最可能治愈是那些局限于黏膜的病变，不幸的是，大约 75% 的有吞咽困难的患者至少是局部晚期疾病。

体格检查和影像学检查

除了活检来明确诊断和帮助确定肿瘤的浸润深度外，还有许多非侵入性措施用于分期评估。体格检查应该包括检查锁骨上淋巴结肿大和肝大。胸部和腹部的计算机断层扫描（CT）可以用来检查局部病变的范围，提供纵隔侵犯、淋巴结病变和远处扩散的证据。磁共振成像（MRI）在检查侵犯方面提供了相似的敏感性，但比 CT 更昂贵，应该用于 CT 或 PET-CT 结果不明确，而这个信息可能会对治疗方法产生影响的情况下。正电子发射断层扫描（PET）也可以用于评估，特别是在 CT 无法检测到的转移性疾病时。PET-CT 越来越多地被用于患者分期以确定是否适合手术切除。

超声内镜（EUS）可用于确定肿瘤浸润的深度，并且优于 CT。这些不断发展的诊断和分期方式的利用是肿瘤学研究的一个主题，以确定它们的最佳利用方式。食管癌脑转移的总体发生率相对较低（3% ～ 16%），所以并不常规推荐脑影像学检查（CT 或 MRI），但如果有任何神经系统主诉或发现，特别是腺癌患者，应考虑进行检查。

管理原则

手术仍然是治愈的首选治疗方法。然而，只有相对一小部分患者在疾病发现时有潜在治愈的可能，即便是手术切除后，局部复发率和远处转移率也很高。所以化疗和放疗后手术的新辅助治疗方案在持续探索中，以降低复发的风险。许多随机Ⅲ期试验显示新辅助治疗具有统计学上的显著生存获益，因而建议除早期可能切除的患者外，其他所有阶段的患者进行新辅助治疗。手术只适用于Ⅰ期或以下疾病的患者。遗憾的是，大多数患者在发现时都是患有不可切除的疾病，对他们来说，只能进行姑息治疗。

营养

严重的吞咽困难、吞咽痛和饥饿是晚期食管癌的特征表现，是食管癌发病的重要组成部分，所以营养是重中之重。许多患者甚至不能吞咽自己的唾液。即使部分梗阻也会导致体重减轻和恶病质。体重下降超过 10% 是预后不良的征象。良好的营养对手术、化疗、放疗的耐受性至关重要。糊状和液体饮食补充剂是有帮助的。在治疗期间，对有潜在生存意义的患者，营养补充剂被作为临时支持。

手术

外科手术仍然是根治性治疗的一个重要组成部分。与新辅助治疗相结合，它为 15% ～ 20% 的有潜在可切除病灶的病例，以及在 Barrett 食管监测活检中发现的严重异型增生或原位癌的患者提供了治愈的可能。食管切除术的类型取决于肿瘤的位置，要尽量保证至少有 2 cm 的无肿瘤边缘。除了通过监测发现的极早期病变（可能允许更局部的切除）外，由于病变有向黏膜下扩散的倾向，大多数病例通常需要切除至少很大一部分的食管。这类手术围术期的发病率和死亡率历来都很高，尽管最近已显著下降。在最近的研究中，死亡率低于 5% ～ 10%，另外 30% 存在严重的非致命并发症。

侵入性较小的方法也进行了研究。在一项随机试验中，所谓的混合微创食管切除术——腹腔镜下肠动员后开胸——使得术中和术后并发症的发生率较低，但不影响无病生存期和总生存期。接受治疗性手术的患者中位生存期约为 2 年，对于那些局限于一小部分黏膜区域的早期病变患者，中位生存期则要长得多。3 年生存率为 25% ～ 30%。

手术也可以作为姑息治疗，以恢复吞咽能力；切除术对病变局限于食管远端的患者最为成功。然而，即使是部分食管切除术也是一个大手术，有很高的术后并发症风险和死亡的可能。

对于不适合手术的患者，越来越多的支架被用来保持食管通畅。随着支架结构和内镜下放置过程的改进，它们在姑息治疗中发挥了越来越重要的作用。然而，目前仍有很大的改进空间。

放疗

放疗除了与化疗联合作为新辅助治疗，对有潜在切除可能的患者发挥重要作用外，对局限性晚期但不能进行手术的患者也是最常见的治疗方法，然而，食管癌位于胸内中心位置，与心脏、肺和脊髓等关键结构相邻，因此很难在不造成辐射损伤的情况下输送治疗剂量（不致敏化疗）。同步化疗方案（见下文）能够使用较低的辐射剂量，并为患有局部疾病（无论是腺癌还是鳞状细胞癌）的患者提供优于单独放疗的生存期。局部顽固性病变是治疗失败的主要原因，这提示在一小部分被认为局部晚期不可切除病灶的患者中，在放化疗后手术变得可行时，应考虑手术治疗。

新辅助治疗、围术期化疗和辅助化疗

手术和放疗导致远处和局部失败的高风险，促使人们尝试单独使用化疗方案或联合放疗作为新辅助治疗，以试图提高单独手术的治愈率。添加顺铂和氟尿嘧啶或每周使用卡铂联合紫杉醇（CROSS 方案）可改善接受放疗（新辅助放化疗）患者的预后。每周使用卡铂和紫杉醇的耐受性优于使用顺铂和氟尿嘧啶，因此它已成为潜在可切除食管癌患者联合放疗的新辅助化疗的主要药物。

胃食管连接处病变（腺癌）患者的另一种方法是围术期化疗，采用 FLOT 方案（氟尿嘧啶、亚叶酸钙、奥沙利铂和多西他赛），不进行放疗，在一项随机试验中被证明是一种有效的围术期方案。

虽然在美国的大多数患者接受了这两种方法中的一种，也有证据表明在术前或围术期未接受治疗的患者，辅助（术后）化疗是有益的。其中最常见的是联合使用口服卡培他滨（在体内被转化为氟尿嘧啶的活性成分）和静脉注射奥沙利铂（CAPOX 方案），持续大约 6 个月。

有研究正在评估单独使用联合化疗药物的方案与联合放疗的方案，以便为具有可接受毒性能力的患者提供最大的益处，包括一项比较使用

CROSS方案的放化疗与使用FLOT方案的单独化疗的试验。早期病灶的患者通常只接受手术切除，但这些患者也有难以接受的复发率或转移率，所以改善治疗的方法仍在探索中。在任何情况下，为了帮助每个患者确定最佳治疗方案，患者与一个多学科团队会面是很重要的，并从基层全科医生、胃肠病学专家和病理学专家获得关键信息。

综合疗法

如上所述，所有三种模式（化疗、放疗和手术）的联合，新辅助化疗和放疗的联合治疗，然后进行手术切除术，是Ⅱ期或更高分期的具有潜在可切除性病灶患者最常用的治疗方法。

早期病灶的患者通常只进行手术切除，但这些患者也有难以接受的复发率或转移率，改善治疗的方法仍在探索中。无论如何，患者与一个多学科团队（手术、放疗和肿瘤学）会面是很重要的，获取来自基层全科医生、胃肠病学专家和病理学专家的关键意见，以帮助每个患者确定最佳的治疗方法。

不能切除的局部晚期或转移性病灶的治疗方法

局部晚期病灶患者不适合手术切除（见上文关于放疗的讨论）可以通过单纯放疗、单纯化疗或两者联合治疗以改善症状和延长生命。常见的化疗方案是FOLFOX（氟尿嘧啶、亚叶酸、奥沙利铂或等效的CAPOX，见上文辅助化疗），这是许多胃肠道肿瘤的常用方案，通常耐受性合理，可以同时给予放疗。FOLFOX也是转移性病灶患者最常用的初始治疗方案。

对于状态良好并希望更积极治疗的转移性病灶患者，另一种替代方案是上述在围术期治疗中讨论的FLOT方案。目前还没有数据表明使用FOLFOX后使用含有紫杉醇化疗药物（如多西紫杉醇或紫杉醇）的方案或FLOT方案能产生更好的结果。因此，只要患者了解潜在的风险和目前不确定哪种方法更好，这两种方法都是合理的。

分子靶向治疗

人们已经发现了许多对食管癌细胞的生存和生长很重要的分子变化，其中对临床应用最重要的是HER2蛋白的过表达。对于HER2表达增加（15%～20%）的食管癌和胃癌亚群，在转移性病灶患者联合化疗（通常是顺铂和氟尿嘧啶或FOLFOX）时，添加曲妥珠单抗（一种针对HER2的单克隆抗体）可提高患者的生存率。有研究正在评估其在潜在可切除病灶的辅助治疗或新辅助治疗中的潜在作用。雷莫芦单抗是一种可以阻断血管内皮生长因子受体（vascular endothelial growth factor receptor，VEGFR）的单克隆抗体，通过调节肿瘤的血液供应，增强某些化疗药物的活性，其已被批准作为单药（用于先前接受紫杉醇或紫杉醇不耐受的患者）或与紫杉醇联合用于在先前使用含有铂和氟尿嘧啶的方案（如FOLFOX或顺铂和氟尿嘧啶）后进展的胃食管连接处腺癌患者。

尽管还有其他突变或蛋白质过度表达（如MET基因）可以靶向于少数食管癌患者，但这些都尚未被批准使用，仍处于研究阶段。随着研究继续确定与患者对治疗和结果的反应相关的食管癌的特定分子，将开发出利用不同癌症生物学特征的其他方法。

免疫疗法

与许多其他癌症一样，转移性食管癌患者治疗的最大进展之一是一个新的免疫治疗药物获得批准，这种药物可以调节免疫系统的制动，从而对癌症进行更有效的免疫攻击。派姆单抗（一种抑制PD-1蛋白的药物）已被批准用于胃食管连接处腺癌患者，这些患者在先前的两种方案中均有进展，并且：(a) MSI高（具有微卫星不稳定性）或 (b) 肿瘤PDL-1表达阳性。许多研究继续探索免疫疗法在治疗食管癌中的其他作用，包括转移性食管癌和辅助治疗。

激光治疗

激光治疗可为无法接受手术或放疗的患者减轻痛苦。不良反应很少，治疗可以在门诊进行，尽管治疗后可能需要立即短暂的住院观察。这通常只适用于较小的病变，而且即使可以达到缓解，总生存期也没有变化。

支架植入和扩张

对于病情严重而不能进行手术的吞咽困难的

患者，食管扩张有时有助于暂时缓解梗阻症状。内镜下支架放置有时可以提供更持久的缓和治疗。胃造口术可能有助于营养，但无法缓解致残性吞咽困难的症状。

患者监测

虽然不同分期的监测建议有所不同，但一般病史和体格检查应在前两年每 3 ～ 6 个月进行一次，第 3 ～ 5 年每 6 个月进行一次，此后应每年进行一次。前两年胸部 / 腹部 / 骨盆的 CT 扫描应每 6 ～ 12 个月进行一次，此后每年进行一次，一直持续至第 5 年。上消化道内镜检查应根据临床需要进行。监测所有患者是否有营养缺乏的证据，并适当进行替代治疗。

预防措施

与大多数癌症一样，预防仍然是处理这种毁灭性癌症最有效的手段。努力实现戒烟和停止酗酒（见第 54 章和第 228 章）对于降低鳞状细胞癌的风险至关重要。降低肥胖的发生率有可能降低胃食管连接处腺癌的发生率。高危患者（如 Barret 食管患者，见第 61 章）的内镜检查加活检为发现异型增生和早期腺癌提供了可能，有望显著改善生存率。监测的最佳方法仍有待确定（见第 61 章）。同样，将慢性症状性反流作为腺癌的危险因素，增加抑酸治疗（如通过抑制质子泵），可能会降低食管黏膜恶性转化的概率（见第 61 章）。需要前瞻性的随机研究来确定这是否真的会降低死亡率。

胃癌 [11-20]

美国每年大约有 2.8 万例胃癌新确诊病例和 1.1 万死亡病例。在过去的一个世纪里，虽然美国的发病率显著下降，但是这种癌症仍然是全球最常见的癌症之一，每年估计有 95.2 万例新发病例。

发病机制、临床表现和病程

在过去的 20 年里，除了接受新辅助和（或）辅助治疗的手术可切除病灶患者的生存率略有改善外，疾病的总体死亡率保持相对不变。早期病灶患者的 5 年总体生存率约为 78%，但ⅢA 期病灶患者的 5 年生存率迅速下降至 20%，而ⅢB 期或Ⅳ期病灶患者的 5 年生存率低于 10%。40 岁之前发病较少见，但 40 岁以后的发病率显著增加。早期诊断对改善预后至关重要。遗憾的是，由于早期无症状以及症状出现时的非特异性，大多数患者直到疾病晚期才被诊断出来。

组织学类型

大约 90% 的胃癌是腺癌，那些分化良好的、局限性的胃癌比那些分化低、浸润性的胃癌预后好得多。淋巴瘤是第二常见的组织学类型，其次是一些比较罕见的类型，如胃肠道间质瘤（gastrointestinal stromal tumors，GISTs）、平滑肌肉瘤、神经内分泌肿瘤和胃转移性病灶。

危险因素

在全球范围内，饮食因素似乎发挥了重要作用，至少部分与幽门螺杆菌感染对发病机制的贡献有关。

幽门螺杆菌感染。大规模的流行病学研究发现，幽门螺杆菌感染与胃癌发生的风险之间存在着很强的独立相关性。幽门螺杆菌感染在食物保存不当、食物变质风险较高的人群和胃癌发病率最高的人群中最为普遍。20 世纪，美国胃癌发病率的下降被认为部分与食品处理技术的改进有关，包括冰箱的广泛使用。幽门螺杆菌感染胃黏膜可导致慢性炎症和萎缩性胃炎的发展，这是一种公认的癌前改变。儿童时期的感染被认为尤其有害。据估计，多达 70% 的病例与幽门螺杆菌的感染有因果关系，但只有一小部分感染者发展为胃癌，这提示有其他的促成因素。

其他饮食因素。研究表明，在风险较高的国家，除了幽门螺杆菌感染外，饮食因素也是发病重要的高危因素。使用盐腌、烟熏或酸洗而不是冷藏来保存食物，同时蔬菜、水果、纤维和抗氧化剂（如大蒜、维生素 A 和 C）的摄入量较少也有影响。

其他危险因素。其他确定的危险因素包括吸烟、既往胃部手术（通常是 Billroth Ⅱ吻合术）和慢性萎缩性胃炎。美国原住民、亚洲人、西班牙人和斯堪的纳维亚人的患病率也在增加。遗传因素包括 A 型血、CDH1 基因突变遗传（遗传性弥漫性胃癌）、遗传性非息肉病性结直肠癌（hereditary nonpolyposis colorectal cancer，HNPCC）、家族性腺瘤性息肉病（familial adenomatous polyposis，FAP）、Li-Fraumeni 综合征（p53 突变）以及未明确基因异常的胃癌家族史。

临床表现和病程

因其症状的非特异性和往往不易察觉，早期诊断很困难。不明原因的缺铁性贫血或无症状的愈创木酯粪便试验阳性可能是唯一的表现。非特异性腹痛、胃溃疡伴或不伴出血、体重减轻、恶心、食欲下降、饱腹感、吞咽困难、黑便和梗阻性症状是主要的临床表现形式，但大多数是晚期疾病的表现。

大多数患者最早的症状是腹部不适；然而症状可能是不易察觉的，类似于消化不良。大多数人都没有恶心、呕吐、厌食和体重减轻等晚期疾病的表现。胃溃疡是一种重要的表现，其特征是在胃镜检查（或较少见的钡餐检查）中出现可疑的表现或在溃疡治疗（见第 68 章）6 周后无法愈合或迅速复发的，但看上去像是良性的放射学缺损。

这种疾病通常会悄然发展，直到出现转移性病灶迹象或症状。扩散是通过直接延伸和播散到淋巴管、血管和腹膜表面。最常见的转移部位是淋巴结，其次是腹膜表面、肝（40%）、肺（15%）和骨骼（15%）。在接受手术治疗的患者中，大约 80% 被发现有淋巴结转移。较晚期病灶的临床表现包括体重减轻、厌食、饱腹感、腹痛或腹水，常导致患者就医。

诊断

高度怀疑是有必要的，早期诊断为治愈提供了最好的机会。患者出现上述任何症状，持续数周到数月，应尽早进行检测。胃镜检查和活检是明确诊断的首选方法。所有非典型的黏膜区域都应该进行活检。在诊断上，内镜检查已经在很大程度上取代了上消化道钡餐检查，因为它提供了一个直接的黏膜视图，并可以获得活检标本。

管理原则

手术切除尝试治愈是首选治疗方法，但是很高比例的患者因发生转移影响了治愈力。围术期化疗（使用 FLOT 方案，如食管癌中所述）或术后单独化疗（使用 CAPOX，如食管癌中所述）或在可及的地区使用 S-1（一种口服前体药物，在体内转化为氟尿嘧啶的活性成分），或联合（氟尿嘧啶）放疗，已证实可以提高生存率，尽管总体生存率依然很差。预防和早期发现是目前改善结果的最大希望。

手术

无论是治愈还是缓解，手术是主要的治疗方式。完全手术切除的患者的中位生存期超过 3 年。当发现淋巴结受累时，中位生存期显著下降。手术后，胃的食物储存功能丧失，需要少量频繁进食。如果没有详细的患者教育和使用高热量补充剂，全胃切除术会导致营养不良。如果可行，胃次全切除术或全胃切除术也是治疗胃食管连接处肿瘤出血或梗阻的最佳方法。胃癌引起的皮革胃或全壁受累通常是无法治愈的，除非有必要进行姑息治疗，否则手术无法控制。

围术期和辅助化疗或放化疗

因手术和放疗所致胃癌远端和局部治疗失败的高风险，促使化疗方案与单纯放疗或联合放化疗作为围术期或术后治疗试验的推进，以试图提高治疗性手术的疗效。一种可接受的方法是围术期化疗即 FLOT 化疗方案（见食管癌的描述），在一项随机试验中已被证实这是有效的围手术期方案。对于胃食管连接处腺癌的患者，每周卡铂和紫杉醇的新辅助化疗联合放疗（CROSS 方案）是一种可接受的且普遍耐受性良好的方法。另一种可能的方法是手术切除，然后辅以辅助治疗，一项随机试验也证明这种方法有生存获益。在美国，最常用的氟尿嘧啶化疗联合放疗经证实可以提高生存率。另一种可能性是将口服卡培他滨（可在体内转化为氟尿嘧啶的活性成分）和静脉注射奥沙利铂（CAPOX 方案）联合使用约 6 个月。

在全球能够获得这种药物的地方的另一种选择是 S-1（一种口服前体药物，在体内转化为氟尿嘧啶的活性成分）。有研究正在评估化疗药物单独或与放疗联合，包括评估一项使用 CROSS 方案（见食管癌中的描述）的放化疗与使用 FLOT 方案的单独化疗的疗效。

不可切除的局部晚期或转移性病灶

总的来说，与胃食管连接处食管癌患者的处理方法相似。局部晚期病灶患者不适合进行手术切除（见上文关于放疗的讨论），可以通过单纯放疗、单纯化疗或两者联合治疗来改善症状和延长生命。

在这种情况下，通常的化疗方案是 FOLFOX（氟尿嘧啶、亚叶酸钙和奥沙利铂或等效的 CAPOX，见上文辅助化疗），可与放疗同时进行。FOLFOX 也是转移性病灶患者最常用的初始治疗方案。

对于那些状态良好且治疗更积极的患者，另一种替代方案是上述在围术期治疗中讨论的 FLOT 方案。目前还没有数据表明在使用 FOLFOX 后使用含有紫杉醇类化疗药物（如多西他赛或紫杉醇）的方案或 FLOT 方案是否能产生更好的结果。因此，只要患者了解潜在的风险和目前不确定哪种方法更好，这两种方法都是合理的。

在转移性病灶患者中观察到初始化疗的有效率为 40% ~ 60%。完全反应的很少。平均缓解持续时间小于 1 年，虽然长期生存率没有改善，但短期生存率有所改善。正在进行的临床研究试图确定最有效的组合和新药物的潜在作用，如分子靶向治疗和免疫治疗（见下文）。

分子靶向治疗

随着对胃癌细胞生存和生长有重要影响的分子变化的发现，专门针对这些靶点的药物将被单独研究，并与化疗和（或）放疗联合使用。对于 HER2 蛋白（15% ~ 20%）表达增加的食管癌和胃癌，加用曲妥单抗（一种针对 HER2 的单克隆抗体）联合化疗（通常是顺铂和氟尿嘧啶或 FOLFOX）可提高生存率。有研究正在评估其在潜在可切除病灶患者的辅助治疗或新辅助治疗中的潜在作用。雷莫芦单抗是一种可以阻断 VEGFR 的单克隆抗体，通过调节肿瘤的血液供应，提高某些化疗药物的活性，已被批准作为单一药物（用于先前接受紫杉醇或紫杉醇不耐受的患者）或联合紫杉醇用于先前使用铂类药物和氟尿嘧啶（如 FOLFOX 或顺铂和氟尿嘧啶）治疗方案后进展的胃食管连接处腺癌的患者。

尽管还有其他突变或蛋白质过表达（如 MET 基因）可以靶向于一小部分食管癌患者，但这些都尚未被批准使用，并仍处于研究阶段。随着与患者对治疗和结果反应相关的胃癌特定分子的研究的继续，将开发出利用不同癌症生物学特征的其他方法。

免疫疗法

与许多其他癌症一样，治疗转移性胃癌最大的进展就是一种新的免疫治疗药物的批准，这种药物可以调节免疫系统的制动，如抑制 PD-1 或 PDL-1（详见第 87 章），从而对肿瘤进行更有效的免疫攻击。派姆单抗（一种抑制 PD-1 的药物）已被批准用于胃食管连接处腺癌患者。这些患者在先前的两种治疗方案中均有进展，并且：(a) MSI 高（有微卫星不稳定性）或（b）肿瘤 PDL-1 表达阳性。许多研究将继续探索免疫治疗在食管癌治疗中的其他作用，包括转移性肿瘤和辅助治疗。在未来，免疫治疗的适应证将有可能扩大。

放疗

正如在辅助治疗中所讨论的，放疗联合化疗是ⅠB 至Ⅳ期胃腺癌患者切除术后辅助治疗的一个重要组成部分。它也可联合化疗（CROSS 方案）作为胃食管连接处腺癌的新辅助治疗方法。对于不适合切除的有出血或梗阻的患者，放疗也可用于姑息治疗。当然，在可行的情况下，手术仍然是缓解这些症状的首选方式。

患者监测

虽然不同分期的随访建议有所不同，但一般来说，前两年应每 3 ~ 6 个月进行一次病史和体检，第 3 ~ 5 年每 6 个月进行一次，此后每年进行一次。前两年，胸部 / 腹部 / 骨盆的 CT 扫描应每 6 ~ 12 个月进行一次，此后每年进行一次，一直持续至第 5 年。应根据临床需要进行上消化道内镜检查。应随访所有患者营养缺乏的情况，特别是铁和维生素 B_{12}。

预防和筛查

由于胃癌预后不良，预防和筛查对降低死亡率具有潜在的重要作用。避免吸烟和戒烟是降低胃癌风险的关键步骤。幽门螺杆菌的治疗正在成为一种公认的预防方法，越来越多的证据表明，治疗幽门螺杆菌感染可以降低胃癌发生的风险，即使对患有严重癌前病变（见第 55 章和第 68 章）的患者也是如此。根据目前的流行病学证据，改善食品处理和保存方法，确保幼儿不经常接触盐渍、吸烟、腌制或变质的食物，是合理的公共健康措施。其他值得采取的饮食措施包括增加水果和蔬菜的摄入量，增加富含抗氧化剂的食物（如橄榄油和大蒜），增加饮食中的纤维，减少盐的摄入量。虽然阿司匹林或其他非甾体类抗炎药的使用与降低胃癌的风险相关，但尚不推荐在普通人群中常规使用此类药物。

事实证明，筛查在非常高危的人群中具有成本效益。例如，在日本，通过内镜或放射学筛查的早期发现已经降低了死亡率，但在疾病流行率相对较低的美国，这些措施并不具有成本效益（见第 55 章）。在西方国家，人们对针对幽门螺杆菌感染的筛查和治疗方法越来越感兴趣，尽管这种策略的成本效益和最佳筛查对象仍有待确定。

不常见的胃恶性肿瘤

如前所述，淋巴瘤约占胃恶性肿瘤的 10%，其次是许多较罕见的类型，如胃肠道间质瘤、平滑肌肉瘤、神经内分泌肿瘤和胃转移性病灶。

胃淋巴瘤

与腺癌不同，胃淋巴瘤的治愈率要高得多。特别需要指出的是与幽门螺杆菌感染相关的局限于胃的 MALT 淋巴瘤患者。虽然这些淋巴瘤仅占胃淋巴瘤的 10%，但识别它们很重要，因为 50% ~ 80% 的这些淋巴瘤在幽门螺杆菌根除后可以消退。胃的其他淋巴瘤的治疗方法根据其组织学与其他部位的淋巴瘤相似（见第 85 章）。

胃肠道间质瘤

尽管胃肠道间质瘤是最常见的胃肠道肉瘤，但其仍然是一种相对罕见的恶性肿瘤，在美国每年有 4000 ~ 6000 例新发病例。常见的部位是胃（60% ~ 70%）和小肠（20% ~ 25%），但这种肿瘤可以发生在胃肠道的任何地方，起源于自主神经系统的一个组成部分，即卡哈尔肠道细胞。胃肠道间质瘤的高发率是由罕见的基因突变引起的（例如，80% ~ 90% 为 KIT 受体，3% ~ 5% 为 PDGFR-α）。使用针对这些突变的药物（如伊马替尼）在治疗病灶无法切除的患者方面已经取得显著改善。中位发病年龄在 50 岁以下；男性的发病率略高于女性。目前还没有已知的环境风险因素。

临床表现和病程。与其他胃肠道恶性肿瘤一样，其临床表现不易察觉，早期诊断很困难。许多人无症状；只有大约一半的患者被诊断时有症状。不明原因的缺铁性贫血或无症状的愈创木酯粪便试验阳性可能是唯一的表现。其他患者则表现为黑便。非特异性腹痛是另一种最常见的表现。体重减轻、恶心、呕吐、食欲下降、饱腹感、吞咽困难和梗阻性症状也可能发生，但大多数是晚期表现。

遗憾的是，超过 50% 的患者出现无法切除的病灶或在某个时刻发展为复发或转移性病灶。转移包括局部和远处，最常见的部位是肝脏（超过 50% 的首次转移）。局部复发也相当常见。肺转移不常见（原发性直肠肿瘤除外），淋巴结转移也相对少见。

诊断。对高度怀疑病例的进行诊断是合理的，早期诊断提供了最好的生存机会。年龄超过 40 岁且有上述任何一种表现的患者都应尽早进行检查。内镜活检是明确诊断的首选方法，

考虑到病变性质，建议由有经验的人来完成。PET-CT 尤其适用于患者术前评估或监测患者对伊马替尼的反应。

管理原则。外科手术是可选择的治疗方法，但辅助使用酪氨酸激酶抑制剂（伊马替尼）也可提高复发或转移风险较高的患者的生存率。外科手术包括治愈和姑息治疗，都提供了最好的生存机会。完全手术切除患者的中位生存期超过 5 年。放疗只能起到缓和作用；放疗对于胃肠道间质瘤是相对无效的。

酪氨酸激酶抑制剂（例如伊马替尼、舒尼替尼、瑞戈非尼）抑制 KIT 和 PDGFR-α 受体的功能，可显著改善不可切除肿瘤患者的预后。对于复发或转移风险增加的患者（即肿瘤直径 > 3 cm 的患者），使用伊马替尼的辅助治疗 3 年可提高总生存率。长期治疗的效果正在研究之中。伊马替尼作为初始治疗方法，舒尼替尼和瑞戈非尼用于那些对伊马替尼没有应答的患者。尽管使用酪氨酸激酶抑制剂治疗后改善了患者的短期生存率，但病情最终还是会进展，这也推动了对新药物的探索。

监测建议包括对中度或高度复发风险的患者在 5 年内每 3 ~ 6 个月进行一次 CT 扫描；对于完全手术切除的患者，此后每年进行一次 CT 扫描。对于患有一种与 GIST 发生的高风险相关的罕见基因突变的患者应进行早期监测。因此，早期诊断的最大希望是可能提示胃肠道病变的症状出现时进行预警式检查。

胰腺腺癌 [21-30]

在美国，胰腺腺癌是癌症死亡的第三大原因。死亡率很高（5 年约为 93%）；1 年生存率只有大约 20%。高死亡率的部分原因是肿瘤位于腹膜后，且早期多无症状，因此难以早期发现。每年约有 53 700 例新发病例，43 000 例死亡病例。这种疾病在 40 岁以前很少见，但此后发病率迅速上升；男性和女性发病大致相同。内分泌或神经内分泌胰腺癌（在本部分的末尾讨论）比腺癌少见得多，但在过去的 20 年里，全球发病率不断上升，其预后明显优于腺癌。内分泌或神经内分泌胰腺癌可能是异位激素（如胰岛素、胰高血糖素、胃泌素）产生的一个重要原因，并由此引发症状。

发病机制、临床表现和病程

腺癌的危险因素

关于发病机制的假设包括腺泡细胞聚集和排泄致癌物质，诱导导管细胞间肿瘤的转化。已确定的危险因素包括吸烟（在一般危险因素中相关性最强）、肥胖、糖尿病（糖尿病患者的胰腺癌风险略有增加）、慢性胰腺炎（特别是由于基因突变引起的）和胰腺区域的放疗史（例如既往霍奇金病或生殖细胞肿瘤的患者进行放疗，尽管这类患者现在的治疗方式不同）。饮食因素（高红色和加工肉类含量高、蔬菜和水果含量低的饮食）可能会增加风险，但这一点尚未得到证实。暴露于潜在的环境毒素，如用于干洗和金属加工的化学品，是一个可能的促发因素，这一点尚未得到确切的证实。遗传风险因素特别是 BRCA2、BRCA1 和 PALB2 的突变，以及包括 Lynch 综合征在内的一些其他遗传性基因变化，与 5% ~ 10% 的患者有关。

临床表现和病程

在大多数情况下，肿瘤直到病程晚期仍无症状，其表现主要取决于肿瘤的位置。在大约 2/3 的病例中，癌症始于胰腺头部；其余的则发生在体部或尾部。疾病起源于靠近胰胆道连接处的胰头，可局部延伸，影响胆汁排泄通路，引起无痛性黄疸——这是胰腺癌少数潜在的早期症状之一。大约 50% 的患者最终表现为黄疸，伴或不伴疼痛，在许多患者中黄疸是由于转移或晚期扩散所致。

通常情况下，症状出现较晚且无特异性。体部或尾部的疾病可表现为上腹部或背部隐痛或不适；不明原因的体重减轻、抑郁、糖尿病或胰腺炎；甚至血栓性静脉炎。持续恶心呕吐提示上消化道受到侵犯和发生梗阻。尾部的癌在转移前可能不会引起症状。内分泌或神经内分泌胰腺癌如果产生异位激素，如胰岛素、胰高血糖素或胃泌素，可出现与释放的特定激素相关的症状。

胰腺癌的临床病程主要是局部向腹膜后扩散和转移，最常见的是淋巴结、腹膜腔和肝脏。肿瘤倾向于向神经周围和淋巴管扩散。这种癌症预后较差，未治疗的转移性胰腺癌患者的中位生存期约为 12 周，局限于胰腺的肿瘤患者的中位生存期为 19 ~ 42 周。

诊断

最终需要组织学来确定诊断，因为症状和体征可能是非特异性的，而且没有明确的血液检测。评估从腹部 CT 开始，可以发现小至 1 cm（有时更小）的病变，并提供胆道、胰管以及淋巴结、肝和腹膜腔的成像。

当高度怀疑胰腺癌时，超声内镜可用于识别 CT 扫描未检测到的肿瘤。许多其他的成像方式也被研究过，通常 MRI 并没有比 CT 有明显的优势。针对这种疾病，目前不常规推荐 PET-CT 用于 CT 未发现的转移性病灶。随着成像技术的进一步发展，它的最佳使用方式将继续被重新调整和重新考虑。

在没有明确可识别的转移性病灶的情况下，发现了明确的胰腺肿块，可以进行细针穿刺活检。如果可以，通常会在超声内镜引导下进行评估，这是明确活检部位和获取组织的最佳方法，最大限度减少了沿针道播种的潜在风险。或者对于转移性或者明显不能切除的病灶，可以在超声或 CT 引导下进行经皮活检。

肿瘤周围大面积的纤维化和炎症限制了穿刺活检取得恶性细胞的数量。内镜逆行胰胆管造影（ERCP）是胰胆连接处肿块患者的极好选择。引起黄疸的早期壶腹病变可以直接观察并活检，从而及时诊断和明确治疗，并提高 5 年生存率（高达 50%）。在 ERCP 期间可以进行胰腺造影，发现导管狭窄、梗阻和染料外渗，以及恶性肿瘤的其他迹象（尽管它们也可能发生在慢性胰腺炎中）。长度超过 10 mm 的不规则狭窄是癌症的特征。细胞学取样特别是通过刷洗获得的取样，尽管结果不尽相同，但对导管内病变的敏感性接近 85%。

血清肿瘤标志物一直很有吸引力，尽管在诊断方面的应用有限，但在监测治疗反应方面起着重要作用。肿瘤标志物 CA19-9 在检查和监测胰腺癌方面的作用已被研究，虽然在疾病晚期时适度敏感，但在疾病早期通常是正常的。此外，特异性也令人失望；在其他胃肠道癌症（如胆管、胃）甚至一些良性疾病（如良性胆道疾病）中也有高水平的报道。所以并不推荐 CA19-9 用于筛查，但可以用于随访监测（术前水平较高，术后立即下降），并作为治疗反应或进展的标志。其他可检测的血清肿瘤标志物包括癌胚抗原（CEA），可在一些 CA19-9 水平正常的患者中升高。没有任何标志物被证明足够敏感或特异，可以用于常规诊断。

管理原则

如前所述，治愈的机会是有限的，它取决于是否手术切除整个肿瘤，但通常肿瘤被发现时往往已经进展了。精准的分期至关重要。我们需要区分局部和可切除的肿瘤、局部和不可切除的肿瘤以及转移性肿瘤。此外，需要明确有十二指肠梗阻并且不适合手术切除的肿瘤患者，这类患者需要支架植入术（如果可能的话）或旁路手术以缓解症状。

分期

胰腺增强 CT（或等效 MRI）能仔细评估关键血管结构及其与癌症的关系，是观察肿瘤和检测淋巴结、肝或其他胰腺周围转移情况的首选分期手段。如有这种转移，就排除了可切除的可能。胰腺周围区域的微小结节病灶可能通过 CT 看不到，但也不排除手术。有关血管受累的数据（通过仔细的 CT 或 MRI 成像）是必要的，因为严重的血管受累提示不能操作。

超声内镜下细针穿刺胰腺外病变可以确定胰腺包膜以外的扩散和局部淋巴结受累情况。对考虑可以手术的患者应用分期腹腔镜检查仍然是一个有争议的领域。一些研究表明，超过 20% 的患者在腹腔镜检查中被发现有以前未被发现的腹膜或大网膜转移，排除了切除的可能性。其他研究显示，未发现转移的概率较低，特别是在小病变的患者。然而，即使是目前的 CT 或 MRI 成像也不能检测到非常小的腹膜病变，所以分期腹腔镜检查仍然是分期的一个组成部分。这些检查是互补的，提高了外科手术候选资格的确定性，使许多患者避免进行不必要的开腹手术。

手术

一般来说，只有病变不累及关键血管系统（如肠系膜上动脉、腹腔动脉）的患者才适合进行治疗性手术。这仅占不到 15% ~ 25% 的患者。尽管在过去的 20 年里手术死亡率显著下降，目前大多数主要中心不到 5%，但手术风险仍然很大，手术困难，可能存在严重的术后并发症。对于手术死亡率高且切除治愈机会不大的胰腺癌患者，必须个性化决定是否进行大手术。

对于大多数位于胰腺头部的病变，首选 Whipple 手术（胰十二指肠切除术），这是主要的外科手术方法，只有能够进行手术且死亡率低于 5% 的外科医生才能尝试。小肿瘤（2 cm 或更小）的患者 5 年生存率最高，在具有外科手术专长的中心 5 年生存率接近 30%。对于淋巴结阴性的小病变（不幸的是这并不常见），存活率可高达 57%。可以接受切除的患者 5 年生存率为 15% ~ 25%。部分胰切除术或全胰切除术与 Whipple 手术相比，没有生存优势，而且只有在必要时能够获得明确的切缘。

手术也可以用于姑息治疗。胆道梗阻的患者可选择胆道旁路或内镜下支架置入，以缓解黄疸，降低胆管炎的风险。在手术时或经皮手术时进行的腹腔神经丛阻滞可以缓解顽固性疼痛，尽管这种缓解通常是暂时的。

放疗和放化疗

放疗联合辐射增敏性化疗（如 5-FU 或吉西他滨）正在被用于潜在的治疗方案和姑息治疗。在接受手术切除的患者中，手术切除后辅助放化疗的作用仍存在争议和不确定性。一些随机研究发现了生存获益，但另一些则没有，只观察到辅助化疗的获益。美国的大多数机构继续将辅助化疗和放化疗作为标准方法，而在欧洲的许多中心，辅助化疗通常在不接受放疗的情况下使用。

最好的方法是针对特定的肿瘤和患者制订个性化的方法。鉴于许多患者术后很难完成所有辅助治疗，新辅助治疗方法的使用有所增加。试验正在进行中，包括评估术前化疗疗程（新辅助治疗，伴或不伴放疗），以提高生存率和可切除的患者百分比。

术中放射治疗（intraoperative radiation therapy，IORT）也在被使用，但它不是大多数中心治疗的标准组成部分，因其获益仍有待确定。一小部分不可切除的胰腺癌患者联合外照射和 IORT 联合化疗可存活 5 年。

在肿瘤限于局部但不能切除的患者中，放疗的试验结果好坏参半，一些人在化疗外显示出获益，另一些则没有。在美国的大多数研究中心，放疗都是与化疗结合，针对特定的患者进行个性化治疗，用作局部晚期疾病治疗的一个组成部分。放疗也可以用于控制难治性腹膜后疼痛，大多数患者可以得到合理缓解，通常能够持续 4 ～ 6 个月。

化疗和免疫疗法

手术切除后患者辅助治疗的标准化疗方法是联合卡培他滨（一种 5-FU 的口服前体）与吉西他滨，这已被证明比单独使用吉西他滨有生存获益。临床试验正在评估其他组合，包括 FOLFIRINOX（5-FU、亚叶酸钙、奥沙利铂和伊立替康的组合）以及吉西他滨联合 nab- 紫杉醇作为术前和术后的新辅助治疗方法，以试图提高生存率。

在对接受切除术的患者进行的随机试验中，FOLFIRINOX 组的中位生存期为 21.6 个月，而吉西他滨组的中位生存期为 12.8 个月，差异显著。对于状态良好的有转移的肿瘤患者，使用 FOLFIRINOX 或吉西他滨联合 nab- 紫杉醇两种联合化疗方案之一作为初始治疗。

这些方案因其相当大的毒性（FOLFIRINOX 比吉西他滨联合 nab- 紫杉醇大），使用范围受限，通常只能用于功能状态良好的患者。对于不能耐受这两种方案的患者，吉西他滨比 5-FU 更有效，能够减轻疼痛，改善功能状态，并略微提高生存率。免疫靶点抑制剂（派姆单抗）治疗与一小部分 MSI 高癌症患者（＜ 5%）的缓解相关，被批准用于先前治疗进展且没有令人满意的替代治疗的患者。

支持措施（另见第 87、90 和 91 章）

支持措施是必不可少的，不仅仅是对那些不适合手术的患者（见第 87 章），也适用于那些接受过胰腺切除术的患者。后者通常需要胰酶制剂，并且需要糖尿病的管理（见第 102 章）。维持所有患者的生活质量也很重要，要关注疼痛、厌食症、恶心、吸收不良（经常伴有腹泻）和抑郁（见第 90、91 和 227 章）。在这些患者的早期治疗中，姑息治疗服务的参与是非常重要的。对照顾者（通常是家庭成员）的支持也是必要的，照护者常常表现出躯体和精神上都很紧张的状态（见第 87 章）。

胰腺神经内分泌肿瘤

胰腺神经内分泌肿瘤并不常见（约占全部胰腺恶性肿瘤的 5%）。与其他神经内分泌肿瘤一样，这些肿瘤可分为分化良好的肿瘤（大多数）和低分化肿瘤，后者预后明显较差。局限性病灶的主要治疗方法是手术切除，大约有一半的患者往往是可以治愈的。低分化转移性肿瘤患者的治疗方法与小细胞肺癌相似，采用联合化疗（通常是顺铂或卡铂加依托泊苷），有一定的初始反应机会，但持续时间通常相对较短。

肿瘤分化良好的患者预后明显较好。特定的激素分泌包括胰岛素、胃泌素、胰高血糖素、血管活性肠肽和生长抑素。一些以肝转移为主的患者（取决于转移的位置和范围以及整体临床状态）可以从手术切除或其他肝脏介导的治疗方法（如射频消融术、选择性内部放疗 [SIRT] 或肝动脉栓塞）中获益。

对于分化良好或中度分化的癌症，系统治疗方案包括长效奥曲肽治疗（该治疗已被证明可改善功能性和非功能性肿瘤的无进展生存期），以及舒尼替尼（一种口服多靶点多激酶抑制剂）或依维莫司（一种口服 mTOR 的抑制剂，PI3 激酶通路的关键蛋白）。虽然这些肿瘤对标准化疗的反应较差，但有时对某些进展或对上述治疗不耐受的患者是有用的。

一种长效生长抑素类似物如奥曲肽，也可能用于缓解与其中一种分泌激素相关的患者的症状（见上文）。这种治疗也可能延长生存期，如兰诺肽（一种相关的长效生长抑素类似物）的随机试验所示。这些药物往往对生长抑素瘤（如预期的那样）、VIPomas 和胰高血糖素瘤效果最好，但对胃泌素瘤和胰岛素瘤效果较差（尽管它们有时有助于减轻症状）。质子泵抑制剂是治疗胃泌素瘤的重要组成部分，而重氮唑（减少胰岛素分泌）可以帮助减少由胰岛素瘤引起的低血糖，尽管它经常与症状性水肿相关。针对胰腺神经内分泌肿瘤的其他治疗方案目前正在评估中。

胆囊癌和胆管癌 [31-37]

胆囊癌和胆管癌在美国是一种罕见的恶性肿瘤，估计每年有 11 740 例新发病例和 3830 例死亡病例。组织学上，这些肿瘤大多数是腺癌，其中一小部分是鳞状细胞癌或混合组织性癌。其他类型的癌症（如肉瘤、小细胞癌、淋巴瘤）很少发生在胆囊或胆管。癌症可以发生在胆囊或胆道系统的任何地方。在解剖学上，胆管癌有三个重要的区域需要区分：肝内、肝门周围（在外部胆管和肝脏的交界处）和壶腹。唯一的治疗方法是手术，不能进行手术的患者 5 年生存率很低。因此，必须改进预防和早期发现的工作，才能对这些疾病的总死亡率产生重大影响。

发病机制、临床表现和病程

危险因素

大多数胆囊癌发生在潜在的慢性胆囊炎症的背景下。最常见的危险因素是胆结石的存在；然而胆结石非常常见，但大多数胆结石患者不会发展为胆囊癌。考虑到胆囊癌的风险增加，患有瓷质胆囊的患者应该进行开腹胆囊切除术。其他危险因素包括慢性沙门菌感染（伤寒的原因）、瓷质胆囊（胆囊壁内钙沉积）、先天性胆管异常（例如胆总管囊肿、胆管异常）、胆囊息肉、工业过程中使用的某些化学物质（如多氯联苯）、炎症性肠病、原发性硬化性胆管炎、肥胖、老年和种族（如来自美国西南部的印第安人、西班牙裔）。女性比男性更常见。中位年龄约为 65 岁。

大多数胆管癌发生在潜在的胆道炎症的背景下，尽管在大多数患者中无确定特定的危险因素。已知的危险因素包括慢性寄生虫感染如肝吸虫（华支睾吸虫或 Opistborcbis viverrini）或慢性伤寒、肝内结石、胆汁性肝硬化、UC、原发性硬化性胆管炎（通常在 UC 的情况下）、有毒物质（如氧化钍胶体）和遗传性或先天性异常（如胆总管囊肿或胆管异常）。

临床表现

患者通常无症状，直到他们出现提示疾病晚期的症状。例外的情况是，胆囊癌在因可疑的胆囊炎症或由于早期胆管梗阻出现黄疸进行胆囊切除时发现。对于大多数有症状的患者，就像许多其他胃肠道恶性肿瘤的情况一样，症状通常是非特异性的。这些症状包括疼痛、食欲下降、恶心、呕吐、体重减轻、疲劳、虚弱、腹部肿胀（由腹水引起）、发热和黄疸。

诊断和分期

诊断

大多数胆囊癌是通过 CT、MRI、超声等影像学检查发现的。当无创影像学检查怀疑胆囊癌时，无须术前活检直接进行切除，不论任何情况都需要切除胆囊，这降低了任何潜在的播种风险。

当根据影像学检查怀疑有转移性病灶时，通常在超声或 CT（或较少见的 MRI）引导下进行经皮活检。其中一些病变在通过超声内镜进行上消化道内镜检查时更容易获得。有时在对疑似胆囊炎进行胆囊切除术时进行术中诊断（见手术讨论）。

当怀疑是胆管癌时，诊断方法取决于原发肿瘤的位置。如果病变位于胆管远端，那么通常采用超声内镜下活检和（或）ERCP 刷诊，这是最有可能确诊的方法。对于肝内胆管癌，超声或 CT 引导下经皮活检是最常见的方法。

分期

对于胆囊癌和胆道癌，最重要的是区分哪些是有可能切除的潜在可治愈的患者和哪些是不能手术的患者。体格检查应包括检查黄疸、右上象限腹部压痛、锁骨上淋巴结肿大和腹水征象（局部扩散和转移的征象）。实验室检查应包括肝功能、白蛋白、凝血和肿瘤标志物——CA19-9 通常更敏感，但一些 CA19-9 正常的患者 CEA 升高，所以如果 CA19-9 正常，检查 CEA 有意义。影像学检查应包括胸部、腹部和骨盆的 CT 扫描，这对评估疾病状态很重要（根据当地的专业性，MRI 可以替代腹部和骨盆的 CT 扫描，特别是评估关键血管系统或局部结构的受累程度时，这可能决定肿瘤是否可以手术切除）。对于没有远处转移的可能适合手术的患者，根据当地的专业意见，通常进行 CT 或 MRI 评估患者的血管和邻近结构的受累情况，这是很重要的。在没有提示性症状的情况下，不建议对脑部或骨骼进行影像学检查。

PET 扫描的使用仅限于 CT 和 MRI 检查结果对可能的手术切除模棱两可的情况。最能治愈的病变是那些小而孤立的病变。遗憾的是，大多数患者在就诊时都已经无法切除。

管理原则

手术和支架置入术

手术是早期病灶的首选治疗方式，通常是以治愈为目的；然而，只有相对一小部分患者在发现时是潜在可治愈的疾病状态。局部复发率和远处转移率仍然很高（见辅助化疗的讨论）。不能接受手术治疗的患者出现胆道梗阻时，可以考虑进行胆管支架置入，通常采用内镜进行，但有时内镜无法完成时，也可以经皮进行胆管支架植入。

在胆囊切除术时偶然发现癌症侵犯固有层但没有转移性病灶证据的患者需要再次切除，包括切除邻近的肝组织和淋巴结。

放疗

放疗可能对不适合手术切除的局部病灶的患者有用，特别是那些有明显疼痛的患者。虽然目前还没有任何前瞻性随机Ⅲ期试验的数据，但Ⅱ期研究和回顾性数据表明，术后单独放疗或联合放化疗也可能降低 T_2 期或更高病变患者的复发率。一项Ⅲ期临床试验正在评估放疗联合化疗与单独化疗在辅助治疗中的潜在作用。

化疗

在辅助治疗中（胆囊和胆管癌手术切除后），一项Ⅲ期试验显示，卡培他滨治疗 6 个月与单独手术相比具有生存获益，是目前的标准方法。吉西他滨和顺铂的联合治疗目前正在辅助治疗中进行评估。对于病灶无法切除的可能治愈的患者，标准方法是联合吉西他滨和顺铂（奥沙利铂有时用于不太能耐受顺铂的患者）化疗，在一项Ⅲ期研究中显示比单独吉西他滨化疗具有生存获益。正在进行的研究继续评估这些组合以及其他组合。与其他恶性肿瘤一样，对于肿瘤 MSI 高且既往化疗进展的患者，派姆单抗免疫治疗是一种潜在的选择。

胆管癌定向治疗的其他方法

射频消融、冷冻消融和立体定向放射治疗都是适用于局部病灶但不适合手术的胆管癌患者的方法。尽管与原发性肝细胞癌相比，对胆管癌的研究较少，但针对肝脏的经动脉化疗栓塞（tansarterial chemoembolization，TACE）或 SIRT 可能对不适合其他直接治疗方式的局部病灶患者有用。没有来自前瞻性随机试验的数据来指导这些方法的使用，使用的确切程序必须基于个别患者的特定因素和各种方法的当地专业知识。

分子靶向治疗

一些潜在的分子靶点已经在胆囊癌或胆管癌中被确定，目前正在进行临床试验。其中最常见的包括 HER2 过表达（两者都有）、IDH1 突变（肝内胆管癌）、FGFR2 融合（肝内胆管癌），以及在两者中都发现的 PI3 激酶通路突变。正如在化疗中提到的，这些患者中有一部分患有 MSI 高肿瘤，是免疫靶点抑制剂派姆单抗的治疗对象。

支持措施（见第 87 章和第 91 章）

预防

考虑到症状出现时疾病已处于晚期且预后不良，注重危险因素的管理可以改善预后。对于这两种癌症，管理包括原发性硬化性胆管炎和溃疡性结肠炎（UC）的慢性炎症的治疗。对于胆囊癌，所采取的措施包括预防和治疗，以降低伤寒感染的风险。考虑到无症状胆结石的低风险和胆结石的发生率，切除无症状胆结石似乎不值得（见第 69 章）。对于胆管癌，在流行地区采取公共卫生措施和治疗来降低肝吸虫感染的发生是十分重要的。

肝癌 [38-45]

大多数原发性肝恶性肿瘤是肝细胞癌（hepatocellular carcinomas，HCCs），起源于肝细胞；较少见的是胆管癌，即胆道系统癌（前面已经讨论过）。罕见的肝脏肿瘤包括肉瘤（血管肉瘤）和肝母细胞瘤（主要发生在儿童时期）。肝细胞癌是全球最常见的恶性肿瘤之一，每年有超过 70 万新病例，超过 60 万人死亡；美国的年发病约为 40 710 例新发病例，约 28 920 例死亡，男性发病率高于女性。在过去的 40 年里，该病的发病率增加了两倍多。只有不到 20% 的新诊断患者存活 5 年。有必要继续改进预防和早期发现肝癌的手段，才能对该疾病的总体死亡率产生重大影响。

发病机制、临床表现和病程

危险因素

大多数肝细胞癌发生在潜在的肝脏炎症背景下，特别是肝硬化。肝细胞癌最大的危险因素是慢性乙型肝炎，慢性丙型肝炎和酒精性肝硬化也是非常重要的危险因素。在世界上的某些地区，长期暴露于黄曲霉毒素（特别是黄曲霉毒素 B1）是一个危险因素。其他导致长期炎症的原因，如遗传性血色素沉着病和原发性胆汁性肝硬化，也会增加患肝细胞癌的风险。最近的研究已经表明长期存在的非酒精性脂肪性肝炎也是导致肝硬化的一个危险因素。

临床表现和病程

癌症可以表现为孤立性病变或多灶性病变，后者更常见。患者最常见的表现是疾病晚期的症状，通常是非特异性的。这些症状包括食欲下降、恶心、体重减轻、疲劳、虚弱、腹部或背部隐痛、腹部肿胀（由腹水引起）和黄疸。远处转移最常发生在肺、腹部淋巴结和骨。即使有潜在治愈可能的患者，在手术切除后，局部复发率和远处转移率仍然很高。

诊断和发现病例

许多非侵入性措施可用于评估疑似肝细胞癌或高危的患者，例如那些有肝硬化风险的慢性肝病患者。体格检查包括检查黄疸、肝大、脾大、腹水的证据，以及慢性饮酒或肝硬化的其他表现（见第 71 章）。实验室检查包括肝功能检查、白蛋白、凝血功能和甲胎蛋白（约 75% 的患者升高）。

影像学检查对诊断至关重要。胸部和上腹部 CT 用于检查病灶范围和转移情况。根据当地的专业水平，MRI 扫描是腹部 CT 的替代方法，也可以作为 CT 扫描不能完全显示的病变的补充检查手段。影像学检查提示肝脏病变。MRI 敏感性最高（～ 85%），其次是 CT（～ 75%），最后是超声（～ 65%）。各种影像学检查的特异性约为 85%，正似然比为 5 ～ 10，负似然比为 0.1 ～ 0.2。

通常需要活检来明确诊断，以下情况除外：（a）肿瘤有特定的特征，基于大小、肿瘤标志物升高（AFP）和影像学表现（动态成像技术与 MRI 或 CT）；（b）无论活检结果如何，肝脏病变都将被切除；（c）决定不再进一步治疗。组织通常是通过超声、CT 或 MRI 引导下的经皮针活检获得。最重要是区别可手术切除的患者或适合肝移植的患者（即那些可能通过手术治愈的）和那些不适合进行手术的患者。最可能治愈的病变是小而孤立的。遗憾的是，大多数患者在就诊时都已经无法切除病变。

在影像学没有证据表明有远处转移，有手术治愈可能的情况下，评估肿瘤累及血管的程度很重要。这个可能需要结合 CT 和 MRI 检查；PET-CT 扫描的作用正在评估中，也可能用于评估在扫描和 AFP 结果不明确的情况下的治疗反应。超声波是一种比较便宜的肝脏评估方法，但在某种程度上依赖于操作者。这些模式都在继续发展。在没有提示可能转移的症状的情况下，不建议对脑部或骨骼进行影像学检查。

管理原则

切除和肝移植仍然是初始治疗的首选方式。如前所述，只有相对一小部分患者在发现时有潜在可治愈性，即使在手术切除后，局部复发和远处转移率仍然很高。

手术

手术（切除或肝移植）是目前首选的主要治疗方式。手术为少数发现时是足够早期疾病的病例提供了治愈的可能，随着更多的肝细胞癌高危患者接受筛查，这一比例正在增加。使用米兰标准（包括单个病变肿瘤大小为 5 cm 或 3 个病变肿瘤大小均为＜ 3 cm），原位肝移植后的生存率接近于无癌症的晚期肝病患者。临床试验已经评估了在手术中增加辅助化疗和放疗的潜在益处，但这些试验均未提示比单独手术有生存获益。

其他肝介入疗法

有许多消融措施可供选择。射频消融、冷冻消融、酒精注射和立体定向放射治疗可能对不是特别适合进行手术的局部病变的患者有用；然而，由于病变不够局限，大多数肿瘤不适合这些方法。栓塞与定向化疗（TACE）是那些不能接受任何其他治疗措施的患者的一个选择，包括通过肝动脉输入化疗药和栓塞剂，为合适的患者提供一个小的生存获益，只要患者仍然是合适的人选，可以定期重复（如每 3 ～ 6 个月一次）治疗。对于一些可能不耐受 TACE 的患者，空白栓塞（不加化疗）也是一种选择，这类患者的发病率取决于残留肝功能的多少。那些患有门静脉血栓形成、胆道梗阻或脑病的患者不适合这种治疗。在某些患者中，SIRT 可作为 TACE 的替代品，尽管其确切作用仍在临床试验中。

化疗

传统的全身性化疗药物在治疗不可切除的病灶时并不十分有效，但口服多激酶抑制剂索拉非尼（也与 VEGFRs 相互作用），与安慰剂相比具有近 3 个月的生存获益，并成为能够耐受这种治疗的患者 [足够好的功能和肝脏状态（Child-Pugh A 和一些 Child-Pugh B）] 的标准初始治疗方案。瑞戈非尼（一种类似于索拉非尼的多激酶抑制剂）已被证明对索拉非尼治疗进展的患者，与安慰剂组相比具有生存获益，并被批准用于这种情况。这两种药物的不良副作用都包括血压升高、皮疹、手足综合征和需要谨慎处理的腹泻。

免疫疗法

纳武利尤单抗是 PD-1 蛋白的免疫靶点抑制剂，其在既往接受索拉非尼治疗的患者中的中位生存期为 15.6 个月，并已获得 FDA 批准用于这种情况。目前用于评估免疫治疗和靶向药物各种组合作用的研究正在进行中。

预防和筛查

预防

预防仍然是改善预后的最佳手段，因为在诊断时疾病总体处于典型的疾病晚期，并且对治疗的反应不佳。其中最重要的任务是预防肝硬化，这是一个主要的危险因素（见第 71 章）。有效措施包括接种乙型肝炎疫苗（见第 57 章），对导致丙型肝炎的高危行为进行教育，积极治疗慢性乙型和丙型肝炎病毒感染（见第 70 章），并努力减少过量饮酒（见第 228 章）和肥胖，肥胖使患者有非酒精性脂肪肝的风险（见第 70 和 71 章）。

筛查

筛查高危患者，特别是肝硬化患者，是早期诊断的一个重要组成部分。高危患者的早期诊断可以作为改善预后的一种手段，但理想的筛查方法尚未确定（见第 55 和 71 章）。当对高危患者进行筛查时，最常见的是每 6 个月进行一次影像学检查（最常见的是肝脏超声）和血液甲胎蛋白检测。发现异常的患者可以进一步评估，如肝脏 MRI 动态成像或腹部 CT 扫描。在可能的情况下，应在临床试验中进行筛选评估，以便更好地定义各种筛选方法的实际益处。

小肠癌 [46-50]

小肠癌相对少见，在美国每年约有 10 190 例新发病例和 1390 例死亡病例。最常见的组织学特征是类癌（7000 ~ 8000），其次是腺癌（约 2852）。淋巴瘤、胃肠道间质瘤和其他肉瘤构成了其他肿瘤的大多数，但都相对罕见。本节的其余部分将讨论腺癌和类癌肿瘤（另见淋巴瘤和非 GIST 肉瘤）。

类癌和其他神经内分泌肿瘤

类癌（神经内分泌肿瘤）占小肠癌的大多数。这些疾病通常发生在回肠，分化良好至中度，预后相对较好；有一小部分低分化患者预后明显较差。胃泌素瘤（产生胃泌素并引起 Zollinger-Ellison 综合征）可出现在十二指肠和胰腺。

临床表现和病程

类癌往往是无症状的，除非大到足以引起梗阻或转移到肝脏并释放生物活性胺（特别是 5- 羟色胺），导致全身症状，最常见的是潮红和腹泻。慢性 5- 羟色胺过量可能导致心脏瓣膜的损伤（主要是右侧三尖瓣和肺动脉瓣，二尖瓣受累也可能非常罕见）（见第 33 章）。未转移的类癌手术切除后预后良好。低分化的神经内分泌癌一旦转移，其增殖率较高，预后较差。

管理

大多数未转移的类癌可以通过手术切除治愈。对于已经切除但复发或转移风险较高的患者（如淋巴结受累），目前尚不清楚辅助治疗的作用。对于发生转移的患者使用长效生长抑素类似物奥曲肽，除了可以控制症状和可能延缓瓣膜性心脏病的发生外，还增加了无进展生存期，不论有或没有症状。以肝转移为主的患者可能受益于手术切除（如果可行），或其他以肝脏为靶向的治疗（如肝动脉栓塞）。

没有证据表明切除原发肿瘤可以改善广泛转移性病灶患者的预后。与小细胞肺癌相似，联合化疗（最常见的是依托泊苷和顺铂或卡铂）反应良好，但这些反应往往持续时间很短。靶点免疫抑制剂的潜在作用目前正在探索中，放射标记的生长抑素类似物正在研究中，可以直接向肿瘤细胞进行放疗。

腺癌

小肠腺癌的危险因素、分期和治疗与大肠腺癌相似（见结直肠癌）。某些有特定遗传基因改变的患者（囊性纤维化、HNPCC、MUTYH 息肉病、FAP 和 Peutz-Jeghers 综合征）患小肠腺癌的风险增加。患有乳糜泻、克罗恩病、有结肠癌病史的患者风险也增加。可能的环境因素包括吸烟、饮酒和低粗粮饮食。

临床表现和病程

最常见的症状是腹痛、恶心呕吐、贫血和胃肠道出血。因为小肠腺癌很罕见，不易筛查，而且通常在晚期出现症状，因此比结直肠癌诊断更晚。一般来说，不同分期的小肠腺癌患者的预后与结肠癌患者相似（进一步讨论见结肠癌部分）。

诊断

十二指肠腺癌的诊断比较困难，因为很难区分肿瘤是起源于十二指肠，后生长到胰腺（具有肠道肿瘤的生物学特性，并作为肠道肿瘤治疗），还是起源于胰腺，后生长到十二指肠（有胰腺癌的生物学特性，并作为胰腺癌治疗）。这需要病理学专家的仔细审查，以确定最佳治疗方案。

管理

小肠腺癌的治疗与结肠腺癌相似，我们将在那一部分进一步讨论。如果有可能治愈，可选择手术切除。由于两者生物学特性相似，而且小肠癌症并不常见，也没有随机的Ⅲ期临床试验，辅助治疗主要以治疗结直肠腺癌的结果为指导。对转移性病灶的治疗方法也类似于结直肠癌，这一点在一些针对小肠癌的小型研究中得到证实。

筛查

具有结肠和小肠腺癌高风险的遗传综合征患者（见结肠癌的讨论）可能是筛查的人选，但筛查小肠癌症的最佳方法尚未完全确定。通常的方法是定期进行上消化道内镜检查（只评估近端小肠）。胶囊内镜评估的确切作用仍在研究中。

结直肠癌 [51-72]

结直肠癌是世界上最常见的恶性肿瘤之一（估计有 140 万例），尽管它是更有可能治愈的癌症之一，但每年导致约 60.8 万人死亡。在美国，每年大约有 135 430 例（95 520 例结肠癌和 39 910 例直肠癌）新病例，50 260 例患者死亡。50 岁以上人群的发病率有所下降，但 50 岁以下人群的发病率显著增加。50 岁以下人群数量显著上升的原因尚不清楚，可能与人们久坐不动的生活方式和不健康的饮食习惯有关。通过筛查进行早期诊断重中之重，并能直接降低死亡率（见第 56 章）。50 岁人群都应进行筛查，那些已知的有遗传倾向或家族史的人应更早筛查（筛查开始年龄根据具体情况而定），并且对 50 岁以下的有胃肠道出血或持续或不寻常胃肠道症状的人应该高度怀疑。

发病机制、临床表现和病程

危险因素

环境和遗传的危险因素都已被确定。病理生理学认为涉及长期暴露于肠腔内的致癌物和遗传易感性之间的相互作用。导致风险增加的环境因素包括吸烟和饮酒、低纤维饮食、高脂肪摄入、缺乏锻炼、饮食中缺乏水果和蔬菜以及肥胖。遗传危险因素包括结直肠癌一级亲属，特别是在早期发生的遗传性非息肉病结直肠癌（HNPCC-Lynch 综合征）、MUTYH 息肉病、FAP、PJS、长期全结肠炎（如溃疡性结肠炎或克罗恩病）和 Gardner 综合征（结肠息肉、骨瘤、表皮样囊肿、软组织肿瘤）。

潜在的保护因素包括高纤维饮食；增加坚果、维生素 D 和钙的摄入量；以及定期服用阿司匹林。多吃水果和蔬菜在降低患病风险方面的作用尚不明确，但建议这样做。

结直肠癌通常由易感的癌前病变发展而来，包括腺瘤性息肉、小管状绒毛状腺瘤和绒毛状腺瘤。大多数结肠癌起源于这些病变，使其及时发现和切除至关重要。增生性息肉的存在也可能与癌症风险的小幅增加有关，特别是那些患有增生性息肉病综合征的患者。

临床表现和病程

临床表现取决于肿瘤的部位。升结肠肿瘤可能在晚期才酯有症状，只有轻度缺铁性贫血或大便间歇性愈创木酯试验阳性。降结肠和直肠乙状结肠肿瘤可在病程早期引起症状，表现为直肠出血或排便习惯的改变（腹泻和便秘）。在手术时，会发现很大一部分患者的肿瘤已经穿透肠壁或转移到区域淋巴结。

直肠癌通常表现为隐匿性或明显的直肠出血，有或没有排便习惯的改变。里急后重通常是一种晚期症状。直肠或肛周疼痛是肿瘤侵犯直肠周围结构至骶神经丛的结果。

由于门静脉血流向肠道，所以除淋巴结外，最常见的转移部位是肝脏（总体转移率 60%，单器官转移率 30%）、腹膜表面（30%）和肺（20%）。直肠癌有较高的局部浸润发生率（因此对这些患者通常进行放疗，以减少这种发生率）和肺转移发生率，尽管淋巴结和肝脏仍然是常见的转移部位。

疾病分期和预后

Ⅰ期疾病是一种侵犯黏膜下层或固有肌层的肿瘤。Ⅱ期疾病通过固有肌层侵犯结直肠周围组织，但不累及淋巴结，大多数患者的 5 年生存率为 70% ～ 80%（ⅡA 期患者比ⅡB 期稍好一些），但是ⅡC 期（肿瘤侵犯或附着于其他器官或结构）患者的生存率较低。Ⅲ期指淋巴结扩散，生存率为 35% ～ 80%，部分取决于受累的淋巴结数量以及原发肿瘤对其他结构的浸润（细分为ⅢA、ⅢB 和ⅢC）。为了明确淋巴结受累状态，应切除至少 12 个淋巴结并进行活检。Ⅳ期患者有转移，5 年生存率约为 4%，但对于可完全切除的肝或肺转移患者，这一生存率增加到 25% ～ 40%。术前血清 CEA 水平（＞ 5 ng/ml）升高、局部病变程度（特别是浆膜受累）、淋巴血管侵犯，特别是术后有残留病灶的存在，也会对预后产生不利影响。

诊断

对疑似结直肠癌患者的诊断（如粪便愈创木酯试验阳性、直肠出血、不明原因的缺铁性贫血，或排便习惯的改变），最好通过结肠镜检查至盲肠来完成。对于在直肠乙状结肠发现癌症的患者，术前仍需要对整个结肠到盲肠进行检查，因为有一小部分患者存在同步肿瘤。同样，当在对直肠乙状结肠检查中发现良性腺瘤性息肉时，也需要进行全结肠镜检查。利用 CT 扫描的虚拟内镜（或结肠成像术）尽管无法活检，但仍是结肠镜检查的一种潜在替代方法，对于确诊还是需要进行活检明确。

结肠癌的分期是基于手术、病理和影像学表现（CT 扫描最常见）进行的。对肿瘤位置的准确了解可能会影响治疗方案和手术范围，所以手术前的 CT 扫描已成为标准。对于直肠癌，直肠内超声或直肠内线圈 MR 可以帮助确定病变的范围和合适的治疗方式（如是否需要新辅助治疗），并应在术前获得。术前 CEA 水平为术后监测提供了一个基线，并有助于评估预后。

在手术时进行淋巴结取样，病理上评估引流淋巴结尤为重要——值得注意的是，需要至少切除 12 个淋巴结进行分析。需要对淋巴结进行非常仔细的病理分析，以确保没有肿瘤微转移的证据，这一点是否存在与预后明显有关，并需要结合病理对治疗方案进行潜在的调整。

管理

早期发现的患者预后良好，因此筛查对早期诊断非常重要（见第 56 章）。手术为治愈提供了最大的希望，但多模式治疗的进展显著延长了晚期肿瘤患者的生存期。

手术

手术是治疗的主要方式，无论是治疗还是缓解症状（如用于预防或缓解肠梗阻）。

结肠癌。结肠切除术是首选的手术方法。由于肿瘤经常通过淋巴转移，所以必须清除病变两侧足够数量的肠组织和淋巴结，以确保充分清除所有可能包含癌细胞的组织。出现梗阻的患者可能受益于暂时的结肠造口术，随后进行再吻合。挽救性手术通常是为了治疗可切除的肿瘤复发（如腹部、肺或肝），考虑到低围术期死亡风险和约 25% 的 5 年无病生存率，开展越来越多。

直肠癌。手术包括低位前切除再吻合术，如果不允许，则进行腹会阴切除加结肠造口术。如果可能的话，要努力保留肛门括约肌。在任何一种情况下，都应采用全肠系膜切除术和严格的剥离。局部切除适用于早期病变。

直肠癌手术的新方法正在开发中。腹腔镜手术已经越来越受欢迎，努力为患者提供一种侵入性更小的剖腹手术。一项主要的随机试验发现，与标准的开放方法相比，无病生存期没有差异。然而，机器人辅助腹腔镜手术在需要转化为开放式手术的风险方面并不比传统腹腔镜手术好，而且显著增加了麻醉成本，延长麻醉了时间。

癌前病变。由于腺瘤性息肉、绒毛状息肉和绒毛状腺瘤可能藏匿癌症或癌前病变，因此在发现息肉时必须进行息肉切除术，通常是通过内镜进行的。发现局限于息肉的肿瘤被认为是原位癌，但如果发现肿瘤柄或肌层的侵犯，则需要手术切除肿瘤并进行部分结肠切除术（见后面的讨论）。

转移性病变。局限于肝脏和（或）肺部的转移性病灶的患者有可能通过手术切除，他们的疾病也可以被治愈。总的来说，25% ～ 30% 的有潜在可切除病灶的患者将通过手术治愈，通常会进行围术期化疗。孤立性病灶的患者治愈率稍高。

放疗

放疗对结肠癌和直肠癌有非常不同的作用。

结肠癌。放疗在结肠癌中的作用并不明确。它可能对少数侵袭邻近结构或穿孔的 T4 病变患者有用，但对于何时使用没有达成共识，并需要个体化使用。

直肠癌。放疗在穿透肠壁（Ⅱ期）或转移到直肠周围淋巴结的直肠癌（Ⅲ期）患者的治疗中起着重要的作用。穿透肠壁的直肠癌易局部复发，在这类患者中使用辅助放疗可显著降低这种复发的风险。大多数临床Ⅱ期或Ⅲ期疾病患者接受术前（新辅助）放疗，或低剂量放疗联合化疗约 5.5 周（长疗程），或单独接受高剂量放疗 5 天（短疗程）。正在进行的研究将有望帮助更好地定义这些方法的最佳设置。在任何一种情况下，术前治疗比术后治疗的毒性更小，并可以提高后续切除的可能。

术后放化疗适用于那些术前未接受治疗，术中提示复发高风险（即Ⅱ期和Ⅲ期疾病）的患者。

化疗

结肠癌化疗的进展降低了可切除病灶患者的复发风险，并延长了晚期疾病患者的生存期。分子

（DNA）分析的应用有助于更好地进行个体化化疗，确定那些最有可能从特定方法中获益的患者，并区分出那些不太可能对这些方法有反应的患者。一些有助于预测治疗反应的基因突变已经被确定，包括 RAS 基因突变（约 50% 的患者）或 BRAF 基因突变（7% ～ 10% 的患者，最常见的是右侧肿瘤）或导致 MSI 的 DNA 修复蛋白的突变。目前正在努力利用这些基因变化来改善治疗和早期诊断。

对于Ⅲ期肿瘤。辅助（术后）化疗方案显著降低了手术切除的Ⅲ期结肠癌患者的复发风险。使用的药物包括亚叶酸钙加 5-FU 或卡培他滨（Xeloda——一种口服的 5-FU 前体）加奥沙利铂（CAPOX）和 5-FU、亚叶酸钙和奥沙利铂的组合（FOLFOX）。研究表明，与 5-FU+ 亚叶酸钙相比，FOLFOX 的使用可以显著改善总体生存期，这使其成为那些能够耐受 FOLFOX 的患者的标准辅助化疗方案。手术后要尽快开始治疗（通常为 3 ～ 8 周）。到目前为止，没有任何随机试验表明添加其他任何一种药物（如贝伐珠单抗或西妥昔单抗）或其他联合用药（如含伊立替康而不是奥沙利铂的 FOLFIRI）可以改善 FOLFOX 的结果。

治疗的持续时间是正在研究的主题。在低风险患者中，6 项随机试验的汇总分析显示，就低风险患者的 3 年无病生存而言，3 个月的 CAPOX 方案不次于标准的 6 个月治疗方案，但短期的 FOLFOX 疗法并非如此，特别是在高危患者中。

对于ⅡB 期肿瘤。转移风险较高的Ⅱ期疾病患者应该接受辅助治疗。高危特征包括穿孔、出现临床梗阻、低分化肿瘤、存在淋巴血管侵犯、术前 CEA 水平高。包括 DNA 分析在内的研究正试图确定哪一种对于Ⅱ期患者获益最大。

对于ⅡB 期和Ⅲ期直肠癌。术前接受新辅助放化疗或短期放疗的患者给予 FOLFOX 辅助化疗。未接受新辅助放化疗或短期放疗的患者也要进行放疗，作为他们术后辅助治疗的一部分。

对于晚期结肠癌或直肠癌。对于晚期不可切除病灶的患者，5-FU 和亚叶酸钙单药治疗（或口服等效价卡培他滨））或与一种或多种其他抗结直肠癌的活性药物（伊立替康、奥沙利铂、贝伐珠单抗、西妥昔单抗和帕尼单抗）联合治疗是目前治疗的主要药物。研究表明，两种主要方案即 FOLFOX（上述辅助治疗中提及）和 FOLFIR（伊立替康替代奥沙利铂的 FOLFOX）对转移性病灶患者的总缓解率和缓解持续时间是相等的。

因此，在这两种方案之间的选择主要是基于人们最初想要避免的毒性。当大多数患者在使用初始治疗方案治疗出现疾病进展或不能耐受时，他们将接受替代方案。

由于癌症出现在左侧和右侧的结肠有不同的生物学特征（可能部分是因为右侧病变从胚胎学上来自中肠，而左侧病变从胚胎学上来自后肠）和不同的初始治疗反应，没有 RAS 或 BRAF 突变的患者的初始治疗建议是不同的。左侧病变且没有这些突变的治疗选择 FOLFOX 或含有抗 -EGFR 药物（西妥昔单抗、帕尼单抗）的 FOLFIRI，后者治疗效果更好，而右侧病变且没有 RAS 或 BRAF 突变的治疗选择有抗 VEGF 药物（贝伐珠单抗）的联合治疗中的一种。

有 RAS 或 BRAF 突变的患者使用有贝伐珠单抗的化疗主干方案之一进行治疗，不选择抗 EGFR 药物。有时使用另一种方法，特别是对于边缘性可切除的肝脏转移性病灶的患者，是将这两种方案结合在一种称为 FOLFOXIRI，该方案除了包含 5-FU 和亚叶酸钙外，还包含奥沙利铂和伊立替康。虽然这种组合已被证明比 FOLFIRI 有更高的反应率，但目前尚不清楚与 FOLFOX 和 FOLFIRI 续贯治疗相比，所有药物的同时组合使用是否有长期生存获益。目前正在进行研究以进一步评估。

两种新开发的药物（如瑞戈非尼和 Lonsurf）对结直肠癌有效，可用于使用上述药物联合治疗疾病进展的患者。当所有药物都被以一种称为连续护理的方法治疗患者时，他们的中位生存期从约 1 年（仅使用 5-FU 和亚叶酸钙）提高到约 29 个月。

其他措施

免疫治疗在 MSI 高转移性癌症患者中产生显著的应答率，并在患者接受标准化疗治疗进展后被批准使用。遗憾的是，这只占所有患者的 10% 左右。免疫疗法尚未被发现对微卫星稳定型病灶的患者有效，尽管目前正在继续探索一些方法，包括疫苗治疗。有新的证据表明，诊断后使用阿司匹林可以提高患者的生存率，特别是那些具有某些基因谱的患者，如那些具有 PIK3CA 突变的患者。

监测

因为存在第二次肠癌的风险（发生在多达15%的患者中）和新息肉的出现，积极的监测是必要的。此外，如果通过监测早期发现新的可以切除的原发肿瘤，治愈率很高。局限于肺或肝的转移性肿瘤有可能接受根治性切除，5年无病生存率约为25%。

临床特征的监测。每3个月应监测症状（体重减轻、疲劳、排便习惯改变）和进行体格检查（特别是评估锁骨上淋巴结、胸部、腹部和每年一次的直肠检查），持续2年，然后每6个月进行一次，共5年，以帮助发现复发但可能治愈的疾病。这些都具有相对较低的敏感性和特异性，但可用于检测可能的早期疾病。

结肠镜的监测。术后1年应开始定期进行结肠镜检查（术前未进行结肠镜检查的，则应在术后3～6个月进行结肠镜检查）。所有息肉都要切除。如果发现晚期息肉，则在3年后复查结肠镜。如果没有发现息肉，则在5年后复查。如果结肠镜检查无法进行或不能到达盲肠，基于CT的结肠镜检查可以作为一种替代。尽管如果发现任何异常，还是需要结肠镜检查来进一步确定性质。

癌胚抗原和CT扫描的监测。切除潜在可治愈的病灶后，通过CEA和CT扫描监测是标准做法。在结直肠癌中，CEA水平与肿瘤负荷大致相关，CEA和CT已被证明有助于首次切除后的疾病复发的监测，特别是对早期发现可能切除的腹部或肺部复发或转移性病灶。CEA监测的建议为前2年每3个月一次，然后每6个月一次，共5年。然而，它的敏感性相当低（70%～80%），其他可能更敏感的潜在监测方法（例如循环肿瘤DNA）正在研究中。胸部CT有助于监测可手术治疗的肝、肺和可能的其他局部转移。指南建议，对Ⅱ期或Ⅱ期疾病的患者，应每6～12个月进行一次胸部、腹部和盆腔CT扫描，为期5年。

关于这种监测的最佳频率一直存在争论。最近来自随机试验和回顾性队列研究的数据发现，在5年生存率或复发检测方面，标准间隔监测和低频率（1年）监测之间的结果没有差异。这表明，较不频繁的CT/CEA监测（如一年一次）可能就足够了。还需要更多的研究。

支持措施（另见第87和91章）

这是一个重要领域，基层全科医生要参与到为患者提供建议，并帮助他们处理由手术、放疗和化疗产生的问题。一些研究表明，高纤维饮食、阿司匹林（总是与食物一起服用，且在没有禁忌证的情况下）、充足的维生素D和锻炼可能对结直肠癌切除的患者有益。

行腹会阴切除术合并永久或临时结肠造口术的患者在术前和术后都需要仔细的询问，以帮助他们适应自己的情况。熟悉造口护理的细节，并有机会跟他们讨论他们的恐惧和担忧（性功能、气味、外观、换袋、癌症复发）是康复工作的重要组成部分。造口小组和造口护士是患者的重要资源，但没有什么可以替代相互理解的医患关系。

不可切除病灶的患者可以从预后、可用的治疗方法以及患者和家庭偏好的全面分析中获益。由医生安排患者和家属参加的会议有助于促进沟通，解决有关预后和治疗的明显但有困难的问题，并制订旨在最大限度地提高患者的生活质量、舒适度和尊严的个性化方案。它有助于确保患者和家属的密切随访和制订对所有人都有意义的支持计划。这样的会议也可能是一个适当的时机，来解决完成进一步计划所必需的要素（见第1章）。

预防措施（另见第56章）

从筛查癌前病变和早期疾病到改变生活方式和使用非甾体抗炎药物，有许多方法可供选择。具体的方法应根据具体的临床情况进行调整。

筛查。最好的预防方法是筛查无症状者，发现和切除癌前病变和早期恶性病变是治愈的最佳机会。对于风险正常的人，选择可以从粪便免疫化学检测到结肠镜检查（见第56章）。所有发现的息肉都需要切除并进行组织学检查。

对于一级亲属有阳性家族史的潜在高风险人群，基因检测可以通过改进风险评估，适当加强筛查力度和实施其他预防措施，来大大提高预防。修复基因hMSH2或hMLH1的有害突变是HNPCC Lynch综合征的特征，这是最常见的家族性结直肠癌综合征。其他遗传易感性包括由APC基因突变引起的家族性腺瘤性息肉病（FAP），这与结肠多发性息肉的发展有关。如果有一级亲属结直肠癌或子宫内膜癌家族史，诊断结直肠癌时年龄小于 50 岁，或有多种癌症病史，应对新的结直肠癌患者进行评估。

阿司匹林和饮食措施。目前，定期服用阿司匹林是降低息肉形成和结肠癌风险的单一最佳方法。结合随机心血管疾病试验的数据，多年来每天服用低剂量阿司匹林，荟萃分析研究发现，与对照组相比，20 年结肠癌死亡率降低了 33%。强调需要长期使用，因为只有在每天使用 10 年后才会开始显著降低发病率。对于那些没有过敏或出血风险的高危患者，应考虑使用阿司匹林（见第 83 章）。

饮食措施也可能有帮助。流行病学数据显示，膳食纤维摄入量与结直肠癌风险呈负相关，因此需要确保足够的膳食纤维摄入量。然而，尽管流行病学数据表明维生素 D 和钙的摄入与结直肠肿瘤之间存在类似的负相关关系，但在既往有腺瘤性息肉患者中进行的大规模随机对照试验中，在 3 ～ 5 年的随访期间内，未能产生任何减少新息肉的效果。体育活动可能是有益的。

结直肠息肉的管理

进行乙状结肠镜或结肠镜检查，筛查出散发性息肉，为预防结直肠癌提供了机会。适当的管理是必不可少的。

切除术

尽管有一些证据表明，即使是增生性息肉的存在也与随后发生癌症的风险增加有关，但真正具有恶性转化潜力的息肉包括绒毛状腺瘤、管状腺瘤和混合性管状绒毛状腺瘤。绒毛状腺瘤具有最高的恶性潜能，而且与管状或混合管状绒毛腺瘤相比，绒毛状腺瘤更大，更无蒂（见第 56 章，表 56.1）。恶性肿瘤的风险随着息肉直径的增加而增加。息肉切除术可将新发结肠癌的风险降低 70% ～ 90%。

所有息肉样病变都应被切除并进行组织学分类。乙状结肠镜检查发现新生物提示应该进行结肠镜检查，因为乙状结肠镜附近同时发生癌前息肉或含恶性肿瘤的病变的风险增加。

随访结肠镜检查

重复结肠镜检查的最佳频率尚不确定。频率的最佳决定因素是个体风险。目前的指南共识建议进行第一次随访是术后 1 年（但如果术前没有一个完整的结肠镜检查，则术后在 3 ～ 6 个月）。如果第一次检查正常，则每 2 ～ 3 年进行一次。如果发现腺瘤，则每 1 ～ 3 年进行一次。

预防性结肠切除术与警惕性结肠镜监测

家族性腺瘤性息肉病患者发展为结直肠癌的风险很高（40 岁时约为 50%）。通常推荐这类患者进行预防性手术切除。警惕性结肠镜监测（从 20 ～ 25 岁开始每 1 ～ 3 年进行一次）是对通过基因筛选发现的 HNPCC 突变患者，进行预防性结肠切除术的一种替代方法，但在两次监测之间仍有发展为癌症的风险。HNPCC 患者筛查和预防性手术治疗的获益不如 FAP 明确，因此必须仔细讨论每种方法的利与弊，以便使患者能够在知情的情况下做出最适合自己的决定。

肛管癌 [73]

肛管癌的发病率在过去的 20 年中有所增加。有其他人乳头瘤病毒（HPV）相关癌症包括宫颈癌、外阴癌或阴道癌病史的女性患肛管癌的风险增加，总的来说女性比男性更常见。其他风险因素包括多个性伴侣和肛交，因为这种疾病与性传播的 HPV 感染有关。由于这些原因，HIV 阳性的男性与男性发生性关系的患病风险尤其大。其他的风险因素包括年龄的增长、由于其他原因导致的免疫抑制以及吸烟。在美国，估计每年有 8200 例新病例，约占胃肠道肿瘤的 1.5%。强调公共教育、安全性行为，对女性和患肛门癌高风险的男性（特别是从事无保护的直肠接受性行为的 HIV 阳性男性）进行 HPV 细胞学筛查，应该有助于降低该病的发生率。基层全科医生在教育和筛查中起着关键作用。同时进行化疗（用氟尿嘧啶和丝裂霉素 C）和放疗对大多数Ⅰ期和Ⅱ期疾病患者提供了一个很高的治愈率，而且不需要手术。尽管占比很小，但也有一部分高分期疾病患者通过这种方法得到治愈。手术通常用于联合放化疗不能治愈的患者，可以治愈一部分患者。

（李　晗 翻译，王晶桐 审校）

第六部分

血液和肿瘤问题

第 77 章

贫血的筛查

A.G.M. and A.H.G.

贫血本身是疾病的一种表现，而不是诊断。偶然发现的血细胞比容或血红蛋白水平降低提示许多潜在的疾病，临床表现可以从无症状到危及生命。伴随疲劳或其他主观症状的患者经常会询问他们的“血细胞计数”。此时如果没有贫血则令人放心。然而，患者是否有可能从无症状贫血的识别或治疗中获益？这个问题的答案取决于最有可能导致无症状性贫血的流行程度及疾病的性质，以及血红蛋白水平与相关症状之间的关系。

流行病学和危险因素 [1-8]

目前为止，无症状性贫血最常见的病因是饮食中铁摄入不足以补充机体铁流失而导致的铁缺乏。男性和绝经后女性每天的铁摄入量在 0.5 ～ 1 mg。因为育龄期女性和孕妇需要额外的铁，所以她们的每日需求量分别为 2 mg 和 2.5 mg。成人饮食中摄入 10 ～ 20 mg 铁中只有 5% ～ 10% 被吸收，所以育龄期女性常见缺铁不足为奇。人口研究发现，10% ～ 20% 的育龄期女性的血红蛋白浓度低于正常（通常为 < 12 g/100 ml）。20% ～ 60% 的孕妇的血红蛋白水平低于 11 g/100 ml。贫血不容易发生在服用避孕药的妇女中，而更容易发生在使用宫内节育器的女性中。缺铁在成人男性中很罕见，如果存在，应行细致全面的胃肠道检查以排查恶性肿瘤和乳糜泻。胃切除术后或胃酸缺乏对铁的吸收可能降低。

铁粒幼细胞贫血和巨幼细胞性贫血不常见。恶性贫血是维生素 B_{12} 缺乏症最常见的表现，在北欧人群中患病率为 0.1%。恶性贫血在其他族裔和种族群体中并不常见。叶酸缺乏在妊娠期间和酒精性肝病患者中很常见，它们常伴有铁粒幼细胞贫血。抗惊厥药物，包括苯妥英、扑米酮和苯巴比妥，可能会干扰叶酸的吸收，从而导致巨幼细胞性贫血。轻度地中海贫血是地中海、东亚、东南亚地区常见的贫血原因。镰状细胞病是迄今为止最常见的血红蛋白病，其特征将单独讨论（见第 78 章）。

促红细胞生成素缺乏是导致慢性肾病患者贫血和虚弱的一个重要且可治疗的原因（见第 142 章）。对促红细胞生成素的反应性降低与低睾酮水平相关，因此人们推测除慢性肾病之外，性腺功能减退可能是贫血的另一个重要危险因素（如针对前列腺疾病的抗雄激素治疗）。睾酮通过产生造血生长因子并可能通过提高铁的生物利用度来促进红细胞生成。对非贫血的老年男性和女性的研究发现，低总睾酮和游离睾酮水平与 3 年内发生贫血的风险增加独立相关（相对风险 2.1）。低睾酮水平是否代表合并导致贫血的其他疾病或是贫血的一个重要危险因素仍有待进一步确证，低睾酮水平的慢性肾病患者对促红细胞生成素治疗反应不好，提示两者之间存在病理生理联系，需要更多的研究，包括评估睾酮替代疗法逆转贫血的能力。

贫血的自然病史和治疗的效果 [1-9]

显然，贫血的自然病史取决于导致贫血的原因。轻度或中度贫血预计会产生哪些症状？在血红蛋白水平下降到 7.5 g/100 ml 之前，心排血量和心率的代偿性增加很少出现。其他高度主观的症状，包括易怒、疲劳和头痛，被归因于轻度贫血。然而，英国的一项调查发现，在筛查中发现缺铁性贫血的女性中，这些症状的发生频率与血红蛋白浓度（8 ～ 12 g/100 ml）无相关性。间接证据显示，血红蛋白浓度低于 8 g/100 ml 与严重的症状相关，须及时就诊。对筛查确定的无症状女性，治疗无明显获益。部分研究人员已经注意到，与维生素 B_{12} 缺乏相关的症状可能早于贫血出现（见第 79 章和第 82 章）。

特别重要的是，临床医生要了解轻度和中度贫血和症状之间缺乏明显的联系。直接面向消费者的广告和制药公司鼓吹的相关性没有临床证据支持。

大多数关于贫血的筛查都是在术前或住院患者中进行的。例如，在对 30 多万名 65 岁及以上面临非心脏手术的退伍军人的血细胞比容的评估中，43% 血细胞比容水平低于 39%。虽然本研究中术后 30 天死亡率随贫血程度单调递增，但尚不清楚贫血是慢性疾病的标志，还是可变的死亡危险因素。

针对门诊患者的少数研究表明，贫血筛查几乎没有获益。在瑞士的一项包含了 595 名门诊患者的全血细胞计数的效用的研究中，34 例（5.8%）血红蛋白浓度较低，其中只有 3 例（0.5%）确诊（铁缺乏但无基础病理改变）。一份来自英国的报告显示，接受筛查的女性贫血患病率为 10%。值得注意的是，除了缺铁外无其他可治疗的病因，且没有证据表明治疗可获益。

缺铁性贫血在孕妇中并不少见，其低出生体重、早产和围生期死亡的风险增加 2 ～ 3 倍。贫血的筛查通常被建议作为初次产检的一部分。对无贫血或轻度贫血的孕妇补充铁的随机试验的结果不一致。当给有孩子的女性处方铁剂时，应提醒她们幼儿期铁过量的风险，30% 致命的幼儿铁过载可归因于铁剂的补充。

在慢性肾病患者中，贫血普遍存在，其严重程度足以影响生活质量和其他重要后果。促红细胞生成素替代治疗可有效改善血细胞比容和血红蛋白水平。对促红细胞生成素无反应的人可能有低性腺功能和低睾酮（可能有相当一部分老年人，特别是那些接受抗雄激素治疗的老年人）。睾酮替代疗法逆转贫血或提高对促红细胞生成素治疗的反应性、有效性和安全性仍有待确定。

筛查和诊断检查 [6,8]

最直接的实验室检查是血细胞比容和血红蛋白浓度。当标本处理得当时，自动化方法是可靠和可重复的。平原地区成年男性的平均血细胞比容为 46%，范围为 41% ～ 51%；女性平均值为 42%，范围为 37% ～ 47%。当使用自动技术来测量血细胞比容时，可能会产生轻微的差异。男性的正常平均血红蛋白浓度约为 16 g/100 ml，范围为 14 ～ 18 g/100 ml；女性的平均浓度为 14 g/100 ml，范围为 12 ～ 16 g/100 ml。65 岁以上的男性平均血红蛋白浓度下降到 13.5 g/100 ml，65 岁以上的女性平均血红蛋白浓度下降到 13.1 g/100 ml。须谨记，与所有连续的实验室变量一样，定义正态性的参考值的选择是相对的。鉴于明显症状和轻度“贫血”之间的关系尚不清楚，这一点尤其如此。

结论和建议 [9–10]

- 贫血是一种常见的疾病。它可能继发于严重的基础疾病、简单的饮食缺乏、遗传性疾病或治疗的结果。确定血红蛋白浓度或血细胞比容作为评估各种症状的重要部分，包括疲劳、体重减轻、呼吸困难、胸痛、腹痛和消化道出血（见第 8、9、20、40、58 和 63 章）。
- 虽然全血细胞计数的测定可以为无症状患者提供线索，了解早期可治疗疾病的存在，如胃肠道疾病，但更敏感和更具体的病因病理筛查方法是首选的（例如，便潜血和肠镜筛查结肠直肠癌，见第 56 章）。
- 术前贫血与老年男性术后 30 天死亡率增加相关。虽然尚不清楚贫血是共患的慢性疾病的一个表现，还是独立的、可变的死亡危险因素，评估血细胞比容和贫血的特征是术前评估的必要部分，特别是存在已知慢性疾病的情况下（见第 79 章）。
- 轻度至中度贫血与明显症状之间没有明显的关系。在筛查研究中，还没有发现轻度贫血治疗后的明显益处。
- 因此，不建议对非妊娠、无症状患者进行贫血的常规筛查。
- 美国预防服务工作组发现：①缺铁性贫血在孕妇中常见；②没有研究涉及在健康孕妇行常规筛查的风险和获益；③研究涉及常规补铁未能显示对婴儿和孕产妇健康的好处。因此，对其他健康孕妇和育龄期年轻女性进行贫血筛查为“Ⅰ”（“无充分证据”）推荐。
- 贫血是慢性肾病患者发病的一个重要原因和

可治疗的问题。贫血筛查是这些患者护理的一个重要组成部分（见第 142 章）。

- 目前不建议对表现为低睾酮的性腺功能减退患者进行贫血筛查，因为其治疗的相关性和疗效仍有待进一步明确。

（王 倩 翻译，董爱梅 肖卫忠 审校）

第 78 章

镰状细胞病和镰状细胞性状的筛查

A.G.M. and A.H.G.

镰状细胞病是临床上最常见的血红蛋白病。在美国，这种疾病和特征几乎只发生在非洲裔美国人中。每 375 名非洲裔美国人中就有 1 人罹患镰状细胞病，而 6 万白种人中仅有 1 人患病。在 20 世纪 60 年代末至 70 年代初，镰状细胞病受到了医学界和非专业界的广泛关注。这强调了对该疾病及其性状进行筛查的重要性。一些州立法强制进行成人筛查。除了少数州外，所有州都将重点进行新生儿筛查。因此，镰状细胞病（血红蛋白 SS 纯合子状态）现在通常通过国家赞助的普遍筛查项目来确诊。未通过筛查确诊贫血的儿童随后出现生长受损、感染易感性增加或疼痛危象。成人筛查的目的是鉴定无症状的镰状细胞特征携带者（血红蛋白 AS 杂合子状态）。其主要目的是通过遗传咨询来减少纯合子疾病的患病率。接受筛查是否会使受筛查者获益一直存在争议。如果没有后续有效的教育和咨询，以便对怀孕和产前诊断做出知情的决定，那么筛查可能是有害的。要避免这种有害影响，应了解镰状细胞特征和疾病的自然史，关注受影响患者的问题，并有选择性使用筛查测试。

流行病学和风险因素 [1–7]

镰状细胞病在美国的非洲裔美国儿童中的患病率不到 0.35%。双杂合子，包括那些有血红蛋白 SC 或 S-β 地中海贫血者更为少见。由于 SS 纯合子和双杂合子的寿命缩短，成人镰状细胞病的患病率较低。

筛查结果显示，旧金山的非洲裔美国退伍军人的镰状细胞特征患病率为 7.4%，而非洲裔美国人社区为 8.7%。一些研究已经显示出流行率的区域差异。患病率不会随着年龄的增长而下降。镰状细胞特征在意大利南部出现的频率较低，在希腊部分地区出现的频率较高，在地中海移民的美国人中罕见。

镰状细胞病的自然病史和治疗的效果 [1,6–14]

镰状细胞病的自然病史多变。大多数儿童表现为发育不良，易感染。贫血通常是中度的，但也可以很严重，通常是由于感染或叶酸缺乏所致。在这个过程中，感染、脱水或缺氧可引发疼痛危象。器官梗死、充血性心力衰竭、胆石症和皮肤溃疡是慢性疾病的一些并发症。由于支持治疗的改善，镰状细胞病患者的预期寿命增加，但与无镰状细胞疾病的非洲裔美国人相比，仍然显著缩短了 25 ～ 30 年。综合护理，包括预防性青霉素和免疫接种等预防措施，已被证明可以降低镰状细胞病儿童的发病率和死亡率。这是大多数州由国家支持的新生儿筛查的基础。其他支持治疗，如术前输血，也导致了其他机会性筛查策略。

与镰状细胞病相比，镰状细胞特征的预期寿命不受影响。AS 红细胞较 SS 红细胞相比，在更低的氧浓度下才变形呈镰状。在镰状细胞特征患者中，唯一频繁发生的临床异常是无痛性血尿，可能与肾髓质红细胞极易发生镰变而致小血管梗死相关。

病例报告和对新兵的人口研究已经提出了人们对镰状细胞特征患者在极端体力消耗时猝死风险的担忧。事实上，镰状细胞特征与新兵在基础训练中进行极限运动时发生的无法解释的猝死风险增加有关。因此建议提出对非洲裔美国新兵和运动员进行镰状细胞特征筛查。然而，尽管猝死的相对风险可能升高，绝对风险似乎仍然非常小（军队招募研究中约 1/3000），也没有身体条件良好的人在运动期间猝死的报道（在奥运会或专业运动员中，没有猝死事件归因于镰状细胞特征，即使他们在高海拔地区）。

因此，对于未经训练的具有镰状细胞特征的人来说，风险可能确实存在微小的增加，特别是在极端劳累和高海拔时，但在大多数其他情况下，镰状细胞特征似乎是一种良性疾病。一些数据甚至表明，具有普通镰状细胞特征的患者偶尔猝死的原因是存在一种不易被检测的电泳沉默的血红蛋白变异，如血红蛋白 A，这在血红蛋白 S 杂合的患者中可导致显著的镰状细胞病。

如果镰状细胞特征通常是良性的，那么成人筛查的主要原因是提供遗传咨询。考虑到这种咨询的有效性是很重要的。有证据表明，识别和咨询杂合子并不会改变婚姻和为人父母的决定。不希望根据携带者身份做出此类决定的人不太可能从筛查中获益。一些家庭因不加选择的筛查所造成的亲子问题而受到伤害。由于患者和医生对镰状细胞病和特征之间的差异存在混淆，最常见的结果是产生不必要的焦虑。调查表明，许多内科医生和基层全科医生没有充分了解筛查测试结果的影响，就为患者提供咨询（见第 3 章）。

筛查和确诊试验 [1,15-17]

已有检测技术用于诊断高危胎儿妊娠早期的镰状细胞病。胎儿 DNA 的绒毛膜绒毛取样已成功用于识别妊娠 8 周时的镰状细胞病，能比羊膜穿刺术更早地诊断。一些生殖中心正在开发通过单细胞的少量 DNA 进行诊断的技术。在筛查准父母之前，应解释产前诊断的可用性。在负责任地应用任何产前诊断方法之前，还必须进行仔细的咨询。应讨论该手术对母亲和胎儿的风险、假阳性和假阴性检测结果的风险以及治疗相关流产的可接受程度。

新生儿筛查通常是通过对滤纸上足跟血液样本进行电泳或薄层等电聚焦来完成的。多聚酶链反应技术可用于直接检测镰状细胞基因。现在很少在年龄较大的儿童和成人中使用 2% 焦亚硫酸氢盐溶液的“镰状细胞制剂”。相反，目前的做法通常包括醋酸纤维素电泳与琼脂电泳或商业溶解度测试（如硅纶）相结合，或薄层等电聚焦和溶解度测试相结合。组合是必要的，因为在血红蛋白 S 存在的情况下，溶解度测试是阳性的，但不能区分纯合子、杂合子和双杂合子（血红蛋白 S 结合地中海贫血或血红蛋白 C）。仅用血红蛋白电泳是不够的，因为一些非病状血红蛋白变体与血红蛋白 S（如血红蛋白 Lepore）在相同的电泳带内。检查外周血涂片和网织红细胞计数为镰状细胞病的诊断提供了支持性数据（见第 79 章）。

结论和建议 [1,6]

- 镰状细胞病通常出现在儿童早期，对健康造成严重危害。对新生儿进行筛查可以进行适当的预防，并建议进行免疫接种。现在大多数州对所有婴儿都提供该服务。
- 镰状细胞特征通常是一种良性疾病。虽然对于未受过训练的人在高海拔进行极限训练的猝死风险相对增加，但绝对风险极低，对于受过训练的人其风险为零。
- 因此，筛查成人是否存在镰状细胞特征的主要原因是进行遗传咨询。在对高危孕妇首次产检筛查之前，应咨询随后是否需要对父亲进行检测和是否需要进行产前诊断。无目的的筛查和不充分的咨询可能有害，而且对那些不会根据测试结果改变婚姻和亲子决定的人不会带来好处。
- 对于育龄的非洲裔美国成年人应提供镰状细胞特征的筛查。在进行试验前，应充分解释试验结果的含义。
- 随着廉价和可靠的即时护理和诊断检测的出现，全球所有高流行地区都应提供婚前、产前和新生儿筛查。

（王　倩 翻译，董爱梅　肖卫忠 审校）

第 79 章

贫血的评估

A.H.G.

大多数情况下，贫血都是偶然发现的，没有明显的原因，也没有血流动力学改变。因为贫血不是一种诊断，需要识别潜在的病因，特别是在男性、非育龄或非妊娠的女性和老年人群体中，患病的可能性都很高。超过 50% 的病例可明确临床病因。基层全科医生的任务是提供一种合适性价比的评估方案，集中于检测具有预后意义的病因。

定义、病理生理学和临床表现 [1-27]

定义

贫血定义为血细胞比容或血红蛋白浓度降低。世界卫生组织广泛接受的定义是血红蛋白浓度：成年男性，小于 13 g/dL；非孕妇，小于 12 g/dL；孕妇，小于 11 g/dL。虽然临界值来源于人口数据统计分析有点武断，但这些数字对个体患者有意义，因为它们往往与健康状况和预后相关，特别是在老年人中。虽然平均血红蛋白浓度随年龄的增长而下降，但贫血的意义没有下降，因此诊断标准没有随年龄向下调整。由于贫血的定义是红细胞量和血红蛋白浓度下降，因此当血容量扩大时，可能会做出贫血的假诊断。同样，如果血液浓缩时，真正的贫血可能会被掩盖。

病理生理学

贫血可能由出血、红细胞产生不足或红细胞过度破坏引起，通常由两种或两种以上的机制同时起作用。当干细胞增殖或分化缺陷、DNA 合成缺陷、血红蛋白合成缺陷或这些缺陷共同存在时，造血量就会减少。过度的破坏可由红细胞膜的异常、异常的血红蛋白、酶缺乏和许多宿主外部问题引起，如机械性破坏或抗体介导的损伤。

症状和体征的发展取决于发病的突然性和严重程度、患者的年龄以及心肺系统对低血容量和低氧的代偿能力。当贫血逐渐发生时，症状可能轻微，因为机体有时间进行代偿性调整。重要的反应包括 2,3- 二磷酸甘油酸的增加，促进氧气输送到组织，并扩大血容量。

临床表现

症状取决于贫血的严重程度和发病速度。贫血迅速发生的患者，机体几乎没有时间发挥代偿机制，症状突出。那些红细胞比容超过 30%，逐渐发病，健康状况良好的患者，则很少出现症状。然而，如果血细胞比容进一步下降，在剧烈活动后可能会开始出现劳力性呼吸困难和疲劳。血细胞比容进一步降低，轻微活动即会导致心肺症状。年龄和心肺储备也是出现贫血相关症状的重要因素。贫血相关的非特异性症状包括头痛、耳鸣、注意力不集中、心悸、模糊的腹部不适、厌食、恶心、腹泻或便秘。当血红蛋白下降到低于 7.5 g/100 ml 时，会出现心动过速和外周阻力减弱；由于心排血量增加所致的收缩期杂音很常见。苍白是一个明显的表现，易见于结膜，但不能作为判断贫血严重程度的指标。其他特异的临床表现取决于潜在的原因，可根据红细胞形态进行分类［Wright 染色外周血涂片、自动分析仪计算的平均红细胞体积（mean corpuscular volume，MCV）和红细胞大小不等的程度］。

小细胞性贫血

铁缺乏

饮食摄入不足、吸收不良和失血过多可能导致缺铁性贫血。大多数轻症患者无症状，仅表现为小细胞性贫血。在其他健康的育龄期女性中，缺铁通常出现一系列症状，包括疲劳、头痛、感觉异常和易怒。尽管疲劳肯定是严重贫血的表现，但在轻度贫血女性中这些症状与血红蛋白的相关性很差。在安慰剂对照、双盲研究中，症状改善无法从补铁治疗中获益。一些研究人员将铁缺乏归因于月经过多，但另一些人对此提出异议。瘙痒和吞咽困难（由食管蹼引起）是典型的特征，虽然罕见。

铁缺乏症有些特异的体征，萎缩性舌炎和唇炎是常见特征；匙状甲罕见。其他的体征和症状都是潜在原因的表现。最早的实验室变化是骨髓铁储存的消耗和相应的血清铁蛋白的下降。随后是血清铁的减少和转铁蛋白的增加，大多数情况下会导致转铁蛋白饱和度降低到 16% 以下。外周血的第一个变化是血细胞比容和血红蛋白浓度的下降。红细胞出现大小不等，表现为红细胞分布宽度（red cell distribution width，RDW）的升高。随后，随着贫血严重程度的增加（血红蛋白浓度＜ 9 g/dl），红细胞小细胞化，最终发生低色素。小细胞的程度通常不太严重（MCV 通常不会低于 80，除非血细胞比容低于 30，红细胞计数低于 400 万）。

轻度地中海贫血（地中海贫血特征）

血红蛋白的 α 或 β 链编码基因的突变会导致血红蛋白合成和红细胞成熟的障碍，导致 α 或 β 血红蛋白链的过量积累。纯合子患者早期出现严重贫血和大量输血需求。杂合子通常无症状，是在基因筛查或对非缺铁所致小细胞低色素贫血的评估过程中发现的。地中海贫血的 MCV 与其他小细胞贫血相比不成比例地下降，很容易下降到 70 以下。这类患者的 Mentzer 指数（MCV 除以红细胞计数）较低。

β- 地中海贫血特征。这种地中海贫血特征在欧洲和南亚东亚血统中常见。它与血红蛋白 A2 的增加有关。没有特征性的体征。红细胞计数升高，涂片除小细胞外，还可见靶型红细胞、嗜碱性点状、嗜多色性、异形红细胞和红细胞大小不等。

α- 地中海贫血的特征。编码 α 链产生的四个基因的突变导致异常的血红蛋白的合成，其中 β 链取代阿尔法链，损害氧气输送。β 链取代 α 链的突变数量和程度决定了病情的严重程度。在大多数成人疾病的病例中，患者为轻度杂合子，表现为轻度小细胞性贫血（MCV 65 ～ 80，Hgb 12 ～ 13 g/dl），血红蛋白电泳正常，血红蛋白 A2 水平正常。在成人中携带更广泛的突变会导致血红蛋白 H（hemoglobin，HbH）的产生，导致更严重的贫血和 MCV 下降、溶血和脾大。同时患有 β- 地中海贫血或镰状细胞病的患者，HbH 疾病的存在可加重伴随疾病的表现。最严重的突变状态影响所有 4 个 α 链基因，并导致含有 β 链四聚体的血红蛋白（Bart 血红蛋白）。这些分子与氧气结合太紧密，不能释放，在妊娠期有胎儿水肿的风险。

慢性病贫血

这种常见的贫血发生于慢性炎症性疾病患者中，由于促红细胞生成素产生减少以及铁调素的升高，导致铁利用下降。铁调素是一种急性期反应物，可抑制铁的吸收和利用。虽然这种贫血通常是正细胞正色素贫血，它可以模仿铁缺乏低血清铁，有时表现为小细胞贫血，虽然小细胞增多的程度通常是轻度的（MCV 很少＜ 70），由于转铁蛋白水平降低导致转铁蛋白饱和度升高（见下文讨论）。

铁粒幼细胞贫血

铁粒幼细胞贫血是一组异质性疾病，包括原发型，可能是白血病前状态；以及继发型，与类风湿关节炎、多动脉炎、吸收不良、慢性酒精中毒、癌症、卟啉症、铜、锌或铅中毒和真正的吡哆醇缺乏相关。这些可导致红细胞成熟障碍、严重的贫血以及反复输血。

它们的特征是红细胞线粒体内非血红素铁的积累。当铁染色时，未成熟的红细胞在细胞核周围有一圈染色（环状铁粒幼细胞）。与骨髓增生性疾病相比，脾通常不会肿大。涂片是典型的小细胞，但也可以是正细胞、大细胞或二型兼有，特别是获得性的。细胞可能是小细胞低色素的，这将导致与铁缺乏混淆。小细胞的程度通常适中，很少低于 70。红细胞大小不等及异形红细胞也很明显。血清铁及转铁蛋白饱和度升高。骨髓铁染色显示许多环状铁粒幼细胞。贫血可能是难治性的，这有时与骨髓增生异常（见下文讨论）、骨髓衰竭和急性髓细胞白血病转化有关。

大细胞性贫血

维生素 B_{12} 缺乏症

通常发生在 60 岁以后，该年龄组的患病率为 1.9%，欧洲和非洲血统的患病率更高（4.0% ～ 4.3%）。由于这种缺陷，细胞质和细胞核的成熟发育不同步，产生典型的大细胞增多、未成熟的细胞核和多形核白细胞。髓内溶血伴乳酸脱氢酶（lactate dehydrogenase，LDH）升高和结合珠蛋白减少是红细胞无效生成的结果，可出现白细胞减少和血小板减少。维生素 B_{12} 缺乏包括维生素 B_{12} 吸收不良和饮食缺乏。

维生素 B_{12} 的吸收不良。维生素 B_{12} 的吸收需要酸促进钴胺素从膳食蛋白中分裂，并附着壁细胞来源的内因子在回肠末端被摄取。恶性贫血、胃切除术和回肠疾病（如 Crohn 病、腹腔疾病、回肠末端切除术）可引起显著的维生素 B_{12} 吸收不良，导致维生素严重缺乏。萎缩性胃炎所致胃酸过少和长期使用二甲双胍可造成轻度的维生素 B_{12} 吸收不良。

恶性贫血。具有针对壁细胞和内因子的自身抗体是自身免疫性胃炎发生恶性贫血的病理生理机制。这种自身抗体的产生可能单独发生，或合并其他自身抗体相关疾病（如桥本甲状腺炎、白癜风、1 型糖尿病）。缺铁性贫血也可能由壁细胞的破坏引起，而且往往早于维生素 B_{12} 缺乏症。中位年龄范围为 70 ～ 80 岁。这可能与幽门螺杆菌的感染有关。

食物 - 钴胺素吸收不良。在轻度萎缩性胃炎的情况下，老年人经常发生轻度的维生素 B_{12} 吸收不良。由于胃酸减少降低了和蛋白质结合的钴胺素的释放，导致所谓的食物 - 钴胺素吸收不良。这种形式的维生素 B_{12} 吸收不良被认为是导致老年人维生素 B_{12} 缺乏的主要原因，估计患病率高达 20%。血浆胃泌素水平升高，胃蛋白酶原水平低，尽管幽门螺杆菌感染通常与萎缩性胃炎有关（见第 68 章）；它与维生素 B_{12} 缺乏的关系尚不清楚。长期使用质子泵抑制剂、其他抑酸药物以及二甲双胍可通过抑制壁细胞胃酸的产生而对维生素 B_{12} 的吸收产生明显的不良影响。

回肠吸收不良。如前所述，Crohn 病、乳糜泻和既往回肠末端切除术均可干扰维生素 B_{12} 摄取，导致严重缺乏。容易忽视的是二甲双胍的长期使用，在对照研究中，它似乎会可逆地损害回肠营养的摄取。

摄入不足。饮食中缺乏维生素 B_{12} 是罕见的，除了那些坚持严格的素食或纯素食饮食，或严重限制肉类和乳制品的摄入。维生素 B_{12} 来源于日常食物，身体储存量可以维持 3 年的储备。

维生素 B_{12} 缺乏症的临床表现。维生素 B_{12} 缺乏症是渐进的。在恶性贫血中，症状通常在 60 岁后变得明显。胃肠道问题，如厌食症和腹泻可能占主导地位。由萎缩性舌炎引起的舌痛是一种典型的表现，以及与周围神经病变相关的四肢麻木和刺痛。神经功能缺损是由髓鞘磷脂完整性的缺陷造成的。除周围神经病变外，脊髓后索和皮质脊髓束损伤（即亚急性脊髓混合变性），表现为位置、振动感紊乱和不协调导致步态紊乱，检查发现痉挛和脚趾向上。皮质功能障碍也可能随之而来，记忆丧失、抑郁和易怒提示痴呆。如果维生素 B_{12} 缺乏症未得到纠正，脱髓鞘可发展为轴突脱落和不可逆的神经元死亡。神经损伤可能发生在没有贫血的情况下，而且通常先于贫血。

当发现贫血时，它可能已经很严重了。早期外周血涂片上可发现多分叶多形核白细胞，是巨幼细胞贫血特异的。椭圆形大细胞也是特征表现。典型的 MCV 大于 100 μm^3，血清维生素 B_{12} 水平低于 100 pg/ml，但在多达 1/3 的病例中，大细胞增多可能缺失，或维生素 B_{12} 水平可能大于 100 pg/ml。血清全转钴胺素Ⅱ（维生素 B_{12} 载体蛋白）的浓度在维生素 B_{12} 水平下降之前即开始下降。如果同时存在铁缺乏，自动测定可能没有大细胞增多（MCV 正常），但多分叶多形核白细胞持续存在，RDW 增加。在胃刺激试验中发现无胃酸。几乎所有同型半胱氨酸和甲基丙二酸的血清含量均显著增加。

叶酸缺乏

摄入不足是叶酸缺乏的常见原因，因为身体叶酸储备仅限于 3 个月。长期酗酒是典型的原因。妊娠、溶血、恶性肿瘤或严重的牛皮癣时，需求量也会增加。由于吸收不良或药物（如苯妥英、其他抗惊厥药物）而导致的摄取减少也会引发贫血。叶酸拮抗剂如甲氨蝶呤、甲氧苄啶和三氨甲醚也是如此。血液学特征类似于维生素 B_{12} 缺乏症；没有神经功能缺陷。叶酸缺乏是高同型半胱氨酸血症的一个重要原因，这与动脉和静脉血栓形成的风险增加有关（见第 31 章）。

药物诱导的巨幼细胞贫血（表 79–1）

任何损害 DNA 合成的药物都可导致巨幼细胞增生，表现为大的未成熟核、成熟的细胞质和红细胞体积增加。损害胸腺嘧啶新合成的药物是最大的风险。有些药物是通过调节嘌呤代谢或干扰嘧啶

表 79-1 引起巨幼细胞性贫血的常见药物

机制	
调节嘌呤代谢	甲氧苄氨嘧啶
硫唑嘌呤	乙胺嘧啶
甲氨蝶呤	**干扰嘧啶合成**
别嘌呤醇	吉西他滨
氟达拉滨	羟基脲
减少叶酸吸收	甲氨蝶呤
乙醇	钆
对氨基水杨酸	氟尿嘧啶
雌激素	甲氧苄氨嘧啶
四环素类	**维生素 B_{12} 吸收下降**
青霉素	异烟肼
呋喃妥因	甲氨蝶呤
红霉素	秋水仙碱
苯妥英	环丝氨酸
奎宁	H_2 受体阻断剂
伯氨喹	质子泵抑制剂
拮抗叶酸活性	
甲氨蝶呤	

经允许改编自 Hesdorffer CS，Longo DL. Drug-induced megaloblastic anemia. N Engl J Med 2015；373：1649.

的合成（如免疫调节剂和抗肿瘤药物）实现这一点的。其他药物会损害维生素 B_{12} 或叶酸的吸收或活性（例如，抗菌药物、抗肿瘤药物、抗疟药物、抗结核药物、质子泵抑制剂、二甲双胍）。

肝病

肝细胞疾病是导致许多贫血的原因，特别是当伴有酗酒和不良饮食时。它可引起许多大细胞性贫血。叶酸缺乏、骨髓抑制、脾功能亢进、出血和红细胞膜的胆盐改变都是其病因。涂片显示异形红细胞，有针状红细胞和一些大细胞；如果发生叶酸缺乏，巨幼细胞图像叠加。

骨髓增生异常综合征

骨髓增生异常综合征是一种未被充分认识的、异质性的骨髓干细胞疾病，克隆造血的存在是其潜在的病理过程，最近被归类为血液系统恶性肿瘤。据估计，美国每年有 1 万例新病例，65 岁以上人群每 10 万人中有 75 例，主要是老年人，约占老年人病因不明贫血的 1/3。该疾病分为原发性和继发性，继发于职业暴露（如含苯溶剂、杀虫剂）和癌症治疗（放疗和化疗）的预后往往特别差，并且极有可能转化为急性髓细胞白血病。遗传性的临床表现相对惰性。总的来说，5 年生存率约为 30%，遗传性和获得性之间存在很大差异。铁粒幼细胞变异约占原发性或遗传性骨髓增生异常患者的 25%，许多患者携带特定的基因突变（如 SF3B1）。

临床表现和病程。其表现非特异性，以细胞减少的后果为主，如贫血（疲劳、运动耐量下降）、中性粒细胞减少（感染）或血小板减少（出血）。网织红细胞计数减少，MCV 通常增加。贫血通常为中度（＜ 10.0 g/d）或重度，25% 为严重贫血（＜ 7.0 g/dl）；约 40% 同时出现中性粒细胞减少（中性粒细胞计数＜ 1500/μl）或血小板减少（血小板计数＜ 100 000）。

可以根据血细胞减少的数量、骨髓原始细胞百分比和细胞遗传学异常来评估预后。在低风险疾病（如难治性贫血）中，血细胞减少是主要问题；在高风险疾病（如伴原始细胞增多的难治性贫血）中，急性髓细胞白血病转化率很高，使情况更加复杂化。目前的治疗方法意在降低与细胞减少相关的风险。

黏液水肿

见正常细胞性贫血的讨论。

正细胞正色素性贫血

慢性病贫血

慢性病贫血是慢性炎症性疾病、恶性肿瘤和肾衰竭的常见伴随症状，慢性病贫血涉及促红细胞生成素减少和网状内皮系统激活、巨噬细胞捕获铁，使其无法用于红细胞生成。铁调素是一种急性期蛋白，被认为在抑制铁吸收和将铁转移到巨噬细胞中发挥作用。此外，在慢性炎症疾病过程中，体液物质（白细胞介素、肿瘤坏死因子、前列腺素）对红细胞的生成起抑制作用。有趣的是，促红细胞生成素几乎在所有病例中都降低。

贫血通常为中度水平，血红蛋白浓度在 7～11 g/dl。血清铁和铁结合力均降低。涂片通常是正细胞性，但它可能是低色素性，甚至适度的小细胞，类似于缺铁。血清铁在贫血开始前下降；转铁蛋白饱和度可能低于16%，类似于铁缺乏。然而，骨髓铁储存正常或增加，由于网状内皮系统对铁的摄取和沉积增加，血清铁蛋白水平通常是升高的。网织红细胞计数较低，说明红细胞产量不足。小细胞增多的程度通常是适度的（MCV 很少有＜ 70）。

慢性病贫血的另一个重要病因是与 HIV 感染相关的贫血，它影响骨髓。可见骨髓纤维化。约15% 的无症状 HIV 携带者、45% 的艾滋病患者和75% 的未经治疗的艾滋病患者出现贫血。由于未知的原因，促红细胞生成素含量极低。大多数病例的血涂片呈正细胞正色素。有时可见因循环免疫复合物引起的缗钱状，但溶血并不常见。用于治疗 HIV 感染的药物（齐多夫定、喷他脒、甲氧苄啶、磺胺类药物）可加剧贫血。齐多夫定对骨髓有毒性作用，约 30% 的病例导致贫血。中性粒细胞减少和血小板减少的程度较小。最容易受到齐多夫定不良血液学影响的患者是 CD4 细胞计数低、既往存在贫血、同时存在维生素 B_{12} 缺乏或中性粒细胞减少的患者。

溶血性贫血

溶血性贫血是一个多样的群体。遗传型是由红细胞的内在缺陷引起；获得型主要依赖于外在机制，如免疫或机械损伤。临床表现因破坏速度、机体代偿能力和潜在原因而异。当因血红蛋白破坏分解而产生过量胆红素，超过肝的结合能力时，黄疸出现，血清未结合胆红素水平上升。脾大随着受损红细胞的扣留而进展。突发发热、发冷、头痛、背痛、腹痛和血红蛋白尿是严重急性溶血的特征。

网织红细胞计数升高，除非伴有骨髓造血缺陷。外周涂片通常表现为正色素 - 正细胞性的，但也可能是大细胞性的，这是因为在红细胞的快速破坏和再生过程中释放了未成熟的形式。多染色性细胞常见，可见有核红细胞、点状、裂细胞和 Howell-Jolly 小体。球状细胞发生在遗传性球形红细胞增多症中，这是一种由于膜蛋白合成缺陷而导致的细胞膜面积减少的情况。球状细胞增多也见于免疫性溶血性贫血的膜丢失。

镰状细胞疾病。镰状细胞病是非裔美国人中最常见的溶血性疾病。镰状细胞特征是无症状，无贫血，但有时会因红细胞在高渗性肾髓质中镰变而引发轻度血尿。外周血涂片检查正常，除了偶尔可见靶形细胞。血红蛋白电泳显示 HbS 占总血红蛋白的 50% 以下。镰状细胞基因纯合子的患者患有镰状细胞性贫血，这是一种更严重的疾病，应激（特别是感染）会导致疼痛危机。随后出现细胞血管内镰状化，红细胞变硬，可能导致血管闭塞，导致动脉栓塞、溶血和器官损伤。常见腿部溃疡、肝大、血尿、肾集合系统损伤和轻度黄疸。患者主诉有下肢、背部或腹部的急性剧烈疼痛，也可能出现发热和白细胞增多。这些症状通常会持续数小时到几天，然后会自行缓解。当并发疾病抑制红细胞生成时，就会发生再生障碍性贫血危象。涂片是正常的；可见镰状细胞。血红蛋白电泳显示 HbS 占优势。在血液中加入还原剂，如亚硫酸盐，会导致细胞在几分钟内变成镰状细胞，从而证实了诊断。

葡萄糖 -6- 磷酸盐脱氢酶缺乏症。葡萄糖 -6- 磷酸脱氢酶缺乏症是一种伴性染色体连锁的红细胞酶的缺陷，导致红细胞抗氧化能力下降。这种情况是发作性的，见于非洲裔美国人，暴露于氧化剂化合物（磺胺类、抗疟类）或感染后会导致溶血。地中海血统人群可出现慢性变异。

药物诱导的溶血性贫血。药物诱导的溶血通常是免疫机制参与，如吸附药物抗体复合物（奎尼丁）的红细胞；吸附到药物红细胞形成半抗原，然后结合抗药物抗体（大剂量青霉素）；或诱导红细胞“自身抗体”（长期甲基多巴）。大多数药物相关溶血发作的特征是直接 Coombs 试验阳性。停用可疑药物可终止这个过程。

自身免疫性溶血性贫血。当患者产生针对自身红细胞表面抗原的抗体时，会导致自身免疫性溶血。根据直接抗人球蛋白（Coombs）试验中抗体作用于红细胞膜所需的最适温度对其进行分类。有些在体温下起反应（定义为“温抗体”），而另一些只在低于 37℃下凝集（定义为“冷抗体”）。

温抗体常见 IgG 型，并针对 Rh 抗原。许多是特发性的，但约 50% 继发于淋巴瘤、红斑狼疮、溃疡性结肠炎或慢性淋巴细胞白血病。巨噬细胞识别红细胞上附着的自身抗体，导致血管外溶血。红细胞被脾清除。

冷抗体属于 IgM 型。它们表现出抗 C3d 活性，可见于支原体、EB 病毒或巨细胞病毒感染和淋巴增殖性疾病。在发生溶血时，冷凝集素滴度显著升高（> 1∶1000）。

再生障碍性贫血。许多病例是由于暴露于骨髓毒素（细胞毒药物、辐射）、特殊药物反应（氯苯、金、硫化合物、卡马西平）或病毒感染（乙型肝炎病毒、丙型肝炎病毒、巨细胞病毒、艾滋病毒，细小病毒）。特发性病例有自体免疫机制参与。起病可能是渐进的或急性的，这取决于病因。疲劳和出血可能是首发主诉；感染随后出现。没有器官肿大。涂片显示正色素 - 正细胞，但血小板数量减少。没有红细胞增生的迹象，网织红细胞计数为零；存在全血细胞减少。

肾功能不全

慢性肾衰竭相关的贫血是由红细胞产生减少和红细胞寿命缩短共同引起的。促红细胞生成素的缺乏和对红细胞的代谢性损伤是推测的机制。贫血的严重程度与氮质血症的程度相并行。涂片提示正细胞正色素，毛刺细胞有时突出。当肾小球滤过率低于 60 ml/min 时，贫血就很常见了。

甲状腺功能减退症

甲状腺功能减退症与多种贫血状态有关。最常见的是轻度正色素正细胞性贫血。缺铁可继发于月经大出血。此外，有时会遇到补充外源性甲状腺激素后大细胞消失的情况。由维生素 B_{12} 缺乏引起的巨幼细胞性贫血发生在约 10% 的甲状腺功能减退患者，涂片可见大细胞；甲状腺功能减退和恶性贫血之间的关系尚未明确，推测存在自身免疫机制。

表 79-2 贫血的鉴别诊断（有代表性的病因）

小细胞性贫血（MCV < 80 fl）
铁缺乏
慢性病贫血
地中海贫血特征
铁粒幼细胞贫血
正细胞性贫血（MCV 80-100 fl）
溶血
药物相关
自身免疫性疾病（特发性疾病、胶原蛋白病、淋巴瘤）
冷凝激素诱导（病毒感染、淋巴瘤）
血红蛋白病（镰状细胞病、G-6-PD 缺乏症）
遗传性球形细胞增多症
微血管病（心脏瓣膜、慢跑、血管炎、DIC）
慢性病贫血，包括 HIV 感染
肾功能不全
甲状腺功能减退
骨髓纤维化
缺铁性贫血早期
铁粒幼细胞贫血
混合性贫血（如铁和维生素 B_{12} 缺乏）
大细胞性贫血（MCV > 100 fl）
维生素 B_{12} 缺乏［恶性贫血、胃切除或旁路手术、食物钴胺吸收不良、萎缩性胃炎、药物（质子泵抑制剂、二甲双胍）、饮食不足］
叶酸缺乏
再生障碍性贫血
急性溶血或出血伴网织细胞增多
慢性肝病
骨髓增生异常综合征
甲状腺功能减退，重型

MCV，平均红细胞体积；G-6-PD，葡萄糖 -6- 磷酸脱氢酶；DIC，弥散性血管内凝血。

鉴别诊断 [4,6-8,12-14,18-19,21,24-26,41]

常用的对贫血的众多原因进行分组的方法是根据：①血涂片 Wright 染色和②电子确定红细胞参数。这种广泛使用的方法将贫血分为正色素 - 正细胞性、小细胞低色素性和大细胞性（表 79-2），并便于检查。

缺铁是最常见的贫血原因。在以社区为基础的初级保健实践中，缺铁见于 95% 的女性贫血患者和 50% 的男性贫血患者。在男性患者和老年人中，缺铁的根源是潜在的胃肠道病变所致的隐匿性出血，在约 50% 的病例中发现。据保守估计，在绝经前女性中，缺铁性贫血的患病率为 15%，在怀孕期间上升至 30% 以上。在有铁缺乏的育龄期女性中，潜在的胃肠道病变并不少见。由吸收不良引起的铁缺乏可能是成人乳糜泻的最初表现。在来自贫困国家的移民中，钩虫感染是导致缺铁的主要吸收不良原因。

贫血的其他常见原因包括维生素 B_{12} 缺乏（近 10% 的病例）和慢性疾病（至少 5% 的病例）。在老年人中，维生素缺乏很常见，叶酸缺乏约占病例的 15%，维生素 B_{12} 缺乏约占 10%。

检查 [4,6-8,12-14,18-19,21,24-44]

贫血的诊断和形态学分类

贫血的诊断是基于静脉血红细胞比容或血红蛋白浓度的测量。任何异常的检测结果都需要重复检验进一步确认后再开始后续评估。正确的解读需要考虑患者的血管内容量。血浆体积的过度扩大会稀释红细胞，导致假阳性诊断。相反，脱水可以掩盖潜在的贫血。

形态学分类有助于集中后续的评估，根据贫血是小细胞、大细胞还是正细胞进行。用外周血涂片瑞氏染色和自动分析仪测定红细胞指数［MCV和平均红细胞血红蛋白浓度（mean corpuscular hemoglobin concentration，MCHC）］是对贫血进行形态学分类的方法。流式细胞术的最新进展使一种自动确定患者红细胞大小变异程度的方法成为可能。这种反细胞作用的测量被称为红细胞分布宽度。从技术上讲，RDW是细胞体积的变异系数；它是检测红细胞异质性的一种手段，以前只能通过检查外周血涂片来实现。虽然对瑞氏染色涂片的检查仍然提供了其他来源无法获得的形态学信息，但联合使用MCV和RDW有利于对贫血进行初始分类（表79-3）。

外周血涂片和红细胞指数应同步分析，它们所提供的信息相补充。过于依赖机器生成的数据可能导致诊断错误。例如，由铁和维生素 B_{12} 缺乏引起的贫血在外周血涂片上容易观察到小细胞和大细胞性的二型群体，但电子检测的MCV将计算平均大小，并错误地提示一种正细胞性的贫血。此外，一些铁蛋白水平正常的维生素 B_{12} 缺乏症患者的细胞指数也很正常。瑞氏染色的涂片在单独使用时也会产生误导，而且它往往缺乏敏感性。容易变平的细胞（如肝病）在涂片上可能比实际上要大；MCV将给出更正确的大小测定。涂片检测铁缺乏的敏感性低至49%。

利用成熟小淋巴细胞的细胞核作为正常红细胞直径的良好参考标准，便于外周涂片上红细胞大小的测定。人们还可以准备一个已知血液的质控涂片来帮助判断异常情况。使用MCV和在外周涂片上的外观有助于对贫血进行形态学分类，便于评估。

并不是所有自动检测的细胞指数都被发现是有价值的。仔细研究表明，MCHC和平均红细胞血红蛋白对贫血的诊断价值有限，尽管MCHC仍然被用作定量低色素程度的手段。

表 79-3 利用自动血细胞分析仪中的数据对贫血进行分类

MCV < 80 fl：小细胞性贫血	MCV 80～100 fl：正细胞性贫血	MCV > 100 fl：大细胞性贫血
低 RDW		
慢性病贫血	增生低下（如肾性贫血）	再生障碍性贫血
多数地中海贫血	遗传性球形细胞增多症	骨髓增生异常综合征
	慢性病贫血	
高 RDW		
铁缺乏	镰状细胞病	巨幼细胞性贫血
铁粒幼细胞贫血	早期铁缺乏	急性溶血或出血
血红蛋白 H	骨髓浸润	肝病
	慢性溶血	

MCV，平均红细胞体积；RDW，红细胞分布宽度。

形态学类别检查：小细胞性贫血

小细胞增多症分类的基础是涂片上的小红细胞和MCV < 80 fl。首先考虑的应该是缺铁和可能导致缺铁的重要潜在原因，但地中海贫血和慢性病贫血也很重要，有时还有铁粒幼细胞贫血。

病史和体格检查

病史应该关注：任何异常失血、排便习惯的改变、黑便、大量使用阿司匹林或非甾体抗炎药、贫血家族史（尤其来自地中海贫血高发地区，如地中海、东南亚、热带非洲）、合并恶性肿瘤、HIV感染、其他慢性感染或慢性炎症性疾病、怀孕、异食癖、吞咽困难、铅暴露史、膳食铁摄入量、月经失血量、胃切除术、指甲变化和舌痛。

体格检查包括：检查舌炎、唇炎、反甲、淋巴结肿大、肝脾大、直肠肿块、粪便隐血阳性、盆腔肿块和其他慢性感染、炎症和肿瘤疾病的迹象。

实验室检查

实验室检查通常用于鉴别缺铁性贫血、地中海贫血、铁粒幼细胞性贫血和慢性病贫血，尽管确实存在一些重叠，如果没有仔细选择检测，可能会导致混淆和浪费。

铁缺乏症检测与慢性贫血的鉴别。最终的测试方法是骨髓铁的储存，但由于这种测试是侵入性的和痛苦的，因此尽可能使用血清测试。

血清铁蛋白。筛查和诊断铁缺乏症的试验检测方法是血清铁蛋白。铁蛋白是铁的储存蛋白，它与骨髓铁储存的相关性最好。男性的铁蛋白水平略高于女性，并随着年龄的增长而逐渐增加。该试验对铁缺乏症的诊断具有高度的敏感性和特异性。例如，当测试前的概率仅为 50% 时，血清铁蛋白水平＜ 15 μg/L 对缺铁的预测值大于 90%。血清铁蛋白水平＞ 100 μg/L 时基本上排除了这种诊断。

在某些情况下，铁蛋白水平的敏感性可能受到损害。铁蛋白是一种急性期反应物，在炎症性疾病或肝细胞功能障碍时反应性增加，这可能限制了该试验的敏感性。此外，该检测对老年人可能不敏感，因为铁蛋白水平随着年龄的增长而增加，在同时伴有慢性病和恶性疾病的人群中更常见。然而，当炎症性或肝病患者的血清铁蛋白水平＜ 50 μg/L 时，该试验保留了其对铁缺乏的大部分预测价值。50 ～ 100 μg/L 的水平构成了一个诊断性的"灰色区"，在这种情况下，须要仔细注意其他临床和实验室数据，以获得准确的诊断。

血清铁、总铁结合能力和转铁蛋白饱和度。血清铁、总铁结合能力（total iron-binding capacity，TIBC）和转铁蛋白饱和度［以百分比计算：(Fe/TIBC) × 100］是缺铁检测的传统指标，但在大多数情况下，除了铁蛋白测定获得的信息外，它们缺乏敏感性或特异性。这些检查无须对小细胞性贫血患者进行常规检查。然而，转铁蛋白饱和度低于 16% 已被用作缺铁的标准，并有助于区分缺铁和慢性病贫血，这两者都可能导致低血清铁含量。然而，该数字的特异性有限，因为一些慢性贫血患者的转铁蛋白饱和度降低。尽管如此，慢性病贫血更典型的模式是低铁水平和低 TIBC，而缺铁的特征是低铁水平和增加的 TIBC。RDW 几乎总是增加的。

铁的试验性治疗。口服铁试验性治疗也可以用于简单的病例，作为测定铁蛋白水平或骨髓检查的简单替代方法。在 7 ～ 10 天内对网织红细胞计数进行监测。网织红细胞计数的显著增加是诊断铁缺乏的有力证据。

转铁蛋白受体水平。已寻求到标准血液检测的方法。血清转铁蛋白受体水平（需要高水平铁的细胞上的一种糖蛋白）与骨髓铁的储存成负相关。转铁蛋白受体 - 铁蛋白指数（转铁蛋白受体水平 / 铁蛋白水平的 log 值）在对老年贫血患者的实验评估中表现良好，显示其敏感性为 88%，特异性为 93%，而标准试验的敏感性为 16%，特异性为 100%。

骨髓穿刺。直接检查骨髓铁染色仍然是诊断缺铁的金标准，但高达 20% 的骨髓针吸组织因骨髓基质不足而不令人满意。铁蛋白检测几乎取代了在诊断铁缺乏时的骨髓检查，但在令人混淆的情况下，这种检测有时是必要的。

检查缺铁的潜在病因。当缺铁的原因不明显时，需要检查胃肠道失血。特发性缺铁性贫血约有 1/2 至 2/3 的病例与消化道病变有关。最常见的上消化道病变是消化性溃疡；结肠癌是引起缺铁的主要肠道疾病。不同部位特异性的症状可以预测病变的位置，但患者可能无症状。在无症状患者中，无胃肠道失血史的患者存在萎缩性胃炎和幽门螺杆菌感染的概率高，粪便潜血阳性患者结肠癌和消化性溃疡的发生率较高。只有不到 1% 的病例存在共存病变，因此，如果在第一次检查中发现了可能的来源，就没有必要同时检查上消化道和下消化道。

内镜检查是首选的检测方法（见第 63 章）。钡餐的敏感性相对低，在阴性内镜评估的前提下，其阳性发现为零。绝大多数上下消化道内镜检查中未发现病变的患者预后良好；大多数患者对铁治疗有反应。这些人不太可能会有潜在的疾病。育龄期女性和其他患者一样需要检查；筛查隐匿的胃肠道失血尤为重要。对于贫血的育龄期女性，粪便潜血检测结果阳性，血红蛋白小于 10 g/dl，腹部症状可预测内镜下胃肠道病变。

当临床怀疑铁吸收不良（合并慢性腹泻、粪便隐血阴性）时，应考虑检测成人乳糜泻（抗肌内膜 IgA 抗体、小肠活检；见第 64 章）、幽门螺杆菌感染和萎缩性胃炎（内镜检查；见第 68 章）。如果患者来自发展中国家，应检查粪便中有无钩虫卵和寄生虫的证据。

地中海贫血检测。一旦排除缺铁为小细胞性贫血的原因，焦点就转移到慢性病贫血、地中海贫血和铁粒幼细胞性贫血的鉴别。病史采集非常重要。地中海、热带非洲或东南亚（特别是柬埔寨）血统，没有潜在的慢性疾病者可能有地中海贫血特征，需要完善外周红细胞形态涂片寻找异常（例如，靶形红细胞，异形红细胞增多），检查红细胞指数中有无 MCV 显著减少，MCHC 减少和红细胞计数增加。发现异常低的 MCV（< 70 fl），为地中海贫血提供了强有力的假定证据，因为铁粒幼细胞性贫血、慢性病贫血或缺铁患者的 MCV 很少这么低（除非 HCT 远低于 30）。

β- 地中海贫血的诊断需要通过血红蛋白电泳测定血红蛋白 A2 水平以确诊，但如果同时存在铁缺乏，血红蛋白 A2 可能不会升高。血红蛋白电泳可以检测 HbH 和 Bart 血红蛋白，但轻型 α- 地中海贫血特征血红蛋白电泳可能正常，需要进行基因检测以确认携带者状态（如婚姻和产前检测）。

慢性病贫血与铁粒幼细胞贫血的鉴别。一旦排除缺铁和地中海贫血特征，下一步应鉴别慢性病贫血和铁粒幼细胞性贫血。此时血清铁水平和 TIBC 可能有帮助。在慢性病贫血中，血清铁水平和转铁蛋白饱和度可能为正常低限或降低，而铁蛋白正常或升高。在铁储存充足但不过量且无肾病的人中，促红细胞生成素水平正常是慢性疾病 / 炎性贫血的良好假定证据。在铁粒幼细胞性贫血中，血清铁、铁蛋白和转铁蛋白饱和度水平正常高限或升高是其特征，表明没有其他铁超载原因的铁粒幼细胞状态。可能需要骨髓穿刺来寻找环状铁粒幼细胞。

形态学类别检查：大细胞性贫血

纳入该组的标准为 MCV > 100 fl，MCHC 正常，涂片上存在大细胞。通常，后者在轻度病例中很难被发现。电子检测明显的大细胞增多（MCV > 115 fl）与叶酸或维生素 B_{12} 缺乏、肝病或酒精中毒伴有肝病显著相关。

巨幼细胞和非巨幼细胞

第一个目标是区分巨幼细胞和其他引起非巨幼细胞的原因。外周涂片检查是最有用的检测方法。多分叶多形核白细胞（细胞核有 5 个或 5 个以上的分叶）是巨幼细胞性贫血最早和最特异性的征象之一，在 65% 以上的病例中可见。椭圆形大细胞也是一个早期和特征性表现，但在合并缺铁的情况下可能不存在。通过计算常规 100 个细胞中具有 5 个或以上分叶的中性粒细胞数量，可以筛选出多分叶多形核白细胞的增加。发现 3 个中性粒细胞有 5 个分叶，或者 1 个中性粒细胞有 6 个分叶，都是巨幼细胞贫血的强有力的假定证据。

在不确定的情况下骨髓穿刺是必需的（如区分铁粒幼细胞贫血与真正的巨幼细胞类型或寻找正常低限水平维生素 B_{12} 患者的大细胞变的原因），但外周血涂片和血清学检测（见下文讨论）足以在大多数情况下诊断维生素 B_{12} 缺乏，骨髓检查在恶性贫血所致全血细胞减少时可能会引起混淆，因其类似白血病。此外，骨髓巨幼样改变可在治疗后 12 ～ 24 h 内恢复正常，因此如果预期进行骨髓检查，必须推迟治疗。然而，中性粒细胞多分叶现象可在维生素替代治疗开始后持续长达 2 周。

叶酸和维生素 B_{12} 缺乏

一旦确诊巨幼细胞性贫血，重点就会转向叶酸和维生素 B_{12} 缺乏。病史和体格检查可以提供重要的线索。有胃手术史、炎症性肠病、桥本甲状腺炎、白癜风或生鱼摄入量（鱼绦虫）史，可能是导致维生素 B_{12} 缺乏的基础。神经精神症状、步态共济失调、手套袜套样感觉异常以及舌炎和腹泻，进一步提示维生素 B_{12} 缺乏。酗酒、营养不良、怀孕、恶性血液病、炎性腹泻、严重的牛皮癣和抗惊厥药物的摄入表明叶酸缺乏。使用甲氨蝶呤等叶酸拮抗剂的抗代谢物治疗可导致血清叶酸水平正常的巨幼细胞征象。

血清维生素 B_{12} 测定。血清维生素 B_{12} 显然是有用的，但一些缺点限制了其敏感性和特异性，根据用于诊断的临界值，可能低至 50% ～ 60%。目前利用内因子结合的分析方法，受到抗内因子抗体的不利影响，可能导致恶性贫血患者的假阴性检测结果。此外，实验室间的一致性往往较差。虽然维生素 B_{12} 水平< 100 ng/L 具有较高的特异性，但很少有患者出现如此低的水平，这降低了敏感性。将诊断阈值提高到 200 ng/L 以下，能将敏感性提高到 65% 以上，但特异性就降低到 50% ～ 60%。小于 350 ng/L 的诊断阈值可将敏感性增加到 90%，但特异性却降低到 25% 以下。

全转钴胺素的测量，代表了携带蛋白质的饱和度，目前正在被探索作为一种更准确的诊断维生

素 B_{12} 缺乏的方法，初步研究结果是有前景的。在更好的维生素 B_{12} 检测方法被广泛使用之前，最好进行额外的检测，特别是当临床高度怀疑时，血清甲基丙二酸和总同型半胱氨酸的测定已被证明在这方面是有用的。

甲基丙二酸和总同型半胱氨酸。血清甲基丙二酸和总同型半胱氨酸的测定可提高维生素 B_{12} 缺乏症诊断检测的敏感性和特异性，对血清维生素 B_{12} 或叶酸结果不确定的情况下有帮助。叶酸和维生素 B_{12} 都是同型半胱氨酸转化为蛋氨酸所必需的。在叶酸和维生素 B_{12} 缺乏症中，同型半胱氨酸增加，但只有在维生素 B_{12} 缺乏症中，甲基丙二酸盐增加，使其成为更特异的检测方法。甲基丙二酸水平 $>$ 400 nmol/L 对临床显著的维生素 B_{12} 缺乏的敏感性为 98%；报告的总同型半胱氨酸水平 $>$ 21 μmol/L 的敏感性为 96%。因此，甲基丙二酸作为一种更特异的检测，特别是肾功能不全或可能的叶酸缺乏患者，其同型半胱氨酸水平都可以显著升高。

叶酸测定。血清叶酸水平提供了一种检测叶酸缺乏的简单方法。然而，即使在叶酸缺乏的状态下，近期摄入绿色蔬菜会导致血清叶酸水平的异常上升，并影响检测的敏感性。在几天的低膳食叶酸摄入量、间歇性大量摄入酒精，或使用抗惊厥药物或抗肿瘤药物后，可能会出现错误的低水平。同时测量血清和红细胞叶酸水平可以帮助确定真正的叶酸缺乏症，因为红细胞叶酸水平是全身叶酸储存的更好指标。然而，早期叶酸缺乏、合并铁缺乏和地中海贫血时红细胞叶酸水平可能是正常的。血清检测的替代方法是叶酸试验性治疗（如果同时存在维生素 B_{12} 缺乏，叶酸替代可掩盖和加重病情，对患者有害；见下一段）。

经验性替代治疗。是确定维生素 B_{12} 或叶酸缺乏的一种经验性替代疗法。当血清检测不可用或结果相等时，这种试验疗法是合适的。在给药前测量两次红细胞压积和网织红细胞计数，然后在给予小量但有效剂量的维生素 B_{12}（如肌内注射 100μg）或叶酸（1 mg IM）后的 10 天内每隔几天随访一次。如果 10 天内网织红细胞计数显著增加，试验结果为阳性。或者，在治疗后检测甲基丙二酸水平下降。在这类试验中，只使用少量的叶酸很重要。大剂量的叶酸可以暂时性和非特异性地改善维生素 B_{12} 缺乏症患者的血液学状况，并通过增加对叶酸的需求、模糊诊断、延迟检测和治疗而导致其进展。因此，只有在确定没有维生素 B_{12} 缺乏后，才可进行叶酸替代诊断试验。

确定维生素 B_{12} 缺乏的原因

以前诊断维生素 B_{12} 吸收不良的方法如希林试验（使用放射性标记维生素 B_{12}）已不再使用，被恶性贫血血清学检测和萎缩性胃炎引起的低或无胃酸检测所取代。

抗内因子抗体和抗壁细胞抗体。这些病理生理学上重要的抗体检测结果为恶性贫血的诊断提供了高特异性和中等的敏感性。抗内因子抗体检测的敏感性为 50%，特异性为 100%；抗壁细胞抗体的敏感性更高（80%），但特异性略低（50% ~ 100%）。在维生素 B_{12} 替代治疗后至少 1 周，可尽量减少检测假阳性结果。如果证实为恶性贫血，由于胃癌和类癌的风险增加，应行胃镜检查。此外，应考虑检测其他经常与恶性贫血相关的自身免疫性疾病［如桥本甲状腺炎（抗甲状腺 / 抗过氧化物酶抗体），见第 104 章］。

萎缩性胃炎的检测。空腹血清胃泌素和胃蛋白酶原水平的检测有助于识别萎缩性胃炎，通过检测壁细胞下降所致的非刺激性胃泌素升高和胃蛋白酶原下降。在怀疑萎缩性胃炎的情况下，特别是如果同时存在幽门螺杆菌感染，上消化道内镜检查可以排除癌前病变（见第 68 章）。

非巨幼细胞性大细胞性贫血

可根据骨髓增生是否增加、正常或减少而分为不同亚组。为了进行这一分组，网织红细胞计数是必需的。（男性患者的正常值为 0.8% ~ 2.5%，女性患者为 0.8% ~ 4.1%；贫血时用网织红细胞计数乘以红细胞比容，结果除以 0.45 来校正）。

与网织红细胞计数增加相关病因的检查。出血和溶血，通过刺激骨髓未成熟红细胞的产生，使 MCV 增加。在没有明显出血的情况下，需要进行溶血检查（见下文讨论）。

与异常低的网织红细胞计数相关的病因检查。黏液水肿和慢性肝病是重要原因，需要检查促甲状腺激素（thyroid-stimulating hormone，TSH；见第 104 章）和肝功能检查（见第 71 章）。网织红细胞计数的显著减少可见于骨髓病性和骨髓增生异常时，需要在诊断评估中加以考虑。

需要高度怀疑骨髓增生异常综合征，因为它占了最初未确诊的老年贫血病例的很大一部分，并可能对治疗有反应。应询问患者是否有过量苯溶剂和杀虫剂接触病史，既往肿瘤化疗或放疗史，反复感染和出血问题。体格检查应包括出血迹象（见第 81 章）和感染。全血细胞计数不仅要检查贫血程度和大细胞指数，而且要关注其他血细胞减少（如中性粒细胞计数＜ 1500/μl，血小板计数＜ 100 000/μl）。

特别是 65 岁以上患者，不明原因的进行性加重的大细胞性贫血伴有中性粒细胞减少或血小板减少或存在继发性骨髓增生异常的危险因素，应考虑骨髓活检，骨髓抽吸通常是不够的。

形态学类别检查：正细胞正色素性贫血

这类贫血包括一组不同的情况，可根据骨髓增生情况进行分类，表现为网织红细胞计数。

网织红细胞计数升高：溶血检查

如果没有近期快速出血的证据，则需要考虑溶血。病史需彻底排查药物（例如，青霉素、头孢菌素、大环内酯类、四环素类、磺胺类药物、奎尼丁、甲基多巴），镰状细胞病的症状（例如，发烧和突发的胸部、肌肉骨骼及腹部的疼痛），贫血家族史，病毒感染的症状（单核细胞增多症、巨细胞病毒感染、病毒性肝炎）、淋巴增殖性疾病和系统性红斑狼疮。在体格检查中，检查患者有无脾大和病毒感染、淋巴增殖性疾病或结缔组织病的迹象（见第 12、84 和 146 章）。

实验室检查。实验室评估包括检查溶血指标：胆红素、结合珠蛋白和乳酸脱氢酶。血管内溶血时，结合珠蛋白水平因结合了游离的血红蛋白，被网状内皮系统清除而下降。因为结合珠蛋白也是一种急性期反应物，在炎症状态时发生的轻度溶血，其水平可能不会降低，进而降低了其敏感性。在药物诱导的血管外溶血时也可以正常，因为红细胞在脾被清除，只有严重溶血时才会下降。结合珠蛋白水平下降和网织红细胞计数升高强烈支持溶血的诊断。乳酸脱氢酶和未结合胆红素不太敏感，但对显著的溶血更特异。

直接抗人球蛋白（Coombs）试验适用于因服用可疑药物或患有潜在淋巴细胞增殖性疾病、结缔组织病或感染导致自身抗体产生的患者。最初，半定量凝集试验可以在体温下检测温抗体（IgG），在低于 37℃ 检测冷抗体（IgM）。在药物诱导的病例以及慢性淋巴细胞白血病的大多数病例中都发现了温抗体。在支原体感染、乙型肝炎感染、淋巴瘤和系统性狼疮的情况下，应考虑专门检测冷凝集性自身抗体。如果呈阳性，进一步用更特异性的抗体试剂进行检测可以帮助明确识别和定量相关的自身抗体。

在药物相关或感染相关的病例中，应考虑检测 G6PD 缺乏症，特别是非洲裔美国人，并且服用了磺胺类药物或抗疟药或蚕豆类。通过血清酶活性测定来检测 G6PD 缺乏症。诊断通常是在幼年，表现为新生儿黄疸，但轻微的病例可能在一段时间内无法诊断。

当非洲裔美国患者出现溶血性疼痛，怀疑镰状细胞病时，需要进行血红蛋白电泳和外周血涂片代谢亚硫酸盐试验检测镰状红细胞。外周血涂片可见靶形红细胞和 Howell-Jolly 小体提示脾功能减退。血红蛋白电泳可显示血红蛋白 S 和血红蛋白 C。必要时，可以通过高效液相色谱法获得确诊。很少进行基因检测。

网织红细胞计数减少：代谢性疾病和慢性病贫血的检查

此类疾病存在骨髓抑制的代谢基础。需要考虑的原因包括肾衰竭、黏液水肿、Addison 病和酒精性肝病。即使是早期的维生素 B_{12} 缺乏和铁缺乏也可能导致相对正常的红细胞指数，正如慢性病贫血一样，因此也必须排查（见上文讨论）。

网织红细胞计数非常低或缺如：再生障碍性贫血的检查

网织红细胞计数极低或缺如提示再生障碍性贫血，特别是伴有外周血涂片和细胞计数提示全血细胞减少的证据。药物使用史（如氯霉素、苯丁酮、抗代谢物、金、齐多夫定、喷他脒）、毒素暴露史（苯、杀虫剂）或近期病毒感染可能提供病因线索。在大多数情况下，通过病史是无法确诊的。如果停药所有药物后情况仍存在，应行骨髓活检。

在活检中发现的脂肪骨髓强烈提示骨髓增生低下。骨髓增生低下的原因从再生障碍性贫血到阵发性睡眠性血红蛋白尿、骨髓增生异常综合征、急性骨髓性白血病的白血病前期和淋巴细胞白血病，都需要考虑。当细胞分化在形态学上很难鉴别时，细胞遗传学检测通常有助于诊断（例如，再生障碍性贫血的染色体通常正常，而骨髓增生异常综合征异常）。

对症治疗 [45-46]

门诊很少出现贫血患者在确诊前需要通过输血或经验性治疗立即纠正贫血的情况。这种情况仅见于：①贫血患者伴有心血管疾病并出现胸痛、心动过速、充血性心力衰竭或体位性低血压或虽无症状但血红蛋白水平低于 8 g/dl，以及②血红蛋白低于 7 g/dl 的稳定患者，特别是有症状或住院的患者。经验性营养性的替代治疗主要针对疑似维生素 B_{12} 缺乏的患者，对他们来说，紧急补充可能是必要的（见第 82 章）。

在几乎所有其他情况下，评估都应该以有序的方式进行，治疗应该被保留，直到确定特定的诊断，并实施靶向治疗。在没有系统评估的情况下开多个血液药的做法可能会掩盖重要的诊断结果，这对于发现严重但可治疗的基础疾病至关重要，也可以排除由于老年或共患病引起的贫血。

入院和转诊的指征

有症状的患者，特别是心肺储备有限的患者，应入院进行住院评估和考虑输血治疗。老年患者的贫血若经过基层全科医生基本但系统的评估后仍然无法解释，应该考虑血液专科医师咨询，特别是如果贫血很严重（血红蛋白水平＜ 10 mg/dl），进行性加重，大细胞性贫血伴网织红细胞计数下降，或伴随着其他系血细胞下降（中性粒细胞减少或血小板减少）。主要关注的是骨髓增生异常综合征，需要骨髓活检、细胞遗传学检测、大量的支持治疗，并考虑额外的治疗方案（见第 82 章）。

患者教育

许多患者认为贫血是由维生素缺乏或缺铁引起的，因此他们在看医生之前尝试自我治疗。其他人要求维生素治疗。患者和医生的一个常见错误是将抑郁症症状（如疲劳和精神萎靡）归因于潜在的贫血。除非红细胞比容远低于 30% 或患者的心肺储备很少，否则这种归因是不合理的（见第 8 章）。最后，需要告诉患者贫血在什么程度可出现症状，可能的原因是什么，以及适当的检查将是什么。

建议 [6,12-13,15,19-20,22,25,27]

对所有病例

- 进行分类并进行类型特异性检查，可以基于外周涂片红细胞的外观和 MCV 数值：
  小细胞，如果 MCV ＜ 82 fl，红细胞体积小。
  正细胞，如果 MCV 在 82 ～ 95 fl，红细胞大小正常。
  大细胞，如果 MCV ＞ 95 fl，红细胞体积大。
- 只要患者血流动力学稳定，症状不足以住院，在开始彻底的诊断检查前不要治疗或输血。

小细胞性贫血

- 首先是排查缺铁。首选的检查是血清铁蛋白。除非有理由怀疑铁蛋白可能因急性炎症而升高，否则不需要检测血清铁或 TIBC。如果发现了缺铁症，但其原因尚不明确，那就开始在胃肠道中寻找隐性失血（见第 63 章）。
- 如果排除了缺铁，就评估地中海贫血。检查地中海血统和贫血或地中海贫血的家族史。检查外周涂片和红细胞指数的特征表现（如靶形细胞、泪滴红细胞、红细胞计数增加、MCHC 减少），并考虑检测血红蛋白 A 水平。
- 如果排除了缺铁和地中海贫血，转铁蛋白饱和度和铁蛋白水平可以帮助区分慢性病贫血和铁粒幼细胞性贫血。如果两者都升高，那么就考虑骨髓穿刺来检查是否有环状铁粒幼细胞。如果转铁蛋白饱和度低，铁蛋白增加，那就提示慢性病贫血，不需要再进行骨髓检查。

大细胞性贫血

- 检查外周血涂片上有无多分叶多形核白细胞和卵形大细胞。如果他们存在或临床表现提示维生素 B_{12} 缺乏，则检测血清维生素 B_{12} 和叶酸水平。
- 如果血清维生素水平不能诊断或确诊，检测血清同型半胱氨酸和甲基丙二酸水平，以提高诊断敏感性；或者，用肠外给予小剂量维生素 B12 或叶酸进行诊断性治疗，监测网织红细胞计数和甲基丙二酸水平。如果同时给予叶酸试验，请确保患者在给予叶酸前没有同时合并维生素 B_{12} 缺乏。
- 如果确诊维生素 B_{12} 缺乏，检测抗内因子和抗壁细胞抗体排查恶性贫血，检测血清空腹胃泌素和胃蛋白酶原水平评估低胃酸分泌；如果有证据提示萎缩性胃炎，应考虑检测幽门螺杆菌感染，并安排后续的上消化道内镜检查。
- 如果大细胞性贫血是非巨幼细胞性的，检测网织红细胞计数和外周血涂片，以确定骨髓增生是增加、正常还是减少。
- 如果网织红细胞计数在无出血的情况下升高，则检查溶血；如果正常或略有减少，则考虑肝或甲状腺功能异常。
- 对于老年人（年龄＞65 岁），如果网织红细胞计数显著减少，又没有其他可解释的贫血病因，询问骨髓增生异常的危险因素（例如，接触溶剂、癌症化疗、放疗），全血细胞计数排查其他血细胞减少。如果有任何异常发现，则进行血液科咨询，以考虑骨髓活检。

正细胞性贫血

- 检查网织红细胞计数，并确定其是升高、降低，或不变。如果计数升高，评估近期出血的证据；如果没有，检测结合珠蛋白、胆红素和 LDH 测定来确认溶血。
- 如果证实有溶血，请检查药物诱导的原因（直接 Coombs 试验）、自身免疫相关（IgG 或冷凝集素）或血红蛋白病（镰状细胞病、葡萄糖 -6- 磷酸酶缺乏）。
- 如果网织红细胞计数低或未适当升高，寻找潜在的肝病、内分泌疾病和肾衰竭（见第 71、104 和 142 章）以及早期缺铁性贫血和慢性病贫血（见上文讨论）。
- 如果网织红细胞计数为零，全血细胞减少，可见泪滴状和细胞碎片，则停止所有潜在的药物；如果骨髓功能未能迅速恢复，则进行血液科咨询，以考虑骨髓活检。

（王　倩 翻译，董爱梅　肖卫忠 审校）

第 80 章

红细胞增多症的评估

A.H.G.

当红细胞计数、血红蛋白浓度或红细胞比容意外升高时，就会出现红细胞增多症。红细胞增多症指循环红细胞量的绝对增加。红细胞比容正常上限男性为 52%，女性为 47%。在明显的脱水或严重的慢性肺部疾病时，其升高可能并不意外。在没有明显并发疾病的情况下，需要寻找一种重要的潜在疾病（如真性红细胞增多症、潜在的恶性肿瘤、右至左分流、血红蛋白病）。由于体液浓缩，这一发现甚至可能是虚假的。在大多数情况下，初级医生应该能够借助一些简单的实验室检查，根据临床区分各种原因。

病理生理学和临床表现 [1-10]

红细胞量的绝对增加可能象征干细胞的异常增殖（如真性红细胞增多症）、对慢性低氧血症

（如慢性肺部疾病）的反应，或肾病或肾外恶性肿瘤的表现。

真性红细胞增多症

病理生理学和遗传学

真性红细胞增多症是一种慢性骨髓增生性疾病（其他疾病为原发性血小板增多和骨髓纤维化；见附录）。它是由于多能造血干细胞的克隆性增殖，影响各种血细胞成分。在 9p 染色体上已经观察到基因突变。大多数患者表现为 Janus 激酶 2（*JAK2*）基因的 *V617F* 体细胞突变，产生一种细胞质激酶，导致骨髓细胞系的细胞因子非依赖性的增殖。受影响的干细胞可以在没有促红细胞生成素的情况下增殖，但它们也对红细胞生成素和其他生长因子高反应性。不仅红细胞量增加，白细胞和血小板计数也增加；然而，由于正常反馈机制的错误，尽管血小板增加，但血小板生成素水平仍为正常或增加。除了这 3 种血细胞数量增加外，其他血液学表现包括髓外造血、脾大、高尿酸血症、骨髓细胞增生、血栓形成风险增加以及进展为骨髓纤维化伴髓系化生。

V617F 突变也在其他骨髓增生性疾病患者中发现，包括原发性骨髓纤维化、原发性血小板增多和急性髓系白血病。大多数同源性患者表现为真性红细胞增多症或骨髓纤维化；通常没有原发性血小板增多症，但 *JAK12* 外显子突变可能发展为 *V617F* 阴性的红细胞增多症。

研究还试图确定除 *V617F* 突变外，可能预测临床表现和病程的其他表型表达，如有些患者的病程更具侵袭性、发病更早、红细胞增多、脾大、肝静脉血栓形成，并进展为急性白血病。通过检测 CD34 细胞中其他 102 个红细胞增多症相关基因的表达，鉴定了两组。调控基因较少的人易患更具侵袭性的疾病。

临床表现和病程

基于人口学的研究发现，美国的发病率为 2.3/10 万。患病率较高，因为大多数患者的生存率都有所延长。发病高峰年龄为 50 ～ 60 岁。一些患者的病程相对良性，红细胞体积偶尔通过静脉放血术控制，但另一些患者的病程更具侵袭性，其特征是复发性血栓形成和髓样化生、骨髓纤维化和急性白血病发展。如上所述，这些表型差异似乎与基因调控的程度有关。基于人口学的研究表明，病情进展和血液学并发症的风险较低。既往接受骨髓抑制治疗（见下文讨论）是恶性转化的危险因素。

通常不会怀疑真性红细胞增多症并不奇怪，因为患者症状往往逐渐发展，而且是模糊和相当非特异性的。在早期阶段，患者可能完全无症状，红细胞比容升高是唯一的表现。随着疾病的进展，白细胞（white blood cell，WBC）和血小板计数也会增加，随着红细胞体积的扩大，症状和体征也随之出现。大多数症状可归因于高黏度、高血容量和由此导致的血流迟缓，当红细胞压积增加到超过 55% 时就会发生。随后因血小板功能缺陷加重而出现凝血功能异常。

患者可能表现为血栓形成（通常发生在异常部位，如肝、肠系膜或视网膜静脉）或鼻出血、月经过多、易擦伤或牙龈出血。病情进展的患者呈深红色外观；周围发绀和淤斑。血压通常正常，但神经系统症状很常见（如头痛、头晕、眩晕、耳鸣、头部“胀满”和视物模糊）。当同时存在动脉粥样硬化性疾病时，患者可能会主诉心绞痛或跛行。全身性虚弱、疲劳、出汗和倦怠常被报道。可能以胃肠炎主诉为主（如腹胀、打嗝、上腹或左上腹不适）；40% 的病例出现肝大，70% 的病例出现脾大。一个典型的症状是洗澡后的瘙痒，被认为是由组胺释放异常引起的。此外，痛风性关节症状发生在由细胞周转增加引起的明显继发性高尿酸血症的情况下。

通常，男性血清血红蛋白浓度＞ 18.5 g/dl，女性＞ 16.5 g/dl，或无法解释的血红蛋白浓度增加 2 g/dl。在大约 60% ～ 70% 的病例中，白细胞计数增加超过 12 000/mm^3。超过一半的患者出现血小板计数增加。红细胞呈正细胞正色素性，除非出现铁缺乏，在这种情况下，红细胞可能出现小细胞性和低色素性。红细胞沉降率往往很低。促红细胞生成素水平不会升高（与其他形式的红细胞增多症中的促红细胞生成素水平相反），而且通常较低。80% 的病例中白细胞碱性磷酸酶浓度增加，维生素 B_{12} 水平也升高，这是维生素 B_{12} 结合蛋白增加所致。

反应性红细胞增多症（继发性红细胞增多症）

慢性低氧血症触发促红细胞生成素的产生，进而刺激骨髓红细胞的产生。这种增加通常是对组织缺氧的适当生理反应，当动脉氧分压（PaO_2）持续下降到小于 55 mmHg 时，或者更准确地说，当动脉氧饱和度（SaO_2）下降到小于 92% 时，就会发生这种反应。居住在高海拔地区和严重的肺部疾病是导致慢性低氧血症的主要原因。其他病因包括伴有从右到左分流的发绀型心脏病、严重吸烟（与碳氧血红蛋白过量相关），以及一种难以向组织释放氧气的血红蛋白变体。

病理性继发性红细胞增多症

当在没有组织低氧血症的情况下促红细胞生成素的产生增加时，则可能发生病理性继发性红细胞增多症。肾病和许多肾外恶性肿瘤是可能的病因。这种不适当产生促红细胞生成素的情况是罕见的，但它们的发生可能是潜在疾病的早期线索。在大约 1% ～ 3% 的肾细胞癌中，红细胞增多症是一种表现，发生在疾病可能被治愈的时候。局灶性肾小球肾炎、肾积水、肾动脉阻塞和多囊肾偶尔与促红细胞生成素的升高和红细胞增多症有关。该机制被认为与产生促红细胞生成素的肾组织的血流量减少相关。巨大的子宫肌瘤、小脑血管瘤和肝癌也是原因，但其机制尚不清楚。高达 10% 的肝癌患者有红细胞增多。在极少数情况下，循环雄激素的增加与红细胞增多症有关。

相对（假性）红细胞增多

相对红细胞增多是一个术语，表示一系列异质性疾病，其特征是红细胞比容增加而红细胞量不增加。最常见的原因是脱水。对于一组红细胞量正常到增加，血浆容量低到正常（也称为 Gaisböck 综合征或应激性红细胞增多）的患者，情况更具争议性。关于这种情况是否实际存在仍有争议，但在肥胖、吸烟、中年、高血压男性中已有报道。这些男性血栓栓塞的风险增加。

鉴别诊断 [1-2,11]

针对红细胞增多患者，根据其潜在的病理生理机制可以分为三类：①真性红细胞增多症，②继发性红细胞增多症和③相对（假性）红细胞增多。继发性红细胞增多可分为生理性和病理性（表 80-1）。

检查 [1-2,6,10-16]

红细胞增多的原因通常可以通过一些精选的实验室检查来确定。第一个任务是排除血浆体积的减少，然后再明确红细胞比容的真正增加是生理反应还是病理过程。

病史

应首先检查容量减少的危险因素（如使用利尿剂、呕吐、腹泻）和慢性低氧血症所致（如居住在高海拔、已知的发绀型心脏病、每天吸烟超过 2 包、慢性肺部疾病）。研究红细胞增多症的家族性

表 80-1 红细胞增多症的鉴别诊断
真性红细胞增多症
继发性红细胞增多症
生理性（全身性缺氧）
高海拔
右向左分流
大量吸烟
严重肺部疾病
伴氧亲和力高的异常血红蛋白病
病理性（无全身性缺氧）
肾细胞癌
子宫肌瘤
小脑血管瘤
肝细胞瘤
肾盂积水
囊性肾病
肾动脉狭窄
相对红细胞增多
显著的容量不足
催吐
持续性腹泻
过度使用利尿剂
肾脏
血细胞体积正常或增高，容量正常或降低：
高血压，肥胖，中年，男性吸烟者

发生有助于识别异常的血红蛋白，而肾病史也有助于识别病理性继发性红细胞增多症。真性红细胞增多症的重要线索是容易发生淤伤、出血和血栓形成，特别是如果血栓涉及一个不寻常的部位（如视网膜、肝静脉或门静脉、肠系膜血管系统）。应检查高黏症状，尽管大多数是非特异性的（如倦怠、头痛、出汗）。洗澡瘙痒加重较为常见，这是真性多细胞增多症的典型症状。任何主诉腹部不适都应注意，因为它可能是与真性红细胞增多症相关的器官肿大的一种表现。

体格检查

体格检查应评估是否有容积不足的证据（见第 24 章）。外观可见皮肤充血、发绀、杵状指和淤斑。全面的心肺检查是必要的，应包括寻找慢性肺部疾病的体征（见第 40 章）、从右到左分流的结构性心脏病（见第 21 章）、肝大、脾大、腹部和盆腔肿块。脾大可能是真性红细胞增多症的一个重要线索，因为它在大多数其他形式的红细胞增多症中没有发现；然而，它的缺失并不排除诊断，尤其是在疾病的早期阶段。

实验室评估

检测应从全血细胞计数、血小板计数和外周血涂片检查开始，因为 2/3 的真性红细胞增多症患者白细胞计数升高（通常为 12 000 ～ 25 000/mm^3，偶尔为 50 000 ～ 100 000/mm^3），未成熟形态和嗜碱性粒细胞数量增加。此外，一半的血小板计数升高到 450 000 ～ 1 000 000/mm^3。在血液涂片上可以看到大而奇异的血小板和巨核细胞碎片。在真性红细胞增多症中，细胞形态随着疾病的进展而变得异常。例如，在髓样化生的情况下，可以看到异形红细胞增多、红细胞大小不等，可见泪滴状红细胞、卵圆细胞、椭圆细胞和有核红细胞。如果同时存在铁缺乏（在约 10% 的病例中发现，有时会掩盖诊断），则可能会发现小细胞、低色素红细胞。在继发性和假性红细胞增多症中，白细胞计数、血小板计数和血液涂片都是正常的，这有助于与真性红细胞增多症鉴别。

区分真性红细胞增多症与继发性红细胞增多症

真性红细胞增多症的传统共识诊断标准：①总红细胞体积升高，正常动脉氧饱和度，脾大；②没有脾大，满足以下至少 2 个指标升高：血小板计数（＞ 400 000/mm^3），白细胞计数（＞ 12 000/mm^3），白细胞碱性磷酸酶水平、血清维生素 B_{12} 水平或未结合维生素 B_{12} 结合能力。然而，由于这些标准缺乏特异性，需要额外的检测来确诊。这样的测试可能较为昂贵，应该局限于预测概率较大的患者（例如，除了红细胞压积升高以外，存在显示至少一个或两个特征，如洗澡后瘙痒、脾大、持续性白细胞增高、持续性血小板增多或非典型性血栓形成）。

传统上，直接测量红细胞质量或基于红细胞体积的评估被认为是诊断的必要条件。然而，这种测量费用昂贵，往往不容易获得，而且它不能区分真性红细胞增多症和病理性继发性红细胞增多症，这是需要进行的最重要的鉴别诊断。血清促红细胞生成素的测定对于鉴别诊断是很有价值的。高红细胞生成素水平实际上排除了真性红细胞增多症，提示继发性红细胞增多，因为真性红细胞增多症的红细胞生成素的产生应该被抑制。低促红细胞生成素水平强烈支持真性红细胞增多症的诊断，同时排除了病理性继发性红细胞增多症（这是由过量的促红细胞生成素产生驱动的）。

如果促红细胞生成素水平正常（可发生在轻症疾病、放血术后和继发性疾病），则需要进行骨髓活检。如果组织学为真性红细胞增多症的特征（细胞增生，巨核细胞数量增加，大巨核细胞，轻度网状纤维化，骨髓铁储量减少），则可考虑确诊。在少数难以确诊的情况下，可以检测血小板生成素受体蛋白的表达，这在真性红细胞增多症中是缺乏的。检测粒细胞的真性红细胞增多症 *vera-1* 基因另一种选择，可能具有特应性。其他人则对红系干细胞进行体外测试，在没有外源性促红细胞生成素的情况下显示出集落生长。

继发性红细胞增多症（反应性红细胞增多症）的检查

病史和体格检查通常就足够，但动脉血气或动脉血氧饱和度测定在评估不太典型的病例中是重要的。PaO_2 < 55 mmHg 和 SaO_2 < 92% 表明有明显的低氧血症。SaO_2 应该直接测量，而不是从 PaO_2 计算，因为在吸烟者中会出现假阴性。当存在明确的红细胞增多症家族史时，应进行血红蛋白电泳，以寻找具有异常高氧亲和力的突变血红蛋白。当怀疑有右向左分流的结构性心脏病时，需要多普勒心脏超声检查（如果有，可进行气泡试验）。

病理性继发性红细胞增多症的病因检测

应寻找肾病变和肿瘤，特别是肾细胞癌的体征和症状。肾超声或计算机断层扫描是对这类病变的合理筛查试验；研究结果为阳性后，再进行腹部增强计算机断层扫描。腹部超声检查是肝癌的一种有用的筛查方法，盆腔超声检查时可以帮助确定较大的子宫肌瘤。

相对红细胞增多症的检测

血压下降和脉搏升高通常足以诊断脱水，但如果需要，血尿素氮与肌酐的比值大于 20 可以提供支持证据。只有当临床证据不足以区分相对红细胞增多症与其他形式时，才应进行红细胞总量测定。红细胞总量的计算相当复杂，需要一个有测试经验的实验室。用放射性同位素标记（chromium-51）来标记红细胞，以便计算出总量。在解释结果时，需要考虑患者的身体特征。身高高、肌肉含量多的人比矮小、肥胖的人红细胞质量大，因为肌肉的血量大于脂肪。相对红细胞增多症的红细胞总量是正常的。

对症治疗 [6,8,10,17-24]

在可能的情况下，治疗应针对潜在的原因，但无论原因如何，如果红细胞质量增加的太大，导致症状并威胁患者的健康，就需要减少。静脉放血术成为可选的治疗方法。

降低红细胞总量

随着红细胞比容进入 55% ～ 60% 的范围，与红细胞增多相关的风险（高黏度、血栓形成、止血受损）开始显著增加。争论的焦点是降低红细胞压积的最佳目标范围。根据目前的共识建议以及在后续随机试验中证实，小于 45% 的强化治疗目标可降低心血管死亡和重大血栓形成的风险，明显优于 45% ～ 50% 的强化治疗目标。

当病情不能及时进行病因治疗时，应进行静脉放血术。静脉放血术可改善供氧，缓解高黏度症状，预防红细胞增多症的血栓栓塞和出血性并发症。静脉放血术对真性红细胞增多症和病理继发性红细胞增多症的患者特别有用。即使在红细胞质量的增加代表慢性低氧血症的生理调节的情况下，如果红细胞增多过多（红细胞比容 > 60%）并威胁氧气输送，也可给予静脉放血。将红细胞比容降低到 55% 以下可提高严重慢性阻塞性肺疾病患者的运动耐量。

静脉放血术是通过每 2 ～ 3 天清除多达 500 ml 的血液，以达到红细胞比容小于 55%。对于不能耐受如此大的容量损失的患者（如老年人），静脉放血术仅限于每周 1 次或 2 次，每次去除不超过 250 ml。会出现铁缺乏，但对于真性红细胞增多症或病理性继发性红细胞增多症患者不应予以纠正，因为这种治疗可能会刺激红细胞增生，产生暴发性复发。对于心肺疾病患者，适量的铁替代来纠正小细胞增多可能是有益的，因为小红细胞会增加血液黏度和减少氧输送。严重红细胞增多的患者如果需要手术，应先行静脉放血术以预防止血障碍。术前静脉放血术后应使用容量扩张器，以纠正容量消耗。

继发性红细胞增多症的治疗

对于患有右向左分流或促红细胞生成素分泌肿瘤的患者，通常需要手术干预。戒烟（见第 54 章）一直是红细胞增多症的重要目标；由于大量吸烟和高羧基血红蛋白水平导致相对红细胞增多或反应性红细胞增多的患者，红细胞比容在 1 周内开始下降，并在停止吸烟后 3 ～ 4 个月恢复正常。对于特定的严重慢性阻塞性肺疾病患者，长期的氧疗可能有助于使动脉血氧饱和度正常化（见第 47 章）。

真红细胞增多症的治疗

静脉放血术是一线治疗，对于侵袭性病程的患者随后进行骨髓抑制治疗。

静脉放血术

在血小板计数和白细胞计数保持相对正常的

情况下，仅用静脉放血术控制真性红细胞增多症通常是可能的。静脉放血术已被证明可以通过降低血栓形成的风险，将中位生存期从 2 年提高到 12 年。治疗的频率与红细胞比容和症状相关。大多数症状可以通过将红细胞比容降低到大约 50% 来缓解；然而，如前所述，建议继续进行多次静脉放血术，直到达到正常的红细胞比容（< 45%）。然后，就可以根据每月的监控来建立一个维持治疗计划。

骨髓抑制治疗

当静脉放血术疗效有限、血小板增多或发生髓外造血时，骨髓抑制治疗值得考虑。最佳治疗方法尚未确定；真性红细胞增多症研究小组的一项纵向调查比较了羟基脲、放射性活性磷（^{32}P）和烷化剂（如氯氨丁酸）。羟基脲是首选，因为它可以抑制疾病，降低恶性转化的风险。缺点包括需要频繁地给药和摄入大量的药片。此外，疗效不如 ^{32}P 更持久。虽然 ^{32}P 和烷化剂是有效的，但随着时间的推移，它们也会导致白血病，因此适合于老年患者。羟基脲治疗失败的患者预后较差，可以给予 ^{32}P 治疗，特别是老年人；它将诱导 6 ～ 24 个月的缓解，致白血病风险低于烷化剂。

对于羟基脲治疗失败的患者已寻求更有效、毒性更小的疗法。鉴于疾病的发病机制，JAK 激酶抑制剂治疗已经用于羟基脲失败的患者。JAK 激酶抑制剂芦索替尼在随机试验中被证明在控制红细胞比容、减少脾体积和改善症状方面有效。不良反应包括增加患带状疱疹的风险（6%）和轻微的贫血（2%）。更多涉及 JAK 激酶抑制剂的研究可能会跟进，并使其有可能应用于真性红细胞增多症。

瘙痒症

虽然抗组胺药物的反应变化很大，肥大细胞在引起瘙痒中的作用尚未确定，但可以尝试抗组胺药物治疗棘手的瘙痒症。H_1 阻断剂（例如，每天早上 60 mg 非索非那定；每天睡觉时 4 mg 氯苯那胺）和 H_2 阻断剂（例如，每天 3 次 400 mg 西咪替丁）的组合可能就足够了。也可以尝试低剂量阿司匹林和选择性 5- 羟色胺再摄取抑制剂治疗（如帕罗西汀）。在需要骨髓抑制治疗的患者中，干扰素 -α 已被有效使用。

高尿酸血症

该疾病可出现继发性高尿酸血症，导致急性痛风。别嘌呤醇（300 mg，每日一次）可预防痛风发作，当尿酸水平增加到大于 9 ～ 10 mg/dl 时，应予以考虑。

血栓形成和出血

血栓形成和出血是真性红细胞增多症最重要的并发症。限制这种风险的最有效的方法是扩大容量的静脉放血术。高剂量阿司匹林（900 mg/d）加双嘧达莫预防治疗不能阻止血栓形成并增加胃肠道出血风险；涉及低剂量阿司匹林的随机研究正在进行中，低剂量可以抑制血栓烷生物合成，该合成在真性红细胞增多症中增加，可能与凝血风险增加有关。血栓形成的发展是口服抗凝治疗的指征，但服用华法林的真性红细胞增多症患者出血的风险增加。

晚期并发症

在疾病的后期阶段，疼痛性脾梗死或充血性脾大可能需要脾切除术。骨髓纤维化伴骨髓化生和白血病的转变是由于对化疗缺乏反应，预后非常差。骨髓抑制治疗后的头 10 年转化为白血病的风险为 5%；转化为骨髓纤维化伴髓样化生的风险为 10%。

患者教育和转诊适应证

患者教育包括鼓励吸烟者戒烟（见第 54 章）和慢性阻塞性肺疾病患者接受最大限度的改善氧合的氧疗（见第 47 章）。患者对疾病的基础及其预后的了解应有助于实现对治疗的依从性（见第 1 章）。当真性红细胞增多症是一个强有力的诊断考虑时，患者应转诊到血液学医生进行确认测试和设计后续治疗方案。当诊断困难需考虑测量红细胞质量或骨髓活检时，转诊也是合适的。

附录 80-1

其他骨髓增生性疾病——原发性骨髓纤维化

真性红细胞增多症、原发性骨髓纤维化和原发性血小板增多（第 81 章）组成基本的骨髓增生性疾病。虽然长期存活率可以达几十年，但它们被认为是肿瘤性的，并具有共同的获得性干细胞基因突变；有时，它们可以相互转化。原发性骨髓纤维化是最不常见的（发病率为 2/100 万），发病年龄大于 60 岁，以男性为主。危险因素包括辐射和苯暴露，但大多数病例是特发性的。约 25% 的病例既往存在原发性血小板增多症或真性红细胞增多症。

病理生理学、临床表现和病程 [1-2]

骨髓增生性疾病的遗传共同点是获得性 Janus 激酶 2（*JAK2*）基因 V617F 突变所导致的克隆性干细胞增殖、过度产生的血细胞成分和髓外造血。该突变激活酪氨酸激酶，使造血细胞受体被促红细胞生成素、血小板生成素和粒细胞刺激因子过度刺激，导致了正常细胞的过度增生。表达该突变的细胞数量决定哪种骨髓增生性疾病的出现。在骨髓纤维化中，这种基因突变与骨髓纤维化的发展之间的联系仍有待证实；在巨核细胞来源的细胞因子的刺激下，发现正常的纤维细胞活性增加。

临床表现

血液学表现包括贫血、泪滴样红细胞、有核红细胞和未成熟粒细胞，血小板计数也可能升高。此外，骨髓活检显示细胞增生、非典型巨核细胞、胶原纤维化和骨硬化。临床上，大多数患者报告有疲劳，有些患者可能会注意到盗汗、体重减轻、瘙痒，甚至骨痛。在体格检查中，明显的脾大（由于髓外造血）是最为突出的体征，有时大到足以引起腹部症状和早期饱腹，可出现细胞减少。

临床病程

临床病程可能呈惰性，几十年来进展缓慢，但出血、感染和恶性转化形成白血病的风险增加（例如，白血病 5 年死亡的风险为 15%）。血栓并发症比真性红细胞增多症和原发性血小板增多症低（风险为 10%）。预测预后良好的临床特征包括血红蛋白水平 > 10 g/dl，血小板计数 > 100 000/mm^3，无脾大。最初诊断时的不良指标包括血红蛋白水平 < 10 mg/dl、白细胞减少（WBC < 4000/mm^3）或白细胞增多（WBC > 30000/mm^3），任何两者均与 13 个月的平均生存期相关。其他不利的预测因素是年龄 > 65 岁、全身症状和外周血超过 1% 的原始细胞。*JAK2* V617F 突变的低负荷预示着骨髓衰竭和白细胞减少，预后差。

诊断 [2-3]

老年患者出现明显的脾大或贫血，外周血涂片检查中发现泪滴样红细胞和未成熟的髓系形态可提示该诊断。骨髓活检对于确诊是必需的，显示细胞增生、巨核细胞增生、骨硬化和胶原纤维化。*JAK2* V617F 突变的存在有助于明确诊断。患者的基因组特征可以帮助分析患者的发病机制和预测临床表现和病程。驱动突变的识别，并将这些数据与临床变量相结合，使血液学专家能够进行个性化的预后评判和治疗。

管理 [2,4]

管理的方法取决于患者的临床表现。对于有明显症状性脾大或血液学损害的患者可以考虑脾切除术，但围手术期风险很大（死亡率 7%，并发症 30%）。骨髓的异常增殖可用羟基脲治疗，也可应用烷基剂、干扰素和其他免疫调节剂进行治疗。血栓形成可用抗血小板药物或口服抗凝血剂治疗。JAK2 抑制剂如芦索替尼已经显示出部分疗效，但不能消除相关克隆性干细胞。此外，端粒酶抑制剂（如端粒酶）正在探索使用，显示出了一些疗效，但也提示显著骨髓抑制的风险。

（王　倩 翻译，董爱梅　肖卫忠 审校）

第 81 章

出血的评估和对异常出血的研究

A.H.G.

在诊室中遇到的出血问题包括筛查发现的异常结果、容易淤伤、淤点样皮疹和反复发作的异常明显失血。有时，唯一的表现是血小板计数低、凝血酶原时间（prothrombin time，PT）延长或出血时间延迟。当失血量小、出血率慢、发生严重出血的风险低时，可在门诊进行评估。该检查除了评估血管、血小板功能和血小板数量外，还包括检查内源性和外源性凝血系统，以确定止血过程中的哪一环节存在异常。详细的病史和体格检查，辅以一些简单的实验室检测，通常可以得到一个有临床意义的答案和指导治疗。重要的目标是确定问题是遗传性的还是获得性的。有时，解剖病变与出血素质并存，临床医生总是需要解决这种可能性，特别是当出血来自肺、胃肠道、阴道或尿路时（分别见第 42、63、111 和 129 章）。

病理生理学和临床表现 [1–11]

概述

止血是通过凝血系统、血小板和血管壁的相互作用来实现的。血小板在血管损伤时提供了最初的初级止血，随后是在损伤部位产生纤维蛋白。凝血是一个精心控制的过程，受到内源性抗凝血机制的限制。正常止血体现了凝血和抗凝血因子之间的微妙平衡。在这个制衡系统中的任何混乱都可能导致出血或血栓形成。

这里关注的出血主要存在初级保健或紧急护理环境中。主要出现在急诊室或住院患者中的，如弥散性血管内凝血（disseminated intravascular coagulation，DIC），超出了本章的范围，尽管两种情况下也可能出现的一些较温和的形式。

初级止血障碍

初级止血障碍涉及血小板和（或）血管壁，表现为自发性出血或浅表组织（皮肤和黏膜，包括肠黏膜和泌尿生殖道）出血。创伤后出血特点是出现淤点和缓慢渗出，而不是剧烈出血。患者可能主诉月经过多或鼻出血。

二期止血障碍

二期止血障碍涉及凝血因子或纤溶系统，导致深部和内脏出血，导致关节血肿、腹膜后出血和深部血肿等问题。

初级止血障碍：血小板质量异常

血小板功能缺陷可根据影响血小板活性的步骤进行分类：黏附、聚集、活化、分泌或凝血加速等。孤立性血小板缺陷患者出血时间较长，血小板正常且数量充足。

黏附缺陷

黏附受损的最重要原因是血管性血友病（von Willebrand disease，vWD）；获得性形式见于肿瘤、结缔组织疾病或使用高剂量抗生素。

血管性血友病。vWD 是一种常染色体遗传的遗传性疾病，与血管内皮损伤部位血小板黏附和聚集所需的糖蛋白聚合物（血管性血肿因子）的分泌减少和合成异常有关。血管性血友病因子也作为凝血因子Ⅷ的载体蛋白，可影响凝血因子Ⅷ在循环中的含量。

已确定的分型。1 型占病例 80% 的比例，被定义为相关因子的定量缺陷（≤ 30 IU/dl）。2 型是由产生有缺陷的血管性血友病因子引起的，在多达 20% 的病例中被发现。3 型很罕见，表现为完全没有血管性血友病因子的生产。此外，由于循环因子Ⅷ的数量相应下降，部分凝血活酶时间（partial thromboplastin time，PTT）可能会延长。去氨加压素可刺激血管性血友病因子的释放（DDAVP 是几个注册商名之一）。更罕见的类型不能通过去氨加压素来纠正。

临床表现因患者的年龄而异。出血的严重程度差异很大，在纯合子人群中最为严重，可能合并胃肠道出血，关节出血罕见。成年患者通常表现为月经过多、小伤口出血和血肿。黏膜出血是儿童的常见表现，通常表现为严重的鼻出血。月经过多或其他病理性妇科出血往往提示妇科疾病，并可能包括卵巢囊肿内急性出血。患者在产后、手术和拔牙后也会出现过度出血。尽管血管性血友病因子的水平随着年龄的增长而增加——这可能会减少出血风险——老年患者可能因胃肠道血管发育不良而大量出血。关节腔出血仅限于合并血友病或 3 型 vWD 的患者。

获得性 vWD。获得性 vWD 见于淋巴瘤、其他恶性肿瘤和结缔组织病。高剂量的半合成青霉素或头孢菌素可以通过覆盖血小板表面并减少与糖蛋白的结合而产生获得性黏附缺陷。

活化和释放缺陷

活化缺陷的患者对前列腺素依赖的激活物如血栓素 A2 的反应受损，血栓素 A2 可吸引血小板和收缩血管。非选择性非甾体抗炎药（Nonselective nonsteroidal anti-inflammatory drugs，NSAIDs）通过抑制环氧合酶 -2（inhibiting cyclooxygenase-2，COX-2）来影响血小板的活化和分泌，有助于将花生四烯酸转化为血栓烷。此外，这种 NSAIDs 可以抑制二磷酸腺苷的释放，是血小板聚集所必需的。（一些选择性 NSAIDs 抑制 COX-2 的同时不会损害血栓烷的形成。）

与 NSAIDs 不同，阿司匹林即使单剂量也能对环氧合酶产生不可逆的抑制作用，这种效果会持续到血小板的寿命（7 天）。使用 NSAIDs 和 ω-3 脂肪酸（在鱼油中发现）可以看到可逆的抑制作用。不会导致严重的出血，但潜在的出血素质可能会加重。

在先天性血小板病（storage pool disease，SPD）患者中，血小板颗粒中腺苷和血清素含量减少或过早释放，就像接受体外循环的患者一样。出血通常是轻微的，出血的时间只是轻度延长。

聚集缺陷

硫代吡啶糖蛋白Ⅱb 和Ⅲa 抑制剂（如氯吡格雷）和 $P2Y_{12}$ 受体抑制剂（如替格瑞洛）是导致血小板聚集缺陷的最常见原因。血小板无力症（glanzmann thrombasthenia，GT）是一种罕见的遗传性缺陷，血小板水平低和（或）糖蛋白Ⅱb/Ⅲa 缺陷。因此，血小板不能与纤维蛋白原结合，不能通过纤维蛋白原交联而聚集。切口收缩异常，出血时间明显延长，可能发生严重出血。应用高剂量半合成青霉素或头孢菌素的患者也表现出与纤维蛋白原的结合减少。

凝血加速缺陷

当血小板表面与凝血因子Ⅴ和Ⅹ结合时，凝血酶原的转化速度大大加快。当血小板不能结合这些凝血因子时，患者 PT 轻度延长，出血时间正常，血小板聚集正常。

混合功能缺陷或未知缺陷

许多情况与血小板功能中尚不明确但潜在重要的定性缺陷有关。尿毒症是最重要，认为与可透析的毒素有关。除透析外，纠正贫血和使用 DDAVP、偶联雌激素和冷沉淀物可以减少出血时间的延长。溶蛋白血症和骨髓增殖性疾病也会对血小板产生复杂的血小板功能缺陷，高肠道剂量的 β- 内酰胺抗生素也是如此。

初级止血障碍：血小板数量异常

正常的血小板计数范围为 150 000～300 000/mm^3。血小板过多或过少都会导致初级止血障碍。

血小板增多症

血小板计数大于 400 000/mm^3 可能会干扰血小板功能并导致出血，尽管血栓形成是更常见的后果。偶发黏膜出血或出血，尤其是创伤或手术后。血小板计数越高，风险更大，可能是由血管性血友病因子稀释引起。大多数情况下，出血微不足道，但当有潜在的骨髓增生性疾病时，出血可能性更大。血小板增多可能是原发性（特发性）的或继发性的。

特发性血小板增多症。这种原发性骨髓增生性血小板增多症，如真性红细胞增多症，见于获得性克隆体细胞突变而引起自主克隆造血。最常见的是 *JAK2* V617F 突变，见于 50% ～ 60% 的患者。另外 20% ～ 25% 的分子伴侣钙蛋白基因突变，其余的血小板生成素受体 *MPL* 基因突变。血小板生成素水平异常正常或升高。

虽然平均发病年龄为 60 岁，但年轻女性可能会出现这种情况，从而导致流产。总体来说，确诊后 10 年的临床病程是惰性的，特别是与真性红细胞增多症和骨髓纤维化相比。主要的风险是血栓形成（包括动脉和静脉）和出血。血栓形成是更常见的不良后果（频率为 11% ～ 29%），危险因素包括年龄大于 60 岁、白细胞增多和血栓形成史。出血的风险相对低（3% ～ 18%）。

在确诊后的头 10 年，红细胞增多症、骨髓纤维化或白血病很少见（1.4%），主要见于 *JAK2* 基因突变的人。随着时间的推移，风险在 30 年后增加到 24%。由短暂性血小板过度聚集引起的血管阻塞症状包括偏头痛、感觉异常和手脚发红。

继发性血小板增多症。血小板计数的升高可发生在炎症性疾病、感染或恶性肿瘤时，通常与潜在疾病的病程相似。急性反应性原因包括急性失血、缺铁、应激和极度的体力消耗。尽管血小板计数高，但反应性血小板升高相对无害，但与潜在炎症性疾病或恶性肿瘤相关，存在出血或血栓并发症的风险。

血小板减少症

血小板计数小于 100 000/mm^3 与出血时间延长有关。诊断需要用外周血涂片进行确认，因为体外对柠檬酸或少量循环冷凝集素的反应中，血小板聚集会导致假性减少。真正的血小板减少症在血小板计数下降到低于 50 000/mm^3 时才发生严重出血的风险。

淤伤发生在血小板计数在 30 000 ～ 50 000/mm^3 时；而当血小板计数下降到 20 000/mm^3 以下时，会出现自发性淤伤、月经出血和持续出血。当血小板计数小于 10 000/mm^3 时，自发性外出血、胃肠道和泌尿生殖系统出血，以及中枢神经系统出血的风险增加。最初可表现为小腿的淤点疹。不同于血管炎，它们无痛、扁平、无瘙痒，并且没有红晕。颊黏膜出血性大泡是另一个特征性表现。出血可能始于胃肠道或泌尿系。当血小板破坏增加（创伤、免疫损伤、DIC、血栓性血小板减少性紫癜）、生成减少（骨髓衰竭）或异常池发生（脾功能亢进）时，血小板减少。

破坏增加

破坏增加是血小板减少症最常见的原因。其主要机制是免疫性的，与药物、病毒、淋巴增生性疾病和结缔组织疾病以及特发性疾病有关。

免疫性（特发性）血小板减少性紫癜。免疫性（特发性）血小板减少性紫癜［Immune（idiopathic）thrombocytopenic purpura，ITP］是血小板破坏的主要原因，由产生针对血小板的免疫球蛋白 G（immunoglobulin G，IgG）自身抗体介导。特发性最常见于年轻人、儿童和女性。在成人中多呈慢性，其特征是病程逐渐进展，很少自发缓解。在使用阿司匹林或 NSAIDs 时，可能表现为出血，在常规血细胞计数时偶然发现，或在病毒感染后出现月经过多、鼻出血或紫癜性皮疹。体格检查结果通常无异常，脾不可触及，也可能略有增大。无淋巴结肿大、肝大或皮肤压痛，有助于区分继发性因素。有时会出现轻度发热。

继发性免疫性血小板减少症。免疫介导的血小板减少症可发生在并发疾病和药物的背景下。

并发疾病。免疫性血小板减少症见于许多疾病，包括淋巴增生性疾病，系统性红斑狼疮，艾滋病毒和丙型肝炎病毒感染。临床表现类似于 ITP，也可能合并伴发疾病的其他表现（例如，最近的新药暴露或淋巴结病、肝大、脾大、关节炎、关节痛、皮疹、肾功能障碍）。在大约 15% 的病例中，血小板计数下降到 100 000/mm^3 以下。血小板减少症在无症状艾滋病毒感染患者中患病率为 10%，在有症状的患者中患病率高达 30%。

药物诱导。这些是特异反应，最常发生在服用 H_2 阻滞剂、喹类、磺胺类或抗惊厥药的人中，尽管任何药物都可能发生，如草药和非处方药物（如对乙酰氨基酚、非甾体抗炎药）。如果之前没有接触过，通常需要 5 ～ 7 天才能致敏。血小板计数迅速下降到 20 000/mm^3 以下，并可能发生急性出血。一旦停服药物，计数立即恢复到安全水平。

肝素诱导的血小板减少症。肝素诱导的血小板减少症与其他类型的不同之处在于，在 20% ～ 50% 出现症状的患者中，以血栓事件为主而不是出血。这个问题最常见的是使用普通肝素（如果最近没有接触普通肝素，其可能性是低分子肝素的 10 倍）。风险随着未经肝素治疗的持续时间和大手术（如骨科或心脏手术）而增加，这在小手术、产科和长期血液透析中并不常见。发病时间取决于暴露史：如果最近没有普通肝素暴露，则出现在 5 ～

10天后；若最近暴露过，则数小时内发生（即使之前接触过低分子肝素）。如果在过去90天内有普通肝素暴露，则可以在再次暴露后立即发病。留置导尿管时的小剂量肝素冲洗与这种情况无关。

该情况有两种形式。一种无害的变异约占肝素相关低血小板计数的20%，这是由于简单的血小板聚集，没有血栓形成的风险。在其他80%的病例中，有针对血小板因子4（platelet factor 4，PF4）和肝素的抗体形成，导致血小板激活和增加凝血酶的产生，这导致血栓风险显著增加。血小板计数从最近的峰值开始迅速下降50%或更多，通常在40 000 ～ 50 000/mm^3，但很少下降到小于10 000/mm^3。血小板计数通常在停止治疗后的4 ～ 10天内恢复，尽管血小板计数恢复正常，但血栓风险可能持续长达数周。

诊断依赖于发现血小板计数较峰值下降超过50%以及血清中抗PF4-肝素抗体（高敏感性，但低特异性），可以通过血小板活化的功能试验证实（提供了增加的特异性；见下文讨论）。阴性抗体检测排除了这种情况，但阳性检测需要验证性功能检测，因为在许多其他情况下，该检测可能会给出阳性结果。初始诊断的重点是血小板计数较峰值至少减少50%。在血小板计数正常增加的情况下，如术后，确定峰值水平很重要，可以通过回顾术后常规全血细胞计数来实现。

增加消耗量-血栓性微血管病（TMA）。TMA综合征包括广泛的疾病和临床表现，从急性危及生命的疾病到偶然发现的溶血性贫血和病因不明的血小板减少。它们的共同最终途径是在小血管中形成弥漫性透明-血小板复合体，损害血流并消耗血小板。溶血性贫血和血小板减少发生，小血管局部灌注下降。微血管损伤可发生在许多器官，大脑和肾经常受到影响，可能是由于其他因素使它们更易受损伤。大多数在门诊就诊的成年人往往患有更轻微的TMA，然而，药物介导的疾病可能是急性和严重的。

虽然许多患者表现出轻微的症状和体征，但全面的临床综合征包括局灶性神经功能缺陷和肾功能障碍，伴有贫血和血小板减少。外周血涂片显示有破碎红细胞，这是溶血的标志。虚弱、紫癜和胃肠道不适也可能会出现。当溶血严重时，血清乳酸脱氢酶可明显升高。

TMA名称所包含的是一些由其病理性血小板聚集的特定机制所定义的疾病。这些疾病包括血栓性血小板减少性紫癜、志贺毒素介导的溶血性尿毒症综合征和药物介导的TMA。

血栓性血小板减少性紫癜（AMAMTS13缺乏介导的TMA）。血栓性微血管病有遗传性和获得性两种形式，这是由于血管性血友病因子切割蛋白酶（AMAMTS13）活性的缺乏导致血小板过度聚集。这可能是由于合成酶的基因受损（如原发性疾病）或获得性自身抗体抑制蛋白酶活性，如药物诱发。触发获得性自身抗体形成的确切机制尚不清楚。危险因素包括女性、黑种人和18 ～ 50岁成年人。

成年患者的临床表现涵盖了各种严重程度。虚弱、紫癜、胃肠道不适和短暂性局灶性神经功能缺损，尽管约有1/3的神经系统无症状，大多数很少或没有肾功能障碍。ADAMTS13活性显著降低（＜ 10%）提示诊断，但敏感性和特异性不高。

志贺毒素介导的溶血性尿毒症综合征（ST-溶血性尿毒综合征）。这种TMA病的变异发生在感染产生志贺毒素的细菌感染的背景下，最常见于大肠杆菌O157：H7。该毒素与内皮细胞和肾细胞结合，触发促炎和血栓前反应，包括小血管内的细胞过度释放血管性血友病因子，从而增强血小板聚集，导致血小板血栓形成。

最初的表现是在摄入相关食物几天后出现腹痛和血性腹泻——通常是汉堡包，但涉及受污染的水和蔬菜的疫情也已被证实。随着胃肠道症状开始消失，可出现肾和血液学表现。这种情况在幼儿中最为严重。

药物介导的TMA。这种获得性TMA有两种形式：抗体形成和毒性剂量相关。前者是一种特殊的免疫反应，最好的例子是使用奎宁，也可见于吉西他滨和奎硫平。药物-抗体复合物激活内皮细胞，释放血栓前介质，激活替代补体途径。起病急骤，伴有急性肾衰竭和全身症状。

与毒性剂量相关的药物TMA最常发生在使用化疗药物、血管内皮生长因子抑制剂和免疫抑制剂的癌症治疗中。推测的机制是抑制前列环素导致内皮功能障碍和随后的血小板聚集。

生成减少

骨髓可能被药物、病毒感染抑制，或被肿瘤取代。与导致骨髓衰竭或骨髓结核过程相关的血小板减少通常发生在全身性全血细胞减少的背景下（见第 80 章）。有时，单个药物会选择性地抑制血小板的产生。氯噻嗪、甲苯丁酰胺和乙醇是最好的例子。巨幼细胞性贫血的巨核细胞产生减少，替代治疗可快速恢复。短暂性血小板减少可能继发于流感、肝炎、风疹和其他病毒性疾病。HIV 相关血小板减少涉及巨核细胞的病毒侵犯以及外周破坏的增加。

扣留增加

可能发生在与脾异常增大相关的疾病中。脾大会导致过度扣留血小板，循环血小板计数减少。

继发性止血障碍：内源途径的缺陷

这些情况通过损害内源性凝血因子的合成或功能来延长 PTT（PT 仍然正常）。检测可能困难，因为 PTT 不会延长，直到一个功能的内源凝血因子的浓度降低超过 75%。幸运的是，许多凝血因子缺乏不会导致严重出血，但最常见的血友病会导致严重出血。

因子Ⅷ和Ⅸ的缺陷：血友病 A 和 B

血友病 A 和 B 分别代表因子Ⅷ和Ⅸ的缺陷。它们占遗传性出血素质患者的 80% 以上，由于它们是 X 连锁，因此只影响男性。出血的风险取决于因子缺乏的程度。患者因子浓度低至正常的 5% 时，除手术后或重大创伤后很少出血；浓度为正常 1% ～ 5% 的患者可能在轻微创伤后出血；浓度低于 1% 的患者会发生自发性出血，通常出现肌肉和负重关节内出血。出血也可发生在中枢神经系统、泌尿生殖系统和腹膜后。如前所述，如果因子水平大于正常值的 25%，检测可能会很困难，因为 PTT 往往是正常的。染色体检测技术正在开发中，以帮助检测女性携带者。通过对绒毛膜绒毛组织的 DNA 分析，可以进行相对较早的产前检测，前提是该组织也可以从其他受影响的家庭成员那里获得。妊娠后期可通过超声引导下抽吸法测定胎儿血中的抗血友病因子水平。

如前所述，在血管性血友病中经常发现Ⅷ因子缺乏，这是由于血管性血友病因子数量或功能的下降，减少了血清中因子Ⅷ的携带。还需注意的是，在血小板增多情况下因子Ⅷ的活性会被稀释。

因子Ⅺ缺乏症

因子Ⅺ缺乏主要发生在德系犹太人中，是常染色体隐性遗传。严重的创伤或手术可导致出血。

其他缺陷

内在通路因素的其他缺陷可能导致 PTT 的延长，但不会导致临床出血，即使是在大手术或严重创伤的情况下。

抑制物

狼疮抗凝物是一种在结缔组织疾病和吩噻嗪使用中引起的 IgG 抗体。出血并发症很少见，存在这种抗凝物的患者表现为高凝状态，会导致静脉血栓形成和自然流产的风险增加（见第 22 章）。PTT 和 PT 都延长，因为该抗体是针对两种检测中使用的磷脂。多次输注抗血友病因子的血友病患者有接近 15% 的风险产生抗血友病因子抑制物，IgG 抗体对抗替代因子。这种抗体也存在于结缔组织病或淋巴增生性疾病患者、孕妇和老年人中。

继发性止血障碍：外源途径的缺陷

外源性凝血因子（Ⅱ、Ⅶ、Ⅹ）的合成和修饰取决于健康的肝和充足的含维生素 K 的饮食摄入。一些维生素 K 也来自肠道菌群的产物。因此，外源性凝血因子的显著缺陷是罕见的。大多数来自外源途径的出血是维生素 K 缺乏或肝病的结果。原因包括肝细胞功能不全、胆汁淤积（损害脂溶性维生素 K 的吸收）、饮食摄入不良以及使用广谱抗生素杀死正常肠道菌群。典型的实验室表现是 PT 的延长。华法林抗凝治疗也会导致 PT 的延长。华法林抑制维生素 K 依赖的因子Ⅱ、Ⅶ、Ⅸ和Ⅹ的合成后修饰，使其无法结合钙并发挥生物活性（见第 83 章）。

血管缺陷

血管缺陷的特征是皮肤和黏膜的紫癜样出血，不伴有可检测到的凝血因子或血小板异常。淤斑和淤点是主要表现。最常见的原因是衰老，即所谓的老年性紫癜。结缔组织和脂肪组织的萎缩使血管脆弱，导致渗血，特别是在持续阳光照射的区域（面部、颈部、手背、前臂）。库欣综合征的皮肤松弛和容易淤伤有类似的基础，即长期类固醇过量的分解代谢效应。坏血病导致胶原合成缺陷，患者可能出现牙龈出血或皮下组织和肌肉出血。滤泡周围出血是特征性的表现。单纯性紫癜是一种轻微的疾病，多见于相对健康的女性，主要发生在下肢（有时被称为“魔鬼捏压”），尤其是在月经期。大多数病例是获得性的，还有一些与非甾体抗炎药的使用有关。

遗传性疾病

结缔组织病，如马方综合征和 Ehlers-Danlos 综合征，由于支持结缔组织和主要血管的结构缺陷所致。出血范围从容易淤伤到严重出血。在 Rendu-Weber-Osler 病中，由于缺乏血管支持和收缩力而导致的毛细血管扩张等发育异常。这些细小复杂的小静脉和毛细血管网络出血可由轻微创伤或自发发生。毛细血管扩张病变为紫色，扁平，通常不超过几毫米，形状从针尖样到蜘蛛样。它们发生在黏膜、面部、躯干、手掌和足底表面。病变也可出现在内脏，导致严重的出血风险。其临床病程通常是反复的出血发作。

药物因素

无明显血小板或凝血因子异常的紫癜样出血是其特征。药物诱导的血管性紫癜被认为具有自身免疫机制，存在针对内皮表面的抗体，尽管这种抗体往往难以检测。这类药物包括普鲁卡因青霉素类药物、噻嗪类药物、奎宁类药物、碘化物类药物、磺胺类药物和香豆素类药物。当停用药物后，出血就停止了。

免疫复合物形成

轻度紫癜性出血有时见于系统性红斑狼疮、类风湿性关节炎和干燥综合征，并被认为与免疫复合物沉积有关。在淀粉样变性中，淀粉样蛋白在皮肤和皮下组织中的沉积会导致血管脆弱，特别是在眼眶和上躯干附近。这类患者的“浣熊眼”外观具有特征性。

混合缺陷

许多情况在多个环节止血机制受损。慢性肾衰竭、异常蛋白血症、慢性肝病和消耗性凝血功能障碍是最常见的例子。

尿毒症

肾衰竭会损害血小板功能，导致凝血因子的产生不足。动脉和静脉穿刺部位持续渗血是常见的。出血可表现为紫癜、黏膜出血或胃肠道出血，透析和纠正贫血有助于减少出血倾向。

异常蛋白血症

冷球蛋白血症、巨球蛋白血症和骨髓瘤可因免疫复合物和血清中的副蛋白沉积导致内皮损伤。与其相关的高黏状态也会导致毛细血管缺氧。凝血因子和血小板活性受损以及内皮损伤可导致多因素出血素质。

慢性肝病

肝细胞衰竭通过多种途径导致出血。严重衰竭的患者，即使给予维生素 K 的治疗，也不能产生足够的维生素 K 依赖的凝血因子。此外，纤维蛋白原的产生受到影响，而制造的纤维蛋白原也存在缺陷。门脉高压症患者可能因脾扣留血小板而导致血小板减少，尽管这本身很少引起出血。然而，静脉曲张在这类患者中很常见，这增加了胃肠出血的风险（见第 63 章）。

弥散性血管内凝血

这种消耗性凝血功能障碍发生在导致血液暴露于组织凝血酶的环境中（例如，蛇咬伤、广泛烧伤、严重感染、癌症）。细菌感染是常见的诱因。微循环中外源途径的激活消耗了凝血因子和血小板，可导致轻微淤点甚至大出血。除血小板减少外，凝血酶原和活化部分凝血活酶时间延长，低纤维蛋白原血症，纤维蛋白降解产物（如 d- 二聚体）水平升高。

鉴别诊断 [1-2,4]

出血素质的原因可根据止血不同阶段的进一

步分类：血小板功能、血小板数量、内源途径、外源途径和血管（表 81-1）。鉴别诊断需通过识别凝血系统的哪一环节出现障碍进行。

检查 [1-21]

当患者出现容易淤伤或出血时，临床需要确定潜在的止血缺陷。多部位出血，易淤伤，自发性出血，直径大于 3 cm 的淤斑，外科手术或牙科手术后持续出血强烈提示出血素质。在诊室进行详细

表 81-1　出血发病机制的鉴别诊断

血小板质量异常	
黏附缺陷	血管性血友病：高剂量的半合成青霉素和头孢菌素
聚集缺陷	抗血小板药物（如氯吡格雷、替格瑞洛），Glanzmann 血小板减少症，高剂量半合成青霉素和头孢菌素
活化缺陷	非甾体抗炎药，双嘧达莫，体外循环
凝血加速缺陷	因子Ⅴ缺乏
血小板数量异常	
血小板增多症	骨髓增生性疾病（原发性血小板增多症、真性红细胞增多症）
血小板减少	
生成减少	噻嗪类药物，酒精，病毒感染，骨髓衰竭，巨幼细胞性贫血，骨髓痨
破坏过多	药物：肝素（特别是普通肝素），奎尼丁，奎宁，甲基多巴，磺胺类抗生素，苯妥英，丙戊酸，卡马西平，巴比妥酸盐，金盐，阿昔单抗，万古霉素，对乙酰氨基酚，非甾体抗炎药，H_2- 阻滞剂 疾病：系统性红斑狼疮，败血症，特发性血小板减少性紫癜，慢性淋巴细胞白血病
过度扣留	脾功能亢进，血栓性微血管病（血栓性血小板减少性紫癜、志贺毒素诱导的溶血性尿毒症综合征、药物诱导或药物介导）
内源性凝血途径异常	
因子Ⅷ缺陷	血友病 A
因子Ⅸ缺陷	血友病 B
因子Ⅺ缺陷	德系犹太人后裔
外源性凝血途径异常	
维生素 K 依赖性因子缺乏症	饮食不良，胆汁淤积，肝细胞衰竭，香豆素，广谱抗生素
血管缺陷	
结缔组织脆性增加	年龄，库欣综合征，坏血病，单纯性紫癜
遗传性缺陷	马方综合征、遗传性出血性毛细血管扩张症
药物相关	普鲁卡因，青霉素类，磺胺类，噻嗪类，奎宁类，碘化物类，香豆素类
副蛋白血症	骨髓瘤，巨球蛋白血症，冷球蛋白血症
结缔组织病	红斑狼疮，类风湿关节炎，干燥综合征
混合缺陷	
尿毒症	
慢性肝细胞衰竭	
弥散性血管内凝血	
HIV 感染	

的评估之前，应该确保没有大出血或大容量消耗。需要明确有无呼吸困难、头晕、体位性疲劳和明显的失血。快速检查生命体征、皮肤颜色和皮肤温度将提供血容量和贫血程度的额外证据。一旦排除了严重出血的存在或风险，就可以开始门诊评估。

下一个任务是确定凝血系统的哪个环节出现故障，一旦确定以及对该疾病是获得性的还是遗传性的评估，可以极大地帮助确定评估的重点（表81-2）。

病史

我们需要详细的出血史，包括发病、诱因、位置、临床病程、既往史、相关家族史和用药史。调查过去的手术、分娩、月经、鼻出血（双鼻孔）、拔牙、创伤、撕裂伤和注射情况，可以提供重要的信息。特别重要的是轻微创伤或手术后的输血史，而通常这种情况不需要输血。

另外，并非所有容易淤伤史的患者都有出血素质。易淤伤是很常见的，经常发生在其他正常的患者。发生在四肢直径小于 3 cm 的淤伤很可能是无害的，在没有明确损伤的情况下，是由隐性创伤造成的。同样，在拔牙后 2 天的轻微出血也在正常范围内。然而，躯干上自发发生或四肢直径大于 3 cm 的淤伤更令人担忧。

如前所述，短暂的、浅表出血（皮肤和黏膜出血）、自发性或立即创伤后出血提示血小板异常或血管脆性增加。相比之下，有严重凝血障碍的患者出血往往很深（组织间或内脏），表现为延迟和持续出血。既往病史或异常出血家族史是遗传性疾病的有力假定证据，但其缺失并不排除它的可能性。例如，30% 的血友病患者没有出血性家族史。对于疑似遗传原因的患者，应注意性别，因为许多遗传性出血疾病与性别有关，特别是那些涉及凝血因素的疾病。

对药物进行彻底的审查是必要的。应注意有无使用能够干扰血小板功能（阿司匹林、非甾体抗炎药、半合成青霉素、头孢菌素、双嘧达莫、氯吡格雷）、血小板数量（噻嗪类、奎宁、奎尼丁、甲基多巴、磺胺类、其他抗生素、抗痉挛药、巴比妥酸盐、未分离肝素；表 81-2）或凝血因子合成（如华法林）的药物。检查药物暴露的持续时间可以提供一些信息。如果患者以前没有接触过，大多数药物诱导的免疫血小板减少发生在用药后 5 ～ 7 天；如果之前接触过，发病要快得多。

应特别注意近期或同时出现的可能影响止血的疾病，包括慢性肝病、尿毒症、病毒感染、结缔组织病、骨髓增生性疾病和副蛋白血症。

体格检查

在检查了生命体征并明确是否有明显的容量不足后，可继续进行系统的检查。注意有无库欣面容或马方样外观。在检查皮肤时，应记录任何

表 81-2 区分血小板、凝血和血管疾病

临床特征	血小板	凝血	血管
发病	立即	延迟	立即
持续时间	短	延长	多变的
起因	创伤	通常是自发的	多变的
部位	皮肤，黏膜，胃肠道	关节、肌肉、内脏	皮肤、胃肠道
家族史	无	通常存在	通常存在
药物相关	常见	罕见	偶见
性别优势	通常是女性	通常是男性	通常是女性
对局部压迫的反应	通常有效	无效	有效
血小板计数	正常、低或过高	正常	正常
凝血酶原时间	正常	因子Ⅱ、Ⅶ、Ⅸ和Ⅹ缺乏者异常	正常
部分凝血活酶时间	正常	因子Ⅷ或Ⅸ缺乏者异常	正常

紫癜性病变的大小、数量和位置，并注意它们是淤点（< 3 mm）还是淤斑（> 3 mm）。紫癜代表皮肤出血，通常是由于血管破裂或渗漏。淤点常见于血小板减少症、血小板质量异常和血管缺损。淤点性皮疹也是血管炎的一个标志，但血管炎性的病变特征是可触及的，有压痛、瘙痒，周围伴有红晕。可以很容易地区分淤点和非紫癜样皮肤病变，因为它们在被载玻片挤压时没有发白。空白病变不能过于匆忙地被排除，因为它们可能是毛细血管扩张所致，这是 Rendu-Weber-Osler 综合征的重要线索。在外伤区域出现淤斑是正常人常见的现象；然而，在没有重大创伤的情况下，大于 6 cm 的淤斑很可能提示潜在的出血异常。同时还要关注有无慢性肝病（蜘蛛血管瘤、黄疸）的皮肤表现。

检查黏膜是否出血、淋巴结是否肿大、腹部是否有肝脾大，检查关节和肌肉是否有血肿和关节血肿。进行直肠和盆腔检查，寻找出血证据。对于血小板减少症的患者，仔细检查脾大很重要，因为它可能是血小板被扣留的唯一线索。胃泡鼓音区叩诊（胃上方的区域），结合右侧卧位的脾触诊，是体格检查脾大的最佳方法（敏感性 46%，特异性 97%）。

实验室检查

对出血障碍的实验室检查可能会相当复杂，并经常受益于血液学专家的咨询参与。基层全科医生的任务是依据实验室测试的初始评估确定可能的发病机制，包括血小板数量的异常，血小板质量的异常、内源凝血系统的缺陷、外源凝血系统的缺陷、血管问题、单一因素或混合因素所致出血。虽然病史和体格检查通常可提供有关病因的重要线索，但一些基本的实验室检查可以帮助更明确地分类出血的原因。初级止血可通过血小板计数和血小板功能测试来评估。PT 是最好的检测外源性凝血系统的项目，而 PTT 是最好的检测内源性凝血系统的项目。

血小板计数

测量血小板计数由自动计数仪对收集到含有抗凝剂乙二胺四乙酸（EDTA）的试管中的血样进行常规测量。当血小板暴露于 EDTA 发生聚集时，计数错误地下降，这是血液在低温下处理时的常见现象。它可以通过在处理前稍微加热血液，或使用另一种抗凝血剂，或采集手指血手工计数血小板来预防。需要记住的是，老年人的血小板计数在男性中下降 35%，女性中下降 25%。血小板计数过低的另一个原因是聚集，在凝集抗体存在的情况下，在白细胞周围产生血小板玫瑰花结。通过外周血涂片进行确认有帮助。在外周血涂片检查中发现血小板数量足够是良好的假定证据；发现不成熟形式的大血小板提示破坏增加后产量增加。

血小板减少症的检测。首先，必须排除假性血小板减少症。然后，任务转向区分破坏增加、生成减少以及捕获增多。外周血涂片检查在这方面是有帮助的。

全血细胞减少症。全血细胞减少症强烈提示存在骨髓问题。外周血涂片上的骨髓增生图显示骨髓增生性疾病导致骨髓侵犯，需要进行骨髓检查。骨髓活检显示骨髓增生低下，提示骨髓衰竭；巨核细胞的增加表明破坏增加。

孤立性血小板减少症。孤立性血小板减少症几乎总是由破坏增加或捕获所致。孤立性血小板减少症患者外周血涂片可见大的、不成熟的血小板提示破坏增加。血小板捕获最好是通过检查脾大或通过腹部超声来帮助确定。

在检查破坏增加的原因时，应该考虑一些初步调查评估明显的、容易检测的次要原因，可能不需要更复杂的抗血小板抗体研究。例如，简单地停用所有潜在的有害药物并监测血小板计数可能就足以诊断药物引起的病因。用非常小的剂量重新激发，密切监测血小板计数是否再次快速下降可以帮助确诊。

当有提示性的临床表现时，血清学研究有助于检测病毒感染和结缔组织病（如酶联免疫吸附试验和 HIV 的免疫印迹法、抗丙型肝炎抗体、抗核抗体）。结合血液学咨询，药物性血小板减少症的抗体检测值得考虑。

疑似肝素诱导的血小板减少。通过多特异性 HIT ELISA 检测（检测 IgM、IgG、IgA 抗体）抗 PF-4- 肝素抗体适用于符合中、高预测概率的人。尽管该测试的灵敏度很高（97%），但如果应用于风险较低的人，其中等的特异性（74%）可以产生假阳性结果。因此，风险评估被用来指导患者是否进行抗体检测。预测概率可以通过使用 4T 评分系统来评估：血小板减少（thrombocytopenia）程度，血小板减少的发生时间（timing），新血栓（thrombosis）的形成，没有其他导致血小板减少的原因。低积分（0 到 3）有助于排除该诊断及后续的抗体测试。

HIT ELISA 测试结果的阴性预测值大于 95%，即使是存在中等预测概率的人。由于 HIT ELISA 特异性欠佳，初始 HIT ELISA 测试的阳性结果需要通过更具体的测试来确认。有两种特定的测试可供确认：①使用功能测试，如 5- 羟色胺释放试验（serotonin release assay，SRA），灵敏度接近 100%；或②使用 IgG 特异性 ELISA，需要滴度超过 2.0（特异性＞ 91%）。咨询血液学专家帮助选择和解读测试结果。

血小板的消耗。外周血涂片上存在破碎红细胞，提示血小板消耗为血栓性微血管病或 DIC。前者 PTT 正常，后者异常。由于及时诊断这些疾病的紧迫性，快速检查很重要。

对于血栓性微血管病，检测 ADAMTS13 蛋白酶活性降低（＜ 10% 活性）和缺乏 ADAMTS13 抑制剂有助于识别血栓性血小板减少性紫癜患者，尽管这些检测的敏感性和特异性不足以 100% 地确定诊断。它仍然是一种排除诊断，特别是对于轻症患者，可能没有什么症状和肾功能不全。

疑似志贺毒素介导的 TMA 提示性临床表现为：血小板计数小于 30 000/mm^3、红细胞溶血证据（见第 79 章）、血尿、蛋白尿、血清血肌酐升高、精神状态改变和发热。并不是所有的特征都可能在初始检测中出现（例如，肾功能可能仍在正常范围内），但如果临床情况相符（例如，儿童或老年患者血性腹泻后出现血小板减少和肾衰竭，有可能接触大肠杆菌 O157：H7），则应考虑诊断并进行检测。粪便可进行毒素鉴定。

疑似药物诱导的 TMA，该方法在很大程度上是通过 AMATS13 和志贺毒素检测排除其他 TMA 综合征，并停止疑似药物（如奎宁、吉西他滨或奎硫平）。最终诊断需要发现药物相关抗体，但这并不总是可能的，应该与血液学专家讨论。

疑似特发性血小板减少性紫癜。在缺乏其他病因的证据和正常全血细胞计数（包括轻度淋巴增多）的情况下，应考虑特发性血小板减少性紫癜。这种诊断仍然是排除性的。血小板减少患者若出现如下实验室检查结果则提示 ITP 的可能：正常的红细胞和白细胞计数，产生抗 GPⅡb/Ⅲa 抗体的 B 细胞增加，血小板相关抗 GPⅡb/Ⅲa 抗体增加，网织红细胞计数升高，正常或轻微增高的促血小板生成素。全血中需要检测是否存在血小板结合的 IgG 自身抗体（血清中可能含有很少的抗体）。检测是复杂的，关于检测结果的含义存在很大争议。要求进行此种检查前需要进行血液学咨询。

血小板质量的异常

血小板计数在正常范围，但出血史和出血模式提示血小板因素，应考虑进行血小板功能检测。传统上是通过进行出血时间来完成的，需要在前臂上做一个小切口，并测量停止出血的时间（Ivy 方法）。标准化较困难，结果受皮肤厚度、温度和切口性质的影响，影响了测试的可靠性、灵敏度和特异性。体外检测血小板功能的方法已经取代了目前很少进行的出血时间。当怀疑有血管性血友病时，常进行血小板功能检测。

血管性血友病和血管性血友病因子抗原的检测。诊断需要有个人或家族出血史，并伴有低水平的血管性血友病因子抗原和（或）活性，以及血清Ⅷ因子浓度降低。如前所述，对于有异常出血史或家族史的患者，抗原水平≤ 30 IU/dl 具有诊断意义。随着年龄的增长，抗原水平的生理性升高可能干扰了老年人的诊断，他们仍有出血的风险。

血小板结合活性的功能检测通常是通过瑞斯托霉素法测定的。在抗生素瑞斯托霉素存在的情况下，血小板不会发生凝集，这是该疾病的实验室特征，对血小板功能的测定很有用。瑞斯托霉素试验正在被逐步淘汰，替代以更准确更可靠的检测。这种检测应在咨询血液学专家后进行。

凝血系统的检测——PT 和 PTT

PT 和 PTT 是评估外源性和内源性以及共同凝血因子级联通路。PT 是评估因子Ⅶ和共同途径因子Ⅹ和Ⅴ、凝血酶原和纤维蛋白原。PTT 除了反映了共同途径外，还反映了激肽原，前激肽酶，因子Ⅷ、Ⅸ、Ⅸ和Ⅻ的水平。其敏感性有限；需要凝血因子缺乏超过 75% 才能延长 PTT。PT 稍微更敏感一些，当因子Ⅶ下降 55% ～ 65% 时，PT 会延长。

然而，如果没有这种减少，出血是罕见的。

与出血无关的 PTT 延长包括Ⅻ因子、激肽原或前激肽酶缺乏和抑制物的存在。

抑制物的筛查是通过混合患者血浆和正常供体血浆来进行的。如果 PT 或 PTT 的延长得到纠正，则没有抑制物存在，并继续检查以确定缺失的凝血因子。如果没有得到纠正，那么这是抑制物存在的强有力的证据，下一步是识别具体抑制物。PT 和 PTT 不能评估纤维蛋白Ⅷ依赖的最终纤维蛋白交联；需要进行尿素凝块溶解度测试。纤维蛋白溶解的测试也必须单独进行。

血管性血友病涉及因子Ⅷ的合成缺陷（见前面的讨论）。

术前出血筛查

术前筛查最重要的组成部分是病史。在既往外科手术过程中或创伤中没有异常出血是正常止血功能的有力证据。目前的药物使用也需要仔细审查，特别是非甾体抗炎药、水杨酸盐和已知的可导致血小板减少的药物。虽然通常通过血小板计数、PT、PTT 和出血时间可以确定，但在未被怀疑有缺陷的患者中价值较低。特别是出血时间和手术出血的风险未发现任何相关性。对于没有已知或疑似出血的患者，常规获得术前出血时间是没有明确价值的。

虽然术前常规检测 PTT、PT 和血小板计数，但在没有已知的凝血障碍的情况下，它们的价值尚未得到证实。在一项对 829 名在骨科手术前接受 PT 和 PTT 筛查的健康患者的研究中，约 8% 存在异常，但并不影响患者的治疗。

症状管理和患者教育[1-2,4-7,22-36]

临床实验室异常的患者需要详细地确认他们的止血是充分的。例如，在术前检查中出血时间轻微延长但既往无异常出血史的患者，不太可能有比近期接触水杨酸盐更严重的情况。功能性止血通常是完好的，不需要采取特殊的预防措施或进一步的行动（除了重复出血时间）。然而，有临床重要出血素质的患者需要一些基本的建议，即使评估正在进行。这些建议的性质取决于手头上出血异常的类型。

血小板异常

一般评估

对于已知血小板质量的异常和经常出血的患者，应建议避免应用水杨酸盐和非甾体抗炎药。在使用 NSAIDs 前无异常出血史的患者可以继续使用药物，只要临床出血不严重，且有明确用药指征。然而，在进行大手术时，应该停止用药。

血小板计数小于 50 000/mm^3 的患者有发生创伤后出血的风险，应建议推迟手术、拔牙和接触性运动，直到问题得到纠正。建议使用大便软化剂和软牙刷。血小板计数小于 20 000/mm^3 的患者有严重自发性出血的风险，需要住院。在检查确定病因时，除最基本的药物外，所有药物都应停止，限制物质接触（溶剂、杀虫剂、酒精），禁止非甾体抗炎药和水杨酸盐。

病因治疗

在大多数情况下，血小板减少症的治疗应该是针对病因治疗的，并在咨询血液学专家时进行。少数例外值得注意：

药物引起的血小板减少症，应立即停止可疑药物。通常不需要其他治疗方法。在肝素诱导的血小板减少症中，只有在没有确认的抗体产生的情况下不需要治疗，但若确认与抗体产生相关，须立即停止使用肝素，一旦血小板计数恢复到 150 000/mm^3 以上，用非肝素抗凝剂替代。如果血栓形成，需要 3 个月的抗凝治疗；如果没有血栓形成，抗凝治疗 1 个月。

HIV 感染伴血小板减少症是立即开始抗逆转录病毒治疗的指征（见第 13 章）。

特发性血小板减少性紫癜是立即开始大剂量皮质类固醇治疗［例如，泼尼松 1 mg/(kg・d)］的指征，特别是当患者有症状时。如果血小板计数恢复正常，泼尼松可以在 1 ～ 2 周后逐渐减量；如果没有，可能需要行脾切除术。在这两种情况下，血液学会诊仍然是必要的，但不应延迟实施初始皮质类固醇治疗。一项大剂量的地塞米松（40 mg/d）仅给予 4 天的方案已经显示出了作为一种有效的替代方案的前景，但在被推荐之前还需要进一步确认。利妥昔单抗的反应率大于 60%，但严重副作用的发生率非常高，死亡率为 2.9%；使用前需要向血液专科咨询。血小板生成素受体激动剂治疗（如罗米司亭）的出现改变了长期管理的方法，改善血小板应答，降低治疗失败的发生率，减少脾切除术的需求，降低输血频率，并使患者获得更高的生活质量。然而，成本是非常可观的，尽管在考虑到总成本时可能是合理的。

血小板增多症最好在血液学家的指导下解决潜在的克隆生产过剩问题。当血小板计数高到足以造成血栓形成和出血时，羟基脲是一线治疗方法。高危患者是指年龄大于 60 岁，血小板计数大于 1 000 000/mm^3，有血栓形成、出血、高血压或糖尿病病史的患者。端粒酶抑制剂治疗（如端粒酶抑制剂）对治疗失败或不能耐受羟基脲的患者显示出了希望。阿司匹林的作用仍然存在争议，人们担心增加出血的风险，抵消了减少血栓风险的好处。荟萃分析发现现有数据不足以指导临床决策；需要进行随机对照研究。

凝血因子异常

过量口服抗凝剂

过量使用华法林和直接作用的口服抗凝剂是凝血因子相关出血的常见原因，由于有发生大出血事件的风险，因此需要注意。

华法林。大多数服用华法林的患者因过度抗凝而出血，只需要保持剂量几天，以使 PT 回到一个安全的治疗范围（见第 83 章）。大剂量的维生素 K 不应用于纠正 PT，除非不再需要抗凝，因为最近接受过大剂量治疗的患者很难快速恢复抗凝；小剂量的问题较小。迫切需要在不损害后续抗凝作用的情况下纠正 PT，可以通过给予新鲜冷冻血浆来满足。

直接作用的口服抗凝剂。对于直接口服抗凝剂引起的轻微出血，通常可以通过立即停用药物来控制。药物半衰期以小时而不是以天为单位。这些药物的抑制剂正在急诊室中用于更严重出血的紧急治疗（见第 83 章）。

维生素 K 缺乏

维生素 K 摄入不良或吸收不良的患者可以口服维生素 K 补充（2.5 ~ 10 mg/d）或注射维生素 K 补充（肌内注射 10 ~ 25 mg）；此外，对吸收不良的根本原因应进行治疗（见第 64 章）。严重肝细胞衰竭的患者对维生素 K 没有反应，因为合成功能已经受到损害（见第 71 章）。

血友病

血友病患者和患者家属面临终身问题。对此类患者管理的详细讨论超出了本章的范围，但基本管理包括规定允许的体育活动和教学适当的急救。

患者教育和急救。如果出血的程度轻微至中度，那么可以鼓励患者参与非接触性运动和其他受伤风险很小的活动。其目标是允许尽可能多的正常活动。应让家庭成员学习急性关节血肿的急救治疗。一种是固定关节，并使用冰袋来减轻疼痛和肿胀。夹板和弹性绷带的使用可以帮助确保维持良好的关节功能位置。

疼痛控制很重要。必须避免使用阿司匹林和相关的非甾体类药物。短时间内给予足够剂量对乙酰氨基酚和可待因效果良好。主治医生不应尝试穿刺抽吸关节血，这会引起进一步出血且感染的风险很高。

因子Ⅷ替代治疗。因子Ⅷ浓缩剂是传统治疗的主要药物，越来越多地被重组因子Ⅷ制剂取代，用于急性出血发作和外科及牙科手术前。去氨加压素通过增加因子Ⅷ和血管性血友病因子的产生，用于轻症患者的预防。由于抑制物的产生而对因子Ⅷ治疗无反应的患者可能需要使用重组活化的因子Ⅷ来治疗急性出血。那些患有严重 A 型血友病的经常出血，并似乎对因子Ⅷ治疗产生了耐药性的患者可能是新的预防性治疗方法的候选者。

新的预防性治疗方法。埃米珠单抗，它连接活化的因子Ⅸ和因子Ⅹ来恢复因子Ⅷ功能，为存在因子Ⅷ抑制物的患者提供了一种有效的预防方法，在随机试验中减少了 85% 以上的出血事件。血栓性事件的发生率为 2%。在没有因子Ⅷ抑制物的患者中也发现了类似的益处，并且没有血栓事件发生。与传统的预防措施相比，艾米珠单抗提供了明显更好的预防措施，没有血栓形成风险、没有针对药物的抗体形成，或新的因子Ⅷ抑制物产生。

转基因疗法。血友病是基因治疗的第一个靶点之一。关于转基因治疗成功的报道很多，首先是血友病 B，随后是血友病 A。因子Ⅷ活性持续正常化，停止预防治疗而无严重副作用，为这一困难的遗传疾病的持久和安全治疗提供了希望。

遗传咨询。在转基因治疗被广泛应用并被证明长期安全和具有成本效益之前，遗传咨询仍将是血友病护理的一个重要组成部分。明确识别血友病基因携带的女性一直很困难，但 DNA 分析技术提供了改进识别的希望，以促进遗传咨询。早期产前诊断已可实现（见上文讨论）。

血小板质量的异常

血管性血友病

治疗的目标是将血管性血友病因子和因子Ⅷ恢复到足以维持足够止血的水平，无论是在出血时还是在术前预防。

去氨加压素用于刺激内源性因子的产生。因子浓缩物用于外源性的补充。不需要常规治疗，但在出血和手术前以及主要的牙科手术前需要干预。

去氨加压素。去氨加压素是最初的治疗选择，因为它可以增强血管性血友病因子和因子Ⅷ的产生，使其水平增加 3 ～ 5 倍。它对急性出血和预防都有效。预防给药，可皮下注射 0.3 μg/kg 或通过鼻吸入 300 μg/puff。12 ～ 24 h 后可重复使用。主要的副作用是脸红和血压降低；有时也会出现低钠血症。

血浆和纯化因子浓缩物。含有血管性血友病因子和Ⅷ因子的血浆浓缩物是 2 型和 3 型血管性血友病因子患者的治疗选择。大手术的术前目标是血管性血友病因子水平和因子Ⅷ水平大于 100 IU/dl。血管性血友病因子的重组制剂正在问世，降低了过敏反应和病毒感染的风险，对治疗急性出血具有较强的疗效，且无严重副作用。

妇科出血。对于月经过多的女性，可以使用雌激素 / 孕酮治疗。那些服用口服避孕药的人可以给予左炔诺孕酮释放宫内节育器。去氨加压素用于严重的病例，以及血管性血友病因子和因子Ⅷ的浓缩物。有趣的是，在 1 型患者中，怀孕通常会使这两种因子的水平增加 2 ～ 3 倍。分娩前，如果因子水平低于 50 IU/dl，则在妊娠晚期给予浓缩物，使其达到 100 IU/dl 以上。

血小板数量的异常

血小板消耗增多

原发性血栓性微血管病综合征。药物引起的需要立即停用违规药物。ADAMTS13 缺陷的病例在严重时采用血浆置换和糖皮质激素免疫抑制治疗，需要住院和血液专科咨询。志贺毒素介导的 TMA 的管理主要是支持治疗。

继发性溶血性贫血 / 血小板减少。与原发性血栓性微血管疾病综合征相比，这些疾病需要治疗潜在的相关疾病，无论是病毒、细菌或真菌感染、癌症、自身免疫性疾病、子痫前期或严重高血压，如前所述，部分可导致 DIC。其他如系统性红斑狼疮、严重高血压和系统性硬化症可能导致 TMA 样综合征而不产生 DIC。

血管缺陷

单纯性紫癜和老年性紫癜患者无须担心。偶尔，这些患者服用大剂量的维生素 C 和 K，希望减少他们的淤伤；这种自我治疗措施没有被证明有效，只会增加不必要的费用。非甾体抗炎药可能会加剧容貌问题，对于容易出现淤伤的患者可以停用，但如果有明确的用药适应证，则不应避免使用。因更严重的血管疾病（如遗传性出血性毛细血管扩张）而反复出血的患者，应建议避免使用任何可能损害止血的药物。如果止血系统的其余部分保持完整，则压迫止血有效。有血管缺损的患者经常因反复出血而缺铁；由此产生的贫血对口服铁剂反应良好（见第 82 章）。

入院和转诊指征

出血可能造成严重危害，需要非常仔细地评估和监测。如果对病情的严重程度有疑问，应考虑立即入院，特别是如果怀疑有潜在的严重但可治疗的情况（例如，TTP，及时的血浆置换可对预后有重要影响）。出现容量减少、大出血、多个部位出血或精神状态改变的患者需要紧急入院。在其他方面表现良好，但血小板计数很低（< 20 000/mm^3）、涂片上血小板缺失或出血时间明显延长的患者，最好在医院进行评估和监测。伴有急性出血的血友病

患者需要紧急输注因子Ⅷ；那些对因子Ⅷ无反应的患者可能需要重组活化因子Ⅶ。(由于血栓形成并发症的风险增加，特别是在老年人中，不鼓励过度使用活化因子Ⅶ进行出血的一般治疗。)

当有临床出血的患者被怀疑患有血小板质量异常或肝素诱导的血小板减少时，转诊或咨询血液学专家有帮助，有利于适当的检测选择、解释和治疗计划。转诊还适用于原因不明、临床显著的凝血因子缺乏、严重血小板减少或疑似血友病或血管性血友病的患者。反复严重出血、对因子Ⅷ治疗产生耐药性的血友病A患者也应转诊，他们可能是预防性抗抑制剂凝血复合物的候选者。

(王 倩 翻译，董爱梅 肖卫忠 审校)

第82章

常见贫血的管理

A.H.G.

贫血遍布各类人群，在所有年龄组均可出现，老年人尤其常见（11% 发生在大于65岁的非住院患者），它是生存率降低的危险因素，也与认知受损及功能下降独立相关。

大多数在门诊遇到的贫血患者都是轻微的或慢性的，以便有时间制订具有成本效益的治疗方案。一些贫血（如铁、叶酸和维生素 B_{12} 缺乏），在没有充分的检查时，通过经验性治疗或自我治疗即可改善。恰当的治疗是基于一个详尽的病因学评估（见第79章）。一旦了解了原因，注意力就可以转向治疗模式。在治疗方案中越来越突出的是促红细胞生成素治疗，适应证越来越多，但也出现了一些问题，需要谨慎开处方。对于镰状细胞性贫血患者（他们可能会遭受疼痛危象），我们也需要熟悉其一线的治疗方法，以防止这种致残性疾病的发作。

缺铁性贫血[1-8]

缺铁性贫血非常常见，发生在约10% ～ 15% 的育龄期女性中，也常见于慢性胃肠失血或铁吸收不良的人。适当的管理需要确定潜在的原因（见第79章）。将贫血归因于一个微不足道的原因（如月经、痔疮），并不对更严重的疾病（如肠道恶性肿瘤）进行彻底检查，可能会导致严重后果。对铁替代的反应不应被视为良性原因的标志。医生必须确定是摄入不足、吸收不良、丢失增加，还是综合因素导致的贫血。了解最经济、最有效、耐受性最佳的补充铁形式有助于制订最佳的替代治疗方案。

临床表现和病程

在育龄期女性中，膳食铁摄入量（1 Lg/d）和铁丢失（15 mg/mo）之间的平衡是不稳定的。轻度贫血在妊娠造成的铁损失（500 mg）没有得到补充时特别常见。然而，在对照研究中，许多健康育龄期女性的被归因于“低铁”的模糊症状并没有被发现与贫血的程度或对贫血纠正的反应相关（见第79章）。

缺铁性贫血通常发病缓慢，可出现代偿性变化以减轻症状，如2,3- 二磷酸甘油酸和心排血量的增加。当失血迅速或贫血严重（血红蛋白水平＜7 g/dl）时，患者很可能出现症状，特别是在心肺储备有限的情况下。这时候无论潜在的原因如何，都需要进行替代治疗。贫血的程度与病因的严重程度无关。

异食癖（指对冰、淀粉、黏土或任何其他物质的渴望）在严重缺铁的患者中特别常见，但经常不被报道。多达50% 的铁缺乏症患者可能表现为异食癖，其中食冰癖（对冰的渴望）占了绝大多数的病例。异食癖的存在与缺铁的原因之间没有发现相关性。症状随着治疗而消退。

偶尔有严重缺铁的患者伴有舌炎、口角炎、口炎或食管蹼，在纠正缺铁后得到改善。月经过多合并缺铁时能否通过补铁改善是一个有争议的话题。接受过胃次全切除术和胃空肠吻合术的患者，由于分泌酸能力的丧失、胃排空加速，有高达60%的机会发生铁缺乏。妊娠几乎肯定会导致缺铁，因为会净损失超过500mg的铁。慢性胃肠失血导致的铁缺乏已经在长跑运动员中被证实。

除非消除缺铁的原因，即使接受治疗复发率也很高。在100例缺铁性贫血系列中，29例复发，24例服用铁不足，12例持续失血超过铁治疗，4例患者存在吸收不良。

管理原则

如前所述，识别和治疗根本原因的重要性怎么强调也不为过，特别是当贫血发生在男性患者或老年人。即使在育龄女性，发现潜在的但重要的胃肠道疾病的可能性也很大。纠正铁缺乏症而不注意根本病因可能掩盖可治疗疾病的重要线索，并影响及时治疗。

指征

症状通常很轻微，轻度贫血的发病率也很低，因此在这种情况下发现潜在原因比治疗更重要。此外，如前所述，纠正铁缺乏并不肯定能减轻由铁缺乏引起的许多模糊症状。尽管如此，替代疗法在以下情况有意义：①患者有症状且心肺储备有限，②贫血严重（血红蛋白水平＜ 7 g/dl），③妊娠，④既往行次全胃切除术和胃空肠吻合术，⑤预计继续大量失血，或⑥巨幼细胞性贫血恢复期。

近年来，对计划接受心脏手术的贫血患者的研究表明，超过7 g/dl的输血治疗与较差的预后相关。一些不良反应可能与输血及其相关风险有关，但这些研究对传统上引用的治疗阈值提出了质疑，特别是输血的需要（见下文讨论）。

在美国，经常献血的人只能每8周献血一次，以便血红蛋白水平恢复到所需的12.5 g/dl，即捐赠后的低水平恢复约80%。使用低剂量口服铁补充（葡萄糖酸亚铁325 mg/d，其中元素铁37.5 mg）被发现可以将血红蛋白和铁蛋白水平恢复的时间减少近一半，这表明每天服用铁剂可能使更频繁的献血成为可能。

口服铁治疗

吸收。口服铁在近端小肠内的低pH条件下吸收最好，如餐前1 ～ 2 h或睡前2 h。抗酸治疗和食物会减少铁的吸收。食物中的植酸盐和磷酸盐结合铁，当铁片随餐服用时，吸收会下降50%以上。吸收能力也会根据缺陷的严重程度而有所不同。最初约20%的口服剂量被吸收，但在治疗1个月后吸收率下降到5%，尽管贫血仍未完全纠正。抗坏血酸维生素C可改善盐酸缺乏的患者的吸收。

副作用。上、下消化道症状是口服铁治疗的主要副作用；它们可能严重到足以干扰治疗。上消化道的症状尤其麻烦，包括恶心、呕吐、胃痉挛和胃酸反流。通常在铁摄入后1 h内出现。上消化道症状与输送到胃和近端小肠的离子铁的量成正比，并且随着剂量的减少而减少。

许多患者错误地将症状归因于使用的铁制剂类型，转而使用另一种；然而，最常见的情况是上消化道铁的释放量与症状相关。减少剂量是需要且足够的。对于高龄患者（＞ 80岁），低剂量治疗可以与正常剂量一样有效，最大限度地减少胃肠道不良副作用，提高依从性。大约25%的使用者报告了便秘和腹泻的下消化道副作用。便秘通常对膳食纤维或粪便软化剂有反应。

准备工作。铁剂需要口服，三价铁很难吸收。口服铁替代的最经济有效的方法是使用硫酸亚铁。它是最便宜的（仅为其他制剂成本的10%），可提供最多的元素铁。它的吸收不需要胃酸，这使该制剂即使在幽门螺杆菌感染、萎缩性胃炎和胃酸缺乏的情况下也有用。所有常用的亚铁盐（即硫酸盐、葡萄糖酸盐、柠檬酸盐）都具有相同的吸收速率，主要区别在于释放的元素铁量。

选择需要同时考虑成本和副作用。胃肠道不适的严重程度主要是铁释放量，而不是使用的铁盐的类型。这就是使用硫酸亚铁导致的胃肠不适频率增加的原因，它释放出最多的元素铁。一些制剂含有抗坏血酸以促进吸收，但硫酸亚铁可提供足够的铁，大多数情况下不需要增强吸收措施。

缓释和肠溶剂被吹捧为副作用少，只需要每天给药一次。然而，它们溶解缓慢，在溶解之前绕过近端小肠（大多数吸收发生的地方）。没有证据表明它们值得额外的成本，这可能是纯硫酸亚铁的几倍。

一种巧妙但昂贵的硫酸亚铁配方使用的胃分泌物激活的胃输送系统，待食物通过后，最终可使胶囊漂浮在胃内并停留几个小时。在此期间，胶囊缓慢地释放铁，从而使铁的吸收增强 2 ～ 3 倍，胃肠道紊乱被最小化，必要的给药频率被减少。

剂量

缺铁的推荐口服剂量为 300 mg 硫酸盐，每日 3 次。如前所述，在餐前或睡前 1 ～ 2 h 给药，使吸收最大化。虽然与餐同服能减少吸收，但它也能减轻令人不愉快的胃肠道症状，如恶心和上腹部不适。为了减轻胃肠道副作用，减少给药频率不如减少服用剂量有效。如前所述，通过减少胃肠道不适和提高依从性，低剂量治疗对老年人可能与全剂量一样有效。

药物 – 药物相互作用

需要记住铁对其他药物吸收的影响。当同时摄入铁时，左旋多巴、甲基多巴、四环素和氟喹诺酮类抗生素的吸收减少高达 90%。对 L- 甲状腺素也有类似但更多变的影响。在摄入这些其他药物时，铁的摄入量应推迟数小时，并且在铁治疗期间应加强对其疗效的监测。

中和或抑制酸分泌的药物（如抗酸剂、H_2 阻滞剂、质子泵抑制剂）可能会减少铁的吸收，因为近端小肠需要低 pH 才能获得最佳摄取。在需要抑制胃酸的情况下，将铁加橙汁（富含抗坏血酸）或使用含抗坏血酸的制剂可以有所帮助。

治疗持续时间

对铁的反应在治疗开始后的 10 天内很明显；首先出现网织红细胞增多，随后血红蛋白水平每天上升 0.1 ～ 0.2 g/dl。需要几周的治疗才能使血红蛋白水平恢复正常，而补充铁储备可能需要几个月的时间。速度不是主要问题，除非失血迅速，在这种情况下，治疗的选择是输血而不是铁治疗。对肠外铁治疗的反应并不比口服制剂更快。

肠外铁治疗

肠外补铁的作用非常有限。它只应用于有充分口服铁试验并对所有可用制剂表现出真正不耐受的患者。炎症性肠病患者可能需要肠外补铁，因为口服铁的刺激作用，而且需要补充大剂量铁以跟上失血丢失。肠外铁也被用于吸收不良患者，但大多数患者能够吸收足够量的口服铁。

肠外铁最好是静脉注射，因为肌内注射与注射部位肉瘤的发展有关。致命的过敏反应和哮喘与所有形式的肠外铁有关。如果必须应用肠外铁，应静脉注射，首先是非常小的测试剂量，然后缓慢滴注；同时准备肾上腺素注射器并放在手边。与所有其他肠外注射铁制剂（平均 24/10 万人）相比，首次接触右旋糖酐铁制剂（68/10 万人）发生过敏反应的风险似乎最大。也有过敏反应的风险暴露率，其发生率大约是初始暴露率的 1/4。右旋糖酐铁过敏反应的累积风险大约是蔗糖铁的 4 倍，蔗糖铁的过敏风险最低。葡萄糖酸铁和枸橼酸焦磷酸铁（Ferumoxytol）的风险大约是蔗糖铁的 2 倍。

患者教育和预防铁缺乏

为了最大限度地提高依从性，需要指导患者减少胃肠道副作用的最佳方法。用小剂量的硫酸亚铁（如 300 mg/d）开始，并逐渐加量到 900 mg/d，以避免最初的不耐受。吃东西后立即服用铁剂也会有帮助。需要明确的是，治疗必须规律持续几周，通常是几个月。

对需求增加的个体（即孕妇和幼儿）预防缺铁最为重要。美国人的平均饮食习惯是每 2000 卡路里中含有 12 mg 的铁。明显缺铁的患者铁吸收率约为 20%，其他人为 5% ～ 10%；因此，在正常情况下，每天大约摄入 0.6 ～ 1.2 mg。男性和绝经后女性的每日需求量是 0.5 ～ 1.0 mg，这样饮食摄入量就足够了。然而，育龄女性的需求为 1.5 mg/d，孕妇的需求为 2.5 mg/d。添加富含铁的食物可避免补充铁剂。肝、牡蛎和富含铁的谷物（含每日推荐铁摄入量的 45%）是最好的饮食来源，每份提供超过 5 mg 的铁。瘦牛肉、小牛肉、中等含铁的谷物（＞占每日推荐铁摄入量的 25%），豆类是很好的来源，每份提供 3 ～ 5 mg 的铁。鱼、鸡肉、蛋黄、葡萄干、营养面包和意大利面都是合理的来源，每份提供 1 ～ 3 mg。绿色蔬菜富含铁，但铁不太容易被吸收，因为它与这些食物中存在的磷酸盐和植酸盐结合。

当单独的饮食摄入不足和需求非常高时，如在妊娠期间，建议每日一次的剂量为 150 ～ 300 mg 的硫酸亚铁，以避免严重的缺铁。必须强调的是，大多数饮食均衡的人并不需要额外补铁。在大多数情况下，广泛服用含有铁、维生素和矿物质的补充剂是昂贵且不必要的。铁过量与恶性肿瘤和动脉硬化性疾病的风险增加有关。服用昂贵的维生素制剂的患者应该被建议应用更简单、更便宜且同样有效的制剂。

维生素 B_{12} 缺乏 [1,9–15]

维生素 B_{12} 缺乏可由摄入不足、吸收受损、需求增加或利用障碍引起。摄入量不足罕见，主要发生在纯素食者或超严格的素食者身上，他们不吃鸡蛋、乳制品和肉类。许多维生素 B_{12} 缺乏的病例是继发于恶性贫血的；缺乏内因子会影响吸收。吸收也可被低胃酸、回肠末端疾病、淤积导致的细菌过度生长和胃切除术所损害。利用障碍并不常见；它与转钴胺素合成的遗传缺陷一起发生，转钴胺素是转运维生素 B_{12} 的血浆蛋白。

临床表现、病程和诊断

无论病因如何，维生素 B_{12} 缺乏都可能导致缓慢发展的巨幼细胞性贫血、舌炎和神经病变。大红细胞增多症通常是第一个血液学表现，可比贫血出现早 1 ～ 2 年。中性粒细胞的分叶过多是另一种早期血液学发现。由于人体有较大的维生素 B_{12} 储存能力，出现临床表现可能需要数月到数年的时间。虽然巨幼细胞性贫血和舌炎也发生在叶酸缺乏症中，但神经病变是独特的。传统上，神经症状被认为是一种晚期症状，当维生素 B_{12} 水平低于 100 pg/ml。然而，仔细的研究已经证明，在没有明显的维生素 B_{12} 缺乏、贫血或检测确定的巨细胞增多的情况下，即可出现维生素 B_{12} 相关的神经精神异常（尽管在外周血涂片检查中经常发现多分叶核细胞和大细胞增多）。

典型的神经综合征包括周围神经病变和亚急性联合退行性变（手足对称感觉异常，由于振动和位置感觉丧失导致共济失调）。然而，大脑皮质受累也很普遍，可能表现为记忆丧失（模拟痴呆）、定向障碍、抑郁、幻觉、躁动、人格改变、味觉和嗅觉扭曲、易怒或中央视觉缺损。如果不加以治疗，许多神经功能缺陷可能会变成永久性的。

恶性贫血与其他自身免疫性疾病（桥本甲状腺炎、类风湿性关节炎、白癜风和 1 型糖尿病）相关。组胺刺激后胃酸缺乏的自身免疫性胃炎是具有特征；胃癌的风险增加。

通过检测针对内因子和壁细胞抗原的抗体进行诊断（见第 79 章）。

管理原则

及时识别和治疗对于尽量减少永久性神经损伤的风险至关重要。早期疾病产生可逆的脱髓鞘；如果未经纠正，它会发展为神经死亡和永久性的神经功能障碍。因此，对于有维生素 B_{12} 缺乏的患者，及时诊断（见第 79、167 和 169 章）和治疗至关重要。对于大多数维生素 B_{12} 缺乏患者（除了少数饮食摄入不足），治疗需要终身进行。

替代治疗的准备、剂量和治疗计划。维生素 B_{12} 的推荐每日需求为 2.4 μg/d。传统上，肠外治疗是治疗维生素 B_{12} 缺乏的首选，因为大多数维生素 B12 缺乏是继发于吸收受损——使用标准 1000 μg 肌内注射剂量的 10% 或 100 μg。口服治疗也可以提供所需的维生素 B_{12}，即使是在吸收受损的人；在维生素 B_{12} 吸收不良的患者中，被动扩散吸收率为 0.5% ～ 4.0%（例如，每 1000 μg 剂量吸收 5 ～ 40 μg），使高剂量口服治疗成为治疗维生素 B_{12} 缺乏的替代或补充方法，以及合理的预防手段，即使是吸收不良患者（如老年胃酸缺乏或恶性贫血患者）。

肠外治疗。大约 10% 的注射维生素 B_{12} 被保留和代谢（每 1000 μg 吸收剂量为 100 μg）。氰钴胺素（维生素 B_{12}）是最常用的肠外配方，仅羟钴胺与血清蛋白结合更好，排泄速度较慢，因此可能减少给药次数。实际上，任何一种维生素 B_{12} 就足够了。

虽然目前的最佳方案尚未确定，但通常会实施几种最初的替代方案：

- 合并贫血或神经症状的维生素 B_{12} 缺乏：1000 μg 肌内注射，每周几次，注射 1 ～ 2 周，然后每周 1 次直到症状消失，随后每月或每 2 个月注射 1 次
- 无症状孤立的低维生素 B_{12} 水平：每周 1000 μg，

共 3 周，随后是每 1 ～ 3 个月注射 1 次或每日口服补充（见下一节）

一些人认为 1000 μg 剂量是不必要的，因为只有 100 μg 可以有效代谢，其余的迅速通过尿液排出。然而，由于其低成本和安全性，经常给予 1000 μg 的维持剂量。另外，在初始治疗后每月注射是不必要的，研究发现对于许多患者来说，每 3 ～ 4 个月注射一次就足够了。最佳的方案可以是个性化的，尽管对于合并神经症状的患者最好是继续每月方案。比治疗间隔更重要的是持续治疗，这必须确保。在缺乏持续治疗的情况下，症状的复发很常见。每月注射的依从性往往很差；让来访的护士或家人进行注射有帮助，比每月就诊更方便。对一些患者也可以教授自我管理方法。另外，初始肠外治疗后序贯每日大剂量口服治疗，这可能更容易接受，避免就诊的需要和相关的费用和不便。

口服治疗。为了预防，可以为老年人开处方补充维生素 B_{12}，特别是那些怀疑有胃萎缩、低胃酸和食物钴胺素吸收不良（见第 79 章）的老年人。建议使用每日高剂量补充制剂（如 1000 μg/d）、500 ～ 1500 μg 的非处方维生素 B_{12} 片。没有关于口服给药频率较低的结果的数据，但剂量低于 500 μg/d 在大多数患者中是不够的。

对于有神经症状的恶性贫血患者的治疗，随机对照试验发现，高剂量口服替代疗法（如维生素 B_{12}，1000 ～ 2000 μg/d）与肠外治疗（如 7 ～ 11 次注射 1000 μg/ 剂量超过 1 个月）相比，神经症状的缓解和改善的血液学参数相似。

口服维生素 B_{12} 补充剂通常作为复方制剂出售，同时含有高剂量的叶酸和维生素 B_6，通常作为“心脏健康”补充剂销售，因为它们能够结合降低同型半胱氨酸水平，这是一种心血管危险因素。然而，随机试验未能显示使用这种制剂可以降低心血管风险，而且在某些情况下，表明风险会增加（见第 27、30 和 31 章）——不建议使用组合制剂。

其他准备工作。提供鼻、舌下和口腔喷雾制剂。疗效是未经检验的。

对治疗的反应

可能是显著的，72 h 内出现明显的网织红细胞增多，神经功能缺损迅速改善，特别是轻度或持续时间短的。大多数血细胞计数在治疗 2 个月后恢复正常；然而，出现时间较长的神经系统问题可能需要 6 ～ 12 个月才能改善，而在 12 ～ 18 个月的治疗后持续存在的缺陷可能是永久性的，这强调了及时诊断对成功治疗的重要性。

在恢复过程中，由于钾被新的红细胞吸收，维生素 B_{12} 严重消耗的患者可能会出现严重的低钾血症。应监测血钾水平，如果低于正常水平，应予补充。不需要同时补充叶酸。事实上，不适当的单独使用大剂量口服叶酸（如 5 mg）可能部分和非特异地纠正贫血并掩盖潜在的维生素 B_{12} 缺乏，若没有同时给予维生素 B_{12}，患者急性的显著的神经功能恶化的风险增加。让患者在维生素 B_{12} 之外服用叶酸没有害处，但很少是必要的，除非饮食非常差。

其他治疗模式

因细菌过度生长或回肠末端疾病而导致维生素 B_{12} 缺乏的患者需要针对潜在的肠道问题进行治疗。口服四环素或阿莫西林类抗生素治疗可暂时缓解细菌过度生长。炎症性肠病可能需要更明确的治疗（见第 73 章）。

不必要的维生素 B_{12} 疗法

许多善意的医生使用肠外给予维生素 B_{12} 作为有疲劳或其他模糊症状患者的一种非特异性治疗。在一项对一家农村保健诊所的研究中发现，到该诊所就诊的所有患者中有 10% 定期接受这种治疗，6% 在没有适应证的情况下接受这种治疗。许多没有维生素 B_{12} 缺乏症的人报道，每月注射有症状性益处，这可能是由于强烈的安慰剂效应。即使在被告知没有必要之后，很大一部分人仍然不愿意停止这种治疗或暂时停止治疗，只是为了寻找愿意重新开始治疗的医生。尽管给予维生素 B_{12} 几乎没有直接风险，但它的使用可能会产生误导，应该停止并采用更全面的病因学方法来治疗患者的潜在问题，无论是焦虑、抑郁、躯体化还是潜在的医疗问题（见第 8、226、227 和 230 章）。不必要地注射维生素 B_{12} 的患者应该被告知需要探索其症状的潜在原因。虽然维生素 B_{12} 缺乏可导致记忆丧失和步态共济失调的症状，但没有证据表明它对治疗或预防与维生素 B_{12} 缺乏无关的痴呆症有效。同样，也没有证据表明维生素 B_{12} 与叶酸和维生素 B_6 联合使用对女性的癌症风险有疗效。

叶酸缺乏 [16]

原因

大多数叶酸缺乏是由于摄入不足，尽管偶尔会遇到需求增加或者吸收或利用障碍。饮食缺乏的部分原因是储存叶酸的能力有限；在饮食不足的3个月内，出现巨幼细胞变化和贫血。富含叶酸的食物包括绿色蔬菜（芦笋、生菜、菠菜、花椰菜）、肝、酵母菌和蘑菇。蔬菜在水中过度煮沸会去除大量可用的叶酸。嗜酒是导致摄入不足的原因。

吸收障碍见于回肠疾病（如热带和非热带口炎性腹泻、贾第鞭毛虫严重感染）、短肠综合征和苯妥英钠的使用。需求增加发生在妊娠、严重甲状腺功能亢进、溶血性贫血、恶性肿瘤和红肿性银屑病。甲氨蝶呤的使用阻碍了其利用，氨苯蝶啶和甲氧苄啶对二氢叶酸还原酶的影响相似，但效果不明显。接受血液透析的患者经历了大量的叶酸流失，替代治疗是必要的。

临床表现

叶酸缺乏症是巨幼细胞性贫血的一种。有时还伴有舌炎。贫血发生在缺乏后的3～4个月内。诊断包括低血清叶酸水平（< 15 ng/ml）和对生理剂量（200 μg）叶酸反应显著的网织红细胞增多。对叶酸治疗的反应是迅速的。神经功能缺陷与叶酸缺乏无关，但血清同型半胱氨酸会升高，这与早发动脉粥样硬化疾病和静脉血栓形成的风险升高有关（见第30、31和35章）。

治疗

大多数患者的治疗包括口服治疗剂量的叶酸（1～2 mg/d）。大多数形式的叶酸缺乏症，甚至是吸收不良的类型，都可以通过口服治疗来克服。4～5周的治疗通常会逆转贫血，补充身体储备。当潜在的原因持续存在时（如吸收不良、恶性肿瘤、银屑病、血液透析）时，需要长期治疗。服用甲氨蝶呤的患者可以给予叶酸，这绕过了二氢叶酸还原酶的抑制。如前所述，非特异性使用叶酸治疗巨幼细胞性贫血是不明智的，因为它可能会掩盖潜在的维生素 B_{12} 缺乏症，延误诊断和治疗，并诱发神经症状。如果嗜酒是叶酸缺乏的基础，那么饮酒问题本身就需要仔细注意（见第228章）。叶酸缺乏症的患者将受益于饮食咨询，也许还可以转诊到营养学专家那里。

促红细胞生成素反应性贫血 [17-20]

终末期肾病

继发于促红细胞生成素缺乏状态的贫血，如终末期肾病，以前是最难治疗的疾病之一。促红细胞生成素替代疗法［如重组人促红细胞生成素（Aranesp），促红素α（Procrit），也称为促红细胞生成素（erythropoietic-stimulating agent，ESA）］的出现成为治疗此类贫血的重大进展。

适应证和目标血红蛋白值

随机对照试验已经确定了促红细胞生成素在定期输血的透析患者中使用的成本效益，实现了脱离输血，红细胞比容的正常化，以及生活质量的改善。目前推荐的目标血红蛋白水平为12 mg/dl。

副作用

当目标血红蛋白被限制在12 g/dl时，副作用是适度的（例如，缺铁需要铁替代，血压轻度升高），但过度治疗（部分由强烈的经济激励驱动）是常见的。荟萃分析数据显示，血红蛋白水平大于12 g/dl的治疗增加了全因死亡率［相对风险（RR）1.17］、高血压控制不良（RR 1.27）和动静脉通路血栓形成（RR 1.34）的风险。导致这些严重不良反应的机制尚不清楚，但高度怀疑主要因素是高剂量的促红细胞生成素，而不是血红蛋白水平本身。因此，应保持低剂量。此外，随着一些重组红细胞生成素制剂的长期使用，主要见于慢性肾衰竭患者，已经观察到由于抗红细胞生成素抗体形成而导致的纯红细胞性再生障碍性贫血。

癌症和癌症化疗

癌症化疗中严重贫血和血清促红细胞生成素水平降低较为常见，促红细胞生成素也被证明具有成本效益，通过治疗使更积极的癌症治疗和显著减少输血需求成为可能。然而，没有证据表明生存率得到了改善，而输血的减少和生活质量的改善仅发生在血红蛋白水平低于 10 g/dl 的患者中。新的证据提示新发恶性肿瘤的风险增加，肿瘤生长增快，血栓栓塞事件和全因死亡率增加，这些均大大降低了癌症患者应用促红细胞生成素的热情。

适应证

由于前面提到的风险，ESA 治疗目前仅限于化疗相关贫血患者。最近的美国血液学学会和美国临床肿瘤学会临床实践指南推荐如下：

- 血红蛋白水平下降到低于 10 g/dl 开始 ESA 治疗。
- 如果有反应，持续治疗超过 6 ～ 8 周。
- 监测铁存储量和补充铁摄入量。
- 血栓栓塞高风险的患者应谨慎使用。
- 避免用于不接受化疗的癌症患者。

术前贫血 [21-26]

术前贫血的存在是术中或术后需要输血、感染和住院时间延长的一个主要预测因素。管理方法包括术前纠正潜在贫血（30% 的病例是由于缺铁和对铁补充有反应）、术前输血和使用重组促红细胞生成素（通常与铁联合使用，有时与自体输血联合使用）。

照顾潜在的贫血和术前医疗

许多权威机构强调照顾贫血患者的整体医疗状况以及相关贫血的可能病因，而不是直接使用促红细胞生成素或术前预防输血。30% 的潜在铁缺乏症患者对术前补铁反应良好。那些计划接受心脏手术的人对贫血相关风险的担忧最大，因为供氧需求很高，这促使人们考虑采取其他措施，如术前输血。

术前输血

异体血液供应的安全性在近几十年来明显提高，艾滋病毒和丙型肝炎病毒传播的风险是 1/150 万～ 1/100 万，同时广泛筛选的其他感染源包括西尼罗河病毒、南美加斯病、梅毒和 T 淋巴细胞病毒。然而，这种做法对血液供应造成的需求压力、相关成本以及与接受同种异体血液相关的风险，导致了对这种做法的重新考虑。值得注意的是，非传染性风险要大得多（约 2% ～ 5%），包括发热反应（1∶100）、循环超负荷（1∶400）和错误输血（1∶19000）。

自由与限制性输血政策和患者意愿

在接受心脏手术的患者中，自由与限制性输血政策的问题得到了最深入的研究，因为心脏手术的氧气需求可能最大。在这类患者中，已经进行了几项主要的随机试验，研究了基于血红蛋白阈值（如 7.5 g/dl vs. 9.5 g/dl）的术中和术后输血的自由和限制性政策。大多数患者在死亡、心肌梗死、卒中或新发肾衰竭方面的即时和 6 个月的预后没有差异。一项研究发现，采用限制性方法，3 个月时死亡率略有增加，但这一发现的确定性仍不清楚。

在缺乏类似精心设计的关于术前输血研究的情况下，需要进行临床判断，但此类结果表明可以考虑外推到术前环境。不仅要考虑血红蛋白水平，还要考虑合并症、整体临床状态和患者的意愿。对未接受手术的冠状动脉疾病患者进行自由输血和限制性输血的荟萃分析发现，死亡率没有差异，但心肌梗死发生率增加。

担心接受异体输血的患者经常要求考虑自体输血或家庭捐赠。对于已经因潜在疾病而贫血的患者，自体采血，即使有促红细胞生成素的支持，也会加重已经受损的临床状态，并实际上增加以后对同种异体输血的需要。对自体输血的评估通常可以排除术前贫血的患者。来自家人或朋友的献血风险并不比同种异体血液低。为患者及其家属提供咨询有助于减轻对同种异体输血的恐惧，并减少对自体和家庭供者输血的需求。

在美国，对献血者血液成本和供应的担忧导致了全面使用输血的指南，强调了治疗贫血的限制性而不是自由的输血方法。美国血库协会（American Association of Blood Banks，AABB）的指南建议，既往存在心血管疾病和接受心脏或骨科手术的患者血红蛋白水平阈值为 8.0 g/dl，大多数其他患者血红蛋白水平阈值为 7.0 g/dl。排除包括急性冠状动脉综合征或严重血小板减少的患者（另见第 79 章）。

重组促红细胞生成素的术前使用

重组促红细胞生成素的基本原理来自失血后适度的内在促红细胞生成素反应，以及在接受导致重大失血的手术患者中限制异体输血需求的可能性。它还可以支持术前自体采血术的恢复。在对照试验中，主要涉及计划进行骨科手术的患者，术前每周使用重组促红细胞生成素治疗显著减少了异体输血的需要，特别是当与铁联合使用时。预计会有大量失血（2 ~ 6 U），血红蛋白水平为 11 ~ 13 g/dl 的患者似乎从术前应用促红细胞生成素中获益最大。然而，促红细胞生成素的费用、使用不便（肠外，每周一次，持续数周）和相关的血栓形成风险（特别是在接受心血管手术的患者）限制了它的使用。术前促红细胞生成素的使用降低了异体血液的需求，但鉴于促红细胞生成素的高成本、不便管理和美国血液供应的安全，其成本效益和安全性能值得怀疑。

镰状细胞病[27-34]

治疗镰状细胞病的患者尤其合并疼痛危象的患者尤其迫切。血管阻塞可能是由镰状疾病引起的溶血发作所致；进而导致胸痛综合征和卒中，可能危及生命，并导致无脾（见附录 82-1）。对输血的要求可能会很高。理想的治疗目标是纠正基因突变，这是使用病毒载体进行基因转导和插入而正在进行的深入基因研究的目标。与此同时，治疗旨在控制疼痛危象和器官损伤。多种治疗包括促进血红蛋白 F 合成（限制镰状化）、减少氧化应激和抑制血管闭塞，除了传统的水化、镇痛药和输血支持措施外，还提供了一些希望。

促进血红蛋白 F 合成——羟基脲

血红蛋白 F（hemoglobin F，HbF）抑制血红蛋白 S 的聚合和镰状化。促进 HbF 合成的努力已导致使用骨髓抑制药物羟基脲治疗镰状细胞病。虽然羟基脲增加 HbF 合成的机制尚不清楚，但它在全国前瞻性随机试验中已被证明是有效的，可减少溶血、输血以及疼痛危象和胸痛综合征发作次数和严重程度。矛盾的是，HbF 的增加只是短暂的，但药物的作用仍然存在，这与它抑制中性粒细胞和网织红细胞计数有关。

羟基脲的使用可以减少 50% 的疼痛发作、急性胸部综合征和输血需求。副作用包括中性粒细胞减少症、骨髓抑制、肝酶升高、厌食症、恶心、呕吐和不孕症。一个关于长期使用羟基脲可能诱发恶性肿瘤的早期担忧还没有随着时间的推移而得到证实。妊娠结果没有显示出致畸风险增加的证据。同时使用叶酸可以降低神经管缺陷的风险。对生育能力没有损害。

该药可每天口服一次。成本是适度的。单日给药优先最大化依从性，从 10 ~ 15 mg/(kg · d) 开始，根据临床反应和血细胞计数，最大量 35 mg/(kg · d)，密切关注中性粒细胞绝对计数。片剂有 500mg 剂量。每 2 ~ 4 周监测全血红细胞计数、分类、网织红细胞计数和肝、肾功能，并递增剂量，一旦达到稳定状态，建议每 4 ~ 8 周监测一次，且每 6 个月监测一次 HbF。

减少氧化应激 -L- 谷氨酸

氧化应激在镰状细胞病的病理生理学中发挥了重要作用。镰状细胞中 NAD 和 NADH 之间的正常氧化还原平衡被破坏，表现出 NAD 含量较低。氨基酸 L- 谷氨酰胺是 NAD 合成所必需的并且很容易被镰状细胞吸收。这种额外的摄取与较少的血管内皮细胞黏附和较少的血管闭塞有关。在随机安慰剂对照试验中，给予 0.3mg/kg 每日两次，L- 谷氨酰胺减少了 25% 痛苦危机的发作次数，住院人数减少了 32%，到第一次或第二次危机的平均天数显著延长。同时使用羟基脲似乎能改善效果。不良反应主要与镰状细胞病相关，与本研究中安慰剂组的患者没有什么区别。然而，成本大约是羟基脲的 25 倍。需要监测肾功能和肝功能。该药物已被 FDA 批准用于镰状细胞病。

预防血管闭塞

由于羟基脲经常被证明是不够的，需要寻求额外的措施。疼痛性镰状细胞危象病理生理学的研究进展集中在血管闭塞的机制上，这是由镰状红细胞黏附、白细胞活化和活化的血小板黏附血管内皮阻碍血流并引起缺血所致。P- 选择素是公认的白细胞黏附于血管内皮的启动因子，研究发现它也能引起镰状细胞黏附和血小板与红细胞的结合。因此，它成为预防由这种血管阻塞导致的疼痛危象的一个合理的靶点。克里桑利珠单抗是一种针对P-选择素的抗体，它代表了许多可能是攻击镰状病理生理学这一元素的新药物。在随机试验中，它显示出了希望，将简单的痛苦危机发生率降低45%，只有每年一次，而安慰剂每年近3次。副作用包括关节痛、腹泻、瘙痒和胸痛。

镰状细胞性状的管理

系统回顾镰状细胞特征患者病史的研究发现，肺栓塞（HR 1.50）、横纹肌溶解（HR 1.54）、蛋白尿和慢性肾病（HR 1.57 ~ 1.89）的风险显著但适度增加，但终末期肾病（HR 1.02 ~ 2.03）的风险不一致，有趣的是，不适用于深静脉血栓形成、心力衰竭、心肌病或卒中。没有观察到死亡风险，但研究质量不足。这些发现表明，应格外注意对可预防的肾损伤原因［如高血压和糖尿病（见第26章和102章）］、对有横纹肌溶解的极端运动（见第18章）以及预防肺栓塞（见第35章）。除了咨询外，没有针对潜在遗传疾病的治疗建议。

需要定期输血的难治性贫血的铁过载处理[35]

一些慢性贫血需要长期输血治疗。在初级保健实践中最有可能遇到的两种疾病是严重地中海贫血和镰状细胞病。这种治疗的主要并发症是铁过载导致器官衰竭的风险。

地中海贫血

地中海贫血患者由于β链合成缺失或显著减少，血红蛋白A合成失败导致严重的小细胞性贫血，需要定期输血。铁过载是主要并发症，这是由输血相关的铁负荷（高达250 mg/U）和胃肠道铁吸收增加所致。一旦转铁蛋白饱和，未结合的铁就开始沉积在血流丰富的主要器官中，如肝、心脏和胰腺，除非铁被清除，否则通常会导致器官衰竭（主要是心脏）及过早死亡。

镰状细胞病

镰状细胞病中铁沉积没有严重地中海贫血强烈，但在10年的输血后，铁沉积病的风险变得明显，平均约为2.5%。治疗适应证为血清铁蛋白大于1000 ng/ml或肝铁增加3.5 mg/kg。

铁螯合疗法

铁螯合疗法最初是使用皮下注射的去铁胺，需要12 h的每周多次的注射。由于去铁胺输注对大多数患者无法持续，因此我们寻找口服活性螯合剂。

去铁酮

去铁酮是第一个口服活性螯合剂，使肾铁排泄量增加到超过输血和饮食引起的积累速度的程度。它的作用是去除不与转铁蛋白结合的循环铁，而这是最有可能沉积在主要器官中的形式。药物与铁结合，肾排泄铁 - 去铁酮复合物。MRI研究显示肝和心脏的铁含量显著减少。与去铁胺相比，去铁酮可显著降低心脏的发病率和死亡率。

该药物每天服用3次，总剂量最高可达100 mg/d。副作用包括胃肠道紊乱、肝酶短暂升高、关节病、中性粒细胞减少和粒细胞增多，除血清铁蛋白外，还需要监测全血细胞计、分类和肝功能检测。由于有中性粒细胞减少的风险，在感染期间应停止使用。每年进行心脏和肝MRI用来监测关键器官的铁状态。

铁螯合剂

铁螯合剂主要去除沉积在肝的铁，每天只需要给药一次，使它有可能在铁沉积不太严重的患者（如镰状细胞病患者）中用作单一疗法，或作为不能耐受去铁酮最大剂量的补充治疗。关于联合治疗的研究正在进行中。

附录 82-1

无脾综合征的管理

脾功能的丧失可能是解剖性的或功能性的，构成脓毒症的风险。在未受保护的患者中，与无脾相关的危及生命的接近 50%。解剖原因包括创伤后手术切除，以及由于遗传性球形红细胞增多症、β- 地中海贫血、免疫性血栓减少性紫癜、脾功能亢进症和镰状细胞病等治疗目的的切除。镰状细胞病也会因梗死导致功能性脾障碍。其他功能性原因包括未经治疗的艾滋病毒感染和严重的成人乳糜泻。功能性疾病通常会给患者留下一些残留的脾功能。基层全科医生有重要的任务，确保免疫接种、早期诊断和治疗细菌感染，对提高生存机会至关重要。

病理生理学和临床表现 [1]

病理生理学

脾对抵御感染的贡献来自它捕获和清除血液中的细菌的能力，特别是 IgG 包被的细菌和有毒的包膜菌，它们没有抗体或补体介导。脾也有助于 IgM 的产生，部分是通过记忆 B 细胞产生针对细菌多糖的 IgM 抗体。这些功能的丧失使无脾综合征患者面临急性感染的风险，特别是来自含荚膜的革兰氏阳性菌，最常见的是肺炎链球菌。其他含荚膜的病原菌包括 b 型流感嗜血杆菌和博德氏菌以及蜱传播的病原菌，如微型巴贝斯虫。血流葡萄球菌和革兰氏阴性感染可见于静脉插管患者。

临床表现

病情进展非常快，短暂的前驱症状包括发热、发冷、肌痛、喉咙痛和胃肠道不适，类似于流感样疾病，但在数小时内迅速发展为严重低血压、弥散性血管内凝血和严重低血糖。咳嗽、咳痰或头痛和颈部僵硬可能分别提示肺部或脑膜受累。

诊断和检查

任何出现发热的无脾综合征患者都应怀疑脓毒症的风险，即使它最初看起来只不过是一种流感样疾病。由于时间很关键，紧急转诊到急诊室进行快速检查，包括血液培养，及时经验性静脉注射抗生素对于限制全面脓毒症的风险和最大限度地提高生存机会至关重要。如前所述，功能性无脾综合征患者保留了一些脾功能，可能不那么容易发生灾难性感染，但仍应被考虑有风险并迅速开始诊治。在急诊室中进行的初步检查的详细情况超出了本章的范围，但在给抗生素前应抽取血培养。

管理 [1]

立即治疗

应指示发热但尚未达到重病的患者前往医疗机构，该机构可在 2 h 内使用肠外抗生素。对他们来说，静脉注射或肌内注射头孢曲松是治疗的选择，因为它可覆盖大多数可能的致病微生物，包括动物咬伤的微生物。如果这些患者在这段时间内无法到达适当的机构，应指示他们服用单剂可能有效的处方抗生素（如左氧氟沙星，750 mg；阿莫西林，2 g；或莫西沙星，400 mg），并尽快到达机构。对于重症患者，应救护车送至最近的急诊室，静脉注射头孢吡肟和万古霉素。其他措施超出了此章范围。

预防管理

预防的主要方法是免疫接种和较小强度的抗生素。接受脾切除术的患者是最需要的，因为功能性脾功能障碍患者往往有一定的功能保留。

免疫接种

免疫接种是保护手术相关无脾综合征患者免受脓毒症风险的最佳方法。虽然免疫反应有些减弱，但免疫接种在显著降低肺炎球菌、脑膜炎球菌、流感嗜血杆菌、细菌感染和流感病毒感染的风险方面是有效的。

肺炎球菌疫苗接种。如果进行选择性脾切除术，术前应进行免疫接种，如果患者既往未接种肺炎球菌，应接种 PCV 13 疫苗，8 周后接种 PPSV23 疫苗。如果之前接种过 PCV 13，则应在术后 8 周给予 PPSV23 增强剂，5 年后重复注射 PPSV23。

嗜血杆菌 b 疫苗。如果之前未接种疫苗，应在选择性手术前或手术后给予单剂量 Hib 结合疫苗。如果以前接种过疫苗，则需要在首次接种疫苗 5 年后使用加强剂。

脑膜炎球菌疫苗。术前，如果以前未接种疫苗，应给予单剂量的 MenACWY。术后，对于那些以前未接种疫苗的人，需要 2 剂方案，间隔 8 ～ 12 周。

流感疫苗。术前和术后应每年免疫 1 次。

预防性抗生素

基于证据的每日预防性青霉素治疗主要用于 5 岁以下的无脾综合征儿童。在肺炎球菌疫苗出现之前，也曾建议为脾切除术后脓毒症存活的成人接种 1 ～ 2 年，但这种做法早于有效的肺炎球菌疫苗接种，可能不会为接种疫苗的患者提供任何额外的保护。青霉素可以在狗咬伤后预防性使用。

患者教育

需要教育无脾综合征患者及时向医疗机构报告的重要性，如果他们出现发烧，医疗机构可以应用肠外抗生素。如果他们不能在 1 ～ 2 h 内到达这样的医疗机构，并且没有特别不适的感觉，也可以指导他们服用一次预先处方的抗生素（见上文细节）。

（王 倩 翻译，董爱梅 肖卫忠 审校）

第 83 章

门诊口服抗凝治疗

ELAINE M. HYLEK

近年来，随着直接凝血酶（凝血因子Ⅱa）和Ⅹa 抑制剂的问世，口服抗凝治疗的选择大大增加，并和香豆素衍生物一起，用来有效地预防血栓栓塞。最近的指南指出，对于心房颤动（atrial fibrillation，AF）和静脉血栓形成，这些药物优于华法林。华法林仍然是机械性心脏瓣膜或中重度二尖瓣狭窄患者的唯一选择。这些直接作用药物在抗磷脂综合征和严重肾病或肝病患者中的使用数据有限，因此在这些疾病患者中不推荐使用。同样，新型口服血小板抑制剂与阿司匹林联合使用，已经被用来增强对动脉血栓形成和再狭窄的预防。这些药物对心血管疾病管理的重要性要求基层全科医生需要了解：①它们的使用适应证，②在门诊环境下开始和维持治疗的方法，③常见的并发症，以及④加强或干扰其作用的药物 - 药物相互作用。（有关门诊使用胃肠外抗凝治疗的讨论，请参阅第 35 章、第 151 章和第 152 章。）

华法林 [1-40]

作用机制

华法林和其他香豆素衍生物通过抑制维生素 K 对凝血因子Ⅱ、Ⅶ、Ⅸ和Ⅹ的谷氨酸残基的 γ-

羧基化作用而发挥抗凝效果。如果没有γ-羧基化，这些蛋白就不能参与凝血。华法林诱导的活性羧化凝血因子的下降是每个因子半衰期不同所产生的结果，半衰期从凝血因子Ⅶ的5 h到凝血因子Ⅱa（凝血酶）的72 h不等。仅在治疗2～3天后凝血酶原时间（prothrombin time，PT）就可能会延长，但这主要代表凝血因子Ⅶ受到了抑制。华法林在使用5～7天后才能达到完全的抗血栓作用，随着凝血因子Ⅱ消耗而实现。

适应证

治疗适用于血栓形成和后续栓塞风险较高的情况。包括以下情况：

- 心房颤动（见第28章和第33章）。
- 瓣膜性心脏病和人工心脏瓣膜（见第33章）。
- 系统性栓塞（见第171章）。
- 深静脉血栓形成（见第35章）。
- 肺栓塞（见第35章）。
- 扩张型心肌病和左心室血栓（见第32章）。
- 特定患者的心肌梗死后（见第31章）。

心房颤动（房颤）

房颤发病率高，在60岁以上的人中有5%患房颤，在80岁以上的人中有近10%患房颤。房颤会使卒中的风险增加5倍以上，年平均脑卒中风险为5%。继发于瓣膜性心脏病的房颤患者风险更大（见第28章和第33章）。

人工心脏瓣膜

人工心脏瓣膜会增加系统性栓塞的风险，尤其是脑卒中。笼球瓣和倾斜盘瓣的风险更高，二尖瓣位置的瓣膜比主动脉位置的瓣膜风险更高。抗凝治疗需持续进行。使用生物瓣膜的患者只需要短期（如3个月）抗凝，除非有其他指征，如房颤或系统性栓塞病史（另见第33章）。

深静脉血栓形成与肺栓塞

深静脉血栓形成和肺栓塞是抗凝的指征。当风险因素可逆或有时间限制时，如手术、临时制动或使用雌激素，则需要3个月的疗程。首次发作特发性或不明原因的深静脉血栓形成或存在遗传性血栓形成倾向的深静脉血栓形成的患者应接受至少3个月的治疗。首次不明原因静脉血栓形成后抗凝治疗的持续时间仍有争议。对于低或中等的出血风险患者，建议延长治疗时间。每年应对持续抗凝治疗进行风险效益评估。对于复发性深静脉血栓形成或肺栓塞、已知高凝状态或因子V Leiden突变的患者，应无限期抗凝治疗（另见第35章）。

扩张型心肌病

扩张型心肌病患者有栓塞的风险。当伴有房颤时，在没有抗凝治疗的情况下发生栓塞事件的年风险超过15%。对于窦性心律的收缩性心力衰竭（射血分数＜35%）的患者，与阿司匹林相比，华法林显著降低了缺血性卒中的发生率（0.72% vs. 1.36%；风险比值为0.52），但代价是较高的非颅内大出血发生率（1.78% vs. 0.87%；调整后的风险比值为2.05）。必须权衡个体患者的潜在益处和风险（见附录33-1）。

心肌梗死

一些患者可能从心肌梗死后的抗凝治疗中获益。前壁Q波梗死，特别是有附壁血栓形成或房颤的证据，需要抗凝治疗。否则，在慢性稳定型心绞痛或心肌梗死的二级预防中，华法林与阿司匹林相比没有明显的优势（见第31章）。

禁忌证

口服抗凝剂的禁忌证需要根据抗凝治疗的紧迫性、潜在并发症的风险和严重性以及治疗时间来考虑（表83-1）。既往有中枢神经系统出血史、近期神经外科手术史或明显出血的患者不应接受华法林治疗。重要的相对禁忌证包括活动性消化性溃疡疾病、慢性酒精中毒、失明（除非在有人监护下）、出血易感因素和严重高血压。在妊娠早期服用香豆素可能会导致出生缺陷；当在分娩时使用时，可能会发生胎儿出血。在妊娠早期和分娩期间应使用肝素代替华法林。当随访不易维持时，当实验室设备不足以准确检测PT时，或者当患者治疗依从性差时，开始口服抗凝治疗是不明智的。

表 83-1 抗凝治疗禁忌证

绝对禁忌证
既往脑出血史
近期神经外科手术史
活动性的明显出血
妊娠早期和分娩
相对禁忌证
活动性消化性溃疡病
慢性酒精中毒
出血易感因素
严重高血压

起始治疗

急性肺栓塞和系统性血栓栓塞的起始治疗

急性肺栓塞或急性系统性血栓形成的患者应立即入院接受肝素治疗，以阻止血栓扩散。静脉注射普通肝素已成为标准的初始抗凝治疗。有证据表明，低分子肝素（每日皮下给药 2 次，不需要持续监测 aPTT）至少同样安全有效，在病情稳定的患者中可能是一种比传统疗法更方便的替代疗法。有明显肾损害的患者不应使用低分子肝素。医生应参考药品说明书来了解详细的剂量信息。

华法林应在肝素治疗的第一天开始使用，并与肝素重叠治疗至少 4 天，以确保充分降低凝血酶原水平。建议开始每日剂量为 5 mg 的华法林治疗。建议老年女性和营养不良患者的起始剂量低于 5 mg。对于年轻、健康、肝功能良好的患者起始剂量可为 10 mg。基于 1000 多名患者的华法林剂量算法可以在网上免费获得，可能会有所帮助（www.WarfarinDosing.org）。一旦抗凝水平连续至少 2 天达到治疗范围［国际标准化比值（INR）> 2.0；参见监测］，就可以停用肝素。

急性深静脉血栓形成的起始治疗

对于深静脉血栓形成的患者，皮下注射低分子肝素是替代静脉注射普通肝素进行初始抗凝的有效选择（见第 35 章）。它可以缩短住院时间或完全在家中进行抗凝治疗，从而降低费用。华法林疗法的实施方式与静脉注射肝素疗法相同。

慢性心房颤动和其他非急性指征的起始治疗

非急需立即全面抗凝的患者（如慢性稳定型房颤）可以作为门诊患者，安全地开始单独使用华法林治疗。开始门诊华法林治疗的一种普遍采用的方法是每日 5 mg，在第 4 天检测 INR，并相应地调整剂量。对于体重小于 110 磅、年龄超过 75 岁或出血风险增加的患者，起始剂量应设定为每日 2.5 mg。华法林最好在每天的特定时间空腹服用。睡前给药方便在检测 INR 的同一天调整剂量。美国食品和药物管理局（FDA）已经批准了几种通用的华法林；应该始终使用相同的通用或品牌配方，以避免患者混淆和 INR 波动。

监测华法林抗凝强度

抗凝强度的测定——国际标准化比值

抗凝强度可用凝血酶原时间比（prothrombin time ratio，PTR）表示，即患者凝血酶原时间与实验室对照凝血酶原时间的比值。由于现有凝血酶试剂的敏感性不同，使跨实验室 PTR 的标准化变得困难，因此国际标准化比值（international normalized ratio，INR）被发展为普遍接受的抗凝强度检测方法。它是通过 PTR 的所使用的特定试剂的国际敏感性指数（international sensitivity index，ISI）的次幂（即 PTR^{ISI}）来计算的。

影响抗凝强度和监测频率的因素

可能需要长达 3 个月的时间才能达到稳定的华法林剂量。一旦稳定下来，可以每 3 ~ 4 周检测 1 次 INR。华法林因其剂量效果的可变性需要定期监测。改变饮食，特别是摄入维生素 K 含量高的食物（如大多数叶类蔬菜），或服用干扰肝清除华法林的药物，可能会促使华法林需求量的变化。许多常用药物可增强华法林的抗凝作用，应及时密切监测（见下文讨论）。存在狼疮抗凝物（可能导致高凝和血栓形成的抗磷脂抗体中的一种；见第 35 章）的患者在监测中可能会遇到特殊问题，因为这些抗体会干扰 PT 检测。可能导致抗凝程度的高估和低估。需要咨询血液科专家以确定此类患者的抗凝监测方案。

监测技术

技术的进步使指尖采血家庭监控成为一种越来越实用的选择。在对接受过适当训练的患者或家庭成员进行家庭监护的研究中，控制效果与抗凝门诊的效果相当，主要和次要并发症的发生率较低。与以实验室为基础的高质量监测方案相比，不良事件发生率没有变化。这些研究结果表明，即使有高质量的实验室监测服务，在适当选择的患者中，家庭监测也是一种选择。

治疗强度、疗程和剂量调整

推荐的治疗强度

开始治疗后，应调整剂量以维持治疗范围。广泛的研究支持对大多数患者使用较低范围的抗凝强度（INR 目标范围为 2.0 ~ 3.0）。在降低出血性并发症风险的同时维持疗效。只有那些血栓栓塞风险最高的患者（如机械性人工心脏瓣膜）才应该接受高强度抗凝治疗（INR 范围在 2.5 ~ 3.5）。低强度治疗（INR 目标为 1.5 ~ 2.0）已尝试用于深静脉血栓形成（deep vein thrombosis，DVT），但已被证明不如标准强度治疗有效且不安全（见第 35 章）。

剂量调整

患者对华法林的反应有很大的差异，部分原因是由肝微粒体酶 CYP2C9 的遗传变异决定的，CYP2C9 是负责华法林新陈代谢的主要酶。已经确定了与过度抗凝和出血风险增加相关的遗传变异（如 *CYP2C9*2* 和 *CYP2C9*3*）有关；然而，这些突变似乎很少见。更常见的是，编码维生素 K 环氧化物还原酶复合物 1（vitamin K epoxide reductase complex 1，VKORC1）的华法林靶基因的差异似乎可以预测华法林治疗的反应。对华法林反应的个体差异的机制有了更深入的了解，并强调了剂量调整的必要性。成本效益研究并未发现华法林基因分型对于典型的房颤患者有价值，但可能推荐用于出血风险较高的患者。

当 INR 超出范围时，可以通过多种方式调整华法林剂量。一种旨在最大限度地提高安全性和避免 INR 大幅波动的方法是基于每周剂量改变 10%，除非 INR 严重超出范围。例如，如果患者服用 7.5 mg/d，每周剂量为 52.5 mg。如果 INR 太低，每周剂量增加 10%，因此患者 1 周中的 2 天服用 10 mg，其余 5 天服用 7.5 mg。然后在接下来的 2 周每周检测 INR，必要时继续调整剂量。

门诊抗凝需要准确的 INR 检测和可靠的血样采集设施，以及及时联系患者的能力。仔细监测和随访对于安全和成功的门诊抗凝计划至关重要。在治疗开始时，患者应该参加护士或药剂师的宣教课程，护士或药剂师可以指导他们使用华法林，答疑，测试他们的理解力，并提供信息丰富的知识手册供他们带回家。应及时联系未如期到诊检测 INR 的患者。计算机系统可以提供提醒，这样就不会丢失任何患者的随访。商业实验室服务有时用于为来诊室有困难的患者在家中采血。家庭监控设备是部分患者的另一种选择。

治疗持续时间

在没有出血性并发症的情况下，房颤、瓣膜性心脏病或机械人工心脏瓣膜患者应终生抗凝治疗。复发性深静脉血栓、复发性肺栓塞或已知高凝状态的患者也应无限期接受抗凝剂治疗。那些在某阶段因自限性危险因素引起的深静脉血栓形成，并且没有已知的高凝状态的患者可以在 3 个月后停止服用华法林（见第 35 章）。

D- 二聚体检测已被探索为一种更好地确定持续风险和治疗持续时间的方法。在特发性深静脉血栓形成患者中，在停止抗凝治疗 1 个月后 D- 二聚体水平升高的患者被发现有很大的复发风险，恢复华法林治疗可以降低这种风险。不过这些发现需要进一步证实后才能在这种情况下常规推荐 D- 二聚体检测。

在第一次不明原因的深静脉血栓形成后，连续超声检测是另一种衡量华法林抗凝持续时间的方法。与标准的固定疗程治疗相比，使用再通标准作为终止华法林治疗的依据，可降低后续的静脉血栓栓塞发生率。

并发症

大出血是主要问题。关于接受长期抗凝治疗的患者的出血并发症发生率的报道差异很大，这取决于患者群体、使用的出血定义以及研究中的 INR 目标。几个系列研究表明，密切监测的患者中，出现严重出血、需要住院或输血治疗＜3%。在系统性治疗的患者中，颅内出血的发生率约为每年0.6%。出血并发症的危险因素包括INR高于4.0，最近开始抗凝，同时使用抗血小板药物或非甾体抗炎药（nonsteroidal anti-inflammatory drug，NSAID），以及INR波动大。胃肠道（gastrointestinal，GI）出血史是一个危险因素，消化性溃疡本身不是危险因素。老年患者并发症发生率通常较高，但这可能在一定程度上是通过老年人中更常见的其他危险因素介导的。脑出血的其他危险因素包括高血压控制不佳和既往脑卒中。

接受抗凝治疗期间出现泌尿系统、胃肠道或妇科出血的患者应进行诊断性评估，以确定是否存在潜在的病理损害。

即使INR在治疗范围内，皮肤出血性坏死（女性更常见）和脚趾发紫（男性更常见）也会偶尔发生。其机制可能是在先天缺乏这些因子的患者中，内皮维生素K依赖的抗血栓蛋白（蛋白S和C）的短暂抑制。

药物与合并症对抗凝作用的影响

促进剂

增强华法林作用的药物可能通过阻止维生素K的合成或吸收，取代华法林的结合位点，抑制微粒体降解酶活性，增加凝血因子的分解代谢或损害血小板功能来实现的（表83-2）。如果同时使用NSAID，出血风险尤其高。在老年人中，服用NSAID联合华法林可导致出血性消化性溃疡疾病风险增加13倍。每日使用对乙酰氨基酚替代NSAID降低了胃损伤出血的风险，但通过增强华法林的作用增加了过度抗凝的风险；建议在每天新使用对乙酰氨基酚时，密切监测INR和调整华法林剂量。

肝细胞衰竭导致凝血因子和白蛋白合成受损；胆汁淤积导致维生素K吸收效率降低。这两种情况都能延长INR并增强华法林的作用。

抑制剂

诱导微粒体酶、减少华法林吸收或增加凝血因子或结合蛋白合成的药物可降低抗凝作用（表83-2）。此外，香豆素通过竞争相同的降解酶，减少甲苯磺丁酰胺和苯妥英的新陈代谢。当药物方案发生任何变化时，应检测INR，此后应密切跟踪，直到达到稳定。

表83-2 与口服抗凝药相互作用的常见药物

作用	机制	药物
延长PT	抑制清除	胺碘酮
		甲硝唑
		甲氧苄啶/磺胺甲噁唑
		甲氰咪胍[a]
		奥美拉唑[a]
		磺吡酮[a]
		双硫仑
		合成类固醇
	抑制维生素K	头孢菌素类药物：第二、第三代
		对乙酰氨基酚
	增加凝血因子的代谢	甲状腺素
	未知	红霉素
		他莫西芬
		苯妥英
		异烟肼
		酮康唑
		吡罗昔康
减少PT	增加华法林清除率	巴比妥类药物
		卡马西平
		利福平
	减少华法林吸收	考来烯胺
	增加凝血因子合成	雌激素
	未知	青霉素

[a] 只会导致PT的轻度延长。

PT，凝血酶原时间。

Adapted from Hirsh J. Oral anticoagulant drugs. N Engl J Med 1991；324：1865，with permission. Copyright © 1991，Massachusetts Medical Society.

抗凝逆转

在严重和危及生命的出血或需要紧急手术的情况下，非常需要逆转药物的逆转抗凝作用。华法林抑制凝血蛋白的合成和活化，因此凝血蛋白替代物是纠正华法林诱导的抗凝作用的主要手段。Ⅳ因子凝血酶原复合物浓缩物（prothrombin complex concentrates，PCC）已被FDA批准用于这种情况。

PCC 与小的血栓前风险有关。输注新鲜冰冻血浆可迅速纠正 INR，但涉及血液制品输注和大量胶体负荷。

维生素 K 制剂

另外，服用维生素 K（刺激肝合成被华法林抑制的凝血因子）也有效，但速度稍慢，需要 12 ~ 48 h 才能将 INR 降低到安全水平。有静脉注射、皮下注射和口服制剂可供选择。大剂量静脉注射维生素 K（1 ~ 10mg）是各种制剂中最有效和最迅速的，但它可能会过量并影响重复抗凝效果。在不太紧急的情况下，口服维生素 K（1.0 ~ 2.5mg）可以比皮下注射维生素 K 更快地逆转 < 10 的 INR，几乎与静脉维生素 K 一样快。有趣的是，这种疗法虽然有效地降低了 INR，但似乎并不比停用华法林治疗更能降低出血的风险，这表明在这种情况下仅停用华法林可能就足够了。

抗凝治疗的围手术期处理

在非急诊出血或择期手术的情况下停止华法林抗凝治疗的决定需要个体化。必须权衡血栓形成的风险与出血的风险。许多小手术可以在不中断抗凝治疗的情况下安全地进行。对于急性静脉血栓形成或急性动脉栓塞的患者来说，在前 4 周内栓塞或复发的风险最大，因此谨慎的做法是推迟择期手术，直到患者超过这一窗口期。

对于服用华法林的个体来说，在择期手术前停止抗凝治疗约 4 天，使 INR 降到 1.5 以下，可以最大限度地降低术后出血的风险。

对于因机械心脏瓣膜或近期血栓事件而服用华法林的患者，围手术期必须考虑使用肝素。当 INR 开始下降时，可以在门诊使用全剂量低分子肝素。然后，患者可以在手术前大约 24 h 转换为静脉注射普通肝素，并且在手术前 5 h 停止输注。术后 12 h 开始肝素化（无负荷推注），与每日 3% 的大出血风险相关，适用于那些血栓栓塞风险最高、术后出血风险可以接受的患者。如果这类患者的出血风险过高，那么术前应考虑使用腔静脉滤器。

患者教育

在开始门诊抗凝治疗之前，患者和指定家属需要：①了解风险和益处；②熟悉服用抗凝剂的要求（如避免服用 NSAIDs 和过量酒精）；③能够识别异常出血的迹象（如黑便）；以及④精通出血并发症的分类方案。由受过抗凝管理训练的护士或药剂师指导患者，并辅之以适合患者教育水平的信息手册，对患者教育工作至为重要。家庭成员的参与可以促进理解和提高服药依从性。

对于华法林，医生应了解患者正在使用的特定华法林品牌的片剂颜色编码。这有助于确保服用了适当的剂量。应注意药物品牌固定，以尽量减少剂量误差并确保抗凝效果的一致性。

食品和补充剂

患者教育的一个非常重要的组成部分是回顾可能影响华法林抗凝作用的食品和非处方物质（包括草药制剂和其他“天然”补充剂）（表 83-3）。食用富含叶酸的鳄梨和绿色蔬菜（如菠菜、西兰花）可以抑制华法林，但前提是一次大量食用（> 250 g）。应该鼓励患者保持富含这些营养素的稳定饮食；患者可能会错误地认为他们需要放弃绿色蔬菜。银杏会增强华法林作用并可能导致出血，而圣约翰草、大蒜和人参可能会加速其代谢，减弱其抗凝作用。

购买品牌与非专利制剂华法林的比较

非专利制剂华法林可以安全地替代香豆素品牌的华法林；然而，在华法林制剂发生任何变化时，应密切监测 INR，并建议特定非专利制剂使用的一致性。

直接口服抗凝剂——凝血酶抑制剂和凝血因子 Xa 拮抗剂 [41–59]

使用维生素 K 拮抗剂疗法预防血栓栓塞的缺

表 83-3 食品和中草药制剂对华法林抗凝效果的影响

增强华法林效应
银杏
抑制华法林效应
鳄梨
绿色蔬菜（如西兰花、菠菜）大量食用超过 250 g/d
大蒜
圣约翰草
人参

点（如需要频繁的 PT INR 监测和剂量调整，多种药物 - 药物和食物的相互作用，出血风险）促使人们寻找更好的口服活性抗凝剂。主要靶点是凝血因子Ⅱa（凝血酶）和凝血因子 Xa，它们位于内源性和外源性凝血途径的交叉点。口服活性直接因子Ⅱa（凝血酶）抑制剂达比加群和口服活性直接因子 Xa 抑制剂利伐沙班、阿哌沙班和依度沙班的问世和随后的 FDA 批准为门诊血栓栓塞的预防提供了更多的选择。

概述和使用适应证

直接口服抗凝剂（direct oral anticoagulant，DOAC）的特点包括口服给药，比华法林起效更快，半衰期更短，食物或其他药物的干扰小，治疗指数广，给药简单，不需要常规监测凝血参数。所有药物都涉及一定程度的肾清除，与华法林有很大的不同，需要注意肾功能来确定可用性和剂量。

这些药物大多已获得 FDA 批准用于：①非瓣膜性房颤相关血栓栓塞的一级预防，②深静脉血栓形成和肺栓塞相关血栓栓塞的二级预防，以及③在全膝关节和全髋关节置换手术后深静脉血栓和肺栓塞的一级预防。

心房颤动的卒中预防和系统性栓塞

在对心房颤动患者进行的比较有效性研究中（结合了 3 项大型设计良好的研究，涉及 5 万多名患者的数据），与使用华法林的患者相比，有 2 项结果显示出显著的差异：①与华法林相比，全因死亡风险降低了 12%（每 1000 名患者中减少了 8 例死亡）；②出血性卒中风险降低了 52%（每 1000 名患者中减少了 4 例出血性卒中）。在缺血性卒中预防方面没有差异。与那些控制良好的服用华法林的人相比，达比加群在 75 岁以上的人群中出血风险有增加的趋势。

DOAC 的使用还得到了美国心脏病学会心房颤动卒中预防指南的支持，该指南适用于患有自体主动脉或三尖瓣病变以及二尖瓣关闭不全或轻度二尖瓣狭窄的患者心房颤动卒中预防，但不适用于中度或重度二尖瓣狭窄或机械心脏瓣膜的患者。适应证人群的 $CHA_2DS_2\text{-}VAS_C$ 风险评分应为≥ 2。

静脉血栓栓塞症的二级预防

在 DVT 或肺栓塞患者中比较 DOAC 和华法林，两项涵盖近 11 000 名患者的研究显示，在全因死亡率、复发性血栓栓塞或血栓栓塞相关的死亡率方面没有显著差异。口服阿哌沙班作为急性静脉血栓栓塞症的初始治疗，与低分子肝素加华法林的疗效相当。

用于深静脉血栓和血栓栓塞症的一级预防

全髋膝关节置换手术后 DVT 和静脉血栓栓塞的风险增加（见第 151 和 152 章）。术后开始预防性口服抗凝可降低死亡率和与这些事件相关的并发症。出院后延长抗凝治疗可带来额外的益处，尤其是在全髋关节置换术后。凝血因子Ⅱa 和因子 Xa 抑制剂已经显示出与华法林相当的疗效，在这些环境下提供初级预防的安全性更高，而且大多数已获得 FDA 批准用于该适应证。预防用药的时间最短为 14 天（通常用于膝关节手术），最长为 35 天（主要用于髋关节手术）。在整个时间段内是否一直需要 DOAC 治疗受到质疑。一项比较利伐沙班和阿司匹林的随机试验发现，5 天后改用阿司匹林与在标准疗程内继续 DOAC 治疗一样有效和安全。

出血和其他不良后果的风险

如上所述，与华法林相比，使用 DOAC 的致命性出血和颅内出血的风险显著降低。胃肠道出血的风险增加或与华法林相似，可能是由于肠道中的活性药物所致。阿哌沙班组的胃肠道出血风险最小，达比加群组的胃肠道出血风险最大。

剂量、注意事项 / 预防措施和不良反应

直接凝血酶抑制剂（如达比加群）

达比加群是一种竞争性的直接凝血酶抑制剂，可防止血栓形成。游离凝血酶、凝血酶结合凝血酶和凝血酶诱导的血小板聚集均受到抑制。

制剂和剂量。75 mg 和 150 mg 的片剂可供选择。由于达比加群通过肾排泄，因此根据肾功能调整剂量，以估计肾小球滤过率（estimated glomerular filtration rate，eGFR）或其替代物肌酐清除率（creatinine clearance，CrCl）表示：

- CrCl ＞ 30 ml/min：口服 150 mg，每日 2 次。
- CrCl 15 ～ 30 ml/min：口服 75 mg。

不良反应。消化不良症状是使用达比加群最常见的副作用，包括上腹部不适、胃灼热和恶心，大约 3% ～ 15% 的患者会出现消化不良症状。

药物 - 药物的相互作用。虽然比华法林少得多，但建议避免与 P-gp 诱导剂（如利福平）联合给药，这会降低药物利用率，同时使用 P-gp 抑制剂（如酮康唑和屈诺酮）时减少剂量，这会增加药物利用率，尤其是当 CrCl ＜ 50 ml/min 时。

凝血因子 Xa 抑制剂

利伐沙班是第一个获得 FDA 批准的直接因子 Xa 抑制剂，其次是阿哌沙班和依度沙班。贝曲沙班是最新被批准用于预防 VTE 的药物，主要用于因急性内科疾病住院的成年患者。

制剂和剂量。利伐沙班有 10 mg、15 mg 和 20 mg 片剂可供选择。

- 对于心房颤动（CrCl ＞ 50 ml/min）：20 mg，每日 1 次，随餐服用；CrCl 为 15 ～ 50 ml/min，减量至 15 mg，每日 1 次，随晚餐服用；CrCl ＜ 15 ml/min，禁用。如果肾功能变化迅速，则监测肾功能。
- 急性 DVT 或肺栓塞：前 21 天，15 mg，每日 2 次，随餐服用；21 天后，改为 20 mg，每日 1 次，随餐服用，继续治疗；CrCl ＜ 30 ml/min，避免使用。
- DVT 和肺栓塞的二级预防：10 mg，每日 1 次，随餐服用。
- 髋关节或膝关节置换手术后 DVT 的预防：
  - 髋关节置换：10 mg，每日 1 次，持续治疗 35 天。
  - 膝关节置换：10 mg，每日 1 次，持续治疗 12 天。

阿哌沙班有 2.5 mg 和 5 mg 片剂可供选择。

- 对于心房颤动：5 mg，每日 2 次；如果满足 3 项标准中的 2 项（年龄≥ 80 岁、体重≤ 60 kg，或肌酐≥ 1.5 mg/dl），则将剂量减至 2.5 mg，每日 2 次。
- 对于急性 DVT 或肺栓塞：前 7 天，10 mg，每日 2 次；7 天后，改为 5 mg，每日 2 次，继续治疗；如果 CrCl ＜ 25 ml/min，则避免使用。
- 对于 DVT 和肺栓塞的二级预防：2.5 mg，每日 2 次。
- 髋关节或膝关节置换术后 DVT 的预防：
  - 髋关节置换：2.5 mg，每日 2 次，持续治疗 35 天。
  - 膝关节置换：2.5 mg，每日 2 次，持续治疗 12 天。

依度沙班有 15 mg、30 mg 和 60 mg 片剂可供选择。

- 对于心房颤动：如果 CrCl ＞ 50 ml/min 并且≤ 95 ml/min，60 mg，每日 1 次；CrCl 为 15 ～ 50 ml/min，减量至 30 mg，每日 1 次。如果 CrCl ＞ 95 ml/min 或＜ 15 ml/min，禁用。
- 对于急性 DVT 或肺栓塞：60 mg，每日 1 次；（肝素初始治疗后）如果 CrCl 为 15 ～ 50 ml/min 或体重≤ 60 kg，或使用某些 P-gp 抑制剂，可将剂量减至 30 mg，每日 1 次。

一些预防措施和注意事项。肾功能减退的患者需要警惕，从肌酐清除率＜ 50 ml/min 开始，可能需要减少用量，大多数情况下避免在肌酐清除率＜ 30ml/min 使用。在肾功能变化迅速的临床情况下，需要定期评估肾功能。急性肾衰竭时应停止使用。在肝功能不全的情况下也建议谨慎使用，因为凝血因子的合成减少，从而导致出血风险增加。

FDA 已经发出警告，停止治疗会增加卒中的风险（必须改用另一种抗凝剂），在接受椎管内麻醉或脊椎穿刺患者中，会增加脊髓或硬膜外血肿的风险导致长期瘫痪，特别是在服用其他影响止血的药物（如 NSAIDs、血小板抑制剂、其他抗凝剂）或有外伤史或反复硬膜外或脊柱穿刺史或脊柱畸形或脊柱手术史时。

药物 - 药物的相互作用。作为 CYP3A4/5 和 CYP2J2，以及 P-gp 和 ATP 结合盒 G2 转运体的底物，利伐沙班或阿哌沙班的使用可能受到这些 P450 细胞色素酶或转运体的抑制剂和诱导剂（如 P-gp）的影响。抑制细胞色素 P450 3A4 酶和药物转运的药物（如酮康唑、利托那韦、克拉霉素、红霉素、氟康唑）会增加利伐沙班和阿哌沙班的利用率和出血风险。许多化疗药物通过 CYP3A4 代谢，这就引发了在癌症相关静脉血栓栓塞中使用这些药物的问题。依度沙班的清除不依赖于 CYP3A4。联合使用 P-gp 和强 CYP3A4 诱导剂（如卡马西平、苯妥英、利福平、圣约翰草）将减少利伐沙班和阿哌沙班的利用率。在达比加群或因子Xa抑制剂开始使用之前，需谨慎地阅读详细的包装说明以了解最新的药物信息。

不良反应。除了与出血有关的副作用外，使用这些药物的副作用相当有限。据报道有恶心、血清转氨酶升高和贫血等副作用。

DOAC 抗凝作用的逆转

虽然DOAC的半衰期相对较短，导致抗凝作用很快丧失，但可能需要长达12 h，在大出血或需要紧急手术的情况下，这可能是个问题。因此，在开发能够快速逆转DOAC抗凝剂方面开展了大量工作。这些药物可在紧急救治情况中使用，并通过胃肠外给药。它们价格昂贵，但在紧急情况下使用很有效。

逆转因子X抑制——依达赛珠单抗。该单克隆抗体可阻断达比加群的活性，其亲和力是凝血酶的350倍。在一项随机研究中，对出现大出血或需要紧急手术的患者静脉注射5 mg依达赛珠单抗，达比加群的逆转率为100%，出血停止的中位时间为2.5 h，93.4%的患者围手术期止血正常。没有严重的不良安全信号。FDA已批准依达赛珠单抗用于在严重出血或需要紧急手术的情况下立即逆转达比加群治疗。

逆转因子Xa抑制剂——Andexanet Alfa。在与阿哌沙班或利伐沙班相关的大出血的研究中发现，改良的重组人凝血因子Xa的非活性形式，使接受利伐沙班治疗的患者的药物可获得性降低92%，82%的患者有优良或良好的止血效果。FDA已经批准了andexanet alfa在大出血情况下逆转阿哌沙班或利伐沙班。它的有效性和安全性在需要紧急手术的患者中尚未确定。值得注意的是，在andexanet alfa输注结束后，抗凝血因子Xa活性恢复到大约50% ~ 60%的水平。

桥接

由于这类药物的半衰期短，起效时间快，服用达比加群或Xa因子抑制剂治疗的患者不需要与低分子肝素桥接使用。与华法林相比，直接凝血酶和凝血因子Xa抑制剂的半衰期更短，约为10 h（华法林为40 h），达到最大抗凝效果的时间更快，为2 h（华法林为72 ~ 96 h），因此简化了围手术期的管理。对于这些药物，手术后中断的时间取决于手术的出血风险和患者的肾功能。这些药物的肾清除率各不相同：达比加群（80%）、阿哌沙班（25%）、利伐沙班（33%）和依度沙班（50%）。由于抗凝起效快，在手术后恢复用药之前，保证止血是最重要的。

抗血小板治疗[60–71]

阿司匹林和噻吩吡啶类药物（如氯吡格雷）是临床上使用的主要抗血小板药物。它们在预防动脉粥样硬化血栓并发症方面有着广泛的应用。高危情况下有时使用联合抗血小板治疗，与口服抗凝药物联合使用也是如此。

阿司匹林

阿司匹林通过不可逆乙酰化和失活血小板前列腺素H合成酶，抑制环氧合酶-1（cyclooxygenase-1，COX-1）活性，从而抑制血小板聚集。这种对COX-1途径的直接抑制使该药在治疗和预防血小板相关动脉粥样硬化血栓并发症方面有效。

疗效

与安慰剂相比，阿司匹林显著降低动脉粥样硬化血栓事件的风险，尤其是在高危人群中，且在这一适应证方面，阿司匹林与氯吡格雷相当，优于华法林。主要用途包括颈动脉疾病或短暂性脑缺血发作（transient ischemic attack，TIA）患者的卒中预防冠状动脉疾病的二级预防，以及不良心血管事件的一级预防。

在心肌梗死的一级预防方面，已观察到男性和女性之间在服用小剂量阿司匹林的获益方面存在差异（见第31章），但这种差异并非由于COX-1血小板功能的抑制存在差异，COX-1血小板功能的抑制在两性中都是完全的。阿司匹林的疗效与氯吡格雷相当，在有多种心血管危险因素的人群中出血风险较低，而在有症状的动脉粥样硬化性疾病患者群中或在接受血管成形术和冠状动脉支架植入术的人群中出血风险略低（见第30章和第31章）。在预防心房颤动引起的系统性栓塞方面，其有效性仅为华法林的20%，不推荐用于这种情况（见第

28 章)。

阿司匹林在心血管不良事件一级预防中的应用一直备受争议，尤其是在健康老年人中的应用。最初具有里程碑意义的研究，如医师健康研究（显示对 50 岁以上的男性有显著益处），发生在常规他汀类药物出现之前，这就提出了阿司匹林对已经在接受他汀类药物治疗的患者是否有显著疗效的问题。他汀类药物时代的荟萃分析研究包括最新的大型随机对照试验结果，计算出主要心血管事件（心血管死亡、非致命性心肌梗死或卒中）的总体风险降低了 11%，大出血的风险增加了 47%（其中大部分是消化道出血）。在 70 岁以上的健康人群中，一项大规模的随机试验发现，无残疾存活率有小幅但无统计学意义的下降（5%），大出血增加 38%，同样主要是消化道出血。在对无明显心血管疾病的糖尿病患者进行的类似设计的研究中，心血管不良事件减少了 12%，主要出血事件增加了 29%，同样主要是消化道出血。

与氯吡格雷联合治疗可降低冠状动脉支架术后再狭窄的风险，与华法林联合治疗可适度降低高危冠状动脉疾病（心肌梗死伴 ST 段抬高）再梗死的风险，但获益不大，大出血风险大大增加。总体而言，联合治疗的风险获益比并不是特别好；这种治疗应适合用于高危人群。在大多数需要口服华法林或 DOAC 抗凝的情况下，阿司匹林要么无效，要么效果不明确（见第 28 章和第 33 章）。

不良反应

消化性溃疡和上消化道出血是主要的不良反应，由前列腺素 E2（维持胃黏膜屏障所必需）的抑制和胃黏膜的接触性损伤引起的。消化道大出血的风险显著增加（相对风险为 2.07，与安慰剂相比；风险绝对年增长率为 0.12%/ 年）。颅内大出血的风险增加，但程度较轻（相对风险为 1.65；风险绝对年增长率为 0.03%/ 年）。当阿司匹林与氯吡格雷（相对风险为 1.25）或华法林（相对风险为 3.41）联合使用时，出血风险增加。

在阿司匹林治疗期间，同时使用质子泵抑制剂可以显著降低消化道出血风险。对于既往有出血并发症史的患者，这种联合疗法优于改用氯吡格雷，以降低复发溃疡出血的风险（氯吡格雷为 8%/ 年，而阿司匹林 + 埃索美拉唑为 0.7%/ 年）。

剂量和制剂

在有适应证使用时，阿司匹林最小有效剂量范围为 75 ～ 160 mg/d。处方最高剂量达 325 mg/d，用于卒中预防的剂量更高。在大多数情况下，每日 1 次给药就足够了。肠溶包衣可减少直接胃黏膜损伤和由此引起的胃肠道紊乱，但不能显著降低溃疡和出血风险，这是由于系统性前列腺素抑制所致。

适应证

该药为动脉粥样硬化血栓形成事件提供了非常有效的二级预防，包括不稳定型心绞痛（见第 20 章）、心肌梗死（见第 30 和 31 章）、短暂性脑缺血发作（TIA）和卒中（见第 171 章），以及血管成形术和支架植入后的冠状动脉再狭窄（见第 30 章）。它可与氯吡格雷联合治疗有症状的动脉粥样硬化性血栓性疾病患者（见下文讨论）和在冠状动脉支架植入后使用；与华法林的联合使用应仅限于血栓栓塞是主要问题的高危情况（如笼状球状或笼状盘状人工心脏瓣膜；ST 段抬高；透壁性心肌梗死）。

对于正常风险人群的心血管不良事件的一级预防，个性化治疗可能是最佳选择。美国预防服务咨询小组的建议是评估个体患者的治疗前心血管风险和出血风险，并做出个体化的决策，这似乎是一种明智的方法。使用经过验证的风险计算器（见第 18 章）确定心血管事件风险较高的患者可给予阿司匹林，而那些风险较低或风险计算器（见第 18 章）大、出血风险增加的患者在了解潜在的获益与风险后，可能会建议不要服用阿司匹林。个体化治疗至关重要，因为一些心血管和重大出血事件风险都较高的个体可能愿意接受消化道出血风险，并认为较小的颅内出血风险是可以容忍的，以确保发生心血管事件的概率大大降低。

噻吩并吡啶类（如氯吡格雷、替格瑞洛、普拉格雷）

这类药物抑制二磷酸腺苷（adenosine diphosphate，ADP）诱导的血小板聚集，使其有可能用于治疗血小板诱导的血栓形成。氯吡格雷是最广泛使用的处方药。

氯吡格雷

作为前体药，直到经 CYP450 酶代谢产生活性代谢物前不干扰血小板活性，与血小板 $P2Y_{12}$ 受体结合选择性地抑制 ADP，及随后 ADP 介导的血小板聚集所必需的糖蛋白 GPⅡb/Ⅲa 复合物的激活。这一作用不可逆转地抑制了受影响的血小板在其 7 ～ 10 天的剩余寿命中的作用。

疗效。大量随机试验已经确定了其疗效，尤其是当氯吡格雷与阿司匹林联合使用时。在急性冠状动脉综合征的情况下，这种双重抗血小板治疗降低了心血管死亡、心肌梗死、卒中或难治性缺血的联合终点的发生率（CURE 研究）。在近期有心肌梗死、缺血性卒中或已有外周动脉疾病病史的患者中，与阿司匹林相比，氯吡格雷在预防动脉粥样硬化事件方面具有适度的获益，将缺血性卒中、心肌梗死和血管死亡联合终点的相对风险降低了 8.7%（CAPRIE 研究）。在经皮冠状动脉介入治疗（percutaneous coronary intervention，PCI；血管成形术＋支架植入术）中，早期和晚期血小板介导的血栓形成导致心肌梗死和心血管死亡的风险很高，氯吡格雷及阿司匹林联合治疗可将此类不良事件的风险降低约 80%。

在临床表现明显的心血管疾病或多种动脉粥样硬化危险因素未接受介入治疗的患者中，双重抗血小板治疗的效果不那么显著。在一项大规模随机研究（CHARISMA 试验）中，在 15 000 多名此类患者中比较了氯吡格雷＋小剂量阿司匹林和小剂量阿司匹林＋安慰剂，结果证明，氯吡格雷＋阿司匹林在降低非致命性心肌梗死、卒中或心血管原因死亡的联合终点方面并不比单独使用阿司匹林更有效，尽管有迹象表明，氯吡格雷＋小剂量阿司匹林对有症状性动脉粥样硬化血栓形成的患者有获益，而仅对有多种动脉粥样硬化危险因素的患者有危害。

在近期有 TIA 或卒中的患者中，与阿司匹林联合治疗并不比单一药物治疗更好，但大出血的风险会增加。在一项大规模随机试验中，接受氯吡格雷和阿司匹林联合治疗的轻度缺血性脑卒中或高危 TIA 的患者在 90 天内卒中风险降低 26%，但发生大出血的风险（风险比 2.32）更高，其中约 3/4 是消化道出血。

不良反应和并发症。作为一种血小板抑制剂，使用氯吡格雷最令人担忧的是大出血。由于前列腺素抑制的缺失，消化道大出血的风险比服用阿司匹林的风险小（相对风险 0.55）；风险仍然增加，但与安慰剂相比风险适度增加（风险绝对增加 0.12%/ 年）。然而，在随机试验中，将氯吡格雷与阿司匹林＋质子泵抑制剂联合使用的消化道出血风险进行比较时，氯吡格雷的风险高于阿司匹林。除消化道出血外，阿司匹林和氯吡格雷的其他出血风险相似，明显低于消化道出血的风险。与阿司匹林联合治疗显著增加出血风险，尤其是消化道出血风险；使用质子泵抑制剂可以将这种风险降低 2/3。

择期手术时应考虑停药（如心脏搭桥和移植），以降低大出血的风险；通常在择期手术 5 天前停用就足够了。在处理出血事件或降低与侵入性操作相关的出血风险时，单次停药是没有好处的，因为如上所述，药物对血小板的抑制作用可持续血小板的整个寿命周期（7 ～ 10 天）。输注血小板以恢复止血是有帮助的，但直到最后一次服用氯吡格雷后 2 ～ 4 h 才能恢复止血。值得注意的是，任何暂时停药或过早停药都可能增加心血管事件的风险。

血栓性血小板减少性紫癜（Thrombotic thrombocytopenic purpura，TTP）是一种罕见的并发症，有时在短期治疗（＜ 2 周）后报告。临床表现包括血小板减少、微血管病性溶血性贫血（破碎细胞）、神经功能障碍、肾功能损害和发热。需要紧急治疗，包括血浆置换。

注意事项、预防措施和药物 - 药物相互作用。除了刚刚提到的出血风险，还需要注意可能影响氯吡格雷作用的因素。

遗传变异性尤其值得关注。如上所述，氯吡格雷的抗血小板作用需要通过肝细胞色素 P450 酶转化为活性代谢物。服用该药的患者的遗传变异性在很大程度上解释了观察到的临床获益不同的主要原因。导致这种反应减弱和不良临床结果的基因突变涉及那些影响细胞色素 *P450 2C19* 的基因突变。突变在普通人群中很常见。与药物代谢和作用中度降低相关的基因（*CYP2C19*1/*2* 或 **1/*3*）出现在白种人、黑种人和亚洲人群中的比例分别为 26%、29% 和 50%，而导致代谢不良的基因（*CYP2C19*2/*2*、**2/*3* 或 **3/*3*）出现的比例分别为 2%、4% 和 14%。这些高频率的突变发生率导致一些专家建议在开始氯吡格雷治疗之前检测相关等位基因，以优化药物选择、剂量和使用效果。其他影响疗效的因素（如同时使用钙通道阻滞剂、质子泵抑制剂、吸烟、圣约翰草）只占变异的一小部分。

同时使用质子泵抑制剂（proton pump inhibitor，PPI）来降低消化道出血风险可能会削弱氯吡格雷的疗效。虽然在小规模研究中注意到了这一问题，但在大规模随机对照试验中并未得到证实。这个问题仍然存在争议且尚无结论。在 PPI 抑制氯吡格雷疗效的问题得到解答之前，最好避免在血栓形成高危患者中使用 PPI。

适应证。FDA 批准氯吡格雷作为单药治疗急性冠状动脉综合征，包括需要药物治疗的患者和需要冠状动脉血运重建治疗的患者，以及那些近期心肌梗死、近期卒中或已确诊外周动脉疾病的患者。阿司匹林联合氯吡格雷已成为接受经皮冠状动脉介入治疗的高危人群（见第 30 和 31 章）以及 TIA 或轻度卒中的高危患者心血管预防的标准治疗。对于有晚期支架血栓形成风险的涂层支架患者，通常需要持续的氯吡格雷单药疗法，在某些情况下，可能需要长期的双重抗血小板治疗（见第 30 和 31 章）。

包装和剂量。该药有 75 mg 和 300 mg 的片剂可供选择。在急性情况下，300 mg 剂量用作负荷剂量；75 mg/d 为标准维持剂量。肝病患者无须调整剂量。药物可以与食物一起服用。

二线噻吩并吡啶衍生物

普拉格雷和替格瑞洛是第二代口服抗血小板 ADP 阻断剂的代表药物。无论是否行经皮冠状动脉介入治疗，在治疗急性冠脉综合征方面，两者似乎都比氯吡格雷更有效。然而，它们的使用与大出血的风险较高有关，这使它们成为不适合氯吡格雷治疗的患者的二线药物。

结论和建议

华法林和凝血因子Ⅱa 和 Xa 抑制剂

- 华法林在预防血栓栓塞方面非常有效。大多数适应证的推荐抗凝强度为 INR 2.0 ～ 3.0。有金属心脏瓣膜的患者应该在华法林的基础上服用阿司匹林，目标 INR 为 2.5 ～ 3.5。
- 当开始华法林治疗时，应该从 5 mg/d 起始；10 mg 剂量的起始剂量可以用于合并疾病较少的年轻患者。老年女性和营养不良患者对华法林特别敏感。这些人群建议的起始剂量为 3 mg/d。
- 与暂时性有限危险因素相关的深静脉血栓形成或肺栓塞的患者应接受华法林治疗 3 个月。特发性深静脉血栓形成或肺栓塞的患者应至少接受 3 个月的治疗，并考虑对低至中度出血风险的患者延长治疗。反复血栓形成或持续高凝状态或活化蛋白 C 抵抗纯合子的患者应终生使用华法林治疗。D- 二聚体检测在确定是否需要长期抗凝方面的作用仍有待确定。
- 华法林抗凝治疗的快速逆转适用于严重出血、INR ＞ 20 和紧急手术。注射新鲜冰冻血浆可在数小时内实现逆转。维生素 K 在 6 ～ 48 h 内也能达到同样的效果，这取决于剂量和给药途径。
- 在非紧急出血或择期手术的情况下停止抗凝治疗的决定需要个体化。必须权衡栓塞的风险与出血的风险。
- 对于择期手术，华法林口服抗凝的逆转只需停用华法林 4 天或直到 INR ＜ 1.5（在大多数类型手术中出血风险降至最低水平）。对于高危患者，必须考虑围手术期肝素化。
- 华法林抗凝治疗要求患者和医疗团队频繁监测、改变生活方式，并致力于优化其安全性和有效性。
- 指南现在推荐达比加群或因子 Xa 抑制剂用于符合条件的 AF 或 VTE 患者。在已经服用华法林的患者中，考虑使用直接因子Ⅱa 或 Xa 抑制剂，特别是对于那些难以维持 PT INR 在治疗范围内的患者。检查肾功能，确保潜在患者是治疗的适应证人群，因为这些药物是通过肾排泄的。避免在有机械性心脏瓣膜或中重度二尖瓣狭窄的患者中使用。依从性仍然是这些药物的一个问题，建议密切随访。

阿司匹林和氯吡格雷

- 所有动脉粥样硬化血栓形成风险增加的人都应该使用阿司匹林。阿司匹林可以降低血管事件的风险，包括心肌梗死、卒中和短暂性脑缺血发作。

- 与氯吡格雷联用可加强高风险情况下的预防，如支架成形术和症状性动脉粥样硬化性血栓疾病。
- 在有上消化道出血史的患者中，用氯吡格雷代替阿司匹林不如阿司匹林联合 PPI 有效。
- 不应在华法林的治疗中加入阿司匹林，除非在极少数血栓栓塞风险极高的罕见情况下。

（姜 娟 翻译，曾 辉 肖卫忠 审校）

第 84 章

淋巴瘤的管理

JEREMY S. ABRAMSON

淋巴瘤是起源于 B 和 T 淋巴细胞的一组多种恶性肿瘤，一般分为霍奇金淋巴瘤（Hodgkin lymphoma，HL）和非霍奇金淋巴瘤（non-Hodgkin lymphoma，NHL）。NHL 更常见，在美国每年约有 7 万名新发病例，而 HL 的新发病例为 9000 例。在 NHL 和 HL 中发现了多种亚型，每种亚型都有不同的生物学、临床表现、自然病史和治疗方法。

虽然这些疾病的治疗是肿瘤学家的职责，但基层全科医生在疾病的诊断和分期、协调治疗计划、在门诊提供后续治疗及监测化疗和放疗的晚期全身副作用方面发挥着重要作用。因为他们可能会进行初步评估，所以基层全科医生必须准备好与患者及其家属讨论检查结果的意义。即使在转诊之后，基层全科医生也经常会遇到咨询请求，因为患者最了解的是基层全科医生。因此，如果要为患者提供良好的服务，对基层全科医生来说，认真掌握疾病的临床表现、预后、分期方法和治疗方案是很重要的。

霍奇金淋巴瘤

病理学和临床表现 [1-2]

HL 是一种恶性淋巴系统疾病，最常发生在淋巴结内，但也可能累及脾、骨髓、肺和其他结外组织。托马斯 · 霍奇金在 1832 年首次描述了这一实体，尽管淋巴起源一直难以确认，直到 1994 年，分子技术将生发中心 B 细胞定义为起源细胞，从而将“霍奇金病”改为“霍奇金淋巴瘤”。世界卫生组织（World Health Organization，WHO）识别 HL 有两种不同的类型：经典型霍奇金淋巴瘤（classical Hodgkin lymphoma，CHL）和以结节性淋巴细胞为主型霍奇金淋巴瘤（nodular lymphocyte-predominant Hodgkin lymphoma，NLPHL）（表 84-1）。

经典型霍奇金淋巴瘤

这一类别占 HL 病例的 95%，包括以下组织学亚型：结节硬化型霍奇金淋巴瘤（nodular sclerosis Hodgkin lymphoma，NSHL）、混合细胞型霍奇金淋巴瘤（mixed cellularity Hodgkin lymphoma，MCHL）、富于淋巴细胞型霍奇金淋巴瘤（lymphocyte-rich Hodgkin lymphoma，LRHL）和淋巴细胞消减型霍奇金淋巴瘤（lymphocytedepleted Hodgkin lymphoma，LDHL）。病理上，CHL 以少数肿瘤性 Reed-Sternberg（RS）细胞存在为特征，周围以非恶性多克隆宿主炎症细胞为主。RS 细胞通常为 CD30 和 CD15 阳性，而 CD45 和传统的 B 细胞和 T 细胞标记物均为阴性。

NSHL 是最常见的亚型，特别是在年轻患者中，约占病例的 70%，女性略占优势。临床上通常表现为纵隔或颈部淋巴结的早期病变（Ⅰ或Ⅱ），但

表 84-1 世界卫生组织的淋巴瘤分类

霍奇金淋巴瘤
- 经典型霍奇金淋巴瘤
  - 结节硬化型
  - 混合细胞型
  - 富于淋巴细胞型
  - 淋巴细胞消减型
- 结节性淋巴细胞为主型霍奇金淋巴瘤

非霍奇金淋巴瘤
- 惰性非霍奇金淋巴瘤
  - B 细胞疾病
    - 滤泡性淋巴瘤（1 ～ 2 级）
    - 小淋巴细胞性淋巴瘤 / 慢性淋巴细胞性白血病
    - 边缘区淋巴瘤
    - 淋巴浆细胞性淋巴瘤（+/– Waldenström 巨球蛋白血症）
    - 毛细胞性白血病
  - T 细胞疾病
    - 大颗粒淋巴细胞白血病
    - 蕈样肉芽肿
- 侵袭性非霍奇金淋巴瘤
  - B 细胞疾病
    - 弥漫性大 B 细胞淋巴瘤
    - 原发性纵隔 B 细胞淋巴瘤
    - 滤泡性淋巴瘤（3 级）
    - 套细胞淋巴瘤
    - B 细胞幼淋巴细胞白血病
    - T 细胞疾病
    - 外周 T 细胞淋巴瘤
  - 间变性大细胞淋巴瘤，ALK^+ 和 ALK^-
    - 血管免疫母细胞性 T 细胞淋巴瘤
    - T 细胞幼淋巴细胞白血病
    - 高度侵袭性非霍奇金淋巴瘤
    - B 细胞疾病
  - 伯基特淋巴瘤
    - 伴 MYC、BCL2 和（或）BCL6 重排的高级别 B 细胞淋巴瘤
    - 前体 B 细胞淋巴母细胞淋巴瘤
  - T 细胞疾病
    - 前体 T 细胞淋巴母细胞淋巴瘤
    - 急性 T 细胞白血病 / 淋巴瘤

Reprinted from Swerdlow SH，Campo E，Harris NL，et al. WHO classification of tumours of haematopoietic and lymphoid tissues. Lyon，France：IARC Press，2017.

也可能是局部侵袭性的，压迫局部结构并引起胸膜腔积液或心包积液。约 1/3 的患者在确诊时出现全身性“B”症状、发热＞ 38℃，盗汗，或在过去 6 个月中体重意外下降＞ 10%。

MCHL 约占病例的 20% ～ 25%，是老年人、HIV 感染患者和生活在发展中国家的人中最常见的亚型。MCHL 以男性为主，通常在晚期出现“B”症状。周围淋巴结是最常见的受累部位；与 NSHL 相比，纵隔疾病并不常见。

LRHL 是一种不常见的变异，占病例的 5%。与 MCHL 一样，它主要发生在周围淋巴结，无纵隔受累，但通常在有限的阶段出现，且无症状。男性占多数。

LDHL 是一种非常罕见的变异型，在病理学上以 RS 细胞群占主导地位，很少有浸润性宿主炎症细胞。许多以前被诊断为 LDHL 的病例现在可能被归类为非霍奇金淋巴瘤的变种。

结节性淋巴细胞为主型霍奇金淋巴瘤

NLPHL 仅占 HL 总数的 5%，与经典的 HL 亚型有不同的生物学、自然病史和治疗方法。NLPHL 的发病年龄中位数略高于经典型 HL（中位年龄在 40 岁），且男性占优势。与慢性淋巴细胞性白血病（CHL）相比，75% 的病例局限于Ⅰ～Ⅱ期，而 CHL 仅在有限的阶段发生的频率稍高一些。它最常出现在体格检查可触及的周围淋巴结，但很少出现在纵隔、腹部或结外部位。全身性的“B”症状很少出现。与 CHL 不同，NLPHL 具有明显的惰性自然病史，无论采用何种治疗，总体预后良好，确诊后 10 年存活率约为 80% ～ 90%。

病理学上，NLPHL 与 CHL 相似；但前者病变浸润呈模糊的结节状，而不是弥漫性的，反应细胞主要是小淋巴细胞。这种肿瘤细胞被称为 LP 细胞，通过免疫组化将其与经典的 RS 细胞区分开来。它们强烈表达 CD45 和 B 细胞标志物 CD20，不表达传统的 RS 细胞标志物 CD15 和 CD30。

临床表现

HL 最常见的表现为无痛性淋巴结肿大，少数表现为咳嗽、胸痛、呼吸急促、纵隔淋巴结肿大或纵隔肿块的影像学表现。受累的淋巴结通常是质地坚硬、活动度好，并且可以散在的或不连续分布。HL 可能累及脾，但较少累及结外部位，如肺、肝和骨髓。其他结外部位受累并不常见。可能会出现全身性的“B”症状（发热＞ 38℃、夜间盗汗，或在过去 6 个月中体重意外下降＞ 10%），也可能出现罕见的受累结节部位的瘙痒或饮酒痛。

诊断

HL 的鉴别诊断包括 NHL、传染性单核细胞增多症、HIV 感染、其他青少年非细菌性腺病、药物反应和自身免疫性疾病（见第 12 章）。在老年人中，其他恶性肿瘤是一个常见的诊断考虑因素。在 30 岁以下的患者中，良性病变约占淋巴结病变的 80%，大多数恶性肿瘤是淋巴瘤。淋巴结病变恶性的可能性随着患者年龄、病程（尤其是＞ 30 天）、淋巴结大小和受累部位数量的增加而增加（见第 12 章）。恶性腺病也往往是无痛的，而炎症性或感染性腺病更容易疼痛，并伴有上覆红斑。

病因不明的淋巴结病的实验室检查包括全血细胞计数、外周血涂片、胸部 X 线、HIV 检测以及抗核抗体检测（见第 12 章）。确诊 HL 最好是淋巴结切除活检或穿刺活检，这保留了确诊 HL 和 NHL 所必需的组织结构。只有极少数病例中能通过细针穿刺（fine needle aspiration，FNA）成功诊断，且 FNA 与随后切除活检结果的符合性可能较差，因此当怀疑淋巴瘤时，FNA 不应常规纳入淋巴病变的初步诊断中。通过 FNA 抽取少数细胞对 HL 的检测特别不敏感，在 HL 的细胞总数中，只有不到 1% 的细胞可能包括恶性 RS 或 LP 细胞，而大多数细胞是良性反应性宿主炎症细胞，导致经常出现假阴性结果。

分期和预后[3-5]

分期

HL 的预后和治疗取决于疾病的严重程度，因此分期是 HL 治疗的一个重要组成部分（表 84-2）。HL 的分期使用所谓的 Ann Arbor 分期系统：

Ⅰ期：病变局限于单个淋巴结区或局限于单个结外部位受累。

Ⅱ期：病变累及膈同侧 2 个或 2 个以上相邻淋巴结节区或 1 个以上结节区伴同侧膈外器官局限性受累。

Ⅲ期：双侧膈淋巴结受累，伴或不伴脾或局部结外器官或部位受累。

Ⅳ期：弥漫性结外病变（肝、肺实质、骨髓等）。

分期记录符号“E”（代表结外）：Ⅰ～Ⅲ期邻近淋巴结肿瘤累及一个器官（预后明显好于血源性内脏扩散）。

分期记录符号“X”：存在巨大病变（胸片上直径＞ 10 cm 或纵隔病变或大于胸片最大胸径的 1/3）。

记录符号“B”：发热＞ 38℃，夜间盗汗，或在过去 6 个月中体重明显下降＞ 10%。

症状被纳入分期系统，因为它们是预后的重要决定因素，特别是在局限期疾病中。大约 20% 的患者至少有一种“B”症状。无症状时，命名为“A”；当三者中的任何一个症状出现时，称为“B”。瘙痒不被认为是“B”症状，因为对预后的影响很小。

临床分期始于确定病史和体格检查中的重要发现。体格检查集中于仔细触诊所有外周淋巴结，评估肝和脾的大小（尽管器官肿大与否不一定是一个明确的指标）。

影像研究提供了重要的分期信息。胸部和腹

表 84-2　霍奇金病的分期、相对发病率和预后

分期	定义	相对发病率（%）	治疗	治愈率（%）
Ⅰ	局限于单个淋巴结区域	30	多药化疗 ± 放射治疗	85
Ⅱ	仅限于横膈一侧的两个相邻的淋巴结区域	25		
Ⅲ	在横膈两侧的淋巴结区域	25	多药化疗	70
Ⅳ	内脏病变（肝、肺）与淋巴结不连续	20		
特殊分类				
E	与淋巴结相连的内脏结外疾病（如从肺门向外延伸的肺肿块）			
B	发热、体重减轻或盗汗的症状			
X	大块疾病（＞ 10 cm 或＞最大胸内直径宽度的 1/3）			

部 / 盆腔 CT 扫描提高了成像灵敏度，通过增加正电子发射断层扫描（positron emission tomography，PET）（PET/CT 联合扫描，进一步提高了对淋巴结和结外疾病的检测灵敏度），进一步提高了成像灵敏度。（PET 扫描也用于治疗期间和治疗后来评估对治疗的反应。）磁共振成像与 CT 相比没有优势，只适用于无法接受 CT 成像的分期患者（例如，确诊时怀孕的患者）。

骨髓活检仅在特定情况下适用，因为已证明 PET/CT 扫描对 HL 骨髓受累具有高度灵敏度和特异度，并减少了行侵入性分期技术的必要性。由于现代放射学技术的灵敏度，以及在局限疾病中纳入全身治疗，剖腹手术也不再进行病理分期。

预后评分

分期对判断预后非常重要，但不足以完全预测治疗结果，尤其是在进展期阶段疾病的患者中。预后风险因素已经确定，但基于这些风险调整治疗的有效性仍有待证实，并且是正在进行的随机临床试验的内容。最终目标是降低低危患者的治疗强度和治疗相关毒性，提高高危患者的剂量强度和治愈率。

进展期（Ⅲ和Ⅳ）疾病的危险因素。预后较差的预测因素包括：血清白蛋白＜ 4.0 g/dl、血红蛋白浓度＜ 10.5 g/dl、男性、年龄＞ 45 岁、Ⅳ期疾病、白细胞计数＞ 15000/mm^3、淋巴细胞减少（＜ 600/ml 或白细胞＜ 8%）。最初报道没有危险因素的患者 5 年内疾病无进展的概率接近 85%，相比之下，有 5 个或更多危险因素的患者只有 40%。近来研究表明，与这些既往数据相比，结果有所改善，在没有风险因素的患者中，5 年总存活率超过 90%，而在超过 4 个风险因素的患者中，5 年总存活率约为 70%。

早期（Ⅰ和Ⅱ）疾病的危险因素。局限期疾病的总体治愈率非常满意，超过 85% 的患者疾病得到了治愈。预后较差的预测因素包括年龄＞ 50 岁、纵隔肿块较大、累及 3 个以上淋巴结区域、“B”症状和红细胞沉降率升高。没有不良风险因素的患者治愈率超过 90%。

预后

随着仔细分期和放射技术和化疗方案的改进，预后有了显著的改善。综合所有疾病阶段，5 年总存活率为 80%。虽然这是一种高度可治疗和可治愈的疾病，但许多患者会出现疾病复发，有些患者被证明是难治性的。NLPHL 的预后通常比经典型 HL 更好，这是因为 NLPHL 的自然病史明显更惰性。虽然进展期复发比经典亚型 HL 更常见，但很少有患者死于 NLPHL。

管理原则 [5-12]

总体方法

虽然治疗方案的选择是肿瘤学专家的责任，但对基层全科医生来说，了解主要的治疗方案及其结果是很重要的。经典型 HL 的治疗取决于疾病分期和相关预后因素，而不是组织学亚型。NLPHL 的治疗方法不同。尽管处于疾病的不同阶段，HL 的治疗仍能达到相当高的治愈率。

联合化疗是治疗进展期疾病和局限期疾病的主要手段，在这些疾病中，联合化疗可以与局部 / 区域放疗相结合。

Ⅰ、Ⅱ期经典型霍奇金淋巴瘤

放射治疗在患有早期局限性疾病的患者中实现了相当高的治愈率；然而，不良的迟发效应（特别是应用于年轻人时；见下文讨论）和放射区域外的复发导致了化疗与放射相结合的治疗模式的发展，也被称为综合模式治疗。随之而来的复发率的显著降低使综合模式治疗成为局限性 HL 的标准治疗方法。用 ABVD 化疗（阿霉素、博莱霉素、长春碱和达卡巴嗪）治疗，然后对所有受累部位进行放射治疗，是局限期经典型 HL 患者持久的标准治疗，尽管最新数据表明，许多非肿块疾病的患者单独接受化疗完全缓解，可以安全地避免放射治疗和相关的长期风险。

具有极低风险（零不良风险因素）的患者可以接受至少 2 个周期的化疗，然后进行低剂量放疗；然而，具有不良风险因素的患者在接受联合治疗时，至少需要 4 个周期的化疗，然后再进行巩固性放疗。随机试验表明，除了受累野以外增加放疗（即扩大野或淋巴结次全照射），或者在放疗之后增加超过 4 个周期的化疗周期，并没有增加获益。

考虑到年轻 HL 患者放射治疗的晚期风险，已经探索了单独化疗（见下文讨论）。在那些无肿大性腺病的局限期疾病患者中，随机试验显示总体生存率没有差异，这表明省略放疗的疗效相似。最大的一项比较单独 ABVD 和 ABVD 加次全淋巴结放疗的长期试验数据显示，12 年的总存活率更多见于单独接受化疗的患者组，主要由于与辐射有关的过多的晚期事件。然而，必须指出的是，该试验中的患者接受了比目前常规使用的放疗更广泛的放疗，因此可能高估了辐射的晚期风险。尽管有这样的局限性，仅接受 ABVD 化疗患者的 12 年总存活率高达 92%，这说明采用了一种省略放疗的方法效果良好。另外 2 项试验对 PET 扫描获得完全缓解患者进行了 3 ～ 4 个周期的 ABVD 单独治疗，结果显示与综合治疗的患者相比，总存活率同样出色。

基于这些和其他支持性数据，对于 PET/CT 显示化疗完全有效的无肿块、局限期的经典型 HL 患者，可以考虑单独 ABVD 化疗。试验中未纳入肿块病变（＞ 10 cm）的患者，因此这类患者仍然应该常规接受巩固放疗作为标准治疗的一部分，尽管在前瞻性临床试验中正在研究该亚组中放射治疗的必要性。所有患者都应该接受关于治疗的短期、长期风险和获益的咨询，以便与他们的治疗团队一起做出明智的决定。

不良反应。放射治疗的副作用可能很大，并在治疗完成后数十年继续发展。最令人担心的是继发性恶性肿瘤的发病率，这种发病率在治疗后的几年里稳步上升，在放疗后 25 年达到了令人警醒的数据，发病率高达 25%。常见的继发性癌症包括乳腺癌和肺癌，其次是皮肤癌、软组织肿瘤、消化道肿瘤、甲状腺癌、泌尿生殖道肿瘤、骨髓增生异常综合征、急性白血病和非霍奇金淋巴瘤。

非恶性并发症包括：早发冠状动脉疾病，瓣膜性心脏病，放射性肺炎和肺纤维化，甲状腺功能减退症，以及由于唾液减少而导致的牙齿问题。晚期放射毒性的发生率随着辐射范围的缩小和剂量的降低而降低，但仍然是诊断时选择治疗方法和监测患者生存情况的重要考虑因素。化疗有其自身的一系列并发症（见下文讨论和第 88 章）。在使用蒽环类药物和博莱霉素治疗前，应分别进行超声心动图或放射性核素扫描的心脏评估和一氧化碳弥散能力的肺功能测试。

Ⅲ、Ⅳ期经典型霍奇金淋巴瘤

联合化疗是治疗的基石，为近 3/4 的患者提供了长期生存的机会。ABVD 方案是最广泛使用的方案，其疗效和耐受性优于其前身 MOPP 方案 [氮芥、长春新碱、丙卡巴肼（甲基苄肼）和泼尼松]。ABVD 的完全缓解率＞ 80%，长期无衰竭生存率和总生存率分别约为 75% 和 85%。

ABVD 疗法。ABVD 在门诊每 2 周进行 1 次，共 6 个月。一项基于 ABVD 2 个月后进行的中期 PET 扫描结果评估治疗改进的随机临床试验，评估了 2 个月后完全缓解的患者是否可以在剩余 4 个月的治疗中不应用博莱霉素，继续非完全的 ABVD 治疗。该试验显示，省略博莱霉素在无进展存活率或总存活率方面没有差别，但确实减少了呼吸系统和感染性并发症。因此，如果中期 PET/CT 显示完全缓解，进展期 HL 患者现在可以停用博莱霉素。

AVD 联合本妥昔单抗已被研究作为进展期 HL 患者标准 ABVD 的替代方案。本妥昔单抗是一种抗 CD30 的单克隆抗体（CD30 在 CHL 的 RS 细胞表面均匀表达），与一种高效微管毒素去甲基 -auristatin E（monomethyl auristatin E，MMAE）共价连接。这种抗体 - 药物结合物与恶性 RS 细胞结合，并在受体结合后就进入，在内部释放 MMAE，从而杀死细胞。与标准 ABVD 相比，本妥昔单抗联合 AVD 显示出更好的无进展存活率，但在总存活率的最重要终点方面没有差别。获益最大的是患有高危疾病的年轻患者。与 ABVD 治疗的患者相比，本妥昔单抗 -AVD 患者的毒性更大。过量的毒性包括在一小部分但有意义的亚组患者完成治疗后周围神经病变改善很小或几乎没有改善，以及中性粒细胞减少症和中性粒细胞减少性发热的增加。晚期的风险促使强制加入白细胞生长因子，在标准 ABVD 中通常不需要。

基于毒性过大和总存活率方面缺乏获益，该方案并未广泛应用于所有进展期患者，但可以考虑用于年轻的高危疾病患者，以及无法接受博莱霉素治疗的患者。放疗在单独化疗后完全缓解的进展期患者中没有作用，但放疗可用于化疗完成后部分缓解的患者。

其他联合疗法。强化的 BEACOPP（博莱霉素、依托泊苷、阿霉素、环磷酰胺、长春新碱、丙卡巴肼和泼尼松）和 Stanford V（多柔比星、长春花碱、氮芥、长春新碱、博莱霉素、依托泊苷、泼尼松）方案仍在评估是否有可能改善 ABVD。强化的 BEACOPP 方案在 ABVD 的疾病控制方面有适度的改善，但在总存活率方面没有明显的改善，且毒性显著增加，包括感染、不孕不育和继发性白血病。方案的选择是全世界肿瘤学家争论不休的话题。临床试验正在寻求确定可能从早期强化治疗中受益的高危患者，这一方法尚未被前瞻性验证为有效。在缺乏单一的治疗方案比竞争方案提供更好的疗效和更低的毒性的情况下，治疗方案的选择需要权衡疗效和与治疗相关的不良反应，而且仍然是一门艺术，需要一位在治疗 HL 方面经验丰富的肿瘤学家参与。

不良反应（见第 88 章）。ABVD 联合化疗会导致乏力、骨髓抑制、感染易感性增加、胃肠道不适、便秘、神经病变和口腔溃疡等。多柔比星具有独特但较低的心肌损伤和充血性心力衰竭风险，而博莱霉素则有肺损伤的风险，包括肺炎和肺纤维化，可能会危及生命。MOPP 方案常见的不孕不育症和继发性白血病的风险在现代 ABVD 治疗中很少发生。

结节性淋巴细胞为主型霍奇金淋巴瘤的治疗

鉴于到其明显的惰性自然史，NLPHL 的通常不像经典型 HL 那么积极治疗。绝大多数病例为局限期疾病，可以通过局部放疗，甚至单纯手术就能治愈。罕见的进展期疾病可以用联合化疗治疗，治疗反应好。针对恶性 LP 细胞上表达的 CD20 蛋白的单克隆抗体，利妥昔单抗已被证明是高效且毒性最小的。与慢性粒细胞白血病不同，这种疾病在最初治疗后晚期复发很常见，可能需要二线治疗。NLPHL 复发导致的死亡相当罕见。

特殊情况

下列情况需要特殊考虑治疗方案：儿童（限制潜在的长期毒副作用很重要），年轻女性（限制乳房和卵巢的放射治疗对她们很重要），孕妇（可能不适合化疗或放疗），HIV 阳性患者（免疫功能受到抑制，发生严重感染并发症的风险更大），以及老年人（全身化疗毒性可能增加）。

复发性疾病的治疗

10% ～ 40% 的患者会复发，这取决于疾病的分期和危险因素。对“补救性”化疗有反应的概率约为 70% ～ 90%，并且是初始缓解时间长度的函数。与大多数恶性肿瘤不同的是，复发性 HL 可以通过包括联合化疗和自体干细胞移植在内的二线治疗策略治愈。初次缓解超过 1 年的患者，以及没有结外病变或“B”症状的复发患者，通过补救性治疗治愈的机会更高。有多种联合方案可用于补救性治疗，通常包括与初始治疗作用机制不同的化疗药物。

大剂量化疗联合自体干细胞移植。仅用标准剂量补救性化疗的长期无病存活率较低，因此大多数符合条件的患者接受补救性化疗，然后进行大剂量化疗和自体干细胞移植。治愈率接近 50%。现代自体干细胞移植非常安全，与治疗相关的死亡率不到 5%。

自体干细胞移植的潜在风险包括感染、器官损伤、继发性骨髓增生异常或急性白血病等。自体干细胞移植后复发的患者仍有可能通过来自匹配的亲属或非亲属供体的异基因干细胞移植实现长期的疾病控制，但存在与移植相关的并发症和死亡率的潜在风险很高。

姑息化疗方案和免疫检查点抑制剂。在自体干细胞移植后复发或因高龄或合并疾病而不符合强化治疗条件的患者中，治疗方案包括姑息化疗方案，如本妥昔单抗和免疫检查点抑制剂。复发或难治性 HL 患者中，在大剂量化疗和自体干细胞移植后复发的，该药的总有效率为 75%，34% 的患者实现了完全缓解。

最近，针对 PD-1 的免疫检查点抑制剂已经成为治疗复发或难治性 HL 的高活性药物。PD-1、PD-L1 和 PD-L2 的配体均在霍奇金 RS 细胞表面均匀表达，当与在健康 T 淋巴细胞表面表达的 PD-1 结合时，会导致 T 细胞无反应并抑制对癌细胞的有效免疫应答。抑制 PD-1/PD 配体相互作用可以防止 T 细胞无反应，并恢复有效的免疫杀伤。基于大约 70% 的患者的反应，两种 PD-1 抑制剂纳武单抗和帕博利珠单抗，现在已被 FDA 批准用于治疗复发 / 难治性 HL，其中一些反应可以很持久。这些药物通常耐受性良好，但可能会导致与免疫激活有关的毒性，如结肠炎、肺炎和甲状腺炎等。

监测

定期检查受累淋巴结是判断治疗反应的最简单方法。已发现 CT 和 PET 扫描可用于在治疗期间和治疗后立即评估治疗反应。经过 2 个周期的化疗后进行 PET 扫描具有预测预后的意义；PET 扫描获得完全缓解的患者的复发率明显低于 PET 持续阳性的患者。治疗结束时 PET 扫描和 CT 扫描结合也加强了疗效评估，尤其是在评估 HL 治疗后常见的残留肿块方面，这些残留肿块通常代表瘢痕组织和碎片，而不是活动性淋巴瘤。

在完成治疗并通过 PET/CT 扫描证实完全缓解后，通常在前 2 年每 6 个月进行一次全身 CT 扫描评估缓解期患者，之后对持续的放射学监测没有发现获益。鉴于仅 CT 扫描的高假阳性率和极高的灵敏度，PET 扫描在 HL 患者的常规监测中没有明显的作用。在完成放射检查后，仔细的定期病史询问、体格检查和实验室监测将持续患者的一生。如前所述，应密切关注患者是否有可能出现罕见的晚期毒性反应，包括心脏病、肺病和继发性恶性肿瘤。

患者教育及会诊和转诊的适应证

许多患者会对 HL 的诊断感到恐惧，就像他们对任何新的癌症诊断一样。在不产生虚假希望的情况下，医生可以指出这种高度可治疗的疾病具有极好的长期治愈率。现代化疗方案的不孕不育症风险很低，在起始治疗前与患者讨论这一预后很重要。年轻男性提倡在治疗前储存精子，而年轻女性可以得到鼓励性的建议，因为她们最有可能在治疗后生育健康的孩子。化疗期间使用口服避孕药或性腺激素释放激素激动剂可提供卵巢保护，这一点应与肿瘤学家讨论。也可将相关患者转诊至生殖内分泌学专家，以确保他们未来生育的问题都能得到解决。

一旦确诊，就需要转诊至肿瘤学家讨论分期和制订治疗方案。在初始治疗期间，肿瘤科医生会密切关注患者，但基层全科医生也应该帮助协调治疗，并在必要时为患者和家属提供支持。基层全科医生在终生监测患者疾病复发和晚期治疗方面的作用至关重要，应与肿瘤科专家合作进行。

非霍奇金淋巴瘤

NHL 是由淋巴细胞引起的一组异质性恶性肿瘤。在美国，每年大约有 7 万例 NHL 确诊病例，发病年龄中位数为 60 多岁，尽管不同的组织学亚组之间存在差异，但男性和女性大致相同。根据细胞来源、显微镜下的外观、免疫表型和遗传特征，WHO 定义了大约 40 种 NHL 亚型（表 84-1）。这些实体起源于淋巴细胞发育和分化的不同阶段，具有独特的生物学和临床特征。

在美国，大约 90% 的 NHL 来自 B 细胞，其余的来自 T 细胞。在大多数患者中，NHL 的病因尚不清楚，尽管少数患者存在危险因素，包括免疫缺陷状态、某些致癌感染、自身免疫性疾病以及暴露于某些毒素或辐射中。NHL 可以根据临床行为大致分类，惰性、侵袭性和高度侵袭性 NHL 分别以年、月和周粗略估算未经治疗的自然病史。

分类、临床表现和病程 [13-14]

惰性非霍奇金淋巴瘤

惰性 NHL 最常见的表现为无痛性淋巴结肿大。大多数惰性淋巴瘤患者处于进展期，累及多个淋巴结，常累及骨髓和脾。可能累及结外脏器部位和外周血液。全身性的“B”症状并不常见。这些疾病通常在数月到数年内缓慢发展，并可能随着时间的推移自发消退，从而产生了它们自然病程的兴衰。尽管它们通常表现出较长的自然病史，并且对化疗和放疗高度敏感，但它们很少能用传统疗法治愈。

滤泡性淋巴瘤。这种惰性 NHL 最常见的例子是滤泡性淋巴瘤（1 ～ 2 级），在美国约占 NHL 的 22%，病理学典型特征为 t（14；18）染色体易位，导致 BCL2 的表达，这是一种有效的抗凋亡蛋白。3 级滤泡性淋巴瘤具有较强的侵袭性，治疗方式通常与侵袭性 B 细胞淋巴瘤相似（见下文讨论）。

对于风险分层，滤泡性淋巴瘤国际预后指数采用了 5 个预后变量：老年（> 60 岁）、进展期（Ⅲ或Ⅳ期）、贫血（血红蛋白 < 12 g/dl）、超过 4 个受累淋巴结区域以及乳酸脱氢酶（lactate dehydrogenase，LDH）升高。预测的 10 年总存活率，低风险组为 70%，高风险组为 35%。这些数

字是基于历史数据的，使用现代疗法肯定会更好。

其他惰性非霍奇金淋巴瘤。包括边缘带淋巴瘤（marginal zone lymphomas，MZL）（10%）、小淋巴细胞性淋巴瘤 / 慢性淋巴细胞性白血病（small lymphocytic lymphoma/chronic lymphocytic leukemia，SLL/CLL）（7%）和淋巴浆细胞性淋巴瘤（1%）。所有惰性淋巴瘤转化为高级别淋巴瘤的风险都很低。

MZL 起源于成熟的 B 细胞，可发生在淋巴结或淋巴结外；结外 MZL 和脾边缘区淋巴瘤（splenic marginal zone lymphoma，SMZL）由于其特殊的特点，是值得特别关注的亚型。通常，MZL 是抗原驱动的，通常与特定的感染性病原体和副蛋白的产生有关，通常是免疫球蛋白 M（immunoglobulin M，IgM）；伴发的自身免疫性细胞减少症也很常见。

结外 MZL，又称黏膜相关淋巴组织（mucosa-associated lymphoid tissue，MALT）淋巴瘤，是最常见的 MZL，约占 NHL 的 8%。MALT 淋巴瘤发生在淋巴结外，最常见为局限性分期。胃是最常见的部位，在大多数病例中与幽门螺杆菌感染有关。在这种情况下，幽门螺杆菌的抗生素治疗通常会导致淋巴瘤的完全缓解。MALT 受累的其他部位包括胃肠道、支气管和肺、眼附件、皮肤、甲状腺和乳房等。

SMZL 主要表现为脾疾病，通常会导致脾大和贫血。由于骨髓和外周血液经常受累，临床表现通常在Ⅳ期。脾门外淋巴结受累并不常见。其临床病程非常缓慢。这种疾病与丙型肝炎病毒（hepatitis C virus，HCV）感染有关，应该在所有受影响的患者中进行丙肝相关检查，因为这些肿瘤可能对抗 HCV 治疗有反应。大多数 SMZL 患者在确诊后仍存活 10 年以上。

SLL 和 CLL 是同义的病理疾病，通常归类为“CLL/SLL”。白血病的名称适用于外周血中克隆性细胞数超过 5000/mm^3 的情况，而淋巴瘤的名称仅适用于循环细胞少于 5000 个的实体组织。本病可能与克隆性副蛋白和自身免疫性血细胞减少症有关。与 17p 缺失（包含 p53 抑癌基因）的患者相比，仅有 13q 缺失的患者预后最佳（> 10 年），这预示着侵袭性的自然病史和预后不良。

单克隆 B 细胞淋巴细胞增多症。具有 CLL 特征但无腺病或肿块且循环中克隆性淋巴细胞少于 5000 的患者不考虑白血病，而是单克隆 B 细胞淋巴细胞增多症（monoclonal B-cell lymphocytosis，MBL）。在 40 岁以上的健康成年人中，大约有 5% 的人会检测到 MBL，患 CLL 和需要治疗的风险非常低（～ 1%/ 年）。仅监测就足够了。淋巴浆细胞性淋巴瘤是一种惰性的成熟 B 细胞肿瘤，它经常产生一种 IgM 副蛋白，导致 Waldenström 巨球蛋白血症综合征。该病的症状可能与肿瘤浸润本身或循环副蛋白有关，导致高黏滞血症、神经病变、自身免疫性血细胞减少和凝血障碍等问题。

侵袭性非霍奇金淋巴瘤

侵袭性非霍奇金淋巴瘤最常见的表现为迅速增大的淋巴结和（或）结外肿块。超过一半的患者在确诊时会有结外病变，几乎任何部位都可能受累。结外最常见的受累部位是胃肠道，其他常见受累部位还有肺、骨骼、中枢神经系统、泌尿生殖道、肝、肾、唾液腺、咽淋巴环和骨髓。大约 1/3 的患者出现全身性“B”症状，大约 1/2 的患者在确诊时 LDH 升高。尽管这种疾病发展迅速，在不治疗的情况下可能致命，但这些患者中的许多人将通过化疗（无论有没有放疗）被治愈，不同的疾病亚型之间存在一些差异。

弥漫性大 B 细胞淋巴瘤。这种典型的侵袭性非霍奇金淋巴瘤是成人最常见的淋巴系统恶性肿瘤，约占所有非霍奇金淋巴瘤的 1/3。中位发病年龄是 60 多岁，但可能发生在任何年龄。一半的患者患有局限性疾病，其余的患者患有进展期疾病。这种疾病是可以治愈的，即使是在晚期，在大约 2/3 的患者也是可以治愈的。

国际预后指数对这些淋巴瘤的风险分层利用了 5 个独立的预测性预处理变量：老年（> 60 岁）、状态不良、LDH 升高、进展期 Ann Arbor 分期（Ⅲ～Ⅳ）和多个结外部位受累。现代治疗后的预测长期生存率范围从最高风险组的 55% 到最低风险组的 90% 以上不等。

套细胞淋巴瘤。这种 B 细胞淋巴瘤，占所有非霍奇金淋巴瘤的 6%，以 t（11；14）染色体易位，导致细胞周期蛋白 D1 的表达（一种关键细胞周期调节蛋白）。与其他侵袭性 B 细胞淋巴瘤不同，套细胞淋巴瘤（mantle cell lymphoma，MCL）不能用常规疗法治愈。尽管一小部分 MCL 有惰性的自然病史，但绝大多数表现为侵袭性的，总体存活率很低，既往估计生存期为 5 年。然而，现代治疗方法已经显著改善了年轻和老年患者的预后，许多患者从确诊后生存期达到 10 年或更长。这种疾病通常出现在进展期，经常累及淋巴结和结外部位，脾、骨髓和外周血。最常见的结外受累部位是胃肠道，在内窥镜下发现多发性淋巴瘤性息肉病。与其他侵袭性 B 细胞淋巴瘤（在男性和女性中的表现大致相同）不同，MCL 有明显的男性优势。

T 细胞淋巴瘤。与 B 细胞淋巴瘤相比，这些罕见淋巴瘤的临床病程更具侵袭性，治疗反应更差。外周 T 细胞淋巴瘤（peripheral T-cell lymphomas，PTCL）亚组约占所有非霍奇金淋巴瘤的 8%，或美国每年约 5000 例新病例。尽管各亚型之间存在差异，但这些疾病往往出现在进展期。总体预后不良，5 年总存活率为 5% ～ 40%；然而，多达 20% 的患者获得了持续缓解。

间变性大细胞淋巴瘤。仅占成人 NHL 的 3%，是儿童最常见的 NHL。在成年人中，它通常在 30 岁或 40 岁时出现，男性占优势。决定预后的关键因素是间变性淋巴瘤激酶（anaplastic lymphoma kinase，ALK）蛋白的表达；与 ALK 阴性患者相比，ALK 蛋白的表达提示标准治疗的治愈率更高。在 ALK 阳性间变性大细胞淋巴瘤（anaplastic large cell lymphoma，ALCL）患者中，约 3/4 的患者可以通过现代治疗治愈，相比之下，ALK 阴性的 ALCL 患者的这一比例约为 40%。所有 ALCL 病例都强烈表达 CD30 蛋白，这是治疗的靶点（下文讨论）。

高度侵袭性非霍奇金淋巴瘤

高度侵袭性 NHL 包括伯基特淋巴瘤和前体 T 细胞或 B 细胞淋巴母细胞淋巴瘤（B-cell lymphoblastic lymphoma，LBL）/ 白血病。

伯基特淋巴瘤。这种成熟的 B 细胞淋巴瘤占成人非霍奇金淋巴瘤的 3%，包括几种变异型。地方性伯基特淋巴瘤主要是赤道非洲和巴布亚新几内亚的一种儿童疾病，与疟疾的分布相对应。它通常表现为快速生长的颌骨肿瘤，均为 EB 病毒（Epstein-Barr virus，EBV）阳性，且治疗效果好。免疫缺陷相关的伯基特淋巴瘤在美国最常见于 HIV 感染者，但也可能出现在实体器官移植或其他免疫缺陷状态后的患者中。这些病例在大约 1/3 的病例中表达 EB 病毒。散发性伯基特淋巴瘤发生在美国，以健康成年男性为主，平均年龄为 30 岁。在免疫功能正常的患者中，EBV 通常是阴性的。

伯基特淋巴瘤的生物学必要条件是导致 cMYC 癌基因激活的染色体易位，通常为 t（8；14），或偶尔为 t（2；8）或 t（8；22）。伯基特淋巴瘤增殖迅速，24 h 内增长 1 倍。通常累及淋巴结和结外部位，中枢神经系统浸润很常见。肿瘤溶解综合征可在本病中自发发生，一旦开始治疗后尤其常见。近 2/3 的成年人通过强化联合化疗治愈；在现代，HIV 阳性并不是一个不利的预后因素。

前体 T 细胞和 B 细胞淋巴瘤 / 白血病（T-ALL/LBL 和 B-ALL/LBL）。这些疾病通常表现为急性白血病，累及骨髓和外周血液。当表现为 LBL 时，T 细胞 LBL 在绝大多数病例中占绝大多数，半数患者中表现为纵隔肿块。这种疾病最常见于青少年和青壮年，男性占优势。LBL 可以通过与急性淋巴细胞白血病（ALL）相同的强化诱导化疗方案治愈。

分期

用于 NHL 的 Ann Arbor 分期系统与用于 HL 的完全相同（表 84-3）。这一分期系统最初是基于 HL 疾病可预测扩散到相邻淋巴结部位的趋势而创建的，但由于 NHL 传播的低预见性和可完全跳过淋巴结区域的倾向，该分期系统不太适合 NHL 预测。尽管如此，这个分期系统在治疗选择方面仍然很有价值。

方法

虽然分期方法在一定程度上取决于肿瘤组织学（见下文讨论），但一些概括是合适的。

体格检查。对所有周围淋巴结区进行彻底的体格检查至关重要，同时视诊要看到咽淋巴环。肝和脾应仔细检查。

影像学。充分分期需要全身 CT 扫描。对于侵袭性淋巴瘤，如 HL，最好行 PET-CT 扫描，这比单纯 CT 扫描更敏感。在惰性 NHL 中，PET 扫描通常也被添加到 CT 扫描中，作为预处理分期的一部分，并在治疗结束或治疗反应评估中确认完全缓解。

实验室检查。评估应包括全血细胞计数、肾功能和肝功能检测、乳酸脱氢酶（LDH）和外周血涂片检查。有侵袭性和高度侵袭性组织的患者应该通过尿酸、磷、钙、钾和肾功能的测试来评估是否有自发肿瘤溶解。贫血在淋巴瘤患者中很常见，需要进一步评估（见第 79 章）；其机制包括免疫介导的溶血、脾功能亢进、骨髓浸润和炎症。患有侵袭性或高度侵袭性 B 细胞淋巴瘤的患者应该检查 HIV 抗体，这是这些疾病发展的一个危险因素。所有患者都应行肝炎血清学检测（乙型和丙型肝炎）。胃淋巴瘤患者应行幽门螺杆菌血清学检查，并考虑进行更明确的检测（见第 68 章）。在某些亚型中，循环中淋巴瘤细胞可以通过自动细胞计数或外周血涂片检查来检测。这些细胞可以通过外周血流式细胞术进一步分类，它可以确认和量化血液中循环中的克隆性淋巴组织。与单克隆丙种球蛋白病相关的淋巴瘤分期应包括检查定量免疫球蛋白和血清蛋白电泳。在经常感染的患者中，检测免疫球蛋白也很有价值，因为由于缺乏健康的抗体产生细胞，他们可能存在体液免疫缺陷。

骨髓活检。侵袭性淋巴瘤的常规分期可能包括骨髓穿刺和活检，尽管 PET/CT 扫描对侵袭性淋巴瘤的骨髓疾病具有较高的灵敏度，现在大多数患者无须进行侵袭性骨髓分期。在惰性 NHL 中，只有在改变治疗方案的情况下才应该进行骨髓检查，而事实往往并非如此。

腰椎穿刺。对于有中枢神经系统扩散风险的患者（即具有高度侵袭性的组织学、神经系统体征和症状、HIV 感染或累及骨髓、睾丸、硬膜外间隙或鼻旁窦等高危部位的患者），应考虑该操作。

治疗原则 [15-36,42]

整体治疗

组织学、分期和风险分层为制订治疗方案提供了依据；化疗是主要的治疗方式（表 84-3）；大多数患者在初始临床表现时已经有广泛的进展期表现，导致局部治疗无效。化疗可以作为单药或多药方案进行。对于 B 细胞淋巴瘤患者，CD20 导向的单克隆抗体利妥昔单抗可以单独使用，也可以联合使用，具体取决于潜在的疾病。放疗在可能治愈的局限期疾病的治疗以及进展期疾病症状部位的治疗中发挥作用。所有侵袭性非霍奇金淋巴瘤（与分期无关）和局限性惰性淋巴瘤都应该尽早开始治疗，以达到治愈的目的。

表 84-3 非霍奇金淋巴瘤的治疗

分级和分期	治疗
惰性的	
局限性分期	放疗
进展性分期	仅在有适应证的情况下进行治疗（单药或多药化学免疫治疗、放疗、等待观察）
侵袭性的	
局限性分期	多药化学免疫治疗 +/– 照射
进展性分期	多药化学免疫治疗
高度侵袭性的	
所有分期	大剂量多药化学免疫治疗或选择性低强度治疗

惰性非霍奇金淋巴瘤

虽然可以高度治愈，但绝大多数病例不能通过系统性治疗治愈，并已经进入进展期，优先考虑缓解症状、提高生活质量及延长生存期。然而，少数表现为局限性疾病的病例仅用放射疗法就有可能治愈，这突出了仔细分期的必要性。大多数形式的治疗都会产生应答和达到缓解，但进展期疾病的复发是常见的。研究表明，早期引入治疗并不能改善总存活率，因此只有在疾病本身造成不良影响的情况下才能进行治疗。某些低危病例可能永远不会发展到需要治疗的程度，近 25% 的病例在病程中会自发消退。

治疗适应证。主要适应证包括以下几点：

- 体积大或生长迅速的疾病。
- 局部或全身症状性疾病。
- 导致器官功能障碍的疾病。
- 骨髓浸润导致血细胞减少。
- 高级别转化。

在没有治疗适应证的情况下，患者的肿瘤医生可能会与其基层全科医生合作并密切跟踪患者，通常每 3 ～ 6 个月进行一次临床和实验室评估，并根据患者和疾病的情况每年重新进行一次 CT 扫描重新分期。

治疗方式。在需要治疗的时候，可以对有问题的单个病灶进行局部低剂量放疗，以避免使用系统疗法。如果需要全身治疗，选择范围从口服烷化剂或CD20导向的单克隆抗体利妥昔单抗的单药治疗到联合治疗。尽管代价是增加了与治疗相关的毒性，联合化疗可能会获得更高的应答率和更好的无进展存活率。

最终，治疗的选择是患者和他们的医生共同做出的个体化选择，仔细权衡现有治疗的疗效和耐受性。通常用于低级别B细胞淋巴瘤的常见化学免疫治疗方案包括：利妥昔单抗联合苯达莫司汀、CVP（环磷酰胺、长春新碱和泼尼松）或CHOP（环磷酰胺、阿霉素、长春新碱和泼尼松）。有肿瘤高负荷的患者可在联合治疗完成后每2个月接受1次维持性利妥昔单抗治疗，接受维持性利妥昔单抗治疗的患者无进展生存期更长，毒性不大，但总存活率没有差别。新一代抗CD20单克隆抗体阿托珠单抗联合化疗已经与标准的利妥昔单抗的化疗进行了比较，然后所有患者都接受了长达2年的维持治疗。这项研究发现，在接受阿托珠单抗治疗的患者中，无进展存活率有所改善，但对应答率或总存活率没有任何影响。接受阿托珠单抗治疗的患者比使用利妥昔单抗的患者毒副作用发生率更高，这主要是因为输液相关反应、血细胞减少和中性粒细胞减少性发热的发生率更高。基于这些数据，基于阿托珠单抗或利妥昔单抗的化疗免疫疗法可能被认为是高肿瘤负荷惰性B细胞淋巴瘤患者的合适选择。

复发的治疗。在初始治疗后进展的患者可以重新治疗，目标是诱导第二次缓解。值得注意的是，在临床治疗指征出现之前，可能会观察到疾病复发。治疗有多种选择，选择取决于既往治疗过程。对于尚未证明利妥昔单抗耐药的复发性疾病患者，可在疾病复发血细胞减少后使用利妥昔单抗维持性治疗。

大剂量化疗联合自体干细胞移植补救可能会改善高选择的年轻进展性疾病患者的预后。放射免疫疗法，即单克隆抗体与放射同位素共价结合，是复发性惰性B细胞NHL患者的一种有效选择。其他靶向药物，包括免疫调节剂来那度胺和PI3激酶抑制剂（艾代拉里斯、库潘尼西或杜韦利西布），所有这些药物在低级别B细胞淋巴瘤中都有显著的活性。布鲁顿酪氨酸激酶（Bruton tyrosine kinase，BTK）抑制剂伊布替尼可以诱导大约一半的复发/难治性MZL患者缓解，目前已被FDA批准用于这些患者。

与幽门螺杆菌或丙型肝炎病毒感染相关的淋巴瘤患者，通常在单独使用抗生素（见第68章）或抗病毒治疗（见第70章）治疗时出现应答，因此在这些患者中进行利妥昔单抗、化疗或放疗之前，首先应尝试相应的上述治疗。

侵袭性非霍奇金淋巴瘤

1972年首次报道使用联合化疗治愈侵袭性淋巴瘤。CHOP方案［环磷酰胺、羟基柔红霉素（多柔比星、阿霉素）、长春新碱和泼尼松］随后成为一种持久的标准疗法，最初可治愈大约一半的患者。在CHOP中加入利妥昔单抗（rituximab to CHOP，R-CHOP）大大提高了所有弥漫性大B细胞淋巴瘤患者的治愈率，这是目前的治疗标准。

初始治疗。局限性弥漫性大B细胞淋巴瘤（Limited-stage diffuse large B-cell Lymphoma，DLBCL）用R-CHOP治疗，结合局部放疗或无局部放疗，5年总存活率约为85%。化疗后的受累野放疗对局部复发有一定的保护作用，但对总存活率没有好处，这可能是因为能够对复发患者进行补救治疗以及放疗本身的风险。然而，增加放疗可以减少所需的化疗周期。

进展期DLBCL接受6个周期的R-CHOP治疗，治愈了近70%的患者。放疗仅适用于只通过PET/CT检查提示仅化疗不能完全缓解的患者。HIV感染的患者通常同时接受抗逆转录病毒治疗，以及针对机会性感染的预防，这显著改善了这一高危患者群体的预后。即使80岁以上的老年患者也可以使用R-CHOP治疗，尽管通常会减少细胞毒性化疗药物的剂量。某些变异型弥漫性大B细胞淋巴瘤可与典型病例进行区别对待。原发性纵隔B细胞淋巴瘤是一种DLBCL变异型，年轻的患者易受累，大多数病例表现为局限性巨大的纵隔肿块。R-CHOP通常联合巩固性放疗，由于治疗失败率较高，因此现在大多数患者采用剂量调整的EPOCH-R方案治疗，该方案在本病中显示出良好的疗效，并且大多数患者不需要放疗。患有HIV感染的DLBCL患者的治疗可能与未感染HIV的患者相似，但需要抗逆转录病毒治疗、预防机会性感染和白细胞生长因子支持。剂量调整的EPOCH-R方案在HIV相关的NHL中也得到了很好的研究，也是一种可用的治疗选择。

复发和疾病进展的治疗。对于初次化疗后复发的局限性或进展期 DLBCL 患者，采用补救治疗，即先采用替代联合化疗方案，然后进行大剂量化疗并进行自体干细胞移植（autologous stem cell transplantation，ASCT），从而治愈了近一半的复发或难治性疾病。初治缓解的持续时间和对补救化疗的反应是自体干细胞移植成功的最重要预测因素。对二线治疗无效的患者，或 ASCT 后复发的患者，现在可以使用抗 CD19 嵌合抗原受体修饰（chimeric antigen receptor modified，CAR）T 细胞进行治疗。CAR T 细胞是通过单采从患者体内收集的自体 T 细胞，然后用灭活的病毒载体修饰，以表达细胞外的抗 CD19 抗原结合域，该结合域与细胞内的共刺激和激活域相连，导致 T 细胞在受体结合时被激活和增殖。

目前，这种免疫疗法在化疗难治性 DLBCL 患者中的总有效率约为 80%，其中约 40% 的患者处于长期持久缓解状态。这种非同寻常的治疗现在为之前无法治愈的难治性淋巴瘤患者提供了治愈的可能性。这种治疗的毒性包括免疫激活的后遗症，包括细胞因子释放综合征和神经毒性，这些毒性通常是可控和可逆的，以及 B 细胞再生障碍性贫血和低丙种球蛋白血症，随着时间的推移而恢复。因高龄、衰弱或合并疾病而不能接受大剂量化疗或 CAR T 细胞治疗的患者接受姑息性低强度化疗。

套细胞淋巴瘤的治疗。MCL 是一种侵袭性的、通常不可治愈的 B 细胞淋巴瘤，与其他 B 细胞淋巴瘤不同。强化治疗策略旨在延长无进展生存期，与以往使用的低强度治疗方案相比，似乎能显著提高总存活率。治疗的选择通常基于患者是否符合大剂量化疗巩固和 ASCT 的条件。对于足够年轻且身体健康能够耐受 ASCT 的患者，通常采用含 R-CHOP 和阿糖胞苷的序贯或交替治疗，然后进行大剂量化疗、ASCT 和利妥昔单抗维持治疗，其中位无进展生存期为 8 年或更长。部分适合的患者可能会接受异基因干细胞移植以达到治愈的目的，尽管这种方法的广泛应用受到患者年龄较大以及伴随而来的并发症和死亡率高风险的限制。

对于不适合强化治疗和 ASCT 的老年 MCL 患者，苯达莫司汀和利妥昔单抗的联合用药耐受性好，疗效优于 R-CHOP。复发的 MCL 患者可以使用两种可用的 BTK 抑制剂中的任何一种进行治疗，依鲁替尼或阿卡替尼，这两种药物都是耐受性很好的口服药物，对大多数复发的 MCL 患者有效。来那度胺单独使用或与利妥昔单抗联合使用也是一种耐受性良好的口服制剂，对复发性的患者具有显著的疗效。

高度侵袭性非霍奇金淋巴瘤

使用多种药物方案的强化化疗适用于所有组织学高度侵袭性强、能耐受这种疗法的患者。年龄、肿瘤负荷、进展期疾病和 LDH 升高与预后相关。尽管这些肿瘤具有侵袭性的自然病史，但它们对化疗高度敏感，有效率超过 90%。然而，这些强化疗法有很大的毒性，而且老年人的耐受性很差。一项针对伯基特淋巴瘤的Ⅱ期研究评估了剂量调整后的 EPOCH-R 方案，该方案在年轻和老年患者中都显示了出色的疗效，而且毒性比更积极的治疗方案要小得多。因此，该方案是年轻 BL 患者的一种选择，也是老年患者的首选方案。

BL 患者由于其快速的增殖速度和极高的化疗灵敏度，患肿瘤溶解综合征的风险极高，因此必须采取预防措施并进行频繁的实验室监测。考虑到在这些疾病中软脑膜淋巴瘤病的高风险，腰椎穿刺应该在基线检查时进行，以评估中枢神经系统的受累情况。所有患者都接受针对中枢神经系统的全身和（或）鞘内化疗。感染 HIV 的伯基特淋巴瘤患者的治疗可能与未感染 HIV 的患者相似，但需要抗逆转录病毒治疗、机会性感染预防和白细胞生长因子支持。

根据含有 MYC 和 BCL2 和（或）BCL6 的染色体易位，现已发现一种独特的高度恶性 B 细胞淋巴瘤。这种疾病传统上被称为“双重打击淋巴瘤”，通常表现得非常有侵袭性，预后比 DLBCL 或 BL 差，特别是在接受 R-CHOP 治疗时。回顾性数据显示，剂量调整后的 EPOCH-R 治疗在这些患者中效果更好，现在是最常用的治疗方案。强化的 BL-like 方案也可以用于年轻的双重打击淋巴瘤患者。

外周 T 细胞淋巴瘤。PTCL 大约有 24 种亚型，但最常见的亚型包括未明确分类的 PTCL（subtypes include PTCL not otherwise specified，PTCL NOS）、间变性大细胞淋巴瘤（anaplastic large cell lymphoma，ALCL）和血管免疫母细胞 T

细胞淋巴瘤（angioimmunoblastic T-cell lymphoma，AITL）。T细胞淋巴瘤的治愈率一般低于DLBCL，但表达ALK蛋白的ALCL的治愈率超过80%。对于PTCL，最常见的治疗方法是类CHOP疗法，不使用利妥昔单抗，因为CD20只在B细胞淋巴瘤上表达。年轻的PTCL患者可能会在CHOP中加入依托泊苷（Younger patients with PTCL may have etoposide added to CHOP，CHOEP），这似乎可以提高疗效，并在首次缓解时接受大剂量化疗和ASCT巩固，这可能会优化持久缓解的机会。

最近，与单独使用CHOP方案相比，对抗CD30抗体药物结合物与CHP（长春新碱）联合应用于先前未经治疗的CD30表达的PTCL进行了评估。CD30在ALCL上均匀表达，该试验中的大多数患者都是ALCL，PTCL NOS或AITL的比例较小，它们只异质性地表达CD30抗原。这项试验表明，使用本妥昔单抗-CHP可以改善患者的无进展存活率和总存活率，现在被认为是CD30+ PTCL的标准初始疗法。ALK+ ALCL因预后良好患者无须进一步治疗，PTCL NOS、ALK-ALCL和AITL首次缓解后仍可考虑ASCT巩固治疗。

对于复发的患者，本妥昔单抗仍然是CD30 PTCL患者的一种治疗选择，这些患者没有将其作为初始治疗的一部分。组蛋白去乙酰化酶（Histone deacetylase，HDAC）抑制剂（罗米地新，贝林司他）是一些复发性PTCL患者的有效药物，在AITL患者中尤其有效。新型抗叶酸化疗药物普拉曲沙是一种有效的治疗复发的药物，与其他化疗药物一样，在很大程度上缓解症状。

非霍奇金淋巴瘤的研究疗法

研究疗法包括改进的抗体，包括结合肿瘤细胞和健康T细胞的双特异性T细胞结合（bispecific T-cell engaging，BITE）抗体，目的是引导细胞介导的细胞毒作用。其他免疫疗法包括PD-1抑制剂和CAR T细胞，这两种药物都已经在上文讨论过，并在许多淋巴瘤组织学中继续探索，早期证据表明这两种治疗方法都有希望。BCL2抑制剂维奈托克已获FDA批准用于CLL，并在多个NHL亚型中显示出了早期应用前景，在这些亚型中，它作为单一药物和联合使用进行了研究。针对PI3激酶和BTK的新一代分子也在继续接受评估，可能会提供比第一代疗法更低的毒性和更好的疗效。

监测治疗

监测化疗患者需要密切监测血细胞计数（见第88章）。骨髓抑制是主要的并发症。白细胞生长因子可用于中性粒细胞减少性发热患者的二级预防或高危患者的一级预防。复发通常发生在治疗后的前2年内，因此在这段时间内通常通过临床检查、实验室检测和CT扫描进行密切监测。在此之后，监测间隔可能会延长，可能不需要常规的CT扫描。对于中枢神经系统复发风险增加的患者，观察神经系统症状的发展尤为重要。

患者教育

化疗的结果令人欣喜，特别是在患有侵袭性进展期疾病的患者中，为所有新诊断的患者带来了希望。与HL一样，经过仔细的组织学研究和分期后，患者可以得到相当准确的预后评估。通常情况下，预后远远好于患者的恐惧预期，而且可以从中获益。即使是老年患者也可以耐受治疗，治愈危及生命的疾病。

详细审查治疗可能的不良反应（如不孕不育、感染；见第88章），以及缺乏长期疗效数据的那些疗法的实验性质。对于所有淋巴瘤的新疗法正在迅速发展，因此建议咨询治疗淋巴瘤的肿瘤学家。

转诊指征

许多淋巴恶性肿瘤是潜在可治愈的，而且所有的都是可治疗的。当诊断第一次被怀疑时，应尽早转诊给肿瘤学家。HL和NHL患者的治疗从一开始就需要合作，由基层全科医生与淋巴瘤治疗经验丰富的肿瘤学家密切合作。治疗方式的选择需要肿瘤学家的判断，他们熟悉现有不断修订的治疗方案。基层全科医生监测治疗的反应和不良反应，保持连续性，提供心理支持，并跟踪患者终身复发风险和治疗晚期毒性。

（姜　娟 翻译，曾　辉　肖卫忠 审校）

第 85 章

原发灶不明转移癌的管理

JEFFREY WILLIAM CLARK

满足以下标准的恶性肿瘤定义为原发灶不明转移癌（cancer of unknown primary，CUP）：①转移灶经组织学证实为恶性，且无法确定任何特定器官的原发性肿瘤；②常规筛查未能确定主要来源；③除外极晚期转移（如乳腺癌、黑色素瘤和肾细胞癌）。小于 3% 的癌症患者属于这一类别，且随着诊断技术敏感性不断提高，这一比例可能进一步下降。大约 70% 的 CUP 是腺癌。与大多数肿瘤一样，CUP 多见于老年患者。

CUP 带来了一系列问题，涉及进一步评估的临床实用性以及转移瘤的经验性治疗效果。进行任何更广泛评估或经验性治疗决策时都必须考虑到潜在可治愈癌症的可能性很低（通常是生殖细胞肿瘤）。CUP 评估可能价格昂贵，并导致一些有症状患者治疗延误。然而，部分特定群体的恶性肿瘤对治疗应答好，一旦被识别可以获得有效治疗。

应以寻找可治疗性最高的癌症以及评估疾病程度为指导原则，基层全科医生应能够在门诊环境中完成有效评估的主要部分，并与肿瘤科医师密切合作，向患者提供全面的治疗选择。

CUP 的临床表现和自然病程

临床表现 [1-2]

常见的转移部位是肺、纵隔、肝、骨和淋巴结。其他还包括骨髓、脑、脊髓、腹膜和腹膜后。肺 CUP 可表现为单发结节、多发结节或胸腔积液（见第 43 章和第 44 章）。纵隔 CUP 可出现严重并发症，如吞咽困难、喘鸣、呼吸困难或上腔静脉（superior vena cava，SVC）综合征。骨 CUP 可能表现为中轴骨、长骨或颅骨的溶骨性或成骨性病变。患者可能出现骨痛或病理性骨折。CUP 通常是放射学偶然发现的。全血细胞减少或骨髓病态表现可能预示骨髓浸润。

孤立的实性淋巴结是 CUP 的另一个重要表现。非对称的颈部、腋窝或腹股沟病变是典型特征。即使乳腺检查和乳腺 X 线检查结果正常，组织学上表现为腺癌的腋窝淋巴结通常与同侧乳腺癌相关。腹股沟淋巴结恶性肿瘤提示外阴癌、前列腺癌、会阴癌、子宫内膜癌或卵巢癌的局部扩散，也可能为淋巴瘤的全身浸润。睾丸癌转移通常不会出现腹股沟淋巴结病变，除非之前进行过盆腔和腹膜后淋巴结清扫手术。

当肝功能检查结果异常（例如，碱性磷酸酶单独升高）、体格检查发现肝大或肝可触及病变、或影像学检查发现局部病变（例如腹部超声或 CT）时，通常提示肝脏受累。尽管其他肿瘤（包括肺癌、乳腺癌和黑色素瘤）转移到肝也比较常见，但其原发性肿瘤最常见的起源部位是腹腔来源（胰腺、肝、结肠或小肠以及胃）。肿瘤腹膜转移可导致恶性腹水。腹膜后受累通常无症状。

脑转移可无症状，但也可能出现新发的局灶性神经功能缺损或头痛。脊髓受累可能出现背痛或急性脊髓压迫症状（见第 167 章）。

许多对治疗有应答的 CUP 已经被认识。大多数组织学表现为分化差或未分化。最重要的是，性腺外生殖细胞癌是低分化肿瘤的一种，可能被治愈。通常表现为纵隔、腹膜后或淋巴结病变。其他特征包括患者年龄小于 50 岁和血清人绒毛膜促性腺激素（human chorionic gonadotropin，HCG）或甲胎蛋白（α-fetoprotein，AFP）水平升高。

低分化的神经内分泌肿瘤（由电子显微镜确定）也可能对治疗有应答。对于病因不明引起恶性腹水的腹膜腺癌女性患者，即使未发现卵巢病变，也可能对卵巢癌的治疗产生应答，其中位生存期比大多数其他转移性腺癌的中位生存期更长。患者 CA-125 抗原升高具有提示作用，但诊断特异性不足。前列腺癌的非典型表现包括组织学呈低分化或未分化，没有原发病变的临床证据；男性患者应检查前列腺特异性抗原（PSA）。重要的是，应始终保持警惕去识别可能更容易治疗的癌症。

自然病程和临床病程

由于CUP代表转移性疾病，所以总体中位生存期通常相对较短，平均不到6个月。尽管治疗可以改善短期生存率，在一些临床和组织病理学对治疗有应答的亚组可以显著改善预后，但总体人群长期（5年）生存率并没有因为治疗而得到改善。

鉴别诊断 [1]

根据尸检数据，胰腺癌是原发部位不明癌症的主要病因，约占25%，肺癌居第二位，其次是肾癌和肝胆癌。随着CT在患者初步评估中的广泛应用，该比例不断变化。就病灶的部位而言，肺转移癌更常于膈上的原发肿瘤，肝转移癌更常见于膈下的肿瘤。然而，这对个人而言并不实用，因为大多数癌症可转移到任何部位。

从检查和诊疗的角度来看，识别潜在可治疗癌症最重要（表85-1）；可根据病变区域进行鉴别诊断（表85-2）。老年男性最常见的可治疗恶性肿瘤是前列腺癌；年轻男性是生殖细胞癌。女性乳腺癌和卵巢癌位居可治疗癌症首位，其他为鼻咽癌、口咽癌、甲状腺癌和小细胞型肺癌。如前所述，即使组织学分化差或未分化的患者可能患有可治疗的癌症，如淋巴瘤、神经内分泌癌、性腺外生殖细胞癌、原发性腹膜癌或前列腺癌。随着时间的推移，既往对大多数治疗无应答的恶性肿瘤也可能得到治疗，如对靶向治疗（如果存在*BRAF*突变）或

表85-1 原发部位不明的可治疗恶性肿瘤

即使转移也可能治愈
妊娠滋养细胞肿瘤
生殖细胞癌，性腺（如睾丸癌）或性腺外（如纵隔）
霍奇金淋巴瘤
非霍奇金淋巴瘤
扩散至颈部淋巴结的口咽癌
对治疗有应答，但出现转移时无法治愈
前列腺癌
乳腺癌
小细胞肺癌
卵巢癌
子宫内膜癌
甲状腺癌
神经内分泌型低分化癌（组织学表现为低分化或未分化）
腹膜癌（组织学表现为低分化或未分化）

表85-2 按病灶部位划分的有应答转移性肿瘤来源

肺和纵隔
肺（尤其是*EGFR*或*ALK*突变体，小细胞）
乳腺
霍奇金病
性腺外生殖细胞
神经内分泌细胞
生殖细胞（睾丸）
黑色素瘤
骨
成骨细胞病变
前列腺
肺（小细胞）
霍奇金病
溶骨性或混合性病变
乳腺
肝
肺
结肠
脑
乳腺
肺（小细胞）
淋巴瘤
骨髓
乳腺
肺（小细胞）
前列腺
黑色素瘤
淋巴结
颈部
颈咽癌（鳞状细胞）
霍奇金病，淋巴瘤
神经内分泌
腋窝
乳腺（同侧）
淋巴瘤
肺（小细胞）
腹股沟
前列腺
卵巢
子宫内膜
淋巴瘤
黑色素瘤
腹膜后
霍奇金病
睾丸
前列腺
卵巢
神经内分泌
腺外生殖细胞

免疫治疗有应答的黑色素瘤。因此评估时应牢记这一点。

检查[1-5]

寻找可治疗的疾病

当对 CUP 进行诊疗时，首要任务是寻找最可治疗的疾病（表 85-1 ～表 85-4）。癌症患者的治疗首先取决于疾病的分期，当确诊转移时，则肿瘤分期明确。部分恶性肿瘤例外，如结直肠癌，当切除某些部位转移瘤（如肝或肺）可能会长期生存。

组织学诊断

活检和组织学诊断至关重要，病理学家对 CUP 诊断起核心作用。在检查可治疗癌症之前，应对转移灶进行全面组织学评估。需要取得足够的组织标本进行适当处理，进行免疫组织化学（immunohistochemical，IHC）[包括受体分析和白细胞共同抗原（leukocyte common antigen，LCA）] 在内的许多蛋白质的染色、细胞角蛋白（尤其是 CK7 和 CK20，对指导胃肠道原发灶有帮助）、S-100、TTF-1、甲状腺球蛋白、雌激素（estrogen，ER）或孕酮（progesterone，PR）受体、PSA、HER2 等]、电子显微镜检查和肿瘤分子分析。

与活检取材人员和病理学家的仔细沟通和密切合作对于确保正确完成这项工作至关重要。细胞学取样标本通常不足以提供对诊断至关重要的组织结构信息。此外，细胞学取样标本可能会因炎症或药物引起的细胞核和细胞质异常而导致误判。因此，只要可能，应通过组织学诊断进一步验证。

组织学评估

组织学评估首先按细胞类型（腺癌、淋巴瘤、小细胞肺癌、肉瘤、鳞状细胞癌、黑色素瘤，未分化癌）诊断。可酌情使用特殊染色。腺癌的组织学分类并不能明确肿瘤的来源。腺癌可以见于多个器官。卵巢腺癌、胃腺癌、肺腺癌或乳腺腺癌之间的组织学差异有时可以通过病理学方法区分，但需要临床评估等其他方法协助确定最可能的原发部位（见下文）。

未分化癌的组织学标志存在一定重叠，从而

表 85-3　常见癌症及其治疗反应性

肿瘤	应答率（%）
广泛应答	
乳腺	40 ～ 60
卵巢	60 ～ 70
前列腺	60 ～ 70
头、颈	50 ～ 70
睾丸	80 ～ 100
淋巴瘤	80
肺（小细胞）	80
部分应答	
神经内分泌	30 ～ 50
肉瘤	30
结肠	40 ～ 50
黑色素瘤	10 ～ 15
肝癌	20
肾	25 ～ 40
肺（非小细胞）	30 ～ 50
脑	20 ～ 35

表 85-4　表现为原发灶不明转移癌的可治疗癌症的诊断

恶性肿瘤	诊断特征及相关检查
鼻咽、口咽鳞状细胞	PE（结节、斑块）、CT 或 MRI、盲活检
淋巴瘤	PE（肿大淋巴结），免疫组化染色
卵巢癌	PE（腹水或肿块）、盆腔 CT 或 MRI、甲胎蛋白、人绒毛膜促性腺激素、腹膜种植、CA-125
前列腺癌	PE（结节）、前列腺特异性抗原、前列腺超声检查、免疫组化染色
乳腺癌	PE（乳腺结节），雌激素和孕激素受体研究，HER-2
睾丸癌	睾丸结节，超声检查，血清 AFP，人绒毛膜促性腺激素
性腺外生殖细胞癌	PE（肿大淋巴结）、CT（肺结节、纵隔肿块、腹膜后肿块）、免疫组化、血清 AFP、人绒毛膜促性腺激素
神经内分泌癌	PE（肿大淋巴结）、CT（腹膜后淋巴结、纵隔淋巴结）、电子显微镜

* PE，体格检查；CT，计算机断层扫描术；MRI，磁共振成像；AFP，甲胎蛋白。

无法确定恶性肿瘤的起源部位。IHC染色可用于确定具有诊断价值的关键蛋白质，如前列腺癌的PSA和前列腺酸性磷酸酶，生殖细胞肿瘤的AFP和hCG，乳腺癌的ER或PR受体或HER2，黑色素瘤的S-100。然而，ER和PR受体也存在于许多其他恶性肿瘤中，包括卵巢癌和子宫内膜癌，因此低水平的表达不具有特异性。HER2多见于乳腺癌，但并不特异，也见于其他癌症中，大多数是胃癌。

免疫组化检测有助于区分癌与淋巴瘤、黑色素瘤或生殖细胞肿瘤的蛋白质。因此，IHC已成为未分化癌检查中的辅助检测方法。对特定蛋白质标记物进行染色有助于确定原发灶可能部位。虽然不能确诊，但结合临床表现和影像学表现可提供足够的信息指导治疗决策。

当免疫组化结果不确定时，电子显微镜有时可以发挥作用。对亚细胞结构进行检查，寻找分化的证据，从中可以推断出起源的细胞系（即发生组织）。这种超微结构有助于将细胞从起源上分为上皮细胞、间质细胞、间皮细胞或黑色素细胞，并根据特征性超微结构特征进行亚分类（例如黑素小体、膜结合分泌颗粒、细长的微绒毛、溶酶体、大束张力纤维、膜结合黏蛋白空泡）。然而，由于取样和细胞保存等问题，电子显微镜的灵敏度和特异性不高。样品必须切割成非常小的立方体（这会导致采样失误）并及时保存在戊二醛中（处理延迟或使用戊二醛以外的固定剂都会扭曲细胞结构）。

其他检查包括细胞遗传学研究，在某些情况下可以协助明确肿瘤诊断。一种潜在有用的细胞遗传学检测方法是评估疑似中线生殖细胞肿瘤患者的i（12p）标记染色体。越来越多的分子诊断方法中，聚合酶链反应技术可以检测特定的核酸序列，可检测突变蛋白，而突变蛋白更可能见于特定癌症。作为一种可能确定恶性肿瘤原发部位的方法，基因表达谱正在不断发展，随着获得更多信息，它可能有助于指导特定的治疗方法。随着分子标记物检测能力不断扩大，对肿瘤基因和蛋白质组成的更全面分析将有助于诊断和治疗决策。这是一个快速发展的领域，不断提高特异性识别肿瘤和潜在突变的能力，为治疗方法提供信息。

临床评估

所有患者都应接受仔细的体格检查，重点检查可治疗的恶性疾病（即女性乳腺癌、子宫癌或卵巢癌；男性前列腺癌或睾丸癌；淋巴瘤和头颈癌）。所有患者都应仔细检查皮肤、淋巴结、口腔、乳腺和直肠，所有女性应行妇科检查，所有男性应行睾丸检查。根据转移部位的不同，其他部位的体格检查也证实有用（见下文和表85-4）。

同样，实验室检查应以保证器官功能为原则，以确保继续治疗（例如，全血细胞计数，生化系列），以及筛查肾或膀胱异常（尿液分析），寻找可治疗的癌症而不是对所有可能的原发肿瘤进行广泛筛查。尽管一些血清学标记物（如PSA、AFP、β-HCG亚单位、CA-125）有助于寻找可治疗疾病，但更广泛的实验室检查并无帮助（表85-4）。

影像学检查

影像学检查应针对可治疗癌症进行检测，也用于确定肿瘤转移范围（对优化治疗决策很重要）和最佳活检部位，以确定诊断。除了帮助确诊起源部位外，胸部、腹部和骨盆的CT扫描有助于确定转移范围以及可能的最佳活检部位。PET或PET-CT越来越多地被用于确定潜在的疾病部位，也有助于确定最合适的活检区域。临床表现（表85-2和下文）结合病理资料有助于指导检查。

根据特定部位进行评估

检查方法在一定程度上取决于肿瘤最初的临床表现。

肺结节、胸腔积液和纵隔肿块

肺结节。由于细针穿刺可能提供的标本不够，因此可能需要粗针活组织检查，甚至开放活检，以获得足够的组织进行详细的组织病理学检查用于最终诊断，尤其是鉴别淋巴瘤、性腺外生殖细胞癌、小细胞癌、神经内分泌癌、乳腺癌、卵巢癌、前列腺癌、黑色素瘤和头颈癌。过去10年结直肠癌的治疗不断改善，无论是化疗还是转移灶切除的潜在益处都不同于其他大多数恶性肿瘤，因此在临床工作应关注结直肠癌筛查。如上所述，病理学家在检查中至关重要，包括IHC，辅以电子显微镜、细胞遗传学研究、必要时的遗传学分析以及AFP和β-HCG亚单位的血清学检测。

胸腔积液。可通过细胞学检查对恶性肿瘤引起的胸腔积液进行鉴别。当细胞学方法无法提供足够的诊断信息时，胸膜活检联合抽吸胸腔液可能会提供更多信息（见第 43 章）。细胞学为腺癌的诊断不能确定主要来源，必须通过 IHC、受体、体格检查发现（如乳腺肿块或前列腺结节）以及适当的影像学检查（如乳腺 X 线检查）明确来源。

纵隔疾病。原发性肺癌、转移性乳腺癌或淋巴瘤可引起吞咽困难、呼吸困难或 SVC 综合征。可采取放疗、化疗或联合治疗进行有效管理。从组织学的角度尽量区分这些疾病（尤其是确定是否为淋巴瘤）很重要，一旦区分出来，及时治疗肿瘤对于缓解症状和防止进一步的潜在严重并发症很重要。无症状的纵隔疾病多见于神经内分泌或性腺外生殖细胞癌，可通过前述方法进行识别。

骨转移

当放射影像学出现具有肿瘤特征的孤立骨病变但无法从其他部位获得组织时，应进行活检。需要注意观察 X 线上病变的表现，以确定其是溶骨性病变、成骨性病变还是混合性病变，有助于缩小鉴别诊断范围（表 85-2）并进行集中评估。如果骨病变不易取材，可进行骨扫描或 PET 扫描寻找其他更易活检的肿瘤部位。已确定骨恶性肿瘤的组织学诊断，下一步针对原发病的检查应仍然集中在可治疗的疾病上。肺和肾肿瘤是不明原因骨转移病灶的最常见来源之一。

肝转移

肝转移通常通过超声或 CT 引导下的穿刺活检进行诊断。多见于胃肠道来源的腺癌，此外还包括乳腺癌、肺癌和黑色素瘤。组织学评估有助于鉴别。尽管根据具体癌症的不同，预期寿命差异很大，但有伴随症状的肝转移患者总的预期寿命不到 6 个月，无症状患者可能有明显更长的生存期。如上所述，一个例外是结直肠癌引起的潜在可切除病变，切除转移灶可能与更长的生存期有关，其化疗选择也与 CUP 常用的经验性治疗方案不同。

腹水

恶性腹水可见于多种恶性肿瘤，最常见的是卵巢 / 输卵管、胰腺、胃或结肠转移癌累及腹膜。鉴于治疗方法的不同，有必要区分女性卵巢癌或原发性腹膜癌。盆腔超声检查、CT 或磁共振成像（MRI）以及肿瘤标记物血清 CA-125 的检测是必要的。对已发现腹膜种植但未发现卵巢疾病的患者，也应考虑该诊断。

高位颈部淋巴结病变

由于高位颈部淋巴结的增大可能是由鼻咽或口咽部相邻的原发肿瘤或淋巴瘤（两种可治疗的癌症）引起，因此需要进行深入评估。仔细检查鼻咽、口腔（包括舌根）、喉部及所有淋巴结非常必要。CT 或 MRI 有助于检查更深部位的淋巴结、黏膜下病变和颈部结构。如果淋巴结活检显示鳞状细胞或表皮样组织学，但没有明显的原发灶，则对可能存在鼻咽肿瘤（鼻咽部）或口咽的区域（例如舌根等不易看到的部位）进行盲活检。

如果组织学为腺癌，可见于鼻腔 / 鼻窦或唾液腺来源。详细的体格检查联合 CT 或 MRI 有助于揭示原发疾病。如果组织学提示淋巴瘤或霍奇金病，评估重点应调整为疾病分期（见第 84 章）。甲状腺癌是另一种可治愈的恶性肿瘤，当表现为颈部淋巴结病变时也应进行评估。

腋窝淋巴结肿大

腋窝淋巴结肿大应仔细进行乳腺检查，包括乳腺 X 线或者乳腺 MRI。对腋窝淋巴结组织进行 ER 和 PR 受体检测以及 HER-2 检测，可帮助诊断乳腺癌。应对淋巴瘤的免疫组化标志物进行检测。如果组织学为小细胞，应进行胸部 CT 检查。

腹股沟淋巴结肿大

腹股沟淋巴结病的诊断方法与颈部淋巴结病的诊断方法基本相同，重点关注局部病变和淋巴瘤，因为它们对治疗可能非常敏感（表 85-3）。详细的病理学检测是必要的，应对活检组织进行免疫组化和受体检测。仔细进行骨盆和肛门直肠检查，辅以骨盆超声或 MRI 扫描。如果腹股沟淋巴结活检确诊为淋巴瘤，则进行分期评估（见第 84 章）。

腹膜后肿瘤

偶然发现的腹膜后肿瘤可能提示晚期淋巴瘤、肉瘤或前列腺转移瘤、生殖细胞癌、卵巢癌或胃肠道癌。大部分对治疗存在应答，因此需要识别。尽管随着介入放射学方法的改进，腹膜后病变的活检已变得更加常规，但该部位取材仍较困难，需要寻找一个更易获得标本的部位。需要对男性的外周淋巴结、前列腺和睾丸以及女性的乳腺和盆腔器官进行全面的体格检查。超声检查可能有助于发现前列腺或睾丸的小病变，也可以帮助发现卵巢肿瘤。MRI 也有助于评估盆腔或前列腺原发性病变。血清标志物检测（如 AFP、β-HCG 亚单位、PSA 或 CA-125）有助于诊断。

脑

当除外原发性脑肿瘤，转移瘤最常见的原发性病灶是肺（包括小细胞癌）、乳腺、肾（肾细胞癌）和黑色素瘤（见上文）。重点仍是考虑更多的可治疗疾病，如淋巴瘤。如果外周无法获得组织标本，则应考虑进行脑活检。如果进行脑活检，应进行详细的免疫组化和受体检测。

骨髓浸润

当出现全血细胞减少或伴有红白细胞改变时，应考虑骨髓侵犯，可通过骨髓活检进行确认（见第 79 章）。骨髓检查包括寻找成簇的恶性细胞帮助识别肿瘤。一旦发现，则开始寻找可治疗的肿瘤（表 85-1）。

治疗[6]

如上所述，检查应重点鉴别一些可治疗癌症（表 85-1 和 85-3）。然而，大部分病例中原发性癌症仍然未知，治疗的选择变得更加困难，是选择针对可治疗癌症进行经验性治疗，还是根据患者症状进行随访来决定治疗。关于这两种方法的疗效和成本效益比的临床研究有限。由于缺乏对患者及其肿瘤的详细描述，目前发表的数据论述往往有限。

只有少数前瞻性、随机对照研究，进行了详细记录，但长期存活率仍不乐观。因此，在与患者和家属的谈话时应交代经验性治疗的不确定获益及其潜在的副作用，以及如果不治疗，疾病相关的症状进展的必然性。当除外生殖细胞和神经内分泌 CUP，应答率在 25% ～ 30%。因此，在这种情况下进行经验性治疗需要患者、基层全科医生和肿瘤学家进行讨论后权衡。

经验性治疗

经验性治疗有两种基本方法，一种是使用“广谱”化疗［例如，含铂制剂（例如，卡铂）加紫杉烷或吉西他滨，或吉西他滨加伊立替康］，必须监测骨髓抑制。如果重新评估时未发现任何获益，则停止治疗。另一种经验性方法是根据细胞类型、年龄、性别、部位等对最有可能治疗的肿瘤谨慎评估后治疗（表 85-1、表 85-2 和表 85-4）。如果病理类型是未分化的，对是淋巴瘤还是生殖细胞肿瘤存在任何疑问（目前的病理分析不能区分），则应考虑针对这两类疾病中最可能的一种进行治疗。

对转移性腺癌，如果不能排除转移性前列腺癌或转移性卵巢癌或乳腺癌，则应考虑对更有可能应答的疾病采取治疗方法。转移性前列腺癌可能对激素治疗有应答，激素治疗的副作用明显低于化疗。乳腺癌通常对治疗应答良好，治疗方法包括对 ER 或 PR 阳性肿瘤患者进行激素治疗，对其他患者进行化疗（见第 122 章）。

对于有高位颈部淋巴结肿大和鳞状细胞或鳞癌组织学特征但未确定原发部位肿瘤的患者，应将其视为原发性头颈部肿瘤进行治疗，包括化疗和放疗。有报道称在这种情况下的治愈率为 20% ～ 35%。放疗也可用于有局部症状的患者姑息治疗，特别是累及骨、纵隔或淋巴结的疾病。有症状的骨转移可通过局部放疗进行姑息性治疗，必要时可骨科进行稳定矫形。除了如前列腺癌或乳腺癌等能确定是有明确应答的肿瘤，对无症状且不在骨折常见部位的骨转移选择监测随访。

对疑似肿瘤急症患者（如脊髓压迫、高钙血症、SVC 综合征）应在检查过程中迅速给予治疗。

患者教育和转诊指征

转移癌让人不安，而原发灶不明则更令人困扰。然而，对可治疗疾病进行精细化的检查和有针对性的探索性治疗可以提供相当大的安慰和希望。这种诊疗策略应该与患者和家属分享，既能给患者带来希望，也能给患者带来可掌控困难局面的感觉，还可以减少不惜一切代价“找到原因”的非理性压力。

一项暂未发表的研究提出了经验性治疗的问

题。在这里，需要与肿瘤学家进行深思熟虑和坦率的咨询，以慎重进行选择。缺乏足够的成本和获益数据往往使咨询变得困难，但一位经验丰富、睿智的肿瘤学家可以为患者和家人提供巨大帮助。

（薛 倩 翻译，曾 辉 肖卫忠 审校）

第 86 章

分期和监测方法

JEFFREY WILLIAM CLARK

分期和监测是癌症管理的重要部分。分期用于评估疾病的程度，帮助确定预后和治疗选择。监测有助于观察癌症的复发或进展，动态评估预后和修订治疗计划。分期和监测策略由肿瘤类型、病史、治疗应答以及扩散形式决定。监测的频率和持续时间取决于疾病复发率。

基层全科医生与肿瘤学家合作，决定所需非侵入性分期和监测手段。要做到这一点，需了解众多可选择的实验室检查和影像学检查的局限性，以便对相关检查和方法做出重要选择，避免不必要的费用。

分期 [1-4]

分期的术语和原则

癌症分期主要由疾病的解剖分布决定。分期是确定肿瘤的数量和分布。有几种分期系统表示疾病的程度。大多数包括局部病变（局限于内脏部位）、区域扩展（有或无邻近淋巴结受累）和远处转移。目前为止，实体瘤最常用的方法是 TNM 系统［由国际抗癌联盟（International Union Against Cancer，UICC）开发；详情见下文］。血液系统恶性肿瘤包含其他因素（如骨髓受累），需要采用不同的分期系统。

术语——TNM 系统

为了使分期标准化，TNM 系统的使用频率越来越高。T 表示肿瘤大小（tumor size），N 表示淋巴结（lymph node），M 表示转移（metastases）。在分期系统中，会添加数字来指定子类别，反映肿瘤的大小［Tx（未知）、Tis、T0 ~ T4］、淋巴结受累程度（N0 ~ N3）以及是否存在远处转移［Mx（未知）、M0 或 M1］。

尽管具体情况因肿瘤而异，各种子类别名称具有特定含义。对于 T 分期，Tx（未知），Tis 表示原位癌；T0（未发现原发肿瘤），T1 表示最小可测量肿瘤肿块或肿瘤；T2 表示较大的肿瘤肿块或肿瘤直接延伸至邻近结构；T3 表示非常大的肿瘤或进一步直接延伸；T4 表示任何大小的肿瘤与局部组织浸润并直接延伸至邻近结构。对于 N 分期，N0 表示无淋巴结转移，N1 表示少量区域淋巴结；N2 表示更广泛的区域淋巴结受累；N3 表示更多或远处的区域淋巴结转移。

TNM 分期因其一致性、可比性和准确性而越来越受到青睐。其他针对特定癌症的分期系统与 TNM 系统具有直接相关性，且可以用 TNM 术语表示［美国最广泛使用的分期系统是美国癌症联合委员会（American Joint Committee on Cancer，AJCC）的分期系统，该系统在 2018 年 1 月已更新为第 8 版］。大多数分期系统使用数字来定义具体分期（0 至Ⅳ）。尽管目前分期系统不同，癌症的具体编号可能存在一定差异，但通常 0 期为原位癌；Ⅰ期为局限于原发部位的小癌变；Ⅱ期为较大的癌变，但仍局限于原发部位；Ⅲ期通常包括区域淋巴结受累，但没有远处转移；Ⅳ期则涉及远处转移。每个阶段按照对治疗或预后的影响进一步分为亚组，用字母（如 1a、1b、1c）进一步划分为特定水平。为每位患者提供更个性化的治疗方案。对于特定癌症的具体情况，参考该癌症的分期表很重要[1]。

分期原则

一个设计良好的分期评估能够反映恶性肿瘤局部和远处扩散的特征。临床分期（通过病史、体格检查、针对特定疾病的影像学检查和血清标记物）和病理分期（通过活检标本或循环中肿瘤DNA、RNA蛋白或细胞）是相辅相成的。随着恶性肿瘤特定分子学特征不断完善，逐渐与TNM分期相结合使用，为每位患者制订适当的管理和治疗方案。

分期方法

病史和体格检查

尽管临床分期中实验室和影像学检查非常重要，但病史和体格检查在确定肿瘤肿块、局部扩散和转移方面仍然发挥着重要作用。几乎每一项癌症检查都需要病史和体格检查资料进行分期和确定是否需要额外检查。无详细的病史和体格检查可能使患者接受不必要的或误导性的检查。

影像学检查

对于大多数癌症（白血病除外），有必要通过影像学检查等无创手段获取更多疾病信息。最常见的是计算机断层扫描（computed tomography，CT）、磁共振成像（magnetic resonance imaging，MRI）、超声和放射性核素扫描［尤其是正电子发射体层成像（positron emission tomography，PET）］。尽管因缺乏特异性和无法检测早期病变而受到限制，胸部或骨的平片有时也可提供诊断信息。这些检查无论在技术还是在成本、便捷性和舒适性方面仍在继续发展。现有及未来的研究应有助于特定情况下特定影像模式的使用。

计算机断层扫描和磁共振成像。CT和MRI较既往造影剂和放射性核素检测取得重要进展。它们不仅提高了对肿瘤的检测能力，而且更好地量化肿瘤负担。CT相对较便宜且更容易获得，但MRI在某些领域，特别是中枢神经系统能增强分辨率且没有电离辐射。

胸部CT对于肺癌患者以及肺和纵隔转移率高的恶性肿瘤患者（如肉瘤、黑色素瘤、霍奇金病、非霍奇金淋巴瘤和生殖细胞癌）的分期非常有用。腹部和盆腔增强CT可以更好地对较难行无创检查的器官病变进行评估，包括肝、肾上腺、肾、胰腺、脾脏、卵巢、子宫、前列腺、膀胱和腹膜后。如果扫描结果呈阳性，可酌情通过活组织检查确认，避免对非手术患者进行手术探查。通过CT成像较难对盆腔区域进行评估，因为它对早期疾病（如卵巢、前列腺或宫颈）或早期扩散到盆腔淋巴结病变缺乏敏感性。MRI和超声检查有时可以提供比CT扫描更详细的判断盆腔病变资料（见下文讨论）。头部MRI（见下文）或CT替代了中枢神经系统的侵入性和放射性核素分期检查。使用造影剂（除非有禁忌证，否则通常使用造影剂）进行检查可以进一步提高CT和MRI的敏感性。

MRI在中枢神经系统方面对癌症的分期和监测起到了重要作用。与CT相比，MRI敏感性更高，能更好地评估后颅窝和脊髓病变，对无禁忌证患者，MRI是诊断中枢神经系统潜在恶性肿瘤的首选检查方法。MRI有时可提供CT扫描中看到的器官内病变（如肝脏）额外的病变特征。此外，由于CT成像在盆腔敏感性较低，MRI还被用于盆腔恶性肿瘤分期的评估手段。超声也是盆腔较好的影像检查手段（见下文“超声”）。

正电子发射断层摄影术。PET扫描越来越多地用于疾病监测（尤其是会改变预定治疗方案的转移性疾病）和患者随访，以评估治疗反应并对已完成治疗和处于随访监测阶段的患者寻找复发或新的转移部位。它提供了CT或MRI无法检测的肿瘤代谢活动信息。与CT结合（即PET-CT）应用越来越广泛，可同时提供解剖学和代谢信息。PET-MRI技术在不同癌症成像中的潜在作用也正在评估。PET扫描可用于监测霍奇金病、非霍奇金淋巴瘤或胃肠道间质瘤（gastrointestinal stromal tumor，GIST）患者治疗的反应和疾病的潜在复发。还可用于众多氟脱氧葡萄糖（fluorodeoxyglucose，FDG）亲和性高的实体瘤的诊断和监测应答，提高CT扫描对肿瘤的敏感性和特异性。

其他放射性核素成像。除骨髓瘤外，放射性核素骨扫描仍然是检测骨转移最敏感的手段，远优于平片。然而，骨扫描结果可能非特异性，需要通过其他方式进行确认。对于骨转移倾向较高的癌症（前列腺癌、乳腺癌、小细胞癌），骨扫描已成为初始评估的重要组成部分。在某些情况可用于疾病晚期骨痛的评估。一些中心使用含氟化钠放射示踪剂的 PET 扫描作为骨扫描的潜在替代方法，具有更高的特异性。然而，它们需要保险公司的预先批准。

超声。超声检查对于评估前列腺、卵巢、睾丸、肾和甲状腺非常有用。超声能准确区分实性和囊性肿块，这是评估盆腔、睾丸、肾和甲状腺肿块的一个重要优势。它还广泛用于引导多个器官部位的穿刺活检，包括肝、乳腺、肾、胰腺和甲状腺。尽管技术进步不断减小了可评估病变的大小，但直径小于 1 cm 的腹部病变经腹部超声检测分辨率仍较低，约 20% 的腹部（尤其是上腹）超声检查由于肠道气体覆盖而无法提供满意的结果。

经直肠超声技术改善了早期直肠癌和前列腺癌的检测和分期。该方法对癌症分期的准确性方面相当于 MRI。

超声内镜（Endoscopic ultrasound，EUS）用于评估上消化道恶性肿瘤的淋巴结和疾病范围，包括食管癌、胃癌、胰腺癌、壶腹癌、某些胆管癌和胆囊癌。必要时可用于获取组织标本进行诊断。

标准 X 线检查。虽然假阳性率相对较低，但标准 X 线检查（如转移）的假阴性率较高，且相对不敏感。造影检查，如静脉肾盂造影、静脉造影和血管造影等很少用于分期，尽管偶尔可以帮助规划手术方案。胸部 CT（见上文）取代了传统的胸部断层扫描，其假阴性率较低。这些检测现在主要用于特定的适应证（例如，评估胸腔积液，排除肺炎）。

血清标志物和生化指标

即使是高危人群，也很少有血清标记物有足够的敏感性和特异性用于大多数实体瘤的诊断或筛查试验，但它们对监测治疗反应或进展、复发或新转移性疾病的出现方面有一定作用。一般单独使用肝功能检测等血清生化缺乏敏感性或特异性。

分子检测

目前仍处于相对早期的发展阶段，但用于识别癌症分子特征（如循环肿瘤 DNA、RNA、蛋白质或细胞）的外周血分析技术仍在不断发展。在识别突变方面可以为靶向治疗、监测治疗反应和疾病进展提供潜在信息。尽管该技术临床上并未常规使用，但在判断慢性粒细胞白血病（chronic myeloid leukemia，CML）患者外周血是否存在 BCR-ABL 转录物是特例，这项技术正在迅速发展，并可能在不久的将来纳入其他癌症的评估中。

手术分期和其他侵入性分期技术

手术分期是指手术结果改变治疗决策。由于检测微观扩散的能力有限，临床分期可能低估疾病的程度。然而，只有当治疗选择可能受到影响时才应进行侵入性检查。否则，去承担检查相关的并发症和风险是不合理的。

在手术时对原发病变的周围淋巴结清扫（或淋巴结切除）是许多癌症的预后和治疗的决定因素，包括肺癌、前列腺癌、宫颈癌、膀胱癌、乳腺癌、头颈癌、结直肠癌、小肠癌、食管癌、胃癌、胆道癌和胰腺癌，以及黑色素瘤和肉瘤。

前哨淋巴结活检（使用标记物或染色剂进行淋巴结识别）是标准淋巴结切除中一项越来越有用的替代方法，特别是在恶性黑色素瘤和乳腺癌中。这种方法包括进行术中淋巴结映射以允许选择性淋巴结切除。对前哨淋巴结阳性的患者，可以进行更广泛的淋巴结清扫，从而使大多数患者避免了淋巴结广泛切除的潜在并发症（如乳腺癌患者的淋巴水肿）。

纵隔镜检查有助于确定肺癌患者的可操作性；有时需要更具侵入性的前纵隔镜检查。

骨髓活检除了为所有白血病提供必要的病理学信息外，还为转移到骨髓的癌症（如淋巴瘤或肺小细胞癌）提供了一种有效的病理分期方法。

疾病监测 [2-8]

监测对于不能治疗和可治疗肿瘤患者，在决策中都起着至关重要的作用，特别是在启动或继续治疗方面。

原则

对于已经接受治疗的无症状患者，监测有助于在仍可治疗的情况下发现复发或新的转移的机会。然而对于可治疗疾病，如何最小化成本和并发症的同时，确定最佳检测方案仍然是一项困难的任务。这导致对各种恶性肿瘤治疗后某些检查（尤其是影像学）的监测频率存在一些差异。

监测被广泛应用于不可治疗的患者，以评估肿瘤对姑息治疗的反应，决定①继续当前治疗的时间和②是否考虑替代方法。应该只开展能影响决策和改善结果的监测，否则只会增加了费用，甚至可能在假阳性情况下造成伤害。

许多用于治疗后监测的常规项目的成本效益受到了挑战，并已成为评估和争论的主题。为了实现一定程度的标准化，国家组织，如 NCCN、ESMO 和 ASCO，已经为特定情况制定了循证指南。技术的发展为监测恶性病变提供了更高的灵敏度和特异性，在新技术成为常规监测手段之前应重点考虑其附加价值。

许多用于分期的技术也适用于监测。当进行治疗时，检查残留病灶、新的原发病灶或潜在可治疗的转移灶是目标。监测肿瘤负荷减轻或进展是非治疗患者的目标。监测的频率和持续时间取决于疾病复发率、肿瘤类型、治疗反应、疾病分期和转移模式。监测的敏感性和特异性是重要的考虑因素。如前所述，重点应放在对决策和结果有影响的监测上。当检查结果不会影响治疗或改善临床结局时，过于积极的常规随访是无意义的。

方法

肿瘤标志物

人们一直在寻找肿瘤标志物，希望获得一种比其他临床方法更敏感的肿瘤检测手段。虽然最初的发展是为了帮助早期诊断，但事实证明，由于检测敏感性和（或）特异性存在局限性，大多数标志物更适合于在治疗或姑息治疗后监测疾病复发或进展。寻找更高敏感性和特异性的新标志物的工作仍在继续。获得基线和治疗后的标志物水平，并定期重复检测。

癌胚抗原。该标志物存在于正常组织和恶性组织中，血清水平超过正常上限（因实验室而异）提示有肿瘤，但该检测对筛查过于不敏感和非特异性。它最常用于监测转移性疾病患者的应答情况，这些患者在治疗开始时标志物升高。也可用于早期发现一些复发的癌症，尤其是结肠癌、直肠癌和肺癌。连续检测癌胚抗原（carcinoembryonic antigen，CEA）是鉴别结直肠癌术后复发的无创手段之一。

甲胎蛋白。高血清浓度甲胎蛋白与肝癌、睾丸癌和其他生殖细胞肿瘤有关。尽管缺乏足够的诊断特异性，但反复测定甲胎蛋白（α-fetoprotein，AFP）水平可用于监测疾病复发和评估治疗的充分性。

β- 人绒毛膜促性腺激素亚单位。与 AFP 相似，该标志物有助于监测生殖细胞肿瘤的疾病复发和评估治疗的充分性。

前列腺特异性抗原。前列腺特异性抗原（Prostate-specific antigen，PSA）是前列腺组织特有的抗原，存在于恶性和正常细胞中。PSA 水平随肿瘤负荷增加而升高，在穿刺活检或前列腺炎后会短暂升高，但在前列腺直肠指检后通常不会显著升高。使用非那雄胺可能会出现假阴性。PSA 有助于监测前列腺癌患者的治疗反应和治疗后复发情况。在没有症状的情况下，对健康男性进行常规 PSA 筛查的价值仍存在争议，尽管最新数据表明，对 55 ～ 70 岁的男性进行筛查确实可以挽救生命（见第 126 章）。

CA-125。80% 的上皮性卵巢癌患者血清 CA-125 水平与临床进程相关，可用于监测，但对诊断或筛查的作用有限（见第 108 章）。尽管许多其他恶性肿瘤也会出现假阳性，但特异性相对较高。不推荐用于普通人群筛查，因为缺乏证据表明它能提高生存率。

CA15-3（乳腺癌）和 CA19-9。CA15-3（乳腺癌）和 CA19-9（胰腺癌和胆管癌）有助于监测治疗应答或进展。在筛查试验方面缺乏特异性和敏感性。

监测局部或区域病灶

接受局部或区域疾病治疗的患者可以通过病史和体格检查来监测，并根据具体的疾病和分期，在常规间隔或根据临床指征对疾病部位和潜在转移部位进行更详细的影像学检查。对接受初始治疗的区域性疾病患者的定期评估应着眼于检测是否存在可切除治疗的转移灶，并在受累器官中发现新的原发性肿瘤。结直肠癌的内镜检查和乳腺癌的乳腺 X 射线摄影是主要例子。对于某些特殊情况，如结直肠癌仅有肝或肺的孤立转移可通过手术切除，检测肿瘤转移也可能提供治愈的机会。因此，了解具有潜在治疗价值的情况非常重要。

一般来说，对于大多数实体瘤，在没有症状或复发迹象的情况下，在术后的前 2 年内每隔 3 个月进行一次监测。此后，至少在接下来 5 年内每 6 个月进行一次随访。一般来说，大多数肿瘤如果必然复发的话，在最初的确定性治疗（通常是手术，但偶尔是化疗或联合放化疗）后的前 2 年内复发率最高。

晚期复发的恶性肿瘤有 3 种：乳腺癌、黑色素瘤和肾细胞癌。在患有这些肿瘤的患者中，从初始诊断到发现转移病灶时间可能超过 10 年、20 年，甚至 30 年以上。然而，尽管发生率较低，大多数其他肿瘤也可能很晚复发。

监测转移性疾病

接受系统治疗的转移性肿瘤患者的随访检查应根据预期的临床疗效出现时间来确定间隔。对于乳腺癌的激素治疗，临床疗效可能需要长达 3 个月才能出现。免疫治疗应答时间通常在 2 ～ 3 个月，有些可能更快。靶向治疗或细胞毒性化疗的效果可在 2 个疗程或 4 ～ 8 周内迅速出现。对于治疗更敏感的肿瘤，如乳腺癌、睾丸癌、卵巢癌和小细胞肺癌尤为明显。

接受姑息性全身治疗的转移性肿瘤患者应检查是否有新疾病的证据。在疾病进展明显时停止无效的姑息性全身治疗，可以避免不必要的化疗副作用。在可预测的时间间隔后，可以客观地证明对治疗的反应，但在早期检查中可能会发现肿瘤新的生长或扩散。

对全身治疗方案中的转移性疾病患者进行监测时，一个重要的附带条件是确定要随访的最客观的疾病部位，并在不改变治疗方案的情况下尽量减少额外的分期检查。例如，除非出现骨痛或骨折，原发性乳腺癌肝转移患者不需要定期进行骨扫描。该肿瘤已被确定为无法治愈，治疗主要取决于是否存在肝转移。值得注意的是，肿瘤存在异质性，一些病灶可能会出现治疗反应，而其他病灶则可能进展，因此在针对每个患者决定最佳影像学方法时应保持警惕。对于难以监测的骨转移患者可以进行选择性分期检查，以确定更可检测的转移性疾病标志物，如肺部病变。NCCN 已经制定了针对不同恶性肿瘤的监测指南，在特定情况下是一种有用的工具。

（薛　倩 翻译，曾　辉　肖卫忠 审校）

第 87 章

癌症患者的综合照护

JEFFREY WILLIAM CLARK

癌症的治疗是多方面的，不仅涉及治疗方式，还需多学科团队协作，其中初级保健医生起着核心作用。为了成功担任此角色，基层全科医生需要了解癌症管理的主要问题，并与癌症专家、患者和家属进行有效沟通。在建立信任关系的过程中，患者和家属经常向基层全科医生寻求建议和指导。因此，掌握治疗选择和诊疗建议以及解释和评估的能力非常必要。如果基层全科医生能够与癌症中心或当地癌症专家密切合作，大多数癌症患者可以居家和在门诊接受最佳治疗。

治疗包括多种方法，如手术、化学治疗、免疫治疗和放射治疗。某些癌症（如生殖细胞肿瘤或白血病）可以仅通过化疗治愈，其他癌症可能需要放疗或放疗联合化疗。随着不同癌症基本生物学研究的快速进展，在未来 10 年有希望改善治疗效果。免疫治疗提高了许多癌症的生存率，并可能提高一些癌症的治愈率，尽管确定这一点还为时尚早。

癌症患者的有效护理始于沟通诊断和加强患者与医生之间的关系，并与癌症专家建立密切的合作伙伴关系，癌症专家的主要工作是制订和实施治疗方案。基层全科医生应该在癌症患者的照护中发挥核心作用，但要做到这一点，须全面了解肿瘤的自然进程、分期和监测（见第 86 章）及其对治疗的反应。此外，患者会寻求基层全科医生的帮助来缓解肿瘤或治疗相关的症状。因此需要了解控制疼痛（见第 90 章）、呕吐（见第 91 章）和癌症治疗相关副作用的治疗措施（见第 88 章和第 89 章）

通过诊断和治疗对患者和家属给予支持[1-4]

癌症会带来许多恐惧。恐惧常常与“癌症”交织在一起，确诊癌症会给患者和家属带来极大的情绪压力。当管理这种痛苦时，基层全科医师作为患者和家属的求助对象，发挥着最重要的作用，不仅能提供科学和医学专业知识，还提供情感支持和理解。

告知坏消息

告知坏消息很困难。医生有时会在最初避免准确而具体地告知患者诊断，而使用诸如“肿块”“块”和“病变”之类的委婉语，而不明确提到癌症。而且，家属可能出于担心患者陷入严重抑郁而坚持拒绝告知患者病情，虽然这种行为出于善意，但并不明智。这种担心通常考虑不周。患者或家属对诊断或预后不知情仅在极少数的情况下有益。恰恰相反，当患者和家属能够从一位富有同情心和关怀的医生那里得到充分信息时，他们会更好地应对癌症。

在不打破希望的情况下告知诊断和预后是正确的。首先也是最重要的是，“癌症”和“恶性肿瘤”这两个词应该在交谈开始时使用，不要回避，但无须经常重复这些词。应该在讨论预后时避免使用“致命”一词，因为它意味着治愈的希望很小。当得知患有无法治愈的恶性肿瘤时，患者及其家属通常想知道“还剩多少时间？”

当患者需要这些信息安排他们的事务时，可能需要根据大多数具有相同分期和诊断的患者的平均预后进行粗略估算，但如果可能，医生应避免对某个患者指明特定的期限，考虑到具有相同诊断的个体患者之间生存期存在差异，生存期限很难精准。最好的做法是，医生应指导患者采取现实的治疗方法，同时尽可能地强调充实地生活，而不是关注死亡。

坦率地告知诊断“如实告知”有助于建立患者、家属和医务人员之间的信任，并打破将癌症患者与家属隔开带来的障碍。信息互通有助于减轻绝望感和失控感，这可能是恶性肿瘤患者生活中最可怕的一面。对患者癌症状况以及整体治疗进展情况进行全面多次的汇报会让家属特别感激。

不充分告知患者及其家属的后果可能相当严重。不知道诊断和预后的患者可能无法将事情安排妥当，并和其家庭成员继续产生不切实际的安排或不愉快的关系。如果所有人都了解预后，可能会解决这种情况。同样，不知情的家属也无法随着时间的推移逐渐调整悲伤情绪，导致死亡似乎是突然到来。

由此产生的未纾解的悲痛会对幸存的家庭成员产生深远的影响（见第 227 章）。患者和家属都需要面对悲伤情绪并解决他们自己的恐惧和焦虑。由于需要与患者和家属保持长期的关系，基层全科医生是提供有效支持和指导的理想角色。

处理患者和家属的反应

据观察，癌症患者会经历一系列的情绪状态，包括否认、敌意、愤怒、希望、沮丧和最终接受的时期。医生可以帮助缓解更多的功能失调，帮助患者应对癌症。患者在被告知诊断时的反应取决于对癌症的先入之见以及癌症的恐惧感。常见的误解包括死亡的必然性、顽固性疼痛和侵袭性、毁容性疾病。

即使患者没有表达出这些问题，为了避免不必要的担忧，在一开始就必须直接解决这些常见问题。尽管如此，还有相当一部分患者会以否认、敌意、拒绝所爱的人、后悔甚至退缩来回应。重要的是要认识到这种反应是一种心理防御机制，应以理解和耐心的方式应对。

拒绝

否认诊断通常是一种短暂的反应。当否认程度较轻时，医生可能需要重复陈述事实或提供客观和有形的证据来强化他们的言论。然而，部分患者存在极端否认，这是一种维持心理平衡所必需的心理防御机制，持续的证据冲击和不断强化诊断或预后可能适得其反，并不合理。

敌对

敌意是对诊断的早期反应。愤怒可能会针对医疗团队，认为延误诊断或关注不足，也可能会针对家庭成员，认为家属不够沮丧。该阶段通常比较短暂，随着患者逐渐认识到病情的真实性以及对家庭和医生的需求，这一阶段逐渐消退。敌意对患者、家属和医生造成困难，可能会导致医生和家属在情感上拒绝患者。如果认识到这一点，应该允许这种反应自然进行，而不需要撤回支持。

回归

回归是一种突出的反应，通常发生在具有依赖性人格的患者身上，患者在发病前可能表现出过度独立。如果长期存在，回归可能会使患者变得幼稚，家属在提供支持的同时，还须树立严厉和苛刻的父母形象来缓解。婴儿式退化往往需要大量的支持，给家庭带来了过重的负担。

逃避

逃避是一种极端的倒退形式，通常带有敌意。直接对抗逃避的患者至关重要；不断地鼓励和设定要实现的目标（如行走、计划旅行、拜访朋友）至关重要。

家庭反应

家庭成员的反应对患者的健康和帮助医疗团队提供最大支持至关重要。因此，医生必须关心家庭对患者和诊断的反应。医生常常需要与众多家庭成员打交道，他们需要不同程度的信息和支持。常常会出现患者对妻子、丈夫和孩子等整个家庭产生疏远的情况，患者不允许他们去解决自己的困难。

这种疏离，可能接近病理状态，需要在医生的帮助下缓解。家庭的常见反应是提供过度保护，但这通常不是患者想要的。医生可以帮助患者和家属建立与癌症的相处关系。

癌症治疗的心理反应

接受癌症治疗的患者会不断强化疾病诊断，并重新点燃对自尊和自我形象受损的恐惧。如果癌症治疗导致身体毁容或功能缺陷，无论是从美观上还是从功能上，后者都可能特别令人沮丧。乳房切除术、颌骨切除术、截肢术或结肠造口术的患者将面临个人形象严重而可怕的改变。

患者潜意识中的扭曲，可能是朋友的真实经历或想象的结果，具有潜在的破坏性。这些差异是不现实的和未经证实的，更重要的是，患者不会表达出来。医生必须了解患者的担忧，并提供现实的评估，以尽量减少不必要的痛苦（见第 1 章）。

患者教育是应对治疗压力最重要的部分，让患者了解疾病和治疗方案来缓解压力。在“去神话化的过程”中，患者的恐惧被明确识别并公开处理，最终患者对自身疾病和治疗有一个更可接受的观点。可从当地机构（包括癌症中心）、美国癌症治疗协会（American Cancer Society，ACS）、美国临床肿瘤学会（American Society of Clinical Oncology，ASCO）、欧洲医学肿瘤学会（European Society of Medical Oncology，ESMO）、国家综合癌症网络（National Comprehensive Cancer Network，NCCN）、国家癌症研究所（National Cancer Institute，NCI）获得教育材料，大多数个体癌症中心通过解决患者关于癌症治疗的常见问题来补充教育工作。

详细解释治疗对肿瘤的影响及其潜在的副作用，使患者能够以最安全的方式进行实际的治疗。晚期疾病的患者及其家属往往对化疗疗效抱有不切实际的期望。使用支持小组、冥想技术和其他身心方法，以及针灸等辅助疗法，可以帮助患者应对癌症治疗带来的压力。这些支持性措施旨在增强患者的心理素质，改善生活质量。它们是否影响生存或免疫功能尚不确定，但肯定能鼓舞士气和应对疾病。大多数癌症中心和有大量癌症患者的医院都有姑息治疗服务，在支持患者进行癌症治疗的各个方面提供重要帮助，包括症状管理和处理心理问题。

治疗和管理方法[4-20]（见第 88 ~ 91 章）

癌症治疗的方法主要取决于肿瘤的类型和分期（见第 86 章），当存在不同的合理选择时，考虑患者的偏好尤为重要。在疾病的早期阶段，恶性肿瘤比较局限，通过局部或区域治疗可以治愈。局部播散提示疾病更重，治愈的机会降低，但仍存在机会。对大多数癌症，局部治疗加全身治疗，可提高治愈的机会。除了特殊情况（例如，生殖细胞癌、淋巴瘤、白血病、结直肠癌患者的孤立性肝或肺转移），远处转移提示治愈可能性不大，因此治疗目标是通过全身治疗辅以适当的局部治疗（如对伴疼痛的骨转移进行放射治疗），在更长的时间内维持最佳生活质量（由患者定义）。

局部病灶：手术和放疗

手术

传统外科手术在局部癌症的治疗中起着主导作用，并提供了治愈的可能性。通过活检确诊，并通过手术可能实现治愈。检查有助于确定不同癌症合适的手术，特别是远处转移等因素决定预后，以及可以通过二次局部方式进行补救。例如，恶性黑色素瘤的全淋巴结清扫、骨肉瘤的截肢、直肠癌的造口术和腹会阴切除术，以及乳腺癌的根治性乳房切除术，在许多情况下已被缩减到较小的手术，在不影响生存机会的情况下降低发病率。可通过增加局部治疗（如放射治疗）和（或）全身治疗（如细胞毒性药物）来改变这些病变的手术方式。

放疗

随着技术和手段改进（如高能线性加速器、确定剂量和靶体积的复杂计算机方法），放射治疗变得更加有效，降低了发病率，提高生存率和局部控制率。放射治疗，通常结合手术和（或）化疗（取决于特定的癌症类型和分期），术前或术后对某些肿瘤可能具有治愈作用。对于局部肛门癌，化疗和放疗的联合治疗足够有效，手术是为了挽救化疗和放疗不能治愈的患者。其他恶性肿瘤，即使不太可能治愈的肿瘤，放射治疗与手术治疗和（或）化疗的联合应用可能促进症状缓解和延长生存期（见第 89 章）。

局部病灶：手术加辅助或联合治疗

辅助治疗包括在外科手术中增加化疗和（或）放疗。增加放疗的基本原理主要是局部控制假定残留的微肿瘤。理论上，化疗是一种辅助手段，因为显微镜下的肿瘤细胞即使检测不到，有可能已经扩散到局部病变以外。有可能在这些微转移有机会增殖或耐药细胞群扩大之前根治。

辅助治疗是治疗多种恶性肿瘤的确定手段，同时也在持续的临床研究中评估用于治疗其他肿瘤。例如，已经切除病灶的不同分期的乳腺癌女性从激素治疗、化疗、靶向药物［例如用于人类表皮生长因子受体（human epidermal growth factor receptor，HER）2+ 曲妥珠单抗］的某些组合和（或）适合特定肿瘤和阶段的放射治疗中获益，可降低复发率，延长总生存期。对于侵及肠壁以外或扩散至区域淋巴结（Ⅱb、Ⅱc 和Ⅲ期病变）的直肠癌患者，放疗可降低局部复发率，结合化疗可以增加总体中位生存期。

在某些情况下（如直肠癌），术前放疗和化疗可能比术后放疗和化疗更具优势，因为其毒性低且更容易实现手术切除。许多癌症［如乳腺癌、非小细胞肺癌（non-small cell lung carcinoma，NSCLC）、头颈癌、食管癌、胃癌、胰腺癌、胆管癌、结肠癌、直肠癌］经辅助或新辅助激素和（或）化疗后（包括靶向药物），与放射治疗相结合，其生存优势已得到证实。

辅助治疗非常重要，因为它提高了生存率和治愈的可能性。对于某些肿瘤（生殖细胞癌、骨肉瘤、霍奇金淋巴瘤），辅助治疗可以在限制局部病灶发展的同时，延长生存时间。

一些治疗方面的突破进展（例如，更有效的细胞毒性药物、改进的剂量和治疗计划、针对癌症中异常分子的靶向药物、免疫治疗方法、骨髓移植、血液生长因子、改进的局部放射灭菌方法）（见第 88 章和第 89 章）持续改善局部、区域甚至晚期癌症的治疗方法，并成为标准治疗的一部分。此类治疗的应用需要参考严格设计的前瞻性随机对照研究的结果。

转移性肿瘤：细胞毒性药物、激素制剂、生物反应调节剂和靶向药物

大多数晚期实体瘤不能治愈，治疗主要是提高短期生存率并改善症状。这一阶段的治疗需要激素、细胞毒性药物、靶向药物和生物制剂（包括免疫治疗）单独或更常见的联合应用进行全身治疗。随着激素类、细胞毒性药物，靶向药物（如针对恶性细胞中特定突变或过度表达蛋白质的单克隆抗体或小分子）以及免疫治疗方面的不断进展，它们可能在癌症治疗中发挥越来越大的作用（见第 88 章）。

激素制剂

对于因激素刺激而生长的肿瘤，通过减少激素生成或阻断其对靶组织作用的药物为控制已发生转移的肿瘤提供了一种非常有价值的治疗方法。只要肿瘤不发生突变而产生激素抵抗，治疗的耐受性相当好，通常可以长期服用。前者见于晚期前列腺癌的促性腺激素释放激素（gonadotropin-releasing hormone，GNRH）治疗（见第 143 章）和激素反应型乳腺癌的芳香化酶抑制剂（见第 122 章）。受体阻断见于三苯氧胺与雌激素受体阳性的乳腺癌的雌激素受体结合。它们显著的缓解作用和适度的副作用使其成为转移性肿瘤治疗方案的重要部分。

细胞毒性药物与治疗决策

化疗方案已变得越来越复杂，但由于新药物和多药联合方案的开发，化疗更加有效（见第 88 章）。由于细胞毒性疗法可能引起潜在并发症以及在促进治愈方面经常缺乏既定的益处，因此在晚期疾病中使用细胞毒性疗法的时机和决策变得更加困难。在晚期肿瘤中使用化疗的决定基于多个因素，包括癌症进展的速度、患者的症状以及患者的偏好。分子和基因分析有助于确定最有可能对治疗做出反应的患者，使其他患者免受不必要的细胞毒性副作用风险。

这个阶段，任何化疗的决定都应该包括对患者耐受性的分析以及潜在的肿瘤反应性。一个常见的误解是药物只能以显著的不适为代价延长生命。事实上，当化疗有效时，不仅可以延长生命，还可以提高生命质量；当化疗无效时，不一定会导致短期发病。针对该期疾病的一些较新的化疗方案如采用每周或每 2 周服用中等剂量的药物（例如紫杉醇、吉西他滨、5-FU 联合奥沙利铂），耐受性相当好。指南中提出细胞毒性治疗可以在合理的风险 - 效益平衡下进行。

尽管可行性有所提高，但患者和家属仍需要充分了解化疗和其他转移性肿瘤全身治疗潜在风险与预期获益。在晚期疾病中，许多患者及其家属被发现对晚期治疗的疗效抱有不切实际的期望。

这种误解可能源于许多因素，包括患者和家属的一厢情愿，以及医生对治疗计划的热情。因此坦诚对话非常必要，并需要让患者和家属了解特定疾病治疗的实际潜在益处。激发并在必要时回应患者对其疾病的看法，解决问题和担忧，并提供时间和机会讨论治疗方案，有助于做出现实的、对个人有意义的决定。

靶向药

对癌症进行基因和分子分析使癌症诊断和治疗的目标更加明确。最早的贡献之一是确定最有可能从细胞毒性化学疗法中获益的患者，并避免在不会获益的患者中使用，从而改善疗效并降低与治疗相关的并发症。此外是认识到基因突变和分子机制在不同组织的肿瘤中是共通的，从而产生了非组织特异性癌症治疗的概念。

随着对恶性细胞中特定分子变化（包括与突变相关的分子变化）的更多知识积累，加速了针对特定变化的靶向治疗的发展，这些变化正成为癌症治疗决策中越来越重要的部分。目前基于结构划分，临床上批准的靶向药物有两大类：单克隆抗体和小分子药物。在 DNA 和 RNA 水平上更根本的癌症治疗正在进行深入的研究，并有望在未来实现。

单克隆抗体（见第 88 章）。许多单克隆抗体已被批准作为单一药物或联合治疗方案的一部分使用。常用的单克隆抗体是利妥昔单抗（靶向恶性肿瘤中 B 细胞高表达的 CD20 抗原）、曲妥珠单抗（靶向 20% ～ 25% 的乳腺癌和大约 20% 的胃食管癌中过度表达的 HER2 受体）、贝伐珠单抗和雷莫芦单抗［靶向血管内皮生长因子（vascular endothelial growth factor，VEGF）分子或其在肿瘤血管生成中重要的受体］和西妥昔单抗或帕尼妥单抗［靶向结直肠癌细胞上的表皮生长因子受体

(epidermal growth factor receptor，EGFR)]。随着这些药物专利到期，作为替代品的生物仿制药正在开发，包括FDA批准的曲妥珠单抗和贝伐单抗的生物仿制药。

单克隆抗体吸引人的特点是它们与化疗药物无重叠毒性，在大多数情况下能够联合全剂量化疗和全剂量靶向药物。一个例外是曲妥珠单抗与某些化疗药物联合使用会增强心脏毒性，认识到可能发生重叠毒性的情况并仔细监测仍然很重要。

小分子。酪氨酸激酶等靶向癌细胞功能重要的特定蛋白质的药物已经被FDA批准。比如伊马替尼［用于慢性粒细胞白血病（chronic myeloid leukemia，CML）和胃肠道间质瘤（gastrointestinal stromal tumors，GIST）］、舒尼替尼［用于GIST和肾细胞癌（renal cell carcinoma，RCC）］、索拉非尼［用于肝细胞癌（hepatocellular carcinoma，HCC）和RCC］、依维莫司（用于RCC和胰腺神经源性癌）、奥西米替尼［用于非小细胞肺癌（non-small-cell lung carcinoma，NSCLC）］、环唑替尼（NSCLC）、拉帕替尼（乳腺癌）和达布非尼联合曲美替尼（黑色素瘤）。

免疫治疗剂（见第88章）

随着对免疫系统调控机制的理解不断深入，新的免疫调节剂正在迅速发展，用于治疗各种癌症。在过去5年中，免疫抑制剂已成为一种强有力的抗癌药物，改变了许多无法通过手术治愈的癌症的治疗方法，包括某些淋巴瘤（如霍奇金淋巴瘤）、黑色素瘤、肺癌、肾细胞癌、尿路上皮癌、肝细胞癌、胃食管癌、微卫星不稳定癌症和默克尔细胞癌。

顾名思义，免疫疗法以免疫反应的主要负调节因子为靶点，如程序性细胞死亡1（programmed cell death 1，PD-1）或其配体（PD-1L）和细胞毒性T淋巴细胞抗原4（cytotoxic T-lymphocyte antigen 4，CTLA-4）。通过激活免疫系统，这些药物具有不同于其他抗癌药物的毒性，可诱导自身免疫效应，这些效应可能很严重。重要的是，该药物应该由具有专业知识的医生使用以管理可能出现的副作用。其他免疫治疗药物使用较少，但干扰素（包括黑色素瘤和肾细胞癌）、白细胞介素-2（肾细胞癌和黑色素瘤）和普罗文奇（前列腺癌）也偶尔使用。

参与临床试验

参与临床试验对于研发更好的癌症治疗方法至关重要，在适当的时候应该鼓励患者参与临床试验。对于一些患者及其家属来说，这可能意味着获得潜在的前沿疗法。然而，患者充分了解参与临床试验的性质至关重要。需要解答一些关键问题：为什么要进行临床试验？这是什么阶段的研究？是否正在评估研究药物？如果这是一项随机试验，我可以在每个治疗组获得什么？潜在的风险与获益、潜在的时间和成本影响是什么？除了参与，还有哪些替代方案？这些方案与试验方案相比如何？重要的是，患者应充分了解以下事实：任何参与都是自愿的，可以随时退出，而不会对其持续的医疗保健产生任何影响。

应为以下人员保留参与实验性药物治疗早期Ⅰ期试验的权利：

- 没有有效的标准疗法或标准疗法失败的患者
- 希望尝试新的治疗形式但没有确定疗效，充分理解治疗的研究性质，并愿意参与这种实验性方法的患者

对许多患者来说参与后期试验（Ⅱ期或Ⅲ期）比较合适，即使是作为他们疾病的初始治疗方法。然而，在这些情况下，受试者必须充分了解试验的调查性质和参与的替代方案。有关临床试验性质的更多信息，可以访问美国国家癌症研究所的网站以及上述“癌症治疗的心理反应”一节中列出的其他网站。

临终前和临终关怀阶段[2-4,13-15]（见第90章）

沟通和支持

关于患者生命最后阶段的讨论从来都不容易。重要的是，根据具体情况和需要，在不久的将来，应与每位患者和家属就死亡的必然性进行个性化讨论。这些讨论应该保持关心和同情的态度。然而，尽管具体的讨论会有所不同，但患者和家属最终了解这个阶段的情况非常重要，以便患者能够尝试优化此时的生活方式，并让家属成功地开始处理悲伤过程。姑息治疗服务或计划常常有助于促进这些讨论。

医生在这一阶段的作用至关重要。需保持对患者需求的敏感性，尤其是让患者知道医生总是在身边，自己并不孤单。如果患者无法外出，定期与患者和（或）家属“核对”情况，即使不需要对诊疗进行具体更改，也可以偶尔进行家访（如果可能）作为补充。

临终关怀

管理临终前患者的最佳方法是启动临终关怀，这是一项由熟练的医疗专业人员在家或住院提供身心舒适的综合计划。医院常规、实验室检查和维持生命的治疗被减弱，而倾向于心理和症状支持治疗。首要任务包括缓解疼痛（见第 90 章）以及对患者和家属的心理支持。

精神药物

抗抑郁药物治疗（例如，使用选择性 5- 羟色胺再摄取抑制剂）有助于缓解抑郁的躯体症状，如显著疲劳和早醒的睡眠紊乱（见第 227 章）；疼痛控制也可能得到加强。除非存在禁忌证，否则不应基于“考虑到诊断和预后，患者处于适当抑郁状态”的常见临床误解而停用抗抑郁药。检查自杀意念非常重要，以便能够适当解决。短期服用苯二氮䓬类药物（最常见的是劳拉西泮，因为它还有止吐作用）可以帮助应对特别紧张的情况。广泛性焦虑症患者可能需要更长时间的抗焦虑药治疗（见第 226 章）。

替代或补充护理方法 [16-17]

患者及其家属经常寻求所谓的标准现代肿瘤治疗的替代或补充方法，更多的是作为标准治疗的“自然”或“整体”补充，而不是替代品。在“替代医学”的标题下，方法包括冥想、放松技巧、心理想象、按摩、草药疗法、大剂量维生素、整脊手法和针灸等。

除了少数例外，目前随机对照试验的证据不足以支持其在晚期癌症治疗中的应用。患者通常认为这些措施是“自然的”、无害的、值得一试的。与替代疗法的使用相关的社会人口因素包括较高的收入水平、年龄较轻和较高的教育水平。癌症患者队列研究中确定的其他诱因包括抑郁、对癌症复发的恐惧和心理社会痛苦。

按摩疗法是临终护理中常用的辅助疗法，用于缓解疼痛和改善情绪。一项大规模多中心随机研究对按摩和简单触摸进行了比较，结果表明，两种方法对晚期癌症患者的疼痛和情绪都有即时有效的影响。事实证明，按摩明显优于简单触摸，但这种差异并没有随着时间的推移而持续，这突出了简单触摸的重要性和潜在好处，在需要临终护理的患者中不应被忽视。

基层全科医生需要认识到癌症患者高度频繁地使用替代治疗，并意识到可能驱使患者寻求这种疗法的潜在恐惧和心理社会困扰的增加。激发并有效解决这种恐惧和痛苦可能是对患者使用或要求替代疗法的最有效的回应之一。重视知情的医疗意见，患者希望他们的医生了解此类做法的安全性和有效性。应密切关注科学文献，并在需要时向患者提供最佳可用信息。通过这种方式，可以最大限度地提高患者的安全性和满意度，避免不必要的费用。国家癌症研究所、安德森医学博士和斯隆 · 凯特林癌症纪念中心的网站都有关于目前已知的替代治疗方法，为患者提供有用信息。

癌症幸存者的护理方法 [18-20]

癌症幸存者的数量正在增加，初级保健医疗比以往任何时候都更常见到。在管理上面临特殊的挑战，反映了疾病及其治疗的心理和生理影响。越来越多地了解患者的需要对于帮助他们恢复充实和富有成效的生活至关重要。癌症的影响包括心理、社会心理和生理变化。

处理癌症的心理影响

尽管癌症存活下来可能是一个令人高兴的事情，但研究表明仍然存在相当大的焦虑。患过癌症似乎会产生更强烈的脆弱感和死亡恐惧感，并降低对生活的控制和掌控感。随着生存期的延长，对死亡的恐惧会减弱，但对复发的焦虑可能会持续存在，并导致疑病或逃避医疗随访。与患有活动性疾病的患者接触可能会产生很大的压力，重新点燃恐惧和脆弱感。

相反，一些患者对失去与医疗团队的密切联系表现出明显的焦虑，这是他们疾病活跃期的特征。有报道称存在明显的分离焦虑。一些人则开始对诊断和护理方面的不足表示愤怒。

癌症或其治疗导致的身体残疾可能会产生深刻的心理影响，其中抑郁症是最常见和最重要的。如果不了解，它可能表现为疲劳或其他身体问题，引起患者和医生的关注。对身体感觉的过度关注是癌症幸存者中常见的抑郁症表现之一（见第227章）。如果不被重视，抑郁症的症状可能会被误认为是身体问题。

处理人际和社会影响

在帮助患者适应生存环境时，必须牢记癌症的社会心理影响。有些人将失去生病角色所提供的特权，可能难以回到正常生活的责任中。家庭成员和同事可能会觉得难以沟通，不知道是将幸存者视为部分失能还是正常人。

恢复性生活可能是患者关注的一个问题。大多数具有亲密支持性婚姻关系且没有永久性丧失性能力的患者似乎表现得很好，但先前存在婚姻问题或缺乏亲密关系可能导致相当大的性功能障碍。这种功能障碍可能导致抑郁症。性功能障碍也可能是与性问题无关的潜在抑郁症的症状。当然，患有性腺损伤或身体残缺的患者是性功能障碍及其人际关系后果的主要潜在人群。总体而言，缺乏亲密支持关系的患者的心理痛苦程度最高。单身患者最容易受到伤害。

据报道，人际隔离的因素有很多，尤其是那些单身且不愿与潜在伴侣分享其既往癌症经历的人。与朋友、家人或同事讨论癌症经历的困难也可能引发孤独感。工作中经常遇到困难。幸存者对失去工作有恐惧，不管是真实的还是想象的。长期缺席和被认为无法胜任工作可能会危及他们以前的职位，并导致长期的职业不安全感。癌症幸存者与失业率上升有关。工作不稳定引发了人们开始关注维持充足且负担得起的医疗保险，特别是考虑到过去的重大疾病史和不断变化的医疗保险格局。希望通过消除先前存在的条件并使用团体评级的保险改革能够减轻癌症幸存者的这一主要担忧。

处理生理学和肿瘤学影响（见第88章和第89章）

其中许多影响与用于实现治愈的治疗方式有关（见第88章和第89章）。

支持性治疗和为患者做好癌症后的生活准备

了解癌症幸存者可能遇到的困难有助于医生为患者做好癌症治疗后的生活准备。向患者和家属告知可能遇到的挑战和潜在困难，对于确保有效恢复日常生活有很大帮助。以与疾病早期讨论相同的诚实、开放和支持的方式进行咨询。这些问题对患者来说可能非常困难，需要医生的支持。

定期到诊室检查症状、体格检查和恢复正常生活的进展非常值得赞赏，而且治疗效果非常好。研究表明，在幸存者成功接受治疗后，需要长达3年的时间才能恢复因癌症而丧失的信心和社会功能。许多幸存者还表现出智慧和价值观的增长，这是从面对死亡而来的，对生命的欣赏，使他们与所有遇到的人都受益。

（薛 倩）

附录 87-1

肿瘤预防

癌症预防是基层全科医生的优先事项。需要解决可改变和不可改变的危险因素。采取行动降低风险。

解决可调整的风险因素[1-10]

改变生活方式

肥胖、缺乏运动、吸烟、酗酒、过度紫外线

照射、高风险性行为和针头暴露是可能影响癌症风险的主要生活方式因素。对于有兴趣降低癌症风险的患者，应告知他们这些风险的重要性和降低风险的方法，包括改变生活方式以及对与这些疾病相关的疾病进行更深入的筛查（见第 18、37、54-56、71、107、177、141、228、234 和 235 章）。其中最普遍、影响最大的是吸烟和酗酒，是预防工作的重中之重。

调整饮食

关于饮食，它不仅包括消耗的卡路里总量，还有饮食成分。在许多情况下，富含水果和蔬菜的饮食与癌症风险呈负相关，而红肉和动物脂肪摄入量高的饮食与癌症高风险相关（见第 55、56 和 106 章）。一些证据表明膳食纤维有益处，特别是在降低结直肠癌风险方面，但这一点尚不明确（见第 56 章）。

饮食成分与癌症风险之间的关联，特别是在食用动物源性食物方面，引起了人们对素食的极大兴趣。在一项大规模的前瞻性美国观察队列研究中，严格素食饮食（定义为每月食用动物源性食品少于一份）的人与每月食用一份以上的人相比，患结直肠癌的风险总体较低［危险比（hazard ratio，HR）= 0.78］。然而，在同一项研究中，那些食用 Pescovegetarian 饮食（译者注：以果蔬五谷为主辅以海鲜饮食，与纯素饮食大致相同，但每月食用一份以上的鱼）的相关风险最低（HR=0.57）。

这些发现支持地中海饮食（见第 18 章）作为预防癌症的理想饮食方法。研究发现它与降低乳腺癌和结肠癌的风险有关。可能的获益机制包括鱼油类和橄榄油中必需脂肪酸的平衡比例、高含量的纤维以及水果、蔬菜和橄榄油中抗氧化剂和多酚的充分来源。

对抗生素、激素和杀虫剂污染食物来源的担忧已经引起了人们对有机食品作为预防措施的极大兴趣。一项大规模的前瞻性法国队列研究发现，高有机食品得分与癌症总风险呈负相关（HR=0.75，最高四分位数与较低四分位数比较）。需要更多的研究和数据来证实这些发现，但结果确实表明了潜在的益处和更多研究的需求。

营养补充剂

有证据表明，富含坚果、水果、蔬菜、“健康”脂肪和矿物质的饮食与降低癌症风险有关，因此人们对营养补充剂预防癌症产生了兴趣。据估计，我们 1/3 的成年人每天服用多种维生素。长期使用多种维生素预防癌症的观察性研究产生了不一致的结果，含有单一维生素或一组维生素的补充剂（如“抗氧化剂”制剂）的随机试验没有出现任何显著的获益，在某些情况下，甚至出现潜在的有害影响（例如，使用 β- 胡萝卜素与肺癌，维生素 E 与全因死亡率）。

尽管有这些负面或有争议的结果，但人们对维生素补充剂用于癌症预防的兴趣仍然很强烈。一项对 50 岁以上男性的长期随机对照试验研究（医师健康研究 Ⅱ）重新激发了人们的兴趣，研究将一种流行的复合维生素制剂［Centrum Silver©，大多数维生素含有 100% 的建议每日摄取量（RDA），维生素 B_6、B_{12} 和 E 含有 100% 以上的 RDA］与安慰剂进行了比较，研究显示，在无癌症基线人群中，总癌症发生率有小幅度下降（8%），具有统计学意义，但新发前列腺癌、结肠癌或总癌症发生率没有降低。没有观察到一级预防获益，但将有癌症史的人纳入研究时发现，对上皮癌有轻微的二级预防获益。

总之，现有证据不足以推荐使用多种维生素进行一级预防，二级预防的获益问题需要更多的研究。没有证据支持使用高剂量补充剂。总体而言，没有令人信服的证据表明补充剂可以显著降低特定癌症或一般癌症的风险。全剂量补充维生素 D（2000 IU/D）的大规模安慰剂对照随机试验未能降低特定部位癌症或癌症死亡。

与恶性肿瘤有关的病毒免疫和治疗

癌症预防方面的一项重大进展是建立有效的免疫系统，以对抗易患癌症或导致癌症的病毒。这一点在宫颈癌、头颈癌和肛门癌中最为显著，在这些癌症中，针对人类乳头瘤病毒（human papillomavirus，HPV）的致病株进行了免疫接种。确保个人接受了与年龄相适应的 HPV 疫苗接种是这种预防方法的一个突出例子（见第 107 章和第 123 章）。同样重要的是乙型肝炎病毒（hepatitis B virus，HBV）的疫苗接种，对减少肝细胞癌具有重大影响（见第 70 章和第 76 章）。

尽管一些癌症相关病毒的疫苗接种仍有待开发，但现有的有效抗病毒治疗降低了癌症风险。适当的 HIV 治疗降低了机体可能经历的严重免疫抑制水平，从而降低了 HIV 相关恶性肿瘤的发生率（见第 13 章）。丙型肝炎病毒及其相关的肝细胞癌（见第 70 章）也是如此。

未来，针对癌症病因相关的其他病毒［如人类疱疹病毒 8 型（卡波西肉瘤，淋巴增生性疾病），默克尔细胞多瘤病毒（默克尔细胞癌）、EBV（淋巴瘤，鼻咽癌）、HTLV-1（淋巴瘤）］的疫苗开发应有助于降低这些癌症发生的风险。

尽量减少紫外线和电离辐射的暴露

减少太阳光和人造紫外线源（如晒黑间和沙龙）的过度紫外线照射对于降低皮肤癌风险至关重要，无论是黑色素瘤还是基底细胞或鳞状细胞源性皮肤癌。特别值得注意的是晒黑室的紫外线暴露可能相当高。紫外线 A 和 B 都与皮肤癌的风险有关。防晒霜提供了一些保护（见第 177 章）。

最近，医学成像技术（尤其是 CT 和心脏核素成像）对电离辐射累积暴露的作用，以及其对癌症的潜在风险（表 87-1）得到了更多的认可。近几十年来，诊断成像的离子辐射平均暴露量增加了 6 倍。据预测，暴露 10 mSv 将导致每 2000 人中有 1 人死于癌症。对非老年人的保险人群的人口研究数据显示，近 2/3 的人在 3 年的观察期内至少接受了一次辐射照射成像检查。计算机断层扫描和心脏核素灌注（闪烁扫描）占累积有效剂量的 75%，大多数暴露发生在门诊环境中。新成像技术的快速发展，如 CT 冠状动脉造影（见第 36 章），带来了越来越高的暴露风险。

表 87-1 常规影像学检查的有效辐射剂量

影像学检查	辐射剂量
心肌细胞核灌注扫描	15.6
介入性冠状动脉造影术	15.0
胸部 CTA	15.0
冠状动脉 CTA	11.3（采用先进技术 6.2）
腹部 CT	8.0
经皮冠状动脉造影	7.0
胸部 CT	7.0
骨盆 CT	6.0
腰骶棘 CT	6.0
乳线 X 线	0.4
胸部 X 线	0.02

CTA，计算机体层血管成像；CT，计算机断层扫描术。
Data from Mettler FA Jr，Huda W，Yoshizumi TT，et al. Effective doses in radiology and diagnostic nuclear medicine：a catalog. Radiology 2008；248：254.

跟踪累积辐射剂量，制定适用于高剂量影像学检查的循证指南（特别是非老年人），将这些指南纳入检查申请的决策中去，以及降低每次操作剂量的技术改进，都有助于最大限度地减少不必要的电离辐射暴露及其相关的环境癌症风险。包括美国 FDA 在内的许多组织已经制定了一些倡议，试图根据剂量优化的指导原则和每种检查的合理性，来限制不必要的辐射照射。

限制环境暴露

政府在限制致癌物质环境暴露方面起着至关重要的作用。工作范围从减少空气中的元素（如烟尘、石棉、氡［见第 39 章］）到清理来自工业和军事的地下水污染（如苯、重金属、多氯联苯、亚硝酸盐）。尤其是制定禁止在工作环境和公共场所吸烟的法规（见第 54 章）。

解决遗传风险因素 [11]

在 DNA 和 RNA 水平的修复成为可能之前，对遗传风险因素进行一级预防的最佳方法是在精心挑选的情况下对其进行识别，并对指定为高风险的癌症实施强化筛查。检查家族史对于提示遗传风险和潜在候选基因检测的模式有价值。在一级亲属中，包括出现青年诊断癌症和一个人身上出现几种癌症以及一个家庭中癌症类型的聚集。当发现潜在的致病基因突变时，肿瘤样本的遗传和基因组检测的日益广泛应用为家庭成员提供了更多信息的机会。转诊到癌症遗传学项目进行解释和咨询有助于患者评估个人检测的需要，并有助于告知基层全科医生需要加强重点筛查。

（薛　倩 翻译，曾　辉　肖卫忠 审校）

第 88 章

癌症药物治疗原则

JEFFREY WILLIAM CLARK

癌症的药物治疗正在经历巨大的变化，其范围从传统的细胞毒性和激素治疗扩展到利用免疫疗法和其他生物制剂的更有针对性的治疗。此外，在DNA 和 RNA 水平上纠正致病性突变的治疗也即将出现。癌症药物治疗的两个主要目标是在最佳情况下延长生存期，以达到治愈和（或）改善生活质量的目的。虽然药物治疗有效，但使用药物带来副作用的风险可能抵消获益。对癌症病原学和基本病理生理学的深入了解推动了更具针对性治疗方法的快速发展，有望提高疗效的同时降低风险。

基层全科医生在癌症药物治疗管理中具有重要的支持和协同作用。越来越多的治疗远离癌症中心而在门诊进行，且需要综合医疗照护的长期癌症幸存者逐渐增加，基层全科医生作用也逐渐增加。与肿瘤学家合作，基层全科医生和家庭医疗团队需要监测治疗效果，并对可能出现的各种医疗和情绪问题提供初步护理（见第 87 章）。这些职责需要医生掌握全部药物的一般适应证和主要毒副作用。

为了有效地发挥协同作用，基层全科医生还必须知道如何评估治疗反应（见第 86 章）并帮助管理副作用（见第 91 章）。毋庸置疑，基层全科医生和肿瘤学家之间以及他们各自团队之间的密切沟通对于提供协调、个性化的护理至关重要。本章简要概述了癌症治疗的药理学方法，强调基层全科医生及其团队完成工作所需的基本知识，并应对参与向癌症患者提供药物治疗的挑战（有关监测、综合护理、放射治疗、疼痛控制和不良反应管理的详细信息，另见第 86、87、89、90 和 91 章）。

药物治疗策略和方案类型 [1-4]

一个设计良好的决策试图在获益和不良反应之间达成有效的平衡。治疗方案的设计需要肿瘤学专家的专业知识，由临床试验数据提供信息，其中最有利证据来自随机、双盲、对照的Ⅲ期研究。这些研究结果可用于大多数常见癌症的初始治疗。然而，并不总是适用于后续治疗决策和罕见恶性肿瘤。在医学的各个方面，仔细评估潜在的获益与风险，并与患者和家属进行充分讨论，对于真正知情的管理方法至关重要。

药物治疗可作为术前（新辅助）治疗、切除癌症的术后（辅助）治疗或治疗一小部分癌症（如生殖细胞肿瘤、淋巴瘤或霍奇金病等）或晚期疾病的姑息治疗。根据适应证，肿瘤的性质和具体情况，可以单独治疗或联合放疗。

新辅助化疗

新辅助化疗（通常与放疗相结合，但这取决于诊断）用于局部或区域（包括受累的区域淋巴结）肿瘤的术前治疗。研究表明，当给予新辅助治疗尝试通过微转移降低全身性疾病的风险时，患者的生存率提高（例如，Ⅲ期非小细胞肺癌、Ⅲ期乳腺癌、Ⅲ期直肠癌、食管癌和胃癌；分别见第 53、76 和 122 章）；也可以减少肿瘤体积，使更保守的手术方法成为可能。对于考虑进行新辅助治疗的患者，早期咨询肿瘤内科医师可能会有所帮助，并且对患者进行多学科讨论（如外科学、医学肿瘤学和放射肿瘤学），以确定该疾病的最佳初治方案。

术后辅助治疗

术后辅助治疗是许多癌症的标准治疗形式，包括大多数分期的乳腺癌、Ⅱb 和Ⅲ期直肠癌（通常与新辅助化疗和放疗相结合）、Ⅲ期（以及选择的复发风险高的Ⅱ期患者）结肠癌，Ⅱb 至Ⅳ期切除的胃癌、切除的胰腺癌、切除的胆管癌和胆囊癌、切除的Ⅱ期和Ⅲ期非小细胞肺癌、某些分期和诊断（结合放射治疗）的头颈癌等。对接受过治疗性手术的患者进行化疗是因为不进行辅助治疗时，远处微转移和局部复发的频率相对较高。在术后尽可能快地进行辅助化疗或化疗联合放疗（当患者已充分康复开始治疗时），而不是等出现复发或扩散临床证据时才进行治疗，对于延长生存期更有益处。

晚期疾病的化疗

晚期疾病的化疗包括提供短期生存（平均生存期在几个月到几年内不等），缓解某些不太可能治愈的实体瘤可治愈肿瘤［如淋巴瘤、霍奇金病、肛门癌、生殖细胞瘤（包括睾丸癌）和白血病；分别见第 84 章和第 143 章］。越来越有效的化疗药物和多药治疗方案不断发展，不仅提高了应答率，而且提高了应答持续时间、完全临床缓解率，并在一小部分患者中实现治愈。尽管如此，晚期疾病中的大部分化疗仍然是姑息治疗，旨在降低并发症和延长生存期，而不会给患者带来太重的负担。但并不容易实现，需要良好的判断来决定提供什么、何时提供，以及何时向患者解释治疗不太可能有进一步的获益，并且应该考虑优化支持性护理的方法。当患者无有临床意义的应答时，化疗方案应根据情况替换为替代方案或停药。

联合化疗

联合针对癌细胞不同作用机制的多种药物的方案有可能提高治疗效果。理想情况下，这些组合使用的药物副作用不会明显重叠，因此每种药物都可以作为单一药物尽可能接近其最佳剂量。可以实现协同或额外的治疗效果，同时将副作用降至最低。即使疾病稳定是最好的应答，化疗也可能带来益处。因此，需要影像学扫描和肿瘤标志物进行客观评估，也需要仔细评估患者的临床获益。

剂量强化和剂量密集方法

对于大多数细胞毒性药物，特别是在以治疗为目的时，在规定时间内使用最高安全剂量且可耐受毒性对于确保治疗的有效性至关重要。太低的剂量会导致效果差。在尝试治疗时最好保持最大剂量，一般不通过减少剂量改善药物副作用。剂量减少是药物失效的最常见原因之一。对于某些疾病，可以通过使用造血生长因子保障骨髓造血以此增加剂量强度。在某些情况下（主要是血液系统恶性肿瘤，尤其是白血病的特定情况），通过骨髓移植，大大提高长期存活率。

骨髓移植 / 干细胞输注

骨髓移植治疗恶性血液病（如淋巴瘤、骨髓瘤和白血病）的疗效最好。高剂量化疗加骨髓移植（或更常见的干细胞输注）在某些实体瘤中也有潜在作用（尤其是儿童期发生的肿瘤，如复发的肾母细胞瘤、不累及中枢神经系统的转移性视网膜母细胞瘤、复发的尤文肉瘤，但也包括成人的复发性生殖细胞瘤）。除在研究中以外，它对大多数常见的实体恶性肿瘤没有明确的作用（例如，乳腺癌、前列腺癌、肺癌和胃肠道癌）。

移植和干细胞疗法

对于复发风险高的白血病，一旦通过强化剂量化疗清除骨髓癌细胞，HLA 匹配的供者进行异基因造血干细胞移植可产生最佳效果。在某些情况下，自体移植和应用外周干细胞也有一定意义，特别是在淋巴瘤或骨髓瘤患者中，延长了大剂量化疗的使用，降低了骨髓造血重建的成本和风险。

风险

风险很高，其中最严重的是短期内危及生命的感染和急性移植物抗宿主反应，早期几年内的淋巴瘤和造血系统疾病［免疫功能受损和病毒感染的后果（例如 EB 病毒）］，以及后期的实体瘤（尤其是接受放疗的患者）。慢性移植物抗宿主病也可能影响预后。仔细选择患者和随访、关注吸烟等癌症风险因素非常重要。

尽管风险获益比提示进行移植有利，但应根据严格设计的随机对照试验数据以及长期随访的数据来决定是否进行移植。由于数据有限，往往不适用于儿童实体瘤。非清髓异基因干细胞移植认为可降低毒性，同时仍能建立移植物抗肿瘤效应，主要用于血液系统恶性肿瘤，并且正在制定最佳使用指征。

应用生长因子辅助化疗

刺激红细胞和白细胞的生成有助于实施全剂量的细胞毒性化疗。

刺激中性粒细胞系

粒细胞集落刺激因子（granulocyte colony-stimulating factor，G-CSF），短效型或长效型或粒细胞-巨噬细胞集落刺激因子（granulocyte-macrophage colony-stimulating factor，GM-CSF） 可

以促进中性粒细胞系再生，并降低强化化疗可能导致的感染风险。这些药物价格昂贵，但效价比高，对预防中性粒细胞减少性发热显著有效（似然比≥ 20%）。短效制剂可用于严重感染，如肺炎或进行性细菌或真菌感染，但它们并不常规用于治疗中性粒细胞减少症。在适当的情况下（如异基因和自体骨髓移植或使用外周干细胞移植）支持高剂量化疗。

刺激红细胞系

促红细胞生成素，每周或每隔一周使用，可用于治疗癌症化疗相关贫血。然而，它只能在有限的情况中使用：接受化疗但无治疗意图且 Hgb < 10、治疗目标值≥ 10 的患者，应在高于患者最低所需 Hgb 水平时停止使用（由于发生静脉血栓栓塞事件的风险增加，当 Hgb > 12 时不应使用）。

促血小板

目前还没有可用于降低血小板减少风险的治疗方法。尽管重组白细胞介素 -11（rHuIL-11）已被批准用于该适应证，但潜在获益较小，因此很少使用。罗米司亭（一种合成肽基，它含有血小板生成素，并被批准用于慢性免疫性血小板减少症）正在临床试验中评估其在治疗化疗诱导的血小板减少症中的潜在作用，但目前尚未批准用于此用途。

监测反应（另见第 86 章）

尽管确切的评估期因具体情况而异，但通常在治疗后的每 2 ～ 3 个月进行一次疗效评估并确定进一步化疗方案。当出现疾病进展而继续原来相同的治疗方案，只有极少数情况下后续会产生应答。然而，在不可治愈的情况下，病情稳定但持续时间较长的患者仍能从化疗中获益，因此在没有进展或不可耐受的毒性的情况下，患者值得继续治疗。在以治愈为目标的患者中，密切关注应答的速度和程度非常重要，以便尽可能快速地调整治疗。

细胞毒性化疗药物 [1,4]（表 88-1）

细胞毒性药物根据其作用机制或药物的化学衍生物分为几类。目前使用的大多数细胞毒性药物主要通过干扰 DNA 合成功能或抑制有丝分裂来抑制细胞复制。

烷基化剂

一般来说，烷基化剂直接与 DNA 发生化学反应，具有广谱的抗肿瘤活性。最常见的主要副作用主要发生在正常细胞中（如骨髓抑制、胃肠道毒性、脱发和不孕）。继发性恶性肿瘤（最常见的骨髓增生异常综合征 / 急性白血病）的后续进展与其使用相关。一些较常用的药物是环磷酰胺、苯达莫司汀、氯苯脲、美法仑、异环磷酰胺、替莫唑胺和亚硝脲（例如卡莫司汀、洛莫司汀、链脲佐菌素）。治疗的常见肿瘤类型包括淋巴瘤、多发性骨髓瘤、肉瘤和胶质母细胞瘤。

抗肿瘤抗生素及其相关化合物

这类药物包括蒽环类抗生素（阿霉素、表柔比星、柔红霉素、米托蒽醌）、米托蒽醌、博莱霉素和丝裂霉素 C 等。它们包括多种作用机制［例如，蒽环类抗生素通过插入碱基直接抑制 DNA 和 RNA 合成，抑制拓扑异构酶 Ⅱ（参与 DNA 合成），并产生自由氧自由基］。目前被广泛用于恶性肿瘤。

抗代谢药物

这些药物通过阻断重要代谢前体和辅助因子发挥作用，或通过并入 DNA 或 RNA 阻止进一步合成，从而干扰 DNA（有时还包括 RNA）的合成。常见三类药物：叶酸拮抗剂、嘧啶类似物或嘌呤类似物。常用的药物是氟尿嘧啶、吉西他滨和甲氨蝶呤（所有药物对多数恶性肿瘤都有活性）。其他药物包括培美曲塞、阿糖胞苷、氟达拉滨、2- 胆脱氧腺苷（用于各种白血病和淋巴瘤）以及多靶点抗叶酸药（培美曲塞），目前被批准与顺铂联合应用于非小细胞肺癌和间皮瘤。

副作用

由于它们的主要作用是减少 DNA 合成，因此对快速生长的细胞的影响最大，主要毒性是对正常快速分裂的细胞的影响（参见上文烷基化剂项下的列举，尽管与烷基化剂相比，这些药物的胃肠道毒性更常见，骨髓抑制相对较轻）。培美曲塞对没有足够叶酸和维生素 B_{12} 储备的患者可能会产生明显

表 88-1 细胞毒性化疗药物

药物	频次	急性毒性				代谢	血浆半衰期（h）
		白细胞	血小板	恶心呕吐	其他毒性		
植物衍生物							
紫杉醇	q3wk	中度	中度	轻度	类过敏反应、感觉神经病、脱发	肝	6 ~ 8
长春新碱	qwk	轻度	轻度	轻度	远端神经病变，抗利尿激素不适当分泌	肝	2.6
长春花碱	qwk	重度	重度	轻度	黏膜炎	肝	3.1
VP-16（依托泊苷）	qd ×（3 ~ 5）	中度	轻度	轻度	远端神经病	肝，肾	6
抗生素							
放线菌素 D	qd × 5	重度	重度	中度	脱发、黏膜炎	肝，肾	36
阿霉素	q3wk	重度	重度	中度	脱发，心肌病	肝	20 ~ 48
柔红霉素	3d，q3wk	重度	重度	中度	脱发，心肌病	肝	18.5
丝裂霉素 C	qd × 3，q3wk	重度	重度	中度	肾，肺	肝	?
博来霉素	qwk	极少	极少	轻度	皮肤、肺、纤维化、发热、过敏反应	肾	0.4 ~ 2
抗代谢药物							
甲氨蝶呤（高剂量亚叶酸）	q3wk，q6h × 7 剂量	轻度	轻度	中度	肝功能不全，肾衰竭	肾，肝	2 ~ 8
甲氨蝶呤	每周 2 次	中重度	中重度	轻度	口腔炎	肾	2 ~ 8
5- 氟尿嘧啶	qwk 或 qd × 5，q4wk	中重度	中重度	轻度	小脑，结膜炎	肝	0.3
5- 氟尿嘧啶加亚叶酸	qwk × 6，qd × 5，q4wk	重度	重度	轻度	腹泻、口炎	肝	0.3
6- 巯基嘌呤	qd × 5	中重度	中重度	轻度	胆汁淤积	肝	0.3 ~ 0.6
阿糖胞苷	q12h ×（5 ~ 10）d	重度	重度	中度	胆汁淤积，黏膜炎	肾，肝	0.15
羟基脲	qd × 5	重度	中度	中度	无	肾，肝	1.7
氟达拉滨	qd × 5	中度	轻度	轻度	神经毒性，肺炎	肾，肝	9.3
培美曲塞（ALIMTA）	q3wk	中度	轻度	中度	呼吸困难	肾	3.5
烷基化剂							
环磷酰胺	qd × 5	重度	轻度	中度	膀胱炎、水潴留、脱发	肝	1 ~ 4
异环磷酰胺	qd × 5	中度	中度	轻度	神经毒性，尿道上皮神经毒性	肝	5 ~ 6
美司钠	qd × 5.5	无	无	无	无	肝	1
美法仑	qd	中度	中度	轻度	白血病	肝	2
白消安	qd	重度	重度	轻度	肺纤维化	肝	2.5
CCNU（洛莫司汀）	q6wk	重度	重度	中度	白血病、肺纤维化、肾衰竭	肝	16 ~ 72
BCNU（卡莫司汀）	q6wk	重度	重度	重度	白血病、肺纤维化、肾衰竭	肝	1
链佐星	qd × 5，q3 ~ 4wk	轻度	轻度	中重度	肾衰竭、高尿酸血症、肝酶升高	肾	0.25
苯丁酸氮芥	qd	中度	中度	轻度	白血病	肝	1.5
顺式二胺二氯 - 铂	q3 ~ 4wk	中度	中度	极重度	肾衰竭，Mg^{2+} 流失，外周神经损伤，耳毒性	肾，肝	0.3
卡铂	q3 ~ 4wk	重度	重度	轻度		肾	
拓扑异构酶 I 抑制剂							
伊立替康	q1 ~ 3wk	中度	轻度	中度	腹泻	肝	10 ~ 20
拓扑替康	qd × 3 ~ 5	中度	中度	中度	无	肝	2 ~ 3
其他							
达卡巴嗪	qd × 5	轻度	轻度	重度	流感综合征，静脉闭塞	肝	0.65
丙卡巴肼	qd ×（10 ~ 14）d	中度	中度	轻度	对胺的敏感性	肝	0.8
米托蒽醌	q3wk	中度	中度	轻度	胆汁淤积，心脏	肝	0.25 ~ 37

ADH，抗利尿激素；

Adapted from Chabner BA. Anticancer drugs. In：DeVita VT，Hellman S，Rosenberg SA，eds. Cancer：principles and practice of oncology，4th ed. Philadelphia，PA：Lippincott，1993：325，with permission.

毒性，因此，先用这些药物进行预处理非常重要，然后在整个治疗过程中保持常规叶酸和维生素 B_{12} 治疗。一般来说，抗代谢药物会迅速代谢并在尿液中排出。甲氨蝶呤和培美曲塞分布在全身体液中，因此胸腔积液和腹水是这些药物的潜在储液罐，其毒性在有积液的情况下会显著增强，应避免在这类患者中使用。当无法避免时，应谨慎使用。

拓扑异构酶抑制剂

依托泊苷和蒽环类抗生素（阿霉素、表柔比星、柔红霉素、米托蒽醌）都通过 DNA 嵌入产生部分细胞毒性作用，并且潜在的自由基生成（如上所述）会损害 DNA 复制所需拓扑异构酶Ⅱ的作用。依托泊苷用于治疗小细胞肺癌、非霍奇金淋巴瘤、生殖细胞肿瘤和低分化神经内分泌肿瘤。阿霉素和表柔比星具有相对广泛的活性谱，通常与其他药物联合用于多种恶性肿瘤。柔红霉素主要用于急性白血病。米托蒽醌主要用于急性髓系白血病。

两种拓扑异构酶Ⅰ抑制剂（DNA 复制所需）被批准用于治疗癌症：伊立替康（最常用于结直肠癌，但对其他恶性肿瘤也有效）和拓扑替康（最常用于卵巢癌和小细胞肺癌）。

副作用

主要的副作用是骨髓抑制和胃肠道毒性（包括在使用伊立替康时产生的严重腹泻），需要用伊莫替康进行积极治疗、补液，并密切监测。伊立替康的活性成分 SN-38 主要通过结合酶 UGT1A1 从体内清除，UGT1A1 与结合胆红素的酶相同。当使用伊立替康时，具有这种酶改变形式的 Gilbert 综合征患者的毒性风险增加，应谨慎使用，并考虑对这些患者减少初始剂量。

有丝分裂纺锤体调节剂（包括植物生物碱）

这些药剂干扰有丝分裂。最为知名的代表药物包括紫杉醇、白蛋白紫杉醇（紫杉醇结合白蛋白）、多西紫杉醇、长春新碱、长春碱和长春瑞滨。紫杉醇、白蛋白紫杉醇和多西紫杉醇是癌症治疗中最常用的药物，在包括乳腺癌、前列腺癌、胰腺癌、肺癌、卵巢癌、头颈癌、膀胱癌、食管癌和胃癌在内的多种癌症中具有活性。长春新碱主要用于淋巴瘤或霍奇金病，但也可用于其他恶性肿瘤，包括尤文肉瘤。长春花碱主要用于淋巴瘤和霍奇金病。长春瑞滨被批准用于非小细胞肺癌，但有时用于治疗包括乳腺癌在内的许多其他癌症。

无机离子（铂化合物）

含铂化合物（顺铂、卡铂和奥沙利铂）主要通过在 DNA 之间形成链间和链内交联来工作，导致 DNA 损伤并最终导致细胞死亡，因此具有与烷化剂相同的生物学特性。最新证据表明，奥沙利铂可能主要通过核糖体生物合成应激，而不是通过 DNA 交联杀死癌细胞，这可能部分解释了奥沙利铂对许多胃肠道恶性肿瘤的广泛活性。铂化合物，最常用于与其他药物和（或）放射治疗相结合，可有效治疗多种肿瘤，包括生殖细胞肿瘤、妇科恶性肿瘤（卵巢癌、宫颈癌和子宫癌）、肺癌、头颈癌（通常与放射治疗相结合）、胃肠道癌（如肛门癌、结直肠癌、小肠腺癌、食管癌、胃癌、胰腺癌、胆囊癌和胆管癌）、乳腺癌和膀胱癌。

蛋白质

天冬酰胺酶是一种将天冬酰胺转化为天冬氨酸的酶。与能够合成天冬酰胺的正常细胞相比，急性淋巴细胞白血病（Acute lymphocytic leukemia，ALL）细胞更依赖天冬酰胺（因为它们不能合成天冬酰胺）。因此，它是治疗 ALL 的联合化疗的一部分。后面讨论的许多靶向治疗和免疫治疗（例如，用于治疗多种恶性肿瘤的单克隆抗体和其他蛋白质）也是蛋白质。

化疗药的不良反应

限制化疗药物有效性的主要因素是它们对肿瘤细胞相对缺乏选择性（表 88-2）。细胞毒性药物对正常细胞产生不利影响，尤其是那些具有快速更新的细胞群（骨髓、毛囊、胃肠黏膜）。这导致化疗开始后不久出现骨髓抑制、脱发和胃肠炎。

骨髓抑制

急性骨髓抑制在应用大多数化疗药物或联合用药后约 6 ～ 10 天开始，可能持续约 1 周，尽管确切的时间和持续时间可能因使用的特定药物或药

表 88-2　一些常用化疗药物的副作用

分类及药物	副作用
烷基化剂	
环磷酰胺	早期：n/v、面部灼伤、金属味、视物模糊、过敏
	后期：骨髓抑制、脱发、出血性膀胱炎、膀胱癌、肺浸润和纤维化、SIADH、白血病
异环磷酰胺	早期：n/v、精神错乱、肾毒性、代谢性酸中毒、心脏毒性
	后期：骨髓抑制、出血性膀胱炎、脱发、SIADH、肾衰竭、神经毒性
抗代谢药物	
甲氨蝶呤	早期：n/v、腹泻、肝损伤、过敏
	后期：口腔和胃肠道溃疡可能穿孔、骨髓抑制、晚期肝硬化肝毒性、肾毒性、肺浸润和纤维化、骨质疏松、脱发、结膜炎、色素脱失、月经功能障碍、不孕、脑病、淋巴瘤
5- 氟尿嘧啶	早期：n/v，腹泻，罕见过敏
	后期：口腔和胃肠道溃疡，骨髓抑制；腹泻、小脑神经缺陷、心律失常、心绞痛、脱发、色素沉着过度、结膜炎、掌 - 跖感觉障碍、心力衰竭、癫痫
6- 巯基嘌呤	早期：n/v，腹泻
	后期：骨髓抑制，胆汁淤积，口腔和肠道溃疡，胰腺炎
阿糖胞苷	早期：n/v、腹泻、过敏反应、急性呼吸窘迫（高剂量）
	后期：骨髓抑制、结膜炎、巨幼细胞性贫血、口腔溃疡、肝损伤、发热、肺水肿、神经病变（高剂量）、横纹肌溶解、胰腺炎、皮疹
吉西他滨	早期：疲劳，n/v
	后期：骨髓抑制、水肿、肺毒性、肛门瘙痒
氟达拉滨	早期：n/v，腹泻，过敏
	后期：骨髓抑制，免疫抑制，中枢神经系统影响，视觉障碍，高剂量肾损伤，肺浸润
拓扑异构酶抑制剂	
依托泊苷	早期：n/v、腹泻、发热、低血压、局部静脉炎、过敏
	后期：骨髓抑制、脱发、皮疹、周围神经病变、白血病、黏膜炎和高剂量肝损伤
阿霉素	早期：n/v、尿红、局部组织损伤、腹泻、发热、心电图改变、心室刺激性、过敏反应
	后期：骨髓抑制、心脏毒性（非常晚）、脱发、口炎、厌食、结膜炎、肢端色素沉着、皮炎、掌趾感觉丧失性红斑、高尿酸血症
博来霉素	早期：n/v，很少腹泻
	后期：骨髓抑制，肺浸润和纤维化，脱发，男性乳房发育，卵巢功能衰竭，色素沉着过度，无精子症，白血病，白内障，肝炎，癫痫，长期使用后继发恶性肿瘤
伊立替康	早期：n/v，腹泻，发热
	后期：腹泻，厌食，口炎，骨髓抑制，乏力，脱发，腹部痉挛和疼痛
拓扑替康	早期：n/v、腹泻、头痛、流感样疾病
	后期：骨髓抑制、乏力、口炎、脱发、腹痛
有丝分裂纺锤体抑制剂	
长春碱	早期：n/v，局部组织外渗损伤
	后期：骨髓抑制、脱发、周围神经病变、口腔炎、颌骨疼痛、麻痹性肠梗阻
长春新碱	早期：局部组织外渗损伤
	后期：周围神经病变、脱发、轻度骨髓抑制、便秘、肠梗阻、颌骨疼痛、SIADH、视神经萎缩
紫杉醇	早期：过敏反应
	后期：骨髓抑制、周围神经病变、脱发、肌痛、心脏毒性、黏膜炎
铂化合物	
顺铂	早期：n/v
	后期：骨髓抑制、周围神经病变、听力敏感性下降
卡泊	早期：n/v，过敏反应
	后期：骨髓抑制
奥沙利铂	早期：n/v，口腔冷敏感，过敏反应
	后期：骨髓抑制，周围神经病变

n/v，恶心和呕吐；SIADH，抗利尿激素分泌不当综合征。

Adapted from The Medical Letter. Drugs of choice，rev ed. New Rochelle，NY：Author，1999：39.

物组合而显著不同。用于治疗白血病的方案会产生更长时间的中性粒细胞减少。持续的细胞毒性治疗可能导致骨髓长期抑制。然而，大多数形式的辅助化疗通常与停止治疗后的持续骨髓抑制无关。

中性粒细胞减少症

中性粒细胞减少症是化疗最严重的副作用之一，具有严重脓毒症的风险，脓毒症可迅速发展，甚至导致死亡。在大多数情况下，白细胞减少症与剂量有关，在存在骨髓浸润、高龄或既往治疗导致的边缘骨髓储备的患者，可以通过调整剂量预防或减轻白细胞减少症。尽管如此，大多数化疗方案都会导致一定程度的中性粒细胞减少，需要使用生长因子辅助治疗（例如 G-CSF 或 GM-CSF）和（或）调整剂量。对于使用可能产生中性粒细胞减少症的化疗药物的患者来说，当发现体温超过 100.4 °F（译者注：38 ℃），及时观察至关重要。血小板减少症通常不严重，但也可能发生出血风险，需要进行适当的监测和治疗。

胃肠道毒性

化疗的胃肠道毒性会使人虚弱，包括恶心、呕吐、黏膜损伤（口炎）和腹泻。虽然不像白细胞减少症和血小板减少症那样危及生命，但胃肠道副作用可显著影响生活质量、士气和接受进一步化疗的意愿。止吐治疗的改进显著降低了毒性程度，但仍需要优化治疗。

脱发

脱发是大多数化疗的副作用之一。可能是部分脱发，但使用某些药物（如阿霉素）可出现全部脱发。治疗开始后约 2 ~ 3 周出现，6 ~ 12 周完成。脱发几乎是暂时的，而且在治疗过程中一些头发会再生。然而，化疗结束前不会完全恢复。刚开始恢复生长的头发更黑、更细、更卷曲，但随着时间的推移，会恢复正常的纹理和颜色。

继发恶性肿瘤的风险

年轻患者，尤其是那些接受白血病、淋巴瘤、生殖细胞肿瘤或其他可能治愈的恶性肿瘤治疗的患者，需关注继发性恶性肿瘤的潜在风险。急性白血病通常在治疗后的头 10 年内发生，在使用某些化合物特别是烷化剂治疗后更为常见。继发性淋巴瘤可在化疗结束后很长时间内发生，继发性实体瘤在放射治疗后最常见。这显然是严重的风险，但治疗是生存所必需的。正在寻找保持相同疗效水平的情况下改进治疗以降低风险的方法。虽然不能消除继发性恶性肿瘤的风险，但在降低继发性恶性肿瘤风险方面似乎成功的方法之一是降低恶性肿瘤（如霍奇金病或淋巴瘤）联合治疗的辐射强度。

免疫调节剂和免疫治疗 [5-6]

白细胞介素

自然产生的细胞因子，如由活化的 T 细胞产生白细胞介素，具有免疫刺激和抗肿瘤作用。IL-2（直接或间接）可调节多种细胞的活性，这些细胞在针对癌细胞的免疫反应中起重要作用，包括自然杀伤细胞、B 细胞和 T 细胞。在转移性肾细胞癌和黑色素瘤患者中观察到最好的抗肿瘤效果，FDA 已经批准 IL-2 用于该治疗。

副作用

副作用由众多细胞因子（包括肿瘤坏死因子和 IL-1）的释放引起，包括发热、寒战、嗜睡、腹泻、血小板减少、肝功能异常和心肌炎。血管渗漏是主要的副作用。不良反应与剂量有关。考虑到副作用的潜在严重性，IL-2 治疗只能由有使用经验的肿瘤学家实施。

干扰素

干扰素是具有抗增殖和免疫调节特性的生物反应调节蛋白。α 干扰素是一种具有抗肿瘤活性的干扰素，由白细胞产生，是对病毒感染的应答。它诱导淋巴细胞活化，在临床上证明具有抗肿瘤作用。尽管既往用于治疗许多恶性肿瘤，但新的药物已经取代了它的位置。目前仍然用于治疗艾滋病相关的卡波西肉瘤。α 干扰素作为黑色素瘤的辅助治疗也有一定的作用，并且（与贝伐单抗联合使用）对肾细胞癌有一定的活性。

副作用

副作用是剂量依赖性，常常导致治疗停止。

最常见的是发热、出汗、乏力和肌痛等流感样症状，大多数患者在治疗的最初几周内都会出现这种症状。除非剂量增加，流感样症状通常是暂时的，很可能会消失，但随后可能会出现许多更严重的致残症状。其他副作用包括明显的厌食、抑郁（通常严重到需要停止治疗）、焦虑、情绪不稳定、脱发、耳鸣、可逆性听力损失和甲状腺功能不全。还可能增加对细菌感染和心脏毒性的易感性。

免疫抑制剂

在过去的10年中，癌症治疗最重要的进展是新药研发，通过部分抑制参与阻断T细胞活化的蛋白质，增强对癌细胞的免疫反应。在正常情况下，这些蛋白质有助于防止对正常组织的免疫攻击，但癌细胞也可以利用它们来逃避机体对癌症的免疫反应。通过阻断这些抑制剂，免疫系统可能被激活以攻击癌细胞。

许多蛋白质参与了免疫系统的“刹车”作用。已开发出的治疗性抗体包括两种蛋白质系统是：① CTLA-4，一种位于T细胞表面的蛋白质，当与抗原呈递细胞（antigen-presenting cells，APC）上的蛋白质（B7-1和B7-2）结合时，可防止T细胞活化；② PD-1，另一种位于T细胞表面的蛋白质，与正常细胞表面的蛋白质（包括PD-L1）相互作用，也与许多癌细胞相互作用，并阻断T细胞的激活。

还有其他可能参与控制免疫功能以预防自身免疫病的蛋白质，包括LAG3和TIM-3，已经研发了相关抗体并正在进行临床试验，但这些都尚未被批准用于癌症治疗。具体而言，人们对吲哚胺2,3-双加氧酶（indoleamine 2,3-dioxygenase，IDO1）的抑制剂非常感兴趣，IDO1可降解产生色氨酸的犬尿氨酸，后者可抑制T细胞。在临床前评价模型中，这些抑制剂似乎与检查点抑制剂配合良好，早期临床试验令人鼓舞。然而，目前临床试验仍处于相对早期阶段。

抗细胞毒性T细胞抗原4（伊普利单抗）

伊普利单抗是一种单克隆抗体，可结合并阻断细胞毒性T细胞抗原4（CTLA-4）的功能，CTLA-4在抑制宿主T细胞免疫反应中发挥作用。因此，伊普利单抗可以增强宿主对肿瘤的免疫反应。它在治疗转移性黑色素瘤方面具有足够的活性，被批准用于该适应证，并且正在针对其他恶性肿瘤进行评估。

副作用

主要副作用是由于免疫系统的强烈激活，导致免疫介导对多个器官攻击，从而导致严重的胃肠道毒性以及对其他器官的潜在毒性，包括肝、皮肤、神经和内分泌系统（最常见的是甲状腺功能减退或垂体功能减退）。考虑到副作用的潜在严重性及其管理方法，只能在熟悉其毒性的肿瘤学家的指导下使用。

抗PD-1和抗PD-L1抗体

与PD-1结合的派姆单抗（pembrolizumab）和纳武单抗（nivolumab），以及与PD-L1结合的阿替唑珠单抗（atezolizumab）和杜瓦鲁单抗（durvalumab）已开发并证明对许多恶性肿瘤有效，现在被批准用于以下患者的亚群，包括黑色素瘤、非小细胞肺癌、头颈癌、尿路上皮癌、肾细胞癌、霍奇金病、微卫星不稳定性高（microsatellite instability-high，MSI-H）癌、胃癌和肝细胞癌。

副作用

与伊匹单抗类似，所有这些抗体都可以诱导强烈的免疫效应，如果针对宿主组织，会产生显著的副作用。这些与伊普利单抗相似，但具体的器官毒性不同（例如，肺炎较多，胃肠道炎症较少）。与伊普利单抗一样，这些药物只能由了解其副作用并有处理经验的肿瘤学家使用。伊匹单抗和纳武单抗（一种抗PD-1单克隆抗体）的组合被批准用于治疗黑色素瘤。正如预期的那样，与单独使用任何一种药物相比，联合应用与副作用增加有关。

转基因T细胞

癌症免疫治疗的最新进展是嵌合抗原受体（chimeric antigen receptor，CAR）T细胞的基因工程。这使产生的T细胞能够识别特定的抗原，并以此为目标。两种针对多种恶性B细胞表达的CD19受体的CAR T细胞产品已被FDA批准使用。一种是针对复发或难治性前体B细胞急性淋巴细胞白血病的儿童和年轻人。另一种是复发或难治性弥漫性大 B 细胞淋巴瘤。正如针对免疫检查点的药物一样，许多其他 CAR T 细胞和相关产品目前正在进行临床试验，此类药物的批准名单可能在未来 10 年内大幅增长。

副作用

CAR T 细胞产品可产生显著的急性毒性，包括过敏反应、细胞因子释放综合征、严重的神经毒性，以及靶向在正常组织而非肿瘤组织上表达的分子效应相关的毒性。这些药物只能由肿瘤学家和医疗团队进行管理，他们具有快速管理这些药物和相关免疫介导毒性的专业知识。

肿瘤疫苗

普列威（provenge）是一种自体细胞产品（癌症疫苗），被批准用于症状有限的转移性前列腺癌患者。虽然对疾病进展时间的影响较小，但它与总体生存率的改善相关。需要进行白细胞分离以获得患者自身的抗原呈递细胞（antigen-presenting cells，APC），然后将这些细胞体外暴露于大多数癌细胞上发现的前列腺酸性磷酸酶和参与 APC 激活和成熟的粒细胞 - 巨噬细胞集落刺激因子（granulocytemacrophage colony-stimulating factor，GM-CSF）的融合蛋白中。然后在 1 个月的时间内，分 3 次将激活的细胞分别重新输入患者体内。副作用相对较轻，输注后不久出现，主要包括与输液反应一样的症状（如发热、寒战、疲劳、恶心、头痛）。

靶向治疗 [7-9]

随着对肿瘤生物学知识的增加，特异性突变、过表达蛋白和其他肿瘤特有或相对独特的因子可能成为靶点。它增加了针对恶性细胞的细胞毒性作用与对正常细胞的毒性作用的比值，可显著提高治疗指数。这种更特异性地靶向恶性细胞的能力带来了希望，随着恶性细胞的分子特征得到更好的定义，对特定肿瘤的更好和更具选择性的治疗在未来继续发展。

目前在癌症治疗中使用的靶向治疗有两大类：针对蛋白质上的特异性抗原的单克隆抗体和针对恶性细胞中特有的特异性突变或恶性细胞上过度表达的蛋白质功能的小分子。还有一些其他类型的药物被批准为抗癌药物，如地尼白介素 2- 毒素连接物，它是一种与针对恶性 T 细胞的细胞毒性化合物偶联的肽。其他类型的药物（如 siRNA、寡核苷酸、短肽）正在开发中，希望这些和其他类型的药物将成为未来癌症治疗的组成部分。

单克隆抗体

许多单克隆抗体现已被写入抗癌药物中（表 88-3）。常见的抗原靶点包括 CD20、HER2、EPGF 和 VEGF。此外，阿柏西普（aflibercept）是一种性质与单克隆抗体相似的构建蛋白，可与 VEGF 蛋白结合，已被批准用于结肠癌，因为结肠癌的 *RAS* 或 *BRAF* 基因没有突变。还有许多其他单克隆抗体被批准单独使用或与其他试剂结合使用，主要用于治疗淋巴瘤或白血病。许多针对其他蛋白质的单克隆抗体正在接受评估，以确定其在治疗癌症方面的潜在作用，其中一些可能被批准用于临床。

副作用

抗体的一个特点是它们与化疗药物没有重叠毒性，因此可以在联合治疗中全剂量使用。一个例外是曲妥珠单抗，它与蒽环类药物和（或）紫杉烷类药物具有重叠的心脏毒性，仔细监测这种毒性通常可有效管理。不同癌症的单克隆抗体治疗仍然是一个非常活跃的研究领域，在未来的几十年中应该会提供一些新的有用的靶向抗癌药物。

单克隆抗体 - 药物偶联物

TDM1（曲妥珠单抗 - 美坦新偶联物）是单克

表 88-3 一些用于肿瘤靶向治疗的单克隆抗体

药物	靶点	肿瘤
利妥昔单抗	CD20	B 细胞淋巴瘤；其他 B 细胞肿瘤
曲妥珠单抗	HER2	乳腺癌，胃癌
帕妥珠单抗	HER2	乳腺癌
贝伐珠单抗	VEFG	结直肠癌，非小细胞肺癌
雷莫芦单抗	VEGF	胃食道和结肠直肠癌
西妥昔单抗	EGFR	结直肠、肺、头颈部肿瘤
帕尼单抗	EGFR	结直肠、肺、头部肿瘤

注：EGFR，表皮生长因子受体；VEGF，血管内皮生长因子受体；HER2，人表皮受体 2；CD20，B 淋巴细胞抗原 20。

隆抗体曲妥珠单抗与HER2蛋白和化疗剂美坦新（一种微管蛋白抑制剂）的结合物。曲妥珠单抗可以更特异地将美坦新输送到携带HER2的癌细胞。它被批准用于HER2阳性乳腺癌患者，这些患者在之前的曲妥珠单抗治疗中有所进展。

小分子靶向治疗——酪氨酸激酶抑制剂

许多小分子被设计成靶向特定突变癌细胞蛋白的酪氨酸激酶活性。典型的例子是伊马替尼（格列卫），它以慢性粒细胞白血病中的BCR-ABL蛋白为靶点，在这些肿瘤中抑制突变的C-KIT（对具有C-KIT突变的胃肠道间质瘤最有效）或血小板衍生生长因子受体（platelet-derived growth factor receptor，PDGFR）的比例要小得多。

还有大量其他靶向药物（表88-4）。许多新的药物目前正在进行临床试验研究，随着对肿瘤生物学知识了解的增加，这一名单可能会继续增加。

实际问题 [3,10-11]

化疗管理

化疗期间可能会出现一些急性副作用，了解这些副作用非常重要，以便能够迅速处理。过敏反应可见于任何药物，最常见于紫杉烷类药物（主要是因为这些药物需要聚氧乙烯蓖麻油作为运载工具）和几种单克隆抗体。对于使用这些药物的患者，使用类固醇和抗组胺药进行预处理可降低过敏反应的发生率和严重程度。奥沙利铂既可引起过敏样反应（可通过减慢输注速度来控制），也可引起真正的过敏反应（不太常见），需要在住院期间脱敏或停药。卡铂也可能与过敏反应有关，需要脱敏或停药。

对于那些发泡类化疗药物［例如，阿霉素、表柔比星、紫杉醇、多西紫杉醇、长春新碱、长春碱、达卡巴嗪（doxorubicin，epirubicin，paclitaxel，docetaxel，vincristine，vinblastine，dacarbazine，DTIC）］，了解与静脉给药相关的外渗的潜在危险尤为重要。最好的治疗是预防，正确的静脉通路是最重要的因素。对于大多数患者来说，需要放置中心静脉导管。当发生外渗时，会导致组织刺激和继发性炎症，从而导致溃疡和坏死。必要时需进行外科移植和清创。如果发生外渗，应立即停止输液，并按照特定指南进行热敷或冷敷（冷/热敷时应避免压力过大）。应通过抽吸清除所有堆积药物。尽管疼痛在早期出现，但真正的炎症和坏死可能在注射后3～10天才发生。可使用皮质类固醇，但尚无证实疗效的确切证据。

即使没有外渗，反复使用刺激性静脉化疗药物也会导致血管硬化和内皮细胞恶化，尤其是在使

表88-4　小分子靶向抑制剂

药物	目标（突变基因）	肿瘤
伊马替尼	*BCR-ABL*	慢性粒细胞白血病
达沙替尼和尼罗替尼	*BCR-ABL*	慢性粒细胞白血病
厄洛替尼和奥西米替尼	*EGFR*	非小细胞肺癌
厄洛替尼和奥西米替尼	*EML4-ALK*、*ROS1*	非小细胞肺癌
阿来替尼、西替尼、百加替尼	*ALK*（可进入中枢神经系统）	非小细胞肺癌
索拉菲尼	*VEGFR*	肝细胞癌，肾细胞癌，甲状腺癌，硬纤维瘤
维莫非尼	*BRAF V600E*	转移性黑色素瘤
阿西替尼	*VEGFR*	肾细胞癌
帕唑帕尼	*VEGFRs*、*PDGFRs*、*CKIT*	肾细胞癌，软组织肉瘤
帕博西尼，立博昔利布，阿贝西尼	CD4/CD6激酶	乳腺癌
依维莫司	mTOR	乳腺癌、肾细胞癌、胃肠道癌、肺癌、胰腺癌、神经内分泌肿瘤

注：ALK，间变性淋巴瘤激酶；VEGFR，血管内皮生长因子受体。

用小口径静脉输液时。静脉通路装置便于给药已成为常规操作并广泛使用。对于任何需要输液治疗或大多数接受长期化疗的患者来说佩戴泵非常重要。

抑制恶心和呕吐（见第 91 章）

最可能引起严重恶心和呕吐的药物包括顺铂、达卡巴嗪、阿霉素、链佐星和大剂量环磷酰胺。一些药物在注射后约 30 ～ 45 min 开始呕吐；其他药物，尤其是环磷酰胺和阿霉素，在注射后 4 ～ 5 h 开始呕吐。了解化疗引起恶心和呕吐机制方面的最新进展能促进有效的、多方面止吐手段的发展（见第 91 章）。

骨髓抑制的管理

全身骨髓抑制比较常见，中性粒细胞减少是化疗最常见的严重副作用。一旦发生，必须立即进行评估和处理。骨髓抑制受药物类型、剂量和给药计划的影响（表 88-3）。解决这个问题的标准方法是调整化疗的剂量和时间。后续疗程的剂量调整基于观察到的最低水平以及计划给药日当天的细胞计数。在监测接受化疗方案时，预期的全血细胞计数最低点天数是获得随访全血细胞计数的最关键时间。重要的是，所有接受可能导致中性粒细胞减少化疗的患者都应给予指导，仔细监测体温，并询问是否有发热、体温≥ 100.5˚F（译者注：38℃）或任何感染迹象，如果出现这些迹象，应立即观察。对于出现中性粒细胞减少症的患者，应根据计数水平和相关发热或脓毒症的存在加强观察期。由于可能受到骨髓抑制的限制，骨髓生长因子（见上文）的出现增强了实施最佳化疗剂量方案的能力。预防性应用生长因子效果最好，而不是在骨髓抑制开始后使用。虽然价格昂贵，但与相对高风险的治疗方案（≥ 20% 的患者出现中性粒细胞减少）一起使用时，可以预防住院和减少并发症。

治疗反应评估（见第 86 章）

除了如上所述监测不良反应外，还需要评估治疗的有效性。通过客观的肿瘤测量通常很难定义，但肿瘤学家依靠它们来帮助评估对治疗的反应。

影像

最常用于评估肿瘤应答的影像学方式包括 CT 扫描、PET-CT（或单独使用 PET），以及 MRI（不常见，但在某些情况下很有用）。某些形式的转移性疾病根本无法用定量的方法进行测量，例如骨转移，尤其是成骨细胞病变。然而，有时可以通过骨扫描或 PET 扫描进行监测。此外，某些肿瘤需要特殊的成像方法（例如，神经内分泌肿瘤的奥曲肽扫描）。在某些情况下，详细的客观评估措施对于评估方案的疗效至关重要（例如，潜在疗效治疗、计划手术前的新辅助治疗或临床试验治疗）。对于许多无法治愈的转移性实体瘤，最重要的是仔细评估疾病进展的证据（这将清楚地表明化疗无效），可以与患者临床表现的信息结合起来，以帮助确定某一方案是否对患者有益。

肿瘤标志物可以帮助评估对治疗的反应。连续监测的血清标志物水平可以很好地与总体肿瘤负荷相关联，并且通常在出现明显临床表现之前预测复发。例如，治疗过程监测生殖细胞癌患者的人 β- 绒毛膜促性腺激素水平和结直肠癌患者的癌胚抗原水平证明有用。其他潜在有用的肿瘤标志物包括胰腺癌和其他上消化道癌的 CA19-9、前列腺癌的前列腺特异性抗原（prostate-specific antigen，PSA）、乳腺癌的 CA15-3 和卵巢癌的 CA-125。其他生化参数，如碱性磷酸酶和各种肝酶的水平，非特异性太强，通常无法用于评估治疗的有效性。

患者教育和护理协调 [4,11–14]

强大而信任的医患关系增强了患者对药物治疗的耐受力。充分教育患者和家属有关诊断、预后以及计划治疗的根本原因和副作用，可以极大地促进信任和信心的形成。关于脱发、不孕症、胃肠道不适和其他副作用的担忧应该引起重视并直接解决。应答的可能性也值得回顾。

最初由肿瘤学家提供大部分教育。基层全科医生可以通过引出关注点、偏好和目标，并对肿瘤科就诊期间提出的重要个人问题给予建议，帮助患者为初次就诊做好准备。在就诊之后和整个化疗计划期间，基层全科医生和团队可以帮助强化肿瘤学家提出的观点，并向肿瘤学团队传达就诊期间可能出现的任何问题。

适合患者理解水平的全面教育工作使患者能够有意义地参与决策，并鼓励在过程中建立伙伴关系，这种态度有助于帮助患者度过这段困难时期。患者（尤其是那些在能治愈情况下接受治疗的患者）需要了解特定化疗药物和方案的潜在晚期副作用。随着肿瘤幸存者的数量持续增加，基层全科医生意识到这些迟发性毒性变得越来越重要，以便能够确保对其发展进行监测。意识到与生存相关的心理问题也很重要（见第 87 章）。

通过国家癌症研究所（National Cancer Institute，NCI）、美国临床肿瘤学会（American Society of Clinical Oncology，ASCO）、美国癌症学会（American Cancer Society，ACS）、国家综合癌症网络（National Comprehensive Cancer Network，NCCN）、欧洲医学肿瘤学会（ESMO）等优秀的网站为患者提供更多关于个体恶性肿瘤及其治疗的教育材料。

入院指征和转诊 [4,12]

出现发热性中性粒细胞减少症（在中性粒细胞绝对计数< 500/mm^3 的情况下）需要立即住院，取得培养物，并立即进行抗生素治疗。血栓性血细胞减少引起的出血是紧急住院和血小板输注的指征。严重血小板减少症（血小板计数< 10 000/mm^3）的无症状患者也应考虑血小板输注。计数在 10 000 ~ 50 000 应密切观察和警告患者避免创伤。

随着新组合的尝试和新药研发，化疗方案处于不断修订的状态。每个患者的治疗方案必须与肿瘤医生共同制定，协同实施，并纳入患者的整体照护。当本地没有此类专家，患者须前往区域中心进行治疗。与癌症中心团队建立良好的工作关系，并制定合作管理方法，对加强协作和提供护理，对治疗成功和患者福祉至关重要。

（薛 倩 翻译，曾 辉 肖卫忠 审校）

第 89 章

放射治疗的原理

THEODORE S. HONG AND THOMAS F. DELANEY

除了姑息治疗外，现代放射治疗是实现恶性肿瘤局部和区域控制的重要手段。当治疗的目的是控制疾病并尝试治愈时，也称为根治性或治愈性治疗。当治疗的目的是症状缓解时，称为姑息治疗。尽管此类治疗的设计和实施是放射肿瘤学家的责任，但基层全科医生也要参与决定是否使用这种治疗方式，在患者接受治疗时进行监测和支持，并观察和治疗晚期并发症。基层全科医生需要熟悉放射治疗的基本知识、应用及其副作用。

管理原则

对放疗的反应 [1-6]

放疗敏感性的决定因素

在最初的亚致死性辐射损伤累积之后，放射治疗对肿瘤和正常细胞都会发生指数级杀伤作用。细胞在出现死亡之前积累一定辐射损伤的能力被认为与修复能力有关。培养的细胞放射应答曲线的一般形状非常相似，大多数放射敏感性的差异是由于细胞积累和修复放射损伤能力的细微差异造成的。处于细胞周期 S 期的细胞（DNA 合成正在进行，但没有有丝分裂）对放射最不敏感，这可能是因为在此阶段修复能力增强。正常细胞对放射损伤的初始反应是停止增殖，因为细胞周期中的“检查点”被设计成允许细胞在尝试细胞分裂之前修复 DNA 损伤。恶性细胞通常在这些关键的细胞周期调节基因（如 p53）中发生突变，从而干扰检查点功能。因此，尽管存在放射损伤的 DNA，但细胞周期的进展并未受到干扰；细胞死亡发生在有丝分裂过程中。

对放射的反应也受肿瘤体积的影响。除了独特的放射敏感性肿瘤（淋巴瘤和精原细胞瘤）外，较大的肿瘤更难用任何给定剂量的放射治疗根治。造成这种抵抗的另一部分原因是组织缺氧。氧推动 X 射线的细胞毒性作用，部分是由氧自由基介导的。缺氧细胞对辐射的耐受性大约是有氧处理细胞的 3 倍。大肿瘤的内部区域会变得缺氧，对放射相对不敏感。然而，随着肿瘤缩小，缺氧细胞获得氧气的途径增加，如果按顺序分段给药，它们对放射更敏感（见下文讨论）。然而，贫血（血红蛋白水平＜ 10 ～ 12.5 g/dl）被证明对多个组织部位的放射治疗结果存在负面影响，临床实践中建议在放射治疗时进行红细胞输注以维持血红蛋白水平。

改进应对措施的战略

有效的方法包括使用粒子束、同步化疗和缺氧肿瘤细胞致敏的化合物。与 X 射线相比，中子等粒子束的细胞毒性作用对氧气的依赖性更小，并且已被研究作为治疗大的、血管化较差的肿瘤的另一种手段。然而，在接受治疗的患者中，中子的相对不利的物理剂量分布引起了研究者对其他粒子（如质子）的重大临床兴趣和试验，这些粒子的剂量分布特性明显优于常规 X 射线或中子。因此针对肿瘤的剂量可以大幅增加，同时避免对邻近正常组织的过度辐射。许多化疗化合物，如顺铂、5-氟尿嘧啶和紫杉醇，可增强放射细胞毒性，从而同时改善肿瘤的局部和远处控制。目前正在研究使缺氧肿瘤细胞敏感并提高其对放射治疗反应的化合物。

可以安全地照射到恶性肿瘤的放射剂量受到周围器官耐受性的限制。尽管放射的能量（即电压）决定其穿透组织的能力，但决定生物效应的是实际吸收的放射量。高能高压束可以保护皮肤，具有更好的美容效果。从多个方向聚焦在肿瘤上的光束集中了肿瘤内的剂量，避免了对关键的邻近正常结构的过度照射。当照射被心、肝、脑、肠、骨髓、肾或肺的细胞吸收时，损伤尤其有害（见下文讨论）。这些结构有明确的辐射耐受度，与照射体积和接受剂量有关。必须在治疗益处和副作用之间进行权衡。

最小化不良反应

辐射引起并发症的概率取决于控制肿瘤所需的剂量与导致正常组织损伤的剂量之间的差异有多小（两种剂量的比值称为治疗比）。剂量差异越大，效果越好。放疗分割、正常组织屏蔽和使用成像技术精确定义肿瘤体积和位置有助于控制放疗的不良影响。

放疗分割有助于扩大安全范围，提高对肿瘤细胞的选择性杀伤。正常细胞比肿瘤细胞更有效地修复亚致死辐射损伤。传统的分割方案是每次治疗提供约 200 厘格雷（cGy）或拉德，每周 5 次。较新的分割方案每天进行 2 ～ 3 次治疗，最大限度地利用肿瘤和正常组织之间的放射修复能力差异，并加速治疗以克服在某些肿瘤的常规治疗过程中发生的肿瘤细胞重新增殖。当使用高度适形立体定向放射技术（见下文）时，通常采用较短的（低分割）疗程，因为靶区体积主要是肿瘤，并且达到非常陡峭的剂量梯度以保护周围的正常组织。

屏蔽有助于保护与辐射入口相邻的重要器官免受辐射暴露。通常，在较新的治疗机（多叶准直器）的头部使用定制的铅屏蔽或类似的自动阻断装置，以防止邻近肿瘤的正常组织受到辐射。

计算机断层扫描（Computed tomography，CT）、磁共振成像（magnetic resonance imaging，MRI）和正电子发射断层扫描（positron emission tomography，PET）帮助描绘肿瘤体积和周围解剖结构，从而可以更精确地确定治疗靶区。模拟再现实际辐射入口的几何结构，有助于确保仅照射所需的组织。基于 CT 的仿真技术越来越多地用于此目的。患者在治疗位置用皮肤或其他结构进行标记，以允许肿瘤参照可复制的空间坐标系。CT 数据集以电子方式传输到三维治疗系统，该系统允许肿瘤、正常组织和剂量以三维方式显示。这项技术可以提高对肿瘤的辐射剂量，从而提高肿瘤控制率，同时保护正常组织；因此，对正常组织产生的副作用较少。

这项技术的具体应用包括立体定向放射外科、立体定向全身放射治疗（stereotactic radiosurgery, stereotactic body radiotherapy，SBRT）和调强放射治疗（intensity modulated radiation therapy，IMRT）。对于立体定向放射手术 / 全身放射治疗，患者严格固定在头部或身体框架内进行 CT 激发和放射治疗。IMRT 采用复杂的、计算机控制的放射计划和治疗，从多个角度以异质性光束靶向肿瘤，从而使高剂量辐射区域与肿瘤的构象更好，对选定的正常组织的辐射剂量更低。此外，氨磷汀是第一个证明临床上有用和优先保护正常组织免受辐射损伤的化合物。

临床应用 [1,3,7-16]

常见 3 种基本的放疗模式。最常用的是使用外部光源（远程治疗仪或外部光束）。短距离疗法是一种将胶囊源直接放置在肿瘤部位的疗法，在治疗非常局限的疾病方面具有选择性优势。影像学和放射治疗的改进使人们对前列腺等部位的近距离放射治疗重新产生兴趣，因为前列腺近距离放射治疗的治疗率很高。第三种模式是通过放射性核素进行全身输送。近期，静脉注射放射性核素标记的单克隆抗体已发现对某些淋巴瘤有效，具有选择性治疗的效果。后两种方法在理论上的吸引力在于放射源更接近肿瘤以及正常组织放射暴露有限。

除了姑息治疗外，放疗还用于治愈和控制疾病。它可以作为唯一的治疗或替代疗法，也可以与其他方式相结合（表 89-1）。

单一或替代疗法

像外科手术一样，放射治疗主要治疗局部或区域肿瘤。目标是对原发灶和可能的局部和区域转移灶进行“清除”。一些情况，如 I 期霍奇金病或早期低度恶性非霍奇金淋巴瘤（见第 84 章），放射治疗是首选治疗方法。当功能和外观得以保留且存活率相当时，一些患者可能更倾向于放射治疗而非手术治疗（如局限性前列腺癌或早期头颈癌）。当手术和放疗提供相似的治愈率和控制率时，选择在很大程度上取决于治疗对患者的影响。最近，SBRT 由于能够安全地提供非常高的聚焦辐射剂量，已被证明在肺肿瘤和肝肿瘤中具有治疗潜力。这些治疗具有高控制率和低毒性。立体定向照射也可用于高保型照射，用于清除脑、肺、肝和骨转移性病灶。

与手术联合治疗

放射治疗的几个特点使其成为外科手术的良好补充。手术治疗对体积较大疾病更有效，而放射治疗在治疗小体积、局部侵袭性疾病方面似乎更有效，这是局部疾病手术后放射辅助治疗的基础。辐射还可以减少肿瘤体积，破坏微病灶，从而促进手术切除和局部控制。联合较低剂量的放疗和较小的根治性手术将副作用降至最低，并已成为癌症器官保留治疗的基石。这种联合治疗通常也包括化疗（见下文讨论）。

手术前、手术中或手术后是否进行放射治疗取决于几个实际和理论问题。需要减小肿瘤大小以便于切除，或对手术期间可能扩散的肿瘤细胞进行清除，应在术前放疗。此外，当术前进行放疗时，可以切除受照射的组织或器官，减轻治疗带来的一些长期毒性。在某些情况下，如直肠癌，术前治疗可能会降低分期，从而使手术范围更小，功能保留更充分。此外，如果手术中血管床缩小，氧气输送受损，术后放疗的效果可能会降低。术后放疗的有利因素包括：及时进行手术，根据切除标本的病理检查确定是否需要放疗，避免放射对伤口愈合的影响，以及任何残留微病灶的破坏。术中治疗允许将正常胸、腹或盆腔器官（对消除大体肿瘤所需的高辐射剂量相当不耐受）移位，以便更精确地瞄准病变组织。

联合化疗。针对霍奇金淋巴瘤、非霍奇金淋巴瘤以及尤因肉瘤的某些分期，确立了放疗与化疗相结合以达到治愈的应用。与单纯放疗相比，联合治疗也被证明能改善局部晚期头颈部、肺癌、食管癌、膀胱癌、直肠癌、胰腺癌、肛门癌和宫颈癌的预后。其基本原理是用放疗控制局部肿瘤，并使用化疗药物，既能提高原发肿瘤放疗效果，又能靶向隐匿性全身转移病灶。放疗也可用于治疗不易接近的区域，如小细胞肺癌患者的大脑。虽然已经证明存活率有所提高，但可能增加急性和晚期毒性。骨髓抑制可能是受限问题。

其他不良反应的实例包括：环磷酰胺或异环磷酰胺和放疗引起急性出血性膀胱炎；5- 氟尿嘧啶和放疗引起急性口腔黏膜炎和急性放射性肠炎；顺

表 89-1　放射治疗的应用

肿瘤	说明
单纯放射治疗是有效的	
霍奇金病	ⅠA-ⅡA 期，90% 10 年生存率
淋巴瘤（惰性）	Ⅰ-Ⅱ期：50% 10 年生存率
宫颈癌	早期疾病可治愈；ⅠB 期 -ⅡA 85% 5 年无病生存率
睾丸癌	精原细胞瘤：早期疾病治愈率＞ 95%
头颈癌	早期疾病（T1、T2）：结果与功能和外观损失较少的手术结果相当
前列腺癌	对于器官局限性疾病，外照射或近距离放射治疗是外科手术的极好选择；局部晚期疾病的外照射与激素治疗
肺癌	SBRT 治疗医学上不能手术的Ⅰ期非小细胞肺癌
肝癌	SBRT 治疗肝局限性、不能切除的肝细胞癌
放射治疗与另一种治疗方式相结合可能具有治愈作用	
子宫癌	手术 ± 化疗，Ⅰ期、Ⅱ期和Ⅲ期效果良好：60% ～ 90% 的 5 年生存率
头颈部癌	局限性晚期患者进行手术和（或）化疗
软组织肉瘤	与外科手术相结合，可保留功能或肢体
乳腺癌	结合手术和化疗 / 激素治疗，≤ 5 cm 肿瘤保乳术与乳腺癌切除术的存活率相当
食管	局限性疾病患者放化疗治愈率 25%
肺	局限性晚期非小细胞癌和局限性小细胞癌的放化疗治愈率分别为 15% 和 20% ～ 25%
膀胱	放化疗是一种保留器官的选择，其治疗效果与膀胱切除术相似
直肠	根治性手术联合放化疗可改善淋巴结阳性或跨壁肿瘤患者的预后
肛门	放化疗已取代手术作为主要治疗手段，治愈率 75%
放射姑息疗法	
骨转移	用于止痛药、化疗或激素治疗无法控制的疼痛
脑转移	立体定向放射术：1 个 / 2 个病灶患者开颅手术的替代方法
脊髓压迫	立即使用类固醇治疗，尤其是当出现单一局灶性梗阻病变时；骨髓瘤、淋巴瘤和小细胞癌患者对放射反应特别好

铂、依托泊苷和紫杉烷类联合胸部放疗可产生急性食管炎；化疗和放疗联合使用会增加患白血病的风险。有些药物即使在放疗后 1 年内使用，也会增强正常组织对放射反应的敏感性。阿霉素是产生这种召回现象的最典型的药物。

生物疗法。生物治疗寻求选择性地靶向某种在癌症中可能与正常组织不同的生物通路。由于与细胞毒性化疗相比，这些疗法表现出不同的、非叠加的毒性，因此研究者对探索其作为放射增敏剂的潜力产生了极大的兴趣。有研究发现，添加靶向治疗西妥昔单抗（Erbitux）可提高头颈癌治疗的总体生存率和局部区域控制率。最令人印象深刻的是，这种获益没有明显的额外副作用。放射治疗与靶向治疗相结合是放射肿瘤学临床研究中最活跃的领域之一。另一个新的研究途径是放射与免疫治疗相结合。放射具有免疫调节特性，目前的研究正在评估放射与免疫治疗相结合是否可以①提高转移环境中免疫治疗的疗效，或②提高术前或确切（化学）放射治疗的患者的治愈率。

综合疗法的最佳应用策略正在不断发展。预计通过评估预测性生物标记物来确定特定患者肿瘤的最佳系统性药物和最佳辐射剂量，癌症治疗将更适合个体患者（即个性化治疗）。应当关注当前正在进行的研究结果。

姑息治疗

放射治疗在缓解一些不治之症患者的症状方面起着重要作用。对于那些对化疗或激素治疗有反应的肿瘤，应保留放射治疗。如果局部肿瘤对其他方式不敏感，姑息性放疗可能是缓解症状的有效手段。在大多数情况下，放疗对无症状病变的治疗几乎无获益，尽管预防性脑照射似乎对小细胞肺癌患者有用。姑息性治疗的最好例子之一是治疗乳腺癌和前列腺癌引起的骨转移相关疼痛。给予短疗程（2 周）放疗后 2 ～ 3 周内，许多患者的骨痛得到缓解。在疼痛缓解之前的一段时间内，包括麻醉药品在内的镇痛药对疼痛控制可以起到非常重要的作用。对骨转移进行放疗可稳定负重骨，但如果存在皮质受累，则可能需要手术进行稳定。放疗在某些肿瘤急症的紧急治疗中起着重要作用，包括脊髓压迫和上腔静脉综合征（见第 92 章）

不良反应及其预防和管理 [1,17-25]

如前所述，许多正常细胞比恶性细胞更能耐受放射。然而，耐受程度差异很大（表 89-2）。具有高更新率和大量干细胞的组织最脆弱。由于血管内皮的脆弱性，即使是几乎没有增殖能力的器官也有风险。毒性可能是急性或慢性的。急性毒性发生在更新率最高的组织中（如骨髓、皮肤、胃肠黏膜）。急性放射毒性通常定义为放射治疗开始后 90 天内出现的毒性。在大多数患者中，可通过支持治疗缓解，而不会出现严重的远期后果。然而，远期出现的毒性常常更为严重，临床意义更大，因为它可能涉及对受累正常组织的不可逆损伤。许多远期辐射损伤本质上是血管性的。

随着剂量的增加，对放射治疗的耐受性降低。组织的剂量限值可表示为当辐射以 200 cGy 的分次输送 5 天 / 周时产生 5% 毒性发生率的累积剂量。超过剂量限制后，毒性发生率迅速上升。

骨髓抑制

骨髓是最敏感的辐射组织，当暴露量超过 250 cGy 时，就会产生骨髓抑制。除非大量的骨髓被照射，抑制通常是暂时和可逆的。皮肤、胃肠黏膜和肺为中等敏感性组织。

放射性肺炎

当大面积肺组织照射剂量超过 2000 cGy 时，可产生放射性肺炎。当剂量为 4000 cGy 时，发病率达到 100%。起病时间通常在 6 ～ 12 周内，其特征为呼吸困难、咳嗽、低热、低氧血症和胸部 X 线片“磨玻璃”样改变。CT 可显示与放疗区域相匹配的直线。在放射损伤的情况下，如果出现纤维化，则会出现肺限制性通气障碍和慢性低氧血症，通常发生在随后的 6 ～ 24 个月内。

但是，在将呼吸系统症状归因于放射治疗之前，必须除外感染性疾病和其他导致呼吸困难的原因，如肺栓塞和心力衰竭。对于基层全科医生来说，与正在治疗的放射肿瘤学家讨论患者的症状很重要，特别是现在计算机化放射治疗计划系统提供了非常精确的视觉显示，并提供了有关各个肺叶剂量的定量信息，这对于确定放射治疗是否会导致症状非常有帮助。

治疗主要是支持治疗。大剂量糖皮质激素（1 mg/kg 泼尼松起始，逐渐减量至可耐受剂量）和吸氧可缓解急性期症状；一旦发生纤维化，就无法进行治疗。最好的方法是由正在治疗的放射肿瘤学家通过严格限制肺的剂量来预防。

认知障碍

全脑照射与认知损害有关。既往研究表明，全脑照射改善了颅内疾病的控制，证明了其使用的合理性。然而，一项随机试验的新数据将立体定向

表 89-2 放疗严重副作用

组织	副作用	剂量限值［cGy（rads）；≤ 5% 毒性］
骨髓	骨髓抑制	250
肾	肾硬化	2000
肺	肺炎	2000
肝	肝炎	3000
心脏	心包炎	4500
心脏	心脏事件	2000（平均剂量）
脊髓	脊髓炎	4500
小肠	小肠溃疡、纤维化	4500
皮肤	皮炎，硬化	5500
脑	坏死	6000

放射治疗与全脑治疗相结合，对伴有 1 ～ 3 处脑转移瘤患者进行比较，发现认知功能下降减少，生活质量较好，但生存率没有差异，这表明单独立体定向治疗可能是一种合理的选择。

其他放射性器官损伤

肾硬化是肾对超过 2000 cGy 剂量的反应。肝炎是肝剂量超过 3000 cGy 的结果。胃肠道溃疡后穿孔或纤维化是肠道剂量超过 4500 cGy 的并发症。当辐射剂量大于 4500 cGy 时，会发生脊髓损伤（脊髓炎）的风险。对于包括心脏在内的纵隔和肺照射，最近的数据表明，低至 2000 cGy 的平均肺剂量与最早 3 年后发生心脏不良事件的风险增加有关。

随着现代减少损伤技术的应用，皮肤损伤已经减少到最低程度。虽然急性反应很常见，但随着时间的推移，皮肤可以耐受高达 5500 cGy 的剂量；皮炎在高剂量时会成为一个问题。在坏死风险开始上升之前，大脑（脑干除外）可以承受高达 6000 cGy 的剂量。辐射还可引起白内障和视网膜损伤，并可导致失明。性腺辐射可能导致永久性不孕，而怀孕前三个月的盆腔辐射可致畸。如果生殖腺作为治疗的一部分要接受有害的辐射剂量，对未来有生育需求的育龄患者应提出精子或卵子冻存的问题。

继发恶性肿瘤的风险

受照组织继发恶性肿瘤的风险很小且有限；在大多数成年患者中，10 年内乳腺癌发病率约为 0.2%，但在某些情况下可能相当高（例如，青少年时期接受胸部放射治疗以治愈霍奇金病的女性患者，乳腺癌发病率为 1%/ 年；见第 84 章）。同样，在双侧视网膜母细胞瘤和肿瘤抑制基因突变的儿童中，这种风险也可能接近 1%/ 年。风险与辐射剂量成正比，近年来接受霍奇金病低剂量辐射治疗的患者继发癌症的发生率较低。

轻微和暂时的副作用

如果轻微和暂时的副作用没有预料到和解决，可能会致残。最常见且问题最大的是胃肠道和皮肤的副作用。

胃肠道副作用。腹部照射会引起恶心，治疗后 1 ～ 2 h 即可发病。预先服用氯丙嗪、昂丹司琼或格拉司琼有助于减轻胃肠道不适。一些有难治性症状的患者可能对使用一种以上止吐药的方案有反应（见第 91 章）。少量、多次进食比大量进食更能耐受。如果恶心和呕吐成为问题，可以减少每日辐射剂量或暂停治疗。头颈部辐射可能导致口腔干燥、咀嚼和吞咽困难。放射治疗开始时使用毛果芸香碱（Salagen）和氨磷汀有助于维持唾液功能。使用混合膳食或液体膳食补充剂有助于保持足够的热量摄入。肠道辐射引起的腹泻对地芬诺酯（洛莫替尔）和洛哌丁胺有反应。

皮肤副作用。皮肤护理经常被忽视。尽管超高电压设备的使用已将皮肤暴露量减少到总剂量的 30%，但避免热、擦伤和过度阳光照射有助于保持受照皮肤的完整性。

患者教育

接受放射治疗的患者需要大量的情感支持。复杂的机制和对辐射暴露的担忧加剧了与癌症相关的恐惧。知情的患者比不知情的患者更能耐受治疗。回答有关放射治疗的基本原理、预期的副作用以及如何控制这些副作用并解决这些问题对于放射治疗计划的成功实施至关重要。有关放射治疗的纸质和在线信息对患者非常有用。尤其是需要评估育龄患者不孕的风险，以及考虑放射治疗的患者再次发生恶性肿瘤的可能性。这种成本效益讨论对于帮助患者做出明智的选择至关重要。对治疗的了解可以根据患者对治疗的耐受性进行调整，这也是一种安慰。患者支持小组通常可帮助患者及其家人应对诊断和治疗。

协调照护

放疗计划由放射肿瘤学家负责实施，由外科医生、内科肿瘤学家和放射肿瘤学家与基层全科医生协商制订总体治疗计划。基层全科医生可以确保治疗方案适合患者的需要，并进行仔细监测。当指定一名成员作为患者随时可以寻求建议和帮助的人时，多学科团队方法最有效。在大多数情况下，这一重要角色最好由基层全科医生来担任。

（薛　倩 翻译，曾　辉　肖卫忠 审校）

第 90 章

慢性癌症疼痛的评估、缓解及姑息治疗

第 1 部分：慢性癌症疼痛的评估和缓解

LINDA A. KING，MIHIR M. KAMDAR，AND ERIC L. KRAKAUER

缓解疼痛是癌症患者治疗各个阶段的基本目标。无法缓解的疼痛会影响患者工作、享受生活以及在家庭和社会中发挥最大作用的能力。通过正确使用止痛药可有效地减轻疼痛。然而疼痛往往得不到充分的治疗。有效缓解疼痛的障碍来自医疗专业人员、患者和医疗系统，亟待解决（表 90-1）。

对无法缓解的癌症疼痛的恐惧很普遍。基层全科医生应提高疼痛评估和缓解能力，了解止痛药的局限性及如何最好地提供情感支持。目标是最小化伴随的恐惧和痛苦。

病理生理学和临床表现 [1-5]

癌症患者的疼痛可能源于肿瘤的直接影响（如骨骼、内脏、神经浸润）、癌症治疗（如化疗、放疗、手术）或与癌症无关的原因（如关节炎、偏头痛）。癌症疼痛分为两大类：伤害性疼痛（包括躯体和内脏疼痛）和神经病理性疼痛。大多数疼痛可能由多个机制引起。

躯体疼痛是由皮肤或深部肌肉骨骼组织中的痛觉感受器激活引起的。这种疼痛通常定位明确，常被描述为钝痛或隐痛。如骨转移、手术切口和放射烧伤引起的疼痛。

内脏疼痛是由胸部或腹部内脏的浸润、压迫或扩张引起的。通常无法准确定位，表现为深层的、挤压或者是由压力引起的。疼痛转移到表层或远处的皮肤部位比较常见。内脏疼痛的原因包括肝转移引起的肝包膜膨胀和胆道、肠道或泌尿道的转移引起梗阻。

神经病理性疼痛是由外周或中枢神经系统的直接损伤引起。神经损伤引起的疼痛可以描述为持续的、隐痛或压痛（因此可能类似于躯体疼痛）。然而，尖锐、灼伤或电击样疼痛可以叠加，是病理性的。疼痛可随着神经分布，并可能与感觉或运动（包括括约肌）障碍有关，提示神经损伤。神经病理性疼痛的原因包括脊神经根压迫、放射诱发的神经丛病变和化疗相关的神经病。

常见癌痛综合征

骨痛

骨转移是癌症患者慢性疼痛最常见的原因。与骨转移相关的疼痛可能是由于直接侵袭、继发性病理性骨折或邻近结构损伤所致。常见的部位是脊椎、长骨、骨盆和颅骨。任何类型的肿瘤都可能累及骨骼，最常见的是转移性肺癌、乳腺癌、前列腺

表 90-1　癌症疼痛管理的障碍
与卫生保健专业人员相关的问题
缓解疼痛知识不足
疼痛评估不佳
对管制药品规则的关注
对患者上瘾的恐惧
关注镇痛药副作用
与患者相关的问题
不愿意报告疼痛
担心分散医生对潜在疾病治疗的注意力
害怕疼痛意味着疾病更严重
担心自己不是一个“好患者”
不愿意服用镇痛药
害怕上瘾或被认为是上瘾者
担心难以控制的副作用
对疼痛药物耐受性的担忧
与卫生保健系统相关的问题
癌症疼痛治疗的优先级较低
补偿不足和成本过高
限制级药品的限制章程
获得治疗可能性的问题

From Jacox A，Carr DB，Payne R，et al. Management of cancer pain. Clinical practice guideline No. 9 (AHCPR publication No. 94-0592). Rockville，MD：Agency for Health Care Policy and Research，U.S. Department of Health and Human Services，Public Health Service，1994.

癌和多发性骨髓瘤。部分肿瘤可单独形成溶骨性或成骨性病变，但大多数为混合性病变。除非肿瘤或骨折破坏神经，骨痛通常是躯体性的。

背痛

癌症患者的背痛通常意味着硬膜外或椎体转移，有时也可能是恶性椎体压缩性骨折。未经治疗的转移瘤可能使脊柱不稳定或侵犯脊髓或马尾。但癌症患者出现快速进展的背部疼痛或急性发作腿部神经功能损伤，则考虑肿瘤急症，需要及时评估以排除脊髓压迫和不可逆的神经损害（见第 92 章）。脊髓压迫最常见的原因是椎体转移向后延伸到硬膜外腔。

在没有脊椎疾病的患者，脑膜癌症可引起颈部和背部疼痛。肋间神经局部侵犯可出现胸痛。当恶性肿瘤侵犯胸膜，可出现胸膜疼痛。侵犯邻近的骨结构可能导致局部或牵涉痛。

腹痛和盆腔痛

癌症引起的腹痛和盆腔痛通常是内脏性的，因此定位差，可能出现牵涉痛。这些疼痛综合征在胃肠道和妇科恶性肿瘤患者中尤其常见。厌食、恶心和呕吐是常见的伴随症状。痉挛性疼痛是肠梗阻的特征（见第 58 章）。腹水可引起腹胀而感到不适。肝转移可能导致肝包膜扩张或刺激腹膜引起疼痛。

周围神经压迫

任何引起压迫、侵入、炎症神经根都可能导致疼痛性神经病。周围神经压迫综合征导致颈部、头部或肩部（颈丛）、肩部或手臂（臂丛）、臀部和会阴（骶丛）、腰部（椎旁神经）和口腔或面部（舌咽神经或三叉神经）疼痛。

检查 [4-5]

及时、仔细地评估癌症患者的疼痛是制订和实施最有效治疗方案的前提。应在首次报告疼痛时进行评估，此后定期评估，并调整治疗方案。癌症患者通常主诉多种类型的疼痛。应单独评估每项主诉，并确定其优先级。由于疼痛是一种主观表现，因此必须认真对待患者的疼痛主诉。除了疼痛对患者生活质量和日常生活、活动能力的影响外，检查还应包括寻找潜在的疼痛机制。

病史

详细的询问疼痛史，注意部位、强度、时间、性质、加重和缓解因素（包括药物）以及相关症状，以及识别特定的疼痛综合征，以更好地指导治疗。对疼痛性质的描述（刺痛、疼痛、灼痛等）有助于区分伤害性疼痛和神经病理性疼痛。数字评分表（图 90-1）有助于临床医生量化疼痛强度，进行随访，形成标准化评估。采集疼痛时间方面的信息，如发病、持续时间、病程和每日波动，指导治疗方式的选择。收集过去镇痛使用的方法、有效性和副作用有助于治疗方案的设计。初始评估应包括评估镇痛药滥用的风险因素。包括药物使用史在内的心理社会和精神病史评估也很重要。

病史的另一个重要组成部分是阐明疼痛对患者心理社会状态（情绪、与他人的关系）和日常生活活动（尤其是睡眠、穿衣、进食和活动）的影响。简单疼痛量表等正式工具有助于疼痛评估。确定患者如何解释疼痛的含义，为理解和缓解对疼痛体验加剧的担忧提供了机会。

体格检查

重点体格检查有助于确定病史提示的潜在疼

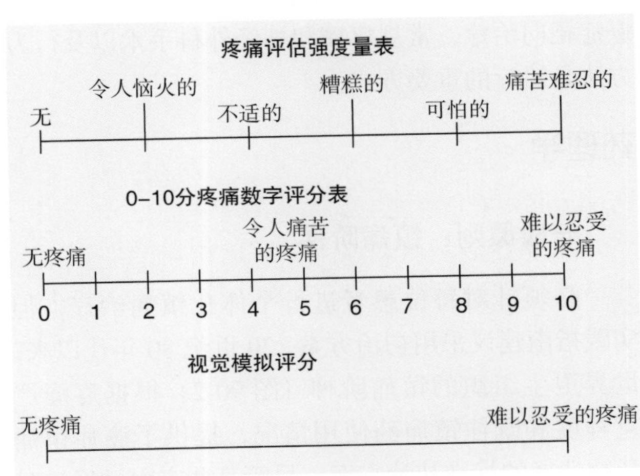

图 90-1 疼痛评估强度量表［Used with permission of the U.S. Agency for Healthcare Research and Quality，successor to the Agency for Health Care Policy and Research from Jacox A，Carr DB，Payne R. AHCPR Clinical Practice Guidelines，No. 9—Management of Cancer Pain.（2. Assessment of Pain in the Patient With Cancer）. Rockville，MD：Agency for Health Care Policy and Research（now the Agency for Healthcare Research and Quality），1994. Available at：https://www.ncbi.nlm.nih.gov/books/NBK52300/.］

痛机制和部位。应详细检查疼痛部位，并注意与患者基本医疗状况相关的任何体征。在神经系统查体中，检查疼痛的神经元分布，以及运动和感觉缺陷和括约肌功能不全。医务人员应寻找痛觉超敏（由非疼痛刺激引起的疼痛）和痛觉亢进（对疼痛刺激的敏感性高于正常水平）的证据，这表明存在神经病变。同样，躯体疼痛也可以通过局部压痛证实。如果疼痛不易定位，提示是内脏病变，则应检查内脏是否梗阻或器官包膜是否扩张。

实验室检查

当考虑采用手术、化疗或放疗方法来控制疼痛时，影像学检查和其他确认疼痛原因的实验室检查尤为重要。当确定疼痛的具体原因（如骨转移、肠梗阻、脊髓压迫）时，可以进行适当的特异性治疗。晚期疾病患者非积极治疗时，无须进行全面检查，除非检查结果会影响临床决策。这些患者可以仅通过详细的病史和体格检查决定开始或升级止痛方案。在检查过程中，任何缓解疼痛的方法都可以经验性治疗。

管理原则[1–14]

病理生理机制为疼痛治疗方案提供信息。通常需要采取多方面联合治疗。镇痛药、心理支持、癌症靶向治疗、常规疼痛和神经外科手术以及行为方法是治疗的重要方式。

药理学

一般原则：镇痛阶梯

必须针对每位患者进行个体化镇痛治疗，但实践指南建议采用初治方案。20 世纪 80 年代以来，世界卫生组织的镇痛阶梯（图 90-2）根据疼痛严重程度和既往镇痛药使用情况，提供了癌症镇痛药物选择的标准初治方案，尽管某些方面已经过时（区分弱阿片类和强阿片类）。梯形图和其他实践指南提出从对乙酰氨基酚、阿司匹林或非甾体抗炎药（nonsteroidal anti-inflammatory drugs，NSAIDs）用于轻度至中度疼痛的辅助镇痛药开始。当疼痛持续或加重时，加入低剂量的阿片类药物。出现中度至重度疼痛时可立即用阿片类药物治疗。应采用最简单的给药途径、最低用药剂量和微创镇痛措施。慢性癌症疼痛可能需要 24 h 给药，并根据需要补充（PRN）“抢救”剂量来缓解突破性疼痛。任何时候都可以添加辅助性镇痛药，以解决特定的疼痛类型。

非阿片类药物初始治疗：对乙酰氨基酚、阿司匹林和非甾体抗炎药

非阿片类药物作为轻度疼痛的初始治疗（表 90-2）。除了对乙酰氨基酚（几乎没有抗炎作用），它们还有解热、镇痛和抗炎作用。与阿片类药物不同，这些药物不会产生耐受性或依赖性，但它们的镇痛效果有限，当超过上限时，并没有其他镇痛作用，且会增加额外的毒性。

对乙酰氨基酚。在阿片类药物治疗中添加对乙酰氨基酚可以增强镇痛效果，降低阿片类药物剂量，从而降低药物副作用风险。同时含有对乙酰氨基酚和阿片类药物的组合剂型使用方便，但可提供的阿片类药物的量受每单位剂量中对乙酰氨基酚的量的限制。对乙酰氨基酚相关肝毒性的风险要求对乙酰氨基酚的最大剂量不超过 4 g/d（肝病患者或大量饮酒患者＜ 2 g/d）。当达到对乙酰氨基酚的最大剂量且疼痛持续时，有必要采取另一种疼痛控制策略。

非甾体抗炎药。长期使用口服 NSAID 来控制癌症患者的疼痛尚未得到很好的研究，但现有的证据表明其具有合理的疗效，尤其是对骨痛或炎性疼痛。NSAID 有多种口服制剂，包括片剂、胶囊和液体。由于对单个 NSAID 的反应各不相同，为获得最佳效果，偶尔需要滴定剂量和对不同试剂进行试验（见第 68 章和第 156 章）。NSAID 的安全性问题非常重要，尤其是在可能增加胃肠道、血液学和心血管毒性作用风险的癌症患者中。

选择性环氧合酶 -2（cyclooxygenase-2，COX-2）抑制剂与非选择性 NSAID 相比，在引起胃肠道副作用和血小板抑制方面具有潜在的优势，但它们更昂贵且仍然与不良心血管事件风险相关（见第 156 章）。其他具有 COX-2 抑制活性优势的非选择性 NSAID 也会增加心血管风险。

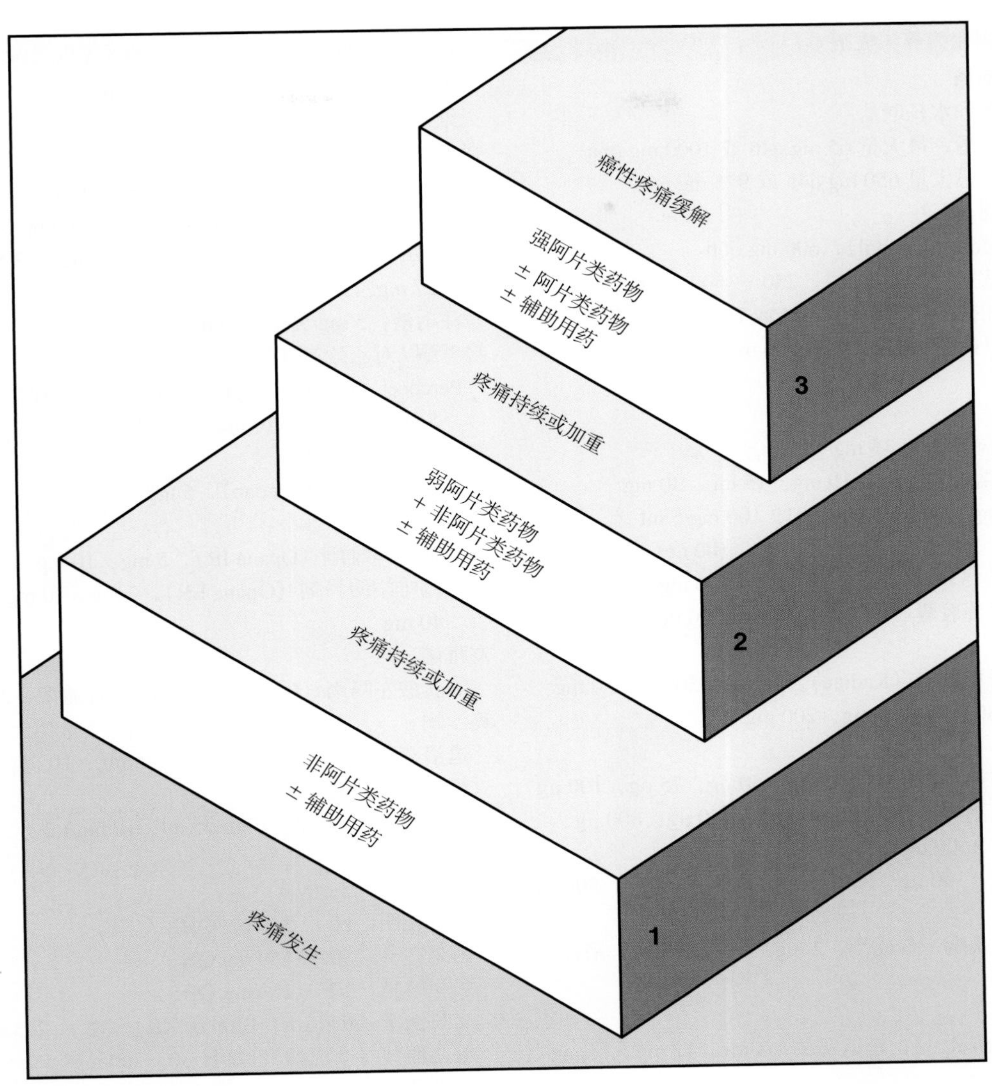

图 90-2　世界卫生组织的三级镇痛阶梯（From World Health Organization. Cancer pain relief：with a guide to opioid availability. 2nd ed. Geneva，Switzerland: Author，1996：15.）

阿片类

阿片类药物是缓解中重度癌痛的首选镇痛药。阿片类药物通过与全身的特定受体结合发挥作用，特别是在外周和中枢神经系统。它们对伤害性疼痛和神经病理性疼痛均有效，易于滴定，正确给药时安全性及耐受性良好，可使用多种剂型。医生需要注意阿片类药物转移、误用、滥用和过量的风险，并在为癌症疼痛开具阿片类药物处方时采取适当的预防措施。关于阿片类药物安全使用、储存和处置的教育，使用国家处方药监测计划，评估持续阿片类药物治疗的风险和益处非常重要。

滴定和剂量。阿片类药物的剂量应滴定，以实现迅速、最大限度地缓解疼痛，同时将副作用降至最低。

滴定法。使用短效制剂并逐渐增加剂量直至疼痛缓解是最好的剂量滴定方法。如果疼痛持续，每次剂量可增加约 25%；如果疼痛仍然很严重，可增加 50%。目标是快速实施有效的疼痛控制。不同患者的剂量需求差异很大，并且随着时间的推移而变化；为了达到并维持足够的镇痛效果，必须仔细进行持续的滴定。

剂量。一旦确定了每日必要的阿片类药物剂量，可每天服用 2 ～ 3 次的长效口服制剂或透皮制剂替代总剂量。为了提供最佳的慢性疼痛控制，阿片类药物应该 24 h（定期）给予，而不是 PRN（根

表 90-2 常用镇痛药和佐剂

非阿片类镇痛药

对乙酰氨基酚和水杨酸盐

- 对乙酰氨基酚，最大量 65 mg q4h 或 1000 mg q6h
- 阿司匹林，最大量 650 mg q4h 或 975 mg q6h

非甾体抗炎药

- 布洛芬（Motrin，Advil），600 mg q6h
- 萘普生（萘普生，阿列夫），250 ~ 500 mg BID
- 酮咯酸（托拉多），30 mg，IM 或 IV q6h（最多 5 天）
- 塞来昔布（西乐葆），100 ~ 200 mg BID

阿片类镇痛

吗啡

- MSIR 片剂或胶囊，15 mg、30 mg
- MSIR“可溶性”片剂，10 mg、15 mg、30 mg
- 吗啡，10 mg/5 ml、20 mg/5 ml、100 mg/5 ml
- 美施康定，15 mg、30 mg、60 mg、100 mg、200 mg
- 硫酸吗啡，15 mg、30 mg、60 mg、100 mg
- 硫酸吗啡缓释胶囊（Avinza）30 mg、60 mg、90 mg、120 mg
- 硫酸吗啡缓释胶囊（Kadian），20 mg、30 mg、50 mg、60 mg、80 mg、100 mg、200 mg

芬太尼

- 长效透皮贴剂，12.5 μg、25 μg、50 μg、75 μg、100 μg
- 芬太尼黏膜制剂，200 μg、400 μg、600 μg、800 μg、1200 μg、1600 μg
- 芬太尼含片，100 μg、200 μg、400 μg、600 μg、800 μg

羟化吗啡酮

- 盐酸二羟吗啡酮，普通型，2 mg、4 mg、8 mg；液体 5 mg/5 ml
- 栓剂，3 mg
- 氢吗啡酮（Exalgo），延迟释放，8 mg、12 mg、16 mg

可待因

- 硫酸可待因片，15 mg、30 mg、60 mg

酏剂溶剂，15 mg/ml

可待因 / 对乙酰氨基酚

- 泰诺 2 号、3 号、4 号（分别为 15 mg、30 mg、60 mg）

可待因 / 阿司匹林

- 安匹林（Empirin）3 号和 4 号（分别为 30 mg 和 60 mg）

氢可酮 / 对乙酰氨基酚

- 重酒石酸氢可酮 / 对乙酰氨基酚（Lortab），2.5 mg、5 mg、7.5 mg、10 mg
- 氢可酮片剂，5 mg、7.5 mg、10 mg
- 维柯丁（Vicodin）5 mg、7.5 mg

羟考酮

- 盐酸羟考酮（Roxicodone），5 mg、15 mg、30 mg
- 奥施康定，10 mg、20 mg、40 mg、80 mg
- 羟考酮缓释胶囊（Xtampza ER），9 mg、13.5 mg、18 mg、27 mg、36 mg
- 注射液，5 mg/5 ml，20 mg/ml

羟考酮 / 对乙酰氨基酚

- Percocet，Roxicet，Tylox，Endocet，普通型，2.5 mg、5 mg、7.5 mg、10 mg

羟考酮 / 阿司匹林

- 复方羟考酮（Percodan），5 mg

羟吗啡酮

- 盐酸羟吗啡酮（Opana IR），5 mg、10 mg
- 羟吗啡酮缓释剂（Opana ER），5 mg、10 mg、20 mg、40 mg

左啡诺

- 酒石酸左吗南（Levo-Dromoran），普通型，2 mg

美沙酮

- 道洛芬（dolophine），普通型，5 mg、10 mg
- 缓释剂型，40 mg
- 注射液，1 mg/ml、10 mg/5 ml、10 mg/ml

佐剂

抗抑郁药

- 地昔帕明，10 ~ 150 mg QHS
- 阿米替林，10 ~ 150 mg QHS
- 去甲替林，10 ~ 150 mg QHS
- 文拉法辛（Effexor，Effexor XR），75 ~ 225 mg/d
- 度洛西汀（辛巴达），每日 30 ~ 60 mg

抗惊厥药

- 卡马西平（得理多），100 ~ 800 mg BID
- 加巴喷丁（诺立汀），100 ~ 1200 mg TID
- 普瑞巴林（Lyrica），50 ~ 200 mg TID
- 苯妥英钠，300 ~ 500 mg/d

类固醇激素

- 地塞米松（德萨美松），4 ~ 96 mg BID ~ QID
- 泼尼松，10 ~ 100 mg/d BID

注：IBD，每天 2 次；q4h，每 4 小时 1 次；q6h，每 6 小时 1 次；QD，每日 1 次；QHS，睡前；QID，每日 4 次；TID，每日 3 次；PO，口服；IM，肌内。

Adapted from Jacox A，Carr DB，Payne R，et al. Management of cancer pain. Clinical practice guideline No. 9（AHCPR publication No. 94-0592）. Rockville，MD：Agency for Health Care Policy and Research，U.S. Department of Health and Human Services，Public Health Service，March 1994; Fowler B，Lynch M，Abrahm J. Pain management tables and guidelines. Boston，MA：Dana Farber Cancer Institute Pain and Palliative Care Program，2004.

据需要）。与单纯 PRN 方案相比，该方案减少了控制疼痛所需的阿片类药物的每日总量。

对于突发性疼痛，通常应同时口服短效阿片类药物，即所谓的抢救剂量。抢救剂量应为大约 24 h 总剂量的 5% ~ 15%，根据需要每 2 ~ 4 h 使用一次。当急性疼痛恶化患者需要频繁抢救剂量，或者当疼痛难以控制或镇静有困难时，经静脉患者自控镇痛（patient-controlled analgesia，PCA）尤其适用于医院。患者使用推注剂量为适当持续输注提供证据。

管理方针。如有可能首选口服阿片类药物（表 90-2）；对于不能口服药物的患者，可以使用静脉注射（intravenous，IV）和经皮途径。应避免肌内注射（Intramuscular，IM）给药，因为其与其他可用给药途径效力相同但存在与注射相关的不适。静脉比口服给药成本更高，但可实现连续输注和间歇推注。在切换给药途径时，必须注意确保镇痛剂量相等，并考虑在阿片类药物或其给药途径之间作用时间的差异（表 90-3）。一般来说，阿片类药物可以相同剂量口服、舌下、口腔和直肠给药。同样，静脉注射和皮下（subcutaneous，SC）给药也需要相同剂量的阿片类药物。

副作用。阿片类药物最常见的副作用包括便秘、恶心、呕吐和镇静，不太常见的是谵妄、瘙痒、肌阵挛、口干和尿潴留。严重的呼吸抑制可能是急性疼痛治疗中的一个问题，但根据指南，慎重治疗慢性疼痛时极少出现。

应预防性治疗便秘（偶尔恶心和呕吐），同时密切监测其他副作用。尽管对许多副作用（包括恶心、镇静和呼吸抑制）的耐受性通常发生在 1 ～ 5 天内，但便秘持续存在，应定期给予通便药治疗（见第 91 章）。

耐受性。阿片类药物耐受性被定义为需要增加药物量以达到相同的镇痛效果。耐受性随着阿片类药物的定期使用而进展，表现为疼痛控制持续时间缩短和疼痛感知的总体增加。阿片类药物之间的交叉耐药常见，但在长期服用阿片类药物后，这种交叉耐药并不完全，因此可以通过切换到另一种阿片类药物来提高镇痛效果，从等镇痛剂量的 50% ～ 75% 开始。

依赖性。依赖性表现为突然停药或服用阿片类拮抗剂后出现阿片戒断症状。应缓慢地减量，每 3 天不超过 25%，可以避免戒断综合征。如果出现戒断症状，则应将剂量增加至前一剂量，且逐渐减量的过程应更加缓慢。

心理依赖（上瘾）是一种异常的行为模式，在这种模式下，个人在获取和使用药物时会过度参与其中。成瘾或有滥用药物风险的癌症患者仍然需要专家疼痛管理，包括适当的阿片类药物治疗。管理高危患者的方法有多种，包括使用阿片类药物协议、更密切的随访、使用防滥用制剂的阿片类药物、使用药片计数或尿液药物检测，纳洛酮可用于

表 90-3 慢性疼痛的短效阿片类药物的近似等镇痛剂量 [a,b]

口服剂量（mg）	常规口服频次	镇痛药	肠外给药剂量	常规肠外给药频次
200	q3 ～ 4h	可待因	130	q3 ～ 4h
30	q3 ～ 4h	氢可酮（Vicodin，Zydone）		
20 ～ 30		羟考酮（Percodan、Percocet、Tylox、Roxicet、Roxicodone、Roxiprine）[c,d]		
30	q4h	吗啡 [c,e,f]	10	q3 ～ 4h
7.5	q3 ～ 4h	氢吗啡酮（Dilaudid）[e]	1.5	q3 ～ 4h
4	q4 ～ 6h	左啡诺（Levo-Dromoran）	2	q4 ～ 6h

注：对于基础剂量相对稳定且疼痛控制相对较好的患者，应考虑芬太尼（Duragesic）贴片或其他长效阿片类药物。根据制造商的说法，吗啡 10 mg IM 或 SC 或 IV 剂量或 60 mg 口服剂量每 4 h 给药并持续 24 h（总共 60 mg/d IM/SC/IV 或 360 mg/d 口服）大约相当于芬太尼经皮给药 100 μg/h。姑息治疗时，临床医生通常将 24 h 口服吗啡剂量除以 3.8，以获得大致相当于每小时芬太尼的剂量。贴剂应每 48 ～ 72 h 更换一次。

[a] 所有剂量和间隔均为近似值，应根据患者的反应进行调整。当患者服用某一类阿片达数周或数月时，转换为相对较低剂量的另一类阿片通常是足够的，尤其是美沙酮，据报道，在与其他类阿片进行长期或高剂量治疗后使用美沙酮时，其药效有时是此类表预测的 5 ～ 30 倍。

[b] 本表不包括哌替啶（地美洛尔）或喷他佐辛（泰尔文），后者通常不用于慢性癌症疼痛。

[c] 羟考酮是一种长效制剂（OxyContin）。吗啡也有长效制剂 MS Contin 或 Oramorph SR，持续 8 ～ 12 h，或 Avinza 或 Kadian，持续 24 h。持续作用片剂不应压碎或咀嚼，但 Kadian 和 Avinza 胶囊可以破碎并悬浮在液体中。

[d] 一些羟考酮制剂和对乙酰氨基酚或阿司匹林的复合制剂。对乙酰氨基酚长期服用不得超过 4000 mg/d。

[e] 吗啡和氢吗啡酮（双乐定）可用作栓剂。直肠给药剂量和间隔时间通常与口服给药相同。

[f] 液体吗啡制剂可通过舌下或口腔途径给药。剂量和间隔与口服给药相似。

h，小时；q，每一个。

治疗危及生命的药物过量，以及转诊给成瘾或疼痛专家。癌症疼痛治疗不足仍然很常见，尤其是在少数民族患者和其他弱势人群中，可以表现为类似心理依赖的伪上瘾和觅药行为，其实是由于疼痛治疗不充分产生的。与上瘾行为相比，如果预先规定了适当的镇痛方案，觅药行为就会减弱。

可用的阿片类药物及其有效性。

吗啡。吗啡是治疗严重癌痛的典型阿片类镇痛药。口服和非口服均有效，作用时间为 3 ～ 4 h。使用缓释制剂（如 MS Contin、Oramorph SR、Kadian、Avinza、Xtampza）可延长镇痛时间（8 ～ 24 h），且给药频率较低，但成本可能较高。长效制剂不能压碎或咀嚼，但对于不能轻易吞咽药片或正在接受管饲的患者，可以打开一些胶囊制剂，将内容物喷洒到食物或液体中。

氢吗啡酮。氢吗啡酮的药效比吗啡强，还提供氢吗啡酮的长效配方（Exalgo）。与吗啡相比，一些临床医生认为在肾功能不全患者中使用氢吗啡酮具有更好的安全性数据，但仍需谨慎，因为氢吗啡酮的代谢物是通过肾排泄的。

羟考酮。这种半合成的阿片类药物在镇痛作用方面接近吗啡，并提高多巴胺水平，这可能是其使用能带来愉悦体验的原因。缓释制剂提供持续镇痛。尽管经常使用羟考酮，但系统综述发现，与其他强阿片类药物（如吗啡或氢吗啡酮）相比，它在缓解癌症疼痛方面并没有取得更好的效果，也没有更少的副作用。

羟吗啡酮。这种羟考酮的代谢物是一种短效制剂（Opana），其效力是口服吗啡的 3 倍。应美国食品和药物管理局的要求，一种长效口服制剂（Opana ER）已从市场上撤下。

氢可酮。这种半合成阿片类药物口服吸收良好，作为 μ- 阿片受体的激动剂。它含有中量鸦片。氢可酮与对乙酰氨基酚（Vicodin）联合使用可有效缓解中度至重度疼痛，广泛用于暂时和慢性疼痛状态的治疗。

哌替啶。由于潜在的严重副作用，不推荐使用哌替啶（地美洛尔）治疗慢性癌症疼痛。其代谢物诺美哌啶可引起谵妄、颅内压升高和癫痫发作阈值降低，尤其是肾功能受损患者。在服用单胺氧化酶抑制剂的患者中，哌替啶可引起致命的副作用。

芬太尼。作为强效阿片类药物，芬太尼是许多非法药物进口和滥用的对象，长效镇痛的透皮贴片和急性或偶发性疼痛的跨黏膜制剂通过肠外给药。经皮贴剂可实现 2 ～ 3 天的持续镇痛，但更昂贵，需要小心缓慢滴定，以避免过度镇静。芬太尼透皮贴剂最适合已经具有阿片耐受性的患者。起始剂量应以患者既往的每日吗啡总量为基础，或从强度最低的贴剂开始根据经验确定。芬太尼有多种透黏膜制剂，包括含片、片剂、鼻喷雾剂和舌下喷雾剂。所有这些药品都需要医务人员注册和患者教育，作为禁毒执法机构风险评估和减缓战略的一部分。它们仅限于对阿片类药物有耐受性且已长期服用阿片类药物的患者使用。

丁丙诺啡。丁丙诺啡是一种比吗啡更有效（25 ～ 40 倍）且持续时间更长的镇痛剂，在 μ 和 κ 阿片受体上表现为部分激动剂，在 δ 受体上表现为拮抗剂。该药物可通过透皮（Butrans）和口服制剂单独使用（Subutex）或与纳络酮（Suboxone）联合使用，具有天花板效应，可降低呼吸抑制风险。然而，它也可能有镇痛作用。从丁丙诺啡转换为另一种阿片类药物（反之亦然）可能具有挑战性。

喷他佐辛（Talwin）和酒石酸布托啡诺（Stadol）。这些是阿片类激动剂 / 拮抗剂，分别为口服和鼻喷雾剂。它们不是长期需要阿片类药物的癌症患者的最佳药物，并且很少用于癌症疼痛，因为它们的阿片类拮抗剂性质会促使已经服用阿片类激动剂的患者停药。

曲马多和他喷他多。前者是具有 5- 羟色胺和去甲肾上腺素再摄取抑制的弱阿片类激动剂，后者是具有去甲肾上腺素再摄取抑制的弱阿片类激动剂。这两种药物都有速释和缓释剂型，可作为其他阿片类药物的替代品，但缺乏证据证明其在癌症患者的疗效或耐受性方面具有优势。

美沙酮。美沙酮是有用的，因为它的作用持续时间长，成本低，并能与 N- 甲基 -D- 天冬氨酸（NMDA）和阿片受体结合，前者可能与神经病理性疼痛和阿片耐受有关。虽然美沙酮因其持续作用和低成本而有助于挑战癌症疼痛，但其使用应限于掌握其药理学细微差别的临床医生。给药可能很棘手，只能由有经验的临床医生开具。其半衰期长，脂溶性强，分布量大，在组织和血液中蓄积。持续使用数天甚至数周后，过量的药物积累会导致镇静和呼吸抑制。在较高剂量下，美沙酮可能延长心脏 QT 间期，使患者面临致命性室性心律失常的风险，如尖端扭转型室性心动过速（见第 29 章）。大量的药物 - 药物相互作用可以改变血浆浓度。

有效性比较和药物的选择。为了立即控制中度至重度疼痛，可使用氢可酮、吗啡、羟考酮、氢吗啡酮和羟吗啡酮等纯激动剂作为初始短效口服药物。

现有数据证实了当前的推荐，即选择一种强效阿片类药物的控释制剂（更少的药片，更少的给药次数）作为一线疼痛控制，大多数制剂在疗效和副作用方面几乎没有差异；吗啡的成本最低。个人反应可能不同，需要定期评估、尝试和错误调整。

辅助药物

术语"辅助性镇痛剂"是指最初为其他适应证而开发的药理制剂，但已证明具有镇痛作用。此类药物可用于补充前面讨论的镇痛药，单独使用时可能有效（表 90-2）。

三环类抗抑郁药（见第 227 章）。这些抗抑郁药物对神经性病理性疼痛、并发抑郁症和与持续疼痛相关的睡眠障碍有效。与抗抑郁药效果相比，镇痛效应可能在较低剂量下起效，且发生速度更快。起始剂量的地昔帕明或去甲替林（睡前最低 10 ～ 25 mg）可减轻疼痛，必要时可上调剂量。抗胆碱能副作用和镇静可能会限制滴定量，尤其是老年人。在老年人和心脏病患者使用时应考虑到 QT 间期延长和心律失常的风险（见第 28、29 和 227 章）。

5- 羟色胺和去甲肾上腺素再摄取抑制剂。5- 羟色胺和去甲肾上腺素再摄取抑制剂，如度洛西汀（Cymbalta）和文拉法辛（Effexor），在某些神经病理性疼痛状态以及抑郁症中有效。副作用通常比三环类抗抑郁药少，但其成本更高，疗效也不太确定。

抗惊厥药和局部麻醉药。抗惊厥药是一组机制和作用各异的药物。加巴喷丁（neuronin）和普瑞巴林（Lyrica），以及其他抗惊厥药，如卡马西平（Tegretol）、苯妥英钠（Dilantin）、托吡酯（Topamax）和拉莫三嗪（Lamictal），在缓解神经病理性疼痛方面表现出一定的活性。患者应从低剂量开始滴定。局部麻醉药（如利多卡因）用于局部疼痛或静脉输注用于顽固性或神经性疼痛，可有助于治疗癌症相关疼痛。

糖皮质激素。这些药物可减轻因肿瘤相关炎症或浸润引起的疼痛，尤其是骨痛或肝包膜牵拉引起的疼痛，同时缓解恶心、厌食和疲劳，增强幸福感。糖皮质激素潜在副作用包括高血糖、感染、胃肠道出血和精神状态改变（见第 105 章），需要谨慎使用，尤其是长期使用时应仔细监测。

双膦酸盐和 RANK 配体抑制剂。通过抑制破骨细胞活性，每月一次的双膦酸盐治疗已被证明可以减少某些癌症的骨痛和病理性骨折的发生率。抑制 RANK 配体结合的药物，如地舒单抗，对某些恶性肿瘤的疗效可能比双膦酸盐更高，受肾功能不全的影响更小，但成本较高。

非药物措施：生理和心理模式

这些干预措施是多方面缓解疼痛的重要组成部分。此类干预措施应仅作为适当镇痛方案的补充而非替代。

物理治疗

当与适当的止痛药结合使用时，通过冷敷或热敷、按摩、振动、经皮电刺激或针灸进行皮肤刺激有助于缓解疼痛。这些方法易于使用，相对便宜，并且副作用最低。

心理干预

放松技巧（集中呼吸练习、冥想、音乐治疗）、引导想象、生物反馈和催眠非常有用，特别是对于偶发性疼痛和与特定活动相关的疼痛。这些方法简单易学，让患者能够有控制疼痛的感觉。对治疗方法有效的信念与积极结果密切相关。

心理支持

来自医生和家庭的心理支持的非常重要。基层全科医生的积极参与对成功控制疼痛至关重要。与肿瘤控制和正确使用止痛药一样，表达同理心和信心以及对患者担忧的关注（包括对耐受性和成瘾的担忧），对有效缓解疼痛至关重要（见第 87 章）。

非药物措施：侵入性方法

介入性疼痛治疗

无法通过标准药物治疗或以疾病为导向治疗实现充分疼痛控制的患者以及经历无法忍受的副作用的患者可能是介入性疼痛治疗的适应人群。癌症疼痛的传统侵入性镇痛治疗，包括注射治疗、输液治疗、植入装置和一些神经外科手术。参与执行的专家包括麻醉疼痛专家、神经外科医生和介入放射科医生。目前已制定了一些治疗手段。

硬膜外或鞘内注射。输注阿片类药物和局部麻醉药可用于短期或长期控制顽固性疼痛。操作者的专业知识对于确保正确放置导管和降低并发症（包括呼吸抑制、低血压和感染）至关重要。植入式可编程泵可以将阿片类药物和其他药物输送到受益于神经轴性镇痛药初始治疗的患者的硬膜外间隙。这些装置可经皮重新填充，最适合预后至少 3 个月的患者。对于预后不到 3 个月且疼痛难治的患者，可选择使用经皮硬膜外或鞘内导管连接外部药物泵。

神经阻滞是通过局部麻醉药或神经溶解药来控制与明确的神经结构有关的顽固性疼痛。通过使用短效局部麻醉药可提供有用的诊断和治疗信息，包括确认疼痛的具体来源和预测手术可能的副作用。一旦通过诊断性阻滞确定了合适的部位，则注射乙醇或苯酚等神经溶解药来破坏受累的神经，并提供长期的疼痛缓解。神经溶解阻滞可缓解上腹部器官（腹腔神经丛阻滞）、盆腔器官（下腹神经阻滞）和胸壁（肋间神经阻滞）肿瘤浸润引起的疼痛。成功的神经阻滞和防止周围组织和其他神经受损需要精确的技术。因此，它们通常在透视或 CT 引导下进行。

对于恶性压缩性骨折引起的疼痛，通过经皮的椎体后凸成形术或椎体成形术可能会获益，但需要仔细评估相关风险（见第 164 章）。

由于先进的、放射引导的麻醉阻滞技术的发展，神经外科手术用于疼痛控制的情况较少。

癌症幸存者的慢性疼痛。随着肿瘤治疗的最新进展，越来越多的人能够长期伴癌生存。慢性疼痛在癌症幸存者中很常见，需要持续评估和管理。癌症幸存者的新发疼痛可能代表疾病复发、继发恶性肿瘤和晚期治疗副作用，需要及时评估。

转诊和入院的适应证

癌症疼痛的成功治疗需要团队合作。基层全科医生在制订和执行有效的镇痛方案以及监测患者恶性肿瘤疼痛并发症方面发挥着重要作用。当出现相关并发症时，需要立即咨询肿瘤学家、放疗师或外科医生，评估是否需要进一步的全身治疗或其他局部治疗。当出现顽固性疼痛但没有明确证据或局部相邻病变时，可以咨询疼痛或姑息治疗专家。新发疼痛提示脊髓受压的患者需要紧急入院和会诊。

患者和家庭教育

当患者知道可以获得额外治疗缓解疼痛时，他们能更好地耐受目前情况。患者教育时应考虑到文化或语言障碍导致的治疗不足，这一现象在少数民族癌症患者中更为常见。为了避免治疗不足，所有家庭和医疗团队成员都需要了解患者的镇痛需求和治疗策略。应审查药物耐受性和身体依赖性问题，并讨论其意义。必须监测阿片类药物的异常使用或滥用情况。考虑到一系列有效的治疗方法，很少有患者需要忍受致残性疼痛。许多患者在积极参与治疗过程中表现最好。患者在疼痛缓解计划的设计、实施和监测中提供帮助，可以获得相当大的心理益处并提高依从性。有效的疼痛控制对于维持良好的生活质量至关重要，也是癌症患者最基本的要求之一。

建议 [5-6,14]

- 仔细评估每一个疼痛主诉。患者可能同时存在多种来源和机制引起的多发性疼痛。
- 尝试诊断每种潜在病因，因为特定原因对特定治疗效果最好。特别要警惕骨痛、神经病理性疼痛和脊髓压迫。
- 治疗因不适导致的担忧。心理支持显著提高疼痛的有效控制。
- 使用逐步止痛方法，同时认识到镇痛治疗必须个体化：
  - 对于轻度至中度疼痛，从对乙酰氨基酚、阿司匹林或 NSAID 开始。
- 当疼痛持续或加剧时，可添加低剂量阿片类药物。
- 对于中度至重度疼痛，滴定阿片类药物以实现疼痛控制。
- 当神经病理性疼痛或骨痛治疗有问题或由于止痛药的副作用限制疗效时，及时添加辅助药物。
- 通过 24 h 不间断的服药治疗慢性癌症疼痛，并根据需要补充（“抢救”）剂量以缓解突破性疼痛。

- 通过快速确定必要的阿片类药物剂量开始阿片类药物治疗。通过使用短效制剂进行滴定，将每个剂量增加 25% ～ 50%，直到达到令人满意的疼痛控制。一旦确定了有效剂量，考虑用长效制剂来控制持续性疼痛，同时使用短效抢救剂量。
- 使用 24 h 阿片总剂量 5% ～ 15% 的短效阿片治疗突破性疼痛，并根据需要每 2 ～ 4 h 给药一次。
- 使用最简单的给药途径、最方便的剂量方案和最小侵入性疼痛管理措施。首选口服疗法。
- 解决关于成瘾的常见误解，以尽量减少剂量不足。
- 使用阿片类药物风险缓解策略解决误用、滥用和转移问题
- 考虑添加简单的非药理学方式，如热敷或冷敷、按摩、放松或引导想象，可以适当补充镇痛疗法。
- 如果对一种阿片类药物耐受使止痛变得困难，考虑切换到另一种阿片类药物。
- 在不同的阿片类药物和途径之间切换时使用等效剂量。
- 为了帮助控制严重的神经病理性或骨痛，考虑辅助药物（例如三环类抗抑郁药或抗惊厥药用于神经病理性疼痛、NSAID 或双膦酸盐用于骨痛）。
- 除非有禁忌证，否则一定要在服用阿片类药物的同时服用通便药以防止便秘。
- 对于严重局限性疾病引起的疼痛，应考虑肿瘤特异性治疗（如放疗、手术、化疗）。
- 经常定期重新评估疼痛，尤其是在疼痛恶化和药物改变后。
- 当疼痛对治疗没有反应时，重新评估心理社会因素的作用，考虑介入疼痛治疗是否获益，并寻求疼痛或姑息治疗专家的帮助。

（薛 倩 翻译，曾 辉 肖卫忠 审校）

第 2 部分：姑息治疗

ERIC L.KRAKAUER、MIHIR M.KAMDAR 和 LINDA A.KING

姑息治疗侧重于痛苦感受，而不是特定的疾病或器官。它试图通过预防和减轻慢性病或威胁生命的疾病患者的痛苦，提高患者的生活质量。主要包括症状缓解、信息共享、提前制订护理计划、心理社会和精神支持以及协调照护。姑息治疗的实施和提供属于照顾慢性病或终末期疾病患者的基层全科医生的职责范围。它可以在急诊医院、专业护理机构、临终关怀医院或家庭中提供。姑息治疗和社区临终关怀组织的专家可以帮助提供这种服务。

姑息治疗原则 [1–11]

姑息治疗什么时候开始?

姑息治疗和疾病改良治疗并不排斥。例如，在肿瘤学中，当特定的姑息治疗措施被纳入标准癌症治疗时，结果会显著改善。研究发现，抑郁症减少，生活质量提高，对临终关怀需求减少，生存期延长。姑息治疗通常从慢性、危及生命的疾病诊断时起就有获益，特别是疾病在诊断时处于晚期。随着疾病的进展，对姑息治疗的需求通常会增加。

过渡为舒缓医疗

尽管对舒适的关注应该是所有患者护理计划的一部分，包括那些接受改善疾病或维持生命治疗的患者，许多患者达到了他们希望护理的主要目标转向舒适和实现最佳生活质量的地步。帮助患者或代理人确定这种转变的时间通常需要①评估他们对诊断和预后的理解，②和缓地纠正任何误解，

③讨论每个治疗计划的潜在获益和负担，以及④了解患者的价值观。在这些讨论中，以前执行的维持生命治疗医嘱（physician orders for life sustaining treatment，POLST）或预先指示（如生前遗嘱、医疗角色代理人或医疗保健的持久授权书）可能会发挥作用。应考虑到可能阻碍患者参与有关护理目标的共同决策的因素，如谵妄、痴呆或拒绝。当患者理解医疗信息的能力受到质疑时，精神科咨询可能有用。应努力识别并尊重可能影响患者决策的文化和家庭因素。

不放弃

当护理目标从治疗或生命支持转向舒适时，重要的是通过言行让患者、代理人和家属放心，他们不会被忽视或抛弃，并提供周到的姑息治疗。放弃改变疾病治疗或维持生命的干预或请求“不要复苏”或“仅舒适措施”命令的决定决不应导致对患者福祉的关注减少。给患者打电话或进行家访可以给予极大的安慰。

平衡

当与患者或代理人商议具体治疗时，重要的是权衡潜在获益与特定负担。如果根据患者的价值观和商定的照护目标，治疗似乎更为繁重而非获益，医生不应提供或建议不使用。

维持或者放弃治疗

对于代理人和家庭来说，放弃已经开始的维持生命的治疗，有时在情感上比拒绝治疗更困难。然而，根据患者的价值观和商定的照护目标，如果患者不想要这些治疗，或者他们对患者的负担超过获益，则不应在道德或法律上区分放弃和拒绝这些治疗。与代理人或家庭共同讨论停止人工营养和补液作用，可能有助于消除普遍的误解，即缺乏营养或水分必然会使人感到不舒服或不人道（分别参见后面关于厌食症和口干的管理部分）。

综合照护

姑息治疗最好由负责任的医生协调团队工作，包括护士、社会工作者、牧师、临终关怀工作者、健康助手和肿瘤学、放射治疗、精神病学、外科学、介入放射学等方面的专家。有必要与团队成员进行定期病例回顾，以确保协调、高质量的照护。尽管患者是照护的重点，但家庭的情感、社会和精神需求也需要关注，无论是为了他们的幸福还是为了患者的健康。患者死亡后，悲痛的家属可能会从丧亲之痛照护中受益。

最大化尊严和控制感

患者可能害怕失去尊严和控制，就像害怕任何身体症状一样。“维护尊严的照护”意味着即使是最虚弱、最依赖、最脆弱的患者也要得到友善和尊重。应制订照护计划，以最大限度地提高患者的个人尊严感，并尽可能给予患者良好的控制感。

双效作用

向患者、代理人、家属和临床医生明确姑息治疗或将治疗目标转变为舒适并不是安乐死或医生协助的自杀，这一点很重要。相反，姑息治疗是标准的、适当的医疗护理，可以与治疗、疾病改善或维持生命的治疗一起提供，并且在这种治疗不再有益或不需要时变得至关重要。当控制患者症状可能需要服用阿片类药物、苯二氮䓬类药物或其他剂量足以引起严重副作用的药物时，明确这一点尤为重要。在这种情况下，双效原则有助于指导提供最佳姑息治疗。

双重效果原则规定，“如果行为①本身不是不道德的；②仅为了实现可能的良好效果而进行，而不打算产生可能的不良效果，即使可以预见；③产生的不良影响不会带来好的效果；并且④是出于相应的严重原因而采取的行为”。例如，患有晚期转移性肺癌和严重顽固性疼痛的患者，即使存在副作用（包括镇静、低血压、呼吸抑制）的风险，也可能服用阿片类药物，直至死亡（给予阿片类药物以缓解疼痛）①本身不是不道德的（给予阿片类药物以缓解疼痛不是不道德的），②仅旨在缓解疼痛和痛苦并确保舒适，③不打算通过可能的副作用（死亡）实现缓解和舒适，以及④是为了减轻垂死患者的剧痛和痛苦。

当绝症患者希望舒适时，治疗的目的应该是使用舒适所需的最小剂量的药物，不多也不少。当预测充分的症状控制可能会无意中加速患者的死亡时，应告知患者或代理人这一点，并确保这在医学上是适当的，在道德上是合法的，并且是富有同情心的。

姑息治疗评估 [1-3,10]

彻底的姑息治疗评估需要全面的病史和体格检查，同时注意尽量减少患者的不适。它不仅应关注患者的医疗问题和身体症状，还应关注所有相关人员的心理社会和精神需求。姑息治疗评估的某些方面需要特别注意，尤其是对症状、功能状态、疾病意识和照护偏好的审查。

症状回顾

姑息治疗评估取代了对全身的标准检查，取而代之的是对症状的评估，旨在探索生命末期痛苦的典型病因。一般应包括疼痛、呼吸急促、恶心、呕吐、便秘、厌食、口干、吞咽困难、失眠、焦虑和抑郁。应根据患者的病情对症状进行进一步检查。

功能状态

应确定患者当前的表现状态以及 2 ～ 4 周前的状态，以此作为评估患者近期总体病程的一种方法。根据东部肿瘤协作组评估量表，分类包括完全活动（0）、限制剧烈活动（1）、步行 / 无法工作（2）、自理受限（3）和卧床或椅子上 / 无法自理（4）。

意识状态和照护偏好

应探讨患者和家属对诊断和预后的理解以及相关的恐惧。应询问患者是否愿意接受所有诊断和预后信息，并做出所有必要的决定。一些患者可能更希望代理人接收这些信息并做出这些决定，或者由医生做出决定。应确定并解决 POLST 或任何预先指令的存在，如生前遗嘱或医疗保健代理表格(持久授权书)。医生需要知道，在决策能力丧失的情况下，患者希望谁作为代理人。

应该探究、讨论和尊重患者的健康相关价值观、希望和偏好。有助于促进讨论的问题包括："如果您知道自己在未来无法正常工作，是否有需要您立即关注的重要任务？""如果时间有限，您的优先事项是什么？""是否有对您特别有意义的即将到来的事件，如孩子出生、婚礼或毕业？"如果可能，在不影响患者的情况下，应探讨选择临终关怀和死亡之家、熟练护理设施、住院临终关怀或医院作为首选地点。

当医生没有考虑到患者的价值观和愿望时，可能会导致照护不理想。当患者或代理人被不适当地要求做出医疗决定时，也会出现这种情况。当他们被提供一系列维持生命的治疗方案供选择，而不是给予知情的建议时，也会出现这种情况。

社会史

社会史应探究社会痛苦的来源，并确定患者和家庭的心理社会支持。它应该包括患者的生活状况、所有直系亲属和亲密朋友的姓名、工作经历、宗教信仰和参与有组织宗教的程度、快乐和自豪感的来源、压力、损失（包括家庭成员的死亡）以及患者和家庭应对损失的历史。

药物

当护理的主要目标转移到舒适性时，应回顾药物清单，以便停止不相关的药物，并服用舒适性的药物。

体格检查

体检应侧重于患者当前和预期症状所提示的区域。应注意尽量减少检查本身的不适。

实验室和影像学检查

随着照护的主要目标向舒适性转移，舒适性不需要的诊断检测应尽量减少，但应给予告知预后或提供舒适性措施的诊断检测。

情感

评估应包括一份主要医疗问题清单、预后判断以及不适的实际和潜在原因清单。当原因不明显时，应进行不适症状的鉴别诊断。

计划

治疗计划应主要根据症状而不是器官系统或疾病进行。症状列表应详尽无遗，并包括预期症状。例如，腹痛、谵妄和急性呼吸窘迫三种实际或潜在症状可能由相同的基础疾病引起，但应对每种症状进行单独处理。应确定首选的照护地点，并针对患者病情的重大变化制订应急计划。应确定心理社会和精神支持（家庭、朋友、社会工作者、神职人员、来访护士、家庭健康助理、临终关怀人员）。如果相关，应解决财务或保险问题。

应制订计划以促进医生与患者的主要护理者、来访护士或临终关怀护士以及参与患者照护的其他医生之间的沟通。

缓解姑息治疗中的主要症状 [3,7,12–22]

呼吸困难

患有严重危及生命的疾病的患者，无论是肿瘤、肺炎还是心脏病，都有可能出现呼吸困难。应根据患者的价值观和商定的照护目标，积极识别和治疗病因。胸片、计算机断层扫描、针对肺炎的抗生素、胸腔穿刺术、临时或留置胸管，以及大面积胸腔积液的胸膜固定术可能适用，也可能不适用。对于终末期充血性心力衰竭，偶尔在家中服用正性肌力药物。肺栓塞的检查很少用于关注舒适度的患者。

在进行了最大限度的适当治疗后，症状仍持续存在时，应考虑使用吗啡等强阿片类药物进行姑息治疗。对于需要持续频繁用药的患者，应将治疗方案改为等镇痛剂量的长效阿片类药物（如吗啡缓释剂），并根据需要为突破性呼吸困难提供短效抢救剂量（见本章第 1 部分）。对于突发、严重或快速进展的呼吸困难（典型的大面积肺栓塞、感染性休克或肿瘤的肺内淋巴管扩散），通常需要皮下或静脉输注吗啡。即使在家里，连续皮下或静脉输注也可以通过小型输注装置进行，并滴定至舒适程度。起始剂量取决于阿片类药物的先前剂量和症状的严重程度。当从口服吗啡改为肠外给药时，每日肠外总剂量应等于每日口服总剂量的 1/3。当以舒适为主要目标的绝症患者经历严重呼吸窘迫时，可能需要给予多种抢救药物。呼吸困难常与焦虑有关。吗啡本身可以提供缓解。此外，如果呼吸困难缓解后焦虑持续存在，苯二氮䓬类可能是有用的辅助药物。

对于引起窒息、咳嗽或呼吸窘迫的呼吸道分泌物，可以通过雾化、口服或肠外使用抗胆碱药治疗，如东莨菪碱透皮贴剂或格隆溴铵。后者对于有谵妄风险的患者来说是一个更好的选择，因为它不会透过血脑屏障。使用抗胆碱能治疗可能引起黏稠的脓性痰浓缩，导致黏液堵塞，最好使用黏液溶解剂，如愈创木酚甘油醚或 N- 乙酰半胱氨酸。在终末期之前停止人工营养和补液的患者，分泌物通常减少或消失。一些患者通过风扇吹在脸上的冷风获得缓解。氧气在缓解呼吸困难方面不如阿片类药物有效，当舒适是照护的唯一目标时，很少需要氧气。

厌食和恶心

厌食症可能是任何原因导致慢性恶心的后果。在无恶心时，它也会与恶性肿瘤、慢性感染（如艾滋病毒 / 艾滋病或肺结核）、终末期充血性心力衰竭或肝硬化以及抑郁症相关。如果合适，应解决可治疗的根本原因。一些患者应用增强食欲的药物包括醋酸甲地孕酮（Megace）、地塞米松或屈大麻酚。通过鼻胃管、胃切除术、空肠造口管或肠外营养进行的人工营养通常不适用于唯一照护目标是舒适的患者。这些干预措施会延长死亡过程、增加呼吸道分泌物、恶化胸腔积液或腹水，带来的负担大于获益。

异常的恶心和呕吐非常令人不安。昂丹司琼是处方药。奥氮平已被证明在昂丹司琼不足以预防化疗引起的恶心呕吐时有效。

口干

口干症是临终患者的常见症状，可能由脱水、张口呼吸、阿片类药物或抗胆碱药引起，也可能是头颈部手术或放射治疗后引起的。如果患者愿意，他们可以啜饮或吃冰片。在严重情况下，或当患者无法啜饮液体时，应根据需要，每 4 h 使用一次唾液替代品（有几种商用品牌）。可以一天 3 次在嘴唇上涂抹凡士林。患者和家人担心停止人工补水而引起脱水不适，应告知口干通常是唯一不舒服的症状，仔细的口腔护理可以有效地预防口干。

鹅口疮

在因癌症、癌症治疗、艾滋病或使用糖皮质激素等免疫抑制药物而引起免疫抑制的患者中，常见口咽和食道念珠菌感染。可使用氟康唑、制霉菌素局部治疗（500 000 单位，每 6 h 漱口吞咽一次）或克霉唑治疗 HIV 阳性和 HIV 阴性患者的口咽疾病。对于复发性感染，应每日使用氟康唑进行慢性预防。

便秘

作为极为常见的症状可导致晚期患者的严重痛苦，患者经常不动、脱水，并服用阿片类等导致便秘的药物。阿片类药物治疗应始终联合肠道治疗，以预防或减少便秘。在大多数情况下，与渗透性泻药或大便软化剂相比，刺激性泻药作为单一药剂更可取。不应使用溶剂型泻药。建议患者至少每 2 ~ 3 天排便一次。

肠梗阻引起的腹痛和呕吐

引起腹痛或呕吐的肠梗阻通常可以在不经鼻胃管减压的情况下进行治疗，即使梗阻位于近端。地塞米松有止吐作用，可能有助于从将完全肠梗阻转为不完全肠梗阻。奥曲肽能显著减少胃肠道分泌物和胆汁性呕吐，存在每月一次的累积剂量，长期使用会导致胆汁淤积和胆结石。静脉注射吗啡或抗胆碱药，如东莨菪碱或吡咯烷酸甘酯，可以缓解与梗阻相关的痉挛性腹痛。如果呕吐难以控制，可能需要鼻胃管减压。如果梗阻持续存在且患者预计生存期超过 1 周，可以考虑使用排气胃造口管进行永久性减压。

谵妄和躁动

临终患者谵妄和躁动的多种原因包括药物副作用、代谢紊乱（如电解质异常、尿毒症、肝衰竭）、疼痛、感染和中枢神经系统疾病。如果与商定的照护目标相符，则应解决根本原因。常见的药物有苯二氮䓬类、阿片类、抗组胺药和抗胆碱药。

当一种阿片类药物被认为是引起谵妄和躁动的药物时，可以尝试另一种阿片类药物。由于阿片类药物的交叉耐药不完全，使用 2/3 等剂量的替代药物通常足以缓解疼痛。对于肾衰竭患者，氢吗啡酮，尤其是芬太尼更优于吗啡，因为累积的活性吗啡代谢物可导致或加剧谵妄。如果可能的话，老年患者或衰弱患者应避免使用苯二氮䓬类药物，因为会导致谵妄和反常的躁动。

尽管经常使用药物治疗，但支持使用药物治疗的证据有限。随机对照研究发现，非药物措施比抗精神病药物效果更好。预防是最好的管理方法。在采用药物治疗之前，应实施基本的非药物措施，包括确保充足的睡眠、活动（如果可能）和补液，以时间、日期和地点为导向，以及优化视觉和听觉。人们发现，鼓励回忆是刺激记忆和方向的好方法。

如果行为治疗不足，患者安全存在问题，可以考虑抗精神病药物治疗。氟哌啶醇或奥氮平等第二代抗精神病药物有助于促进睡眠，缓解失眠和躁动。因为氟哌啶醇和较小剂量的奥氮平可以延长校正 QT 间期（QTc），导致室性心动过速，对于非立即死亡的患者，在开始服用抗精神病药物之前和之后检查 QTc 间期，以及保持血清钾大于 4 mg/dl 和血清镁大于 2 mg/dl；如果 QTc ≥ 500 ms，则应停止使用抗精神病药物。

抑郁

为了快速治疗预后短的抑郁症患者，可选择右安非他明或哌甲酯等抗精神病药物（见第 227 章）。焦虑和躁动是禁忌证和可能的副作用（见第 226 章）。

镇静

镇静是阿片类药物和其他常用于姑息治疗药物的常见副作用。如“抑郁症”一节所述，可以用右旋安非他明或哌甲酯治疗。莫达非尼是一种效力较低的替代品。

乏力

乏力在患者中普遍存在。与疾病本身，癌症化疗或放疗等治疗，或感染和贫血等其他原因相关。考虑到商定的照护目标，可在适当情况下检查和治疗潜在原因。可采用中枢神经兴奋剂（如哌甲酯）或类固醇（如地塞米松）对治疗乏力症状，见“抑郁”和“厌食”部分所述。

肌阵挛

肌阵挛是阿片类镇痛药常见的神经毒性副作用，尤其是大剂量给药时。它的表现具有特异性，可以转化为替代阿片类药物来解决。由于不完全交叉耐药，通常使用 2/3 等剂量的替代药物可以维持足够的镇痛。轻度肌痉挛可能不会引起不适。如果肌阵挛严重或明显不适，且不能通过改用阿片类药物来控制，则开始服用劳拉西泮或地西泮。

出血

突发性大出血会使患者及其家人非常痛苦。然而，如果基层全科医生为一些积极性很高的患者及其家人做好了适当的准备，并且提供了足够的家庭临终关怀或护理以确保舒适，那么患者在出血期间可能会居家处理。如果可能发生大出血，医生应了解患者是否愿意居家，以及家属是否愿意采取一切必要措施将患者留在家中。医生应再次确认护理的目标是舒适，不进行复苏，不给予输血治疗。医生还应确定临终关怀护士 24 h 都有空，能够在不到 1 h 内到达家中。应与主管护士一起制订和回顾诊疗方案，然后向患者和家属解释可能发生的情况、患者可能的感受以及将采取哪些措施确保舒适。

当出血发生时，以下简单的步骤是合适的。首先，患者和家属应保持冷静，确保情况能够得到处理。现场的护士或其他临床医生应遮盖血液或黑便，最好是用深色毛巾，并经常更换。强效的阿片类药物（如吗啡）和（或）苯二氮䓬类药物（如劳拉西泮）应静脉注射或皮下注射以使患者平静。应开始持续静脉或皮下注射阿片类药物。如果出血持续，可能会出现其他症状，如呼吸急促、心脏缺血引起的胸痛、头晕和焦虑。应给予阿片类药物的抢救剂量（静脉或皮下剂量），有时还应给予苯二氮䓬，以迅速控制这些症状。

其他症状

疼痛

见本章第 1 部分。

腹水

见第 71、91 和 92 章。

打嗝

见第 221 章。

恶心和呕吐

见第 59 和 91 章。

吞咽困难和吞咽痛

见第 60 章。

失眠症

见第 232 章。

癫痫发作

见第 170 章。

压疮

见第 197 章。

瘙痒

见第 178 章。

终末期疼痛

见“呼吸困难”部分。

临终关怀入院指征及获取其他社区资源 [1,6,21,23-24]

入院指征

在大多数情况下，住院是可以避免的，尤其是当患者和家属接受了关于姑息治疗目标的教育并感到舒适时。然而，在某些情况下，有必要让患者住院，以保护患者免受临终痛苦。例如，患有严重或难治性疼痛、明显呼吸困难、出血或癫痫的患者可能在家中不易获得的治疗，以及在无法提供足够的家庭护理或者家庭成员不知所措等其他情况下。濒临死亡的患者可以入院接受临终关怀。其他患者住院期间仅控制症状，并在熟练的护理机构、患者收容所或家中安排适当的临终关怀。

临终关怀和家庭临终关怀服务

临终关怀服务可以在住院患者、熟练的护理机构以及通过家庭临终关怀组织在患者家中由临终关怀组织提供。基层全科医生可以选择在所有情况下继续负责患者的照护。大多数临终关怀机构只有在患者及其家人意识到疾病晚期诊断和预后，并接受以关注舒适度而非延长生存期的护理为目标时，才会接受患者。重要的是，患者和家属必须了解，随着护理从延长生存期过渡到提高生活质量和减轻痛苦，大多数患者将不再需要住院治疗。

心理社会和精神支持

情感和精神上的支持和咨询对于临终的患者及其亲人来说极其重要。所有经认可的临终关怀组织都有一名社会工作者、牧师和志愿者。他们可以帮助寻找死亡过程中的意义、宗教和精神问题、预期的悲伤、生活回顾、遗产准备和财务问题。

丧葬支持

临终关怀还为失去亲人的家庭成员提供某种形式的支持。医生写一封吊唁信，并表示愿意通过电话回答任何悬而未决的问题，会非常令人欣慰。医生也可以打电话给家属提供支持，回答问题，并评估是否需要转诊进行正式的丧亲咨询。

请求协助自杀[25]

在绝大多数情况下，及时实施上文所述的全面护理，包括强有力的舒缓措施，可以避免癌症患者突然要求协助自杀的痛苦。美国医师学会（ACP）意识到可能引发此类请求的极端情况，并对仁慈关怀照护的需要表示同情，因此发布了以下立场声明和建议：

"APC 承担了改善垂死患者及其家属照护的专业责任。ACP 不支持医生协助自杀的合法化，这种做法会引起伦理、临床和其他问题。ACP 及其成员，包括那些可能合法参与实践的成员，应确保所有患者都可以依靠高质量的护理直到生命的尽头，尽可能预防或减轻痛苦，并致力于维护人类尊严以及疼痛和其他症状的管理，以及对家庭的支持。医生和患者必须继续共同寻找答案，以应对死前患有严重疾病所带来的挑战。"

总结和建议

- 疾病改善的治疗和姑息治疗之间没有明确界限，从诊断出慢性危及生命的疾病时起，姑息治疗就可以带来益处，并且有时还能带来生存方面的好处。
- 诊断危及生命的晚期疾病，应告知患者及其家属，如果需要可以提供以舒适为重点的姑息治疗，作为激进的、维持生命的治疗的替代。
- 应根据患者的价值观和商定的照护目标权衡所有诊断和治疗措施的益处和负担，医生应建议不使用难以承受的措施。
- 根据患者的价值观，通常不会在撤回和拒绝治疗之间做出伦理或法律上的区别。
- 人工营养和补液等干预措施，可以提供或不提供，应根据基于患者价值观的获益与负担比例。
- 即使存在非预期但可预见的副作用，包括加速死亡的风险，也可能提供仅旨在缓解以舒适为目标的绝症患者严重难治性症状的治疗。
- 应彻底探索身体和心理社会痛苦的来源，以及患者对诊断和预后的认识以及医疗保健相关价值观、希望和恐惧。
- 当原因不明时，应记录对不适症状的鉴别诊断，并根据商定的护理目标对根本原因进行最大限度的治疗。
- 医生应预测可能的临终痛苦来源，并提前制订预防策略。
- 呼吸困难：用强效阿片类药物治疗，如吗啡，口服、舌下、静脉注射或皮下注射：
- 对于轻度症状：吗啡 5 ～ 10 mg 口服（PO）或根据需要每 4 h 舌下含服（如果症状持续，则 24 h 给药）；剂量可向上滴定（例如，至 15 mg、20 mg、30 mg）以达到预期效果。
- 对于持续性呼吸困难：在等镇痛剂量下改为长效阿片类药物（例如吗啡缓释剂），并根据需要提供短效抢救剂量，用于突破性呼吸困难（见本章第 1 部分）。
- 对于突发性呼吸困难，严重或进展迅速的呼吸困难：根据需要经常使用 SC 或 IV 吗啡；当从口服吗啡改为肠外吗啡时，每日肠外总剂量应等于每日口服总剂量的 1/3；对于未接受阿片类药物治疗的患者，开始 0.5 ～ 2 mg/h 的输液。对于突破性呼吸困难，每 20 min 可给予总 24 h 剂量的 5% ～ 10% 的抢救剂量。如果在任何 2 h 内需要一个以上的抢救剂量，则输液量可增加 25% ～ 33%，并重新计算抢救剂量。
- 对于呼吸困难加重的晚期患者：给予多次抢

救剂量；如果初始抢救剂量不足，则将抢救剂量增加 50% ~ 100%。如果焦虑是与吗啡无关的反应，则添加苯二氮䓬类药物。

- 呼吸道分泌物：东莨菪碱（经皮贴剂至少 1 mg/d）或吡咯烷酸甘酯雾化吸入（每 6 ~ 8 h 0.8 mg）、口服（每 8 h 1 ~ 2 mg）或肠外注射（每 6 ~ 8 h 0.1 ~ 0.2 mg IV 或 SC）
- 厌食症：考虑食欲增强剂。例如，醋酸甲地孕酮（Megace；每天 160 ~ 800 mg PO）、皮质类固醇（例如，每天早晨 4 ~ 20 mg PO 地塞米松）或屈大麻酚（Marinol；每天 2 次饭前服用 2.5 ~ 5 mg PO）。
- 便秘：开始服用番泻叶（每天 1 次或 2 次，每次 2 片 30 mg PO；大便松弛时根据需要服用）或比沙可啶（每天一次，每次 10 mg PO 或 PR）；阿片类药物引起更严重的便秘时，甲基纳曲酮隔日一次 8 mg SC（体重 38 ~ 61 kg），隔日一次 12 mg SC（体重 62 ~ 114 kg），或隔日一次 0.15 mg/kg SC（体重＜ 38 kg 或＞ 114 kg）。
- 口干症应 24 h 使用唾液替代品治疗，尤其是脱水患者。
- 口咽鹅口疮：在 HIV 阳性和 HIV 阴性患者中，氟康唑 200 mg PO 或 IV 作为负荷剂量，然后每天 100 ~ 200 mg PO 或 IV，持续 7 ~ 14 天。用制霉菌素（500 000 单位，每 6 h 漱口吞咽一次）或克霉唑（10mg 片剂，每天 5 次）局部治疗 14 天，效果较差，依从性更困难；对于复发性感染，可采用氟康唑 100mg PO 或每日静脉注射进行慢性预防。
- 抑郁症：右旋安非他明或哌甲酯（每天早上 2.5 ~ 5 mg PO，每天上午 8 点和中午 2 次向上滴定至所需效果，最大 30 mg PO）（见第 227 章）。
- 谵妄：氟哌啶醇（0.5 ~ 2 mg IV，SC，或在睡前 PO，或每天计划或根据需要服用 2 ~ 3 次）或新型抗精神病药物，如奥氮平（睡前服用 2.5 ~ 5 mg PO 或 SL，或每天 2 次，按计划或根据需要服用）。
- 阿片类药物引起的肌阵挛：如果严重或明显不适，且不能通过改用替代阿片类药物、劳拉西泮（每 6 ~ 8 h 服用 0.25 ~ 0.5 mg，PO 或静脉注射一次）或地西泮（每 8 ~ 12 小时开始服用 2 ~ 5 mg，PO 或静脉注射）来控制。
- 腹痛和呕吐：代替放置鼻胃管，地塞米松（每天早晨静脉注射 16 mg）或奥曲肽（每 8 h 静脉注射 200 mg SC 或 IV，或静脉滴注 25 ~ 50 mg/h）；每月可提供一次基础剂量。静脉注射吗啡或抗胆碱药（如东莨菪碱或格隆溴铵）可缓解与梗阻相关的痉挛性腹痛。
- 在医生指导下，住院和门诊临终关怀服务可帮助患者管理症状和心理社会问题。临终关怀团队包括护士、社会工作者、牧师、健康助手和志愿者。
- 临终患者有时应入院，以控制难治性症状。

（薛　倩 翻译，曾　辉　肖卫忠 审校）

第 91 章

癌症和癌症治疗引起的胃肠道症状的管理

JEFFREY WILLIAM CLARK

癌症和癌症治疗过程中伴随的胃肠道症状是患者最难以忍受的症状之一，通常会影响患者的营养状况和生活质量。引起胃肠道症状的原因可能来自原发灶、转移灶、治疗的副作用或代谢紊乱。成功的初级护理需关注癌症患者的厌食、恶心、呕吐、体重减轻、腹痛、腹水、腹泻、便秘和相关的胃肠道问题，这些症状通常会严重影响患者的生活质量。

恶心和呕吐[1-5]

癌症治疗是恶性肿瘤患者恶心和呕吐的主要原因。恶心和呕吐的预防和治疗非常重要，不仅是为了让患者感到舒适，而且能够确保患者进行完整的治疗。呕吐的表现可能发生在治疗前（预期性呕吐），或治疗不久后（急性呕吐），或在癌症治疗后一段时间（迟发性呕吐）。尽管对该方案或药物已经进行了标准的抗呕吐治疗，但仍可能发生（突破性呕吐）或持续存在（难治性呕吐）。

病理生理学和临床表现

癌症治疗引起的恶心和呕吐包括外周和中枢途径。外周途径涉及对胃黏膜快速分裂细胞的急性损伤。

癌症化疗药物产生的细胞损伤和伴随的炎症导致 5- 羟色胺及其他细胞因子从胃肠嗜铬细胞释放到胃腔中，随后激活肠壁和脑干呕吐中心的 5- 羟色胺 S3 受体和其他受体。当化疗药物直接刺激化学感受器时，也会刺激呕吐中枢。化学感受器和呕吐中枢均位于延髓。

已经发现了许多影响呕吐的中枢受体，包括对多巴胺、大麻素、苯二氮䓬类、胆碱能化合物、内啡肽、5- 羟色胺和 P 物质 / 神经激肽 -1 有反应的受体。由于大多数治疗恶心的药物都是通过竞争性抑制致吐化合物来发挥作用（苯二氮䓬类和大麻素除外，它们会增强受体功能），因此应该在化疗前给予这些药物是很重要的。

大多数治疗产生的急性、自限性的呕吐持续时间只有几个小时。然而，这种体验可能会使患者感到非常不适、筋疲力尽，并会使患者感到沮丧。治疗后 1 ～ 5 天可能发生的延迟呕吐最常见于顺铂治疗，这是由于活性药物代谢物的持续存在以及胃炎的发展。虽然通常不如急性恶心和呕吐严重，但也会使患者感到不适，并且影响营养摄入。预期性呕吐是一种心因性行为现象，源于严重呕吐与癌症治疗的关联。仅仅是预期化疗就有可能会引起恶心和呕吐。难治性呕吐往往提示存在癌症或癌症治疗的代谢或解剖学并发症（见下文）。

止吐药物

5– 羟色胺 S3 受体阻滞剂

5- 羟色胺 S3 受体阻滞剂（5-HT3 拮抗剂）（昂丹司琼是最常用的，但有多种药物可供选择）已证明可有效预防化疗引起的急性和延迟性恶心呕吐。单独使用该药物时，约 40% ～ 50% 的患者可完全预防急性恶心和呕吐；70% 以上患者没有呕吐，但有恶心。当它们与糖皮质激素治疗方案（例如地塞米松）联合使用时，对于呕吐的预防效果可以高达 90%，对于恶心和呕吐的预防效果提高到 70%。第一代 5- 羟色胺阻滞剂（昂丹司琼、格拉司琼、多拉司琼）的疗效和副作用有些相似，包括便秘、头痛（偶尔严重）、轻度头晕和一过性延长心电图间期，除非与其他可延长 PR 或 QRS 间期的药物联合使用，这些症状通常在临床上不显著（尽管使用多拉司琼时必须采取预防措施确保电解质得到纠正）。

这些药物可以静脉注射或口服。昂丹司琼是最常用的口服制剂［化疗前口服 1 ～ 4 次 8 mg（或酌情给予静脉等效剂量），然后根据需要每 8 h 重复给予 8 mg］。第二代药物帕洛诺司琼似乎不会延长心电图间期，疗效更强，半衰期更长，因此比第一代药物更有效。因此，在应用高度致吐的化疗药物之前，帕洛诺司琼的使用越来越普遍，通常是静脉注射。随着具有不同特性的新型 5-HT3 拮抗剂的引入，在决定特定情况下是否使用一种或另一种药物时，应慎重考虑这些药物的特性以及潜在价值。

糖皮质激素

糖皮质激素可以有效预防延迟性恶心和呕吐（可能通过多种机制在中枢和外周发挥作用，具有抗炎作用）。在病例对照试验中，糖皮质激素在预防急性呕吐的效果优于吩噻嗪，并且与 5-HT3 拮抗剂联合使用效果更好。糖皮质激素也不具有大多数其他抗恶心药物（5-HT3 和 P/NK1 受体拮抗剂除外）的镇静作用。但是，糖皮质激素会使血糖水平升高，引起焦虑或睡眠障碍，并抑制免疫功能以及许多其他副作用，这可能是有问题的。因此，它们通常在化疗期间短期使用，以最大限度地减少潜在的长期副作用，在这些副作用可能与临床更相关的某些患者中应谨慎使用。

甲氧氯普胺

甲氧氯普胺可阻断多巴胺能（D2）和 5-HT 受体，这是其止吐作用及其副作用的原因。在化疗前给予高剂量胃肠外给药，它也可以抑制呕吐，但效果远不如 5-HT 受体阻滞剂。甲氧氯普胺通常低剂量使用，并且常与其他药物联合使用，用来为了预防延迟性呕吐。甲氧氯普胺可以通过阻断多巴胺能受体，从而促进胃排空和胃食管括约肌闭合，但也可能导致部分患者出现肌张力障碍和老年患者精神错乱。甲氧氯普胺通常是口服给药，但也可以静脉给药。

吩噻嗪类

吩噻嗪类药物，如丙氯拉嗪（康帕嗪），已被广泛用于治疗与其他疾病相关的轻度恶心和呕吐，但如果单独使用，化疗中止吐效果较差。然而，当与其他止吐药联合使用时，可以更有助于预防和治疗恶心。与甲氧氯普胺类似，吩噻嗪在中枢作用是通过阻断化学感受器触发区的 5-HT 和多巴胺受体。它们可以起到镇静作用。吩噻嗪类有口服、栓剂和注射形式。吩噻嗪类药物通常是其他止吐药（通常是昂丹司琼）的辅助药物，但也可以单独用于化疗药物导致的轻度恶心呕吐。除了镇静作用外，吩噻嗪主要的副作用是锥体外系症状，这种症状最有可能在日剂量高时发生（日剂量不应超过 40 mg）。一旦出现需要停止治疗。

氟哌啶醇是一种非吩噻嗪的主要镇静剂，在止吐和锥体外系作用方面与丙氯拉嗪相似。它能阻断多巴胺能受体。副作用与甲氧氯普胺相似。因为副作用增加的风险很大，甲氧氯普胺、吩噻嗪类和氟哌啶醇不应联合使用。

P 物质阻滞剂 / 神经激肽 –1 受体拮抗剂（例如，阿瑞匹坦、罗拉匹坦）

在呕吐中枢 P/NK1 受体的发现，已导致阻断此类受体并抑制 P/NK1 介导的作用的药物的发展。P/NK1 阻滞剂（例如，阿瑞匹坦、罗拉匹坦）与 5-HT3 阻滞剂和地塞米松联用具有显著的受益，尤其是在预防高致吐方案的延迟呕吐方面，例如含有高剂量顺铂或多种中等引起恶心的药物组合的方案中。

阿瑞匹坦是最常用的口服药物，在化疗开始之日开始口服给药 3 天，或者在化疗给药前以单剂量静脉内给药的形式静脉给药（福沙匹坦二葡胺）。罗拉匹坦的半衰期比阿瑞匹坦稍长，也被批准用于化疗相关恶心呕吐的治疗。

苯二氮䓬类

苯二氮䓬类药物可增强中枢抑制性神经递质 Y- 氨基丁酸的活性，并可增强其他药物的止吐作用。它们还会引起轻度健忘症。劳拉西泮等短效制剂通常在化疗前给予，然后持续给予。苯二氮䓬类也最好用于联合治疗。

舌下、口服或静脉注射劳拉西泮或口服阿普唑仑以及行为脱敏治疗可以用于治疗预期化疗时发生的心因性呕吐；然而应着重强调的是，最好的治疗方法是在化疗开始时预防呕吐。

大麻素和大麻

大麻素和大麻具有抗恶心和刺激食欲的作用。纯化的四氢大麻酚（屈大麻酚）可与其他药物联合使用，以预防或减少恶心或呕吐。副作用包括嗜睡和精神错乱（通常是轻微的，但可能会令人困扰，尤其是在老年患者中）。随着多个州对医用大麻的批准，越来越多的患者使用它来预防或治疗恶心。然而，仍然有必要进行临床试验，以确定医用大麻在治疗癌症患者恶心或厌食症中的确切作用。

抗精神病药或抗抑郁药

奥氮平是一种抗精神病药物，可抑制多巴胺 D2 和血清素 5- 羟色胺（5-H2）受体，并在安慰剂对照试验中证明对这急性和迟发性呕吐均有效。它可以作为一种口服辅助剂（10 mg，每天一次）用于无法通过上述药物和方法控制的恶心和呕吐的标准治疗方案。在随机对照试验中，其使用显著改善了恶心的预防和完全缓解率；在第 2 天注意到一些增加的镇静作用，大约 5% 的使用者被认为是严重的。

抗胆碱药

东莨菪碱（东莨菪碱）用作透皮贴剂，每 72 h

使用一次，对化疗有一定的抗恶心作用。尽管不如其他一些药物有效，因此仅适用于上述措施不能控制恶心的情况，它有时可以帮助缓解难以治疗的持续恶心病例。

难治性呕吐的治疗

幸运的是，随着长效 5-HT3 拮抗剂和 P 物质 / NK1 受体拮抗剂的开发，化疗引起的难治性呕吐已变得明显不常见。然而，当患者出现难治性呕吐时，需要考虑一些可治疗的原因。持续呕吐可能是肠梗阻或严重肠梗阻的表现，可短期内应用胃肠减压进行治疗。如果存在肠梗阻，长期控制可能需要额外的干预措施，例如肠内支架植入、尽可能手术切除肿瘤、搭桥手术或放置排气 G 管。高钙血症和低钾血症可能是难治性呕吐的原因和后果；监测和纠正电解质失衡有助于减轻伴随的厌食、恶心和呕吐。

综合预防方案的设计

止吐治疗的最佳目标是防止与癌症治疗相关的恶心和呕吐。这消除了人们对接受治疗的恐惧，并防止任何行为引发的呕吐。为了制订有效的预防方案，医生必须熟悉各种化疗药物及其导致呕吐的程度（表 91-1）以及可用止吐药物的机制和协同作用（表 91-2）。联合治疗方案利用通过施用具有不同作用方式和不同潜在副作用的有效药物所提供的协同作用来治疗呕吐。应用联合治疗的方法可降低单个药剂的剂量，并因此减少药物的副作用。例如，要治疗具有预期性、急性和延迟性呕吐形式的患者，有效的方案可能包括苯二氮草类药物（劳拉西泮）、5- 羟色胺受体阻滞剂（如昂丹司琼）和皮质类固醇（地塞米松）。对于高度致吐的化疗药物，可使用长效 5-HT3 拮抗剂（帕洛诺司琼），并加用神经激肽 -1 受体拮抗剂阿瑞匹坦（或罗拉匹坦）。鼓励在化疗前摄入少量清淡食物，因为它可以最大限度地减少空腹干呕及其引起的肌肉痉挛和疼痛。

表 91-1 化疗药物及其导致呕吐的程度

非常高

顺铂、环磷酰胺（高剂量）、联合用药（例如，氟尿嘧啶、伊立替康、奥沙利铂、亚叶酸；蒽环类 + 环磷酰胺）

高

蒽环类药物（多柔比星、柔红霉素、表柔比星、伊达比星）、卡铂、环磷酰胺（较低剂量）、阿糖胞苷、伊立替康、奥沙利铂、替莫唑胺

中等

西妥昔单抗、多西他赛、依托泊苷、氟尿嘧啶、吉西他滨、甲氨蝶呤、白蛋白结合型紫杉醇、紫杉醇、帕尼单抗、培美曲塞

弱

贝伐珠单抗、纳武单抗、派姆单抗、利妥昔单抗、曲妥珠单抗、长春新碱、长春瑞滨

表 91-2 预防化疗诱发呕吐的联合方法

非常高致吐

P 物质 /NRK1 拮抗剂（如阿瑞匹坦）+ 长效 5-HT3 拮抗剂（帕洛诺司琼）+ 地塞米松 + 奥氮平；根据需要引入其他具有不同作用机制的止吐剂

高致吐

5-HT3 拮抗剂（昂丹司琼或帕洛诺司琼，如果用昂丹司琼无法控制恶心）+ 地塞米松；根据需要引入具有其他作用机制的止吐剂。对于卡铂联合方案或大剂量化疗方案，联合 P 物质 /NRK1 拮抗剂

中等致吐

考虑甲氧氯普胺或丙氯拉嗪；根据需要引入其他具有不同作用机制的止吐药

弱致吐

不需要常规应用止吐治疗；根据需要引入其他具有不同作用机制的止吐药

延迟性呕吐

对于尚未接受最高级别止吐治疗的患者进行升级治疗。考虑将地塞米松再延长 2 ~ 3 天

治疗前呕吐

添加苯二氮草类药物；考虑行为干预

难治性呕吐

增加尚未使用的药物

Based partially on current local practice and review of recommendations from a number of sources including Roila F, et al. 2016 MASCC and ESMO guideline update for the prevention of chemotherapy- and radiotherapy-induced nausea and vomiting and of nausea and vomiting in advanced cancer patients. Ann Oncol 2016；27（Suppl 5）：v119-v133 and Hesketh PJ, et al. Antiemetics：American Society of Clinical Oncology Clinical Practice Guideline Update. J Clin Oncol 2017；35（28）：3240-3261.

厌食症和体重减轻 [1-2,6-9]

恶病质是多种癌症的标志性表现之一，其特征是厌食、早饱、明显的体重减轻和乏力。在这种

情况下，要保持充足的营养是非常困难的。然而，鼓励和帮助患者以任何可能的方式保持充足的营养非常重要。这不仅对患者耐受肿瘤的相应治疗非常重要，而且对维持患者的生活质量也有很大意义。

病理生理学

恶病质的形成与多种细胞因子相关，包括巨噬细胞恶病质衍生蛋白（也称为肿瘤坏死因子），白细胞介素 1、白细胞介素 6 和干扰素 γ，它们也能够在动物模型中诱发体重下降，并介导患有恶性肿瘤的人群的代谢系统发生不良变化。这些细胞因子诱导促炎状态并导致糖异生增加、身体蛋白质（尤其是肌肉）分解代谢增强、脂肪代谢异常和底物利用异常。

除了这些和其他细胞因子的影响外，肿瘤诱导的组织分解、热量消耗和产生富含蛋白质的腹水也可能导致恶病质。此外，消化不良、梗阻性病变以及手术治疗（如胃切除术或肠道旁路手术）导致的消化吸收障碍会进一步加重患者的恶病质情况。异常的热量利用是肿瘤相关代谢变化的结果，食物摄入和瘦体重被引导以支持肿瘤的热量需求。

与恶病质一样，厌食症背后的机制很复杂，仍未完全了解。除了产生恶病质并因此直接导致厌食症以外，癌症患者还受中枢因素的影响（比如癌症患者体内会产生某些蛋白，直接影响中枢的饱腹感）。此外，放疗和化疗可能会通过改变味觉、引起口腔炎和损伤胃肠黏膜导致食物摄入欲望的改变。

管理

治疗厌食症和恶病质的最有效方法是控制原发恶性肿瘤。在此期间，患者需要的是可立即使用的实用建议。

饮食

应建议少量、多次地进食（每天约 6 次）高蛋白质和高热量食物。如果可以耐受，流食和成品化的肠内营养液是推荐应用的。如果恶心明显，患者可考虑进食一些咸味的食物、清凉的饮品或者一些甜品，比如果冻或冰棍等。烤面包和饼干等干性食物也可能有帮助。营养师建议在轻松的家庭环境中进食，并且食物是经过精心准备的且随时可用。当味道改变使食物变得难吃时，应避免食用红肉，可考虑食用其他食物来作为蛋白质的来源，如鸡肉、火鸡、鱼、鸡蛋、坚果、大豆、乳制品、豆腐、藜麦等。当味觉减弱时，酸性食物可能会刺激食欲，增加调味料的剂量和辛辣食物也可能会刺激食欲。锌补充剂可能会适度改善味觉障碍。恶心时最好避免过甜、油腻或高脂肪的食物。

药物

甲地孕酮已作为合成代谢类固醇在临床中应用，并取得了一些成功。屈大麻酚可有效刺激某些患者的食欲。越来越多的患者将医用大麻用于此目的，尽管尚无大型随机研究将其功效与屈大麻酚进行比较。抗抑郁药米氮平可抑制 5-HT2 和 5-HT3 受体以及 α-2 受体，并具有一些食欲刺激作用。皮质类固醇有时被用来刺激食欲，但它们的作用是短暂的，医生需要考虑与实现持续增加食欲所需的高剂量和长时间给药所导致的潜在重大副作用，以实现持续增加食欲。

治疗口腔炎

口腔炎是一个经常被忽视的导致摄入不足和体重减轻的原因。化疗引起的口腔炎的治疗包括避免吸烟、饮酒和食用过热、过冷、辛辣或过咸的食物。每天用碳酸氢盐或盐水或非酒精漱口水漱口，有助于减轻口腔炎的严重程度。盐酸苯海拉明酏剂和白陶土果胶制剂的混合物用作漱口水通常很有帮助且耐受性良好。葡萄糖酸氯己定是一种抗菌漱口水，可用作预防用药，但一旦出现溃疡，使用不含酒精的漱口水效果更好。黏稠的利多卡因凝胶本身并不是很有帮助，因为它们很快就会被冲走，因此只能短暂的缓解症状；包括抗酸剂等制剂的持续时间要长得多。但是，由于局部麻醉作用，味觉可能会受影响。当头部和颈部的放射治疗导致口干和黏膜炎时，可以通过咀嚼口香糖或吮吸硬糖来减轻干燥和黏稠的分泌物，这有助于刺激唾液分泌。食用肉汁和避免干性食物有助于唾液腺受到辐射损伤的患者的吞咽。在难治性口干患者中，可以使用人工唾液制剂。

营养不良 [1-2,6-9]

恶心、呕吐和恶病质最严重的后果之一是营养不良。纳差和营养不良的持续存在和恶性循环，削弱了机体的免疫防御作用，从而导致了肿瘤的进一步生长。此外，机体对放疗和化疗的耐受性下降，从而限制了对任何一种形式的治疗剂量的耐受能力。营养治疗的目标和方法因患者的临床情况而异。在大多数胃肠功能保持完好的情况下，轻微的饮食改变和口服膳食补充剂就足够了。有时也会需要更复杂的营养支持的手段，这些可以在短期内帮助患者度过困难的阶段。这种疗法很少用于癌症的晚期阶段。

检查

识别轻度至中度营养不良很重要。临床表现包括体重减轻 10%，血清白蛋白水平低于 3.5 g/dl，总淋巴细胞计数低于 1500/mm^3，以及血清肌酐水平低于患者体型。更严重的营养不良的特征是体重进一步减轻，血清白蛋白水平低于 3 g/dl，淋巴细胞计数低于 1000/mm^3。

管理

选择范围从膳食补充剂到部分静脉营养和全胃肠外营养（total parenteral nutrition，TPN）。

膳食补充剂

对于有上消化道不适但仍能吞咽液体的患者，肠内营养液会提供一种更舒适、更美味的方式来保持良好的营养。这些制剂在市场上有售，并且具有相当好的耐受性。大多数含有所有必需的蛋白质、热量、维生素和矿物质。对于乳糖不耐受的患者可以使用无乳糖配方。糖尿病患者可以使用低葡萄糖制剂。搅拌食物也是另一种选择。

静脉营养液

在癌症治疗的困难阶段，短时间的临时营养支持值得考虑，虽然往往缺乏成本效益的证据，而且不加选择地使用可能产生反效果并增加发病率。但是，在某些情况下，选择性使用静脉高营养也可能会有益。

肠内高营养。如果胃肠道的其余部分完好无损，肠内高营养适用于因上消化道梗阻或受伤的营养不良的患者。这种肠内高营养尤其适合在上消化道手术或放疗中恢复的患者。

通过手术将鼻饲管放置在阻塞或受伤部位消化道以下，然后可以开始启动肠内营养。使用长（43 inch）的柔性硅鼻饲管可以将肠内营养液直接输送至十二指肠远端或空肠近端，从而避免了胃造瘘喂养所带来的误吸和反流风险。当鼻饲管无法通过鼻腔时，可以通过空肠造口术进行喂养。肠内高营养除使用黏性较小的配方外，还使用基于牛奶和大豆的配方，尽管有时需要泵。该配方通常高渗，需适量减少输注速度作为起始（通常是半速），如可以耐受，在几天内逐渐增量至全速。肠道痉挛、倾倒综合征的症状（潮红，心动过速，出汗）和腹泻是不耐受的主要表现。目标是每天摄入 2000 ~ 3000 卡路里。

全肠外营养（TPN）

全肠外营养支持作为一种替代的营养支持治疗方案，主要用于预计营养摄入不足 10 ~ 14 天以上的患者。其疗效的最佳证据是即将接受手术的严重营养不良的癌症患者；术前给予 TPN 可降低发病率和死亡率。只要患者和家属能够掌握必要的程序以确保输液管的无菌和输液器的完整性，就可以在家中进行。专业的护士进行探访也很有帮助。封管部位通常应用肝素钠封管，这样可以方便用于多次使用。通常每天需要约 12 ~ 14 h 的持续输注，给予 4.2% 或 5.2% 氨基酸配合 20% ~ 25% 葡萄糖的溶液给药。患者每天可以有 10 ~ 12 h 的独立生活时间，在此期间可以随意走动。需要密切监测患者的生化指标，包括葡萄糖、钙、磷、镁、血尿素氮和肌酐水平，这些指标的稳定和营养师的密切配合至关重要。

腹泻、脂肪泻和便秘 [1-2,10-11]

腹泻

腹泻是癌症患者另一个常见胃肠道症状。由放疗或化疗导致的肠炎所引起的腹泻，通常是自限性的。肠黏膜表面重建通常需要 1 ~ 2 周的时间。如果是持续性腹泻，可以使用低剂量的非处方洛哌丁胺（易蒙停），如果腹泻仍无法控制，可以使用地芬诺酯（止泻宁）缓解症状（见第 64 章）。使用洛哌丁胺治疗腹泻尤其适用于应用伊立替康化疗后的腹泻患者。对于难治性腹泻的患者，尽管有这些药物，稀释后的阿片（DTO）也可考虑应用，尤其是由类癌综合征引起的相关症状。

脂肪泻

胰腺切除术或胰腺功能不全的患者会出现脂肪泻，应用胰酶片（根据患者的需要调整剂量；见第 72 章）通常可以缓解这一症状。每个患者需个性化的应用该类药物，并且用药剂量通常需要随着时间的推移进行调整。胃切除术后患者有倾倒综合征症状的风险，这些患者应避免食用高浓度糖类物质和短期内摄入大量液体，同时应避免饭后短时间内平卧（见第 64 章）。

便秘

由于阵痛药物导致的便秘通常是不可避免的，并且治疗起来可能会非常麻烦。然而，预防性采取一些简单的措施可以减少便秘的程度，包括高纤维饮食、适量的液体摄入（至少 2 L/d）、使用大便软化剂（例如，多库酯钠）、使用缓泻药（如番泻叶），以及如有必要，睡前服用较强的泻药（例如 15 ml 氧化镁溶液）。便秘也可能是肠梗阻的征兆，在应用泻药治疗便秘之前需要排除肠梗阻。低钾血症和高钙血症是另外两个引起便秘的重要原因，需要引起注意，因为他们很容易纠正。

其他胃肠道并发症的管理 [1-2,12-16]

恶性腹水

腹水可能是癌细胞转移至腹膜导致的并发症，也可能由严重的肝脏疾病导致的门静脉高压和低白蛋白血症导致，其他不常见的原因包括血栓或肿瘤导致的门静脉栓塞。由恶性肿瘤转移至腹膜导致的恶性腹水，应治疗原发的恶性肿瘤，如卵巢癌。有时，腹水会引起严重的临床症状，如明显的腹胀和疼痛，需要对症治疗。最直接的方法是治疗性腹腔穿刺。根据目前的临床经验，只要注意血容量的维持，就可以安全进行，如在 60 ~ 90 min 内缓慢引流约 4 ~ 6 L 腹水（注意合并低蛋白血症患者需同时输注白蛋白）。对于需要反复穿刺的患者，尤其是需要每周 1 次以上频率进行穿刺的患者，可以使用永久性腹膜引流导管治疗腹水。这可以帮助其他措施无法治疗的复发性腹水患者缓解症状。

腹膜转移、肠梗阻和瘘管

恶性肿瘤腹膜转移可能会呈弥漫性粟粒样发展，或合并成能够引起梗阻的大肿块样病变。尽管该过程通常是弥漫性的，并且不适合手术干预，但在这种情况下，仍可以通过手术（如旁路手术或减瘤手术）帮助患者延长生存期。对于某些惰性恶性肿瘤，可以在专业的治疗中心，考虑应用加热的腹膜内化疗（heated intraperitoneal chemotherapy，HIPEC），尽管其在提高总生存率方面的价值仍需进一步临床试验进行验证。

随着支架技术的不断改进，该技术被越来越多地应用于恶性肿瘤患者的治疗，当植入物应用在骨盆区域时，就可能会形成与膀胱、阴道或皮肤连通的瘘管，对生活质量有严重影响。局部手术切除或放射治疗可以缓解该症状。

梗阻性黄疸

对于不适合手术切除阻塞胆道系统的肿瘤患者，或者需要缓解黄疸症状的患者，可以应用侵入性较小的内镜下或经皮放置胆道支架植入，这是目前最常用的方法。该手术需要由专业人士进行。严重的并发症包括复发性胆管炎，如果发生，必须密切监测病情并及时治疗。急性胰腺炎也会发生，但通常可通过保守治疗来控制。治疗经过可能会引起患者不适症状，也可能会发生支架移位。但是，如果手术成功，则可以明显缓解患者的生活质量。支架技术和放置技术的不断改进使其成为治疗梗阻性黄疸越来越重要的方法。对于无法通过内镜放置支架的患者，可以通过介入放射学经皮支架置入用以有效缓解胆道阻塞。

放射疗法也已用于治疗肝门肿瘤引起的阻塞性黄疸。主要用于对放疗敏感的肿瘤（如乳腺癌，淋巴瘤）。

放疗引起的胃肠道并发症（见第 89 章）

腹部恶性肿瘤的放射治疗可导致短期并发症，

最常见的是放射性肠炎，但也会引起持续数月至数年长期并发症。急性放射性肠炎是由辐射对肠黏膜细胞的直接损害引起，常见的症状包括恶心和呕吐，严重者可能出现其他症状包括腹泻和腹部绞痛。应根据患者情况使用静脉补液和止泻药（如易蒙停、止泻宁、高岭土果胶）进行治疗。减少高纤维食物（如坚果、新鲜蔬菜和水果）、酒精、高脂肪食物、奶制品和辛辣食物的摄入也可以改善症状。根据症状的严重程度，放疗医生可能会决定中断放射治疗。

长期并发症较少见，包括肛门括约肌功能异常（对于需要肛门、直肠或盆腔放射治疗的部分患者）、腹泻、乳糖不耐受、瘘管形成、肠道狭窄、粘连、膀胱刺激症状、肾功能不全或肝功能障碍。随着放疗技术的改进，上述长期并发症已相对少见。上面讨论的许多急性肠炎的治疗方法也适用于此处。严重病例可能需要 TPN 或手术治疗。密切监测对于及早发现和应对非常重要。

免疫治疗的胃肠道并发症

恶性肿瘤的免疫治疗会产生广泛的与自身免疫相关的副作用，会影响身体的各个器官。胃肠道相关并发症通常发生在应用抗 CTLA4 抑制剂、抑制 PD-1 或 PD-L1 药物的患者（抗 CTLA4 抑制剂更常见），可发展为不同程度的结肠炎。在排除了非免疫相关的原因（例如，需要抗生素治疗的传染性结肠炎）后，具体治疗方式取决于结肠炎的程度，但可能需要大剂量类固醇，甚至可能需要抗 TNF 抑制剂。免疫治疗的另一个潜在胃肠道并发症是肝毒性。除了停用免疫疗法外，还应评估患者是否可能存在的免疫介导的肝损伤（包括必要时的肝活检）。对于所有与免疫疗法相关的毒性，需要具有丰富经验的医生参与患者的管理至关重要。

（黎梦涵 翻译，曾　辉　肖卫忠 审校）

第 92 章

癌症相关并发症：肿瘤急症、恶性积液和副肿瘤综合征

JEFFREY WILLIAM CLARK

癌症会导致多种并发症。但是不同的并发症在需要干预的紧迫性有所不同。包括常见的胃肠道问题和疼痛（见第 90 和 91 章）到真正的紧急情况、顽固的恶性积液以及罕见但重要的副肿瘤综合征。大多数肿瘤急症和恶性积液是肿瘤转移的后果。副肿瘤综合征是由激素释放或免疫因素诱导引起的。基层全科医生在监测癌症患者中需要熟悉这些并发症的早期迹象并进行干预。通常，住院治疗是必要的，因此重点是早期发现。

肿瘤急症治疗 [1–12]

肿瘤的转移能够引起急性并发症，包括脊髓压迫、心包填塞、上腔静脉压迫以及高凝状态相关急性出血或栓塞。与恶性肿瘤相关的急症是由肿瘤侵袭、代谢 / 免疫作用和治疗本身的综合结果。在治疗导致的中性粒细胞减少症的情况下，发热可能会发展为危急情况。

脊髓压迫

大约 5% 的癌症患者会出现硬膜外或硬膜内脊髓压迫。这是真正的紧急情况，早期诊断和治疗

对于预防严重的永久性神经损伤至关重要。硬膜外压迫通常是由于椎体的骨转移延伸至硬膜外而引起的。血行传播或通过椎间孔直接延伸到达硬膜外腔的转移方式并不常见。易发生骨转移的恶性肿瘤（如骨髓瘤、淋巴瘤、黑色素瘤、肾细胞癌以及肺、乳腺和前列腺肿瘤）发生脊髓压迫的风险更高。淋巴瘤可直接转移到硬膜外腔，而并不发生骨转移。超过 90% 的患者，最初的症状是背部疼痛，通常表现为神经根性疼痛，症状表现为进行性加重。随后出现压迫平面以下的运动障碍和感觉缺陷（特别是在四肢）。括约肌失禁是晚期表现，通常发生于马尾压迫的患者。

诊断

当出现提示脊髓可能受累的症状时，需要高度警惕恶性肿瘤。尽管脊柱平片对于患有背痛的癌症患者可起到一定的诊断作用，但仍应进行脊柱增强磁共振成像（MRI），因为 X 线平片对诊断恶性病变的敏感性不足。无须在椎管内注入造影剂，MRI 可以扫描脊柱全部区域。如果影像学检查结果异常或发现任何神经系统缺陷，则需要立即住院并及时进行神经科和肿瘤科会诊。

治疗

初始治疗方案取决于患者的临床表现。通常情况下，大剂量皮质类固醇（例如，每 6 h 4 mg 地塞米松）和放疗是治疗的主要手段，当神经压迫症状迅速进展时，应进行手术减压。但是，某些患者需要尽快进行手术减压。因此所有患者都必须接受神经外科医生和放疗科医生共同制订的诊疗方案，肿瘤科医生也应该参与讨论。骨髓瘤、淋巴瘤或小细胞癌患者对化疗和放疗均反应良好，当发生脊髓压迫时不建议立即减压，可考虑应用化疗控制病情。对于多灶性梗阻病变的患者也可以考虑使用，并非所有病变都适合放疗。预后取决于神经系统损伤的程度以及肿瘤对治疗方法的反应。非卧床患者出院后能够行走的概率为 60% ～ 80%；截瘫患者恢复行走能力的可能性不到 20%。这也进一步说明了评估和治疗这些患者紧迫性。

事件后管理

在急症事件中幸存下来的患者仍然面临着许多的慢性问题，即结构完整性受损和局灶性疼痛。对于身体状况良好且病情稳定的可以耐受介入手术的患者，可以考虑进行骨科脊柱稳定和椎体成形术。已有研究发现，应用静脉注射双膦酸盐阿仑膦酸钠和地舒单抗的药物治疗方法，可以降低临床骨折、脊髓压迫和需要放疗或手术干预的风险。大量实体瘤和骨髓瘤导致骨转移的患者的随机试验发现，定期输注唑来膦酸钠可将 2 年风险降低至小于 29%，并将发生首次事件的时间延长至 19.5 周。地舒单抗治疗将这一主要终点延长至 27.7 周。

脑膜癌

恶性细胞在脑膜中弥漫播种是许多实体瘤（淋巴瘤、黑色素瘤、乳腺癌、肺癌和胃癌）和白血病的严重并发症。即使没有发生脊髓压迫，整个神经轴也可能受到累及，出现脑膜、脑神经和根部症状。主要通过腰椎穿刺进行诊断，腰椎穿刺通常会发现脑脊液中的恶性细胞。皮质类固醇、放疗和鞘内注射细胞毒药物是首选的治疗方式。对于某些淋巴瘤患者，也可以考虑应用大剂量甲氨蝶呤。

心包压塞

危及生命的心包压塞可能作为恶性肿瘤的并发症出现，或缓慢或迅速，取决于潜在肿瘤的进展。心包压塞可能是由心包转移、恶性积液或放射性心包炎引起。尽管任何癌症都可能导致心包压塞，但与心包压塞相关的最常见癌症为乳腺癌、肺癌、淋巴瘤、白血病和黑色素瘤。在某些情况下，心包炎的症状和体征（见第 20 章）先于心包压塞。查体发现奇脉强烈提示存在心包压塞。无法解释的颈静脉抬高、脉压变窄、颈静脉充盈和心包摩擦音应考虑心包压塞的可能。但是，由恶性心包积液引起的心包压塞，通常没有心包摩擦音。临床症状往往表现为非特异性，如呼吸困难、乏力、胸部不适、咳嗽。最好通过超声心动来进行更明确的诊断，这是诊断心包积液及判断严重程度最敏感、最特异的无创检查。

临床上强烈怀疑心包压塞的患者需要紧急住院，并及时进行超声检查以及心内科会诊。有时，当填塞的程度不明确或诊断仍有疑问时，会进行右心导管插管。心包穿刺术是紧急填塞的首选治疗方法，同时也可获得阳性细胞学结果帮助明确诊断。

高凝状态

许多天然的凝血抑制剂，如起源于内皮细胞的蛋白质 C、蛋白质 S、组织纤溶酶原因子、抗凝血酶Ⅲ，会直接被肿瘤侵袭或被癌症所形成的物质间接破坏。腺癌患者似乎特别容易发生血栓性静脉炎，甚至血栓性动脉闭塞。有时会出现弥散性血管内凝血（disseminated intravascular coagulation，DIC），并可能表现为全身急性多发出血。

急性 DIC

急性 DIC 是真正的医学急症，应及时请血液科会诊协助治疗。实验室检查包括凝血酶原时间、部分凝血活酶时间和凝血酶时间延长，血小板计数减少以及纤维蛋白裂解产物浓度升高。外周血涂片可显示微血管病变改变（破裂红细胞）。慢性 DIC 的表现往往比较隐匿，通常以血栓性微血管病变和血栓形成为主要表现。急性 DIC 需要立即住院治疗，进行血小板和血浆输注。进一步的治疗主要为针对恶性肿瘤本身的治疗。

动脉和静脉血栓形成

癌症患者发生血栓形成后，再发血栓及其相关的发病和死亡风险大大增加，于是提出了需要进行血栓二级预防的问题。实体瘤，尤其是腺癌的风险最大，但骨髓增生性肿瘤也会发生。肠胃外血栓二级预防（例如皮下注射低分子量肝素）会导致出血风险升高，并且成本高且操作烦琐，因此尽管该方法已被证实优于华法林，但仍不常规应用。

这种情况引起了人们对癌症患者二级预防直接口服抗凝治疗的兴趣。对直接 Xa 因子抑制剂阿哌沙班进行了长达 6 个月的随机、安慰剂对照研究发现，在血栓高风险的癌症患者中，血栓栓塞的发病风险（风险比，0.41）显著降低，但其相应会导致出血风险增加至 2%。与肌内注射低分子量肝素相比，Xa 因子抑制剂艾多沙班在预防血栓方面被证明是有效的，但同样会增加出血的风险。总之，对于活动性癌症且血栓栓塞高风险的患者，可以考虑应用 Xa 因子抑制剂预防血栓栓塞（见第 83 章）。

上腔静脉压迫综合征

上腔静脉压迫综合征通常是由外部压迫引起的。大多数病例与肺癌（尤其是小细胞癌）、淋巴瘤和转移瘤有关。最早的表现是无明显临床症状，并出现颈静脉扩张。晚期症状包括面部，颈部和上肢肿胀、面红、呼吸急促和持续性头痛。尽管这种情况很少致命，但可能会导致颅内压升高和血栓形成，从而引起神经功能障碍。胸部 X 线平片发现右上纵隔或肺门区域肿块，可以帮助临床诊断。应进行胸部 CT 并仔细评估血管情况。

管理

人们一度认为需要立即紧急放疗治疗肿块。但是现在观点认为，该情况需紧急处理，而非急诊处理。第一项任务是考虑是否应该在放疗开始之前进行组织学诊断（见第 44 章），因为不同的肿瘤对放疗或化疗敏感程度不同。尽管许多恶性肿瘤在 1 周内对放疗有反应，但有些可能对化疗有更好的反应，以及其他无法从放疗中受益的非恶性过程（如结核性腺病、胸骨后甲状腺肿）。应进行侵入性检查来进行组织学诊断，进一步指导治疗。如果发现小细胞癌或淋巴瘤，化疗可能会先于放疗作为首选治疗方案（见第 53 和 84 章）。

最佳治疗方案取决于患者的基本诊断、既往治疗方案和临床状况。应用利尿剂和皮质类固醇偶尔也可以减轻局部症状，但效果是短暂的，这些药物不能替代根本的肿瘤治疗。上腔静脉压迫综合征的发生不会影响患者的预后（如果根据疾病阶段进行调整），特别是淋巴瘤或小细胞肺癌。

高钙血症

高钙血症通常伴随着广泛的溶骨性骨转移的发生，如乳腺癌、骨髓瘤、血液系统恶性肿瘤等，但也可能是上皮细胞癌在很少或没有发生骨转移情况下（肾细胞癌、卵巢癌、膀胱癌、头颈癌和鳞状细胞肺癌）的并发症。在后一种情况下，高钙血症通常与肿瘤本身形成具有甲状旁腺激素样活性的蛋白质（甲状旁腺激素相关蛋白或 PTHRP）有关。容易发生骨转移的癌症（如前列腺癌、小细胞肺癌）很少与高钙血症有关。

诊断和病情监测

血清钙水平（同时测定血清白蛋白）提供了最简单的早期检测方法。患者早期无明显症状。随着病情进展，会出现乏力、嗜睡、恶心和便秘等非特异性症状。如果高钙血症进一步进展，则会导致口渴和多尿的渗透性利尿。心电图也会发生相应变化，如PR间期延长、QT间期缩短、T波增宽。血钙的进一步升高，可能会发生恶性心律失常事件。血钙升高会增强洋地黄的作用，因此应用洋地黄的患者可能会导致洋地黄中毒。

管理

没有症状或无肾功能不全的低或中度的高钙血症，可以在门诊治疗。当存在严重的高钙血症（有临床症状或与肾功能下降，或肌酐值≥ 14 mg/dl）时，通常需要住院治疗。起始应用大剂量静脉输注生理盐水，然后用呋塞米利尿。除了降低钙水平外，尽可能及时地纠正肾功能也很重要。

双膦酸盐（例如，唑来膦酸盐是第三代双膦酸盐）由于其功效而成为治疗的主要手段。此外，使用双膦酸盐可以用于长期控制血钙，双膦酸盐已成为长期治疗的主要手段。降钙素还可迅速降低血清钙水平，应成为严重恶性高钙血症初始治疗的组成部分。但是，需要每天注射，并且可能会诱发快速型心律失常，因此其长期疗效有限（疗程通常限于最初的48 ～ 72 h）。

皮质类固醇可用于急性 - 亚急性治疗，尤其是在骨髓瘤、淋巴瘤和转移性乳腺癌的情况下。潜在肿瘤的治疗仍然是最确定的措施。即使高钙血症得到控制，临床症状缓解，总的预后也不乐观，预期寿命有限。

肿瘤溶解综合征

肿瘤溶解综合征是一种肿瘤相关急症，是由于快速、大量的肿瘤细胞死亡所致，通常发生在恶性肿瘤起始治疗后，但偶尔可能发生在未经治疗的患者中。尽管多种不同的恶性肿瘤可能发生肿瘤溶解，但对治疗反应迅速的高度增生性癌症患者的风险最高，包括侵袭性非霍奇金淋巴瘤（如伯基特淋巴瘤）、急性淋巴细胞白血病（尤其是T细胞白血病）和急性非淋巴细胞白血病，慢性淋巴细胞性白血病和慢性粒细胞性白血病患者也有风险。

这种细胞死亡会释放细胞内离子和DNA（进一步转化为尿酸）。这会导致许多代谢异常以及多器官功能障碍，尤其是高尿酸血症和磷酸钙沉积物导致的肾功能损害。实验室检查异常包括高尿酸血症、高钾血症、高磷血症和低钙血症。最常见的靶器官损伤包括肾（功能障碍）、心脏（心律失常）和大脑（癫痫发作）。显然，这些并发症很严重，可能会迅速威胁生命。

管理

治疗肿瘤溶解的最佳方法是在开始抗癌治疗之前，对发生肿瘤溶解的高风险患者采取预防措施。如果确实发生了肿瘤溶解，则需要紧急开始治疗。预防和治疗的主要手段是积极的静脉补液。可以应用袢利尿剂来维持尿量。对于低至中危患者，应使用尿酸生成抑制剂（别嘌醇），而对于没有禁忌证的高危患者，应考虑使用有助于消除已经形成尿酸的拉布立酶。有显著肿瘤溶解风险的患者应密切监测尿量、液体平衡、电解质、尿酸和肌酐，并持续心电监测。

发生肿瘤溶解综合征的患者需要重症护理、持续的心电监测、积极的水化（如果需要，可以添加利尿剂来维持尿量）、拉布立酶（如果以前没有给予）、密切监测电解质、肌酐和尿酸，如果存在持续高钾血症、症状性低钙血症、少尿、无尿或高磷酸钙积聚，考虑进行肾透析。然而，肿瘤溶解综合征的最佳治疗仍然是早期预防。

中性粒细胞减少伴发热

中性粒细胞计数下降（最常见的原因是细胞毒性化疗）伴感染仍然是导致发病率和死亡率显著增加的重要原因，尤其是对于白血病患者以及实体瘤患者。这是一个真正的紧急情况，患者需要知道在接受化疗过程中如果发热超过38℃，需马上就诊。尽管中性粒细胞减少症通常定义为粒细胞计数小于1500/ml，但在癌症患者中，显著的中性粒细胞减少症定义为粒细胞计数小于500/ml，这是抵抗感染所需的白细胞的最低限度（尽管即使计数在500 ～ 1000的患者也有一定的感染风险增加，如果发热，也应以类似的方式治疗）。

预防

粒细胞集落刺激因子（granulocyte colony-stimulating factor，G-CSF）的预防性治疗可用于那些接受与发热性中性粒细胞减少症高风险的化疗方案的患者，以减少中性粒细胞减少症的持续时间并降低伴随的感染风险。尽管没有强有力的证据支持在已经发生中性粒细胞减少的患者中使用 G-CSF，并且通常不应在这种情况下使用，但对于患有严重感染（如肺炎、进行性感染或侵袭性真菌感染）的患者，也可以考虑使用它们。营养不良、免疫功能障碍也可能导致感染使死亡风险增高，故也可考虑进行治疗。

诊断

在中性粒细胞减少症期间发热（T ≥ 38℃）的患者应被视为感染。大多数发热的中性粒细胞减少性癌症患者会感染细菌（通常是由革兰氏阴性菌引起的，但也需要覆盖革兰氏阳性菌，尤其是在有中心静脉置管的患者中）。对于合并肠道炎症的患者，应考虑覆盖可能的厌氧菌感染。中性粒细胞减少症持续时间较长的患者（例如急性白血病或接受大剂量治疗的患者）或长期免疫抑制的患者（例如类固醇）或长期应用广谱抗生素的患者，应考虑并排除上述提到的感染。

通常，中性粒细胞减少患者缺乏炎症常见体征，这使很难确定感染部位。没有可识别的原发部位的菌血症和肺炎是常见的表现。中性粒细胞减少患者出现发热需要尽快住院治疗，无论是否存在任何其他感染迹象。如果未能及时治疗，此类患者的死亡率在最初 48 h 内高达 18% ~ 40%。

一旦患者入院，需要进行尿液、痰液和血液的培养，以及来自任何可疑部位的组织培养（例如，如果有症状或发现提示 CNS 感染的脑脊液）。

治疗

在没有确定的病原体的情况下，开始广谱抗生素治疗（包括对假单胞菌有活性的药物），通常使用第三代头孢菌素（例如头孢他啶或头孢吡肟）或具有假单胞菌覆盖的青霉素（哌拉西林 - 他唑巴坦）或亚胺培南 / 西司他丁或美罗培南。这种治疗方案适用于低风险或中等风险的患者。当怀疑假单胞菌感染或合并出现败血症（如血压下降）时，可加用氨基糖苷类，如果微生物培养未提示假单胞菌感染，或患者病情稳定，则可以停用氨基糖苷类抗生素。当革兰氏阳性菌（例如怀疑导管或皮肤为感染源）是感染菌时，添加万古霉素。根据经验，通常不需要覆盖厌氧菌（例如甲硝唑），但如果胃肠道损伤或厌氧培养呈阳性（总体上在发热性中性粒细胞减少症中不常见），则应添加。早期和积极治疗的患者的短期预后良好。

随着抗生素的积极使用，大多数中性粒细胞减少伴发热的癌症患者从感染中恢复。研究表明，对于低风险患者［没有合并症的实体瘤患者（例如，慢性肺部疾病，心脏病或糖尿病），没有败血症的证据（例如，低血压或心动过速）；没有证据显示为静脉置管或中心静脉感染，没有肾功能或肝功能障碍，没有肺浸润或缺氧，没有黏膜炎、腹泻或恶心和呕吐，精神状态无变化，中性粒细胞减少的持续时间预计＜ 7 天］，可以在门诊环境中使用口服氟喹诺酮［环丙沙星（750 mg BID）或左氧氟沙星（750 mg QD）］并进行密切随访。但是，这种方法仅应在规范化的治疗中心中使用，并且该中心已经密切监测这些患者。否则，必须入院接受上述治疗，以确保在这种危及生命的情况下为患者提供最佳护理。

其他严重并发症 [13–19]

其他紧急但非急诊的情况，但对生活质量和生存至关重要的严重并发症包括恶性积液、副肿瘤综合征和肾损伤。

恶性积液

某些恶性积液可能危及生命（如心包积液；见上文）。其他渗出是引起不适和功能障碍的重要原因。腹水和胸腔积液是心包积液以外最常见的恶性渗出。

恶性腹水

恶性腹水可导致明显的腹胀和呼吸受限，它是导致患者不适症状的主要原因。对于某些疾病（尤其是卵巢癌，还有对化疗有反应的其他恶性肿瘤患者），恶性腹水可能发生在疾病治疗的过程中。为了更好地缓解患者的不适症状，除了治疗原发疾病，其他治疗方案通常包括间歇引流放腹水。更积极的方法，例如放置永久性引流导管，通常用于难治性保守治疗的患者。除非所有其他治疗方法均失败，否则很少进行更具侵入性的手术，例如丹佛分流器。除了卵巢癌或原发腹膜恶性肿瘤，腔内顺铂化疗的获益已经确定，其他恶性肿瘤在这种情况下腹腔化疗的潜在获益尚未确定。因此，除外临床试验以及可能在有此方法经验的中心，腹腔化疗不应用于腹水患者，但卵巢或原发性腹膜恶性肿瘤除外。目前正在探索多种新的方法，包括使用某些单克隆抗体（如 Catumaxomab 治疗 EpCAM 阳性的恶性肿瘤），这种方法已在欧洲获得批准，并在美国进行临床试验。

恶性胸腔积液

胸膜转移瘤或淋巴阻塞引起的恶性胸腔积液会影响呼吸功能。肺癌、乳腺癌和卵巢癌是胸膜转移的常见原因；而淋巴瘤会导致淋巴阻塞。就像上面讨论的恶性腹水一样，最佳的治疗方法是对恶性肿瘤进行全身治疗。

管理。部分患者将从初次胸腔穿刺结合全身性治疗中获益。然而，积液复发是常见的（尤其是当疾病对全身系统治疗没有反应时），而这些患者往往需要多次重复进行胸腔穿刺术。局部治疗通常需要放置胸腔引流管数天，来进行彻底引流。引流后注入硬化剂（如四环素或滑石）促进瘢痕形成，并有助于限制渗出液的再次出现。另一种更常用的方法是放置永久性导管，以便频繁地引流积液。在比较留置永久导管与滑石胸膜固定术的随机试验中，留置永久导管治疗的患者住院天数更少，与积液相关的住院时间更短，所需的侵入性胸膜手术也更少。在比较引流管尺寸和阿片类药物与非甾体抗炎药（NSAID）等止疼药的使用的随机研究中，较小直径的引流管可以适度疼痛减轻，但在对于胸膜固定术疗效不显著，而非甾体抗炎药的使用在疼痛控制和胸膜融合方面的疗效并不差。

副肿瘤综合征

目前已经发现多种副肿瘤综合征，其机制涉及癌细胞异位激素产生以及自身免疫性损伤神经组织。

异位激素综合征

肺小细胞癌是能够产生异位激素的典型肿瘤。其他多种肿瘤也有类似的表现。一种或多种多肽可能从肿瘤中释放，并导致库欣综合征和抗利尿激素（antidiuretic hormone，ADH）分泌不当等并发症。

库欣综合征。尽管 80% 的小细胞癌患者可能发生不同程度的促肾上腺皮质激素（adrenocorticotropic hormone，ACTH）异位合成，但约 5% 的小细胞癌患者发生库欣综合征。临床症状可以是隐匿的，通常不表现为典型的外貌体征，相反，它的特点是色素沉着增加、代谢和免疫抑制作用，如严重的顽固性低钾血症和对感染的抵抗力下降。低钾血症可能需要大剂量补充钾和使用螺内酯。血和尿皮质醇水平会异常升高，一些患者表现出男性化。肾上腺激素合成的代谢抑制剂（美替拉酮、米托坦、氨鲁米特）已经试用于临床，可以成功治疗患者症状。库欣综合征患者预后较其他小细胞肺癌患者差。

抗利尿激素分泌不当综合征（Syndrome of Inappropriate Secretion of Antidiuretic Hormone，SIADH）。SIADH 并不是癌症独有的，但小细胞癌（约 10% 的病例）和许多其他癌症都能够产生一种具有 ADH 活性的多肽。最早的表现是低钠血症和尿钠排出增多，尿液渗透压不高于血渗透压水平。如果血清钠降至非常低的水平，可能会导致意识模糊和定向力下降。限制水的摄入有助于血清钠水平的恢复。对于有症状的患者，尤其是有中枢神经系统症状的患者，可以使用高渗盐水来纠正非常低的钠水平（例如 < 120 mEq/L）。然而，在 24 h 内，钠的校正率应小于 10 mEq/L。对于没有症状的患者，限制液体摄入和给予盐（如 3g TID）可以逐渐纠正低钠血症。对于尿液渗透压非常高的患者，可以应用呋塞米（例如 20mg QD），但需要警惕患者的低血容量或低钾血症。一般来说，目标应该是保持血钠水平 ≥ 130 mEq/L。对于患有 SIADH 的癌症患者来说，最有效的长期治疗方法是治疗潜在的肿瘤。

甲状腺功能亢进症和急性甲状腺毒症。甲状腺功能亢进症和急性甲状腺毒症是由于绒毛膜促性腺激素（其功能类似于甲状腺刺激素）异位产生所导致。绒毛膜癌是生产过量激素的主要原因。患者可表现为甲状腺毒症的所有典型高代谢表现。β 受体阻滞药在控制症状方面只有部分疗效，最终治疗必须针对肿瘤本身。

其他。睾丸癌和肺癌会导致人绒毛膜促性腺激素的异位产生，有时会引起男性乳房发育。空腹低血糖是胰岛素瘤的经典表现，也是肉瘤的罕见并发症。高钙血症与 PTHRP 相关（见上文高钙血症）。

免疫介导的副肿瘤综合征

对癌症本身的免疫功能异常反应，会导致一系列神经系统的综合征，如产生与正常组织特别是神经细胞上表达的特异性抗原交叉反应的抗体，或T细胞介导的对正常神经细胞的免疫反应。并不是在所有情况下都能准确地识别抗体或免疫复合物，有时与免疫机制的联系是基于间接证据。这些综合征的特点往往是发病迅速（与神经退行性疾病相反，神经退行性疾病往往随着时间的推移而逐渐发生），往往在癌症被发现之前发病，并可能会导致严重残疾，即使肿瘤负荷很小，甚至在癌症对治疗有反应之后也是如此。治疗的目的既是试图治疗肿瘤，也是抑制免疫反应本身。但是，即使肿瘤对治疗有很好的反应，也不能改善神经性副肿瘤综合征。

肌无力（Lamvert-Eaton）综合征。肌无力（Lambert-Eaton）综合征最常见于肺小细胞癌患者，其特征是四肢近端肌肉无力。它是由针对神经肌肉接头突触前电压门控钙通道的抗体引起的。其肌电图结果与传统肌无力不同，以易化和诱发肌电位增加为特征。临床治疗包括应用阿米吡啶（一种钾通道阻滞剂），抑制自身免疫功能的方法（如类固醇）往往不太有效，用于治疗肌无力的抗胆碱酯酶作用不明显，但是使用溴吡斯的明（减少乙酰胆碱的分解）可以使部分患者受益。

亚急性小脑变性。亚急性小脑变性是另一种罕见的神经综合征，其特点是小脑浦肯野细胞损伤，发病机制与针对神经细胞抗原的抗体有关。虽然已经发现了许多不同的抗体，但最常见的是抗-Yo（通常是乳腺癌或卵巢癌）、抗-Hu（最常见的小细胞肺癌）、抗-Ri（最常见的乳腺癌和妇科癌症）和抗-Tr（霍奇金病）抗体。临床症状表现为共济失调，构音障碍，吞咽困难，甚至痴呆。它与许多癌症有关，但最常见的是肺癌、卵巢癌、乳腺癌和霍奇金病。

周围神经病变。周围神经病变是癌症中最常见的神经功能受损的表现。最常见的原因是化疗药物的副作用，其中一些药物会产生周围神经病变。当这与癌症本身有关时，其机制尚不明确，但通常是多因素的。最典型的是在晚期恶性肿瘤患者中看到的对称性感觉神经病变。这可能与抗-Hu抗体有关（上面在亚急性小脑变性下讨论过）。运动以及混合感觉和运动神经病变也被报道过。

病因不明的副肿瘤综合征

许多其他表现的副肿瘤综合征也已经被发现，该病与恶性肿瘤有关，因为症状有时会随着潜在肿瘤的有效治疗而改善。尚未确定肿瘤分泌产物或其他机制。

肺性肥大性骨关节病。肺性肥大性骨关节病的表现是杵状指、关节腔和远端长骨压痛。最常见的是，该综合征发生在原发性或转移性肺肿瘤的情况下。长骨的X线摄影显示骨膜增厚，放射性核素扫描显示沿皮质边缘摄取增加的独特改变。肿瘤切除后，相关的疼痛会逐渐缓解。该综合征的发病机制尚不清楚。

高热和肿瘤热。高热和肿瘤热可在肝转移瘤患者中被观察到，通常是结肠癌、原发性肝癌，也是与霍奇金病或非霍奇金淋巴瘤患者相关的“B”综合征的表现。肿瘤中致热源的释放已被认为是发热的原因，但其他可能性包括内源性内毒素和发热化合物代谢的改变。服用非甾体抗炎药通常可以控制发热。与其他副肿瘤综合征一样，最好的治疗方式是治疗潜在的恶性肿瘤。

肾病综合征和其他引起急性肾损伤的原因。在一些霍奇金病或非霍奇金淋巴瘤或不太常见的实体瘤患者中，会出现严重水肿伴有蛋白尿和低白蛋白血症。肾损害表现为沿基底膜的免疫复合物的积聚，抗原的性质不明。该病对类固醇治疗没有反应，但可以随着恶性肿瘤的控制而逐渐缓解。

许多其他原因也会导致急性肾损伤，包括肿瘤浸润和流出道阻塞、DIC或肿瘤压迫效应引起的血管阻塞、高钙血症、药物性肾毒性、肿瘤溶解综合征、脓毒症和造影剂毒性。

皮肤副肿瘤综合征。皮肤副肿瘤综合征相当罕见，但它们为发现恶性肿瘤提供了重要线索。它们可能是激素分泌的结果，如与产生ACTH的肿瘤相关的色素沉着或黑变病，或与分泌胰高血糖素的胰腺恶性肿瘤相关的坏死性红斑。脂溢性角膜增生可为恶性肿瘤的征兆；腋窝皱襞黑棘皮病或雀斑和色素沉着提示神经纤维瘤病或肠癌。获得性鱼鳞病与淋巴瘤有关。

（黎梦涵 翻译，曾　辉　肖卫忠 审校）

第七部分

内分泌问题

第 93 章

2 型糖尿病的筛查

A.H.G. 和 A.G.M

糖尿病正在美国和世界范围内流行，糖尿病不但是心血管疾病的主要危险因素，也是慢性肾病、增殖性视网膜病变和神经病变的重要原因。目前，估计超过 10% 的美国成年人患糖尿病，并且由于肥胖及其相关的胰岛素抵抗患病率上升，预计到 2050 年，糖尿病患病率将增加 1 倍或 2 倍。此外，由于许多人直到疾病晚期才出现症状，很大一部分糖尿病或血糖异常的人未被确诊。基于糖代谢问题十分严峻、现有的糖尿病诊断方法方便准确、已经确定有有效措施可预防血糖异常进展为显性糖尿病，以及大家对尽早实施综合计划降低心血管危险因素的重要性的认识（见第 18 章），形成了筛查血糖异常的新共识。本章重点介绍糖尿病前期和 2 型糖尿病（以前称为成人发病的糖尿病）的筛查，这是目前最常见的血糖异常（1 型糖尿病和妊娠糖尿病将在本章的附录中讨论）。

流行病学、病理生理学和危险因素 [1-7]

基于现行的诊断标准，美国各类糖尿病的总患病率估计超过 9%，并且仍在迅速增加的过程中，这主要是由于肥胖。2 型糖尿病的发病率是 1 型糖尿病的近 10 倍；在拉丁裔和黑种人以及在穷人中的发病率特别高，部分原因是由于这些群体的肥胖率很高。2 型糖尿病的主要病理生理机制是肥胖引起的组织胰岛素抵抗。此外，β 细胞对葡萄糖反应迟钝、胰岛素受体缺陷以及肝对葡萄糖的摄取异常均会导致葡萄糖耐受不良。尽管遗传因素与 2 型糖尿病的风险增加有关，但环境因素仍占病因的主导地位。

2 型糖尿病最突出的环境风险因素是营养过剩和缺乏运动所致的肥胖。80% 的成人糖尿病患者肥胖或有肥胖病史。在超过理想体重至少 25% 的成年人中，1/5 的人空腹血糖升高，3/5 的人葡萄糖耐量结果异常。腰围的增加会增加糖尿病的风险（见下文讨论）。中心性肥胖会增加胰岛素水平并降低组织（包括骨骼肌和脂肪）中的胰岛素受体浓度。胰岛素受体水平与葡萄糖耐量之间的关系，受胰岛素与受体结合后的细胞内过程影响，对此仍知之甚少。运动可增加胰岛素受体的浓度，久坐不动的生活方式与葡萄糖耐受不良有关。校正体重指数后，规律锻炼已被证明可降低 2 型糖尿病的发病率。

类固醇会降低胰岛素受体与胰岛素的亲和力，尿毒症和肝衰竭亦有类似影响。噻嗪类利尿剂、β 肾上腺素能阻滞剂、α 肾上腺素能兴奋剂和苯妥英等药物可减弱 β 细胞对葡萄糖刺激的迟发反应，使葡萄糖耐量受损。前列腺素抑制剂，包括吲哚美辛和水杨酸盐，可增加 β 细胞的胰岛素释放量。

糖耐量减低（impaired glucose tolerance，IGT）的个体患 2 型糖尿病的风险更大（见下文讨论）。长期随访研究发现，尽管多达一半的 IGT 患者 5 ～ 10 年后的葡萄糖耐量测试结果正常，但每年仍有 1% ～ 5% 的 IGT 患者进展为糖尿病。妊娠糖尿病会增加 2 型糖尿病的风险，与孕期血糖正常的女性相比风险增加 7 倍。

糖尿病的自然病程与治疗效果 [7-25]

自然病程

因为糖尿病有显著异质性，很难确定自然病程，特别是 2 型糖尿病的临床病程更加不易察觉而漫长。使用葡萄糖耐量定义糖尿病的标准，在历来的相关研究中也有所变迁，使问题更加复杂。尽管如此，目前对糖尿病自然病程已经有一定的认识。

糖尿病前期——糖耐量异常 / 空腹血糖受损

2 型糖尿病的糖尿病前期状态差异很大，可表现为无症状的空腹血糖受损（impaired fasting glucose，IFG）或糖耐量减低（IGT——定义见下文）。只有 15% ～ 30% 的糖尿病前期患者会在 10 ～ 15 年内发展为有症状的糖尿病，这使诊断延后，其间由于动脉粥样硬化，大血管并发症（冠心病、周围血管疾病、脑卒中）发生和进展的风险增加。在疾病晚期才会出现糖尿病的特征性微血管并发症（视网膜病变、肾病、神经病变），通常发生在临床显性糖尿病之后，与高血糖症的严重程度和持续时间有关。然而，10% ～ 20% 的 2 型糖尿病患者，初次诊断时即发现微血管并发症（例如，视网膜病变、微量白蛋白尿），说明无症状患者的病程可能已有数年，而诊断延迟。已证实对 IFG 或 IGT 患者进行强化生活方式干预，可以显著降低进展为显性糖尿病的风险，通常可降低 42% ～ 58%。

2 型糖尿病

2 型糖尿病常有化验检查已经达到糖尿病诊断标准但无临床症状的阶段，以前估计这一阶段长达 4 ～ 7 年，最近基于社区的筛查研究发现，其时间要短得多（约 3 年），这可能也反映了对主要心血管危险因素筛查的高度重视。典型的症状性糖尿病可能有高血糖特征性的表现（多尿、多饮、多食），但糖尿病的临床表现也可能很轻微且缺乏特异性，可能以疲劳或糖尿病并发症的表现（例如，勃起功能障碍、感觉异常、微量白蛋白尿等）作为首发症状或体征。

心血管疾病，尤其是冠状动脉疾病，是糖尿病患者最常见的死亡原因。尸检发现糖尿病患者的冠心病发病率是非糖尿病患者的 2 ～ 3 倍。糖尿病周围血管疾病也很常见，患病率约为 60%。Framingham 研究显示，糖尿病患者出现间歇性跛行的风险是非糖尿病患者的 4 ～ 5 倍，脑卒中风险是非糖尿病患者的 2 ～ 3 倍。反之，患周围血管疾病的非糖尿病患者，最终进展为 2 型糖尿病的风险也增加。

糖尿病最常见的特异性并发症是视网膜病变，不论发病年龄如何，视网膜病变的患病风险都随着糖尿病的病程而增加。糖尿病已知病程 20 ～ 30 年的患者，视网膜病变患病率为 40% ～ 80%。未确诊的糖尿病患者可能多年无症状，但微血管病变在不断进展，约 20% 新诊断的 2 型糖尿病患者被发现合并糖尿病视网膜病变。一项研究发现 30 岁前患糖尿病的患者在病程 25 ～ 30 年后，几乎所有人均出现视网膜病变，其中视网膜增殖性改变约占 50%。糖尿病发病较晚和未接受胰岛素治疗的患者中，视网膜病变不太常见。

据报道，尸检的糖尿病患者中 15% ～ 80% 有肾病。肾衰竭是 6% ～ 12% 的糖尿病患者的死亡原因。糖尿病肾病的患病率因研究而异，随着糖尿病病程的延长，肾小球硬化伴临床肾功能不全的风险显著增加。

需要强调，当患者出现糖尿病相关症状时，很有可能已经存在微血管和大血管的显著改变。无症状并不意味着疾病早期，甚至恰恰相反。

治疗的有效性（见第 102 章）

治疗工作的重点是预防糖尿病前期进展为显性糖尿病，避免微血管和大血管并发症的发展，以及降低心血管不良事件的风险。

预防进展为显性糖尿病

有措施可以预防糖尿病前期发展为显性糖尿病。糖尿病预防计划（Diabetes Prevention Program，DPP）研究是一项大规模、随机、安慰剂对照的研究，在糖尿病前期患者中评估生活方式改变和二甲双胍治疗对糖尿病的预防作用。结果表明，与安慰剂相比，采取减轻体重的生活方式（58%）或使用二甲双胍治疗（31%），均可显著降低 3 年随访期内糖尿病的发病率。这是一项具有里程碑意义的糖尿病预防研究，为早期识别高危人群，以及实施生活方式干预并辅以二甲双胍治疗提供了强有力的证据。一项荟萃分析汇总 17 项研究，涉及超过 8000 名受试者，发现生活方式和药物干预（二甲双胍、噻唑烷二酮类、α- 葡萄糖苷酶）均可降低糖尿病前期进展为糖尿病的速度，且生活方式干预至少与药物干预一样有效。生活方式干预获益的需治数[1]低至 6.4。饮食调整可能有助于降低进展为显性糖

[1] 需治数：number needed to treat，需治数或需治疗人数，指防止 1 例不良事件发生或得到 1 例有利结果需要治疗的病例数。

尿病的风险，地中海式饮食证据最充分（见第 18 章和第 102 章）。

预防微血管并发症的发生

强化糖尿病患者的血糖控制，可降低微血管并发症的发生风险。具有里程碑意义的英国前瞻性糖尿病研究（United Kingdom Prospective Diabetes Study，UKPDS）和对 2 型糖尿病患者随机对照研究的荟萃分析均发现，严格的血糖控制（例如，HbA1c < 7.0%）可显著降低微血管疾病的风险，大血管并发症也有减少的趋势，在使用二甲双胍时更为显著。然而，更严格的强化降糖（HbA1c < 6.0%）可能降低非致死性心肌梗死的风险，但增加了全因死亡风险（ACCORD 研究）。

其他治疗方法也可有效改善微血管结局，激光光凝术可降低增殖性视网膜病变出血的风险（见第 209 章）；血管紧张素受体阻滞药可保护肾小球功能，尤其是在出现肾小球受损的早期迹象（微量白蛋白尿）时就开始治疗，即使在没有高血压的情况下也可以使用该类药物（见第 26 章和第 102 章）。

降低心血管事件的风险

通过控制高血糖来阻止大血管疾病的发展或降低心血管事件风险仍然是一个难以实现的目标。采取综合措施，控制糖尿病患者的高血压、高胆固醇血症和戒烟等，可显著降低心血管事件风险（见第 18、26、27 和 54 章），但尚未证明控制高血糖本身可获得同等程度的心血管获益。强化降血糖治疗确实降低了非致死性心肌梗死的风险，但增加了严重低血糖的风险，并没有明显降低心血管死亡率。虽然大多数降血糖药物不能降低心血管不良事件的风险，但新型 SGLT2 抑制剂在相关研究中已经被发现可降低心血管不良事件（见第 102 章），不过仍需确认[1]。

尽管随机研究的结果不尽如人意，但人口登记数据显示 2 型糖尿病患者的心血管疾病发病率和死亡率显著降低。心血管危险因素控制良好（包括血糖控制措施）的个体，可达到与无危险因素个体类似的风险水平。这凸显了改变生活方式为基础的强化多因素心血管干预的重要性。一项随机对照研究（Steno-2 研究）中，对伴微量白蛋白尿的 2 型糖尿病患者严格控制血糖，同时使用阿司匹林、血管紧张素受体阻滞药和他汀类药物治疗，全因死亡率和心血管死亡率降低近 50%，终末期肾病和需要治疗的增殖性视网膜病变的发生率也显著降低。

许多针对 2 型糖尿病高危人群（例如妊娠糖尿病或 IGT）的对照研究，证明改变生活方式（饮食和锻炼）会非常显著地降低进展为显性糖尿病的风险（在某些情况下可降低 50% 或更多）。同样，对于已确诊的 2 型糖尿病患者，生活方式的改变可显著降低心血管和微血管并发症的风险，尤其是在高危人群。糖尿病患者治疗高血压（见第 26 章）和降低低密度脂蛋白胆固醇（见第 27 章）将会特别受益，因为这两种治疗均可显著降低心血管和全因死亡率以及脑卒中和非致死性心肌梗死的风险。

值得注意的是，通过筛查诊断糖尿病的研究中，干预的益处尚未得到证实。ADDITION 研究通过筛查发现糖尿病患者（详见下一节），而后采取降低血糖、血压和血脂的多因素强化治疗，随访 5 年时未显著降低全因和心血管死亡率、非致死性心肌梗死或脑卒中。获益不显著，可能的原因包括随访期相对较短、研究对象为低风险人群以及对照组也采取了降低心血管风险的措施等。

筛查试验、诊断标准和筛查的影响 [15,18,26-44]

筛查和诊断 2 型糖尿病的定量检测，其诊断标准的确定有些随意。糖尿病诊断和分类专家委员会等国际公认权威机构的相关建议体现了操作的可行性、疾病的病理生理学以及诊断敏感性和特异性之间的权衡（见第 2 章）。最近 20 年，已经重新设定了糖尿病的诊断阈值，早期血糖的诊断阈值较高，可最大限度地提高诊断特异性并避免过度诊断，但随着早期诊断和治疗获益的证据不断积累，最近重新设定了较低的糖尿病的诊断阈值。此外，定义了“糖尿病前期”的状态，以鼓励生活方式的改变和糖尿病的预防。

用于诊断糖尿病的多数测试同样非常适合筛查。美国糖尿病协会（American Diabetes Association，ADA）采纳和颁布的最新专家共识反映了糖尿病检测和诊断方面的重要进展，特别是增加了可以

[1] 目前证据已确认 SGLT2 抑制剂的心血管获益。

在非空腹状态测定的糖化血红蛋白（hemoglobin A1c，HbA1c），将其作为有效的（即使不是首选）的 2 型糖尿病的诊断试验。专家建议还包括使用空腹血糖（fasting plasma glucose，FPG）或 75 g 葡萄糖负荷后 2 h 血糖（口服葡萄糖耐量试验 2 h 血糖）来诊断糖尿病。除了在美国已被广泛接受的诊断标准之外，ADA 还建议使用"糖耐量减低"这一术语来指代有糖尿病风险（即处于糖尿病前期）但尚未达到正式诊断标准的个体。ADA 建议将接受糖代谢检测的人分为三类：糖耐量正常、糖尿病风险增加和糖尿病。

尚缺乏前瞻性试验的证据来确定糖尿病的发病年龄和筛查频率。关于何时开始筛查及筛查频率的经典建议，来自寻求最大收益 - 最小成本的建模研究；该研究建议一般风险的个体从 45 岁开始每 3 ～ 5 年筛查一次，而高风险的个体应更早开始筛查。ADDITION 研究仅选择高危人群进行筛查。

诊断标准

因为 HbA1c 测定的可重复性和准确性有所提高，最新的糖尿病诊断标准采纳了 HbA1c 水平作为参考指标。

2 型糖尿病

非妊娠成人必须至少满足以下条件之一，才能诊断 2 型糖尿病：

- HbA1c ≥ 6.5%。
- 空腹血糖≥ 126 mg/dl（7.0 mmol/L）（"空腹"定义为至少 8 h 内没有热量摄入）。
- 75 g 口服葡萄糖耐量试验（oral glucose tolerance test，OGTT）中，糖负荷后 2 h 血糖≥ 200 mg/dl（11.1 mmol/L）。应按照世界卫生组织的要求进行 OGTT（75 g 无水葡萄糖溶解于水，进行糖负荷研究）。
- 有糖尿病症状加上随机血糖 ≥ 200 mg/dl（11.1 mmol/L）（"随机"定义为一天中的任何时间，而不考虑上次用餐时间；"糖尿病症状"包括多尿、多饮和不明原因的体重减轻）。

糖尿病前期 / 糖耐量减低

必须至少满足以下条件之一，才能确诊糖尿病前期 / 糖耐量减低：

- HbA1c 为 5.7% ～ 6.4%。
- 空腹血糖 100 ～ 125 mg/dl（5.6 ～ 6.9 mmol/L）。
- 75 g 葡萄糖负荷后 2 h 血糖 140 ～ 199 mg/dl（7.8 ～ 11.0 mmol/L）。

测定方式

除 HbA1c 外，其他诊断标准需要采血测定葡萄糖。值得注意的是，禁食期间的指端毛细血管血糖水平比血浆葡萄糖水平低约 10 mg/dl，但葡萄糖负荷后的指端血糖水平等于或高于血浆葡萄糖水平。HbA1c 测定需要静脉血样本，目前无法通过毛细管法进行测定。目前指南建议应在非同日获取两个血液样本以确认异常。

糖化血红蛋白 A1c（HbA1c）

血红蛋白糖基化的水平可估计前 2 ～ 3 个月平均血浆葡萄糖浓度。糖化血红蛋白与高血糖程度和糖尿病微血管并发症的发生风险密切相关。随测试方法的改善，HbA1c 测试结果的可重复性好，与潜在病理生理学的相关性也更好，且测试不需要禁食或给予葡萄糖负荷，HbA1c 测试正成为一种诊断选择，但在一些筛查中首先测定随机的指端血糖。

HbA1c 定义的高血糖风险及糖尿病：

- 正常：＜ 5.7%。
- 风险增加：5.7% ～ 6.4%（高风险：6.0% ～ 6.4%）。
- 糖尿病：≥ 6.5%。

以口服葡萄糖耐量试验中 2 h 的血浆葡萄糖 ≥ 200 mg/dl 作为参考标准，HbA1c ≥ 6.5% 用于诊断的敏感性为 44%，特异性为 79%。提高诊断阈值可增加特异性，但诊断敏感性会降低，甚至会影响其作为筛查指标的效力。同样，降低诊断阈值会影响诊断特异性，增加假阳性的风险并伴随不良后果。与增殖性视网膜病变风险的强相关性也支持使用 HbA1c ≥ 6.5% 作为诊断标准。

没有镰状细胞性状的非洲裔美国人的 HbA1c 水平始终高于白种人（高 0.4%），同时 HbA1c 与血糖之间的相关性也略有不同。这似乎与红细胞被动糖基化的差异有关。有学者认为，基于该事实，应该提高黑种人的 HbA1c 诊断阈值。然而，在较低的 HbA1c 水平上，黑种人视网膜病变的发病率已经开始增高，不支持提高黑种人 HbA1c 的诊断阈值。有镰状细胞性状的非洲裔美国人的 HbA1c 比没有镰状细胞性状的个体降低约 0.3%，这些个体漏诊的风险增加。

技术层面上，要求实验室的糖化血红蛋白测定方法经国家糖化血红蛋白标准化计划认证，并参考糖尿病控制和并发症研究中的参考测试进行标准化。未满足验证条件的检测方法，例如床旁检测，不能准确诊断糖尿病。HbA1c 在室温下是稳定的，静脉血样本不需要快速处理，这与测定血浆葡萄糖的静脉血样本不同，血浆葡萄糖水平在 1 ～ 2 h 后开始下降。

如前所述，HbA1c 测定的优点包括与微血管风险相关性更好、不需要禁食或葡萄糖负荷，以及样品易于处理。缺点包括在红细胞更新增快或减慢的情况下（如怀孕、溶血性贫血或缺铁）测定不准确、测定成本较高，以及标准检测无法为镰状细胞病等血红蛋白病患者提供可靠的结果。然而，HbA1c 检测可以发现血红蛋白病，如血红蛋白 S、C 和 E，在此类血红蛋白病发病率高时有优势。

空腹血糖（fasting plasma glucose，FPG）

在至少 8 h 没有热量摄入的情况下可测定空腹血糖，优点是容易获得标本，且不需要进行葡萄糖负荷。缺点是采集的样本在 1 ～ 2 h 后即不稳定，并且需要禁食，许多人因此没有筛查的机会。以 OGTT 为标准，空腹血糖的敏感性为 50%，特异性为 95%（老年患者较低）。空腹血糖相关的定义如下：

- 空腹血糖正常：低于 100 mg/dl（5.6 mmol/L）。
- 糖尿病风险增加［空腹血糖受损（impaired fasting glucose，IFG）］：100 ～ 125 mg/dl（5.6 ～ 6.9 mmol/L）。
- 糖尿病：≥ 126 mg/dl（≥ 7.0 mmol/L）。

测量空腹血糖，优势之一是有助于及早识别大血管并发症风险增加的个体，特别是可能受益于早期冠心病强化预防措施的 IFG 患者；空腹血糖达到糖尿病诊断水平之前，对微血管疾病的预测价值很小。

口服葡萄糖耐量试验（oral glucose tolerance test，OGTT）

OGTT 检查长期以来一直是诊断 2 型糖尿病的标准试验，但当前 OGTT 的诊断标准与视网膜病变风险的相关性并不如 HbA1c，ADA 不建议使用 OGTT，因为其可重复性最低。标准口服 75 g 葡萄糖负荷后，使用 2 h 血浆葡萄糖测定值进行诊断。根据结果的诊断分类：

- 正常：2 h 血糖值：≤ 140 mg/dl（≤ 7.8 mmol/L）。
- 糖尿病风险增加：［糖耐量减低（impaired glucose tolerance，IGT）］：140 ～ 199 mg/dl（7.8 ～ 11.0 mmol/L）。
- 糖尿病：2 h 血糖[1] ≥ 200 mg/dl（≥ 11.1 mmol/L）。

其他检测方法

随机血糖（通常通过指端血样进行测定）操作方便，非常适合作为大规模筛查的初步测试。大规模的 ADDITION 研究，首先使用随机血糖对受试者进行筛选。如前所述，“随机”定义为一天中的任何时间，不考虑距离上次用餐的时间。随机血糖 200 mg/dl（11.1 mmol/L）或以上，提示需要更规范的检测。但随机血糖的测试特征特别是特异性不佳的，一般情况下不足以作为诊断试验。但是如果患者有糖尿病的特征性症状（例如，多尿、多饮、不明原因的体重减轻），而且在另一天的后续测定中确认升高，则足以诊断。

尿糖（通常通过半定量的尿试纸测定，读数为弱阳性或阳性）不是 2 型糖尿病敏感的筛查方法，假阴性率很高。因此，尿糖不作为筛选测试。肾糖阈升高的糖尿病患者会发生假阴性；肾小管功能障碍（如近端肾小管酸中毒、家族性肾性糖尿）的患者可能会出现假阳性。尿糖阳性或疑似糖尿病的患者需要进行规范的 HbA1c、空腹血糖或口服葡萄糖耐量检测。

确诊：双样本与单样本测试的比较

目前建议，如果基于葡萄糖测定结果诊断糖尿病，须在随后的一天重复测试，以确认诊断。HbA1c 不需要重复测定，但使用血糖进行诊断则需要复测。这种需要第二次血糖样本的要求给大规模筛查和诊断带来了一定的障碍。研究者致力于寻求替代的诊断策略，探索单样本诊断的可行性，如单一血液样本同时测定 HbA1c 和空腹血糖，可降

译者注：[1] 原文为随机血糖（random glucose），可能为笔误。随机血糖通常在有高血糖相关的症状时用于诊断糖尿病，见上文。

低成本且更加方便。一项单样本评估糖代谢的研究发现，5 年随访时具有中等度的敏感性（54%）和高度的特异性（98%），阳性预测值为 71.7%。在 15 年的随访中，诊断特异性升至 99.6%，阳性预测值升至 88.7%。经传统诊断标准证实，单次血样两个参数均阳性的个体患糖尿病的风险增加，心血管疾病和外周动脉疾病的风险也增加。如果得到进一步的确证，这种一步采样方法可能会成为公认的诊断标准。

筛查的有效性

2 型糖尿病患病率上升且无症状阶段较长，筛查有助于及早实施治疗来改善结局，有降低微血管和大血管发病率和死亡率的可能，因此产生了大规模筛查糖尿病的需求。但缺乏设计良好的随机对照研究一直是解决糖尿病筛查有效性问题的主要障碍。

来自随机试验的证据

现有的少数随机研究的结果具有指导意义，其中最值得关注的是在初级保健实践中筛查高危个体的 ADDITION 研究。英国、丹麦和荷兰的数百家初级保健机构和数以万计的患者参与了此项研究，研究筛查 2 型糖尿病高危人群，将检测结果符合 2 型糖尿病的患者随机分为常规治疗组和强化 - 改良治疗组。主要的观察结局是心血管和全因死亡率。

总体而言，筛查人群和未筛查人群之间全因死亡率和心血管发病率和死亡率没有显著差异。ADDITION 研究的一个英国分支研究（ADDITION-Cambridge）中，来自 33 个初级保健机构的 20 000 多名年龄在 40 ～ 69 岁的高危成年白种人患者随机接受单次筛查，而后进行强化治疗，筛查中的糖尿病诊断率为 3%。与不进行筛查或强化治疗的个体相比，10 年随访中全因死亡率、心血管和糖尿病相关死亡率均没有显著差异。研究结果令人失望，干预未获得阳性结果可能归因于研究人群中未诊断的糖尿病比例低（3%）、对照人群中心血管死亡率低（低于预期 50%，这反映了英国该地区心脏预防保健工作的成功）、未筛查的对照人群糖尿病的诊断时间比预期短（研究的另一部分发现为 3 年）、单轮筛查而不是多轮筛查，以及随访时间不足（随访 8 ～ 10 年，死亡率曲线才开始分离）。

反思该研究结果，并参考心血管多因素强化干预的随机研究结果（显著降低全因死亡率和心血管死亡率），ADDITION 研究人员得出以下结论："糖尿病风险评估、同时检测和管理心血管相关的风险因素、重复筛查、识别未参加者以及最大限度地提高筛查率的策略，可增加群体的获益。"研究者还认识到，研究结果来自以白种人中产阶级为主体的研究人群，不排除在 2 型糖尿病发病率高于研究人群的背景下进行全人群筛查的潜在益处。

最近的数据证明筛查对生存有利。一项在中国进行的随机研究筛查并对检测阳性的个体进行为期 6 年的生活方式干预，可显著降低全因死亡率和心血管死亡率（HR 分别为 0.71 和 0.59），但阳性结果在 23 年的随访之后才出现，强调需要长期随访和协调、持续的生活方式改变。Finish 研究同样发现筛查和干预能够降低 10 年后的全因死亡率（HR 为 0.57）。

鉴于现有研究得出的谨慎乐观的结果，以及肥胖的严重流行及其潜在的心血管不良结局，不太可能进行大的、新的随机对照筛查试验。已完成的筛查和早期干预研究中已经可以得出结论：筛查后改变生活方式可以预防进展为显性糖尿病及其不良后果。及时治疗高血糖可显著降低微血管并发症的风险，尽管现有强化降血糖方案可能不会明显降低大血管风险，但同时治疗其他主要心血管危险因素，却能显著降低大血管风险，因此主张及早识别和实施全面的一级预防计划（见第 18 章）。此外，降低心血管风险的降血糖药物（见第 102 章）可能会成为通过筛查进行早期诊断的新动力。

发现和早期诊断的危害

几乎没有证据表明筛查糖尿病会造成短期伤害；但焦虑水平可能会轻度增加，糖尿病筛查阳性的个体所报告的健康状况比筛查阴性的个体更差，除此之外，早期诊断的有害影响很有限。然而，如果早期诊断导致了不适当的强化治疗（如使 HbA1c 正常化），则患者可能会面临不必要的严重低血糖风险及伴随的不良后果。

筛选进行筛查的患者——预估检测前风险

鉴于超重与葡萄糖耐受不良风险之间的密

切关系，美国预防服务工作组（USPSTF）建议使用BMI来识别有风险的个体。美国糖尿病协会（ADA）则认为美国人口中高危人群占比如此之大，建议从45岁开始对所有美国成年人进行筛查，针对有糖尿病的危险因素的个体应该更早开始筛查。

基础ARIC系统是少数已通过充分验证的可用于预测2型糖尿病的风险评分系统，该系统利用易于获得的相关数据（如腰围、糖尿病家族史、高血压史、年龄、种族、身高、体重、心率和吸烟史；表93-1）进行预测。ARIC系统源自美国有代表性的45～64岁成年人样本，其敏感性为69%，特异性为64%，受试者工作曲线下面积为0.71。虽然仍需要在更广泛的患者样本中进行额外验证，并考虑将妊娠糖尿病作为风险因素纳入模型，但该风险评分系统仍代表了一种更循证、更实用的方法，可用于筛选患者进行糖尿病筛查。

评分系统总分100分。使用五分位数（最低到最高）划分的10年糖尿病发病风险分别为：5.3%、8.7%、15.5%、24.5%和33.0%。

表 93-1 预测糖尿病发病的基本风险评分系统

基线变量			分值
母亲糖尿病史			13
父亲糖尿病史			8
高血压			11
黑种人			6
年龄 55～64 岁			5
吸烟史			4
	男性	女性	
腰围（cm）	90～＜95	81～＜88	10
	95～＜100	88～＜96	20
	100～＜106	96～＜105	26
	≥106	≥105	35
身高（cm）	＜171	＜157	8
	171～＜175	157～＜161	6
	175～＜178	161～＜164	3
静息脉搏	≥68	≥70	5
体重（kg）	≥86.4	≥72.7	5

Adapted from Kahn HS，Cheng YJ，Thompson TJ，et al. Two risk-scoring systems for predicting incident diabetes mellitus in U.S. adults age 45 to 64 years. Ann Intern Med 2009；150:741.

建议 [45-47]

尽管缺乏良好设计、长期随访的随机对照研究的证据，但筛查糖尿病和糖尿病前期可能降低心血管疾病和全因死亡率（评估筛查的金标准），以前存在意见分歧的权威机构正在达成共识，即需要对高风险人群进行血糖异常的筛查。最近的研究获得了令人鼓舞的数据，以及对肥胖流行的情况下采取综合方法预防心血管疾病的重要性的认识，两者共同推动了支持糖尿病筛查的观点。肥胖患病率下行的可能性很小，重点是让高危人群改变生活方式。越来越多的观点一致认为，筛查改善结局的证据不佳，根本原因是未能个体化而有效地参与高危人群的生活方式改变。初级保健团队提供新兴的就医模式，能平衡需求和技能，采取共同决策、动机式访谈及认知行为疗法，对改善人们健康和福祉的重要决策的质量产生了影响，可以验证上述的观点（见第1章）。

专家小组和宣传团体的建议

ADA和USPSTF分别代表了权威机构发布糖尿病和糖尿病前期筛查建议的两个极端。

美国糖尿病协会（ADA）的建议

ADA作为一个倡导组织，倾向于对筛查和治疗采取更积极和主动的观点。其最新指南包括以下建议和声明：

- "在45岁或以上的人群中每3年进行一次糖尿病筛查，尤其是体重指数25 kg/m^{2}及以上人群；应早期筛查有较高糖尿病风险的人群，包括种族背景、家族史、肥胖或先前有糖耐量减低的证据。"
- "任何年龄的成年人，如有超重或肥胖、一个或多个糖尿病危险因素，都应进行筛查；如果结果正常，至少每3年重复一次。"

需要注意，ADA承认"没有来自前瞻性随机对照研究的证据支持这些建议。"

美国预防服务工作组（USPSTF）的建议

通常情况下，USPSTF的建议都更为保守，推荐相关筛查的前提是能从良好设计的研究中获得高水平的证据支持。然而，由于血糖异常的患病率非常高（接近 50% 的成年美国人血糖异常是因为肥胖和超重）、少数族裔的并发症发生率更高，以及改变生活方式和药物治疗能改善预后，促使 USPSTF 的最新建议向 ADA 靠拢，USPSTF 支持有一个主要的糖尿病风险因素（超重，BMI > 25 kg/m^2）时，更优先选择筛查。由于美国人符合该标准的如此之多，ADA 和 USPSTF 最新建议之间的差异显著缩小。USPSTF 的推荐内容如下：

- 40 ~ 70 岁肥胖或超重成年人，筛查异常血糖应作为心血管风险评估的一部分。
- 临床医生应向血糖异常患者提供或推荐强化行为干预的咨询，促进健康饮食和体力活动。

个性化应用于特定患者和患者小组的综合建议

筛查无症状血糖异常者，主要的潜在获益获得一致认可，即全面的改变生活方式可以降低发生显性糖尿病及其相关并发症的风险。筛查有助于激励糖尿病高危的惰性超重患者做出必要的生活方式改变。筛查还可以促使人们关注综合措施对降低心血管风险的必要性，强调需控制所有主要心血管疾病的风险因素，包括高血压、高胆固醇血症和吸烟等（见第 26、27 和 54 章）。随着早期治疗在预防疾病进展及其后果方面益处的展现，在显性糖尿病发病前进行筛查、早期使用药物控制血糖可能变得越来越重要。迄今为止，二甲双胍最为有效，而其他药物在这方面也有希望（见第 102 章）。同样，随着直接降低心血管风险的降血糖药物的出现，可能会进一步增加筛查的动力。

综上所述，糖尿病筛查的好处包括为全面心血管风险降低计划的设计和实施提供信息，以及激励人们改变生活方式，这种努力非常值得。以下建议适用于特定的患者和患者小组：

- 作为整体心血管风险评估的一部分，40 ~ 70 岁肥胖或超重（BMI > 25 kg/m^2）个体或有其他主要心血管风险因素（例如，吸烟、不运动、高血压、高胆固醇血症、早发心血管疾病家族史）而心血管风险增加的成年人，应进行血糖异常的筛查。可考虑使用经过验证的风险分层工具（例如，基础 ARIC 系统，可帮助判断非超重者是否需要筛查；表 93-1）。
- 筛查最好测定 HbA1c，特别是患者没有禁食的情况下；如果 HbA1c 不可用，可测定空腹血糖或 75 g 口服葡萄糖负荷（OGTT）2 h 血糖。如果结果显示高血糖，则在另一天重复进行确认。
- 单次筛查，取空腹血液样本测定 HbA1c 和血糖。两者均为阳性，可确诊。如果任一单项测定均未达到诊断阈值，则在 3 年内重复，需告知此类患者其风险增加。
- 如不使用静脉血浆样本，而使用指端毛细血管血样测定血糖，需要对结果进行校正。如空腹测定，指端血糖结果应上调 10 mg/dl；如非空腹测定，应注意指端血样可能会高估血糖水平。
- 使用随机血糖诊断糖尿病，仅适用于有至少一种糖尿病特征性症状（例如，多尿、多饮、未经证实的体重减轻）的个体；随机血糖也是可用于社区筛查的一种方便的初步检查。
- 45 岁后每 3 年筛查一次，但应根据心血管和糖尿病风险状况进行个体化选择；高危人群应在更早的年龄开始筛查。
- 利用筛查信息，应用经过验证的预测模型（如 Framingham 或 ACC/AHA 风险评分，见第 18 章）评估患者的总体心血管风险，并实施心血管一级预防的综合性措施（见第 18 章）。
- 应鼓励所有个体进行锻炼、健康饮食、保持健康体重，以降低患 2 型糖尿病的风险。
- 通过更高效的方式，如共同决策、动机式访谈和认知行为疗法等，促进高危人群积极参与改变生活方式。

（董爱梅 翻译，齐建光　肖卫忠 审校）

附录 93-1

妊娠糖尿病和 1 型糖尿病筛查 [1-13]

与 2 型糖尿病相比，妊娠糖尿病和 1 型糖尿病均不太常见，但患者的绝对数量仍然很多，有严重不良结局，且发病率仍在增加。与 2 型糖尿病一样，对妊娠糖尿病的筛查建议也有不同的观点，但越来越趋于一致。1 型糖尿病筛查的争论较少。相关的筛查问题通常发生在产科和儿科，但成年患者的基底全科医生和家庭医疗团队仍需要了解当前的筛查建议和支持这些建议的证据，以便对有这些疾病风险的个体提供帮助。

妊娠糖尿病（gestational diabetes mellitus，GDM）

妊娠糖尿病是指妊娠期间发生或首次发现的任何程度的葡萄糖不耐受。患病率因抽样人群不同而不同（1% ～ 14%），在之前血糖正常的女性中平均患病率为 3%。孕妇肥胖是一个主要的危险因素。

自然病程和早期治疗的有效性

与妊娠糖尿病相关的不良结局包括出生体重超过相应胎龄第 90 百分位数、首次剖宫产、新生儿低血糖、早产（妊娠 37 周前）、分娩损伤、新生儿重症监护需求、高胆红素血症和子痫前期等风险显著增加。这些风险与妊娠 24 ～ 28 周时血糖水平升高有关。但上述状况并非高血糖孕妇特有异常，没有妊娠糖尿病的妇女也可见到，特别是在肥胖的情况下。最近的数据（HAPO 研究）表明，母体妊娠 24 ～ 28 周时的高血糖与此类不良结局的风险呈线性增加关系，且没有风险阈值，即使血糖水平在先前认为的妊娠正常范围内，风险也随血糖增加而增加。90% 的妊娠糖尿病患者分娩后，葡萄糖不耐受可缓解，但近一半的患者最终会发展为 2 型糖尿病。

母婴获益。治疗可有效降低高血糖——首先进行饮食干预；家庭血糖监测有助于控制血糖。单独饮食控制未能达标的个体，通过胰岛素或口服药物可以获得良好的血糖控制。两项精心设计的大规模临床试验［澳大利亚孕妇碳水化合物不耐受研究（ACHOIS）和轻度 GMD 研究］为筛查和后续治疗的疗效评估提供了大量高质量的证据。对研究的综合评估发现，干预使子痫前期风险［相对风险（RR）为 0.62］和产后抑郁症风险（RR 为 0.50）显著降低。虽然其他研究的数据显示干预后剖宫产和高血压的发生率降低，但缺乏产妇高血压、肥胖症或糖尿病发展的长期结局的数据。

关于婴儿的获益，汇总数据分析表明干预后肩难产（RR 为 0.42）和巨大儿（RR 为 0.50）显著减少。在 GMD 研究中，死产或围生期死亡以及新生儿并发症（包括高胆红素血症、低血糖、高胰岛素血症和产伤）的主要复合结局没有显著差异。目前还没有妊娠早期治疗效果的研究。

母婴损害。主要的随机研究数据显示，需要更多的产前检查（7 vs. 5），但产妇产后检查需要较少。引产和剖宫产的需求没有增加。对于婴儿而言，新生儿重症监护室（NICU）入院率、新生儿低血糖症发生率或早产率没有增加。

筛查试验和诊断标准

由于肥胖导致的 GDM 发病率上升，且有证据表明在血糖水平低于之前认为的异常水平时已经有并发症发生，GDM 的筛查方法发生演变。因缺乏金标准，难以计算检测的敏感性和特异性，但目前仍致力于提高检测灵敏度。应特别注意，有数据表明从低于先前认识到的异常血糖水平开始，血糖水平升高伴随着 GDM 并发症的风险持续增加。因此，权威机构强调提高检测灵敏度，以更好地检测出轻型的 GDM，可使用单次 75 g 葡萄糖耐量取代传统的筛查 GDM 的两步法（50 g OGTT，如果 1 h 血糖阳性，然后进行 100 g-3 h 检测方案）；同时降低诊断的血糖阈值。已经设置新的 75 g OGTT 的诊断阈值，该阈值时不良结局的风险比至少为 1.75。血糖诊断阈值：

- 空腹血糖≥ 92 mg/dl（≥ 5.1 mmol/L），或
- 1 h 血糖≥ 180 mg/dl（≥ 10.0 mmol/L），或
- 2 h 血糖≥ 153 mg/dl（≥ 8.5 mmol/L）。

传统筛查和早期治疗的危害（包括焦虑、对生活质量的不良影响、严重低血糖及其后果）很小，但缺乏使用低阈值诊断标准时的危害数据。关于筛查时间的数据有限，但认为妊娠 24 ～ 28 周期间筛查最佳。

建议

近年来，各主要的专家小组已达成普遍共识。建议所有妊娠 24 ～ 28 周的孕妇进行妊娠糖尿病筛查。但不同团体推荐的筛查方式不同。美国糖尿病协会和国际糖尿病与妊娠研究协会建议使用一步法空腹 75 g OGTT 试验，且使用阈值下调的诊断标准（如上），可增加诊断 GDM 的人数，同时要关注假阳性率增加的风险。美国妇产科医师学会重申使用两步法筛查，首先进行非空腹 50 g OGTT，选择 2 h 血糖超过阈值 140mg/dl（7.8mmol/L）的个体，进行空腹 100 g。美国预防服务工作组支持使用上述任一方法进行筛查。

1 型糖尿病

尽管 1 型糖尿病的发病率持续上升，但其患病率仍低于 0.5%。症状前阶段的诊断很困难，需要结合免疫学、遗传学和代谢检测，单独的家族史并不是一个强有力的预测因素。此外，由于出现症状前的时间相对较短，干预措施（如早期实施胰岛素治疗）尚未证明能减缓或预防临床疾病的发生并改善预后，因此不建议进行筛查，除非筛查是调查研究的一部分。

（董爱梅 翻译，齐建光 肖卫忠 审校）

第 94 章

甲状腺癌的筛查

A.G.M. 和 A.H.G

甲状腺癌是一种相对罕见的疾病，死亡率较低。它占所有新发恶性疾病的 1%，仅占癌症死亡的 0.3%；然而，美国甲状腺癌的发病率以每年 3% 的速度增长，是所有癌症之最。使用超声检测甲状腺癌灵敏度高，也可进行有效治疗。大多数病例的临床进展比较慢（惰性），而治疗可能导致一些不良事件。关于甲状腺癌争论的焦点在于，基于人群的筛查和对无症状成年人的治疗，其益处是否足以超过治疗相关的潜在危害。高危个体的筛查也涉及同样的获益 - 风险相关问题，如儿童期头颈部放疗患者、有多发性内分泌肿瘤 2 型（multiple endocrine neoplasia 2，MEN2）包括甲状腺髓样癌家族史的儿童。

流行病学和危险因素 [1-10]

一般来说，甲状腺癌的发病率随着年龄的增长而增加，尤其是病理学表现为未分化或滤泡组织结构的肿瘤和髓样癌。病理学最常见的是乳头状癌，发病年龄具有特异的双峰表现，30 岁和晚年均出现发病高峰。女性甲状腺癌的发生率是男性的 2 倍多。在美国，非洲裔美国人的风险似乎比其他族裔低。全球尸检报告的甲状腺癌患病率差异很大，甲状腺无辐射暴露的情况下，甲状腺癌发病率从 3% 到超过 10% 不等，其中日本的发病率最高。髓样癌占甲状腺癌的 5% ～ 10%，大约 25% 的髓样癌是家族性癌。

甲状腺癌可识别的主要风险因素是头部和颈部的外照射史或核反应堆事故所致的暴露史。早在 1907 年，就有人使用外照射来缩小婴儿期增大的胸腺。20 世纪 20 ～ 50 年代，外照射被广泛用于治疗扁桃体和腺样体肿大、宫颈腺炎、乳突炎、鼻窦炎、血管瘤、头癣和痤疮。直到 1950 年，人们

发现28例儿童甲状腺癌患者中9例有颈部辐射史，潜伏期为5年或更长时间，自此开始警觉照射不良反应。随后进行了深入的随访记录，上述颈部照射治疗均被终止。1973年，发现患甲状腺癌的成年人中40%有辐射史，这个问题再次受到关注。大型研究表明，辐射暴露者中超过25%可检测到甲状腺异常，甲状腺癌患病率估计为7%～9%。一些辐射暴露的个体比其他人面临更大风险。婴儿期的辐射，可能致癌性最强，随着受辐射时年龄的增加，癌症风险也会降低。因致癌风险的辐射剂量阈值较低，接受多次放射治疗的个体，其风险似乎大大增加。有射线暴露风险的人群数量巨大，估计在100万～200万人。随着该人群的逐渐老去，医源性甲状腺癌的风险和辐射诱发癌症的发病率显著降低。然而，核事故导致的暴露仍然是一个令人担忧的问题，例如最近日本福岛地区发生的事件，以及前苏联的切尔诺贝利事件。

甲状腺髓样癌起源于甲状腺的神经内分泌C细胞。大约25%的病例与遗传性肿瘤综合征有关，如MEN2A（甲状腺髓样癌、甲状旁腺肿瘤和嗜铬细胞瘤）、MEN2B（甲状腺髓样癌、黏膜神经瘤、嗜铬细胞瘤和马方综合征样体型）或家族性髓样癌。所有家族性均以常染色体显性方式遗传，98%的病例有酪氨酸激酶原癌基因*RET*的突变。甲状腺髓样癌是MEN2患者最常见的死亡原因。对易感*RET*原癌基因突变的幼儿进行基因检测，然后进行预防性甲状腺切除术，对降低这些患者的死亡率和发病率很有效。

甲状腺癌的自然病程和治疗的效果与危害 [11-18]

自然病程

隐匿性甲状腺癌的患病率尚不明确。尸检研究发现患病率在5%～13%。一项经常被引用的研究显示，总患病率为5.7%，在40～60岁这个特定年龄段患病率最高。

大多数甲状腺肿瘤临床呈良性过程，因此无症状甲状腺癌的发病率高，这并不令人惊讶。后续研究已确定，生存概率取决于甲状腺癌的组织类型和患者年龄。对于局灶性甲状腺乳头状癌，存活率与年龄匹配的对照组接近；在一项大型研究中，10～15年随访期间并没有观察到40岁以下的患者死亡。滤泡癌的病程则略具侵袭性。另一方面，未分化肿瘤的临床进程快，患者很快死亡。

一般人群中，隐匿性甲状腺癌发病率相对较高，使大家对辐射暴露患者肿瘤检查的必要性产生了疑问。最大的放疗患者队列研究中，47%的肿瘤是因为可触及或扫描异常而偶然发现并手术确认。没有证据表明，与普通人群中发现的隐匿性肿瘤患者相比，有辐射暴露史患者的甲状腺肿瘤更易发病或死亡；但有辐射暴露史个体的复发率确实更高。

治疗效果

甲状腺切除术后，使用放射性碘治疗可预防复发并清除残余病灶。给予低风险患者低剂量放射性碘，似乎可以达到与高剂量放射性碘相当的效果，同时还能降低辐射诱发癌症的风险。这种治疗可提高晚期高分化甲状腺癌患者的生存率，并降低复发率，但对大部分低风险（早期高分化）患者的益处尚不确定。在一项大型前瞻性队列研究中，选择积极监测与立即手术相比较，随访6年时患者的生存率相同，只有一小部分患者选择手术。

甲状腺髓样癌的预后比乳头状或滤泡状肿瘤差。MEN综合征的患者常伴有与该综合征其他疾病相关的症状。根据历史数据，约50%的髓样癌患者诊断时有淋巴结受累。通过DNA分析确定*RET*突变携带者，随后进行预防性甲状腺切除术，相关的随访结果令人鼓舞，术后5年或更长时间内没有发现甲状腺髓样癌的证据。

治疗的危害

甲状腺切除术的风险包括永久性甲状旁腺功能减退症伴低钙血症（2%～6%）和永久性喉返神经麻痹（1%～2%）。放射治疗与唾液腺受损导致永久性口干（2%～21%）和继发性恶性肿瘤（13例/10 000人年）的风险相关。

筛查和诊断方法 [15,19-25]

病史和体检

目前尚不清楚病史资料在识别甲状腺癌风险

人群方面的敏感性。许多在儿童早期接受过辐射的个体，可能不知道自己受过辐射。甲状腺查体通常很难，可触及结节是一种非特异性表现，4% ~ 7% 的成人查体可发现结节。体检检出率低，报告的敏感性从 12% ~ 27% 不等，特异性更高。通过触诊仅可识别少数甲状腺异常，但触诊异常似乎对癌症更具特异性。毫不意外，当医生知道超声扫描结果后再进行体检，会更容易触及结节。

甲状腺超声

高分辨率超声检查提高了识别甲状腺小结节的能力；检测甲状腺结节的灵敏度为 95%，高于放射性核素扫描、磁共振成像或计算机断层扫描。然而，仅根据影像学标准区分良性和恶性结节仍然存在问题；报告的特异性范围为 55% ~ 85%（见第 95 章）。对有可触及结节并最终接受甲状腺切除术的患者的研究中发现，只表现为超声异常的个体，癌症的患病率不到 25%。仅在超声扫描异常的腺体中发现的癌症通常是偶发肿瘤，与超声的异常所见无关。

细针穿刺活检（见第 95 章）

在体检或超声扫描中发现异常时，应结合其他诊断方法。细针穿刺活检和细胞学检查的改进，使其成为一线诊断试验（见第 95 章）。遗憾的是，“不确定”的细胞学结果并不少见，出现这种结果通常会手术，但在许多情况下，最终证明手术并不必要。

其他检测手段

在活检不确定病例中，检测基因的表达及分类来除外恶性肿瘤很有前景，研究条件下阴性预测值为 95%。测量血清甲状腺球蛋白筛查甲状腺癌并不可行，不仅特异性差，而且敏感性低。但甲状腺癌确诊后，甲状腺球蛋白测试最适合用于监测随访。

体检或扫描发现的可疑病例，可给予甲状腺抑制治疗。甲状腺抑制治疗 3 ~ 6 个月，可缩小正常甲状腺组织，增加自主结节检查的敏感性。虽然癌症风险较低时，抑制治疗仍然是一种合理的方法，但必须谨记甲状腺激素抑制后的表现对甲状腺癌既不敏感，也不具有高度特异性。据报道，已确诊的癌症结节对抑制疗法也可能有明显反应；此外无反应的结节只有少数是恶性结节。

遗传性甲状腺髓样癌家族成员，检查 *RET* 突变很有帮助，携带者发生癌症的概率高达 95%。家族性髓样癌和 MEN2A 患者建议 5 岁前进行基因筛查，MEN2B 患者建议 6 月龄前进行筛查。散发性髓样癌的患者也应进行基因检测。携带家族性 *RET* 突变的家庭成员，建议进行预防性甲状腺切除术。

筛查的潜在危害

横断面研究表明，筛查可以发现对死亡率没有影响的癌症。虽然甲状腺癌检出率增加，但与之相关的总体死亡率没有增加，不过一小部分晚期乳头状癌患者的死亡率有所增加。韩国进行全人群甲状腺癌筛查，筛查使甲状腺癌的发病率增加了 15 倍，而该疾病的死亡率没有任何变化，这表明筛查有过度诊断效应。过度诊断会带来治疗损害，同时绝大多数患者的治疗几乎没有带来明显的生存获益，两者相结合，强烈反对针对一般无症状人群进行甲状腺癌筛查。

建议 [26-27]

与许多其他筛查的建议不同，甲状腺癌的筛查建议相当一致。美国预防服务工作组、美国癌症协会、美国家庭医生学会、美国甲状腺协会、美国内分泌学会和加拿大定期健康检查特别工作组均未建议筛查甲状腺癌风险一般的无症状人群。美国预防服务工作组的立场最为强硬，建议反对进行筛查，认为危害大于任何好处，而好处似乎很小。我们将上述观点汇总成如下建议：

- 不建议对正常甲状腺癌风险的无症状人群进行大规模筛查。无症状期甲状腺癌治疗的益处有限，绝大多数患者的生存获益微乎其微，其潜在危害超过了治疗益处。
- 尚不确定对高危人群（如有儿童期颈部辐射史或核事故环境暴露史的人群）筛查能否带来生存获益。应遵循文献。
- 在临床和影像学高度怀疑的情况下，应考虑用细针穿刺活检作为随访手段（见第 95 章）。
- 遗传性甲状腺髓样癌家族中的个体，应从儿童早期开始筛查，包括检测 *RET* 基因突变。

（董爱梅 翻译，齐建光　肖卫忠 审校）

第 95 章

甲状腺结节的评估

DAVID M. SLOVIK

甲状腺结节在临床和颈部影像学研究中都非常常见。碘充足地区，约 5% 的女性和 1% 的男性有可触及的甲状腺结节。尸检中结节的患病率接近 50%。随机选择无疑似甲状腺疾病的个体，使用高分辨超声检查发现甲状腺结节的患病率为 19% ～ 68%。甲状腺结节的发病率随着年龄和头、颈部辐射暴露的增加而增加；女性比男性更常见。甲状腺结节患者中，男性甲状腺癌发病率是女性的 2 倍，年龄 60 岁以上或 30 岁以下发病率最高。

评估甲状腺结节的主要目的是鉴别病变的良恶性。大多数甲状腺结节是良性的。细针穿刺活检约 70% 的结节证实为良性；恶性肿瘤占 7% ～ 15%；其余病例的细胞学检查结果要么不充分，要么不确定。另外，需确定结节的功能状态，并评估结节对邻近结构的任何不利影响。

由于甲状腺结节非常常见，且有潜在的重要性，基层全科医生必须能够结合成本效益进行评估。应熟悉超声、细针穿刺抽吸（fine needle aspiration，FNA）和放射性核素扫描的适应证和应用，也要对新兴的基因检测有所认识。要了解甲状腺切除术、甲状腺激素抑制治疗和随访观察各自的适用情况，有助于制订适当的管理方案。

病理生理学和临床表现 [1-15]

甲状腺结节可以单发或多发，可伴或不伴潜在的甲状腺功能异常。单发结节更可能为恶性结节，更需要关注；当然多发结节也可能有恶性结节，特别是存在优势结节时。甲状腺结节通常无症状，由患者或医生体检发现，或因颈部影像检查偶然发现，称为“甲状腺偶发瘤”。不可触及的结节与相同大小的可触及结节具有相同的恶性风险。大结节可能会导致美容问题或压迫邻近结构。甲状腺结节通常无痛感，但快速生长、炎症或出血时可能会产生明显不适。

孤立结节

孤立性甲状腺结节可能是良性腺瘤、癌，也可能是仅有一个结节可触及的多结节性病变。

良性腺瘤

良性腺瘤是非恶性、真性孤立性结节的主要病因。多为滤泡（大滤泡或微滤泡）腺瘤，具有纤维包膜和甲状腺的组织学特征；其余为胶质或腺瘤性结节，包裹不完整，通常见于多结节性甲状腺肿。这些结节的生物学行为相似，通常增长缓慢，持续多年。滤泡腺瘤很少有体积大到足以侵犯气管或食管。甲状腺腺瘤通常是单克隆起源。大多数结节细胞中存在促甲状腺激素（thyroid-stimulating hormone，TSH）受体，对 TSH 激素有反应。大多数肿瘤不会产生太多甲状腺激素，甲状腺扫描时摄取的放射性碘有限，有时甲状腺扫描会表现为“冷”结节，提示恶性肿瘤的可能。微滤泡或富细胞的腺瘤无包膜侵犯，这与滤泡癌不同；除非甲状腺显像显示有自主功能，否则通常应切除病灶，以除外甲状腺癌。少数滤泡腺瘤产生大量甲状腺激素，患者表现甲状腺毒症（见第 103 章）。直径超过 3cm 的毒性腺瘤尤其如此。它们自主分泌甲状腺激素，抑制 TSH（使甲状腺腺体的其余部分萎缩），在甲状腺扫描中显示为“热”结节。较小的热结节，虽然能产生足够的甲状腺激素抑制其余甲状腺组织并使其萎缩，但患者仍可能甲状腺功能正常。

血液供应不足的良性腺瘤可能发生坏死、变性、液化，超声显示为有实性和囊性成分的结节。在这种“囊性”病变中，腺瘤占很大比例。

甲状腺癌

近年来，甲状腺癌的发病率一直在增加，每年每 10 万人中约有 14 人发病，在辐射暴露地区发病率较高。女性比男性更容易发生甲状腺癌（3 : 1）。儿童、30 岁以下或 60 岁以上的成年人、既往有头颈部放疗史或甲状腺癌家族史的个体患病率较高。在放射碘扫描中，大多数甲状腺癌表现为冷结节，不摄取碘；在锝扫描中，也罕见恶性结节摄取放射性核素。在超声检查中，大多数甲状腺癌表现为实性结节，约 20% 的甲状腺癌会表现为囊实性混合的外观，单纯的甲状腺囊性结节，偶尔也有恶性可能。

乳头状癌和混合性乳头状滤泡癌。乳头状癌和混合性乳头状滤泡癌最常见，占所有甲状腺恶性肿瘤的 85%。高达 15% ～ 20% 的尸检对象在显微镜下可发现乳头状癌病灶。微小癌的自然病史尚不清楚，但大多数复发率低，也不增加死亡率。任何包含乳头状成分的肿瘤均被认为是乳头状癌，即使同时有滤泡成分也是如此。乳头状癌病变发展缓慢，向邻近颈部淋巴结局部扩散，直到很晚期才远处转移，也只有 5% 的病例发生远处转移。即使发生局部扩散，预后也很好。虽然大多数为实性病变，但也有一些肿瘤由于坏死和液化而可能表现为囊实性混合病变。

滤泡癌。滤泡癌占甲状腺癌的 12%，生长缓慢。不侵犯甲状腺包膜的情况下，也可能扩散到局部淋巴结，但局部淋巴结受累不会影响预后。早期即可发生血源性扩散，最初常为肺或骨转移。滤泡癌疾病谱广泛。预后取决于血管侵犯和转移的程度。

未分化癌。甲状腺癌中未分化癌占比不到 3%。肿瘤细胞高度未分化，具有很强的侵袭性，是最具侵袭性的人类癌症之一，通常无法手术，患者在 1 年内死亡。临床表现为快速增长的甲状腺肿块，伴有声音嘶哑、呼吸困难和吞咽困难。

髓样癌。髓样癌起源于甲状腺滤泡旁细胞，占甲状腺癌的 10%。该病包括散发性和家族性两种形式；后者包括家族性髓样癌（不伴有其他疾病）和多发性内分泌瘤（multiple endocrine neoplasia，MEN）2A 和 2B 型（同时发生嗜铬细胞瘤和甲状旁腺功能亢进症）。散发性疾病中已发现 *HRPT2* 基因突变，*RET* 原癌基因突变与家族性甲状腺髓样癌和 MEN 2A 和 2B 密切相关。恶性转化的时机和临床发病时间因特定遗传突变而异。髓样癌的结节通常出现在甲状腺上半部分。髓样癌可以是多中心的，尤其是家族性髓样癌。大约 70% 的甲状腺髓样癌为散发性。降钙素由滤泡旁细胞或“C”细胞产生，是髓样癌的一种独特的肿瘤标志物，但患者血钙正常。

髓样癌预后差异很大，与滤泡癌相似。肿瘤通常向颈部和纵隔淋巴结转移，但也可能发生远处转移，扩散到肺、骨和肝。

淋巴瘤。淋巴瘤有可能原发于甲状腺，占甲状腺恶性肿瘤的 1% ～ 4%。高达 70% 的淋巴瘤发生在慢性淋巴细胞性甲状腺炎患者。其临床病程取决于发现时的组织类型和疾病分期（见第 84 章）。局部淋巴结的转移非常常见，也很明显。

转移癌。转移到甲状腺的癌主要来自肾癌、乳腺癌及肺癌，甲状腺转移癌虽然不常见，但也会发生。

多发性结节

甲状腺多发性结节通常见于桥本甲状腺炎（慢性淋巴细胞性甲状腺炎），较少的情况下是多结节性甲状腺肿。甲状腺癌很少见于多结节的甲状腺。

桥本甲状腺炎

桥本甲状腺炎属于自身免疫性疾病，在美国是甲状腺多结节的主要病因。大约 4% 的普通人群和高达 15% 的 65 岁以上女性患有该病。女性患者与男性的比例为 3 : 1。病理学可见明显的淋巴细胞浸润、生发中心形成、甲状腺滤泡萎缩、胶质缺失、纤维化，以及滤泡上皮细胞的嗜酸性改变。70% ～ 95% 的患者可发现抗甲状腺抗体，包括甲状腺过氧化物酶抗体和甲状腺球蛋白抗体。上述抗体阳性并非仅见于桥本甲状腺炎患者，过氧化物酶抗体阳性也见于 Graves 病，甲状腺球蛋白抗体阳性也可见于甲状腺癌。

约 1/3 的桥本病患者表现为多结节性甲状腺肿，但正常大小的甲状腺最常见。免疫介导的损伤影响甲状腺素的合成，增加激素向循环的渗漏。1/3 的患者甲状腺腺功能有进行性损失，最终发展为甲状腺功能减退症。甲状腺功能亢进症不常见，但可发生于有明显淋巴细胞浸润的患者。

多结节性甲状腺肿

多结节性甲状腺肿是成人甲状腺多结节改变的第二大常见病因。多结节是局灶自主性增生晚期的表现，最初甲状腺表现为弥漫增大，随后由于局灶性增生区域发生退行性变，而进展为多结节。当胶质在增生的细胞中积聚时，也可能形成结节（胶质囊肿）。多结节性甲状腺肿甲状腺扫描时放射性碘摄取不均匀；一些区域可能不摄取碘，呈“冷”结节。该病甲状腺不如桥本病坚实。TSH 水平可能略有降低，这提示有自主性的甲状腺素合成，但游离甲状腺素水平通常在正常范围内。

癌症

癌症也可能发生于多结节腺体中，但非常罕见。甲状腺癌和淋巴瘤是主要原因。临床特征性的表现包括颈部淋巴结肿大、声音嘶哑（因喉返神经受压迫）和甲状腺扫描持续增大的“冷”结节。头颈部放射史和甲状腺癌家族史（提示遗传性疾病）都是危险因素。如果肿瘤快速生长（如淋巴瘤），结节可能会有压痛，这是其他多结节性甲状腺肿的非典型表现。少见甲状腺转移癌，主要来自乳腺癌、肺癌和肾细胞癌。

偶发瘤

术语“偶发瘤”是指通过超声或其他敏感的诊断方法（例如，计算机断层扫描或磁共振成像）对颈部区域进行成像的过程中偶然发现的不可触及的甲状腺结节。当病变直径小于 1.5 cm 时，发生恶性肿瘤的风险较低。即使一些小于 1.5 cm 偶发瘤是早期乳头状癌，其生长速度也非常缓慢。

良性甲状腺结节的自然病史

以往的回顾性研究认为大多数病变都会生长，但超声检查良性的甲状腺结节的前瞻性观察研究发现，大多数良性结节几乎不增大，5 年随访中，发生恶性肿瘤的风险非常低。多结节性病变、结节直径大于 7.5 mm、年龄小于 43 岁、肥胖患者，结节生长的风险最大。5 年内发生癌变的风险非常低，只有 0.3%。

鉴别诊断 [8,19]

绝大多数孤立性结节是良性结节，即使甲状腺扫描中不摄取放射性核素的结节也是如此（见下文讨论）。在美国，桥本甲状腺炎是多结节性甲状腺肿的主要病因。癌症约占甲状腺单发结节的10% ～ 20%；多结节患者甲状腺癌的发病率较低（表 95-1）。

检查 [6-8,11,13-29]

体格检查或影像学检查发现的甲状腺结节，尤其是单发结节，需要进一步评估。如前所述，主要目的是区分癌和良性结节。通常只有大于 1 cm 的结节需要评估，与比较小的结节相比，1 cm 以上的结节更可能是有临床意义的恶性结节；如果存在可疑的影像特征（例如，超声检查提示微钙化、血流增加）、有头颈部放射史、淋巴结肿大或一级亲属有甲状腺癌病史等情况，小于 1 cm 的结节也需要评估。

仅通过病史和体检不能对结节最终定性，但可提供恶性风险和是否需要活检或切除的重要信

表 95-1 甲状腺结节的鉴别诊断

原因	主要特征
孤立结节	
良性腺瘤	实性或囊实性混合结节；大多数甲状腺功能正常，对 TSH 有反应；直径 > 3 cm 的结节可有自主性分泌功能，扫描呈“热”结节
癌症	
乳头状或混合性	单发硬结节；局部淋巴结肿大；扫描呈“冷”结节；生长缓慢；转移晚
滤泡性	同上，但转移较早；一些为囊性结节
髓样	可能是家族性的；MEN；降钙素升高；“冷”结节
淋巴瘤	原发肿瘤发生于慢性淋巴细胞性甲状腺炎患者；局部突淋巴结转移明显
多结节	
桥本甲状腺炎	多结节，腺体坚韧；抗甲状腺抗体阳性；1/3 患者甲状腺功能减退；不均质的碘摄取；对 TSH 有反应
多结节性甲状腺肿	多发结节，腺体增大；甲状腺扫描摄取不均匀，部分区域摄取减少或缺失；临床甲状腺功能正常，但部分患者 TSH 轻度下降；功能自主性腺体
癌症	
甲状腺	同上
淋巴瘤	可能发生于桥本病患者

TSH，促甲状腺素。

息。还需要识别结节是否有自主功能，以及结节是否压迫相邻结构。

病史

病史中不仅要回顾结节的临床表现和相关症状，还要询问重要的癌症风险因素，如儿童期头颈部照射史、过度的环境辐射暴露史和甲状腺癌家族史。年龄和性别也需要关注。30 岁以下和 60 岁以上的患者以及男性患者，甲状腺恶性结节的风险增加。应关注局部压迫或侵犯的相关症状（如声音嘶哑、吞咽困难和气管喘鸣），还要注意新发结节或快速生长的结节。当然，良性的囊肿出血或亚急性甲状腺炎也可能导致类似的突发改变和新发症状。良性的囊性和实性结节可随着时间的推移而生长，虽然通常非常缓慢和轻微，因此大小增加不是可靠的恶性肿瘤预测指标。相反，许多甲状腺癌生长缓慢，可能已经存在多年；持续存在的时间对于区分良性和恶性疾病也并不特别有用。有居住在缺碘地区、甲状腺肿大或摄入促甲状腺肿物质（如锂、芜菁、甜菜）等因素，倾向良性甲状腺病变，存在甲状腺肿大的家族史（与甲状腺癌相反）也支持良性甲状腺病变的判断。存在甲状腺功能减退症或甲状腺功能亢进症的症状，也不支持恶性肿瘤。

体格检查

体格检查的重点是甲状腺和邻近的淋巴结。甲状腺应关注整体大小、质地、结节的数量和大小。不规则且固定的孤立性硬结节（吞咽时不能移动）提示恶性肿瘤，快速生长的实性、大的甲状腺肿块同样提示恶性。软结节并不能除外甲状腺癌，乳头状癌发生囊性变后，触诊很软。单个结节癌症的概率增加；多结节性甲状腺肿很少有恶性结节。

甲状腺邻近的颈部淋巴结，尤其是结节同侧的淋巴结，需要详细检查。甲状腺结节伴颈部淋巴结肿大应高度怀疑恶性。单个淋巴结肿大可能提示甲状腺癌转移；甲状腺结节的年轻人，有多个淋巴结肿大，淋巴瘤的可能性增大。声嘶患者应注意检查声带，声带麻痹提示癌症。

实验室检查、影像学检查、功能试验和组织细胞学检查

美国甲状腺协会（the American Thyroid Association，ATA）发布了评估和管理甲状腺结节患者的共识及循证指南，确定了检查的基本要素，包括 TSH、甲状腺超声、FNA 和活检以及放射性核素扫描。

促甲状腺激素

对于任何有甲状腺结节（无论是触诊还是影像学检查发现）的患者，都应首先测定 TSH 水平，据此指导下一步的诊断计划。TSH 降低提示显性或亚临床甲状腺功能亢进（甲亢），随后应进行放射性核素扫描。如果是热结节，应治疗甲亢。如果 TSH 正常或升高，且结节符合细针穿刺的取样标准，则应进行 FNA 和活检。血清 TSH 是预测恶性肿瘤的独立危险因素；随着 TSH 水平的升高，恶性肿瘤的风险和癌症的分期均增加。

甲状腺超声检查

所有体检或其他颈部影像检查意外发现的甲状腺结节，均应进行甲状腺超声检查，同时检查颈部淋巴结。在结节检测中超声具有高灵敏度，可区分实性和囊性病变。对病变的活检定位非常有帮助。即使高分辨率超声技术可检测很小的病变，超声检查仍然缺乏诊断特异性，没有明确的结构特征，可用于区分良性和恶性病变。然而，结节的某些超声特征与更高的恶性可能性有关，包括：微钙化、弥漫低回声、血管增多、软组织边缘钙化伴有小的突起、边缘浸润、横切面高度大于宽度（纵横比＞1）。

细针穿刺（FNA）

用于细胞学检查的 FNA（有或无超声引导）已成为大多数甲状腺功能正常的甲状腺结节患者初始评估的首选检查，FNA 已取代了放射性核素甲状腺扫描和超声检查，用于确定哪些患者需要手术切除。将细针（通常为 25 ～ 27G）穿刺入甲状腺结节内，抽吸其内容物，然后直接涂抹在载玻片上，固定、染色，最后进行分析。熟练的人员操作时，FNA 的灵敏度超过 95%。尽管放射性核素扫描和超声检查也具有较高的敏感性，但特异性较差。FNA 活检的特异性为 70% ～ 90%，活检结果“可疑”也作为手术适应证的情况下特异性为 70%，如手术适应证不纳入“可疑”患者，特异性高于 90%。与超声和放射性核素扫描相比，FNA

活检使不必要的手术减少一半，手术切除的结节恶性率增加了 1 倍，医疗成本降低了 25% 以上。FNA 安全、廉价，易于操作。需要一名熟练的医生操作，也需要一名经验丰富的病理学专家来解释结果，以尽量减少采样和解读中的错误。

穿刺时未能完全引流囊性病变并从残留肿块中获取样本，是假阴性结果的重要来源。尽管抽吸提供了细胞学信息，但即使是有经验的病理学家，也很难区分良性的 Hürthle 细胞、滤泡腺瘤与恶性肿瘤。病理标记为“可疑”或“不确定”的患者，需要进一步评估。这种情况下使用分子标记可能有助于评估（见下文）。

FNA 的适应证。基于超声和临床特征，经 ATA 修订的 FNA 标准。

推荐进行诊断性 FNA：

- 结节最大径 ≥ 1 cm，有高度可疑的超声征象（微钙化，低回声，软组织成分边缘钙化伴有小突起，边缘不规则，横切面上高大于宽，甲状腺外侵犯的证据）。
- 结节最大径 ≥ 1 cm，超声图像呈中度可疑（低回声实性结节，但边缘光滑，且无微钙化、甲状腺外侵犯或横切面上高大于宽）。
- 结节最大径 ≥ 1.5 cm，超声表现低度可疑（等回声或高回声实性结节，或部分囊性结节伴偏心实性区域，无微钙化、边缘不规则、甲状腺外扩散或横切面上高大于宽）。

可考虑进行诊断性 FNA：

- 结节最大径 ≥ 2 cm，超声表现可疑恶性程度很低（海绵状或部分囊性结节，无上述任何可疑表现）。

不需要进行诊断性 FNA：

- 不满足上述标准。
- 单纯囊性结节。

如果结节是纯囊性的，不需要 FNA，除非是囊肿引流。高危病史包括：儿童时期的外照射史、儿童或青少年时期的射线暴露史、一级亲属甲状腺癌史或家族性内分泌综合征史。

诊断分类（表 95-2）。甲状腺细胞病理学报告 Bethesda 系统，为甲状腺 FNA 结果提供了统一的术语。诊断分为 6 个类别；每类都有一个预期的恶性风险，有相关的合理的临床管理指南。

放射性核素扫描

如前所述，在甲状腺功能正常的结节患者中，FNA 活检已替代放射性核素扫描成为首选的初始检查，但碘或锝的放射性同位素成像，可与周围甲状腺组织进行对比，测量结节摄取碘的能力。结节可分为功能低下的冷结节，占所有结节的 80% ～ 85%；不确定的温结节，占 10%；或功能亢进的热结节，低于 5%。虽然大多数恶性疾病扫描时呈现为“冷”结节，但只有 5% ～ 15% 的冷结节是恶性的。此外，有摄取的结节（“温”结节）并不能

表 95-2 甲状腺细胞病理学 Bethesda 报告系统

诊断分级	特征	恶性风险	临床处理
不能诊断或不满意	样本不足，几乎无细胞，理想情况的 10%（仅囊液；模糊血液成分）	1% ～ 4%	超声引导下重复 FNA；见于 2% ～ 20% 样本
良性	大滤泡和胶质腺瘤、淋巴细胞性甲状腺炎、肉芽肿性（亚急性）甲状腺炎	0 ～ 3%	临床随访；见于 60% ～ 70% 样本
意义不明的非典型细胞或滤泡性病变	不能完全确认病变为良性，但也没有滤泡性肿瘤的明确特征	5% ～ 15%	重复 FNA；见于 3% ～ 6% 样本
滤泡性肿瘤或可疑滤泡性肿瘤	滤泡性或 Hürthle 细胞肿瘤	15% ～ 30%	外科甲状腺腺叶切除术
可疑恶性肿瘤	可疑为乳头状癌、髓样癌、转移癌、淋巴瘤	60% ～ 75%	甲状腺近全切除术或腺叶切除术
恶性	乳头状癌、低分化癌、髓样癌、未分化（间变性）、鳞状细胞癌、转移癌、淋巴瘤等	97% ～ 99%	甲状腺近全切除术

From Cibas ES，Ali SZ. The Bethesda system for reporting thyroid cytopathology. Am J Clin Pathol 2009；132：658. Copyright © 2009 by the American Society for Clinical Pathology. Adapted by permission of Oxford University Press.

完全排除恶性肿瘤。扫描中的“热”结节表明存在自主性功能亢进的结节，癌症的风险非常低。在这种情况下，患者应进行甲亢的评估和治疗（见第 103 章）。一个“可疑”的结节如果在扫描时呈现为“温”或“冷”结节，更可能是恶性结节，须考虑手术切除。放射性核素扫描也有助于发现多结节，但甲状腺超声检查更为敏感。

分子标记

分子标记包括基因表达的分类和突变分析，有助于指导 FNA 细胞学不确定患者的治疗。细胞学不确定患者是指有不确定意义的非典型病变（atypia of undetermined significance，AUS）、不确定意义的滤泡性病变（follicular lesion of undetermined significance，FLUS）和滤泡性肿瘤或可疑的滤泡性肿瘤。基因表达分类测试可识别与恶性病理学相关的信使 RNA 转录产物，有很好的前景。研究条件下，在各种形式的细胞学不确定的人群中，都有很强的阴性预测价值（AUS 或 FLUS 患者中为 95%，滤泡性肿瘤或可疑滤泡性肿瘤的病变中为 94%，可疑癌性病变中为 85%）。尽管其特异性尚不足以免除所有细胞学不确定患者的手术，但应用于细胞学可疑程度最低的病例时，手术率可能会降低约 1/3。此外，其他的突变分析技术使用更广泛的测序分析，可识别恶性肿瘤的分子标记。这项技术非常昂贵，但避免了不必要的手术，可能会节省成本，可能有助于提高成本效益。美国每年约有 75 000 例细胞学不确定的甲状腺结节患者接受甲状腺手术。

辅助性实验室检查

大多数此类检查并不能直接帮助决定谁应该接受活检，但偶尔也会提供辅助信息。高滴度的甲状腺过氧化物酶抗体，有助于确定桥本甲状腺炎和亚急性淋巴细胞性甲状腺炎的诊断，该病也是甲状腺结节的原因；罕见情况下，癌症也可能发生于桥本病的甲状腺。甲状腺有急性触痛且红细胞沉降率增高，提示亚急性肉芽肿性甲状腺炎。患者有很强的甲状腺髓样癌家族史提示时，需要进行血清降钙素测定。

甲状腺癌的其他标志物尚不清楚。甲状腺球蛋白是一种正常的甲状腺组织成分，在甲状腺癌患者中通常会增加，但其对癌症的敏感性和特异性较差（良性结节性甲状腺疾病时也会升高），影响了利用甲状腺球蛋白进行筛查和诊断的有效性；作为肿瘤标志物，甲状腺球蛋白在监测甲状腺全切除术后疾病复发方面更为有用。

TSH 水平异常在恶性疾病中并不常见。对 TSH 抑制的反应（通过服用甲状腺激素）不能可靠地区分癌症和良性疾病，外源性激素抑制 TSH 时，良、恶性病变都可能腺体缩小或者对外源性激素刺激无反应。罕见的情况下，胸部或颈部 X 线平片偶然可发现乳头状癌的砂粒样点状钙化或良性病变的贝壳状钙化，但常规 X 线平片诊断率较低。

检查顺序

体格检查或超声检查中发现甲状腺单结节，TSH 不低、甲状腺功能正常的患者，如果符合上述 FNA 活检的超声标准，最具成本效益的检测顺序是开始进行 FNA 活检。如果细胞学检查提示“恶性”，则需要手术。如果结果为“良性”，应在 6 ～ 18 个月内进行超声随访。如果首次的 FNA 报告不能诊断或不符合要求，则应在超声引导下重复 FNA 检查，其中 60% ～ 80% 的结节可确定诊断类别。大多数 FNA 诊断不确定的结节是良性结节。

细胞学检查为“AUS/FLUS 和滤泡性肿瘤”或“可疑滤泡肿瘤”的结节，应在超声引导下进行重复 FNA 检查，并应考虑进行分子检测。

放射性核素扫描的热结节说明结节有自主功能，癌症风险非常低，仅需临床随访，是否治疗取决于患者甲状腺功能是正常还是亢进。细胞学“可疑”的温结节或冷结节，结节无功能增加了癌症可能，需要手术切除。

如果超声随访显示结节体积增加 50%，实性结节至少 2 个维度尺寸增加 20%，或囊实性混合结节的实性部分增加 20%，应重复 FNA 检查，如果可能，应同时测定分子标志物。由于只有 30% 的结节（良性或恶性）使用左甲状腺素治疗后会停止生长或缩小，因此对甲状腺结节患者不常规进行抑制治疗。在使用左甲状腺素抑制治疗（见下文讨论）时，重复超声检查显示结节已停止增大，可继续治疗，每年重新评估。如果抑制治疗中结节增大，则可能需要手术切除。病理结果恶性或可疑恶性是手术指征。

甲状腺多发结节的研究

判读超声检查结果仍遵循上述 ATA 标准。以下情况，应额外考虑恶性可能：

- 颈部照射史。
- 颈部淋巴结肿大。
- 单个结节快速生长，而其他甲状腺处于稳定状态。
- 喉返神经麻痹。
- 有优势结节。

如前所述，大多数多结节病例为桥本甲状腺炎，甲状腺抗体检测结果可支持该诊断。高滴度的过氧化物酶抗体与活检证实的桥本甲状腺炎相关性最好，甲状腺球蛋白抗体对诊断的作用小。桥本病患者患甲状腺淋巴瘤的风险增加，因此，在出现甲状腺肿大、颈部淋巴结肿大或甲状腺激素抑制治疗（抑制治疗可缩小桥本病的结节）后甲状腺明显增大的情况下，必须对甲状腺进行针吸活检。

良性腺瘤的进一步评估

当病变为良性腺瘤时，需评价是否具有自主功能，及导致甲状腺毒症的风险。直径 2 cm 以下的腺瘤，大小或功能很少有大的改变，可以随访。直径大于 3 cm 的腺瘤几年内有可能进展为甲状腺毒症。可以通过放射性核素扫描和甲状腺功能测试来确定是否有自主功能。明显的甲状腺功能亢进症应该予以治疗，而一些亚临床甲亢患者可以随访监测。较小的、恶性风险低的病变，首选随访观察而不是消融治疗。每年测定结节大小和激素分泌功能通常就足够了。

偶发瘤

因其他原因行颈部影像检查偶然发现的结节，与临床体检发现的结节的诊断路径相似。

对症治疗和随访[30-43]

甲状腺功能正常患者的良性孤立结节

小且无症状的孤立结节可以不治疗，除非结节增大。甲状腺功能正常的良性结节，首次活检后可随访结节变化，6 ～ 18 个月内再次超声检查测量其大小，然后定期超声复查，如发现任何结节明显增大则进行活检。

过去，有人主张用低剂量的左甲状腺素对结节进行抑制治疗（使 TSH 水平降低，维持在可测量的低水平），有可能缩小结节。最近的 ATA 指南，不建议对良性甲状腺结节进行常规的 TSH 抑制治疗。虽然治疗有些许效果，但在大多数患者，有导致心律失常和骨质疏松症的潜在风险，危害大于益处。常见处理是在首次活检后观察结节，6 ～ 18 个月内通过超声检查重新测定其大小，并对任何增大的结节再进行一次活检。如果结节大小保持稳定，则可在 3 ～ 5 年内重复进行甲状腺超声检查。

非毒性多结节性甲状腺肿

结节性甲状腺肿存在大量纤维组织，一般不会缩小太多。明显的囊性大结节可能需要手术切除，较小的囊性结节可以根据需要进行抽吸，抽吸后的细胞学检查可以除外恶性肿瘤（发病率约为 1%），也能增加患者的舒适度并改善外观。激素治疗对预防抽吸后甲状腺囊肿的复发或结节性疾病无效，随着年龄增长，腺体的功能通常会越来越自主。有时需要使用放射性碘治疗，且需要高剂量的放射性碘，这会增加患 Graves 病（5%）和迟发恶性肿瘤的概率。

毒性多结节和功能自主性孤立性腺瘤

该类患者合并临床或亚临床甲状腺毒症的风险高，尤其是当结节直径大于 3cm 时，血清三碘甲状腺原氨酸水平处于正常上限，结节对甲状腺素抑制的反应越来越差。应考虑对此类患者进行消融治疗。对于已有甲状腺毒症的功能自主性结节患者，必须消融治疗。需要在手术和放射性碘之间做出选择。如果由熟练的甲状腺外科医生操作，手术疗效明确，风险较低。年轻患者优选。放射性碘治疗简单，通常是老年人的首选治疗方法。尽管没有报道过放射性碘治疗增加恶性肿瘤发病率，但放射性碘可能诱发残余的甲状腺组织癌变的理论降低了该治疗对年轻人的吸引力。放射治疗后常留下可触及的结节，但除了影响美观外，没有其他任何不良影响。需要监测患者治疗后甲状腺功能减退的发生情况（见第 104 章）。

患者教育

基层全科医生应对曾接受过头部或颈部放射治疗的患者提供咨询和密切随访（见第 94 章）。对任何结节患者的定期随访都很重要，告知患者如果发现结节大小改变、淋巴结肿大、疼痛、呼吸困难或声音嘶哑，应当联系医生。

自主性结节或多结节性甲状腺肿的患者应避免使用高碘物品（药物、海带、放射造影剂），因为高碘可能导致甲状腺毒症。如果有必要使用造影剂，应在检查前 10 天开始服用 β- 受体阻滞药。

转诊指征

甲状腺功能正常的患者发现孤立的甲状腺结节，应立即转诊给可熟练进行甲状腺细针穿刺抽吸活检的医生。甲状腺有多结节的患者，发现令人担忧的结节（见上文讨论）是活检的另一个指征。毒性或较大的（> 3 cm）功能自主性腺瘤患者，需要会诊讨论是否需要消融治疗。甲状腺肿大，对甲状腺激素抑制无反应，且导致阻塞或影响外观的患者，可能需要外科手术治疗。

（董爱梅 翻译，齐建光 肖卫忠 审校）

第 96 章

高钙血症的管理

DAVID M. SLOVIK

应用自动化的实验室检查技术后，无症状高钙血症的患者增多，估计年发病率为 51/100 000。此外，有非特异性症状（如疲劳、虚弱、腹部不适或便秘）的门诊患者，在生化检测中也可能发现高钙血症。无意中发现的高钙血症，原因通常是轻度甲状旁腺功能亢进症。高钙血症也可能预示有其他重要的潜在疾病，如恶性肿瘤或结节病。无症状的原发性甲状旁腺功能亢进症不一定是良性的。长期过量的甲状旁腺激素（parathyroid hormone，PTH）影响骨骼和肾等靶器官，可能导致骨丢失和肾功能受损。90% 以上高钙血症的病因是原发性甲状旁腺功能亢进症或恶性肿瘤。

基层全科医生应当能够发现异常的血钙值，并进行病因诊断。如果患者存在原发性甲状旁腺功能亢进症，全科医生需要掌握相关医疗管理的基础知识，并了解何时需要转诊进行手术干预。治疗恶性肿瘤引起的高钙血症，可以改善生活质量，值得关注。

病理生理学和临床表现 [1–19]

PTH 的精准调节使血清钙浓度保持在非常狭窄的区间内。钙对维持细胞膜的功能、调节激素分泌和作用以及维持神经肌肉功能都起着至关重要的作用，因此精细的钙稳态十分必要。游离钙（或离子钙）可直接发挥生理作用，略低于 50% 的血清总钙以离子钙的形式存在；其余部分钙与血浆蛋白（主要是白蛋白）结合，球蛋白也能结合血清钙。血清蛋白与钙结合程度依赖于 pH，在碱性 pH 时结合力增加，这可解释过度通气时为何常出现感觉异常的常见症状。

血清钙的正常范围通常是 2.1 ~ 2.6 mmol/L（或 8.5 ~ 10.4 mg/dl），可能稍有变动。离子钙的正常范围是 1.1 ~ 1.3 mmol/L（或 4.6 ~ 5.3 mg/dl），同样也可能有轻微变动。真正的高钙血症是指离子钙浓度增加。如果蛋白结合钙增加，血清总钙浓度会随之升高，但血清游离钙浓度没有增加，不属于真正的高钙血症。

高白蛋白血症患者（例如，严重脱水状态）可能有假性高钙血症，虽然总钙升高，但离子钙正常。血清白蛋白大于或小于 4.0 g/dl 时，应对血清总钙水平进行粗略校正，血清白蛋白每变化 1.0 g/dl，钙浓度反向增加或减少 0.8 mg/dl。例如，测量的血清总钙水平为 8.0 mg/dl、血清白蛋白水平为 3.0 g/dl，校正后的血清总钙水平为 8.8 mg/dl。

高钙血症患者的临床表现存在显著差异。慢性高钙血症的症状随时间推移而改变，血钙急性升高症状可能更严重。一般来说，轻度高钙血症（血钙＜ 12 mg/dl），可能无症状或有便秘、疲劳、抑郁等非特异性症状。中度高钙血症（血钙 12 ～ 14 mg/dl），可能有多尿、厌食、恶心、肌无力或感知异常（如意识混乱、注意力不集中）表现。严重高钙血症（血钙＞ 14 mg/dl）时，上述症状可能恶化，甚至出现神志不清和昏迷。

原发性甲状旁腺功能亢进症

在门诊，高钙血症最常见的原因是原发性甲状旁腺功能亢进症。过量的 PTH 与成骨细胞上的受体结合，介导破骨细胞增加骨吸收，此外，也增加肠道的钙吸收，因而可引起高钙血症。PTH 还增加肾小管对钙的重吸收，减少肾小管对磷酸盐的重吸收，从而导致磷酸盐消耗增加。病理上，约 80% ～ 85% 的患者表现为单发甲状旁腺腺瘤，15% ～ 20% 的患者表现为四个腺体增生；在年轻患者中增生更为常见，该病有时是多发性内分泌肿瘤综合征（multiple endocrine neoplasia，MEN）的表现之一。因 PTH 分泌过多引起的高钙血症中，甲状旁腺癌所占比例不到 1%。

原发性甲状旁腺功能亢进症的发病率随年龄增长而增加，在 50 ～ 60 岁达到发病高峰，女性甲状旁腺功能亢进症的发病率高于男性，比例约 2 : 1。目前尚不确定该病的发病率增加是因为广泛开展了多方面的生化筛查从而发现了更多的病例，还是病例数量确实有所增加。婴儿期的头颈部照射史或其他的环境因素，会影响甲状旁腺细胞的增殖，这可能是病例数量增加的原因。

家族中可发现遗传性甲状旁腺功能亢进症，如常染色体显性遗传综合征 MEN-1 和 MEN-2。MEN-1 可同时发生甲状旁腺增生、垂体和胰腺腺瘤。MEN-2 患者的甲状旁腺增生可能合并甲状腺髓样癌、双侧肾上腺嗜铬细胞瘤。MEN-1 和 MEN-2 均与 *RET* 原癌基因突变相关。超过 10% 的原发性甲状旁腺功能亢进症患者，在 11 个相关基因中有 1 个发生突变。

甲状旁腺功能亢进症的临床表现从无症状到典型症状均有。大多数患者没有症状，甚至有些患者的血钙仅有间断升高。血钙正常的甲状旁腺功能亢进症，其特征是血钙正常而 PTH 水平升高，一些人认为这是原发性疾病的早期前兆，有时会早于原发性疾病出现，但必须与继发性甲状旁腺功能亢进症鉴别。如果血钙水平在正常上限波动，患者很可能患有或将发展为显性原发性甲状旁腺功能亢进症，但时间过程尚不清楚。噻嗪类利尿剂减少尿钙排泄，可使血钙一过性升高，可能因此发现早期的甲状旁腺功能亢进症。血钙持续升高，提示轻度潜在甲状旁腺功能亢进症。

结石、骨病、腹痛和神志异常等甲状旁腺功能亢进症的经典表现已经被更轻微和非特异性的表现所取代。疲劳、虚弱、轻度胃肠道症状（便秘、腹痛）、智力改变和抑郁都可能是高钙血症或过量 PTH 的临床表现。成功进行甲状旁腺术后患者的健康状况有所改善，才能注意到之前存在过此类非特异性症状。随着血钙水平的升高，患者可出现多尿、多饮、厌食、恶心、肌肉无力和感知改变等典型的症状。

甲状旁腺功能亢进症引起的高钙血症的并发症包括肾性尿崩症，其特征是肾浓缩功能障碍、排尿增多。甲状旁腺功能亢进症也与草酸钙结石的增加相关，尤其是在 1，25- 二羟维生素 D_3 水平升高且尿钙排泄量超过 300 ～ 350mg/24h 的患者中。慢性高尿钙可导致 1 型（远端）肾小管酸中毒。高钙血症持续时间较长且增高显著时，可能会出现肾功能不全，但轻度高钙血症不太可能导致肾功能不全。如前所述，高钙会出现骨痛和肌无力。部分骨痛可能是由骨折和纤维囊性骨炎所致，尽管后者现在已经很少见。该病可能导致消化性溃疡和胰腺炎以及一系列的精神异常，但对此仍有争议。轻症患者的生存率似乎不受影响。

恶性肿瘤

恶性肿瘤是引起高钙血症的另一个主要原因，也是住院患者高钙血症最常见的病因。乳腺癌、肺癌和肾癌在恶性病因中名列前茅，占恶性肿瘤相关高钙血症的 50% ～ 60%。乳腺癌患者高钙血症的发生率为 18% ～ 42%，肺癌患者高钙血症的发生率为 6% ～ 16%。与高钙血症相关的其他恶性肿瘤，包括多发性骨髓瘤（高钙血症发病率为 30% ～ 100%）、头颈部鳞状细胞癌（2%）、淋巴瘤和白血病（1%）以及泌尿生殖系统的癌症（1%）。

已经明确了恶性肿瘤导致高钙血症的几种可能机制，均涉及破骨细胞骨吸收的增加。伴或不伴骨转移均可出现骨吸收增加及其导致的高钙血症，而许多易于转移到骨的肿瘤不会引起高钙血症。骨转移患者的肿瘤细胞可刺激肿瘤坏死因子和白细胞介素 -1 等细胞因子的产生，激活破骨细胞前体分化为成熟破骨细胞。一些实体瘤，如鳞状细胞癌，可产生 PTH 相关蛋白，这是一种 PTH 样肽，其氨基末端结构与 PTH 类似，对矿物盐稳态的影响几乎与 PTH 相同。骨髓瘤细胞刺激破骨细胞激活因子如白细胞介素 -1β 和白细胞介素 -6 的释放，刺激破骨细胞介导的骨吸收。一些淋巴瘤和白血病患者的高钙血症，是由于活化的单核细胞增加了肾外 1, 25- 二羟维生素 D_3 的生成。

很少有潜在的恶性肿瘤仅表现为高钙血症。恶性肿瘤合并高钙血症提示预后不良。血清钙显著升高（> 14 mg/dl）通常与恶性肿瘤有关，但甲状旁腺大腺瘤所致的原发性甲状旁腺功能亢进症，患者的血钙水平也可能很高。

其他病因

肉芽肿性疾病

结节病、肺结核和铍中毒等情况下，肉芽肿组织含 1-α- 羟化酶，促进 25- 羟维生素 D 转化为活性的 1, 25- 二羟维生素 D，增加了肠道钙的吸收和骨的再吸收，升高了血清钙。

维生素 D 中毒

维生素 D 中毒引起的高钙血症是由于摄入了高剂量的维生素 D、25- 羟维生素 D 或 1, 25- 二羟维生素 D，导致患者钙吸收和骨吸收均增加。每天摄入超过 10 000 单位的维生素 D 以及高剂量的钙剂，可能会发生高钙血症。据报道，服用非处方的维生素或含有大量维生素 D 的制剂，患者可出现严重高钙血症。25- 羟维生素 D 水平高于 150 mg/dl 被认为是毒性范围。1, 25- 二羟维生素 D（维生素 D 的活性形式）升高见于摄入大量 1, 25- 二羟维生素 D、肉芽肿性疾病使肾外 1, 25- 二羟维生素 D 合成增多以及原发性甲状旁腺功能亢进症。

乳碱综合征

乳碱综合征是高钙血症的第三大原因，它是由于在治疗骨质疏松症或消化性溃疡时，大量摄入牛奶和碳酸钙制剂所致。大量摄入通常指每日钙摄入量超过 3 ～ 4 g，可导致高钙血症、代谢性碱中毒和肾功能不全。

药物因素

噻嗪类利尿剂可减少远端肾小管中钙的排泄，可导致血清钙短暂轻度地升高，通常血钙在正常范围。如前所述，如血钙持续升高，意味着可能同时存在潜在的代谢性骨病，常见甲状旁腺功能亢进症。骨质疏松症合并高血压的患者，如服用高剂量钙、高剂量维生素 D 治疗骨质疏松症，同时服用噻嗪类利尿剂治疗高血压，可出现轻度高钙血症。锂可改变 PTH 分泌的钙调定点，需要更高浓度的钙才能抑制 PTH，导致高钙血症；锂还可减少尿钙。锂导致的高钙血症伴有 PTH 水平升高。停止使用锂，钙和甲状旁腺激素可恢复正常，但也要注意有人同时患有原发性甲状旁腺功能亢进症；锂治疗时间越长，钙和甲状旁腺激素正常化的可能性越小。茶碱过量可导致高钙血症，治疗痤疮和某些肿瘤时使用大剂量维生素 A 类似物，也可导致维生素 A 中毒和骨吸收增加所致的高钙血症。

甲状腺功能亢进症

大约 15% ～ 20% 的甲状腺功能亢进症患者血清钙轻度升高，这与骨吸收增加有关。治疗甲状腺功能亢进症即可解决问题。

家族性低尿钙性高钙血症

家族性低尿钙性高钙血症是一种常染色体显性遗传病，其特征为轻度高钙血症、低尿钙、血清镁正常或升高，PTH 水平正常或轻度升高。主要的致病因素是甲状旁腺和肾中的钙敏感受体功能缺失性突变，需要血钙浓度高于正常，才能抑制 PTH 的分泌。尿钙排泄量通常小于 100 mg/24 h，钙/肌酐清除率小于0.01。甲状旁腺手术对该病无治疗作用。

罕见原因

对尚未完成骨骼生长的年轻人或Paget病患者进行制动，因骨的高转换状态可能导致严重的高钙血症。横纹肌溶解恢复期，血清钙可能升高。另一个不常见的导致高钙血症的原因是Addison病。

鉴别诊断[26]（表96-1）

甲状旁腺功能亢进症是看似健康的无症状高钙血症患者的主要原因，60%以上的患者有原发性甲状旁腺疾病，而且高钙血症有可能已经持续数年。高血钙的其他常见病因包括恶性肿瘤、肉芽肿性疾病、甲状腺功能亢进症、Addison病以及过量摄入维生素D和钙。偶尔存在潜在MEN综合征或低尿钙性高钙血症。

表96-1　高钙血症的重要原因
甲状旁腺功能亢进症
原发性（散发性，或家族性MEN-1或MEN-2）
三发性（慢性肾衰竭引起）
其他内分泌疾病
甲状腺功能亢进症
Addison病
肢端肥大症
嗜铬细胞瘤
膳食和补充剂
维生素D中毒
乳碱综合征
维生素A中毒
恶性肿瘤
局部溶骨（多发性骨髓瘤、乳腺癌）
PTH相关肽的产生：肺小细胞癌；头颈部鳞状细胞癌
霍奇金病与淋巴瘤
肉芽肿性疾病
结节病
铍中毒
结核
药物
噻嗪类
锂
茶碱
其他原因
家族性低尿钙性高钙血症
高骨转换情况下的制动
横纹肌溶解恢复期

检查[6,9,11,20-25]

进行更完善的实验室评估前，需要反复测定血清钙以确认存在高钙血症。测量血清白蛋白和球蛋白水平有助于明确血钙升高并非蛋白结合钙增加所致。测定血清离子钙（如果可以）有助于确诊高钙血症。抽血时，长时间使用止血带可导致假性高钙血症，改进抽血技术可避免。如果存在明确的高钙血症，则可以进一步评估病因。

病史

对于“无症状”患者，应特别关注甲状旁腺功能亢进症的细微表现，如疲劳、虚弱、嗜睡、关节痛、非特异性胃肠道症状、智力受损和抑郁。甲状旁腺功能亢进症的伴随疾病包括高血压、痛风、假性痛风和肾结石等。病史中有尿量增加可能表明高钙导致尿液浓缩功能障碍。应关注潜在恶性肿瘤的有关症状，尤其是来源于乳腺、肺和血液系统的肿瘤。回顾病史中抗酸剂、食品添加剂、非处方食品和保健食品的摄入情况，可能会发现维生素D或钙摄入过量的线索。也需要注意甲状腺功能亢进症的相关症状（见第103章）。

体格检查

无任何症状的患者，体格检查一般无阳性发现。但仍然需要仔细寻找恶性肿瘤（乳腺肿块、淋巴结病、骨压痛）和结节病（淋巴结肿大、肺部检查异常）的迹象。甲状旁腺功能亢进症的症状并不明显；带状角膜病变也并不常见，在没有裂隙灯的情况下很少能看见。

实验室检查

如前所述，首先需要重复测定血清钙和白蛋白，确认是否存在高钙血症。确认高钙血症后，随后应进行血清PTH测定。其他检查偶尔也有助于排除高钙血症的各种病因，但门诊甲状旁腺功能亢进症占病因的大多数，最直接和有效的方法是测定PTH，明确是否存在甲状旁腺功能亢进症。

甲状旁腺功能亢进症的检测

随着灵敏而特异的甲状旁腺素免疫放射测定法的广泛应用，可以快速准确地确定高钙血症的病因是否是甲状旁腺功能亢进症。几乎所有甲状旁腺功能亢进症患者的 PTH 要么明显升高，要么处于正常参考范围的中上限（参考范围为 10 ~ 60 pg/ml 或略有变化）。高钙血症时，如 PTH 浓度升高或处于不适当的"正常"水平，证明存在甲状旁腺功能亢进症。恶性肿瘤相关的高钙血症，大多数患者的 PTH 要么因低于正常而检测不到，要么非常低。单次 PTH 测定，可确认甲状旁腺功能亢进的诊断，多次测定可能亦有助于诊断。高钙血症时，PTH 水平在 30 ~ 40 pg/ml 或更高，考虑符合原发性甲状旁腺功能亢进症，如 PTH 水平处于 20 pg/ml 或以下，通常不是由原发性甲状旁腺功能亢进症所致。

血清电解质和磷酸盐浓度，可为甲状旁腺功能亢进症的诊断提供间接证据。空腹时的低磷血症、高氯血症和轻度代谢性酸中毒，提示甲状旁腺功能亢进症的诊断。这是由于甲状旁腺素使肾磷酸盐和碳酸氢盐消耗增加。但血清磷酸盐水平正常，并不能排除甲状旁腺功能亢进症的诊断。恶性肿瘤或进食后短期内，由于葡萄糖磷酸化增加，磷酸盐向细胞内转移，也可观察到低磷血症。需要在空腹状态测量血磷。碱性磷酸酶升高，提示成骨细胞活性增加，可见于恶性肿瘤、甲状旁腺功能亢进症伴 PTH 骨病和 Paget 病。

采集 24 h 尿液测定尿钙和肌酐，以排除家族性低尿钙性高钙血症[1]。大约 40% 的原发性甲状旁腺功能亢进症患者有高钙尿症，其他多数患者的尿钙正常。维生素 D 充足的个体，24 h 尿钙排泄量低于 100 mg 或尿钙 / 肌酐清除比低于 0.01，提示家族性低尿钙性高钙血症。

其他病因相关检测

严重甲状旁腺功能亢进症伴纤维囊性骨炎患者，可出现贫血和血沉升高，但这些化验异常对多发性骨髓瘤更有提示意义，诊断需要进行血清蛋白免疫电泳，有时也需要尿免疫电泳，观察尿轻链的排泄情况。胸部影像学发现肺门淋巴结肿大或肺实质病变，结合血管紧张素转换酶升高，提示结节病。在一段时间的日光照射后，结节病的高钙血症可能加重，因此可能需要更复杂的诊断试验，包括肺弥散功能、氢化可的松抑制试验，其中口服氢化可的松（每次 40 mg，每天 3 次，共 10 天）可使结节病的高钙血症正常化，甚至可能需要支气管镜检查或纵隔镜检查，通过活检进行组织学确认（见第 12 章和第 51 章）。

骨扫描可检测乳腺癌有无骨转移。骨骼 X 线检查可发现溶骨性或转移性病变。甲状旁腺功能亢进症的影像表现通常正常，但骨膜下骨吸收是甲状旁腺功能亢进症的特异表现，有诊断价值。甲状旁腺功能亢进症，首先出现皮质骨丢失。因此可使用无创方法测量骨量，特别是皮质骨（前臂骨干等部位）骨量，与之相反在绝经后最早出现小梁骨（主要位于脊柱）的骨量流失。低 PTH 水平的高钙血症，提示非 PTH 相关性的疾病，根据需要可进行颈部、胸部、腹部和骨盆的计算机断层扫描（CT），寻找隐匿的恶性肿瘤病灶。

如果患者病史提示有甲亢，应测定甲状腺相关激素，如促甲状腺激素降低，应进一步测定 T_4 和 T_3（见第 103 章）。如提示有 Addison 病，给予促肾上腺皮质激素后测定血清皮质醇。测定 25- 羟维生素 D（用于评估维生素 D 储备）和 1, 25- 二羟维生素 D_3，可明确有无维生素 D 摄入过量。

管理 [6,9,11,14,16,20,26–37]

原发性甲状旁腺功能亢进症

内科与外科治疗

甲状旁腺功能亢进症，首先要明确选择手术治疗还是定期随访，并考虑治疗方式。治疗选择必须考虑患者症状的严重程度和疾病的自然病程。前瞻性研究试图确定无症状甲状旁腺功能亢进症患者疾病的自然进程。极少数情况下患者会出现复发性肾结石、胰腺炎或高钙血症危象。疾病未治疗的主要后果是骨量减少，可能导致骨折。没有办法预测谁会受到影响；需要进行监测。长期随访需要测定骨密度（见第 144 章）。由于皮质骨丢失最为显

译者注：

[1] 原文：高尿钙性高钙血症（familial hypercalciuric hypercalcemia），结合后文，为笔误。

著，因此除了脊柱和髋关节外，还应测量前臂近端骨密度。如果患者尿钙显著升高，可能预示有肾结石发生的风险。

手术适应证

所有经生化证实的原发性甲状旁腺功能亢进症患者，如果有特定的症状或体征，均应考虑手术治疗。肾结石、骨质疏松症伴低骨密度或脆性骨折，或血清钙高于正常上限 1.0 mg/dl 的患者，应考虑手术治疗。无症状或症状轻微或非特异性症状的轻度高钙血症患者，手术指征尚不明确。

4 个国际会议已提出了管理无症状甲状旁腺功能亢进症患者的共识指南，并明确了手术适应证。根据目前的国际指南，对于无症状甲状旁腺功能亢进症患者，如出现以下情况，应考虑根治性手术治疗，包括：

- 血清钙高于正常值上限 1.0 mg/dl。
- 骨骼：腰椎、全髋关节、股骨颈或桡骨远端的骨密度降低（绝经后妇女和 50 岁以上男性的 T 值为 -2.5 或更低，绝经前女性和 50 岁以下男性的 Z 值为 -2.5 或更低）或发生脆性骨折（X 线、CT、MRI 发现或进行椎体骨折评估）。
- 肾：肌酐清除率降低（< 60 ml/min）；通过 X 线、超声或 CT 检查发现肾结石或肾钙质沉着；尿钙大于 400 mg/d，尿生化结石风险分析提示结石风险增加。
- 年龄小于 50 岁。

手术与内科治疗的结局

经验丰富的外科医疗中心，初次颈部探查的治愈率高于 90%。长期随访研究发现，手术可使异常的生化指标正常化，骨密度增加，骨折风险降低。然而，3/4 未接受手术的无症状患者，随访 10 年疾病没有进展，这表明对于真正的无症状患者，密切随访可代替手术。对于此类患者，定期测定血清钙、肾功能和骨密度。及时识别需要手术治疗的情况。尽管如此，当无症状患者存在疾病进展的高风险，尤其是女性进入更年期时，应该建议选择手术。

术前评估

手术前进行甲状旁腺腺瘤的定位十分必要，即使对于技术熟练、经验丰富的外科医生也是如此。经过颈部超声检查和 -99m 锝 Sestamibi 扫描（经计算机程序去除甲状腺摄取锝的影响），大约 70% 的患者可在术前定位甲状旁腺腺瘤。4D-CT 或磁共振成像扫描对定位也有帮助。如果经验丰富的甲状旁腺外科医生颈部探查失败，选择性血管造影或更不常用的引流静脉取样有助于解剖定位。

药物治疗

对于未接受手术治疗的甲状旁腺功能亢进症患者，有几种内科替代方案。内科疗法对甲状旁腺功能亢进性高钙血症的非特异性症状有效，更重要的是，可以防止骨丢失。

甲状旁腺功能亢进症未接受手术治疗的患者，绝经后女性使用雌激素 / 孕激素治疗，可降低血钙，甚至可使血钙正常，并能减少骨吸收，增加骨量。当然，绝经后女性激素治疗的主要适应证是缓解更年期症状。有乳腺癌家族史或个人史的女性，他莫昔芬治疗对骨骼有益，可能具有治疗价值。

袢利尿剂如呋塞米，可增加肾钙排泄，降低血清钙。噻嗪类利尿剂可减少甲状旁腺素的分泌，但同时减少尿钙的排泄，可能会加重高钙血症。在使用利尿剂时，需要注意脱水的风险。

双膦酸盐减少骨吸收，对不能或不愿接受手术的原发性甲状旁腺功能亢进症患者，可预防骨丢失。几项小型研究发现，阿仑膦酸钠可增加脊柱骨密度，但 PTH 或血清钙水平无任何显著变化。

西那卡塞是激活甲状旁腺钙敏感受体的拟钙剂，可抑制甲状旁腺素的分泌。已被批准治疗肾衰竭所致的继发性甲状旁腺功能亢进症、甲状旁腺癌相关的高钙血症，以及无法接受手术的原发性甲状旁腺功能亢进患者的严重高钙血症。每日剂量 30 ～ 60 mg。主要副作用包括恶心、关节痛、腹泻、肌痛和感觉异常。

多数医生建议限制甲状旁腺功能亢进症患者的膳食钙摄入。但限制膳食钙，可能会加速骨吸收，这是由于机体为了维持血钙在比较高的设定值，会反应性的增加 PTH 的分泌。甲状旁腺功能亢进症患者，如无肾结石或 1, 25- 二羟维生素 D_3 水平的升高，可谨慎地将膳食钙摄入量增加至每天 1 ～ 1.5 g。维生素 D 缺乏症患者，可谨慎服用低剂量的维生素 D 补充剂（例如，每日 400 ～

1000IU)，但应避免服用高剂量的维生素 D，因为可能会恶化高钙血症和高钙尿症。

降钙素对甲状旁腺功能亢进症的长期疗效不明显。降钙素治疗容易发生快速耐受。

对正在接受磷酸盐或雌激素治疗的患者，或因高钙血症和骨骼或肾脏疾病定期随访的患者，应指导他们保持每天至少 2L 的液体摄入量，如果患有可能导致脱水和高钙血症恶化的任何疾病，需要及时告知。

恶性肿瘤高钙血症的处理

见第 92 章。

转诊和住院指征

由于无法预测哪些无症状甲状旁腺功能亢进症患者会出现疾病的进展，因此不能机械地照搬指南建议来确定适合手术治疗的患者。是否转诊手术，应考虑患者的偏好、患者配合进行长期监测的意愿以及手术资源的可及性。如前所述，以下情况应敦促患者考虑手术：年龄小于 50 岁，骨密度低于正常值的 2.5 个标准差，肌酐清除率低于 60 ml/min，或血清钙高于正常上限 1 mg/dl。计划手术治疗的患者，应转诊给对复杂的甲状旁腺手术有经验的外科医生，既是为了有效治疗潜在的增生及异常部位的甲状旁腺腺瘤，也是为了预防喉返神经损伤和甲状旁腺功能减退等并发症。微创外科技术减少了手术时间、恢复时间和发生手术并发症的可能性。

严重高钙血症患者必须住院治疗（见第 92 章）。水化和静脉注射双膦酸盐（如帕米膦酸盐或唑来膦酸盐）可以限制破骨细胞的骨吸收，可能有效。

患者教育

有一些建议有助于防止轻度甲状旁腺功能亢进症患者出现严重的高钙血症。应鼓励患者摄入足够的液体，防止急性胃肠疾病期间可能发生的脱水。尽管不鼓励使用噻嗪类利尿剂和钙剂，但实际上噻嗪类药物可减少高钙尿症和肾结石，膳食钙可减少 PTH 分泌并限制负钙平衡。应鼓励患者保持适当活动，避免制动。应密切监测 PTH 引起的骨骼疾病及甲状旁腺功能亢进症的症状（如肾结石和胰腺炎症状）。

与患者分享甲状旁腺功能亢进症的临床病程信息，有助于帮助他们选择治疗方案。病情轻的无症状患者需要了解，如果不手术，疾病进展的概率只有 25%。有症状的患者风险更大。

（董爱梅 翻译，齐建光　肖卫忠 审校）

第 97 章

低血糖的评估

DAVID M. SLOVIK

“低血糖”是一个术语，患者通常用它来描述他们认为的属于“血糖降低”的非特异性症状（例如，易怒、疲劳、出汗、意识错乱、心悸、颤抖）。但在大多数情况下，这些症状与血糖关系不大，不符合真性低血糖症。除糖尿病外，真性低血糖症的检查目的是排除罕见但重要的潜在疾病。一些情况下是因为偶然发现血糖水平低而开始相关评估。

糖尿病患者进行严格血糖控制常导致低血糖发作，但这种低血糖易于确认（见第 102 章）。非糖尿病患者的低血糖症不常见，而且由于有症状时未测量血糖以及低血糖症状缺乏特异性，确认低血糖可能更困难。如有尚未解决的精神病理学表现，患者可能更愿意将其归因于“低血糖”，这也使低血糖的诊断问题更加复杂。

全科诊所很少接诊糖尿病以外的真性低血糖症，但真性低血糖的病因包括严重、可治疗的情况，因此不容忽视。低血糖症的检查很有挑战性。基层全科医生需要知道如何区分疑似低血糖症和真性低血糖症，对于非糖尿病患者，还需要知道如何识别需要深入研究的有严重潜在疾病的罕见病例。低血糖的问题很常见，需要一种考虑成本效益的评估策略。

病理生理学和临床表现[1-15]

机制

低血糖可由胰岛素分泌增加、葡萄糖利用率增强、一种或多种代偿调节机制（如胰高血糖素、肾上腺素、生长激素和皮质醇）功能不足引发。发生低血糖时，肝会在胰高血糖素和肾上腺素的刺激下，激活肝磷酸化酶，增加糖原分解和糖异生。此外，垂体分泌生长激素和促肾上腺皮质激素（adrenocorticotropic hormone，ACTH），前者抑制肌肉对葡萄糖的利用并增强脂解，后者促进皮质醇的产生。皮质醇增加会刺激糖异生，并减少肌肉对葡萄糖的摄取。

没有总能引发低血糖症状或者提示葡萄糖稳态异常的特定葡萄糖浓度阈值。不论是代谢正常的男性在长时间持续运动期间，还是无症状的健康女性，均有报道血糖水平低于 45 mg/dl（2.5 mmol/L）的情况。糖耐量试验中，超过 20% 的正常个体血糖水平低于 50 mg/dl。血糖控制不佳的糖尿病患者的低血糖阈值可能会升高，血糖水平在 75 mg/dl（4.3 mmol/L）时就可能出现症状，尤其是血糖水平迅速下降的情况下。因此，低血糖症状的出现除了与血糖下降的速度和血糖的绝对浓度有关外，还与反调节机制的稳健性有关。胰岛素依赖型糖尿病患者如果严格控制血糖，儿茶酚胺反应减弱，他们可能很少出现低血糖症状，直到他们的血糖浓度降至非常低的水平。

低血糖症的临床表现及病因分析

低血糖症状通常分为神经性症状（疲劳、困倦、嗜睡、视觉障碍、行为和认知改变、日常任务执行能力受损、意识混乱、意识丧失）或儿茶酚胺介导的肾上腺能兴奋症状（出汗、焦虑、震颤、头痛、心悸、心动过速）。血糖的急性快速下降，常伴随着肾上腺素能症状，尤其是当血糖浓度降至 40 mg/dl 以下时。在没有肾上腺素能先兆症状的情况下也可发生神经性低血糖症状。出现疑似低血糖的症状，只有在症状发生时记录到低血糖并给予葡萄糖后使症状得以缓解，才可归因于低血糖。

在门诊，与糖尿病无关的真性低血糖症大多数发生在一般状况良好的人群。低血糖通常是由于胰岛素过量，患者可能没有能提示潜在病因的明显症状。因反调节机制失灵所致的低血糖病例通常发生于病情较重的患者，他们常因终末期疾病而住院。

外源性胰岛素或胰岛素促泌剂

临床实践中，大多数低血糖是由于使用外源性胰岛素或胰岛素促泌剂（磺酰脲类、格列奈类）所致，通常是在糖尿病患者严格控制血糖的情况下发生。尽管与糖尿病治疗相关的低血糖症在任何时间均可能发生，但在禁食状态、运动后、进餐延迟或错过进餐时出现的低血糖症往往最为严重。强效、长效口服降糖药物相关的低血糖症，很可能严重且持续存在（见第 102 章）。有自毁倾向的人群可能会偷偷使用胰岛素或口服降糖药物，这些人通常是能够获得糖尿病药物和注射器的医护人员。偷偷注射胰岛素的患者发生低血糖时免疫反应性胰岛素水平会增高，但因为内源性胰岛素产生减少，血清胰岛素原和 C 肽（是胰岛素原的一部分，内源性胰岛素合成过程中裂解产生）的水平非常低。口服过量胰岛素促泌剂的患者，体内胰岛素和 C 肽水平较高，因为促泌剂可刺激内源性胰岛素分泌。在血浆或尿液中发现过量的口服药物或其代谢产物可以诊断。

成人糖尿病的早期

由于胰岛素释放延迟（2 型糖尿病的特征），餐后 3 ～ 5 h 可能发生餐后低血糖。相对于血糖水平，胰岛素水平可能有不适当的升高。2 型糖尿病患者大多数情况下胰岛素和血糖水平之间的不匹配不足以导致症状性低血糖，但有时也会发生。

胰岛素瘤

胰岛素瘤罕见但需要重视，此病胰岛素不受控制的异常分泌是绝大多数内源性高胰岛素血症患者的病因。超过 85% 的胰岛素瘤是良性胰岛细胞瘤。很多病例中，胰岛素瘤是多发性内分泌肿瘤 1 型（multiple endocrine neoplasia type 1，MEN-1）的组分之一，MEN-1 还包括甲状旁腺增生和垂体腺瘤。胰岛素瘤临床表现复杂，发病时间和严重程度多变。唯一确定的共性特征是禁食和运动可能会诱发低血糖症状，甚至导致严重低血糖（10% 的病例有癫痫发作）。禁食一夜后，血糖水平并不总是很低。39 例确诊胰岛细胞瘤的患者中，约一半人在禁食 10 h 后血糖水平仍高于 60 mg/dl。另一项研究发现，清晨、午后晚些时候和饭后数小时出现症状的频率相同。尽管如此，75% 以上的患者在禁食 24 h 后出现明显的高胰岛素血症[1]，80% 的患者同时出现神经性低血糖症状和肾上腺素能症状。血清胰岛素和 C 肽水平较高。

内源性高胰岛素血症的其他原因

功能性 β 细胞疾病包括非胰岛素瘤胰源性低血糖综合征，其特征是由于内源性高胰岛素血症导致的神经性低血糖，通常在餐后出现。男性更为常见。胰腺的异常表现为弥漫性胰岛肥大（胰岛细胞增生症）。此外，胃旁路术后低血糖症、罕见的胰岛素或胰岛素受体抗体所导致的自身免疫性低血糖症，也属于此类。

非胰岛细胞的肿瘤

一些大间质瘤、肝癌、胃癌和肾上腺皮质癌，合成并释放大量胰岛素样生长因子 Ⅱ 的激素原（insulin-like growth factor Ⅱ，IGF-Ⅱ）。IGF-Ⅱ 抑制肝对葡萄糖的摄取，增加肿瘤本身和受胰岛素调控的组织（如肌肉和脂肪）对葡萄糖的摄取，从而导致低血糖。胰岛素分泌受到抑制，因此血清中的免疫反应性胰岛素水平非常低。其表现为已知恶性肿瘤背景下的低血糖。肿瘤静寂无症状的情况很少，通常情况下，患者以肿瘤本身的临床表现为主。血清胰岛素和 C 肽水平较低。血清可检测到大量 IGF-Ⅱ。缩小肿瘤体积可改善低血糖。

糖原分解或糖异生缺陷

这种缺陷在全科诊所并不常见，它们主要见于有垂体或肾上腺皮质功能不全、终末期肝病或肾病，或严重 HIV 感染等病情严重和经常住院的患者。常见的有共性的病理生理机制是葡萄糖反调节机制受损，无法维持葡萄糖稳态。营养摄入不足和药物滥用可能会加重症状。患者在营养摄入不足、严重酗酒后，可能会出现症状性低血糖。重症监护病房的危重患者低血糖发生率很高。患者对药物的降血糖作用特别敏感，可见于糖尿病胰岛素强化治疗，也见于肺孢子虫肺炎使用喷他脒、抗感染使用喹诺酮类药物、肾衰竭使用甲氧苄啶 / 磺胺甲恶唑、因疟疾使用奎宁或奎尼丁、肾衰竭患者服用丙氧芬。水杨酸盐、β 受体阻滞药、吲哚美辛和氟哌啶醇也可引起非胰岛素相关性低血糖。

真性反应性低血糖（胃手术后）

接受胃手术的患者，进食后 1 ～ 2 h 出现低血糖，这是反应性低血糖的特征。约 5% ～ 10% 胃手术后患者会出现反应性低血糖，目前认为低血糖与幽门括约肌功能不全，浓缩的碳水化合物过快进入小肠有关。通过不明确的肠道因素的刺激，导致胰岛素过量释放。应注意鉴别低血糖症状与倾倒综合征（见第 64 章），后者表现为进食后 1 h 内出现的恶心、饱胀和虚弱。偶然也有胃排空功能障碍的患者出现类似表现。

功能性反应性“低血糖”

这是一种常见的餐后综合征，其特征是在餐后 2 ～ 4 h 内出现自发性低血糖样症状，进食可缓解或预防。患者可能会描述在摄入浓缩甜食后特别容易出现症状。一些权威人士认为，“功能性反应性低血糖症”的名称不恰当，因为出现症状时血糖通常正常，不符合真性低血糖症的诊断标准（见下文讨论）。患者的胰岛素分泌正常，血糖水平与症状之间也没有关系。这种异常的病理生理学机

译者注：

[1] 此处高胰岛素血症，是指相对于血糖水平胰岛素水平的不恰当升高。

制尚不清楚，但高蛋白、低碳水化合物的饮食可能有效。“功能性反应性低血糖”有时也被不恰当地用于在 5 h 糖耐量试验中表现出低血糖的无症状患者，而这在 10% ～ 20% 的健康人中是正常现象。

鉴别诊断 [4]

“低血糖”症状非常不特异，而且很多情况下症状并非由真正低血糖所致，因此基层全科医生主要的鉴别诊断任务，与其说是区分真性低血糖的原因，不如说是确认是否存在真性低血糖。有两组重要的非低血糖患者我们需要将其与有确定的血糖下降并且伴有症状的患者区分开。①第一组非低血糖患者，包括焦虑或抑郁患者，他们有多种功能性或心理生理性的身体不适（见第 226 章和第 227 章）。这些患者通常主诉疲劳、头痛、肌肉痉挛、心悸、麻木、出汗和精神迟钝，并经常表现出躯体化障碍（见第 230 章）。他们可能将自己的症状归因于“低血糖症”，这方便地解释了他们遇到的困难，而回避了要面对的心理社会问题。他们会频繁要求进行葡萄糖耐量测试。②第二组非低血糖患者，在血糖水平正常时会受到餐后症状困扰，表现出与真性反应性低血糖患者非常相似的症状。

一旦确诊了真性低血糖症，需要关注其病因。低血糖症的传统病因分类（“空腹”与“反应性”）用的越来越少，除了接受过胃手术的患者，其他人不会发生反应性低血糖症，空腹低血糖症也可能发生在餐后。更现代的病因学分类，采用发病机理和临床分类，如“胰岛素相关与非胰岛素相关”，以及内分泌学会指南中所述的“健康与病态”（表 97-1）。

检查 [4,6,11,16-24]

首要任务是确认有低血糖或“低血糖”症状的患者确实存在真正的低血糖。如前所述，由于目前真性低血糖症的绝对血糖水平尚未确定，除了血糖低于统计上与低血糖症状相关的血糖水平（< 50 ～ 55 mg/dl；< 2.8 ～ 3.1 mmol/L）外，诊断低血糖还需要其他标准。症状与血糖水平之间不平行，给评估带来了困难：许多人在血糖水平正常的情况下出现“低血糖”症状，相反，许多血糖水平降低的人却无症状。为了更好地识别真正的低血糖患者，应关注诊断标准（Whipple 三联征）（见下文）。一旦患者符合低血糖诊断标准，诊疗重点则转移到识别是否患有重要的可治疗疾病上，从明显的病因到隐匿性疾病均要关注，包括药物滥用和其他隐蔽的患者行为。看似健康的个体，主要需要鉴别偶发性、隐蔽性和内源性低血糖。

确定真性低血糖

诊断标准（表 97-2）

符合 Whipple 三联征即可确定诊断：①出现神经性低血糖症状（视物模糊或复视、意识混乱、行为异常、嗜睡）或肾上腺素能兴奋症状（焦虑、震颤、头痛、心悸、出汗）；②症状发生时血糖水平降低（无反复发作性低血糖症的健康个体，血糖< 50 ～ 55 mg/dl，即< 2.8 ～ 3.1 mmol/L；反复发作低血糖者，症状出现时血糖水平更低）；③给予葡

表 97-1 诊室真性低血糖的重要原因

患者无病容 / 胰岛素相关
使用胰岛素和（或）胰岛素促泌剂过度严格的控制糖尿病
私下注射胰岛素或使用胰岛素促泌剂引起的人为低血糖
胰岛素瘤
剧烈运动
既往胃手术
早期 2 型糖尿病
自身免疫性低血糖
患者有病容 / 非胰岛素相关
终末期肾病
终末期肝病
严重感染 / 败血症
垂体功能减退
严重酗酒且进食少
严重充血性心力衰竭、败血症、浸润性疾病继发的肝功能障碍
恶性肿瘤产生 IGF-Ⅱ（大多数患者有病容）
患者有病容 / 与药物有关
肺孢子虫肺炎使用喷他脒
肾衰竭时使用水杨酸
肾衰竭时使用右丙氧芬
肾衰竭时使用甲氧苄啶 / 磺胺甲恶唑
脑型疟疾使用奎宁
感染使用喹诺酮类药物

萄糖可缓解症状。仅有肾上腺素能兴奋症状，或无症状的情况下，仅有血糖水平降低，则不能诊断，许多健康个体的血糖水平可能低于 50 mg/dl。要明确症状与血糖水平降低之间的相关性。如果缺乏证据，不考虑生理意义明确的低血糖症。出现症状时血糖水平正常，可排除真性低血糖。有 Whipple 三联征表现的患者，需要进一步评估。

检测并确定真性低血糖

有症状时测定血糖对诊断至关重要，有助于除外大量由非低血糖原因引起的类似症状。健康个体出现症状时，血糖水平必须低于 55 mg/dl。因低血糖转诊的患者，只有小部分确实符合该标准，因此需强调出现症状时测定血糖的重要性。出现症状时血糖水平高于 55 mg/dl，可排除真性低血糖，无须进一步评估。传统的 5 h 口服葡萄糖耐量试验并不能提供额外的有用信息，可以不进行该项检查。即使在糖耐量试验期间检测到血糖降低（高达 20% 的正常人血糖水平降低），如果不伴有相关症状，血糖值本身也毫无意义。有时也进行混合餐试验，患者可进食经常导致症状的类似的膳食。

尽管低血糖时指端血糖可能不准确，而且患者很难进行自我血糖检测，尤其是出现症状时，但指端血糖增加了出现症状时测定血糖的可能性。静脉穿刺更准确，但不太方便。只要有症状，就应当采集血样。

不符合低血糖诊断标准的患者，应评估是否有其他疾病。重要的是，要避免将某些情况误诊为低血糖症，即使是饭后出现低血糖症状。症状与血糖水平无关的患者，不太可能存在导致血糖稳态紊乱的潜在疾病。应该寻求相关症状其他可能的解释。焦虑症、抑郁症和甲状腺功能亢进症等疾病可能有与低血糖症相似的症状。清晨早醒、慢性疲劳、食欲和性欲异常、个人重大的负性事件，这些都强有力的提示抑郁症的可能（见第 227 章）。发作性焦虑、心悸、呼吸困难和与进食无关的胸闷，提示惊恐发作障碍（见第 226 章）。怕热、正常进食情况下体重减轻、与进餐无关的持续神经紧张、心悸、皮肤和头发变化等，这些症状都指向甲状腺功能亢进症（见第 103 章）。

表 97-2　真性低血糖症（Whipple 三联征）的诊断标准

标准

- 与低血糖症一致的症状、体征或两者兼有，并且
- 血浆葡萄糖浓度降低（< 50 ~ 55 mg/dl，< 2.8 ~ 3.1 mmol/L）[a]，并且
- 给予葡萄糖后症状或体征消失

[a] 没有某一确定的血糖水平可以定义为低血糖。内分泌学会选择血糖水平低于 55 mg/dl，代表了没有反复性低血糖的健康人血糖在此水平可能会引发症状；反复性低血糖症患者，可能需要更低的血糖水平才能引发症状。

真性低血糖症的进一步检查

病史

确诊低血糖症后，首先评估是否是胰岛素相关性低血糖。临床评估，应首先了解发作特征，包括具体症状、发作时间、与膳食的关系、持续时间以及其他诱发和缓解因素。糖尿病患者需要回顾胰岛素和胰岛素促泌剂的使用情况（双胍类和噻唑烷二酮类药物不会增加低血糖风险，见第 102 章）。如前所述，强化胰岛素治疗可能减弱患者对低血糖的反调节反应，在更低的血糖水平才会出现症状，因此需要高度警惕。暗中使用此类药物的患者可能会否认用药，如果个人职业与医疗或医疗辅助工作有关，这种可能性增加。如果餐后出现症状，应明确是否有 2 型糖尿病或胃手术史。有胃手术史的患者，进食后 1 ~ 2 h 内发病，能有力证明胃快速排空是导致症状的潜在病理生理学机制。有糖尿病家族史或近期出现多尿、多饮症状的患者，进食后 3 ~ 5 h 出现症状，提示为早期的 2 型糖尿病。发现饭后低血糖，可进行混合餐测试，测试的食物与通常导致症状的食物相似（见后面的讨论）。

为寻求非胰岛素相关性低血糖的病因，医生应该评估是否近期存在未进食时酗酒、终末期肝肾疾病、肾上腺功能不全、垂体功能减退症、恶性肿瘤病史等情况。该类患者健康状况差，疾病本身的临床表现突出，病因通常很明显（见第 71 章、第 101 章和第 142 章）。尤其在有基础疾病的患者中，应完整回顾用药史，寻找可疑药物（例如，戊烷脒、甲氧苄啶 / 磺胺甲恶唑、喹诺酮类、吲哚美辛、奎宁、奎尼丁、丙氧芬、水杨酸盐、β 受体阻滞药和氟哌啶醇）。

除了低血糖症状外，胰岛素瘤患者主诉的症状很少，低血糖通常在运动后或未进食时恶化（例如，早餐前或下午晚些时候，尤其是运动时）。这

些情况下出现神经性低血糖症状（视力模糊、复视、出汗、意识混乱、行为改变、记忆力差），应考虑该病的可能。胰岛素瘤通常在MEN-1的背景下发生，MEN-1伴有原发性甲状旁腺功能亢进症，高钙血症的症状可能很明显（见第96章）。

体格检查

大多数反应性低血糖的病例，体检很少能发现有病因提示意义的结果。胃切除术后的患者例外，查体时其上腹部可见手术瘢痕。空腹低血糖患者，应检查有无体位性低血压、呼吸中酒精味、常用胰岛素注射部位的针迹、黄疸、淤斑、色素沉着、视野缺损、腹部肿块、腹水和其他肝细胞衰竭的征象（见第71章）。详细的神经系统检查，可排除能导致类似低血糖症状的局灶性神经损伤，这些神经损伤会提示低血糖以外其他导致类似症状的原因。

实验室检查

出现症状时同时测量血糖、胰岛素、C肽、胰岛素原和β-羟丁酸，有助于区分低血糖的病因。此外，应筛查磺脲类和格列奈类口服药物的使用情况。检查的重点是血糖、C肽和胰岛素的水平（表97-2）。此外，胰岛素相关抗体，包括胰岛素或胰岛素受体抗体，有助于识别自身免疫性内源性高胰岛素血症。胰岛素原水平与β细胞的储备功能成反比，β-羟丁酸水平与胰岛素的效能成反比。

鉴别胰岛素相关和非胰岛素相关性低血糖。尽管可以常规采血测量胰岛素、C肽和胰岛素原，但一般仅在血糖低于60 mg/dl时采样。

血糖水平较低时，不适当的高胰岛素血症，提示胰岛素相关性低血糖；胰岛素水平低或正常，应考虑胰岛素以外的病因。C肽及胰岛素水平同时增高，表明内源性胰岛素分泌增多，磺脲类和格列奈类也可导致这种情况。C肽水平低而胰岛素水平较高，表明外源性胰岛素增多（表97-3）。

内源性高胰岛素血症的检查。如怀疑患者私下或过度使用胰岛素促泌剂，可测定尿或血中磺脲类药物和格列奈类药物的浓度，有助于明确是否有不适当的服药。一旦排除药物因素，需进一步检查胰岛素瘤。在一夜禁食后通常可诱发胰岛素瘤患者的低血糖，应同时进行必要的实验室检查。运动会促进血糖下降，可以将运动与禁食结合，有助于诱发低血糖及相关症状。2/3的胰岛素瘤患者在禁食24 h内出现低血糖；只有不到5%的人需要禁食72 h。需要72 h禁食的患者，可以先在家开始禁食，通常在晚餐后开始，第二天早上门诊继续禁食，然后转到可提供密切监测和化验测试的医院进行。

胰岛素瘤定位诊断可能很困难，但腹部超声、MRI或计算机断层扫描可以检测到大多数胰岛素瘤。当怀疑胰岛素瘤而病变太小，无法通过标准成像技术检测时，可能需要额外的检查，包括超声内镜和选择性动脉钙刺激试验。极少数情况下，引起低血糖的高胰岛素血症的病因是自身免疫性低血糖，因产生胰岛素或胰岛素受体自身抗体，导致内源性胰岛素高分泌，表现类似胰岛素瘤。由于自身免疫性低血糖不需要手术治疗，怀疑胰岛素瘤时应进行此类自身抗体的检测。

非胰岛素依赖性低血糖的检查。非胰岛素依赖性低血糖症，进一步的检查取决于临床情况。如果怀疑垂体功能减退症或肾上腺功能不全，则需要测定皮质醇和ACTH（见第105章）。进行肝肾功能检查可发现严重肝病和慢性肾衰竭。当怀疑肿瘤所致低血糖时，可考虑测定IGF-Ⅱ；通常情况下，患者的肿瘤负荷明显且已明确诊断；如果肿瘤没有明确，可能需要进行影像学检查。

症状的管理和预防[1-2,4,12,15,25-27]（见第102章）

急性低血糖发作期间，可口服糖制剂或（如有必要）静脉注射葡萄糖；有时可能需要静脉使用胰高血糖素。长期低血糖症的最佳治疗方法，是去除潜在病因（例如，切除胰岛素瘤、对产生IGF-Ⅱ的肿瘤进行减瘤手术、对自残行为的心理治疗、停止可能相关的药物、调整糖尿病治疗方案）

表97-3 胰岛素相关（外源性和内源性）和非胰岛素相关性低血糖的鉴别

胰岛素水平	C肽水平	原因
显著升高	高	内源性胰岛素，促泌剂的使用
显著升高	低或正常	外源性胰岛素
正常或低	正常或低	非胰岛素相关

（见第 102 章）。

餐后低血糖症患者（如胃手术后）进行饮食干预可能有效，如频繁进食（每天 6 次）、采用高蛋白低浓缩碳水化合物饮食。此外，使用抗胆碱能药物（如饭前服用 7.5 mg 丙胺太林）可延缓胃排空，效果尚可。其他治疗方法包括饭前使用 β 受体阻断药（例如，10 mg 普萘洛尔）、10 cm 空肠段翻转术、服用果胶。尽管没有对照研究证实，餐后有症状但无低血糖的患者（即先前被称为功能性反应性低血糖的患者）可能会从类似的饮食措施中获益。一些患者指出，避免食用浓缩甜食会有帮助，但症状产生和减轻的机制尚不清楚。

预防低血糖是糖尿病管理的主要挑战之一（见第 102 章）。

患者教育 [6,25,27]

应重视由于害怕低血糖而求医的患者，一旦排除诊断，应进一步关注引起症状的其他可能的原因。具有潜在精神心理疾病的患者，最初可能会拒绝接受自身的症状与低血糖无关，因为归因于低血糖使患者心理上感觉舒适。人们应带着同情心去探讨他们的担忧，应进一步评估焦虑、抑郁和躯体化障碍等问题（见第 226 章、第 227 章和第 230 章）。症状出现期间血糖水平正常的“功能性反应性低血糖症”患者，尽可安心，尽管症状是“真实的”，但与低血糖或葡萄糖稳态紊乱无关，简单的饮食建议（见上文讨论）可能会对患者有所帮助。患者常要求进行葡萄糖耐量试验，但告知试验缺乏特异性后，他们也很容易撤回要求。疑似胰岛素瘤的患者也大可放心，几乎所有的病例都是良性的，切除肿瘤即可治愈他们的疾病。这些病例仅有很小的恶化或复发风险。

入院和转诊的指征 [18]

疑诊胰岛素瘤的患者存在血糖大幅下降的风险，应立即转诊给能熟练处理这种罕见疾病的内分泌学专家和外科医生。尽管 72 h 禁食的开始阶段可以在门诊进行，但继续禁食阶段则应在医院的监护下进行。有严重症状（癫痫发作、精神错乱）的患者，应立即入院接受葡萄糖输注和详细评估。有餐后症状的患者，不适合常规转诊进行糖耐量测试。

（董爱梅 翻译，齐建光 肖卫忠 审校）

第 98 章

多毛症的评估

DAVID M. SLOVIK

多毛症是指女性雄激素依赖性终毛过度生长，呈男性化特征分布。5% ~ 10% 的育龄女性患有多毛症。多毛症是由于雄激素活性增加所致。多毛症患者阴毛、腋毛、腹部体毛、胸部体毛、背部体毛和面部毛发等雄激素依赖的毛发呈过度生长。女性通常会因为毛发生长超过其社会、地域或种族环境中的其他人而就诊。对一个生活在对美有刻板印象的社会中的女性来说，多毛症可能会令人非常不安，这意味着缺少女性特质或不够性感。而从基层全科医生的角度，多毛症提示可能有潜在的内分泌疾病，这些疾病的严重程度不等，可能仅有雄激素代谢的微小变化，也可能存在具有激素活性的肿瘤。多囊卵巢综合征（polycystic ovary syndrome，PCOS）是多毛症最常见的原因。

当患者主诉毛发过度生长时，基层全科医生必须要区分出是需要进行内分泌评估，还是仅需要简单安抚和（或）对症治疗即可。

病理生理学和临床表现 [1-16,23-24,27]

病理生理学

多毛症是雄激素过度作用的表现，是由于雄激素水平升高或终末器官对雄激素的敏感性增加所致。循环雄激素水平过高，可出现男性化表现。外周毛囊的5-α-还原酶，将睾酮转化有生物活性的代谢产物5-α-二氢睾酮，后者可刺激毛发生长。女性血液循环中的睾酮，50%～70%来自卵巢和肾上腺产生的δ-4-雄烯二酮和脱氢表雄酮（dehydroepiandrosterone，DHEA），两者是睾酮的前体；其余的循环睾酮由卵巢直接分泌，偶尔由肾上腺分泌。

多毛症女性的DHEA和δ-4-雄烯二酮（两者是相对较弱的雄激素）或睾酮（较强的雄激素）的产量普遍增加。血清雄激素总浓度的测量，反映了性激素与性激素结合球蛋白的结合；但只有游离部分的性激素具有生物活性。就睾酮而言，游离睾酮占总睾酮的1%，发挥生物活性。雄激素分泌增多，可来源于卵巢、肾上腺或两者兼而有之。过量的睾酮通常来源于卵巢，过量的硫酸脱氢表雄酮（dehydroepiandrosterone sulfate，DHEA-S）通常来源于肾上腺，而过量的雄烯二酮可能来源于肾上腺或卵巢。肥胖和多毛症有关，这是由于肥胖伴随胰岛素抵抗所致的高胰岛素血症，使卵巢雄激素分泌过多。此外，肥胖也会降低性激素结合球蛋白的水平。

临床表现

除了手掌和脚底以外，毛囊分布于全身各处。毛发根据生长类型分为两种：①胎毛（新生儿）或毳毛，这些是雄激素非依赖性毛发，柔软、无色素且长度很少超过2 cm。②终毛：指粗糙、硬、有色素且长度超过2 cm的毛发。一项针对（美国）大学女性的调查显示，1/4的女性面部毛发易见，1/3的女性毛发从阴部沿着白线延伸（男性盾型分布），17%的女性乳晕周围有毛发分布。60岁以上女性中3/4表现出面部毛发的明显生长。

多毛症表现为激素依赖性阴毛、腋毛、腹部体毛、胸部体毛、背部体毛和面部体毛的过度生长，并有家族、民族和种族的特征。东欧女性比斯堪的纳维亚女性多毛；白种人女性比黑种人女性多毛，而黑种人女性体毛多于亚洲女性。

男性化表现包括：颞部及头顶的头发稀疏、痤疮、声音低沉、肌肉量增加和阴蒂肥大。

卵巢相关的多毛

多囊卵巢综合征。多囊卵巢综合征（polycystic ovary syndrome，PCOS）是女性雄激素过量最常见的原因（70%～80%）。PCOS的特征包括月经不规则（月经稀发或闭经）、高雄激素血症（有临床表现或有雄激素水平升高）和超声检查卵巢呈多囊样的形态改变。患者通常在青春期或青春期后不久出现明显雄激素过量的表现，随着年龄增长，症状逐渐加重。PCOS患者存在促性腺激素的动力学异常，表现为黄体生成素（luteinizing hormone，LH）脉冲性分泌减少，LH与卵泡刺激素（follicle-stimulating hormone，FSH）的比例增加，LH水平升高。许多PCOS患者同时患有肥胖和胰岛素抵抗，导致雄激素过量。LH和胰岛素都可刺激卵巢，使其过度分泌睾酮和雄烯二酮。胰岛素抵抗还可导致高血糖和血脂异常，可表现出黑棘皮病、性早熟和代谢综合征。PCOS患者的卵巢有大量的小卵泡形成，但卵泡生长异常，无排卵前卵泡发育，因而导致月经异常和不孕（见第112章）。卵巢大小正常或增大，其特征是含有多个卵泡。

卵巢卵泡膜细胞增生症。卵巢卵泡膜细胞增生症是一种非恶性疾病，其特征是基质中黄体化的卵泡膜细胞产生的睾酮增加。它可能是多囊卵巢综合征的表现之一。

卵巢肿瘤。卵巢肿瘤，包括卵巢男性细胞瘤和卵巢门细胞肿瘤，肿瘤分泌过多的睾酮，可引起男性化。男性化患者的睾酮水平通常超过150～200 ng/dl。与PCOS相比，卵巢肿瘤引起的多毛症更可能发生于老年女性，且症状进展更快。分泌雄激素的肿瘤约占高雄激素血症女性的0.2%，其中一半以上为恶性肿瘤。

肾上腺相关的多毛

迟发性先天性肾上腺皮质增生症。[非经典型先天性肾上腺皮质增生症（nonclassic congenital adrenal hyperplasia，NCCAH）] 是一组异质性疾病，表现为轻度的皮质醇合成障碍，目前逐渐认识到该病是成人多毛症发病的重要原因。在一般人群中，高雄激素血症女性的患病率不到 5%，最常见的原因是 21- 羟化酶活性缺乏，导致 17- 羟孕酮（21- 羟化酶的底物）和雄烯二酮的合成增加，从而导致高雄激素血症。NCCAH 患者由于皮质醇缺乏，促肾上腺皮质激素（adrenocorticotropic hormone，ACTH）分泌增加。该病呈现出与人类白细胞抗原（human leukocyte antigen，HLA）基因密切相关的常染色体隐性遗传模式。

肾上腺肿瘤。肾上腺肿瘤可能导致雄激素过量。库欣综合征，尤其当潜在原因是肾上腺皮质癌时，可能导致男性化。其他原因所致的库欣综合征，更常见毛发过度生长和典型的库欣样体貌，但不伴有男性化。

其他原因

高催乳素血症。雄激素过量可能伴随高催乳素血症，因为催乳素可刺激雄激素产生，尤其是 DHEA 的产生。患者表现为闭经和溢乳（见第 112 章）。这些高催乳素血症患者多患有多囊卵巢综合征和 PCOS 相关的高雄激素血症，因为 DHEA-S 是一种活性较弱的雄激素。

特发性多毛症。该病的妇女有多毛症表现，但血清雄激素水平正常，且没有月经异常，盆腔超声检查也缺乏有意义的阳性发现。病因可能与毛囊和皮肤中 5-α- 还原酶活性增加有关，从而导致外周睾酮向双氢睾酮（dihydrotestosterone，DHT）的转化增强。

特发性高雄激素血症。特发性高雄激素血症的特征表现为临床高雄激素血症，血清雄激素水平升高，但排卵周期正常，超声检查卵巢也正常。

药物。多毛症的另一个重要原因是药物。最常见于从事竞技健美和田径运动的女性，一些人私下使用促进合成代谢的类固醇（甲睾酮、氧雄龙）。在（美国）的青少年中非常流行使用性类固醇前体——雄烯二酮，该药无须处方即可获得。据统计，2.5% 的青春期女孩经常服用这种药物，尤其是参加竞技体育的女孩。年轻男性每天服用 300 mg 雄烯二酮，会导致睾酮和雌二醇水平升高。年轻女性服用后的性激素水平可能也会出现类似升高，但目前还没有相关的报告。

用于治疗子宫内膜异位症的达那唑，也可能导致多毛症。患者服用含有雄激素、孕激素的口服避孕药，偶尔也可能会刺激毛发生长（见第 119 章），这种副作用并不常见。丙戊酸、苯妥英钠、糖皮质激素、环孢素、二氮嗪和米诺地尔等药物，通过目前尚不清楚的非雄激素机制，刺激毛发生长。使用生长激素也会导致多毛症。

鉴别诊断 [1,4,10–11,14,16]

可根据是否有男性化表现对多毛症的病因进行分类，也可根据高雄激素来源于肾上腺还是卵巢进行分类（表 98-1）。在内分泌科就诊的 950 名有高雄激素证据的多毛患者中，PCOS 占 72.1%（典型无排卵 56.6%，少量排卵 15.5%），特发性高雄激素血症占 15.8%，特发性多毛症占 7.6%，21- 羟化酶缺乏的 NCCAH 占 4.3%，雄激素分泌型肿瘤占 0.2%。

一些神经性厌食症患者会主诉体毛增多（见第 233 章），过度的镊子钳扎可能会损伤毛囊，导致反复损伤的部位长出粗毛。

检查 [1–4,10–11,13–20]（见附录 98-1）

评估多毛症的首要目的，是确定哪些多毛症妇女可能患有重要的潜在内分泌疾病。

病史

病史采集中应关注月经史、症状的时程、雄激素过量的其他临床特征、用药史和家族史等信息。以下特征提示有严重内分泌疾病可能：男性化（声音改变、颞部毛发稀疏、肌肉量增加、痤疮）；多毛快速进展，尤其是 25 岁后毛发生长突然增加，或者尽管接受治疗多毛仍有进展；闭经或月经改变；溢乳。多毛症如果同时有新发的高血压也应关注。围青春期开始出现多毛，通常不用担心。询问详细的用药史（促进合成代谢的类固醇、雄激素、口服避孕药、达那唑、苯妥英钠、丙戊酸、皮质类固醇、米诺地尔、环孢素、二氮嗪）至关重要。调查非处方性激素类药物（如雄烯二酮）的日常或定期使用情况也至关重要，因为该类药物在青少年竞技运动员中很受欢迎，可提高运动表现（如前所述，估计青少年女性定期使用的流行率为 2.5%）。有南欧或地中海血统，家族中母亲、外婆、阿姨和姐妹等具有类似程度的多毛症，这种情况下存在严重疾病的可能性比较小。需要注意，部分多囊卵巢综合征和先天性肾上腺皮质增生症患者，也可有阳性家族史。

体格检查

正常情况下，面部、乳晕周围和下腹可存在终毛。但新出现的终毛，特别是在嘴唇、下巴、上腹、胸骨、上背部和肩部上，提示雄激素过量和多毛症。出现男性化的征象，表现为颞部及头顶的毛发稀疏、声音深沉、肌肉量增加、阴蒂肥大，提示有明显的雄激素过量。

可应用 Ferriman-Gallwey 多毛症量表对多毛症进行定义和分级。根据 9 个雄激素依赖区域的毛发生长程度，毛发状态可分为 0 级（无毛发生长）到 4 级（显著的男性化生长）。量表的总分 8 分或以上，通常可诊断多毛症，但评分受到种族和民族差异的影响。该量表也存在局限性，评分主要依赖主观评估，因而同一观察者重复性良好，但不同观察者间重复性不好。

基于 Ferriman Gallwey 总分，内分泌学会指南对育龄女性多毛症定义如下：美国和英国黑种人或白种人女性≥ 8 分；地中海、西班牙裔和中东女性≥ 9 ~ 10 分；南美洲女性≥ 6 分；亚洲女性中中国汉族女性≥ 2 分，而中国南方女性≥ 7 分。

黑棘皮病提示胰岛素抵抗。当出现向心性肥胖、肌肉萎缩伴肌病和紫纹时，应怀疑库欣综合征。月经过少的患者需要进行盆腔检查，来明确有无双侧增大的囊性卵巢；需要注意相当数量有多囊卵巢表现的女性，卵巢外形没有明显异常。男性化和闭经妇女，应仔细检查是否可触及肾上腺或卵巢肿瘤。大多数肿瘤合成雄激素的效率低下，除非体积很大，才能导致循环雄激素增高。

表 98-1 多毛症的鉴别诊断

原因	机制
不伴男性化的多毛症	
特发性	雄激素外周转化增加
迟发性先天性肾上腺皮质增生症	肾上腺雄激素分泌过量
库欣综合征（ACTH 依赖性）	肾上腺雄激素分泌过量
多囊卵巢综合征	卵巢雄激素分泌过多
胰岛素抵抗 / 肥胖	卵巢雄激素分泌过多
药物：促进合成代谢的类固醇、达那唑、米诺地尔、丙戊酸、苯妥英、二氮嗪、糖皮质激素	多变，从直接有雄激素活性到非雄激素效应
伴有男性化的多毛症	
卵巢卵泡膜细胞增生症	卵巢自主性生成雄激素
卵巢肿瘤	卵巢自主性生成雄激素
肾上腺肿瘤，尤指肾上腺癌	肾上腺自主生成雄激素

实验室检查

很多内分泌激素检查可用于评估多毛症，但价格昂贵。为了避免不必要的检测费用，应明确多毛症可能的病因和治疗目标，以便进行适当的激素评估，而不是不加选择地测量所有卵巢和肾上腺的性激素及垂体激素。根据病史和体检结果，判断患者可能的病因，包括特发性或家族性多毛症、月经减少或闭经、皮质醇增多症或男性化疾病。

所有多毛症评分异常的女性都应该检测雄激素水平是否升高。第一步应测量总睾酮水平。如果总睾酮水平正常，但存在其他风险因素（例如，中度 / 重度毛发生长、月经紊乱）或治疗后多毛症仍进展，则应准确测定清晨血清总睾酮和游离睾酮水平。先天性肾上腺增生高风险的受试者（阳性家族史、高风险种族）可能需要测定清晨血清的 17- 羟孕酮。必要时考虑测量催乳素、促黄体生成激素、DHEA-S、肾上腺和甲状腺等相关检查。

特发性和家族性多毛症

一个年轻女性从青春期开始面部毛发轻微增多，但月经周期及排卵完全正常，很可能没有严重的潜在疾病，无须进行详细检查。这适用于有南欧血统的月经正常的女性，其女性亲属如也有相同程度的面部毛发和体毛分布，同样无须检查。特发性多毛症患者血清总睾酮水平正常。

月经过少 / 闭经相关疾病的检查

多毛症合并闭经或月经过少、肥胖，尤其是有不孕症的情况下，需要考虑多囊卵巢综合征、迟发性先天性肾上腺皮质增生和其他引起高催乳素血症的原因。

多囊卵巢综合征（polycystic ovary syndrome，PCOS）。盆腔检查可能难以发现双侧增大的囊性卵巢，临床怀疑 PCOS 时，需要进行盆腔超声检查和实验室检查。血清睾酮浓度（总睾酮或游离睾酮）是评估多毛女性雄激素合成情况的最佳指标。PCOS 患者的血清睾酮水平通常升高，但也可能正常。大多数 PCOS 女性的睾酮浓度低于 150 mg/dl，游离（未结合）睾酮增加，LH 与 FSH 的比值增加。高雄激素会抑制性激素结合球蛋白，因此测量血清游离睾酮比测量总睾酮更敏感（但游离睾酮可能测量结果不可靠且价格更昂贵）。游离睾酮与睾酮生成速率的相关性最好。多数患者仅测量单次随机睾酮就足够了。但由于睾酮呈间歇性分泌，如有可能，应在清晨间隔 15 min 采集 3 份血清标本，进行混合血样的免疫分析。所有月经过少或闭经的妇女，尤其是伴有泌乳者，都应测量催乳素。

先天性肾上腺皮质增生症（congenital adrenal hyperplasia，CAH）。患者如果表现为月经不调、多毛和痤疮，但无卵巢多囊性疾病证据，应评估迟发性先天性肾上腺皮质增生症（通常为 21- 羟化酶缺乏）。这些患者基础状态下清晨卵泡期 17- 羟孕酮水平将大于 200 ng/dl。如果采样时间晚，测量结果可能与正常值有重叠。可使用 ACTH 兴奋试验来确证，静脉注射 250 μg 的促肾上腺皮质激素（合成 ACTH），30 ~ 60 min 后测量血浆 17- 羟孕酮。基础测试 17- 羟孕酮的水平如大于 300 ng/dl，提示该病，但许多患者 17- 羟孕酮的水平正常，则有必要进行 ACTH 兴奋试验。大多数患者 ACTH 刺激后，17- 羟孕酮水平会高于 1500 ng/dl。女性多毛症仅少数为 CAH 所致，但 CAH 临床特征与常见的 PCOS 并无明显区别。德系犹太妇女 CAH 发病率很高，相关评估极为必要。

库欣样外观。具有皮质醇增多症（库欣综合征）临床特征的患者，应进行相关疾病筛查，可测定 24 h 尿游离皮质醇、进行隔夜地塞米松抑制试验或测定午夜唾液皮质醇水平。24 h 尿游离皮质醇测定特异性更高，库欣综合征患者中大于 100 μg。肾上腺皮质癌患者的尿 17- 酮类固醇升高。隔夜地塞米松抑制试验要求患者在午夜服用 1 mg 地塞米松，第二天上午 8 点左右测量血浆皮质醇，皮质醇应被抑制在 5 μg/dl 以下（译者注：目前标准为 1.8 μg/dl 以下）。如果 24 h 尿游离皮质醇升高，或升高的皮质醇未被地塞米松抑制，则需要进行更经典的的地塞米松抑制试验，以确定是否存在库欣综合征及其病因。

男性化

出现男性化表现时，应测量血清睾酮、DHEA-S 和尿 17- 酮类固醇。大多数女性，如血清睾酮水平低于 150 ng/dl，常可排除分泌雄激素的卵巢和肾上腺肿瘤。测定 17- 酮类固醇可评价肾上腺来源的雄激素升高，例如肾上腺皮质癌患者雄烯二酮和 DHEA 升高。尽管肾上腺和卵巢可以合成所有种类的雄激素，但 90% 以上 DHEA-S 在肾上腺中合成，因而通过 DHEA-S 能更好地评价肾上腺来源的性激素合成情况。如果多毛症或男性化进展迅速，也应测定 DHEA-S。血清 DHEA-S 水平高于 500 μg/dl 提示肾上腺肿瘤。肾上腺和卵巢的雄烯二酮合成量相当，当怀疑其中某一个腺体存在肿瘤时，可能需要进行盆腔超声、腹部 CT 或 MRI 检查。寻找肿瘤之前，应再次回顾病史，明确是否定期使用外源性雄烯二酮，如竞技运动员，特别是健身的青春期女性。

症状的管理和患者教育 [1-4,10-11,15,21-28]

多毛症的治疗方法，取决于多毛症的范围和严重程度，包括其对生理和心理的影响，以及潜在的病理生理学异常。治疗选择包括：①确认不存在重要的潜在内分泌疾病；②使用美容手法，如漂白、蜡疗、使用脱毛剂和电解；③使用雌激素或糖皮质激素治疗，抑制卵巢和肾上腺过度分泌雄激素；④使用拮抗雄激素受体的药物；⑤针对病因的治疗，例如治疗库欣综合征或有男性化表现的肾上腺肿瘤和卵巢肿瘤。

大多数女性在第一次就诊前都使用过美容措施（如剃须、拔毛、蜡疗），并在药物治疗过程中也持续使用。最近内分泌学会在指南中建议，对患者关注的多毛症，可采取美容措施，此外还需要启动药物治疗。建议希望获得额外美容效果的女性采取直接脱毛的方法。轻度多毛且无内分泌紊乱证据的女性可采取任何一种方法。

支持措施和美容手法

无明显内分泌疾病的患者可以在确保多毛症不会损害性或生育能力的情况下得到有效管理。青春期女孩服用外源的性激素前体（如雄烯二酮）来提高她们的运动成绩，不要指责，但要向患者解释这些“天然”补充剂对美容和发育的影响，这样的举措对患者有益。减肥也应该是肥胖多毛女性治疗计划的一部分，可以取得令人印象深刻的效果。体重正常，可减少外周脂肪组织将雄烯二酮转化为睾酮，并改善高胰岛素血症，高胰岛素血症可促进卵巢产生雄激素。

关心体貌的女性，喜欢选择脱毛美容等建议；已知高雄激素血症的患者应建议其采用药物治疗以尽量减少毛发再生。剃须、漂白、脱毛等多种美容措施可供选择。

漂白使用过氧化氢溶液或乳霜就足够了。剃须可去除多余的毛发；不过毛发以 1 mm/d 的速度生长，几天内“胡茬”会重新出现。用镊子或热蜡脱毛，可在数月内阻碍毛发生长，但可能导致轻度毛囊炎、瘢痕和色素沉着，再生毛发也更粗。脱毛，即皮肤表面除毛，可产生更持久的效果。化学脱毛有刺激性，需要局部使用低浓度氢化可的松来减少皮肤刺激。电解是唯一永久性的脱毛方法，包括电凝和破坏发根；不良反应包括红斑、炎症后色素改变和瘢痕。电解成本高、耗时长，只能由有执照的电蚀医师进行操作。使用激光或非激光光源进行光脱毛，可能会破坏毛囊，也有瘢痕形成的风险。外用盐酸依氟鸟氨酸乳膏（13.9%；凡易卡），可抑制毛发生长所需的酶，在 6 ～ 8 周内产生可见的效果，但疗效中等，制剂价格昂贵，停用 8 周后，毛发生长可恢复到治疗前水平，故而需要长期使用。

药物治疗

雄激素过量的女性，可选择通过药理学方法来抑制卵巢和肾上腺的雄激素过度产生。可选药物从口服避孕药、糖皮质激素和二甲双胍，到靶组织受体阻断药（抗雄激素），以及可持续性使用促性腺激素释放激素（gonadotropin-releasing hormone，GnRH）激动剂。

根据最近的内分泌学会指南，对于大多数无生育要求的多毛症女性，建议口服避孕药作为治疗患者在意的多毛症的初始疗法。对于大多数多毛症患者，建议反对将抗雄激素药物单独作为初始治疗，因为可能具有致畸性。

口服避孕药

对于大多数患多毛症的绝经前女性，最好的初始治疗是联合使用雌 - 孕激素避孕药。60% 以上高雄激素血症女性，使用含雌激素和孕激素的药物可减缓毛发生长。雌 - 孕激素通过降低 FSH 和 LH 水平，抑制卵巢雄激素的产生，并抑制肾上腺雄激素的合成分泌。此外，雌激素可增加性激素结合球蛋白水平，从而增加结合的雄激素，并降低游离睾酮水平，雌激素也与 DHT 的胞浆受体竞争。口服避孕药对特发性多毛症患者也有效，主要是减少了毛囊可利用的雄激素底物。

治疗多毛症，所有口服避孕药似乎都同样有效，对卵巢雄激素的抑制效果与口服避孕药中炔雌醇的不同含量相关。

可选用无或低雄激素效能的孕酮［例如，炔诺酮（0.5 ～ 1 mg）或双醋炔诺醇］，与炔雌醇或美雌醇联合使用。应避免使用含有左炔诺孕酮（一种强效雄激素样作用的孕激素）的制剂，因为该药具有雄激素样作用。

联合口服避孕药可增加静脉血栓事件（venous thrombotic events，VTE）的风险。VTE 危险因素包括年龄增长（> 39 岁）、肥胖和吸烟。对于 VTE 风险增加的患者，建议使用雌激素含量低的口服避孕药（例如，20 μg 炔雌醇）和低风险的孕激素。

治疗的前 3 ～ 6 个月，多毛症的改善常不明显；最初仅有毛发生长速度下降，随后毛发变得更细弱。因此，应治疗 6 个月以上，再考虑是否更改治疗方案。

糖皮质激素

糖皮质激素可以减少多毛，并诱导排卵，特别适用于患典型和非典型先天性肾上腺皮质增生症的女性，这类患者雄激素来源于肾上腺，但其他原因的多毛症患者并不适用糖皮质激素治疗，不仅缺乏益处，且长期治疗可能有严重副作用。糖皮质激素治疗适应证包括对口服避孕药或抗雄激素治疗无效或不能耐受的 NCCAH 患者。低剂量泼尼松（每日 2.5 ～ 5.0 mg）或地塞米松（睡前 0.25 ～ 0.5 mg），足以抑制雄激素的产生。治疗首选泼尼松，药效持续时间较短，更容易调整剂量。治疗风险包括下丘脑 - 垂体 - 肾上腺轴的抑制和库欣样体貌，隔日使用可减少不良反应。监测 17- 羟孕酮浓度有助于疗效评价。

二甲双胍

由于疗效不佳，不建议使用二甲双胍治疗多毛症。但二甲双胍能改善胰岛素抵抗和高胰岛素血症，可用于治疗多囊卵巢综合征相关的多毛症（见第 112 章）。

在靶组织水平拮抗睾酮

另一种治疗多毛症的药理学方法是抑制睾酮在靶组织的作用。螺内酯、非那雄胺、西咪替丁和氟他胺具有此类作用，已经证实有效。

螺内酯

螺内酯是降压药物，但可减少睾酮合成，也可对抗睾酮在毛囊的外周作用，降低雄激素效应。螺内酯治疗剂量高达 100 mg，每日 2 次，3 个月内可改善多毛症，但可能引发月经紊乱。该药具有致畸性，除非适当避孕，否则育龄妇女不应使用。重度多囊卵巢综合征患者或其他治疗反应不佳的患者，有时选择螺内酯作为口服避孕药的辅助治疗。

西咪替丁

西咪替丁是组胺 2 受体拮抗剂，和雄激素竞争与靶组织结合；但不如螺内酯有效。

非那雄胺和氟他胺

尽管这些药物可能有效，但安全性问题一直受到关注。非那雄胺是一种 5-α 还原酶的抑制剂，可抑制睾酮转化为 DHT，警惕在怀孕早期意外使用的风险（DHT 对男性外生殖器的发育至关重要，而非那雄胺抑制其形成）。

氟他胺是一种选择性、剂量依赖性雄激素受体拮抗剂，可抑制 5-α 还原酶活性，即使低剂量也可引起严重的肝损伤，因此内分泌学会不推荐该药用于多毛症治疗。

酮康唑

酮康唑是抗真菌药物，也抑制睾酮的产生。

对抗中枢对雄激素合成的刺激作用

促性腺激素释放激素激动剂

每天使用该类药物，可抑制促性腺激素分泌，从而抑制雄激素的合成；但也会同时出现雌激素缺乏症。因此，使用促性腺激素释放激素激动剂，应补充低剂量雌激素或雌激素加孕激素。

转诊指征

男性化和睾酮水平升高的患者，可能存在男性化肿瘤，需要内分泌学专家和妇科医生进行评估。如果有多囊卵巢综合征且合并不孕，推荐转诊后给予氯米芬治疗，并进行子宫内膜活检以评估是否有子宫内膜增生。高催乳素血症患者，需要进行冠状位计算机断层扫描或磁共振成像，来发现催乳素瘤或其他可能影响多巴胺对催乳素抑制的病因。库欣综合征患者应接受垂体、肾上腺或异位起源 ACTH 的内分泌评估。

建议 [15-16]

- 有中度至重度多毛症，或任何程度的多毛症但发病突然、迅速进展或伴有其他异常，如月经不调或男性化迹象的女性，应接受内分泌评估。
- 首先测量总睾酮水平。
- 如存在其他风险因素，或治疗过程中出现多毛症进展，而总睾酮水平正常，则采取可靠方法测定清晨总睾酮和游离睾酮水平。
- 先天性肾上腺皮质增生症的高风险患者，需要测定清晨血清 17- 羟孕酮。
- 必要情况下应考虑的其他检查，包括催乳素、促黄体生成激素、DHEAS、肾上腺和甲状腺相关试验。
- 怀疑有产生雄激素的肿瘤，需要考虑盆腔超声、腹部 CT 或 MRI 成像。

- 雄激素作用过强的患者，对症治疗方案包括口服避孕药、螺内酯、糖皮质激素、二甲双胍、西咪替丁、酮康唑和 GnRH 激动剂。

（董爱梅 翻译，刘 青 审校）

附录 98-1

偶发肾上腺肿物的处理

大多数肾上腺肿物临床上无症状，是在其他原因的影像学检查中“偶然”发现的，称为“肾上腺意外瘤”。基于高分辨 CT 的影像学研究，此类病变的患病率约为 4.4%，在尸检研究中高达 12%；随着年龄的增长，患病率增加。因为多毛症、男性化、库欣综合征、高血压和难治性低钾血症等进行检查，所发现的肾上腺肿物可能是功能性肾上腺肿瘤，需要积极评估（见第 19 章和本章前半部分）。如何处理临床上无症状的肾上腺“意外瘤”存在争议，虽然其有功能或恶性的风险很小，但风险确实存在。

鉴别诊断 [1-6]

偶发肾上腺肿物中 80% 为无功能腺瘤（表 98A-1）。10% ～ 15% 的意外瘤可分泌过量的激素（如糖皮质激素、儿茶酚胺、醛固酮）。肾上腺意外瘤患者最常见的异常是亚临床库欣综合征（无临床表现，但有生化异常）。已知的癌症患者中，约有 3/4 的病变表现为来自肾上腺外原发部位的临床无症状的转移。较大的肾上腺肿瘤（> 6 cm）中，肾上腺皮质癌约占 25%，但较小病变（< 4 cm）中，皮质癌的比例下降至 2%。

临床病程 [1-6]

大多数无功能的肾上腺肿瘤体积不大，而且小的无功能结节（< 3 cm）转变为有功能结节的风险很低。肾上腺皮质癌是个例外，它生长非常迅速，生存率很低（2 年死亡率为 50%）。病变如果分泌激素，患者可表现出相应激素增多的症状和体征（如库欣综合征、嗜铬细胞瘤、醛固酮增多症）。

检查 [1-9]

病史和体检

病史中应仔细询问关于皮肤、毛发、体重、月经、易擦伤、虚弱、头痛、肌肉痉挛或性欲的任何变化，还要关注发作性心悸、高血压、持续低钾血症和糖耐量异常。应回顾既往病史，调查是否有恶性肿瘤（尤其是肺、乳腺或肾）和多发性内分泌肿瘤家族史。体格检查应注意是否有血压或脉搏的升高、库欣样外观、多毛症或男性化，包括是否有原发癌和转移癌的迹象。

影像学检查和实验室测试

只根据影像学表现即可诊断某些疾病（如髓样脂肪瘤、肾上腺囊肿等病变）。CT 检查中，良性腺瘤的征象包括：

- 密度均匀一致。
- 直径小于 4 cm。
- 边缘平滑。
- 低衰减（< 10 Hounsfield 单位）。
- 造影剂可快速清除（10 min 时 > 50%）。

小于 4 cm 的病变，恶性肿瘤的风险不到 2%。可能为恶性病变的特征包括：直径大于 4 cm、密度不均匀、边缘不规则、高衰减（> 20 Hounsfield 单位，脂质含量低）和造影剂清除慢（10 min 时清除 < 50%）。可能有转移性疾病的患者，PET/FDG 扫描可能会有帮助。

病灶外观提示可疑恶性肿瘤，但无其他合适

表 98A-1　肾上腺“意外瘤”的病因

良性
无功能腺瘤
库欣综合征
嗜铬细胞瘤
醛固酮增多症
囊肿
血管瘤
神经节瘤
髓样脂肪瘤
恶性
肾上腺皮质癌
其他癌症的转移

的活检部位时，可考虑 CT 引导下细针穿刺活检；但必须首先排除血管瘤（影像学有提示）和嗜铬细胞瘤（见实验室检查），这两类病变活检分别可能诱发出血或高血压危象。

实验室检查

功能性肿瘤的基础生化筛查，包括 1 mg 地塞米松抑制试验（筛查亚临床皮质醇增多症），以及测定血浆 3- 甲氧基肾上腺素或 24 h 尿液分馏后测定甲氧基肾上腺素和儿茶酚胺以筛查嗜铬细胞瘤（见第 19 章和第 26 章）。高血压患者，还应检查是否存在低钾血症，低钾血症提示存在合成醛固酮的腺瘤，然后应检查血浆醛固酮 / 血浆肾素活性的比值（译者注：目前也可以直接测定肾素水平）（见第 26 章）。如果基础测试异常，则有必要进行确诊试验来明确诊断。

管理 [1-9]

有功能的肿瘤

有激素活性的肾上腺肿瘤，常推荐肾上腺切除术，即使患者无临床症状。嗜铬细胞瘤患者应当进行手术治疗。亚临床库欣综合征患者，如果年龄较轻，有该病相关的异常，例如高血压、糖尿病和低骨密度等，建议进行手术治疗。切除分泌醛固酮的病变通常有益，但如果由于整体健康情况不能手术，可以进行醛固酮抑制治疗（例如螺内酯）。

无功能性肿瘤

如果肿块小于 4 cm，生化无功能且无恶性肿瘤的影像学表现，则定期的规范随访和评估就足够了。监测的最佳时间间隔和持续随访时间尚不确定，应在 6 个月内（如果有可疑特征，则为 3 个月）重复 CT 扫描，1 ～ 2 年内每年随访。其后的随访建议缺乏共识；有观点认为，如果病变很小，没有进行性改变，并且看起来是良性的，则不需要进一步随访或可减少影像检查的频次。应每年进行一次激素评估，持续 5 年，然后根据需要定期进行。

对于大于 6 cm 的病变，肾上腺皮质癌的发生率较高，建议行肾上腺切除术。对于 4 ～ 6 cm 之间的病变，应充分考虑肾上腺切除术。如果随访中结节增大超过 1 cm 或有激素活性，也应考虑手术切除。

转移癌

直接治疗原发的恶性肿瘤；没有证据表明切除肾上腺转移瘤有益，即使只发现了肾上腺转移瘤。

（董爱梅 翻译，齐建光　肖卫忠 审校）

第 99 章

男性乳腺发育的评估

DAVID M. SLOVIK

男性乳腺发育是男性乳房腺体组织的良性增生。它与假性男性乳房发育不同，假性男性乳房发育是由脂肪堆积所致，并没有腺体增生，常见于肥胖男性。临床上表现为以乳头为中心向外延伸的有弹性或坚硬的肿块。一些患者因为害怕失去阳刚之气或担心患乳腺癌而就诊；另一些患者可能并没有意识到这一变化，因朋友或家人的建议就诊。由于子宫内雌激素水平较高，在婴儿期男性乳腺发育很常见。尽管约 20% 的青春期男性持续存在乳腺发育，但在 70% 的青春期男性中，乳腺发育只是一种正常的一过性的生理现象。在 50 岁以上的成年男性中，男性乳腺发育的患病率可高达 65%。

基层医生必须能够识别男性乳腺发育，将其与恶性肿瘤区分开来，并对其进行评估，以除外具有激素活性的肿瘤以及肝硬化、甲状腺功能亢进症等重要的潜在病因。大多数情况下，男性乳腺发育的病因是良性的，医生的任务是减轻患者恐惧，并帮助患者做出治疗决策。

病理生理学和临床表现 [1-10]

病理生理学

雌二醇是乳房的生长激素。男性乳腺发育是一种雌二醇相对过多导致乳腺组织增生的现象。在正常情况下，男性的大部分雌二醇是由睾酮和肾上腺的雌酮在外周转化而来。男性乳腺发育的基本机制是雄激素生成减少，雌激素生成绝对增加，以及雌激素前体在外周转化为雌二醇增多。此外，雄激素受体阻断和结合雄激素增加也是雄激素作用降低的原因。

雄激素生成减少、可用性降低以及受体阻断

在老年男性中，雄激素生成减少可见于很多病例，尤其在因癌症治疗而出现睾丸功能衰竭以及服用抗真菌药酮康唑的患者中更为常见。如果接受雄激素剥夺治疗，超过 50% 的前列腺癌患者会出现男性乳腺发育。在甲状腺功能亢进症（甲亢）和肝硬化患者中，性激素结合球蛋白增加，其对睾酮的结合力强于雌二醇，导致有活性的游离睾酮水平降低。雄激素受体阻断导致的男性乳腺发育，主要见于使用螺内酯、西咪替丁及氟他胺等药物，也可能与吸食大麻相关。一些非处方的护肤用品也有微弱的抗雄激素作用。

雌激素生成增加

年龄相关的脂肪组织增多可增加腺体外芳香化，使睾酮转化为雌二醇和雄烯二酮转化为雌酮增多。雌激素生成增加也可见于 Klinefelter 综合征、肾上腺癌、产生异位人绒毛膜促性腺激素（human chorionic gonadotropin，hCG）的肿瘤以及睾丸间质细胞瘤。产生 hCG 的肿瘤会刺激睾丸产生雌二醇。已知的异位 hCG 来源包括睾丸癌、肺癌、胰腺癌以及结肠癌。青春期一过性男性乳腺发育表现为睾丸雌激素分泌的短暂生理性增加，持续 1 ～ 2 年后消退。营养不良和饥饿引起的男性乳腺发育可能是由于促性腺激素和睾酮水平相对于雌激素水平降低所致。而且，再喂养后，由于促性腺激素和雌二醇生成增加超过了促性腺激素和睾酮的增加，乳腺发育可能会进一步加重。

雌激素前体增加

患雄激素分泌肿瘤或充血性心力衰竭或使用外源性雄激素（这些情况可导致睾酮和雄烯二酮转化为雌二醇和雌酮增加）的患者中，可利用的雌激素前体增加是其男性乳腺发育的发病机制。雄烯二酮的作用也与此有关，雄烯二酮是健美运动员和青少年中流行的“天然”性激素前体补充剂。甲状腺功能亢进可以增加外周睾酮向雌激素前体的转化，大部分转化发生在脂肪组织。使用洋地黄和合成雌激素可以观察到外源性雌激素效应。酮康唑和螺内酯通过置换使性激素结合球蛋白释放游离雌激素。

临床表现

男性乳腺发育最显著的特征是乳房组织增多，通常为双侧，有 1/3 的病例表现为单侧乳房发育。特发性和药物引起的男性乳腺发育通常是单侧的，而青春期或激素水平变化通常出现双侧乳腺发育。基于尸检中对双侧增大但临床表现并不明显的男性乳腺发育的患病率调查，用“不对称”描述乳房增大可能比“单侧”更为准确。1/3 的患者也可能会出现压痛，但真正疼痛的发生率较低。乳房增大通常呈中心对称性，偶尔可见偏心性增大。

一些独特的临床表现需要引起注意：Klinefelter 综合征患者的男性乳房发育发生在青春期前后，患者四肢长、睾丸小而坚实、不育、第二性征正常或缺乏。肝硬化患者会出现性欲减退、体毛脱落和睾丸萎缩（见第 71 章）。甲状腺功能亢进患者可能出现体重减轻、心动过速和甲状腺肿大。

营养不良或严重慢性病（严重心力衰竭、肾衰竭、肝衰竭）恢复期患者，会出现类似于第二次青春期的特征，表现为促性腺激素水平上升，出现一过性乳房发育。

不同于男性乳腺发育，男性乳腺癌的特征表现为单侧偏心性局部坚硬肿块，常伴有腋窝淋巴结肿大。男性乳腺癌罕见，男性乳房发育的患者中只有一小部分有此风险，但在 Klinefelter 综合征患者中发病率高。

鉴别诊断 [1,7,11–12]

可根据潜在的病理生理学特征（表 99-1）进行鉴别诊断，发病年龄也能提供线索。健康的青春期男孩最有可能是暂时性的生理性乳房发育，这一年龄段睾丸或肾上腺肿瘤很少见，但 Klinefelter 综合征可见于部分病例。成年男性的主要病因是酒精相关性肝病和药物因素，药物包括雌激素、雄激素、雄烯二酮、螺内酯、洋地黄制剂、血管紧张素转换酶（angiotensin-converting enzyme，ACE）抑制剂、钙通道阻滞剂、氟他胺、奥美拉唑、酮康唑、西咪替丁、抗雄激素药物、酒精、海洛因和大麻。此外，使用吩噻嗪、安非他明、利血平、甲基多巴、异烟肼、三环类抗抑郁药和苯妥英钠，也可能与男性乳房发育有微弱的相关性。男性乳腺发育的系列研究显示 22% 的患者乳房发育与上述药物的用药史有关，26% 的患者有酒精性肝病。

表 99-1　男性乳腺发育的鉴别诊断

男性乳腺发育的鉴别诊断
抑制雄激素作用
螺内酯（仅在高剂量时）
西咪替丁（高剂量时常见）
氟他胺
因结合或转化增加而导致可利用的雄激素减少
肝硬化（很常见）
甲状腺功能亢进症（不常见，甲状腺毒症除外）
雄激素合成减少
睾丸功能衰竭，原发性（Klinefelter 综合征）或继发性（睾丸切除，抗癌药物，酮康唑）
雌激素合成增加或雌激素作用增强
睾丸或肾上腺的雌激素分泌肿瘤（非常罕见）
Klinefelter 综合征（约占青春期病例的 15%）
睾丸、肺、结肠和胰腺的异位 hCG 分泌肿瘤（罕见）
洋地黄（不常见）
外源性雌激素（剂量相关）
可利用的雌激素底物增加
产生雄激素的肿瘤（罕见）
外源性雄激素（常见）
充血性心力衰竭（常见）
生理性
青春期
慢性疾病或饥饿的恢复期
老年人

营养不良或严重慢性疾病恢复期是不常见的病因。更为罕见的原因可见于肿瘤相关的异位 hCG 产生，以及使男性女性化的肾上腺、睾丸和垂体肿瘤。还有不到 10% 的病例找不到确切的病因。男性乳腺发育必须与男性乳腺癌相鉴别。

检查 [1,7,11–12]

病史

病史应记录发病时间、部位、相关症状和病程。最重要的是要详细调查患者用药情况，包括酒精、外源性雌激素、合成类固醇和处方药（例如，西咪替丁、螺内酯、氟他胺、洋地黄、酮康唑）。青少年和健美运动员使用雄烯二酮很常见，竞技运动员使用合成类固醇也很常见，这些情况都要询问。任何甲状腺功能亢进症（见第 103 章）、心力衰竭（见第 32 章）或肝衰竭（见第 71 章）的症状都应该记录，也要记录慢性病的处置情况。此外，还应注意提示性腺功能减退的任何线索（性欲下降、阳痿、睾丸大小改变，以及皮肤、声音、毛发质量和分布的改变）。

体格检查

患者的年龄和一般体貌可以提供重要线索。如果是青春期起病，应注意检查 Klinefelter 综合征相关特征（臂展大于身高，睾丸小而坚实，第二性征缺乏）。如果一个青少年常规身体检查和生殖器检查正常，那么，青春期男性乳腺发育是最可能的原因。如果是成年起病，则需要关注肝衰竭（黄疸，蜘蛛痣，苍白，肝掌）和甲状腺功能亢进症（皮肤发热、多汗、震颤、眼球突出和甲状腺肿大）的体征。

在乳房检查中，真性男性乳腺发育的乳腺质地应与肥胖引起的乳房增大的脂肪质地以及乳腺癌的坚硬和结节感质地相区别。真性男性乳腺发育进行查体时，拇指和示指之间可以感觉到一条乳腺组织的脊线，它们聚集在一起穿过乳头。而在假性男性乳腺发育患者查体时，拇指和示指之间只有脂肪，没有腺体组织，因此摸不到脊状突起。

男性乳腺发育的患者诊治时，必须始终考虑乳腺组织恶性肿瘤的可能。乳腺不对称和结节尤其要引起注意，此时必须仔细触诊腋窝淋巴结。如果乳房增大呈单侧和偏心性，特别是乳房坚硬，可触及结节（乳头下的结节应特别关注），或者存在腋窝淋巴结病变者，应该进行活检。此外，还应注意是否有溢乳现象。

其他部位的体格检查也可以帮助提供病因线索，如甲状腺肿、睾丸萎缩、心力衰竭和肝硬化的迹象（见第 40、71、95 和 131 章）。腹部触及深部肿块，应警惕肾上腺皮质癌，要完善大便潜血检查。睾丸检查则应注意有无可疑的癌变结节（见第 131 章）。

实验室检查

与青春期、药物、甲状腺功能亢进症、肝衰竭或其他明显病因无关的男性乳腺发育，需要进一步评估。实验室检测应首先测定清晨血清总睾酮水平。如果总睾酮水平降低，则需复查游离的或有生物活性的睾酮和血清黄体生成素，并辅以测定雌二醇、β-hCG、硫酸脱氢表雄酮和催乳素的水平（图 99-1）。

黄体生成素水平升高

高浓度的黄体生成素提示睾丸功能衰竭、Klinefelter 综合征或 hCG 分泌肿瘤。血清 β-hCG 亚单位水平升高提示存在异位 hCG 的产生，需要进一步寻找睾丸肿瘤或异位 hCG 的来源（见第 92 章）。确定 Klinefelter 综合征，需获取患者口腔涂片检查是否存在异常染色质（Barr 小体）。如果涂片结果为阴性，最有可能的诊断是原发性睾丸功能衰竭，或是染色质阴性的变异型 Klinefelter 综合征。

黄体生成素水平降低

低浓度的黄体生成素更需要警惕，这提示可能存在雄激素或雌激素的自主合成（外源性使用性激素者除外）。需反复询问患者外源性类固醇激素的使用史，包括是否定期使用广受欢迎的性激素前体制剂，如雄烯二酮和其他合成类固醇制剂。如果患者坚决否认，应该测定游离睾酮和雌二醇，但要充分认识影响结果解释的因素。例如，总睾酮可能会受性激素结合蛋白浓度的影响，而不能反映游离睾酮水平。因此，应该测定游离睾酮浓度。睾酮分泌波动性大，可以在 15 min 内采集 3 份样本并混合后测定，以获得最佳结果。由于雌激素在外周摄取的变异性较大，测得的雌二醇浓度与雌激素生成率的相关性可能较差。因此，雌二醇水平正常并不能除外雌激素分泌肿瘤的可能性，但在排除了外源性用药的前提下，雌二醇水平显著升高非常有提示意义，如果血清雌激素水平升高需要排除肾上腺癌和睾丸间质细胞瘤的可能。

黄体生成素和性激素水平正常

黄体生成素和性激素水平正常，不太可能存在严重的潜在内分泌疾病，这些患者可以定期随诊，再次评估即可。需要注意，男性乳腺发育可能会随病因消失而改善。如果引起男性乳腺发育的病因短暂、自限，寻找潜在病因的线索可能会很少。

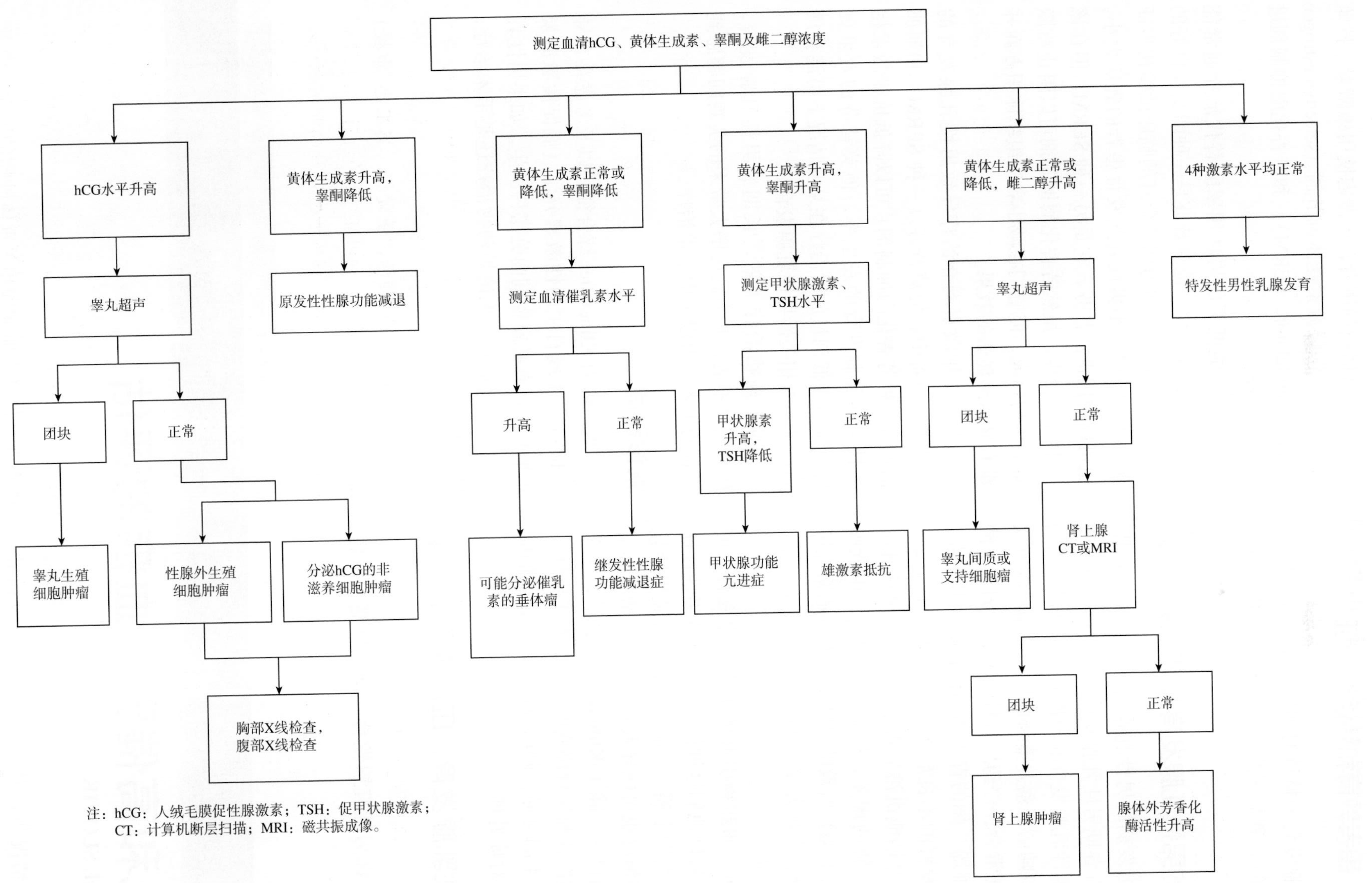

图 99-1 男性乳腺发育患者血清激素水平的解释和进一步评估的建议（Reprinted from Braunstein GD. Gynecomastia. N Engl J Med 2007；357：1229，with permission. Copyright 2007，Massachusetts Medical Society.）

对症治疗、患者教育和转诊适应证[1,7,11,13–17]

男性乳腺发育的持续时间以及是否存在压痛、疼痛或不良的心理后果会影响对症治疗的方法和效果。

新近发病的男性乳腺发育及其可逆性病因

多数新近发病的男性乳腺发育可以自发消退。因此，对于青春期男性乳腺发育的青少年，以及曾使用可引起男性乳腺发育的药物而目前已经停药的患者来说，可随访观察并重新评估。违禁药物所致的乳房肿大通常会在停药后数月内消退。向为了健身每天服用雄烯二酮的青少年提供咨询尤其重要，有助于预防发育的不良后果（见第 98 章和第 238 章）。伴随青春期或饥饿后再喂养出现的男性乳腺发育是一种短暂的现象，解释安慰即可。甲状腺功能亢进症（甲亢）所致的男性乳腺发育通常在甲亢治疗后缓解。发现分泌 hCG 的肿瘤，如有可能，应进行肿瘤切除。

良性疾病，如药物引起的男性乳腺发育，可以安慰患者，告诉他们这种情况不会导致男性性征的丧失，也不会发生癌变。必须牢记，导致男性乳腺发育的某些情况也可能导致阳痿，这种情况必须与患者面对面讨论。除了 Klinefelter 综合征，还没有发现其他男性乳腺发育癌变的证据。对于男性乳房发育可能产生的疼痛、刺激或社会问题，我们应该有同情心地对症处理。

持续性男性乳腺发育、压痛或不良心理后果

对于持续性男性乳腺发育、剧烈疼痛、压痛或妨碍正常活动的患者，可考虑使用雄激素、抗雌激素［选择性雌激素受体调节剂（selective estrogen receptor modulator，SERM）］和芳香化酶抑制剂进行药物治疗。

性腺功能低下的男性用睾酮替代治疗通常能改善男性乳腺发育。他莫昔芬是一种耐受性良好的抗雌激素药物，一项为期 3 个月的临床试验初步证实，该药可以缩小男性乳腺发育患者的乳房大小。也可以使用雷洛昔芬，它是另一种 SERM，但在该病中研究较少。虽然芳香化酶抑制剂可以阻止雌激素的生物合成，但它们在减小乳房组织体积方面并没有显示出显著的效果。

在接受雄激素剥夺治疗导致男性乳腺发育的前列腺癌患者中，他莫昔芬（一种 SERM）和阿那曲唑（一种芳香化酶抑制剂）可以降低抗雄激素相关性男性乳腺发育的发生率，他莫昔芬的效果更好。预防性低剂量放射治疗在某些情况下可能会预防抗雄激素相关性男性乳腺发育。

对于药物治疗无效，长期患男性乳腺发育，伴有明显不适，并为乳房增大带来的美观问题感到困扰的患者，可以考虑手术治疗。

就诊咨询

当疑诊为 Klinefelter 综合征，以及考虑存在异位 hCG 产生或自主的性激素分泌（低促性腺激素水平）时，有必要咨询内分泌科医生。如果男性乳腺发育需要治疗，无论是药物治疗还是手术治疗，都需要转诊。

（林玉晶 翻译，董爱梅　肖卫忠 审校）

第 100 章

溢乳和高催乳素血症的评估

DAVID M. SLOVIK

非哺乳的情况下，从乳房排出乳汁或初乳，称为溢乳。溢乳伴有月经紊乱或不孕症时，提示可能存在高催乳素血症和相关垂体肿瘤的风险。患者出现溢乳症状时，须考虑潜在的垂体疾病。

病理生理学和临床表现[1-10]

溢乳

发生溢乳时，催乳素功能可能正常，也可能有持续不适当的合成。催乳素是由垂体前叶催乳素细胞合成和分泌的一种多肽类激素，可诱导和维持已启动的乳房泌乳。妊娠和哺乳期间，垂体中催乳素的含量可增加 10 ～ 20 倍。催乳素合成主要受下丘脑多巴胺的强力抑制，而雌激素、促甲状腺素释放激素（thyrotropin-releasing hormone，TRH）、表皮生长因子和多巴胺受体拮抗剂可刺激催乳素的合成和分泌。

正常催乳素水平的溢乳，没有持续性高催乳素血症，常表现为单一的症状或在乳房检查中意外发现，通常由于雌激素致敏的乳腺组织局部受到刺激或发生炎症。推测刺激乳房可能会导致催乳素的分泌一过性轻度升高，通常不持久。许多病例与先前怀孕或使用口服避孕药相关。正常催乳素水平的溢乳患者性腺功能、月经和生育能力保持正常。

高催乳素血症溢乳是由于催乳素分泌过多所致，可能因为下丘脑对催乳素合成的抑制不足，或者是存在有自主分泌功能的垂体催乳素瘤。在肾功能不全等极少数情况下，由于催乳素的降解和清除受损也可导致高催乳素血症。即使催乳素水平较高，也必须有乳房的雌激素化，否则不会发生溢乳，这也是男性溢乳现象罕见的原因。高催乳素血症溢乳常伴发闭经和不孕。

高催乳素血症

催乳素水平升高可能是生理刺激、药物、垂体 / 下丘脑疾病或催乳素瘤所致。

生理性和药物性高催乳素血症

妊娠和哺乳是高催乳素血症最重要的生理性原因。由于催乳素的分泌和释放受到多巴胺的张力抑制，任何干扰多巴胺分泌和释放的过程都会导致高催乳素血症。运动、进餐、胸壁刺激以及生理和心理应激后，催乳素水平都会升高，但这些生理情况下，血清催乳素水平很少会高于 40 ng/ml。使用影响多巴胺活性的药物，催乳素水平升高更显著（高达 100 ng/ml）。

药物是非肿瘤性高催乳素血症最常见的原因。最常见的与高催乳素血症相关的药物包括神经抑制剂和抗精神病药物（40% ～ 90% 表现出高催乳素血症），它们是中枢多巴胺阻滞剂。能诱发高催乳素血症的药物包括：吩噻嗪、噻吩、丁酚酮、三环类抗抑郁药、单胺氧化酶抑制剂、选择性 5- 羟色胺再摄取抑制剂、利血平、甲基多巴、维拉帕米、甲氧氯普胺安、西咪替丁、雌激素、阿片类药物和可卡因。药物所致血清催乳素水平升高通常在 25 ～ 100 ng/ml，但甲氧氯普胺、利培酮和吩噻嗪类药物可能会导致血清催乳素水平超过 200 ng/ml。

下丘脑 / 垂体疾病

下丘脑或垂体疾病可能引起血清催乳素水平升高，例如肉芽肿性疾病浸润、垂体无功能瘤或颅咽管瘤压迫垂体柄、肢端肥大症和原发性甲状腺功能减退症（促甲状腺素释放激素可刺激催乳素细胞）。慢性肾衰竭患者由于清除率降低也可能导致血清催乳素水平升高。

催乳素瘤

非妊娠期血清催乳素水平超过 250 ～ 300ng/ml，几乎都是催乳素瘤所致。催乳素瘤占临床可发现的垂体腺瘤的 30% ～ 40%，在 25 ～ 34 岁的女性中发病率最高，由于伴有月经紊乱，女性常比男性更早发现催乳素瘤。催乳素瘤在儿童和青少年中罕见。大多数分泌催乳素的腺瘤是由垂体前叶单个催乳素细胞发生体细胞突变后单克隆扩增而成；10% 的催乳素瘤包含可分泌生长激素的细胞。功能自主的催乳素瘤使血清催乳素水平显著升高，高催乳素血症的程度往往与肿瘤大小相关。大腺瘤（直径大于 10 mm）患者血清催乳素水平高于 250 ng/ml，有时甚至超过 1000 ng/ml，大腺瘤有进一步增大和引起性腺功能减退的风险。微腺瘤（直径小于 10 mm）患者催乳素水平通常升高不明显，呈良性病程，瘤体也几乎不再继续增大。

相关症状

高催乳素血症患者有性腺功能减退的风险，除了溢乳，还可能合并月经紊乱、闭经、不孕和骨质疏松症。患有高催乳素血症的女性脊柱骨密度可能会下降 25%，即使血清催乳素水平恢复正常，骨密度也不一定会恢复。绝经前女性高催乳素血症的症状与催乳素升高的程度相关。血清催乳素水平高于 100 ng/ml 的患者通常合并性腺功能减退。性腺功能减退是由于促性腺激素释放激素的减少，继而黄体生成素和卵泡刺激素减少，最终导致雌激素缺乏。血清催乳素水平中度升高（50 ~ 100 ng/ml）的患者，由于孕酮分泌不足而导致月经周期的黄体期缩短，因此，即使是轻度高催乳素血症也可能导致不孕。大腺瘤可能侵犯视交叉而引起视野缺损。

高催乳素血症的男性通常伴有性腺功能减退，可表现为阳痿、不育、性欲下降、男性乳腺发育，但罕见溢乳。高催乳素血症的男性垂体瘤往往很大。如鞍区肿物明显增大，男性和女性都可能会主诉头痛或视野缺损。

鉴别诊断 [11-12]

溢乳的鉴别诊断，可以根据血清催乳素水平是否升高，以及催乳素升高是由于下丘脑抑制作用减弱还是功能性垂体瘤过度分泌所致来展开（表 100-1）。有溢乳表现的患者，仅 20% 有高催乳素血症。催乳素瘤是导致患者溢乳、闭经和高催乳素血症的主要病因。育龄女性发现高催乳素血症，应除外妊娠。其他源于垂体区域的疾病包括空蝶鞍综合征、颅咽管瘤、松果体瘤和鞍旁结节病。溢乳和闭经的病例中，约有 1/3 是发生于垂体及其内部的非催乳素性疾病。溢乳相关疾病中，产后持续性溢乳占比不到 10%。如前所述，溢乳相关的药物包括口服避孕药和具有中枢多巴胺能阻断作用的药物（表 100-1）。

表 100-1 溢乳的鉴别诊断

正常催乳素性溢乳

- 局部乳房刺激 / 激惹（哺乳、创伤、炎症）
- 应用口服避孕药
- 近期怀孕
- 特发性（因为应激、乳房受刺激导致催乳素水平一过性升高）

高催乳素性溢乳

- 下丘脑垂体抑制功能受损
  - 药物（吩噻嗪、噻吩、丁苯酮、三环类抗抑郁药、单胺氧化酶抑制剂、选择性 5- 羟色胺再摄取抑制剂、甲氧氯普胺、西咪替丁、海洛因、可卡因、阿片类药物、利血平、甲基多巴）
  - 垂体柄病变（无功能的鞍区肿瘤，梗死）
  - 下丘脑疾病（颅咽管瘤，浸润性疾病，梗死）
- 垂体腺瘤过度分泌
  - 高催乳素血症
  - 原发性甲状腺功能减退症（TRH 升高，可刺激催乳素细胞分泌，出现类似腺瘤样表现）
- 特发性
  - 神经影像学检测不到的微腺瘤
  - 应激、创伤、乳房刺激

检查 [2,8,11-16]

病史和体格检查

要诊断溢乳，在病史采集时应仔细询问月经情况（如月经过少，闭经），近期妊娠史，是否有不孕以及用药史，了解有无性欲改变，有无甲状腺功能减退的症状（见第 104 章），有无乳房刺激、胸部创伤以及头痛或视觉症状等。要彻查药物和毒物使用情况，应特别关注口服避孕药和可阻断中枢多巴胺传递的药物（表 100-1）。

尽管在真性溢乳患者中没有发现乳腺癌风险的增加，我们仍应对乳房进行详细的体格检查，以确定分泌物是乳汁，而不是由局部的乳腺疾病所引起。视野粗测和眼底镜检查很重要，尽管检查结果通常是正常的。必要时也可进行正式的视野检查。任何甲状腺功能减退的迹象（见第 104 章）都应记录，并检测促甲状腺激素水平来确认。

在男性中，高催乳素血症可能会导致促性腺激素分泌不足的性腺功能减退症，表现为阳痿、性欲下降、不孕、男性乳腺发育，极少数还会出现溢乳（因为与女性相比，男性乳腺组织较少受到雌激素启动）。

实验室检查

实验室检查首先要测定血清催乳素水平。

催乳素测定

精确的催乳素检测方法的研发，以及溢乳伴高催乳素血症与垂体肿瘤相关，使血清催乳素浓度测定成为诊断评价的重要部分。单次测定通常足以明确高催乳素血症。然而，应激、一天中的不同时间、剧烈运动、睡眠、进餐或乳房刺激均可能使催乳素水平一过性升高，但通常不会高于 40 ng/ml。在这种情况下，需要重复测定再次确认催乳素水平升高，以确诊高催乳素血症。正常人血清催乳素水平一般低于 20 ng/ml。在垂体腺瘤患者中，催乳素水平往往与腺瘤的大小成正比。

催乳素水平在 20 ～ 200 ng/ml，可见于任何原因的高催乳素血症。催乳素水平大于 200 ng/ml，通常提示催乳素瘤。如果患者有溢乳和闭经，垂体肿瘤的风险更高。除非溢乳和闭经有明确的原因（例如，近期妊娠，药物治疗），否则必须测定血清催乳素浓度。

无症状的高催乳素血症患者，可以看到巨催乳素水平的升高。巨催乳素血症是指循环中大的聚合型催乳素占优势，而常见的高催乳素血症，85% 的循环型催乳素是以单体形式存在的。巨催乳素的生物活性较低，可能与抗催乳素自身抗体有关。大多数商业检测方法不能检测巨催乳素。这些患者临床症状各异，很多人月经和生育能力正常。巨催乳素血症患者中，尽管有些人可能伴有垂体微腺瘤，但是垂体影像学检查通常不会发现腺瘤。对于无症状的高催乳素血症患者，应考虑进行巨催乳素筛查。

附加检验和神经影像学检查

根据临床情况，可能有必要除外甲状腺功能减退（促甲状腺激素、血清甲状腺素）、肾衰竭（肌酐）以及妊娠（β- 人绒毛膜促性腺激素）。

有溢乳、月经不调和血清催乳素水平不明原因升高的患者，应进行鞍区神经影像学检查。脑垂体的钆增强磁共振成像（magnetic resonance imaging，MRI）是首选的检查方法，如果无法进行 MRI 检查，计算机断层扫描（computed tomography，CT）也是一个合理的选择。对鞍区结构进行钆增强 MRI 检查是基于正常垂体组织和腺瘤之间血管分布的差异。微腺瘤可能很难被发现，如无可见的病变则可排除具有解剖学威胁的肿瘤。即使患者仅有原因不明的轻度催乳素水平升高（＜ 200 ng/ml），也应接受垂体区域的神经影像学检查。鞍区或鞍旁肿块压迫垂体柄，可导致催乳素水平轻度升高，一些垂体肿瘤没有功能。如果患者催乳素水平仅轻度升高，而病变直径大于 10 mm，则需考虑其他类型的垂体肿瘤。所有存在鞍区肿块或有视觉症状的患者，均应进行正规视野检查。

症状管理 [6-8,14-15,17-30]

无肿瘤证据

从实用的角度出发，如果一个溢乳患者的月经规律，催乳素水平正常，那么她不太可能患有临床意义的垂体瘤。对于肿瘤可能性较低的患者，可认真随访，定期测定催乳素水平，通常每隔 1 年测定一次；如催乳素水平升高，可进行鞍区神经影像学检查。

因使用有多巴胺能阻断作用的药物而引起继发性溢乳和高催乳素血症的患者，可以尝试减少药物剂量或换用类似药物，尽管可能需要完全停药症状才能消失。停用导致高催乳素血症的药物后，催乳素水平几天内开始下降，并可能在短短 3 天内恢复正常。

应该纠正导致高催乳素血症的甲状腺功能减退症（见第 104 章）。有症状的特发性高催乳素血症患者（溢乳、月经不调、高催乳素血症，但 MRI 表现正常，无其他明显疾病），如果需要缓解症状，可以参照垂体微腺瘤治疗（见后面的讨论）；许多患者可能存在含催乳素细胞的垂体微腺瘤，只是太小而无法发现。

催乳素瘤

催乳素瘤的治疗方法取决于病变的大小和自然病史。如前所述，催乳素瘤的大小通常与血清催乳素水平相关，但并不总是如此。

微腺瘤

微腺瘤（直径＜ 10 mm）预后良好。对未经治疗的患者长期随访研究表明，80% ～ 90% 的微腺瘤大小保持不变，或者肿瘤随着时间的推移而缩小；只有 10% ～ 20% 的微腺瘤持续生长。催乳素水平的变化也遵循类似的模式。然而，对于进行性生长的微腺瘤，肿瘤大小和催乳素水平之间的相关性可能并不密切，因此密切监测这两个参数是必要的。

治疗适应证和特效药物。内分泌学会的临床实践指南建议，无症状的微腺瘤患者无须治疗；有月经不调、性功能障碍、严重溢乳、不孕或骨质疏松症的患者可考虑治疗。这些患者应选择多巴胺能激动剂进行治疗，如溴隐亭或卡麦角林。这类药物可以抑制催乳素的合成、分泌和细胞增殖。有时也可以用口服避孕药治疗微腺瘤引起的闭经。与溴隐亭相比，更推荐卡麦角林，因为该药降低催乳素水平和缩小垂体瘤体积疗效更佳。

卡麦角林。卡麦角林是一种麦角衍生的长效多巴胺激动剂，与催乳素细胞的多巴胺受体有很高的亲和力，是治疗高催乳素血症的首选药物，用法为起始剂量每次 0.125 ～ 0.25 mg，每周 2 次。每周 0.25 ～ 3.0 mg 的剂量通常就足够控制高催乳素血症，但如果催乳素下降不充分，可以服用更高的剂量。卡麦角林的副作用比溴隐亭少，停药后也有可能达到长期缓解。有报道称，帕金森病或运动障碍患者使用大剂量卡麦角林治疗后，可发生心脏瓣膜退变导致瓣膜反流。但发生这种情况的卡麦角林用量为 3 mg/d，是高催乳素血症治疗剂量的 20 倍以上。不推荐在妊娠期间使用该药（参见“溴隐亭”）。

溴隐亭。溴隐亭是一种麦角衍生物，已应用了几十年。控制症状所需的溴隐亭剂量为 2.5 ～ 10 mg/d，但较小的剂量通常就足够了。最常见的副作用为恶心、直立性低血压和头晕，睡前与少量零食同服，可减轻相关副作用。起始治疗剂量为 0.625 ～ 1.25 mg/d，每周加量一次，直到催乳素水平恢复正常，常规剂量是 5 ～ 7.5 mg/d。应使用工具避孕，直到月经正常，并在错过 1 个月经周期时停止。尽管溴隐亭使用范围较广，但妊娠期间使用多巴胺激动剂的经验有限，因此，建议患有催乳素瘤的妇女在发现怀孕后立即停止多巴胺激动剂治疗。但患有侵袭性肿瘤或与视交叉毗邻的肿瘤的女性，可能需要继续治疗。

口服避孕药。患者不希望怀孕，也可使用口服避孕药替代多巴胺激动剂治疗，优点包括可恢复规律月经、节育和预防骨质疏松症。

疗效。多数情况下，多巴胺能激动剂治疗后，催乳素水平迅速下降并恢复正常；溢乳现象会在几周内消失，肿瘤体积会缩小，2 个月内月经可恢复，性腺功能恢复，骨丢失减缓。为了控制症状，可能需要持续给药，许多患者的药物可以逐渐减量，疗程 2 年左右可以停药。肿瘤也可能会自然消退。

随访。建议对多巴胺激动剂治疗患者至少随访 2 年、血清催乳素水平不再升高、且 MRI 检查没有明显肿瘤的患者进行仔细地临床和生化随访。复发最有可能发生在停药后的第一年。随访应包括：①停药第一年每 3 个月检测一次血清催乳素水平，然后每年检测一次；②如果催乳素水平高于正常，进行 MRI 检查，以评估肿瘤体积是否增大。需要大剂量多巴胺激动剂治疗的患者应该接受心脏超声评估，以寻找瓣膜损伤的证据，如需长期持续此类治疗，应定期重新评估。

大腺瘤

大腺瘤初始也用溴隐亭或卡麦角林治疗。多数情况下，药物足以控制症状，缩小腺瘤体积。溴隐亭常规剂量为 7.5 ～ 10 mg/d，卡麦角林为 0.5 ～ 1.5 mg，每周 2 次。肿瘤大小和催乳素水平均会显著下降。较低的剂量维持治疗可能有效，但是无限期持续治疗，还是在某个时间点停药，目前尚无定论。

手术。在某些情况下，大腺瘤可能需要考虑手术治疗。手术适应证包括：

1．有症状且不能耐受大剂量卡麦角林。

2．有症状且对多巴胺激动剂治疗无反应，特别是出现迅速进展的视力丧失或其他症状时。

3．巨大的肿瘤。

4．肿瘤较大且有生育意愿（肿瘤在妊娠期间可能进一步生长）。

放射治疗。大腺瘤有时可考虑放射治疗，尤其是手术治疗失败、侵袭性或恶性催乳素瘤患者，以及对多巴胺激动剂治疗耐受性差且不能接受手术治疗的患者。

患者教育和转诊适应证

垂体腺瘤患者担心肿瘤会进一步生长，这是可以理解的。绝大多数微腺瘤预后良好，大多数催乳素瘤对药物治疗反应良好，可以通过解释以上知识减轻患者顾虑。应该告知溢乳和闭经的患者，有多种诱导生育的方法，可根据患者的意愿进行选择。通过提供准确的信息、精神上的支持和密切的随访，家庭医生可以让患者省去很多不必要的顾虑。

尽管家庭医生可以有效地对溢乳和高催乳素血症进行基本评估，但在多种情况下（例如，大腺瘤、疑似非催乳素瘤的垂体肿瘤、溴隐亭或卡麦角林无效、视力丧失、期望怀孕、或者关于评估和治疗方面有任何不确定性），仍须咨询内分泌科医生。

（林玉晶 翻译，董爱梅 审校）

第 101 章

疑似尿崩症的评估

DAVID M. SLOVIK

尽管糖尿病血糖控制不佳是多饮、多尿最常见的原因（见第 102 章），当患者出现多尿和多饮症状时，基层全科医生仍需要考虑尿崩症（diabetes insipidus，DI）的可能。DI 的临床特征是排出大量不适当稀释的尿液。尿崩症并不常见，但它可能是下丘脑 - 垂体疾病或肾小管功能障碍的重要表现。基层全科医生需要知道如何在多尿和多饮患者中筛查 DI，以及如何获取诊断的基本要素。

病理生理学和临床表现 [1–10]

血清渗透压受到精细调节以维持个体化的正常值，正常值在 285 ~ 290 mOsm/kg。当水分丢失时，血浆渗透压仅增加 1%，即可刺激下丘脑渗透压感受器，垂体后叶释放抗利尿剂激素（antidiuretic hormone，ADH），也称血管紧张素（vasopresin，AVP）。ADH 促使肾保留水分。渗透压感受器的刺激也会触发中枢口渴机制。这有助于血清渗透压恢复正常。ADH 刺激水分重吸收的能力是由肾水孔蛋白介导的，水孔蛋白是 ADH 敏感的水通道，其中水孔蛋白 -2 是主要的通道蛋白。

渗透调节系统任何部分的病变都可能导致 DI 及其伴随的水利尿现象。除非口渴机制保持完好并保证充足的饮水，否则可能会发生脱水和高渗状态。临床上，DI 的特征是排出大量稀释的尿液，同时伴有极度烦渴和多饮。尿频必须与真正的多尿相区别，真正的多尿通常被定义为尿排泄量超过 3 L/d 或 50 ml/(kg · d)。一些患者的尿量可能高达 15 ~ 20 L/d。由于喉咙后部的渗透压感受器受到刺激，DI 患者常常渴望喝冰水（特别是中枢性 DI）。夜尿很常见。

由于尿液被稀释，DI 患者的尿液几乎总是无色的，即使是晨尿也如此。尿液渗透压会不适当地降低（< 250 mOsm/kg）。血清渗透压可能会升高，特别是在口渴机制受损的情况下。

中枢性或神经源性尿崩症

中枢性或神经源性 DI 与 ADH 分泌不足有关，是 DI 最常见的形式。这可能是由于下丘脑或垂体后叶受损，ADH 完全或部分缺乏所致。获得性中枢性 DI 的机制包括创伤、恶性或肉芽肿性疾病的破坏、自身免疫性炎症、血管损伤和垂体手术。渴感中枢位于下丘脑渗透压感受器附近，因此也可能一并受损，但在多数情况下，口渴机制得以保留，从而避免了脱水。除非腺瘤很大并延伸到蝶鞍后或蝶鞍外，否则垂体前叶腺瘤通常不会引起 DI。中枢性 DI 的多尿通常是突然发生的。家族性中枢性 DI 是一种常染色体显性遗传病，由于精氨酸加压素基因突变所致。

肾性尿崩症

肾性 DI 的特征是 ADH 分泌正常，但肾对 ADH 的反应受损。获得性肾性 DI 通常由损害肾小管间质功能和浓缩能力的疾病或药物引起。锂所致的损害是成年人肾性 DI 的主要病因。其他可致肾性 DI 的原因包括高钙血症、高钙尿症、低钾血症、镰状细胞病和梗阻性尿路疾病。肾性 DI 的多饮通常是逐渐发生的。遗传性肾性 DI 主要是一种 X 染色体连锁疾病。

原发性多饮

原发性多饮也会出现多尿，但与DI不同的是，这种情况似乎起源于口渴感觉的改变和原发性水摄入量的增加。在患有慢性精神障碍（特别是精神分裂症）的患者中尤其普遍，也可见于神经系统疾病（如多发性硬化症）。对这类患者的详细研究发现了渗透压调节的多重缺陷，包括尿液稀释、水摄入量调节以及ADH分泌问题。口渴和水摄入量增加后会出现多尿，但有些患者可能会隐瞒这一行为。血清渗透压下降（< 285 mOsm/kg）可能会伴随低钠血症。症状往往呈间歇性发作，烦渴多饮的发作是渐进性的。

鉴别诊断 [2-3,11-12]

门诊多尿多饮患者的鉴别诊断包括糖尿病（见第102章）、利尿剂的使用、DI和原发性多饮。这些诊断的区别如下：①利尿是否与水或溶质有关；②如果与水有关，则是DI或原发性多饮的表现；以及③如果是DI，是中枢性DI还是肾性DI（表101-1）。不伴多饮的其他原因（如尿路感染、膀胱功能障碍）所致的尿频，也需要进一步排除（见第133章、第134章和第140章）。

表 101-1 门诊多尿 / 多饮患者的鉴别诊断

溶质性利尿
糖尿病
利尿剂
水利尿
尿崩症
特发性
中枢性尿崩症
创伤
肿瘤（局部或转移至鞍区的肿瘤）
肉芽肿性疾病（结节病、结核）
术后（垂体腺瘤切除术）
血管病变（希恩综合征、陈旧性脑卒中）
肾性尿崩症
药物（锂、地美环素、两性霉素）
肾小管间质疾病（肾盂肾炎、多囊肾病、镰状细胞病、梗阻性尿路疾病）
代谢性因素（高钙血症、低钾血症）
原发性多饮
精神性因素（如精神分裂症）
中枢神经系统疾病（多发性硬化症）
特发性

检查 [2-3,11-15]

通过下面一组基本问题，可以对多尿患者进行合理而有效地初步诊断评估。

是真性多尿，还是只是尿频？

白天和夜间均频繁排出大量稀释性（无色或浅颜色）尿液，该病史提示真性多尿。相反，频繁排出少量浓缩性尿液则提示由感染或其他局部疾病引起的膀胱功能障碍。采集24 h尿液，当尿量超过3 L或50 ml/kg时，可客观确认存在真性多尿。

如果是真性多尿，是水利尿还是溶质性利尿？

尿液渗透压和总溶质排泄量的测定

尿液渗透压和总溶质排泄量的测定对于判断是水利尿还是溶质性利尿非常有帮助。尿液浓缩（> 350 mOsm/L）的患者通常是溶质性（渗透性）利尿，而尿液稀释（< 250 mOsm/L）的患者是水利尿。尿液渗透压在250 ~ 350 mOsm/L则可能属于溶质性利尿和水利尿两种情况中的任何一种。为了帮助区分，可以采集24 h尿液，根据尿量（L）和尿渗透压的乘积计算总溶质排泄量。如果乘积低于1200 mOsm/d，则有可能是水利尿。如果怀疑是溶质性利尿，检查尿液中的葡萄糖和电解质可以确诊。糖尿是门诊患者渗透性利尿的主要原因。

如果是水利尿，是尿崩症还是原发性多饮？

血清渗透压的测定

测定血清渗透压有助于回答这个问题。在尿液不适当稀释（渗透压< 275 mOsm/L）的情况下，如果血清渗透压明显升高（> 290 mOsm/L），提示DI，尽管很多DI患者的口渴机制完好，能够及时饮水补充水分，从而保持血清渗透压接近正常。如果血清渗透压低，则提示原发性多饮。

直接测定血清 ADH

直接测定血清 ADH 有助于鉴别是否存在尿崩症，但可靠的检测方法尚未广泛应用。ADH 水平在中枢性 DI 很低，而在肾性 DI 则非常高。

临床证据

临床证据可能有助于提示水利尿的原因。已知有肾小管间质疾病或有利尿剂应用史时，肾性 DI 可能性大。当患者出现垂体疾病的其他表现或有可能损害中枢神经系统的疾病（例如，创伤、癌症、肉芽肿性疾病）时，中枢性 DI 可能性大。伴有精神疾病的患者原发性多饮的可能性增加。了解多尿症的发病速度可能有助于鉴别诊断。突然发病提示中枢性 DI，而逐渐发病则提示肾性 DI 和原发性多饮。

禁水试验和加压素试验

病因不明且缺乏可靠的 ADH 测定方法时，有必要使用 ADH 类似物去氨加压素（desmopressin，DDAVP）进行禁水试验和加压素试验。对 DDAVP 的反应有助于确定水利尿的可能机制。无论是通过禁水还是通过输注高渗盐水（少用），来提高血浆渗透压，我们都可以区分 DI 和其他原因引起的多尿。血浆 ADH 水平可以进一步帮助区分这些病因。禁水试验需要在有密切监护的环境中（即住院）进行。

中枢性 DI 患者使用 DDAVP 后，尿渗透压升高超过 50%（通常＞100%），尿量相应减少 50%。部分中枢性 DI 患者尿渗透压升高较小（15% ～ 50%）。如尿液浓度无明显变化（＜10%），强烈提示为肾性 DI 或原发性多饮。原发性多饮患者，尿量下降伴尿渗透压升高；持续多饮时，可能会出现低钠血症。

和肽素（copeptin）是精氨酸加压素原的 C 端糖蛋白部分，可能是评价加压素分泌的良好替代标志物，有助于多尿多饮综合征的鉴别诊断。

下丘脑－垂体显像

有中枢 DI 的生化证据，应进行神经影像学检查，以确定是否有占位性病变或其他疾病损害了垂体的完整性。钆增强的磁共振成像（Magnetic resonance imaging，MRI）是首选的方法，如果没有 MRI 设备或认为 MRI 检查太贵，计算机断层扫描（computed tomography，CT）是一个合理的替代方案。对蝶鞍结构进行钆增强的 MRI 检查是基于正常组织和异常组织之间血管的差异。

一定是原发性多饮吗?

当怀疑原发性多饮（血浆渗透压为正常低值或降低、多尿、尿渗透压降低、并发精神疾病）时，住院行限水试验（如前所述）可确诊；当限水后，原发性多饮患者的所有指标均可恢复至正常。因为这样的脱水试验对其他原因导致水利尿的患者来说是非常危险的，所以有必要在住院环境中在严密监测下进行这项试验。监督患者限水也很必要，因为原发性多饮的患者往往有精神问题，他们会偷偷喝水。

症状缓解 [2-3,8,16-18]

中枢性 DI 的治疗

去氨加压素（desmopressin，DDAVP）是一种 ADH 的类似物，是治疗中枢性 DI 的首选疗法。它是一种合成的 V2R（ADH 受体）激动剂，可经鼻腔、口服或肠道外给药。在药物起效和持续时间上有显著的个体差异，特别是口服给药时。经鼻给药的 ADH 一般在睡前用药，以减少夜间尿量。初始剂量为睡前 5 μg，然后调整剂量至日间尿量正常。通常的维持剂量为 5 ～ 20 μg，每日 1 次或 2 次给药。药物过量会出现 DDAVP 引起的液体潴留和低钠血症。由于胃肠道吸收不良，口服制剂的效力只有鼻腔喷雾剂的 1/20 ～ 1/10。口服制剂初始剂量为 0.05 mg，睡前服用，常规维持剂量为 0.1 ～ 0.8 mg，分次服用。

促进 ADH 分泌的药物（氯贝丁酯、氯磺丙脲、卡马西平）对于治疗中枢性 DI 也有帮助。稍微有些矛盾的是，噻嗪类利尿剂和阿米洛利可缓解中枢性 DI 的症状，也可用于肾性 DI 的治疗。由低钠和低蛋白质构成的低溶质饮食，加上噻嗪类利尿剂，对中枢性 DI 可能也会有所帮助。

肾性 DI 的治疗

由于肾对 ADH 反应不佳，最好的治疗方法是限制容量（译者注：不是“限制容量”，应为减少膳食中的溶质，如低盐低蛋白饮食）。如前所述，噻嗪类药物和阿米洛利对肾性 DI 也有帮助。这两类药物能产生温和的钠利尿作用，增强近端肾小管对钠和水的吸收，减少到达远端肾小管的水量。非甾体抗炎药（如吲哚美辛）有时对肾性 DI 也有帮助，通过抑制肾前列腺素（在肾病中活性增加），减少了向远端肾小管的水分输送。

原发性多饮的治疗

治疗潜在的精神障碍是目前治疗原发性多饮的唯一方法。

入院和转诊适应证

如上所述，拟进行 DDAVP 试验或限水试验的患者需要住院完成检查，或者在诊室、诊所等严密的医疗监护下进行。内分泌会诊有助于进一步诊断评估并解释其结果。怀疑中枢性 DI 的患者应进行蝶鞍区神经影像学检查（MRI 最佳），并请内分泌专家会诊，以进一步评估下丘脑 - 垂体轴功能。肾性 DI 提示存在广泛的肾小管间质病变，需要进一步的检查和会诊。原发性多饮患者应接受仔细的精神病学检查，以寻找潜在的精神疾病。

（林玉晶 翻译，董爱梅 审校）

第 102 章

糖尿病的管理

DAVID M. SLOVIK

[译者注：降糖药物近年来发展迅速，随着新型降糖药物（GLP-1 类似物、DDP-4i、SGLT2i）的系列心血管结局和肾结局临床研究的相继完成，此类药物降糖地位日益提高，且已被广泛应用于临床。关于其具体的作用机制、使用方法及其在降糖路径中的推荐地位，可参考 2020 版《中国 2 型糖尿病防治指南》和 2021 版《中国老年糖尿病诊疗指南》。]

糖尿病是初级保健实践中最常见的内分泌疾病。最新的流行病学数据显示，有超过 9% 的美国人口和远超过 4 亿的全球人口罹患糖尿病。随着肥胖症的日益流行，预计在未来几年，糖尿病的发病率将显著上升——多达 33% 的美国成年人处于糖尿病前期。2 型糖尿病占糖尿病病例的 90% 以上，尽管治疗不断取得进展，但发病率和死亡率仍值得关注。1 型糖尿病患者心血管和全因死亡率几乎增加了 2 倍。2017 年，糖尿病患者的总预计成本（直接医疗费用和生产力下降）为 3270 亿美元。

糖尿病的特征是高血糖、胰岛素相对或绝对缺乏、胰岛素抵抗，以及发生血管和神经并发症的倾向。基层全科医生与一个多学科团队合作，在协调糖尿病患者的全面照护方面具有独特的地位。治疗的最终目标是预防并发症，这些并发症使糖尿病成为冠心病、脑卒中、视觉障碍、肾衰竭、阳痿、周围神经病变、足部溃疡、截肢和死亡的主要危险因素。

有效的管理需要周到、细致的护理，包括强化的患者教育和整个医疗团队的支持。控制血糖，将糖化血红蛋白（HbA1c）控制到 7.0% 以下已成为降糖治疗的主要目标，因为 HbA1c 小于 7% 与微血管并发症显著减少和大血管并发症风险呈降低趋势相关。为了帮助实现这一目标，我们将较新的糖尿病治疗药物、连续血糖监测（continuous glucose monitoring，CGM）技术以及有选择的转诊行胰岛素泵治疗均纳入治疗计划。与内分泌科、眼科、营养科、药剂科以及足科的会诊专家进行有效合作，同时关注和强化治疗所有主要的心血管危险因素，有助于帮助我们达成这一目标。

基层全科医生面临的挑战是要设计一个安全、有效、实用又个体化的综合治疗方案。初级保健团队的重要任务包括诊断（见第 93 章）、激励和制订一个改变生活方式的计划，设计和实施治疗方案，能够在不导致低血糖的情况下实现血糖控制目标和降低相关风险。让患者成为护理和监测的合作伙伴，是实现最佳结果的关键。

病理生理学、临床表现和病程 [1-22]

发病机制和病理生理学

糖尿病的基本发病机制尚未明确，但已确定包括遗传和获得性两方面因素。1 型糖尿病的主要病变是胰腺 β 细胞衰竭，通常由于 β 细胞的自身免疫性破坏，从而导致胰岛素分泌减少。2 型糖尿病的特征是胰岛素分泌受损和胰岛素抵抗。不适当的肝糖异生和肌肉葡萄糖摄取减少是胰岛素抵抗的病理生理特征；尽管有胰岛素分泌，胰岛素抵抗仍会发生。

1 型糖尿病

1 型糖尿病以胰岛 β 细胞自身免疫性破坏从而导致胰岛素绝对缺乏为特征。患者有酮症倾向，需要胰岛素维持生存。典型 1 型糖尿病通常在青少年期起病，但也可能发生在任何年龄。患者血清中可能检测到针对胰岛细胞和谷氨酸脱氢酶等胰腺抗原的自身抗体。与 2 型糖尿病相比，1 型糖尿病外周胰岛素抵抗作用较小，但可能起到促进血糖升高的作用。

2 型糖尿病

2 型糖尿病以不同程度的胰岛素分泌缺陷和胰岛素抵抗为特征。在 2 型糖尿病患者中，胰岛素是存在的，但其数量不足以及时满足代谢需要。因为患者有一定量的胰岛素，因此不容易发生酮症（除非在严重的应激状态下，例如感染或手术）。2 型糖尿病患者在任何血糖浓度下均表现出胰岛素分泌受损和胰岛素抵抗（胰岛素受体水平上的胰岛素作用受损）。60% ～ 80% 的 2 型糖尿病患者合并肥胖，肥胖被认为是胰岛素抵抗的主要原因。

代谢综合征作为术语，常用来描述在 2 型糖尿病中更常见更广义的代谢紊乱，且代谢综合征的发生往往先于 2 型糖尿病。代谢综合征与热量摄入过多和缺乏运动相关，其临床特征包括胰岛素抵抗、肥胖、血脂异常（低 HDL 胆固醇、高甘油三酯、高 LDL 胆固醇）、高血压。代谢综合征患者大血管动脉粥样硬化性疾病的风险显著增加（冠状动脉风险增加 2 ～ 4 倍）——冠状动脉内皮功能障碍被认为是冠状动脉风险的促进因素（见第 30 章）。

肥胖并不是 2 型糖尿病中导致胰岛素抵抗的唯一因素。感染、应激、噻嗪类药物、糖皮质激素和妊娠也可能加重糖尿病患者的糖耐量异常。生长激素、皮质醇、儿茶酚胺或胰高血糖素过度分泌均可能会导致糖耐量减低，还有一些导致胰腺大部分被破坏的疾病（例如，慢性胰腺炎、血色沉着症、囊性纤维化）也可能导致糖耐量减低。

妊娠糖尿病

妊娠糖尿病（gestational diabetes，GDM）是由于妊娠期胰岛素需求增加，胰岛素抵抗加重（因肥胖而加重），以及在许多情况下出现的一些病因不明的 β 细胞功能障碍。真正的妊娠糖尿病患者的糖耐量减低不同于显性糖尿病，因此，妊娠糖尿病与先前存在而妊娠期恶化或加重的 2 型糖尿病不同。胰岛素抵抗患者易患先兆子痫。

临床表现和病程

与病理生理学一样，临床表现和病程也因糖尿病类型而异。然而，无论是哪种类型的糖尿病，由于胰腺内分泌衰竭和外周胰岛素抵抗的共同作用，未经治疗的糖尿病的临床过程是血糖控制进行性恶化的过程。受这两种病理生理因素相互作用的影响，随病程延长血糖控制的难度可能会有增无减。

1 型糖尿病

1 型糖尿病既可以表现为急症的酮症酸中毒，也可以表现为不那么急剧的多尿、多饮和多食的典型三联症。起病通常在 20 岁前，但也可能晚于 20 岁。在 1 型糖尿病中，继多年悄无声息的免疫介导的胰岛细胞破坏之后，临床上内分泌功能的衰竭通常是快速和进展性的；然而，在早期 β 细胞耗竭之前可能会有一个短暂的蜜月期。1 型糖尿病死亡风险是匹配队列的 3 倍。

2 型糖尿病

与 1 型糖尿病相比，2 型糖尿病明显起病较晚（40 岁以后发病率明显增加），通常是在筛查尿液分析或血糖测量时偶然发现的。有时，疲乏是主要症状。在明显高血糖的患者中，会出现多尿、多饮和多食，并伴有体重减轻。偶尔，患者会在评估心血管、肾、神经或感染性疾病的过程中意外被诊断为糖尿病。患者也可能以心肌缺血、脑卒中、间歇性跛行、阳痿、周围神经病变、蛋白尿或视网膜病变等并发症作为首发临床表现。勃起功能障碍是男性常见的首发症状。

未经治疗的 2 型糖尿病，总体临床病程也是逐渐进展的，但通常更为缓慢，而且受胰岛素抵抗状态的影响更大。2 型糖尿病早期的临床特点是胰岛素释放时相异常，导致餐后高血糖和潜在的低血糖事件；总胰岛素的分泌量实际上可能会增加。随着疾病的进展和 β 细胞储备量的下降，高血糖会进一步恶化。最初，促进胰岛素生成和释放的药物可以改善葡萄糖耐量，但随着 β 细胞的进一步减少，高血糖状态会恶化，最终对这类药物失去反应。随着时间的推移，并发症会出现，其速度和强度与糖耐量异常的严重程度和持续时间有关。

与同年龄、同性别人群相比，2 型糖尿病患者心血管和全因死亡率高 15%，55 岁以下的患者或合并其他心血管危险因素未得到充分控制的患者，死亡率增高的幅度更显著。然而，控制高血糖和心血管危险因素则会使死亡风险下降至非糖尿病患者水平。

糖尿病前期

一些患者血浆葡萄糖水平和血清血红蛋白 A1c（hemoglobin A1c，HbA1c）水平介于“正常”和“糖尿病”之间，与患糖尿病特别是 2 型糖尿病的风险增加相关，这种状态被称为糖尿病前期。糖尿病前期患者患显性 2 型糖尿病的风险增加（每年 1% ~ 5%），心血管疾病的风险也增加。这一类人群通常有代谢综合征的表现（即肥胖、血脂异常和高血压；见第 26 章和第 27 章）。微血管并发症一般不会发生在这些还没有进展为显性糖尿病的个体。

妊娠糖尿病

妊娠糖尿病（GDM）通常见于妊娠的后半期。其患病率增加与普通人群肥胖症增加呈同步趋势。据估计，GDM 占美国所有孕妇的 5% ~ 9%。GDM 患者此后患显性 2 型糖尿病的风险增加 7 倍。妊娠期间，即使是轻微的糖耐量异常也会对妊娠结局产生不利影响（见下文讨论）。

并发症

糖尿病并发症发生率很高。大多数并发症与高血糖的程度和持续时间有关；但是，这些并发症的发生似乎并没有任何确定的血糖阈值。糖尿病的主要并发症可分为微血管并发症（视网膜病变、神经病变、肾脏病变）和大血管并发症（大血管动脉粥样硬化性疾病）。

微血管病变

微血管病变是糖尿病的特异性损害，可引起肾病、视网膜病变和神经病变。通过严格的血糖控制可以显著降低这些微血管并发症的风险（见下文讨论）。

糖尿病肾病。糖尿病肾病是成人终末期肾衰竭的主要原因之一，占终末期肾衰竭病例的 25%（见第 142 章）。特征性肾改变包括肾小球基底膜增厚和系膜增生。系膜增生与蛋白尿和高血压的发病密切相关。糖尿病肾病的亚临床和组织学表现要早于临床蛋白尿期。肾小球滤过率升高（高滤过）、遗传决定因素和高血压会加速肾损害的进展。随持续性蛋白尿出现，会导致高血压，肾小球滤过率也将开始以每个月 1ml/min 的速度下降。

发生肾病的风险与糖尿病病程和高血糖程度有关。30% ~ 50% 的 1 型糖尿病患者和 6% ~ 9% 的 2 型糖尿病患者最终发展为肾衰竭。将严格的血糖控制作为一级预防措施，并及早实施，可以降低肾衰竭的风险。如果 1 型糖尿病患者尚未出现肾衰竭，尽早严格控制血糖可以逆转患者的轻度蛋白尿。当出现明显蛋白尿（> 500 mg/d）时，将血糖控制到接近正常可能不会减缓肾功能恶化的速度。糖尿病神经病变患者的膀胱功能障碍和由此导致的尿路感染也可能加剧肾损害。

视网膜病变。视网膜病变的风险（见第 209 章）与高血糖的持续时间和程度有关。糖尿病 20 年后，所有年龄组患者的视网膜病变患病率都在 75% ～ 80%。通过强化胰岛素治疗，视网膜病变的累积发病率可以降低 50% 以上。开展一级预防，以及对轻到中度非增殖性视网膜病变患者进行治疗最为有效。严格控制血糖对晚期视网膜病变益处不大。随着血浆葡萄糖浓度的大幅波动，晶状体结构会发生可逆性变化，有可能导致一过性的视力模糊。此外，糖尿病患者白内障和青光眼的发生率也会增加（见第 207 章和第 208 章）。

神经病变。大约 50% 的糖尿病患者可能会发生神经病变，并导致周围感觉异常，自主神经功能障碍或单神经炎。其机制包括神经细胞膜上肌醇的消耗（延长传导时间）和在具有葡萄糖代谢多元醇途径的神经组织（如 Schwann 细胞）中高血糖诱导的山梨糖醇的积累。微血管病变减少了对髓鞘的血液供应被认为与单神经病变有关。糖尿病神经病变的独立危险因素包括糖尿病病程、当前的糖化血红蛋白水平、体重指数（body mass index，BMI）、吸烟、高血压和是否存在心血管疾病。

周围神经病变主要是以感觉神经为主，下肢感觉减退，病情发展可能导致疼痛和感觉迟钝。自主神经病变最常见的临床表现为阳痿。其他可能的临床表现包括胃肠动力障碍（胃排空延迟）、直立性低血压和尿潴留。自主神经病变几乎总是与远端多神经病变相关。糖尿病周围神经病变的出现是足部和其他部位感染的重要预测指标。

糖尿病单神经病变涉及离散的脑神经或周围神经，单个或多发性的单神经炎。脑神经Ⅲ和Ⅳ最常受累。与其他糖尿病神经病变不同，单神经病变几乎均可在发病后 1 年内好转。

大血管病变

动脉粥样硬化可能提前发生在大中型血管，导致冠状动脉缺血、脑卒中和外周动脉供血不足。所谓的机制包括脂质沉积的高血糖改变，使其更容易导致动脉粥样硬化和胰岛素抵抗，导致血压升高，高密度脂蛋白（high-density lipoprotein，HDL）胆固醇水平降低，极低密度脂蛋白（very-low-density lipoprotein，VLDL）胆固醇水平升高，这种动脉粥样硬化表型称为 X 综合征。吸烟、高血压和高脂血症会增强这些不利的血管效应。

虽然新出现的证据表明，通过严格的血糖控制可以显著降低大血管风险（见下文讨论），但要最大限度地降低此类风险，还需要关注并积极治疗所有主要的心血管危险因素，包括高血压、血脂异常和吸烟（见第 18、26、27、30、31 和 54 章）。良好控制这些危险因素，并严格控制血糖的患者表现出心血管事件的风险显著降低，在某些情况下甚至显著低于年龄和性别匹配的对照组。例如，在一项瑞典注册匹配的队列研究中，与非糖尿病对照组相比，那些达到心血管风险因素控制目标范围的糖尿病患者心肌梗死发生率降低了 16%，全因死亡率没有增加。

感染易感性增加

糖尿病患者感染易感性增加，可能是由于白细胞功能受损、血供受损和神经病变所致。糖尿病患者可发生蜂窝组织炎和念珠菌病，合并缺血性足部病变的感染尤其严重，可能导致骨髓炎，甚至需要截肢。总体而言，围手术期感染的发生与糖尿病累及的终末器官和高血糖的严重程度有关。最近的研究表明，终末器官受累的糖尿病患者所有围手术期并发症（脑卒中、感染和肾功能不全）增加了 6 倍。尿路感染在自主神经病变所致的神经源性膀胱患者中很常见（见第 134 章）。改善血糖控制可以降低感染风险。

检查 [23-30]

筛查（详细讨论见第 93 章）

尽管糖尿病的患病率很高，也有实用的诊断和治疗手段，但是，在全人群开展筛查检测并在无症状期进行早期治疗的有效性和成本效益仍然存在争议。缺乏共识的部分原因是由于药物治疗早期 2 型糖尿病的疗效数据有限。美国预防服务工作组不建议对成年人进行全人群筛查，而美国糖尿病协会（American Diabetes Association，ADA）建议对 45 岁以上人群进行筛查。两个组织均建议对超重或肥胖并有其他糖尿病危险因素的人群进行血糖筛查，或者作为心血管风险评估的一部分接受筛查。尽管如此，双方均同意为所有成年人开具健康生活方式处方，并对心血管高风险人群进行血糖筛查，特别是糖尿病的发现将显著改变心血管疾病预防的整体策略（详细讨论见第 93 章）。

诊断

近年来，诊断标准和共识已进行了修订：降低了“正常”的血糖水平，定义了“糖尿病前期”的范围，目前 HbA1c 也可以像更传统的血浆葡萄糖水平（详见第 93 章）一样用于诊断糖尿病。值得注意的是，HbA1c 反映了近 2 ~ 3 个月体内葡萄糖的暴露，并提供了对血糖平均水平的估计值，比空腹血糖更能预测心血管风险，用于筛查时，糖化血红蛋白预测糖尿病患病风险方面与空腹血糖相当。

目前，最常用的分类方法是由 ADA 发布的根据糖尿病潜在的病理生理学基础进行分类。糖尿病分类的首选术语是 1 型和 2 型。不鼓励使用较旧的分类术语，如胰岛素依赖型和非胰岛素依赖型糖尿病，因为这两种类型的糖尿病都可能需要外源性胰岛素来治疗。同样，青少年型糖尿病、成人型糖尿病和青少年发病的成年型糖尿病等术语也不鼓励使用，因为发病年龄并不总是具有病理生理学意义。

诊断标准

正常

“正常”定义为空腹血浆葡萄糖水平低于 100 mg/dl（5.6 mmol/L）或 HbA1c ≤ 5.6%。

糖尿病前期。糖尿病前期的定义为血浆葡萄糖水平和血清糖化血红蛋白水平介于“正常”和“糖尿病”之间。糖尿病前期与糖尿病特别是 2 型糖尿病的风险增加有关。以下几种情况均可诊断为糖尿病前期：空腹血糖受损 [impaired fasting glucose（IFG）：血糖 100 ~ 125 mg/dl（5.6 ~ 6.9 mmol/L）]，糖耐量受损 [impaired glucose tolerance（IGT）：空腹血糖 < 126 mg/dl（7 mmol/L），且 75 g 口服葡萄糖耐量试验后 2 h 血糖 140 ~ 199 mg/dl（7.8 ~ 11.1 mmol/L）]，或 HbA1c 水平为 5.7% ~ 6.4%。

糖尿病

“糖尿病”可通过多种方法定义：HbA1c ≥ 6.5%；空腹血糖≥ 126 mg/dl（7 mmol/L）；有典型糖尿病症状（多尿、多饮或体重减轻）或高血糖危象的个体随机血糖≥ 200 mg/dl（11.1 mmol/L）；或与 75 g 口服葡萄糖相当的负荷后 2 h 血糖水平≥ 200 mg/dl（11.1 mmol/L）。目前建议，任何基于血糖测定的糖尿病诊断都应在另一日通过重复检测来确认。

由于许多糖尿病患者仍未得到诊断，人们对单样本筛查和诊断的兴趣与日俱增。使用糖化血红蛋白诊断不需要重复测定，而使用血糖诊断却需要重复。如第 93 章所述，糖尿病筛查中需要获取第二次血液样本，这是大规模筛查和诊断的潜在障碍。现已探索出一种利用单样本检测的替代诊断策略。研究人员发现，使用单一血样测定 HbA1c 和空腹血糖，结合常规诊断标准对糖尿病进行诊断，可以获得很高的阳性预测值（89%）。此外，检测特异性也超过 99%。如果得到证实，这种一次抽样方法可能会成为被接受的标准的诊断方法。

妊娠糖尿病

应该在第一次产前检查时进行糖尿病风险评估，同时对那些未诊断为糖尿病但是有糖尿病危险因素的个体使用常规诊断标准进行筛查，因为这些人是既往已有糖尿病的高危人群（见第 93 章）。对于没有糖尿病史的孕妇，建议在妊娠 24 ~ 28 周时使用 2 h 75 g 口服葡萄糖耐量试验（OGTT）进行筛查。在空腹、1 h 和 2 h 测量血糖。如果空腹血糖 ≥ 92 mg/dl（5.1 mmol/L），或 OGTT 1 h 血糖 ≥ 180 mg/dl（10 mmol/L），或 OGTT 2 h 血糖 ≥ 153 mg/dl（8.5 mmol/L），则诊断为妊娠糖尿病。患有妊娠糖尿病的女性一生中患糖尿病的风险增加，应该终身筛查。

其他类型糖尿病

罕见的糖尿病类型包括 β 细胞功能或胰岛素作用的遗传缺陷、胰腺外分泌组织受损（如囊性纤维化、胰腺炎、胰腺切除）、内分泌疾病（如库欣综合征、甲状腺功能亢进症、肢端肥大症）、药物（如糖皮质激素、噻嗪类利尿剂）、感染（如先天性风疹、巨细胞病毒）、罕见形式的免疫介导的糖尿病（如僵人综合征和抗胰岛素受体抗体），以及其他与糖尿病相关的遗传综合征（如 Down

综合征和尿崩症、糖尿病、视神经萎缩以及耳聋综合征）。

筛查其他心血管危险因素

诊断糖尿病意味着相当大的心血管事件风险，相当于患者已经合并明显的动脉粥样硬化疾病（见第 18 章）。这就产生了一个问题，是否对新诊断的 2 型糖尿病患者进行无症状冠状动脉疾病筛查，以此作为通过早期诊断和治疗来改善心血管结局的一种手段。在一项大型随机试验中，通过腺苷负荷核素扫描进行这种筛查，观察 5 年，心脏事件发生率没有差异，提示筛查没有成效。但糖尿病患者筛查其他主要心血管危险因素（如高血压、高胆固醇血症、吸烟）十分必要，针对这些危险因素的治疗显著降低了冠状动脉事件的风险（见下文讨论和第 14、15、26、27、30、31 和 54 章）。

管理原则（重点关注 2 型糖尿病，1 型糖尿病参见下文讨论）

糖尿病前期的预防和治疗 [31-38]

预防 2 型糖尿病是一个可以实现的重要目标，无论是否进行正式的血糖筛查，都值得关注。缺乏运动、肥胖、吸烟及高饱和脂肪酸和高糖饮食等生活方式因素构成了强大但可以改变的危险因素。几个大型随机研究和荟萃分析显示，生活方式的改变可以将糖尿病前期到糖尿病的转化率降低 39% ~ 58%。随机对照研究已证明了改变生活方式并防止转化为糖尿病的长期可持续性。我们需要不断努力来强化行为方式的改变，因为研究结果也显示，如果没有持续的鼓励，这些获益会随着时间的推移而减少。

被证明有效的措施包括每周 150 min 的适度有氧运动（如快步走），地中海式饮食*，以及适度（7%）地减轻体重。增加复合碳水化合物摄入量并减少精制碳水化合物和动物脂肪的摄入量，可增加膳食纤维含量，这与糖尿病患病率降低有关。戒烟也很重要，因为吸烟是患 2 型糖尿病的独立危险因素。在随机试验中，对糖尿病前期患者启用二甲双胍治疗也被证明是有效的，但效果不如改变生活方式，强调了生活方式在 2 型糖尿病的发生、预防和治疗中的重要性。

治疗目标、策略和基本治疗方案设计 [39-66]

随着严格代谢控制的好处越来越明确，而实现这些目标的手段便捷易用，降糖治疗的目标变得越来越高。可用的手段包括新型的治疗药物，也包括使用实时动态血糖监测（continuous glucose monitoring，CGM）来帮助指导治疗。然而，严格控制血糖势必会增加严重低血糖的风险。既要意识到严格控制血糖的好处，也要意识到其风险，这对于设计安全有效的治疗方案至关重要。

严格控制血糖的获益和风险

具有里程碑意义的大型随机临床试验，如糖尿病控制和并发症研究（Diabetes Control and Complications Trial，DCCT）（涉及 1 型糖尿病患者）和英国前瞻性糖尿病研究（United Kingdom Prospective Diabetes Study，UKPDS）（涉及 2 型糖尿病患者），在初始报告和长期随访（10 ~ 17 年）中都表明，早期即对高血糖进行强化治疗使血糖水平达到并维持在接近正常范围（HbA1c < 7.0%），长期来看，可以延缓糖尿病微血管并发症的发生并限制其进展，还可以显著降低心血管不良事件和全因死亡的风险。

这些非常令人鼓舞的结果激发了人们对更严格的血糖控制的浓厚兴趣，鼓舞研究者开展了更严格血糖控制的大规模随机临床研究（HbA1c < 6.5% 或 < 6.0%；分别为 ADVANCE 研究和 ACCORD 研究）。这些临床研究发现了严格控制血糖的不利之处，不仅没有显著降低心血管风险，而且 ACCORD 研究（降糖目标为 HbA1c < 6.0%）显示全因死亡率增加。对 ACCORD 研究数据的后续分析发现，低血糖的严重程度与不良心血管事件和死亡风险之间存在很强的独立相关性。值得注意的是，ACCORD 研究和 ADVANCE 研究人群都是由风险较高的患者组成，其中超过 1/3 的患者既往有过心血管事件，许多人在开始实施严格控制血糖的方案之前就已经长期患 2 型糖尿病。

进一步的重要数据来自退伍军人糖尿病研究

* 地中海饮食：一种以地中海地区传统饮食为基础的饮食结构。强调高比例摄入橄榄油、豆类、非精制谷类、水果和蔬菜、适度摄入鱼类、乳制品。适度饮红酒。

（Veterans Affairs Diabetes Trial，VADT），该研究显示 HbA1c 目标值不那么激进（< 7.0%）的强化降糖治疗可降低主要心血管事件的发生率，而且总体生存率和心血管生存率也没有降低。

由于担心严重低血糖会增加危害，老年患者通常被排除在严格控制血糖的随机临床研究之外，但是，对 65 岁以上 2 型糖尿病患者的流行病学研究发现，当 HbA1c 水平低于 6.5% 时，死亡率曲线开始变成 U 形，这进一步表明，至少对这个年龄段的人群来说，强化降糖治疗的益处是有限的。

控制心血管危险因素

丹麦 Steno-2 研究中，2 型糖尿病伴微量白蛋白尿的患者随机接受针对所有主要心血管危险因素的综合强化治疗或常规治疗。结果发现，与常规治疗组相比，多因素强化治疗可显著降低心血管事件风险、心血管死亡率和全因死亡率，且没有严重不良反应的风险。

综合方案

从这些重要的临床研究中得到的经验教训是，及早开始严格但不过分严格地控制血糖，同时注意所有主要的心血管危险因素，为显著又安全地减少微血管和大血管并发症（包括全因死亡率）提供了最好的机会。

血糖目标（表 102-1）

基于这些发现以及其他的证据，ADA 建议 HbA1c 的控制目标为 7.0% 以下，在避免明显低血糖的情况下尽可能接近正常水平。一些人认为，如果以安全的方式可以使 HbA1c 降至 6.5% 或更低水平则更为理想，年轻患者似乎最有益也最实用。治疗目标应根据糖尿病病程、年龄、预期寿命、合并症、无症状低血糖风险以及患者的意愿等因素进行个体化制定。在糖尿病治疗中，治疗患者而不是治疗“目标”是最大限度地保障患者安全性的关键。

表 102-1　非妊娠成年人血糖控制目标[a]
HbA1c < 7.0%
餐前血糖 70 ～ 130 mg/dl（3.9 ～ 7.2 mmol/L）
餐后峰值血糖< 180 mg/dl（10 mmol/L）

[a]“不太严格的 HbA1c 目标（如< 8%）可能适合于有严重低血糖史、预期寿命有限、晚期微血管或大血管并发症、多种合并疾病的患者，以及那些糖尿病病史较长，尽管有糖尿病自我管理教育计划、适当的血糖监测以及有效剂量的多种降糖药物（包括胰岛素），仍很难实现总体目标的患者”。[From American Diabetes Association. Standards of medical care in diabetes—2012：position statement. Diabetes Care 2012；35（Suppl 1）：S11.]

对于新诊断的肥胖的 50 岁的 2 型糖尿病患者来说，如果没有临床证据提示有动脉粥样硬化性疾病，应采取更积极的降糖方案。相反，对于既往有心血管病史的老年 2 型糖尿病患者来说，不那么强化的血糖控制策略和较高的 HbA1c 控制目标则更有利于他们将严重低血糖事件及其风险降至最低。强化降糖使 HbA1c 达到标准目标值，会使老年糖尿病患者低血糖风险增加 3 倍。成本效益研究发现，个体化的降糖策略可以降低成本并改善临床结局。

尽管如此，碳水化合物代谢正常化仍然是所有糖尿病患者的主要治疗目标。所面临的挑战是如何用现有的治疗和监测手段在不增加低血糖风险的情况下实现正常化。患者的强力参与和初级保健团队的密切支持必不可少。治疗和监测方面的进展有望促进安全地实现血糖控制（见下文讨论）。

整体治疗策略

该策略以病理生理学为基础，强调尽快建立正常血糖的重要性，因为糖尿病并发症主要与高血糖的程度和持续时间有关。因为空腹血糖水平是每日血糖最重要的决定因素，所以努力使其正常化是重中之重。降低餐后血糖也很重要，但餐后血糖水平是总体控制的次要决定因素。

在 2 型糖尿病，可以通过节食、减肥及运动来减轻胰岛素抵抗，必要时也可用改善胰岛素敏感性的药物来治疗。胰岛素分泌受损可通过增加内源性胰岛素分泌的药物或补充外源性胰岛素来纠正。包括胰岛素注射在内的联合方案对于实现血糖控制目标通常是必要的，特别是在疾病进展和胰岛储备功能下降时。

基础治疗方案设计——生活方式改变和药物

生活方式改变（主要是饮食和运动，也包括休息和戒烟）仍然是糖尿病管理的基石。传统上，生活方式改变是在 2 型糖尿病开始药物治疗之前启动的，但最近的专家共识呼吁对高血糖的 2 型糖尿病患者和新出现的葡萄糖耐量异常患者均应进行更积极的早期干预。专家共识建议将二甲双胍治疗与生活方式改变相结合作为起始的一线治疗，如果血糖控制不容易达标，则随后尽早加用其他口服降糖药或胰岛素。如果患者不能减重，或者患者妊娠，也可以早期应用药物治疗。

无论是 1 型还是 2 型糖尿病，胰岛素仍然是严重高血糖患者的首选药物。为了控制 2 型糖尿病患者的轻度到中度高血糖［空腹血糖在 140 ～ 240 mg/dl（7.8 ～ 13.3 mmol/L）］，双胍类药物（如二甲双胍）和第二代磺脲类药物（如格列美脲、格列吡嗪、格列本脲）是首选药物。与新的更昂贵的药物相比，二甲双胍和第二代磺脲类药物在控制高血糖、血脂和其他中间治疗终点方面显示出同等或更好的疗效，且成本更低。此外，已有确定的证据支持二甲双胍和第二代磺脲类药物可以改善糖尿病的长期结局（见下文讨论）。

在过去的 10 年里（译者注：α- 葡萄糖苷酶抑制剂、格列奈类药物、噻唑烷二酮类药物上市于 20 世纪 90 年代中后期，至今不止“过去 10 年”），涌现出很多新型降糖药物，通过一系列非传统机制，改善了轻到中度高血糖患者的血糖控制，尤其是在 2 型糖尿病。这些新型降糖药物包括噻唑烷二酮类（如吡格列酮、罗格列酮）、α- 葡萄糖苷酶抑制剂（如阿卡波糖）、格列奈类（如瑞格列奈、那格列奈）、胰淀素类似物（如普拉林肽）、胰高血糖素样肽 -1（glucagon-like peptide-1，GLP-1）受体类似物（如艾塞那肽、利拉糖肽）、钠 - 葡萄糖共转运体 2（sodium-glucose cotransporter 2，SGLT2）抑制剂（如恩格列净，卡格列净），以及二肽基肽酶 -4（dipeptidyl peptidase-4，DPP-4）抑制剂（如沙格列汀，西格列汀）。

新型降糖药物的使用得到了大力推广，但也往往费用高昂。成本效益、对长期结局的影响以及长期用药的安全性在许多情况下仍有待确定，特别是在心血管结局方面。尽管如此，这些新药为降糖治疗提供了新的路径和方法，其中一些药物可能还是一线治疗的补充，或者在特殊情况下替代一线治疗（译者注：参见 2020 版《中国 2 型糖尿病防治指南》和 2021 版《中国老年糖尿病诊疗指南》，上述很多“新型”降糖药物已成为治疗路径的一级推荐）。临床上，这些药物的副作用与传统药物有很大不同，特别是在对体重的影响、低血糖风险以及心脏影响方面。

护理配合至关重要，因为成功的糖尿病照护需要多层面的协作方式，包括许多卫生保健的专业人员（例如，基层全科医生、内分泌学家、执业护士、护士、临床糖尿病教育者、营养师、足病医师、眼科医生、药剂师、心理健康专业人员）的协同。提供和协调这种照护的能力（无论是由组织良好的初级保健实践协作，还是由糖尿病专科实践或商业管理保健计划协作）很明显地改善了结局。加强患者和卫生保健专业人员之间的沟通减少了可避免的住院需求，并改善了血糖控制。

患者的参与和授权也是糖尿病护理取得最佳结果的关键。糖尿病自我管理教育（diabetes self-management education，DSME）是一项必不可少的内容。DSME 是一种将糖尿病患者及其家人作为核心纳入护理模式，使其与卫生保健专业人员一起努力的方式。

生活方式改变 [67-82]

通过限制热卡和运动来减轻体重仍然是所有超重 2 型糖尿病患者的治疗基石。努力达到理想体重是实现代谢控制的最佳途径。即使是适度的减重也能改善血糖控制。超重个体在最初体重基础上持续减重 5% ～ 10%，对血糖、血脂异常和高血压会产生持久的有益影响。即使在开始低热卡饮食的几天内，也可以看到血糖的大幅下降，因为体重减轻增强了外周胰岛素受体对内源性胰岛素的敏感性，减少了对注射胰岛素的需求。由于热量限制，肝糖原储备会迅速耗尽。

不可能确切预测每磅体重下降会带来多少血糖控制的改善，但体重的减轻通常会引起葡萄糖耐量的改善。减肥带来的血糖改善最初体现在空腹血糖上。与那些空腹血糖水平较高的患者相比，空腹血糖水平较低的患者往往会在体重轻度下降时血糖水平就趋于正常化。

大多数 2 型糖尿病患者的高血糖可以通过达到理想体重来控制；然而，因为需要长期坚持限制热量摄入，这种体重减轻通常很难维持。应避免硬性制定和规定饮食，而应选择适合患者生活方式的饮食。目标是循序渐进，每周持续减重约 1 ～ 2 磅（见第 235 章）。向注册营养师咨询可能会很有帮助。

有效的运动计划（见第 18 章）是治疗的另一个基石。运动通过增加热卡消耗来促进减肥，对肥胖者很重要，因为肥胖者可能需要较少的热卡来维持体重。此外，有氧运动可减轻 2 型糖尿病患者肝和肌肉组织的胰岛素抵抗，有助于降糖，这种作用独立于其对体重的影响。

饮食构成

2 型糖尿病患者的饮食构成存在争议，为了达到理想体重，限制热卡比饮食构成更重要，好的饮食结构中多不饱和脂肪酸和单不饱和脂肪酸含量高，限制饱和脂肪酸摄入量，避免摄入反式脂肪酸。碳水化合物、蛋白质和脂肪的最佳组合因人而异。然而，无论混合的常量营养素是什么，总的热卡摄入量必须与体重管理目标相适应。美国糖尿病协会推荐低热卡、低饱和脂肪和富含复合碳水化合物（蔬菜、水果、全谷类、豆类、乳制品）的饮食。没有应用胰岛素的患者不需要复杂的交换系统、注意用餐时间或其他特殊的饮食安排即可。

碳水化合物的摄入需要注意含碳水化合物食物的升糖指数（glycemic index，GI）。GI 代表相对于摄入葡萄糖，摄入含碳水化合物的某种食物 2 h 后血糖升高的水平。GI 值较低（≤ 55）的碳水化合物消化、吸收及代谢较慢，引起血糖和胰岛素水平上升较低和较慢。不鼓励食用含有简单碳水化合物的高 GI 食物（如蔗糖、高果糖玉米糖浆），因为它们不利于血糖控制。吃高 GI 的土豆会比吃低 GI 的豆类或小麦引起更显著的血糖升高。然而，研究发现，在平衡良好的低 GI 的膳食中加入高 GI 食物似乎不会对总体血糖控制产生不利影响，强调了总膳食结构的重要性。

尽管如此，有限制 2 型糖尿病患者碳水化合物摄入量的趋势。研究表明，碳水化合物摄入量较高会导致血糖控制恶化，且极低密度脂蛋白胆固醇、甘油三酯和总胆固醇增加。2 型糖尿病患者可能受益于总碳水化合物含量较低、不饱和脂肪酸和膳食纤维含量较高的饮食。碳水化合物摄入增加继发的高甘油三酯血症并不是问题，一些研究显示，甘油三酯和胆固醇水平会随着血糖控制出现大幅下降。

饱和脂肪酸摄入量应低于总热量的 7%。减少反式脂肪的摄入可以降低 LDL 胆固醇，升高 HDL 胆固醇。用不饱和脂肪酸代替饱和脂肪酸可以改善心血管结局（见第 27 章）。

每日膳食纤维摄入量应该在 25 ~ 30 g，膳食纤维的食物来源包括高纤维豆类、蔬菜、水果和全谷类。增加未经加工的食品（如谷类食品、谷物、水果和蔬菜）的摄入可以改善 2 型糖尿病患者的糖耐量，减少 1 型糖尿病患者的胰岛素需求。如前所述，增加复杂碳水化合物的摄入量，减少精制碳水化合物和动物脂肪的摄入量，会增加膳食纤维含量，这与糖尿病患病率的降低有关。

蛋白质的摄入量应该是个体化的。目前还没有确定理想的蛋白质摄入量。应该鼓励患者从瘦肉、鱼、坚果以及其他优质蛋白（如豆类和蛋清）中获取蛋白质。

不缺乏的个体补充相应维生素和矿物质，价值存疑。维生素补充剂，特别是那些声称具有抗氧化作用的维生素补充剂（见第 31 章），在随机对照试验中没有证明对心血管有益，也没有发现能降低同型半胱氨酸的 B 族维生素补充剂（叶酸、维生素 B_{12} 和维生素 B_6）对延缓糖尿病肾病的进展有效。尽管 omega-3 鱼油片的消费被大力推广，但并没有证据表明它有什么好处。一项长期的随机安慰剂对照研究发现，尽管在 7.5 年的时间里每天摄入含有 1 g n-3 脂肪酸的鱼油胶囊，糖尿病患者的心血管不良事件并没有减少。

饮酒需要限制。根据美国糖尿病协会指南，糖尿病患者仅能适量饮酒：女性≤ 1 杯 / 日，男性≤ 2 杯 / 日（1 杯相当于 12 盎司啤酒；5 盎司葡萄酒；1.5 盎司蒸馏酒）。一项随机试验发现，适量饮用葡萄酒（150 ml ~ 5.17 盎司），尤其是红酒，是整体健康饮食的一部分。对于控制良好的糖尿病患者，该方案是安全的，且与心血管风险适度降低有关。然而，对应用胰岛素或胰岛素促泌剂治疗的患者来说，对饮酒应持谨慎态度，饮酒可能会增加迟发性低血糖的风险。

特殊饮食

地中海饮食含有高比例的单不饱和脂肪酸（主要来自鱼类和橄榄油），多不饱和脂肪酸与饱和脂肪酸比值高，而来自碳水化合物的热量不到 50%，这与显著降低心血管风险和改善糖尿病患者的预后有关（见第 18、27、31 和 235 章）。一项随机试验，在新诊断的 2 型糖尿病患者中，比较低脂饮食与地中海饮食，地中海饮食组在体重、血糖控制和心血管危险因素方面发生了更有利的变化，需要药物治疗的时间延后。ADA 指南推荐糖尿病患者每天食用一种或多种有益的 omega-3 脂肪，来源包括多脂鱼、核桃、大豆油、磨碎的亚麻籽或亚麻籽油。该指南还建议避免食用加工食品。

低碳水化合物饮食（如 Atkins 饮食；见第 27 章和 235 章）被鼓吹对血糖有好处，在想减肥的肥胖者中很受欢迎。已经观察到，这种饮食对体重和血糖控制确实有短期改善作用，但是很难维持，而且对长期的血糖控制或心血管结局没有优势。

应用胰岛素的患者的特殊饮食考虑。体内持续存在外源性胰岛素时，需要进食三餐，并辅以上、下午两餐之间和睡前的少量进食，来提供葡萄糖。ADA 通常建议饮食热量摄入按如下比例分配：早餐 2/9 热卡，午餐 2/9 热卡，晚餐 4/9 热卡，零食 1/9 热卡。增加活动量需要增加食物摄入量或减少胰岛素剂量，以防止低血糖。单糖会导致餐后高血糖，需要限制摄入；但患者应该随身携带单糖类食物，如果汁或糖，以纠正胰岛素所致低血糖。

运动

运动对糖尿病患者的血糖控制有重要作用。运动增加葡萄糖消耗，降低胰岛素抵抗，改善血糖控制。运动的好处不仅归因于可以减轻体重。所有形式的有氧运动，甚至步行和其他形式的非剧烈运动，都可以改善胰岛素敏感性，显著降低总体心血管风险（见第 18 章和第 31 章）。指南中推荐了能最大限度地提高心血管获益的运动处方，包括每周 150 min 的中等强度有氧运动，或每周 75 min 的剧烈有氧体育活动，或者将两者结合起来每周进行 2 ~ 3 天包括所有主要肌肉群的肌肉强化活动。事实证明，与单独进行某项训练相比，有氧训练和耐力训练相结合在降低糖化血红蛋白水平方面效果更好。

在这些方针指导下，兼顾患者偏好和整体医疗状况来定制运动计划，有助于在控制风险的同时最大限度地提高患者依从性和预期结果。在实施运动计划前，应该进行仔细的运动前检查，包括心血管、肺脏、肌肉骨骼和神经学评估，特别是那些久坐不动的或可能患有限制运动能力的潜在疾病的人（见第 18 章）。发现患者有冠心病（coronary heart disease，CHD）、高血压控制不佳、增殖性或严重的非增殖性视网膜病变、周围神经病变、足部溃疡或自主神经病变等疾病的临床证据，运动计划需要进行重大调整。

当给糖尿病患者开具运动处方时，有几个具体的预防措施值得注意：①糖尿病患者的心血管风险显著增加，在设计运动计划时应该考虑到这一点；从低强度项目开始，并逐渐增加耐受性，最大限度地保证安全，特别是可能有冠心病病史的患者（见第 18 章和第 31 章）。②在将要进行运动的肢体注射胰岛素，可能会因为胰岛素吸收增加而导致低血糖；腹部是首选的注射部位。③随着加强血糖控制的运动计划的实施，低血糖风险会增加，因此胰岛素和胰岛素促泌剂的剂量可能需要减少；碳水化合物的摄入量可能需要增加。

戒烟（见第 54 章）

吸烟使 2 型糖尿病的患病风险增加 50%，吸烟的危险被低估。吸烟是 2 型糖尿病的一个独立危险因素。糖尿病患者实现戒烟，不仅能降低糖尿病风险，而且降低心血管风险（见下文讨论）。然而，基于社区的研究发现，成功戒烟与 2 型糖尿病发病率的短期增加之间存在矛盾关联，这通常与戒烟伴随的体重增加有关（见第 54 章）。2 型糖尿病患者应在戒烟的同时制订减肥计划。

药物治疗措施：概述

1 型糖尿病的潜在病生理机制是胰岛素分泌能力的绝对丧失，因此，胰岛素仍然是治疗 1 型糖尿病的主要药物。而 2 型糖尿病的发病机制主要是胰岛素释放的改变和显著的外周组织对胰岛素的抵抗，因此有更广泛的治疗手段。在 2 型糖尿病的初始治疗中，口服药物很受患者和医生的欢迎，特别是对于轻到中度的高血糖，可以推迟对注射胰岛素的需要。传统上，胰岛素促泌剂（以磺脲类药物为代表）可作为满足这一目的的一线药物，但该类药物不能改善心血管结局，因此，尽管仍被广泛应用，但越来越多地被降级为二线药物。肥胖症的流行和人们对胰岛素抵抗在 2 型糖尿病中重要性的认识，使得双胍类药物，特别是二甲双胍成为一线治疗药物，并日益彰显出优势。双胍类药物降糖效果与磺脲类药物相当，但心血管结局更好。

如前所述，近年来涌现出一系列新型口服和注射用降糖药物，它们可作为治疗 2 型糖尿病的替代一线和二线药物［译者注：目前指南中，对于 ASCVD 及高危、慢性肾脏疾病、慢性心力衰竭等患者，新型药物中的 GLP-1 类似物及 SGLT2 抑制剂（SGLT2i）已经成为一线治疗］。大多数新药是口服药物，包括噻唑烷二酮类（“TZD”“格列酮”）、α- 葡糖苷酶抑制剂、以肠促胰素为基础的药物［二肽基肽酶 4（DDP-4）抑制剂，“格列汀”］、非磺脲类胰岛素促泌剂（“格列奈”）、SGLT2 抑制剂，甚至是溴隐亭的改良剂型（译者注：如前所述，TZD 类药物、α- 葡糖苷酶抑制剂、格列奈类药物上市于 20 世纪末，目前新型口服降糖药通常特指 DPP-4i 和 SGLT2i 类药物）。GLP-1 类似物是注射制剂。

这些降糖药物按照不同的病理生理机制发挥作用；它们的降糖程度相似，但是对体重和低血糖的影响不同。由于这些药物对大血管并发症和生存时间等长期结局的影响尚不明确，因此它们对治疗 2 型糖尿病的具体贡献及确切作用仍有待充分确定（译者注：目前，绝大多数 DPP-4i、SGLT2i 及 GLP-1 类似物的心血管安全性试验已完成，可参见 2020 版《中国 2 型糖尿病防治指南》中关于上述药物的介绍）。例如，上市后的监测显示一种 TZD 类药物对心血管有不良影响（见下文讨论）。同时，随着时间的推移，胰岛素制剂和给药系统的进步使 2 型糖尿病患者更早开始使用胰岛素成为可能，给药会变得更加容易便捷，给药效果也会更可预测。

来自几个主要研究的可获得的信息，为合理、安全和有效的药物干预方式提供了指导，让我们等待即将公布的新数据。随着新的治疗模式的出现，我们应该密切关注文献动态。

治疗 2 型糖尿病的一线口服降糖药物 [83-91]

一线口服药物中，双胍类药物中的二甲双胍是 2 型糖尿病患者初始药物治疗的首选药物，而不是磺脲类药物。

双胍类药物（如二甲双胍）

二甲双胍已经成为 2 型糖尿病药物治疗的基石。已证实，二甲双胍不仅可有效降糖，而且可显著降低重要的大血管和微血管结局风险，特别是在超重和肥胖患者中（正如上下文提到的 UKPDS 研究中发现的那样）。2 型糖尿病的治疗路径建议在诊断时即开始应用二甲双胍，同时调整生活方式（饮食和运动）。对比文献综述发现，在现有的治疗 2 型糖尿病的药物中，二甲双胍具有最佳的风险 - 获益比。

作用机制。二甲双胍与传统的口服降糖药物（即磺脲类药物）的不同之处在于，它不刺激内源性胰岛素的分泌；相反，这类药物增强了组织对胰岛素的反应性。因此，双胍不太可能引起低血糖，对伴有胰岛素抵抗的超重患者特别有效。双胍类药物还有助于适度减肥。此类药物促进外周组织特别是肌肉和肝对胰岛素的摄取，减少肝的糖异生和基础葡萄糖输出，从而有助于降低空腹血糖水平。脂肪和肠道组织中葡萄糖的利用也有所改善。最终结果是改善了空腹和餐后高血糖。随着葡萄糖利用率的改善，胰岛素需求量会下降。血脂异常也有所改善。

制剂。二甲双胍是美国批准用于治疗 2 型糖尿病的唯一双胍类药物。较老的双胍制剂，如苯乙双胍，与乳酸酸中毒的重大风险相关，已经退市。二甲双胍在小肠内迅速吸收，血药浓度在 2 h 内达到峰值，并以原形经肾快速排泄。修订后的指南对于二甲双胍在慢性肾脏疾病（chronic kidney disease，CKD）中的应用建议是基于估算的肾小球滤过率（estimated glomerular filtration rate，eGFR），而不是血清肌酐，用药限制较以往更少，研究数据显示 eGFR 在 45 ～ 59 ml/min/1.73 m^2 的患者可以安全地使用二甲双胍，eGFR 在 30 ～ 44 ml/min/1.73 m^2 的患者可以谨慎使用二甲双胍。在此 eGFR 范围内，乳酸酸中毒的风险不会增加。当前，二甲双胍用药说明书的改变，反映了 eGFR 在 30 ml/min/1.73m^2 以上患者使用的安全性。然而，eGFR 低于 30 ml/min/1.73 m^2 的患者仍禁止使用该药。该药不经肝代谢。

剂量。二甲双胍起始量为 500 mg，每日一次，随晚餐服用。1 周后，剂量可增加至每日 2 次，与两次主餐（通常是早餐和晚餐）一起服用，以最大限度地减少胃肠道不适。剂量可以每 1 ～ 2 周增加 500 mg，直至实现治疗目标或达到最大剂量 2000 ～ 2500 mg/d（译者注：我国指南推荐二甲双胍的最大剂量为 2000 mg/d）。还有二甲双胍的缓释制剂可供选择，以帮助提高用药依从性。CKD 患者应用二甲双胍治疗时需要减少剂量，但在 eGFR 降至 30 ml/(min·1.73 m^2）之前可继续谨慎使用。

疗效。当二甲双胍用于中度血糖升高的肥胖患者的单药治疗时，它的降糖疗效（即降低空腹血糖和糖化血红蛋白水平）与第二代磺脲类药物大致相同。二甲双胍单药治疗失败的发生率要低于格列本脲（5 年时分别为 21% 和 34%）。单独应用二甲双胍无效的患者，联合磺脲类药物治疗可达到协同效应。与磺脲类药物不同，二甲双胍即使对严重的空腹高血糖（> 300mg/dl），即 β 细胞反应性很差的患者仍有效。应用二甲双胍还可以降低血浆甘油三酯和低密度脂蛋白胆固醇水平。

在前面提到的 UKPDS 研究中，使用二甲双胍治疗并达到血糖控制目标的肥胖 2 型糖尿病患者（大于理想体重的 120%），微血管病和大血管并发症（即心肌梗死、脑卒中和心血管死亡）的风险实现了临床上有重要意义、统计学上有显著性的长期持续性降低，全因死亡率也大大降低。这些发现使二甲双胍成为少数几种被证明有降低大血管风险作用的降血糖药物之一，使二甲双胍成为糖尿病治疗的优选。

副作用。双胍类药物治疗最常见的副作用是与剂量相关的胃肠道不适（恶心、腹泻、腹胀、腹部不适）。严重的持续的低血糖极少见。乳酸酸中毒是潜在的最严重的不良反应。与二甲双胍相关的乳酸酸中毒风险最大的是低氧血症、低血容量和组织灌注减少的状态，以及 CKD4 期的肾功能不全 [eGFR < 30 ml/(min/1.73 m^2)] 患者。继发于排泄减少的药物蓄积会导致肝乳酸代谢受损。其他危险因素包括酗酒、应用静脉注射的放射造影剂、肝衰竭（乳酸由肝代谢）以及严重的潜在疾病，特别是心力衰竭。

二甲双胍不增加胰岛素的分泌，所以患者体重不会增加；一些患者甚至可能会体重下降。拟进行需要静脉碘造影剂的放射学检查的患者，应该在检查前几天暂停二甲双胍治疗，并维持良好的水化状态。

患者选择。如前所述，二甲双胍是治疗 2 型糖尿病的首选药物。根据里程碑式的 UKPDS 研究的结果，二甲双胍治疗的优选人群是肥胖的患者。二甲双胍有助于逆转患者的胰岛素抵抗，改善外周组织对胰岛素的反应性，减少胰岛素需求，改善高胰岛素血症及其不良影响（包括体重增加）。二甲双胍典型的适用人群是患 2 型糖尿病的中度肥胖患者，对于有完整的饮食和运动计划，但仍有持续的中度高血糖（空腹血糖在 140 ～ 240 mg/dl，HbA1c > 7.0%）的患者，建议早期加用二甲双胍。

二甲双胍的其他适用人群包括服用最大剂量的磺脲类药物仍没有达到血糖控制目标的肥胖患者。在这种情况下，二甲双胍作为备选口服降糖药，通过与磺脲类互补的作用模式改善血糖控制。此时，磺脲类药物可以减量，以降低低血糖的风险。在出现症状性高血糖（空腹血糖> 250 mg/dl）之前，联合应用任何一种降糖药物都很有效。非肥胖患者也是二甲双胍合理的适用人群。通常，二甲双胍可使空腹血糖降低约 20%。

初始治疗使用磺脲类药物且磺脲类药物达到最大剂量仍无治疗反应的患者，可能 β 细胞储备已耗竭，此时，可以改用二甲双胍口服或考虑应用外源性胰岛素治疗（有时胰岛素与二甲双胍联用）。严重高血糖的肥胖患者（空腹血糖> 300 mg/dl）也是如此。一些糖尿病专家使用二甲双胍作为肥胖 2 型糖尿病患者胰岛素治疗的补充，这些患者需要大剂量的胰岛素并且很难减重。联合治疗有助于减少胰岛素需求和减轻伴随高胰岛素血症而来的食欲刺激和体重增加。正在使用外源性胰岛素的患者开始二甲双胍治疗时，需要谨慎地加强监测；胰岛素需求可能会大幅下降，使患者面临低血糖的风险。二甲双胍可透过胎盘，尚缺乏妊娠期间使用的长期安全性数据。

磺脲类药物

磺脲类药物已有约 50 年的历史。随着强效、长效的第二代制剂的出现，其有效性和安全性得到证实，磺脲类药物已成为轻度至中重度 2 型糖尿病（空腹血糖在 140 ～ 240 mg/dl）的主要治疗药物。由于已证明二甲双胍在降低心血管风险方面更有效（见下文讨论），且其他种类的降糖药物不断出现，磺脲类药物在 2 型糖尿病治疗中的核心地位开始撼动。80% ～ 90% 新治疗的 2 型糖尿病患者对磺脲类药物有反应。在大多数情况下，磺脲类药物可使患者的 HbA1c 绝对值平均降低 1.5 ～ 2.0 个百分点，同时，空腹血糖降低 60 ～ 70 mg/dl。然而，随着时间的推移，磺脲类药物继发失效率很高，维持治疗，血糖控制却恶化，需要应用第二种口服药物或胰岛素治疗。此外，磺脲类药物最令人担忧的副作用是发生中度 / 重度低血糖，尤其是应用长效制剂的老年人，以及患有潜在心血管疾病的患者。磺脲类药物还可能使体重增加。

作用机制．磺脲类药物可能通过与 β 细胞特定的受体结合，急剧增加 β 细胞对葡萄糖的敏感性，并刺激内源性胰岛素释放。这种作用可导致低血糖，因此称为“口服降糖药”（译者注：胰岛素促泌剂）。这类药物对需要额外胰岛素分泌并具有足够的 β 细胞储备的患者有效；对 1 型糖尿病患者无效。基础胰岛素分泌增强，会抑制基础肝葡萄糖产生，并改善空腹血糖水平。随着时间的推移，β 细胞功能恶化，疗效也会降低；尽管使用最大剂量的磺脲类药物，血糖控制仍然恶化。尽管这类药物也有增加胰岛素与受体结合并增强组织对胰岛素敏感性的作用，但与刺激胰岛素释放相比，这种作用很弱，在胰岛素释放下降时不足以维持血糖控制。

制剂和药理学。第一代磺脲类药物（如氯磺丙脲、甲苯磺丁脲、妥拉磺脲）已被第二代磺脲类药物（如格列本脲、格列吡嗪、格列美脲）取代，用于治疗 2 型糖尿病，后者更有效且作用时间更长。第二代药物均可购买，且疗效相同；它们与血浆蛋白非离子结合，生物利用度变化较第一代药物小。作用持续时间为 12 ～ 24 h。药物经肝代谢，肝病患者应谨慎使用并酌减剂量。与其他药物比较，格列吡嗪刺激胰岛素释放的速度稍快，但此特点没有带来特殊的长期优势。与氯磺丙脲形成鲜明对比的是，第二代药物不会引起抗利尿激素不适当分泌，只有极少数药物会引起双硫仑（Antabuse）样反应。与第一代药物一样，磺胺类、水杨酸盐和氯贝丁酯类药物可加强第二代药物的疗效，而华法林则对药效有抑制作用。

给药时间（表 102-2）。磺脲类药物的作用持续时间达 12 ～ 24 h，可每日 1 ～ 2 次便捷给药。格列吡嗪缓释制剂可每日 1 次给药，便捷性增加的优点有限，但替代每日 2 次给药方案，可作为降低治疗费用的一种手段。由于长效磺脲类药物有低血糖风险，对老年人来说，最好使用短效磺脲类药物如格列吡嗪短效制剂。格列美脲的作用时间略长于其他制剂（16 ～ 24 h），因此也可每日 1 次给药。与缓释格列吡嗪相比，格列美脲有更低剂量的剂型，便于老年人和轻度高血糖患者使用（译者注：老年人应谨慎使用有低血糖风险的磺脲类药物，如必须使用，尽量选短效剂型）。

表 102-2　主要第二代磺脲类药物的给药剂量

药物	初始剂量	每日最大总剂量
格列本脲	2.5 mg bid	15 ～ 20 mg/d（分 2 次）
格列吡嗪	5.0 mg bid	15 ～ 20 mg/d（分 2 次）
格列美脲	1 mg qd	8 mg/d（1 次给药）

治疗以低剂量起始，每 1 ～ 2 周加量一次，并监测空腹和餐后血糖。治疗早期没有表现出任何降糖迹象，提示口服药物治疗可能会失败，即使增加剂量也会效果不佳。除格列美脲外，最大剂量通常为每日 2 次给药，以获得最佳疗效，格列本脲和格列吡嗪的最大剂量均为 15 ～ 20 mg/d。格列美脲的最大剂量为 8 mg/d。用药期间，需要监测血糖和 HbA1c（见下文讨论）。

疗效。磺脲类药物在实现血糖控制方面的疗效与二甲双胍相当。约 25% 的患者仅用磺脲类药物单药治疗就能达到血糖控制目标。另外 50% ～ 60% 的患者，对磺脲类药物治疗的初始反应好，但是随着时间的推移，需要额外的药物来帮助实现治疗目标。15% 的患者对磺脲类药物初始治疗没有反应，可能是 2 型糖尿病晚期或者是进展缓慢的 1 型糖尿病。疗效好的预测因素包括新诊断的糖尿病、病情轻度到中度、β 细胞功能良好（C 肽水平高）、既往没有胰岛素治疗史或既往没有胰岛细胞抗体阳性史。在 UKPDS 研究中，已证明当强化治疗血糖达标时，长期微血管并发症会减少，尽管没有发现大血管病变风险的降低。在与二甲双胍或罗格列酮单药治疗的头对头随机对照研究中，格列本脲的治疗失败率高于其他两种药物。

由于胰岛 β 细胞功能随着时间的推移而下降，药物诱导胰岛素进一步释放的可能性较小。在 UKPDS 研究中，只有 24% 的患者在确诊糖尿病 9 年后仅用磺脲类药物单药治疗就可以使血糖得到充分控制。大多数患者通常需要增加第二种药物，包括降低对内源性胰岛素外周抵抗的药物（如二甲双胍）或外源性胰岛素（见下文讨论）。

副作用。应用磺脲类药物的主要风险是低血糖，其原因是胰岛素释放增加。低血糖倾向于持续时间很长，应用格列本脲的低血糖发生率为4%，应用格列吡嗪的低血糖发生率为 2% ~ 4%。强效、长效的磺脲类药物低血糖风险最大，会导致持续严重的低血糖。老年患者最好使用短效磺脲类药物。在研究中，约 5% 应用磺脲类药物治疗的患者有低血糖的经历。在研究场景之外，低血糖的风险可能更高。

心血管风险一直是个间歇出现又令人担忧的主要问题，很多年前大学团体糖尿病计划（University Group Diabetes Project，UGDP）的数据首次提出了这一问题，该数据显示，长期服用甲苯磺丁脲治疗的糖尿病患者心血管死亡率呈现出很小但有显著意义的增加。对 UGDP 研究设计和研究结果准确性的质疑，引发了广泛的争论。出于对这一观察结果的担忧，口服药物的使用率连续数年下降，也促成了新一代磺脲类药物的研发。后来，英国前瞻性糖尿病研究（UK Prospective Diabetes Study，UKPDS）的长期数据似乎平息了这个争议，UKPDS 研究数据发现，经过 10 年的随访，与长期使用口服降糖药物相关的冠状动脉事件的发生率没有增加。然而，最近这种担忧再次出现，有数据显示，与二甲双胍相比，使用磺脲类药物增加了心血管风险。这种差异究竟是由于二甲双胍的益处、磺脲类药物的不良反应，还是两者兼而有之，目前仍不确定，但值得更多关注。除了对心血管结局的直接影响外，关注其对心血管危险因素的影响也很重要。

体重增加是磺脲类药物治疗刺激胰岛素分泌增加的重要结果。这类药物中的大多数药物，可能使体重增加 5 ~ 10 磅（2.26 ~ 4.53 kg）左右，进而增加心血管风险。磺脲类药物可使甘油三酯适度下降，但总体上对血脂的影响很小。

患者选择。如前所述，二甲双胍已普遍成为 2 型糖尿病患者的首选药物，尤其是对于肥胖患者。磺脲类药物和其他药物已降级为二线药物，当需要额外的血糖控制时作为二甲双胍的补充使用。与胰岛素相比，磺脲类药物使用方便，副作用很小，使其成为 2 型糖尿病患者的热门之选，但二甲双胍治疗之后早期加用胰岛素的治疗方案正在获得越来越多的追随者，因为新近的数据表明，这样做可能改善临床结局（见下文讨论）。磺脲类药物仍然普遍用于虽采取了饮食和运动措施但仍有中度高血糖（空腹血糖在 140 ~ 240 mg/dl）的患者，作为其初始治疗药物。这类患者的胰岛素需求量可能会增加，特别是肥胖患者，他们最初的获益源于内源性胰岛素释放的增加。非肥胖的患者效果最好。

对于高龄患者，应谨慎使用磺脲类药物，因为这些患者对低血糖不良后果的易感性增加；如果要使用，最好使用短效磺脲类药物。

胰岛素 [92-106]

胰岛素适用于病情不能仅靠饮食控制的有症状的 2 型糖尿病患者，无论其有无口服药物治疗，也适用于以血糖接近正常化为治疗目标的糖尿病患者。1 型糖尿病从诊断时即需要启用胰岛素治疗，有新的数据表明，2 型糖尿病患者较早启用胰岛素（例如，在二甲双胍之后或同时使用）治疗可能会改善临床结局。

制剂

胰岛素治疗应首先使用重组人胰岛素制剂。重组人胰岛素制剂能满足所有标准胰岛素治疗。人胰岛素在很大程度上取代了高度纯化的动物胰岛素，它们与动物胰岛素价格相当，但较少产生局部反应、胰岛素过敏、免疫抵抗或脂肪萎缩等副作用。胰岛素有速效、短效、中效和长效制剂以及混合制剂。除了 U-100 胰岛素之外，其他浓缩胰岛素制剂，如 U-200、U-300 和 U-500 均可购得。

短效胰岛素。常规胰岛素用于控制餐后血糖。以往主要用于控制饮食引起的血糖升高。起效时间为 30 ~ 45 min，2 ~ 4 h 达峰，持续时间为 5 ~ 8 h，是首选的餐前胰岛素。常规胰岛素须在用餐前至少 30 ~ 45 min 注射以确保高峰时间合适，这常导致使用问题，特别是在没有及时注射时。

速效胰岛素类似物。近年来，速效胰岛素类似物（赖脯胰岛素、门冬胰岛素和谷赖胰岛素）经常替代常规胰岛素用于控制餐后血糖。速效胰岛素类似物起效时间仅为 5 ~ 15 min，45 ~ 75 min 达峰，持续时间为 2 ~ 4 h。因为它们不需要在饭前注射，所以速效制剂可以更好地匹配胰岛素注射和食物摄入，有助于提高患者依从性，降低低血糖风险。速效制剂的作用时间很短，这意味着它们对每日基础胰岛素需求量的贡献很小，因此需要与长效胰岛素制剂联合使用。

短效或速效胰岛素的适应证人群包括需要更严格血糖控制的接受胰岛素强化治疗的患者。由于常常联用高剂量的长效制剂，低血糖的风险很高。一些速效胰岛素制剂是注射笔的形式，尽管成本有所增加，但提高了方便性和依从性。

中效胰岛素。中性鱼精蛋白锌胰岛素（neutral protamine hagedorn，NPH）的起效时间为 2 h，6 ～ 10 h 达峰，持续时间为 8 ～ 24 h，常用于控制基础血糖。对于 2 型糖尿病患者，起始胰岛素方案可能是睡前单次注射 NPH，以提高基础胰岛素水平并改善空腹血糖控制。随着疾病的进展，每日剂量也可分开使用；NPH 成本很低，可以与其他胰岛素混合使用，允许每日只注射 1 次。

中长效胰岛素类似物。甘精胰岛素和地特胰岛素在 24 h 内有稳定的吸收模式，与中效胰岛素相比，夜间低血糖的风险更小。甘精胰岛素的起效时间约为 2 h，没有峰值，但血清浓度在 4 ～ 6 h 达到平台期，持续 20 ～ 24 h；可每日给药 1 次。地特胰岛素的作用持续时间略短（6 ～ 20 h），但起效时间与甘精胰岛素相似，且无高峰；可每日给药 1 ～ 2 次。这些胰岛素必须每日同一时间给药。

最新的长效胰岛素类似物为德谷胰岛素（Tresiba）。它在皮下形成多六聚体，并与血清中的白蛋白结合，延长清除时间。在现有的胰岛素类似药物中，德谷胰岛素的作用持续时间是最长的，超过 42 h。随机试验证明，德谷胰岛素在主要心血管事件的发生率方面不逊于甘精胰岛素，在空腹血糖控制和严重低血糖事件方面要优于甘精胰岛素。因为其持续作用时间较长，德谷胰岛素可以在一天中的任意时间注射，而不必像其他胰岛素一样，必须在每天的同一时间给药。但德谷胰岛素每周 3 次的给药方案要逊于其他长效胰岛素类似物的每日给药方案。德谷胰岛素的费用与其他胰岛素类似物相当。

甘精 U-300 是一种更浓缩的甘精胰岛素制剂，研发后被批准用于 1 型和 2 型糖尿病。注射后，甘精 U-300 从皮下组织释放的速度更慢，从而使其作用时间更持久。然而，如按单位计算，它的效果似乎要弱于甘精 U-100。甘精 U-300 是通过胰岛素笔给药，防止因体积要求而导致的剂量错误，这一点与甘精 U-100 不同。

对这些基础胰岛素类似物进行的网络荟萃分析发现，它们在降糖效果上没有本质性差异，但提示，与地特胰岛素和甘精 U-100 相比，德谷胰岛素和甘精 U-300 引起的夜间低血糖较少；与甘精 U-100 和德谷胰岛素相比，地特胰岛素和甘精 U-300 的体重增加较少。（译者注：胰岛素通常会增重，原文 weight loss 为笔误。）

长效胰岛素为接受胰岛素强化治疗而又受到夜间低血糖困扰的 1 型糖尿病患者提供了一种有用的基础胰岛素来源（见下文讨论）。长效胰岛素对 2 型糖尿病同样有效。典型的强化胰岛素治疗方案中，长效胰岛素类似物通常在睡前给药，辅以餐前应用速效胰岛素（见下文讨论）。长效胰岛素有一个缺点，在同一注射器中与其他胰岛素混合时，会吸附到其他胰岛素上（需要使用单独的注射器和额外注射）。

中效和短效或速效胰岛素混合物。NPH 和速效或短效胰岛素的固定比例混合物制剂（例如，70/30 中效 / 短效和 75/25 中效 / 速效）在市面上均可以买到。预混胰岛素为每日仅需 2 次胰岛素注射的患者提供了更多的便利，并可能通过减少注射次数来提高依从性。但是，像大多数固定比例的药物混合制剂一样，这些制剂剂量调整的灵活性较差。因此，只有在中效和短效 / 速效胰岛素的最佳剂量分别确定后，才考虑应用这些制剂。此外，大多数餐前注射预混胰岛素的患者还需要在午餐前注射一次非预混制剂的胰岛素。这样，使用预混制剂的费用就增加了。

预混胰岛素类似物制剂在降低餐后血糖方面可能更有效。与长效胰岛素类似物相比，预混胰岛素类似物在降低 HbA1c 水平和餐后血糖方面都更好，但在控制空腹血糖方面效果较差，且更可能导致低血糖反应和体重增加。这些制剂价格较高，在成本效益、依从性、安全性和长期有效性方面，仍有待充分确定。

胰岛素方案

胰岛素是治疗 1 型糖尿病的首选药物，也是 2 型糖尿病越来越多使用的治疗方法。因为人们越来越认识到，更严格的血糖控制（HbA1c ＜ 7.0%）可以显著降低微血管并发症的风险，并可能改善一些大血管临床结局，特别是在糖尿病病程早期、大血管病变发生之前即实现血糖控制的情况下。然而，过于严格的血糖控制（HbA1c < 6.0%）会增加严重低血糖和心血管死亡的风险，从而抵消了严格控制血糖的任何获益。理想的目标是在不增加低血糖发作频率和严重程度的情况下加强血糖控制。胰岛素方案必须考虑基础和餐时胰岛素两种组分。为了达到目标，推荐强化胰岛素治疗方案如下（表 102-3）。

很多专业组织已经建立了糖尿病的治疗路径。在制订胰岛素治疗方案时应考虑患者的生活方式和饮食安排。

基础胰岛素方案。基础方案是非常重要的，因为它影响空腹血糖水平，而空腹血糖水平是总体血糖控制的主要决定因素。通常，每日 2 次（分开）注射中效胰岛素（如 NPH）或每日 1 次注射长效胰岛素（如甘精胰岛素）可维持空腹状态下血糖正常。

传统基础胰岛素方案（每日 2 次 NPH）的一个重要缺点是强化血糖控制与低血糖风险增加相关。这些标准胰岛素制剂的作用高峰通常出现在空腹（如下午或清晨），而不是进食后。在早餐或晚餐前分 2 次、分剂量注射经典的 NPH 胰岛素，在注射后 4 ～ 10 h 内会产生峰值胰岛素效应，具体时间取决于患者对胰岛素是早期（A 型）、正常（B 型）还是晚期（C 型）反应者。除非改变给药时间或食物摄入时间，否则低血糖的可能性会随着血糖控制的增强而增加。这一问题的解决方案包括将 NPH 给药时间由傍晚改为睡前，并改用吸收更持久的长效胰岛素类似物制剂（如甘精胰岛素），这种制剂没有峰值。

表 102-3　强化胰岛素方案

方案	
强化胰岛素方案：血糖控制程度	
一般强化	夜间注射长效胰岛素
	将全天中效胰岛素剂量分为 2 次，分别在早餐和晚餐前注射
	增加小剂量速效或短效胰岛素在餐前注射
严格强化	夜间注射长效胰岛素
	基于自我血糖监测结果，在每餐前甚至更频繁地注射速效或短效胰岛素，在避免低血糖的情况下，使餐前血糖在 70 ～ 120 mg/dl，餐后血糖< 180 mg/dl，HbA1c < 6.0%
	胰岛素泵疗法

当胰岛素剂量不足时，基础胰岛素疗法会出现相反的问题。如果基础胰岛素水平不足以抑制清晨肝脏葡萄糖的生成，那么就会出现空腹高血糖，即所谓的“黎明现象”。需要与夜间低血糖后引起的反跳性空腹高血糖相鉴别（即“Somogyi 效应”，见下文讨论）。

餐时胰岛素方案。尽管在整体血糖管理上，餐后血糖控制的重要性不如基础血糖控制，但仍然是一个重要的目标。在传统的单剂量或分剂量方案中，常规或速效胰岛素经常与基础胰岛素结合使用，以降低餐后血糖。具体在餐前多长时间内注射，取决于使用的是短效胰岛素还是速效胰岛素。对于进餐时间不规律或不可预测的人来说，速效胰岛素比常规胰岛素更可取，因为速效胰岛素可以在餐前即刻给药（5 ～ 15 min 内），避免了常规胰岛素需要在餐前 30 ～ 45 min 给药的限制，以及随之而来的依从性不佳和餐后高血糖或低血糖问题。如前所述，使用速效胰岛素可以更好地匹配给药和进餐，并降低了餐时胰岛素强化治疗相关的低血糖风险。

如果需要餐时胰岛素，要在主餐前开始使用，如果血糖没有达标，则在 2 ～ 3 餐前增加注射次数。很多情况下，会将常规胰岛素或速效胰岛素与 NPH 混合，单次注射，以最大限度地减少每日注射次数（注：长效胰岛素类似物，如甘精胰岛素，不能与短效人胰岛素混合在同一注射器中——见上文讨论）。如果在晚餐前使用预混胰岛素，可能会增加夜间低血糖的风险，因为其中基础胰岛素（NPH）的活性会在清晨达到峰值。可能会导致全天血糖波动很大，出现低血糖、高血糖和总体血糖控制不佳。

强化胰岛素治疗。强化胰岛素治疗试图克服传统标准预混胰岛素和分次胰岛素方案中在基础和膳食控制方面的局限性。强化胰岛素治疗需要频繁的家庭血糖监测，餐前多次注射（multiple daily injection，MDI）速效或短效胰岛素更好的控制餐后血糖，使用长效胰岛素类似物控制基础血糖。或者，强化方案使用连续皮下胰岛素注射设备，即利用一个程控的小型胰岛素泵注射速效胰岛素类似物，通常与实时血糖监测结合使用（见下文讨论）。胰岛素泵还可根据需要进行快速推注。研究发现，每日多次注射胰岛素和胰岛素泵 2 种强化治疗方法在 2 型糖尿病患者的血糖控制和低血糖风险方面效果相似，但在成人 1 型糖尿病患者中，胰岛素泵效果更优（见下文讨论）。

餐后血糖控制，采用每日多次注射方案的患者传统上使用常规胰岛素控制餐后血糖，但常规胰岛素要求患者在餐前 30 ～ 45 min 提前注射，对于用餐时间不规律的人来说很不方便，可能会影响依从性。此外，常规胰岛素持续作用时间为 4 ～ 6 h，增加了低血糖的风险。速效胰岛素（赖脯胰岛素、门冬胰岛素、谷赖胰岛素）是目前常用的控制餐后血糖的制剂，它们起效快、作用时间短，非常适合强化方案中的餐时血糖控制。此外，速效胰岛素作用时间较短，很少能起到基础胰岛素的作用，基础胰岛素需求量可能会增加。

基础血糖的控制，无论是在单独基础胰岛素方案还是在 MDI 方案中，都需要使用中效或长效胰岛素。NPH 等制剂可与速效或短效胰岛素一起使用，一天注射 2 次（总剂量的 2/3 在上午，1/3 在下午或晚上）。NPH 的优点包括费用低廉，能够与常规胰岛素混合，最大限度地减少每日注射次数。主要缺点在于很难提供稳定的基础胰岛素，导致高低血糖波动。此外，NPH 可能需要 2 次注射，而不像长效胰岛素那样每日仅需注射 1 次。

安全的基础血糖控制需要稳定的基础胰岛素水平。实现良好的基础血糖控制的一种常见方法是使用长效胰岛素（如甘精胰岛素、地特胰岛素）。长效胰岛素吸收速率更稳定，没有峰值，因此提供了更稳定的基础胰岛素水平，并降低了低血糖的风险。甘精胰岛素的缺点包括费用增加，不能与其他胰岛素混合，需要每日单独注射。

监测。血糖监测是强化胰岛素治疗的必要组成部分，有助于确保合适的剂量、时间安排和安全性（见下文讨论）。胰岛素强化治疗的主要并发症是频繁且相对严重的低血糖。对于使用 MDI 方案进行胰岛素强化治疗的患者来说，在早餐前、晚餐前以及其他可能的时间点进行频繁的自我血糖监测是必不可少的。定期调整餐时胰岛素剂量的患者可能会更频繁地监测血糖。偶尔会增加凌晨 3 点血糖测定，以确保不会发生夜间低血糖。与频繁地针刺手指进行自我血糖监测相比，自动化的实时动态血糖监测（continuous glucose monitoring，CGM）有助于实现更好的血糖控制。动态血糖监测技术与胰岛素持续输注（胰岛素泵）整合可以提供优越的血糖控制，而不会增加低血糖的风险。

实施的适应证。强化治疗的适应证包括 1 型糖尿病患者和没有并发症的 2 型糖尿病患者，当他们的 HbA1c 水平远高于控制目标时。最适合的人群是较年轻、相对有经验、积极性很高的患者。强化治疗也适用于妊娠期，因为已有文献证实，糖尿病母亲胎儿患病风险增高（见下文讨论），而良好的血糖控制可以降低发病率和死亡率，并有可能预防先天性畸形。

费用问题。在选择基础胰岛素和胰岛素类似物时，兼顾费用很重要，特别是考虑到近年来医疗费用的大幅上涨。虽然胰岛素类似物提高了胰岛素使用的便利性，降低了低血糖的风险，但费用却显著增加。一份报告将 NPH 与甘精胰岛素和地特胰岛素进行比较，发现 HbA1c 水平或严重低血糖发生率没有差异，尽管使用人胰岛素制剂 NPH 患者夜间低血糖和症状性低血糖发生率更高。使用短效胰岛素也有类似的结果，并且在预防血管并发症方面没有区别。

接受强化胰岛素治疗的患者，如果费用问题成为治疗的阻碍，应该考虑换用 NPH 和常规胰岛素单独治疗，或者使用预混胰岛素。此外，可能有一些州或药厂资助措施会帮助患者支付这些药物的部分费用。

口服药物联用胰岛素治疗方案。在 2 型糖尿病糖耐量的异常有多种机制，当最大剂量的胰岛素或口服药物不足以控制血糖时，合乎逻辑的做法是选择不同作用机制的药物进行联合治疗。对于二甲双胍单药治疗不达标的 2 型糖尿病患者，应考虑加用第二种口服降糖药物或胰岛素。过去经常使用磺脲类药物与二甲双胍联用，可使 HbA1c 降低 0.4% ～ 1.0%。其他可以考虑与二甲双胍进行双药联合治疗的药物包括 TZD、DPP-4 抑制剂、SGLT2 抑制剂和 GLP-1 受体激动剂。具体决定用哪种药物应该基于疗效、降糖风险、体重变化、副作用和费用多方面因素综合考虑。

越来越多地在口服二甲双胍基础上，联合睡前注射单剂基础长效胰岛素类似物（如甘精胰岛素或地特胰岛素），通过二甲双胍对抗肝脏和肌肉的胰岛素抵抗来改善血糖控制和减少胰岛素用量。少量的胰岛素可以抑制清晨肝脏葡萄糖的产生（“黎明现象”），从而降低清晨高血糖，而不会引起低血糖；进而显著改善总体血糖控制。当选用两种口服降糖药仍不能控制好血糖时，加用基础胰岛素治疗比加用第三种口服降糖药治疗更可取。

2 型糖尿病患者早期应用胰岛素改善血糖控制，是否能改善大血管结局如心血管事件风险，仍是研究的热点话题，其结果令人期待。

胰岛素和 GLP-1 类似物联合注射治疗。根据 ADA 指南，如果基础胰岛素已被滴定到空腹血糖水平达标，但 HbA1c 水平仍高于目标值，则应考虑联合注射治疗。在这种情况下，应该继续使用二甲双胍，但可能会停用其他口服降糖药物。联合注射疗法的选择包括加用速效胰岛素（在最丰盛的一餐之前）、加用 GLP-1 受体激动剂（如艾塞那肽或利拉糖肽）或改用每日 2 次的预混胰岛素（早餐和晚餐前）。在随机研究中，对甘精胰岛素加口服药物治疗血糖控制不佳的患者，给予每日 2 次艾塞那肽注射联合甘精胰岛素作为基础治疗可改善血糖控制，且不会引起体重增加或低血糖。GLP-1 受体激动剂和基础胰岛素的固定比例组合是可获得的，例如，利司那肽联合甘精胰岛素，利拉糖肽联合德谷胰岛素。我们还需要对这一用法进行更多的研究，观察这种方案是否可以改善血糖控制，同时不会像强化胰岛素方案那样带来体重增加和低血糖的风险，是否能改善结局，特别是一直寻求的心血管事件发生率的下降。

起始胰岛素治疗

在门诊可以从中效或长效胰岛素安全地起始胰岛素治疗，而后根据需要加用速效或短效制剂。起始胰岛素治疗的适当方案是睡前使用中效胰岛素，或睡前或早晨使用长效胰岛素，剂量从 10 IU/d 或 0.1 ~ 0.2 IU/（kg · d）开始。然后根据的空腹血糖水平对胰岛素剂量进行小幅调整（2 ~ 4 IU，或每日总剂量的 10% ~ 15%），每 3 天调整一次，直至空腹血糖达到目标范围。对于午餐前、晚餐前及睡前的高血糖，可以在餐前注射速效胰岛素。如果未能达标，则应考虑加用 GLP-1 受体激动剂或改用预混胰岛素。

对于空腹和餐后血糖均高的患者，合理的起始方案是每日两次 NPH，或夜间使用基础的甘精胰岛素（或每日 1 ~ 2 次地特胰岛素），如果需要控制餐后血糖，可餐前加用速效胰岛素。如果仅需要控制空腹高血糖，那么睡前使用 NPH，地特胰岛素或低剂量甘精胰岛素就足够了。如果仅表现为餐后高血糖，那么可以在早晨开始使用 NPH，地特胰岛素或甘精胰岛素。胰岛素通常与二甲双胍联用，有时还会额外加用一种非胰岛素药物。当开始胰岛素治疗时，可能必须减少第二种药物（非二甲双胍）尤其是磺脲类药物的剂量，以降低低血糖风险。如前所述，虽然初始胰岛素治疗的最佳方案仍有待确定，但越来越多的证据表明，通过起始胰岛素治疗进行早期强化治疗可改善预后。

胰岛素给药技术和储存

胰岛素被注射到皮下并直接吸收入循环中。腹部和四肢是方便的注射部位；在各部位之间轮换注射可以最大限度地减少不适反应和罕见的脂肪萎缩。胰岛素从腹壁吸收最快。在多个腹部部位轮换注射要优于肢体注射，特别是在运动活跃的糖尿病患者中，因为运动的肢体吸收胰岛素的速度会更快。未使用的胰岛素最好存放于冰箱的冷藏室中，但正在使用的胰岛素瓶或胰岛素笔可以在室温下放置长达 28 天而不会显著降低生物效能。即刻注射从冰箱中取出的冷胰岛素可能会给患者带来痛苦。胰岛素不应冷冻保存。

胰岛素治疗中把握血糖控制的最佳程度

胰岛素治疗的进展使严格的血糖控制具有可能性和可操作性。如前所述，现有的最佳证据表明，将治疗目标定于 HbA1c ＜ 7.0% 可显著降低微血管并发症的风险，而且，在出现动脉粥样硬化疾病临床表现之前，糖尿病病程早期即开始严格控制血糖，与长期心血管发病率和死亡率降低相关（如 UKPDS 研究所示）。

正如有重要意义的 ACCORD 研究所示，过度严格的血糖控制（如 HbA1c ＜ 6.0%）增加严重低血糖的风险并使患者死亡风险增加，从而抵消了任何潜在的大血管获益。在 VADT 研究中，平均 5.6 年的强化血糖控制后 10 年的长期随访数据显示，与对照组相比，强化血糖控制组每 1000 人年的主要心血管事件减少 8.6 人（P=0.04）。然而，心血管风险的降低并不伴随总死亡率的降低。也有人担心，强化胰岛素治疗中体重增加常见，可能会引发胰岛素抵抗综合征，并增加高血压、血脂异常、冠状动脉内皮功能障碍以及冠状动脉事件的风险。这可能解释了在一些严格控制血糖的研究中未能达到降低大血管风险的原因。

精心设计胰岛素治疗方案以避免这些不足非常重要。这不仅包括要注意减少严重低血糖的风险，还包括要调整目标 HbA1c，使其适合患者的整体临床情况（见上文讨论）。血糖目标必须要根据年龄、合并症、糖尿病并发症以及低血糖风险等因素进行调整。

强化胰岛素治疗能够实现非常严格的血糖控制，也不可避免地会导致潜在的严重低血糖，这要求我们必须仔细制订和考虑胰岛素治疗方案，以降低低血糖风险。CGM 可以帮助提供更多信息以便进行胰岛素方案调整。一般来说，将强化胰岛素治疗的目标值定为 HbA1c < 7.0%，通常是安全有效且不会导致严重的低血糖，并且也符合患者的生活方式和治疗偏好。

胰岛素治疗期间不断恶化的高血糖

在已经使用足量胰岛素治疗的情况下，患者仍出现高血糖应立即引起注意（表 102-4）。虽然热量摄入的较大变化、未能正确使用胰岛素都可能解释不断恶化的高血糖，但是，必须排查隐性感染（尤其是尿路感染）、冠状动脉缺血、严重的情绪应激以及 Somogyi 现象（反跳性高血糖）等原因。

表 102-4　胰岛素治疗中高血糖加重的重要原因
胰岛素剂量不足
热量摄入增加
未能正确使用胰岛素
隐匿性感染（尤其是泌尿系感染）
冠状动脉缺血
严重的情绪应激
使用糖皮质激素
Somogyi 现象
胰岛素抵抗
清晨生长激素分泌高峰

清晨高血糖是由睡眠期间生长激素水平大幅升高所致。睡前注射的中效胰岛素可以很好地覆盖清晨高血糖。

Somogyi 现象。Somogyi 现象，即胰岛素诱导的低血糖后出现的反跳性高血糖，可伴发酮症，可能被误认为血糖控制不充分。因为它发生在夜间或发生于患有严重自主神经病变的患者，因此低血糖通常不会被注意到。低血糖之后常连续数日血糖控制不佳。识别夜间低血糖的线索包括盗汗、睡眠不佳、噩梦以及清晨头痛。识别 Somogyi 效应的最好方法是认识到它的潜在可能性，并在疑似低血糖时测量血糖。

如果不能测量血糖，可以减少胰岛素剂量，以此作为诊断性试验来确认临床推测。应该每日缓慢减少胰岛素剂量，而不是急剧减少，因为胰岛素剂量骤减会导致高血糖恶化。将 NPH 作为强化胰岛素治疗方案一部分的糖尿病患者，只需将 NPH 的给药时间从晚餐时改为就寝时，既可能解决夜间低血糖问题，又会降低空腹血糖水平。同样，将 NPH 改为甘精胰岛素也可能会降低夜间低血糖的风险（见下文讨论）。

胰岛素抵抗。胰岛素抵抗偶尔也会成为血糖控制不佳的原因。胰岛素抵抗被人为定义为每日胰岛素需要量超过 200 单位。大多数胰岛素抵抗是由肥胖引起的；恢复正常体重是最好的治疗方法。胰岛素治疗效果不佳的肥胖者接受胃旁路手术可能有助于血糖控制。如前所述，2 型糖尿病患者可以应用二甲双胍或噻唑烷二酮类药物治疗，以增加肝脏和肌肉组织对胰岛素的反应性。

更经典的胰岛素抵抗是由自身免疫介导，产生了针对牛或猪胰岛素的抗体或针对鱼精蛋白或鱼精蛋白 - 胰岛素复合物的抗体。赖脯胰岛素似乎并没有增加抗体的产生频率。对于免疫原性胰岛素抵抗的患者，改用不同来源的胰岛素或人重组胰岛素可能有利。有时，可能需要使用高剂量的糖皮质激素（泼尼松 80 ～ 100 mg/d）。大多数患者都对类固醇有反应，类固醇的治疗剂量通常可以迅速减少。免疫原性胰岛素抵抗常见于接受间歇性胰岛素治疗的患者。对于在有限的时间窗内（例如，心肌梗死或肥胖者减肥期间）接受胰岛素治疗的患者来说，人胰岛素是限制抗体产生的最佳选择。

胰岛素的反应 / 低血糖

当食物摄入延迟或减少，体力活动增加，或胰岛素剂量过高或使用时机不当时，可能会发生低血糖。在接受强化胰岛素治疗的人群中，低血糖的风险尤其大。严重的低血糖可能会导致意识丧失。如果患者合并自主神经病变或正在服用 β 肾上腺素能阻滞剂，将掩盖许多低血糖症状，精神错乱可能会是最主要的症状。频繁发作低血糖的患者，自主神经症状可能会变得不明显，需要仔细地进行家庭血糖监测，特别是当患者接受强化胰岛素治疗时。

患者和家庭的教育以及有可用的胰高血糖素是确保患者安全的必要措施。如果患者出现严重的低血糖，他 / 她将不能经口摄入葡萄糖——给一位意识障碍或反应迟钝的患者经口喂果汁，可能会导致吸入性肺炎，此时，可以在家中给患者使用预先装好胰高血糖素（1 mg）的注射器进行肌肉注射。

调整胰岛素制剂的剂量、使用时机和类型也是至关重要的。尽管低血糖对认知功能有短期不良影响，但在 1 型糖尿病、有过很多次短暂低血糖发作的长期使用胰岛素的患者中，并未发现认知功能的下降。

餐后低血糖。发生餐后低血糖时，需要检查餐时胰岛素方案。第一步，注意胰岛素给药时间和剂量，可通过增加指尖血糖监测或连续动态血糖监测（CGM）的数据来获得信息。如果餐后低血糖持续发作，则需考虑从标准的短效胰岛素制剂改换为速效胰岛素，如赖脯胰岛素，这可能有助于更好地匹配胰岛素的给药和食物的摄入。

空腹低血糖。发生空腹低血糖，尤其是夜间低血糖时，要检查基础胰岛素方案。对于那些每日使用 2 次 NPH 作为基础胰岛素的患者，既可以简单地将 NPH 的傍晚剂量从晚餐时改为就寝时注射，也可以考虑用甘精胰岛素作为基础胰岛素方案，可能会解决夜间低血糖问题。甘精胰岛素吸收速度更稳定，可能会避开有时与其他胰岛素相关的峰值。胰岛素泵是另一种基础胰岛素给药方法。

胰岛素过敏

胰岛素过敏表现为对胰岛素的皮肤反应，可见于大约 5% 的患者。荨麻疹、血管性水肿或过敏反应很少见。胰岛素过敏可以使用抗组胺药物，并改为人胰岛素来治疗。如果出现全身性过敏表现，则可能需要脱敏治疗。赖脯胰岛素不增加胰岛素过敏风险。

术前胰岛素管理

现已提出很多用于围手术期管理的胰岛素治疗方案。当日有手术计划，并要求午夜后不能经口进食的患者，应该在手术日当天早晨减少基础胰岛素用量的 1/3 ～ 1/2，并以 150 ml/h 的速度静脉输注 5% 的葡萄糖。如有可能，应尽早安排手术，并在术后根据需要给予常规胰岛素以治疗明显的高血糖。

与术前计划同样重要的是仔细评估心血管和肾脏功能，因为大多数围手术期并发症并不是与高血糖或低血糖相关，而是与并存的心脏或肾脏疾病相关。还应仔细考虑感染的风险，并检查潜在的感染源（例如，肺、皮肤和尿路）。

胰岛素的可负担性及其对胰岛素制剂选择的影响

胰岛素（特别是胰岛素类似物）价格的大幅上涨，使许多患者难以负担，致使他们减少胰岛素的用量，甚至放弃使用。这导致了患者重新考虑使用更实惠的每日 2 次给药的 NPH，而不是每日 1 次的长效胰岛素类似物。比较有效性的研究和荟萃分析表明，使用胰岛素类似物的患者血糖控制水平与使用 NPH 的患者相当，严重低血糖的风险没有差异，但症状性低血糖和夜间低血糖较少。

二线和三线药物 [107-137]

如前所述，在过去 10 年中，出现了一系列用于 2 型糖尿病患者血糖控制的新的二线和三线药物疗法，扩大了治疗选择。这些药物包括 DPP-4 抑制剂、TZD（译者注：如前所述，TZD 类药物问世于 20 世纪 90 年代，超过 10 年）、SGLT2 抑制剂和 GLP-1 受体激动剂。这些药物应用范围广，可以在二甲双胍单药基础上与之联用，特殊情况下也可作为一线药物选用。虽然所有这些药物都能够改善血糖控制，但它们对心脏结局的影响不同，从有害到有益不等，导致 FDA 要求在药物批准后仍监测它们的心血管和心力衰竭事件。

噻唑烷二酮药物（“格列酮”）

在美国，两种 TZD 药物，吡格列酮（Actos）和罗格列酮（文迪雅），被批准用于治疗 2 型糖尿病。这类药物似乎主要通过减少外周组织（包括脂肪、肌肉和肝）的胰岛素抵抗，从而增加葡萄糖的利用，减少葡萄糖的产生。它们一般耐受性好，不会引起低血糖，当与其他口服药物或胰岛素联合使用时，可以增强血糖控制。已发现，这类药物中的某些药物与特异性肝细胞损伤、心脏毒性等不良反应相关。

作用机制。如前所述，噻唑烷二酮药物的主要作用部位是肌肉、脂肪和肝，可提高胰岛素的敏感性。与二甲双胍和磺脲类药物不同，这类药物可降低肝脂肪含量、增加肌肉的胰岛素敏感性。与二甲双胍相比，该类药物在肝作用较小，这可能是疗效降低的原因。脂肪细胞增殖，可能是体重增加的原因。

疗效。虽然噻唑烷二酮药物可以用于 2 型糖尿病的单药治疗，但降低 HbA1c 的效力不如二甲双胍和第二代磺脲类药物（通常＜1%）。然而，由于大多数患者对该类药物的耐受性相对较好，因此与二甲双胍和格列本脲的头对头比较，这类药物在 5 年内单药治疗失败率方面有更好的累积表现。尽管如此，因担心其不良反应（见下文讨论），已将它们降为二线药物，作为其他降糖疗法的补充。TZD 药物使用后约 7 天起效明显，表现为空腹血糖下降，但完全显效可能需要 4 ～ 6 周。大约 25% 的患者 TZD 疗效差；其中大多数患者的空腹 C 肽水平较低。

不良反应和心血管结局。噻唑烷二酮药物中的首个药物曲格列酮（troglitazone）已被迫退市，因为该药的特发性反应会导致肝细胞损伤，严重者导致死亡或需要肝移植。随后的 TZD 药物没有显示出这种程度的肝细胞风险，但长期数据并不充分。推荐谨慎使用、定期监测肝酶。丙氨酸氨基转移酶（alanine aminotransferase，ALT）水平超过正常上限的 1.5 ～ 2.0 倍是每周监测 ALT 和考虑停药的指征。应用 TZD 时会出现体重增加，尤其是与磺脲类药物联合使用时。

随着该类药物的使用，心血管事件风险已经成为一个令人担忧的问题。对上市后的监测数据经过荟萃分析研究显示，使用罗格列酮显著增加了心肌梗死的风险，并轻微增加了心血管死亡的风险。吡格列酮的数据显示心肌梗死的风险较低，而罗格列酮心血管疾病的风险为中性，但这两种药物都会导致液体潴留、水肿和充血性心力衰竭。因此，禁用于Ⅲ级或Ⅳ级心力衰竭患者。此外，该类药物还可能导致骨量丢失和骨折。

制剂、剂量和患者选择。吡格列酮起始剂量为 15 mg/d，罗格列酮起始剂量为 2 mg/d。逐月逐渐增加剂量，直到达到最大剂量（吡格列酮 45 mg/d，罗格列酮 8 mg/d）。该类药物已用于单药治疗，并与胰岛素、磺脲类药物或二甲双胍联用，以降低胰岛素抵抗并改善血糖控制。由于潜在的肝细胞和心血管风险，建议在应用时标有警示，并建议将其作为通过其他方法未能达到血糖控制的糖尿病患者的二线或三线用药。只有在患者没有潜在肝病并愿意定期监测肝功能时，才考虑使用 TZD 药物。对于心血管高危或心力衰竭的患者，应仔细权衡使用的风险和获益，优先选择其他替代药物。

α- 葡糖苷酶抑制剂（阿卡波糖，米格列醇）

阿卡波糖和米格列醇是来源于细菌的不易吸收的复合寡糖，具有抑制肠道 α- 葡萄糖苷酶的能力。开始进餐时服用 α- 葡萄糖苷酶抑制剂，能干扰胰腺对膳食碳水化合物（特别是双糖和复合碳水化合物）的酶解作用，从而抑制膳食碳水化合物转化为单糖，并减缓葡萄糖的吸收。只有不到 1% 的药物会被机体吸收。

疗效。阿卡波糖可单独使用，或与食物、口服药或胰岛素联合使用，能显著降低餐后葡萄糖和 HbA1c 水平。疗效大约介于单独饮食控制和口服降糖药物控制之间。在 1 型糖尿病中使用的数据很少。

不良反应。主要副作用是胃肠道反应（腹部绞痛，腹胀，肠胃胀气和腹泻），这是由于未吸收的碳水化合物被结肠细菌发酵引起的。不良反应与剂量相关，会随时间的推移而减轻。偶尔会有铁吸收障碍，可能导致小细胞性贫血。与口服降糖药或胰岛素一起使用可能会增加低血糖的风险。低血糖时必须用葡萄糖纠正，因为该药物会干扰蔗糖和其他糖类的吸收。与二甲双胍同时使用，应注意阿卡波糖增强二甲双胍的生物利用度并加剧了其胃肠道不良反应的问题。该药不会显著减轻体重。

剂量和患者选择。起始剂量为 25 mg，每日 3 次，在开始进餐时服用。根据体重，最大剂量为 50 ～ 100 mg，每日 3 次。阿卡波糖可以改善 2 型糖尿病患者的血糖控制，并可作为其他治疗形式的补充，但胃肠道不良反应限制了其长期应用的临床可接受性。尽管如此，作为一种额外的治疗方案，可用于特定病例。

胰高血糖素样肽 –1（GLP–1）受体激动剂（肠促胰素）类似物（艾塞那肽，利拉糖肽，阿比鲁肽，度拉糖肽，利司那肽）

这些 GLP-1 类似物模拟肠促胰素的作用，肠促胰素是一种内源性激素系统，参与调节葡萄糖稳态。肠促胰素刺激胰岛素分泌，抑制胰高血糖素，延缓胃排空。研究中，艾塞那肽（百泌达）与基础胰岛素联用，可改善血糖控制而不发生低血糖或体重增加。该类药物的低血糖风险很低。

不良反应和心血管结局。最常见的副作用是胃肠道反应（恶心、呕吐和腹泻）。有报道称艾塞那肽可引起急性胰腺炎和肾功能下降；因此肌酐清除率低于 30 ml/min 的患者不应该使用艾塞那肽。在动物模型中，利拉糖肽可引起甲状腺 C 细胞肿瘤，目前尚不清楚对人类是否有任何影响，不过已观察到利拉糖肽可引起人类甲状腺 C 细胞增生。因此，利拉糖肽禁用于有甲状腺髓样癌或 2 型多发性内分泌腺瘤病个人史或家族史的患者。

关于利拉糖肽的心血管安全性研究发现，利拉糖肽可使不良心血管事件减少 13%，心血管死亡减少 22%，全因死亡减少 15%，但非致死性心血管事件或心力衰竭的住院率没有降低。

剂量和患者选择。艾塞那肽 5 ～ 10 μg，每日 2 次（早餐和晚餐前）皮下注射给药。利拉糖肽（诺和力）初始剂量为 0.6 mg，每日 1 次给药，然后根据需要可每周加量，至每日 1.8 mg 的最大剂量。

这些需要注射的药物可以作为单药疗法与饮食和运动结合使用，但更常见的是与口服降糖药联合使用以改善血糖控制。它们在 2 型糖尿病治疗中的地位仍有待充分确认（译者注：如前所述，GLP-1 类似物在 2 型糖尿病治疗中地位日益提高，参见 2020 版《中国 2 型糖尿病防治指南》）。这类药物费用高，降糖程度中等。主要优点是不同程度的减轻体重以及降低血压和血脂，这些优点使其在代谢综合征或肥胖患者中具有吸引力。基于前文提到的利拉糖肽对心血管结局有益，这类药物正在得到大力推广。

二肽基肽酶 –4（DPP–4）抑制剂（格列汀类）

DPP-4 酶可使 GLP-1 和其他肠促胰素失活，西格列汀（捷诺维）、沙格列汀（安立泽）、利格列汀（欧唐宁）、阿格列汀（尼欣那）和维格列汀（佳维乐）通过抑制 DPP-4 延长了 GLP-1 的作用。这类药物刺激胰岛素合成和分泌，并抑制胰高血糖素分泌。与 GLP-1 类似物不同，这些药物可导致 GLP-1 水平持续而不是仅在餐时升高。降糖程度适中。

不良反应和心血管结局。格列汀类药物通常耐受性良好。现有数据没有发现用药后冠状动脉缺血事件有增加或减少，不过，在使用沙格列汀和阿格列汀的研究中发生了无法解释的心力衰竭入院率增加，但在西格列汀的研究中无此发现。在一项与磺脲类药物的头对头研究中，如前所述，磺脲类药物增加了心血管风险，而 DPP-4 抑制剂与全因死亡（HR 0.63）、主要不良心血管事件（HR 0.68）、缺血性脑卒中（HR 0.64）和低血糖（HR 0.43）的风险下降相关，而心肌梗死和心力衰竭住院的风险两者没有差异。DPP-4 抑制剂的长期安全性仍有待确定。

剂量和患者选择。西格列汀推荐剂量为 100 mg，每日 1 次，沙格列汀为每日 2.5 mg 或 5.0 mg，中重度肾功能不全患者需进行剂量调整。利格列汀的常用剂量为 5 mg，每日 1 次，通过肝肠系统清除，因此不像其他 DPP-4 抑制剂，在肾功能不全患者不需要调整剂量。与二甲双胍组合的复合制剂［沙格列汀 / 二甲双胍（Kombiglyze XR）］目前也可购得。

这类药物可以单药处方，但是由于降糖幅度不大，最常见的用法是与其他口服降糖药如二甲双胍联用，用于不愿意或无法开始胰岛素治疗的患者。它们在 2 型糖尿病管理中的确切作用仍有待确定。此外，这类药物的费用较高。

钠–葡萄糖共转运蛋白抑制剂（SGLT2 抑制剂——达格列净、卡格列净、恩格列净、艾托格列净）

SGLT2 抑制剂能够减轻体重，且来自几个随机对照临床研究的新数据表明这类药物中的某些药物有心脏获益，因此人们对 SGLT2 抑制剂有相当大的兴趣。

作用机制。SGLT2 是一种位于人类肾近端小管的蛋白质，可促进肾对葡萄糖的重吸收。SGLT2 抑制剂可阻断肾对葡萄糖的重吸收，增加葡萄糖排泄，从而降低血糖水平。

疗效。在涉及胰岛素强化治疗失败患者的研究中，这类药物可显著改善患者的血糖控制并减轻体重，而不引起低血糖。此外，心血管高危患者使用它们后，肾衰竭、不良心血管事件以及因心力衰竭住院发生率显著降低。

不良反应和心血管结局。使用这些药物会增加泌尿系和生殖器真菌感染的风险，这可能是尿糖排泄增加所致。已注意到酮症酸中毒发生率也有增加，特别是在超说明书应用于 1 型糖尿病患者时，但主要还是发生在 2 型糖尿病患者，患者血糖水平可能不是特别高，通常低于 200 mg/dl。酮症酸中毒的确切机制尚不清楚，但脱水和胰岛素缺乏的状态可能是重要的起始因素。关于卡格列净和达格列净的临床研究显示，骨折的发生率增加。在一项大型试验中，下肢截肢的风险增加了一倍，尤其是脚趾和足中段截肢（1 年时发生率为 7.5/1000）。FDA 已经对截肢和酮症酸中毒发出了警告。

与大多数其他糖尿病药物治疗方法相比，使用这类药物可以显著降低心血管发病率和死亡率。在大规模、安慰剂对照的随机研究中，恩格列净和卡格列净都能显著降低不良心脏事件（心血管死亡、非致死性心肌梗死和卒中）的发生率，并降低全因死亡率。

剂量和患者选择。目前可购得的 SGLT2 抑制剂有达格列净（Farxiga）、卡格列净（Invokana）和恩格列净（Jardiance）。也有与二甲双胍联合的复方制剂：恩格列净 / 二甲双胍和达格列净 / 二甲双胍。这些药物对心血管风险明显增加的肥胖的 2 型糖尿病患者很有吸引力。不断积累的数据令人鼓舞，但长期的安全性仍有待考证。SGLT2 抑制剂与二甲双胍联合使用，可作为代替胰岛素的选择（译者注：不准确，某些情况下可以），但需要疗效比较研究，以进一步确定疗法的可靠性。

非磺脲类促泌剂：格列奈类药物（瑞格列奈和那格列奈）

和磺脲类药物一样，这类降糖药可以促进胰岛 β 细胞分泌胰岛素，但是起效速度更快，且通过不同的受体。起效迅速且作用持续时间短，适合在餐前即刻服用。瑞格列奈的起始量为 0.5 mg，每日 3 次；那格列奈的起始量为 120 mg，每日 3 次；均在餐前 15 min 服用。格列奈类药物也可能发生低血糖，但与磺脲类药物相比，它们低血糖的发生频率和严重程度略低，一般情况下并不常见。这类药物可引起体重增加；对血脂的影响很小。这两种药物均经肝脏代谢。那格列奈经过肾排泄，因此在肾功能减退的患者中要谨慎使用。瑞格列奈在肾的排泄量不到 10%，因此在肾功能不全时无须调整剂量，可放心使用。

胰淀素类似物（普兰林肽）

普兰林肽（Symlin）是一种注射用的合成胰淀素类似物，胰淀素是一种胰腺神经内分泌激素，通过降低胃肠动力和减少碳水化合物的吸收降低餐后血糖。最佳适用人群是胰岛素治疗的 1 型和 2 型糖尿病患者，可以在餐时通过皮下注射给药。这类药物降低 HbA1c 的幅度适中，一个特别令人满意的效果是减重，有助于抵消胰岛素治疗带来的体重增加。与胰岛素联用时，可能会出现严重的低血糖。因此，不适合用于无症状低血糖患者。

溴隐亭

溴隐亭是一种快速释放的多巴胺激动剂的改良药物，现已发现它对 2 型糖尿病患者有一定的降糖作用。通常不会发生体重增加和低血糖。来自随机临床试验的数据尚有限；最常见的不良反应包括胃肠道反应（恶心和呕吐）和直立位低血压。

胆汁酸螯合剂（考来维纶）

考来维纶是一种胆汁酸螯合剂，可中等强度降低血糖，不会引起低血糖，并能降低低密度脂蛋白胆固醇（LDL-C）水平。它会导致便秘和消化不良，并增加甘油三酯水平。

一线和二线药物的有效性比较

一项系统回顾和荟萃分析对这些新疗法和现有疗法的有效性和安全性进行了比较，结果如下：

- 与磺脲类药物相比，应用二甲双胍与心血管死亡率显著降低有关。
- 除 DDP-4 抑制剂降低 HbA1c 幅度较小之外，所有降糖药物与二甲双胍联合用药对 HbA1c 的降低效果相似。
- 除了磺脲类药物、TZD 药物以及胰岛素与体重增加相关外，其他药物对体重的影响都是降低或保持不变。（译者注：格列奈类药物也会增加体重）。
- 磺脲类药物单药治疗的低血糖风险最大。
- 使用 TZD 药物与充血性心力衰竭的风险增加相关。
- 二甲双胍与 GLP-1 受体激动剂联用时，胃肠道紊乱更为常见。
- 使用 SGLT2 抑制剂可增加生殖器真菌感染风险。
- 基于二甲双胍的联合治疗，与胰岛素相比，GLP-1 受体激动剂具有相似的疗效，但胰岛素低血糖和体重增加的风险更大。
- 使用二甲双胍不会增加乳酸酸中毒的风险。

进行这项荟萃分析时，几个主要的关于 SGLT2 药物对心血管结局影响的大型随机临床试验数据尚未公布，研究人员可使用的数据不充分或质量太低，尚无法判断关于 SGLT2 药物对于心脏有效性和安全性的影响。随后对 SGLT2 类药物进行的几项研究结果表明，SGLT2 类药物对心血管有显著益处，并可降低肾衰竭的风险。

总而言之，二甲双胍仍然是 2 型糖尿病的首选单药治疗方法，二甲双胍兼具疗效好、成本低以及耐受性好，尽管在一些患者可能会出现胃肠道不良反应。以二甲双胍为基础的不同联合治疗似乎显示出相似的疗效，可以根据成本、便利性以及不良反应进行选择。二甲双胍与 SGLT2 联合治疗是否可替代二甲双胍与胰岛素联合治疗，成为经济而理想的治疗方案，仍有待进一步确定。

控制相关的心血管危险因素[9-10,17,25,138-148]（另见第 18、26、27、54、235 章）

糖尿病的心血管危险程度与既往患心肌梗死相似。在糖尿病治疗中，虽然我们会把很多注意力都集中在血糖控制上，以期降低心血管风险，但至关重要的是，不要忽视其他很多可以显著降低心血管风险的机会。关注并强化治疗其他动脉粥样硬化危险因素，特别是高血压、高脂血症和吸烟（见第 18、26、27、31 和 54 章），也可以降低心血管风险（即使在已有大血管并发症的患者中也是如此）。

糖尿病患者 75% 的死亡归因为心血管问题，因此，处理动脉粥样硬化危险因素的重要性怎么强调也不为过。综合控制动脉硬化危险因素的结果令人印象深刻：可显著降低（通常约 50%）不良心血管事件（非致死性心肌梗死、需要血运重建、心源性死亡、卒中和全因死亡）的发生率。

高血压（见第 26 章）

2 型糖尿病患者血压升高与心血管事件风险增加相关。糖尿病患者的高血压得到适当治疗可显著降低其心血管风险。虽然血压控制需要个体化，但对于大多数人来说，130/80 mmHg 这一血压目标是合适的。

选择抑制血管紧张素系统的药物，包括血管紧张素转换酶（angiotensin-converting enzyme，ACE）抑制剂和血管紧张素受体阻滞剂（angiotensin receptor blockers，ARB）。该类药物可以限制肾小球的超滤作用并保护肾功能（见下文讨论）。必须监测患者是否有高钾血症。噻嗪类利尿剂部分是通过逆转容量扩张来起作用，可能会一定程度上使葡萄糖耐量受损，特别是在足量使用时，这使它们难以成为理想的一线药物；但是，较小的剂量对血糖几乎没有不良影响，却会有利于血压控制。β- 受体阻滞药对降压有效，但可掩盖低血糖时交感神经的预警症状。因此，在接受强化胰岛素治疗的患者中应谨慎使用 β- 受体阻滞药。在降压过程中，还可能需要使用钙通道阻滞剂。阳痿和体位性低血压是糖尿病的特征，可能会影响降压药物的选择（见第 26 章）。

脂质紊乱（见第 27 章）

血脂紊乱是糖尿病的结果，有时也是糖尿病治疗的结果。控制血脂异常对减少大血管并发症有重要作用。糖尿病患者高密度脂蛋白（HDL）胆固醇通常较低，极低密度脂蛋白（VLDL）和低密度脂蛋白（LDL）胆固醇和甘油三酯增加。有效控制高血糖通常通过降低甘油三酯和提高 HDL 胆固醇来改善血脂谱，但强化胰岛素治疗带来的体重增加实际上可能会增加 LDL 和降低 HDL 胆固醇。使用二甲双胍可降低甘油三酯和 LDL 胆固醇，轻微增加 HDL 胆固醇。TZD 药物降低甘油三酯，升高 HDL 胆固醇，但也会增加 LDL 胆固醇。磺脲类药物和阿卡波糖对血脂谱无影响。

主要降低 LDL 的药物可显著降低糖尿病患者的心血管事件风险，但矛盾的是，这些药物具有增加葡萄糖耐受不良的可能，可能诱发葡萄糖耐量异常个体进展为显性糖尿病。这已在他汀类药物强化治疗的研究中得到证实，在基因突变产生类似 PCSK9 抑制剂作用的患者的遗传学研究中也有所提示。对糖代谢的影响并没有抵消这类药物的心血管获益，但是值得关注。

吸烟（见第 54 章）

戒烟是预防心血管疾病的重要组成部分，也是降低糖尿病风险的一种手段（见上文讨论）。吸烟的患者患 2 型糖尿病的风险增加 40% ～ 50%，患冠心病的风险增加数倍。戒烟可显著减少患者心血管疾病的风险，应成为糖尿病治疗的重点。也要注意到，戒烟也与短期内发生 2 型糖尿病的风险增加有关，推测是由于戒烟常伴随体重增加。在为糖尿病或糖尿病前期患者设计戒烟方案时，应考虑到如何应对这种体重增加。

肾病

预防肾病的基本措施包括严格控制血糖和血压，定期监测尿液中的微量白蛋白，并在肾病最早期征兆（出现微量白蛋白尿）出现时迅速开始使用血管紧张素受体阻滞剂（ACE 抑制剂或 ARB）。新的证据表明，即使在出现微量白蛋白尿之前，血管紧张素受体阻滞剂也可能适用于所有糖尿病患者，从而预防或延缓血压正常的 2 型糖尿病患者出现微量白蛋白尿。使用 SGLT2 抑制剂治疗是否具有肾保护作用需要进一步研究，初步数据表明前景可期（译者注：现有证据显示，多数 SGLT2i 类药物在一系列肾脏结局的研究中显示了肾获益）。

并发症的处理 [3-4,15,19,21,149-155]

如前所述，糖尿病的主要并发症可分为微血管并发症和大血管并发症，其中，微血管并发症包括肾病、神经病变、肠病和视网膜病变，而冠心病和外周血管疾病是大血管病变中最突出的疾病（脑卒中的风险也会增加；见第 171 章）。糖尿病的足部问题代表了各种并发症的综合表现。

肾病和肾衰竭

糖尿病是肾小球损伤和肾衰竭的主要原因，而且，肾衰竭也是糖尿病患者心血管事件风险的一个主要但被低估的原因。如上所述，ACE 抑制剂和 ARB 可减少蛋白尿，并可显著延缓向氮质血症的进展。这种对肾病的有益作用甚至可见于血压正常的糖尿病患者，而且与血压降低无关。这种有益作用被认为与扩张入球小动脉和减少超滤有关。

在早期肾病中，限制蛋白质摄入（0.5 mg/kg）可能有助于减少超滤，但是 ACE 抑制剂或 ARB 治疗可能更易被接受且更有效。控制高血压至关重要，特别是当肾功能下降时（见第 26 章）。在肾功能不全加重的情况下，只要没有双侧肾动脉狭窄的证据，血管紧张素阻滞剂就可以继续使用，但是在氮质血症恶化的情况下，尤其是出现高钾血症时则需要谨慎（见第 142 章）。

一旦出现严重的蛋白尿（＞ 3 g/d），进展为肾衰竭可能不可避免。然而，基层全科医生仍然可能预防某些形式的肾功能恶化，例如，与膀胱功能障碍、肾盂肾炎、急性肾乳头坏死以及造影剂等引起的急性肾衰竭相关的疾病，这些疾病通常发生在中至重度肾功能不全的糖尿病患者中。及时积极地治疗尿路感染（见第 133 章和第 140 章）、尿潴留（可增加感染风险，见第 134 章），避免不必要的造影剂使用，都有助于预防肾损伤。如果必须使用造影剂进行对比研究，那么必须确保充分水化，并尽可能减少造影剂的用量。在应用造影剂前，应避免使用肾毒性抗生素和非甾体抗炎药（可抑制肾前列腺素活性）。

在严重肾功能不全［eGFR＜30 ml/（min・1.73 m^2）］的情况下，需要限制二甲双胍的使用，因为二甲双胍经过肾排泄，高剂量会增加乳酸酸中毒的风险。如前所述，对于 eGFR 在 45 ～ 59 ml/（min・1.73m^2）的患者，二甲双胍可安全使用；而对于 eGFR 在 30 ～ 44 ml/（min・1.73m^2）的患者，二甲双胍须谨慎使用。

在过去的 10 年中，接受血液透析或肾移植的糖尿病患者的前景有所改善，尽管接受这些治疗的糖尿病患者的死亡率仍然高于非糖尿病患者。由于担心血液透析中使用的肝素可能会加重糖尿病视网膜病变，已向糖尿病患者提供了持续非卧床腹膜透析治疗。然而，接受持续腹膜透析的糖尿病患者的感染率似乎更高。

视网膜病变及其他眼科并发症

糖尿病视网膜病变是导致失明的最重要的全身性疾病。增殖性视网膜病变是 1 型糖尿病患者致盲的主要原因，而非增殖性视网膜病变引起的黄斑水肿是 2 型糖尿病患者致盲的主要原因。预防是最好的治疗，可以通过降低高血糖来实现，即使是血糖水平的部分正常化也是有帮助的。用激光疗法进行光凝固可以延缓 50% 的视力丧失（见第 209 章）。白内障和青光眼是另外两种值得注意的重要并发症（见第 207 章和第 208 章）。

神经病变

通过严格控制血糖来预防神经病变仍然是治疗糖尿病神经病变的最佳方法。然而，如果出现症状并成为健康问题，则有必要考虑药物干预。

远端感觉神经病变。远端感觉神经病变引起的疼痛可以致残。已经尝试用多种药物来缓解症状，但目前还没有发现特别有效的治疗方案。荟萃分析发现，大多数药物短期使用均有效，尽管药物费用存在显著差异，但还没有哪一种药物表现最优。

三环类抗抑郁药（如阿米替林、去甲替林，通常 25 ～ 50 mg，睡前服用）已成为一线治疗药物。然而，它们的抗胆碱能副作用（如口干、尿潴留、便秘、直立性低血压）和引发心律失常的倾向（见第 227 章）限制了应用，特别是在老年人中。

加巴喷丁（Neurontin）是一种γ- 氨基丁酸（γ-aminobutyric acid，GABA）类似物，已被批准用于治疗带状疱疹后神经痛和癫痫（见第 170 章），它在控制糖尿病神经病变的疼痛方面显示出好坏参半的效果，还未被批准用于治疗糖尿病神经病变。加巴喷丁的不良反应包括头晕、嗜睡和神志不清。应低剂量起始，然后在几周内滴定加量。无专利的加巴喷丁成本与无专利的三环类抗抑郁药相当，是度洛西汀和普瑞巴林的 1/10。

普瑞巴林（Lyrica）是一种类似于加巴喷丁的 GABA 类似物（见第 170 章），也被 FDA 批准用于治疗疼痛性糖尿病神经病变。它的不良反应包括头晕、嗜睡、口干和外周水肿。最大的推荐剂量是 100mg，每日 3 次，肾功能不全的患者应调整剂量。这种药物的价格是三环类药物和无专利的加巴喷丁的 10 倍，正在被大力推广。

抗抑郁药度洛西汀（欣百达）是一种 5- 羟色胺和去甲肾上腺素再摄取抑制剂，已被 FDA 批准用于治疗糖尿病神经性疼痛。在初始治疗后不久即可看到获益。不良反应包括恶心、头晕、疲劳、嗜睡和便秘。常规剂量是 60mg/d；更高的剂量获益不大。肾功能不全患者需要调整剂量；肝功能不全患者不宜使用。该药物费用约为三环类药物和无专利的加巴喷丁的 10 倍，并通过广告向患者推广。

辣椒素乳膏，0.075% 剂型的乳膏，每日局部外用 4 次，可使痛性糖尿病神经病变的病情得到中度改善。其不良反应包括局部灼热和皮肤刺激。该疗法是所有治疗中最便宜的，且无须处方即可获得。

缺乏可比较的有效性数据，干扰了药物的选择。在选择药物时可以反复尝试，不断纠错，并以患者的反应和药物成本为依据。不足为奇，在直接面向消费者的广告中，最昂贵的药物得到了大力推广。

自主神经功能障碍。与自主神经病变相关的体位性低血压、阳痿和尿潴留通常是永久性的。体位性低血压可能对增加容量、米多君（一种选择性 α_1 肾上腺素能激动剂）以及合成的盐皮质激素氟氢可的松（Florinef）治疗有反应。

勃起功能障碍是使用西地那非（Viagra）或其类似药物的合理适应证，该药对男性糖尿病患者可能有中等疗效（见第 132 章）。然而，这类药物不应该与治疗心血管疾病的硝酸酯类药物同时服用，因为可能导致显著的低血压。焦虑和抑郁经常与神经功能障碍相互叠加影响（见第 132 章和第 229 章），必须予以排除。

肠道疾病，主要表现为自主神经病变引起的胃肠动力问题，包括食管动力障碍，胃轻瘫和糖尿病性腹泻，可能很难治疗。少量多次进食可能有助于缓解症状。甲氧氯普胺（Reglan）是一种多巴胺激动剂，可能会减轻胃轻瘫症状。通常在饭前 30 min 和睡前服用 10 mg。甲氧氯普胺除了片剂外，还有口服液和静脉制剂可供选择。肠道细菌过度生长引起的腹泻可以用广谱抗生素（例如，新霉素或四环素）进行试验治疗。考来烯胺可能有助于控制糖尿病自主神经病变引起的腹泻。幸运的是，难治性夜间腹泻通常会自发消退。虽然与肠道疾病没有直接关系，牙槽溢脓和口腔脓肿在糖尿病患者发病率较高，可能会影响血糖控制，需要引起注意。因此，有必要定期进行牙科检查。

冠心病（见第 30 章和第 31 章）

糖尿病合并冠心病的治疗方法与所有冠脉事件风险程度类似的冠心病患者的治疗方法相似，主要侧重于积极的二级预防措施，即重点关注心血管危险因素的强化控制。预防性使用阿司匹林曾经是所有糖尿病患者的标准治疗方法，但目前，已将推荐范围缩小，认为阿司匹林只适用于具有显著 CHD 事件风险的患者。有人担心糖尿病会增强阿司匹林抵抗，可能需要更高剂量（如 162 mg/d vs.81 mg/d）的阿司匹林，但目前的共识建议并不要求应用更高的剂量。部分患者可能需要心脏旁路手术和心脏支架术进行血运重建。使用 n-3 ω 脂肪酸补充剂对心血管事件发生率没有影响。

外周血管疾病（见第 34 章）

糖尿病的微血管和大血管并发症在四肢很明显。缺血性皮肤溃疡，跛行和残肢是常见的并发症。下肢截肢通常是糖尿病患者周围血管病变和神经病变的结果。与糖尿病对照组相比，糖尿病截肢患者的神经病变和血管损伤更严重，HDL 胆固醇水平更低，接受的门诊糖尿病教育更少。外周血管病变的管理包括加强血糖控制、减少动脉粥样硬化危险因素、运动、戒烟以及保持细致的足部护理（见第 34 章）。

足部问题

由于血管功能不全和神经病变，糖尿病患者有独特的足部护理问题。标准化的单纤维丝测试有助于早期发现感觉减退，这比检测保护性足部感觉的常规体检要好。细致的足部护理对于预防蜂窝组织炎、骨髓炎和潜在的截肢风险至关重要。双脚必须保持干净，足趾间空隙要干燥，胼胝要修剪干净，脚趾甲要仔细修剪。需要强调的是，患者应经常检查皮肤是否破裂和是否有蜂窝组织炎，同样，穿合适的鞋也很重要。糖尿病患者在洗澡前，应该用手测试水温，以防因下肢温度觉丧失而可能发生的烫伤。定期到足科就诊是一种标准的护理方法，也是一项基本的预防措施，特别是对于老年人或视力不佳、有足部感染病史或严重感觉功能丧失的患者。

监测 [156-160]

监测必须致力于解决三个问题：血糖控制、糖尿病并发症以及药物不良反应。

血糖控制

用针刺手指的方法居家监测毛细血管血糖，比以前用尿糖试纸检测尿糖的方法有了显著的改善，应该在任何需要的情况下进行。患者取一滴手指的毛细血管血液样本，滴到试剂条上，通过比色法测定葡萄糖浓度。在初始应用胰岛素或调整胰岛素方案时，以及在疾病或血糖控制恶化期间，需要经常测量血糖，无论是空腹状态，还是在饭前、饭后和睡前的几个时间点测定，都很有价值。家庭血糖监测对于没有使用胰岛素的患者来说，除了可短暂地改善血糖控制外，几乎没有更多获益。随机试验也发现，指端血糖监测对于糖化血红蛋白或生活质量没有改善。因此，许多保险公司不会为常规的指端血糖监测付费，除非患者使用胰岛素。

实时动态血糖监测（Continuous Glucose Monitoring，CGM）系统现已广泛应用，并将发挥越来越重要的作用，特别是在胰岛素强化治疗管理中，如使用胰岛素泵时。这项技术避免了白天重复针刺手指的需求。CGM 每 1 ～ 5 min 提供一次血糖测量数值，并提供低血糖和高血糖警报以及血糖趋势信息。CGM 系统由一个小的一次性传感器、一个发射器和一个接收器组成。传感器被插入到皮下脂肪中，测量组织间液的葡萄糖浓度。发射器连接在传感器上，将血糖值无线传输到接收器或智能手机上，后者显示读数，生成显示血糖趋势和高低值的图表。许多针对 1 型和 2 型糖尿病的研究表明，使用 CGM 可以改善血糖控制。

一旦胰岛素剂量达到稳定，监测可以减少到每日一次，通常在早餐前测量，但额外的测量是有帮助的。有能力调整胰岛素剂量的患者可以使用家庭血糖监测，使餐后血糖保持在 100 mg/dl 左右。我们仍需要仔细告知患者要警惕高血糖和低血糖的症状，家庭血糖监测并不能替代这项工作。

HbA1c 测定提供了前 2 ～ 3 个月总体血糖控制的估计值。红细胞中血红蛋白的糖基化程度反映了细胞存活期间所处环境中的葡萄糖浓度。该水平与频繁血糖测定的结果有很好的相关性。HbA1c 低于 8.0% 表明血糖水平低于 200 mg/dl；HbA1c 在 11% ～ 12% 与血糖水平超过 300 mg/dl 相关，提示碳水化合物控制较差。如前所述，HbA1c 的目标值为小于 7%；然而，过度严格的控制会导致明显的低血糖发作，进而会增加心脏死亡风险。HbA1c 测定已取代随机血糖测定作为一段时间内血糖控制水平的最佳评估方法。如果糖尿病得到控制（HbA1c 低于 7%），可每 6 个月检查一次 HbA1c，如果糖尿病未得到控制（HbA1c 高于 7%）或治疗方案有变化，则应每 3 ～ 6 个月检查一次 HbA1c。未来，将使用能反映葡萄糖变化趋势的 CGM 来帮助判断糖尿病是否控制良好。

并发症

在每次就诊时，糖尿病患者都应接受常规的定期随访。每次就诊，都应检查血压，查阅血糖记录，了解体重或 BMI 变化，并检查药物治疗方案和生活方式改变情况（饮食，运动，戒烟）。应检查脚部是否有胼胝、溃疡和感染，特别是对于因周围神经病变导致感觉减弱的患者。

定期进行体格检查，包括检查增殖性视网膜病变，颈动脉杂音和其他中枢及外周动脉粥样硬化性疾病的迹象，以及远端感觉丧失的周围神经病变（最好使用标准化单纤维丝进行）。每年需要转诊进行进一步的眼科检查，如果发现视网膜病变，则需要更频繁的转诊。

尤其重要的是，需要检查血管疾病的危险因素，如高血压（见第 14 章）、高胆固醇血症（见第 15 章）、吸烟（见第 54 章）以及肾衰竭（见第 142 章）。因此，定期的实验室检查应包括血脂谱、尿微量白蛋白和血清肌酐。

患者病例记录中的糖尿病摘要表可以帮助我们快速浏览糖尿病及其并发症的累及范围，严重程度和进展。教导患者注意皮肤、眼睛、神经系统和心血管的变化是监测工作的重要组成部分（见下文讨论）。

药物治疗的不良反应

使用二甲双胍。使用二甲双胍的患者需要通过测定血清肌酐和 eGFR 来监测肾功能；肾功能不全会减少二甲双胍排泄，可能导致血清二甲双胍浓度升高和乳酸性酸中毒风险增加。当 eGFR 降低并出现肾功能不全时，需要考虑调整二甲双胍剂量或终止治疗。如 eGFR 小于 30 ml/（min · 1.73m^2），应禁用二甲双胍；如 eGFR 在 30 ～ 44 ml/（min · 1.73m^2），应谨慎给予二甲双胍。

使用噻唑烷二酮类药物。处方这些药物的患者需要定期监测血清肝酶（如 ALT，参见前面的讨论）。任何原因导致的 ALT 水平超过正常上限的 3 倍，都提示要立即停药，任何原因导致的 ALT 水平持续增加，也应考虑停药。由于体液潴留和心力衰竭风险增加，需要监测患者的容量状态，并定期检查心力衰竭的症状和体征（见第 32 章）。使用罗格列酮与心肌梗死的风险增加相关（这可能是，也可能不是类效应）；服用这类药物的患者需要仔细监测缺血的症状和体征（见第 22 章），如果临床上有任何怀疑，还需要进一步检查（见第 36 章）；定期检查心电图可能会有所帮助。任何对缺血的怀疑都是终止治疗的指征。

使用 GLP-1 受体激动剂。对于有甲状腺髓样癌个人史或家族史的患者或有 2 型多发性内分泌腺瘤综合征（multiple endocrine neoplasia syndrome type 2，MEN-2）的患者，应避免使用 GLP-1 受体激动剂。有胰腺炎病史的患者不应使用该药，一旦发生胰腺炎，应停药。如果出现腹痛，应检查淀粉酶和脂肪酶，并考虑进一步检查是否有胰腺炎（见第 58 章）。

使用 SGLT2 抑制剂。如前所述，使用这些药物与真菌性生殖器感染和尿路感染有关，因此有必要监测症状，并在出现症状时进行体格检查和尿液分析。应定期进行糖尿病足检查，以寻找感染和循环障碍的证据，以帮助及早发现病变。这些病变可能会增加下肢截肢的风险，截肢最主要位于脚趾和足中段。使用卡格列净可能会增加截肢的风险。在临床试验中，卡格列净和达格列净会增加骨折的发生率，因此有必要关注任何骨痛。当服用 SGLT2 的患者出现腹痛或其他提示酮症酸中毒的症状时，应进行酮症酸中毒相关检查，即使在没有明显高血糖的情况下也是如此，特别是在脱水和漏用胰岛素的情况下。

使用 DPP-4 抑制剂。由于这类药物（利格列汀除外）经肾排泄，因此需要监测肾功能并据此进行剂量调整，特别是肾功能受损的患者。像 GLP-1 激动剂一样，这类药物不应该用于有胰腺炎病史的人，发生腹痛者应该进行胰腺炎相关检查。

1型糖尿病的治疗原则[39-43,55,61,63-65,114,161-169]

总体治疗策略

1 型糖尿病重点是强化胰岛素治疗，以弥补胰岛素产生的缺失。饮食和运动也起着关键作用，因为人们越来越认识到，胰岛素抵抗对 1 型糖尿病血糖控制不良也有贡献。与 2 型糖尿病一样，关注其他心血管危险因素有助于获得最佳临床结局。

关键要素

管理的最关键要素与 2 型糖尿病的管理要素类似，我们在前面的讨论中已进行了很好的详细说明。本节将重点介绍与 1 型糖尿病管理相关的要素。

预防

作为一种遗传性自身免疫性疾病，对 1 型糖尿病进行了很多改变免疫反应或改变其遗传或表达的尝试。然而，到目前为止，还没有一种方法被证明是成功的。1 型糖尿病患者抗体阳性的亲属，使用小剂量口服胰岛素来改变自身免疫反应也没有成功。

饮食

饮食自律对于需要胰岛素治疗的糖尿病患者尤其重要。对于理想体重的患者来说，饮食治疗的关键在于碳水化合物摄入的量和进餐的间隔要具有规律性。在持续外源性胰岛素作用期间，除三餐以外，需要在半上午，半下午及睡前补充零食以提供葡萄糖来源。常用的 ADA 饮食建议按早餐 2/9，午餐 2/9，晚餐 4/9，零食 1/9 的比例进行热量分配。进餐时间必须与胰岛素的效应峰值以及活动时间表相匹配；增加活动量需要增加食物摄入量或减少胰岛素剂量以防止低血糖。通常限制单糖摄入，单糖会恶化餐后高血糖；但患者应携带单糖食物，如果汁或糖果，以控制胰岛素引起的低血糖反应。对于肥胖的 1 型糖尿病患者，建议制订一个减肥计划（见第 235 章）。

运动

与 2 型糖尿病一样，运动对于减轻 1 型糖尿病的胰岛素抵抗也很重要。1 型糖尿病通常采用胰岛素强化治疗，因此，需要采取一些额外的预防措施避免低血糖：①将胰岛素注射到将要运动的肢体可能会由于吸收增加而突发低血糖；因此，腹部是首选注射部位。②通过实施运动方案来改善血糖控制时可能增加低血糖的风险，因此需要减少胰岛素的剂量；碳水化合物的摄入量也可能需要增加。③在酮症的情况下应避免运动，因为运动有潜在的加剧酮体生成的可能。

胰岛素

胰岛素是 1 型糖尿病的首选治疗药物。在疾病早期即开始强化胰岛素治疗可降低心血管和微血管风险，并可取得最佳结局。如果 1 型糖尿病患者有空腹和餐后高血糖，选用甘精胰岛素联合速效胰岛素是每日多次注射（multiple daily injections，MDI）方案的最佳选择。除此之外，也可以予每日 2 次 NPH 或地特胰岛素，联合餐前速效胰岛素注射。MDI 方案中，作为速效胰岛素，胰岛素类似物和吸入胰岛素可达到相似程度的血糖控制，并且起效和作用消失比常规人胰岛素更快（起效 5 ～ 15 min vs. 30 ～ 60 min，达峰 30 ～ 90 min vs.2 ～ 3 h）。此外，它们还降低了低血糖的风险，吸入胰岛素制剂的低血糖风险最低。

每日胰岛素总剂量从 0.4 ～ 1.0 IU/kg（译者注：原文 mg/kg，错误。）起始，酮症酸中毒患者胰岛素需要量较高，代谢稳定患者胰岛素需要量较低。胰岛素的给药方式可以使用长效和速效胰岛素联合治疗的 MDI 方案或者胰岛素泵（continuous subcutaneous insulin infusion，CSII）方式输注速效胰岛素如赖脯胰岛素。MDI 方案未能达到充分的血糖控制，是考虑使用胰岛素泵治疗的指征。与 MDI 方案相比，CSII 方案似乎可实现稍好的血糖控制和更低的低血糖风险。两者通常都需要通过血糖监测来进行自我管理和胰岛素剂量调整，但需要考虑患者是否能承担责任并接受教育。

胰岛素泵治疗。胰岛素泵疗法是一种试图模拟胰岛素释放的正常生理模式。对于血糖控制困难的 1 型糖尿病和妊娠糖尿病患者，开环胰岛素输注装置（外部佩戴，连接到留置导管，通常带有血糖监测装置）能够进行 MDI 或持续输注。因为患者需要依据血糖水平在开放环路系统中对胰岛素输注进行调整，这就需要患者有一定的主动性和文化修养，能严密监测血糖以保证安全性和有效性。

如前所述，与每日多次注射胰岛素的患者相比，接受胰岛素泵治疗的成人 1 型糖尿病患者能够在不增加低血糖风险的情况下实现更好的血糖控制，特别是当实时动态血糖监测被纳入到开环泵设备中时。胰岛素泵的主要优点是它们便于频繁地给药和更好地匹配所需剂量。胰岛素泵的并发症包括导管感染、疏忽所致的导管移位和费用较高。

混合闭环系统（又称“人工胰腺”）通过分析软件控制皮下血糖监测和输注，从而自动调整胰岛素输注。它的出现，可能会扩大从这种胰岛素给药方法中受益的患者范围。混合闭环系统在检测到严重低血糖时，还会给予胰高血糖素。将混合闭环系统与其他胰岛素给药方式进行比较的研究目前正在进行中。初步结果显示，混合闭环系统给药改善了血糖控制，降低了低血糖风险。

其他药物和胰岛细胞移植

普兰林肽（Pramlintide）是一种可注射的胰淀素类似物，用于补充未能实现良好餐后血糖控制的患者的餐后胰岛素。该药物延缓胃排空，从而抑制胰腺胰高血糖素的分泌。使用该药需要减少餐时胰岛素。一些用于治疗 2 型糖尿病的药物正在探索在 1 型糖尿病中的应用。研究发现，二甲双胍可减少胰岛素需求，减缓体重增加，但不能改善血糖控制。减少胰高血糖素释放的药物（DPP-4 抑制剂和 GLP-1 受体激动剂）（译者注：原文 GPD-1 错误，应该为 GLP-1）可以改善血糖控制，但会增加严重低血糖的风险。

1 型糖尿病患者如果反复出现胰岛素治疗相关的难治性低血糖，则是胰岛细胞移植的适应证人群。如果移植成功，内源性胰岛素产生可能长期恢复，进而实现血糖控制。但胰岛细胞移植后需要无限期的免疫抑制治疗。

监测

由于自身胰岛素分泌的缺失和强化胰岛素治疗的需要，以及显著高血糖和严重低血糖的相关风险，自我血糖监测很重要，观察低血糖和高血糖的体征和症状也很重要。在 1 型糖尿病中，要求持续频繁监测血糖。每天至少测 4 次血糖，空腹和餐前均要测血糖。同样，在驾驶等关键活动之前和运动之前也应该测血糖。当血糖水平波动很大时，可能需要更频繁地监测血糖。频繁监测血糖的需求可能会使针刺指尖取血成为问题。

对于许多人来说，动态血糖监测（Continuous glucose monitoring，CGM）可替代针刺指尖血测血糖，成为一种受欢迎的血糖监测方式，特别是那些对低血糖感知不好或频繁低血糖发作的人。独立的设备和集成到胰岛素泵中的设备可每 1 ～ 5 min 提供一次血糖读数，并提供阈值可调节的低血糖和高血糖警告。需要加强血糖监测和自我调整胰岛素的患者使用 CGM 可以改善血糖控制。把 CGM 内置于可自动调整胰岛素剂量的闭环系统中，可充分利用 CGM 持续监测血糖的优点。

自我监测低血糖和高血糖的症状和体征是监测血糖水平的重要补充。教会患者认识到出汗、心悸、颤抖、易怒、饥饿和（或）精神错乱可能是低血糖的征兆，这是安全实施胰岛素强化治疗的重要组成部分。由于有酮症酸中毒倾向，1 型糖尿病患者还需要了解恶心、呕吐、腹痛和呼吸急促可能预示着酮症酸中毒的发生。

目前建议病史 5 年以上的 1 型糖尿病患者每年监测视网膜病变。但从 DCCT 研究中患者长期随访的检查数据来看，根据基线视网膜检查情况和HbA1c水平，检查的时间间隔可延长一些。

患者和家庭教育

考虑到自我监测血糖和自我调整治疗的需要，对于1型糖尿病患者及其家庭进行教育的重要性怎么强调都不为过。此外，所有人都应接受如何处理严重低血糖的培训，即疑诊低血糖时，紧急给予胰高血糖素1 mg肌内注射或皮下注射。随机试验的荟萃分析发现，生活方式干预6个月，可改善HbA1c水平，但在干预结束后效果逐渐减弱。

妊娠糖尿病的治疗原则 [12,170-183]

妊娠期糖尿病如不加以控制可导致不良结局，包括自然流产、先兆子痫、巨大儿、胎儿器官肥大、羊水过多、新生儿呼吸窘迫综合征以及母婴产伤。此外，孕妇以后患肥胖症和2型糖尿病的风险可能会增加。

高血糖会导致胎儿过度生长，从而增加了产伤、窒息和胎死宫内的风险。此外，剖宫产的需求也会增加。妊娠糖尿病母亲的高血糖虽然没有非妊娠期糖尿病严重，但也与出生体重增加的风险持续增加有关。即使在非糖尿病孕妇中，不显著的高血糖（餐后2 h血糖在140 ～ 160 mg/dl）也会增加巨大儿及并发症的风险。

在妊娠期将血糖维持在生理范围（60 ～ 120mg/dl）尤为重要，因为可以预防胎儿高血糖的并发症，并将围产期死亡率降低至非糖尿病患者的水平。餐后血糖大于165mg/dl的女性产后糖尿病发病率增加。

根据ADA和美国妇产科医师学会（American College of Obstetricians and Gynecologists，ACOG）指南，1型糖尿病、2型糖尿病以及GDM的血糖控制目标是空腹低于95 mg/dl，餐后1 h低于140 mg/dl或餐后2 h低于120 mg/dl。关于HbA1c的目标值研究较少。观察性研究表明，HbA1c低于6.0% ～ 6.5%，胎儿不良结局发生率最低。建议将GDM患者的HbA1c目标值定为6.0% ～ 6.5%，但如果能避免低血糖，HbA1c低于6.0%可能最理想。

筛查、诊断和监测（见第93章）

鉴于妊娠期糖耐量异常的重要性，ADA和ACOG建议所有孕妇在妊娠24 ～ 28周时进行糖耐量异常筛查，并在首次产前检查时进行糖尿病风险评估，届时对高危人群进行检测（美国预防服务工作组发现，现有证据尚不足以建议或反对对所有孕妇进行筛查，但确实支持在评估妊娠期糖尿病总体风险的基础上考虑进行个体筛查）。具有糖尿病或妊娠糖尿病高风险临床特征的患者（如：显著肥胖，妊娠糖尿病个人史，曾分娩过大于胎龄儿，糖尿，多囊卵巢综合征，强的糖尿病家族史）应在第一次产前检查时接受血糖检测。护士健康研究的数据显示，高龄产妇、家族史、非白种人种族、较高的BMI、成年早期体重增加以及吸烟是独立的危险因素。

筛查和诊断（见第93章）

可使用75 g葡萄糖2 h口服葡萄糖耐量试验（oral glucose tolerance test，OGTT）或空腹血糖测定进行一步法筛查。根据ADA和国际糖尿病与妊娠研究组协会（International Association of Diabetes and Pregnancy Study Groups，IADPSG）推荐，阳性定义为空腹血糖≥ 92 mg/dl，或1 h血糖≥ 180 mg/dl，或2 h血糖≥ 153 mg/dl。在那些无法进行OGTT或担心渗透负荷的情况下，可使用24 ～ 28周时的空腹血糖测定进行筛查。特异值尚未确定，在不同的人群中可能会有所不同。

一些人使用两步法筛查。第一步是口服50 g葡萄糖和测定1小时静脉血葡萄糖水平，然后对血糖水平达到或超过机构筛查阈值（临界范围为130 ～ 145 mg/dl）的女性给予口服100 g葡萄糖进行3 h诊断性OGTT。一步法因其简单、实用和方便而受到很多人青睐，但也有人批评其假阳性率更高。

监测血糖和用药

监测血糖在妊娠期间至关重要。可能需要更频繁地监测HbA1c水平，甚至每月一次。由于红细胞更新率生理性增加，在正常妊娠期间HbA1c水平会下降。此外，因为HbA1c是一个综合值，可能无法捕捉到会导致巨大儿的餐后高血糖。因此，HbA1c 不应作为血糖控制的主要指标，而应作为自我血糖监测之外的次要指标。妊娠期间最好是监测空腹和餐后血糖。空腹血糖超过 95 mg/dl 或餐后 1 ～ 2 h 血糖超过 130 mg/dl 的患者可能需要胰岛素治疗，并考虑咨询糖尿病医生。对接受胰岛素治疗的患者需要进行更频繁的血糖监测。

计划妊娠或已经妊娠的女性，检查可能对妊娠有害的药物很重要。糖尿病的常用药物中，需特别注意具有阻断血管紧张素作用的药物（如 ACEI 和 ARB），它们会损伤胎盘功能（见第 26 章）。

非药物措施

饮食控制是预防和治疗妊娠糖尿病的基础，如同其他类型的糖尿病。所有妊娠糖尿病患者都应该接受营养咨询，注意热量和碳水化合物的摄入。饮食控制应该个性化，应该基于理想体重限制单糖和总热量摄入。推荐每日摄入的碳水化合物至少为 175 g，蛋白质为 71 g，纤维为 28 g。指南推荐的热量分配原则为早餐占 10%，午餐占 30%，晚餐占 30%，加餐占 30%。

运动可能主要通过增加组织对胰岛素的敏感性来改善血糖控制。尽管需要更多的证据，但美国运动医学学会和 ADA 鼓励妊娠糖尿病患者在没有内科或产科禁忌证的情况下进行适度运动。

药物治疗

传统上，无法通过饮食措施实现血糖控制正常化的患者，主要以胰岛素治疗为主。胰岛素不会通过胎盘。虽然治疗并不能减少死产、围生期胎儿死亡或其他新生儿并发症的发生率，但确实可以降低胎儿过度生长、肩难产、剖宫产以及高血压的发病风险。二甲双胍和格列本脲也被研究作为胰岛素的替代品治疗妊娠糖尿病。二者均可通过胎盘。在一项大型非劣效试验中，接受二甲双胍治疗的患者预后并不比接受胰岛素治疗的患者差，尽管很多患者需要补充胰岛素以实现血糖控制。关于格列本脲的研究也取得了类似的结果，但还没有长期的安全性数据。

一项系统综述报道显示，与胰岛素和二甲双胍相比，格列本脲治疗组的新生儿低血糖和巨大儿的发生率更高。患者不能使用或拒绝使用胰岛素时，可以考虑使用二甲双胍和格列本脲（而不是其他磺脲类药物），但要注意它们尚未被美国食品和药物管理局（Food and Drug Administration，FDA）批准用于治疗 GDM。药物的选择一定程度上取决于医生管理患者的经验以及患者的偏好。某些情况下可能需要联合治疗。

胰岛素剂量

根据空腹和餐后指尖血糖的测定结果来确定和调整胰岛素的剂量。可能需要频繁的测试和不断的调整。当需要胰岛素来治疗 GDM 时，最好从中效胰岛素（intermediate-acting insulin，NPH）起始。如果餐后血糖水平高，则在饭前给予速效胰岛素（如赖脯胰岛素和门冬胰岛素）。通常需要频繁测定指尖血糖并调整胰岛素剂量，这引起了人们对妊娠糖尿病患者使用闭环泵系统的兴趣。

对于孕前已经使用胰岛素治疗的妊娠糖尿病患者，可能需要调整治疗方案。在妊娠早期，1 型糖尿病患者应减少胰岛素剂量，因为在这一时期，胰岛素敏感性增强，胰岛素需求量减少，低血糖风险增加。在妊娠中期，1 型糖尿病患者需要更多的胰岛素，因为随着胰岛素抵抗的增强，糖尿病变得更加不稳定，发生酮症酸中毒（胎儿死亡风险与之相关）的几率增加。在妊娠晚期，胰岛素需求量通常不变。在分娩后的几个小时内，胰岛素的需求量会大幅下降，在 1 ～ 2 周内完全恢复至妊娠前水平。严密的血糖监测有助于达到理想的血糖控制。

患者教育，团队护理和获得护理（表 102-5）[184-189]

患者教育和团队护理

因为需要改变生活方式，自我监测血糖和频繁调整药物，糖尿病的代谢控制在很大程度上取决于患者教育和依从性。进行指导并不断强化是初级护理团队所有成员应共同承担的责任，通过医务人员的强化，使患者及其家属以及其他家庭成员都能参与进来。与家庭医疗团队成员的频繁接触有助于提高患者的依从性和血糖控制。饮食和运动方案的范例可以从 ADA 官网（www.diabetes.org/food-and-fitness/）上获取，最好根据患者的具体需要和偏好制订个体化方案（见第 18 章和第 235 章）。

表 102-5 有证据支持的团队干预

糖尿病

发现：已知糖尿病可以影响多系统。通过多学科的努力，如慢性病管理、过渡性护理，以及团队护理，可以改善重要参数的结果，包括血糖控制（降低 HbA1c）、血脂水平、抑郁评分和血压。这些发现并不令人惊讶

有效的干预措施

- 患者和家庭参与
- 教育
- 生活方式咨询
- 营养咨询 / 支持
- 家庭血糖监测
- 团体访视
- 同伴小组
- 运动计划
- 电话随访

团队成员：全科医生、营养师、药剂师、临床糖尿病专科护士、内分泌科医生、眼科医生、足病医生

证据水平：良好，多个随机试验

参考文献

Davidson M. The effectiveness of nurse-and pharmacist-directed care in diabetes disease management：a narrative review. Curr Diabetes Rev 2007；3：280.（Pharmacist or nurse case management utilizing treatment algorithms；HbA1c levels were reduced.）

Jackson G，Lee S，Edelman D，et al. Employment of mid-level providers in primary care and control of diabetes. Prim Care Diabetes 2010；5：25.（Diabetes control improved with inclusion of NPs.）

Kanton W，Russo J，Lin E，et al. Cost-effectiveness of multicondition collaborative care intervention：a randomized controlled trial. Arch Gen Psychiatry 2012；69：506.（An intervention program by nurse care managers improved depression scores，HbA1c，and LDL-C levels with little additional cost.）

Lin E，Korff M，Ciechanowski P，et al. Treatment adjustment and medication adherence for complex patients with diabetes，heart disease，and depression：a randomized controlled trial. Ann Fam Med 2012；10：1.（Nurse care managers worked with patients and primary care physicians to develop individualized patientcentered self-care goals and plans；improvements noted in glycated hemoglobin，blood pressure，LDL，and depression.）

Obman-Strickland P，Orzano A，Hudson S，et al. Quality of diabetes care in family medicine practices：influence of nurse-practitioners and physician's assistants. Ann Fam Med 2008；6：L14.（Practices using NPs performed better than those that did not.）

Shojania K，Ranji S，McDonald K，et al. Effects of quality improvement strategies for type 2 diabetes on glycemic control. JAMA 2006；296：427.（Medication changes made independently by nurse or pharmacist case managers associated with improvements in glycemic control that were substantially larger than those of any other strategy.）

接受胰岛素治疗的患者需要持续的教育和支持，特别是应用胰岛素强化治疗的 2 型糖尿病患者。回顾低血糖的症状和如何应对至关重要，包括教导家庭成员如何注射胰高血糖素，特别是对于患有 1 型糖尿病的年轻患者。专门从事糖尿病教育的护士（临床糖尿病教育家）对于需要胰岛素治疗的患者来说是一个非常重要的资源，可以为患者提供胰岛素使用方面的详细指导，包括如何配制胰岛素并成功注射（特别是在视力受损的情况下），以及如何识别和自我治疗因过量注射胰岛素而导致的低血糖。让临床教育家随时可以与患者进行电话沟通，患者会非常感激，有助于确保患者安全有效地使用胰岛素。护士主导的护理管理计划提高了患者的自我护理能力。

教会患者自我管理技能可能是非常耗时和昂贵的实践。团体访视作为降低成本和提高护理效率的一种手段，已经成为慢性病管理的一种流行方式，同时也提高了患者的就诊率。荟萃分析发现，在初级保健环境中实施团体访视，对于预防和治疗高危人群中的 2 型糖尿病是有效的和具有成本效益的。通常，约 7 ～ 8 名患者组成一个小组与医疗团队定期会面，医疗团队的不同成员都参与会面，其中包括基层全科医生、药剂师和营养师。也已经开发以同伴为小组的方法，并显示出前景。

获得护理

高免赔额保险计划的出现并日益普遍，引起了人们对获得糖尿病护理的关注。配对队列研究发现，在强制性高免赔额计划中，糖尿病患者在寻求护理、前来预约、获得必要的检查和进行必要的诊治方面存在明显延迟。在那些有新的高免赔额计划的患者中，因可预防的糖尿病并发症而去急诊就诊的人数有所增加。

转诊和入院适应证：难治性疾病的管理 [190-198]

定期去看眼科医生进行视网膜病变筛查，去看足病医生进行足部护理，以及去看营养师或糖尿病专科护士进行饮食咨询，这对于确保患者获得最佳临床结局至关重要。使用疾病管理计划改善糖尿病患者的临床结局，已成为保险公司普遍采用的一种降低成本和改善预后的手段。那些与患者的初级

护理结合得好的管理方案似乎已经取得了最佳效果，而不能很好地与初级保健结合起来的方案则没有显示出多大的益处。

对于胰岛素需求急剧增加或血糖水平频繁在低血糖和高血糖之间波动的糖尿病患者，转诊给内分泌医生进行咨询可能会有所帮助，这也有助于启动实时 CGM 并随访。2 型糖尿病患者需要越来越高剂量的胰岛素，无论是否伴有低血糖发作，可能是产生了基于组织和（或）基于抗体的胰岛素抵抗；这种情况可能需要重新制订治疗方案。

血糖波动较大且似乎难以通过注射治疗使血糖保持在目标范围内的 1 型糖尿病患者可以从胰岛素泵疗法中受益；传感器增强型的胰岛素泵效果最好。因使用胰岛素治疗出现反复难治性低血糖而致残的 1 型糖尿病患者是胰岛细胞移植的候选人群，如果成功，将有助于恢复长期的内源性胰岛素生成和血糖控制。应在当地内分泌医生的帮助下转诊到具有这种移植专业知识的中心。

明显肥胖的糖尿病患者，如果已进行了强化药物治疗血糖仍然无法控制，可以考虑从减肥药物和减肥手术中受益，前提是他们符合手术适应证。在随机研究条件下，与对照组相比，接受减肥手术的患者有更多的机会实现血糖控制。一项配对队列研究发现，接受减肥手术的糖尿病患者微血管并发症的发生率降低了近 60%。随机试验结果有待揭晓，以便更好地确定适应证和完善患者选择（更多细节见第 235 章）。

当患者出现明显的蛋白尿和肾功能不全进行性恶化时（如血肌酐＞ 2.5mg/dl），应考虑转诊给肾病专科医生以寻求管理建议；早期会诊可能有助于降低进展为终末期肾病的风险。心脏科会诊的适应证与任何有症状的冠心病患者相同（见第 30 章和第 31 章）。糖尿病合并胆石症，特别是有症状的患者，须请普外科会诊，以评估严重胆囊炎和上行性胆管炎等并发症的风险，以及择期行胆囊切除术的必要性（见第 69 章）。

治疗建议 [199-212]

糖尿病前期的筛查和预防 - 管理

- 通过测定 HbA1c、空腹血糖或有症状患者的随机血糖，筛查糖尿病或心血管疾病（如肥胖、高血压、高脂血症）的高危人群以发现糖耐量异常；如果表明患有糖尿病，需在另一天重复筛查以进行确认（见第 93 章）。
- 向 2 型糖尿病高危人群（根据危险因素，特别是肥胖者或是在筛查中检出为“糖尿病前期”的人）推荐一项生活方式改变计划（饮食和运动）。
- 对于那些愿意调整生活方式的人，可开出适度减肥（持续减重 7%），定期体力活动（每周 150 min，包括有氧运动和抗阻运动），以及均衡低热量、低饱和脂肪和低胆固醇饮食的处方。饱和脂肪摄入量应低于总热量的 7%，并降低反式脂肪的摄入量。饮食中多不饱和脂肪与饱和脂肪的比值要高，并含有复杂的碳水化合物。
- 对于糖尿病前期患者，如果生活方式改变不能达标，可以考虑加用小剂量二甲双胍（例如，500 mg/ 次，每日 1 次或 2 次），以降低糖尿病前期进展为显性糖尿病的风险。

所有糖尿病患者的基本管理

- 组建并向患者介绍提供全面糖尿病护理的团队。在团队的设计中，要考虑到拥有糖尿病专业知识和经验的所有参与的医疗保健专业人员可能做出的重要贡献，包括糖尿病专科护士、营养学专家、足病医师、药剂师和医师助理，由他们来补充和支持医生的工作（基层全科医生、内分泌学专家、眼科医生），以实现患者教育、生活方式改变、医疗计划依从、血糖控制和病情监控。
- 设计个性化的饮食和运动方案，让团队成员都参与教学、激励和支持患者进行必要的生活方式改变。如果患者肥胖或超重，强调减肥的重要性，努力达到理想体重是最终目标，并在不影响进餐时间规律性的情况下限制热量摄入。
- 设定血糖控制的目标，理想情况下 HbA1c 应低于 7.0%，但目标要进行调整，将严重低血糖的风险降至最低，并根据患者的整体身体状况制定。
- 筛查并强化治疗任何并存的主要心血管危险

因素，特别是高血压，高脂血症，吸烟和肾衰竭（见第 26、27、30、31、54 和 142 章）

- 教育所有糖尿病患者，尤其是胰岛素治疗的患者，如何通过每日家庭血糖测定来监测血糖控制情况；建议至少要有一次空腹指尖血血糖结果。适当的情况下，可指导患者实时 CGM 的使用方法。
- 在每次就诊中，讨论对饮食、运动、检测及药物治疗方案的依从性；查阅家庭血糖监测结果；记录任何低血糖或高血糖事件；询问糖尿病并发症相关症状；检查血压，进行眼底镜检查，检查足部是否有溃疡和感染。
- 强调对患有神经病变或血管功能不全的糖尿病患者进行足部护理。为这些患者安排定期的足病护理。
- 通过测定 HbA1c 监测长期血糖控制情况。如果血糖未达标，每 3 个月测定一次 HbA1c；如果血糖已达标，则每 6 个月测定一次 HbA1c，具体检测间隔取决于血糖控制程度。
- 每年至少进行一次全面的病史采集和体格检查，以寻找心血管和外周血管疾病，神经病变，肾病和视网膜病变的证据。在年度回顾的实验室检测中，除 HbA1c 外，还需检测血尿素氮、肌酐、估算的 GFR、血脂水平以及尿微量白蛋白。
- 进行正式的视网膜检查，以筛查增殖性视网膜病变的发展（见第 209 章）。这项检查在 2 型糖尿病新诊断时即开始，在 1 型糖尿病诊断 5 ～ 10 年后开始。如果最近一次检查正常，可平均 1 ～ 2 年检查一次，根据需要增加检查频率。如果在常规手持眼底镜检查中新发现背景期视网膜病变，请及时转诊。
- 通过定期检测微量白蛋白尿、血清肌酐的升高或估算 GFR 的降低来密切监测肾功能；也要检查尿沉渣中是否有镜下血尿。在出现肾病的首个征象（出现微量白蛋白尿）时，要加强血糖控制并处方血管紧张素阻滞剂（ACEI 或 ARB）。此外，也可考虑对没有肾病或高血压征兆的中年糖尿病患者预防性处方 ACE 抑制剂治疗（有报道可降低肾脏风险）。如果血清肌酐水平达到 2 ～ 3 mg/dl，应咨询肾内科医生。
- 在高血糖恶化的情况下，仔细调查可治疗的原因（表 102-4）。
- 在使用碘化造影剂进行影像检查时要小心谨慎，特别是在有肾损害或使用二甲双胍的情况下。
- 对于需要手术的糖尿病患者，应仔细进行围手术期评估，要特别关注血糖水平（高血糖和低血糖）和肾功能，并检查有无感染和心肌缺血。

对 2 型糖尿病患者的管理

- 强调减轻体重至理想体重是治疗 2 型糖尿病的基石。饮食的构成本身不那么重要，但饮食中多不饱和脂肪与饱和脂肪的比值应较高，并含有复杂的碳水化合物。低蛋白质饮食可能有益于避免糖尿病肾病（见第 142 章）。
- 制订符合患者生活方式的常规有氧和抗阻运动（每周 150 min）的实用方案（见第 18 章）。制订一个常规的中等强度的有氧运动计划，每周进行 3 次，每次 30 ～ 60 min。要坚持持续锻炼，而不能只通过节食来达到减肥效果。即使是定期的短途步行计划也有帮助。
- 如果在 4 ～ 8 周的饮食和运动调整后仍未达到治疗目标，且患者出现轻至中度的糖耐量异常（空腹血糖＜ 240 mg/dl），则：
  - 开始口服二甲双胍治疗（如 500 mg/d），特别是当患者超重时。
  - 如果效果不佳，可将剂量增加到 500 mg，每日 2 次（早餐和晚餐），并根据需要，每 1 ～ 2 周继续增加 500 mg/d，直到达到最大剂量 2000 ～ 2500 mg/d（译者注：国内最大剂量为 2000 mg/d）。
- 或者，考虑使用第二代磺脲类药物（例如，格列本脲 2.5 mg、格列吡嗪 5 mg 或格列美脲 1 mg）作为初始单药疗法，特别是如果有使用二甲双胍的相对禁忌证或不耐受者（如肾功能不全、胃肠道不适）（译者注：原文说第二代磺脲类药物可用于肾功能不全患者不准确。实际上，第二代磺脲类药物中仅有格列喹酮在 CKD3b 期以上无须减量，格列本脲在 CKD3a 期以下禁用，格列吡嗪在 CKD3 期减量，CKD4 期以下禁用，格列美脲在 CKD3a

期减量，CKD3b 期以下禁用）。否则，可以考虑将磺脲类药物作为二甲双胍基础上的联合用药。

- 根据需要每 1 ～ 2 周增加一次剂量，格列本脲和格列吡嗪需每日 2 次给药，以最大限度地控制血糖，缓释格列吡嗪只需每日 1 次给药。按此方法加量，直到达到血糖目标或药物最大剂量（格列本脲和格列吡嗪为 15 ～ 20 mg/d，格列美脲为 8 mg/d）。
- 如果经过 4 ～ 8 周的单药治疗，血糖仍未能达标，则：
  - 加用另一种不同类别的药物。
  - 睡前加用小剂量的中效胰岛素（如 NPH 10IU）或小剂量的长效胰岛素（如甘精胰岛素 10IU）。如果磺脲类药物是起始用药，则应减少磺脲类药物的剂量，以避免因加用胰岛素而导致持久的低血糖风险。
  - 如果在磺脲类药物单药治疗基础上追加胰岛素，请注意，最初辅助口服药时，睡前仅需小剂量的胰岛素可能就足够了。但是，在 2 型糖尿病后期，通常需要胰岛素治疗为主，并辅以二甲双胍治疗。除非患者有禁忌证或无法耐受，二甲双胍应该是任何治疗方案的一部分。
- 如果两种口服药物治疗 4 ～ 8 周后血糖仍未控制，则：
  - 睡前加用起始剂量的中效胰岛素（如 NPH 10IU）或长效胰岛素（如甘精胰岛素 10IU），并根据血糖监测结果调整胰岛素剂量。
  - 如果无法启动胰岛素治疗，可以考虑使用第三种不同机制的口服药物。
  - 如果加用 TZD 药物（例如，吡格列酮和罗格列酮），应从低剂量起始（吡格列酮 15 mg/d；罗格列酮 2 mg/d），至少前几个月每月监测肝功能（ALT），在出现 ALT 持续升高的征兆时就停止治疗。只有当其他尝试未能实现合理的血糖控制，并且患者可靠、没有潜在的肝脏或心血管疾病且愿意接受密切监测时，才考虑使用 TZD 药物。
- 对于能够遵守频繁检测血糖和胰岛素注射管理要求的患者，可以考虑进行胰岛素强化治疗（表 102-3）
- 如果经过 4 ～ 8 周的饮食和运动，仍未达到治疗目标，且患者有很明显的症状或表现为中至重度的葡萄糖耐受不良（空腹血糖＞ 240 mg/dl），那么：
  - 开始使用胰岛素治疗进行药物干预，使用每日 1 次适当剂量（如早餐前 10IU）的中效胰岛素（NPH）或长效胰岛素（如甘精胰岛素）。
  - 根据血糖监测结果和对患者能力评估，进一步可使用更为强化的基础和餐时胰岛素方案（表 102-3）
  - 如果出现胰岛素剂量过高、血糖控制不佳以及体重增加的问题，可考虑在胰岛素方案中加用二甲双胍，以提高胰岛素的组织敏感性，降低胰岛素需求量，减少体重增加。

低血糖的治疗

- 葡萄糖测定值低于 70 mg/dl 时需要治疗。
- 对于清醒的患者，给予葡萄糖（15 ～ 20 g）作为首选治疗方法，也可使用任何形式的可快速吸收并产生葡萄糖的碳水化合物（服用 α- 葡糖苷酶抑制剂者除外，因为该药可阻止蔗糖的分解）。
- 15 min 后复查血糖，如果仍有低血糖，则需重复治疗。
- 后续可进餐或吃零食，以限制低血糖复发风险，特别是对于使用长效胰岛素或胰岛素促泌剂的患者。
- 为有严重低血糖风险的患者处方一支预装胰高血糖素的注射器，并教会家庭成员在患者严重低血糖时使用，特别是当患者出现意识改变，无法经口进食时。
- 对于有一次或多次严重低血糖发作的患者，应该提高血糖目标值。

对于 1 型糖尿病患者的管理

- “蜜月期”结束后（夜间胰岛素需求量增加），应考虑尽早进行胰岛素强化治疗，以实现非常严格的血糖控制（HbA1c 在 6.0% ～ 7.0%），特别是对于愿意每天进行多次血糖测定并根据测定结果自我注射胰岛素的高度积极的患者。

- 可考虑使用带有高低警报提醒的 CGM 来评估血糖控制。
- 对于那些需要胰岛素强化治疗并有动机和意愿使用的患者，可使用胰岛素泵治疗。
- 对于那些尝试胰岛素强化治疗并在门诊开始治疗的患者：
  - 起始适量的长效甘精胰岛素（例如，15IU，每日 1 次，晚上注射）
  - 或者，起始每日 2 次注射中效胰岛素（NPH），或每日 2 次注射长效地特胰岛素。如果使用 NPH，可考虑在睡前给药，特别是有空腹低血糖的患者。如果使用甘精胰岛素，不要在注射器中与另一种胰岛素混合。
  - 控制餐后血糖，可以使用速效胰岛素（赖脯胰岛素、门冬胰岛素、谷赖胰岛素）或短效胰岛素（常规胰岛素）的治疗方案，以 5IU 起始，速效胰岛素在餐前 5 ～ 15 min 注射，短效胰岛素在餐前 15 ～ 45 min 注射。然后，根据家庭测量的餐后血糖结果和预期的碳水化合物摄入量来进行胰岛素的剂量调整。
- 对于使用常规胰岛素可以实现严格血糖控制，但频繁出现低血糖发作或使用不便而感到困扰的患者，可以考虑改用速效胰岛素（如赖脯胰岛素），该胰岛素可在每餐前 5 ～ 15 min 注射。
- 对于那些无法进行强化胰岛素治疗的患者，或者可能仍处于夜间胰岛素需求量较小的蜜月期患者：
  - 开始每日 2 次的胰岛素疗法，包括将中效胰岛素（例如 NPH）与短效或速效胰岛素混合，在早餐和晚餐前注射。
  - 每日胰岛素剂量分配：早上 2/3，晚上 1/3。NPH 与短效或速效胰岛素的剂量比应为早上 2∶1，晚上 1∶1。
- 根据空腹、下午 4 点及凌晨 3 点的血糖测定值来调整胰岛素剂量。
- 告诉患者保证饮食摄入量和进餐间隔规律性的重要意义，以便匹配胰岛素的峰值效应和和患者的活动安排。
- 如果在胰岛素治疗过程中，出现顽固性低血糖和血糖控制不稳定，可考虑进行胰岛细胞移植。

对于妊娠期糖尿病或糖尿病患者合并妊娠的管理

- 接受营养咨询，注意热量和碳水化合物的摄入。
  - 饮食应该个性化，限制单糖和总热量的摄入（基于理想体重）。
  - 推荐的基线方案为：碳水化合物 175 g、蛋白质 71 g 和膳食纤维 28 g。
  - 各餐摄入热量占比：早餐 10%，午餐 30%，晚餐 30%，加餐 30%。
- 如果没有医疗或产科禁忌证，鼓励适度运动。
- 对那些单纯通过生活方式改变无法实现血糖控制正常化的患者，建议启动胰岛素治疗（胰岛素不通过胎盘）。
- 从 NPH 开始。如果餐后血糖水平较高，则在餐前加用速效胰岛素（如赖脯胰岛素和门冬胰岛素）。可能需要调整剂量。
  - 当患者不能使用或拒绝使用胰岛素时，可考虑使用二甲双胍或格列本脲（而不是其他磺脲类药物），但要认识到，这两种药物都未经 FDA 批准用于治疗 GDM。
  - 要认识到，即使开始不使用胰岛素，后来也可能要加用胰岛素进行联合治疗。
- 根据空腹和餐后指尖血糖测定来确定和调整胰岛素用量。
- ADA/ACOG 指南对于 1 型、2 型和妊娠糖尿病血糖目标的建议是空腹低于 95 mg/dl，餐后 1 h 低于 140 mg/dl，或餐后 2 h 低于 120 mg/dl。
- 对于已经使用胰岛素的 1 型糖尿病妊娠患者：
  - 在妊娠前 3 个月，要减少胰岛素剂量，因为这是胰岛素敏感性增强的时期。
  - 在妊娠中期，随着胰岛素抵抗的增强，发生酮症酸中毒的风险也会增加，此时，需要增加胰岛素剂量。
  - 在妊娠晚期，继续使用当前剂量。
  - 在分娩后的几个小时内，胰岛素需求量会大幅下降；在分娩后 1 ～ 2 周内，胰岛素需求量完全恢复至孕前水平。
- 建议使用家庭血糖监测。
- 因为随着胰岛素需求量的变化，血糖控制可能会发生快速变化，因此在妊娠期间，HbA1c

需要每月监测一次。

- HbA1c 的目标值在 6.0% ~ 6.5%，这与不良胎儿结局的发生率最低相关。不过，只要能避免低血糖，HbA1c 低于 6.0% 可能是最理想的。

难治性糖尿病的管理

- 可向内分泌专家或糖尿病专家咨询，以考虑以下事项：
  - 对血糖显著波动的 1 型糖尿病患者，进行胰岛素泵疗法（如果可以，选择传感器增强型）。
  - 对因复发、顽固性低血糖而致残的 1 型糖尿病患者，进行胰岛细胞移植。
  - 对尽管接受了强化药物治疗但仍无法实现血糖控制的明显肥胖的 2 型糖尿病患者，进行减肥手术。

（林玉晶 翻译，董爱梅 审校）

第 103 章

甲状腺功能亢进症的管理

DAVID M. SLOVIK

甲状腺功能亢进症（简称甲亢）是一组以产生过量游离甲状腺素（thyroxine，T_4）、三碘甲状腺原氨酸（triiodothyronine，T_3）或两者兼而有之的异质性疾病的临床表现。这种疾病相对常见，且女性较男性更容易发病。在美国，甲状腺功能亢进症的患病率约为 1.2%，其中 0.5% 为显性甲亢，0.7% 为亚临床甲亢。60 岁以上病例约占甲亢患者的 15%，他们的临床表现通常不典型。

亚临床甲状腺功能亢进症（简称亚临床甲亢）日益多见，亚临床甲亢通常在常规筛查中被发现，或在对非甲状腺问题（如新发的心房颤动或骨质疏松）进行评估时被诊断出来。甲状腺功能亢进症最常见的病因包括 Graves 病、毒性多结节性甲状腺肿以及毒性甲状腺腺瘤。家庭医生应该能够识别甲状腺功能亢进症，确定其病因，并根据患者潜在的病理生理、年龄、临床情况和个人偏好制订合理的治疗方案。必须了解手术、放射性碘治疗以及抗甲状腺药物的适应证和局限性。

病理生理学、临床表现和病程 [1-17]

甲状腺功能亢进症的病理生理学共同特征是循环中的甲状腺激素过多。这种过量的机制包括免疫球蛋白刺激促甲状腺激素（thyroid-stimulating hormone，TSH）受体，自主分泌甲状腺激素，在合成不增加的情况下储存的甲状腺激素释放增加，TSH 生成增加，以及暴露于甲状腺外来源的甲状腺激素中（如卵巢甲状腺肿、转移性分化性甲状腺癌、外源性甲状腺激素）。（译者注：甲状腺激素合成不增加而循环甲状腺激素水平升高，严格讲属于非甲状腺功能亢进症的甲状腺毒症。）

甲状腺激素能刺激新陈代谢，增强对儿茶酚胺的敏感性。过量的甲状腺激素会导致怕热、紧张、多动、颤抖、食欲增加、体重减轻、多汗、心悸、眼睑迟滞、凝视和肌肉无力等典型症状。腹泻，或者更准确地说，大便次数增多也可能随之而来。据报道，慢性病程的甲亢患者会出现肌肉无力和性功能障碍。甲亢患者可能出现可逆的左心室功能不全，心房颤动或心房扑动的风险也会增加。碱性磷酸酶和血管紧张素转换酶可能会伴随着甲状腺毒症而升高，甚至在治疗后也会持续。老年患者可能缺乏甲状腺功能亢进症的典型全身表现，而以虚弱、淡漠、体重减轻和其他不明原因的心房颤动为主要临床表现。这种情况与抑郁症和隐匿性恶性肿瘤类似。

显性甲状腺功能亢进症的定义是 TSH 水平低于正常值或检测不到，而 T_3 和 / 或游离甲状腺素（free thyroxine，FT_4）水平升高。亚临床甲状腺功能亢进症的定义是 TSH 水平低于正常值或检测不到，而甲状腺激素水平正常。患者可能没有症状或表现出轻微的症状或体征，如新发的心房颤动或骨质疏松（见后面的讨论）。显性和亚临床甲状腺功能亢进症实际上代表了甲状腺功能亢进的连续病程。

Graves 病

Graves 病是甲状腺功能亢进症最常见的病因，40 岁以下的患者占 85% ～ 90%，发病年龄高峰在 30 ～ 50 岁。Graves 病是一种自身免疫性疾病，主要因为促甲状腺素受体抗体［甲状腺刺激性抗体（thyroid-stimulating antibody，TRAb）］刺激甲状腺细胞表面的 TSH 受体，导致过量的甲状腺激素的合成和释放所致［译者注：促甲状腺激素受体抗体（thyroid-stimulating hormone receptor antibody，TSAb）按生理学作用不同，可分为甲状腺刺激性抗体（TSAb）和甲状腺阻断性抗体（TBAb）。在 Graves 病中，TRAb 通常指代 TSAb］。Graves 病也可见其他甲状腺自身免疫反应。该病的特征性表现包括眼病和皮肤病变。

Graves 眼病

Graves 眼病是抗体介导的炎症和眼眶周围组织浸润，是 Graves 病的一个令人烦恼的伴随症状，影响到大约 1/3 的患者。其危险因素包括甲状腺功能亢进症进行放射性碘治疗、吸烟和治疗前血清甲状腺抗体水平高。T 细胞与成纤维细胞相互作用可诱导细胞因子介导的炎症反应。体外研究已发现，眼外肌和眼眶成纤维细胞的抗体能够引起病理改变；TRAb 似乎没有直接参与，尽管 Graves 眼病的发病通常与甲状腺功能亢进症并行。

炎性浸润导致眶后组织肿胀，压迫眼眶静脉，导致眼眶水肿和眼球突出。眼外肌的炎性改变可能导致复视。一般来说，眼部问题在甲状腺功能亢进症起病时就同时发生，一旦确诊，多数病情稳定，但多达 20% 的患者可能会随着治疗而逐渐恶化（见下文讨论）。约 5% 的 Graves 眼病患者甲状腺功能正常或甲状腺功能低下。一小部分桥本甲状腺炎患者也会出现眼病。

Graves 眼病临床表现包括眼睑迟滞和凝视，眼眶周围轻度水肿和结膜炎，以及由眼外肌功能障碍、角膜损伤和视神经损伤引起的复视。症状包括疼痛、复视、眼球突出和视力模糊。容貌变化可能是最令人不安的；甲亢的眼睑迟滞和凝视可能会让眼病看起来比实际情况更糟。

甲状腺皮肤病（胫前黏液性水肿）

甲状腺皮肤病是一种不太常见的免疫介导的浸润性过程，见于不到 5% 的 Graves 病患者。几乎总是在中重度眼病的患者中发生。胫前黏液性水肿的特征是主要局限于胫前区域皮肤的非凹陷性肿胀；呈褐色、微红色、暗粉色或紫色的硬化性无痛斑块；以及“橘皮”样表现。少数情况下，小腿可广泛受累，呈象皮病外观。皮肤病变是透明质酸的浸润，通常不是炎症性病变。甲状腺肢端病变，以手指和脚趾远端粗厚和软组织肿胀为特征，也很少见。

其他临床表现

Graves 病的甲状腺呈弥漫性增大，严重者可听到杂音。甲状腺毒症的典型症状和体征很常见。患者皮肤柔软，头发丝滑。甲床分离症、白癜风和男性乳腺发育也可见于某些病例，并可提示诊断。心脏并发症不常见，因为患者群体相对年轻，但可合并可逆性心肌病，表现为运动后射血分数降低。心力衰竭很少见，但常报道活动耐量受损，这可能是由于心脏射血分数降低。

临床病程

如果不治疗，Graves 病病情通常会恶化，但高达 30% 的轻症患者未经治疗也可能在持续一段时间（不可预测）后自发缓解。多年以后，Graves 病患者也可能伴发轻度甲状腺功能减退，特别是发病时甲状腺体积较小且仅有轻度甲状腺功能亢进的患者。

毒性多结节性甲状腺肿（Plummer 病）

毒性多结节性甲状腺肿（Plummer 病）在中老年人甲状腺功能亢进症中所占比例越来越高。这种情况通常与长期存在的单纯性甲状腺肿有关，是由甲状腺滤泡细胞的弥漫性增生所致，这些细胞的活性不受 TSH 的调节。在毒性多结节性甲状腺肿的结节中已发现 TSH 受体基因的突变。从临床和病理上看，毒性多结节性甲状腺肿患者的腺体与非毒性多结节性甲状腺肿患者的腺体无法区分。

毒性多结节性甲状腺肿倾向于在碘缺乏地区更为常见。患者可能有亚临床甲亢或更典型的甲亢症状，临床表现以心血管症状为主；新发病的心力衰竭、心房颤动、心悸或心绞痛反映了在老年甲亢人群中合并器质性心脏病的高患病率。有些人可能会出现厌食和便秘。偶尔会出现眼睑迟滞，但不会发生眼球突出。有时，淡漠和体重减轻是最突出的临床特征，而且可能非常严重，以至于被认为存在隐匿的恶性肿瘤或严重的抑郁症。

毒性多结节性甲状腺肿进展为显性甲状腺功能亢进症的风险约为每年 5%。近期的碘暴露史——例如，碘造影剂和含碘的抗心律失常药物胺碘酮——可能导致显性甲状腺功能亢进症甚至甲状腺毒症（见下文讨论）。

单发毒性甲状腺结节（“热”结节，毒性甲状腺腺瘤）

功能自主性毒性结节临床表现与毒性多结节甲状腺肿相似。主要区别是在放射性碘甲状腺扫描成像上，可发现一个被受抑制的腺体包围的“热”结节。结节越大，引起甲状腺毒症的倾向就越大，一旦结节直径达到 3 cm，发生甲状腺毒症的风险就会相当高。通常，甲状腺毒症首先表现为血清 T_3 水平单独升高；随后，T_4 水平升高。有时，出血性梗死会终止甲状腺激素的过度产生，从而限制甲状腺功能亢进症的进展。与毒性多结节性甲状腺肿患者的结节一样，在毒性甲状腺腺瘤患者也发现了 TSH 受体基因的突变。

三碘甲状腺原氨酸毒症

患者有明显的甲状腺功能亢进临床表现，而 T_4 水平正常时，T_3 毒症是一个重要原因。据报道，这种情况与弥漫性和结节性甲状腺肿相关。其临床表现与 T_4 升高引起的甲状腺功能亢进症无区别。孤立的 T_3 水平升高也可见于没有潜在甲状腺疾病的甲状腺功能正常的患者（见下文讨论）。

一过性甲状腺功能亢进症

一过性甲状腺功能亢进症（译者注：应为甲状腺毒症）可能与亚急性（肉芽肿性）甲状腺炎、慢性（淋巴细胞性）甲状腺炎以及产后甲状腺炎相关。如上所述，其机制似乎是发炎的甲状腺不受控制地释放甲状腺素。甲状腺功能亢进（译者注：应为甲状腺毒症）期间碘摄取减少。临床表现通常是轻微的，且病程呈自限性。随着甲状腺内储存的甲状腺激素耗尽，常常伴发甲状腺功能减退症，但随后甲状腺会恢复正常功能。

碘诱发的甲状腺功能亢进症（Jod-Basedow 现象）

碘过量可导致甲状腺激素生成失控，特别是具有潜在病变的甲状腺。碘诱导的甲状腺功能亢进症可以在碘负荷后发生，例如，用于血管造影或计算机断层扫描的造影剂或含碘药物如胺碘酮（见下文讨论）。来自碘摄入量低的地区，且有大的非毒性结节性甲状腺肿的老年患者，碘诱发甲状腺毒症的风险最大。这种情况也可能发生在非地方性多结节性甲状腺肿和甲状腺腺瘤的病例中，其机制涉及储存的激素释放增加。实验室检查的特征表现包括放射性碘的摄取低和甲状腺抗体阴性。

胺碘酮诱发的甲状腺炎

胺碘酮是一种具有抗心律失常和抗心绞痛特性的碘化药物，可诱发甲状腺功能亢进症。1 型胺碘酮诱发的甲状腺毒症是一种碘诱导的甲状腺毒症，发生于具有潜在甲状腺疾病（结节性甲状腺肿，Graves 病）的患者，是以碘为底物的甲状腺激素分泌过多所致。2 型胺碘酮诱发的甲状腺毒症是一种破坏性甲状腺炎，发生于正常的甲状腺中，甲状腺毒症是由于甲状腺激素过量释放所致，而不是由于甲状腺激素合成增加所致。区分这两种类型可能很困难。1 型患者的甲状腺腺体通常肿大，因为它发生于结节性甲状腺肿的患者；2 型患者可能存在轻微的甲状腺肿或甲状腺腺体较小。彩色血流多普勒研究表明，1 型患者血流量增加，2 型患者血流量减少。

亚急性甲状腺炎（肉芽肿性甲状腺炎，或 de Quervain 甲状腺炎）

术语“亚急性甲状腺炎”通常指亚急性肉芽肿性甲状腺炎（de Quervain 甲状腺炎）。该病通常发生在病毒感染之后，甲状腺腺体呈痛性、多结节性改变。与甲状腺功能亢进相关的偶发病例起病突然，以甲状腺毒症症状为特征。红细胞沉降率升高，甲状腺扫描特征性表现为放射性碘摄取减少或不摄取。

淋巴细胞性甲状腺炎

亚急性淋巴细胞性甲状腺炎是自身免疫性甲状腺疾病谱的一部分。它可导致甲状腺功能亢进症，被认为是桥本氏病的不常见的变体。在某些情况下，甲状腺功能亢进可能是由共存的 Graves 病引起的。淋巴细胞性甲状腺炎存在高滴度的抗微粒体抗体和抗甲状腺球蛋白抗体，中年妇女和老年人群的患病率最高，而在这些人群中该病可能没有被意识到。患者甲状腺腺体触诊质地较韧，似橡胶，甲状腺增大，有时不对称。相当数量的病例最终会发展为甲状腺功能减退症。

产后（亚急性淋巴细胞性）甲状腺炎

产后（亚急性淋巴细胞性）甲状腺炎可诱发一过性轻度甲亢（*译者注：应为甲状腺毒症*），发病率高达 5%。发病时间在产后 3 ～ 6 个月内，经常被误认为是与照顾新生儿的压力相关的焦虑。患者的甲状腺腺体无压痛，可能类似于桥本甲状腺炎。放射性碘的摄取率低，可检测到抗甲状腺抗体提示可能存在免疫机制。这种情况可能会在持续数月后最终缓解。病情缓解之前，可能会出现一段时间的甲状腺功能减退。产后甲状腺炎在以后的妊娠中容易复发。

促甲状腺激素产生过多

少数垂体腺瘤会产生过量的 TSH；大多数在确诊时已变成大腺瘤。该病会像 Graves 病一样，导致弥漫性甲状腺肿大，但不会引起眼病。相似的临床表现可见于产生人绒毛膜促性腺激素（human chorionic gonadotropin，hCG）的肿瘤（如葡萄胎、绒毛膜癌）。hCG 的促甲状腺活性较弱，但当它大量产生时，也会导致甲状腺功能亢进症。

异位甲状腺素的产生和外源性激素的摄取

当过量的甲状腺激素来源于甲状腺外时，因为缺乏 TSH 的刺激，甲状腺会缩小。卵巢皮样瘤，卵巢甲状腺肿，含有甲状腺样组织成分，是唯一能正常合成过量甲状腺激素的肿瘤（甲状腺癌很少会导致甲状腺功能亢进症，且只有在肿瘤负荷巨大的情况下才会发生）。甲状腺激素的摄入量超过每日需要量，也可能导致甲状腺功能亢进症（*译者注：应为甲状腺毒症*）。有时，这种摄入很隐秘。此时甲状腺的腺体较小，且 TSH 水平测不到。

亚临床甲状腺功能亢进症

亚临床甲亢的特征是 TSH 水平较低或检测不到，而游离 T_4 和游离 T_3 处于正常水平（通常是正常高值）。最常见的原因是过量摄入甲状腺激素，用于治疗甲状腺功能减退症或抑制甲状腺肿的生长。其他原因包括有自主功能的甲状腺肿和轻度 Graves 病。亚临床甲亢患者可能存在甲状腺毒症的轻微症状或体征。与亚临床甲亢相关的风险包括老年人心房颤动和绝经后妇女骨质疏松发生率轻度增加，TSH 低于 0.10 的人群骨折风险增加。与 TSH 低但可检测到（TSH 在 0.01 ～ 0.04）相比，如 TSH 完全被抑制（＜ 0.01），从亚临床甲亢发展到显性甲亢的可能性更大（*译者注：TSH 缺少单位 mU/L 或 μU/ml*）。

鉴别诊断[21]

可以根据病理生理学鉴别甲状腺功能亢进症的病因（表 103-1）。最常见的原因是 Graves 病，其次是多结节性甲状腺肿、毒性甲状腺腺瘤、甲状腺炎以及外源性甲状腺激素过量。Graves 病更常见于年轻人，而毒性结节性甲状腺肿更常见于老年人。垂体腺瘤、卵巢甲状腺肿和绒毛膜癌是非常罕见的病因。公认的甲状腺功能亢进症的病因包括弥漫性毒性甲状腺肿（Graves 病）、毒性多结节性甲状腺肿（Plummer 病）、毒性甲状腺腺瘤（毒性结节）、甲状腺激素的过量摄入以及碘过量（Jod-Basedow 现象）。一过性甲亢常见于慢性淋巴细胞性甲状腺炎（桥本甲状腺炎）、亚急性甲状腺炎

表 103-1　甲状腺功能亢进症的病因

病理生理学	病因
自主产生甲状腺素	毒性多结节性甲状腺肿 毒性甲状腺腺瘤
甲状腺素释放增加	亚急性甲状腺炎 淋巴细胞性甲状腺炎（桥本甲状腺炎） 碘暴露
腺体刺激增加	Graves 病（TRAb） 有功能的垂体腺瘤（TSH） 绒毛膜癌（hCG）
外源性甲状腺素摄入	摄入左甲状腺激素＞ 200 μg/d
甲状腺外产生甲状腺素	卵巢甲状腺肿 转移性甲状腺癌

hCG，人绒毛膜促性腺激素；TRAb，甲状腺刺激性抗体；TSH，促甲状腺激素。

（肉芽肿性甲状腺炎）以及产后甲状腺炎。

检查 [18-24]

诊断甲状腺功能亢进症

甲状腺功能亢进症的临床识别有时可能很困难，特别是前面提及的典型症状很轻微时，或者当这种情况发生在老年人或孕妇身上时。此外，临床症状和甲状腺激素水平之间的相关性通常很差，因此有必要进行仔细的实验室检测来确认诊断和病情的严重程度。

促甲状腺激素测定

血清 TSH 测定是筛查甲状腺功能亢进症最敏感的方法。大多数显性甲亢患者 TSH 水平低于 0.04 ~ 0.05 μU/ml。下丘脑 - 垂体轴完好无损的情况下，检测到 TSH 缺乏，代表了机体对过多的循环甲状腺激素的适当反应。用第二代或第三代分析仪检测不出 TSH 即可诊断甲状腺功能亢进症。用放射免疫法检测到正常的 TSH 水平，几乎可以排除甲状腺功能亢进症，除非存在罕见的分泌 TSH 的垂体腺瘤。

非常低的 TSH 水平可能是由于严重的非甲状腺疾病和使用抑制 TSH 对甲状腺激素反应的药物（如糖皮质激素）造成的。在这种情况下，甲状腺激素水平通常不正常。亚临床甲状腺功能亢进症的特征是 TSH 水平很低或检测不到，而甲状腺素水平正常，但通常是正常高值。

甲状腺激素水平

第二代和第三代 TSH 检测技术的高灵敏度已经显著降低了筛查甲状腺功能亢进症时对甲状腺激素测定的需求。然而，因为甲状腺激素水平可以帮助明确诊断并确定疾病的严重程度，因此，在 TSH 水平降低或检测不到时应该测定甲状腺激素。FT_4 或 FT_4 指数（FT_4 的极佳替代物，通过血清 T_4 乘以 T_3 树脂摄取率计算得出）最有用，因此也是循环甲状腺激素的首选测定方法。大多数甲亢状态下，血清总 T_3 浓度随 T_4 升高。在罕见的 T_3 毒症病例中，T_3 水平升高而 T_4 水平正常。大多数由 Graves 病或结节性甲状腺肿引起的显性甲状腺功能亢进症患者血清 T_3 相对于 T_4 有不成比例的升高。尽管甲状腺激素水平对诊断很有用，但过度依赖甲状腺激素而不检测 TSH 可能会产生误导。甲状腺功能正常的高甲状腺素血症在甲状腺结合球蛋白增加（如妊娠、使用雌激素、肝病）的情况下会发生，此时总 T_4 增加，而 FT_4 保持正常。更令人困惑的是正常甲状腺功能状态伴有 FT_4 和总 T_4 均增加。甲状腺激素自身抗体阳性的患者可能表现出惊人的高游离激素水平，因为这些免疫球蛋白干扰了甲状腺激素的标准放射免疫分析法测定。急性内科疾病、外科疾病和精神疾病，额外摄入大剂量的普萘洛尔、胺碘酮和胆囊染料，会影响外周 T_4 向活性 T_3 的转化，并导致 FT_4 浓度升高，同时 T_3 减少，反 T_3 增加。临床甲状腺功能正常，T_4 和 FT_4 水平升高而 T_3 水平反常的正常或降低时，提示有甲状腺功能正常的高甲状腺素血症的可能性。测定 T_3 浓度有助于鉴别。

抗甲状腺抗体

抗甲状腺抗体（尤其是针对微粒体过氧化物酶的抗体）在 Graves 病和淋巴细胞性甲状腺炎（桥本甲状腺炎）中均升高，因此其诊断价值有限。Graves 病是一种自身免疫性疾病，TRAb 刺激 TSH 受体，增加甲状腺激素的产生和释放。检测甲状腺刺激性免疫球蛋白 G（也称为促甲状腺素受体抗体和甲状腺刺激性抗体——TRAb）有助于识别 Graves 病患者以及随访其疾病活动性。

甲状腺球蛋白水平

测定甲状腺球蛋白是检测患者是否偷偷服用甲状腺激素的一种简单手段，因为使用外源性甲状腺素会抑制甲状腺球蛋白的合成。它的另一个临床用途是甲状腺癌患者的随访监测。

放射性核素甲状腺扫描

24 h 放射性碘摄取有助于区分内源性甲状腺素合成过多（高摄取率）和由于炎症或腺体破坏导致预先合成的甲状腺素释放增加或甲状腺外来源的甲状腺素增多（低摄取率）。“热结节”是毒性腺瘤的特征，腺体的其余部分几乎不摄取放射性碘。甲状腺炎、外源性甲状腺素摄入、甲状腺外产生甲状腺素以及有碘化物暴露史的患者，放射性碘摄取率较低。Graves 病或功能性垂体腺瘤患者放射性碘摄取呈弥漫性增加。毒性多结节性甲状腺肿和毒性腺瘤可见高摄取率。全身扫描可以识别罕见的甲状腺外甲状腺素合成病例，如卵巢甲状腺肿，或甲状腺恶性肿瘤的转移。

其他实验室检查

甲状腺功能亢进症可能伴有一系列非特异性的血液学和血生化异常，包括轻度贫血、粒细胞增多、淋巴细胞增多、高钙血症、高钙尿症以及转氨酶和碱性磷酸酶升高。这些异常对于诊断几乎没有帮助，也无须对它们进行检测。

识别潜在病因

一旦确诊为甲状腺功能亢进症，就应该继续进行病因学评估，因为基于这种评估的治疗通常是最为成功的。

病史

应询问是否有甲状腺肿大和甲状腺结节病史，有无碘化物或甲状腺激素使用史，有无眼睛改变、近期妊娠或病毒性疾病，以及既往是否有卵巢、垂体或甲状腺肿瘤。系统回顾应包括寻找垂体瘤的症状（见第 100 章和第 101 章）。

体格检查

体格检查重点在于甲状腺，辅以检查甲状腺外的体征。

甲状腺。检查甲状腺整体大小，有无结节、杂音和压痛。弥漫性肿大、无压痛的腺体提示 Graves 病；在极少数情况下，分泌 TSH 的肿瘤也刺激甲状腺导致弥漫性病变。Graves 病甲状腺弥漫性增大时可能伴有杂音。老年 Graves 病患者触及不到甲状腺是很常见的。在病毒感染的情况下，甲状腺剧烈疼痛伴腺体弥漫性肿大，提示亚急性甲状腺炎。淋巴细胞性甲状腺炎腺体无压痛且弥漫性轻度肿大。如果甲状腺腺体较小可能表明甲状腺素来源于甲状腺外。多结节体征符合毒性多结节性甲状腺肿表现，也可见于桥本甲状腺炎患者。具有单个结节，而腺体萎缩，特别是结节直径大于 3 cm 时，强烈提示为毒性甲状腺腺瘤。

甲状腺外发现。以下项目可能具有诊断意义，应进行检查。眼球突出（眼球距眶骨＞ 20 mm）是 Graves 病的特征，还包括眼肌功能障碍、眶周和结膜水肿，眼睑迟滞和眼球凝视。胫前黏液性水肿也是 Graves 病的一个特征。应检查颈部淋巴结有无肿大；无痛性颈部淋巴结病变提示可能存在甲状腺恶性肿瘤。

筛查骨质疏松症

过量的甲状腺激素与骨质疏松症的风险增加相关，特别是皮质骨，因为骨转换增加。有甲状腺功能亢进症或甲状腺抑制治疗史的绝经后女性患甲状腺诱导的骨质疏松症和髋部骨折的风险最大。这些女性应该进行髋关节或腕关节（皮质骨占优势的部位，见第 144 章）和脊柱的骨密度检查，以筛查骨质疏松。骨质丢失还可见于亚临床甲状腺功能亢进症者。

治疗原则 [21,25-51]

治疗的目标是纠正高代谢状态，同时减少不良反应，且甲状腺功能减退症发生率最低。有 3 种明确的治疗方法可供选择：口服抗甲状腺药物（antithyroid drug，ATD）减少甲状腺激素合成，放射性碘治疗和甲状腺切除术以减少甲状腺组织。甲状腺功能亢进症必须给予治疗，特别是有心血管并发症风险的老年人。β- 受体阻滞药起效迅速，可以暂时性控制肾上腺素能亢进的症状。此外，不仅甲亢的症状会带来不适，如未经治疗的甲亢患者意外遭遇严重的应激，如急诊手术或急性脓毒症，甲状腺危象可能随之而来。

治疗方法

β– 受体阻滞药

β- 受体阻滞药可以阻断过量甲状腺激素的肾上腺素效应。因此，对于儿茶酚胺介导的甲状腺功能亢进症的许多表现（如震颤、心悸、怕热、紧张），β- 受体阻滞药可以很好地、迅速地缓解症状。然而，β- 受体阻滞药没有内在的抗甲状腺活性，除非是极高的剂量（可能减慢 T_4 到 T_3 的外周转换）。通常可以在几天内实现症状的控制，是一线治疗和术前治疗的极佳选择。β- 受体阻滞药可能足以治疗一过性甲状腺功能亢进症，但必须与其他治疗方式联合使用，才能最终控制持续性甲亢。

β- 受体阻滞药对于减少甲状腺功能亢进症的主要心脏并发症（如心房颤动和心绞痛；见第 28 章和第 30 章）特别有价值。与心率相关的心力衰竭患者也将受益于 β- 受体阻滞药，但心肌病变所致的心力衰竭患者病情可能因治疗而恶化。因此，老年患者和既往有心脏病的患者必须谨慎使用 β- 受体阻滞药（见第 32 章）。

所有的 β- 受体阻滞药都能减轻甲亢症状。普萘洛尔被广泛用于控制甲状腺功能亢进症，其他该类药物（如阿替洛尔、美托洛尔）也有类似的疗效。阿替洛尔（25 ～ 50 mg/d）的优点是每天给药 1 次。半衰期更长的药物（如阿替洛尔）特别适用于将要接受手术的患者。剂量是否充足可以通过监测静息和运动心率以及症状缓解程度来确定。

β- 受体阻滞药的一个重要好处是用药 1 ～ 2 周，即可安全地进行甲状腺手术。而对于 ATD（见后面的讨论），则需要 6 ～ 8 周的术前治疗。在 β- 受体阻滞药治疗的基础上加用碘化钾，可以让准备接受甲状腺切除术的 Graves 病患者的术前控制做得更快、更好；尤其适用于那些仅用 β- 受体阻滞药不能充分控制病情的患者（“控制”，定义为静息脉率＜ 90 次 / 分，运动所致的心动过速减轻）。（译者注：根据 2020 版《甲状腺功能亢进症外科治疗中国专家共识》，关于甲亢外科治疗的药物术前准备：用 ATD 将甲状腺功能控制至正常以防甲亢危象为 A 级推荐；用碘剂减少甲状腺血供和术中出血为 B 级推荐；用 β- 受体阻滞药缓解甲亢症状和控制心率为 B 级推荐。）

抗甲状腺药物——硫代酰胺类药物：甲巯咪唑和丙硫氧嘧啶

这是用于治疗甲状腺功能亢进症的主要抗甲状腺药物。甲巯咪唑是首选药物，因为它的作用时间较长，每天给药 1 次。对 ATD 的生化反应在 1 ～ 2 周内可检测到；临床反应通常需要 4 ～ 8 周。

作用机制。丙硫氧嘧啶（propylthiouracil，PTU）通过干扰 T_4 合成、并阻断 T_4 向 T_3 的外周转化发挥作用，但在常规剂量下，后一种效应在临床上并不重要。甲巯咪唑无任何外周效应，但更有效，可以更快地逆转甲状腺功能亢进症，副作用更少。两种药物均可抑制甲状腺自身免疫，降低循环 TRAb 滴度。

使用。这些抗甲状腺药物已广泛应用于中青年患者，特别适用于 Graves 病的长期控制。还可用于术前控制，在许多情况下也用于放射性碘消融前后的治疗。甲巯咪唑的起始剂量为 10 ～ 15 mg/d，但较大的甲状腺肿大或更严重的甲亢患者可能需要更高的剂量（如 30 mg/d）。因其半衰期很长，可单次给药，但在初始用药时大剂量最好分次给药，以最大限度地减少胃肠道不良反应。PTU 平均起始量为 300 mg/d（100 mg，每 8 h 一次）。

根据 TSH 和甲状腺激素水平进行治疗调整，每 4 ～ 6 周检测甲状腺功能一次，直到病情稳定，然后减少检测频率。一旦甲亢控制，药物就可以逐渐减量到维持正常甲状腺功能状态所需的最低剂量。通常治疗会持续 12 ～ 24 个月，然后停止治疗，观察是否会复发。

高剂量的抗甲状腺药物与甲状腺素联合的治疗方案，并没有被证明有利，而且增加了 ATD 不良反应的风险。对于复发或未能缓解的患者，应考虑放射性碘或手术治疗。

不良反应。最常见的不良反应包括皮疹、发热及关节痛；通常不具有重大临床意义。急性肝衰竭和白细胞减少是使用 ATD 更严重的潜在后果。

急性肝衰竭是一种非常罕见但可能危及生命

的不良反应，与 PTU 的使用有关，导致食品与药物管理局（Food And Drug Administration，FDA）要求 PTU 黑框警告。服用该药的成年人发病率约为 1/10 000。急性肝衰竭的发病通常很突然，可以在治疗过程的任何时间发生；且病程可以快速进展。常规的肝功能监测无用。但服用 PTU 的患者如果出现瘙痒性皮疹、黄疸、乏力或任何其他提示肝功异常的症状时，应检查肝功能。如果出现发热或关节痛，应该停药，因为这些不良反应可能预示着更严重的免疫副作用。

粒细胞缺乏是罕见（0.2% ~ 0.5% 的患者）但可能致命的并发症，需要仔细选择患者并密切监测治疗。粒细胞缺乏的风险随着年龄的增长而增加（大约从 40 岁开始）。该并发症与 PTU 的剂量无关，但甲巯咪唑呈剂量依赖性。发病时间通常在开始治疗的 2 个月内，很少超过 4 个月。建议在发热性疾病或发生咽炎时监测白细胞计数和分类，但由于粒细胞计数急剧下降，目前尚不清楚常规密切监测血细胞计数是否有益；然而很多临床医生仍建议在治疗的前 4 个月进行监测。轻度白细胞减少很常见，可见于高达 10% 的患者，此时无须停止治疗。如果白细胞计数降至 1500/mm^3 以下，或者患者出现发热、咽炎或其他感染症状，则应停止 ATD 治疗，并进行白细胞计数分类检查。

其他不良反应。在妊娠前 3 个月使用甲巯咪唑与胎儿皮肤发育障碍有关（见下文讨论）。

抗甲状腺药物的选择。甲巯咪唑是首选药物，因为它的作用时间更长，可以更快逆转甲状腺功能亢进症，每日给药 1 次，不良反应发生率也较低。在消融治疗前使用，对放射性碘治疗的反应也没有不良影响。由于甲巯咪唑有潜在的致畸作用，在妊娠前 3 个月使用 PTU 更可取（见下文讨论）。

放射性碘消融术（碘 -131）

碘 -131 消融治疗于 1942 年首次应用，至今已被广泛应用，特别适用于治疗老年甲亢患者，这些患者中，辐射暴露的长期影响并不是主要的关注点。放射碘消融术适用于患 Graves 病的甲状腺功能亢进症患者，当这些患者 ATD 治疗疗效不佳，或者当患者年老或者依从性欠佳时即可选用放射碘治疗。放射碘消融术也可在其他甲状腺功能亢进症应用，包括消融孤立性毒性结节或毒性多结节性甲状腺肿，当患者存在手术禁忌证或者拒绝接受手术治疗时可选用。

使用。放射性碘以胶囊或口服液的形式给药，可迅速吸收并聚集在甲状腺组织中，在 6 ~ 18 周内导致甲状腺损伤和消融。大约 20% 的患者，特别是那些甲状腺肿大明显、多结节性甲状腺肿或严重甲状腺功能亢进症患者，需要第 2 次给药。在进行放射性碘治疗之前，通常会先服用抗甲状腺药物来控制甲亢状态。

优点、缺点和不良反应。优点包括公认的有效性、相对安全性和易于管理。缺点是症状控制延迟，治疗后甲状腺功能减退的发生率很高。

甲状腺功能减退症

高剂量放射性碘能带来可预期的甲亢缓解，但早期甲状腺功能减退症的发病率高（第 1 年 70%）。采用低剂量方案可降低早期甲状腺功能减退症的风险（第 1 年 15%），但甲亢控制率也降低（1 年后仍有 50% 患者处于甲亢状态）。对接受低剂量方案治疗的患者的长期随访研究表明，甲状腺功能减退症的累积发病率稳步上升（11 年时为 75%），这表明其早期优势随着时间的推移而消退。不管使用多大剂量的放射性碘，最终都有出现甲状腺功能减退的风险，需要定期对患者进行重新评估，通常每 6 个月一次。

Graves 眼病的恶化

与其他形式的抗甲状腺治疗相比，用放射性碘治疗 Graves 病更容易出现 Graves 眼病恶化。吸烟会加剧 Graves 眼病的风险。高达 20% 治疗前有眼部受累的甲亢患者在接受抗甲状腺治疗后出现了眼病的恶化。甲状腺功能亢进症的纠正似乎不会引起眼病，但抗甲状腺治疗引起的甲状腺功能减退（这在接受放射性碘治疗的患者中很常见）似乎增加了眼病恶化的风险。其机制尚不清楚；推测可能是放射碘治疗诱导了能刺激抗体产生的大量抗原。

迟发的癌症和出生缺陷的风险

对这些问题的关注由来已久，由于放射性碘能穿过胎盘，风险似乎仅限于妊娠。分析表明，总体癌症死亡率的风险没有增加，但患甲状腺癌的绝对风险可能有微小的增加（见第 94 章和第 95 章）。[131] 碘用于治疗甲状腺功能亢进症时，性腺辐射剂量很小——相当于钡灌肠或静脉肾盂造影的剂量，因此导致出生缺陷的风险也极小。尽管缺乏重大遗传风险的证据，但在生育年龄给予放射性碘治疗仍然是一个令人担忧的问题。由于放射性碘能穿过胎盘，因此禁止在妊娠期间使用。

外科手术

手术是甲状腺功能亢进症的最直接的治疗方法。通过减少甲状腺质量，目标是在不引起甲状腺功能减退的情况下治愈高代谢状态。手术对于甲状腺肿大明显和伴有压迫梗阻症状的患者特别有效。活动性眼病患者和对 ATD 过敏的孕妇，也是手术治疗的候选人群。ATD 治疗失败或出现并发症时，或者患者不能依从或拒绝放射碘治疗时，手术治疗也是一种选择。手术治疗尤其适合患有中到重度甲亢的年轻患者。

不良反应。不幸的是，手术治疗后永久性甲状腺功能减退的发生率很高，并伴有较小但有意义的甲状旁腺功能减退和喉返神经损伤导致喉部瘫痪的风险。此外，Graves 病甲状腺次全切除术治疗后，甲状腺功能亢进症仍有可能复发。需先服用 ATD 进行术前准备，以避免诱发突如其来的甲状腺危象。

碘化物

碘化物有时可作为硫酰胺治疗严重甲状腺功能亢进症或术前准备的辅助用药，用于术前需使用第二种药物来对抗甲亢的患者。不能服用 β- 受体阻滞药或 ATD 的患者也是适应证人群。

碘化物可阻断外周 T_4 向 T_3 的转化，并抑制甲状腺激素释放。碘化钾是最早使用的碘化物。有机碘造影剂（如碘酸盐、碘丙酸盐）也已使用。术前 7 天用无机碘治疗，通常可减少甲状腺血流量，进而减少术中出血。

骨质疏松症的治疗

患有骨质疏松症的甲亢女性，尤其是更年期女性，应考虑进行骨保护治疗（见第 164 章）。

治疗选择

Graves 病

三种治疗方案（ATD、放射性碘和手术）都可以有效治疗甲亢。一些因素可能会影响治疗（表 103-2）。放射性碘可能被认为是老年患者治疗的首选。轻度甲亢和轻度甲状腺肿大的中青年患者应考虑 ATD 和放射性碘治疗。严重甲状腺功能亢进症和甲状腺肿大明显的患者应考虑手术，这些患者需要迅速纠正甲亢，不适合选择 ATD 或放射性碘。此外，治疗方案的选择也应考虑患者偏好。

实施治疗。起始 ATD 治疗是一个合理的初始治疗，同时辅以 β- 受体阻滞药治疗，以帮助建立正常的甲状腺功能状态和控制肾上腺素能症状。对于轻症患者，可以给予甲巯咪唑 10 mg/d；对于重症患者，起始可以服用甲巯咪唑 20 ～ 30 mg/d。

如果 ATD 治疗不能控制病情，或者患者无法耐受，或者在治疗完成后复发，可以考虑使用放射性碘治疗。一些患者选择放射性碘作为初始治疗。对于甲状腺功能亢进症并发症风险较高的患者，应使用甲巯咪唑进行预处理并在放射性碘治疗前 2 ～ 3 天停药，放射性碘治疗后 3 ～ 7 天可考虑重新使用甲巯咪唑。尽管缺乏长期遗传风险的证据，但处于生育年龄段的患者给予放射性碘治疗仍然存在顾虑。根据美国甲状腺协会（American Thyroid Association，ATA）最近的管理指南，几乎所有选择 ATD 治疗 Graves 病的患者，都应该使用甲巯咪唑，除非存在以下情况：妊娠早期（此时首选 PTU 治疗）、治疗甲状腺危象以及对甲巯咪唑疗效不佳且拒绝放射性碘或手术治疗的患者。目前的治疗方法不能够确切地阻止潜在的免疫病理过程，对此过程还知之甚少。

表 103-2　Graves 病治疗方案的选择

影响因素	治疗选择
老年人	ATD，放射性碘
甲状腺肿大伴有压迫症状	手术
严重甲亢	ATD，手术
缓解率高的非老年人 轻症甲亢 轻度甲状腺肿大	ATD 或放射性碘

有多种可选择的治疗方法，每种方法都有各自的优缺点，根据患者需要、临床状态和偏好进行个性化治疗非常重要。

眼病的治疗。眼病的治疗仍然是一个挑战。病因治疗需要更好地理解潜在的发病机制。虽然眼病可能随着甲状腺功能亢进症的治疗而恶化，特别是在诱发甲状腺功能减退症的情况下，但没有证据表明减少治疗强度可以防止病情恶化。然而，放射性碘治疗似乎是最有可能导致眼病恶化的治疗方法。如前所述，吸烟是重要的危险因素，应该尽一切努力让患者戒烟（见第 54 章）。

管理指南建议对 Graves 眼病患者给予 ATD 或手术治疗。在抗甲状腺治疗时给予中等剂量的糖皮质激素可以降低眼病的风险，但不建议常规使用这种预防性治疗，因为其不良反应发生率较高，并不能预测哪些患者病情会恶化，而且严重眼病的发生率较低（7%）。既往有中至重度眼病的患者可能是糖皮质激素治疗的适应证人群。现行的治疗方案是：在放射治疗后 1 ～ 3 天开始使用泼尼松 0.4 ～ 0.5 mg/（kg・d）或其等效药物，持续 1 个月，然后逐渐减量，持续 2 个月以上。对于眼部症状较轻的患者，可以使用较小的剂量和较短的疗程，但通常建议泼尼松至少从 30 mg/d 起始治疗，并在 6 ～ 8 周内减量完毕。除了戒烟和避免发生甲状腺功能减退，还需要优先考虑优质的眼部护理。

使用替妥木单抗（teprotumumab）等药物来控制这种疾病的自身免疫机制，是另一种有前景的新方法。替妥木单抗是一种人类单克隆抗体，可通过拮抗胰岛素样生长因子 1 受体（insulin-like growth factor 1 receptor，IGF-1R）来治疗甲状腺眼病。

毒性多结节性甲状腺肿

放射性碘是毒性多结节性甲状腺肿最常用的治疗方法，但由于这些腺体的放射性摄取率较低，因此需要比治疗 Graves 病更高的剂量。大约 20% 已治疗的患者需要接受第二次治疗。老年患者应该在放射性碘治疗前使用抗甲状腺药物治疗，以减少放射性碘引起甲状腺炎所带来的症状恶化的可能。对于巨大甲状腺肿和有甲状腺压迫症状（呼吸和吞咽困难）的患者，可能需要进行甲状腺手术（甲状腺次全切除术）。

毒性结节

放射性碘是有毒性结节的老年患者的首选治疗方法。有压迫症状的毒性结节患者应考虑手术切除，年轻患者用手术切除更为可取。

妊娠期与哺乳期患者的甲状腺功能亢进症

妊娠期甲亢患者可供选择的治疗仅限于 ATD 和手术；如前所述，放射性碘禁忌，因为它可穿过胎盘并浓聚于胎儿甲状腺。对于预期在近期妊娠的甲亢女性，无论是选择放射性碘治疗还是选择手术治疗，都应该在计划妊娠之前至少 6 个月确定并实施，以尽量减少妊娠期间可能的硫代酰胺的不良暴露（见下文）。尽管如此，认为 ATD 治疗比手术更安全，手术仅用于难治性病例和拒绝服药的患者。

使用硫代酰胺。在硫代酰胺类抗甲状腺药物中，妊娠早期首选 PTU；如前所述，在此期间使用甲巯咪唑与胎儿皮肤发育障碍有关。必须使用 ATD 治疗时，甲巯咪唑可以在妊娠早期之后使用。根据 ATA 管理指南，服用甲巯咪唑的患者如果决定妊娠，应该在最早有妊娠迹象时进行妊娠测试，并在妊娠早期尽快转为服用 PTU，然后在妊娠中期开始时转回服用甲巯咪唑。

在妊娠早期开始使用 PTU 的患者应该在妊娠中期开始时改用甲巯咪唑。甲巯咪唑穿过胎盘并诱发胎儿甲状腺功能减退的风险很小，且与剂量没有严格的关系，但母亲甲状腺功能减退症可能会危及胎儿，应该避免。

即使在甲状腺切除术后，Graves 病妊娠期女性也可能将大量 TRAb 转移至胎儿体内，并导致胎儿甲状腺毒症。在这种情况下，对新生儿进行甲状腺毒症测试至关重要。维持母体 FT_4 水平接近正常上限的 ATD 治疗方案，对于胎儿甲状腺最理想。如母乳喂养，乳汁中会含有抗甲状腺药物。医生要重视和患者充分讨论潜在风险和严密监测的必要性。

β- 受体阻滞药和碘化物。短期使用 β- 受体阻滞药、碘化物或两者联合使用都可以迅速、有效和安全地控制甲状腺毒性症状。甲亢症状在 2 ～ 7 天内改善。这些药物的长期使用带来更大的问题。β- 受体阻滞药与宫内发育迟缓、胎盘小、出生后心动过缓和低血糖有关。但相关并发症发生率低，妊娠期间使用通常是安全的。长期使用碘化物的风险较高，据报道有巨大梗阻性胎儿甲状腺肿发生。

外科手术。手术通常适用于 ATD 治疗失败或不适合接受药物治疗的妊娠患者。虽然手术死亡率较低，但仍高于药物治疗相关的死亡率。甲状腺次全切除术前应进行术前药物治疗，以控制并预防甲状腺危象。如果有手术必要，最好在妊娠中后期进行。

甲状腺炎

如前所述，与甲状腺炎相关的甲状腺功能亢进症可以用 β- 受体阻滞药对症治疗，通常可以自发缓解。亚急性甲状腺炎会用到阿司匹林，有时会用到皮质类固醇进行治疗，以控制炎症症状。1 型胺碘酮诱导的甲状腺炎用 ATD 治疗，而 2 型胺碘酮诱导的甲状腺炎用糖皮质激素治疗。胺碘酮不必停药治疗即可见效［译者注：《2018 欧洲甲状腺协会胺碘酮相关甲状腺功能异常的处置指南》推荐：胺碘酮诱导的甲状腺毒症 1 型（AIT1）的治疗，如果可行，最好停用胺碘酮；胺碘酮诱导的甲状腺毒症 2 型（AIT2）的治疗，无须停用胺碘酮］。

亚临床甲状腺功能亢进症

治疗方法部分取决于亚临床甲亢的根本原因。治疗亚临床甲状腺功能亢进症的潜在好处是减少发生心脏和骨骼并发症的可能性。

内源性亚临床甲状腺功能亢进症。在排除非甲状腺疾病、药物治疗、暂时性原因所致的甲亢以及中枢性甲减之前，疑似内源性亚临床甲亢患者不应启动抗甲状腺治疗。抗甲状腺治疗的决定应该基于并发症的风险和 TSH 抑制的程度。

轻度甲亢伴相关结局风险增加的患者（例如 65 岁以上有心脏病及骨质疏松风险的个体）应当考虑治疗，如血清 TSH 低于 0.1 μU/ml；或血清 TSH 在 0.1 ～ 0.5 μU/ml 但有骨密度低或有心脏病的临床证据。亚临床甲亢，尤其是 TSH 低于 0.1 μU/ml 会增加骨折风险。

低危患者，若 TSH 低于 0.01 μU/ml 且有甲亢症状或甲状腺核素扫描可见功能自主结节，应考虑治疗。如果测定甲状腺功能有困难，且患者完全没有甲亢症状，合理的方案是推迟抗甲状腺治疗，并在大约 2 个月后重复检测甲状腺指标。自限性或非甲状腺疾病所致的亚甲亢患者，TSH 可能需要 8 周才能恢复正常。

如果 8 周后检测仍有确定的亚临床甲状腺功能亢进症，但患者仍完全无症状，那么只要患者没有结节性疾病（很有可能进展为临床甲亢），也没有房颤或骨质疏松等并发症，每 6 个月监测一次血清 TSH、FT_4 和 FT_3 是合理的。定期检查总 T_3 也很重要，因为它可能是甲状腺功能指标中第一个上升的。

如果患者有亚临床甲亢的症状或并发症，则应该在一开始就接受治疗，可从小剂量抗甲状腺药物起始（如甲巯咪唑 5 ～ 10 mg/d）。

外源性亚临床甲状腺功能亢进症。治疗甲状腺功能减退症所致的外源性亚临床甲状腺功能亢进症，应及时减少甲状腺激素的用量。6 ～ 8 周后复查甲状腺指标有助于进一步调整药物剂量。

治疗监测

治疗监测需要关注患者的临床状态和甲状腺功能指标。临床状态通过记录患者的体重变化、耐热程度、颤抖、焦虑、食欲、精力充沛度、静息心率、眼病、皮肤质地或皮肤温度的变化来评估。TSH 水平是衡量治疗目标（TSH 正常化）的最佳指标，也为过度治疗和甲状腺功能减退提供了最早的证据。可通过监测血清 FT_4 浓度（或在 T_3 型甲状腺毒症病例测定总 T_3 浓度）的变化来评估循环甲状腺激素的量，但仅当 TSH 水平异常时才需要评估。

在 Graves 病患者中，监测血清 TRAb 水平也有助于预测临床病情。如果抗体滴度保持在较高水平，疾病复发的可能性很大；而当抗体滴度降低或检测不到时，复发的可能性较小（尽管仍不除外复发）。

如前所述，服用 ATD 治疗的患者，应该常规监测白细胞计数和肝功能，特别是服用 PTU 或超过 30 mg/d 剂量甲巯咪唑的患者。在治疗的前 4 个月药物不良反应风险最高。

患者教育

甲状腺功能亢进症患者通常会有所宽慰，因为他们知道自己的“紧张”是由潜在的内科疾病引起的，而不是情绪问题，而且这种情况将会随着治疗有所改善。服用抗甲状腺药物的患者需要得到指导，及时报告粒细胞缺乏症的症状（如发热、寒战、咽炎），特别是在治疗的前 4 个月。应该提醒那些有明显眼球突出的患者，一旦出现复视或视力障碍，要第一时间看医生。正在服用 ATD 的甲亢母亲如果渴望母乳喂养婴儿，不必禁止其母乳喂养，只要花时间解释潜在的风险和严密监测的重要性即可。应该告知接受放射性碘治疗的患者要注意甲状腺功能减退的症状。

转诊和入院适应证 [16]

接受碘 -131（^{131}I）治疗的患者应进行甲状腺扫描，并接受内分泌科医生或放射治疗师检查，以计算碘 -131 的给药剂量。在治疗妊娠或哺乳期甲亢患者以及 Graves 病相关严重眼病患者时，也应咨询内分泌科医生。严重眼病引起的视力损害可能需要住院接受大剂量全身类固醇激素治疗或手术减压治疗。当患者吞咽受阻、妊娠、期望改善容颜或 ATD 治疗失败时，也可转诊进而考虑手术治疗。如患者出现心力衰竭、快速心房颤动或心绞痛，则需要立即入院治疗。

治疗建议 [21,24,52]

- 为了迅速控制甲状腺功能亢进症的肾上腺素能症状，无论潜在病因是什么，立即开始给予 β- 受体阻滞药（例如，普萘洛尔 80 mg/d，阿替洛尔 50 mg/d）治疗。根据需要增加剂量，直到症状得到控制。先前存在与甲状腺疾病无关的心力衰竭的患者，使用 β- 受体阻滞剂要格外谨慎。
- 对于未妊娠的中青年 Graves 病患者，可在 β- 受体阻滞药方案的基础上，加用甲巯咪唑（轻症 10 ～ 15 mg/d，重症 20 ～ 30 mg/d）。持续使用甲巯咪唑和美托洛尔 4 ～ 8 周，然后在抗甲状腺药物起效时，逐渐减少 β- 受体阻滞药的用量。根据临床情况和甲状腺指标（TSH、FT_4、总 T_3）调整 ATD 剂量。用尽可能低的药物剂量来维持生化指标和生理控制。严密监测，避免甲状腺功能减退。如果甲巯咪唑剂量超过 30 mg/d，或是老年患者，应监测白细胞计数。
- 如果治疗有反应，应继续抗甲状腺治疗 12 ～ 24 个月，在 12 个月时测定 TRAb 滴度。如果 TRAb 阴性，且患者在临床和生化方面均处于缓解状态，则可以逐渐减少药物剂量并尝试停药。如果甲亢复发，则考虑再恢复 12 个月以上的抗甲状腺治疗或放射性碘治疗。
- 对于妊娠合并 Graves 病的患者，考虑予 ATD 治疗，但在开始治疗之前要进行内分泌咨询。
  - 如果需要 ATD 治疗，则妊娠早期首选 PTU（起始剂量为 100mg，每日 3 次），因为甲巯咪唑有潜在的致畸作用。
  - 在妊娠中后期，改用甲巯咪唑治疗。这种治疗的风险应该向患者充分解释并使其理解。
  - 严密监测母亲和婴儿的甲状腺状况至关重要。在妊娠期间，使用尽可能低剂量的 ATD，使母亲的甲状腺激素水平略高于 T_4 和 T_3 值的正常范围。FT_4 估计值应保持在或略高于非妊娠正常范围的上限。应每月评估甲状腺功能。
- 对于所有服用 ATD 的患者，在治疗的前 4 个月应每 2 ～ 4 周监测一次白细胞计数。如果中性粒细胞计数降至 1500/mm^3 以下，则应停止治疗。老年患者和每日服用 PTU 或甲巯咪唑超过 30 mg 的患者，发生粒细胞缺乏症的风险最大，也最需要密切监测白细胞计数。
- 对于患有严重症状性眼病的 Graves 病患者：
- 及时进行内分泌咨询。选择包括大剂量全身糖皮质激素（泼尼松 120 ～ 150 mg/d）[译者注：2022 年《中国甲状腺相关眼病诊断和治疗指南》推荐：对于中重度和极重度活动期甲状腺相关眼病（TAO），糖皮质激素静脉冲击治疗是一线治疗方法；糖皮质激素口服治疗（泼尼松每千克体重 1 mg/d 或 60 mg/d 起始，1 周后逐渐减量，4 ～ 6 个月后停药），用于眼眶放射治疗或其他传统免疫抑制剂的联合治疗，是重度活动期 TAO 二线治疗方法]、局部注射类固醇、手术减压和放射治疗。即将接受放射性碘治疗并已出现中重度眼部变化的患者，可能会从预防放射治疗后眼病恶化的方案中获益［泼尼松或其等价药物 0.4 ～ 0.5 mg/(kg · d)，从放射性碘治疗后 1 ～ 3 天开始使用，并在 3 个月内逐渐减量]。

- 对于患有轻中度眼病的 Graves 病患者：
  - 坚持全面戒烟，避免治疗后甲状腺功能减退，以最大限度地降低眼病恶化的风险。
  - 对于眶周水肿，建议抬高床头，处方温和的利尿剂（如氢氯噻嗪 25 ~ 50 mg/d）。处方甲基纤维素滴眼液以防止角膜干燥（见第 204 章）。
- 对于孤立性毒性结节和毒性多结节性甲状腺肿患者、老年 Graves 病患者以及其他 ATD 治疗失败或无法维持的 Graves 病患者（复发、粒细胞缺乏症）：
  - 考虑碘 -131 治疗。
  - 在放射性碘对甲状腺腺体充分发挥作用所需的 2 ~ 3 个月时间内，继续使用 β- 受体阻滞药。
  - 在治疗后 3 ~ 6 个月，监测 TSH 是否有甲状腺功能减退的迹象，此后每隔 3 ~ 6 个月监测一次；在甲状腺功能减退出现之前，立即开始甲状腺替代治疗，以及时纠正甲状腺功能减退。
- 建议任何有颈部压迫或容貌问题或服药依从性差的患者考虑手术治疗。当 ATD 治疗失败或有禁忌证时，也应考虑手术。年轻患者手术效果尤其好。如果考虑手术，则在手术前继续抗甲状腺或 β- 受体阻滞药治疗。甲状腺切除术后则需要进行甲状腺激素替代治疗。
- 对与甲状腺炎相关的一过性甲亢（译者注：应为甲状腺毒症）患者，可使用 β- 受体阻滞剂进行对症治疗，直到病情自行缓解。
- 筛查和治疗甲亢女性的骨质疏松症（见第 144 章和第 164 章）；她们的髋部骨折风险增加。

（林玉晶　翻译，董爱梅　审校）

第 104 章

甲状腺功能减退症的管理

DAVID M. SLOVIK

甲状腺功能减退症（简称甲减）是一种常见的、容易治疗的疾病。越来越多的亚临床甲状腺功能减退症（简称亚临床甲减）患者要么是在筛查项目中被发现，要么是在对其他医学问题（如高胆固醇血症）进行评估时被发现。女性甲减多于男性（患病率是男性的 5 ~ 8 倍），自身免疫性疾病是其常见病因。亚临床甲减及其最佳治疗方法是一个特别常见但具有挑战性的问题。基层全科医生应该能够确认甲减的诊断，检查潜在病因，确定何时需要替代治疗，并安全而精确地开出甲状腺激素处方。

病理生理学、临床表现和病程 [1-23]

病理生理学

甲减的基本机制可分为甲状腺功能受损（原发性甲减）和下丘脑 - 垂体功能受损（继发性甲减）。在原发性甲减中，下丘脑会反应性增加促甲状腺素释放激素（thyrotropin-releasing hormone，TRH）的产生，进而促进垂体分泌促甲状腺激素（thyroid stimulating hormone，TSH）。这反过来会刺激甲状腺增大、甲状腺肿形成以及甲状腺素的产生，且优先合成 T_3 而不是 T_4。在继发性甲减中，TSH 反应不足，甲状腺腺体正常或缩小，T_4 合成和 T_3 合成同样减少。

原发性甲减

原发性甲减可能是由于甲状腺 TSH 受体受阻、甲状腺素产生障碍或甲状腺素释放受抑制所致。

桥本甲状腺炎（慢性自身免疫性甲状腺炎）。桥本甲状腺炎是最常见的甲状腺功能减退症的病因，其特点是甲状腺组织受到免疫介导的渐进性破坏。抗甲状腺自身抗体［抗甲状腺过氧化物酶抗体（anti-thyroid peroxidase antibody，anti-TPOAb）］占主导地位。女性患病率是男性的 7 倍。病理上可见淋巴细胞浸润和腺体增大，可出现明显的结节（见第 95 章）。针对甲状腺抗原的自身抗体可损害 TSH 的反应性，并影响甲状腺激素的合成与释放。虽然大多数桥本甲状腺炎患者仍保持正常的甲状腺功能，但很多患者最终发展为甲减，一小部分患者早期由于损伤相关的甲状腺激素过早释放而出现一过性甲状腺功能亢进症（译者注：应为甲状腺毒症）（见第 103 章）。

自身免疫性多内分泌腺综合征。这些综合征涉及多个内分泌器官受到自身免疫攻击，针对甲状腺、胰腺和肾上腺抗原的攻击最常见。2 型自身免疫性多内分泌腺综合征（autoimmune polyendocrine syndromes type 2，APS-2）最常见，该病多种编码关键组织相容性调节蛋白的基因发生突变。大多数患者是女性，也有非内分泌腺体的自身免疫性损伤，包括肠道（乳糜泻）、胃（恶性贫血）和皮肤（脱发、白癜风）。临床起病通常在成年早期，通常先出现针对甲状腺、胰腺和肾上腺抗原的自身抗体，继而出现临床甲状腺炎、1 型糖尿病和原发性肾上腺皮质功能减退症（Addison 病）。APS-1 是一种更为罕见的单基因变异性疾病，儿童时期表现为黏膜皮肤念珠菌病、甲减以及原发性肾上腺功能不全。

产后甲状腺炎。产后甲状腺炎被认为是桥本甲状腺炎的常见变体（见第 103 章），影响 5% 的产后妇女。抗体产生的高峰在分娩后 3 ～ 4 个月，然后下降。短暂的甲状腺功能亢进（译者注：应为甲状腺毒症）之后可能会出现甲状腺功能减退，但大多数患者会恢复至正常甲状腺功能状态。轻度甲状腺功能亢进症（译者注：应为甲状腺毒症）可能被错误地归因于情绪“紧张”，随后出现的疲劳和抑郁，实际上是由于甲减。这些症状通常在 2 ～ 3 个月内自发缓解，但再次妊娠有复发倾向。

辐射导致的甲减。在美国，辐射导致的甲减是甲状腺损伤的另一个主要原因。甲减是碘 -131 治疗以及超过 2500rad（用于治疗淋巴瘤和头颈癌）颈部外照射的一个很常见且永久性的后果。甲减通常发生在治疗后 3 ～ 6 个月内。

亚急性甲状腺炎。亚急性甲状腺炎继发于上呼吸道病毒感染后，是一种更为短暂的一过性甲状腺损伤。在这种情况下，腺体触痛明显并增大，有时不对称。通常的规律是，甲状腺激素的最初释放可能会导致短暂的甲状腺功能亢进（译者注：应为甲状腺毒症），继而，甲状腺激素耗竭出现甲减，但通常都会自发缓解并恢复正常的甲状腺功能。病理学上以肉芽肿性巨细胞浸润和碘摄取显著减少为特征。亚急性甲状腺炎的临床过程持续几周到数月不等。

甲状腺次全切除术和抗甲状腺药物。大多数患者在甲状腺次全切除术后会产生短暂性甲减，约半数患者在手术后第 1 年内发生永久性甲减。

具有抗甲状腺作用的药物，可导致发生迅速但可逆的甲减。这种情况在使用抗甲状腺药物甲巯咪唑或丙硫氧嘧啶治疗甲减的过程中可见到（见第 103 章）。锂、干扰素 -α 和白细胞介素在一小部分病例中可诱发临床甲减，推测可能是加剧了先前存在的自身免疫性甲状腺疾病所致。胺碘酮释放碘，可导致甲减。碘化物过量会损害甲状腺素的合成和释放，特别是在有潜在甲状腺疾病的患者；碘缺乏抑制了甲状腺素的合成，在世界范围内，碘缺乏是甲减和甲状腺肿大的主要原因。苯妥英钠、卡马西平和利福平可增加甲状腺激素的清除，从而导致每日甲状腺素需求量增加。酪氨酸激酶抑制剂舒尼替尼（sunitinib）可导致破坏性甲状腺炎，其风险随治疗时间的延长而增加。

妊娠。妊娠早期，左甲状腺素需求量增加，大约妊娠 20 周时达到稳定水平。其机制包括雌二醇相关的甲状腺素结合球蛋白的合成增加，导致游离甲状腺素浓度下降。对于甲状腺功能正常的女性来说，这种需求量增加并不是问题，可以通过增加甲状腺激素的产生来应对；但对于甲状腺功能低下的女性来说，可能最早在妊娠 5 周时就会出现甲减的恶化，而这一时期恰好是胎儿发育对循环甲状腺激素水平特别敏感的时期。已有报道发现，亚临床甲减或轻度甲减的不良后果包括流产、早产、低出生体重以及认知发育障碍，尽管有些报道的关联性并不一致。

继发性和三发性甲减（中枢性甲减）

继发性甲减是由于 TSH 缺乏所致，而三发性甲减是由于 TRH 缺乏所致。这两种病因所致的甲减之和，在所有甲减中占比不到 1%。

继发性甲减最常见的原因是功能性或无功能性垂体腺瘤对促甲状腺素细胞的损害。许多其他形式的鞍区或鞍上区病变可产生相同的结果，即 TSH 产生不足，从而导致甲状腺萎缩和甲减。这些病因包括垂体炎、创伤、产后垂体坏死、非垂体肿瘤、辐射和浸润性疾病。

三发性甲减是由于损伤下丘脑或干扰下丘脑-垂体血流的疾病所致。垂体中其他激素分泌细胞也可能受累，导致一系列相关的内分泌疾病（见第 100 章和第 101 章）。

临床表现

亚临床甲减

亚临床甲减定义为血清 TSH 浓度升高（多数人＜ 10.0 mU/L），同时血清 T_4 正常。患者通常无症状或仅有轻度甲减的症状，如疲劳。以人群为基础的研究发现亚临床甲减的患病率为 3% ～ 15%，且随年龄增长患病率增加，女性患病率更高。从亚临床甲减到临床甲减的年进展率为 2% ～ 4%。较高的 TSH 水平和 TPO 抗体阳性的患者进展为临床甲减的风险增加，提示桥本甲状腺炎起着重要作用。

亚临床甲减可自行恢复。无抗甲状腺抗体、血清 TSH ＜ 10 mU/L、确诊时间在 2 年以内的患者更容易自愈。一项研究显示，在 TSH ＜ 7 mU/L 的患者中，45% 的患者在随后的 2 年内恢复至正常 TSH 水平。

亚临床甲减患者发生心血管事件的风险随 TSH 的升高而增加，TSH 升高在 4.5 ～ 6.9 mU/L 范围内时，对心血管事件风险的影响可以忽略不计；但当 TSH 升高至 7.7 ～ 9.9 mU/L 范围内时，心血管事件风险上升至 17%。同样，低密度脂蛋白（low-density lipoprotein，LDL）胆固醇也随着 TSH 的升高而升高。荟萃分析研究发现，TSH 水平超过 7mU/L 会增加致死性卒中和充血性心力衰竭的风险。关于认知能力下降和骨质疏松性骨折风险增加的担忧尚未得到证实。

临床甲减

明显的甲减的症状反映出循环甲状腺激素不足引起的代谢率降低和对儿茶酚胺的敏感性降低。甲减的早期症状是逐渐出现的，在血清游离甲状腺素水平降至正常范围以下之前就可能出现，而循环中的甲状腺激素水平不适当地降低，TSH 水平就会立即上升。患者的典型症状是乏力、便秘、中度皮肤干燥、月经过多、轻度体重增加或不耐寒。在接下来的几个月里，患者会相继出现以下症状：严重皮肤干燥、毛发粗糙、声音嘶哑、持续体重增加（尽管食欲很差），还可能出现轻微的精神活动受损和认知障碍（例如，精神运动能力、视觉感知技能或记忆力的轻微下降），尤其是老年人。抑郁也可能变得更加明显。

在晚期，亲水性黏多糖在皮下聚集，产生黏液性水肿样改变，这是严重甲减的特征。患者皮肤变得苍白、面部水肿、舌体变大、表情迟钝、情绪低落，甚至昏昏欲睡。也会出现肌肉无力、关节痛、听力减退和腕管综合征等表现。严重黏液性水肿患者会有白天嗜睡，提示可能发生了阻塞性睡眠呼吸暂停，可能会出现呼吸和通气问题。也可能发生心动过缓、心包积液和舒张期高血压。随后可能会出现痴呆，并且对甲状腺替代治疗仅有部分反应。很少会遇到“黏液水肿性精神失常”。

体检可能发现明显的甲状腺肿。如果病因是桥本病，肿大的甲状腺触之较韧如橡胶，无触痛，甚至有结节感。在亚急性甲状腺炎的病例中，甲状腺会增大且痛感明显，而且并不总是对称的。甲状腺弥漫性肿大也可见于遗传性甲状腺素合成缺陷，或者使用了碘化物、对氨基水杨酸或锂。甲状腺腺体萎缩是继发性甲减的特征，也见于原发性甲减当腺体最终被破坏后。心脏可能有扩大或积液的征象。肠鸣音减弱，深部肌腱反射的松弛时相减慢（延迟）或“挂起”。

当 TSH ＞ 10 mU/L 时，心血管事件风险明显增加；TSH 在 10.0 ～ 19.9 mU/L 时，心血管事件的风险比为 1.89。LDL 胆固醇水平也大幅升高，这可能会导致心血管事件的风险增加。

继发性甲减

继发性甲减是由于垂体或下丘脑病变所致，可能会伴随卵巢和肾上腺功能不全的征象（例如，腋毛和阴毛脱落、闭经、体位性低血压），这些表现是由于同时存在黄体生成素（luteinizing hormone，LH）、卵泡刺激素（follicle-stimulating hormone，FSH）以及促肾上腺皮质激素（adrenocorticotropic hormone，ACTH）的产生缺乏。与原发性甲减相比，继发性甲减患者黏液性水肿的表现往往不那么明显，甲状腺腺体也更小。

实验室表现

甲状腺研究

如前所述，在原发性甲减中，TSH 升高可能先于临床表现。最早发生 TRH 升高，然后是 TSH 升高。在这一阶段，甲状腺激素水平仍可能“在正常范围内”，尽管实际上已低于基线水平。之后，游离甲状腺素才会下降到明显的异常水平。

血脂和血液学参数

甲减患者血脂异常——LDL 胆固醇升高和高密度脂蛋白（high-density lipoprotein，HDL）胆固醇降低——很常见。甲减与多种贫血状态相关。最常见的是轻度的正色素正常细胞性贫血。另外，由于大量月经出血，铁缺乏也可能导致小细胞性贫血。此外，服用外源性甲状腺激素后，有时还会出现巨细胞性贫血。真正的巨幼细胞性贫血的病因是自身免疫诱导的维生素 B_{12} 缺乏，在甲减患者中巨细胞的发生率约 10%。严重的黏液性水肿病例肾血流不足可引起稀释性低钠血症。动脉二氧化碳分压升高是即将发生黏液性水肿昏迷的一个预警，这种情况通常发生在呼吸驱动减弱时。

鉴别诊断

甲减的病因可根据损害发生在甲状腺（原发性甲减）还是下丘脑 - 垂体轴（继发性甲减）进行分类（表 104-1）。

原发性甲减比继发性甲减更为普遍。在美国，自身免疫性甲状腺炎（桥本甲状腺炎）占甲减的大多数。甲状腺损伤的其他原因包括特发性甲状腺萎缩、既往放射性碘（碘 -131）治疗以及甲状腺切除术。女性比男性更容易受到影响。甲减的患病率随年龄增长而增加。多达 5% 的老年人患甲减，其中大部分由甲状腺炎引起。甲减不常见的原因包括颈部放疗、使用碘化物或使用某些药物，包括锂、胺碘酮和抗甲状腺药物。使用程序性死亡受体 -1（programmed death receptor-1，PD-1）阻滞剂，如帕博利珠单抗（pembrolizumab）治疗癌症可能导致甲状腺功能障碍，从可逆性破坏性甲状腺炎到显性甲减均可见到。垂体功能不全可能导致继发性甲减。下丘脑病变导致的甲减较为罕见，也是一些病例难诊断的原因。

表 104-1 甲减的鉴别诊断

表 104-1 甲减的鉴别诊断
原发性甲减
桥本甲状腺炎
产后疾病（一过性）
辐射后疾病
甲状腺次全切除术
亚急性甲状腺炎（一过性）
抗甲状腺药物（锂，对氨基水杨酸，丙硫氧嘧啶，甲巯咪唑，碘过量）
碘缺乏症
浸润性疾病（血色沉着病，淀粉样变性，硬皮病）
生物合成缺陷，遗传性
继发性甲减
垂体大腺瘤
空泡蝶鞍综合征
梗死
浸润性疾病（如结节病）
手术或放射引起的损伤

检查[23-28]

诊断甲减

尽管病史（怕冷、皮肤变化、不明原因的体重增加、声音嘶哑、疲劳及月经过多）和体格检查的发现（皮肤干燥、毛发粗糙、甲状腺肿大及腱反射延迟）通常可以提示诊断，但单独来看，其中很多症状和体征并不特异，也可见于其他疾病，因此仍然需要实验室检查来尽早确认和检出甲减。

原发性甲减的诊断

原发性甲减通过证实 TSH 水平升高和 FT_4 水平（或 FT_4 指数）降低很容易诊断。TSH 是原发性甲减更敏感的指标，也是首选的检测方法。亚临床甲减是指 TSH 水平升高（通常高达 10 mU/L），而 FT_4 指数保持在正常范围内的无症状患者。不过，FT_4 指数的正常范围很宽。单次 FT_4 测定可能无法检测到激素水平已有重要生理意义下降的患者，因为此时血清激素浓度可能还保持在正常范围内。与测量总 T_4 相比，测量游离甲状腺素水平能更好地反映甲状腺功能，总 T_4 受甲状腺结合球蛋白变化的影响，而甲状腺结合球蛋白与甲状腺功能无关。

通常，总 T_3 作为甲状腺功能检测系列的一部分，会被常规检测。但该检测价格昂贵，甲减的情况下，总 T_3 的水平与甲状腺功能状态相关性较差，并且受到诸多因素的影响，如外周 T_4 向 T_3 转化率下降等。而在老年人和非甲状腺性疾病中，常见外周 T_4 向 T_3 转化率的下降。因此，血清 T_3 水平对诊断甲减没有帮助。血清胆固醇和甲状腺球蛋白以及放射性碘摄取量的测定也是不敏感的检测指标，对诊断评估几乎没有帮助。

继发性和三发性甲减的诊断

当临床表现为甲减而 TSH 水平不适当地降低，或当游离甲状腺素水平降低而 TSH 水平低或正常时，均应怀疑是否有继发性或三发性甲减。并发闭经、溢乳、体位性低血压或视野缺损等表现也提示有垂体 - 下丘脑疾病。此时需要进行鞍区的影像学检查，如磁共振成像（magnetic resonance imaging，MRI）或计算机断层扫描（computed tomography，CT）（见第 100 章）。

服用甲状腺激素患者甲减的诊断

服用甲状腺激素但尚未诊断甲减的患者，可以停止替代治疗来评估其甲状腺功能状态。只要患者既往没有严重甲减的病史，突然停止外源性甲状腺激素治疗并不危险。当停止摄入甲状腺激素时，患者的垂体和甲状腺会迅速而充分地做出反应（尽管是亚极量反应）。由于甲状腺素的半衰期约为 7 天，下丘脑 - 垂体 - 甲状腺轴的功能完全恢复可能需要约 5 周的时间，因此甲减的检测应推迟到 5 周以后，以避免得出甲减的假阳性诊断。

鉴别潜在病因

病史

为寻找可能的病因，应检查病史，如碘 -131 暴露、颈部照射、近期病毒感染、使用具有抗甲状腺活性的药物（如锂、过量的碘、胺碘酮、舒尼替尼、干扰素、帕博利珠单抗）或影响甲状腺激素清除的药物（如苯妥英钠、卡马西平、利福平）、居住在碘缺乏地区、甲状腺次全切除术、垂体手术或放疗、近期妊娠以及甲状腺疾病家族史。

体格检查

体格检查应包括仔细检查甲状腺的大小、质地和有无结节。甲状腺剧烈压痛提示亚急性甲状腺炎。无痛性、弥漫性增大的甲状腺可见于早期桥本病、碘缺乏症、先天性生物合成缺陷和分娩后。橡胶质地的多结节性甲状腺肿提示桥本甲状腺炎进一步加重。甲状腺体积缩小可见于萎缩性甲状腺炎。当临床怀疑继发性甲减，应检查是否有体位性低血压和是否有视野缺损。

实验室检查

初步的实验室检查相对有限，最有用的是测定 TSH 水平（有助于鉴别原发性和继发性甲减）和抗甲状腺过氧化物酶（anti-thyroid peroxidase，anti-TPO）抗体滴度（检查桥本甲状腺炎的证据）。如果 TSH 水平升高，则应检查 FT_4。低 FT_4 伴高 TSH 可诊断为原发性甲减。如果怀疑继发性甲减，则应同时检查 TSH 和 FT_4。FT_4 降低伴 TSH 降低或正常符合继发性甲减的诊断。

鞍区有占位性病变的患者可能需要测定血清 LH、FSH、ACTH 和催乳素水平（见第 100 章和第 101 章）。所有甲减的患者都应该检测血脂水平（见第 15 章），因为很可能存在血脂异常需要引起注意。怀疑桥本病的患者，还应该进行全血细胞计数和血清维生素 B_{12} 的测定，因为这些人患自身免疫性维生素 B_{12} 缺乏症的风险较高（见第 79 章）。

甲减的筛查和病例发现

甲减的血清检测方法成本低、准确性高、可用性好，对甲减的筛查、病例发现和监测非常实用。选择的检测方法是血清 TSH 测定，这是现有检测方法中最灵敏和最经济的。现代 TSH 检测提供了一种非常灵敏的检测甲减的方法，通常在患者出现明显临床症状之前很长时间就已经可以检测出甲减。如果 TSH 升高，可检测甲状腺 FT_4 水平，但不用于筛查，因为 FT_4 检测的灵敏度较低而费用却不低。T_3 水平对评估甲减没有帮助。

筛查

尽管 TSH 检测简易而有效，但在无症状的非妊娠成年人的定期健康检查中增加 TSH 检测进行筛查，其价值仍存在相当大的争议。已有很多证据支持为有症状的个体检测 TSH 以发现病例，以及为正在抗甲状腺治疗的患者监测 TSH 以明确甲状腺功能状态。与此相比，对无症状的人群筛查 TSH 的利弊数据要有限得多。一项随机试验的荟萃分析，主要研究包括 65 岁以上人群，其结果显示是否筛查 TSH 对生活质量或甲状腺相关症状没有明显影响。筛查 TSH 对心血管结局的影响（甲减相关的主要问题），因为数据太少而无法得出结论。重要的是，筛查中 TSH 低于 7.0 mU/L 的无症状人群近 50% 的人在 2 年内 TSH 可恢复正常。

没有甲状腺疾病证据的无症状个体是否需要进行 TSH 筛查，取决于临床判断。做出临床抉择的最好依据是关注是否有发生进展性甲状腺疾病的风险因素以及发生甲减后不良后果的风险是否增加。风险因素包括甲状腺外自身免疫性疾病临床证据、有很强的甲状腺疾病家族史的女性，以及 50 岁以上患有高脂血症的女性。

病例发现

对有症状的患者进行检查可发现甲减病例，例如 40 岁以上的女性出现疲劳，老年病房的住院患者合并认知功能障碍（见第 8 章和第 169 章）。对于既往有甲状腺疾病（如桥本甲状腺炎）或曾接受过可导致甲减的治疗（如抗甲状腺药物、放射性碘、颈外照射、甲状腺手术以及同时使用胺碘酮、锂或酪氨酸激酶抑制剂）的患者，也应考虑可能合并甲减。

对妊娠女性的筛查和诊断

对于是否在无症状妊娠女性中进行甲减筛查存在争议。筛查的基本依据是能在妊娠最易受伤害的时期（妊娠前 3 个月）检出并治疗甲减。此阶段如果甲减不治疗，可能会导致与之相关的不良后果。争论的焦点是甲减与不良后果关联的强度和治疗的获益。美国妇产科学会发现，妊娠女性甲减与不良后果关联性数据不足，且报告的治疗获益与筛查理由不一致，特别是在亚临床甲减患者中。美国甲状腺协会发现如果致力于妊娠前 3 个月的检测和治疗，这些数据会更有说服力。

为了提高筛查效率，很多赞成者建议采取有针对性的方法，重点关注因具有以下风险因素之一而被视为风险增加的女性：

- 居住在中度至重度碘缺乏的地区。
- 甲状腺疾病的家族史或个人史。
- TPO 抗体阳性的个人史。
- 1 型糖尿病病史。
- 头颈部照射史。
- 复发性流产史。
- 病态肥胖者。
- 不孕者。

如前所述，妊娠早期左甲状腺素需求量显著增加。在妊娠女性的筛查和诊断中，应使用基于人群和检测方法的妊娠早期特异的 TSH 和血清 FT_4 参考范围来解释甲状腺功能的检查结果。如果实验室不能提供妊娠早期特异的 TSH 范围，可以将大约 4.0 mU/L 作为 TSH 上限。如果不能检测 FT_4，那么在妊娠中期和妊娠晚期检测总 T_4 可能会更好。妊娠晚期的总 T_4 和 T_3 水平较非妊娠妇女升高约 1.5 倍。TSH 大于 2.5 mU/L 的孕妇应检测 TPO 抗体。

管理原则 [24,27,29–55]

高质量、廉价的左甲状腺素制剂的出现使恢复正常甲状腺功能状态成为可能。甲减管理的关键问题包括治疗起始时机、持续时间、甲状腺功能监测和药物调整，这些问题不仅适用于有临床症状的显性甲减患者，也适用于亚临床甲减患者。

亚临床甲减

亚临床甲状腺功能减退症是否需要替代治疗是一个有争议的问题。

支持治疗的论点

支持治疗的观点主要集中在：治疗亚临床甲减可以纠正继发性脂质异常（LDL 胆固醇升高，HDL 胆固醇降低），降低冠心病的可能风险以及减轻甲状腺体积的增大。此外，有些亚临床甲减患者实际上是有症状的，但是在治疗开始之前可能并没有意识到症状与甲状腺疾病之间的关系，直到治疗之后患者才报告症状改善。对于有神经精神症状的患者尤其如此。

反对治疗的论点

反对治疗的论点主要源于：目前尚缺乏前瞻性对照试验的证据以证明治疗是有益的、安全的和有成本效益的。尚没有证据表明早期治疗会影响潜在病因的自然病程。对 TSH 仅轻度升高（如 TSH < 10 mU/L）的患者进行替代治疗，其脂质和症状的改善微乎其微。此外，过度治疗可能导致骨质疏松或心房颤动，而 TSH 水平轻度升高的患者很容易发生过度治疗。

推荐的方法和当前的指南

鉴于以上不确定性，一个合理的方法是不常规治疗而是去随访那些 TSH 仅轻度升高（< 10 mU/L）的真正无症状的患者；当患者 TSH 显著升高（> 10 mU/L）或 TSH 水平低于 10 mU/L 但有轻微但重要的甲减的表现（如甲状腺肿大、血脂异常、无排卵月经）时，可考虑进行治疗。

内分泌学会的指南建议，如果 TSH ≥ 10 mU/L，应考虑给予左甲状腺素治疗，因为如果不进行治疗，心血管风险增加且进展为显性甲减的风险增加。当 TSH 在 7 ～ 10 mU/L 时，建议对 65 岁以下的患者进行治疗，特别是伴甲状腺肿大和甲状腺抗体效价高或出现甲减症状时；但不建议对老年患者进行治疗，因为缺乏获益的证据，而过度治疗带来的潜在并发症（心房颤动和骨质疏松）的风险却增加。亚临床甲减的女性妊娠时应该考虑接受治疗（见下文讨论）。

临床甲减

对于临床甲减的患者，推荐进行替代治疗。由于甲减患者对甲状腺激素非常敏感，因此对轻、中度甲减的治疗最好循序渐进（替代治疗速度过快可能会导致震颤、紧张和心悸）。适当的替代治疗能缓解疲劳，减轻超重，并逆转自主神经症状。起效的第一个迹象是体重适度减轻，脉搏加快，便秘缓解。黏液水肿性皮肤发生改变、胸腔积液和心包积液以及升高的肌酸磷酸激酶水平也会恢复正常，但这些需要更多的时间。大多数患者在 2 周内会感觉见好，临床症状完全消失通常需要 3 个月时间，也可能会需要更长的恢复时间。原发性甲减的治疗没有限期，除非甲减的病因是一过性疾病，如产后甲状腺炎或亚急性甲状腺炎。

替代方案

左甲状腺素仍然是大多数患者的首选制剂（见下文讨论）。替代剂量 100 ～ 125 μg/d 通常就足够了。老年人因为 T_4 清除率降低，每日需要量往往会降低 20%。目前的左甲状腺素的替代剂量比以前提到的更低，因为当代的左甲状腺素制剂药效更为强大。

起始治疗和剂量调整

起始剂量和调整速度取决于年龄、体重、合并慢性病情况（特别是冠心病）、症状的严重程度和持续时间，以及治疗前的 TSH 水平。对于其他方面都很健康的年轻患者，可以接近全剂量起始服用左甲状腺素（50 ～ 100 μg/d）。对于 50 岁以上的患者（患无症状冠状动脉疾病的风险增加）和已知患有心脏病的患者，建议更谨慎地进行替代治疗，以避免诱发心绞痛、心律失常（心房颤动、窦性心动过速），甚至心力衰竭。这种情况最好以 25 ～ 50 μg/d 起始治疗。药物起效通常是渐进的，2 ～ 4 周后疗效明显。剂量调整时间应间隔 4 ～ 6 周，因为给定的剂量可能需要这段时间才能完全生效。

对于大多数患者，可以 25 ～ 50 μg 的增量进行剂量调整，直至达到正常的甲状腺功能状态。对于老年和有潜在心脏病的患者，最好以 12.5 ～ 25 μg 的增量调整剂量，以限制心率和心肌耗氧量的增加。在增减剂量时，建议患者每周选一天在当前剂量基础上额外服用 1/2 ～ 1 片药，比每天的药量都调整要容易操作。如果患者的药物剂量稳定且 TSH 已经正常，可调整为每日服用等剂量的药物，可能对患者更方便。如果出现心绞痛或其他心脏症状，应减少甲状腺激素的剂量。一些人主张同时给予 β- 受体阻滞药（例如普萘洛尔）以保护心脏免受心肌耗氧量增加的影响。

术前管理

术前管理一直是个值得关注的问题。伴有轻至中度甲减的冠状动脉性心脏病患者可以安全地进行紧急手术（包括冠脉旁路手术），而无须预先进行左甲状腺素（优甲乐）替代治疗。其并发症的发生率不高于无甲减的患者，且心脏风险低于术前开始优甲乐替代治疗的患者。然而，仔细制订术前麻醉计划至关重要，因为甲减患者麻醉剂的清除减少了。

妊娠期间的治疗

甲状腺功能正常对胎儿的早期发育很重要。妊娠给甲减的治疗带来了挑战，因为甲状腺素需求量在妊娠早期（早在妊娠第 5 周）增加，而甲减女性的甲状腺不能满足这一需求。治疗的目标是尽快使甲状腺功能正常化，重点是在妊娠早期即开始治疗，因为这一时期胎儿的发育最容易受到甲减的影响。

患者选择和起始治疗。根据专家意见和对随机试验可用数据的解读，甲状腺专家建议，甲减的妊娠期女性，即使是亚临床甲减，也应该接受治疗，特别是 TPO 抗体阳性者。很多人认为，即使 TPO 抗体阴性，也有必要进行治疗，因为甲状腺功能在胎儿认知发育中起着重要作用。一项关于治疗对认知发展影响的大型随机试验发现，治疗孕妇的亚临床甲减并没有任何获益，但该研究起始治疗较晚，直到妊娠中期的第 4 ～ 6 周才开始治疗。显然，我们还需要来自随机试验的更多数据。

如果孕妇的 TSH 正常，在 2.6 ～ 4.0 mU/L，且 TPO 抗体阳性和有流产史，则也建议进行治疗，这是基于大规模随机试验调查对妊娠影响的次要结果得出的。TSH 在此范围的孕妇，如果没有流产史，则应根据 TPO 抗体和患者偏好进行个体化治疗。

中至重度甲减患者可以起始服用接近替代剂量的左甲状腺素（每日 1.6 μg/kg）。TSH 轻度升高（< 10 μU/L）的患者可以起始服用较低剂量的左甲状腺素（每日 1.0 μg/kg）。TSH 在 2.6 ～ 4.0 mU/L 的患者则服用低剂量的左甲状腺素（约 50 μg/d），并尽快恢复正常甲状腺功能状态。

治疗目标

治疗的目标是将 TSH 维持在妊娠特异的 TSH 参考范围内。TSH 应每 4 周测量一次，直到妊娠 20 周甲状腺素需求量达到平台期，然后在妊娠 26 ～ 32 周至少测量一次。如果 TSH 持续高于正常的妊娠特异性参考范围，则需要增加左甲状腺素的剂量，每日增加 12.5 ～ 25μg。

调整治疗

已经服用左甲状腺素的甲减女性一旦确定妊娠，可能需要增加左甲状腺素的用量。即使在妊娠前，有计划妊娠的女性也应该调整她们的左甲状腺素用量，以便将 TSH 值控制到最佳状态即 2.5 μU/L（译者注：单位错误，应为 mU/L 或 μU/ml）以下。在服用左甲状腺素治疗的已知甲减的孕妇中，高达 85% 的孕妇在妊娠期间需要增加左甲状腺素；剂量增加可多达 50%，这种增加最早发生在妊娠第 5 周。患有显性或亚临床甲减的孕妇，一旦发现妊娠，应立即增加 30% 的左甲状腺素用量。要做到这一点，一种方法是指示患者将药物剂量从每天 1 次增加到每周总共 9 次，即每周有 2 天将日剂量加倍。应根据妊娠特异的 TSH 水平进一步调整剂量。应该每 4 周检查一次 TSH 水平，直到第 20 周，然后在第 26 ～ 32 周检查一次，也可以根据需要更频繁地检查。另一种方法是在确认妊娠后立即测量 TSH，然后每 4 周重复测量，或在左甲状腺素剂量调整后 4 周再次测量 TSH，并且满足至少每个孕期测量一次。左甲状腺素的剂量应根据需要每 4 周调整一次，以达到正常的 TSH 水平。分娩后，应将左甲状腺素的剂量下调至孕前水平，并在产后 6 周再次检查 TSH 水平。

替代制剂

大多数患者选择的替代制剂仍然是普通左甲状腺素。还有许多其他替代制剂可用，并被大力推广，包括品牌左甲状腺素制剂以及左甲状腺素与三碘甲状腺原氨酸的混合物。

左甲状腺素（levothyroxine，L-T_4）。基于一致的生物利用度、低廉的成本、良好的安全性和易于监测疗效等优点，左甲状腺素成为首选的甲状腺激素替代制剂。部分 L-T_4 可在外周转化为 T_3，因此通常没有必要使用含有 T_4 和 T_3 混合物的更昂贵的制剂（见下文讨论）。

虽然不同制剂之间存在药代动力学差异，但经过充分测试的制剂可以互换。尽管如此，如果可能的话，最好还是继续服用特定的左甲状腺素制剂，只要该药能充分替代且性能稳定。使用名牌制剂并没有特别的好处。

同时服用硫酸亚铁或碳酸钙会减少左甲状腺素的吸收。在胃部的酸性环境中，甲状腺激素会吸附铁和钙，因此左甲状腺素必须与铁和钙间隔 2 h 服用。左甲状腺素的有效吸收需要胃酸的分泌，萎缩性胃炎或幽门螺杆菌感染的患者需要增加 20% ～ 30% 的剂量。T_3 是对 TSH 有反馈抑制作用的激素且其来源于 T_4 的转化，因此使 TSH 水平正常化所需的甲状腺素的量可能会使血清 FT_4 水平在正常高值或略高于正常值。

三碘甲状腺原氨酸。如前所述，因为部分左甲状腺素可以在外周转化为 T_3，因此通常无须 T_3 替代治疗。以替代治疗为目的专门使用 T_3 并不可取，特别是在老年患者，因为 T_3 会导致代谢率和耗氧量的快速增加，并可能诱发心绞痛。此外，T_3 的半衰期短，会导致 T_3 水平大幅波动，并且需要频繁给药。鉴于这些原因，最好避免使用 T_3 进行替代疗法，所有单独服用 T_3 的患者应改用左甲状腺素。

联合治疗。含有固定比例的左甲状腺素与三碘甲状腺原氨酸的昂贵替代制剂已被其制造商推广。如前所述，这些制剂通常是不必要的，因为一些左甲状腺素可以在外周转化为 T_3。绝大多数甲状腺功能减退症的患者仅使用左甲状腺素就可以获得良好疗效，但有一小部分患者尽管使用了足够的左甲状腺素进行替代治疗，仍继续受到神经精神症状的困扰。有报道在替代方案中用 T_3 替代一部分左甲状腺素可以作为克服难治性神经精神症状的一种方法，但是随机对照试验和荟萃分析未能证实最初的有益报道。对这些患者更重要的是应考虑到抑郁症的诊断和抗抑郁治疗的需要（见第 227 章）。如果要尝试加用 T_3 进行试验性治疗，不应使用固定比例的组合制剂；而应在总剂量中用 12.5 μg 的三碘甲状腺原氨酸替代 50 μg 的左甲状腺素。

监测和调整替代疗法

监测和调整替代治疗的最佳方法是用灵敏检测方法测定血清 TSH，其结果与甲状腺激素效应的生理指标密切相关。然而，依赖 TSH 测定可能导致在最初 6 ～ 12 个月的治疗中得出错误结论，因为即使替代剂量足够，TSH 水平可能也需要较长的时间才能正常化。在治疗初期，FT_4 水平与生理状态的相关性可能也较差。鉴于这些原因，在治疗的开始阶段可能很难进行客观监测，因此关注症状和体征很重要。

TSH 检测。TSH 检测是首选的监测方法，有时 TSH 变化可能滞后于生理状态的变化（例如，在起始治疗阶段），在此期间注意 TSH 与临床状态的相关程度。因此，在替代治疗的早期阶段，如果患者临床表现为甲状腺功能正常的状态，但 TSH 水平仍然升高，最好保持剂量不变，并在 4 ～ 8 周内复查 TSH。如果 TSH 下降但在甲减的范围内，而患者临床上也仍处于甲减状态，那么增加甲状腺素的剂量是合理的。如果甲减患者的 TSH 水平没有变化，最有可能的原因是依从性差或左甲状腺素服用不当（例如，同时摄入铁或钙补充剂）；这种情况下无须调整剂量。如果检测不到 TSH，则提示替代剂量过大，需要调整剂量。

一旦剂量调整合适，除非临床提示需要调整剂量，一般替代治疗的监测频率为第一年测定 2 次 TSH，然后每年测定 1 次 TSH。

其他甲状腺指标。当 TSH 极低或检测不到时，提示替代药物过量。此时，测定 FT_4（或 FT_4 指数，即 FT_4 很好的替代指标）可以帮助确定当前剂量的过量程度。

继发性甲减

治疗和监测中必须注意 TSH 反应不足，也要关注可能并存的肾上腺或卵巢功能减退。由于甲状腺替代和由此导致的代谢率升高可能引发肾上腺危象，因此在对任何疑似继发性甲减的患者开始甲状腺素替代治疗之前，应通过 ACTH 刺激试验评估肾上腺功能。ACTH 反应不足的患者，可在左甲状腺素替代治疗前接受替代剂量的糖皮质激素治疗。由于继发性甲减患者 TSH 水平较低，应测定血清 FT_4 来评估替代治疗是否充分。

患者教育

甲状腺功能正常的患者不适当地服用外源性甲状腺激素来治疗疲劳或肥胖，往往不愿放弃药物治疗。证明他们的甲状腺功能完全正常，是让他们成功停药的非常重要的第一步。通常，他们会同意医生的要求，停用甲状腺激素 5 周，并检测 TSH 和 FT_4。这些人往往会发现停药后自我感觉几乎没有变化，这有助于说服他们外源性激素是不必要的。

需要告诫甲减的患者过快增加药物剂量或服用超过处方剂量药物的危险。不幸的是，一些患者会根据自己的症状来调整药物剂量，而这些症状被错误归因于甲减的其他症状，比如抑郁症状。所有甲减患者都应该被指导定期测量和记录体重，并报告任何原因不明的 5 磅或 5 磅以上的体重变化。应该指导育龄妇女在初次出现妊娠迹象时就来进行剂量调整，并在妊娠期间密切监测甲状腺功能状态。

当务之急是让患者和家属了解甲减恶化的迹象。众所周知，一些甲减的患者会自行停止服用甲状腺药物。必须向患者及其身边的人强调终生持续治疗的重要性。

管理建议 [56-62]

筛查、病例发现和诊断

- 考虑对 50 岁以上无症状的女性检测 TSH 以筛查甲减，特别是当她们患有高脂血症或有自身免疫性疾病的证据时。也要检查那些主诉有疲劳、桥本甲状腺炎病史、抗 TPO 抗体阳性、有放射性碘或颈部外照射史，或近期有甲状腺手术史的患者。还可以考虑对认知功能障碍的老年患者进行 TSH 检测，特别是那些住进老年护理机构的患者。
- 考虑对新妊娠的女性进行早期筛查，特别是那些有很强的甲减家族史、其他甲减风险因素或流产史的女性。关于对妊娠女性的筛查，目前的专家共识意见不一，从不筛查到筛查每个孕妇。我们需动态关注关于妊娠早期筛查和早期治疗有效性的随机试验的新数据。
- 如果用药原因不清楚，建议停止任何外源性甲状腺素或抗甲状腺药物；并在停止治疗 4 ~ 6 周后重新检测 TSH 水平。
- 通过重复测定 TSH 和 FT_4 或 FT_4 指数确认可疑的甲减的诊断。
- 如果患者出现临床和生化甲减的表现，但 TSH 没有相应的升高，请检查是否存在垂体功能不全。

有症状的原发性甲减

- 如有可能，停止所有具有潜在抗甲状腺作用的药物（如碘化物、对氨基水杨酸、锂、胺碘酮）。
- 使用左甲状腺素作为甲状腺替代制剂的选择；如果可能，选择并持续使用特定制造商的制剂。不建议使用干甲状腺和单独使用 T_3 制剂。
- 可以每日早晨服用一次左甲状腺素进行替代治疗。其他方面健康的年轻患者可以从 50 ~ 100 μg/d 起始治疗，老年患者从 25 ~ 50 μg/d 起始治疗；剂量大小取决于患者的年龄和体重，甲减的严重程度和持续时间，以及是否存在潜在的心脏病。对于有潜在冠心病的患者要特别小心；这些患者需要从小剂量（12.5 μg/d）起始。
- 通过测定 TSH 和观察临床状态监测初始治疗情况。目标是使 TSH 正常化，但要意识到，尽管使用足够的甲状腺激素替代，初期 TSH 水平可能需要几个月才能正常化。如果患者临床状态提示甲状腺功能正常，但 TSH 水平仍然升高，可继续使用原剂量，并在 4 ~ 8 周内复查 TSH。如果 TSH 低或检测不到，检查 FT_4（或 FT_4 指数）可能有用。除了监测疗效，还要监测不良反应（例如，震颤、心绞痛、心律失常）。
- 以 25 ~ 50 μg 或更少的增量增加剂量；老年和心脏病患者的增量更低，以 12.5 ~ 25 μg 为宜。大多数成年人的平均左甲状腺素替代剂量为 100 ~ 125 μg/d；老年患者的平均剂量要减少 20%。

- 在考虑再次增加剂量之前，需预留 4 ～ 6 周时间使新的剂量充分发挥作用。
- 持续受到甲减相关的神经精神症状困扰的患者，可考虑混合制剂（用 12.5 μg 三碘甲状腺原氨酸替代 50 μg 左甲状腺素）的试验性治疗，但要认识到这种疗法的支持证据有限。严重抑郁症患者的神经精神症状需要抗抑郁治疗（见第 227 章）。
- 避免过量替代治疗导致的亚临床甲减（TSH ＜ 0.5 mU/L），因为亚临床甲亢有诱发心律失常和骨质疏松的风险。
- 一旦达到合适的剂量，每 6 ～ 12 个月测定 TSH 监测治疗即可。
- 轻度至中度甲减和潜在冠心病患者在急诊手术前无须接受替代治疗。但是，必须周密规划麻醉。
- 对于新诊断为甲减的孕妇，考虑在妊娠前 3 个月尽快开始治疗。
  - 对于中度至重度甲减（TSH ＞ 10 mU/L）的患者，一开始就使用接近替代剂量的左甲状腺素（每日 1.6 μg/kg）。
  - 对于 TSH 轻度升高（＜ 10 μU/L）的患者，可以从较低剂量的左甲状腺素（每日 1.0 μg/kg）起始。
  - 如果患者的 TSH 在 2.6 ～ 4.0 mU/L，则考虑使用小剂量左甲状腺素（每日 25 ～ 50 μg）。
- 对于先前存在甲减的孕妇，一旦诊断为妊娠，需将左甲状腺素的替代剂量增加 30%。
  - 将每日剂量增加到每周 9 片。（译者注：原文错误。应改为：将周剂量增加到每周 9 片。）
  - 至妊娠 20 周前每 4 周测定 TSH，随后在 26 ～ 32 周之间至少测定一次，并根据 TSH 监测结果酌情上调剂量。
  - 寻求妊娠早期特定的 TSH 参考范围。
  - 分娩后，将左甲状腺素的剂量调低至孕前水平，并在产后 6 周检测 TSH 水平。

亚临床甲减

- 对于非妊娠患者，根据 TSH、年龄和心血管风险进行个体化治疗。
  - 对于 65 岁以下且 TSH ＜ 10 mU/L 的患者，可考虑治疗，特别是如果存在抗 TPO 抗体阳性、心血管疾病、心力衰竭或心脏危险因素时。如果疲劳等症状持续进展，也可以考虑治疗。
  - 对于 65 ～ 70 岁以上且 TSH ＜ 10 mU/L 的患者，不要开始治疗，持观望态度。
  - 对于 65 岁以下且 TSH ＞ 10 mU/L 的患者，开始使用左甲状腺素治疗。
  - 对于 65 岁以上且 TSH ＞ 10 mU/L 的患者，只有在出现症状、有心血管疾病或心力衰竭或有主要危险因素时才考虑治疗。
- 对于孕妇，基于 TSH 水平和抗 TPO 状况决定是否治疗。需认识到，支持这些建议的证据尚不充分，且各专科之间仍存在较大争议。以下是美国甲状腺协会的建议。
- 如果抗 TPO 阳性且 TSH 大于妊娠特异性参考值范围（＞ 4 mU/L），则开始使用左甲状腺素治疗。
- 如果抗 TPO 阳性且 TSH ＞ 10 mU/L，则开始使用左甲状腺素治疗。
- 如果抗 TPO 阳性且 TSH 没有升高，但在 2.5 ～ 4 mU/L 或在参考范围上限，则考虑治疗。
- 如果抗 TPO 阴性且 TSH 高于妊娠特异性参考范围，但小于 10 mU/L，则考虑治疗。
- 如果 TSH 正常，且 FT_4 低，则不治疗。

继发性甲减

- 进行 ACTH 刺激试验以评估肾上腺储备功能。如果肾上腺储备功能降低，在开始甲状腺替代治疗之前需要给予糖皮质激素。
- 同原发性甲减一样，给予甲状腺素替代治疗。
- 通过随访临床表现和测定 FT_4 来监测治疗效果。

（林玉晶　翻译，董爱梅　审校）

第 105 章

糖皮质激素的临床应用

DAVID M. SLOVIK

糖皮质激素目前在临床上被广泛应用。益处可能很大，但副作用也很多，包括严重的代谢紊乱和下丘脑 - 垂体 - 肾上腺（hypothalamic-pituitary-adrenal，HPA）轴的抑制。为了最大限度地提高治疗效果并最大限度地降低风险，在开始类固醇治疗之前必须解决一些问题：①潜在的疾病是否已经严重到应用糖皮质激素治疗的益处大于风险？②是否需要长期治疗，或者短期、有限的疗程就足够了？③是否最大限度地利用了替代的、副作用较少的疗法？④患者是否有任何潜在的情况会在糖皮质激素治疗后恶化或容易出现药物引起的并发症？⑤可以使用副作用较少的方案（例如隔日治疗或吸入糖皮质激素）吗？

基层全科医生必须决定何时以及如何开始糖皮质激素治疗，是每日使用还是隔日使用，以及如何安全地停止长期糖皮质激素治疗。

病理生理学和临床表现 [1–16]

糖皮质激素的大多数不良反应与全身吸收程度、剂量和使用时间相关。少数不良反应是不可逆的，幸运的是，大多数不良反应在治疗终止后的几个月内可以缓解。

下丘脑 - 垂体 - 肾上腺轴的抑制

下丘脑 - 垂体 - 肾上腺轴受抑制后，会损伤患者的应激能力，如手术、损伤后的生理反应，使患者应激状态下面临低血压和低血糖的风险，症状和体征包括头晕、恶心、体位性低血压和低血糖。

发病风险及其影响因素

HPA 轴被抑制的发病风险与糖皮质激素治疗的剂量和持续时间相关，但仅根据剂量和持续时间很难准确预测 HPA 的反应性。其他影响因素也会参与其中。

一些常用的糖皮质激素同时具有糖皮质激素和盐皮质激素的特性（例如氢化可的松），而另一些则仅具有糖皮质激素的特性（如泼尼松和地塞米松）（表 105-1）。

类固醇治疗的剂量和持续时间。任何接受相当于 20 ～ 30 mg/d 泼尼松的糖皮质激素超过 5 天的患者，都可能开始表现出一定程度的 HPA 抑制。治疗持续时间到达 3 周时，抑制作用可能很显著。每天早上一次 5 mg 或更少剂量的泼尼松通常不会发生 HPA 抑制。随着时间的推移，大于 5 mg/d 的剂量通常具有抑制作用，但这也取决于剂量和治疗持续时间。即使糖皮质激素剂量相比于每日内源性糖皮质激素合成属于低剂量，也可能对某些患者产生抑制作用，尤其是老年人，这是由于清除率降低并且长期用药所致。此外，患者个体差异很大。

剂量调整。药物剂量及给药时间对 HPA 抑制程度有一定影响。早上给予每日剂量的糖皮质激素（如 5 mg 泼尼松）可能不会导致任何后果或抑制程度很弱，但如果在晚上给予相同剂量，则会抑制正常的昼夜皮质醇分泌节律。用药剂量大于生理范围的情况下，在使用约 1 个月后会产生抑制作用。隔日治疗，其中短效或中效制剂每隔一天在早上 8 点服用，不太可能引起临床上明显的 HPA 抑制，每次 5 天持续每天给药而后 2 ～ 4 周停药的周期治疗同样不太可能导致抑制。然而 2 周给药和 2 周停药的循环方案会导致 HPA 抑制。每日单次给予糖皮质激素产生的 HPA 抑制比相同剂量在一天中分次服用时产生的 HPA 抑制要小。

其他因素。糖皮质激素的肾清除率随着年龄的增长而降低，因此，相同剂量对老年人的影响更大。

HPA 抑制的恢复

从 HPA 抑制中恢复可能需要长达 12 个月，具体取决于糖皮质激素治疗的剂量和持续时间。下丘脑 - 垂体功能首先恢复，通常在停止糖皮质激素治疗后 2 ～ 5 个月开始恢复，表现为血浆促肾上腺皮质激素（adrenocorticotropic hormone，ACTH）水平逐渐恢复，并表现为正常的昼夜模式。肾上腺

表 105-1　常用糖皮质激素

作用持续时间	糖皮质激素效力[a]	等效糖皮质激素剂量（mg）	盐皮质激素活性
短效			
皮质醇（氢化可的松）	1	20	有[b]
可的松	0.8	25	有[b]
泼尼松	4	5	无
泼尼松龙	4	5	无
甲泼尼龙	5	4	无
中效			
曲安西龙	5	4	无
长效			
倍他米松	25	0.6	无
地塞米松	30	0.75	无

[a] 糖皮质激素的活性是相对值，可的松的活性定义为 1。
[b] 盐皮质激素的效应活性是剂量相关的在生理剂量范围内盐皮质激素的活性可以忽略不计。
Adapted with permission from Axelrod L. Glucocorticoid therapy. Medicine（Baltimore）1976；55：39. Copyright ©1976 Lippincott Williams & Wilkins.

功能在 6 ～ 9 个月时开始明显恢复，基线血清皮质醇水平恢复正常。但肾上腺恢复对 ACTH 刺激的最大反应可能要到停止治疗后 9 ～ 12 个月。一旦 HPA 功能被抑制，目前还没有一种有效的方法来加速 HPA 功能的恢复。应用 ACTH 并不能促进肾上腺功能的恢复。

代谢和内分泌副作用

蛋白质和脂肪

负氮平衡（抑制蛋白质合成和增强蛋白质分解代谢的结果）被认为是导致肌肉质量减少、乏力、皮肤变薄和皮纹形成的主要原因。脂肪重新分布导致了特征性的躯干肥胖和库欣样外观。隔日应用糖皮质激素或每日清晨给予不超过生理剂量的糖皮质激素，可以使得脂肪重新分布和负氮平衡的发生风险最小化，但使用 ACTH 或药理剂量的糖皮质激素可能导致上述不良反应。由于 ACTH 可刺激肾上腺产生雄激素，因此相比糖皮质激素会更常见到痤疮的发生。

葡萄糖

使用糖皮质激素时，糖耐量异常很常见。机制包括外周胰岛素抵抗、糖异生、胰高血糖素分泌的增加。通常，糖耐量异常通常较轻，不会导致酮症，并且在停止治疗后会逐渐恢复。碳水化合物不耐受通常与剂量有关。

高血压和体液潴留

当使用具有盐皮质激素作用的药物时，高血压和外周水肿的体液潴留更为常见，并且不会出现高血压相关的临床症状（表 105-1）。同样，糖皮质激素的剂量和持续时间是重要的影响因素。纯糖皮质激素不应产生电解质异常，但那些具有盐皮质激素特性的可能会产生电解质异常，尤其是低钾血症。

全身性糖皮质激素的其他重要副作用

感染的易感性增加

感染的易感性增加是由于糖皮质激素的抗炎和免疫抑制作用所引起的。细菌感染很常见。有时会发生念珠菌病和曲霉病。带状疱疹、水痘和巨细胞病毒感染是糖皮质激素治疗患者中遇到的主要病毒感染。结核病的复发也是一种常见的风险（见第 38 章）。

骨质疏松症

长期使用糖皮质激素会导致骨质疏松症。临床上骨量减少的确切发生率尚不清楚，但估计约为 50%。在治疗的前 3 ～ 6 个月内，骨量减少最为迅速。长期服用大剂量糖皮质激素会增加骨质疏松症的风险，但随着服药时间的延长，即使每天服用 5 mg 泼尼松，尤其是在老年人中，也会导致骨量减少。相比每日口服糖皮质激素的治疗方案，隔日和吸入激素的治疗发生骨量减少相对较轻。具有骨质疏松症倾向的患者，例如更年期妇女和不能活动的患者，是骨质疏松症的高危人群。中轴骨比四肢受累更多，这可能导致椎体压缩性骨折。股骨头和其他骨骼的无菌性坏死是公认的严重但相对罕见的骨骼并发症。有时，这可能是给予皮质类固醇的潜在疾病的表现，例如类风湿性关节炎或系统性狼疮。

胃肠道影响

类固醇的使用可能导致胃炎、消化性溃疡和胃肠道出血。不同的随机对照试验产生相互矛盾的结果，已有荟萃分析的文章汇总了这些试验结果（见第 68 章）。主要争论在于溃疡的发病风险和用药剂量以及持续时间之间的关系。相当于每天 30 mg 泼尼松的剂量并持续时间小于 1 个月，风险相对很小。即便如此，消化性溃疡发生率的增加也仅在 1% ～ 2%。大多数消化性溃疡是由同时使用非甾体抗炎药引起的。抗酸剂和食物不会干扰口服类固醇制剂的吸收。服用皮质类固醇的患者发生急性胰腺炎的频率增加。脂膜炎是医源性库欣综合征所特有的不良反应。

肌肉病变

肌肉病变可能由于长期服用大剂量糖皮质激素引起。近端肌肉萎缩和下肢无力是特征性临床表现。患者爬楼梯和从坐姿站起困难。平均发病时间为治疗后 5 个月。肌酶水平通常正常。这种并发症是可逆的，运动可能有助于缓解症状。有时，很难区分类固醇肌肉病变和与其用于治疗的潜在疾病相关的肌病，例如多发性肌炎。

心理和行为变化在老年人中特别常见

心理和行为变化在老年人中特别常见，发病率在 25% ～ 40%，主要是在接受大剂量糖皮质激素的患者中。在治疗开始时，患者常表现为食欲增加、欣快和失眠，特别是在剂量较高的情况下。精神心理的变化可能与治疗剂量或持续时间无关，减少或停止使用类固醇后恢复较慢。患者本身的性格特点也是影响因素。应用糖皮质激素可能会加重既往精神疾病。

白内障

后囊下型白内障的发生率为 10% ～ 35%，主要取决于糖皮质激素的剂量和持续时间。少数需要手术治疗，大多数不需要。

吸入性糖皮质激素的副作用

用于哮喘的吸入性糖皮质激素通常耐受性良好，并且不会产生明显的副作用，即使每天连续使用数月也是如此。然而，对吸入糖皮质激素长期治疗的需求的日益增长，以及越来越有效的制剂（例如氟替卡松）的开发，引起了人们对潜在全身效应的担忧。吸入糖皮质激素有一些会作用于全身，特别是在高剂量时。荟萃分析研究发现，当大多数吸入类固醇的糖皮质激素超过 1.5 mg/d（氟替卡松＞0.75 mg/d）时，HPA 抑制的风险最大。相比倍氯米松、布地奈德和曲安奈德，氟替卡松表现出更加明显的生物活性。关于骨质疏松症和后囊下型白内障的风险也会相应增加。目前观察到眼压增高和青光眼的风险较低，尚未发现儿童永久性生长迟缓的证据。皮肤淤伤与 HPA 抑制的发生平行。

检查 [1,3,6,10,16-22]

对糖皮质激素的大多数不良反应的诊断在有关它们的章节中进行讨论（例如，骨质疏松症——见第 144 章和第 164 章；消化性溃疡——见第 58 章和第 164 章）以及列出的参考文献中。在这里，我们重点讨论 HPA 轴的抑制。

识别类固醇诱导的肾上腺抑制

在即将发生应激反应（例如，即将进行手术）时，重要的是要知道 HPA 轴如何反应以及是否需要补充糖皮质激素。很难预测患者的 HPA 抑制的发作和持续时间。尽管皮质醇水平低于 3.0 μg/dl 提示肾上腺功能不全，但无法通过基础血清皮质醇浓度可靠地估计抑制程度。HPA 反应性测试是决定患者是否需要补充的有效辅助手段。

促肾上腺皮质激素（替可克肽）刺激试验

促肾上腺皮质激素（替可克肽）刺激测试是试验 HPA 轴反应性的最广泛使用的方法，是一种方便、安全、有效的测试方法。结果与患者手术应激期间的皮质醇水平密切相关。首先取血测量基础血清皮质醇水平，然后静脉注射 250μg 合成促肾上腺皮质激素（替可克肽）（或肌内注射）。随后在 30 ～ 60 min 测试皮质醇。如果 30 或 60 min 的血清皮质醇水平大于 18 μg/dl，则肾上腺功能足以承受全身麻醉的应激。

与胰岛素诱导的低血糖（测试 HPA 功能的金

标准）相比，该测试产生了一些假阳性结果，但执行起来更安全、更方便。如果出现中枢抑制而非肾上腺抑制，则可能会出现假阴性。

促肾上腺皮质激素释放激素刺激试验

促肾上腺皮质激素释放激素刺激试验可评估 ACTH 和肾上腺反应性。灵敏度和特异性都很高，但测试费用很高，主要用于科研研究。

HPA 反应性测试的局限性

尽管 HPA 抑制的检测很重要，但它并不是决定患者对应激做出适当反应能力的唯一因素。尽管 HPA 轴反应正常，但一些患者表现出对压力的低血压反应，而 HPA 反应迟钝的患者可能没有临床肾上腺功能不全的迹象。需要更多的工作来阐明类固醇治疗患者的应激反应机制。

治疗原则 [1,3,5-6,10,16,23-30]

使用糖皮质激素的挑战是临床获益最大的同时副作用的发生控制在最小。在大多数情况下，糖皮质激素不能治愈疾病，它们主要通过抑制或改变炎症和免疫反应，从而减轻症状。因此，必须仔细权衡治疗获益与潜在风险。即使是大剂量激素的治疗方案，短期治疗（7 ～ 14 天）的风险很低，这在某些情况下（例如急性哮喘、接触性皮炎）可能非常有效。食欲亢进和烦躁是主要的短期副作用，通常不会出现长期的副作用。开始更长时间的类固醇治疗的决定需要额外考虑所涉及的风险（见下文讨论）。

糖皮质激素的选择

糖皮质激素制剂的不同主要在于作用持续时间和盐皮质激素活性程度（表 105-1）。短效药物不太可能引起 HPA 抑制，尤其是在隔日用药和晨起低剂量使用（见下文讨论）。对于必须维持大剂量应用糖皮质激素时（如颅内压升高），首选长效药物。无论选择何种药物，都必须继续使用其他治疗药物，以减少患者对于糖皮质激素的需求。

泼尼松

泼尼松是最广泛使用的糖皮质激素。其半衰期短、成本低和盐皮质激素作用很小，适用于大多数免疫抑制和抗炎治疗。泼尼松没有生物活性，在肝中迅速转化为活性形式泼尼松龙。严重肝衰竭的患者建议使用泼尼松龙。

地塞米松

地塞米松是长效糖皮质激素的首选，比泼尼松的效力约高 7 倍，半衰期更长。这种效力使该药剂可用于 HPA 轴的抑制性测试。它更常用于治疗有炎症和肿胀的颅内病变，如脑水肿和脑肿瘤。

氢化可的松（皮质醇）

氢化可的松（皮质醇）是天然存在的糖皮质激素。它的糖皮质激素效力是泼尼松的 1/4，但在药理剂量下使用时会产生一些盐皮质激素作用。它也可以胃肠外给药，因此对需要应激的肾上腺抑制患者（例如，需要手术或有急性医疗问题的患者）很有用。

氟氢可的松（9-α- 氟氢化可的松 / 氟氢可的松）

这种强效盐皮质激素几乎没有糖皮质激素作用，主要用于原发性肾上腺皮质功能不全的替代治疗，特别是有症状的体位性低血压患者。

ACTH

从理论上讲，使用 ACTH 似乎很有吸引力，因为它可以避免肾上腺抑制，但它也会引起其他内分泌问题，如产生盐皮质激素和雄激素的不良反应。而且，它必须胃肠外给药，而且没有办法确定给药后，产生糖皮质激素的剂量。这些缺点限制了其临床应用，但神经病学家已经用 ACTH 来治疗重症的多发性硬化症（见第 172 章）。

给药方案的选择：隔日与每日给药

一些需要长期糖皮质激素治疗的疾病，如哮喘（见第 48 章）、结节病（见第 51 章）、炎症性肠病（见第 73 章）、类风湿性关节炎（见第 156 章）和肾病综合征（见第 142 章），可以应用隔日治疗的方案维持疾病稳定，但当疾病进入活跃期且症状严重时，仍然需要每日服用糖皮质激素。

隔日治疗

隔日治疗的重要优点是降低HPA抑制的风险，并最大限度地减少了库欣样副作用，并且不会显著影响其抗炎活性，糖皮质激素的抗炎作用似乎比不良反应持续时间更长（长达3天）。其他可能减少的不良反应包括易感染性、负氮平衡、体液潴留、高血压、骨质减少以及心理和行为障碍。

如果使用长效糖皮质激素（例如地塞米松），隔日治疗本身也并不会减少HPA抑制的风险。此外，隔日治疗需要每隔一天早上服用总剂量。间歇性治疗或隔日应用总剂量不能保持HPA反应性。

每日治疗

每日糖皮质激素治疗适用于疾病急性加重期以及必须每日给药的情况，例如颞动脉炎（见第161章）和寻常型天疱疮。当需要每日治疗时，让患者在早上第一时间服用整日剂量，并尽可能处方低剂量和最短疗程的短效糖皮质激素，从而最大限度地减少HPA抑制。在控制潜在疾病方面，每日单次给药方案可能与分次给药方案一样有效。然而，每日单次给药，库欣综合征的表现不像隔日治疗那样减少。

从每日给药转换为隔日给药

经过每日治疗达到缓解的患者可以试用隔日给药。给药方式的转换可以使患糖皮质激素不良反应的可能性减低，且不会影响疾病控制。在转换过程中，应维持相同的总糖皮质激素剂量。大多数改用隔日给药的患者均为正在长期应用类固醇的患者，所以应在第1天逐渐增加剂量并在第2天减少剂量，直到隔日服用双倍剂量，最终完成转换。

转换过程的持续时间取决于潜在疾病的活动性、治疗持续时间、HPA抑制程度和患者的依从性。改用隔日治疗的粗略指导方针是：当每日泼尼松剂量大于40 mg时，以10 mg泼尼松（或其等效物）为单位进行调整；当每日剂量在20 ～ 40 mg时，以5 mg为单位进行调整；每日剂量小于20 mg时，应以2.5 mg的单位进行调整。调整的间隔从1天到数周不等，应根据临床反应凭经验确定。重要的是要记住，大多数每天服用糖皮质激素超过2 ～ 4周的患者可能均有一定程度的HPA抑制。

减量和停药

如果原发病是自限性的，并且没有发生HPA抑制，则可以快速停用类固醇治疗，但在HPA抑制的情况下突然停用类固醇治疗可能会导致肾上腺功能不全、疾病复发、戒断综合征。缺乏可以加速HPA轴的恢复的方法，也没有具体的可指导减少每日剂量的时间表。必须监测疾病活动并凭经验少量减少剂量，注意疾病复发或肾上腺功能不全的表现，如体位性低血压、虚弱和胃肠道不适。

药物减量

以下是一种常用的基于当前的每日类固醇剂量逐渐减少糖皮质激素剂量的经验性方法，以泼尼松为例：

- 大于40 mg/d时，每1 ～ 2周减量10 mg。
- 40 mg/d，每1 ～ 2周逐渐减量5 mg。
- 20 mg/d时，每1 ～ 2周逐渐减量2.5 mg。

逐渐减量至剂量相当于泼尼松5 mg/d。然后可以改用1 mg/片的泼尼松或等效剂量的氢化可的松，在病情允许的情况下，可以每周或每2周一次每次减少1 mg的泼尼松用量。

戒断综合征

在逐渐减量的过程中，一些患者会出现戒断综合征，其特征是抑郁、肌痛、关节痛、厌食、头痛、恶心和嗜睡。研究发现这些症状与血清皮质醇水平之间没有关系。在大多数情况下，当皮质醇水平由正常或升高状态快速下降时，会出现临床症状。尽管这些患者的HPA反应性往往是正常的。导致这种综合征的机制尚不清楚，但似乎与剂量逐渐减少的速度有关。

应激状态下短期用药

如果患者在减药期间，自身的HPA轴功能尚未恢复，不能够产生足够的血清皮质醇，或者如果在一段时间的糖皮质激素治疗后，HPA的反应性未知，则需要在应激情况下增加用量。在应激状态下，如果不能确定HPA轴的反应性，或为了避免任何的不确定性，从安全的角度考虑，均应该短期增加用量。氢化可的松是应激期间给药的常用药物。患者可随身携带地塞米松注射器，以备紧急情况下使用。

疾病期间给药

如果口服糖皮质激素的患者患有短期自限性疾病（例如呼吸道感染），那么可以考虑应用双倍剂量的口服糖皮质激素 3 ～ 5 天，然后在短期内快速减量回到之前的治疗剂量。需要注意的事，必须根据具体的疾病严重程度以及患者的反应进行调整。

氢化可的松

通常应用氢化可的松，因为它同时提供糖皮质激素和盐皮质激素的作用。根据应激的程度不同，一个人每天分次服用 100 ～ 400 mg 氢化可的松。最低剂量适用于胃肠炎、流感或拔牙等类似程度的应激。在重大应激期间，如创伤或手术，应每 6 ～ 8 h 静脉给予患者 100 mg 氢化可的松。

地塞米松

预包装的 1 ml 注射器含有 4 mg 磷酸地塞米松，可在紧急情况下为患者或家人开具胃肠外使用的处方，以防止出现无法获得医疗护理、患者失去知觉或病情严重到无法口服类固醇的紧急情况。是否需要继续补充基于应激的持续时间和 HPA 轴的功能状态。

骨质疏松症的预防和治疗

需要长期每日糖皮质激素治疗的患者骨量减少和骨质疏松性骨折的风险很高，因此需要考虑预防和治疗。即使是适度剂量的泼尼松（例如 5.0 ～ 7.5 mg/d），如果长时间每天使用，也会有显著的骨量减少的风险。需要重点关注椎体压缩性骨折，因为骨小梁受到的影响最大。应测量患者的骨密度（见第 144 章），尤其是在处于围绝经期的患者，并且需要预防性治疗。

双膦酸盐（阿仑膦酸盐、利塞膦酸盐、唑来膦酸）

如果患者患有严重的骨质疏松症、处于高风险（例如，长期大剂量糖皮质激素治疗、不活动），或有椎体压缩性骨折病史，那么双膦酸盐治疗（例如，阿仑膦酸盐、利塞膦酸盐、唑来膦酸）可以有效减少进一步的骨量减少，可以每周 1 次或每月 1 次的口服给药，或每年 1 次的静脉给药，该疗法可行、安全和有效，前提是患者接受正确给药的仔细指导（见第 164 章）。

特立帕肽（人 PTH 1–34）

特立帕肽（人 PTH 1-34）也可用于治疗糖皮质激素诱导的骨质疏松症。

地舒单抗

地舒单抗是一种单克隆抗体，是一种 RANKL 抑制剂，因此可抑制破骨细胞的作用，用于治疗糖皮质激素导致的骨质疏松症。

雌激素

雌激素治疗应考虑用于有更年期症状的女性，而不是主要用于预防糖皮质激素引起的骨量减少。需要仔细权衡雌激素治疗的风险和益处，尤其是在有可能会延长预期治疗的情况下（见第 118 章和第 164 章）。

降低吸入性皮质类固醇的风险

降低全身效应的最重要方法是尽可能降低每日剂量（即，倍氯米松、氟尼缩松、布地奈德和曲安西龙＜ 1.5 mg/d；氟替卡松＜ 0.8 mg/d）。在不影响哮喘控制的情况下实现这一目标的方法包括同时使用长效 β 受体激动剂（例如沙美特罗）或白三烯抑制剂（例如孟鲁司特）和免疫疗法（见第 48 章）。

患者教育

由于 HPA 轴抑制和肾上腺皮质功能不全的风险，对依从性差的患者应谨慎使用糖皮质激素。必须告知接受隔日治疗的患者遵守隔日时间表并在上午 8 点左右服药的重要性，以尽量减少 HPA 抑制的风险。应告知服用糖皮质激素的患者，在发生应激或疾病状态时需要额外补充糖皮质激素，并应佩戴医疗警示手镯或项链并携带紧急医疗信息卡，说明他们正在服用糖皮质激素或可能存在肾上腺功能不全的风险。患者必须了解在经历应激状态时联系医生并增加类固醇剂量的必要性。

许多患者不愿停止长期糖皮质激素治疗，因为担心疾病复发或随着药物逐渐减量而感到不适。需要充分告知患者延长治疗的副作用，以便患者了解糖皮质激素减量的基本原理和停药的可取性。应写出剂量的调整相对应的时间计划。当需要延长大剂量治疗方案时，需要告知患者可能发生的副作用，从而减轻副作用本身对患者造成的心理影响。

治疗建议 [1,3,23-30]

- 仅当其他形式的治疗的最大剂量不足以控制病情，并且预期的治疗益处超过使用糖皮质激素的风险时，才开具糖皮质激素。
- 为尽量减少所需的糖皮质激素剂量，请尝试将糖皮质激素治疗添加到正在进行的治疗方案中，而不是替换原有治疗。
- 在活动性自身免疫性疾病或炎症性疾病的情况下，开始每日使用泼尼松（40 ~ 60 mg/d 或在肝细胞衰竭的情况下使用泼尼松龙）进行全身的糖皮质激素治疗。当需要对肾上腺皮质功能不全进行替代治疗时，使用氢化可的松或泼尼松。长效地塞米松保留用于测试 HPA 轴和需要大剂量、疗程长的罕见情况（例如颅内压升高）。所有糖皮质激素均可随餐服用，吸收不受影响。
- 为尽量减少抑制 HPA 的风险，避免开具长效制剂，早上给予全部糖皮质激素剂量，或者如果治疗有效，则隔日给予，并在尽可能短的时间内继续。
- 一旦达到控制，逐渐减少至维持控制的最低剂量，并在可能的情况下终止。药物减量是凭经验进行的；需要对患者进行监测疾病活动和肾上腺功能不全的证据（体位 低血压、肠胃不适、疲劳、肌肉无力、低血糖）。
- 对于非常短暂的糖皮质激素治疗疗程（< 7 ~ 14 天），在疾病活动保持静止的情况下，在 7 ~ 10 天内迅速减量直至完全停止。当需要较长疗程的治疗时，逐渐减量；当每日剂量大于 40 mg 时，以 10 mg 递减量减少剂量；当每日剂量小于 40 mg 时，以 5 mg 减少剂量。逐渐减量的速度取决于疾病活动和类固醇戒断或肾上腺功能不全症状的出现。一旦剂量减少到每天 5 mg 泼尼松，可改用 1 mg 泼尼松片剂并以 1 mg 每次的速度逐渐减停。
- 如果逐渐减量不成功或认为需要延长治疗时间，应维持最低有效剂量。当切换到隔日治疗时，首先适度减少第二天的剂量，然后将其添加到第一天的剂量中。按这种方式，保持相同的总剂量。如果每日剂量大于 40 mg 泼尼松，则隔日减少相当于 10 mg 泼尼松的剂量，如果每日剂量小于 40 mg，则减少 5 mg。在小于 20 mg 时，调整剂量为 2.5 mg。剂量调整的间隔是根据患者的临床状态凭经验确定的，逐渐调整为隔天用药。
- 如果在隔日治疗中出现戒断症状，可以在休息日小剂量用药，这可能有助于缓解症状而不延长 HPA 抑制。
- 当 HPA 轴功能存在问题时，进行促肾上腺激素刺激试验。静脉给予 ACTH 250 μg，并在给药前和给药后 30 min 和 60 min 测量血清皮质醇。
- 由于每天服用 20 ~ 30 mg 泼尼松 2 ~ 4 周后可能会导致 9 ~ 12 个月的 HPA 抑制，因此建议患者应激或经历急性疾病时，每天服用药物剂量以外的补充剂量的糖皮质激素。在受伤、手术或无法口服药物的情况下，应用胃肠外氢化可的松或其等效物。每日总应激剂量为 100 ~ 400 mg 氢化可的松，每 6 ~ 8 h 分次给药。提供一个预包装的注射器，内含 4 mg 地塞米松，以供紧急使用时肌内注射。
- 要预防或治疗糖皮质激素引起的骨质疏松症，首先要测量椎体骨密度。如果患者有明显骨质疏松症和绝经后患者，每周一次 70 mg 阿仑膦酸盐或 35 mg 利塞膦酸盐或每年静脉注射 5 mg 唑来膦酸。指导患者正确口服双膦酸盐，尽量减少食管刺激的风险（见第 164 章）。特立帕肽和地诺单抗也可用于治疗类固醇诱导的骨质疏松症。或者，如果骨质疏松症的程度不严重且糖皮质激素诱发疾病的风险不大，则可以考虑将雌激素替代疗法与钙和维生素 D 补充剂联合用于服用糖皮质激素的绝经期女性。

（黎梦涵 翻译，董爱梅 审校）

第八部分

妇科问题

第 106 章

乳腺癌筛查

IRENE KUTER

乳腺癌是女性中最常见的癌症，在所有癌症诊断中占比超过 1/4。在美国每年有近 27 万乳腺癌新发病例和 4.2 万死亡病例。美国女性一生中罹患乳腺癌的概率约为 12%（1/8）。男性乳腺癌的发病率明显低于女性（约 2700 例新发病例和 500 例死亡病例）。由于肥胖的流行，乳腺癌的发病率在过去 15 年中有所上升。非西班牙裔白人（NHW）和西班牙裔女性的增长率为每年 0.3% ～ 0.4%，黑人（非西班牙裔）和美洲印第安人 / 阿拉斯加土著女性的增长率为每年 0.7% ～ 0.8%，亚洲 / 太平洋岛民女性的增长率为每年 1.8%。

乳腺癌的患病率、发病率和死亡率使其成为公众和个人非常关注的话题。基层医疗专业人员每天都要处理乳腺癌相关的筛查、诊断工作以及应对患者对此的恐惧。由于大多数美国女性乳腺癌是通过筛查检测出来的，因此了解这些筛查方法的优势和局限性至关重要。乳腺癌是仅有的几个通过随机对照试验充分证明有筛查获益的疾病之一。分子生物学的进步，包括乳腺癌易感基因的检测，提高了我们对一些女性乳腺癌的风险评估和临床预后的判断能力。宣传小组、专家团队以及美国预防服务工作组（USPSTF）的指南为合理筛查提供了依据（见建议）。但是，根据患者的风险情况来进行个性化筛查，并将其与患者的偏好和价值观相匹配，是实施基层医疗筛查中的重要任务。

流行病学与危险因素 [1-20]

年龄

乳腺癌的患病风险随着年龄的增长而增加。诊断时的中位年龄约为 55 岁；45% 的病例发生在 65 岁以后。然而，乳腺癌在 40 岁以下的女性中并不少见，约有 20% 的病例发生在该人群。早发乳腺癌更可能与易感基因有关。例如，在 40 岁之前被诊断为乳腺癌的女性中，约 5% 的非犹太女性和约 25% 的犹太女性可能存在 *BRCA1* 突变。

家族史

总体来看，无论是有母系还是父系亲属的乳腺癌家族史，都会使患乳腺癌的风险增加 2 ～ 3 倍。对于有乳腺癌家族史的女性，患病风险在很大程度上取决于一级亲属和二级亲属乳腺癌发病时的年龄。50 岁以后发病的家族史累积风险仅增加 10%，但 50 岁之前发病的累积风险增加近 20%。如果两位一级亲属有早发乳腺癌病史，则该家族受显性乳腺癌易感基因影响的可能性很大，80 岁时的累积癌症风险可接近 50%。

易感基因占所有乳腺癌病因的 5% ～ 10%。除了家族聚集和发病年龄早外，双侧或多灶性乳腺癌和卵巢癌的家族史提示遗传性癌症倾向。*BRCA1* 约占所有遗传性乳腺癌病因的一半，其终生累积乳腺癌的发生风险约为 85%，卵巢癌的发生风险约为 50%。*BRCA2* 突变女性患乳腺癌的风险大致相同，但患卵巢癌的风险显著降低（10% ～ 20%）。一些女性选择进行预防性手术［双侧乳房切除术和（或）卵巢切除术］。双侧乳房切除术可将此类患者的乳腺癌风险降低约 90% 或更多。

生殖史

一般来说，乳腺癌风险与胎次呈反比关系。但第一次足月妊娠时的母亲年龄可能是最重要的生殖史相关因素。在 20 岁之前生育第一胎的多胎次女性患乳腺癌的风险是未产妇的一半，是 30 岁以后生育 1 ～ 2 胎女性的 1/3。有人认为分娩会暂时增加患乳腺癌的风险，但在以后几年会降低风险。

人工流产与乳腺癌之间没有因果关系。哺乳似乎略微降低了绝经前癌症的风险。

月经史

月经初潮晚和自然绝经早均可降低乳腺癌的患病风险。16 岁以后经历月经初潮的女性，其患乳腺癌的风险为 16 岁以前初潮女性的一半。45 岁之前绝经女性患乳腺癌的风险为 55 岁之后绝经女性风险的一半。因手术导致较早绝经的女性也有类似的保护作用。

良性乳腺疾病史

有良性乳腺疾病史的女性与没有病史的女性相比，患乳腺癌的相对风险比约为 1.5。然而，女性的年龄、家族史和良性乳腺疾病的组织学之间存在复杂的相互作用。组织学表现与风险密切相关。在一项研究中，非增生性改变、增生性改变和不典型性组织学表现的相对风险比分别为 1.27、1.66 和 4.24。对于无增生性改变且没有家族史的女性，良性乳腺疾病没有增加乳腺癌的患病风险。这一亚群占所有因乳腺良性疾病进行活检的女性的一半以上。然而，在有明确家族史的女性中，即使是非增生性变化，也有 1.62 的相对风险比。年龄也是一个重要因素。例如，在 45 岁以下和 55 岁以上的女性中，有不典型性组织学表现的乳腺癌相对风险比分别为 6.99 和 3.37。

乳腺密度

乳腺密度是患乳腺癌的危险因素，也是筛查的阻碍因素。乳腺密度增加与年龄较小、家族史以及目前使用激素替代疗法有关。据报道，乳腺体积中 75% 或以上为致密组织的女性患癌症的风险是几乎没有致密组织女性的 4 ~ 6 倍。然而，与没有致密组织的乳腺癌患者相比，有致密组织的乳腺癌患者的死亡风险不会增加。

由于脂肪是可透射线的，基质和上皮在 X 线片上呈高密度，因此，乳腺密度降低了乳腺钼靶检查筛查的灵敏度。美国几个州要求放射科医生在乳腺 X 线检查中向乳腺组织致密的患者告知他们患乳腺癌的风险较高，并且乳腺钼靶检查的灵敏度对他们来说是降低的。采用断层合成技术的新型数字乳腺摄影检查可降低致密乳腺女性的假阴性率。

既往恶性肿瘤或癌症治疗史

在乳腺癌确诊后存活 10 年的女性中，约有 10% 的人会有第二次原发性恶性肿瘤，通常发生在对侧乳腺。早期乳腺癌保留乳腺手术（即使辅以放疗）的应用增加了 10 年的发病率，10% ~ 20% 选择此类治疗的女性经历了同侧乳腺癌复发。

其他癌症的存在或治疗也会增加患乳腺癌的风险。有子宫内膜癌病史的女性患乳腺癌的风险略有增加。年龄在 10 ~ 30 岁接受胸部放射治疗的患者（最常见的是霍奇金淋巴瘤）患乳腺癌的风险显著增加，建议对其乳腺进行磁共振（MRI）筛查。

饮食、药物和其他影响因素

饮食、酒精和烟草

乳腺癌的发病率在不同的国家有 5 倍的差异，并且与该国的脂肪摄入量呈正相关。GLOBOCAN 癌症统计数据每 5 年跟踪全球癌症发病率（见 http://gco.iarc.fr/today/data/factsheets/cancers/20-Breast-fact-sheet.pdf）。高脂肪饮食增加了实验动物乳腺肿瘤的发病率。病例对照研究的数据表明两者之间存在正相关性，但前瞻性研究，包括最近对 30 多万名女性和近 5000 例病例的研究综述，没有发现饮食中的脂肪与乳腺癌之间存在正相关性的证据。在绝经后女性中进行的女性健康倡议饮食改良试验（Women's Health Initiative Dietary Modification Trial）未能证明随机接受低脂饮食的女性乳腺癌发病率在统计学上显著降低，但有一定的下降趋势，干预组的相对风险为 0.91（95% 置信区间 0.83 ~ 1.01）。维生素 A 水平低也与风险增加有关。肥胖也可轻微增加乳腺癌的患病风险。

许多研究表明，每天少量饮酒与患乳腺癌风险轻度增加有关（例如，在护理健康研究中每天一杯酒的乳腺癌相对风险比为 1.15）。从幼时起长期吸烟与乳腺癌风险增加有关。

药物和隆乳术

药物的作用，特别是外源激素的使用，一直是许多研究和争议的主题。口服避孕药后风险增加的证据尚不明确；年轻女性和长期使用者的风险可能略有增加（相对风险在 1.1 ~ 1.2）；使用口服避孕药超过 10 年的患者的相对危险比为 1.38。绝经后雌激素和联合雌激素 - 孕激素替代疗法的乳腺癌患病风险似乎更值得关注。一项研究护士健康的 16 年队列分析发现，与从未使用激素的绝经后女性相比，正在使用激素替代治疗的女性的相对风险比增加（单独使用雌激素为 1.32，雌激素加孕激素为 1.41）。女性健康倡议随机试验在平均 5.2 年的随访后提前终止，因为乳腺癌的危险比为 1.26。2002 年年中向公众报告这一发现后，激素替代疗法的使用急剧下降，1 年后乳腺癌的发病率随之明显下降。

阿司匹林和其他非甾体抗炎药（NSAIDs）的使用与乳腺癌相对风险降低 20% ～ 40% 相关。然而，在最近的护士健康研究报告中，这种相关性并没有成立。

一项研究表明，接受过隆乳手术的女性患癌症的风险较低，因此受到了媒体的广泛关注。然而，后来这项分析被发现是错误的，随后的一项分析显示隆乳术后癌症风险没有差异。

体力活动和睡眠模式

适度的体力活动似乎可以预防乳腺癌，夜班工作的人患乳腺癌的风险会增加，这可能是因为夜班工作会抑制夜间褪黑素的产生。

种族、民族和社会经济因素

在美国，乳腺癌的发病率和死亡率存在明显的种族和民族差异。虽然白人女性被诊断的可能性稍高（发病率为 1.03），但她们死亡的可能性要小得多（病死率为 0.71），但非洲裔美国女性被诊断的年龄更早，分期更晚，并且肿瘤生物学对靶向治疗的反应更差（见第 122 章）。他们也有更高的潜在共病率，如肥胖，但生存率和其他结果的差异主要归因于卫生服务方面的差异（见第 122 章）。

自然病程和治疗效果 [21-30]

自然病程

关于乳腺癌的自然病程很少被确切说明。为数不多的未经治疗的浸润性乳腺癌的观察性研究显示，肿瘤倍增时间变化很大，从不到 1 周到超过 6 个月不等。

年轻女性的肿瘤生长速度往往比老年女性快。35 ～ 49 岁的女性中，形成乳腺钼靶检查可发现的浸润性肿瘤的时间为 15 个月。在做出临床诊断前，能通过乳腺钼靶检查发现肿瘤的平均时间大约为 3 年。然而，年轻女性的进展可能会更快。

导管原位癌

关于非侵袭性乳腺癌的自然病程还有更大的不确定性。近年来乳腺导管原位癌（DCIS）发病率的显著增加归因于乳腺钼靶 X 线筛查。DCIS 现在占所有“乳腺癌”的 20% ～ 25%，这是通过基于人群的乳腺癌筛查项目检测出来的。

目前，每年在美国女性中诊断出超过 60 000 例 DCIS 新病例。其中许多病变生长缓慢。一些未被发现的病变可能在没有特殊干预的情况下消退。有证据表明，至少 50% 未经治疗的 DCIS 女性不会出现侵袭性疾病。DCIS 不影响诊断和治疗后 1 ～ 9 年内的生存率。

疾病早期的治疗（另见第 122 章）

早期乳腺癌的治疗非常有效。患有小侵袭性癌症（如 1 cm）并且腋窝淋巴结阴性的女性在乳腺切除术或保乳手术后放射治疗的 5 ～ 10 年内预计有 90% ～ 95% 的无病生存率。随着肿瘤大小的增加和（或）腋窝淋巴结转移的出现，累积复发风险急剧增加。乳腺癌筛查大大增加了诊断处于早期发展阶段的乳腺癌的比例。

化学预防（另见第 122 章）

使用选择性雌激素受体调节剂（SERMs）或雌激素活性调节剂对乳腺癌进行化学预防值得高危女性考虑。多个随机试验研究了 SERMs 的影响，特别是他莫昔芬和雷洛昔芬，以及最近用于乳腺癌一级预防的组织选择性雌激素活性调节剂替勃龙。尽管并非得到一致阳性结果，但大多数研究表明相对风险降低 50% ～ 75%；然而，血栓形成和脑卒中的发生风险显著增加，尤其是老年女性。他莫昔芬的使用也增加了子宫内膜癌和白内障的风险。其积极作用仅限于预防雌激素受体阳性的癌症。基于这一证据，USPSTF 建议在没有乳腺癌风险增加的女性中不要常规使用化学预防进行一级预防，并要与乳腺癌高危女性讨论其应用。

尽管只有观察性和流行病学数据支持，阿司匹林和其他非甾体抗炎药的使用也可以考虑。流行病学研究观察到，相对风险降低 20% ～ 40%，对激素受体阳性的肿瘤效果明显，但对激素受体阴性的肿瘤效果不明显。

筛查方法 [31-52]

乳腺自检

对于乳腺自检，既有支持者，也有批评者。调查显示，许多女性进行乳腺自检，但大多数女性没有定期进行乳腺自检，也没有花足够的时间正确地进行乳腺自检。年龄、教育程度、婚姻状况、是否接受过健康专业人员的指导和定期进行专业乳腺检查以及是否有乳腺癌家族史都会影响乳腺自检行为。一些人质疑乳腺自检在疾病早期发现中的有效性。一项针对上海 250 000 多名工人的强化乳腺自检教育干预的随机试验发现，经过 10 年的随访，乳腺癌病死率没有差异。该干预措施似乎没有提前乳腺癌的诊断时间。然而，这确实增加了良性疾病活检带来的风险，从而抵消了与自检相关的获益。自检在降低乳腺癌发病率和死亡率方面效果有限，虽然许多以前学会乳腺自检的女性可能会继续这种做法，但大多数医生已经停止推荐乳腺自检。对于想继续乳腺自检的女性来说，月经后 7 ～ 10 天是绝经前女性的最佳时间，绝经后女性可以固定在某个日期自检，比如每个月的第一天。

体格检查

由临床医生进行体格检查可以发现乳腺钼靶检查无法发现的癌症。在有里程碑意义的健康保险计划研究中，许多明确的获益来自体格检查，而不是乳腺钼靶检查。只有 44% 的 50 ～ 59 岁女性和 19% 的 40 ～ 49 岁女性通过乳腺钼靶检查发现乳腺癌。在较年轻的年龄组中，58% 的乳腺癌是仅通过体格检查发现的。在加拿大的一项试验中，50 ～ 59 岁的女性被随机分为临床体格检查联合乳腺钼靶检查或单独临床体格检查，单独临床体格检查与联合检查同样有效。然而，在最近一项对试验和病例对照研究的荟萃分析中，在同时提供体格检查和乳腺钼靶检查的研究以及单独提供乳腺钼靶检查的研究之间，没有发现病死率降低的差异。尽管如此，体格检查和乳腺钼靶检查是互补的。相当大比例的乳腺癌，尤其是年轻女性，会被过于依赖乳腺钼靶检查而忽视认真、系统的乳腺视诊和触诊的医生所漏诊。

乳腺钼靶检查

有效性

乳腺钼靶检查已成为乳腺癌筛查项目的基石。随着年龄的增长，初始筛查乳腺钼靶检查的灵敏度增加，因为脂肪取代了更致密和不透射线的乳腺组织。50 岁以后，灵敏度接近 95%。对于 30 ～ 39 岁和 40 ～ 49 岁的女性，灵敏度分别约为 75% 和 85%，特异度约为 95%，且不随年龄显著变化。值得注意的是，在 50 岁以下的女性中，因为乳腺钼靶检查结果异常而发现的乳腺癌中，多达 50% 是 DCIS。在老年女性中，只有 1/5 的 DCIS 是由乳腺钼靶检查发现的。

技术

乳腺摄影技术经历了许多技术改进。数字乳腺钼靶检查已经在很大程度上取代了基于胶片的检查，提高了检测性能，尤其是在年轻女性的致密乳腺中。数字乳腺钼靶检查使增强技术得以应用，如断层分析（三维成像）和对比增强，可以提高检查的灵敏度和特异度，减少召回率，尤其是对于乳腺组织致密的女性。计算机辅助检测增加了对 DCIS 和早期疾病的发现，但会增加假阳性病例，导致无乳腺癌女性的复查和活检，并且对生存的长期影响仍有待确定。放射科医生使用乳腺成像报告和数据系统（Breast Imaging-Reporting and Data System，BI-RADS）对恶性概率和乳腺致密程度进行主观分级。BI-RADS 是美国放射科学院开发的标准化评分和报告系统，是一种质量改进工具（表 106-1）。

获益和危害

临床试验表明，对于 50 岁或以上的女性，筛查乳腺钼靶检查可将乳腺癌死亡率降低 25% ～ 30%。每个这些相同的试验都报告了 40 ～ 49 岁女性在随访 7 ～ 10 年后，乳腺癌死亡率在统计学上

表 106-1 乳腺成像报告和数据系统（BI-RADS）[a]

BI-RADS 评估分类：

0：不能全面评价

1：阴性

2：良性的

3：可能是良性的

4：可疑恶性

4A：恶性可能性低，约为 2%。

4B：恶性可能性中等，约为 10%。

4C：中度关注，但不是恶性肿瘤的典型症状，恶性的可能性约为 50%。

5．高度怀疑恶性肿瘤

6．活检证实的恶性肿瘤

乳腺组成描述

a．乳腺几乎全是脂肪

b．有散在的纤维腺体致密区

c．不均匀致密，可能掩盖小肿块

d．乳腺极度致密，降低了乳腺钼靶检查的灵敏度

a Adapted from American College of Radiology（ACR）. Breast Imaging Reporting and Data System Atlas（BI-RADS Atlas）. Reston，VA：ACR，2013.

没有显著降低。但该年龄组女性的长期随访显示死亡率有降低的趋势。基于现有数据的荟萃分析显示，乳腺癌病死率有 7% ～ 23% 的显著降低。

总的来说，筛查也增加了女性处于疾病早期所占的比例，通过筛查乳腺钼靶检查发现肿瘤的女性，其复发风险较低，且与肿瘤大小和其他风险因素无关。然而，这些发现并不成为筛查益处的证据，它们很可能是由于时间偏倚和时间相关抽样偏倚造成的（见第 3 章）。尽管如此，如前所述，乳腺钼靶筛查已被证明可以降低乳腺癌的发病率和病死率，包括年轻女性的发病率和病死率。

潜在危害包括过度诊断（对没有筛查就不会引起临床注意的肿瘤进行诊断和治疗）和假阳性结果。过度诊断意味着不必要治疗带来的危害（乳腺切除术 / 放疗以及相关风险、不适、担忧和费用）。估计这种过度诊断的概率为 5% ～ 50%。一项筛查试验对患者进行了长期随访，发现过度诊断的概率为 10%，大多数病例是 DCIS。

假阳性结果，包括提示需要某种后续检查，可能带来很大忧虑和不必要的活检。荟萃分析发现，40 ～ 49 岁女性的每轮筛查假阳性率为 9.8%，50 ～ 59 岁女性为 8.7%。10 次乳腺钼靶检查后的累积假阳性率可高达 50%，导致估计 20% 的患者进行不必要的活检。系统综述发现，这些后果虽然暂时令人不安，但对心理健康或后续筛查建议的依从性几乎没有长期影响。

重复乳腺钼靶检查相关的累积辐射剂量引起了对辐射诱发乳腺癌的一些理论担忧，但观察到的获益似乎超过了潜在的危害。此外，与老式机器相比，现代乳腺摄影技术使女性受到较低的辐射剂量。

磁共振成像与超声检查

磁共振成像检查

与经典的乳腺钼靶检查相比，MRI 的灵敏度较高（75% ～ 100%），特异度较低（78% ～ 94%）。MRI 能发现更多的早期癌症，尤其是原位癌，但假阳性率相应增加。在对乳腺组织密度极高且乳腺钼靶阴性的女性进行筛查的随机试验中，增加 MRI 检查在 2 年时可将间隔期的癌症发生率降低 50%（总体生存率替代结局），但有 74% 的假阳性率。获益最多的人有额外的风险因素。这样的筛查是否能降低总体病死率将需要数年时间来确定，且成本很高。当乳腺钼靶检查呈阴性时，MRI 通常用于乳腺癌高危的病例。美国癌症协会指南建议，向已知 *BRCA* 突变携带者、已知有一级亲属为 *BRCA* 突变携带者以及根据标准风险预测模型计算终生乳腺癌风险超过 20% 的女性提供年度 MRI 检查，也建议对近期诊断为乳腺癌的女性进行对侧乳腺的年度 MRI 检查。

超声检查

超声在评估乳腺结节方面非常有价值（见第 113 章），但其在乳腺癌筛查中的作用尚不明确。超声已经被研究用于早期恶性肿瘤的检测，特别是结合乳腺钼靶检查乳腺组织致密的女性。当为乳腺钼靶阴性的女性做乳腺癌筛查时，其显示出比乳腺钼靶稍好的灵敏度（80% ～ 83%），但特异度较低（86% ～ 94%），阳性预测值较低（3% ～ 8%）。超声检查会出现明显更多的假阳性结果，并且没有显示病死率下降。尽管如此，对于不能耐受 MRI 的高危女性，超声有时作为替代检查。

筛查策略 [38,39,44,46,49,52–77]

最新的 USPSTF 指南对乳腺癌筛查的建议为 2 年做一次乳腺钼靶检查，而不是每年做一次，并且从 50 岁开始检查，而不是 40 岁。这在乳腺钼靶检查的频率和对象上引起了很大争议。专家组的这项建议部分基于统计模型的证据。这些证据提示将乳腺钼靶检查频率从每年一次减少到每 2 年一次，将使假阳性结果减少一半，同时保留约 80% 的获益。该建议认为对于平均风险女性，在 40 岁时开始筛查乳腺癌的预期获益数据并不足以支持对筛查的推荐。但专家组建议，医生在筛查前应与 40 岁年龄段的女性探讨乳腺钼靶检查的风险和获益。

通过风险评估和预期获益确定筛查对象

基于风险的乳腺癌筛查策略有利于其个性化——风险越大，从筛查中获益的可能性就越大，筛查强度也更高。即使在建议上存在冲突或缺乏数据的情况中，关注风险会特别有助于对筛查的起始年龄、频率、持续时间和筛查方式进行决策，尤其在结合患者偏好进行筛查决策的时候。风险评估对可能有风险增加的女性有用，对那些没有明显风险因素的女性也可提供参考。已经开发了帮助确定乳腺癌风险的工具并得到验证。国家癌症研究所网站（www.Cancer.gov/bcrisktool）上提供的 Gail 模型旨在用于无严重风险因素的女性（但是其往往低估了非洲裔美国女性的风险，降低了筛查决策的质量）。关于 40 岁年龄段的女性何时开始和未来如何进行乳腺癌筛查，当频率和持续时间存在疑问时，风险水平将成为主要考虑因素。

有些女性不适合进行乳腺钼靶检查。有严重疾病、预期寿命为 5 年或更短的任何年龄女性都不应接受乳腺钼靶筛查。这一人群早期发现乳腺癌的获益会很低，并且可能会超过危害。75 岁以上且预期寿命少于 10 年的女性也是如此。

识别风险增加者

基于模型的研究表明，与 50 ～ 74 岁的平均风险女性相比，40 岁年龄段的女性如果有 2 倍或更高的乳腺癌相对风险，就可以从乳腺钼靶检查中得到同样的获益，但危害也相似。有两个危险因素与乳腺癌风险增加 2 倍或更高有关：有一级亲属罹患乳腺癌（诊断时年龄越小，风险越高），以及在乳腺钼靶检查中发现极致密乳腺。因此，有这两种危险因素的女性在 40 岁年龄段可以通过咨询更明确地了解乳腺钼靶检查的潜在获益。

致密乳腺的问题

大约 43% 的美国女性被放射学家使用 BI-RADS 报告系统认定为乳腺致密，大多数被归类为“c”（表 106-1）。如前所述，乳腺密度增加会增加患乳腺癌的风险，明显的乳腺致密会降低检测早期乳腺癌的灵敏度。对乳腺钼靶检查适当性的担忧导致法律规定要告知接受乳腺钼靶检查的乳腺致密女性。这样的法律要求引出了，是否需要对这些女性进行更深入的筛查，以及这一要求是否明智的问题。反对更深入筛查的理由是担心 BI-RADS 分类的主观性（存在 15% ～ 20% 的观察者间不一致）、年轻女性需要“基线”乳腺钼靶检查（其自身存在过度诊断的风险）、计算机生成密度测定的检测几乎没有改善以及进一步筛查方法的高假阳性率（见 MRI 和超声）。最重要的是，进一步筛查是否有显著的、成本获益高的长期生存优势仍有待证明。

目前的情况使基层医生处于困境。尚未确定最佳方法，但处理这种情况的一种循证方法是，考虑个人的整体风险，挑选出总体风险最高的人进行额外检查。40 岁年龄段乳腺致密的女性每年一次的乳腺钼靶检查可能会比 2 年一次有额外的获益，因为 2 年一次的乳腺钼靶检查会增加这些女性在诊断时已处于晚期的风险。那些在放射学上被认定为 BI-RADS“d”类乳腺（乳腺极度致密）的且有其他风险因素的女性可能是考虑额外检查的合理人选，特别是 MRI。正如在对乳腺密度极高的女性进行补充 MRI 检测的随机试验中所指出的，那些乳腺癌总体风险最高并接受了 MRI 检查的乳腺癌患者的 2 年随访癌症进展显著降低（短期替代生存指标）。需要对该队列进行长期随访，以确认生存获益。MRI 的成本很高，假阳性率也很高，这可能限制了其实际应用，应该密切关注相关文献。

易感基因突变检测（BRCA1/2）

检测遗传易感性（BRCA1/2 阳性）是对有乳腺癌家族史阳性者的一个重要风险评估问题，尤其是其一级亲属患有乳腺癌。女性想要了解自己风险的意愿以及她们据此做出什么选择有很大的差异。

许多受乳腺癌易感基因影响的家庭成员表示不愿意接受检测。美国预防服务工作组建议有乳腺癌、卵巢癌、输卵管癌或腹膜癌个人或家族史的人使用简要家族风险评估工具进行初步评估。建议那些被认为基因突变风险增加的患者在进行 BRCA 检测前接受全面的遗传咨询，以便做出正确的个性化的检测决定，帮助患者为检测结果做好准备。

患者教育和决策 [78-83]

基层医疗年度健康访视为教育和促进乳腺癌筛查方面的个人决策提供了一个理想的机会。对于潜在风险和确定获益的准确信息需求是巨大的。对大多数女性来说，大众媒体是主要的信息来源。它常夸大乳腺癌的发病率，加剧了公众对癌症检测的恐惧，成为筛查的主要障碍。

对疾病的恐惧对年轻女性来说尤其成为问题。媒体经常提及终生累积发病率，例如经常引用的“八分之一”数字，可能会令人生畏。其结果是大大高估了在不久的将来被诊断为乳腺癌或死于乳腺癌的概率。例如，一位 40 岁的女性在其余生中可能有 12% 的概率患乳腺癌，但她在未来 10 年患癌症的概率不到 15‰，而她在同一时期死于乳腺癌的概率为 2‰。

从提高生存率的角度来看，40 岁开始进行乳腺钼靶检查的预期获益可以得到说明。例如，40 岁女性在未来 10 年内发展为乳腺癌并在 15 ～ 20 年后死于乳腺癌的概率从 0.8% 降至 0.7%，50 岁女性从 1.3% 降至 1.1%，60 岁女性从 2.0% 降至 1.4%，70 岁或以上女性从 2.5% 降至 1.7%。

决策支持可以促进知情选择。现在已经对决策辅助工具进行了开发和评估。其中一个为 70 岁及以上的女性设计的项目显示，在总体筛查率没有变化的情况下，她们掌握的相关知识有所增加，更容易做出决策。这些方法也有助于解决以下问题：不同种族和族裔筛查率差异的记录是否反映了不同女性的不同偏好，或提示了未能提供平等的医疗服务可及性和机会。现已开发出临床服务系统，让患者可以增加获得医疗服务的途径和机会。这种方法提高了筛查率。

应坦率地探讨乳腺钼靶检查的风险，包括假阳性结果会导致复查或活检的可能性增加。通过乳腺钼靶检查发现的许多原位癌不太可能发展为浸润性癌。因此，在乳腺钼靶检查提示 DCIS 时，有可能带来对癌症的过度治疗。许多女性在接受乳腺钼靶检查时会感到明显的不适，在检查过程中感到疼痛会降低女性再次检查的可能性。患者控制的乳腺按压和检查前应用利多卡因凝胶是仅有的两种被证明能减少不适的干预措施。最后，许多女性担心多年的乳腺钼靶检查累积的辐射暴露风险。在从 40 岁开始接受年度乳腺钼靶检查的女性中，观察到因检查患癌的风险为 0.086%，这与通过乳腺癌筛查降低 19% 的病死率可相抵消。

从 40 岁还是 50 岁开始乳腺钼靶检查的争议可以通过帮助患者评估其风险程度（如前所述）来总结。让患者考虑 50 岁以下和 50 岁以上的女性进行初次钼靶检查筛查乳腺癌可能的结果，如表 106-2 所示。

结论和建议 [84-92]

- 乳腺癌很常见。尽管有危险因素可以识别风险特别高的亚组，但没有危险因素的女性仍然存在很高的终生风险，应该接受关于乳腺癌以及筛查获益和危害的教育。
- 50 ～ 74 岁的女性：通过乳腺钼靶筛查，乳腺癌 10 年病死率降低 20% ～ 30%。
- 40 ～ 50 岁的女性：40 岁开始筛查的潜在病死率降低约 10%。
- 75 岁及 75 岁以上的女性：继续进行筛查的病死率降低不明确，尽管观察性数据表明预期寿命为 10 年或以上的女性会从中受益。

表 106-2 按年龄分层的首次筛查乳腺钼靶的估计结果

	≤ 50 岁	≥ 50 岁
筛查女性人数	1000	1000
异常报告人数	53	71
诊断程序人数	102	132
活检人数	13	25
侵袭性癌症人数	1	7.5
导管原位癌人数	1	2.5

Modified from Kerlikowske K，Grady D，Barclay J，et al. Positive predictive value of screening mammography by age and family history of breast cancer. JAMA 1993；270：2444，with permission.

- 使用经验证的风险评估工具（如 www.cancer.gov/bcrisktool）进行风险评估，以告知风险和做出个体化筛查决定（请记住 Gail 模型对非洲裔美国人风险的低估）。使用共享决策将患者的偏好和价值观纳入筛查项目的设计，审视不同筛查选项的利弊。对于老年人的风险评估，应用终生雌激素效应的证据（骨密度、肥胖、乳腺密度）。
- 对于处于正常风险的女性：
  - 年龄 40 ～ 49 岁：安排乳腺钼靶检查。评估获益和风险（死亡率降低约 10%，乳腺钼靶检查发现 DCIS 的可能性更高，以及随后困难的治疗决策导致潜在不必要的手术——见第 122 章）。
  - 年龄 50 ～ 75 岁：安排每 2 年一次的乳腺钼靶检查。
  - 年龄超过 75 岁：考虑到潜在的获益和危害，并且只有在预期寿命超过 10 年的情况下，才提供连续的每 2 年一次的乳腺钼靶检查。
- 对于风险较高的女性（例如，极度致密的乳腺或一级亲属有乳腺癌病史）：
  - 考虑提供更为强化的筛查方案，包括 40 ～ 49 岁开始的年度筛查，只要预期寿命超过 5 年，就一直保持筛查。对于乳腺密度极高且乳腺钼靶检查阴性的患者，补充 MRI 筛查。审视强化筛查的风险和获益，包括高假阳性率以及显著降低侵袭性和晚期癌症的可能性（死亡获益尚未完全明确）。
- 因乳腺癌、卵巢癌、输卵管癌或腹膜癌的个人史或家族史而具有极高风险的女性，或有 BRCA1/2 阳性家族史的患者：
  - 实施上述强化筛查。
  - 使用经过验证的简短家庭风险评估工具确定是否需要检测基因突变（BRCA1/2）（https://www.uspreventiveservicestaskforce.org/Page/Document/RecommendationStatementFinal/brca -related-cancer-risk-assessment-genetic-counseling- and-genetic-testing1）。
  - 将评分较高的患者转诊给经验丰富的乳腺癌遗传顾问，以综合考虑 BRCA 检测和遗传性乳腺癌指征，包括现有预防策略的局限性和对心理状态的潜在影响（必须极其小心地进行与乳腺癌易感基因和家族史相关的检测和咨询。）。
  - 将 BRCA1/2 检测呈阳性的患者转诊，以考虑降低风险的治疗，如化学预防和预防性乳腺切除术。对乳腺癌的化学预防进行健康咨询，包括仔细描述 SERMs、阿司匹林和其他非甾体抗炎药的获益和危害以及现有证据的质量。不要常规为正常风险的女性提供化学预防。

（方　静　祁祯楠 翻译，董爱梅　曾　辉 审校）

第 107 章

宫颈癌筛查

ANNEKATHRYN GOODMAN

宫颈癌筛查显著降低宫颈癌病死率。高危人乳头瘤病毒（high risk human papilloma virus，hrHPV）毒株的生殖器黏膜感染占宫颈癌病例的 90% 以上，对此的认识使得宫颈癌的预防和筛查有了重大进展。针对 hrHPV 有效疫苗的出现为消除宫颈癌带来了希望，但由于疫苗接种率低于 50%，因此，在可预见的未来，宫颈癌筛查将继续成为基层医疗的重点。应用 DNA 技术鉴定 hrHPV 感染使得增强筛查成为可能，也提出了新的挑战。随着筛查指南和建议的重大修订，对年度巴氏涂片的依赖性较既往有很大变化。在这个快速变化的领域，及时更新知识对于基层的临床医生非常重要。

流行病学和风险因素 [1-8]

流行病学

在美国，估计侵袭性宫颈癌的年发病率和病死率分别超过 13 000 例和 4250 例。50% 的宫颈癌是在晚期诊断的，通常是在没有接受筛查的老年和拉丁裔女性中。对于美国女性来说，发生浸润性宫颈癌的终生概率约为 0.8%。根据世界卫生组织（WHO）的数据，宫颈癌是全球女性中第四大常见癌症，2018 年估计有 570 000 例新病例，占所有女性癌症的 6.6%。90% 的宫颈癌死亡总负担出现在中低收入国家，主要是由于性别不平等对待和缺乏筛查。

风险因素

人乳头瘤病毒感染

宫颈癌是由 HPV 致癌型基因持续感染引起的。大约 70% 的宫颈癌与两种“高危”型 HPV（16 型和 18 型）有关，20% 的宫颈癌与 HPV 31、33、45、52 和 58 型五种高风险类型有关，其余 10% 与其他 8 种致癌类型有关。特异性癌蛋白和灭活的肿瘤抑制基因也逐渐被认识。近 100% 的鳞状细胞宫颈癌和前体宫颈上皮内瘤变具有可检测的 HPV DNA。在考虑宫颈癌的流行病学和风险因素时，需要考虑高危型 HPV 感染，但也需要考虑其他因素。

性行为

性行为增加了 HPV 传播的可能性，使得患病风险增加。因此，长久以来发生第一次性行为时年龄较小（即 18 岁以前）和有多个性伴侣（4 个或更多）被认为是风险因素。

其他风险因素

感染 HPV 的女性中，只有不到 10% 进展为宫颈癌前病变，不到 1% 发展为浸润性宫颈癌，提示一定有其他影响因素使得感染持续，病毒难以清除，并随后导致癌症发生。在性活动和社会经济地位作为控制因素的研究中，吸烟是一个独立的风险因素。据推测，吸烟是一个辅助因素，使女性更容易受到病毒的致癌作用影响。

同样，己烯雌酚子宫内暴露会增加宫颈癌的患病风险，随着使用时间的延长而增加，并在停止使用后下降。同样，其他性传播疾病的存在也与风险增加有关。免疫抑制是一个重要的风险因素。进行免疫抑制治疗或携带 HIV 病毒的女性持续感染 HPV 的风险较高。宫颈不典型增生的患病率从 10% 到 60% 不等，这取决于 HIV 感染女性免疫抑制的严重程度。

宫颈癌的自然病史、一级预防和治疗效果 [9-12]

自然病程

如前所述，尽管大多数女性在性生活中感染了至少一种（如果不是更多）HPV 基因型，但 80% 感染的女性会在暴露后 3 年内清除感染。通过 DNA 检测发现的 HPV 感染女性中只有约三分之一具有明显的细胞病理学证据。短暂性 HPV 感染的高发期是在性活动开始后的青少年时期或 20 岁出头。宫颈癌前病变的患病率高峰发生在感染 10 年以后，其次是 40 ～ 50 岁的浸润性癌患病率高峰。

如果不及时治疗，大约 40% 的高级别鳞状上皮内病变（high-grade squamous intraepithelial lesions，SIL）最终会发展为浸润性癌症，约占原发性宫颈癌的 80%。宫颈腺癌占浸润性宫颈癌的其余 20%，也与 HPV 感染有关。

历史回顾性报告表明，在没有一级预防的情况下，当宫颈癌已经开始发展时，根据发病率和患病率的历史估计，可检测无症状期的平均持续时间非常长。例如，原位癌的平均持续时间随年龄而变化，但平均约为 10 年。所有年龄组的无症状浸润癌的持续时间为 5 年。然而，最新的数据表明，从浸润前到浸润性癌症的时间周期和转移风险要短得多，并且取决于风险因素，可能不到 1 年。

在没有筛查的情况下，宫颈癌呈现月经间期出血，典型表现为由性交引起。症状总是在疾病过程的后期发生。

一级预防

疫苗是有前景的一级预防策略，通过预防HPV感染进而预防宫颈癌。如前所述，大约90%的宫颈癌与7种“高危”类型的HPV（16、18、31、33、45、52和58型）相关，其余10%与其他8种致癌类型相关。HPV 16是大约50%病例的病因，并且是大多数疫苗的研发对象。目前已经开发了用于预防和治疗的疫苗。预防性使用侧重于性活动开始前的女孩（和男孩，以减少传播）。推荐年龄为11～12岁，但可早于9岁接种疫苗（见第6章）。强化疫苗已被批准至45岁。虽然女性可能接触过15种高危型HPV亚型中的一种或多种，初次性行为后接种疫苗的理由是防范女性尚未接触到的亚型。有三种不同的HPV疫苗，覆盖HPV 6、11、16和18型的四价人乳头瘤病毒（qHPV）疫苗和覆盖HPV 6、11、16、18、31、33、45、52和58型的九价人乳头瘤病毒（9vHPV）疫苗，都包括引起生殖器疣的低风险类型6和11。第三种疫苗是二价的，覆盖亚型16和18。

疫苗效力

疫苗对于hrHPV未感染者早期癌前病变的预防效果最好。Gardasil（Merck）是一种四价HPV 6、11、16、18病毒样颗粒疫苗，具有预防和治疗功效。在被认为易受感染的人群中，预防与HPV 16和HPV 18相关的癌前上皮内病变，疗效估计为98%。治疗由HPV 16和HPV 18引起的高级别宫颈病变的估计功效分别为44%和17%。Cervarix（GSK Biologicals）是一种二价疫苗，已被证明在预防方面同样有效。然而，在普遍感染的女性中进行的Cervarix试验显示对病毒的清除没有影响。九价疫苗Gardasil-9（Merck）的功效在HPV初治人群中的有效率为97%。

治疗效果

疾病检测和治疗的临床阶段越早，预后越好。通过消融或切除可以有效清除高级别癌前期宫颈病变，防止癌变进展。早期癌症可通过子宫切除术治愈。更晚期癌症的预后取决于淋巴结转移。淋巴结转移的发生率与肿瘤的大小成正比。局限于盆腔、淋巴结阴性的宫颈癌的相对5年生存率约为96%，而具有淋巴结转移的Ⅰ期癌症的相对5年生存率为74%。区域浸润癌的生存率降至40%。一项为期5年的筛查项目的经验表明，细胞学筛查发现的病例中有86%仅限于区域性侵袭，而有症状的病例中只有44%处于早期阶段。用子宫切除术治疗的原位癌的存活率基本上是100%。

筛查方法和策略[13-36]

宫颈细胞学检查

检查特征

历史上，宫颈癌筛查依赖于宫颈内拭子和宫颈刮片以及随后由临床病理学家对所得样本巴氏试验的解读。常规巴氏试验的特异度非常高（99%）。单次巴氏试验的灵敏度估计值对于高级别病变为60%～80%，对于低级别病变则更低。无症状者可检测期的持续时间长，为及时发现异常提供了更多时机。因此，当以一年或更长的间隔进行两次或更多次测试时，有效灵敏度显著增加。大多数患有晚期宫颈癌的女性从未进行过巴氏试验。确实会出现假阴性结果，大约2/3的假阴性是由异常细胞滑取的采样误差引起。其余的原因是，当Pap载玻片上的异常细胞被误解为正常或完全缺失时的检测误差。从21岁开始每3年进行一次这种筛查，在筛查期间每10万名筛查的女性中估计会产生645份阴道镜检查，这是衡量不同筛查方案时需要考虑的重要数字（见筛查策略）。巴氏试验产生的假阳性终生估计数为每100 000名女性484人。

取样技术

对超过30项收集技术试验的荟萃分析表明，曾经广泛使用的Ayre刮刀相对无效，应该用延长的尖端刮刀代替。同一项研究发现，延长尖端刮刀和细胞刷的组合抽样误差风险最低。美国食品和药品监督管理局已经批准了一种基于液体的单层系统（ThinPrep），其中将细胞置于固定溶液中，在过滤器上分散、收集，并转移到显微镜载玻片上进行解读。

解读技术

为了尽量减少检测误差的风险，涂片应由经

验丰富的细胞病理专家解读。减少检测误差的其他方式包括涂片的自动解读，既可以丰富用于重新筛查的样本，也可以作为提高筛查效率而不损失灵敏度的策略。目前，灵敏度和临床结果改善的证据仍不足以推荐这些方法。

细胞学发现和命名

细胞学涂片结果不是简单的报告阳性或阴性。用于报告检查结果的 Bethesda 系统代表了共识方法，包括：

- 反应性和修复性改变——应对炎症反应和其他非肿瘤过程的细胞变化
- 意义不明不典型鳞状细胞（ASC-US）
- 不典型鳞状细胞 - 排除高级别病变（ASC-H）
- 鳞状上皮内病变，包括两个等级：
    - 低级别鳞状上皮内病变（LSIL）——与 HPV 感染和轻度不典型增生一致［指定为宫颈上皮内瘤变 1（CIN-1）］
    - 高级别鳞状上皮内病变（HSIL）——中度和 p16 阴性（指定为 CIN-2，有时列为 LSIL）和 p16 阳性或原位癌的严重不典型增生（CIN-3）
    - 不典型腺细胞（AGC）
- 侵袭性癌

细胞学筛查侵袭性癌的有效性

如前所述，细胞学检查非常有效，并能够挽救生命。在一生都没有筛查的情况下，每 10 万人中估计有 18.86（1.9%）例宫颈癌病例和 8.34 例宫颈癌死亡病例（0.83%）。从 21 岁开始每 3 年进行一次细胞学筛查，每 100 000 例终生病例数降至 2.34（0.2%），死亡人数降至 0.76/100 000（0.08%）。

HPV DNA 检测

由于 hrHPV 感染与宫颈癌之间存在“上游”关联，hrHPV DNA 检测已成为宫颈癌的首要或是首要联合的筛查方式。hrHPV DNA 检测有提前诊断时间、提高检测率、降低筛查要求和更可及的潜力。当没有进行细胞学检查时，可以用于自我检测，也可因为细胞学筛查项目不理想的灵敏度和 DNA 检测的更高灵敏度而考虑 HPV DNA 检测。

可供使用的 HPV 检测

有四种 FDA 批准的 HPV 检测可用于评估高风险 HPV 感染、Cobas HPV 检测、Aptima mRNA 检测、Hybrid Capture 2 检测和 Cervista HPV HR 检测。这些能够检测 13 ～ 14 种高危型 HPV。只有 Cobas HPV 检测分别识别 16 和 18 型，它仍然是 FDA 批准的唯一单独用于筛查的 HPV 检测方法。其由临床医生或宫颈和阴道液的自我取样进行，将宫颈和阴道液置于与巴氏试验相同的液体培养基中。HPV 检测不需要窥镜检查或患者前往诊室，可以在家里进行检查。

检查特点

在 30 岁以下的年轻女性中，感染和反应通常是短暂的，HPV DNA 检测似乎更多的是性活动的标志，而不是癌症风险。出于这个原因，HPV DNA 检测的试验集中在 30 岁以上的女性（其中阳性结果可能表明持续感染）和基层医疗机构，能够估算 HPV DNA 检测在高级别鳞状上皮内病变低患病率人群中的灵敏度和特异度。高级别鳞状上皮的灵敏度和特异度均约为 80%。低级别鳞状上皮内病变在基层医疗机构中的灵敏度和特异度估计分别为 66% 和 91%。已经发现自采样标本的检测特征与诊室临床医生获得的检测特征在 HSIL 病变和灵敏度方面与巴氏试验相似，但特异度较低。

不理想的特异度增加了产生过度假阳性和不必要的阴道镜转诊的可能性，相比巴氏试验增加了近 3 倍。这些检测特征提出问题，应如何最好地利用 HPV 检测的灵敏度，而不受其不理想的特异度的不利影响（参见筛选策略）。

检测高危型 HPV 的有效性

如前所述，在终生没有筛查的情况下，每 10 万人中估计有 18.86（1.9%）例宫颈癌病例和 8.34 例宫颈癌死亡病例（0.83%）。据估计，每 100 000 例使用 DNA 检测 hrHPV 筛查的患者中，终生宫颈癌病例数为 1.08（0.1%），宫颈癌死亡人数为 0.30（0.03%）。需要进行阴道镜检查的次数为 1630 次，是巴氏试验的几倍。

筛查策略

hrHPV DNA 检测灵敏度的提升、较为简易的操作（不需要细胞学检查，自我检查的可能性）和更快的周转时间，促使 30 多岁年龄段女性的主要筛查方式从细胞学筛查转向 hrHPV DNA 筛查。在细胞学检测服务供应不足的国家和地区，这种转变被认为特别可取，如印度的 hrHPV 筛查早期对照试验中，第一轮检测使宫颈癌病死率降低了 50%。即使在细胞学筛查容易获得且已证实有效的地方，DNA 检测的实施也有可能进一步提升效果。

hrHPV DNA 检测与细胞学检测

除了在 30 岁以下的女性中使用外，在随机试验中单独使用 hrHPV 检测与单独使用常规细胞学检测相比，HSIL 和晚期 HSIL 的检出率增加了 1 倍。这预示着生存率可能得到改善（尽管需要更长期的随访来确认）。报道的假阴性率非常低，与这些试验中的细胞学检测相比，hrHPV 检测的阴道镜检查率和假阳性率没有变化或增加。

复合检查（细胞学 +hrHPV DNA）与单独细胞学检测

随机对照试验和观察性队列研究显示，单独细胞学与复合检查（细胞学 +hrHPV DNA）相比，复合检查对于早期病变检测有所改善，但晚期病变检测几乎没有改善，阴道镜检查和活检率增加。比较复合检查与单独 hrHPV 的试验仍有待进行。

筛查的开始、频率和持续时间

在 21 岁前开始筛查意义不大（除非免疫功能低下或性生活活跃的人）。从 21 岁开始能够早期发现持续 hrHPV 感染的发生，但是如前所述，在该年龄组中大多数 hrHPV 阳性的病例仅代表短暂感染。

对于宫颈上皮内瘤变长期的无症状可检测期的逐步认识，使推荐的筛查频率已经降低，其被检测到时易于控制和治愈。这导致当局放弃对正常风险女性的年度筛查，并建议间隔 3 年使用巴氏涂片检查，间隔 5 年使用 hrHPV DNA 检测或联合巴氏涂片筛查。有临床试验证明这样的筛查频率与更频繁筛查的效果相当，且效率更高（所需就诊次数更少）。对于感染 HIV 的女性和其他免疫功能低下的女性，共识建议间隔 6 个月进行 2 次阴性涂片后，每年进行一次巴氏涂片和 hrHPV 检测。因良性原因进行子宫切除术并且没有子宫颈的女性不能从筛查中受益。

对于无风险因素的女性和 10 年来巴氏 /HPV 筛查结果正常的女性，应减少筛查持续时间，在 65 岁以后停止。对于有 CIN 2 或更高细胞学检查史的女性，可继续筛查。

需要注意，对于任何有异常出血、性交后点状出血或有异常分泌物的女性（包括绝经后女性），即使最近的结果正常，都必须重复巴氏涂片检查（见第 111 章）。

方法选择

所有推荐的方法都可以挽救生命。相较于筛查方法的选择，更重要的是确保至少完成一种形式的筛查。目前，绝大多数宫颈癌病例发生在未经筛查的女性中，美国社区筛查率通常低于 50%，特别是在服务不足的社区。

美国预防服务工作组暂时建议，从 21 岁开始每 3 年进行一次巴氏涂片检测，或从 21 岁至 29 岁进行 3 年一次巴氏涂片检测后，从 30 岁开始每 5 年进行一次 hrHPV DNA 检测［由于该年龄组 DNA 检测的假阳性率较高，HPV 检测仅用于在转诊阴道镜检查前对意义不明的不典型鳞状细胞（ASC-US）进行分类］。基于证据回顾和微观模拟，美国预防服务工作组暂时没有对复合筛查方法提供建议，因为与其他方法相比，复合筛查方法虽然有时在基于巴氏试验的检测中能够改善对疾病的发现，但会导致更多的检测、阴道镜检查和假阳性。微观模拟确定单独进行 hrHPV 检测可以提供最佳的危害和获益平衡。美国阴道镜和宫颈病理学会（ASCCP）于 2019 年更新了指南。虽然这些指南主要侧重于筛查异常患者的管理，但其中包括筛查建议，这些建议中的部分与 USPSTF 的建议不同。例如，ASCCP 建议从 21 岁开始进行基础性 hrHPV 检测，阳性结果提示返回细胞学检查。

随访研究

涂片显示 ASC-H、LSIL、HSIL、AGC 或原位癌以及涂片提示浸润性癌症的女性应转诊至对阴道镜检查有丰富经验的妇科医生。侵袭性和侵袭前期宫颈病变的诊断需要病理活检确诊。阴道镜检查允许妇科医生选择活检部位并确定病变的范围。这样可以在保守措施［如消融和切除措施（频率越来越高）］和更广泛的措施（如锥切术和子宫切除术）之间做出明智的选择。这些决定不仅取决于病变的大小、位置和组织学，还取决于患者的年龄、胎次和随访的可靠性。

涂片显示 ASC-US 和 HPV 检测为 hrHPV 阳性的女性应转诊去做阴道镜检查。即使细胞学正常，当 HPV 复合检查阳性时，应将患者转诊去做阴道镜检查。

降低阴道镜检查的转诊率：分类方法

宫颈癌筛查会导致阴道镜检查的转诊率增加，特别是在接受 hrHPV 检测的女性中。2019 年 ASCCP 基于风险评估的指南通过返回检测解决此问题，提供及时的辅助信息，降低假阳性结果导致过度阴道镜检查的风险。总体来讲，该指南把基于患者病史和检测结果的风险水平与临床行动阈值的等级联系起来，旨在避免对筛查结果异常人群的随访期间应用过少或过多的阴道镜检查等操作。包括风险表在内的 ASCCP 指南可通过智能手机应用程序在线轻松获取。

在 Pap 检测作为主要筛查方式且仅有轻微宫颈病变的患者中，HPV 检测通常用作一线分诊方法。如果 HPV 是阴性结果，则没有必要立即转诊。如果 HPV 检测呈阳性，则建议将 HPV 16 和 HPV 18 的基因分型作为第二级分类，通过 hrHPV 检测筛查的女性则作为第一级分类。基因分型的荟萃分析发现其灵敏度差，但特异度强。阴性结果将重要癌前病变的风险降低 2/3，并有助于确定谁需要及时转诊。在推荐这些检测前需要更多的研究，但这些检测具有使用前景，随着宫颈癌筛查越发基于 DNA 的趋势，其需求很大。

患者教育 [37-41]

我们对宫颈癌病因和自然史理解的巨变对患者教育具有重要意义。青春期前女孩和男孩的父母需要知道，宫颈癌在很大程度上是一种性传播疾病，可以通过给女儿和儿子接种疫苗来预防，最好是在 11 岁或 12 岁之前，在性生活活跃之前接种。提高低于 50% 的疫苗接种率应该是儿科基层医疗的优先事项。可通过对女性和跨性别男性的健康教育提高筛查率，hrHPV DNA 检测（可以自行收集样本）可以方便地确定接触致病性 HPV 感染，可以进行早期诊断，并且无须前往诊室做侵入性检查和巴氏试验。同样重要的是，为假阳性结果做好充分准备，特别是使用 hrHPV 检测及其高灵敏度和不理想的特异度。

应考虑告知女性可以在家中进行 hrHPV 检测的自我取样，特别是对于那些没有进入诊室进行定期健康维护随访、没有保险或生活在服务不足地区的人。需要告知同性恋女性和跨性别者的风险和筛查的重要性，其中许多人可能不觉得自己有患宫颈癌的风险。65 岁以上正常风险的女性，且定期筛查多年来检测阴性的，应建议其不需要进一步筛查。

结论和建议 [39-47]

结论

- 疾病的高患病率、平均无症状可检测的持续时间长以及高度特异性筛查测试的可用性使宫颈癌筛查成为所有基层临床医生的重要任务。筛查可降低与宫颈癌相关的发病率和病死率。
- 宫颈癌是由 HPV 致癌基因型的传播和持续感染引起的。没有 HPV 感染证据的女性和跨性别男性接种疫苗对预防癌前上皮内病变非常有效。
- 由于育龄期女性在侵袭性病变前可发现疾病的时间较长，因而大多数女性不需要在没有特定风险因素的情况下进行年度筛查。
- 3 ～ 5 年的筛查间隔（取决于检测方法）已被证明对没有风险因素的女性安全有效。
- 高危型 HPV 的细胞学筛查和检测均显著降低宫颈癌的发病率和病死率。

建议（仅适用于正常风险患者）

- 在性活动开始前和 HPV 暴露风险（最好是 11 岁或 12 岁）之前推荐并提供 HPV 疫苗接种。间隔 6 个月使用的双剂量方案在免疫原性方面不劣于标准三剂量方案，并且可能是足够的。可以的话，应考虑九价疫苗（Gardasil-9），因为其涵盖了更多的致癌类型，否则给予四价疫苗（Gardasil）。

- 从 21 岁开始，对所有女性实施定期宫颈癌筛查项目，除非免疫功能低下。在这种情况下，即使年龄小于 21 岁，也应考虑在首次插入性性行为的一年内开始。
- 对于 21 ～ 29 岁的女性，每 3 年进行一次巴氏涂片检查。如果发现 ASC-US，应进行 HPV 检测。如果 HPV 阳性，每年筛查并考虑转诊进行阴道镜检查。但要注意，其可能只代表该年龄组的短暂感染；如果 HPV 阴性，则维持每 3 年一次筛查。
- 对于细胞学正常且无高危型 HPV 的 30 岁及以上女性：
  - 每 3 年单独进行一次 Pap 检测
  - 每 5 年进行一次 Pap 检测加 HPV 检测
  - 每 5 年单独进行一次 HPV 检测
- 对于女性 30 岁及以上细胞学检查正常且高危型 HPV 阳性的：
  - 每年进行一次巴氏涂片检查
- 对于有反应性或修复性改变提示感染或 ASC-US 但无高危型 HPV 阳性的女性：
  - 如果并发感染明显，则在感染特异性治疗后重复巴氏涂片检查；如果不存在感染，则间隔 3 ～ 6 个月重复一次。
- 转诊至妇科进行阴道镜检查，并考虑对以下女性进行额外检查：
  - 虽然 HPV 阴性且对疑似感染进行治疗，但有反复异常反应性或修复性涂片
  - ASC-US 细胞学和高危型 HPV 阳性
  - LSIL、HSIL 或细胞学筛查癌症
- 65 岁以后，如果定期获得阴性涂片，则停止筛查；如果在 65 岁以前不定期进行筛查并且涂片异常或高风险，则继续筛查。即使以前的检查正常，也要对任何有异常出血、性交后出现点状出血或有异常分泌物的女性进行细胞学检查（见第 111 章）。
- 对于感染 HIV 的女性，间隔 6 个月进行 2 次巴氏涂片检查，然后进行年度巴氏涂片筛查。
- 对于因非癌症指征行子宫切除术的女性，不进行筛查。
- 在预期寿命有限的女性中不进行筛查。

（高　畅 翻译，董爱梅　曾　辉 审校）

第 108 章

卵巢癌筛查

ANNEKATHRYN GOODMAN

基于卵巢三种主要的细胞类型，卵巢癌包括三种不同的癌症亚型：上皮细胞癌、生殖细胞癌和性索间质癌。卵巢上皮癌（最常见类型）发生的风险远远低于乳腺癌和其他妇科恶性肿瘤，终生发病概率约为 1/70。然而，这种癌症的病死率特别高。在美国每年诊断出的 22 530 例新病例中，约有 13 980 例死亡，是所有女性癌症中病死率最高的癌症。著名公众人物的卵巢癌死亡、有前景的诊断检测以及女性对疾病预防意识的日益增加，都使得卵巢癌筛查备受关注。基层医生需要了解该疾病的流行病学和风险因素，以及目前检测的价值和局限性，以恰当地回应患者的问题，并适时建议筛查干预。

流行病学和风险因素 [1-9]

年龄增长和家族史是卵巢癌的风险因素。30 ～ 50 岁女性的年发病率为 20/100 000，50 ～ 75 岁女

性的年发病率增至 40/100 000。若将分母限制在未经卵巢切除手术的女性身上，则年龄较大女性的发病率更高。

10% ~ 20% 的女性患者有卵巢癌家族史和（或）已知的 BRCA1 和 BRCA2 突变，在浆液性卵巢上皮癌患者中约为 25%。这些女性大多有散发性卵巢癌家族史。约 5% 的卵巢癌发生在具有遗传易感性家庭的女性成员，包括 BRCA1 和 BRCA2 突变。对于某些具有遗传易感性的患者亚群，卵巢癌的累积终生风险可能高达 85%。然而，对于大多数 BRCA1 突变的女性来说，70 岁时的累积风险接近 25%。对于 BRCA2 突变的女性，70 岁时的累积风险较低，约为 10%。对于这些风险，有必要考虑预防性卵巢切除术以及定期筛查。

散发性卵巢癌家族史也会带来风险。保守估计，若有一名一级或二级亲属卵巢癌家族史，风险增加 3 倍。当 2 位亲属已患有这种疾病时，风险会增加 5 倍。卵巢因素相关的不孕和子宫内膜异位症也会导致卵巢癌风险增加。

在未经选择的女性中，患卵巢癌的风险降低与使用口服避孕药和产次相关。任何口服避孕药的使用似乎都可以降低 35% 的风险，若使用 5 年或以上，风险降低 50%。有病例对照研究表明，口服避孕药对已知 BRCA1 或 BRCA2 基因突变的女性也提供了类似的保护。任何怀孕都会降低 50% 左右的风险，怀孕次数的增加也使得风险更低。

其他因素，包括首次怀孕年龄、母乳喂养、月经史、激素替代治疗和饮食因素，可能会影响卵巢癌的风险，但证据尚不明确。输卵管结扎术和子宫切除术似乎具有保护作用。在卵巢的恶性转化中炎症反应也起到相应作用。

卵巢癌自然病史与治疗效果 [9-11]

自然史

卵巢癌的病死率在过去 30 年中持续居高不下。然而，在过去 10 年中，新发卵巢癌病例平均每年下降了 2.3%。

晚期卵巢癌的诊断是在临床表现有体征或症状后进行的，四分之三的病例已经扩散到卵巢以外的上腹部或淋巴结（3 期）或肺或肝（4 期）。值得注意的是，20% 表现为 1 期癌症。在良好的手术分期后，认定升级为 3 期，这进一步印证了适当提前进行手术评估的必要性。

一旦被诊断为卵巢癌，许多女性报告在诊断之前有骨盆或腹部的症状。虽然传统的教学认为卵巢癌是一种“无症状”的疾病，但一些病例对照回顾性研究发现，与对照组相比，卵巢癌患者的症状持续存在且发生率很高。最常见的症状包括腹胀、腹围增大、骨盆和腹痛、早饱和进食困难。患有癌症的女性每个月出现 20 ~ 30 次这些症状，与对照组的比值比为 7.4。

治疗效果（见第 123 章）

总体上，卵巢癌的 5 年生存率为 46.7%。然而，3 期和 4 期卵巢癌的 5 年生存率在 5% ~ 40%。这取决于组织学亚型、癌症分级、BRCA 突变状态、患者年龄、手术切除率和癌症的化疗敏感性。相比之下，在手术分期恰当的前提下，肿瘤仍局限于卵巢的患者，其 5 年生存率大于 90%。

诊断测试和筛查策略的有效性 [12-16]

鉴于临床诊断通常处于晚期阶段，有大量工作投入了诊断模式的评估，以缩短诊断时间，从而降低卵巢癌相关的发病率和病死率负担。

盆腔检查

对无症状女性患者，几乎没有将盆腔检查作为卵巢癌筛查试验的正式评价。将盆腔检查与其他诊断方式进行比较的评价结果不一。在 2 项研究中，经阴道或腹部超声检测到 3 个 1 期肿瘤，盆腔检查未能检测。然而，在有些研究中，盆腔检查能够发现早期肿瘤。一般共识是，单独的盆腔检查不够敏感，不能作为筛查试验。美国医师学会临床进行的一项系统综述为临床实践指南提供了基础，发现除了宫颈癌筛查外，没有数据表明常规盆腔检查对平均风险的无症状女性有获益。“获益”的定义是对健康、幸福或寿命产生影响。依据这项系统综述，美国医师学会临床实践指导委员会强烈建议“不要对无症状、未怀孕的成年女性进行盆腔检查的筛查”。然而，对于出现早期卵巢癌非特异性主诉的有症状女性（例如腹胀、持续的肠道或泌尿系统症状），尤其是存在卵巢癌发生的风险因素的情况，应将盆腔和直肠阴道检查作为检查的一部分（见第 123 章）。

盆腔超声检查

盆腔超声检查，尤其是经阴道检查，已被证明对卵巢成像和卵巢癌检出有意义。根据现有研究分析，总体估计灵敏度和特异度分别为 83% 和 93%。建议增加彩色血流多普勒技术，检测肿瘤新生血管，从而提高特异度。

超声是一种安全的诊断方法。然而，检查操作及解读的差异很大，这取决于超声操作者的技术。选择避开排卵时间可能会提高特异度。成本、人员和患者不便限制了其作为主要筛查手段的应用。此外，在正常风险人群的筛查中，该检查的特异度有限，会导致低预测值。该检查在评估已知盆腔肿物中的应用更有效（见第 116 章）。

肿瘤标志物癌抗原 125（CA-125）

CA-125 是一种糖蛋白抗原决定簇，在 80% 的卵巢上皮癌患者的血清中水平升高。在晚期子宫内膜癌、肺癌和大约 60% 的胰腺癌中水平也会升高。然而，升高并不局限于恶性肿瘤，也见于良性妇科疾病患者，如卵巢囊肿、子宫肌瘤、妊娠、子宫内膜异位症和盆腔炎。非妇科疾病也可导致 CA-125 升高，如肝硬化和任何原因引起的胸腔积液或腹腔积液。使用 35 U/ml 的参考水平，对已知卵巢癌患者的灵敏度进行估计，范围为 61% ～ 96%。在筛查情况下，灵敏度估计为 67% ～ 100%。然而，已报告的卵巢癌 1 期的灵敏度在 25% ～ 75%。在参考水平为 35 U/ml 的大型筛查研究中，CA-125 的特异度约为 99%。绝经前女性中的特异度要低得多，因为 CA-125 水平随月经周期波动，并且由于良性妇科疾病的发病率较高，导致 CA-125 水平升高。更年期女性和接受双侧输卵管卵巢切除术的女性 CA-125 基线水平下降 18%。卵巢癌风险算法使用每位女性的 CA-125 水平基线来绘制数值上升率作为卵巢癌的预测因子。

考虑到 CA-125 的灵敏度和特异度，以及 50 岁以上女性人群卵巢癌的患病率，该人群的 CA-125 水平大于 35 U/ml 的阳性预测值为 3%。如果筛查限制在有一个一级亲属或两个或两个以上亲属为卵巢癌患者的女性群体，则相同参考水平的阳性预测值分别为 9% 和 15%。

其他肿瘤生物标志物

过去 10 年中，利用生物标志物测定的筛查方法有了进展。一种新的生物标志物——人类附睾分泌蛋白 E4（HE4），是一种有潜力的新筛查工具。在对已诊断为卵巢癌患者的回顾性研究中，HE4 对子宫内膜异位症和盆腔炎产生的假阳性率较低。对于有盆腔肿块的绝经前女性，HE4 联合 CA-125 比单独使用 CA-125 对癌症的预测能力更好。

HE4、CA-125 和超声已在其他筛查模式中使用并进行了评估，如恶性风险筛查指数和卵巢恶性风险筛查模式，但随机前瞻性试验尚未开始评估这些筛查模式。

联合筛查

多模式筛查相关研究的开展尝试提高筛查的灵敏度、特异度和生存率。2 项已完成的使用 CA-125 和经阴道超声在普通人群中筛查卵巢癌的大规模随机试验的结果没有给出明确答案。为期 4 年的英国卵巢癌筛查协作试验将 202 638 名绝经后女性随机分为常规照顾组；每年进行 CA-125 筛查叠加经阴道超声组，超声基于风险算法（多模式筛查）；每年进行经阴道超声组。他们在疾病的检出方面发现了令人鼓舞的结果，但这是否能提高生存率还需要更长时间随访的验证。相反，美国国立卫生研究院（NIH）开展的前列腺癌、肺癌、结直肠癌和卵巢癌筛查试验，为期 8 年，将 78 216 名绝经后女性随机分为常规照顾组和 CA-125 叠加超声检测组，发现筛查并没有降低特定疾病的病死率。

潜在的危害及风险 / 获益

人群生存率没有显著改善，表明通过超声和 CA-125 筛查平均风险女性的任何获益都可能被高比例的假阳性结果所抵消，召回和额外检测，有时包括手术探查，会带来相关风险和潜在危害。根据 CA-125 和经阴道超声的检查特点，英国健康技术评估项目估计，每年筛查卵巢癌的 50 ～ 64 岁女性中，每 10 000 人中就会有 300 多人出现假阳性结果，导致召回进行进一步检测，其中会有 50 多人接受手术探查。在这 10 000 名女性中，只有 4 名女性会被检测出新发癌症，其中只有 1.5 名女性会获得 5 年生存期。

这一低风险 / 获益率导致当局建议反对对平均风险女性进行卵巢癌筛查。尽管如此，调查数据发现，随机选取的三分之一美国医生相信尽管有相反的证据，卵巢癌筛查还是有效的，并且经常为低风险或中等风险女性提供或安排卵巢癌筛查。卵巢癌筛查需求部分是由于患者受到名人病例的刺激产生的。

预防 [27]

鉴于早期发现困难重重，高危人群的预防便受到格外关注。对于有 BRCA1 或 BRCA2 突变的女性，或有 2 个或 2 个以上一级家庭成员患有卵巢癌的女性，目前的照顾标准是建议在完成家族史评估后，预防性切除卵巢和输卵管。为降低风险开展的输卵管卵巢切除术（RRSO）的患者平均年龄为 40 岁。一般建议做 RRSO 的年龄比卵巢癌家庭成员的诊断年龄早 10 年。这项建议需要权衡已知卵巢切除术增加的心血管疾病风险。最近的研究表明，至少有一些由基因驱动的癌症发生在输卵管的远端。随着卵巢癌起源解剖部位相关知识日趋成熟，可能会考虑其他输卵管切除方法。

结论及建议 [28-31]

处于正常风险（无家族史或高风险基因突变）的女性不应接受卵巢癌常规筛查。美国预防服务特别工作组（USPSTF）2018 年的声明继续建议，对于未知患有高危遗传性癌症综合征的无症状女性，不建议进行卵巢癌筛查。

来自具有卵巢癌遗传易感性家庭的女性的患病风险较高，应从 35 岁左右开始，每年进行 CA-125 和超声筛查。已知 BRCA1 突变的女性比 BRCA2 突变的女性风险更高，建议更早开始（如 25 岁）每半年一次筛查。从特定患者的角度权衡利弊，考虑预防性卵巢切除术。

有散发性卵巢癌家族史的女性可能会从 CA-125 筛查中获益，但由于预测值较低以及进一步诊断检查的并发症，不建议进行常规筛查。然而，应告知这些女性筛查的潜在获益和危害。同样，对于没有卵巢癌家族史的绝经前后女性，也不建议进行常规筛查。

应告知育龄期女性口服避孕药可降低卵巢癌风险。这对于有家族史或已知遗传易感性的女性尤为重要。同时应告知她们，使用口服避孕药可能会略微增加乳腺癌风险，但降低卵巢癌风险的获益可能大于这一潜在危害。

（杨继敏 翻译，曾　辉 审校）

第 109 章

子宫内膜癌筛查

ANNEKATHRYN GOODMAN

超过 95% 的子宫肿瘤是起源于子宫内膜的腺癌。在美国，子宫内膜癌的发病率是浸润性宫颈癌的将近 5 倍，2019 年约有 61 888 例新发子宫内膜癌病例，其中 12 168 例死亡。由于肥胖症的流行，子宫内膜癌的发病率在过去 10 年中急剧增加。2009 年，子宫内膜癌的年发病数为 42 160 例，死亡 7780 例。女性一生可能发生子宫内膜癌的概率为 3.1%。大多数病例发生在具有明确危险因素的女性中。在肿瘤早期通常就会出现异常出血的症状，而此时仍有治愈的可能。虽然不建议对无症状女性进行子宫内膜癌常规筛查（参见筛查和诊断试验），但基层全科医生应了解子宫内膜癌的危险因素，并对某些令人担忧的症状进行适当检测和转诊。

流行病学及危险因素[1-14]

如前所述，子宫内膜癌的发病率正在显著增加。老龄是子宫内膜癌的一个重要危险因素，并且可能部分归因于人口老龄化。大多数肿瘤发生在六七十岁。不到5%的子宫内膜腺癌发生在40岁之前，25%的子宫内膜腺癌发生在围绝经期女性。在子宫内膜癌患者的一级亲属中发病风险增加。流行病学研究也表明，它与乳腺癌和结肠癌相关。在患有遗传性非息肉病结直肠癌（hereditary nonpolyposis colorectal cancer，HNPCC）或Ⅱ型Lynch综合征的女性中，70岁时子宫内膜癌的累积发病率高达40%~50%，而在普通人群中这一比例仅为3%。50岁之前患有子宫内膜癌并有另一种与HNPCC相关癌症（结肠、卵巢、胃、小肠、肾盂或输尿管）家族史的女性可以选择基因检测，以确定其风险和家族成员的风险。

肥胖症、糖尿病和代谢综合征是子宫内膜癌的主要危险因素。病例对照研究表明，肥胖和葡萄糖耐受不良在这种癌症患者中的患病率很高。女性健康倡议组织确定，BMI大于33的肥胖女性患子宫内膜癌的风险增加67%。在一些研究中，高达40%的子宫内膜癌患者患有糖尿病。在糖尿病女性中，发生子宫内膜癌的风险比为1.7。1973—1988年的监测、流行病学和预后结果（Surveillance，Epidemiology，and End Result，SEER）显示，患子宫内膜癌的女性最有可能死于心血管疾病。这反映了该队列中存在较高的心血管疾病危险因素。

内源性或外源性雌激素在发病中起主要作用。子宫内膜不典型增生是子宫内膜癌的组织学前兆。在接受子宫切除术的子宫内膜不典型增生患者中，42.6%的患者在子宫切除术标本中显示存在子宫内膜癌。包括卵巢雌激素过多在内的许多临床综合征与子宫内膜癌的风险增加有关。据报道，患雌激素分泌肿瘤的绝经后女性患子宫内膜癌的发病率为10%～24%。多囊卵巢综合征（polycystic ovary syndrome，PCOS），也称Stein-Leventhal综合征患者也有很高的癌症发病率。在患有子宫内膜癌的年轻女性中，19%～25%患有潜在的多囊卵巢综合征。肥胖似乎是主要的危险因素。雌激素水平异常或许可以解释子宫内膜癌与月经不调和不孕之间的联系。大约一半患有子宫内膜癌的女性和20%～30%患有子宫内膜癌的已婚女性是未曾生育的。

绝经后女性的主要雌激素是雌酮，它是由肾上腺产生的雄烯二酮经外周转化而来。在子宫内膜癌患者中，外周雄烯二酮向雌酮的转化增加，且雌酮与雌二醇的比值更高。脂肪细胞的外周转化或许可以解释肥胖与子宫内膜癌之间的联系。

现有证据表明，绝经后雌激素治疗（但不是雌激素加孕激素替代疗法）显著增加子宫内膜癌的风险。雌激素应用者的子宫内膜癌发病率是对照组的4～14倍。几项研究表明，长期使用雌激素与子宫内膜癌有更大的风险相关，即存在剂量-反应关系。服用他莫西芬作为乳腺癌辅助治疗或化学预防的女性患子宫内膜癌的风险也会增加。一项辅助治疗试验的荟萃分析发现，与服用安慰剂的女性相比，服用他莫昔芬的女性的相对风险比为4.1。病例对照数据显示，服用复合避孕药至少12个月的女性患病风险降低了50%，保护作用持续8～15年。携带BRCA1和BRCA2基因的女性患子宫内膜癌的风险更高，但前提是她们曾因既往患乳腺癌或为化学预防而服用过他莫西芬。

过去或现在吸烟与子宫内膜癌风险之间的反比关系已在包括护士健康研究在内的许多队列研究中得到了证实。

据观察，预后不良的细胞类型（如透明细胞或乳头状浆液性肿瘤）子宫内膜癌与具有明显不同危险因素的子宫内膜增生无关。这些女性往往年龄较大，经产，既不肥胖，也没有糖尿病。几乎没有证据表明这些肿瘤与雌激素暴露有关。

自然病史和治疗效果[15、16]

超过90%的子宫内膜癌患者会有阴道出血的早期症状。关于出血量的多少并没有明确的诊断标准。即便是卫生纸上最小的污渍，也许就是女性可能忽略的一个关键症状。对于基层全科医生来说，这是教育患者对于绝经后的任何出血都必须进行评估的一个重要时机。目前为止绝经后出血是子宫内膜癌最常见的症状。依据患者的选择，10%～70%的女性绝经后出血的原因是由于癌症。在一项对400多例绝经后出血至少2年的病例回顾调查中，16%的患者患有子宫内膜癌。患恶性肿瘤的可能性随绝经后年龄的增加而增加。在大量子宫内膜癌患者中，几乎所有患者都出现绝经后出血或类似症状，而无症状的子宫内膜癌患者仅有 3%。在 50 岁以下的绝经后女性中，近 6% 的女性阴道出血确诊为癌症。

有时女性之所以没有出血症状，是因为之前的手术或感染导致宫颈狭窄。如果存在其他子宫内膜癌相关危险因素的女性有宫颈狭窄，应考虑采用经阴道超声检查进一步评估。重要的是对有子宫内膜癌危险因素的女性进行盆腔检查，以明确是否存在宫颈狭窄。

对于围绝经期女性，如果月经期间或月经间出血量增加，应通过个人病史、家族史和体格检查进行评估。即使采取口服避孕药等医疗干预措施，对于持续异常出血的围绝经期女性仍应进行进一步的诊断检测（见下文）。

筛查和诊断检测 [16-21]

对处于正常风险的人群来说，并没有有效的子宫内膜癌筛查手段。虽然宫颈细胞学检查并不是为了鉴别宫内病变，但一项对在确诊子宫内膜癌前一年进行过巴氏涂片检查的患者的回顾性研究发现，18% 的子宫内膜癌患者涂片提示有癌症迹象。宫颈涂片上的不典型腺体异常与子宫内膜癌高度相关，提示应该进行阴道镜检查和子宫内膜活检。

已证实经阴道超声是评估子宫内膜厚度的一种有效手段，并在随后对绝经后女性进行的诊刮手术中发现其与明显的病理改变具有相关性。推荐将这种检查用于监测有子宫内膜癌高风险的女性，包括具有医源性风险的患者，如因更年期采用单纯雌激素治疗（对子宫完好的女性很少建议使用）或应用他莫昔芬治疗乳腺癌的女性。对于绝经后女性异常出血的患者来说，评估子宫内膜厚度也是避免诊断性刮宫的方法。在筛查无症状的女性中经阴道超声的意义尚未完全确定，但通常建议当超声测量发现子宫内膜超过 5 mm 时，应积极随访，监测子宫内膜厚度。

所有绝经后和围绝经期异常出血及具有子宫内膜癌危险因素的女性均应进行门诊子宫内膜活检。虽然子宫内膜活检的灵敏度足够好，但特异度低，因此建议对于高危患者采取宫腔镜下常规扩宫和诊刮，将提高对子宫内膜癌的检出率。多项研究证实，门诊宫腔镜检查和宫腔镜手术检查都是安全的，不会引起癌细胞扩散。

结论和建议 [22,23]

- 子宫内膜癌是一种发病率和死亡率很高的疾病，有明确的危险因素，其发病率显著上升与美国的肥胖症流行呈正相关。
- 有证据表明，肥胖伴内源性和外源性雌激素刺激是重要的病因学因素，肥胖和代谢综合征在发病上起关键作用，正是由于它们对雌激素的影响而介导的。预防措施应侧重于对肥胖和代谢综合征的治疗，并尽可能限制外源性雌激素（见第 118 章和第 233 章）。
- 对于无症状的低风险女性：当前无须筛查。没有证据表明筛查无症状的低风险女性会改善预后。
    - 尽管巴氏涂片有时可能提示为子宫内膜癌，但检测灵敏度太低，不推荐以此作为常规筛查。
- 对于无症状的中风险女性（如绝经后服用单纯雌激素或他莫西芬治疗）：
    - 考虑盆腔超声监测。
- 对于无症状的围绝经期高风险女性（HNPCC 或 Lynch syndrome Ⅱ）：
    - 对于已知携带 HNPCC 突变的女性，以及有已知突变或有常染色体显性遗传倾向结肠癌家族史的女性，建议从 35 岁开始每年进行子宫内膜活检。子宫内膜活检是确诊性检查。如果门诊活检没有取到足够的组织样本，就必须进行扩宫和诊刮，以排除恶性肿瘤。
    - 考虑为已产育女性提供预防性子宫切除术，同时切除卵巢。
    - 对这类群体仅每年甚至更短周期进行经阴道超声检查是不够的。
- 对于有异常阴道出血症状的女性：
    - 考虑是否需要超声检查，并根据绝经期状态和子宫内膜癌的总体预测风险进行子宫内膜活检（见第 111 章）。

（李　卫 翻译，肖卫忠　曾　辉 审校）

第110章

筛查和预防亲密伴侣暴力

KERRI PALAMARA MCGRATH

亲密伴侣暴力（IPV）的定义为来自现任或前任伴侣或配偶的躯体威胁或攻击、性强迫或心理虐待，是一种普遍的、潜在的致命问题，特别是在基层医疗环境中常常被忽视。超过30%的女性和25%的男性报告他们在生活中经历过某种形式的IPV，这种情况可能由于报道不足而被低估。每年照顾幸存者的费用接近100亿美元，与没有遭受IPV的女性相比，经历IPV的女性每年的卫生服务费用要高出42%。识别困难的原因包括患者不愿意提出这个问题，没有足够的时间进行适当的筛查，以及临床医生不确定该如何应对。基层全科医生是最适合进行IPV筛查的医疗工作者，这需要了解该问题的流行病学、危险因素、最佳识别方法和可用的干预资源。

流行病学、危险因素和临床表现[1–4]

流行病学和高危因素

同性和异性关系中的男性和女性都有发生IPV的风险，诊断不需要实际的亲密关系（因此，有时使用"家庭暴力"一词）。在全球不同的医疗环境中，过去一年IPV的终生发生风险为5%～44%。在全生命周期中，IPV的终生发生风险在10%～60%。所有年龄和社会群体都受到影响，但在育龄女性、患者和伴侣滥用酒精和（或）毒品、婚姻问题、学业成绩较低、自尊心差和经济困难的人群中风险增加。在一项研究中，吸烟和酗酒的女性患IPV的比例较前一年增加了1倍多，从10%上升到27%。在这一人群中，IPV的终生发生率从27%增加到54%。对于IPV来说，怀孕似乎是一个特别普遍的时间，六分之一的女性报告在怀孕期间受到身体或性侵犯。其他风险因素包括婚姻不稳定（离婚、分居）、其他不健康的家庭关系以及性别角色的传统看法。单身、分居或离婚以及与男性朋友或家庭成员（而不是丈夫）生活在一起会导致更高的暴力发生率。

临床表现和预后

由于暴力行为，IPV受害者面临受伤、性传播疾病感染、意外怀孕、强迫怀孕和死亡的风险。与未受虐待的女性相比，这一长期IPV受害者人群发生妇科疾病、慢性疼痛、胃肠道疾病和神经源性疾病的影响增加50%～70%。因此，患者可能以各种临床表现就诊。原因不明的偏头痛、高血压、尿路感染、盆腔疼痛、背痛、腹痛和性交困难在受虐待的女性中明显比从未受虐待的女性更常见。其他表现包括慢性疾病症状恶化、抑郁、焦虑、头晕、昏厥、癫痫、严重的经前症状、肠易激症状和酗酒，这些可能是IPV的临床表现。患者躯体化疾病障碍、妊娠并发症、性传播疾病、饮食失调、药物滥用和不遵守医疗方案的风险增加。

反复去急诊就诊的原因为"摔倒"或在试图自卫时前臂受伤是特征性的表现，以及在治疗的不同阶段发现多发性瘀斑也是特征性表现。创伤的其他特征包括创伤呈中心分布、累及头部和面部以及听力损失。如果患者对头部、颈部、牙齿或生殖器的伤害没有充分的解释，并且这些患者经常由一个过度攻击性的伴侣陪同去门诊或者急诊就诊，也应该考虑IPV的风险。

自然病程与治疗的有效性[1,3,5–9]

由于担心个人安全或其他受抚养家庭成员的安全、经济拮据或社会孤立，女性往往在暴力逐步升级的情况下仍维持一段关系。只有大约1/3的暴力受害者主动与他们的医疗服务提供者讨论这个问题。调查显示，大多数情况下，医疗服务提供者不会对暴力进行常规筛查。如前所述，受害者更有可能出现常见症状，也更有可能进行更多的手术、就医和住院。患有慢性疼痛、头痛、胃肠疾病、焦虑和恐慌障碍、抑郁和自杀念头的人，可以被认为是正在遭受IPV。每4个企图自杀的女性中就有一个是家庭暴力的受害者。IPV对身体和心理健康的压力还影响一个人的收入能力、工作表现和维持工作的能力。

干预措施包括宣传、支持性咨询和通过提供“庇护所”脱离发生暴力的环境。有充分的证据表明，那些在收容所至少住一晚后接受宣传和咨询的人随后遭受持续虐待的概率较低。然而，总的来说，关于干预措施在减少持续或升级暴力风险的有效性方面的证据很有限。一些人认为这是不建议进行筛查的理由。其他人认为高质量证据的缺乏反映了受害者情况和需求的异质性，以及干预措施的复杂性。

筛查和诊断[7-13]

筛查对象和筛查时间

鉴于家庭暴力的发生频率和对健康的重要性，有充分的理由支持应当主动筛查正在遭受 IPV 的女性。有人主张将其作为女性定期健康检查的一部分进行检查。包括美国预防服务工作组在内的其他机构则建议育龄期女性在每年体检和每 3 个月的妊娠期检查时进行筛查。从 2012 年开始，《平价医疗法案》（Affordable Care Act）要求为女性提供的保险覆盖 IPV 筛查和咨询。另外一些人则倾向于另一种方式，即对于那些主诉慢性疼痛、无法解释的慢性疾病恶化或其他与家庭暴力有关的非特异性表现的患者进行家庭暴力的筛查。至少，卫生保健专业人员应该警惕与 IPV 一致的临床表现，并进行相关询问。一个重要的前提是，患者必须在没有配偶、伴侣、家庭成员或朋友在场的情况下，由合格的卫生专业人员单独进行检查。尽管很少有患者到诊室的主诉是 IPV，但当基层全科医生提出这个问题时，他们往往表现出明显的意愿去讨论这个问题。

筛查方法

有充分的证据表明，通过筛查工具可以检出正在经历 IPV 的女性。在基层医疗环境，先就确认家庭暴力的重要性进行正常说明，再提出简单的筛查问题，通常就足够了：

- 您在家会感觉不安全吗？
- 在家的时候有人会用任何方式打您或者伤害您吗？

这些问题诊断的准确性已经被验证了，灵敏度为 71%，特异度为 85%。一些权威人士还提出了一些问题，可以引出对伴侣恐吓或控制行为恐惧的证据。

- 您曾害怕过您的伴侣吗？
- 有人曾威胁或试图控制您吗？

还有人建议使用助记符 SAFE 来帮助提问有关安全、虐待、朋友或家庭意识以及紧急逃生计划的问题。可以在访视前填写调查问卷 HITS，使用李克特量表询问您的伴侣是否伤害您的身体，侮辱或贬低您，威胁要伤害您，或尖叫或咒骂您的频率（从未 =1，很少 =2，有时 =3，较多 =4，频繁 =5）。如果得分超过 10 分，则说明存在 IPV。

鉴于与枪支有关的 IPV 造成的不幸死亡人数很高（美国每年有 1800 人），还应在风险评估中列入枪支风险筛查（见附录 110-1）。

筛查反馈

如果对上述任何一个问题的回答是肯定的，并且提示存在 IPV，医生应该首先意识到患者受到虐待，并表达对患者安全性的担忧。然后，临床医生应该帮助患者与可提供帮助的服务机构取得联系。如果患者没有准备好，则应提供有关可使用服务的信息。如果基层全科医生怀疑 IPV，但患者不认同，则不应强迫患者披露虐待。研究表明，无论患者是否披露虐待，他们都能从筛查中获益，因为传递出的信息是基层医生所关心和关注的，IPV 是他们应该考虑的事情，将来向临床医生提出这种担忧是可以接受的。所有怀疑是 IPV 的受害者都应该进行筛查，以确定是否存在抑郁、焦虑和药物滥用。

对于儿童保护案件，考虑到对未来可能产生的后果，应谨慎保存医疗文件。保密对患者安全至关重要，所有记录（包括电话号码和账单、诊断）都应谨慎处理，优先保护患者。

获得帮助（表 110-1）

筛查的有效性完全取决于确定风险后采取的行动。研究一致表明，在没有实质性行动的情况下，筛查几乎没有益处。行动从基层全科团队的

表 110-1 亲密伴侣暴力的服务资源

对患者的资源
国家家庭暴力热线 800-799-7233 或 800-799-SAFE 电报：800-787-3224 www.thehotline.org
国家约会虐待热线 866-331-9474 输入“loveis”至 22522 www.loveisrespect.org
安全决策支持的智能手机软件或网址 www.myplanappp.org
国家性侵犯热线 800-656-4673 或 800-656-HOPE http://rainn.org
西北网络（LGBT 资源） 206-568-7777 www.nwnetwork.org
国家儿童虐待热线 800-422-4453 或 800-4-A-CHILD www.childhelp.org
国家预防自杀生命线 800-273-8255 http://suicidepreventionlifeline.org
对医生的资源
没有暴力的未来：各种卫生保健环境中卫生专业人员和管理人员的资源指南 http://ipvhealth.org/resources/
没有暴力的未来：用于卫生保健设置的手掌大小的教育安全卡 https://futureswithoutviolence.org/?s=safety+card#chev589
CDC：预防暴力 www.cdc.gov/violenceprevention/intimatepartnerviolence
没有暴力的未来和美国妇产科医师学会：处理亲密伴侣暴力、生殖和性胁迫：产科、妇科和生殖保健环境指南 http://ipvhealth.org/wp-content/uploads/2017/02/FINALReproductive-Health-Guidelines.pdf
没有暴力的未来：出游或搭档：应对青少年关系虐待的临床指南：预防和干预的综合方法 www.futureswithotuviolence.org/hanging-out-or-hooking-upclinical-guidelines-onresponding-to-adolescent-relationshipabuse-an-integrated-approach-to-prevention-and-intervention/
HRSA：解决亲密伴侣暴力的策略 2017-2020 www.hrsa.gov/sites/default/files/hrsa/HRSAstrategy-intimate-partner-violence.pdf（For community health centers: https//ipvhealthpartners.org）
SAMHSA：创伤知情护理 www.samhsa.gov/trauma-violence/training-technical-assistance

注：ACOG：美国妇产科医师学会；CDC：疾病预防和控制中心；HRSA：卫生资源和服务管理局；LGBT：女同性恋、男同性恋、双性恋、变性人；SAMHSA：药物滥用和精神健康服务管理局。
From Miller E，McCaw B. Intimate partner violence. N Engl J Med 2019；380：850-857.

咨询开始，同时安排专业帮助和支持服务。当地相关服务信息可通过容易获取的资源而得到，基层全科团队或者患者自己可直接与这些资源联系（表 110-1）。患者会很高兴知道所提供的帮助是专业的，旨在提供安全和咨询，通常是免费的。有一名基层医疗团队成员，最好是一名训练有素的专业人员帮助患者获得社区服务通常是受欢迎的。

建议 [3,9,14]

- 尽管普遍开展 IPV 筛查仍然需要明确的足够获益且无害的证据来支持，但有足够的证据建议基层医生考虑对育龄期女性进行 IPV 筛查；筛查阳性的人应转诊接受干预服务。

附录 110-1

筛查枪支风险[1-3]

在美国，枪支暴力已成为一种流行趋势，最明显的是它与大规模枪击事件有关，但这只占与亲密伴侣暴力、自杀、帮派冲突和意外枪击等情况下使用枪支相关的发病率和死亡率的一小部分，每年造成的死亡人数超过 35 000 人。这一问题的严重程度构成了一个全国性的健康危害。有效应对这一问题需要在地方、州和联邦各级采取全面行动。基层临床医生有机会为这一状况做出贡献，特别是在涉及枪支筛查和安全方面。持有枪支的问题个人及其家庭成员经常到基层诊所寻求帮助，以解决可能导致有意或无意的暴力行为的问题。在这种情况下询问家中是否有枪支可以挽救生命。

何时询问枪支问题

尽管在持枪权方面存在种种争议，但当枪支可能直接影响患者以及密切接触者的健康和安全时，没有法律禁止对枪支进行询问，尤其是当存在急性暴力风险、个人伤害风险因素、特殊人群风险因素或意外伤害风险时（表 110-2）。美国律师协会发现，关于枪支的询问和建议并不影响《第二修正案》的权利。然而，对正常风险患者进行枪支询问作为常规预防筛查服务是一个灰色地带，需要检查所在州的法律，尽管大多数医学专业协会都建议进行这样的筛查。接下来的讨论集中在筛查的情况下，因为患者或患者周围的人被认为有更高的伤害风险。

如何筛查

较为推荐的询问方式是先考虑问枪支问题的理由，以及在这种情况下为什么这样做。虽然基于证据的筛查工具尚未得到正式验证，但常见的提问方法可采取以下形式：

1．“你家里或你家附近有枪支吗？”如果答案是肯定的，

2．“这些枪中有你个人的吗？”

3．“这些枪有上膛且不上锁的吗？”

回应

对这些问题的适当回应取决于提问的环境。例如，极有可能对自己或他人实施暴力的患者（例

表 110-2　当枪支信息可能与患者的健康特别相关并可能与他人相关时的情境

情境	示例	当患者有权使用枪支时如何应对
对自己或他人实施暴力的严重风险（基于信息或行为）	自杀意念或企图杀人的意念或意图	这为紧急情况 及时采取行动，确保安全存放。如有可能，应与患者合作。如有必要，向其他能够降低风险的人（家庭、照顾者、精神科服务机构、执法部门）披露
针对自己或他人的暴力或非故意枪支伤害的个人层面危险因素	暴力史 酗酒或吸毒 严重的精神疾病，尤其是：①药物滥用或暴力；②急性加重期及③暴力受害后损害认知和判断的状况	关于安全存放的健康咨询（5L[a] 或者类似） 关于降低风险的健康咨询 当能力减弱时，考虑向能够降低风险的人披露
属于对自己或他人实施暴力或意外枪支伤害风险增加的特征人群	中年和老年白人男性 年轻非洲裔美国男性 儿童和青少年	关于安全存放的健康咨询（5L[a] 或者类似） 关于降低风险的健康咨询 对于未成年人，让父母参与

[a] 上锁、上膛、小孩、情绪低落、具备相关知识的持枪人。如果患者指出家里有枪，就应该问以下问题：“它装上子弹了吗？”“它是锁着的吗？”“有小孩子在场吗？”“持枪人情绪低落吗？”“持枪人了解枪支安全吗？”以及“持枪人是否有任何认知障碍？”

From Wintemute GJ，Betz ME，Ranne ML. Yes you can：physicians, patients, and firearms. Ann Intern Med 2016；165：205.

表 110-3　枪械安全存放方案[a]

选项	特征	备注
保留枪支	存放方法的选择可能取决于成本和可接受性	例如，主要出于自我保护而拥有枪支的人可能对线缆锁或扳机锁（妨碍立即使用）不感兴趣，但可能对一个可以快速访问且为 PIN 码操作的床旁锁盒感兴趣
线缆锁	使用钥匙或组合，大多数枪支可用 成本：10 ～ 50 美元	必须按指示安装（不在触发器周围）；必须将钥匙或密码放在远离危险人士的地方；可切断
扳机锁	使用钥匙或组合，阻止触发，但不能阻止上膛 成本：10 ～ 50 美元	已经上膛的手枪不能使用（仍能开火）；杠杆式枪不能使用；必须使钥匙或密码远离高危人群
锁盒	使用按键、组合、键盘或生物识别；比保险箱小	枪支可以上膛或加装储存；有锁的箱子可能被偷；如果是电子的，必须更换电池；必须使钥匙或密码放在远离危险人士的地方
保险柜	使用密钥、密码或生物识别技术 成本：200 ～ 2500 美元	对多个枪支（尤其是长枪）是最安全的选择
拆卸的枪	需要枪支知识，需要确保枪支不能开火	不总是实用；可能会丢失零件；可能对某些患者没有吸引力
个性化的“智能”枪	各种技术建议；有助于确保只有授权用户才能开枪	不能防止被授权用户滥用；不能改造
转让给别人		
给家庭成员或朋友	各州法律条款不同，请与法律顾问或者当地执法部门商讨	在州法律允许的情况下，这可能是非家中存放最可行的选择（尤其是给家庭成员存放）
给执法机关	许多州都允许；与您的法律顾问或当地执法部门商讨	可能对一些患者没有吸引力
给射击场或商店	许多州都允许；与您的法律顾问或当地执法部门商讨	不是所有商店或射击场可以存储枪支

From Wintemute GJ，Betz ME，Ranne ML. Yes you can：physicians，patients，and firearms. Ann Intern Med 2016；165：205.

如，有自杀或杀人的想法），需要迅速转诊到精神卫生服务机构，接受所谓的涉及致命行为的咨询，以便于暂时交出枪支。根据联邦法规，当披露“对于防止或减轻对个人或公众的健康或安全的严重和迫在眉睫的威胁是必要的”时，向当局披露是法律允许的。

在不那么棘手的情况下，可以把重点放在家里拥有枪支的合理性以及其如何影响生活和安全。这时，非评判性的教育手段可能比表达价值判断更有效。这样做可以考虑风险和获益。有证据表明，家中保留枪支和购买手枪会大大增加个人及其家庭成员遭受暴力死亡的风险。当讨论以非评判的方式进行时，对医患关系或与其他参与其中的临床医生团队的关系几乎没有影响。患者坚持持有枪支并不妨碍讨论枪支安全存放的问题。

枪支安全咨询

基层医疗筛查存在的一个障碍是不知道如何回答患者的问题以及枪支安全方面知识不足。提供相关信息资源（表 110-3）和熟悉其内容非常有帮助，也会受到患者欢迎。

（魏雅楠 翻译，曾　辉 审校）

第 111 章

女性阴道异常出血的处置方法

ANNEKATHRYN GOODMAN

异常阴道出血会引起对重要病变的担忧，根据生命阶段的不同，造成异常阴道出血的原因包括恶性肿瘤、异位妊娠和严重盆腔炎。庆幸的是，大多数阴道出血并无大碍。其中子宫出血最为常见，超过 1/3 的女性在其一生中出现过异常子宫出血（abnormal uterine bleeding，AUB）。子宫和子宫外来源的出血都需要考虑。

许多女性最初会就诊于基层全科医生，因此必须了解鉴别诊断、基本检查和转诊指征。掌握高效的针对特定年龄的评估和基本管理方法有助于有效接诊和持续照顾。

病理生理学和临床表现 [1-7]

正常月经出血与异常阴道出血

在没有形成受精卵的情况下，卵巢黄体会在排卵后 9 ～ 11 天内退化。雌激素和孕激素水平下降，随即出现月经。正常的月经周期为 24 ～ 35 天（平均 29 天）。随着更年期的临近，月经周期时间会缩短。月经期通常持续 2 ～ 7 天，大部分出血发生在最初几天。正常排卵时卵泡破裂和释放，可能出现中期少量的阴道分泌物颜色加深和盆腔疼痛（尤其是右侧），称为经间痛（mittelschmerz）。

定义

育龄期女性异常阴道出血是指异常时间的出血（末次月经后 ＜ 23 天或 ＞ 36 天）或出血量过多（持续血凝块或出血持续 7 天以上）。既往定义此类出血的传统术语包括子宫出血和月经过多。为避免混淆，已经进行修正，改为排卵性出血和无排卵性出血。

排卵性出血。国际妇产科联合会（IFGO）制定了新术语，建议将持续时间超过 8 天或严重到足以干扰日常活动的排卵性出血称为重度月经出血（HMB）。

无排卵性出血。在没有解剖病变的情况下，如果出血量大或时间长，以不规则的时间间隔发生，既往称为功能障碍。IFGO 建议使用术语“无排卵”来代替，更易理解，且不那么消极。正式名称是排卵障碍性异常子宫出血（AUB-O）。

正常排卵周期中的异常出血

在正常排卵的女性中，大量月经出血在特定时间是正常的，表现为月经量大和持续时间延长。常见病因是子宫内膜病变或宫颈病变（表 111-1）。部分有出血倾向疾病的患者也可出现大量月经出血，最常见的是血小板减少症或特发性血小板疾病（见第 81 章）。月经间期时，可能有许多解剖学病变，包括良性病变和恶性病变。

子宫肌瘤

子宫肌瘤或平滑肌瘤是最常见的原因，约占异常子宫出血的 1/3，40 岁以下女性发生率为 20% ～ 25%，在所有女性人群中比例可高达 50%。子宫肌瘤的患病率在 50 岁时达到顶峰，绝经后显著下降。正如流行病学所示，肌瘤的生长依赖于激素，在良性肿瘤中发现了高水平的雌激素和孕激素受体以及芳香化酶。富含胶原蛋白的细胞外基质构成了它们的纤维质。肌瘤可能位于浆膜下、壁内、黏膜下或腔内，然而，只有位于黏膜下并累及子宫腔的子宫肌瘤才会引起出血，最常见的表现是月经过多。由于肌瘤较为常见，可能与其他阴道异常出血病因共存。出血可导致严重缺铁性贫血、疲劳和生活质量下降。绝经后，肌瘤缩小，症状消退。当肌瘤出现明显的进行性增大时，应重新考虑，可能肉瘤才是最初认为的“纤维瘤”的病因。

子宫内膜息肉

子宫内膜息肉作为常见的出血来源，可表现为轻度月经间期出血或月经量过多。随着年龄的增长，子宫息肉发病率逐渐升高，直到更年期再次下降。尽管绝大多数子宫内膜息肉是良性病变，但出血性息肉和绝经后女性的息肉与较高的恶性肿瘤风

表 111-1 异常阴道出血的鉴别诊断

排卵期出血
正常排卵
经间痛
解剖病变
子宫肌瘤
子宫内膜息肉
子宫腺肌病
宫颈疾病（炎症、息肉、癌症）
子宫内膜癌
盆腔炎
宫内节育器
并发疾病
出血倾向
异物
无排卵出血
下丘脑功能障碍
青春期
围绝经期
情境压力、过度运动、体重减轻
过量的雄激素、催乳素、皮质醇；甲状腺功能减退症
多囊卵巢综合征
口服避孕药的使用
雌激素剂量不足
绝经后出血
子宫内膜病变
肌瘤
癌症
息肉
萎缩
宫颈病变
癌症
息肉
损伤
阴道病变
萎缩性阴道炎
妊娠
异位妊娠
流产后（妊娠残留物）
妊娠失败

险相关。

子宫腺肌病

越来越多的学者认识到子宫肌层内存在激素反应性子宫内膜组织，导致子宫呈“球形”增大。通常表现为月经过多，伴有明显的痛经和偶尔的慢性盆腔疼痛。虽然病理是诊断金标准，但也可以通过盆腔超声或磁共振成像的典型表现进行诊断。

宫颈癌

宫颈癌是排卵期患者异常出血的严重病变，尽管它在所有病例中仅占 3% 左右。当出现表面溃疡时，表现为性交后出血和经间期点状出血，可发生在疾病的早期阶段（见第 123 章）。

子宫内膜癌

子宫内膜癌是绝经后女性阴道异常出血更常见的疾病（见下文），但 20% 的女性在绝经前患有此病（一般年龄大于 40 岁）。若月经比正常时期加重或者经间期出现含少量血液的水样分泌物，应引起重视。

息肉、糜烂和感染

宫颈息肉、宫颈糜烂、宫颈外翻和阴道病变的表现相似，在月经间期，尤其是在性交后有轻微的点状出血。盆腔炎通常但不总是伴有发热、盆腔疼痛和分泌物，其中宫颈炎、子宫内膜炎或输卵管炎可引起性交后出血、经间期出血或月经大量出血。

异物

带铜宫内节育器（intrauterine devices，IUD）可改变子宫内膜表面，导致重度月经出血或经间期出血。释放孕酮的宫内节育器容易减少月经血流量。早期可能导致不规则点状出血，其中 50% 的女性在 2 年里逐渐进展为闭经。使用卫生棉条引起的阴道壁刺激可能导致轻微阴道出血。

无排卵性出血

无排卵性出血是下丘脑 - 垂体 - 卵巢轴紊乱的常见表现。无排卵性出血在刚开始排卵的青年女性中很常见，会持续数年直到月经正常。在卵巢功能下降的围绝经期女性中也很常见，对诊断可能造成一定的挑战。

下丘脑功能障碍

下丘脑功能障碍的病理生理共同点是孕酮分泌不足，最常见的原因是月经中期无黄体生成素（luteinizing hormone，LH）高峰出现，这是下丘脑促性腺激素释放激素（gonadotropin-veleasing hormone，GnRH）释放的正常模式改变的结果。这种模式见于典型的轻度下丘脑功能障碍患者，他们可能在中度情境压力、体重减轻或运动训练时出现月经不规律。如果功能紊乱更严重，卵泡刺激素（follicle stimulating hormone，FSH）分泌和雌激素分泌受损，可能会出现月经过少和闭经（见第 112 章）。高催乳素血症、甲状腺功能减退以及雄激素和皮质醇的过量分泌也会干扰下丘脑的节律，甚至缺铁性贫血也被发现会抑制排卵。

未破裂的卵泡持续存在于卵巢中，无排卵，则无黄体生成（黄体酮的主要来源）。非对抗性雌激素引起子宫内膜增生。由于缺乏黄体酮，几乎没有出现任何分泌模式。无排卵发生，当黄体酮分泌恢复或过度增生导致过度刺激的子宫内膜脱落时，会导致无排卵出血（AUB-O）。如果大量雌激素持续诱导子宫内膜增厚，则会出现月经间隔不规则、闭经以及大量出血和出血时间延长的情况。

多囊卵巢综合征

多囊卵巢综合征（polycysitic ovary syndrome，PCOS）是一种尚未完全了解但常见的疾病，育龄期女性发病率为 6% ～ 12%。它是慢性 AUB-O 无排卵性出血的主要原因，似乎与复杂的遗传和环境因素相关。除了长期经期不规律和（或）闭经，患者表现为不孕、多毛、肥胖和痤疮。下丘脑 - 垂体 - 卵巢轴多个水平的异常可能导致多囊卵巢综合征患者雄激素过度分泌以及促性腺激素的失衡。下丘脑节律紊乱导致内源性 FSH 分泌不足，下丘脑 GnRH 脉冲频率的增加更倾向 LH 分泌而非 FSH。尽管 LH 脉冲分泌的频率和幅度增加，但 PCOS 女性很少有足够的卵泡发育或雌二醇来触发月经周期中期 LH 高峰和排卵。慢性无排卵使子宫内膜暴露于高水平的非对抗性雌激素。当子宫内膜无法继续增生时，则会发生出血。非对抗性雌激素的长期刺激可能导致腺瘤性增生、细胞异型甚至子宫内膜癌。

LH 介导的卵巢过度分泌睾酮和雄烯二酮引起雄激素过多，是 PCOS 的另一个关键因素，导致多毛症、痤疮和男性化（见第 98 章），男性化较为少见。50% ～ 70% 的 PCOS 女性存在胰岛素抵抗和高胰岛素血症，与 LH 协同作用，促进雄激素的过度分泌。PCOS 与糖尿病、血脂异常、高血压等冠心病危险因素的患病率增加相关。PCOS 呈现出代谢综合征相似的临床表现，PCOS 患者代谢综合征的患病率为 33% ～ 47%，是非 PCOS 患者的 2 倍多。

口服避孕药

如果口服避孕药中雌激素或孕激素含量不足，没有足够的雌激素活性，或者依从性不足，则可能发生无排卵性阴道出血。典型的表现是经间期出血或点状出血（见第 119 章）。

青春期

青春期 AUB-O 无排卵性出血是 LH 高峰触发黄体酮分泌的正反馈机制不成熟的结果。在孕酮分泌不足的情况下，会发生雌激素撤退性出血。AUB-O 的模式不规律，可发生在 22 ～ 45 天的任何时候。

围绝经期出血

围绝经期不规律出血也是无排卵性雌激素撤退的典型表现。随着有功能的卵泡数量减少，雌激素分泌不足无法引起 LH 高峰和排卵。在孕酮分泌不足的情况下，子宫内膜无法持续生长，就会发生出血。这种围绝经期出血可能持续数月至数年，但当雌激素分泌停止时，出血最终停止。

绝经后出血

子宫内膜癌（另见第 123 章）

子宫内膜癌是美国女性最常见的妇科肿瘤。慢性非对抗性雌激素暴露是重要的病理生理机制（见第 123 章）。子宫内膜癌在肥胖和绝经后雌激素替代治疗普遍的国家发病率最高。其他危险因素包括初潮早、绝经晚和未生产。虽然绝经后雌激素替代治疗的使用在下降，但子宫内膜癌发病率在上升，推测与肥胖发病率的增加有关。绝经后出血的女性发生风险为 9%，随外源性雌激素暴露程度而变化。超过 90% 的子宫内膜癌患者伴有绝经后出血。早期出血可能很轻微，略多于轻微的阴道分泌物。

子宫内膜息肉和萎缩

子宫内膜息肉和子宫内膜萎缩是绝经后出血的主要原因。

其他原因

子宫脱垂引起的萎缩性阴道炎、宫颈息肉、子宫肌瘤或宫颈炎可能出现阴道分泌物带血或轻微点状出血。对于定期行脱落细胞巴氏染色检查的 55 岁以上女性，子宫颈癌并不常见，但可能是绝经后早期出血的原因。

妊娠

育龄期女性急性异常阴道出血的一个最严重病因是异位妊娠，其特征表现是月经延迟，随后出现阴道出血，通常伴有单侧骨盆疼痛。5% 的患者可能发生输卵管破裂，导致腹腔内出血。阴道出血预示自发流产。不完全流产导致的妊娠产物残留是 AUB 的常见原因，可导致严重失血，持续 7 天以上。

鉴别诊断 [8]

鉴别诊断可分为排卵、无排卵、绝经后和妊娠相关病因（表 111-1）。对于绝经前女性，PALM-COEIN 分类（息肉、子宫腺肌病、平滑肌瘤、恶性和增生、凝血病、排卵功能障碍、子宫内膜、医源性和尚未分类）有助于指导临床医生考虑结构与功能的鉴别诊断。如前所述，在绝经后女性出血的病因中，子宫内膜癌约占 10%，其发病风险与外源性雌激素暴露程度有关。大多数出血见于良性疾病，主要为黏膜下子宫肌瘤或子宫内膜萎缩。育龄期女性出血的主要病因为排卵障碍。此外，癌症仍是棘手的问题。青春期和月经不规律的围绝经期女性常见病因是无排卵性出血，而排卵性出血常见于解剖异常。

检查 [8-16]

总体原则

评估的第一步是确定出血的解剖位置，如外阴、尿道、阴道、宫颈或子宫。通过体格检查，如果未见异常，可除外生殖道为出血源。检查的重点将转移到寻找 AUB 的原因。

围绝经期和绝经后女性

对于超过 40 岁的绝经前后的女性，50% 的人出现 AUB。尽管其他病因更为常见，但子宫恶性肿瘤仍需要格外重视。

育龄期女性

下丘脑 - 垂体 - 卵巢轴紊乱导致无排卵是常见原因，在青春期和青春期后女性更为多见，约占异常出血的 20%，少数年轻女性也可能由子宫病理改变引起。对于主诉阴道异常出血的育龄期女性，首要任务是排除妊娠，并确定出血是排卵性还是无排卵性。无排卵性出血与正常排卵时解剖病理性出血的鉴别是治疗的目标和重要决定因素。

病史采集

详细询问月经史对于判断排卵性出血和无排卵性出血至关重要。尤其是患者正常的月经周期（持续时间、频率、月经量），以及目前出血与之相比的情况。如果患者处于育龄期，则需要询问是否有无安全措施的性行为和妊娠症状（乳房充血、晨吐、停经）。如果月经规律仍存在，只是月经量或持续时间增加，或出现经间期点状出血，则可能是排卵相关病因。月经前出现乳房充血、骨盆痉挛、液体潴留和情绪波动等症状可进一步证实。

如无上述症状且月经紊乱，尤其是合并闭经数月，则考虑 AUB-O 或无排卵性出血。虽然出血量难以量化（如通过使用的卫生巾或卫生棉条的数量），且个体差异大，但新出现血凝块或月经超过 7 天则提示异常出血。

排卵性出血

病史采集包括出血症状或抗凝药的使用（见第 81 章）。检查有无性交疼痛、性交后出血、阴道分泌物、盆腔疼痛、发热、创伤和宫内节育器的使用等也同样重要。应回顾子宫内膜癌的危险因素，如三苯氧胺的使用等（见第 123 章）。

异常无排卵性子宫出血

应询问情境压力、体重下降、锻炼和慢性病等重要因素。对于青春期女生，应记录自月经初潮以来不规律月经史以及上述因素。也必须回顾口服避孕药的使用情况，应注意雌激素剂量、孕激素类型和突破性出血史。对于围绝经期女性，月经不规律提示功能性疾病，但仍不能排除癌症。多毛症和男性化症状（见第 98 章）以及不孕症史提示雄激素过量。快速出现的多毛症和男性化提示可能存在可分泌雄激素的肾上腺瘤或卵巢肿瘤。长期月经不调、多毛、不孕和肥胖提示多囊卵巢综合征。溢乳和（或）库欣样外观分别提示催乳素和皮质醇过量。应注意询问甲状腺功能减退（见第 104 章）和缺铁性贫血（见第 79 章）的临床症状。

绝经后出血

任何出血史，即使只是轻微的出血，都应警惕恶性肿瘤。然而，询问症状性萎缩性阴道炎和子宫脱垂可能提供有用的线索。

体格检查

所有患者应检查有无血管内容量明显减少的体位体征，尤其是急性大出血患者。如果怀疑有解剖异常，则需仔细进行内镜检查和双合诊检查，特别注意阴道或宫颈糜烂、子宫或附件肿块、局部压痛、脓性或血性分泌物。对育龄期女性，应寻找怀孕征象（乳房充血、乳晕色素沉着、宫颈发蓝、子宫增大）。

怀疑排卵性出血时需重点关注盆腔检查，同时应检查出血症状（瘀点、瘀斑、脾大）。怀疑无排卵性出血的患者，应仔细检查有无多毛、男性化、黑棘皮病、库欣样外观、乳头溢液、甲状腺肿、皮肤干燥、毛发粗糙和反射延迟。如果怀疑垂体腺瘤，应进行视野检查。如有多毛症或男性化，需进行全面的盆腔和腹部检查，以除外卵巢或肾上腺肿物。

对于绝经后女性，应注意阴道黏膜和宫颈的脆性以及是否存在子宫或附件肿物。

实验室检查

阴道异常出血的所有育龄期女性都应进行妊娠试验（人绒毛膜促性腺激素 β 亚单位最敏感，尿妊娠试验也具有良好的敏感性，且可及时出结果，见第 112 章）。全血细胞计数也有一定作用，其中红细胞压积有助于评估慢性失血（非急性出血）的严重程度，平均红细胞体积能够显示铁缺乏的小细胞贫血（见第 79 章）。

异常排卵性出血

检查目标在于排除可能导致大出血的疾病，然后确定盆腔病理改变。当考虑出血可能时，应测定尿素氮、肌酐和血小板计数水平。对于初潮后月经过多的年轻女性，尤其是有凝血病家族史的女性，应考虑血管性血友病。

如非上述情况，应直接进行经阴道和经腹妇科彩超或子宫造影（经阴道超声将无菌生理盐水注入宫腔）。尽管宫腔镜检查对评估宫腔异常（包括子宫息肉和黏膜下肌瘤）具有更高的灵敏度和更好的特异度，但其为侵入性检查且更昂贵。部分专家建议对超声提示子宫内膜不完整或增厚的女性行子宫声学造影，以更好地显示子宫内膜。理想情况下，对于出血停止的循环稳定的患者应尽快行超声检查，通过观察子宫内膜最薄处来最大限度地提高灵敏度。

如果宫颈出现异常或应进行常规筛查，则需要进行脱落细胞巴氏染色检查。宫颈活动疼痛、附件压痛或有性传播疾病危险因素的患者需要进行宫颈淋病和衣原体培养（见第 117 章）。红细胞沉降率加快提示盆腔炎。

当通过无创性评估无法确诊时，由妇科医生进行子宫内膜活检至关重要，尤其对于子宫内膜增生或存在癌症风险的患者。与绝经后女性相反，未绝经女性子宫内膜厚度的评估尚不能排除恶性肿瘤。诊室或手术室宫腔镜检查可以直视子宫内膜，对病变进行治疗，取活检，比盲目诊断性刮宫更受欢迎，尤其是影像学上存在局灶性病变的患者。虽然宫腔镜检查费用昂贵且具有侵入性，但如果评估结果为阴性却又持续出血，其仍被视为诊断的金标准。

无排卵性出血

当有明确病因（如情境压力、青春期、慢性病、明显的体重减轻）时，无须进行其他检查。如果怀疑围绝经期出血，可以查 FSH 水平；如果大于 40 IU/ml，则提示即将出现卵巢衰竭。如果病史或体格检查提示甲状腺疾病或高催乳素血症，则需检测促甲状腺激素和催乳素水平。虽然 PCOS 是一种临床诊断，但如果睾丸激素水平高于 60 ng/dl 或游离睾丸激素水平升高，更支持该诊断。虽然 LH 与 FSH 之比大于 2:1 与临床诊断一致，但由于促性腺激素水平波动，导致筛查试验不敏感，故不作为常规检查。当出现新发多毛症或男性化时，血清睾酮是最佳选择。如果出现快速改变或者血清睾酮水平大于 150 ng/dl，则可能存在肾上腺或卵巢肿瘤。先天性肾上腺增生在临床表现上与 PCOS 相似，通过检测清晨 17- 羟基孕酮水平可以排除。

绝经后出血

经阴道超声和（或）宫腔镜检查对盆腔病变进行无创性检查。如果经阴道超声显示子宫内膜厚度小于 4 mm，则发生癌症的风险很低。尽管如此，由于该年龄组子宫内膜癌的风险较高，如果出现持续出血或无创性检查结果不明确，尤其是在激素替代或使用他莫昔芬的情况下，应进行子宫内膜活检（见第 109 章）。

初始症状管理 [16-29]

急性无排卵性出血

轻度出血通常由基层全科医生在诊室处理。口服甲羟孕酮（普罗韦拉，10 mg/d，持续 10 天）或炔诺酮（5 ～ 10 mg/d，持续 5 ～ 10 天）或单次肌内注射黄体酮（100 mg）止血治疗，使增生型子宫内膜转变为分泌型子宫内膜。孕激素治疗后 24 ～ 48 h 内出血应停止，完成疗程后会出现月经。此外，每 4 ～ 6 h 服用一片含有 30 ～ 35 μg 雌激素的复方口服避孕药制剂，持续 2 ～ 3 天，可以稳定子宫内膜并止血。如果仍不能止血，则需要转诊，进行扩张、刮宫和宫腔镜检查。

慢性无排卵性出血

有避孕需求的患者

对于有避孕需求且无雌激素治疗禁忌证的慢性无排卵性出血女性，可口服雌激素 - 孕激素避孕药制剂进行治疗。口服避孕药治疗可以减少慢性无排卵性出血引起的高雄激素血症，在意外排卵的情况下提供避孕措施，并防止子宫内膜增生。可释放左炔诺孕酮的宫内节育器被广泛用于治疗阴道出血，通过减少子宫内膜增生来减少排卵性和无排卵性出血。其止血效果强于口服避孕药，使用 1 年，失血量可减少 74% ～ 97%。

无避孕需求的患者

对于不需要避孕或有雌激素禁忌证的女性，可每月服用黄体酮，定期触发子宫内膜脱落。该方案可以防止腺瘤样改变，并降低与长期无对抗性雌激素刺激相关的子宫内膜癌风险。甲羟孕酮每个月 10 ～ 12 天一个疗程。如异常出血停止，提示解剖结构异常可能性很低，但孕激素治疗后恢复出血需要进一步评估。此方案可恢复排卵，尤其是年轻女性，应定期停止治疗 2 ～ 3 个月，观察是否恢复正常月经周期。如果纠正所有可能诱发因素后仍存在复发出血，则采用性激素维持治疗。对于希望怀孕的无排卵性出血患者，应考虑进行药物诱导排卵。及时治疗铁缺乏（见第 82 章）或盆腔炎（见第 117 章）。

其他药物治疗

非甾体抗炎药（NSAIDs）可减少 30% ～ 50% 的出血，并能缓解痛经症状，可以与口服避孕药联合使用。达那唑是一种雄激素激动剂，可以有效地减少血流量，但具有不良的雄激素和低雌激素副作用。GnRH 类似物可使育龄期女性出现更年期状态，主要用于子宫肌瘤的术前处理和消融前的子宫内膜准备。

纠正情境压力、节食、过度运动、甲状腺功能减退（见第 104 章）、高催乳素血症（见第 100 章）和多囊卵巢综合征（见第 112 章）等诱因对成功治疗至关重要。

排卵性出血

非激素治疗

除外解剖学病因后，非激素药物治疗是与排卵周期相关的月经过多的一线治疗，但对于持续月经过多影响生活质量的女性来说可能不够。非甾体抗炎药在随机试验中已被证实可以减少失血，并且对痛经治疗也很有效。但其疗效弱于达那唑或抗纤溶性氨甲环酸（1300 mg，3 次 / 天），后者是美国食品和药品监督管理局批准用于月经过多的药物，但价格昂贵，且存在血栓效应相关的顾虑。随着时间的延长，这些治疗措施已经不足以改善子宫肌瘤患者的症状，需转诊进一步介入治疗和手术治疗（见转诊适应证）。

激素治疗

针对月经过多的激素治疗包括使用联合口服避孕药、21 天的口服孕激素治疗（从月经周期第 5 天到第 26 天），以及释放左炔诺孕酮的宫内绝育器（IUS）。部分学者认为左炔诺孕酮 IUS 应作为重度月经出血的一线治疗，因为随机试验证明，与手术治疗相比，患者的长期满意度和生活质量的改善是相同的，与常规药物治疗相比，其疗效更佳。目前，其只被批准用于进行避孕的月经过多女性，但更广泛治疗月经过多可能会得到批准。

围绝经期出血

围绝经期出血与无排卵相关，但不规律出血也可能提示宫腔内疾病。除外结构异常后，可每月口服甲羟孕酮（10 mg/d，持续 10 ～ 12 天）改善不规律出血。该治疗一直持续到停药后无撤退性出血，预示卵巢衰竭和更年期的到来。有时可能仍会出现排卵期，并导致出血，这与孕酮治疗无关，可能会令人困扰。

目前广受推荐的替代方法是使用低剂量（20 μg）复方口服避孕药，前提是患者不吸烟且高血压稳定。复方制剂可改善单用孕酮治疗可能发生的排卵性出血，并提供避孕。可以定期暂停治疗，以评估更年期的到来。另一个推荐的方案是可释放左炔诺孕酮的宫内节育器，可以帮助围绝经期女性向更年期过渡，提供避孕和减少出血，有可能避免侵入性检查或手术。

突破性出血

服用低剂量雌激素口服避孕药后出现突破性出血的患者，应首先确认是否规律服药。如果患者按时服药，则应改用高剂量雌激素或高剂量雌激素孕酮制剂。

入院和转诊的适应证

入院

对于任何严重出血且出现血容量不足征象的女性，应立即住院。如果可能为宫外孕，立即评估和妇科会诊至关重要，尽管严重出血发生率低，但可能会危及生命。近期流产的病例也应妇科会诊，因为可能有残余胎盘组织。妊娠出血是急诊产科会诊的明确指征。

转诊

用于诊断潜在的癌性结构性病变

对于异常阴道出血女性，完成初步病史采集和体格检查后，如考虑存在宫颈癌或子宫内膜癌危险因素（见第 107 章和第 109 章）、盆腔检查发现肿块、宫颈异常或巴氏试验异常，应进行妇科转诊。对所有服用雌激素时出现异常出血的围绝经期女性，也可转诊。

绝经后女性如主诉阴道新发出血，应格外重视，尤其是妇科超声或子宫造影提示子宫内膜增厚（＞ 4 mm）或局限性子宫内膜病变，其发生恶性肿瘤的风险增加，但风险程度仍存在争议。一项回顾性研究发现，23% 的绝经后出血女性患有子宫内膜癌，而另一项纳入 801 例绝经后出血女性的研究发现，仅 0.76% 的患者诊断为癌症或不典型增生。大多数专家推测，原因不明的绝经后出血出现严重病理改变的风险为 5%。年龄小于 35 岁且检查结果正常的患者风险很低，无须转诊。然而，35 岁以后女性患癌症的风险逐渐增加，因此，需考虑转诊，进行侵入性检查，尤其是排卵期异常出血的患者。

对初始药物治疗无反应的月经过多的治疗

诊治方案。当初始药物治疗未能有效地控制月经过多，尤其是不适或出血干扰日常活动或导致症状性贫血时，应考虑转诊进行介入治疗。可选择放置可释放左炔诺孕酮的IUS、子宫内膜消融术、肌瘤栓塞、肌瘤切除术和子宫切除术。子宫切除术尤其适用于有症状的子宫肌瘤。

子宫切除术是治疗子宫肌瘤和其他导致月经过多的良性子宫病变的传统方法，也是最常见的方法。消融术、肌瘤切除术和栓塞术的出现提供了更多的治疗选择，具有保留子宫的优势。子宫的缺失可能损害骨盆的支撑，最终导致膀胱和肠道功能障碍，有时患者也会出现不良情绪反应。即使没有子宫切除术，上述治疗操作相关的异常胎盘风险可能会导致丧失安全妊娠的能力，也是很多女性考虑的重要因素。作为侵入性干预，这些手术都有围术期风险和远期并发症，部分患者最终进行了子宫切除术。

对于偶然发现的平滑肌瘤，需要转诊和活检以明确诊断，但其本身并不是介入治疗的指征，除非它造成严重症状或有证据表明在更年期后病变增大，提示可能是肉瘤而不是平滑肌瘤。

患者教育

除了提供关于异常出血的重要性和初始治疗方案的基础教育外，基层全科医生还需要为考虑介入治疗的女性提供重要支持。目标是确保她能够有效地参与治疗决策。作为一名值得信赖的照护者，基层全科医生可以通过讨论患者面临的关键问题来帮助她做好准备，包括保留子宫的愿望（优点和缺点）、保持受孕能力的愿望、权衡围术期风险较高的根治术与远期并发症风险较高的姑息术的利弊。这种前期患者教育并不能避免专家和妇科医生会诊，但能帮助患者提出相关问题并做出明智的选择。尤其重要的是，让良性阴道出血的更年期女性能够意识到，随着时间的推移，其症状会随着观察和对症治疗而减轻，最终无须采取干预措施。

总结和建议 [16、30-32]

- 异常子宫出血可分为绝经前出血和绝经后出血。
- 使用PALM-COEIN分类法（息肉、子宫腺肌病、平滑肌瘤、恶性肿瘤和增生、凝血病、排卵功能障碍、子宫内膜、医源性和尚未分类），可根据解剖结构和功能划分绝经前异常出血的原因。
- 即使是围绝经期女性，也必须首先排除妊娠。
- 治疗目标必须首先排除恶性肿瘤和妊娠，然后控制出血，治疗贫血并提高生活质量。
- 月经严重出血女性的一线治疗是雌激素-黄体酮口服避孕药或口服或注射黄体酮药物。
- 激素治疗的禁忌证包括病史和血栓栓塞风险。
- 氨甲环酸和非甾体抗炎剂为排卵性出血提供了非激素治疗选项。
- 非医学干预包括子宫动脉栓塞、子宫内膜消融、肌瘤切除术和子宫切除术。

（薛 倩 翻译，曾 辉 审校）

第112章

继发性闭经的评估和对症处理

L. ELIZABETH LINCOLN

继发性闭经是指月经周期正常的女性停经3个月或以上，或月经周期不规律的女性停经超过6个月。在总体人群中，继发性闭经的发生率约为3%。大部分人担心是怀孕或到了更年期。了解如

何开始对下丘脑 - 垂体 - 卵巢轴的功能或结构异常进行有效检查，并知道何时转诊，是基层全科医生对于此类女性开展的重要诊疗项目之一。

病理生理学和临床表现 [1-17]

正常绝经及闭经的原因通常是 45 ～ 55 岁发生的卵巢卵泡耗竭。随着雌激素水平下降，促性腺激素促卵泡生成素（FSH）和促黄体生成素（LH）升高，血清雌二醇浓度降至正常值的 5% 以下（约 5 pg/ml），达到最低水平。激素水平的下降会产生临床症状，包括潮热、无排卵性出血和月经未至，然后是月经完全停止（见第 118 章）。

病理性闭经是常月经的中断，可能由下丘脑、垂体、卵巢或子宫水平的紊乱引起。

下丘脑性闭经

功能性下丘脑性闭经

下丘脑性闭经最常见的原因是脉冲式促性腺激素释放激素（GnRH）分泌功能受损，导致 LH 迅速升高以及排卵失败。主要有三种类型：与体重减轻相关的类型（体重下降＜ 70%，如神经性厌食症和其他饮食失调；见第 233 章）、严重的情绪低落、竞技运动员。 在许多情况下，三者共存。下丘脑对这些压力源的反应是有差异的。有证据表明某些差异是有遗传基础的。瘦素是一种由脂肪细胞产生的激素，与身体脂肪储存成比例。瘦素的正常昼夜分泌差异变小，减少了 LH 释放。

在 GnRH 释放功能严重受损的患者中，雌激素水平可能远远低于正常水平，以至于子宫内膜几乎没有或无增生，并且在子宫暴露于黄体酮时不会出现撤退性出血。患者也有骨量减少的风险。如果长时间不治疗，可能会导致骨质疏松症。虽然患有严重功能性下丘脑性闭经的女性可以恢复脉冲式 GnRH 释放，恢复正常经期和雌激素状态，同时纠正潜在问题，但骨量减少可能是永久性的。

从事需要低体重和主观裁判运动（花样滑冰、体操、芭蕾舞）的运动员更容易出现运动引起的下丘脑闭经。除了极度运动和情绪压力之外，相对热量缺乏起到重要作用。以严重限制饮食脂肪为特征的饮食失调的非运动员女性，表现出功能性下丘脑性闭经的风险增加。女运动员三联征包括存在低能量摄入（伴有或不伴有进食障碍）、闭经和低骨量。

严重疾病可能会引起 GnRH 分泌受损而导致闭经，尤其是出现短期体重下降的情况。1 型或 2 型糖尿病、艾滋病、营养不良、肝硬化和透析中的慢性肾病等疾病与月经不调有关。

情境压力、过度运动、合并疾病或轻度体重减轻代表了更常见的轻度功能 GnRH 释放障碍。在这些情况下，FSH 分泌继续保持在低至正常水平，从而允许雌激素的正常生成，这会导致子宫内膜增生。无论是内源性还是外源性黄体酮，都会发生撤退性出血。

干扰 GnRH 正常释放的内分泌疾病和药物

许多内分泌疾病和药物会导致 GnRH 释放异常，从而造成闭经，它们通过过量产生雄激素、催乳素或皮质醇或通过直接抑制发生作用。

过量的雄激素产生。包括严重的甲状腺功能亢进症、多囊卵巢综合征（PCOS）、迟发性先天性肾上腺增生和肾上腺或卵巢分泌肿瘤。迟发性先天性增生与血清 17- 羟孕酮水平升高有关。不太常见的是分泌雄激素的肿瘤，表现为快速发展的男性化症状（男性型秃发、阴蒂肥大和声音改变）和雄激素水平显著升高。

催乳素分泌过多。催乳素分泌过多可能由垂体催乳素瘤（见下一节）、甲状腺功能减退或肿瘤和其他影响垂体柄或下丘脑的疾病引起。减少多巴胺抑制的药物，如抗精神病药和促消化道动力药，会显著升高催乳素水平。

皮质醇过量。库欣综合征的皮质醇增多导致 GnRH 抑制，表现出特征性的库欣样外观和多毛症并伴有闭经。

直接抑制。直接抑制 GnRH 导致闭经是连续口服避孕药和孕酮制剂［如注射醋酸甲羟孕酮、依托孕烯植入物和左炔诺孕酮宫内节育器（IUD）］的主要作用机制。非连续使用低剂量口服避孕药有时会发生闭经，通常是含有 20 μg 雌激素的药片。停止 OCP 时，一些患者会出现“药物性闭经”。这种情况可持续长达 6 个月。如闭经的持续时间更长，提示与口服避孕药无关的其他潜在疾病。

垂体病变

垂体正常功能的破坏可能导致继发性闭经，肿瘤、浸润性疾病和产后损伤是主要原因。虽然闭经不是大多数垂体肿瘤的常见后果，但其确实在多达 1/4 的催乳素瘤女性中发生。这是高催乳素血症的主要垂体原因。因为催乳素主要受下丘脑多巴胺的负抑制控制。高催乳素血症的另一种机制是垂体柄的破坏，如肿瘤和下丘脑或垂体的浸润性疾病。

催乳素瘤

如前所述，过多的催乳素会抑制正常的 GnRH 释放并损害促性腺激素的产生，从而导致闭经。具有临床意义的催乳素瘤的特征性临床表现包括溢乳、不孕和闭经（见第 100 章）。随着催乳素水平升高，促性腺激素和雌二醇的血浆浓度开始下降，导致闭经或月经稀发。然而，大多数催乳素瘤很小（直径＜ 10 mm），因此被称为微腺瘤，不太可能损害垂体功能。只有大腺瘤（直径＞ 10 mm）才会存在垂体前叶功能受损的风险。如果肿瘤足够大，会影响疼痛敏感的神经结构，引起头痛。视交叉明显受压可能导致视野缺损。

随着时间的推移，即使没有治疗，大多数微腺瘤患者也会出现催乳素分泌减少和排卵恢复。许多同时患有微小腺瘤和大腺瘤的患者能够随着时间的推移安全地停止治疗。在怀孕女性中，微腺瘤出现症状性增大的概率仅为 1%，但大腺瘤增大的风险为 10% ～ 35%。

其他垂体原因

不太常见的垂体病变包括鞍区肿瘤、产后垂体坏死（Sheehan 综合征）、空泡蝶鞍综合征、血色素沉着症和肉芽肿病（如结节病）。这些破坏性病变会损害功能性垂体组织。 生长激素的产生通常最先受到影响，但不会引起症状。随后，FSH 和 LH 合成减少可能导致闭经，通常会成为患者的主诉。其后可能会出现头痛和视野缺损，以及全垂体功能减退的表现。在空泡蝶鞍综合征中，蛛网膜会疝入至鞍内，其内容物压缩会在 X 线片上有骨蝶鞍膨胀的表现。典型的患者是女性，肥胖且多产，主诉头痛。在这种综合征中，闭经是由轻度高催乳素血症引起的，这是由于对催乳素分泌的正常抑制丧失而不是真正的垂体功能减退所致。

卵巢功能障碍

导致闭经的卵巢功能障碍的特征是 LH 和 FSH 显著升高，以及雌激素和孕激素水平下降。在所有类型的卵巢功能衰竭中，都会出现明显的雌激素缺乏，并且可能会出现骨质疏松症。

原发性卵巢功能不全

原发性卵巢功能不全（以前称为“过早绝经”或“卵巢早衰”）以类似于更年期的方式出现，只是患者年龄小于 40 岁。近 70% 的病例为特发性，但该疾病的阳性家族史并不少见，遗传病因占所有病例的近 15%，并且表现最严重。发现自身免疫性的百分比略低，通常与桥本甲状腺炎和肾上腺功能减退有关。这种自身免疫综合征可能表现为肾上腺功能不全或卵巢、甲状腺或胰腺内分泌功能障碍，也可能伴有重症肌无力、白癜风或恶性贫血。

在 30 岁之前经历明显原发性卵巢功能不全的女性可能患有 Turner 综合征或部分 X 染色体缺失。脆性 X 综合征基因（FMR1）的突变在原发性卵巢功能不全女性中相对常见，但其机制尚不清楚。在有原发性卵巢功能不全家族史的女性中，该突变的患病率高达 14%，而在散发性原发性卵巢功能不全的女性中，该突变的患病率高达 3%。其他导致早期卵巢功能不全的罕见基因突变，如由于体细胞突变导致 FSH 受体失活引起卵巢 FSH 抵抗，是需要积极研究的课题。

其他卵巢原因

癌症治疗中应用放射治疗（见第 89 章）可能会导致直接的卵巢损伤，也包括应用化疗，尤其是烷化剂化疗（见第 88 章）。这通常是不可逆转的，尽管可能是暂时的。当女性在癌症治疗后继续出现月经时，卵巢功能不全的终生发病率增加。广泛的子宫内膜异位症可能会损害卵巢功能，腮腺炎相关的卵巢炎也可能会损害卵巢功能。卵巢肿瘤不会通过直接破坏卵巢组织的方式导致闭经，但产生过量雌激素的颗粒细胞瘤和合成过量雄激素的成核细胞瘤可能是导致闭经的原因。

多囊卵巢综合征

多囊卵巢综合征（PCOS）最初在 1935 年被描述为 Stein-Leventhal 综合征，是公认的闭经原因，其临床特征是雄激素过多和月经稀发或闭经。它在 6% ～ 8% 的育龄期女性中出现，并且其影响不局限于妇科表现。许多但并非所有患者都患有胰岛素抵抗肥胖，具有代谢综合征的特征及其相关的长期心血管风险。同样，许多但并非所有患者都有双侧增大的多囊卵巢，该综合征因此得名（相反，并非所有患有多囊卵巢的女性都患有该综合征，尽管越来越多的证据表明多囊卵巢形态的女性可能有轻微的生化异常）。

PCOS 的病理生理涉及整个下丘脑 - 垂体 - 卵巢轴的异常，导致促性腺激素、雌激素、雄激素和胰岛素之间的复杂相互作用。生化特征包括雄激素升高、性激素结合球蛋白减少、LH 水平升高（无周期中期激增）、正常 FSH 水平低和高胰岛素血症。胰岛素抵抗很常见，可能在疾病的维持状态中起着重要作用，高胰岛素血症似乎会引发卵巢过度产生睾酮，并抑制肝合成性激素结合球蛋白。

子宫相关疾病

子宫内膜瘢痕可能是放射治疗、脓毒性流产或过度刮除术的结果。粘连会导致子宫腔消失（Asherman 综合征）。同样，宫颈创伤会导致瘢痕。

鉴别诊断 [6,9,12,15,21]

表 112-1 列出了继发性闭经的原因，以区分下丘脑、垂体、卵巢和子宫的病因。在一组具有代表性的继发性闭经患者中，下丘脑功能障碍占 30%，PCOS 占 30%，垂体疾病（主要是催乳素瘤）占 15%，卵巢功能不全占 12%，子宫疾病占约 5%。继发性闭经最常见的原因是怀孕，这应该首先通过妊娠试验排除。怀孕后，PCOS 和功能性下丘脑性闭经是继发性闭经的次常见原因。

表 112-1 闭经的常见原因

下丘脑功能障碍
轻度
情境压力
节食，特别是饮食脂肪限制
并发疾病
乳糜泻
增加运动
药物（吩噻嗪类、口服避孕药）
特发性
显著
神经性厌食症伴有严重的体重减轻
严重的情绪压力或精神病理状况
严重的并发疾病
过度的竞技运动
过多的雄激素、催乳素或皮质醇
特发性
垂体疾病
催乳素瘤
其他垂体肿瘤
空蝶鞍综合征
垂体梗死（Sheehan 综合征）
肉芽肿病（结节病）
血色素沉着症
卵巢
更年期
多囊卵巢综合征（可能有下丘脑病因）
原发性卵巢功能不全（特发性、自身免疫性疾病、放射治疗、化疗、子宫内膜异位症、卵巢炎、FMR1 前突变）
FSH 抗性或其他基因突变
子宫
内瘢痕形成和粘连形成的子宫腔闭塞——Asherman 综合征（过度用力刮宫、脓毒性流产、放射）
宫颈瘢痕导致封闭
内分泌疾病
甲状腺疾病
库欣综合征
高雄激素血症
怀孕

诊断 [6,9,12,15,17-24,32-34]

首要任务是排除怀孕，需要询问最近的无保护性交和早孕症状（如晨吐）的病史。如发现任何怀孕的可能性，都应直接检测血清 hCG。该测试是最敏感和最直接的妊娠测试。相较于尿液检测 hCG，检测血清 hCG 能够在妊娠早期快速提供明确的答案。然而，尿液 hCG 试验更方便，因为可以在家中进行。考虑到着床时间的自然变化（在月经推迟时还没发生），以及家庭妊娠测试的局限性，在月经推迟时进行家庭测试的灵敏度（大多数商家宣称准确性为 99%）可能很低。在理想条件下，末次月经期后约 6 周，尿液检测的灵敏度可达到 90% 以上，但患者自测的实际灵敏度接近 75%。阴性尿检需要在 1 周内重新检测或直接进行血清检测。一旦确认非怀孕，就可以系统性进行其他病因的评估。

病史和体格检查

病史

应从详细的月经史和闭经情况开始，包括初潮年龄、正常月经周期、月经推迟的时间、任何既往妊娠或流产情况，以及是否正在进行母乳喂养。详细的社会心理史可提供下丘脑性闭经的证据，应包括对情境压力（工作、学校、家庭、朋友）、情绪问题、过度节食、贪食症、体重减轻和重体力训练的调查，包括严重的膳食脂肪限制在内的营养失衡可能与此有关。需要仔细回顾口服避孕药的使用和其他药物的服用情况。不规则月经周期或早期绝经的家族史可能表明具有 PCOS 或原发性卵巢功能不全的家族倾向。

其他全身情况应包括潮热及甲状腺功能障碍的症状，如冷热不耐受、心悸、胃肠道症状、情绪障碍、多毛症或痤疮、头痛、视力障碍、乳房变化或乳头溢液、性欲增加或减少，以及肌肉质量或体质改变。

某些症状特点具有提示性。在明显体重减轻的情况下闭经表明神经性厌食症（见第 233 章）。尽管雌激素水平同样低，但雌激素缺乏的症状，包括潮热和阴道干燥，在卵巢功能不全中比在下丘脑闭经中更常见。如果在完全闭经开始之前月经不规律，那么很可能正在发生无排卵性出血，并且可能是其中一种病因（见第 111 章）。伴有溢乳的闭经强烈提示高催乳素血症，这可能是由于催乳素瘤、鞍区破坏性病变或甲状腺功能减退（见第 100 章和第 104 章）所致。自初潮以来的月经不规律病史、多毛症和（或）肥胖症提示了 PCOS 的可能性。突发的闭经、多毛症和明显的男性化提示分泌雄激素的肿瘤，通常起源于肾上腺或卵巢。

体格检查

进行体格检查时首先要注意患者整体外表中潜在的重要线索，包括低体重或明显肥胖、男性化迹象以及任何库欣样特征（满月脸、肩胛间或锁骨上脂肪垫、躯干肥胖、四肢变细、有色素的腹部条纹）。检查皮肤是否有甲状腺功能减退（见第 104 章）、雄激素过多（痤疮、多毛症）和肾上腺疾病的迹象；Graves 病眼球突出症的眼睛（见第 103 章）；视野缺损表明垂体明显增大。触诊甲状腺有无结节和橡胶样肿大，触诊乳房有无乳头溢液。在盆腔检查中，应注意任何阴蒂肥大、阴道黏膜萎缩、宫颈口瘢痕、卵巢或附件肿块以及子宫增大或肿块。

实验室检查

整体策略

如果病史和体格检查均不能给出明确的提示，并且已排除怀孕，则需要决定是否需要进一步评估。一个看似健康的年轻女性在经历压力时，如果只是一两个月月经推迟，并排除怀孕的可能性，就可以先进行随访。对于闭经或临床证据提示存在更严重疾病的患者，可参考诊断流程协助判断，但最好根据已有的临床线索使用（图 112-1）。首先进行的实验室检查可仅限于 FSH、TSH 和催乳素。如果有雄激素过多症的临床表现，则应检查总睾丸激素。

催乳素或 TSH 异常

单次空腹催乳素水平升高足以诊断高催乳素血症。如果第一次检测时处于临界值，则可重复检测，以助明确诊断。为避免对高催乳素血症做出假阳性诊断，应在患者停用已知可刺激催乳素分泌的药物后重复检查临界催乳素水平（25 ~ 100 μg/L）。生理和心理压力、运动和胸壁刺激可以增加催乳素分泌，但通常很少超过 40 μg/L。还应检查甲状腺和肾功能，因为原发性甲状腺功能减退引起的 TRH 升高会刺激催乳素分泌（见第 100 章和第 104 章），肾衰竭会损害催乳素的清除。如果确认为高催乳素血症，则需要寻找垂体和鞍上病变。钆增强 MRI 在确诊小腺瘤和大肿瘤扩散方面最有效。如果 TSH 异常，应评估和治疗甲状腺疾病（见第 103 章和第 104 章）。

FSH 低值或临界低值

FSH 低值或临界低值与下丘脑功能障碍、其他下丘脑或垂体疾病以及高雄激素状态（最常见的 PCOS）一致。雌二醇水平有助于鉴别诊断。下丘脑和垂体疾病的雌二醇水平较低，而高雄激素状态的雌二醇水平正常且雄激素升高。

多囊卵巢综合征的诊断。当存在长期无排卵和雄激素过量（多毛症或痤疮）的表现时，需要考

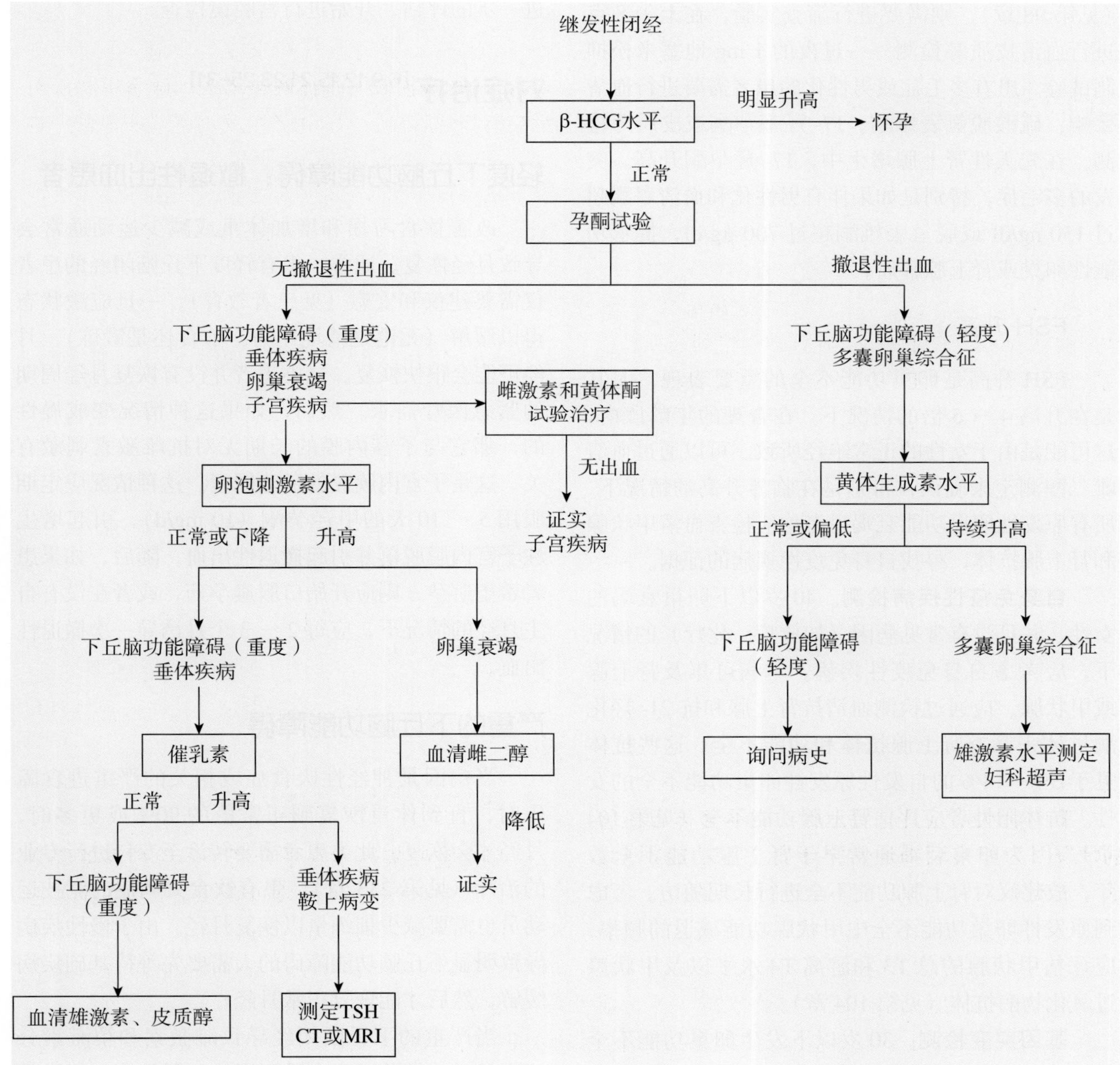

图 112-1 继发性闭经患者的检查思路。(Reproduced with permission from: Welt CK. Barbieri RL. Evaluation and management of secondary amenorrhea. In: UpToDate, Post TW (Ed), UpToDate, Waltham, MA. Copyright © 2018 UpToDate, Inc. For more information visit www.uptodate.com.)

虑完善 PCOS 相关检查。经阴道超声显示多囊卵巢有助于确诊。目前的诊断标准为，排除雄激素过多的其他原因外，至少满足以下三项中的两项[排卵功能障碍、高雄激素血症的临床和（或）生化体征和多囊卵巢]。在卵泡期检测 17- 羟孕酮小于 2 ng/ml 可排除迟发性先天性肾上腺增生。

库欣综合征、先天性肾上腺增生和其他雄激素过多的原因。如果病史和检查怀疑库欣综合征（见第 98 章），则需要进行筛查实验，在上午 8 点进行血清皮质醇检测——过夜的 1 mg 地塞米松抑制试验。患有多毛症或男性化的患者需要进行血清睾酮、硫酸脱氢表雄酮、17- 羟基孕酮或皮质醇检测。在先天性肾上腺增生中，17- 羟孕酮升高。突发的多毛症，特别是如果伴有男性化和血清睾酮超过 150 ng/dl 或脱氢表雄酮超过 700 μg/dl，提示功能性卵巢或肾上腺肿瘤。

FSH 升高

FSH 升高是卵巢功能不全的重要表现，尤其是在升高 4 ～ 5 倍的情况下。在合理的年龄段内，这可能是由于女性的正常绝经所致。可以通过血清雌二醇测定来确认，特别是在临界升高的情况下。所有原发性卵巢功能衰竭患者均应检查血清甲状腺和肾上腺抗体，寻找自身免疫性疾病的证据。

自身免疫性疾病检测。40 岁以下卵巢衰竭的女性，并且没有常见病因（如放疗、化疗）的情况下，应考虑自身免疫性疾病。本病可累及肾上腺或甲状腺。应通过检测血清抗肾上腺和抗 21- 羟化酶抗体来筛查肾上腺抗体和功能不全。这些抗体见于 3% ～ 4% 的自发性原发性卵巢功能不全的女性。抗体阳性者应评估肾上腺功能不全（见第 104 章）。因为卵巢衰竭通常早于肾上腺功能不全数年，故建议对肾上腺功能不全进行长期随访。考虑到原发性卵巢功能不全中甲状腺功能减退的频率，应评估甲状腺的总 T3 和游离 T4 水平以及甲状腺过氧化物酶抗体（见第 104 章）。

基因突变检测。30 岁以下发生卵巢功能不全的女性，且没有明确的诊断，需要进行染色体核型分析，确定是否患有 Turner 综合征。美国妇产科学院建议对 40 岁之前所有卵巢衰竭的女性进行筛查，以检查是否存在脆性 X 综合征。

子宫相关疾病检测

在 Asherman 综合征中，病史的采集非常重要（例如，既往流产或分娩引起的子宫内膜炎、强力刮宫术）。雌激素（1.25 mg/d，持续 21 天）和孕激素（甲羟孕酮 10 mg/d，持续 5 天）的疗程未能引起撤退性出血或联合口服避孕药没有撤退性出血，则支持子宫疾病的诊断，需要转诊妇科，进行进一步的评估，开始进行宫腔镜检查。

对症治疗 [6,9,12,15,21,23,25–31]

轻度下丘脑功能障碍：撤退性出血患者

改善饮食习惯和增加体重或减少运动通常会导致月经恢复。通常，患有轻度下丘脑闭经的患者仅需要建议和安慰（见患者教育）。一旦应激状态得以缓解（无论是情境压力、节食还是锻炼），月经可能会很快恢复。这类患者并没有恢复月经周期的紧急医疗需求。然而，如果这种情况变成慢性的，那它与子宫内膜的长期无对抗雌激素刺激有关，这是子宫内膜癌的危险因素。这种情况应定期服用 5 ～ 10 天的甲羟孕酮（10 mg/d），引起增生性子宫内膜脱落并引起撤退性出血。随后，如果患者希望避孕，则应开始口服避孕药，或者在没有自主月经的情况下，应每 2 ～ 3 个月诱导一次撤退性出血。

严重的下丘脑功能障碍

当病因是神经性厌食症或相关的严重进食障碍时，直到体重恢复到正常值的 90% 或更多时，月经才会恢复。此类患者需要转诊至专科进行专业的治疗（见第 233 章）。患有饮食失调症的竞技运动员也需要减少训练量以恢复月经。由于慢性疾病导致明显下丘脑功能障碍的人需要先等待基础疾病缓解，然后才能恢复正常月经。

当严重的下丘脑闭经导致雌激素和孕激素分泌不足时，骨骼健康会受到影响。尽管恢复正常月经显然对骨密度最有益，但随机试验并未显示口服避孕药治疗的厌食症患者的骨密度持续增加。需要摄入足够的钙和维生素 D 来保持骨骼健康，同时需要充足的营养和适度的负重运动。

垂体疾病

患有高催乳素血症的患者通常可以使用多巴胺激动剂溴隐亭或卡麦角林来恢复正常的 GnRH 释放、排卵和月经。这些药物可阻止 95% 病例的过度催乳素分泌（参见第 100 章）。如果有生育需求，则应使用溴隐亭，因为它既往被证明在妊娠期间是安全的，但通常患者更容易耐受卡麦角林，尽管其因高剂量使用时可能引发心脏瓣膜病而在使用上受到限制。手术切除仅适用于垂体肿瘤会在短期内威胁邻近结构（垂体或视交叉）的患者，因为即使是大腺瘤，也常常对药物治疗有反应。使用多巴胺激动剂或手术使催乳素水平恢复正常，则有很大概率能够恢复正常月经。

具有破坏性垂体病变（Sheehan 综合征、肿瘤、肉芽肿病）的患者可能需要替代激素治疗。该治疗方案应针对检测到的出现功能不全的内分泌激素进行调整。雌激素和孕激素通常是必需的，较少需要补充甲状腺激素和肾上腺糖皮质激素。

卵巢疾病

原发性卵巢功能不全的患者应接受雌、孕激素替代疗法，直至 50 岁左右，此时通常预计会出现更年期。可以使用透皮贴或口服制剂，缓解雌激素缺乏症状——这通常需要比老年女性使用更高的剂量（例如，100 μg 雌激素贴剂或 2 mg 口服雌二醇，伴有环状黄体酮）。与下丘脑功能障碍女性相比，激素疗法似乎可以改善骨密度。如果有生育需求，唯一被证明成功的疗法是用供体卵母细胞体外受精。由于某些形式可能是可逆的（5% ~ 10% 的卵巢早衰女性可能会经历自发排卵甚至怀孕），建议每年暂停 1 ~ 2 个月，看看卵巢功能是否恢复。

多囊卵巢综合征

治疗的目标应该是减少雄激素过多症的症状，预防排卵功能障碍引起的子宫内膜增生，提高想要怀孕的女性的生育能力，并通过改善高胰岛素血症来降低心血管风险。

多毛症和其他雄激素增多症状。具有低雄激素含量的口服避孕药是治疗多毛症、痤疮和周期调节的一线药物。螺内酯具有雄激素受体拮抗剂作用，也可以纳入治疗方案，进一步改善雄激素症状。

子宫内膜增生。治疗子宫内膜增生，连续或间歇性口服孕激素治疗至少每 3 个月引起撤退性出血。另一种方法是放置左炔诺孕酮宫内节育器。

提高生育能力。PCOS 所致不孕症的一线治疗传统上包括使用氯米芬，但最近发现来曲唑在排卵和活产率方面更有效。

治疗高胰岛素血症和降低心血管风险。应始终建议饮食和锻炼。体重减轻 5% ~ 10% 有助于降低胰岛素抵抗和降低高胰岛素血症。使用二甲双胍可改善胰岛素抵抗，从而降低胰岛素水平过高，降低心血管风险（见第 102 章）。它还可以改善月经周期规律并提高生育能力，虽然该疗法降低了睾酮，但并不能改善多毛症。

子宫疾病

Asherman 综合征可能对切断桥接粘连（消除子宫腔）和雌激素（抑制新瘢痕组织形成）的组合治疗有效果。

患者教育 [6,9,21]

患者教育在继发性闭经的管理中发挥着核心作用。对于患有轻度下丘脑功能障碍的女性，解决诸如怀孕困难、不孕症和过早绝经等恐惧，并回顾情境压力如何导致闭经是主要的治疗手段。关于锻炼和节食程度以及如何应对情境压力的简单建议可确保获得良好的结果。对于三四十岁女性，闭经可能会担心过早绝经及其后果。通常，最好通过及时评估卵巢功能来解决这些问题，而不是采取观望态度。

具有更严重的下丘脑功能障碍的马拉松运动员在其运动生涯中可能不太关心月经和生育能力，但应该了解骨质疏松症的风险和改善骨骼健康的方法（见第 164 章）。使用口服避孕药后出现闭经的患者可以放心，这不会导致不孕，并且超过 99% 的患者在 6 个月时恢复正常排卵期。如果不希望受孕，则应强调物理方式避孕的必要性，因为在这种情况下自发排卵的发生率很高。

被诊断患有 PCOS 的女性需要了解可供选择的怀孕方式来打消疑虑（如果这是一个担忧），并了解生活方式的改变（如运动和减肥）可能对控制病情产生的影响。这种变化可能有助于解决现主诉和长期并发症。良好的药物依从性也会对效果产生重大影响。此类患者和具有其他重要病因（如垂体瘤、神经性厌食症）的患者有时可能会认为闭经并非病理性因素，将其归因于良性病因，延迟适当的评估和治疗，这凸显了开展仔细的患者教育的重要作用。

转诊指征

基层医疗机构可以对多数闭经患者进行有效的初步评估。当有证据表明存在严重的解剖结构破坏（如子宫粘连）、肿瘤（如垂体瘤）或明显的下丘脑功能障碍时，需要转诊，进行深入的检查和治疗。妇科或生殖内分泌会诊很有帮助，尤其是在有严重的功能性疾病、高催乳素血症或原发性卵巢功能不全的情况下。考虑到可用的治疗选项，这种转诊对想要怀孕的女性特别重要。突发的多毛症，特别是如果伴有男性化和血清雄激素升高，提示卵巢或肾上腺肿瘤的作用，需要及时进行内分泌会诊评估。处理威胁邻近结构的大垂体瘤需要神经内分泌学家参与诊疗，有时还需要神经外科医生参与诊疗。患有特发性高催乳素血症或微腺瘤的患者（尤其是希望怀孕的患者），需要请神经内分泌医生会诊来确认诊断和开展健康咨询，并考虑采用溴隐亭或卡麦角林治疗。

（黎梦涵 翻译，曾 辉 审校）

第 113 章

乳腺肿物和乳头溢液的评估

ANNEKATHRYN GOODMAN

乳腺肿块或乳头溢液可能是乳腺癌的预兆，这是女性中最常见的恶性肿瘤。无论是患者还是医生，如果发现了这样的异常情况，都会担忧乳腺癌的可能，所以基层全科医生必须能够加快进行相应的诊断以除外乳腺癌。出现乳腺疼痛的女性也经常担心乳腺癌。通常情况下，可以安慰患者，同时可以在必要时进行对症治疗。

病理生理学和临床表现 [1-5]

乳腺肿物

病理生理学

乳腺肿物代表上皮或间充质组织或囊肿的增殖性改变。乳腺是由上皮组成的复杂器官，包括腺泡和导管、提供支撑的纤维组织和脂肪。乳腺对内分泌激素非常敏感。雌二醇刺激上皮细胞的增殖和导管周围血管的增加。黄体酮诱导腺泡发育并对抗雌激素的间质细胞作用。

良性变化。在每个月经周期中，乳腺都会表现出乳腺导管内膜增生和脱落的周期性变化。然而，上皮、纤维组织和脂肪对相同激素刺激的反应是不同的。乳腺的部分区域会在卵泡期过度增长，这将会导致乳腺组织和肿物均出现增厚。

过度生长可能仅涉及纤维组织的增殖，也可能涉及导管和腺体的上皮细胞，导致纤维腺瘤或导管发育不良。肿物也可能是由液体（主要是初乳或溶解的细胞碎片）的聚集引起的，这些液体会形成微囊或囊肿。在可触及的肿块中，20% ～ 25% 为乳腺囊肿，在 40 ～ 49 岁的绝经前女性中尤为常见。

这些生理事件可能结合起来，产生乳腺的纤维囊性改变（因此，专家建议放弃术语“纤维囊性病”）。大约 50% 的育龄期女性临床上可发现纤维囊性改变，90% 在组织学上可发现纤维囊性改变。大多数研究人员认为，良性乳腺疾病，如纤维腺瘤和导管内乳头状瘤以及纤维囊性变，代表了对正常激素刺激的一系列反应，而非不同的疾病。

尽管乳腺组织对生理增殖和退化激素刺激的不同反应是造成大多数良性肿块的原因，但还有其他原因。感染通常会引起导管阻塞，可导致炎性肿块。临床表现为皮肤发红、皮温升高和压痛。乳腺导管扩张会导致感染，但其临床表现可能会类似于癌症，因为会产生乳头溢液、乳头内陷和肿块。随后可能会出现乳晕周围感染。钝性外伤可导致血肿形成。

良性乳腺病变的多种原因可以根据其组织学以及它们未来患乳腺癌的风险进行分类（表113-1）。

癌变。乳腺癌来源于导管或上皮细胞，可能表现为短期内转移或原位生长。年轻女性的乳腺癌在病理外观上倾向于小叶状和多中心性，但没有钙化或早期转移。导管癌在老年女性中尤为突出，通常是单中心的，容易钙化（产生有助于放射学检测的特征性微钙化），并且比小叶病变的转移性更快。

肿瘤的生长通常与恶性度有关，其特征是雌激素和孕激素受体缺失，易发生远处转移和局部侵袭。虽然转移可以早期发生，但它并非总是早期事件，并且通常不会发生在直径小于 1 cm 的病灶中（除非已侵入淋巴管）。局部增殖可能侵袭到皮肤或胸壁。腋窝淋巴结通常是第一个扩散到乳腺以外的临床部位。

少数情况下，恶性乳腺肿块、腋窝淋巴结转移或真皮淋巴管的肿瘤浸润会导致皮肤呈“橘皮”样改变，这可能来自远处部位的转移瘤，如黑色素瘤、卵巢癌和肺癌以及软组织肉瘤。

临床表现

孤立乳腺肿块被确诊为癌症的比例从 5% 到 20% 不等，这取决于患者的年龄以及病例在临床过程中的哪个阶段。患者或基层全科医生注意到的肿块通常不会在手术检查中确诊癌症。与手术未发现而临床可触及的肿块相比，手术发现的肿块确诊为癌症的可能性更高。在有肿块的女性中，年龄对乳腺癌患病率的影响是惊人的。患病率从 40 岁或以下女性的 1% 增加到 41 ～ 54 岁女性的 9% 和 55 岁及以上女性的 37%。

癌症。乳腺癌通常表现为无痛、独立的肿块。只有不到 7% 的患者表现为疼痛，但同时伴有肿块。肿块早期通常是可移动的，此后变得相对固定。新出现的乳头回缩或凹陷也可能提示潜在的癌症。更晚期疾病的迹象包括皮肤回缩、乳腺轮廓改变、皮肤增厚或凹陷，以及肿块固定在胸壁上。导管癌可能表现为孤立的浆液性乳头溢液（见“乳头溢液”内容）。

良性病变。良性病变可能在临床上与癌症无

表 113-1 组织学检查中良性乳腺病变的分类

风险	增殖性	组织学发现
没有增加	最小的	纤维囊性改变（在正常范围内）：囊肿和导管扩张（72%）、轻度增生（40%）、非硬化性腺病（22%）和导管周围纤维化（16%）[a]；单纯性纤维腺瘤（15% ～ 23%）[b]；和其他（小叶增生、幼年型肥大和间质增生） 良性肿瘤：错构瘤、脂肪瘤、叶状瘤、[c]孤立性乳头状瘤、神经纤维瘤、巨大腺瘤和腺肌上皮瘤 外伤性病变：血肿、脂肪坏死以及异物引起的病变 感染：肉芽肿和乳腺炎 结节病 化生：鳞状和大汗腺 糖尿病性乳腺病
小幅增加（相对风险，1.5 ～ 2.0）	增殖无异型	常见的导管增生、复杂的纤维腺瘤（包含直径 ＞ 3 mm 的囊肿、硬化性腺病、上皮钙化或乳头状大汗腺改变）、乳头状瘤或乳头状瘤病、放射状瘢痕和钝性导管腺病
明显增长（相对风险＞ 2.0）	不典型增生	不典型导管增生和不典型小叶增生

[a] 百分比表示尸体解剖乳腺检查中发现乳腺疾病的比例。数据来自：Sandison AT. An autopsy study of the adult human breast：with special reference to proliferative epithelial changes of importance in the pathology of the breast. National Cancer Inst Monogr 1962；4：1.

[b] 数据来自：Goehring C，Morabia A. Epidemiology of benign breast disease，with special attention to histologic types. Epidemiol Rev 1997；19：310.

[c] 大多数分叶状肿瘤被认为是良性的纤维上皮性肿瘤，但是有一些具有恶性的临床或者组织学特征。数据来自：Santen RJ，Mansel R. Benign breast disorders. N Engl J Med 2005；353：275，with permission.

法区分，但有一些特征性表现。在纤维囊性变中，乳腺呈弥漫性肿块和纤维质。一侧乳房可能比另一侧受累更多。孤立的囊肿也可能是良性疾病的表现。那些在抽液时呈血性积液或在抽吸后复发的囊肿往往提示为恶性病变。

乳腺疼痛

周期性乳腺疼痛发生在月经周期的黄体晚期，是一个常见的问题。在一项针对美国女性的调查中，58% 的人存在轻度周期性疼痛，11% 的人存在中度或重度疼痛。据报道，近一半经历过疼痛的人影响了正常的性生活，而超过 1/3 的人会受到身体活动的影响。与月经周期无关的非周期性疼痛可能是由囊肿或乳腺炎引起的。胸壁疼痛可能被误认为是乳腺疼痛。

乳头溢液

单侧、自发性且局限于一个导管的乳头溢液应被认为是病理性的。非乳白色的单侧乳腺分泌物可能反映局部炎症或肿瘤性病变，其中大多数是良性的。良性病因包括慢性囊性乳腺病和导管内乳头状瘤。许多乳头状瘤无法触及。大约 5% 有乳腺分泌物的女性患有癌症。最令人担忧的乳头溢液是血性溢液，70% ～ 85% 的乳腺癌会发生血性溢液。然而，只有 25% 的血性分泌物被证明是由癌症引起的。溢液可能早于临床可检测肿块的出现。乳头溢液与癌症有关的风险随着年龄的增长而增加。未哺乳的女性出现乳汁性乳头溢液（溢乳）可能是催乳素瘤的征兆（见第 100 章）。

鉴别诊断 [3,5-7]

由于临床和病理术语缺乏一致性或标准化，乳腺肿块的鉴别诊断令人困惑。“纤维囊性疾病”的类别已被删除，因为它不代表一种病理状态。在活检的病变中，最常见的孤立性可触及的实性肿块是纤维腺瘤。多达 20% 的孤立性乳腺肿块是癌症。

并非所有乳腺癌症都是原发于乳腺的，需要时刻警惕转移瘤的可能。黑色素瘤和肉瘤，卵巢起源的癌症是最常见的，转移性高级别卵巢浆液性癌最常被误诊为原发性乳腺癌。黑色素瘤可能涉及乳腺和（或）腋窝。子宫平滑肌肉瘤是累及乳腺最常见的肉瘤类型。

导管内乳头状瘤、导管扩张和导管癌可能会出现浆液或血性分泌物。一项报道发现，44% 的病例有乳头状瘤或乳头状瘤病，23% 有导管扩张，16% 有纤维囊性改变，只有 11% 有癌症。

诊断 [3,5,8-20]

乳腺肿物

病史和体格检查

临床病史应从出现肿块的时间开始，并注意随时间的变化和任何伴随乳头溢液或其他相关症状。回顾家族史很重要，尤其是一级亲属的乳腺癌和卵巢癌病史。应询问患者既往活检或其他检查结果，如不典型增生、小叶原位癌或浸润性癌。

在体格检查中，关键发现是一个孤立结节，表现是分离的，与周围乳腺组织或对侧乳腺的相同区域明显不同。大多数腺体组织位于乳腺的外上象限，并随月经周期而变化，而乳腺肿块在整个月经周期中不会发生任何变化。在没有发现乳腺肿块的情况下，乳腺压痛没有病理意义。

乳腺肿块的临床特征对评估恶性概率上能提供很多线索。乳腺内容易活动、边界规则以及触诊时有柔软或囊性感觉都表明这是一个良性病变。然而，这些迹象并不可靠，60% 的乳腺癌肿块活动度良好，40% 边界清楚，40% 质地柔软或呈囊性。“良性”的表现将患癌症的可能性降低到大约 10%。

有多发结节和弥漫性增厚、同时有纤维囊性变的女性，其乳腺评估较困难。当没有显性结节出现时，在月经周期的不同时间重复检查通常会提高诊断率。对于持续性孤立结节需要活检。

所有有乳腺肿块的患者都需要检查淋巴结，因为它可能为恶性肿瘤提供重要的支持证据，特别是如果在同侧腋窝发现其他原因无法解释的淋巴结肿大。

影像学

乳腺钼靶。在诊断性乳腺中心，通常在超声检查或细针穿刺活检（fine needle aspiration biopsy，FNAB）后进行乳腺钼靶检查。前两种检查对简单的囊肿都具有很高的特异度，因此无须进行诊断性乳腺钼靶检查。当无法进行 FNAB 或超声检查时，或者当该检查结果提示肿物性质为实性、复杂囊肿或血性囊液时，乳腺钼靶是很好的诊断性检查。然而，必须强调的是，如乳腺钼靶检查结果呈阴性，并不能排除对临床可疑乳腺肿块进行活检的需要。乳腺钼靶摄影技术的进步包括数字乳腺 X 线摄影和计算机辅助诊断系统。数字乳腺 X 线摄影的灵敏度高于胶片乳腺 X 线摄影，将癌症检测的灵敏度从 27% 提高到 59%。计算机辅助系统主要用于筛查（见第 106 章）。

乳腺超声。超声检查可用于鉴别囊性肿块和实性肿块，尤其是 30 岁以下的女性。当采用严格的超声检查标准时，超声检查对单纯囊肿的诊断特异度高达 100%。

因此，对于超声检查后明确诊断为乳腺囊肿的患者，FNAB 是不必要的。当肿块较小或远离乳腺表面时，可以应用超声引导技术，以提高 FNAB 的准确率。在对 28 项研究的荟萃分析中，超声对乳腺癌筛查的总体灵敏度和特异度分别为 80.1% 和 88.4%。

磁共振成像。磁共振成像（MRI）现在通常用作乳腺成像筛查和诊断的一部分。MRI 不能代替乳腺钼靶检查，尤其是有金属植入物或乳腺致密的女性。检测浸润性癌的检测灵敏度高于乳腺钼靶摄影和超声，为 91% ～ 100%，但特异度要低得多（见第 106 章）。多参数 MRI 的最新进展提高了评估乳腺癌结构性和功能性发展过程的能力。

活检

细针穿刺活检。FNAB 使用小号针头（21 至 25 号）对实性和囊性病变进行多次穿刺，并对获得的样本进行细胞学检查。它可以在诊室或放射室在成像技术的指导下进行。在 60% ～ 85% 的情况下可以获得足够的样本。在足够的样本中，灵敏度为 65% ～ 98%。年轻女性、肿瘤较小或操作人员手法不熟练时会降低检查的灵敏度。当操作人员经验丰富时，灵敏度在 92% ～ 98%。被定性为恶性的样本特异度高达 99%。

芯针活检和切除活检。芯针活检需要使用更大直径的针头（14 到 18 号）来获取组织以进行组织学诊断。在立体定向或超声引导下可获得最佳结果。对照研究表明，芯针活检和 FNAB 具有相似的灵敏度和特异度；然而，与 FNAB 相比，芯针活检更常区分伴有和不伴有异型性的良性增生性病变以及导管癌和浸润性癌。系统评价发现，引导式芯针穿刺活检的准确性与开放式手术活检相当，危害更小，手术程序更简捷。

准确性始终是一个重要的问题。从事临床工作的病理学家分析芯针活检或切除活检的一致性研究发现，总体上 75% 的病例与专家共识一致，但对于无异型性的良性病变（87%）和浸润性癌（96%）的一致性更好，异型性（48%）和导管原位癌（DCIS；84%）的一致性较差。这个结果提升了对不同疾病活检结果分析的信心，并提示对样本分析结果不确定时，寻求另外的意见能够获益。

诊断策略

最有效的乳腺肿块的评估可以从 FNAB 或超声检查开始。如果超声检查显示一个简单的囊肿，则无须进一步检查。对于实性肿块和复杂囊肿，应进行 FNAB、芯针活检或切除活检。如果评估从 FNAB 开始，并且抽吸后有残留肿块，则需要重复抽吸或切除活检。如果抽出透明至绿色液体后没有残留肿块，则无须对液体进行细胞学检查。临床乳腺检查应在 4 ～ 6 周内进行。

如果对实性肿块采取 FNAB 不是诊断性的，则应进行重复抽吸、芯针穿刺活检或切除活检。如 FNAB 结果为良性，结合乳腺钼靶检查阴性，仅需要在 3 ～ 6 个月内进行临床乳腺检查。如果乳腺钼靶呈阳性，尽管 FNAB 为“良性”，仍需进行额外的影像学检查、芯针活检或切除活检。当 FNAB 报告不典型或可疑细胞时，需要进行芯针活检或切除活检。FNAB 结果为恶性时，则需要转诊，进行最终治疗。

乳头溢液

对乳头溢液的评估可以参照图 113-1 的诊疗思路。患者应进行仔细的乳腺检查，包括仔细触诊，寻找受影响乳腺的肿块，以及判断分泌物是单侧还是双侧，自发还是可挤出，以及局限于一个还是多个导管。如果在触诊时发现肿块或在影像学检查中出现肿块，则应如前所述进行检查。若无肿块且溢液是双侧排出的，则应注意检测促甲状腺激素和催

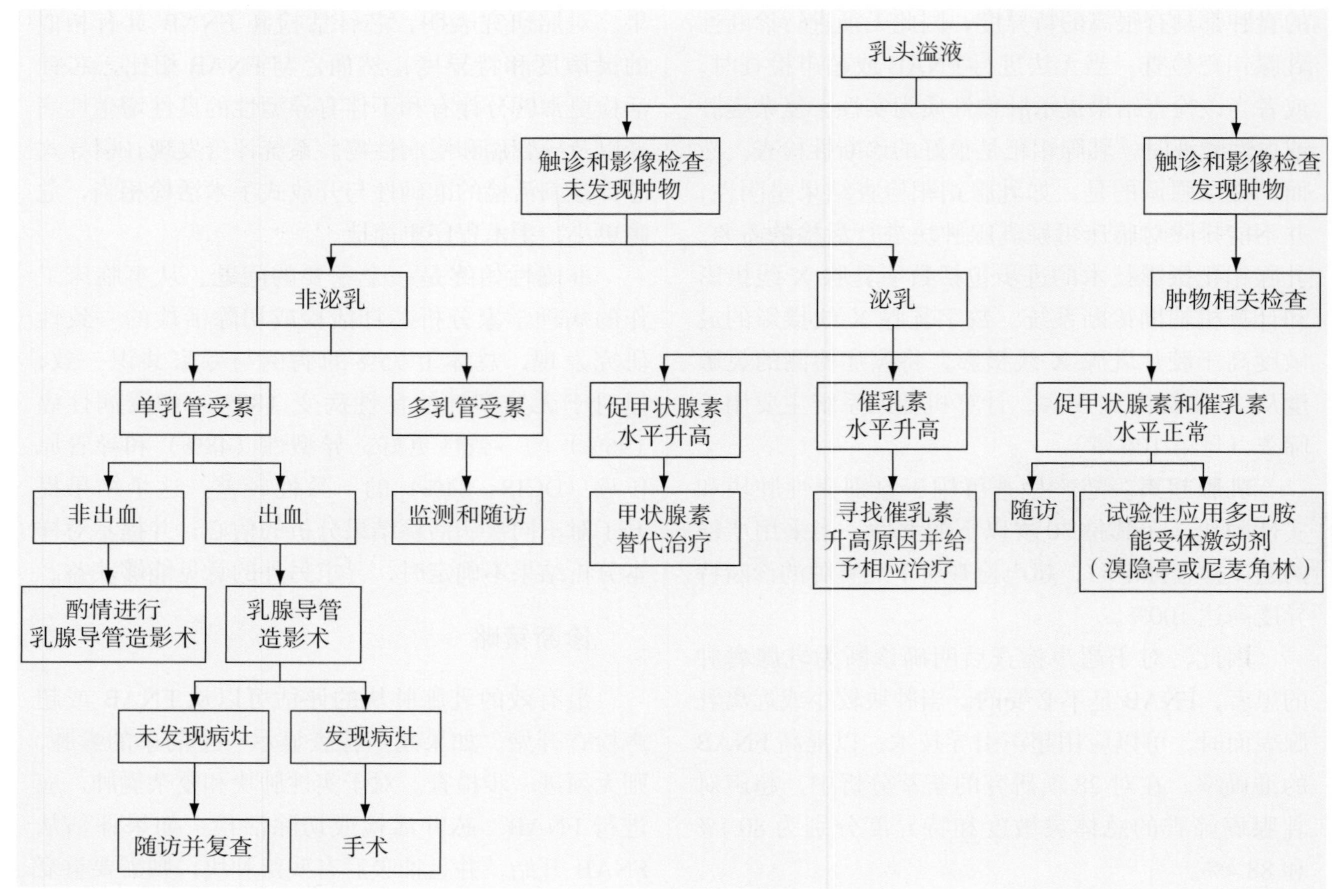

图 113-1 乳头溢液的诊疗思路。在多个导管受累的情况下，如果从单个导管中自发且持续地排出肉眼可见的血液，则应考虑乳腺导管造影术（Adapted from Santen RJ，Mansel R. Benign breast disorders. N Engl J Med 2005；353：275，with permission.）

乳素水平。如果分泌物是从多个乳腺导管排出的，则可以随诊。如果分泌物是单侧的，并且仅从单个导管排出，则应注意它是来自乳腺的哪个象限。愈创木脂测试有助于检测潜血。

细胞学检查的价值有限，灵敏度低于 50%。无法解释的乳头溢液（尤其是血性溢液）患者，需要转诊至在评估乳腺疾病方面经验丰富的外科医生，进行乳腺导管造影和加强造影协助明确诊断。此类患者需要警惕癌症的风险，导管探查可能是检测早期导管恶性肿瘤的唯一方法。

症状管理和患者教育 [5,21,22]

与纤维囊性变化相关的疼痛

对于有纤维囊性变化相关乳腺疼痛的女性，可以向其解释这种疼痛不是癌症的征兆，而且症状通常会随着激素的周期性下降而改善。此外，重要的是要强调这一症状不是乳腺癌的危险因素。可以解释纤维囊性变化的生理性质、极高的患病率和预后良好的自然病程。在一项研究中，85% 的周期性乳腺疼痛女性被转诊到专科诊所后，通过解释病情，她们均可以接受观察病情。

关于口服避孕药的作用仍缺乏系统研究，也不清楚它们是否能缓解症状，但可以尝试含有低剂量雌激素和孕激素的药物。推荐应用支撑胸罩或对乙酰氨基酚、非甾体抗炎药或阿司匹林。两项随机试验显示，可以考虑使用月见草油，但疗效存在不确定性。促性腺激素释放激素激动剂可用于严重疼痛的患者。

对于孤立肿块或血性分泌物

存在孤立乳腺肿块或血性分泌物的女性更关心患乳腺癌的可能性，而不是症状本身。向患者解释良性病变的可能性大于癌症的可能性，可以给患者提供一点安慰，同时采取其他明确诊断的措施。及时、有效的诊断评估对患者来说就是最好的治疗。

总结和建议 [5,16,21]

- 乳腺肿块的诊断范围可从良性（纤维囊性疾病、血肿、单纯性囊肿、纤维腺瘤）到恶性（原发性乳腺癌和转移性非乳腺癌）。
- 检查包括仔细询问创伤、病程、疼痛、乳头溢液和乳腺癌家族史，然后进行体格检查，评估肿块的大小、位置、特征以及皮肤和淋巴结受累。
- 乳腺钼靶检查和乳腺超声是主要的影像学检查。
- MRI 可用于进一步评估乳腺肿块。
- 乳腺肿块的明确诊断是通过活检进行的。

（黎梦涵 翻译，曾 辉 审校）

第 114 章

外阴瘙痒的评估

L. ELIZABETH LINCOLN

外阴瘙痒会让患者感到非常不适，影响睡眠和性功能，严重时会影响生活质量。原因包括阴道感染、外阴皮炎和原发性皮肤病和雌激素水平下降。在极少数情况下，还包括恶性肿瘤和癌前病变，需要进行活检。过度的皮肤清洁也会导致外阴瘙痒。基层全科医生应熟悉外阴炎症、感染和恶性疾病的表现，制定适当的治疗方案并避免延误癌症的诊断。

病理生理学和临床表现 [1–12]

导致外阴瘙痒的病因很多，从感染到各种不同的皮肤病变。

感染性疾病

念珠菌性外阴阴道炎

大多数女性会经历念珠菌性外阴阴道炎。外阴可见红斑，通常可见界线清晰的病变区域。特征表现为卫星样和干酪样分泌物（见第 117 章）。外阴的原发性皮肤念珠菌病也可以在没有阴道炎或分泌物的情况下发生。更常见于患有糖尿病的女性或怀孕或肥胖的女性。

皮肤真菌感染

由皮肤真菌感染引起的股癣比男性少见，但是在使用外用糖皮质激素治疗其他外阴疾病的女性中更常见。诱发因素包括血糖控制不佳的糖尿病、出汗过多、免疫缺陷和肥胖。温暖潮湿的环境会促进真菌感染，尤其是肥胖或穿着紧身裤或尼龙内衣的患者。

单纯疱疹感染——生殖器疱疹

从明显的囊泡性病变进展为溃疡通常是 2 型单纯疱疹病毒感染的表现，但高达 20% 的病例可能是通过口交感染 HSV 1。这些病变会引起外阴灼烧、瘙痒、疼痛和压痛。原发性感染往往导致发热、腹股沟淋巴结肿大、疼痛和不适。复发病例可表现为较轻的症状，如刺痛伴随瘙痒。

人乳头瘤病毒感染

人乳头瘤病毒（HPV）亚型感染引起的外阴疣被称为尖锐湿疣，通常呈多灶性出现在小阴唇或会阴部，会引起瘙痒，偶尔会引起阴道分泌物，但经常是无症状的。前庭乳头状瘤病是一种正常的黏膜变异，表现为一簇簇珍珠状黏膜丘疹，通常被误认为是生殖器疣，但区别在于它们局限于前庭，且没有基底融合。

传染性软疣病毒感染

传染性软疣病毒感染引起的脐部病变可能会出现瘙痒，但通常无症状。这种感染在免疫功能正常的女性中通常是自限性的，通过搔抓和接触后传播，并且经常在成人中通过性传播。在免疫功能低下的宿主中可能表现为更加严重的感染。

节肢动物感染

螨虫或虱子感染可引起剧烈瘙痒。疥疮会产生丘疹性病变和瘙痒，可能发生在身体的多个部位，包括手腕、指蹼、肘部、腋窝、生殖器和臀部。耻骨虱病局限于被毛发覆盖的区域，因为其虫卵需要沉积在毛发上（见第 195 章）。

皮肤病

外阴皮肤病是一大类产生丘疹鳞屑性外阴病变的皮肤病，以前称为外阴营养不良，会引起瘙痒和其他症状。

会阴部皮炎

外阴对刺激物和过敏原非常敏感。外源性因素刺激会导致接触性皮炎，内源性因素会发生湿疹反应（见第 184 章）。外阴湿疹可能是弥漫性的或仅局限于外阴。尽管许多女性在成年期出现，但如果存在特殊的家族史，也可于儿童时期出现。外源性皮肤病可能发生在任何年龄。外阴的慢性接触或刺激会导致持续的抓挠、瘙痒和摩擦，最终导致皮肤苔藓化，使外阴增厚和起皱。由此所产生的皮肤病变称为慢性单纯性苔藓，可以继发于任何引起瘙痒的外阴慢性刺激性或感染性疾病。

局部刺激和刺激物。剃阴毛的年轻女性经常会因继发性毛囊炎而引起瘙痒。患有尿失禁的老年女性可能会被迫佩戴护垫，这可能会引起刺激。除臭剂、肥皂、香水、湿巾、乳液、卫生产品、冲洗剂、泡泡浴、避孕泡沫和润滑剂也会引起过敏反应或化学刺激，导致瘙痒。局部用药的活性或非活性成分也可以是刺激性物质。另一个诱因也包括不充分或过度清洁。

硬化萎缩性苔藓

这种原发于外阴的炎症性疾病通常具有明显的自身免疫机制，其特征是阴道口周围和肛周皮肤呈对称的“钥匙孔”样脱色，表皮苍白萎缩，白色真皮上出现细小皱纹或脱屑。它可以发生在任何年龄的女性身上，但最常见于绝经后。如果不治疗，会导致阴道口狭窄（尽管不涉及阴道本身）以及包括小阴唇在内的外阴结构萎缩或融合。硬化萎缩性苔藓使外阴鳞状细胞癌（squamous cell carcinoma，SCC）的风险增加（约 5%）。该过程不是由 HPV 介导的。临床过程是慢性的，需要长期的管理，防止疾病进展和发生癌症。早期治疗会降低进展为癌症的风险。

扁平苔藓

这种炎症性原发性外阴疾病表现为三种形式：糜烂性、丘疹鳞状性和肥厚性。糜烂改变更加常见，也称为黏膜皮肤扁平苔藓，通常起源于阴道前庭，伴有糜烂、白色斑块和丘疹。红斑延伸到阴道内，边界清晰。可能会出现外阴阴道结构的严重变形和破坏。它可以累及任何黏膜表面，口腔和外阴阴道区域最常见。丘疹鳞状细胞的特点是“5P”：瘙痒（pruritic）、紫色（purple）、多形性（polygonal）、丘疹（papules）和斑块（plaques）。肥厚改变表现为会阴部粗糙的角化过度病变，可能类似于 SCC。目前尚不清楚扁平苔藓是否是外阴癌的危险因素。

银屑病和脂溢性皮炎

银屑病导致的外阴受累通常伴随全身疾病出现，但有时可呈单发。表现为大阴唇上呈现湿润的红色斑块，通常带有银色鳞片。脱屑也可能是由于外阴脂溢性皮炎所致。这种情况不常见，但可出现脱屑性红斑病变。

萎缩性阴道炎

萎缩性阴道炎发生在低雌激素状态，包括绝经后（自然和手术）和产后，包括哺乳期（见第 117 章）。黏膜红而薄，有时会出现少许分泌物。

恶性肿瘤

外阴恶性肿瘤是外阴瘙痒的恶性原因。诊断延误很常见，这是由于患者的病史经常表现为局部瘙痒，局部用药后治疗失败。瘙痒可能很剧烈，有时伴有少许血性分泌物。

外阴鳞状细胞癌（SCC）

SSC 通常表现为大阴唇或小阴唇上的单个丘疹、斑块、肿块或溃疡，也可呈多灶性改变。病变可以是红色、白色或色素沉着、凸起或侵蚀，并且通常出现在已经涉及癌前变化的区域。通常表现为角化或“分化”病变，主要见于老年女性，与 HPV 感染无关。高危型 HPV 感染的增加使年轻女性中经典或“常见”亚型的疾病发生改变。其他风险因素包括皮肤病，如硬化萎缩性苔藓。

外阴上皮内瘤变（vulvar intraepithelial neoplasia，VIN）是典型的癌前病变。VIN 也可能与 HPV 相关，尤其是在年轻女性中（75% 于绝经前）。它与 HPV 感染的关系类似于宫颈上皮内瘤变。在绝经后女性中发现的角化病变与 HPV 无关，但通常与现有的外阴皮肤病（如硬化性苔藓）相邻。尽管有 VIN 的女性中一半没有症状，但最常见的主诉是瘙痒。

外阴 Paget 病

外阴 Paget 病有时会表现为瘙痒和灼热，并因此被误诊为湿疹。这种皮肤恶性肿瘤表现为红色、边缘清晰的鳞屑、斑块，通常累及肛门区域。虽然不常见，但它与 5% 的潜在外阴腺癌和高达 24% 的非连续性腺癌病例有关。

鉴别诊断 [1,3,4,10–13]

在年轻女性中，性传播感染以及由化学刺激物和过敏反应引起的皮炎是阴道瘙痒的主要原因。同样的病因也适用于老年女性，但萎缩性阴道炎、炎症性皮肤病和外阴癌为更常见的考虑因素。有 HPV 感染病史涉及癌症相关亚型（如 16 或 18）的年轻女性也应怀疑鳞状细胞癌。对于任何外阴持续瘙痒的女性，应考虑原发性皮肤病的可能性（表 114-1）。

表 114-1　外阴瘙痒的原因

感染
念珠菌
滴虫
细菌性阴道病
化脓性汗腺炎
单纯疱疹
HPV
皮肤癣菌
疥疮
耻骨虱
毛囊炎
皮肤病
皮炎
特应性刺激性苔藓硬化
单纯性苔藓
慢性 / 外阴湿疹
扁平苔藓（糜烂性、丘疹鳞屑性或肥厚性）
银屑病
脂溢性皮炎
低雌激素状态：萎缩性阴道炎
产后
绝经后
癌前病变 / 癌症
VIN
鳞状细胞癌
腺癌
刺激物
接触性皮炎

诊断 [1,3,4,10–13]

病史

询问外阴病变、阴道分泌物、尿失禁、湿疹或牛皮癣等皮肤病以及其他瘙痒部位。需要识别可能的刺激物和过敏原，如面霜、肥皂、泡泡浴、阴道除臭剂、冲洗剂、外用药物和避孕泡沫，还需要询问性生活史。也需要采集症状的持续时间和对先前治疗的反应。伴侣或室友生殖器瘙痒往往提示感染性病变。任何持续存在或扩大的结节或溃疡都需要仔细检查。应进行 HPV 检测和巴氏涂片检查。

体格检查

检查外阴和会阴皮肤是否有斑疹、丘疹、脱

屑、红斑、溃疡、色素性病变、色素减退、表皮脱落、皮疹、虱子和螨虫。应触诊腹股沟淋巴结是否肿大，并进行窥器检查，以确定是否有阴道炎或分泌物（见第117章）。如果怀疑感染，应该对分泌物进行阴道湿片和（或）培养检测。当怀疑有虫感染时，需要仔细检查阴毛干中是否有虱卵（见第195章）。当有多个病变时，应注意它们的分布——丘疹簇提示尖锐湿疣，但如其基部缺乏融合且局限于前庭，则提示前庭乳头状瘤病。任何可疑病变，尤其是单发、溃疡或结节且不愈合的，应考虑活检，也可以阴道镜检查进行活检。醋酸常被用于帮助鉴别需要活检部位的病变性质。

管理[1,3,4,7,8,10–12,14–17]

对症治疗

最好的治疗方法是根治病因，尤其是由于感染（见引用章节），但迅速缓解症状非常重要。可以自行停用可能会导致接触性皮炎的刺激物，如肥皂或面霜。夜间可使用镇静抗组胺药（如羟嗪）或低剂量三环类抗抑郁药（如阿米替林）缓解症状，白天可使用低剂量第二代SSRI抗抑郁药（如氟西汀或西酞普兰）缓解瘙痒，并打破瘙痒—抓挠—瘙痒加重的循环。每天两次使用温水浸泡，可以改善患者的症状，也有助于打破这个循环。

对因治疗

对于慢性单纯性苔藓、湿疹和银屑病，应考虑局部使用糖皮质激素。每天服用中高效糖皮质激素2周往往会起到不错的临床效果，但可能需要再治疗。软膏优于乳膏制剂。乳膏制剂可能含有引发接触性皮炎的成分。硬化性苔藓和扁平苔藓可能需要使用高效外用糖皮质激素进行治疗，以防止外阴和阴道结构变形。恶性肿瘤的管理和持续监测需要转诊给有外阴皮肤病治疗经验的妇科医生或皮肤科医生。

外用他克莫司和吡美莫司已显示出对糖皮质激素治疗无反应的硬化性苔藓和扁平苔藓的治疗功效，但美国食品和药品监督管理局关于使用这些药物可能导致恶性肿瘤风险的黑框警告限制了它们的使用。考虑使用这些药物时需要转诊。

当作为乳膏、栓剂使用时，局部雌激素可以帮助减少与萎缩性阴道炎相关的外阴瘙痒（见第117章）。定期使用阴道保湿剂（如Replens）也是一种有用的辅助手段。

患者教育和转诊指征

应对患者进行健康教育，包括皮肤护理原则以及避免导致持续外阴刺激的因素，包括过度清洁、潮湿（穿紧身牛仔裤、连裤袜、尼龙内衣或运动服），避免使用潜在的刺激物，包括泡泡浴、香皂和女性卫生用品。这些做法在有外阴不适的女性中很常见。如果不改变这些习惯，会导致外阴瘙痒难以治愈。

如前所述，任何持续性外阴病变都需要转诊给皮肤科医生或妇科医生。孤立的溃疡或结节性病变应引起重视，并考虑进行活检。转诊寻求对治疗硬化性苔藓和扁平苔藓的指导，也有助于预防潜在的严重并发症。

（黎梦涵 翻译，曾　辉 审校）

第 115 章

女性性功能障碍的医学评估与其他

SUSAN E. BENNETT，SHANA BIRNBAUM

男性勃起功能障碍药物治疗所取得的进展激发了人们对女性性功能的兴趣，以期能够找到针对女性性功能障碍（female sexual dysfunction，FSD）的治疗方法。

病理生理学和临床表现[1-19]

性生活欠佳非常普遍。有文献报道，在 40 ~ 70 岁的男性中，约 52% 的人患有某种程度的勃起功能障碍。FSD 则更加难以量化和测量。1992 年在美国进行了一项显示社区的调查（被最广泛地引用）。该调查报告的女性性问题患病率为 43%。2008 年公布的一项大型调查（PRESIDE）也发现了同样的患病率。该调查还报告了 22.2% 的女性因性问题而感到苦恼。中年时，性困扰问题的发生率增加。金赛研究所（Kinsey Institute）的数据表明，性活动期间的生理反应不能预测女性对性生活的满意度，而情绪健康和夫妻关系以及整体身体健康则具有预测性。虽然 FSD 的确切诊断标准仍在争论中，但人们一致认为，这些问题一定引起了女性的苦恼，从而提示性功能障碍。

性欲障碍

性欲低下是女性报告中最常见的性问题。在各种研究中，发生率从 10% 到 51% 不等。在美国妇女健康研究（Study of Women’s Health Across the Nation，SWAN）中，40% 的健康中年女性表示她们很少或从未经历过自发的性欲。然而，这些女性中的大多数对她们的性生活感到满意。在 PRESIDE 研究中，性欲低下是最常见的问题，但只有 10% ~ 14% 的人因性欲低下而苦恼。年龄增长、与同一伴侣的性关系时间较长、卵巢功能丧失都可能造成性欲降低，因为这些是大多数女性的共同经历，性欲低下并不一定是功能障碍。

性激素的作用

性激素在性欲障碍中的作用有所争议。对治疗的反应观察发现，没有证据表明雌激素或黄体酮替代激素可以改善性欲。人群研究未能显示雄激素水平［总睾酮和游离睾酮、硫酸脱氢表雄酮（dehydroepiandrosterone，DHEA）和雄烯二酮］与自我报告的性欲和性满意度之间的相关性。然而，一项随机、安慰剂对照、双盲的睾酮透皮试验显示，尽管强烈的安慰剂反应降低了结局的显著性，然而，在绝经前接受子宫切除术或卵巢切除术并接受雌激素替代治疗的女性中，每月性满足事件的数量显著提高。一项对未接受雌激素替代疗法的绝经后女性的随访研究表明，在使用睾酮透皮贴片的女性中，性满意度有所提高，但乳腺癌的发病率有显著的小幅增加。因此，含有雌二醇和甲基睾酮的组合药片 Estratest 以及 Intrinsa 睾酮贴片已不再生产。

性欲在寻求性行为中的作用

该领域的研究发现，缺乏性欲是女性寻求性健康医疗建议的最常见原因，但性欲并不是大多数女性寻求性行为的主要原因。2006 年，罗斯玛丽·巴森（Rosemary Basson）认为，对于许多女性来说，性欲伴随着性唤起，她们愿意接受与亲密伴侣的性接触，并相信性欲和满足感会随之而来。1966 年，马斯特斯和约翰逊（Masters and Johnson）提出男女线性性反应周期，1973 年，海伦·卡普兰（Helen Kaplan）对该理论进行了调整，并认为性欲是性交的先决条件。巴森观察到，这一模式并不反映许多女性的性现实。

性唤起障碍

性唤起问题不如性欲低下那么常见。在 PRESIDE 报告中，26% 的女性存在性唤起问题，但只有 5% 的女性对此感到困扰。在评估性唤起障碍患病率时，大多数研究把阴道润滑作为唤起的标志。男性的生殖器兴奋是阴茎勃起，而女性的生殖器兴奋是阴道血管充血并伴有润滑。主观唤起是一种生理状态，与感知到的性兴奋和寻求持续性刺激的欲望相关。虽然男性阴茎勃起和主观唤起之间有着密切的关系，但女性生殖器和主观唤起之间的相关性较差。这可能是西地那非（伟哥）对于患有性唤起障碍的女性来说并没有表现出获益的原因之一。

女性缺乏主观唤起可能与缺乏阴蒂刺激和充血有关。阴蒂被广泛认为是一个小结构，直径 1 cm，长度 2 cm。尸体解剖显示阴蒂大得多，约 9 cm 长，大部分复杂结构位于骨盆内。阴蒂充血明显比阴茎或阴道充血更难测量，这可能解释了女性生殖器和主观唤起之间缺乏相关性的原因。此外，性欲可能源于或依赖于主观唤起。

性高潮障碍

与男性高潮不同，没有证据表明女性高潮是生殖所必须的。适应性进化理论认为女性有勃起组织和神经、血管连接来达到高潮，理由是阴蒂和阴茎来自同一胚胎器官。相当一部分女性在性交中没有体验到性高潮。一项性学文献回顾发现，25% 的女性在性交过程中总是经历性高潮。大约 1/3 的女性在性交过程中很少或从未经历过高潮。大多数女性在性交或手淫时需要直接刺激阴蒂来达到高潮。在一项研究中，当被问及生殖器官的哪些部位需要最少的刺激就能达到高潮时，女性一致报告说阴蒂头上方和顶部的区域比任何其他区域都敏感，包括前庭和阴道内的任何地方。小部分女性在高潮时排出大量液体，被称为女性射精。从解剖学上讲，除了阴道和膀胱外，女性生殖器没有足够大的结构容纳超过几毫米的液体。因此，女性射精这种说法仍然存在争议。

引起性疼痛的疾病

一项对 54 个研究的回顾分析显示，性疼痛障碍的患病率从 8% 到 22% 不等。

性交困难是最易引起基层医生注意的一种性疼痛障碍。性交疼痛可能有几种机制（表 115-1），这取决于症状是在阴茎最初插入时还是深度插入时出现。前者由于润滑失败或刺激不足、阴道或外阴刺激以及继发于手术、炎症或解剖变异的结构性障碍而疼痛。深度疼痛可由于炎症组织的摩擦或炎症旁结构的震动引起。性交困难的心理因素反映了各种各样的问题。

表 115-1　性交困难的重要原因

插入时疼痛最重	深插时疼痛最重
润滑不足	盆腔炎
阴道炎	卵巢囊肿
处女膜不完全破裂	子宫内膜异位症
前庭大腺囊肿	盆腔粘连
狭窄	骨盆支撑松弛
会阴切开不全	子宫肌瘤
外阴阴道萎缩	
生殖器骨盆疼痛或深插障碍	

插入时的疼痛可由外阴刺激引起，而外阴刺激又由多种因素引起，包括外阴阴道感染（见第 114 章和第 117 章）。生殖器疱疹等溃疡性疾病通常会在性交时引起外部疼痛，外阴皮肤病也会引起外部疼痛，包括湿疹、扁平苔藓和硬化苔藓。使用香皂、剃须泡沫、杀精剂或避孕套可能会导致继发性刺激。当机械刺激和伴随的炎症反应阻塞导管腔，导致前庭疼痛性囊性肿胀时，就会发生前庭腺导管囊肿。既往手术（包括会阴切开术）引起的刺激也可能导致疼痛。

雌激素缺乏症患者的外阴和阴道黏膜组织较薄，弹性较低，更容易受到创伤。这种类型的阴道萎缩在更年期女性中几乎是普遍的，即使有足够的刺激，她们也可能没有足够的润滑。萎缩性阴道炎，新命名为更年期泌尿生殖系统综合征（genitourinary syndrome of menopause），是性交困难的常见原因。任何处于低雌激素状态的女性，包括哺乳期或产后、厌食症或其他导致下丘脑性闭经的原因或接受过盆腔放疗的女性，都可以看到类似的症状和阴道变化。在绝经前女性中，性交前的爱抚不充分导致的润滑不足是性交困难最常见的原因之一。药物也可能导致阴道干燥，包括低剂量或仅含黄体酮的口服避孕药。最后，阴道分泌物分泌不足可能反映出性交焦虑、关系冲突、怀孕或感染风险导致的唤起不足。

慢性外阴前庭炎，又称外阴前庭痛，阴部神经痛或外阴痛是一种不明原因的性疼痛。阴道痉挛既往被定义为任何物体深插所引起的会阴肌肉的不自主痉挛。然而，研究未显示在阴道痉挛发作时出现不自主肌肉痉挛。2010 年一个新的诊断类别被提出，将性交困难和阴道痉挛合二为一，临床表现为慢性疼痛。这种综合征，即生殖肾盂疼痛或深插障碍，在大多数情况下通过盆底理疗和脱敏训练得到成功治疗。

子宫内膜异位症、卵巢囊肿、盆腔炎以及由这些疾病引起的粘连可能会发生深度性交困难。尽管子宫后倾是一种正常的变异，但一些女性可能在抽插中随着子宫向后移动而感到疼痛。

鉴别诊断 [6,8-10,15-20]

表 115-2 列出了性欲、性唤起和性高潮问题的原因。表 115-1 中列出的性交困难的所有原因应根据患者的年龄以及插入时或深插时是否疼痛来考虑。

诊断 [6,8,10,15-20]

病史

作为系统回顾的一部分，医生应询问所有女性患者是否对其性功能有任何担忧，包括性交疼痛。患者积极的回答应该引出更详细的问题。对于所有性问题，临床医生应获取完整的病史，包括当前和以前的性经历，并始终意识到性虐待的普遍性，包括乱伦、强奸（陌生人或熟人）和家庭暴力。患者可能不会欣然接受这样的体验，这并不奇怪。医生应该探究患者性恐惧的历史，要敏锐、细腻地感知和了解患者当前的性经历以及对伴侣的感受（见第 229 章）。性问题与女性自述的心理和社会问题有关。

表 115-2 继发性功能障碍的原因

医学的	社会的	精神科
库欣病	疲劳	双相情感障碍
艾迪生病	慢性压力	焦虑症
糖尿病	缺乏隐私	重度抑郁症
垂体功能减退	关系问题	惊恐障碍
高催乳素血症	缺少伴侣	躯体化障碍
退行性关节病		躯体形式疼痛障碍
甲状腺功能减退		
多发性硬化		
颞叶病变		
冠心病		

对于报告性功能障碍的女性，最重要的问题是性功能障碍是新出现的还是长期存在。一个既往性功能正常的女性突然失去性欲、性唤起或性高潮，提示她患有严重的抑郁症或器质性疾病。如果任何方面的功能障碍不能用抑郁、药物治疗或明显的内分泌状况来解释，则应开始全面的医学评估。突然失去性欲应该引起医生对内分泌异常的关注（表 115-2）。性唤起的突然丧失并不常见，不过一旦出现，会让人担心神经血管疾病，如动脉粥样硬化。这类疾病会阻碍阴道和阴蒂充血。突然失去性高潮是选择性 5- 羟色胺再摄取抑制剂（SSRI）抗抑郁药最常见的副作用之一。然而，如果没有服用这些药物的女性，在性欲或性唤起没有改变的情况下失去了获得性高潮的能力，那么表明她的神经系统疾病中断了骨盆的自主神经支配。这可能与其他并非难以察觉的神经功能缺陷有关，如尿道括约肌功能障碍。

在性疼痛史中，我们需要确定性交困难是在第一次性交时发现的，还是最近出现的，是否继发于器质性障碍或是某一情境相关的问题。应询问患者疼痛是发生在插入前、插入时还是仅发生在深插后。重要的是确定患者是否可以在不痛的情况下插入卫生棉条。如果她能，则不可能存在机械性障碍。

体格检查

性交疼痛检查最重要的部分是盆腔检查。医生检查是否有外阴阴道炎、萎缩性阴道炎、宫颈炎和先天性畸形的体征。触诊可发现子宫肿块、子宫后倾或宫颈摇摆痛。如果近期未做筛查，则应获取宫颈细胞学巴氏涂片以检查潜在的恶性肿瘤。阴道解剖指标，包括阴道口口径、长度和外阴阴道萎缩情况，与性功能包括性交困难和阴道干燥症状没有关联。

实验室检查

如果体检中有证据提示盆腔炎，则需要进行血常规、红细胞沉降率和宫颈培养（见第 116 章）。如果怀疑外阴阴道炎，阴道 pH 的湿制剂可评估念珠菌或滴虫。盆腔超声检查可能有助于确定可疑的盆腔肿块。如果考虑患者有子宫内膜异位症、粘连或附件肿块，则需要转诊至妇科医生进行腹腔镜检查。

由于激素水平和症状与激素治疗反应之间的相关性较差，因此，不建议通过常规测量性激素水平（即雌激素和雄激素的血液浓度）来指导治疗。

症状管理、患者教育和转诊指征[8-10,14,16,19-30]（另见第 229 章）

应向自述性欲低下的健康女性说明，性欲低下在有长期男女关系中女性和绝经后女性中很常见。医生应该鼓励她与伴侣进行性行为，在性唤起后期待性欲。治疗低性欲的目标同时包括减少压力和疲劳、改善个人心理健康和人际关系健康。对女性进行的正常性行为教育将减少女性及其性伴侣对自己性表现的焦虑。重要的是要让她们知道社区中也有完善的资源，认识到潜在的精神病理和社会心理压力因素也是必要的（见第 229 章）。

性欲障碍

药物治疗

基层医生应将药物治疗限制于绝经后女性的局部外用雌激素治疗（见下文讨论）。鉴于相关风险和副作用，在考虑使用其他药物时需要专科转诊。时常采用的药物治疗简述如下。

内分泌学会指南建议对患有女性性兴趣 / 性唤起障碍的绝经后女性进行短期睾酮治疗试验。必须强调的是，美国联邦药物管理局（Federal Drug Administration，FDA）尚未批准任何形式的睾酮疗法用于治疗这种疾病，因此，任何此类药物的使用都被视为“适应证外”。使用雄激素制剂是很危险的，原因是为男性设计的雄激素制剂的剂量是女性剂量的 10 倍，专科医生开出的药方是特别配制的 1% 睾酮乳膏。

标准口服激素替代疗法，即绝经期女性使用雌激素和黄体酮，对性欲的治疗没有获益。治疗潜在的内分泌疾病，如垂体腺瘤，往往能导致性欲的恢复。

替勃龙（Tibolone）是一种具有雌激素和雄激素特性的类固醇，已在欧洲被批准用于治疗 FSD，但由于担心乳腺癌和脑卒中风险增加，因此在美国未能获得批准。氟班色林（Flibanserin）是 FDA 批准的一种中枢作用的多巴胺能活性剂，是治疗绝经前女性性兴趣或性唤起障碍的药物。它使绝经前女性的性满足事件每月增加 0.4 ～ 1 次，但必须每天服用，并且有显著的副作用。阿扑吗啡（Apomorphine）是一种多巴胺激动剂，在一项小规模的短期试验中改善了绝经前女性的性高潮和性满意度，但因有与血管舒张相关的副作用而可能被限制使用。

性唤起障碍

对于那些深受性唤起不足困扰的女性，应该向她们提供关于有效刺激阴蒂益处的建议，这在许多书中都有描述，如朱莉娅 · 海曼和约瑟夫 · 洛皮科洛的《达到性高潮》（*Becoming Orgasmic*）。他们确信许多女性不会通过性交达到性高潮，但大多数女性可以通过足够的阴蒂刺激体验性高潮。EROS-CTD（阴蒂治疗装置，UroMetrics，Inc.）是 FDA 批准的一种电池供电真空装置，可应用于阴蒂刺激充血，为性唤起困难的女性提供便利。

性唤醒良好但不润滑的女性应鼓励使用水溶性润滑啫喱膏。避孕药膏不应用于润滑，因为它们通常会导致脱水，并可能加剧疼痛。有各种非处方的润滑产品可供使用。对于阴道黏膜萎缩的绝经后女性，可以让她们使用一种非全身吸收的局部外用雌激素产品，如雌激素环或缓释雌激素栓剂（见第 118 章）。定期性交有助于绝经后女性保持生殖器血流和阴道弹性。随着年龄的增长，男性和女性通常都需要增加性刺激来获得足够的性唤起。鼓励伴侣之间的开放式交流是很重要的，这对于协商出一个长期健康的性关系至关重要。控制糖尿病、高血压和高脂血症可能改善糖尿病或动脉粥样硬化女性的性唤起。

性高潮障碍

对于服用 SSRI 抗抑郁药且仍需继续服用的性高潮缺失女性，添加安非他酮可能会恢复她们达到性高潮的能力。西地那非已被证明能改善某些服用 SSRI 抗抑郁药女性的性高潮困难，但对 FSD 无效。

引起性疼痛的疾病

短期小剂量使用阴道外用雌激素或合并使用

可吸收制剂来治疗绝经后性交困难是相对安全和有效的（见第 118 章）。除雌激素治疗外，如考虑其他药物治疗，需要进行专科转诊（见第 229 章）。专科医生提供的一些治疗措施值得注意。

普拉甾酮（DHEA）以一种日常阴道栓剂的形式上市，已被 FDA 批准用于治疗更年期泌尿生殖系统综合征引起的性交困难。由于普拉甾酮治疗会在 12 周后提高雌酮水平，因此继续使用的安全性仍然值得关注。内分泌学会指南建议不要使用其他形式的 DHEA 治疗，因为治疗 FSD 的疗效有限且缺乏远期安全性数据。奥培米芬（Osphena）是一种选择性雌激素受体调节剂，被 FDA 批准用于治疗更年期泌尿生殖综合征引起的性交困难，但由于可能导致血栓栓塞事件，其用途受限，仅限于不能自行使用雌激素乳膏、栓剂或雌激素环的女性使用。激光治疗是治疗绝经后性交困难的一种潜在疗法，但仍处于研究阶段且费用昂贵。

如果有潜在的阴道或盆腔感染，则应进行治疗，并建议患者暂时停止性交（见第 116 章和第 117 章）。因单纯疱疹病毒感染引起疼痛的患者可通过使用阿昔洛韦或伐昔洛韦得到缓解（见第 193 章）。

如前所述，阴道口口径或阴道解剖的其他指标与性交困难之间几乎没有相关性。与明显的盆腔病变无关的阴道痉挛和性交困难最近被认为是一种疼痛疾病，盆底理疗和指导性脱敏训练对其有效。在转诊此类患者进行任何物理或性治疗之前，基层医生应谨慎地将病情转述给妇科医生以供评估。

（刘　青 翻译，曹照龙　曾　辉 审校）

第 116 章

盆腔疼痛的管理

L. ELIZABETH LINCOLN

盆腔疼痛是许多女性感到不适和担忧的主要原因。痛经引起的周期性疼痛有时会影响至少一半的经期女性，估计有 10% 的女性受到痛经的严重影响。持续的疼痛应该引起对癌症的关注。盆腔疼痛的急性发作也很常见，可能提示潜在的严重病变。基层医生必须能够区分功能性疼痛与感染或解剖病变引起的疼痛，知道何时需要转诊至妇科医生或紧急住院，并针对最常见的病因有效地启动治疗和对患者进行教育。

病理生理学和临床表现 [1-15]

急性疼痛

新发的急性盆腔疼痛通常提示盆腔和盆腔外有严重的潜在病变。

盆腔炎

当细菌病原体通过淋巴管从宫颈或阴道上升到上生殖道感染子宫、卵巢、输卵管和盆腔腹膜时，就会发生盆腔炎（pelvic inflammatory disease，PID）。性活跃的年轻女性受到的影响尤为严重。盆腔炎的症状在患者初次接触受感染伴侣后的数周或数月才开始出现。盆腔炎初期疼痛可能很轻微，直到感染累及子宫旁肌和输卵管，因为亚临床 PID 包括无症状的上生殖道感染至轻微的盆腔疼痛，导致目前大家将 PID 理解为一个疾病谱，而典型的急性 PID 代表其中最严重的部分。

危险因素。主要的危险因素包括年轻（15 ~ 25 岁）、非洲裔美国人、多个性伴侣、缺乏屏障避孕和既往性传播疾病史（但不是现代宫内节育器）。

临床表现和实验室检查结果。对急性典型 PID 患者的体格检查最值得注意的是化脓性宫颈分泌物、宫颈脆性、宫颈摇摆痛以及子宫和附件压痛，偶尔会出现腹膜症状。月经期间或月经后不久出现盆腔或下腹部疼痛是典型症状。右上腹压痛是PID导致肝包膜炎症的一种罕见并发症（Fitz-Hugh-Curtis综合征）。输卵管卵巢脓肿是急性PID的另一个并发症，涉及附件中炎性肿块的形成，引起严重的单侧疼痛，偶尔会破裂。1/3的患者出现月经间期或性交后阴道异常出血，约一半患者出现发热。其他症状包括性交困难和排尿困难。亚临床PID可能没有症状或只有轻微的子宫压痛，其特征是红细胞血沉降率和C反应蛋白升高，宫颈培养可显示淋病奈瑟菌或衣原体。

细菌学。大多数PID病例是通过性传播的，沙眼衣原体和淋病奈瑟菌是典型的致病微生物，但也可能涉及许多其他微生物。这些致病菌引起的疾病约占PID病例的2/3。这两种感染通常无症状，只有15%的病例出现PID，而更多的病例产生孤立性宫颈炎。虽然PID中的病原体是通过性传播的（通常是沙眼衣原体或淋病奈瑟菌），但多种微生物感染是典型的。其他常见的微生物包括α链球菌、大肠埃希菌和其他革兰氏阴性杆菌、支原体和类杆菌等厌氧生物。对无症状年轻女性进行衣原体筛查（见第125章）可将PID的发病率降低50%。

后遗症。复发性PID、异位妊娠、不孕和慢性盆腔或背部疼痛是潜在的后果。25%的PID患者会有继发的盆腔炎。既往患过一次PID会使异位妊娠的风险增加7～10倍。复发性盆腔炎也会增加不孕的风险：一次发作会导致8%～12%的不孕风险，并且每连续发作一次，风险就会增加一倍。研究表明，三次发作后不孕的风险为40%～75%。无症状和未被确认的盆腔炎也与输卵管阻塞和不孕有关，PID的延迟治疗也是如此。盆腔炎也可能导致高达20%的慢性盆腔疼痛。越来越多的证据表明，通过早期抗生素的有效治疗，可以最大限度地减少PID的后遗症，包括不孕。

异位妊娠

异位妊娠是引起急性盆腔疼痛的一个非常可怕的原因，因为输卵管破裂可能导致严重出血。美国疾病控制与预防中心（the Centers for Disease Control and Prevention，CDC）提供的最新数据显示，在美国，异位妊娠的年发生率为19/1000。虽然非洲裔美国女性的病死率比白人女性高，35岁以上的女性比25岁以下的女性高，但病死率已经下降了近90%。

病死率的下降得益于早期诊断（输卵管破裂前），因为使用了灵敏的人绒毛膜促性腺激素（human chorionic gonadotropin，hCG）放射免疫分析法、高分辨率经阴道超声检查和频繁使用腹腔镜检查。在大多数异位妊娠病例中，月经延迟1～2周，随后出现反复点状疼痛，最初是轻微、通常为单侧的疼痛。不到5%的病例在输卵管破裂时发生严重出血，导致突发极度疼痛和低血压。

导致继发异位妊娠的危险因素包括既往PID病史（即使轻度或无症状）、既往异位妊娠、提高生育力的输卵管手术（或输卵管绝育术）、子宫内接触己烯雌酚、使用宫内节育器和促排卵药物（改变皮质类固醇水平并影响输卵管蠕动）。

输卵管扭转

有或无卵巢受累的扭转最常见于育龄期女性。除了造成缺血外，附件可能是正常的，大多数情况下可见卵巢囊肿。可见严重的急性单侧疼痛和腹胀，无白细胞计数升高、发热或红细胞沉降率升高，除非并发缺血性坏死。大多数患者在超声上显示附件肿块，多普勒检查显示卵巢血流缺失。

卵巢囊肿破裂或蒂扭转

卵巢囊肿可在其蒂上自发破裂或扭曲。破裂可伴随快速失血，类似于异位妊娠的破裂。更常见的是，只有少量液体或血液漏出，导致单侧和经常复发的不适。囊肿蒂扭转可引起缺血而导致剧烈疼痛，伴有急性腹膜症状、发热和白细胞增多。

子宫肌瘤缺血或坏死

子宫肌瘤退行性变是急性盆腔疼痛的一个罕见原因，当肌瘤的血液供应不足时就会发生缺血或坏死。患者有子宫压痛，可能有低热和白细胞升高。疼痛通常通过大剂量非甾体抗炎药（nonsteroidal anti-inflammatory drugs，NSAIDs）得以缓解。盆腔疼痛的一个罕见原因是带蒂肌瘤发生扭转，属于外科急症。

盆腔外病变

可引起急性盆腔疼痛的盆腔外病变包括阑尾

炎、肾结石、尿路感染、梅克尔憩室出血、肠梗阻、肠脓肿、憩室炎，甚至老年女性的隐匿性盆腔功能不全骨折。

慢性周期性疼痛

原发性和继发性痛经

当没有明显的盆腔病变时，痛经被归类为“原发性”。它影响到多达 50% 的青春期后女性，发生在排卵周期，并在月经初潮几年内且周期变得越来越有规律时开始。疼痛始于月经开始时，一般持续 48 ～ 72 小时。它本质上就是痉挛，发生于耻骨上区域、下背部或大腿内侧。月经疼痛的发生是因为子宫内膜产生的前列腺素（主要是 PGF_{2a}）增加以及循环中的白三烯和加压素增加。这些因素增加了子宫张力，触发节律性收缩，随后子宫血流减少和缺血。

疼痛可能来自异常收缩、子宫缺血或痛觉纤维的刺激。前列腺素的重要病理生理作用可以解释非甾体抗炎药治疗这种疼痛的疗效。继发性痛经在正常月经周期开始数年后开始，通常发生在有妇科病变的情况下，如子宫内膜异位症或子宫腺肌病。

子宫内膜异位症

子宫内膜异位症发生在 6% ～ 10% 的育龄期女性和高达 50% 的不孕女性中。疼痛的原因是子宫内膜组织中雌激素受体的功能性异位和潜在的炎症过程，但并非所有患者都有症状。病变位置包括卵巢、子宫骶骨韧带、盆腔盲管和腹膜。盆腔外子宫内膜异位症虽然相对少见，但可累及胃肠道、泌尿道、上下呼吸道、膈肌、胸膜甚至心包。周期性疼痛可能来自这些部位中的任何一个。由于荷尔蒙反应，这种情况随着绝经期的开始而消失。

该病的症状范围包括严重痛经和月经过多到性交后出血和深插时的性交疼痛。多数情况下，疼痛是双侧的，可能会辐射到直肠或会阴区。它可以是连续的或间歇性的疼痛，通常在月经周期前几天开始，但有时可能是非周期性的，尤其是在患有广泛性子宫内膜异位症（腹腔镜检查为Ⅲ期或Ⅳ期）的患者中。病变的程度不影响症状是否出现或其严重程度。由潜在的炎症病理生理引起的非妇科症状包括排尿困难、血尿和直肠出血，还有便秘和大便小而硬。体检可能会发现局部压痛、盆腔肿块、固定不动的盆腔器官和直肠阴道结节。

子宫腺肌病

子宫腺肌病是由于子宫肌层存在子宫内膜组织功能性异位，该病在 41 ～ 50 岁的女性中最为常见，但这可能是基于子宫切除术后的病史诊断。现在，盆腔 MRI 显示子宫腺肌病也出现在年轻女性患者中。这种病会导致月经过多、痛经和子宫增大，通常是触痛，但 1/3 的女性没有症状。疼痛可累及背部和直肠。

宫内节育器

铜宫内节育器是继发性痛经的重要来源。相反，释放左炔诺孕酮的宫内节育器可显著减少过多月经和痛经。第一年内，因疼痛和出血而取出铜宫内节育器的患者比率为 4% ～ 15%。新放置宫内节育器但从未经历痛经的女性可能会出现痉挛性痛经，但通常在 3 ～ 4 个月内改善。现代宫内节育器在置入后的最初几周内似乎不会增加 PID 的风险。

排卵痛

严格来说，排卵痛或经间期疼痛不是痛经的一种形式，因为它发生在排卵期的中期。它更常发生在右侧，并可能伴有斑点或出血。有证据表明卵巢是失血的来源。这种疼痛被认为是由于卵巢囊肿胀引起的，是无害的，但很扰人，可能会引起患者的担忧。

其他盆腔病变

许多引起急性或非周期性疼痛的因素也可能导致继发性痛经，包括渗漏的卵巢囊肿和子宫肌瘤。

卵巢囊肿渗漏。慢性间歇性不适在排卵期或排卵周期后半段更为严重，可能是继发于刺激物的渗漏。卵巢囊肿通常是无痛的，除非伴有扭转或破裂，从而引起严重的腹痛。周围囊肿使卵巢包膜膨胀时也会造成疼痛。

子宫肌瘤。子宫肌瘤（平滑肌瘤）可能会在盆腔或背部产生持续的慢性疼痛。子宫肌瘤也可能造成泌尿系统症状（尿频和尿失禁）、便秘、腹胀和大量或不规则的阴道出血，尤其是当子宫肌瘤很大且位于黏膜下时。当子宫大于妊娠 12 周大小时，通常会出现输尿管明显的疼痛和（或）阻塞。

慢性或复发性非周期性疼痛

妇科癌症

子宫内膜癌表现为盆腔疼痛和阴道出血，后者发生的概率为 90%（见第 109 章）。

不幸的是，卵巢癌经常直到病程晚期都无症状，日常症状只是类似肠易激综合征（irritable bowel syndrome，如胃气、消化不良、腹胀、痉挛、早饱和腹痛，见第 58 章、第 74 章、第 108 章），就像缺乏感染证据但每日出现尿路症状一样，但这些症状可能提示子宫内膜癌的早期出现。

复发性盆腔炎

如前所述，由于未经治疗的感染或既往感染的并发症，PID 也可能导致慢性盆腔疼痛。在性传播疾病高发人群中，它是慢性盆腔疼痛的常见原因。患者常有性传播疾病史、性交困难、月经不调、背痛、直肠压迫或伴有发热的盆腔疼痛。体检可能会发现活动性感染患者的附件有压痛且增厚。

非妇科病变

非妇科病变也可能导致慢性盆腔疼痛，如粘连、炎症性肠病、肠易激综合征、慢性便秘、腹腔疾病、结肠癌、盆底肌肉不适、骨盆不完全骨折和间质性膀胱炎。值得注意的是，肠易激综合征的症状如疼痛、痉挛和排便习惯的改变，也可能在月经周期的后半段因孕激素对胃肠运动的影响而恶化。间质性膀胱炎（interstitial cystitis），也称为膀胱疼痛综合征，可表现为下腹疼痛和性交困难，类似于子宫内膜异位症。盆底疾病（pelvic floor disorders）越来越被认为是盆底肌肉问题造成的慢性盆腔疼痛。在一个病例系列报告中，就诊于慢性盆腔疼痛诊所的女性中，多达 20% 的人患有盆底疾病。

不明原因或心因性疼痛

术语“不明原因的疼痛”（enigmatic pain）和“心因性疼痛”（psychogenic pain）适用于持续 6 个月以上且无明显器质性病变的慢性盆腔疼痛。大约 1/3 针对长期症状进行的腹腔镜检查未能发现任何病变。即使发现了病变，也不清楚其是否为疼痛的原因。在无疼痛和有疼痛的女性中子宫内膜异位症和粘连都一样常见。

此类患者目前的手术和医疗方案进展甚微，同时可见病变的发病率低，导致人们对心因性和社会心理病因的关注。亲密伴侣暴力（见第 110 章）与儿童期性虐待史一样与慢性盆腔疼痛密切相关。据报道，多达 25% 的慢性盆腔疼痛患者患有抑郁症。患有抑郁症的慢性盆腔疼痛的女性更常出现躯体化（somatization）症状，酒精和药物依赖也是如此，但尚不清楚这些是慢性疼痛的原因还是反应。

关于疼痛的其他理论层出不穷，包括盆腔血管充血、子宫后移和宫颈底部旋转（这被认为是继发于既往产科手术造成的阔韧带和主韧带撕裂，并由于宫颈相对于子宫底的过度活动而引起的疼痛）。尽管进行了手术治疗，甚至盆腔脏器都被切除了，但大多数患者的疼痛仍然持续。

鉴别诊断 [4,6]

盆腔疼痛的病因可分为急性、慢性周期性或慢性非周期性（表 116-1）。

诊断 [2,3,6,7,14,15, 附录 116-1]

急性疼痛的初步评估

急性盆腔疼痛可能提示存在医疗紧急情况，尤其患者是育龄期女性。若患者因新发急性盆腔疼痛于门诊就诊，医生的首要任务是确定是否需要立即让患者住院治疗。

病史

医生的问诊包括月经延迟、性交困难、使用宫内节育器、寒战、阴道异常分泌物或出血、近期流产、近期性接触以及疼痛的部位和辐射范围。如果有因活动而加重的全身性剧烈疼痛，就要注意腹膜受累和腹膜炎的情况。单侧疼痛提示局部输卵管或卵巢有问题，而双侧受累更可能提示 PID 或弥漫性盆腔刺激。医生需要询问患者是否有便秘、恶心、呕吐、腹泻、腰痛和排尿困难等症状，以排

表 116-1 盆腔疼痛的重要原因

急性疼痛
PID
异位妊娠破裂
输卵管、卵巢或卵巢囊肿扭转
肌瘤退行性变
盆腔外疾病（如阑尾炎）
慢性周期性疼痛
原发性痛经
继发性痛经
子宫内膜异位症
子宫腺肌病
慢性 PID
铜宫内节育器
子宫肌瘤
排卵痛（周期中疼痛）
慢性非周期性疼痛
子宫内膜异位症
子宫肌瘤
复发性 PID
卵巢囊肿泄漏
非妇科病理症状（粘连、IBD、IBS）
良性肿瘤
恶性肿瘤
盆底肌肉骨骼痛
不明原因或心因性疼痛

除非妇科病因，如阑尾炎、急性肾盂肾炎或尿道结石。对亲密伴侣暴力和虐待的筛查也是必要的（见第 110 章）。

体格检查

生命体征，包括检查体温以及体位改变对血压和脉搏的影响是必不可少的。如发现高热、体位性低血压和心动过速，应建议立即入院，尤其是伴有腹膜刺激征（僵硬、叩击痛、反跳痛、腹肌有抵抗感和肠鸣音消失）、严重盆腔炎（宫颈摇摆痛、化脓性阴道分泌物）或大出血（血块流出、盆腔包块）。

实验室检查

如果担心严重感染或大出血，应立即对患者进行实验室检查，可在患者入院时进行。若情况不太紧急，合理的初步检查包括全血细胞计数及分类检查、红细胞沉降率、尿液分析和血清 β-hCG 亚单位妊娠试验。值得注意的是，虽然尿液 hCG 检测具有高度特异度，但其灵敏度低于血清 hCG 测定。在末次月经后的前 6 周内尿 hCG 检测若呈阴性，并不排除异位妊娠。如果怀疑感染，则需要进行宫颈淋病和衣原体培养。如果感觉到肿块，则需要经阴道超声检查以确认性质，更好地定位肿块，并区分实性病变和囊性病变。

后续门诊评估

盆腔炎

临床医生需要对 PID 保持高度怀疑，因为及时治疗对预防输卵管瘢痕形成和生殖能力受损非常重要。PID 症状可能轻微或不明显。应特别注意具有主要危险因素的女性，如年轻（15 ～ 25 岁）、非洲裔美国人、多个性伴侣、缺乏屏障避孕或既往有性传播疾病史。宫颈摇摆痛或子宫及附件触诊的任何压痛都会提高验前概率。坚持关注所有这些特征以及下生殖道炎症的其他体征（宫颈渗出液、分泌物或脆性以及阴道分泌物中的白细胞）可提高临床评估的特异度，但代价是灵敏度降低。同样，也要注意高于 101°F 的体温、升高的红细胞沉降率或 C 反应蛋白，以及通过阴道或宫颈分泌物的培养对淋病或衣原体的识别。

慢性或复发性疼痛的原因

这里需要更详细的病史。疼痛与月经周期的任何关系都有助于缩小鉴别范围，完整的月经和产科病史也是如此，包括既往性传播疾病、性接触和避孕史。应注意疼痛的出现方式、性质和辐射范围，以及任何加剧或改善的因素。由宫颈、子宫或阴道病变引起的疼痛通常涉及腰部或臀部，而由输卵管或卵巢问题引起的疼痛通常局限于一侧，包括大腿内侧。如果怀疑有经前情绪障碍（premenstrual dysphoric disorder，PMDD），应要求患者在 2 个月经周期内对其症状进行前瞻性记录（见附录 116-1）。应包括社会心理既往史，以检查患者是否有亲密伴侣暴力和其他形式的虐待，以及抑郁症和其他并发的精神问题。

医生应对患者进行详细的盆腔和直肠检查，以明确是否有附件增厚、宫颈分泌物、子宫肿块、任何结构的固定、卵巢肿块以及肌肉和其他结构的局部压痛。

经阴道超声无电离辐射为初始盆腔成像提供了一种经济的方法。盆腔 MRI 越来越多地被用于评估超声观察到的异常和疑似子宫腺肌病的病例，从而减少了腹腔镜诊断的需要。如果怀疑子宫内膜异位症或卵巢恶性肿瘤，可能需要进行腹腔镜检查。对于一些未确诊的疾病，进行腹腔镜检查可以排除病变，为诊断提供保证。

治疗 [2-4,6,7,14-31]

大多数子宫和卵巢组织病变的治疗需要转诊到妇科。在基层医疗机构中需要治疗的方面主要是急性 PID 和原发性痛经。

盆腔炎

CDC 建议对性活跃的年轻女性进行经验性治疗，这些女性患者的盆腔疼痛（无其他可解释的病因）多伴有以下情况：

- 宫颈摇摆痛
- 子宫压痛
- 附件压痛

如患者无急性病容且状态稳定，可在门诊治疗 PID。如果有疑似诊断，临床医生应倾向于进行经验性治疗。抗菌方案应包括对淋病奈瑟菌、沙眼衣原体以及厌氧菌和其他常见微生物的覆盖（见第 137 章和第 141 章）。关注当地的抗药性特点至关重要；淋病现在被认为普遍对青霉素耐药，而对喹诺酮类药物的耐药性更是非常普遍，以至于美国 CDC 建议不要使用氟喹诺酮类药物治疗淋球菌感染。

CDC 推荐的一线门诊治疗为：

- 头孢曲松，一剂 2 g，肌内注射，之后服用多留环素 14 天，联合或不联合甲硝唑 500 mg，每天 2 次，持续 14 天，以覆盖潜在的厌氧菌。
- 头孢西丁，单剂量 2 g，肌内注射，加丙磺舒，单剂量同时口服 1 g，加上多留环素和甲硝唑，如前所述。
- 头孢唑肟或头孢噻肟，肌内注射，加强力霉素 100 mg 口服，每天 2 次，共 14 天，联合或不联合甲硝唑 500 mg 口服，每天 2 次，共 14 天。

对不能耐受四环素的患者，推荐的另一个方案是头孢曲松 250 mg，肌内注射，一剂，之后是阿奇霉素，每周 1 g，连续 2 周，联合或不联合甲硝唑。

如前所述，若患者因怀孕、高热、恶心或呕吐导致不能耐受口服抗生素或患有卵巢输卵管脓肿，应住院治疗。患者的性伴侣应接受淋病和衣原体的经验性治疗，同时进行 HIV 感染检测，并接受有关安全性行为和预防后续感染重要性的教育（见第 137 章和第 141 章）。

原发性痛经

非甾体抗炎药

前列腺素导致的炎症在原发性痛经的病理生理学中起着重要作用，基于此机制使用非甾体抗炎药（NSAID）进行对症治疗。低剂量非处方制剂（例如，萘普生 200 mg，每日 2 次）可能有效，有些女性则需要更高剂量或改用不同类别的 NSAID 以充分缓解症状。治疗在预期月经开始前 1 周开始，并持续数天。选择性环氧合酶 -2 抑制剂虽然对痛经有效，但与传统的非选择性非甾体抗炎药相比没有更多益处。

口服避孕药和其他激素疗法

这些药物对减轻痛经也很有效，因为它们抑制排卵，限制花生四烯酸及子宫内膜中前列腺素的生成。口服避孕药后仍持续痛经的女性可以开始延长避孕药的使用，在服用非活性药片和月经前，连续服用活性药片 3 个月。初次突破性出血多见于长月经周期，但通常会随着时间的推移而消失。孕激素也能抑制排卵，但在减轻疼痛方面效果较差。在一些研究中，分泌左炔诺孕酮的宫内节育器的痛经改善率高达 50%。口服避孕药（oral contraceptive pills，OCPs）和非甾体抗炎药可联合使用，效果良好。对这种组合无效的女性，应评估继发性痛经的原因。

其他措施

对患者进行有关经期疼痛机制的教育可能有助于缓解症状。局部热敷是治疗痛经的最佳非药物干预措施，可以补充非甾体抗炎药。建议改变生活方式和增加药物来治疗痛经，低脂素食、运动、补充镁和维生素 B 的有效性证据仍然很少。

子宫内膜异位症

药物治疗——非甾体抗炎药和激素治疗

子宫内膜异位症的药物治疗可以非常有效，特别是在病情较轻的情况下。鉴于雌激素和炎症在子宫内膜异位症病理生理中的重要作用，非甾体抗炎药和激素治疗可能会有所帮助，而且有证据支持其疗效。在月经开始前一周服用非甾体抗炎药可缓解症状。OCPs 可连续使用或长周期使用，以对子宫内膜组织产生“假妊娠”效应。孕激素治疗可抑制子宫内膜异位症组织的生长，并能有效缓解更严重的症状，但其口服或注射使用会产生副作用，包括不规则出血、液体潴留和体重增加。使用释放左炔诺孕酮的宫内节育器可以将这种副作用降到最低，从而减轻子宫内膜异位症女性的盆腔疼痛和痛经。

达那唑（Danazol，一种具有孕激素活性的雄激素衍生物）和促性腺激素释放激素激动剂（gonadotropin-releasing hormone，GnRH）均能抑制性腺功能，导致药物性绝经，具有出色的缓解症状作用。达那唑的使用受到多毛症、痤疮和体重增加等雄激素副作用的限制。促性腺激素释放激素激动剂通常具有更多的低雌激素副作用，如潮热、骨质疏松和阴道干燥。“反向添加”（add-back）治疗中，女性服用低剂量雌激素和黄体酮以防止副作用和保护骨骼健康，这样能保证长期使用这些药物。

GnRH 拮抗剂 elagolix 已被证明能有效控制子宫内膜异位症的疼痛，与促性腺激素释放激素激动剂有相似的副作用，但其为口服的而非肌内注射。在一项比较左炔诺孕酮宫内节育器和促性腺激素释放激素激动剂的随机试验中，两种方案均能减轻疼痛并改善生活质量。宫内节育器的优点是只需一次干预，且无低雌激素副作用。

内外科联合治疗

有持续性、致失能症状的女性除药物治疗外，可能还需要考虑手术治疗。切除或消融可见的子宫内膜异位植入物和粘连可以缓解大多数女性的疼痛，被认为是针对症状严重或对治疗反应不足的患者的一线治疗方案。

周期性疼痛的其他原因

周期性盆腔疼痛的其他原因，如子宫肌瘤、子宫腺肌病和卵巢囊肿，可通过非甾体抗炎药和口服避孕药来治疗。使用孕激素的宫内节育器可以减轻子宫肌瘤和子宫腺肌病的疼痛。促性腺激素释放激素激动剂、微创手术以及外科手术的适应证是子宫肌瘤，这种肌瘤会伴随大量出血、严重盆腔疼痛或阻塞以及难治性贫血症（见第 111 章）。

慢性特发性盆腔疼痛

这种复杂的疼痛问题最好通过多学科团队来解决，能提供心理、行为和医学的综合治疗。基层医生在协调这类治疗方面处于独特地位，要让慢性疼痛患者相信更多的诊断检查是不必要的，基层医疗团队不是在放弃他们，而是有方法治愈他们的痛苦。心理治疗有助于找出疼痛的诱因和处理任何虐待或性创伤造成的痛苦。行为疗法可以通过放松技巧来帮助减轻疼痛。自我催眠也可能是有益的。由于疼痛产生的抑郁症持续高发，三环类抗抑郁药阿米替林对慢性疼痛患者的有益作用众所周知（见第 236 章）。在某些情况下，考虑使用抗抑郁药物或神经病理性疼痛调节剂可能是有用的。

对于经过广泛检查（包括腹腔镜检查）后无明显病因的患者，介入治疗和消融疗法不能缓解症状，随机对照试验没有发现获益。

入院和转诊的适应证

如前所述，患有急性盆腔疼痛和急腹症、大量出血或严重 PID 的患者需要立即住院治疗。需要入院接受静脉治疗的 PID 患者包括输卵管脓肿、无法口服药物治疗、被认为不稳定或出现脓毒血症的患者。周期性盆腔疼痛的女性对适时使用的非甾体抗炎药和口服避孕药没有反应的话，应该转诊至妇科医生做进一步的评估和治疗。患有慢性盆腔疼痛综合征的女性可以从转诊到多学科团队，即专门从事疼痛治疗的团队。

（刘 青 翻译，曹照龙 曾 辉 审校）

附录 116-1

经前期综合征 / 经前情绪障碍 [1–10]

L. ELIZABETH LINCOLN

经前期综合征（premenstrual syndrome，PMS）是在月经周期的黄体期反复出现生理和心理方面的不适症状，严重到足以影响生活和工作。根据这一定义，育龄期女性的患病率估计为 2.5%，但在较不严格的定义下患病率会提高到 30%，因为更多的女性报告有不适的症状，尽管不一定严重到损害身体机能。年轻女性群体常到基层医疗机构寻求帮助。

病理生理学和临床表现

病理生理学

月经周期中会发生许多生理变化。月经周期正常激素的变化，特别是黄体期的激素变化，被认为是造成经前期综合征的原因。最严重的经前期综合征被称为经前情绪障碍（premenstrual dysphoric disorder，PMDD），因为这种情况可能会产生心理生理后果，但这一点仍有争议。正常激素变化导致症状的确切机制尚不清楚，但它们对 5- 羟色胺和 γ- 氨基丁酸受体的影响似乎很重要。例如，一些患有经前期综合征的女性在黄体期 5- 羟色胺的活性降低。在症状期进行的人格测试显示异常，但在月经周期的其他阶段重新测试显示已恢复正常，这表明心理因素可能是问题的表现而非原因。经前期综合征被认为在病理生理上不同于痛经，与前列腺素无关，对非甾体类药物无反应。经前期综合征对选择性 5- 羟色胺再摄取抑制剂（selective serotonin reuptake inhibitors，SSRIs）反应迅速，即使在黄体期间歇性给药也是如此。这支持 5- 羟色胺在经前期综合征病理生理中的重要性，以及与常规抑郁症的区别。

临床表现和病程

经前期综合征可能严重扰乱日常活动并损害生活方式（必须是这样才能诊断 PMDD），包括疲劳、头痛、关节或肌肉疼痛、腹胀、头痛、乳房胀痛或体重增加，以及易怒、贪食、注意力不集中、焦虑和抑郁等心理症状，持续至月经来潮后 4 天，并在每个周期反复出现。症状通常会随着时间的推移而改善，但可能需要数年时间。

诊断和检查

PMS 和 PMDD 的诊断基于症状史及其与月经周期的相关性。很有帮助的做法是让患者记录一个前瞻性的日图表，记录 2 个月或更长时间的症状和月经情况以评估其规律。可能与某些症状相似并需要排除的病症包括重度抑郁症（见第 227 章）、焦虑症（见第 226 章）、饮食失调（见第 233 章）、甲状腺功能减退症（见第 104 章）和药物滥用（见第 234 章）。导致疲劳（见第 8 章）、体重增加（见第 10 章）、头痛（见第 165 章）、肌痛（见第 159 章）的其他原因也需要进行检查。但在大多数情况下，因这些症状具有周期性，与月经周期的关系密切，所以对其关注和检查的范围应受到限制。

治疗

选择性 5- 羟色胺再摄取抑制剂治疗

氟西汀和舍曲林的随机对照试验表明，在身体和心理症状方面均有显著的减轻。因此，SSRI

治疗被推荐为 PMDD 的一线治疗，起效比治疗抑郁症更快。即使治疗局限于黄体期，也可以观察到疗效。一些研究表明，间歇性治疗比持续整个卵泡期的治疗更有效。行为症状的疗效（减少 75%）似乎比身体症状的疗效（减少 40%）获益更大。

阿普唑仑

这种短效苯二氮䓬类药物作用于 γ- 氨基丁酸受体。在随机对照试验中，它被证明是有效的。作为苯二氮䓬类药物，长期使用可能存在依赖性和滥用问题（见第 226 章和第 234 章）。

激素疗法

鉴于 PMS 和 PMDD 的激素基础，大多数研究显示口服避孕药对抑制排卵毫无益处，这可能令人惊讶。然而，有几项试验在使用含有较新孕酮屈螺旋酮的 24 天联合方案上取得了一定的成功。一项 Cochrane 对该问题的系统综述认为，含有屈螺旋酮的口服避孕药可能有助于治疗症状更严重的女性经前症状。使用促性腺激素释放激素（GnRH）激动剂（如亮丙瑞林）完全抑制卵巢激素可终止许多 PMS 患者的症状，但会带来骨质疏松症的长期风险，但可以通过“补充”低剂量持续性雌激素和孕激素治疗来减轻副作用。

补充剂和生活方式的改变

最高剂量 100 mg/d 的维生素 B_6 可能会减轻症状。因大多数研究的质量不高，该结论的可靠性有限，但对维生素 B_6 随机试验的系统评价表明，相对于安慰剂，总体症状改善的优势比为 2.32。值得注意的是，高剂量的维生素 B_6 会增加神经损伤的风险。

几项补钙的随机试验已经证明，其临床效果很小，但在统计学上具有显著意义。在一项对 400 多名患者进行的试验中，与安慰剂组的 30% 相比，症状减轻了 48%。较高的钙和维生素 D 膳食摄入似乎能带来较低的 PM5 风险。生活方式的改变，如定期参加有氧运动以及从饮食中去除咖啡因、酒精和盐，只能提供有限的改善。与原发性痛经不同，PM5 对非甾体抗炎药治疗无反应。

（刘　青 翻译，曹照龙　曾　辉 审校）

第 117 章

阴道分泌物异常的管理

L. ELIZABETH LINCOLN

阴道分泌物异常是女性最常见的主诉之一，每年约有 1000 万人次就诊。大多数女性一生中至少经历过一次阴道分泌物异常，超过一半的女性报告有复发症状。阴道炎是阴道分泌物异常最主要的原因，临床定义为正常生理性分泌物（气味、数量或颜色）发生变化，大都伴有瘙痒、刺激、红斑、外阴水肿、斑点、性交困难或排尿困难等症状。阴道感染是最主要的病因，这种感染不仅令人不舒服，还会扰乱日常活动，在某些情况下可能导致盆腔炎及其不良后果（见第 116 章）。鉴于异常阴道分泌物的频率和重要性，基层医生需要采取高效和有效的评估和管理办法，特别是涉及细菌性阴道病、念珠菌病和滴虫病，这是阴道炎和异常阴道分泌物的最常见原因。

病理生理学和临床表现 [1–8]

正常阴道分泌物

正常阴道分泌物的数量为每 24 小时 1 ～ 4 cm^3，含有脱落的阴道上皮细胞、宫颈腺和子宫分泌物以及包括乳酸在内的细菌和细菌产物。在显微镜下，健康、无症状女性的阴道菌群表现为中等数量不凝集的杆菌。这些细菌包括以乳酸杆菌为主的各种厌氧菌和需氧菌。育龄期女性正常阴道的 pH 在 4 ~ 4.5。微妙平衡的阴道环境很容易受到许多内外因素的影响。阴道分泌物的数量或质量可能会受到身体激素环境正常变化的影响，如排卵、月经或绝经后发生的萎缩性黏膜变化引起的中期黏液分泌。

异常阴道分泌物——阴道病和阴道炎

致病菌的存在可导致异常分泌。如果阴道壁受到侵犯，就会出现白细胞反应。白细胞出现在阴道液中，预示着感染性阴道炎。如果只是简单的微生物厌氧过度生长，没有侵入阴道壁，无白细胞反应，这就是非炎症性细菌性阴道病。两种病各有特点，细菌性阴道病占 40% ~ 50%，其次是阴道炎［外阴阴道念珠菌病（20% ~ 25%）和滴虫病（15% ~ 20%）］。非感染性病因占剩余病例的 5% ~ 10%。临床表现，包括分泌物的类型、数量和气味，部分取决于潜在的病因。宿主因素往往影响感染的风险以及症状的严重程度和临床病程。

细菌性阴道病

细菌性阴道病曾被称为加德纳菌性阴道炎（Gardnerella vaginitis）或“非特异性阴道炎”（nonspecific vaginitis）。当正常乳酸菌群（产生过氧化氢并使阴道 pH 保持酸性）因不明原因被阴道菌群的其他成分替换时，细菌性阴道病就产生了。这些阴道菌群的其他成分就是典型的厌氧菌，如加德纳菌、支原体、脲原体、拟杆菌、动弯杆菌和普氏菌，潜在的毒性细菌种类还在增加。至于该病的发病机制，目前流行的观点认为，这种情况是一种生物膜感染，过量正常菌种黏附在阴道壁上，形成有利于专性厌氧菌的厌氧环境。在 50% 以上被感染女性中发现生物膜延伸到子宫内膜表面。这表明该疾病与观察到的盆腔炎风险增加以及可能的一些不良妊娠结果之间存在致病联系。

目前尚不清楚这种疾病是否是性传播引起的，因为在男性中没有相应的情况，不过细菌性阴道病在有多个或新伴侣的女性中更为常见，在与同性发生性行为的女性中也有很高的患病率。其他危险因素包括阴道灌洗、使用宫内节育器、吸烟和非洲裔美国族裔。虽然细菌性阴道病并不一定是一种性传播疾病，但有证据支持其对其他性传播感染（sexually transmitted infections，STIs）的易感性增强，如衣原体、淋病、滴虫、单纯疱疹病毒和 HIV 以及 HIV 的传播性增强。关于其对正常妊娠的影响存在争议，一些研究显示早产的数量略有增加（大约增加 2 倍），不过绝大多数妊娠未受影响。

高达 50% 的女性可能无症状。有症状的临床表现往往为轻度不适，无明显红斑或炎症，尽管在 10% ~ 20% 的病例中，阴道烧灼和瘙痒更为明显。患者通常会注意到令人不快的“鱼腥味”，尤其是在无保护性交后。分泌物颜色从灰色到偶尔的黄绿色。分泌物的湿涂片显示出短小运动的杆状细胞和特征性的线索细胞，白细胞反应很小（见实验室评估）。

那些似乎患有细菌性阴道病但炎症反应更为明显的患者可能患有新发现的脱屑性炎症性阴道炎（desquamative inflammatory vaginitis），其特征是正常需氧阴道微生物群过度生长，导致阴道壁生物膜形成，随后侵入阴道壁，带来更强烈的炎症反应。分泌物呈脓性（淡黄色），没有典型的鱼腥味。分泌物涂片可见明显白细胞。

滴虫病

在美国，每年约有 300 万女性患滴虫病。病原体——阴道毛滴虫是一种小型能动的原生动物，不属于正常阴道菌群的一部分，通常与其他病原体一起通过性活动传播。滴虫病发生在 13% ~ 25% 的妇科诊所就诊女性和 7% ~ 35% 的性病诊所就诊女性中，在美国患病率略高于 3%。非洲裔美国女性、患有其他性传播疾病的人群和老年女性的风险明显增加。虽然性接触是主要的传播方式，但阴道毛滴虫可以在热水浴缸、自来水和氯化游泳池中存活。

性传播是滴虫病主要的获得方式，受感染女性的男性伴侣患病率较高（30% ~ 70%）。伴侣也接受治疗的受感染女性中，其治愈率也有所提高。尿中有阴道毛滴虫的男性中只有不到 20% 有症状，且感染可能是自限性的，确实有症状的人表现为尿道炎。相当大比例的滴虫病女性（10% ~ 50%）也无症状，但 1/3 的无症状感染女性在 6 个月内出现症状。滴虫感染增加了 HIV 的传播。

滴虫病症状包括阴道分泌物发臭、瘙痒、性交困难（由外阴水肿引起）、排尿困难和排尿频率增加。体检通常会发现外阴红斑和水肿，偶尔还会发现外生殖器和宫颈（所谓的“草莓状宫颈”）的特征性瘀点出血，但只有 1% ～ 2% 的患者肉眼可见。阴道分泌物从少量到大量，且有泡沫，通常伴有恶臭的“鱼腥味”。

念珠菌病

阴道内念珠菌很常见，在多达一半的无症状女性中可见。在一项关于私人诊所的研究中，念珠菌病的发病率为 8.5%，其中 25% 无症状。在有症状的女性中，主诉包括外阴瘙痒和灼热，伴有典型的黏稠、白色和无臭味的分泌物。通常起病很快，典型出现在月经前不久阴道 pH 下降时。多达 1/3 的女性在接受全身性抗生素治疗后易患外阴阴道念珠菌病。其他风险因素包括未控制的糖尿病和晚期 HIV/AIDS 感染以及严重的免疫功能障碍、宫内节育器的使用、口服避孕药、糖皮质激素和怀孕。在体格检查中，外阴红斑、水肿和阴唇表皮受损症状通常比较突出，可在邻近皮肤和脓疱中发现卫星状病变。排泄物通常无气味、黏稠、白色且黏附，通常被描述为类似“白干酪”。

黏液脓性宫颈炎

黏液脓性宫颈炎是由沙眼衣原体和淋病奈瑟菌引起的（另见第 137 章），该病会产生一种从宫颈口排出的黄白色浓稠分泌物，外在表现与来源于阴道炎的分泌物易混淆。患者可主诉瘙痒、脓性分泌物、排尿困难或尿频，偶尔还会有性交后出血。除非存在上尿路感染，否则患者通常不会感到疼痛。一般来说，在革兰氏染色检查中，每个显微镜视野（高倍油镜）可以看到 10 个或更多的白细胞。红斑、脆性和子宫颈后溃疡可能与在盆腔炎中一样发生（见第 116 章和第 137 章）。

病毒感染——单纯疱疹病毒和人乳头瘤病毒感染

在 75% 的 2 型疱疹病毒感染病例（另见第 192 章）中，病毒感染扩散到宫颈后会导致溃疡、脆弱、浅灰色渗出物以及大量水样分泌物。在由乳头状瘤病毒引起的尖锐湿疣中，严重的病例可能会产生大量刺激性阴道分泌物（见第 194 章）。

萎缩性阴道炎

萎缩性阴道炎是绝经后老年女性阴道分泌物异常的最常见原因，也可能发生在低雌激素状态的年轻女性中，如产后或哺乳期。雌激素缺乏导致阴道上皮变薄，糖原储存减少，从而乳酸杆菌种类减少，随后乳酸生成减少。阴道 pH 增加至 7.0，阴道菌群变化为链球菌、大肠菌群和肠道厌氧菌占优势。在这种环境中，重叠感染更常见。

萎缩性阴道炎的症状包括阴道和外阴灼热和疼痛，偶尔出血或瘙痒，以及性交困难，有时会注意到排尿时出现外部灼伤感，这是由于局部刺激原始黏膜和发炎黏膜所致，而不是由于泌尿道感染所致。对阴道黏膜的检查显示，阴道表面有一层薄薄的红斑，很少有水样分泌物。

其他非感染性原因

其他各种非感染性过程偶尔会导致阴道分泌物：

在 15% ～ 20% 的健康年轻女性中发现宫颈外翻，发生于柱状上皮向宫颈外延伸更远时，导致宫颈呈颗粒状和红色。大面积外翻可导致非刺激性黏液性阴道分泌物。

溶细胞性阴道病是由于乳酸杆菌过度生长导致酸过多（pH 3.5 ～ 4.5）和阴道上皮细胞溶解，产生泡沫状白色分泌物。其症状与念珠菌感染相似，包括性交困难、外阴瘙痒、白色阴道分泌物和排尿困难，通常伴有黄体期症状增加。

脱屑性炎症性阴道炎通常见于围绝经期女性，是一种罕见且常为慢性的疾病，其特征是阴道细菌组成发生变化，革兰氏阳性球菌取代乳酸杆菌。它可能导致化脓性阴道分泌物、红斑或外阴阴道灼伤和刺激。

扁平苔藓是一种特发性炎症性皮肤黏膜病，可引起脱屑性阴道炎。某些胶原蛋白血管疾病也会产生一种阴道炎症和分泌物。

鉴别诊断 [7,9,10,14,15]（表 117-1）

如前所述，育龄期女性阴道分泌物异常最常见的原因是感染。如果未确定感染性病因，则必须

表 117-1 阴道分泌物的常见原因

传染性
细菌性阴道病
外阴阴道念珠菌病
滴虫性阴道炎
黏液脓性宫颈炎（沙眼衣原体）
淋病
尖锐湿疣
疱疹病毒 2 型
溶细胞性阴道病
继发于激素变化的正常排出
生理性白带（周期中宫颈黏液 / 性交后）
萎缩性阴道炎
其他
化学性或过敏性阴道炎、异物
脱屑性炎性阴道炎
糜烂性扁平苔藓
慢性宫颈炎
宫颈外翻
宫颈息肉
宫颈癌和子宫内膜癌
胶原血管疾病

考虑其他原因，包括刺激物和过敏原。常见的刺激物和过敏原包括杀精泡沫、凝胶、乳液、宫内节育器、避孕套、除臭剂、喷雾和化学灌洗。异物包括忘记取的卫生棉条、避孕套和隔膜到宫内节育器。宫颈治疗后，如锥切术和烧灼术，预计会有一些阴道分泌物。宫颈息肉、子宫肌瘤以及外阴、阴道、子宫、卵巢或输卵管肿瘤都可能产生异常分泌物。

诊断 [7,9–16]

病史

病史应确定分泌物的出现、外观、数量、气味（如有）、任何相关症状以及分泌物与月经周期、性交和药物使用（尤其是抗生素）的关系。询问相关症状，如排尿困难、瘙痒、疼痛、性交困难和皮疹，可以提供额外的诊断相关信息，以及使用卫生巾或卫生棉条是否为过度分泌的诱因或标志。患者详细的性交史，包括任何阴茎分泌物或病变的报告，有助于了解性传播感染的风险。对于已知的过敏症，需要结合杀精制剂和灌洗液的使用进行询问。应询问患者是否使用泡泡浴、肥皂或生殖器除臭剂，以及可能的异物，如遗忘的卫生棉条或避孕套。在寻找阴道菌群和宿主防御系统的改变时，需要考虑既往阴道感染史、糖尿病史或近期使用抗生素或皮质类固醇史。自我治疗可能会使诊断和治疗复杂化，应仔细回顾自我治疗的过程以进行纠正，如非处方抗真菌药物、阴道嗜酸药丸，以及用醋和硼酸灌洗。

体格检查

体检时首先要仔细检查阴道穹窿是否有异物，之后注意阴道黏膜是否有损伤、糜烂、分泌物、红斑、萎缩和脱垂。在用窥镜检查期间，应仔细检查宫颈表面是否有损伤、糜烂、红斑和脆弱。注意分泌物的颜色、稠度、pH 和气味，可以为病因提供有用的线索。在双合诊中，需要触诊宫颈位移痛以及附件和子宫肿块。

实验室检查

初步检查

检查从阴道分泌物开始。基本要素包括显微镜检查的湿涂片、添加 10% 氢氧化钾（KOH）以检查酵母、pH 测定和滴 KOH 后的气味测试，随后可能会进行革兰氏染色和培养。

细菌性阴道病。细菌性阴道病患者的生理盐水湿涂片特点为显示少数多形核中性粒细胞和许多（> 20%）线索细胞（阴道上皮细胞，由于其表面黏附有杆菌而呈现点状外观）。应测量一滴分泌物的 pH，并在接触 10% KOH 时注意其气味。

细菌性阴道病的临床诊断依据为出现以下四项标准中的三项（Amsel 标准）或革兰氏染色：

- 阴道 pH 大于 4.5
- 薄、灰白色、均质分泌物
- 胺试验阳性（暴露于 KOH 时有鱼腥味）
- 生理盐水湿片中的线索细胞

阴道液革兰氏染色会显示阴道菌群从正常乳酸杆菌转移。其他可用的检测方法包括 Affirm VP Ⅲ（阴道加德纳菌 DNA 检测）和 OSOM BV 蓝色检测（检测阴道液唾液酸酶活性）。

（脱屑性炎症性阴道炎的诊断主要靠分泌物的显微镜湿片检查，因其能显示大量白细胞和副基底层上皮细胞，而革兰氏染色不能区分脱屑性炎症性阴道炎与细菌性阴道病。）

疑似滴虫病。分泌物湿片检查简单且具有一定的诊断价值。将新鲜样品放置在显微镜载玻片上，在载玻片上添加一两滴生理盐水，并在悬浮液上放置一张盖玻片。在样品干燥和滴虫失去活动性之前（20 分钟内），应测试 pH 并检查载玻片。虽然湿片对检测活动性、卵形毛滴虫的灵敏度较低（25% ～ 50%），但试验结果的特异度非常高，便于迅速诊断。滴虫的 pH 通常大于 5.0。与分泌物湿片检查相比，革兰氏和吉姆萨染色法毫无优势，然而，培养法对滴虫的灵敏度高达 95%，然而出结果可能需要长达一周的时间。

当显微镜检查不可用时，美国食品和药品监督管理局批准的滴虫病快速诊断试验可供使用。阴道毛滴虫试验（APTIMA T. vaginalis assay）检测毛滴虫 RNA 的特异度和灵敏度优于其他现有试验（Gen-Probe Combo2 APTIMA 试验已经用于检测淋病和衣原体）。OSOM 滴虫快速试验可检测阴道分泌物中的滴虫抗原，10 分钟内出结果，灵敏度为 88%，特异度大于 98%。Affirm VP Ⅲ 核酸探针可评估阴道分泌物中的阴道毛滴虫、阴道加德纳菌和白色念珠菌，45 分钟内出结果，其灵敏度高于显微镜，特异度大于 97%。

巴氏涂片检测滴虫的灵敏度低于 60%，且经常出现假阳性，无症状女性的实验室培养可以证实这点。然而，宫颈液基细胞学检查（liquid-based cervical cytology）的特异度更高，为 99%，阳性预测值为 96%，因此，不进行培养就对涂片上有滴虫的无症状女性进行治疗，就变得合理了。

念珠菌病。自我诊断念珠菌性外阴阴道炎不可靠，只有大约 1/3 自我诊断感染的女性有念珠菌感染的证据。KOH 制剂（向放在显微镜载玻片上的分泌物样品中加入一滴 10% KOH，并用盖玻片盖住）也有助于识别念珠菌。除了丝状菌丝和便于识别的念珠菌萌芽形态外，KOH 可溶解大多数细胞成分。革兰染色法对念珠菌的检测具有较高的灵敏度，阴道 pH 接近正常。如果镜检呈阳性，则不必进行阴道培养。但如果镜检呈阴性且表现仍具有提示性，则应进行阴道培养。持续或反复的酵母感染需要检查血糖或糖化血红蛋白 A1c，以确定是否有潜在的糖尿病（见第 93 章）。

淋病和衣原体。当临床上怀疑淋病和衣原体时，可通过核酸扩增试验或培养（见第 125 章和第 137 章）得到确认。分泌物的革兰氏染色可提供有利于诊断的信息，如白细胞的密度。当伴有骨盆疼痛时，需要进行更全面的检查（见第 116 章）。

管理 [7,14–27]（表 117–2）

细菌性阴道病

初步治疗

治疗目标旨在减少症状和降低性传播疾病的风险。美国 CDC 推荐了三个初始治疗方案：

- 口服甲硝唑 500 mg，每日 2 次，连续 7 天，或
- 阴道内注射甲硝唑凝胶（0.75%，5 g），每日 1 次，治疗 5 天，或
- 克林霉素乳膏（2%，5 g）阴道注射 7 晚。

单剂量的甲硝唑效果较差，CDC 不再推荐使用。治疗方案的选择应考虑患者偏好、潜在副作用（局部外用治疗的全身性副作用较少）、药物相互作用和潜在合并感染。由于性传播的作用和治疗效果尚未明确，因此对性伴侣不具治疗指征。

替代方案：

- 口服克林霉素（300 mg，每天 2 次，连续 7 天），或
- 外用克林霉素（阴道内注射 100 mg 胚珠，持续 3 晚），或
- 口服替硝唑（2 g，每日 1 次，连续 2 天），或
- 口服替硝唑（1 g，每日 1 次，连续 5 天）。

使用甲硝唑的注意事项。服用甲硝唑的患者应在甲硝唑治疗后 24 小时和替硝唑治疗后 72 小时内避免饮酒，因为它们具有二硫仑样作用。其他副作用包括恶心和短暂的中性粒细胞减少。荟萃分析未发现妊娠期接触甲硝唑与出生缺陷有关联，因此，在妊娠期使用是安全的。

怀孕期间的治疗

治疗妊娠期有症状的细菌性阴道病已有共识，但治疗无症状细菌性阴道病的获益尚有争议。美国预防服务工作组（United States Preventative Services Task force，USPSTF）不建议对早产风险低的无症状孕妇进行有关疾病筛查。因证据不足，对高危孕妇也不能确定进行筛查（见第 125 章）。

复发的治疗

细菌性阴道病经常复发，最高有 1/3 的女性在 3 个月内复发，50% 的女性在 12 个月内复发。对甲硝唑具有耐药性的黄曲霉会增加复发的风险。对该病的再治疗需要采用相同或替代方案（见前文）。1 年内多次复发的女性应首先进行再治疗，之后使用甲硝唑栓剂进行长期抑制治疗，每周 2 次，持续 3 ～ 6 个月。至少一项研究表明有一种疗法在预防复发性细菌性阴道病方面效果更佳，即口服甲硝唑或替硝唑 7 天，之后每日阴道内注射硼酸 600 mg，持续 21 天，之后再使用 0.75% 甲硝唑栓剂抑制性疗法，每周 2 次，持续 4 ～ 6 个月。

滴虫性阴道炎

初步治疗

滴虫病的首选疗法是甲硝唑或替硝唑单次口服 2 g（表 117-2），男性伴侣同时接受治疗时，治愈率为 90% ～ 95%。另一种替代方案是每日 2 次口服 500 mg 甲硝唑，持续 7 天，其治愈率相似，但依从性较低，依然作为免疫功能低下患者的初步治疗。

使用甲硝唑凝胶进行阴道外用治疗的有效性较低，治愈率不到 50%。其他局部外用疗法的治愈率也低于 50%，CDC 建议对真正过敏的患者进行甲硝唑脱敏治疗。

治疗失败和复发

如果 2 g 剂量的口服甲硝唑治疗失败，那么推荐疗法是再加 1 周的甲硝唑疗程（500 mg，每天 2 次）。对于该方案失败的患者，可考虑使用甲硝唑或替硝唑，每天 2 g，连续 5 天。咪唑耐药性并不常见，但可能是治疗失败的原因。

孕期治疗

有症状的孕妇通常会接受检查和治疗，无症状的孕妇则不会接受常规筛查。唯一的例外是 HIV 阳性孕妇，筛查和治疗可能会降低母婴传播 HIV 的机会。尽管感染 HIV 的女性可能需要 1 周的疗程，但一般建议一次性口服剂量为 2.0 g。妊娠期阴道毛滴虫的存在与围生期发病率有关，但甲硝唑治疗是否能改善病情尚不清楚。一些试验甚至提示会增加早产，而另一些试验并未显示出什么变化。

念珠菌性阴道炎

单纯性念珠菌性阴道炎的初步治疗

口服和阴道内药物对治疗偶发性、单纯性外

表 117-2 一些常见阴道感染的一线治疗

感染	药物	剂量
念珠菌单纯性复发	氟康唑 或任何阴道内注射	150 mg，口服一次 或栓剂、阴道片剂或乳膏 1 ～ 14 天
	氟康唑 或阴道内注射	每次 100 ～ 200 mg，口服，每周 3 次，之后每周 1 次，每次 150 mg，持续 6 个月，或栓剂或乳膏 7 ～ 14 天，之后氟康唑每周 150 mg，持续 6 个月
细菌性阴道病	甲硝唑	500 mg，口服每日 2 次，持续 7 天
	0.75% 甲硝唑凝胶	每天 5 g（装满 1 涂药器），持续 5 天
	2% 克林霉素乳膏	睡前阴道内注射 5 g（装满 1 个涂药器），持续 7 晚
毛滴虫	甲硝唑	2 g 单次剂量，口服，或 500 mg，口服每日 2 次，持续 7 天
	替硝唑	2 g 单次剂量，口服

注：BID，一日两次；PO，口服

Adapted from The Medical Letter. Drugs for sexually transmitted diseases. Med Lett 2017;59:105. With permission.

阴阴道念珠菌病同样有效（临床治愈率＞ 90%），患者的偏好和治疗费用会影响疗法的选择。虽然缓解症状的时间稍长，但大多数患者还是更喜欢方便的口服治疗。

氟康唑，150 mg 片剂，是美国 FDA 批准的单剂量治疗方案。它能在阴道分泌物中维持 72 小时的治疗水平，而且副作用很小。因为氟康唑是一种普通药物，所以它通常比咪康唑、克霉唑、丁醚甲环唑和硫康唑的非处方局部外用药更便宜，所有这些药都有 3 天和 7 天的剂型，一些更高强度的单剂量配方也可用。外用唑类药物比制霉菌素更有效。

外阴刺激症状可通过金缕梅（译者注：一种草本植物，用于治疗皮肤创伤）敷布或冷水得到缓解，直接在外阴局部外用制霉菌素或合成咪唑霜可加速恢复。孕妇不宜口服治疗酵母性阴道炎。最近一项研究表明，氟康唑的使用与自然流产有关。为了防止复发，需要解决一些诱发因素，比如控制不良的糖尿病（见第 102 章）以及使用广谱抗生素、口服避孕药（见第 119 章）和皮质类固醇（见第 105 章）等。男性伴侣无须治疗，除非出现了有症状的龟头炎，使用抗生素后用益生菌是否为有效的治疗方法还有待确定。

复发性疾病

复发性疾病可能发生在某些具有遗传易感性的女性身上，通常没有发现明显的危险因素。每一次孤立发病都可以作为单纯性念珠菌病来治疗，但一些专家建议更长的疗程（例如，7 ～ 14 天的局部外用治疗或每 3 天口服氟康唑，共 3 剂），之后进行抗真菌维持治疗。氟康唑每周 100 mg、150 mg 或 200 mg，持续 6 个月。克霉唑阴道栓剂每周使用 500 mg，疗效也不错。不幸的是，30% ～ 50% 的女性在停止抗真菌治疗后又会复发念珠菌病。如果感染和月经有关，在来月经前几天每晚使用 100 mg 克霉唑阴道栓剂可能会有效。有关复发的一些可能危险因素及如何避免的数据（例如，卫生护垫、连裤袜、蔓越莓或嗜酸菌摄入、细菌性阴道病史）还有争议，尚不足以作为建议的依据。

复杂性疾病

10% ～ 20% 的女性被归类为患有复杂性外阴阴道念珠菌病，其根据是具有严重症状、非白假丝酵母菌性念珠菌病和宿主因素，比如有免疫抑制、控制不良的糖尿病或复发性外阴阴道念珠菌病（每年发作 4 次或以上）。实验室培养可排除非白假丝酵母菌，其治疗方法不同。对于患有严重疾病或潜在的衰弱性疾病的女性，通常需要更长的疗程（例如，7 ～ 14 天的局部外用治疗或每 3 天口服氟康唑，共 2 ～ 3 剂）。有口服药物禁忌时，建议在怀孕期间使用低剂量局部唑疗法 7 天（克霉唑、咪康唑）。对于非白色念珠菌感染，尤其是光滑念珠菌感染，治疗方案包括更长疗程的外用药物或阴道内硼酸（600 mg 明胶胶囊），每天用药，连续 2 周。

黏液脓性宫颈炎（另见第 137 章）

当患者出现严重盆腔炎的症状时（见第 116 章），医生应考虑让患者入院接受静脉用药治疗。病情较轻的患者可在门诊通过肌内注射和口服药物治疗相结合进行治疗。治疗需要针对衣原体和淋病奈瑟菌。由于淋病奈瑟菌出现耐药性快，因此治疗建议也在不断变化（见第 137 章）。一些以上推荐的头孢菌素（如头孢克肟）和氟喹诺酮类药物如果产生耐药性，必须将其从推荐的治疗方案中剔除。建议读者在治疗前查阅 CDC 的最新指南（www.CDC.gov/std）。

目前 CDC 推荐的治疗方案：

- 头孢曲松（250 mg，每日肌肉注射 1 次），联合用阿奇霉素（1 g，口服 1 次）或多西环素（100 mg，每日 2 次，共 7 天），或
- 头孢西丁（2 g 肌内注射 1 次）、联合用阿奇霉素（1 g 口服 1 次）或多西环霉素（100 mg 口服，每天 2 次，共 7 天）。

对于严重头孢菌素过敏的患者：

- 阿奇霉素 2 g，口服 1 次。

如果不使用头孢曲松，CDC 建议这些患者在治疗 1 周后进行治愈测试，这是治疗指南中的一个重要变化。伴侣的治疗至关重要。在美国一些州，加快伴侣治疗，即患者给他或她的伴侣提供药物，是一种降低再次感染率的选择。医生应建议患者在单剂量宫颈炎治疗后 7 天内停止性交。

萎缩性阴道炎（另见第 118 章）

在性交过程中，患者可以定期使用非处方阴

道保湿剂（如 Replens）和水溶性润滑剂来缓解症状，但这不会逆转萎缩性改变。对那些使用外用保湿剂效果不佳的女性，使用低剂量外用雌激素确实可以恢复皮肤鳞状上皮的黏膜层。Cochrane 的一项研究发现，不同的雌激素释放模式具有相似的疗效，包括阴道环（选择最低剂量，每天释放 6 ～ 9 g 雌二醇）、乳膏（每天 0.5 g 结合雌激素乳膏，持续 1 ～ 2 周，之后以 1 ～ 2 天 / 周的时间进行维持治疗）或栓剂（一种 10 g 的雌二醇栓剂是美国可用的最低剂量，每周使用 2 次）。通过测量子宫内膜厚度，发现所有这些低剂量治疗方案的全身吸收很少。女性健康研究的观察数据发现子宫内膜癌或乳腺癌的风险没有增加。

患者教育

无论阴道分泌物是否是正常生理变化，或由感染或非感染因素所致，患者教育都很重要。患者应该知道激素变化是如何影响正常生理性阴道分泌物的存在和外观。所有阴道炎患者，尤其是过敏性阴道炎患者，应建议避免阴道灌洗及使用刺激性肥皂、泡泡浴和生殖器除臭剂。

除了细菌性阴道病和念珠菌病外，大多数造成阴道分泌物的感染都是通过性传播引起的。医生应向由滴虫、衣原体或淋病奈瑟菌感染引起阴道分泌物的患者进行教育，使她们了解伴侣检查和同步治疗的必要性，以及屏障避孕在预防这些感染中的作用。通常情况下，患者的外阴和阴道不适在治疗几天后就得到缓解，但医生应敦促患者完成疗程，治疗期间避免性交，以防止复发或进一步刺激。

转诊适应证

任何可疑宫颈或阴道病变的患者都需要转诊进行活检，尤其是对已知病原体的治疗无法清除糜烂或溃疡时。外阴阴道炎耐药或反复发作的女性患者转诊至妇科医生也可以获益，因为这些专科医生具有专科特长并擅长处理此类问题。

（刘　青 翻译，曹照龙　曾　辉 审校）

第 118 章

更年期女性的管理

L. ELIZABETH LINCOLN，ANNEKATHRYN GOODMAN

更年期是女性生命中的一个重要阶段，也是基层医生检查其健康状况并让患者参与健康促进和疾病预防的一个机会。人们对骨质疏松症、心血管疾病和癌症风险的增加以及对性行为、体重增加、情绪障碍和尿失禁等问题的担忧比比皆是，还包括潮热症状、睡眠障碍和情绪变化。这些问题都能够从综合性的评估中获益。激素替代疗法需要加以重视，它可以正如向更年期女性推广的无数疗法一样，以使她们“永远年轻”，摆脱更年期症状。临床医生需要及时掌握有关缓解和预防症状的药物和非药物治疗方案的最佳证据，以促成明智和理性的选择。为了促进女性满意、健康地过渡到下一阶段的生活，还有很多事情需要了解，也有很多事情可以去做。

生理学、临床表现和病程 [1-9]

正常更年期

生理学

更年期是一个自然的生物学过程，其特征是由于衰老的卵巢对卵泡刺激激素（follicular-stimulating hormone，FSH）的反应性降低而导致雌激素水平下降。在更年期开始之前，有一段过渡期，称为“绝经前期”，其特征是促性腺激素升高和月经周期长度增加，其中可能穿插着较长的无排卵周期，导致出血加重或减少（见第 111 章）。在这一过渡过程中，女性可能会出现潮热、月经不规律出血、情绪和睡眠变化以及性功能障碍。绝经前期发病的平均年龄为 47 岁，绝经前期持续时间为 5 ～ 8 年。发生越早，绝经前期可能越长；发生越晚，可能持续的时间越短。

更年期的开始是基于一个普遍接受的定义，即以前有过月经的女性全年无月经；绝经发生在 38 岁时的概率为 10%，43 岁时为 20%，48 岁时为 50%，54 岁时为 90%，58 岁时为 100%，更年期的平均年龄为 51 岁。遗传因素在发病年龄中起作用，因为母亲和女儿似乎在同一年龄左右经历更年期。约 1% 的女性会早于这个年龄段，说明卵巢功能不全，主要发生在吸烟患者、素食者和较瘦或营养不良的女性中。

临床表现及其机制

除了月经停止外，大约 25% 的女性没有任何症状（相比之下，手术绝经的女性只有 10%），这可能是因为非卵巢来源的雌激素给予补充造成的。但大多数女性会有一些症状，最令人烦恼的是潮热、阴道萎缩和睡眠障碍。

潮热

潮热是绝经期症状中最具特异性和扰乱性的症状之一，通常始于围绝经期，与雌激素戒断和由此产生的血管舒缩不稳定有关，多达 75% ～ 80% 的女性经历潮热。超过一半的女性在绝经后近 5 年内出现血管舒缩症状，总持续时间为 7 年。虽然症状在绝经后 2 年达到高峰，但多达 1/3 的女性可能在绝经后 10 年或更长时间出现明显的潮热。有的女性可能持续时间更长和症状更严重，包括非洲裔美国人、肥胖者、教育水平较低者、更年轻的于围绝经期出现症状的女性以及抑郁和焦虑评分增加的女性。

确切的机制是复杂和未完全了解的，但涉及下丘脑温度调节中心的普遍激活，由循环雌激素水平的显著下降引起。这会导致交感神经活动短暂增强，产生通常所说的“潮热”，表现为潮红（皮肤小血管扩张）和出汗。强烈的温暖感从胸部向上辐射到颈部和面部，持续 2 ～ 6 分钟后消退。皮肤明显发红，由于血管扩张，皮肤温度升高，导致核心温度降低。随后可能出现反射性心动过速，并产生明显的心悸。

潮热通常在夜间最明显，当潮热导致睡眠中断时，可能导致很多病症，包括慢性疲劳、抑郁和易怒，以及潜在的记忆和认知问题。

更年期泌尿生殖系统综合征

泌尿生殖系统综合征（genitourinary syndrome）曾被称为萎缩性阴道炎或外阴阴道萎缩，更广泛地包括阴道、性和泌尿系统症状。这些症状是由于雌激素对泌尿生殖上皮的刺激减少所致。雌激素缺乏导致泌尿生殖道上皮萎缩，皮肤胶原减少，造成性功能障碍和泌尿系统不适；阴道变小，顺应性变差；润滑减少，导致瘙痒、刺激、干燥、分泌物、出血或性交疼痛。值得注意的是，性活跃的女性阴道萎缩较少，有规律的性交和性唤起似乎可以维持阴道的血流和依从性。雌激素缺乏也会削弱尿道括约肌张力和盆底肌肉，导致尿失禁、尿急和尿频。这些变化以及其他解剖学变化，如脱垂，易导致尿路感染（urinary tract infections，UTIs）。通过降低阴道 pH，雌激素促进健康乳酸杆菌的生长。雌激素的缺乏导致阴道菌群的改变，从而为病原菌的过度生长和复发性 UTI 创造环境。

睡眠障碍

睡眠障碍发生在许多更年期女性身上，其后果相当严重，大多数与夜间潮热有关，但睡眠模式的异常，包括快速动眼睡眠的减少，已被证明与潮热无关。这些可能会加重潜在情绪障碍的症状，如焦虑或抑郁。

心血管风险（另见第 18 章）

雌激素的减少与内皮功能的改变和脂蛋白谱的不利变化有关，伴随高密度脂蛋白胆固醇的降低和低密度脂蛋白胆固醇的升高。从绝经后 10 年开始，心血管事件风险显著增加，但在绝经前女性中，心血管事件风险仍处于相当低的水平。

骨质疏松症（另见第 164 章）

骨质疏松症是雌激素下降的一个重要后果，当骨组织的微结构退化时就会发生，骨密度会迅速下降。活动减少、营养不足和衰老也可能是原因之一。绝经后骨质疏松性骨折的危险因素包括身材消瘦、更年期年龄过早、因化疗或手术而提前绝经、有骨折家族史、低骨密度、吸烟和酗酒。长时间卧床休息是一个很强的诱因。长效苯二氮䓬类、抗惊厥药、糖皮质激素和视觉功能受损是其他危险因素。

情绪变化

情绪障碍，如易怒、情绪波动、心境恶劣和抑郁，经常发生在更年期。围绝经期激素水平的波动与情绪波动有关，在有严重经前综合征或产后抑郁病史的女性中更为严重。然而，抑郁和心境恶劣更多地反映了可能与这一人生阶段有关的情绪压力，而不是激素环境变化的结果。过去患有抑郁的女性更容易在更年期复发。经历长期症状性围绝经期的女性可能会表现出一些抑郁症状，但抑郁不是绝经期本身的后果。

性功能

虽然绝经期泌尿生殖系统症状引起的不适是绝经期性功能障碍的主要原因，但可能不是唯一的因素。大约 23% 经历正常更年期的女性报告因性欲低下而感到苦恼。雌二醇具有中枢神经系统效应，调节 5- 羟色胺能活性，并可能影响性欲。与绝经期相关的雌二醇显著下降被认为是性欲下降的原因之一。激素替代疗法的随机安慰剂对照研究表明，雌二醇的作用不大，性功能的改善主要与疼痛的缓解有关，而性欲的改善只是短期的（见后面的讨论）。

外观变化

部分观点将皮肤和其他与衰老相关的身体变化归因于雌激素减少，但临床证据恰恰相反。乳腺萎缩、皮肤肿胀消失以及脂肪重新分布到腹部和大腿尚未显示出受雌激素治疗的影响，并且很可能是更普遍的衰老过程的一部分。

认知变化

在围绝经期过渡期发现的记忆力和其他认知功能的细微下降似乎更多地归因于正常的衰老过程，而不是任何激素变化。对激素与认知障碍和阿尔茨海默病之间联系的关注源于以下观察结果：阿尔茨海默病在女性中的发病率是男性的 3 倍，早期报告称雌激素替代对短期记忆有益。然而，女性健康倡议（Women's Health Initiative，WHI）记忆研究实际上发现，65 岁及以上服用雌激素的女性其发生认知能力下降和痴呆的风险略有增加。

诊断 [10]

更年期（menopause）的标准定义是有过月经的女性全年无月经。更年期可以根据年龄和月经停止进行临床诊断。45 岁以上的女性很少需要生化指标来确认更年期。当潮热开始于年轻女性时，或潮热严重且在月经完全停止之前，可能需要考虑潮热和潮红的其他原因，尤其是当潮热表现不典型时（见附录 118-1）。这个可以通过记录 FSH 显著上升来确认诊断，绝经后 1 ～ 2 年内 FSH 达到峰值。

女性关注的是最后一次月经的时间。由于需要定时抽血，FSH 水平难以解释，也难以获得。抗米勒管激素（anti-Müllerian hormone，AMH）是跟踪卵泡供应的生物标志物。它由早期生长的卵泡分泌出来，为卵巢卵母细胞储备提供了更直接的指标，极低的 AMH 水平表明即将绝经。对 AMH 的使用和解释正在研究之中，相关试验特性和使用适应证数据方面的文献需要继续跟踪。

治疗原则 [6,11-57]

治疗目标

更年期症状治疗的短期目标是缓解雌激素缺乏引起的医学上可改善的症状和风险，并为可能伴随这一阶段生活的任何情绪和功能问题提供支持。雌激素仍然是缓解中重度血管舒缩症状和泌尿生殖道萎缩的标准治疗，并使用足以缓解症状的最低剂量给予短期治疗。非激素疗法为女性提供了处理更年期症状的其他选择。鉴于激素疗法（hormone therapy，HT）不利的风险 - 获益比，HT 不再被推荐用于预防慢性病，至少对老年女性和有既往病史的患者而言，其在预防心血管疾病方面无效，在骨质疏松症预防方面有更安全的替代方案。雌激素在治疗认知能力下降方面没有作用。对更年期症状治疗的长期目标包括降低心血管疾病风险和预防骨质疏松性骨折。

激素治疗 [6,11-48]

"激素治疗"一词是指为子宫完整的女性开出外源性雌激素和孕酮的处方，以避免非对抗性子宫内膜刺激和单独使用雌激素疗法增加子宫内膜癌的风险。

获益和风险概述

根据既往观察性数据，激素治疗被认为具有显著的慢性病预防获益，特别是在预防心血管疾病和骨质疏松症方面，这导致了短暂的使用量显著增加。标志性的随机试验［心脏和雌激素 / 孕激素替代研究（Heart and Estrogen/Progestin Replacement Study，HERS）和 WHI］随访结果与早期观察性研究的结果相矛盾，并表明激素治疗潜在的危害，包括心血管疾病、脑卒中以及乳腺癌的风险增加，这导致激素替代疗法的使用显著减少。

WHI 和 HERS 使用了十多年，已经有了长期随访数据，有助于更好地阐明激素治疗的风险和获益，并为激素治疗使用的决策提供信息。根据这些数据，现在很清楚的是激素治疗对预防绝经后女性的慢性病没有净获益，不应用于预防。鉴于近年来相关的负面宣传，许多女性和临床医生都对激素治疗的使用犹豫不决，即使是短期使用。然而，当激素治疗用于短期缓解影响绝经早期生活质量的症状时，其获益可能大于风险。其潜在获益包括缓解潮热、盗汗、睡眠障碍、易怒和泌尿生殖系统不适的症状，降低骨质疏松症和相关骨折、糖尿病和结直肠癌的风险（仅限于雌激素加孕激素）。

潮热和阴道干燥等症状可能会严重影响生活质量，而通过雌激素治疗最有效，因此，临床医生应该充分了解其风险和获益，以帮助患者做出明智的决定。

由于 WHI 研究中女性的平均年龄为 63 岁，年轻女性使用激素治疗的风险可能较低，总体风险较小（图 118-1）。50 ~ 59 岁的年轻女性绝经后的风险最低。在子宫完整的女性中，子宫切除术后单独给予雌激素比联合治疗具有更有利的获益风险比（图 118-2）。此外，最近的数据表明，子宫切除术后女性联合使用雌激素 / 孕激素 5.6 年或单独使用雌激素 7.2 年与超过 18 年随访期的全因、心血管或癌症死亡率无关联。

根据现有证据，近期更年期女性如有明显的血管舒缩症且无禁忌证，如有深静脉血栓形成或肺栓塞（deep vein thrombosis or pulmonary embolism，DVT/PE）既往史或心血管或癌症风险过大（乳腺、肝或子宫），应考虑使用激素治疗。

治疗潮热

严重的潮热足以给患者带来严重困扰，它是雌激素替代的重要指征。虽然在大多数情况下，症状是自限性的，但在症状最严重的几年内对其加以缓解可能意义重大。激素治疗是治疗更年期血管舒缩症状最有效的方法。许多试验中安慰剂的获益虽然接近 30%，但激素治疗可有效缓解 80% 以上的女性潮热。虽然 WHI 的结果表明睡眠障碍的改善可能太小而没有临床意义，但由于潮热的减少或其他的潜在机制，睡眠通常会得到改善。

治疗泌尿生殖系统症状

由于许多女性可能不会提出有关泌尿生殖系统的问题，临床医生在常规接诊时询问这方面的症状是很重要的。局部外用治疗对治疗泌尿生殖系统症状（如干燥、瘙痒、性交困难、尿急、排尿困难）和预防复发性 UTI 效果最好。全身性雌激素会稍微提高尿失禁的风险。与局部外用治疗相比，其对泌尿生殖系统症状的治疗效果较差。当需要治疗血管舒缩症状时，低剂量外用制剂可与全身治疗相结合，或者患者可改用吸收性女性阴道环（Ferming），治疗血管舒缩和泌尿生殖系统症状。如果女性只希望接受泌尿生殖系统症状的治疗，低剂量外用雌激素疗法就足够，并且安全可靠，因为其不会被全身吸收。

改善性功能

更年期会损害性功能，由此产生的与性欲有关的心理影响加重了更年期对泌尿生殖系统的生理影响，导致许多女性为此目的寻求激素治疗。专注性功能研究的安慰剂对照随机试验的荟萃分析显示，激素治疗对性功能有轻微至中度的改善，但主要归因于阴道疼痛的缓解。在其中一项比较透皮雌二醇 / 孕酮与口服结合雌激素 / 孕酮疗法对照安慰剂的试验中，发现性欲有显著的短期改善。经皮途径被认为能更好地产生与更年期前类似的雌激素与雌二醇的生理比率。通过绕过肝代谢，经皮应用增加了可转化为游离雄激素的雌二醇的量，这被认为可以驱动性欲。尽管在统计学上有显著意义，但实际报告显示其获益很小，仅限于局部外用雌二醇治疗，而且持续时间很短（18 个月后无法检测到）。尽管数据如此贫乏，但一些医生和复方药店仍推广定制透皮激素治疗，以改善性欲和整体功能，在某些情况下，还会添加睾酮。

预防骨质疏松性骨折（另见第 164 章）

骨质疏松症可以通过雌激素疗法来预防，但鉴于早期引用的试验证据显示长期激素替代疗法存在严重风险，如果目的仅为长期的骨折预防，则应使用激素治疗以外的替代疗法（见第 164 章）。尽管如此，对照研究表明，服用激素治疗后，脊椎、手腕和髋部骨折的发生率可以显著降低（为 25% ～ 40%），并且这种保护作用不会因添加孕激素而受损。应大力鼓励所有更年期女性参与减缓骨密度降低的努力，包括定期负重锻炼和保持充足的钙和维生素 D 摄入（见第 164 章）。

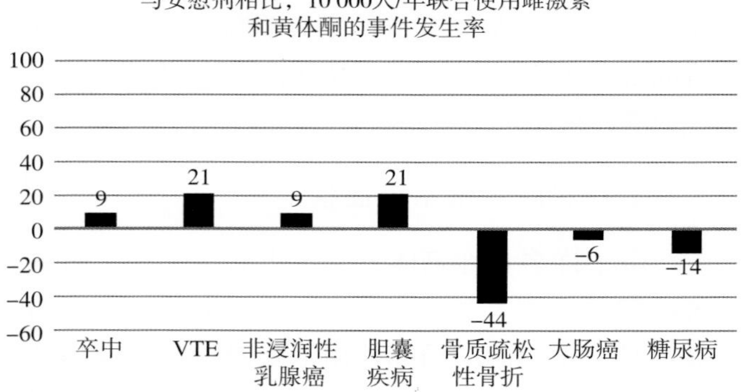

图 118-1 绝经后女性联合使用雌激素和黄体酮与安慰剂相对照的预估事件发生率差异（Adapted from US Preventive Services Task Force. Hormone therapy for the primary prevention of chronic conditions in postmenopausal women: US Preventive Services Task Force Recommendation Statement. JAMA 2017;318:2224.）

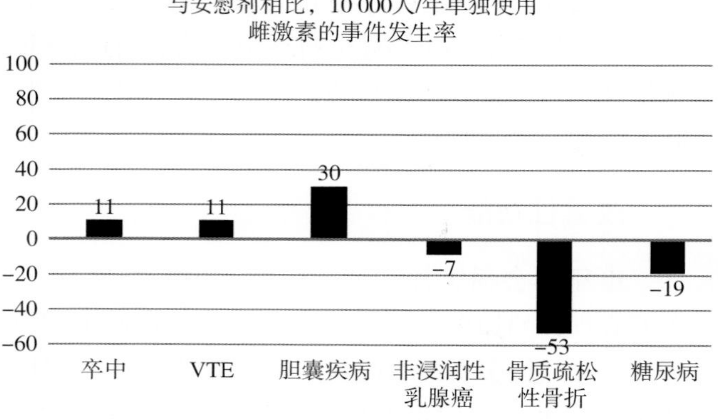

图 118-2 绝经后女性单独使用雌激素与安慰剂相对照的预估事件发生率差异。（Adapted from US Preventive Services Task Force. Hormone therapy for the primary prevention of chronic conditions in postmenopausal women: US Preventive Services Task Force Recommendation Statement. JAMA 2017;318:2224.）

预防结、直肠癌

正如最初在观察性研究中所看到的那样，激素治疗确实可以降低结、直肠癌的风险。在护士健康研究中，目前激素使用者患结、直肠癌的相对风险为 0.65（95% CI，0.50 ～ 0.83）。这一风险的降低在 WHI 试验中也得到了证实，其中结、直肠癌的相对风险为 0.63（CI 0.43 ～ 0.92）。有趣的是，WHI 雌激素干预组和安慰剂组进行比较，两组间的结、直肠癌发病率没有任何差异。

生活质量、认知功能和情绪

HERS 和 WHI 均未发现激素治疗患者的生活质量指标在临床上有显著改善。如前所述，早期关于认知获益的报告与 WHI 记忆研究相矛盾。WHI 记忆研究显示 65 岁及以上服用激素治疗的女性认知能力会下降，痴呆风险略有增加。一些女性自述接受雌激素治疗后，她们的情绪会有所好转，但大型随机试验并未显示激素治疗对生活质量有好处。在 WHI 试验中，有症状的年轻女性确实报告了血管舒缩症状和睡眠质量的改善，但没有其他生活质量的改善；在心脏和雌激素 / 孕激素替代研究（HERS 试验）中，抑郁症状略有改善。

激素治疗的特定风险

激素治疗的风险越来越明确，包括子宫内膜癌（对于非对抗性雌激素）、乳腺癌（雌激素加孕激素）、不良心血管事件（雌激素加孕激素）、DVT/PE、胆囊疾病、阿尔茨海默病和尿失禁。激素治疗总体绝对风险较低，但在无症状女性中风险超过了获益（图 118-1 和 118-2）。

子宫内膜癌风险。子宫内膜癌是有子宫的女性使用非对抗性全身雌激素的主要风险。雌激素使用者患子宫内膜癌的相对风险为 2 ～ 15。风险随着雌激素使用的剂量和持续时间而增加。雌激素会导致子宫内膜增生，长期持续使用可能会发展为癌症。大多数肿瘤的分级较低，在发现时处于早期阶段。连续或每月服用孕激素至少 12 天，可防止子宫内膜增生的发生，而子宫内膜增生与雌激素的非对抗性使用有关。雌激素加孕激素治疗对子宫内膜癌风险没有影响。子宫完整的女性应始终服用复方激素治疗。

乳腺癌风险。在相当多的不确定性之后，现在看来，当激素治疗包括孕激素和雌激素时，患乳腺癌的风险随着激素治疗的暴露而增加。在 WHI 中，雌激素和孕激素联合治疗导致浸润性乳腺癌风险逐渐增加 24%，并在 13 年的随访期内保持较高水平，癌症诊断也较多为晚期。相比之下，雌激素仅对乳腺癌风险有无显著意义的减少，但在相同的随访时间内，具有统计学显著意义。其他长期观察性研究也发现了类似的结果，支持了这一观点，即在雌激素 - 孕激素试验中发现孕激素对乳腺癌的过度风险负有很大责任。

联合激素治疗的持续时间似乎是患乳腺癌风险的一个重要决定因素。在 NHS 试验中，少于 5 年的持续时间似乎不会显著增加乳腺癌的风险，但在 WHI 中，仅经过 3 年的治疗，乳腺癌的过度风险就很明显（相对风险为 1.26）。

冠心病风险。如前所述，大型观察性研究表明，激素治疗可能降低心血管疾病的发病率和死亡率，但标志性的大规模随机对照试验要么未能支持心血管获益，要么证明心血管事件风险增加，如 WHI 对既往无疾病女性的研究中表明早期冠心病显著增加，急性冠脉事件风险增加 29%。

值得注意的是，在 WHI 试验中，绝大多数女性年龄较大，绝经后 10 年以上开始激素治疗。NHS 是一项前瞻性、观察性队列研究，对 12 万多名女性进行了后续分析，发现在接近绝经期时开始服用激素治疗的 NHS 女性冠心病风险显著降低，而绝经后 10 年以上开始服用激素治疗的女性冠心病风险则没有降低。年龄和开始激素治疗的时间可以解释观察性研究和随机试验结果之间的差异。ELITE 试验的数据支持了这一假设。该试验检测了激素治疗对颈动脉内膜—中膜厚度（代表整体动脉粥样硬化疾病）的影响。研究发现，与安慰剂组相比，绝经后不到 6 年开始服用激素治疗的女性颈动脉内膜—中层厚度的增加率只有安慰剂组的一半。在绝经后期接受治疗的患者中，与安慰剂相比，治疗并没有减缓增加的速度。然而，由于该试验没有囊括实际事件发生率，美国预防服务工作组关于激素治疗的建议指出，仍然没有足够的证据证实关于激素治疗服用时机的假设，或者任何亚组的风险与获益比较低，因为此类分析基于相对较少的事件。

脑卒中风险。脑卒中风险也是一个值得关注的问题。在 7 年的随访后，由于脑卒中风险增加，WHI 的单用雌激素组在没有任何证据证明激素治疗对冠心病有影响的情况下提前停止治疗。WHI 的两个试验组都记录了既往健康女性脑卒中风险的增加。1 年后，联用组脑卒中的过度风险变得明显，在该研究随后平均随访 5.2 年的时间里这种风险持续存在，相对危险度为 1.41（CI 1.07 ～ 1.85）。单用雌激素组证实了脑卒中风险的增加，相对风险为 1.39（CI 1.10 ～ 1.77）。尽管在单用雌激素治疗的试验中，每年增加 0.12% 的脑卒中绝对风险很低，但仍被认为高到足以停止给健康女性服用预防性药物的试验。

血栓栓塞疾病风险。与观察性研究一致的是，随机试验显示服用激素治疗的更年期女性发生血栓栓塞的风险会增加，尤其是服用孕激素的更年期女性。然而，对于健康和活跃的女性来说，绝对风险仍然很低（相对风险为 1.5 ～ 2）。有血栓栓塞史是使用雌激素的相对禁忌证。

变性患者中激素治疗的心血管风险一直备受关注。在对长期接受雌激素治疗的女性（出生身份为男性）进行的长期观察研究中显示静脉血栓栓塞的风险明显高于在未变性的女性和男性中观察到的风险，脑卒中风险也有增加的趋势。在为此类患者开激素治疗处方时，需要考虑这些研究发现。

其他不利影响。外源性雌激素的其他作用包括液体潴留、血压轻微升高、胆结石（由于胆汁胆固醇含量的变化）、干眼症和头痛。也可能发生复发性子宫出血，尤其是使用周期性孕酮，尽管这种情况不常见。这种出血会使子宫内膜癌的临床识别复杂化，并引起不便和担忧。在 NHS 中，雌激素替代与系统性红斑狼疮风险增加 2 倍相关，但绝对风险非常低。据报道，尿失禁和阿尔茨海默病的发病率也有所增加。

特定治疗方案

激素治疗方案经过多年的发展，在不影响疗效的情况下降低了风险、副作用和不便。孕激素的使用已经消除了子宫内膜癌的风险，并且可以消除周期性出血，子宫完整的女性从雌激素替代治疗中的获益不会明显减少。由于激素治疗的临床获益和副作用取决于治疗剂量和时间的综合作用，因此，对治疗方案的设计给予重视是很重要的。应在最短时间内使用缓解症状的最低剂量。

系统疗法。口服和经皮制剂是全身治疗相关症状的选择。虽然经皮激素治疗似乎比全身口服疗法对血脂和血栓形成有更有利的影响，但随机试验尚未证明其具有预防或安全优势。如前所述，激素治疗经皮给药虽然经常能刺激性欲，但对性欲的效应差异很小，而且是短暂的，且其成本要高得多。雌二醇（E_2）1.0 mg 和共轭马雌激素 0.625 mg 是最常用的口服形式，而透皮雌二醇 0.0375 mg 或 0.05 mg 是最常用的激素贴剂。子宫完整的女性应同时服用孕激素。

其剂量取决于是连续使用还是每日使用。连续使用时，每日给予醋酸甲羟孕酮 2.5 mg 或微粉化孕酮 100 mg。如果周期性使用，则在周期的第 15 天至第 28 天内使用醋酸甲羟孕酮 5 mg/d 或微粉化孕酮 200 mg/d。组合贴片包括孕酮、左炔诺孕酮或炔诺酮。一些临床医生选择从较低的剂量开始，并根据需要增加剂量。另一种选择是每天在手臂上涂抹雌激素凝胶。经皮雌激素会增加成本，但一些女性可能更喜欢其便利性。

定制合成的生物同质性激素产品现在大受欢迎。生物同质激素被认为是由卵巢产生的天然激素。许多女性不知道含有雌三醇和微粉化孕酮的处方也是生物同质的。然而，与处方激素治疗不同，生物同质性定制合成产品未受监管，未得到 FDA 批准。由于其没有安全性和有效性数据支持，因此首选 FDA 批准的激素治疗。

局部外用雌激素。局部外用雌激素对泌尿生殖系统疾病有效，每周少量使用，1 ～ 2 次即可，局部外用雌激素对症状会起作用。每周使用阴道雌激素乳膏（0.3 mg 结合雌激素或 0.1 mg 雌二醇）或阴道雌激素片（Vagifem），持续 2 周，然后每周使 2 次，低剂量，每 3 个月更换一次分泌雌二醇的阴道环（Estring），不要大幅增加患者血清雌激素水平，也不需要给有子宫的女性同时使用孕激素。因此，当只有泌尿生殖道出现症状时，才首选局部外用治疗。选择性雌激素受体调节剂奥培米芬（ospemifene）（奥培米芬片 Osphena）的口服治疗已被批准用于治疗中度至重度性交困难。奥培米芬的副作用可能包括潮热，乳腺癌或血栓栓塞症患者应慎用。

治疗持续时间。症状缓解的方案通常是短期的，所以在尝试停用激素治疗之前可延长几年的治疗。如果症状复发造成困扰，激素治疗可以重新开始，随后周期性地尝试停止治疗。通过降低每日剂量或每周给药天数逐渐减少雌激素，这样可能会降低症状复发的可能性，但目前尚无这种做法的确切证据。

患者选择

鉴于激素治疗的不利影响，基层医生在选择激素治疗患者时必须十分小心，谨慎判断，应考虑患者的偏好、绝经年龄、症状严重程度、是否存在禁忌证以及心血管风险状况。应用此类治疗的决定需要充分考虑患者愿意承担风险以得到明确获益的意愿。一名女性可能愿意接受乳腺癌和心血管疾病的风险，以换取症状缓解和预防骨质疏松症以及结、直肠癌，但另一名女性可能不会。应告知女性其他预防策略，包括运动、补钙、维生素 D、治疗骨质疏松症的双膦酸盐（见第 164 章），以及定期行结肠镜检查和切除息肉，以预防结、直肠癌。

监测

目前证据不支持对服用激素治疗的女性进行监测的明确建议。然而，由于随着联合激素治疗持续时间的增加，患乳腺癌的风险增加，建议每年对服用联合激素治疗的女性进行临床乳腺检查和乳腺 X 线检查。服用孕激素和雌激素的女性不需要基线检查或随后的常规子宫内膜评估。

非激素治疗模式 [6,49-57]

对于症状较轻的女性、具有激素治疗使用风险而不能保障安全使用的女性、更喜欢替代疗法的女性，有多种非激素疗法可供使用。

治疗潮热

在无数可用于治疗潮热的非激素疗法中，设计良好的安慰剂对照随机试验支持了一些药物治疗措施，但大多数其他措施并非如此，即使得到了广泛推广。那些被证明有效的药物大多是作用于中枢的，这可能是其为何有效的原因。没有一种方法比雌激素替代疗法更有效，雌激素替代疗法可以减少每日潮热次数 2 ～ 3 次，而最好的药物可以减少每日潮热次数 1 ～ 2 次。

抗抑郁药。虽然抑郁不是潮热的原因，但抗抑郁药是最有效的非激素疗法之一。获益数据最佳的是使用选择性 5- 羟色胺再摄取抑制剂（selective serotonin reuptake inhibitors，SSRIs，如帕罗西汀 CR、氟西汀）和 5- 羟色胺 - 去甲肾上腺素再摄取抑制剂（serotonin-norepinephrine reuptake inhibitors，SSNRIs，如文拉法辛 XR）。这种适应证的治疗剂量通常低于治疗情绪障碍所需的剂量。与安慰剂对照组相比，潮热频率和（或）严重程度的绝对减少超过 50%，相对减少约 50%。FDA 已批准每日 7.5 mg 的低剂量帕罗西汀，但其他抗抑郁药都是超说明书使用的。一些有剂量效应，另一些则没有。目前尚不清楚哪种药物更好。最常见的不良反应使 10% ～ 20% 的患者终止治疗，包括嗜睡、恶心和失眠。约 15% 的女性报告称性欲丧失、无法达到性高潮或两者兼而有之。帕罗西汀和氟西汀不应与他莫昔芬联合使用，因为它们抑制肝酶 Cyp2d6，而肝酶 Cyp2d6 会将他莫昔芬代谢为其活性形式。

抗惊厥药。中枢作用的抗癫痫药物加巴喷丁和普瑞巴林被发现在治疗潮热方面有效，症状的频率和严重程度可降低约 50%，导致治疗终止最常见的副作用包括白天嗜睡、疲劳和头晕。

可乐定。可乐定为作用于中枢和外周的抗高血压药，支持其有效性的研究质量低于抗抑郁药。现有随机对照试验的数据表明，其疗效仅略高于安慰剂。此外，其不良反应（如口干、嗜睡、直立性低血压、便秘）非常常见，报告率为 10% ～ 50%。

异黄酮植物雌激素。对更年期症状特别是潮热的非处方“自然”治疗的需求构成了一个巨大的市场，吸引了许多供应商提供各种各样的产品，但这些产品几乎都没有疗效证据。最广泛使用的是异黄酮制剂（有时称为“植物雌激素”）。异黄酮与雌激素受体结合，表现出微弱的雌激素和抗雌激素作用。食用富含异黄酮的食物（如大豆）和补充剂（如红三叶草异黄酮提取物）是一种帮助缓解潮热的“天然”方式。为了获得宣称的治疗剂量，女性必须每天大量食用（例如，至少 40 g/d 含有大豆的产品，其中含有约 75 mg/d 的植物雌激素）。

几乎没有证据证明这种方法有效。系统回顾和荟萃分析发现异黄酮的研究质量有限，证据不一致，结论不确定。例如，对红三叶异黄酮提取物的研究表明，在推荐的剂量下服用红三叶异黄酮提取物不会降低潮热的频率。一项比较了大豆、黑升麻和其他异黄酮草药产品的随机安慰剂对照试验发现它们并不比安慰剂更有效。值得注意的是，长期高剂量食用豆制品会导致子宫内膜增生。

大豆异黄酮衍生物受到了一些关注。小型临床试验表明，大豆异黄酮的 S- 雌马酚衍生物可能有助于轻度血管舒缩症状的女性。尽管还需要更多的数据，但北美更年期协会对此还是谨慎推荐，因为 S-equolS- 雌马酚的安全数据未知。由于大豆异黄酮具有雌激素活性，因此在乳腺癌风险增加的女性中应避免使用，并且在理论上存在子宫内膜增生的风险，因为有些女性可以将大豆异黄酮转化为其活性代谢物 S- 雌马酚，在这方面女性之间存在差异。

其他补充或替代疗法。认知行为疗法和正念练习在一定程度上可能会缓解血管舒缩症状，这可能是通过促进应对技能来实现的。催眠、减肥和星状神经节阻滞显示出些许获益。证据并不支持降温技术、避免触发诱因、锻炼、瑜伽、放松、针灸或脊椎按摩这些疗法。

当归、月见草、亚麻籽、人参、ω-3 脂肪酸、松树皮、啤酒花、马卡、花粉提取物和维生素是其他用于治疗潮热的产品，但无实质性有效证据。

治疗阴道干燥和性功能障碍

较轻的症状（如性交时轻度干燥）可能对使用水溶性阴道润滑剂（如 Replens 或 Astroglide）反应良好，这对避免使用雌激素的女性来说消除了使用雌激素的必要。绝经已开始但依然坚持使用雌激素替代疗法会明显造成性欲减退和（或）性高潮功能障碍。这时就有理由考虑雄激素治疗。这种疗法经常通过复合透皮制剂方式来提供，但医生决定使用此疗法时必须考虑心血管风险的增加（见第 18 章）。

睡眠紊乱

如果潮热造成睡眠问题，就应注意控制潮热（见前面的讨论）。若发现其他原因，就应采取行为措施并考虑其他药物干预措施（见第 232 章）。

骨质疏松症、心血管疾病和认知能力下降

美国预防服务工作组在其最新建议中给出结论，激素治疗用于慢性疾病一级预防的风险大于任何获益，造成骨质疏松症、心血管疾病和认知能力下降等。这项建议也适用于长期使用雌激素、子宫已切除的绝经后女性，而一级预防这些疾病有更安全、更有效的非激素方法（见第 18、27、146、164 和 173 章）。

患者教育

我们的社会强调年轻和活力，所以医生在帮助更年期女性调整心态、保持自我价值感和幸福感方面发挥着重要的支持作用。讨论更年期的生理发展及其临床表现可为患者了解其症状并正确归因提供合理的依据。医生可以充分利用患者更年期这一人生重要阶段，使患者对定期锻炼、达到理想体重和停止不良习惯（如吸烟）的计划产生兴趣。患者需要知道雌激素缺乏引起的任何丧失能力的症状都是可以控制的，且许多症状是自限性的。围绝经期女性需要得到提醒采取避孕措施，因为可能会发生排卵和意外怀孕。医生要让患者相信更年期后依然可以有正常的性活动，这一点往往能起到巨大安抚作用。医生有必要指出患者不需要补充特殊维生素。由于非专业媒体大力鼓吹使用它们，使得这种不必要的花费相当可观。

如果医生正在考虑雌激素治疗，那么患者必须参与决策，充分了解其潜在风险和获益。医生要向患者强调必须定期随访，及时报告任何异常阴道出血、乳腺肿块、腿部肿胀和其他不良反应。

转诊适应证

子宫完整的女性使用激素治疗后，如出现阴道不规则出血，且经孕酮调整后仍无法清除，这时就需要进行妇科评估，以排除严重的子宫内膜病变。绝经后出现严重抑郁且对一线抗抑郁药物治疗和咨询无反应的患者，应考虑进行精神科会诊。

治疗建议 [58-64]

- 评估风险和获益。关于绝经后改变治疗的决定需要仔细权衡和充分讨论其风险和获益，尤其是在考虑激素治疗时，在任何治疗计划中应体现和考虑到绝经后女性的偏好和顾虑。
- 治疗潮热。为缓解失能性潮热的症状，可考虑以下疗法：
  - 以最低剂量口服或经皮雌激素试验治疗。如果患者子宫完整，则在方案中添加孕激素（见后面的建议）。几年后，应计划逐渐减量，来重新评估是否需要继续激素治疗，限制治疗的持续时间。
  - SSRI 或 SNRI 抗抑郁药试验（如帕罗西汀 CR 7.5 ～ 20 mg/d、氟西汀 20 mg/d 或文拉法辛 XR 75 ～ 150 mg/d），对大多数不能服用雌激素或更愿意避免激素治疗的女性来说，这可能是最佳首选。
- 除 S- 雌马酚衍生物外，建议不要依赖膳食植物雌激素（大豆食品）和植物雌激素补充剂（红三叶异黄酮提取物），因为长期高剂量服用获益微乎其微，却可能导致子宫内膜增生。由于缺乏有效性和安全性的证据，建议不要使用其他草药产品。
- 针对泌尿生殖系统症状。对于严重的排尿困难或不可接受的性交困难，可使用外用雌激素制剂，每周少量使用，1 ～ 2 次即可。极低剂量的雌激素乳膏全身吸收很小，但较高剂量的雌激素乳膏会发生全身吸收，其效果尚不确定。避免长时间每天使用高剂量，因为有刺激子宫内膜的风险。建议尝试水溶性润滑剂，尤其在不想接触雌激素时。当性交困难达到一定程度时，奥培米芬（ospemifene）可为治疗选项。
- 治疗抑郁。用支持性心理治疗和（或）标准抗抑郁药物方案（最好是 SSRI 或 SNRI 药

物）专门治疗抑郁（见第 227 章）。激素治疗不是替代品。

- 治疗睡眠问题。治疗潜在原因，无论是潮热、抑郁还是环境压力（另见第 232 章）。
- 骨质疏松症、心血管疾病、认知能力下降或其他慢性病的一级预防。避免使用激素治疗，其风险大于任何获益。采用的非激素疗法需已证实有效（见第 18、27、146、164 和 173 章）。
- 激素治疗方案。对于子宫完整且有激素治疗指征的女性，可使用以下两种药物治疗：
  - 连续每日雌激素联合每日低剂量孕激素（例如，0.3 mg 或 0.625 mg 共轭雌激素，0.5 mg 或 1 mg 口服雌二醇，或 0.0375 mg 或 0.05 mg 经皮雌二醇，加 1.5 ～ 2.5 mg/d 醋酸甲羟孕酮或 100 mg 微粉化孕酮），或
  - 每天连续服用雌激素加环孕酮（例如，每月连续 10 ～ 14 天服用 0.3 mg 或 0.625 mg 共轭雌激素、0.5 mg 或 1 mg 口服雌二醇、0.0375 mg 或 0.05 mg 经皮雌二醇加 5 mg 醋酸甲羟孕酮或 200 mg 微粉化孕酮）。
  - 含有雌二醇 0.05 mg/d 和醋酸炔诺酮 0.14 mg 或 0.25 mg/d 的组合贴片，每周 2 次，或雌二醇 0.045 mg/d 和左炔诺孕酮 0.15 mg/d 的组合贴片，每周 1 次。应根据女性对周期性阴道出血的偏好和接受度进行选择，要注意到接近围绝经期的女性更可能在持续治疗中出现不规则出血，因此可能更倾向于可预测出血的周期性治疗。
- 子宫切除术后女性的治疗。当需要激素治疗时，采用连续每日雌激素治疗（例如，每天 0.3 mg 或 0.625 mg 的结合雌激素、0.5 mg 或 1 mg 口服雌二醇或 0.0375 mg 或 0.05 mg 经皮雌二醇）；添加孕激素没有获益。与雌激素—黄体酮疗法一样，长期用于慢性病的一级预防并不适用。

（刘　青　翻译，曹照龙　曾　辉　审校）

附录 118-1

潮红的评估 [1–3]

潮红是一种血管性的短暂温暖感和皮肤（尤其是面部、耳朵和颈部）发红，在日常生活中通常被认为是对明显尴尬情况的脸红，但当以一种不太明显的方式或矛盾方式发生时，便提示有潜在的病理问题。

病理生理学和临床表现

自主神经系统的活动可能会触发潮红的血管扩张。在这种情况下，交感神经兴奋引起的潮红伴随出汗。当原因是循环血管扩张剂时，除非循环物质是儿茶酚胺，否则会出现潮红而无大量出汗，儿茶酚胺可触发自主神经活动。

鉴别诊断

潮红的原因可以根据其潜在机制进行分类，无论是自主神经还是血管扩张剂介导的。自主性潮红的主要例子包括正常体温调节、情绪反应、更年期（自然或诱导）和神经系统疾病（如偏头痛、丛集性头痛、三叉神经痛、中枢神经系统疾病、脊髓损伤）。儿茶酚胺的释放也可导致自主神经激活，如嗜铬细胞瘤。血管扩张的原因包括药物（如钙通道阻滞剂、烟酸）、产生血管活性物质的肿瘤（如嗜铬细胞瘤、类癌综合征、全身肥大细胞增多症、甲状腺髓样癌）、食物或饮料摄入（倾倒综合征、酒精、硝酸钠、亚硫酸盐、辛辣食物、味精）和皮肤病（如酒渣鼻）。

诊断检查

病史和体检

收集病史时应首先确定潮红的潜在机制，询问患者与伴随出汗相比潮红是否占主导地位。

潮红和出汗

当患者表现为潮红和出汗，且没有明显的情绪或环境原因时，询问的重点则应转移到更年期、可能导致更年期状态的药物（如他莫昔芬和其他抗雌激素药物，亮丙瑞林）以及潜在的神经疾病上。潮红和出汗的时间、分布以及相关症状有助于区分更年期与神经系统疾病，以及在神经系统疾病中区分中枢性与周围性以及神经血管疾病。如合并高血压发作，提示嗜铬细胞瘤释放血管活性儿茶酚胺。在服用 5- 羟色胺类药物的人群中，体温过高、神经肌肉过度活动和精神状态改变都会导致 5- 羟色胺综合征。

潮红为主

出现明显潮红症状的患者需要寻找与血管扩张剂相关的情况，首先检查药物和询问症状出现的时间，特别是在食物和酒精摄入方面。那些不明原因潮红的患者需要考虑产生血管活性物质的隐匿性肿瘤，最好通过检查明显的合并症状来鉴别。例如，不明原因的高血压，无论是阵发性的、固定性的还是不稳定的，都会引起嗜铬细胞瘤儿茶酚胺分泌过量的疑问，特别是当发作合并惊恐、恶心、呕吐、胸痛或腹痛时。发作后可能会出现潮红和出汗，持续数分钟到数小时。由于儿茶酚胺通过对自主神经受体组织的作用而引起潮红，因此也可能伴随出汗和心悸。

任何伴随的腹泻和支气管痉挛都提示类癌综合征，其特征是由摄入的酒精、牛肉或巧克力引发。有症状的患者通常有广泛的疾病，产生大量介质，包括血清素、组胺和激肽。同时出现的组胺和前列腺素释放症状（如低血压、腹部痉挛、心动过速、恶心、呕吐、腹泻）表明系统性肥大细胞增多。体格检查结果有时有帮助。所有情况下均应测量血压，并观察是否有酒渣鼻（毛细血管扩张、丘疹和脓疱）。潮红和毛细血管扩张情况下的甲状腺结节提示甲状腺髓样癌，发现腹部肿块或肝大可能为类癌提供线索。

实验室检查

如以前一样，在完成病史和体检后，医生应根据先验概率来决定检查的选择。通常的做法是 24 小时收集尿液，检测 5- 羟吲哚乙酸（5-HIAA）、儿茶酚胺、甲肾上腺素、组胺和前列腺素 D2，分别检测隐匿性类癌、嗜铬细胞瘤和系统性肥大细胞增多症。在没有提示性症状和体征的情况下，这种做法的价值是值得怀疑的。如果在第一次就诊时没有明显的诊断，比盲目检测可能更有效的方法是医生让患者每日记录症状，2 周后再复诊。此外，检测其中一些疾病的技术进步消除了 24 小时收集尿液的需要（例如，疑似嗜铬细胞瘤的血清甲基肾上腺素，见第 19 章）。

（刘　青 翻译，曹照龙　曾　辉 审校）

第 119 章

生育控制的方法

CHRISTINE PRIFTI AND KERRI PALAMARA

几乎所有报告避孕的女性都在生育期内至少使用过一次避孕措施，但在美国，近 50% 的怀孕都是意外怀孕。其中 50% 是由于错误地使用避孕措施、未持续使用或方法失败导致避孕失败，50% 是由于未使用避孕措施。约 40% 的意外怀孕将以堕胎告终。意外怀孕的发生率因女性的年龄、种族、受教育程度和收入而异，占青少年怀孕的80%，占围绝经期女性的40%，在黑人和收入低于贫困线的女性中比例更高。这些高比率与目前的大众认知相悖，即避孕技术取得了巨大进步和报道中所说的89%的育龄期女性使用了避孕工具。

所有育龄期女性患者，包括青少年、自认为女同性恋、男同性恋、双性恋或变性者、残疾人士和英语水平有限的人，都应该考虑避孕。基层医生应了解现有的生育控制方法以及影响其有效性的因素，包括社会文化因素。"你想在明年怀孕吗？"是推荐给所有育龄期患者的筛查问题。他们应该根据自己的回答接受避孕或孕前咨询，目的是帮助希望控制生育的患者或夫妇明智地选择最适合他们的方法，一种最符合他们价值观、生活方式和偏好的方法。

由美国疾病预防与控制中心（CDC）定期更新并可在线免费获取的美国避孕医疗资格标准，是推荐的快速临床参考指南，用于查询每种避孕方法的医疗禁忌。CDC还为医疗提供者发布了一款免费的智能手机应用程序，在 www.bedsider.org 上可以找到他们推荐的准确的患者医疗信息和诊所资源。

生育控制：概述 [1-5]

生育控制可分为自然方法、激素和非激素避孕药以及手术方法（表119-1）。理想的生育控制方法应该是完全安全、高效、廉价、可接受和可用的，但这样的方法是不存在的。虽然口服避孕药仍然是美国最常用的避孕方法，但长效可逆的避孕药如宫内节育器（intrauterine devices，IUD）和避孕植入物是被推荐的一线用药。自2007年以来，在几乎所有人口群体中，它们的使用几乎增加了2倍。有几位专家从理论上推断，这一增加导致意外怀孕率自1981年以来的首次下降。

表 119-1 现有的生育控制方法

自然	激素性	非激素性	外科
安全期避孕法	联合口服避孕药	避孕套（男女）	输卵管结扎术
生育意识	阴道环	阴道海绵	输精管结扎术
体外射精	黄体酮丸	Lea 盾	
哺乳闭经法	孕酮注射液	隔膜	
	皮下植入物	宫颈帽	
	含孕激素宫内节育器	铜宫内节育器	
	透皮贴剂		
	紧急避孕药		

措施的有效性

单一生育控制方法的有效性可以用几种方式表示：

- 理论上的有效性是指药物、装置或手术在理想条件下（称为完美使用）防止怀孕的能力。
- 使用有效性结合了理论有效性与固有的患者相关的应用失误 。
- 延长使用有效性增加了时间维度，通常表示为每年每100名女性意外怀孕的次数（称为典型使用）。尽管效果上有不同的差异，但使用一种生育控制方法总比完全没有要好，因为据估计，85%的15 ～ 44岁女性在无保护性交的一年内会怀孕。

可选择的方法

对于掌握这方面知识的执业者来说，避孕咨询有四个基本步骤：建立融洽关系、记录病史、共同决策、优化依从性。

有关计划生育的决定本质上是个人的问题。卫生保健提供者对此要特别敏感，应提出开放性问题并确保保密性。最基本的病史应包括月经史、妇科史和产科史、药物过敏、传染病或慢性疾病、烟草使用以及患者体验和偏好。

在开始一种方法之前，临床医生应排除怀孕（表119-2），要考虑到尿液妊娠试验可能直到怀孕2周后才会呈阳性。如果末次月经在7天前，且患者此后有过无保护措施的性行为，则必须根据病史排除怀孕；单靠怀孕测试是不够的。如果可以合理地排除怀孕的可能性，患者应该在当天开始她偏好的避孕方法。如果不能排除怀孕的可能性，她应该从下一次月经的第一天开始，并在那之前使用屏障保护。

为了避免给患者造成生活、情感或经济上的负担，医生应避免不必要的检查。只有在插入宫

表 119-2 如何合理确定女性未怀孕

在下列情况下，临床医生可以合理地确定女性没有怀孕：
1．患者没有怀孕的迹象或症状
2．患者至少满足以下条件之一：
注：如果患者符合这两个标准，则妊娠的阴性预测值为 99% ~ 100%，并且在开始避孕之前不需要进行常规妊娠检测。
正常月经开始后 7 天或更短
自上次正常月经开始后就没有性交过
一直正确地使用可靠的避孕方法
自然流产或人工流产后 7 天或更短
产后 4 周内
完全或几乎完全母乳喂养［纯母乳喂养或大部分母乳喂养（≥ 85%）为母乳喂养］、闭经和产后＜ 6 个月

Adapted from Klein DA, Arnold JJ, Reese ES. Provision of contraception: key recommendations from the CDC. Am Fam Physician 2015;91(9): 625-633. Copyright © 2015 American Academy of Family Physicians.

内节育器或安装隔膜或宫颈帽时，才应进行盆腔检查。如果开始使用包含雌激素的方法，应检查血压。提供任何避孕药都不需要进行宫颈细胞学检查和乳腺检查。

医生应向患者提供可以安全使用的所有方法，并首先提出最有效的选择。

方法的选择

最好根据患者的年龄和家庭预期来进行节育选择。避孕套可以作为非屏障方法的一种辅助手段以预防性传播感染（sexually transmitted infections，STI）。

青少年和 20 岁出头的女性患者

这个年龄组可以使用口服避孕药、避孕环、皮下植入物或安全性和接受度高的左旋炔诺孕酮宫内节育器。美国儿科学会推荐长效可逆的避孕措施，如宫内节育器和植入物作为一线药物。宫内节育器是有效的。由于历史上对盆腔脓毒症风险的担忧，宫内节育器未得到充分利用，而较新的器械已大大降低了这种风险，因此不应将其作为不使用该方法的理由。希望方法长效但又害怕手术的患者应考虑肌内注射。禁忌证在这个年龄组是不常见的。如果他们有保险，根据新法规，其花费是很小的。较新的激素避孕药的优势在于与依从性问题相关的失败率较低。一直持续正确地使用横隔膜可能同样有效，但患者通常不太能接受。安全套是一个很好的选择，因为很有效，且可以防止性传播感染。然而，安全套的使用取决于男性伴侣以及女性的动力，因此作为主要方法，失败率很高。

26 ~ 35 岁性活跃人群

如果使用得当，避孕药、宫内节育器、避孕环、皮下植入物、隔膜和避孕套可能同样有效。鉴于典型的使用模式，宫内节育器和皮下植入物是被推荐的一线治疗。选择只是一个偏好问题。吸烟的女性如果想使用口服避孕药，应该要求她停止吸烟，但含雌激素的方法对 35 岁之前的吸烟者并不是禁忌。在这个年龄组已经完成生儿育女的家庭可以考虑绝育。这一年龄组中希望绝育的未生育女性对许多卫生服务机构来说是一个问题。如果诊所或医生对患者不太熟悉，可以建议她进行为期 1 年的避孕，如果患者仍然想做绝育再做。当提出这样的建议时，可能有一半的患者会回来进行手术。其他人会去其他机构或改变主意。

35 岁以上的女性

宫内节育器、皮下植入物、避孕药、隔膜、避孕套和绝育是 40 岁以上女性最常用的方法。如果患者不吸烟且没有其他禁忌证，医生则可以允许她使用避孕药、避孕贴片和避孕环。

避孕选择

长效可逆避孕药 [5-13]

长效可逆避孕药是推荐给大多数女性包括青少年的一线药物。这些方法的长期使用效果与绝育相当。然而，与绝育不同，它们是快速可逆的。与所有方法一样，临床医生应采用以患者为中心的咨询方法。应特别注意少数族裔和低收入女性，虽然这些群体意外怀孕的风险很高，但她们也经历了长期的生育被忽视和被迫绝育的历史。患者教育和知情权是避孕咨询的基本要素。

宫内节育器

宫内节育器是全世界使用最广泛的避孕工具。

宫内节育器含有铜或释放黄体酮。铜装置引起炎症反应，阻止活精子进入输卵管。孕激素释放宫内节育器能抑制精子存活和卵子受精，它们也被认为可以抑制排卵和受精胚胎的植入。左炔诺孕酮宫内节育器可减少月经出血，导致 70% 的病例出现月经过少，30% 的病例出现闭经。这对饱受大出血困扰的女性来说是一个优势，而对那些有规律月经周期的女性来说则是一个劣势。即使不是意外，出现闭经也需要进行妊娠测试。

有效性。使用这些宫内节育器的第一年妊娠率为 0.1% ～ 0.8%，是任何可逆节育方式所能达到的最低水平，与外科绝育相当。依从率高于口服避孕药。宫内节育器的另一个优点是没有全身反应，这却是口服避孕药的一个主要问题（见下文讨论）。但宫内节育器的缺陷之一是排异，3% ～ 10% 的带铜宫内节育器的女性和 1% ～ 6% 的带孕激素宫内节育器的女性会出现排异。排异在未生育女性中尤为常见。铜宫内节育器的有效期为 10 年。目前有 4 种左炔诺孕酮释放宫内节育器可用：Mirena（高剂量，有效期 5 年）、Skyla（低剂量，小剂量，有效期 3 年）、Kyleena（低剂量，小剂量，有效期 5 年）和 Liletta（与 Mirena 类似）。由于尺寸较小，Skyla 和 Kyleena 可能会为未生育女性提供更舒适的插入方式。目前有正在进行的研究，意图增加宫内节育器的有效年限。

风险。在性传播疾病（风险较低的女性中，现代宫内节育器并不会增加盆腔炎的风险。虽然一些研究表明暴露于性传播感染的女性患盆腔炎和随后发生输卵管不孕的风险会增加，但进一步的调查并没有显示出有临床意义的差异。

与无节育措施相比，宫内节育器的异位妊娠风险较低，但与阻止排卵的激素方法相比，其异位妊娠风险较高，左炔诺孕酮释放宫内节育器尤其如此，被放置后高达 50% 的妊娠是异位妊娠。在罕见的情况下，尽管使用了宫内节育器（通常是在使用的第一年），但仍会发生妊娠，应立即确定其位置。放置节育器后，应建议女性一旦有腹痛，一定要告知卫生专业人员她们已放置宫内节育器。如果有妊娠症状或妊娠测试呈阳性，应立即就医。

皮下植入物

Norplant 是美国第一种广泛使用的皮下避孕药，由六根细长的硅橡胶管构成，植入手臂肱二头肌和三头肌之间，连续 5 年以非常低的水平释放黄体酮左炔诺孕酮。随后的迭代包括 Jadelle（一种双杆左炔诺孕酮植入物）和 Implanon（一种单杆依托诺孕酮植入物）。此后，Nexplanon（一种单杆依托诺雌甾体植入物）取代了它们。与以前的型号不同，Nexplanon 是不透射线的，具有让用户更舒适的插入设备。报告的累积妊娠率低至 3 年 0.3，5 年 1.1，与宫内节育器使用甚至手术绝育相当。其优点是连续避孕 3 年，激素水平非常低，不会产生临床上显著的代谢影响。缺点是持续数月的不规律出血（66%）和初期费用高。早期停药最常见的原因是不规律出血；向女性提供这方面的咨询非常重要，以避免她们因方法选择不当而造成不必要的手术。任何执业的卫生服务提供者都可以通过制造商的培训来学习插入和移除植入物。

口服激素避孕药 [3,4,14-47]

复方药丸通过阻止卵泡刺激素和黄体生成素的周期性释放来抑制排卵，改变宫颈黏液，从而降低精子活力，并改变子宫内膜以抑制着床。复方药丸由炔雌二醇和孕酮（炔诺酮、炔诺孕酮、左炔诺孕酮、炔诺酮二乙酸酯、去孕烯和炔诺孕酮）组成。大多数药丸周期为 28 天。药丸包装包含 21 粒或 28 粒药丸，具体取决于哪种品牌。28 天的药包中含有安慰剂药片，用于药包最后一周的部分或全部。在无激素的一周内，女性会出现撤药性出血，这类似于月经周期的较轻版本。组合药片可以是单相的（活性药片每天的剂量相同）或三相的（孕激素的剂量每周增加）。患者被告知在月经周期的第一个星期日（“星期日开始”，建议第一个月使用备份方法）或出血的第一天（“第一天开始”，无须备份）开始。2003 年，对于希望降低月经频率的女性，延长周期方案（包含 84 种活性药片和 7 种非活性药片）可供应用，不过任何药片包都可以“周期性循环”使用，想减少撤药性出血的女性可以通过取消安慰剂药片，开始为期 3 个月的新方案。

有效性

联合口服避孕药的使用有效率明显优于屏障法和杀精剂。在典型使用情况下，报告的失败率高达 5% ～ 10%，但如果使用得当，每年每 100 个用户中只有 1 个失败。

药物制剂

美国有几十种复方制剂。一般来说，如果患者没有新的症状或习惯需要停止使用任何口服避孕药，那么提升患者的满意度是更新处方的重要目的，前提是新的处方是安全的。由于担心心血管风险和静脉血栓事件可能随着雌激素剂量和孕激素效力的增加而升高，近年来重点一直放在使用最低的雌激素有效剂量（20 ～ 35 μg 炔雌二醇）和最低效力的孕激素（左炔诺孕酮或炔诺酮）制剂上。

开始的低剂量计划。推荐的一般方法是从含有 30 ～ 35 μg 乙炔基雌二醇的单相药丸开始。所有孕激素都具有相对较低的雌激素效应，但炔诺醇除外。使用尽可能低的孕激素剂量有助于减少令人烦恼的副作用，如食欲增加、体重稳步增加、乳房增大、痤疮、情绪波动和抑郁。所有低剂量制剂都需要始终如一地服用，以达到最大效果，并将突破性出血的可能性降至最低。非专利避孕药为患者或保险公司提供了一系列的选择，成本要低得多，疗效上没有任何差异。谨慎的做法是将昂贵的口服避孕药留给那些需要特殊避孕药需求的患者。

首先，有效的基础药片含有 1 mg 炔诺酮和 35 μg 炔雌二醇（Necon 1/35 的通用版本）。有对内源性雌激素高反应性症状史的患者（经前乳房充血和疼痛、周期性体重增加、月经过多）可能受益于含有低剂量雌激素和雌激素作用最小的孕激素制剂，如 Necon 0.5/35（炔诺酮 0.5 mg/ 炔雌二醇 35 μg）或 Ovcon（炔雌二醇 35 μg 和炔诺酮 0.4 mg）。患有痤疮或多毛症的患者应服用含低雄激素的孕激素制剂，如炔诺醇、去氧孕酮或炔诺孕酮（表 119-3）。单相制剂在抑制卵巢功能方面优于三相药丸，应成为有大卵巢囊肿病史女性的首选药丸。

低剂量制剂。低剂量药物有较高的点状、突破性出血和闭经率。此外，使用雌激素含量低于 30 μg 的口服避孕药的女性怀孕的可能性更大。为了抵消这种疗效的下降，含有 20 μg 乙炔基雌二醇的新型药片具有更长的激素周期，28 天包装中只需服用 2 天安慰剂。为了改善与低雌激素 / 弱孕激素制剂相关的突破性出血和妊娠率，制造商开发了三相制剂（例如，Ortho-Novum 7/7/7、Tri-Norinyl、Triphasil）。其基本原理是更接近正常卵巢模式，疗效与其他低雌激素 / 弱孕激素制剂相似。

表 119-3 合成孕激素的作用

雌激素	雄激素
炔诺醇	炔诺孕酮
其他不含	左炔诺孕酮
	炔诺酮
	醋酸炔诺酮
	炔诺醇诺孕酯
	去氧孕烯
	屈螺旋酮

注：按效度递减的顺序排序

只含黄体酮的药片。只有孕激素的药片——迷你药片是为不应该服用雌激素的女性提供的。可服用该制剂的适应人群为哺乳期女性、患有复杂偏头痛或先兆偏头痛的女性、35 岁以上吸烟的女性以及患有高凝状态或血栓栓塞疾病的女性。其他服用仅含黄体酮避孕药效果较好的女性包括正在哺乳或产后不久（< 6 周）的女性以及患有心血管疾病、高血压或糖尿病的女性。尽管应建议所有服用口服避孕药的女性每天在同一时间服用，但对于仅服用黄体酮药片的女性来说，这一点更为重要，因为持续的服用时间有助于提高疗效。

使用方法

对医生来说，熟知四五种口服避孕药制剂及其细微差别，而不是使用最新上市的组合药是有益的。治疗开始时如果医生向患者提供了充分可理解的信息，将避免许多来自患者的焦虑电话。尤其应该告知女性，如果错过一次联合口服避孕药，可以通过加倍下一次剂量来补充。

漏服药片。如果漏服了 2 粒联合口服避孕药，患者应在接下来的 2 天内加倍剂量，然后在剩余的药包内恢复正常剂量。如果连续漏服 3 粒或更多的药片，患者可以完全停止用药并允许突破性出血，或者跳过漏服的药片，按时服用药包中的剩余药片。如果连续漏服 2 片或 2 片以上药片，则应在该药片周期的剩余时间内采用屏障法。反复不能定期口服避孕药提示可以尝试另一种避孕方式。

突破性出血。突破性出血是避孕药的常见副作用，尤其是在最初的 2 ～ 3 个月内，并伴随漏服避孕药的情况。如果持续 3 个月以上，应考虑更换药片。医生应始终排除不规律出血的其他原因，如感染和怀孕。如果在月经周期后期或开始服用避孕药的前几个月出现突破性出血（通常是由于孕酮过少引起的），基层医生可以改用含量更高的孕酮药片，也可以改用三相药片。如果在周期早期或使用数年后出现突破性出血，则可能是雌激素不足所致，可以给患者换成雌激素含量较高的药片。

晨间恶心。另一个常见的主诉是晨间恶心，这很可能与雌激素含量有关。可以让患者在晚餐时服用避孕药，然后每天吃清淡的早餐来改善病情。如果症状持续，可能需要改用雌激素含量较低的药片或服用只含黄体酮的药片。

随访。患者需要在开始服用避孕药后 6 ～ 12 周内接受随访，以检查是否有高血压，是否正确使用避孕药，并讨论副作用。患者此后每年都需进行一次检查，完成系统回顾，以评估是否有头痛、高血压、乳腺肿块、静脉炎以及心脑血管疾病症状。医生通常意识不到口服避孕药使用者的高停药率。涉及的因素包括患者对服药必要性的认知以及对服药可能影响性器官的态度。尽管有这些因素和已知的副作用，避孕药仍然是大多数不吸烟者最常用和最安全的避孕方法之一。2012 年美国《平价医疗法案》要求基于雇主的保险计划向女性免费提供避孕保险，从而消除了长期存在的坚持避孕的障碍。医生可以通过一次开 12 个月的药片，并讨论确保每天同一时间服药的策略（如设置手机闹钟）来提高患者的用药依从性。

终止使用。由于避孕药通常要用到更年期，因此知道何时停药对患者和医生来说都是一个挑战。一种推荐的方法是，50 岁以上的女性在最后一次月经后继续避孕 1 年。如果 50 岁以下的女性在服用联合口服避孕药时停止月经，则应在最后一次月经周期后继续服用避孕药 2 年。

不良影响和风险

血管血栓形成（表 119-4）。从历史上看，口服避孕药的主要危害与血栓形成有关。与非使用者相比，目前使用者发生心肌梗死、血栓性卒中和静脉血栓栓塞（venous thromboembolism，VTE）的相对风险估计值分别高达 12、9.5 和 11。由于相关人群的基线风险非常低，口服避孕药引起的这些不良事件的附加绝对风险极低，但随着炔雌二醇的剂量、患者年龄、吸烟、有视觉先兆或复杂症状、偏头痛、心血管危险因素的存在和肥胖而增加。

未受控制的高血压患者和 35 岁及以上吸烟者的风险显著增加，使得这些因素成为联合口服避孕药的绝对禁忌证，除非妊娠的心血管风险超过上述心血管风险。类似的担忧与复杂偏头痛或先兆偏头痛患者的脑卒中风险有关，建议避免使用联合避孕药，除非妊娠的心血管风险大于缺血性脑卒中的风险。

表 119-4　低雌激素口服避孕药的使用导致的心肌梗死、缺血性脑卒中和 VTE 以及妊娠相关死亡年龄别额外发生率的估值[a]

变量	对所定年龄段的估值（以年为单位）		
	20 ～ 24	30 ～ 34	40 ～ 44
因口服避孕药而导致的心肌梗死和缺血性脑卒中的额外病例数（每 10 万名女性使用一年）			
非吸烟者	0.4	0.6	2
吸烟者	1	2	20
高血压女性	4	7	29
与妊娠有关的死亡人数（每 10 万活产）	10	12	45
口服避孕药所致 VTE 的额外病例数（每 10 万名女性使用一年）			
与炔诺酮、醋酸炔诺酮、左炔诺孕酮或二醋酸炔诺醇合用	6	9	12
与去氧孕烯或孕烯合用	16	23	30

[a] 低雌激素定义为 < 50 μg

[b] Data are from Farley TM, et al. Hormonal contraception and risk of cardiovascular disease. An international perspective. Contraception 1998;57(3):211; Petitti DB. Combination estrogen–progestin oral contraceptives. N Engl J Med 2003;349:1443, with permission.

与非使用者相比，使用者患高血压的风险增加 2 ～ 6 倍，至少部分原因是血压的进一步升高跟孕激素诱导的醛固酮分泌增加以及雌激素诱导的肾素底物增加有关。如前所述，在更新患者处方前检查血压是明智的。

雌激素含量和孕激素效力与心血管风险相关。30 μg 或 40 μg 炔雌二醇的相对风险范围为 1.3 ～ 2.3（取决于孕激素），而 20 ～ 30 μg 炔雌二醇的相对风险范围为 0.9 ～ 1.7。孕酮能升高低密度脂蛋白（LDL）胆固醇，能降低高密度脂蛋白（HDL）胆固醇。虽然关于新型孕激素（如去氧孕酮）是否会增加 VTE 风险的数据存在争议，但新型孕激素屈螺旋酮已明确证明 VTE 风险更大，这促使 FDA 发布警告标签。

尽管有上述心血管危险因素的女性不应服用口服避孕药，但重要的是要了解这些药物中激素水平的风险远低于怀孕引起的风险。不能安全地使用全身性激素避孕法的女性应就其风险和替代方法进行咨询。

肝胆疾病。由于胆汁的胆固醇饱和度增加，使用者与非使用者相比，患胆囊疾病的风险增加 2 倍。使用 2 年后，胆结石的发生率似乎有所上升，使用 4 ～ 5 年后，胆结石的发生率趋于平稳。应权衡治疗后患胆囊疾病的风险以及与经产相关的胆囊疾病风险升高。另一个肝胆疾病是罕见的高血管性肝腺瘤，可自发破裂，导致严重出血。文献中出现过孤立病例。在大多数情况下，患者服用避孕药的时间超过 5 年，实际风险未知。失代偿期肝硬化患者鉴于其高凝状态，不应使用联合药物以及仅使用孕激素的方法。最后，雌激素的使用与胆汁淤积性黄疸有关，但口服避孕药不会加重轻度病毒性肝炎的病情，除非胆汁淤积或肝细胞损伤严重，否则无须停止使用。

乳腺癌风险。关于使用口服避孕药导致乳腺癌风险的研究产生了相互矛盾的结果和许多争议。尽管对这些研究的综合分析表明，患乳腺癌的风险可能有统计学显著的小幅增加，这些研究在方法上存在许多缺陷，包括应用不再使用的高剂量制剂。最近对 180 万名丹麦女性进行的一项大规模观察性研究发现，所有类型的激素避孕药，无论剂量或分娩方式如何，都与乳腺癌风险小幅而统计学显著的增加有关。然而，这些结果遭到了批评，并没有改变临床实践。如果有风险增加，可能是很小的，但最需要重视的可能是高遗传风险的女性（即 BRCA 阳性的女性）。

宫颈癌风险。系统评价表明，在所有女性和人乳头瘤病毒（human papilloma virus，HPV）阳性女性中，宫颈癌的风险随着口服避孕药使用时间的延长而增加。大多数研究表明，服用避孕药的女性人乳腺纤维腺瘤、卵巢癌和子宫内膜癌以及良性纤维囊性疾病的发病率降低。

代谢和内分泌效应。甲状腺结合球蛋白水平升高，进而升高血清甲状腺素水平。随着循环生长激素的升高和外周胰岛素抵抗的发生，发生葡萄糖耐量的女性数量增加，甘油三酯水平升高，有时会急剧升高，同时脂蛋白生成也会增加。雌激素成分往往导致高密度脂蛋白胆固醇升高，而孕激素可能导致低密度脂蛋白胆固醇升高。没有证据表明口服避孕药不应用于患有高胆固醇血症的女性。然而，谨慎的做法是使用一种被证明对血脂异常影响最小的药物。这类药物是低剂量的炔诺酮（如 Necon 0.5/35 或 Ovcon）或最近开发的孕激素（如去氧激素）药物。

偏头痛。避孕药可能会增加既往偏头痛发作的患者发生偏头痛的频率，但对于许多不是复杂性偏头痛的女性来说，联合口服避孕药可以非常有效地预防雌激素戒断性偏头痛。对于有偏头痛相关神经症状或有视觉先兆偏头痛的女性，禁用联合口服避孕药。

系统性狼疮风险。产科文献中出现了红斑狼疮加重的病例报道，但联合口服避孕药仅在抗磷脂抗体阳性的女性中禁用。一些使用者对阳光和黄褐斑（妊娠面罩）敏感，并随着停药而消退。

药物 - 药物相互作用。某些药物如抗生素、抗惊厥药和人类免疫缺陷病毒（human immunodeficiency virus，HIV）药物福沙普列那韦被发现会影响口服避孕药的疗效。苯妥英等抗惊厥药可诱导肝代谢，从而影响激素的循环水平。抗生素利福平通过同样的机制会降低避孕效果。谨慎的做法是建议口服抗生素的女性在当月使用备用避孕措施。然而，支持这一做法的数据是有限的。配药药店倾向于在药物上提供最准确的标签说明，以提醒女性注意这种风险。

适用于其他妇科疾病的治疗以及妇科副作用

使用这些药物会影响许多妇科疾病，这些影响可能既有益也有害。考虑到这些，可以列出绝对禁忌证和相对禁忌证（表 119-5）。接触过己烯雌酚的患者也有在服用避孕药，但没有证据显示其有益或有害作用。

月经不规律。口服避孕药前月经不规律的患者在服药期间会有规律的药物诱导期，从而改善贫血、月经周期的可预测性和月经过多的症状。在开始口服避孕药之前，应全面评估患者月经不调的病因。停药后，有些人会恢复到以前的不正常状态。虽然很少见，卵巢抑制引起的闭经会持续数月，甚至在停药后 1 年（见第 112 章）。通常月经会很快恢复，中止治疗的前 3 个月生育率会增加。有时患者在使用口服避孕药时会发现乳头溢液（非产后哺乳），其机制尚不清楚，未观察到垂体催乳素瘤发病率增加。

痛经和经前情绪障碍。许多患者通过口服避孕药（见第 116 章）获得显著缓解，尤其是使用新一代孕酮——屈螺旋酮。如果痛经与子宫内膜异位症相关，则反应是多样的，许多患者抱怨症状加重而不是缓解。

表 119-5 口服避孕药的禁忌证

口服避孕药的禁忌证
绝对禁忌证
血栓栓塞性疾病、心血管疾病、血栓性静脉炎，或有这些疾病的既往史或其他易感疾病
肝功能明显受损
已知的乳腺癌、子宫内膜癌等
未确诊的生殖器出血
已知或疑似怀孕
偏头痛伴局灶性症状
吸烟者，年龄 > 35 岁，每天吸烟 > 15 支
相对禁忌证
年龄 > 35 岁，无局部症状
偏头痛
高血压
高脂血症
癫痫
子宫肌瘤
妊娠期特发性梗阻性黄疸病史
吸烟者，年龄 > 35 岁，每天吸烟 > 15 支
糖尿病
心脏病
患者不可靠

激素避孕的其他方法 [48-51]

肌内注射

Depo-Provera 已被 FDA 批准作为避孕药使用，尽管随后发布了关于使用期间骨密度降低的警告，但研究表明这是可逆的，不会导致骨折风险增加。有证据表明，在一些使用者中，Depo-Provera 与体重增加数磅有关，特别是已经超重的少数族裔女性。每 3 个月肌注醋酸甲羟孕酮 150 mg。应注意确保女性最初没有怀孕，建议在周期的前 5 天服用药物。如果患者在两次注射间期等待的时间超过 14 周，则应在下次注射前进行妊娠测试。如果正确使用，妊娠率为 1%。其缺点包括不规律出血、安排注射预约的不便以及接受注射患者的不适。因为注射后活性成分储存在脂肪中，如果患者的怀孕意图发生变化，那么与其他方法相比，患者恢复生育能力的速度可能较慢。

透皮贴剂

经皮避孕药贴片（例如，Ortho-Evra）在手臂、腹部或臀部佩戴 3 周（每周更换一次，连续 3 周）时可提供持续的雌激素和孕激素剂量，但绝对不能放在乳房上。在早期研究中，避孕效果与联合用药相似，依从性更好。一些不良事件，例如 VTE，被认为更为频繁，但数据相互矛盾。对于体重超过 198 磅的患者，效果较差。

避孕环

避孕环（如 NuvaRing）也被设计用于提高激素避孕的依从性，而无须每日服用药片、使用植入物或采取注射。将其插入阴道内，保持 3 周，每 4 周为一个周期。如果脱落，在 3 小时内发现，可以清洗并很容易地放回原位。在使用前，避孕环必须冷藏。尽管使用的激素剂量较低，但由于能够避免肝首过代谢，依从性服药患者的避孕效果似乎与口服避孕药相同。

屏障避孕[52-54]

避孕套

避孕套有中度的延续使用有效性。典型使用时有效率为85%，完美使用时有效率为95%。安全套价格低廉，随处可见，是唯一能防止性传播感染的屏障方法。避孕套不需要医疗干预或处方，高质量的又新又薄的避孕套价格合理，可以减轻人们对刺激丧失的担忧。破裂导致的失败很少发生，但很容易被发现，因此提供了紧急避孕作为补救措施的机会（见紧急避孕）。大多数避孕套是由乳胶制成的。聚氨酯避孕套已经被批准用于对乳胶敏感的人群，但破损率更高，总体避孕效果也没有很好的记录。避孕套对HIV、衣原体、淋球菌、单纯疱疹病毒和HPV等传染源具有保护作用。也就是说，患者应该被告知，只有禁欲才能100%预防性传播感染。

女用避孕套是一种经过润滑的聚氨酯袋，排列在阴道内。一个外环放在体外，一个较小的内环向上推向子宫颈，将避孕套固定到位。女用避孕套为女性提供了更多的选择和自由，使自己免受性传播感染和怀孕的风险。因为是由聚氨酯制成的，所以对乳胶过敏的人可以使用这种女用避孕套。女用避孕套的失败率似乎与男用避孕套相似。不幸的是，其价格大约是男用避孕套的3倍。

隔膜

隔膜是边缘有一合金圈的乳胶薄膜，放置在阴道中，盖住宫颈（译者注：国内称之为“阴道隔膜”），可阻止阴茎及精液进入阴道前壁和宫颈口。医生、护士或训练有素的技术人员应为个体女性安装合适的隔膜。那些能够接受探索阴道并在性交前花时间准备的人最适合使用隔膜。使用者应选择尽可能大的隔膜，以覆盖从耻骨联合到后穹窿的宫颈和前阴道，同时不会引起不适。隔膜不应拉伸阴道的其余部分，不应对尿道施加过度压力。由于解剖学原因，一些女性无法充分安装隔膜。只有体重发生了25%或以上的显著变化才需要重新安装隔膜。重新安装也应在产后6周或更长的时间内进行。

隔膜的花费合理，如果使用得当，配合少量杀精乳膏或啫喱膏，理想情况下效果可达95%。这有助于插入，但不需要按照制造商推荐的大量使用，因为会影响整洁，令人不快。再次性交时，需要在阴道内涂抹额外的杀精膏。最后一次性交后，还需戴上隔膜6小时，因为这是精子活力持续的时长。患者可在游泳或月经期间佩戴隔膜。

两个最常见的关于隔膜的问题是乳胶过敏和泌尿道感染频率增加。宽密封隔膜的边缘有一个更宽的带，这减少了对尿道的直接压力，并可能降低尿路感染的频率。应建议有感染史的女性在性交后排尿，并使用足够的润滑剂。

宫颈帽

宫颈帽紧贴在宫颈上，插入和取出稍有困难。需要在医生或护士的指导下使用，而且比隔膜更昂贵。宫颈帽有四种尺寸，有些女性戴不了。由于这些原因，宫颈帽不如隔膜受欢迎。然而，对于复发性尿路感染的女性来说，宫颈帽不会压迫尿道，因此特别有用。此外，宫颈帽可以佩戴48小时。在此期间，可以反复性交而无须添加杀精霜。有证据表明异常巴氏试验的发生率略有增加。因此，建议在开始使用宫颈帽后3个月进行巴氏试验。如果巴氏涂片是正常的，那么女性可以常规进行巴氏筛查。

Lea盾和避孕海绵

Lea盾（Lea Shield）在某些方面与隔膜和宫颈帽相似，是一种杯状硅胶装置，就像卫生棉条一样，在性交前和杀精剂一起插入，性交后至少保留8小时甚至48小时。其优点是可水洗，可重复使用6个月，不需要处方即可使用，而且是均码。

避孕海绵用壬氧醇-9杀精剂浸渍，用水润湿后插入阴道深处。由于担心中毒性休克综合征的风险，于1995年中断生产，但在2005年作为“今日”海绵再次上市。

杀精乳膏、啫喱和泡沫

杀精乳膏、啫喱和泡沫理论上可能具有很高的效力，但使用的有效性较低，不能防止性传播感染。它们大多数都可以在超市和药店买到，并且含有壬基酚-9作为杀精剂。乳膏和啫喱的物理性质以及使用困难往往导致宫颈口涂抹不充分，因此无法防止精子入侵。性交双方都可能经历杀精剂的脱水作用，并报告有烧灼感。

泡沫避孕药具有更好的物理特性，可以更充分地涂抹宫颈口。然而，泡沫仅在短时间内有效，并且需要反复使用，这增加了花费。泡沫避孕药还含有壬醇 -9，可能引起刺激。据报告，失败率高达 25%。但当和安全套一起使用时，泡沫避孕药已经证明了其有良好的避孕效果，有效率达到 96%。

绝育 [55-59]

1965 年，美国 1/3 的已婚夫妇使用口服避孕、绝育或宫内节育器。到 1975 年，几乎 3/4 的人使用了其中一种方法。绝育现在是结婚 10 年或 10 年以上的夫妇和不想再怀孕的夫妇最常用的避孕方法。

输精管切除术

输精管切除术是最简单、最安全、最廉价的绝育方法，只需要一些手术器械和局部麻醉。手术可以在诊所、医生诊室、门诊外科日间单元或医院进行。手术不会导致阳痿。平均射精活动大约需要 90 天才能完全排空精索和附属腺体中残留的精子。因此，接受输精管切除术的患者应使用备用避孕方法，直到他进行术后精液分析以确认无精子症。最常见的并发症是出血、感染、输精管切除术后疼痛、肾结石和精子肉芽肿。尽管过去存在担忧，但该手术没有增加心血管疾病、前列腺癌、睾丸癌或免疫功能障碍的风险。输精管切除术并非 100% 有效或 100% 不可逆。定期进行输精管切除术的外科医生由其实施手术的并发症和失败率最低。再吻合手术费用昂贵，可采用显微手术技术进行。然而，只有大约 1/3 接受再吻合手术的患者生下活产儿。因此，患者应将其视为永久性手术。

输卵管中断（输卵管绝育）

在美国，输卵管绝育术是最主要的避孕方式，有 1000 多万女性接受了该手术，每年进行 100 万次。像输精管切除术一样，该手术也不是万无一失的，妊娠率为 1% ～ 2%，具体取决于所进行的输卵管手术类型。在输卵管绝育术后发生的妊娠中，很大一部分（0.15 ～ 0.65）是异位妊娠。

输卵管结扎术通常为腹腔镜手术，一般在女性分娩后不久进行，此时可选择部分输卵管切除术。如果不在产后期间做，腹腔镜输卵管凝固术或宫腔镜输卵管阻塞术可作为门诊手术来完成。Essure 是一种宫腔镜下永久性放置的线圈输卵管植入物，可插入每个输卵管。一旦插入，就会导致纤维化，从而阻塞输卵管。这一过程至少需要 3 个月，因此建议在此期间采取备用避孕措施。由于担心并发症，Essure 目前正在接受 FDA 的严格审查，但在发布时，Essure 仍然是经过批准的一种方法，可以考虑用于希望绝育的女性。

一般来说，输卵管绝育应被认为是不可逆转的。只有当女性提出要求时才可以做这种手术。当医生或伴侣最初倡导这种手术时，就有许多人要求对切断的输卵管进行吻合术。女性在进行输卵管绝育时的平均年龄为 28 ～ 30 岁，88% 的人已婚，只有 6% 的人未婚。值得注意的是，输卵管绝育手术似乎降低了卵巢癌的风险，其机制尚不清楚。

自然方法 [59,60]

自然节育方法取决于女性是否能够形成一种自己能够理解并持续使用的受孕留意法。每天要记录基础体温，以预测排卵和禁欲日期，严格地按照月经的节奏规律来实施避孕，通常会导致每两年怀孕一次，或在 30 多岁时比夫妇计划的多生一个孩子。利用月经日期来计划禁欲的效果较差。感染、饮食变化、灌洗习惯、口服药物、患者对自身解剖结构的理解以及可供使用的检测方法都会使由宫颈黏液周期控制的节律混乱。人需要了解生殖解剖学和生理学，并有进行此类检测的私密空间。哺乳期闭经有助于提供分娩后的不孕期，但很难预测或跟踪个体卵巢不活动的持续时间。体外射精可能是最常用但最不推荐的自然避孕方法。不幸的是，即使在射精前退出，射精前精液排出或随后精子从会阴迁移也可能导致怀孕。据报道，失败率高达 27%。

紧急避孕 [61-63]

紧急避孕是指性交后使用的任何避孕方法。在女性月经周期的第 2 周或第 3 周，无保护性交后怀孕的概率约为 8%。在随后的 120 小时内采取紧急避孕措施，可将这种可能性降低 75% 或更多。紧急避孕越早，则效果越好。选项包括：

- 在 5 天内放置铜宫内节育器。对于想要继续避孕的女性来说，这是最有效的紧急避孕方法。
- 非处方孕激素专用方案（如果超过 17 岁，在某些州年龄更小，则无需处方即可获得）。
- 方案 B 一步到位（左炔诺孕酮，1.5 mg 单剂量）。
- 另一选择（左炔诺孕酮，2 次 0.75 mg 剂量，间隔 12 小时）
- 处方选择：
- Ulipristal（埃拉，30 mg，单次剂量）；抗孕激素的有效期长达 120 小时，超过左炔诺孕酮，但对肥胖患者的效果可能较差
- 口服避孕药选项（如果无法获得药房或卫生服务提供者的处方时使用）
- 从联合口服避孕药到等效剂量 1 mg 左炔诺孕酮的多种药片（例如，2 片卵黄片、4 片低卵黄片、4 片三相片）
- 仅孕激素避孕药，近似仅孕激素方法（例如，20 片 Ovrette 片剂）

以雌激素为基础的方案可能会出现恶心和呕吐，应在第一次给药前 1 小时服用止吐药进行预防性治疗。如果在服用含雌激素的药丸后 1 小时内出现呕吐，则应重复服用。

堕胎（见第 121 章）

计划生育组织的研究并没有发现相当数量的美国女性依赖堕胎作为唯一的节育方法。相反，当其他方法失败时，堕胎被用作最后手段。不得不堕胎是未来有效使用避孕药的有力刺激因素，特别是在 20 岁以下的人群中。尚未发现妊娠早期人工流产对未来生育有不利影响。中期妊娠流产对宫颈组织破裂的影响存在争议。罕见的是，异常宫颈可能会变得功能不全，如果患者希望将来怀孕到足月，则需要进行宫颈环扎术。青少年人工流产的发病率和死亡率低于老年女性。

自 1988 年以来，米非司酮——一种抗孕酮已被成功用于医学终止早孕。米非司酮以口服剂量给药与自行使用的阴道前列腺素类似物联合，并诱导胎儿组织排出。这种药物被发现是安全高效的，并且为女性所接受。此外，米非司酮还被研究用于其他临床应用，包括治疗平滑肌瘤、子宫内膜异位症和乳腺癌，以及作为一种潜在的无雌激素避孕药。

患者教育 [64]

在基层医疗中，患者教育对避孕决策非常重要。患者教育的图表和书面材料由不同机构提供，包括大多数避孕产品的商业分销商、计划生育组织、许多女性宣传组织、美国妇产科学院和美国医学会。值得重视的是，要用患者的母语清楚地书写信息，并给患者提问的机会，以证明患者理解了。如果女性患者必须通过某项操作或手术作为计划生育控制的方法，那么她必须了解其风险和获益，因为这可能会影响其疗效，以及她的依从性和耐受性。女性显然需要了解，如果不充分利用现有方法，她们容易意外怀孕。在意外怀孕后接受调查的女性中，近一半认为她们在怀孕时不能或不会怀孕。

提供富有同情心和非评判性咨询怎么强调都不过分。无论临床医生对堕胎和节育的看法如何，患者都应该能够从她的基层医生那里获得真实信息，或者应该被转诊到愿意提供所需信息和照顾的医生。

转诊适应证

患者可能需要或要求转诊，以咨询对性行为和避孕技术的情绪反应，向对该领域感兴趣的社会工作者、性治疗师或精神病学家转诊可能是有用的，但基层医生和患者之间的深入讨论通常就足够了。

当考虑外科手术时，患者应与妇科医生进行更详细的讨论。对于已知有健康问题的患者，详细的病史、体检和书面转诊给专科医生是有帮助的，这样可以仔细讨论各种手术的风险并进行个体化治疗。

建议 [4,65,66]

- 与所有育龄期患者讨论计划生育。使用推荐

的筛查问题，例如，“你想在明年怀孕吗？”

- 提供个性化的避孕咨询，将咨询方法重点放在以下方面：
    - 建立融洽的关系，提出开放式问题，并确保保密。
    - 病史———回顾以往任何避孕措施产生的任何并发症；通过回顾既往病史和家族史（见第 18 章）来评估心血管风险，尤其如果考虑口服避孕药；估计服药依从性。
    - 体检重点——检查血压和体重；口服避孕药治疗前不需要常规的乳房和盆腔检查，但使用宫内节育器前需要进行盆腔检查。
    - 孕检——仅在必要时进行，确保所选择的方法安全。
    - 方法选择——采用共同决策。通过了解个人目标、既往方法的经验和偏好来促成方法的选择，评估合理避孕选择的利弊，让患者能够做出最佳的个人选择。
    - 依从性优化——如果可行，在就诊当天就开始（快速启动），开出一年的处方，并主动管理预期的困难（如设置电话闹钟提醒服药）。
- 根据个人的目标、偏好、生活方式、行为和医疗适宜性考虑以下避孕方法之一：
    - 宫内节育器和依托雌酚植入物——首选。疗效高，无需依从性；非常安全，性价比高；依从性是最优的。
    - 口服避孕药（≤ 35 μg 炔雌二醇加孕激素）——使用可靠，方便高效；非避孕获益（如经期调整、痛经缓解、子宫内膜癌和上皮性卵巢癌风险降低）；然而，有潜在的心血管风险，但在正常风险人群中脑卒中风险极低。
    - 屏障避孕（避孕套、阴道隔膜、宫颈帽、杀精海绵）。无全身影响，但与宫内节育器和激素避孕药相比，不方便且失败率较高。
- 不鼓励依赖自然方法，这种依赖于受孕留意的方法失败率高。

（刘　青 翻译，曹照龙　曾　辉 审校）

第 120 章

不孕不育夫妇的管理

SHANA BIRNBAUM

夫妇备孕至少 1 年，且未采取避孕措施，定期性交却没有怀孕，则被视为不孕不育。1 年后，85% 的夫妇尝试怀孕会成功，每个周期的成功率为 20% 左右。10% ～ 15% 的美国育龄夫妇存在不孕不育。过去 30 年中，不孕不育的发病率保持相对稳定，但由于新技术和不断提高的期望值以及延迟生育，寻求帮助的夫妇数量显著增加。基层全科医生通常是第一个被咨询的医生，负责对夫妇进行医学评估，发现影响怀孕的任何心理或社会经济障碍。尽管治疗通常由不孕不育专科医生进行，但基层医生应能够熟练地初步评估，知道何时需要转诊，主要任务包括提供准确的建议和发现可治疗的病因。

病理生理学和临床表现

任何涉及男性或女性生殖系统的疾病都可能对生殖功能造成一定程度的干扰，足以导致不孕不育。女性通常是第一个寻求咨询不孕不育的人，但全面评估需要关注双方。在伴侣接受基本评估之前，不应对女性进行侵入性检查，因为多达 40% 的不孕不育至少部分归因于男性因素。

男性[1-8]

男性不育可根据性腺、促性腺、梗阻和功能性病因进行分类，从男性是否出现无精子症、少精子症或正常精子计数方面来考虑。

无精子症的病因

原发性性腺机能减退会影响精子生成和睾酮合成，这种患者会有无精子症和低睾酮水平，黄体生成素（luteinizing hormone，LH）和卵泡刺激素（follicle-stimulating hormone，FSH）会升高。遗传缺陷被认为是造成50%男性不育的原因，而非梗阻性无精子症患者中高达20%是由染色体异常引起的。克林菲尔特综合征（Klinefelter syndrome）是典型的染色体异常疾病，通常以两条X染色体和一条Y染色体为特征，其在表型男性中的发生率多达1/400。更常见的是Y染色体微缺失和易位，这越来越被认为是无精子症和严重少精子症的病因。最近的研究表明，X染色体上的微缺失导致TEX11外显子突变，导致减数分裂停滞和无精子症。

生发室衰竭为主症的男性也有无精子症，但表现出相对正常的睾酮和LH，以及升高的FSH。塞托利细胞仅存综合征（Sertoli cell-only syndrome）、成人腮腺炎、睾丸炎和癌症治疗分别属于较常见的先天性和后天性疾病。在一项比较儿童和青少年癌症幸存者与兄弟姐妹对照受试者的研究中，总体相对生育率为85%，膈下放射治疗使其降低25%，而单纯烷基化治疗使其降低40%。

促性腺功能减退是无精子症的另一个原因，先天性和后天性都有可能（表120-1）。患者出现无精子症和低水平的FSH、LH和血清睾酮。先天性疾病通常与嗅觉缺失（卡尔曼综合征，Kallmann syndrome）有关，但也可能与其他罕见疾病有关。遗传性血红蛋白沉着症是一种相对常见的疾病，可通过垂体中过量铁沉积的机制引起青春期后低促性腺素性功能减退。垂体瘤是获得性疾病的主要原因，催乳素瘤是其最常见的病因。大型鞍区肿瘤（如颅咽管瘤）可导致全垂体功能减退，临床表现以甲状腺功能减退和肾上腺功能不全为主。药物（包括酒精、鸦片和大麻）可以干扰下丘脑—垂体功能，就像任何严重的系统性疾病、营养不良或肥胖一样。

表120-1 男性不育的重要原因

下丘脑 / 垂体
催乳素瘤
特发性
毒品（如酒精、大麻）
睾丸
克林菲尔特综合征 /Y染色体微缺失或易位
塞托利细胞仅存综合征（Sertoli cell–only syndrome）
放疗
成人腮腺炎
烷基化剂
解剖 / 功能
附睾或输精管阻塞
阳痿
逆行射精
感染
抗精子抗体
特发性精子数量或质量缺陷

无精子症患者，如果LH、FSH和睾酮水平正常，其特征是逆行射精（由于糖尿病或药物所致）和射精系统阻塞。附睾和输精管可能存在先天性或后天性梗阻，或者由于氯通道突变导致输精管先天性缺失，类似于囊性纤维化。大多数其他类型的梗阻，包括由性传播感染引起的梗阻，更靠近近端，使得睾丸大小和精液果糖正常。

少精子症的病因

大精索静脉曲张患者可表现为典型的“虫袋”样睾丸，但有时唯一的表现是使用Valsalva手法或咳嗽时精索静脉有微弱的搏动。精索静脉曲张可能发生在单侧（通常在左侧）或双侧。精索静脉曲张导致生育力下降的机制尚不确定，由于10% ~ 15%的可生育男性患有精索静脉曲张，一些权威人士质疑这种联系。通过精索静脉结扎术修复精索静脉曲张可以恢复正常的精子数量和功能，但一些系统评价未能证明其对生育能力的影响。

另有一大批LH和睾酮正常的少精子症患者没有病变可检测到，这种就被标记为特发性。这种情况会导致精子的数量或质量发生异常，找不出任何解剖或内分泌的起因。FSH是正常的，除非精子数量下降到2000万 / 毫升以下。在这种情况下，FSH可能开始上升。遗传分析发现，在这些特发性少精子症患者中，有一部分具有 Y 染色体异常。获得性选择性管状损伤（化疗、放疗、成人腮腺炎）可能导致患者少精子而非无精子。

有单侧或双侧隐睾病史的男性通常有生精缺陷，被认为是先天性的，与发育缺陷有关。他们可能出现少精子症或无精子症，最典型的表现是 LH 正常但 FSH 水平升高。这些男性患睾丸癌的相对风险较高，但绝对风险仍然较低。

在较轻的获得性下丘脑—垂体功能障碍中，一些精子生成作用可能会被保留。FSH 和 LH 处于低水平或低至正常水平，睾酮处于低水平。催乳素可能因微腺瘤而升高。在部分雄激素抵抗中，睾酮和 LH 升高，而 FSH 保持正常。根据不敏感的程度，患者可表现为不明确的外生殖器、男性乳房发育和性腺功能减退。使用外源性类固醇也可能导致血清 LH 水平低的少精子症，睾丸激素水平可能正常、升高或降低。这取决于睾丸激素测定能力，以衡量外源性雄激素。

伴随正常精子计数的病因

许多患者表现出精子形态或活力异常，并且患有许多与少精子症患者相同的病症（如精索静脉曲张、轻微 Y 染色体异常）。此外，泌尿生殖道感染可导致精子的质性改变。白细胞与生育能力的关系尚不清楚，但有时它们出现在精液中，如有症状感染，可导致随后的输出管阻塞，降低精子数量，应予以治疗。在一些患者中发现了抗精子抗体。当抗体高浓度引起精子凝集时，自身免疫机制可能在临床上很重要。有输精管结扎逆转或睾丸损伤的男性患病风险特别高。

尽管阳痿或勃起功能障碍经常被忽视，但却是首要病因。激素浓度和精子参数在“功能性”异常中通常是正常的（尽管抑郁和环境压力会暂时减少精子数量）。在阳痿的器质性病因中，这些参数反映了潜在的病变（见第 132 章和 229 章）。解剖异常，如泌尿道的近端位置，由于精子和精液沉积离宫颈口太远，可能导致不育。

女性患者 [1-6,9-11]

排卵障碍

排卵障碍是导致不孕最常见的原因之一，在女性因素导致不孕的病例中占 20% ～ 40%。无排卵性出血（月经不规则）、闭经或不孕可能是主诉。多囊卵巢综合征（polycystic ovary syndrome，PCOS）和其他形式的下丘脑功能障碍占大多数病例（见第 111 和 112 章）。病理生理学上，正常的促性腺激素释放激素（gonadotropin-releasing hormone，GnRH）释放模式被打乱，影响了正常排卵期 LH 高峰和排卵。有时，雄激素分泌肿瘤或迟发性先天性肾上腺增生可出现无排卵和不孕不育。治疗原发性疾病可以恢复生育能力，就像药物诱导排卵一样。

随着育龄的增长，卵母细胞质量下降是一个问题。较高的染色体异常发生率是部分原因，但卵巢储备减少，卵母细胞数量较少，质量较低可能更为重要。卵巢早衰可能是自身免疫性或特发性的，发生在预期绝经年龄之前卵巢储备功能衰竭时。如果发生在 30 岁之前，应调查马赛克 - 特纳综合征（Mosaic Turner syndrome）或部分 X 染色体缺失的可能性。越来越多的人认识到卵巢早衰的原因是脆性 X 综合征基因（FMR1）的突变。调节微管形成（TUBB8）的基因突变对减数分裂至关重要。这种突变是导致减数分裂停滞的原因。

儿童和青少年的癌症治疗（见之前的讨论）是卵巢功能衰竭一个重要的后天性原因。在既往的一项研究中，研究人员将儿童和青少年时期的癌症幸存者与他们的兄弟姐妹进行比较，发现女性的总体相对生育率为 85%，横隔膜下进行放射治疗将其降低 25%。相反，烷基化疗法的影响相对很少。

输卵管疾病

输卵管疾病约占病例的 25%。盆腔炎（尤其是惰性非淋菌性疾病，如沙眼衣原体引起的疾病；见第 116 章和第 117 章）是输卵管损伤的主要原因。在一项前瞻性研究中，12% 的单次输卵管炎患者有输卵管阻塞，35% 的 2 次感染患者有输卵管阻塞，75% 的 3 次或 3 次以上感染患者有输卵管阻塞。既往无急性盆腔炎病史且被发现有输卵管阻塞的女性对衣原体和淋病病原体有较高的抗体率，表明无症状输卵管炎经常发生。其他盆腔和腹部感染或手术（如阑尾破裂）也可能导致输卵管粘连。产后感染与输卵管阻塞有关，人工流产后感染也与之有关，尤其是在治疗不当或未被发现的情况下。子宫内膜异位症在不孕女性中的发生率更高（一项研究中为 38%：5%），可能导致输卵管阻塞和子宫紊乱（一些专家还假设炎症反应可以解释较轻症的子宫内膜异位症女性生育率较低的原因）。

输卵管粘连的罕见原因包括交通事故造成的骨盆创伤、炎症性肠病、结核病和血吸虫病。一般来说，引起粘连的情况比引起输卵管上皮损伤的情况似乎有更好的预后。

子宫病变

子宫病变约占不孕不育病例的 5%。先天性异常，如子宫底缺失或重叠，通常表现为反复自然流产。宫颈和子宫的完全重叠往往会降低生育能力，但没有导致单个宫腔扭曲的异常情况造成的降低要大。宫腔镜或手术修复后，纵隔和深弓形子宫会更好地维持妊娠。子宫肌瘤和子宫内膜异位症可能扭曲或阻塞宫腔，导致不孕或流产。子宫肌瘤的切除和再切除取得了惊人的成功。被遗忘的宫内节育器偶尔会导致不孕。

宫颈因素

宫颈因素可能导致无法足月怀孕并难以受孕。宫颈功能不全可能导致反复流产或晚期妊娠流产。造成功能障碍的原因可能是神经支配不足、前列腺素合成或分解紊乱、既往宫颈手术（如宫颈发育不良的环切除术）或肌肉和胶原纤维缺损。宫颈功能不全也可能削弱其抵抗感染因子进入无菌宫腔的作用。

宫颈黏液的确切作用尚不清楚，但正常的黏液黏度和羊齿植物叶状结晶对受孕至关重要，是足够的雌激素刺激和反应的证据。

甲状腺功能不全

许多甲状腺疾病（从缺碘到自身免疫）都会影响受孕和怀孕。严重缺碘可导致流产。在妊娠早期，促甲状腺素（TSH）水平处于正常高水平（2.5 ～ 5.0 mIU/L）的人比 TSH 浓度处于低水平（< 2.5 mIU/L）的人有显著更高的流产风险。抗甲状腺过氧化物酶抗体的存在不仅增加了甲状腺功能减退及其后果的风险，而且是增加不孕风险的独立危险因素。

夫妇双方 [1-5]

人际问题（见第 229 章）是不孕不育的一个重要病因，因为可能导致性功能障碍或性不活跃。夫妇双方可能无法平等地分享对孩子的渴望，可能会担心家庭责任会影响职业发展，或者一方可能不想失去无子女夫妇的经济和社会自由，也会出现临时状况。年轻的专业人士可能面临相当大的工作压力，旅行可能会干扰受孕的最佳性交时间或导致下丘脑功能障碍。

水果和蔬菜残留的亚临床农药暴露已成为影响生育和安全怀孕的一个问题。新出现的数据虽然不够权威，但令人担忧。例如，有 325 名接受不孕治疗的女性被归类为因食用水果和蔬菜而接触到高或低残留农药，其中高消费群体的受孕率比低消费群体低 18%，并且怀孕成功率也降低了 26%。

鉴别诊断 [6]

在大约 1/3 的不孕不育病例中，男性因素是主要的病因。在另外 1/3 病例中，女性因素占主导地位。在其余的病例中，要么病因在双方，要么病因不明，一些不利因素可能导致特定夫妇的生育能力低下。在几乎一半归因于男性因素的病例中，存在病因不明的精子数量或质量缺陷。在女性因素中，排卵障碍占 40%，输卵管疾病占 10% ～ 30%，宫颈因素占 10%，子宫因素约占 5%。表 120-1 和表 120-2 列出了一些最重要的病因。

诊断 [6,11–22]

初步评估

即使是未经治疗的夫妇，预后也良好（见下文讨论）。一开始，不需要对他们进行广泛的“不孕检查”，除非夫妇年龄较大（35 岁左右或以上），且努力尝试怀孕超过 1 年仍不成功，或有可治疗病因的病史（如月经过少、癌症治疗史或盆腔炎）。否则，对第一次来就诊的夫妇，医生最合理的做法应是将评估限于全身病史的仔细询问和体检上，检查是否有内分泌疾病、肿瘤、泌尿生殖道感染、解剖结构紊乱和人际关系问题等这些重要原因。

表 120-2　女性不孕的重要原因

下丘脑 / 垂体
下丘脑功能障碍
多囊卵巢综合征
催乳素瘤
卵巢
卵巢储备减少
过早绝经
放疗
输卵管
盆腔炎
子宫内膜异位症
粘连
子宫
肌瘤
瘢痕（Asherman 综合征）
解剖异常
子宫颈
黏液质量差
感染
解剖异常

男性患者

男性不育患者的病史应包括药物和药物使用情况（大麻、酒精、降压药），包括对尿道分泌物、头痛和垂体瘤的其他症状（见第 100 章）、放疗或癌症化疗史、腮腺炎、毒素暴露以及全身性疾病史的询问（尤其是伴有逆行射精的糖尿病）。也不能漏掉隐睾病史。性生活史也很重要，包括回顾夫妻关系、性技巧、勃起功能和性交频率。

体检开始时应注意一般外观和雄激素减少的任何迹象（体毛减少、男性乳房发育、类无睾程度）。检查阴囊的睾丸大小，是否存在精索静脉曲张、尿道下裂和输精管缺失。软而小的睾丸（最长直径＜ 4 cm）符合原发性睾丸功能衰竭和垂体—下丘脑功能不全的表现。患者站立时进行 Valsalva 操作可能会发现小的精索静脉曲张。观察尿道是否有分泌物，观察前列腺和精囊有无压痛和其他感染迹象。如果怀疑有脑垂体疾病，通过对照视野检查，可能会发现严重的视野缺陷，但在常规检查后也不排除肿块病灶。检查深层肌腱反射可以发现松弛延迟，提示甲状腺功能减退（见第 104 章）。

女性患者

女性不孕患者的病史侧重于月经和生殖史，包括任何堕胎、流产、难产和刮宫情况。医生要询问是否有月经不规律或闭经发作，这可能有助于确定患者是否有排卵功能障碍。终生月经不规律的病史提示多囊卵巢综合征，尤其是伴有多毛症、痤疮或肥胖症时。应注意任何环境或情绪压力、明显的体重减轻或过度运动，因为这些可能导致下丘脑功能障碍和排卵障碍（见第 111 章和第 112 章）。同样，检查甲状腺功能减退（见第 104 章）、高催乳素血症（见第 100 章）、库欣综合征（Cushing syndrome，见第 100 章）和雄激素过量（见第 98 章）的症状可能会发现损害下丘脑功能的情况。询问头痛、视野障碍、溢乳、垂体功能不全症状（见第 100 章）和产后出血史有助于筛查蝶鞍病变。检查盆腔炎病史或症状（阴道分泌物、盆腔疼痛、发热、性交困难）也很重要。任何恶性疾病史都值得注意，特别是如果治疗包括放疗或烷化剂。详细的患者社会心理史包括回顾性关系的相关细节，包括性行为的频率和时间。失去性欲可能提示社会心理压力或激素功能障碍。

体检的重点是检查是否有肥胖、体重过度下降、多毛、库欣样外观、甲状腺功能减退的体征（见第 104 章）、视野障碍和甲状腺肿大。最重要的是仔细检查盆腔，特别注意任何卵巢、子宫或附件肿块、增厚或压痛。宫颈检查应包括检查是否有宫颈糜烂、分泌物、息肉、肿块、瘢痕和宫颈运动疼痛。对多毛患者应进行阴蒂肿大检查。

夫妇双方

带着同理心对婚姻关系进行无偏见的支持性探索至关重要。最好的办法是让夫妇一起接受医生的询问（以观察他们的互动），然后再分别询问。通过确定患者每天食用水果和蔬菜的数量和种类以及在家中使用和接触农药情况，可以检查亚临床饮食农药接触的情况。

进一步评估

如果夫妇在最初的评估中没有发现严重的病变，医生可以放心地告诉他们，超过一半这样的夫妇在没有治疗帮助的情况下可以继续怀孕。对那些尝试怀孕不到1年的人，可以建议他们推迟到12个月后再进行进一步的评估，前提是他们愿意这样做，并且没有强烈的原因（包括育龄较大）来直接进行更多的检查。所有接受孕前管理的夫妇，以及那些在尝试怀孕前寻求孕前咨询的夫妇，都应该接受有关排卵时间和受孕期（从排卵前5天到排卵当天）的知识教育（见后面的讨论）。尝试怀孕12个月后失败或有潜在病史的夫妇可接受一套更全面的基础实验室检查，以确定问题并指导进一步的评估和治疗。

男性患者

精液分析。这是第一个、也是最重要的测试。标准化精液分析包括在4～6周内收集至少2个样本，每个样本在禁欲2～3天后采集。定量分析包括每毫升精液中的精子数（计数>2000万/毫升是正常的，但水平较低的男性通常还是可生育的）和精液量（正常为2～5 ml）。也要评估精子活力和形态，超过50%的活动形态和低于30%的异常形态被认为是正常的。尽管世界卫生组织于1999年制定的这些标准有助于预测低生育力，但没有一个指标是可以绝对预测生育力的，而且有生育能力和无生育能力的男性之间在指标上存在大量重合，同时来自同一男性的连续样本也具有变异性。形态正常的精子百分比是生育能力的最佳预测指标。

检查下丘脑—垂体—睾丸轴促性腺激素和睾酮。因为下丘脑—垂体—睾丸轴可能存在潜在的疾病，无精子症或少精子症患者适合做血清促性腺激素（LH和FSH）和睾酮测定（根据其昼夜节律模式在早晨进行测量）。高、低浓度的促性腺激素或者低浓度至正常浓度的睾丸激素水平提示原发性性腺问题。低促性腺激素和低睾酮是垂体—下丘脑病因的特征。无精子症患者正常的FSH、睾酮水平和睾丸大小提示输精管阻塞或先天性缺失，尤其是当精子量较低时。少精子症患者体内激素和促性腺激素浓度正常是精索静脉曲张或特发性疾病患者的特征。睾丸小、男性乳房发育、FSH升高和睾酮降低提示Klinefelter综合征，可以经染色体分析来确诊。在先前被诊断为特发性少精子症的男性中，多达20%的人被发现Y染色体上有微缺失，尤其是在精子形态和活力异常的情况下。有鉴于此，考虑到染色体异常可能有传给下一代的风险，大多数专家建议夫妇在使用辅助生殖技术之前做进一步的基因检测和咨询。

进一步的垂体评估。疑似患有垂体疾病的患者需要测定催乳素水平和做蝶鞍磁共振成像（MRI）以确认是否有肿瘤。如MRI结果正常，催乳素升高，可能是由于药物引起的问题或不显影的微腺瘤，6个月后应再次行影像学检查，以确定微腺瘤没有进展。

应用更详细的检查（如抗精子抗体、精子与宫颈黏液相互作用、渗透试验）最好由不孕不育专科医生来确定。

女性患者

排卵测试。第一项任务是确定排卵正在发生。虽然规律的周期表明有排卵，但经过时间检验的确认方法是使用基础体温表，使用一种以10华氏度为刻度单位的特殊温度计记录每天早上起床前的口腔温度。排卵伴随孕酮分泌增多，导致排卵后基础体温升高0.3～0.5°F。

鉴于基础体温图的繁琐性质，替代方法越来越多地被使用。与超声评估卵泡发育的金标准相比，即使没有完全超越，这些替代方法似乎也具有同样的灵敏度和特异度。周期中黄体中期（月经开始后20～24天）的血清孕酮水平大于6 ng/ml表明排卵和黄体功能正常。一种市售的尿液排卵预测试剂盒可测量排卵前1～2天的LH高峰值，应该在预期排卵前几天开始使用，以避免错过排卵高峰。子宫内膜活检已被用于评估子宫内膜是否足够支持着床（当子宫内膜与周期不同步时称为黄体期缺陷），但现在不再推荐这种做法，因为无法区分有生育能力和没有生育能力的女性，并且缺乏对改善妊娠结局获益的证据。

检查下丘脑—垂体—卵巢轴促性腺激素测试。如果患者无排卵，则进一步检测血清催乳素、FSH和LH（见第111章和第112章），以评估下丘脑、垂体和卵巢功能。无排卵伴月经过少和雄激素过多提示多囊卵巢综合征的可能性，应与较少见的雄激素分泌性肿瘤和晚发性先天性肾上腺增生的诊断一并考虑。

检查大龄女性患者的卵巢储备。对于看似正在排卵但未能怀孕的女性，尤其是35岁或35岁以上的女性，通常会要求评估卵巢储备。理想情况下，评估应该既有定性也有定量的，因为单凭定量不能完全预测受孕能力。卵巢储备的定量生物标志物包括早期卵泡期 FSH（所谓的第 3 天 FSH）、抗缪勒管激素（anti-Müllerian hormone，AMH）和抑制素 B。随着卵母细胞和卵泡池的减少，卵泡颗粒细胞分泌的抑制素 B 和 AMH 也会减少。在卵泡期，随着低抑制素刺激 FSH 更早和更多的升高，FSH 也会升高，AMH 可直接定量测量卵泡储备。

在月经周期第 3 天测量的 FSH 水平被广泛用于评估受孕的预后，尽管其预测结果不一。无论年龄或辅助生殖技术如何，FSH 的升高（> 10 mIU/ml）被认为是低妊娠率的预测因素。在关于受孕时间的前瞻性研究中，测试缺乏灵敏度，测试表现也不尽相同。周期第 3 天雌二醇水平低于 80 pg/ml 也表明卵巢储备不足，这也许能提高 FSH 检测的灵敏度。另一种 FSH 测试是氯米芬刺激试验（clomiphene challenge test）。在该试验中，在周期的第 5 天至第 9 天给予氯米芬枸橼酸盐 100 mg，在第 3 天和第 10 天测量 FSH。将第 3 天 FSH 与氯米芬刺激试验进行比较的荟萃分析并未发现它们在预测不孕治疗结果方面的效用上存在差异。

AMH 检测提供了一种量化卵泡状态的直接方法。不孕患者的极低水平（< 1 ng/ml）预示着使用卵巢刺激时活产的概率非常低。低水平意味着卵泡很少，预示着绝经期即将来临。AMH 的高灵敏度分析可用于确定女性月经何时停止。然而，预测受孕概率的能力似乎也取决于卵巢的定性状态。一项以社区为基础的大规模前瞻性研究对 30 ～ 45 岁、无不孕史且尝试怀孕 3 个月的女性的怀孕时间进行了研究，发现 AMH 水平低和水平正常的女性在怀孕时间上没有差异，3 天 FSH 也无预测价值。

性交后检查已被用于评估宫颈黏液功能及其与精子之间的相互作用，但现在被认为在生育治疗中缺乏灵敏度和预测价值，而且是侵入性的，没有获益。一项对 444 对不孕夫妇的研究发现，常规使用性交后检测不会影响 24 个月时的妊娠率，但会导致更多的检查和治疗。

检查子宫和输卵管卵巢病变。如果在初始病史、体检、排卵和卵巢储备评估后，发现输卵管或子宫疾病可能是不孕不育的原因，那么子宫输卵管造影或腹腔镜检查值得考虑。检测方法的选择应由在不孕不育评估方面有经验的妇科医生来做。子宫输卵管造影是通过宫颈导管向子宫内注射造影剂，胶片显示子宫和输卵管的解剖结构，对输卵管阻塞具有特别的灵敏度。腹腔镜检查需要全身麻醉，但可以发现粘连、早期阶段的子宫内膜异位症或不可触及的肌瘤，也可以确定输卵管的通畅性和位置。腹腔镜的另一个潜在优势是有机会治疗现有的病症，如轻微的子宫内膜异位症或粘连。输卵管评估的阴性结果在让不孕不育夫妇安心和决定治疗方案方面同样有帮助。

治疗原则和转诊适应证[11,15,16,18,22-36]

不孕不育诊所的研究表明，许多夫妇在未经治疗情况下以每周期 1% ～ 2% 的比率继续受孕（例如，其中排卵不足者占 44%，子宫内膜异位症、输卵管缺陷或精液不足者占 61%，宫颈因素或特发性不孕者占 96%）。采取保守的观察等待是合理的，前提是没有肿瘤、感染、解剖缺陷或严重内分泌疾病的证据。年龄也是一个重要的考虑因素，因为生育能力随着母亲年龄增加明显下降，而随父亲年龄的下降程度较小。母亲年龄在 35 岁经常被用作分界点，而怀孕率在 30 岁左右开始缓慢下降。咨询是帮助患者做出决定的重要辅助手段（见后面的讨论）。

当检查结果提示有器质性病变时，应合理转诊，以进行确诊试验并设计治疗方案。对辅助生殖技术感兴趣的特发性不孕不育夫妇应咨询不孕不育专科医生，尤其是年龄越来越大时。基层全科医生应继续参与对夫妇的照顾，但不孕不育治疗所需的专科照顾要求精细，所以转诊是必要的。成功的转诊在很大程度上取决于正确的患者选择。

男性患者

阳痿的神经或解剖学原因、疑似获得性梗阻性缺损和精索静脉曲张是泌尿科会诊的指征。精索静脉曲张的手术结扎是常见的，但在生育力方面，即使精子数量可能会增加，其结果往往令人失望。许多泌尿科医生建议不要修补，除非精索静脉曲张有症状。梗阻的治疗需要泌尿科医生精通显微外科技术，输精管结扎术亦是如此。逆行射精的患者可以使用从尿液中回收的精液通过替代人工授精的方式来怀孕。患有非矫正性梗阻性缺陷的患者可能适合使用辅助生殖技术从附睾或睾丸获取精子。先天性输精管缺失的男性也可能适合做精子采集，但考虑到囊性纤维化氯通道可能发生突变，应该接受基因检测和咨询。

生殖内分泌医生治疗下丘脑—垂体疾病的成功率很高。特发性低促性腺激素性疾病患者通常对促性腺激素或促性腺激素释放激素治疗有成功的反应。存在催乳素瘤时，溴隐亭（bromocriptine）或卡麦角林（cabergoline）通常能恢复生育能力。较大的垂体腺瘤可能需要神经外科干预。

针对特发性少精子症（没有精索静脉曲张的证据，LH、FSH 和睾酮水平正常），尚没有经过证实的治疗方法来增加精子数量。氯米芬和其他抗雌激素药、促性腺激素释放激素因子、促性腺激素和低剂量雄激素已经被尝试过，但没有确定的长期获益。医生应将这类夫妇转诊到不孕不育门诊，考虑使用辅助生殖技术。人工授精、体外受精（in vitro fertilization，IVF）以及最近的卵胞浆内单精子注射（intracytoplasmic sperm injection，ICSI）也可用于其他难治性精子质量缺陷患者。ICSI 是将单个精子或精子细胞直接注射到卵母细胞的一种技术，可以有效地治疗先前被认为是不育的有明显精子异常的男性。尽管该技术现在广泛被用于体外受精，但对美国国家队列数据的回顾性分析显示，生殖结局没有显著改善。这表明既往怀疑的障碍没有想象的那么重要。在使用这种技术之前，患有特发性少精子症或精子质量缺陷的男性应该接受遗传评估，以排除可能遗传给后代的微小染色体异常。

那些精子数量和质量正常以及 LH、FSH 和睾酮水平正常的人给医学界提出了挑战。当在精液中发现高滴度抗精子抗体时，可以用一个疗程的大剂量皮质类固醇降低其水平。然而，鉴于这种疗法的有害副作用，不再推荐。对这类夫妇应该转诊，去接受辅助生殖技术。如果夫妇双方没有选择保守治疗，这种技术也可以用于特发性不孕不育的案例。膳食叶酸或锌补充剂没有任何益处。

亚临床感染，尤其是支原体感染，被认为是不孕不育的一个原因。给夫妇双方进行实验室培养，如果一方结果呈阳性，就对双方都进行治疗的方式所产生的效果并不稳定。对于性腺功能衰竭或雄激素不敏感的患者，目前尚无已知的治疗方法。

女性患者

有下丘脑功能障碍的患者预后良好。轻度功能障碍的患者可能会在没有治疗的情况下恢复排卵，并且只需要在初始评估时进行咨询。中度功能障碍的患者通常对诱导排卵反应良好，尤其是当 FSH、甲状腺功能和催乳素保持正常时。这些患者使用氯米芬有 50% 的概率怀孕。使用氯米芬 3 ~ 5 天，然后等待怀孕或排卵期 1 个月。长期随访研究发现，使用氯米芬进行体外受精不会增加患乳腺癌的风险，缓解了长期以来的担忧。

对于多囊卵巢综合征（polycystic ovary syndrome，PCOS）患者，可联合使用胰岛素增敏剂二甲双胍和氯米芬或单独使用氯米芬排卵。最近，芳香化酶抑制剂来曲唑在随机试验中证明在此类患者的活产方面优于氯米芬。使用来曲唑后疲劳和头晕更常见，但潮热问题较少，长期安全性仍有待建立。单是生活方式的改变，包括减肥和锻炼，就可以提高这类女性的排卵率，但随机试验发现足月分娩没有差异。胚胎移植为无排卵的多囊卵巢综合征女性提供了另一种治疗选择。在多囊卵巢综合征患者中，冷冻胚胎移植比活胚胎移植更为成功。这种优势在无多囊卵巢综合征的不孕女性身上并未显现，但发生卵巢过度刺激综合征的风险较小。活胚胎移植确实将受孕时间缩短了约 1.6 个月。

患有更严重的下丘脑功能障碍且对氯米芬无效的患者可能对合成 GnRH 疗法有反应。促性腺激素释放激素（GnRH）通过肠外脉冲输注给药，模拟正常的 GnRH 分泌。为避免多胎妊娠，必须仔细调整剂量。只有富有经验的生殖内分泌医生或不孕不育妇科医生才可以下医嘱进行这种治疗。催乳素腺瘤患者需要神经内分泌会诊，因为溴隐亭通常能恢复生育能力（见第 100 章）。

妇科转诊适用于疑似输卵管瘢痕、肌瘤或子宫内膜异位症的患者。输卵管的成功修复可能需要显微手术来重建，可使 10% ~ 60% 的病例顺利妊娠。如果因成功率低（如双侧近端梗阻），修复不可能或不可取，则 IVF 等辅助生殖技术可以避开对输卵管通畅的要求。

对于其他方法失败或患有特发性不孕不育的夫妇来说，宫内受精是一个重要的选择。将浓缩洗净的精子直接注射到子宫上腔，通常与氯米芬诱导排卵相结合。如前所述，其采用的方式可以是配子输卵管内移植（gamete intrafallopian transfer，将卵母细胞和精子放入输卵管）、体外受精（in vitro fertilization，将受精胚胎直接移植到子宫的 IVF）或卵胞浆内单精子注射（intracytoplasmic sperm injection，ICSI）。这些都是复杂、昂贵的技术，需要专业生殖中心提供咨询和技术服务。患者必须有足够的精子、卵泡和有能力的子宫，才能进行体外受精，而 ICSI 绕过了对活动精子的要求。如果卵巢衰竭或无精子症是主要问题，患者也可以选择使用捐赠的卵子或捐赠精子来实现怀孕，最多可尝试 6 个周期。报告的累积成功率超过 65%，但由于成本较高，3 ～ 4 个周期更为常见。

夫妇双方 [24-26]

由社会心理问题（例如，缺乏隐私、工作疲劳、婚姻不和）导致的不孕不育需要采用谨慎、共情的解释来处理。当不太可能有一个严格的医疗解决方案时，有些人可能试图将这种情况视为一个医疗问题。医生需要注意患者的家庭环境、工作环境和婚姻关系。不孕不育的评估和治疗本身对夫妇来说是一种压力，他们的生活质量似乎低于有生育能力的夫妇，尽管治疗失败本身不会使其恶化到低于基线水平。心理困扰似乎确实与辅助生殖方案的成功率较低有关，减少症状的干预措施可能会提高怀孕率。即使尽快得子的愿望非常强烈，有时也会使用人工授精。如果检测到性功能障碍，最好还是要进行针对性治疗（见第 229 章）。

对不孕不育的评估可能导致重新考虑和设计治疗方案，以应对癌症、糖尿病和高血压等潜在疾病（见第 26、88 和 102 章）。这也是一个鼓励夫妻双方有所改变、培养健康生活方式的机会。吸烟、吸食大麻、过量饮酒、过量摄入咖啡因和肥胖显然会降低生育能力，尤其是女性伴侣。还应鼓励女性在产前服用含叶酸的维生素，以防止神经管缺陷并控制任何先前存在的疾病，如糖尿病或甲状腺功能减退。

患者教育 [16,18,20,22,26]

夫妇们渴望知道他们怀孕的机会。在谱图的一端，是那些患有永久性性腺衰竭的人。如果不使用捐赠配子，他们就没有机会怀孕，而另一端是那些患有暂时性功能缺陷的人。除了得到安抚和时间保证外，他们在没有任何治疗的情况下也可能怀孕。经过一年的尝试仍不成功的夫妇在开始接受评估时可以得到一些安慰。多达 1/4 的夫妇在 3 个月内怀孕。不孕不育诊所公布的调查结果显示，总体而言，25% ～ 35% 的夫妇在登记后 1 ～ 2 年内受孕。在未来 4 ～ 5 年内，这一比例会继续上升。每个体外受精周期受孕的概率为 20% ～ 40%。这取决于女性的年龄和精液质量等因素。接受辅助技术的夫妇应被告知可能的并发症，包括卵巢过度刺激和多胎妊娠。

30 岁后人们的生育能力略有下降，35 岁后明显下降，此时医生不再建议对不孕不育进行期待治疗。过去有过受孕经历的不孕不育夫妇和从未有过受孕经历的不孕不育夫妇之间，预后似乎相差无几。有排卵问题的患者预后较好。尽管辅助生殖技术的改进为这些夫妇提供了更多的选择，但有输卵管问题的夫妇有更多的困难。如前所述，输卵管修复术后的活产率为 10% ～ 60%，这取决于瘢痕的严重程度和部位、精液质量、女性年龄和一系列其他因素。不孕涉及多个因素的夫妇比那些只涉及一个因素的夫妇预后较差。这些患者中有一部分会在没有干预的情况下自行怀孕，他们还可以选择经验性辅助生殖技术。

对不孕不育的调查提供了一个教育患者关于正常人类生殖和预防性传播疾病的机会，应告知夫妇双方月经周期、尝试受孕的最佳时间（从排卵前 5 天到排卵日，最佳受孕期是排卵前 1 ～ 2 天）以及怀孕所需的性交频率（每周至少 2 次，在疑似排卵前每隔 1 天）可能非常有用，有时甚至可以治愈。使用避孕套可以预防可能导致输卵管瘢痕的性病传播，对于青少年和有多个性伴侣的患者来说，其重要性无论怎样强调都不为过。对所有年轻女性以及有多个性伴侣的女性进行衣原体感染筛查，并在出现衣原体感染时进行治疗，可能有助于预防输卵管性不孕不育（见第 117 章）。不孕不育评估常常能鼓励夫妇双方做出改变，培养健康的生活方式。

（刘 青 翻译，曹照龙 曾 辉 审校）

第 121 章

意外怀孕女性的管理

CHRISTINE PRIFTI，AARON R. HOFFMAN

美国发生的怀孕中，大约有一半是意外怀孕，低收入和少数族裔女性的比例最高。患者对此的反应千差万别，从喜悦到绝望不一。基层全科医生的作用是提供医学上准确的信息，以患者为中心的咨询，以及适当的转诊（如果有需要的话）。

一半以上的意外怀孕发生在没有使用避孕措施的女性身上，其余的是由于不正确或不持续使用避孕措施或避孕方法失败。在最近一年终止妊娠的女性中，有一半以上在怀孕的当月使用了某种形式的避孕措施。大多数女性都有使用紧急避孕药来降低怀孕的风险。

意外怀孕最终分娩的比例高于最终堕胎的比例（例如，2011 年为 58% ： 42%）。那些怀疑有意外或不想要孩子的妊娠女性经常寻求基层全科医生的帮助，以明确诊断，并考虑意外怀孕的医疗选择。为了提供支持和帮助，医生首先必须明确诊断和确定怀孕日期。由于患者对意外怀孕的情绪反应各不相同，医生需要在对患者的医疗选择进行健康咨询时具有对患者的情绪反应保持敏感的能力。了解和关注患者的社会和文化环境，包括她的信仰和个人情况，对于提供符合患者意愿和需求的适当支持和照护安排是关键，涉及转介到社区服务机构进行产前护理、养育支持、收养或终止妊娠。

健康咨询的目的是为了避免偏见，同时帮助患者确定适合自己和家人的行动方案。咨询中提供的建议必须是可靠的，医生提供建议时不能心存偏见。如果医生认为自身的个人信仰可能会影响到客观地审视管理方案，或影响患者预期的转诊，那么必须及时安排另一位医生接诊患者。

临床表现 [1-12]

出现意外怀孕的女性有各种不同的经历。对诊断的反应、应对机制和承担决策责任的能力可能因人而异。无论是否接受怀孕，大多数女性在决定如何处理意外怀孕时会提出多种理由，其范围从围绕怀孕选择的个人或宗教信仰到社会环境，再到影响女性或胎儿的严重健康问题。

社会心理困难

可能怀孕时机不对，也可能是不想要的，因为孩子可能会造成困难的局面。有限的个人或家庭收入可能不足以支持第一个或更多的孩子。

认为自己已经过了生育年龄的老年女性可能没有足够的情感、身体或经济条件再生育一个孩子。缺乏稳定、长期的关系，以及觉得自己还没有准备好为人父母，是她们经常担心的问题。一些想要孩子的女性可能觉得没有得到伴侣的支持，或者需要家庭或社会支持，而这些支持是缺乏的。这些因素可能与患者的生育意愿（超过一半接受堕胎的女性打算在将来生孩子）或道德上反对堕胎的意愿相冲突，从而造成很大的内在矛盾。

青少年怀孕

尽管在过去的 30 年中大幅下降，未成年人怀孕仍然是一个重大挑战。虽然美国每年有超过 500 000 名青少年怀孕，但与 1990 年的峰值相比，这一数值已下降了 50% 以上。大约 25% 的怀孕以流产告终，大多数（78%）是计划外的。尽管取得了这些进步，美国的青少年怀孕率仍然是大多数发达国家的 2 ～ 3 倍。怀孕可能导致辍学，工作机会受限，以及对福利制度的依赖。一些在社会上孤立无援的青少年将孩子视为伴侣，为他们提供无条件的爱。

未能使用避孕措施的原因可能是缺乏足够的信息或无法获得避孕措施，以及感觉自己不会怀孕。青少年怀孕的风险因素包括性活动开始早、社会经济地位低、学习成绩差、来自单亲家庭或有青少年怀孕史的家庭，以及其他高风险行为，如物质滥用。由于拒绝或缺乏关于如何获得帮助的信息，青少年可能在较晚的胎龄才来接受产前照护，从而导致怀孕或终止妊娠的发病率和死亡率增加。青少年父母所生的孩子出现认知和行为问题的风险更高。

性虐待

性虐待（包括强奸和乱伦）的发生率比大多数人想象的要高。可能发生在父亲和女儿之间，但经常涉及另一个熟人成年男性，如叔叔、哥哥或男朋友。受害者可能会因为这样的创伤经历而一想到婴儿就会反感，并且可能直到怀孕后期才就诊接受治疗。在大多数州，医生有义务报告涉及未成年人的性虐待。

慢性或危及生命的疾病

想要怀孕但患有糖尿病、系统性红斑狼疮或癌症等慢性或危及生命的疾病的女性在面对意外怀孕时会承受特殊的压力。怀孕可能会影响患者的健康以及实现其他目标和义务的能力，从而产生此类内在冲突。此外，怀孕会对某些疾病进展产生负面影响，并且与某些治疗冲突。

HIV 感染

目前的数据显示，美国有近 300 000 名女性确诊感染了 HIV，其中许多已处于育龄期。在抗逆转录病毒前的时代，HIV 向胎儿的传播率估计为 25% ~ 50%，但在联合抗逆转录病毒治疗下，这一比例下降到低于 2%。怀孕似乎不会对母亲的 HIV 病程造成不利影响，但在发展中国家未经治疗的女性怀孕结局更差。有证据表明，接受联合抗逆转录病毒治疗的女性比未接受治疗的女性早产发生率更高，但疾病控制良好的总体获益明显大于潜在风险。

物质滥用

在女性中，物质滥用在育龄期中最为常见。根据调查人群的不同，估计孕妇使用物质的比例为 0.4% ~ 27%。可卡因的使用与较低的出生体重和早产以及较高的流产率有关。怀孕期间使用海洛因会导致婴儿出现戒断综合征以及妊娠并发症。除了药物毒性作用外，会导致疾病传播的共用针头、供养毒瘾的危险行为、营养不良和产前护理不当可能导致不良的妊娠结局。

酒精的使用在怀孕期间仍然是一个严重的问题。胎儿酒精综合征被认为是胎儿酒精谱系障碍（fetal alcohol spectrum disorder，FASD）的一部分，表现为宫内发育迟缓、小头畸形和发育异常。在较低的酒精暴露水平下，可以看到发育和注意力方面的细微缺陷，但没有典型的表型。胎儿酒精综合征的发病率估计为每 1000 名活产儿中 0.3 ~ 2.2 例，而 FASD 的发病率可能是其 2 倍，特别是在高危人群中。

一些患有物质使用障碍的患者可能会对怀孕做出否认或漠不关心的反应，而其他人可能会因怀孕而积极参与物质滥用治疗。多学科方法最适合照顾这些患者，因为存在有效的治疗方案，如使用美沙酮或丁丙诺啡治疗阿片类药物使用障碍。

精神疾病

物质滥用经常与精神疾病同时发生，但任何患有精神疾病的女性都可能在怀孕期间发现她的病情或治疗计划发生改变。一些证据表明，某些精神疾病可能会在怀孕期间加重，却仍未得到充分治疗。

抑郁症是一个特别值得关注的问题。抑郁症在怀孕前、怀孕期间和怀孕后很常见。一些研究估计怀孕期间抑郁症的患病率高达 20%。妊娠期间使用选择性 5- 羟色胺再摄取抑制剂（SSRIs）治疗抑郁症的安全性一直存在争议（见第 227 章）。尽管对超过 3000 名婴儿的大型荟萃分析发现 SSRI 帕罗西汀与心脏畸形之间没有关联，但先前指出的关联使其成为需要避免的药物。也有人担心在妊娠晚期使用 SSRI 可能出现新生儿戒断症状的风险。然而，未经治疗的孕产妇抑郁症对母亲和孩子都有很大风险，包括远期认知和语言发育，这通常超过药物暴露的潜在风险。

专家普遍建议治疗孕期抑郁症。心理治疗对轻度到中度的抑郁症是一个合理的选择。但更严重的症状，尤其是既往对药物治疗有良好反应的女性，应该用药物治疗，其中西酞普兰和舍曲林的安全性数据最多。

严重或控制不佳的精神病或躁狂症可能导致出生并发症的增加，这是由于产前护理不当、同时存在的物质滥用、无家可归的发生率增加或未被发现的身体疾病所致。基层医生可能会被要求提供咨询，并充当产科和精神科医生之间的联络人。

遗传缺陷

一些患者接受羊膜穿刺术或绒毛膜绒毛取样

以确定遗传异常，他们这样做是认为，如果发现异常结果，会考虑终止妊娠。患者可能会向她的基层全科医生寻求有关这一艰难决策过程的指导，但通常会需要遗传咨询师的帮助。最近已经有美国州级的措施限制女性在发现某些出生缺陷时终止妊娠的选择。

诊断 [13,14]

尿液 β-hCG 检测通常用于在家或办公室进行妊娠的首次诊断。大多数检测是采用免疫测定法，宣称能够（有些研究提出质疑）检测 25 ～ 50 mIU/ml 的 β 亚基水平（取决于测定方法），而不会与其他激素的亚基发生交叉反应。由于着床时间不同，只有 90% 的怀孕在月经的第一天着床。这意味着即使是最敏感的检测，也无法检测到一些着床前的怀孕，这使人们对家庭妊娠试验声称为 99% 的准确性产生怀疑。可能需要长达 1 周或更长时间才能确保家用早孕试纸达到完全的灵敏度，实际使用中准确度较低。如怀疑怀孕但连续检测呈阴性，应通过血清测试确认。

用放射免疫法检测血清 hCG 的可检测浓度比尿液检测的 hCG 水平低，而且出现阳性的时间更早（受孕后 7 天）。连续的定量检测可用于评估妊娠的可行性、手术流产或自然流产的完成情况，或可能的异位妊娠。

管理和患者教育原则 [15-22]

健康咨询和患者教育是基层全科医生的主要职责。这些问题对患者来说显然是困难的，需要医生具有技巧、知识以及不带评判性、实事求是和有关怀的方法。目标是帮助患者做出最明智的个人决定。

关于不同选择的基本健康咨询

一旦确认了怀孕的诊断，就需要对患者的感受、意愿和需求进行无评判性的支持性评估。应收集全面的社会心理史，以便充分探讨各种选择，并回答有关每种选择的问题。如果引出了强奸和乱伦的既往史，或者似乎是一种可能性，就必须特别注意这种问题。这种情况下就需要正式的健康咨询。社区支持小组也可能有所帮助。需要考虑的选择包括继续怀孕来自己养育或寻求收养，或终止妊娠（包括药物和手术）。

继续妊娠和养育

当患者和父母选择继续怀孕时，应及时将其转诊至产前护理。一些患者可能需要帮助来确定支持来源，包括扩展家庭、患者的伴侣和社区资源。青少年需要特殊咨询，因为未成年怀孕是导致贫困、儿童被忽视以及母婴结局不良的危险因素。

继续怀孕和将孩子送去收养

认为目前不可能抚养孩子并且不想进行堕胎的女性通常会考虑将孩子交给别人收养。选择这种方式的女性往往认为孩子会有比她们自己能提供的更好的成长环境。此外，选择收养可能允许女性推迟或延迟扮演家长的角色，完成她的教育，建立经济保障，或追求人生目标。过去的几十年里，领养率已大幅下降。近年来，只有不到 3% 的未婚女性放弃了她们的婴儿。社会对单身母亲的接受、堕胎的合法化以及提供财政援助项目的建立促成了这一趋势。如果女性决定将她的孩子交给别人收养，她可以求助于公立或私人机构。应鼓励她仔细调查该机构，以确保她同意其收养政策和方式。公开收养，即未来与孩子有一些联系，已经变得越来越普遍。

堕胎

堕胎是美国最常见的妇科手术之一。约有四分之一的美国女性在生育期会堕胎。美国 CDC 每年都会收集有关堕胎的数据。在 1980 年左右达到顶峰后，堕胎数量稳步下降。这些变化可能反映了多种因素，包括更广泛地使用长效可逆避孕方法，青少年怀孕率降低，美国人口结构中年龄较大，生育能力较低女性的比例增加，以及获得堕胎服务的机会减少。最近的数据显示，61% 的终止妊娠女性年龄在 20 ～ 29 岁，46% 未婚，39% 是白人。黑人女性的堕胎率大约是白人女性的 3 倍。

大多数堕胎在妊娠早期进行（89% 在 12 周内，66% 在 8 周内），在妊娠前 6 周进行的百分比持续增加。堕胎女性将无力支付孩子的费用，不想成为单亲父母，与伴侣的问题，以及对学校、工作和其他责任的干扰作为她们做出决定的最常见原因。

堕胎的选择（表 121-1）

堕胎的选择包括手术流产和药物流产。手术流产通常利用诊所内的抽吸刮宫术来快速终止妊娠，药物流产则通过口服药物诱导胎儿组织排出，通常在家中持续数小时。这两种方法的安全性都很好。分娩死亡率比手术流产死亡率高 14 倍。

接受过手术流产的女性不会增加不孕、流产、异位妊娠、死产、乳腺癌或重大妊娠或分娩相关并发症的风险。多次流产似乎不会影响未来的生育。以前关于前置胎盘的潜在风险略高的报告可能不再有效：该研究是在进行尖锐刮宫的女性中进行的，现在已被吸引刮宫所取代，后者造成的组织创伤较小。

转诊的医生应该了解所在州的适用法律。应根据末次月经（LMP）或超声检查（如果 LMP 不详）进行妊娠测定，并及时安排转诊。

总体安全性

合法终止妊娠的安全性是公认的，每 10 万例手术中只有不到 1 例死亡，而每 10 万例活产中有近 9 例产妇死亡。终止妊娠在妊娠早期进行是最安全的。风险随着孕龄、产妇年龄和高胎次而增加。随着手术流产在美国的合法化，并发症发生率已大幅下降。医生的培训和专业知识有所增加，并从尖锐的刮宫手术过渡到更安全的吸引刮宫手术。虽然合法堕胎的安全性已得到充分证实，但并发症也可能发生，需要与患者一起讨论（见“并发症”）。

可获得性

近年来，美国的堕胎服务已变得更加有限。2014 年，只有 34% 的州提供堕胎服务。新的地方和州立法减少了获得服务的机会。有关等待期、父母同意和堕胎资金的立法都可能对女性获得及时和安全手术的能力产生负面影响。获得服务的其他障碍包括成本（早期和非医院手术比中期妊娠医院手术便宜）、患者和工作人员在堕胎机构中受到骚扰以及设施遭到破坏。

术前评估和术后指导与咨询

基层全科医生应准确确定怀孕日期并提供及时转诊。在妊娠 10 周及以下时，为没有禁忌证的患者提供药物流产。药物流产的禁忌证包括异位妊娠、目前使用宫内节育器（IUD）、长期全身性皮质类固醇治疗、肾上腺衰竭、凝血功能障碍、使用抗凝剂以及对所用药物过敏。患有严重慢性疾病的患者可能适合住院手术。

如果需要，许多诊所会自己做实验室检查和超声检查。通常的实验室评估包括妊娠试验、全血细胞计数、血型和 Rh 因子测定，以及潜在的性传播疾病筛查，包括梅毒、淋病和衣原体（如有必要）。Rh 阴性的女性在药物流产和手术流产时都要注射 Rh 免疫球蛋白。可以考虑进行额外的实验室检查检查，如 HIV 检测和超声检查，特别是在对胎龄有疑问的情况下。

由于排卵可能在手术后 2 周内就会发生，所以此时也应考虑避孕的问题。避孕药、避孕贴和避孕环可以在手术后立即开始使用，宫内节育器或皮下植入物也可以在手术后 6 个月开始使用，从而提

表 121-1 堕胎的药流和手术方法

药物流产	手术流产
• 在妊娠 10 周以内进行；患者在家中监测孕囊排出数小时	• 妊娠 24 周内进行
• 出血和痉挛增加，但可能感觉更“自然”	• 通常是门诊进行的当日手术
• 米非司酮 200 mg × 1 次，然后在 24 ～ 48 小时内口服 800 mg 米索前列醇	• 高龄孕妇和有活动性疾病的女性需住院手术，这些疾病可能会使手术复杂化
• 成功率为 92%，需要后续 β-hCG 检测或经阴道盆腔超声检查以确保完成	• 比药物流产更快，成功率达 99%
• 禁忌证：异位妊娠、宫内节育器、长期全身性皮质类固醇治疗、肾上腺衰竭、凝血功能障碍、抗凝剂使用、对所用药物过敏	• 除非出现并发症，否则不需要随访

高使用率。这种做法解决了对经常不来复诊的担忧。为降低子宫内膜炎的风险，手术流产中常规使用预防性抗生素，可将感染发生率降低 50%。虽然没有强有力的证据支持在药物流产中预防性使用抗生素，但其使用还是很常见。流产后的指导包括阴道休息（不性交、不冲洗、不使用卫生棉条），为期 1 周。接受药物流产的患者需要在 2 周后返回医院进行随访，以确认流产完全。

时机

妊娠早期流产在妊娠 12 周或更早进行。在 10 周或更短的时间内，女性可以选择服用一系列口服药（参见“药物流产”）或称为抽吸刮除术的门诊手术。对于经过适当选择的患者来说，这两种方法都是安全和有效的。选择的依据是病史、孕龄、可得性和患者的偏好。希望避免手术和（或）麻醉的女性，以及能接受更多的过程感知和疼痛的女性，通常会选择药物流产。希望更快地完成这一过程的女性倾向于选择手术流产。孕中期终止妊娠大多是扩张和引流术。

药物终止妊娠 [16-18,20,21,23-29]

药物流产已被证明是一种有吸引力的手术流产替代方案。到 2017 年，包括英国、法国和斯堪的纳维亚国家在内的许多高收入国家，药物流产占比 65% 以上。在发展中国家，它通常是唯一可及且安全的选择。近年来，在美国向 CDC 报告的所有终止妊娠案例中，超过 30% 是药物流产。最有效的方案是在门诊给予米非司酮，然后给患者开具米索前列醇，24 ~ 48 小时后在家服用。这种方法在妊娠 10 周内有效，之后可以改用多次较低剂量的米索前列醇。

米非司酮

这种合成的抗孕激素与孕激素受体结合，阻断正常的孕激素活性，并终止妊娠。随后在 24 ~ 48 小时内口服米索前列醇以收缩子宫并排出胎儿组织。米索前列醇引起的痉挛可能会很痛，排出组织需要几个小时。建议女性待在舒适的空间内，可以使用浴室、加热垫或热水袋，并使用非甾体抗炎药或其他控制疼痛的药物。米非司酮药物流产的另一种方法是使用甲氨蝶呤，通常随后使用阴道米索前列醇，或单独使用米索前列醇（见下文关于有效性和并发症的讨论）。

米非司酮的耐受性很好，可能会引起少量出血。米索前列醇的副作用可能包括寒战、轻度体温升高（37.2 ~ 37.7℃）、腹泻和恶心。服用米索前列醇后 1 ~ 4 小时应开始出血，12 小时内未出血的患者应致电其临床医生。许多患者将其过程描述为“非常沉重、痉挛的月经”。血凝块（最多只有柠檬大小）是正常的。每小时浸透两个以上长卫生巾、超过 2 小时的出血是不正常的，可能需要进行评估。大多数患者在 4 ~ 5 小时内排出组织，随后可能会出现 1 ~ 2 天的痉挛和长达 2 周的点状出血。

胎儿组织的完全排出必须在手术后 2 周通过连续的 β-hCG 检测或经阴道盆腔超声检查来确认。只要有用药时的对比值，血清 β-hCG 检测是可以接受的。

希望提供药物流产服务的基层全科医生可以直接向制造商订购米非司酮。生殖健康服务项目提供了简单的门诊协议。FDA 批准的米非司酮说明书的最新变更将使用时间延长至怀孕 70 天，降低了必要的剂量，并取消了必须在医疗机构进行治疗的要求。一些州仍然要求更早的、限制性更强的说明书。

有效性。米非司酮和米索前列醇联合方案的有效性因孕龄而异。在 8 周或以内，它的有效率为 98%。孕 9 ~ 10 周，有效率为 93%。药物流产后继续妊娠的患者应手术流产，因为米索前列醇给药后继续妊娠与婴儿先天性畸形有关。患者应复诊，并在药物流产后进行超声检查或血 hCG 测定，以确保流产完全。

甲氨蝶呤继之以阴道米索前列醇也有效，但时间较长（完全流产可能需要 1 个月）。单独的米索前列醇各研究中显示出的有效率差异很大。

并发症。药物流产的并发症包括阴道流血、痉挛性腹痛和胃肠道副作用（包括恶心、呕吐和腹泻）。流产不完全时需要重复米索前列醇给药或手术流产。使用阴道米索前列醇代替口服给药的方案副作用较少，但鉴于使用阴道米索前列醇后发生败血症和梭状芽孢杆菌感染死亡的报道，美国计划生育联合会和其他专家现在建议使用同样有效的口腔米索前列醇给药，而且看起来更安全。美国计划生育联合会现在还在药物流产期间常规预防性使用抗生素。

手术流产[16-18,20,30-32]

术前评估患者的病史，患有某些疾病的人可能最好住院做手术。绝大多数手术流产是在门诊进行的。通常使用麻醉剂，局部麻醉用于孕早期和许多孕中期手术。使用利多卡因进行宫颈旁阻滞，并在术前使用镇痛剂和（或）镇静剂，通常是安全且划算的。全身麻醉或脊髓麻醉偶尔用于妊娠后期的手术或需要大量宫内操作但并发症风险较高的手术。

妊娠早期的手术流产

妊娠早期是指妊娠 12 周或更早。在 10 周以内，女性可以选择服用一系列药物（见“药物流产”）。同时，在孕早期的任何时候，都可以选择抽吸刮宫术，通常需要宫颈扩张。扩张通常使用一系列宫颈扩张器手动完成。在妊娠后期，可使用渗透性扩张器，将其插入宫颈，逐渐吸收宫颈水分并扩张，或使用阴道内或口服米索前列醇（一种前列腺素类似物）。将抽吸刮匙插入宫腔，使用套管抽吸去除受孕产物。然后检查组织，以确保流产完全。

孕中后期终止妊娠

主要是扩张和抽吸术，通常用电动吸力进行，很少使用尖锐刮除术。在稍晚的妊娠期（14 ～ 16 周后），可能需要在术前 6 ～ 12 小时放置渗透扩张器置。扩张和刮宫的整体并发症发生率为每 1000 次手术 7 次，严重并发症小于 0.1%。

妊娠 16 ～ 20 周后，可使用引产剂进行引产。前列腺素制剂肌内注射或更常见的阴道注射用于引产，优于宫内滴注，因为阴道内流产剂的安全性更好，宫内滴注操作在很大程度上已被舍弃。羊膜腔内注射少量高渗盐水可与这些阴道前列腺素引产技术结合使用，以确保胎儿死亡。流产通常 12 ～ 24 小时内发生。前列腺素有恶心、呕吐、腹泻和发热的副作用，可以对症治疗。任何引产都是在医院进行的，比孕早期手术并发症的发生率更高，并且可能需要几天时间才能完成。如果在使用全身性流产药终止妊娠后仍有残留的受孕产物，则可能需要手术。

子宫切开术和子宫切除术是很少进行的孕中后期的手术（占报告手术的＜ 0.01%）。这些手术有较高的发病率和死亡率。终止妊娠的子宫切除术一般只针对妇科癌症等需要切除子宫并同时存在妊娠的情况时采用。

并发症

并发症的发生率为每 1000 次手术 2 例，受妊娠时间、手术方法以及任何增加风险的现有健康或社会条件的影响。使用传统的扩张和刮宫的手术流产的并发症发生率为每 1000 次手术有 1 例，包括子宫穿孔、大出血或感染。现在只有不到 2% 的终止妊娠手术是采用传统的扩张和刮宫法进行的。这些终止妊娠的情况多发生在孕早期的后期（10 ～ 12 周）或孕中期早期。

每 1000 例流产需要重复终止妊娠 2.3 次，提示并发症的表现包括出血、发热、持续腹痛或痉挛以及子宫压痛。轻微的并发症，包括感染、宫颈狭窄、宫颈撕裂、出血或不完全流产，需要重新吸宫，每 1000 次手术中有 8 次。并发症发生率随着胎龄的增加而增加。虽然既往认为妊娠中期扩张和排空手术与宫颈功能不全的形成有关，但进一步的研究未能证明有任何联系。

法律问题

对许多选民来说，堕胎是一个高度情绪化的问题，涉及核心信念和价值观。分歧往往以立法争论和法庭质疑而告终。这方面的典型例子是《部分堕胎法》。该法旨在适用于晚期堕胎。批评者认为它没有充分考虑到女性的健康、医疗标准和基本的生殖权利。

方法的选择[15,16,20,21]

如前所述，方法的选择需要帮助意外怀孕的女性将她的价值观、需求、医疗条件和社会心理状况与现有的管理方案相匹配。基层全科医生通过提供全面、客观的选择信息，帮助患者做出明智的决定，并调动适当的社区资源，发挥着重要作用。

许多研究调查了女性对药物或手术流产的偏好。一般来说，怀孕时间较早的女性倾向于选择药物流产，尽管这个过程比较长，可能会有更多的不适和出血。在一项研究中，接受药物流产的女性报告了较高的满意度。只有 9% 的药物流产女性将来会选择手术流产，而 42% 接受手术流产的女性会选择药物流产。

在美国，没有数据显示终止妊娠后会导致严重的情绪问题。证据表明，女性在终止妊娠后通常会感到情绪缓解并减轻焦虑和痛苦。虽然通常不表现为后悔，但负面情绪反应在有以下情况的女性中更常见，包括患有精神疾病、妊娠中期流产、因医学或遗传原因不再想要怀孕或对决定存在严重矛盾。

堕胎对身体健康的影响一直令人担忧。在一项针对寻求堕胎服务后终止妊娠和未终止妊娠的女性的大型队列研究中，接受堕胎的女性报告的身体健康状况并不比拒绝堕胎的女性差。在拒绝堕胎的人中，身体健康状况有变差的趋势。

计划生育

无论患者选择继续妊娠还是终止妊娠，讨论未来的避孕选择都是必不可少的（见第 119 章）。应与每一位女性讨论每种方法的获益、风险和实用性，直到她能够选择自己偏好的方法。此类决定可能需要多次讨论，并给患者留出考虑以及与亲人协商的时间。由于许多意外怀孕和流产可追溯到可识别的避孕失败或错误的使用，因此通常可以通过使用紧急避孕来预防。所有女性都应接受紧急避孕药的使用教育。从 2013 年开始，任何年龄的女性都可以通过柜台购买紧急避孕药。

（赵星星 翻译，曹照龙 曾 辉 审校）

第 122 章

乳腺癌的管理

IRENE KUTER

在 18 世纪，乳腺癌是一种罕见的疾病。现在，它是世界上最常见的恶性肿瘤之一（占所有癌症的 25%），也是女性最常见的癌症，全球每年约有 167 万新的癌症病例被诊断出来。美国每年诊断出的病例超过 279 000 例（女性占 99%），死亡人数超过 42 000 例。美国每 8 名女性中就有一名最终会被诊断出患有乳腺癌。由于筛查和治疗方面的多项小的进展，美国和英国的乳腺癌死亡率都有了明显的改善，但仍有 20% ～ 25% 的女性患者最终会死于这种疾病。鉴于乳腺癌的普遍性和多学科的治疗方法，涉及肿瘤科和基层全科医疗团队，基层全科医生需要了解管理的基本要素。本章重点介绍关键的管理问题。筛查和评估将在另外几章中详细介绍（见第 106 章和第 113 章）。

病理生理学、临床表现和病程 [1–15]

危险因素

生活方式

乳腺癌的发病率在“西化”国家中是最高的。与欠发达国家地区或 18 世纪的美国相比，这些国家的女性往往更早成熟，分娩延迟，生育更少，母乳喂养更少，更年期更晚。西方国家的女性也更容易肥胖。乳腺癌发病率的变化似乎在很大程度上与这些生活方式的差异有关。当然，还有许多其他理论被提出来解释西方国家乳腺癌的高发病率，包括更多地接触化学品，如除草剂、杀虫剂和塑料，其中许多具有雌激素特性。此外，还有一个耐人寻味的理论，即低维生素 D 水平可能大大增加乳腺癌的风险。有一些乳腺癌的主要风险因素，对基层全科医生来说能够识别这些危险因素是很重要的。

暴露于电离辐射

年轻时乳腺受到辐射是一个主要的危险因素。25 岁前因霍奇金病接受过地幔放疗的女性应被确认为高危人群。年轻时因结核病或因脊柱侧凸而多次接受透视的女性也是高危人群，童年时因胸腺增生或痤疮等疾病而接受放射治疗的女性也是如此。

乳腺的密度和组织学

有不典型导管增生或小叶瘤形成［也称小叶原位癌（LCIS）或不典型小叶增生］病史的女性患乳腺癌的风险也会增加。乳腺极度致密的女性也有更高的风险。一些州已经通过立法，规定应该告知乳腺极度致密的女性这一点，这样她们就会意识到仅仅通过乳腺钼靶检查可能是不够的。

种系基因突变：BRCA1、BRCA2 和其他

尽管大多数乳腺癌病例被认为是散发性的，但人们普遍认为，有 5% ～ 10% 的乳腺癌是由可追溯到高度外显基因的遗传易感性引起的。影响乳腺癌风险的最常见的基因突变发生在 BRCA1 或 BRCA2 基因。在普通人群中，这些突变影响到数百个人中的一个，但在阿什肯纳齐犹太人口中，携带率为 2.5%。平均来说，遗传 BRCA1 或 BRCA2 的有害突变会使受影响的人一生中患乳腺癌的风险为 60% ～ 85%，患卵巢癌的风险为 40%。

显著的 BRCA1 或 BRCA2 突变的家族史的危险信号包括早发的乳腺癌（20 或 30 多岁的女性）、男性乳腺癌、双侧绝经前乳腺癌和有卵巢癌家族史。有这种家族史的女性应被转诊接受遗传咨询。

还有一些其他中高外显率、低频率的基因可以增加患乳腺癌的风险，但目前常规筛查并不实际。如果家族史提示有遗传倾向，则应转诊给遗传咨询师，并考虑是否检测这些不太常见的易感基因的种系突变，如 ATM、CDH1、CHEK2、NBN、PALB2、PTEN 和 TP53。还有许多其他外显率低的易感基因在人群中更为常见，但目前尚不清楚这些基因对风险的影响有多大。

临床表现

诊断乳腺癌时的中位年龄约为 55 岁。然而，20% 的乳腺癌发生在 40 岁以下的女性中，而这些年轻女性中约有 10% 在诊断时已经怀孕。男性中很少发生乳腺癌。在美国，每年诊断出约 2600 例男性乳腺癌。诊断时的分期对预后有重要影响（表 122-1）。乳腺癌的分期使用 TNM 系统，并定期更新，其中 T 描述原发肿瘤，N 描述区域淋巴结，M 描述有无远处转移。

早期乳腺癌包括无浸润性的 0 期和浸润性的 Ⅰ 期和 Ⅱ 期。

非浸润性：0 期（原位癌）

非浸润性癌症即原位癌，根据组织学和生长特点，可分为导管型（DCIS）或小叶型（LCIS）。这两种病变具有非常不同的特征。

导管型（DCIS）。DCIS 是乳腺内的局灶性病灶，通常在不典型导管增生的基础上出现，并有可能发展为浸润性导管癌。它通常在早期被检测到，因为在细胞死亡的部位，导管内会形成微小的簇状微钙化物。在美国，DCIS 占所有新诊断的乳腺癌的 20%，占通过乳腺钼靶检查发现的乳腺癌的 30% 以上，识别出有可能转变为浸润性病变的 DCIS 病变意义很大，可避免让每个女性都接受手术和放射治疗。研究人员正在针对此问题进行研究。一种新的基因表达分析测试，即 DCIS 的 Oncotype DX，可能有助于预测复发风险，但目前还没有普遍使用。

小叶型（LCIS）。LCIS 不是局灶性病变，而是小叶不典型增生的一种形式，可广泛影响双侧乳腺。它不会引起钙化，通常是在其他原因进行的活检中偶然发现的。虽然不是癌症，但被认为是乳腺

表 122-1 乳腺癌的分期和预后

2003—2009 年所有种族女性的诊断时分期分布和 5 年生存期

诊断分期	分期分布（%）	5 年相对生存率（%）
局灶性（局限于原发部位）	61	98.6
区域性（播散到区域淋巴结）	32	84.4
远处（癌症有远处转移）	5	24.3
未知（未分期）	2	50.0

Source：SEER statistic；http://seer.cancer.gov/statfacts/html/breast.html#survival

任何部位浸润性病变（可能是导管或小叶）风险增加的标志。LCIS 女性浸润性乳腺癌的发生率约为每年 1%。

早期浸润性病变：Ⅰ期和Ⅱ期

这些阶段指相对早期的浸润性乳腺癌：

- Ⅰ期——原发肿瘤直径小于 2 cm，无腋窝淋巴结受累。
- Ⅱ期——原发肿瘤直径为 2 ~ 5 cm，或腋窝淋巴结受累。

由于乳腺钼靶检查的出现，现在大约 60% 的浸润性原发性乳腺癌患者在Ⅰ期时即被发现。

晚期病变：Ⅲ期和Ⅳ期

该阶段的特点是更广泛的局部原发肿瘤或转移的存在。

- Ⅲ期疾病——原发部位肿瘤大（> 5 cm），原发肿瘤扩展至胸壁或皮肤，或腋窝淋巴结肿大。
- Ⅳ期疾病——远处转移。

值得注意的是，以上是美国癌症联合委员会（AJCC）分期系统的简化版，该系统会定期修订。最新版本为 TNM8，包括生物学特征（分级、ER、PR、HER2），并给出解剖学和预后分期。

分期和确定预后 [16-24]

分期

准确的分期对于制定恰当的治疗方案至关重要。所有早期发现的病例在术前都有过腋窝和双侧乳腺影像检查。首先进行腋窝触诊，对临床上可触及的肿大淋巴结用细针抽吸物（FNA）进行活检。用超声对同侧腋窝进行成像并对任何皮质增厚或肺门脂肪减少的淋巴结进行 FNA 也正成为普遍做法。

对于较大的肿瘤，或临床上有淋巴结受累的肿瘤，在乳房手术前应进行骨扫描和 CT 扫描筛查转移。

腋窝淋巴结活检

前哨淋巴结活检已在很大程度上取代了全部腋窝淋巴结清扫术。在原发肿瘤部位注射放射性核素示踪剂，然后进行闪烁扫描，以确定第一个引流淋巴结，对其进行切除和病理检查。这种手术方式更微创、病痛更少。前哨淋巴结造影的准确率大于 95%，假阴性率为 5% ~ 8%。

在过去，如果前哨结淋巴结为恶性，则要切除其余的腋窝淋巴结进行检查，但前哨淋巴结阴性的患者则可以不进行这一手术。最近，即使是前哨淋巴结恶性的女性，如临床上腋窝无恶性，是否需要进行腋窝淋巴结清扫也存在争议。在一项具有里程碑意义的试验中，前哨淋巴结呈恶性的女性被随机分配到腋窝淋巴结呈清扫组和未清扫组。两组都接受腋窝放射治疗，在腋窝复发率、无病生存率（DFS）或总生存期方面没有显著差异。

骨扫描和 CT 扫描

对于临床Ⅰ期或Ⅱ期的患者，骨扫描和 CT 扫描的阳性结果率太低，不常规使用。对于临床Ⅲ期或Ⅳ期的患者，建议做骨扫描和 CT 来排除Ⅳ期，并为Ⅳ期建立基线影像数据。

预后的确定

预后评估已成为治疗选择的核心部分。评估预后的因素不仅包括疾病的解剖学分期、分级，还包括激素受体状态、HER2 状态、分子特征、内在亚型和是否转移。

对于患有早期乳腺癌的女性，预后（在没有全身治疗的情况下）很大程度上受原发肿瘤大小和恶性淋巴结数量的影响。在辅助治疗尚不可用的时候，许多过去的病例资料记录了女性乳腺癌患者的预后。但现代评估预后的最佳来源是对辅助试验的荟萃分析，来自早期乳腺癌试验协作组（Early Breast Cancer Trialists’ Collaborative Group，EBCTCG），对照组的结果反映了疾病的自然病程。用于评估个体预后的在线工具（Adjuvant！）主要是根据这项工作的统计数据开发的，但目前尚不可用。

依据疾病分期

肿瘤大小和受累淋巴结数量对生存率都有很大影响。对于未接受辅助治疗的淋巴结阴性乳腺癌女性，约 30% 将在诊断后 10 年内出现复发。但在淋巴结阴性的女性，预后也因肿瘤大小而异。小于

2 cm 的肿瘤长期无病生存率约为 80%，大于 5 cm 的肿瘤长期无病生存率低于 50%。

复发风险随着受累淋巴结数量的增加而上升：1 ～ 3 个淋巴结受累的患者 5 年复发风险约为 40%，4 ～ 9 个淋巴结受累的患者约为 55%，10 个或以上淋巴结受累的患者约为 75%。

炎性乳腺癌（肿瘤侵入真皮淋巴管并伴有皮肤水肿引起的橘皮样改变）的预后比非炎性病变更差。但幸运的是，现在通过多模式治疗，30% ～ 40% 的患者可以治愈。

受体状态

除了肿瘤大小和淋巴结受累数量外，雌激素受体和孕激素受体状态也会影响预后。Ⅰ期或Ⅱ期患者的肿瘤具有雌激素受体、孕激素受体或两者都有，其无病生存期率（DFS）比同分期的肿瘤为激素受体（HR）阴性的患者长，但两者 DFS 曲线往往随着随访时间的延长而交汇。受体状态阳性也可预测对抗雌激素治疗的积极反应。

其他受体标志物也有预后和预测价值。人类表皮生长因子受体 2 型（HER2，也称为 HER2/neu 或 erbB2）的基因扩增，其产物在癌细胞表面过度表达，发生在 15% ～ 20% 的乳腺癌病例中，与较差的预后有关。HER2 扩增或过表达不仅可以预测对 HER2 单克隆抗体的治疗反应，还可以预测对某些化疗方案的治疗反应。因此，在适当的治疗下，HER2 阳性乳腺癌的预后更为有利。

依据内在亚型和基因表达分析

自从引入基因表达谱来研究乳腺癌生物学以来，可以根据细胞中的活性通路对乳腺癌进行分类。这些分类与基于经典病理学的分类基本相匹配。常见的内在亚型包括 luminal A（通常为 ER+、PR+、HER2- 和 1 至 2 级）、luminal B（通常为 ER+，但通常为 PR- 和更高级别）、HER2+（通常过度表达 HER2 受体，可以是 HR+ 或 HR-）和基础（通常是三重阴性）。固有亚型比基于免疫组织学的亚型更准确地反映了癌症的真实性质，这决定了它的行为并预测什么治疗是有效的。Luminal A 癌症的预后比 Luminal B 好得多。在缺乏适当药物治疗的情况下，HER2+ 和基础亚型的预后最差。固有亚型基于不属于标准测试一部分的基因表达特征，但有一些常用的基因表达谱分析在临床上可用于确定预后，最常用的是 Oncotype DX（一种 21 基因表达分析）和 MammaPrint（一种 90 基因表达分析）。

依据转移的表现

乳腺癌几乎可以转移到身体的任何部位，最常见的部位是骨、肝、肺和胸膜。大多数转移性乳腺癌患者对治疗有反应，但只有少数（可能＜10%）显示完全消退，少数仍能存活 10 年。与内脏受累相比，骨或淋巴结复发的预期寿命显著延长。

转移性病变可能在长期无病后发展，甚至超过 20 年。这种所谓的肿瘤休眠的机制是当前研究的主题。5 年没有转移扩散的证据并不表示治愈。对于低级别 ER+、PR+、HER2- 癌症尤其如此，如果 HER2 阳性和三阴性癌症复发，通常会在随访的前 5 年复发。

管理原则

通常是在乳腺钼靶或超声引导下对可疑病变进行立体定位穿刺或细针穿刺后诊断。确诊癌症后，应充分告知患者、及时分期，并在治疗之前告知他们的治疗选择。

治疗乳腺癌的方法是多学科联合的。一旦诊断，患者将与一个由乳腺外科医生、临床肿瘤学家和放射肿瘤学家组成的团队会面。乳腺放射科医生和乳腺病理学家负责检查影像学和病理学。遗传顾问、研究人员和社会工作者也可能参与。在这种“一站式服务”模式中，患者可以接受个性化的癌症教育，并获得最佳治疗方案和治疗安排方面的建议。

早期乳腺癌的主要治疗 [25-69]

肿瘤切除术后放疗 vs 乳腺切除术 +/– 放疗

传统上，手术是治疗乳腺癌的首选。目前，乳腺肿瘤切除术后放疗是大多数女性的标准治疗方法，尽管有些人可能选择乳腺切除术。超过 20 年的随访研究表明，与乳腺切除术相比，乳腺肿瘤切除术和放疗不会降低乳腺癌的生存率。事实上，一些研究表明接受乳腺肿瘤切除术和放疗的生存率更高。

乳腺钼靶筛查的普及导致大多数肿瘤都很小，因此，切除和放疗后的外观效果令人满意。当外观可能无法接受时，现在通常会在手术前进行化疗（新辅助化疗）以缩小肿瘤，从而可以进行保乳手术。

新辅助内分泌治疗也可用于在手术前缩小HR+ 的癌症。

肿瘤切除术后的放疗是标准疗法。如果不进行放射治疗，保乳手术后同侧乳腺复发的比率非常高。即使进行了放疗，同侧的复发也会发生。如果手术切缘阴性，乳腺内复发的风险小于 5%。对于以前接受过放疗的乳腺复发，通常采用乳腺切除术。越来越多的人接受更短的放射疗程（3 周而不是 5 周）。对 70 岁以上女性的研究表明，如果因合并症不进行放射治疗，单纯的乳腺切除术（通常同时使用抗雌激素治疗）也可行。

大多数女性可以选择保乳治疗或乳腺切除术，但在某些情况下，必须进行乳腺切除术（例如，肿瘤延伸到乳腺一个以上的象限，肿瘤位于中心位置，肿瘤很大，并且不能进行新辅助治疗；或如果有一个广泛的 DCIS 区域与浸润性癌症有关，或者如果由于既往的放疗史或存在放疗会加剧基础病，如结缔组织疾病等）。另外，乳腺较大的女性在接受放疗时，可能会有更多的瘢痕和乳腺缩小的情况。

一些不能耐受乳腺内复发可能性相关焦虑的女性仍然首选乳腺切除术。部分人更喜欢乳腺切除术，只是因为它通常无需随后的放疗。传统上，由于肿瘤大于 5 cm 或累及 4 个以上的腋窝淋巴结而具有高复发风险的女性在乳腺切除术后接受放疗，因为局部复发的风险很高。由于发现原发肿瘤较小且累及淋巴结较少的女性选择乳腺切除术后放疗也能获得生存获益，所以乳腺切除术后放疗的使用明显增加。

创新的放疗技术，如近距离放疗和三维适形放疗，促使临床试验研究加速局部乳腺照射作为乳腺癌女性潜在局部治疗的选择。最近的研究表明，这是安全和有效的，是许多女性可以接受的选择。

DCIS 的管理

单纯乳腺切除术可使 99% 的 DCIS 患者治愈，因为它没有浸润性。有人声称，如果 DCIS 分级低，体积小，手术切缘宽，则乳腺肿瘤切除术无需放疗也可以达到类似的治愈率。但也有人提出异议，认为如果不进行放疗，复发率将非常高。当 DCIS 切除术后乳腺癌复发时，有 50% 的复发是浸润性的。然而，乳腺癌复发一般不会影响生存率，乳腺肿瘤切除术后放疗通常是标准的治疗方法。

乳腺重建和双侧乳腺切除术

乳腺切除术后，一些女性选择了乳腺重建，而另一些认为不需要为整形目的而进行手术。转诊给从事乳腺重建的整形外科医生是帮助患者决定是否在乳腺切除术后进行重建的最好方法。如果决定进行重建术，就采用组织瓣或植入物。硅胶假体的安全性好，被广泛应用，通常用于术后立即重建，特别是在保留乳头的手术后，效果很好。最近发现，有纹理的植入物（不同于更常用的光滑植入物）有很小的间变性大细胞淋巴瘤的风险。植入纹理假体的女性应随时向其整形外科医生报告乳腺的任何症状。这种与植入物相关的淋巴瘤的真实发病率尚不清楚，目前的估计为 2000 ： 1 至 85 000 以上： 1。如早期发现，通常可以治愈。不建议女性在不受影响时就移除植入物。

越来越多的女性，特别是正在抚养孩子的年轻女性，在被诊断为单侧乳腺癌后选择了双侧乳腺切除术，理由是不用担心将来可能要经历另一次诊断和治疗。研究表明，选择这种方式的女性一般都对自己的决定感到满意，且不后悔。

乳腺癌的辅助治疗 [41-65]

辅助化疗

辅助化疗是为了降低癌症全身复发和死亡的可能性。

确定适应证：临床和分子分析。适应证由内科肿瘤专家评估，考虑个体的预后、癌症的生物学特性、治疗的毒性以及患者的年龄和合并症。可以使用 EBCTCG 试验的临床数据来估计不同年龄、淋巴结状态和激素受体状态的预后和化疗获益。一般而言，三阴性和 HER2+ 的癌症患者从辅助化疗中获益最大，而 HR+ 癌症患者获益较少。部分 HR+ 癌症的女性会受益，但挑战在于如何确定哪些女性需要化疗。

对于 HR+、淋巴结阴性的患者，现在通常使用基因表达谱测试来帮助确定化疗是否有帮助。在一种常用的针对 ER+、淋巴结阴性肿瘤的测试（Oncotype DX）中，对 21 个选定基因的表达特征进行分析，并与参加过临床试验且结果已知的女性的肿瘤基因表达进行比较。在此基础上，给出一个复发评分，即女性在 10 年内保持无复发疾病的可能性（假设使用 5 年的他莫西芬辅助治疗）。这项检测还预估化疗获益；低风险组的女性不能从化疗中获益，而高风险组的女性可以。直到最近，中间组的受益情况还不太清楚。一项大型研究（TAILORx）显示，50 岁以上的中间组女性完全不能从化疗中获益；中间组中分数较高的年轻女性确实能从化疗中获益，据猜测这可能是由于化疗引起的内分泌获益所致。

权衡辅助化疗的风险和收益。虽然辅助化疗对淋巴结阳性和淋巴结阴性的女性有类似的相对风险降低作用，但淋巴结阴性女性的绝对获益要小得多，因为她们的基线风险较低。例如，两个淋巴结阳性的女性和淋巴结阴性且肿瘤小于 1 cm 的女性可能从辅助化疗或激素治疗中获得同样的 30% 风险降低获益。对于前者来说，这可能意味着复发风险从 40% 减少到 28%，或者 DFS 从 60% 增加到 72%。对于淋巴结阴性的女性，同样比例的获益可能意味着从 10% 减少到 7%，或者 DFS 从 90% 增加到 93%。与辅助治疗相关的显著发病率可能是合理的，也可能是不合理的，这取决于绝对获益和女性由此产生的权衡态度。

选择化疗的女性应该清楚地了解化疗的获益和实际预期，不仅是短暂的副作用，如恶心、呕吐和脱发，还包括长期问题，包括过早绝经、骨质疏松、可能增加的心脏病风险、周围神经病变和认知功能障碍（表 122-2，另见第 88 章）。

化疗方案。过去最常用的辅助化疗方案是 CMF（环磷酰胺、甲氨蝶呤和 5- 氟尿嘧啶），包括蒽环类药物（多柔比星或表柔比星）的方案已被证明比 CMF 能提高生存率。一些试验表明，蒽环类药物的额外获益集中在 20% 的癌症过度表达 HER2 的女性身上。额外的药物可以提供获益，紫杉醇已被证明可使蒽环类 / 环磷酰胺（AC）化疗后的复发风险进一步降低 16%。

常用的方案给予紫杉醇（T）与 AC 同时（如 TAC）或序贯使用（如 AC → T）。序贯方案也被修改为“剂量密集型”，即在较短的时间内给药，治疗间隔 2 周而不是 3 周。这使得治疗的毒性显著增加，其价值在高级别三阴性或 HER2+ 癌症最大。TAC 或剂量密集序贯方案都需要白细胞生长因子的支持。迄今为止，在辅助治疗中添加其他化疗药物的益处均不理想。

抗 HER2 受体：曲妥珠单抗（赫赛汀）。最初被确定为预后不良的乳腺癌——HER2 过度表达的癌症已被证明比非 HER2 过度表达的肿瘤对含蒽环类药物方案更敏感。在辅助化疗中加入 1 年的曲妥珠单抗（一种靶向 HER2 受体的人源化嵌合抗体）后，HER2 过度表达癌症的残余全身性复发风险降低了 50%。用该抗体治疗 2 年并不比 1 年好，而不足 1 年的治疗方案也没有被证实有效。

将曲妥珠单抗添加到蒽环类方案中的主要问题（除费用外）是心脏毒性增加。在一项使用蒽环类药物联合曲妥珠单抗治疗的大型临床试验中，尽管排除了心脏毒性风险最高的女性，但充血性心力衰竭的发生率仍为 4%。为了保持疗效但消除心脏风险，一个大型合作团队表明，曲妥珠单抗作为不含蒽环类药物方案的一部分同样有效，但不会引起心脏毒性。TCH（紫杉醇、卡铂和赫赛汀）正在逐渐取代毒性更大的基于蒽环类药物的 HER2 阳性患者的治疗方案。临床试验正在研究添加其他 HER2 靶向药物，以确定是否可以提高治愈率。

帕妥珠单抗（帕捷特）是另一种针对 HER2 的单克隆抗体。HER2 蛋白能够与 HER3 形成异二聚体，发出一个特别有力的信号，激活 HER2 通路。帕妥珠单抗与 HER2 的结合抑制了异二聚体的形成。已证明在紫杉醇和曲妥珠单抗的标准治疗中加入帕妥珠单抗可提高新辅助治疗中的病理完全缓解率，以及转移性治疗中的缓解率和无病生存率。它还能略微改善辅助治疗中的复发风险，现在已被批准用于所有这些适应证。但由于并发症发生率增加（主要是腹泻）和费用较高，在辅助治疗中并不普遍推荐。

对于具有预后良好的 HER2+ 肿瘤（主要是直径小、淋巴结阴性、HR+ 肿瘤）的患者，降级治疗已被证明是可行的。在一项针对患有此类肿瘤女性的研究中，只接受曲妥珠单抗和紫杉醇治疗，无浸润性疾病的 3 年生存率为 98.7%。

表 122-2 乳腺癌患者治疗后的常见症状

症状或问题	最高相关危险因素	推荐筛查	推荐干预[a]
潮热	化疗引起的绝经 用他莫昔芬或芳香化酶抑制剂治疗	病史	SSNRIs[b,c] 文拉法辛，75 mg 或 100 mg SSRIs[b,c]（如果患者正在接受他莫昔芬治疗，则避免使用） 西酞普兰，30 mg 氟西汀，20 mg 帕罗西汀 10 ~ 20 mg 或 12.5 ~ 25 mg 持续释放 加巴喷丁，300 mg，3 次 / 日[b,c]
性功能障碍		病史	
性欲减退（除性交障碍外）	因手术、放疗或全身治疗而导致的身体形象改变；抑郁症		性心理咨询
阴道干燥导致的性交障碍	化疗引起的绝经 用他莫昔芬或芳香化酶抑制剂治疗		非激素阴道保湿或润滑制剂［聚卡波非（阴道保湿凝胶）］或羟乙基纤维素、葡萄糖酸氯己定、对羟基苯甲酸甲酯或葡萄糖酸 δ 内酯是（水溶性润滑剂）；阴道内雌二醇制剂（慎用）[d]
关节痛和肌肉骨骼症状症	用他莫昔芬或芳香酶抑制剂治疗（芳香酶抑制剂的症状更常见）	病史（排除提示骨转移性疾病的特征，如持续性和渐进性更严重的长骨或背痛，需要进行影像学检查）	保守的医疗管理对乙酰氨基酚 NSAIDs
认知功能障碍	乳腺癌的确诊 化疗 值得关注但未记录：他莫昔芬或芳香酶抑制剂治疗	病史	如果进行性严重，评估阿尔茨海默病或其他器质性原因
抑郁症	乳腺癌的确诊 化疗 值得关注但未记录：他莫昔芬或芳香酶抑制剂治疗	病史	常规管理（咨询、抗抑郁药）
疲劳	乳腺癌的确诊 化疗 值得关注但未记录：他莫昔芬或芳香酶抑制剂治疗	病史	排除或治疗精神或生物性病因（抑郁、贫血、甲减）
体重增加	化疗 值得关注但未记录：他莫昔芬或芳香酶抑制剂治疗	病史	常规管理（饮食、运动）
骨量减少或骨质疏松症	化疗引起的更年期 芳香化酶抑制剂治疗 骨质疏松症的常见危险因素：瘦削体型、吸烟、骨质疏松性骨折的个人或家族史	在开始使用芳香抑制剂之前及之后每 1 ~ 2 年进行一次骨密度测定	常规管理 摄入足量的钙（每天 1200 ~ 1500 mg）和维生素 D（每天 2000 IU）[e]、负重运动、戒烟。如果需要的话，予双膦酸盐治疗[f]
心血管疾病	左胸壁放疗 值得关注但未记录：化疗引起的提前绝经、芳香酶抑制剂治疗	病史	合适的医疗和生活方式风险降低策略
充血性心力衰竭	蒽环类药物或曲妥珠单抗治疗	使用基线超声心动图 在曲妥珠单抗治疗期间监测左心室功能	没有已知的预防措施 适当的医疗管理（如果出现心衰）
血栓形成（深静脉、脑血管）	他莫昔芬治疗	病史	没有验证有效的预防措施 适当的医疗管理（如果出现血栓）

NSAIDs，非甾体抗炎药；SSNRIs，选择性 5- 羟色胺和去甲肾上腺素再摄取抑制剂；SSRIs，选择性 5- 羟色胺再摄取抑制剂。

[a] 显示了有效干预措施的代表性例子，该清单并不详尽。

[b] FDA 尚未批准这些药物用于该适应证。

[c] 这些药物的副作用或并发症有：SSRIs——出汗、便秘、腹泻、肠胃气胀、厌食、失眠、嗜睡、震颤、焦虑、视力模糊、性欲减退：出血性低钠血症（罕见）、癫痫发作（罕见）、躁狂症（罕见）和自杀念头或行为（罕见）；SSNRIs——同上，加上高血压、肝炎（罕见）；加巴喷丁——外周水肿、肌痛、头晕、多动、眼球震颤、嗜睡、震颤、情绪障碍、疲劳、Stevens-Johnson 综合征（罕见）和癫痫发作（罕见）。

[d] 阴道内雌二醇制剂可能会略微增加全身雌激素水平（担心会增加乳腺癌复发的风险）。

[e] 一些权威人士建议每天摄入 1000 IU 维生素 D。

[f] 双膦酸盐的副作用或并发症包括食管刺激或溃疡；肌痛，皮疹；低钙血症和颌骨坏死（罕见）。来源：Hayes DF. Follow-up of patients with early breast cancer. N Engl J Med 2007;356:2505.

现在通常对 HER2+ 癌症进行手术前的全身治疗。除了提高保乳的可行性和美观性之外，还使肿瘤专家有机会评估治疗反应。目前正在推动研究是否有一部分患者可以通过毒性较小的疗法治愈，如紫杉醇联合曲妥珠单抗和帕妥珠单抗。如果这些患者达到病理完全缓解，他们可能不需要服用毒性更大的其他化疗药物。

在新辅助治疗中接受标准化疗和曲妥珠单抗治疗但未达到病理完全缓解的患者，可从恩美曲妥珠单抗（ado-trastuzumab emtansine）（T-DM1）的辅助治疗中获益。这是一种曲妥珠单抗与化疗药物伊马替林共轭的药物，而不是单独的曲妥珠单抗。

辅助内分泌治疗

辅助内分泌治疗在预防疾病复发和提高激素受体阳性女性患者的生存率方面发挥着重要作用。

选择性雌激素受体调节剂（SERM）——他莫昔芬。它与乳腺雌激素受体结合，并阻止乳腺细胞中雌激素反应基因的激活。他莫昔芬对乳腺产生抗雌激素作用，并对其他器官产生激动剂或拮抗剂作用。长期以来，他莫昔芬 5 年治疗是 HR+ 癌症女性的标准治疗，可将复发风险降低近 50%，病死率降低约 30%。如果用足 5 年，在绝经前和绝经后女性中同样有效，但对患有 HR- 癌症的女性没有获益。他莫昔芬对骨骼具有选择性雌激素激动剂作用，不会引起骨质流失的风险，但会发生其他抗雌激素和雌激素副作用，最常见的是潮热和阴道分泌物。在绝经后女性中，他莫昔芬使子宫内膜癌的风险增加数倍（绝对风险为 1% ～ 2%），并且还会增加血栓栓塞并发症的风险。由于他莫昔芬可能产生这些严重不良反应，人们一直在寻找替代药物。

芳香酶抑制剂（AI）——阿那曲唑、来曲唑、依西美坦。这些药物会干扰内源性雌激素的产生，并降低绝经后女性的雌激素水平。在 5 年激素辅助治疗疗程的最后 2 年或 3 年用依西美坦或阿那曲唑替代他莫昔芬，比单独使用他莫昔芬 5 年疗程更能降低复发风险。随后的临床试验证实，对于激素辅助治疗，给予 5 年的 AI 优于给予 5 年的他莫昔芬。更长期的随访表明，当单独给药 5 年时，AI 的疗效略优于他莫昔芬，并且由于 AI 不会增加子宫内膜癌或血栓栓塞并发症的风险，因而它们已成为许多女性的首选。

AI 的主要问题是肌肉骨骼不适的发生率很高（大约 15% 的女性因为关节痛而停止服药），以及对骨密度的不利影响，增加了骨质疏松症的风险。人们一直担心 AI 可能会增加心脏病的风险，但到目前为止，几乎没有证据证明这一点。AI 不抑制卵巢雌激素合成，可导致绝经前女性促性腺激素分泌增加，因此，除非卵巢功能受到抑制，否则绝经前女性禁用这些药物。

治疗时间。已有证据表明，辅助内分泌治疗超过 5 年是有益的。与安慰剂组相比，完成 5 年他莫昔芬治疗并随机分配到来曲唑组 5 年的女性在第 5 年和第 10 年之间的全身复发风险显著降低了 40%。对于开始服用他莫昔芬并完成 2 ～ 5 年治疗的绝经后女性，使用芳香酶抑制剂延长治疗 5 年现在是标准治疗。在 ATLAS 研究中，完成 5 年他莫昔芬治疗并随机分配继续服用他莫昔芬 5 年的女性与那些被分配停止药物治疗的女性相比，在第 5 ～ 10 年的复发率几乎没有差异。但 10 年后，女性继续服用他莫昔芬 10 年疗程的复发率降低了 25%。然而，正如人们担心的那样，在 10 年的治疗过程中，子宫内膜癌的风险进一步增加到 3.5%。

目前尚不清楚开始使用芳香酶抑制剂辅助治疗的女性是否需要超过 5 年的治疗。研究表明，在服用他莫昔芬 5 年后，服用 5 年来曲唑可降低复发风险。这项研究得到了扩展，对接受 10 年内分泌治疗的女性重新随机分配，让她们再服用来曲唑或安慰剂 5 年。这项研究也向从未服用过他莫昔芬而只服用过芳香酶抑制剂的女性开放。

期待已久的结果确实显示了额外 5 年治疗的获益。5 年随访时复发风险的绝对改善率为 4%（来曲唑组为 5%，安慰剂组为 9%），但大部分获益是预防局部复发或对侧新的原发肿瘤，而全身性复发风险仅提高了 1.1%。除了获益较小外，没有生存获益。来曲唑组骨折发生率显著增加（来曲唑组为 14%，安慰剂组为 9%）。其结果是建议根据个体情况决定是否继续使用芳香酶抑制剂超过 5 年，同时考虑到乳腺癌复发风险、患者对 AI 的耐受性和骨密度。最近，另一项研究将完成 5 年内分泌治疗的女性随机分配到另外 2 年与另外 5 年使用芳香酶抑制剂治疗的女性，发现这两组之间的复发风险没有差异，这表明 7 年的 AI 治疗是和 10 年一样的。

绝经前女性。他莫昔芬5年来一直是HR+乳腺癌绝经前女性的标准治疗，现在根据ATLAS和aTTom研究的结果延长至10年。由于芳香酶抑制剂在绝经后女性中比他莫昔芬更有效，故有人质疑绝经前女性在使用芳香化酶抑制剂的同时，使用三苯氧胺进行可逆性卵巢抑制或进行卵巢消融是不是会获益更多。SOFT和TEXT试验表明，对于预后良好（不推荐化疗）的绝经前女性，单独接受他莫昔芬、他莫昔芬联合卵巢抑制或依西美坦联合卵巢抑制治疗的女性的结果相似。另外，对于预后较差（推荐化疗）的女性，依西美坦联合卵巢抑制与他莫昔芬联合卵巢抑制相比具有显著优势，并且均优于他莫昔芬单药。由于卵巢抑制联合AI治疗的发病率明显高于他莫昔芬，因此，除了高危组的女性外，大多数肿瘤专家都不愿意推荐这种方法。

辅助性双膦酸盐

乳腺癌细胞可以在骨髓中休眠多年。有些人认为，在骨质疏松症的发展过程中，骨中营养物质的释放可能为休眠细胞的重新激活和产生明显的转移提供刺激。基于这一理论，人们对辅助性双膦酸盐进行了许多研究。研究结果并不完全一致，但一项荟萃分析认为，辅助性双膦酸盐确实可以降低复发风险，但只有在全身性低雌激素状态下才可以。

乳腺癌治疗后的监测[70,71]

初次治疗后，患有乳腺癌的女性应定期接受检查。应每年进行一次乳腺钼靶检查，因为成功治疗的女性患第二个原发肿瘤的风险会增加，而第二原发肿瘤也可能是可以治愈的。只有出现骨痛症状或碱性磷酸酶升高的患者才需要进行后续骨扫描。肿瘤标志物如CEA和CA15-3（或CA27.29）可用，有时会应用，但美国临床肿瘤学会不推荐它们。部分原因是没有随机前瞻性试验确定它们的益处，部分原因是假阳性情况并不少见。

乳腺癌治疗后保持生育能力的年轻女性往往对生孩子感兴趣。通常建议她们在治疗5年后再开始怀孕，然而，到目前为止的数据表明，乳腺癌治疗后怀孕不会增加癌症复发的可能性。

晚期乳腺癌的治疗[72–91]

Ⅲ期乳腺癌

Ⅲ期或局部晚期乳腺癌有可能治愈，尽管其预后不如早期乳腺癌。通常采用全身治疗（新辅助治疗、激素或化疗）来确定全身治疗的有效性，并在局部治疗之前减少肿瘤的体积。局部治疗可能是乳腺切除术后放射治疗或只进行放射治疗。尽管预后较差，对Ⅲ期乳腺癌积极治疗可以产生非常令人满意的反应。在一部分患者中可以看到病理完全缓解，虽然初发表现差，但预后很好。

Ⅳ期（转移性）乳腺癌

Ⅳ期乳腺癌的治疗取决于疾病的进展速度（侵袭性与非侵袭性）、转移部位、更年期状态、激素受体状态以及是否存在HER2过度表达。除特殊情况外，治疗的目标是姑息性而非治愈性。晚期乳腺癌的全身治疗选择包括激素治疗和化疗，以及针对肿瘤过度表达HER2女性的HER2单克隆抗体。放射治疗对缓解病情也非常有效，双膦酸盐治疗可降低骨转移相关并发症的发生率。

内分泌治疗

内分泌治疗对于表达高浓度雌激素受体蛋白的肿瘤非常有效。共同表达孕激素受体的肿瘤更有可能对激素有反应。最常对激素产生反应的疾病是肺结节、胸腔积液和骨性病变。对于肝转移、肺淋巴管受累、脑转移或皮肤损伤的患者，激素治疗反应的可能性较低。在对激素治疗产生初步反应后，通常会复发，但随后对替代激素的第二次治疗甚至是第三次治疗的反应并不少见。重要的是要认识到激素治疗对肿瘤体积的影响可能在1～2个月内无法观察到，即使该药物可能立即开始起作用。骨痛的缓解要快得多。

初始治疗。开始激素治疗偶尔会导致骨痛加剧或肿瘤生长。该机制尚不清楚，被认为与肿瘤释放细胞因子有关。在双膦酸盐被广泛用于骨转移之前，这种情况下经常会出现高钙血症，而双膦酸盐的使用几乎消除了开始使用抗雌激素后的高钙血症的发作。

药物的选择。他莫昔芬毒性低，反应率高，但降低绝经后女性内源性雌激素水平的 AI 可以实现更好的反应率和更长的肿瘤反应持续时间。因此，它们通常是首选的一线选择。绝经后女性的另一种选择是氟维司群。它是一种选择性雌激素受体下调剂（SERD），在较高剂量（500 mg）时，比他莫昔芬更有效，并且在一线治疗中优于 AI，仅适用于非宫颈疾病患者。氟维司群不作为口服药物提供，每月进行 2 次肌内注射。

内分泌治疗的新进展。近年来，在了解转移性乳腺癌对抗雌激素治疗产生耐药性的原因方面取得了很大进展。新一代测序发现大约 30% 的转移性 HR+ 乳腺癌具有突变的雌激素受体。大多数突变发生在配体结合域，使受体在没有雌激素的情况下具有结构活性。这就解释了为什么雌激素受体下调剂（如氟维司群）可能比芳香酶抑制剂更有效，但受体也可能发生突变，从而无法与氟维司群结合。具有口服可用性和增加突变雌激素受体效力的新型 SERD 正在临床试验中。

癌症基因组图谱（Cancer Genome Atlas，TCGA）清楚地说明了哪些突变在乳腺癌中很常见，其中许多是可以刺激乳腺癌细胞分裂通路中的突变，使仅仅阻断雌激素通路无效。PI3K/AKT/mTOR 通路中的突变很常见。有研究表明，使用阿那曲唑或来曲唑治疗疾病的患者，与单独使用依西美坦相比，依西美坦加 mTOR 抑制剂依维莫司的反应率更高。基于一项试验显示，在加入氟维司群后，无进展生存期从 4.7 个月增加到 9.1 个月。美国 FDA 最近批准了阿培利司——一种选择性 PI3 激酶 α 抑制剂，用于具有 PIK3CA 突变的 HR+ 转移性乳腺癌患者。此类患者的病情在内分泌治疗中出现进展。

最近在治疗转移性 HR+ 乳腺癌方面的另一个重大进展是引入了细胞周期蛋白依赖性激酶 4/6（CDK4/6）抑制剂帕博西尼、瑞博西尼和玻玛西林。雌激素与其他向细胞发出分裂信号的药物一样，会导致 ER+ 细胞通过细胞周期的 G1/S 检查点。该检查点受 Rb 磷酸化的调节，而 Rb 磷酸化又受细胞周期蛋白 D 和细胞周期蛋白依赖性激酶 4 和 6 的调节。该检查点位于发出细胞分裂信号的其他通路的下游，CDK4/6 抑制剂对癌细胞具有单药活性，但对于 ER+ 癌细胞，抗雌激素联合 CDK4/6 抑制剂是更有效的细胞分裂抑制剂。对 CDK4/6 抑制剂帕博西尼、瑞博西尼和玻玛西林进行的平行研究显示，对转移性癌症的一线和二线内分泌治疗的反应率和反应持续时间均有改善。它们可有效地改善芳香酶抑制剂和氟维司群的治疗效果。它们是否应该始终与抗雌激素联合使用，或者某些患者是否只使用抗雌激素也能达到同样的效果，可以省去添加 CDK4/6 抑制剂用于后续治疗，还有待观察。最近的更新表明，当将这些药物用于一线治疗时，总生存期有所改善，因此，目前在首次诊断 HR+ 转移性癌症时将它们与抗雌激素一起使用已成为治疗标准。

化疗

在激素治疗失败后或不适宜激素治疗时（例如，在受体阴性患者中），应考虑对晚期癌症患者进行化疗。由于治疗的目标是姑息治疗，治疗通常是按顺序给予单一药物。

药物的选择。尽管紫杉醇药物可能是转移性肿瘤中最常用的化疗药物，但许多肿瘤专家更喜欢从卡培他滨或长春瑞滨等药物开始。这些药物通常耐受性良好，且不会引起神经病变或脱发，以尽可能地维持生活质量。化疗已被证明可以延长生存期。还有一些其他活性药物，如吉西他滨和艾日布林，在疾病后期较好的药物失效后更常用。

曲妥珠单抗越来越多地与化疗联合用于 HER2+ 肿瘤患者。一项关键试验表明，首次全身复发时在化疗中加入曲妥珠单抗的抗体疗法可延长生命。其他药物，如拉帕替尼、来那替尼、帕妥珠单抗、T-DM1（adotrastuzumab emtansine，一种曲妥珠单抗 / 化疗结合物）和最近的 Fam-trastuzumab deruxtecan-nxki（另一种曲妥珠单抗 - 化疗结合物）也被批准用于治疗 HER2+ 乳腺癌，其他药物紧随其后。

三阴性乳腺癌（TNBC）的新型靶向治疗

靶向治疗，即使用药物击中分子级别的目标，是目前治疗乳腺癌的主要研究重点。该术语通常用于描述针对个体癌症中发生突变或失调的分子或通路的疗法。针对雌激素受体和 HER2 受体的治疗分别是 HR+ 和 HER2+ 乳腺癌靶向治疗的很好例子。当前的研究高度集中在寻找新靶点，尤其是针对三阴性癌症。

聚（ADP-核糖）聚合酶（PARP）抑制剂。发生在胚系BRCA1/2突变患者中的癌症缺乏同源DNA修复途径，因此更容易受到破坏DNA的药物（如铂化合物）的影响。BRCA缺陷细胞使用涉及多聚（ADP-核糖）聚合酶（PARP）的替代DNA修复途径，因此对PARP抑制剂非常敏感。这导致两种PARP抑制剂——奥拉帕尼和塔拉唑巴被批准用于治疗BRCA突变携带者的转移性乳腺癌。

抗体-化疗偶联物——戈沙妥组单抗。戈沙妥组单抗仍在临床试验中，但由于其在三阴性乳腺癌中有前景的获益而被FDA授予快速通道资格，它是一种抗体—化疗偶联物。该抗体针对Trop-2，这是一种存在于滋养层组织并在许多癌症中重新表达的抗原。化疗药物SN-38是伊立替康的活性代谢物，通过抗体进入癌细胞，在那里被内化并杀死靶细胞。在这些患有其他难治性疾病的患者中，反应率为33%，中位持续时间为7.7个月，中位无进展生存期为5.5个月，总生存期为13个月。

三阴性乳腺癌（TNBC）的免疫疗法。在使用免疫检查点抑制剂的免疫疗法治疗其他癌症方面取得了巨大进展。对这种类型的乳腺癌治疗的研究相对较少，并且这些研究一直专注于三阴性亚型。因为三阴性亚型比HR+癌症具有更高的突变负荷，更可能有淋巴细胞浸润（这与免疫反应性有关），并且几乎没有成功的治疗方案。迄今为止，使用针对PD-1和PD-L1的抗体单独使用免疫疗法的总体反应率仅为10%，但人们寄希望于将免疫疗法与化学疗法、放射疗法或其他免疫增强剂相结合来改善这种情况。对于在肿瘤中表达PD-L1并接受转移性疾病一线治疗的患者中，已观察到高达28%的反应。一项临床试验显示，在白蛋白结合型紫杉醇中加入阿特朱单抗后，总生存期从15.5个月提高到25个月。最近批准将阿特朱单抗和白蛋白结合型紫杉醇用于治疗转移性PD-L1阳性TNBC。

追踪转移部位癌症的演变

治疗耐药性的出现通常伴随着癌细胞的新突变，使它们能够适应在转移部位的生长。目前人们非常关注通过活检和基因分析寻找转移部位的目标突变，寻找驱动突变来监测转移性疾病的演变。使用高通量基因分型平台，可以确定一组已知致癌基因的突变状态，以指导治疗。

从循环肿瘤细胞中捕获此信息也有一定作用，尤其是当活检难以到达转移部位时，甚至可以从循环肿瘤DNA中捕获此信息，出现部分具有特定突变的游离DNA可能会提醒肿瘤专家注意需要改变疗法以针对该突变。

放射治疗

乳腺癌对放射治疗特别敏感。60%以上的转移性乳腺癌患者存在骨性病变，溶骨性病变常伴有疼痛。2000～3500 cGy相对低剂量的局部放射治疗可以缓解疼痛。但由于皮质骨侵蚀导致的持续结构缺陷可能需要骨科支持，甚至需要对承重骨结构进行内固定。放射治疗的另一个重要作用是缓解发生转移性脑病变的患者。这种病变发生在10%以上的患者中。

管理骨痛和减少骨折风险

除了对骨转移进行局部放射治疗外，静脉注射唑来膦酸或皮下注射地诺单抗的治疗已被证明可以减轻骨质受累患者的疼痛和降低骨折率。然而，如果治疗时间过长，可能会导致骨骼变脆，而且还不清楚最佳治疗时间。最近对双膦酸盐使用指南的更新表明，唑来膦酸可以每3个月而不是每月给药一次，而不会减少获益，并发症也较少（见第164章）。可能需要进行镇痛治疗（见第90章）。

无证明生存获益的治疗

自体骨髓移植联合高剂量化疗尽管最初有希望，但并未显示出生存获益。尽管抗血管生成药物贝伐珠单抗在早期就被提及，但由于随后的试验未能验证其益处，因此将这种药物撤出乳腺癌的治疗。大量维生素疗法和草药疗法没有被证实的益处。按摩、冥想和瑜伽等辅助措施对某些女性来说可能是重要的缓解措施（见第87章和第90章），但没有证据表明它们可以延长生存期。

与乳腺癌治疗相关的常见症状和问题的管理[92–97]

尽管乳腺癌治疗取得了真正的进步，但手术、放疗和全身治疗都会对生活质量产生影响。某些副作用是可以预测的。表122-2列出了最常见的症状和问题，并指出了其风险因素、监测方法和建议的干预措施。有几个问题值得补充评论。

脱发症

这种常见的、持续近一年的标准化疗（紫杉醇、蒽环类药物）的副作用一直是接受乳腺癌治疗的女性普遍关注的问题和痛苦的来源。购买并佩戴假发是许多人的做法。还有一些人会戴上帽子，少数人选择暴露头皮。许多人希望能采取预防措施。头皮冷却已被应用于对抗脱发症。它的使用是基于这样的概念：冷却可以通过限制血液供应来减缓化疗在毛囊中的吸收。在此冷却系统的随机试验中，4 个周期的化疗后，脱发减少了 50%。该疗法花费很高，但美国 FDA 已经批准，这种治疗方法为那些希望在乳腺癌化疗期间减少脱发的女性提供了一个合理的选择。

淋巴水肿

危险因素与预防

切除 2 个或 2 个以上腋窝淋巴结的淋巴结清扫增加了淋巴水肿的风险。腋窝放射治疗和腋窝淋巴结的进行性浸润也可导致淋巴水肿。通常有一个诱因，如感染或组织炎症。除了严格淋巴结清扫的使用外（见分期），通常推荐的预防措施（尽管不是循证的）包括避免在乳腺癌受累一侧进行静脉穿刺、注射和血压测量。参与缓慢渐进的举重计划有可能降低淋巴水肿的风险。尽管已经有了这些措施，这个问题仍然很普遍，由此产生的肿胀、不适和皮肤变化可能很棘手，特别是当纤维变性开始时，使这个问题变得更加顽固和永久。

缓解措施

需要手法物理治疗，无需药物。由训练有素的治疗师进行治疗，使用温和、定向的皮肤伸展技术促进淋巴回流。将按摩治疗与连续多层包扎相结合，并通过下面的肌肉收缩来增强效果。6 周内最多可需要 30 次的治疗。其次是自我护理，包括使用定制弹力长袜。

骨质疏松症和关节炎

芳香化酶抑制剂的内分泌治疗在一些患者中可能会出现肌肉骨骼方面的副作用。这些副作用足以影响癌症治疗的依从性，而且严重到对生活质量产生不利影响。如前所述，使用芳香化酶抑制剂可导致骨质疏松症，必须使用双膦酸盐或地诺单抗疗法（见第 164 章）。高达 50% 的芳香化酶使用者报告关节疼痛和僵硬。维生素 D、Ω-3 脂肪酸和度洛西汀已被尝试用于缓解症状。除了一些关于度洛西汀的研究外，随机试验发现与安慰剂相比，没有明显的益处。在针灸的对照、假安慰剂试验中，注意到有一些改善，但临床获益的程度似乎很小。

预防 [98-108]

正常风险的女性

对处于正常风险的女性乳腺癌的一级预防包括生活方式的改变。易于管理的风险因素包括缺乏锻炼（见第 18 章）、肥胖（见第 235 章）、绝经后雌孕激素替代疗法（见第 118 章）和过度饮酒（见第 228 章）。值得注意的是，在女性健康倡议首次报告绝经后激素替代与乳腺癌之间的关系后，研究队列中激素替代治疗的使用和乳腺癌的风险都显著降低。

风险增加的女性

对于乳腺组织学、家族史或基因突变风险较高的女性，预防问题更为紧迫。因雌激素具有导致乳腺癌形成的能力而成为主要靶点。

选择性雌激素受体调节剂（SERM）

乳腺癌的化学预防在很大程度上依赖于SERM——他莫昔芬和雷洛昔芬的使用，因为它们对乳腺组织具有抗雌激素作用，并且证明能够显著降低中等风险（相对风险＞ 1.66）女性浸润性乳腺癌的相对风险（高达 35% ～ 50%）。然而，它们的使用受到限制，部分原因是不良反应，如血栓栓塞的发生率增加和与他莫昔芬相关的内膜试验癌症风险。STAR 试验表明，雷洛昔芬几乎和他莫昔芬一样有效，但更安全，子宫内膜癌和血栓栓塞并发症的风险更低。

芳香化酶抑制剂

芳香化酶抑制剂的出现，证明其能够显著抑制绝经后女性的雌激素水平，并抑制对侧乳腺癌的发展，引起了对一级预防化学预防的新兴趣。芳香化酶抑制剂依西美坦显示绝经后女性乳腺癌相对风险降低65%，风险中度增加（相对风险＞1.66），无严重的毒性作用，健康相关生活质量变化极小。乳腺癌前病变的风险也降低了，如DCIS、LCI、不典型导管增生和不典型小叶增生。由于绝经前女性的卵巢刺激作用，使用仅限于绝经后女性。在推荐常规处方前，需要了解长期使用的安全性和对总死亡率的影响。此外，成本仍然是一个主要问题（超过100万美元/预防癌症）。

美国预防服务工作组的建议

美国预防服务工作组发布了一份建议，声明支持向风险足够高（5年风险，3%或以上）的女性提供这些药物，结论是可能的获益大于风险。然而，风险分层工具显示出较差的区分准确性（受试者工作曲线下的面积为0.50～0.65，见第2章），妨碍了病例选择。将不良风险分层与患者对不良反应的担忧相结合，限制了该组预防性治疗的实施。据估计，目前只有不到10%的可能获益的女性接受这种治疗。

高风险女性

高风险女性（如BRCA1或BRCA2突变携带者，终生罹患乳腺癌的风险为60%～85%）每年接受乳腺MRI检查，交替进行年度乳腺钼靶检查。许多人选择双侧预防性乳腺切除术，可有效降低90%的乳腺癌风险。建议携带者在40岁之前进行预防性双侧输卵管和卵巢切除术，以降低卵巢癌的患病风险。关于降低风险的药物的疗效，没有足够的数据，因为对这类药物的大多数研究都不包括此类女性。

患者教育[109-111]

总体方法

女性是否在乳腺癌治疗决策中发挥了作用可能是其心理社会适应的一个重要决定因素。患者与肿瘤学团队的密切关系是非常重要的，因为团队可以提供准确的信息和支持，帮助患者做出明智的决定，并有意义地参与共同决策。这项工作需要得到患者基层全科医生和家庭医疗团队的持续支持。他们一般会通过解决有关治疗选择、监测照护的问题和帮助解决出现的担忧来辅助肿瘤团队的工作。许多女性也会发现一个支持小组非常有帮助。在互联网上了解大量信息是一件喜忧参半的事，而且可能造成很大的压力。幸运的是，有许多可靠的资源可以随时访问（参见带注释的参考书目）。

关于BRCA检测适应证的健康咨询

考虑到BRCA检测结果对预后和决策的潜在意义，乳腺癌患者和直系亲属的一个主要问题是需要进行BRCA检测。如前所述，BRCA1和BRCA2肿瘤抑制基因的突变导致乳腺癌和卵巢癌的风险升高，以及其他恶性肿瘤（如胰腺癌、前列腺癌、结肠癌）的风险升高。由于检测既有好处也有坏处，因此需要非常小心地进行。第一步是确定发生此类突变的风险，可通过有效问卷（例如，系谱评估工具、转诊筛查工具、曼彻斯特评分系统及安大略省家庭病史评估工具）进行评估，其中包括以下BRCA检测阳性的个人或家庭风险因素：

- 双侧乳腺癌
- 50岁之前的乳腺癌诊断
- 存在乳腺癌和卵巢癌
- 一名或多名男性家庭成员患有乳腺癌
- 家庭中有多例乳腺癌
- 一名或多名家庭成员患有两种主要类型的BRCA相关癌症
- 德系犹太人血统

这些可用问卷工具的灵敏度均超过85%，没有哪个被证明更好，但它们都优于一般的乳腺癌风险问卷（例如，美国国家癌症研究所乳腺癌风险评估工具）。后者是基于Gail模型，不适用于此情况。

（赵星星 翻译，曹照龙 曾 辉 审校）

第 123 章

女性生殖道癌症的管理

ANNEKATHRYN GOODMAN

在美国，生殖道癌症约占癌症的 20%，占女性癌症死亡的 10%。从易发现和可治愈的宫颈癌到难以诊治的卵巢癌，后者通常很晚才被发现。子宫内膜癌已成为绝经后女性最常见的生殖器癌之一。宫颈癌与性接触高危生殖道亚型人乳头瘤病毒（HPV）有关。

女性生殖道癌症的治疗通常由肿瘤学家和妇科肿瘤学家负责，但基层全科医生仍然是合作团队中的重要组成部分。患者咨询、监测和管理持续的医疗问题是基层全科医生的重要职责。

宫颈癌 [1-9]

浸润性宫颈癌的发病率在 48 ～ 55 岁达到高峰。原位癌的高峰年龄在 25 ～ 40 岁。由于细胞学检测和更早的 HPV DNA 检测，大多数女性在二三十岁即被诊断（见第 107 章）。

管理原则

诊断

如有性交后出血，应考虑宫颈癌的可能。大多数早期患者无症状，通过筛查巴氏试验和（或）HPV DNA 检测进行筛查（见第 107 章）。可通过筛查试验异常或外观可疑病变的阴道镜检查活检确诊。许多情况下，诊断浸润性癌症之前即进行治疗性干预。由于宫颈癌有一个较长的浸润前阶段，活检证实的浸润前癌可以通过切除手术［如环形电切术（LEEP）或锥切］或破坏性疗法（如二氧化碳激光消融或冷冻疗法）治愈。立即切除或“边观察边治疗”方法正在成为中低收入国家筛查项目的主流。在资源丰富的国家如美国，通过阴道镜检查和活检进行仔细评估，可以对低级别病变进行分类观察和密切随访。

分期

宫颈癌的临床分期基于活检、体格检查和影像学结果。通过盆腔检查，仔细触诊，以确定是否有阴道或盆腔壁的侧向延伸，可以估计局部病变的程度。触诊淋巴结可发现远处淋巴结转移，但盆腔淋巴结和较远处主动脉旁淋巴结的临床分期需要 CT、盆腔 MRI 和（或）正电子发射计算机断层显像（PET-CT）检查。

疾病分期依据国际妇产科联合会（FIGO）分期确定（表 123-1）。Ⅰ期癌症仅限于宫颈。Ⅱ期癌症涉及阴道的上 2/3 或子宫旁肌的内半部。Ⅲ期癌症包括阴道下 1/3，肿瘤从宫颈延伸至盆腔侧壁，或出现肾积水。Ⅳ期癌症包括直接延伸到膀胱或直肠或远处扩散。自 2018 年以来，病理和放射学证实的淋巴结受累已被纳入分期系统。

随着局部疾病的进展、局部和远处淋巴结转移（尤其是主动脉旁淋巴结）的发展以及组织学分级不同，预后逐渐恶化。浸润小于 3 mm 的肿瘤淋巴结转移风险为零。对于大于 3 mm 的肿瘤，淋巴结扩散的发生率稳步增加，存活率与受累淋巴结的数量成正比。

治疗和预后

早期宫颈癌是可以治愈的。患者有时会向基层全科医生征求对早期疾病治疗选择的意见。因此，可在这时考虑治疗选择。

对于 0 期疾病，即侵袭前癌，如严重不典型增生或原位癌，长期以来首选的治疗方法是冷刀锥切术。可供选择的切除方法包括环形电切术和激光锥切术。消融方法包括冷冻疗法、激光消融、电灼和冷凝。子宫切除术是为那些在切除标本边缘有上皮内瘤变且未来无生育需求的患者。治愈率大于 99%。

Ⅰ A1 期，为浸润小于 3 mm 的微浸润癌，在不影响生育的情况下采用阴道子宫切除术进行治疗。当需要时，如果锥体边缘没有肿瘤，可以选择锥切术并密切随访。5 年生存率大于 90%。关于Ⅰ A2 期病变的最佳治疗方法存在争议，Ⅰ A2 期病变的定义为 3 ～ 5 mm 的浸润。可以考虑锥形活

表 123-1 宫颈癌的分期

FIGO 分期	
	原发性肿瘤无法评估
	无原发性肿瘤证据
0	原位癌（浸润前癌）
Ⅰ	局限于子宫的宫颈癌（应忽略延伸至子宫体）
ⅠA	仅通过显微镜诊断为浸润性癌。最大侵入深度＜ 5 mm
ⅠA1	间质浸润深度大于 3.0 mm
ⅠA2	间质浸润深度大于 3 mm 且不大于 5 mm
ⅠB	浸润最深＞局限于宫颈的 5 mm 病变
ⅠB1	浸润性癌＞ 5 mm 且＜ 2 cm
ⅠB2	浸润性癌最大范围＞ 2 cm 且＜ 4 cm
ⅠB3	浸润性癌最大范围＞ 4 cm
Ⅱ	肿瘤侵犯子宫以外，但不侵犯盆腔壁或阴道下 1/3
ⅡA1	仅限于阴道的上 2/3，无子宫旁侵犯，＜ 4 cm
ⅡA2	仅限于阴道的上 2/3，无子宫旁侵犯，＞ 4 cm
ⅡB	有子宫旁侵犯，但不侵犯侧壁
Ⅲ	肿瘤延伸至盆腔壁和（或）累及阴道下 1/3 和（或）引起肾积水或肾功能不全和（或）累及盆腔淋巴结和（或）主动脉旁淋巴结
ⅢA	肿瘤累及阴道下 1/3，不延伸至骨盆壁
ⅢB	肿瘤延伸至骨盆壁和（或）导致肾积水或无功能肾
ⅢC	累及盆腔和（或）主动脉旁淋巴结，与肿瘤大小和范围无关，以 r（放射学）和 p（病理学）标记
ⅢC1	仅盆腔淋巴结转移
ⅢC2	主动脉旁淋巴结转移
ⅣA	肿瘤侵犯膀胱或直肠黏膜和（或）延伸至真骨盆以外
ⅣB	远处转移

检、简单子宫切除术或保留生育能力的根治性子宫颈切除术，即切除宫颈并保留子宫底。

Ⅰ B1 期、Ⅰ B2 期和Ⅱ A1 期通过根治性子宫切除术加盆腔淋巴结清扫术或明确的同步化疗和盆腔放疗进行治疗。手术是年轻女性的首选，因为卵巢功能可以保留，而且阴道比放疗后更柔韧。此外，还避免了对肠道和其他相邻结构的辐射影响。通过微创腹腔镜手术进行根治性子宫切除术，包括机器人手术，已成为一种流行的选择。然而，最近的流行病学研究和随机试验比较微创根治性子宫切除术与开腹子宫切除术的数据显示，微创方法的无病生存率和总生存率较低，引起了担忧。

放疗避免了广泛的外科手术及其伴随的并发症。无论采用哪种手术方式，5 年生存率没有不同，没有盆腔淋巴结受累的患者平均生存率约为 85%。如果盆腔淋巴结受累，5 年生存率下降到 50% 左右。ⅠB3 期、ⅡA2 期、ⅡB 期及以上的阶段均采用放疗。ⅡB 期患者的 5 年生存率平均约为 60%，而ⅢB 期患者的 5 年生存率降至约 35%，Ⅳ期患者则为 20%。

与单纯放疗相比，顺铂 ±5 氟尿嘧啶联合化疗和放疗已被证明可提高局部晚期宫颈癌女性的总生存期和无进展生存期，并被认为是标准的治疗方法。它还能降低局部和远处的复发率。骨髓抑制和腹泻的急性治疗毒性增加。针对血管内皮生长因子（VEGF）的单克隆抗体疗法一直是晚期癌症患者的研究主题。当与化疗联合使用时，贝伐单抗（一种经过充分研究的抗 VEGF 抗体）使中位总生存期提高了 3.7 个月。虽然不是重大进展，但它预示着这种方法的未来。酪氨酸激酶抑制是另一种正在探索的抑制血管内皮细胞的途径。

患者教育

年轻患者需要知道宫颈癌是可以治愈的，并且早期癌症可以成功治疗，而不会过度影响生育能力。这些知识可以确保患有癌前病变的年轻女性不会因恐惧而拒绝及时治疗。然而，临床医生应仔细解释锥切和类似手术带来的早产和低出生体重的风险。大约 25% 的宫颈癌是在 65 岁以上的女性中诊断出来的，40% 的宫颈癌死亡发生在这个年龄段。这是因为 65 岁以后筛查减少了。基层全科医生在决定 65 岁后停止筛查宫颈癌时需要注意这些，正如现在对正常风险人群的建议（见第 107 章）。然而，正常风险人群 65 岁后停止宫颈涂片和 HPV 筛查之前需要 10 年宫颈癌筛查阴性的证据。此外，该年龄组的任何绝经后出血或异常分泌物，必须通过盆腔检查和子宫颈抹片检查（见第 111 章）进行评估。

子宫内膜癌 [10-18]

子宫内膜癌仍然是最常见的女性生殖器癌症，约占所有新发病例的一半（每年接近 62 000 例，超过 12 000 例癌症死亡）。虽然主要发生在绝经后女性，但 25% 的新病例是在绝经前女性中诊断出来的。发病高峰在 55 ~ 60 岁，只有 5% 的病例发生在 40 岁以下的女性中。

病理生理学和临床表现

风险因素包括肥胖、未生育、绝经晚和子宫长时间受雌激素刺激（来自替代疗法或多囊卵巢综合征——见第 109 章）。在没有孕激素的情况下，不间断的雌激素刺激有诱发复杂的不典型增生的风险。这被认为是一种癌前病变。肥胖可能是由于脂肪组织将循环雄烯二酮转化为雌激素的作用所致。绝经后出血（定义为绝经开始后 6 个月发生的子宫出血）可能是该肿瘤形成的唯一早期线索。偶尔在常规骨盆检查中会查到肿块。

管理原则

诊断

对绝经后女性的异常子宫出血，应该高度怀疑子宫内膜癌（见第 111 章）。经阴道超声可以估计子宫内膜厚度，可预测癌前病变和恶性病变。如怀疑子宫内膜癌，通常需要进行妇科转诊。手术室进行宫颈扩张术和分次刮宫术或门诊宫腔镜检查（活检或无活检）是诊断的主要依据。宫腔镜检查已被证明在子宫内膜癌的诊断中具有很好的耐受性和高度的准确性。灵敏度和特异度似乎不受更年期状态的显著影响。

分期和预后

预后受疾病范围和组织学类型的综合作用。妇科医生将尝试明确病变是否仅限于子宫体或延伸到宫颈及以外。详细的盆腔检查、CT 和胸部 X 线检查可辅助临床分期。手术分期基于子宫切除术时的发现。组织学分级、肌层穿透深度和淋巴结转移影响早期患者的预后。

子宫内膜癌传统上被分为两类。

1 型癌症（1 级和 2 级子宫内膜样癌）是最常见的子宫内膜癌。它们可能由复杂的不典型增生引起，并与过度的雌激素刺激有关。由于它们通常在早期被诊断出来，因此预后相对较好。

2 型癌症是较不常见的子宫内膜肿瘤。它们包括 3 级子宫内膜样肿瘤以及浆液性或透明细胞亚型的肿瘤。这些癌症起源于萎缩性子宫内膜，并且没有明显的癌前阶段。2 型肿瘤比 1 型子宫内膜癌更具侵袭性，预后更差。

癌症基因组图谱研究确定了四个分子亚组，分别以 POLE 突变、错配修复缺陷、TP53 突变和没有特定驱动突变的低拷贝数组为特征，每个亚组预后都不同。目前，子宫切除标本的免疫组织化学染色已成为组织学报告的一部分。通过该测试确定的错配修复基因缺陷，现在会转诊，以进行林奇综合征的基因测试。

Ⅰ期（局限于子宫体）的总生存率约为 80%，Ⅱ期（涉及子宫体和宫颈）为 50%，Ⅲ期疾病［扩散到子宫外，但在骨盆内和（或）盆腔或主动脉旁淋巴结受累］为 27%，Ⅳ期疾病（侵犯膀胱或直肠，超出骨盆）为 9%。表 123-2 总结了子宫内膜癌的分期。

治疗

由于存在发展为癌症的风险，通常建议患有复杂不典型增生的癌前病变的患者进行子宫切除术。此外，第二种选择是孕激素治疗后重复刮宫。此选项通常留给试图保留生育能力的年轻女性或因合并症而无法进行安全手术的女性。Ⅰ期或Ⅱ期患者经子宫切除术或双侧输卵管卵巢切除术治疗均可治愈。在无病生存率方面，腹腔镜手术似乎可以达到与经腹全子宫切除术相当的效果——至少达 4.5 年（正在进行的研究持续时间）。

对于Ⅲ级组织学超过一半的肌层浸润或宫颈间质受累，需要增加放射治疗。放射治疗的确切类型取决于组织学类型和扩散程度。可以考虑腔内和外照射治疗。Ⅲ期的治疗即对附件或淋巴结受累的治疗，是个体化的，但通常包括卡铂和紫杉醇的辅助化疗，并考虑放疗。更晚期的患者无法进行手术，通常用放疗、孕激素或化疗进行姑息治疗。尽管在局部晚期Ⅲ期和Ⅳ期患者中普遍应用放疗，但随机试验发现，与单独化疗相比没有复发生存获益。

表 123-2 子宫体癌——分期

FIGO 分期	
Ⅰ	肿瘤局限于子宫体
ⅠA	无或少于一半肌层浸润
ⅠB	浸润等于或超过子宫肌层的一半
Ⅲ	肿瘤侵入宫颈间质，但未超出子宫
Ⅲ	肿瘤局部扩散和（或）区域扩散
ⅢA	肿瘤侵犯子宫体和（或）附件的浆膜
ⅢB	肿瘤侵入阴道和（或）子宫旁
ⅢC	盆腔和（或）主动脉旁淋巴结受累
ⅢC1	仅盆腔淋巴结转移
ⅢC2	伴或不伴盆腔淋巴结受累的主动脉旁淋巴结转移
ⅣA	肿瘤侵犯膀胱或直肠黏膜和（或）超出真骨盆
ⅣB	包括腹股沟淋巴结在内的远处转移

患者教育

对子宫内膜癌患者进行教育的关键方面是，以下情况均需要及时就诊以评估，包括绝经后女性有任何子宫出血，无论其出血量多少，或者绝经前女性的出血模式持续变化或月经间期出血。

卵巢癌 [19-40]

发病机制

卵巢癌在女性癌症死亡中排第 4 位，并在所有妇科癌症中居首位。发病率随着年龄的增长而增加，从初潮后不久开始并持续到 80 岁。40 岁左右的女性，尤其是未生育者风险更高。高达 10% 的病例是家族性的。许多家族性病例显示第 17 号染色体上 BRCA1 基因的种系突变以及相关 BRCA2 基因的较小程度的突变。有卵巢癌家族史的女性终生罹患恶性肿瘤的风险为 20% ～ 40%。BRCA 突变在该疾病的散发形式中很罕见。与具有阳性家族史的女性相比，散发疾病的家庭成员的风险微乎其微。虽然遗传性卵巢癌的发病风险大大增加，但预后似乎要好得多。在晚期患者（发病时最常见的阶段）中，具有包括 BRCA1 突变在内的遗传形式的患者的存活时间几乎是散发性疾病患者的 3 倍，这使得 BRCA1 突变成为预后最重要的决定因素。存活率的增加是由于这些基因驱动的癌症对化疗的敏感性所引起的。

媒体对含滑石粉用品导致卵巢癌的作用给予了很大的关注，这在很大程度上是由陪审团的巨额裁决所驱动的。滑石通常与石棉（一种已知的致癌物质）在同一地区开采。在极少数情况下，某些产品可能被微量石棉污染，但大多数情况下没有。表明使用风险增加的数据来自于回顾性观察性病例对照研究，从集合数据和荟萃分析中分别显示出 1.24 ～ 1.31 的比值比。这些研究对回忆的依赖以及它们受到所有媒体关注的偏倚引发了对其准确性的质疑。对纳入 380 万使用粉末的女性的前瞻性队列研究的汇总数据分析显示，与从未使用粉末的女性相比，风险没有统计学意义上的增加（风险比范围为 1.01 ～ 1.09）。

临床表现

临床表现通常较晚。就诊即晚期的原因存在争议，但可能是由于腹膜腔内的癌症从腹膜循环迅速传播，腹膜中癌野缺陷导致整个腹膜腔多灶性癌症发展的可能性，以及患者和亲属对早期症状的误解。超过 80% 的卵巢肿瘤起源于卵巢的上皮表面，通过表面脱落或淋巴结浸润传播。最常见的初始症状包括腹胀、腹围增加、盆腔和腹部疼痛、早饱和进食困难。这些症状可能被误认为是功能性肠病（见第 74 章），但往往发生得更频繁。在一项研究中，每个月发生 20 ～ 30 次，与对照组相比比值比为 7.4。在后期可能表现为腹部或盆腔肿块或腹水。近 70% 的患者在初次就诊时已达到晚期。

筛查（另见第 108 章）

尽管出现了用于检测卵巢肿块的经阴道超声和用于检测肿瘤相关抗原 CA-125 的单克隆抗体技术，但筛查仍然不够充分，不推荐用于普通风险人群。将 CA-125 与经阴道超声结合用作一般人群的筛查技术时，似乎对生存率几乎没有影响。它对遗传性患者的疗效可能更好，但生存率的改善尚待证明（见第 108 章）。

诊断

由于疾病症状的表现可能是非特异性的，因

此需要有高度怀疑的指征。应仔细询问是否有卵巢癌家族史。有不明原因的盆腔或腹部不适的围绝经期和绝经后女性，应进行彻底的盆腔检查，重点是仔细检查直肠和阴道。卵巢肿块通常位于子宫后方的子宫与直肠之间的间隙中。

经阴道超声检查有助于确认卵巢肿块的存在，并优于经腹检查。发现小于 4 cm 的单纯囊肿不太可能是癌症，但需进一步观察，特别是在没有功能性卵巢囊肿的绝经后女性中。在育龄期女性中，卵巢增大很常见，通常是由于功能性卵泡或黄体囊肿所致，通常会在 1 ～ 3 个月经周期内消退。发现复杂的囊肿会使恶性肿瘤的风险增加 10% 左右，需进行手术探查，发现实性肿块时也是如此。15% 的病例会扩散到对侧卵巢，因此，若发现双侧疾病，应增加怀疑而不是减少怀疑。CT 可以显示盆腔和腹部肿块、肝和肺部转移以及腹膜后淋巴结受累。当盆腔超声检查被肠道气体掩盖时，可以用 CT 来评估卵巢。

如前所述，可疑病例需要手术探查。目前的腹腔镜技术已取代开腹手术，成为评估盆腔肿块的初步手术方法。

事实证明，使用肿瘤标志物 CA-125 来实现卵巢癌的早期检测是令人失望的，只有 50% 的患病女性的标志物水平升高。此外，许多 CA-125 升高的女性被证明已经患有晚期疾病，因为标志物升高的频率伴随着肿瘤分期和体积的增加。尽管如此，在一个有可疑附件肿块的患者中，CA-125 的显著升高只会增加进行手术探查的重要性。阴性的结果并不能排除考虑探查的必要性。

处理原则

预防

由于卵巢癌在早期阶段很难被发现，因此，很多注意力都集中在疾病的预防方法上。预防主要是针对风险非常高的女性（即有遗传性疾病家族史和 BRCA 基因突变的女性）。通过 CA-125 和超声进行定期筛查（参见筛查和第 108 章）、预防性卵巢切除术和口服避孕药治疗等方式预防。由于疗效和相对获益的数据很少（没有随机试验），需要与每一个高危女性一起考虑这些选择，以帮助她做出个人可接受的决定。

预防性卵巢切除术。预防性卵巢切除术可以在腹腔镜下完成，是一种不良反应最小的门诊手术。对于已完成生育的有遗传性疾病家族史和 BRCA 突变的女性，这是一个合理的考虑。这些人有 20% ～ 40% 的机会患病，可能愿意接受手术。然而，在患有遗传性疾病的高危人群中，肿瘤仍然有很小的风险是起源于腹膜部位（1% ～ 2%）。手术后通常会采用激素替代疗法，以避免手术带来绝经的后果。然而，这种疗法使患乳腺癌的相对风险增加约 20%。在此类人群中，由于 BRCA1 突变，乳腺癌的患病风险已经增加。

口服避孕药。流行病学观察表明，如果有长期口服避孕药的历史，未经选择的女性人群患卵巢癌的风险会降低约 50%。对具有 BRCA 突变和阳性家族史的女性进行的回顾性分析显示，使用 6 年或更长时间的口服避孕药可降低类似的风险。然而，具有 BRCA 突变的女性患乳腺癌的风险也会增加，而雌激素治疗会适度增加未选择人群患乳腺癌的相对风险。当口服避孕药被用作遗传性卵巢癌的预防时，没有关于乳腺癌风险的数据。许多已知遗传易感性的女性很可能倾向于选择在育龄期间使用口服避孕药所带来的风险降低获益，此后预防性卵巢切除术可能成为一些女性可接受的策略。那些选择雌激素治疗的人需要密切监测和定期乳腺钼靶筛查乳腺癌。

分期和监测

分期主要通过手术探查进行（表 123-3）。精确的分期需要进行细致的剖腹手术，以评估膈面和大网膜以及其他腹腔内常见的扩散部位。局限于卵巢的疾病被认为是Ⅰ期；如果局限在盆腔，则认为是Ⅱ期。Ⅲ期指累及区域淋巴结或扩散性腹膜播散并扩散至上腹部。Ⅳ期表示远处或内脏转移。腹水和巨大的腹膜肿瘤是晚期疾病的常见表现。大约 75% 的患者表现为Ⅲ期或Ⅳ期。在不久的将来，分期可能包括 BRCA1 状态的基因检测，因为它对预后有重要贡献。如果发现 BRCA1 状态可以预测对治疗方式的反应，那可能会变得极其重要。

该病最常在腹腔内复发。监测方式包括 CA-125 水平、腹腔镜检查、超声检查和二次手术。浆膜表面的粟粒性植入物可能无法通过影像学发现。CA-125 的升高与二次手术时的残留肿瘤有关。

治疗方式

手术和铂类为基础的化疗构成了卵巢癌治疗的基础，但 3 年后复发率很高，引起人们对其他措施的关注。

手术。尽管肿瘤对癌症治疗措施有反应，但其体积和扩散限制了治疗效果。在疾病晚期，预后与初始手术后残留病灶的数量相关。残留病灶小于 2 cm 的患者比残留肿瘤更多的患者效果更好。因此，治疗通常从减瘤或切除肿瘤开始。除了减少整个腹腔的肿瘤块外，还要进行大网膜切除术和全腹子宫切除术以及双侧输卵管卵巢切除术。这可以减轻患者的肿瘤负担，并提高附加或辅助治疗方式（如放疗或化疗）的有效性。

通常也会进行广泛的淋巴结清扫术，但随机试验发现没有生存获益。不适合手术但存在较大肿瘤负荷的患者可以接受 3 个周期的卡铂 / 紫杉醇新辅助化疗，然后进行间隔细胞减灭术，再进行 3 个周期的化疗，生存率相当。

化疗。卡铂和紫杉醇的联合方案在化疗方面取得了重大进展。超过 70% 的晚期疾病患者（Ⅲ或Ⅳ期，手术后有残留肿瘤）已获得完全临床反应。有反应的患者的中位生存期已增加至 38 个月。与使用旧方案的 12 ～ 24 个月相比，有显著改善。除临床试验外，不再常规进行二次手术。有研究对静脉注射紫杉醇联合顺铂方案与静脉注射紫杉醇联合腹腔注射顺铂和紫杉醇方案进行了比较，后者在接受了最佳减瘤术的Ⅲ期癌症女性中，与手术结合进行热疗时，生存率比单独手术提高了 34%，这使得腹膜内化疗成为主要辅助治疗的另一种选择。

聚腺苷二磷酸核糖聚合酶（PARP）抑制。抑制 PARP 会损害卵巢癌细胞中的 DNA 修复。PARP 抑制提供了一种有前景的方法，当用作对标准化疗有反应的晚期浆液性卵巢癌患者的一线维持治疗时——可显著改善无进展生存期——通常是 2 倍以上。最初，在具有 BRCA 突变的患者中使用 PARP 抑制剂奥拉帕利，实现了无进展生存期的显著且具有临床意义的改善。然而，随后的研究发现，如果治疗包括抗血管生成剂贝伐单抗，无 BRCA 突变患者的生存率也有类似程度的改善（见下一节）。携带同源重组缺陷（HRD）的肿瘤患者的反应似乎最好。无论是否存在 HRD，使用另一种 PARP 抑制剂尼拉帕利，都显示出相似程度的生存期延长。关于这些药物的长期影响需要更多的研究——骨髓抑制很常见——但 PARP 抑制似乎为浆液性卵巢癌提供了一种非常有前景的维持治疗的新途径，有望显著延长无进展生存期。

抗血管生成疗法——贝伐单抗。贝伐珠单抗是一种 VEGF 抑制剂，当用作晚期疾病患者的维持治疗的单一疗法时，可适度提高无病生存率。然而，当与 PARP 抑制剂奥拉帕利联合使用时，这种抗血管生成药物可显著提高没有 HRD 患者的生存率。这些患者通常对奥拉帕利的反应不那么强烈。

放射治疗。除了缓解晚期复发性卵巢癌的出血和疼痛外，很少使用放射治疗。

生存率

如前所述，中位生存期已显著增加。此前，超过 2/3 的患者在 1 年内死亡。现在，超过 2/3 的晚期疾病女性对联合化疗可获得完全的临床反应，中位生存期为 38 个月。预后与初次手术后残留肿瘤的数量、疾病分期、肿瘤分级、年龄、组织学类型和 BRCA1 基因状态相关。Ⅰ期或Ⅱ期、残留病灶小于 2 cm、Ⅰ级肿瘤和黏液组织学的患者最有可能从术后治疗中获得完全缓解和长期生存。诊断时相对年轻和 BRCA1 基因突变是预后良好的最有力决定因素之一。BRCA1 突变患者的中位生存期超过 6 年。PARP 抑制的应用有望延长这一生存期，至少在 BRCA 患者中是如此。

筛查和预防

鉴于该疾病典型的晚期临床表现及其不良预后，筛查和预防已得到相当重视。

由于弊大于利，不建议对正常风险的女性进行筛查，但对于已知 BRCA 突变阳性的女性，应考虑筛查，由于其卵巢癌累积风险较高（BRCA1 突变为 45%，BRCA2 突变为 12%）（见第 107 章）。

预防性输卵管卵巢切除术是既定的预防方法。建议 35 ～ 40 岁的 BRCA1 携带者，如果已经完成生育，可以考虑预防性输卵管卵巢切除术。在携带 BRCA2 突变的人中，由于其恶性肿瘤发病较晚，可以推迟到 45 岁。手术预防的后果包括手术绝经，这需要引起注意（见第 118 章）。观察性数据表明，口服避孕药的使用提供了一些保护，在某些情况下可达 50% 以上。尽管荟萃分析未能发现使用口服避孕药的高危女性患乳腺癌的风险显著增加，但对含雌激素口服避孕药会增加乳腺癌风险的担忧降低了对这种方法的积极性。

患者教育

卵巢癌患者的临床病程漫长而艰难。发病率很高，而且肿瘤体积很大，死亡率很高。患有这种疾病的女性及其家人需要给予其大力的支持、关心和全面的照顾（见第 87 章）。随着化疗方案的改进和更有针对性的治疗（如 PARP 抑制）的出现，现在可以为晚期疾病患者提供一些延长生存期的希望。详细咨询联合 BRCA 基因检测，对于有个人或家族史的女性来说是必不可少的（见第 122 章）。

外阴癌 [41]

作为一种容易看到的疾病，外阴癌适合于早期发现和治疗。该疾病与社会经济地位低下以及感染单纯疱疹病毒和 HPV 之间存在关联。外阴上皮内瘤变（VIN）被认为是前兆，并与硬皮病有关。VIN 初次出现的中位年龄为 44 岁。侵袭性癌的中位年龄是 61 岁，表明其进展缓慢。症状包括肿块或增生、外阴瘙痒和出血。大约 20% 的病例为无症状。病变可能是扁平的、隆起的或疣状的，颜色从白色（白斑）到棕色（色素沉着过度）到红色。早期诊断的最佳方法是高度警惕。手术切除是首选的治疗方法。现在正在使用更保守的方法来减少短期和长期的发病率，同时又不牺牲治愈的机会。对于最大范围小于 2 cm 的局部病变，治愈率可超过 90%。对于不可切除的病灶，采用联合化疗和放疗。

阴道癌 [42,43]

这是一种相对罕见的疾病。在阴道中发现的癌症更有可能提示来自宫颈癌的扩散。原发性阴道癌主要是鳞状细胞病变，与二乙基己烯雌酚暴露有关的是透明细胞类型。放疗史可能是一个诱发因素。大多数病变出现在后壁和阴道穹窿的上 1/3 处。肿瘤直接扩散并通过淋巴管扩散。它可能表现为溃疡性病变或延伸到阴道穹窿的外生性肿块。侵袭前是无症状的。侵袭性癌可能表现为绝经后或性交后出血。仔细检查阴道的后部和远端对于定位病变很重要。通过活检进行诊断。原位癌可以通过局部切除或二氧化碳激光消融治疗。侵袭性癌通过同步化疗和放疗进行治疗。

（赵星星 翻译，曹照龙　曾　辉 审校）

第九部分

泌尿生殖系统问题

第 124 章

梅毒的筛查

A.H.G./A.G.M.

20 世纪 40 年代，随着青霉素治疗的引入，梅毒在美国的流行开始减弱。到 1956 年下降至约 7 000 例。此后，报告的梅毒病例有所增加。到了 20 世纪 70 年代，大多数增加是由于男男性行为者（MSM）。艾滋病的流行改变了性行为，减少了 MSM 中梅毒的发病率；但梅毒在非洲裔美国人、西班牙裔和城市中心居民中急剧增加。这种趋势在 20 世纪 90 年代达到顶峰，当时报告有超过 50 000 例原发性和二期梅毒，仅在一年内就增加了 9%。随后，梅毒报告病例下降，2000 年达到低点。但在 2014 年又开始逐渐上升达到 20 000 例，病例数反增部分来自 MSM。这也引发了人们的担忧，即为应对艾滋病流行而对性行为进行有益的改变可能正在逆转。

如果一个梅毒患者没有能够在一期或二期被诊断治疗，感染会进入潜伏期，只能通过实验室检查诊断，直到晚期出现不可逆的临床表现。15% ～ 30% 的未经治疗的病例会发展为晚期梅毒。通过对潜伏期梅毒适当的筛查来阻止破坏性的心血管系统和神经系统损害，是基层全科医生的一项重要任务。由于假阳性结果很常见，并且可能会给患者带来创伤，因此理解各种血清学检测的敏感度和特异度至关重要。

流行病学与危险因素 [1-6]

除去母婴传播以及极少数情况下的输血传播，梅毒的传播主要是由于直接与感染病损部位的性接触。性活动会增加随之而来的风险。由于梅毒易于通过抗生素治疗，因此在可以获得医疗保健的人群中并不常见。在美国报道的病例中，非白人比白人的发病率要高很多。其中在城区比例最高。然而，当比较不同人群的发病率时，必须要记住的是，公共诊所的病例报告比私人医生更为完整。

梅毒年龄特异性发病率与淋病相似，两种疾病的最高发病率均为 20 ～ 29 岁。淋病、非淋病性尿道炎、人类免疫缺陷病毒（HIV）感染或其他性传播疾病的诊断应被视为梅毒的危险因素。吸毒和监禁是其他重要的危险因素。男性占病例的 90%，其中 61% 的病例发生在 MSM 中；大约 50% 同时感染 HIV。感染 HIV 的男性和女性也处于梅毒感染的高风险中。

准确的冶游史对确定梅毒风险非常重要。早期梅毒患者最近平均有 3 次性接触，一次性接触感染梅毒的概率为 30% 左右。

孕妇人群中梅毒发病率呈下降趋势。直到从 2012 年开始发病率从每 100 000 例活产儿 8.4 例增加到了 2016 年的每 100 000 例活产儿 15.7 例。这与此期间育龄女性梅毒流行率的增加平行。

梅毒的自然病史和治疗效果 [1,2,5-7]

梅毒螺旋体种植在完整的黏膜或破损的皮肤后数小时即可进入血液。原发病灶出现在梅毒螺旋体接种部位处接触后的 10 ～ 90 天内。潜伏期取决于接种物的大小，但通常少于 3 周。无痛性下疳通常会在 4 ～ 6 周内消退，一期梅毒结束。一期梅毒痊愈后大约 6 周后出现斑丘疹通常预示着进入二期梅毒。皮疹消退 2 ～ 6 周后，未经治疗的梅毒进入潜伏期（分为第一年早期潜伏期和后期潜伏期）。如果不治疗，二期梅毒患者可能在早期潜伏期临床复发。

因为肛门直肠或阴道下疳不太可能被发现而去就医，一期梅毒通常不会在 MSM 或女性中诊断。超过 40% 的梅毒病例是在 MSM 的初级阶段发现的，而在 MSM 和女性的初级阶段发现的梅毒病例分别只有 23% 和 11%。来自挪威奥斯陆和美国阿拉巴马州塔斯基吉的自然病史研究提示，有 1/3 未经治疗的梅毒患者发展为具有临床表现的三期梅毒，而且在这之中有超过一半的尸检尸体中存在心血管系统的梅毒。在奥斯陆回顾性研究中，10% 的患者有具有临床表现的心血管梅毒，7% 患有神经梅毒，16% 患有梅毒瘤。在众所周知的塔斯基吉研究中，心血管梅毒的发病率较高而神经系统梅毒的发病率较低。美国疾病控制和预防中心（CDC）报告的最新数据发现，未经治疗的患者发展为晚期梅毒的风险为 15%。

影响进展为临床三期梅毒的因素未被完全了解。先天性梅毒或在 15 岁之前感染的梅毒不易发展为心血管系统受累的三期梅毒。一般来说，未接受治疗的男性比未接受治疗的女性更容易发生晚期并发症。

在怀孕和分娩期间，未经治疗的梅毒螺旋体感染可传染给胎儿和新生儿。感染的胎儿可导致死产、新生儿死亡、婴儿骨骼畸形、神经发育受损和脑损伤。

第 141 章推荐的抗生素治疗方案在根除早期梅毒方面非常有效。如果通过定量的性病研究实验室（VDRL）试验或快速血浆反应素（RPR）滴度来适当监测其对治疗的反应，则几乎可以消除晚期并发症的风险。晚期梅毒的抗生素治疗效果较差，据报道 40% ～ 80% 的全身性瘫痪患者有改善，但抗生素治疗显然无法逆转梅毒引起的结构性心血管变化。

筛查和诊断检测 [1,2,5,8–17]

两组密螺旋体及非密螺旋体的血清学检测可以用于梅毒的筛查和诊断。非密螺旋体试验高度敏感，但缺乏特异性，它们更适用于筛查。密螺旋体检测有更好的特异性，尤其是更传统的那一种，已被用于梅毒诊断。两者都检测抗体的存在，前者针对梅毒感染期间出现的非密螺旋体抗原，后者针对更特异的密螺旋体抗原。

非密螺旋体检测（VDRL 和 RPR）

所有的非密螺旋体检测直接针对从受损的宿主细胞释放的类脂物质（例如，心磷脂）的 IgG 和 IgM 抗体，它们也可能来自由于梅毒螺旋体感染带来的密螺旋体。抗心磷脂抗体与从哺乳动物组织（例如，牛心）中提取的心磷脂抗原发生交叉反应，这使得利用非密螺旋体抗原检测并定量螺旋体感染过程中形成的抗体成为可能。这个检验基于 1906 年 Wasserman 的首次发现，他向一个感染患者的血清中加入哺乳动物的心磷脂提取物后会导致絮凝（起泡），可以在载玻片上通过显微镜（VDRL 载玻片检测）或肉眼（RPR 检测或较为不常用的 TRUST）观察，它们因提取物成分不同而异。低成本、简化以及自动化处理这些方法学上的进步，使得它们可以用于大规模筛查。许多结果可以被量化来用于对疾病活性以及对治疗的反应的血清学检测。只有 VDRL 试验可以被用于检测脑脊液。

敏感度

非密螺旋体试验非常适合筛查，因为它们高度敏感（检测潜伏期梅毒超过 95%，检测二阶段梅毒达 100%）。大多数一期梅毒的患者在出现症状后的一周内变为血清阳性，但是有少部分患者，在感染早期并没有形成可检测到的抗体，这使得对于一期梅毒的敏感度降至 80%。同时伴有 HIV 和梅毒感染的患者通常有非常高滴度的抗心磷脂抗体。即使不进行治疗，25% 的梅毒患者在疾病晚期潜伏期转为血清阴性。

特异度

非密螺旋体检测的一个不足是特异性有限（大约 70% ～ 85%），这是由于非密螺旋体造成组织损伤形成的抗心磷脂抗体所导致的。急性假阳性反应（在 6 个月内自发转阴）可能由细菌病毒感染所致。慢性假阳性反应在静脉药物滥用中常见（大约 25%），还见于狼疮患者（15%）甚至一些健康的老年人（10%）。慢性假阳性检测也会发生于慢性肝病患者、其他结缔组织疾病、骨髓瘤，以及其他晚期恶性肿瘤等患者中。

密螺旋体检测

与非密螺旋体检测（使用哺乳动物心磷脂作为抗原）不同，密螺旋体检测使用梅毒螺旋体或其成分作为抗原。它可以提供更大的特异性，主要用于证实阳性的非密螺旋体检测结果，同时也可用于检测非密螺旋体检测结果为阴性的临床疑似疾病患者的感染情况（如晚期梅毒可能发生的情况）。所有非密螺旋体检测结果呈阳性的患者都应检测是否存在针对密螺旋体抗原的抗体。

这些检测比非密螺旋体检测更具有特异性并且通常所需工作量较大，使它们更适合用于疾病的诊断而不是筛查。一般来说，密螺旋体检测的结果比非密螺旋体检测的结果更早变成阳性，并且它们往往在患者的一生均保持阳性。这也使得密螺旋体抗体检测对临床高度怀疑但非螺旋体研究阴性的人的诊断有用。最近利用新的免疫测定自动化技术以及对于密螺旋体的重组生产使得一些实验室可以提供密螺旋体抗体检测作为初步研究。

梅毒螺旋体颗粒凝集（TP-PA）试验

在该试验中，附着在颗粒上的梅毒螺旋体抗原暴露于感染者血清中时会发生凝集。因为它相对容易执行，该试验一直是首选的确认性密螺旋体检测方法。其且特异性为 96%，而非密螺旋体试验的特异性为 75% ～ 85%。

荧光密螺旋体抗体吸收（FTA-ABS）试验

FTA-ABS 试验一直是密螺旋体抗体检测的金标准，特异度达 97%。但其操作需要荧光显微镜和训练有素的人员，耗费工时且本质上是主观的。因此不如凝集试验（如 TP-PA 试验），这个试验不需要显微镜或训练有素的人员更为理想。

酶或化学发光免疫实验（EIA/CIA）

密螺旋体抗原生产的进展（例如，通过重组方法）结合 EIA/CIA 实现了高度自动化的密螺旋体抗体检测，减少梅毒筛查所需的时间和劳动力成本。由于这些自动化测试易于执行，可提供快速的周转时间，并且表现出比非密螺旋体测试对于一期和三期疾病更高的敏感度（98% vs. 75% ～ 85%），因此已成为筛查的首选，特别是针对高危人群。然而，其低特异度在低流行人群中产生较多的假阳性结果。此外，由于它们不区分疾病的活动性和非活动性，如果检测结果为阳性，则需要进行补充性的非密螺旋体检测，从而产生所谓的反向筛查。如果非密螺旋体检测结果为阴性，则需要进行第二次高度特异性的密螺旋体检测来解决差异。

筛查策略的选择

研究数据仅限于解决在一个特定条件下最好采用哪种筛查策略的问题。两个大型的观察性队列研究比较了反向筛查和传统筛查，结果表明，反向筛查（自动密螺旋体检测结合非密螺旋体检测）可以在高危人群中提高检出率。但是在低危人群中，会增加假阳性率。更多的数据（尤其是来自随机试验的数据）将有助于更好地定义最佳应用。如果选择反向筛选，特别是对于低风险人群，那些 EIA 或 CIA 筛查阳性的患者以及非密螺旋体检测阴性的受检者建议行第三次更加特异性的密螺旋体研究来判断差异。在大多数情况下，TP-TA 可以发挥这一功能。

筛查频率

梅毒筛查的频率应基于感染的风险。MSM 和 HIV 感染者每 3 个月筛查一次相比每一年筛查一次，早期梅毒检测率会提高（53% vs. 16%），但在低风险人群中二者没有差异。

结论和建议[18-20]

- 经过几十年的下降之后，梅毒目前变得更加普遍，尤其是 MSM、静脉吸毒者、城市贫民、HIV 感染者和孕妇人群中。
- 潜伏期梅毒筛查很简单，并且如果早期建立治疗，梅毒的晚期症状是完全可以预防的。
- 因此，以下人群建议行血清学筛查：
    - 高危人群，比如 MSM，伴 HIV 感染或监禁史。具有多个性伴侣的 20 ～ 29 岁男性和暴露或感染其他性传播疾病，以及静脉吸毒者。
    - 孕妇预防先天性梅毒，所有女性均应不迟于 28 周进行检测并且对于高危群体在生产过程中再次进行检测。高危人群包括住在高发流行的社区的女性，伴有 HIV 感染者，与梅毒感染者有性接触者以及有监禁史或性工作史者。
    - 献血者，为防止血液传播。
- 所有梅毒患者都应接受有关 HIV 感染的问

诊并进行 HIV 检测。

- 一项传统的筛查方法是从一个高敏感性的非密螺旋体检测开始，比如 RPR 或 VDRL。接下来是更加特异性证实性密螺旋体检测比如 TP-PA 试验或 FTA-ABS 试验。密螺旋体检测同样适用于临床表现高度可疑而非密螺旋体检测阴性的患者。
- 由于易于操作、快速结果以及高敏感性，患者可提供自动化的 EIA 或 CIA 密螺旋体作为最初的筛查方法，需要补充非密螺旋体检测来衡量疾病的活动性（所谓的反筛查顺序）。如果非密螺旋体检测呈阴性，应该获得其他的密螺旋体检测（PA-TP 试验或 FTA-ABS 试验）结果以排除假阳性结果。这种非传统的梅毒筛查方法最佳的应用方案仍然有待确定。
- 检测频率应基于感染风险，对高危人群每 3 个月进行一次筛查（例如，MSM、HIV 感染者）。

（赵星星　翻译，曹照龙　曾　辉　审校）

第 125 章

衣原体感染和淋病的筛查

BENJAMIN DAVIS

在美国，衣原体感染和淋病是两种最常见的性传播疾病（STD）。预估占每年在美国发生的 400 万例泌尿生殖道感染的绝大多数。由于衣原体感染和淋病多为无症状、轻微或非特异性症状，导致患者的诊断延误或错过诊断和治疗从而产生不良的后果。每年有超过 5 万名女性患有不育症。预计这种不利影响的直接和间接成本远远超过每年 25 亿美元。衣原体感染和淋病筛查应该作为年轻或孕妇常规基层医疗的重要项目，并对于可能存在性传播疾病的高危男性需考虑进行筛查。

本章重点介绍无症状衣原体感染及淋病的筛查。由于二者的危险因素和后果相似，共同感染常见，他们的筛查被同时考虑而且检测可以通过使用相似的技术处理一个样本完成。基层全科医生需要了解筛查对象、筛查时间和筛查方法。对有症状主诉提示衣原体感染及淋病（例如阴道或尿道内分泌物或盆腔疼痛）的患者的诊断评估在其他章节进行介绍（第 116、117 和 136 章）。

流行病学、临床表现及危险因素 [1–11]

衣原体

流行病学

沙眼衣原体感染具有流行性，任何时候都占疾病控制和预防中心（CDC）病例报告中的最大比例。每年 CDC 有接近 170 万病例的报告，且近年来显著增加。衣原体感染的患病率因临床环境而异。在一般基层医疗机构就诊的女性中，18 ～ 24 岁女性的患病率接近 5%。在计划生育诊所，其患病率增加到 9%；在性病诊所，这一比例上升到 17% ～ 28%。青少年的患病率非常高（18%），一项针对大学校园女性的研究发现，有 50% 的人感染衣原体。在女新兵中，衣原体感染率为 9%；在最年轻的新兵（17 岁）中为 12%。在过去的 20 年中，报告的衣原体感染率增加超过了 250% 以上。尽管这种增加很大一部分是由于筛查的普及（这种筛查是用于衡量和奖励护理质量的参考指标之一）。但美国的衣原体感染仍然非常普遍。

女性感染沙眼衣原体的风险是男性的10倍，而且她们承受的后果也更严重。与受感染的伴侣单次无保护性行为的风险，在女性为40%，男性为20%。女性风险增加反映了这样一个事实：她们接触了伴侣的生殖道感染的分泌物。男性不会有这么大量的接触，除非他们有完整的包皮可以留存女性感染的宫颈分泌物。

临床表现

在有记录的泌尿生殖系统感染的女性中，宫颈感染率为75%，尿道感染率为50%，子宫内膜感染率为33%。在输卵管炎的研究中，在多达50%的受试者输卵管中发现了衣原体。阴道感染是罕见的。大多数女性报道的症状很少，除非感染扩散到输卵管引起盆腔炎，从而导致输卵管瘢痕、不孕和异位妊娠的风险。早产和母婴传播是其他的并发症，可导致新生儿眼炎和肺炎。

在进行口交和肛交的女性中，衣原体也可能分别定植于咽部和直肠。在性病门诊就诊者中，口腔微生物阳性率为3.2%，直肠定植率为5.2%。即使在没有直肠性交的情况下，直肠受累同样会被观察到。

在男性中，尿道是感染的主要部位，其中大部分无症状。在1%～2%的受感染男性中，感染上升到附睾造成附睾炎，导致急性阴囊疼痛和不适。无论男性还是女性，衣原体感染后易受HIV感染。

危险因素

男男性行为者（MSM）的口腔和肛门微生物阳性率较高。淋巴肉芽肿菌株可能会存在。女女性行为者也有衣原体感染的风险，尽管传播率尚未明确。感染很可能源自与男性伴侣的接触。患病率比以前想象的更高。

年龄是感染风险的有力预测指标。21岁以下的女性面临的风险最大。其他重要的风险因素包括在过去2个月内有新的性伴侣、在过去6个月内有超过1个性伴侣，或性伴侣有其他的性伴侣。尽管如此，即使在一夫一妻制或在过去2个月内没有性行为的女性中，其患病率也可高达7%～10%。

通过多变量分析确定的其他重要的衣原体感染预测指标包括非裔美国人种族、教育水平低、无保护性交、宫颈黏液脓性分泌物以及宫颈拭子引起的黏膜出血。

淋病

流行病学

淋病的发病率约为衣原体的1/10，但近年来迅速增加。大约0.4%的18～26岁的女性被发现有淋病。由于没有对男性进行常规筛查，因此男性的发病率更难确定，但在对高危男性的研究中，结果表明其患病率超过10%。

临床表现

通过性接触传播，并一定会导致有症状的感染。大多数患有尿道炎的男性有症状，但大多数女性通常无症状。尽管没有症状，她们仍然处于随后发展为盆腔炎性疾病及其相关患病风险的风险中。受感染女性的新生儿可能会出现先天性眼科并发症（淋球菌性眼炎）。进行肛交和（或）口交的人可能会发生咽部和直肠感染，但通常不会引起症状。MSM中90%的淋球菌感染位于咽部和直肠部位。播散性淋病可能导致化脓性关节炎和其他血液并发症（第137章）。淋球菌感染使HIV的传播风险增加了5倍。

危险因素

淋球菌感染的危险因素与之前针对衣原体所述的大致相同。值得注意的是，MSM中的风险排名特别高，在监测的研究中患病率为16%。黑人的风险也会增加。在淋球菌感染患者中，30%～50%并发衣原体疾病。在一项针对城市45岁以下居民的大型监测性研究中，黑人女性感染率为15%，黑人男性感染率为6.4%，白人男性感染率为2.8%，白人女性感染率为1.3%。淋球菌感染的风险在31～35岁组出乎意料的高（10.2%）。

筛查方法和诊断检测[12-27]

衣原体

筛查效率和筛查策略

在衣原体感染患病率高的环境中进行筛查更加经济并且降低了未被发现的衣原体感染造成的不良后果的发生率。例如，计划生育诊所（衣原体筛查普遍存在）的观察数据显示，10 年来衣原体感染率显著下降。随机对照试验筛查的无症状性活跃的年轻女性（16 ～ 27 岁）在随后的盆腔炎性疾病中总体减少了 35%。在完全无症状的感染者亚群中，这一比例下降为 61%。然而，在后来患上盆腔炎性疾病的女性中，79% 在研究开始时检测为阴性，这也提示如果风险持续的话，一次筛查是不够的。

关于针对高危人群进行优先筛查衣原体感染的策略是否有效，相关的设计良好的研究数据很少。现有数据表明，在女性中，年龄和利用年龄、教育、种族、终身性伴侣和避孕套的使用等进行风险评估的工具是同样好的筛查标准。在男性中，没有试验的数据。

临床识别

对于女性，临床识别可能很困难，因为大多数患者没有症状或只有轻微症状。有阴道分泌物、出血、下腹不适、排尿困难可能伴随感染，但这些症状是非特异性的，需要进行详细的检查（第 111、116、117 和 133 章）。病史上唯一可靠的可以表明这一问题的特征是前面提到的风险因素。在没有明确症状的情况下，体格检查更加重要。黏液脓性分泌物、宫颈异位、异位区水肿、易诱发黏膜出血、每个高倍镜视野中存在超过 10 个中性粒细胞被证实提示有沙眼衣原体感染。宫颈黏液脓性分泌物的患者伴子宫或附件压痛提示衣原体盆腔炎性疾病（第 116 章和第 117 章）。

在男性中，非淋菌性尿道炎是最常见的表现，伴有排尿困难、阴茎分泌物，以及每高倍镜视野中有超过 5 个中性粒细胞（第 136 章）。约 1/3 的衣原体尿道炎患者无症状或体征，但可发现脓尿。一小部分患者由于附睾炎进展而出现急性睾丸疼痛（第 131 章）。

筛查和诊断检测

之前培养病原体是诊断的主要方式。抗原检测方法以及最近的核酸扩增试验（nucleic acid amplification technique，NAAT）的出现使筛查更加便利，它们已经成为 CDC 推荐的取代其他方法的筛查方式。在这里只讨论核酸扩增技术。

NAAT（聚合酶或连接酶链反应技术）用于检测衣原体 DNA 显著改善了对衣原体的筛查，与其他筛查方法相比，它提供了更高水平的检测灵敏度和特异度，并扩大了可以进行采样筛查地点的范围。基于 NAAT 的检测对宫颈内膜、阴道和尿液标本（无论男性还是女性）有超过 97% 的敏感度以及超过 99% 的特异度。这样的检测特性使得 NAAT 检测适合于对高危无症状患者的筛查。阳性预测值取决于筛查人口的衣原体感染患病率，但在之前因流行率太低而被认为无筛选价值的某些人群中阳性预测值仍然很高。

NAAT 的应用使得检测尿液样本中的微生物鉴定成为可能，并增加了从传统的尿道和宫颈部位以及直肠和咽拭子刮取的标本的检出率。取样点对检测灵敏度有一定的影响。与传统的医生宫颈内拭子相比，女性自行擦洗外阴阴道可显著提高阳性率（9%），表明自我检测在未来可能成为一种选择。对于女性来说，基于 NAAT 的宫颈内拭子检测较尿样有更高的敏感度。但是对于男性来说，NAAT 尿检与尿道拭子有同等的敏感度，因此其更推荐给男性筛查。

NAAT 已获得 FDA 批准，可用于尿液、宫颈内膜、阴道和男性尿道样本。他们也被 CDC 推荐用于直肠和咽部检测。

淋病

筛查效率及筛查策略

大多数支持对无症状女性进行淋球菌感染筛查的证据是间接的。研究提示，NAAT 应用的高检测率以及可用的有效治疗显著降低了发病率及随后导致的盆腔感染（第 137 章）。很少有数据提示其对于无症状男性筛查是否有效，因为大多数男性感染者有症状。一个重要的例外是关于 MSM，他们无症状直肠和口咽部感染的概率高。在 MSM 人群中筛查无症状咽部和直肠疾病的效能是正在进行的研究的主题（第 13 章）。根据现有的流行病学数据和治疗效果，CDC 目前建议至少每年对性活跃的 MSM 进行尿道、直肠和咽部 NAAT 筛查。

临床识别

与有症状者相比，男女无症状感染者的临床表现可能很少。如前所述，在无症状的女性中，感染的表现可能仅限于宫颈炎的症状，伴有轻微的分泌物和宫颈脆性。无症状的男性可能表现为仅有一点尿道分泌物。无症状的咽或直肠感染 MSM 查体也不太会有任何临床表现，除了咽部小红斑（+/–局限性宫颈腺病）或肛门直肠红斑。大多数淋球菌性尿道炎和附睾炎是有症状的。

筛查和诊断检测

在过去的 10 年中，由于精准度高，NAAT 已经成为淋球菌感染筛选和诊断的首选检测方法。在有关女性的研究报道中，针对宫颈内膜、阴道和尿液样本的检测敏感度分别为 100.0%、100.0%、95.6%。在男性中，NAAT 对尿液样本的敏感度为 98.0%，对尿道样本的灵敏度为 100%。特异度 ≥ 99.8%。NAAT 对咽部和直肠样本检测特性的可用数据检测是有限的，但足以让 CDC 推荐使用。

治疗的有效性 [28-34]

衣原体

衣原体感染的有效治疗是成熟的。完全根除感染的抗生素方案已经确定（第 117、136 和 141 章）。简单地说，对于没有盆腔炎症状的尿道炎和宫颈炎治疗的选择是口服 1 g 阿奇霉素。这种治疗对孕妇也是有效和安全的。这与多西环素（100 mg bid）或四环素（500 mg qid）等替代疗法的成本相当，但依从性更好。

淋病

尽管近年来出现了淋病双球菌对青霉素、四环素以及小剂量头孢克肟的耐药，但有效的抗生素治疗选择仍然存在（第 137 章）。美国 CDC 推荐的方案是一次性注射头孢曲松 250 mg 加单剂量口服阿奇霉素 1 g，该方案几乎可以治愈所有解剖部位的所有无并发症的病例（99.2% 的无并发症泌尿生殖系统和肛门直肠感染以及 98.9% 的咽部感染）。如果不能使用头孢曲松，则使用替代方案（头孢克肟 400 mg 单次口服加阿奇霉素 1 g 单次口服）。在抗生素耐药性迅速出现的情况下，为了实现这些治愈率，建议采用双重抗生素治疗。

结论和建议 [28,35-40]

这些结论和建议只适用于筛查无症状的人群。有症状主诉的人群泌尿生殖系统疾病需要全面检查，包括衣原体和淋病感染评估（第 111、116、117、133 和 136 章）。

- 筛查无症状的衣原体和淋球菌泌尿生殖系统感染可具有相当大的价值，特别是在生殖健康方面，尤其在发病率高或易患并发症的人群中。准确、实用的筛查和诊断方法广泛可用，易于实施。
- 所有专家小组都建议筛查高危无症状女性。高危人群包括：
  - 25 岁以下性生活活跃的女性，包括青少年。
  - 25 岁以上的女性由于以下几项而感染风险增加：
    - 在过去 3 个月内有新的性伴侣或多个性伴侣，特别是在没有持续使用屏障避孕的情况下；
    - 性伴侣有其他的性伴侣或有性传播感染；
    - 涉及金钱或毒品的性交易；
    - 所有孕妇在第一次产前检查时，以及在妊娠晚期，如果由于与新伴侣或与多个伴侣发生性关系而增加了风险。
- 一些专家小组建议筛查高危无症状男性，但并非所有专家小组都这样建议。现有证据权重不同（这比女性更有限），以及对流行病学的关注程度不同。
- 美国 CDC 和美国儿科学会建议考虑筛查在高流行的临床环境中的青少年和年轻男性或高感染风险人群。他们包括：
  - MSM（采集咽喉和直肠样本以及尿道拭子）；
  - 在青少年诊所、监狱和性病诊所的人群。
- 美国预防服务工作组和美国家庭医生学会发现，现有证据不足以支持或反对男性筛查。加拿大公共卫生机构建议对性活跃的年轻男性进行衣原体检查，而不是淋病检查。
- 筛查频率的建议主要基于专家意见，因为很少有研究数据比较频率。筛查频率建议匹配感染和再感染的风险。
- 对于性生活活跃的 25 岁以下的女性、青少年、MSM 和存在主要的感染风险因素的 25 岁以上女性，建议每年进行一次筛查（与女性发生性关系的女性不应完全免除检测，因为感染的风险似乎有所增加）。

- 建议对进行第一次产前检查的所有孕妇，以及对那些仍有风险或以前检测呈阳性的妊娠晚期孕妇进行筛查。
- 一些人建议对高危患者进行更频繁的筛查（例如每 3 ～ 6 个月进行一次），例如那些为了钱或毒品而发生性行为、有多个或匿名性伴侣或有此类性活动的性伴侣的人。
- 建议所有接受过治疗的人在 3 个月时进行筛查，无论伴侣是否接受了治疗。
- 通过患者渠道或咨询医生的渠道通知和治疗伴侣是中断从无症状伴侣处再次获得感染的关键步骤。
- 应该向所有性活跃的青少年和从事高危性活动的人提供行为咨询。
- 基于 NAAT 的检测被推荐为筛选技术，因为它降低了筛选成本，并提供了高度精确的检测。

（赵星星 翻译，曹照龙　曾　辉 审校）

第 126 章

前列腺癌的筛查

MICHAEL J. BARRY 和 LEIGH H. SIMMONS

在美国，前列腺癌是老年男性发病和死亡的常见原因。目前，一名男性一生中患有前列腺癌的概率约为 11.5% [这比前列腺特异抗原（prostate specific antigen，PSA）之前的时代要高]，但死于前列腺癌的概率接近 2.5%。累积发病率与死亡率的比值表明，大多数被诊断为前列腺癌的患者死于其他疾病。事实上，被诊断为前列腺癌的风险取决于筛查的强度。在最近的前列腺癌预防试验（PCPT）中，在 7 年的年度检查中，在直肠指检（digital rectal examination，DRE）和 PSA 检测后进行活检，无论 DRE 和 PSA 检测的结果如何，老年男性大约有 25% 的平均风险被诊断为前列腺癌。

患者和临床医生在做前列腺癌的早期诊断和治疗的决定时，面临着很大的不确定性。这些肿瘤是非常常见的，并有可导致显著的发病率和死亡率。前列腺癌的病程变化不定，往往无痛，在老年男性中发病率较高，而这些老年男性的健康往往受到年龄和其他疾病的限制。大多数通过 PSA 筛查发现的肿瘤并不一定会影响未来的发病率或死亡率，但很难确定哪些前列腺癌在个体水平上被“过度诊断”。临床医生应该了解该病自然病史的不可预测以及当考虑使用前列腺癌筛查试验时，对于治疗益处的知识局限。大型临床试验已经揭示了 PSA 筛查的利弊，但还没有解决这种不确定性。

流行病学和危险因素 [1-8]

流行病学

前列腺癌的发病率随年龄增长而增加。根据尸检得出的不同年龄的流行率：60 岁男性约为 15%，70 岁男性约为 25%，70 岁以上男性约为 40% 或更高。随着 PSA 检测强度的增加，美国前列腺癌的发病率急剧上升。现在已经下降至前 PSA 检测时代的基线水平（1989 年之前），部分原因是 PSA 检测强度的降低。前列腺癌的死亡率也随着 PSA 检测的引入而增加，目前也有所下降。前列腺癌发病率下降，死亡率未观察到增加。

前列腺癌确诊时的中位年龄是 66 岁，死亡时的中位年龄是 80 岁。

危险因素

非裔美国人的前列腺癌发病率和死亡率较高。如果一个人的兄弟或父亲患有前列腺癌，其患病风险会增加一倍。携带 *BRCA* 突变的男性患前列腺癌的风险可能会增加，尽管一项大型研究没有发现接受 PSA 筛查的携带 *BRCA1* 和 *BRCA2* 突变的男性患前列腺癌的风险显著增加。高脂肪饮食（尤其是红肉）和肥胖也可能是危险因素，但证据不足。前列腺癌与既往输精管结扎术有关的证据是有争议的，最近的一项荟萃分析发现，输精管结扎术与高分级、进展期或致死性前列腺癌之间没有关联。没有强有力的证据表明前列腺炎或良性前列腺增生（benign prostatic hyperplasia，BPH）与前列腺癌的发展有关，尽管 BPH 和前列腺癌都随着男性年龄的增长而变得更加常见。睾酮治疗没有显示会增加前列腺癌的风险。尽管有一些提示性的流行病学数据，硒和维生素 E 补充剂的临床试验并没有显示能降低前列腺癌的风险。使用 5α- 还原酶抑制剂非那雄胺和度他雄胺进行化学阻断可以降低前列腺癌的总体发病率，但可能略微增加高级别癌症的风险。

疾病的自然病史和治疗的效果 [9-14]

临床表现和病程

早期前列腺癌无症状，而老年男性常伴有前列腺增生引起的下尿路症状，但没有证据表明此类症状增加了男性患前列腺癌的可能性。早期前列腺癌可能是通过筛查发现的，也可能是在男性因前列腺肥大而接受前列腺切除术时偶然诊断出来的。晚期癌症可表现出梗阻性症状、出血或因转移而引起的骨痛。

前列腺癌的预后既取决于疾病的程度，也取决于肿瘤的组织学分化程度，至少在检测到明显转移之前是如此。组织学上，前列腺癌通常是异质性的。病理学家通常将最常见和次常见的组织学模式的 Gleason 评分设为 1 ～ 5 分并将这两个评分相加，得到 Gleason 总分的范围为 2 ～ 10 分。Gleason 总分为 2 ～ 4 分的癌被认为是高分化，5 ～ 7 分的癌被认为是中分化，8 ～ 10 分的癌被认为是低分化（尽管总和为 7 分的癌症实际上表现为介于中分化和低分化癌症之间）。大多数通过筛查发现的癌症，其 Gleason 评分为 6 ～ 7 分。近年来，病理分级（但不是癌症本身）发生了变化，现在很少有前列腺癌的分级 Gleason 评分低于 6 分。

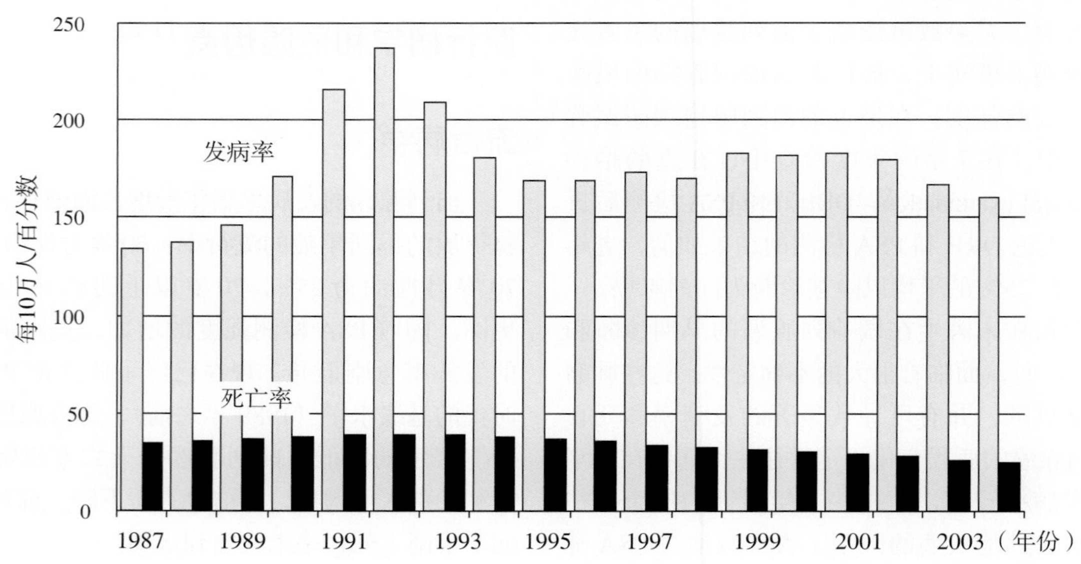

图 126-1　美国前列腺癌的发病率和死亡率。Howlader N，Noone AM，Krapcho M，eds. SEER Cancer Statistics Review，1975-2014. Bethesda，MD：National Cancer Institute．https://seer.cancer.gov/csr/1975_2014/based on November 2016 SEER data submission，posted to the SEER web site，April 2017.

近年来，临床上被检出的局灶性前列腺癌已经翻倍。前列腺癌的预后取决于肿瘤的分级和患者因素（如年龄及合并症）。前列腺癌干预与观察试验（PIVOT）报告的附录见后文，根据肿瘤和患者因素的不同组合，通过 13 年的观察，它呈现了男性前列腺癌治疗的结果。

治疗的效果

本病自然病程的可变性使治疗效果的评估复杂化。此外，现有的治疗方法有副作用，包括相对较高的性功能障碍和尿失禁的风险（第 138 章）。因此，在缺乏强有力的来自随机临床筛查试验的证据的情况下，已经发展出了可以显著减少死亡率的临床实践。

早期治疗有效的证据

一些人认为，早期发现和积极治疗（包括根治性前列腺切除术或放疗），无论是外部放射治疗还是放射性粒子植入（间质放射治疗或近距离放射治疗），都可能提高生存率，特别是对于那些至少有 10 年寿命，肿瘤局限在腺体上的患者。

经常被引用的降低死亡率的证据主要来自对有明确临床基础疾病的男性的研究。一项随机试验在年龄小于 75 岁的患有中高分化前列腺癌的斯堪的纳维亚男性中进行了根治性前列腺切除术与观察等待的比较。15 年的结果显示，手术显著降低了前列腺癌相关死亡率，从观察等待组的约 21% 降至 15%，与此同时，整体死亡率也有类似的下降。这种益处似乎仅限于年龄小于 65 岁的男性，几乎一半通常被诊断出患有结节或有其他临床上的证据并接受手术的患者有腺体外癌症侵袭的证据。

反对早期治疗有效的证据

对于没有临床表现的患病男性的筛查，研究提供了不同的视角。一项美国的 PIVOT 研究将 731 名通过大规模 PSA 筛查发现前列腺癌的患者随机分为前列腺癌根治切除术组和观察组两组。中位随访 13 年后，手术组的总死亡率和前列腺癌特异性死亡率没有显著降低。在英国，通过 PSA 筛查发现的临床局限性前列腺癌患者随机分为根治性前列腺切除术组、外照射放疗组或“主动监测”组，结果显示在 10 年的随访中，三种治疗方法没有差异，总死亡率比较低，约为 1%。此外，值得注意的是，手术和放疗的转移风险分别约为 3%，积极管理的转移风险为 6%，差异具有统计学意义。

积极监测

如果激进地治疗局灶性前列腺癌的副作用少些，PSA 筛查的争议就会更少。然而，手术和放疗都会有持续的副作用，特别是在勃起功能和控便方面。对于风险较低的前列腺癌，“积极监测”而不是立即治疗是很重要的策略，有助于防止 PSA 筛查相关的过度诊断转变为过度治疗。当男性选择 PSA 筛查时，临床医生应该告诉他们，如果发现了前列腺癌，对于许多（如果不是大多数）分化良好或中等疾病的男性来说，最佳的治疗方案是进行某种形式的积极监测。

筛查和诊断监测 [15-30]

直肠指检

直肠指检（DRE）是前列腺癌或直肠癌的一种历史悠久的筛查方法，至少在美国是如此。前列腺增生通常表现为对称的增大及变硬（硬度类似于鼻尖）。不对称的坚硬区域或明显的结节有提示性，而质地坚硬如石、不对称的前列腺则高度提示前列腺癌。与邻近组织粘连和前列腺侧沟缺失提示存在局部浸润。观察者之间对于 DRE 的可疑发现意见一致性很差，甚至在泌尿科医生中也是如此。

检测特征

DRE 的测试特征尚不清楚，特别是相对于作为诊断金标准的前列腺活检。在美国前列腺、肺、结肠和卵巢（PLCO）癌症筛查试验的第一轮筛查中，55 ~ 74 岁男性中有 7.5% 的 DRE 结果可疑，DRE 对癌症的总体阳性预测值为 34%（第 2 章）。对于 PSA 低于 4 ng/ml 的 DRE 异常的活检提示其中 17% 呈阳性，因此，PLCO 中 11% 的癌症是由 DRE 单独发现的。然而，DRE 异常后诊断的癌症，通常是在远离异常部位的随机穿刺活检中意外发现的。现代筛查研究提示，在 DRE 发现的癌症中，约有 30% 后来已经扩散到腺体囊膜以外。一些病例对照研究评估了 DRE 是否与降低前列腺癌死亡率有关，但结果相互矛盾。

前列腺癌特异性抗原

PSA 是一种良性和恶性前列腺上皮组织均产生的糖蛋白。PSA 检测明显要比单独的 DRE 能发现更多的癌症。由于商业上可获得许多检测方法，医生在定期监测 PSA 时，应该使用相同的检测方法。膀胱镜检查、急性尿潴留、前列腺外伤（如穿刺活检或前列腺切除术）以及尿道或前列腺感染后可发现升高。然而，在没有感染记录的情况下，在做活检决定之前，不应使用抗生素试图降低 PSA 水平。直肠指诊不会提高 PSA 水平，然而，射精可能会引起 1 ～ 2 d 的 PSA 轻微增加。前列腺增生也会导致 PSA 升高，并且将前列腺增生从早期前列腺癌中区分出来是 PSA 筛查面临的主要临床问题。

检测特征

PSA 的真正的灵敏度和特异度尚不清楚，因为只有 PSA 升高的男性才会行活检。PSA 水平大于 4.0 ng/ml 的预测价值约为 30%，且其对年龄相对不敏感，因为随着年龄的上升，发病率的上升抵消了特异度降低的影响。PCPT 首次对 PSA 水平较低的男性进行了组织活检，结果显示，PSA 水平低于 4.0 ng/ml 的男性有 15% 的组织活检为前列腺癌，其中 15% 为高分级癌症。图 126-2 提供了 PSA 值小于 4.0 ng/ml 患任何组织学类型的前列腺癌和高分级前列腺癌的概率。在这个传统的截点上，PSA 相对于活检的灵敏度在所有癌症中仅为 20%，在 Gleason 评分 7 分或更高的癌症中为 40%。

文献中 PSA 体现的相对较低灵敏度促使一些专家建议在较低的 PSA 水平下进行活检，而另一些专家则担心较低的活检阈值将产生过多的活检阴性结果，以及对许多临床上不重要的癌症的过度诊断。一个基于 PCPT 数据库的风险计算器可用于预测，它根据年龄、种族、家族史、既往活检结果、DRE 和 PSA 水平来估计活检时前列腺癌的概率（http：//myprostatecancerrisk.com/）。

另一项来自瑞典的队列研究分析表明，60 岁时 PSA 阈值为 3.40 ng/ml 对最终死于前列腺癌的男性的灵敏度约为 65%，特异度约为 90%。对于死于前列腺癌的男性要达到 95% 的灵敏度，PSA 阈值必须降至 1.06 ng/ml，特异度仅为 50% 左右。

前列腺癌特异性抗原衍生物

PSA 衍生物，如 PSA 随时间的变化率（PSA 速率）和游离或复合 PSA 的测量方法被提出以更有效地区分早期前列腺癌和前列腺肥大患者。PSA 每年增加超过 0.75 ng/ml 提示有癌症，但这些计算必须基于至少 3 个年度的值。在基线 PSA 水平低于 4.0 ng/ml 的男性中，即使是更小的年变化率也可能表明罹患癌症。然而，最近在大队列的研究中，还没有发现 PSA 速率在诊断总体前列腺癌或高级别前列腺癌方面优于总 PSA。

对循环的游离 PSA（不与大分子结合）的测量被建议用来降低活检的假阳性率。游离 PSA 与总 PSA 比例较高的男性患前列腺癌的可能性较小。一些专家建议，PSA 水平在 4.0 ～ 10.0 ng/ml 的男性中，如果游离 PSA 占总 PSA 的 25% 以上，不需要进行活检。然而，在 PSA 水平处于这一范围内的男性中，只有大约 20% 的人有这样的比率，而且他们患前列腺癌的可能性似乎仍至少为 10%。肿瘤标志物的组合如 PSA、游离 PSA 和 proPSA 已被提出，以帮助对总 PSA 轻度升高的男性是否进行活检做出决定。但对约 10% 的男性存在同样的问题，存在假阴性。

考虑到与总 PSA 筛查相比，这些 PSA 衍生

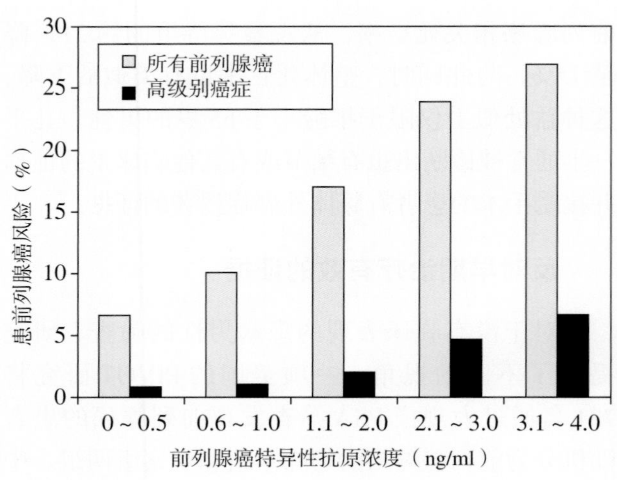

图 126-2　前列腺癌和高级别前列腺癌在不同 PSA 水平的活检中的患病概率（Adapted from Thompson IM，Pauler DK，Goodman PJ，et al. Prevalence of prostate cancer among men with a prostate-specific antigen level < 4.0 ng per milliliter. N Engl J Med 2004；350：2239，with permission.）

物缺乏死亡率改善的证据，因此都不具备被推荐优势。

PSA 筛查的效果

考虑到关于 PSA 检测和早期治疗的有效性的争论，人们的注意力转向了 3 项大型随机试验的结果，这些试验评估了 PSA 筛查的效果。美国 PLCO 试验随机抽取了大约 7.7 万名 55 ～ 74 岁的男性，提供为期 6 年（每年一次）的筛查和为期 4 年（每年一次）的 DRE，或常规护理。PSA 水平大于 4 ng/ml 或 DRE 结果可疑的男性被推荐到他们常规的临床医生处进行评估。中位随访 13 年后，筛查组的参与者被诊断为前列腺癌的可能性增加了 12%，但前列腺癌死亡率较低（每 10 000 名参与者中有 3 ～ 4 人死亡），两组之间没有显著差异。然而，在试验开始前，有相对较高比例的参与者被预先筛选，而且护理组 PSA 检测的污染是常见的；这两个因素可能都减弱了试验的效力。

欧洲前列腺癌筛查随机试验（ERSPC）对 7 个国家的 18.2 万名 50 ～ 74 岁男性随机分为 PSA 筛查组（一般不进行 DRE）或对照组。不同国家的步骤不同，但均相同的是，每 4 年进行一次 PSA 检查，穿刺活检的 PSA 阈值为 3.0 ng/ml，活检在研究中心进行。该分析集中在一个预先指定的 162 000 名参与者的亚组，他们的年龄基线水平在 55 ～ 69 岁。在中位随访 13 年后，每 1000 名接受筛查的男性前列腺癌发病率增加了 35 例，增加了 71%，而前列腺癌死亡率则在每随机抽取 1000 名男性中降低了 1.28 例，显著下降 21%。因此，每防止 1 例前列腺癌死亡，就会有另外 27 名男性被告知患有前列腺癌。

最后，在英国进行的前列腺癌 PSA 检测（CAP）的集群随机试验中，研究人员对 573 名全科医生和进行了一次 PSA 筛查的 42 万名 50 ～ 69 岁男性随机分组。本试验是上文讨论的 ProtecT 治疗试验的筛查“前端”。在筛查组中，40% 的男性接受了 PSA 检测，其中有 4% 的受试者的 PSA 为 3 ～ 20 ng/ml，并且在这些受试者中有 85% 进行了穿刺活检。与之前的试验一样，经过 10 年的随访，筛查组被诊断为前列腺癌的风险增加了 19%。然而，总体或前列腺癌特异性死亡率并没有显著降低。

筛查提倡者也指出，最近美国以人口数为基础的前列腺癌死亡率下降（表 126-1）可能与筛查有关。然而，在 PSA 筛查较少的英国，前列腺癌特异性死亡率也有所下降，而在美国 PSA 筛查较

表 126-1 根据年龄和 Gleason 评分估计 PSA 时代前列腺癌患者 15 年预后概率

年龄	15 年预后	Gleason 评分＜ 7 分		Gleason 评分 =7 分		Gleason 评分＞ 7 分	
		保守治疗	根治疗法	保守治疗	根治疗法	保守治疗	根治疗法
55 ～ 59	% 存活率	84	84	52	64	15	41
	% 其他病因死亡	16	16	17	18	13	19
	% 因前列腺癌死亡	0	0	31	18	72	40
60 ～ 64	% 存活率	74	75	50	59	18	38
	% 其他病因死亡	25	25	27	28	21	28
	% 因前列腺癌死亡	1	0	23	13	61	34
65 ～ 69	% 存活率	61	61	45	51	23	35
	% 其他病因死亡	38	38	40	41	35	42
	% 因前列腺癌死亡	1	1	15	8	42	23
70 ～ 74	% 存活率	43	44	35	38	20	26
	% 其他病因死亡	55	55	56	57	52	58
	% 因前列腺癌死亡	2	1	9	5	28	16

Adapted by permission from Nature：Parker C，Muston D，Melia J，et al. A model of the natural history of screen-detected prostate cancer，and the effect of radical treatment on overall survival. Br J Cancer 2006；94：1361. Copyright © 2006 Cancer Research UK.

积极的地区，死亡率下降速度并没有比那些不积极筛查的地区快。在美国，PSA 筛查率正在下降，可能是由于试验的结果相对令人失望，以及最近更保守的 PSA 筛查实践指南。较少的筛查是否会导致以人群为基础的前列腺癌死亡率的增加还有待观察。

男性疑似前列腺癌的影像学检查

前列腺经直肠超声检查（transrectal ultrasonography，TRUS）用于评估在 DRE 和 PSA 筛查中发现的异常，并通过识别可疑的低回声区来指导经直肠穿刺活检。由于 TRUS 的敏感性有限，在没有发现低回声区时，泌尿科医生通常系统地从 PSA 水平升高的男性中获取 12 个或更多随机穿刺活检位点的标本。不幸的是，即使是 12 点活检也不能完全“排除”前列腺癌的可能性。而且对于 PSA 升高首次活检结果呈阴性的男性，是否以及何时进行重新活检存在相当大的争议。多参数磁共振成像（MP-MRI）在帮助做出活检的决定和更准确地指导活检方面正在被探索。然而，假阴性的 MP-MRI 结果令人担忧，这项技术在疑似前列腺癌的管理中的作用尚不确定。

结论和建议 [31-36]

许多人曾希望，大型随机试验的结果若绝对没有任何益处，PSA 筛查可以停止；若益处很大，即使已知有不良影响，但仍可以积极进行 PSA 筛查。然而，实际结果是更有争议的。考虑到过度诊断和过度治疗的高风险，与试验所提示的益处相比，美国预防服务工作组（U.S. Preventive Services Task Force）在 2012 年建议对任何年龄的男性都要进行 PSA 筛查，建议为“D”级。然而，在 2018 年，根据最新的证据，这一建议后来被改成了“C”建议，呼吁 55 ~ 69 岁的男性在筛查方面进行共同决策，在 ERSPC 中有报道这一主要群体的筛查益处。对于 70 岁及以上的男性，反对筛查的 D 建议保持不变。其他组织，如美国癌症协会（ACS）、美国医师学会（American College of Physicians）和美国泌尿学会（American Urological Association），也推荐了一种在患者决策辅助工具的帮助下进行共同决策的方法，以帮助男性个体决定是否接受 PSA 筛查。ACS 建议讨论的核心内容见表 126-2。以下建议旨在通过共同决策过程，帮助您做出个性化的前列腺癌筛查决策：

- 关于前列腺癌 DRE 筛查的证据是相互矛盾的。然而，一些美国临床医生认为 DRE 仅仅是对老年男性患者全面体检的延伸，尽管它对 70 岁及以上男性的价值尤其值得怀疑。
- 如果在年轻患者或无明显合并症的老年患者的 DRE 中发现可疑异常，符合条件者可尝试根治疗法，应转诊至泌尿科进行活检；触诊存在明显异常时正常的 PSA 结果并不能排除癌症。

表 126-2 提供给男性协助他们做出有关前列腺癌筛查决定的信息的核心要素

- 前列腺癌是男性重要的健康问题。
- 单独进行 PSA 血液检测或同时进行 PSA 和 DRE 筛查比不进行筛查能够更早发现癌症。
- 前列腺癌筛查可能与降低前列腺癌死亡风险有关；然而，证据是有争议的，专家们也对筛查价值持有不同的意见。
- 对于通过筛查发现前列腺癌的男性来说，目前还无法预测哪些男性可能从治疗中受益；一些接受治疗的男性可能会避免由前列腺癌导致的死亡和残疾，而其他接受治疗的人在他们的癌症变得严重到影响他们的健康或缩短他们的生命之前就会死于不相关的原因。
- 根据选择的治疗方法，前列腺癌的治疗方法可能会导致尿路、肠道、性和其他健康问题。这些问题可能是严重的，也可能是轻微的，可能是永久的，也可能是暂时的。
- PSA 和 DRE 可能会产生假阳性或假阴性的结果，这意味着没有癌症的男性可能会有异常的结果，并需要进行不必要的额外检测，而有临床意义的癌症可能会被遗漏。假阳性结果会导致对前列腺癌风险的持续焦虑。
- PSA 或 DRE 筛查的异常结果需要前列腺活检来确定是否为癌症。活检可能会很痛苦，可能会导致感染或出血等并发症，还可能会错过有重要临床意义的癌症。
- 并不是所有通过筛查发现前列腺癌的男性都需要立即治疗，但患者需要定期的血液检查和前列腺活检，以确定未来是否需要治疗。

From Wolf AMD，Wender RC，Etzioni RB, et al. American Cancer Society Guideline for the Early Detection of Prostate Cancer. Update 2010. CA Cancer J Clin 2010；60：70，with permission from John Wiley & Sons.

- 55 岁时应考虑 PSA 筛查（在非裔美国人和有阳性家族史的男性中可能为 45 岁）。然而，由于 PSA 筛查利大于弊的证据尚不明确，所以筛查是非强制的。患者在接受检查前应了解筛查的利弊。只有了解并有 PSA 筛查意愿的男性才应该接受检测。
- 对于预期寿命低于 10 年的男性或 75 岁之后伴有基础疾病的男性，不建议进行早期检测。最近的指南建议停止选择 PSA 筛查的男性年龄为 69 岁。
- 何时进行活检是有争议的；PSA 阈值通常为 4.0 ng/ml。

筛选周期尚未确定，但每隔 1 ～ 2 年重复 PSA 测量可能是合理的（初始 PSA 水平为 2.5 ng/ml 可有更长的间隔）。

（赵星星 翻译，曹照龙　曾　辉 审校）

第 127 章

无症状菌尿和尿路感染的筛查

A.G.M./A.H.G.

检测和治疗无症状菌尿是基于治疗可以降低症状性感染、败血症或慢性肾病引起的亚急性发病率这一假设。这些并发症的风险取决于临床情况，包括患者的年龄和性别。对于一些患者（如孕妇），风险是明确的，并且需要治疗。然而，对大多数人来说，最重要的发病率可能与不适当治疗的副作用有关。因此，医生了解菌尿在不同情况下的含义是至关重要的。

流行病学和危险因素 [1-14]

细菌性尿道炎的发病程度取决于年龄和性别。在新生儿中，约有 1% 的婴儿培养物呈阳性，男孩和女孩都有。在学龄期，男孩的发病率低至 0.03%，相比之下，女孩的发病率为 1% ～ 2%。妇女的患病率每 10 年增加 1%，在整个育龄期患病率为 2% ～ 4%，到 50 岁时，患病率已达到 5% ～ 10%。老年男性患细菌性尿道炎的可能性几乎与女性一样，因为在这一群体中，前列腺疾病和其他泌尿系统疾病及后续的器械治疗的发病率很高，在上述老年群体中细菌性尿道炎的患病率达到 15%。

年轻女性和女孩更容易受到感染，这可以从解剖学角度来解释，因为她们尿道短，细菌更容易进入膀胱，更容易被阴部微生物种植感染。随着年龄的增长，与性行为和骨盆支撑结构松弛相关的局部创伤风险增加。解剖学上的变化也可以解释孕妇中细菌尿的发生率较高（4% ～ 7%）。另外，由于服用避孕药的人也有增加的风险，较高的患病率也可能反映了雌激素介导的尿道扩张。使用杀精剂也会增加性活跃女性患病的风险。细菌菌群的变化被认为是导致围绝经期妇女无症状菌尿发病率增加的原因。

在患有糖尿病的女性患者中，菌尿的患病率甚至更高。与非糖尿病女性患者相比，其相对风险约为 3。男性糖尿病患者的风险没有增加。必须记住的是，流行病学数据是指某一时间点上的细菌尿的程度。因为许多人都有危险因素，而且菌尿经常会自行消失，在治疗后也会消失，所以菌尿的累积患病率较高。到 30 岁时，大约 25% 的女性经历过与尿路感染（urinary tract infection，UTI）一致的症状。

结构异常（包括尿道或输尿管梗阻）、严重的膀胱尿道反流、神经源性膀胱功能障碍和异物（如支架）的存在是导致细菌尿的重要额外风险因素。母亲有 UTI 病史和绝经前女性早期发病史，提示遗传因素与风险有关，家族史也可增加 UTI 的复发风险。尿道内固定会增加住院患者 UTI 的风险；长期留置的导尿管通常会导致持续的菌尿。

无症状菌尿的自然史及治疗效果 [1-3,7,8,13,15-27]

无症状和有症状的 UTI 具有相同的流行病学相关因素。无症状的感染可以变成有症状的感染；细菌性尿液可以在症状消失后持续存在。90% 患有细菌性尿道炎的妇女在过去的某个时候出现过症状，近 70% 的人在过去 1 年内出现过症状。虽然无症状和有症状的感染都可以自行缓解，但治疗后尿液更有可能变成无菌的。大约 80% 的细菌性尿道炎妇女在经过合理的抗生素治疗后会转为无菌尿。然而，后续研究表明，在接受治疗的患者中，只有 55% 的人在 1 年结束时呈无菌尿。在同一时期，36% 未经治疗的妇女可自发形成无菌尿。值得注意的是，治疗后感染复发的妇女比那些持续或细菌尿复发的妇女更有可能出现相关症状。在 3 年内有感染症状的复发妇女占 40%。

如前所述，糖尿病女性患者比非糖尿病女性患者更有可能出现无症状菌尿，而且她们更有可能出现症状。在一项研究中，28% 的 2 型糖尿病女性患者有无症状的细菌尿，其中 34% 的患者在随后的 18 个月内出现症状。然而，经过良好设计的针对此类妇女的无症状菌尿治疗的研究发现，重要不良结局（如症状性尿路感染、肾功能下降或发生高血压）的风险没有改善。

慢性或复发性菌尿可能导致慢性肾衰竭的担忧有所减轻，因为多种非感染性病因更可能导致间质性肾炎的病理结果。虽然细菌性菌尿症患者更有可能出现高血压，并且在影像学上有可识别的异常（例如，肾脏变小、排泄延迟，肾盏扩张和变钝，输尿管反流、结石和其他阻塞性病变），但在没有这种结构异常的情况下发展为慢性肾衰竭的可能性不大。如有此类异常，似乎使患者更易患慢性肾衰竭和复发性泌尿道感染。门诊老年妇女的慢性无症状菌尿与全身衰弱相关，但纠正共病后不增加死亡风险，其治疗也不降低这种风险。

无症状感染是器械使用过程中传播感染的潜在来源。研究表明，尽管很难保持尿液无菌，但留置 Foley 导尿管与菌血症风险低有关。在有限的情况下，器械带来的危险可能足以考虑治疗，例如患有前列腺疾病的男性患者接受经尿道前列腺切除术。有记录显示，多达 50% 的男性患者在手术时尿液受到感染（第 140 章）；当尿液无菌时，这种情况相对少见。

在老年人群中，无症状菌尿与死亡率增加有关。显然，这种比例的增加可能是菌尿或增加了菌尿和死亡风险的其他因素的结果；最近对老年女性和男性进行的研究发现，当癌症等共病得到控制时，有菌尿和无菌尿的患者之间死亡率没有差异。

怀孕期间的细菌性尿有特殊的风险。无症状菌尿，定义为在排泄的尿液或耻骨上抽吸物中细菌菌落 > 10^5/ml，约 5% 的孕妇可出现这种情况。在一项研究中，菌尿发病的风险在妊娠第 9 ～ 17 周最大。在妊娠早期发现菌尿的妇女中，未经预防性治疗的急性肾盂肾炎发生率为 40%。患有细菌性尿的妇女分娩低体重婴儿的可能性几乎是正常人的 2 倍，据估计，其婴儿围产期死亡率的相对风险为 1.6。随机对照试验已证明妊娠期对无症状菌尿的治疗可有效降低肾盂肾炎的发病率和低出生体重儿的分娩。

对 UTI 风险增加及其后果的关注已延伸到了中性粒细胞减少症和肾移植患者伴无症状菌尿。中性粒细胞减少症患者并发 UTI 和无症状菌尿引起菌血症的风险程度尚不明确。无症状菌尿的移植患者患肾盂肾炎的风险增加，但对移植患者肾功能和生存能力的影响仍有待充分确定。

不断变化的抗生素耐药性模式改变了抗生素的选择。特别值得关注的是，在许多地区，对甲氧苄啶 - 磺胺甲噁唑的耐药率越来越高（> 20%）；然而，仍然存在“附带损害”很小的有效的一线药物，如呋喃妥因（第 133 章）。

筛查和诊断试验 [7,8,12,17,28-34]

无症状菌尿是一种实验室诊断，需要认真定义。由于排泄的尿液容易受到尿道和（女性）会阴部菌群的污染，因此必须对干净的尿液进行定量培养。当样本每毫升含有 10^5 个菌落形成单位时，男性患者的感染概率接近 100%，而女性患者仅为 80%。在女性患者中发现两种阳性培养物的感染概率会增加到 95%。如果患者正在进行剧烈利尿、尿液呈异常酸性（pH 值为 5.5）或者标本无意中被抗菌洗涤剂污染，则更可能出现假阴性结果。由于收集技术无法做到无菌、收集设备受到污染或未能及时培养尿液，假阳性培养更为常见。

在导尿过程中收集每毫升 10^5 个菌落形成单一尿液样本，其对感染的预测值为 95%。导尿术应仅限于需要解除梗阻或绝对不能配合收集尿液的患者。导尿期间引起感染的风险可能高达 5%。在有尿路感染的男性中，诱发菌血症的风险接近 50%。当对幼儿或患有必须解决的疑难问题的成人进行耻骨上经皮膀胱穿刺术时，如果出现除皮肤污染物以外的任何细菌生长，则可以推定为感染。

非定量诊断方法包括细菌显微镜检查和细菌活性的临床试验，如将硝酸盐还原为亚硝酸盐。亚硝酸盐试纸法检测菌尿的灵敏度超过 90%，但在不同的研究中特异度为 35% ～ 85%。这种差异可以通过不还原硝酸盐的细菌的患病率差异以及尿液采集和检测之间的时间间隔差异来解释。作为脓尿标记物的白细胞酯酶活性的试纸测试更为敏感，但特异度较低。白细胞酯酶试纸试验对菌尿的灵敏度为 72% ～ 97%；特异度为 64% ～ 82%。根据临床发现，当先前感染概率较低时，试纸测试的敏感度较低。存在其他非特异性的尿路炎症症状，如镜下脓尿或血尿以及蛋白尿，可能有助于对有症状的患者做出推定诊断。当在无症状患者中检测到偶然的异常时，它们也可能提示需要进行尿液培养。在没有症状的情况下，在做出治疗决定之前，应先用定量培养技术确认感染。

流式细胞术和酶筛选已被探索作为筛查试验，以期识别无需进行劳动密集型尿液培养的尿液样本。尽管这些技术取得了进展，但它们似乎仍然缺乏筛查一线所需的极高灵敏度和阴性预测值。

结论和建议 [28-35,37]

- 有症状和无症状的菌尿是一种常见现象，具有明确的危险因素。
- 短期治疗效果一般，但由于自发复发率和消退率高，在长期随访中发现细菌尿的可能性不大。短期治疗不会对长期随访产生明显影响。
- 对非孕妇进行无症状菌尿治疗一般不能预防症状性感染。
- 患有糖尿病的无症状菌尿患者并没能从治疗中获益。
- 虽然菌尿和肾脏异常之间存在相关性，但没有证据表明这是一种病因学关系。此外，也没有证据表明在没有尿路异常的情况下对感染进行治疗可以防止肾病的发展。
- 尽管无症状菌尿会增加肾移植患者发生肾盂肾炎的风险，但尚不清楚其是否与移植功能下降有关，而且治疗也不会降低此类感染的风险。中性粒细胞减少症患者无症状菌尿引起肾盂肾炎和败血症的风险仍不明确。
- 不建议对无症状菌尿进行常规筛查，但以下有限的亚群体除外：
  - 孕妇，在怀孕的前 3 个月内；
  - 计划接受经尿道前列腺切除术或其他可能导致黏膜出血的侵入性尿道手术的男性。
- 尿液培养仍然是首选的筛查方法。由于灵敏度不足，不建议使用试剂条、酶法或流式细胞分析法进行筛查。

（高延秋 翻译，曹照龙　曾　辉 审校）

第 128 章

尿路上皮癌的筛查

A.G.M./A.H.G

尿路上皮癌包括肾盂、输尿管、膀胱和尿道的肿瘤。由于这些病变的细胞类型相似（其中95% 以上由移行细胞、鳞状细胞或两者的组合组成），并且有共同的流行病学相关性，因此这些病变在逻辑上可以一起考虑。人们最关注的是膀胱癌，这是本章的重点，因为它是美国导致癌症死亡的十大原因之一。膀胱癌的发病率、较长的无症状期以及早期疾病治疗可能带来的改善结果，表明它值得被筛查，特别是在高危人群中，如吸烟者和在职业上接触某些致癌物质的人。尽管现有检测的局限性和对不同的膀胱癌异质性自然史的理解不足妨碍了目前的具体筛查建议，但基层全科医生应该了解这些肿瘤的流行病学，以及对高危人群早期诊断的各种方法的潜在成本和收益。

流行病学和危险因素 [1–12]

流行病学

膀胱癌在美国男性恶性肿瘤中排名第四，发病率约为女性的 4 倍。美国每年新增 80 000 多例膀胱癌症病例，每年有超过 14 000 人死于膀胱癌。白人男性一生中患膀胱癌的概率约为 3%，白人女性为 1%。下尿路癌是一种老年群体的肿瘤；在美国，疾病确诊时的平均年龄为 68 岁。发病率在成年后以恒定的速度增加，从 20 岁时的每年 1/10 万到 80 岁时的每年 200/10 万。女性的患病风险约为男性的 1/3。在美国，白人患膀胱肿瘤的可能性是非白人的 2 倍。城市居民的下尿路肿瘤发病率一直高于农村或郊区居民。

危险因素

下尿路癌最显著的危险因素是职业暴露于芳香胺，这在 1895 年首次于英国被发现。随后，染料工人被证明有 10 ～ 50 倍的患膀胱癌的风险。与膀胱癌发生最密切相关的化合物包括 2- 萘胺和苯肼。病例对照研究表明，从事染料、橡胶、皮革、油漆和有机化学品工作的男性风险过高。据估计，这些职业性接触是导致 18% 的膀胱癌病例的原因。2 年的暴露可能足以增加风险，但暴露与随后的癌症发生的时间间隔可能长达 45 年。

其他环境风险因素包括水污染、吸烟和辐射暴露。在水源中发现砷的地区，甚至在接触砷几十年后，患膀胱癌的风险也会增加 70%。吸烟是膀胱癌的一个重要危险因素。目前的研究发现，吸烟者比不吸烟者的风险更大（危害比为 4.06），被认为与当前香烟配方烟雾中较高浓度的膀胱致癌物有关。与接受手术治疗的患者相比，接受前列腺癌放疗的男性患膀胱癌的风险增加了 4 倍以上。

滥用含非那西丁的镇痛药也是一个危险因素。早期的病例对照研究表明，饮用咖啡也是一个危险因素，但证据的权重并不支持风险的显著增加。染发剂的职业接触已被证实，但与个人使用染发剂无关。卡车和公共汽车司机的发病率略有增加，表明暴露于柴油废气是一个危险因素。

由于膀胱尿道上皮细胞与尿液中排出的致癌物质直接接触可能会导致膀胱癌，因此有人推测大量饮水可以通过稀释尿液或减少接触时间来降低风险。证据并不一致，但最大的前瞻性研究表明，液体摄入量最高 1/5 的男性面临的风险约为摄入量最低的 1/5 男性的一半。病例对照和队列研究也表明，长期使用利尿剂可能会使膀胱癌的风险增加 2 倍。

下尿路癌症的自然史和治疗效果 [13–16]

自然史

下尿路肿瘤的自然史尚不清楚。诊断时的预后取决于临床分期（由肿瘤浸润深度和转移程度确定）和肿瘤的组织学分级。浸润深度和组织学分级通常密切相关。尿路上皮肿瘤大致分为乳头状瘤、乳头状癌和移行细胞癌。这些大体的形态学差异具有组织学上的特征，可以高度预测 5 年的生存率。

1 级乳头状癌（乳头状瘤）5 年的治愈率或临床控制率约为 95%。2 级乳头状癌的 5 年生存率只有 25%。3 级乳头状和浸润性癌（移行细胞癌）的愈后更差。除非肿瘤分化良好，否则鳞癌患者的预后也很差。

临床分期系统可以区分肿瘤对膀胱的穿透程度，也被证明具有良好的预后价值。总的来说，大约 50% 的接受治疗的膀胱癌患者能存活 5 年。但是，多发性同步性和非同步性肿瘤是下尿路癌的规律，并导致发病甚至死亡。血尿是下尿路癌最常见的表现。也可能出现膀胱炎的其他症状。尽管有人声称，在第一次血尿发生后及时诊断出的肿瘤中，有 75% 为局部肿瘤，但这方面的数据很少。包括尿液分析和尿液细胞学在内的筛查测试会不会大大提前诊断的时间还没有得到证实。有观点认为，从尿路上皮不典型性到无柄原位癌或乳头状瘤再到更高等级的恶性肿瘤是一个进展过程。对尿道原位癌自然史的研究表明，大多数病变都会发展为更恶性的形式。尽管早期病变不太可能被细胞学检测到，但在一项研究中，3.7% 的被发现的肿瘤是原位癌。这类肿瘤通常具有同步性和非同步性的多重性，因此很难评估早期检测的益处。

治疗效果

早期（浅表性）膀胱癌采用经尿道病灶切除术治疗，并辅以化疗、免疫治疗、放射治疗等辅助措施（第 143 章）。大多数患者（50% ～ 70%）会出现局部复发，需要进行膀胱镜检查和再治疗。这种治疗似乎可以降低进展为肌肉侵犯的风险，在接受早期疾病治疗的患者中，有 10% ～ 20% 的患者会发生肌肉侵犯。在随机试验中，在早期膀胱癌中使用吉西他滨可将复发风险降低 47%。

筛查试验 [16-29]

检测无症状患者早期疾病的方法包括从尿液分析以确定微量血尿证据、尿液细胞学检查和生物标记物检查。诊断的金标准是膀胱镜检查和活检。

试纸尿液分析法用于血尿检查具有简单、方便、结果及时等优点。虽然灵敏度很高（91% ～ 100%），但缺乏特异度，由于与游离血红蛋白、肌红蛋白的交叉反应以及含聚维酮制剂的污染，特异度低至 65%。在普通门诊人群中一次性筛查的成功率低，预测价值低。在一项研究中，对 20 000 多名患者进行了试纸筛查，结果显示只有 1 例膀胱癌和 2 例前列腺癌。在第二项研究中，只有 2% 的筛查结果为阳性的患者有明显的泌尿系统疾病。在随后的 3 年中，任何时候诊断出的泌尿系统肿瘤的预测价值为 0.5%。在对膀胱癌风险增加的老年男性的研究中，持续 2 周的每天筛查或每天或每周进行 10 次连续筛查发现，在大约 205 名男性中产生了 1 例阳性筛查结果。在这些研究中，对任何泌尿系统恶性肿瘤（膀胱、前列腺或肾）的阳性预测值平均为 7%。为了弥补较差的特异度，需要进行显微镜下的尿液分析，每个高倍视野至少需要 3 个红细胞来证实显微镜下血尿的检查结果（第 129 章）。

作为下尿路癌症的筛查测试，尿液细胞学检查的敏感度较低，但特异度高于血尿试纸。据报道，细胞学检测膀胱癌的灵敏度为 50% ～ 90%。研究一致表明，灵敏度随恶性肿瘤的级别和阶段增加，不幸的是，对于预后最好的低分化、早期疾病，灵敏度最低。但它也因细胞类型而异：浸润性转移细胞癌的灵敏度为 90% 或更高，而乳头状瘤和乳头状癌的灵敏度为 0 ～ 50%。

细胞学筛查试验的性能在一项对有工业暴露的高危工人的研究中得到了证实。大约 15% 的人检测结果呈阳性，其中 1/3 的人经膀胱镜检查确诊为癌症；在 2/3 膀胱镜检查结果为阴性的患者中，在 4 年内出现了 11 例肿瘤，而在细胞学阴性的患者中，只有 1 例在 4 年时被诊断为膀胱癌。一般来说，尿液细胞学检查的特异度取决于细胞学专家的技术。据报道，假阳性率为 1% ～ 20%。值得注意的是，在 50% 的真正阳性细胞学诊断中没有发现血尿。

尿液生物标志物（包括核基质蛋白检测、定量膀胱肿瘤抗原、荧光原位杂交和荧光免疫化学）的发展有望能改善筛查和诊断，特别是改善细胞学检查的有限敏感度。这些免疫细胞化学检测使用了移行细胞癌细胞上表达的抗原的特异性单克隆抗体。基于蛋白质组学的检测方法测试的是一种核基质蛋白。荟萃分析发现，这些检测方法的灵敏度适中（57% ～ 82%），特异度不足（74% ～ 88%）。阳性似然比为 2.52 ～ 5.53，阴性似然比为 0.21 ～

0.48。头对头的比较显示生物标志物之间的结果差异不大。使用尿液生物标记物和尿液细胞学检查将灵敏度提高到 90%，但仍有 10% 的癌症漏诊。早期、低级别疾病的准确率最低。综上所述，灵敏度和特异度不足，这导致了太多假阴性和假阳性结果。

膀胱镜检查和放射学检查不能作为筛查工具。它们应该保留给那些表现出泌尿系肿瘤症状或细胞学或生物标志物检查呈阳性的患者。频繁的膀胱镜随访也是膀胱癌患者术后护理的一部分。在考虑膀胱癌筛查的建议时，需要考虑膀胱镜检查和活检的潜在不良反应（例如，穿孔、出血或感染——1% ~ 5%）以及筛查试验结果呈阳性可能导致的其他诊断和治疗方式的潜在不良影响。

总的来说，美国预防服务工作组进行的证据审查发现，即使在高危人群中，现有筛查的阳性预测值也不到 10%。一些针对普通人和高危人群的前瞻性观察研究表明，筛查对重要的临床结果有积极作用（例如，早期疾病的检测、降低癌症相关死亡率），但严格审查发现这些研究的设计有很大的局限性，特别是在对照组的组成方面，以及没有调整潜在的混杂因素。筛查的危害包括后续检查的不利影响，其中包括与 CT 成像相关的电离辐射和染料负荷以及与膀胱镜检查相关的时间、费用、不适和可能的并发症。用目前可用的方法进行尿路上皮癌筛查仍未得到证实，大多数权威机构也不推荐。

建议 [30-32]

- 大多数权威机构目前不建议对尿路上皮癌进行筛查，主要是由于缺乏设计良好的研究数据、现有检测的预测价值低，以及不必要的后续检测的危害。尽管观察数据表明有潜在的益处，但没有确凿的证据表明对膀胱癌（最常见的非前列腺尿路癌）的筛查可以改善正常或中等风险增加的患者的临床重要结局。
- 适用于正常或中等风险的人的现有检测方式的预测值非常低，这表明如果进行筛查，许多人将接受不必要的、可能有害的侵入性诊断检测。
- 筛查高危人群（例如，有大量职业接触或大量吸烟的人群）是否有益仍有待确定。
- 在做出任何筛查决定之前，应先与患者进行讨论，不仅要考虑预计的膀胱癌风险和通过早期检测改善结果的可能性，还要考虑阳性检测的低阳性预测值、假阳性结果可能产生的不良后果，以及早期治疗获益的不确定性。

（高延秋 翻译，曹照龙 曾 辉 审校）

第 129 章

血尿的评估

LESLIE S.T. FANG

几乎每一种泌尿生殖道疾病都会引起血尿。基层全科医生可能会遇到肉眼血尿的患者，也可能在常规尿液检查中发现无症状镜下血尿。有时病因是无害的，特别是当无症状镜下血尿发生在健康的年轻患者身上时。即使经过彻底的检查，也常常找不到显微镜下血尿的来源。在其他时候，尤其是 50 岁以上的患者，血尿可能是泌尿生殖系统肿瘤的唯一症状。血尿的出现需要仔细考虑，而且往往需要彻底的检查以确定其根本原因。我们需要启动有效的检查，并决定怎样进行全面性和侵入性的检查（包括需要影像学检查和转诊到泌尿科进行评估或肾脏活检），特别是当血尿表现为无症状的微血尿时。

病理生理学和临床表现 [1-11]

病理生理学

正常情况下，每分钟从尿液中排泄出的红细胞（RBC）数量＜ 1000 个。如果排泄率上升到每分钟 3000 ～ 4000 个红细胞，则会出现镜下血尿；在这种情况下，显微镜下每高倍视野（HPF）中会有 2 ～ 3 个红细胞。由于缺乏足够的数据来对血尿的程度进行可靠的风险分级，因此临床上的血尿定义有些随意。如果对健康人群的正常上限进行统计定义（第 95 百分位），男性为 0 ～ 2 RBC/HPF，女性为 0 ～ 5 RBC/HPF。

泌尿生殖道内任何累及肾、输尿管、膀胱、前列腺或尿道的内在病变均可引起血尿。肿瘤是主要的关注点。血尿也可能由盆腔或结肠的尿道周围问题、系统性疾病、出血性疾病以及某些药物的使用引起（如环磷酰胺）。大多数研究发现大于 8 RBC/HPF 的肿瘤风险增加，但采用统计学定义的异常（超过 2 ～ 5 RBC/HPF）的研究仍然发现低于 8 RBC/HPF 的患者中有少数额外的肿瘤，在如此定义的镜下血尿患者中，肿瘤的发现率为 1.3% ～ 8.3%。只有大于 50 RBC/HPF 的阈值才会显著增加肿瘤的风险。

膀胱癌通常是老年性的疾病，80% 的病例发生在 50 ～ 79 岁年龄组，诊断时女性的中位年龄为 71 岁。膀胱癌的发病率男性比女性高 3 ～ 4 倍。在美国，膀胱癌在白人中的发病率是非洲裔美国人的 1.5 倍。流行病学证据表明，吸烟和膀胱癌之间存在密切联系。吸烟导致膀胱癌和尿路上皮癌发生的相对风险是 2 ～ 10 倍。有证据表明膀胱癌的发生与接触某些致癌物有关。接触化学染料、商用油漆和溶剂，以及制造橡胶时使用的抗氧化剂，会增加患膀胱癌的风险。慢性或复发性尿路感染也与膀胱癌的发生有关。

临床表现

除非引起梗阻或炎症，否则大多数血尿的病因（包括大多数肿瘤）都是无症状的。与血尿相关的症状可能为病因提供重要线索。肾绞痛的腰痛通常继发于肾结石，但偶尔也可能与血凝块通过有关。下尿路的炎性病变会出现尿频、排尿困难、尿急和耻骨上疼痛。肾盂肾炎可能伴有隐匿性腰痛、发热和寒战（第 133 章）。

有时，诸如发热、皮疹或关节痛等症状可能预示着潜在的全身性疾病，从感染后肾小球肾炎到全身性血管炎不等。当彻底的检查未能发现病因时，被称为原发性血尿。这类患者的肾活检通常显示微小的肾小球或间质性疾病，长期预后良好。

在人群研究中，镜下血尿的发生率为 2.3%，膀胱癌或肾细胞癌患者仅占 0.5%；恶性病变多见于 50 岁以上的患者。一项对 1930 例镜下血尿患者的前瞻性分析显示，没有肿瘤的 40 岁以下的女性，在 2.5 ～ 4.2 年的随访中没有危及生命的病变。

当尿中红细胞排泄率超过每分钟 100 万个时，就会出现肉眼血尿。肉眼血尿比镜下血尿更有可能与严重的泌尿生殖道疾病相关。它可能是泌尿生殖道移行细胞癌或前列腺癌的初始症状。

鉴别诊断 [12,13]

累及肾、输尿管、膀胱、前列腺或尿道的泌尿生殖系统固有病变均可产生肉眼血尿和镜下血尿（表 129-1）。镜下血尿最常见于感染和良性前列腺增生。在一些研究中，镜下血尿的患病率为 0.18% ～ 16.1%。在基于社区的研究中，无症状镜下血尿中严重基础疾病（如肿瘤、多囊性疾病）的患病率为 0.1%。即使在高危人群（如老年男性）中，社区研究中的患病率也只有 5%。然而，对 1930 名转诊到血尿专科诊所的患者的评估显示，12% 的患者（平均年龄 58 岁）有膀胱肿瘤，0.7% 患有肾和上尿路肿瘤。这些研究中严重疾病患病率之间的差异可能反映了专科门诊人群的转诊偏倚。

镜下血尿的病因可分为肾小球性和非肾小球性（表 129-2）。非肾小球性原因占镜下血尿的大部分。肿瘤、肾结石、囊性疾病、乳头状坏死和涉及输尿管、膀胱或前列腺的疾病均可出现无症状镜下血尿。在肾小球性疾病中，IgA 肾病和基底膜肾病是最常见的病变，阑尾、结肠或盆腔、输尿管周围炎性病变很少产生镜下血尿。偶尔，系统性疾病如红斑狼疮、细菌性心内膜炎或风湿热也是血尿的来源。血液病（如血友病、镰状细胞病、真性红细胞增多症和白血病）和出血性疾病（如血小板减少性紫癜和各种凝血缺陷）可导致尿中出现红细胞。

表 129-1 肉眼血尿的一些重要原因

肾
肿瘤
感染
结石
创伤
梗阻
输尿管
结石
肿瘤
膀胱
感染
肿瘤
结石
前列腺
良性增生
感染
肿瘤
尿道
狭窄
结石
感染

表 129-2 无症状镜下血尿的一些重要原因

非肾小球性	肾小球性
肿瘤	发热
肾结石	剧烈运动
囊性肾病	IgA 肾病
乳头状坏死	薄膜病
涉及输尿管、膀胱或前列腺的疾病	类风湿性疾病 血管炎
输尿管周围疾病	细菌性心内膜炎 风湿热 出血性疾病 药物（抗凝剂、水杨酸盐、磺胺类药物、甲胺类制剂、环磷酰胺）

众所周知，抗凝剂、水杨酸盐、甲胺类制剂和磺胺类药物等会引起血尿。环磷酰胺可诱发出血性膀胱炎或镜下血尿（第 88 章）。服用抗凝剂的患者出现血尿，需要进行评估，因为除了华法林明显过量的情况外，通常会发现潜在的泌尿系统病变（第 83 章）。发热、剧烈运动和长跑是导致健康人群出现镜下血尿的无害原因。

偶尔被误认为是血尿的情况包括月经出血和摄入可使尿色加深的物质（如甜菜、大黄和药物非那吡啶和利福平）。也有将血红蛋白尿或肌红蛋白尿患者误认为有血尿的可能。

检查 [14-24]

血尿确认

在开始检查前，明确的肉眼血尿报告不需要确认，但由于前面提到的高假阳性率，需要试纸检查发现无症状的微量血尿。确认的方法是对新排出的、中段的、干净的尿液标本进行显微镜检查。这种方法可以避免让患者接受不必要的评估。美国泌尿外科协会（The American Urologic Association，AUA）指南要求在检查单个尿液样本时至少发现 3 RBC/HPF。加拿大和欧洲的指南同意 3 RBC/HPF 的标准，但建议使用 2 个或 3 个尿液样本进行确认。泌尿道恶性肿瘤引起的间歇性出血促使 AUA 将其确诊建议减少为单次尿液显微镜检查。

风险分层

设计合理的评估需要考虑患者的临床表现方式、尿路出血的程度、患者的年龄和性别，以及泌尿系肿瘤的危险因素。如前一节所述，在肉眼血尿或明显的镜下血尿（> 50 RBC/HPF）的患者中，在没有泌尿道感染或结石疾病的情况下，尤其是老年男性，发现明显的泌尿道疾病的可能性最高。在风险谱的另一端是有轻微程度无症状微量血尿的年轻人。处于中间位置的是 40 岁及以上的微量血尿患者。

5 项基于人群的研究证据表明，1% ～ 5% 的儿童和成人在常规尿液分析中会出现微量血尿的证据，而这些患者中只有不到 2% 的人患有严重的、可治疗的尿路疾病（这一发现阻碍了通过血尿检测进行全民泌尿系肿瘤筛查的实用性，见第 128 章）。然而，泌尿系肿瘤的发病率随着年龄的增长而急剧上升，男性的发病率是女性的 2 倍以上。在有高风险的人群中，即使是轻微程度的无症状镜下血尿（例如，≥ 3 RBC/HPF）也需要彻底评估。

目前，由于缺乏设计良好的研究数据，准确的风险分层和最佳检查方法（尤其是轻度无症状微量血尿）尚不完全确定。发布无症状微血尿检查指南的专家组目前主要依赖于基于临床经验和判断以及科学调查数据的共识。由于缺乏相关数据，这类建议的可信度受到公认的限制。尽管有一些人试图限制不必要的检测（见下文讨论），但过多的影像学和侵入性检查可能仍在进行，因为在许多情况下，我们不知道谁真正需要和不需要接受泌尿系统隐性恶性肿瘤的全面评估。临床判断仍然是一项很重要的要求。

病史

病史在缩小检查范围方面至关重要。有外伤史应注意可能的肾、输尿管或尿道损伤。大量的血尿通常与膀胱肿瘤、良性前列腺增生或外伤有关。大而粗的血凝块通常表明膀胱是血凝块的来源，而长而细的血凝块则表明其源于输尿管。镇痛药物过量使用可能导致镇痛性肾病。既往肾炎病史需考虑以慢性肾炎为基础的血尿。有肾疾病的家族史可能提示多囊肾或遗传性肾炎。对于良性的家族性血尿，其遗传模式与常染色体显性遗传一致，在亲属中检查血尿可以避免对其他看起来健康的患者进行广泛检查。近期有剧烈运动、长跑或轻微发热病史的人可能会出现无害的、自限性的微量血尿。

吸烟史、职业性接触某些行业（染料、皮革或轮胎制造业）使用的化学品、马兜铃酸（在一些草药减肥制剂中发现）的摄入或大量使用非那西丁都应予以注意，这些都是膀胱癌的危险因素（第 128 章）。

体格检查

体格检查应观察有无发热、高血压、皮疹、紫癜、瘀点、摩擦音、心脏杂音或关节肿胀。高血压的出现提示肾实质疾病。腹部应仔细检查是否有 1 个或 2 个肾、肝或脾大，应检查肋脊角是否有压痛，是否有肾扩张或炎症迹象。对男性患者的前列腺和女性患者的骨盆进行彻底检查是非常重要的。

实验室检查

尿液分析

尿液应在新鲜时检查（以尽量减少红细胞溶解的风险），并在运动后 48 h 以上检查（这可能会导致红细胞在尿液中的释放短暂增加）。当人工操作时，将一滴未离心的尿液放在显微镜载玻片上，在其上放置一个盖玻片，并在高倍放大镜下进行细胞计数。这一过程的自动化是大多数大型实验室的典型做法。

如果试纸检测呈阳性的尿液在显微镜下检查没有显示出明显的血尿，则应采集 3 份后续尿液样本进行分析；如果在无自限性原因的情况下，其中任何一个样本呈阳性（≥ 3 RBC/HPF），则应继续进行进一步检查，尤其是当患者年龄大于 35 岁时。单个标本出现肉眼血尿或明显的镜下血尿（> 50 RBC/HPF）则不需要重复测定；但是，对于怀疑有自限性或微量血尿原因的患者，如轻度感染、月经期或剧烈运动，值得重复尿检。对于健康的年轻人来说，如果重复检查的结果完全正常，无需进一步检查，只需在一两个月后对尿液进行随访分析。然而，对于年龄较大的患者（年龄大于 50 岁），其恶性肿瘤的风险要大得多，如果一次尿检的红细胞数量异常（≥ 3 RBC/HPF），即使第二次的尿液标本没有问题，也应该认真对待，因为泌尿系统恶性肿瘤可能就是以这种方式出现的。

应仔细检查尿沉渣。白细胞和细菌的存在有利于膀胱炎的诊断；白细胞管型意味着存在肾盂肾炎或间质性肾炎。红细胞管型强烈提示肾小球肾炎。在相差显微镜下，出现不规则的红细胞也高度提示红细胞的肾小球来源。尽管存在红细胞管型和畸形红细胞对诊断肾小球疾病有帮助，但没有红细胞管型和畸形红细胞并不能排除肾小球疾病。

当发现有脓尿时，应将尿液标本送去做常规培养（第 133 章）。如果出现无菌性脓尿和血尿，则需要进行尿液抗酸杆菌的培养。

疑似肾实质性病变的检测

如果存在肾实质 / 肾小球疾病（红细胞管型、畸形红细胞或大量蛋白尿）的临床证据，应收集 24 h 尿液，进行免疫学检查，并考虑进行肾活检。

如果检查结果为阴性，则应关注恶性肿瘤的评估（见后面的讨论）。

24 h 尿蛋白和肌酐采集。需要采集 24 h 的尿液，尤其是在尿液分析中出现蛋白尿的患者。这些结果有助于量化肾功能和蛋白尿程度。大量蛋白尿（> 3 g/24 h）通常与肾小球病变有关（第 130 章）。

免疫学检查。由于许多肾小球损伤是由免疫介导的，因此需要考虑血清学检测。测试选择最好参照基于整体临床表现的预测试概率进行（第 130 章和第 146 章）。对于疑似狼疮性肾炎，抗核抗体、抗 DNA 抗体和补体水平［C3、C4 和 CH50（溶血性补体）］可以证实诊断。对于链球菌病后肾小球肾炎的诊断，抗链球菌素 -O 滴度、抗 DNA 酶 B 和补体水平可能会有帮助。怀疑多发性骨髓瘤需要进行血清和尿液的免疫电泳检查。对于怀疑 Berger 病（免疫球蛋白 A 肾病）或过敏性紫癜的患者，需要进行血清 IgA 水平测定。血管炎在临床上是一个值得关注的问题，应了解怀疑患有 Goodpasture 综合征患者的血清抗肾小球基底膜抗体水平，以及寡免疫复合物肾小球肾炎和其他血管炎的抗中性粒细胞胞浆抗体（ANCA）水平（第 146 章）。

肾脏活检适用于疑似血管炎患者，也是其他自身免疫性疾病和免疫复合物疾病伴有肾功能损害或大量蛋白尿时的重要考虑因素（第 130 章和第 146 章）。

恶性肿瘤检测

风险分层。确定是否有必要进行检查。理想情况下，进一步检查的必要性及其强度是根据临床测试前对肿瘤可能性的评估来决定的。正如无症状微血尿的情况一样，用于风险分层的数据非常有限——与不同程度的无症状微血尿相关的实际风险程度和检查结果在很大程度上是未知的（也许那些有严重血尿或非常高程度的血尿［例如，> 50 RBC/HPF］的患者的数据除外）。因此，人们只能对检测前的概率做一个非常粗略的临床预测，特别是对中、低度的镜下血尿。然而，这种预测可以有助于诊断决策，因此，应该注意与风险增加有关的临床参数。

- 刺激性排尿症状
- 目前或既往吸烟史
- 职业性化学品接触
- 年龄增长
- 血尿明显程度

例如，一名 50 岁男性吸烟者出现无症状镜下血尿，发现泌尿系统恶性肿瘤的概率约为 5%。在症状性镜下血尿患者中，恶性肿瘤的发生率增加到 10% 以上。另外，一个健康的无症状、不吸烟、有轻微血尿的 25 岁患者无需进行恶性评估，因为预测发生概率小于 1%。

一般来说，出现肉眼血尿或明显的镜下血尿（> 50 RBC/HPF）的人，在没有可识别的自限性原因的情况下，具有足够高的恶性肿瘤概率，可以直接进行进一步的恶性肿瘤评估，而无需重复尿液分析。类似的方法可能适用于有风险因素（症状、年龄、职业暴露、吸烟）和轻微血尿的人。无症状的人如果没有任何危险因素，但有轻微的血尿（例如，3 ～ 8 RBC/HPF），则属于“灰色地带”。在这里，一些专家建议在开始寻找恶性肿瘤之前再重复进行 2 次完整的尿液分析，只有在 3 次正确的尿液分析中至少有 2 次确认有微量血尿时才继续进行。同样，尿液试纸阳性需要通过正规的尿液分析进行确认；如果血尿呈阴性，专家建议再进行 3 次尿液分析，只有在阳性的情况下才开始检查。

影像学检查。对于无症状的、不怀疑有结石的患者，利用血尿方案（非对比造影，然后用染色剂进行上层采集系统的检查）的计算机体层成像尿路造影（computed tomography urography，CTU）是首选的成像方式。与静脉排泄性尿路造影［intravenous excretory urography，IVU；也被称为静脉肾盂造影（intravenous pyelogram，IVP）］相比，CTU 在检测上尿路肿瘤方面具有更高的检测灵敏度（例如，100% vs. 60.5%）和特异度（例如，97.4% vs.90.9%）。在一项研究中，CTU 的准确性为 98.3%，而 IVU 为 80.9%。CTU 方法的阳性预测值为 90%，而 IVU 为 40%。CTU 和 IVU 对于检测下尿路病变，尤其是直径小于 2 cm 的膀胱内病变的灵敏度较低（35% ～ 40%）。下尿路病变需要进行膀胱镜检查。

在进行任何涉及造影剂的检查之前，需要确定肾功能，特别是当怀疑有肾实质性疾病时。为计算估计的肾小球滤过率（GFR）而检测尿素氮和肌酐是至关重要的。在 GFR 显著降低（< 30 ml/min）的情况下，由于存在造影剂诱导的肾衰竭的风险，禁止使用造影剂。还应检查二甲双胍的使用、糖尿病和非甾体药物的使用情况，它们可能影响造影剂检查的安全性。

另一个重要的试验前考虑因素是累积的电离辐射暴露。CTU 检查需要大量的暴露，特别是在进行染色研究时，尤其是在患者多年来反复接受 CTU 检查时。计算机断层扫描（CT）技术和协议的改进正在降低辐射暴露，但在检查时必须考虑累积的辐射。IVU 也需要相当大的辐射量，通过将肾超声与 IVU 相结合，可以限制辐射量，避免肾脏 CT 检查的需要。肾脏超声也是一种非电离性的替代 CT 的方法，用于检测直径大于 2.5 cm 的肾脏肿块（灵敏度接近 100%）——大多数肾细胞癌都大于 2.5 cm。磁共振尿路造影是逆行肾盂造影联合上尿路无辐射成像的另一种方法，但必须进行钆灌注，而且逆行尿路造影是侵入性的检查。

膀胱镜检查。如前所述，影像学检查的灵敏度不足以检测下尿路的早期恶性肿瘤；需要进行膀胱镜检查。多达 70% 的血尿患者在无创检查后仍未被诊断出来，因此有必要通过膀胱镜进行下尿路检查。尽管大于 35 岁是泌尿科检查的年龄门槛，但需要根据临床实际情况来决定。具有重要风险因素（即刺激性排尿症状、吸烟、化学接触）的年轻人也需要考虑。这种方法在活动性出血期间特别有用。仔细检查输尿管口有无出血，对可疑病变进行活检是至关重要的。尿液细胞学或肿瘤标记物有时有助于指导泌尿科医生进行膀胱镜检查和活检，但如上所述，不建议在工作中常规使用。肉眼血尿患者在进行膀胱镜检查前应排除感染。

后续评估。部分血尿患者在上尿路检查和膀胱镜检查后仍未确诊。对于此类患者，尿液细胞学检查可能有助于确定是否需要继续检查，因为假阳性率非常低。恶性肿瘤初步评估完全阴性者，恶性肿瘤的风险很低。在对这些患者的随访中，大多数人不再有血尿，也没有明显的泌尿系统异常。建议对那些没有进一步血尿的患者随访 2 年，每年进行 1 次尿液分析。对于那些持续微量血尿的患者，建议每年进行一次尿液分析。只有在复发性血尿的患者中，才有必要进行重复的膀胱镜检查和上尿路成像检查。

尿液细胞学和膀胱肿瘤标志物。由于检测效果不佳（18% ~ 43% 的假阴性和 12% ~ 26% 的假阳性），不再推荐常规尿液细胞学和膀胱肿瘤标志物检查。但在最初的 CT 和膀胱镜检查不能确定血尿来源的情况下，有时也会使用它们。

尿液细胞学检查。通常情况下，对于被认为是高风险的患者，要送 3 份第一次晨尿标本进行细胞学检查。由于尿液细胞学的特异度（合并特异度 94%，范围 62.5% ~ 100%）高于其灵敏度（报告的灵敏度范围为 0 ~ 100%），所以它不能用来排除泌尿系恶性肿瘤。只有在极少数情况下，它能检测到其他方法无法识别的肿瘤。由于灵敏度不足和对诊断的总体贡献不大，因此建议尿液细胞学检查不作为无症状血尿标准评估的一部分（“建议”一节）。据估计，在不显著降低肿瘤检出率的情况下，由此节省的成本是可观的。细胞学检查对泌尿科医生在某些情况下可能是有用的（例如，需要对不确定的病变进行活检），但不适合常规用于决定谁需要进行侵入性检查。

肿瘤标志物。市面上提供的膀胱肿瘤标记物检测（如 NMP22、BTA STAT 和 UroVysion FISH）对泌尿系肿瘤，尤其是膀胱癌的检测具有中等的灵敏度和特异度。平均灵敏度和特异度在 65% ~ 80%，研究中的预测值约为 35% ~ 75%，大多数专家认为这不足以推荐在血尿检查中常规使用。

结石疾病检测（第 135 章）

在怀疑患有结石疾病的患者中，使用“结石方案”的非对比增强螺旋 CT 扫描已取代 IVP 作为首选影像学检查。在一项对比研究中，CT 检测结石疾病的灵敏度接近 100%，而 IVP 的灵敏度为 67%。随着 64 排 CT 扫描技术的出现，非接触式 CT 的辐射量显著减少。超声提供了一种非电离方法来检测梗阻性结石，肾积水通常在严重梗阻发生后不到 24 h 内就会显现出来，但对小结石的检测灵敏度较低。如果出现肾绞痛，应将尿液过滤以收集结石。尿液沉淀物的显微镜检查可能会发现晶体（第 135 章）。

肾外伤和肾血管的病理学检测

肾血管造影用于评估可能的肾损伤、可疑的血管性肾脏肿块和可能的动静脉畸形。CT 血管成像和 MR 血管成像是首选方法，都是此类无创的血管成像方法。血管成像的影像学检查的选择最好与血管放射科医生协商进行。

转诊适应证

如前所述，患有肉眼或严重血尿的患者当上尿路检查未发现血尿来源时，需要进行泌尿科会诊，以考虑膀胱镜检查。有肾小球肾炎或肾功能受损的患者应转诊给肾科医生进行进一步评估和治疗，并考虑进行肾活检，只有当诊断会影响治疗的选择时才有必要进行肾活检（第 130 章）。

患者教育

必须让老年患者认识到对血尿进行全面评估的必要性。在 50 岁以上的患者中，潜在的可治愈的肿瘤发病率很高（第 143 章），因此必须对这个群体进行彻底的检查。

建议[25-28]

根据是否怀疑有肾实质 / 肾小球疾病或恶性肿瘤，建议检查遵循两个途径。尿液分析和尿沉渣的检查有助于做出判断。那些患有严重蛋白尿、细胞管型或畸形红细胞的患者应首先进行肾实质疾病的评估。没有明显原因（如创伤、器械、感染或肾结石通过）的情况下，出现肉眼或镜下血尿的患者都需要进行泌尿系恶性肿瘤的评估。下面的建议整合了专家小组发布的指南，这些指南并不总是一致的（见“参考文献”）。所有权威机构都承认，目前他们的建议缺乏坚实的科学基础，主要作为指导方针发布。

适用于所有患者

- 诊断血尿需要对正确收集和处理的尿液进行显微镜检查，其中包括对运动后至少 48 h 收集的新鲜中段尿液进行显微镜检查。尿液试纸检测呈阳性不足以诊断，需要在至少一次正规尿液分析中的未经离心尿液中发现至少 3 RBC/HPF。
- 应检查尿沉渣中是否有细胞和尿管型，以及提示肾实质疾病的畸形红细胞。
- 在没有明确证据表明非恶性病因（如无并发症的感染、月经、近期剧烈运动、外伤、肾小球疾病、肾结石、病毒性疾病、近期泌尿外科手术）的情况下，应对所有在单次尿检中出现肉眼血尿或显著血尿（> 50 RBC/HPF）的患者进行泌尿系肿瘤检查（包括转诊到泌尿外科进行膀胱镜检查）。
- 程度较轻的确诊血尿者（至少在后续的一次尿液显微镜检查中≥ 3 RBC/HPF）在没有确定的良性病因的情况下也需要进行恶性肿瘤的检查，特别是如果他们有症状（腰痛、排尿痛、难治性尿路感染）或无症状但有泌尿系肿瘤的危险因素［如吸烟（过去或现在）、职业性接触泌尿系致癌物、年龄大于 50 岁、男性］。
- 总之，那些有重度蛋白尿、细胞管型、红细胞管型或畸形红细胞的患者，应首先接受肾实质疾病的评估，并结合肾脏科咨询。
- 不推荐对无症状者进行血尿筛查。

泌尿系统恶性肿瘤：

- 在肾功能（预计的 GFR）、电离辐射暴露和对造影剂过敏不构成禁忌证的情况下，将多排螺旋 CT 尿路造影（血尿方案）的平扫期和显影期作为评估肾和上尿路的首选影像学检查。如果 CT 加造影剂有禁忌证，可选择 MRI 加造影剂、非造影剂 CT 或超声，两者均可采用逆行尿路造影。
- 转诊到泌尿外科进行下尿路的膀胱镜检查评估。
- 由于灵敏度和特异度较差，在评估开始时可忽略尿液细胞学和肿瘤标志物的检查；保留以供以后在最初检查阴性的特定情况下使用。
- 在服用口服抗凝药或抗血小板治疗的患者中，不要忽略血尿的肿瘤检查。在这种情况下，隐性恶性肿瘤引起出血的风险增加。
- 如果最初的检查没有诊断意义，则在 2 ～ 3 年内重复检查。如果仍然是阴性，则应继续关注。

对于肾实质疾病：

- 采集 24 h 尿液以检测蛋白质和肌酐。
- 根据预测试概率，有选择性地进行血清免疫学检查（第 130 章），包括抗核抗体、抗 DNA 抗体、补体水平（C3、C4 和 CH50）、血清和尿液免疫电泳、IgA 水平和 ANCA 测定。
- 转诊到肾脏科会诊，并考虑进行肾活检。
- 如果没有发现实质性疾病，则继续进行恶性肿瘤检查。

（高延秋 翻译，曹照龙　曾　辉 审校）

第 130 章

蛋白尿的评估

A.H.G.

蛋白尿可能是一个表面健康患者的无症状表现，也可能是一个正在患病患者的关键诊断或预后表现。病因包括相对不常见的免疫介导疾病和严重的蛋白异常血症，以及糖尿病和高血压等日常疾病控制不良的后果。因为需要广泛的鉴别诊断，蛋白尿的发病给诊断带来了巨大挑战。对于基层全科医生来说，需要开始一项有效的检查，阐明最可能的病因及其可能的意义，并与肾科医生协商，以确保在需要肾活检时及时转诊。应用病理生理学方法进行检查有助于集中评估。

病理生理学和临床表现 [1–14]

正常的肾每天过滤约 180 L 的超滤液。鲍曼囊中的白蛋白浓度为 1 mg/dl。近曲小管重新吸收超滤液中的大部分白蛋白和低分子量蛋白。人类每天从尿液中排泄出蛋白质的量约为 150 mg 或更少。在无发热、尿路感染、近期剧烈运动、心力衰竭、显著高血糖或妊娠的情况下，由于白蛋白或其他蛋白质的渗出，蛋白质排出的量大于此值，强烈提示肾病或其他重要的病变需要检查。

病理生理学

溢出性蛋白尿

溢出性蛋白尿发生在低分子量蛋白质产生过多并被过滤和排泄时。典型和最普遍的例子是本周蛋白尿，即在患有骨髓瘤、淀粉样变性或意义不确定的单克隆淋巴瘤患者的尿液中可以发现大量的单克隆轻链。与白蛋白相比，尿液试纸对轻链的检测效果较差。因此，尿液检测器可能低估了尿液中本周蛋白的含量。通过 24 h 尿蛋白定量分析或使用尿蛋白与肌酐比值来量化尿蛋白，可用于测定蛋白尿程度。与 24 h 尿液采集相比，尿蛋白与肌酐比值是衡量蛋白尿严重程度的可靠替代指标。

肾小管性蛋白尿

蛋白尿可能发生在以肾小管损伤为主的情况下。在这种情况下，蛋白尿通常少于 1 g/d，反映了无法重新吸收细小的过滤蛋白质以及源自肾小管的蛋白质。通过电泳评估，这些是低分子量的蛋白质。

肾小球通透性增加

大多数显著的蛋白尿病例与肾小球基底膜的通透性屏障的丧失有关。蛋白尿可分为肾病范围的蛋白尿和亚肾病范围的蛋白尿。肾病综合征是一种与 24 h 内蛋白尿大于 3.5 g、高血压、高脂血症和水肿相关的综合征（译者注：国内教科书描述为大量蛋白尿、低蛋白血症、高度水肿、高脂血症的一组临床症候群）。亚肾病范围蛋白尿通常为每 24 h 1 ～ 3.5 g。尽管潜在的疾病可能是相同的，但当出现亚肾病范围的蛋白尿时，任何一个病例的预后和管理都明显更好。

在某些疾病中，临床上最早可检测到的肾受累的证据可能是微量白蛋白尿。微量白蛋白尿通常与糖尿病有关，被定义为排泄少量但异常的白蛋白，低于标准筛查试纸的检测水平。一过性蛋白尿可见于急性疾病（如发热、肺炎、癫痫发作和充血性心力衰竭）患者。据推测，在这些情况下，渗透性屏障存在瞬态缺失。它通常会随着基础疾病的治疗而得到解决。直立性蛋白尿主要发生在直立位，每 24 h 内的蛋白量通常少于 1 g。对其病理生理学的了解还不完全；在对直立性蛋白尿患者的长期随访研究中发现，该类患者的预后良好。

临床表现

蛋白尿通常是在常规尿液分析中发现的。另外，它也可能是肾病的几种表现之一，包括严重的高血压、全身水肿或肾衰竭。在这些情况下，伴随的病史和临床特征常常为肾病的病因提供线索。

孤立性蛋白尿

孤立性蛋白尿是指在 24 h 内排泄的蛋白质通常少于 1 g。根据定义，患者的肾功能是正常的，并且不伴有血尿、高血压或已知有肾脏表现的系统性疾病。当进行活检时，大多数患者的肾脏组织学都是正常的，或在肾活检中出现轻微的异常。偶尔，在这类患者的活检中可以发现薄基底膜病和 IgA 肾病。

孤立性蛋白尿患者可进一步分为以下几类：

短暂性蛋白尿。表现为一过性的肾小球蛋白尿增加，可由运动、发热、感染和充血性心力衰竭引起。急性事件发生后，蛋白尿完全消失，患者在重复尿液检查时是正常的。据推测，适应性血流动力学诱发了蛋白尿，它是由血管紧张素Ⅱ水平增加所介导的。通常会在随访中得到解决，无需进一步评估。

直立性蛋白尿。患者在直立状态出现长期的可重复的蛋白尿。对这些患者的长期随访显示，在 25 年内患者的预后良好，没有证据显示出现了明显的肾脏内在疾病或进展为持续的蛋白尿。

微量白蛋白尿。这是最早可检测到的涉及肾小球通透性变化的肾病的临床证据。它被定义为尿白蛋白 / 肌酐为 30 ～ 300 mg/g。在像糖尿病这样的疾病中，微量白蛋白尿的出现往往预示着临床上重要的糖尿病肾病的发生，并为预防进展为明显的糖尿病肾病创造了一个临床上可检测的干预点。

持续的孤立性蛋白尿。指蛋白尿少于 1 g/d，可能包括患有引起肾病综合征的早期或较轻疾病的患者。这类患者的预后好坏参半，需要对这些患者进行评估和随访，以便发现是否出现明显的肾病。

蛋白尿伴先天性肾病。肾小管蛋白尿通常少于 1 g/d，且蛋白尿的成分是低分子量蛋白质。它常常伴有肾小球滤过率的显著下降。

其他表现

蛋白尿大于 1 g/d，如果不是来自溢出性蛋白尿，往往反映内在的肾小球疾病。蛋白尿大于 3.5 g/d，如果不是来自溢出性蛋白尿，则是由于肾小球疾病引起的，并且常常与肾病综合征有关。

肾病综合征。肾病综合征可能与原发性肾病有关，也可能是系统性疾病的一部分。低蛋白血症、高血压、高脂血症和水肿常伴发，但并非总是如此（译者注：国内教科书描述为大量蛋白尿、低蛋白血症、高度水肿、高脂血症的一组临床症候群）。水肿的病因可能是严重低蛋白血症引起的低渗透压，也可能是肾原发性水钠潴留。低渗透压是肾病综合征水肿发生的机制，这一经典观点适用于许多但并非所有的肾病综合征病例；在某些情况下，肾通过抑制醛固酮和肾素来介导水钠潴留。与肾病相关的高血压可能很严重，但在微小病变疾病和 HIV 相关肾病中不太明显。肾病综合征的高脂血症是由于肝对低密度脂蛋白和极低密度脂蛋白的合成增加所致。含脂质的肾小管细胞形成“椭圆形脂肪体”，可在尿沉渣中以单个细胞或以管型的形式发现。当液滴中含有大量的胆固醇时，在偏振光下可看到“马耳他十字架”。

肾病综合征的其他并发症包括由于抗凝剂和凝血因子的丢失而导致的高凝状态。在尿液中丢失的主要抗凝因子是抗凝血酶Ⅲ；高凝状态的后果包括深静脉血栓、肺栓塞和肾静脉血栓形成。与肾静脉血栓形成相关的最常见的肾病是膜性肾病，其中 20% ～ 30% 的患者可能有显性的或隐性的肾静脉血栓形成。免疫球蛋白的丢失可诱发细菌感染，这在儿童中是一个特殊的问题，肾病综合征腹水可诱发自发性细菌性腹膜炎。丢失附着在结合蛋白上的维生素 D 可导致维生素 D 的缺乏和低钙血症。在甲状腺功能减退患者中，由于肾损失了维生素 D 结合蛋白，肾病综合征的发生可导致剂量需求的改变。

鉴别诊断 [15,18]

图 130-1 中详细介绍了处理蛋白尿的方法。评估应根据蛋白尿的类型、严重程度和持续时间进行调整。

如前所述，孤立性蛋白尿的鉴别诊断有限。它可能是短暂性蛋白尿、直立性蛋白尿或持续性早期疾病，最终可能导致肾病综合征。

蛋白尿伴有血尿，特别是当血尿中包括相位对比显微镜下的畸形红细胞时，表明是肾小球肾炎，有广泛的鉴别诊断。这些结果要求迅速和彻底的评估。表 130-1 中列出了与蛋白尿和血尿相关的那些导致快速进展的肾小球肾炎的疾病。

肾病综合征可由原发性先天性的肾病或与系统性疾病相关的肾小球损伤引起。表 130-2 总结了特发性肾病综合征的情况。虽然特发性膜性肾病一直是成人特发性肾病综合征的主要原因，但最近的一系列研究表明局灶性和节段性肾小球硬化现在可能更常见。微小病变型疾病仍然是导致成人肾病综合征的一个重要原因，但不如儿童常见，在儿童中，微小病变型是最常见的类型。微小病变型肾病通常起病突然且剧烈，与严重高血压的关联性较低。进展性肾功能不全极少发生在微小病变型疾病中；它通常是由于急性肾小管坏死或局灶性和节段性肾小球硬化的错误分类，在疾病早期具有重叠的临床和病理特征。

表 130-3 总结了肾病综合征的次要原因。其中，引起显著蛋白尿和肾病综合征的最常见原因是糖尿病，这是美国终末期肾病的主要原因。在 1 型糖尿病中，糖尿病肾病不可避免地与糖尿病视网膜病变的存在有关。虽然使用血管紧张素转换酶抑制剂（ACEI）和血管紧张素受体阻断剂（ARB）可能会改善蛋白尿的严重程度，但 24 h 内出现大于 500 mg 的蛋白质排泄量即为明显的糖尿病肾病。在引起肾病范围的系统性疾病中，系统性狼疮是较常见的疾病之一。狼疮的肾脏受累可能是轻微的症状，也可能是快速进展性肾小球肾炎的原因。

表 130-1　肾小球肾炎快速进展的原因

肾小球基底膜病或肺出血肾炎综合征
抗中性粒细胞胞浆抗体阳性的血管炎、多血管炎肉芽肿病、显微镜下多血管炎、嗜酸性肉芽肿病伴血管炎（Churg-Strauss 综合征）、贫血免疫性坏死性肾小球肾炎
低补体免疫复合物性肾小球肾炎、系统性红斑狼疮、冷球蛋白血症、心内膜炎、链球菌感染后肾小球肾炎、膜增殖性肾小球肾炎
正常补体性肾小球肾炎、IgA 肾病、过敏性紫癜

淀粉样变性是一组具有共同组织学和临床分型但病因不同的疾病。所有淀粉样沉积物都有一种称为蛋白 P 的常见血浆蛋白。淀粉样轻链（AL）淀粉样变性可能是一种特发性疾病，与多种器官中单克隆轻链的沉积有关。当与骨髓中大量浆细胞浸润相关时，淀粉样变继发于多发性骨髓瘤。然而，当骨髓中的浆细胞克隆群不足以诊断骨髓瘤时，它被称为原发性 AL 淀粉样变性。淀粉样蛋白 A（AA）淀粉样变性是一种继发性疾病，与骨髓炎、结核病、家族性地中海热和克罗恩病等慢性炎症有关。转甲状腺素突变是多种家族性淀粉样变性的基础。其他形式的淀粉样蛋白包括肾病患者出现的 β-2 微球蛋白相关淀粉样变性。轻链沉积病与模

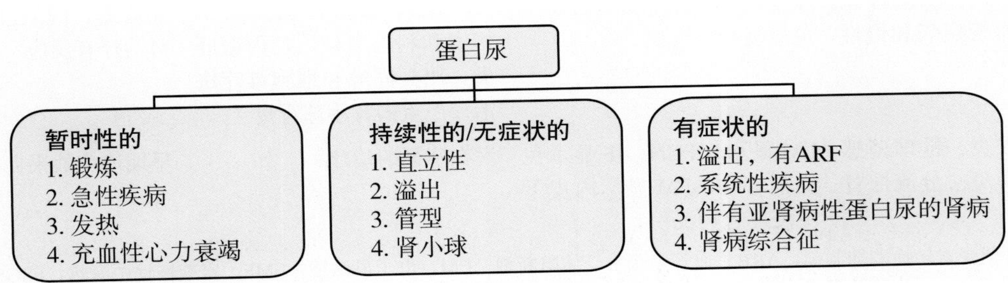

图 130-1　处理蛋白尿的方法。ARF，急性肾衰竭；CHF，充血性心力衰竭

表 130-2　特发性肾病综合征

疾病	病理学	治疗	预后
局灶性和节段性肾小球硬化	电镜下足突融合和光镜下节段性硬化	类固醇、环磷酰胺、霉酚酸酯、环孢素、血浆置换	监测
膜性肾病	光镜下 GBM 增厚，免疫荧光法下免疫球蛋白 G 和 C3 沿 GBM 沉积，电镜下上皮下电子致密沉积	类固醇、氯霉素、环磷酰胺、霉酚酸酯、环孢素、利妥昔单抗	好，蛋白尿少，肌酐正常
微小病变型肾病	电镜下正常，电镜下足部融合；免疫荧光下正常	环磷酰胺、环孢素和霉酚酸酯搭配类固醇，类固醇耐药病例使用霉酚酸酯	非常好，大多数患者出现自发性和类固醇诱导的缓解
膜性增生性肾小球肾炎	免疫荧光法检测 GBM 增厚和免疫复合物沉积；电镜观察内皮下沉积	类固醇、环磷酰胺、霉酚酸酯	监测

GBM，肾小球基底膜。

表 130-3　蛋白尿的次要原因

疾病	病理学	治疗	预后
糖尿病	结节性肾小球硬化	ACEI、ARB、血压控制	早期使用 ACEI、ARB 治疗将减缓病情进展
淀粉样轻链（AL）淀粉样变性	嗜酸性，刚果红阳性沉积物	骨髓瘤治疗	监测
淀粉样蛋白 A（AA）淀粉样变性（感染，如 TB、FMF、克罗恩病、骨髓炎）	在 AL 的 IF 上有轻链	基础疾病的治疗	基于潜在的疾病
系统性红斑狼疮	轻度系膜到弥漫性间质增生性；IF 显示有 IC 沉积	对类固醇、环磷酰胺和霉酚酸酯的弥漫性增生性和膜性反应	对类固醇和环磷酰胺或霉酚酸酯的治疗有反应；预后与组织学的严重程度有关；霉酚酸酯已成为比环磷酰胺更受欢迎的药物
继发性膜性（肺癌和结肠癌；黄金和卡托普利等药物；梅毒、乙型肝炎和疟疾等感染）	LM 上的 GBM 增厚，IF 上的 IgG 和 C3 沉 积，EM 上的上皮下沉积	治疗基础疾病；ACEI、ARB，停用损害药物	预后基于潜在疾病
继发性微小病变（药物如非甾体抗炎药，霍奇金淋巴瘤）	IM 和 IF 显示正常，EM 显示足细胞足突融合	停药或精准治疗恶性肿瘤，ACEI，ARB	预后与基础疾病有关
继发性 FSGS（帕米膦酸和海洛因等药物使用、HIV 等感染、肥胖和反流）	LM 显示局灶性和节段性硬化；IF 显示免疫复合物阴性，EM 显示足突融合	停药、治疗感染、减轻体重；ACEI、ARB	与潜在疾病的治疗或停药有关
冷球蛋白血症（骨髓瘤、Waldenström 综合征、丙型肝炎、胶原血管疾病和慢性感染）	LM 显示 MPGN；IF 显示免疫复合物，EM 显示内皮下免疫复合物沉积	用化疗治疗骨髓瘤或 Waldenström 综合征；用干扰素和利巴韦林治疗丙型肝炎；用类固醇和细胞毒疗法治疗严重的肾小球肾炎	骨髓瘤和 Waldenström 综合征监测；丙型肝炎感染可能对治疗有反应
细菌性心内膜炎、链球菌感染后肾小球肾炎、分流性肾炎	LM 显示 MPGN，IF 显示免疫复合物，EM 显示内皮下免疫复合物沉积	潜在感染的治疗	早期治疗效果良好

注：ACEI，血管紧张素转换酶抑制剂；ARB，血管紧张素受体阻断剂；EM，电子显微镜；FMF，家族性地中海热；FSGS，局灶性节段性肾小球硬化；GBM，肾小球基底膜；IC，免疫复合物；IF，免疫荧光；IgG，免疫球蛋白 G；LM，光镜；MPGN，膜增生性肾小球肾炎；NSAID，非甾体抗炎药；TB，结核病。

拟糖尿病肾病的结节中轻链的克隆性沉积有关。然而，结节通常为 κ 轻链染色，并且通常有潜在的骨髓瘤。

许多特发性肾病的组织学特征可以与多种其他疾病相似，包括胶原血管疾病、药物、感染和恶性肿瘤。肾对这些不同诱因的反应突出了肾对不同损伤的反应方式的局限性，这也有望进一步帮助发现目前被认为是特发性肾病的各种病因。

检查 [2,7-9,12,15-21]

检查前确认诊断

在开始检查之前，需要确认蛋白尿的存在并排除假阳性。对肾病诊断最重要的是尿白蛋白浓度，定义为每克肌酐中的白蛋白量，它可以校正尿浓度的变化。正常范围是尿白蛋白低于 30 mg/dl。定量尿液检测（如 DCA）表现出最好的性能特点（敏感度 96%，特异度 98%），因此其优于半定量方法（例如 Clinitek；敏感度 76%，特异度 93%），也优于试纸检测，试纸无法检测出低于 300 mg/g 的白蛋白浓度。检测需要在除外短暂升高和可能出现假阳性读数的情况下进行，如发热、尿路感染、近期剧烈运动和心力衰竭。定量检测阴性（< 30 mg/g）可排除蛋白尿（检测其他形式的蛋白尿需要单独检测，后面会讨论）。

病史和体格检查

病史和体格检查往往为蛋白尿的病因提供重要线索。病史应包括寻找与蛋白尿和肾病相关的系统性疾病，包括系统性红斑狼疮、ANCA 相关性血管炎和冷球蛋白血症。用药史应包括处方药和非处方药，包括非甾体抗炎药。肾病综合征的发病可以追溯到突然出现的水肿和泡沫尿。非法药物的使用可能是肾病综合征的病因，如海洛因肾病。有高危性行为或静脉注射毒品史可能怀疑患有 HIV 相关肾病。呈现机会性感染或特征性恶性肿瘤的特征也可能提示临床医生怀疑 HIV 感染。在 Alport 综合征患者中可能会出现肾病的家族史。

体格检查也可以提供线索。尽管淀粉样变性和 HIV 相关的肾病患者的血压可能正常，但肾病患者的血压通常很高。冷球蛋白血症引起的瘀斑、皮疹，或心内膜炎中出现的脓性栓子可能是重要的临床线索。肾病综合征患者通常会出现全身水肿。肝脾大、巨舌和腕管综合征，它们都可能提示淀粉样变性。

实验室评估

一旦得到确认，对蛋白尿的实验室评估就会转向对肾功能的描述、量化和评估。对持续的蛋白尿应进行评估，以区分溢出性、肾小管性和肾小球性病因。病因检测应以预测的概率为指导，这在很大程度上取决于病史和体格检查。不考虑预测概率而简单地进行大量的“蛋白尿检测”，很可能是无益的、浪费的，并有可能产生误导。

尿液检测

尿液试纸检测。尿液试纸检测因其方便、简单、成本低而广受欢迎。它可以帮助明确蛋白尿的性质，但有一定的局限性。它是一种中等灵敏度的比色分析法，在一定的 pH 值下，在有蛋白质存在时会改变颜色。对白蛋白的检测灵敏度比对检测其他蛋白质［如轻链（本周蛋白通过加热和酸性试验检测效果更好）］的检测灵敏度要高。尿液试纸不能检测到浓度低于 300 mg/g 肌酐的白蛋白，因此不适合检测和排除微量白蛋白尿，而微量白蛋白尿是早期肾病的标志。

通过与红细胞过氧化物酶相互作用，试纸尿分析有助于检测红细胞，在有白蛋白尿的情况下，提示有活动性肾小球损伤；如果试纸分析红细胞不呈阳性，则肾小球病变的可能性降低。由于试纸检测的假阳性率较高（第 129 章），建议尿液中存在红细胞者要通过显微镜检查新鲜尿液样本来确认（第 129 章）。

尿液的显微镜检查。尿沉渣检查对蛋白尿的病因诊断有重要意义。畸形红细胞的存在表明有肾小球疾病（通过受损的肾小球毛细血管而变形），红细胞管型是肾小球肾炎的病理学特征。白细胞的存在表明急性间质性肾炎可能，与药物过敏反应、军团菌肺炎等感染或结节病等全身性疾病有关。

24 h 尿液收集。收集 24 h 尿液进行定量分析可能在评估肾病和蛋白血症时很有价值。当蛋白尿明显时，蛋白尿的程度可作为预后的独立预测因素（如进展为肾衰竭的风险、死亡率）。收集的标本不包括第一天早晨的第一次尿液，但包括随后的所有尿液，以第二天早晨的第一次尿液为结束（该尿液也被包括在内）。在患者的治疗过程中，可以用连续收集的方法来跟踪蛋白尿和肌酐清除率。然而，24 h 尿液的收集繁琐，且会出现收集不准确的情况。目前的建议是使用尿样中的蛋白与肌酐的比值。比值为 3 表示 24 h 的蛋白质排泄量约为 3 g，但该比值在有直立性蛋白尿的患者中可能不准确。

肌酐清除率和肾小球滤过率。肌酐清除率可以通过 24 h 尿液中的肌酐来计算，并使用在给定血清肌酐浓度下 24 h 内排出的肌酐量来估计清除率。一个典型的患者应该产生 15 ～ 25 mg/（kg・d）的肌酐，而女性的肌肉质量相对较少，因此肌酐的产生也比男性少。推荐的替代方法是从估算的肾小球滤过率（glomerular filtration rate，eGFR）、使用血清肌酐（PCR，单位：mg/dl）和从肾病饮食调整研究得出的公式来估算：

GFR（ml/min /1.73 m^2）= 186（PCR）$^{-1.154}$［年龄（岁）］$^{-0.203}$ × 0.742（女性）× 1.210（非裔美国人）

此方法的简单应用工具可在以下网站找到——http：//www.nkdep.nih.gov/healthprofessionals/tools/gfr-adults.htm.

血清学检查

用于评估蛋白尿患者的血清学检查有很多，应在选择前以估计的概率为指导。选择应包括以下内容：

- 如果临床上怀疑有系统性红斑狼疮，则需要检查抗核抗体，如果有必要，还需要检查抗双链 DNA 抗体和更多的特异性狼疮抗体（第 146 章）。
- 补体：如果担心有导致肾小球损伤的免疫学过程，则需要检测 C3 和 C4 水平。
- 血清蛋白（免疫）电泳，有助于鉴别单克隆性丙种球蛋白病和多发性骨髓瘤。
- 尿液中的本周蛋白可能是存在淀粉样变性或多发性骨髓瘤的一个线索。
- 抗肾小球基底膜抗体，特别是当有血尿和活性的尿沉渣时；肺部受累（可能是肺出血肾炎综合征的线索）。
- 抗中性粒细胞胞质抗体（antineutrophil cytoplasmic antibody，ANCA）——用于疑似血管炎（如血尿、咯血、可触及的紫癜、关节炎；第 146 章）。
- 冷球蛋白——在明显的紫癜、关节痛、全身无力和异常血清蛋白电泳中的应用。
- 艾滋病血清学、乙型肝炎表面抗原和抗体、丙型肝炎抗体和病毒滴度在提示慢性病毒感染的危险因素和临床发现中的应用。
- 相隔数周的抗 DNA 酶 B 和抗链球菌素 O 滴度用于诊断可能的 A 组 β 溶血性链球菌感染后的链球菌性肾小球肾炎。

肾影像学检查

肾影像学检查在某些情况下可以提供帮助。单个肾的存在可能表明为慢性超滤引起的继发性局灶性硬化症。许多囊肿的存在可能怀疑常染色体显性多囊肾病。在继发性局灶性硬化症的反流中可以看到扩张的集合系统。双侧大肾伴有蛋白尿可能见于糖尿病、淀粉样变性和 HIV 相关的肾病。

肾活检

肾活检适用于疑似肾实质疾病的病例，其结果对治疗和（或）预后有影响。其中包括疑似快速进展的肾小球肾炎、特发性肾病综合征、病因不明的肾小球肾炎、病因不明的慢性肾病、狼疮性肾炎和病因不明的急性肾衰竭。当出现急性肾小球肾炎并伴有蛋白尿时，如果血清学评估结果不明确，则应进行血清学检查后活检。

潜在恶性肿瘤的筛查

对于老年患者，尤其是肾病综合征患者，需要考虑恶性肿瘤的筛查，许多膜性肾病患者可能有潜在的恶性肿瘤。甚至更年轻的患者也可能患有霍奇金淋巴瘤或非霍奇金淋巴瘤。适龄的、基于风险因素的肿瘤筛查，结合良好的体检就已足够。

其他器官活检

腹部脂肪垫活检对检测系统性淀粉样变的灵敏度为 70% ～ 80%，可以避免进行更具侵入性的肾脏活检。同样，牙龈和直肠活检也可用于做出诊断。骨髓活检可用于诊断多发性骨髓瘤和淀粉样变性。

管理原则 [2,7-9,11-13,17,22-30]

治疗最好根据病因进行，无论是低分子量蛋白的溢出、肾小管损伤，还是肾小球损伤。尽管如此，对于后者的病理生理学类型，有一些共同的管理特点：

- 血管紧张素阻断剂——对于因肾小球损伤而出现蛋白尿的患者，ACEI 和 ARB 可以延缓慢性肾病的进展，特别是在高血压和糖尿病的情况下（第 26 章、第 102 章和第 142 章）。
- 血压控制——建议的目标是低于 130/80 mmHg（第 26 章、第 102 章和第 142 章）。
- 降低血脂——蛋白尿和肾病综合征患者的血脂常常升高；强化他汀类药物治疗可能会有帮助（第 27 章）。
- 钠限制——通常是水肿治疗的第一步（第 18 章、第 26 章）。
- 利尿剂——治疗控制血压的噻嗪类药物和治疗容量过重的袢利尿剂。
- 醛固酮拮抗剂——醛固酮拮抗剂与血管紧张素阻滞剂合用可降低蛋白尿；需要密切监测血钾水平，以防出现高钾血症。
- 限制蛋白质——可以减缓慢性肾病的进展和尿毒症的发展；最好在熟悉慢性肾病患者管理的肾科医生和营养师的指导下进行（第 142 章）。
- 补充维生素 D——慢性肾病，特别是肾病综合征患者会出现维生素 D 缺乏症；治疗方法是使用维生素 D_3（第 142 章）。

特发性肾小球疾病的治疗

特发性肾病综合征的治疗方法通常基于活检结果。微小病变型肾病对类固醇有反应，通常不需要额外的免疫抑制。膜性肾病通常对类固醇和细胞毒性治疗有反应。局灶性和节段性肾小球硬化约有 50% 对类固醇有反应，也可能对额外的细胞毒性或环孢素治疗有反应。膜增生性肾小球肾炎最好根据其根本原因（如感染、单克隆丙种球蛋白病或自身免疫性疾病）进行治疗。那些病程进展迅速的患者可能适合于单独使用大剂量类固醇或与其他免疫抑制剂联合使用。相反，一项精心设计的随机试验发现，IgA 肾病对免疫抑制疗法的反应不超过血管紧张素阻断。

当肾病综合征由继发性原因引起时，治疗的目标通常是消除潜在的疾病。应停止使用违禁药物。当感染是根本原因时，治疗应针对潜在的感染，如与丙型肝炎感染有关的冷球蛋白血症。对于与恶性肿瘤相关的肾病综合征，目标应该是酌情切除恶性肿瘤。肾病综合征的遗传原因很少见，且多发生于幼儿，尽管越来越多的人认识到成人肾病综合征与晚期表达的足细胞蛋白的突变有关。

转诊和入院的适应证

一过性蛋白尿消失的患者不需要转诊到肾科医生处。患有糖尿病和微量白蛋白尿、预示着发生糖尿病肾病的患者，可以由基层全科医生发现并使用 ACEI 或 ARB 类药物进行适当的治疗，而无需转诊。然而，如果患者的肾功能下降并伴有持续活跃的尿沉渣和大量蛋白尿，特别是如果达到了提示肾病综合征的水平，则应转诊给肾科医生，以进行活检和制订治疗方案。如果基层全科医生不能很好地诊断出疑似直立性蛋白尿，转诊会有帮助。

当肾功能迅速下降时，应安排入院治疗，并尽快制订肾活检的计划。通常在快速进展的肾小球肾炎病例中，可以使用大剂量的类固醇和环磷酰胺进行经验性治疗，目的是在明确诊断之前就能防止肾功能的不可逆损伤。

（高延秋 翻译，曹照龙　曾　辉 审校）

第 131 章

阴囊疼痛、肿块及肿胀的评估

A.H.G./A.G.M.

涉及阴囊的肿块、全身性肿大或急性疼痛可能由患者自己注意到或在体检时偶然发现。有阴囊不适的患者往往担心性功能丧失和肿瘤的可能性。基层全科医生需要能够及时识别扭转和附睾炎，并将良性肿块与提示睾丸恶性肿瘤的肿块区分开来，后者需要转诊到泌尿科进行评估。

病理生理学和临床表现 [1-12]

睾丸癌

几乎所有的睾丸肿瘤是由生殖细胞起源的恶性肿瘤。幸运的是，这些肿瘤并不常见，占男性肿瘤死亡总数的不到 1%。然而，睾丸癌是 15 ～ 35 岁男性患者最常见的恶性肿瘤，估计发病率为 3/100 000。睾丸未下降者的发病率增加，即使进行睾丸固定术或切除睾丸，发病率仍居高不下；风险似乎是由遗传决定的。发病高峰在 20 ～ 40 岁。在 60 岁以上的患者中，睾丸淋巴瘤是最常见的睾丸恶性肿瘤。

通常，肿瘤表现为坚硬、沉重、结实、无压痛的睾丸肿块，不透光，但有时它的性质是光滑的，甚至是有弹性的，所以尽管它阻碍了光线的传播，也可能被误认为是良性病变。病变通常是无痛的，但约 20% 的病变会引起阴囊不适，并且可能会出现明显的疼痛和压痛，特别是在肿瘤出血情况下。

腹膜后转移可能会导致背部或腹部隐痛，扩散到胸部会导致呼吸困难、咳嗽或咯血。可触及的左锁骨上结节或上腹部肿块。偶尔会发生广泛的转移，但几乎没有原发肿瘤的证据。转移的病灶在组织学上可能与原发病灶不同。少数恶性肿瘤产生绒毛膜促性腺激素或雌激素，并且与男性乳房发育有关（第 99 章）。

非恶性睾丸疾病

年轻患者睾丸扭转表现为急性疼痛和坚硬、有压痛的肿块，最常见于青春期。25 岁以下男性每年发病率为 1/4000。剧烈疼痛可能伴有恶心和呕吐，并可能与腹部不适情况混淆。这种情况主要是发生在青春期男孩和年轻男子。非恶性睾丸疾病经常出现睾丸疼痛的反复发作。睾丸在异常增大的囊膜内摇摆，就像一个铃铛。该疾病在睡眠期间可能会发作，仅 4% ～ 8% 的患者有既往创伤史。扭转最初阻碍静脉回流，随后在短短 4 h 内，可由动脉供血受阻导致缺血。

睾丸外伤产生急性睾丸疼痛和肿胀，类似于扭转或感染。然而，如果创伤后疼痛持续 1 h 以上，必须考虑外伤引起扭转的可能性。睾丸炎通常在腮腺炎后 7 ～ 10 d 出现；最常为单侧，并伴有发热、肿胀、疼痛和压痛。有时没有腮腺炎的发生，这种情况在成年人中比在儿童中更常见。

囊性和血管性阴囊肿块

含有液体或精子的囊性肿块通常自发形成。它们生长缓慢，通常无痛，并且它们可能很大且波动。鞘膜积液是透明或淡黄色液体在鞘膜内或鞘状突内的囊性聚集。附睾囊肿是一种常见的良性囊肿。精囊囊肿是含有来自附睾小管的精子的阴囊内囊肿。睾丸和鞘膜之间的空间也可能充满液体，继发于引流障碍或炎症。

精索静脉曲张是由静脉瓣膜功能不全引起的。97% 的病例发生在左侧，因为左侧精索静脉直接汇入左肾静脉，当静脉瓣膜功能不全且患者站立时，相当大的静脉压力会传入到阴囊。右侧精索静脉曲张可能发生在静脉阻塞或肾癌的情况下。精索静脉曲张有一个“蚯蚓”样的外观，通常无触痛；当患者平卧时，精索静脉曲张的体积会缩小。

附睾炎

在 35 岁以下的男性中，淋球菌或衣原体感染可导致附睾炎，支原体感染也可引发附睾炎。由于它是一种性传播疾病，可能伴有尿道炎的症状（排尿困难、分泌物排出）。在老年男性中，病因更可能是前列腺炎、近期的泌尿系统手术或结构性损伤。附睾炎可与睾丸癌一起发生。最初，压痛和肿胀局限于附睾，但随着病情发展，炎症可能扩散到邻近的睾丸，形成一个巨大、界限不清的压痛性阴囊肿块。

阴囊内非睾丸恶性肿瘤

非睾丸性阴囊内恶性肿瘤是罕见的，通常很坚固，并且不透光，这与良性的睾丸外阴囊病变有所区别。

会阴部的坏死性筋膜炎（富尼埃坏疽）

服用 SGLT2 抑制剂的糖尿病患者患这种罕见但可能致命的并发症的风险增加。它通常始于阴囊或会阴皮肤的损伤部位，主要病原体为大肠杆菌和拟杆菌。据报道，它主要发生在男性身上，最初可能表现为轻微的阴囊不适，但可以进展非常迅速，累及整个生殖器、会阴和其他部位。死亡率超过 50%。其特征是生殖器区压痛、发红或肿胀，如阴囊延伸至直肠，发热超过 38℃。

腹股沟疝

腹股沟疝可导致阴囊肿大和不适，因为肠道会通过腹股沟管并向下推动进入阴囊。

牵涉痛

阴囊外源性疼痛可通过刺激营养阴囊的神经（生殖股神经、髂股神经或阴囊后神经）之一，而引起阴囊疼痛。阴囊检查无异常。

鉴别诊断 [2,4,6,7]

可以根据临床表现来考虑鉴别诊断。一个明显的睾丸外、柔软的阴囊透光肿块，可能表现为鞘膜积液、精索囊肿、附睾囊肿，甚至全身水肿。“团状蚯蚓”是精索静脉曲张的特征。睾丸外有触痛、发炎的肿块很可能是早期附睾炎。剧烈疼痛的睾丸肿胀可能是附睾炎、睾丸炎、精索扭转、外伤或睾丸癌出血的表现。新发的生殖器或会阴部皮肤的发红、发热、有触痛区应警惕坏死性生殖器筋膜炎，特别是服用 SGLT2 抑制剂、并出现超过 38℃的发热的糖尿病患者。坚硬、无压痛的睾丸结节，透光试验阴性的考虑肿瘤。不透光的睾丸外结节虽然良性病因更为常见，但也应考虑恶性的可能性。

在没有阴囊病变的情况下，疼痛提示有阴囊外来源。病因包括腹主动脉瘤、输尿管绞痛、盲肠后阑尾、腹膜后肿瘤和前列腺炎。

检查 [1,4-7,9,11-18]

由于睾丸癌和睾丸扭转是严重但有可能治愈的疾病，因此对于那些患有阴囊或睾丸疾病的年轻男性来说，它们是首要的、不可忽视的考虑因素。当怀疑发生扭转时，必须紧急进行评估。附睾炎也是可以治愈的，而且很重要，因为它可能是性传播疾病。

病史

病史询问应包括症状的严重程度、持续时间、临床病程、触痛、近期创伤、尿道分泌物、排尿困难、发热、腹股沟疝和并发感染（如腮腺炎、淋病、前列腺炎）的情况。阴囊坠胀是常见的但非特异性的主诉，见于从肿瘤到鞘膜积液和附睾炎等的各种情况。要注意患者的年龄，睾丸癌发生于 40 岁以下的男性，而扭转在青少年和年轻男性中最常见。隐睾病史增加了睾丸癌的可能性。不能排除不明确的腹部、背部或胸部不适，因为它们可能预示着转移性睾丸癌的发生。年轻人复发提示扭转（见后面的讨论）。并发腰痛、腹痛、前列腺炎或已知的睾丸外癌提示有阴囊外的来源，特别是在体格检查没有阴囊病变的情况下。新发低热和生殖器或会阴部皮肤发热和压痛应引起对生殖器坏死性筋膜炎的注意，特别是对于服用了 SGLT2 抑制剂的糖尿病患者。

体格检查

当一位年轻男性表现出剧烈的阴囊疼痛，体格检查应侧重于睾丸扭转的可能性。对睾丸扭转最敏感的体检是提睾反射消失（提睾反射是通过刺激大腿内侧上方皮肤，使睾丸上抬）。疼痛时间少于 6 h 的患者，若病史和检查结果与扭转相符，应立即转诊进行手术探查。在其他情况下，检查的关键是仔细触诊阴囊内容物和经透光试验探查任何触诊到的肿块。应该评估病变是囊性还是实性，是睾丸性还是非睾丸性。

检查时，检查者应注意任何压痛、红斑、肿块、疝或静脉曲张。阴囊皮肤发红、发热、压痛，特别是在接受SGLT2抑制剂治疗的糖尿病患者中伴有发热，应注意生殖器坏死性筋膜炎的可能。正确触诊阴囊内容物：站在患者一侧，用双手，一只手支撑睾丸，另一只手从未受累的那一边开始，去感觉和识别每处结构。附睾的头部通常位于睾丸的上方，体部和尾部向后延伸。所有的这些都可以从睾丸上摸到。正常的睾丸活动自如，且均匀一致。检查睾丸是否有异常，这些异常可能为受累一侧的疾病提供线索，例如，睾丸扭转时可检查出水平方向“钟摆样”活动。确定阴囊结构并检查有无压痛、发热、肿胀和结节。如果发现肿块或结节，需确定它是睾丸还是睾丸外，以及是实性的还是囊性的。检查腹股沟处是否有疝气。

很有必要在黑暗的房间中使用手电筒进行透光试验，以帮助确定病变是囊性的还是实性的。囊性病变在大多数情况下可以透光，但血性渗出物则不能。睾丸外囊性肿块很可能是良性的，有可能是精索静脉曲张、附睾囊肿或鞘膜积液。如果肿块坚硬，不能透光，或患者自述逐步增大，则必须考虑肿瘤，即使肿块看起来是睾丸外的，也必须进行泌尿系统检查。

对于怀疑有睾丸肿瘤的患者，需要仔细检查锁骨上淋巴结、胸部和腹部，因为50%以上的患者存在转移性疾病。此外，还要检查是否存在男性乳房发育（腹股沟淋巴结并不意味着睾丸癌，因为睾丸淋巴管注入主动脉外侧淋巴结。阴囊非睾丸淋巴管注入腹股沟淋巴结）。

阴囊柔软而无肿块、发红、发热或肿胀，应对阴囊外病变进行检查。仔细检查腹部是否有阑尾炎、动脉瘤和腹股沟疝的迹象，以及检查前列腺和腹部是否有压痛。

实验室检查

当对睾丸扭转不确定时，多普勒超声检查是很有帮助的。睾丸扭转时，会出现血流量减少；在附睾炎或睾丸炎时，会出现血流量增加。放射性核素显像是一种替代方法。

当发现肿块时，应进行超声检查以确定病变是在睾丸还是睾丸外，实性还是囊性。监测人绒毛膜促性腺激素和甲胎蛋白（AFP）水平对监测睾丸癌比诊断更有用（第143章），其中任何一项明显升高是有提示意义的。但灵敏度很低，阴性结果并不能排除肿瘤的可能性。如果怀疑有转移性疾病，则应分步进行胸片检查和腹部/盆腔计算机断层扫描（CT）。如果腹部/盆腔CT是阴性的，胸部CT可省略。HCG水平非常高（$>$ 10 000 IU/L）或有多个肺转移灶（$>$ 20）的患者发生脑转移的风险增加，需要进行脑部成像，最好进行MRI检查。

尿液分析有助于检测感染过程中的脓尿或菌尿。只有当同时有不育症时才应进行精液分析。右侧精索静脉曲张或突然出现的左侧精索静脉曲张需要进一步评估，因为有静脉阻塞或肾癌的可能性。在这种情况下，有必要进行静脉肾盂造影或肾脏超声检查。

当怀疑有阴囊外病变时，需要适当的检查方向指导（第58章和第139章）。

急性疼痛和肿胀患者的治疗方法

急性疼痛、肿胀的睾丸需要紧急评估，因为如果出现睾丸扭转，发病4 h内不进行治疗，可能会造成永久性损伤。疼痛发作6 h内受累睾丸的挽救率为90%，12 h内为50%，24 h后为10%。急性附睾炎和扭转是两个最主要的因素，第三是睾丸癌出血。在并发前列腺炎的老年男性或并发尿道炎的年轻男性中（第136章），附睾炎是更有可能的病因。尿道分泌物、前列腺压痛、脓尿或细菌尿的存在进一步支持附睾炎的诊断。在一个有既往病史的发热的青年男子急性起病时，如出现坚硬、压痛的肿块，必须考虑扭转，直到证实为其他情况才可排除。如果发现未受累侧的睾丸呈水平位，则进一步支持该诊断。有必要紧急请泌尿科会诊，以确定是否应该探查阴囊。有时，临床上很难区分扭转与急性附睾炎，必须进行紧急手术探查。

另一个担心是坏死性生殖器筋膜炎的发病。如上所述，服用SGLT2抑制剂的糖尿病患者新近出现的阴囊皮肤发红、发热和压痛应引起注意，尤其是当体温大于38℃时。立即转诊到一个有能力处理这种可能危及生命的感染的医疗中心对最大限度地提高生存机会至关重要。

睾丸癌的筛查 [19-21]

尽管睾丸癌很容易被发现和治愈，但它是少数没有证据表明早期治疗能改善预后的癌症之一。此外，它的患病率很低，自我检查或临床检查的准确性有限，而且没有证据表明筛查有益。因此，美国预防服务工作组等权威机构目前并不推荐自我检查和在门诊就诊时进行常规睾丸检查，该工作组建议不进行筛查，认为潜在的危害大于任何潜在的好处。然而，随着人们对强化治疗的晚期不良后果（例如，第二种恶性肿瘤、心血管疾病；第 143 章）的逐渐认识，可能会在未来改变这种观点，因为人们希望通过早期诊断尽量减少治疗。所有权威机构都建议对引起临床注意的任何睾丸症状或体征进行仔细和全面的评估。

患者教育和转诊指征

有人认为，指导睾丸自我检查可能有助于缩短或消除睾丸癌患者常见的迟发症状。对于有明显睾丸外、透光的阴囊病变的患者可以放心，肿瘤几乎被排除，除了定期随访检查，无需再进行肿瘤评估。另外，有实性睾丸肿块的人需要及时转诊给泌尿科医生，无论肿块是否有压痛。局限于睾丸内的睾丸癌仅通过睾丸切除术几乎可以 100% 治愈（第 143 章）。

如前所述，在怀疑有扭转的情况下应迅速转诊到泌尿科医生处，因为如果要保留有活力的睾丸，就不能耽误手术探查。疑似睾丸癌的患者也可能需要手术评估，但只要怀疑是睾丸恶性肿瘤，都应通过腹股沟切口进行探查。经阴囊活检可能导致肿瘤溢出到阴囊和淋巴引流区域。任何不能确定为囊性和与睾丸分离的肿块都应该接受泌尿科医生的检查。

如果精索静脉曲张患者平卧时睾丸仍肿大伴疼痛，或伴有不孕，则应转诊，尽管精索静脉曲张矫正后通常也不易受孕（第 120 章）。对于可还原性差的疝气患者，需要转诊给普通外科医生。

大多数鞘膜积液和囊性病变不需要手术治疗，但如果肿大引起不适或影响性交，应嘱患者就诊。患者需要了解手术不会威胁男性特征或生育能力。患者可能出于美容的原因或为了缓解不适而需要切除鞘膜积液。应避免对鞘膜积液进行抽吸。腹股沟疝的患者有肠绞窄的风险，应建议其进行修补（第 67 章）。

（高延秋 翻译，曹照龙 曾 辉 审校）

第 132 章

勃起功能障碍的医学评估和管理

A.H.G.

勃起功能障碍（erectile dysfunction，ED）是指男性不能获得或维持足够的阴茎勃起以完成满意的性生活。在 40 ～ 70 岁的美国男性中进行的一项调查发现，52% 的人自述有某种程度的勃起功能障碍，9.6% 的人有完全勃起功能障碍。年龄是重要因素。在 40 岁的男性中，完全勃起功能障碍的发病率为 5%，在 75 岁的男性中，发病率为 25%。其他国家的发病率也类似。其他形式的男性性功能障碍，包括在年轻男性中更常见的早泄，将在第 229 章讨论。

近年来，勃起功能障碍的评估和管理发生了一场革命。对勃起的病理生理学的进一步了解导致了磷酸二酯酶Ⅴ型（PDE-5）抑制剂的发展和空前的推广。这些药物的出现影响了诊断和治疗的方法。PDE-5 抑制剂的有效性和安全性使试验治疗成为许多患有勃起功能障碍的男性的合理方法。最近，经皮睾酮疗法的商业推广使许多男性提出了一个质疑，即它在 ED 治疗中的作用，并促使他们进行血清检测。所有这些都使基层全科医生成为管理决策的中心。随着这一更积极的作用，我们有责任充分认识到适当的诊断水平，以及治疗的好处和目的。

正常生理学和病理生理学与临床表现[1-10]

正常生理学

阴茎勃起是一个血流动力学过程，由高度专化的神经和血管功能整合介导，这些功能控制着血液流入和流出含有丰富血管的海绵体的速度，海绵体是阴茎的主体。这些机制的复杂解剖结构见图 132-1。血流量是由连接阴茎小动脉和静脉窦的小梁平滑肌的收缩状态的变化来调节的。在松弛状态下，小梁平滑肌张力很高，进入阴茎的动脉血流很少。大量动静脉分流促进了静脉流出。在性刺激下，平滑肌松弛，小动脉扩张，血液流入，使下体窦腔充血。这种充血压迫动静脉分流和小梁与纤维性白膜之间的静脉丛，显著减少了静脉流出。其结果是海绵体内压力达到 100 mmHg，达到完全勃起。性生活或手淫引起球海绵体反射，阴茎海绵体肌压迫充血的海绵体底部，使海绵体内压力达到几百毫米汞柱。在这个刚硬的勃起阶段，由于血流暂时停滞，阴茎处于最坚硬的状态。当射精发生时，交感神经放电导致小梁平滑肌收缩，重新打开静脉通道，释放滞留的血液，使阴茎变得松弛。自主神经和躯体神经都控制着这一系列的事件。交感神经和副交感神经在骨盆中合并形成海绵体神经，调节血流。背神经的体神经支配来源于阴部神经，负责阴茎的感觉以及球海绵体肌和坐骨海绵体肌的功能。

控制中心和机制

脊髓勃起中心有两个。交感神经反射中心位于胸腰部（T12 ～ L2）区域。它控制肾上腺素能的张力并维持松弛状态下的血管收缩。副交感神经反射中心位于中骶部（S2 ～ S4）区域。导致勃起的血管变化可由三种机制中的一种或多种引发，即

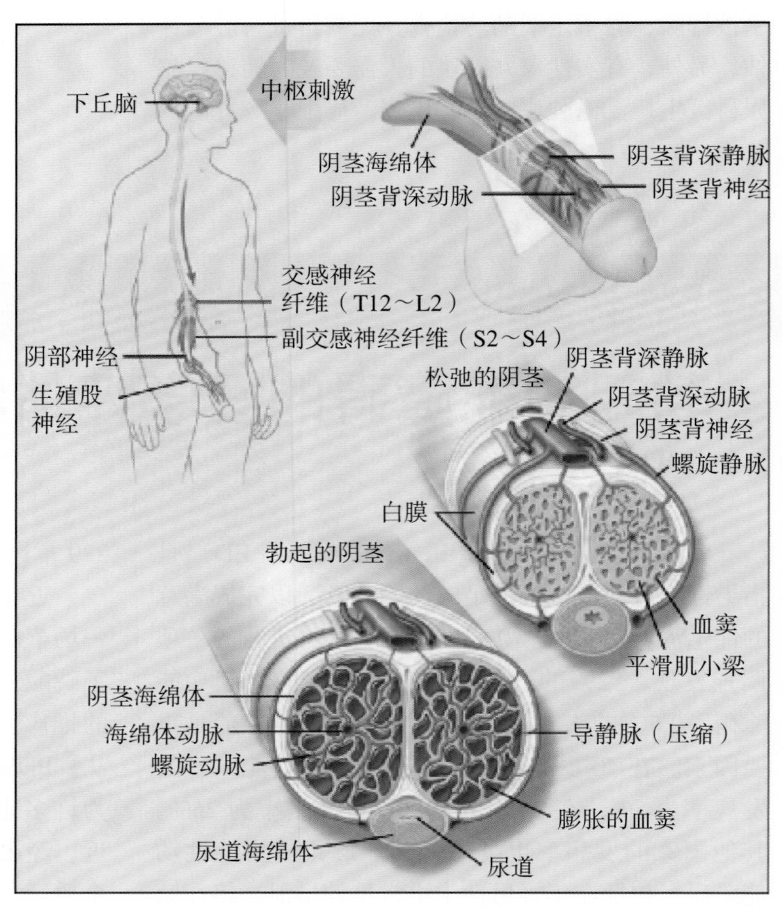

图 132-1 勃起的血管和神经机制的解剖图（Reprinted from Fazio L，Brock G．Erectile dysfunction：management update．Can Med Assoc J 2004；170：1429．Copyright © 2004 Canadian Medical Association or its licensors.）

精神性、反射性和中枢性。精神性勃起是对色情感觉和相关刺激途径（如视觉、触觉、嗅觉、听觉）的反应。这些刺激途径从脊髓勃起中心出发，诱导多巴胺能启动内侧视前区的勃起序列。反射性勃起是通过对阴茎的直接触觉刺激产生的。在大多数情况下，这两种机制是协同作用的。中枢性勃起，也被称为夜间勃起，在快速眼动（rapid eye movement，REM）睡眠期间出现，反映了基线交感神经抑制的减少。

介质

图 132-2 说明了在细胞水平上的勃起介质和勃起途径。在松弛状态下，阴茎血管平滑肌通过基线肌源性张力、肾上腺素刺激和内皮源性松弛因子维持在半收缩状态。与性刺激有关的副交感神经刺激增加了平滑肌细胞中的一氧化氮浓度，从而介导了阴茎勃起的血管扩张。高浓度的一氧化氮由海绵体神经输送到小梁平滑肌。此外，胆碱能输出刺激内皮的一氧化氮合成酶，导致一氧化氮

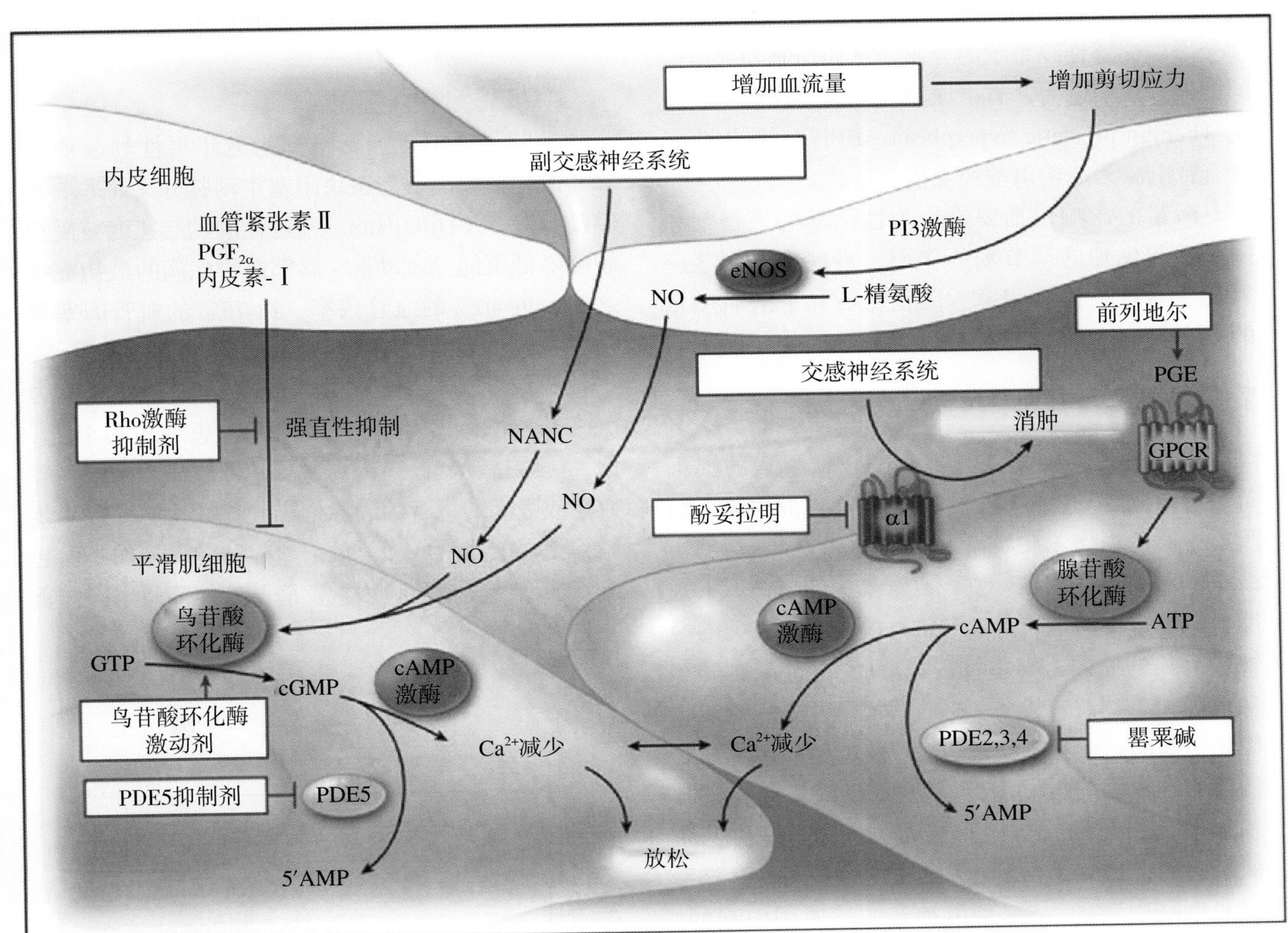

图 132-2　细胞水平上的勃起介质。副交感神经系统的刺激通过增加平滑肌细胞中一氧化氮（NO）的浓度来松弛海绵窦。NO 是非肾上腺素能、非胆碱能（NANC）纤维中的神经递质，通过胆碱能输出刺激内皮的一氧化氮合成酶（eNOS）导致一氧化氮的产生增加。随着一氧化氮含量的增加，平滑肌细胞通过环磷酸鸟苷（cGMP）介导的途径降低其细胞内钙浓度，从而导致松弛。降低细胞内钙水平的另一个机制是由环磷酸腺苷（cAMP）介导的。随着海绵体血流量的增加，以及血管内皮生长因子（VEGF）水平的增加，通过磷脂酰肌醇 3（PI3）激酶途径进一步维持 NO 的内皮释放。积极的治疗包括影响 cGMP 途径［磷酸二酯酶Ⅴ型（PDE5）抑制剂和鸟苷酰环化酶激动剂］、cAMP 途径（前列地尔）或两种途径（罂粟碱）的药物以及神经介质（酚妥拉明和 Rho 激酶抑制剂）。α1，α- 肾上腺素受体；GPCR，G- 蛋白偶联受体；GTP，三磷酸鸟苷；PGE，前列腺素 E；PGF，前列腺素 F（From McVary K. Erectile dysfunction. N Engl J Med 2007；357：2472，with permission.）

的生成增加。一氧化氮在平滑肌膜上扩散，激活鸟苷酸环化酶，刺激环磷酸鸟苷（cyclic guanosine monophosphate，cGMP）的产生，从而最终降低细胞钙浓度，导致海绵体平滑肌松弛。该途径由使cGMP失活的磷酸二酯酶调节。PDE-5是阴茎海绵体中最重要的同工酶。由环磷酸腺苷（cyclic adenosine monophosphate，cAMP）介导的另一种机制也会降低细胞内的钙水平。

正常勃起功能所必需的副交感神经和肾上腺素刺激之间的平衡提供了关于勃起功能障碍的一些常见相关因素的见解。糖尿病、抑郁症、中枢和外周神经病变患者的副交感神经输出受损。吸烟的男性会增加交感神经系统的分泌，从而抑制勃起所需的放松。人们认为，有下尿路症状的良性前列腺增生（benign prostatic hyperplasia，BPH）的男性多伴有肾上腺素能输出神经受损。

激素的影响包括睾酮作为性活动的兴奋剂和阴茎勃起生理的调节剂的作用，表现为对阴茎一氧化氮合成、静脉阻塞、阴茎血流和平滑肌质量的影响。

病理生理学与临床表现

勃起的任何要素或其控制的任何要素的损害都会导致勃起功能障碍。明显的器质性原因是脊髓反射中心的损伤，皮质输入的中断，以及通过创伤或手术对周围神经和（或）血管末梢的损伤。不太明显但更常见的是与衰老和常见的与年龄有关的慢性病有关的原因。据估计，在50岁以上患有勃起功能障碍的男性中，至少有40%的病例是由动脉硬化引起的。一项将勃起功能障碍病例归因于独立的器质性原因的尝试得出结论：ED 40%是由动脉粥样硬化引起的，与糖尿病无关；30%是由糖尿病引起的；15%是由药物引起的；6%是由盆腔手术或创伤引起的；5%是由神经源性原因引起的；3%是由内分泌疾病引起的；1%是由其他疾病引起的。心理因素和药物影响也是常见原因。

老年男性

勃起功能障碍与年龄密切相关。大约20%的40岁出头的男性报告有中度或完全的勃起功能障碍。到了70岁出头，这个数字已经增长到了50%（图132-3）。勃起功能障碍与年龄有关，包括阴茎关键结构要素的变化。例如，随着男性年龄的增长，弹性纤维和平滑肌纤维的浓度下降。生理和生物化学变化也可能是原因之一。阴茎的敏感性随着年龄的增长而降低。一些证据表明，老年男性的阴茎组织中的一氧化氮水平降低。然而，目前还不清楚在没有疾病的情况下，有多少勃起功能障碍可归因于衰老，因为年龄的增长与疾病风险的增加有很大关系，而这些疾病显然对性功能的减退有很大的影响。马萨诸塞州男性老龄化研究是记录风险因素和勃起功能障碍人群发病率的最佳纵向研究。除了心血管疾病和糖尿病之外，顺从的性格、肥胖和较低的教育程度都与较高的发病风险有关。

血管疾病

动脉供血不足通常被列为老年男性勃起功能障碍的主要原因。当斑块阻塞主动脉分叉处远端的髂动脉时，不明原因的、渐进性的勃起速度减慢和硬度降低可能是主动脉-髂部血管疾病的最初症状之一。近40%的血管狭窄、近75%的血管闭塞男性患者会出现勃起功能障碍。伴有勃起功能障碍、主动脉或股动脉搏动减弱、下肢间跛的症状称为Leriche综合征。在某些情况下，患者可以勃起，但无法维持勃起。患有高血压、糖尿病、高胆固醇血症或吸烟的患者因动脉粥样硬化性疾病导致阴茎勃起受损的风险增加。放射治疗和骨盆创伤是引起血管损伤的其他危险因素。静脉功能障碍也同样重

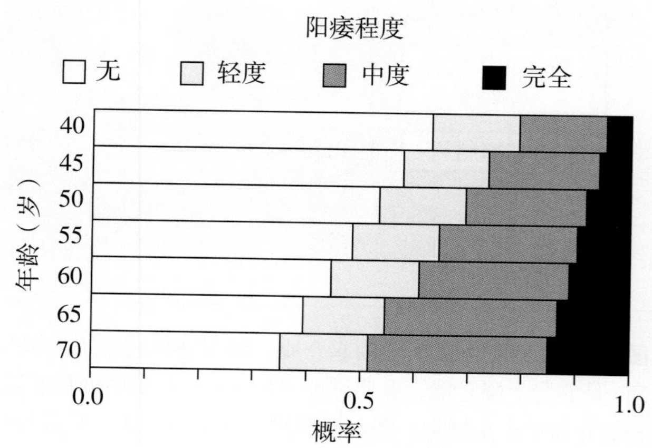

图132-3 轻度、中度和完全勃起功能障碍的概率与年龄密切相关（Reprinted with permission from Feldman HA，Goldstein I，Hatzichristou DG，et al. Impotence and its medical and psychosocial correlates：results of the Massachusetts Male Aging Study. J Urol 1994；151：54.）

要，是由年龄或脂质引起的静脉纤维弹性压缩性丧失所致。一些权威人士认为，静脉功能障碍可能比以前怀疑的更为重要。

糖尿病

勃起功能障碍可能是糖尿病的主要症状，据报道有高达 50% 的男性糖尿病患者可出现勃起功能障碍。自主神经病变导致血管扩张功能的丧失是主要方面。此外，内皮细胞衍生的松弛因子变得缺乏。较大血管的闭塞性病变所起的作用比以前认为的要小得多，尽管它在某些情况下确实起着重要作用。勃起功能障碍的风险似乎与糖尿病的持续时间和严重程度有关。通过常规治疗控制血糖，大多数男性糖尿病患者都会出现某种程度的勃起功能障碍，只有不到 10% 的人能够恢复正常功能。对 1 型糖尿病的积极控制已经明显降低了自主神经病变的发展风险。患有糖尿病的男性勃起功能障碍的先兆往往是逆行射精。如果出现不射精或性生活后尿液呈乳白色，预示着 1 年内可能失去勃起功能。

药物

虽然药物可以影响性功能是一个普遍认识，但对特定药物的确切作用机制还不完全了解。这些影响往往是不可预测的，而且可能因患者而异，并随剂量和持续时间而变化。大多数情况下，通过减少或停止用药是可以逆转的。

如前所述，目前，前列腺癌治疗中的雄激素疗法是导致睾丸激素水平低下并导致性欲丧失的一个常见原因。使用促性腺激素释放激素激动剂（如亮丙瑞林或戈舍瑞林）抑制雄激素是常用的方法。也包括使用抗雄激素药物（如氟他胺、比卡鲁胺、尼鲁米特）。

抗高血压药常常是罪魁祸首（第 26 章），尽管与过去相比，随着甲基多巴、可乐定和利血平等中枢作用药物的使用减少，抗高血压药引起的勃起功能障碍较前减少。在服用具有外周活性的抗高血压药物（如肼屈嗪、噻嗪类药物、哌唑嗪）和 β-受体阻滞剂的患者中也观察到勃起功能障碍。在有潜在血管功能不全的患者中，抗高血压药物可能通过降低灌注压而导致勃起功能障碍。神经节阻断剂可抑制来自脊髓骶段的副交感神经活动或来自交感神经链的交感神经活动。尽管大多数抗高血压药物都与此有关，但钙通道阻滞剂和血管紧张素转换酶抑制剂对性功能的影响似乎最小。

精神药物也可能导致不可预测的性功能障碍。吩噻嗪类药物抑制了中枢交感神经活动。它们能够产生诸如性欲下降、射精障碍、勃起功能障碍和逆行射精等副作用。三环类抗抑郁药的抗胆碱作用可能会干扰勃起，尽管在药物治疗抑郁症后，性功能常常会得到改善（第 227 章）。选择性 5- 羟色胺再摄取抑制剂（SSRIs）氟西汀和舍曲林也被发现会损害性功能。大剂量的酒精可以严重抑制性反射，以至于性反射消失。慢性酒精中毒会导致神经损伤、肝衰竭和雌激素水平升高（第 71 章）。外源性雌激素治疗可能具有类似的降低性欲的效果。

涉及巴比妥类药物、海洛因、吗啡或美沙酮的药物使用障碍可导致性功能的严重障碍，大多数情况下是可逆的。大麻、亚硝酸戊酯、印度大麻和麦角酰二乙胺可能会提高对性体验的感觉，但不会特别增加或降低性功能。适度使用苯丙胺，可能会增加性欲和延迟性高潮，从而延长性行为；然而，长期大量的使用苯丙胺，往往会出现勃起功能障碍。可卡因可提高男性和女性的性兴奋性，但副作用（比如性幻想）可能会干扰持续的性行为。长期使用可卡因的患者可能会出现疼痛性阴茎异常勃起。

盆腔手术或外伤及其他神经源性病因

中枢神经或外周神经的损伤都会导致勃起功能障碍。脑卒中、阿尔茨海默病和帕金森病会导致性欲下降和脊髓中枢的过度抑制。根治性前列腺、膀胱或结肠直肠手术可因手术损伤盆腔自主神经而导致勃起功能障碍。近几十年来，由于前列腺癌的临床检测增加，前列腺根治手术率显著增加。随着对这些自主神经纤维运动过程的进一步了解，外科手术技术得到了改进，如保留神经的根治性前列腺切除术，以降低勃起功能障碍的风险。一些外科医生已经报告了良好的结果，但并不是所有的病例都能进行这种手术（第 143 章）。神经源性勃起功能障碍也可能由放射治疗引起，而放射治疗也越来越多地被用于前列腺癌的治疗。

睾丸肿瘤根治性腹膜后淋巴结清扫术后，年轻男性可能因双侧主动脉旁交感神经节的切除而出现射精障碍，但很少出现勃起功能障碍。在超过一半的病例中，在 L1 位置的双侧交感神经切除术会抑制射精能力，但不会抑制性高潮感觉。超过 75% 的脊髓损伤男性表现出一定的勃起能力，但只有 25% 的人能够成功地进行性生活。勃起是反射性的，需要持续的阴茎刺激来维持。当 S2 ～ S4 脊髓节段或其根部的局部被破坏，勃起完全不能。同样，病变的位置越高，勃起的机会就越大。当脊髓的下胸段和上腰段（大约到 L3）严重受损以至于附近的交感神经受损时，射精就很少了。在骶骨水平以上的任何地方横断，性感觉就消失了。椎间盘突出和脊柱转移性肿瘤，特别是 T10 和 L5 之间的转移，可造成脊髓组织局部肿胀和破坏，可能产生类似的临床症状。

内分泌疾病

睾酮缺乏会导致男性性功能障碍，主要是由于导致其对性活动的兴趣降低，也可能是由于影响正常的勃起生理功能。对睾酮缺乏男性进行替代治疗在改善勃起功能方面的研究结果是不明确的：性活动得分上升，但对勃起功能本身的影响不太确定。这些发现提出了睾酮与勃起功能障碍的特殊相关性问题，以及需要关注 ED 男性患者的治疗问题（见后面的讨论）。导致睾酮缺乏的原因包括年龄增长，染色体、垂体和睾丸疾病以及抗雄激素治疗。其表现包括男性第二性征的衰退，以及性欲减退和性能力减弱。当睾丸功能衰竭时，促性腺激素水平会非常高；当存在垂体或下丘脑原因时，促性腺激素水平会很低。

高催乳素血症是垂体性勃起功能障碍的一个重要原因。血清睾酮水平随着促性腺激素的下降而下降，尽管勃起功能障碍似乎与催乳素升高的程度更密切相关。催乳素的减少可恢复勃起功能。高催乳素血症可能是特发性的，是垂体腺瘤功能正常的结果，也可能是甲状腺功能减退的结果（由高水平的促甲状腺激素刺激；见第 100 章）。

艾迪生病（原发性的肾上腺皮质功能减退）往往会导致性欲减退和勃起功能障碍。库欣综合征，除非与肾上腺癌有关，否则在初期（数周或数月）糖皮质激素分泌显著增加后，会损害性欲和性能力。肢端肥大症会导致早期性欲减退和功能过早丧失。在性功能下降之前，经常有一个性欲亢进期。

前列腺疾病

良性前列腺增生症和由此引起的下尿路症状在最有可能发生勃起功能障碍的年龄组的男性中非常常见。最近的一些研究表明，良性前列腺增生症和勃起功能障碍之间存在关联，但两者之间的病理生理学关系尚不清楚。交感神经活动增加和阴茎、前列腺、膀胱中的一氧化氮含量受损被认为是可能的解释。早期的证据表明，PDE-5 抑制剂治疗可能会改善泌尿功能以及勃起功能。

勃起功能障碍可能是前列腺癌的首要症状。肿瘤组织在前列腺后叶的离心式生长可能会引起局部肿胀和破坏，并波及沿前列腺后外侧运行的副交感神经纤维。前列腺炎可引起射精疼痛，甚至血精，但很少发生勃起功能障碍，可能出现早泄和性生活后疲劳。

其他原因

由撞击伤造成骨盆骨折从而导致后尿道断裂，25% ～ 30% 的病例会产生勃起功能障碍。与阴茎硬结症、龟头炎、急性淋病、生殖器疱疹或包皮过长有关的射精疼痛可能导致不射精。尿道下裂伴阴茎勃起疼痛可妨碍性生活。患有勃起功能障碍时，海绵体发生了不可逆的纤维化，勃起可能只是部分的，但已不足以进行性生活。巨大的疝气或鞘膜积液可能会妨碍性生活，但性能力应保持不变。

精神性疾病

焦虑和抑郁是勃起功能障碍的潜在诱因。伴随着焦虑而来的明显的交感神经活动增加了 α- 肾上腺素能的张力，阻碍了小梁平滑肌的松弛。此外，大脑皮层的影响可能会抑制骶神经反射，而骶神经反射通常会通过副交感神经刺激触发勃起（第 229 章）。焦虑、人际关系问题和压力往往是造成这种情况的原因。

鉴别诊断 [5,8]

勃起功能障碍的鉴别诊断是广泛的，这反映在所列的临床表现的描述中。在许多患者中，尤其是老年人，性功能障碍是由多种因素引起的。心理因素和器质性因素往往都存在，而且在许多情况下，涉及一种以上的疾病。表 132-1 概述了病因和诱因。

检查 [5,8,11–16]

对勃起功能障碍的病理生理学认识的进步以及 PDE-5 抑制剂等安全有效的治疗方法的出现，极大地改变了检查的方法。在使用 PDE-5 抑制剂之前，患者在转诊到专科医生之前或之后往往要接受广泛的实验室检查。然而现在，PDE-5 抑制剂的试验性治疗通常只需经过仔细的病史和体格检查之后即可进行。将勃起功能障碍与其他功能障碍（如早泄或性欲减退）区分开来是很重要的。勃起功能障碍的严重程度可以用有效的调查问卷来评估，如国际勃起功能指数（International Index of Erectile Function，IIEF）。一旦确认了勃起功能障碍的存在，并且评估了功能障碍的程度，评估工作就可以转向区分心理性疾病和器质性疾病。如果认为可能是精神性疾病，则评估的重点是根本原因（第 229 章）。如果器质性疾病更有可能，那么就根据历史检查结果推测可能的潜在原因。

病史

区分器质性疾病和精神性疾病

病情的发生、临床过程及其对晨间勃起的影响有助于区分精神性疾病和器质性疾病。突然发病并在醒后或手淫时保持勃起，提示是精神性疾病。逐渐发病，晨间勃起，以及与手淫和同房有关的勃起的持续时间和强度逐渐减弱，更符合器质性疾病。这些区别并不是绝对的。例如，抑郁症可能与暂时晨间勃起功能障碍有关，类似于器质性疾病。对性欲的调查也很重要。其他形式的性功能障碍，如早泄，可能会引起焦虑，这反过来又可能导致勃起功能障碍。

由于完整的神经系统、血液供应和性器官是实现勃起的必要条件，任何勃起和射精的发生都值得仔细寻找可能的精神因素。然而，重要的是要认识到，在器质性勃起功能障碍的早期阶段，许多患者保留了一些勃起功能，更有可能报告勃起次数减少、插入后勃起迅速消退或无法获得足够的勃起硬度以进行性生活。更令人困惑的是，早期的器质性

表 132-1　勃起功能障碍的原因
老龄化
结构性变化
生理变化
心血管疾病
周围血管疾病
放射性损伤
静脉功能障碍
糖尿病
自主神经病变
血管疾病
药物
促性腺激素释放激素激动剂
抗雄激素
抗高血压药（尤其是 β 受体阻滞剂和利尿剂）
吩噻嗪类
三环类抗抑郁药
选择性 5- 羟色胺再摄取抑制剂
蛋白酶抑制剂
H_2 受体拮抗剂
细胞毒性药物
外源性雌激素
非法药物，包括合成代谢类固醇和选择性雄激素受体激动剂
神经源性
脑卒中
阿尔茨海默病、帕金森病
神经外科损伤
脊髓损伤
自主神经病变
内分泌疾病
雄性激素疗法
性腺功能减退
高催乳素血症
甲状腺功能减退
艾迪生病
库欣综合征
肢端肥大症
精神性
焦虑
抑郁
人际关系问题
其他
前列腺疾病
阴茎损伤

疾病几乎总会引发焦虑，从而加剧功能障碍。

医学病因探讨

最重要的是检查糖尿病（第102章）、酒精滥用（第228章）和动脉粥样硬化的症状，特别是腹主动脉与髂动脉连接处疾病（第23章）。渐进性的勃起困难和硬度下降可能是腹主动脉与髂动脉连接处功能不全的主要表现。应注意动脉硬化的危险因素（高血压、吸烟、糖尿病、高脂血症）。应审查所有药物，特别是降血压药、主要的镇静剂、抗抑郁药、其他具有抗胆碱能活性的药物和具有抗雄激素作用的组胺-2阻断剂（如西咪替丁）。仔细询问药物使用障碍的情况也是有必要的（第234章）。如果性欲减退，需要检查甲状腺疾病（第103章和第104章）、高泌乳素血症（第100章）、性腺功能减退（第120章）和肾上腺疾病的症状。回顾过去的病史，找出比较明显和不太常见的诱因，如前列腺或盆腔根治手术、盆腔放疗、脊髓损伤、多发性硬化症、肿瘤和盆腔骨折。

体格检查

应检查生命体征，观察血压有无体位性下降（提示自主神经或肾上腺功能不全），一般外观有无第二性征丧失，皮肤有无蜘蛛痣、手掌红斑、过度干燥、色素沉着和其他内分泌疾病的皮肤病征。颈部要注意是否有甲状腺肿。

检查松弛的阴茎是否有肿瘤、炎症、分泌物、包皮过长以及沿阴茎背外侧的阴茎硬结病的硬斑。如果可能的话，应尝试对勃起的阴茎进行评估，特别是在怀疑有阴茎疾病的情况下，这样就可以获得关于阴茎勃起程度或勃起无力的精确信息。检查睾丸和前列腺的大小、肿块、结节和压痛。小而软的睾丸提示性腺功能低下。阴囊内的病变，如精索静脉曲张、鞘膜积液或腹股沟疝可能会干扰临床表现，通过仔细检查可以很容易发现（第131章）。

应触诊和听诊主动脉和股动脉是否有杂音和其他闭塞性疾病的迹象，特别是有跛行史的患者（第23章）。任何股动脉杂音都要注意。检查脊柱是否有局部压痛和脊髓压迫的证据（第147章）。神经系统评估包括测试生殖器和肛周区域的疼痛感觉，检查球海绵体反射，以确定脊髓第二、第三和第四骶段（S2、S3、S4）的完整性。当挤压龟头时，肛门括约肌在检查者手指周围收缩，就能实现这种反射。阳性反应表明S2、S3和S4是完整的。皮质、脑干、脊髓或外周缺损的证据可能是病因的一个重要线索。

实验室检查

常规的一系列检查很少有用。此外，没有任何一项或一组检查可以排除器质性疾病。最好的方法是根据患者的临床表现来调整实验室检查。

睾酮测试

虽然性腺功能减退不是勃起功能障碍的常见原因，并且不建议将睾酮测试作为勃起功能障碍患者的常规检测，但由于直接面向消费者的广告宣传，患者对睾酮测试的需求很高，并且在不断增加。2009—2013年，在媒体宣传“低T”及其治疗，睾酮测试数量增加了40%以上。

超过98%的循环睾酮与白蛋白或性激素结合球蛋白（sex hormone-binding globulin，SHBG）结合。剩下的1%～2%以游离睾酮的形式循环，游离睾酮是最具生物活性的形式。与白蛋白结合的成分表现出一定的生物活性，与游离睾酮一起有时被称为生物可利用睾酮。血清总睾酮反映了结合和游离成分的总和。因此，其水平不仅随游离睾酮的量（代表雄性激素的合成）而变化，也随循环白蛋白和SHBG的量（可能因其他因素而变化）而变化。在出现多种强烈提示性腺功能减退的症状和体征（性欲减退、自发勃起功能减退、勃起异常、男性乳房发育、软组织萎缩、脱发、潮热）时，检测总睾酮水平最具有临床意义。对于只报告有非特异性症状（如精力不足、肌肉量减少、情绪低落、嗜睡）的勃起功能障碍患者，要求对其检测就不那么令人信服。这种检测不应作为评估勃起功能障碍的常规项目，因为这种检测既不具有成本效益，也没有被证明可以改善结果。

由于睾酮水平在清晨是最高的，因此最好在清晨采集血样来检测血清总睾酮。如果需要，睾酮的测定需要间隔30～60 min收集样本，以避免因血清浓度的大幅波动而出现采样误差。睾酮水平持续偏低表明性腺功能减退。虽然质谱法是检测方法的金标准，但免疫测定法也已经得到了验证，并且使用更加广泛。

较低的总睾酮结果通常需要通过重复检测来确认，同时还要考虑到可能会导致低结果的情况，如与低 SHBG 有关的情况（肥胖、糖尿病、甲状腺功能亢进、使用类固醇、肾病综合征）或与低血清白蛋白有关的情况（肝细胞疾病、肾病综合征）。检测的可靠性也可能受到增加 SHBG 的条件的影响，如衰老、肝病、HIV 感染、甲状腺功能亢进和使用抗惊厥药物。重复检测是必不可少的，因为 40% 以上的男性在第一次检测时总睾酮水平较低，而在重复检测时总睾酮水平正常。

当对睾酮测试结果有疑问时，需要检测游离睾酮水平。直接测量游离睾酮的金标准测试（通过平衡分析）应用并不广泛，其他方法也不准确。建议通过顺序测定 SHBG、总睾酮和血清白蛋白，并使用相应的计算方法（www.issam.ch/freetesto.htm）来计算游离睾酮。(另一种方法是进行生物可利用性睾酮测定，它可以测量游离睾酮和与白蛋白结合的睾酮，但可靠性和意义并不十分确定)。如果确定睾酮低，就需要测定黄体生成素（LH）、卵泡刺激素（FSH）和催乳素水平，以区分垂体性病变和原发性性腺功能衰竭。甲状腺功能亢进的患者出现异常高浓度的总睾酮是检测促甲状腺激素（TSH）水平的一个指征。

其他化学物质

当怀疑有糖尿病时，可进行血清葡萄糖测定或糖化血红蛋白测定（第 93 章）。甲状腺功能减退最好通过 TSH 水平的升高来确认。如果有外周血管疾病的证据，胆固醇水平可以帮助指导治疗（第 27 章）。

其他检查

其他检查包括试图通过监测完全没有勃起的患者的夜间勃起情况来确认勃起功能的丧失，包括那些从睡眠中醒来时通常没有勃起的患者。在夜间进行测试的生理学基础是观察到 80% ～ 95% 的年轻男性在快速眼动睡眠期间出现过勃起。虽然这一比例随着年龄的增长而下降，但夜间监测是检测勃起是否完整的最敏感手段。夜间无勃起提示晚期器质性疾病，仍然是检测器质性勃起功能障碍的金标准。然而，在早期器质性疾病中，一些勃起功能和晨起发作可能会持续存在。因此，勃起的表现并不否定进一步医学评估的必要性。在 PDE-5 抑制剂时代，勃起检查的频率较低，而且在治疗开始之前不需要进行。

大多数其他检查是男性勃起功能障碍专家的研究领域，而且使用的频率要低得多。多普勒超声检查可以评估血管情况，包括在松弛状态下，以及更有意义的是在海绵体内注射血管平滑肌松弛剂后。彩色超声技术可以提供出色的图像。可以单独使用罂粟碱或与 α- 受体阻滞剂酚妥拉明联合使用来进行海绵体内注射。如果在注射后 5 ～ 10 min 内不能完全勃起，或者仅部分勃起或持续时间少于 1 h，则强烈提示有血管疾病。然而，由于肾上腺素分泌的影响，血管功能正常的焦虑的患者可能会出现假阳性的结果。临床上怀疑有骶神经损伤的患者可以通过测量骶神经反射潜伏期来进行客观的测试。在阴茎轴上施加电刺激，测量球海绵体肌收缩所需的时间。如果时间超过 35 ms，则强烈提示构成骶神经反射弧的神经有病变。但很少需要转诊到专科医生处进行这种程度的检查。

症状管理和患者教育

心理支持和生活方式改变[5,6,17]（第 229 章）

勃起功能障碍会使男性及其伴侣深感不安。无论患者的年龄和婚姻状况如何，以同理心的方式对患者进行教育是非常有帮助的。回顾勃起的机制以及勃起如何受损为诊断、预后和治疗提供了合理的依据。男性及其伴侣应该了解大多数情况的多因素性质。大多数器质性病因的患者在性生活能力受损时会产生焦虑。表现焦虑也可能与其他形式的性功能障碍有关，如早泄或逆行射精。不管什么原因，焦虑都会导致仅在生理上部分受损的患者功能完全丧失。幸运的是，大多数男性患者都能得到有效的治疗。例如，由于前列腺手术或糖尿病导致逆行射精的老年人通常可以通过让他了解自己的病情来消除疑虑（第 229 章）。

生活方式的改善是非常重要的。肥胖、缺乏运动和吸烟与勃起功能障碍的风险增加有关，通过减肥、运动和戒烟的方案来纠正这些问题是非常值得推荐的（第 18、54 和 235 章）。任何酒精过量或其他物质应用导致的疾患也需要解决。

调整潜在的致病药物

在为勃起功能障碍患者开具药物治疗之前，医生需要确定疾病不是由药物引起的。服用与勃起功能障碍有关的降血压药物的患者可能会从减少剂量中获益，或改用血管紧张素转换酶抑制剂（如赖诺普利）、钙通道阻滞剂（如氨氯地平）、相对选择性高的β- 阻滞剂（如阿替洛尔或美托洛尔）（第26章）。使用西咪替丁后出现勃起功能障碍和性欲减退的患者可改用雷尼替丁，其疗效相似但无抗雄激素作用。使用具有强抗胆碱能副作用的药物（如三环类抗抑郁药），应考虑减少剂量。

药物疗法

服用某种药物来提高男性的性能力由来已久。人们一直在寻找动物器官和植物作为改善勃起功能的来源。尽管睾酮治疗和“睾酮促进剂”在直接消费广告的鼓励下受到高度追捧，但现代的方法在生理学基础上强调改善阴茎勃起的血流，这就显得有些微妙。

磷酸二酯酶Ⅴ型抑制剂[5,8,18-39]

这些一线药物选择性地抑制 PDE-5，从而阻断 cGMP 的代谢，使其浓度足够影响海绵体充盈所必需的小梁平滑肌松弛。从海绵体神经释放的一氧化氮对 cGMP 的产生是必要的。性唤醒和完整的神经通路也是 PDE-5 有效的前提条件。如果血管功能不全阻碍了血液的流入或存在海绵体纤维化，其有效性就会受到限制。

功效

除了与血管或神经损伤有关的病因外，这些药物在其他的病因中都表现出了有效性，包括精神性和混合性病因。在最大剂量下，近 70% 的人报告勃起功能得到改善，近 40% 的人报告实现了成功的性行为。这些药物对性欲没有影响，但在性高潮功能方面确实有一些改善。尽管直接面向消费者的广告强烈暗示了这一点，但还是要告知患者 PDE-5 抑制剂对性欲没有影响，而且它们只在性唤醒的情况下起作用。有趣的是，在一项随机、安慰剂对照试验中，在 PDE-5 治疗中添加睾酮对勃起或整体性功能和满意度方面没有明显的额外益处。伐地那非的疗效最具剂量依赖性，他达拉非的剂量依赖性最小。前列腺癌放射治疗后的男性患者使用该药物尚未被证明有效，但只要保留神经血管束，该药物确实能帮助接受根治性前列腺切除术的患者。

不良影响

PDE-5 抑制剂可引起血管舒张，从而导致低血压，尤其是在使用硝酸盐或 α 受体阻滞剂治疗的情况下。由于这种使用，已经发生了几起死亡事件。大多数不良反应是短暂的，包括潮红、头痛、鼻炎、视觉障碍（色调或亮度改变）和消化不良。有传闻称阴茎异常勃起，但没有明确的关联。同样，也有非动脉硬化性前部缺血性视神经病变的报道，但仅见于长期患有糖尿病和高血压的高危人群，而且不清楚是否存在因果关系。由于 PDE-5 通路参与恶性黑色素瘤的发展进展，出现了黑色素瘤的风险。瑞典大规模的流行病学研究发现，与不使用 PDE-5 抑制剂的人相比，使用 PDE-5 抑制剂的患者早期黑色素瘤的发病率略有增加（21%）。但这些数据并不足以认为是使用 PDE-5 抑制剂造成的。

预防措施和禁忌证

对于有潜在的冠状动脉疾病的老年男性，特别是服用硝酸酯类或 α 受体阻滞剂者，由于使用 PDE-5 抑制剂有低血压的风险，使用时要谨慎。患者应无硝酸盐和 α 受体阻滞剂的使用。患有冠心病需要长期服用长效硝酸酯类药物的男性不应使用 PDE-5 抑制剂治疗。负荷试验研究表明，患有勃起功能障碍和缺血性心脏病的男性，只要他们没有同时使用硝酸酯类药物，可以使用 PDE-5 抑制剂而不会出现不良的心血管反应。根据与性活动相关的“低”“高”和“中度 / 不确定”的心血管风险，已经对男性提出了共识性建议（见后面的讨论）。

至关重要的是，任何抗心绞痛方案都须修改，以适应 PDE-5 药物治疗。在使用 PDE-5 抑制剂之前，使用硝酸盐类药物超过 2 周不应被视为禁忌证。建议男性在使用 PDE-5 抑制剂时，如果在性活动中出现心绞痛，应停止性活动，放松 5 ～ 10 min，如果疼痛持续，应紧急求助，并告知急救医务人员服用了 PDE-5 抑制剂。服用 PDE-5 抑制剂后出现胸痛的患者，建议 24 h 内不要服用硝酸甘油，对于他达拉非，建议 48 h 内不要服用硝酸甘油。在患有心脏病或有危险因素的男性中，开始应使用最低剂量（如 25 mg 西地那非），必要时才增加到中等剂量（如 50 mg 西地那非）。

肝、肾功能不全者。由于这些药物在肝脏中代谢，在肝细胞功能受损的情况下需要减少剂量。代谢物具有活性，有些需要肾脏排泄，因此有慢性肾病或其他形式的肾功能损害的患者需要减少剂量（表 132-2）。

药物间的相互作用需要牢记在心。影响肝脏 CYP3A 和 C450 细胞色素途径的药物，特别是一些蛋白酶抑制剂，还有抗真菌药物和大环内酯类抗生素，可能会降低 PDE-5 代谢，并增强药物作用和持续时间。

制剂（表 132–2）

西地那非（Viagra）是第一个被批准在美国使用的 PDE-5 抑制剂，其次是伐地那非（Levitra）、他达拉非（Cialis），最后是阿伐那非（Stendra）。早期的药物专利期过后，仿制药的供应增加。它们的区别主要在于起效速度和活动持续时间。阿伐那非和他达拉非的起效时间比西地那非和伐地那非快 30 min 左右，因此建议在性生活前 30 min 左右服用，而西地那非和伐地那非则需要 1 h。阿伐那非的起效时间最短。他达拉非半衰期最长（17.5 h），可提供 24 ~ 36 h 的长效作用，减少对计划的依赖，更能激发性生活的自发性。目前正在开发短效药物的缓释制剂，并可能在不久的将来上市。

对于任何一种 PDE-5 抑制剂，建议每天服用不超过推荐剂量。他达拉非的制造商建议每天低剂量使用。值得注意的是，除他达拉非外，食物尤其是高脂肪食物会减慢吸收并延迟起效。与大量的液体一起服用会缩短伐地那非的作用时间。

这些药物按品牌开出处方时的费用很高，在美国药店平均每剂高于 15 美元，导致一些人把处方拿到加拿大药店去配药。其中他达拉非是最昂贵的。随着非专利制剂的出现，成本应该会大幅下降。PDE-5 药物选择最好以成本、期望的起效时间和作用持续时间为基础。对于最容易出现低血压风险的人来说，短效制剂是很好的选择。对于那些对短效治疗没有充分反应的人或认为需要提前计划性生活的人来说，长效制剂更值得考虑。

激素治疗 - 睾酮补充 [5,8,40-51]

鉴于睾酮在性欲中的作用以及对勃起功能的潜在重要性，它对治疗 ED 的贡献已经引起了患者的极大兴趣，也是越来越多的研究和制药公司以及那些通过直接对消费者投放广告销售睾酮增强剂的公司的宣传主题。

功效

疗效在很大程度上取决于患者是否真的缺乏睾酮。在一项针对年龄≥ 65 岁、有性腺功能减退症状、血清睾酮低于 275 ng/dl 的男性的大型随机研究（睾酮试验）中，性功能有适度改善，情绪和抑郁症状方面也有所改善，但活力或步行距离没有改善（有趣的是，申请参加该研究的男性中只有 14.7% 因睾酮水平低而实际符合条件）。

设计不太严格的研究确实表明，在“低睾酮”水平的男性中，使用睾酮对整体性活动有一些改善，但勃起功能的增强不太一致。睾酮的使用对睾酮浓度正常的阳痿患者影响不大（这可能通过增加他们的性欲，从而增加挫败感）。对于这类患者，尤其是老年人，使用睾酮的不良反应［包括钠潴留、前列腺增生、男性乳房发育症（睾酮在外周循环转化为雌激素）和红细胞增多症］发生率升高。

与 PDE-5 治疗相比，其相对疗效有限。在随机、双盲、安慰剂对照的研究中，与 PDE-5 疗法进行头对头比较，在男性低睾酮患者中没有发现额外的益处。先用 PDE-5 抑制剂（西地那非）治疗，然后随机加入睾酮或安慰剂的人，其勃起功能的评分没有显著差异。此外，性欲、性高潮功能、性生活满意度和总体满意度的得分也相似。

由于催乳素对雄性激素的拮抗作用，高催乳素血症引起的性腺功能减退患者可能对睾酮替代疗法没有反应。因此，有必要对潜在的高催乳素血症进行治疗以恢复其效力。

不利影响

使用睾酮可导致男性乳房发育症、红细胞增多症和睡眠呼吸暂停，但主要需要关注的是心血管

表 132-2 PDE-5 抑制剂：产品比较

	西地那非（Viagra）	伐地那非（Levitra）	伐地那非 ODT（Staxyn）	他达拉非（Cialis）	阿伐那非（Stendra）
常用剂量	25 ～ 100 mg/d	5 ～ 20 mg/d	10 mg/d	5 ～ 20 mg/d（视需要）；2.5 ～ 5 mg/d，每日 1 次	50 ～ 200 mg/d
管理时间	性行为前 1 h	性行为前 1 h	性行为前 1 h	性行为前至少 0.5 h	性行为前 0.5 h
起效时间	用药后 0.5 ～ 4 h	—	—	用药后 36 h	最早在给药后 0.25 h
剂量调整	**肾** CrCl ＜ 30 ml/min：起始剂量 25 mg **肝** 肝功能损害：起始剂量 25 mg **药物相互作用** • 强效 CYP3A4 抑制剂：起始剂量 25 mg • 利托那韦：最大剂量 25 mg/48 h **其他** 年龄＞ 65 岁：起始剂量 25 mg	**肾** 请勿用于接受血液透析的患者 **肝** • 中度损伤：起始剂量 5 mg；最大剂量 10 mg • 严重损害：请勿使用 **药物相互作用** • 中度 CYP3A4 抑制剂：最大剂量 5 mg/24 h • 强效 CYP3A4 抑制剂：最大剂量 2.5 mg/24 h • 利托那韦：最大剂量 2.5 mg/72 h **其他** 年龄≥ 65 岁：起始剂量 5 mg	**肾** 请勿用于接受血液透析的患者 **肝** 中度 / 重度损伤：请勿使用 **药物相互作用** 中度 / 强效 CYP3A4 抑制剂：请勿使用	**按需使用：** **肾** • CrCl 30 ～ 50 ml/min：起始剂量 5 mg/d；最大剂量 10 mg/48 h • CrCl ＜ 30 ml/min 或如果患者正在接受血液透析：最大剂量 5 mg/72 h **肝** • 轻度 / 中度损伤：最大剂量 10 mg/d • 严重损害：请勿使用 **药物相互作用** 强效 CYP3A4 抑制剂：最大剂量 10 mg/72 h 每天使用 1 次： **肾** CrCl ＜ 30 ml/min 或正在进行血液透析者：不要使用 **肝** • 轻度 / 中度损伤：谨慎使用 • 严重损害：不要使用 **药物相互作用** 强效 CYP3A4 抑制剂：最大剂量 2.5 mg/d	**肾** 如果 CrCl ＜ 30 ml/min 或接受血液透析的患者：请勿使用 **肝** 严重损害：请勿使用 **药物相互作用** • 中度 CYP3A4 抑制剂：最大剂量 50 mg/d • 强效的 CYP3A4 抑制剂：请勿使用
常见的不良反应	头痛、脸红、消化不良、鼻塞、鼻咽炎、视觉异常	头痛、脸红、消化不良、鼻塞、鼻咽炎、视觉异常	头痛、脸红、消化不良、鼻塞、鼻咽炎、视觉异常	头痛、脸红、消化不良、鼻塞、鼻咽炎、背痛、肌痛	头痛、脸红、消化不良、鼻塞、鼻咽炎
从最后一次用药到服用硝酸盐（如硝酸甘油）所需时间	24 h	24 h	24 h	48 h	12 h
相对 AWP	1.8	1.7	1.0	1.8	2.8

AWP，每片平均批发价 1.0=13 美元；CrCl，肌酐清除率；CYP，细胞色素 P450；ODT，口服崩解片。

Adapted from Huang SA，Lie JD. Phosphodiesterase-5（PDE5）inhibitors in the management of erectile dysfunction. P T 2013；38：414. With permission from ICON plc.

风险和促进前列腺癌的发生。

心血管风险。自从研究表明服用睾酮的男性的心血管风险增加以来，人们对其使用一直感到担忧。最近的数据表明，心血管风险与雄性激素状态、心血管危险因素的存在和替代疗法的类型有关。例如，在一项对睾酮水平低的男性进行的观察性研究中，与睾酮正常的男性不进行治疗相比，经皮睾酮治疗的不良心血管、血液学或前列腺事件或死亡率的风险没有明显增加。一项回顾性队列研究表明，在真正雄性激素缺乏的男性中，使用睾酮甚至可能降低心血管事件风险。然而，在接受冠状动脉造影的低睾酮和低心血管风险因素的退伍军人中，一项回顾性的国家队列研究发现心血管事件风险增加了 29%，这与是否存在闭塞性冠状动脉疾病无关。

随机试验产生了相互矛盾的结果，因此有必要对安慰剂对照的随机试验进行荟萃分析，该研究发现，因某种原因服用睾酮的人，心血管事件风险增加 46%（在非药物公司赞助的研究中增加到 105%）。随后对睾酮水平较低或低于正常水平但心血管危险因素控制良好或心血管危险因素很少的老年男性进行的研究发现，服用睾酮的患者与服用安慰剂的患者相比，3 年内的颈动脉内膜厚度或冠状动脉钙化积分的变化无显著差异。一项随机双盲研究发现，对睾酮水平较低的老年男性进行睾酮治疗后，使用冠状动脉计算机断层扫描（一项更为敏感的影像学检查）发现非钙化斑块（最不稳定，因此也是最危险的形式）明显增加。

替代疗法的类型似乎也有关系。与每日使用凝胶或透皮贴剂的人相比，间歇性使用肌肉注射睾酮制剂的人的心血管事件风险明显更大（危险比为 1.26 ~ 1.34）。差异的原因不明，但推测与肌肉注射的血清睾酮水平的飙升有关。没有观察到使用透皮贴剂和凝胶剂之间的差异。

前列腺癌风险。同时患有前列腺癌的患者可能会经历睾酮反应性疾病的严重发作。此外，睾酮的使用会导致 PSA 升高，但没有确凿证据表明它会增加前列腺癌的发病率。

制剂

治疗方法可以是口服、肌肉注射或经皮治疗。目标是使血清睾酮恢复正常。试验的荟萃分析表明，肌肉注射和口服途径疗效相当。经皮途径很受欢迎。

口服制剂（如甲基睾酮）被烷基化以延缓肝代谢，否则睾酮在第一次通过肝时就会失活。由于胆汁淤积性黄疸的风险增加，以及使用后出现肝囊性疾病和肝癌的报告，处方受到限制。

肌肉注射制剂（如庚酸睾酮、环戊丙酸睾酮、十一酸睾酮）是合成的睾酮的酯化形式，具有更强的亲脂性，能够沉积在脂肪组织中并缓慢释放到循环中。这些制剂通常可以每 1 ~ 3 周给药一次，但也有 3 个月给药一次的十一烷酸盐的制剂。虽然注射能使血清睾酮水平正常化，但注射会导致吸收的不稳定，从而导致情绪、精力和性欲的不稳定。

经皮制剂（如贴剂、凝胶）具有疗效稳定、给药方便的优点。它们价格比较昂贵。贴剂（例如，Androderm 5 mg/24 h）可佩戴在手臂或躯干上，但皮肤刺激（来自促进经皮给药的嵌入式化学品）限制了相当一部分患者的使用。经皮凝胶（例如，AndroGel、Axiron、Fortesta、Testim，1.0%、1.625% 和 2.0%）以计量剂型形式用于手臂、腿部或者腋下，所有这些药物都是每天使用一次，足以使血清睾酮正常化。

监测治疗

建议在治疗开始后 2 ~ 3 个月检查血清睾酮水平，此后每 6 ~ 12 个月检查一次。睾酮水平应在 500 ~ 600 ng/dl（20.8 ~ 243 nmol/L）的范围内。还应监测前列腺特异性抗原（PSA），因为前列腺癌的发生是停止治疗的指征。任何 PSA 水平超过 4.0 ng/ml 应该暂停睾酮治疗，同时进行前列腺癌检查。

推荐使用

现有证据表明，睾酮治疗对血清睾酮正常的患者不太可能有益；它不应该被用作这类男性的万能性兴奋剂。在血清睾酮水平较低的 ED 患者中，除了 PDE-5 抑制剂治疗外，睾酮治疗对改善勃起功能的作用有限。然而，在有记录的性腺功能减退患者中使用该药可能会带来 ED 治疗以外的益处，对肌肉力量、身体代谢和组成、身体表现和心理状态具有潜在的有益影响。然而，它不应该用来代替 PDE-5 抑制剂治疗 ED，后者似乎更有效、更安全。

阴茎内注射 [52,53]

阴茎海绵体内局部注射平滑肌松弛剂和 α-肾上腺素能阻断剂对各种患者都很有效。糖尿病患者、神经损伤患者、精神性勃起功能障碍患者，甚至一些血管功能不全的患者，通过海绵体内注射治疗，都重新获得了成功性生活的能力，这对许多患者来说是一个实质性的进步。对接受阴茎注射疗法的男性的随访表明，70% 以上的人对继续治疗感到满意。大多数是因为费用问题而停止治疗；不到 1/7 的人是因为疗效不佳而停止治疗。然而，随着口服 PDE-5 疗法的出现，海绵体内注射疗法已被降为二线治疗。

药剂

已用于海绵体内治疗的药物包括：罂粟碱，它直接松弛小梁平滑肌；酚妥拉明，一种短效的 α-肾上腺素能阻断剂，可增加动脉血流；前列地尔（一种前列腺素 E1 的水剂），它既能放松平滑肌，又能引起血管扩张。应用有效的患者在注射后 10 ～ 15 min 内就会出现勃起，并可持续长达 1 h。患有神经系统疾病和精神性勃起功能障碍的患者最容易做出反应，并且需要的药物剂量最小。存在潜在的血管疾病者反应较差，需要较大剂量的药物。

前列地尔是最有效的，而且发生勃起功能障碍的风险最低。前列地尔最常见的副作用是注射部位疼痛，占 20% ～ 50%，但这只在约 11% 的病例中出现问题，并且取决于所用的制剂。与罂粟碱加酚妥拉明或单用较大剂量的前列地尔相比，适量的前列地尔与罂粟碱联合使用效果更好、疼痛更小。前列地尔、酚妥拉明和罂粟碱的组合也已被证明是有效的。

使用方法

注射治疗的推荐使用频率为每周不超过 3 次，每 24 h 内不超过 1 次。需要在医院进行剂量的确定，并应由泌尿科医生管理。阴茎海绵体内注射的合适人选是那些没有血管疾病，但 PDE-5 治疗不成功的患者，并且具有正确自我注射的能力和灵活性。然而，即使是那些同时患有血管疾病的人也可能受益，但需要更高的剂量，这增加了副作用和并发症的风险。糖尿病患者尤其受益，因为该疗法直接解决了他们的潜在病理生理学问题。

对于 PDE-5 抑制剂治疗无效且不能耐受注射治疗的患者，可考虑经尿道给予前列地尔。这种方法已被证实在对西地那非没有反应的男性中，约有 40% 的人有效。

介入治疗——阴茎植入物、其他机械装置和血管重建 [54,55]（第 34 章）

植入物和其他装置

对于患有顽固性勃起功能障碍的患者来说，他们非常需要恢复性生活能力，阴茎假体是一种可供考虑的治疗方法。在现有的三种类型的假体中，较简单的假体（半刚性和可调节可延展型）是最令人满意的。它们令人失望的可能性最小，与植入和使用相关的并发症最少。充气式假体看起来最“自然”，但故障率和并发症发生率要高得多，因此往往需要进行手术修复，再手术率高达 44%，储存器往往会漏气，感染的风险为 1% ～ 10%。总体而言，患者及其伴侣对假体的满意度为 80% ～ 90%，不同类型的使用者之间几乎没有差别。在选择植入手术之前，需要进行详细的咨询。如果勃起功能障碍的原因是不良的人际关系，那么假体就不会有什么效果。

真空抽吸装置已被广泛使用，特别是在老年人中。一个塑料圆筒放在松弛的阴茎上，并与一个手动操作的真空泵相连。圆筒内的负压有利于血液被动流入阴茎。在阴茎根部放置一条带子，以延缓静脉流出，然后将圆筒取出。该装置对那些对阴茎注射疗法有反应的患者效果最好，是这种疗法的替代方案。大约 10% 的男性会出现疼痛、瘀斑和射精困难。在使用 3 个月后，约有 80% 的患者可以行正常的性生活。但在“PDE-5 时代”，真空泵的使用已经减少。

血管外科

血管功能不全的患者在重建手术后尚未取得一致的成功结果。对腹主动脉与髂动脉连接处疾病的治疗常常会遇到令人失望的结果，因为在远端血管中往往并存疾病。显微外科技术已被用于矫正阴茎内的血管疾病，成功率为 20% ～ 80%。青壮年外伤性血管损伤效果最好；效果最差的是老年男性海绵体动脉弥漫性动脉硬化。

潜在的泌尿系统疾病的治疗

新的证据表明，由于前列腺增生引起的下尿路症状可能导致勃起功能障碍。有早期证据表明，PDE-5 抑制剂可以改善尿路症状，但不能改善尿流率。

通过反复的前列腺按摩，至少可以暂时缓解前列腺炎的急性不适感（第 138 章）。部分阴茎硬结症的患者可选择瘢痕切除，并用真皮皮肤移植。在切除巨大的鞘膜积液或修复腹股沟斜疝后，性生活能力可能会恢复。

草药制剂与男性“助性剂”[56-63]

草药制剂

自古以来，植物制剂一直被用于治疗勃起功能障碍。支持者所推广的品种包括人参、艳紫铆、淫羊藿苷、刺蒺藜、五加皮、胡椒科植物和育亨宾碱。据称，植物疗法的作用机制集中在血管扩张作用上，如人参可增强海绵体中一氧化氮的产生，育亨宾碱可阻断 α2 肾上腺素的作用。口服和外用制剂都有，大多数都是混合制剂。已有关于人参、艳紫铆和育亨宾碱的研究报告，但现有的数据通常质量不高，不足以得出任何关于作用机制、有效性或安全性的确切结论。由于是“天然的”，这些非处方药无需向 FDA 提交有效性和安全性数据，也无需开具处方才能使用。它们在大多数出售补品的商店里都很容易买到。根据现有的数据，它们似乎比 PDE-5 抑制剂的效果要差很多。

男性助性剂

具有类似睾酮活性的类固醇和非类固醇药物已被合成以提高男性的表现，主要表现在力量和外观方面，但也常被寄予改善性功能的希望。

选择性雄激素受体调节剂。选择性雄激素受体调节剂（selective androgen receptor modulators，SARMs）主要是由研究人员设计的非类固醇配体，目的是与特定的雄性激素受体结合，以发挥组织选择性作用（如肌肉生长、骨骼生长）而不产生不良的雄性激素后果。它们是正在进行的科学发现和正式研究的主题，有望应用于骨骼或肌肉疾病的患者。然而，它们的非法使用已成为问题。这些药物有时在互联网上被称为“睾酮增强剂”，因此经常被误认为是治疗性功能障碍的药物，这些药物可以抑制睾酮的产生并阻碍性功能，因为在缺乏雄激素活性的情况下，它们都不能完全选择性地发挥合成代谢作用。这些药物受到健身者、运动员、士兵和其他重视肌肉力量和外观的人的欢迎，他们更喜欢用口服制剂来代替肠外或皮下注射类固醇。虽然有几种制剂正在研究用于医疗方面，但没有一种得到 FDA 的批准。许多制剂被作为“男性健康膳食补充剂”进行非法营销和销售，因为它们的成分在自然界中并不存在，因此不符合 FDA 的豁免条件。研究发现，互联网上销售的许多制剂中含有 SARMs 的混合物，以及标签上没有标注的物质和污染物。此外，在使用过程中还注意到肝酶的升高和不良的脂质分布情况。所以要充分认识到安全性的问题。

合成代谢类固醇

合成代谢类固醇是合成的第一种药物，它提供睾酮的合成肌肉的效果，而不产生雄激素效应。尽管高剂量的服用在开始时会增加性欲，但持续服用会导致勃起困难和性功能障碍。长期使用可能会因持续抑制睾酮的分泌而导致性腺功能减退。其他不良反应包括血脂异常、血栓栓塞事件风险增加、攻击性行为和肝毒性。大多数不良反应发生在持续使用后，尤其是在高剂量应用下。

患者教育和咨询[5,8,64]

征求患者的喜好是勃起功能障碍照护的一个重要部分。这对老年男性来说尤其重要，因为他们经常在与衰老相关的变化中挣扎。经过细致深入的检查，有助于讨论和提出治疗建议，深入了解问题的基本病理生理学。现有的药物疗法具有重要的益处和危害，需要进行评估。幸运的是，PDE-5 抑制剂为广大患者提供了潜在的益处，而且风险相对较低，但这些药物并不影响性欲，而性欲也是满足性生活的必要条件。那些担心低睾酮、已确认低睾酮并寻求替代治疗的人需要了解增加心血管事件风险的可能性和治疗的适度益处。一旦了解了这些信息，患者就可以做出符合其价值观的决定。应强烈禁止使用 SARMs 和合成代谢类固醇，并建议服用者停止使用。

恢复性行为的风险分层和咨询 [65]

老年男性和有潜在冠状动脉疾病的人（特别是使用 PDE-5 抑制剂支持的患者）考虑恢复性行为最好通过仔细的风险分层和个性化的咨询。那些被认为是同房心肌梗死或死亡的低风险人群包括：①无症状疾病且少于三个心血管危险因素的男性。②控制良好的高血压；轻度、稳定型心绞痛，经过无创评估，没有缺血的证据。③有血运重建史，随后的压力测试评估有残余的缺血现象。④有心肌梗死史（至少 6 ～ 8 周前），无症状，未出现运动试验引起的缺血或已经进行了血运重建。⑤轻度瓣膜病和纽约心脏协会心功能状态 1 级。对于被定为“低风险”的男性，建议他们开始或恢复性活动，并必要时治疗性功能障碍。

心脏病非“低风险”的男性，在其心脏状况稳定（特别是“高风险”）或进行进一步心血管评估（“中风险 / 不确定风险”）之前，不应开始或恢复性行为。

转诊适应证

当抑郁、表现焦虑或人际冲突似乎是导致勃起功能障碍的重要原因时，精神科和（或）行为健康转诊可能有用（第 229 章）。如果患者应对器质性疾病有心理上的困难，导致性功能障碍和人际关系压力，也应考虑心理健康转诊。然而，在完成适当的医学评估之前，心理健康转诊有可能过早地将该病症标记为纯粹的心理社会问题，从而忽略了可能感觉不到的患者。中枢作用疗法的精神药物对某些精神性勃起功能障碍和表现焦虑的患者会有帮助。例如，在勃起功能障碍之前有早泄的男性可能会受益于 SSRIs（如舍曲林、氟西汀）的治疗。还应考虑行为疗法（第 229 章）。

对于那些医疗和心理健康方法失败并表示愿意考虑介入治疗的患者，可以转诊以进行介入治疗。外科技术的进步为勃起功能障碍难以治愈的患者带来了希望，如神经血管病变或阴茎病变的患者。例如，患有糖尿病和其他难治性勃起功能障碍的男性，如果他们的阴茎血管相对较好，并且 PDE-5 的治疗并没有起到多大作用，就可以考虑海绵体内注射。即使是那些有一定程度血管功能不全的患者也可以考虑。另一种选择是转诊到泌尿外科考虑假体植入手术。最好是转诊给在治疗勃起功能障碍方面有经验的泌尿科医生。发现有症状性腹主动脉与髂动脉连接处疾病的患者需要血管外科医生进行评估（第 34 章）。

复杂的内分泌疾病需要转诊给内分泌科医生，特别是那些催乳素水平升高（提示垂体疾病）、原发性性腺功能减退（睾酮水平低，LH 水平高）或下丘脑 - 垂体疾病（LH 浓度低）的患者。

建议 [5,8,15,65]

- 基层全科医生可以有效地评估和治疗大多数男性勃起功能障碍。使用标准化的诊前调查问卷（如 IIEF）有助于评估。通过详细的病史询问和体格检查，可以对勃起功能障碍的病因进行区分，这通常足以对改善致病因素和治疗方法做出决定。
- 应注意诱发的心理因素，包括与其他形式的性功能障碍（如早泄）有关的焦虑表现，应予以解决。应仔细检查可能导致勃起功能障碍的处方药，并在可能的情况下予以停止或调整应用。应探讨使用膳食补充剂和从互联网上获得的提高男性性能力的制剂。
- 实验室检查应集中在病史和体格检查所提示的病因上。不建议常规测试血清睾酮水平；睾酮测试应根据病史和体格检查提示的性腺功能减退的可能性进行。仅仅感到疲惫、抑郁和睡眠不好，不足以证明需要进行睾酮测试。然而，与抑郁症无关的性欲缺失提示要对性腺功能减退的症状和体征进行更详细的检查，并考虑进行睾酮测试。
- 如果要进行睾酮测试，应在早晨采集总睾酮，最好是两个样本间隔至少 0.5 ～ 1 h。如果所测睾酮水平偏低，应抽取第二组样本以确认诊断。任何正常水平都可排除性腺功能减退。如果结果不明确或意义不确定，可根据血清白蛋白、血清性激素结合球蛋白和总睾酮的测定结果，准确计算出游离睾酮（www.issam.ch/freetesto.htm.）；计算出的游离睾酮比大多数游离睾酮的测定方法更可取，因为后者往往不准确。

- 结合检查明确治疗方案的利弊，征求患者的知情同意，以帮助患者对勃起障碍的治疗做出个人的知情决定。
- 在大多数情况下，如果有保留的神经血管功能和安全进行性行为的能力，可以考虑试用口服 PDE-5 抑制剂，同时详细解释使用方法和效果。男性应该明白这些药物并不直接影响性欲，性欲和刺激也是必要的。
- 对于大多数没有心脏病或多种危险因素的男性，剂量可以从中等水平开始（例如，50 mg 的西地那非），如果出现副作用，可以减少剂量（例如，减至 25 mg 的西地那非），如果疗效不足，可以增加剂量（例如 100 mg 的西地那非）。
- 根据所需的起效时间和持续时间以及成本来选择 PDE-5 抑制剂（表 132-2）。通用的西地那非提供了最低成本的选择，它的起效时间为 1 h，持续时间为 4 ～ 5 h。他达拉非的起效时间较短（30 min），持续时间较长（长达 36 h），但费用较高；对其他药物无效的人可以考虑使用。
- 对于有一段时间没有性生活的老年男性，在开始治疗前要评估运动耐力并进行风险分层。如果不能获得近期与性生活相当的运动史，可考虑进行运动负荷试验（第 36 章）。
- 建议那些被评估为同房时心肌梗死或心源性死亡“低风险”的男性心脏病患者，可以开始和恢复性行为，并在必要时接受勃起功能障碍的治疗，但定期服用硝酸盐类药物的患者不应服用 PDE-5 抑制剂；同时提醒服用 α 阻断剂的患者要谨慎使用。
- 对于那些对 PDE-5 抑制剂没有明显疗效的患者，如果缺乏性兴趣或有其他提示性腺功能减退的临床特征，应考虑检测睾酮缺乏症。
- 睾酮补充剂的应用仅限于对 PDE-5 治疗失败且证明低睾酮水平的患者。睾酮治疗的选择应根据成本、便利性、耐受性和安全性来决定——透皮疗法（凝胶或贴片）比注射疗法更受欢迎。
- 当勃起功能障碍问题有很强的社会心理因素叠加时，建议行为咨询 +/– 夫妻治疗。
- 在特定的精神性勃起功能障碍和表现焦虑的情况下，要考虑采用中枢作用的精神药物治疗。
- 对于难治性勃起功能障碍且愿意考虑介入治疗的患者，可考虑转诊到泌尿科。

（高延秋 翻译，曹照龙　曾　辉 审校）

第 133 章

女性排尿困难和尿路感染的管理

LESLIE S. T. FANG

在成年女性中，尿路感染（urinary tract infection，UTI）是最常见的细菌感染，年发病率为 12%，超过 50% 的女性到 32 岁时曾有过一次尿路感染，50% 的女性存在感染后复发，25% 在 6 个月内复发。每年因尿路感染而就诊的人次占到 800 万～900 万，估计年医疗成本达 20 亿美元。尿路感染作为女性非常常见的不适症状，在基层全科工作中占比大，并消耗相当高比例的医疗卫生系统成本。尿路感染中抗生素的使用占据了社区医疗中抗生素使用的很大一部分，需要认真仔细考虑药物的选择和治疗的疗程，尽量减少抗生素耐药性的不良后果。基层全科医生在接诊排尿困难和可能出现尿路感染的女性时需要考虑以上全部因素。

病理生理学和临床表现[1-20]

病理生理学

尿路感染在结构正常和不正常的尿路中均可能发生，通常用“非复杂性”和“复杂性”来描述感染和风险相关的病理生理学机制。非复杂性尿路感染是指发生在健康、非妊娠、绝经前女性中的膀胱炎或肾盂肾炎，其尿路正常且未进行过器械检查。复杂性尿路感染指的是有功能或结构异常、器械检查史或存在系统性疾病（如糖尿病、肾功能不全、免疫缺陷、移植）的女性中出现的感染，前者有完整的自身免疫系统，而后者常常伴有免疫系统受损。

成年女性的非复杂性尿路感染通常多为逆行性感染，来自肠道和阴道的细菌定植于尿道周围组织，通过尿道进入膀胱，偶尔通过输尿管感染到肾，在高度菌血症的情况下会出现肾的血源性播种。

机体的免疫防御系统会共同发挥作用来降低患者感染的可能性，比如正常的排尿可以清除一些微生物，尿液的某些化学特性，比如高浓度尿素、低 pH 值和高渗透性环境具有抗菌作用，不利于细菌生长。最重要的防御机制是机体能够吞噬与膀胱黏膜表面接触的细菌，阴道上皮细胞的特性也会减少细菌的接触，尿路感染的易感性与细菌黏附性增加相关。免疫防御系统出现异常则会导致复发和复杂性的尿路感染。

阴道口的定植菌是菌尿产生的关键因素，并在反复发作的尿路感染中起重要作用。高达 20% 的成年女性在尿道周围区域发现了引起尿路感染的细菌（主要是尿路致病菌——大肠埃希菌）。在绝经前女性中，性交在细菌定植和感染中起重要作用，而在绝经后的女性中，阴道黏膜的变化是导致肠杆菌科细菌容易定植的原因。

危险因素

细菌可以通过相对较短的女性尿道自动进入膀胱，某些行为如性交与感染风险的增加密切相关，有 30% 的女性性交后尿中细菌会显著增加，在一项研究中，平均年龄为 24 岁的女性人群每周性交 3 d 患尿路感染的风险是未性交女性的 2.6 倍。

尿路感染和复发的其他危险因素包括尿路感染史（尤其是在 15 岁之前）、母亲或其他一级女性亲属有尿路感染史、使用杀精剂、有新的性伴侣、Lewis 血型抗原非分泌型 Le（a+b-）和 Le（a-b-）。其他如使用卫生棉条、由后向前擦拭、冲洗、坐在热水浴缸，以及各种排尿方式都被怀疑是危险因素，但缺乏研究证据。

是否发生膀胱感染取决于细菌的毒性、感染的微生物的数量，最重要的是还取决于机体的防御功能。在泌尿生殖道结构正常的患者中，上尿路感染几乎完全是由泌尿生殖道致病菌引起的。相比之下，只有大约 50% 的膀胱炎由致病菌引起。虽然非复杂性尿路感染绝大多数是由大肠埃希菌引起的，但腐生葡萄球菌也会导致一部分感染，使用杀精剂（通常与阴道隔膜或避孕套一起使用）会增加感染的风险。尿路致病菌在临床治愈后仍然可能存在。

社区获得性尿路感染中最常见的致病菌是大肠埃希菌，占总数的 75% ～ 95%，腐生链球菌占泌尿系统病原体的 5% ～ 15%。其他偶有肠杆菌科（如克雷伯氏菌）感染，其最常在绝经后女性中出现。其他分离出的菌株如肠球菌、金黄色葡萄球菌和 B 组链球菌、白喉、乳酸菌和 α 溶血性链球菌常被认为是污染。

老龄化与尿路感染和复发性尿路感染的发生风险增加有关，到 70 岁时，无症状菌尿的发生率从 3.5% 增加到近 20%。绝经后内生殖器黏膜的变化和尿失禁在很大程度上促进了细菌的定植。在尿失禁的女性中，超过 40% 的人可表现为细菌尿。老年女性复发尿路感染的危险因素包括尿失禁（OR，5.8）、尿路感染病史（OR，4.9）、性生活活跃（OR，1.42）、胰岛素依赖型糖尿病（危险比，3.4）。在养老院的居民中，菌尿的发生率可高达 50%，脓尿的发生率接近 90%，原因可能与很多人留置导尿管有关。

上尿路感染的机制

在大约 3% 的健康女性中，下尿路感染通过近端输尿管可感染肾，导致肾盂肾炎，逆行增加了感染的机会。受感染的尿液一旦进入肾盂，可通过肾乳头尖端贝里尼管进入肾实质，然后沿集合管向外扩散，引起实质感染。解剖学异常与尿路结石容易导致上尿路感染，并影响机体对于感染的自我清除能力。

复发的机制

通常认为复发有两种可能的机制：①感染复发，即通过抗菌治疗抑制了原来的生物体，但没有消除，在停止使用抗生素后不久又出现临床感染；②再感染，即通过抗菌治疗将原来的生物体从泌尿系中根除，临床复发是由新的细菌菌株或由粪便菌群中持续存在的同一菌株引起。大约 80% 的复发是再感染。研究发现，大多数再感染发生在感染仅限于膀胱炎的患者身上，而大多数感染复发发生在肾实质感染的患者身上。

非感染性病因

非感染性病因也可导致类似膀胱炎的症状和膀胱不适综合征，最常见的是间质性膀胱炎 / 膀胱疼痛综合征，目前人们对于该病并非很了解，但可能会致残。尿动力学和女性泌尿学协会将其定义为“一种与膀胱有关的不舒服的感觉（疼痛、压迫感、不适），伴有持续 6 周以上的下尿路症状，且没有感染或其他可识别的原因。”其病理生理机制尚不清楚，可能与痛觉感受异常和膀胱尿路上皮的异常有关（例如，膀胱镜检查显示黏膜下出血和其他意义不明确的异常）。

临床综合征

尿路感染与许多临床综合征有关，从急性尿道综合征到肾盂肾炎，大多数患者伴有排尿困难、尿频、尿急和耻骨上或腰部不适，每个综合征都有各自的其他特征。

急性尿道综合征（症状性无菌尿 / 早期感染和慢性间质性膀胱炎 / 膀胱疼痛综合征）

这种综合征发生在 10% ～ 15% 的女性中，患者出现了尿路感染的相关症状，但尿培养和尿液分析中的微生物少于 10^5 个 / 毫升，白细胞（WBC）很少，并且没有细菌。这些患者可以细分为两组：感染者和非感染者。

早期感染。大约 70% 的早期感染患者有一定程度的脓尿（每个高倍视野超过 2 ～ 5 个白细胞）和确切的感染，如细菌计数少于 10^5 个或有沙眼衣原体。那些细菌计数在 10^2 ～ 10^4 范围内的人可能患有早期尿路感染，但膀胱尚未感染。

间质性膀胱炎 / 膀胱疼痛综合征。其余 30% 出现膀胱和尿道不适但无脓尿、菌尿和其他已知尿路病变的女性属于间质性膀胱炎 / 膀胱疼痛综合征。除了排尿困难和尿频外，其特征性表现是慢性耻骨上或盆腔疼痛，排尿可缓解疼痛，通常伴有耻骨上触诊压痛。一些人指出，饮用含酒精、咖啡因或柑橘类饮料，或吃西红柿、辛辣或酸性食物或巧克力会引发或加重症状。患者尿液分析结果正常。病程缓慢，也可能会导致残疾。可能存在其他伤害性综合征，如慢性疲劳综合征、纤维肌痛或肠易激综合征。

无症状菌尿（第 127 章）

在健康的非妊娠女性中无症状菌尿很常见，但不是造成不良结局的危险因素。在患糖尿病的女性中，无症状菌尿的患病率有所增加，但在出现尿路感染症状、死亡率或进展为糖尿病并发症方面，有菌尿与没有菌尿的女性之间没有统计学差异。居住在社区或老年公寓的老年女性中，无症状菌尿的风险也并未增加。在长期护理机构中，无症状菌尿的女性与无菌尿的女性相比，死亡率没有增加。即使是留置导尿管的人也没有观察到菌血症风险的增加，其死亡率增加的原因可能与菌尿无关的其他因素相关，因为抗感染治疗并没有降低死亡率。

症状性菌尿（膀胱炎和肾盂肾炎）

症状性菌尿是最常见的临床综合征。在既往身体健康的女性中，大多数病例表现为膀胱炎（感染局限于膀胱），主要症状为尿频、尿急、排尿困难、血尿和菌尿。肾盂肾炎（已扩散到肾脏的感染）约占非复杂性病例的 3%，典型的表现是腰痛、发热，偶有恶心和呕吐等其他症状。许多调查发现两种形式的尿路感染之间的症状有相当大的重叠，许多上尿路感染的患者出现了被认为是下尿路感染特征的症状。此外，感染仅限于膀胱的患者偶尔也会出现通常与肾盂肾炎相关的发热、腰痛和全身症状。传统的临床线索在识别感染部位方面是不够精确的，但有助于明确尿路感染的存在（见“鉴别诊断”一节），全身症状提高了肾盂肾炎检出的可能性。多达一半的病例中可出现血尿。

病程

大多数非复杂性膀胱炎病例的临床进展良好，多达 40% 的患者在未经治疗的情况下症状自行缓解，只有约 3% 的患者进展为肾盂肾炎，此类患者反复感染的情况并不少见，尤其是在性生活活跃的情况下。

经常受到反复感染困扰的群体包括：①性生活活跃的女性，出现泌尿系统症状与性交存在时间关系；②因潜在全身性疾病或膀胱残留尿液而导致机体防御系统受损的患者；③上尿路感染患者；④孕妇。

大多数情况下复发性非复杂性尿路感染的影响很轻微，很少会导致进行性肾功能损害。许多未经治疗的尿路感染患者在没有使用抗生素的情况下也会自发清除感染。具有复杂疾病（例如糖尿病、结石病、怀孕、免疫功能低下）危险因素的患者面临更大的风险，其中在膀胱输尿管反流、怀孕或糖尿病的情况下感染的患者风险最大。膀胱输尿管反流与膀胱残留尿液、上行感染、慢性肾盂肾炎有关，是肾瘢痕形成的高危因素，后者导致局灶性肾小球硬化、蛋白尿和进行性肾衰竭。从儿童时期开始就有长期尿路感染病史的患者最可能患有膀胱输尿管反流。怀孕期间的尿路感染会增加胎儿并发症和早产率，特别是当感染发生在分娩前 2 周内时。母亲患肾盂肾炎的风险会增加。糖尿病患者上尿路感染的易感性增加。

鉴别诊断 [13、16、19、21]

排尿困难

排尿困难的鉴别诊断包括尿路感染、阴道炎和尿道炎。阴道炎患者有时会被误诊为患有尿路感染，通过患者描述的“外部”不适（由于尿液对有炎症的阴唇组织的刺激）、没有尿频或尿急，或者有阴道分泌物，以及尿培养细菌阴性等，可以将阴道炎与尿路感染相鉴别。阴道毛滴虫和白色念珠菌是最常见的致病微生物。排尿困难且常规尿培养无细菌生长的女性可能患有淋病奈瑟菌或单纯疱疹病毒引起的尿道炎，尽管大多数病例是由沙眼衣原体引起的（第 125 章）。排尿困难症状较轻微，可伴有阴道分泌物，病程通常逐渐加重。如果出现骨盆疼痛和阴道或宫颈分泌物，表明感染扩散到宫颈和输卵管，是疾病严重的信号（第 116 章和 117 章）。

脓尿通常伴随着淋球菌感染、滴虫感染以及衣原体感染（附录 133-1）。没有脓尿的急性尿道综合征患者可能是由于局部创伤或刺激引起，而并非感染引起的排尿困难，绝经后女性由于阴道和尿道组织干燥，常会出现这样的问题。

腰部疼痛

患有肾结石或肾栓塞可能会出现类似肾盂肾炎的腰痛和血尿。但不同于尿路感染，此时尿培养是无菌的，并且革兰氏染色也没有看到细菌。

检查 [3,16,17,21-31]

评估的速度、广泛性和顺序在很大程度上取决于患者的临床表现。如果出现发热、腰痛和全身症状，则需要立即评估是否有尿路梗阻和合并感染的可能性。需主要询问既往糖尿病史、镰状细胞性贫血病史、过度使用镇痛剂（肾乳头坏死及随后肾乳头脱落引起阻塞的危险因素），肾结石病史也需要重点关注。存在这些危险因素的患者，如果在检查中出现毒性反应（高热、虚脱）和躁动，并且肋脊角有明显压痛，则要立即住院进行尿路造影成像并使用静脉抗生素治疗。梗阻后的感染需内科与泌尿科急诊处理，请泌尿科紧急会诊，评估并考虑介入治疗。如果无以上急性症状，检查可以在门诊常规进行，甚至有时可以通过电话或电子邮件进行。

病史

通常根据病史提供的信息就可以开始相关的治疗，但需要将尿路感染与阴道或盆腔感染相鉴别。当患者出现新的排尿困难并伴有尿急或尿频的情况、但没有阴道分泌物时，其患急性膀胱炎的可能性超过 95%，只有阴道症状而没有排尿困难的女性患尿路感染的概率很小，因此，对于急性排尿困难但无感染中毒症状的女性，应首先询问其阴道分泌物、排尿时有无外部刺激感、有无性交痛以及有无尿频和尿急的情况，用以区分排尿困难是阴道疾病还是尿路的原因。性生活史也有助于评估衣原体尿道炎发生的危险因素，包括新的性伴侣、性伴侣有阴茎分泌物或近期尿道炎病史、阴道黏液性分泌物和逐渐出现的症状，并且还需要询问近期的淋病史或淋病暴露史。

老年女性常有慢性排尿困难、尿急和尿失禁，鉴别无症状菌尿和急性尿路感染的最可靠特征是有无急性排尿困难（相对风险，1.54），因为尿失禁的情况也会出现尿急和尿频，因此其不具有特异性，病史中出现发热、腰痛、恶心和呕吐有助于提高尿路感染的诊断概率，但如前所述，这些症状对肾盂肾炎的诊断没有很强的鉴别价值。

提示间质性膀胱炎 / 膀胱疼痛综合征的病史包括：膀胱疼痛但排尿后可缓解、饮食诱发的症状以及伴随的疼痛性疾病（如纤维肌痛、肠易激综合征和慢性疲劳综合征）。

体格检查

首先测定体温，然后叩击肋脊角以检测是否有压痛，触摸耻骨上区域评估胀痛和不适症状。盆腔检查用于评估有无阴道症状、尿道分泌物或阴道红斑、阴道有无分泌物或萎缩，还需观察宫颈有无分泌物、糜烂、水泡和触痛。

实验室检查

尿液分析和培养

这些检查的作用仅限于患有复杂疾病的女性，或者在诊断不确定的情况下，需要排除尿路感染。如前所述，在有明确症状的非复杂性急性膀胱炎的女性患者中，尿液分析和培养并没有显著增加感染检出的概率，感染的可能性已经超过 95%。对这类患者进行随机试验，在开始抗生素治疗前进行培养并没有改善预后，此类结论为通过电话管理非复杂性的急性膀胱炎提供了依据。尿液培养用于有严重的排尿困难症状、6 个月内有复发感染史、担心微生物耐药或患有复杂疾病的危险因素患者，此时尿液培养和其他的检测可能是最重要的手段。

尿液样本的收集。正确采集尿液标本至关重要，通过清洁的手段，可以最大限度地减少来自阴道和阴唇的污染。告知患者在马桶上跨坐或蹲坐，用非惯用手拨开阴唇，在整个收集过程中保持这个姿势，同时，另一只手用三个无菌水浸泡过的纱布垫或用温和的非六氯苯酚肥皂浸泡过的海绵从前到后擦拭外阴，随后排出少量尿液。如果怀疑有细菌性或单细胞生物性尿道炎，这些标本可以保存，更多的尿液排出并收集在无菌杯中。或者可以告知患者将尿杯伸入到正在排泄的尿流中，以收集真正的中段尿标本。可以通过上皮细胞来明确收集的尿液标本是否合格，如果有则表明存在外阴或尿道污染。对于老年患者，可能需要家人或护士的帮助，当怀疑重复污染时，通过膀胱直接导尿可降低污染的风险。

试纸测试。尿液试纸测试是用来排除尿路感染的一种快速、方便的方法。在预计发生概率较低的情况下，完全阴性的试纸结果具有很高的阴性预测值（92% ～ 100%）。试纸测试中的白细胞酯酶成分对尿路感染（定义为 $> 10^6$ CFU/ml）具有中度至高度灵敏度（75% ～ 96%）和特异度（94% ～ 98%）。亚硝酸盐成分检测的灵敏度较低（35% ～ 85%），这是由于尿液中存在不能降低硝酸盐含量的病原体（如肠球菌、腐生链球菌、不动杆菌）或非常稀的尿液所致，但特异度可高达 95%。在老年女性中试纸测试的特性会下降（灵敏度为 82%，特异度为 71%），限制了该测试在该人群中排除尿路感染的有效性，假阳性会比较常见。

尿液分析。自动尿液分析可以帮助检测白细胞和红细胞，未离心尿液的显微镜检查可使用每个区域单个生物体的标准来检测生物体，但这只会增加一点特异度和灵敏度，因此在繁忙的初级医疗工作中仍然不切实际。

培养和抗菌药物敏感性试验

考虑到泌尿系统病原体通常可以预测，以及对一线抗生素治疗方案的反应性，尿培养对非复杂性尿路感染的女性并非必要。在非复杂性尿路感染的年轻女性中，95% 的患者能够正确自我诊断，自我治疗的结果是 92% 的临床治愈和 96% 的微生物治愈，并且无不良反应。

培养可能适用于患有复杂疾病、初次治疗失败或诊断不确定的患者。如前所述，不需要为每一位急性排尿困难女性，特别是有轻度至中度症状的女性进行尿液培养，在这一群体中，绝大多数引起感染的微生物对常用的抗生素治疗都敏感，即便敏感性测试表明一种微生物对抗生素具有“耐药性”，这种耐药性也只是相对的，该微生物也会对尿液中高浓度的抗生素敏感，可以仅根据临床病史来决定抗生素的选择与治疗方案。当对排尿困难的原因有疑问时，可以通过尿液试纸测试来协助诊断。对于肾盂肾炎、复发频繁、症状严重或合并其他疾病的患者，可进行尿培养。但如果患者表现出急性出现的严重症状和存在尿脓毒症风险时，在开始使用抗生素之前，不仅需要进行尿沉渣检查、革兰氏染色和培养，而且还需要至少两套血液培养。

感染的标准。传统的感染标准是每毫升 10^6 菌落数，虽然特异度高，但灵敏度差，使用耻骨上抽液的研究发现，按传统标准尿液培养为“阴性”的排尿困难女性中，虽然菌落计数在 10^2 ～ 10^5，但有一半是存在真正感染的。在急性排尿困难女性的清洁排尿标本中，若超过 10^2 菌落计数则可明确诊断大肠杆菌感染，而如果没有排尿困难的症状，它们更有可能只是细菌定植。与美国传染病学会推荐的 10^3 CFU/ml 相比，使用 10^2 CFU/ml 的菌落计数灵敏度提高到了 95%，但特异度降低到了 85%，建议 10^6 CFU/ml 作为无症状菌尿的标准，其灵敏度为 80%，特异度为 90%。许多以前被认为“无细菌尿”但有症状的女性属于菌落计数减少的类别，如果低计数不是其执行的参考标准，医生可能不得不要求对低计数细菌再进行敏感性检测。脓尿有助于识别感染者并评估对抗生素治疗的反应。

当考虑间质性膀胱炎 / 膀胱疼痛综合征的诊断时，可以考虑尿液分析和尿液培养，没有脓尿和菌尿是诊断的必要条件。

影像学、膀胱镜检查和其他尿路检查

当怀疑有梗阻或脓肿时，需要考虑计算机断层扫描（CT）检查，在复杂性肾盂肾炎中此项检查最为迫切，而在非复杂性肾盂肾炎或下尿路疾病中很少需要。复发性感染需要关注结构性病变，但如前所述，绝大多数复发是在没有上尿路疾病或其他病理的情况下出现的再次感染，使得此类女性的影像学检查价值很低，因此不做推荐。

怀疑存在解剖异常（例如，儿童时期出现尿路感染）或可能出现梗阻或肾功能不全的患者建议做影像学检查和泌尿科评估。如果有反流的临床证据，应进行膀胱尿道造影以明确反流的存在和程度。当高度怀疑尿道口狭窄时，需要进行泌尿科评估（第 134 章）。

在考虑诊断间质性膀胱炎 / 膀胱疼痛综合征的情况下，膀胱镜检查和尿动力学检查有时会受到质疑。当前的泌尿学共识指南将膀胱镜检查和尿动力学检查视为该类疾病的可选诊断方法，但对于非复杂性疾病表现并不推荐，其诊断主要是基于排除其他疾病的临床症状学诊断，提出这一建议的部分原因是缺乏诊断性膀胱镜检查结果。通常观察到的点状病变（“肾小球”）、Hunner 溃疡等都是非特异性的，在膀胱镜检查中可见于 5% ～ 10% 的患者，而尿动力学检查没有公认的诊断标准。

后续的检查

非复杂性尿路感染治疗后不需要复查尿培养，除非在治疗 1 周或 2 周内早期复发（提示复发）或在怀孕的情况下（无症状菌尿与不良结局风险增加相关）才需要。对于复发性非复杂性尿路感染患者，泌尿系影像学检查的获益很小，但对于治疗后不久复发的女性患者应考虑该检查，特别是在肾盂肾炎后培养中发现同一菌株，或肾盂肾炎多次复发的患者。

治疗原则 [16,17,23,24,32–72]

治疗的强度和持续时间应根据患者的临床表现和出现并发症风险来决定，治疗方案取决于疾病严重程度、合并症、家庭情况和社区抗生素耐药情况。一般来说，具有系统性疾病的患者需要考虑住院和静脉抗生素治疗，特别是存在代谢或免疫功能受损或有尿路解剖或功能缺陷的人群。对于症状较轻的非复杂性患者，可以在没有面诊的情况下经验性治疗，一些反复发作的轻症患者可以自我治疗。由于尿路感染治疗导致社区抗生素暴露的比例很大，所以在抗生素选择和疗程上必须考虑日益严重的耐药性问题。

非复杂性膀胱炎

如前所述，大多数轻中度非复杂性膀胱炎患者临床进展良好，即使在体外耐药的情况下对短期口服抗生素治疗反应仍然良好，并且无需尿液培养

来指导治疗。关注社区中新出现的抗生素耐药性报告有助于选择药物处方并最大限度地提高疗效，关注抗生素使用所造成的生态影响，对于减少多重耐药菌和抗生素耐药性在社区的出现至关重要，如女性膀胱炎。大量使用抗生素会增加相关的风险，呋喃妥因和磷霉素已和甲氧苄啶 - 磺胺甲噁唑（TMS）一起成为一线治疗药物，并在 TMS 耐药率高的社区中成为首选药物，这是一个日益严重的问题。氟喹诺酮类药物仅适用于患有复杂疾病的女性，而 β- 内酰胺类药物（如阿莫西林 - 克拉维酸盐和头孢泊肟）的疗效较差。

非复杂性肾盂肾炎

既往健康的非复杂性急性肾盂肾炎的患者也可在门诊接受 10 ～ 14 d 的口服抗生素治疗，但前提是该患者依存性良好、能喝水、无免疫功能严重受损且无尿路梗阻。病情稍重但无败血症的患者可能受益于初始剂量的静脉抗生素治疗（见治疗建议）。在许多地区超过 20% 的社区获得性大肠杆菌感染对甲氧苄啶、氨苄西林和头孢噻吩耐药，而这种多重耐药性的增加也使得氟喹诺酮类药物治疗（如环丙沙星、左氧氟沙星）成为门诊治疗非复杂性肾盂肾炎的首选药物（96% 疗效）。氟喹诺酮类药物目前的耐药率不到 3%，但患有非复杂性膀胱炎的女性过量使用该类药物可能会增加耐药率，人们越来越担心氟喹诺酮类药物耐药性的增加，甲氧苄啶 - 磺胺甲噁唑是推荐的替代药物，对于药物敏感的病原菌疗效稍差（83%），但即使出现体外耐药性，其治疗效果也可高达 35%。使用 β- 内酰胺类抗生素（如阿莫西林 / 克拉维酸、头孢泊肟）是治疗肠杆菌科的第三选择，疗效会更低，但在禁用氟喹诺酮类和磺胺类药物的情况下，可以选择该类药物。对于敏感的肠球菌或腐生葡萄球菌的感染，β 内酰胺类药物仍然是首选的抗生素。

如果治疗反应不佳（如症状持续存在或迅速复发），则表明存在抗生素耐药性，或较少见的解剖学或功能性异常。若考虑存在解剖学异常，可完善影像学评估以及请泌尿科医生会诊协助诊治。

急性肾盂肾炎和尿脓毒血症

当患者出现高热、寒战、腰痛、肋脊角压痛、恶心和呕吐等，可能存在上尿路感染甚至血行感染，应住院治疗，特别是对于老年人或免疫功能低下者。对可治疗的诱发因素进行彻底的评估（见前面的讨论），并立即开始使用静脉抗生素。

虽然肠杆菌科占病例的 90% 以上，但最初抗生素方案也应根据尿革兰氏染色结果来选择。如果考虑到假单胞菌和其他多重耐药的革兰氏阴性杆菌，通常会选择广谱覆盖，包括覆盖肠球菌的抗生素（虽然肠球菌在男性中更常见），并且当有培养和药敏结果时，及时修订方案以提供更有针对性的抗感染治疗。没有血行感染的肾盂肾炎可以静脉输液治疗，直至体温正常，之后口服抗生素完成 14 d 的疗程。尿脓毒症静脉抗生素疗程需要更长。由于口服氟喹诺酮类药物可以达到相当高的血清浓度，如果患者依从性良好，一旦体温正常就可以出院并通过口服氟喹诺酮类药物治疗。必要时可进行影像学检查以排除解剖异常。

一线药物

由于美国和国外抗生素耐药性加剧的影响，用于非复杂性膀胱炎的一线抗生素方案已被修订，该修订版不仅考虑了药物疗效，还考虑了所谓的生态效应、多重耐药病原菌抗生素的选择和它们的社区使用。在治疗高流行率、相对较轻的感染（例如简单的膀胱炎）时，如果不加选择地使用强效广谱抗生素，所造成的这种“附加损害”很需要关注。

在这种前提下最有效和对生态危害最小的抗菌剂主要是在尿路中达到高浓度的窄谱药物，包括呋喃妥因单水合物 - 大晶体（5 d 疗程有 93% 疗效）、甲氧苄啶 - 磺胺甲噁唑（3 d 疗程有 93% 疗效，除非社区耐药率 ＞ 20%）、磷霉素氨丁三醇（一次剂量的疗效 ＜ 90%）和吡哌西林（3 ～ 7 d 疗程有 73% 的疗效——在美国不可用）。

直接对比发现，对于非复杂性膀胱炎女性患者，呋喃妥因在 28 d 的治愈率（86% vs. 78%）优于磷霉素，但在控制肾盂肾炎发生率或症状持续时间方面并没有优势。值得注意的是，呋喃妥因的使用会增加间质性肺损伤的风险，虽然其中大部分会在停止治疗后迅速消退，但长期预防性使用会与肺纤维化有关。

二线药物

尽管氟喹诺酮类药物（如环丙沙星、左氧氟

沙星）的疗效很好（90% 以上），而且只需要 3 d 的治疗，但由于其对生态环境的不利影响，在目前的共识建议中已被降至二线药物。与静脉广谱头孢类药物和氟喹诺酮类药物相比，口服 β- 内酰胺类药物（如阿莫西林 - 克拉维酸钠、头孢克洛、头孢泊肟酯）对耐药菌的选择性较小，但疗效（< 90%）不如大多数一线药物和氟喹诺酮类药物。在与环丙沙星的直接比较中，头孢泊肟未能达到非劣效性，不应替代氟喹诺酮类抗生素用于治疗非复杂性膀胱炎。阿莫西林的耐药性现在非常普遍，因此不再推荐用于非复杂性的膀胱炎。

治疗时间

在大多数情况下，3 d 或 5 d 的疗程可以达到与长期治疗相当的效果。短期治疗不适合有复杂疾病风险因素的患者，如糖尿病或有复发史的患者、有已知解剖学异常的患者以及免疫力低下的患者，这类患者最好用较长疗程的抗生素治疗（最长 2 周）。

急性尿道综合征

有脓尿但革兰氏染色没有细菌，也没有临床证据表明有衣原体、淋球菌或其他性病形式的尿道炎的患者，被认为是患有急性尿道综合征。有急性症状和脓尿的女性患者，如果中段尿标本菌落总数大于 10^2，可被视为阳性培养。这些患者可用标准的短程一线抗生素治疗，方法与非复杂性的下尿路感染患者相同，也可以用多西环素（100 mg，每日 2 次，共 5 d）治疗。多西环素对衣原体和淋球菌以及大多数常见的尿路病原体都有效（第 125 章和第 137 章）。复发在急性尿道综合征患者中很常见。

没有脓尿的患者也可以试用 3 d 的一线抗生素治疗。对于治疗失败的患者，可以通过输液和几天的尿路镇痛剂 [如非那唑吡啶（吡啶）或尿苷] 进行对症治疗。尿液中没有细菌或白细胞但有持续或慢性排尿症状的患者，特别是有耻骨上或盆腔慢性疼痛和排尿困难时，应考虑治疗间质性膀胱炎。

间质性膀胱炎 / 膀胱疼痛综合征

由于缺乏病理生理学知识且 RCT 研究数据很少，治疗是比较棘手的，在许多情况下，共识建议依赖于专家意见，而不是来自设计良好的研究证据。基于疾病中存在伤害患者感受的问题，一线治疗建议强调对患者的教育、支持和对心理社会压力的关注。其他的治疗（范围从灌注二甲亚砜或利多卡因到膀胱手术）是介入性的，需要泌尿科转诊，如膀胱扩张和神经刺激。对于所有这些措施，其获益不确定且难以预测。对于长期口服抗生素或糖皮质激素治疗、膀胱灌注卡介苗或树胶脂毒素，以及高压、长时间的膀胱扩张，没有很强的证据证明其治疗的价值。

复发性感染

症状经常复发的患者可能是采取预防措施的对象，应通过重复培养至少确认一次复发性感染，有助于临床确定适当的治疗方法。

再感染

在原本健康、性生活活跃的女性中，经验性抗生素治疗后数周至数月复发通常代表再次感染。最好选择替代一线药物进行治疗，因为可能存在抗生素耐药性因素，特别是如果最初使用的抗生素是甲氧苄啶 - 磺胺甲噁唑。对于受反复感染困扰的女性，治疗的选择应包括行为和药物两方面的自我治疗和预防措施。

发作的自我治疗。只要排除复发，频繁的再感染可能需要其他的治疗措施。有一种方法最适合于每年少于三次尿路感染的依从性良好的患者，即在出现感染相关的第一个症状时，患者自行开始 3 d 标准一线抗生素治疗疗程，有效性达 85% ~ 95%。

非药物 / 行为预防措施。应建议终止使用杀精剂（包括涂有杀精剂的避孕套），并提供替代的避孕方式。尽管在病例对照研究中没有证实疗效，但有人建议改变一些简单而无害的行为，可以减少感染的发生，包括性交后尽早排尿，保持充足的水分，从前向后擦拭，避免冲洗和穿紧身内衣。

饮食和健康饮食的措施很受欢迎，能够以很小的风险进行非药物预防。饮用大量的蔓越莓汁是一种流行的预防尿路感染的民间疗法，但对现有的系统回顾和荟萃分析显示其并没有降低感染率，使用蔓越莓高浓度提取物胶囊的随机试验发现，1 年后脓尿和细菌尿的发生也并没有区别。D- 甘露糖是一种商业推广但未经证实的健康饮食措施，号称可以阻止细菌黏附，但在安慰剂对照试验中并未看到获益。

药物预防。绝经后复发性尿路感染女性患者局部使用雌激素（而非口服雌激素）可使阴道菌群正常化，降低尿路感染的风险。对于复发率较高的患者，性交后立即使用一线药物的减量单剂量方案（例如，半片单剂量甲氧苄啶 - 磺胺甲噁唑、呋喃妥因、甲氧苄啶）进行抗生素预防，可将性生活活跃女性的尿路感染频率和严重程度降低 90% 以上。对于单剂量治疗疗效不够或性生活不活跃的人，可以考虑持续使用抗生素预防，与安慰剂相比，持续预防可减少高达 95% 的复发。甲氧苄啶 - 磺胺甲噁唑、甲氧苄啶、呋喃妥因、头孢克洛、头孢氨苄和磷霉素已被证明在持续预防中有效，氟喹诺酮类药物也有效，但由于其相关的生态风险，不推荐使用（见前面的讨论）。一项荟萃分析评估了 10 项涉及 430 例复发性感染患者的试验，结果表明，无论是性交后预防还是持续预防都能显著降低临床复发率，两种预防方案的疗效没有显著差异。

复发

抗生素治疗后 1 周或 2 周内出现感染症状和体征，提示膀胱炎复发。原因包括微生物耐药性、功能或解剖异常（如严重的反流或肾结石）而导致的尿路无法清理。尿液培养和抗生素敏感性测试是必要的，如果怀疑有功能性或梗阻性尿路病变，则需要考虑转诊和介入治疗。如果复发仅仅是由抗生素耐药性（最常见的复发原因）引起的，那么应根据药敏试验选择替代药物。在某些情况下，建议使用广谱二线药物（如氟喹诺酮）进行经验性再治疗替代尿培养，但可能导致不必要和不良的氟喹诺酮暴露。

孕妇的治疗

建议对妊娠期有症状的尿路感染进行治疗，母亲的上尿路感染会增加胎儿潜在的伤害风险（低体重、早产）。临床上有效的抗生素包括 β- 内酰胺类药物（如阿莫西林 / 克拉维酸、头孢克洛、头孢泊肟和头孢地尼）、硝基呋喃妥因和福斯霉素已被证明在妊娠期使用是安全的。但应避免使用氟喹诺酮类药物和三甲氧苄啶 - 磺胺甲噁唑（妊娠类别 C）。

无症状菌尿的治疗与失禁患者的处理

无症状的细菌尿

如前所述，大多数患有无症状菌尿的女性（除了那些怀孕或即将接受侵入性尿路手术的女性）并没有增加不良后果的风险。经过严格设计的研究发现，是否治疗与多种影响重大的临床结局（例如，出现感染症状的时间、菌血症和尿脓毒症的风险、肾衰竭、住院需求、生存率）的显著改善无关。抗生素治疗与出现多重耐药微生物和增加对抗生素的暴露等不良后果有关，因而不推荐筛查和治疗无症状菌尿（第 127 章），即使是针对老年人、糖尿病患者或住在疗养院的人（尽管有留置尿管）也同样不推荐，除非出现梗阻或患者要进行泌尿生殖系统手术时，才有必要进行抗生素治疗。

老年失禁患者的处理

在养老院中，许多患者有慢性尿急、尿频和尿失禁，并且他们不能准确报告症状，由于许多人都有留置导尿管，症状性菌尿的问题比较严重，大多数人都有细菌尿。任何精神状态的下降伴随着尿液性状或频率的变化通常会被认为是尿路感染并使用抗生素。据估计，在被推测为尿路感染而接受抗生素治疗的疗养院居民中，多达 75% 的人没有明确的使用适应证。引起症状更常见的原因是过度镇静，利尿剂的使用和脱水，建议在抗生素使用前保持利尿剂和镇静剂长达 48 h 并补液。

如果精神状态、尿液性状和尿频的非特异性改变在补液、保持镇静和利尿剂后仍然存在，可以进行尿液试纸测试来帮助排除感染。感染检测阳性的优势比为 4.2；阴性检验结果的优势比为 0.3，在这种有问题的环境下，尿液呈阳性应送去做尿液分析和培养。对于那些被发现确实感染并仍有症状的患者，硝基呋喃妥因（100 mg bid）疗程 3 ～ 14 d 是一种有效的治疗选择，估算肾小球滤过率大于 40 ml/min 就可以安全使用。对高耐药菌株，磷霉素可以作为一种选择。教导工作人员正确管理留置导尿管可显著减少感染人数。如果有复发性阴道不适，可以考虑局部应用雌激素乳膏。

转诊或入院的指征

有严重脓毒症相关症状（即寒战、高热、腰痛、恶心、呕吐和虚脱）的患者需要立即住院治疗，疑似梗阻、严重合并症和无法维持经口摄入的患者也需要住院治疗。如果检测到或怀疑存在可通过手术矫正的解剖异常，则需要转诊到泌尿科。当怀疑间质性膀胱炎 / 膀胱疼痛综合征时，泌尿科转诊也有帮助。

患者教育

如前所述，某些一般治疗对降低复发感染很重要。应该指导患者在出现症状时增加液体的摄入，并在 24 h 内保持排尿。与性交有时间关系的尿路感染，告知性交后排尿，可能会从中受益。应告知患者可改变的风险因素，如使用杀精剂。对于依从性良好的患者，可以教他们对非复杂性的复发进行自我治疗。告诉患者有关蔓越莓汁和 d- 甘露糖缺乏疗效的信息，可以减少患者在无效预防性治疗上的花费。

治疗建议[73,74]

以下关于女性尿路感染门诊管理的建议主要来自美国传染病学会及其欧洲同行的一致建议（见参考书目）。在选择女性非复杂性尿路感染的初始治疗方法时，应考虑疾病的严重程度、当地一线抗生素耐药流行情况和生态影响（即选择多重耐药生物）。另外，确定患者生活状况和药物治疗计划依从性也很重要。

无症状菌尿

- 无需治疗，即使是糖尿病患者、老年人或留置导尿患者。
- 仅在怀孕或即将进行侵入性泌尿外科手术时治疗。

用于非复杂性膀胱炎的初始治疗

- 对符合电话管理标准的患者进行经验性治疗，无需就诊、尿检或尿培养（表 133-1）。
- 一线药物（避免过早使用氟喹诺酮类药物）：

表 133-1　急性非复杂性膀胱炎患者电话管理标准 [a]
没有阴道症状或性传播疾病的风险
没有明显的发热或寒战（体温＜ 100.5 ℉，即 38℃）
最近没有尿路感染（过去 4 ～ 6 周内）
没有腰痛或腹痛
没有免疫力下降或免疫抑制
没有排尿困难
最近没有进行尿路器械治疗
没有怀孕
有能力按规定服用口服药物

[a] Adapted from Grigoryan L，Trautner BW，Gupta K. Diagnosis and management of urinary tract infections in the outpatient setting：a review. JAMA 2014；312：1677.

  - 呋喃妥因的水合物 / 大晶体（100 mg，每日 2 次，连续 5 d）
  - 磷霉素（溶于水的 3 g 粉末）一次
  - 甲氧苄啶 - 磺胺甲噁唑双倍剂量（160/800 mg，每日 2 次，持续 3 d），前提是已知感染菌株敏感或局部抗生素耐药率不超过 10% ～ 20%
- 氟喹诺酮类药物（例如，环丙沙星 250 mg tid，持续 3 d）用于急性复杂的膀胱炎。
- 只有在不能使用其他推荐的一线抗生素时才使用 β- 内酰胺类药物（如阿莫西林 - 克拉维酸钠、头孢地尼、头孢克洛和头孢泊肟酯，疗程 3 ～ 7 d），并注意疗效可能不理想，不良反应较多，对于非复杂性膀胱炎应谨慎使用。
- 由于微生物耐药性非常高，且疗效不佳，因此避免经验性使用阿莫西林或氨苄西林。
- 对于患有糖尿病的女性，考虑采用与非复杂性膀胱炎相同的治疗方案和疗程，但要记住疗效数据有限，疾病复发的风险可能更大，特别是在糖尿病并发症如神经根性膀胱炎的情况下。
- 对于孕妇，有症状的尿路感染需要治疗，因为会增加母亲上尿路感染和低出生体重儿和胎儿早产的风险：
  - 将呋喃妥因或磷霉素作为一线治疗；二线选择是 β 内酰胺（例如，阿莫西林 / 克拉维酸、头孢克洛、头孢泊肟或头孢地尼）。
  - 避免使用氟喹诺酮类药物和甲氧苄啶 - 磺

胺甲噁唑（妊娠类别 C）。

- 对于患有痴呆 / 失禁的住院老年女性：
  - 对非特异性症状（如精神状态改变、尿频增加和尿液性质改变）暂不进行抗生素治疗。补液并使用利尿剂和镇静剂 24 ～ 48 h。
  - 如果症状持续存在，进行尿液试纸测试。如结果阳性且症状持续，进行尿液分析和培养。
  - 仅当仍有症状且培养阳性时才进行治疗，只要估计肾小球滤过率大于 40 ml/min，从呋喃妥因 100 mg bid 开始，持续 3 ～ 14 d。对于高度耐药的菌株，考虑使用磷霉素。

用于复发性非复杂性膀胱炎

- 如果在治疗后 1 周或 2 周内，考虑有抗生素耐药性复发的可能性，留取尿液进行培养和敏感性试验，在药敏试验的基础上进行治疗。
- 如果在初始治疗后 1 ～ 6 个月内再次感染，经验性地使用不同的一线药物治疗，特别是如果甲氧苄啶 - 磺胺甲噁唑是最初选择的抗生素。依从性良好的患者可考虑自我治疗。
- 如果经常复发，需考虑：
  - 如果每年少于 3 次尿路感染，则进行自我治疗；指导患者对非复杂性的尿路感染（见上文）使用标准的一线抗生素治疗中的 3 d 自行治疗疗程，在出现第一个感染有关的迹象时开始服用。
  - 非药物 / 行为预防措施，建议性交后排尿，保持充足的水分，从前向后擦拭，避免冲洗，避免穿紧身内衣和使用杀精剂（包括涂有杀精剂的避孕套）。
  - 对有复发性尿路感染的绝经后女性使用局部雌激素（但不是口服雌激素）（第 118 章）。
  - 考虑在性交后立即使用一线药物的减量单剂量方案进行抗生素预防（例如，半片单强度或双强度的三甲氧苄啶 - 磺胺甲噁唑片，硝基呋喃妥因 50 mg）。
  - 对于那些单剂量治疗不够或没有性生活的人，可以考虑在睡前进行连续的抗生素预防（例如，三甲氧苄啶 - 磺胺甲噁唑；磷霉素，每 10 天 3 g；也可以考虑硝基呋喃妥因，50 mg，但长期使用可能会有肺部纤维化的风险）。蔓越莓或蔓越莓产品在预防方面没有作用。

怀疑急性非复杂性肾盂肾炎

- 获取干净的尿液进行培养和敏感性测试，并始终根据结果制订治疗方案。
- 当患者身体健康，免疫功能正常，没有脓毒症的证据（即没有高热、寒战、恶心、呕吐、腹痛、虚脱），没有社区氟喹诺酮类药物和三甲氧苄啶的耐药性流行时，可考虑门诊管理和口服抗生素治疗。通常氟喹诺酮类药物和三甲氧苄啶 - 磺胺甲噁唑的社区耐药率低于 10%。
- 对于此类患者的初始治疗，待培养结果出来后，开始治疗：
  - 口服环丙沙星（500 mg，每日 2 次），持续 7 d；如果敏感性结果证实疗效，考虑每日 1 次环丙沙星（1000 mg 缓释制剂 7 d）或左氧氟沙星（每日 750 mg，治疗 7 d）。
  - 如果药物敏感或磺胺类抗生素耐药性低于 10%，可服用甲氧苄啶 - 磺胺甲噁唑双效片剂（160/800 mg，每日 2 次），为期 14 d。
- 对于非复杂性的健康患者，如果氟喹诺酮和甲氧苄啶 - 磺胺甲噁唑的社区耐药率超过 10%，则应考虑静脉注射长效抗生素［例如，头孢曲松，1 g；氨基糖苷类药物（例如，按体重计算使用庆大霉素 5 ～ 7.5 mg/kg 或阿米卡星 15 ～ 20 mg/kg）］。随后用氟喹诺酮类药物口服治疗 7 d，或用三甲氧苄啶 - 磺胺甲噁唑治疗 14 d。

对于急性复杂的肾盂肾炎

- 如果患者免疫力低下，家庭情况不稳定，有多种并发症或出现败血症（即高热、寒战、腹痛、肋脊角压痛、恶心、呕吐、虚脱），应及时住院治疗。
- 获取尿液和血液培养，并开始经验性抗生素治疗，静脉注射头孢曲松（1 g）或 24 小时静脉注射氨基糖苷类药物（例如，庆大霉素 5 ~ 7.5 mg/kg 或阿米卡星 15 ~ 20 mg/kg）。根据培养敏感度继续进行后续的静脉注射治疗，持续 7 d。

- 在以下情况下，由于担心梗阻、脓肿或气肿性肾盂肾炎而进行尿路成像：
  - 患者出现败血症或在治疗 24 ~ 48 h 后未能改善。
  - 疑似或已知的尿石症。
  - 尿液 pH 值＞ 7.0。
  - 估计 GFR 低于 40 ml/min。

附录 133-1

无菌性脓尿的评估 [1]

“无菌性脓尿”被定义为未离心的尿液中每毫升白细胞≥ 10 个或每高倍视野≥ 3 个，或尿液试纸测试白细胞酯酶呈阳性，但尿液培养未见细菌生长。该术语通常用词不当，因为感染占病例的很大一部分，尤其是与性传播疾病和全身感染相关的病例。检查还应包括对局部尿路病变的检查。

病理生理学和临床表现

性传播疾病

所有常见的性传播疾病（如衣原体、淋病、滴虫病、生殖器疱疹、人乳头瘤病毒、晚期 HIV 感染）都可能出现无菌性脓尿，通常伴有盆腔和尿路局部症状，常无发热。以感染、盆腔疼痛、排尿困难、阴道或尿道分泌物为主要表现（第 13、117、124、125、136、137 章）。

全身感染

泌尿系结核病是无菌性脓尿的典型原因，发生在约 27% 的播散性疾病病例中，最常见的传播部位是淋巴结。血尿常与脓尿同时发生，以全身症状以及与肺和淋巴结有关的症状为主要表现（第 49 章），生殖道和尿路受累可能会出现局部症状。

真菌感染在免疫功能低下的个体中很常见，糖尿病患者容易感染念珠菌，而服用免疫抑制剂的人容易感染曲霉菌，感染 HIV 的患者往往会感染隐球菌。生活在流行区的人，由于风灾或建筑而受到强烈的环境暴露，有可能被真菌感染，如感染芽生菌病、球孢子菌病和组织胞浆菌病等微生物，表现为肺部、全身和泌尿系统症状。

滴虫病以外的寄生虫感染在美国并不常见，但在不发达国家，血吸虫病占传染性尿路病理学的很大一部分，从这些供水可能受到污染的地区返回的人需要考虑血吸虫病，近 75% 的病例会发生泌尿系统受累。

炎症性疾病

男性的前列腺炎尽管可产生脓尿，但尿液中往往无细菌（第 139 章）。慢性间质性膀胱炎在没有感染证据的情况下具有持续尿急和尿频的特点，有时可能与无菌性脓尿有关，尤其是在伴有膀胱疼痛时。

自身免疫性疾病

系统性红斑狼疮和川崎病均可引起肾小球损伤，表现为活动性尿沉渣，包括脓尿、血尿和蛋白尿。全身性和多器官症状通常为主要表现（第 146 章）。

局部尿路病变

结石病、肾小管损伤、多囊肾、盆腔照射、放置仪器或导管是产生真正无菌性脓尿的一系列尿路局部病变之一。

鉴别诊断

可通过引起局部症状的疾病和与多系统和全

身症状有关的疾病来做鉴别诊断（表 133-2）。需要注意的是，短暂持续的无菌性脓尿的来源可能是近期治疗的尿路感染，也可能是全身性的细菌感染。

检查

诊断“无菌性脓尿”应首先做尿液培养。排尿中细菌感染的传统标准大于 100 000 CFU/ml，但许多实验室报告的水平低至 1000 CFU/ml。低水平的计数与定植和低感染风险有关。应判断是否该行无菌性脓尿检查。菌尿水平极低但存在局部或全身症状的患者应考虑无菌性脓尿检查，因为低水平的细菌定植不太可能解释症状，也可能不是脓尿的原因。

可根据出现的症状是局部的还是全身的 / 多发的来进行检查：

- 如果症状是泌尿生殖道局部的，检查的重点应该是检测性传播疾病（包括盆腔炎）、前列腺炎和局灶性非感染性尿路病变（第 116、117、124、125、129、135、136、137 和 139 章）。
- 如果曾在水卫生条件差的不发达地区居住或旅行，应考虑通过血清学或 PCR 检测来检测血吸虫病。
- 出现发热和其他全身症状或多重疾病主诉时，应将注意力转向结核病、真菌感染和自身免疫性疾病的检查（第 38、124、146 章）。

表 133-2　无菌性脓尿的重要原因
产生局部症状的原因
性传播疾病
前列腺炎
尿路结石
间质性膀胱炎
膀胱肿瘤
血吸虫病
多囊肾病
最近器械检查或留置导尿管
盆腔放射治疗
最近治疗过的尿路感染
产生多器官和全身症状的原因
结核病
真菌感染
自身免疫性疾病

（李　磊 翻译，王晶桐　曾　辉 审校）

第 134 章 尿失禁的管理

John D. Goodson

尿失禁定义为非自主的排尿，是一个主要发生在中老年女性中的疾病，影响 30% ～ 60% 的人口。尿失禁是造成身体及社会关系损害的主要原因，可能会严重影响生活质量。对于认知障碍的患者，尿失禁常常是将患者送去养老院的一个原因。在男性中，尿失禁不常发生，且通常影响较小，其主要是由前列腺增生所导致的慢性尿道梗阻引起（第 138 章）；然而，当作为前列腺癌（第 143 章）、脊髓损伤或痴呆的并发症或后遗症时，尿失禁会变得很严重。

目前在评估和管理尿失禁方面已经取得了实质性的进展；有用的方法和干预措施有很多，不需要过多有副作用的药物治疗或者侵入性操作。仅通过详细询问病史和直接的体格检查，以及对有复杂症状的患者行尿动力检查，在诊所就能完成对尿失禁患者的有效评估。这种能在基层医疗机构实施且能极大程度提高生活质量的行为措施，构成了治疗方案的基础。因为即使是成功的诊疗方案也需要不断调整，所以辅以持续医疗照顾的围绕自我管理进行的医患共同探讨，是管理计划的一个基本要素。

基层全科医生和家庭医疗团队对尿失禁发生的频率和严重程度进行有效的评估，给予相对简单、易于实施的措施以显著改善生活质量，以及实施基本治疗措施并判断是否需要采取更具侵入性的措施而进行转诊变得极为重要。本章主要关注女性尿失禁（更多关于男性尿失禁问题的讨论见第138、143和173章）。

病理生理学和临床表现[1-11]

正常的膀胱功能和控制力

膀胱逼尿肌通常同时受交感神经和副交感神经控制。在膀胱充盈时，交感神经兴奋，而副交感神经受到抑制。膀胱内括约肌在α-肾上腺素能的作用下收缩，逼尿肌在β-肾上腺素能的影响下松弛。在膀胱自主性排空的过程中，通过膀胱肌M3型毒蕈碱样受体的副交感神经刺激使膀胱逼尿肌收缩；同时，交感神经张力降低，盆底外括约肌松弛，腹肌收缩。正常情况下，为便于控制，尿道朝向膀胱。随着自主排尿的开始，尿道在膀胱的角度发生变化，使尿液能完全引流。膀胱的完全排空取决于尿液的畅通引流。

排尿过程通常始于膀胱逼尿肌本体感觉纤维介导的膀胱充盈感。膀胱逼尿肌和脑干之间的反射弧通过副交感神经刺激启动并加强膀胱收缩，这一反射受大脑皮层的控制。骨盆外括约肌的抑制释放和自主松弛使得排尿发生。

尿失禁

根据发病机制和临床表现，可将尿失禁的病理生理学和临床表现分为逼尿肌不稳定或过度活动（急迫性尿失禁）、括约肌或骨盆功能不全（压力性尿失禁）、反射性尿失禁、逼尿肌张力过低或功能不全（充溢性尿失禁）和功能性尿失禁等。临床上，一个患者可能同时存在两种或两种以上病理生理学和临床表现。

逼尿肌不稳定或过度活动（急迫性尿失禁）

逼尿肌不稳定或过度活动（急迫性尿失禁）的特征是逼尿肌过度和不适当收缩导致膀胱容量降低。尽管其机制尚不清楚，但对许多人来说，这种情况似乎是随着年龄增长而出现的，通常被称为特发性急迫性尿失禁。在某些情况下，这似乎是控制膀胱逼尿肌收缩的皮质抑制功能减弱的结果。脑梗死、阿尔茨海默病、脑肿瘤和帕金森病等疾病会导致大脑皮质传入神经功能的丧失。另外，膀胱逼尿肌不稳定或过度活动与膀胱三角区的炎症（膀胱炎的常见并发症）、慢性间质性膀胱炎、放射后膀胱的纤维化以及由于尿道狭窄或良性前列腺增生（BPH）引起长期尿道梗阻所致的逼尿肌肥大等病因有关。患者会有一些征兆，如经常发生的尿急，中到大量的膀胱残余尿，以及夜间尿床。所有患者中，大约一半与逼尿肌不稳定、逼尿肌功能不良相关。这些患者表现为尿频及尿不尽感。

括约肌或骨盆功能不全（压力性尿失禁）

括约肌或骨盆功能不全（压力性尿失禁）通常是盆底肌肉松弛的结果，是女性最常见的尿失禁类型。由部分神经缺失导致括约肌张力降低所致尿失禁的情况较少见。骨盆（肌肉）松弛被认为是随着正常衰老而出现的症状，或是由于难产或多次阴道分娩，或直接损伤会阴部所造成的结果。在某些情况下，膀胱囊肿的形成会导致膀胱控制更加困难。女性雌激素缺乏可能会降低膀胱内括约肌的功能，也可能导致尿道症状（排尿困难和尿频）的出现。在男性中，压力性尿失禁可能由前列腺手术引起的（最常见的是前列腺切除术），但在大多数情况下，如果神经功能基本上保持完整，这种异常通常在6～12个月内就会消失。患者会主诉尿失禁主要发生在腹压增加时（如咳嗽、大笑、打喷嚏、举重），表现为小到中等量的漏尿，夜间漏尿及少量排空后残余尿均较少见。

混合性尿失禁

尚不清楚混合性尿失禁是压力性尿失禁和急迫性尿失禁的综合，还是具有独特的病理生理机制。有人推测会阴部神经损伤是一种可能的发病机制，它会导致盆底肌的松弛和器官的脱垂。在膀胱尿道膨出伴尿道内口漏斗形成的患者中，尿道传入神经的冲动可触发逼尿肌反射性收缩。

反射性尿失禁

反射性尿失禁主要由骶骨以上的脊髓损伤所致。由于中枢控制系统的抑制或缺失，膀胱逼尿肌和括约肌活动协调性紊乱，导致膀胱逼尿肌痉挛、过度活动和功能性尿道梗阻。患者不能自我感受排尿需求。糖尿病和脊髓损伤是其最常见的原因，其他如多发性侧索硬化、脊髓结核或肿瘤造成的脊髓内部或外部压迫、椎间盘突出或者椎管狭窄也是发病的原因。反射性尿失禁白天与夜间发生的频率相同，没有征兆或诱发因素，尿量中等，排尿频发。括约肌的自主控制能力和会阴部的感觉减弱，但骶尾部神经反射完整。

膀胱逼尿肌张力过低或功能不全（充溢性尿失禁）

膀胱逼尿肌张力过低或功能不全（充溢性尿失禁）由长期尿道梗阻、逼尿肌功能不全或感觉异常所致。膀胱张力减退，变得松弛和膨胀。排尿主要为尿液溢出。尿道梗阻（多见于男性，主要由长期的前列腺增生所致，第 138 章）使膀胱逼尿肌持续处于过度拉伸状态，逐渐变得无法产生足够的压力以确保膀胱排空。膀胱逼尿肌张力过低或功能不全通常是低位运动神经元损伤的结果，如骶髓损伤或周围神经病变（如糖尿病或维生素 B_{12} 缺乏症）。会阴部感觉和骶尾部的反射可能缺失。重要的是，抗胆碱能药物和具有抗胆碱能活性的药物（如三环类抗抑郁剂）可降低膀胱逼尿肌张力并加重逼尿肌无力。

临床表现主要为明显的膀胱充盈和大量的膀胱残余尿。患者主诉尿频，尤其是在夜间以及液体负荷过重和使用利尿剂后明显。尿不尽、尿流缓慢或中断、排尿延迟和排尿费力是常见的主诉。可能会并发压力性尿失禁。如果病情未得到控制，尿液逆流和输尿管压力增加会损害肾功能，少数患者会出现肾衰竭。

功能性尿失禁

功能性尿失禁是指无尿路异常，仅由身体或精神疾病导致无法自主排尿的情况。患有残疾或只是因急性病而卧床的患者可能无法维持对下尿路功能的充分控制而导致尿失禁。在这种情况下使用镇静剂只会加重病情。了解自己病情的患者会主诉他们不能保持自主排尿。继发于皮质退行性疾病或正常压力性脑积水的额叶功能障碍的患者可能意识不到排尿，因此产生功能性尿失禁。极少数情况下出现的故意性尿失禁为心理疾病的部分表现。

混合性症状

混合性尿失禁是老年女性最常见的表现形式，约有一半的老年女性报告合并有急迫性尿失禁和压力性尿失禁。通常功能失调也是一种临床表现。

尿路功能障碍的其他症状

尿失禁患者可能还表现出其他的尿路症状，这可以为识别潜在的病理机制提供重要线索。此外，其他的尿路症状可能是主要的临床表现，并成为主要问题。

尿频伴排尿困难

当表现为尿流缓慢、排尿延迟、尿不尽感、尿频时，可能是外部或内部的尿路梗阻。起初，患者可能只注意到尿流的轻微缓慢，如果梗阻持续存在，则可能导致膀胱功能不稳定，并导致小容量的频繁排尿，随后出现慢性膀胱充盈和充溢性尿失禁（见前面的讨论）。狭窄、肿瘤（尤其是前列腺增大）和偶发的结石是大多数梗阻的原因。在严重便秘的情况下，直肠穹窿充盈，从而阻塞尿道并阻止膀胱排空。α- 肾上腺素能药物和 β- 受体阻滞剂能增加括约肌的张力，并引起急性的尿失禁，特别是对于既往存在下尿路功能障碍的患者。抗胆碱能药物可能阻碍膀胱的收缩。

尿频和多饮

当出现尿频合并烦渴时，提示糖尿病导致尿量增加而表现为多尿，糖尿病以明显的糖尿增加为特征（第 102 章）。神经源性（特发性中枢神经性）尿崩症表现为突发的大量饮水及大量排尿（5 ~ 10 L/d）；经过一夜禁水及注射抗利尿激素后，不能形成浓缩尿液为本病的特征。肾源性尿崩症患者与神经源性尿崩症患者不同，其肾脏对内源性或非内源性抗利尿激素均无反应。高钙血症、锂剂治疗和妊娠是导致继发性尿频的诱因。精神性烦渴的患者难以和肾源性尿崩症的患者鉴别，因为他们的肾脏浓缩系统已经失去功能，并且对外源性抗利尿激素也没有足够的反应；他们对禁水的反应正常，尽管一些神经源性疾病的患者有类似反应（第 101 章），但这是一个有用的鉴别点。

孤立性尿频

孤立性尿频可能是膀胱容量减少，轻度糖尿病、轻度尿崩症、轻微尿路感染或膀胱刺激征的表现。一个巨大的外源性或内源性肿块压迫膀胱可降低膀胱容量，并产生尿频，通常排尿量较少，这与其他形式的多尿症不同。盆腔手术、慢性间质性膀胱炎或放疗也可以通过降低膀胱容量产生类似的表现。偷偷滥用利尿剂的患者很少主诉尿频，但那些以治疗为目的而服用利尿剂的患者经常受到其副作用的困扰。夜间尿频和偶尔的尿失禁可能与充血性心力衰竭所致坠积性水肿或服用某些药物（如某些钙通道阻滞剂）所致体液转移有关。同样地，阻塞性睡眠呼吸暂停会刺激心房钠尿肽的产生，增加其夜间活性，从而导致容量负荷增加。

鉴别诊断[4,6-8,11]

尿失禁的鉴别诊断可根据临床表现和发病机制进行分类（表 134-1）。

排尿困难和尿频的鉴别诊断为尿路感染及其相关综合征（第 133、140 章）。大多数排尿困难的

表 134-1 尿失禁的主要病因

类型	机制	特点
逼尿肌功能不稳定 膀胱感染 慢性膀胱炎 中枢神经系统疾病（痴呆、脑卒中） 逼尿肌反射亢进 逼尿肌肥大 放疗	膀胱逼尿肌不稳定	预兆，频繁发作，夜间漏尿，残余尿量少，反射完整，感觉正常
压力性尿失禁 老龄 自主神经病变 雌激素缺乏 盆底肌松弛 会阴损伤 泌尿系手术	括约肌功能减退	持续收缩，小到中等量的漏尿，少有夜间漏尿，残余尿量少
反射性尿失禁 腰椎间盘突出症 多发性硬化症 脊髓疾病 肿瘤	传入神经系统疾病（自主性膀胱） 脊髓损伤 严重的大脑皮质性疾病	无征兆或诱因，严重的神经系统疾病，在白天和晚上均有症状，频繁，中等量漏尿；失去控制和感觉；骶尾部神经反射完整
充溢性尿失禁 糖尿病 药物 尿路流出道梗阻 周围神经病变 骶髓损伤 脊髓结核 维生素 B_{12} 缺乏症	膀胱出口梗阻，下运动神经元损伤或感觉受损；毒性损害逼尿肌收缩功能	膀胱充盈；尿路阻塞病史；频繁少量排尿；神经损伤引起的反射和感觉丧失；大量的膀胱残余尿
功能性尿失禁 急性疾病 药物 精神疾病	不能及时上厕所	功能受损的患者

患者都是患有前列腺增生的男性（第 138 章）。其他导致排尿困难的原因包括药物（抗胆碱能药、β受体阻滞剂、镇静剂）、尿道狭窄、先天性瓣膜功能障碍、结石、肿瘤、盆腔脓肿和粪便嵌顿。在没有其他尿路症状的情况下，尿频的原因包括糖尿病、尿崩症、心因性烦渴、利尿剂使用和膀胱压迫。

检查[4,6-8,11-15]

整体方法

病史是评估中最重要的组成部分，不仅有助于阐明尿失禁的潜在原因，也有助于确定治疗方案的基本要素，如诱发因素和对患者生活的影响。除了尿液分析和尿培养外，实验室检查所起的作用很小，只适用于那些临床表现复杂和鉴别困难的初步治疗失败的患者。

病史

病史常常提示其潜在的病理生理机制。如前所述，多种临床表现同时存在是很常见的。使用一个简短有效的问卷可以帮助识别和鉴别不同类型的尿失禁。例如，尿失禁三个问题问卷（3IQ）方法对于诊断压力性和急迫性尿失禁的灵敏度和特异度接近 80%（图 134-1）。尿失禁病史的评估始于从患者那里收集到的具体排尿信息，如果患者有认知障碍，则从直系亲属和其他家庭成员处收集。临床问诊应重点关注排尿的具体情况、诱因、时间、频率和尿量、发病征兆、诱因或加重因素，以及会阴

1. 在过去3个月里，您是否有漏尿（即使是少量漏尿）？

□是　　□否

↓

问卷完成

2. 在过去3个月里，您在以下什么情况下漏尿（可多选）？

□a. 当正在进行某种活动，例如咳嗽、打喷嚏、提重物或者是运动时？

□b. 当急切想要排尿时，但来不及上洗手间？

□c. 在没有活动或者急迫的感觉时？

3. 在过去3个月里，您最经常在以下什么情况漏尿（只选一项）？

□a. 当正在进行某种活动，例如咳嗽、打喷嚏、提重物或者是运动时？

□b. 当急切想要排尿时，但来不及上洗手间？

□c. 在没有活动或者急迫的感觉时？

□d. 进行活动和有急迫感觉时的次数差不多？

根据第3个问题定义尿失禁的类型：

问题 3 的回答	尿失禁类型
a. 最常在进行活动时	压力性或压力主导性
b. 最常在急迫地想要排尿时	急迫性或急迫主导性
c. 没有活动或是急迫时	其他原因或是其他原因主导的
d. 进行身体活动和有急迫感觉的次数差不多	混合性

图 134-1　尿失禁三个问题问卷（3IQ）(Based on Brown JS，Bradley CS，Subak LL，et al. The sensitivity and specificity of a simple test to distinguish between urge and stress urinary incontinence. Ann Intern Med 2006；144：715. Reprinted with permission as adapted by Rogers RG. Urinary stress incontinence in women. N Engl J Med 2008；358：1029. Copyright 2008 Massachusetts Medical Society.)

部和膀胱感觉的完整性。排尿日记所记录的事件和影响因素会非常有用，尤其是在确定潜在的病理生理机制方面。该日记应包括排尿时间、对尿量的估计、每次排尿间的相关症状（如渗漏尿情况）、任何突发事件（如大笑、咳嗽或腹部紧张），以及可能的影响因素（如咖啡因摄入和大量饮水）。

仅因腹部紧张、大笑或咳嗽而引起的尿失禁表明为压力性尿失禁，尽管偶尔也会有充溢性尿失禁患者有上述情况下漏尿的主诉。充溢性尿失禁患者的不同之处在于，他们在没有征兆或腹部紧张的情况下会经常出现少量的漏尿，并且会因夜间漏尿发作而困扰。

梗阻性症状的病史，如排尿困难或尿流变细，提示充溢性尿失禁的生理性病因，如尿道狭窄、结石、肿瘤和粪便嵌顿（以及男性的良性前列腺增生）等病因。

与充溢性尿失禁的患者相比，频繁发作尿急伴有少量漏尿但会阴部感觉神经完整的患者，则可能是逼尿肌功能不稳定或过度活动（急迫性尿失禁）所致。虽然可能会存在一些征兆，但他们也会主诉夜间尿失禁。如果伴有排尿困难，就需要明确有无尿路感染（第 133、139 和 140 章）。频繁的少量排尿和尿急也与外部压迫导致的膀胱容量减小相一致。

反射性尿失禁提示有脊髓损伤、糖尿病、多发性硬化症或伴有神经功能缺陷痴呆病史。（大脑）皮质功能的严重丧失也是膀胱逼尿肌功能不稳定的病因。此外，近期的身体残疾和卧床可能导致功能性尿失禁。

对于仅有尿频的患者应该询问烦渴情况，这是符合糖尿病和尿崩症特征。精神性烦渴导致强迫性饮水的患者可能会否认他们的多饮症状，并且一般不会主诉夜尿增多，这是糖尿病和尿崩症共同的特点。突然对冰水产生强烈渴求提示尿崩症可能。

患者相关的用药史应仔细询问患者和家属，特别是抗胆碱能药物、α- 肾上腺素能药物、β- 肾上腺素能阻滞剂、镇静剂或有利尿作用的药物（如三环类抗抑郁剂、强效和中效镇静剂、减充血剂和抗高血压药）。任何过量饮用咖啡、茶、咖啡因或酒精的行为都应该注意。

对诊断和治疗来说，最重要的是注意尿失禁对患者日常生活的影响。这应包括对功能损害、社会障碍、性功能和心理影响的询问。

体格检查

对于尿失禁患者，应该首先检查患者的一般情况和个人卫生情况。仔细的泌尿生殖系统检查是必要的，包括可以发现膨胀的膀胱或肿块的排尿后耻骨联合上的触诊和膀胱叩诊、详细的盆腔检查，以及检查直肠是否有嵌塞（尽管中叶的侵犯通常无法触及，但对于男性而言，需检查前列腺是否肿大）。如果病史提示压力性尿失禁，女性则应在膀胱充盈的情况下采用截石位进行检查，除非问题严重且无需很大的刺激。做 Valsalva 动作或咳嗽时会引起子宫脱垂（特别是子宫脱出阴道外）和任何可被注意到的漏尿的患者，都需要观察其骨盆运动。在检查者的两个手指的辅助下，让患者收缩骨盆肌肉，有助于评估收缩能力和程度（有助于指导和制订治疗计划）。阴道黏膜出现萎缩性变化（阴道黏膜变红、变薄并伴水样分泌物）表明雌激素不足。完善双合诊能发现子宫及附件的肿物。

需要对排尿的神经控制系统进行评估，以确定自主神经反射弧传入神经、神经中枢、传出神经是否存在缺陷。通过直肠检查来评估肛门括约肌张力和收缩强度，可间接检测尿道括约肌的反射弧功能。患者有感觉，但括约肌张力丧失，提示反射弧的运动神经元损伤。会阴的感觉也需要检测，如果会阴部感觉消失，但骶尾部的反射存在，则表明由反射弧传入神经病变引起的反射性尿失禁，如糖尿病、多发性硬化症或脊髓损伤。感觉和反射同时丧失的患者，由于反射弧的神经损伤，很可能发生充溢性尿失禁。保留反射和感觉的尿失禁患者，可能存在膀胱逼尿肌功能不稳定、压力性尿失禁、充溢性尿失禁或功能性尿失禁的问题。

发现是否存在痴呆的精神状态检查通常不是必要的，因为在大多数情况下，当尿失禁发生时，痴呆的表现已经很明显了。但是，寻找认知障碍的特点可以帮助医生制订治疗计划。

实验室检查

对于尿失禁

在大多数情况下，尿失禁妇女对实验室检查的需求是有限的。如前所述，仔细的问诊和体格检查通常足以做出初步的诊断并制订基本的治疗计划。尿常规和尿培养以及一些简单的检查（如血尿素氮、肌酐和葡萄糖）能起到补充的作用。

当怀疑膀胱流出道梗阻或逼尿肌功能减退时，通常需要进行膀胱残余尿量测定。可通过排尿后进行的膀胱超声检查或直接导尿测定。膀胱残余尿量大于 50 ml 是异常的，两次大于 150 ml 表明尿潴留，需要进一步评估。一些权威人士认为，在基层医疗机构中，排尿后的测定对进一步的处理价值不大，因为很少会有异常的结果，除非有严重的神经病变、严重的盆腔组织脱垂或复发性尿路感染。

非复杂性尿失禁的患者很少需要尿动力学检查，即使是考虑需要手术的女性。在一项对患有非复杂性、典型的压力性尿失禁的女性进行尿动力学测试的随机试验中评估证明，在 1 年内，未进行尿动力学检测的效果并不比规范进行尿动力学测试的效果差。尿动力学检查最适用于复杂性、混合性尿失禁的患者，尤其是那些考虑需要手术治疗的患者。正常人在膀胱中尿量达 100 ～ 200 ml 时能感觉到膀胱充盈，在 250 ～ 350 ml 有非迫切性的排尿欲望，在 400 ～ 500 ml 时能感到逼尿肌收缩。痉挛性膀胱会使膀胱容量变小，使膀胱反复发作无法抑制的收缩。弛缓性膀胱容量变大，收缩力变小。尿流率的测量可协助判断是否存在流出道梗阻，并有助于监测梗阻的进展。当膀胱内尿量超过 200 ml 时，正常尿液流速为 10 ml/s。正常的曲线表现为早期出现尿液流速峰值，而尿路梗阻的尿液流速曲线表现为峰值延迟和流速降低。

其他下尿路症状

除了尿液常规分析和培养外，多尿症患者还应进行血糖、钾和钙的测定。结果正常者应检查尿液浓缩能力，最好在限液 8 h（通常为夜间）后测量尿液渗透压。正常人和心因性烦渴的患者能在限液 8 h 后将尿液浓缩到 700 mOsm/L 以上。不能进行有效尿液浓缩的患者需要进一步的检测，包括在限水和注射抗利尿激素（ADH）前后测定血清渗透压。直接测量 ADH 可能会有所帮助（第 101 章）。

治疗原则和管理建议 [4,6-9,11,13,15-44]

整体方法

对于大多数形式的尿失禁，行为矫正和锻炼是管理方案的基础，药物治疗和介入措施作为需要额外治疗患者的补充治疗。制定有效的治疗方案需要考虑尿失禁对女性日常生活和人际关系的影响。尿失禁的机制、患者的整体医疗和精神状况以及家庭和其他看护人员的能力是制定管理方案的最佳指导。通常，一些一般治疗措施适用于所有的尿失禁患者。

适用于所有患者的一般治疗措施

- 根据患者所遭受的损害程度，制定个性化治疗目标。
- 建议不要过量摄入液体，并限制潜在药物的使用，如含咖啡因的饮料、酒精、利尿剂、抗胆碱药和镇静剂（如必要应用，可早上给予利尿剂，若需要每日 2 次的计量，请在下午早些时候给予第二剂）。
- 注意其他可改变的因素，如尿路感染、便秘、肥胖、睡眠呼吸暂停、糖尿病和行动不便。
- 传授盆底肌训练（凯格尔）方法，建议每天重复 30 ～ 50 次；并传授如何与综合治疗计划相结合。
- 对于有难治性症状的患者，建议使用吸附垫，且要经常更换以防止皮肤破溃。
- 如果情况允许，应避免由于感染、逼尿肌功能不稳定和漏尿而留置导尿管；但是，如果不可避免需要长期留置导尿管，则应由训练有素的人员在无菌条件下插入导尿管，将尿袋始终放在患者膀胱以下位置，尽可能少操作，仅在尿量减少时进行膀胱冲洗，在堵塞时更换，若怀疑上尿路感染，则将导尿管拔除。不建议使用抗生素预防性抗感染治疗。

膀胱逼尿肌功能不稳定（急迫性尿失禁）

在开始对症治疗之前，应注意可治疗的病因（如流出道梗阻和慢性膀胱刺激）。在大多数情况下，这些原因无法确定或无法得到明确的治疗，因此对症治疗成为主要目标。行为疗法和药物治疗都是有效的；行为矫正、膀胱训练和骨盆肌肉锻炼即使不比药物疗法更有效，至少也能有同样的效果。系统综述发现，药物疗法的益处不大，且受到药物副作用和潜在毒性的限制。药物治疗的选择应基于对此类药物副作用和毒性的考虑，因为所有 FDA 批准的用于治疗急迫性尿失禁的毒蕈碱类阻滞剂都具有相似的疗效。在设计和实施治疗计划时，可以建议临时使用尿壶或床旁马桶，以尽量减少夜间紧急情况的困扰：

- 定时排尿，即患者自愿的定期、频繁排尿；最初鼓励患者实行较短的排尿间隔，例如每 30 ～ 45 min 排尿一次；随着时间的推移，间隔可以增加到 2 ～ 3 h；并鼓励记录排尿日记，这有助于提高依从性。
- 传授盆底肌训练（凯格尔）方法。应指导患者在不收缩腹肌的情况下，收缩控制排尿的盆底肌肉。建议患者每天收缩这些肌肉 45 次（例如，15/ 组，做 3 组）；开始时，收缩应持续 1 s 或 2 s，然后逐渐延长至 10 s。盆底肌功能改善可能需要几周。
- 指导应用膀胱训练计划：
    - 指导患者通过收缩盆底肌肉（通过凯格尔运动增强盆底肌肉力量），然后通过慢慢放松的方式来抑制排尿的冲动。
    - 建议加入分散注意力的活动（如付账单所需的数学计算或社交对话所需的思考）。
- 在接下来的 4 ～ 6 周内，通过 1 ～ 2 次的诊所随诊来强化行为措施。
- 如果控制效果不满意，可在训练中添加一种毒蕈碱阻滞剂，该阻滞剂具有平滑肌松弛作用，可减少逼尿肌过度紧张情况。由于该类药物的首过肝代谢随年龄增长而减小，因此在老年人使用时应剂量减半。现有的各类药物制剂的疗效相似，可根据成本、方便性和副作用进行选择（表 134-2）。对于可用的药物，考虑：
    - 一种通用的非选择性毒蕈碱阻滞剂（如奥昔布宁，每次 2.5 ～ 5 mg，每日 1 ～ 3 次），价格为专利药物的 1/10 ～ 1/5，但很可能引起抗胆碱能和中枢神经系统副作用（如口干、便秘、嗜睡、头晕），可能限制耐受性并导致停药；
    - 长效奥昔布宁制剂（例如，缓释片每片 5 ～ 10 mg，每天 1 片；或持续作用 24 h 的透皮贴每贴 3.89 mg，每周 2 次），其耐受性更好，依从性更好，但成本更高；
    - 一种高选择性的特异性的毒蕈碱 M3 受体阻断剂，其全身性抗胆碱能副作用较少；成本较普通剂型高出 5 ～ 10 倍，但通常其耐受性更好，疗效与奥昔布宁相似。可供选择的大多数速释和缓释制剂包括：
        - 托特罗定（Detrol，速释剂 1 ～ 2 mg，每日 2 次或缓释剂 2 ～ 4 mg，每日 1 次）；其耐受性优于奥昔布宁；
        - 索利那新（Vesicare，5 ～ 10 mg，每日 1 次）；停药风险低，优于缓释剂型托特罗定；
        - 曲司氯铵（Sanctura，20 mg，每日 1 ～ 2 次或缓释剂 60 mg，每日 1 次）。
        - 达非那新（Enablex，7.5 ～ 15 mg 每日 1 次，肝功能损害患者减量）。
    - 警惕这些药物对中枢神经系统的潜在不良影响（例如认知能力受损、警觉性下降、头晕）；托特罗定与幻觉风险增加密切相关。老年人的风险最大，尤其是那些先前存在认知障碍的人，需使用低剂量方案。
    - 慢性肾病患者应避免使用经肾脏代谢的毒蕈碱阻滞剂（如托特罗定、曲司氯铵）。
    - 注意药物间的相互作用，如这些药物与抗组胺药或细胞色素抑制剂联用时，会导致 QT 间期延长从而诱发室性心律失常的风险增加。
- 对于应用毒蕈碱阻断剂治疗仍不能有效控制症状的妇女，可考虑膀胱壁注射肉毒杆菌毒素；这有可能会缓解症状，而抗胆碱能副作用的风险更低，但增加了短暂尿潴留（需要导尿）和尿路感染的风险。

膀胱逼尿肌无力（充溢性尿失禁）

首要任务是明确治疗任何可能的机械性梗阻或可逆性神经功能缺损（如椎间盘突出、维生素 B_{12} 缺乏症），然后尽力减少残余尿并防止感染。如果存在顽固性梗阻，缓解梗阻可能使膀胱逼尿肌

表 134-2 用于治疗急迫性尿失禁（“膀胱过度活动”）的药物

药物	剂量范围	毒蕈碱阻断剂的特异性	抗胆碱能药物副作用发生的频率	费用
盐酸奥昔布宁		非特异性阻断剂		
（速释剂型）	2.5 ～ 5 mg qd/tid		高	极低（常用型）
（缓释剂型）	5 ～ 30 mg qd		中 - 高	中等（常用型） 中等偏上（盐酸奥昔布宁缓释剂）
（透皮贴剂）	3.89 mg/24 h（q3d）		中	极高（奥昔布宁透皮贴剂） 中等偏上（常用型）
酒石酸托特罗定（速释剂型） （缓释剂型）	1 ～ 2 mg bid 或 4 mg qd	选择性 M3 受体阻断剂	中 - 高 中	高 - 极高（托特罗定长效剂型 / 托特罗定缓释剂）
索利那新	5 ～ 10 mg qd	选择性 M3 受体阻断剂	中	高（Vesicare）
曲司氯胺（Sanctura）		选择性 M3 受体阻断剂		
（速释剂型）	20 mg qd，bid		低 - 中	中（常用型） 极高（Sanctura）
（缓释剂型）	60 mg qd		低 - 中	高（常用型） 高（Sanctura XR）
达非那新	7.5 ～ 15 mg qd	选择性 M3 受体阻断剂	中	中等偏上（达非那新缓释片）
非索罗定	4 ～ 8 mg qd	选择性 M3 受体阻断剂	中	中等偏上（富马酸非索罗定缓释片）

功能恢复。

- 对于急性和慢性尿路梗阻的患者的初始治疗是留置导尿管，或反复导尿（4 ～ 6 h 一次）减小膀胱压力。
- 如果这不能恢复膀胱功能，则指导患者应用 Credé 手法（耻骨上外压）或 Valsalva 动作时排空膀胱。
- 考虑药物治疗对这些措施进行补充。添加 α 受体阻滞剂，如哌唑嗪（2 ～ 20 mg/d，分次给药），多沙唑嗪（2 ～ 8 mg/d），特拉唑嗪（1 ～ 10 mg/d），坦索罗辛（0.4 ～ 0.8 mg/d 或分次服用）或阿夫唑嗪（10 mg/d）以降低括约肌阻力。较少选择哌唑嗪、多沙唑嗪和特拉唑嗪，其更容易引起临床上显著的体位性低血压。
- 可考虑加用氯贝胆碱（25 ～ 50 mg/d，分 2 次或 3 次服用）以增加膀胱收缩力，但是支持这一数据的证据效度较小，并且对这种疗法有效果的患者应该定期停药以确定治疗是否仍然有效。
- 通过检查排尿后膀胱残余尿来监测这些药物的疗效；残余尿超过 150 ml 的患者可能需要间歇性重复无菌导尿（每日 3 ～ 4 次），因为复发感染的风险很高。这些患者应转诊进行全面的泌尿系功能评估。

压力性尿失禁

这种情况通常对简单的治疗措施反应良好，从加强能终止排尿的会阴部肌肉的收缩力起始。对于绝经后的妇女，局部应用雌激素霜剂也有帮助。全身性药物治疗对缓解症状有不错的效果。安装子宫托是有用的，手术治疗适用于存在或经历持续性膀胱括约肌功能不全的患者。电针疗法也展现出良好的发展前景。

- 指导盆底凯格尔训练。这样的膀胱训练和生物反馈方案是有效的；患者的自我训练也被证明是有效的。
- 为肥胖者制订适度的减肥计划（减重 5% ～ 10%）（第 235 章；随机研究表明减重可使得尿失禁发生率降低 47%）。
- 对于有严重萎缩性阴道炎症状的绝经后女性，可考虑使用极低剂量的外用雌激素乳膏（例如，0.5 g 未结合雌激素乳膏，每周 3 次，或持续阴道内置入雌激素环 3 个月）。这种局部雌激素治疗的风险尚不确定，但血药浓度可以忽略不计，并且很少或没有观察到子宫内膜增厚情况。尽管如此，对于有乳腺癌或血栓栓塞性疾病病史的女性，任何种类的雌激素都应谨慎使用（第 118 章）。含或不含黄体酮的口服雌激素治疗可加重尿失禁，不应用于此治疗，在大规模女性健康研究中已证实口服雌激素治疗与尿失禁症状显著恶化有关。
- 如果患者仍然无法耐受尿失禁症状，可考虑进行全身性药物治疗。尽管有关药物治疗的数据有限，且没有 FDA 批准的治疗压力性尿失禁的药物，但 5- 羟色胺 - 去甲肾上腺素再摄取抑制剂（SNRI）（如度洛西汀 30 mg/d）仍应用较多；荟萃分析发现尿失禁发作频率显著降低，患者生活质量明显提高。
- 可考虑转诊至擅长治疗尿失禁的妇科医生或泌尿科医生处，安装子宫托以支撑盆腔脏器。它们有各种形状，安装成功可以提高膀胱的控制力；需要定期更换清洁。对于运动的女性，吸收力强的卫生棉条也能起到同等级别的效果。
- 对其他措施无效的男性可能需要阴茎夹。仔细的监测和足够的耐心是必要的。
- 患有压力性尿失禁或因压力性尿失禁而丧失行为能力的妇女应考虑进行外科手术。

改善尿道支撑力量的手术选择包括传统的悬吊术（如 Burch 阴道悬吊术）和有创的悬吊术（如经闭孔尿道中段悬吊术）。微创的悬吊术因治愈率高而成为更受欢迎的选择，但其代价是排尿功能障碍、膀胱过度活动和尿道感染的发生率增高。此外，悬吊术通常需要使用补片，这成为了导致 Burch 手术需求增加的一个原因。各种悬吊术的效果相似，但并发症不同；经闭孔入路的手术（旨在减少膀胱和肠道损伤）导致排尿功能障碍的风险较小，但上肢无力和其他神经后遗症的风险较大。通常会推荐采用中尿道入路。对于不能耐受手术或既往手术失败的患者，其他介入性手术的选择包括尿道灌注填充剂和安装人工括约肌。与重复使用尿道中段悬吊术相比，尿道填充术失败风险更高，但二者在围术期风险或不良事件发生方面没有差异。

混合性尿失禁

在既有压力性尿失禁又有急迫性尿失禁的混合性尿失禁患者中，具有最高质量证据的治疗仅限于对个别性质尿失禁的最佳方法。减重、盆底肌功能锻炼和限制液体是最基本的非药物 / 非手术治疗措施建议，其次是评估压力性尿失禁和急迫性尿失禁对日常生活的损害程度。对于有严重压力性尿失禁的患者，考虑转诊进行手术治疗似乎是合理的。如果存在通过行为治疗无法有效控制的急迫性尿失禁，可以考虑将抗胆碱能药物疗法作为治疗的补充，但不建议停止行为疗法，因为联合治疗可获得最佳效果。

反射性尿失禁

一个主要的问题是膀胱收缩和括约肌松弛之间的不协调，导致输尿管反流和可能的肾盂积水和肾功能恶化。膀胱需要有效减压。

- 可从常规的定期导尿开始。
- 可考虑药物治疗以减少括约肌阻力，并通过给予 α- 阻滞剂（例如，坦索罗辛，每日 0.4 ～ 0.8 mg 分次给药；阿呋唑嗪，每日 10 mg）帮助膀胱解压。
- 如果经直接导尿或超声证实膀胱容量变小，也可考虑应用毒蕈碱阻断剂来治疗膀胱逼尿肌功能不稳定（见上文）。支持这一点的证据效度较小，对此疗法有效的患者应定期停药，以确定该疗法是否仍然有效。
- 可能需要括约肌切开术以确保膀胱排空。

功能性尿失禁

首要的措施是让患者更方便地使用尿壶、便盆或马桶。将这些器具放置在床边是一个有效的解决办法。对更多有残疾的患者来说，可规律应用吸水尿布、频繁的导尿、较少选择应用避孕套和留置导尿管。

患者教育

帮助缓解症状的患者教育措施甚至可以在检查完成之前就开始。这项工作得益于团队方法（参见“有效的循证团队干预措施”）。使用成人纸尿裤、尿垫和定期排尿，禁用含咖啡因的饮料和酒精，重新制定用药方案，可以大大减轻患者的症状和家人及照顾者的压力。

对于老年患者和残疾患者，尿失禁对患者和家人来说都很困难。基层全科医生和其团队必须确保每个人都了解问题及其原因，这样就不会有人因为尿失禁而责备患者。

许多行为疗法，如膀胱功能训练和凯格尔训练，需要投入时间、耐心和毅力去学习。由于存在令人讨厌的尿失禁，患者可能会因对尿液控制的进程缓慢而感到沮丧。患者需要了解这些策略是有效的，但需要付出时间和努力。团队成员在治疗初期的 4 ～ 6 周安排额外的随访对增强患者的依从性是有帮助的。

药物疗法并没有预期的疗效。许多文献综述对传统的治疗方法提出了质疑，如应用抗胆碱能药物和胆碱能激动剂。这些干预措施可能对某些患者有帮助，但即使是那些对药物治疗有效的患者，也应每隔几年考虑一次无治疗的时间间隔或“药物假期”。

转诊指征

疑似脊髓损伤或其他形式神经损伤的尿失禁患者应立即转诊至神经科就诊。对于流出道梗阻的患者，尤其是那些严重到足以导致低张性膀胱和大量残余尿（> 150 ml）的患者，需要转诊至泌尿外科就诊。输尿管反流和肾盂积水的风险使确定诊疗方案变得至关重要。对于严重括约肌协同障碍和反射性尿失禁的患者，如果其他方法都失败了，可能需要进行括约肌切开术。急迫性尿失禁和压力性尿失禁的患者是行为和（或）生物反馈治疗的目标人群。患有难治性压力性尿失禁的女性可以使用子宫托，但需要由经验丰富的妇科医生或泌尿科医生安装，并提供有效的患者教育。考虑需进行重建手术时，应转诊至有骨盆功能不全矫正经验的外科医生处，微创术是可行的。

有效的循证团队干预措施

尿失禁

尿失禁是一种常见的问题，发病率随年龄增长而增加，并对一般的社交活动产生负面影响。行为矫正和盆底功能训练是治疗的关键组成部分。需要大量的鼓励、指导和随访，以帮助患者进行有效的训练。为减少尿垫的使用，专科护士在生活方式、如厕习惯、膀胱和盆底肌功能训练等方面为压力性、急迫性和混合性尿失禁患者提供教育和支持。与接受标准医疗照护的患者相比，接受由执业护士主导尿失禁干预的患者症状更能得到有效的控制，满意度更高。此外，尿失禁的管理可以降低焦虑和抑郁的评分。

有效的干预措施包括：

以患者为中心的干预措施
尿动力学测试
饮食和液体摄入方面的建议
盆底肌肉训练
管理的选择
症状日记
团队成员：护士执业医师（NP）、接受过尿失禁训练的注册护士、基层全科医生、社会工作者、物理治疗师以及老年病专业医生。

（李　磊 翻译，王晶桐　曾　辉 审校）

第 135 章

肾结石的管理

LESLIE S.T. FANG

肾结石是一个严重的医疗问题，其发病率高，治疗费用也高。一系列尸检报告估计其患病率为 1.12%。在大多数工业化国家，有 1% ～ 3% 的人口可能会在某个时间发生结石，而 70 岁的白人男性患结石的可能性约为 1/8（终生发病率高达 13%）。更重要的是，在过去 20 年中随着体重、糖尿病和肥胖率的增加，肾结石的患病率也增加了 37%。1976—1980 年，肾结石的患病率为 3%，1988—1994 年为 5.2%。此外，在过去的 25 年里，该病患病的男女比例也发生了变化，从男性与女性的 3∶1 下降到不到 2∶1。每年因肾结石住院的人均概率估计为千分之一。草酸钙成分的肾结石不经治疗的复发率约为 1 年内 10%，5 年内 33%，10 年内 50%。

在门诊，基层全科医生可能会遇到既往有肾结石病史或无症状肾结石的急性绞痛患者。其他患者可出现血尿（第 129 章）或尿路感染（第 133 章）。我们的任务包括治疗急性症状患者，排除感染和梗阻，制定有效的二级预防方案，以及知道何时需要手术干预或碎石术。

病理生理学和临床表现 [1-15]

在大多数工业化国家，大约 75% 的结石由钙盐组成，通常以草酸钙的形式出现，较少以磷酸钙的形式出现。其余 25% 的结石由尿酸、磷酸铵镁石或碳磷灰石、胱氨酸和罕见结石组成。

在结石的发病机制中有两大类重要因素：①尿中结石成分浓度增加；②物理化学变化。结石成分浓度的增加可与尿容量的减少一致，或与钙、草酸盐、尿酸、胱氨酸或黄嘌呤排泄的增加一致。

尿液中尿石成分浓度变化

含钙结石

绝大多数含钙结石成分包括草酸钙。高钙和高尿草酸盐的状态会促进结石的形成。在某些情况下，高尿酸血症也有助于钙结石的形成。

高钙状态的原因可分为三种情况——肠道对膳食钙的吸收增加，对骨骼中钙的重吸收增加，以及肾脏钙渗漏的存在，在某些情况下这些因素会组合在一起发挥作用。尽管尚未确定相关的基因突变，但大约 50% 的钙盐结石患者有高钙血症，增加肾脏钙排泄的遗传因素发挥了主要作用（表现为有阳性家族史的人患结石的风险为 50%）。

高草酸尿比高钙尿少见，但最近的研究表明，高达 30% 的草酸钙结石患者是高草酸尿。高草酸尿可能是由于饮食中草酸盐的吸收增加，如炎症性肠病、短肠综合征（减肥手术后可见）或低钙饮食（肠道中草酸钙沉淀减少，吸收更大）的患者；或来自于内源性草酸产生增加，如吡哆醇缺乏（乙醛酸代谢的重要辅助因子）或乙醛酸途径酶的遗传缺陷的患者；以及不太常见的如草酸盐或其前体的摄取量显著增加。值得关注的是，广谱抗生素的使用可能会导致肠道草酸杆菌的减少，而草酸杆菌是正常肠道菌群的组成部分，它会代谢草酸并阻止草酸的吸收。

高尿酸尿也发挥作用，人们认为谷氨酸会吸附在尿酸病灶上，这可以促进草酸钙晶体的生长，然而，有相当一部分钙石患者没有明显的代谢紊乱，这会使得合理的药物治疗更加困难。

某些含钙结石患者尿中枸橼酸含量低。枸橼酸可以明显抑制结石的形成，低尿枸橼酸会使患者容易形成钙结石。

磷酸铵镁石（鸟粪石）

磷酸铵镁石是在碱性环境中形成的，往往与尿路细菌感染有关，包括尿酸分解的变形杆菌。

尿酸结石

大多数尿酸结石患者的尿液持续呈酸性，这降低了尿酸的溶解度。有些患者可能有高尿酸血症。高尿酸血症见于高蛋白饮食摄入、原发性和继发性痛风的患者。在有骨髓增生性疾病或正在接受化疗的患者中，可发生明显的高尿酸尿，如果在不能维持足够的尿流量和碱化作用的情况下，可形成尿酸结石。

胱氨酸结石

胱氨酸结石只在胱氨酸尿患者中发现。这些患者患有遗传性疾病，在肾脏和胃肠运输胱氨酸、鸟氨酸、赖氨酸和精氨酸的遗传学方面存在异常。

茚地那韦结石

在用茚地那韦治疗艾滋病病毒的患者中，罕见的茚地那韦结晶并结出结石的病例已有报道。

黄嘌呤结石

黄嘌呤结石发生于黄嘌呤尿症患者中，这是一种极其罕见的与黄嘌呤氧化酶缺乏相关的嘌呤代谢遗传病。在服用黄嘌呤氧化酶抑制剂治疗尿酸性疾病的患者中，很少见到黄嘌呤结石。

物理化学变化

已被确定为结石形成中重要的物理化学因素包括尿 pH 值的变化和尿中抑制结石形成的物质浓度，如镁、枸橼酸盐、硫酸盐、有机基质和焦磷酸盐。如前所述，碱性 pH 有利于磷酸铵镁石的形成，酸性 pH 有利于尿酸和黄嘌呤结石的形成。镁、枸橼酸盐、焦磷酸盐和某些阴离子是结石形成的有效抑制剂。在一些复发性结石患者中已发现了一种或多种抑制剂的缺乏。

人们提出了三种主要的理论来解释结石的形成和生长。基质成核理论认为，某些基质物质（如尿酸）通过沉淀形成初始核，可以为随后的结石生长奠定基础。沉淀结晶理论认为，当尿液中的晶体处于过饱和状态时，就会发生沉淀和促进随后结石的增长。抑制剂缺乏症理论认为，一种或多种已知的抑制结石形成的物质的缺乏，会导致肾结石形成。支持和反对这些理论的证据都已经被提出，但任何患者都可能涉及多种因素。

临床表现、临床病程和自然史

临床表现从无症状的疾病到急性疼痛都有可能发生。无症状结石通常是在由于其他原因或评估血尿原因时的影像学检查中偶然发现的。在输尿管梗阻的情况下会发生肾绞痛，表现为突然发作的，进行性加重的持续性疼痛，当结石楔入肾盂 - 输尿管交界处时疼痛局限于一侧，当结石嵌于输尿管下部（通常在输尿管膀胱交界处）时放射到腹股沟和生殖器。当嵌顿在膀胱颈时，在耻骨上会感到疼痛，会继发无尿。可能会出现明显的恶心和呕吐（类似于胃肠炎），但不发烧，除非合并肾盂肾炎的发生。由于放射疼痛，这些表现可能被误认为是肾盂肾炎或腹部或盆腔炎症。无论是在疼痛的患者还是其他无症状的患者，我们都会关注肉眼或镜下血尿。发热和脓尿（每高倍镜视野 > 5 个白细胞）提示梗阻后合并肾盂肾炎，易引起菌血症和尿毒症。

临床病程取决于结石的大小和位置。对于直径小于 5 mm 的结石，98% 以上的情况下发生的梗阻都是暂时的，不会持续很长时间，较大的结石引起长时间的梗阻的风险会加大。10% ～ 30% 的结石因不能通过输尿管可能导致持续性疼痛、感染或梗阻。近端的结石比远端的结石更不容易排出。肾结石从一个肾盏延伸到另一个肾盏（鹿角肾结石）可导致严重的肾衰竭等肾实质损害，特别是与感染有关的，但通常不会引起输尿管梗阻。

肾结石形成的自然史是一个颇有争议的问题。在一项对单发结石患者的研究中对钙结石随时间复发的可能性进行了前瞻性检查，研究发现其复发率极高，平均复发期为 6.78 年。随着时间的推移，累积复发率接近 100%。一半的患者早期出现复发，而其他患者则需要长达 20 年的时间。其他研究发现了一个更为良性的过程，一项研究长时间随访了 101 名患者（平均 7 年），其中只有 1/3 的患者有额外的结石形成。这些复发率的差异无疑反映了不同转诊组患者之间的异质性。但无论如何，复发的发生率高，都足以体现出评估和预防性治疗的重要性。

鉴别诊断 [13,21]

在美国，约 75% 的肾结石由草酸钙或草酸钙与磷酸钙混合形成的（表 135-1）。结石中纯尿酸占 10% 左右。磷酸铵镁结石几乎只发生在由变形杆菌等尿酸分解菌引起的尿路感染患者中，它们约

表 135-1 肾结石类型

草酸钙	58.8%
磷酸钙	8.9%
草酸钙与磷酸盐混合	11.4%
尿酸	10.1%
鸟粪石（磷酸铵镁）	9.3%
胱氨酸	0.7%
其他	0.8%

占所有结石的 9%。其他由胱氨酸、黄嘌呤和硅酸盐组成的结石不常发生。接受茚地那韦治疗的艾滋病患者有形成茚地那韦结石的风险。

与肾结石相关的疾病最好根据结石形成的类型进行分类。在许多情况下，结石形成也是全身性疾病的一种表现（表 135-2）。

检测 [3,7,14,16–22]

结石的初步检测 / 急性肾绞痛的评价

影像学检查

低剂量计算机断层扫描结石方案（普通 CT）是目前在急诊中对疑似肾结石患者［如急性腹痛和（或）血尿］的首选检查。其结石检测特性与标准螺旋 CT 相似（灵敏度 98%，特异度 95%，阴性预测值 95%），但辐射剂量较低。此外，它还能够检测到可能导致症状的其他病理情况。然而，累积的电离辐射剂量可能成为结石患者的一个隐患，这些患者可能反复出现症状发作，多年来反复进行相关检查。此外，CT 可能会因为偶然发现肾结石而导致不必要的额外检查，最终证明是无关紧要的。

超声检查是 CT 的一种潜在的替代方法。在随机试验中，CT 与急诊或放射科医生的超声的初步研究比较显示，两种超声情况在高危结果和结石诊断方面与 CT 相当（CT 在超声不能诊断时可以使用）。虽然超声对原始结石的检测灵敏度（58%）低于 CT（88%），但它对高风险疾病（如导致肾盂积水的输尿管梗阻）的检测灵敏度较高，并有较低的电离辐射暴露、较低的价格成本，以及用于初始检查时超声作为 CT 的备用方法两者结果等效。可

表 135-2 与肾结石有关的重要情况

钙结石
- 增加胃肠道钙吸收
  - 原发性甲状旁腺功能亢进
  - 结节病
  - 维生素 D 过剩
  - 乳碱综合征
  - 特发性肾结石
  - 钙补充剂
- 增加骨钙吸收
  - 原发性甲状旁腺功能亢进
  - 肿瘤疾病
  - 活动受限
  - 远端肾小管酸中毒
- 肾钙泄漏
  - 特发性高钙尿
- 高草酸尿
  - 炎症性肠病
  - 减肥手术（胃分流术）
  - 酶缺乏症
  - 吡哆醇缺乏
  - 摄入量增加
- 肾病
  - 肾解剖异常
  - 尿酸盐晶体病灶

磷酸铵镁石
- 碱性环境
- 由可分解尿素的细菌所引起的尿路感染

尿酸结石
- 尿酸生成增加
  - 原发性痛风
  - 继发性痛风（骨髓增生性疾病，化疗）
- 尿酸排泄增加 / 尿液 pH 值低
  - 高蛋白质摄入
  - 肥胖

胱氨酸结石
- 遗传性氨基酸转运障碍

黄嘌呤结石
- 黄嘌呤氧化酶缺乏
- 黄嘌呤氧化酶抑制剂的使用

茚地那韦结石
- 用茚地那韦治疗艾滋病患者

以想象，在护理场所由训练有素的人员做超声，有助于门诊诊断，一定程度上避免了去急诊室就诊的可能。

其他检查

初步评估急性肾绞痛的其他检查包括全血细胞计数、尿检分析、电解质、尿素氮和肌酐。

结石的二级预防措施

对文献的系统回顾发现，由于专家小组提出的建议不同，所以有关肾结石的后续评估和管理的最佳方法的证据在范围和质量上是有限的。美国泌尿外科协会（American Urological Association，AUA）中研究结石的专家为医疗管理制定的指南提出详细的对因治疗方案，而美国医师学会（American College of Physicians，ACP）临床指南委员会则提出了一个更有经验的方法：在未确定结石成分或相关发病机制的情况下开始治疗。对后者的支持来自于，现有的研究未能提示靶向治疗优于经验治疗。缺乏支持病因学检查和治疗的潜在原因是大多数结石都含钙（经验性治疗适用于含钙结石），以及缺乏针对于其他类型结石病因治疗的证据。

如果决定采用检查的方式来确定结石类型和潜在的发病机制，则应考虑以下评估要素，这可能对未采取初始预防措施的患者是合理的（见建议）。

病史

病史为发病机制提供了许多有用的线索，注意患者发生肾结石时的年龄。早期结石提示代谢紊乱（如高草酸尿、胱氨酸尿、黄嘌呤尿和肾小管酸中毒）。特发性钙性肾结石和原发性甲状旁腺功能亢进通常发生在 30 岁以后。性别也有助于诊断，特发性肾结石常见于男性，而原发性甲状旁腺功能亢进在女性中更为常见。如果事先已经确定了结石的成分，那么既往病史就更为有价值。应注意既往是否有全身性疾病（如结节病或癌症）和尿路感染病史。有肾结石家族史会增加患结石的风险，可能提示遗传性代谢紊乱。

系统回顾也可以发现新的危险因素，如糖尿病、肥胖和体重增加。此外还应仔细记录饮食史，以排除蛋白质或草酸盐摄入过多或钙摄入量过少的可能性。大量饮用苹果汁、橙汁或西柚汁会增加结石形成的风险。酒精饮料的消费情况可能与降低结石风险相关。

询问是否使用促进结石形成的药物和营养补充剂十分重要，包括钙补充剂（不是从饮食中摄取钙），维生素 A、维生素 C 和维生素 D，利尿剂，乙酰唑胺，氨苯蝶啶，托吡酯，茚地那韦（可能还有其他蛋白酶抑制剂），氯化铵，含钙药物，碱，抗酸药物。药物可能会增加尿中钙的浓度（维生素 D、利尿剂、含钙药物、氯化铵）、改变尿 pH 值（乙酰唑胺、氯化铵和碱剂）或降低尿中抑制剂的浓度（氯化铵、可吸收抗酸剂、碱剂能降低尿中枸橼酸盐浓度）。

体格检查

体格检查在大多数情况下并没有特异性表现，但应检查患者是否存在与高钙血症或高尿酸血症相关的全身疾病或治疗情况的体征，如结节病（淋巴结病、器官肿大）、痛风（痛风石、关节病）和癌症（淋巴结肿大、乳房肿块）。

实验室评估

在进行病理生理学诊断时，实验室评估应包括尿液分析，即尿 pH 测定和尿沉渣检测。尿 pH 提示碱性提示尿素裂解菌感染和磷酸铵镁结石形成。尽管全身已呈酸中毒状态，但仍不能通过酸化尿液使尿 pH 值低于 5.3，这提示了肾小管酸中毒。需要尿培养以及测定血清中电解质、钙、白蛋白、磷、尿酸、血尿素氮和肌酐水平。

收集 24 h 尿液有助于明确发病机制，测定尿量、pH、钙、草酸、枸橼酸盐、尿酸、钠、钾、镁、硫酸盐、铵、肌酐、蛋白质分解代谢率和尿草酸钙与磷酸钙的比例（用于估计过饱和度），但是否需要收集 24 h 尿液一直是人们争论的话题。理论上，识别高排泄和过饱和状态有助于制定合理的治疗方案，有助于饮食指导和药物干预。然而，在随机试验中，收集的数据并没有显示出更好的结果，可能是因为长期服药和（或）饮食调整的依从性问题所致。尽管如此，24 h 尿液收集仍然被应用，特别是对于结石导致反复发作的肾绞痛或导致存在肾功能受损的并发症患者，这时需要泌尿外科的干预。如有需要，在患者急性结石排出 1 ～ 2

个月后，恢复正常饮食时收集 24 h 尿液。收集 2 ～ 3 次 24 h 尿液将提高检测代谢紊乱的效率。

如果怀疑原发性甲状旁腺功能亢进，必须反复测定空腹血清钙和磷，应同时测定血清白蛋白，因为 40% ～ 45% 的血清钙是和白蛋白结合的。如果血清钙升高，临床上怀疑甲状旁腺功能亢进，可通过同时检测甲状旁腺激素来确诊，检测结果应显示甲状旁腺激素水平异常升高（第 96 章）。如果临床表现提示一种罕见的肾结石病因，如胱氨酸尿或黄嘌呤尿，则应收集 24 h 尿液进行检查。

处理原则 [1,12-14,16,20,23-35]

总原则

我们的任务包括缓解门诊无并发症的肾绞痛患者症状，对剧烈疼痛或存在并发症的患者及时转诊至泌尿外科门诊和（或）住院治疗，以及因为结石的高复发率而需进行的结石二级预防工作。如前所述，关于经验治疗与基于结石发病机制和成分的靶向治疗的争论仍未解决。这里两种方法都将提及，并建议采取一种折中的方法，最初根据经验进行治疗，如果有症状性结石疾病反复发作，保留靶向治疗方法（见建议）。

急性肾绞痛门诊治疗

对于无并发症，恶心、呕吐少的急性肾绞痛患者，以缓解疼痛为主，可通过镇痛加疏通尿路的方法解决（结石直径＜ 5 mm 的可能性高）。阿片类药物可以缓解剧烈疼痛，非甾体抗炎药可以减轻较轻的疼痛，也可以作为阿片类药物的补充。人们发现 α- 肾上腺素能拮抗剂（如坦索罗辛，0.4 ～ 0.8 mg）可改善前列腺梗阻患者的尿流量，促进直径 5 ～ 9 mm 的远端输尿管结石的通过。钙通道阻滞剂（如硝苯地平，30 mg tid）可使输尿管扩张，促进结石通过，两者都可以降低血压，需要监测血压变化。也可以考虑使用减少局部炎症的治疗，如非甾体抗炎药或糖皮质激素。严重恶心、呕吐或发热的患者最好在急诊室进行急诊治疗，还可能需要住院治疗（见后面的讨论）。

二级预防

摄入大量液体

24 h 大量的液体摄入可以稀释尿液，对各种形式的肾结石都是有益的。肾结石形成的相对概率随尿量的增加而降低。每天需要摄取足够的液体以维持 2 ～ 3 L 的尿液。一般来说，大约是 2250 ml/d 或者每 4 h 服用 250 ml 液体，另外还有 250 ml 随餐服用。大量液体摄入可使复发风险降低 40%。夜间液体摄入也很重要，可以防止夜间尿液过度饱和。具体的治疗方法应根据相关的结石类型而调整。

含钙结石

目的是通过减少尿钙和草酸盐的排泄并增加尿量来降低尿液过饱和情况。饮食干预可以发挥重要作用，同时可辅以一些简单的药物措施。

饮食措施。除了增加液体摄入量（可以减少 50% 的结石形成），大多数饮食控制的效果都不太理想，目前没有证据支持需对含钙结石患者进行膳食限制。如前所述，减少从饮食中摄入钙会增加肠道对草酸盐的吸收，由于负钙平衡（增加骨质疏松的风险），除了从骨头中调动钙外，还会导致高草酸尿。队列研究表明，膳食钙摄入量与结石形成呈反比关系，换句话说，保证充足的钙摄入量（1000 ～ 1200 mg/d）实际上可以降低患有症状结石疾病的风险。然而，钙补充剂的摄入与增加结石形成有关（相对风险，1.20）。

对于高钙尿患者，限钠（例如，2.3 g/d）可减少钙和草酸的排泄，然而，仅靠低钠饮食对结石形成的影响尚不清楚。限制蛋白质摄入［0.8 ～ 1.0 g/（kg · d）］具有一定的病理生理学意义，可减少与蛋白质负荷相关的尿钙和尿酸的排泄，并增加尿中如枸橼酸等抑制剂的浓度，后者随蛋白质摄入而下降。然而，限制蛋白质摄入的研究数据有多种不同的结果。同样，尽管疗效的证据非常有限，而且证据质量也不高，但高草酸尿症患者可能从限制草酸盐摄入中获益。富含草酸盐的食物包括菠菜等绿叶蔬菜、大黄、坚果、麦麸、巧克力和甜菜。一些结合所有这些饮食变化（例如，低钠、减少动物蛋白、减少草酸盐和正常钙）的研究观察到在 5

年内结石形成率显著降低，但各个研究的结果不一致，这可能是在研究环境之外进行研究时依从性较困难的结果。

注意基本情况。对于通过饮食治疗仍复发结石的患者，在开始药物治疗前应尽力排除其他潜在的疾病（表 135-2），并治疗发现的任何病因，如原发性甲状旁腺功能亢进（第 93 章）或结节病（第 51 章），在门诊患者中可能表现不太明确。停止或减少可促进钙石形成的药物。

药物措施。研究证明枸橼酸钾（例如，20 ~ 30 mg bid 至 tid）（*译者注：原文错误，"mEq" 应为 "mg"*）对钙结石的患者有益。枸橼酸钾增加枸橼酸的排泄，并提供尿碱负荷。尿液中枸橼酸盐的升高抑制了草酸钙和磷酸钙的结晶。然而，尿液 pH 值的升高会导致尿中钙和磷酸盐的过饱和，所以需强调保持高液体摄入量在防止钙磷酸盐结石形成中的重要性。甚至人们发现枸橼酸钾的益处在没有临床表现的代谢紊乱的患者中出现，研究表明，新形成的结石明显减少，其不良反应包括胃灼热、恶心和高钾血症，后者可通过同时使用噻嗪类利尿剂来避免。

噻嗪类药物可减少尿钙排泄，对于高尿钙相关骨密度降低的患者，可降低骨质疏松的风险。氢氯噻嗪（25 ~ 50 mg 从 qd 到 bid）可有效减少复发性结石形成。在给予噻嗪类药物前必须排除原发性甲状旁腺功能亢进，以避免高钙血症。不良反应包括低钾血症，当噻嗪类药物与枸橼酸钾联合使用时可以避免。

随机试验证明在钙结石和高尿酸尿患者中限制别嘌呤醇和蛋白质是有作用的。降低尿酸浓度能减少草酸钙晶体在尿酸晶体周围沉积并吸附到尿酸上的可能。噻嗪类和别嘌呤醇的结合也显示出类似的好处。

枸橼酸钾镁可以增加尿 pH、尿枸橼酸盐和镁，在一项安慰剂对照的随机试验中发现对抑制钙石形成非常有效，枸橼酸钾对结石形成有很强的抑制作用。磷酸钾（4 片 bid）是一种耐受性良好的磷酸盐制剂，可抑制骨化三醇（1,25- 二羟基维生素 D）的合成；因抑制骨化三醇的合成和减少肠道中磷酸盐与钙的结合，从而纠正高钙尿，防止复发性结石形成。与其他药理学方法相比，这些方法没有得到很好的证据，也可能没有很好的耐受性，但在疑难的病例中值得考虑。

尿酸结石

应减少尿酸的排泄。减少饮食中的蛋白质摄入量和减肥是有帮助的，但这还不够。水化以保证丰富的尿液流动和碱化尿液是治疗尿酸结石的主要治疗方法。如果碱化难以实现，别嘌醇（例如，100 mg tid）的治疗是有帮助的。减少饮食中的蛋白质可以减少碱化量。尿酸在 pH 值为 7 时的溶解度比 pH 值为 4.5 时高 100 倍，所以应尽量保持尿液碱性，每 24 h 分剂量给予 100 ~ 150 mEq（*译者注：原文错误，"mEq" 应为 "mg"*）的碳酸氢钠。枸橼酸钾可用于提高尿液 pH 值，溶解尿酸结石。对于正在接受化疗的骨髓增殖性疾病患者，预防性使用别嘌醇、盐水利尿和碱化尿液可降低尿酸结石的发生率。

磷酸铵镁结石

磷酸铵镁结石通常非常大，可能需要手术干预。用抗坏血酸使尿液酸化，再加上长期（通常至少 2 个月）适当的抗生素治疗以根除任何变形杆菌尿路感染，是防止磷酸铵镁结石复发的关键。

胱氨酸结石

大量的尿流量和尿 pH 值保持在 7.5 以上对预防和溶解胱氨酸结石很重要。实现这一目标的方法包括减少动物蛋白质和盐的摄入量。D- 青霉胺也被证明是有效的，但可能会产生严重的副作用。

茚地那韦结石

出现肾绞痛或急性肾衰竭的艾滋病患者应怀疑茚地那维结石的可能。水化、碱化尿液和停止使用茚地那韦通常可以预防复发。

黄嘌呤结石

限制饮食中的嘌呤摄入、维持尿流量和维持极高的尿 pH 值（> 7.6）可使困难最小化。对于服用黄嘌呤氧化酶抑制剂的骨髓增生性疾病患者，应预防性采用碱化尿液和强制利尿的措施。

随访照护

由于无症状肾结石患者具有出现症状性疾病

的重大风险（5 年期间估计有近 50%），需要继续关注这一问题。可以采取定期拍 X 线平片或超声成像的形式（最好不采用 CT 扫描）随访，这需要在二级预防措施方面更加努力，并增加患者采取饮食和药物措施的依从性。

入院和转诊指征

入院

对于肾绞痛患者，住院和其他干预措施的需要是由临床表现决定的。轻度到中度疼痛的患者可以门诊给予口服镇痛药，并指导他们保持大量液体摄入量和尿排出量，并告知患者从尿中排出结石后，需进行结石成分分析。

严重疼痛、恶心和呕吐的患者需要住院进行静脉补液和疼痛控制。在这些患者中，CT 扫描可以定位并确定结石的大小。在大多数情况下，结石会自然排出，特别是直径小于 5 mm 的结石。症状严重且梗阻超过 3 ～ 4 d 的患者应转诊至泌尿外科进行评估（见下文）。

出现发热、寒战和肾绞痛症状的患者需要住院并及时干预。如果输尿管梗阻后存在感染，则须进行肠外抗生素治疗（第 133 章）和手术减压。

转泌尿科介入治疗

持续疼痛、梗阻或感染相关的结石疾病需转诊至泌尿科考虑介入治疗。介入治疗的选择包括体外冲击波碎石术，输尿管镜和经皮穿刺内镜下取石术。这些微创手术已经在很大程度上取代了开放肾镜取石术。

目前，冲击波碎石术约占取石手术的一半。良好预后的决定因素包括结石直径小于 1.0 cm、位置处于近端（肾上极或输尿管上极）和较低的密度（900 亨斯菲尔德单位）。对于输尿管近端小于 1.0 cm 的结石，碎石术被推荐作为一线治疗方案。其他因素包括皮肤到结石的距离（＜ 10 cm）和正确体位（肥胖和关节炎是潜在的障碍）。禁忌证为活动性出血、泌尿道感染、妊娠和结石远端梗阻。高达 20% 的病例出现并发症，多表现为出血（包膜下血肿，最常见于有动脉粥样硬化危险因素的患者）或梗阻（残留结石堵塞输尿管）。大多数并发症轻微，具有自限性的。这个过程可能很昂贵，但门诊手术可以控制总成本，麻醉是必需的，无论是局部麻醉还是全身麻醉。

输尿管镜手术被用于结石嵌在输尿管内的情况，这样就无需手术取石。经皮内镜取石术可通过微创手术取出结石。随机试验证明这两种方法都优于碎石术，特别是对于大于 1 cm 的结石或结石位置不适宜碎石的患者。

患者教育

向患者传递的最重要信息是每天需要稳定的液体摄入量，每天 2 ～ 3 L，平均分配以始终保持尿液稀释。由于饮食控制和限制的益处还没有得到完全证实，还不清楚推行饮食教育的难度和嘱患者严格遵守的必要性。然而，对初期治疗（包括适当的水化作用）似乎难以控制的复发性结石患者，可能需要考虑给予更严格的饮食建议。喝苹果汁和西柚汁会增加患病风险，而酒精饮料似乎可能会降低患病风险。摄入蔓越莓汁已被证明可以减少尿液中的草酸和尿磷酸盐，增加尿枸橼酸，降低尿液相对过饱和状态。有证据表明，仅用磷酸酸化的软饮料可能会导致结石复发，所以建议患者避免饮用。然而，大多数软饮料也含有枸橼酸，这种组合似乎对结石复发没有影响。应指导需要碱化尿液的患者如何用石蕊试纸测量尿液 pH 值。应避免长时间不运动，如果预计会出现不运动的情况，则应按规定保证适量的液体摄入量。

管理建议 [14,36-38]

等待有新的研究数据时，我们采取的方法是一个折中的方法，合并了 ACP（实证方法）和 AUA（靶向方法）看似不同的策略建议。我们赞同对于初次结石发作，应用 ACP 的经验性治疗，因为它更简单、更便宜、更容易实施和维持。我们建议，如果经验治疗失败，且有复发的症状性结石，特别是在持续水化情况下仍复发，要考虑更多的 AUA 病因靶向治疗方法。

- 对于怀疑患有肾结石的患者，要进行低剂量计算机断层扫描或泌尿道超声检查；注意任何梗阻所致肾积水的迹象，如果存在，并持续 2 ～ 3 d 以上，需要转诊至泌尿外科。如果选择超声作为初步检查，但不能确诊，可考虑随后进行 CT 检查。

- 对首次肾结石患者进行检查，询问既往病史、家族史、目前用药情况及血清钙、尿酸、肌酐水平；除非患者出现高钙血症（第 96 章）、高尿酸血症（第 155、158 章）或肾衰竭（第 142 章），否则不需要进行其他初步检查。
- 对于首次出现结石的治疗：
  - 指导高液体摄入量，至少 2.0 ～ 2.25 L/d，清醒时每 3 ～ 4 h 饮用 250 ml，每餐至少饮用 250 ml；除了可乐软饮料（含有磷酸），任何液体都可以选择。
  - 对于肾绞痛，给予 1 ～ 3 d 的非甾体抗炎药止痛，或应用麻醉镇痛药物治疗剧烈疼痛，如果结石直径在 5 ～ 9 mm，加用选择性 α 受体阻滞剂（如坦索罗辛 0.4 mg/d）来促进结石排出。
  - 对于顽固性疼痛、持续梗阻导致肾积水或感染的结石疾病，考虑转诊至泌尿科采取介入治疗措施。
- 为了预防结石复发：
  - 指导全天保持稳定的液体摄入量超过 2 L/d，目的是达到大约 2 L/d 的尿排出量。
  - 建议正常的钙摄入量（1000 ～ 1200 mg/d），避免钙摄入量过高或过低（会增加患结石的风险）。
  - 使用以下任何一种方法进行经验性治疗：
  - 噻嗪类利尿剂（如氢氯噻嗪，50 mg/d——低剂量的有效性未知）；
  - 枸橼酸盐（如枸橼酸钾片 1.08 ～ 2.16 g tid）；
  - 别嘌醇（如，300 mg/d）；
- 对于复发性结石，在最初的经验性治疗失败后，考虑更多的病因检查：
  - 鼓励收集结石进行分析。
  - 收集从第 1 次排空后开始至第 2 天第一次排空后的 24 h 尿液，监测肌酐、pH 值、钙、钠、草酸、硫酸、尿酸和枸橼酸；不要依赖现场尿液进行检测。
- 对于草酸钙结石和高钙尿 / 高草酸尿：
  - 如上所述，首选噻嗪类利尿剂治疗；没有证据表明在噻嗪类药物治疗中加入第二种药物可改善疗效。如果噻嗪类药物治疗失败，可以考虑使用噻嗪类以外的药物，但要确保使用了全剂量噻嗪治疗（50 mg/d）。
  - 考虑给予低钠、减少动物蛋白、减少草酸盐和摄入正常钙的饮食计划，但要明白饮食建议的有效性证据是有限的。富含草酸的食物包括绿叶蔬菜、大黄、坚果、麦麸、巧克力和甜菜。
- 对于尿酸结石：
  - 减少饮食中蛋白质的摄入，并督促其减重。
  - 如上文所述，确保每天摄取足够的饮水量（每日 2 L）。
  - 尝试用枸橼酸钾（例如，10 mg tid）（译者注：原文错误，“mEq”应为“mg”），或者碳酸氢钠（每 24 h 分剂量 100 ～ 150 mg）（译者注：原文错误，“mEq”应为“mg”）使尿液碱化，减少饮食中的蛋白质可以减少所需的碱化量，目标是使尿液 pH 值＞ 7。
  - 别嘌醇（例如，300 mg/d），特别是在碱化尿液难以实现的情况下。
- 对于磷酸铵镁石：
  - 用抗坏血酸酸化尿液。
  - 根据药敏试验结果对变形杆菌感染进行抗生素治疗，可能需要 1 ～ 2 个月的疗程。
  - 如果结石很大，考虑转诊行手术取石。
- 对于胱氨酸结石：
  - 确保充足的尿量。
  - 保持尿液 pH 值高于 7.5。
  - 考虑使用 D- 青霉胺，但因副作用严重，使用前应咨询医生。
- 对于茚地那韦结石：
  - 水化、碱化尿液和停止茚地那韦治疗。
- 对于黄嘌呤结石：
  - 限制饮食中的嘌呤摄入。
  - 维持尿流量和较高的尿液 pH 值（＞ 7.6）。

（李　磊 翻译，王晶桐　曾　辉 审校）

第 136 章

男性尿道炎的管理

JOHN D.GOODSON

阴茎分泌物或尿道不适可能是性传播疾病的表现，因此需要及时注意。非淋菌性尿道炎（non gonococcal urethritis，NGU）通常是衣原体感染的结果，已超过淋病成为男性尿道症状的主要原因，并在性活跃的青少年和大学适龄人群中流行。它可以单独感染发生，也可以与淋病或其他性传播疾病一起发生。

由于 NGU 是美国异性恋人群中最常见的性传播疾病，也是女性不孕症和婴儿患病的潜在来源，所以基层全科医生在诊断、治疗和预防方面的及时和重点工作对患者和公共健康都有重要的作用。本章主要讨论男性尿道炎；女性尿道炎在其他地方单独论述（第 117、125、133 章）。

病理生理学、临床表现、病程 [1–12]

大多数尿道感染或炎症会出现阴茎分泌物。老年男性的分泌物可能是由前列腺发炎引起的，在极少数情况下可能是由肿瘤引起的。许多细菌和非细菌的病原可以侵入它的黏膜内层。引起 NGU 的病原体的特征是低水平的组织侵袭性。

尿道炎的临床表现包括明显的黏液脓性或脓性阴茎分泌物，伴有排尿困难，少量或无其他症状的水样分泌物。许多患者完全没有症状。尿道炎的革兰氏染色检查的特征是每高倍镜有 5 个或更多的白细胞。首段尿的特征性结果包括白细胞酯酶试验阳性，显微镜检查每高倍视野有 10 个或更多的白细胞。

在某些情况下，大多数病因是具有传染性的，从淋球菌病到衣原体、脲原体、支原体或毛滴虫的感染不等。自身免疫机制原因通常分为淋球菌性和非淋球菌性。

淋菌性尿道炎

淋球菌病的典型表现是有 2 ～ 4 d 明显排尿困难和阴茎分泌物浓稠且脓性。革兰氏染色显示多形核白细胞和革兰氏阴性胞内双球菌。大约 3% 的患者发生全身性淋球菌血症，表现为皮疹、发热和多发性关节炎（第 137 章）。混合感染包括淋球菌和衣原体感染，发生在高达 20% 的淋球菌性尿道炎患者中。这些患者诉在只针对淋病进行有效治疗后症状仍然持续存在。

淋球菌性尿道炎（gonococcal urethritis，GU）对适当的抗生素治疗反应良好，症状会消失且无后遗症。对男性来说，即使是未经治疗的疾病也可能在几周内自行消退。随后可能出现无症状的带菌状态，或持续慢性低级别病变。若未经治疗可能会出现尿道狭窄。

非淋菌性尿道炎

非淋菌性尿道炎（NGU）往往是一种持续时间较长的惰性疾病（例如，3 ～ 4 周）。如果出现排尿困难，通常程度不重，排出的脓性黏液，有时很少，甚至没有。在大多数男性中，衣原体感染导致的 NGU 没有症状。尿道革兰氏染色显示中性粒细胞（根据定义，每个高倍视野中有 5 个以上的细胞）和一些混合的细胞外多形性生物，这些特征有助于区分 NGU 和淋球菌感染。只有 20% 的不明确的革兰氏染色（罕见的细胞外革兰氏阴性双球菌）在随后的培养中显示为淋球菌感染。

感染性病因占主导，最明显的是沙眼衣原体，但也有解脲支原体，生殖器支原体和阴道毛滴虫。在非传染性原因中，赖特综合征（反应性关节炎）最为突出。

沙眼衣原体

泌尿生殖道沙眼衣原体感染已达到流行病的比例，在一些人群中占 20% ～ 50%。它占 NGU 病例的 40% 以上。在性行为活跃的青少年和青年中，尤其是 25 岁以下的青少年中，患病率最高。在非白人人群中，这一比例几乎翻了一番。在患有 NGU 的异性恋男性中，35% ～ 60% 的病例自行恢复，衣原体感染女性的男性伴侣的自愈率甚至更高。在异性恋男性中，尿道炎伴阴茎分泌物、排尿困难或两者兼而有之是最常见的临床症状，但是 25% ～ 50% 的患者既无症状也未在尿道口拭子上见到白细胞。衣原体感染在男男性行为者中越来越普遍（第 13、141 章）。

在未经治疗的情况下，症状程度可能在数周内忽轻忽重，有些会有自限性。并发症罕见，但未经治疗或治疗不良的病例中通过上行感染可导致前列腺炎和附睾炎。庆幸的是，附睾炎并不被认为会造成严重的长期后果，但在美国约有一半的附睾炎病例发病被认为与衣原体有关。

女性被确诊 NGU 衣原体感染的疾病包括黏液脓性宫颈炎和尿道炎（第 117、125 和 133 章）。在衣原体 NGU 男性的女性伴侣中，衣原体感染的患病率非常高（几乎 70%；第 125 章）。

其他微生物

在大多数衣原体感染检测阴性的 NGU 病例中，没有容易识别的微生物。然而，基于研究的核酸扩增试验（NAAT）表明，生殖器支原体、阴道支原体、单纯疱疹病毒（HSV 1 型和 2 型）和腺病毒是性传播 NGU 的病因。肠道细菌被认为是引起 NGU 的罕见原因，可能与插入性肛交有关。解脲支原体也有牵连，但证据不一致，有些人认为它是非致病性共生菌。

尿道支原体侵入上皮细胞，成为 NGU 的常见病因，尤其是在与男性发生性关系的男性中，占美国 NGU 病例的 15% ～ 25%。尿道炎在临床上与其他病因的尿道炎难以区分。

阴道毛滴虫感染是女性阴道炎的常见原因，也是男性尿道炎的重要原因。在已知滴虫感染的女性的男性伴侣中发现 22% 的尿道炎患病率，在因性传播疾病就诊的异性恋者中发现 6% 的患病率。约 50% 的患者有症状，并在检查中发现分泌物。其他人有症状，但没有明显的分泌物。在非淋球菌和非衣原体尿道炎患者中，滴虫感染的 OR 比为 3.8。有症状但体检时有很少或没有分泌物的患者应怀疑这种原因。

导致 NGU 的 HSV 感染通常表现为典型的水疱性生殖器皮肤损伤、尿道炎症和严重排尿困难，但更多的是来自性传播疾病诊所报道症状不明显的患者，那里 HSV 感染的患病率很高。

反应性关节炎（赖特综合征）

组织相容性抗原 HLA-B27 和某些克雷伯菌和沙眼衣原体抗原之间的基因重叠（在高达 96% 的患者和 10% 的对照组中发现）表明易感人群感染这些微生物可能在反应性关节炎发病机制中发挥作用。它通常表现为尿道炎，并伴有许多其他黏膜皮肤和肌肉骨骼症状。结膜炎、虹膜炎、发热、急性不对称多发性关节炎、非关节性骨性疼痛（如脚后跟疼痛）、环状龟头炎、脓溢性皮肤角化病和黏膜溃疡的不同组合（第 146 章）。最典型的表现是腹泻或性接触后 2 ～ 4 周出现轻微排尿困难和脓性尿道分泌物。许多患者首先表现为尿道炎，其他系统器官的累及经常以亚临床形式出现或在几周内进展。大多数这种形式的反应性关节炎患者会经历 6 ～ 12 个月的自限性过程，少数会进展为慢性或伴随关节炎发作的反复发作。

前列腺炎

在性生活活跃的男性中，阴茎分泌物和提示尿道炎的症状也可能是慢性前列腺炎并发未经治疗的性传播尿道炎的表现。会出现少量阴茎分泌物，前列腺按摩会加重。此外，尿道流出道梗阻、会阴部不适和射精不适的症状可能是主要的临床表现（第 139 章）。在老年男性中，前列腺增生易引起梗阻和感染（第 138 章）。

经过适当的 NGU 抗生素治疗后，症状性尿道炎的持续或复发与相关微生物的耐抗生素菌株有关。然而，大多数复发性 NGU 还是因为依从性差或从未经治疗的性伴侣再次感染，而不是抗生素抗药性。

鉴别诊断 [1,4,6]

阴茎分泌物的鉴别诊断传统上分为淋球菌病和非淋球菌病，NGU 占了大多数。NGU 的病因有尿道的衣原体、脲原体、支原体和滴虫感染、赖特综合征、前列腺炎和尿道肿瘤。衣原体疾病是高达一半的 NGU 病例的原因。在高达 1/3 的 NGU 病例中未发现病原体。偶尔也会发生单纯疱疹病毒或腺病毒的尿道感染。

检查[4,6,10,13]

病史及体格检查

病史

病程和分泌物性质可以提供信息。出现阴茎脓性或黏液脓性分泌物可为尿道炎提供良好的推定证据。急性发作的大量脓性分泌物通常提示淋球菌感染。数周更轻微的、更少量的黏液性分泌物指向非淋菌性病因。然而，临床表现在一定程度上有重叠，病史不足以诊断病因。略带血色的分泌物可能是前列腺炎或尿道肿瘤。

详细的性生活史是必不可少的。询问患者最近几个月性伴侣的数量和使用或不使用屏障避孕（评估衣原体感染和其他性传播疾病风险的重要考虑因素）。检查前列腺炎的症状（尿流减慢、会阴不适），局部或全身淋病感染（咽炎、直肠炎、关节炎、点状皮肤损伤、败血症），反应性关节炎综合征（多发性关节炎、皮炎、结膜炎、骨痛）。注意阴茎疣或单纯疱疹病毒感染史，以及与已知有滴虫感染的伴侣的性接触史。

体格检查

检查患者的体温，仔细检查皮肤是否有淋菌血症的表现（发热；点状、中央出血、坏死的皮肤损害；腱鞘炎；多发性关节炎）。同样要检查赖特综合征的表现，包括结膜炎、虹膜炎、口腔或口腔黏膜溃疡、环状龟头炎（阴茎龟头溃疡和红斑）、脓溢性皮肤角化病（脚底脓疱或角化过度病变）、关节发炎（膝盖、脚踝、骶髂关节）、非关节骨疼痛（尤其是脚后跟）。检查尿道口是否有疱疹和疣，触诊附睾是否有压痛和肿胀，检查前列腺是否有肿大、凹陷和压痛。仔细检查急性发炎的前列腺，过度剧烈的按摩可能导致细菌播散。

实验室检查

革兰氏染色等方法确定尿道炎的诊断

快速确认尿道炎的最佳方法是对尿道分泌物进行革兰氏染色。在显微镜下，每高倍视野中发现5个或5个以上的白细胞可确定尿道炎的诊断。即使没有可见的分泌物，也可以轻轻地将棉签插入尿道并获得样本。革兰氏染色提供了快速、高灵敏度和特异度的结果，以记录尿道炎和淋球菌感染的存在或不存在。如果可以，它应该是第一个进行的检查，因为它有助于及时确认尿道炎和区分淋球菌和非淋球菌疾病。早晨排尿前或排尿后几小时的尿样可以提供最好的结果。

发现细胞内革兰氏阴性双球菌的多形核白细胞是对淋球菌性尿道炎的高度预测。革兰氏染色的灵敏度和特异度超过95%，有助于排除这种情况。如未见明确的胞内革兰氏阴性双球菌，则初步诊断为NGU是合适的。每个高倍镜下有5个或更多的多形核白细胞和混合革兰氏阴性和革兰氏阳性多形性胞外生物体或无可见生物体的白细胞表明NGU。

确认尿道炎的其他方法包括首次尿样白细胞酯酶阳性或表现显微镜检查阳性，即每高倍视野大于等于10个白细胞。如果没有这些发现，但临床仍然高度怀疑，可通过NAAT进行淋球菌和沙眼球菌检测（见下一节）。

淋球菌的培养和替代试验

将样品放到塞耶-马丁培养基上培养淋球菌（第137章）。淋球菌尿道感染的替代检测可用NAAT（第137章），它也被批准用于尿液检测，对诊断咽部和直肠淋球菌感染也很有用。NAAT的检查包括聚合酶链反应技术和其他核酸扩增方法。对NGU的其他感染原因进行培养是不实际的。

衣原体测试

培养费用昂贵，技术难度大，需要2～3 d才能获得结果。将NAAT应用于衣原体检测，得以使用尿液样本，极大地促进了诊断，并提供了更高的诊断准确性。基于NAAT的检测已经成为NGU患者衣原体诊断和衣原体筛查的首选方法，从而无需尿道样本（第125章）。这些检测比以前使用的抗原/抗体检测灵敏度高15%～35%，并且具有很高的灵敏度和特异度（分别为95%和＞99%），在很大程度上取代了尿道涂片的直接荧光抗体染色和分泌物的酶免疫分析。

其他检测方法

虽然NAAT用于识别引起NGU的其他病原微

生物已被用于研究，但它们在日常实践中的使用仅限于结果会影响治疗决定的情况，例如当治疗失败或明确的临床怀疑非衣原体来源（如尿道支原体、阴道毛滴虫、解脲支原体）。虽然单纯疱疹病毒感染的患者往往有临床特征性病变，但并不是所有患者都有，这表明有些人应该考虑进行单纯疱疹病毒感染检测（第 192 章）。当临床怀疑反应性关节炎综合征时，HLA-B27 组织相容性抗原检测的问题就会出现。尽管检测灵敏度相当高（约 90%），但检测的特异性不足以保证检测结果阳性有意义（6% ～ 8% 的正常者检测呈阳性；第 146 章）。有血性分泌物的患者需要转诊到泌尿外科考虑膀胱镜检查（第 133 章）。如果尿道炎扩散到附睾（第 131 章）或前列腺（第 139 章），但体格检查不明显，睾丸超声或前列腺超声可能会有所帮助。

治疗原则 [10,13-20]

淋球菌性尿道炎的治疗（第 137 章）

随着标准口服头孢菌素治疗（如头孢克肟）失败的报道越来越频繁，淋球菌性尿道炎的治疗已经进行了修订。美国疾病控制与预防中心（CDC）最新的治疗指南现在建议使用静脉头孢曲松替代口服头孢克肟，将口服头孢菌素治疗降级为二线治疗——仅在没有头孢曲松的情况下使用，并在 1 周后复查是否治愈。继续推荐阿奇霉素或多西环素与头孢菌素联合使用，由于细菌耐药性较低，首选阿奇霉素。

非淋菌性尿道炎的治疗

由于衣原体感染在 NGU 病例中占很大比例，在性行为活跃的年轻人中发病率很高，是生殖疾病的一个重要来源，因此无论是否确定有衣原体，所有 NGU 患者都应接受治疗。此外，应对 NGU 患者的伴侣进行检测，如果阳性也应治疗，因为他们感染和再次感染伴侣的风险非常高。如果无法进行检测，CDC 建议对可能的衣原体感染进行经验性治疗。

初始治疗

CDC 推荐 NGU 的治疗是多西环素（100 mg，每日 2 次，连续 7 d）或阿奇霉素（1 g，单次口服）。尽管阿奇霉素单剂量方案更昂贵，但依从性较好，患者在就诊时可以直接观察给药。在一项涉及封闭人群（囚犯）的随机研究中，阿奇霉素的效果不如多西环素（阿奇霉素的有效性为 97%，而多西环素的有效性为 100%）。其非劣效性失败的原因可能是由于确保完全依从多西环素的研究条件。在日常实践中，多西环素可能不会有同样的效果。

孕妇及其他不宜服用多西环素或阿奇霉素的患者可使用红霉素制剂治疗（怀孕期间禁用的依托红霉素除外）。这些抗生素疗法通常对脲原体也有效，生殖支原体对阿奇霉素反应较好。另一种替代 NGU 方案包括氟喹诺酮类药物（如氧氟沙星或左氧氟沙星），对衣原体和解脲原体均有良好的药物活性。

复发性疾病的治疗

虽然大多数 NGU 患者在最初的抗生素治疗后症状消失，但高达 30% 的患者未能完全消除症状。治疗失败的原因包括服药依从性差、再次接触未经治疗的伴侣而导致的再次感染，以及存在耐药性微生物。慢性前列腺炎作为尿道炎的并发症，也可能是原因之一（由会阴痛、排尿痛或射精症状的发展提示，参见第 139 章）。

在使用抗生素治疗前，应获得感染持续或再次感染的客观证据，只有症状是不够的。如果有证据表明依从性差或再次暴露于未经治疗的性伙伴，则可以重复原来的治疗计划。一些症状的复发和持续可归因于生殖器支原体或解脲支原体的四环素耐药菌株。滴虫感染也可能是异性恋男性的原因。可以使用首段尿或尿道拭子对这些微生物进行 NAAT。因为大环内酯类抗生素对生殖器支原体和解脲支原体的四环素耐药菌株有效，因此它们被推荐用于复发性疾病。由于阴道毛滴虫感染在症状反复的异性恋男性中频繁发生，因此当实验结果未归时，可以经验性使用甲硝唑联合大环内酯。

反应性关节炎的治疗

对衣原体进行治疗可以缩短病程，并防止因性传播衣原体感染而复发。

患者教育和随访 [21,22]

作出病原学诊断可以加强患者和伴侣的教育和治疗的依从性，特别是暴露的伴侣是再次感染的宿主。考虑到未经治疗的疾病对女性伴侣的生殖风险，CDC 建议在 2 个月内通知所有性伴侣，并敦促其前来接受衣原体感染的评估和经验性治疗。在许多州都有所谓的快速伴侣治疗项目，给予患者阿奇霉素药片，同时给其女性性伴侣治疗。治疗后，最重要的是告知患者通过使用避孕套进行预防的重要性。接受治疗的男性 NGU 和 GU 患者如果症状复发，应告知返院随访评估。因为在这些人群中再次感染的风险很高，CDC 建议他们在 3 ～ 6 个月后即使没有症状也要再次返院检查。女性伴侣应在治疗后 3 ～ 4 周进行复查，以确保消除衣原体感染。目前还没有关于治疗期间无保护措施性交的确切数据，但在治疗结束后使用避孕套屏障保护至少 7 d 的建议看起来合理的。

建议 [20,21]

这里提出的建议主要来自 CDC 发布的关于性传播疾病治疗的建议，包括考虑到新出现的抗生素耐药性的更新。

评估

- 详细记录性生活史，包括调查过去几个月性伴侣的数量，以及使用或不使用避孕套。
- 检查尿道分泌物的特征及相关发热、皮疹、排尿困难、会阴痛、睾丸痛、关节痛和背痛。
- 测体温，检查是否存在淋球菌血症皮疹，疱疹病变，龟头炎，关节炎症，前列腺和附睾压痛、增生或肿大。
- 取一份尿液样本，并要求对于沙眼衣原体进行 NAAT。
- 获取尿道拭子进行革兰氏染色、培养（涂布于塞耶 - 马丁培养基上）和用 NAAT 测试沙眼衣原体。
- 革兰氏染色，行每高倍镜视野白细胞计数，并检查细胞内革兰氏阴性双球菌。
- 为 NGU 患者近期的性伴侣安排类似的检测。
- 检测其他性传播疾病，特别是艾滋病病毒和梅毒（第 7、124 和 141 章）。
- 如果症状复发或没有缓解，重复初始检查，并考虑将评估扩大到包括其他潜在致病微生物（例如阴道支原体和生殖器支原体）的 NAAT。

非淋菌性尿道炎的治疗

- 无论是否已明确鉴定衣原体，对所有 NGU 患者进行衣原体感染治疗，以获得可以明确诊断的检验，因为其结果通常有助于提高依从性，促进咨询，并在症状持续时指导护理。
- 一旦确诊为 NGU，应立即用以下任一方法进行治疗：
  - 阿奇霉素（单次口服 1 g）；
  - 多西环素（100 mg，每日 2 次，连续 7 天）。
- 其他可选的处理：
  - 红霉素碱，500 mg，口服 1 日 4 次，连续 7 d；
  - 琥珀酸乙红霉素，800 mg，口服 1 日 4 次，连续 7 d；
  - 左氧氟沙星，500 mg，每日口服 1 次，连续 7 d；
  - 氧氟沙星，300 mg 口服每日 2 次，连续 7 d。
- 如果对 NGU 的初始治疗不成功，出现了 NGU 的症状，最初的检测结果没有识别出致病微生物，需要重新评估。首先检查是否有不遵医嘱行为，及再次接触未接受治疗的伴侣，然后考虑对脲原体、支原体和阴道滴虫感染进行专门的检测（如首段尿或尿道拭子 NAAT）。
- 在等待检测结果时，对有记录的 NGU 复发或治疗失败病例进行治疗：
  - 阿奇霉素，如果首次未使用，单次口服 1 g；
  - 甲硝唑或替硝唑，单次口服 2 g。
- 如果男性 NGU 患者的女性伴侣无法进行衣原体感染检测，则对其进行经验性治疗。与男性发生性关系的 NGU 男性伴侣不需要对衣原体进行经验性治疗。

淋球菌性尿道炎的治疗（第 137 章）

- 鉴于出现头孢菌素耐药性，按照修订后的 CDC 建议进行治疗：
  - 头孢曲松，1 g 肌肉注射；
  - 阿奇霉素，单次 1 g；
  - 多西环素，100 mg 每日 2 次，连续 7 d（首选阿奇霉素）。
- 没有肠外注射头孢曲松时，口服头孢克肟替代，400 mg 使用 1 次，但在 1 周内安排后续随访检测，以确认已治愈。

（李 磊 翻译，王晶桐 曾 辉 审校）

第 137 章

淋病的管理

BENJAMIN DAVIS

同其他性传播疾病一样，淋病目前在美国仍然是一个常见的公共卫生问题。近年来淋病的发病率增长了 60% 以上，在美国年发病患者数达 60 万人，成为仅次于衣原体感染的第二大常见性传播疾病。淋病最常发生在青少年和青年人群。在美国人群中，它在黑人、西班牙裔、印第安人、阿拉斯加土著、夏威夷土著和其他太平洋岛民身上的发病率不尽相同。淋病的发病率也在男男性行为者（MSM）中逐渐增加。目前最常见的是具有喹诺酮类抗生素耐药性的产青霉素酶菌株，而有关头孢类和阿奇霉素类抗生素耐药性的菌株的报道甚少。

大多数性传播疾病患者会选择流动护理机构就诊，并在此得到诊断和治疗。同时，初诊医生必须警惕是否存在需要住院的严重的全身性并发症。而且，患者教育对于预防治疗不充分和复发感染至关重要。最后，医生的职责不仅限于为该患者进行诊断和治疗，同时也要识别和治疗潜在的性接触者，即便这些患者是无症状的。

病理生理学和临床表现[1-7]

淋球菌常于性行为过程中由黏膜表面直接侵入引起感染，随后，病原体可侵入血液循环，产生菌血症和全身播散。这类情况在女性尤其是经期是最常见的，但在男性身上也会发生。淋病的临床特征在性别上差异很大。此外，原发性淋球菌感染可能没有明显症状，或被误认为是其他疾病的表现，这使得明确诊断更加困难。

男性表现

对男性来说，临床症状通常在性接触后 2 ~ 10 d 内出现。男性在与感染淋病的性伴侣发生性行为的接触后感染淋病的风险约为 35%。没有症状并不表示没有感染。事实上，高达 10% 被感染的男性是淋球菌的无症状携带者，完全可以导致这种疾病的传播。在男性，淋病主要是下尿路感染，因此其主要症状是脓性尿道分泌物，常伴有尿频和排尿困难。尽管在现今的抗生素时代这种感染扩散到前列腺或附睾的情况十分罕见，但淋球菌却偶尔会侵入人体血液产生血源性播散。

女性表现

在女性中，宫颈部是淋球菌感染最常见的部位。然而，高达 25% 的淋球菌感染妇女是无症状的，必须通过流行病学检查才能加以识别。当症状出现时，出现宫颈分泌物是最常见的。虽然通常不会引起阴道内感染，但淋球菌感染可能从宫颈向下扩散，产生尿道炎，表现为排尿困难和尿频。巴氏腺淋球菌感染表现为阴唇肿胀和疼痛，直肠感染表现为肛门直肠部不适。另外，如果淋球菌感染从宫颈部向上传播，可能会出现更严重的临床表现。这种上行感染常发生在月经期间，可导致一系列综合征出现，淋球菌性子宫内膜炎可引起盆腔疼痛和异常阴道出血，而输卵管炎的特征性表现是发热、寒战、白细胞增多和附件压痛。典型的盆腔腹膜炎发生时可出现明显的全身及盆腔的体征和症状，进一步的腹腔内扩散可产生淋球菌性肝周围炎伴右上腹疼痛和压痛。

男女共有表现

原发性生殖器外感染越来越常见。咽部淋球菌感染通常无症状，但也可表现为急性渗出性咽炎，伴有发热和颈部淋巴结炎。淋球菌性直肠炎可无症状，也可表现为肛门直肠不适、里急后重或直肠出血和腹泻。

淋球菌菌血症表现为“皮炎 - 关节炎”综合征。患者有发热、寒战和其他全身症状。皮肤病变是诊断的重要线索，典型皮损有脓疱、出血或丘疹，皮损数量较少，最常见的部位是四肢远端。腱鞘炎（最常见累及手足伸肌腱）和游走性多发性关节炎是典型的表现。在全身性感染的早期，血培养常为阳性，而关节培养则为阴性。但是，在未系统治疗的终末期淋病患者中，淋球菌可产生明显的化脓性关节炎。此类患者发热较轻，无皮损，血培养呈阴性，但关节肿胀和疼痛非常明显，通常伴有化脓性滑膜渗出液，在革兰氏染色或细菌培养时可检出淋球菌。在极少数情况下，淋球菌可导致骨髓炎，甚至危及生命的细菌性脑膜炎或心内膜炎。

鉴别诊断

除了淋球菌外，衣原体、加德纳菌、滴虫和念珠菌（第 117 章）均可以引起女性生殖系统感染。淋球菌性输卵管炎主要与各种非淋球菌性盆腔炎的病因引起的腹膜炎相鉴别（第 116 章），如阑尾炎、异位妊娠、卵巢囊肿出血和子宫内膜异位症，可产生类似的临床表现，但这些情况与盆腔炎的处理截然不同，通常需要尽快治疗。在男性患者中，非淋菌性尿道炎是和淋病鉴别诊断的重点（第 136 章）。在咽炎（第 220 章）和直肠炎（第 66 章）的病因中，也需要考虑淋球菌感染的情况。

诊查[8-10]

病史和体格检查

淋病的确诊需要高强度证据支持和明确的危险性行为史。男性患者查体时通常可见脓性尿道分泌物，其余基本正常。在无症状女性患者中，查体通常未见明显异常，但宫颈炎可能表现为宫颈红肿、流脓和明显的宫颈压痛。单侧或双侧附件压痛和肿胀是女性患者淋球菌性输卵管炎的表现。出现可触及的肿块而高度怀疑输卵管脓肿，出现反跳痛是盆腔腹膜炎的征象。

由非淋球菌引起的盆腔炎也有类似的表现。淋球菌的临床特征包括宫颈脓性分泌物，常在月经周期早期发病，既往无盆腔炎症史及与患有尿道炎的男性伴侣的性接触史。

实验室检查

对尿道分泌物进行革兰氏染色是一种非常可靠的诊断工具。当在多核巨细胞内看到饼干状革兰氏阴性双球菌时，革兰氏染色检查结果为淋球菌“阳性”；若只是细胞外或细胞内的形态不典型的双球菌，则为淋球菌“可疑”；如果没有发现双球菌，则为淋球菌“阴性”。革兰氏染色的灵敏度在有症状的男性中超过 95%，但在无症状的尿道感染中下降到 50% ～ 60%。革兰氏染色在宫颈、直肠和咽部感染中不太可靠。

细菌培养是诊断淋病的金标准。淋球菌是一种脆弱、存活条件苛刻的微生物，需要在实验室中进行特殊处理。淋球菌很容易在干燥环境中被杀死，所以所有细菌培养都必须迅速进行。理想情况下，医生应在检查时用棉签在培养液表面划“Z”形条纹。必须使用特殊的培养基。巧克力琼脂是最为传统常用的细菌培养基，但改良的塞耶 - 马丁培养基更适合生殖器、肛门或咽部的标本，因为在这种培养基中添加抗生素会抑制非致病性奈瑟菌和其他细菌的生长。接种时培养基应在室温下。因为淋球菌生长需要高浓度的二氧化碳，因此培养基应该尽快放入在蜡烛瓶或二氧化碳培养箱中培养。

核酸扩增试验（NAAT）正在取代人工培养，从男性尿道、阴道、宫颈内膜、直肠、口咽拭子中获得便捷、高灵敏度、特异性的诊断结果，耗费时间短。既往报道 NAAT 的平均灵敏度为 97%，特异度超过 95%。在男性中使用 NAAT 可从尿液样本中检测淋球菌和沙眼梭菌。但是，细菌病原学培养在诊断上仍有一定价值，特别是在评估是否治愈和提供药敏结果方面。

男性患者应获取前尿道分泌物行细菌培养或初排尿液做 NAAT。在 MSM 中，可以留取肛管和咽部的标本行细菌培养或 NAAT。女性患者，应该通过只用水润滑的窥镜将棉签插入宫颈口留取宫颈内培养。怀疑有咽部感染的患者需要使用咽拭子。

当出现急性关节炎时，应通过关节穿刺获得关节液，并通过细胞计数、革兰氏染色和培养进行分析。血培养适用于发热、皮损、腱鞘炎或关节炎患者。

处理原则 [11–17]

治疗策略

治疗淋球菌需注意：①淋球菌具有高度、广泛的抗生素耐药性；②同时感染其他性传播疾病的发生率高；③对性伴侣进行治疗的必要性；④孕期患者的治疗。

对于淋球菌的有效治疗，抗生素耐药性已成为一个相当令人担忧的问题。淋球菌所耐药的抗生素种类越来越多，包括青霉素、磺胺类、四环素类和氟喹诺酮类。多耐药菌株变得越来越普遍。即使是目前常规推荐使用的抗生素，如阿奇霉素和第三代头孢菌素（如头孢曲松和头孢克肟），既往报道对于部分的分离菌株疗效不佳。在过去的几十年里，淋球菌在世界范围内出现的广泛的抗生素耐药性，使得对治疗指南的不断修订很有必要。目前仍然推荐肠外头孢曲松辅以口服阿奇霉素（可阻止耐药菌的形成并治疗并发的衣原体感染）的治疗方案，对大多数患者仍然有效，但对这些一线药物耐药的报道也已促使对淋球菌的新型抗生素治疗方案进行探索。

唑利氟沙星是一种很有前景的新型抗生素，目前正在进行后期药物临床试验，它是一种螺旋体嘧啶酮，通过一种独特的机制破坏细菌 DNA 的生物合成。单次口服方案显示其对头孢曲松耐药的淋球菌和沙眼衣原体均有效。人体对该药的耐受性似乎相当好，最常见的是自限性胃肠道副作用。在第二阶段的研究中，该药在直肠和生殖器的治愈率超过 95%，但对口咽感染的疗效下降了 50%。应注意参考文献报道来了解其 3 期试验的结果和其被批准用于多药耐药淋病治疗的可能性。

并发感染是另一个需要注意的问题。沙眼衣原体感染是最令人关注的问题，多达 20% 的男性淋病患者和 50% 的女性淋病患者并发沙眼衣原体感染。因此，所有淋病患者也应接受衣原体感染治疗。阿奇霉素作为推荐治疗方案中的药物已足够（第 125、136 章），同时也可以减缓耐药病原体的产生。伴随潜伏期梅毒感染虽然不像衣原体感染那么常见，但可能带来的问题更严重，并且其患病率正在逐渐增加。患者应进行梅毒筛查并治疗（第 117、124 和 141 章）。

性伴侣的同时治疗是必不可少的。作为一种典型的性传播疾病，它的成功管理需要对性伴侣进行治疗。如果伴侣没有同时治疗，再次感染的可能性很大。异性伴侣如不愿意来接受检查，可予头孢曲松注射，同时口服头孢克肟和阿奇霉素。

妊娠期淋病治疗时最好采用头孢曲松加阿奇霉素。产前筛查和治疗可以预防新生儿疾病。

β - 内酰胺类药物过敏患者的治疗

使用第三代头孢菌素罕见出现 IgE 介导的过敏反应（如过敏反应、Steven-Johnson 综合征和中毒性表皮坏死）。因此，在没有严重过敏史的情况下，头孢曲松和头孢克肟仍然是首选的治疗方法。如果有严重 IgE 介导过敏史，应向感染疾病科进行药物咨询。根据 CDC 对此类患者的治疗建议，可考虑单剂口服吉米沙星 320 mg 加口服阿奇霉素 2 g 的双重治疗或单剂肌注庆大霉素 240 mg 加口服阿奇霉素 2 g 的双重治疗。

监测

由于头孢曲松治疗失败的情况很少见，无需强制性的立即进行治疗后的病原学检查。将细菌学培养的再次评估推迟到 1 ～ 2 个月后可能更合适，这有助于发现再次感染者和治疗失败者，并加强对患者的教育。接受非头孢曲松治疗方案的患者在治疗完成后 4 ～ 7 d 需要进行病原学复查。如果要进行复查监测，最好使用细菌培养，因为NAAT可能由于监测到已死亡的细菌的DNA而产生假阳性。所有淋病患者都应进行梅毒血清学检测。用头孢曲松治疗的血清阴性患者不需要后续梅毒血清学检查，因为该方案对潜伏梅毒同时有效。然而，接受其他抗生素治疗方案的患者需要在3个月内进行梅毒血清学复查。所有淋病病例都应向当地卫生部门报告。由于许多患者是无症状的，充分的病例监测措施是控制这一流行病的唯一手段。

治疗失败的处理

如果治疗结束后3 ~ 5 d内症状未得到缓解，并且在这段时间内没有发生任何性行为，则提示治疗失败。若在没有性接触的情况下出现治疗72 h以上细菌培养阳性或治疗7天以上NAAT阳性，则有必要开展研究来检验是否为真正的治疗失败。然而，在检测之前，应使用相同的最初的抗生素治疗方案进行再治疗，因为在美国，大多数疑似治疗失败的病例是由于再次感染。所有疑似治疗失败的分离株应在24 h内报告并送到CDC进行抗菌药物敏感性检测。应由州或地方卫生部门着手标本或分离物的检测和（或）储存。

患者教育和预防[18,19]

开展预防性传播疾病的健康教育十分重要。正确使用工具避孕法是预防淋病的有效手段。避孕套可以阻止淋球菌或衣原体传播。预防措施还包括性伴侣互相提醒，应鼓励患者将自己的感染或暴露情况告知其性伴侣，并鼓励他们寻求医疗帮助，患者主动就诊。如果患者不愿意或不能通知他们的伴侣，那么可以寻求州和地方公共卫生部门的帮助，由医疗服务提供者转诊。

入院和转诊的指征[20]

存在发热、病情不稳定或有骨髓炎、心内膜炎或脑膜炎迹象的全身播散情况的患者必须住院。同样的情况也适用于出现感染中毒表现、合并妊娠、不典型或病因不明的盆腔疼痛伴腹膜症状的盆腔炎妇女。对于需要住院治疗的传染病患者，需要转诊或至少需要会诊。当有治疗失败或有严重头孢菌素过敏史而担心使用头孢曲松治疗出现过敏反应时，应会诊。

治疗建议

单纯淋病（用于尿道、宫颈、直肠和口咽部感染）

- 同时治疗患者和过去60 d内的任何性接触者。
- 肌注头孢曲松250 mg一次，口服阿奇霉素1 g一次。
- 如果无法获得头孢曲松或接触者不愿接受肠外抗生素治疗，口服单剂量头孢克肟400 mg + 口服单剂量阿奇霉素1 g。
- 仅对出现过严重、明确报道的IgE介导的超敏反应的患者避免使用头孢菌素治疗，并寻求感染疾病科会诊。

淋球菌感染全身播散

- 立即住院并开始使用头孢曲松（静脉或肌内注射1 g，每24 h注射一次，连续7 d）。
- 如果出现脑膜炎、心内膜炎或骨髓炎，可每12 h静脉注射大剂量头孢曲松1 ~ 2 g，延长给药时间。
- 对于IgE介导的β-内酰胺类抗生素严重过敏的患者，考虑头孢曲松脱敏疗法。
- 同单纯淋病一致应同时治疗衣原体感染。

（李　磊 翻译，王晶桐　曾　辉 审校）

第 138 章

良性前列腺增生的管理

MICHAEL J.BARRY

良性前列腺增生（benign prostatic hyperplasia，BPH）是老年男性的一种常见疾病，主要以下尿路症状发病。基层全科医生应尝试将 BPH 引起的下尿路症状与其他引起此类症状的病因区分开来，客观地确定症状的严重程度，当症状严重困扰患者时，应与患者一起制定治疗方法以减轻症状，同时最大限度地减少副作用。对于选择继续观察或药物治疗的患者，应定期规律随访监测症状变化及 BPH 的并发症。近年来，BPH 的治疗发生了很大的变化，非手术方式越来越受到重视，其结果是凸显了基层全科医生在 BPH 管理中的作用。

病理生理学与临床表现 [1,2]

病理生理学

BPH 是由前列腺间质和腺样成分的结节性增生引起的。增生始于尿道周围腺体组织。当这些增生的结节扩大并在血管腔上合并时，将外周的前列腺腺体挤压，并在增生腺体周围形成“外科包膜”。年龄相关性前列腺增生的病因尚不清楚，但可以肯定的是，雄激素刺激是主要的影响因素。更好地了解病因并指导药物干预可以改变疾病的自然病程。

随着腺体的增大，尿道对尿流的阻力增加，膀胱肌肉随之肥大。逼尿肌可能不稳定，膀胱不能完全排空，由此产生的残余尿容易引起感染。膀胱憩室可在包括逼尿肌的加厚增粗肌束之间形成，这些憩室可能进一步使感染风险增加。膀胱在膀胱出口梗阻患者中引起困扰患者的症状的作用越来越受到重视。

有些 BPH 患者会出现急性尿潴留。增生的前列腺血管密集，容易出血，可能会发生无痛性血尿，但也需要考虑其他原因，特别是恶性肿瘤引起的血尿。

BPH 引起的慢性晚期并发症包括输尿管积水、肾积水和肾衰竭。幸运的是，这些并发症很少见。

临床表现及病程

BPH 以下尿路症状为主要临床表现。虽然 BPH 是老年男性出现此类症状的最常见原因，但其他疾病也会导致这些症状。旧的术语“前列腺病态”意味着对这些实际上并不存在的症状的诊断特异性，因此应避免使用该术语。单纯的排尿症状（如排尿迟缓、尿流细而无力、射程短、断续）可归因于机械性膀胱出口梗阻，而尿潴留症状（如尿频、夜尿和尿急）可归因于继发性逼尿肌不稳定。实际上，临床表现要复杂得多。人们对 BPH 最终导致症状的组织学过程实际上知之甚少。下尿路症状的严重程度与前列腺的大小和膀胱出口梗阻严重程度的尿动力学测量指标相关性较差，一些治疗可以显著减轻症状，而对这些指标没有太大影响。

患者的症状时轻时重并在多年后逐渐恶化是很常见的。有时，尿路感染或急性尿潴留是 BPH 继发膀胱出口梗阻的首要表现。

诊断与检查 [1,3–6]

前列腺的直肠指检可粗略估计整体腺体体积，但对评估膀胱出口梗阻的程度几乎没有帮助。严重程度可以通过症状频率和一些基础的实验室检查来评估。临床医生往往会低估前列腺的大小，因此如果感觉前列腺增大，通常事实便是如此。

评估症状严重程度和膀胱出口梗阻

对于被认为可能由 BPH 引发下尿路症状的老年男性，临床医生应首先客观地记录症状的严重程度。美国泌尿外科协会（AUA）症状指数（也称为国际前列腺症状评分）是一种广泛用于评估症状严重程度的、经过验证的、快速的、自我填写的问卷（图 138-1）。可以将各个问题的分数相加，得出症状评分范围为 0 ～ 35 分。0 ～ 7 分代表轻度，8 ～ 19 分代表中度，20 ～ 35 分代表严重。一些临床医生除了使用症状评分外，还使用排尿日记来进一步评估患者的症状，特别是当夜尿是主要主诉时。

对于临床医生来说，确定患者对其症状的困扰程度尤为重要。评估症状对患者生活质量的影响对临床决策至关重要，因为患者可能愿意接受确定程度的症状改善和降低未来 BPH 并发症的风险，以避免将来进行药物或手术治疗。

临床上检测显著的膀胱出口梗阻是评估 BPH 的重要组成部分。使用经过验证的基于问卷的工具来确定是否可能存在膀胱出口梗阻有其局限性，受患者回忆偏差、教育水平和报告症状的意愿，以及饮水量、合并症和服用药物影响。伴有严重症状的症状评分高的患者，其膀胱出口梗阻的阳性似然比仅为 1.5，灵敏度为 41%，特异度为 71%。当症状明显时，体格检查对诊断 BPH 的作用局限，这使得其他辅助检查对明确膀胱出口梗阻的诊断是必要的。

腹部超声检查是一种无创的测量残余尿量（postvoid residual urine，PVR）的方法。大于 50 ~ 100 ml 的残余尿通常被认为是异常的，表明存在膀胱出口梗阻。超声检测的结果与导管检测的结果有很强的相关性（$r = 0.93$）。然而，这些测量在个体患者中的可重复性较差，只有当它们持续且显著增加时才对诊断有帮助。

尿流率检查通常由泌尿科医生进行，这些检查不需要置管，对于评估非典型症状的患者特别有用（例如，年轻患者或有明显潴留症状的男性）。存在下尿路症状时，若出现正常的峰值流速（> 15 ml/s）应进一步评估寻找病因解释症状。然而，一部分膀胱出口梗阻的男性可通过产生较高的膀胱压力来维持正常的流速。同样，一部分膀胱张力低的男性可能有较低的尿流速而无膀胱出口阻塞，另外，若排尿量小于 150 ml，可能会得到错误的低峰值流速。在前列腺增生引起的典型下尿路症状病例中，X 线影像学检查在基层管理中并不是常规操作。除非出现血肌酐水平升高、血尿或其他特殊指征，不建议对膀胱和上尿路进行 X 线检查。如有必要，可采用经腹超声检查排除肾积水并评

	从不	在5次中 少于1次	少于半数	大约半数	多于半数	几乎每次
1. 在过去1个月左右，你在排尿结束后感到膀胱没有完全排空的频率	0 □ 1	1 □ 2	2 □ 3	3 □ 4	4 □ 5	5 □ 6
2. 在过去1个月左右，你在排尿结束后不到2 h就不得不再次小便的频率	0 □ 7	1 □ 8	2 □ 9	3 □ 10	4 □ 11	5 □ 12
3. 在过去1个月左右，你在排尿时中断又重新开始的频率	0 □ 13	1 □ 14	2 □ 15	3 □ 16	4 □ 17	5 □ 18
4. 在过去1个月左右，你发现憋尿困难的频率	0 □ 19	1 □ 20	2 □ 21	3 □ 22	4 □ 23	5 □ 24
5. 在过去1个月左右，你发现尿线变细的频率	0 □ 25	1 □ 26	2 □ 27	3 □ 28	4 □ 29	5 □ 30
6. 在过去1个月左右，你需要用力或使劲才能开始排尿的频率	0 □ 31	1 □ 32	2 □ 33	3 □ 34	4 □ 35	5 □ 36
7. 在过去的1个月，从晚上睡觉到早上起床，你通常会起床排尿多少次	没有	1次	2次	3次	4次	5次或更多
	0 □ 37	1 □ 38	2 □ 39	3 □ 40	4 □ 41	5 □ 42
						得分=1～7条目总和=____分

图 138-1 AUA 良性前列腺增生症状指数（Reprinted with permission from Barry MJ，Fowler FJ，O' Leary MP，et al. The American Urological Association Symptom Index for benign prostatic hyperplasia. J Urol 1992；148：1549.）

估残余尿量。同样，膀胱尿道镜检查只有在特别有需要的情况下才应进行（例如，既往泌尿生殖系统器质性病变、血尿）。更复杂的尿动力学研究（膀胱计量学和压力 - 流量研究）最适合于在简单测试（例如，有困扰患者的症状但流速正常）、神经系统疾病或之前的前列腺切除术中结果不一致的患者。

仅需少量实验室检查。所有患者都应进行尿液分析以明确有无血尿和感染的情况，这需要进一步评估（第 129、140 和 141 章）。血清肌酐测定可评估肾功能，但对基层管理影响不大，在最近的指南中不推荐。

前列腺癌检查

当直肠指检结果不提示前列腺癌时，可考虑检测血清前列腺特异性抗原（PSA），以诊断 BPH 引起的下尿路症状。在最近的前列腺癌预防试验（PCPT）中，PSA 在传统临界值 4.0 ng/ml 时对组织学前列腺癌的灵敏度仅为 25%，而对于 Gleason 7 级或更高级别的癌症，灵敏度约为 40%。在本研究中未被筛出的老年男性的特异度为 90% 或更高，但在 BPH 症状的男性中特异度较低，因为良性前列腺肿大本身可以提高血清 PSA。此外，在存在下尿路症状的情况下，亚临床前列腺癌的先验概率似乎没有明显提高。PSA 筛查的提倡者也不建议对预期寿命小于 10 年的男性进行这项检测（平均患病年龄为 75 岁或以上），因为它对这些男性的死亡率的影响尚未得到证实。有下尿路症状的男性应该知晓，他们也有可能患前列腺癌，如果患者和医生希望筛查前列腺癌，可以行进一步检查（关于前列腺癌筛查的进一步讨论见第 126 章）。

预后

在没有更大肿瘤的情况下，PSA 水平也可以粗略估计前列腺的大小。对于体积大于 40 ml 的前列腺来说，以下 PSA 临界值大约有 70% 的灵敏度和特异度：50 ～ 59 岁＞ 1.6 ng/ml，60 ～ 69 岁＞ 2.0 ng/ml，70 ～ 79 岁＞ 2.3 ng/ml。体积较大的前列腺和较高 PSA 基线水平（特别是＞ 3.2 ng/ml）的男性，随着时间推移，症状进展的可能性更高，以及急性尿潴留和进展到前列腺切除术的风险更高。

管理原则 [1,2,7–24]

一般措施

大多数 BPH 的患者下尿路症状并不明显，应予以简单随访（观察等待）。若出现并发症和病情恶化（如感染），应予以治疗，应尽可能排除损害膀胱功能的药物。特别是，应尽可能停止利尿剂或在白天早些时服用，以避免夜间膀胱过度膨胀。可能加重膀胱流出道梗阻的药物（如抗胆碱能药、三环类抗抑郁药）应慎用。应该建议患者使用非处方减充血剂和止咳感冒药。嘱患者经常排尿，避免可能产生利尿的饮料（咖啡、茶、酒精），尤其是在睡觉前。最近的一项试验表明，这种常识性的生活方式的改变可以对下尿路症状产生实质性的影响，其影响程度与药物治疗类似。在一项疾病自然史研究中，即使是有膀胱流出道梗阻的男性，在没有积极治疗的情况下，随访 10 年疾病控制也比较满意。

α 受体阻滞剂

在许多长达 4.5 年的临床试验中，α 受体阻滞剂在缓解 BPH 引起的下尿路症状方面的有效性已被证实。它们可能主要通过减少膀胱颈和前列腺平滑肌张力，从而缓解膀胱出口阻塞的“动力”成分。

上一代的 α 受体阻滞剂多沙唑嗪和特拉唑嗪是通用的，每天只用 1 次。这些药物可引起体位性低血压，特别是对于体弱的老年人，并可引起与血压变化无关的疲劳和头晕。在治疗前列腺症状（MTOPS）试验中，多沙唑嗪显著减慢了症状进展，但在 4 年的随访中，它对降低急性潴留或手术的作用并不稳定。剂量增加需要同时监测仰卧和站立时的血压。

新型的 α 受体阻滞剂坦索罗辛、阿夫唑嗪和西洛多新被研发用于降低前列腺而不是血管平滑肌张力，这些药物几乎不影响血压，坦索罗辛和阿夫唑嗪现在被普遍使用。所有旧的和新的受体阻滞剂都有类似的效果。约 70% 的患者报告使用 α 受体阻滞剂后症状改善。坦索罗辛、阿夫唑嗪和西洛多新是否比多沙唑嗪（大多数与血压无关）和特拉唑嗪的副作用更少，尚未在直接与非安慰剂对照临床试验中得到充分验证。西洛多新导致相当高比例的男性排尿困难。因为勃起功能障碍和BPH在老年男性中很常见，在治疗这两种疾病时都需要谨慎。由于担心会诱发低血压，5-磷酸二酯酶（PDE5）抑制剂西地那非、伐地那非和他达拉非应谨慎使用，从最低剂量开始，与稳定剂量的α受体阻滞剂中合用，并密切监测血压。

许多医生在晚上给予α-受体阻滞剂以减少副作用（特别是在特定强度的第一剂），但该策略是否能达到这一目的，尚无文献记载。一般应增加剂量（除非出现副作用），直到患者对结果感到满意，剂量不足是治疗失败的原因之一。

多沙唑嗪的典型剂量是从每日1～2 mg增加至每日4～8 mg，特拉唑嗪从每日1～2 mg增加至每日5～10 mg。多沙唑嗪的缓释制剂有4 mg和8 mg两种剂型。坦索罗辛的起始剂量为每日餐后0.4 mg，可以增加到0.8 mg，但目前还没有0.8 mg的剂量，患者必须服用两个0.4 mg剂量的坦索罗辛。阿夫唑嗪缓释药每日固定剂量10 mg，餐后服用。有中度肾功能障碍的男性（估计肌酐清除率为30～50 ml/min）可在餐中给予西洛多新8 mg，或减少剂量为4 mg，但对于有严重肾功能障碍和肝功能障碍的男性应避免使用。

α受体阻滞剂与超声乳化白内障吸除术中虹膜松弛综合征（intraoperative floppy iris syndrome，IFIS）有关，该综合征可使白内障手术复杂化。与上一代的α受体阻滞剂相比，坦索罗辛与IFIS的相关性更强；IFIS与阿夫唑嗪和西洛多新的关系尚不清楚。手术前停用α受体阻滞剂是否能降低这种风险尚不确定。当考虑开始使用α受体阻滞剂时，医生应该询问患者否即将进行白内障手术，最好将治疗推迟到手术后。

5α-还原酶抑制剂

非那雄胺和度他雄胺阻断睾酮向其代谢物二氢睾酮的转化，二氢睾酮是一种有效的前列腺内雄激素。经过一年的治疗，这些药物可使前列腺体积缩小约20%。与安慰剂相比，症状和尿流率的轻度改善已在临床试验中得到证实。这些药物的疗效似乎仅限于前列腺体积较大的男性。长期试验表明，这两种药物显著降低了急性尿潴留或进展到前列腺切除的风险。因为这些事件的绝对风险很低，大约15名男性需要服用非那雄胺4年才能防止一次事件（急性潴留或手术）。然而，在前列腺体积较大（> 50 ml）或PSA基线水平较高（> 3.2 ng/ml）的男性中，需要治疗的人数下降到10人以下。5α-还原酶抑制剂似乎也能有效降低BPH引起的复发性血尿的风险。

大约5%服用5α-还原酶抑制剂的男性会出现性欲减退、阳痿或射精困难等性功能障碍。非那雄胺每日5 mg，度他雄胺每日0.5 mg，两者都不需要剂量滴定。它可能需要12个月或更长时间的持续使用，才能充分发挥作用。这些药物可使血清PSA水平平均降低50%，这意味着PSA结果在服用该药物的男性中需要有不同的解释，一个常用的策略是简单地将PSA值翻倍，然后像往常一样解释结果。

前列腺癌预防试验（PCPT）的结果进一步增加了老年男性使用5α-还原酶抑制剂的复杂性。在这项试验中，非那雄胺在7年内将前列腺癌的诊断风险从安慰剂组的24%降低到18%，最危险的高等级癌症的风险从5.1%增加到6.4%。该试验中前列腺癌的高发病率反映了一种积极的筛查策略，包括常规检查中的最后一步——活检。度他雄胺也与高级别前列腺癌风险有关。这些药物对前列腺癌死亡率的影响尚不清楚，尽管PCPT治疗组和对照组18年的总死亡率是相同的。服用这些药物的男性需要密切监测前列腺癌的发展情况，当患者在治疗中达到稳定的PSA最低点时，PSA上升是可疑的。

联合治疗

在一项退伍军人管理局的随机试验中，比较了单独使用非那雄胺、单独使用特拉唑嗪、非那雄胺和特拉唑嗪联合使用以及安慰剂，非那雄胺与特拉唑嗪在1年以上的症状缓解方面没有产生额外获益。然而，在MTOPS试验中，将非那雄胺加入多沙唑嗪可在4年内将BPH进展的累积风险（主要是症状进展或急性尿潴留）从10%降低到5%，换言之，为防止一个额外的进展病例，需要治疗的数量约为20例。在CombAT试验中，前列腺较大的男性（PSA > 1.5 ng/ml，前列腺体积> 30 ml）被随机分为坦索罗辛0.4 mg/d、度他雄胺0.5 mg/d或联合治疗组。对于基线PSA低于3.0 ng/ml的患者，联合治疗与单用坦索罗辛治疗4年以预防急性尿潴留或手术的发生率约为18例，而基线PSA

高于 3.0 ng/ml 的患者约为 11 例。

抗胆碱能类药物

传统上，BPH 引起的膀胱出口梗阻应避免使用抗胆碱能药物，因为可能会导致急性或慢性尿潴留，尤其是在 PVR 升高的男性中。然而，由于 BPH 和膀胱过度活跃导致的下尿路症状可能同时存在，有一些 α 受体阻滞剂和抗胆碱能药物（通常是托特罗定、索利那新或非索罗定）联合使用与 α 受体阻滞剂单独使用短期疗效相比较的试验。这些研究通常要求入组者有一定的症状储存阈值水平，并排除排空后残余尿量超过 100 ～ 250 ml 的男性。总体而言，这些试验没有显示联合疗法优于 α 受体阻滞剂单药疗法。然而，医生可能会考虑在检查 PVR 后谨慎地添加抗胆碱能药物，因为 BPH 导致的下尿路症状在 α 受体阻滞剂治疗后仍有尿潴留症状。值得注意的是，BPH 引起的下尿路症状的患者通常有排空和储存症状的平衡。以尿潴留症状［如尿频、尿急（有时伴有急迫性尿失禁）和夜尿］为主的男性，可能有原发性膀胱过度活动，可考虑抗胆碱能药物或 β-3 激动剂单药治疗。然而，单凭症状不能确切地排除膀胱出口梗阻，应检查 PVR，并仔细监测患者尿潴留症状变化。

磷酸二酯酶Ⅴ型抑制剂

磷酸二酯酶Ⅴ型（PDE5）抑制剂他达拉非最近被批准用于提示 BPH 症状的治疗，无论是否伴有勃起功能障碍。短期试验表明，与安慰剂相比，他达拉非能降低 AUA 症状评分，具有显著性差异。对于没有肾功能损害的男性，推荐剂量为每日 5 mg。他达拉非对于希望同时治疗下尿路症状的男性来说是一个合理的选择。然而，对于主要为下尿路症状的男性来说，基于长期的有效性证据，α 受体阻滞剂似乎是一个更好的选择。在一些样本量较小的试验中，他达拉非和 α 受体阻滞剂联合治疗的研究并没有显示出比单独使用 α 受体阻滞剂有更好的症状改善效果。

植物疗法

植物疗法，即用植物提取物治疗 BPH，在欧洲和美国被广泛应用。这些药物中研究得最好的是锯棕榈植物（Serenoa repens）的提取物。最近的荟萃研究发现，这些疗法比安慰剂更能有效地减轻某些症状（尤其是夜尿），且副作用很少。在减轻症状方面，锯棕榈与非那雄胺大致相当。然而，考虑到非那雄胺的疗效一般，这种效果并不令人印象深刻。在最近进行的两项对不同的锯棕榈提取物进行的试验中，即使将剂量提高到标准剂量（每日 320 mg）的 3 倍，对症状的影响也没有比安慰剂更大。这些治疗方法的一个问题是，许多产品没有标准化剂量。

手术方案

对于顽固性急性尿潴留、肾盂积水、梗阻引起的反复尿路感染、复发或顽固性肉眼血尿或经一段时间膀胱减压加尿管引流后肌酐水平升高的患者，强烈建议行前列腺切除术。若药物保守治疗效果不佳、患者临床症状未见明显好转，也应考虑手术治疗。基层全科医生需要将患者的症状严重程度与这些症状对患者生活的困扰程度结合起来进行综合评估。在大多数情况下，手术确实能很好地缓解症状，但任何手术都有风险和代价，有些患者可能不愿意承担。此外，手术对有些患者可能不会带来太大的获益，特别是如果患者同时存在膀胱逼尿肌功能异常的情况。

经尿道前列腺切除术（transurethral prostatectomy，TURP）是治疗 BPH 最常见的手术方法，在减少 BPH 症状和并发症风险方面效果确切。TURP 的平均疗效比任何药物保守治疗都要明显得多。如果前列腺肿大明显，可能需要耻骨后或耻骨上（开放式）前列腺切除术。所有这些手术的死亡率都很低（TURP ＜ 1%）。TURP 被认为与尿失禁和勃起功能障碍等潜在并发症有关，但退伍军人管理局的一项 RCT 研究对比立即行 TURP 和观察等待两种治疗方案，发现 TURP 后出现上述问题的风险并未增高。另外，逆行射精导致不孕是前列腺切除术常见的并发症，应在术前与患者充分沟通。经尿道前列腺切开术（transurethral incision of the prostate，TUIP）对于前列腺小的年轻男性是一个很好的选择。TUIP 已被证明在提供症状缓解和降低逆行射精和其他并发症的风险方面几乎与 TURP 一样有效。

泌尿科医生目前通常通过尿道使用激光能量或电汽化来凝固、汽化或摘除前列腺组织。这些手术似乎比TURP引起的出血少，通常可以作为日间手术进行。与经尿道TURP相比，短期内症状缓解显著，但长期疗效尚不明确。然而，最新的研究结果表明，在一个规模较小的临床研究中，经过长达7年随访，钬激光手术被证实可以与TURP的疗效相媲美，缺点是手术设备成本很高，而且对技术水平要求较高。

前列腺增生的手术会残留一定量的前列腺组织，这使得术后发生恶性肿瘤的风险并没有大大降低。因为残留的前列腺组织可能会继续生长，术后症状也可能会复发。TURP术后患者每年接受再次手术的比例约为1%。

仪器疗法

泌尿科医生也会青睐一些日常门诊就可以进行、侵入性较小的热源疗法来达到减少患者不适症状、同时减少不良反应的目标。目前针对BPH有两种治疗方法，即经尿道微波热疗（transurethral microwave thermotherapy，TUMT）和经尿道针式消融（transurethral needle ablation，TUNA）。在这两种设备中，均有一个产生热量的装置，可以使前列腺组织凝固。在前者中，微波导丝被放置在尿道中，周围环绕着冷却套（以保护尿道），而在后者中，射频能量通过前列腺穿刺针直接传送到前列腺。这两种方法都可以在一次门诊中进行，但可能因尿潴留等并发症而需要留置尿管。研究表明，这两种方法获得的短期症状缓解程度略低于TURP，但高于药物治疗。治疗后的症状缓解机制尚不清楚，因为凝固的前列腺组织没有被去除。目前还没有比较TUMT和TUNA与TURP或药物治疗结果的长期随访研究。最近，一种较新的热源疗法（经尿道对流射频水蒸气热疗法）已经成为可能，研究表明，其短期症状缓解比空白对照组疗效要好，但尚无与其他治疗比较的结果，而且其长期疗效也尚不确定。

前列腺尿道提升术

前列腺尿道提升术（prostatic urethral lift，PUL），是通过硬质膀胱镜在前列腺内永久植入治疗材料的手术。提升装置系在前列腺囊上，以收缩前列腺侧叶，打开尿道腔。合并中叶梗阻的男性不适用此术式。在一项与空白对照对比的RCT研究中，PUL治疗的症状改善程度明显优于空白对照组，且持续时间超过5年。应用此术式尚未出现勃起和射精功能障碍等并发症。

转诊指征

如前所述，当患者出现手术指征的症状时，应咨询泌尿科医生。此外，当诊断不明确时，特别是当有证据表明患者的下尿路症状有其他原因时，转诊是有帮助的。最常见的情况是，当患者尽管接受了最大限度的药物治疗，但仍有明显症状，并希望考虑手术干预时，就需要转诊。

患者教育

在有效管理BPH引起的下尿路症状方面，不能低估患者教育的价值。当向患者提供有关症状进展过程和各种治疗方案的优势和风险信息时，他们的选择可能与仅暴露于一种或两种治疗方案时不同。回顾这些信息可以使全科医生和患者共同做出治疗决策。联合管理策略确保治疗方法最适合患者。对于没有明显手术适应证的患者，观察等待是一个合理的选择，前提是患者和医生承诺定期复查和评估。

治疗建议[25-27]

- 全科医生应尝试使用经验证的工具（如AUA症状指数），客观评估下尿路症状的严重程度。探讨症状对患者生活质量的影响是对评估的补充，有助于指导治疗。
- 存在有可能由BPH引起的症状的所有患者都应该进行尿液检验。
- 不需要常规做尿路成像。当有明显的膀胱出口梗阻时（如AUA症状指数为20分或以上），可要求进行腹部超声检查以确定排空后残余尿量。
- 如果需要除外肾积水（排空后残余尿量大或肌酐水平升高），最好通过超声检查显示上尿路影像。
- 当症状学复杂时，尿流率测定可能是有用的，它有助于识别有症状但几乎没有梗阻迹象的患者（峰值流速＞ 15 ml/s）。

- 患者应知晓前列腺癌和 BPH 可能共存，以及是否需要进一步评估，包括 PSA 筛查。然而，对于预期寿命小于 10 年的男性来说，早期发现前列腺癌对前列腺癌死亡率的影响仍不确定。
- 大多数患者可以选择随访治疗，除非有肾盂积水、复发或持续感染、肾功能恶化的证据。这种并发症需要立即手术治疗。夜间应避免饮用或服用影响膀胱功能的液体和药物。
- α 阻断剂治疗（多沙唑嗪、特拉唑嗪、坦索罗辛、阿夫唑嗪或西洛多新）可改善许多患者的症状。
- 5α- 还原酶抑制剂非那雄胺和度他雄胺可考虑应用于前列腺体积较大的患者（前列腺体积明显增大或基线 PSA 水平＞ 3.0 ng/ml），主要是为了降低未来急症手术的风险。在减少下尿路症状方面，它们在短期内似乎不如 α 受体阻滞剂治疗有效，但如果前列腺体积增大，从长期来看可能更有效。对于有困扰症状且前列腺肥大的男性来说，联合治疗可能是一个不错的选择。然而，5α– 还原酶抑制剂可能与高级别前列腺癌绝对风险的小幅增加有关。
- PDE5 抑制剂他达拉非可考虑用于治疗受下尿路症状困扰和勃起功能障碍的男性。
- 对于提示存在下尿路症状的 BPH 男性患者，如果在 α 受体阻滞剂治疗后仍有严重尿潴留症状，只要 PVR 不高于 150 ml，可考虑添加抗胆碱能药物。
- 如诊断不明确或尽管进行了药物治疗，但生活质量严重降低，则需要进行泌尿科会诊，采用更具侵入性的治疗来缓解症状。
- BPH 的微创治疗为患者提供了更多的治疗选择，但前列腺切除术仍然是长期症状缓解的根本疗法。

（李　磊 翻译，王晶桐　曾　辉 审校）

第 139 章

急、慢性前列腺炎的管理

JOHN D. GOODSON

急性和慢性前列腺炎是导致男性患者不适和生活质量下降的重要原因，会引起下尿路症状、盆腔或会阴疼痛和射精问题。急性前列腺炎最直接、典型的症状与尿路、肠道感染相关，抗生素治疗有效。慢性前列腺炎是一种较常见的疾病，18 岁以上男性的患病率在为 2% ～ 9%；然而，导致慢性前列腺炎的发病机制仍然不清楚，慢性盆腔疼痛综合征的患者，绝大多数没有证据证明感染；治疗可能是一个挑战。

基层全科医生的任务包括排除可能与前列腺炎相似的重要病症，及时识别和治疗感染，且给慢性患者提供周到的护理服务，保护患者免受多种无效治疗。

分类、病理生理学、临床表现和病程 [1-6]

为了便于研究和理解前列腺炎，引入了分类系统，根据评估结果对患者进行分类，特别是关于感染和炎症的证据（表 139-1）。

急性前列腺炎

感染是急性前列腺炎症状的主要来源，可能由上行尿道感染、感染尿液反流、直肠感染扩展或

表 139-1 前列腺炎的分类和定义

Ⅰ类	急性细菌性前列腺炎	急性感染
Ⅱ类	慢性细菌性前列腺炎	持续感染
Ⅲ类	慢性非细菌性前列腺炎	无感染
Ⅲ A	炎症性	尿液检测中白细胞升高
Ⅲ B	非炎症性	尿液检测中无白细胞
Ⅳ类	无症状炎性前列腺炎	尿液检测或者在活检标本上检测的白细胞升高，但无症状

Reprinted from Atter Nickel JC. Prostatitis: myths and realities. Urology 1998；51：363. Copyright © 1998 Elsevier. With permission.

血液传播引起。革兰氏阴性杆菌（主要是埃希菌、变形杆菌、克雷伯菌和假单胞菌）和肠球菌是从尿培养中获得的大多数单一菌株。另外，衣原体、脲原体、病毒或滴虫可能是最常见的病原体，由未经治疗的尿道炎性传播（第 136 章）。在免疫缺陷患者中，真菌（如曲霉菌、隐球菌）感染可能是原因之一。有时，少量通常不被认为尿路病原体的生物体（如表皮葡萄球菌和棒状杆菌）反复出现；它们的意义尚不清楚。

这种情况很容易通过尿量减少、会阴疼痛、排尿困难和发热来识别。通过轻柔的直肠检查发现腺体肿大，异常柔软，有时甚至肿胀。腹部检查偶尔发现明显的膀胱充盈。有些患者在出现症状时可能出现感染中毒症状。

如果治疗不及时，急性感染的腺体可能导致肾实质感染或菌血症。在极少数情况下，急性感染会发展为明确的脓肿。通常及时治疗能完全缓解症状。

慢性前列腺炎 - 慢性盆腔疼痛综合征

虽然少数病例有明显的尿路感染或炎症，但大多数病例没有。在没有前列腺感染或炎症证据的情况下（分类为Ⅲ B 类疾病，表 139-1），慢性盆腔疼痛或会阴疼痛、下尿路症状和射精不适的症状群以前被诊断为“前列腺痛”，在过去 6 个月中有 3 个月出现症状时，现在被诊断为慢性前列腺炎 - 慢性盆腔疼痛综合征。此类患者占慢性前列腺炎病例的 90% 以上。有时，主要表现可能仅以疼痛或下尿路症状为主，如尿频、尿急、尿流减少或膀胱容量下降；也可能为射精疼痛或其他症状等。在女性慢性间质性膀胱炎中，某些患者的泌尿道和盆腔症状重叠，这是病理生理学损伤的一个组成部分。

在老年男性中，尿频、尿失禁、尿少、尿无力、尿不尽、尿等待与会阴痛合并急迫性尿失禁等在临床上占主导地位。年轻男性更常抱怨排尿困难和尿失禁，并伴有会阴、下背部或睾丸间歇性不适。一些患者最初表现为射精疼痛。直肠检查可发现前列腺肿大，并伴有不同程度的不对称、肿胀或压痛。以无症状间隔的复发性症状加重为典型。

根据定义，症状必须至少持续 3 个月。临床过程是慢性的，典型的症状有起伏，有周期性缓解；在某些情况下，随着时间的推移，情况会有所改善。在一项大型前瞻性自然病程研究中，31% 的男性认为自己在 2 年内（通常在前 3 个月之后）有适度或显著的改善；无法预测临床病程。心理状态和生活质量往往受到不利影响。

鉴别诊断 [1,4,7,8]

急性前列腺炎的临床表现很明显，直肠检查发现前列腺异常柔软。然而，慢性前列腺炎的诊断更为困难，通常在临床表现上与其他疾病相似。下尿路疾病的常见形式包括良性前列腺增生（第 138 章）、前列腺癌（第 143 章）和尿道狭窄（第 134 章）。与慢性前列腺炎相关的下尿路刺激性症状可见于尿道炎（第 136 章）、膀胱癌（第 143 章）、括约肌协同失调和神经源性膀胱（第 134 章）。

检查 [1,4,7–12]

（附录 139–1）

诊断

前列腺炎的诊断主要取决于病史、体格检查、尿液分析 / 尿液培养（对于有慢性症状的患者在前列腺术前和术后检查）以及排除可能出现类似症状的其他疾病。急性前列腺炎的诊断可以通过体格检查发现敏感的前列腺压痛来辅助，但慢性前列腺炎的诊断可能更麻烦，因为大多数病例是由慢性前列

腺炎 - 慢性盆腔疼痛综合征引起的，症状模糊，缺乏明确的体检或实验室检查结果。美国国立卫生研究院赞助了对“慢性前列腺炎症状指数”的研发，以促进对患有慢性前列腺炎 - 慢性盆腔疼痛综合征的男性的研究，但该工具主要关注疼痛（睾丸、射精、会阴、阴部、泌尿系统），最好用作症状指数，因为它不能充分区分慢性前列腺炎和其他泌尿系疾病。慢性前列腺炎的诊断要点包括对病史的细致关注，存在反复发作的尿路症状、盆腔 / 会阴疼痛和射精困难（在没有其他泌尿生殖系统病理的情况下）；这是一种排除性诊断。

病史和体格检查

对于疑似急性前列腺炎的患者，需要检查是否存在急性发热、会阴疼痛、排尿困难和尿流减少。有时报告有尿道分泌物。在进行直肠指检时，应仔细轻柔地对前列腺进行检查（可能很敏感）和触摸有无波动感（提示脓肿）。触诊和按摩应谨慎进行，以避免诱发菌血症。应检查腹部是否有膀胱扩张。

对于疑似慢性前列腺炎的患者，应询问会阴、背部、骨盆、阴茎或睾丸的任何复发性不适，以及并发的泌尿系统症状（如尿滴沥、尿流变细、排尿困难）和射精问题（如疼痛、早泄）。应注意症状的持续时间（前 6 个月中至少有 3 个月）和临床病程（随缓解期的增减）的特征。直肠指检可能会发现一个肿胀或轻微的前列腺肿大，但这些发现是非特异性的。仔细检查前列腺、肛门直肠区域、生殖器、背部、脊柱和膀胱是否存在其他引起泌尿生殖系统和神经系统症状以及骨盆 / 会阴疼痛的原因至关重要（第 125、131、138 和 140 章）。

实验室检查

应检查尿液中的白细胞并进行培养（附录 139-1）。对于怀疑患有慢性前列腺炎的男性，泌尿科医生通常按摩前列腺以获得分泌物进行检查和培养（进行所谓的“4 杯试验”）。这项耗时的金标准的诊断过程的有效性受到质疑，研究结果发现，在细菌恢复率和定位率方面，这一程序与更容易进行的穿刺前和穿刺后尿液检测之间没有显著差异。此外，研究发现，在无症状对照人群中，白细胞和细菌培养阳性的高发率使人们对按摩后检测结果的总体意义产生了一些怀疑，但寻找有无感染的炎症证据可能有助于诊断和治疗（见后面的讨论）。尿液检测对于检查其他病因（如尿路感染和血尿相关疾病）仍然至关重要（第 129 章和第 140 章）。

阳性标准包括按摩后尿液中每高倍视野的白细胞数超过 10 个，而按摩前没有白细胞，按摩后的尿液培养显示单一器官或混合有机体，而按摩前没有。即使是较低水平的细菌生长（< 100 000 CFU/ml）也应进行鉴定，并检测敏感性。

对于没有下尿路刺激症状感染证据的老年男性，应进行尿液细胞学检查，以帮助检测膀胱恶性肿瘤，并转诊考虑膀胱镜检查，特别是如果伴有微量血尿，参见第 129 章和第 143 章，位于三角区的前列腺癌可以与慢性前列腺炎的表现类似。应在初次就诊时测定血尿素氮和肌酐水平，并根据症状的慢性程度和严重程度定期测定。

影像学检查

当存在肾脏恶化的证据或提示梗阻的症状时（第 129 章和第 135 章），则行增强 CT 扫描。偶尔，腰骶部 MRI 可排除骶神经压迫或撞击，这可能是骨盆疼痛的来源。

管理原则 [4,9,10,13–23]

急性前列腺炎

当伴有剧烈疼痛、高热、僵硬和明显白细胞增多时，急性前列腺炎患者需要住院接受静脉抗生素治疗。这类患者应检查是否存在波动性前列腺肿块，如果提示脓肿，可能需要引流。毒性较小的患者可以作为门诊患者接受口服抗生素治疗。通常首选氟喹诺酮类药物，如环丙沙星或左氧氟沙星。甲氧苄啶 / 磺胺甲噁唑（TMS）和多西环素是替代品。一般建议延长治疗 4 ～ 6 周，对于 TMS 通常更长，以防止形成急性感染。

局部措施有助于减少不适。每天坐浴 2 ～ 3 次，持续 20 min 可以缓解会阴疼痛。大便软化剂、解热镇痛剂和卧床休息都有帮助。由于有引起菌血症的危险，前列腺按摩是禁忌的。

仅当症状持续或复发时，才需要在抗生素疗程后重复培养。

慢性前列腺炎

慢性前列腺炎的治疗仍然存在问题，因为对其发病机制和病理生理学认识不足，尤其是对占绝大多数病例的慢性前列腺炎 / 慢性盆腔疼痛综合征的认识不足。抗生素、抗炎剂、α 受体阻滞剂以及前列腺按摩已成为标准的治疗方法。总的来说，随机安慰剂对照试验中几乎没有出现重大疗效的证据。对可用的随机、安慰剂对照试验的荟萃分析表明，抗生素和 α 受体阻滞剂的益处最大，但也注意到少数受试者和可能的发表偏倚。鉴于慢性疼痛是症状的一个重要组成部分，人们注意到了其中巨大的安慰剂效应，这并不奇怪。患者在整个病程中平均服用了 5 种或 5 种以上的药物。尽管如此，已经确定了几个有希望的管理领域；鼓励读者查阅文献，了解最新的研究结果。

抗生素

在少数情况下，如果确定了病原体，则应实施治疗性抗菌治疗，并以消除前列腺液中的细菌为目标。由于前列腺分泌通常是酸性的（pH 值 6.5 ～ 7.4），最有效的药物是那些容易穿透膜（脂溶性）并被离子捕获（高 pH 值）的药物。氟喹诺酮类药物（如环丙沙星、左氧氟沙星）、磺胺类药物（TMS）和红霉素具有这些特点，可很好地进入前列腺液中。因为像环丙沙星这样的氟喹诺酮比红霉素对革兰氏阴性菌更有效，所以它们是首选药物。磺胺类药物对肠球菌无效。多西环素也能很好地渗透前列腺；它对衣原体和一些脲原体特别有效，这些病原体有时可能是由先前存在的尿道炎带来的。

慢性感染时，前列腺液变得越来越偏碱性，会减少抗生素的渗透。因此，可能需要延长治疗时间。有些患者即使服用抗生素 8 ～ 12 周后也可能无法治愈。磺胺类药物的治愈率在 30% ～ 70%；据报道，使用 2 ～ 4 周的环丙沙星治疗率略高。对于那些尿液培养物生长出典型尿病原体的患者，通常推荐使用 4 ～ 6 周疗程的含氟喹诺酮类抗生素（如环丙沙星、左氧氟沙星）作为一线治疗，8 ～ 12 周的 TMS 作为替代方案。令人感兴趣的是，当发现的细菌是一种非典型细菌，不被认为是病原体时（例如表皮葡萄球菌或棒状杆菌），对抗生素治疗的反应同样有效。

传染病专家越来越关注氟喹诺酮类药物使用的高流行率以及选择耐药菌的相关风险和社区范围内出现的耐药性。

在没有感染证据的情况下，抗生素似乎没有什么益处，因此不推荐使用。尽管如此，在基层临床工作中进行的调查发现，超过 90% 的慢性前列腺炎患者接受的抗生素治疗通常是长期的。

α 肾上腺素能受体阻滞剂

这些药物已被用于有阻塞性排尿症状的慢性前列腺炎患者，类似于他们在前列腺增生患者中的使用。来自随机、安慰剂对照试验的报告并不一致。例如，在一项大型多中心、安慰剂、随机对照试验中，阿夫唑嗪与安慰剂相比，没有显著改善应答率，安慰剂的应答率约为 30%。西洛多新是另一种选择性 α 肾上腺素能受体拮抗剂，一项大规模Ⅱ期研究表明，它在临床上表现温和，但在统计学上显著改善了症状和生活质量。需要更多的数据为慢性前列腺炎使用这些药物提供坚实的科学依据。值得注意的是，最近对现有最佳研究的荟萃分析表明，使用抗生素（尤其是与抗生素治疗结合使用时）具有潜在的益处；然而，当荟萃分析的结果因发表偏倚和小研究效应而调整时，计算出的治疗效益消失了。在良好设计的大规模研究获得数据之前，这些药物的使用仍将存在争议。考虑到这类证据的出现，人们可能会考虑对慢性前列腺炎患者进行 α 受体阻滞剂治疗的限制性试验。选择性 α 受体阻滞剂的使用似乎提供了最佳的风险 - 收益曲线，因为很少引起体位性低血压（第 138 章）。

抗炎药

在没有感染的情况下检查尿液时有炎症迹象的人（Ⅲ A 类疾病）和以慢性疼痛为主要症状的人通常使用抗炎药治疗（COX-2 非甾体类抗炎药和皮质类固醇是研究得最好的药物）。对公认有限的研究数据进行的荟萃分析发现，其反应率很高，但只有边际效益，只有在抗感染治疗持续的情况下才会持续。超过 50% 的患者在基层医疗机构接受此类治疗。

前列腺按摩

重复性前列腺按摩是一种由来已久的方法，被认为可以缓解“充血”。泌尿科医生为检查时前列腺感觉“充血”或在前列腺按摩时产生大量前列腺分泌物的患者提供这种方法。许多人认为前列腺按摩可以缓解慢性病患者的充血，一些人声称它可以改善对抗生素的反应。通常每 1 ～ 3 周一次。对照试验的疗效证据很少；小规模的非控制性研究显示效益甚微。禁止按摩急性感染的腺体。

减少前列腺大小的药物（5α– 还原酶抑制剂，锯棕榈）

考虑到在患有这种疾病的男性中经常发现前列腺增大，努力减少前列腺大小引起了人们的兴趣。药物包括 5α- 还原酶抑制剂（如非那雄胺、度他雄胺）和锯棕榈（第 138 章）。在随机试验（无安慰剂对照）中，锯棕榈在 1 年时没有明显改善前列腺的大小，但经非那雄胺治疗的患者在除排尿外的所有参数上都有显著和持续的改善。对患有慢性前列腺炎和前列腺特异性抗原（PSA）升高的老年男性进行的长期、大规模、安慰剂对照研究发现，与前列腺炎相关的症状显著改善。需要进一步的安慰剂对照研究来更好地确定诸如 5α– 还原酶抑制剂这些有希望的药物的起效机制和可重复性。

物理治疗和自我治疗措施

作为一种可能带来损伤且累及筋膜的慢性疼痛综合征，慢性前列腺炎 - 慢性盆腔疼痛综合征引起了疼痛和物理治疗专家的兴趣。在一项对 200 名患有这种疾病的男性进行的中位数为 4.8 年的非对照研究中，一项为期 6 d 的强化计划，每天 3 ～ 5 h，包括肾盂内 / 盆腔外物理治疗、自我治疗训练、放松训练在 6 个月时显著降低了 60% 以上的参与者的疼痛评分，疼痛程度总体上降低了 30%。排尿功能障碍和生活质量也有显著改善（$P < 0.001$）。82% 的受试者报告症状改善（59% 为显著至中度，23% 为轻微）。

此类强化肌筋膜触发点治疗和伴随的反常放松训练计划可能会为骨盆肌肉压痛患者提供一种自我治疗（自我给予触发点释放）和持续骨盆肌肉放松的方法，但在这种特殊类型的治疗被视为循证治疗之前，还需要更多来自对照研究的数据。

有梗阻症状的患者可以尝试在温水浴中排尿，同时放松骨盆肌肉。避免饮酒、咖啡、茶或其他有助于膀胱快速充盈的饮料可能会减轻症状。如果可能的话，医生应该停止或减少抗胆碱能药物、镇静剂和抗抑郁剂的剂量，所有这些都会影响膀胱功能（第 134 章）。

患者教育

患者教育和支持对于慢性前列腺炎 - 慢性盆腔疼痛综合征的治疗尤为重要。患者的挫败感、不适感和“给药”的需求可能很高。最佳方法与其他类型慢性非恶性或伤害性疼痛的治疗方法类似（第 236 章），强调患者教育和支持，保持良好的健康习惯，关注可能加剧症状的情境压力，最大限度地减少对无效治疗的暴露，并密切关注新症状或其他额外病理学证据。应告知患者其病情的慢性和反复性质，并且在许多情况下，随着时间的推移，症状会显著改善。患者还可以相信，孤立性前列腺炎不会导致不孕或阳痿，射精和性生活不应受到限制。缓解局部症状的建议措施包括坐浴和在温水浴中排尿。骨盆疼痛患者可以接受骨盆放松锻炼。应建议患者避免饮酒、咖啡、茶或其他可能导致膀胱迅速扩张和尿路不适的饮料。

治疗建议 [1,4,15,17,18]

急性前列腺炎

1．获取尿液进行尿液分析、革兰氏染色和培养。如果前列腺非常柔软，不要为了获取前列腺液而按摩前列腺。

2．如果患者出现感染中毒症状，应接受静脉抗生素治疗；除此之外，可以在门诊基础上开始治疗。

3．立即开始经验性抗生素治疗；从以下任选一项开始：氟喹诺酮类药物（如环丙沙星，每日 2 次 500 mg，或左氧氟沙星，每日 1 次 500 mg），持续 4 周（如果出现肾功能不全，则向下调整氟喹诺酮类药物剂量）；TMS，160/800 mg，每日 2 次，持续 6 周。如果存在严重慢性肾病，则不应使用 TMS。

4．根据尿液培养结果和药物敏感度数据调整抗生素治疗。

慢性前列腺炎

1．获取并送检治疗前和治疗后的尿液样本，用于显微镜检查和培养。

2．在开始抗生素治疗前等待培养结果，只有在尿液培养证实感染后才进行治疗。在没有确定的病原体的情况下，不要凭经验开抗生素处方。

3．根据抗生素敏感性进行治疗，最好使用氟喹诺酮类抗生素（如 500 mg 环丙沙星，每日 2 次）治疗 4 ～ 6 周；如果出现肾功能不全，调整氟喹诺酮的剂量。或者，使用双强度 TMS（160/800 mg，每日 2 次）治疗 8 ～ 12 周。

4．只有在症状复发时才进行康复治疗，只有在机体恢复时才进行治疗。

5．考虑一个选择性的 α 肾上腺素能受体阻滞剂（例如，每日 1 次，）4 mg 的试验，对于那些以前没有用 α 受体阻滞剂治疗的严重阻塞性症状的患者来说这是病程中的一个有限的试验；认识到使用该药物的证据基础仍有待建立，如果没有发现治疗的益处，则应停止治疗。

6．对于存在影响工作和生活的疼痛的患者，尤其是那些前列腺液中有白细胞且没有感染（ⅢA 类慢性前列腺炎）证据的患者，考虑用 COX-2 非甾体抗炎药（例如塞来昔布 200 mg/d）的试验；使用时需要小心，注意潜在的心血管风险（第 156 章）。只有在有临床意义的反应时才继续治疗。

7．考虑对存在持续慢性疼痛的人转诊进行物理治疗和骨盆放松技术的教学。

8．提供支持、密切随访和详细的耐心教育和咨询。在没有有效证据的情况下，避免使用经验性抗炎药或长期使用抗炎药或 α 受体阻滞剂。

入院和转诊指征

高热、白细胞增多和严重会阴疼痛的患者需要静脉注射抗生素、解热镇痛剂；需要住院治疗。如果存在明显的排尿障碍，耻骨上膀胱减压术可能是必要的。波动性前列腺肿块，提示前列腺脓肿可能需要引流。在获得培养和药敏数据之前，对感染中毒患者的治疗应针对革兰氏阴性菌和肠球菌。尿潴留或难治性慢性感染的患者应进行泌尿科会诊，显微镜下血尿或不明原因的慢性盆腔或周围疼痛的患者提示可能存在膀胱或前列腺恶性肿瘤，也应进行会诊。

附录 139-1

男性尿液和前列腺液收集 [1-3]

留取清洁排尿样本

男性患者的标本采集因临床情况而异。当怀疑有膀胱炎时，传统上指导患者外翻包皮，用 3 块湿纱布垫或肥皂海绵清洁阴茎头。将少量尿液排入厕所，然后收集中段尿液样本。如果获得中段样本，包皮的清洁和外翻没有任何区别。然而，忽略这些步骤确实会导致初始样本受到污染。当怀疑有尿道炎或前列腺炎时，应取膀胱尿液标本。

收集前列腺液样本

患者缩回包皮，清洁阴茎头，然后医生连续按摩前列腺。患者应站着，前倾，一只手臂放在检查台或书桌上，另一只手拿着收集容器。产生的前列腺液，无论是来自尿道还是患者从阴茎处挤出，都收集在标有“前列腺分泌物（EPS）”的无菌容器中；这可用于培养和抗酸染色。剧烈的前列腺按摩会产生短暂的菌血症，如果怀疑有急性前列腺炎，应避免进行该操作。

排空的膀胱标本

患者缩回包皮并清洁阴茎头。收集前 10 ml 尿液并标记为 VB1（图 139-1）。这代表尿道样本，对疑似尿道炎的患者也有用（第 125 章和第 136 章）。中段样品以标准方式采集。这是标记为 VB2 的。膀胱不得完全排空。然后，医生连续按摩前列腺。患者应站着，前倾，一只手臂放在检查台或桌子上，另一只手拿着采集容器。患者的脚趾应向内，脚后跟展开。由此产生的前列腺液，无论是来自尿道还是患者从阴茎处挤出，都收集在标有 EPS 的无菌容器中；这可用于培养和革兰氏染色或抗酸染色。如果无法收集液体，则告知患者将另外 10 ml 液体倒入无菌容器中。此标为 VB3 的样本代表大约 100∶1 稀释的前列腺液，可培养或旋转并染色。剧烈的前列腺按摩会产生过敏性菌血症，如果怀疑有急性前列腺炎，应避免使用。

可以在显微镜下检查 EPS 和 VB3 是否存在脂肪球、白细胞和生物体。如果每高倍视野中能看到少于 10 个的白细胞，则细菌性前列腺炎的可能性不大，革兰氏染色可能有助于确定致病生物体。细菌性前列腺炎会在 VB3 和 EPS 中生长，但不会在 VB1 和 VB2 中生长。当在 VB2 和 VB3 样本中都发现细菌生长时，前列腺炎可能被膀胱炎掩盖。在

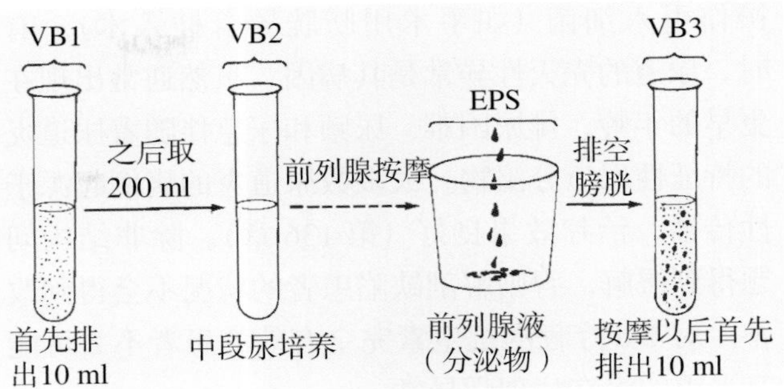

图 139-1　男性患者下尿路感染的分段培养法（四杯法）。EPS，前列腺按摩取液；VB，排空膀胱（译者注：“四杯法”操作复杂、耗时、费用高，在实际临床中推荐“两杯法”：即通过获取前列腺按摩前、后的尿液进行显微镜检查和细菌培养）（Adapted with permission from Meares EM, Stamey T. Bacteriologic localization patterns in bacterial prostatitis and urethritis. Invest Urol 1968；5：492.）

这种情况下，可在标本采集前 2 ~ 3 d 内给予对膀胱内容物进行消毒但不穿透前列腺的抗生素（例如，每日 4 次口服 500 mg 青霉素或每日 3 次口服 100 mg 呋喃妥因）。在细菌性前列腺炎的情况下，EPS 仍然会有微生物生长。男性患者很少需要导尿进行培养，应保留导尿以缓解明显的流出道梗阻症状。

（刘美颖　翻译，曹照龙　曾　辉　审校）

第 140 章

男性尿路感染的管理

JOHN D. GOODSON

大约 1/5 的尿路感染（urinary tract infection，UTI）发生在男性，终生累积发病率约为 15%。UTI 在年轻男性中很少见，但发病率随着年龄的增长开始增加，特别是在 50 岁以后。到 80 岁时，男性发病率与女性持平。在住养老院的老年衰弱患者中，其患病率可高达 20% ~ 50%。基层全科医生需要了解男性 UTI 的临床意义、需要做什么类型的检查、需要治疗的患者以及最有效的治疗方式。UTI 是社区抗生素暴露的主要原因，因此必须仔细考虑药物选择和治疗持续时间，以尽量减少引起抗生素耐药性的不利的生态后果。

病理生理学、临床表现和病程[1-7]

病理生理学

年轻男性

年轻男性的 UTI 通常表现为尿道炎或由器械

操作引入细菌（如手术用膀胱导管插入术）。有时，尿道的先天性异常是其病因，虽然通常出现在更早的年龄。排尿困难、尿频和尿急伴随着尿道炎的特征性尿道分泌物。大多数尿道炎的病例起源于性传播，治疗效果良好（第 136 章）。除非结构问题得到缓解，否则解剖缺陷患者的状况不会得到改善。对 7 d 疗程的抗生素完全有效的患者不太可能有严重的潜在病理学异常。

在一些年轻男性中，暴露于尿路致病性大肠杆菌菌株可能会发展为无并发症的膀胱炎。这种暴露见于与男性进行肛交的男性，以及与有交换伴侣的阴道性交的异性恋男性。未进行包皮环切是一个危险因素，CD4 淋巴细胞低于 200/mm^3 的人类免疫缺陷病毒（HIV）感染也是一个危险因素。

中年男性

在 50 ～ 65 岁的男性中，UTI 的增加与前列腺增生引起的前列腺体积增加是一致的。前列腺增大导致膀胱流出道阻塞，膀胱内开始出现残余尿。这个年龄段男性前列腺分泌物抗菌活性的降低也可能导致感染风险。前列腺感染可作为复发性泌尿道感染的病灶。

老年男性

随着年龄的增长，泌尿系统和神经系统的结构性和功能性缺陷（包括前列腺增生、尿道梗阻、尿失禁、行动不便、痴呆等）会增加无症状菌尿。高达 40% 居住在养老院的老年男性无症状菌尿检测呈阳性。其他因素包括神经源性膀胱功能障碍（第 134 章）和伴随疾病（如肺炎）。有趣的是，尿失禁和尿潴留似乎主要是由于增加了导尿的需要，而导出残余尿本身并不是一个危险因素。最好的预测因素是功能稳定的标志物。糖尿病和既往尿路感染史也会增加尿路感染的风险。

尽管病原微生物感染的流行率很高，但绝大多数受感染的老年男性仍无症状，出现严重并发症的风险似乎很低。尽管尿路感染是老年男性最常见的细菌感染来源，可导致革兰氏阴性败血症，但很少危及生命。此外，泌尿道感染通常不会损害肾功能，除非伴有尿路梗阻。关于细菌尿本身是否会增加死亡率的争论仍在继续——控制共病条件的研究显示死亡率没有增加。

细菌学

在由单一微生物引起感染的患者中，大肠杆菌占病例的大约 25%，其他革兰氏阴性菌（变形菌属、假单胞菌、普罗维登斯菌属）占 50%，剩下的 25% 是肠球菌和凝固酶阴性葡萄球菌。许多革兰氏阴性菌株显示多重耐药。毒性更强的大肠杆菌菌株是从感染更严重的患者身上分离出来的。留置导尿管患者和反复感染、多重抗生素暴露的患者，可能有对多种抗生素耐药的异常微生物。在 1/3 受感染的疗养院患者的尿液中发现了多种微生物。

生物膜

留置导管和输尿管支架如果被生物膜覆盖，可能成为复发性和耐药感染的来源。人们已经发现，这种尿路生物膜由大量的细菌（尤其是能产生脲酶的变形杆菌）组成。生物膜的形成导致了对抗生素和宿主防御的抵抗。

临床表现及病程

膀胱炎和肾盂肾炎

膀胱炎的临床表现（排尿困难、尿急、不伴发热的频繁发作的耻骨上不适）和肾盂肾炎的临床表现（除膀胱症状外还有发热、侧腹疼痛 / 肋椎角压痛）与女性相似（第 133 章）。虚弱患者的症状性 UTI 可能没有全部的常见表现，会被更模糊的发现（如“成长失败”或精神状态恶化）所掩盖；然而，膀胱炎和肾盂肾炎经常会引起一些尿路症状，尽管可能与慢性前列腺炎或尿失禁混淆。急慢性前列腺炎的表现是男性独有的（第 139 章）。

急性前列腺炎

当局限于下尿路时，这种潜在的严重感染通常表现为突然发热，伴有膀胱症状，有时出现尿流出障碍，但患者没有肾盂肾炎表现出的上尿路症状的主诉，如腰痛和肋脊压痛。然而，UTI 的表现可能有很多症状重叠（参见检查）。在急性前列腺炎中，检查时可触诊到异常柔软的前列腺，并可能发现可触及的脓肿。

慢性前列腺炎

慢性前列腺炎的特征是急性膀胱炎的反复发作。检查时，前列腺触诊松软，但不像急性前列腺炎那么柔软。

诊断 [2-5,8-14]

（附录 139-1）

病史及体格检查

在男性中，排尿困难、尿频和尿急的主诉对泌尿道感染的预测价值约为 75%。急性发作的排尿迟疑、夜尿、尿流缓慢和尿滴沥对泌尿道感染的预测价值约为 33%。除了发热（这在患有下呼吸道疾病的男性中很少见，除非有急性前列腺炎），症状上可能无法区分上、下尿道感染。尿液混浊或恶臭不能诊断尿路感染。留置导尿管的患者临床症状加重或出现发热，但未出现局部尿路症状，应主动关注 UTI。

应该测量体温，并仔细检查生殖器和泌尿道。检查尿道是否有红斑和分泌物，睾丸和附睾是否有压痛和肿胀，前列腺是否有肿大、压痛、波动和结节。对于疑似急性前列腺炎的患者，触诊应非常轻柔，以避免引起菌血症。检查有无腹部耻骨上肿胀和肋脊角压痛。

实验室检查

尿培养和尿分析

与女性不同，男性需要尿培养，因为病原体范围更广，而且他们的药物敏感性更难以预测。目前男性 UTI 诊断的共识标准指定纯培养值为 10^5 CFU/ml 尿液。培养物的数量少于 10^3 CFU/ml 或存在三种或多种微生物（没有一种占优势）提示污染。在大多数临床情况下，即使患者未进行包皮环切手术，一个中段尿液样本或甚至一个没有事先清洗龟头的初始样本就足够了。初始和中段尿液样本与膀胱样本相关性非常好（r = 0.96）。

离心的和未离心的尿液标本都应检查。离心沉淀物检查是否有白细胞聚集（提示肾盂肾炎）和脓液，如果有，则进行革兰氏染色以确定主要生物。革兰氏染色对未离心尿液也进行了染色。革兰氏染色对未离心尿液每高倍镜发现单个微生物或白细胞，对 UTI 的灵敏度为 85%，特异度为 60%，与其他快速诊断方法基本相同。尿脓尿试纸测试有助于迅速排除感染，白细胞酯酶测试阴性具有很高的阴性预测价值（第 133 章）。

尿失禁患者的尿培养

只有当患者有症状时，尿培养才有必要，因为只有有症状的患者才能从治疗中获益（见后面的讨论）。留置导管患者的标本可用于培养，方法是先用聚维酮碘溶液清洗导管侧孔，然后用附在无菌注射器上的针吸出尿液。当 ≥ 100 CFU/ml 时，则认为从留置导管中抽取的尿液培养呈阳性。大多数留置导尿管的患者尿液培养呈阳性。

尿失禁患者取样无需导尿，用聚维酮碘溶液清洗阴茎头，应用新的避孕套导管和引流系统，2 h 内在引流袋中收集第一个排空标本。阳性的标准是纯培养值 > 10^5 CFU/ml；较低的生长代表污染。

在失禁患者中，直接导尿和直接从膀胱吸出是获取尿液进行培养的替代方法。前者有诱发菌血症的轻微风险（第 16 章）；后者则需要操作技巧。

肾功能测定

某些尿路感染或其原因可能损害肾功能。血尿素氮和肌酐正常。白细胞计数通常对诊断没有多大帮助，但在出现中毒的患者中可提供确证证据。

影像检查

所有男性 UTI 都是复杂的。这使得许多人在首次发现男性患者的泌尿道感染时，都要进行影像学检查。然而，在没有发热、疑似梗阻或难治性感染的情况下，几乎没有证据支持成年男性 UTI 患者的早期影像学检查（在细菌感染的婴儿和男童中情况不同）。虽然在泌尿道感染男性患者中，影像学异常的患病率确实很高，但如果没有上述特征，这些发现对治疗的贡献往往很小。在缺乏更好的关于哪些患者能从影像学检查中获益最多的数据之前，许多权威人士建议对发热、复发性感染或肾盂肾炎的患者保留这项检查。

在现有的影像学检查中，上尿道和膀胱的CT检查具有最高的灵敏度，但涉及大量的电离辐射和使用碘对比剂及其伴随的风险；成本高。超声检查缺乏此类风险，成本较低，且足够敏感，可发现临床上最重要的梗阻。

剩余尿量的测定

在复发性泌尿道感染的老年患者中，评估通常旨在确定复发的危险因素。残余体积过去被认为是一个主要的危险因素，但正如所指出的，它更多的是导尿管和器械操作带来的风险。剩余尿量在50 ml以上为异常。超声检查可以准确地估计残余尿量，不需要传统的排尿后直接导尿的方法，如果在未经消毒的尿液上进行，则会带来一些感染的风险。通过治疗膀胱出口梗阻以减少残余尿是否能降低UTI的风险和发病率尚待确定。

前列腺损害检查

在复发或复发性泌尿道感染的情况下，人们通常担心前列腺可能存在微生物。如果根据病史和体格检查的结果认为需要前列腺感染的客观证据，则可以获得按摩前后的尿液样本，并进行显微镜检查和培养（第139章）。

然而，在大多数复发性泌尿道感染的临床情况下，都假定前列腺受到了一定程度的影响，治疗开始时无需进行此类检查（见后面的讨论）。当前列腺感染检测结果会改变临床决策时（例如，前列腺手术计划），这种检测可能是值得的。

定位检查

鉴别上、下尿路感染对临床病程和治疗有重要意义。临床表现通常是非特异性的。仪器检查（输尿管导管术，膀胱冲洗术）是唯一行之有效的方法。最好的检查是对抗生素初始治疗的反应。

对年轻患者进行性传播疾病的检测

性传播疾病可能会表现出尿道症状和类似UTI。有急性尿道症状的青年患者，即使不伴有分泌物，也需要进行衣原体感染检测，衣原体感染已在青少年和青年中流行。核酸扩增技术的出现使从尿液样本和尿道拭子中检测衣原体成为可能（第125、136章）。应对尿液进行革兰氏染色，检查淋球菌和白细胞，并立即用Thayer-Martin培养基进行镀膜（第137章）。

管理原则 [2-5,15-26]

有症状感染

最初的感染

男性患者急性发作的有症状性泌尿道感染应予以治疗。除非存在血流动力学不稳定、败血症或不能口服药物，患者可以在门诊口服抗生素治疗。

抗生素的选择。抗生素的选择最好是在尿液培养结果的基础上进行，因为可能导致男性UTI的微生物的范围很广。根据特定的抗生素敏感性选择治疗方法有助于减少不必要的广谱抗生素处方，如氟喹诺酮类抗生素，以及其相关的不良生态后果（如选择耐药微生物和增加艰难梭菌感染的风险）。药物的选择还必须考虑患者的特征（先前使用过抗生素、过敏史、依从性、负担能力、症状的严重程度和感染部位）。

由于许多男性UTI涉及前列腺，前列腺内的活动是另一个重要的考虑因素。氟喹诺酮类药物（如环丙沙星、左氧氟沙星）、甲氧苄啶-磺胺甲噁唑（TMS）和红霉素具有这些特点，并在前列腺液中有较好的分布。因为像环丙沙星这样的氟喹诺酮类药物对革兰氏阴性菌比红霉素更有效，所以它们是首选。TMS对肠球菌无效。羧苄西林和多西环素也能很好地穿透前列腺；后者对衣原体和某些支原体特别有效，而它们有时可能是先前存在的尿道炎引起的问题的来源（第136、139章）。

当患者被认为适合门诊治疗时，在获得尿培养结果之前，其症状足以要求开始抗生素治疗，他可以开始口服甲氧苄啶甲噁唑（TMS双重强度，160/800 mg bid）或达到高尿浓度的氟喹诺酮类药物（如环丙沙星500 mg bid），可覆盖可能的微生物并具有良好的前列腺渗透性。在TMS耐药流行率超过20%的地区，氟喹诺酮治疗可能是首选，尽管如前所述，氟喹诺酮类药物的广泛使用引起了人们的担忧，导致耐药菌株的出现。呋喃妥因和β-内酰胺类抗生素对许多革兰氏阴性和革兰氏阳性尿路病原体（包括肠球菌）具有良好的覆盖作用，但在受感染前列腺的碱性环境中不能达到足够的活性，因此不推荐在男性中经验性使用，特别是在前列腺炎引起关注的情况下。对于由耐多药病原体引起的慢性前列腺炎，可以考虑使用磷霉素。由于阿莫西林耐药的流行率很高，因此不再推荐使用。

一旦获得了培养和药敏结果，应审查最初经验性选择的抗生素，以确保选择了最合适的抗生素。

治疗的持续时间。与短期抗生素治疗效果良好的女性不同，男性通常接受 7 ～ 14 d 的抗生素治疗，因为他们认为所有男性尿路感染至少在一定程度上是"复杂的"。从随机对照试验中获得的关于男性最佳治疗时间的数据很少。治疗不超过 14 d 的建议来自这个问题的少数随机试验之一，在该试验中，对发热性泌尿道感染的男性治疗超过 2 周没有发现额外的好处。一项关于 UTI 合并脊髓损伤患者的随机试验显示，治疗时间至少为 14 d，而非 3 d。美国退伍军人管理局对老年男性进行的一项大规模回顾性研究发现，与使用抗生素 7 d 或 7 d 以下的人群相比，使用抗生素 7 d 以上的人群早期或晚期复发率没有降低，但使用时间更长的人群中艰难梭菌感染率有所增加。这些发现支持了一个新兴的观点，即减少而不是增加抗生素治疗可能是治疗门诊男性日常尿道感染的最佳方法（类似于女性的方法，见第 133 章），特别是在获得有效的前列腺渗透药物的情况下。

综合这些研究结果表明，一种可能会有最大化的获益并最大限度地减少副反应的方法是，将对初始治疗有临床反应的门诊患者的抗生素治疗限制在不超过 7 d，为出现更严重症状（高热、菌血症、低血压）或反应不充分的患者保留更长的疗程。值得注意的是，美国传染病学会建议对抗生素治疗有反应的患者将导管相关性尿路感染的治疗时间限制在 7 d 以内，在开始抗生素治疗前应更换导管。如果症状明显，则无需进一步评估或重复培养。

难治性或复发性感染

症状未消失或出现快速复发提示原感染持续存在。前列腺受累（约一半病例）、梗阻、解剖异常或反流可能是原因，需要重复尿培养和考虑一个更长的治疗疗程（4 周是慢性前列腺炎的最低标准，顽固性前列腺病变可能需要更长的疗程，见第 138 章），使用一种既能穿透前列腺又对耐药微生物有活性的抗生素。许多权威人士建议在这种情况下使用氟喹诺酮类抗生素（例如，环丙沙星 500 mg，每日 2 次）。尽管氟喹诺酮类药物的疗效比 TMS（在这种情况下也会使用这种药）高出 1/3，但它们的价格却是 TMS 的几倍，而且正如所指出的，延长治疗时间可能会增加选择耐药微生物和难辨梭菌小肠结肠炎的风险。

65% ～ 90% 的男性可以通过延长抗生素疗程治愈。结果的可变性取决于发作的频率以及潜在病理基础的严重程度。患有前列腺炎且无残余尿的患者可能有治愈的机会，但在根本原因得到解决之前，有大量残余尿的患者不太可能获得持久的益处。寻找和纠正任何可治疗的感染诱因（梗阻、膀胱功能障碍、解剖异常）可能比仅仅依赖反复或延长日益有效的抗生素疗程更有效（见"预防"）。

长期或反复的广谱抗生素暴露可能导致真菌重复感染（通常是念珠菌）尿液，特别是留置尿管的男性。随机对照试验发现无症状真菌的治疗没有益处，感染随着导管的移除而消失。氟康唑可用于出现症状的患者。

预防

短期预防性使用抗生素仅限于导致高危患者黏膜损伤的侵入性尿路手术（第 16 章和第 127 章）。更换留置导管时无需预防。

对于反复出现的症状性感染和潜在的泌尿生殖系统异常（如输尿管支架、近期肾移植或肾衰竭）无法纠正的患者，有时需要长期预防症状复发。最好的研究方法是每日使用氟喹诺酮类药物治疗。然而，由于对耐药菌株的选择、药物毒性和费用的担忧，这种做法仅限于极少数患者，这些患者经常丧失行为能力，并且感染严重并发症的风险很高。因为即使是体弱多病的老年人，泌尿系感染并发症的发生率也很低，而且大多数抗生素预防措施由于耐药微生物的出现而最终失败，因此很少有患者接受长期抗生素预防治疗。一项良好设计的研究发现，蔓越莓片对脊髓损伤患者的 UTI 预防没有好处。

无症状感染

在那些留置导尿管超过 30 d 的患者中，细菌尿几乎是肯定的。大多数对无症状菌尿患者进行治疗与不治疗的前瞻性随机试验均未发现治疗获益，无论患者是否健康、是否高龄、是否生活在养老院；是否有留置导管；或者有无脊髓损伤，是否需要间歇性置管。这种治疗的后果包括药物不良反应和耐药微生物的再次感染。抗生素可以暂时清除感染，但通常在 4 周内复发。只有那些反复出现症状的患者才能从抑制性抗生素治疗中获益。对于留置导管的男性来说，更重要的是定期更换导管，这可以降低导管结痂和阻塞的风险。尽管使用阴茎套导尿管的细菌尿发生率较低，但仍接近 40%。每天更换收集系统设备有助于降低感染率。

对于无症状菌尿不建议使用抗生素的一个例外是，患有无症状菌尿的男性计划接受涉及与黏膜损伤相关的尿道器械手术；术前尿检和治疗可限制菌血症和细菌进入上尿路的风险。氟喹诺酮类抗生素是一种合理的药物选择，但培养和药敏试验是抗生素选择的最佳决定因素。

预防（包括导管护理）

预防性抗生素之外的预防措施包括纠正易受影响的尿路病理（特别是梗阻）和适当的导管护理。怀疑梗阻（出现难治性疾病或菌血症表现）是泌尿科会诊的指征。正确的导管护理对脊髓损伤患者尤为重要。

一些导管护理建议值得提及，包括以下几点：

- 尽可能避免留置导尿管的使用，并定期重新评估是否需要继续使用；
- 在无菌条件下插入导管；
- 保持排尿系统封闭；
- 减少尿道损伤；
- 在抗生素治疗前移除导管（移除生物膜来源）。

不能预防感染的措施包括在导管引流袋中添加抗菌物质，每日尿道周围清洁，在无感染情况下例行更换留置导管。对于在门诊使用自己的导管的患者，导管护士对患者进行教育可以降低感染的风险。

转诊和住院指征

任何出现中毒或梗阻的泌尿道感染患者都需要住院治疗。尿路脓毒症是泌尿道感染的一种潜在的威胁生命的并发症，需要大剂量的肠外抗生素，并迅速评估和治疗潜在的沉淀物。老年人肾盂肾炎和尿路脓毒症的症状可能是模糊的（精神状态改变，新发“营养不良”），因此高度怀疑是有依据的。在氟喹诺酮类药物治疗 6 周后迅速复发的症状性 UTI 患者应考虑进行泌尿科评估，UTI 患者在肾功能下降的情况下也应考虑进行泌尿科评估。在这些问题的情况下，传染科会诊也可以提供帮助。

建议 [2,5,22,25,27,28]

- 不要筛查或治疗无症状菌尿，除非在涉及黏膜损伤的尿道手术术前评估。
- 对疑似泌尿道感染的男性患者，如出现高热、中毒或梗阻，应住院评估并静脉注射抗生素；否则，在门诊进行评估和治疗。
- 获取尿样用于尿液分析和培养（即使患者未进行包皮环切，在大多数临床情况下，一个中游尿样甚至是一个没有事先清洗龟头的初始空样就足够了）。
- 用试纸检查脓尿和细菌性尿（> 10^5 CFU/ml）；脓尿在没有菌尿的情况下不是治疗的指征；没有脓尿使感染的可能性很小。
- 使用抗生素敏感性数据来帮助指导药物选择，如果临床可行，在培养结果出来之前推迟抗生素治疗。
- 如果怀疑下呼吸道感染，患者发热，且临床上不能延迟，开始经验性抗生素治疗。
- 膀胱炎：
    - 甲氧苄啶 - 磺胺甲噁唑，双倍强度（TMS-DS，160/800 mg bid）；
    - 环丙沙星，500 mg bid（如果存在肾功能不全，相应减少氟喹诺酮的剂量）；
    - 呋喃妥因，100 mg bid（前提是没有急性或慢性前列腺炎的证据）。
- 根据先前的抗生素使用情况、既往的培养结果、药物过敏概况、肾功能、支付能力和社区抗生素耐药性情况选择初始治疗。

- 根据培养、抗生素敏感性调整初始经验性抗生素方案。
- 如果症状已消失，7 d 后停止治疗，但如果 7 d 后仍有症状，则继续治疗 14 d。
- 如果症状已清除，则省略后续培养。
- 对于慢性前列腺炎：
  - 环丙沙星 500 mg bid，30 d；
  - TMS-DS bid，30 d
  - 如果病原体对这些药物有耐药性，考虑应用磷霉素（就耐多药病原体的治疗建议进行传染病咨询）。
- 对于发热性尿路感染，尤其是高热患者中毒提示急性前列腺炎或急性肾盂肾炎时：可注射头孢曲松 +/– 氨基糖苷或肠外氟喹诺酮（第 133 章）。
- 除非患者对治疗无反应或出现严重症状（如高热、菌血症），表明可能存在梗阻，否则应忽略尿路成像检查以判断梗阻。如果需要最大灵敏度，则选择 CT 检查；如果 CT 可用性有限，患者对碘造影剂过敏，或主要目标是确定是否存在有临床意义的梗阻，请考虑超声检查。
- 如果发现任何的泌尿生殖系统异常，请转诊以纠正。
- 避免使用预防性抗生素，除非侵入性泌尿生殖道手术会导致黏膜损伤；根据术前尿培养结果进行治疗。
- 避免使用慢性抑制性治疗，除非在持续性泌尿生殖系统异常的情况下发生复发性症状感染，感染可能导致严重后果（如肾移植失败、肾功能恶化、败血症）。
- 尽可能限制留置尿管的使用，并确保在不可避免的情况下对于无菌尿管应正确放置和妥善护理；有尿路感染发生时，在开始抗生素治疗前更换留置导管；不要常规从留置导管或导管袋中细菌培养，也不要治疗插管患者的无症状菌尿。不要常规地从留置导尿管或导尿管袋中抽取尿液进行培养，也不要治疗留置导尿管患者的无症状细菌尿。

（刘美颖 翻译，曹照龙 曾 辉 审校）

第 141 章

梅毒和其他性传播疾病的管理

BENJAMIN DAVIS

梅毒

梅毒发病率在美国呈上升趋势，上升到近 30 年来的最高水平，近 90% 的病例发生在男男性行为者（MSM）身上。最近，女性的原发性和继发性梅毒发病率也开始上升。在该国，几乎每个地区都观察到了这样的趋势。旧金山男男性行为者（MSM）中梅毒的爆发与使用互联网上的社交媒体网站寻找性伴侣有关，这为性传播疾病（STD）的传播引入了一种新的风险因素，也是公共卫生部门通报性接触和预防新病例的有效手段。梅毒对非西班牙裔黑人的影响仍然不成比例，其发病率是非西班牙裔白人的 5 倍。

病理生理学、临床表现和病程 [1–7]

人类是梅毒螺旋体的唯一天然宿主。除了经胎盘传播的病例外，几乎所有病例都是通过与有活动性感染病变的人的性接触获得的。梅毒螺旋体很容易穿透受损的皮肤和完整的黏膜，在局部繁殖，并通过淋巴管和血液传播。包皮环切术并不能降低感染梅毒的风险。

梅毒的病程可分为一期、二期、潜伏期和三期。

一期梅毒

一期梅毒的病变是硬下疳，发生在接触梅毒螺旋体后约 3 周的接触部位。硬下疳通常位于生殖器，但也可发生在肛管、口腔黏膜、手或其他部位。病变以小丘疹开始，丘疹扩大，表面坏死，形成溃疡，底部干净，边缘锐利。硬下疳通常无痛，患者无全身症状，但局部淋巴结可能肿大。这种硬下疳内充满了梅毒螺旋体，具有很强的传染性。即使没有治疗，硬下疳也会在 2 ～ 6 周内完全愈合。

二期梅毒

初次感染后约 2 个月，可能出现二期梅毒的特征。二期梅毒是一种系统性疾病。常有流感样综合征表现，全身性淋巴结病也很常见。二期梅毒最典型的特征是全身性皮疹。病变可能是黄斑、丘疹或丘疹鳞状，但往往是对称的，大小均匀；通常情况下，会累计手掌和脚底。斑片状和分裂性丘疹常发生在黏膜上。二期梅毒可累及许多其他器官；临床表现可能包括无菌性脑膜炎、肝炎、肾炎或葡萄膜炎。二期梅毒患者具有传染性。与一期梅毒一样，即使没有治疗，二期梅毒的表现也会自发消退，尽管高达 25% 的患者会出现短暂的二期病变复发。

潜伏梅毒和三期梅毒

未经治疗且无活动性病变的患者被认为是潜伏梅毒。这些患者中约有 2/3 仍无明显症状，但在剩下的 1/3 中，三期梅毒的残留通常在初次感染后 10 ～ 40 年发生。三期梅毒的主要形式包括：①心血管梅毒，其特征是升主动脉瘤样变和主动脉瓣关闭不全；②神经梅毒，可表现为一般性轻瘫，智力和人格障碍，或表现为背肌痉挛，步态共济失调，疼痛和体温感觉受损，自主神经功能紊乱，反射减弱；③牙龈梅毒，表现为皮肤、骨骼、肝脏或其他器官的缓慢进行性破坏性肉芽肿性病变。

来自挪威奥斯陆和美国阿拉巴马州塔斯基吉的自然病史研究表明，约 1/3 未经治疗的梅毒患者出现三期梅毒临床表现，半数以上的尸检患者出现心血管梅毒证据。在奥斯陆的回顾性研究中，10% 的患者患有临床上明显的心血管梅毒，7% 患有神经梅毒，16% 患有牙龈疾病。在塔斯基吉前瞻性（不符合伦理要求）研究中，心血管梅毒的发病率较高，神经梅毒的发病率较低。

中枢神经系统感染

中枢神经系统感染可能发生在未经治疗的梅毒自然史中的任何一点上，并且更可能发生在人类免疫缺陷病毒（HIV）阳性患者中。即使在没有神经症状的情况下，约 25% 的一期梅毒、二期梅毒或潜伏感染患者有脑脊液异常［多细胞增多、蛋白升高、性病研究实验室（VDRL）试验阳性］。虽然尚不清楚这些患者中有多少最终会受到有症状的神经梅毒的影响，但值得关注。在未经治疗的一期梅毒和二期梅毒患者中，有 30% 的患者的中枢神经系统中检测到了病原体。

眼梅毒

2016 年，美国疾病控制与预防中心（CDC）报告称眼内梅毒病例急剧上升。大多数病例是感染 HIV 的 MSM。一些病例导致永久性视力损害，包括失明。梅毒几乎可以累及眼睛的每一个结构，但这次暴发的大多数病例是后葡萄膜炎和全葡萄膜炎。所有被诊断为梅毒和眼部不适的患者应立即由眼科医生进行检查，并进行腰椎穿刺。眼部梅毒应被视为神经梅毒。

梅毒与艾滋病

梅毒患者感染其他性病的风险增加，包括 HIV 感染。此外，HIV 感染者感染梅毒的风险增加。一些研究发现，HIV 感染患者的梅毒血清学滴度异常高，而另一些研究发现，合并 HIV 感染可能延迟或减弱血清转化，特别是在有症状的艾滋病患者中。除了在 HIV 感染者中更常见外，这些患者的梅毒可能症状不典型，病情异常严重，或更难成功治疗。在 HIV 阳性患者中也更可能出现中枢神经系统梅毒。

先天性梅毒

先天性梅毒是在妊娠中期或晚期经胎盘传播螺旋体的结果。胎儿流产的风险约为 60%。半数存活婴儿会出现非免疫性水肿、肝脾大、鼻炎和皮疹等特征。如果不进行治疗，可能会产生严重的永久性后果。先天性梅毒可以通过及时治疗母亲感染来预防，所有有症状或无症状的孕妇都必须进行梅毒检测。自 2012 年以来，美国先天性梅毒的发病率一直在上升，2017 年每 10 万活产婴儿中有 23 人患有先天性梅毒。

诊断 [8-10]

诊断通常取决于临床特征和血清学检测。

血清学检测

最广泛使用的梅毒血清学检测方法是使用非着丝粒抗原（哺乳动物组织的类脂质提取物）。例如 VDRL、Hinton 和快速血浆反应素检测。这些都是很好的筛查试验，但假阳性率高达 30%，通常是由于不相关的感染或引起高球蛋白血症的炎症性疾病所致。更特异的血清学检测使用密螺旋体抗原，可以区分假阳性和真阳性。最常用的密螺旋体试验是微量血凝 - 梅毒 T. 试验和荧光密螺旋体抗体吸收试验。由于敏感性的提高，现在建议采用新的密螺旋体特异性检测（EIA）进行筛查，出现阳性结果后进行非密螺旋体检测，如 RPR（第 124 章）。在过去 10 年中，许多实验室采用自动密螺旋体试验作为梅毒筛查试验，然后通过非密螺旋体试验加以确认。这从根本上颠覆了传统的筛选算法，节省了时间和金钱。不幸的是，据报道，其假阳性率为 14% ～ 40%，非螺旋体试验用于评估后续的临床治疗。

神经梅毒的诊断可能很难确定。脑脊液 VDRL 阳性是非常特异的，但对神经梅毒不敏感。通常，通过结合脑脊液异常（白细胞＞ 5/mm^3，蛋白升高）和有无临床症状（葡萄膜炎、听力损失、脊髓背侧柱功能障碍）以及血清学阳性来进行诊断。

一些一期梅毒患者的螺旋体和螺旋体检测结果呈假阴性。假阴性最有可能发生在感染持续时间少于 30 d 的患者身上。在大多数 HIV 感染者中，梅毒血清学测试是准确可靠的诊断，但在某些情况下，可能会遇到非典型的高、低或波动滴度。建议当血清学试验与早期梅毒的临床发现不一致时，应考虑其他试验。

暗视野检查

对于怀疑有一期病变和非诊断性病变的患者，可进行暗视野检查（如有）和血清学检查，并在 10 ～ 14 d 内重复检查。梅毒螺旋体不能在体外培养，但梅毒的诊断可以通过直接观察硬下疳中的螺旋体来进行。这是一项专业技术，需要在暗视野或荧光显微镜下进行，并且需要经验丰富的观察者。Warthin-Starry 染色法可用于观察活检标本中的生物体。

监测疾病活动和治疗反应

非反应性试验的滴度通常与疾病活动相关，并应随着有效治疗而下降，通常为无反应性。一些患者可能终生携带低水平的非应答抗体，这种血清快速反应不应被解释为治疗。如前所述，HIV 感染者通常表现为正常滴度反应，但在某些情况下，这些反应可能会波动，与疾病进展或治疗反应不相关。

筛查其他性传播疾病

与所有性病患者一样，梅毒患者也应接受其他性传播感染的筛查，包括 HIV、衣原体感染和淋病，并建议他们采取更安全的性行为（第 7、125 和 137 章）。

管理原则和治疗建议 [11-31]

感染病人的治疗

早期梅毒的治疗效果非常好。梅毒螺旋体对青霉素非常敏感。由于这种生物体繁殖缓慢，治疗目标是获得持久的抗生素血药水平。晚期潜伏梅毒和三期梅毒的繁殖率特别缓慢，在这些情况下需要进行更长时间的治疗。

CDC 的建议

- 早期梅毒（一期、二期、潜伏期的早期阶段）：使用单剂量肌内注射 240 万单位的苄星青霉素治疗。青霉素过敏患者应服用 100 mg 多西环素，每日 2 次，持续 14 d（怀孕期间禁用多西环素）。阿奇霉素（单次 2 g

口服）对治疗早期梅毒有效，但由于美国几个地区与耐药性相关的治疗的失败，只有在青霉素或多西环素治疗不可行且确保密切随访时才建议使用阿奇霉素；不适用于 MSM 或孕妇。

- 持续时间超过 1 年的梅毒（潜伏、三期或持续时间未知）：每周肌内注射 240 万单位的苄星青霉素治疗，连续 3 周。青霉素过敏患者应接受 100 mg 多西环素，每日 2 次，持续 28 天。
- 神经梅毒和眼部梅毒：应注射 1800 万～2400 万单位的青霉素 G 水溶液，每 4 h 一次，持续 14 d。一些专家建议在静脉治疗结束时单次注射 240 万单位的苄星青霉素。治疗后，应每 6 个月复查一次脑脊液，直到检查结果正常。
- 合并 HIV 感染：可能增加患神经梅毒的风险，但由于脑脊液异常在 HIV 感染者中很常见，因此其存在意义尚不确定。如果出现提示性症状，应考虑腰椎穿刺。没有数据表明，针对 HIV 阴性患者的治疗方案对 HIV 阳性患者的疗效较差；然而，抗反转录病毒疗法似乎可以改善 HIV 感染者梅毒的临床结果。治疗后应密切监测 HIV 感染患者。
- 妊娠期梅毒：应始终使用青霉素治疗。必要时对青霉素过敏的患者进行脱敏治疗。
- 发热反应：梅毒，特别是早期梅毒治疗后 24 h 内可出现发热反应（Jarisch-Herxheimer 反应），常伴有头痛和肌痛。应提醒患者这种可能性，但不应延误治疗。

随访

对梅毒的免疫不完全，可能会再次感染，尤其是在感染后 1 年内接受青霉素治疗的患者。对患者的随访至关重要。治疗后 3 个月、6 个月和 12 个月的定量非螺旋体血清学检测有助于确定治疗的充分性。应更密切地跟踪 HIV 感染者。治疗未达到梅毒滴度下降 4 倍提示治疗失败、持续低水平感染或再感染（尽管也可能是由于初始抗体反应差或与感染无关的组织损伤），应考虑进行脑脊液检查。如果无法进行腰椎穿刺，则应考虑采用持续时间超过 1 年的梅毒治疗方案进行再治疗。

性伴侣的管理

所有梅毒病例都应报告给相应的公共卫生管理部门，以便适时发现病例。由于该病是通过接触黏膜皮肤的病变进行传播，因此在疾病的早期阶段传播的风险最大；然而，建议任何与感染者发生性接触的人，无论疾病处于何种阶段，都应进行临床评估、血清学检测，并考虑进行治疗。CDC 所表达的专家共识建议是根据患者的疾病阶段、接触时间以及性伴侣随访的可能性提出的。总的来说，CDC 认为，如果患者的性伴侣在以下情况下发生过性接触，那么他们就有风险，需要治疗：

- 3 个月加上一期梅毒患者的症状持续时间；
- 6 个月加上二期梅毒患者症状持续时间；
- 早期潜伏梅毒患者 1 年。

CDC 的具体建议

对于在诊断出性伴侣的一期、二期或早期潜伏梅毒之前 90 d 内接触梅毒的人，即使血清检测呈阴性，也建议进行治疗。

对于在诊断为一期、二期或早期潜伏性梅毒前 90 d 以上接触梅毒的人，如果不能立即获得血清学检测结果，且随访机会不确定，建议进行治疗；如果可以进行检测且最初结果呈阴性，则可在进行后续检测的情况下不进行治疗。

对于接触时间不详的梅毒患者，如果其非螺旋体血清学检测滴度（即＞1∶32）与早期梅毒一致，则应考虑治疗，但不应使用滴度来区分早期和晚期潜伏梅毒。

对于接触潜伏梅毒患者的人，治疗应基于对性伴侣的临床评估和血清学检测结果。

软下疳和肉芽肿 [29]

软下疳在美国某些地区流行，由革兰氏阴性杆菌杜克雷嗜血杆菌引起。它通常会产生痛性的生殖器溃疡，并伴有局部腺病。治疗方法是阿奇霉素（1 g 口服）或头孢曲松（250 mg 肌内注射）单次给药。

无痛、缓慢进展的生殖器溃疡是腹股沟肉芽肿的特征，由革兰氏阴性杆菌——肉芽肿荚膜杆菌引起。治疗方法是双倍剂量甲氧苄啶/磺胺甲噁唑，每日 2 次或多西环素 100 mg 多西环素每日 2 次，治疗 21 d。腹股沟软下疳和肉芽肿在温带气候中都很少见。

性病性淋巴肉芽肿 [7,29]

性病性淋巴肉芽肿是由衣原体、L1、L2 或 L3 血清型引起的，它们是专性细胞内生物。在这种疾病中，原发性生殖器病变是一个小的、无痛的丘疹，可能会溃烂，但会自发愈合，通常不会引起注意。这种疾病主要影响的是区域淋巴系统。腹股沟淋巴结肿大、变软，并可能进展为化脓，产生慢性引流窦；可能导致瘢痕和淋巴管阻塞。女女性行为者和 MSM 可导致直肠结肠炎，表现为肛门疼痛、分泌物、便秘、里急后重，有时还伴有发热；如果不治疗，可能导致直肠纤维化、狭窄和瘘管。

临床上通常对出现生殖器溃疡、疼痛性腹股沟腺病或直肠炎的高危人群进行诊断，但当需要确认时，可通过拭子或抽吸病变并将其送去培养、直接免疫荧光检测或沙眼衣原体核酸检测来进行诊断。FDA 并未批准 NAAT 用于检测直肠标本，但一些实验室能够提供这种检测。

治疗包括 21 d 疗程的多西环素（100 mg，每日 2 次）。另一种治疗选择是 21 d 疗程的红霉素（每日 4 次，每次 500 mg）。

其他性传播疾病

淋病

见第 137 章。

衣原体感染

见第 125 章和第 136 章。

艾滋病病毒感染

见第 7 章和第 13 章。

生殖器疱疹

见第 192 章。

尖锐湿疣

见第 194 章。

阴虱

见第 195 章。

患者教育 [27,28]

性病以及其相关疾病的发病率的显著上升和社会成本要求人们注意个人行为。对现有证据的系统回顾发现，在基层医疗环境中提供高强度的咨询，重点关注降低风险的行为方法，可以显著降低 STD 的风险，尤其是在性活跃的青少年和高风险成年人中。这项工作的要素首先是在健康检查中询问性生活史；不做评判的态度会极大地促进这项工作。回顾安全的性行为方式至关重要，尤其是当患者的性偏好已经形成时。同样，需要一种客观的方法。通常存在一些需要消除的误解（例如，女性之间没有性病传播风险）。在 HIV 风险较高的人群中，应提供专门的 HIV 咨询（第 13 章）。

（刘美颖 翻译，曹照龙 曾 辉 审校）

第 142 章

慢性肾病的管理

ANDREW LUNDQUIST 和 HASAN BAZARI

自 21 世纪初以来，慢性肾病（chronic kidney disease，CKD）的新定义和新分类引起了人们对这一日益严重的临床和公共卫生问题的关注。在美国，超过 60 万的患者已经达到了肾病的晚期，其中 70% 的患者需要透析，30% 的患者接受了肾移植。虽然自 2004 年以来，美国 CKD 的患病率一直稳定在 14% 左右，但由于糖尿病患病率的显著增加，人们担心在未来几年 CKD 的患病率将会增加（第 102 章）。虽然大多数 CKD 患者没有进展到终末期肾病，但他们确实经历了不良心血管事件和全因死亡的风险增加。关于 CKD 患者的最佳管理已经积累了大量的证据，为了更好的诊断和更早实施潜在的疾病改善治疗提供了建议。

虽然终末期肾病患者的管理通常由肾病医生负责，但早期 CKD 的诊断和管理通常是基层全科医生和家庭医疗团队的责任。任务包括准确的诊断、早期开始一线治疗、及时转介肾脏科会诊。本章不仅关注这些任务，还回顾了肾脏病学家用于终末期疾病管理的措施，因为基层医疗机构经常被要求参与实施和监测。

定义、病理生理学、临床表现和过程 [1-14]

定义

CKD 的现代共识定义为：至少存在 3 个月的功能损害［肾小球滤过率（GFR）< 60 ml/（min· 1.73 m^2）］或结构性损伤［通常存在蛋白尿（≥ 30 mg/1 g 肌酐）］。

病理生理学

CKD 可以由多种病因引起，包括糖尿病、高血压、血管疾病、肾小球肾炎、梗阻和遗传性疾病，如多囊肾病。基因组研究发现了新的诊断突变。糖尿病和高血压占终末期病例的绝大多数。CKD 往往是潜伏的和无症状的，直到有明显进展。临床表现可由潜在疾病或肾衰竭的后果引起。在肾病的晚期，这些症状很大程度上与尿毒症的发展有关。当 GFR < 60 ml/min（如果伴有蛋白尿）或 < 45 ml/min（即使没有蛋白尿）时，不良心血管事件和进展到终末期肾病及其并发症的风险开始增加（见后面的讨论）。

急性肾损伤和 CKD 之间的相互关系较少被重视。急性肾损伤发作会使 CKD 风险显著增加，这通常发生在住院期间。年龄较大、女性、基线血清肌酐较高、蛋白尿、肾损伤的严重程度和较高的肌酐排泄量是 CKD 发生风险的独立预测因素，并可作为具有高 C- 统计量（预测能力的度量，见第 2 章和第 4 章）的预测模型的组成部分。流行病学数据和病理生理学研究也发现 CKD 患者易出现急性肾损伤。

高血压

高血压可能是 CKD 的原因，也可能是 CKD 的后果。某些病因，如肾血管病和免疫球蛋白 A（IgA）肾病，可以严重高血压为表现特征，伴有头痛、心悸和头晕。CKD 的高血压很难控制，可能需要多种药物。

蛋白尿

蛋白尿是多种肾病发病机制的基础，不仅是这些疾病的特征，而且是疾病进展中的致病机理，以及治疗的靶点。在糖尿病中，微量白蛋白尿是糖尿病肾病最早的临床表现，通常发生在胰岛素依赖型糖尿病患者发病后的 6 ～ 7 年。随着时间的推移，蛋白尿变得明显。肾小球疾病的特点是大量蛋白尿，患者经常表现为肾病综合征，包括高血压和水肿。肾病综合征的其他并发症包括深静脉血栓形成、肺栓子、感染和伴随高脂血症的加速动脉粥样硬化。蛋白尿的程度往往决定肾病（但不是所有肾病）的进展速度。

液体和电解质问题

钠和液体潴留通常发生在肾病病程的后期，但可能是某些 CKD 病因的主要特征。有两个原因突出。双侧肾动脉狭窄典型表现为高血压、液体超载和氮质血症三联征。氮质血症的程度与其他肾衰竭的原因相比可能是轻微的。肾小球肾炎也可导致盐和水潴留，肾功能接近正常。IgA 肾病、狼疮肾炎、冷球蛋白血症和链球菌后肾小球肾炎可表现为主要的液体潴留，而无终末期肾病。在潜在的充血性心力衰竭患者中，肾病可加剧盐和水潴留。

高血钾常发生在肾病的晚期。然而，在相对早期的患者和某种情况下，它也可能是一个严重的问题。尤其重要的是糖尿病肾病患者，他们常因低肾素醛固酮增多症而出现高血钾。糖尿病肾病的治疗包括使用血管紧张素转换酶（ACE）抑制剂或血管紧张素受体阻滞剂（ARBs），这两种药物都会加重高血钾。

低血钾也是 CKD 早期的一个特征。肾动脉狭窄时高肾素状态可引起钾尿和低钾血症。肾小管酸中毒也可引起肾钾消耗。

代谢性酸中毒可在肾病的早期和晚期出现。早期的酸中毒通常为非阴离子间隙型，与氨化减少或相关的肾小管酸中毒有关；在肾病的晚期，由于不能排泄有机酸，它往往是阴离子间隙型。

内分泌的问题

CKD 中钙和磷酸盐代谢改变及其后果的重要性经常被低估。磷酸保留和减少 1α- 羟化维生素 D_2［部分由成纤维细胞生长因子 23（FGF23），一种新描述的磷脂介导］引发一系列紊乱，可在 CKD 病程早期导致继发性甲状旁腺功能亢进。当肾小球滤过率低于 40 ml/min 时，低钙血症和高磷血症在临床上变得明显。1,25 羟维生素 D 缺乏和高磷血症联合造成进行性低钙血症并加重继发性甲状旁腺功能亢进。

继发性甲状旁腺功能亢进的一个重要后果是骨质疏松性骨病，称为囊性纤维性骨炎。此外，不受控制的磷酸盐水平和高钙磷酸盐产物可导致血管过早钙化、血管动脉疾病和瓣膜钙化，导致主动脉和二尖瓣疾病。低钙血症会导致肌肉无力，极少数情况下还会出现抽搐。

贫血

贫血是肾病的一个重要后果。贫血的主要原因是红细胞生成素缺乏。其他因素可能包括红细胞存活率下降，黏膜出血，铁吸收减少，以及骨髓对红细胞生成素的抵抗。贫血和高水平的 FGF23 可导致左室肥厚，同时伴有难以控制的高血压。左室肥厚和贫血都是 CKD 患者预后差的独立因素。

心血管事件

不良心血管事件的风险显著增加，这是因为闭塞性冠状动脉疾病和非动脉粥样硬化并发症（如心律失常、心力衰竭和猝死）的风险增加。在 CKD 的早期阶段，风险与已知的冠心病患者相当，透析患者的风险是正常患者的 40 ～ 50 倍。CKD 与中风风险增加 3 ～ 4 倍相关，对于那些终末期疾病患者，中风风险增加到正常水平的 5.8 倍。

抑郁症

与大多数严重的慢性疾病一样，抑郁症是慢性肾病患者的常见伴随症状，特别是当病情发展到更晚期时。据估计，重度抑郁症的患病率高达 20%。前瞻性队列研究发现，重度抑郁症是预后不良的独立危险因素，与住院、需要透析和死亡风险显著增加相关。

临床表现及病程

大多数患者在 CKD 的早期和中期仍无症状。直到他们达到更高级的阶段，他们才会出现明显的症状。肾衰竭患者经常表现出一种常见的症状，而不管其肾病的病因。疲劳、运动耐力下降、厌食和恶心往往是主要症状。与磷酸盐升高和尿毒症毒素有关的瘙痒也很常见。贫血引起的液体超载和高输出性充血性心力衰竭最初可能被误认为是原发性心功能障碍。心包炎可表现为胸膜炎和体位性胸痛，这对缺血性心脏病来说是令人担忧的。偶尔可发展为心包填塞，表现为低血压、心球状、颈静脉升高和奇脉。尿毒症血小板功能障碍可导致黏膜出血。随着越来越多的人认识到对 CKD 进行最佳管理的必要性，大多数患者比过去更早地过渡到透析或移植。因此，尿毒症脑病较少见。当它发生时，表现可能包括认知能力下降、意识混乱、不完全性肌痉挛和癫痫发作。癫痫发作有时也可由严重的低钙血症引起。

CKD 的进展速度是可以预测的；肾功能下降率与血清肌酐成反比，对糖尿病和高血压等慢性疾病呈线性关系。另外，炎症过程，如胶原蛋白血管疾病，不太容易预测，既受制于特定病人的内在疾病倾向，又受制于治疗的影响。

诊断、分期和筛选 [1,2,8,15-36]

如前所述，CKD 的共识定义主要是功能性的，基于 GFR 降低到小于 60 ml/min 或存在蛋白尿。该阈值对老年人的适用性和准确性存在一些争论，因为在 65 岁以上的人群中，除非同时有蛋白尿，否则在 GFR 低于 45 ml/min 之前，预期寿命不会降低。此外，身体肌肉质量和肾脏生理的变化可能使基于肌酐的肾功能估计不可靠。

因此，诊断需要准确估计 GFR。已经开发了一些公式来估计这一比率（大多数使用年龄、性别、种族和血清肌酐）。

肾功能测量：估计肾小球滤过率

血清肌酐本身并不能很好地反映肾功能。肌酐的产生与肌肉质量有关，女性约为 15 mg/（kg·d），男性约为 25 mg/（kg·d）。小管分泌的肌酐比例为 10% ～ 50%，这可能在 CKD 患者中发挥更重要的作用，导致 GFR 过高估计。因此，使用血清肌酐，但调整了年龄、性别和种族差异的公式已经被开发出来，以提供更好的肾功能评估以及其他血清和尿液标记物的测量。其中包括：

- 胰岛素清除率：金标准；难以实施，一般不可供临床使用。
- 24 h 尿液收集以清除肌酐：传统上被吹捧为测量肾功能的标准方法，但收集的不准确性降低了其可靠性，其有效性受到质疑。
- 肾病饮食的修正（MDRD）方程：在一项关于蛋白质限制和血压控制对 CKD 进展影响的研究中制定。
- CKD-EPI 方程：MDRD 的修正，旨在减少对健康人群 GFR 的低估：

  $GFR = 141 \times \min（S_{Cr}/\kappa，1）\alpha \times \max（S_{Cr}/\kappa，1）^{-1.209} \times 0.993Age \times 1.018$（如果是女性）$\times 1.159$（如果是黑人）；

  其中 $\kappa= 0.7$（女性）或 0.9（男性），$\alpha= -0.329$（女性）或 -0.411（男性），$\min =S_{Cr}/\kappa$ 的最小值或 1，$\max = S_{Cr}/\kappa$ 的最大值或 1。

在临床实践中，MDRD 方程已经取代了以前的 GFR 估计公式（如 Cockcroft-Gault 方程），与预后的相关性更好，对风险分层更有用。然而，对其准确性的担忧，特别是对过度分类 CKD 患者的倾向，导致了 GFR 估计的进一步改进。最值得注意的是 CKD-EPI 方程，它使用与 MDRD 相同的术语，但在荟萃分析综述中发现，它可以将更少的"正常"个体分类为 CKD，并更准确地预测死亡和终末期肾病的风险。CKD-EPI 方程正逐渐取代 MDRD 方程，成为基于肌酐估算 GFR 的标准。它是利用人口数据开发的，包括年龄、性别、种族和生活在北美和欧洲的人的种族，这有助于确保其广泛的适用性。对这些估计量的改进正在进行中。应该参考相关文献，特别是关于在估算的（eGFR）方程中使用种族系数的文献，这些文献因不准确和导致治疗决策的差异而受到批评。

CKD-EPI 的计算器可用（https：//www.niddk.nih.gov/health-information/communication-programs/nkdep/laboratory-evaluation/glomerular-filtration-rate-calculators/ckd-epi-adults-si-units）。美国的许多实验室现在报告了基于 CKD-EPI 方程和血清肌酐的 eGFR。

其他测量肾功能的方法，如胱抑素 C 结合血清肌酐的测量，显示出进一步提高 CKD 诊断或确认准确性的希望。胱抑素 C 在肌肉质量（或多或少）和饮食改变的情况下特别有用，因为这些因素会影响基线血清肌酐。《肾病：改善全球预后共识》（KDIGO）推荐在需要确认 CKD 时使用。在 65 岁以上患者的头对头比较研究中，为老年人开发的其他 GFR 估计方程（LMR，FAS，BIS 1）的效果并不比 CKD-EPI 公式好。

分期和风险分层

慢性肾病的分期

国家肾脏基金会通过其肾病结果质量倡议，在 21 世纪初提出了 CKD 分期的新定义，以改进检测、风险分层和研究。该定义于 2012 年修订，纳入与死亡率、CKD 进展相关的蛋白尿分级水平，以及与 eGFR 无关的终末期肾病（end-stage renal disease，ESRD）。研究表明，CKD 在美国的总体患病率为 14%，而 ESRD 的患病率约为 0.2%。CKD 的分期目前是根据 eGFR 和白蛋白 - 肌酐比值（如 G3bA2 期）来划分的，其定义如下：

G1 期：肾小球滤过率正常或升高的肾脏损害：GFR ＞ 90 ml/min

G2 期：肾小球滤过率轻度下降的肾脏损害：GFR 为 60 ～ 89 ml/min

G3a 期：GFR 适度降低：GFR 为 45 ～ 59 ml/min

G3b 期：GFR 中度下降：GFR 为 30 ～ 44 ml/min

G4 期：GFR 严重下降：GFR 为 15 ～ 29 ml/min

G5 期：肾衰竭：GFR ＜ 15 ml/min（或透析）

A1 期：白蛋白 - 肌酐比值小于 30 mg/g

A2 期：白蛋白 - 肌酐比值为 30 ～ 299 mg/g

A3 期：白蛋白 - 肌酐比值大于 300 mg/g

危险分层——预测预后

进展到终末期疾病的风险、心血管并发症的发展和死亡率在很大程度上是分期的功能，这是由 GFR 和蛋白尿的估计决定的。这些参数已被证明比血清肌酐变化更敏感。已寻求其他独立的风险预测因子来细化风险分层。在 CKD 风险患者中，钠过量的程度（通过外推，钠摄入量）与心血管事件风险相关，与最低风险患者相比，处于最高四分位的患者几乎翻了一番。

血清肌钙蛋白水平升高与无急性冠状动脉综合征的 CKD 患者的全因和心血管死亡率有关。血浆可溶性尿激酶型纤溶酶原激活物受体（suPAR）水平可独立预测肾功能正常者患 CKD 的风险，提示其未来可作为危险生物标志物。研究发现 FGF23 水平与终末期肾病风险独立相关，并在全 GFR 中预测死亡率。肾脏损伤分子 -1 和单核细胞趋化蛋白 -1 等研究指标对 CKD 的发生发展具有预测价值。血清磷酸盐、甲状旁腺激素和钙水平对死亡和心血管疾病几乎没有独立的预测价值，除了较高的血清磷酸盐水平和死亡率之间有一定的相关性。

慢性肾病的筛查

在最近的回顾中，美国预防服务工作组发现没有足够的证据表明常规筛查的危害和好处，从而对早期 CKD 的无症状患者进行筛查提出建议。其他研究小组则倾向于筛查有肾病、糖尿病、高血压家族史、年龄超过 60 岁、肥胖和高危种族的患者。尽管如此，随着 GFR 的常规计算和报告，大多数血清肌酐的实验室测定正在进行许多常规的筛查。

病原学诊断

虽然在 CKD 的晚期，病原学诊断对治疗不那么重要，但早期疾病患者的预后可能受益于病因特异性治疗。因此，一旦早期 CKD 的诊断被证实，检查的重点就转移到对潜在疾病的识别上。在成人中，考虑和治疗糖尿病（第 93、102 章）、高血压（第 14、26 章）、动脉粥样硬化疾病（第 15、28、31 和 54 章）和心脏衰竭（第 32 章）是至关重要的，因为他们占 CKD 负担的很大一部分，特别是在老年患者中。注意可能对肾脏产生不良影响的药物（例如，非甾体抗炎药，见第 156 章）也很重要。血尿（第 129 章）、蛋白尿（第 130 章）或尿潴留（第 134 章）可能提示其他病因，应进一步研究。外显子组测序显示了相当大的前景。探索性研究发现，在不到 10% 的病例中发现了可操作的突变，类似于在癌症治疗中进行测序。然而，为了避免基因过度诊断，必须有纪律地报告研究结果。

监测

定期监测 eGFR 和白蛋白 - 肌酐比值是判断 CKD 进展和预后的标准指标。eGFR 的变化比血清肌酐的升高更能预测终末期肾病的进展。结合尿白蛋白 - 酪蛋白 - 亚丁酸的比值，eGFR 提供了一种实用和简便的监测方法。在研究环境中，许多生物标志物被用于监测肾脏损伤程度和治疗反应。这包括肾损伤分子 -1 和单核细胞趋化蛋白 -1。还应密切关注与并发症相关的参数，如血清电解质、钙、白蛋白、磷酸盐、甲状旁腺激素、红细胞压积和维生素 D_2），而不是 1,25- 羟基维生素 D（后者往往不能反映人体总的维生素 D 水平，尽管严重缺乏，但通常仍保持正常）。

管理原则 [1,2,8,13,37-85]

在过去的几十年里，我们已经看到了从对自然病史的观察和文献记录到积极干预的时代的转变，因此慢性肾衰竭患者的肾功能得以延续，他们的生活质量得以改善。早期识别 CKD 和小心处理并发症是关键目标。其中许多措施可以而且应该由基层全科医生实施，特别是在 CKD 的早期阶段。

血压和对葡萄糖耐受不良的控制 [1,2,6,10,12,14,19,37-60]

对于基层全科医生来说，控制血压是预防和减缓 CKD 进展的唯一最重要的治疗措施。CKD 患者开始治疗的最佳阈值和最佳目标血压近年来已经修订，这是由具有里程碑意义的 SPRINT 研究的结果所推动的，该研究显示，强化血压治疗和降低阈值和目标可以改善肾脏和心血管结果（第 26 章）。目前的指南（如 ACC/AHA）建议在血压大于 130/80 mmHg 时开始降压药物治疗，目标是使收缩压小于 120 ～ 130 mmHg，具体取决于患者的合并症。尽管 eGFR 在集中治疗的患者中经常下降，但肾脏损伤的生物标志物实际上有所改善，这表明 eGFR 的变化更多是血流动力学的功能改变，而不是肾实质损伤的标志。

糖尿病患者的血糖控制对于预防和减少微血管并发症也至关重要，其中肾病是未来 CKD 最突出和令人担忧的来源。将目标定为糖化血红蛋白低于 7.0% 有助于降低风险，但目标的设定需要个性化，并考虑到整体临床状态和共病。血管紧张素阻断剂和 SGLT2 抑制剂的使用已证明能够改善肾脏预后，其效果超过生活方式改变和血糖控制本身（第 102 章）。

血管紧张素阻断剂（第 26 章）

ACE 抑制剂（ACEIs）和血管紧张素受体阻滞剂（ARBs）已被证明能显著减缓肾衰竭的进展，其效果超过了单独控制血压的预期。其益处是巨大的，特别是对于那些糖尿病或蛋白尿患者。对于无糖尿病或无明显蛋白尿（＜ 500 mg/d）的患者，ACEIs 或 ARBs 与其他降压药物相比没有优势。有证据表明，这对肾脏的预后是最有利的，特别是在进展到肾衰竭的延缓方面。对心血管结果的影响尚不明确。在常染色体显性多囊肾病患者的随机试验中，为了严格控制血压而给予血管紧张素阻断剂，使体积增加的速度减慢，并引起左心室质量和尿白蛋白排泄的进一步下降。

ACEIs 和 ARBs 的疗效具有可比性。在糖尿病肾病患者中，两者联合使用并不比单独使用更有益，并可能导致肾病的进展（第 26、102 章）。使用这些药物面临的挑战包括肾功能恶化和高血钾。此外，ACEIs，但不包括 ARBs，通常会引起咳嗽；血管性水肿是一种较不常见但更为严重的副作用。在急性肾损伤的环境中使用与较低的死亡率有关，但增加了因肾脏原因的住院率。

血管紧张素阻断剂引起的高钾血症的处理。某些疾病如糖尿病肾病易发生高钾血症，特别是在同时需要血管紧张素阻断以保持肾功能和减少蛋白尿的情况下。高钾血症不仅在糖尿病中存在，在许多与高蛋白尿相关的 CKD 中也存在。

钾管理从饮食限制为 2 g/d 开始。对饮食摄入量进行更严格的监管可能是困难的。噻嗪类药物和袢利尿剂都可以帮助血压和容量管理，同时也有助于高钾血症。碳酸氢钠治疗代谢性酸中毒对血清钾有一定的改善作用。患者应该被告知钾的饮食来源以及盐替代品等隐藏来源。甚至非处方药如非甾体抗炎药、甲氧苄啶、受体阻滞剂、ACEIs、ARBs 和保钾利尿剂对血清钾的影响也应该考虑。当这些药物开始用于 CKD 患者时，应在 1 周内重复测定血清钾，并实施适当的管理。

除了饮食限制、使用利尿剂、纠正酸中毒和停止血管紧张素阻断剂外，几乎没有其他选择。传统的用聚磺苯乙烯（Kayexalate）结合钾的治疗可以短期使患者受益，但其副作用（钠输送导致容量超载，高剂量时厌食、恶心、呕吐、便秘和粪便嵌塞）使持续使用存在问题。此外，该药物的使用与肠坏死、出血和穿孔的报道有关，这使得有结肠手术史、肠道阻塞或肠梗阻的患者禁用该药物。

Patiromer 是一种有机的非吸收阳离子交换聚合物，含有钙 - 山梨醇，结合钙在肠道导致其消除。在随机试验中，它在慢性治疗与 CKD 相关的高钾血症中显示了有效性和安全性，使 ACEIs/ARBs 治疗重新启动。可能会出现低镁血症，需要监测血清镁。任何便秘或腹泻都应停止治疗。成本大约是聚磺苯乙烯钠的 8 倍，这使得它最好在有使用理由的情况下长期保留。

其他降压药

其他对 CKD 患者的血压控制有用的药物包括

噻嗪类药物和袢利尿剂、β 受体阻滞剂、钙通道阻滞剂和 α 受体阻滞剂。对利尿剂的选择取决于 GFR，当 GFR ＞ 30 ml/min 时首选噻嗪类药物，当 GFR ＜ 30 ml/min 时保留袢利尿剂。在具有里程碑意义的 ALLHAT 研究中，将赖诺普利与氨氯地平和氯噻酮（噻嗪类利尿剂）进行比较，GFR ＜ 60 ml/min 并接受其中任何一种降压药物治疗的患者发生终末期肾病的风险同样降低。

医疗的其他重要组成部分 [1,2,6,10,61-85]

限制蛋白质

膳食蛋白质摄入对肾脏血流动力学有影响，并诱导促炎细胞因子。富含蛋白质的饮食也会导致代谢性酸中毒和尿毒症毒素的积累。MDRD 研究旨在确定膳食蛋白质限制对 CKD 进展的作用，但并未证明膳食蛋白质限制有明显的益处。然而，对早期肾病患者的亚组分析显示了一些益处。一项荟萃分析还发现，适度限制饮食蛋白质［0.6 g/（kg · d）］并严格控制血压也有一些好处。必须注意蛋白质摄入的质量和避免蛋白质营养不良，这可能是开始透析的指征。当 eGFR ＞ 60 ml/min 时，不需要限制蛋白质摄入。当 eGFR ＜ 60 ml/min 时，通常建议适当的蛋白质限制［约为 0.8 g/（kg · d）］。

钠管理

通过钠排泄测量的钠摄入量与 CKD 患者的心血管风险高度相关。与钠排泄量最低的 CKD 患者相比，钠排泄量最高的 CKD 患者发生心血管事件的风险几乎翻了一番。钠的限制对于 CKD 患者的血压控制尤为重要。通常的建议是在饮食中每天摄入 2.5 g 或 100 mmol 的钠（第 18 章和第 26 章）。对于严重充血性心力衰竭的患者，可能会推荐更严格的钠限制（第 32 章）。偶尔，患者会因为盐消耗肾病而出现高钠排泄，在这种情况下，他们可能会被建议正常甚至高钠摄入量以维持液体平衡，但大多数高钠排泄者都有高钠摄入量。

钙磷管理

血钙过少。当 25- 羟维生素 D 水平低于 30 ng/ml，甲状旁腺素水平升高时，建议每周服用麦角钙化醇（维生素 D_2）。合成维生素 D 类似物，如骨化三醇（1,25- 二羟基维生素 D）已被用于透析患者抑制甲状旁腺激素的释放，但对钙和磷的胃肠道吸收没有显著影响。在过去，这些药物的使用已经扩展到 CKD 患者；然而，最近的共识指南反对在 CKD 中使用骨化三醇，除非在 CKD 4~5 期中有严重的甲状旁腺功能亢进（PTH ＞ 500 pg/ml）。拟钙制剂也被用于抑制透析患者和 CKD 患者的甲状旁腺激素水平。

维生素 D 治疗也因其对心脏结果的潜在影响而引起人们的兴趣，因为 CKD 会增加心血管风险，并且在血管平滑肌中发现维生素 D 受体。迄今为止，来自大规模随机试验的证据未能证明在生存、心脏事件或心脏结构或功能方面有任何益处。

高磷血症。高磷血症可导致继发性甲状旁腺功能亢进和骨质流失；最终导致甲状旁腺肥大和自发性骨折。最初对高磷血症的治疗是将饮食中的磷酸盐限制在 800 ～ 1000 mg/d。限制磷酸盐的摄入需要限制饮食中肉类、乳制品、全谷物和坚果的数量。减少磷酸盐摄入对终末期肾病患者尤为重要。注意不太受重视的磷酸盐来源，如食品添加剂，可以略微改善高磷血症。

钙基磷酸盐结合剂已成功用于控制高磷血症，随后改善继发性甲状旁腺功能亢进。醋酸钙和碳酸钙在随餐服用时都是有效的磷酸盐黏合剂，但在两餐之间服用时，它们是过量钙的来源。在早期研究中发现，不良心血管事件增加，导致心血管事件风险增加的人群转向使用无钙磷酸盐结合剂；然而，基于人群的观察研究没有发现风险增加。过度抑制甲状旁腺激素（如 PTH ＜ 150 pg/ml）的代价可能是增加低转换率骨病的发生率。由于铝毒性的并发症（包括脑病、小细胞性贫血和伴有高钙血症的低周转骨病），通常避免使用铝基磷酸盐黏合剂，除非是非常短期的使用。

司维拉姆是一种非铝、非钙基磷酸盐黏合剂，在不引起醋酸钙和碳酸钙相关的高钙血症和血管钙化的实际和传说风险的情况下是有效的。其他新的磷酸盐黏合剂包括镧、柠檬酸铁和蔗糖氧化铁。所有的黏结剂都有相似的效果，但司维拉姆是目前最常用的口服磷酸盐黏结剂。成本大约是醋酸钙的 8 倍。

代谢性酸中毒

肾脏通常以铵盐的形式从饮食中排出 1 mEq/（kg・d）的酸。在初期，酸中毒主要是非阴离子隙型，与氨合成减少有关。酸中毒导致炎症加剧，即一种分解代谢状态，以及骨骼缓冲酸，导致骨骼钙流失。指南建议使用 0.5 ～ 1.0 mEq/（kg・d）的口服碳酸氢钠补充，维持血清碳酸氢钠高于 22 mEq/L。

贫血

CKD 患者在病情发展到更晚期时会出现贫血。贫血可导致左室肥厚，并与透析开始后数年死亡风险增加有关。CKD 3 期患者应进行贫血评估，并应排除其他原因，如铁缺乏。

重组人红细胞生成素治疗非常有用，多年来一直非常流行；然而，有证据表明，治疗贫血程度较轻的患者并寻求更高的目标水平是一种浪费，使患者面临的风险大于益处。肾功能不全的血红蛋白校正和预后试验表明，与 11.3 g/dl 的目标血红蛋白水平相比，13.5 g/dl 的目标血红蛋白水平与死亡、心肌梗死、充血性心力衰竭住院和中风风险增加相关。TREAT 试验表明，在 CKD 和贫血患者中，与保持血红蛋白高于 9 g/dl 的抢救治疗相比，血红蛋白为 11 ～ 12 g/dl 的治疗与脑卒中的发生率增加有关。对生活质量的荟萃分析研究发现，寻求更高的血红蛋白靶点没有任何益处。因此，重组人促红细胞生成素用于 CKD 的指南已被修改，治疗阈值设置为低于 9 g/dl（见“管理建议”）。

在开始使用促红细胞生成素之前，应考虑补充铁。如果转铁蛋白饱和度小于 25% 或铁蛋白低于 200 ng/ml，在促红细胞生成素开始前静脉滴注一个疗程可改善贫血。对促红细胞生成素产生抗性的原因有缺铁、甲状旁腺功能亢进、铝中毒、感染和骨髓恶性肿瘤等。很少有纯红细胞发育不全是由抗红细胞生成素抗体引起的。

心血管并发症

CKD 是心血管死亡率的独立预测因子；应积极管理风险因素。高血压治疗应遵循小于 130/80 mmHg 的指导方针（第 26 章）。糖尿病管理包括注意血糖控制，推荐的目标是 HbA1c ≤ 7.0（更严格的控制似乎与风险增加相关，见第 102 章）。限制饮食中的盐和明智地使用利尿剂有助于控制血压、管理液体状态和预防高血钾。如前所述，高钠摄入量几乎使不良心血管事件的风险增加一倍。血脂管理应谨慎，以低密度脂蛋白＜ 100 mg/dl 为目标，通常需要强化他汀类药物治疗（第 27 章）。戒烟是必要的（第 54 章）。过早的冠状动脉和血管钙化与高钙磷产物有关。目前的建议是避免钙磷酸盐产物＞ 55 mg/dl。贫血的管理已在前面讨论过。少数传统的危险因素，如同型半胱氨酸，在 CKD 患者中往往升高，可能很重要，但 B 族维生素治疗的益处尚未得到证实，不推荐使用（第 18 章和第 30 章）。

脑卒中预防成为一个问题，特别是在伴有心房颤动（AF）的 CKD 患者中，这在老年人群中日益常见；脑卒中和全身栓塞的风险显著增加，而 CKD 是其中的一个因素。一项人群队列研究发现，华法林治疗非终末期 CKD 合并 AF 患者可显著降低脑卒中或全身栓塞的风险；阿司匹林治疗没有任何益处，但确实增加了出血的风险，华法林也是如此。有趣的是，在中国，叶酸补充剂在饮食中是罕见的，补充剂是为预防脑卒中而开的处方，它在 CKD 患者中的使用显著减缓了 CKD 进展。

神经肌肉的并发症

CKD 患者可发展为神经病变和肌肉无力。肌肉无力常因甲状旁腺功能亢进而加重。在第四和第五阶段还会出现更多的认知功能障碍，以及嗜睡和昏迷。

肾毒素的药物调整与避免

药物对 CKD 患者可能有多种作用。老年人尤其脆弱，他们的血清肌酐可能低估肾功能障碍的程度。药物可造成血流动力学影响，加重肾功能障碍。其中经典的是 ACEIs 和 ARBs，用于血流动力学显著的双侧肾动脉狭窄，以及其他不稳定的血流动力学状态。非甾体抗炎药应避免其短期血流动力学影响和潜在的长期毒性。人们担心别嘌呤醇（通常用于对抗 CKD 的高尿酸血症）可能在 CKD 的情况下诱发超敏反应，但是人群队列研究未发现肾脏功能风险增加或降低。慢性、高剂量质子泵抑制剂治疗与 CKD 风险中度增加相关（危险比，1.50）；风险与剂量有关，在低剂量时可以忽略不计（第 68 章）。

对比研究越来越多地在边缘肾储备的门诊患者中进行。碳酸氢钠或生理盐水水合作用和限制燃料负荷是潜在的预防措施，可用于限制风险，特别是在 eGFR ＜ 30 ml/min、糖尿病、心力衰竭或副蛋白存在的患者中。MRI 中使用的钆暴露与肾源性系统性纤维化有关。这与皮肤、心脏、肺和膈等器官的"硬皮病样"纤维化有关。这导致美国食品和药物管理局对此类使用发出警告。医生应避免在 CKD 患者中暴露钆，特别是那些终末期肾病、急性肾损伤或 eGFR ＜ 30 ml/min 的患者。在某些情况下，肾源性全身性纤维化的风险，包括死亡率的增加，可能被这项试验的潜在价值所压倒，因此需要患者和肾病医生进行讨论。对于肾源性系统性纤维化风险增加的患者，建议立即连续 3 d 透析去除钆，但没有证据表明透析降低了风险。

其他非肾毒性药物值得注意，因为它们的清除率或分布量受肾病的影响。例如地高辛、普鲁卡因胺、苯妥英、加巴喷丁和巴氯芬。肾脏排出的药物包括阿替洛尔和锂。在使用锂盐时要仔细监测药物水平，在使用阿替洛尔时要使用由肝脏排出的替代药物，如美托洛尔，以避免并发症。

抑郁症

如前所述，抑郁不仅在 CKD 中普遍存在，而且也是不良预后的独立预测因素，如严重抑郁发作后 1 年内死亡、住院或需要透析。关于 CKD 患者使用抗抑郁药物的有效性和安全性的数据有限，但一项半选择性 5- 羟色胺再摄取抑制剂（SSRI）的试验在重度抑郁症患者中似乎是合理的（中度抑郁症患者获益较少）。如果选择，剂量应根据肾功能受损程度和患者年龄进行调整（第 227 章）。

患者教育和支持

为了有效地参与共享决策，患者及其家属需要广泛地了解预后、并发症风险以及各种治疗方案的风险和益处。对于体弱的老年患者，应讨论透析选择、早期的移植以及姑息治疗方法，并视情况提供给患者。这样的沟通使他们能够有意义地参与决策，并有助于确保最好的个人有意义的结果。

营养是治疗的关键方式，患者及其家属需要转诊给知情的肾病营养师，以帮助他们在面临各种可能的饮食限制时优化营养。通过教育会议和疾病管理项目的患者支持小组提供更系统化的方法来优化对患者的护理。小组支持会议也可以帮助管理任何同时发生的严重抑郁症。

团队照护、适应证、转诊和终末期疾病管理[1,7,86–100]

团队照护和转诊给肾病医生

CKD 患者极大地受益于利用多学科医疗保健团队的技能的合作方法。在基层医疗环境中，除了基层全科医生的努力外，护理、营养、社会服务和病例管理人员在疾病过程的早期就开始了最佳照护。随着疾病的发展，肾病医生的参与变得至关重要，并由终末期肾病团队的其他成员补充。

随着 CKD 患者人数的增加和老龄化，基层全科医生和医疗家庭团队发挥着至关重要的作用。高血压、贫血、钙、磷酸盐、糖尿病和血脂的管理可以而且应该在基层医疗的早期开始。当疾病进入晚期时，及时转诊给肾病医生对开始专科护理和考虑终末期疾病措施（如透析和移植）至关重要。及时转诊到肾病医生（例如，GFR 为 30 ml/min 或更低）与生存率的提高有关。

透析

过渡到透析的过程，应重视患者和家庭教育，使患者和家庭与肾病保健团队合作，预先安排通道，平稳过渡到慢性透析。透析的典型适应证包括高钾血症、酸中毒、容量超载、尿毒症症状（包括胃肠道和神经系统表现）、尿毒症血小板功能障碍伴出血和心包炎。也有一种转变，认为营养不良是尿毒症的主要表现，是透析的指征，即使其他指征没有出现。糖尿病患者肾小球滤过率低于 15 ml/min，非糖尿病患者肾小球滤过率低于 10 ml/min 时，倾向于更早开始透析，这在对照试验中不被支持，该试验将早期透析与症状开始透析进行了比较，结果没有显示出早期透析的任何优势。影响起始时间的因素包括医生个人的照护实践、患者的临床状态、患者和家庭的价值观和偏好。

透析和移植的准备

通路的放置是 4 期 CKD 患者治疗的关键组成部分。患者应首先了解血液透析、慢性非卧床腹膜透析和移植之间的选择。对于那些希望从移植中获得生存益处并提高生活质量的人，应提供先发制人的肾移植。虽然对移植标准的全面回顾超出了本书的范围，但典型的候选者是年龄在 65 岁以下的遗传性多囊肾病患者，不伴有心血管或内分泌合并症。这样的条件排除了虚弱的老年患者，这些患者在移植后没有显示出生存优势或生活质量的改善。当 eGFR ≤ 20 ml/min，可以推荐患者进行肾移植评估。

选择腹膜透析或血液透析应在放置通路前与患者充分讨论。尽管动静脉瘘必须在使用前至少 3 ～ 6 个月放置，但腹膜透析导管可以在使用前几周放置。通路并发症是血液透析患者住院的主要原因。

适当的早期规划和准备可以避免通路并发症的发病率和死亡率。这应该是关于适合透析患者教育的一部分。在 CKD 的早期阶段和选择血液透析作为一种治疗方式时，应指导患者保留肘前静脉（尽量减少抽血和一侧手臂的血压检查），以备可能的瘘管植入。

透析的频率

进行透析是一项重要的时间方面的承诺，对患者和家庭成员的生活有重大影响。患者和家属经常询问需要多久进行一次治疗。传统的中心血液透析的频率是每周 3 次，这比每周 2 次的计划提供了更好的生存和生活质量，但在降低死亡率方面不如每周 6 次的计划（尽管可及性较差）。常规治疗计划包括 2 d 的暂停，在此期间心血管并发症和死亡的风险显著增加，这强调了定期短间隔治疗的重要性。

移植供体候选资格

潜在的健康的活体捐赠者和潜在的接受者都想知道捐献活体肾脏给捐赠者带来的风险。捐赠的朋友和家人可能不愿提出这个问题。观察队列研究显示，ESRD 的终生风险显著增加（NHANES Ⅲ 数据库中，90/10 000 供体 vs. 14 /10 000 健康非供体），但总体上仍然非常小。ESRD 未治疗的丙型肝炎患者在接受丙型肝炎病毒感染的肾后接受有效的抗病毒治疗比未感染的肾前接受抗病毒治疗效果更好，这表明有机会更早和更有效地进行移植。

管理建议 [8,20,30,32,51,77,101–106]

蛋白质和卡路里

- 有症状、酸中毒或血尿素氮水平大于 75 mg/dl 的患者，每日蛋白质限制在 0.8 g/kg。
- 建议每日热量摄取量为每公斤 40 ～ 50 cal/kg。

液体

- 在液体超负荷或低钠血症的情况下，限制 1.5 L/d 的液体。
- 在有浓缩缺陷的盐浪费情况下，鼓励增加液体摄入。

高血压、糖尿病、蛋白尿

- 当血压超过 130/80 mmHg 时，开始降压治疗。
- 治疗使血压低于 130/80 mmHg。在设定目标时，要考虑总体临床状况和衰弱程度，特别是 70 岁以上的患者。
- 如果可能，在糖尿病或蛋白尿患者的初始治疗方案中，包括 ACEIs 或 ARBs，即使在没有高血压的情况下。
- 添加噻嗪类利尿剂，以加强降低血压和控制任何轻度高血钾。
- 考虑必要时添加另一种抗高血压药物，但在某些情况下避免使用二氢吡啶钙通道阻滞剂（第 26 章），因为它们可能会增加蛋白尿。
- 考虑在糖尿病和 CKD 患者中添加 SGLT2 药物（第 102 章）。

钠

- 为高血压、充血性心力衰竭或肾病综合征患者开限钠处方。
- 建议每日钠摄入量少于 2 g，通常与利尿剂结合使用。

钾

- 监测高钾血症，尤其是在 CKD 的晚期，高钾血症通常是由药物引起的（例如，保钾利尿剂、ACEIs、ARBs、NSAIDs、三甲氧嘧啶和 β 受体阻滞剂）。
- 对慢性高钾血症患者进行低钾饮食指导，并在他们的计划中添加噻嗪类利尿剂；如果采取了这些措施，但钾含量仍持续升高，则考虑短期使用聚磺苯乙烯（在 60 ml 水中加入 15 g 醋酸钾或与苹果酱等食物混合，每日 1 ～ 4 次），除非有相反指示；如果延长使用时间以同时使用血管紧张素阻断剂，考虑 Patiromer（25.2 g 装于一杯水中）；监测钾并观察低镁血症。
- 考虑补充钾（第 32 章附录 32-1）治疗因使用利尿剂或因肾小管间质疾病和肾小管酸中毒引起的低钾血症。

钙和磷

- 监测钙、磷、甲状旁腺激素和维生素 D 水平，从 CKD 早期开始，即继发性甲状旁腺功能亢进开始。
- 使用醋酸钙 / 碳酸钙或合成聚合物司维拉姆（尤其是有心血管疾病史的患者），将磷酸盐维持在正常上限。
- 使用 1,25- 维生素 D 或其类似物来控制甲状旁腺激素水平，但不能低于 150 mg/ml。
- 用 1,25- 维生素 D 补充剂纠正维生素 D 缺乏症。
- 以低于 55 mg/dl 的磷酸钙产物为目标。

代谢性酸中毒

- 血清碳酸氢盐应保持在 22 mEq/L 以上。
- 每天可给予 0.5 ～ 1 mEq/kg 的碳酸氢钠，以维持正常的酸碱状态。

贫血

如果血红蛋白水平低于 9 g/ml，则启动促红细胞生成素。

- 使用促红细胞生成素或达贝泊汀维持血红蛋白水平，目标为 9 ～ 11 g/ml。
- 在开始使用促红细胞生成素之前，通过口服补铁（第 82 章）或静脉补铁来纠正铁缺乏症。

心血管危险因素

- 加强对高血压（上文和第 26 章）、糖尿病（第 102 章）、高胆固醇血症（第 27 章）和吸烟（第 54 章）的控制，尤其是对于早期慢性肾衰竭患者，其益处最大。
- 糖尿病患者的 SGLT2 抑制剂可降低心血管风险和 CKD 的进展；关于 CKD 的肾脏终点和这些药物的安全性，还需要更多的研究。
- 并发 AF 的患者开始华法林抗凝治疗；由于肾功能下降，在考虑其他口服抗凝剂时应谨慎（第 28 章和第 83 章）。
- 如果出现严重抑郁症或持续性严重抑郁症，开始抗抑郁治疗，并根据年龄和肾功能调整 SSRI；药物治疗可能对重度抑郁症患者最有效；如果需要，可以辅以心理治疗（第 227 章）。

转诊进行透析并放置血管通路

- 通常在糖尿病患者的 GFR ＜ 20 ml/min 或＜ 30 ml/min 时，在预期需要透析前至少 3 ～ 6 个月，考虑转诊进行透析并放置动静脉瘘。
- 在决定是否接受透析治疗时，要考虑到预期结果，尤其是生存率和对生活质量的影响，特别是对于患有多种共病的体弱老年人，他们似乎没有生存能力，透析后的生活质量下降。
- 为患者和家属提供预期结果的最佳证据，并引出他们的偏好，以便选择的晚期照护方法反映了真正的共享决策，而非有偏向性的实践决策。
- 当 GFR ＜ 15 ml/min 且有症状时，应开始透析；在无症状的住院患者中，透析开始时间可以推迟到 GFR ＜ 10 ml/min。
- 与肾病团队一起监测功能状态、生活质量、情绪状态、肾功能、电解质、红细胞压积、钙、磷酸盐、甲状旁腺激素、维生素 D 和酸碱状态。

- 通过向营养师推荐增加蛋白质摄入的饮食来优化营养，以通过透析对抗蛋白质损失。

移植

- 对于那些通过移植提高生存率和生活质量的患者（例如，没有潜在的心血管疾病或其他严重的医学并发症；没有需要免疫抑制治疗的癌症或疾病），应考虑早期移植。当 GFR ＜ 20 ml/min 时，移植评估应包括全面的医学评估。
- 作为移植候选者的患者应列入尸体器官移植名单，并应尝试寻找活供体，因为这样可以显著缩短等待时间。

（刘美颖 翻译，曹照龙 曾 辉 审校）

第 143 章

泌尿生殖系统癌症的管理

A.H.G/A.G.M.

泌尿生殖系统癌症在癌症负担中占很大的比例，尤其是在男性中。前列腺癌是北美洲、欧洲和非洲部分地区男性最常见的癌症；睾丸癌是 15 ～ 35 岁男性最常见的肿瘤。膀胱癌中男性占主要部分，肾细胞癌在男性中更为常见。管理的职责主要在泌尿肿瘤团队，但基层全科医生需要熟悉关键治疗方案及其后果，以帮助患者做出知情的治疗选择。对于前列腺癌患者来说，这一点尤为重要，因为前列腺癌患者的选择范围可以从观察等待到尝试治疗不等。与这些癌症相关的其他任务包括筛查和病例发现（第 126 章和第 128 章）、初步检查（第 129 章）、对晚期疾病患者的支持和监测。基层全科医生和家庭医疗团队具备提供这些服务的良好条件。

前列腺癌

在美国，前列腺癌已成为男性的主要癌症，在前列腺特异性抗原（PSA）筛查引入后的几年中，前列腺癌的发病率上升。这部分是因为在 PSA 时代发现了早期病例，但也可能是由于已知和未知风险因素的增加。男性个体的前列腺癌患病风险随着年龄的增长而增加；50 岁以后其发病率和死亡率急剧上升。到了 80 ～ 90 岁，超过 70% 的男性在尸检时至少有显微镜下的前列腺癌证据。因此，人口老龄化是发病率增加的部分原因。国际年龄标准化发病率的差异很大，中国和印度部分地区的发病率低于 10/100 000，而美国的发病率超过 100/100 000，非洲裔美国人的发病率比白人高出 40%。这意味着美国每年新增病例超过 16 万例。每年大约有 3 万例美国男性死于这种疾病，使其成为美国男性癌症死亡的第二大原因。据估计，50 岁男性罹患临床癌症的终生风险为 10%；一生中死于癌症的风险是 3%。

发病机制、临床表现和病程 [1-6]

发病机制

除了年龄和种族背景，家族史也是一个确定的危险因素，前列腺癌在一级亲属中的风险加倍。种族也是一个因素，尤其是在非裔美国人中。已经确认了一些可能导致前列腺癌易感性的候选基因突变，并且通过基因组研究不断发现新的突变。显微镜下的病理如何发展为临床表现明显的疾病仍然不完全清楚，但基因突变发挥了重要作用。越来越多的证据表明，胰岛素生长因子、番茄红素、锌、硒和膳食脂肪可能具有致病作用。没有发现与良性前列腺增生或性活动有关的证据。吸烟、酒精、输精管结扎术和低水平的体育活动基本被认为不属于前列腺癌的危险因素。

雄激素刺激可促进肿瘤生长，是前列腺癌的一个重要特征。大多数前列腺癌最初对雄激素剥夺很敏感，但随着时间的推移，这种反应往往会下降，特别是在长期抗雄激素治疗的情况下，一旦发生转移，进展更快。假设雄激素剥夺可能通过选择具有突变抗性的克隆而导致所谓的去势抗性，但在没有抗雄激素治疗的晚期疾病中也可能发生。在影响雄激素受体信号、DNA 修复和肿瘤抑制的基因中已经发现了突变。信号改变也会触发细胞内肿瘤雄激素合成以及雄激素受体上调。

临床表现及病程

大多数在尸检中发现的前列腺癌是偶然发生的，没有临床意义；它们体积小，分化良好，是二倍体的、非侵入性的，它们起源于移行带。临床上重要的病变是较大的、分化较差的、侵袭性的和非二倍体的，它们通常起源于外周带。当临床上明显的肿瘤出现在腺体周围（后叶或片层）时，许多情况下可以通过指诊检查发现。然而，通过这种方式发现的新病例不到 30%。大多数患者表现为无法触及的无症状病变，通过 PSA 筛查，然后通过前列腺超声检查和活检确诊（第 126 章），其他表现为尿道阻塞的非特异性症状（第 138 章）。长期尿路梗阻导致的肾功能不全比例虽小但却很重要。

另一个重要的临床表现是少数患者会以骨痛或其他转移性疾病表现为主诉。成骨细胞的转移占主导地位，是致病的主要原因，患者可能很痛苦。在未治疗的疾病中有 50% 发生骨转移的风险。局部淋巴结转移也很常见，通常患者无症状。由于这一患者群体较高龄，许多男性死于其他疾病，在较年轻的男性中，这种疾病往往更具有侵袭性，并导致死亡。传统上，预后取决于诊断时的临床分期、PSA 水平和肿瘤的组织学分级（见下一节）。新的分子生物标记物和 MRI 特征有助于改善预后。

诊断、分级、分期和危险分层 [7-18]

诊断和分级

前列腺癌的诊断通常始于直肠指检（digital rectal examination，DRE）发现可疑病变或筛查发现前列腺特异性抗原升高（第 126 章）。转诊至泌尿外科重复 DRE 并经直肠超声（TRUS）引导行穿刺活检。活检的标准方法需要以网格方式采集 10 ～ 12 个样本。

病理学家利用 1 ～ 5 的分级，根据主要的细胞组织学模式给出主要的 Gleason 评分，并根据发现的最高级别的细胞组织学破坏给出二级分级。腺体结构越紊乱、未分化，肿瘤分级越高，预后越差。

两个等级的总和给出一个总的 Gleason 分数用于评分。当初级和二级分级不匹配时，优先用组织学分级进行风险分层（表 143-1）。

尽管 DRE/TRUS 网格方法被认为是一种标准的医疗方法，但在诊断、初级分级和分期方面仍有许多不足之处。这种标准方法漏掉了 21% ～ 28% 的前列腺癌，以及分期和分级较低的前列腺癌，它们同样占相当大的比例——高达 25% 的患者被认为患有早期、分期较低的前列腺癌，他们在手术中往往被发现有更广泛的疾病。这促进了对其他诊断标准的探索。

磁共振成像引导活检。前列腺多参数 MRI 诊断提升了检测质量（灵敏度 89%，特异度 73%），显著降低了假阴性率。它可以在手术过程中或与 TRUS 联合进行靶向活检。在研究条件下，将高级别病变提高 30%，低级别病变减少 17%。然而，灵敏度并不是完美的；在一项比较 MRI 靶向活检和标准系统活检的研究中，16% 的 MRI 靶向活检阴性的患者有系统活检发现的病变。病变在 MRI 上的表现也有助于评估预后（见下一节）。

生物标志物。许多生物标志物正在被研究，以加强对临床上怀疑但活检阴性的患者的诊断。前列腺癌抗原检测包括在前列腺按摩后收集尿液

表 143-1　前列腺癌分级

1 级	Gleason 评分 3 + 3 分
2 级	Gleason 评分 3 + 4 分
3 级	Gleason 评分 4 + 3 分
4 级	Gleason 评分为 4 + 4 分，5 + 3 分或 3 + 5 分
5 级	Gleason 评分为 4 + 5 分，5 + 4 分或 5 + 5 分

Adapted with permission from Epstein JL，Egevad L，Amin B，et al. The 2014 International Society of Urological Pathology consensus conference of Gleason grading of prostatic carcinoma：definition of grading patterns and proposal for a new grading system. Am J Surg Pathol 2016；40：244.

样本。在这一人群中使用该方法的阴性预测值为88%。对活检样本进行的定量DNA甲基化的表观遗传分析提供了类似的阴性预测值。

预测预后分期和风险分层

由于前列腺癌是一种异质性疾病，预后评估和风险分层对治疗计划至关重要。临床分期、Gleason评分和血清PSA浓度是决定预后和风险的基本因素。

临床分期。临床分期依据体检、活检和影像学信息（表143-2）。

超声和MRI通常用于帮助局部疾病进行分期。锝骨扫描作为检测骨转移的主要手段已有几十年的历史，但它的准确性还有待提高（灵敏度78%，特异度48%）。CT在骨转移方面显示出了类似的中等测试特征（灵敏度74%，特异度56%）。尽管如此，对于那些被认为在前列腺包膜之外存在疾病扩散高风险的患者（例如，临床分期T3或T4期或PSA超过15～20 ng/ml），仍继续使用这两种治疗方法。MRI对骨转移表现出更好的灵敏度和特异度（分别高达95%和90%），但检测其他部位转移的能力更有限。为了克服CT和MRI的缺点，人们正在开发新的技术。磁共振使用^{18}-F氟化钠在检测转移性骨病方面显示出了提高准确性的希望（灵敏度为87%～89%，特异度为80%～91%）。基于前列腺特异性膜抗原扩增检测的PET-CT和PET-MRI包括区域淋巴扩散和转移性疾病，具有良好的检测准确性（灵敏度为63%～92%；特异度为88%～100%）。

组织学分级。组织学分级可高度预测预后。正如所指出的，MRI引导的活检不仅能最大限度地提高诊断的准确性，而且还能提高分级的准确性。回顾性队列研究表明，Gleason评分在2～4分的男性，无论诊断时的年龄，很少在随后的15年死于前列腺癌。对于Gleason评分在8～10分的男性，预后更差，15年的病死率为80%或更高，年龄较大的男性，因为年龄因素而面临的其他原因的死亡风险更高。Gleason评分为5分的癌症的预后与Gleason 2～4分的癌症相似。Gleason 7分与Gleason 8～10分的癌症预后相似。Gleason 6分的男性预后为中等。

PSA。PSA水平与肿瘤负荷和前列腺包膜外扩散的风险相关。低于10 ng/ml的水平，转移的可能性较低，而较高的水平则带来更大的风险。值得注意的是，虽然PSA是一种敏感的风险衡量指标，但它并不是特定的——在一些非癌症环境中也会出现PSA升高（第126章）。

表143-2 前列腺癌临床分期

- T1：在显微镜下可见，在影像学上既摸不到也看不见
  - T1a：如果肿瘤是在≤5%或更少的切除组织中偶然发现
  - T1b：如果是在＞5%的切除组织中偶然发现
  - T1c：经穿刺活检发现PSA升高
- T2：可扪及并且影像学或活检显示局限于腺体
  - T2a：≤一侧叶的50%
  - T2b：＞一侧叶的50%
  - T2c：两侧
- T3：突破包膜或侵犯精囊
- T4：固定，并延伸至前列腺以外

危险分层共识。共识努力寻找现成的参数与证据基础，以帮助指导预测和临床决策。目前对风险分层的共识主要集中在病理分级、分期和血清PSA水平（表143-3）。这种风险分层可能有助于临床选择是否需要转移性检查。如果PSA浓度大于20 ng/ml，则可能发生远处骨转移，应进行骨扫描或MRI检查。PSA水平低于10 ng/ml，甚至低于20 ng/ml，大大降低了骨转移的可能性，避免了对肿瘤局限于腺体的男性进行骨扫描的需要，特别是如果Gleason评分小于7分。

改进工作。继续寻找对风险分层进行改进的方法；部分方法具有可能性；根据临床分期、肿瘤分级和PSA预测模型得出的列线图被一些泌尿科医生用来估计肿瘤限制在前列腺的可能性和转移扩散的风险。检测活检标本中与肿瘤侵袭性相关的分子生物标志物（如AR-V7蛋白），可以预测临床进展（风险比，1.63）和死亡率（风险比，2.09）。体细胞和种系突变的基因组研究具有一定的前景，例如使用*BRCA*。肿瘤的MRI增加了预测价值；高度预示前列腺癌的成像意味着疾病进展的可能性很高，而MRI阴性的成像具有相当大的阴性预测值（84%）。如果这些风险分层的改进被证明是准确的和在临床上有用的，它们可能会被有效地应用于

表 143-3　风险分层
非常低的风险
T1c 或更低的临床分期
Gleason 评分 6 分或更低
PSA ＜ 10 ng/ml
活检中心少于 3 个，每个活检中心肿瘤发生率≤ 50%，PSA 密度＜ 0.15 ng/（ml · g）
低风险
临床分期 T1 ～ T2a
Gleason 评分 6 分或更低
PSA ＜ 10 ng/ml
中间的风险
临床分期 T2b ～ T2c
Gleason 评分 7 分
PSA 10 ～ 20 ng/ml
高风险
临床状态 T3a
Gleason 评分 8 ～ 10 分
PSA ＞ 20 ng/ml
很高的风险
临床分期 T3b ～ T4
Gleason 评分 5 分
Gleason 评分 8 ～ 10 分，中心在 4 个以上

Adapted from Mohler JL，Armstrong AJ，Bahnson RR，et al. Prostate cancer，version 1.2016. J Natl Canc Netw 2016；14：19.

那些处于风险分层灰色地带的患者（Gleason 评分 3 + 4 分或 3 + 3 分）。

管理原则 [19-81]

最好的管理方法是将风险分层与患者的偏好、价值、年龄和共病相结合。由于有许多治疗方案，其中许多具有潜在的可比较的结果（特别是对于低或中度风险的患者），因此有必要对患者进行每种治疗方案的风险和益处的评估，以便做出对个人有意义的决定。对方案的讨论最好是从多学科的角度进行，包括泌尿科医生、放射肿瘤医生和肿瘤科医生。基层全科医生对患者的价值观和观点十分熟悉，是值得信赖的顾问，患者和家属经常寻求他们的意见和选择。这就要求基层全科医生对治疗方案和结果有一定的了解。选择通常是依据疾病分期、Gleason 评分、PSA 和其他早期注意到的风险分层措施。

局限于前列腺的疾病 [19-65]

早期、低风险疾病（如临床分期 T1c、T2a，PSA 水平≤ 10 ng/ml，Gleason 评分≤ 6 分）常见于 PSA 筛查发现的癌症患者。这类患者不进行治疗时预后良好（据报道，20 年生存率为 96%），提示观察可能是一个合理的选择，特别是对于老年男性。另外，T1 和 T2 肿瘤患者立即治疗效果也很好，无论是根治性前列腺切除术还是放射治疗，治愈率都超过 90%，尽管阳痿和尿失禁的发生率更高，但对疾病后期进展的治疗需求更少。由于患者经常会遇到相互矛盾的建议，因此有必要检查现有的最佳研究的结果。

试验数据。三个主要的长期随访随机试验解决了局部疾病最佳治疗方法的问题。两项研究（PIVOT 和 SPCG-4）比较了早期根治性前列腺切除术和观察等待（仅在有症状时治疗）。第三项研究（ProtecT）比较了以治愈为目的的治疗（根治性前列腺切除术或放疗）和主动监测（定期 DRE 和 PSA 检测）。

早期根治性前列腺切除术与观察性等待。PIVOT 试验主要根据退伍军人管理局系统中 PSA 筛查结果招募患者。尽管有提高生存率的趋势（绝对生存率提高 4%，$P = 0.06$），但 20 年的总生存率没有显著提高。在亚组分析中，在被认为是中度风险的男性亚组（绝对差 14%）中，生存率确实出现了显著改善，但在那些被认为是低风险的男性亚组（绝对差 0.7%）中没有出现显著改善。最终需要治疗的手术明显减少（26% 绝对差），但大多数是无症状进展。手术与较差的生活质量和不良反应（阳痿、尿失禁）有短暂的相关性，但这种差异在 2 年后消失。

SPCG-4 试验是瑞典的一项研究，纳入的患者往往比 PIVOT 研究中的患者处于疾病的更晚期并具有更高的疾病风险——近 2/3 的患者有 T2 疾病，20% 的患者 PSA 大于 20 ng/ml，近一半的患者是根据症状纳入的。在 29 年的随访中发现了显著的生存获益（全因死亡率降低 45%，绝对死亡率降低 11.7%）。从 23 年随访开始，平均预期寿命增加了 2.9 年。65 岁男性的生存受益最大。较高 Gleason 评分（> 7 分）者与较低 Gleason 评分（≤ 6 分）者相比，死亡风险增加了 10 倍。

早期根治性前列腺切除术或放疗与主动监测。在 ProtecT 研究中，英国 PSA 检测到的早期疾病患者被随机分配到早期治疗中，要么接受根治性前列腺切除术或放疗，要么接受定期 PSA 和 DRE 的主动监测。10 年后，前列腺癌相关生存率没有差异，但所有组的死亡率都很低。手术和放疗同样与疾病进展率降低 60% 相关。与其他治疗方案相比，手术与暂时性和长期尿失禁更相关（17% 的患者在第 6 年使用垫尿，而主动监测的患者为 8%，放疗患者为 4%）。放射线治疗后排尿困难暂时加重，但随着时间的推移而改善，后来没有区别。治疗组（手术组 > 放疗组）勃起功能短暂性下降更多，然后恢复一些，但随着时间的推移，所有组的勃起功能都有所下降。放射治疗组的肠功能短暂受损，随后比其他组更常出现血便。值得注意的是，被分配到积极监测的人中，有 46% 的人在 10 年后不需要治疗。

早期局限性疾病的管理选择。尽管这些研究似乎得出了相反的结论，但当我们对类似风险层次和相似随访时间的患者进行数据检查时，这些研究提供了相当一致的结果。PSA > 20 和 Gleason 评分 > 7 分的早期疾病患者在立即手术治疗中获得了更好的结果，而那些低风险疾病患者（PSA < 10，Gleason 评分 ≤ 6 分）在不立即治疗的情况下也表现良好。当注意到生存获益时，要随访到 10 年才开始显现，而且要随访 到 20 年以上才具有统计学意义。

对于低风险观察管理（观察等待或主动监测）的患者。早期、低风险疾病患者预后良好，值得观察性治疗。观察方法包括观察性等待（仅在症状出现时采取行动——姑息治疗策略）和主动监测（定期进行 DRE 和 PSA 检测，如果发现疾病进展，随后进行前列腺成像和前列腺活检）。观察等待是有道理的，通常是预期寿命较短的男性的选择。对于预期寿命在 10 年或 10 年以上的低危患者，积极监测似乎更可取，这些患者有一定的疾病进展风险，如果预后恶化，治疗可能获益。与即时治疗相比，尚未确定和研究出积极监测的最佳方案，但比较结果分析表明，观察等待和积极监测是低风险、早期疾病的合理选择。

对于风险增加的患者：根治性前列腺切除术或放疗 / 辅助雄激素剥夺与主动监测或观察等待。从上述研究的长期数据可以看出，诊断时的治疗可以提高较高风险的病变局限的男性患者的生存率。这种益处在预期寿命超过 10 年的人身上尤为明显。年龄较大的人可能会选择密切观察或主动监视。放疗和根治性前列腺切除术之间的选择很大程度上取决于副作用、当地可获得的专业水平和患者的偏好。

手术。如前所述，根治性前列腺切除术可以降低风险较高的局限性前列腺癌患者的疾病特异性和总体死亡率。一般来说，泌尿生殖系统的手术率比放疗高，但都非常依赖于当地的手术和放疗的技术经验。

勃起功能障碍是一个主要问题。前列腺癌预后研究是一项以人群为基础的研究，研究对象为 1291 名接受局限性前列腺癌手术并随访 2 年的男性，60% 的男性在手术 2 年后勃起不稳，无法进行性交。外科技术的进步使得勃起功能的保留变得更有可能，但是所谓的神经保留手术并不总是可行的，即使它们是可行的，也并不总是成功的——结果非常依赖于外科医生（永久性丧失的风险可能低至 3% 或更低）。当神经保留手术后确实发生阳痿时，神经血管结构如果是完整的，可以使用血管活性药物勃起（第 132 章）。虽然大多数患者术后出现尿失禁，但超过 50% 的患者在 5 周后尿失禁消失。然而，对于相当多的男性来说，这仍然是一个长期的问题：在两年的癌症患者结局研究中，1.6% 的男性报告没有控尿功能，报告尿频和偶尔漏尿的比例分别为 7% 和 42%。

手术技术的进步促进了机器人和非机器人微创前列腺根治术的发展。与传统开放式手术相比，微创手术缩短了住院时间，减少了狭窄，减少了呼吸道和其他手术并发症；此外，在是否需要额外的癌症治疗方面没有区别，但有更多的泌尿生殖系统并发症，包括尿失禁和勃起功能障碍。

放射治疗。大多数放射肿瘤学家认为，放射治疗是 70 岁以上临床局限性疾病患者需要治疗的标准治疗方法。放射治疗可采用外照射或间质植入治疗，称为近距离放射治疗。与手术相比，外部放射治疗对早期疾病（T1 ～ T2）的治愈率相似，但并发症相对较低。强度调制技术的应用使辐射束与前列腺癌的精确轮廓相匹配，允许更高剂量的计算机引导辐射传送到肿瘤，同时降低周围非前列腺组织受损的风险。然而，短暂的放射性结肠炎可能会引起腹泻、里急后重和直肠出血；虽然间歇性直肠出血可能会持续，但大多数肠道症状会消失。前列腺内效应包括短暂性尿流出梗阻和勃起功能障碍。后者比手术要少，但前列腺放射治疗的风险略有增加。与手术相比，放射治疗后尿失禁是罕见的。雄激素剥夺疗法是治疗前和治疗期间的辅助疗法（见下一节）。

许多新的放射治疗方法正在出现，大多数希望缩短治疗时间和减少副作用的风险。近距离放射疗法对希望避免其他治疗方案并发症的男性有吸引力，但长期疗效的证据有限，特别是在中高危年轻男性中。主要的观察队列研究结果显示，与外照射或手术相比，其预后较差。低分割放疗在更少的疗程中提供更高的剂量。它可以达到类似的肿瘤结果，但代价是增加晚期泌尿和肠道疾病的风险。质子束治疗是一种立体定向高能放射疗法，能精确传输，疗程短，但在疗效和副作用方面没有特别优势，成本非常高。激光和聚焦超声也在研究中。

辅助雄激素剥夺疗法。雄激素剥夺治疗与放疗联合辅助使用可提高中、高风险患者的预后，但对低风险患者的疗效尚未确定。雄激素受体阻断剂（如比卡鲁胺）和促性腺激素释放激素激动剂（GnRH）（如亮丙瑞林、戈舍瑞林）已经被使用。通常，雄激素受体阻断是在放疗前使用的，以缩小肿瘤的大小。它还能抑制与 GnRH 激动剂治疗相关的暂时性睾酮释放激增。长效 GnRH 兴奋缓释剂使用方便。激动剂治疗中持续的 GnRH 信号反常地关闭睾丸中的睾酮合成。当与放射治疗结合使用时，无病生存率显著提高，特别是对于高危疾病或前列腺切除术后复发的患者（见下一节）。

在早期疾病中，GnRH 激动剂治疗通常在放射治疗完成后停止，但如果出现严重疾病或疾病进展的证据，则继续进行治疗——通常首先表现为 PSA 升高（见下一节）。副作用包括男性乳房发育、潮热、性欲减退和头痛。

局部晚期疾病[66–81]

局部晚期（T3）疾病是一个更大的挑战，特别是如果累及淋巴结。

体外放射。单独放疗可能对肿瘤的局部控制有用，特别是前列腺切除术后局部复发的疾病，约30% 的手术治疗患者有这种情况。然而，扩散到局部淋巴结的疾病尤其难以通过放射治疗进行消灭。近 50% 接受补救性放射治疗的患者会有进一步的疾病进展，特别是如果他们有更严重的疾病。

长期雄激素剥夺疗法。及时加入雄激素剥夺疗法可显著改善疾病控制，且癌症相关生存率高达50%。及时管理是必要的。对于以前治疗过的患者，需要开始治疗的第一个迹象是 PSA 上升。治疗无限期地继续；然而，使用促性腺激素受体激动剂进行长期医学阉割并非没有不良后果［包括骨质疏松（需要双磷酸盐治疗）、肌肉萎缩以及潮热、性功能障碍和疲劳导致的生活质量损害］。身体虚弱的老年男性可能特别容易受到长期治疗的影响。最初对心血管风险增加的担忧没有出现。另外，老年患者可以考虑用比卡鲁胺高剂量雄激素受体阻断剂来代替 GnRH 激动剂治疗，因为不良反应（主要是男性乳房发育）更有限。

去势抵抗性疾病的管理。尽管激动剂治疗中持续的 GnRH 信号可以阻断睾丸中的睾丸激素合成并抑制肿瘤生长，但多年的持续使用最终会导致所谓的去势抵抗，在这种情况下，抗雄激素治疗失去了抑制疾病进展的能力。机制可能包括肿瘤细胞突变改变肿瘤细胞上的雄激素受体和细胞内肿瘤雄激素的产生（见“发病机制”）。其表现从 PSA 不受抑制的升高到肿瘤生长的增加。目前正在研究若干办法，以解决长期医学阉割的不良后果。

间歇性促性腺激素受体激动剂治疗是一种治疗策略。疗程 8 个月，然后暂停，直到 PSA 开始上升。在随机试验的 7 年随访中，这种间歇性治疗方法在总生存期方面显示非劣于持续治疗，在生活质量方面表现出优势。这种益处是否会持续，是否会延迟激素抵抗的发生，以及这种间歇治疗的最佳适应证，仍有待确定。

雄激素受体拮抗剂治疗（如阿帕鲁胺、达鲁酰胺、恩杂鲁胺）代表了解决这个问题的一个有可能的方法，解决雄激素受体的突变驱动的变化。在去势抵抗性非转移性疾病患者中使用，可显著降低60% ～ 80% 的死亡风险。它们有效性的比较、副作用和长期使用的安全性仍有待完全确定和建立。

随着细胞色素 P450 17AI（CYP17）选择性、

不可逆抑制剂阿比特龙的问世，增强雄激素合成抑制成为可能。它阻止了 17- 羟化酶的活性，这对所有雄激素的合成至关重要，包括发生在肾上腺和细胞内突变的癌细胞。由此产生的强大的抗雄激素活性克服了去势。药物的活性代谢物也可能对改变雄激素受体信号传导有一定影响。在激动剂治疗失败后使用该药，可显著延长局部晚期或转移性疾病患者的总体和无病生存期（风险比，0.63），延长生存期超过 6 个月。它需要监测由活性盐皮质激素前体积累引起的高血压和低钾血症，同时使用泼尼松龙进行对抗。阿比特龙与 GnRH 激动剂一起用于激动剂敏感疾病的初始治疗可提高生存率，提示在晚期疾病或高危疾病中增强雄激素抑制可获益。除了低血钾和高血压，肝功能检查也有异常。长期使用的安全性仍有待确定。

转移性疾病

转移性疾病是不可避免的，是致命的，但有几种治疗方案可以显著延长生存时间。可以在初始治疗和出现去势抵抗时考虑。

初始治疗。几十年来，GnRH 激动剂治疗一直是治疗转移性疾病、阻止疾病进展和提高生存率的基础，但受到去势抵抗疾病发展的限制，促使人们尝试获得更好的结果。一种方法是将 GnRH 激动剂与另一种药物结合使用。第一个涉及的是紫杉醇化疗的使用。多西他赛与雄激素剥夺疗法联合使用，可将肿瘤相关死亡风险降低 23%；受益最大的是大体积病变疾病患者（死亡风险比，0.61），以几个月为单位测量无病生存期延长。同时给予适量泼尼松以限制过敏反应。毒性包括约 10% 的患者出现中性粒细胞减少性发热，以及脱发、味觉障碍、疲劳、腹泻和神经病变。该药共 6 个疗程，每 3 周为 1 个疗程。在多西他赛耐药的患者中，发现卡巴他赛（联合泼尼松）可达到类似的疾病反应和生存率的改善。

与多西他赛相比，随机试验中报道，GnRH 激动剂和阿比特龙联合治疗转移性疾病患者能够改善生存率。当这种强有力的雄激素合成抑制剂与泼尼松联合使用时，死亡风险降低 39%，3 年生存率从 49% ～ 76% 提高到 66% ～ 83%。70 岁以上的人的生存受益最大。基于这些结果，人们确立了使用这种联合方案作为去势抵抗的转移性疾病患者的初始治疗。是尽早开始使用阿比特龙还是等到去势抗性出现时才开始使用阿比特龙仍有待确定，值得关注的是早期使用阿比特龙所需的持续泼尼松治疗的不良反应。还在研究的是联合疗法，包括所有的活性药物在开始时一起给药或连续给药。

去势抵抗转移性疾病。前列腺癌这一困难阶段的治疗正在取得进展。无病生存率的改善约为 4 ～ 6 个月。虽然在统计学上显著和令人鼓舞，但只是关于如何最好地实施这些新疗法的研究的早期阶段，结果的改善仍然有限。

这些方法包括使用阿比特龙，首次在多西他赛失败后进行研究，随后在多西他赛失败前进行研究，使无进展生存期提高了 47%，中位预期寿命延长了 4 ～ 34.7 个月。雄激素受体拮抗剂恩杂鲁胺也用于多西他赛化疗前后的这种情况，可使死亡风险降低近 30%，并改善 2 ～ 4 个月的生存期。不良反应包括摔倒、非病理性骨折和疲劳。sipuleucel-T 免疫治疗，包括体外激活单核细胞，也显著降低死亡风险（风险比，0.78）并延长中位生存期（约 4 个月）。寒战、疲劳、发热、恶心和头痛与使用药物有关。

对于激素难治性疾病的晚期患者（特别是那些有广泛骨转移但太虚弱而不能接受化疗的患者），使用镭 223（一种同位素，放射非常短的 α 粒子，选择性地结合成骨转移的羟基磷灰石）的结果也令人鼓舞。在随机试验中，生存率提高了 30%（中位数为 14.9 个月 vs. 11.3 个月），而骨髓抑制率低，不良事件（腹泻、血小板减少）很少。由于耐受性较好，且作用机制与其他治疗方法不重叠，镭 223 有望成为用于虚弱的晚期难治性疾病患者的多模式治疗方案的组成部分。对于使用这种治疗方式的新资料，应密切关注文献。

姑息治疗。可以采取很多措施使晚期患者感到舒适，特别是那些伴有骨转移的患者。外照射是缓解骨痛的有效手段。它可以防止骨折，并用于即将发生脊髓压迫的病例（第 92 章）。唑来膦酸和地舒单抗被批准用于类似的目的，并消除了辐射的副作用。优于阿比特龙和恩杂鲁胺的益处还有待确定。除了这些姑息措施，充分的镇痛也不应被忽视（第 91 章）。

监测疾病

对于目前未接受治疗的无症状患者，定期询问症状进展是一种经济有效的监测手段。常规重复血液检查和放射学检查可能会变得昂贵，只有当结果会明确改变临床决策时才应该考虑。

血清 PSA 测定用于监测疾病活动，包括对治疗的反应。PSA 的 48 h 半衰期使其能够快速反应肿瘤活性和质量的变化。血清浓度与肿瘤负荷相关。虽然前列腺手术可能会暂时提高 PSA 水平，但它会很快恢复到基线水平，所以解释通常不受最近的检查或手术的影响。手术或放疗后 PSA 测量已成为常规。然而，即使在这里，也值得仔细考虑结果是否会影响治疗决定或最终结果。许多男性对 PSA 的常规测量表示非常焦虑，其他人却从中获益。

尽管骨扫描对骨受累的检测是敏感的，但其发现并不特异。局部的增加摄取既反映损伤，也反映修复。因此，当用于监测治疗反应时，该检测提供的信息可能令人困惑。最好在初次评估或出现意义不明的骨痛时使用。同样，人们对 CT 扫描作为治疗反应的生物标志物进行了研究，但它是否比患者的临床状态更好仍有待确定。循环肿瘤细胞计数和细胞游离 DNA 有望成为反应生物标志物。

预防

鉴于这种疾病发生的频率及其对生活质量和生存的潜在影响，初级和次级预防对男性来说是非常重要的。出现了许多有关维生素、饮食控制、补充剂和激素有益的说法。目前，大规模、随机、安慰剂对照试验的结果大大有助于向患者提供建议。

维生素和膳食补充剂

在对 50 岁以上男性进行的医疗健康研究中，与服用安慰剂的人相比，每天服用复合维生素多年（中位数随访 11.2 年）对前列腺癌发病率或死亡率没有影响。在一项设计良好的前列腺癌患者试验中，接受根治性前列腺切除术且复发风险高的患者，与服用安慰剂补充剂的患者相比，每日食用大豆蛋白补充剂 2 年并没有降低疾病复发风险。

激素活性药物

激素活性药物，如 5α- 还原酶抑制剂（阻止睾酮转化为其活性的双氢睾酮代谢物）已经在随机、安慰剂对照试验中进行了研究。在一项针对高危男性的 4 年多中心研究中，观察到惰性前列腺癌的发生率降低（Gleason 评分 5 ～ 6 分），但高危前列腺癌的发生率没有降低（Gleason 评分 7 ～ 10 分）。表明对临床上严重疾病的预防没有作用，提示减少是由于惰性疾病中肿瘤体积的缩小，更难于发现。在非那雄胺的研究中也发现了类似的结果，癌症发病率降低了 25%，但高风险疾病的发病率增加了。重要的是，使用 5α- 还原酶抑制剂可降低 PSA，使其对前列腺癌检测的敏感性降低。值得注意的是，一项每天在中年男性中进行的双氢睾酮随机试验在 2 年后没有导致前列腺生长，PSA 升高的发生率较低，也没有导致癌症。值得注意的是，一项在中年男性中进行的随机试验中，患者每日使用双氢睾酮并未导致前列腺增生，PSA 升高的发生率也很低，而且在 2 年的使用过程中没有导致癌症。

患者教育和转诊及住院指征

广泛地治疗选择和多样化的临床结局使患者教育和及时转诊对成功治疗前列腺癌至关重要。

患者教育和共同决策

基层全科医生在帮助患者做出反映其价值观和偏好的知情决定方面发挥着核心作用。患有早期疾病的患者往往面临着在根治性治疗和观察性等待 / 积极监测之间的艰难选择。初次检查后评估预后有助于权衡每一种治疗的风险和益处。应安排泌尿科医生和放射治疗专家进行会诊，以获得他们对可选的治疗方案的看法和意见，并对治疗方案进行相关风险的评估。虽然专科咨询对选择治疗方法有帮助，但患者通常会回到他的基层全科医生处做进一步讨论并做出最终决定。使用前列腺癌决策支持资源是非常有帮助的，可以与选择了特定治疗方案的患者进行讨论。

转诊和住院指征

当第一次怀疑为前列腺癌时，应转诊给泌尿科医生考虑活检。仔细地组织活检计划是必要的，尽可能在组织活检前通过 MRI 扫描进行指导，既能定位，又能评估预后（第 126 章）。当发现可治愈的疾病时，应转诊给泌尿科医生和放射肿瘤科医生进行会诊，告知患者治疗的适应症和选择。肿瘤内科医生与放射肿瘤学家和外科医生的合作会诊对较晚期疾病的患者有益，应提供全面的多学科建议和治疗计划。这种联合会诊越来越多地成为癌症中心的常规，代表着高标准的医疗。如果认为有急迫的脊髓压迫或有危险，则需要紧急住院和转诊给放射肿瘤科（第 92 章）。

治疗建议

- 根据 PSA、分期和 Gleason 评分对患者进行风险分层，并在可能时通过其他验证手段（如 MRI 影像学表现、基因组发现和分子标志物）进行补充。
- 对于预期寿命超过 10 年的极低风险和低风险患者，建议将积极监测作为有利的治疗选择；对于预期寿命少于 10 年的患者，建议进行观察等待，因为早期治疗不会影响生存。
- 对于患有中度风险疾病且预期寿命超过 10 年的男性，建议考虑通过安排泌尿科和放射肿瘤科转诊进行治疗，讨论积极监测的方式，并在与患者讨论后提供共同决策资源，以促进体现患者偏好和价值观的最终决策。
- 对于预期寿命少于 10 年的中危疾病患者，如果患者渴望避免疾病相关并发症并愿意承受治疗相关不良反应的风险，也建议考虑治愈性治疗。
- 对于局部疾病较严重的患者，安排多学科会诊以设计全面的治疗方案，可能从 GnRH 激动剂治疗与阿比特龙（加用泼尼松补充）联合开始，可能辅以放射治疗以控制局部疾病；雄激素受体拮抗剂治疗也可能是一种选择，特别是在去势抵抗疾病中。
- 对于转移性疾病，安排多学科会诊以设计综合治疗方案，其中包括开始时使用 GnRH 激动剂（如果患者尚未出现去势抵抗）和阿比特龙（加用泼尼松），可能辅以雄激素受体拮抗剂，如果需要，随后使用多西他赛，或者如果希望避免长期使用糖皮质激素，则开始时使用多西他赛。
- 骨转移患者可以考虑对疼痛病灶进行局部放射治疗以及镭 223 治疗（特别是去势抵抗），辅以阿仑膦酸钠或地舒单抗。

睾丸癌

睾丸癌是 15 ～ 35 岁男性中最常见的恶性肿瘤，是这一年龄组的主要死亡原因。近年来，其发病率有所上升，美国每年有 8000 例。因其严重性和可治愈性，无论在早期还是晚期，睾丸癌都是基层全科医生必须了解的重要疾病。我们需要鼓励自我检查，在常规检查中对年轻男性进行筛查（第 131 章），并帮助指导病情晚期的患者克服疾病。

发病机制、细胞类型、临床表现和病程 [82-92]

发病机制和危险因素

睾丸癌起因于正常的性腺细胞分化和成熟失败，始于胚胎发育时的管内生殖细胞瘤的发展。青春期在激素的刺激下，睾丸癌发展呈侵袭性，这是大多数睾丸癌在青春期和青年期常见的发病原因。基因组研究发现这与 *RAS*、*KIT* 和其他基因的突变有关。DNA 甲基化的各种异常似乎在决定生殖细胞癌症的发生中发挥重要作用。例如，精原细胞瘤的出现发生在低水平的 DNA 甲基化的背景下，而较高程度的 DNA 甲基化导致非精原细胞瘤性生殖细胞恶性肿瘤。

检查危险因素有助于了解发病机制。虽然只占病例的 10%，隐睾（睾丸未下降）是一个确定的危险因素，如果在 13 岁之前修复，其发生风险增加约 2 倍，如果修复延迟到 13 岁之后，风险增加 5 倍以上。这种风险随年龄的差异强化了激素对易感人群影响的观点。与分娩时接触雌激素和接触具有雌激素作用的杀虫剂相关的风险增加进一步表明激素的影响。当有兄弟或父亲患有睾丸癌或唐氏综合征的人患有睾丸发育不良时，其患病风险显著增加，这强烈表明了遗传的影响。值得注意的是，睾丸损伤并没有增加风险。

细胞类型、临床表现和病程

几乎所有的睾丸癌都是生殖细胞肿瘤。精原细胞瘤占 40% ~ 50%。大多数在发病时局限于睾丸。其余类型称为非精原性生殖细胞肿瘤（NSGCTs）。这些肿瘤包括畸胎瘤、绒毛膜癌、胚胎细胞癌和内胚层窦瘤。许多是混合细胞类型。其转移灶的分化程度可能低于原发灶。

这两种类型的肿瘤在年轻男性中通常表现为实心、无痛、不透光的睾丸肿块（第 131 章）。有些患者描述阴囊“沉重”。疼痛并不常见。这些肿瘤生长迅速，并通过淋巴管和血液扩散。10% 的病例从局部延伸到附睾。偶尔，肿瘤在原发部位隐匿，但已出现转移。如果有绒毛膜促性腺激素分泌（一些 NSGCTs 可能会发生），男性乳房发育可能是最初的主诉。已在肺部转移的可表现为咳嗽或咯血。

第二次原发以及早期和晚期的复发都有可能发生。第二次原发在对侧睾丸发生的风险约为 2%。晚期复发最典型的是在治疗后 5 ~ 10 年变得明显，可观察到累积发病率为 2% ~ 6%。危险因素包括非精原细胞瘤组织学、腹膜后淋巴结肿大，以及与人绒毛膜促性腺激素（HCG）相比，AFP 不成比例地升高。

诊断和分期 [93-100]

诊断

年轻男性睾丸中任何实性、不透光性、无痛性肿块，在没有其他证据证明之前，应假定为原发性睾丸癌。睾丸超声检查应明确结节是否属于睾丸。如果确诊，需要立即进行泌尿科会诊，考虑手术切除受累睾丸。对可疑病变的睾丸通过腹股沟管途径进行睾丸切除术，以最大限度地降低阴囊播种的风险，因为经阴囊手术或经皮活检可能会出现这种风险，而这两种手术都是禁忌的。如果病变在睾丸外，无需紧急进行泌尿科会诊，但仍然建议。手术切除的可能性较小。

分期程序和监测

分期从睾丸切除术开始，胸部 CT 检查胸部转移性疾病，腹部 / 盆腔 CT 检查腹膜后淋巴结。血液肿瘤标志物也提供了一种检测隐匿性疾病的手段。人绒毛膜促性腺激素（HCG）的 β 亚单位在绒毛膜癌和大约一半的其他 NSGCTs 中总是升高（它在纯精原细胞瘤中很少升高，但一些精原细胞瘤病例有混合性疾病和 HCG 升高）。大约 80% 的胚胎细胞癌患者会产生甲胎蛋白（AFP）。这两种标志物也提供了监测治疗反应的良好手段（见后面的讨论）。乳酸脱氢酶（LDH）有时在生殖细胞肿瘤中升高，也可用于监测。

CT 仍是进行分期的首选影像学技术。然而，在影像学诊断中也有需要牢记的缺陷。小体积转移性疾病可能非常难以识别，因此很难区分 Ⅰ 期和 Ⅱ 期疾病，在这两种疾病中，治疗方法的差异是很大的（监测和化疗，见后面的讨论）。25% ~ 30% 的患者存在 CT 无法发现的显微镜下的转移。因此，假阴性检查是不可避免的，但可以通过使用现代多探测器技术尽量减少假阴性检查的数量。腹部 CT 的假阳性率很低，但一直存在假阴性的问题。

以前，如果分期研究没有发现转移性疾病的证据，则认为必须进行同侧完全淋巴结切除术和对侧主动脉分叉水平的部分淋巴结切除术，特别是在 NSGCTs 中，因为显微镜下淋巴结受累的发生率较高。然而，由于化疗技术的进步，即使转移的诊断延迟，也有可能获得高治愈率，因此现在较少进行淋巴结切除术。此外，淋巴结清扫涉及广泛的手术，伴随有射精失败的风险。最后，如果原发癌是精原细胞瘤，并且正在计划对淋巴结进行放射治疗（疗效高），则无需进行腹膜后淋巴结清扫。淋巴管造影和其他侵入性诊断方法在很大程度上已经被进步的非侵入性成像所取代。

PET-CT 的出现显示出一些提高区域性和转移性疾病检出率的潜力，并通过提供额外的非侵入性疾病分布信息帮助完善分期。对精原细胞癌的准确性最高，但对非精原细胞癌的准确性较低。最有效的应用是确定对治疗的反应。在分期中的使用不太确定。这涉及高水平的电离辐射，这是在治疗一个年轻人时需要考虑的一个重要因素，因为他在治疗过程中可能会受到相当大的辐射。这项测试的长期风险和好处都需要加以权衡。目前正在探索使用先进造影剂进行 MRI 扫描，这可能使在不暴露于电离辐射的情况下进行睾丸癌分期成像成为可能。

临床分期

临床上使用多种分期系统，一套用于精原细胞瘤疾病，另一套用于非精原细胞瘤疾病。国际生殖细胞癌症协作组（International Germ Cell Cancer Collaborative Group）的《国际生殖细胞共识分类》所概述的共识观点采用了基于预后因素的转移性生殖细胞癌症分期系统。通常的分类是局限于睾丸的疾病Ⅰ期或A期，扩散至区域淋巴结的疾病Ⅱ期或B期，扩散至腹膜后淋巴结的疾病Ⅲ期或C期。在每个阶段都有一些亚型，表示肿瘤负担的程度，这与风险相关，如非精瘤性疾病中有无淋巴血管侵犯。

管理原则 [101-117]

如前所述，睾丸癌是一种典型的可治愈的恶性肿瘤，目前临床上具备准确的诊断、分期和监测手段，以循序渐进的方式应用高度循证治疗模式，肿瘤具备良好和持久的治疗反应。治疗方式取决于肿瘤分期、组织学和肿瘤标志物水平。然而，由于人们逐渐认识到治疗的后期不良后果（见后面的讨论），治疗方案也随之有所调整，更有分寸地应用放疗和化疗也越来越被强调。

精原细胞瘤疾病

Ⅰ期治疗选择经腹股沟睾丸切除术。除睾丸切除术外，还有几种选择，包括主动监测（见“监测”）、辅助腹膜后淋巴结照射或有限疗程（1～2个周期）的卡铂化疗。所有方案的治愈率达到99%以上。差异在于复发率，积极监测的复发率为20%，放疗或卡铂治疗的复发率为4%。大多数中心的趋势是推荐积极监测，因为大多数患者不会复发，不需要任何额外的治疗，避免了与放疗和化疗相关的并发症。然而，如果复发确实发生，治疗性辅助方案需要比开始时强度更大，治疗时间更长。复发的危险因素包括病变最初累及睾丸网和原发肿瘤直径超过4 cm。

Ⅱ期疾病治疗取决于肿瘤体积。对于低肿瘤体积（Ⅱa期）的患者，腹膜后照射效果很好。低剂量电离辐射方案降低了后期不良反应的风险，同时获得了良好的治愈率，目前仍接近100%。对于肿瘤体积较大的（ⅡB期和Ⅲ期）患者，采用以顺铂为基础的化疗（博莱霉素、依托泊苷、顺铂联合治疗，简称BEP），其复发风险低于放疗。Ⅱ期的治愈率达到98%。残余肿块可能持续存在。大于3 cm的细胞可能残留精原细胞瘤，需要手术切除。PET-CT扫描可以帮助识别那些含有活动性癌灶的病灶。

非精原细胞瘤疾病

Ⅰ期疾病占病例的绝大多数，治疗采用睾丸切除术。与精原细胞瘤一样，其他治疗方案包括主动监测、保留神经的腹膜后淋巴结清扫和1个或2个周期的BEP化疗。所有治疗方案的治愈率都超过99%。是否需要辅助治疗取决于复发的风险，在肿瘤的组织学检查中淋巴管浸润（评估为“高风险”）的患者复发风险大于50%。那些无侵袭性的疾病（评估为“低风险”）只有15%的复发可能。尽管存在不同的风险，通过适当的治疗和随访，所有患者的治愈率均达到99%。低风险患者是积极监测的最佳人选。对于有淋巴血管侵犯的患者，腹膜后淋巴结清扫的优点是后续不需要进行腹部/盆腔CT扫描，降低了后期需要化疗的风险。对于化疗，1个周期的BEP后复发风险约为3%，显著减少了后期复发治疗的需要，复发治疗则需要3个周期BEP。

Ⅱ期表现为腹膜后淋巴结扩散。如果淋巴结直径小于3 cm，AFP正常，如果积极监测，淋巴结切除术可能就足够了，不需要化疗。ⅡB期疾病（体积较大或标志物增加）患者复发的可能性较高，因此，如果初始治疗后淋巴结肿大持续，应首先进行化疗，然后考虑进行淋巴结切除术。如果没有持续，并且标志物已正常化，只要进行主动监测，无需手术，治愈率接近97%。

转移性（Ⅲ期）睾丸癌（精瘤性和非精瘤性疾病）

Ⅲ期疾病累及远处淋巴结和（或）肺或肺外转移。以顺铂为基础的多药化疗是睾丸癌治疗的重要突破。即使是有远处转移的患者，采用BEP等联合化疗方案治愈的可能性也很高。风险分层（表143-4）有助于告知患者所采用的方案类型。低风险疾病可采用3个周期的BEP或4个周期的依托泊苷和顺铂治疗。中期和高危人群接受4个

表 143-4 睾丸癌的风险类别

精原细胞瘤疾病

低风险

- 任何原发部位，淋巴结阳性或阴性，无肺外脏器转移，AFP 正常

中风险

- 任何原发部位、淋巴结阳性或阴性、有肺外脏器转移、AFP 正常

非精原细胞瘤疾病

低风险

- 原发于睾丸或腹膜后淋巴结，无肺外脏器转移，AFP < 1000 ng/ml，HCG < 5000 mIU/ml，LDH < 1.5 倍正常上限

中风险

- 原发于睾丸或腹膜后淋巴结；无肺外脏器转移；AFP ≥ 1000 ng/ml 和 ≤ 10 000 ng/ml，HCG ≥ 5000 mIU/ml 和 ≤ 50 000 mIU/ml 或 LDH ≥ 1.5 ULN 和 ≤ 10 ULN

高风险

原发于睾丸、腹膜后或纵隔淋巴结；如原发于纵隔，则为任何转移部位；如原发于睾丸或腹膜后，则为非肺转移；或 AFP ≥ 10 000 ng/ml，HCG ≥ 50 000 mIU/ml，或 LDH ≥ 10 ULN。

Adapted from Hanna NH，Einhorn LH. Testicular cancer—discoveries and updates. N Engl J Med 2014；371：2005.

周期的三联疗法（BEP；依托泊苷 / 异环磷酰胺 / 顺铂，简称 VIP）。人们正在研究紫杉醇 / 异环磷酰胺 / 顺铂方案（TIP），以提高治愈率。中危疾病的治愈率为 70% ～ 80%，高危疾病的治愈率为 50% ～ 60%。

复发

罕见的复发患者最好转诊到专门治疗此类疾病的癌症中心。化疗仍然是主要的治疗方式，高剂量方案治愈率为 25% ～ 50%。难治性病例可采用外周血干细胞移植。在良好的水合作用和 5- 羟色胺受体阻断剂的保障下，与大剂量顺铂治疗相关的肾毒性和严重恶心呕吐的副作用已大大减少（第 91 章）。为了降低晚期继发性恶性肿瘤和过早出现心血管疾病的风险，人们正在探索既能限制铂总暴露量，又不影响治疗效果的给药方案。

治疗后期的不良后果

对睾丸癌根治性治疗的晚期后果的认识，尤其是在联合使用放疗和化疗的情况下，促使人们对睾丸切除术后的积极监测越来越关注，尤其是对低风险的患者（见下一节）。尽管如此，这种治疗方法已使治疗成功的患者进入了治疗后的第二、第三、第四个十年，以及即将到来的第五个十年。因此，相当一部分与该疾病相关的晚期死亡是由非睾丸癌相关疾病引起的。继发性恶性肿瘤（肾脏、甲状腺、膀胱、胃、胰腺、淋巴瘤、白血病）和心血管疾病是几十年后可能出现的重要问题。不育也是一个需要关注的问题。

继发性恶性肿瘤。实体和血液系统恶性肿瘤的风险显著增加。接受放疗或化疗的患者出现实体肿瘤的风险增加 2 倍，同时接受放疗和化疗的患者风险增加 3 倍。治疗时的年龄和随访时间与患癌风险相关，治疗强度也与风险相关。在实体瘤中，膀胱癌和胃癌的发病率居首位，其发病风险接近与吸烟有关的风险。患第二种原发性睾丸癌的风险增加。

与治疗时间更相关的是血液系统恶性肿瘤的风险，骨髓异常增生和继发性白血病在治疗后的前 10 年达到高峰，然后在 20 年后下降到接近正常。累积发病率为 3% ～ 7%，与联合化疗密切相关，特别是与依托泊苷的使用及其剂量相关。

心血管疾病。在接受睾丸癌治疗的男性中，预期的心血管事件和心血管疾病死亡率增加了 1 倍以上。人们注意到了 40 多岁的幸存者中出现的早发心绞痛和心肌梗死。风险增加了 2 倍，且大多与接受化疗有关，但联合放化疗（尤其是纵隔照射）风险最高。相关机制被认为包括化疗（如博来霉素、顺铂）和胸部照射对血管的直接损害，以及主要心血管危险因素（如血压、胆固醇和体重指数）的增加——代谢综合征的发生率特别高。这些影响与化疗和睾丸切除术相关，存在于在 1/3 的幸存者中。

不育。不育在患有睾丸癌的男性中很常见。化疗（如顺铂）通常会导致短暂的精子数量减少甚至无精子症，但由于对侧睾丸提供额外的精子生成，精子数通常在 5 年内完全恢复。尽管屏蔽方法减少了辐射照射，缩短了与精子数量低有关的不育

期，但放射治疗与剩余正常睾丸生精功能下降的风险有关。淋巴结探查是一项广泛的手术，有神经损伤的风险，会导致逆行射精和不育，这种风险已经降低到约 12%。勃起功能很少受到影响。

监测

积极监测。积极监测在睾丸癌中发挥着非常重要的作用，特别是因为早期疾病占绝大多数，而且适当实施化疗和放疗往往可以避免暴露，不会影响生存率。

对于Ⅰ期精原细胞瘤患者，需要进行体格检查，测量血清 HCG 和甲胎蛋白水平，以及腹部/盆腔 CT，在前 2 年每 3 ～ 4 个月进行一次，然后在第 3 年和第 4 年每 6 ～ 12 个月重复一次，之后每年重复一次。

对于Ⅰ期非精原细胞瘤患者，就诊计划要求更高：第 1 年每 1 ～ 2 个月一次，第 2 年每 2 个月一次，第 3 年每 3 个月一次，第 4 年每 4 个月一次，第 5 年每 6 个月一次，此后每年一次。

每次就诊时进行体格检查、肿瘤标志物和胸部 X 线片检查。建议在第 1 年每 3 ～ 4 个月进行一次 CT 扫描，第 2 年每 4 ～ 6 个月进行一次，第 3 年和第 4 年每 6 ～ 12 个月进行一次，第 5 年进行一次，随后每 1 ～ 2 年进行一次。

监测指标。HCG 和血清甲胎蛋白水平用于评估有无亚临床复发和是否治疗无效。血清标志物水平升高而不随治疗而下降，表明对治疗有抵抗。随访期间复发。仅有肿瘤标志物升高作为复发的唯一表现的患者，如果及时接受化疗，治愈率几乎为 100%。在晚期疾病患者中，初次化疗后 HCG 的下降是治疗反应的一个很好的预测因素。定期体检的重点是检查是否有第二次原发、可触及的腺病和腹部肿块。胸部和腹部/盆腔 CT 有助于发现局部淋巴扩散和更远处的转移。胸部 X 线片在非精原细胞瘤疾病的 CT 检查之间使用，辅助检测肺转移瘤。

复发的治疗

对复发者采用化疗，最好在专门治疗睾丸癌的癌症中心进行。值得注意的是，仍有相当一部分患者可以治愈。据报道，五年总生存率为 25% ～ 50%。人们已经研究了高剂量和标准剂量方案以及短周期和长周期给药方案。目前正在进行最佳方案的研究。难治性病例可进行干细胞移植。通常，患者会进行更多疗程的治疗——常为 4 个周期，而不是普通的 3 个周期。VIP 是一种常用的联合化疗方案。

转诊适应证

怀疑睾丸肿块病变需要进行泌尿外科转诊，考虑进行诊断性睾丸切除术（经皮穿刺活检是禁忌，因为有播撒肿瘤细胞的风险，见前面的讨论）。考虑到大多数患者都是Ⅰ期疾病，最初由泌尿科医生进行治疗，必要时，与内科和放射肿瘤科合作。对积极监测的日益重视有可能使基层全科医生发挥重要的监测作用，特别是当专科机构距离患者较远时。当监测期间怀疑疾病传播或复发时，立即转回专科是至关重要的。复发是转诊到具有复发和晚期睾丸癌化疗管理专业知识的癌症中心的指征。

患者教育

虽然大部分的医疗细节由肿瘤科医生提供，但患者经常会咨询基层全科医生。熟悉一些关于预后、治疗选择和副作用的基本知识有助于沟通。患者知识不足会导致延误诊断和治疗，有时对预后过于悲观。转移性疾病的患者知道他们仍然有很大的治愈机会，这让他们感到非常欣慰。

然而，治疗并非没有潜在的严重副作用（见前面的讨论）。需要解决对这些不良后果的担忧，强调控制风险的措施，包括积极的监测，以及限制化疗和放疗强度和范围。

膀胱癌 [118-127]

在美国，每年约有 8 万例膀胱癌新发病例，超过 1.4 万人死亡。它在男性癌症中排第 4 位，在女性癌症中排名第 9 位。人们没认识到的是，早期疾病占主导地位，而且仍然是治疗费用最高的癌症之一，这主要是因为其复发频率高，需要反复监测和膀胱镜治疗。

发病机制、临床表现和病程 [118,125-127]

膀胱癌大多数是移行细胞恶性肿瘤，起源于

膀胱的浅表病变。环境危险因素在发病机制中发挥重要作用，吸烟使膀胱癌风险增加 4 倍，职业暴露于芳香胺可使膀胱癌风险增加 10 ～ 50 倍；后者是指从事染料、橡胶、皮革、油漆或有机化学品工作的人。

镜下血尿或肉眼血尿通常预示这种无症状肿瘤的早期出现。绝大多数（90%）膀胱癌被证实为移行细胞癌，5% 为鳞状细胞病变，不到 2% 为腺癌。在初始检查中发现的大多数病变是浅表性的；然而，多达 25% 的病例和高达 40% 的侵袭性肿瘤在诊断时已经转移到淋巴结。有 10% ～ 20% 的风险进展到侵袭性阶段。多发性病变常见，治疗 5 年后复发率为 50% ～ 70%。浸润性膀胱癌的预后很差——随着病情的进展，5 年生存率开始急剧下降（见下一节）。

诊断、分期和预后

通常在对血尿进行检查时做出诊断，包括膀胱镜检查和可疑病变的活检（第 129 章）。根据活组织检查、影像学检查（CT 或 MRI）和手术病理确定浸润膀胱壁内外的程度，进而进行分期。采用 TMN 系统进行分期，强调是否有肌肉侵犯，由分期系统中的 T 表示：

约 75% 的患者表现为浅表疾病（Ta ～ T1）；25% 有明显膀胱壁侵犯的证据。

对于组织学分化较差的肿瘤，影像学检查往往会低估疾病的分期。除分期外，肿瘤组织学也是预后的重要决定因素。分为 1 ～ 3 级，3 级表示细胞分化程度最低，因此风险最高。大多数浅表肿瘤分化良好；分化不良的肿瘤即使是浅表肿瘤，也有较大的浸润性或复发性风险，尤其是在膀胱其他部位表现为原位癌时（分化不良的多部位原位癌患者可能整个膀胱表面都有发生癌症和未来浸润性疾病的风险）。从浅表疾病发展到浸润性疾病的决定因素包括细胞分化程度；病变的数量、大小和外观；以及对初期治疗的反应。

分期	5 年生存率（国家癌症研究所）
Ta——非浸润乳头状癌	99%
Ts——原位癌	98%
T1——侵袭上皮下结缔组织	88%
T2——侵入肌层	63%
T3——侵入周围脂肪组织	46%
T4——扩散到邻近器官或结构	15%

治疗原则 [120,122-124]

治疗的选择是由疾病的分期和组织学而定的。

早期疾病的治疗

对于浅表疾病患者，在复发和（或）疾病进展风险增加的人群中，通过经尿道膀胱病变切除术，结合应用膀胱内化疗和免疫治疗（卡介苗，简称 BCG），使保留膀胱功能和提高生存率成为可能。在 Tis 或 T1 期出现高级别疾病的患者中，疾病进展累及肌层和威胁生存的风险尤其值得关注。进展风险最小的病变往往是低级别、单发的、体积小的、Ta 期乳头状病变，其风险最小。

膀胱内化疗。膀胱内化疗计划包括术后即刻化疗和后续化疗。术后立即单剂量化疗可将复发率降低近 40%，据报道，常用药物（如吉西他滨和丝裂霉素）的疗效相似。药物的选择取决于成本、可获得性和药物副作用。根据这些标准，吉西他滨是当前最受欢迎的药物，其成本仅为丝裂霉素的一小部分，易于获得，而且副作用更少（化学膀胱炎的风险很小）。在有安慰剂对照的随机试验中，低级别疾病患者的复发率降低了 47%，而在高级别疾病患者中没有发现任何益处。预防性治疗效果最好。

组织学分级较高和（或）有多个病灶的患者复发风险仍然很高。对于这些患者，可采用反复化疗或免疫疗法。由于主要不良反应的风险小于卡介苗免疫治疗，化疗通常是中等风险患者的首选。如果化疗在治疗过程的早期开始，长期维持化疗似乎没有额外的益处。在高危人群中，化疗没有显示出降低疾病进展的能力。

膀胱内免疫疗法。注射 BCG（由卡介苗菌株的活结核杆菌组成）悬浮液可刺激局部免疫反应，对抗膀胱癌细胞。在预防疾病复发和进展方面的效果优于传统化疗（如丝裂霉素），作为维持方案用于高风险疾病（高组织学，更晚期）的患者时作用最显著。免疫治疗的疾病进展率是化疗患者的一半。即使在化疗失败的患者中，反应也很强。使用较新药物（如吉西他滨）进行化疗是否优于免疫治疗仍有待确定。经皮接种卡介苗似乎无益处。

副作用比膀胱内化疗更严重，但大多数是轻到中度和短期的。这些副作用包括对膀胱的局部不良反应和全身反应。几乎所有患者会出现尿频和排尿困难，近一半患者出现轻度血尿。约 1/4 的人出现低热和不适，少于 10% 的人出现恶心。这种副作用通常发生在 2 ～ 3 次治疗后，并持续几天，对生活质量没有重大影响。约 5% 的人会出现更严重的副作用，包括高热（3%）、严重血尿（1%）和前列腺、肺或肝脏肉芽肿性疾病（1%）。关节炎和关节痛、危及生命的卡介苗败血症、皮疹、输尿管阻塞和膀胱挛缩罕有发生。

监测

因为膀胱癌的高复发率和潜在的浸润性，积极监测在行经尿道膀胱切除术的早期患者中起着重要的作用。定期膀胱镜检查仍然是积极监测的标准，优于尿液生物标志物。尽管昂贵且有创，但定期膀胱镜检查不仅在灵敏度和特异度方面，而且在成本效益方面，都优于尿液生物标记物。

肌肉浸润性疾病的治疗

根治性膀胱切除术已经成为肌肉浸润性膀胱癌患者的标准治疗方法。无病存活率在 50% ～ 65%。然而，这种手术及其后果（如回肠回路）的并发症多。人们一直在寻求保留膀胱的方法，部分原因是许多患者是老年吸烟者，伴有多种合并症，这使得大手术及其后果变得更加棘手。目前已经采用了具有治愈目的的大剂量放射治疗，但不完全反应 / 复发率高达 50%。放射治疗时同时使用放射增敏化疗（如顺铂或氟尿嘧啶加丝裂霉素 C）可显著提高局部无病生存率，且不良事件无显著增加。在一项主要的多中心随机试验中，同步放射治疗的无病生存率在 2 年达到 67%。还需要进行更长期的跟踪来判断这些方法的总体适用性，但现有的结果很有希望，并有可能彻底改变对这些患者的治疗。

建议 [125-127]

专家小组发布了许多治疗早期疾病的建议和指南。由于早期疾病预后良好，几种治疗措施的疗效已得到证实，而浸润性疾病的预后较差，治疗出现并发症的可能性也较高，因此人们对治疗非常关注。

指南中的不一致性促使专家小组（国际膀胱癌小组）发布了目前证据和总体共识最能支持的建议。这些建议是根据风险程度（由早期疾病阶段和组织学决定）制定的：

- 对于所有非肌肉浸润性膀胱癌患者，经尿道膀胱肿瘤完全切除。
- 对于低风险患者（单个 Ta 病变和低级别组织学），经尿道膀胱肿瘤切除术后立即进行单次的术后化疗灌注（但不用于中高危患者，因为没有观察到显著的益处）。
- 对于中危患者（多发或复发的低级别病变），膀胱内 BCG 诱导，随后进行 BCG 维持治疗或膀胱内化疗。
- 对于高危患者［任何 T1 疾病和（或）更高级别组织学，和（或）Tis］，BCG 诱导加维持。
- 对于复发，治疗方法取决于患者的风险程度以及之前的治疗情况。
- 对于治疗失败，治疗方法取决于失败的类型以及复发和疾病进展的风险程度。

肾细胞癌

在美国，每年有近 4 万例新发肾细胞癌病例，超过 1.2 万人死亡。50 ～ 70 岁的男性患病率最高，男性发病率几乎是女性的 2 倍，黑人发病率高于白人。在过去的 20 ～ 25 年里，该病的发病率翻了一番，部分病例是在进行腹部影像学检查时被偶然发现的，占到了病例的 50%，另外也与美国肥胖、高血压和糖尿病发病率的增加有关。许多在腹部影像学检查中偶然发现的新病例是早期病例，但近 1/4 的患者为晚期病例。治疗主要由泌尿肿瘤团队负责，对早期病例采用治疗性手术，对晚期病例采用多模式治疗。晚期病例治疗的重大进展为以前面临严峻预后的患者带来了新的希望。基层全科医生在诊断、监测、支持和治疗潜在的肥胖、高血压和糖尿病方面发挥着重要作用（第 26、102、235 章）。本文讨论的重点是非遗传性肾细胞癌，该疾病占肾癌的大多数。

发病机制、临床表现和病程[128-140]

发病机制及临床表现

随着对肾细胞癌分子生物学认识的不断深入，其发病机制和病理生理机制也越来越清晰。肾细胞癌约占肾恶性肿瘤的85%，起源于肾上皮。绝大多数的组织学类型为透明细胞癌，大多数患者表现为 von Hippel-Lindau 抑癌基因的获得性突变，导致缺氧诱导因子的激活和血管内皮生长因子（VEGF）的刺激。后者解释了肿瘤的血管特质及其对 VEGF 抑制的敏感性（见后面的讨论）。基因组研究还发现了雷帕霉素机制靶点（mTOR）通路中的突变，这种突变会促进细胞生长。

危险因素包括吸烟（风险增加 1 倍）、高血压、肥胖、糖尿病以及在慢性肾病中获得性囊性变。

大多数病例的临床表现已从传统的“腹部疼痛、血尿和可触及的腹部肿块”演变为由于其他原因在腹部影像学检查中偶然发现的无症状肾脏肿块。无痛的镜下或肉眼血尿是另一个重要的初期表现。另外，还可能有疲劳、体重减轻或贫血。10% ～ 20% 的病例会出现多中心病变。

临床病程与预后

传统观点认为，如果不进行治疗，肾细胞癌的自然史是区域扩散（淋巴结和肾静脉）、转移（最常转移到肺，但也转移到骨和脑）和死亡的高风险之一。有根治性手术后局部复发的风险。手术后的局部复发率为 2% ～ 10%，甚至更高，这取决于手术类型和总体风险；中度至高危患者的复发率和转移率为 30% ～ 70%。大多数局部疾病在手术后 3 ～ 5 年内出现复发，但转移性疾病可能要 10 ～ 20 年后才出现。

最近发现，尽管早期可治愈性疾病的检出率有所提高，但中位生存率却没有增加（见后面的讨论），这对“不可避免的进展”这一观点提出了质疑，说明这些癌症中可能有一部分并没有不可避免的致命病程，但需要更多的数据证实。

预后与疾病分期和组织学分级最具相关性；然而，具体的组织学标准和验证仍有待最终确定，分期仍是主要的决定因素：

Ⅰ期：T1N0M0（肿瘤 < 7 cm，局限于肾脏；无淋巴结侵袭，无转移）；5 年生存率 95%。

Ⅱ期：T2N0M0（肿瘤 > 7 cm，局限于肾脏；无淋巴结侵袭，无转移）；5 年生存率 88%。

Ⅲ期：T3N0-1M0（累及大静脉、肾上腺、肾脏筋膜或一个区域淋巴结）或 T1-2N1M0；5 年生存率 59%。

Ⅳ期：T4N2M0 或任何 TNM1（肾脏筋膜或 1 个区域淋巴结以上或任何远处转移）；5 年生存率 20%。

在晚期疾病患者中，研究人员一直在寻找和建立预测模型，以更好地进行风险分层，用于治疗选择和研究。与晚期疾病生存率下降独立相关的因素有：

- 状态差；
- 血清钙高于正常值上限；
- 血红蛋白浓度低于正常下限；
- 从诊断到治疗的时间少于 1 年；
- 中性粒细胞绝对计数或血清 LDH 高于正常值上限；
- 血小板计数高于正常上限。

国际转移性肾细胞癌数据库联盟（International Metastatic Renal Cell Carcinoma Database Consortium）将低风险（有利的风险）疾病定义为没有以上危险因素；中度风险指的是有 1 ～ 2 个危险因素，而高风险包括 3 个或 3 个以上危险因素。在验证性研究中，由于大多数患者仍活着，因此低风险组未能获得中位总生存期；他们的 2 年总生存率为 75%。在中危组中位总生存期为 27 个月，2 年生存率为 53%。在高危组中，中位总生存期为 8.8 个月，2 年生存率为 7%。

检查[129,131-133]

初步诊断

在对血尿进行检查时偶然发现实性肾肿块或增强病变，就有必要对肾癌进行进一步评估。增强 CT 强烈提示癌症，但仍需要进行组织学确认。增强前后的横断面 CT 或 MRI 能最好地定义病灶，能对恶性肿瘤提供最准确的无创性评估。对于肾癌验前概率较高的患者，可以进行影像引导下经皮穿刺活检，通过细针穿刺和芯针活检进行组织学检查以提供病理诊断。阻碍成功活检的因素包括囊性成分、难以定位和出血性坏死。对于有合并症不能进行穿刺活检和（或）手术的患者，可在3～6个月内通过复查CT或MRI进行积极观察，以确定生长速度，以及是否需要再次考虑进行活检和治疗。

由于先进影像学检查（CT和MRI）以及随后的检查和治疗，肾脏偶发肿块的频率越来越高，这引起了人们的关注。这一现象看似有益，但尽管CT对早期疾病的检出率有所提高，但死亡率却并未因此而降低。这些观察表明过度诊断使患者进行了许多与疑似肾脏恶性肿瘤相关的检查和治疗，而没有改善预后。需要更多的数据来解决这个重要问题。也许需要更积极的监测。

常见潜在合并症的分期和检测

回顾病史以寻找晚期疾病的证据（如体重减轻、全身乏力、呼吸急促、骨痛、淋巴结肿大、新的神经系统主诉），如上所述，这些病例在发病时约占1/4。体格检查的相关体征包括面色苍白、淋巴结肿大、胸腔积液、局灶性骨痛和新的神经功能障碍。

实验室检查包括肾功能（尿素氮、肌酐）、尿检和全血细胞计数。如果怀疑骨骼受累，检测钙和碱性磷酸酶可能有用，但在无症状时作用不大。血清乳酸脱氢酶水平与晚期疾病的预后相关，但对检测是否有转移没有帮助。目前还没有可推荐的分子标志物，但正在进行有关Ki-67、p-53和VEGF的研究。

影像学检查是分期和初步诊断的重要组成部分。腹部CT或MRI与肾脏横断面图像是提供关于肿瘤大小和任何局部或区域扩散（如肾静脉、淋巴结、肾脏筋膜）的关键分期资料。MRI尤其适用于对肾静脉和下腔静脉的成像。常考虑进行放射性核素骨扫描，但在无症状、体征或碱性磷酸酶升高的情况下不太可能出现阳性结果；无症状者不推荐使用。此外，特异度仅为86%，这可能会导致检测前概率较低者出现假阳性结果。然而，骨骼扫描的灵敏度为94%，有助于排除有可疑症状或体征的人的骨转移。

根据临床表现来确定是否需要额外的影像学检查来确定分期。有高危疾病或临床证据提示肺或脑受累的患者，应进行相应的胸部CT或头部MRI。

管理原则[129,131,134-140]

早期阶段

治愈性手术是首选治疗方法。对于被认为可以接受根治性手术的患者（疾病处于Ⅰ期和Ⅱ期，无并发症），根治性肾切除术是首选治疗方法，其存活率非常高。需全部切除肾脏、肾脏筋膜、同侧肾上腺和区域淋巴结。鉴于生存率非常高，原发病灶小于4 cm、肾功能受损或患有糖尿病等合并症的患者可考虑进行保留肾脏的肾部分切除术。局部复发率高于根治性肾切除术（3%～6%），但对肾功能储备的损害较小。目前已开发腹腔镜根治性肾切除术和肾部分切除术，缩短了住院时间，减轻了术后疼痛，但应用于肾部分切除术时围术期并发症会增加。

手术也适用于早期转移性疾病，特别是单发肺转移。

由介入放射科医生为T1a小病变（< 3 cm）的患者进行经皮热消融（通过射频或冷冻治疗），特别是对于那些由于合并症而被认为不适合手术的患者。在影像学检查下，将一根针伸入肿瘤进行消融治疗。如果没有做过，可以在手术前通过相同的方法进行穿刺活检。报道的并发症包括出血、漏尿和邻近结构损伤。通过观察队列分析，经皮消融与部分切除和根治性肾切除术的5年肿瘤相关生存率相似（95% vs. 98% vs. 96%）。5年总生存率略低于部分肾切除术（77% vs. 86%），但与根治性肾切除术相当（74% vs. 75%）。肾功能不全的发生率略低于根治性肾切除术（11% vs. 18%），与部分肾切除术相似（11% vs. 9%）。非泌尿系统并发症明显减少，结果与根治性肾切除术相似，但长期肾功能不全和围术期并发症更少。与部分肾切除术相比，癌症相关的5年生存率略短（77% vs. 86%），但围术期并发症较少（6% vs. 30%）。

晚期阶段

对肾细胞癌的发病机制（见前面的讨论）和免疫疗法对癌症治疗的贡献（第88章）的进一步了解，为晚期肾细胞癌患者提供了新的治疗方法。以前的治疗方法，如干扰素-α和白细胞介素-2，结果不佳，只有罕见的持久反应和较差的耐受性。

针对重要的支持恶性肿瘤和增强免疫应答的肾细胞癌突变显著延长了无病生存期和总生存期。细胞减积术也起到了一定作用。

血管内皮生长因子（VEGF）抑制。VEGF 受体（VEGFR）抑制是基因组学研究的重要进展。舒尼替尼是首个应用于这种癌症的口服 VEGFR 酪氨酸激酶抑制剂，已成为一种标准的治疗方法，其有效率是之前晚期疾病疗法的数倍，且没有超预期的不良反应。在细胞减积术前作为使肿瘤缩小的一线治疗使用，随后用于局部区域疾病高风险患者肾切除术后的辅助治疗，可提高总体生存率或无病生存率。尽管有这些结果，但完全缓解的可能性很小，只有 1%。一旦转移到骨骼或实体器官，就很难治愈。无进展生存期中位数约为 9.5 个月，客观反应率为 25%，总生存期中位数为 29.3 个月。

除了无法治愈外，舒尼替尼治疗还有许多其他局限性，包括出现耐药性和一系列不良副作用（例如，肝毒性和骨髓抑制，见第 88 章）。这引起了人们对其他药物的关注，这些药物可能单独作为一线治疗或与 VEGFR 抑制联合使用。

免疫疗法。白细胞介素 -2 疗法有时能使病情完全缓解，这一观察结果再次引起了人们对免疫疗法的兴趣。白细胞介素 -2 的心脏毒性使其无法广泛应用，但新开发的阻断关键免疫位点的抗体，如 PD-1 和 PDL-1（第 88 章），为免疫治疗提供了更具吸引力的选择。PD-1 和 PDL-1 在大多数肾细胞癌中都有表达。在晚期疾病患者中应用针对这些位点的抗体已经显示出非常好的效果。在 PD-1 位点抑制剂抗体中，纳武单抗是第一个与舒尼替尼相比，在肾切除术后作为初始治疗时总生存期显著延长（25.0 个月 vs. 19.6 个月）且不良反应较少的抗体。与舒尼替尼相比，抗 PDL -1 抗体（avelumab）和 VEGFR 抑制剂（阿昔替尼）的联合治疗显著改善了重要的结局，包括缓解率（从 55% 到 25%）和无进展生存期（13.8 个月 vs. 7.2 个月）。需要进行更长期的随访，以确定该方案能否实现完全缓解。

目前正在探索在纳武单抗中加入伊匹木单抗（一种抗肿瘤 T 淋巴细胞相关抗原 4 抗体）来增强免疫的疗法。在一项针对中危和低危患者的大型随机试验中，与舒尼替尼单药治疗相比，该免疫治疗组合在缓解率（42% vs. 27%）、无病进展期（11.6 个月 vs. 8.4 个月）和 18 个月总生存率（75% vs. 60%）方面取得了显著改善。在研究结束时，由于许多患者仍活着，故无法确定总生存期中位数。这种治疗并不是没有实质性的副作用的（第 88 章），但对于那些之前几乎没有生存希望的患者来说，疗效仍然是非常好的。

mTOR 抑制。由于发现了支配 mTOR 通路的突变，依维莫司和坦罗莫司被用于晚期疾病的治疗，主要是作为舒尼替尼治疗失败患者的二线疗法，但坦罗莫司也可作为一线疗法。

手术。在上述靶向疗法出现之前，对晚期患者进行肾切除以进行细胞减积术，并在术后进行白介素或干扰素治疗，可提高患者的生存率。因此，继续给晚期疾病患者使用上述药物，进行术后靶向治疗。当与舒尼替尼联合治疗局部疾病时，无病生存期从 5.8 年增加到 6.8 年。然而，许多晚期疾病患者手术风险高，特别是有高危疾病的老年患者。事实证明，在这些经过筛选的老年患者中使用舒尼替尼作为一线疗法，其无进展生存期并不亚于手术加舒尼替尼辅助疗法，而且总生存期中位数也得到了提高（18.4 个月 vs 13.9 个月）。这些发现表明，随着靶向治疗的发展，细胞减积手术的作用更加有限。为了能从细胞减积术中获得最佳结果，谨慎选择患者是必要的。

监测和监督

美国泌尿学会基于风险分层制定了手术或消融后监测的共识建议。欧洲和加拿大也发布了类似的指导方针。手术后的监测选择包括腹部 CT 或 MRI 检查局部有无复发，胸部 X 线片和 CT 检查有无肺转移，以及定向影像学检查以确定是否有任何转移的证据。不建议常规使用 PET-CT。

- 对于根治性肾切除术后的低风险患者（复发率 1% ～ 2%），除了每年一次胸部 X 线检查外，不建议进行常规随访影像学检查（由于假阳性率较低，首选 CT）。然而，如果采用部分肾切除术（复发率为 3% ～ 6%），建议每年进行腹部 CT 或 MRI 检查，持续 3 年。
- 对于中高风险患者（复发风险为 10%），建议术后进行胸部 X 线和腹部 CT 或 MRI 的基线检查，然后每 6 个月重复检查一次，持续 3 年，之后每年检查一次，持续 2 年。

- 对于接受消融治疗的患者，建议在 3 个月和 6 个月进行横断面 CT 或 MRI 检查（含或不含增强），随后每年进行腹部 CT 或 MRI 和胸部 X 线检查，持续 5 年。
- 如果出现症状，建议进行特定部位的影像检查。

值得关注的是过度遵守监测建议。调查发现，高频率的高级成像超过了建议的时间间隔，可能会使患者和医疗保健系统承受不必要的成本和电离辐射带来的风险。

转诊适应证

偶然发现肾脏肿块病变的患者，并认为可能是恶性的，应转诊至泌尿科会诊。也需要请介入放射科医生进行经皮活检。即使患者不适合手术，但考虑进行消融治疗，也最好有泌尿科医生的参与。除了基层全科医生的努力外，泌尿科医生、介入放射科医生和肿瘤科医生的团队合作也是获得最佳治疗效果的最佳途径。

患者教育与咨询

在腹部影像学检查中偶然发现肾脏肿块时，人们可能会感到恐惧和担忧，而基层全科医生可以做很多事情来帮助缓解这种恐惧和担忧。及时安排进一步的检查以促进准确的诊断和风险分层，对结果进行初步审查，并尽快转诊至泌尿外科，这些都有助于减少不确定性和相关的精神痛苦。了解早期疾病患者的良好预后也很有帮助。即使是那些病情较严重的患者也会感到些许安慰，因为他们知道，应用 VEGF 抑制剂等新疗法可以取得更大的疗效。

（刘美颖 翻译，曹照龙 曾 辉 审校）

第十部分

肌肉骨骼问题

第 144 章

绝经后女性骨质疏松症的筛查

DAVID M. SLOVIK

绝经后女性应关注的主要问题之一是骨质疏松症的进展，尽管对此知之甚少，老年男性也面临此问题（见附录 144-1）。在工业化国家，老年女性骨质疏松性骨折是一个主要的健康问题。在美国，65 岁以上的女性每年大约发生 30 万例髋部骨折，其中 15% ~ 25% 的女性死亡率过高或需要长期的养老院护理。每年用于骨质疏松性骨折及其后续影响的支出远超 150 亿美元，到 2025 年，由于人口老龄化，医疗成本预计将上升到 253 亿美元。绝经后骨质疏松症的病理生理学机制尚不完全清楚，但可以采用确保最大骨骼生长和强度、预防骨量损失和无创评估骨量的方法（见第 164 章）。

骨质疏松症的发生频率和临床意义，以及有效检测和治疗骨质疏松症以预防骨折的能力，都有力地证明了筛查的必要性。骨质疏松症筛查也被建议成为女性健康维护计划的重要组成部分。但尚没有长期的前瞻性研究证据确定哪些人应该接受筛查。因此临床判断哪些人群应接受骨质疏松症筛查非常有必要。为了能更好地给围绝经期女性提供建议，需要了解骨质疏松症的流行病学、危险因素、筛查试验和治疗方法。

流行病学及危险因素 [1–5]

流行病学

随着女性的预期寿命达到 80 年多岁，骨质疏松症发病率也越来越高，尤其是在发达国家的白人女性中。在美国，老年人低骨密度的患病率接近 50%，80 岁女性发生骨质疏松性骨折的风险约为 40%（是乳腺癌风险的数倍）。髋部骨折后死亡率接近 25%。由此造成的失能和经济负担巨大，且还在不断增加。

危险因素

与骨质疏松症相比，骨量减少（骨密度 *T* 值 –2.5 ~ –1.0）（绝对数量）人群庞大，骨折更多。因此，重要的是要评估所有的风险因素，而不仅仅依赖于骨密度（BMD）的测量结果。

国家骨质疏松风险评估研究（National Osteoporosis Risk Assessment Study）对绝经后女性（平均年龄 64 岁）的大人群队列进行了研究，调查了低骨密度的危险因素及低骨密度与骨折风险的相关性。年龄是最大的危险因素，年龄在 70 ~ 74 岁、75 ~ 79 岁和 80 岁以上的女性患骨质疏松的风险分别为 9.5 倍、14.3 倍和 22.6 倍。骨质疏松症的其他危险因素包括体重指数低于第 25 百分位（< 23 kg/m^2）、母亲骨折史及个人成年期骨折史。骨质疏松症的 1 年骨折率（任何部位）增加 4 倍。在控制骨密度后，所有这些危险因素都与骨折风险独立相关（表 144-1）。

此外，还有其他的危险因素与骨质疏松症相关。如长期钙摄入不足、白种人、体育活动不足、早绝经（45 岁之前）、吸烟和过量饮酒。随着年龄

表 144-1　女性骨质疏松相关骨折的主要危险因素
高龄
成年期低创伤性骨折史
直系亲属的脆性骨折家族史
低体重或体重指数过低
低骨密度
经常吸烟
过量饮酒
糖皮质激素治疗
继发性骨质疏松症（如风湿性关节炎、乳糜泻）

的增长，所有这些都可能导致女性骨量降低和骨质疏松性骨折。骨骼质量较大的女性发生骨质疏松症可能性低。雌激素的使用和非裔美国人是骨质疏松症的保护因素。

骨质疏松症的继发原因包括库欣综合征、外源性糖皮质激素使用、类风湿关节炎、肝素治疗时间过长、甲状腺毒症（包括过度甲状腺替代治疗）、乳糜泻、性腺功能减退、高泌乳素血症、神经性厌食症和甲状旁腺功能亢进。然而，这些疾病只占骨质疏松症病例的一小部分。

自然病程与治疗效果[6-10]

自然病程

骨的吸收和形成是一个持续不断的过程。生理情况下，骨吸收与骨形成相互耦合且互相平衡，从而维持骨骼的稳定性。骨骼质量通常在 35 岁时达到峰值，女性在 40 岁后开始下降，男性在 50 岁后开始下降，此时骨吸收与骨形成出现负平衡。女性在绝经后的最初几年骨量下降平均每年 2% ～ 4%，绝经后 2 年内骨量下降速度最快。在此期间，骨矿物质含量可能会下降 25% ～ 33%。之后，骨量丢失仍在继续，但速度较慢（每年 1% 或更少）。皮质骨占骨骼的 80%，骨量丢失较慢，松质骨代谢较快，因此骨量丢失较快。腰椎因富含骨小梁，初阶段骨量丢失最多。

当骨量进行性下降到一定程度时，可能出现自发性骨折或轻微创伤后骨折。身高变矮和脊柱后凸提示可能出现椎体压缩性骨折。骨折最常见于胸椎、腰椎、髋部、肱骨和腕部。个体患者的临床病程和骨折发生频率很难预测。

治疗的有效性

现在已经有很多治疗方法可以减少骨量丢失，增加骨密度，降低骨折的风险。雌激素替代可以防止骨量丢失，甚至可以增加骨量（见第 164 章）。观察性研究和前瞻性女性健康倡议指出，绝经后使用雌激素至少 5 年的女性，髋部、腕部和脊椎骨折的发生率降低了 35% ～ 50%。然而，如果停用雌激素，骨量丢失会迅速接踵而至，并且很难逆转绝经前几年发生的显著骨量丢失。双膦酸盐（如阿仑膦酸钠、利塞膦酸钠、伊班膦酸钠和唑来膦酸）可防止骨质疏松患者的骨量丢失，增加骨密度，并可将骨折风险最高降低 70%。选择性雌激素受体调节剂（如雷洛昔芬）也能阻止骨吸收，适度增加骨密度，降低脊椎骨折风险。特利帕肽和阿巴帕肽是合成代谢剂，人类 RANKL 单克隆抗体地诺单抗是一种抗骨吸收剂，可以防止骨量丢失、增加骨密度、降低骨折风险。补充维生素 D 和钙有助于保存皮质骨量，但不能像雌激素或其他疗法那样防止骨质流失。

筛查试验[11-24]

骨密度

通过回顾临床病史、症状和流行病学危险因素，无法充分预测发生严重骨质疏松症和随后发生骨折的概率。还需要测量骨密度（BMD）。BMD 与骨质疏松性骨折的风险密切相关。测量 BMD 首选双能 X 射线吸收法（DXA），它能在最小的辐射暴露下提供快速、准确的筛查。由于身体不同部位的 BMD 不同，DXA 最好包括对髋部和脊柱的单独测定。在老年人中，仅测量髋部就足够了。腕部的骨密度也可以预测骨折，为人体 BMD 提供了一个的合理近似值。直接评估髋关节和脊柱的骨密度可以最大限度地提高检测灵敏度，是骨质疏松风险最准确的评估。对于无法测量脊柱（如脊椎骨折、脊柱侧凸、手术植入硬件、退行性改变、硬化和骨赘）或髋关节（例如，双侧髋关节置换或骨折植入硬件）的患者，则应测量前臂骨密度。

结果解释

BMD 测量 *T* 值表示与同性别健康年轻人平均值的标准差数，*Z* 值表示与同性别和年龄的人平均值的标准差数。世界卫生组织对骨质疏松症的诊断标准是 *T* 值低于 –2.5。骨质减少定义为 *T* 值介于 –1.0 和 –2.5 之间。正常是指 *T* 值为 –1.0 或更高。*Z* 值小于 –1.5 提示骨质疏松的继发性原因。骨密度每降低 1 个标准差，骨质疏松性骨折的风险就增加 2 ～ 4 倍。

成本 - 效益

成本 - 效果分析表明，65 岁之前，有一个或多个危险因素的女性应进行骨密度筛查，如无危险因素，可根据患者意愿决定。65 岁以上的女性都应筛查骨密度。骨密度筛查也适用于任何年龄的有骨质疏松症风险的患者（见上文讨论）。

虽然已经进行了许多骨质疏松筛查的决策分析和成本 - 效果研究，但没有来自长期、前瞻性、随机试验的数据可以证实筛查的价值。临床判断和个性化决策仍然至关重要。如果骨密度测量会影响临床决策，那么筛查对个体患者是有意义的。如果没有，那么就应该有令人信服的筛查理由。

筛查频率 [25-29]

目前还没有明确的指导方针来确定随访筛查的最佳间隔时间，但现有数据表明，间隔时间可以而且应该根据总风险来定制（见下一节关于此类风险的确定）。低风险女性（正常或最低骨量，*T* 值为 –1.5 ～ –1.0，没有加速骨量丢失的危险因素，绝对骨折风险较低）可能会持续 10 年以上才会有严重的骨质疏松风险，并可能每 10 年重新筛查一次。在中等骨量组（*T* 值为 –2.0 ～ –1.50，无加速骨量丢失的危险因素），DXA 可能需要 3 ～ 5 年随访。低骨量（*T* 值为 –2.5 ～ –2.0）或有加速骨量丢失危险因素的高危女性可能在 1 ～ 2 年内达到骨质疏松水平，并受益于 1 ～ 2 年的短间隔筛查。美国预防服务专责小组建议至少间隔 2 年进行再次筛查，除非担心有由于使用糖皮质激素、显著体重减轻、使用促性腺激素释放激素（GnRH）、严重疾病和不活动或近期月经停止等因素导致的快速骨量丢失。使用临床风险预测工具可以帮助快速评估风险。

预测骨质疏松风险的临床算法

仍在继续寻找更简单的方法来确定骨质疏松性骨折的风险。目前已经开发了许多临床风险评估工具（如 FRAX、OST、ORAI）。2008 年，世界卫生组织推出了骨折风险评估工具（FRAX），得到了广泛应用。该工具可评估 10 年内发生骨质疏松性骨折或髋部骨折的可能性。它使用的临床危险因素包括年龄、性别、身高、体重、既往骨质疏松性骨折史、父母髋部骨折史、糖皮质激素治疗、吸烟、过量饮酒、类风湿关节炎和骨质疏松的继发原因。结合骨密度测量值使用，预测更有效，但该工具也可以在没有骨密度测量的情况下使用。FRAX 已经在全球范围内进行了验证，其准确性适中，以 ROC 曲线下面积（AUC 为 0.58 ～ 0.82）来衡量，它落在其他风险工具的范围（合并 AUC 为 0.65 ～ 0.70）。因为 FRAX 考虑了年龄导致的死亡风险，可能低估了健康老年人的 10 年风险。另外还有一些其他的临床风险评估工具，包括骨质疏松自我评估工具（OST）和骨质疏松风险评估工具（ORAI）。

这些工具有助于为治疗决策提供风险分层。例如，美国国家骨质疏松基金会（NOF）建议，使用 FRAX 时，如果 10 年重大骨质疏松性骨折的概率≥ 20%，或者髋部骨折率≥ 3%，骨质减少者也应考虑治疗（*T* 值为 –2.5 ～ –1.0）。这与 NOF 推荐的其他治疗标准是分开的。后者包括那些患有骨质疏松性骨折和 *T* 值≤ –2.5 的人。

现有一些简单的自我评估工具，包括 OST。虽然它们可能有助于排除骨质疏松的高概率，但它们并不能提供始终准确的骨质疏松和骨折风险评估。

骨转换标志物

骨转换标志物反映了骨形成和吸收的速率。虽然与正常值有大量重叠，但高骨转换率可能表明骨折风险增加。在成为初始评估的常规部分之前，需要做更多的研究来验证标志物的使用，特别是在筛查中。

推荐 [6,23-28]

尽管筛查加预防治疗的确切益处仍有待大规模、长期、随机、对照试验的证实，但专家小组、专业协会和团体（例如，NOF、美国临床内分泌学家协会、国际临床密度测量学会和美国预防服务工作组）建议对绝经后女性进行骨质疏松筛查。在基层医疗实践中，骨质疏松筛查的最佳指南试图平衡成本和效应，可能不如一些组织倡导的指南激进，这些组织试图不惜任何代价最大化地降低骨折风险。基于目前的证据，我们推荐以下建议，其中包含了来自不同学术团体的指南：

- 无论风险因素如何，对所有年龄在 65 岁及以上的女性筛查是否患有骨质疏松症，除非包括患者偏好在内的情况明确表明结果不会影响决策。
- 如果绝经后女性存在至少一个骨质疏松症的主要风险因素，则应在 65 岁之前开始进行筛查：
  - 低体重或低体重指数
  - 成年后骨质疏松性骨折病史
  - 一级亲属有骨质疏松性骨折家族史
  - 目前吸烟
  - 口服糖皮质激素 3 个月以上
- 如果允许的话，使用 DXA 筛查骨质疏松症。测量髋关节和椎体的骨密度是评估骨折风险的最佳办法，如果成本不允许，可仅筛查髋部，尤其是老年人，这也有益于合理估计其他部位骨折风险。对于无法进行椎体或髋关节测量的患者，建议使用 DXA 测量腕部骨密度。
- 根据对总体骨质疏松风险的估计，结合初始基线骨密度测定，确定重新筛查的间隔时间，低风险者的间隔时间为 10 年，高风险者的间隔时间为 2 年。
- 当结果对决策没有影响时，不建议进行筛查（例如，已经服用骨质疏松预防药物、拒绝或不能服用药物的人）。

附录 144-1

男性骨质疏松症筛查 [1–11]

流行病学和危险因素

在美国确诊患有骨质疏松症的 1000 万人中，有 20% 即 200 万人是男性。男性骨质疏松症的危险因素包括酒精使用障碍、糖皮质激素治疗和性腺功能减退。使用雄激素抑制疗法（见第 143 章）治疗前列腺癌，和糖皮质激素治疗一样，是主要的病因。

自然病史

男性一生中骨质疏松性骨折的风险估计为 13%；髋部骨折中男性占 20% ~ 30%，而且男性髋部骨折后的死亡率高于女性。虽然男性不像女性那样有猛快速的骨量丢失，但也存在与年龄相关的骨量丢失，尤其是那些高龄的人（> 75 岁）。

筛查和治疗效果

男性并不常规筛查骨质疏松症，主要是因为男性骨质疏松症不如女性常见，关注也少于女性骨质疏松症。鉴于男性骨质疏松症的高发病率和导致的脆性骨折的风险，以及 DXA 筛查骨质疏松症的准确性及双磷酸盐治疗的有效性（可增加骨密度、降低骨折风险），建议对老年男性进行骨质疏松症筛查。

建议

尽管缺乏大规模的随机试验数据，一些专业协会已经发布了共识指南，建议考虑对 50 岁以上有以下骨质疏松性骨折的主要危险因素之一的男性进行骨质疏松筛查：

- 由药物或疾病引起的性腺功能减退
- 酒精使用障碍史
- 长期使用糖皮质激素
- 近期低创伤性骨折病史

部分观点建议对所有 70 岁以上男性进行骨质疏松症筛查，无论有无危险因素。在常规推荐广泛筛查和治疗男性骨质疏松症之前，需要前瞻性研究进行验证。

（刘美颖 翻译，董爱梅　曹照龙 审校）

第 145 章

急性单关节炎的评估

A.H.G.

急性单关节炎需要及时诊断评估，若有细菌感染可能导致迅速进展的关节破坏和脓毒性后遗症。对于某些非感染性炎症，特别是晶体性关节病，快速诊断和治疗也是有益的。大多数患者会在门诊接受治疗，因此单关节炎的诊断是基层全科医生的重要职责。

病理生理和临床表现 [1-11]

单关节炎的主要机制大致可分为炎症性和非炎症性，炎症性机制又可分为感染性和非感染性。

感染性病因

脓毒性关节炎

脓毒性关节炎可能是菌血症时滑膜血行播散的结果，或由创伤、骨髓炎或植入受污染的关节假体（可能包含生物膜）直接导致。早期或迟发的假体关节感染（术后 24 个月）是由于放置受污染的器具所致（术中风险 1% ~ 2%），晚期感染通常是由于牙科手术、皮肤感染、肺炎或尿路感染引起的血行播散。

临床上，急性脓毒性关节炎以关节疼痛、积液、红斑、发热为特征。迟发型假体关节感染的表现更为微妙，其特征是持续的关节疼痛和假体松动迹象，而没有明显的炎症表现。

播散性淋病

播散性淋病是健康、性活跃患者关节感染的最常见原因。女性发病占 2/3。怀孕和经期可能会增加传播风险，约 1% ~ 3% 的淋病患者出现这种情况（见第 137 章）。菌血症初始阶段的特征是发热、多关节痛、短暂性散在肌腱炎、少量关节渗出、皮肤坏死、血培养阳性和无菌关节液。疾病在此阶段持续几天后，进展为脓毒性关节炎期，表现为单关节或偶有多关节疼痛，明显的关节肿胀和积液。在脓毒性关节炎阶段，约 50% 患者的关节淋球菌转阴。

非淋球菌感染性关节炎

超过 80% 的病例是单关节型，以革兰氏阳性菌，特别是金黄色葡萄球菌为主（60% 的感染病例，大多数为耐甲氧西林金黄色葡萄球菌），链球菌约占 18%，革兰氏阴性肠杆菌科也会导致脓毒性关节炎，尤其是静脉吸毒者、免疫功能低下者和慢性病患者。关节败血症更可能发生在宿主防御系统改变（糖尿病、肝硬化、免疫缺陷）、既往受损的关节（类风湿关节炎）或假肢关节的患者中。发热、寒战和关节炎症通常比较突出，但没有全身表现，尤其是当患者身体虚弱或免疫抑制时。较大的关节，如膝关节或髋关节，最有可能受累。胸锁关节感染是静脉吸毒者的特点。关节破坏发生很快。非淋球菌感染 10 天内，影像学显示软骨和骨损伤。淋病性关节炎造成的关节损伤不严重，因此有更多的时间进行治疗。永久性损伤在接受治疗的患者当中并不常见。

莱姆病

未经治疗的患者可在初次感染几个月后，发生急性少关节关节炎，约 60% 的患者会出现这种情况（见第 160 章）。主要累及大关节，特别是膝关节。急性关节炎会像慢性侵蚀性关节炎一样，持续数周至数月的间歇性发作。肿胀可能比疼痛更明显。

分枝杆菌感染

HIV 感染者关节感染分枝杆菌的风险增加，在关节中反复注射糖皮质激素者也是如此。通常，除了关节炎症外，还会发生关节周围的骨性疾病。慢性症状比急性炎症更常见。

HIV 感染

急性单关节或少关节关节炎是 HIV 感染综合征的一部分。常见下肢受累（见第 13 章）。

非感染性炎症病因

其潜在的机制通常是晶体诱导的炎症，但偶有免疫介导疾病表现为单关节疾病。

急性痛风

痛风是急性单关节炎的常见病因。滑膜中的尿酸钠晶体在被多形核白细胞摄取后，会引起快速的炎症反应。这种情况在中老年男性中最常见。发病迅速，在 12 ～ 24 h 内达到高峰。第一跖趾关节是典型的发病部位，中足、踝、膝、腕、鹰嘴滑囊是其他重要发病部位。关节液中会发现尿酸钠晶体，在偏光显微镜下呈负双折射的针状晶体。尽管痛风发作的可能性会随着血清尿酸水平的增加而增加，但除非尿酸水平非常高，否则对诊断没有帮助。酗酒或近期使用噻嗪类利尿剂可诱发痛风发作，甚至可能出现轻微的发热。对秋水仙碱或非甾体抗炎药的快速反应，有助于区分晶体性关节炎和感染（见第 158 章）。

假性痛风

由于摄入焦磷酸钙和中性粒细胞脱颗粒产生焦磷酸钙晶体，从而引起关节炎症，产生假性痛风，因此，它与痛风在病理生理学上有一些相似之处，但其发病机制完全不同，假性痛风出现的前提是有软骨钙质沉着，以及软骨细胞外基质中产生高水平无机焦磷酸盐。焦磷酸盐的产生源于细胞外 ATP 的作用，该 ATP 是由一种名为 ANKH 的膜蛋白（研究人员作为治疗靶点）调控的。

膝关节和腕关节是最常见的感染部位。偏光显微镜下，滑膜液中可见焦磷酸钙的弱正性双折射菱形晶体。软骨钙质沉着症通常 X 线可见。假性痛风往往发生在老年患者，通常伴有严重的退行性关节疾病；也见于甲状旁腺功能亢进和血红蛋白沉着病患者。后者与铁抑制焦磷酸酶的作用有关。低镁血症也可导致该疾病发生，发作的诱因包括关节创伤和近期手术，特别是髋关节或甲状旁腺手术。

免疫疾病

免疫介导的条件下通常导致多关节炎，但最初可能表现为单关节炎。这些疾病包括类风湿关节炎、赖特综合征、强直性脊柱炎、银屑病关节炎、炎性肠病关节炎和结节病关节炎（见第 146 章）。

非炎性疾病

急性创伤性原因包括关节旁韧带或半月板损伤，开放性骨折延伸至关节间隙，或凝血功能受损患者的轻微创伤导致关节出血。各种机械性疾病，统称为膝关节的“内部紊乱”，可产生慢性复发性疼痛和非炎性积液。骨关节炎的特征是关节软骨的退行性变，并伴有邻近的骨性硬化和增生，通常产生慢性、逐渐加重的关节症状，但也可表现为急性关节疼痛并伴有非炎性或轻度炎性积液。

鉴别诊断 [1-2,4,6]

急性单关节炎的鉴别诊断，最重要的是感染、晶体性关节病和创伤。淋球菌是主要的传染源，其次是革兰氏阳性菌（葡萄球菌、链球菌）和革兰氏阴性大肠菌群。痛风和假性痛风是重要的晶体性关节病。

如前所述，一些多关节疾病最初可能表现为单个关节的急性炎症，或表现为单个关节最明显的症状。这些多关节疾病的单关节表现见于类风湿性关节炎、赖特综合征、强直性脊柱炎、银屑病关节炎、炎性肠病关节炎和结节病（见第 146 章）。

尽管单关节炎诊断的可能性众多，但最常见的诊断是骨关节炎、脓毒性关节炎、痛风和假性痛风。

检查 [1-21]

首要目的是确定关节是否感染。关节液检查是最重要的诊断检查，病史和体格检查可提供有关感染可能性及其来源的有用信息。

疾病史

发病情况、相关症状、部位、危险因素和并发疾病是必须检查的项目。突然发病并伴有发热和寒战提示败血症，而皮肤损伤史、阴道或尿道分泌物、淋病、蜱虫叮咬、糖尿病、并发类风湿关节炎、有关节假体、免疫抑制、HIV 感染、静脉药物滥用和既往创伤史也需警惕。

急性创伤增加了关节周围损伤、内部紊乱和

关节出血的可能性。关节假体放置史提示假体关节感染的问题，这甚至会在术后 24 个月发生；假体松动可能是由于存在惰性感染。既往发作史表明患有痛风和假性痛风。酒精使用障碍史易导致痛风、创伤和感染。第一跖趾关节炎症指向痛风，特别是老年男性患者；然而，糖尿病患者必须排除骨髓炎发展到关节的可能性。背部疼痛和僵硬增加了脊椎关节病的可能性。年龄是重要线索，假性痛风在老年患者中最常见，弥散性淋球菌感染、赖特综合征和强直性脊柱炎是年轻人的疾病。

体格检查

应对所有关节进行仔细检查以明确病变部位和性质，观察是否有红、肿、热、痛等炎症迹象。注意与关节周围病变，如肌腱炎、滑囊炎或蜂窝组织炎进行鉴别，有时两者难以区分，如果关节部位疼痛但活动范围不受限，则关节受累可能性不大。如果是局部压痛而非整个关节压痛也提示关节周围病变可能。虽然疼痛性运动受限提示关节相关的疾病，但是肌腱炎和蜂窝组织炎也会影响关节运动。

一旦怀疑关节炎症，应首先区分感染性与非感染性关节炎。应测量体温，因为几乎所有的脓毒性关节炎都会发热（迟发的假体关节感染例外）。痛风和类风湿关节炎可有低热，高热则提示感染。常可能伴有皮肤改变，如四肢的坏死病变（提示患有淋球菌血症）、甲下裂片形出血（提示心内膜炎可能）、HIV 相关皮肤表现（见第 13 章）、针刺迹象、痛风石、类风湿结节、指甲凹陷和其他银屑病表现、结节性红斑（伴结节病和炎性肠病），以及赖特综合征的脓溢性皮肤角化病和环状龟头炎。检查眼睛有无结膜炎和虹膜炎，眼底是否有心内膜炎的征象，口腔是否有黏膜溃疡，心脏有无杂音。生殖器需要检查是否有淋球菌性尿道炎和宫颈炎的迹象（见第 136 和 137 章）。应仔细检查脊柱，如果存在活动受限和压痛，表明有脊椎炎。

实验室检查

急性单关节疾病没有“标准”的实验室检查，应根据临床表现选择合适的检测方法。进行一系列标准的“关节炎测试”，既造成浪费，又可能造成误导，只有病史和体格检查异常者才值得进一步检查。美国风湿病学会提出了一些初步检查选择指南：

- 如果存在创伤或局灶性骨痛，则应首先对该区域进行放射线检查。
- 如果发现积液或其他炎症迹象，首选的检查是联合抽吸、液体细胞计数和鉴别，以确认炎症的存在。
- 如果没有积液或外伤，则应分别检查触发点和压痛点（见第 159 章），以评估肌腱炎和纤维肌痛。

关节液检查

当发现炎症证据时，抽吸、检查关节液是评估急性单关节炎最重要的诊断步骤。关节液的外观有助于确定关节病的原因。关节炎混浊提示有炎症，血性关节液提示外伤、凝血功能障碍、假性痛风或肿瘤，退行性疾病和轻微创伤时可见透明的淡黄色液体。脓毒症患者可抽出脓液。抽取关节液后，应及时送检行细胞计数和分类，同时留单独的样品迅速进行晶体和微生物显微镜检查，如果初步液体检查显示炎症迹象，则应进行培养。白细胞计数大于 2000 /mm^3 提示炎症过程，而中性粒细胞增多（> 75%）证实有炎症。在有痛风和脓毒症关节时，白细胞计数经常超过 50 000/mm^3。在假体关节感染时，如果没有潜在的炎性关节病，白细胞计数大于 1700/mm^3 和中性粒细胞大于 65% 对于感染的灵敏度分别为 94% 和 97%，特异度分别为 88% 和 98%。

偏光透镜下的晶体检查是诊断痛风和假性痛风的最快速和可靠的方法。然而，在正常光的显微镜下经常可以看到尿酸盐晶体；假性痛风的晶体难以这种方式识别。经常测量葡萄糖浓度，它在感染和类风湿病中发生异常的概率较低。

细菌学检查

疑似感染的关节液应送革兰氏染色和培养。大约 80% 的病例中，致病因素是革兰氏阳性菌。而肠杆菌科少见革兰氏染色阳性，淋球菌更是罕见。对于这两种感染，最重要的是立即将关节液放到合适的培养基上进行培养，包括检测淋球菌的 T-M（Thayer Martin）平板培养基。如果已经服用了抗生素，关节液涂片可能会在细菌培养阴性的情况下显示微生物。如果第一次关节穿刺结果为阴性，反复敲击关节将提高革兰氏染色和关节液培养的诊断率。反复培养阳性是感染的有力证据，即使低毒性皮肤微生物，如凝固酶阴性葡萄球菌，也可以被分离出来（这在假体关节感染中很常见）。

其他测试

当无法获得关节液时，全血细胞计数和红细胞沉降率对区分炎性疾病和非炎性疾病有一定的帮助，但初步的滑液检查结果对进一步检测最有指导意义。如果炎性关节液是无菌的，就必须考虑检查结缔组织病（见第 146 章）、莱姆病（见第 160 章）和结节病（见第 51 章）。回顾病史和体格检查的结果，寻找相关的临床线索，可以帮助确定每种情况应进行何种程度的检查。如果关节液明显带血，则可以测定凝血酶原时间、部分促凝血酶原时间和血小板计数。发现特征晶体就无需测定血清尿酸或钙，因为尽管晶体会诱发疾病的急性发作，但此时血清尿酸和钙的值通常正常，血清尿酸水平只有在显著升高时才有意义。当怀疑脓毒症时，应进行血培养。培养其他有可能性的感染病灶，如皮肤损伤处、尿道分泌物、宫颈。高度怀疑莱姆病时，可以通过聚合酶链反应技术，检测关节液是否有伯氏疏螺旋体，该检测通常不太实用。

血清学研究

血清学检查是评估关节炎的常规方法，但很少用于诊断急性单关节炎的病因，因为在急性炎症的情况下常见假阳性。尽管如此，其合理使用还是有帮助的。当发现免疫系统受损或高危性行为的证据时，需要进行 HIV 抗体检测（见第 13 章）。抗核抗体和类风湿因子检测有助于结缔组织病的诊断，假阳性很常见，特别是老年人和有其他炎症情况的患者（见第 146 章），临床严重怀疑时才会检测。莱姆病抗体滴度对诊断几乎没有帮助，除非有强有力的临床和流行病学证据支持疏螺旋体感染（见第 160 章）。

射线影像

当有创伤或局灶性骨痛的证据时，平片是最有用的。平片也可显示骨折、肿瘤、骨髓炎和软骨钙质沉着症。骨关节炎的诊断不能仅仅基于骨关节炎病变的存在，没有这些病变也不太可能发生骨关节炎。急性炎性关节病患者最初的平片通常只显示软组织肿胀，特别是在疾病的早期；在可疑的脓毒性关节炎中，需要一系列的检查来发现特征性的骨改变，如新的骨膜下骨形成和经皮质窦道。

MRI 被过度使用，但当怀疑外伤性内膝关节紊乱并需要确认时，该检查值得考虑（见第 152 章）。如怀疑为骨髓炎，应进行放射性核素骨扫描或磁共振成像。双能 CT 有望在疑似痛风的病例中检测关节内和关节周围尿酸晶体。

尽管做了最大的努力，许多急性单关节炎的病例仍无法诊断。在一项研究中，1/3 的病例从未得到明确诊断。幸运的是，这些患者中的大多数都有所改善，或者至少没有恶化。如果排除了感染、创伤和不太严重的晶体性关节炎，可以不那么仓促地进行评估。

症状管理 [1、3、8、21]

在诊断确定之前，休息、固定关节和使用冰袋会可减轻患者不适症状。有专家建议，如果怀疑感染性关节炎时，可在初次关节穿刺后将抗炎治疗推迟 12 ～ 24 h，以便培养物可以生长。如果第一次结果无感染，可以进行第二次关节穿刺。如果疼痛难以忍受而诊断尚未确定，可以使用无抗炎作用的止痛剂（如对乙酰氨基酚或可待因）。如果第二次关节穿刺感染阴性，即使没有明确的感染，在所有培养均为阴性的情况下，也可以进行抗炎治疗。然而，如果最初认为没有感染可能，并且临床上强烈怀疑痛风或假性痛风，那么早期开始抗炎治疗是有意义的，可以达到最佳效果。早期开始口服秋水仙碱（例如，0.6 mg，每日 3 次）特别有助于治疗晶体诱导的关节炎症，阻止多形核白细胞摄取晶体，从而阻止炎症反应的进展。口服非甾体抗炎药和糖皮质激素（口服和关节内）也有效（见第 158 章）。急性单关节炎的确切治疗最好通过病因学诊断来实现（见第 137、156、158 和 160 章）。

转诊和入院的适应证 [21]

脓毒性关节炎患者需要住院治疗，静脉注射抗生素，并转诊至感染科专科医生。如果急性单关节炎的病例未确诊，但白细胞计数高，则存在感染可能，应转诊至传染病专家，考虑静脉注射抗生素的经验性治疗。难以确诊的慢性病例可以通过风湿科转诊获益，可能需要做闭合性滑膜活检或关节镜检查。

（王　爽 翻译，董爱梅　曹　辉 审校）

第 146 章

多关节疾病的评估

A.H.G

多关节疾病是基层医疗机构诊疗工作中最常见的疾病之一，并经常导致严重的关节功能丧失。虽然骨关节炎容易诊断（尤其是老年人群），但其鉴别诊断包括关节和非关节、炎症和非炎症等一系列令人困扰的情况（表 146-1）。仔细审查病史和体检结果，有助于制定合理的流程，最大限度地减少误诊，使患者受益。在社区医疗环境中，由于过度检验和对结果的误读，自身免疫性疾病的过度诊断率很高。

在大多数情况下，可以慎重选择检查项目，按顺序进行，但其速度最好与潜在疾病的发展速度相匹配。初步评估应重点回答以下基本问题：

1. 患者的症状是关节性的还是非关节性的？
2. 关节炎是炎性的还是退行性的？
3. 问题是局部的还是系统性的？
4. 患者的病情如何？

病理生理和临床表现 [1-11]

病理生理学

多关节炎可由退行性的、相对非炎性的过程或炎性过程引起。

非炎性关节炎多数情况下主要是由关节软骨的破坏和关节的继发性机械破坏导致，也可能与潜在疾病（如血红蛋白沉着症）有关。炎症症状通常很轻，但偶尔也会出现小关节积液。其他损伤的机制包括滑膜浸润（淀粉样变）、长骨末端骨膜增生（肥大性骨关节病）和缺血性损伤（镰状细胞病）。

炎性关节炎是炎症细胞及其产物在关节间隙和滑膜聚集的结果。感染、痛风、假性痛风和免疫介导的疾病（类风湿关节炎、狼疮、脊椎关节病）会引起该病，其特征是关节肿胀、发热、发红、积液和压痛。关节成分可能是免疫攻击的目标，甚至出现更广泛的炎症。

感染性病因导致关节反应，这既是触发炎症反应的结果，也是直接造成关节损伤的原因。临床表现可类似于非感染性炎性病因，而不会产生更大程度的关节外表现，如明显发热、皮疹和非关节器官受累。

累及肌肉和肌腱的关节周围疾病，虽然不是真正的关节炎，但也可表现为关节疼痛。其机制包括自身免疫性炎症过程到所谓的血管舒缩不稳定。

临床表现：炎性多关节关节炎

特征是滑膜炎，表现为整个关节的炎症（红斑、发热、肿胀）。

类风湿关节炎

类风湿关节炎典型表现为亚急性对称多关节炎，非典型形式包括单关节和不对称关节炎。最常见的发病部位是手腕、近端指间（PIP）关节和掌指（MCP）关节，但肘部、颈部、臀部、膝盖、脚踝和脚也可受累。关节外表现包括血管炎、肺结节或间质纤维化、多发性单神经炎、干燥综合征和费尔蒂综合征（脾大、贫血、血小板减少）。早期临床表现为疲劳，并先于关节症状出现。其他全

表 146-1 多关节疼痛的鉴别诊断

炎性关节疾病
类风湿关节炎
系统性红斑狼疮
硬皮病
干燥综合征
银屑病关节炎
赖特综合征
强直性脊柱炎
多关节痛风
假性痛风
结节病
莱姆病
播散性淋球菌血症
风湿热
乙型肝炎
亚急性细菌性心内膜炎
血管炎
非炎性关节疾病
骨关节炎
肥大性肺骨关节病
黏液水肿
淀粉样变
镰状细胞病
炎性关节周围疾病
风湿性多肌痛
皮肌炎、多肌炎
嗜酸性粒细胞增多症 - 肌痛综合征
非炎性关节周围疾病
纤维肌痛综合征
反射性交感神经营养不良
迁移性多关节炎 / 多关节痛
急性风湿热
病毒综合征
感染后或反应性关节炎
淋球菌感染
风湿性疾病（类风湿关节炎、系统性红斑狼疮）
莱姆病
晶体性关节病

Adapted with permission from Mainardi CL. Approach to the patient with pain in more than one joint. In: Kelley WN, ed. Textbook of internal medicine, 2nd ed. Philadelphia, PA: Lippincott, 1993:1002.

身性症状（发热、体重减轻）在严重病例中尤为突出。女性比男性发病率高。晨僵是普遍症状，雷诺现象是常见的伴随症状。在大约 75% 的病例中发现类风湿因子升高，并与皮肤结节和更具侵袭性的关节和关节外疾病有关。肌腱炎症和关节破坏随之而来，产生特征性的变化（半脱位、手指天鹅颈畸形、腕部尺偏位）。由于没有单一的临床特征或检测结果不确定，诊断需要一系列的表现（表 146-2A 和表 146-2B）。

系统性红斑狼疮

狼疮通常发生于年轻女性，在黑种人中发病率较高。颧骨皮疹、对称多关节痛和非变形性关节炎是多系统受累的特征，但晨僵和关节破坏不像风湿性关节炎那么突出。可发生大血管血管炎和小血管血管炎，常见口腔溃疡。约 1/3 的系统性红斑狼疮患者会发生胸膜炎、积液或心包炎。血液学表现包括白细胞减少、免疫性血小板减少和溶血性贫血。最严重的并发症是肾小球肾炎和脑炎。

出现自身抗体是狼疮的特征，这通常比临床疾病的发展早几年；然而，在没有临床表现的情况下，自身抗体存在不能独立诊断，也不能准确预测临床疾病的发展。特征性血清学检查包括抗核抗体（antinuclear antibody，ANA）、天然双链 DNA 抗体（抗 dsDNA）、抗 Smith（抗 Sm）抗体阳性。其他血清学特征包括抗磷脂抗体（与血栓风险增加和梅毒检测假阳性相关）、抗核糖核蛋白抗体（抗

表 146-2A 1988 年类风湿关节炎诊断标准

晨僵＞ 6 周
关节炎累及 3 个或 3 个以上的关节区域 >6 周
手部关节炎＞ 6 周
对称性关节炎＞ 6 周
类风湿结节
血清类风湿因子滴度升高
放射学改变（受累手或腕关节或邻近关节骨质侵蚀）

存在任何 4 条或更多的标准可以明确诊断类风湿关节炎。

The presence of any four or more criteria is necessary for a diagnosis of definite rheumatoid arthritis. Adapted from Arnett FC, Edworthy SM, Block DA, et al. The American Rheumatism Association 1987 revised criteria for the classification of rheumatoid arthritis. Arthritis Rheum 1988;31:315, with permission of John Wiley & Sons, Inc. Copyright © 1988 American College of Rheumatology.

表 146-2B　2010 年美国风湿病学会 / 欧洲风湿病联盟类风湿关节炎分类标准

	得分
目标人群（谁应该进行检测？）	
1．至少有 1 个关节伴有明确的临床滑膜炎（肿胀）[a]	
2．滑膜炎不能用其他疾病更好地解释[b]	
类风湿关节炎的分类标准（评分算法：A ～ D 的项目评分相加；患者如果按下列标准评分 ≥ 6/10，明确诊断为类风湿关节炎）[c]	
A．受累关节[d]	
1 个中大关节[e]	0
2 ～ 10 个中大关节	1
1 ～ 3 个小关节（涉及或不涉及大关节）[f]	2
4 ～ 10 个小关节（涉及或不涉及大关节）	3
＞ 10 个关节（至少涉及 1 个小关节）[g]	5
B．血清学（至少需要 1 项结果）[h]	
RF 和 ACPA 阴性	0
RF 或 ACPA 至少 1 项低滴度阳性	2
RF 或 ACPA 至少 1 项高滴度阳性	3
C．急性期反应物（至少需要 1 项结果）[i]	
C 反应蛋白（CRP）和红细胞沉降率（ESR）均正常	0
CRP 或 ESR 至少一项增高	1
D．症状持续时间[j]	
＜ 6 周	0
≥ 6 周	1

[a] 标准目的在于给新患者分类。另外，具有侵蚀性疾病（如类风湿关节炎）典型表现，其病史符合 2010 年标准的，应该分类为类风湿关节炎。患者有慢性病，包括处于非活动期（经过治疗或未经治疗）的疾病，基于回顾性的可以获得的资料，先前符合 2010 年标准的，也应分类为类风湿关节炎。

[b] 不同表现的患者鉴别诊断也不同，但是系统性红斑狼疮、银屑病关节炎和痛风可以包括在内。如果不清楚应该考虑哪些相关的鉴别诊断，应该咨询风湿病学专科医生。

[c] 虽然评分＜ 6/10 的患者不能归类为类风湿关节炎，但可以重新评估他们的状态，并可能随着时间的推移累积满足标准。

[d] 指的是查体时发现的任何肿胀或触痛的关节，可通过滑膜炎的影像学证据证实。在评估中，远端指间（DIP）关节，第一腕掌关节和第一跖趾关节除外。关节分布的分类根据受累关节的位置和数量，划入最可能受累关节类别。

[e]"大关节"是指肩关节、肘关节、髋关节、膝关节和踝关节。

[f]"小关节"是指掌指关节，近端指间关节、2 至 5 跖趾关节、拇指指间关节和腕关节。

[g] 在这一条中，至少一个受累关节必须是小关节；其他关节可以包括任何大的或额外的小关节的组合，如其他别处未特别列出的关节（颞颌关节、肩锁关节、胸锁关节）。

[h] 阴性指的是国际单位（IU）值≤当地实验室正常值（ULN）的上限。低滴度阳性指的是国际单位值高于正常值上限，但是≤正常值上限 3 倍。高滴度阳性指的是 IU 值＞正常值上限 3 倍。当类风湿因子（RF）值只能得到阳性或阴性时，阳性结果应该被评为低滴度阳性。ACPA，抗瓜氨酸肽抗体。

[i] 正常或异常根据当地实验室标准确定。CRP，C 反应蛋白；ESR，红细胞沉降率。

[j] 症状持续时间指的是评估时，患者自己报告的受累关节滑膜炎体征或症状（如疼痛、肿胀、触痛）的持续时间，不论是否经过治疗。

RNP，与硬皮病表现相关）和抗 SSA 抗体（也在干燥综合征患者中发现）。

系统性硬化症（硬皮病）

硬皮病最初表现为手部关节痛、轻度炎性手部关节炎或雷诺现象。肿胀的急性关节炎症并不常见。几个月后，会出现皮肤增厚的特征。有两种临床变异形式，一种是非常缓慢的渐进形式，直到几十年的病程后才出现内脏受累，表现为肢端硬皮综合征：手指皮下钙质沉着、雷诺现象、食管运动障碍、指端硬化和毛细血管扩张；另一种是侵袭性更强的形式，在这种形式中，皮肤增厚迅速延伸到近端四肢和躯干（因此称为硬皮病），内脏受累加速（即肾、肺、心脏和胃肠道）。大多数弥漫性器官系统疾病患者抗核抗体检测结果呈阳性，斑点图案与核酶拓扑异构酶抗体（抗 Scl-70）相对应时具有特征性和疾病特异性；抗核糖核蛋白抗体的存在也与该疾病有关。

干燥综合征

这种自身免疫性疾病的主要影响外分泌腺，临床上主要表现为眼干和口干；然而，疲劳和关节疼痛往往使临床表现复杂化。关节症状包括典型的类风湿关节僵硬和滑膜炎，这影响近 40% 的患者。女性和男性患风湿性关节炎的比例为 9：1，可是原发疾病，也可是其他风湿性疾病（最常见的是类风湿关节炎和系统性红斑狼疮）的继发疾病。在约 5% ～ 10% 的病例中，自身抗体攻击外分泌上皮组织，原发性疾病可能并发甲状腺病变、间质性肾炎或原发性胆管病变。另外 5% ～ 10% 的病例中，免疫复合物沉积侵袭非上皮组织，发生紫癜、间质性肺炎、肾小球肾炎和周围神经病变。

血管炎

不对称的多关节炎可由血管炎导致，也可由潜在的风湿性疾病（如类风湿关节炎、系统性红斑狼疮）、抗中性粒细胞质抗体（antineutrophil cytoplasmic antibody，ANCA）相关疾病［如肉芽肿伴多血管炎（以前称为韦格纳肉芽肿病）、显微镜下多血管炎、施特劳斯疾病和坏死性寡免疫肾小球肾炎］，或 ANCA 阴性疾病（如结节性多动脉炎）导致。

ANCA相关血管炎的发病机制涉及自身免疫、遗传和环境因素。靶抗原包括蛋白酶3（在伴有多血管炎的肉芽肿病中更常见）和髓过氧化物酶（在镜下多血管炎中更典型）。产生这些蛋白抗体和临床疾病的风险似乎与特定的基因突变有关，这表明这些抗体不仅是标志物，而且是致病因素。临床表现是肉芽肿性多血管炎（更多累及上呼吸道）还是镜下多血管炎，原因尚不明确。

由此产生的血管损伤导致多系统损伤和广泛的症状。在与非类风湿疾病相关的血管炎患者中，高达50%的病例发生大关节关节痛，但只有少数患者发生真正的滑膜炎。皮肤病变随之而来（如可触及的紫癜、网状青斑、溃疡）（见第179章）。ANCA相关疾病常累及肺和肾小球，但结节性多动脉炎不累及肺部。ANCA相关疾病的患者可表现为血尿、蛋白尿、咯血或肺结节。缺血性损伤的其他特征包括腹痛和周围神经病变（包括多发性单神经炎，其中有长单个周围神经梗死，如腓神经、尺神经或腓肠神经）。

混合性结缔组织病

这个名称描述了一种不明确的临床综合征，包括系统性硬化症、系统性狼疮和干燥综合征。随着时间的推移，其表现通常会演变成这三种情况中的一种，因此一些研究者得出结论，这不是一种独特的情况，而是由自身抗体驱动的早期非特异性临床表现。

银屑病关节炎

银屑病分外周型和中心型。外周型不对称，少关节，常伴侵蚀。远端指间（DIP）关节最常受到影响，指甲有凹陷。在晚期疾病中，可以发现香肠状的手指和由侵蚀引起的受累关节的“笔帽样”放射学表现。银屑病性皮肤的变化（见第187章）通常早于关节炎的发病，通常是几个月到数年，但它们可能不易觉察。该病的脊柱炎形式（与HLA-B27阳性相关）可能类似于强直性脊柱炎，但脊柱受累程度较轻。

赖特综合征

主要见于年轻男性。少关节关节炎、非淋菌性尿道炎和眼部炎症（即结膜炎、虹膜炎）是典型特征，后两个特征可能短暂、或并不出现。皮肤病学特征包括漩涡状的龟头炎（阴茎龟头浅层无痛溃疡）和脓溢性皮肤角化病（足角化过度）。有时会在近期的细菌性痢疾或衣原体尿道炎之后发病，以此猜测该疾病代表了遗传易感宿主的免疫交叉反应。常见人类白细胞抗原（HLA-B27）阳性，被认为与发病机制相关（即与感染源具有共同的抗原性）。关节受累不对称，主要影响下肢。足跟疼痛伴足底筋膜炎和跟骨骨膜炎明显。轻度脊椎炎常见。抗核抗体阴性。

强直性脊柱炎

发病隐蔽，对年轻男性影响最为严重，会引起脊椎关节和结缔组织的炎症，随后出现钙化和骨化。典型的影像学表现包括骶髂关节炎和弥漫性增生导致脊柱融合。也会发生周围关节炎，女性更常见，男性往往只在明显脊柱疾病后才会出现。外周受累部位主要是大的近端关节，如髋关节或膝关节。可见葡萄膜炎和HLA-B27阳性，但不是诊断的必要条件。与炎性肠病相关的关节炎有许多相同的特征（见第147章）。

多关节痛风

当多关节出现急性痛风发作时，患者常有单关节或少关节痛风发作病史，不一定伴随高尿酸血症。急性关节炎可能是迁移性的，但通常局限于下肢。滑膜液中发现尿酸盐晶体可诊断（见第145章）。痛风石病患者会发生慢性关节炎。急性发作可能会叠加（见第158章）。

假性痛风

与痛风一样，假性痛风主要是一种急性单关节疾病，但有时表现为多关节疾病。患者通常是老年人，伴有膝关节退行性疾病。X线会显示软骨钙化，但滑膜液中焦磷酸钙晶体的发现具有诊断学意义。亚急性形式被称为“假风湿”关节炎，其特征是晨僵、滑膜增厚、红细胞沉降率升高和类风湿因子低滴度。

淋球菌性关节炎

此类细菌性关节炎最可能以多关节形式出现。通常伴有发热，约2/3的病例会出现丘疹水疱，表明疾病播散。最初，患者可能有弥漫性多关节不适，并可在手腕、手指、脚踝和脚趾发现腱鞘炎的迹象。随后是少数关节的化脓性关节炎，通常限于手腕、膝盖或踝关节（见第 137 章）。

莱姆病

莱姆病的关节不适最初可表现为急性迁移性多关节痛。约 10% 未经治疗的患者，在 6 周到 6 个月后出现不对称单关节或少关节炎，这是播散性疾病的临床表现。常见的受累关节是膝盖。在接受治疗的患者中，尽管所有关节炎症状消失，仍会出现由主观上的关节痛、肌痛和疲劳引起的莱姆病后综合征，其机制尚不清楚（见第 160 章）。

急性莱姆病的诊断标志是游走性红斑，由蜱虫叮咬处的环状红色斑疹或丘疹组成，通常在蜱虫叮咬后 1 ～ 2 周出现，这在 80% 的早期病例中出现。第一病灶表现为红色斑疹或丘疹，随后扩大。虽然通常是斑疹，但初始病变可能有中央坏死区甚至囊泡。常见和典型特征是靶样的外观，但不是诊断性的，2/3 的病变实际上是均匀的红色或中央有更明显的红色。多发性、广泛性病变预示播散性疾病。游走性红斑病灶通常超过 5 cm。

急性乙型病毒性肝炎

乙型肝炎和其他病毒感染可表现为免疫性多关节炎，通常伴有对称性的荨麻疹，影响手的近端关节。乙型肝炎发病于黄疸前期。这种情况会自动消失（见第 70 章）。

亚急性细菌性心内膜炎

心内膜炎可产生与乙型肝炎相似的免疫介导的多关节炎，可出现发热、瘀点、甲下裂片形出血、心脏杂音和血尿。

急性风湿热

链球菌感染未经治疗，会在感染后 2 ～ 3 周发生急性风湿热。成年人主要表现为关节炎的急性起病和发热。滑膜炎和关节周围炎症都会发生，特别是在膝盖和脚踝，可以看到表皮红斑。临床表现以移行关节疼痛 +/– 关节炎症征象为主。这种“游走性多关节炎”与心脏炎、舞蹈病、边缘性红斑和皮下结节一起构成了急性风湿热的主要诊断标准。次要标准为发热、关节痛、急性期反应物水平升高和 PR 间隔时间延长。诊断需要两个主要标准或一个主要标准和两个次要标准。常无近期喉痛病史。虽然风湿热在美国越来越罕见，但它可能出现在新移民中，应该考虑鉴别游走性多关节炎（表 146-1）。

结节病

这种肉芽肿性炎症可表现为膝关节、腕关节、近端指间（PIP）关节和踝关节的急性关节炎，伴有发热，类似感染性关节炎。结节性红斑、肺门淋巴结肿大和关节周围病变有助于区分其他病因。少数人发生破坏性关节炎，是不对称的，并且反复发作。

临床表现：非炎性关节炎

这些情况引起关节疼痛，很少有炎症表现，虽然有时会出现少量积液或轻度滑膜增厚。

骨关节炎

退行性关节病的关节炎典型表现为深度关节疼痛，因运动、负重和间歇性不活动而加重。由于骨赘的形成，受累的关节会增大，但肿胀通常无关紧要，因为软组织受累和炎症程度都很轻。在后期，运动和休息时均会发生疼痛，并伴有僵硬。常见剧烈活动后出现夜间疼痛。晚期患者有负重疼痛和关节不稳。检查常发现关节有捻发音和活动不适感。严重受累的负重关节偶尔可见轻微发热，但无红斑和明显发热。常见的表现是活动受限、排列不良和骨刺引起的骨突起。最常受影响的关节包括手的远端指间（DIP）关节（形成赫伯登结节），拇指底部的掌指关节、髋关节、膝关节、颈和腰骶椎关节。

肥大性肺骨关节病

这种情况与下肢弥漫性骨痛有关，并因依赖性而加重，新骨形成和骨膜骨赘形成导致不适。可能会出现关节和关节周围症状。杵状指是该病的标志，尽管在 25% 的病例中并不明显。肺内疾病是一个重要的诱因（见第 45 章）。

甲状腺功能减退症

甲状腺功能障碍严重时可引起黏液水肿，伴

有对称的周围关节肿胀，临床表现类似类风湿关节炎（RA），但关节液中的白细胞计数低，临床无炎症体征。非关节性神经肌肉症状包括与腕管综合征相关的肌痛和手痛。

淀粉样变

由于免疫球蛋白轻链的过量产生而引起的滑膜浸润，可导致大关节的对称性分布肿胀。发病平缓，可能怀疑关节病变由免疫原因所致，但关节液没有炎症或免疫反应亢进的迹象。以同时累及皮肤、心脏、肝、肾和周围神经为特征，可能出现腕管综合征。

镰状细胞病

2 ～ 3 周的非炎性关节病会影响大关节，主要表现为肿胀、压痛和积液。滑膜液无炎症表现。

临床表现：非关节性疾病

风湿性多肌痛

风湿性多肌痛（PMR）在数周到数月的时间内逐渐发展。2/3 的病例表现为颈部和肩部关节周围结构的疼痛和僵硬，另外 1/3 的患者是髋部和大腿受累。许多患者同时累及肩膀和大腿。晨僵和伴运动疼痛是非常典型的，肌肉力量没有受损。组织学证实为滑膜炎，肌肉活检标本通常是正常的或显示轻微的炎症浸润。有时，低热、体重减轻和疲劳先于肌肉骨骼症状的出现。这种情况通常是对称的，若不对称，可能被误认为是肩滑囊炎或髋关节关节炎。大多数患者是老年人。与颅动脉炎的联系使其成为一种重要的识别条件。红细胞沉降率可见升高。未发现血清学异常（见第 161 章）。

肌炎

虽然肌炎患者肌肉无力通常发生在近端，而且无力比疼痛更明显，但任何类型的肌炎都可能表现为肌肉骨骼疼痛，并与多关节炎混淆。肌炎有几个重要的临床变异。

多发性肌炎是典型的炎症性肌肉疾病，其特征是近端肌无力、肌肉酸痛和肌酶水平升高，通常伴有肺间质受累和心肌功能障碍，可导致心力衰竭。

皮肌炎以向日性的皮疹（眼睑红色或紫色色斑）为特征，在 30 ～ 50 岁的成年人中发生率最高。可见轻度到中度的肌肉无力。发生在老年患者（年龄＞ 60 岁）的皮肌炎（以及较小程度的多发性肌炎），使腺癌和淋巴瘤的风险增加 2 ～ 4 倍，男性的风险更大。在大多数情况下，并发恶性肿瘤或在 3 年内出现恶性肿瘤。对肌炎患者进行恶性肿瘤筛查有一定的紧迫性，但应基于标准（见第 3 章）。

包涵体肌炎是老年白种人男性的一种疾病，常表现为不对称的近端和远端无力，在病程较早时有显著的大腿萎缩，以及手指屈肌无力。吞咽困难可使临床症状复杂化。

嗜酸性粒细胞增多症 - 肌痛综合征是一种严重的肌炎，与摄入 L- 色氨酸制剂有关。最初表现为明显的外周嗜酸性粒细胞增多、肌肉无力和疼痛，以及血清醛缩酶升高。可继发皮肤硬化、肺浸润、心律失常和周围神经病变。

纤维肌痛综合征（见第 159 章）

主要发生在女性，疼痛处理过程的中枢性障碍是其发病机制的重要组成部分。特征性表现包括：因天气变化和剧烈运动而加重的晨僵、疲劳、睡眠紊乱、躯干和四肢多个对称压痛点（集中于上背部和颈部）。肌肉骨骼不适呈典型的全身广泛性而非局限性，但剧烈的关节运动可能导致关节疼痛加重。血液学和血清学指标均正常。

反射性交感神经营养不良综合征

目前对这种疾病的认识尚不清楚，该病可引起弥漫性肌肉骨骼不适、肿胀、无力和活动受限。单肢受累，通常是一只手臂。四肢肿胀，皮肤有光泽，通常外观呈暗色，皮温凉。疼痛严重，有灼烧感，关节周围结构特别脆弱。50% 的患者有外伤史。关于该病有血管舒缩机制的假说。

诊断与鉴别诊断 [3,9-16]

多关节病的病因可分为关节性和非关节性，又可分为炎性和非炎性的（表 146-1）。这些疾病中许多都没有单一的、易于实施的确认性检测，无法进行明确诊断；相反，鉴别取决于是否有关键的临床和实验室结果，这些结果是由专家共识确定的诊断标准。风湿病、莱姆病和纤维肌痛综合征尤其如此（表 146-2A、表 146-2B 和表 146-3 以及第 159 和 160 章）。最近更新了类风湿关节炎和纤维肌痛的诊断标准，以提高诊断的准确性，并在如果有类风湿关节炎的情况下，发现需要改善病情治疗的早期疾病（见第 156 和 159 章）。

检查[3,9–38]

总体策略

对出现多种关节症状的患者进行初步评估，应解决以下问题：

1．潜在的疾病过程是炎性的还是非炎性的？

2．症状是全身性的还是局部的，固定的还是移动的？

3．是关节的还是关节周围的？

4．重要的器官功能或关节完整性受到威胁了吗？

在绝大多数病例中，这些问题的答案可以通过仔细的病史和体格检查提供，并辅以精准的血液化验和（或）由临床表现提示的影像学检查。重要的是，在多关节病的检查中，如果忽略验前概率（来自病史和体检结果），解释各检查可能会有很大问题。一些常用的血清学检查对诊断类风湿疾病非常敏感，但不具有特异性。阳性检查本身并不构成诊断（在大多数类风湿疾病中，诊断主要基于临床特征；见表 146-2A、表 146-2B 和表 146-3），也不一定能预测疾病的未来发展（见下文讨论）。如果不考虑验前概率，常规地进行“关节炎模板”的血液和血清学检查是一种浪费，而且有产生假阳性结果和误诊的风险（见第 2 章）。在评估多关节病时，花时间获取详细病史和进行重点体格检查是非常值得的。

当使用临床数据和官方诊断标准来确定验前概率时需要注意。许多类风湿疾病的官方诊断标准，虽然偏重于临床结果（表 146-2A、表 146-2B 和表 146-3），但其目的是最大限度地提高诊断特异性，主要用于调查和流行病学研究。当应用于个体患者（尤其是早期患者）时，这些标准可能会低估验前概率，因为它们强调了更晚期的特征。

表 146-3　抗核抗体试验阳性的相关条件

结缔组织病
系统性红斑狼疮
药物引起的红斑狼疮
类风湿关节炎
干燥综合征
系统性硬化病
混合性结缔组织病
非风湿性自身免疫性疾病
桥本甲状腺炎
Graves 病
自身免疫性肝炎
原发性胆汁性肝硬化
原发性硬化性胆管炎
传染性疾病
HIV 感染
丙型肝炎
非疾病相关
年龄增长

Adapted from Shmerling R. Autoantibodies in systemic lupus erythematosus—there before you know it. N Engl J Med 2003；349：1499，with permission.

疾病史

关节疾病与非关节疾病的鉴别

患者主诉疼痛、僵硬和功能丧失，并经常将神经性疼痛、骨痛或肌痛与关节炎混淆。医生需要询问患者确切的疼痛部位、疼痛加重的诱因、功能丧失的类型，以确定症状的解剖学基础。大多数情况下，关节疾病的症状局限于关节，并与关节的使用具有逻辑关系。非关节性疾病很少有特定的关节部位，虽然可能会在一定程度上影响关节活动范围，但不会导致关节功能丧失。在确定了疾病过程的部位后，疾病机制也可以得到解释。迁移性疾病往往造成困惑，但这种模式也有诊断意义（表 146-1）。

炎性与非炎性疾病的鉴别

炎症的典型特征：发红、发热、软组织肿胀和触痛。如果这些症状局限于整个关节，并影响整个关节，那就是滑膜炎和炎症过程的推定证据。重要的是，不要把关节部分的压痛或少量积液误认为是炎症的证据。尽管大多数非处方药，如阿司匹林和其他非甾体抗炎药（NSAIDs），也有镇痛活性，可能带来非特异性的症状缓解，但疾病对消炎药的反应有时会有助于鉴别。如类风湿关节炎患者需晨起就服用阿司匹林，否则症状会加重，而骨关节炎患者的反应则没有那么明显。

阐明具体原因并评估影响

基本确定病灶和疾病过程，有助于缩小鉴别诊断范围，使诊断更有针对性。关注病史以外的其他因素，如受累关节的分布、相关症状（包括提示全身性疾病的症状）、年龄和性别，有助于确定病因。

发病部位和进程。确定所有受累关节和受累程度有极大的诊断价值，需要仔细询问。最初出现的单关节或不对称的问题，在进一步的询问中可能会被证明是多关节或对称的。下面几种情况很有启发性。近端指间（PIP）关节和远端指间（DIP）关节对称性非炎性受累，无掌指（MCP）关节或腕关节受累，且无晨僵，可认定是骨关节炎。近端指间关节和远端指间关节的不对称炎性疾病指向银屑病关节炎。掌指关节、近端指间关节、腕关节或跖趾关节的对称性炎症，支持类风湿性疾病的诊断。双侧足跟疼痛及背部疼痛，提示赖特综合征和其他脊椎关节病。老年患者非炎性非关节疾病的髋关节和肩带症状，为多肌痛提供了强有力的证据，而不明确的病位和触发点支持纤维肌痛的诊断。

需注意发病进程。慢性、亚急性、累积性过程与类风湿病一致。对称性多关节炎的突然暴发性发作提示急性超敏反应，如早期乙型肝炎病毒感染或青霉素过敏。迁移性症状增加了风湿热、播散性淋球菌病、赖特综合征和莱姆病等疾病的可能性。

晨僵强烈提示类风湿疾病，活动后缓解，但晨僵在疾病早期通常不发生，并且在类风湿关节炎最新诊断标准中被排除（表 146-2B）。相比之下，骨关节炎的特点是在长期使用或活动开始时症状最重，活动可改善部分症状。

相关症状。检查相关症状有助于为病程提供证据。急性发热表明感染源或明显的超敏反应，而低热可能预示类风湿病。皮疹的出现可以诊断系统性红斑狼疮、淋球菌血症、莱姆病和血管炎（见下文讨论）。雷诺现象增加了硬皮病、系统性红斑狼疮或类风湿关节炎的可能性。慢性或血性腹泻病史提示炎性肠病。尿道炎和结膜炎的症状提示赖特综合征。睡眠障碍和慢性疲劳与纤维肌痛有关。慢性口干和眼干提示干燥综合征。多系统主诉包括咳嗽、咯血、鼻咽溃疡、胸膜炎或腹痛以及精神状态改变，应怀疑血管病变，尤其是伴发皮疹时。

年龄和性别。系统性红斑狼疮、类风湿关节炎和干燥综合征的患者主要是女性，而赖特综合征的患者主要是男性。风湿热或强直性脊柱炎的发病在 40 岁之前。全身性红斑狼疮的发病高峰在绝经前，绝经后也有发生。类风湿关节炎的发病率与年龄的相关性较低，新发人群中既有老年人，也有年轻人。女性痛风主要是绝经后发病，男性发生在成年后。系统性红斑狼疮在黑人女性中特别常见。

严重程度。严重程度和对日常活动的影响，有助于评估潜在病因之外的功能影响。患者夜间疼醒的关节疼痛表明有严重的关节炎，或者骨性或神经性病变。明显的日常疲劳、需要午睡、体重减轻和发热都表明患有活动性系统性疾病。功能影响的评估不仅要考虑病情的严重程度，还要考虑患者发病前的活动水平以及对工作和疼痛的态度。

既往史及家族史

许多疾病有反复发作和遗传倾向的特征。痛风可表现为多关节炎，但更常见的情况是发现既往有足痛风或其他形式的下肢急性单关节炎病史。除近期蜱虫叮咬史外，还应查明莱姆病流行地区的旅居史。脊椎关节病、痛风和骨关节炎的赫伯登结节均具有家族遗传倾向，这点有待深入探讨。

社会史

任何心理压力都应该引起重视，特别是患有病位不清、弥漫性、全身广泛性的肌肉骨骼症状的患者，无特征性炎症表现，但伴有睡眠障碍和明显的疲劳，所有这些都提示纤维肌痛综合征（见第 159 章），有时也见于抑郁症（见第 227 章）或躯体化障碍（见第 230 章）。

体格检查

体格检查连续记录关节受累的形式和关节外疾病的性质。必须对关节炎疾病的多种关节外表现进行详尽的全身体格检查。有些方面需重点检查。

皮肤和表皮

潜在原因的重要皮肤线索包括系统性红斑狼疮的面颊疹、莱姆病的移行性红斑、弥散性淋球菌血症的丘疹水疱性病变伴中心坏死、银屑病的指甲凹陷和鳞屑、乙型肝炎感染的荨麻疹病变、紫癜、溃疡或血管炎的网状青斑。怀疑为赖特综合征的患者，应检查阴茎龟头是否有漩涡状的龟头炎的溃疡，检查足跟是否有脓溢性皮肤角化病的肥厚性改变。应仔细触诊肘部、跟腱和耳廓周围，寻找类风湿结节和痛风石，它们分别是类风湿关节炎和痛风的特异性标志。检查指甲是否有凹陷和杵状指。在没有皮肤银屑病的情况下，远端指间关节炎临近的指甲凹陷可以印证银屑病关节炎的诊断。指尖萎缩伴已愈合或动活性的溃疡提示严重的雷诺现象，应寻找硬皮病的钙质沉着、甲下毛细血管扩张症和皮肤紧缩等迹象。结节性红斑出现红色、压痛和皮下病变，增加了结节病和炎性肠病的可能性。皮肤干燥、面部浮肿和眉毛外 1/3 缺失是甲状腺功能减退的迹象。

头、耳、鼻、喉、颈、肺和心脏

眼睛应检查结膜炎和虹膜炎，这是赖特综合征和脊柱炎的特征（见第 199 章）。眼底应检查视网膜出血、渗出物、缺血性病变，这些病变提示系统性红斑狼疮和血管炎。“棉絮”渗出物是系统性红斑狼疮最常见的眼部病变。应检查口腔和鼻腔黏膜有无溃疡，如果为疼痛性溃疡，提示系统性红斑狼疮或小血管炎；如溃疡不痛，提示赖特综合征。如果考虑干燥综合征，应触诊唾液腺是否增大和有压痛。甲状腺触诊显示甲状腺肿大或甲状腺压痛，提示甲状腺炎。检查胸部是否有积液，这是胸膜炎和心包炎的迹象。类风湿关节炎和系统性红斑狼疮可发现胸膜和心包摩擦。心脏杂音是风湿热和系统性红斑狼疮的特征，二尖瓣杂音有时出现在系统性红斑狼疮，主动脉反流杂音出现在脊椎关节病。腹部检查应包括脾大，脾大见于各种风湿病，包括风湿性关节炎和系统性红斑狼疮。

肌肉骨骼检查

用于检查浆膜炎、非炎性关节疾病和关节周围疾病。如前所述，炎性关节疾病累及整个关节，出现压痛、发热、发红、软组织肿胀，常有积液。相比之下，非炎症性疾病通常只与局灶性压痛和轻微（如果有的话）的炎症征象，也可能出现少量非炎症性积液。疾病的部位和任何功能异常，如活动受限、不稳定、半脱位或肌腱损伤，都要引起注意。

仔细检查关节周围组织（肌腱、滑囊、肌肉）。滑囊炎和肌腱炎表现通常类似于关节炎。以下疾病容易混淆：肩峰下滑囊炎和二头肌腱炎与肩关节疾病（见第 150 章）、外上髁炎（网球肘）和鹰嘴滑囊炎与肘关节疾病（见第 153 章）、转子滑囊炎与髋关节疾病（见第 151 章）、鹅足滑囊炎与膝关节疾病（见第 152 章）。

肌肉酸痛和近端肌无力提示肌炎。疑似纤维肌痛综合征的患者，应检查躯干的特征性压痛点（见第 159 章）。

另一种重要的关节周围疾病表现为“冻结”关节和屈曲挛缩，正常关节可能出现严重的活动受限。因神经系统疾病或关节周围疼痛而导致的关节失用，可导致关节周围纤维组织收紧和继发性挛缩。临床表现可能被误诊为关节炎，但凭借正常的关节 X 线检查结果和缺乏炎症性关节炎的指标，加上对易感疾病的认识，可以做出正确的诊断。

如果患者的手部僵硬或疼痛，一个对指关节和肌腱病有价值的筛查试验是“卷曲实验”。伸展掌指（MCP）关节，然后最大限度地弯曲 PIP 和 DIP 关节，但不要握拳。如果患者能将指尖与手掌相连，卷曲实验结果正常。PIP 和 DIP 关节的任何疾病，以及背侧伸肌腱的任何炎症，都会干扰实验结果。

对于怀疑脊椎关节病的患者，Schober（斯考伯）试验能有效地评估腰椎活动度。当患者站立时，在患者背部做两个标记：一个在髂后棘水平处，另一个在第一个标记正上方 10 cm 处。当患者最大程度前屈时，两个标记之间应至少相隔 15 cm。Schober 试验结果异常缺少特异性，但如果异常结果与脊椎关节病的其他证据相结合，可以提高诊断正确性。

神经系统检查

可通过评估四肢的运动和感觉功能来寻找周围神经病变的证据，对疑似 SLE 和 HIV 感染的患者的精神状态进行仔细评估（中枢神经系统受累是严重疾病的标志）。怀疑莱姆病时检查是否有贝尔麻痹（面神经麻痹）。

实验室检查

检测方法

大量简单或复杂的实验室检测，被常规用于评估多关节炎。实验室有时会提供一组测试，作为“筛选”关节炎的手段。从基础研究［如抗核抗体（ANA）和类风湿因子（RF）滴度、尿酸水平、红细胞沉降率（ESR）］到详细的检测，后者包括抗 dsDNA 抗体、抗 Ro 抗体、抗 La 抗体、抗 Scl-70 抗体、抗 Sm 抗体和抗核糖核蛋白抗体。但在没有临床证据的情况下，所有这些测试都是无意义的，几乎没有诊断作用，而且可能产生误诊。也许是出于“排除”临床结果不明确疾病（阴性预测值很高）的考虑，所以才进行这种检测，但因为验前概率已经很高，所以进一步的检测没有更大意义。这种行为的最终结果是高假阳性诊断率（尤其是结缔组织病），这在心理和医学上都特别有害。

对多关节病和类风湿疾病研究及专家小组的意见都表明，诊断或除外不能漏诊疾病的最佳方法是仔细的病史和体格检查，严格选择对临床证据有针对性的检测方法。在体格检查结束时仍然诊断不明，很少能通过关节疾病的“泛扫描”来解决。仔细的选择检测项目和解释结果尤其重要，特别是在老年人中，因为在不患病的情况下，试验结果异常的频率随着年龄的增长而增加，特别是最常见的检测（如 ESR、尿酸水平、ANA 和 RF 滴度）；假阳性率可高达 90%。检测选择取决于临床评估提示属于炎还是非炎性疾病。

疑似炎性关节疾病

在这种情况下，红细胞沉降率（ESR）的测定可用于确认炎性疾病是否活动，但不具有特异性，可作为疾病活动的衡量指标。ESR 显著升高（如 ＞ 60 mm/h）表明有相当大的炎症活动。在有活动性关节症状的情况下，ESR 正常提示存在活动性炎症病理生理学的可能性小。ESR 不适用于检测缓解期的炎性疾病。C 反应蛋白提供了类似于 ESR 的信息，当 ESR 不显著但仍怀疑炎性关节疾病时，可以考虑 C 反应蛋白。同时做全血细胞计数，以检查潜在疾病对血液学的影响。

如果症状是急性、新发的，则应考虑进行感染源检测。如果怀疑心内膜炎或播散性淋球菌血症，有必要进行血培养。现有的莱姆病抗体检测缺乏特异性，所以其结果难以解释（见第 160 章），且获益低于仔细的临床评估。以 DNA 为基础的聚合酶链反应技术应用并不广泛，而且价格非常昂贵。疑似病毒性肝炎可做肝功能检测（如测定转氨酶）来帮助确认；如果血清肝化学反应异常，应进行肝炎血清学检查。

如果症状持续时间超过 6 周，那么需要进一步探讨类风湿病和其他慢性炎性关节疾病的可能性，特别是患者有全身症状时。

类风湿因子。如果类风湿关节炎的验前概率为中间值，并且需要进一步的支持证据，那么 RF 是一个有用的测试。通常，符合严格的类风湿关节炎标准的患者中，70% ～ 80% 是 RF 阳性的。RF 滴度越高，越有可能被诊断为类风湿关节炎。RF 阴性不排除类风湿关节炎；25% 的类风湿关节炎患者 RF 阴性，特别是在疾病的最初阶段，此时唯一的血清学表现可能是抗环瓜氨酸肽抗体（anti-CCP）滴度的升高。另外，RF 阳性不能确诊类风湿关节炎，它也发生在其他炎症性疾病（如系统性红斑狼疮、亚急性细菌性心内膜炎、血管炎，甚至病毒感染）。此外，5% ～ 15% 的“正常人”（随年龄增长百分比增加）类风湿因子阳性。

抗核抗体。间接免疫荧光检测（首选方法，但由于耗费时间和人力往往不做）对系统性红斑狼疮诊断非常灵敏（99%），但缺乏特异性（50% ～ 85%）。估计美国人群 ANA 阳性为 13.8%。在其他结缔组织疾病、非风湿性自身免疫性疾病（如自身免疫性甲状腺炎）、多发性硬化症、感染性疾病甚至老年患者中，检测结果也可能呈阳性（见表 146-3）。因此，在选择不当的患者中，阳性预测值可低至 2.1%。ANA 滴度越高，越有可能被诊断为狼疮。滴度 1∶40 通常被列为阳性检测结果的标准，但在一般医疗环境中，这样的临界值会产生 35% 的假阳性率。ANA 滴度标准为 1∶160 时，假阳性率降低至 5%，而灵敏度降低程度最少（至 95%）。抗核抗体滴度随时间波动，但不一定与疾病活动平行，通常比症状发作早几年。在没有明确临床表现的情况下，检测呈阳性的患者应被称为“抗核抗体阳性”，而不是被标记为结缔组织病，以免他们接受不必要的全身糖皮质激素治疗（在日常诊疗中经常发生）。

抗核抗体试验对炎性关节炎和全身症状诊断最有价值。ANA 阴性可以排除系统性红斑狼疮；阳性结果不足以判定病情，但有必要进一步检测。与类风湿关节炎一样，没有单一的表现或测试可以诊断 SLE，需要几种特征来明确诊断（表 146-4）。

抗核抗体阳性比临床疾病的发展早几年，人们会认为抗核抗体筛查会提高早期诊断，然而事实是，自身抗体的存在及其种类都不能可靠地预测疾病的发展。此外，目前还没有用来治疗系统性红斑狼疮潜伏期或其他 ANA 阳性疾病、改变无症状患者临床病程的方法。因此，在缺乏临床证据支持的情况下，不建议进行抗核抗体检测；结缔组织病的诊断仍在很大程度上依赖于特征性的临床表现。

抗核抗体测试“阳性”的后续检测。由于 ANA 阳性是非特异性发现，可能需要额外的检测（表 146-5），但仅适用于检测结果阳性和临床结果支持的患者。以 ANA 滴度为代表的特异性核成分作为简便的自身抗原发挥作用。针对这些抗原的抗体检测可以提高诊断的特异性，但不应在缺乏典型临床特征的情况下进行（即需要合理的验前概率）；否则，可能会产生较低的似然比（真阳性与假阳性的比例）。其中一些抗核抗体，虽然被认为是特定类风湿疾病的特征，但在其他疾病中也以重叠的方式短暂出现。这一病理生理学现象解释了抗核抗体发现中存在大量重叠的可能性，并再次强调了在临床发现的前提下进行抗核抗体检测和解释的重要性。

抗天然双链 DNA 抗体出现在多达 70% 的系统性红斑狼疮患者中，具有特异性，也预示着肾炎风险的增加；早于症状出现近两年。抗双链 DNA 测试用于确认 SLE 疑似病例和 ANA 阳性患者的诊断。抗 Sm 抗体也具有类似的特异性，但仅在 30% 的 SLE 患者中发现；与疾病活动的相关性尚不确定。抗 RNP 是混合结缔组织病的一个明确的血清学发现，也在硬皮病和大约 18% 的狼疮患者中发现抗 RNP。

抗 Scl-70 抗体对系统性硬化具有高度特异性，

表 146-4　系统性红斑狼疮的诊断标准

表 146-4　系统性红斑狼疮的诊断标准
面颊疹
盘状疹
光过敏
口腔或鼻咽溃疡
非侵蚀性关节炎
胸膜炎、心包炎
持续性蛋白尿或管型
癫痫或精神病
溶血性贫血、白细胞减少或血小板减少
抗核抗体异常
抗 DNA 抗体阳性、抗 Smith 抗原抗体阳性，或梅毒血清学检测假阳性

符合 4 个或 4 个以上条件可以确诊系统性红斑狼疮，尽管许多权威机构在临床中接受的标准较少，尤其是抗体检测阳性的标准。

Adapted from Tan EM, Cohen AS，Fries JF，et al. The 1982 revised criteria for the classification of systemic lupus erythematosus. Arthritis Rheum 1982；25：1271，with permission from John Wiley & Sons.

表 146-5　抗核抗体阳性患者的抗核抗体谱

抗体	临床意义
抗 dsDNA 抗体	对 SLE 具有普遍性和特异性，与疾病活动性和肾炎相关
抗 Sm 抗体	对系统性红斑狼疮有特异性，但仅在 30% 的病例中发现；与疾病活动相关或不相关
抗 Ro 抗体	与干燥综合征密切相关，见于系统性红斑狼疮
抗 La 抗体	见于干燥综合征和系统性红斑狼疮（降低肾炎的风险）
抗 RNP 抗体	见于硬皮病，并明确混合性结缔组织病诊断；系统性红斑狼疮可见
抗 Scl-70 抗体	对系统性硬化有特异性，但灵敏度低（20%）

dsDNA，双链 DNA；SLE，系统性红斑狼疮；Sm，Smith 抗原；RNP，核糖核蛋白。

Adapted from Shmerling R. Autoantibodies in systemic lupus erythematosus—there before you know it. N Engl J Med 2003；349：1499，with permission.

表 146-6 原发性干燥综合征诊断标准

条件	得分
小唇腺活检阳性	1 ～ 3（按活检的浸润灶数量）
抗 SSA（抗 Ro60）抗体阳性	3
单眼泪液分泌试验≤ 5 mm/5 min	1
单眼角膜染色得分≥ 5	1
未刺激的全唾液流率≤ 0.1 ml/min	1

诊断要求 4 分或以上，患者需要至少有一种眼部或口腔干燥的症状或全身症状。

Adapted from Mariette X，Criswell LA. Primary Sjogren’s syndrome. N Engl J Med 2018；378：931.

但其灵敏度较低（20%）。在干燥综合征中，抗 SSA 抗体的灵敏度为 60% ～ 70%，特异度大于 90%；这些抗体也可以在近一半的系统性红斑狼疮患者中看到，是自身抗体形成的第一个迹象。临床高度怀疑干燥综合征，但抗 SSA 抗体检测阴性的患者，可以进行唇小唾液腺活检作为确诊检查，但在具有临床和血清学特征的情况下，活检往往是不必要的。泪液产生和眼部干燥的单眼泪液分泌试验是另一种诊断选择，由眼科医生进行操作，也可做单眼角膜染色得分（诊断评分见表 146-6）。RF 可能呈阳性，但抗双链 DNA 抗体通常阴性，这一点有助于区分系统性红斑狼疮。

莱姆病检测

通常做法是血清检测莱姆病 IgM 和 IgG 抗体。首先进行酶联免疫吸附测定（ELISA），如果结果阳性，再进行免疫印迹法进行印证。如果已经发现游走性红斑，则不需要进行抗体检测，因为血清学检测在急性期的特异性和灵敏性远远低于特征性皮疹。此外，由于这些抗体是长期存在的，不能确定是由急性感染还是之前的感染所产生。接受过治疗的患者，灵敏度也低。抗体灵敏度随着疾病的播散而增加，并在莱姆病关节炎中经常呈阳性。对于无游走性红斑病史而难以确诊、未经治疗的患者，可以考虑对关节液进行 DNA 聚合酶链反应，但由于结果需要专业知识以及数周时间出判定，这种检测通常不实用或不容易开展（见第 160 章）。

滑液分析。如果存在关节积液且未确诊，那么关节液分析非常有用；如果怀疑感染，则必须检测。此检测应包括全血细胞计数和分类、晶体检查、革兰氏染色和细菌培养。用来区分炎性疾病和非炎性疾病（见第 145 章），如果是炎症性疾病，也要检查晶体性关节病和感染（见第 145 章）。白细胞计数大于 2000/mm^3、多形核白细胞超过 75% 支持炎症的存在，白细胞计数小于 1000/mm^3 提示非炎症原因，在 1000 ～ 2000/mm^3 的白细胞计数意义是不明确的。通常情况下，滑液白细胞计数为 5000 ～ 20000/mm^3，只能指定炎症性关节炎，类型不明。

血清尿酸。大多数关节炎患者不必要检测血清尿酸水平，而且尿酸被过度地用作诊断痛风的主要依据。观察滑液中尿酸晶体是最好的诊断方法。正常血尿酸水平不能排除痛风，血尿酸水平升高也不能排除痛风（见第 158 章）。

射线影像。在炎症性多关节炎的早期，平片通常只有极少的诊断价值，仅显示软组织肿胀。然而，专业解读手部平片，可以识别到类风湿关节炎早期关节损伤的特征，便于诊断和治疗（见第 156 章）。这同样适用于早期银屑病关节炎，当然也适用于由于软骨侵蚀和病理性新骨形成（骨膜炎、关节强直和肌腱附着处的骨赘）而导致偏心关节间隙狭窄的晚期病变。早期骶髂部照相在怀疑脊椎关节病时是有价值的，可以显示双侧骶髂关节炎，是一种诊断性的发现，可以将其与银屑病关节炎的单侧骶髂关节炎区分开来。脊椎关节病的另一个早期影像学改变是椎体上、下边缘呈方形；直到后期才出现明显的韧带骨赘。疾病后期的影像学可能表现出更特征性的骨改变，并有助于判断疾病进展。

尿液分析和常规化验。尿检对筛查类风湿疾病和血管炎的肾小球损伤至关重要。检查是否有血尿和蛋白尿。可以用来尿液试纸快速检查。虽然可以通过测量血尿或血尿患者的血尿素氮和肌酐水平来评估肾功能，但当考虑血管炎时，用常规的血清化学方法检查抗中性粒细胞质抗体，意义较低。

血管炎的抗中性粒细胞质抗体检测和组织活检。当临床怀疑 ANCA 相关血管炎是炎性多关节病的原因时，抗中性粒细胞细胞质抗体（ANCAs）检测是有价值的。提示性临床特征包括肾功能不全（肌酐＞ 2.0 mg/dl、血尿、红细胞管型）、肺部病理（结节、咯血）、慢性上气道疾病（鼻窦炎、坏死）、神经功能异常（周围神经病变、多发性单神经炎）和皮肤病变（紫癜、溃疡）。

仔细选择患者对于避免假阳性结果至关重要，尤其是在使用间接免疫荧光试验时（酶联免疫吸附测定更具特异性）；与血管炎无关的抗原交叉反应可产生假阳性结果，最常见于患有其他慢性炎症的患者，如类风湿关节炎、溃疡性结肠炎、慢性肝炎、HIV 感染、肺结核、心内膜炎和单克隆丙种球蛋白病。共识指南建议在至少有一个提示性临床特征的情况下进行检测，以减少假阳性结果的数量以及不必要的检测和免疫抑制治疗率。

当对至少有一种指南中特征性表现的人进行检测时，灵敏度为 81%，特异度为 98%，阳性预测值为 54%，阴性预测值为 99%。通过这种方式，不必要的检测和假阳性减少了近 25%，而对真阳性的检测没有任何损失。其他血管炎（如过敏性血管炎、颞动脉炎、结节性多动脉炎）的 ANCA 检测均为阴性。

ANCA 检测结果的染色模式［核周（p）与细胞质（c）］仅对鉴别 ANCA 相关疾病的病因有一定帮助。核周染色模式与髓过氧化物酶的抗体相关，在伴有多血管炎的肉芽肿病中更常见；细胞质染色与蛋白酶 3 抗体相关，是显微镜下多血管炎的典型表现。然而，ANCA 染色模式对一种特殊形式的微血管血管炎并不特异，也不能诊断一般血管疾病；需要确认这些抗体是专门针对髓过氧化物酶或蛋白酶 3 的。因此，当临床结果不具有诊断性时，该检测最好作为更明确检测的一种备选方式，但重要的是即使按照这些指导原则，ANCA 的假阳性率仍然很高（46%）。

血管炎的明确诊断需要组织活检。出现皮疹时，皮肤是最容易获取的部位；当有肾受累的证据时，肾活检的成功率很高。女性、黑种人和那些有严重肾受损伤证据的患者对初始治疗的耐药性风险增加。有呼吸道疾病和抗 PR3 抗体阳性的患者更容易复发。

检查应及时，因为疾病有可能迅速进展，特别是当有严重肺或肾损伤的证据时。未出检测结果前，即可以开始大剂量全身类固醇治疗。

HLA-B27 测试。虽然在血清阴性的脊椎关节病中，HLA-B27 抗原阳性的患病率较高（～90%），但该试验的特异性较低。约 6% ～ 8% 的正常人检测也呈阳性，否定了 HLA-B27 检测的效用。

疑似非炎症性多关节病

在骨关节炎中，关节影像学表现在患者出现症状时出现异常，并可确认诊断。然而，退行性改变也常见于无症状关节。X 线长骨片可证实肥大性肺骨关节病，但临床上通常可通过杵状指的存在做出诊断。疑似甲状腺功能减退可通过测定促甲状腺素加以证实。

疑似炎性非关节疾病

当关节症状不确定且以肌肉不适为主时，实验室检查应侧重风湿性多肌痛、多肌炎和嗜酸性粒细胞增多症 - 肌痛综合征。当提示多系统表现时，小血管血管炎也可以考虑（见上文讨论）。纤维肌痛，在某种程度上，是一种基于排除其他疾病的排除性诊断。

风湿性多肌痛。有风湿性多肌痛临床证据的患者应测量 ESR。ESR 升高支持诊断，ESR 低发病率降低。如果发现头痛、下颌运动障碍、视觉障碍或颅动脉压痛，应立即进行颅动脉炎评估（见第 161 章）。

多肌炎。首先测量血沉和血清肌酸磷酸激酶，如果显著升高，则考虑进行肌肉活检。

嗜酸性粒细胞 - 肌痛综合征。全血细胞计数和分类对疑似嗜酸性粒细胞增多症 - 肌痛的患者有提示意义；如果外周血中嗜酸性粒细胞增多，建议进行皮肤和肌肉活检。

纤维肌痛。没有针对这种疾病的实验室检查，其诊断基于临床发现并排除其他疾病。可被误诊为狼疮或干燥综合征，特别是在抗核抗体检测已排除结缔组织病，但炎性反应是“阳性”的情况（见上文讨论和第 159 章）。

疑似非炎性非关节疾病

反射性交感神经营养不良的诊断主要是临床诊断，手部平片可显示非特异性但有提示意义的斑片状骨质破坏。纤维肌痛综合征没有明确的检查方法，但临床特征如多压痛点、弥漫性疼痛、睡眠紊乱和无其他明显原因的疲劳强烈证实该病的存在（见第 159 章）。

转诊和入院适应证

多关节炎的诊断仍不确定。除了由菌血症引起的小血管血管炎和脓毒性关节炎外，潜在的情况不会立即威胁生命，检查可以在门诊几次就诊期间进行。对患者的短期风险主要是关节外疾病，特别是血管炎和感染。如果发现任何血液感染、血管炎或累及眼睛、肺、心、肾或神经系统的迹象，应立即考虑住院和会诊。同样的建议适用于有严重症状的人（例如，致残性疲劳、发热、体重减轻）。如果病情较轻的患者在初步评估完成后仍未确诊，特别是怀疑有自身免疫性疾病但未得到证实者，也可进行风湿性疾病会诊；不建议进行皮质类固醇的经验性治疗。由于假阳性结果的高风险和伴随的不良后果，及时转诊咨询经验丰富的风湿病专科医生可能比详尽的血清学检查更有效。

对症治疗

应该基于病因学进行治疗（见第 155 到 163 章），但炎症性关节炎的最终诊断可能需要时间。在等待结果的同时，如果排除了感染的可能性，可给受关节炎症症状困扰的患者处方非甾体抗炎药（如 500mg 萘普生，每日两次）。不推荐经验性使用全身糖皮质激素治疗，特别是如果唯一的表现是表述不清的关节痛和 ANA 阳性。对播散性莱姆病进行经验性糖皮质激素治疗是非常不可取的。

（王 爽 翻译，董爱梅 曾 辉 审校）

第 147 章

背痛的管理

A.H.G/A.G.M.

背痛是基层全科医生临床工作中第二常见的主诉，也是导致患者残疾的主要原因之一。大多数背痛是由肌肉韧带拉伤、退行性椎间盘疾病或关节面关节炎引起，对症治疗有效。椎间盘疾病通常导致反复下背部轻度不适和伴有坐骨神经痛的严重腰痛。背痛偶尔也可能源于脊柱以外的疾病。应重点关注严重的潜在疾病，如肿瘤、感染或脊椎压缩性骨折等。

背痛非常普遍并可致残，这就要求主治医生在其评估和保守治疗方面具备相应的技能，并了解常用的补充疗法以及介入治疗的风险和益处。即使在咨询了专科的专家之后，许多患者也会向他们的基层全科医生寻求复查的选择和建议。

病理生理学和临床表现 [1–10]

肌韧带损伤

椎旁肌的肌纤维或远端韧带附着处可能发生撕裂，通常在髂嵴或下腰椎 / 上骶区。由此产生出血和痉挛，引起损伤部位的局部肿胀和明显的压痛，通常在患者做特定的弯曲、扭转或抬举动作后出现。这种损伤通常严重，与下背部的塌陷感有关，会迅速出现下背部疼痛，放射至腰部，常放射至臀部和大腿后侧。小腿放射痛罕见，因为通常不会发生神经根损伤。

腰椎间盘病

正常的椎间盘由被纤维环包围的胶状髓核组成，具有减震和缓冲作用。椎间盘疾病的病理生理学原因仍不完全清楚，但涉及下部腰椎间盘的退行性和磨损性变化，部分原因是腰骶椎水平特别是L4 和 S1 水平之间的集中应力。这些应力来自于与直立姿势相关的巨大的纵向力和剪切力，并因弯曲应变而加剧。

这些应力会导致椎间盘位置的各种变化，从膨出到突出。放射科建议成像报告中使用一致的椎间盘结构术语。"膨出"指的是向椎间盘外周扩展，纤维环没有任何撕裂或变形，不认为是突出。"突出"是指有较大可能引起疾病的改变。如果纤维环和髓核在椎间隙外有局部不对称的扩展（通常为后外侧），则称为"突出"。如果纤维环有裂口，髓核已远远超出椎间隙，但仍保持完整，被称为"脱出型"。如果髓核脱落到椎管或其他部位，称为"游离型"。在 CT 和 MRI 扫描的椎间盘解剖描述中会用到这些术语。

疼痛是由髓核脱出致神经压迫从而产生炎症所致。椎间盘突出压迫和刺激下腰或上骶神经根可导致神经根症状，一般称为"坐骨神经痛"（该术语的正确描述是坐骨神经分布的神经根疼痛，包含L4、L5、S1 神经根，以及 S2 神经，并入腰骶神经丛，进入骨盆）。神经根疼痛是神经根刺激的标志性症状。椎间盘突出或挤压存在于 95% 的病例中，也存在于许多无症状的患者中。神经根性疼痛表现为尖锐或灼烧感，向下辐射至小腿后部或外侧至踝关节或足部（取决于涉及的具体神经根）。疼痛可因咳嗽、Valsalva（瓦尔萨瓦）动作或打喷嚏而加重，并可伴有受累神经根分布部位的感觉异常、麻木和无力（图 147-1）。局部背痛也会反复发作，认为是由椎间盘突出刺激纵韧带上的疼痛感受器介导的，最明显的是长时间坐姿，这给脊柱带来额外的负重压力。

95% 以上的椎间盘突起和挤压发生在 L4 至 L5 或 L5 至 S1 处，其中 L5 和 S1 神经根最常受到影响，其次是 L4。下腰椎间盘疾病，特别是椎间盘挤压，经常发生腰椎椎旁肌痉挛，限制腰椎运动。远离椎间盘突出侧的侧凸称为坐骨侧弯，伴随着下部腰椎和坐骨切迹的压痛。

退行性腰椎间盘疾病的疾病史和临床病程通常始于数年的轻度腰痛病史，与轻微的腰部损伤和（或）关节突关节炎相关，症状通常在几天内自行消失。通常在数月到数年之间发作的频率和严重程度增加。最后，伴随神经根症状的持续疼痛发作，通常由看似微不足道的压力（例如，在淋浴时扭动或弯腰去捡肥皂）诱发。幸运的是，大多数患者的临床病程是向好的，即使是在轻度麻木或无力的情况下，6 周后病情也会有显著改善或缓解。少数患者表现出非常严重的症状和明显的神经功能缺陷，6 周后仍不能改善，并有可能出现更持久的临床过程，也可能随着时间的推移获得相当大的改善。

椎管狭窄

椎管狭窄常被忽视，目前大家逐渐认识到该病是慢性腰部和下肢不适的重要原因，主要发生在伴有骨关节炎骨刺、慢性椎间盘退变和关节突关节炎的老年人。椎管狭窄也见于先天性腰椎管狭窄的年轻人。在任何一种情况下，这些变化都会使根管和神经孔变窄，导致神经根压迫和疼痛。

典型症状是站立、行走或其他导致脊柱伸展的活动会加重疼痛，而休息（尤其是坐着、躺着和弯曲脊柱和臀部）会缓解疼痛。如果有神经根压迫，患者会主诉腰部、臀部或下肢疼痛，通常是双侧的。下肢疼痛可伴有神经根型麻木或无力。由于这些症状通常会因行走恶化，而坐下和休息则会缓解，类似于血管功能不全，有时被称为"假性跛行"或"神经性跛行"。

检查时，脊柱活动度良好，局部压痛较小。可能存在轻微的神经功能障碍（如踝关节反射减弱），但没有特征性表现。

这种疾病的自然史一般是向好的，只有 15% 的患者出现 5 年以上临床加重，70% 的患者保持不变，10% 的患者有改善。马尾综合征在椎管狭窄症中非常罕见。

脊椎前移

这个术语表示椎体前半脱位。在成年人中，这种情况是由于关节退行性改变和小关节关节炎引起的，通常发生在 L4 到 L5 或 L5 到 S1，椎体直径的 10% ～ 20% 向前滑移。约 70% 的脊椎滑脱患者有慢性腰痛，罕见坐骨神经痛，这种疼痛是由韧带和椎间关节承受的压力引起的。

强直性脊柱炎及其他脊椎关节病

血清学检测阴性的脊椎关节病（包括强直性

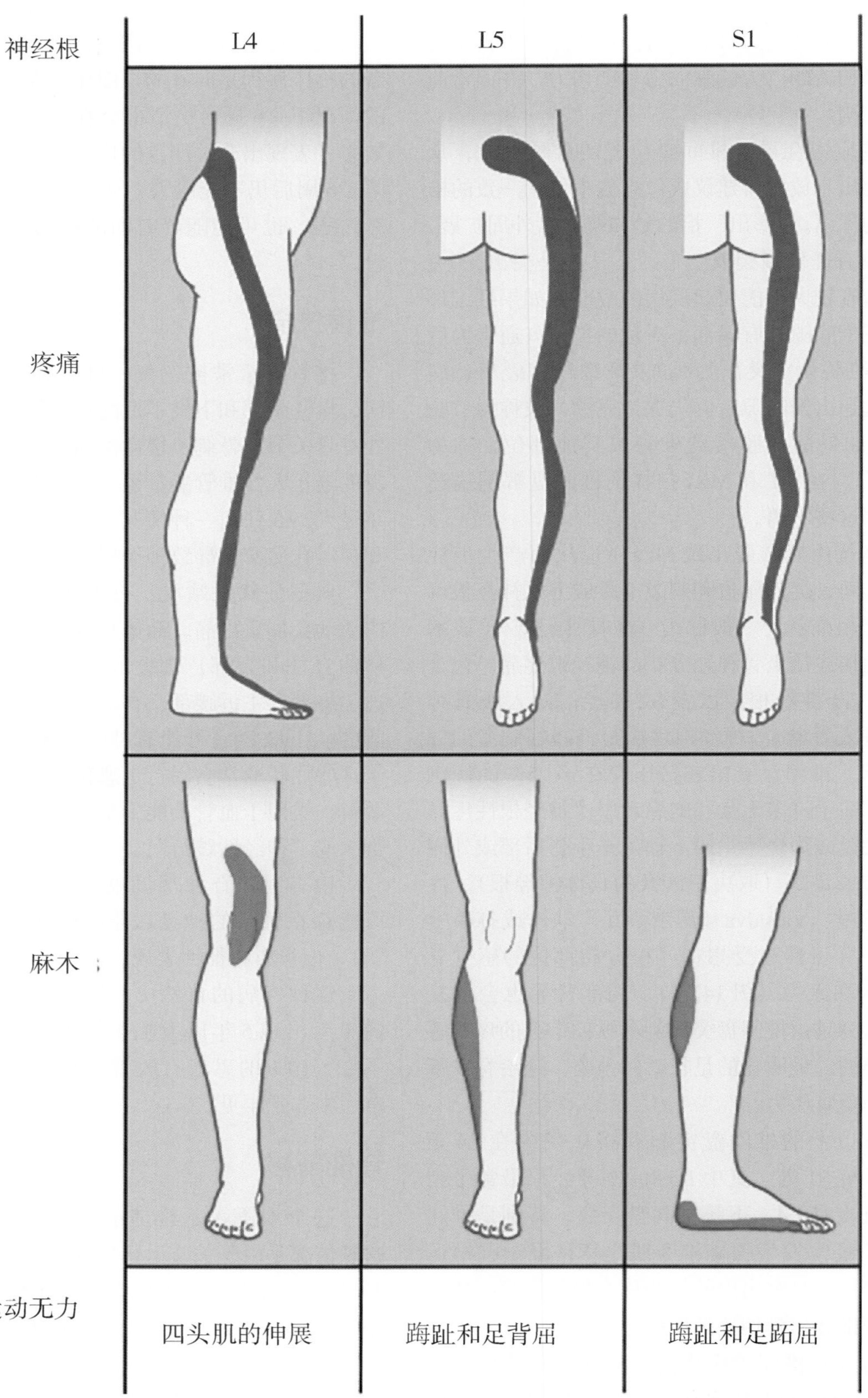

图 147-1　下肢皮区分布。(Reprinted with permission from Norris TL，Lalchandani R. Porth’s Pathophysiology，10th ed. Philadelphia，PA：Wolters Kluwer，2018.)

脊柱炎、银屑病关节炎、反应性关节炎和与炎性肠病相关的关节炎）具有外周和轴向骨骼表现。在这些炎症性关节疾病中有相当多的重叠，均累及骶髂关节、中轴骨、肢体关节和肌腱末端（韧带和肌腱的骨附着部位，如跟腱、髌骨、足底筋膜等），以及非关节部位（如葡萄膜、皮肤、肠道和主动脉瓣）。在受累部位可出现局灶性压痛。与机械应力的关系可解释研究结果的分布。与 HLA-B27 阳性密切相关，提示免疫病理生理学改变；类风湿因子为阴性。男性发病占主导。

强直性脊柱炎在此类疾病中最常见。其典型特征有助于诊断，包括持续时间至少 3 个月的腰痛，通过运动而非休息得到改善，腰椎活动和胸部扩张受限，双侧骶髂炎或严重的单侧疾病。脊柱受累在年轻男性中最为突出，开始是渐进的，典型症状是晨间脊柱僵硬。早期的脊柱影像学表现通常不明显，但骶髂关节片可显示关节间隙狭窄和反应性硬化（“骶髂炎”）。最终，骶髂关节空间消失，继而融合。椎体的方形变是脊柱放射学的第一个表现，其次是韧带骨赘的发展。在其他血清血检测阴性的脊椎关节病中也可能出现类似变化，但不那么明显。

椎体压缩骨折

在正常骨骼中，发生这种骨折需要严重的屈曲压缩力，疼痛剧烈。自发的椎体塌陷或病理性骨折最常见于患有严重骨质疏松症的老年人（见第 164 章）、长期服用糖皮质激素的患者（见第 105 章）以及伴有溶骨性骨转移的癌症患者。通常，病史是由轻微的压力引起的突然背痛，通常发生在骨折处，可牵涉至背部和躯干周围，但很少牵涉下肢。骨折更可能发生在背脊椎骨的中下段，这有助于与腰椎间盘突出相鉴别，95% 的腰椎间盘突出发生在 L4 或 L5 节段。

肿瘤

最常见的脊柱内肿瘤是转移性癌，乳腺、肺、前列腺、胃肠和泌尿生殖系统肿瘤通常转移到脊柱。偶见肾癌或甲状腺癌引起溶解性病变。骨髓瘤是最常见的脊柱原发性骨肿瘤。约 80% 的患者发病年龄在 50 岁以上。

典型的转移是椎体骨髓的血行性转移。骨膜受累和骨质破坏导致疼痛，延伸至脊髓可产生神经功能障碍。通常不损害椎间盘间隙及椎间盘高度，这点有助于鉴别退行性疾病。如果患有骨质疏松，由于骨质破坏导致的椎体塌陷可能很难与压缩性骨折相鉴别。延伸至硬膜外间隙或椎体塌陷可导致脊髓受压，肿瘤引起的血管损伤也可导致脊髓损伤。

虽然只有 30% 的转移性癌症患者有背痛症状，但在这些患者中，脊柱转移的可能性很高。约 90% 出现夜间疼痛，躺下或卧床休息时疼痛未缓解或加重。既往有恶性肿瘤史、非典型区域（如中背部）椎间盘疾病疼痛隐匿加重，以及躺下无法缓解是转移性肿瘤的高度预测因素。

临床表现为隐匿性起病的腰痛，严重程度逐渐加重，并因活动和躺卧而加重。部位可以在脊柱的任何地方，但发生在退行性椎间盘疾病的非典型区域（如背部中部）具有提示意义。活动时加重，躺下时不能缓解，不典型的部位伴有局灶性脊柱压痛，应提高对骨转移的怀疑。背部疼痛加重是侵犯至硬膜外间隙的先兆，随后在几周到几个月后出现神经系统症状。除背部疼痛外，硬膜外侵犯的表现包括上运动神经元体征（近端肌无力、反射亢进、趾背伸）、皮区分布的感觉丧失和自主功能障碍（尿潴留、大便失禁）。如果不进行早期干预，预后较差。

椎管内肿瘤的临床表现可能与椎间盘突出症相似。充分的保守治疗后仍有神经功能缺损的显著进展，提示椎管内存在肿瘤。椎管外肿瘤最终可能导致神经根压迫和类似椎间盘源性坐骨神经痛。腹膜后、骨盆和大肠的肿瘤可侵犯至神经根。这是一个非常晚期的表现，转移可能发生得更早。

感染

由感染引起的背痛很少见，但对疾病诊断很重要。在 40% 的病例中发现明确的感染来源，包括尿路感染、皮肤脓肿、留置导尿管和静脉药物滥用。椎体骨髓炎通常源于血行性感染，但偶尔也可由脊柱手术引起，如腰椎穿刺、脊髓造影、椎间盘造影术或椎间盘手术。除了累及椎体外，还可侵犯至椎间盘间隙，造成非常疼痛的椎间盘炎。在没有关节盘炎的情况下，通常表现为钝性、持续性背痛，常伴有低热和棘旁肌痉挛。叩诊受累椎骨时常有疼痛，但多达一半的病例无发热和白细胞计数升高。可继发压缩性骨折或硬膜外脓肿。金黄色葡萄球菌约占细菌病例的 60%，肠杆菌约占 30%。

硬膜外脓肿发生在菌血症或骨髓炎的情况下，感染表现为背部疼痛、局部压痛和发热。约 85% 的病例出现发热和脊柱压痛。如果不及时治疗，可能会危及脊髓的局部血液供应，并在数小时到数天内从脊髓疼痛迅速发展为严重的运动和感觉障碍。

心因性疾病

抑郁症患者可表现为慢性腰痛。通常，他们有背部疾病史，在轻微受伤时发病，抑郁症放大症状表现，延长临床病程。体格检查时可发现轻度肌肉痉挛。典型表现是，症状的强度和残疾程度远远大于检查发现的轻微体征所应表现出的程度。常见多种躯体症状（见第 227 章），其他患者可能有潜在的躯体化障碍。许多患者对治疗表现出抵触性，通常不愿意在治疗中发挥积极作用。有些患者甚至从痛苦中获得了合理性和自我价值感（见第 230 章）。

诈病是指为了从生病中获得好处而有意欺骗。症状和身体检查结果之间的不一致是诈病的典型特征，这可以通过在体检时分散患者的注意力而被发现。

马尾综合征

虽然脊髓在 L1 水平处结束，L1 水平以下椎管的任何损伤都会构成马尾神经的损伤。大量中线椎间盘突出是马尾受压最常见的原因，是罕见但需要迅速处理的严重情况。与单纯性神经根压迫的临床表现相比，马尾综合征的表现包括尿潴留，几乎占 90% 的病例。另一个特征是鞍部感觉缺失（臀部、大腿后部上部和会阴的感觉减弱），约 75% 的患者主诉有这种情况。这两种临床表现都是骶神经根受压的结果，骶神经根受压也导致约 2/3 的病例出现肛门括约肌张力下降。坐骨神经痛和下肢运动和感觉障碍表现突出，且多为双侧。可能会发生跌倒。

梨状肌综合征

坐骨神经疼痛的原因是坐骨神经被梨状肌覆盖而受到压迫，可由任何导致梨状肌肿胀或损伤的情况（跑步、伸展、箭步）引发，是位于臀中部的局灶性疼痛和坐骨切迹的压痛。坐着和臀部外旋时，症状通常更严重。其他可能的原因包括后口袋里的厚钱包或工具造成的外部压力，以及长时间坐在坚硬的物体上。

鉴别诊断 [4]

背痛的鉴别诊断可以从潜在的病理生理学角度来考虑（表 147-1）。值得注意的是，绝大多数病例（97%）是机械性的，不到 1% 是由于脊柱感染、肿瘤或炎症性疾病，约 2% 是由主动脉、盆腔、肾或胃肠来源的内脏疾病引起的牵涉性疼痛。

检查 [1,2,4–5,7–9,11–18]

即使有了先进的脊柱影像技术，病史和体格检查仍然是有效评估和治疗背痛的关键。检查发现往往是诊断性的，即使不是，它们也可以帮助指导检测方法的选择和确保及时转诊。过度依赖影像学检查常常导致假阳性诊断。

病史

在阐明背痛的基本特征（即性质、部位、发病、放射）时，还应具体询问可能预示严重潜在疾病的症状（例如，发热、进行性神经功能障碍、双侧功能障碍、膀胱功能障碍、鞍区麻木、卧床休息不缓解的持续疼痛或因躺卧而加重的疼痛）。近期外伤史和既往癌症史是需要注意的其他关键因素，如既往对背部疾病的治疗、近期的腰椎穿刺、并发感染和长时间使用高剂量糖皮质类固醇。坐骨神经痛有助于缩小鉴别诊断范围（见表 147-1）。

加重和缓解因素可能具有重要的诊断意义。晨起背部僵硬，通过活动缓解，提示强直性脊柱炎或其他炎症性疾病。站立或行走时出现症状或症状恶化，弯腰或坐位时症状缓解是椎管狭窄的特征，而坐位、驾驶或提举时症状恶化，则指向腰椎间盘突出症。恶性肿瘤表现为退行性疾病不典型部位的疼痛（如背部中部），以及任何部位的疼痛，不仅在活动时加重，而且在仰卧位时加重。

相关症状对于诊断至关重要，尤其是发热（引起硬膜外脓肿的问题）和神经功能异常（提示脊髓或神经根损伤）。站立或爬楼梯、排尿或控制大便是否有困难，是否有躯干或鞍区麻木症状，如果

表 147-1　腰痛的重要原因

机械性腰痛（97%）	非机械性脊柱疾病（1%）	内脏疾病（2%）
腰部劳损或扭伤（70%）	肿瘤（0.7%）	主动脉瘤
椎间盘退变性或关节突疾病（10%）	转移癌	肾病
椎间盘突出（4%）	多发性骨髓瘤	盆腔病
骨质疏松导致的压缩骨折（3%）	脊髓瘤	腹部疾病
脊椎前移（2%）	淋巴瘤、白血病	
创伤（< 1%）	感染（0.01%）	
椎间盘疾病	骨髓炎	
	硬膜外脓肿	
	脓性间盘炎	
	炎症性疾病（0.3%）	
	强直性脊柱炎	
	银屑病关节炎	
	赖特综合征	
	炎性肠病	

Adapted from Deyo RA，Weinstein JN. Low back pain. N Engl J Med 2001；344：363，with permission.

有，高度怀疑脊髓或马尾损伤。腰骶神经根分布区的单侧神经根典型症状（疼痛、麻木、无力）提示神经根损伤，但双侧神经根症状，特别是严重且新发或进展迅速的，应关注马尾综合征或硬膜外损伤。

应要求患者描述背痛对日常活动的影响。如果症状的严重程度和持续时间与器质性疾病表现不成比例，则考虑情绪和社会压力。在这种情况下，检查抑郁症（见第 227 章）和躯体化障碍表现（见第 230 章）很重要。

体格检查

在检查背部之前，应该检查皮肤、腹部、直肠、腹股沟、骨盆和周围脉搏，明确是否有类似脊柱疾病症状。典型例子是带状疱疹，疼痛在皮肤分布预示其在皮肤的暴发。另一种是由于血管功能不全导致跛行，行走时造成单侧或双侧腿疼痛。此外，还可以检查是否有发热、皮肤脓肿、乳腺肿块、胸腔积液、前列腺结节、淋巴结病、关节炎症和其他可能影响脊柱的全身性、感染性或恶性疾病的体征。测量大腿和小腿围，以发现萎缩的征象，并测试下肢的关节运动。

背部检查

患者站立，背部裸露。查看背部对称性、肌肉体积、站姿和脊柱弯曲方面的异常，评估灵活性，检查肌肉痉挛或脊柱节段是否活动受限。评估限制背部运动的因素比活动度更为重要。触诊出现脊柱局部触痛，提示肿瘤、感染、骨折、椎间盘损伤和椎间盘突出。下腰椎和坐骨切迹的敏感性通常见于下腰椎间盘突出。强直性脊柱炎有时会出现骶髂深触诊压痛，但是该体征不具备特异性。如果发现局灶性棘突压痛，特别是在退行性疾病的非典型部位（如背部中部），应怀疑是转移性疾病或感染引起的脊柱病变。如果怀疑为梨状肌综合征，臀中部和坐骨切迹的局灶性触痛和髋关节外旋疼痛加重有助于确诊。

直腿抬高（SLR）试验

这种诊断方法是椎间盘疾病评估的重要组成部分，是腰椎间盘突出的灵敏指标，特别是坐骨神经痛患者。直腿抬高（SLR）试验的开展是由于 L5 或 S1 神经根被突出的椎间盘压迫，牵拉会引起神经根性疼痛。在椎间盘严重突出的情况下，额外的神经根牵拉会导致压迫和疼痛，尤其是 L5 到 S1

椎间盘有损伤时。

采用仰卧位直抬腿，在足跟被动抬起患者的腿，同时保持膝关节完全伸展。该试验在坐骨神经痛患者的一侧（同侧直腿抬高试验）和对侧（对侧或交叉直腿抬高试验）进行。如果在腿抬高 30° ～ 70° 发生坐骨神经痛，测试结果为阳性。坐骨神经痛的出现不应与腘绳肌紧张相混淆，因为腘绳肌紧张也会导致直腿抬高试验不适，尤其是当角度接近 90° 时（超过 80° 的抬腿对神经根几乎没有额外的拉伸作用，意义不大）。如果抬高时出现严重疼痛，但当患者注意力分散时腿可再抬 20° 或 30°，测试结果为“阴性”，需要寻找其他疼痛原因，如腘绳肌紧张。在直腿抬高试验极限处进行踝关节背屈可能会加剧椎间盘突出的疼痛，如果直腿抬高试验结果不明确，这一点尤其有用。

试验过程中疼痛发作越早，结果越具体，椎间盘突出程度越大。同侧直腿抬高试验灵敏度平均为 80%，特异度较低（约 40%）。对侧直腿抬高试验阳性结果的特异度相当高（75%），但灵敏度只有 25%。巨大的椎间盘突出和突出碎片是对侧直腿抬高试验阳性的重要原因。有趣的是，梨状肌综合征作为坐骨神经痛的病因，约 50% 的患者表现为同侧直腿抬高试验阳性。

在直腿抬高试验中，L4 和 L2 或 L3 极少发生运动，因此对 L4 至 L5 以上的椎间盘突出的检查不太有用。股神经敏感通常出现在高位腰椎（L2、L3 或 L4）神经根刺激。患者俯卧位屈膝可能会出现上腰椎间盘突出的背部和大腿前部疼痛。

神经系统检查（图 147-1）

把注意力集中在病史所指向的病变领域，是进行审查的最有效方式。坐骨神经痛患者最有可能在 L5 和 S1 神经分布区域有问题，因此应进行相应的检查。背痛放射至大腿前部并伴有股四头肌无力者应检查 L4 功能。有硬膜外损伤病史的患者需要检查上运动神经元受损情况（近端肌无力、反射亢进、趾背伸）和可能受累的皮肤有无感觉障碍。对马尾综合征的应重点关注有无鞍区麻木，并检查双侧下肢运动和感觉障碍。

S1 神经根功能（L5 至 S1 椎间盘）的测试包括脚尖行走、足底抗阻力屈曲、踝深肌腱反射和足外侧感觉。足底屈曲的减弱只发生在严重的椎间盘突出时（灵敏度低，特异度高）。L5 神经根功能（L4 至 L5 椎间盘）的测试包括足跟行走（不精确测试）、踝关节和大脚趾抗阻力背屈和足背前内侧感觉（图 147-1）。对于疑似上腰椎间盘病变（L4 根），应注意膝盖深层肌腱反射、股四头肌力量和踝关节内侧感觉。

任何单一神经学检查诊断腰椎间盘突出或受压的灵敏度都不超过 50%，但当出现一系列症状时，灵敏度可以提高到近 90%。最准确的感觉功能评估是针刺试验，最有效的方法是将检查部位限制在脚部几个关键的远端皮节区（图 147-1），并观察所有反应的不对称性。

心理应激患者的神经学检查和脊柱检查的反应可能不符合神经解剖学，这往往具有诊断意义。与神经根神经支配模式不对应的强度或感觉紊乱、对动作的反应不一致、对触诊或被动运动的过度反应、浅表或广泛的压痛以及脊柱旋转试验（手臂在臀部旋转时保持在两侧）的疼痛是特征性反应之一。上述 3 种或 3 种以上的反应表明患者的背痛存在相当大的心理因素。

实验室检查

对于大多数下腰部疼痛患者，在初次就诊时，仔细的病史和体格检查通常足以诊断。影像学检查的用途仅限于少数特定的情况，其中许多也是转诊或会诊的指征（见下文讨论）。

腰骶椎成像

在大多数有腰痛和怀疑椎间盘疾病的患者中，常规的腰骶椎平片检查收效甚微，既无成本效益，对决策也没有用处。然而，当涉及肿瘤、骨折、感染或脊椎滑脱时，平片可以作为一种方便的诊断工具。

然而，在某些特定的情况下，早期背部 X 线影像学检查具有提示意义，如医生怀疑：(a) 恶性肿瘤（患者＞ 50 岁，局灶性持续性骨痛，卧床休息未缓解，有恶性肿瘤病史）；(b) 压缩骨折（长期皮质类固醇治疗、绝经后妇女、严重创伤、局灶性压痛）；(c) 强直性脊柱炎（年轻男性患者、脊柱活动受限、骶髂疼痛）；(d) 慢性骨髓炎（低热、沉降率升高、局灶性压痛）；(e) 重大创伤；(f) 严重神经功能障碍。定位于高腰段或胸段的背痛也是及时进行脊柱放射检查的指征，因为在这些区域压缩性骨折和转移性肿瘤很常见。

虽然平片在这些情况下可能会有帮助，也应及时采用磁共振成像（MRI）或计算机断层扫描（CT）进行更明确的成像（见下文讨论）。例如，在早期骨髓炎中，可能至少 10 ～ 14 天内平片没有可见的骨变化；对于脊柱转移，即使在硬膜外脊髓压迫患者中平片，假阴性率也为 30%，在脊髓受累早期的假阴性率更高。在脊椎关节病患者中，骶髂关节的特征性变化可能在症状出现数年后才出现。

计算机断层扫描和磁共振成像

临床怀疑马尾综合征，硬膜外脓肿，或癌症相关硬膜外脊髓压迫是进行脊柱 MRI 或 CT 成像的紧急指征。缺乏及时干预，会有严重和不可逆的神经损伤风险，因此应尽快进行影像学检查。

CT 和 MRI 也适用于考虑进行手术干预以缓解椎间盘突出的严重持续症状患者，或其他可接受手术治疗的疾病，如椎管狭窄的患者。这两种成像方式对发现腰椎间盘疾病和椎管狭窄非常灵敏，并能提供一些手术价值的解剖学细节。除了更昂贵之外，MRI 可能会引发幽闭恐惧症反应，但不涉及辐射暴露。

MRI 和 CT 应局限于症状严重必须考虑手术干预或怀疑有严重全身性疾病的患者。患者和临床医生应意识到无症状人群中椎间盘膨出和突出极为常见（分别为 50% 和 30%），否则它们检测椎间盘疾病的高灵敏度可能会产生误导性结果。

磁共振成像。鉴于在检测软组织病理方面的优势，MRI 是怀疑马尾综合征、硬膜外脓肿或癌症相关硬膜外脊髓压迫的首选检查。在大多数情况下，无需做脊髓造影。MRI 是检测早期骨髓炎的最佳检查方法，也是诊断脊髓肿瘤、硬膜外脓肿和因肿瘤或椎体塌陷导致的硬膜外脊髓压迫的非侵入性检查的选择。MRI 可能比 CT 更早地发现这些病理改变，因为 MRI 可以发现骨髓改变，而骨髓改变先于骨改变。MRI 对癌症相关背部疼痛的灵敏度估计为 93%，实际灵敏度为 97%。MRI 在发现椎间盘病变方面优于 CT，包括椎间盘环撕裂，在受累椎间盘的后侧面 T2 加权图像上显示高强度区；然而，这种发现与疼痛之间的关系还没有得到很好的证实。MRI 检查虽然没有辐射暴露，但患者必须能够躺在扫描仪里长达 45 min。心脏植入装置的存在是 MRI 扫描的禁忌证。

快速 MRI 是磁共振技术的一种变种，它比传统 MRI 更快更便宜，灵敏度略低，但比普通平片更敏感。已建议该项检查作为一种替代平片和常规 MRI 用于检测癌症相关背痛。决策分析研究发现，它不太可能具有成本效益：额外生存期每质量调整生命年的增量成本近 30 万美元，几乎是成本效益模式的 6 倍。

随着越来越多的开放式核磁共振扫描仪的出现，正在探索将负荷应力下的 MRI 成像用于评估腰痛。其基本原理是，患者站立和负重（即在压力下）拍摄的图像可能比仰卧位拍摄的图像提供更多的临床相关信息。另外，在传统的仰卧位检查的研究中，可以让仰卧患者穿一件背心，并将绳子拉向踏板，提供轴向力。对现有研究的回顾发现，关于临床意义结果的现有证据不足，不足以保证目前在研究环境之外使用这种方法。虽然直接向患者建议这种成像技术，但不应鼓励患者使用，因为其获益和风险尚未得到充分界定。值得注意的是，多达 15% 的患者报告在检查过程中出现新的或恶化的疼痛。

在随机研究中，坐骨神经痛和腰椎间盘突出患者的随访 MRI 扫描有助于区分治疗有效和无效的患者。如前所述，许多研究发现有症状和无症状患者的 MRI 发现有很大的重叠，特异性有限。尽管患者经常要求重复影像学检查，在很大程度上仅限于以下情况有用：根据临床计划开展介入治疗并需要解剖学信息来帮助指导，或者有新的重要神经功能损害或局灶性骨疼痛。

计算机断层扫描。CT 扫描比 MRI 更快、更便宜、更容易获得，但 CT 涉及辐射暴露，在检测感染、肿瘤、神经损伤和椎间盘病变方面灵敏度较低。此外，CT 不能像 MRI 那样显示整个脊柱或上椎体（如果鉴别诊断包括椎管内肿瘤和上椎间盘突出，这是必查的部位）。CT 确实提供了很详细的骨骼细节；当 MRI 是禁忌证、不可用或不可获取时，对比增强检查是一种合理的替代方法，它能显示肿瘤和感染引起的椎体变化；虽然不如 MRI 早，但也能更好地发现早期骨髓变化。

脊髓造影术

传统的脊髓造影在很大程度上已经被MRI所取代。脊髓造影术与CT联合应用于进行性神经功能障碍患者，特别是那些发现脊髓损伤（例如，括约肌失禁、双侧麻木和无力）的患者，这些患者有MRI扫描的禁忌。脊髓造影术对慢性顽固性疼痛患者有很强的吸引力，但应仅用于那些有客观发现且可接受手术或放疗的患者。风险包括感染、出血和神经状态的医源性恶化，不良反应的发生率接近20%。

放射性核素扫描

鉴于锝骨扫描对骨髓炎和转移性疾病的中等高灵敏度和广泛的适用性，应用于患有发热、体重减轻、持续背痛、恶性肿瘤史、并发感染和沉降率明显升高的患者是合理的。镓扫描有时有助于确定软组织感染或脓肿的形成。

椎间盘造影

这种侵入性的诊断检查是对认定为患椎间盘环撕裂的患者进行的。在透视引导下，椎间盘注射造影剂，可以显著增加受损伤椎间盘的疼痛，并有助于在后续CT扫描中看到撕裂。然而，即使没有撕裂的人也可能在椎间盘注射时感到疼痛。MRI也可以看到这种撕裂，但不能确定撕裂与患者疼痛之间的关系。

免疫电泳

血清和尿液电泳对疑似多发性骨髓瘤病例有帮助；如果临床不高度怀疑该类疾病，可仅用全血细胞计数、红细胞沉降率和血清球蛋白水平进行初步筛查。如果老年人的背部疼痛伴有不明原因的贫血和高的沉降率，必须考虑骨髓瘤的诊断。然而，这些发现是非特异性的，也可能是由慢性炎症过程引起的。

肌电图

肌电图可发现周围神经障碍，并帮助选择需要进行脊髓造影的患者。

脊椎关节炎的检查

血清学检测阴性的脊椎关节病的诊断标准进行了修订，利用MRI扫描来进行早期诊断，MRI可以在平片变化明显之前就发现骶髂关节的炎症。国际脊椎关节炎评估协会（ASAS）制定了修订后的分级标准，纳入了MRI检查结果（表147-2）。对于中轴型脊椎关节炎的早期诊断，修订标准的灵敏度和特异度分别为82.9%和84.4%；对于外周型脊椎关节炎，该标准的灵敏度和特异度分别为77.8%和82.9%。

症状管理[1-4,7-9,19-71]

从病因学上治疗疼痛始终是症状缓解的最佳手段，但由于许多背痛患者不能直接接受病因学指导的治疗，所以就需要许多其他有效的疼痛管理措施。时间是治疗急性非特异性下腰部疼痛的一个重

表147-2 周围型和中轴型脊椎关节病的ASAS分类标准

A：外周型脊椎关节炎

- 仅有外周表现
- 发病年龄＜45岁
- 关节炎或肌腱炎或指炎，加上≥1个关节特征，或
- ≥2个其他非关节特征

  关节特征：关节炎、肌腱炎、指炎、既往随时发作的炎性背痛，或家族性脊椎关节炎

  非关节特征：葡萄膜炎、银屑病、炎性肠病、既往感染、有基因、MRI或平片上的骶髂关节炎

B：中轴型脊椎关节炎

- 背痛≥3个月
- 发病时年龄＜45岁
- 骶髂关节炎的影像学表现加上≥1个脊椎关节炎的特征，或
- HLA-B27+其他2个脊椎关节炎特征：

  骶髂关节炎：MRI检查显示为活动性炎症

  脊椎关节炎特征：炎性背痛、附着点炎（足跟）、葡萄膜炎、银屑病、炎性肠病、家族史、HLA-B27阳性、C反应蛋白升高。

[a] Adapted from Rudwaleit M，van der Heijde D，Landewe R，et al. The Assessment of Spondyloarthritis International Society classification criteria for peripheral spondyloarthritis and for spondyloarthritis in general. Ann Rheum Dis 2011；70：25

要组成部分，因为这类疾病大多数是自限性的。更多的慢性背痛带来了更大的挑战，这是缘于对慢性非癌性疼痛的神经生理学和心理学理解的进展（见第 236 章），并通过越来越多的非药理学措施加以解决。神经根病代表一种更特殊的神经损伤形式，需要考虑介入治疗。

急性非特异性背痛

急性非特异性背痛（无神经损害或其他严重病理学证据）最好采用保守治疗，因为预后普遍良好。大约 1/3 的患者在 1 周后疼痛消退，2/3 的患者在 6 ～ 7 周后疼痛消退。当基层全科医生提供这些信息时，这种令人安心的效果和总体意义再怎么强调也不为过——荟萃分析发现，担忧和下腰部疼痛的就诊人数显著减少。在基层医疗环境中提供此信息的影响最大。

由于大多数急性非特异性下腰部疼痛患者预后良好，因此很难证明一种特定的治疗方式有显著的益处。因此，在随机试验中，很少有常用的措施与显著受益的证据相关。无论采取什么措施，大多数患者在这段时间内都能恢复。尽管如此，有重度疼痛的患者会就诊，需要考虑治疗选择。

初始症状缓解

最有力的证据是休息和局部加温。加温、休息，甚至卧床休息都可以由患者自行决定。在一项设计良好的随机研究中，热敷在 5 天内中等程度改善了疼痛和减少了残疾。但没有证据表明卧床休息或全身活动减少比保持活动更好。此外，长时间的卧床休息会导致适得其反的结果（见活动处方）。尽管如此，当患者在床上或躺在其他地方时，他们还是会寻求关于最佳体位的建议。对于卧床休息和睡眠来说，最舒适的姿势是那些能减少肌肉痉挛和椎间盘突出 / 肌肉收紧力的姿势。通常需要仰卧，将一个大枕头塞在膝盖下，将一个小枕头垫在头下（图 147-2），或侧卧，臀部和膝盖弯曲，在膝盖之间放置一个枕头。俯卧可增加脊柱过伸引起的疼痛。

锻炼。提倡简单的伸展棘旁肌的运动，以帮助减轻棘旁肌痉挛引起的疼痛，并减少急性腰痛的发作。其中一种运动是仰卧在床上，将膝盖向上拉至胸部（图 147-3）。然而，随机试验在疼痛和残疾方面的结果与常规的医疗（通常包括一定程度的伸展运动）不一致。不同的运动方式没有明显

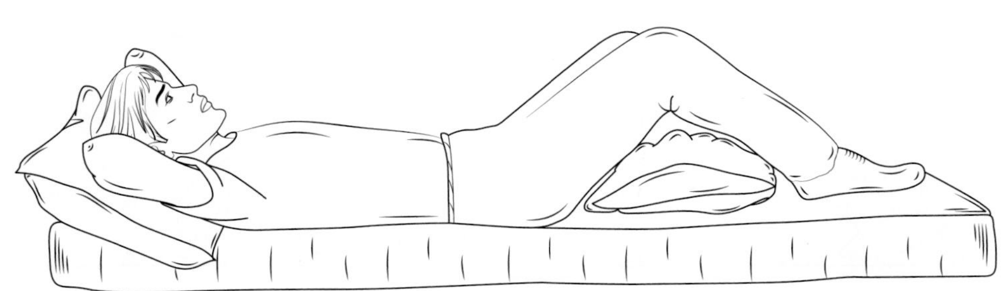

图 147-2　舒适的卧床休息姿势

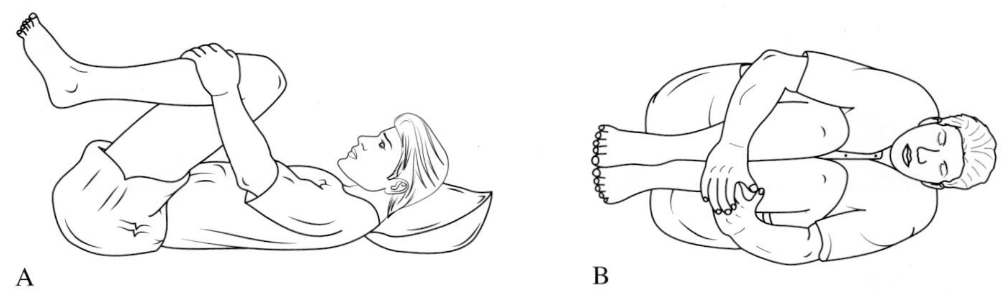

图 147-3　缓解棘旁肌痉挛的初步锻炼。A：患者应仰卧，双膝向胸部慢慢拉，保持 5 min。B：在剧烈疼痛时，患者可能会发现保持这个体位更容易。

的区别。

药物。非甾体抗炎药（如萘普生每次 500 mg，2 次 / 天）可轻度至中度减轻急性疼痛，优于其他止痛药。在以前的指南中，推荐对乙酰氨基酚用于急性下腰部疼痛，但最近良好设计的研究数据未能证实有显著益处。在随机、安慰剂对照试验中，羟考酮 / 对乙酰氨基酚或环苯扎林在短期非甾体抗炎药治疗的 1 周内，不能使无并发症的下腰部疼痛急诊患者获益。

关于使用阿片类药物治疗急性非特异性背痛的数据有限，但现有的数据表明，如果症状导致丧失工作能力并严重到无法入睡，最佳使用仅限于 1 ～ 2 个晚上。一种中等强度的阿片类药物（如羟考酮），常与对乙酰氨基酚联用，通常对临床已足够。由于担心阿片类药物滥用，任何阿片类药物的使用都应仅限于几个晚上，并避免对长期治疗和有任何类型的药物滥用史患者使用。

肌肉松弛剂［如环苯扎林（Flexeril，氟塞利）］，其化学性质与三环类抗抑郁药相似，使用广泛（为 13% 的急性背痛患者开了该药）。对照试验发现，加入非甾体抗炎药治疗后，短期疼痛有一定缓解，但收效甚微。荟萃分析表明，环苯扎林对处于疾病非常急性期的患者有帮助，这可能是由于该药物的镇静作用。因此，其处方只使用几天，最好在夜间使用，以避免白天困倦。

有时给予全身糖皮质激素（如泼尼松 20 mg/d）以减少急性炎症。在随机安慰剂对照试验中与安慰剂相比差异不大。同样，单次肌内类固醇注射的效果也很有限。

有时会给患者服用精神药物（苯二氮䓬类和抗抑郁药），但疗效的证据有限，不足以对效果做出任何结论。

运动处方和初始练习

以前，卧床休息是治疗的主要手段，但正如所之前提过的，随机试验表明，在疼痛允许的范围内继续日常活动的患者恢复得更快。即使患者持续疼痛和有椎间盘突出或挤压的证据，也没有证据支持长时间卧床休息。卧床休息可导致身体和心理疾病。为了避免长时间不活动和伴随的退化，应鼓励椎间盘突出或挤压的患者在第一周开始合理的活动计划，包括每天 3 次 20 min 的散步，中间穿插几个小时的卧床休息。可以进行屈曲练习（图 147-4）。当脊柱完全愈合，坐着不感到疼痛后，患

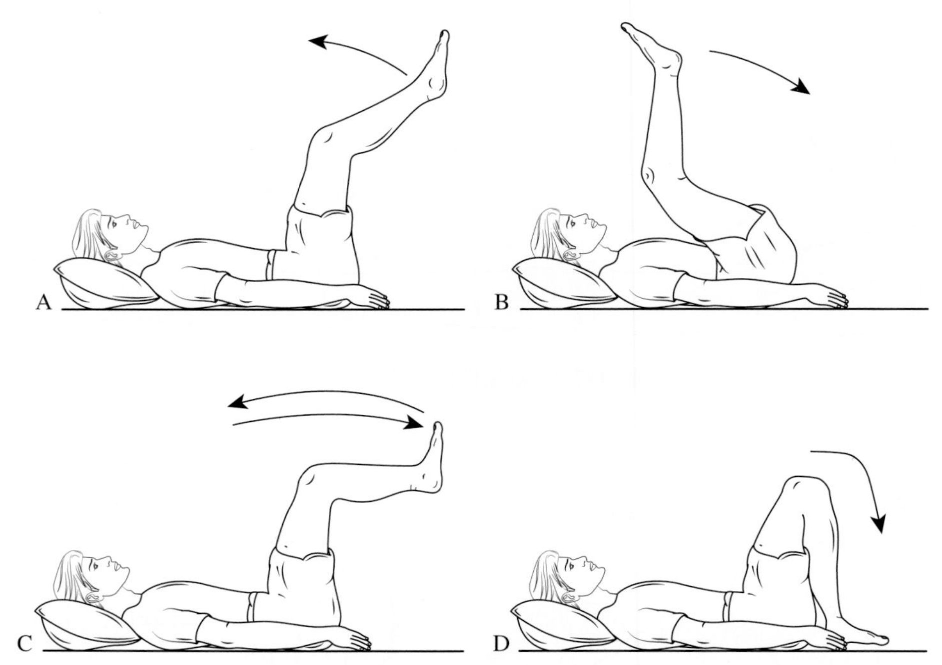

图 147-4 腰椎的床上屈曲运动。

A：患者用枕头支撑头部，屈髋 90°，双膝微屈。患者尝试将脚踢过头顶，将臀部抬高约 6 英寸。B：患者把脚放回起始位置。C：重复这个动作“踢”，一共做 5 次。D：患者先放下腿，脚底着地，屈膝休息。避免在不弯曲膝盖的情况下降低双腿位置，以免过度伸展造成脊柱疼痛。

者可以轻松地进行耐力训练，这可能有助于预防未来的背部问题（见预防复发），但这种强化训练在疾病的急性期没有益处。

当急性症状恢复，可以逐渐活动，恢复正常活动后，应该制定合理的背部护理方案。患者必须明白疼痛是对损伤或炎症的正常保护性反应。以不适作为确定增加活动进度的依据，然而，轻微的不适、僵硬、疼痛或轻度疼痛不应影响活动继续。

如果症状复发或出现与特定的活动或活动水平有关的明显的疼痛，患者应暂时限制活动几天，应避免扭转、弯曲和抬升。如果患者进行新的或更高水平的活动，并且在 24 h 内疼痛增加，应每天减半活动，直到达到可耐受水平，然后逐渐增加活动。应鼓励患者在症状允许的情况下尽快康复。

物理治疗

随机对照试验发现，正式的物理治疗略优于不治疗（例如，教育小册子）；成本更高，但患者满意度也更高。早期实施物理治疗会在统计学上显著改善残疾，但改善是轻微的，并没有上升到临床意义的水平。因此，在大多数情况下，可以让那些不能消除急性症状的患者使用，尽管一些人可能受益于早期咨询以及背部保健和基本锻炼，这些都是鼓励自我护理的措施。与脊柱手法相比，功能效果和成本相似。

其他循证非药理学措施

药物治疗的成本和不良影响促成了非药物治疗方法的普及和吸引力。那些症状持续超过几天的患者所寻求的流行替代疗法包括捏脊手法、治疗性按摩、针灸和瑜伽。它们的流行引起了人们对其功效进行正式研究的兴趣。对许多声称显示疗效的早期试验的复杂解释是，结果受到患者的预期和对研究模式的信念的强烈影响。因此，使用假疗法进行的更仔细的随机试验也随之而来。尽管如此，来自良好设计的研究的数据仍然有限，对于某些模式，甚至缺乏相关研究。这些措施中的大多数都是自行制定，会增加费用，但如果它们减少了对昂贵药物的需求和工作时间的损失，就可以节省成本。

针灸。在比较针灸和假疗法的研究中，当用于急性背痛时，前者对疼痛有一个小的、短暂的减轻。联合非甾体抗炎药治疗后，临床病程有轻微改善。

脊椎手法。在急性非特异性下腰部疼痛的随机试验中，尽管脊椎捏脊法在患者中非常流行，但在功能获益方面（疼痛没有差异），它仅比假治疗好一些，且持续时间较短。与其他有效的常规治疗相比，在疼痛和功能方面没有差异；但患者满意度较高，与物理治疗相似。禁忌证包括存在椎间盘突出、肿瘤可能性、感染、压缩骨折、怀孕、背部手术史和神经障碍。这种治疗的费用很高，而且总费用没有减少。使用预测规则（疼痛＜ 16 天，膝关节远端无疼痛，一个或多个低活动度腰椎节段，保留髋关节内活动范围，降低功能能力）已被证明有助于识别可能有反应的人。

治疗性按摩。治疗性按摩已被证明急性非特异性背痛和慢性背痛的较好控制措施（见下文讨论），能提供短期和长期获益。在疼痛和功能能力方面都可以观察到益处。总体安全性似乎很好，但多达 15% 的患者在治疗期间或之后会有短期不适。与针灸治疗相比，总费用减少了近一半，与自我护理相比减少了 20%。由于缺乏规范的按摩程序，从研究结果推断到临床实践有些困难；大多数按摩师进行瑞典式放松按摩。

瑜伽。人们对瑜伽作为一种治疗急性非特异性背痛的方法感兴趣，是因为它提供了锻炼和精神专注或冥想的结合，这是治疗慢性疼痛的公认方法。虽然在慢性背痛患者的随机试验中有关于疗效的证据（见下文讨论），但关于急性非特异性背痛的数据很少。

低水平激光。在对照研究中发现，与非甾体抗炎药加假激光相比，低强度激光与非甾体抗炎药联合使用可以促进疼痛缓解和功能改善。

无疗效或缺乏证据的非药理学措施

一些用于慢性背痛的治疗方法对急性非特异性背痛缺乏益处或没有支持证据。这些包括脊柱牵引、腰椎支持、局部冷敷、经皮神经刺激、太极、普拉提、超声波和绷带薄膜。

椎间盘突出和椎间盘源性疼痛

治疗方法概述

椎间盘突出的初始治疗类似于急性非特异性

下腰部疼痛。与非特异性下腰部疼痛一样，椎间盘突出引起的疼痛也会随着时间的推移而消退。通常保守治疗就足够了，大多数患者报告在 6 周后有显著改善。对于无法忍受症状的患者，有时会采取干预措施；然而，对照研究发现，1 年后疼痛或功能状态几乎没有差异。神经功能障碍的发展值得关注，因为功能丧失的进展需要考虑介入治疗。只有 10% 的患者在第 6 周需要考虑手术。应避免脊柱手术，因为有加重椎间盘突出和引起额外神经功能损害的风险。

神经损伤的检查和监测

在进行任何治疗之前，重要的是要在一开始就仔细检查新的或恶化的神经功能受损，并持续监测，特别是马尾综合征的症状和体征（如鞍区麻木、严重的双侧疼痛、麻木、无力、膀胱和肠功能障碍），这是一种神经外科紧急情况，需要紧急的 MRI 脊柱成像和及时的神经外科会诊。

初始治疗

对急性非特异性背痛的基本治疗措施（例如，正确的卧床姿势、非甾体抗炎药、背部卫生、温和的运动和保持活动）也是初始治疗椎间盘突出引起的疼痛的基本治疗。患者平卧在地板上，小腿和脚放在有软垫的椅子上，可进一步缓解（图 147-5）。在某些情况下，需要短时间使用阿片类镇痛剂（例如，前几天服用羟考酮），以实现充分的疼痛控制；同样，短期服用环苯扎林或苯二氮䓬对症状缓解有补充作用，促进患者夜间睡眠。

瑜伽、按摩和针灸等辅助措施在椎间盘突出相关疼痛患者的急性和亚急性治疗中作用不太确定；由于有加剧椎间盘突出和神经损伤的风险，脊柱手术值得关注。因此，对于与椎间盘突出相关的持续性致残症状的患者，应考虑干预措施（硬膜外注射和椎间盘手术）。

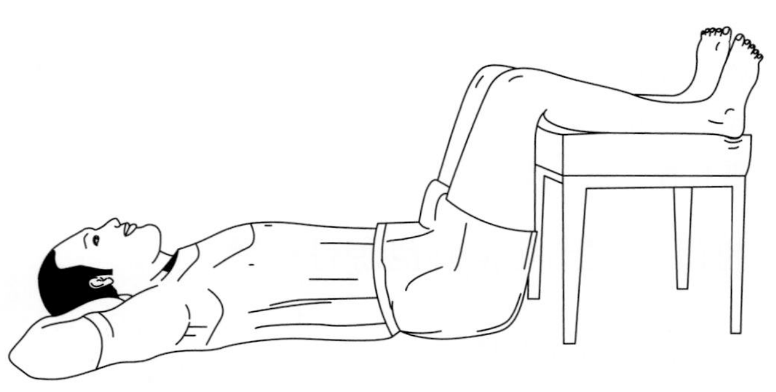

图 147-5 坐骨神经痛的舒适体位

硬膜外类固醇注射的介入治疗

对于因椎间盘突出导致的持续性、有能力丧失的神经根疼痛患者，不能坚持到自发改善，硬膜外糖皮质激素注射（如甲泼尼龙）是暂时缓解症状的合理考虑。在透视引导下，将针头插入能够注射麻醉剂和糖皮质激素的硬膜外腔。表面麻醉剂（如利多卡因）的使用有助于确定正确的针位——疼痛立即缓解表明位置正确，手术过程中神经根疼痛的恶化是针刺错位的标志。

据称镇痛的机制涉及拮抗与神经损伤相关的炎症，但一些研究发现仅注射麻醉就能持续缓解疼痛。关于坐骨神经痛的炎症病理生理学假设和皮质类固醇的潜在不良作用刺激了其他抗炎药物的研究，特别是那些抑制细胞因子的药物。在一项比较硬膜外注射抗肿瘤坏死因子药物依那西普和糖皮质激素的随机试验中发现，类固醇注射更有效，尽管差异没有达到统计学意义。

硬膜外注射的方法包括两次注射，通常间隔 3 ~ 4 周，如果只是部分缓解，则进行第三次注射；然而，如果第一次注射没有改善，就不太可能有获益。通常，初次注射有效但坐骨神经痛复发的患者可以进行第二次注射。采用几种方法：椎间孔入路方法在技术上要求更高，但能将类固醇输送到更靠近受刺激的神经的地方，并且使用更小的剂量；严重神经根损伤的风险大于标准的椎板间治疗；同时也采用后部入路，在骶骨水平进行硬膜外注射。荟萃分析发现 3 种方法之间的结果没有显著差异。

疗效以获得几周到几个月的疼痛缓解时间来判断（平均持续时间从 3 ~ 6 周不等），这有助于等待痊愈时间，并可能避免手术的需要。短期缓解率在 50% ~ 75%，但只有 25% ~ 50% 的病例获得了长期效益。对坐骨神经痛患者进行的随机对照试验，证实了在减少腿部疼痛和残疾方面的短期益处，但对长期结果几乎没有影响，包括手术的需求。荟萃分析发现，总体治疗效果在统计学上有显著意义，但临床效果适中，尽管一些患者报告有实质性的益处。

禁忌证包括抗凝治疗和有任何局部感染或椎

间盘炎的证据。风险包括注射后头痛（高达 5%）、神经根疼痛加重（1%）和感染。脊髓梗死的报道与经椎间孔类固醇的使用有关，认为这与注射类固醇的颗粒特性有关。没有证据表明反复注射有害，无论是短期还是长期。经椎间孔注射的改善情况可以预测椎板切除术的效果。

介入治疗——手术

虽然大多数腰椎间盘突出症患者不需要手术就能得到改善，但（a）经过 4 ～ 6 周的全面保守治疗后仍有持续致残性神经痛或（b）下肢进行性神经功能障碍的患者是考虑手术干预的合理人选。最适合进行手术的患者都有这两种表现。

诊断性脊柱影像学（CT 或 MRI）有助于确定手术患者的选择（见上文的讨论）。脊柱患者预后研究试验表明，无论是否进行手术，椎间盘突出的患者在 2 年的时间内有显著改善。手术最明显的好处是坐骨神经痛的缓解和患者自我报告症状的改善。

一系列全科外科手术和侵入性手术是可行的。虽然选择最佳手术方式是外科医生的职责，但基层医生可通过了解现有手术方式的风险和获益，来指导患者进行适当的转诊和咨询。

开放式椎间盘切除术（椎间盘切除术）。开放式手术是治疗严重椎间盘突出的金标准。手术需要去除一些板层骨、黄韧带和内侧面，以切除椎间盘突出部分，以及修剪任何进入神经孔的骨突出部分。对于大量椎间盘突出引起马尾综合征的患者，手术是必须和紧急的。该手术也适用于因椎间盘突出或突出的椎间盘碎片与椎间盘间隙不连续而导致严重进行性神经功能障碍的病例。

显微外科手术（使用小切口和放大技术）是开放式椎间盘切除术的一种变体，也是这类手术的标准方法。4 年的结局优于保守治疗，但 10 年的结局并不好。在社区医院，坐骨神经痛手术治疗的 1 年成功率达到 80%，并发症发生率为 6%，1 年需要再次手术的比例约为 6%。手术死亡率和感染率低于 0.01%，神经损伤的风险小于 1%。当需要移除整个椎间盘时，可能需要进行融合手术，这需要长时间开放切口和肌肉剥离。

在严重坐骨神经痛患者的试验中，立即进行显微手术的患者早期疼痛缓解明显更好，恢复时间更短；然而，在 1 年的时候，两组中 95% 的患者完全康复，不良结局的风险没有差异。这些发现表明，尽管由椎间盘外科医生进行椎间盘手术是缓解症状的合理选择，但仍然是可选方案，没有必要仓促进行手术，除非有严重神经损害的证据。

经皮椎间盘切除。经皮椎间盘切除，最初使用凝乳蛋白酶，但最近使用激光，以髓核为靶点，切除其中央部分以减轻神经根的压力。椎间盘突出部分不进行治疗，突出的碎片不能被移除，这是与开放椎间盘切除相比效果较差的原因。内镜下椎间盘切除术和电热椎间盘减压是经皮椎间盘摘除的新方法；对照研究的结果数据有限，但初步结果是有希望的。

脊柱融合术。退变椎间盘的去除和相邻椎体的融合限制了脊柱的活动，消除了这些假定的疼痛来源。采用髂骨移植的开放性手术是进行脊柱融合的传统方法。腹腔镜前路融合和内镜后路融合的开发，降低了对开放融合术的选择率。虽然这些治疗都很有前景，但操作要求很高，而且还处于相对起步阶段；在进行手术时，应仔细考虑风险（如手术时间较长、神经损伤）。开放性手术仍是脊柱融合术的选择。重组人骨形成蛋白 -2 的使用已经很流行，它可以在不需要切骨的情况下增强融合；然而，随后的数据发现缺乏临床意义上的获益，增加了短期疼痛的程度，并可能增加癌症的风险，这些引发了对其使用的关注。替代椎间盘正在开发中。

椎间盘内电热治疗。这种微创治疗的目标是修复椎间盘环的撕裂，被认为是椎间盘源性背痛的原因。治疗标准包括对疼痛药物和物理治疗 6 个月无疗效、椎间盘造影术时复发的疼痛、保留 50% 残余椎间盘高度、无椎间盘突出。通过一根针将导管插入到椎间盘中，在确定的撕裂处放置 5cm 的加热元件。加热元件被认为有助于封闭撕裂，并破坏环状神经纤维。风险包括手术过程中由于椎间盘软化导致的感染和椎间盘突出。结果显示与安慰剂相比有显著改善。

椎间盘源性疼痛的处理

椎间盘源性疼痛是一个不太成熟的诊断实体，其治疗方法同样不确定。最初的非手术方法与椎间盘突出相似，为保守治疗失败的患者提供了除椎间盘摘除和脊椎融合以外的新手术选择。

难治性和慢性疼痛

慢性顽固性背痛患者，尤其是那些没有明显解剖学缺陷的患者，是初级临床实践中长期管理的困难问题之一。当由于椎间盘突出并伴有神经功能障碍时，疼痛最好通过手术治疗（见上文讨论）。椎管狭窄也可能需要手术治疗（见下文讨论）。在缺乏手术可纠正的病理学改变的情况下，该方法仍然有病理生理学上可能的解释机制，并保护患者免受无用的措施的影响。

与所有慢性疼痛综合征一样，慢性背痛可能涉及多种机制，导致症状放大和难治（见第 236 章）。这些因素包括社会因素（如未决诉讼、残疾申请）和潜在的精神病理因素［如抑郁、躯体化障碍（见第 227 和 230 章）］，以及中枢性疼痛处理障碍，在没有持续神经损伤的情况下导致慢性疼痛［如怀疑纤维肌痛（见第 159 章）和肠易激综合征（见第 74 章）］。所有这些因素都需要仔细的检查和有针对性的治疗。有时，可能无法消除疼痛，但重要的是要强调，真正的目标是改善功能状态。患者往往会感到绝望，并向众多承诺会减轻痛苦的医生寻求治疗。

没有简单的方案来治疗这些患者。许多患者在治疗中没有发挥积极的作用，他们仍有不适主诉，使医生的善意努力受挫。然而，一些重要的目标是可以实现的：识别和治疗潜在的心理社会因素，减轻疼痛的严重程度，避免不适当的检查、成瘾性药物、无效治疗和不必要的手术，以及保持患者独立活动的能力。像大多数慢性疼痛一样，慢性下腰部疼痛需要一个全面的治疗方法，包括牢固的医患关系和强调改善功能状态，而不仅仅是缓解疼痛（见第 236 章）。基层全科医生可以提供患者教育和指导，提供基于证据的治疗方法，有很大的价值。

探讨潜在的精神病理学和社会因素

多达 1/3 的慢性背痛患者患有抑郁症。如果发现了抑郁症，就应该进行治疗（见第 227 章），不管抑郁症是患者病情的原因还是结果。治疗可减轻疼痛，并有改善日常生活活动的趋势。三环类药物和选择性 5- 羟色胺再摄取抑制剂（SSRIs）都是有用的（见第 227 和 236 章）；三环类药物和 SSRI 类药物度洛西汀也可以在没有抑郁症的慢性背痛患者中缓解疼痛（见下文讨论）。对于疑似躯体化障碍的人来说，最好的治疗是帮助患者找到除痛苦之外的实现自我价值感的方法。试图“治愈”这些人，实际上是消除他们个人价值感的一个来源（尽管是不适应的），一定会遭到患者的抵制，除非他们找到替代背痛的东西。认知行为疗法已被证明特别有用（见第 230 和 236 章）。

应大力鼓励有未决法律问题的患者尽快解决这些问题。如果需要进行残疾鉴定，则应加快进行。最好安排一个独立的评估；避免医患矛盾，特别是如果医生不愿意证明患者的身体残疾。如果未决诉讼不能及时解决，拖延会分散患者对治疗计划的注意力，从而阻碍康复。

减轻疼痛，增加功能能力

虽然无法实现完全消除疼痛，但改善疼痛控制是一个重要的目标，特别是与改善功能能力相结合。选择的范围很广，疗效的证据往往不确定。

止痛剂。逐步疼痛控制的药理学方法是指从非麻醉性镇痛药和非甾体抗炎药开始，发展到阿片类药物。尽管阿片类药物可以改善疼痛控制，但由于镇静作用和其他不良副作用，它们往往不能改善整体功能（见第 236 章）。此外，在患有中枢性疼痛综合征的患者中，由于阿片类物质作用于疼痛路径，所以收效甚微。一些专家建议对背痛患者只进行限量的阿片类药物治疗，因为缺乏证据表明功能能力全面改善，而且在缺乏明确病因的情况下，主诉下腰部疼痛的患者滥用药物的频率很高。尽管如此，长期阿片类药物治疗可能适用于严格筛选的没有药物滥用史或风险因素，以及中枢性疼痛处理障碍的患者（见第 236 章），患者应证明阿片类药物治疗可增强功能能力，并同意按照正式指南和限制签订阿片类药物使用合同（见第 236 章）。

对怀疑有中枢性疼痛机制的患者越来越多的是使用中枢作用药物，如 α_2-δ 配体抗痉挛药（如普瑞巴林、加巴喷丁）、选择性 5- 羟色胺去甲肾上腺素再摄取抑制剂（SNRIs，如度洛西汀、米那普仑）和三环抗抑郁药（TCAs，如阿米替林、环苯扎林）。随机、安慰剂对照试验已经证明这些药物对纤维肌痛有益处，纤维肌痛是一种疑似典型的中枢性疼痛处理障碍（见第 159 章），通常包括慢性下背部疼痛。其中一些药物已获得美国联邦药品管理局（FDA）的批准用于这种疾病。

神经阻滞可用于诊断，帮助确定可接受介入治疗的、有潜在反应的疼痛源。

物理治疗和锻炼。物理疗法包括一系列广泛的措施，从物理疗法（人体工程学的个性化指导和家庭锻炼计划）到有氧训练计划和使用机器来修复特定的躯干肌肉。随机对照试验的数据比较了正规运动计划与慢性背痛的常规护理，发现运动计划在减少疼痛的严重程度和频率以及改善功能能力方面具有优势。不同的物理治疗方案的比较表明，结果几乎没有差异；结果的最重要决定因素是计划的延续。

治疗性按摩。作为一种治疗持续性背痛的方法，按摩疗法一直被低估，但在随机对照试验中，它被证明优于脊柱手法和自我护理。经过 4 ～ 8 周的系列治疗后，10 周可显著缓解疼痛和改善日常功能，并持续 6 个月；1 年有益的效果仍然很明显，且成本最低。最初的成本相当可观，但与脊柱操作和自我护理相比，可以节省超过 1 年的成本。放松按摩和结构性按摩的效果没有统计学差异，但放松按摩的随机头对头比较的效果要好一些。大多数美国按摩师采用瑞典式放松按摩技术，方便快捷，价格低廉。

脊椎按摩。脊椎按摩被广泛应用于患有持续性或慢性背痛的患者，但像许多其他“替代”疗法一样，在对照试验中改善的幅度不大，并不优于有效的传统治疗方法。只有与不进行任何治疗相比，脊椎按摩显示出显著改善的结果。由于椎间盘突出和马尾综合征恶化的风险，有症状的椎间盘突出者禁用此手术。其他禁忌证包括肿瘤、感染或压缩性骨折、怀孕、既往背部手术和神经功能障碍。成本与物理治疗相当，并且没有节约总体成本。无论操作者是谁，结果都是相似的。

注射类固醇。尽管硬膜外类固醇注射可以暂时缓解椎间盘突出引起的神经损伤，如坐骨神经痛（见上文讨论），但在没有明显炎症 / 解剖病理的情况下，对顽固性疼痛似乎没有帮助。由于假设部分小关节关节炎可能导致疼痛，一些慢性背痛患者已使用关节注射皮质类固醇；然而，对照试验表明，它并不比安慰剂好。尽管如此，关节内注射类固醇仍可用于关节内注射麻醉剂获得暂时疼痛缓解的患者。

针灸。越来越多的证据表明，针灸可能会对自我治疗没有效果的慢性背痛患者发挥作用。目前，支持证据仅被评为“中立”，但结果足够有前景，大规模随机试验是有必要的。在一个大规模随机试验中，针灸和假治疗都对症状产生了显著的改善，这就提出了关于疼痛缓解机制的问题。通常，表现出最佳疗效的患者是那些相信治疗会有帮助的人。现有研究在方法学上的严重缺陷使得目前很难得出明确的结论。尽管对照试验的结果还不确定，但许多人仍在接受治疗，其基本原理是获益的可能性很小，风险很小。成本很高。典型的治疗过程是在 8 周内进行 10 ～ 12 次治疗，最好由有执照的针灸师或受过医学针灸培训的医生进行。

瑜伽。瑜伽是一种潜在的、有前景的辅助治疗慢性背痛的方式。随机试验发现，在长达 12 个月的时间里，瑜伽在恢复背部功能和自理能力方面优于常规护理，尽管疼痛和一般健康状况不受影响。典型的治疗计划是在 3 个月的时间里进行 12 个阶段的渐进式训练。

经皮神经电刺激。与最初的报告相反，对照试验发现经皮神经电刺激（TENS）并不比安慰剂好。

一级和二级预防

一级预防

预防与工作有关的背痛是一项主要的职业健康目标，因为每年有 2% 的劳动力发生背痛。背部不适的预测因素包括工作的体力要求、年龄和工作满意度。关于腰椎支撑疗效的数据好坏参半，对于它们的使用尚无共识。力学研究发现，矢状面或垂直椎间平移力几乎没有减少，但椎间盘内压力和躯干运动有所减少，这有助于工人减少弯曲。这对肌肉力量几乎没有影响。涉及货物搬运工的随机、对照研究发现，除非工人在研究时有背部疼痛，否则接受教育项目或使用腰椎支撑几乎没有什么好处。随后的研究也未能发现使用背带的好处。

预防复发

患者教育。该病复发的风险非常高，接近 75%。锻炼和背部护理的计划可以帮助减少复发。即使急性症状随着休息而消退，适当的背部护理应该成为患者的一种生活方式。建议患者避免进行引起疼痛和潜在伤害的活动，如反复弯曲、扭转、举重和铲雪。手册通常对诊室教育有补充作用。

锻炼计划和一般康复。越来越多的证据表明，旨在提高肌肉力量和灵活性的物理治疗方案有效，有助于保持良好的姿势，减少复发损伤的机会。加强核心肌肉的屈曲和伸展运动也有帮助。屈曲练习包括部分仰卧起坐、骨盆倾斜和伸展髋屈肌，有助于打开椎间孔和关节突关节，减少神经压迫（图147-6）。然而，椎间盘突出症患者可能因增加椎间盘内压力而加重突出症，需要仔细筛选患者。同样，伸展运动（图 147-7）可以增强后伸肌，当存在后椎间盘突出时，可以增加活动范围并将髓核向前移位。

支具和腰椎支撑的结果各不相同。对照试验未能证实椎间盘突出患者使用支具有任何益处；事实上值得关注的是，限制运动可能会导致肌肉无力，容易复发。在一项随机研究中发现，在有背部疼痛史的荷兰家庭护理人员的教育项目中增加使用腰椎支撑，可以减少疼痛发生的天数，但不能减少发生率。

保持独立决策的能力

理解和尊重患者的观点和社会心理背景，并建立一个强大的医患联盟，是让患者参与自助计划的先决条件。亲密关系下的关怀、关心和响应能力有助于培养患者的信心和接受能力。即使症状可能不会消失，但通常可以通过培养关系和开展活动和锻炼计划来保持患者的独立功能。合理间隔时间安排患者定期就诊，可以促进支持感，并可以避免许多焦虑的电话和患者的贸然到访。

椎管狭窄症的处理

椎管狭窄初始可以保守治疗，因为一些患者的自然病史随着时间的推移逐渐改善。常用的非手术措施包括物理治疗、非甾体抗炎药和其他镇痛药，以及硬膜外皮质类固醇注射。近 60% 的保守治疗患者在 4 年后报告了满意的结果。然而，对于一些患者来说，椎管狭窄仍然是疼痛和残疾来源，需考虑手术干预。尽管广泛接受手术有效，且经常选择（椎管狭窄手术是 65 岁以上人群最常见的背部手术，据报道成功率高达 60%），但将手术与保守治疗进行比较的大规模、良好设计的随机试验数据有限。

物理治疗

伸展运动、强化运动和有氧运动的主要目的是提高力量、耐力和灵活性。目的包括改善腰椎屈曲和腰椎前凸曲线平直。正式的麦肯齐定制训练方法是基于对脊柱运动和姿势缺陷的疼痛反应的分析，是研究得比较好的项目之一，能够使参与者改

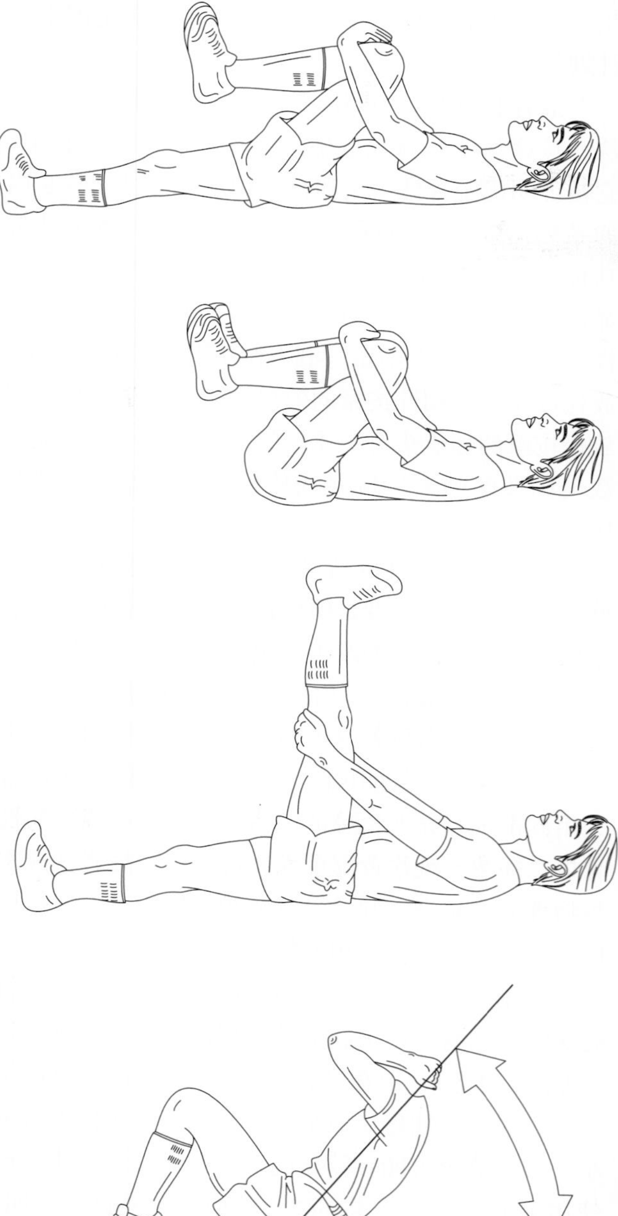

图 147-6 屈曲练习。用于加强棘旁肌

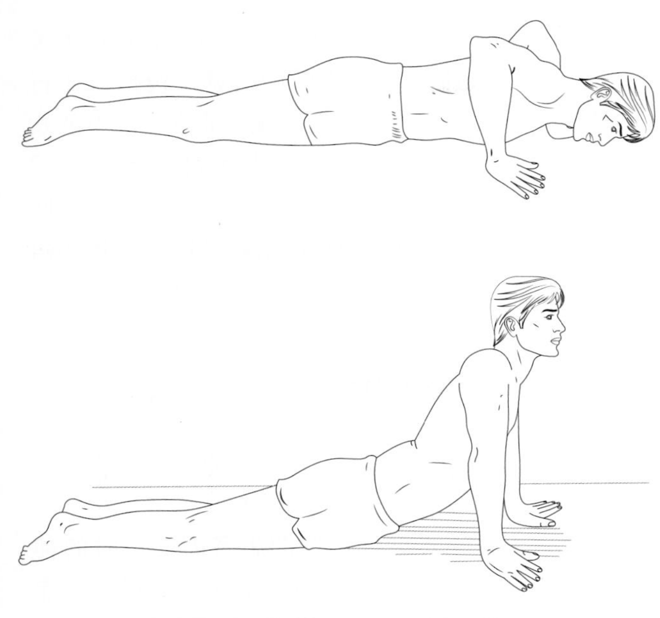

图 147-7　加强背部伸肌的伸展练习

善 50% 的症状。

非麻醉性镇痛药、消炎药和镇痛药

在缺乏比较各种镇痛药理学方法研究的情况下，非麻醉性镇痛药（如对乙酰氨基酚）是一个合理的起点。由于很少有与椎管狭窄相关的炎症，NSAIDs 主要用于其止痛特性，因为容易合并不良反应，在这个主要是老年人的人群中应谨慎使用。（见第 156 章）。阿片类药物可以作为综合治疗项目的一部分，但需要谨慎使用，以避免过度镇静和不良后果，如摔倒和车祸。

硬膜外类固醇注射

尽管被广泛应用，但只有一项研究表明硬膜外类固醇注射疗法有益，而且没有随机对照试验。因为大多数病理是退行性和慢性的，任何抗炎疗法的指征都不确定，侵入性手段也是如此。如果有椎间盘突出和相关炎症的证据，那么有理由考虑类固醇注射，类似于它对椎间盘疾病的作用（见上文讨论）。

手术

对于患有以衰弱性疼痛和进行性神经障碍为特征的失能性疾病的患者，患者自愿考虑手术是合理的。手术没有预防性指征。然而，一项主要的多中心随机试验发现，接受手术治疗的患者明显优于非手术治疗的患者。在 3 个月时获益明显，并在随访 2 年时持续。

最常见的手术是标准的椎板减压切除术；如有椎体滑脱，加上脊柱融合术。如前所述，大规模、长期、随机的对照试验很少，这种情况仍限制了基于证据的决策。然而，现有的最佳随机研究的最新数据（有很大比例的患者转移到其他治疗组）显示出轻度、但在统计和临床上有意义的改善，特别是在疼痛控制方面。随着时间的推移，结果的差异会逐渐缩小，但它们似乎会持续两年。复发率很高，在接受手术的患者中，有 30% 的患者在 4 年后出现严重疼痛复发，10% 的患者需要再次手术。

脊椎关节病的治疗

基础治疗包括在有症状的炎症期间使用非甾体抗炎药，以及终身的运动和拉伸方案。由腱鞘炎或滑膜炎引起的持续性局灶性炎症可以通过局部注射皮质类固醇来治疗。当非甾体抗炎药不足以控制周围性关节炎或银屑病或炎性肠病症状发作时，肠溶磺胺吡啶是有帮助的。甲氨蝶呤可在其他治疗失败时使用，但对脊柱疾病的获益尚未在对照试验中得到证实。抗生素对已确定与衣原体感染有关的病例没有帮助，但及时治疗衣原体感染有助于预防易感人群的疾病。在治疗方面最重要的进展是使用肠外抗肿瘤坏死因子 -α［英夫利昔单抗（Remicade）或依那西普（Enbrel）］，在随机、对照试验中，它在所有疾病参数中达到了快速、持续和显著的改善。然而，一旦停止这些非常昂贵的治疗，疾病活动就会恢复。

椎体骨折

非创伤性椎体骨折主要由骨质疏松引起，因此需要采取措施来改善骨密度和预防再发骨折（见第 164 章）。值得注意的是，椎体成形术和后凸成形术（也称为脊柱增强术，包括经皮向压缩骨折注射聚甲基丙烯酸甲酯以稳定骨和减轻急性疼痛）已成为一种广泛接受和常用的治疗骨质疏松性压缩骨折的方法。比例大约为每 1000 人中有 9 人。包括一些随机试验在内的初步研究表明，急性疼痛、随后的残疾和生存率均有改善。然而，随后的随机、安慰剂对照试验（包括在对照组中使用假手术）没有显示出任何显著的结果差异。此外，一项校正了选择偏倚的回顾性队列研究（接受手术的人倾向于更健康）显示，当结果根据手术前健康状况进行调整时，主要的医疗并发症或死亡率没有差异。利用现有研究（一种严格的方法学）的个人数据进行的荟萃分析也未能证实临床获益。风险包括神经根受压和骨水泥渗漏导致的软组织损伤。有手术意愿的患者应该进行相关咨询，有助于做出知情选择。

在急性期，镇痛药和姿势训练有助于功能恢复。由骨转移性疾病引起的病理性骨折时，需要针对潜在的恶性肿瘤进行治疗，同时考虑在脊髓受压有威胁时对受累区进行紧急姑息放疗（见第 92 章）。

患者教育

强烈强调对背痛患者进行患者教育的重要性。对背痛患者的调查发现，信息的缺乏是对治疗不满的最大来源。突然丧失能力的疾病使患者极度焦虑，他们需要详细的信息，了解已经发生了什么，可以做什么，以及未来会发生什么。即使诊断尚未确定，对工作差异的回顾也有助于处理情况的不确定性。脊柱模型的使用极大地简化了解释工作，并帮助许多患者更好地了解他们的情况。椎间盘突出症患者可以放心，他们的自然病史总体上是有利的，大多数患者对保守治疗反应良好，很少有人长期身体残疾。积极活动的患者知道慢跑、固定骑车和游泳不仅是可能的，而且往往是可取的，并且随着活动的恢复，可以预料轻到中度不适会再次出现，这并不是一个令人担忧的预后迹象，这使他们大大松了口气。与此同时，重要的是与患者一起回顾需要及时报告和住院治疗的严重神经损伤的症状。背部治疗措施和锻炼的基本原理和解剖学基础也需要回顾，以确保合规和适当实施。让患者充分地了解病情会大大促进良好的结果。

患者对不必要的影像学研究和未经证实的治疗的广泛需求，对初级临床医生提出了一个重大的教育挑战。以鼓励的方式获取患者的观点，客观地评估现有检测和治疗（包括传统和“替代”治疗）的相对优点，这对设计和实施有效的管理计划非常有帮助。伴随慢性背痛而来的挫败感和无力感，使患者冒着相当大的风险进行不必要的、通常昂贵的和潜在有害的干预。花时间为慢性背痛患者提供关于什么有效、什么无效的循证信息，包括对流行的替代疗法的重现和认真的回顾，非常受患者的欢迎，也非常值得付出努力。减少他们“货比三家”寻找治疗方法的需要，也降低了他们就诊于可能愿意以非基于证据的方式提供有潜在危险或昂贵的治疗方法的医生。

入院和转诊适应证

紧急转诊和住院

神经功能障碍迅速进展的患者需要及时的神经和外科会诊。如果出现马尾综合征或脊髓压迫症状（例如，新的双侧神经功能障碍、尿潴留、括约肌失禁、鞍区麻木感、上运动神经元症状和体征、躯干感觉丧失），应立即入院和转诊。对于急性椎体塌陷患者也是如此，因为骨折可能危及脊柱稳定性。怀疑有骨髓炎或硬膜外脓肿是立即住院和传染病会诊的指征。特别是硬膜外脓肿患者，必须尽早开始治疗才有效。

择期转诊

背痛的治疗通常需要多层面的方法，可从许多卫生保健专业人员的服务中获益。初级临床医生的一项重要责任是择期转诊，同时继续与患者保持密切的工作关系，包括支持他们选择循证治疗。在不损害这种关系的情况下，转诊可以帮助减轻护理负担，并提供有价值的额外服务。

物理治疗

物理治疗转诊是综合治疗计划的一个重要组成部分，特别是对于症状持续的患者。我们非常赞赏所提供的患者支持和教育，并且规定的锻炼计划是为数不多的基于证据的有效治疗慢性背痛患者方案之一。

手术

如果在 4 ～ 6 周的保守治疗后，椎间盘突出引起的背痛仍然严重和难以治疗，或者出现一个重要的神经障碍或障碍进展（如足下垂、腓肠肌 - 比目鱼肌或四头肌无力），应对选择性手术进行评估，考虑需要进一步的选择性手术，需转诊给专业、有背痛治疗证据的骨科或神经外科医生。即使患者没有坐骨神经痛或神经系统障碍，不适合手术，转诊也可以使患者放心，不会忽略手术可纠正的损害。致残性椎管狭窄患者也是外科会诊的合理人选。

心理健康转诊

因潜在精神障碍而导致或伴发慢性疼痛的患者，可以转诊到经过认知行为疗法专门训练的精神健康专业人员。因为这是专业人员通常不是精神科医生，患者可能更容易接受转诊，尤其是以帮助患者应对疼痛和改善日常功能为目的的转诊。

疼痛中心转诊

顽固性慢性疼痛患者，特别是神经性疼痛患者（见第 236 章），可以从疼痛中心评估和包括选择性神经阻滞和其他形式的介入治疗方案中获益。除了注射外，提供综合服务的中心（如认知行为疗法、物理疗法、按摩）可能会特别有优势。

另类疗法推荐

对于患有严重急性或慢性背痛的患者，如果仔细检查并没有发现使用按摩的禁忌证（见上文讨论），按摩疗法的推荐非常有用。一些物理治疗师也接受过按摩治疗的培训，可以将按摩作为整体护理的一部分。瑜伽已经被证明比运动更有效；如果有专门为背部患者设计的瑜伽课程，可以考虑转诊。不建议将脊椎按摩和针灸作为标准治疗的组成部分，因为没有证据表明这些昂贵的治疗方式能带来额外的好处。然而，对这种治疗有强烈信念的患者可能会获得良好的反应，可以考虑转诊。

治疗建议

这里列出的建议出自美国医师学会的急性、亚急性和慢性背痛临床实践指南，这些指南来自于对这些非特异性但常见且经常致残的疾病的最佳证据的广泛系统回顾。此外，还包括一些单独的建议，这些建议通常与需要特殊干预的病因有关，如伴有神经根病的椎管狭窄、马尾综合征、硬膜外脓肿和脊柱转移。这些单独列出。

急性和亚急性背痛

- 临床医生应建议急性、亚急性或慢性背痛患者在可耐受范围内保持活动状态。
- 考虑到大多数急性或亚急性背痛患者无论如何治疗都会随着时间的推移而改善，临床医生和患者应选择热敷（中等质量的证据）、按摩、针灸或脊椎推拿（低质量的证据）等非药物治疗。
- 如果需要药物治疗，临床医生和患者应选择非甾体抗炎药或骨骼肌松弛剂（中等质量证据）（级别：强烈推荐）。起始剂量：非甾体抗炎药（如萘普生，500 mg、每日两次）；骨骼肌松弛剂（如环苯扎林，5 mg、每日三次）。
- 使用类固醇并未显示出疗效，因此不应为急性或亚急性下背部疼痛患者开处方，即使是有神经根症状的患者。

慢性无并发症下背部疼痛

- 对于慢性背痛患者，临床医生和患者首先应选择非药物治疗，包括运动、多学科康复、针灸、正念减压（中等质量证据）、太极、瑜伽、运动控制运动、渐进式放松和肌电图生物反馈、低水平激光治疗、操作性治疗、认知行为治疗或脊柱推拿术（低质量证据）（强烈推荐）。
- 对非药物治疗效果不佳的慢性背痛患者，临床医生和患者应考虑将非甾体抗炎药作为一线治疗，曲马多或度洛西汀作为二线治疗。临床医生应仅将阿片类药物作为上述治疗失败的患者的选择，且只有在潜在益处大于风险时使用，并在开具药物前与患者讨论已知风险和实际益处。（等级：弱推荐，证据质量中等。）起始剂量：非甾体抗炎药（如萘普生，500 mg，每日两次）；曲马多，100 mg，每日 1 次；度洛西汀，30 ~ 60 mg，每日一次。
- 临床医生应避免开出昂贵的治疗方案，以及那些具有重大潜在危害的方案，如长期阿片类药物，以及没有证明有效的药物，如三环抗抑郁药和选择性 5- 羟色胺再摄取抑制剂。

神经根疼痛和椎管狭窄

- 告知患者，绝大多数坐骨神经痛病例若不治疗在 3 个月后缓解，1 / 3 病例 2 周后缓解。
- 参考物理治疗，在健身和伸展活动的同时，可以教授定向和运动控制 / 稳定练习。
- 考虑短期的非甾体抗炎药治疗（如萘普生，500 mg、每日两次），充分控制疼痛和功能，以便转诊和参与物理治疗项目。
- 如果非甾体抗炎药不足以让患者开展物理治疗，疼痛缓解可能性最小，则考虑进行为期 2 周的口服糖皮质激素治疗（如泼尼松，从 60 mg/d 开始，持续 2 日，逐渐减量至完全停用，持续 15 日），达到类似的目标。
- 对于因椎间盘突出而产生更大疼痛和残疾的患者，考虑硬膜外糖皮质激素注射，以短期减轻疼痛和改善功能，以便参与物理治疗，但应告知患者，这种益处可能是小而短暂的，并且超过 6 周后便没效果，对长期预后或是否需要手术无影响。
- 避免处方药物，包括肌肉松弛剂、阿片类、三环类抗抑郁药、普瑞巴林、加巴喷丁和抗癫痫药，成本高、有副作用、没有经证实的获益。
- 对于接受锻炼计划但受疼痛限制的急性疼痛缓解患者，考虑转诊进行脊椎按摩，但要了解缓解可能是缓慢的、短暂的，并与肌肉和神经损伤风险相关。
- 建议告知那些考虑手术治疗的椎管狭窄患者，手术减压的长期效果与物理治疗相同，但疼痛缓解更快。告知椎间盘疾病引起的神经根病患者，尽管手术可以更快地缓解疼痛，但与保守治疗 1 年的结果没有差异。告知腰椎管狭窄症患者，脊柱融合术与单纯减压手术（椎间盘切除术）相比没有额外的好处，尽管椎体滑脱患者可能通过融合术改善生活质量。

（王　爽 翻译，董爱梅　曾　辉 审校）

第 148 章

颈部疼痛的评估

A.H.G.

基层全科医生经常遇到有颈部僵硬主诉的患者；大多数情况下，病因是肌肉骨骼。虽然大多数肌肉骨骼病变并不严重，但它们会导致严重的不适。基层全科医生应能够使颈部有轻微问题的患者症状缓解，并识别患有严重颈椎病并发症如神经根受压或脊髓损伤而需要手术治疗的患者。

病理生理学和临床表现 [1-3]

颈部拉伤

最常见的颈部疼痛是由脊柱旁肌痉挛引起的，通常继发于轻微拉伤或与情绪压力有关的长时间的无意识肌肉收缩，该病通常是自限性的。如果避免使其加重的活动，由轻微肌肉韧带拉伤引起的颈部疼痛通常是自限性的。临床复发并不少见。颈椎退行性疾病也会发生肌肉痉挛（见下文讨论）。

挥鞭样损伤

严重的颈部拉伤见于颈椎过度屈伸（挥鞭样）损伤，通常在车祸中发生。突然的颈部过伸继而过度屈曲可导致明显的肌肉韧带损伤。颈椎节段被迫伸展超出其生理极限，导致组织衰竭。剪切力和压缩力致肌纤维和韧带撕裂，对椎间盘和椎骨关节突施加过大的压力。软组织出血、肿胀，严重肌肉痉挛，关节和椎间盘损伤，引发疼痛。症状通常在急性事件发生后几个小时内加重，在第二天最严重。颈椎的前或后韧带可能被破坏，但除非颈椎骨折导致神经根或脊髓受压，否则神经功能障碍很罕见。持续 6 个月以上的顽固性疼痛可能代表椎骨关节突损伤，尽管顽固性疼痛也有其他原因，包括正在进行诉讼和未决的法律程序带来的心理压力。使用传统的安全带并不能防止挥鞭样损伤，力仍然会转移到颈部。头枕如果设置过低，可能会加剧过伸。

临床过程取决于损伤的严重程度和任何机械或社会心理病理的基础。有慢性疼痛主诉史的人，即使相对轻微的损伤，也可能经历一个较长的病程。对于那些同时有心理社会压力的人来说也是如此。其他大多数人在事故发生后 6 个月内病情得到缓解。

退行性疾病

退行性疾病是颈椎神经根病的关键因素，约占 75%。年龄相关性椎间盘高度降低和邻近小关节退行性改变导致半脱位（颈椎病）、神经管狭窄、侵犯颈神经根和背根神经节。继而可能会发生关节的固定和合并。通常，该过程局限于较低的颈椎水平，如 C4 至 C5、C5 至 C6 或 C6 至 C7。颈椎间盘退行性变和棘突突出。这种情况表现为反复出现的颈部僵硬和轻度疼痛不适，在数月到数年内颈部活动逐渐受限。颈部向疼痛侧的侧向旋转和侧向屈曲受限，这些动作会加速或加剧疼痛。

颈椎间盘突出症也可导致神经管狭窄和神经根压迫。髓核突出在颈神经根病病例中所占比例不到 1/4。当背根神经节同时受压时，神经根疼痛总是随之发生；单纯压迫神经根并不一定会引起疼痛；炎症介质似乎在疼痛的产生中起作用。疼痛在受累神经根的分布中呈放射状，可能伴有感觉异常、麻木和虚弱。C5、C6 和 C7 神经根最常受到影响。C5 神经根受压导致肩前上方和上臂及前臂前外侧出现疼痛、感觉异常和麻木；检查发现肱二头肌收缩减弱，肘关节屈曲无力。C6 神经根受压会在前臂和拇指的背桡侧产生症状，而 C7 神经根受压则表现为手中部的感觉改变。C5 和 C6 的改变会影响臂桡肌腱反射，C7 和 C8 神经根损伤会影响三头肌反射。感觉症状和疼痛可能遵循不同的分布，前者为皮节，后者为肌节（见第 167 章）。

炎症性疾病

风湿性疾病可引起颈部疼痛；通常早上症状会更严重，并发对称多关节病和 C1 至 C2 半脱位（在颈部屈伸平片上可识别）是其特征。在脊椎关节病中，颈部疼痛发生在弥漫性背部和骶髂不适的情况下。最早的影像学征象是在骶髂关节片上可见骶髂炎；疾病晚期产生联合骨赘。在风湿性多肌痛中，颈部疼痛可能伴随着肩关节和髋关节的疼痛不适和僵硬，这种情况较多。多发性肌痛合并巨细胞动脉炎累及颈动脉，可沿颈动脉一侧或两侧产生局灶性颈压痛，有时称为颈动脉痛。

恶性肿瘤

肿瘤可浸润脊髓或椎体并产生疼痛，夜间或躺下时疼痛加重。除了夜间疼痛外，脊髓受累还可能由神经功能障碍引起。

牵涉性痛

颈痛放射至下颌是冠状动脉缺血的特征，冠状动脉缺血通常因体力活动而加剧或恶化。并发手臂疼痛可提示颈神经根病。食管疾病可产生颈部疼痛；如果食管癌延伸至椎前间隙，则可发生脊椎后部的疼痛。

鉴别诊断 [1]

颈部疼痛（颈痛）的肌肉骨骼原因包括肌肉劳损、肌肉痉挛、颈椎病和颈神经根受压。淋巴结病、甲状腺炎（见第 104 章）、心绞痛（见第 20 章）和脑膜炎是引起颈部疼痛的重要原因，可能被误认为是肌肉骨骼问题。

检查 [1、2、4]

疾病史

应重点询问诱发因素、加重和缓解因素（特别是特定的颈部活动）、最大压痛区、疼痛放射情况、有无四肢麻木或无力、病程、既往类似疾病史、既往或当前恶性肿瘤史和既往治疗效果。严重的潜在疾病的预警症状包括并发发热和寒战、不明原因的体重减轻、持续性夜间疼痛和颈部僵硬。同样重要的是筛查脊髓病的发展，可能的表现为双侧手无力或笨拙、平衡困难和新发的排尿困难。检查是否有心肌缺血的症状和危险因素是初步检查的补充项。

体格检查

体格检查必须充分暴露颈部、胸部和上肢。评估颈部运动，包括屈伸、左右侧屈、左右旋转。必须仔细触诊颈部，以确定局部压痛点，这是对发病部位的最佳提示。还需要仔细检查上肢，包括评估肌腱反射、力量、感觉、活动范围和脉搏。每一个发热和颈部疼痛的患者都应该检查脑膜刺激征。同样重要的是检查脊髓病的相关证据［反射亢进、趾背伸、颈部弯曲导致脊柱向下震动、双侧手部运动和（或）感觉缺陷、括约肌松弛］。

实验室检查

除了在怀疑感染的情况下，血液检查对检查没什么帮助。同样，颈部平片的价值有限，可发现严重创伤患者的骨折或确认可疑的退行性疾病和脊椎病，但这些发现可能与症状关系不大。在非创伤性颈部劳损的病例中，不需要影像学检查（唯一的发现是正常的前凸曲线消失）。

当神经系统损害伴神经根性颈痛时，磁共振成像（MRI）是首选的检查方法，特别是当症状持续超过 6 ～ 12 周或持续恶化，并考虑介入或手术治疗时。如果担心颈髓受压引起脊髓病，应立即行 MRI 检查。由于检测的特异性较差（有多达一半的无症状患者 MRI 检查有椎间盘突出），且费用较高，因此不应作为常规颈痛的检查。MRI 已经在很大程度上取代骨扫描来检测脊髓肿瘤。计算机断层扫描（CT）只在需要确认骨质改变（骨刺、椎间孔狭窄）或韧带钙化的情况下使用。

症状管理[1-3,5-18]

大多数颈部疼痛的原因是自限性的，随着时间的推移而消除。然而，不适可能很严重，因此对症治疗是必要的。汽车事故后出现慢性颈部疼痛的患者，治疗可能会遇到问题和挑战。

扭伤

初始治疗

热敷、冰敷、轻柔按摩可缓解肌肉痉挛。所谓的肌肉松弛剂［如环苯扎林（Flexeril），其化学性质类似于三环类抗抑郁药］被广泛使用，但对照试验发现，相比非甾体抗炎药（NSAIDs）环苯扎林的缓解作用甚微。然而，荟萃分析表明，环苯扎林在疾病的急性期可以帮助患者，这可能是药物的镇静作用的结果。更有用和更廉价的是治疗剂量的非甾体抗炎药（如阿司匹林、布洛芬），辅以夜间小剂量的苯二氮䓬类药（如睡前服用 5 mg 地西泮），可持续使用几天。应避免长期使用苯二氮䓬类药（见第 226 章）。柔软的颈托可以让酸痛的颈部肌肉得到短暂的休息，尤其是在晚上；然而，不鼓励长时间佩戴，因为它可能会导致肌因废用萎缩。项托使用可辅以活动范围的练习，如每天多次顺时针、逆时针缓慢旋转。

后续治疗

更严重的扭伤，比如颈部扭伤，可能会造成难以处理的问题。来寻求帮助的持续疼痛患者可能也在寻求责任和残疾索赔的确认和证明，这可能会影响临床表现，延迟恢复正常功能，并使医患关系紧张。对严重事故中可能发生的组织和关节损伤程度的认识应该有助于减少不必要的怀疑，但持续的责任索赔可能会提供损害临床进展的不正当动机。同样，同时存在的社会心理压力会导致疾病顽固和临床疗程延长。为了得到最好的结果，通常需要采用多种方式。

颈托。由于颈部活动会引起疼痛，患者更喜欢尽快地佩戴颈托，但颈托的使用应限于剧烈疼痛时期，并在最剧烈的疼痛缓解后立即停止使用。在最初 2 ～ 4 天的剧烈疼痛之后，长时间使用颈托实际上会增加疼痛的持续时间，限制颈部活动的恢复，并减慢临床过程。所以，治疗的重点应放在恢复颈部功能和活动范围上。

锻炼。一个由物理治疗师传授活动范围、伸展和加强锻炼的计划对恢复功能能力非常有帮助。在一项随机试验中，与随机接受 2 周颈部休息和颈托的患者相比，接受早期颈部活动和运动治疗的患者疼痛明显减少，功能恢复更快。研究中的锻炼计划包括 10 次旋转运动，每小时进行 10 次，开始时间不晚于事故发生后 96 h。锻炼的好处可能会远远超出短期，而且可以在数年后证明。一项随机对照试验显示，运动训练对患有非特异性慢性颈痛（无严重椎间盘突出）的妇女有效。每周两次积极的颈部肌肉训练结合有氧运动和伸展运动，可减少疼痛和残疾发生。

注射、超声波、针灸、脊椎按摩。没有证据表明向痉挛肌肉的柔软部位注射麻醉剂能加速问题的解决，注射可能会损伤肌肉。超声和透热治疗提供的主观改善超出了医疗管理，但往往并不比这些治疗的安慰剂形式更有效。通常采用针灸；疗效的证据充其量是好坏参半的，但大多数精心设计的研究没有显示效益或有临床无意义的效益，或效益仅限于相信该治疗方法患者。

由脊椎按摩治疗师进行的脊柱推拿在治疗慢性颈部劳损方面发挥了很大的作用，但其效用、安全性和使用指征仍需通过适当设计的前瞻性随机试验来确定。在一项为数不多的设计良好的随机试验中，比较了药物治疗、物理治疗和手法治疗至少持续 2 周的非特异性持续性颈痛患者，手法治疗在 7 周时在疼痛缓解和功能状态方面提供了最佳结果。然而，这种治疗也与最高的不良反应发生率相关，包括颈部疼痛加重超过 2 天（18%）、头痛（28%）和手臂疼痛或感觉异常（13%）。此外，参与者对手法治疗热情很高，这是良好治疗结果的一个预测因素，这样就提出了问题：这种益处的产生是由于治疗还是对治疗的信念。在将手法治疗视为标准治疗的循证组成部分之前，需要在更多有疑问的临床环境中确认这些发现。有椎间盘突出或神经功能障碍时，禁止按摩，因为会加重神经根或脊髓受压。

处理伤残和责任索赔。当因车祸或与工作有关的事件而导致精神紧张，并引发责任或伤残索赔时，应鼓励患者尽快解决任何诉讼或伤残索赔；未解决的索赔会分散患者对治疗计划的注意力，并产生不利于病情好转的反常动机，从而拖延康复。如果需要进行残疾鉴定，则应加快进行。如果医生不愿意证明患者身体残疾，安排独立的残疾评估可能是最好的；这样可以避免危及医患关系。

处理并发的心理社会压力。社会心理问题对慢性疼痛的表现和临床过程有重要影响（见第 236 章）。颈部扭伤引起的疼痛也不例外，特别是因为这种损伤通常与事故有关，因此伴随着一系列主要的社会心理压力。治疗潜在的抑郁症（见第 227 章），对躯体化障碍患者进行认知行为治疗（见第 230 章），处理家庭、工作和经济压力，这些都是成功的关键。

退行性疾病

在伴有神经根病的颈椎病和椎间盘突出的病例中，对症治疗的目的是对抗炎症和神经根压迫引起的疼痛。

初始治疗

非甾体类药物（如通用的布洛芬或萘普生）用于治疗炎症，颈托可能有助于减少神经根受压。与颈椎扭伤不同，机械性颈部疾病患者可能需要短期固定（1 ～ 2 周）；颈托应该持续佩戴，或者至少在晚上佩戴，直到疼痛消失。疼痛减轻后，在需要支撑时可佩戴颈托，比如晚上或乘坐机动车辆时。合适的衣领可以让脖子保持轻微弯曲（中性位置）；应避免颈托过度伸长，因为可能会加重神经根的压迫。支持颈托使用的证据是有限的。

家用颈椎牵引

其原理是缓解因颈椎病或椎间盘突出引起的持续神经根疼痛患者的神经根压迫。证据的质量不足以对其有效性做出客观的判断。尽管如此，坐式颈椎牵引是一种常用的治疗持续或复发神经根性疼痛的方法。每天在家里做 2 ～ 4 次，每次 20 ～ 30 min，每次 6 ～ 10 磅（1 磅 =0.45 kg）。颈椎牵引器必须小心对齐，并以约 20° 的角度，沿着颈部的自然线（图 148-1）轻微向前牵引。正确的技术是有效和安全使用的关键。

硬膜外注射

经椎板或椎间孔硬膜外注射皮质类固醇（如甲泼尼龙）可使高达 60% 的患者获得持续疼痛缓解。有严重并发症的相关风险（如脊髓损伤、脑干梗死），由专家操作风险很小，但需要考虑。

运动和物理治疗

患有慢性颈痛的患者参与自我护理，可以提

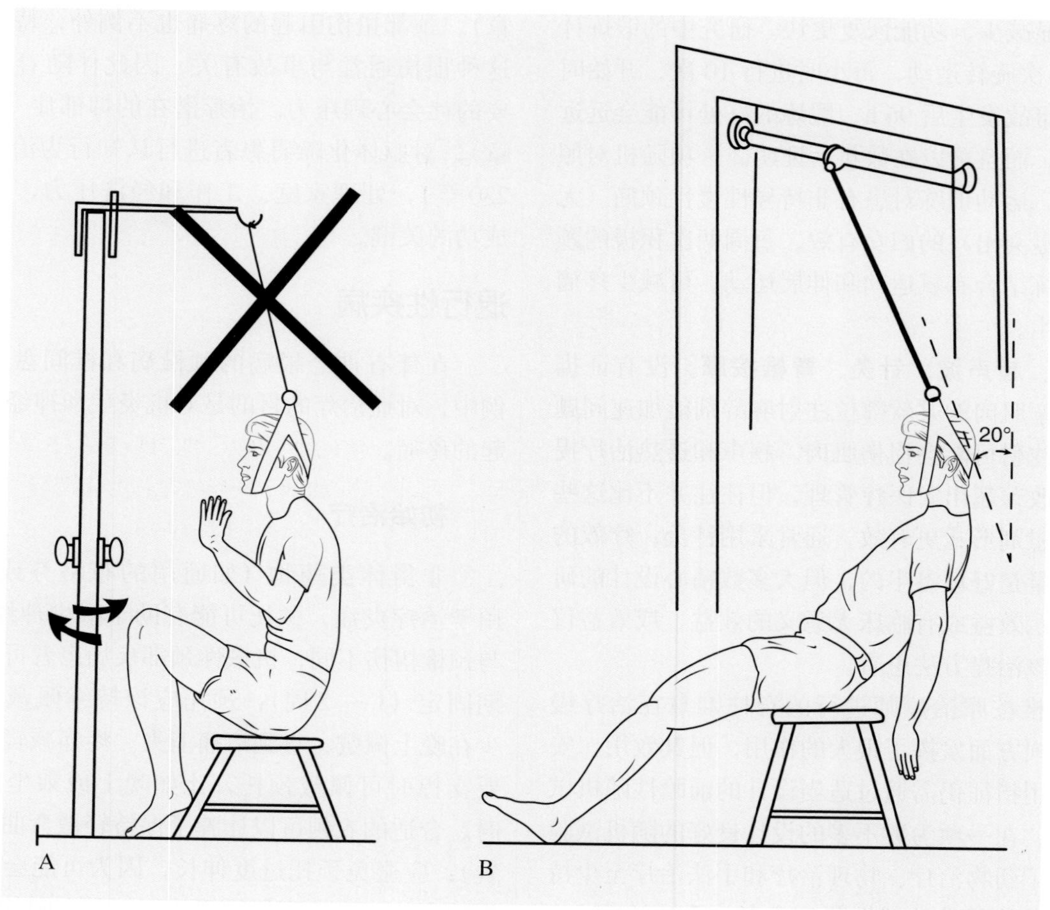

图 148-1　A：家庭门牵引无效。患者离门太近，无法获得正确的颈部屈曲角度。门可以自由地打开和关闭，因此不能提供持续的牵引力。患者不能伸直双腿或采取舒适的体位。这种类型的家庭牵引不推荐。B：建议用颏杆和坐姿进行家庭牵引。（From Cailliet R. Soft tissue pain and disability. Philadelphia，PA：FA Davis，1977：129，with permission.）

高治疗效果。一旦急性症状缓解，通常会进行积极的活动范围训练，有时辅以物理治疗师指导的等距和阻力练习，理疗师也可以指导对疼痛和压力的建设性反应（亚历山大课程）。后者的自我意识措施，如果持续进行，将改善长期结果。

身心疗法

发现认知行为疗法（CBT）、正念减压疗法（MBSR）和瑜伽对患有慢性颈痛患者有微小但有意义的净健康益处。成本 - 效益研究发现，增量成本 /QALY 在大多数这些治疗方法的公认规范内。瑜伽最便宜（估计 $3 929/QALY），基于正念的减压稍微贵一些（19 975 美元 /QALY），而认知行为疗法成本最高（93 799 美元 /QALY），这是因为认知行为疗法需要由训练有素的治疗师（通常是心理学家博士）开展。对比研究发现，正念减压疗法的效果与认知行为疗法几乎相当，这表明正念减压疗法可能是一种合理的、更便宜的选择。

手术

手术适用于进展性或难治性疾病（见入院和转诊适应证）。长期症状缓解率在 70% 左右。并发症包括脊髓损伤（< 1%）、神经根损伤（高达 3%）和螺钉或钢板骨修复失败（5%）。

无获益的措施

超声波和透热疗法无害，但几乎没有被证实有益，而且，可能也不比其他将局部热量传递到并发肌肉痉挛区域的方法更好。在随机对照试验中，针灸没有明显的临床改善。在那些有反应的患者中，受益几乎完全来自信念。脊柱按摩禁忌，可能加重神经根或脊髓的压迫。

入院和转诊适应证 [1,12,14]

脑膜征是紧急住院的明显指征，是脊髓压迫的证据（反射亢进、趾背伸、失禁或尿潴留、双侧神经功能障碍）；应及时进行神经外科会诊，早期和明确的外科治疗效果最好。如果患者有顽固性慢性疼痛，保守治疗无效，那么在神经外科或骨科转诊前咨询神经科医生有时是有益的，特别是回顾发现和讨论治疗方案。目前择期手术干预的指征是 MRI 或 CT 证实的神经根压迫，与症状和物理表现相对应，或保守治疗后持续疼痛 6 ~ 12 个月，或重要功能运动障碍的进展。

对于没有神经根病但有强烈的社会心理影响的慢性颈椎病患者，有必要转诊以解决社会心理问题和（或）潜在的精神病理学问题。身心疗法，包括认知行为疗法、正念减压和瑜伽，已经被证明有用和具有成本 - 效益，可以让患者参与自我护理、减轻疼痛、提高功能能力，并减少对更具侵入性措施的需求。在初级临床医生和团队的协调下，这些措施可以是医疗的宝贵补充。

患者教育 [12,14]

持续颈部疼痛的患者可能要求或询问物理治疗和替代疗法（如透热疗法、超声、脊柱推拿、针灸）。在随机试验中，自我护理和对疼痛的建设性反应（亚历山大课程）与针灸等效。对于这种要求，最好的回应可能是转介一位熟练的物理治疗师，在个性化的治疗中，他可以教授正确的颈部护理、活动范围和颈部强化练习，减少不良姿势习惯、过度肌肉紧张以及对压力和疼痛的失调反应。仔细回顾患者特定治疗益处的数据，可以得出双方满意的知情选择，并将风险和不必要的费用降至最低。

（王　爽 翻译，董爱梅　曾　辉 审校）

第 149 章

肌肉酸痛或痉挛的管理

A.H.G.

肌肉酸痛和痉挛是日常生活中普遍存在的现象，但如果持续时间过长、加重或与虚弱、肌肉萎缩或肌纤维自发收缩相关，则会引发更严重的潜在病理学问题。患者经常将肌肉不适归因于药物治疗（尤其是他汀类药物和利尿剂）。肌肉酸痛会引起潜在肌炎的问题，特别是伴有近端肌无力时。肌肉痉挛（长时间的不自主的肌收缩）会引起疼痛，难以控制，但很少反映严重的潜在疾病，尽管有时需要考虑液体和电解质紊乱、药物和内分泌失调。真正的痉挛必须与缺血性疼痛、挛缩、搐搦、肌张力障碍和肌炎区分开来。

病理生理学和临床表现 [1-8]

肌肉酸痛

大多数肌肉酸痛是由于过度使用或受伤引起的。当过度使用和施加的力量过大或机械破坏时，肌肉纤维可能撕裂，导致严重的疼痛、肿胀和丧失能力。在这种情况下，疾病是局限性的，病因也明确。弥漫性的肌肉酸痛可能是肌病或肌炎的结果。

他汀类药物相关性肌病

他汀类药物广泛用于治疗高胆固醇血症，可能引起不同程度的肌病。最常见的（1% ~ 5% 的使用者）表现为轻微肌酸激酶（CK）升高，肌痛伴或不伴 CK 水平升高，轻度肌无力和肌肉痉挛。

很少会发生严重的肌炎或横纹肌溶解。

停止治疗后，症状和体征通常会消失。他汀引起肌肉损伤的机制尚不清楚，认为与对心肌细胞维持有重要作用的小调节蛋白的减少有关。对于不同的他汀类药物，风险似乎与剂量相关且不相同（见第 27 章）。同时患有肝或肾病、甲状腺功能减退、糖尿病以及合用增加他汀类血药浓度的药物（如烟酸、环孢素、唑类抗真菌药、大环内酯类抗生素、病毒蛋白酶抑制剂、奈法唑酮、维拉帕米、地尔硫䓬、胺碘酮）会加重肌炎和横纹肌溶解的风险。关于摄入西柚汁会增强他汀类药物作用的担忧被夸大了，每天需要超过 1 夸脱（1 夸脱 =950 ml）才会有增强作用。

炎症性肌炎

炎症性肌炎包括皮肌炎、多发性肌炎、坏死性自身免疫性肌炎和包涵体肌炎。它们在自身免疫病症中具有共同的病理生理学改变，但在靶肌肉抗原方面有所不同。临床上，通常表现为近端肌无力和 CK 水平显著升高。MRI 特征是在受累部位有活动性炎症的迹象。肌电图能够检测出活跃的、频发的慢性肌病单位。肌肉活检显示有单核细胞炎性浸润。

皮肌炎。典型的亚急性发作，伴有对称的近端肌无力，并在肘部、脚踝、膝盖、胸部（V 形分布）、背部和肩膀（披肩征）出现红疹，并伴有眼眶周围蓝紫色和肿胀。皮疹会随着日晒而加重，可能先于肌肉酸痛和无力或随后出现。CK 通常非常高，但范围从正常到正常值的 50 倍。症状可能与其他结缔组织病重叠。患者 3 ～ 5 年患癌症的风险显著增加（9% ～ 32%）。MDA-5 和 Mi-2 自身抗体的存在是其特征，而与 TIF-1 和 NXP-2 相关的则见于癌症相关疾病。活检显示血管周、肌周和筋膜周炎症和楔状梗死。

多肌炎。表现与皮肌炎相似，但无皮疹。其自身抗体针对合成酶。活检显示 $CD8^+$ 淋巴细胞侵入肌纤维。

坏死性自身免疫性肌炎。这种情况通常在病毒性疾病后急性或亚急性发作，但也见于癌症、结缔组织病和一些他汀相关性肌病病例（停药后持续）。这种问题可能很严重。其抗体针对 SRP 或 HMGCR。

包涵体肌炎。发病渐进，有时不对称。这种情况发生在老年患者，不仅近端肌肉无力，远端肌肉也无力，有时出现在面部，并伴有明显的肱二头肌和前臂肌肉萎缩。轴向肌受累可导致向前弯曲或头部下垂。吞咽困难主诉很常见。血清学显示有抗 cN1A 抗体。病程中，病情逐年进展。

真性肌肉痉挛

真性肌肉痉挛是指运动单位过度活跃，导致长时间的不随意肌收缩。起因包括无抵抗的收缩、电解质和体积的变化，以及下运动神经元疾病。普通的痉挛最常发生在腓肠肌和足底肌肉。其在夜间发作倾向似乎与卧床时的无对抗性足底屈曲有关，这使得小腿和足部的肌肉处于最短的位置，因此也是最脆弱的位置。在没有对抗肌肉调节的情况下，持续的收缩会产生典型的夜间腿部痉挛，表现为突发的、严重的小腿疼痛；通常可摸到或可见肌肉变硬。在许多情况下，自发性的收缩会引发痉挛。被动拉伸可以缓解这种症状。

真性痉挛可能是由于体液容量和电解质的变化而导致的，因此经常发生在血液透析期间，并可以通过使用高渗葡萄糖来缓解。运动过程中发生热痉挛由脱水和钠流失造成，补充水和钠可以缓解。低钠血症是体液性肌肉痉挛的一贯特征。在马拉松运动员遭受严重的痉挛时，低钠血症可能会很严重，这是盐的消耗和大量饮用游离水共同造成的。与普遍看法相反，低钾血症并不是真性肌肉痉挛的明确诱因；由排钾利尿剂引起的痉挛实际上并不常见，可能与盐的消耗有关。痉挛通常是症状性低血糖的一部分。肌肉痉挛有时是由药物或膳食补充剂引起的，硝苯地平、β- 受体激动剂、酒精过量和使用含有过量硒和铬的健身补充剂偶尔也会发生。

痉挛是一种神经或电现象，主要不是肌肉性的。肌电图显示痉挛前有肌束震颤。伴有临床明显的神经束状痉挛是下运动神经元疾病的特征，如恢复期脊髓灰质炎、周围神经损伤、神经根受压和肌萎缩侧索硬化。

其他形式的肌肉痉挛

挛缩也代表不自主的肌肉收缩，但它们是电静息的，通常发生在用力时，而不是休息时。发生于遗传性代谢缺陷的人，遗传缺陷损害了三磷酸腺苷形成，而三磷酸腺苷是肌肉松弛所必需的。大多数患者患有麦卡德尔病。甲状腺功能亢进和甲状腺功能减退都会引起痉挛。劳力性痉挛见于甲状腺功能亢进。在甲状腺功能减退症中，受损的肌肉松弛会产生“停滞”反射，是该疾病的特征。

手足搐搦是一种与肌肉痉挛和感觉异常相关的运动和感觉亢进状态。口部、手部和下肢肌肉是典型的受累部位，腕部痉挛是一种特征性表现，Chvostek 征（面神经征）和 Trousseau 征（陶瑟征）也是。低钙血症、低镁血症、呼吸性碱中毒和低钾血症是已知的诱发因素。如果不加以纠正，在严重的情况下，可能会导致癫痫发作。

职业性痛性痉挛是肌张力障碍的一种形式，肌肉收缩发生在多年从事重复精细运动的个体。典型的是作家或钢琴家，当他试图写作或演奏时，手会不由自主地弯曲。

导致类似症状的情况

患有重要疾病情况下，患者可能出现痉挛样症状，包括外周动脉供血不足、不宁腿综合征和他汀相关肌肉损伤。自身免疫性肌炎（皮肌炎、多发性肌炎）通常表现为近端肌肉无力，近端肌肉可能有些酸痛，但无痉挛表现。

间歇性跛行

运动增加了腿部骨骼肌的代谢需求，使血液流量和氧气输送增加了 5 ~ 10 倍。外周动脉疾病导致供需不匹配，引发典型的运动引起间歇性跛行不适，涉及小腿或大腿肌肉，休息可迅速缓解。不适的范围可能从明显的疼痛到痛性痉挛甚至麻木，可能是单侧的或双侧的，取决于每个肢体的循环状态（见第 23 章）。

神经性跛行（假性跛行）

椎管狭窄导致的脊髓根压迫，会使患者在长时间站立或行走后导致大腿后部疼痛，类似于血管功能不全和过度使用引起的肌肉疼痛（见第 147 章）。

鉴别诊断 [1,3]

表 149-1 列出了神经生理学上真性肌肉痉挛和其他形式的肌肉痉挛、痉挛样症状和肌炎的原因。

表 149-1　肌肉不适的重要原因

肌肉酸痛
过度使用或拉伤
药物性肌病（如他汀类药物）
炎症性肌炎
皮肌炎
多肌炎
自身免疫性坏死性肌炎
包涵体肌炎
真性痉挛
药物诱发（硝苯地平、β- 受体激动剂、他莫昔芬、他汀类药物）
过量硒和铬
热诱发（容量耗竭、低钠血症）
血液透析（容量和电解质转移）
下运动神经元疾病
肌张力障碍
职业性（作家痉挛）
抽搐
低钙血症
低镁血症
呼吸性碱中毒
低钾血症
挛缩
麦卡德尔病
甲状腺疾病
痉挛样症状
间歇性跛行
神经性跛行
他汀类药物引起的肌病
不宁腿综合征

Adapted from McGee SR. Muscle cramps. Arch Intern Med 1990；150：511，with permission.

检查 [1,3,7,8]

疾病史

应询问肌肉不适的性质、部位、是否伴有触

诊无力或疼痛，并注意相关症状。如果症状对称，并伴有近端肌无力和明显的疼痛，则需要考虑肌炎。相关症状如皮疹或关节不适提示全身的、可能是自身免疫性疾病。当怀疑是肌炎时，发病性质有助于诊断，急性发病的是坏死性自身免疫性肌炎的特征，亚急性发病的是皮肤肌炎和多发性肌炎，进展缓慢的是包涵体疾病。检查他汀类药物的使用在快速起病的肌炎样疾病判别中尤其重要。

如果主诉痛性痉挛，那么对痛性痉挛感觉的详细描述是必要的，应该包括它发生的环境。发生在夜间或在血液透析、低血糖或长时间运动期间大量出汗情况下的可能是真性痛性痉挛，与使用钙通道阻滞剂、β- 受体激动剂和过量饮酒同时发生的情况一样。肌张力障碍性痛性痉挛是由职业相关的精细运动引起的，而肌肉挛缩则可能是由运动时开始，终生发病。应检查相关症状，如手足搐搦的感觉异常和腕部痉挛、下运动神经元疾病的无力和肌束震颤、冷热不耐受、皮肤变化和甲状腺疾病的相关症状（见第 103 和第 104 章）。痛性痉挛的位置不是很明确，但有小腿疼痛时，应鉴别间歇性跛行，特别是行走引起疼痛，休息后迅速缓解。

应回顾药物治疗，但使用排钾利尿剂并不等同于病因学诊断，因为低钾血症很少是真性痉挛的原因（尽管在抽搐的鉴别诊断中应该考虑到）。与疑似抽搐相关的还有甲状腺切除术史（可能同时切除甲状旁腺）。

对于怀疑间歇性跛行的患者，还应询问其病史，以确定动脉粥样硬化危险因素和其他动脉功能不全的症状（见第 23 章）。

体格检查

如果怀疑是脱水，体格检查首先要检查是否有血压下降和脉搏加快的体位体征；如果担心稀释性低钠血症，检查外周水肿可能会有启示。检查皮肤是否有皮疹（日光性和红斑，提示皮肌炎）以及甲状腺疾病的皮肤症状（见第 103 和 104 章），颈部为甲状腺切除术的证据，四肢近端和远端肌肉检查压痛、萎缩和肌束震颤，脉搏检查血管功能不全，神经系统检查局限性无力和深腱反射的缺失或异常。如果考虑到抽搐，可以通过拍打面神经诱发 Trousseau 征的面肌痉挛，或者通过将臂套充气到收缩压以上诱发 Chvostek 征的腕肌痉挛。如果在筛选检查中脉搏减弱或消失，则需要更详细地检查血管功能不全的迹象（例如，股动脉杂音、真皮萎缩、皮肤溃疡、依赖性摩擦；见 23 章）。在神经性跛行时，脉搏是完整的。

实验室检测

疑似肌炎

共识指南不要求在无症状患者接受他汀类药物治疗时常规监测肌酸激酶（CK）水平（见第 27 章），但当临床怀疑为肌炎时，应进行并跟踪肌酸激酶（CK）的测定。虽然通常可以看到非常高的水平，特别是坏死性肌炎，但在皮肌炎、多发性肌炎和包涵体病患者中，升高可能是最小的或有时没有。对其他肌酶进行测定，如 AST 和 ALT，可能有助于确证肌肉来源，但可能因提示肝病而分散对疑似肌炎的关注。血清学检测自身抗体可以帮助对可疑肌炎进行分类，但通常需要通过 MRI 扫描选择最佳部位，进行肌肉活检。肌电图可以帮助确认无力的肌肉来源，但不能区分病因。

疑似肌肉痛性痉挛和其他肌肉症状

对于大多数临床表现为夜间肌肉痛性痉挛的人，实验室检测不太可能提供额外的信息。其他情况确实需要一些简单的测试。如果有普通痉挛的患者是糖尿病患者，并正在使用胰岛素，则需要进行低血糖检测（见第 102 章）。如果怀疑有严重脱水和低钠血症，那么测定血清钠、血尿素氮和肌酐水平可以指导评估和治疗。对于可能患有抽搐的患者，必须检查钠、钾、钙、白蛋白（以判断钙水平）和镁的水平。甲状腺疾病的考虑最好通过血清促甲状腺素测定来进行。对于有肌束震颤和下运动神经元疾病可能的患者，可能需要进行神经传导检查。那些怀疑外周动脉供血不足的患者可以进行多普勒超声检查（见第 23 章）。

治疗原则及适应证 [1,3,9–15]

肌炎

肌炎应进行病因学治疗，并辅以专科会诊。除包涵体病（目前尚无明确治疗方法）外，对所有疾病急性发作的治疗均以大剂量泼尼松[1 mg/(kg·d)]开始，然后逐渐减量。在发病时虚弱或病情迅速恶化时给予肠外糖皮质激素。一旦疾病得到控制，就开始使用类固醇保留疗法（如硫唑嘌呤、甲氨蝶呤）。无效果的疾病用静脉注射免疫球蛋白治疗 2～5 日，如果无效果则用利妥昔单抗治疗。仍无效果则需要重新考虑诊断。

他汀相关肌病（见第 27 章）

无症状的患者

真正无症状的患者偶然发现 CK 升高无需停止他汀治疗，只要其升高小于正常上限的 5 倍，并且合并必须降脂治疗的心脏危险因素。应提醒患者停止治疗的适应证，并进行促甲状腺素测定，以排除甲状腺功能减退的影响因素。如果 CK 水平超过上限的 5 倍，则应继续监测。如果 CK 超过正常上限 10 倍，应考虑停止治疗。

有症状的患者

患有他汀类药物相关肌肉疾病而不伴有 CK 升高的患者，可以尝试在不改变治疗方案的情况下，选用肌病风险较小的他汀类药物（见第 27 章）。在大多数情况下，新制剂的耐受性更好。同样，在 CK 适度升高的患者中，可以在不中断治疗的情况下，选用他汀类药物治疗。而那些症状严重和 CK 值更高的情况，应该暂停他汀药物，使用非他汀类药物（如依折麦布），这样可以在血脂得到控制的情况下，避免不良生化事件发生。数周后 CK 恢复正常，则可小剂量使用新的他汀类药物。如果 CK 未恢复正常，则可能是他汀诱导的坏死性自身免疫性肌炎的迹象，在这种情况下，如前所述，治疗针对自身免疫性过程开展。如果 CK 恢复正常，可以开始低剂量的新他汀治疗，并在监测 CK 水平时缓慢增加。如果 CK 再次大幅上升，他汀类药物治疗可能需要放弃，并进行脂类专科会诊。

如果症状可耐受，无 CK 升高的有症状者可继续其他汀治疗。如果不能耐受，则应停止用药，在患者症状消失约 1 个月后再尝试另一种他汀类药物。监测 CK 水平。

普通的肌肉痛性痉挛

大多数普通痛性痉挛可以通过简单的措施如拉伸来缓解或预防，但更持久和复杂的痛性痉挛可能需要考虑药物干预。首要任务是解决诱因。

纠正微量元素

与脱水和钠耗尽相关的普通痉挛患者对替代疗法反应良好。如果患者因盐缺乏加上过量的游离水摄入而出现急性低钠血症（如许多马拉松运动员），简单观察就足够了，因为游离水被代谢出。由于血液透析导致的痉挛最好通过快速容积扩张（输注高渗葡萄糖或生理盐水）来治疗。如果是低血糖，则需要调整胰岛素方案（见第 102 章）。如果有潜在的甲状腺疾病，则应恢复正常甲状腺状态（见第 103 和 104 章）。在 β- 受体激动剂或钙通道阻滞剂被认为起作用的情况下，改变药物治疗方案可能是必要的。使用膳食补充剂，特别是那些健身者服用的，应该审查硒和铬含量过高的情况，如果存在过度的问题，就应该停止使用。

拉伸和锻炼

要缓解已形成的痉挛，必须被动地伸展收缩的肌肉，并逐渐收缩对抗的肌肉。在某些情况下，这可以通过简单的走动（这会导致脚部的相对背屈）和拉伸相关的肌肉来完成。对相关肌肉进行按摩有时会有帮助。在腿或脚痉挛的初始迹象时有意识地背屈可能会停止痉挛；预防性的伸展也可以防止发生（见第 18 章的伸展运动），就像卧床的姿势可以防止足背屈。游泳可以通过改变足底屈曲的理想踢腿位置和保持更中立的脚部位置，来避免痉挛。

奎宁

几十年来奎宁硫酸盐及其衍生物（如二氢奎宁）一直被用于经常发生夜间腿部痉挛的患者。随后的随机双盲对照临床试验证实了疗效。超过 2/3 的患者的痉挛减少了 50% 或更多，副作用通常是轻微和罕见的。低至中等剂量（每天睡前 200～300 mg）的治疗方案比高剂量（如晚餐 200 mg，睡前 300 mg）的治疗效果要差。这种模式表明，有效率与达到的血清药物水平有关，而血清水平随患者年龄和所用制剂的不同而有很大差异。治疗效果可以持续到治疗期之后。

严重副作用的风险很小，但随着剂量和血清水平的增加而增加。心电图上 QT 间期的延长对于有室性心律失常倾向的人来说是一个值得关注的问题（见第 29 章），在心脏病患者中必须谨慎使用。使用前及使用中应检查 QT 间期，QT 间期延长者不应开奎宁处方。当血清浓度超过平均血清浓度的 2 ～ 5 倍时，就会出现金鸡纳中毒（恶心、呕吐、耳鸣、听力损失）、视力损害和室性心律失常。有致死性免疫性血小板减少症的病例报告。

严重中毒的风险虽小但确实存在，这应该使在这种良性疾病中不加节制地使用奎宁的情况得到改善。对于那些深受症状困扰的患者，可以考虑仔细试验奎宁，首先检查静息心电图的 QT 间期，并回顾其风险和益处。最好从小剂量开始（每天睡前 200 ～ 300 mg），并应定期监测血小板计数。由于有证据表明有持续的效果，中断治疗并在 2 ～ 4 周后重新评估是合理的。

其他药物和补充剂

一些症状的好处与使用美索巴莫和氯喹有关，但两者都有相当大的副作用，需要小心使用。维生素 E 在保健食品商店被推广用于治疗夜间痉挛，并可与奎宁联合销售；在双盲、安慰剂对照试验中，它并不比安慰剂好，不应使用。小规模研究表明，尽管其他钙通道阻滞剂（如硝苯地平）也可引起症状，但维拉帕米对患者有益。

职业性痉挛

这些可能很难治疗。休息和职业辅助是有帮助的，心理治疗无效。轻微的镇静剂可以提供一些短期的缓解，但几乎没有持续的好处。注射肉毒杆菌毒素的尝试取得了一些成功。

强直

优先考虑紧急住院和仔细的胃肠外纠正潜在的电解质紊乱。

跛行相关痉挛

见第 34 章。

（王　爽 翻译　董爱梅　曾　辉 审校）

第 150 章

肩痛的管理

JESSE B. JUPITER, DAVID RING, AND CHRIS LANGHAMMER

肩关节是一个复杂的关节，包含 3 块骨骼、4 个关节和 15 块以上的肌肉；是人体最灵活的关节。为了实现这种灵活性，盂肱关节受到的限制较少，因此内在稳定性较差。肩痛和功能障碍很常见，特别是在老年患者中。大多数肩部不适反映了基层全科医生可以识别的几个常见问题之一。初始治疗通常是非手术治疗。主要治疗方法是物理疗法，以加强有助于稳定肩部的肌肉。在其他情况下，适当的检查后转诊给专科医生可能是有益的。

病理生理学与临床表现 [1–2]

肩部疼痛可能与肩部及其周围的骨骼或软组织的创伤或退化有关。根据症状和体检结果，基于对常见疼痛原因的了解，有助于指导诊断。例如，肩袖、肱二头肌腱或肩锁关节的退行性变是导致肩关节疼痛的常见原因。其特征性表现为局灶性压痛，肩关节运动时疼痛加重。患者称穿衣、梳头或伸手困难。症状包括僵硬、骨擦音和剧烈或持续使用引起的轻度疼痛不适，然而，盂肱关节本身的退行性疾病并不常见。更让人困惑的是，肩部或周围的解剖位置相关疼痛可能与上臂或颈部、肘部或前臂有关，而不沿特定的颈神经根分布。虽然源自颈部的疼痛可能放射至肩部，但疼痛是由颈部运动而非肩部运动引起发，通常不受肩部位置的影响；然而，局部触觉敏感性差若延伸至肩部，可能加重肩部疾病（见第 148 章）。

肩袖问题

在基层医疗实践中，肩袖问题是肩痛最常见的原因，通常见于 40 岁或以上的患者。肩袖肌腱在某些机械过程中的作用，如大结节和肩峰之间的撞击，是有争议的。然而，随着年龄的增长，肌腱会发生退行性和磨损性变化。随着退行性过程的进展，肱骨近端肌腱附着处附近可能出现损伤。在这种情况下常使用“撕裂”这个词，但这种说法却具有误导性。“撕裂”一词意味着需要修复的损伤，而大多数肩袖缺损与损伤无关且无症状。肩袖损伤随年龄增长而常见，即使在无症状的肩部也是如此。在有单侧肩部症状的患者中，在无症状的对侧肩部损伤也很常见。此外，许多有症状的肩袖损伤患者无需手术就能很好地治疗，而一项专门的物理治疗可能会显著改善这些患者的疼痛控制和功能。对于物理治疗没有改善的患者，应转诊至肩部训练的专科医生。

肩袖的巨大或创伤性损伤可导致肩关节功能障碍，甚至肩胛盂肱关节病变。年轻人的肩袖肌腱缺陷，包括肩胛下肌肌腱的孤立撕裂，通常是相对较高的力量所致损伤。这种撕裂很少见，但识别和修复很重要。在评估肩痛患者时，确定肩袖的大缺陷是很重要的。大撕裂后几个月内回缩的肩袖肌会发生脂肪变性，使修复结果更难以预测。仔细的体格检查可以除外肩袖大的缺陷（见下文讨论）。如有疑问，应转诊至有经验的肩外科医生。

“肩袖肌腱炎”的诊断用词可能不当，因为它是一种退行性疾病而不是炎症过程。更好的术语是肩袖病或肌腱病。本病被认为是一种多发于中年的肌腱和肌腱端病变。对年龄小于 40 岁的患者诊断应慎重。在年轻患者中，肩袖肌腱炎通常继发于其他过程，如不稳定。

大多数因肩袖肌腱功能障碍而产生疼痛的患者年龄在 40 岁以上。三角肌疼痛，特别是在过头高举活动和内旋时，以及肩部抬高和外旋无力是诊断特征。或者，上肩痛提示肩锁关节问题。肩胛骨（冈上肌和冈下肌）肌肉萎缩，提示大肌腱损伤向后延伸。

肩二头肌肌腱炎被认为是肩袖肌腱病的一部分。肱二头肌长头断裂可导致手臂呈“大力水手”畸形，但不影响功能。这与肱二头肌腱远端插入桡骨的断裂形成对比，后者导致旋后无力。手术治疗近端二头肌断裂仅仅是为了缓解疼痛，并且存在争议。

盂肱关节问题

盂肱关节几乎没有固有的稳定性；稳定性在很大程度上依赖于静态的韧带囊和动态的肌腱约束。盂肱关节不稳定主要分为两类：创伤性单向不稳定和非创伤性多向不稳定。

创伤性肩胛盂关节脱位几乎总是导致肱骨头从肩胛盂关节面的前方脱位。盂肱关节后脱位并不常见，常与癫痫发作或电击损伤有关。创伤性后关节脱位通常是指关节盂关节面的骨折脱位。

创伤性前脱位几乎总是破坏肩胛盂唇与肩胛盂关节面的前附着（Bankart 病灶）。肩胛盂唇是一个纤维软骨环，有助于加深相对较浅的肩胛盂关节表面，是最重要的肩胛盂韧带的附着部位。患有创伤性肩关节前脱位的患者复发脱位的可能性与患者第一次脱位时的年龄有关。在初次诊断时年龄在 20 岁以下的患者中，多达 80% 的患者会再次发生脱位。老年患者再次脱位的可能性小，但可能发生肩袖撕裂。在这两种情况下，腋神经麻痹可能是这种损伤的并发症，应该在初次检查和临床随访中进行检查。创伤性肩关节脱位的初始治疗是短期固定，然后逐渐恢复活动。复发性前脱位通常需要手术治疗，包括将唇前部与肩胛盂缘重新连接，并收紧多余的前关节囊。在大多数情况下，患者需要转诊至专科进行治疗，因为根据年龄、职业和活动模式，一些患者，特别是精英运动员，可能会起到早期稳定的作用。

非创伤性不稳定性通常与一些囊膜松弛有关。在许多病例中，患者可能患有结缔组织疾病。其他患者，如游泳运动员，可能会发展为多向不稳定。特定的训练计划通常可改善此类型的不稳定。目的是加强肩部的动态肌肉稳定器。运动员也可能需要改进他们的技术；在这方面，一个好的教练或培训师是有用的。

容易自动肩膀脱臼的患者应该谨慎对待。通常，患者可能存在潜在的精神疾病。习惯性自动脱位的情况——通常，患者已经从肩关节脱位的能力中获得了一些关注或奖励——可能很难处理。这应该与随意脱位的情况有所区别——患者可以通过将手臂置于特定位置来再现不稳定性，但他们不愿意这样做。

特发性粘连性关节囊炎，或称冻结肩综合征，是一种典型的疼痛和压痛的症状群，广泛分布于肩关节囊的前后区域。在糖尿病患者和甲状腺疾病患者中更为常见。不幸的是，"冻结肩"这个词已经变得不准确了。特发性粘连性关节囊炎应区别于其他形式的肩关节僵硬，特别是创伤后僵硬。其发病机制是一种导致囊周纤维组织增生的特发性炎症过程。这种情况会经历 3 个阶段，每个阶段持续几个月：疼痛的炎症阶段，然后是僵硬，最后是"解冻"。这种情况是自限性的，尽管运动能力的改善可能需要几个月到几年的时间。最佳的治疗方案仍有争议，可能包括非甾体抗炎药、皮质类固醇注射和物理治疗。

盂肱关节骨关节炎相对少见。休息时引起的症状会因肩部活动而加重。运动时可能会有"摩擦声"。检查时可注意到疼痛、骨擦音和活动减弱。类风湿关节炎常累及盂肱关节，通常表现为对称的双侧炎症改变。对于接受关节置换术带来的风险、不适和不便的患者来说，全肩关节置换术是一个越来越可行的选择。

肩锁关节炎

肩锁关节的退行性改变很常见，即使在无症状的个体也是如此。症状应谨慎地归因于影像学改变。这种疼痛通常是上外侧的，而不是像肩袖肌腱问题那样的前外侧疼痛。检查和诊断性注射将在后面介绍。

感染

肩部败血症通常是血行性的，但也可能发生在手术后，很少发生在注射后。患者在数天甚至数小时的过程中会出现非创伤性的剧烈肩部疼痛。全身症状也很常见。肩部可能红肿，皮温升高。患者会有剧烈的疼痛，甚至在任何平面的短弧形运动肩部都会引发。关节液的实验室分析能够明确诊断。手术清创和静脉抗生素治疗是必需的。

鉴别诊断

肩部疼痛的原因可以根据构成肩膀的结构来考虑（表 150-1）。绝大多数非创伤性肩部疾病与肌腱炎有关。

检查[1-4]

疾病史

应询问既往创伤或诱发事件、活动模式的改变、疼痛的位置和放射范围、特定的活动受限、相关的神经功能障碍、加重和缓解因素、既往肩部疾病史，以及使用过的治疗方法。需要确定没有心绞痛、胆囊疾病或膈肌刺激的症状。心肌缺血引起的疼痛通常起源于心前区，但也可表现为向手臂放射

表 150-1 肩痛的重要原因
肩袖
钙化肌腱炎
肌腱炎
肱二头肌肌腱炎
缺陷 / 撕裂
粘连性关节囊炎
盂肱关节
不稳定性
脱位
关节炎
感染
肩锁关节
关节炎
相关疾病
颈椎病
心肌缺血
膈肌刺激
胆囊疾病

的肩痛或颈痛。

有肩部疾病症状的患者表现为疼痛、活动能力丧失和乏力。与水平以上活动相关的疼痛提示肩峰下压迫或肩锁关节关节炎。当患者卧位或试图入睡时发生疼痛是肩袖问题的特征。钙化性肌腱炎可能导致严重的急性肩痛，类似感染或骨折。既往肩关节脱位史可能提示盂肱关节不稳定。

全身检查

在进行肩部检查之前，医生必须仔细检查颈部、胸部、心脏和腹部是否有牵涉性疼痛。颈椎疾病常被误认为是肩部问题。颈神经根受压有时可通过检查者向患侧弯曲和伸展颈部时引发和再现疼痛，同时进行轴向压缩（喷射征），来区分内在的肩部疾病。检查胸腔是否有积液、胸膜摩擦和膈肌运动不良。如果在患者感到疼痛时检查心脏，可以听诊有无缺血的短暂听诊征象（如第四心音、单第二心音、乳头肌功能障碍引起的二尖瓣反流杂音）。触诊腹部的右上腹或左上腹有压痛，可能是膈下疾病的信号。

肩部检查

患者舒适坐位，充分暴露，以便对双肩进行评估和比较。仔细检查前后可能会发现不对称或畸形。例如，冈上肌萎缩提示肩袖损伤或肩胛上神经疾病。指导患者通过全方位主动活动受累的肩关节，同时与对侧肢体的类似运动进行比较。这包括前屈、伸展、外展、内旋和外旋。内旋最好记录为患者可到达后方的水平，如臀部或胸腰椎交界处。当患者的肩关节向前弯曲以抵抗阻力时，观察到肩胛骨。翼状肩胛可能是前锯肌麻痹的结果。

指导患者指出具体的压痛部位（图 150-1）。检查者的常规触诊应包括肩峰前部、肩锁关节、肱二头肌沟（最好在肱骨内旋约 10° 时触诊）、大结节和颈椎。检查者的手放在关节上，肩部被动地进行一系列运动（图 150-2）。除了明显的咯吱声外，还应注意到局限性。

手动肌肉测试的帮助很大，特别是与未受累的肩关节进行比较。不能“耸肩”提示斜方肌无力。肩袖的测试将在后面介绍。常规肩部评估应包括上肢的感觉和深肌腱反射检查。

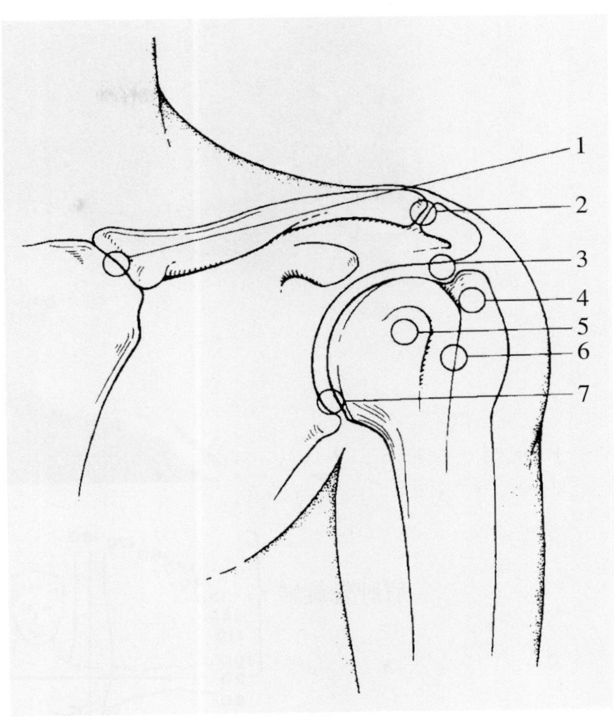

图 150-1 肩关节具体疼痛部位，压痛点：1．胸锁关节；2．肩锁关节；3．三角肌下囊；4．冈上肌肌腱；5．肩胛下肌止点；6．肱二头肌肌腱；7．盂肱关节。

诊断策略

有几种方法可以帮助诊断。肩部疾病专科医生使用这些测试来确定可能导致不适的肩袖问题，将肩袖疾病与肩部疼痛的其他原因分开，而初级保健临床医生在此方面所做有限。肩袖实际上是一个整体，而不是单个肌腱的集合。为了便于解释，我们提供了该测试的具体意义及其对肩袖疾病的阳性似然比和阴性似然比（LRs）。

撞击试验

疼痛弧度试验被动地将臂外展 180°，阳性表现为被动外展 60° ～ 120° 之间引发疼痛，阳性可很好判定肩袖，尤其是冈上肌疾病，但试验呈阴性不能用来排除肩袖疾病（阳性似然比 = 3.7；阴性似然比 = 0.36）。

Neer 试验（肩峰撞击诱发试验），检查者站在患者后方，一手将患侧手臂前屈至最大程度，另一只手则按压患者的肩部。如果在三角肌区域或肩峰下方引起疼痛，则可能有肩袖肌腱（特别是冈上肌）的炎症或肱骨头下缘撞击综合征。霍金斯

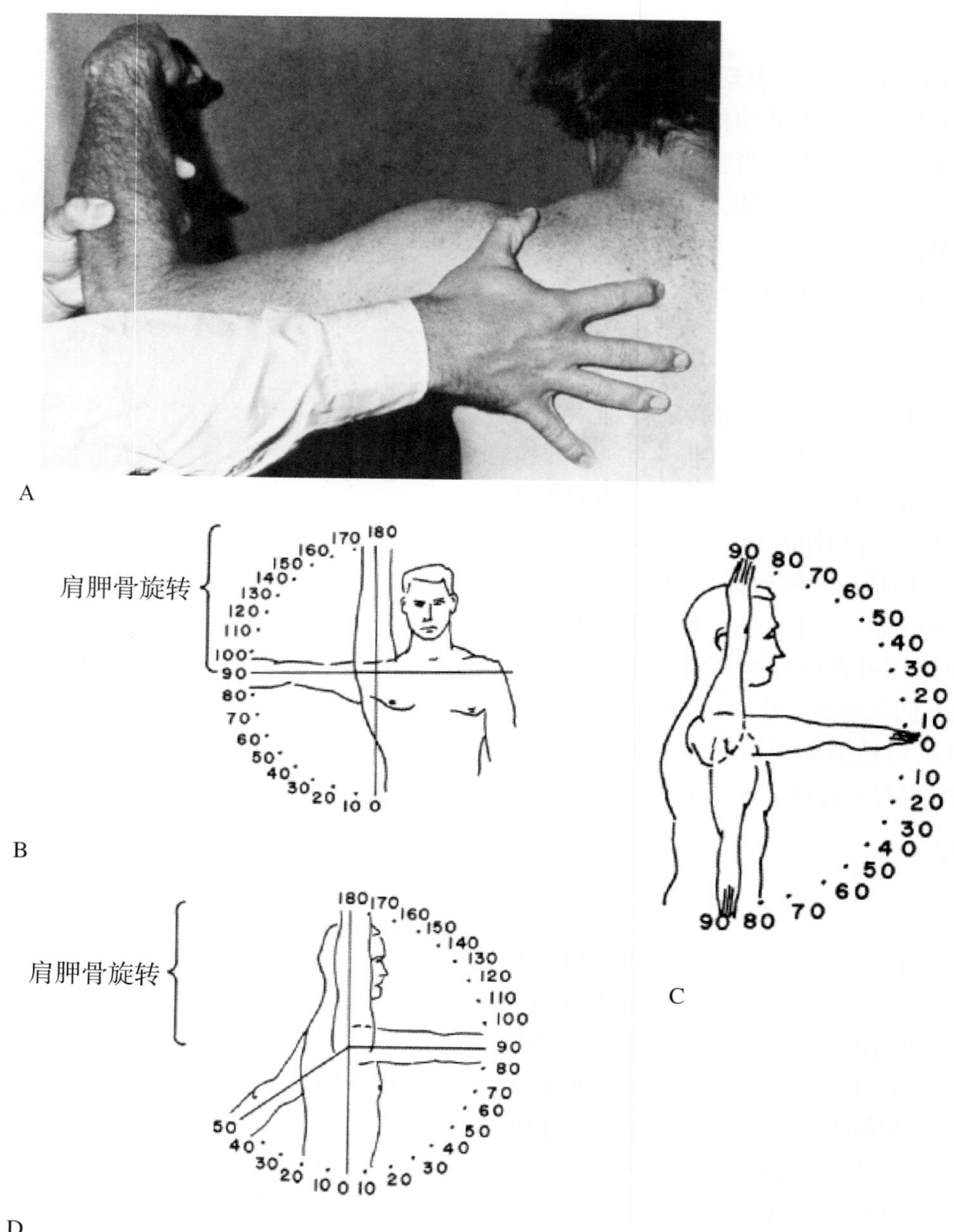

图 150-2 运动范围测试。A：肩内收外展的正常范围，包括或不包括肩胛骨旋转。B：正常的内外旋范围，上臂 90°，肘部保持直角。C：正常的肩关节屈伸范围，伴或不伴肩胛骨旋转。(Reprinted with permission from Katz WA．Rheumatic diseases．Philadelphia，PA：Lippincott，1977．)

征在肩胛骨平面内以 90° 前屈测试肩部内部旋转。其肩袖疾病的阳性 LR 为 1.5，阴性 LR 为 0.51。如果将 5 ml 利多卡因（Xylocaine）注射到肩峰下间隙（撞击试验）缓解症状，则可以确认这些试验的结果。

特异性肩袖损伤的测试

检测还可以帮助确定损伤或损害的区域。大的肩袖损伤是通过一系列特定的测试确定的。

后袖口 - 冈下肌试验。为了测试冈下肌或肩袖的后部，将手臂置于体侧，肘部紧贴躯干。前臂和手被动地进入最大的外旋。患者被要求保持手臂在这个体位。外旋转滞后被定义为最大主动和被动外旋转之间的差值，可能表明冈下肌肌腱有很大的损伤。

前袖 - 冈上肌试验。患者应该能将手臂放在一个投掷的姿势上。不能保持这些体位说明有较大的肩袖损伤，如冈上肌撕裂。一个相关的测试，称为落臂测试，被动地将手臂举起到完全外展，并让患者慢慢放下手臂；突然下降时伴随着疼痛出现为阳性（阳性 LR ＝ 3.3，阴性 LR ＝ 0.82）。

肩胛下肌测试。肩胛下肌肌腱的完整性可以通过两种方法进行测试。提离测试为手臂在背后的尽力被动内旋转，以便手背从臀部 / 背部“提离”。如果患者不能主动保持这个位置（内旋滞后征），肩胛下肌肌腱可能有较大的损伤或撕裂（阳性 LR ＝ 5.6，阴性 LR ＝ 0.04）。另外，也可以检查腹部按压征。患者将手平放在腹部，肘部向前保持在这个平面上。当检查者将手向前拉时，患者被要求保持手贴在腹部。肘部的后摆反映了试图通过伸展而不是内部旋转肩膀来保持手的位置，在这种情况下肩胛下肌肌腱的损伤或撕裂可能存在。

肩锁关节疾病检查

在交臂内收试验中，当患者将受累的手臂横跨身体，使手抓住对侧肩膀时，症状再现。在肩锁关节注射 1 ml 利多卡因后，患者重复动作即可证实；注射时使用 25 号针进入关节。

盂肱关节不稳定性测试

当肩关节外展 90° 和最大外旋时，患者主诉有即将发生肩关节脱位的感觉（恐惧试验阳性），可能是肩前不稳。患者仰卧位并在肱骨近端施加后部压力，重复该测试（重新定位测试）可以获得确凿证据。如果是由前向不稳引起的，则脱位的不舒服感应减少。

在对其他稳定结构的检查中，我们寻求多向松弛。通过外旋时对侧手臂施加轴向牵引，检查患者上盂肱韧带松弛情况。如果肩峰和肱骨头之间的间隙比对侧检查中所见的大（阳性沟征），则盂肱上韧带可能松弛。手臂的前屈和后向平移可能会重现后向不稳定的症状。内旋时重复检查沟征也可检测后囊松弛情况。

实验室检查

肩部的 X 线片在最初的评估中是有用的。标准的前后位片有助于排除潜在的骨肿瘤、感染或盂肱关节关节炎或肩锁关节关节炎。肩胛骨平面而不是身体平面的正位切面（所谓的 Grache 切面）是评估盂肱关节是否患有关节炎或损伤的最佳方法。边界清楚、有组织的钙化反映了退行性肌腱的慢性钙化，并不是特别重要。急性、剧烈疼痛的患者可能会观察到更弥漫性、无规则的钙化形式，提示急性钙化肌腱炎。如果怀疑有脱位，须进行腋窝透视；明确肱骨头与肩胛关节窝的关系，也有助于评估盂肱关节关节炎。在慢性或复发性脱位患者中，肱骨头（或 Hill-Sachs 病灶）可能有明显的凹陷。如果颈部活动引起肩部疼痛，或观察到神经根受压症状，则需要做颈椎片（见第 148 章）。

磁共振成像（MRI）结合病史、检查和 X 线片用于特定疾病诊断。由于肩袖肌腱炎及损伤和肩锁关节关节炎在无症状的个体中很常见，因此必须根据病史和检查仔细解释 MRI 上的发现。MRI 更多地用于手术计划而不是诊断，应该由专科医生而不是基层临床医生来安排。它可以提供有关损伤大小、回缩程度和受损肌肉状态的信息，无论肌肉是否被脂肪所取代。肩关节造影在过去被用来识别可疑的肩袖撕裂，但已被 MRI 取代。复杂的肩关节问题越来越多地通过注射钆的磁共振关节成像来评估，这最好由专科医生来安排检查。

如果怀疑关节或关节囊感染，应立即进行抽吸、革兰氏染色和培养，以便立即开始明确的治疗（见第 145 章）。如果在神经系统检查中发现周围神经损伤，肌电图可能有助于更好地确定病变特征。

对症治疗 [2,5–9]

大部分可以由基层全科医生安排，这些治疗大部分是非手术治疗。虽然基层全科医生经常需要风湿病医生和骨科医生处理肩痛，但严重程度调整后的研究结果发现，基层全科医生、风湿病医生和骨科医生处理的肩痛患者治疗后疼痛缓解或功能状态没有显著差异。

肩袖肌腱炎肩旋转肌袖病变

如果不考虑肩袖大面积撕裂，肌腱炎可以使用非麻醉止痛药（对乙酰氨基酚或非甾体抗炎药；例如，375 mg 萘普生，每日 2 次；或 600 mg 布洛芬，每日 3 次），并进行锻炼以加强肩袖力量。这些练习很简单，许多患者可以用合适的设备自己做。另外，这些练习也可以由训练有素的治疗师指导。通常，使用一套橡皮筋来增加阻力，而不是用低重量器具来锻炼特定的肌腱以增强它们的力量和功能。

如果活动受限，诊治计划应包括恢复肩部活动能力的特定练习。钟摆运动有助于保持关节的活动能力。当患者腰部前屈时，允许手臂前后摆动，左右摆动，呈圆形（图 150-3）。额外的练习，如“爬墙锻炼”（图 150-4）、使用滑轮，以及使用对侧手臂的仰卧主动辅助肩部练习，都是有用的。必

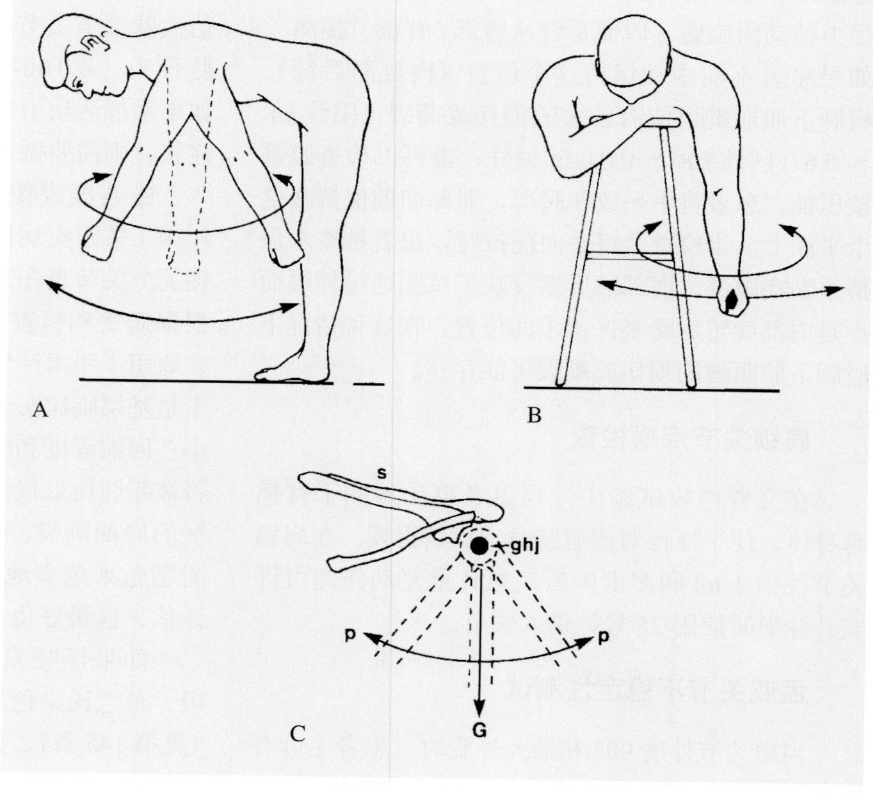

图 150-3 主动摆动盂肱运动（科德曼练习）。A：假定姿势允许手臂在有或没有重量的情况下自由“悬挂”。手臂在向前和向后的矢状面中向前和向后弯曲。顺时针和逆时针方向的圆周运动也在越来越大的圆圈中进行。B：练习的前视图显示横向摆动运动，实际上在冠状平面内。C：右下图显示了重力（G）对肩胛骨稳定的盂肱关节的影响。p 到 p 弧是摆动运动。

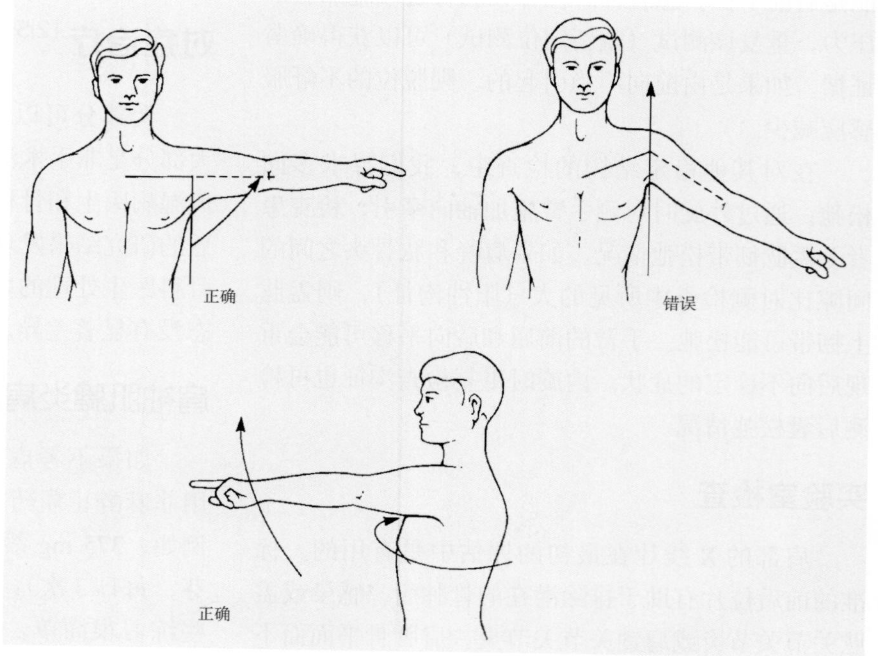

图 150-4 “爬墙”的正确和错误用法。爬墙运动经常做得不正确。正常的手臂以正常的肩胛肱节律爬升。如果出现包膜炎，外展时可伴肩胛骨“耸肩”爬墙，完成不了动作。爬墙应开始时患者面对墙壁，并逐渐旋转身体，直到与墙壁成直角

须告知患者，这些练习专门为伸展关节囊而设计，可能会有轻微的不适。自信、安全感和幸福感是成功锻炼计划的重要组成部分。这些练习至少每次 15 ～ 30 min，每天 3 ～ 4 次。

肩峰下注射皮质类固醇和局部麻醉剂是常用的治疗，但临床试验的结果不一致，注射效果可能不会比止痛药和运动更好，由于起效似乎更快，对患者很有吸引力。在对风险、不适和益处进行咨询后选择注射的患者，可以通过肩峰突的侧边缘进针至肩峰下关节。数毫升利多卡因浸润皮肤后，在肩峰下间隙注射 5 ～ 10 ml 利多卡因和 40 mg 甲泼尼龙（Depo-Medrol，通常 1 ml）或等效类固醇（图 150-5）。应告知患者，注射皮质类固醇可能会在麻醉剂失效后加重症状。有医生注射可能辅助诊断以及临时治疗，所以应仔细记录注射的位置，以及患者的即时和延迟反应，包括疼痛缓解的具体时间。建议总注射次数严格限制在 3 次以内，因为可能增加感染风险，因此尽量减少可能需要手术的患者的注射，尽管这仍然是一个有争议的话题。

钙化肌腱炎通常是短暂而痛苦的。慢性钙化在更具特征的症状背景下是常见的，可能反映了通常的肌腱变性。慢性钙化的具体治疗存在争议。

肩袖损伤（撕裂）

“撕裂”有点用词不当，因为大多数不是急性创伤性损伤，而是慢性变性的结果。肩袖撕裂不太可能自行愈合。尽管如此，许多患有“部分撕裂”（一个有争议的术语，指的是没有完全损伤的退化肌腱区域）或小的完全损伤的患者，对旨在加强肩部旋转肌的锻炼计划有反应。严重的撕裂需要及时手术治疗。它不可能重建非常大或大量或大面积的撕裂和损伤，以及与肌肉回缩和变性相关的大损伤。

特发性粘连性关节囊炎

粘连性关节囊炎令人沮丧，因为病程漫长，是否能完全恢复不可预测。治疗的特点是积极运动计划。指导患者在每次治疗前用加热垫或温水淋浴局部 15 ～ 20 min。一开始，仰卧，用对侧的手使受累的肩部前屈。同时开始外旋练习；双手拿扫帚柄，由内旋到外旋。应鼓励患者在日常活动中尽可能多地使用肩部。对于患者或理疗师来说，应每周或每月记录肩部运动，因为疾病改善缓慢，而且通常以微小的增量发生；客观迹象的改善有助于减轻患者的挫败感。

很被推荐肩关节的用力锻炼，事实上，囊切开术可能更安全。最近，这种手术已经在关节镜下进行，但手术干预的指征还不确定和有争议。随着时间的推移，大多数人都能达到一定的功能活动范围。

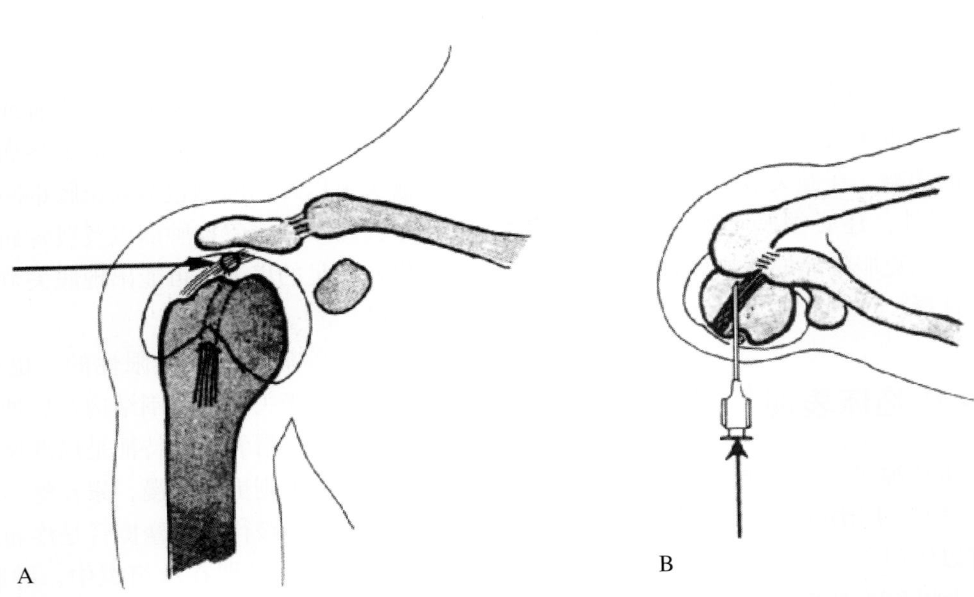

图 150-5　肩峰下注射部位。A：在肱骨上间隙的冈上肌附着区域。该区域可在悬垂的肩峰下方和肱骨二头沟外侧的大结节上方触摸到。B：从上面看针头的插入。

盂肱关节关节炎和肩锁关节关节炎

目前还没有科学上确定的能改善盂肱关节关节炎的治疗方法。这个问题的治疗是姑息性的，主要包括根据患者的需要使用止痛药。活动调整可以减轻症状，但在疼痛的情况下保持高水平的活动并非忽视或不安全，而是应给予患者这种选择。可的松注射的作用存在争议。有趣的是，它可能在隔离盂肱关节作为疼痛源方面发挥作用，因为肩关节有多个病理性部位。然而，该应用方法无证据的支持，任何程序性干预都有潜在的副作用，而且症状改善常常是短暂的。由于这些原因，最好由操作者和患者自行讨论。改进的全盂肱关节置换术为不满意医疗效果的患者提供了一种功能替代方案。肩锁关节关节炎的手术治疗包括锁骨远端切除，这可以通过开放或关节镜技术来完成。

转诊指征

肩关节脱位或不稳定、肩部周围骨折、晚期肩锁关节或盂肱关节关节炎、检查时出现无力的肩袖损伤和感染最好尽早转诊至骨科医生。难治性肩袖肌腱病变如果通过适当的保守治疗不能缓解，也是转诊的指征。

患者教育[7]

应该强调积极参与治疗计划的重要性。许多患者只寻求缓解疼痛，期望口服或注射药物就足够了。彻底的康复需要积极地按照治疗计划练习，这些练习通常是在理疗师的帮助下，必须仔细地教授。如果不认真对待锻炼计划，必然会出现反复的疼痛和功能限制。

（王　爽 翻译，董爱梅　曾　辉 审校）

第 151 章

髋关节疼痛的评估

A.H.G.

髋部疼痛可能是患者和家人痛苦的主要来源。髋关节对运动和负重至关重要，它经常受到创伤和慢性机械应力的影响。在髋关节疼痛的评估中，除了明确根本原因外，还必须确定疼痛和残疾的程度，因为对于难以克服疼痛的残疾患者，手术是一种实用的治疗选择。

病理生理学和临床表现[1-10]

髋关节由闭孔神经、坐骨神经和股神经支配。源自髋关节或髋关节周围的疼痛可在腹股沟或臀部感觉到，也可以辐射至大腿远端和膝关节前内侧，有时可能仅在大腿和膝盖处感觉到。疼痛主要发生在 L-2 和 L-3 根部的分布区域，很少累及小腿或足部。相反，如果病变刺激股骨、坐骨或闭孔神经或神经根，则由髋关节外问题引起的疼痛可影响髋关节。髋关节以外的问题包括高位腰椎间盘突出、椎管狭窄、腹膜后或骨盆肿瘤以及股骨疝，患有主髂动脉供血不足的患者也可能出现髋关节和臀部疼痛（见第 147 章）。

髋关节疼痛可能是局限性的，也可能是弥漫性的，这取决于关节和周围结构在病理过程中的参与程度。例如，滑囊炎的特征是局部疼痛和囊性部位压痛；滑膜炎则更为弥漫，累及整个关节囊。僵硬、活动受限、跛行和骨摩擦音是疼痛的常见伴随症状。因为关节深埋在软组织中，肿胀通常不明显，很难发现。

髋关节疾病的主要机制包括软骨退行性变、

滑膜炎症、肌腱炎和随之而来的滑囊炎、骨折和缺血。

骨关节炎

髋关节是退行性关节疾病的主要受累部位，老年人受影响最大。肥胖也是一个风险因素，尤其是女性。骨关节炎通常起病隐匿，开始可能是单侧或双侧的轻微疼痛或僵硬。长期站立、行走或爬楼梯会加重症状。当患者久坐后起立时，会感觉到僵硬。髋关节一开始随着活动而放松，但随着持续活动，不适感会加剧。随着骨关节炎的逐渐发展，会导致髋关节活动减少、僵硬和疼痛加剧。当关节结构被破坏，负重疼痛时，可能会出现跛行。其病程通常以自发性加重和缓解为特征。

体格检查时，患有器质性疾病的患者以保持髋关节屈曲、外旋和内收为特征。可能有防痛步态、Trendelenburg 征（当患者单脚站立时，对侧臀部下垂，这是外展肌无力的表现），以及髋关节运动受限，伴或不伴骨摩擦音。当检查者试图让髋关节在全范围内运动时，会发生疼痛、肌肉痉挛和保护体位。臀部萎缩可累及臀大肌后方和臀中肌侧面。严重的退行性髋关节炎可能会出现明显的屈曲畸形，即使在休息时也会感觉到髋关节疼痛（另见第 157 章）。

类风湿关节炎

在其他关节受累之前，髋关节很少受到类风湿病的影响。疼痛以双侧为特征，与晨僵有关，晨僵随活动而减轻。在疾病发作期间，髋关节有压痛，如果出现积液或慢性滑膜炎，则可感觉到关节囊充盈和增厚。屈曲挛缩发生在晚期病例中（另见第 156 章）。

强直性脊柱炎

在脊椎关节病中，强直性脊柱炎比较特殊，因为髋关节有时会受到影响。骶髂关节和脊柱一般同时受累，可能导致疼痛放射至髋关节或臀部（另见第 146 章和第 147 章）。

髋部骨折

老年人髋部骨折的并发症发生率和死亡率都很高。90 岁以后，1/3 的女性和 1/6 的男性会有髋部骨折，死亡率高达 30%，骨折后前 3 个月死亡风险增加 5 ～ 8 倍。风险最高的是有频繁跌倒史、既往骨折或骨质疏松病史的衰弱的老年人。血清 25- 羟基维生素 D 浓度低也是一个独立的风险因素，会导致相对风险增加，风险水平与血清水平成反比（25- 羟基维生素 D 最低四分位数的女性髋部骨折风险增加 77%）。股骨颈和转子间区是常见的骨折部位。竞技长跑运动员也有股骨颈应力性骨折的风险。

长期使用双膦酸盐治疗是股骨干非典型骨折的独立危险因素。尽管相对风险很高（47.3），但绝对风险很低（每 10 000 名使用双膦酸盐的患者中每年有 5 例）。停药后风险每年下降 70%。降低髋部骨折风险的因素包括骨质疏松的女性进行双膦酸盐治疗、维生素 D 缺乏者补充维生素 D 以及老年人行白内障手术。

临床上，由髋部骨折导致的正常表面结构的丧失可能与急性关节畸形有关，而急性关节畸形会导致严重的疼痛、防御体位、屈曲和外旋受限以及主动直腿抬高受损。

化脓性关节炎

感染性髋关节炎可能源于血行播散或髋关节手术中的细菌植入。美国每年进行数十万次全髋关节置换，手术感染风险为 0.3% ～ 1.7%，出现假体感染的患者数量可能会增加。由于关节位于深部，感染的一般症状可能并不明显。手术时植入金黄色葡萄球菌等有毒微生物引起的感染通常表现为手术后 3 个月内的急性感染，最初伴有发热和负重时的严重关节疼痛，随后出现关节肿胀、发红和发热。大腿通常保持屈曲体位，可以触摸到凸起、柔软的关节囊。如果是毒性较小的生物体（例如凝固酶阴性葡萄球菌）感染，一般表现为数月或数年后更慢性的感染，化脓性关节可能仅表现为疼痛和骨水泥界面松动，有时伴有小窦道。白细胞计数可能正常，但 C 反应蛋白通常升高。

股骨头坏死 / 缺血性坏死

也被称为“无菌性”股骨头坏死，这种情况具有缺血性病理生理学。每天服用高剂量糖皮质激素的患者、酗酒者、血红蛋白病患者以及在大气压升高的条件下工作的人群，发病率会升高。类固醇诱发疾病的机制包括髓内脂肪增生、组织高压和骨灌注受损。患者逐渐出现局部疼痛和活动受限。影像学诊断改变包括楔形区域密度增加和股骨头节段性塌陷。

滑囊炎 / 大转子疼痛综合征

滑囊炎是创伤或炎症扩散的结果，有局部疼痛伴触痛。股骨粗隆滑囊炎位于股骨粗隆后方的髋关节外侧。直接按压或髋关节屈曲和内旋症状会加重，夜间疼痛可能会加重，并从腿部一直扩散到膝盖。在不平坦地面上慢跑的跑步者和一条腿略短于另一条腿的跑步者可能出现这种情况。并非所有大转子处的疼痛都是滑囊炎，病理检查发现许多大转子处疼痛和压痛的患者没有滑囊炎的证据，尽管皮质类固醇注射短期内症状有所改善。因此，大转子疼痛综合征这一术语被提出。

髂耻滑囊炎引起屈位疼痛和局限于 Scarpa 三角外侧边缘的压痛。臀大肌坐骨滑囊炎表现为臀部疼痛，在久坐时更为严重，夜间疼痛，偶尔向下肢后方放射，像坐骨神经痛。

风湿性多肌痛

多肌痛是一种经常被误认为抑郁症、关节炎或滑囊炎的老年人疾病，其特征是双侧臀部、大腿和肩膀疼痛和极高的红细胞沉降率。它与颅动脉炎密切相关（见第 161 章）。关节结构和关节的被动活动范围正常。

痛风和假性痛风

虽然髋关节不是痛风或假性痛风发作的特征性关节，但是可能的是骨关节，表现为有痛风或假性痛风病史的患者出现急性炎症性髋关节疼痛。假性痛风可发生在软骨退行性变的关节，痛风性关节炎可诱发关节退行性变。

髂胫束综合征

髂胫束由髋屈肌、伸肌和外展肌的筋膜合并而成，起始于外侧髂嵴，向远端延伸至髌骨和胫骨。过度剧烈的髋关节或膝关节屈曲和伸展（如在需要连续跑步的运动中），可导致近端炎症，产生髋关节外侧疼痛，或更常见于远端附着处，导致膝关节外侧疼痛。髂胫束上有疼痛和压痛，对髂胫束施加压力会加重（例如，将伸展的下肢和臀部向上向下和向前移动）。

转移癌

股骨骨转移通常发生在已知转移癌的情况下。疼痛通常发生在髋关节的外侧，不仅因负重而加重，还因直接施加压力而加重；疼痛可以延续到夜间，也可以是持续疼痛。

色素性绒毛结节性滑膜炎

这种罕见的滑膜肉芽肿性疾病表现为缓慢进行性疼痛和活动受限。X 线片显示髋关节周围有较大的囊性区域，这可与退行性关节疾病区分。

牵涉痛

腰椎间盘突出症和椎管狭窄症压迫腰神经根可能导致疼痛，疼痛的神经根分布在髋关节后部和外侧区域、腹股沟和小腿下方，具体取决于所涉及的特定神经根。椎管狭窄引起的疼痛可能与主髂动脉疾病相似，它是引起髋关节疼痛的另一个可能原因，即行走时疼痛加剧，休息或坐位时疼痛缓解（所谓的假性跛行或神经性跛行，见第 147 章）。腰椎间盘突出症的疼痛通常因久坐而加重。穿紧身衣或肥胖者压迫浅表神经可导致股外侧皮神经综合征，可在外侧髋关节和邻近大腿上部产生局限性感觉异常和烧灼痛，不受活动、背部运动或直接压力的影响。

任何骨盆、腹部或腹膜后手术刺激闭孔肌都可引起髋关节疼痛。髋关节内旋会使这种疼痛加重。

鉴别诊断 [9]

髋关节疼痛可能反映局部病变，也可能是被累及的。绝大多数的老年人病例是由关节退行性疾病引起的，但需要仔细考虑鉴别诊断，因为它包括许多潜在的严重情况（表 151-1）。

检查 [3-5,9,11-13]

病史

除了询问加重和缓解因素以及是否有麻木或

表 151-1　髋部疼痛的重要原因

局部的病变	牵涉的
髋关节退行性疾病	高位腰椎间盘突出症伴神经根病
化脓性关节炎	椎管狭窄
股骨头缺血性坏死	腹膜后肿瘤或脓肿
转子滑囊炎	闭孔疝或股骨疝
大转子疼痛综合征	主髂动脉供血不足
风湿性多肌痛	盆腔病变
类风湿关节炎	
痛风 / 假性痛风	
强直性脊柱炎	
绒毛结节性滑膜炎	
股骨转移癌	
髂胫束综合征	

无力外，还应确定疼痛的发作、部位和有无放射痛。直接询问创伤、过度体力活动、其他关节受累、晨僵、疼痛与活动和负重的关系、对休息的反应、使用类固醇或酒精以及最近的感染或发热等情况尤为重要。回顾既往跌倒、髋关节手术、关节置换、长期使用皮质类固醇或双膦酸盐、痛风、恶性肿瘤和血管疾病的病史可以提供有关危险因素的有用信息。应通过检查背痛、坐骨神经痛、肩痛、疝气、骨盆疼痛和跛行症状来评估牵涉性疼痛的来源。

在解释病史的过程中，应该避免一些陷阱。例如，僵硬本身是一个非特异性的症状，因为它可能发生在退行性疾病和风湿性髋关节受累时；对持续活动的反应可能更有助于诊断；僵硬通常在退行性疾病中恶化，在类风湿关节炎中减轻。行走时出现的双侧臀部抽筋疼痛，休息后缓解，实际上可能是血管功能不全或椎管狭窄的症状，而不是关节疾病。没有发热和关节炎症状并不能排除髋关节假体感染。

体格检查

在进行髋关节检查之前，应测量体温，检查皮肤是否有脓毒症和类风湿病的迹象，肩关节疼痛的活动范围，脊柱和 SI 关节是否有脊椎关节病和高腰椎间盘疾病的迹象，腹部和腹股沟是否有疝，盆腔和直肠检查是否有肿块，主动脉和股动脉搏动是否有杂音和减弱。

应检查髋部是否有炎症迹象（发热、发红、肿胀），是否有屈曲或内收挛缩等畸形（见于类风湿病），是否有固定的外旋（提示股骨颈骨折）。然后让髋部进行全范围的被动运动，以检查骨摩擦音、运动受限、屈曲挛缩、肌肉痉挛或紧张度。髋关节屈曲 - 伸展的正常范围为膝盖伸直时 –20 ～ 90°，膝盖弯曲时 0 ～ 120°。正常内收 - 外展为 –20° ～ 90°，正常内部 - 外部旋转为 –50° ～ 50°。髋关节疾病中较早受限的运动之一是髋关节过度伸展的内旋转。触诊关节、滑囊（individual bursae）和髂胫束是否有局部压痛和肿胀对于判断有无炎症非常重要。应注意任何提示慢性化脓性关节炎的窦道（即使没有其他炎症征象），尤其是以前接受过髋关节手术的患者。

大腿周长应在骨骼参考点（如膝盖胫骨结节、髂前上棘或髌骨中部）的固定距离处测量。萎缩提示内在的髋关节疾病。

影像学和实验室研究（另见第 145 章）

影像学

影像研究通常是评估的重要组成部分，但需要记住它们的局限性。髋关节平片可以诊断退行性关节疾病、类风湿关节炎、缺血性坏死或骨折，但早期疾病或细微变化可能会被忽略。负重片通过揭示关节间隙狭窄的程度，帮助判断退行性髋关节疾病的严重程度。骶髂关节和脊柱的平片可以显示强直性脊柱炎的典型改变，但在疾病的早期通常为阴性。磁共振成像（MRI）是股骨头坏死最敏感的检测方法，表现为在明显骨质变化之前的髓内脂肪扩张。在检测股骨颈应力性骨折、早期强直性脊柱炎和感染性关节炎软组织受累方面，它也比标准 X 线片更敏感。MRI 也可能有助于评估疑似腰椎间盘突出症（见第 147 章）。

当怀疑有盆腔或腹膜后肿块、腹疝或主髂动脉疾病时，计算机断层扫描（CT）值得考虑。

实验室研究

实验室研究可以提供有用的线索，但必须谨慎地解释。当考虑脓毒性关节炎时，需要检查全血细胞计数和分类、红细胞沉降率和 C 反应蛋白，但要认识到，除了 C 反应蛋白外，其他指标在毒性较小的慢性髋关节感染中都可能是正常的。然而，如果

C 反应蛋白正常，脓毒性关节炎的诊断就不太可能。如果怀疑有脓毒性关节炎，应立即进行细胞计数、革兰氏染色和培养。窦道的任何引流物都应进行类似处理。炎症评估可能有助于识别类风湿关节炎和其他炎性关节疾病，但如果疾病过了急性期，则可能不太明显；血清学测定可能更有用（见第 146 章）。

对症治疗和转诊适应证 [3-6,9,14-33]

退行性髋关节疾病（见第 157 章）

急性发作的初步治疗包括使用非麻醉性镇痛药（如对乙酰氨基酚、非甾体抗炎药）、关节休息以及使用拐杖或手杖支撑。后续治疗侧重于针对病因来缓解疼痛，从减肥和锻炼计划到考虑髋关节置换手术。随机研究发现，与非麻醉剂相比，使用麻醉性镇痛药没有优势，常规多学科的物理治疗也没有优势。目前正在研究一种靶向神经生长因子的新方法，神经生长因子是在骨性关节炎中皮质下表达疼痛信号的神经营养因子。初步研究表明，使用单克隆抗体（他尼珠单抗）抑制神经生长因子，在临床上疼痛评分和功能状态有轻微改善，但在统计学上有显著改善；然而，关节功能不全和进展到关节置换术的比例增加。还需要进一步研究。普及的补充措施，如使用葡萄糖胺和硫酸软骨素，几乎没有得到有益的证实。真正残疾的患者和其他适合外科的候选者应考虑进行矫形外科转诊，因为髋关节置换术可以显著改善生活质量。

滑囊炎和大转子疼痛综合征

作为一种炎症状态，滑囊炎对非甾体抗炎药治疗（如 500 mg 萘普生，每天两次，持续 1 ～ 2 周）以及减少活动反应良好。在不平路面上跑步的慢跑者应换到另一个跑步路面。脚跟抬起可以帮助腿长不一样的人。如果疼痛没有改善，压痛刚好局限于大转子骨突起上方的滑囊，可以尝试向囊内局部注射类固醇以缓解疼痛。让患者侧卧，暴露受累的髋关节来确定滑囊和转子；医生触诊大转子骨突起处是否有局部压痛，将 2 ml 2% 利多卡因与 1 ml（40 mg/ml）甲泼尼龙（Depo-Medrol）混合后，用 25 号针头将 1 ～ 2 ml 混合物注射到骨突起上方的压痛区，插入，直到刚好接触到骨膜表面，然后轻轻向后拉，以便注射。不熟悉髋关节囊注射技术的基层全科应将患者转诊给骨科医生或风湿病学专家。如前所述，许多大转子髋部疼痛的患者并没有真正的滑囊炎，被诊断为大转子疼痛综合征，但有趣的是，在压痛部位注射类固醇反应相当好。

类风湿病

小剂量类固醇（见第 161 章）治疗风湿性多肌痛效果显著，大剂量阿司匹林或非甾体抗炎药治疗类风湿关节炎随后进行疾病缓解疗法效果显著（见第 156 章）。

髋部骨折

髋部骨折需要立即住院治疗。如前所述，并发症发生率和死亡率风险很高，与疾病本身（通常因并发痴呆、心肺疾病、神经疾病或全身虚弱引起）和手术压力有关。30 天死亡率平均为 7%。早期骨折修复可降低死亡率——24 h 似乎是风险阈值。正在研究在 6 h 内进行手术的好处。局部麻醉缩短了住院时间，但与全身麻醉相比似乎并没有降低死亡率。

围术期并发症包括静脉血栓栓塞（见上文讨论）、感染、心力衰竭、心肌梗死和肺炎。病情不稳定的患者需要在手术前处理好相关的问题，因为术后并发症的风险很高。在退伍军人管理局的一项大规模研究中，术后医疗并发症的风险为 19%，81% 没有术后并发症的患者在 30 天内的死亡率为 1.2%，但有术后并发症患者的死亡率为 25%。早期活动、术后预防性抗凝、术前预防性抗生素以及骨质疏松症的评估和治疗（见第 144 和 164 章）要优先考虑。术后血栓预防最好在中等风险患者中实施，先采用低剂量Ⅹa 因子抑制剂（例如，术后前 5 天 10 mg/d 利伐沙班），然后是低剂量肠溶阿司匹林（例如，另外 25 天 81 mg/d）的混合顺序方案。

术后疼痛通常通过短期麻醉镇痛来控制。由于阿片类药物滥用和依赖性，使人们对非阿片类药物术后镇痛产生了新的兴趣，从而限制麻醉药品的使用。非甾体抗炎药治疗与术后 24 h 内麻醉需求的显著减少相关，可耐受非甾体抗炎药的患者应予以考虑。在非甾体抗炎药治疗的基础上再使用对乙酰氨基酚不会增加疗效。

贫血是手术的常见后果；通常认为治疗贫血可以减少心血管并发症；然而，输血治疗的最佳阈值一直存在争议。在心血管高危患者输血策略的随机试验中，证明自由使用的政策（阈值血红蛋白＜10.0 g/dl）在降低心血管死亡风险或改善功能状态方面没有更好的效果。

预防老年人髋部骨折是基层全科医生的重要职责（见第 239 章）。有效的措施包括鼓励定期适度负重运动（如步行），筛查和治疗骨质疏松症和维生素 D 缺乏症（见第 144 和 164 章），精心安排安全的家庭环境，以及教授平衡运动。随机研究发现，接受髋关节手术修复的患者在手术后 90 天内开始每年静脉输注唑来膦酸可降低骨折的新发概率并提高生存率。长期服用双膦酸盐药物者停服后可显著降低非典型性股骨骨折的风险。如前所述，白内障手术与显著降低风险相关，可能是通过改善视力。对不能自理易跌倒的体弱老年患者，髋关节保护器的研究产生了不同的结果；研究没有显示出设计最好的髋关节保护器有益处。

脓毒性关节炎

对于疑诊或确诊为脓毒性关节炎的患者，特别是如果感染的关节涉及假体，需要住院、传染科和整形外科咨询。即使进行了密集的抗生素治疗，手术干预如清创和切除关节成形术通常还是必要的。在受感染的人工髋关节表面存在生物膜，这往往会限制仅使用抗生素治疗。

（付小芳 翻译，董爱梅　肖卫忠 审校）

第 152 章

膝关节疼痛的评估

A.H.G.

膝关节是创伤、退行性疾病、关节炎和风湿病的好发部位，患者会因无法负重而导致残疾。在西方国家的基层全科医生的门诊中，6% 的患者以膝关节疼痛为主诉。在 60 岁以上的人群中，每 7 个人中就有 1 个人遭受因骨关节炎引起的慢性膝关节疼痛。随着人口老龄化，慢性膝关节疼痛的患病率也将增长。此外，在高中及大学，越来越多的女同学参加体育竞技运动，这增加了膝关节受伤的发生率。有趣的是，膝关节不适和有症状的骨关节炎发病率的增加与年龄和体重指数无关。

评估过程中常见的问题包括是否需要进行影像学检查、有无进行持续性活动的能力和是否需要转诊至骨科。通过病史和体格检查的关键特征，基层全科医生可以进行成本 - 效益高的评估，确保及时、恰当的诊疗，从而避免过度进行影像学检查和不必要的就诊。

病理生理学和临床表现 [1–9]

骨关节炎、创伤引起的软组织紊乱和炎症是成人膝关节疼痛的主要机制。疼痛的特征是负重时加重，并可能放射到大腿前部、小腿后部或胫前区。发炎的关节囊会产生弥漫性疼痛。疼痛部位对病变具有提示意义（图 152-1）。关节交锁表明组织松动或半月板撕裂。髋关节疾病偶尔会表现为膝关节疼痛（见第 151 章）。

骨关节炎

与骨关节炎相关的膝关节疼痛虽然可能有急性加重，但通常是慢性的。一般在 50 岁以后发病，伴有局部压痛、“吱吱作响”的感觉和膝关节骨性畸形。年龄和肥胖是重要的危险因素。腿不等长是一个可能的因素。退行性改变通常起源于内侧关节腔和髌股关节，部分与机械应力有关。这种生物力

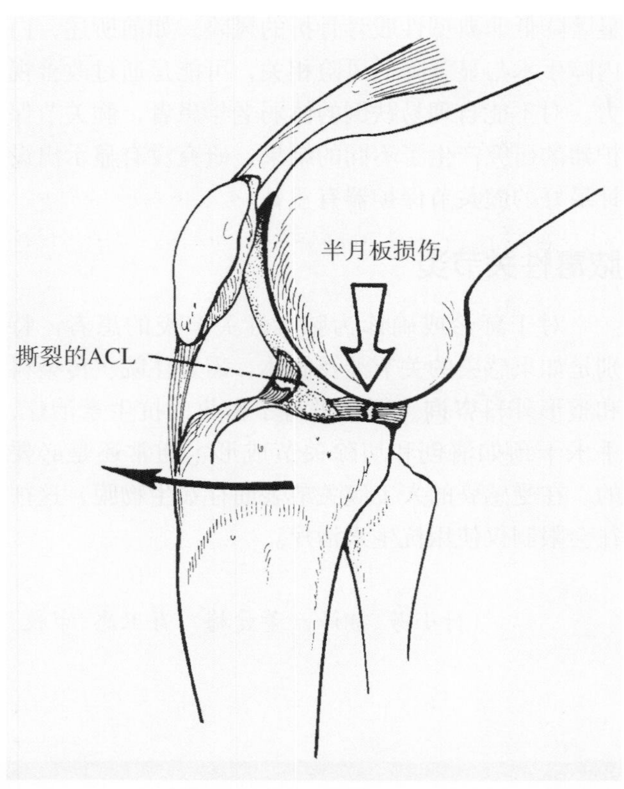

图 152-1　交叉韧带撕裂伴半月板损伤。ACL，前交叉韧带

学应力被认为是膝关节和髋关节骨关节炎患者炎症标志物（如细胞因子白细胞介素 -6）增加的原因，提示该疾病存在炎症因素。

整个膝关节都可能会有痛感，通常局限于膝关节的前部和内侧。长时间站立或步行可能诱发或加重症状。轻微的僵硬在早晨起床时和久坐后刚站起时很常见，但与炎性关节疾病不同的是，这种情况通常是短暂的（< 30 min）并在活动后有所缓解，但长时间活动会使症状加重。膝关节屈曲是常见现象，尤其是在爬楼梯时，这可能是骨关节炎患者经常发生跌倒和骨折的原因。症状会逐渐加重，但可能很多年后才会致残。在出现剧烈的膝关节疼痛之前，可能已经发生了相当严重的退行性改变和关节破坏。长时间负重后可能出现少量积液，但很少出现其他炎症迹象或症状。

类风湿病

类风湿关节炎通常影响膝关节。其特征是疼痛、肿胀和晨僵，手、足、脚踝和（或）手腕的对称性多关节受累也是本病的特点。症状时好时坏，是慢性病（见第 156 章）。其他类风湿病也有类似的症状（见第 146 章）。

急性单关节炎

膝关节是脓毒性关节炎、痛风、假性痛风、早期类风湿关节炎、风湿热、复发性风湿病和播散性淋病的好发部位。急性的单关节肿胀、疼痛和广泛压痛是常见的表现（见第 145 章）。肢体活动受限，肌肉痉挛明显。

半月板退化或撕裂

过度负重、扭曲和（或）外翻或内翻应力引起急性撕裂，可能与侧副韧带或交叉韧带的部分或完全断裂有关（见下文讨论）。通常有急性创伤史，如在足部着地时腿部扭曲，并伴有“砰”声或撕裂感。如果未出现韧带撕裂，在受伤后几小时到几天内会出现反应性关节腔积液，导致关节肿胀，但如果同时发生韧带撕裂，可能会立即出现关节肿胀——前交叉韧带撕裂是半月板撕裂的常见诱因。如果软骨碎片被卡住，会导致膝关节交锁。由半月板退化或撕裂引起的慢性关节腔内功能紊乱会导致膝关节疼痛和肿胀以及膝关节错位、卡住或交锁反复出现。患者走楼梯或下蹲时都会出现膝关节疼痛。

膝关节扭伤 / 韧带损伤

关节过度劳损引起的韧带损伤极为常见。扭伤从几根纤维的轻微撕裂到整个韧带的完全撕裂，都会导致关节稳定性丧失。轻度扭伤会产生压痛和局部肿胀，不会出现关节积液或关节稳定性丧失。中度扭伤会出现关节压痛、自主活动受限、轻微关节不稳定和继发于积液的肿胀。严重的扭伤会出现关节完整性完全丧失并立即出现肿胀、明显的关节不稳、剧烈疼痛、迅速出现大量关节积液。侧副韧带和交叉韧带在接触性运动中经常受损。韧带损伤在慢跑者中并不常见。

前交叉韧带（ACL）撕裂是一种常见的运动相关性膝关节损伤。ACL 在活动停止和旋转时为膝关节提供稳定性。突然的非接触性减速会导致膝关节外翻扭曲，ACL 撕裂通常发生在这种情况下。随着高中和大学越来越多的女生参加体育运动，ACL 撕裂越来越常见。滑雪是 ACL 损伤的另一个常见原因。典型的过程是听到“砰”的一声，然后膝关节在几小时内出现明显的肿胀和 ACL 血管撕裂而产生的瘀斑。由此出现胫骨半脱位，进而压迫胫骨和股骨之间的半月板，常常导致半月板撕裂（见图 152-1 和下文讨论）。之后迅速出现关节不稳和剧烈疼痛，被迫停止当前的运动。

内侧或外侧副韧带的撕裂通常发生在对膝关节的外侧或内侧施力（分别为外翻应力或内翻应力）的接触性运动中。这种情况下的膝关节肿胀通常很轻微。过伸性损伤会撕裂后交叉韧带。与 ACL 撕裂不同，这类韧带的撕裂不一定会影响患者的活动。

髂胫束综合征

这是竞技运动员膝关节外侧疼痛的常见原因。髂胫束由髋屈肌、伸肌和外展肌的筋膜合并而成，起源于髂外侧嵴，远端延伸至髌骨和胫骨。膝关节如竞技运动员那样剧烈、反复地屈曲和拉伸会使髂胫束反复摩擦股骨外上髁，从而导致束带远端附着处出现炎症，导致膝关节外侧出现疼痛，不能快跑。沿着束带有明显的触痛，拉伸（在臀部向上的侧卧位时将腿向下和向前推）会使疼痛加重。

髌软骨软化症（髌股疼痛综合征）

髌骨软骨的退化是导致这种情况的原因。软骨发生干燥、变薄、形成裂隙，并最终出现侵蚀。尽管未经证实，但机械因素是可能的原因。软骨软化症是慢跑者膝关节疼痛的最常见原因，与过度训练有关。患者表现为髌骨后疼痛，并因站立、爬楼梯或任何其他形式的膝关节弯曲负重而加重；通常是双侧的。不活动后可能会出现僵硬，但通常不会交锁或错位。据报道，膝关节周围区域和外侧会出现疼痛，主动伸展膝关节对髌骨施加压力会出现疼痛。屈伸膝关节会在髌股关节处引起明显的摩擦声。影像学表现正常，晚期髌骨后表面会变得不规则，边缘有骨赘形成。

贝克囊肿

其中一个腘窝囊肿的破裂便可引起急性炎症伴疼痛、肿胀和膝关节屈曲受限。炎症可向下延伸到小腿，和血栓性静脉炎类似。贝克囊肿通常与膝关节间隙相通，最常见于骨关节炎或类风湿病患者。未破裂的囊肿只会引起轻微的疼痛和僵硬。创伤可能导致破裂。

髌前滑囊炎

反复的创伤（因此被称为“女仆的膝盖”）是主要原因。髌前滑囊肿胀、压痛，偶尔出现红斑。髌上滑囊和髌下滑囊的滑囊炎表现相似，均位于滑囊部位。

绒毛结节性滑膜炎

这种肉芽肿性炎症波及位于关节、滑囊和腱鞘上的滑膜。原因不明。多见于年轻人，主要是男性，表现为单侧疼痛、持续肿胀、间歇性膝关节交锁，偶尔可触及肿块。诊断需要关节镜检查或手术探查。

牵涉痛

膝关节疼痛最常见的原因是累及 L3 至 L5 神经根中任何一个的腰椎神经根病。L5 膝关节疼痛多倾向于膝关节外侧，L4 倾向于膝关节前部，L3 倾向于膝关节内侧。其症状可能包括背部、臀部或踝关节的疼痛，以及感觉异常和无力，均沿神经根分布。神经根病的病因可能是椎间盘突出或椎管狭窄（见第 147 章）。

鉴别诊断[8,13]

导致膝关节疼痛的疾病种类繁多，除了膝关节本身的病变，还包括多关节疾病。临床上根据疼痛是急性还是慢性以及分布是对称还是不对称、单关节还是多关节来对膝关节疼痛进行分组（表 152-1）。就基层医疗机构的就诊比例而言，骨关节炎占急性膝关节痛的 34%，韧带损伤占 20%，半月板损伤占 9%，痛风占 2%，骨折占约 1.5%。

检查[8,10-17]

病史

除了确定疼痛的性质和部位，缓解和加重因素，以及相关症状如肿胀、发红和发热外，医生还必须确定问题是急性的还是慢性的，是对称的还是不对称的，是单关节的还是多关节的。通过将详细的病史与疾病特征和病程的特点结合起来，可以快速地将诊断集中在一组数量相对有限且具有相似临床症状的疾病上（表 152-1）。

急性单侧膝关节疼痛

首先要确定突发事件是急性损伤还是急性炎症反应。在某些情况下，创伤性事件可能会引发强烈的炎症反应。如果有明确的外伤史，则需要了解该病史以帮助发现骨折、半月板撕裂或韧带损伤。在没有外伤的情况下，需要考虑其他炎症性和非炎症性病因。

创伤。尽管病史在鉴别创伤造成的后果方面并不是特别特异，但以下问题可能会有所帮助：当脚着地时膝关节是否扭曲（半月板撕裂的典型原因）？承重的膝关节是否遭受了剧烈的内侧应力、外侧应力或前应力（会发生韧带撕裂的情形）？是否有跌倒或直接作用于膝关节（导致骨折的原因）？有没有长时间的剧烈奔跑？了解相关的症状和加重因素很重要。受伤时有“爆裂”声或“撕裂”感提示韧带和半月板损伤。急性发作的疼痛、肿胀、瘀斑和无法恢复体育活动提示前交叉韧带撕裂；延迟发生的肿胀更像是半月板损伤，走楼梯和下蹲困难也同样具有特征性。膝盖“交锁”提示半月板损伤；“膝关节弹响”说明韧带和半月板都受损伤。负重困难、膝盖无法弯曲、腓骨头或髌骨的局部压痛都提示骨折。虽然病史有帮助，但体格检查

表 152-1　膝关节疼痛[1,2,5]的鉴别诊断

不对称性				对称性			
只有单侧膝关节		单侧膝关节加上其他关节		仅限膝关节		对称性多关节炎	
急性	慢性	急性	慢性	急性	慢性	急性	慢性
扭伤	骨关节炎	见第 145、146 章		类风湿关节炎	骨关节炎	见第 146 章	
拉伤	贝克囊肿			幼年型类风湿关节炎	髌软骨软化症		
急性痛风	慢性痛风			其他类风湿病的早期阶段			
半月板撕裂	髌软骨软化症				滑囊炎		
早期类风湿病	滑囊炎			创伤	类风湿关节炎		
淋球菌性关节炎	半月板损伤				幼年型类风湿关节炎		
					慢性痛风		
脓毒性关节炎					神经性关节病		
髂胫束综合征					血友病		
赖特综合征							
滑囊炎							
假性痛风							
复发性风湿病							
贝克囊肿破裂							
血友病							
镰状细胞病							
风湿热							

Adapted with permission from Katz WA. Rheumatic diseases. Philadelphia，PA：Lippincott，1977.

更特异（见下文讨论）。

炎症。在没有外伤的情况下任何膝关节明显的发热、发红、触痛和肿胀都提示炎症。需要与患者核对既往有无痛风或假性痛风和类风湿病的症状（见第 146 章）；需注意镰状细胞病或血友病病史。同样重要的是了解有无感染性疾病的危险因素和症状，如近期的高危性行为、链球菌感染、牙科治疗、心脏杂音和蜱虫咬伤史，以及同时期出现的皮疹、尿道炎、阴道脓性分泌物和结膜炎（见第 145 章）。有时，创伤可能会引发痛风急性发作。

局部肿胀。在没有严重外伤或弥漫性关节炎症的情况下出现局部肿胀和压痛时，需要考虑滑囊炎（当肿胀出现在滑囊部位时）；当肿胀位于腘窝时，需要考虑贝克囊肿、腘静脉血栓性静脉炎和腘动脉瘤（伴腹主动脉瘤）。

慢性单侧膝关节疼痛

问诊应包括既往或反复发生的创伤史，如职业性外伤；与长时间行走、站立或爬楼梯相关的疼痛；膝盖交锁或卡住；捻发音；局部肿胀；反复急性发作或加重。具有以下任意 3 项特征诊断骨关节炎的灵敏度为 95%，但特异度仅为 69%：发病年龄大于 50 岁，晨僵小于 30 min，骨擦音、骨压痛或骨畸形。骨关节炎的疼痛可能会急性加重，但通常是慢性的。

当疼痛出现在髌骨、髌周或髌后时，特别是疼痛会因站立、爬楼梯或任何其他形式的膝关节弯曲受力而加重，并且不活动后膝关节僵硬，但没有交锁或屈曲，则应考虑髌软骨软化症。

急性双侧膝关节疼痛

当双膝关节出现剧痛时，应重点询问类风湿病的症状（见第 146 章）和近期创伤史。

慢性双侧膝关节疼痛

问诊与慢性单侧膝关节疾病相似，但也应考虑类风湿症状（见第 146 章）。

多关节表现

当其他关节也受累时，必须检查感染和风湿病的症状（见第 146 章）。

体格检查

病史具有提示意义但不是很准确。与病史不同，体格检查对于准确评估膝关节疾病至关重要，是根据临床表现和可疑病因量身定制的。

急性膝关节损伤

主要是识别骨折、韧带撕裂和半月板损伤。以关节镜和磁共振成像（MRI）做诊断标准时，体格检查对半月板或韧带撕裂的总体灵敏度为 75% ～ 85%，特异度约为 95%。由于在基层医疗机构中严重的膝关节病变普遍存在，当体格检查的结果为阴性时，它的阴性预测值为 98.5%，无需进一步检查。当体格检查的结果为阳性时，它的阳性预测值为 50%，表明需要进一步做检查（见下文讨论）。

检查韧带撕裂。应检查侧副韧带和交叉韧带的稳定性。通过在膝关节完全伸展和屈曲 15° ～ 20° 的情况下在膝关节中间外侧施加外翻 - 内翻应力来检查侧副韧带。前交叉韧带撕裂的检查包括前抽屉试验、轴移试验和拉赫曼试验（图 152-2）。这些测试的灵敏度范围从轴移试验的 24% 到前抽屉试验的 48% 和拉赫曼试验的 85%，特异度范围从前抽屉试验的 87% 到拉赫曼试验的 94% 和轴移试验的 97%。

半月板损伤检查。进行关节线压痛试验和 McMurray 试验（回旋挤压试验）以检测半月板损伤（图 152-3）。关节线压痛的灵敏度为 76%，但特异度较低（26%）。McMurray 试验不太灵敏（52%），但特异度高（97%）。

骨折检查。遭受了任何严重膝关节外伤以致骨折的患者更有可能到急诊室就诊，而非初级内科医生诊室。但有时，他们可能会去门诊急救室。关键是要确定要做哪些进一步的检查，特别是影像学检查。

渥太华决策规则（The Ottawa decision rule）是最有效的膝关节骨折筛查方法，用于区分需要进一步评估的人和可以随访的人。它适用于因跌倒或直接打击膝关节而出现急性膝关节疼痛的人。其四要素如下：

- 年龄大于 55 岁
- 孤立的髌骨压痛或腓骨头部压痛
- 负重行走不能达到 4 步

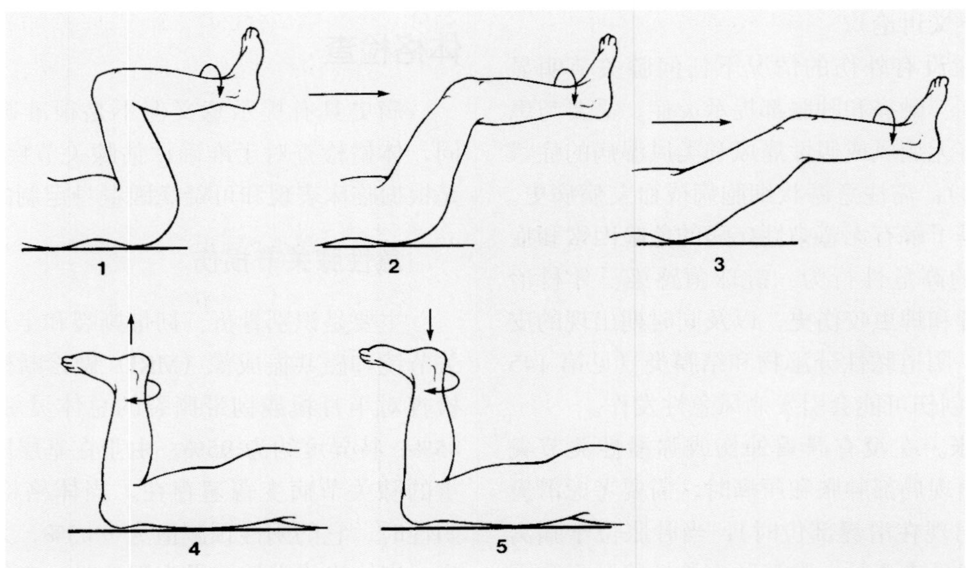

图 152-2 半月板体征（检查）。1-3：McMarry 试验。患者仰卧位，膝关节屈曲，脚后跟挨着臀部。腿向内旋转检查外侧半月板，或向外旋转检查内侧半月板。然后将膝关节完全伸直。如果存在半月板病变，则会出现伴有疼痛的咔哒声。该检查在膝关节伸展的第一阶段更有意义。伸展受限并不表明前半月板有病变。4、5：Apley 试验。患者俯卧位，腿内旋或外旋，同时进行牵引。疼痛表示有囊膜或韧带病变。向下压并旋转引起的疼痛表明半月板损伤。（Redrawn from Cailliet R. Knee pain and disability. Philadelphia，PA：FA Davis，1973，with permission.）

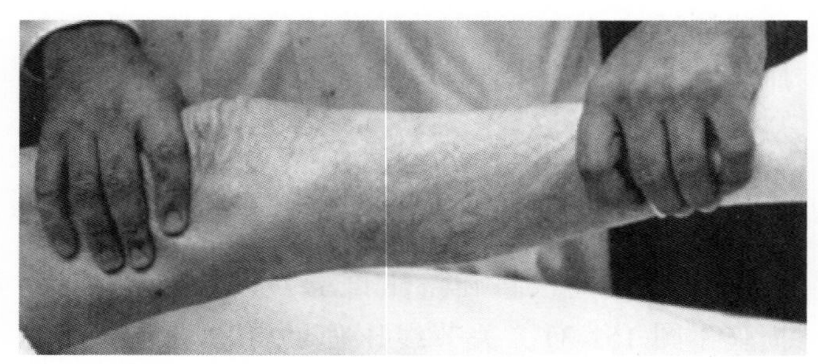

图 152-3 用一只手固定股骨下端，在抓住腿的同时用力外展和内收膝关节来检查膝关节外侧不稳定性。（Reprinted with permission from Katz WA. Rheumatic diseases. Philadelphia，PA：Lippincott，1977.）

- 膝关节弯曲不能超过 90°

具备上述要素中的一项或多项对诊断膝关节骨折的灵敏度非常高（接近 100%），但特异度非常低（25%）。该方法对分诊特别有用，但不能明确诊断，确诊还是需要影像学检查。

检查髂胫束综合征。沿着束带触诊有压痛和水肿，特别是在其胫骨上髁外侧附着点附近，当患者处于臀部向上侧卧位时，将腿向下和向前推疼痛会加重。

急性关节炎症

当膝关节出现红、肿、热、痛，便可确定膝关节出现了炎症。检查膝关节是否有积液的方法是，从髌骨中部测量膝关节周长，发现周长增加，同时可感觉到肿胀、有波动感的关节囊，囊内有液体波动及冲击触诊时可触到的髌骨。识别炎症性膝关节积液，尤其是大到可以触及的积液，则有可能进行诊断性关节液分析（见下文讨论）。

当有关节炎症的证据时，检查炎症性和感染性病因的关节外表现有助于诊断。检查皮肤和体表是否有皮疹、杵状指、银屑病变化、类风湿结节、苍白、脱发和痛风石。结膜有无红斑和瘀点，口腔有无口疮性溃疡，淋巴结有无增大，胸部有无实变和渗出的体征，心脏有无杂音和摩擦音，腹部有无内脏增大和压痛，盆腔有无阴道分泌物和附件压痛，尿道有无分泌物，阴茎有无龟头炎。此外，还需要进行神经系统检查，尤其是脑膜刺激征。

当炎症和肿胀区域局限于腘窝时，应考虑贝克囊肿破裂，以及腘静脉血栓性静脉炎，表现为可触及的条索、沿静脉的压痛和小腿肿胀（见第 22 章）。无炎症表现的腘窝肿胀提示贝克囊肿，但也可能是腘动脉瘤的表现，需要检查有无搏动性和可闻及的杂音；腘动脉瘤与主动脉瘤有关，也需要检查（见第 58 章）。

疑似骨关节炎

检查膝关节是否有退行性疾病应首先检查有无正常轮廓的变形和关节边缘不规则的骨突起。测量腿长的差异可能有助于识别疾病进展风险增加的人。需要重点注意膝关节屈曲时产生的任何捻发音，这是退行性疾病的特征。单关节炎的关节不应该有明显的发热。联合局部骨压痛、骨擦音、骨性增大和关节无明显发热等特征诊断骨关节炎的灵敏度为 84%，特异度为 89%；具备上述的 3 个特征性发现将灵敏度提高到 95%，但特异度降低到 70%。4 种体征相结合的预测值超过了 60%。有特征性的病史特征（年龄＞ 50 岁，晨僵 ＜ 30 min）仅存在两个或更少的诊断性体征时，预测值下降到 2%。

通过估计活动范围的减少，有助于评估疾病的严重程度。膝关节通常能伸至 180°，也能再伸展 5° ～ 10°。通过与后部软组织接触或脚跟接触臀部而使膝关节屈曲限制在 135° ～ 170°。由于未破裂的贝克囊肿，膝骨关节炎的腘窝中存在囊性肿块或肿胀，可能会限制屈曲。

滑囊炎

需评估囊性区域有无局部压痛和肿胀。可能有局部炎症征象但没有关节积液，这可以将滑囊炎与导致膝关节炎症的其他原因区分开来。发现一个发炎的、红色的、高张力肿胀的、发热的、非常痛的滑囊，特别是如果上面的皮肤有破损的话，提示有脓毒性滑囊炎。

髌软骨软化症

当怀疑髌骨软骨软化时，膝关节主动伸展或髌骨侧向移位可对髌骨施加压力，可再现疼痛。膝关节的屈伸可在髌股关节处引起明显的摩擦声。

实验室检查

基层机构医生在评估膝关节疼痛时面临的关键问题是何时进行影像学检查以及何时进行关节腔穿刺。这两个问题的答案取决于临床症状和相关的前测概率。一般来说，临床证据如果提示软骨或韧带问题（即软组织损伤或内部紊乱），这是进行 MRI 的指征，怀疑骨坏死时也一样。平片适用于可疑的骨折，也能用于评估退行性疾病。计算机断层扫描（CT）在检测细微骨折方面更灵敏，这是普通胶片容易遗漏的。

疑似半月板或韧带撕裂

半月板或韧带撕裂体格检查呈阳性的患者经常被送去做膝关节 MRI 进行确认，但通常从病史和体格检查中就能足够明确诊断，不需要影像学检查。对于前交叉韧带撕裂尤其如此，其中 MRI 灵敏度为 86%，特异度为 95%——与拉赫曼试验大致相同。总体而言，韧带撕裂体格检查的灵敏度范围为 75% ～ 87%，半月板和软骨撕裂的体格检查灵敏度为 80% ～ 90%。所有撕裂的体格检查的特异度都低于 90%，除了内侧半月板撕裂，低于 80%。目前正在探索压力或负重 MRI 以改善诊断；准确性和对治疗的影响仍有待确定，多达 15% 的患者报告在检查过程中与关节压力相关的疼痛加剧。

MRI 的结果与症状的相关性不大。一项针对中老年人膝部 MRI 研究的结果显示，半月板撕裂或破坏的患病率从 50 ～ 59 岁女性的 19% 到 70~90 岁男性的 56% 不等。在骨关节炎患者中，有膝关节不适的患者撕裂的发生率为 63%，无症状患者为 60%；61% 的半月板撕裂患者没有症状。

尽管 MRI 阳性结果至少有中等后测概率，但其与症状相关性较差，非诊断性发现的概率高，导致一些权威建议早期转诊至骨科以确认体格检查并确定是否需要其他检查（MRI 或关节镜），而不是由初级机构医师早早地安排 MRI。MRI 非常昂贵，不应该对体格检查结果为阴性但可以随访的人进行该检查，而应该用于临床诊断不明确且需要进行侵入性检查的情况。

纤维关节镜是诊断膝关节软组织疾病的金标准。有时会需要应力平片以帮助评估关节稳定性的程度。

疑似膝关节骨折

由于决策规则对骨折的特异度低，所以，符合渥太华膝关节骨折标准的患者（见上文的讨论）需要拍膝关节平片进行确认。据报道，平片的灵敏度范围为 85%~100%，特异度范围为 88% ～ 92%。对于膝关节片阴性的患者，如果 10 天内疼痛持续存在并逐渐加重，可以重复检查，如果临床高度怀疑骨折应立即进行 CT 扫描。CT 可以检测到平片无法看到的细微骨折。

疑似骨关节炎

膝关节平片通常用于确认膝关节退行性关节病（DJD），但它们对诊断的影响往往微不足道。放射学诊断标准（有时称为 Kellgren-Lawrence 分级系统）包括存在骨赘、关节间隙变窄、软骨下骨囊性改变和骨质硬化。有时负重平片可以更好地显示关节间隙变窄。这些放射学标准对膝关节 DJD 的灵敏度为 77%，特异度为 83%。将这些表现特征与病史和体格检查结果（见上文讨论）进行比较，可以发现平片与临床表现有很好的相关性，但在存在特征性临床表现的情况下，平片通常对诊断几乎没有帮助。因此，在这种情况下几乎没有必要去进行检查。然而，当只有少数临床特征但临床疑诊退行性疾病时，在平片上发现骨赘可使灵敏度提高到 91%，特异度提高到 86%，这种情况下临床特征和平片的结合可能有用。如果平片上有特征的退行性发现，MRI 的获益就不大，不需要再做 MRI。

髌骨平片对于髌软骨软化症的早期诊断几乎没有什么用处，因为早期影像学表现正常，直到晚期髌骨后表面变得不规则，形成边缘骨赘。

疑似炎症性疾病（化脓性和晶体诱导的）

当有单关节积液，特别是同时存在其他炎症迹象时，就需要进行关节穿刺术。为了区分晶体诱发的疾病和化脓性疾病，需要检查关节液中是否有晶体，进行革兰氏染色和培养，并检测白细胞计数、分类和葡萄糖浓度（见第 145 章）。如果怀疑滑囊炎化脓了，类似的抽液和测试同样适用。膝关节平片上的软组织钙化，与假性痛风相关，没有特异性，不足以做出诊断，在这种情况下需要进行放射学检查。对于多关节受累的，通常需要进行血清学检测（见第 146 章）。

炎症集中在腘窝时需要对破裂的贝克囊肿与血栓性静脉炎进行鉴别诊断。多普勒超声可以区分两者（见第 22 章），也有助于检测是否有腘动脉瘤，腘动脉瘤可能表现为腘窝处的搏动性肿块。

对症治疗和转诊指征 [8,15,18-21]

膝关节扭伤、ACL 和半月板撕裂

基本处理

对于膝关节损伤的患者，限制负重活动和使用拐杖可以有效改善急性疼痛。护膝通过限制运动范围来提供支撑并防止进一步受伤。只允许绝对必要的行走，禁止跪、蹲和爬楼梯。服用阿司匹林每天 2~ 4 g，可能对改善症状有所帮助。如果无效，可以换用任何其他非甾体抗炎药（NSAIDs）（例如，萘普生每天 2 次，每次 375 mg 或布洛芬每天 3 次，每次 400 mg）。从股四头肌和腘绳肌等长训练开始。当只有半月板撕裂而 ACL 未受损伤时，物理治疗能够防止肌肉萎缩、无力和韧带组织变薄，从而帮助保持功能，效果与早期手术相似。如果是急性的严重损伤或疼痛，特别是膝关节明显变形或交锁、关节不稳定，那么需要及时转诊至骨科。可能需要关节镜检查。

手术治疗

一旦关节肿胀消退，整个动作范围不再疼痛，就可以开始进行康复。在 ACL 撕裂的情况下，早期手术修复与康复性物理治疗和择期手术都经常采用。快速的手术修复很常见——在美国，每年有超过 20 万例 ACL 修复。支持直接进行手术的原因是希望恢复全关节的稳定性，从而能够快速恢复运动；此外，与 ACL 撕裂相关的关节不稳定与膝关节骨关节炎的过早发生有关。在一项对 ACL 撕裂的活跃的年轻成人进行的随机试验中，早期进行 ACL 重建的患者与接受非手术康复治疗的患者 2 年后的结果没有差异。然而，由于随访时间对于发展为退行性膝关节炎而言是有限的，因此建议 ACL 撕裂进行保守治疗还为时过早。此外，在上述试验中，保守治疗组 40% 的人最终接受了手术。

半月板撕裂是 ACL 撕裂损伤的常见并发症，是手术的决定性因素，因为结果通常取决于半月板损伤的程度以及是否也需要手术干预。当只有半月板撕裂而没有 ACL 损伤时，物理治疗会产生类似

于早期手术的效果。

总之，应根据患者的年龄、活动要求、康复的功能状态以及相关的软骨损伤来决定是否进行手术。转诊到骨科进行详细的咨询，可以帮助患者权衡利弊。

骨关节炎（详见第 157 章）

骨关节炎是生活质量的主要障碍，当严重到足以限制活动并引起疼痛时往往需要介入治疗和膝关节置换术，特别是在没有可用的有效的治疗方法时。在考虑转诊之前，应确保已经充分进行了基本的非手术治疗，尤其是运动和减肥。很多时候，非手术治疗被忽视或实施不到位，但在作为综合计划应用时能够显著改善生活质量，并避免或延迟关节置换（处置详情请参阅第 157 章）。

髂胫束综合征

冰敷和消炎药物可以作为急救手段。后续治疗旨在最大限度地减少髂胫束在股骨髁上滑动时的摩擦，包括活动调整、按摩，以及拉伸和强化患肢。有必要转诊到对该病治疗经验丰富的物理治疗师。持续性肿胀和疼痛达 3 天后可在局部注射皮质类固醇，可能有效。除了竞技运动员之外，保守治疗能改善所有患者的症状。

髌软骨软化症

对症措施包括对乙酰氨基酚或 NSAIDs、冰敷、膝关节制动以及避免过度使用膝关节。股四头肌强化练习很有帮助。丧失行为能力的情况下，可以考虑手术。

贝克囊肿

当囊肿是由炎性关节疾病引起时，治疗包括向囊肿和膝关节注射长效皮质类固醇制剂。如果是由骨关节炎或膝关节内部紊乱引起，则可能需要手术干预以纠正潜在问题。

脓毒性关节炎或滑囊炎

脓毒性关节炎是立即住院接受静脉抗生素治疗以及骨科和传染病科会诊的指征。除了需要延长静脉抗生素的疗程外，可能还需要手术清创。由于生物膜的形成，单独使用抗生素难以治愈被感染的人工膝关节。通常需要移除和更换假体关节。如果治疗不充分，脓毒性滑囊炎会导致严重的并发症，因此，脓毒性滑囊炎也应至少首先应用静脉抗生素治疗。

炎性关节疾病

NSAIDs（例如，萘普生每天两次，每次 500 mg）对于缓解非感染性病因引起的疼痛和肿胀效果很好。然而，最终可能需要的还是针对病因、改善病情的治疗（见第 156 章和第 158 至第 160 章）。

骨折

骨折是立即进行骨科转诊的指征。没有证据表明对膝关节以下需要石膏固定的患者进行预防性抗凝有益处。

（付小芳　翻译，董爱梅　肖卫忠　审校）

第 153 章

肘部、腕部和手部轻微骨科问题的处理

JESSE B. JUPITER，DAVID RING，AND CHRIS LANGHAMMER

在首诊的患者中，基层全科医生会遇到许多肘部和上肢远端的健康问题，包括疼痛、麻木、僵硬、肿块或肿胀。大多数是常见疾病，可由基层全科医生进行诊断和初步治疗。模糊、弥漫性疼痛主诉（通常与活动相关）可能更难诊断和治疗，并且通常不具有特异性。无论何时当接诊者感到棘手时，都需要转诊到骨科专家。

肘部 [1-8]

肘关节外侧疼痛（外侧上髁炎/“网球肘”）

此术语表示肱骨远端外上髁上桡侧腕短伸肌（ECRB）起点处的疼痛。“网球肘”一词具有误导性，因为没有证据表明打网球会导致这种疾病。术语外侧上髁炎也不准确，因为手术患者的病理标本未显示任何炎症证据——组织学分析似乎反映了退行性病变而非炎症过程。最准确地说，这是ECRB起点处的末端病。像大多数末端病（如跖筋膜炎）一样，是中年人的一种自限性疾病。

肘关节外侧疼痛常被归咎于反复使用手臂，但并没有证据支持这一论点。与大多数肌肉骨骼疾病一样，其病因不明，关于该疾病的一般看法基本上没有证据。已经确定的是，这种病症与年龄有关，几乎只见于中年患者（35 ~ 55岁）。它是自限的，通常在12 ~ 18个月内缓解。与关节炎等其他退行性过程不同，它不是进行性发展。在用于治疗这种疾病的无数种方法中，均无改变病程的证据。这种疾病并不危险；可能发生的最糟糕的事情是肌腱起点完全从肱骨上脱离，这种情况是罕见的，也不会明显改变肘部或腕部的功能。

诊断

外侧上髁炎或肘外侧疼痛的诊断主要根据病史，并通过检查得以确认。患者主诉肘部外侧疼痛，使用腕伸肌的动作（倒牛奶、手掌朝下举起物体、打网球等）更为严重，并且可以定位到外侧上髁的一个孤立的最大压痛点（图153-1）。如果疼痛更弥漫，与特定活动无关，而且不能定位到这个压痛点时，这一诊断应当慎重。一些医疗中心还采用了包括XR、超声或MRI的其他诊断方法。个别的医务人员在对该病的诊断和治疗中仍然使用这些检查，但不能得到普遍认可。一些外科医生提出了桡神经卡压（桡神经隧道综合征）的概念，但这是有争议的，我们不建议在基层医疗机构中使用这种诊断。肱骨小头的骨软骨缺损可能是肘关节外侧疼痛的另一个原因。然而，如果非创伤性肘关节外侧疼痛的患者年龄在35 ~ 65岁，则很有可能是外侧上髁炎。

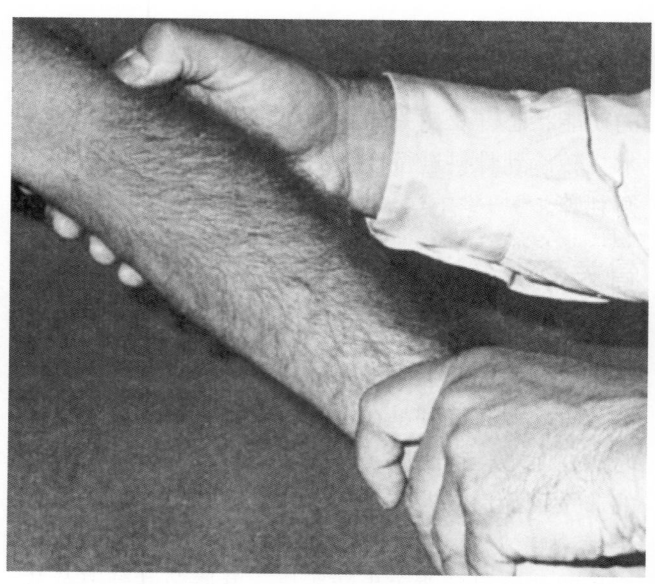

图 153-1 触诊外侧上髁以引起“点”压痛的手法，即典型的“网球肘”。（Reprinted with permission from Katz WA. Rheumatic diseases. Philadelphia，PA：Lippincott，1977.）

检查可以发现患部活动正常，外上髁ECRB起点处有最大压痛点，被动腕关节屈曲时疼痛，肘关节伸直时腕关节伸展受限，以及抬椅试验阳性（手掌朝下时抬起一把椅子或里面有重物的包时产生疼痛，手掌朝上时则没有）。没有肿胀，尽管患者通常认为有。当病史和检查具有特征性且没有外伤史时，无需进行X线检查或其他影像学检查——有时该病会表现出ECRB起点处的一些钙化。

处理

治疗主要包括姑息治疗和耐心等待疾病自发缓解。到目前为止，还没有经证实的改变疾病病情的治疗方法。姑息治疗包括非麻醉性镇痛药［扑热息痛或非甾体抗炎药（NSAIDs）］、冰敷或热敷，以及ECRB和其他腕伸肌的被动拉伸和其他强化锻炼。前臂绷带和腕部夹板固定使一些患者症状缓解，而另一些患者却感觉加重。医生通常建议患者避免任何疼痛的动作（如球拍运动、握手、用力使用手臂锤击或拧罐子、使用螺丝刀），但没有证据表明这会让疾病更快缓解，并且该建议会让患者不能从事很多活动。应告知患者，所有治疗都是可酌情变化的，即使有疼痛，积极使用手臂也是合理的，并且无论治疗和活动水平如何，病情都会最终缓解而且不会产生任何后果。

局部注射类固醇药物是常用的治疗方法，但这可能更多是因为患者想要得到治疗而医生没有其他方法可提供。与安慰剂注射对照的随机试验一致显示类固醇药物注射没有益处。注射类固醇药物有导致皮肤变色和皮下组织萎缩的风险。不建议重复注射。

在单次注射的随机、双盲、安慰剂对照研究中，肉毒杆菌毒素注射液的试验结果效果不一。在其中一项研究中，肉毒杆菌注射可以使疼痛明显减轻持续达 3 个月，但握力没有改善，一小部分患者在 4 周时出现手指无力，其中一名患者无力的症状持续了 12 周。另一个类似设计的试验没有发现任何益处。据称，其作用机制包括对疼痛的直接作用，以及减轻肌肉收缩和肌腱应力。其他缺乏支持证据的措施包括离子导入皮质类固醇药物和冲击波疗法。总的来说，随机试验并没有一致地证明使用任一种治疗对肘关节外侧疼痛的自然病程有益。

对非手术治疗不满意的患者可以考虑手术治疗。这可以采用开放式手术、关节镜或经皮方式进行，没有证据表明任何一种技术具有优越性。手术治疗的效果参差不齐且不完美。然而，任何手术治疗都存在的一个潜在不良后果是，将一种常见的、良性的中年自限性疾病（没有经过验证的可以改善病情的治疗方法）转变为一种需要医学治疗来解决并发症的疾病。这种“医疗化”会导致越来越多的侵入性治疗。

各种干预措施的种类繁多，尽管缺乏有效性证据仍被广泛使用的现状反映了这种疾病的不利影响以及患者没有得到积极治疗就不愿离开的事实。幸运的是，该病预后良好，症状最终完全缓解。

内上髁炎（“高尔夫球手肘”）

这种情况类似于（肱骨）外上髁炎，但不常见。这是一种自限性的中年疾病，是屈肌 - 旋前肌在内上髁起点处的附着点病变。疼痛局限于内上髁区域，前臂旋后和手腕背屈时用力伸展肘部对抗阻力时可能诱发疼痛。治疗与外上髁炎相似。许多临床医生发现，一个活动调整计划，尽管具体细节需要为每个人量身定制，包括拉伸或物理治疗，然后分期恢复活动，可能会有帮助。在该区域注射类固醇可能会注入尺神经——这是一个潜在的严重问题。尽管肘管综合征的标志性症状是麻木而非疼痛，但应考虑尺神经卡压（肘管综合征）的可能性。

随着年轻患者运动竞赛强度的增加，可能会看到青少年和年轻成人运动员（投手运动员最常见）出现肘部内侧疼痛。这是临床上一种不同的疾病，完善检查和运动专家指导下的治疗可能对患者有帮助。

鹰嘴滑囊炎

鹰嘴滑囊肿胀的患者可能患有慢性鹰嘴滑囊炎或是脓毒性鹰嘴滑囊炎。后者会因疼痛、发红和发热而易于确认。在某些感染病例中，在进行诊断时患者存在广泛的蜂窝织炎，这可能会掩盖潜在的滑囊炎。几乎所有鹰嘴感染病例都是由连续的软组织感染扩散或撕裂引起的。病原体几乎都是金黄色葡萄球菌，通常给予经验性抗生素治疗，严重感染采用静脉（如头孢唑啉）治疗，轻度感染口服（如头孢氨苄）。抽吸术仅用于严重感染、衰弱或免疫抑制患者，或经验性治疗无效的感染。在极少数情况下，可能需要进行手术清创。

如果滑囊肿胀没有红肿或发热，患者仅表现为轻微不适，起病隐匿，则诊断为慢性鹰嘴滑囊炎。慢性鹰嘴滑囊炎与该区域的频繁压力刺激（如棋手、绘图员）或反复的屈曲活动有关，但大多数病例是特发性的。有时，滑囊炎与类风湿关节炎或痛风等炎症性疾病有关。

长期以来一直有避免抽吸或皮质类固醇注射的传统，因为这可能有引起感染和慢性瘘管的风险。这些风险可能被夸大了；然而，抽吸和药物注射治疗很少能治愈，而慢性鹰嘴滑囊炎通常会时好时坏。使用非甾体抗炎药、冰敷或加压包扎以及限制反复屈曲和避免鹰嘴上的压力刺激对控制肿胀有益，但这种疾病并不危险，而且这些治疗也不是必需的。一般不考虑手术。

神经卡压综合征

手部麻木通常是与肘管综合征——穿过肘内侧肘管筋膜下方的尺神经功能障碍相关的最突出的主诉。桡神经和正中神经的卡压神经病变（分别是旋后肌或桡管综合征，以及旋前肌综合征）被认为是前臂和肘部疼痛的原因，但它们极具争议性，因为它们无法客观地验证，因此是认识性的而不是实验性的。它们可能最终被证明是构造的疾病（人为的疾病的存在只是因为我们表现得好像它们存在一样）。基层全科医生不应诊断桡管或旋前肌综合征，而应怀疑这些诊断并建议他们的患者也这样做。

尺神经受压时，典型的主诉是小指和无名指麻木，这会使患者在夜间醒来，并在早晨出现。白天，弯曲肘部的活动，例如在床上看书引起手指麻木是其特征。内上髁处的疼痛轻微，在极少数情况下，内上髁下方可能有压痛。肘部 Tinel 征（轻敲肘部尺神经，小指和无名指感觉异常）和肘关节屈曲试验（肘部处于弯曲位置时引起感觉异常）有助于诊断。夜间夹板固定使肘部保持相对伸展（约 40° 屈曲）可能会改善睡眠，但实际上，夹板通常比麻木更令患者感到不适。如果卡压伴有肌肉萎缩或使用简单治疗措施无效，则应转诊患者进行手术。肘管综合征似乎较晚期出现第一骨间背侧肌无力，手术是唯一可行的治疗方法。不幸的是，持续性麻木、无力和萎缩等晚期神经损伤通常是永久性的，但手术可以阻止病变进一步进展并提供很小的改善机会。

脓毒性关节炎

大多数脓毒性关节炎病例是血源性感染的结果，表现为急性发作的疼痛、弥漫性关节肿胀和红斑。全身症状很常见。脓毒性关节炎在患有糖尿病、类固醇治疗或类风湿关节炎等基础疾病的患者中更为常见。如果怀疑有败血症，需要行关节穿刺术进行革兰氏染色和关节液培养（见第 145 章）。急性单关节炎的鉴别诊断包括痛风和假性痛风（焦磷酸钙沉积），在进行关节抽吸和关节液分析之前，两者都很难与感染区分开来。如果抽吸物显示出晶体，但根据细胞学计数或患者症状临床高度怀疑感染，则应密切随访培养结果，因为存在伴随感染的可能性。感染确诊后的治疗包括手术清创和静脉注射生物特异性抗生素。

骨关节炎

肘部不是骨关节炎的好发部位，但可能会发现与先前的骨折或脱位有关的关节炎。有一种称为肘部原发性骨关节炎的疾病，通常见于中年男性（一般是体力劳动者）。相反，肘部受累在类风湿关节炎中很常见。检查时，活动受限、肿胀和疼痛是常见的表现。X 线片可显示关节间隙受累的程度。抗炎药可以使患者症状得到一些缓解（见第 156 章）。

手和手腕 [9-24]

腕管综合征

腕管综合征的主要主诉是麻木，而不是疼痛。普遍认为与计算机使用和反复活动相关，但其实相反，腕管综合征的病因尚不清楚。这种疾病有很强的遗传倾向，通常累及双侧，尽管它可能几十年之后才出现另一侧的症状。

诊断

通常，患者报告夜间出现的症状，主要是正中神经分布区（拇指、示指、中指和无名指桡侧的半部分）麻木，可能伴有不适，通过摆手可缓解。长时间或严重的正中神经受压会出现鱼际（拇指根部）肌肉萎缩以及手掌外展无力（手掌朝上，拇指指向天花板）。Tinel 征是通过轻敲腕横纹处或附近的正中神经引起的，包括正中神经分布区的“电击感”或感觉异常。Phelan 测试是让患者将手腕保持手掌屈曲位 1 min。Durkan 测试是将两个拇指压在腕横韧带上。如果患者出现症状，则测试结果为阳性并符合腕管综合征的表现。Phelan 或 Durkan 试验阴性或 Tinel 征的缺失并不一定排除腕管综合征。

通过神经传导检查和肌电图（EMG）可做出明确诊断。如果诊断不明确，或非手术治疗不能充分缓解症状，或者出现麻木或力弱，则需要进行检测。在腕管综合征患者中，肌电图显示运动或感觉传导潜伏期增加，这有助于记录神经受压的位置和程度。一些外科医生认为，即使肌电图正常，也可以考虑腕管综合征的诊断，但存在争议。最好的情况是肌电图正常时的诊断表示非常轻微的腕管综合征，可以非手术治疗；最坏的情况是，神经生理学正常而被诊断为腕管综合征的患者将接受不必要的手术。没有证据表明在这种情况下的手术除了安慰剂效应之外还有其他任何作用。

处理

一线治疗是手腕夹板固定——特别是为了控制夜间症状。有些学者建议注射类固醇，但只能暂时缓解，并且必须避免注射正中神经，对患有严重屈肌腱鞘炎的患者最有用。一项注射甲泼尼龙的随机、安慰剂对照试验发现，注射可在短期内显著缓解症状，但 1 年后，仍有超过 75% 的患者接受了手术治疗。如果注射时引起感觉异常，则针头位置要更表浅，以避免注入神经。通过疾病对类固醇注射治疗的反应来预测对手术的反应，这一概念被夸大了。

手术干预是唯一能改善疾病的治疗方法。当夜间症状无法通过夹板固定来控制时，或者麻木持续很长时间或一直存在，或者如果 EMG 和神经传导检查中的运动或感觉传导潜伏期中等延长，则考虑手术。理想情况下，应在出现萎缩、无力或持续麻木之前进行手术，因为这些是晚期表现，通常是永久性的，手术治疗无效。一项随机对照试验表明，在患有特发性、中等严重程度疾病的患者中，开放式外科腕管松解术优于长期夹板固定。患有特发性腕管综合征的患者可能最终会需要腕管松解以防止感觉丧失和手掌外展无力，尽管该疾病通常进展非常缓慢。

德奎文（De Quervain）综合征

在手腕的背面，手和手腕的指伸肌腱穿过 6 个定义明确的隔室。第一个背侧隔室包含拇长展肌和拇短伸肌，位于解剖学上“鼻烟盒”的近端和桡侧。腕部肌腱病最常见的表现是第一背筋膜室内肌腱的非特异性亚急性或慢性肿胀或称作德奎文（de Quervain）综合征。这不是炎症性疾病，经常被错误诊断（即腱鞘炎）。使用拇指会加剧疼痛，并且当患者手腕尺骨偏斜和掌屈时，用相邻的手指抓住拇指（通常称为 Finkelstein 试验）时会引发疼痛。该测试将肌腱炎与其他潜在的关节炎区分开来。这种疾病原因不明。它在分娩后几周内的妈妈中很常见，但也可以出现在各行各业的任何年龄段的患者中。

与肱骨外上髁炎一样，该疾病具有自限性，即使进行了治疗往往也会持续约 12 个月。同样，唯一经过验证的能改善病情的治疗方法是手术，但完全是选择性的。姑息治疗包括长对角（拇指人字形）夹板固定和非麻醉性止痛药。类固醇注射的有效性存在争议，尚未进行长期对照试验。有一些研究表明，当使用恰当类固醇药物注射治疗可能会使病情改善，比如小心地将制剂（用于腕管综合征的制剂）注射在第一背侧伸肌隔室中，该隔室的径向和掌侧位置比人们想象的要多一些。

扳机指

肌腱变性（同样是非炎症性增厚），通常也累及掌指关节到手指或拇指水平位的屈肌腱，紧邻屈肌腱鞘的第一个环状滑车。典型症状是活动和静止时手指触发弹响，或无法伸展近端指间（PIP）关节。通常，患者认为触发关节弹响发生在 PIP 关节的水平位。在手掌的掌骨 - 手骨关节水平位可以感觉到屈肌腱明显增厚。一般随着年龄的增长，这个过程会影响多个手指，但并不总是同时发生。

一两次皮质类固醇注射可治愈约 50% 的扳机指，其他患者进行手术治疗。一些患者更愿意避免注射并直接进行手术，因为它效果更直接，成功率高。类固醇 - 利多卡因组合制剂的注射点位在远侧掌纹的远端，屈肌鞘的第一个环状滑车的位置。与注射类固醇相关的皮肤并发症在手腕和肘部这样厚实、无毛的手部皮肤中并不常见。

神经节囊肿

神经节囊肿是发生在手或腕部的最常见的肿块，可以在许多部位发现，包括腕部背侧，其起源于舟月间隙。另一个常见的位置是腕部桡骨掌侧表面，与桡动脉直接相邻（不要与之混淆）。神经节囊肿被认为在腕关节囊中向外突出，含有与关节液非常相似的液体。它们的起点（神经束）在腕关节中，这解释了为什么当使用抽吸等治疗方法或用重物（如圣经）敲打囊肿的传统家庭疗法治疗时复发率很高。

大多数神经节不需要治疗。如果诊断有疑问，用大口径（16 号或 19 号）针头抽吸是有帮助的；然而，即使使用类固醇药物注射治疗，复发率也很高。如果外观令人烦恼或肿块的确切性质不明确，则是手术治疗的指征。

黏液囊肿

黏性（液）囊肿与手指或拇指指间关节的退行性关节炎有关，关节液向外突出，类似于腕关节神经节囊肿。X 线片显示关节间隙变窄，通常有边缘骨刺或骨赘。骨赘本身是导致远端指间（DIP）关节所谓的 Heberden 结节和 PIP 关节的 Bouchard 结节的原因。黏液囊肿对抽吸治疗效果不佳，手术切除后经常复发。它们偶尔会感染，通常可以用口服抗生素治疗，因为关节已经受到炎症的损害。

骨关节炎

拇指根部的拇指腕掌关节关节病在 80 岁以上非常常见，被认为是机械磨损的必然后果——如果你活得足够长，就会患上这种疾病。该病与局部疼痛、运动灵活性下降以及抓握力和捏力减弱有关。如果检查者抓住患者拇指掌骨并将其压在大多角骨上（研磨试验），可以引起疼痛和骨摩擦音。影像学改变可能从轻度关节间隙变窄到完全关节间隙丧失以及骨赘、关节半脱位和关节松动都有可能存在。

一旦被诊断轻度至中度的拇指大多角掌骨关节炎可以通过姑息治疗（例如对乙酰氨基酚或非甾体抗炎药和手部拇指人字形夹板固定）来有效地处理。这种夹板使指间关节和手腕处活动自由，且有证据支持成品夹板与个人定制成型的夹板一样有效。局部类固醇注射和手术方法可用于有顽固致残症状的患者。

结节性 PIP 和 DIP 关节疾病似乎与机械应力的关系不大，这引起了人们的兴趣，关注炎症成分和遗传因素在发病机制中的作用，遗传因素在许多病例中被充分认识到。Heberden 和 Bouchard 结节是体格检查时的特征性表现。约 20% 的患者体格检查和影像学检查可以发现关节滑膜炎的迹象。这可能是使用对乙酰氨基酚和低剂量非甾体抗炎药经常没有效果的原因。使用更有效的抗炎药的研究正在进行中，以疼痛缓解的程度和滑膜炎的客观迹象为观察指标。关节注射或手术干预没有任何作用。

手部感染

如果手部感染发生在封闭的腔内，则可能需要手术。它们表现各不相同。指甲周围的感染称为甲沟炎，通常由革兰氏阳性菌引起。轻度、局限性良好的病例，抗生素和温水浸泡就足够了，但任何扩散或脓肿形成都需要转诊进行切开引流。化脓性指头炎是指尖髓腔内密闭隔室的感染。髓腔肿胀，异常柔软，并有红斑。如果不加以纠正，水肿会损害动脉供血并导致指尖坏死。治疗包括切开、引流和使用抗生素。早期转诊至手外科医生对最终治疗至关重要。另外一种主要见于医院工作人员和儿童的较轻的感染，是指尖的疱疹感染，其特征是沿着髓腔出现小水疱。它会自发清除，尽管在水疱清除之前患者具有传染性。

在感染性屈肌腱鞘炎中，患者表现为手指对称肿胀，沿整个屈肌鞘疼痛，手指屈曲、远端关节被动伸展时有触痛。及时识别和紧急手术干预（在许多情况下）对于保留最终的肌腱功能至关重要。

刺伤，尤其是人咬伤，可能会导致剧毒感染。及时和积极的伤口护理、刺伤部位保持开放、抗生素治疗可能会中止更严重和更具破坏性的疾病过程。动物咬伤，尤其是狗和猫的咬伤，可以传播多杀巴斯德菌，这种细菌在大多数情况下对青霉素极其敏感（见第 196 章）。

掌腱膜挛缩

这种病症的特点是掌腱膜增厚和结节。该疾病是遗传介导的（常染色体显性遗传，不完全外显），来自英国和斯堪的纳维亚岛的人风险最高。遗传学研究表明，编码 Wnt 信号通路中蛋白质的基因的突变是纤维瘤病的潜在基础。上覆的皮肤可能会被增殖的成纤维细胞侵入，但手的其他组织和结构不会受到影响。可能会出现屈曲收缩畸形，尤其是无名指。

目前不清楚什么因素会使该疾病加重或缓解。当疾病导致掌指关节收缩超过 30° 或 PIP 关节固定屈曲超过 15° 时，应进行干预。患者经常在这种程度的畸形发生之前就诊。大畸形的矫正比松解简单畸形技术要求更高。对于特定病例来说局部注射胶原酶似乎是有前景的治疗方法，但价格昂贵且有肌腱断裂的风险。另一种微创方法是用多个小号针具（针式腱膜切开术）刺破挛缩束。

非特异性手臂疼痛 [24]

当患者的主诉模糊不清晰且没有客观异常时，不误诊非常重要。在缺乏提示特定疾病的客观检查结果的情况下，最好承认诊断不明的存在，按照特定的时间间隔随访患者以确保没有情况被忽略，确保患者感受到医疗照顾，并使用非特异性诊断。"重复性损伤""纤维肌痛""肌腱炎""腕管综合征"和"胸廓出口综合征"等诊断标签可能会导致不必要的活动限制和不适当的干预。这种情况下，注意其他疼痛来源（如颈部、肩部和心脏疾病引起的牵涉痛）的可能性，密切关注患者的新表现，表达共情，并提供心理支持，都是治疗的重要组成部分。由于产生假阳性结果的风险很高，如果特定疾病没有合理的可能性，给患者进行诊断性测试可能会进一步混淆疾病诊断（见第 2 章）。越来越多的证据表明，非特异性手臂疼痛与对疾病的高度关注和消极思维有关，并且可能是一种躯体形式障碍。认知行为疗法对于改善特定和非特定性疾病的健康和幸福都有帮助，也是有效治疗躯体形式障碍的关键。

（付小芳 翻译，董爱梅 肖卫忠 审校）

第 154 章

足和踝关节常见问题的处理

CHRISTOPHER P. CHIODO, JESSE B. JUPITER, AND DAVID RING

人们经常向基层全科医生咨询有关足和踝关节疾病的建议和帮助，这些问题非常普遍，而且可能会使人丧失工作能力。尽管有些患者需要骨科转诊进行更详细的检查和治疗，但许多患者可以由非专科医生进行处理，他们要对常见足踝关节疾病的诊断和治疗以及转诊的指征非常了解。

足部问题 [1-9]

足部功能障碍是导致骨折和残疾的主要原因。虽然足部疼痛通常是特发性的或是正常活动的结果，但也可由结构性畸形或全身性疾病引起。环境因素如鞋型和负重面，也可能导致症状的发生和进展。

人的足部有 26 块骨头，占整个骨骼的 1/4，还有 100 根以上的韧带、12 块足外肌和 19 块足内肌。在行走时，足部承受的力量是体重的两倍以上。在正常步态中，足部承担多种角色，包括减震器、适应不平表面的移动适配器和驱动肢体的刚性杠杆。这些主要功能的限制或过度使用会使足部面临获得性机械损伤的风险。按解剖区域分类（表 154-1）有助于指导评估。熟悉常见足部问题的位置和临床表现有助于诊室评估（图 154-1）。

足趾和前足问题——痛苦的足趾畸形

足趾畸形——鸡眼

足趾疾病通常和畸形有关，最常见的是锤状趾、槌状趾和爪状趾。伴有或不伴有鸡眼（又称"肉刺"）的疼痛通常是重要的主诉。脚趾挛缩继发于代偿性肌肉失衡，代偿性肌肉失衡是由于多年穿着不合适的鞋子和（或）遗传性足部异常所致。挛缩可以是可逆的，也可以是僵化的。穿着能为足趾提供足够空间的鞋子是一线治疗方法，无论是处方鞋还是商用鞋。如果挛缩是可逆的，非处方夹板和垫子可能会有帮助。在持续性或进展性疾病中，如果疼痛影响日常活动，可能需要进行矫正手术。

第一跖趾关节疾病

第一跖趾（MTP）关节最常见的疾病是𧿹外

表 154-1 足痛的常见原因

趾畸形
锤状趾
爪状趾
槌状趾
前足痛——踇趾
踇外翻（踇趾滑囊炎）
踇趾活动受限 / 强直
籽骨疾病
前足痛——其他形式
“裁缝趾”（小趾囊炎）
跖骨痛
莫顿（Morton）趾间神经瘤
跖骨应力性骨折
后足痛——足底
足底筋膜炎
跟骨滑囊炎
跟骨内侧神经卡压
跗管综合征
距下关节炎或腰骶椎间盘神经根病引起的牵涉痛
后足痛——足后部
跟骨后滑囊炎
骨疣（“后跟突起病”）
跟腱炎
炎症性关节炎

翻畸形或踇趾滑囊炎。踇僵直也是一个常见问题。

踇外翻——踇趾滑囊炎。通常表现为第一跖骨头背内侧的疼痛性肿胀，与踇趾的侧向成角有关。虽然主诉可能是畸形或穿鞋困难，但患者经常出现继发性问题，如槌状趾或其他跖骨头下方疼痛（跖骨痛）病因包括。窄鞋、后脚对中不良（内旋）和遗传，尤其是女性。这种畸形也见于类风湿关节炎和其他炎性关节病患者。

查体时，第一跖骨头内侧有压痛；也可能存在发炎的囊肿。踇趾侧向成角，有时 MTP 关节不能被动复位。X 线片可能显示潜在原因，即第一和第二跖骨之间的角度增加（正常角度＜ 10°）。

大多数踇趾滑囊炎非手术治疗有效。大小合适的鞋子（宽脚趾型）、拇囊炎夹板和矫正装置可以缓解许多患者的症状。此外，拉伸鞋子也有帮助。应特别指导患者使用“球环式”鞋撑，这种工具只局部拉伸鞋子的某一部分。作为最后的治疗手段，手术干预可能是必要的。手术类型取决于潜在结构畸形的性质和程度。在一些患者中，可能需要进行广泛重建，很重要的一点是需明确告诉这些患者，他们需要的可能不仅仅是简单的“剔除”。

踇僵直。这种情况的特点是第一 MTP 关节关节炎，可导致背屈功能受限或完全丧失。突出的背侧骨赘有时会用使用不当的名字“背侧踇囊炎”。患有踇僵直的患者经常会感到足趾背伸疼痛（当他们用脚推开时），并抱怨“卡滞”。如果背侧骨赘足够大，也很难找到舒适的鞋子。

查体显示第一 MTP 关节活动受限，尤其是背屈（正常角度为 50° ～ 80°）。也可能存在捻发音和增大的骨赘。X 线片显示退行性改变，如关节间隙狭窄、骨赘和硬化。慢性痛风性关节炎和其他炎症性关节病的表现可能类似于这种情况，但影像学改变更具破坏性和溶解性。

初始治疗包括限制关节受压和使用止痛药。推荐一种矫正装置，该装置在大脚趾下有一个延伸部分（Morton 延伸部分）和一个额外深度的鞋。通过增加鞋的外底（全长钢柄）来限制关节运动也可能有所帮助。与踇外翻一样，使用球 - 环装置将鞋伸展以容纳背部骨赘可能会有所帮助。

如果保守治疗不成功，则需要手术切除骨赘（“关节唇切除术”）或关节融合。一般来说，较早的晚期疾病可以用关节唇切除术治疗，而更晚期的疾病需要关节切除术。踇僵直的关节置换术存在争议，正在研究中。

籽骨疾病。第一 MTP 关节包含两块籽骨（内侧和外侧），它们与跖骨的足底面相连接，有助于作为正常关节活动的支点。该区域过度或异常应力可导致疼痛和炎症（籽骨炎）、软骨损伤（骨软骨炎或骨坏死）或籽骨骨折。虽然创伤病史可能不明显，但在跑步者、舞者和其他参与高强度运动的人中，籽骨损伤并不少见。

查体时，第一 MTP 关节足底部出现肿胀和压痛；在某些情况下，也可能出现炎性囊肿。如果怀疑骨折，足部 X 线片应包括足部的“籽骨”位。重要的是要记住，籽骨分为两部分或更多部分，是正常变异；当怀疑骨折且平片不能诊断时，可能需

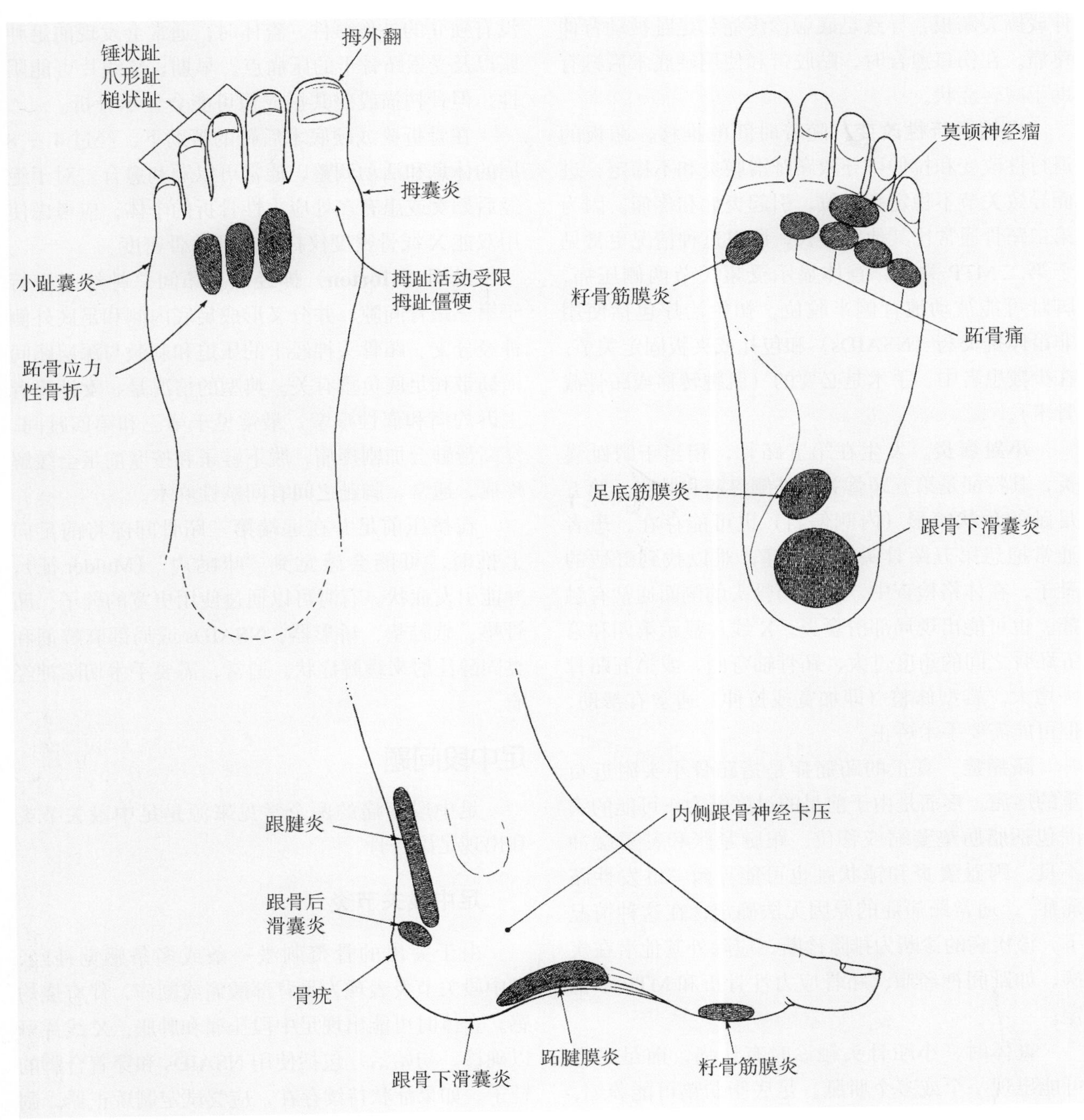

图 154-1　常见足部问题的位置

要进行骨扫描或磁共振成像。

非手术治疗措施对多数籽骨疾病有效，首先是休息和减轻负重应力。急性骨折可能需要使用骨折靴甚至石膏。轻度无骨折的籽骨炎可采用硬底鞋和软衬垫进行治疗，提供籽骨下减压的定制矫形器也可能有帮助。在难治性病例中，可能需要刮除或切除受累的籽骨。

小跖趾关节疾病

第二至第五跖趾关节（“小跖趾关节”）承受的应力与影响第一 MTP 关节的应力不同。将小跖趾关节固定在一起的关节囊（跖板）在足底面加厚，对稳定性尤其重要，它会受到急性和慢性损伤的影响。

急性损伤。严重的外伤性足趾背伸可过度拉伸或撕裂跖板，导致足底触诊疼痛和足趾被动背伸疼痛。在伤口愈合时，贴胶带和使用硬底术后鞋有助于减轻症状。

慢性退行性改变。随着时间的推移，跖板的退行性改变和拉伸可导致跖趾滑膜炎和不稳定，进而导致关节不稳定和错位，引起炎症和疼痛。因为第二跖骨通常比其他跖骨长，所以这种情况更常见于第二 MTP 关节。查体显示受累关节两侧压痛，脚趾可能被动地背侧半脱位。初始治疗包括使用非甾体抗炎药（NSAIDs）和包扎或夹板固定关节。在少数患者中，手术是必要的（肌腱转移或跖骨截骨术）。

小趾囊炎。发生在第五跖骨，相当于蹞趾囊炎，其特征是第五跖骨关节外侧疼痛和肿胀。第五足趾的角状畸形（内侧偏斜）也可能存在。患者通常抱怨第五跖骨头外侧疼痛，难以找到舒适的鞋子。在体格检查中，第五跖骨头的侧面通常有触痛。也可能出现局部滑囊炎。X 线片显示第四和第五跖骨之间的角度过大，跖骨轴弯曲，或第五跖骨头增大。鞋型修整（即加宽或拉伸）通常有帮助，但可能需要手术矫正。

跖痛症。真正的跖痛症是指跖骨小头附近负重的疼痛。疼痛是由于前足的过度受力。可能的病因包括脂肪垫萎缩或移位、跟腱紧张和鞋子缓冲不良。蹞趾囊炎和锤状趾也可能导致“继发性跖痛症”。通常跖痛症的原因无法确定，在这种情况下，该疾病的诊断为排除诊断，应除外其他潜在疾病，如趾间神经瘤、跖骨应力性骨折和 MTP 不稳定。

查体时，小跖骨头触诊时有压痛，前足足底可能出现一个或多个胼胝。足底脂肪垫可能萎缩，尤其是老年患者，伴有锤状趾畸形或跟腱挛缩。

治疗需要将重量从受累的跖骨上分散开；使用柔软的鞋垫、带鞋垫的模压鞋、跖骨垫和矫正装置。如果跟腱紧张，物理治疗或使用夜间夹板可能有益。在某些情况下，手术干预（跖骨截骨、跟腱延长、锤状趾矫正等）是必要的。

跖骨应力性骨折。小跖骨（通常是第二或第三跖骨）的功能超负荷可能会导致应力性骨折。应力性骨折可分为过度使用性损伤（通常见于年轻有活力的患者）或功能不全性骨折（更常见于中年或老年绝经后妇女）。症状的发作可能是隐匿的，并且没有独立的外伤事件。查体时，通常会发现前足肿胀以及受累跖骨干的压痛点。早期，X 线片可能阴性，但骨扫描或磁共振成像可能会显示骨折。

在骨折靴或硬底术后鞋的帮助下，经过 4 ~ 8 周的休息和活动调整，通常可以顺利愈合。对于绝经后妇女或患有多处应力性骨折的个体，应考虑使用双能 X 线骨密度仪扫描来评估骨密度。

趾间（Morton）神经瘤。跖间总神经干走行于第三跖骨间隙，并分叉形成足底内侧和足底外侧神经分支。跖骨头神经干的压迫和刺激与深层跖间横韧带和足底负重有关。典型的情况是，女性患者主诉灼痛和痛性痉挛，最常见于第三和第四趾间，穿高帮鞋会加剧疼痛，脱下鞋子和按摩前足会缓解疼痛。通常，脚趾之间有间歇性麻木。

在挤压前足并在远端第三跖骨间隙将前足向上推时，可能会感觉到“咔哒声”（Mulder 征），并能引发症状。有时可以通过使用更宽的鞋子、跖骨垫、软鞋垫、矫形器、NSAIDs 或局部麻醉剂和类固醇注射来缓解症状。通常，需要手术切除神经瘤。

足中段问题

足中段疼痛的两个常见来源是足中段关节炎和出现足副舟骨。

足中段关节炎

由于突出的骨赘刺激一条或多条感觉神经，足中段关节炎表现为足背部酸痛或剧痛，伴有烧灼感。查体时可能出现足中段压痛和肿胀。X 线片可以确诊。初始治疗包括使用 NSAIDs 和穿着合脚的鞋子。如果症状持续存在，应尝试定制矫正器。刮除突出的骨赘和（或）关节炎关节融合术在难治性疾病中效果良好。

足副舟骨

副舟骨是足部最常见的副骨，发生率为 10% ~ 15%。在大多数情况下，影像学检查中偶然发现多余的骨，但在一些患者中，副骨可能会导致症状。疼痛被认为是由于副骨上的软组织受到刺激或其与主舟骨的连接部位（“透明软骨结合”）发炎引起的。查体时，足中段内侧有局限性压痛。X 线片可明确诊断。通常 NSAIDs 加上骨折靴或定制矫正器保持负重的治疗已足够；有时，需要手术来移除多余骨。

足后段问题

足跟痛

足跟痛（足底）可见于年轻和年老患者，并且可能致残。它经常被错误地归因于“足跟骨刺”，“足跟骨刺”大部分是无症状的且与疼痛无关。

足底筋膜炎。足跟痛的常见原因是跟骨下端足底筋膜起始处的炎症。通常情况下，患者主诉晨起时出现“第一步”疼痛，随着足底筋膜的伸展而减轻，直到一段时间不活动后疼痛再次出现。过度使用综合征，如慢跑，也会导致微小的撕裂。跟骨下内侧的足底筋膜的内侧起源处可有压痛。尽管 X 线片通常显示跟骨前下方有足底骨刺，但这通常不是症状的原因。

初始治疗侧重于跟腱伸展运动（见第 18 章）、活动调整、冰敷、NSAIDs 和使用足跟垫来缓解症状。夜间夹板有助于在睡眠期间拉伸跟腱。如果这些措施无效，可以尝试 4 ～ 6 周的石膏固定试验——一种强制完全休息的形式。可以考虑局部注射类固醇，但由于有足底筋膜破裂的风险，应谨慎使用。在随机对照研究中，均未能证明使用高能超声波和磁性鞋垫的有效性。一般不需要手术松解足底筋膜。

跟骨下滑囊炎。跟骨下滑囊炎表现为足跟正下方的疼痛或酸痛感，症状随着负重的持续时间而增加，并且随着时间的推移更加明显。查体可见跟骨中部正下方有压痛点；可能会有一些局部发热和肿胀。治疗包括冰敷、按摩、NSAIDs 和物理治疗。柔软的足跟垫、足跟杯或制作适当的矫形装置来减轻对该区域的直接影响也可能有所帮助。应避免注射类固醇，因为可能会导致缓冲足跟的脂肪垫萎缩。

神经性足跟痛。当足底外侧神经（有时称为 Bexter 神经）的第一支被踇外展肌压迫时，可能会发生神经卡压。由此产生的症状和体征与足底筋膜炎非常相似（足跟内侧触诊时有放射痛和压痛）；这两种情况可能共存。

因胫后神经经过内踝后方并进入骨纤维管，所以局部创伤（扭伤、骨折）、占位性病变（静脉曲张、脂肪瘤）或足部畸形（旋前、旋后）可能压迫胫后神经。由此产生的跗管综合征的特点是感觉异常、感觉迟钝、麻木和（或）沿着足和足趾的足底面的夜间痛。内踝后叩诊可能会引出 Tinel 征，并可出现足底麻木。神经传导研究可以明确诊断，但并不总是出现异常。建议就诊。使用 NSAIDs、物理疗法、矫形器和局部类固醇注射治疗，一般不需要手术松解。

腰椎神经根病可导致足跟疼痛，呈神经根分布（见第 147 和 167 章）。

后足跟痛

后足跟疼痛最常见的原因是跟腱炎，后足跟滑囊炎是另一种病因。

跟腱炎。在年轻的运动员和老年人中都可以见到，可能是由肌腱的微观撕裂所引起的炎症导致的。通常，术语“肌腱病”与“肌腱炎”可互换使用。肌腱病更具体地指的是肌腱的慢性变性，而肌腱炎是指肌腱和周围组织的炎症。通常，这两种情况并存并被归为“肌腱炎”；然而，异常组织修复和变性在许多病理学研究中占主导地位。

在体格检查中，肌腱在其直接附着跟骨处（“附着处”肌腱炎）或在其近端几厘米处（“非附着处”肌腱炎）有触痛，并且与近端肌腱中的结节相关。

在急性病例中，一线治疗是休息，甚至需要石膏固定。足跟提升、超声波、矫形器、NSAIDs 和伸展运动对慢性病更有帮助（通常见于中老年患者）。夜间夹板可以帮助提供伸展运动。运动员中发现的慢性肌腱病可能很难治疗。推荐进行离心训练。通过注射富含血小板的血浆来刺激其修复的尝试无效。

在难治性病例中，需要通过手术来清除肌腱的病变部分。多达 1/3 的患者最终会接受手术。术后可能会有一定程度的疼痛。

增大的后跟骨结节（Haglund 畸形）可能导致附着处跟腱炎的进展。患者通常表现为跟骨后外侧压痛、骨增大。鞋跟坚硬的鞋会加重症状，足侧位 X 线片可以证实跟骨增大。与 Haglund 畸形相关的跟腱炎的初始治疗基本上与推荐用于孤立性跟腱炎的方案相同。然而，应特别强调调整鞋型。如果需要手术，必须在清除肌腱的同时去除跟骨后外生骨。

跟骨后滑囊炎。足后跟有两个滑囊：一个位于跟腱和皮肤之间的浅滑囊，一个位于跟腱和跟骨之间的深滑囊。女性穿鞋跟坚硬、不能弯曲的鞋子容易发生浅滑囊炎。症状通常可以通过更换鞋型和局部治疗来改善。

深滑囊炎（跟骨后滑囊炎）由跟腱过度使用和（或）慢性退化引起，通常与跟腱炎共存。疼痛可通过压迫其附着点前方的跟腱以及踝关节被动背屈和跖屈引起。治疗从冰敷开始，然后热敷、使用 NSAIDs 和休息。正规物理治疗、足跟提升、夜间夹板和使用步行石膏可能对于更慢性的症状是必要的。

胫骨后肌腱炎和功能不全。胫骨后肌腱位于踝关节内侧踝后方，主要附着舟骨内侧。该肌腱是足纵弓的主要动态稳定器，容易发生炎症和慢性变性。对于胫骨后肌腱炎，肿胀和压痛通常表现在肌腱的远端部分（即位于内踝远端）。力量测试显示后足内翻时疼痛及无力。在更严重的情况下，进展为胫骨后肌腱功能不全，足纵弓塌陷，导致扁平足畸形。

初始治疗包括使用 NSAIDs 和定制矫形器来支撑足弓并减少肌腱压力。在顽固的情况下，4 ~ 6 周的步行石膏可能是有益的。通常，手术是必要的。

踝关节疾病 [10-13]

踝关节扭伤

踝关节扭伤是基层医疗中最常见的骨科损伤。扭伤的严重程度从韧带纤维的轻度拉伸（一级）到韧带某些部分的撕裂（二级）到韧带完全分离（三级）都有，有时伴有小碎骨片的撕脱。扭伤通常发生在踝关节处于相对不稳定的跖屈位，被施加过度内翻或外翻应力。内翻损伤是最常见的扭伤类型，会导致踝关节外侧韧带受损。跑步甚至是在不平坦的路面上行走时都可能发生扭伤。患者可能主诉听到或感觉到“啪”或“砰”的一声。扭伤早期易于评估，一旦出现弥漫性肿胀，评估可能会受到阻碍。

评估

损伤史通常不准确，可能对评估韧带损伤的程度没有帮助。相反，需要仔细的体格检查以确定损伤的部位和程度，用检查者的指尖检查前囊和内、外侧韧带（图 154-2）。虽然显著的水肿通常伴随韧带损伤，但完整的韧带和关节囊破裂会在周围软组织平面有渗出，可能只产生非常轻度的水肿。水肿伴有腓骨前方和下方的受伤韧带压痛，骨性压痛应怀疑骨折。肿胀一般都有，在发病时就出现，通常位于外踝前；瘀斑很常见。肿胀程度取决于损伤后的时间。

踝关节前抽屉试验阳性提示显著损伤。可以通过一只手抓住胫骨远端，另一只手抓住脚后跟并将整个足部向前滑动来诱发疼痛。首先将踝关节置于中立位置，然后跖屈 30°。1 或 2 mm 的移位可能是正常的，应以未受伤的脚踝为参照。由于前外侧韧带的纤维位于前后方向，随着前韧带或外侧韧带的完全断裂，可以观察到 4 mm 或更多的前移。

距骨倾斜测试也用于评估严重损伤和关节不稳定。阳性表现为随着跟骨内收，距骨倾斜（图 154-2）。这种测试会在脚踝外侧的距骨和踝骨之间产生间隙。急性损伤时，前抽屉和距骨倾斜试验都可能是假阴性，因为疼痛会导致患者“保护”或“固定”受伤的关节。

在中度至重度损伤的情况下，影像学有助于识别任何相关骨折。它包括 3 种摄片体位：前后位、侧位及踝穴位（踝关节内旋 20° ~ 30° 的前后位）。在急性损伤时通常不进行踝穴位检查。渥太华准则旨在帮助确定骨折风险及是否需要进行 X 线检查。经验证的渥太华准则标准包括：

- 踝关节区域疼痛，和
- 55 岁及以上，或
- 目前及受伤后无法立即负重行走 4 步，或
- 踝关节后缘或尖端任一部位骨压痛

没有以上特征，对骨折敏感但不具有特异性，就不需要进行影像学检查。

管理

减轻肿胀是首要及应立即进行的治疗，可减轻疼痛的程度和范围。积液和出血可能会使关节肿胀并容易发生粘连。弹性绷带、冰敷和抬高患处有

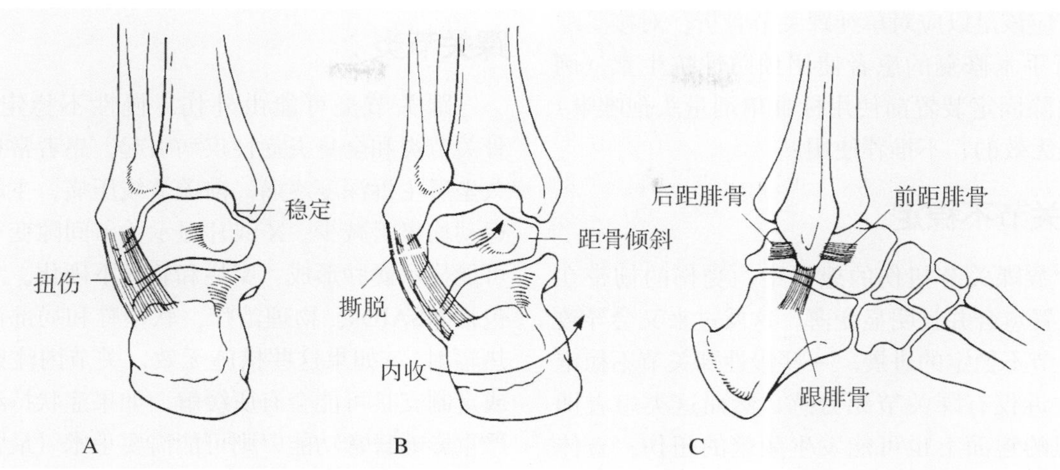

图 154-2　外侧韧带扭伤和撕脱。A：单纯扭伤：韧带完整，距骨在关节槽内保持稳定。B：外侧韧带撕脱：跟骨内收时距骨变得不稳定，并在关节槽内倾斜。C：踝关节外侧韧带：距腓前韧带和跟腓韧带是最常见的逆行损伤的韧带。（Redrawn from Cailliet R. Foot and ankle pain. Philadelphia，PA：FA Davis，1968，with permission.）

助于减轻水肿。可将脚踝置于冰水中 15 ～ 20 min，然后抬高。也可用冰袋替代。每隔几小时重复一次冰敷。

使用软敷料或弹性绷带 1 ～ 2 周以控制肿胀并提供稳定性。用夹板固定踝关节时，应保持中立或轻微外翻位，以避免绷紧脚跟和其他足后部结构。使用拐杖分担部分负重，直到疼痛消退。可以在 2 ～ 3 天内开始非负重活动（温和的主动全范围练习）。随着疼痛和肿胀消退，可以恢复完全负重，通常使用功能性支具来支撑脚踝抵抗内翻和外翻应力，同时可进行脚踝背屈和跖屈。

在大多数情况下，体育活动应根据受伤的严重程度再推迟 1 ～ 3 周。由于脚踝韧带轻度松弛和反复轻微扭伤，参加接触性、跑步或跳跃运动的竞技运动员可能需要适当的胶带来支撑横向结构。胶带从足踝内侧到外侧（图 154-3），以保持脚跟和脚踝外翻并提供支撑。加强足踝外翻的练习和使用高帮皮革支撑鞋也可能有所帮助。

踝关节扭伤是一种潜在的严重损害；如果韧带撕裂导致明显的踝关节不稳（通过麻醉或应力放射学检查确定），则需要固定石膏 4 ～ 8 周。严重的扭伤需要及时进行骨科转诊，以最大限度地增加愈合和恢复关节稳定性的机会。

踝关节骨折

踝关节骨折，尤其是在不稳定的情况下，需

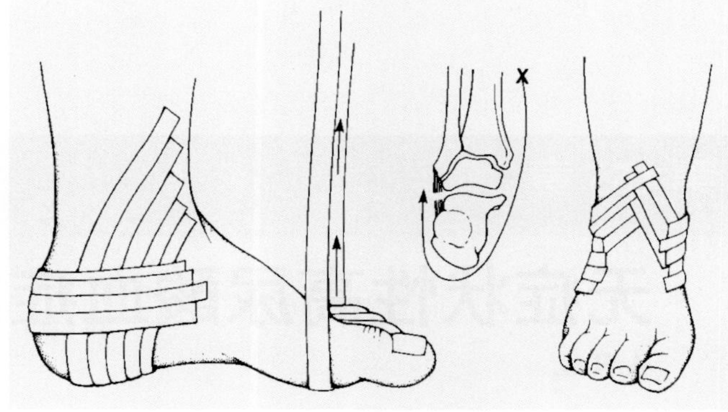

图 154-3　包扎扭伤的脚踝。包扎脚踝的目的是防止进一步拉伸受伤的韧带，直到愈合。脚踝必须倒置或外翻，使紧张的韧带休息。中间的图形描绘了一个撕脱的外侧韧带。绷带从内侧开始，穿过足底，最后放置在外侧腿上，保持足跟外翻。水平的绷带最大限度地减少了前足的旋转。（Redrawn from Cailliet R．Foot and ankle pain. Philadelphia，PA：FA Davis, 1968, with permission．）

要立即转诊至骨科进行治疗。当它们发生在有合并症的老年人中，进行手术修复存在潜在问题，应进行联合决策。对老年人不稳定踝关节骨折的随机试验显示，将保守固定治疗与手术进行比较，发现随访 6 个月时的结果没有差异，这表明非手术治疗可能是一种选择。踝关节骨折固定后，经常会出现是否需要监督锻炼计划的问题。在一项随机试验中，对单纯踝关节骨折患者进行监督计划与单独的患者教育进行比较，结果在 6 个月时没有差异，这表明患者教育应该足以应对单纯踝关节骨折。对接受踝关节骨折手术修复的患者使用预防性抗生素（例如，在去除固定装置前使用标准单剂量头孢唑啉）被证明是无效的，不推荐使用。

慢性踝关节不稳定

在少数踝关节扭伤的患者中，受伤的韧带在延长的位置愈合并且明显变薄。这反过来又会导致慢性踝关节不稳定的进展。一些慢性踝关节不稳定的患者主诉仅有踝关节无力感，然而这类患者即使在平坦的地面上也可能发生频繁的扭伤。查体时，压痛通常出现在踝关节前外侧。此外，脚可从腿下方向前轻度脱位（参见前面对前抽屉试验的讨论）。大多数慢性踝关节不稳定患者对物理治疗和使用胶带或支具有反应。如果症状持续存在，大多数情况下可以通过踝关节稳定手术来缓解症状。

踝关节炎

踝关节炎可能由外伤、慢性不稳定、感染、骨关节炎和全身炎症性疾病引起。患者常在晨起或久坐后主诉深度疼痛。前关节线压痛，主动和被动运动均显著减少。X 线片显示关节间隙变窄，但也可能显示囊肿形成、糜烂和软骨下硬化。急性治疗包括 NSAIDs、物理治疗、软垫鞋和局部治疗（如热辐射）。如果这些措施无效，关节内注射可的松或定制支具可能会有所缓解。如果症状持续存在并严重影响日常功能，则可能需要手术（最常见的是踝关节融合术）。踝关节置换手术仍在研究中，尚未取得如髋关节和膝关节置换术的成功。

（付小芳 翻译，董爱梅 肖卫忠 审校）

第 155 章

无症状性高尿酸血症的管理

A.H.G.

高尿酸血症在生理学上定义为血清中的尿酸水平达到完全饱和［即血清尿酸浓度＞ 6.8 mg/d（＞ 404 μmol/L）］。当超过该浓度时，痛风和其他高尿酸血症并发症的发生风险显著增加。

近几十年来，随着年龄、肥胖等危险因素的增加，高尿酸血症的患病率持续上升。患病率估计为 10% ～ 25%，在老年人中最高。平均大约 1/5 的高尿酸血症患者最终发展为痛风，其发生风险随着尿酸浓度和年龄的增加而增加。

当医生开始常规检测血清尿酸水平后，无症状性高尿酸血症开始变得很普遍。高尿酸血症的影响，以及在没有症状的情况下是否需要降尿酸治疗一直是颇有争议的话题。虽然降低血清尿酸可以降低痛风发作和有症状的尿酸盐肾结石的发病风险，但在无症状人群中这样做的安全性和成本 - 效益仍然是一个问题。血清尿酸升高与心血管疾病（CVD）和其他心血管危险因素（例如高血压、高胰岛素血症、肾功能不全）的关联引发了因果效应以及降尿酸治疗在降低心血管事件风险中的潜在作用的讨论。

基层全科医生在遇到无症状性高尿酸血症患者时，需要考虑这些因素以及降尿酸治疗的成本和潜在不良反应。

病理生理学和临床表现 [1-27]

高尿酸血症的病理生理

尿酸是嘌呤代谢的终产物。人类没有进一步分解尿酸的途径；它必须由肾排泄，否则血尿酸水平会升高。高尿酸血症的发病机制涉及尿酸生成过多和（或）排泄不足。据估计，1/3 的高尿酸血症患者是生成过多，另外 1/3 是排泄不足，其余的患者两种情况都有。

在正在治疗的恶性骨髓增生或恶性淋巴增生（所谓的肿瘤溶解综合征）和严重银屑病的患者中，尿酸生成过多尤其显著。快速的细胞周转产生大量的核酸代谢物，最终转化为尿酸。嘌呤合成增加也可能导致尿酸生产过剩，如先天性代谢障碍；以及食用大量富含果糖的饮料和食物，主要来自无处不在的高果糖玉米糖浆。（高果糖摄入会消耗 ATP，导致嘌呤产量增加，从而引起尿酸水平升高。）与普遍看法相反，膳食中过量摄入富含嘌呤的食物（肥肉、贝类）仅会轻度增加尿酸的产生（估计为 10% 的尿酸池）。然而，过量摄入酒精（＞ 100 g 乙醇，相当于每天 6 杯酒）会导致尿酸合成显著增加，尤其是患者在饮酒时不吃任何东西的情况下。

尿酸排泄不足与肾小球总体滤过率下降或肾小管尿酸盐分泌缺陷有关；如果另一种物质与尿酸盐竞争肾小管分泌，尿酸也会排泄不足。衰老或动脉粥样硬化疾病导致的肾血流受损会减少肾尿酸盐的排泄。部分高血压患者出现高尿酸血症。尽管某些病例可能是由于高血压肾血管损伤引起，但流行病学分析表明，大多数病例是由噻嗪类药物引起的。除噻嗪类药物外，小剂量阿司匹林、烟酸和袢利尿剂也可减少肾尿酸盐排泄。近端肾小管钠重吸收增加导致尿酸排泄下降，这与代谢综合征（肥胖、高血压、血脂异常——见第 18、第 27、第 31 和第 102 章）患者出现的高胰岛素血症有关，并且可能解释高尿酸血症与动脉粥样硬化性心血管疾病（CVD）之间的关系。代谢综合征的患病率随着尿酸的增加而显著增加，在尿酸水平超过 10 mg/dl 的人中发生率高达 70%。禁食导致酮症似乎能够暂时减少尿酸排泄并提高血清尿酸水平。肥胖似乎是另一个（增加尿酸的）危险因素，尤其会引起痛风发作。即使没有毒血症，铅暴露也会增加高尿酸血症的患病率，这与尿酸排泄减少或产生增加以及铅对尿酸处理的作用机制无关。

不良结局的病理生理学

血清尿酸饱和导致滑膜组织中尿酸沉积和滑液中尿酸结晶，引发关节炎症，表现为急性痛风性关节炎（见第 158 章）。此外，随着尿酸盐排泄增加导致尿液过饱和，可能会导致尿酸盐肾结石的形成（见第 135 章）。皮下组织中的尿酸盐沉积导致痛风石。在恶性骨髓增生或恶性淋巴增生化疗期间，肾小管突然充斥着大量尿酸可引发急性肾功能衰竭。高尿酸血症与动脉粥样硬化性疾病和慢性肾病有关，但其统计学关系尚未得到病因学证实。

心血管风险

高尿酸血症和心血管疾病之间的关联一直存在争论。焦点在于高尿酸血症是否是 CVD 的独立危险因素，由此判断高尿酸血症是否是重要的病理生理决定因素，需要及早发现和治疗。具有里程碑意义的 Framingham 研究就注意到了高尿酸血症与 CVD 风险的关联，但多变量分析发现高尿酸血症不是 CVD 风险的独立决定因素，而是噻嗪类药物治疗高血压的同步结果。如前所述，之前的研究者已经指出高尿酸血症与代谢综合征及其高胰岛素血症有关，这是心血管疾病患病风险的主要促发因素和血管内皮功能障碍的重要原因（参见第 31 和 102 章）。一种病理生理学假设是，包括高尿酸血症在内的许多 CVD 的危险因素，其共同的病理生理学都是高胰岛素血症。

一小部分证据表明高尿酸血症在心血管疾病中有更多的病因学作用。高尿酸血症加速 CVD 的发生及已被证实的各项危险因素，使人们质疑“高尿酸血症对 CVD 的影响很小”的观点。特别是高血压发病前高尿酸血症的存在、其对高血压进展的预测以及其在继发性高血压中不常见，这些均表明高尿酸血症具有更多的病因学作用或至少是一种常见的病理生理学作用。最近的动物模型研究发现，尿酸升高可引发血压升高，内皮功能研究表明，高尿酸血症与血浆肾素活性升高有关，后者是高血压的诱因。

尽管这些发现很有趣，但要证明高尿酸血症是值得治疗的主要、独立的 CVD 危险因素还需要做更多的工作。

慢性肾病风险

早期研究表明高尿酸血症可导致肾功能显著下降，但被研究人群中高水平的铅暴露所混淆。随后的调查发现，慢性高尿酸血症似乎不是发生氮质血症的重要危险因素，继发于肾功能衰竭的高尿酸血症也不会对肾构成额外威胁。在凯撒医疗的一项前瞻性研究中，对 113 名无症状性高尿酸血症患者和 193 名对照者进行了 8 年的随访，发现两组间氮质血症的发生率没有差异（1.8% vs. 2.1%）。在同一项研究中，对 168 名临床痛风患者随访了 10 年，未发现尿酸水平与氮质血症风险之间的相关性。在 Normative Aging 研究中，对 94 名尿酸水平高于 9.0 mg/dl 的患者随访了 15 年，只有 0.7% 的患者肌酐水平高于 2.0 mg/dl。一组研究人员计算得出，男性尿酸水平超过 13.0 mg/dl，女性超过 10.0 mg/dl 并持续 40 年以上，慢性高尿酸血症诱发肾损伤的风险才会显著增加。一项为期 3 年的前瞻性研究显示，伴或不伴肾衰竭的高尿酸血症患者服用别嘌呤醇使血清尿酸浓度恢复正常后，其肾功能无变化。

来自动物模型的新数据发现，高尿酸血症、但血压正常大鼠的肾微血管病变和肾小球硬化与高血压大鼠肾的病变类似；肾小球前动脉病变是最突出的损伤。最近的流行病学研究发现，高尿酸血症是肌酐清除率正常的人出现微量白蛋白尿和肾功能受损的独立预测因素。同样，要证明高尿酸血症是慢性肾病的原因还需要更多的数据。

临床表现

超过 90% 的高尿酸血症患者无症状。大多数是由多种途径筛查出来。Framingham 研究中新发现的高尿酸血症患者中有一半正在服用噻嗪类药物，只有不到 3% 的患者是继发于并发的疾病（如骨髓增生性疾病）。如前所述，高尿酸血症在肥胖症中更常见，特别是在代谢综合征（高胰岛素血症、高血压、高脂血症）和高龄的情况下。高尿酸血症并发症的发生风险与血清尿酸水平升高的程度及其持续时间相关。公认的不良结局是急性痛风性关节病、慢性痛风性关节病和尿酸盐肾结石病（见下文讨论）。

管理原则 [28-31]

关于高尿酸血症的管理有两种观点：风湿病学家认为高尿酸血症是慢性关节炎的重要危险因素，与痛风石性关节损伤、肾结石和其他不良结局相关，需要长期降尿酸治疗达到目标水平；普通内科医生将其视为急性关节病的危险因素，主要需要短期抗炎治疗；只有在发作频繁，不可接受时，才进行长期降尿酸治疗。这些观点的差异可能反映了提出这些治疗建议的医生群体的差异。风湿病专家诊治的高尿酸血症患者往往是晚期关节病患者，而普通内科医生大多诊治急性痛风发作的患者。

由于缺乏比较两种高尿酸血症管理方法的数据，并且只有少数无症状性高尿酸血症的结局得到明确证实，因此需要仔细权衡治疗的成本和潜在不良反应与预期收益。治疗的目标是将血清尿酸浓度降低到低于 6.8 mg/dl 的血清饱和点的水平，最大限度地减少出现症状性疾病的风险。目前的共识目标是 6.0 mg/dl，该水平发生痛风的风险较低。

降低尿酸

可以采用饮食 / 生活方式和药物治疗（另见第 158 章）。

非药物学方法 – 饮食和其他生活方式的改变

调整饮食、酒精摄入量和体重可能会有所帮助，但通常不足以控制已确诊的痛风。尽管如此，这些措施对于无症状性高尿酸血症患者，特别是希望降低心血管疾病风险的，还是值得考虑的。

低嘌呤饮食。流行病学数据显示，与食用肉类（特别是内脏和肥肉）和贝类数量最低的 1/5 人群相比，最高的 1/5 人群患痛风的风险增加了 40% ～ 50%，但大量摄入富含嘌呤的蔬菜，患病风险没有增加。研究发现，大量饮用软饮料会显著增加痛风发作的风险（护士健康研究中的相对风险为 1.62），这可能是由于软饮料中含有大量的高果糖玉米糖浆，果糖代谢消耗储存的 APT 产生嘌呤。有趣的是，那些低脂乳制品摄入量最高的 1/5 人群患痛风的风险要低 40 %。

根据这些观察结果，人们可能会建议减少内脏和肥肉、贝类和软饮料的过量摄入，增加一些低脂 / 脱脂乳制品，并且不限制富含嘌呤的蔬菜。重要的是要记住，限嘌呤饮食在降低尿酸方面疗效有限，部分原因是平均只有 10% 的循环嘌呤来自饮食。除非饮食习惯或事件与痛风发作密切相关，否则单独限制嘌呤摄入量是难以维持的，也不太可能作为预防措施。

限酒。建议限制饮酒，尤其是过量饮酒，似乎是有必要的。酒精饮料（尤其是啤酒）可能是嘌呤的膳食来源。此外，还观察到饮酒与痛风发作风险之间存在剂量反应关系。在一项研究中，在前 2 天内饮用 1 ～ 2 杯、3 ～ 4 杯、5 ～ 6 杯和 7 杯以上的酒，痛风反复发作的比值比分别为 1.1、0.9、2.0 和 2.5，并且在过去 24 h 内摄入酒精的比值比数值差异更为明显。这种关系似乎与啤酒和烈酒的摄入密切相关。

减肥。如果患者肥胖，应建议减轻体重，因为超重会显著增加尿酸水平和急性痛风的风险；用减重手术治疗病态肥胖会降低血清尿酸，但饥饿可能会引发痛风发作。

膳食补充剂。大多数维生素和其他膳食补充剂无益于降低尿酸或预防痛风。然而，在一项随机试验中，摄入≥ 500 mg/d 的维生素 C 超过 2 个月可显著降低血清尿酸水平。在一项流行病学研究中，尿酸盐水平与每日维生素 C 的摄入量成反比。虽然橙汁是维生素 C 的极好来源（125 mg/8 oz），但它也富含果糖（7 ～ 8 g/ 8 oz）；其对痛风发作风险的影响尚不清楚。如果推荐维生素 C 用于降低尿酸，可以从维生素的片剂形式开始。

药物治疗（另见第 158 章）

如前所述，对无症状性高尿酸血症患者进行药物干预的必要性仍存在争议。对于已确诊有症状的患者，降尿酸药物治疗的需求相当简单明了：使用嘌呤类似物别嘌呤醇或非嘌呤类非布司他进行降尿酸治疗（见第 158 章）。然而，在没有痛风或其他形式高尿酸血症疾病的情况下，几乎没有证据表明一级预防有益。如果确定了高尿酸血症和动脉粥样硬化疾病之间有病因关系，在没有症状的情况下实施降尿酸治疗是合理的，但如果没有明确证实这种关系，则几乎没有令人信服的证据表明需要降尿酸药物治疗。这并不妨碍对并发代谢综合征（一种常见的合并症）而导致心血管风险增加的高尿酸血症患者实施动脉粥样硬化心血管疾病一级预防计划（见第 18 章）。

发现高尿酸血症的患者应浏览一下减少尿酸排泄的药品列表，包括噻嗪类药物、低剂量阿司匹林、烟酸、袢利尿剂和环孢素。应考虑减少不必要的使用或减少药物的剂量。

急性痛风性关节炎的预防方法

人群研究（Framingham、Normative Aging、Sudbury）证实，血清尿酸水平越高，急性痛风发作的概率就越大；他们还证实，尿酸浓度是发作的主要决定因素。然而，Framingham 研究报告中经常引用的 90% 的痛风风险是指 12 年的累积发病率，仅涉及 10 名尿酸水平大于 9.0 mg/dl 的患者。更相关的是平均年发病率，在 Framingham 的研究中，尿酸浓度排在前 2% 的患者急性痛风性关节炎的年发病率为 4.0%，而在 Normative Aging 研究中为 4.7%。

如果饮食和痛风发作风险之间存在明确的关系，那么进行之前提到的饮食和生活方式干预可能值得考虑，但要确定长期使用预防性药物治疗的效用，同时考虑预防急性痛风发作的成本效益。由于患者检测尿酸时的平均年龄为 35 岁，终生预防性治疗的费用可达数千美元。据报道，别嘌呤醇的药物不良反应发生率高达 25%。与使用短期 NIDs 治疗痛风急性发作的安全性、有效性和最低费用相比，这些成本显得过高（见第 158 章）。只有当痛风发作致残或过于频繁时，成本 – 效益模式才会倾向于预防。在大多数情况下，急性痛风复发的间隔以年为单位。

慢性痛风性关节炎的预防

对于真正无症状性高尿酸血症患者，慢性痛风性关节炎的预防并不重要，因为几乎所有慢性痛风性关节病的患者在发展为慢性关节病之前都会经历一个急性痛风发作的阶段。因此，如果无症状患者没有痛风发作的证据，其患慢性痛风性关节炎的风险很小。另外，对那些反复痛风急性发作和痛风性关节病的患者进行慢性降尿酸治疗是合理的。最佳的处理到底是目标导向性治疗还是仅仅降低反复发作的风险仍未确定（见第 158 章）。

肾衰竭的预防

正在接受化疗的骨髓增生性或淋巴增生性恶性肿瘤伴高尿酸血症患者是肾衰竭的高危人群。每次细胞毒性治疗都会产生巨大的尿酸负荷，这可能会诱发肾小管细胞形成有害的尿酸盐晶体，即所谓的肿瘤溶解综合征。随后可能出现急性少尿性肾衰竭。这类患者需要用别嘌呤醇进行预处理和大量的静脉补液，有时还需要静脉注射尿酸酶制剂（如培弋洛酶），该制剂可将尿酸分解为可溶性尿囊素，并已被证明比别嘌呤醇更有效（见第 158 章）。

在没有肾结石和尿路梗阻的情况下，高尿酸血症与慢性肾病之间没有确定的关系（见第 142 章）。因此，目前尚无理由将降尿酸治疗作为无症状性高尿酸血症患者预防肾病的主要措施。

肾结石的预防

无症状性高尿酸血症患者患肾结石的风险很小。在凯撒医疗研究中，113 名高尿酸血症患者中有 3 名（2.6%）出现肾结石，193 名对照组中有 2 名（1.1%）出现肾结石。在两名有结石的高尿酸血症患者中，结石均是由钙构成的。据计算，高尿酸血症导致结石形成的风险每年不到 1%。对于痛风患者，有结石和无结石，血尿酸的控制是相同的。

单纯因高尿酸血症导致结石形成的风险很低，其患病风险主要在于其他因素在结石形成中的重要作用（见第 135 章）。家族史、尿液 pH 值和水化程度尤其密切相关。凯撒医疗研究中 3 名患有结石的高尿酸血症患者中有 2 名有肾结石家族史。尿液酸碱度是一个关键因素，因为当 pH 从 8.0 降至 5.0 时，尿酸的溶解度会急剧下降。每 24 h 尿液排泄的尿酸量也是一个因素，但进一步研究表明，尿酸水平对结石形成只有微弱的决定作用，除非是极端水平。然而，脱水是一种公认的沉淀剂。

尿路结石很少危及生命。在一项纳入 1 700 名痛风患者的研究中，只有 1 名患者患有严重的梗阻性尿路病变。

动脉粥样硬化疾病的预防

尽管高尿酸血症和动脉粥样硬化性心血管疾病之间存在统计学关系，但如前所述，它是否是病因尚不确定。一项前瞻性随机试验的证据表明治疗高尿酸血症可以降低心血管疾病的患病风险，我们需要认真考虑其可能性并修改目前的建议，目前不建议药物治疗无症状性高尿酸血症以降低心血管疾病的发生风险（见第 18、第 30 和第 31 章）。然而，降低尿酸的生活方式改变对于并发代谢综合征和降低动脉粥样硬化的风险有益。

治疗建议 [32-33]

- 无症状性高尿酸血症与急性痛风性关节炎的发作风险有关，但对于从未发作过痛风的患者来说，一级预防性药物治疗的成本和不良反应超过了对症治疗急性发作（如果发生）的成本和后果。
- 只有急性痛风发作频繁（例如，每年超过 3 次）时才需要进行二级预防治疗，从生活方式改变和低剂量经验性别嘌呤醇治疗（例如，100 mg/d——见第 158 章）开始。
- 只有出现痛风的临床证据时，才需要开始慢性痛风石性痛风的预防性治疗。一旦在持续性高尿酸血症患者痛风反复发作的情况下，才可能需要考虑长期降尿酸治疗，并将其降至血清尿酸水平的目标值（例如＜7.0 mg/dl——见第 158 章）或至少不要那么积极地治疗来减少复发频率。
- 证明通过降尿酸治疗来预防肾功能损害的证据仍然不足，除非患者即将进行骨髓增生性疾病或淋巴组织增生性疾病的治疗。
- 除非患者有明显的肾结石家族史，否则患尿石症的风险很低，可以在结石产生后开始预防性治疗。但是，应避免脱水。
- 尽管高尿酸血症与动脉粥样硬化性心血管疾病有很强的统计学关联，并且在代谢综合征患者中很普遍，但这种关联尚未被证明为独立的病因，并且现有证据仍然不足以支持通过治疗高尿酸血症来降低心血管事件的风险。重点应放在治疗已确定的与代谢综合征相关的心血管疾病的危险因素上（见第 18、第 30、第 102 和第 235 章）。
- 别嘌呤醇出现药物不良反应的风险高达 25%；与别嘌呤醇相比，非布司他肝功能异常的发生率更高（参见第 158 章）。
- 如果患者想降低高尿酸血症相关风险，而又不想出现药物治疗相关风险，可以为其提供有关非药物治疗的建议（但需要注意的是，这些措施可能不够，但它不仅有助于降低尿酸，而且有助于治疗并发代谢综合征）：
- 减少内脏和肥肉以及高果糖软饮料的摄入量。
- 避免过量饮酒。

- 增加低脂乳制品的摄入量。
- 减肥。
- 保持充足的水分。
- 避免接触铅。
- 考虑将每日维生素 C 摄入量增加至≥ 500 mg/d。
- 尽可能减少非甾体抗炎药、噻嗪类药物、低剂量阿司匹林、烟酸和袢利尿剂的不必要使用。

（付小芳 翻译，董爱梅　肖卫忠 审校）

第 156 章

类风湿关节炎的管理

A.H.G

类风湿关节炎（RA）影响大约 0.6% 的美国成年人。新病例的年发病率为 0.5‰～ 3‰，在 40 ～ 50 岁达到高峰。患病率随着年龄的增长而增加。RA 会导致严重的残疾和巨大的经济负担，就生产力损失和医疗费用而言，每年给社会造成超过 100 亿美元的损失。患者预期寿命最高可下降 10 年。如果不及时治疗，预后极差。

在过去的 20 年中，RA 的治疗发生了巨大的变化，从依赖消炎药缓解症状转变为早期实施日益有效的改善病情疗法，如果早期进行改变病情治疗，多达 80% 的患者病情可以达到缓解或接近缓解。基层全科医生的主要任务是早期诊断和及时对患者进行改变病情一线治疗，并在疾病顽固或进展时及时转诊给风湿科医生，评估是否使用生物制剂疗法和其他靶向治疗。

病理生理学和临床表现 [1–16]

发病机制和病理生理学

RA 是一种免疫介导的慢性炎症性疾病，病因不明，表现为动关节的动膜炎和破坏性关节炎。RA 的疾病模型是一种迟发的自身免疫性反应，该免疫反应由不明抗原刺激物（如传染性病原体、滑膜或软骨的成分）触发，宿主具有遗传易感性（如携带 *HLA-DRB1*04/ 04*、*PTPN22*、*STAT4*、*TRAF1-C5* 基因型）。参与免疫炎症反应的成分有 B 细胞、CD4 辅助 / 诱导 T 细胞淋巴细胞、CD4 记忆 T 细胞、浆细胞、活化的巨噬细胞、酪氨酸激酶和中性粒细胞。早期 T 细胞的充分激活和疾病活动的持续性似乎取决于 CD80 或 CD86 到 CD28 的共刺激信号。细胞因子，如肿瘤坏死因子 -α、白细胞介素 -1 和白细胞介素 -6，以及粒细胞 - 巨噬细胞集落刺激因子，被释放并作为重要的免疫介质，刺激 B 细胞和 T 细胞增殖和分化，激活中性粒细胞和单核细胞。反过来，白细胞介素的活性部分取决于 Janus 激酶（特别是 JAK1 和 JAK3）的作用，酪氨酸激酶作为细胞表面受体信号转导的重要介质，触发淋巴细胞增殖、免疫调节和炎症。源自局部浆细胞的免疫球蛋白 G（IgG）类风湿因子（RF）可与关节抗原形成免疫复合物，从而激活补体。

这种细胞 / 细胞因子 / 补体级联反应的最终结果是募集的中性粒细胞释放弹性蛋白酶和蛋白酶，降解关节软骨的蛋白多糖包膜，并使胶原蛋白和软骨细胞的表层暴露于免疫复合物。暴露的软骨细胞和细胞因子刺激的滑膜成纤维细胞释放能够降解结缔组织基质的基质金属蛋白酶，这是造成关节软骨和骨骼损伤的主要原因。

病理学上，滑膜是最初受累的主要部位。最早的变化是免疫介导的微血管内皮损伤。小血管腔被血栓和炎性细胞堵塞，之后形成新的毛细血管、滑膜细胞增殖、水肿和白细胞浸润。这些免疫介导的变化在症状出现后的前 12 周尤为突出，被视为免疫病理学上独特而重要的时期，其特点是滑膜液中存在一种特定的、短暂的T细胞和基质细胞来源的细胞因子谱。中性粒细胞迁移到关节间隙，随着炎症过程的进展，滑膜变得更加肥厚、水肿、充血，并进一步被单核细胞浸润。在严重的情况下，血管翳的形成代表着淋巴细胞、浆细胞、成纤维细胞和巨噬细胞增殖的侵袭性滑膜炎。

血管翳能够侵蚀软骨和骨骼；该过程通常从关节边缘开始，然后蔓延到整个软骨表面。从血管翳内释放的溶酶体酶和潜在的胶原酶被认为有助于直接侵蚀能力。通常，甚至在血管翳剥脱软骨之前，就可以在与受累关节相邻的软骨下骨中看到骨质减少。

临床表现和病程

最初，关节渗出，关节囊扩张。随后出现关节表面受损、关节囊和关节周围韧带功能减弱。继发性肌肉萎缩导致相对肌群失衡。最终结果是关节不稳定、功能减弱、肿胀、半脱位。腱鞘和滑囊的滑膜也可能受到炎症的影响，从而发展为腱鞘炎和滑囊炎。

RA起病隐匿，通常以不典型的关节痛、晨僵和疲劳起病。部分患者起病急，很快就会出现关节炎（肿胀、疼痛和发热）的表现。手和足的小关节——近端指间（PIPs）关节、掌指（MCPs）关节和跖趾（MTPs）关节——通常最先受累，但膝关节、踝关节、腕关节或肘关节也可能在早期受到影响。腱鞘炎很常见。最初，关节炎可能是不对称的，甚至可能表现为单关节病变，但在大多数情况下会出现特征性的对称性分布。

少数患者在RA之前会出现复发性风湿病，该病症的特点是反复发作的短暂性关节疼痛、肿胀，皮肤发红会延伸到关节以外的地方。这种情况会持续几小时到几天，然后完全消退，不会造成永久性的关节损伤。手指、手腕、肩和膝关节是最常见的受累部位。这些患者中有约50%会发展为典型的RA。

大约25%的RA患者在病情进展时出现类风湿结节。这些皮下结节坚硬、无触痛，主要位于前臂伸肌表面和鹰嘴囊中。它们的出现提示预后不良，其他预后不良的标志有持续的急性状态超过1年、血清RF高滴度、发病时年龄小于20岁。

持续仅3个月的关节炎症便可导致长期的关节损伤。起初，这些变化是部分可逆的，但随着软骨和骨骼被侵蚀，将形成永久性的损伤。症状出现后的3个月对临床结局和治疗反应而言特别重要（见后文讨论）。

手和手腕

典型的手部畸形包括在MCP关节形成尺侧偏移、PIP关节出现纽扣畸形及手指呈天鹅颈样挛缩。在手腕中，经常出现永久性的伸展功能丧失。腱鞘炎可能会导致手腕背侧出现肿块，压迫正中神经。由此导致的腕管综合征通常是可逆的，但如果发展至大鱼际隆起，神经损伤将是永久性的。

足

跖骨头的侵蚀可导致腹侧半脱位。结果是跖骨头承受的重量增加，会形成有痛感的老茧。侵蚀性疾病可能在MTP关节中无症状。

髋关节和膝关节

当负重导致剧烈疼痛时，这些关节的受累可能是严重残疾的一个原因。髋关节的第一个变化是不能内旋，然后是屈曲挛缩。病变是双侧的，但可能以某一侧髋关节为主。在膝关节，因滑膜积液引起的髌上囊膨胀很常见。如果压力迅速升高，可能会发生滑膜突出并在腘窝形成腘窝囊肿（Baker cyst），如果囊肿在小腿内破裂，会引起剧痛。膝关节不能完全伸展，之后会出现屈曲挛缩和步行困难。

其他关节

肘关节伸展可能会受限，并且经常出现鹰嘴滑囊炎。肩部受累表现为肩峰下或三角肌下滑囊炎或运动受限。肩袖的侵蚀导致肱骨头与肩峰向上半脱位，伴有疼痛。在颈椎，寰枢椎半脱位很常见，但通常没有症状。这种病变具有潜在的危险性，因为寰枢椎半脱位后可能直接压迫脊髓或脑干的血液供应；但上述情况非常罕见。颞下颌关节受累时，咀嚼或咬合时会感到疼痛，张口困难。股骨头缺血性坏死和椎骨骨质疏松与塌陷通常是皮质类固醇治疗的结果。

影像学表现

疾病早期的影像学表现有限，可能只是关节周围软组织肿胀和关节附近骨质减少。当软骨被破坏时，关节间隙会出现相对均匀的狭窄，该病变可能在症状出现后 2 年出现。关节边缘出现关节周围软骨下侵蚀，形成血管翳，关节间隙消失。上述影像学表现是预后不良的标志，提示未来可能出现残疾。

血清学表现

RA 患者可以检测到多种自身抗体。最具特征的是 RF 和抗环瓜氨酸肽抗体（ACPA）。它们在 RA 中经常出现，是病因学和诊断的依据。特异度较低的是抗核抗体（ANA）和炎症生物标志物［C 反应蛋白（CRP）和红细胞沉降率（ESR）］。

类风湿因子。RF 是一种 IgM 抗体，以自身免疫活动中形成的 IgG 抗体的 Fc 片段为靶抗原。最终患上 RA 的患者约有一半会出现 RF 阳性，而在症状出现之前，就有可能已经出现 RF 阳性。尽管约 25% 的确诊 RA 是 RF 阴性，但 RF 阳性在临床"诊断"的 RA 中更为常见。RF 阳性可见于患有其他自身免疫性疾病的人［如，系统性红斑狼疮（高达 25%）、幼年型 RA（高达 25%）和干燥综合征（50% ~ 75%）］。在没有类风湿疾病症状的人中，约 5% 的人有低滴度的 RF。RF 阳性程度与疾病严重程度相关；滴度较高的患者更容易有皮肤结节、关节外表现和更具侵袭性的关节病变。

抗瓜氨酸肽抗体。这些抗体是针对已经"瓜氨酸化"的滑膜肽形成的（蛋白质翻译后修饰，将目标肽上的 N 端氨基酸从精氨酸转化为瓜氨酸），"瓜氨酸化"改变了这些肽的免疫原性，是自身反应性 B 细胞免疫反应的一部分。瓜氨酸化的滑膜多肽是 ACPA 作用的纤维蛋白脱亚胺链。ACPA 在疾病早期出现，通常在症状出现之前形成，但不是病因；对于 RA 来说相当特异，在大约 60% 的患者中可检测到，在其他自身免疫性疾病中非常少见（< 2%）。它们的特异度和早期出现使它们颇具诊断价值（见诊断部分）。

其他血清学表现。急性期反应物（如 CRP 和 ESR）的血清水平与疾病活动相关，但不能预测临床病程。ANAs 有时见于 RA，但无特异性。抗单链 DNA 抗体也见于系统性狼疮、干燥综合征和药物诱导的结缔组织疾病中。

关节外表现

尽管高达 50% 的 RA 患者可能表现出某种形式的关节外疾病，但关节外表现在具有持续症状和高滴度 RF（所谓的血清阳性疾病）的患者中最为突出。

肺部表现包括间质改变、肺部结节和胸膜炎。后者表现为胸腔积液，其中葡萄糖（5 ~ 20 mg/dl）和补体水平极其低，白细胞计数（5000/mm^3）低，乳酸脱氢酶水平高。伴或不伴胸膜痛。也可能出现无症状的心包积液。

干燥性角膜结膜炎（干燥综合征）与 RA 有很强的相关性，高达 15% 的患者有干燥性角膜结膜炎。5% ~ 10% 的 RA 患者存在脾大，淋巴结病也不少见。偶有患者合并 RA、脾大和中性粒细胞减少症（Felty 综合征）。中性粒细胞减少症可能很严重，但关节炎通常是不活动的。其他特征包括慢性腿部溃疡、淋巴结病和冷球蛋白血症。脓毒血症的风险很高。

血管炎是导致多种全身性症状的原因，包括发热、多发性单神经炎、雷诺现象、慢性腿部溃疡、消化道黏膜糜烂、指或趾局灶性缺血和坏死性中动脉炎。大部分 RA 患者都存在慢性贫血。

动脉粥样硬化性疾病在 RA 患者中很普遍；心血管疾病的发病率和死亡率增加，早期疾病标志物，如颈动脉粥样硬化很常见。虽然 RA 的一些治疗会增加心血管疾病的风险（见下文讨论），但 RA 似乎是心血管疾病的独立危险因素，可能与 RA 相关的广泛的炎症及其对动脉粥样硬化的影响有关（见第 31 章）。

RA 的骨质疏松症风险加倍，如果使用糖皮质激素治疗，骨质疏松症的风险会更高。

临床分期

在第一阶段，患者没有任何症状或体征，只是将相关抗原呈递给免疫易感宿主。第二阶段，滑膜的血管周围区域有组织地进行免疫应答，其特征是 T 细胞数量增加、B 细胞增殖和分化、抗体产生、滑膜细胞增加和新血管形成。晨僵是因为关节积液增加。由于浅表血管未受累，所以关节是温暖的且没有红斑。在第三阶段，由于第二阶段的病理生理过程仍在继续，关节外表现日益明显。在第四阶段，增生的滑膜具有侵袭性，损伤软骨、骨骼和肌腱。

临床病程和预后

该病的自然病程通常表现为加重和缓解交替进行。约 40% 未行改善病情治疗的患者 10 年后残疾，但结局差异很大。一些患者具有相对自限性，而另一些患者则是慢性、进展性疾病。对关节损伤早期监测技术的发展有助于了解疾病早期关节损伤的普遍性和重要性，而这一观点既往并未得到重视。出现临床症状后的前 3 个月对临床病程和预后特别重要——在此期间进行干预，即使只是短暂的治疗，也与最佳治疗结局相关（见下文讨论），故被称为“机会之窗”。

虽然在最初阶段很难预测病情的进展，但 *HLA-DRB1*04/04* 基因型、RF 或抗 CCP_2 血清滴度高、关节外表现、大量小关节受累、年龄小于 30 岁、女性和全身症状都与不良预后相关。如上所述，关节损伤的影像学表现也是如此。*HLA-DRBI* 位点还与影像学严重程度、死亡率增加和对 TNF 抑制剂的反应有关。隐匿发作也是一个不良征象。疾病持续活动超过 1 年很可能导致关节畸形和残疾。活动期仅持续数周或数月，随后自发缓解的病例预后较好。RF 阴性预后不一定良好。延误诊断和治疗会影响治疗的结局。关节损伤通常在症状出现后的前 3 个月内开始，此时采取改善病情治疗可达到最佳效果。提示预后不良的其他实验室标志物包括骨损伤的早期影像学证据、慢性持续性贫血和 C1q 补体的升高。

据报道，RA 患者的总死亡率是普通人群的 2.5 倍。患有严重关节和关节外疾病的患者，其死亡率接近三支冠状动脉病变或Ⅳ期霍奇金病患者的死亡率。感染（尤其是肺炎）、血管炎和营养不良死亡率高，但大多数是死于动脉粥样硬化疾病的并发症。癌症的死亡率没有变化。

大多数关于残疾率的数据是来自管理重症转诊患者的专科。初级社区医疗机构就诊的患者信息很少。据估计，即使在患病 10 ～ 15 年之后，这些患者中仍有超过 50% 的人可以全职工作，1/3 的患者仅间断轻度发作，另外 1/3 可自发缓解。

如前所述，随着有效的改善病情疗法的出现，关节破坏将可以避免——高达 80% 的患者可达到缓解或仅出现轻度症状。及时应用减弱或阻断免疫炎症过程的治疗方案可以阻止或大大减缓疾病的进展，并预防或限制永久性关节损伤，特别是症状出现后不久即开始治疗的（见管理原则部分）。

诊断和检查 [5,8-9,16-27]

及时应用改善病情疗法可预防严重关节损伤，这使早期检测成为重点。疾病活动仅持续 3 个月就可能导致亚临床但重要的关节破坏，因此尽早识别疾病和治疗至关重要。早期症状和体征缺乏特异度以及缺乏单一明确的实验室检查影响疾病的早期识别。误诊很常见；在对该问题进行的一项研究发现，从症状出现到诊断的平均时间为 36 个月。然而，有一系列证据表明，RA 的临床表现和一些相关的血清学变化具有足够的特异度以帮助早期诊断。

诊断

尽管目前还没有正式的 RA 的诊断标准——只有出于研究目的而面向同质化人群得出的分类标准（表 156-1）——但参考该标准有助于早期临床识别可能患有 RA 并需要进一步检查的患者。主要参数包括受累关节的数量和分布、症状持续时间和血清学。以下是诊断 RA 最关键的因素：

- 掌指和（或）跖趾关节晨僵持续 30 min 及以上
- 掌指和（或）跖趾关节疼痛和肿胀
- 自身抗体（ACPA、RF）阳性

虽然临床表现不具有特异性，并且其他疾病也可以出现类似的临床症状（见第 146 章），但持续超过 6 周并伴有自身抗体阳性应高度怀疑 RA。≥ 6 分提示患者“患有 RA”。最新的数据显示灵敏度为 81%，特异度为 61%，与之前的版本相比，灵敏度提高了 11%，但特异度降低了 4%。

一些背景知识有助于理解使用分类标准进行诊断的问题：多年来，许多人批评将分类系统用于患者管理中，因为其相对较高的特异度导致灵敏度不足，阻碍了患者在早期治疗反应最好的时候被诊断。为了实现更及时的诊断，国际专家小组制定了这套新标准。主要包括：

表 156-1 类风湿关节炎分类及随访情况

分类	分数
关节分布（0 ～ 5 分）	
1 个大关节	0
2 ～ 10 个大关节	1
1 ～ 3 个小关节（大关节未统计）	2
4 ～ 10 个小关节（大关节未统计）	3
＞ 10 个关节（≥ 1 个小关节）	5
血清学（0 ～ 3 分）	
RF 阴性和 ACPA 阴性	0
RF 弱阳性或 ACPA 弱阳性	2
RF 强阳性或 ACPA 强阳性	3
症状持续时间（0 ～ 1 分），周数	
＜ 6	0
≥ 6	1
急性期反应物（0 ～ 1 分）	
CRP 正常，ESR 正常	0
CRP 异常或 ESR 异常	1

美国风湿病学院 - 欧洲抗风湿联盟分级标准（adapted from Aletaha D，Smolen JS. Diagnosis and management of rheumatoid arthritis：a review. JAMA 2018；320；1360）；有 6 分或 6 分以上的患者可归类为患有类风湿关节炎（RA）。目前尚无 RA 的诊断标准。必须由医生根据患者的特征来明确诊断，可能偶尔会与分类标准不同。分类标准旨在识别患者，以考虑参与临床研究，提供同质化的研究人群。分类标准可以帮助诊断，在教学中经常使用。

ACPA，抗瓜氨酸肽抗体；CRP，C 反应蛋白；ESR，红细胞沉降率；RF，类风湿因子。

- 建议对至少有一个关节且有明确滑膜炎（肿胀）临床证据但不能用另一种疾病解释的所有患者进行检测
- 评分系统侧重于：
  - 受累的外周关节数量，尤其是小关节
  - 血清学检测结果（RF、ACPA）——至少一项检测呈阳性
  - 急性期反应物检测结果（红细胞沉降率或 C 反应蛋白）——至少一项升高
  - 症状持续 6 周或更长时间——不是必要的

值得注意的是，晨僵已被取消作为主要标准，因为它的发作可能会延迟。有学者担心，灵敏度的增加将导致假阳性诊断的增多、许多人不必要地采取改善疾病的治疗、潜在的不良免疫抑制后果和高昂的成本。新标准是否会改善结果或只是增加治疗的成本和不良后果仍有待确定，但新标准已在国际上获得专家共识，正在实施研究，并可能出现在临床实践中——读者应该知道它们。

实验室研究

血清学检测虽然不是特别敏感，但可以增加诊断的特异度，在疾病的早期阶段当患者出现非特异性滑膜炎时，尤其有用。ACPAs 实用检测方法的出现增强了血清学检测对诊断的贡献。

检测抗瓜氨酸肽抗体——CCP_2 抗体检测

RF 诊断 RA 的准确性欠佳（见下一节）促使人们对其他血清学标志物的探索，这些标志物可以更准确地在早期确认 RA 诊断。从滑膜中提取的瓜氨酸多肽和以其为靶点的独特抗体（ACPAs）的发现，有助于探索早期诊断的分析方法。

第二代测定方法［标记的抗环瓜氨酸肽抗体（CCP_2 抗体），因为它们在抗原制剂中添加半胱氨酸（这会导致靶蛋白变成环状，从而更具抗原性）］现在已广泛使用。系统回顾发现在 RA 早期阶段应用的测试准确性优于 RF（总灵敏度，58% vs. 56%；总特异度，96% vs. 86%；阳性似然比为 12.7；阴性似然比为 0.45）。这样的测试特征表明该测试对诊断最有用，但不能用来排除诊断。对于典型的早期疾病表现为新发滑膜炎的患者，RA 的前测概率约为 45%；具有阳性 CCP_2 抗体测试结果将测试后的概率提高到 90% 以上，这在许多人的认知中足以开始疾病缓解治疗。

CCP_2 抗体可以在症状出现之前和在有症状的前 3 个月内检测到 ACPA，这是最有可能限制关节损伤的治疗时期（见下文讨论）。与 RF 相比，CCP_2 抗体的早期出现、检测灵敏度更好和大幅增强 RA 的诊断特异度使它们成为 RA 血清学检测的首选方法。典型的滑膜炎患者有大约 40% 的 RA 前测概率。阳性似然比为 12.7，阳性测试将后测概率增加到 90%，足以开始疾病缓解治疗。虽然对诊断有用，但低灵敏度和适度阴性似然比（0.45）使得该测试对排除 RA 帮助不大。

由于比 RF 测试更准确，CCP_2 抗体测试可能可以代替 RF 使用。尚未发现联合试验可提高灵敏度或特异度。该测试也可能具有一些预后意义，

阳性和更高的滴度与影像学进展的风险增加相关。CCP_2 抗体比 RF 测试成本更高，但早期治疗带来的好处应该使这种测试非常具有成本效益。正在开发检测 ACPA 的新方法（例如 CCP_3 抗体），并有望以更低的成本提供改进的测试特性。

类风湿因子

RF 检测的是针对自身免疫产生的变性 IgG 的 IgM 抗体。如果 RA 的前测概率至少为中等，则 RF 检测可以帮助支持诊断，但据报道，该方法的总灵敏度为 56%，总特异度为 86%，因此测试的准确性有限。一般而言，符合严格的 RA 临床标准的所有患者中有 70% ～ 80% 最终变为 RF 阳性。然而，由于缺乏特异度，该测试不能像 CCP_2 抗体检测那样判断疾病。如前所述，RF 的存在并非 RA 独有：RF 阳性也出现在许多其他炎症性疾病中（例如，系统性狼疮、亚急性细菌性心内膜炎、血管炎，甚至病毒感染）；5% ～ 15% 的“正常”人（百分比随年龄增加）也表现出滴度较低的 RF 阳性。RF 阴性并不能排除 RA，因为 20% ～ 30% 的确诊 RA 患者仍保持 RF 阴性。RF 滴度越高，诊断为 RA 的可能性就越大，发生侵袭性疾病的风险就越大。已发现 IgM RF 在症状出现前数年阳性，可能有助于早期诊断，但由于 CCP_2 抗体检测具有更好的特异度，该检测的效用正被抗 CCP_2 抗体检测取代。

急性期反应物——红细胞沉降率和 C 反应蛋白

急性期反应物是肝在炎症或组织坏死时合成的蛋白质。它们包括纤维蛋白原、结合珠蛋白、凝血因子、补体、铁蛋白和白蛋白。通过对它们的检测，如 ESR 和 CRP，可以提供敏感但非特异性的炎症证据，有助于诊断和监测炎症性疾病，如 RA。然而，即使在症状和体征出现前短时间测量，它们在预测发生临床 RA 的风险方面也没有多大用处。尽管有这些限制，但它们的灵敏度导致它们被纳入了早期 RA 诊断的新共识标准（见上文讨论），并且可用于监测疾病活动。CRP 水平比 ESR 对炎症疾病活动的变化反应更快，使其成为更敏感的测试；然而，它的性能不如 ESR 的 1 小时的方便性和简单性。

其他血清学研究

干燥综合征是 RA 的常见并发症。如果会对治疗产生影响，当临床怀疑（眼干、口干）时，可以考虑进行干燥综合征相关抗原（SSA）检测（见第 146 章）。ANA 检测在 RA 诊断中没有作用。

影像学研究

影像学检查的结果没有进入 RA 诊断的共识标准，因为影像学改变通常要到临床病程的后期（最多 2 年），此时关节损伤已经发生，限制了它们对早期诊断的作用。然而，平片上关节损伤的出现有助于识别有致残疾病风险的人。

在平片上，最早的影像学表现是关节周围软组织肿胀和骨质减少。关节周围软骨下骨侵蚀是 RA 的一个特征性影像学表现，在临床发作后数月至数年间开始出现在关节翳已形成的关节边缘，并预示着未来的功能衰退。随着关节被破坏，关节间隙均匀变窄。

磁共振成像（MRI）已被研究作为改善 RA 早期识别的一种手段。它比临床检查和平片更敏感。研究中发现，通过 MRI 检测初期骨水肿可预测多年后的骨侵蚀。MRI 的使用是否足够特异，以及增加的成像成本是否被更好的结果所抵消，仍有待确定。

超声为早期疾病检测和风险分层提供了一种比 MRI 更便宜的替代方法。它提供的横断面成像可以证明炎性关节病中的滑膜增厚和渗出。该方式在确定滑膜炎和糜烂的程度方面比临床检查和平片更敏感，并且可以在临床中更早地用于确定关节炎症的存在。影像学上隐匿的渗出液、滑膜增生和小的边缘侵蚀可以通过超声检测，对初始检查和治疗监测都很有用。

基因组检测

虽然某些基因型与不良预后相关（如 *HLA-DRB1*04/04*）并且其他非 HLA 基因突变与 RA 相关（如 *PTPN22*、*STAT4*、*TRAF1-C5*），但目前还不建议常规进行基因组学检测来进行诊断或治疗规划。大多数自身免疫性疾病是多基因的，涉及多个易感基因的复杂相互作用。目前对这些遗传决定因素及其相互作用知之甚少，在诊断上还没有实用性，但它们作为预后指标是有希望的［例如用于总体预后的 *HLA-DRB1**04/04*（见下节）和表示 CCP 抗体阳性 RA 风险的 *TRAF1-C5*］。

识别患 RA 风险最高的人群

从一开始就很难将可能发展为 RA 的人与患有自限性多关节炎（例如由于病毒导致的疾病引起的）的人区分开来，但已经确定了许多潜在有用的预后指标。最好的预测因素是广泛的外周小关节多关节炎、自身抗体的存在（例如 CCP_2 抗体检测的高滴度）以及症状持续时间超过 6 周。当临床表现不明显且初始血清学检测呈阴性时，可能需要进行 3 ～ 12 个月的密切观察。超声和 MRI 成像研究可以通过检测炎症性关节变化的范围和严重程度来帮助进行风险分层。

识别预后最差的人群

临床发现、血清学结果和影像学研究显示出严重活动性疾病的人提示预后不良，需要早期积极治疗。正在进行的关于风险遗传决定因素的工作表明，HLA-DRB1 的单倍型分析可能会改善治疗计划，因为它的存在与更严重的影像学变化、更高的全因死亡率和更好的抗 TNF 治疗反应相关。虽然其中一些关联很强，但另一些关联很有限。需要做更多的工作来证实最初的发现，并明确基因组测试的潜在贡献。

管理原则

目标和策略 [1,4,10,19,28–40]

随着可以阻止或减缓疾病进展的疾病改善治疗的出现，RA 治疗的目标已经从缓解症状扩展到改变病程并实现降低疾病水平。保护关节功能和预防关节破坏已成为可实现的目标，从而增强功能并显著减少残疾。

对关键介质及其在 RA 中破坏自身免疫和炎症作用机制的认识迅速扩展，催生了大量能够显著限制关节损伤和改善结果的新药物。它还重新认识了早期、更深入地应用传统疾病缓解药物的好处。免疫调节、疾病缓解治疗不再限于普通抗类药治疗失败的患者，可作为一线治疗迅速实施。人们认识到永久性关节损伤很早就开始了，及时应用免疫调节治疗即使不能阻止疾病进展也可以减缓，这已经显著改变了管理策略并重新安排了治疗优先次序。

尽管 RA 治疗计划的设计、实施和调整最好在咨询风湿病学家的指导下进行，但基层全科医生和团队需要了解该计划的总体设计、目标和监测参数。

早期启动改善病情治疗和靶向治疗

早期开始改善病情治疗已成为医疗标准——在症状出现后 3 个月内开始治疗效果最好，在不可逆的关节损伤出现之前，即所谓的 RA 治疗机会窗口。在此期间实施强化免疫调节治疗时，反应率和效果最大化，这是关节损伤的最早阶段，如果不停止，可能会导致关节破坏。早期治疗的目标是诱导“缓解”（即没有症状和体征），与提高短期和长期疗效相关。

治疗缓解代表一种“严格控制”策略，最好通过医患共同扶持来实施。目标是缓解症状和体征，并保留或恢复日常功能。定期进行临床、影像学和血清学参数的监测，并根据预期结果调整治疗方案。如果在 3 个月内改善不到 50%，则强化治疗；如果 6 个月内未达到缓解或接近缓解的治疗目标，则更换治疗方案。

与缺乏预设治疗目标的传统治疗相比，这种严格控制的策略可改善身体功能、减少关节损伤并产生更好的疗效，尤其是在疾病发作的前 3 个月内进行时。对一个严格控制目标的持续治疗也会产生更好的长期疗效。

协作治疗：风湿病学家、护士教育者和团队成员的贡献

RA 的有效管理需要协作努力，需要基层医疗实践内外的众多专业人士包括咨询风湿病学家、护理教育者、职业和物理治疗师以及基层医疗家庭团队成员的具体贡献。

特别重要的是安排与风湿病学家的早期咨询，以设计和实施全面的改善病情计划。改善病情药物的复杂性、成本和潜在的严重不良反应需要专家在处方和使用方面的指导，类似于癌症化疗。需要定期回访以系统评估疾病活动性和对治疗的反应，使用经过验证的工具，如疾病活动评分（DAS）和美

国风湿病学会反应标准（例如 ACR 20 和 50，规定对治疗反应的标准为关键症状减少 20% 或 50%）。这些工具有助于指导管理决策（见疾病活动监测）。

经过特殊培训的护理教育者，当被纳入 RA 患者的护理团队后，可以改善预后。他们在患者教育中的特殊作用可以增强患者的自给自足和日常功能，并减少疼痛、抑郁和就医次数。

有疑难的关节损伤或疼痛的患者可以从职业治疗师和物理治疗师的工作中受益，他们教授有用的方法和锻炼，最大限度地发挥功能并减少残疾。家庭医疗团队成员对于提供情感支持和教育、促进对治疗计划的依从性以及监测结果和不良反应的贡献至关重要。

个性化治疗方案的设计

与任何慢性病治疗计划一样，其设计需要个性化，考虑患者的个人目标、生活方式以及家庭/工作环境和责任。注意患者的情绪和对治疗的态度也很重要。成本是一个越来越重要的考虑因素，生物疗法的成本非常高。平衡的、多方面的、个性化的治疗方法有助于最大限度地提高依从性并获得最佳结果。未来，基因和生物标志物分析应该有助于个性化治疗计划，帮助选择最有可能使患者受益的治疗方法并避免其他不必要的疗法。

药物治疗概述

已经出现了几类能够改变 RA 病程的药物：①传统的小分子免疫抑制剂，称为传统合成改善病情抗风湿药（csDMARDs；例如甲氨蝶呤、羟氯喹、柳氮磺吡啶）；②糖皮质激素，具有快速的免疫抑制和抗炎作用，既可以作为改善病情治疗的桥梁，也可以作为治疗疾病急性发作的手段；③大分子药物，主要是人源化抗体，标记为“生物反应调节剂”或“生物制剂”，可抑制免疫炎症过程的特定介质或促进剂，分为肿瘤坏死因子（TNF）抑制剂和非 TNF 抑制剂（例如 IL-1 抑制剂、抗 B 细胞药物和共刺激信号调节剂）；④合成靶向小分子药物，Janus 激酶（JAK）抑制剂。

生物制剂和 JAK 抑制剂明显地优化了 RA 治疗，显著提高了反应率并改善了治疗结果。由于耐受性良好，它们已成为治疗的主要方法，治疗多达 50% 的 RA 患者。然而，它们极高的成本（表 156-2）、经常需要胃肠外给药以及免疫抑制副作用重新点燃了人们对传统 DMARDs 的兴趣，尤其是在开始治疗时。当后者在早期作为单一疗法或多药方案（作为联合 DMARD 方案或与生物制剂联合使用）应用时，它们可以对疾病活动和进展产生显著影响。它们的低成本和便捷性（即口服给药）使它们成为经济有效的一线疗法。

一线药物治疗——传统合成改善病情抗风湿药和糖皮质激素[41-57]

早期开始（症状出现后 3 个月内）一线改善病情治疗提供了实现缓解和最大限度降低永久性关节损伤风险的最佳机会。症状、关节功能和生活质量都得到改善；生存期可以延长。可以达到接近 75% 的反应率，许多患者的症状完全缓解。

一线治疗通常从传统的 DMARD（最常见的是甲氨蝶呤）开始。对于疾病侵袭性特别强或无反应的患者，添加生物制剂或使用联合 DMARD 疗法（使用具有互补作用模式的药物）可以增强控制，而不会大幅增加毒副作用（类似于癌症联合化疗）。在治疗开始时在甲氨蝶呤中加入低剂量的泼

表 156-2 治疗类风湿关节炎的部分药物的相对成本[a]

药物和剂量	每月相对成本
抗炎药物	
肠溶阿司匹林，3.6 g/d	1.0
布洛芬 800 mg TID（普通）	1.2
萘普生 500 mg BID（普通）	1.8
塞来昔布 200 mg BID	9.5
改善病情抗风湿药物	
甲氨蝶呤 17.5 mg/w	4.2
磺胺嘧啶 2 g/d	2.3
羟氯喹 400 mg/d	2.4
来氟米特 20 mg/d	15.5
泼尼松（普通）10 mg/d	0.4
生物制剂	
抗 TNF	2000 ～ 4000
靶向生物制剂	3000 ～ 18 000
JAK 抑制剂	2000 ～ 4000

[a] 一个月供货，批发价（根据医疗信提供的数据进行估计。Drugs for rheumatoid arthritis. Med Lett 2018；60：123）。
BID，每日两次；TID，每天三次。

尼松可提高疗效，并减少对联合治疗和生物制剂的需求。优化这些强效药物的安全和有效使用需要与风湿病学家咨询和协调，以及基层全科医生和家庭医疗团队对其正确使用和了解潜在不良反应。

一线传统合成 DMARDs

改善病情治疗通常从小分子、口服活性的传统合成药物开始，即所谓的 csDMARD。一线 csDMARDs 包括甲氨蝶呤、羟氯喹、柳氮磺吡啶和来氟米特。甲氨蝶呤通常是首选药物，它有效、口服有活性、可滴定、耐受性好且相对便宜。不能耐受甲氨蝶呤的患者可以开始使用另一种一线 DMARD 药物，例如来氟米特，其疗效相当，但副作用更多，或羟氯喹，后者耐受性更好但效力较差——可用于轻症患者。

由于 csDMARD 的临床作用可能需要 6 周到几个月的时间才能显现，因此初始治疗通常在开始时添加低剂量泼尼松（例如 10 mg/d）联合治疗以迅速缓解症状并最大程度地减少早期关节损伤。一些人认为，在初始 csDMARD 治疗开始时使用低剂量泼尼松应该成为医疗标准，因为它可以提高反应率、改善结果，并减少对额外治疗的需求（见下文关于泼尼松使用的讨论）。

长期使用 csDMARD 治疗似乎是必要的，因为停药后疾病活动会复发，但在开始时使用强化治疗（治疗至症状缓解）可能会随着时间的推移逐渐减量。尽管如此，即使是有限的疗程（尤其是在前 3 个月的机会窗口期）也可以提供一些持久的益处（例如更好地保护关节）。需要更多数据来确定最佳治疗持续时间。

使用 csDMARD 的药物可能会引起较大的药物相关毒性，治疗成本可能相当高（表 156-2），但 csDMARD 的疗效使其具有合理的成本 - 效益（见下文讨论），并强烈建议早期和充分应用。了解药物作用方式、起效时间、疗效和不良反应的重要差异对于理解药物选择、使用和监测非常重要。

甲氨蝶呤。这种首选 csDMARD 是一种抗代谢物，可抑制嘌呤生物合成（对快速增殖的细胞如类风湿关节炎关节翳细胞至关重要）。它可有效减轻症状、限制关节损伤和改善远期结果。改善心血管生存率与其使用有关。它具有良好的耐受性，是作用最快的改善病情药物之一，通常在 6 周内控制症状。它的功效与其他合成改善病情药物相当。

用法。治疗从低剂量开始（例如 7.5 ～ 15.0 mg/w），并根据需要每 1 ～ 2 个月以 5 mg/w 的增量在严格控制方案中增加，直到活动性关节疾病的体征消退（有效剂量范围，17.5 ～ 30.0 mg/w）。液体甲氨蝶呤制剂是最经济的选择。当需要高剂量或担心经口摄入（例如对治疗反应不佳、胃肠不适、口腔炎）时，使用胃肠外给药。该药物在孕期禁用，如果用于生育年龄的女性，则详细的患者教育以及避孕是必不可少的。

副作用。短期、低剂量治疗耐受性良好，但可能发生骨髓抑制、肝细胞损伤和特发性间质性肺炎。后者可能导致肺纤维化，早期识别很重要。肝细胞酶轻度、非进行性升高是常见的，尽管经常降低剂量，并且需要仔细监测，但这不是继续治疗的禁忌证。一般给予长期治疗且耐受性良好，但一旦甲氨蝶呤的累积剂量超过 1.5 g，发展为明显肝硬化的可能性仍然很低，但肝纤维化的风险可能开始增加。

禁止饮酒。补充叶酸（1 ～ 3 mg/d）可降低药物毒性风险但不降低疗效。阿司匹林和 NSAIDs 可减慢甲氨蝶呤排泄速度并增加胃肠道毒性。肾功能不全是使用的禁忌证。

通过实验室检查包括每 4 ～ 8 周进行一次全血细胞计数（CBC）、丙氨酸转氨酶、白蛋白、血尿素氮和肌酐来监测甲氨蝶呤治疗，尤其是在治疗开始时。大剂量累积后是否需要进行肝活检尚无定论，需要临床判断。

羟氯喹。这种所谓的抗疟药（由于其在疟疾中的应用）不如甲氨蝶呤有效，但耐受性更好，因此是轻症患者的初始改善病情疗法的合理选择。它还用作 csDMARD 与甲氨蝶呤和柳氮磺吡啶联合治疗的组成部分，用于治疗侵袭性或难治性疾病的患者。至少需要 4 ～ 6 周的治疗才能观察到效果，完全的疗效可能在 3 ～ 4 个月后才显现。

最严重的毒性作用是药物在视网膜内蓄积引起的视力损害（甚至失明）；当剂量限制在 200 ～ 400 mg/d 时，这种并发症极为罕见。对于长期服用羟氯喹或肾功能不全的患者，需要定期（每 6 ～ 12 个月）进行眼科筛查（但通常不会在基层医疗机构中实施）。尽管摄入量低于 6.5 mg/（kg・d）的患者出现视力损害的风险非常低，但许多风险增加的患者并未接受定期眼科检查。其他副作用包括耳鸣和眩晕。

柳氮磺吡啶。这种 csDMARD 在其他自身免疫性疾病（例如炎性肠病）中具有长期的疗效和安全性，并已证明具有预防关节侵蚀的能力。对于轻度 RA 患者，它可作为甲氨蝶呤的替代品，并且疗效可能优于羟氯喹。当用作单一疗法或与甲氨蝶呤和羟氯喹联合治疗重症疾病时，其安全性使其成为流行的一线改善病情药物。

对其磺胺基团的超敏反应很常见，因此其在磺胺过敏患者中的使用受到限制。由于偶尔出现的肝细胞损伤和轻微的骨髓抑制，需要定期检查 CBC 和转氨酶水平（每 2 ～ 4 周一次，持续 3 个月，然后每 3 ～ 4 个月一次）。胃肠道不适（厌食、恶心、呕吐、腹泻）更为常见。已发现可逆性少精子症。

来氟米特。来氟米特是一种嘧啶合成抑制剂，可干扰活化的淋巴细胞等快速增殖细胞的细胞周期。从理论上讲，它的作用是甲氨蝶呤的补充，可用作补充或替代疗法。在与甲氨蝶呤的安慰剂对照比较研究中，它显示出相似程度的改善病情活性，但耐受程度不完全相同，更有可能引起腹泻和过敏性皮肤反应。与甲氨蝶呤联用可提高反应率，但也增加肝毒性风险。对于不能耐受甲氨蝶呤的人，可以尝试使用它作为替代品。它在孕期是禁用的，需要在开始治疗前使用避孕措施和阴性妊娠检查。由于半衰期长且代谢产物活跃，因此女性在尝试怀孕之前，必须使用考来烯胺来积极清除药物。

米诺环素。这种四环素衍生的抗生素具有显著的抗炎和免疫抑制作用，包括抑制滑膜胶原酶、金属蛋白酶、淋巴细胞增殖和细胞分裂。它具有良好的耐受性，但与药物性狼疮有关，不应在孕期或哺乳期间使用。在需要改善病情治疗的患者中进行的随机、安慰剂对照试验提供了可喜的结果，虽然临床益处的程度似乎只是适中，因此只考虑用于疾病非常轻微的患者。

联合 csDMARD 疗法。对于数月后对甲氨蝶呤反应不足或出现侵袭性强和全身表现的患者，联合 csDMARD 治疗是一种选择。联合使用几种一线疾病缓解药物（例如甲氨蝶呤、羟氯喹和柳氮磺胺吡啶）可提高缓解率。不仅疾病控制得到改善，而且联合治疗还允许每种药物使用较小剂量，从而降低或至少最小化不良反应的总体风险。

与生物制剂相比，常规药物联合治疗在影像学结果方面表现不佳（这预示着最终的残疾程度），但在甲氨蝶呤单药治疗失败患者的工作损失天数、残疾、功能状态和生活质量方面表现相当。联合 csDMARD 治疗或生物 DMARDs（bDMARDs）是否应该成为甲氨蝶呤治疗失败患者的后续选择方案仍然是一个有争议和正在进行的研究主题，但它可以避免使用毒性更大的二线药物和采用极其昂贵的生物疗法以及相关的免疫抑制风险。成本 - 效益研究发现，三重 csDMARD 治疗比 bDMARD 更具成本效益，并且几乎同样有效。

糖皮质激素

作为 RA 最初的“神奇药物”，口服糖皮质激素（例如泼尼松）在 RA 的药物治疗谱系中占据中间位置，既具有抗炎作用（能够迅速缓解症状）又具有免疫抑制作用（有一些改善病情的潜力）。特别令人感兴趣的是糖皮质激素抑制细胞因子诱导的破骨细胞激活剂产生的能力，这可以解释泼尼松减少炎症关节骨侵蚀的能力。在一项大型随机试验中，在病程早期开始，在甲氨蝶呤单药治疗中加入低剂量泼尼松（10 mg/d），并持续 2 年（与双膦酸盐和维生素 D 联合使用）显著增强了关节功能保留，提高反应率，减少对治疗升级的需求，同时不会增加糖皮质激素不良反应的风险。即使在停止治疗后，治疗益处似乎仍然存在。这些结果表明低剂量糖皮质激素治疗作为 RA 初始阶段一线 DMARD 治疗的补充具有潜在的重要作用。有些人甚至会认为泼尼松是 DMARD。达到这些结果和最小化不良反应所需的泼尼松治疗的最小剂量和持续时间仍有待确定，但早期开始低剂量（即≤ 10 mg/d 泼尼松）似乎值得考虑，尤其是在治疗窗口机会期。

由于与高剂量、长期使用糖皮质激素相关的许多肌肉骨骼不良作用和全身影响（如骨质疏松性骨折、肌肉萎缩、韧带松弛、股骨头无菌性坏死、下丘脑 - 垂体 - 肾上腺抑制，见第 105 章），糖皮质激素通常降级为相对短期的低剂量疗程（例如≤ 10 mg/d 的泼尼松 4 ～ 8 周），以弥补 DMARD 治疗临床获益开始前的不足。每当使用糖皮质类固醇时，一旦症状得到控制，它们就会逐渐减少到最低有效剂量，并且通常在其他改善病情治疗开始后立即停用。是否需要长期、低剂量治疗（如试验中使用的 10 mg/d 泼尼松 2 年）来获得更好的结果仍有待确定。

有时，尽管使用了其他改善病情的药物，但仍需要更长时间的糖皮质激素治疗来维持疾病控制。此外，急性致残性发作可以通过重新开始一个疗程的低剂量治疗来缓解，使患者渡过难关，直到其他措施生效。肠外高剂量糖皮质激素治疗的唯一明确指征是危及生命的关节外疾病，如血管炎、心包炎或肺泡炎。如果出现血管炎或其他严重的全身并发症，则需要住院接受大剂量糖皮质激素治疗。当一个大的负重关节发生不成比例的炎症时，关节内注射长效糖皮质激素制剂可改善功能状态。然而，对同一关节反复注射类糖皮质激素可能会加速其退化并增加感染的风险。

生物 DMARDs 和其他靶向治疗 [58–78]

如前所述，对于 csDMARD 难治且极度侵袭性的 RA 的治疗，在 RA 自身免疫和炎症机制的理解方面取得了进展，导致了生物反应调节剂（主要是单克隆抗体）的开发。靶向生物疗法试图阻断自身免疫级联反应的特定关键要素（例如 TNF、IL-1、IL-6、B 细胞）。合成的靶向 DMARDs 主要集中于 Janus 激酶抑制。

尽管它们极其昂贵且大多数需要反复胃肠外给药，但这些药物可以显著改善疾病活动度、日常功能、生活质量和工作状态，并降低关节侵蚀率，尤其是在 csDMARD 难治性患者中。与 csDMARD 相比，生物制剂起效更快（数天至数周 vs. 数周至数月）并降低关节侵蚀的风险，反应率增加。对残疾、生存和心血管事件的最终影响仍有待最终确定。

生物制剂的使用引起了干扰细胞免疫的潜在不良后果的担忧。恶性肿瘤（特别是淋巴瘤）、严重感染（例如结核病和真菌感染）和脱髓鞘疾病的报告作为潜在的并发症已经出现（见下文讨论），需要在开始治疗之前与患者进行讨论和仔细权衡。转诊给风湿病学家对于设计任何涉及使用生物制剂的治疗方案都是必不可少的。

成本 - 效益也成为一个主要问题，因为和使用这些非常昂贵的药物有关的费用开始与劳动生产力提高所节省的费用相抗衡。成本 - 效益数据才刚刚开始出现。在甲氨蝶呤单药治疗早期疾病控制不佳的约一半患者中，可以通过实施一线 csDMARD 多药计划或添加低剂量泼尼松来减少对生物治疗的需求（见下文讨论）。如前所述，这样的计划在结果方面优于添加生物制剂，并且更具成本 - 效益。但是与生物制剂使用相关的临床获益和速度使得这类药物对患者和风湿病学家都非常有吸引力。高预算的广告活动和保险报销推动了对这些药物的需求，这些药物非常受患者和风湿病学家的欢迎。

按其对 TNF 的作用机制对生物制剂进行分类。

肿瘤坏死因子（TNF）抑制剂。能够灭活 TNF-α 的生物制剂包括依那西普（Enbrel）、英夫利西单抗（Remicade）和阿达木单抗（Humira）。所有这些药物都通过结合循环中的 TNF-α 使其失活，有些还杀死表达 TNF-α 的炎症细胞。许多对一线 DMARD 治疗无反应的患者在将这些药物中的一种添加到改善病情治疗的标准计划中时，表现出显著且迅速（在几周内）的反应改善。反应率提高了 2 ～ 5 倍，多达 70% 的患者症状至少减少了 20%；平均治疗反应率为 50%。与甲氨蝶呤联合使用可增强治疗反应，但联合生物疗法尚未显示出改善的结果，即使将具有不同作用模式的生物制剂一起使用也是如此。

依那西普（Enbrel）是一种由两个可溶性 TNF 受体与人 IgG 分子的 Fc 部分融合而成的融合蛋白，通过重组方法制备。英夫利西单抗是一种结合 TNF 并杀死表达 TNF-α 细胞的单克隆抗体，是第一个 TNF-α 灭活剂。它由移植到人 IgG 上的鼠 TNF 结合位点组成。

阿达木单抗（Humira）一种与 TNF-α 结合的人单克隆抗体，它也能杀死表达 TNF-α 的细胞。该类别中的另外两种药物已获 FDA 批准，可与甲氨蝶呤一起用于重度 RA 患者：戈利木单抗（Simponi），是一种高亲和力的人源抗 TNF 单克隆抗体，赛妥珠单抗（Cimzia），是一种人源化聚乙二醇化的抗 TNF 单克隆抗体。两者都是皮下给药，与其他抗 TNF 药物相同程度地提高了反应率、症状控制水平和疾病活动度。

不良反应。由于 TNF 具有重要的宿主防御和肿瘤监视功能，抑制 TNF 让人们产生对癌症和感染风险的担忧。早期研究表明恶性肿瘤（尤其是淋巴瘤）风险增加，但数据不一致。一项涵盖了超过

29 000 名研究对象的系统评价和 meta 分析未发现恶性肿瘤的总体风险显著增加，一个例外是接受甲氨蝶呤和一种抗 TNF 药物联合治疗的患者在 52 周时淋巴瘤的发生率增加两倍（每 1000 名患者中有 6 例，需伤害人数为 159）。然而，抗 TNF 药物的临床使用通常是长期的，而随机试验是有时间限制的，因此没有解决长期治疗的全部癌症风险。队列研究的最佳观察数据来自瑞典人口登记处。分析表明，使用 csDMARD 的 RA 患者（有或没有预先存在的癌症）与使用生物制剂相关的癌症风险没有区别，仅略高于普通人群。

抗 TNF 药物可使严重感染（例如肺结核，机会性细菌、病毒和真菌感染）的风险增加了两倍；然而，一项研究发现这种风险与接受联合 DMARD 治疗的患者相比并没有增加。英夫利西单抗的风险似乎最大，并随着同时使用糖皮质激素而增加。所有考虑接受 TNF-α 治疗的患者都应接受结核病筛查（见第 38 章）。活动性感染或潜伏性感染者应在开始抗 TNF 治疗前进行治疗。

由于这些药物具有抗原性，它们可能会产生抗体反应，并且有人担心此类反应可能会限制疗效或引发不良反应。这些药物会在注射部位引起局部刺激。经常出现 ANA 阳性，但真正的药物性红斑狼疮病例非常罕见。这些药物使用经验的积累，将有助于确定风险。

其他观察到的不良反应包括头痛和头晕，在接受输注治疗的患者中有时会出现充血性心力衰竭和脱髓鞘疾病（如多发性硬化）的恶化。英夫利西单抗的使用与肝细胞损伤有关。已注意到 LDL 胆固醇升高。

抗 TNF 药物的选择。一些风湿病学家首先从依那西普开始，因为它起效快（在给药后几天内），半衰期相对较短，可以快速确定药物毒性或不耐受性，并最大限度地减少任何不良反应的持续时间。对这类药物中的一种药物没有反应并不是尝试另一种药物的禁忌证，经常会发现有反应。

生物仿制药。随着最初的生物制剂专利开始失效，其他制造商也开始提供生物仿制药制剂。问题在于它们的有效性和安全性。对现有证据的系统综述表明，它们确实与参考的抗 TNF 药物具有生物相似性和互换性。疗效和不良反应相似，成本要低得多。最早获得 FDA 批准的药物之一是英夫利西单抗生物仿制药，还有一种是关于依那西普的。从参考药物到生物仿制药的过渡通常具有良好的耐受性，并且在大多数情况下不会失去对疾病的控制。

不能充分应答。对初始抗 TNF 治疗反应不佳的患者最好转向靶向治疗，而不是开始使用另一种抗 TNF 药物。

其他靶向生物制剂。这些药物攻击一系列特定的免疫调节因子，从白细胞介素和 B 细胞到共刺激信号和 Janus 酪氨酸激酶。此类药物通常保留用于对一种或多种 csDMARD 或 TNF 抑制反应不充分的重度 RA 或预后不良的中度疾病患者。与 TNF 抑制剂联合使用没有额外的好处，但与甲氨蝶呤联合使用可提高反应率和疾病控制。与 TNF 抑制剂一样，感染和恶性肿瘤的风险增加。

白细胞介素 -6（IL-6）抑制剂。托珠单抗（Actemra）是一种人源化单克隆抗体，可抑制 IL-6 与细胞表面受体的结合。每月一次静脉内给药。起效相对较快（仅需 2 周）。不良反应包括输液反应、中性粒细胞减少、肝酶升高、血脂异常和血压升高。更令人担忧的是严重感染的报告（如结核病），胃肠道穿孔（主要是与 NSAID、甲氨蝶呤或糖皮质激素的联合使用导致的憩室病）、过敏反应以及脱髓鞘疾病和恶性肿瘤的风险增加。

阿那白滞素（Kineret）是一种针对白细胞介素 1 受体的重组白介素 1 抑制剂。因为它是 bDMARD 中效果最差的，所以通常不推荐使用。与 TNF 拮抗剂联合使用会将感染风险增加到无法接受的高水平。与许多其他生物制剂不同，恶性肿瘤的风险似乎降低了。

抗 B 细胞疗法。利妥昔单抗（Rituxan）是一种嵌合抗 CD20 单克隆抗体，可攻击 B 细胞；它已用于非霍奇金淋巴瘤的治疗。对 B 细胞的作用使它在 RA 中得以应用。在甲氨蝶呤治疗的基础上增加间隔 2 周的两次静脉输注可以显著和持续地改善疾病活动度和功能状态。治疗可以根据需要每 6 个月重复一次。严重感染的风险较低（总体抗体产生未受损），但发生了严重的输液反应和过敏反应，需要在输注前 30 分钟静脉注射甲泼尼龙（50 ~ 100 mg）。乙型肝炎感染重新激活和进行性多灶性脑白质病的罕见病例（每 100 000 人住院 0.4 例）已有报道。建议在开始治疗前筛查乙型肝炎。每剂成本极高，但与抗 TNF 药物相比，由于给药频率低而抵消，使总成本更具可比性。

选择性共刺激信号调节剂。阿巴西普（Orencia）是一种融合蛋白和选择性共刺激信号调节剂，靶向 T 细胞激活的替代途径。它对抗 TNF 治疗反应不足的患者产生显著的临床改善，并可作为补充甲氨蝶呤的替代生物制剂。它可以静脉内和皮下给药，提供治疗频率的选择。输注副作用包括头痛、头晕、血压升高和罕见的过敏反应。据报道，常见细菌感染增多，但结核病灶没有增多。

JAK 酶抑制剂。寻找可以口服的靶向小分子药物（避免了典型的非肠道给药）已经引起了人们对抑制酪氨酸激酶的兴趣。阻断介导免疫效应细胞表面细胞因子信号转导活性的 JAK 会阻碍 RA 疾病的活动。托法替尼和巴瑞替尼（两种首批获准用于 RA 的口服 JAK 抑制剂）的随机试验发现，当与甲氨蝶呤联合用于患有严重无治疗反应疾病的患者时，它们等同于或优于抗 TNF 治疗。据报道，12 周时在功能、不适和影像学变化方面的反应率为 50% ～ 70%。当用作一线治疗时，效果超过甲氨蝶呤。恶性肿瘤（尤其是淋巴瘤）和机会性感染的风险增加，以及有报告称血脂异常（低密度脂蛋白升高）、血清肌酐升高和血液学参数抑制，需要在实施和持续监测之前仔细考虑。

在治疗方案和策略中进行选择（表 156-3）

在遗传分析和其他有希望的方法来设计个性化治疗计划之前，改善病情的治疗选择在很大程度上仍然是经验性的，并且风湿病学家在 RA 治疗方面经验丰富。当疗效大致相当时，患者通常会根据便利性、成本和安全性进行选择。当前的共识指南基于疾病持续时间、疾病活动的严重程度、任何不良预后因素的存在以及对先前治疗的反应，强调需要及早开始治疗（在症状出现的前 3 个月内），治疗目标集中在缓解症状和体征。

有助于最大限度地提高反应率并最好地实现早期缓解的方法包括使用多药 csDMARD 计划、皮质类固醇补充剂和甲氨蝶呤 / 生物联合疗法。最大限度地提高成本效益和负担能力的策略包括从甲氨蝶呤开始，利用多药 csDMARD 计划代替添加生物制剂，并用低剂量口服糖皮质激素补充 csDMARD 治疗，对 csDMARD 难治性患者、无行为能力的患者、伴有不良预后迹象的中度疾病患者给予生物制剂和 JAK 抑制剂。

成本 - 效益分析发现，就每个质量调整生命年（QALY）的成本而言，csDMARD 治疗的早期干预比将 csDMARD 降级为二线治疗的旧顺序方法更具成本效益。尽管可能需要联合治疗（例如甲氨蝶呤 / 羟氯喹 / 柳氮磺胺吡啶）来达到临床可比的结果，但在大多数人中，初始使用常规 csDMARD 似乎比开始使用生物制剂更具成本效益。与使用生物制剂相关的更好的影像学结果是否会转化为显著减少残疾，并通过减少工作损失的时间产生额外的成本节约，抵消生物制剂治疗的非常高的成本，还有待观察。

表 156-3　治疗类风湿性关节炎的 csDMARDs、抗 TNF 药物和靶向药举例 [a]

持续时间	疾病活动性	既往治疗（3 个月后失败）	建议
＜ 6 个月	低到高，没有预后不良的特征	没有	甲氨蝶呤 - 靶向治疗
	中度或高，没有预后不良的特征	没有	组合 csDMARDs，或抗 TNF+/–MTX
＞ 6 个月	中度或高，没有预后不良的特征	甲氨蝶呤	组合 csDMARD，或切换到或添加抗 TNF 到 MTX
	中高	DMARDs	切换到或将抗 TNF 添加到 MTX
	中高	抗 TNF 抗体	切换到另一种抗 TNF 或添加非抗 TNF 生物或 JAK 抑制剂

MTX，甲氨蝶呤；csDMARDs，传统的合成改善病情抗风湿药；抗 TNF，肿瘤坏死因子抑制剂；非 TNF 靶向生物制剂，靶向 TNF 以外的炎症介质的生物制剂；JAK 抑制剂、Janus 激酶抑制剂；预后不良：功能受限、关节外疾病（如类风湿结节、继发性干燥综合征、RA 血管炎、Felty 综合征和 RA 肺病）、血清学阳性（类风湿因子或抗环瓜氨酸肽抗体）或影像学骨侵蚀。

[a] Recommendations based on Singh JA，Furst DE，Bharat A，et al. 2012 update of the 2008 American College of Rheumatology recommendations for the use of disease-modifying antirheumatic drug and biologic agents in the treatment of rheumatoid arthritis. Arthritis Care Res 2012；64：625，with permission of John Wiley & sons.

靶向合成 DMARD 的确切作用仍有待确定。它们起效相对较快，反应率高，疗效好，给药方便，需要更早期使用，但高昂的成本和不良反应风险的增加抑制了人们的热情——还需要更多关于长期使用安全性和成本效益的数据。

预防感染——疫苗接种

由于 DMARD 和生物疗法显著损害宿主防御能力，因此应在治疗开始前进行疫苗接种，最好在开始前 1 个月进行。建议即将开始此类治疗的 RA 患者接种肺炎球菌、流感（肌内注射）、乙型肝炎、人乳头瘤病毒和带状疱疹疫苗。除带状疱疹疫苗（一种减毒活病毒制剂）外，这些疫苗仍可以在 DMARD 和（或）生物治疗开始后接种。接受生物制剂治疗的人应避免使用所有活病毒疫苗（带状疱疹、腮腺炎 / 麻疹 / 风疹、鼻内型流感）；如果认为有必要，应在开始治疗前 1 个月接种。

缓解后逐渐减量

随着使用更有效的改善病情疗法，使缓解病情的能力不断提高，出现了如何在限制治疗持续时间和强度的同时维持缓解的问题，这关乎成本和副作用。在使用甲氨蝶呤加抗 TNF 治疗达到缓解的患者中，与停止生物制剂并继续单独使用甲氨蝶呤或停用两种药物相比，减量联合治疗可更好地控制疾病。

老一代的 DMARDs

最初的 DMARDs 和以前用于难治性疾病的药物（例如金制剂、青霉胺、环孢素、硫唑嘌呤和环磷酰胺）表现出更大的毒性，已经很少使用，取而代之的是联合一线 csDMARD 治疗、TNF 和非 TNF 生物制剂。

非甾体抗炎药 [79-93]

抗炎药的作用

几十年来，非甾体抗炎药（NSAIDs）和口服糖皮质激素都用于缓解关节炎症的不适症状。虽然有效，但只有糖皮质激素会影响疾病进展，所以将 NSAID 降级为二线治疗，而糖皮质激素则保留用于补充一线、改善疾病的治疗。口服糖皮质激素对早期疾病控制的贡献日益被重视，这重新引起了人们对糖皮质激素作为综合疾病改善计划的一部分的兴趣。

抗炎药在 RA 的治疗中继续发挥重要作用，提供镇痛和抗炎作用，足以实现合理程度的症状缓解。但是它们不能防止早期关节破坏或改变 RA 的病程。因此，它们被降级为次要治疗，用于短期缓解活动性疾病患者的症状。即使使用它们实现了症状缓解，也不应延迟实施改善疾病的治疗。

此类药物包括阿司匹林、其他水杨酸盐、非选择性 NSAIDs 和环氧合酶 2（COX-2）抑制剂。

阿司匹林

阿司匹林仍然是许多患者抗炎药物治疗的基石，是治疗 RA 的最经证实和最便宜的药物。其抗炎作用机制涉及抑制前列腺素合成。在 60 岁以下的成年人中，需要 15 ～ 20 mg/dl 的血清水平才能有效抑制 RA 的炎症。没有可预测的标准剂量能达到这一水平，通常至少需要 3.6 ～ 4.8 g/d。由于药物所需剂量大，药物半衰期短（3 ～ 4 h），患者必须每天多次服用大量药片。剂量增加会导致耳鸣发生，耳鸣是成人水杨酸盐中毒的可靠且可逆的迹象。阿司匹林最常见的不良反应是胃黏膜损伤，许多患者表现出无症状的胃糜烂和一些明显的溃疡（见第 68 章）。偶尔出血是由胃炎或溃疡引起的，可能不会先有腹痛症状。阿司匹林不可逆地抑制血小板环氧化酶（COX）并阻碍血小板功能（见第 81 章），容易导致瘀斑和出血倾向。单剂量阿司匹林会损害血小板整个 7 天的生命周期。小剂量阿司匹林由于其血小板抑制作用可降低心血管风险，但如果同时使用非选择性 NSAID 可以阻断这种有益效果（见下文讨论）。

因为经常使用阿司匹林会直接伤害胃黏膜，因此市场上推出了“胃部不适”较少的阿司匹林制剂。阿司匹林缓释剂含有碳酸氢盐，但其量不足以克服酸环境并防止阿司匹林引起的黏膜损伤。耐受性稍好的制剂如阿斯曲平（Ascriptin），其中阿司匹林与更有效的抗酸剂（氢氧化镁和氢氧化铝）联合使用，但成本显著增加。肠溶衣可防止阿司匹林在胃中溶解，并将直接胃黏膜损伤的风险降至最低；但是生物利用度延迟，因此疼痛缓解更慢，并且成本再次增加。

非乙酰化水杨酸盐

非乙酰化水杨酸盐，如水杨酸盐、胆碱水杨酸镁和水杨酸钠，用于降低与阿司匹林相关的胃损伤和血小板抑制的风险，同时保留其镇痛和抗炎作用。由于缺乏乙酰基部分，这些药物不抑制血小板 COX，可用于对阿司匹林过敏的患者。但是它们仍然能够引起胃损伤，对于 RA 患者，它们的有效性似乎并不比阿司匹林好，在许多情况下还低于阿司匹林，而且成本增加了很多。二氟尼柳是水杨酸的衍生物，不会乙酰化或分解为水杨酸，但由于其抑制前列腺素合成，确实像阿司匹林一样起作用。对于 RA 患者，它提供了每天 2 ～ 4 g 阿司匹林的镇痛和抗炎作用，并且胃肠道副作用发生率较低。然而，血小板抑制仍会发生，并可能导致严重的胃肠道出血。这种药物的成本是阿司匹林的 15 倍。

非甾体抗炎药

虽然阿司匹林及其水杨酸衍生物在技术上也是非甾体抗炎药，但该术语通常保留用于丙酸和相关有机酸的非水杨酸衍生物。这些前列腺素合成强效抑制剂用于 RA 可以迅速地缓解症状，这是通过它们的镇痛和抗炎作用实现的。COX-2 选择性 NSAIDs 是选择性更强的 COX 抑制剂，胃肠道副作用较少，但与心血管风险增加有关（见下文讨论）。

作用机制。NSAIDs 来源于多种有机酸（丙酸、吲哚乙酸、苯乙酸、烯醇、甲芬那酸），并具有抑制 COX（前列腺素合成中的关键酶）的能力。COX-1 亚型对肾、血小板、胃黏膜和血管功能至关重要；COX-1 亚型由它所保护的组织产生，并以相对稳定的浓度存在于血清中。COX-2 亚型主要参与炎症，促进前列腺素对细胞因子和巨噬细胞的作用做出反应；但它也可能参与胃黏膜的愈合和部分肾功能调节。所有非选择性 NSAID 均抑制 COX 的两种亚型，并且具有相似的副作用，包括显著的胃肠道毒性。COX-2 选择性 NSAIDs 的前景是实现抗炎作用，而且不会产生 COX-1 抑制的不良后果（如消化性溃疡和出血），但我们随后担心其会促血栓形成和增加心血管风险［被认为与阻断前列环素（PGI2，一种动脉血管扩张剂）的形成有关］。

功效。按每毫克基础上计算，NSAIDs 比阿司匹林更有效且作用时间更长，可以显著减少服用的药片数量和给药频率，止痛和抗炎作用与全剂量阿司匹林疗法相当。当足剂量使用时，在临床上没有一种特定的 NSAID（包括 COX-2 抑制剂）比其他药物更有效。尽管如此，对个别患者有些药物更有效。NSAID 有时会根据它们的 IC_{50}（抑制 50% 的浓度）值进行比较，IC_{50} 是药物抑制效率的体外测量方法，但 IC_{50} 与临床疗效几乎没有关系。疗效和剂量部分相关。经常有报告称 2 ～ 4 周后对一种药物无效的人，当他们尝试不同种类的另一种药物时会受益。这可能是因为服用给定剂量后达到的血清水平有个体差异，但大多数疗效上的差异取决于对药物方案的依从性。必须每天服用 3 ～ 4 次药物的患者，当他们改用只需要每天服用一次或两次的药物时，通常疗效会更好。一次使用一种以上 NSAID 不会产生协同作用；因为所有的作用机制都相似，并且都与相同的血清蛋白结合。尽管它们可以缓解炎症症状，但 NSAIDs 似乎不会改变 RA 的病程。它们的主要作用是缓解炎症症状。

不良反应。大多数胃肠道（GI）副作用与 COX-1 抑制有关，COX-2 对血管功能的抑制作用与心血管不良反应有关。

胃溃疡和出血。胃黏膜的完整性取决于胃前列腺素的活性，并且可以被抑制 COX-1 的 NSAIDs 所损害。这种抑制的后果包括消化不良、腹痛、消化性溃疡、上消化道出血和胃穿孔。据估计，使用非选择性 NSAID 药物进行治疗时，患者每年发生具有临床意义的溃疡的风险为 1% ～ 4%。COX-2 选择性 NSAIDs 的风险明显更低。

胃肠道并发症的危险因素包括既往 NSAID 相关胃肠道副作用（风险为 1.4%/ 年）、同时使用泼尼松（风险为 1.2%/ 年）、年龄增长（50 岁以上每 5 年风险为 0.3%/ 年）和严重残疾（风险为 0.5%/ 年）。可以通过将这些数字相加来估计给定患者的年度总风险。长期使用 NSAIDs 的患者中大约 15% ～ 25% 在内窥镜检查中显示出胃溃疡；对于选择性 COX-2 抑制剂的使用者，该数字在 5% 的范围内，仅略高于安慰剂。

风险通常随着治疗剂量和持续时间而增加，但在治疗的第 1 个月内观察到多达 1/4 的并发症。在严重出血或穿孔之前可能没有预警症状。所有非选择性 NSAIDs 发生胃肠道不良反应的风险相似，因为它们都在很大程度上抑制了胃前列腺素的合成。使用前药制剂（如萘丁美酮）并无优势，虽然浅表糜烂的发生率远低于普通阿司匹林。有消化性溃疡病史、胃肠道出血或腹痛病史的患者使用非甾体抗炎药需要仔细监测。与阿司匹林不同，非选择性 NSAIDs 仅在血液中存在时才可逆地抑制血小板 COX 并损害血小板功能。尽管如此，在同时使用 NSAIDs 时，胃肠道出血可能会变成危及生命的出血，NSAIDs 引起的出血时间延长仅在药物从血液中清除后停止。

可以通过限制 NSAID 的剂量和疗程、添加质子泵抑制剂（PPI）（如奥美拉唑或兰索拉唑）、使用选择性 COX-2 抑制剂、治疗任何并发幽门螺杆菌感染以及开具米索前列醇（一种胃前列腺素类似物）来降低胃肠道风险（见第 68 章）。所有这些措施都显著降低了胃肠道不良反应的风险。同时使用奥美拉唑可将风险降低到与改用 COX-2 抑制剂相同的程度，并避免相关的心血管风险。然而，联合治疗并非完全没有风险，尤其是在高危人群中，例如有 NSAID 诱导性出血史的患者。对于近期出现 NSAID 引起的溃疡出血而仍需要长期使用 NSAID 的患者，COX-2 治疗组 6 个月内溃疡出血复发率约为 5%，NSAID + PPI 组为 6.5%。在需要口服抗凝治疗的患者中，使用 COX-2 制剂并没有显著降低 NSAID 引起的上消化道出血的风险，但可以通过在 COX-2 治疗中添加 PPI，降低既往有 NSAID 诱导溃疡病史的患者复发出血的风险。值得注意的是，COX-2 药物轻微胃肠道副作用（如消化不良、轻度恶心、腹泻）的发生率几乎没有降低。

非选择性 NSAIDs 的心血管作用。尽管有一些证据表明非选择性 NSAIDs 的抗血小板作用可能会降低心血管风险（至少与 COX-2 药物相比），但人们担心，非选择性 NSAIDs 可能通过阻断血小板 COX-1 的乙酰化位点来干扰低剂量阿司匹林的心脏保护作用。在使用非选择性 NSAID 前至少 2 小时服用低剂量阿司匹林，可以避免阻断阿司匹林的血小板效应。是否存在与使用非选择性 NSAID 相关的心血管风险增加仍有待确定，因为数据不完整且相互矛盾。此外，非选择性 NSAIDs 在抑制 COX-1 和 COX-2 方面存在重大差异。应该密切关注研究进展。

COX-2 药物的心血管风险。已经观察到，使用 COX-2 药物会显著增加不良心血管事件和死亡风险（相对风险，1.5 ~ 3.5），尤其是在持续使用（> 18 个月）的情况下。这些药物阻断前列腺素血管扩张剂 PGI2 的形成，而不抑制血小板血栓素（如非选择性 NSAIDs 发生的作用），可能会破坏促血栓形成和抗血栓形成的 NSAID 作用之间的平衡，并增加不良心血管事件的风险。具有最高心血管风险的药物已从市场上撤出，并对其他仍可用的 COX-2 药物（如塞来昔布）的使用发出了警示。在一项针对关节炎患者（主要是骨关节炎，10% RA）的大型大规模随机试验中，在中等剂量使用时，塞来昔布在心血管安全性方面不逊于布洛芬和萘普生。

肾损伤。正常、灌注良好的肾不像受损的、灌注不足的肾那样依赖肾前列腺素的活性。在血流动力学应激的情况下，前列腺素作为肾血流的重要调节剂。非选择性使用 NSAID 可能导致体液潴留和钠排泄减少。氮质血症可能会恶化，已有肾病患者出现少尿和肾功能衰竭的报告。使用 NSAIDs 可能会减弱对高血压的控制。在肾灌注不足（充血性心力衰竭、肝硬化、脱水、高龄、使用强效利尿剂）的情况下，肾毒性的风险最大。仅治疗几天后就可能发生肾损伤，但如果立即停用 NSAIDs，则是可逆的。建议监测血清肌酐，尤其是高危患者。舒林酸可能比其他制剂的肾毒性更小，因为它对肾前列腺素合成几乎没有影响。NSAIDs 可能会削弱抗高血压药物的作用。长期使用大剂量阿司匹林没有肾毒性的报告。

目前尚无关于 COX-2 药物在肾功能和血压控制方面临床效果的长期数据，但数据表明，老年人肾功能损害的风险程度与非选择性 NSAIDs 大致相同。在一项比较塞来昔布和双氯芬酸的 为期 6 个月随机试验中，两组发生不良肾脏事件（高血压、外周水肿、肾功能衰竭）的风险都很高（24.3% vs. 30.8%），但无显著差异。需要继续关注关于 COX-2 药物对肾影响的长期数据的研究。

精神损害。老年人尤其容易受到影响。认知功能、情绪或性格可能会发生改变，尤其是通过血脑屏障的药物（例如吲哚美辛）。意识错乱、记忆力下降、易激怒、抑郁、疲倦、睡眠困难，甚至偏执行为都是其反应。在所有年龄段的患者中都可以看到轻微的神经系统副作用（例如头痛、头晕、头晕目眩）。

肝毒性。有时会有肝酶轻度升高，但严重肝炎很少见。胆汁淤积性肝炎已有报道。偶尔监测血清转氨酶（转氨酶）就足够了；如果水平上升到高于正常上限，则停止使用药物。

药物相互作用。NSAIDs 抑制甲氨蝶呤的肾排泄，不应同时使用，尤其是有潜在肾功能不全的患者。

NSAIDs 的选择。由于传统 NSAIDs 的副作用相对相似，因此可以将成本、给药频次和对经验性试验（最大剂量 2 ~ 4 周）的反应作为选择的基础。询问使用 NSAIDs 的经验有助于节省时间。阿司匹林仍然是最便宜的抗炎治疗形式，但需要频繁给药，并且每天必须服用大量药片。普通布洛芬是现代 NSAIDs 中最经济的，但需要每天服用 3 次。普通萘普生是每天服用两次的 NSAIDs 制剂中最便宜的。普通吲哚美辛也很便宜，但其效用受到胃肠道和中枢神经系统副作用的频率和严重程度的限制，尤其是在老年人中。吡罗昔康每天给药一次，但成本大大增加。

由于心血管安全问题，不再推荐 COX-2 药物作为一线 NSAIDs 治疗。使用应仅限于不能耐受非选择性 NSAIDs 的人（即使辅以 PPI 治疗），尤其是那些有消化性溃疡、出血、穿孔、全身虚弱、同时使用糖皮质激素或高龄的人。应避免或至少限于短期、低剂量使用 COX-2 治疗，并且它仅适用于没有明显心血管疾病或多种动脉粥样硬化危险因素的人。将 PPI 或米索前列醇与非选择性 NSAIDs 联合使用可能是 COX-2 使用的合理替代方案。快速实施有效的改善病情疗法可能是限制 NSAIDs 治疗持续时间和强度的好方法。

非药物和补充措施 [94-102]

尽管药物治疗备受关注，但非药物措施的重要性怎么强调都不为过。对照试验表明，非药物计划和详细的患者教育（见下文讨论）可以在功能改善方面提供与许多药物疗法相当的益处，并通过减少就诊次数和工作时间损失来降低医疗费用。

除了针对潜在的疾病过程，有效的管理还需要解决疼痛控制问题、并发症风险和功能障碍。当疾病仍然顽固时，需要考虑采取极端措施。在像 RA 这样的慢性疾病中，患者会尝试多种疗法并不令人惊讶，其中许多疗法通常既没有处方也没有循证医学；熟练的护理需要了解此类疗法并帮助患者以正确的角度看待它们。

锻炼

锻炼有助于保持关节活动度和肌肉力量。目标是加强支撑肌肉并最大限度地减少炎症后挛缩的可能性。教授患者可以安全地使相关关节进行充分运动的训练。当疼痛对于主动运动来说太严重时，可以进行等长运动，并且可以由物理治疗师开处方，进行被动运动。伴有张力性积液的关节不应该运动，因为压迫滑膜可能导致缺血性损伤。预先应用热敷或冷敷（任何一种都可能有效）将有助于锻炼计划。热水浴、石蜡浸泡或冰袋通常可有效放松僵硬的关节。湿热敷还有助于缓解疼痛和缩短晨僵持续时间。

为了对抗肌肉萎缩、加强关节周围组织并保持关节稳定性，会开具涉及重要肌肉群的运动处方。适度的步行计划可以起到类似的作用。物理治疗师的参与可以促进锻炼计划的设计和执行。为了保护关节免受损伤性应力，可以指导患者使用具有机械优势的辅助工具。这种“关节保护器”在商业上有售，对需要使用双手的任务最有帮助。

休息和固定

休息和夹板固定可能会有所帮助，但对于轻度至中度疾病的患者，完全卧床休息不仅没有必要，而且可能有害。长时间休息可能导致屈曲挛缩、骨质疏松和肌肉萎缩。只有急性病严重到需要住院治疗的患者才应该卧床休息，在这种情况下会产生一些好处。然而，日间休息一段时间对那些病情较轻的持续活动性疾病患者大有裨益，他们中的大多数人通常会因疲劳而烦恼。通过固定有选择地让单个关节休息可以帮助缓解疼痛并防止严重发炎的关节挛缩，尤其是那些因肿胀而无法运动的关节。原则是将关节保持在其生理位置，尤其是在关节受压期间。夜间固定腕关节是这种治疗形式的最好例子。手腕腱鞘炎患者的疼痛可以减轻，并且可以预防屈曲畸形以及随之而来的握力丧失。夜间佩戴腕关节固定器可使关节保持在 10° ~ 15° 伸展状态。当颈椎受累时，夜间佩戴颈托可以提供类似的缓解作用。脚部畸形患者需要特制的鞋子。

饮食措施和补充剂

对患者来说，饮食措施和补充剂更有吸引力，因为它们提供了一种“天然”且可能是安全的治疗疾病的方法。调查显示，近 2/3 的 RA 患者尝试过饮食措施和大量维生素补充剂，其中大约一半的患者继续定期使用。尽管大多数这些措施和补充剂的疗效缺乏证据，但必须保持足够的钙和维生素 D 摄入量，因为几乎所有的 RA 患者都有骨质疏松症的风险，无论是由于他们的疾病还是由于治疗。对于服用低剂量糖皮质激素的患者，已证明摄入足够的钙和维生素 D 足以防止矿物质流失。每天总共需要 1.5 ～ 2.0 g 钙和 400 IU 维生素 D，可以通过饮食措施和使用低成本补充剂获得（见第 164 章）。

其他饮食措施和补充剂功效的说法，大多数未经证实。通常由商业利益集团提出，持续冲击患者。高剂量 γ- 亚麻酸（一种必需脂肪酸和前列腺素 E1 的紧密前体，具有抗炎和免疫调节活性）的精心设计、小规模、前瞻性试验的结果是有希望的。必需脂肪酸也可能具有独立于前列腺素活性的免疫调节作用。γ- 亚麻酸的二氢代谢物在体外直接作用于 T 细胞，抑制白介素依赖性 T 淋巴细胞的增殖。γ- 亚油酸的价值仍有待大规模、前瞻性、随机试验确定。

根据对鱼油补充剂的研究，鱼和植物脂肪酸含量高而动物脂肪酸含量低的饮食可能会带来适度的主观改善。这种脂肪酸对于维持细胞膜结构和功能是必不可少的。

一种不含添加剂、防腐剂、水果、红肉、草药和乳制品的饮食已被提倡作为 RA 的治疗方法。这种治疗的唯一一项对照、双盲、随机研究未能显示出对长期、进展性、活动性 RA 患者有任何益处。

镇痛药

缓解疼痛的最佳方法是实现对疾病活动的良好控制。使用 NSAID 可以至少提供一定程度额外的急性疼痛缓解。在极少数情况下，可能需要短期服用麻醉性镇痛药（见第 236 章）以获得舒适感，但如果可能的话，不应长期依赖。

骨质疏松症的防治

RA 患者因缺乏活动和使用糖皮质激素而明显增加了发生骨质疏松症的风险。预防措施至关重要且有效。充足的膳食钙和维生素 D 是任何骨质疏松症计划的重要组成部分。所有 RA 患者，尤其是那些服用糖皮质激素的患者和绝经后妇女，都应通过双能 X 射线骨密度扫描进行骨质疏松症筛查（见第 144 章）。发现骨质减少的人是双膦酸盐治疗的候选者（如阿仑膦酸盐、利塞膦酸盐；见第 164 章）。

动脉粥样硬化危险因素的防治

随着 RA 中动脉粥样硬化风险的增加，筛查和积极治疗主要心血管危险因素很重要，包括高血压、血脂异常、吸烟和糖尿病（见第 26、第 27、第 54 和第 102 章）。减少与类风湿病相关的炎症是否对心血管风险有任何有益影响仍有待观察，但 CRP 的适度升高已被确定为不良心血管事件的独立危险因素（见第 15、第 26、第 27、第 30 和第 31 章）。

在接受 TNF 抑制剂或羟氯喹的患者中，与使用其他生物制剂或 DMARD 相比，糖尿病发生率显著下降（分别为 38% 和 46%）。

感染的防治

即使不使用免疫抑制治疗，RA 患者感染的风险也会增加。每年接种流感疫苗和定期接种肺炎疫苗至关重要。在开始使用 DMARD、泼尼松或生物制剂之前，应更新所有疫苗接种（见上文讨论）。感染的存在是停止 RA 治疗和积极治疗感染的一个迹象。考虑进行生物治疗的人需要筛查潜伏性结核病，如果阳性则需要治疗。

外科手术

关节置换术是关节受损和明显残疾患者治疗的重要组成部分。髋关节和膝关节手术的成功率最高；手、腕、肘和脚踝重建的结果不太确定，但进展迅速。即使没有活动性疾病，髋关节假体松动的风险也很大（25%）。传统的滑膜切除术通常效果不佳，会导致关节运动能力丧失；然而，关节镜滑膜切除术可以控制涉及膝关节的特别严重的单关节疾病。

全淋巴结照射和成分输血

全淋巴结照射和分离性输血代表了抑制 RA 免疫病理学的绝望尝试。照射的对照研究表明，在极端情况下有一些益处，但感染风险显著增加。成分输血背后的基本原理是去除免疫复合物和炎症过程的其他介质。安慰剂对照研究未能显示出显著益处。从外周血中选择性去除淋巴细胞（白细胞去除术）在难治性病例中产生了短暂的轻微临床改善，但不足以证明高成本是合理的。随着更安全、更有效的疗法的发展，对这种极端措施的需求已经减弱。

替代和补充措施

患者尝试各种替代措施（例如脊椎按摩疗法、特殊膳食补充剂、生物反馈、草药疗法、药膏、磁铁、针灸）。风湿病学家对关节炎患者的调查发现，过去有多达一半的人至少尝试过一种这些替代方法，近 1/4 继续定期使用其中至少一种。经常使用的预测因素包括剧烈疼痛和大学学历。大多数情况下，它们的功效证据并不存在，但美国国立卫生研究院（NIH）正在资助一些可能具有科学依据的正式研究。

NIH 的一项小规模、短期双盲研究检测了中药雷公藤根提取物的效果，几个世纪以来该提取物一直用于治疗炎症性疾病。其活性成分是二萜类化合物（如雷公藤甲素），具有已知的免疫抑制和抗炎作用。目前已经发现了一些好处，还需要更多的研究。

监测 [90]

治疗决定通常基于疾病活动的严重程度（表 156-1）。虽然在日常实践中没有普遍接受的监测 RA 疾病活动的工具，定量评分通常只用于研究，但仍有一些参数值得注意。风湿病学家通过检查可重复的临床指标来记录疾病活动和对治疗的反应，例如晨僵持续时间、压痛肿胀关节的数量和握力（可以用血压袖带测量）；步行 15 m 所需的时间和戒指尺寸也有帮助。急性期反应物 ESR 和 CRP 是炎症活动的敏感但非特异性指标；它们的测量有时可作为临床参数的补充。RF 和 CCP2 抗体的滴度与疾病活动无关，但可能会因某些治疗而降低。

结果研究强调了其他功能评估的作用，例如健康评估问卷和关节炎影响测量量表中的关于心理社会功能和日常生活活动的问题的答案。患者的自我评估和医生的整体评估也证明了有效性。结合这些经过验证的参数，美国风湿病学会开发了 ACR 结果评估方法。ACR 20 是指关节压痛和肿胀的数量减少 20%，与疼痛、患者和医生整体评估、自我评估的身体功能障碍、ESR 和 CRP 的改善百分比相似。要求更高的 ACR 50 要求参数提高 50%。风湿病学家使用这些经过验证的工具来帮助量化疾病活动和对治疗的反应。

及早发现疾病进展对于及时实施改变疾病进展的治疗非常重要。疾病进展的最佳判断因素是症状的持续时间和严重度以及疾病的范围。影像学关节间隙变窄是软骨侵蚀的特异性但晚期的影像学迹象，可能在长达 2 年的时间后才会出现，并且在不可逆损伤发生之后。MRI 已在实验上用于检测滑膜增生和早期关节翳形成，但常规使用的成本仍然过高。

患者教育和咨询 [101–102]

正如关节炎自助课程（基本患者教育的示范项目）的随机试验所示，患者教育和咨询非常值得投入时间，因为它有助于减轻疼痛、减少残疾和看医生的频率。它代表了最具成本效益的干预措施。

告知患者诊断结果

对于 RA 等可能致残的疾病，告知患者诊断的行为具有重要意义。目标是满足患者在诊断、预后和治疗方面的信息需求的同时，避免提供过多的细节以至于使患者感到不堪重负和过度压抑。需要仔细询问和共情来了解患者的观点、要求和恐惧。告知超过患者理解或心理所能应对（一种普遍的做法）的信息，会使体验变得强烈，以至于触发患者的回避行为。另外，未能解决对患者重要的问题会影响建立信任关系。患者需要知道基层全科医生了解情况，并将在需要时提供支持、建议和治疗。鼓励患者提问有助于传达兴趣和关怀。

讨论预后和治疗

当患者和家人知道会发生什么并且可以现实地看待疾病时，他们会做得最好。不确定性极大地促进了 RA 的“疾病”发展。许多人担心严重的后果和依赖性。应描述最常见的疾病表现。医生可以指出自发缓解是经常发生的，并且超过 2/3 的患者独立生活而没有严重残疾。此外，应该强调的是，可以做很多事情来最大限度地减少不适和保护功能。对现有疗法及其功效的回顾有助于克服由于对不可避免的残疾的错误预期而产生的抑郁情绪。即使对于患有严重疾病的患者，考虑到许多有效且耐受性良好的改善病情治疗正在出现，谨慎的乐观现在也是合适的。患者主要的恐惧是害怕被放弃。基层全科医生和医疗保健团队将密切关注他们，也会与风湿病咨询专家、物理 / 职业治疗师一起，致力于最大限度地提高患者的舒适度和独立性并保护关节功能，患者知道这些会感到宽慰。

处理误区

几个常见的误区值得关注。很大一部分患者及其家属认为他们做了一些导致疾病的事情。解释没有已知的可控诱因，有助于消除许多不必要的内疚和自责。对替代和补充治疗形式表示兴趣的患者，以信息丰富、基于循证的方式处理，可以帮助限制无效治疗的支出。另一个误区是药物必须昂贵才能有用。阿司匹林、NSAIDs、低剂量泼尼松和一线缓解疾病的药物价格相当便宜，但效果显著，这一点值得强调。如果患者感觉自己必须用 COX-2 NSAID 或最新的 TNF 失活剂治疗的话，可以通过仔细审查整体治疗计划以及此类药物在患者治疗计划中的适当作用来解决。患者和家属积极参与治疗计划的设计和实施有助于提高士气并确保依从性，解释所用疗法的基本原理也是如此。

保持独立

一个主要目标是保持患者的自我价值感和独立性。然而，当疲劳、晨僵或特定的关节疾病干扰了患者在工作和家庭中履行通常职责的能力时，咨询是必要的，建议调整工作职责，或者再培训。职业治疗，旨在帮助患者在疾病范围内保持有意义的工作角色。家庭在实现依赖和独立之间的适当平衡方面发挥着重要作用。家庭成员应避免过度保护患者（例如因害怕伤害患者而避免性交）并努力维持患者的自豪感和为家庭做出贡献的能力。让 RA 患者自己努力完成任务是有益的。

支持患有衰弱疾病的患者

长期患有严重疾病、已经遭受了许多不可逆转的关节破坏的患者受益于安慰措施、支持性咨询和注意尽量减少进一步的衰弱。这些患者需要帮助来应对畸形和功能丧失。接纳、从容、同情的方式可以让患者表达感受。看似微不足道的触摸行为对恢复自我接纳感起到了很大作用。通过增加社会支持、药物治疗和将注意力重新集中到功能上来缓解疼痛是有用的。信任和牢固的医患关系可以在很大程度上帮助患者度过不适和残疾时期。

转诊和入院的指征 [103]

转诊

早期诊断和迅速启动改善病情治疗的重要性要求尽早转诊并与风湿病咨询专家建立密切的工作关系。出现极具侵袭性疾病迹象提示预后不良的患者，以及不能耐受标准一线治疗或治疗失败的患者，应考虑转诊采用多药方案和生物治疗。需要接受高风险严重毒性监测的患者应由风湿病专家定期检查；那些治疗方案耐受性较好的患者几乎可以完全由基层全科医生管理。在所有情况下，与风湿病专家建立密切的工作关系都是必要的。

患有活动性疾病的患者非常喜欢转诊至物理和职业治疗师。重点应该是教会患者可以做哪些事情来改善功能。精心设计的锻炼和自我保健计划可以极大地促进日常生活活动的开展，减少不适和残疾。

手术转诊的必要性最好由风湿病学家确定，他们训练有素，可以判断药物治疗不足的时机。手术指征的例子包括尽管注射了糖皮质激素但仍持续存在的腕管综合征、扳机指畸形、肌腱断裂导致手部灵活性丧失以及难治性腕背积液。髋关节或膝关节功能丧失和承重能力严重受损的患者应该接受关于可能的假体关节置换的手术评估。对于无法更换的单个非常难治的关节，可能需要进行关节镜滑膜切除术。

入院

当出现发热或其他严重关节外疾病的表现（尤其是血管炎或弥漫性浆膜炎的体征）时，应及时考虑入院检查和静脉注射糖皮质激素。

治疗建议[18,104–106]

- 根据符合诊断标准的典型临床表现，并补充血清学检测（如抗 CCP_2 检测），尽早（最好是在疾病持续活动 6 周后和前 3 个月内）确定诊断。
- 安排早期及时的转诊，咨询风湿病专家，以确认诊断和关于初始治疗方案的建议。
- 征求患者对疾病影响的观点、对治疗的态度和偏好；设定一个相互一致的症状缓解目标和功能能力，作为治疗目标。低疾病活动度和症状完全缓解是推荐的目标。
- 提供一个全面的患者和家庭教育计划，包括心理支持和维持患者的活动、独立和自尊心的策略。让所有团队成员参与教育和支持工作，并与风湿病专家密切合作。
- 在等待风湿病转诊时，考虑开始低剂量泼尼松，并使用一线 DMARD，如甲氨蝶呤，特别是在转诊延迟的情况下。在开始使用甲氨蝶呤前，请检查其使用的禁忌证（如怀孕、拒绝戒酒）。
- 服用甲氨蝶呤初始剂量为 7.5 mg/w，每周口服一次，分 3 次服用，每次间隔 12 h，并与叶酸 1 mg 联合服用，甲氨蝶呤服用后 12 ~ 24 h 内服用叶酸。每月增加甲氨蝶呤的剂量 5 mg/w，直到达到目标或达到 30 mg/w 的剂量。叶酸按比例增加至 3 mg/d。密切监测对药物治疗的反应和并发症。
- 如果有甲氨蝶呤的禁忌证或疾病程度较轻，考虑从替代的一线 csDMARD 开始，如羟氯喹（200 mg/d 开始）或柳氮磺胺吡啶（起始剂量 1 g/d，分两次服用）。当对单药治疗的反应不足时，可以考虑在甲氨蝶呤上添加其中一种或两种。
- 为了快速缓解症状和改善疾病活动（DMARD 治疗可能需要 6 ~ 12 周的时间），晨起口服低剂量泼尼松，10 mg/d 。至少要持续到 csDMARD 效应变得明显为止。如果糖皮质激素使用超过 1 个月，开始骨质疏松预防计划，包括维生素 D（1000 IU/d）和预防性双膦酸盐治疗（例如阿仑膦酸钠，35 mg/w）。
- 在症状出现后的 3 个月内，确保一线改善病情治疗已得到充分实施，并足以达到初始治疗目标；与风湿病专家一起检查项目是否有任何必要的调整。
- 定期监测一线 csDMARD 治疗：
    - 对于甲氨蝶呤，监测全血细胞计数、血小板计数、转氨酶、碱性磷酸酶、白蛋白、血尿素氮和肌酐水平。定期询问任何肺部症状，这可能是间质性肺炎的首发表现和立即停止治疗的指征。
    - 对于羟氯喹，定期询问视力，每 6 ~ 12 个月安排一次眼科检查。
    - 对于柳氮磺胺吡啶，监测全血细胞计数，询问胃肠道症状，检查皮肤有无皮疹和瘙痒。
- 作为缓解急性症状的补充，可以考虑使用普通的非选择性 NSAID（例如肠溶阿司匹林，每日 650 mg，每日 4 次；布洛芬，800 mg，每日 3 次；或萘普生，500 mg，每日两次）。这种治疗不是适当的 DMARD 治疗的替代品，它的频繁给药应被认为是控制不足的迹象。
    - 对肾灌注受损或心力衰竭的患者谨慎使用非甾体抗炎药；监测血尿素氮和肌酐。监测隐匿性消化道出血；检查红细胞压积并定期进行粪便隐血试验。
    - 如果有胃肠道并发症、胃肠道不适或频繁使用史，则在非选择性 NSAID 治疗中加入质子泵抑制（如奥美拉唑，20 ~ 40 mg/d）保护胃。只有在其他胃保护措施不足且潜在心血管风险被认为可接受的情况下，特别是在预期延长 COX-2 治疗时，才使用 COX-2 药物替代非选择性 NSAID。
- 对于急性严重的疾病发作，考虑短期高剂量口服糖皮质激素（例如泼尼松 20 mg/d），并迅速减量，避免在增加剂量后长期使用（>

10 mg/d）。对于因一个过度发炎的大负重关节而丧失能力的患者，可以考虑单次关节内注射长效糖皮质激素（例如 2.5 ～ 10 mg 曲安奈德，视关节大小而定，与 1 ml 利多卡因混合）。避免同一关节重复注射。

- 一旦改善病情疗法开始生效，就会逐渐减少并停止使用 NSAIDs 和糖皮质激素。持续进行改善病情的治疗。
- 开具一个温和的运动处方，以保持关节的活动范围和肌肉力量，但避免过度刺激一个严重发炎的关节。事先应用热敷或冷敷（两者都可以）将有助于锻炼计划。咨询物理治疗师以帮助设计运动计划。在患者进行日常活动之前，早晨的热敷尤其有用。
- 针对过度肿胀无法运动的关节，有选择地休息。在关节紧张期间（如夜间），通过固定将关节保持在其生理位置，以支撑弱化的关节并防止屈曲挛缩。如果需要固定支具，请咨询风湿科医生。
- 建议有全身疲劳的患者每日休息，但门诊患者应避免长期卧床休息。
- 筛查和治疗骨质疏松症（见第 144 和第 164 章）和心血管危险因素（见第 26、第 27、第 54 和第 102 章）。
- 定期为所有 RA 患者接种流感和肺炎球菌疫苗，并在开始 csDMARD、生物制剂或 JAK 抑制剂治疗时，则扩大免疫计划，包括对 HPV、乙型肝炎和带状疱疹的疫苗接种。避免对已经服用生物制剂的人接种活病毒疫苗（鼻流感和带状疱疹），但如果已经开始了改善病情的治疗，则可以使用其他疫苗。
- 通过检查可重复的指标来监测疾病活动和对治疗的反应，如晨僵持续时间、沉降率、压痛肿胀关节数量和握力（让患者挤压血压袖带）。同时监测日常生活活动、社会心理状态以及对患者的全面评估。
- 安排定期和必要的风湿科会诊，特别是在目前的治疗方案下疾病持续活跃。例如：
    - 如果在 csDMARD 单药治疗加泼尼松 3 个月后，疾病活动保持中度或高度，但没有预后不良的特征，则应咨询风湿科医生，以考虑联合一线 csDMARD 治疗（如在甲氨蝶呤中添加柳氮磺胺吡啶或羟基氯喹）。
    - 如果经过 3 个月全面的 csDMARD 联合治疗后，疾病活动度仍然中等或高等，那么需要考虑在继续使用甲氨蝶呤的同时改用生物制剂，如抗 TNF 药物。需要咨询风湿科医生。
    - 如果在疾病早期（＜ 6 个月）活动度保持中等或高等，并结合不良预后特征（功能限制、关节外疾病、血清学阳性或 X 线骨质侵蚀），则考虑全面联合 csDMARD 治疗或添加抗 TNF 药物。
    - 如果在抗 TNF 药物加甲氨蝶呤治疗 3 个月后，疾病活动度仍然保持中等或高等，则需要考虑改用或添加另一种生物或 JAK 抑制剂。所有这些决定都应在风湿病学家的监督和照护下做出。

（付小芳 翻译，潘子涵 审校）

第 157 章

骨关节炎的管理

A.H.G.

骨关节炎（osteoarthritis，OA）是最常见的关节病，10% ～ 20% 的 65 岁以上人群因为骨关节炎出现症状性不适，该类患者约占全科门诊就诊人数的 30% 以上。骨关节炎是老年人最常见的致残原因。大多数患者有与衰老密切相关的原发性或特发性疾病。其他患者表现为创伤后和遗传形式的疾病（如软骨营养不良、血色素沉着病、炎性骨关节炎、软骨钙质沉着症）。虽然许多改变是不可逆的，但仍然有很多方法可以减轻不适，防止关节进一步损伤，并保持患者的自主功能。

考虑到骨关节炎的普遍性和致残性，以及治疗方法的广泛性，全科医生以及家庭医生团队需要知道哪些方法是有效的，哪些是无效的，并且了解患者对疾病的预期和其功能状态，以便形成一个有效、个性化且基于循证的治疗方案。本章重点介绍骨关节炎的基本治疗原则以及髋关节和膝关节受累的具体情况。关于背部、颈部、肩部和手部关节的具体治疗，将在处理疼痛和功能障碍的相关章节中讨论。（见第 147—150、第 153 章）。

病理生理学与临床表现 [1–13]

发病机制与病理生理

骨关节炎的特点是关节软骨的退行性改变和新骨的反应性形成。引起关节软骨破坏和关节疼痛的原因尚未明确。

发病机制和危险因素

软骨细胞在活跃的重塑软骨中的作用取代了简单的“磨损”假说。关节损伤似乎是各种影响软骨健康的系统因素和局部生物力学因素互相作用的结果。手关节和髋关节发展为骨关节炎的风险中遗传决定因素占了 50%，而膝关节相对较低。胶原蛋白合成缺陷可见于某些家族遗传病以及骨密度和维生素 D 摄入量。局部生物力学的风险因素包括关节排列不良、肥胖、关节松弛、既往关节损伤以及肌无力。因肥胖造成的过度压力也是危险因素，特别是对老年人。Framingharn 研究表明，女性平均减重 11 磅（1 磅 =0.45 kg）即会使膝关节炎风险降低 50%。跑步本质上既不保护也不破坏关节（除非在膝关节已有损伤时仍持续跑步，会加速退行性变化。此情况常见于竞技长跑运动员）。滑膜炎是风湿性关节炎的特征表现，但对多数骨关节炎仅起次要作用。

病理生理学

在组织学和生物化学上，蛋白多糖单体的大小和聚集度随着年龄的增长而减小。蛋白多糖是软骨细胞外基质的关键糖胺聚糖成分，由软骨细胞合成，对骨骼弹性至关重要。软骨细胞的蛋白水解酶活性增加是导致蛋白多糖减少的原因。基质也是由胶原蛋白纤维组成，这些胶原蛋白纤维提供了骨骼的弹性。当基质的蛋白多糖减少时，胶原蛋白纤维更容易在创伤中受到破坏。滑膜胶原酶穿透受损的软骨，进一步降解胶原蛋白。白介素 -1β（interleukin-1β，IL-1β）参与降解过程。随着年龄增长，骨骼弹性（在创伤中可起到缓冲作用）下降，从而使增加的压力直接传递到软骨。关节力学关系的改变进一步增加了退行性病变发展风险。

骨关节炎的最早表现是软骨表面的侵蚀，反应为软骨细胞的肥大和增生。早期软骨损伤可通过软骨细胞修复，但透明软骨破裂却不可逆，最终软骨出现磨损、撕裂和破裂，下层骨质重塑导致骨小梁增厚。在关节边缘，肥大性骨刺（骨赘）的形成紧跟着相邻皮质骨的支撑（骨硬化）。关节的间隙呈不规则的变窄。也可见囊肿形成。除非退行性过程很快（如手部的侵蚀性的骨关节炎），一块软骨发生移位，或者焦磷酸钙晶体形成，以及引发了急性炎症反应（假性痛风），否则很少发生滑膜反应。

疼痛的机制

疼痛是骨关节炎最具致残性的表现之一，但其机制尚不明确，因此现有减轻疼痛的治疗策略效果欠佳。软骨无痛觉纤维，故任何因关节损伤引起的疼痛必是累及邻近痛觉敏感结构，如关节囊、韧带、滑膜、骨膜骨和骨髓。关节囊肿胀是关节痛的常见原因之一，如果膝关节疼痛不能通过关节腔内注射麻醉剂而达到症状缓解，即表明疼痛主要来自关节外。有趣的是，抑制神经生长因子（其在组织损伤时过度表达）可以减少疼痛，但会加速关节磨损和老化。

现有研究主要集中在将邻近骨作为疼痛的重要来源之一。骨膜和软骨下骨含有能检测骨损伤的痛觉神经纤维。疼痛与邻近骨骼的骨髓病变（经 MRI 确定）间有很强相关性。在病变骨骼中发现骨髓水肿提示炎症反应。如果以上病因被证实，将有助于解释骨关节痛常于夜间发作，以及为什么部分患者抗炎治疗比单纯镇痛剂治疗的止疼效果更优

（见下文讨论）。针对软骨下和关节周围骨质变化，即使经过 2 年大剂量维生素 D 治疗，对减轻疼痛或软骨损伤亦无效。

临床表现

超过 80% 的成年人在 65 岁时可发现骨关节炎的影像学证据。患者常诉关节疼痛，运动和负重时加重，剧烈活动后夜间症状明显。因此就医的患者常伴随着心理社会问题。骨关节炎特征表现为在一段时间不活动后出现关节僵硬。受累关节可因骨赘形成而出现增大，但多数情况下软组织受累及组织液渗出很少，故无需担心。随着病情进展，疼痛会出现在运动或休息时，并伴有关节僵硬。晚期患者常有负重疼痛和关节稳定性差。膝关节检查出现关节咔嗒声和活动度欠佳。严重受损的负重关节偶有皮温轻度升高，但无红肿。活动受限、对线不良和骨刺是引起的骨隆起的常见原因。最常见的受累关节包括膝关节、髋关节、远端指间（DIP）关节、拇指根部的腕掌关节以及颈椎和腰骶椎关节。

膝关节

据估计，65 岁以上人群中存在膝关节受累症状患者比例高达 10%。肥胖是主要危险因素。膝关节炎产生的疼痛局限于内侧和（或）外侧关节线，并在长时间负重和爬楼梯后加重。后期常出现明显咔嗒声及活动范围缩小。可见少量关节积液伴肿胀，并能感觉到骨刺。髌骨关节受累产生膝关节前疼痛，下楼时疼痛加重。有时虽然疼痛和影像学改变很明显，但症状却不明显。通过观察屈膝的轮廓线可反映髌骨关节疾病。

髋关节

退行性髋关节病在青年患者中常见于先天性髋关节脱位或股骨头骨骺滑脱，老年患者多由关节磨损引起。典型表现是单侧或非对称分布的疼痛。患者可描述髋关节深部疼痛，并放射至大腿前部内侧、腹股沟、臀部或膝关节内侧。放射痛（如腹股沟或臀部）可能是唯一的疼痛来源。疼痛最初仅在长时间站立或行走时出现，随病情进展，疼痛将持续存在，夜间为著。性功能有时会受到影响。屈曲时髋关节不能内旋（Trendelenburg 试验阳性）是最早出现的体征，该体征和影像学检查结果均是诊断的可靠依据（见第 151 章）。

手指关节

主要累及 DIP 关节和拇指根部（第一腕掌关节），有时也累及近端指尖（PIP）关节。手关节炎最常见于中老年妇女，多数患者存在该病的家族史。部分病例可出现早期快速的黏液性退行性改变及指关节压痛的囊性炎症表现。随着骨赘形成，特征性骨突起常见于 DIP 关节（赫伯登结节），偶见 PIP 关节畸形（布夏尔结节），这些结节类似于类风湿病，但当炎症反应消失，仅遗留有无痛性关节活动受限。

拇指根部因经常承重故易发生退行性改变。疼痛位于大鱼际区，尤其是腕掌关节。拇指对于手灵活性非常重要，该部位关节炎易致残，出现抓握功能受损及对位精细动作受限，可触及骨赘，罕见时可侵犯屈肌腱鞘，引起腱鞘炎。

颈椎

颈椎退行性变通常累及下位颈椎的动关节（见第 148 章）。虽然影像学改变很常见，但大多数人无症状。而且症状与影像学表现之间的关联性不高。患者可能存在颈部疼痛和僵硬，但有时疼痛仅见于枕部、肩部、手臂或手。在少数情况下，肩胛骨或前胸上部会产生疼痛。骨赘可突入椎间孔并侵犯神经根（最常见的是 C6 和 C7），引起放射到肩部、上臂、手或手指的神经根疼痛（见第 167 章）。在夜间患者可能会因手臂感觉异常和麻木而醒来，通过起身摇晃手臂可以缓解以上症状。在检查时，颈部在各个方向的运动都受到一定程度的限制，尤其是侧屈伸，运动会再现或加重症状。反应性肌肉痉挛和压痛经常出现，当神经根压迫明显时就会出现感觉减退、无力和反射减弱。然而即使有神经根压迫症状的报告，神经系统的检查结果可能为阴性，但这并不能排除并发症。

腰骶脊柱

腰椎退行性改变累及椎间盘和椎间关节。随着老化，椎间盘核变脆，弹性变小。通过椎间盘环的缺陷可发生后疝或旁疝。椎间隙变狭窄，边缘骨赘形成。椎间关节呈典型的继发性退行性改变。椎间盘或骨刺侵入椎间孔可导致神经根受压。最常累及 L4、L5 和 S1 神经根。如果压迫神经根，患者的疼痛常常通过下背部放射至臀部和大腿后部，或向下进入小腿。向前屈伸减少，但侧屈是无痛的。局部压痛是常见的，通常是由棘旁肌痉挛引起的。椎间盘或骨刺侵入椎管可导致椎管狭窄，继而影响马尾和出口神经根。神经根受压会产生假性跛行（长时间站立或行走时臀部或大腿疼痛，坐下或者弯腰可缓解疼痛）。在检查时，腰椎伸展 30 s 可以引出腿部症状，然后让患者向前弯曲以缓解症状。此外，患者可能有宽基步态和下肢神经功能缺损。

其他部位

骨关节炎可累及跖趾关节处的大脚趾，引起骨性增大和外翻畸形。下颌关节的咔嗒声和疼痛有时继发于夜磨牙症（因焦虑或愤怒而磨牙）。大张口会产生疼痛。由于骨关节炎不是全身性疾病，没有关节外的表现，也没有血清异常发生，红细胞沉降率正常，早期疾病的滑液也是正常的。影像学表现仅限于关节，包括不规则的关节间隙变窄、软骨下骨硬化、骨囊肿、边缘骨赘以及邻近骨的支撑。

疾病自然史

在主要负重关节中，骨关节炎往往是一种进行性疾病，其导致慢性关节疼痛、关节活动受限，并导致肌无力，影响关节活动能力。经过 10 ～ 20 年的时间，大多数未经治疗的膝关节炎患者发展为静息疼痛，他们无法使用公共交通工具，残疾可能随之发生。早期症状和内翻畸形与不良预后相关。髋关节骨关节炎可能遵循类似的过程。肥胖是进展性髋关节和膝关节疾病的一个重要危险因素（尤其是女性），负重运动可以增加老年人患膝关节疾病的风险。减重可以降低此风险。骨关节炎的进展通常仅限于少数受累关节，而且疾病不会蔓延。临床缓解确实会发生，尤其是在手、颈部和背部。

诊断

见第 145—152 章。

管理原则[14-48]

骨关节炎的治疗仍然主要是对症治疗。除了全关节置换，目前还没有被证实的有效的疾病改善疗法（尽管研究仍在继续）。尽管如此，全面管理计划的实施仍然可以达到减轻疼痛，改善关节功能，恢复活动，提高生活质量的目的。当前目标是减少疼痛和肌肉痉挛，缓解施加在受累关节上的异常压力，恢复关节排列以及提高耐力。全面管理计划的核心包括非阿片类镇痛药、运动和减重（如果超重或肥胖），关节置换手术是许多终末期疾病患者的可选方案。此外，还有许多大力推广的未经证实的治疗方法。基层全科医生的重要职责是设计基础治疗方案，在全面管理计划中还应包括家庭医生团队和专业团队的参与，帮助指导患者做出基于循证的和符合个体特征的选择。

药物疗法

镇痛剂和抗炎剂

对于大多数患者来说缓解疼痛是首要任务。对于缺乏疾病改善疗法的骨关节炎来说，镇痛药仍然是主要的药物治疗方法。骨关节炎使用镇痛药的基本方法遵循慢性非恶性疼痛最佳实践的标准规范（见第 236 章）。因为个体患者对镇痛药的反应是不可预测的，所以可能需要一定程度的试验性治疗。间歇性使用镇痛药有时就足够了，但在没有更明确的治疗方法的情况下，往往需要持续治疗。是否使用纯镇痛剂或具有镇痛作用的非甾体抗炎药（NSAID）是一个有争议的话题。有趣的是，尽管这些药物通常是长期服用，但很少有关于镇痛治疗效果的长期研究数据。应该关注骨关节炎长期服用纯镇痛剂和 NSAIDs 的不良反应。

对乙酰氨基酚。首选对乙酰氨基酚等纯非麻醉性镇痛药。一项针对膝关节炎疼痛的大规模临床研究发现，对乙酰氨基酚在控制疼痛方面与 NASIDs（萘普生）疗效相当，而且对乙酰氨基酚无胃肠道不良反应的风险。其他精心设计，但样本量较小、观察期较短的研究未能证实这些发现，并表明对乙酰氨基酚与安慰剂疗效没有显著差别。这些不同的发现与患者在日常实践中的经历相似，其中一些人认为对乙酰氨基酚完全足够缓解疼痛，而另一些人则没有。

对乙酰氨基酚的成本较低，中等剂量长期使用的安全性已得到很好的证实。尽管其在老年人中，特别是剂量超过 3 g/d，会增加肝损伤的风险。FDA 建议：单个片剂的浓度不应超过 325 mg，并应注意和限制每日对乙酰氨基酚的总摄入量（包括处方药和非处方药中所含的）。在潜在的酒精性肝病的情况下，肝损伤的风险特别大。长期高剂量治疗可能会增加肾小管损伤的风险，但支持性数据很少，且风险似乎不大于长期使用 NSAID 的风险。

非甾体抗炎药。目前的共识指南将 NSAIDs 降级为骨关节炎的二线用药，但很大比例的骨关节炎患者发现它们更适合缓解疼痛。来自日常实践的观察表明，骨关节炎的疼痛可能由一些未被充分认识的炎症成分引起（研究骨关节炎疼痛机制的一些研究也支持这一观点，见上文讨论）。需要更多的临床和基础研究来帮助指导镇痛治疗，但与此同时，患者将继续使用任何可以提供最佳镇痛效果的镇痛药进行治疗。对乙酰氨基酚治疗无效的患者可开始试用非选择性的 NSAIDs（如布洛芬 400 mg，每日 3 次或萘普生 500 mg，每日 2 次）。由于担心布洛芬可能通过竞争血小板上的结合位点而使阿司匹林无效，因此不推荐在服用小剂量阿司匹林预防心血管疾病的人群中使用布洛芬。

由于骨关节炎的镇痛治疗通常是长期的，因此需要重点考虑长期服用 NSAID 的不良反应。消化性溃疡和胃肠道出血是使用非选择性 NSAID 的主要风险（见第 68 章）。通过一些胃保护措施，这些风险可以降低到 5% 左右，措施包括避免同时摄入阿司匹林，使用质子泵抑制剂（如奥美拉唑），以及使用选择性更强的环氧合酶 -2（cyclooxygenase-2，COX-2）NSAIDs（见第 68 章和第 156 章）。由于这个原因，COX-2 用于骨关节炎最初在患者和医生中非常流行，但上市后的数据显示心血管不良事件风险增加［心肌梗死、卒中和死亡的相对风险为 1.5 ~ 3.5，尤其是持续使用（> 18 个月）时］，因此 COX-2 的使用显著下降，尤其是在老年人和其他心血管风险增加的人群中。这些发现和对血栓栓塞增强的担忧促使 COX-2 制剂退出市场，并发出关于使用其他 COX-2 药物的警告（见第 156 章）。它们的高成本和对心血管风险增加的担忧使 COX-2 药物在治疗慢性骨关节炎的疼痛中属于三线用药。

NSAIDs 的其他不良反应包括潜在肾功能不全或心力衰竭患者可能出现的肾损害（见第 32 和第 142 章）。血压控制也会受影响（见第 26 章）。一些老年患者在服用渗透中枢神经系统的 NASIDs（如吲哚美辛）时会出现精神错乱。有一些提示性的证据表明，长期使用非特异性的 NSAIDs 可能对关节软骨产生不良影响，但这一点还有待证实。

建议老年患者（> 75 岁）局部外用 NSAID 制剂（如双氯芬酸凝胶）代替口服 NSAID，因为后者长期服用有许多严重的不良反应。对比安慰剂，局部外用 NSAID 可以给膝关节炎和手关节炎的患者提供一定且显著的疼痛缓解（安慰剂获益是相当可观的）。其全身毒性最小，局部皮肤刺激发生率约为 7%，但成本很高。动物实验数据表明，与紫外线相关的皮肤肿瘤风险增加，故应尽量减少治疗区域在阳光下的暴露。

中枢作用、弱阿片类镇痛药——曲马多。如果对乙酰氨基酚和 NSAIDs 不能提供足够的止痛效果，则可以考虑中枢镇痛和弱阿片作用的药物，尽管对骨关节炎患者的对照研究表明，它的镇痛效果与萘普生相当。但其能快速起效，其短效制剂的峰值作用时间为 2 h，半衰期是 6 h，此外还有一种长效缓释制剂。与单纯的 μ- 阿片类激动剂相比，其获益包括滥用较少和发生呼吸抑制的可能性较低。但是它仍然可能有典型的阿片类药物的副作用，包括恶心、嗜睡和便秘。此外，大样本的人口数据库分析显示，从开始使用后 1 年开始，全因死亡率增加。其机制尚不清楚，这一发现可能是由于服用阿片类药物的患者更脆弱所致。因此应该谨慎使用，特别是在有癫痫发作史的患者或服用其他 5- 羟色胺类药物的患者，因为它可能激活阿片受体 μ，并抑制中枢去甲肾上腺素和 5- 羟色胺的再摄取。还需要更多的数据支持。

麻醉性镇痛药。可待因、羟考酮和其他麻醉性镇痛药应该尽量少用，且仅用于那些影响基本活动的急性致残性疼痛。持续使用的相关风险增加（如滥用、依赖、跌倒、认知障碍），因此学者呼吁大力限制其在慢性疼痛方面的使用，特别是对老年人（见第 234 和第 236 章）。在阿片类药物治疗骨关节炎的队列研究中，阿片类药物的使用与全因死亡率的显著增加相关。

关节内注射麻醉性镇痛药的结果令人失望，只有不到 10% 的人膝盖疼痛有缓解。

控制疼痛的新方法——神经生长因子抑制剂。

神经生长因子（一种调节感觉神经元的神经营养素）在慢性疼痛综合征中的表达增加，如骨关节炎引起的组织损伤。利用针对神经生长因子的单克隆抗体来控制疼痛的新方法已显示出前景。他尼珠单抗（Tanezumab）是一种人源化的单克隆抗体，对标准止痛药不能充分缓解的中重度髋关节炎或膝关节炎患者的疼痛和功能恢复可以提供一定的有显著统计学意义的改善。然而由于过度磨损和关节置换的更大需求导致关节破坏率增加，这与其使用有关。需要更多的数据来确定其对医疗的最佳贡献。该方法成本非常高。

抗抑郁药和解痉药

患有未被认识和未经治疗的抑郁症的骨关节炎患者受益于疾病特异性治疗，无论是药物治疗和（或）人际关系治疗。疼痛控制得到改善，功能状态和整体生活质量也都得到改善。启动选择性 5-羟色胺再摄取抑制剂（SSRI）抗抑郁药（如氟西汀，见第 227 章）的通用制剂以补充镇痛方案，这对抑郁症的骨关节炎患者特别有帮助。尽管可能需要数周的时间才能完全体现其益处。小剂量的三环类抗抑郁药治疗可使慢性退行性腰痛患者在 3 个月时功能有所改善，并在 6 个月时表现出疼痛改善的趋势。选择性去甲肾上腺素 /5- 羟色胺再摄取抑制剂（SNRIs）（如度洛西汀）的使用正在研究中。

非药物措施

运动 / 物理治疗和减重

在非药物疗法中，运动 / 物理疗法（PT）和减重对骨关节患者最为有利，尤其是那些超重或肥胖且患有主要负重关节疾病的患者。

运动和物理治疗。恢复良好的力学性能和减少病变关节的损伤和最大限度地发挥功能至关重要。强化（无氧）和调节（有氧）运动与疼痛和整体功能的最大和最持续改善相关。加强支撑肌肉有助于保持正确的关节排列，修复提高了功能和耐力。对于负重关节的骨关节炎患者，采用完全或部分负重的结构化有氧运动计划可以极大地提高步行距离和健康感，而又不会加重关节炎。患者参与有监督的训练计划可以增加信心和促进依从性。

手法治疗包括物理治疗师进行的主动和被动运动范围练习。这种疗法与膝关节炎监督训练相结合的随机对照试验表明，治疗持续时间长达 1 年后，疼痛、僵硬和功能能力显著改善。一项针对膝关节炎的太极锻炼计划（太极是中国传统的身心练习），其结果是功能和疼痛的改善程度与 PT 相当。尽管运动可能有益，但过度运动会加剧疼痛并导致关节进一步破坏。应尽可能减少过度的关节劳损（如爬楼梯太多）。通过让非常疼痛的关节稍加休息，可以减轻疼痛。目的是减少施加在关节上的机械应力。然而关节休息应与运动交替进行，以防止肌肉萎缩和关节排列恶化。此外，长时间不活动会严重干扰软骨代谢。

辅助设备可以帮助休息或保护病变关节免受过度机械应力。在取得显著疗效之前，可能有必要持续间歇使用数周，但应结合运动计划使用，以避免肌肉萎缩。通过使用扶手、把手和升高的马桶或座椅，可以减少从马桶或低座椅上起来时对髋关节和膝关节产生的压力。一种经常被忽视的关节休息方法是对侧手使用拐杖，这可以将负重关节上的机械应力降低 50%。尴尬和笨拙常常使患者不愿意使用拐杖，但医生的鼓励和与职业治疗师的会诊会大有帮助。矫正器旨在帮助纠正对线不良。鞋跟垫和鞋垫可能在某些情况下起作用，但疗效的证据是可变的。

湿热法可以缓解肌肉痉挛的症状，尽管它对疾病本身没有影响。透热疗法和超声波装置是向深层组织输送热量的昂贵方法。尽管许多患者报告病情有所改善，但使用假治疗的对照试验显示没有任何益处。然而一些患者从接受此类治疗中获得了相当大的心理益处和幸福感。

经皮神经电刺激有时用于控制疼痛。大多数研究表明这种治疗收益甚微，安慰剂效应似乎是大部分疼痛缓解的原因。在一些短期疼痛缓解的情况下，3 个月和 6 个月时疼痛会增加。

减重。对于许多超重和肥胖且伴有主要承重关节的骨关节炎患者来说，减重是治疗计划的重要组成部分。人们常会低估适当减重对疼痛、功能状态和生活质量的潜在影响。如前所述，体重减轻 10 磅（1 磅 =0.45 kg）可将骨关节炎的风险降低近 50%。肥胖相关的骨关节炎的严重性对黑人和西班牙裔女性尤其重要，她们患肥胖相关的膝骨关节炎和髋骨关节炎的比例过高。应将患者转诊给营养师，以便设计一个全面的、个性化的减重计划（见第235章）。

介入疗法和外科治疗

关节内注射

皮质类固醇和透明质酸已被用于缓解疼痛，尤其是难治性膝关节炎的治疗。可以暂时缓解疼痛，使注射治疗成为等待关节置换或无法耐受手术的难治性疼痛患者的合理考虑。

糖皮质激素。关节内注射类固醇是一种常见的做法，用于消除对其他措施无效的疼痛发作，尤其是在出现炎症成分时（如关节肿胀、轻微发热）。类固醇抑制软骨分解代谢的实验发现激发了人们对这种疗法的新兴趣。然而人们仍然担心反复注射类固醇可能会削弱支撑结构，从而加速关节破坏。观察性研究发现每3个月重复注射对关节组织几乎没有损伤。安慰剂对照试验记录了疼痛和功能的暂时改善，但在疾病进展方面没有任何益处。目前的建议是限制使用，仅对于其他形式治疗无效的单个关节明显炎症且患者已有致残风险时，关节内注射才值得考虑。不推荐使用全身类固醇治疗骨关节炎。

关节内黏性补给剂——透明质酸。关节内注射透明质酸的基本原理是关节液中这种天然物质的润滑功能。骨关节炎的关节液浓度降低。透明质酸制剂已被开发用于关节内注射。该方案经常被使用，并被称为“黏性补给”。严格执行的荟萃分析发现，该方法总体而言临床获益较小，且严重不良事件的风险增加，包括严重的关节内过敏反应（“注射后发作”，大部分补给剂含有高分子量、交联、活性制剂，主要是对鸡蛋或羽毛过敏的人禁用）。假性痛风已被报道为这种耐受性良好的治疗的并发症。

最好的治疗结果是患者在数周内一定程度暂时性疼痛减轻。轻症患者反应最好。关节内黏性补给剂的有效率低于皮质类固醇。关节内黏性补给剂对静息痛的益处与NSAID相似，而其对体力活动相关的疼痛反应可能超过NSAID。该治疗成本很高。

软骨植入和移植

正在研究和选择性应用的新型关节内手术有望成为关节置换术的潜在替代方法，尤其是膝关节置换。局部关节缺损的患者，特别是遭受持续创伤的年轻人，正在接受自体软骨植入和软骨移植治疗。自体软骨植入是软骨细胞从患者的软骨中生长并植入。该治疗的入选标准包括正常的膝关节排列，胫骨表面无相应的关节炎，并保留韧带关节的稳定性。在精心挑选的患者中，初步的结果是有前景的，但对于长期结果，应密切关注文献。

关节镜手术

关节镜手术需要清创、打滑关节表面和清除碎片。尽管患者通常报告受益，但对照试验表明安慰剂效应很强，且结果显示并没有长期改善，除非症状是由异物或关节内紊乱引起的。尽管半月板切除术的使用频率很高，但在膝骨关节炎的随机试验中，它并没有被证明是有效的。

截骨术

截骨术用于纠正由膝关节单隔室病变和髋关节早期疾病引起的力学失衡。这项手术很受欢迎，似乎至少能带来短期获益。然而很少有数据将此类手术治疗与保守治疗（减重、矫形、运动）进行比较，长期随访的结果往往令人失望。这种手术的作用可能被视为一种用于延迟全关节置换术的临时措施。

全关节置换术（关节成形术）

关节置换是严重骨关节炎最确定的治疗方法。外科技术、假肢装置、围术期护理和血栓栓塞预防的进展大大提高了短期和长期的安全性和疗效。在经验丰富的中心，髋关节和膝关节置换术在围术期死亡率平均低于1%。髋关节和膝关节置换术尤其成功。即使是老年人也可以安全地进行关节成形术，并获得数年的生活质量改善。尽管如此，围术期风险可能很大，尤其是髋关节和膝关节置换术，风险包括深静脉血栓形成和心肌梗死。对围术期预防措施进行仔细的术前评估可以大大降低风险（见后面的讨论）。

关节成形术的适应证包括：休息时疼痛并已妨

碍睡眠、在没有剧烈疼痛的情况下无法负重、不能忍受日常活动以及需要麻醉剂来控制疼痛。此类手术的转诊需要综合考虑患者的医疗状况、功能状态和社会心理状态。身体上和心理上能够参与高要求康复计划的能力是获得最佳结果的重要先决条件。理想情况下，是否进行关节成形术应完全取决于患者是否适合以及患者需求，但也应考虑患者的经济能力、种族、性别和地区因素，并及时解决相关问题。

未经证实疗效的常用方法

正如在任何难以明确治疗的常见慢性病管理一样，许多未经证实的骨关节炎治疗方法都有获益。除了在骨关节炎中常见的疗效存在争议的医疗和外科手术（如经皮神经刺激、透热疗法、关节镜冲洗、关节内黏性补给）外，患者还广泛寻求许多未经证实的补充措施。当前社会对卫生保健的观点包括对“自然疗法”或“补充疗法”的兴趣，部分原因是因为患者相信它们比医生开的治疗方法更安全，并且可以自我管理或直接使用。对骨关节炎患者的研究表明，多达一半的患者正在尝试这种替代或补充措施，特别是当他们有严重疼痛时。直到最近一些被广泛使用的措施才进行严格设计的临床试验，来帮助指导临床医生和支持患者做出知情决定。

膳食补充剂和医疗食品

现行法律将膳食补充剂定义为健康人使用的天然物质，医用食品是用于治疗特定疾病的天然物质。根据现行法律，这些药品可以在未被美国食品药品监督管理局（FDA）对要求的安全性和有效性进行同样严格审查的情况下上市。因为它们是“天然的”，所以通常会向公众宣传它们是安全有效的，但在接受随机、安慰剂对照试验时，往往无法证明其有效性。这类药物包括葡糖胺、硫酸软骨素和含黄酮类成分的制剂。

葡糖胺和硫酸软骨素。这些广泛使用的物质是从动物产品中提取的，多年来一直用于兽医学，作者、制造商和供应商在非专业媒体上大力宣传用于骨关节炎。由于其被界定为营养补充剂，它们可以在没有处方的情况下出售。年销售额达数百万美元，而且大多数制剂都结合了这两种物质。

葡糖胺是糖胺聚糖合成的中间产物。在体外它刺激软骨细胞产生蛋白多糖，其对关节软骨有益的体内证据仍有待证实。硫酸软骨素是一种被吹捧为促进关节黏性和软骨修复的糖胺聚糖，可部分抑制白细胞弹性蛋白酶并防止软骨降解。支持者认为这些药物是需要长期服用的慢效疗法。

有效性。倡导者声称人类有疾病修复的潜能，以及一些有安慰剂对照的放射学研究表明疾病进展缓慢。然而对已发表的相关研究进行严格的系统综述发现，许多声称显示疗效的试验质量较差，高估了治疗的积极效果，并有严重偏倚，包括制造商赞助的原因。此外，从最近更大样本、随机、安慰剂对照试验中积累的数据未能证明任何显著的益处。随机、安慰剂对照试验研究的荟萃分析也未能发现服用这些补充剂的髋关节、膝关节或脊柱骨关节炎患者在疼痛缓解或其他结果方面存在任何显著差异，膝关节炎患者中的高剂量硫酸葡糖胺可能除外，尽管置信区间很宽，规模效应一般。

安全性。根据现有数据，这两种药物似乎都具有良好的耐受性。尽管葡糖胺与葡萄糖不耐受有关，但在长达 3 年的长期研究中，没有证据表明葡萄糖不耐受风险增加。然而，鉴于研究的患者数量较少，没有足够的数据来确认长期安全性，这对于可能长期使用的物质尤其重要。值得注意的是，由于它们是膳食补充剂，因此这些制剂不受任何质量标准的约束，尽管美国药典（USP）已开始发布符合其纯度和统一性标准的制剂标签。

成本与便利。这些补充剂可能很贵，每天服用时每年要花费数百美元。瓶子上的说明通常建议每天服用 3 片。

医疗食物——黄酮类。从植物中提取的专有生物类（Limbrel）含黄酮类成分的制剂作为前列腺素和白三烯的“天然”抑制剂上市。与萘普生进行比较的试验未证实其有效性，据称显示其非劣效性，但由于设计不符合标准，已被科学判断为证据不充分。安全性也存在问题：出现了与使用相关的严重肝细胞损伤的病例报告，其中 3 个病例的因果关系非常高。这些发现给使用“天然”药物治疗骨关节炎的患者提供了一个警示。

针灸

大多数针灸治疗骨关节炎的研究质量很差。

在使用假针灸操作作为对照的少数可用的双盲研究中，针灸产生了不一致的结果，即有时起效，有时不起效。当患者和治疗师都相信该操作时，效果最好。结果并没有一致和有效地证明针灸纳入标准治疗方案的合理性，但对于坚信针灸治疗的患者来说，这可能是一种选择。

按摩

按摩虽然广泛应用，但除了背部的按摩疗法外，对骨关节炎的按摩疗法研究甚少。对现有随机试验数据的荟萃分析表明，功能和疼痛的综合测量在临床上有重要的改善，但据报道，设计缺陷使研究存在偏倚，缺乏准确性。

手腕护具和磁疗

“电离”手腕护具已被推广用于帮助恢复阴（正离子）和阳（负离子）之间的平衡，从而使身体的气（能量或电流）畅通无阻地流动。该手腕护具于 20 世纪 70 年代在西班牙发明，由 85% 的铜和 15% 的锌制成，制造商吹嘘该手腕护具能够通过一种秘密的专有工艺修复气。费用在 50 ～ 200 美元。双盲研究发现这些手腕护具并不比安慰剂好。

磁疗同样也被作为减轻疼痛的手段，据说它能促进血液流动，是刺激身体的“天然止痛药”。在进行精心设计的随机安慰剂对照试验中，这些磁疗在骨关节炎患者的疼痛、僵硬和身体功能方面也未能证明优于无效安慰剂。该方法有大量的安慰剂效应，这可能解释了关于疗效的轶事报道。

特殊关节疾病的治疗

膝骨关节炎 [15,17,20,23,28-30,49-88]

膝关节炎是影响生活质量的一个主要障碍，其严重程度足以限制活动并引起疼痛，因此常常需要介入疗法和膝关节置换术，尤其是在没有有效改善疾病的治疗方法的情况下。在考虑转诊之前，应确保基本的非手术措施已经充分实施，特别是运动和减重，这是初始治疗的基石。它们往往被忽视或未完全实施，但作为一个综合的治疗计划时，运动和减重能够显著改善生活质量，避免或延迟关节置换的需要。

改善生活方式——减重和运动

严重低估了生活方式的改善对疼痛、膝关节功能和生活质量的主要影响。即使是患有日常疼痛的老年肥胖患者，他们久坐不动，往往被视为保守治疗的希望渺茫。在这类群体的大样本随机试验中，一项为期 18 个月的协调减重计划（减重达基线的 10%）和适度运动（15 min 的有氧步行、20 min 的力量训练）显著减少了疼痛、峰值膝关节压力和炎症，同时显著提高了行走速度、膝关节功能、活动能力和总体生活质量。其结果优于仅通过饮食或运动获得的结果，尽管程度较低，但就个体而言单独饮食或运动也往往会产生有意义的改善。

对于超重或肥胖的人来说，适度减重可以对疼痛缓解和日常功能恢复有明显的益处。据一个研究小组估计，在美国，平均人口体重指数降低 0.6 kg/m^2［即 1 ～ 5 英尺 7 英寸（1.70 米）的人体重减轻 3.8 磅（1.72 千克）］，就可以避免超过 100 000 例的膝关节置换的需求。对于超重和肥胖的膝骨关节炎患者，应考虑设计一个全面、个性化的减重方案（见第 235 章）。这些结果支持专家共识建议，针对膝骨关节炎疼痛的问题，应实施协调一致的运动计划（有氧、耐力型、水上运动以及负重，参见第 18 章）和肥胖的减重措施（限制热量，见第 235 章），必要时请寻求物理治疗师和营养师的帮助。

物理治疗

大多数正规的 PT 治疗计划都包括了生活方式调整和疼痛的应对技能。它们对疼痛和功能表现出明确的积极影响。虽然大多数措施最好亲自执行，但有些措施可以通过网络应用程序实现。对随机试验的系统综述发现，大量证据支持一些个体 PT 治疗措施的有效性，但单个 PT 治疗措施的获益程度并不高。大多数 PT 治疗计划需要一个全面的综合性方法，包括全面的强化和修复练习，以改善整体功能。

随机试验显示，在疼痛、功能状态、步态和整体功能方面，有氧运动的长期效果最好。在物理治疗师的帮助下设计锻炼计划有助于最大限度地提高安全性和效果。例如，对有症状的膝关节疾病患者，进行 2 个月的监督健身步行计划，同时结合患者宣教，可以改善近 40% 的功能状态。平缓骑行和游泳也能提高耐力，有益于臀部和膝部的肌肉群。加强运动也有是有益的。股四头肌锻炼能减轻疼痛，改善复合功能，并有可能减少膝关节在上下楼梯时的屈曲，也可能降低跌倒和骨折的风险。这是最简单的操作之一，可以在办公室进行教学：患者坐在椅子上，伸展膝关节并保持伸直的腿处于水平位置。有监督的分级等长和等张股四头肌练习可以减少疼痛，使患者能够走更长的距离。关于股四头肌锻炼的建议中已经加入了一个注意事项，即一些膝关节对线不良或松弛的人可能会经历疾病进展（即胫股关节退行性改变），这就需要物理治疗师设计一个更个性化的锻炼计划。膝关节可能需要休息，但关于使用膝关节防护装置的有效性证据非常有限，并且对其使用尚无共识。

水上运动也被证明可以降低残疾程度。太极和按摩一样可以改善功能评分，尽管这些措施的益处可能会受到倾向于这种治疗方式的患者偏见的影响。太极锻炼计划取得的效果可与物理治疗相比，这并不奇怪，因为太极锻炼需要大量的活动计划和身心锻炼相结合。

其他补充的 PT 治疗措施经常被提到。超声和透热疗法可以提供短期疼痛缓解，但没有证据表明残疾或整体功能有所改善。电刺激和脉冲电磁场没有疗效的证据，在一些研究中甚至发现会加重疼痛。

矫正器

据观察性研究报道，使用矫正器（如在内侧隔室综合征的骨关节炎患者中使用外侧楔形鞋垫），可以显示出一定程度的疼痛减轻。但在使用中性鞋垫进行比较的对照研究中，结果没有显著差异，这与外侧楔形鞋垫的使用相矛盾。矫正器的唯一用途可能是纠正腿长不均（> 1 cm），因为如前所述，这种不均程度与疾病进展有关。同样没有被证实能获益的是专门用来减轻膝关节压力的特殊鞋子，事实证明它们并不比传统的步行鞋好。

镇痛药

镇痛疗法是第二种治疗方法，用于缓解慢性膝关节疼痛，即使仅在几个小时内有效。建议在运动前服用一定剂量的镇痛剂，可以促进运动计划的实施，这通常被骨关节炎患者视为一种挑战。建议在运动或日常活动前服用非麻醉性镇痛药（如对乙酰氨基酚、NSAIDs），这些药物只镇痛，但不会治疗疾病。每天大剂量的使用，通常需要 24 h 的缓解，这对老年人来说可能是个问题，他们更容易受到这些药物的不利影响（见第 68 和第 236 章）。因此建议 75 岁以上的患者使用外用 NSAIDs（如 3% 双氯芬酸外用凝胶）代替口服镇痛药，但这种方法疗效一般，成本可能很高。

阿片类药物有时会被使用，但由于适应性以及过度镇静导致老年人严重跌倒的风险，引起极大关注。曲马多是一种弱阿片类药物，与强效阿片类药物相比，其滥用潜力和不良反应较少，如果 NSAIDs 证明不足，该药则在许多指南中仍保持推荐地位。然而如前所述，观察数据发现，与 NSAIDs 相比，使用曲马多增加了全因死亡率。在更多数据出来之前，需要谨慎开药。由于滥用以及老年人跌倒和认知障碍的风险，不建议使用更强的阿片类药物（见第 234 和第 236 章）。

膳食补充剂

许多患有膝关节疼痛的骨关节炎患者普遍使用非处方膳食补充剂。葡糖胺 / 硫酸软骨素的组合制剂得到大力推广和广泛应用。据称其机制是恢复硫酸化蛋白多糖基质，改善保水性和整个膝关节软骨结构和功能。在一项精心设计的安慰剂对照试验中报告，抗炎活性和软骨修复的获益并没有得到证实，这些试验通常发现膝关节炎患者的疼痛控制、功能或残疾程度没有显著改善。一些涉及大剂量硫酸葡糖胺的研究表明，对于慢性疼痛有类似于 NSAIDs 的少量缓解作用，关节间隙狭窄也有轻微改善。该方法副作用很小，但成本很高。

补充维生素 D 号称可以降低膝关节软骨降解率，但经过 2 年多的随机试验研究，它对胫骨软骨体积和疼痛评分均无改善。

关节内注射

糖皮质激素。类固醇注射的基本原理是一些滑膜炎伴有严重骨关节炎，类固醇将减少其潜在的破坏过程。临床获益程度通常一般，亚急性发作的治疗疗程要持续长达 8 周。病情较轻的患者表现出较好的治疗效果。然而对反复注射曲安奈德和生理盐水进行比较的随机安慰剂对照研究发现，在疼痛控制方面没有显著差异，并且该治疗在 2 年内软骨损失更快、更大，该研究反对依赖这种治疗方式，并表明任何可注意到的获益（有时长达 6 周）可能只是对注射的反应。同样，与运动前注射生理盐水相比，类固醇注射没有显出任何获益。使用长效曲安奈德制剂并不比短效制剂更有效，而且更昂贵。糖尿病患者在关节内注射类固醇后血糖控制会恶化。

在日常实践中，该疗法通常用于致残性恶化的急性发作，尤其是伴有炎症症状（如肿胀）时。研究中显示短暂获益的给药频率不超过每 3 个月 1 次，因此建议每年注射次数不超过 4 次。

透明质酸。对膝关节炎患者的随机试验进行严格的荟萃分析，发现一个小的、临床上不显著的获益和严重不良事件风险的增加，包括严重的过敏反应。在最好的情况下，患者会经历持续数周的一定的暂时性疼痛缓解。该治疗成本也很高。高分子量制剂效果似乎更好。需要经常进行重复注射。如果反复使用天然的高分子量制剂（1% ～ 2%），那么出现过敏反应的风险最大。感染的可能性很低。但总成本很高。许多制剂需要多剂量方案。一种单剂量制剂的成本比传统的多剂量方案低大约 20%，且能产生类似的效果，并且证明优于其他更昂贵的单剂量制剂（如 Synvisc-One）。值得注意的是其结果与注射生理盐水的结果没有什么不同。

针灸。热衷于该治疗的患者报告说有些缓解，但值得注意的是，大型荟萃分析的随机试验结果是异质性和结果的可变性。在对膝关节炎患者进行的 4 项最大的试验中，当针灸与假针灸相比时，两项试验显示出显著但较小的疼痛效应，一项试验显示出较大的效应，而第四项试验显示没有任何效应。随后发表的一项精心设计的试验发现，与理疗和 NSAIDs 相比，针灸或假针灸的加入能更大程度地改善膝关节症状，但两者之间差异没有统计学意义。在另一项研究中，当针灸被添加到建议中时，疼痛评分没有额外的改善。这表明安慰剂效应很大，并解释了为什么该治疗似乎对热衷于此治疗方式的人最有效。

膝关节镜手术

膝关节镜下半月板部分切除术经常用于被症状困扰的骨关节炎患者，其前提是清理碎片和去除退化、撕裂的软骨（半月板部分切除术）将有助于缓解症状，尤其是疼痛、固定和膝关节脱臼。在老年骨关节炎患者中，将该手术与假手术进行比较的随机试验未能显示任何额外的获益，这引起了对其获益的怀疑。这些发现导致专家一致建议关节镜手术不能常规用于膝关节退行性疾病。对于仍在接受此类手术的患者，短期的术后血栓栓塞预防没有明确的获益。只有在关节内紊乱或存在异物的情况下，才会考虑关节镜手术，即使这样的情况，其获益也是值得怀疑的。膝关节疼痛失能和终末期关节功能障碍是考虑膝关节置换手术的指征。

膝关节置换术

膝关节置换术适用于无法忍受疼痛和丧失能力（关节活动度明显缩小，平片上显示骨对骨）的晚期疾病患者。如果患者是合理的手术和康复候选者，则应考虑进行手术转诊。高风险患者发生严重围术期并发症的概率高达 50%。与非手术治疗相比，关节置换术在减轻疼痛的同时显著改善了生活质量和功能。然而无需急于进行早期修复，必须对患者进行全面的宣教，尤其是关于手术的严重不良事件（如肺栓塞、感染、心肌梗死）的风险，以及和患者进行共同决策。完全参与实施共享决策的患者选择手术的频率低于不参与的患者，仅在少数群体中，共享决策往往会导致更多的手术。

微创全膝关节置换术（即需要使用特殊器械，且不存在股四头肌肌腱断裂、髌骨外翻或胫股关节脱位的情况下进行）已成为减少术后疼痛、缩短住院时间和最终恢复活动的常用方法。获益似乎主要局限于恢复期，长期效果类似于开放手术。住院时间缩短约 25%，麻醉药品的使用和步行辅助设备的需求也大大减少。患者选择与开放式手术相同。一个有监督的以家庭为基础的流动康复方案比住院患者的康复能取得更好的效果。

接受膝关节置换术的患者发生深静脉血栓的风险高达 40%。大多数患者不会在腿部出现有症状的血栓，但会出现肺栓塞。术后立即开始预防性抗凝治疗可显著降低风险。术后预防血栓形成是必需的。标准方案是术后皮下注射低分子肝素（LMWH）7 ～ 10 天，然后再服用阿司匹林 3 周。口服低剂量Xa 因子抑制剂（如利伐沙班，10 mg/d，连续 5 天）和低剂量肠溶阿司匹林（如 81 mg/d，连续 9 天）的有效方案似乎提供了类似程度的保护和较低的出血风险。

术后疼痛通常很严重，在需要使用数周辅助设备的严格的康复治疗期间疼痛可能一直持续。发展为麻醉依赖性的风险很高，需要仔细选择患者，使用疗程有限，并快速过渡到非麻醉性镇痛，并且需要密切监测（见第 236 章）。

全膝关节置换术后急性心肌梗死的相对风险也显著增加（在丹麦国家注册研究中发现增加了 31 倍）。手术后的前两周风险最大。应进行术前心血管风险评估，并使用降低心血管风险的药物（例如 β- 受体阻滞剂、他汀类药物、阿司匹林，见第 18、第 30 和第 31 章）。对于发现心血管风险增加的患者，应在术前开始服用以上药物（如果尚未实施），并术后继续服用。

髋关节炎 [28,30,50,75,77,86,89-96]

为缓解髋关节炎加重引起的急性疼痛，可以采取以下措施：每日关节休息、非阿片类镇痛药、禁止长时间坐位或站立，以及使用拐杖或手杖支撑。对慢性疼痛和残疾的治疗需要一个综合的计划，该计划从运动和减重开始，辅以非阿片类镇痛药，以关节置换术治疗晚期致残性疾病结束。

非药物疗法

减重。超重是髋关节炎的主要危险因素，因此只要适度地减轻体重［如 10 磅（4.54 千克）］也能减轻疼痛，改善日常功能，减少手术干预的需要。因此，减轻体重应该是超重或肥胖的髋关节炎患者治疗的首要任务。推荐设计个性化、综合的减重计划是有帮助的（见第 235 章）。

运动和物理治疗。与减重一样，运动也是髋关节炎非药物治疗计划的重要组成部分，运动能够减轻疼痛、改善功能和提高生活质量。建议患者在进行可耐受的短距离步行之前服用一定剂量的对乙酰氨基酚，这个措施可以帮助患者开始步行计划。在理疗师的指导下进行结构化的有氧运动计划，包括完全或部分负重，这样可以大大提高耐力、步行距离和幸福感，而又不会加重关节炎。如前所述，平缓的骑行和游泳或水上运动也能提高耐力，有益于臀部和膝关节的肌肉群。最好由物理治疗师来指导每天的运动范围和力量训练，这样也可以提高效果。如果运动后出现不适，可以每天 2 次，每次休息 1 h，同时热敷臀部，这些可能对缓解不适会有帮助。由腿长差异引起或加重的髋部疾病患者可能受益于均衡的足跟抬高。患者参与有监督的训练计划也有助于增加信心，并确保持续的参与。

全身、局部和关节腔内药物治疗

口服止痛药至少可以缓解疼痛。对乙酰氨基酚是首选。当没有并发滑膜炎的指征时，NSAIDs 与纯止痛药相比没有额外的获益，但如果乙酰氨基酚不能满足要求，则可以试试 NSAIDs，并且可以适当服用（见上文讨论）。对于 75 岁以上的人，外用 NSAIDs 值得考虑。推荐弱阿片类药物曲马多作为三线用药，但应谨慎使用，这点适用于任何阿片类药物（见上文讨论）。在严重发作期间，短疗程的阿片类药物对于疼痛控制是必要的，但老年人使用阿片类药物会加剧跌倒风险、改变精神状态以及增加全因死亡率。处方前必须非常谨慎和仔细考虑，如果反复依赖阿片类药物治疗则表明需要考虑关节置换术。

骨外科医生用关节内注射糖皮质激素来治疗致残性髋关节疼痛急性加重的患者。这种疗法治疗髋关节炎的安全性和有效性的证据是非常有限，可用的数据是基于膝关节炎的数据（见下文讨论），这揭示了急性疼痛缓解的趋势，但对软骨的影响却令人担忧。

关节内透明质酸可提供一点暂时的疼痛缓解，可以作为一种暂时性措施，但在继续治疗前，应与患者一起评估其存在的风险，该治疗缺乏持续的获益以及高成本。

髋关节置换术

如果尽管采取了最大限度的保守措施，但症状仍持续并致失能，并进展到关节软骨破坏致残的晚期，则需要认真考虑关节置换手术，前提是患者有医学上的适应证，在心理上能够积极参与复健。髋关节置换手术的效果相当好，疼痛明显减轻，生活质量和整体功能显著改善。

手术适应证。失能性疼痛和晚期疾病的客观证据（例如关节活动范围明显缩小和关节间隙闭塞，平片上骨对骨外观）是重要的适应证。围术期风险很大程度上取决于患者的整体医疗状况，年龄本身不是主要的决定因素。手术平均年龄约为75岁，年龄在85岁以上的合格的手术资格候选者可以通过髋关节置换术获得多年的疼痛缓解和功能改善，而不会产生不可接受的围术期风险。

严重的心肺疾病、出血体质和吸烟等相对禁忌证可显著增加围术期风险。不良预后与严重的外周血管疾病、病态肥胖、痴呆、药物滥用和永久性肌力损害的状况有关。

患者必须了解、愿意并能够参与康复治疗。尽管手术相对安全，但对结果的期望必须是现实的，必须清楚地了解必要的康复工作量。这些年来，平均住院时间稳步下降至3.7天，转入康复机构的比例（34%）和30天再入院率（8.5%）也相应增加。

风险。平均住院围术期死亡率为0.2%，30天死亡率为0.4%，90天死亡率为0.8%。静脉血栓栓塞和心肌梗死是髋关节置换术的围术期风险。

静脉血栓栓塞是公认的髋关节置换术的风险，15% ~ 20%的患者会发生静脉血栓栓塞，2% ~ 4%的患者会出现症状性疾病。术后立即开始预防性抗凝治疗可显著降低风险。基于循证的方法包括华法林、低分子量肝素（LMWH）、直接Xa因子抑制剂和阿司匹林。术后给予LMWH 7 ~ 10天，比华法林具有更好的保护作用，这个治疗无需实验室监测和剂量调整，但是该治疗很昂贵，需要每天注射。荟萃分析发现，延长预防期（长达5周）比短程治疗提供更好的保护，但费用会增加，轻微出血的风险也略有增加。有趣的是，在服用LMWH 10天后将使用阿司匹林的预防措施延长至30天，效果并不比服用LMWH 4周的效果差。这表明，如果该治疗得到证实，将会是一种方便、低成本的延长预防期的替代方法。Xa因子抑制剂（口服制剂，无需实验室监测）的出现，激发了人们对髋关节术后血栓栓塞预防的热情。对现有随机试验的荟萃分析发现，Xa因子抑制剂的低剂量制剂在降低肺栓塞和死亡风险方面与LMWH一样有效，在症状性深静脉血栓形成方面稍好，但高剂量制剂与出血风险增加相关（另见第83章）。

急性心肌梗死是一种日益受到重视的围术期并发症。手术后的前两周风险最大，相对风险增加25倍。应进行术前心血管风险评估，并在术后坚持或维持使用降低心血管风险的药物（例如β-受体阻滞剂、他汀类药物、阿司匹林，见第18、30和31章）。围术期输血已被视为心血管并发症的预防措施，但事实证明，宽松的输血政策（阈值红细胞压积< 10 g/dl）并不比更严格的输血政策（阈值< 8 g/dl）更好。

假体失效仍然是一个令人担忧的问题。在21世纪的前十年，金属对金属（钴-铬）植入物取代了陶瓷或聚乙烯内衬假体的使用。其基本原理是提高耐用性，但这些植入物增加了故障率，并可能释放金属离子到邻近组织和血液中，产生不利的局部和远端后果，包括钴诱发的心肌病。在使用这种金属髋关节假体的患者中，如果出现有不明原因的远端症状，可能需要考虑检测重金属毒性。

背、颈、肩和手骨关节炎

见第147、第148、第150和第153章。

转诊指征[97-99]

骨关节炎患者的治疗需要一整个团队的参与，从家庭医生团队的所有成员到专科同事。物理和职业治疗师对于设计一个成功的治疗方案是必不可少的，治疗方案包括教学练习、对如何完成日常生活任务提出建议以及提供心理支持。营养师在治疗患有髋关节和（或）膝关节疾病的超重或肥胖的骨关节炎患者时也是如此。全面的饮食和锻炼计划是必不可少的。应该在发病早期进行转诊，以获得最佳结果，但即使是病情较晚期的患者也能从中受益匪浅。

对于保守治疗失败的严重残疾患者，应考虑外科会诊。应将会诊视为向患者解释权衡治疗方案的机会，而不是使患者自动接受手术干预。决定转诊手术时，必须了解所涉及的风险和积极参与术后康复计划。只有当患者的活动受限或疼痛已经严重到无法有效生活时，才考虑手术治疗。他们必须身心健康，能够承受手术，并有足够的积极性参与关节置换术后的康复治疗。患者及其基层全科医生需要了解标准的关节镜干预（清洗和清创），该疗法具有一定的吸引力，因为其属于微创治疗，但在大多数情况下并不比安慰剂好。基层全科医生需要认识并解决任何经济、种族、性别和社会文化的障碍，以便能成功转诊并进行关节成形术。

患者教育和心理社会支持 [97-99]

患者需要知道骨关节炎是不可逆的，即使不能提高关节的整体功能，但也需要知道可以用很多方法来减轻疼痛，防止进一步的关节损伤，并维持关节整体功能。他们认为退行性疾病不是一种广泛的全身性疾病。此外，患有颈椎或腰骶部疾病的患者可以获得一些自发缓解严重疼痛的希望。除了避免对关节有害的活动和成瘾性镇痛药外，还应强调减轻体重和加强支撑肌肉的必要性。物理和职业治疗师和营养师的教学职能是治疗计划中最关键的组成部分。重要的是避免给患者贴上“残疾”的标签，因为患者处于积极状态参与治疗计划对维持功能至关重要。如前所述，应与髋关节或膝关节疼痛患者讨论手术选择。

由于骨关节炎患者的心理社会状态是就诊的主要决定因素，因此探究和关注心理社会压力的重要性无论怎样强调都不为过。详细的病史询问，包括对工作、家庭和任何财务或人际问题的关注，可能有助于设计有效的治疗方案。识别和治疗潜在的抑郁症（见第 227 章）有助于改善疼痛控制、功能状态和整体生活质量。

患者心理社会应对能力严重影响预后。医生的关心和支持必不可少。应定期安排回访，使患者感觉到有人给予支持和关心。强有力的医患关系有助于许多患者忍受疾病并保持活力。

治疗建议 [28,100-103]

- 对有症状的髋关节炎或膝关节炎患者开始一个全面的、有监督的锻炼、减重和宣教方案。
- 转诊给物理和职业治疗师，以设计和实施锻炼和活动方案，目的是增强股四头肌和臀部肌肉，并增加综合训练，避免受影响关节过度紧张，并确保正确使用辅助设备。
- 获得营养师的帮助，以协助肥胖患者进行减重计划。
- 告知患者规律的有氧运动是有效的。慢走、游泳和固定式脚踏车运动不仅是允许的，而且也是可取的。
- 如果髋关节或膝关节出现剧烈疼痛，建议短期（1 ~ 2 d）的关节休息，但应继续进行等长和非负重锻炼，并避免更长时间的不活动。限制关节应力（如爬楼梯），并按规定使用拐杖和其他辅助装置（如栏杆、手柄、高架马桶座圈）。
- 药物缓解疼痛，从对乙酰氨基酚开始（每日 3 次，每次 1 g）。如果对乙酰氨基酚无效，则考虑一种通用的非选择性的 NSAID（如萘普生，500 mg，每日 2 次）。如果 NSAID 治疗引起胃肠道不适，有胃炎 / 消化性溃疡病史，或需要延长治疗时间，则添加质子泵抑制剂（例如奥美拉唑，20 ~ 40mg/d）用于胃肠道的二级预防（见第 68 章）。只有当潜在的心血管风险被认为是可接受时，才考虑使用 COX-2 制剂代替非选择性的 NSAID（见第 156 章）。
- 如果镇痛药 /NSAIDs 不足以控制疼痛时，可以考虑试用曲马多（起始剂量为 25 mg，QAM），但在服用抗抑郁药的人群（存在 5-羟色胺综合征的风险）和老年人（跌倒风险）时要格外谨慎。
- 限制阿片类药物用于急性致残性加重期，因为最大剂量的非麻醉性镇痛药不能缓解其病情。在这种情况下，考虑使用硫酸可待因或羟考酮不超过 1 ~ 2 天；但对于有跌倒风险的体弱老人，请格外小心使用。如果有持续用阿片类药物治疗的需要，那应建议考虑关节置换术。
- 如果上述措施在膝关节骨关节炎患者中证明效果不明显，且功能损害严重导致限制了日常活动和生活质量，则考虑关节内注射皮质类固醇（如甲泼尼龙）作为一个临时措施，而更明确的治疗有待解决。建议不要关节内注射透明质酸，因为没有足够的证据支持其使用，并且可能导致严重的过敏反应。
- 建议避免食用未经证实有效的膳食补充剂和医疗食品，如葡糖胺、硫酸软骨素和黄酮类。应告知患者，几乎没有科学证据证明其有益，长期安全性仍不清楚，黄酮类的科学证据也不多。声称自己使用葡糖胺 / 硫酸软骨素中获益的患者应监测其反应和副作用。建议仅在有明确疗效证据的情况下继续使用，允许最多 3 个月的试用期。如果必须使用，则考虑大剂量的硫酸葡糖胺，这是唯一具有有效性证据的制剂，尽管作用不大。

- 探究并解决心理社会困扰的根源，识别和治疗任何潜在的抑郁症（见第 226 章和 227 章）。
- 如果患者具有良好的积极性和足够的健康，能够耐受手术并参与康复治疗，则可将患有难治性、致残性等主要负重关节疾病的患者进行转诊，并考虑关节成形术。年龄本身不一定是禁忌证。关节镜下清创术和半月板部分切除术通常作用不大。
- 术前应进行仔细的心血管评估，并确保围术期开始和（或）继续对那些被认为风险增加的患者实施心血管预防计划（见第 18、30 和第 31 章）。
- 术后维持 7 ～ 10 天使用低剂量低分子肝素或低剂量 Xa 因子抑制剂预防深静脉血栓形成和肺栓塞，随后服用肠溶阿司匹林长达 1 个月（详情见第 83 章）。

（肖 怡 翻译，祁祯楠 审校）

第 158 章

痛风的管理

A.H.G.

痛风是急性单关节炎最常见的病因之一。据估计美国成年人口的患病率高达 4%。随着人口老龄化、肥胖和糖尿病越来越普遍，估计的患病率也在增加。痛风主要见于成年男性（性别比高达 9∶1），但女性的发病率正在增加。先天性嘌呤代谢异常和尿酸排泄异常是许多原发性痛风的原因，但生活方式问题正变得越来越重要。在《护士健康研究》（*Nurses' Health Study*）中，大量饮用软饮料显著增加了参与研究的女性患痛风的风险。广泛使用减少尿酸排泄的药物也显著增加了继发性痛风的发病率。在 Framingham 研究中，近半数新诊断病例与噻嗪类利尿剂的使用有关。

基层全科医生应能及时诊断急性痛风，有效治疗及防止复发，并尽量减少发展为慢性痛风性关节炎的机会。无症状性高尿酸血症患者也值得关注（见第 155 章）。

病理生理与临床表现 [1-22]

大多数原发性痛风患者存在尿酸排泄的遗传性肾缺陷，这导致了慢性高尿酸血症（见第 155 章）。肾排泄减少也发生在高胰岛素血症（如肥胖和代谢综合征）、肾功能衰竭、噻嗪类药物治疗和使用小剂量阿司匹林的情况下。尿酸生成过多可能由骨髓增生性疾病、恶性淋巴增生和严重银屑病引起。越来越多的人认识到导致尿酸生成过多的饮食，如食品和饮料（尤其是软饮料）中添加的高果糖玉米糖浆（见第 155 章）。同样大量饮酒（尤其是啤酒）会增加尿酸盐的形成。噻嗪类和环类利尿剂的使用、肥胖、环孢素和高血压也会增加尿酸水平和痛风的风险。在一项观察性研究中，摄入大量肉类和鱼类与低摄入量相比，其痛风的相对风险增加（相对风险分别为 1.4 和 1.5），但摄入适量富含嘌呤的蔬菜则不相关。大量摄入低脂乳制品似乎可以降低风险（相对风险为 0.56），维生素 C 和咖啡也是如此。

急性痛风通常发生在持续多年的无症状高尿酸血症之后。当尿酸浓度为 6.8 mg/dl 时，血清变得饱和。尿酸浓度越高，急性发作的风险越大，但风险仍相对较低，直到达到非常高的尿酸水平（例如血清尿酸浓度为 7.0 ～ 8.9 mg/dl 的年发作风险为 0.5%，尿酸浓度 ＞ 9.0 mg/dl 的年发作风险为

4.9%，见第 155 章）。无症状期的平均持续时间约为 30 年。在此期间，尿酸盐可能沉积在滑膜内细胞中，也可能沉积在软骨中。

当尿酸晶体因过饱和状态沉淀或从滑膜释放而聚集在关节液中时，就会发生急性痛风。急性痛风发作时，血清尿酸通常不会升高，这一观察结果强调了局部尿酸浓度的重要性。创伤、体温或 pH 值下降、脱水、饥饿、过量饮酒、情绪或身体压力以及血清尿酸浓度的快速变化都与此有关。

炎症反应的发病机制涉及关节液中白细胞对晶体的吞噬、溶酶体的破坏、酶产物的释放、补体和激肽释放酶系统的激活以及白细胞趋化因子的释放。

急性痛风性关节炎

男性首次痛风发作通常发生在 50 岁左右，女性一般在 60 岁以后。发作通常累及单关节，突然起病，常在夜间发生。炎症症状和体征在发病数小时内达到最大值，持续数天至数周。如未经治疗，急性发作的症状可能持续数周，但发作通常是自限性的，并且可以完全恢复。

首次发作通常累及下肢关节。约半数患者炎症部位为第一跖趾关节（足痛风）。跗骨关节（位于脚背）、踝关节和膝关节也是首次发作的常见部位。之后的发作可能累及上肢关节，如手腕关节、肘关节或手指关节，而肩关节或髋关节受累不太常见。80% 以上的痛风发作位于下肢，85% 的患者有至少一次足痛风发作经历。

大约 5% 的急性痛风发作为多关节受累，可能仅限于上肢。女性手指关节受累比男性更常见，并且往往表现为赫伯登（Heberden）结节或布夏尔（Bouchard）结节。在患有痛风和骨关节炎的老年患者中，几乎一半的患者都有淋巴结炎症，其作为痛风的唯一或最初表现。在老年妇女中，痛风的表现可能更隐匿，多个手关节可能受累，病情类似于活动性类风湿疾病。

急性痛风发作时关节出现肿胀和红斑，关节周围受累也很常见。可能伴有低热和白细胞增多。相当一部分患者在急性发作时血尿酸可能正常。在缓解期，受累关节上的皮肤经常脱皮。临床表现可能类似关节感染（见第 145 章）甚至蜂窝织炎（见第 190 章）。

间歇期（发作间期的）痛风

在急性发作之后通常会出现几年的典型无症状期，之后再出现第二次急性痛风发作。原有关节或其他关节出现痛风发作。随着时间的推移，急性发作之间的无症状期间隔缩短。在更晚期的疾病中，多关节发作并不少见，而且缓解可能较慢且不完全。关节液中可残留尿酸盐结晶。

慢性痛风性关节炎（痛风石性痛风）

这种形式的痛风需要数年才能形成。痛风石通常在急性痛风最初发作后平均 10 年出现。慢性痛风的风险与高尿酸血症持续时间和严重程度相关。痛风石代表尿酸钠集合，其被异物巨细胞炎症反应包围。它们可以发生在各种部位，包括滑膜、软骨下骨、鹰嘴囊、跟腱和手臂伸肌表面的皮下组织。最终软骨被侵蚀，关节变形，慢性关节炎接踵而至。下肢和手的关节最常受累。在老年妇女中，手指关节可能是痛风病的唯一受累部位，这种情况可能会被误认为是类风湿疾病，伴掌指关节和近端指间关节的晨僵、压痛和肿胀。这个过程是隐匿的，患者只注意到进行性疼痛和僵硬。肿胀可能发生在脚的关节上，使穿鞋变得困难。幸运的是，随着有效的降尿酸药物的引进，痛风石性痛风的发病率显著下降。不到 15% 的急性痛风患者发展成慢性痛风性关节炎。

并发症

临床痛风患者中肾结石的发生率很低，新发痛风患者新结石形成的风险小于每年 1%，这与初始血清尿酸盐浓度或尿酸控制程度无关。除血清尿酸盐浓度外，以下因素在结石形成中也起到重要作用，包括结石的家族史、尿 pH 值、水合状态，以及肾排出的尿酸量（见第 135 章）。结石形成很少有危险，梗阻性尿路病变的风险小于 0.02%。

长期研究表明，作为慢性高尿酸血症并发症的慢性肾功能衰竭的发展已不再令人担忧（见第 155 章）。铅中毒在某些人群中是一个原因；在其他人群中，它可以并发高血压、糖尿病、心血管疾病或潜在的原发性肾病。急性肾功能衰竭是淋巴细胞增生性的风险或骨髓增生性疾病化疗患者的风险。治疗期间可能产生足以在肾小管和尿路其他部

表 158-1 治疗急性痛风发作的药物选择

药物	随机临床试验中的方案示例	完全缓解发作的替代方案[a]	用药安全须知
非甾体抗炎药[b]			避免在肾功能或肝功能不全、出血障碍、充血性心力衰竭或过敏的患者中使用，与不良血栓事件和不良胃肠道事件的风险增加相关，有不良胃肠道风险的患者可使用质子泵抑制剂
萘普生	500 mg 口服，每日 2 次，持续 5 日	375 ~ 500 mg 口服，每日 2 次，持续 3 日；然后 250 ~ 375 mg 口服，每日 2 次，持续 4 ~ 7 日或直到发作缓解	
吲哚美辛	50 mg 口服，每日 3 次，持续 2 日；然后 25 mg 口服，每日 3 次，持续 3 日	50 mg 口服，每日 3 次，持续 3 日；然后 25 mg 口服，每日 3 次，持续 4 ~ 7 日或直到发作缓解	
秋水仙碱	痛风发作初期 1.2 mg 口服，1 小时后 0.6 mg 口服	考虑另外的急性痛风治疗方案，在秋水仙碱治疗后 12 ~ 24 h 持续发作（例如每日两次秋水仙碱 0.6 mg，非甾体抗炎药方案，或口服糖皮质激素方案，直到发作缓解）	避免（或使用低剂量）在老年人和肾功能不全、肝功能不全或已知胃肠道症状的患者中使用；如果与 P- 糖蛋白或 CYP3A4 抑制剂（如环孢素、克拉霉素、某些抗逆转录病毒药物、某些抗真菌药物、某些钙通道阻滞剂和西柚汁）联合使用，则调整剂量（并避免用于肾或肝损伤患者）；避免对已经接受秋水仙碱预防的肾或肝损害患者进行痛风发作治疗；监测胃肠道症状、肌肉毒性和恶血质（详情见 www.fda.gov）
口服糖皮质激素（泼尼松或泼尼松龙）[c]	泼尼松龙，每日 30 ~ 35 mg，持续 5 日	泼尼松，每日 30 ~ 60 mg，持续 2 日（取决于发作的严重程度），然后在 10 天内每 2 天减少 5 ~ 10 mg（取决于起始剂量）	高血糖或充血性心力衰竭患者应谨慎使用，可用于中重度肾功能损害患者

[a] 对于患有长期疾病和严重眩晕的患者，可能需要更长的治疗时间。

[b] 塞来昔布是美国唯一的选择性环氧合酶 -2 抑制剂，目前还没有公开的试验证实其治疗急性痛风的疗效。

[c] 尽管没有足够的数据推荐使用关节内糖皮质激素注射，但对于局限于一个或两个关节且易于吸入并无关节脓毒症的患者，它可能是一种有用的替代方法。

Reprinted from Gout NT. N Engl J Med 2011；364：443-452，with permission. Copyright © 2011, Massachusetts Medical Society.

位沉淀尿酸晶体的尿酸负荷，导致急性少尿。

尿酸升高与心血管事件风险之间的关系尚未明确。流行病学研究发现尿酸升高与心血管疾病密切相关，但其作为独立心血管风险因素的作用仍有争议，因为这种水平通常发生在代谢综合征和其他主要冠心病危险因素的背景下（见第 18 和 31 章）。相反，这些心血管危险因素会损害肾功能，导致易患高尿酸血症和痛风（另见第 155 章）。

诊断 [19,23-26]

确诊需要关节液检查和发现特征性的负双折射晶体（见第 145 章）。然而在日常的全科门诊中，关节液检查是不切实际的，因此有必要采用临床方法进行诊断。研究人员调查了基层全科医生通过临床指标（例如男性、既往有关节炎发作、1 天内发病、关节发红、第一跖趾关节受累、血尿酸水平、并发高血压或心血管疾病）来确诊痛风的准确性。结果发现，这些指标对痛风的阳性预测值为 0.64，阴性预测值为 0.87。根据对这些诊断变量的独立预测值的估计，为每个诊断变量分配分数，可以制定出判定和排除痛风的决策工具。评分低于 4 分排除痛风，大于 8 分的阳性预测值为 80% 以上。虽然该决策工具需要进一步验证，但它们确实提供了一些对临床诊断准确性的估计。

当既往有痛风病史的患者出现典型的足痛风，且存在上述的其他特征性临床特征时，临床诊断具有合理的可信度。但当急性单关节炎发生在不太典型的部位时，必须考虑所有的诊断可能性（见第 145 章）。老年女性的慢性活动性多发性关节炎表现可能令人困惑，因为它可能类似于类风湿疾病，尤其如果只局限于手指关节时。一个线索是赫伯登结节或布夏尔结节的存在，另一个线索是痛风石的存在。联合吸引术鉴定晶体是确诊的必要条件。类似地，在痛风发作间期，关节吸引术和关节液分析有助于确诊，即使在没有急性炎症的关节也是如此。可对先前有炎症病史的关节进行抽吸。仅单独的血清尿酸水平对诊断是没有帮助的，因为在存在活动性炎症疾病的情况下，它可能是正常的。

治疗原则 [5-7,15,19,27-48]

急性痛风性关节炎（见表 158-1）

策略

急性症状可以通过及时的抗炎治疗来缓解。如果不进行治疗，急性痛风发作通常会在 7 ～ 10 日内缓解，严重的发作可能持续数周。在急性发作的第一个迹象时就开始治疗，可产生迅速和良好的治疗反应。延迟治疗与疗效不好相关。抗炎治疗通常要持续到症状消失。

非甾体抗炎药

全剂量给药时，非甾体抗炎药是治疗的选择，在症状出现后的 24 h 内给药，可以减缓甚至终止发作。吲哚美辛、布洛芬和萘普生是用于急性痛风的非甾体抗炎药中研究得最好的，但几乎所有的非甾体抗炎药都应该可以。因胃肠道副作用而不能耐受全剂量非选择性非甾体抗炎药的患者（如老年人）可同时接受质子泵抑制治疗（如奥美拉唑 20 ～ 40 mg/d，参见第 68 章）或环氧合酶 -2（COX-2）制剂，该制剂与非选择性非甾体抗炎药一样有效（对心血管不良反应的担忧似乎仅与长期使用 COX-2 有关，见第 156 章）。一些老年患者可能会因服用吲哚美辛而出现精神混乱（见第 156 章）。延迟开始非甾体抗炎药治疗会影响反应，因为炎症反应已经很好地建立了。

秋水仙碱

对于不能接受非选择性非甾体抗炎药治疗的患者，另一种选择是秋水仙碱。与非甾体抗炎药一样，秋水仙碱治疗在最初 24 h 内给药最有效，超过 2/3 的患者反应良好。秋水仙碱在急性发作时的作用受限于该药物在必要的全剂量（即前 3 小时每小时服用 0.6 mg，然后每 6 小时服用 1 次）时会引起胃肠道不适（恶心、呕吐、腹泻）。据报道，并发肾功能或肝功能不全的患者存在骨髓抑制、肌病和神经病变风险增加，特别是静脉注射秋水仙碱时，这些情况下是不推荐使用的。

糖皮质激素

口服全身性糖皮质激素是非甾体抗炎药和秋水仙碱的合理一线替代品，特别是对于严重发作、不能耐受秋水仙碱或非甾体抗炎药或治疗无效的情况。口服大剂量泼尼松或甲泼尼松，疗程短、起效快，且疗效与非甾体抗炎药或秋水仙碱相当。可在 24 h 内实现缓解。当大的负重关节受到严重影响时，关节内注射“储备”皮质类固醇制剂只有在排除了脓毒性关节炎之后才考虑使用。使用皮质类固醇治疗与反弹风险增加相关，有时需要同时使用小剂量秋水仙碱治疗。

白细胞介素 -1 抑制剂

对于非甾体抗炎药、秋水仙碱和泼尼松有禁忌证或不耐受的患者，超说明书使用 IF-1 抑制剂［如卡那单抗（canakinumab）和阿那白滞素（anakinra)］可有效缓解痛风发作的疼痛和炎症。这些药物需要通过注射给药，并与注射部位反应、骨髓抑制和肝酶升高有关。阿那白滞素的成本很高，而卡那单抗的成本更高。

痛风发作间歇期——二级预防（见表 158-2）

虽然对于无症状高尿酸血症（见第 155 章）或首次痛风发作的患者而言，急性痛风性关节炎的预防性治疗不是必要的，也不具有成本 - 效益，但在患者开始每年发作 2 ～ 3 次痛风后，二级预防

表 158-2 痛风患者高尿酸血症治疗的药物选择

药物	方案示例	注意事项或用药安全须知
降尿酸疗法		目的是将血清尿酸水平维持在 6 mg/dl 以下，这需要定期监测，可能需要调整剂量。在开始治疗的同时进行痛风发作的预防。
黄嘌呤氧化酶抑制剂		用于尿酸盐生产过剩或排泄不足的患者。避免在接受硫唑嘌呤或 6- 巯基嘌呤治疗的患者中使用（或密切监测），因为这些药物由黄嘌呤氧化酶代谢。
别嘌醇片	起始剂量：每日 50 ~ 100 mg 口服；每 2 ~ 4 周增加 1 次剂量，以达到血清尿酸盐目标，剂量基于肌酐清除率；平均每日剂量 300 mg，尽管许多患者需要更高的剂量。	肾功能不全患者慎用（基于肌酐清除率）。最大剂量可能高达每日 800 mg，但每日 300 mg 以上剂量的数据有限。约 2% 的患者出现轻度皮疹，同时服用氨苄西林、阿莫西林、噻嗪类利尿剂或 ACE 抑制剂可能会增加风险。别嘌呤醇过敏反应很少见，约 0.1% 的患者发生，但可能是致命的（死亡率为 20%）。如果没有达到目标血清尿酸水平，考虑在肾损害患者中使用超过指南建议的剂量（密切监测）或考虑使用替代疗法（例如，非布司他）。别嘌呤醇能增强华法林的抗凝作用。
非布司他	起始剂量：每日 40 mg 口服；如有必要，2 ~ 4 周后每日口服增加至 80 mg，以达到血清尿酸盐目标[a]。	对于有禁忌证或对别嘌呤醇或尿酸排泄治疗反应不足的患者，作为二线用药。虽然轻度至中度肾功能不全或肝功能不全的患者不需要调整剂量，但对于肌酐清除率＜ 30 ml/min 或严重肝功能损害的患者，没有足够的数据可供使用。目前禁止与茶碱一起使用。非布司他的成本高于别嘌呤醇。
尿酸排泄剂（丙磺舒）[b]	起始剂量：每日 250 mg 口服；在肾功能正常的患者中，每月增加 500 mg 至每日 2 ~ 3 g 的最大剂量（两次分剂量），以达到血清尿酸盐目标。	避免对有肾结石病史且肌酐清除率为＜ 30 ml/min 的患者中使用。需要足够的水化作用以降低肾结石的风险。使用这种药物可以提高血清青霉素水平。评估有早发痛风家族史、25 岁以下痛风发作史或肾结石病史的患者的肾尿酸排泄情况，因为这可能识别出尿酸分泌过多的患者，由于肾结石的风险，应避免使用尿酸排泄治疗。
尿酸酶（培戈洛）	每两周静脉滴注 8 mg，需要预先服用抗组胺药和糖皮质激素，在初始治疗之前要开始＞ 7 天的痛风发作的预防。	用于常规治疗难以治愈的成人慢性痛风（例如血清尿酸缺乏正常化，在最大医学适宜剂量下使用黄嘌呤氧化酶抑制剂对体征和症状控制不足，或其他禁忌证）。存在输液反应的风险（试验组发生率 26%，而安慰剂组为 5%），即使在术前用药，尤其是在没有治疗反应的患者（其中血清尿酸水平升高至 6 mg/dl 以上，特别是在连续两次的情况下）或具有抗培戈洛酶抗体的患者中。过敏反应发生率为 5%（安慰剂组为 0%）。停止治疗超过 4 周后，没有关于再治疗的数据。G6PD 缺乏患者请勿使用，充血性心力衰竭患者慎用（安全数据不足，临床试验中出现一些患者情况的恶化）。成本高于其他疗法。
开始降尿酸治疗期间的痛风发作的预防		目的是减少尿酸盐水平初始下降期间痛风发作的风险，这可能与体内尿酸盐储备的快速活化有关。治疗的持续时间尚未明确，但建议至少治疗 6 个月或直到痛风石消退。
秋水仙碱	0.6 mg 口服，每日 1 次或 2 次，视耐受情况而定。	预防措施见表 158-1，特别是考虑到长期治疗可能增加的毒性作用。
非甾体抗炎药	萘普生，250 mg，每日 2 次。	预防措施见表 158-1，特别是考虑到长期治疗可能增加的毒性作用。该药物尚未正式测试，但已用于降低尿酸治疗的预防试验。

[a] 在欧洲可以买到剂量为 120 mg 的非布司他。

[b] 苯溴马隆和黄吡酮在数量有限的国家有售，但在美国没有。

ACE 血管紧张素转换酶，NSAID 非甾体抗炎药。

Reprinted from Gout NT. N Engl J Med 2011；364：443-452，with permission.

变得重要，特别是如果发作是致残的情况下。如果不进行预防性治疗，未来复发的间隔可能会缩短。

方法概述

通常需要采取多管齐下的方法，首先关注饮食、生活方式和其他风险因素，采取限制措施，辅以药物干预，可将尿酸浓度降低至一个水平，使痛风发作和痛风石形成变得不可能。在与有效降低尿酸盐治疗相关的尿酸盐沉积活化期间，有时添加抗炎剂以预防急性痛风发作。

在痛风反复发作的危险因素中，高尿酸血症是最容易接受治疗的。选择包括减少嘌呤摄入量（饮食、生活方式、酒精摄入量）、阻断尿酸盐的产生（别嘌呤醇、非布司他）、增强尿酸盐肾排泄（丙磺舒、磺吡酮）、限制影响尿酸盐排泄的药物以及尿酸的酶促转化为可溶性代谢物。共识和基于循证的目标是尿酸的血清浓度应低于 6.0 mg/dl，这远低于尿酸饱和点（6.8 mg/dl），且与痛风的反复发作和痛风石形成的低风险相关。如前所述，为了实现这一目标，通常需要采取多种措施。

在黄嘌呤氧化酶抑制剂出现之前，二级药物预防的方法是基于测定 24 小时尿液的尿酸排泄量。由于大多数特发性疾病患者排泄不足，因此可通过 24 h 尿检确定，并使用增加尿酸排泄的药物进行治疗。尽管在病理生理学上合理，这种方法被证明并不比用别嘌呤醇进行黄嘌呤氧化酶治疗更好，别嘌呤醇可以阻止黄嘌呤转化为尿酸。与尿酸排泄治疗不同，黄嘌呤氧化酶抑制在高排泄的情况下没有风险。目前的标准做法是省略最初的 24 小时收集，直接进行别嘌呤醇治疗，保留尿酸排泄量的测量，以备别嘌呤醇失败或不能耐受时使用。

不可忽视的是限制使用抑制尿酸盐排泄的药物（如噻嗪类、环利尿剂、烟酸、小剂量阿司匹林）。

别嘌呤醇优先策略通常就足够了且容易实施（见下文讨论），然而降低血清尿酸会活化组织尿酸沉积，可能增加局部尿酸浓度和急性痛风的风险。为了防止在降尿酸治疗的早期阶段诱发痛风发作，治疗以小剂量开始，并随着尿酸盐沉积的证据减弱而向上滴定。在此期间，通过小剂量抗炎药（如秋水仙碱）方案提供补充预防。

非药物措施：饮食、酒精和肥胖

饮食措施可能有帮助，但可能不够。嘌呤类食物，如内脏和其他肉类、海鲜、酵母、酒精（尤其是啤酒和葡萄酒）、豆类、燕麦、菠菜、蘑菇、芦笋和花椰菜，都与此有关。在大的流行病学研究中，肥肉（尤其是内脏）和海鲜的大量摄入与痛风风险增加相关（与最低摄入量的四分位人群相比，最高摄入量的四分位人群的相对风险为 1.5）。大量摄入低脂乳制品可降低患痛风的风险（相对风险为 0.56）。食用植物来源的嘌呤对风险没有影响。最近摄入高果糖玉米糖浆的甜味饮料（可增加嘌呤的产生）已被确定为患痛风的潜在重要危险因素。在《护士健康研究》中，与最低四分位的护士相比，饮用软饮料最高四分位的护士患痛风的风险显著增加（相对风险为 1.62）。高果糖玉米糖浆是添加到加工食品和饮料中的常见甜味剂。果糖摄入通过消耗腺苷三磷酸（ATP）来增加嘌呤的产生。

酗酒和肥胖值得关注。如果痛风发作似乎是由酗酒引起的，那么痛风发作可以成为改变饮酒行为的刺激因素（见第 228 章）。同样，痛风在肥胖的情况下提供了一个考虑努力减肥的机会。肥胖是一个值得注意的可改变的危险因素，但应避免饥饿饮食，因为这样会引发痛风发作，低热量、低碳水化合物饮食可使尿酸水平降低近 20%。病态肥胖患者的减重手术可显著降低高尿酸血症。

非药物措施虽然可能有帮助，但往往无法充分降低尿酸水平，以防止症状性疾病患者痛风的反复发作，药物干预成为治疗的必要组成部分。

别嘌呤醇对黄嘌呤氧化酶的抑制作用

别嘌呤醇是嘌呤类似物，通过阻断黄嘌呤氧化酶抑制尿酸的产生，黄嘌呤氧化酶将黄嘌呤转化为尿酸。与尿酸不同，黄嘌呤不会引起关节炎症或结石形成。广泛采用别嘌呤醇优先方案的优点和原因包括方便（每日 1 次给药）、耐受性和疗效。除了对特发性痛风患者有用外，该药物还非常适合肾功能不全、有肾结石病史和尿酸排泄过多的患者。别嘌呤醇的半衰期约为 3 h，但其代谢物在 30 h 内仍具有生物活性。因此这种药每天只需要服用 1 次。血清尿酸水平在治疗开始后 1 周内下降，但尿酸沉淀物的活化和痛风发作的风险在血中尿酸正常持续 3

～6个月后才会下降。因此低剂量（100 mg/d）开始给药，并以1～2周的增量逐渐向上滴定，在前3个月内同时服用秋水仙碱（0.6 mg/d），以防止尿酸沉淀物被活化时发生急性发作。

皮疹和胃肠道不适是最常见的轻微副作用。约2%的患者出现皮疹。如果是轻度的，皮疹会随着治疗的停止而迅速消退，如果药物在低水平下重新使用，皮疹可能不会复发。轻度皮疹复发可通过脱敏方案治疗（口服混悬液10～25 μg/d，每3～14，增加一倍，直到达到全剂量）。

更严重皮疹的发生与更严重过敏反应的风险增加有关，发生在约3.5%的患者中。表现包括发热、白细胞减少症、血管炎和肝细胞损伤。以脱皮性皮疹、发热、肝炎、嗜酸性粒细胞增多和肾功能衰竭为特征的暴发性超敏综合征是最令人担忧的副作用。暴发性超敏综合征尽管不常见（患病率＜0.25%），但它与15%～25%的死亡率相关，并且主要发生在携带*HLA-B*5801*等位基因的汉族、朝鲜族和泰国后裔患者中。没有等位基因的人不会表现出任何风险增加。剂量或肾功能衰竭的存在似乎不会引起过敏综合征，尽管在确定遗传联系之前，有学者建议减少肾功能不全患者的剂量。

别嘌呤醇应始终谨慎使用，从低剂量（如100 mg/d）开始治疗，然后逐渐进行加量。典型的剂量为300 mg/d，但可能需要更高剂量才能使尿酸水平正常化。在大多数情况下，剂量不应超过900 mg/d。建议肾功能不全患者减少剂量，但该药物可安全用于肾功能损害的患者。治疗前几个月应定期监测白细胞计数和肾功能。

药物-药物相互作用也很重要。同时使用氨苄西林会使药疹风险增加10倍，肝微粒体酶代谢的药物（如华法林、硫唑嘌呤）活性也会增强。

尽管别嘌呤醇是一种合理且普遍安全的一线预防药物，但不应随意开药。注意肾功能衰竭患者中的剂量，警惕严重过敏反应的早期迹象，有助于确保其合适、安全的使用。通用配方价格低廉。由于该药本身不能缓解症状，甚至可能诱发痛风发作，因此在痛风发作得到良好控制之前不应开始服用。一般来说这种药物在痛风发作至少1个月后才开始使用，但更早开始治疗似乎是安全的，而且可能是有利的。如前所述，开始治疗时通常伴随每日低剂量秋水仙碱（0.6 mg/d），持续90天，以缓解尿酸沉积引起的痛风发作。

非布司他对黄嘌呤氧化酶的抑制作用

对于别嘌呤醇治疗无效或不能耐受的高尿酸血症和痛风患者，这种黄嘌呤氧化酶的非嘌呤选择性抑制剂已成为别嘌呤醇的潜在替代品。因为它不是像别嘌呤醇那样的嘌呤类似物，所以不会发生同样的过敏反应。在标准剂量（80～120 mg/d）下，达到目标尿酸的可能性是别嘌呤醇（300 mg/d）的3倍。

与别嘌呤醇或小剂量非布司他相比，治疗的前8周大剂量非布司能够快速活化尿酸沉积，引发更严重的痛风发作。皮疹和肝功能轻度升高是最常见的副作用，这些副作用也比别嘌呤醇更常见。在药物审批的大型随机Ⅲ期临床试验中，早期对心血管风险和过敏反应的担忧未得到证实，但上市后仍在继续监测。与普通别嘌呤醇相比，该药物成本较高。在一项比较非布司他与别嘌呤醇治疗基础心血管疾病患者的大型随机试验中，观察到心血管和全因死亡率（主要是心源性猝死）增加后，又引起了人们的重新关注。这种增加的原因尚不清楚，但亚群分析发现，在经历过猝死的非布司他组中，非甾体抗炎药使用较多，低剂量阿司匹林使用较少。其他人推测尿酸显著降低可能是原因之一，因为尿酸占血浆总抗氧化能力的50%～60%。无论是什么原因，非布司他都应该谨慎使用，并且在心血管疾病患者中应进行仔细评估后才能使用。

排尿酸药（丙磺舒、雷西纳德）

丙磺舒。丙磺舒具有良好的安全性记录，非常适合对不能耐受黄嘌呤氧化酶抑制剂或其无法达到充分预防效果的排泄不良者的长期预防治疗。丙磺舒可抑制肾小管对尿酸的再吸收。约80%的每日尿酸排泄量低于700 mg的患者，可以通过尿酸排泄治疗得到有效控制。

缺点包括要频繁给药，有诱发肾结石的风险，药物间相互作用和一些令人烦恼的副作用。丙磺舒必须每天服用2～3次，与别嘌呤醇相比，会阻碍依从性。在治疗开始时，尿酸排泄可能达到异常水平，并引发肾结石，因此初始剂量必须适中。大量的液体摄入（2～3 L/d）和尿碱化也是必要的。药物和药物间的相互作用很常见。丙磺舒阻断青霉素的肾排泄和利福平的肝摄取，延长两者的半衰期。噻嗪类利尿剂、袢利尿剂和低剂量水杨酸盐可能会减弱尿酸排泄作用，但通常不足以中和尿酸作用。副作用包括皮疹、自身免疫性溶血性贫血和胃肠道不适。

雷西纳德。该药物抑制尿酸协同转运蛋白。荟萃分析发现，当添加别嘌呤醇时，尿酸略有降低，但临床结果无改善。且该药使用与一系列不良反应有关，包括血清肌酐升高、头痛和胃肠道不适。因此制造商已从美国市场撤回了该组合制剂和单剂制剂。

抗炎药（秋水仙碱、非甾体抗炎药）

在治疗的最初 3 ～ 6 个月内，所有降低尿酸的药物都可以活化尿酸的组织沉积，并诱发急性痛风的发作。在此期间通常需要同时进行抗炎治疗。秋水仙碱和非甾体抗炎药都被使用。目前尚无确切数据说明同时进行抗炎治疗的理想持续时间，但大多数权威机构建议给予 3 ～ 6 个月治疗或直到所有可见尿酸沉积消失。

秋水仙碱。每天 1 ～ 2 次低剂量秋水仙碱，持续 3 ～ 6 个月，可降低在此期间痛风发作的风险。治疗耐受性良好，但即使是低剂量，也有发生肌病和骨髓抑制的风险。同时使用抑制药物代谢和（或）排泄的药物（他汀类药物、大环内酯类抗生素、环孢素）可增加秋水仙碱水平和不良反应的风险。用于肾功能衰竭时剂量应减少。

非甾体抗炎药。尽管疗效证据有限，但一些临床医生在降尿酸治疗的最初几个月，每天使用小剂量的非甾体抗炎药而不是秋水仙碱来加强二级预防。慢性使用的潜在不利影响（见第 68 和 156 章）需要与预期获益进行仔细权衡。

慢性痛风性关节炎

痛风石性痛风患者也需要进行降尿酸治疗，以防止进行性关节损伤。预防或缓解慢性痛风性关节炎需要使血清尿酸正常化至饱和水平以下（目标是＜ 6.0 mg/dl）。

一线治疗

别嘌呤醇作为一种更有效、更方便、低成本的治疗方法，通常首先用于痛风石性痛风患者。通常痛风石在治疗数周后开始消退。对于不能耐受别嘌呤醇或其降尿酸效果不佳者，非布司他也可能成为替代药物。在肾功能正常、未发现肾结石或尿酸过度排泄的情况下，尿酸排泄药是黄嘌呤氧化酶抑制剂的合理替代品或添加剂。

难治性疾病的治疗——尿酸酶疗法

据估计，大约 3% 的痛风患者无法达到尿酸降到低于 6.0 mg/dl 的目标，这可能是因为其他药物的不耐受或无效。在这种情况下，特别是在慢性痛风性关节炎和痛风反复发作的情况下，聚乙二醇化重组尿酸酶（如培戈洛酶）的使用已经被探索。使用尿酸酶（一种人体缺乏的酶）的基本原理是它将尿酸转化为可溶性代谢物尿囊素。静脉注射尿酸酶停留在循环中并降解尿酸。在随机安慰剂对照试验中，两周一次静脉注射培戈洛酶使 42% 的难治性患者达到了目标尿酸水平，而每月一次静脉注射则有 32% 的难治性患者达到了目标尿酸水平。痛风石消失的患者比例相似，生活质量得到改善。然而治疗组急性痛风发作的频率高于安慰剂组。与输液相关的反应也很常见，其中一些反应很严重。在该药物的早期试验中，观察到罕见的心脏问题导致的死亡，主要发生在先前患有心脏病的人身上。尿酸酶疗法是治疗难治性致残性疾病的一种潜在有效方法，但对患者和管理有严格的要求，以确保安全性和最佳疗效。该治疗的成本是天文数字。

无论选择哪种药物，必须同时进行抗炎治疗（见上文讨论），直到可见的尿酸沉积消失。

肾并发症

虽然肾并发症的风险很小，但在痛风患者的管理中，在某些情况下需要注意肾的问题。

肾结石

患有尿酸结石的痛风患者应使用别嘌呤醇和大量液体摄入进行治疗，同时服用噻嗪类利尿剂可能是必要的（见第 135 章）。别嘌呤醇治疗可预防结石形成，适用于既往有肾结石病史的痛风患者，也可能适用于有较明显肾结石家族史的痛风患者。应指导所有患者注意避免脱水，特别是如果他们生活在温暖干燥的气候中。在没有其他肾结石危险因素的情况下，孤立性高尿酸血症本身不需要治疗

（见第 135 和 155 章）。

急慢性肾衰竭

到目前为止，尽管证据越来越多，但仍然不足以证明长期的降尿酸药物治疗可以预防痛风患者的慢性肾病，但避免接触铅很重要，治疗与慢性肾病相关的常见合并症，如高血压、糖尿病和动脉粥样硬化性疾病也很重要（见第 18、第 26、第 27、第 102 和第 142 章）。

接受淋巴增生性疾病或骨髓增生性疾病化疗的患者需要静脉补液和别嘌呤醇预处理，有时辅以静脉尿酸酶治疗，以对抗肿瘤溶解综合征潜在的肾损伤。

患者教育

经历过急性痛风发作的患者会积极主动地采取预防措施，并且非常乐于接受建议。如果他们是肥胖，应该建议他们开始有监督的减肥计划（见第 235 章），但要避免饥饿或极低热量的饮食，这只会加剧痛风的风险。应该提醒饮酒者不要酗酒。对于那些有肾结石风险的人，需要强调保持良好的水化。另外，患者在知道严格的饮食限制是不必要的之后，他们会感到安慰。应避免禁食，因为禁食可能会导致疾病发作。还需要强调的是，在急性发作症状一出现就要对其进行治疗。对于间歇性痛风患者，讨论预防性治疗的风险和获益以及依从性的重要性。服用别嘌呤醇的患者应警惕过敏反应的风险，如果一出现皮疹、发热或其他症状时应立即停止用药并立即致电医生。

转诊适应证

疑似痛风的急性关节炎患者，由于临床原因不能排除化脓性关节炎的可能，需要立即进行关节抽吸进行革兰氏染色和培养。如果基层全科医生没有合适的设备和（或）在进行手术时感到不顺畅，应将患者转诊至当地的专科医生或急诊室，在那里可以正确进行手术。同样，对包括糖皮质激素在内的一线治疗无反应的急性痛风发作患者，应考虑进行关节吸引术。

慢性痛风和反复发作影响生活质量的患者可能会受益于转诊进行尿素酶治疗，尤其是在尿酸盐降低的目标尚未实现的情况下。

治疗建议 [49-51]（另见表 158-1 和表 158-2）

急性痛风

- 在急性痛风性关节炎发作的第一个症状出现时，开始服用非甾体抗炎药（如萘普生 500 mg，每日 3 次）。继续全剂量治疗直到症状消失，然后在 72 h 内逐渐停止。告知患者延迟开始治疗可能会出现损害反应。
- 一开始就考虑使用冰袋。
- 对于不能服用非甾体抗炎药治疗的患者（例如患有活动性消化性溃疡的患者），考虑添加奥美拉唑 20 ～ 40 mg/d，使用 COX-2 药物（如塞来昔布 200 mg/d），或秋水仙碱（每小时 0.6 mg × 3 个剂量，每日 4 次）。在开秋水仙碱处方时，要提醒患者在治疗过程中可能会出现腹泻和一些上消化道不适，同时要监测血细胞计数和肝肾功能，如果有肾或肝功能不全，应避免使用秋水仙碱。在考虑使用 COX-2 药物时，请记住心血管风险（见第 156 章），但短期治疗的风险较低。
- 另外，特别是对于严重的发作，考虑开始用 5 ～ 7 天的口服糖皮质激素进行治疗［如泼尼松，起始剂量为 5 mg/(kg · d)，每日早晨一次］，在治疗过程中随着耐受性迅速减量。如果口服治疗不可行且仅涉及一个大型负重关节，可考虑关节内皮质类固醇治疗（如泼龙松 40 mg/ml）。
- 提供额外的抗炎治疗，以便在以后的发作中及时使用。

间歇期性痛风

- 如果患者肥胖，建议减肥（但不能非常低热量的饮食或禁食），并停止过量饮酒，尤其是酗酒和喝啤酒。考虑限制软饮料、肉类和海产品来源的嘌呤食物来源，特别是如果摄入量很高，或者如果发作明显受到饮食的影响。没有必要限制蔬菜类嘌呤的来源，鼓励低脂乳制品并考虑补充维生素 C（≥ 500 mg/d）。

- 确定痛风发作足够频繁（每年至少 2 ～ 3 次），并且有必要进行慢性预防性药物治疗，如果是这样，患者愿意无限期服用必要的药物。
- 确定治疗目标：如果目标是预防严重慢性痛风性关节病（如已确诊的痛风性关节病的患者），则监测尿酸水平，并进行药物治疗，使其达到目标血清尿酸浓度≤ 6 mg/dl。如果目标仅仅是在没有关节损伤证据的情况下预防痛风的急性发作，那么没有理由监测尿酸或治疗到目标水平，而只是用足够的剂量来预防新的发作。
- 考虑开始使用别嘌呤醇抑制黄嘌呤氧化酶的预防性药物治疗。
    - 对于中国汉族、韩国或泰国患者，首先筛查是否存在 *HLA-B**5801* 等位基因，具有该等位基因患者禁止使用别嘌呤醇，因为该等位基因与严重的超敏反应有关。
    - 开始别嘌呤醇治疗（从 100 mg/d 开始），每 1 ～ 2 周增加 100 mg/d，直到达到 300 mg/d 的剂量。如果反应不充分，则进一步向上滴定剂量。在肾功能损害的情况下，从 50 mg/d 开始，但无需整体使用较低剂量，因为使用后不会损害肾功能。
    - 同时给予氨苄西林时应谨慎。
    - 一旦出现过敏反应的症状则应停止治疗。如果药物皮疹轻微，可以考虑从小剂量重新开始，但要密切监测全血细胞计数和肝肾功能。考虑对需要别嘌呤醇治疗但有轻微药疹的患者进行脱敏。
- 对服用别嘌呤醇无效或不能服用别嘌呤醇的患者考虑服用非布司他。
    - 开始剂量为 40 mg/d，2 ～ 4 周后增加至 80 mg/d，以达到目标尿酸水平≤ 6 mg/dl。
    - 严重肾功能衰竭或肝功能衰竭（肌酐清除率 < 30 mg/min）患者可减少剂量，但轻度至中度肾功能衰竭或肝功能衰竭患者无需减少剂量。
    - 潜在心血管疾病患者应谨慎使用，因为考虑到心血管死亡风险增加，尤其是接受非甾体抗炎药（尤其是 COX-2 抑制剂）且未服用低剂量阿司匹林的患者。
- 如果黄嘌呤氧化酶抑制剂不能耐受或有禁忌证，则考虑用丙磺舒的尿酸排泄疗法，但仅当患者具有正常肾功能、无结石病的风险并且尿酸排泄低于 700 mg/d（按 24 h 收集的尿液测定）时才考虑使用。
    - 初始以小剂量治疗（如丙磺舒 250 mg，每日 2 次），同时应保持液体摄入（2 ～ 3 L/d），以防止尿酸在尿道中沉淀。
    - 考虑在治疗的第 1 周尝试尿液碱化至 pH 值 6.6，但实际上这是很难做到的（需要以克为剂量的碳酸氢钠，辅以乙酰唑胺，睡前 250 mg）。
    - 逐渐增加促进尿酸排泄药物的剂量，以避免引发大量尿酸排泄。在治疗的最初几个月内，继续大量摄入液体。丙磺舒的最大剂量为 500 ～ 1000 mg，每日 2 ～ 3 次。避免同时服用阿司匹林，因为它会抑制尿酸的排泄。
- 为了减少痛风发作的风险，在降低尿酸治疗的前 3 ～ 6 个月，同时用秋水仙碱（0.6 mg，每日 1 次）或中效的非甾体抗炎药（如萘普生 250 mg，每日 1 次）进行低剂量抗炎预防性治疗。
- 监测血清尿酸浓度并进行治疗，使目标尿酸达到低于 6.0 mg/dl 的水平。
- 建议尽可能限制低剂量阿司匹林、噻嗪类利尿剂、袢利尿剂和烟酸的使用，尤其是在未实施降尿酸治疗的情况下。
- 如果噻嗪类药物是治疗潜在高血压所必要的，则考虑氯沙坦。考虑每日剂量的维生素 C（如 500 mg/d），以帮助降低尿酸水平。

慢性痛风性关节炎

- 治疗方法与间歇痛风一样。继续同时进行抗炎和降尿酸治疗，直到尿酸沉积的所有可见表现（如痛风石）均已清除，这可能需要长达 6 ～ 12 个月的时间。
- 对于无法耐受尿酸降低方案或尿酸无法降到必要程度（血清尿酸≤ 6 mg/dl）以及因疾病致残的患者，请考虑使用培戈洛酶进行静脉尿酸酶治疗。

预防肾并发症

- 如果化疗可能导致尿酸负荷过大，则通过静脉补液和别嘌呤醇对有肿瘤溶解综合征风险的癌症患者进行预处理，并考虑补充尿酸酶制剂（结合专家意见）。
- 建议避免铅接触（如家庭蒸馏酒精、工业接触、油漆、家庭供水）。
- 用别嘌呤醇（如 300 mg，每日 1 次）和水化治疗尿酸肾结石或有较强肾结石家族史的患者。长期碱化尿液是不切实际的，不需要进行（见第 135 章）。
- 监测肾功能，但仍然没有足够的证据（尽管开始积累）表明，在没有尿酸肾结石或肿瘤溶解综合征的情况下，可以通过降尿酸治疗来达到肾保护的目的。

无症状性高尿酸血症的治疗（见第 155 章）

（肖 怡 翻译，董爱梅 肖卫忠 审校）

第 159 章

纤维肌痛的管理

A.H.G.

有弥漫性、慢性肌肉骨骼疼痛但无关节炎或肌炎指征的患者占就诊人数的很大比例。他们中的一些有轻度的类风湿疾病，而其他情况则由骨病、神经病变或肌病引起的。当病因不明时，虽然患者否认存在心理问题，临床医生应警惕躯体化障碍。

在过去 20 年中，弥漫性慢性肌肉骨骼疼痛、僵硬、局部压痛、睡眠障碍和疲劳综合征越来越被认为是一个重要的临床类别，称为纤维肌痛。越来越多的证据表明该病可能的病理生理学过程是遗传性中枢性疼痛，与肠易激综合征、慢性特发性腰痛和颞颌关节功能障碍具有共同特征。

使用流行病学诊断标准，估计纤维肌痛患病率占美国人口的 2% ~ 8% 之间，成年女性的患病率高达 5%，占总患病人数的 2/3。继骨关节炎之后，纤维肌痛是风湿病门诊就诊最多的原因。近年来对纤维肌痛病理生理学的认识取得了一些进展，从而发现了一些药物和非药物疗法，这些疗法能够减轻疼痛、改善睡眠、减少疲劳，并改善了许多患有纤维肌痛患者的生活质量。

当遇到弥漫性、慢性肌肉骨骼疼痛的患者时，基层全科医生需要考虑纤维肌痛的鉴别诊断，解决其他可能的原因（见第 146 章）；并且如果诊断纤维肌痛，就要建立一个全面的循证的治疗方案。虽然心理社会困扰会加重纤维肌痛的症状并影响对治疗的反应，但将纤维肌痛视为纯粹的心理社会现象已不再合适。

病理生理学、临床表现和病程[1–11]

发病机制

如前所述，纤维肌痛是一种中枢神经疼痛异常的表现，而不是焦虑、抑郁或其他传统精神疾病的躯体表现。虽然这些症状提示躯体化，但仔细的心理学研究表明，症状和心理状态之间没有病因学关系。学者只发现生活压力出现的频率增加了。大多数患者并不抑郁，任何抑郁发作都与疼痛程度无关。

最一致的发现之一是中枢疼痛和感觉增强导致了疼痛感知的放大。已发现中枢神经系统神经递质代谢和功能的显著改变，表现为 5- 羟色胺、去甲肾上腺素、谷氨酸和 P 物质等关键神经递质水平异常。第 4 阶段（非快速眼动）的睡眠障碍具有特征性，并与症状相关。功能性神经影像学一致地揭示了大脑活动和代谢的异常模式。这些发现指出了一个可以解释疼痛、睡眠障碍和疲劳等疾病标志性症状的病理生理学的共同点。异常伤害性感受是解释模型的一个重要因素（类似于肠易激综合征中的可疑作用，见第 74 章）。患者对压力更敏感，对伤害性刺激反应的神经元抑制控制更少。然而所谓的阿片活性是正常的。

也观察到神经内分泌的变化，但不足以被视为病因。肌肉活检结果和肌电图数据显示没有一致或独特的变化。已经注意到一些细胞因子活性增加，但其主要涉及与神经功能相关，而不是炎症。

这种情况似乎有遗传因素，一级亲属患此病的风险增加了 8 倍。据推测，这种情况的遗传驱动因素会影响痛觉敏感性调节神经递质的调节。然而双胞胎研究表明，环境因素约占观察到的风险的一半。在 30% ～ 60% 的活动性疾病患者中发现同时并发社会心理共病。行为和心理社会因素肯定会对临床表现产生影响，这种情况会加剧潜在的社会心理痛苦。

临床表现及病程

纤维肌痛综合征的特征是慢性和弥漫性肌肉骨骼疼痛、睡眠障碍和疲劳。疼痛往往是持续的、酸痛的，集中在轴向区域（颈部、肩部、背部、骨盆）。“僵硬”是一个经常用来描述不适的术语，其特征是早上尤为明显，天气的变化、寒冷、潮湿、失眠和压力会加剧这种不适，而温暖、休息和温和的运动有助于缓解这种不适。局部压痛点可见于上肢和下肢。患者从睡梦中醒来时感到疲倦和精神未恢复。持续性疲劳使临床表现更加明显。典型的患者是年龄在 30 ～ 50 岁之间的女性，但是如前所述，这种情况肯定不是女性独有的。

体格检查结果除了存在弥漫性压痛点，即触诊时多个重复性压痛点以及触诊时的过度压痛，大多是正常的。触痛点往往是对称的，位于枕骨、颈部、肩部、肋骨、肘部、臀部和膝关节。已经确定了 18 个特征压痛点的位置（图 159-1）。

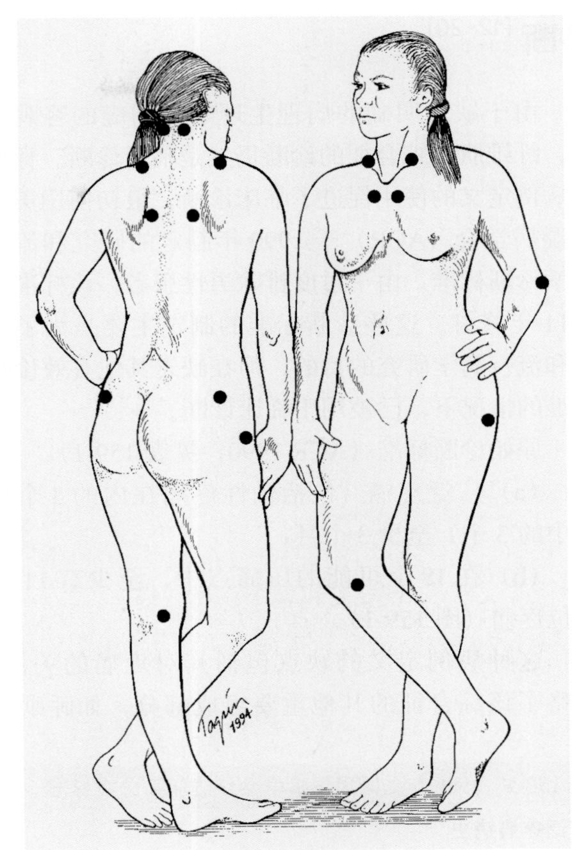

图 159-1　纤维肌痛综合征的压痛点

临床病程

纤维肌痛是一种慢性但非进展性的疾病，时好时坏，常与天气变化、环境压力程度和休息时间有关。压痛点的数量和位置随着时间的推移趋于稳定。在一些患者中，病情可能会致残，至少是暂时性的致残，但整个临床过程是一种稳定但非进展性的疾病。然而许多患者经历了自发缓解，并且许多有持续症状的患者会随着时间的推移总体上有所改善。

残疾程度可能相当大，多达 1/4 的患者在患病期间的某段时间领取伤残补助金。虽然焦虑和抑郁不是病因，但却是该病常见的伴随症状。未解决的社会心理压力和缺乏社会支持不仅是残疾和利用医疗资源的重要决定因素，也预示着不良的预后。对初始治疗的反应预示着良好的临床进程。

对疼痛的敏感性在术后等特定情况下会出现不利的表现。在一项研究中，纤维肌痛患者术后需要使用更多的阿片类药物，服用时间比没有纤维肌痛的患者更长。

诊断 [12-20]

由于缺乏明确的病理生理学和相应的客观指标，纤维肌痛综合征的诊断仍然是临床诊断。标准化病例定义的使用促进了临床诊断，最初使用美国风湿病学会（ACR）于 1990 年制定的研究和流行病学诊断标准，由于过度排除男性患者，该标准于 2011 年修订。这些诊断标准的制定主要是为了研究和流行病学研究的目的，但在缺乏其他有效诊断标准的情况下，已被用于临床诊断。

原始诊断标准（ACR 1990，见表 159-1）

（a）广泛疼痛（包括轴性疼痛在内的 4 个象限中的 3 个）至少 3 个月；

（b）在 18 个可能的压痛点中，至少有 11 个部位疼痛（图 159-1）。

这种病例定义的缺点包括其对疼痛的关注，忽略了该综合征的其他重要组成部分，如睡眠障碍和疲劳。此外，对确定压痛点的依赖导致评估不一致和错误，估计 25% 的转诊病历被发现是误诊。最后，这个定义给人的印象是纤维肌痛是一种纯粹的外周肌肉骨骼疾病，而不是一种涉及中枢疼痛的疾病。

表 159-1 1990 年美国风湿病学会纤维肌痛分类标准

广泛疼痛病史

定义：当左半身疼痛、右半身疼痛、腰以上疼痛和腰以下疼痛都存在时，疼痛被认为是广泛存在的。此外，必须存在轴性骨骼疼痛（颈椎或前胸或胸椎或下背部）。在这一定义中，肩部和臀部疼痛被视为每个患侧的疼痛。“下背部疼痛”被认为是下段疼痛。

触诊 18 个触痛点中的 11 个部位的疼痛（图 159-1）

定义：手指触诊时，以下 18 个触痛点中至少有 11 个出现疼痛。

枕骨：双侧，枕下肌插入处；

下颈椎：双侧，位于 C1—C7 横突间隙前方；

斜方肌：双侧，位于上边界的中点；

冈上肌：双侧，起点位于肩胛骨脊柱上方，靠近内侧边缘；

第二肋骨：双侧，位于第二肋软骨交界处，仅位于上表面交界处的外侧；

外上髁：双侧，上髁远端 2 cm；

臀肌：双侧，在臀上部外侧象限，在肌肉前褶；

大转子：双侧，转子隆凸后方；

膝关节：双侧，位于关节线近端内侧脂肪垫处；

手指触诊应以大约 4 kg 的力量进行。

将触痛点视为“阳性”，受试者必须表示触诊是痛苦的。“压痛”不被视为“疼痛”。为了分类，如果两个标准都满足，患者被称为纤维肌痛。广泛的疼痛必须存在至少 3 个月。第二种临床疾病的存在并不排除纤维肌痛的诊断。

2011 年，ACR 提出了新的诊断标准（表 159-1 和表 159-2），该标准更加强调该病的全身躯体症状（疲劳、睡眠障碍、认知障碍），淡化了外周症状，并取消了体检结果作为诊断标准。它的目的是促进基层全科医生的准确诊断。新标准可与原来基于体检的标准相媲美，对大约 85% 的患者进行了正确分类，同时也提供了严重程度评估。新标准设计用于研究和流行病学，但尚未在基层医疗中得到前瞻性验证。对这些修订标准的关注包括对体格检查的淡化，这可能导致无法引出替代诊断的重要指征（见体格检查）。

目前，修订后的 ACR 标准旨在作为诊断纤维肌痛综合征的替代途径，而不是作为初始标准的替代。它们仍然要求排除其他可能导致患者疼痛和相关症状的重要且通常可治疗的疾病。

鉴别诊断

如前所述，在排除一系列类似症状之前，不能确诊纤维肌痛，因为这些症状可能被错误地诊断为纤维肌痛。

过度使用导致的肌筋膜综合征可能与纤维肌痛相混淆，因为压痛点是两者的共同特征。与纤维肌痛不同，肌筋膜综合征的压痛点仅集中在一个区域，并在压迫时引发疼痛（因此称为触发点）。此外，症状是局灶性的，而不是弥漫性的。典型发病是有过度活动或肌肉拉伤的病史。肌筋膜综合征与疲劳或睡眠障碍无关。

早期或轻度类风湿性疾病可导致弥漫性肌肉骨骼不适、晨僵、疲劳和体格检查时的局部压痛。然而，压痛相对较轻，且血清学研究结果异常。风湿性多肌痛表面上与纤维肌痛相似，但发病年龄较晚，症状仅限于髋部和肩部区域，很少出现压痛点，ESR 明显升高。

强直性脊柱炎和其他脊椎关节病同样会产生轴向区域不适、疲劳和局部压痛，然而大多数有轴性症状的患者是男性，骶髂关节炎是强直性脊柱炎的典型表现（见第 146 章）。女性脊椎关节病很容

表 159-2 2011 年美国风湿病学会纤维肌痛综合征诊断标准

标准（必须满足 3 个条件）：
1. 在广泛性疼痛指数（widespread pain index，WPI）评分中 ≥ 7，以及症状严重程度（symptom severity，SS）量表评分中 ≥ 5，或 WPI 评分为 3 ~ 6 和 SS 评分 ≥ 9
2. 症状在上述水平出现 ≥ 3 个月
3. 排除其他原因。

广泛性疼痛指数（WPI）
- 患者在过去 1 周内出现疼痛的部位数（0 ~ 19）
- 重要部位：
  - 左右肩带
  - 左髋和右髋（臀部大转子）
  - 左下颌和右下颌
  - 上背部和下背部
  - 左上臂和右上臂
  - 左下臂和右下臂
  - 左大腿和右大腿
  - 左小腿和右小腿
  - 颈部
  - 胸部
  - 腹部

症状严重程度（SS）量表（总分 0 ~ 12，严重程度和范围的总和）
- 过去 1 周内以下症状的严重程度：
  - 疲劳
  - 睡醒后精神未恢复
  - 认知症状
- 等级
  0 无症状
  1 轻微或轻度（经常为间歇性）
  2 中度（相当严重，经常出现）
  3 重度（普遍持续，影响生活）
- 躯体症状的程度
  0 无
  1 较少
  2 较多

躯体症状包括：肌肉疼痛、肠易激综合征、疲劳 / 乏力、思考或记忆问题、肌无力、头痛、腹部疼痛 / 痉挛、麻木 / 刺痛、头晕、失眠、抑郁、便秘、上腹部疼痛。

Based on Wolfe F，Clauw DJ，Fitzcharles MA，et al. The American College of Rheumatology preliminary diagnostic criteria for fibromyalgia and measurement of symptom severity. Arthritis Care Res 2010；62：600，with permission of John Wiley & Sons. Copyright © 2010 by the American College of Rheumatology.

易被误认为是纤维肌痛，因为很可能症状是弥漫性的，可能包括慢性轴性不适、多部位的局灶性脊柱疼痛和睡眠障碍。由于在男性中更为常见，因此脊椎关节病通常不考虑女性，颈部疼痛可能比下背部疼痛更为突出，这进一步混淆了这一情况。提示脊椎关节病的临床表现包括阳性家族史、银屑病、炎性肠病、Reiter 综合征的危险因素、运动缓解疼痛、骶髂关节炎，以及在肌腱附着点或跟腱或足底筋膜处的疼痛或压痛。

慢性疲劳综合征与纤维肌痛有许多相同的临床特征，包括慢性、弥漫性肌肉骨骼疼痛和压痛点，因此有时难以鉴别，因为这两种疾病都是临床诊断的。慢性疲劳综合征患者的疼痛往往不太明显，并非所有患者都有压痛点。有时区分慢性疲劳综合征和纤维肌痛是不可能的，因为有太多的临床症状重叠，但并不需要严格区分，因为两者的管理方法非常相似。

莱姆病也应和该病进行鉴别诊断，但很容易通过鹿蜱接触史、流行区居住史、特征性皮疹、多关节炎和神经功能缺陷来识别（见第 160 章）。一些患者可能有暂时性的类似纤维肌痛的综合征。其他鹿蜱传播的疾病，如巴贝虫病和无形体病，也可引起关节痛和明显的躯体症状，尽管发热通常是一个显著特征，尤其是无形体病（见第 160 章）。

甲状腺功能减退可能伴有类似纤维肌痛的弥漫性肌痛和疲劳（见第 104 章）。鉴别特征包括不耐寒、无法解释的体重增加、特征性皮肤变化、甲状腺肿、肌无力和疼痛以及促甲状腺激素（TSH）水平升高。类似地，多发性肌炎可引起弥漫性肌肉疼痛，但其表现为乏力和弥漫性疼痛，ESR 和肌酶水平显著升高。

抑郁症和躯体化障碍可导致慢性肌肉骨骼疼痛和疲劳，但没有发现可重复的压痛点，这些情况伴随着潜在精神病理学的明确表现（见第 227 和 230 章）。

肥大性骨关节病的疼痛可能是弥漫性的，但压痛点很小，而杵状指是一个特征。

检查

评估从详细的病史、重点体格检查和选择性实验室检测开始，有助于排除可能的相似疾病。检查对于评估症状的严重程度、对患者生活的影响、社会心理痛苦的程度以及患者对其疾病和相关问题的看法也是至关重要的，这些因素将有助于确定患者需求，并为有效管理计划的设计提供信息。

仔细的病史采集不仅对于准确的诊断至关重要，同时可以满足一种急需被倾听的感觉。针对鉴别诊断和患者的担忧进行有针对性的体格检查有助于增强患者的信心和被认真对待的感觉。随访结束时，对调查结果及其意义进行重点的回顾，对于巩固建立良好医患关系至关重要。

病史

仔细描述疼痛是必要的，有助于区分广泛分布的纤维肌痛疼痛和引起更多局部或区域不适的疾病。对相关特征的调查，如疲劳、不能恢复精神的睡眠、精神朦胧以及与天气变化或社会心理压力升级相关的恶化，也有助于鉴别诊断。有用的相关症状包括寒冷不耐受、关节红热、发热、皮疹、近端肌无力、蜱虫叮咬以及与肌病相关的药物（如他汀类药物）。需要注意检查并发抑郁症和焦虑症也很重要（见第 226 和 227 章），因为它们可能伴随纤维肌痛。引起患者关注的重要性无论怎样强调都不为过，因为这些往往会导致疾病和就医行为。

由于纤维肌痛患者在就诊前通常会服用非处方补充剂和草药，因此在初步评估时，有必要对任何此类使用进行回顾。同样，回顾其他已经尝试过的非药物治疗（例如脊椎按摩、针灸等）也有帮助。全面了解患者已经尝试过的方法有助于深入了解患者的观点并指导未来的治疗决策。如前所述，回顾疾病对日常生活的影响至关重要。

2011 年 ACR 纤维肌痛流行病学诊断标准通过使用自评式的调查量表，有助于自我报告（图 159-2）。它分析疼痛的范围、严重程度、相关症状、持续时间，以及可能导致疼痛的任何其他情况。评分≥ 13 分被认为与纤维肌痛的诊断一致（表 159-2）。

体格检查

虽然没有局部异常，但体格检查的特征性表现为对广泛触诊的高度敏感性，首先是对测量血压的痛苦反应。修订后的 ACR 流行病学诊断标准不再强调特定压痛点的压痛检查，因为它往往会将患有该疾病的男性进行错误分类（他们往往不符合 11 个压痛点的诊断门槛）。因此，压痛点检查可能有用，但不应用于排除诊断。一种来测试过度疼痛敏感性的更普遍适用的方法是从手指关节的触诊开始，并向前臂的近端进行，寻找对广泛触诊引起的异常不适感。

压痛点检查包括触诊 18 个确定的压痛点部位（图 159-1）。触诊压力应该足以导致触诊指尖发白。触诊过程中的轻度不适是一种非特异性的发现，可见于许多其他肌肉骨骼疾病，这些部位明显和不对称的压痛是纤维肌痛的特征和前兆特征。一个积极的反应是诱发过度的压痛或完全的疼痛。在一项关于压痛点诊断意义的研究中，在 18 个确定的压痛点中，至少有 13 个压痛点的似然比大于 1.0（范围为 1.2 ～ 4.0）。需要将压痛点与肌筋膜综合征的触发点区分开来，肌筋膜综合征在受压时产生牵涉痛。

其余的体格检查是为了寻找可能与纤维肌痛相似的疾病指征。应仔细检查皮肤、指甲、黏膜、眼底、关节、脊柱、肌肉、肌腱、骨骼和神经系统是否存在类风湿性疾病、脊椎关节病、肌病 / 肌炎、骨关节病、甲状腺疾病和局灶性病理表现（见第 104 章和第 145 至 151 章）。特别应注意潜在的重要发现，如皮疹、甲状腺肿、关节畸形、关节肿胀、关节发红或发热、近端肌无力、触发点（不是压痛点）、深部肌腱反射延迟放松。精神状态检查应审查焦虑或抑郁的指征（见第 226 和 227 章），这可能是一个并发问题。

实验室研究

由于没有诊断纤维肌痛综合征的实验室检查结果，因此实验室检查是为了排除其他会出现类似情况的可治疗的疾病。类风湿 / 结缔组织病通常是一个考虑因素。在这种情况下，获得抗核抗体测定结果是有帮助的，但必须记住其检测特征（高灵敏度、低特异度）——阴性结果具有较高的阴性预测值，但阳性结果有很高的假阳性概率（25% 呈阳性患者没有临床证据，见第 146 章）。其他可能有助于识别重要相似疾病的检测包括红细胞沉降率（用于炎性肌肉骨骼疾病）、TSH（用于甲状腺疾病）和肌酸磷酸激酶（用于肌炎 / 肌病）。除非患者有很强的症状提示莱姆病（皮疹、关节炎、神经系统症状、鹿蜱接触、居住在流行地区），否则不需要获得莱姆病滴度，因为检测特异性非常差。当背痛是主要症状时，对脊柱或骶髂关节的放射学研究可能证明是有用的（见第 147 章）。当临床表现

广泛性疼痛指数
（每个复选框是1分，得分范围：0 ~ 19分）
①标出过去7天内你有疼痛或者压痛的部位。
请在表格中确认你有疼痛或者压痛的每个部位。

右颌骨 □ 左颌骨 □ □颈部
右肩 □ □胸部或乳房 左肩 □ □上背部
右上臂 □ 左上臂 □
右下臂 □ □腹部 左下臂 □ □下背部
□右臀部 □左臀部
右大腿 □ 左大腿 □
右小腿 □ 左小腿 □

症状严重程度
（得分范围：0 ~ 12分）
②以下列出的每个症状，用下面的评分表示在过去7天内症状的严重程度。
· 没有症状
· 轻度症状：总体是轻度的或间歇性的
· 中度症状：比较严重的症状，经常和（或）中等水平存在
· 严重症状：持续影响生活的症状

	没有症状	轻微或轻度症状	中度症状	重度症状
得分	0	1	2	3
A. 疲劳	□	□	□	□
B. 思考或记忆问题	□	□	□	□
C. 睡醒后的疲惫感（精神未恢复）	□	□	□	□

③在过去的6个月，你是否有以下任何症状？

得分	0	1
A. 下腹部的疼痛或痉挛	□	□
B. 抑郁	□	□
C. 头痛	□	□

附加标准（没有评分）
④至少3个月存在问题②和③中的症状以及广泛疼痛，并处于同样的水平。
□不 □是

⑤是否其他可以解释疼痛的疾病？
□不 □是

图 159-2 根据 2011 年 ACR 对纤维肌痛初步诊断标准修订版中的标准，评估纤维肌痛患者的自我报告调查示例。ACR 是美国风湿病学会。可能的得分范围在 0 ~ 31 分之间，分数≥ 13 符合纤维肌痛的诊断。患者可以在线获得额外的评分信息和此调查表的可打印版本。（Reprinted from Clauw DJ. Fibromyalgia：a clinical review. JAMA 2014；311（15）：1547-1555，with permission.）

以疲劳为主时，可能需要进行更广泛的评估（见第 8 章）。

管理的原则和患者教育 [13,21-52]

概述

与任何慢性疼痛一样，主要目标是维持和增强功能（见第 236 章）。虽然可能很难“治愈”疼痛，但可以做很多事情来帮助患者保持活力和获益，并提高生活质量。大量患有纤维肌痛的残疾人的存在意味着改善他们的医疗服务是一项挑战。考虑到纤维肌痛综合征的多个方面以及经常伴随的社会心理困扰，一个最大限度的有效治疗方案必须是一个多方面、全面的计划。幸运的是，对纤维肌痛的发病机制和病理生理学的研究进展，鉴定和验证了越来越有效的治疗方法。尽管个别治疗要素的应答率仍然不高（45% ~ 55%），但将其纳入个性化方案，可以为减轻疼痛、改善睡眠、提高整体功能和生活质量提供最佳机会。

目前可用的基于循证的治疗包括使用中枢作用的药物、分级运动以及患者宣教和咨询。它们的成功应用需要强有力的心理社会支持，首先要建立信任的医患关系，帮助患者明智地选择治疗方案并坚持下去。

建立有效的医患关系

一个强大的、信任的医患关系为纤维肌痛患者的治疗提供了必要的基础。如前所述，建立治疗关系始于彻底的检查和个性化的患者宣教，包括解决患者关注的问题。纤维肌痛患者通过仔细检查确定诊断并排除其他重要病因，这是最有价值的治疗内容之一。分享诊断方案的原则有助于缓解担忧，并传达一种被认真对待的感觉。进一步评估的请求较少，避免不必要或不恰当的治疗。

患者宣教是非常重要的，无论是针对个体还是群体，患者宣教都与症状和整体功能分数的持续

改善相关，这种改善在宣教干预停止后很长一段时间内持续存在。

采用基于循证的方法设计治疗方案

与大多数慢性疼痛综合征一样，没有治疗纤维肌痛的“灵丹妙药”。采取基于循证的方法有助于减少接触毫无价值或可能有害的治疗。纤维肌痛患者经常寻求并频繁使用替代疗法，基层全科医生需要了解这些疗法以提供最佳建议。

由于对纤维肌痛缺乏精确的病理生理学解释，治疗在很大程度上仍然是经验性的。然而从随机对照试验中积累的证据使越来越精准的管理方法成为可能。基于循证的治疗对纤维肌痛尤其重要，因为患者面临一系列令人困惑的治疗方案和许多未经证实的说法。尽管在质量和范围上有所改善，但许多关于纤维肌痛治疗研究的样本量小，持续时间短（大多为 6 ～ 12 周），需要克服这些限制才能支持慢性病的治疗。尽管存在这些局限性，但越来越多的证据表明，结合药物治疗、患者宣教和咨询以及锻炼的多模式方案，可以为实现症状缓解、身体功能提高和生活质量改善提供最佳机会。

运动和物理措施

应用于纤维肌痛的物理措施包括经过充分研究的措施（如有氧运动）以及患者经常使用但没有支持证据的措施（如脊柱推拿、针灸和压痛点注射）。

运动

所有关于纤维肌痛治疗的研究中，运动是最好的方法。每周 3 次的轻度至中度有氧康复（步行、游泳）计划对减轻疼痛和改善整体功能有重大贡献。力量训练和游泳练习也能增强机体状态。当运动仅限于伸展和柔韧性训练时，效果不明显，但与一般健康宣教和伸展的控制方案相比，太极（一种中国传统的心身运动，动作缓慢优美，且与冥想相结合）取得了显著的持续获益。经过 12 周的教学计划，受益持续到 24 周，表明了这种模式在长期管理的多模态方案中的作用。

在中度严重纤维肌痛患者中，以强化的方式进行太极锻炼，每周 2 次，每次 60 min，持续 24 周。太极在症状缓解方面被证明与有氧运动是相似的。一个低强度的方案是否能产生同样的获益仍有待确定。

将运动纳入综合方案中，可以进一步改善睡眠和疲劳。为了取得最大的效果，必须进行持续锻炼。团体锻炼计划有助于克服经常提到的对锻炼的不情愿和恐惧。

药物措施

和所有慢性疼痛疾病一样，影响中枢神经传递的药物对纤维肌痛似乎有短期效果。来自随机安慰剂对照试验的证据正在印证，支持使用 α_2-δ 配体抗惊厥剂（如普瑞巴林、加巴喷丁）、选择性 5-羟色胺 / 去甲肾上腺素再摄取抑制剂（SNRIs，如度洛西汀、米那普仑）和三环类抗抑郁药（TCAs，如阿米替林、环苯扎林）。其中一些已经获得 FDA 批准用于纤维肌痛。对其他种类的药物也进行了研究，但结果不一，其中包括选择性 5- 羟色胺再摄取抑制剂、曲马多、其他中枢作用止痛剂和一系列受体拮抗剂 [用于血清 5-HT_3、N- 甲基 -D- 天冬氨酸（NMDA）和多巴胺 D_3]。

α_2–δ 配体抗惊厥药

普瑞巴林（乐瑞卡）和加巴喷丁（诺立汀）已被用于纤维肌痛，其作用是通过抑制神经元传递而影响中枢疼痛处理。这种作用被认为是通过减少谷氨酸和 P 物质的释放来产生的。它们似乎对含有 α_2δ-1 亚基的电压门控钙通道有选择性抑制作用，调节神经元钙内流，减少受刺激神经元的突触传递。对纤维肌痛研究得最好的是普瑞巴林。在剂量为 300 ～ 600mg/d 的大样本随机安慰剂对照试验中，该药物可使约 40% ～ 50% 的受试者的疼痛达到具有临床意义（即 30% ～ 50%）的减轻。此外，大多数研究发现睡眠、日常功能和生活质量有显著改善，对疲劳的影响是可变的，部分是因为镇静和嗜睡的副作用。在一项为期 6 个月的疗效持久性评估试验中，61% 在 3 个月时停止治疗的受试者在 6 个月时失去疗效，而 32% 的受试者继续服用普瑞巴林。类似的发现来自更有限的证据支持，即平均剂量为 1800 mg/d 的加巴喷丁的使用。主要的副作用是镇静、嗜睡和头晕。普瑞巴林被 FDA 批准用于治疗纤维肌痛。由于目前没有通用配方，成本很高。加巴喷丁价格较低，更为常用。两者的剂量通常为每日 2 次。因为在较高剂量下出现的过度镇静，所以高达 40% 的脱落率是很常见的。

抗抑郁药

即使在没有重度抑郁症的情况下，在安慰剂对照的随机试验研究中发现，几类抗抑郁药对纤维肌痛患者至少产生了一定的疗效，缓解了疼痛和睡眠障碍，改善了整体功能和生活质量。SNRI 抗抑郁药（如度洛西汀和米那普仑）的证据基础最强，但三环类药物（如阿米替林、环苯扎林）的临床经验和获益最大。对于三环类药物，有效剂量低于治疗抑郁症所需的剂量（如阿米替林 12.5 ～ 25 mg/d），而使用 SNRIs 则需要用全剂量（如度洛西汀 60 ～ 100 mg/d）。

其他类别的抗抑郁药，如 SSRIs，在治疗纤维肌痛方面表现出不太一致的效果，充其量也只是一定的获益，主要局限于减轻疼痛和抑郁情绪方面。使用氟西汀的疗效最大（例如 20 mg/d）。疼痛、睡眠和整体功能得到了显著改善，尽管对疼痛的缓解似乎最不持久，但有效率适中（25% ～ 35%）。

停止抗抑郁治疗后常常会复发，因此需要进行长期治疗。长期使用的疗效和停药后的持续获益仍有待进一步确定。使用抗抑郁药的通用配方有助于控制治疗费用。

抗焦虑药

使用抗焦虑药物如苯二氮䓬类药物没有发现任何获益，但并发焦虑障碍的情况除外。在没有焦虑症的情况下，长期使用这些药物治疗纤维肌痛可能只会恶化睡眠，增加疲劳，导致药物耐受，并造成药物依赖的风险。类似地，非苯二氮䓬类和苯二氮䓬类受体激动剂（如经常用于睡眠的唑吡坦）也没有确定的作用。

止痛剂

大部分止痛剂在纤维肌痛方面的记录不佳，由于纤维肌痛的发病机制，这并不令人惊讶。

应避免使用阿片类药物。如前所述，中枢类阿片药物处理不会出现障碍。缺乏在发病机制中的作用以及持续使用阿片类药物的风险超过了阿片类药物治疗可能带来的任何潜在短期获益。尽管如此，仍观察到有长期使用阿片类药物来治疗纤维肌痛的现象（在一项研究中高达 14%）。这种使用是不鼓励的，因为它会对健康和社会心理产生负面影响，并会导致阿片类药物的误用和滥用。

曲马多是一种中枢作用的弱阿片类止痛剂，具有 SNRI 活性，它还降低了习惯化潜能，在纤维肌痛患者的随机安慰剂对照试验中显示出一些获益。然而，对戒断症状、获益一般以及恶心、头晕、嗜睡和便秘等副作用的担忧限制了它的用途。

已经尝试用局部利多卡因注射压痛点，但注射后大量部位压痛、反应一般和大量疼痛出现使得这种治疗效果甚微。

受体拮抗剂（5–HT_3、NMDA、多巴胺 D_3）

随着对这些受体在疼痛过程中作用的认识不断深入，拮抗剂的开发和初步研究也随之展开，希望它们能被证明对慢性疼痛综合征患者有用。到目前为止，没有任何结果足以证明它们的使用，但应继续追踪文献报道。

避免使用的药物

鉴于纤维肌痛的炎症、感染或激素机制缺乏证据，那么抗炎药物、激素和抗生素的对照试验结果没有显示出任何获益也就不足为奇了。非甾体抗炎药和全身性皮质类固醇（如泼尼松，10 mg/d）仅在并发炎症或退行性关节疾病时有效。尽管纤维肌痛的症状与内分泌疾病的症状有一些重叠，但在服用生长激素、甲状腺激素、脱氢表雄酮或降钙素方面没有发现任何改善。莱姆病的抗生素治疗在纤维肌痛的治疗中没有地位，即使是莱姆病血清学阳性的患者。在缺乏莱姆病临床证据的情况下，阳性血清学几乎肯定是假阳性结果。只有临床表现强烈提示莱姆病（皮疹、真正的关节炎、心脏传导阻滞、神经功能缺陷）的患者才应考虑使用抗生素（见第 160 章）。

心理治疗

心理治疗措施可以在综合治疗计划中发挥重要作用。其基本原理来源于这样一种理解：纤维肌痛是一种大脑中枢处理疼痛的问题，受心理状态和心理社会因素的影响。研究最好的是认知行为疗法（CBT），其他研究较少的包括放松技巧和催眠。任何并发的抑郁或焦虑都需要有条件的特异性治疗（见第 226 和 227 章），尽管当抗抑郁药物用于纤维肌痛时，抑郁通常会有反应。

认知行为疗法

这种形式的心理治疗将患者的注意力从疼痛和残疾转移到恢复功能和充分参与日常生活上。方案持续 1 ～ 6 个月。长期随访（2 年以上）的随机对照试验发现，受试人群的疼痛和功能持续显著改善。该疗法最适用于近期有发作症状的患者，尤其是有相当大的情感痛苦、应对能力较低和疼痛行为不良的人。

大多数认知行为疗法是作为多维治疗计划的一部分实施的，将认知重建、活动的节奏、患者和家庭宣教、有氧运动、放松训练和冥想相结合。然而，与患者宣教措施相比，其他研究未能显示出有所改善，这表明需要将最有可能从认知行为疗法中获益的患者与相应的针对性治疗相匹配，这样才能获得最佳效果。

行为疗法和催眠

对照试验表明，可以通过放松术、冥想、生物反馈和催眠来减轻疼痛，这些都是患者经常自行采取的措施。

精神治疗和祈祷

虽然这是目前接受综合治疗的患者中最常用的治疗方法之一（在非药物治疗中仅次于运动），但几乎尚未有关于其疗效的研究。

其他物理治疗措施

压痛点注射和超声治疗被广泛使用，但对照数据不存在或太少，得不出任何结论。尽管有相反的说法，但没有证据支持使用手环或磁体，一项严格设计的安慰剂对照试验显示磁体没有任何获益。

补充疗法

替代疗法的清单很长，包括脊柱按摩、针灸、草药治疗和膳食补充剂（维生素和矿物质）。超过一半的纤维肌痛患者报告使用了补充剂和“天然”的药物。

脊柱推拿和按摩

尽管近 50% 的纤维肌痛患者报告使用了每种治疗方法，但这些治疗方法的数据有限。研究脊柱推拿疗法治疗纤维肌痛的唯一数据来自一项小样本（16 名患者）的非对照试验，研究表明了一些获益。按摩似乎可以降低压痛点的敏感性和对止痛药的需求。

针灸

一些对照试验表明针灸有一定作用，但其他试验则没有发现针灸任何获益。许多研究在方法上存在缺陷。对安慰剂组采用患者盲法假治疗的最佳设计对照试验发现，疼痛、睡眠和幸福感的结果没有差异，但却显示出明显的安慰剂效应。与其他慢性疼痛疾病的针灸治疗结果（如背痛，见第 147 章）一样，结果可能受患者对该治疗方法的信念和施针者的热情影响。

草药疗法和大麻素

绿茶非常受欢迎（25% 的人使用），约 1/4 的年轻患者服用紫锥花。没有关于这些疗法的疗效数据，但安全性已得到充分证实（见第 237 章）。患有纤维肌痛的人有时会使用大量其他草药，许多药物对药物代谢（如金丝桃属）、止血功能（如银杏叶、大蒜）、中枢神经系统活动（如卡瓦胡椒、缬草）和心血管状态（如麻黄）有重要的不良影响（见第 237 章）。对其持续使用的调查至关重要。

大麻素的使用已被探索用于治疗慢性疼痛，包括纤维肌痛。在对确诊纤维肌痛患者进行的双盲、安慰剂对照试验中，合成大麻隆显著减轻疼痛，并改善功能。

膳食补充剂

近 20% 的患者服用氨基葡萄糖和软骨素。超过 80% 的纤维肌痛患者服用至少一种维生素或矿物质作为补充。其中最受欢迎的是维生素 C、维生素 E、镁和复合物维生素 B。没有证据表明其有效。

难治性疾病

患有慢性疼痛综合征（如纤维肌痛）的患者经常反复就诊并寻求帮助，但治疗效果似乎不佳。

他们是门诊临床中遇到的最具挑战性的患者群体之一。治疗难治性纤维肌痛患者的两个有用的策略是：①寻找和解决任何潜在的社会心理压力；②考虑一个团队或多专业合作的管理方法。

识别和应对社会心理压力

对看似患有难治性疾病的患者应接受全面的心理社会评估，并仔细评估精神、家庭、职业和社会方面的困难。虽然在病因上与纤维肌痛无关，但这些领域的问题是纤维肌痛患者利用医疗卫生资源和残疾的最重要决定因素。它们对症状的严重程度几乎没有影响，但它们确实决定了疾病的行为。同样，那些认为自己的症状是由于在工作或事故中受伤导致的，其预后也很差，并伴有残疾和对治疗反应差，直到诉讼和相关问题得到解决。处理难治性疾病的第一步必须是一种深思熟虑的方法，直接解决这些潜在的社会心理困难。

安排团队（多学科）治疗

纤维肌痛最佳治疗所需的多模式方法提出了多学科实施的问题。与多学科团队的成员（如心理专家、物理治疗师、风湿病专家）共同合作治疗这些难治性患者，可以减轻任何一位成员的治疗负担，同时为患者提供互补的信息和观点。治疗计划的协调仍然是基层全科医生的责任，他继续提供治疗的家庭基础，并确保团队计划的一致性和正确执行。医患关系完好无损，但治疗负担由所有团队成员分担，治疗计划得到加强。

转诊适应证 [13]

在大多数情况下，基层全科医生和团队可以很好地管理这个疾病。在某些情况下，如需要进行认知行为疗法或物理治疗，转诊可能会有所帮助。

建议 [13,53-54]

- 使用 2011 年的诊断标准，使用经过验证的自我管理工具（见图 159-2），并辅以体格检查，有助于排除其他情况并确认弥漫性疼痛的敏感性。
- 就疾病的诊断和性质向患者提供详细的宣教和咨询，强调没有组织损伤或炎症，自助措施是最有效的治疗方法，药物治疗可能提供轻微缓解，但不是主要的治疗方式。
- 与患者建立并维持支持关系，解决并发的心理社会压力。
- 建议并制定有氧运动计划，考虑转诊到正式的物理治疗。（对于那些感兴趣的人，如果太极的实施频率和物理治疗同样密集，太极拳可以作为物理治疗的合理替代。）
- 考虑增加一个认知行为治疗计划，它可以在一对一、小组或互联网上实施。
- 对于有失能症状的患者，考虑药物治疗，根据年龄、合并症、副作用和费用进行选择（有关使用和副作用的详细信息，请参阅第 227、第 236 和第 237 章）：

三环类抗抑郁药（如阿米替林，起始剂量为 10 mg、每小时睡眠状态下），最适合没有潜在心脏病且能耐受抗胆碱能副作用的年轻患者。

SNRI 抗抑郁药（如度洛西汀，起始剂量为 30 mg，每日 1 次，见第 227 章）。

SSRI 抗抑郁药（如氟西汀，起始剂量为 10 mg、每日早晨一次，见第 227 章）。

加巴喷丁类药物（如普通加巴喷丁，起始剂量为 300 mg、每日三次，见第 236 和 237 章）。

一种合成大麻素（如大麻隆，起始剂量为 0.5 mg、每日小时睡眠状态下，见第 236 和 237 章）。

- 对给药方案进行 8 ～ 12 周的试验，如果耐受性良好但未完全达到预期结果，则在第 4 周增加剂量；如果在 4 ～ 6 周内无反应或耐受性不好，则应改用其他药物。
- 避免使用阿片类药物和非甾体抗炎药，证据表明长期使用这些药物会增加疼痛敏感性。

（肖　怡 翻译，董爱梅　肖卫忠 审校）

第 160 章

莱姆病的管理

A.H.G.

莱姆病是一种可治疗的多系统疾病，由蜱传螺旋体伯氏疏螺旋体感染引起。这种疾病已成为美国最常见的虫媒病，估计每年有 30 000 ～ 300 000 例。在大多数情况下，莱姆病急性感染在临床上很容易被诊断并得到有效治疗，但非特异性的后期症状和现有血清学检测的缺陷导致对该疾病的诊断不足和诊断过度。莱姆病的临床识别、检测和治疗有助于确保及时、准确的诊断和有效的治疗，并将误诊和不必要的抗生素使用降至最低。

流行病学、病理生理学和临床表现 [1–11]

流行病学

莱姆病是由伯氏疏螺旋体引起的蜱媒传染病。在美国东部沿海地区以及威斯康星州和明尼苏达州，鹿蜱丹明尼硬蜱（肩突硬蜱）是主要的传播媒介。5—7 月，若虫阶段的蜱会叮咬人类，在这个过程中传播螺旋体。成蜱附着但不叮咬人类，因此不会传播病原体。其他流行地区包括太平洋沿岸的俄勒冈州和加利福尼亚州北部。超过 1/3 的鹿蜱携带螺旋体，这是疫情暴发的原因。在美国西部，太平洋硬蜱是罪魁祸首，但携带率仅为 1% ～ 3%，人类感染更为散发。这种情况在欧洲和亚洲也有报道。在欧洲，致病病原体是相关的伽氏疏螺旋体（B.garinii）和阿弗西尼疏螺旋体（B.afzelii），由不同种类的蜱传播。在南方，美洲钝眼蜱（孤星）与南方的蜱相关性皮疹病（STARI）有关，该病与莱姆病不同，但最初的临床表现相似。

莱姆病发病率的上升及其地理传播与鹿的数量增加和同时发生的郊区化有关。螺旋体水平传播给田鼠，田鼠对维持其生命周期至关重要（蜱更喜欢田鼠而不是鹿）。人类感染是螺旋体的生物终端。

鹿蜱也是其他重要的蜱媒传染病的媒介，这些疾病可能同时出现。其中最重要的是人巴贝斯虫病，由细胞内立克次体革兰氏阴性寄生虫田鼠巴贝虫引起，该病与莱姆病一样在许多相同地区流行。传播给人类的同样是鹿蜱，同样是田鼠充当动物的宿主。共有的蜱媒和动物宿主增加了并发感染的风险。约 10% 的活动性莱姆病患者同时感染田鼠巴贝斯虫。另一种由鹿蜱传播的立克次体病是由细胞内细菌嗜吞噬细胞无形体引起的人粒细胞无形体病（也称为人粒细胞性埃立克体病），该病与巴贝虫病和莱姆病在同一地区，具有人畜共患性。在极少数情况下，它也可能与莱姆病同时发生。蜱传螺旋体宫本疏螺旋体也与人粒细胞无形体病有关。

病理生理学

伯氏疏螺旋体在蜱虫摄食时进入血液，通常在接触蜱类 24 h 后才出现。在短暂的血液流动阶段后，螺旋体从血液中流出，并以类似营养吸收的方式进入皮肤、滑膜、心脏和神经系统。在出现特征性皮损后，可再出现一段血行播散期。螺旋体破坏组织的方式尚不清楚，从直接损伤到产生与组织抗原交叉反应的抗螺旋抗体的假说都有。

经适当抗生素治疗后，症状持续存在且无活动性感染的客观证据的患者，其被怀疑具有过度的晚期免疫反应，可能是细胞因子产生过多导致了症状。需要做更多的工作来解释这些假设，这些假设也被用来解释与纤维肌痛和慢性疲劳综合征的临床表现的重叠，其中在感染性疾病后也怀疑存在免疫病理生理学（见第 8、第 159 和第 161 章）。HLA-DR4 阳性的患者患此类慢性病的风险增加，这一事实表明疾病的严重性和慢性可能与细胞表面抗原和遗传易感性部分相关。

田鼠巴贝虫主要存在于红细胞中，主要引起全身症状，几乎没有局限性。感染可损害宿主的防御能力，并可能增强由伯氏疏螺旋体引起的伤害。

嗜吞噬细胞无形体感染白细胞，主要是粒细胞，因此它在血液中循环，造成了通过输血传播的可能性。疾病的严重程度与免疫功能低下的程度有关，免疫功能明显低下的患者风险最大，病死率较高。

临床表现和病程

咬人的蜱虫通常不会比铅笔笔尖更大，而且通常不明显。在摄食开始和传播病原体之前，蜱虫必须至少附着 36 h 的。一个摄食的蜱虫幼虫会膨胀，当附着时间未知时此特点可以帮助评估传播的风险。被咬伤后不久，第一个症状就出现了。临床过程可分为 3 个阶段：①急性局限病变期；②亚急性播散性病变期；③慢性病变期。

急性感染期（皮肤期）

80% ～ 90% 的感染者表现为红斑性皮疹（游走性红斑），这是伯氏疏螺旋体感染的第一个临床表现（图 160-1），最早出现在蜱虫叮咬后 3 天，但通常出现在 1 ～ 2 周之间，并持续数周。皮疹通常在蜱虫叮咬的部位以红色斑疹、丘疹甚至脓疱开始，继而扩散形成一个大的，均匀的红色病变。之后它可能变成边缘鲜红中间偏白偏淡的圆形红斑。病变较大（直径至少 5 cm），平均 15 cm。皮疹可能伴有轻微的全身性流感样症状（“夏季流感”）和局部淋巴结病变。其余 20% 的患者有流感样症状，但没有皮疹或任何急性期症状。皮疹在 3 ～ 4 周后开始消退。在第一阶段，免疫反应最小。

血行播散期

蜱虫叮咬后几天到几周内，紧随急性感染期出现血源性传播期，并导致一系列症状，主要是皮肤病、肌肉骨骼病和神经系统疾病。全身症状可能很突出，患者抱怨全身不适和虚弱疲劳。通常情况下，可能会出现持续数小时的剧烈头痛，伴有轻微的颈部僵硬，还可能出现游走性关节痛和肌肉骨骼疼痛。

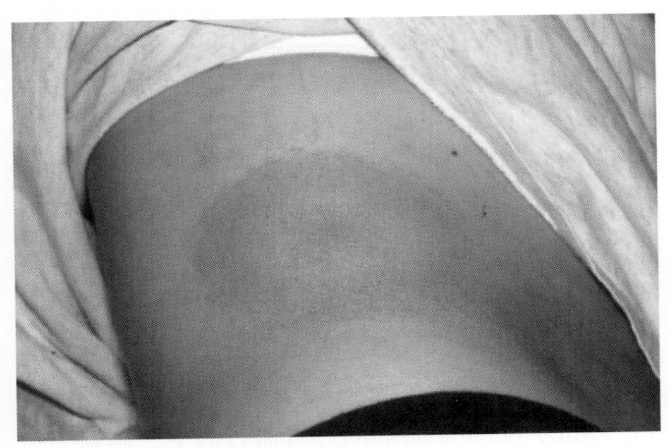

图 160-1 腋下游走性红斑

皮肤表现。皮肤的表现包括新的环状皮肤病变，比最初的病变更小，且游走性更小。还可能出现颧骨皮疹、弥漫性红斑和荨麻疹。

心脏受累。约 5% ～ 10% 的患者在感染数周后出现心脏受累。短暂性心脏传导阻滞可能是一种结局表现，病变从无症状的 I 度房室传导阻滞到伴晕厥的完全性心脏传导阻滞。心脏损害持续 3 ～ 6 周，最严重的心脏传导阻滞持续约 1 周，无需安置起搏器。

神经隔离。首次感染后数周至数月发生神经隔离，影响 15% ～ 20% 未经治疗的患者。它包括淋巴细胞性脑膜炎和脑神经或周围神经病变。脑脊液（cerebrospinal fluid，CSF）显示细胞增多，约 100/mm^3 淋巴细胞，蛋白质和葡萄糖水平升高，并产生螺旋体抗体。轻度脑病可能随之发生，并导致情绪变化、嗜睡和记忆障碍。单侧或双侧贝尔麻痹是最常见的脑神经缺损。周围神经炎表现为皮肤分布的躯干或四肢的运动和感觉改变。这些神经系统表现可以持续数周到数月。

肌肉骨骼症状。高达 60% 的未经治疗患者的肌肉骨骼症状发展为症状明显的关节炎。关节炎的发病虽是可变的，但距最初感染平均 6 个月时间。典型表现是急性不对称单关节或少关节关节炎会发生自限性发作。疼痛和肿胀见于一个或几个大关节。膝关节是最常见的部位。可形成关节积液，包括中性粒细胞数量增加（10 000/mm^3 ～ 25 000/mm^3）。疾病过程中通常涉及的关节不超过 3 个。症状和体征持续数天至数周。急性发作后，关节恢复正常。

晚期病变阶段

经过几个月的潜伏期，并在最初感染后 1 年开始，晚期症状开始出现。关节炎发作的时间可能会延长，慢性神经功能缺陷可能随之发生。

皮肤改变。在美国，大多数患者在莱姆病晚期没有明显的皮肤变化，但在欧洲观察到莱姆病特有的慢性肢端皮炎。

关节炎。以弥散性疾病为特征的暂时性关节炎被持续数月而非数周的更持久性关节炎所取代。膝关节仍然是最常见的部位，并且仍然是少关节型。据报道，关节侵蚀并不常见，很少导致永久性功能丧失。在一小部分患者中，关节炎即使在抗生素治疗一整疗程后仍持续存在。一种免疫机制假设被提出。多年来，关节炎发作的频率在下降。

神经系统损伤。远端感觉异常、神经根痛和记忆丧失是晚期疾病的主要神经系统表现，表现为多发性神经病和脑病。这些病变经常同时发生。疲劳的症状也有报告。在极少数情况下，可能会出现伴有痉挛性轻截瘫的脑白质病。2/3 有神经系统症状的患者脑脊液中的蛋白质水平升高，一半的患者脑脊液中存在莱姆病抗体。在大多数患者中，电生理检查结果异常，表明轴突变性。

疾病自然史和莱姆病后综合征

如果不进行治疗，20% 的游走性红斑患者将会自行缓解，且不会出现疾病进展。相反，如果不进行治疗，大约 80% 的患者会出现弥散性疾病。少关节关节炎的发作很常见（60% ～ 80%），但即使不治疗，也会在 1 ～ 3 年内缓解。慢性神经系统和持续性关节症状影响约 5% ～ 10% 的患者。对晚期慢性病的易感性可能是由基因决定的。总体而言，基于社区的纵向队列研究发现，治疗得当的莱姆病不会导致长期残疾。一些学者认为莱姆病确实易感，这可能是对未患莱姆病的无行为能力者的误诊的结果（可能是基于假阳性血清学测试）。

莱姆病后遗症和莱姆病后综合征

尽管抗生素总体预后良好，反应良好，但据估计约 1/3 ～ 1/2 的病例会出现莱姆病后综合征，有时被错误地称为慢性莱姆病。如果症状持续时间小于 6 个月，则该状态被归类为“莱姆病后遗症”；如果症状持续时间大于 6 个月，则被归类为“莱姆病后综合征”。其特征是在所有客观疾病症状消失后，持续出现疲劳、肌痛和关节痛。没有证据表明存在慢性感染阶段。一种所谓的导致自身免疫过程的“分子模拟”学说被认为是某些病例的原因。如前所述，由遗传因素驱动的细胞因子和代谢反应的变化已被提出。所有培养和聚合酶链反应（PCR）结果均为阴性，延长抗生素疗程不会改善结果（见下文讨论）。幸运的是，随着时间的推移，大多数有这种症状的患者在没有反复抗生素治疗的情况下都经历了症状的缓解。反复发作的游走性红斑病例被发现是再感染而非复发。这是通过把病原体分离并进行分子分型发现的。

巴贝虫病

人巴贝虫病的症状包括发热、寒战、出汗、关节痛、头痛和疲倦。同时患有莱姆病和巴贝虫病的患者通常表现为更严重和更持久的莱姆病病例。明显的疲劳、头痛、出汗、寒战、恶心、结膜炎、情绪不稳定和脾大比单纯莱姆病患者更容易发生。此外，几乎一半的患者症状持续时间超过 3 个月，而仅有不到 5% 的单纯莱姆病患者的症状持续那么长时间。同样，同时患有巴贝虫病和莱姆病的患者似乎患有比典型更严重情况的巴贝虫感染。

无形体病

虽然同时感染伯氏疏螺旋体的情况很少见，但如果未被发现和治疗，由嗜吞噬细胞无形体感染引起的疾病可能会很严重，甚至危及生命。蜱虫叮咬后 1 ～ 2 周出现症状（可能不明显）。头痛、不适、发热、寒战和肌痛等病毒样症状很常见，并可能伴有胃肠道和肺部症状，如恶心、腹痛和咳嗽。包括白细胞减少、血小板减少和肝功能指标升高的实验室检查结果可以为该疾病的诊断提供重要线索。皮疹不是由感染引起的，其存在可能提示同时感染伯氏疏螺旋体。

鉴别诊断 [17-20]

急性和早期播散期

莱姆病患者有急性期流感样症状、皮疹和蜱虫叮咬史，可能与患有落基山斑点热的患者相混淆。落基山斑点热也是蜱虫传播的急性发热性疾病，症状包括皮疹、肌肉骨骼疼痛、头痛和胃肠道不适。然而，落基山斑点热的皮疹是不同的，在蜱虫叮咬后几天内，手腕和脚踝上会出现发白的小斑疹，并向心性扩散，也会扩散到手掌和脚底，然后变为全身性和瘀点状。如前所述，人巴贝虫病可能会与莱姆病的早期阶段相似或更严重，当最近在流行地区被蜱虫叮咬的患者出现持续 3 个月以上的一系列特别严重的系统性莱姆病症状时，应考虑该病。无形体病与莱姆病同样有流行病学、病媒生物和病毒样表现，诊断时应注意鉴别。夏季病毒性疾病应与出现流感样症状但无游走性红斑或蜱虫叮咬史的患者进行鉴别诊断。

有脑膜刺激症状和体征的患者需要被仔细评估。病毒性脑炎是夏季病毒性疾病之一，可能表现为头痛、颈部僵硬和精神改变。细菌性脑膜炎也必须加以考虑。莱姆病的游走性红斑和并发贝尔麻痹或神经根性神经炎应有助于鉴别伯氏疏螺旋体感染与脑膜刺激征的其他病因。

晚期阶段

少关节关节炎急性发作引起痛风、假性痛风和血清阴性脊柱关节病（如 Reiter 综合征、银屑病关节炎、强直性脊柱炎）等问题。在最初发作时，也需要与感染性关节炎进行鉴别诊断。即使是早期类风湿关节炎也可能表现为累及大关节的单关节或少关节疾病。通常可根据相关临床发现、血清学检测和关节液分析的结果做出正确诊断（见第 145 和 146 章）。

晚期莱姆病不明显的神经和关节表现可导致相当大的诊断混淆。抑郁症、纤维肌痛和慢性疲劳综合征（全身性劳累不耐受症）的表现与莱姆病的表现重叠。临床医生遇到这些复杂情况的患者可能会过度诊断莱姆病，特别是如果他们过于强调血清学检测，而对症状和体征关注过少的情况下（见下文讨论和第 8、第 159 和第 227 章）。更令人困惑的是，在某些情况下，莱姆病可能伴随莱姆病后综合征；或者在缺乏持续感染证据的情况下，可能引发纤维肌痛或慢性疲劳综合征。

检查[1–21]

评估策略（表 160-1）

检查方法取决于疾病的阶段和遇到的症状类型。基于阶段的方法有助于限制假阳性和假阴性结果。莱姆病早期（皮肤）阶段的诊断通常仅基于临床，因为皮疹的高发率（高达 80%）、疾病前两周标准抗体检测的低灵敏度（< 40%）以及通常有序的第一步免疫学研究的低特异性。在疾病的后续阶段，当非特异性的皮肤外症状和体征可能是唯一的表现时，实验室确认临床怀疑是必要的。由于完全抗体反应需要 4 周时间，早期检测可最大限度地提高假阴性结果的可能性，在症状出现后的前 2 周内，假阴性结果可能超过 50%。常规使用急性期和晚期血清的检测策略似乎不具有成本 - 效益，但应考虑对临床高度怀疑且早期结果为阴性的人重复进行抗体检测。

实验室检测的最佳候选者至少有一个中间

表 160-1　基于流行病学和临床表现的莱姆病前测概率

临床表现	社区发病率 0.1%	社区发病率 1.0%	社区发病率 3.0%
肌痛			
无皮疹或蜱虫叮咬史	0	0	0
有蜱虫叮咬史，无皮疹	0	0	0
有皮疹史，无蜱虫叮咬史	0.006	0.06	0.17
有皮疹和蜱虫叮咬史	0.008	0.44	0.70
仅有游走性红斑			
典型	1.00	1.00	1.00
非典型	0.002	0.18	0.40
关节炎			
无皮疹或蜱虫叮咬史	0	0	0
有蜱虫叮咬史，无皮疹	0	0	0
有皮疹史，无蜱虫叮咬史	0.0006	0.06	0.17

From Nichol G，Dennis DT，Steere AC，et al. Test treatment strategies for patients suspected of having Lyme disease: a cost-effectiveness analysis. Ann Intern Med 1998；128：37，with permission.

（20% ～ 80%）的莱姆病预测试概率（见第 2 章）。未居住或未前往流行地区的人的前测概率很低，在大多数情况下不应进行测试，假阳性结果的风险很高。类似地，那些只有模糊的非特异性症状（如慢性疲劳）且没有皮疹或病史、流行病学风险因素的患者，其前测概率通常太低而不值得进行测试（见下文讨论和第 8 章）。

早期（皮肤）阶段

如前所述，该疾病现阶段的诊断是临床诊断。典型的患者表现为蜱虫叮咬、皮疹或流感样疾病。有一项调查针对所有最近被蜱叮咬以及莱姆病的其他流行病学风险因素（莱姆病流行地区，在树木繁茂、灌木丛生或长满草的地区行走，以及对蜱未采取预防措施）。蜱叮咬史经常缺失（50% 的游走性红斑患者回忆不起蜱接触史），这对诊断也不是必需的。蜱的若虫非常小（约 1 mm），它的叮咬很容易被遗漏。若虫进食后，它会出现膨胀（大约是原来大小的两倍），这表明它进食并传播了寄生虫。发现大于 2 ～ 3 mm 的蜱可能是较大的成年雄性和雌性蜱，如前所述，它们可以附着，但不进食。患者报告从咬伤部位开始，躯干或四肢出现新的游走性红疹，这有力地支持了诊断。

应对皮肤进行仔细检查，以发现是否存在明显的均匀大红斑或游走性红斑的环状病变（图 160-1），发现皮疹是早期莱姆病的诊断。它应该是直径大于 5 cm 的红斑区域，是均匀的、靶形的，或皮疹中央消退，首先出现在蜱虫叮咬的部位，并在叮咬后的 1 ～ 2 周内形成。伴某些部位消退的典型靶形皮损表现不是总能看到。蜱虫叮咬或清除蜱虫部位的小面积红斑反应可能只是皮肤外伤引起的局部感染。只有美洲钝眼蜱的叮咬，导致的 STARI 才会出现同样的皮疹。在莱姆病流行地区，这种蜱虫叮咬非常罕见。早期疾病的大多数其他临床表现（如发热、局部淋巴结病）是非特异性的。有时出现游走性红斑时可能会出现早期播散，并伴有后期疾病中常见的症状（如脑神经麻痹、颈项强直）。

在流行地区，出现早期非特异性症状的患者通常在症状出现时或被蜱虫叮咬后接受检测，这种做法一是出于患者的担忧，也是对早期检测和治疗的要求。如前所述，早期检测抗体还为时尚早，且有早期非特异性症状的莱姆病患者的前测概率很低。在这一阶段进行测试可最大限度地扩大假阳性和假阴性结果的风险，因此不鼓励进行抗体测试。对于在流行地区出现特别严重全身症状的患者，应同时评估巴贝虫病和无形体病（见下文讨论）。

血源性播散（皮外）阶段

病史。在莱姆病的早期播散阶段（发病后＜ 4 周），仅血行播散的症状通常不足以支持莱姆病的临床诊断，需要进行实验室检测。尽管如此，在安排任何检查之前，应仔细回顾病史，以确定合理的前测概率所需的关键要素。最有帮助的是在流行地区旅行或居住史、蜱虫叮咬史和最近的斑疹性红斑。询问血行播散的特征性但非特异性的症状包括询问面部下垂（可能是单侧或双侧）、神经根痛、游走性肌肉骨骼症状、颈部僵硬、心跳异常或几乎晕厥。之后可能会出现明显的少关节关节炎症状，尤其是膝关节。

体格检查。重要的体格检查结果包括继发于游走性红斑的多发性环状红斑性皮损、脉搏不规则、颈项强直、面神经麻痹和关节肿胀伴积液。如果存在继发性游走性红斑病变，则早期播散性莱姆病的前测概率特别高，无需进行实验室检测。同样，当患者有特别严重和持续的全身症状时，应怀疑合并巴贝虫病和无形体病，并需要进行检测（见下文讨论）。

实验室检查。如果症状出现不到 4 周，建议采用两步法进行血清学研究，首先对莱姆病抗原进行敏感的酶联免疫分析（EIA），然后进行莱姆病蛋白质印迹检测以确认 EIA 阳性患者。IgM 和 IgG 的单独莱姆病蛋白质印迹检测有助于区分以前的感染和最近的感染，IgM 的新升高强烈提示最近感染，但特异性不高，需要 IgG 的莱姆病蛋白质印迹检测，这对于有神经或心脏表现的患者，在 4 周后具有高度灵敏度和特异度。此时 IgG 莱姆病蛋白质印迹检测阴性排除了诊断。

对于有脑膜刺激征的患者，应考虑腰椎穿刺。脑脊液分析应包括抗体和 DNA 检测，以及细胞计数、鉴别、化学分析、细菌和病毒病原学检测。大多数中枢神经系统受累的患者脑脊液中可检测到抗体、红细胞增多和蛋白质浓度升高。如果存在关节积液和其他炎性关节体征，则需要进行关节穿刺，并对关节液进行类似检查，DNA 检测尤其有用。

晚期阶段

晚期阶段的初步诊断需要仔细关注患者的肌肉骨骼和神经系统症状。检查慢性少关节关节炎（尤其是膝关节）、记忆力减退、脊神经根痛和远端感觉异常。在缺乏更具特征的莱姆病表现和流行病学的情况下，持续的慢性疲劳不足以证明对活动性莱姆病进行检测的合理性（见下文讨论和第 8 章）。对症状持续时间超过 4 周的患者进行血清学检测，中间前测概率可只限于 IgG 莱姆病蛋白质印迹检测，该检测对诊断有神经系统或心脏表现的患者具有高度灵敏度和特异度。有足够的前测概率和发现提示脑病的患者应进行腰椎穿刺以进行脑脊液检查，有关节炎症和渗出迹象的患者应进行关节穿刺以进行关节液评估和疏螺旋体 DNA 研究。

诊断性研究

莱姆病的实验室检测带来了挑战。分离螺旋体是不可行的，血清学研究在重要关头缺乏灵敏度和特异度。由于该疾病的血流中不能检测出疏螺旋体 DNA，疏螺旋体 DNA 的血清检测因此受阻。使问题更加复杂的是，许多商业实验室提供非 FDA 批准的抗体检测，检测特异性差，假阳性率高，导致临床医生误以为抗体阳性结果可以确诊。

抗体检测

EIS/ 蛋白质印迹的两步法检测伯氏疏螺旋体抗体是莱姆病血清学检测的现行标准，而一步法正在开发中。这种测试有助于在没有游走性红斑的情况下进行诊断。它从 EIA 测试开始，几周后 EIA 测试高度敏感，但没有特异性。它利用了一种全生物体超声处理。由于超声处理的制剂含有其他生物体共同的抗原（如大肠杆菌鞭毛蛋白和口腔菌群），EIA 往往是敏感的，但没有特异性（特异度估计最高为 70% ～ 80%）。在患有类似莱姆病（如大肠杆菌感染、病毒性疾病、其他蜱媒感染、结缔组织病、脑炎）的人身上发现的交叉反应抗体检测结果可能呈阳性。读数小于 0.80 被认为是“阴性”，0.80 ～ 1.19 被认为是“可疑”，大于 1.19 被认为是“阳性”。对于症状持续数周以上的患者，阴性结果排除了莱姆病。EIA 也可以检测脑脊液中的抗体——脑脊液中抗体浓度过高是中枢神经系统感染的有力证据。

通过 EIA 对阳性或可疑血清进行第二步检测（使用蛋白质印迹检测），特异度得到改善，并获得确认。如果在症状出现后 4 周内进行，第二步蛋白质印迹检测应包括 IgM 抗体和 IgG 抗体的检测，因为前者是第一个出现，但特异度较低。发病 4 周后，高度灵敏和特异的 IgG 抗体（检测特征超过 90%）应在几乎所有受感染个体（早期治疗者除外）中变得明显，从而确认血清学诊断（除非先前有感染存在，见下一节）。症状持续时间超过 4 周的患者只需进行 IgG 蛋白质印迹检测。症状出现 4 周后获得的阴性蛋白质印迹 IgG 抗体检测结果有效排除了莱姆病。如果存在 2 条或更多抗体带，则认为 IgM 呈阳性。IgG 阳性需要 10 条标记抗体带中的 5 条或更多。

血清学检测两步法的缺点（确认延迟，EIA 假阳性率高）引起了人们对正在开发的一步法的兴趣。

血清学检测的缺陷。临床医生需要了解莱姆病抗体检测的局限性和缺点，以避免诊断错误和由此产生的不良后果。莱姆病血清学的使用不当和错误解释是常见的，通常导致过度诊断、过度治疗和相关的不良后果（如不合理的医疗资源利用、治疗相关的不良影响、残疾和抑郁）。滥用现象十分泛滥，美国每年进行 350 多万次莱姆病血清学研究就证明了这一点。莱姆病血清学检测者与确诊疾病患者的比例为 100 : 1，导致许多患者面临错误诊断和不必要治疗的风险。

FDA 发布了一份公共卫生建议，指出在使用商业上未经批准的抗体检测方法时，莱姆病可能被误诊。疾病控制和预防中心的建议和后续研究提醒人们注意结果缺乏可重复性，在疾病早期使用时灵敏度差，以及在疾病前测概率低的人群中使用时假阳性率高得令人无法接受。莱姆病抗体检测有 40 多个检测试剂盒，试剂盒性能差异很大，实验室间和实验室内的可重复性通常很差，标准化程度很低，因此必须使用具有 FDA 认证的莱姆病抗体检测制剂的实验室。

莱姆病抗体的延迟出现和治疗后持续数年存在分别导致了假阴性和假阳性结果。在患病后的开始两周获得的样本出现阴性结果时，需要考虑在 1 周或两周内重复检测。区分活动性感染和既往感染可能很困难，尤其是对于生活在流行地区、终生接触鹿蜱和疏螺旋体感染的人。如果以前的结果可用，新上升的 IgM 或 IgG 滴度可能会有所帮助。抗体的持久性也排除了使用血清学检测来确定治愈率。

DNA 检测

需要更好的诊断研究来区分抗体阳性患者的活动感染和过去感染，并区分 EIA 结果的真阳性和假阳性。聚合酶链反应技术已被应用于检测体液中的疏螺旋体 DNA 序列，证明它对检测关节和脑脊液中的活动性感染最为有用。不幸的是，疏螺旋体感染的菌血症阶段太短，从而无法保证血液 PCR 检测。

晚期莱姆病与其他疾病的鉴别

区分晚期莱姆病与其他潜在的类似疾病的临床特征包括：①包括关节炎症征象的少关节肌肉骨骼症状；②局限和特定的神经功能缺陷（记忆丧失、远端感觉异常、神经根痛）；③脑脊液检查和肌电图异常；④无睡眠障碍、慢性头痛、抑郁和压痛点。与晚期莱姆病患者不同，这些其他患者表现出：①持续存在与血清阳性无关的症状；②缺乏阳性培养或临床标本的 PCR 检测；③在对照试验中对适当的抗生素治疗无反应（且不存在抗生素耐药性或其他公认的治疗失败原因）。复杂情况的鉴别：①血清学试验不足以证实治愈；②经充分治疗的莱姆病可能引发类似纤维肌痛或慢性疲劳综合征的症状（见第 8 章），这种情况的病理生理学尚不清楚，但显然与持续感染无关，因为没有 DNA 证据，抗生素治疗也没有改善。然而一些开办“慢性莱姆病”诊所的医生提倡对莱姆病采用静脉治疗。

巴贝虫病的检查

在东北部或中西部流行地区发生蜱叮咬的，随后出现发热、寒战、出汗、肌痛、关节痛、有 / 无厌食症的患者应进行巴贝虫病的检查。因此有莱姆病证据的患者，如果表现出比莱姆病本身预期的更严重的症状，也应该进行巴贝虫病的检查。全血计数、网织红细胞计数、外周血涂片检查和肝功能检查有助于找到血小板减少、肝酶升高和溶血性贫血的迹象（见第 79 章）。通过在 Giemsa 或 Wright 染色的薄血涂片上鉴定红细胞（带染色质点的环）中的寄生虫，可以对巴贝虫病做出更明确的诊断，但由于寄生虫经常不可见，因此检测灵敏度有限。通过对外周血中田鼠巴贝虫 DNA 进行高敏感度和特异度的 PCR 检测，克服了这一局限性。PCR 使用的一个限制是，即使在外周涂片上的病原体已经消失，但在治疗后数周内 PCR 检测仍然持续阳性。血清抗体反应提供了另一种诊断途径，但它与莱姆病血清学的某些局限性有关。这些包括可检测抗体的出现延迟、治疗后抗体的持久性以及需要通过 IgG 检测确认 IgM 阳性。

无形体病的检查

有蜱叮咬史或在莱姆病流行区的患者，以及存在发热、寒战、头痛和肌痛等严重非特异性症状，也需要考虑嗜吞噬细胞无形体的传播和感染。提示无形体病的常规实验室研究的初步结果包括白细胞减少、血小板减少和转氨酶升高。在感染的第 1 周，对全血进行无形体 DNA 的 PCR 检测是最灵敏的检测，取代了抗体检测，但在早期不够敏感，无法排除诊断并停止治疗。在第 1 周内，约 20% 的患者在外周血或血液棕黄层涂片的镜检中，可能在中性粒细胞细胞质中发现病原体细胞内的微菌落（称为桑椹体）。以血液中培养病原体的能力作为金标准的研究中，PCR 和涂片检查的总灵敏度接近 80%。抗体检测需要另一种诊断方法，但它需要急性和恢复期血清，急性期灵敏度低于 50%，因此限制了它的实用性。如果在 48 h 内对多西环素没有反应并出现体温下降，则可作为无形体病诊断的证据。

管理的原则 [1-11,22-23]

理想的管理方法是预防。措施范围从公共卫生活动和个人预防措施到预防性使用抗生素。对于已确定的感染，抗生素是有效的，也是治疗伯氏疏螺旋体的首选方法。治疗取决于疾病分期和临床表现类型。口服治疗方案首选多西环素和阿莫西林，需要静脉注射治疗时首选头孢曲松。治疗的最佳剂量和持续时间仍然是研究的主题。虽然抗生素治疗有效率很高，但在接受充分治疗的患者中仍可能出现非感染性后遗症。额外的抗生素治疗对他们没有好处。由于莱姆病而出现严重或长期全身症状的患者也应同时进行巴贝虫病和无形体病的检测，如果结果呈阳性，则应进行专门治疗。

许多缺乏莱姆病诊断标准但患有慢性疲劳症状的患者被错误地归咎于莱姆病（特别是如果抗体呈阳性是根据未认证的血清检测试剂盒的结果，那假阳性率很高）。他们通常被假定为晚期莱姆病而接受长期抗生素治疗，从而导致不必要的抗生素暴露，但结果并无改善，同时也忽略了潜在的可治疗疾病（如重度抑郁症）。应避免这种经验性使用抗生素。

预防

控制蜱、防范蜱的措施，抗生素使用和疫苗接种是预防的主要方式。

控制蜱措施

春季（如 5 月初）在住宅小区内喷洒一次杀螨剂可使蜱数量减少 70% ～ 100%。可以使用溴氰菊酯、氟氯氰菊酯和胺甲萘。清除蜱栖息地，如灌木丛和树叶堆，并在树木和草坪之间设置木屑屏障，有助于减少蜱从森林传播到住宅。除非鹿几乎灭绝，否则对其进行控制是无效的，但用围栏将鹿隔离可能会有所帮助。带有杀螨剂的诱饵盒可用于吸引和治疗啮齿动物，现在正在研究用杀螨剂治疗鹿。

防范措施

标准的防范措施从避开灌木、树木或草地栖息地开始，其中包括长满草的沙丘，但不包括开阔的沙滩。通常也建议把裤子塞进袜子里。可通过局部使用驱虫剂和杀螨剂来避开蜱。

含二乙甲苯酰胺（DEET）的驱虫剂和杀螨剂（如可用于服装的氯菊酯）为无法避免高风险环境的人员提供额外的保护。含 DEET 的驱虫剂应小心使用，尤其是对幼儿，他们非常容易受到 DEET 神经毒性的影响。驱虫剂中的最大 DEET 浓度应为儿童 15%，成人 35%，应避免在婴儿皮肤、幼儿手部和面部，以及割伤、擦伤和晒伤皮肤上使用。应每天仅使用一次驱虫剂，并在返回室内后用肥皂和水将其冲洗干净。

除蜱

对于大多数非高流行地区的蜱叮咬患者来说，最实用的预防方法就是确保及时彻底地清除蜱，并监测患者是否出现游走性红斑和急性莱姆病的其他症状和体征。因为在螺旋体传播之前，蜱接触需要 24 ～ 36 h 以上，因此建议每天检查蜱，如果发现蜱，则尝试清除。正确清除蜱的方法最好是用镊子夹住蜱的嘴，用稳定、温和的压力将其直接向外拉。可以用手指代替镊子，但应戴手套，然后洗手。其他方法（如点燃的火柴、乙醇、凡士林、指甲油）无效。

预防性（暴露后）抗生素

如何处理被蜱叮咬的无症状患者，这涉及抗生素预防的问题。高流行病区的患者在首次识别和清除蜱 72 h 内，通过服用单剂量 200 mg 的多西环素，可将其患莱姆病的风险降低 87%。如果蜱附着时间超过 36 h（莱姆病病原体传播所需的时间），这种情况尤其需要使用预防剂量的抗生素。对于发现蜱存在超过 72 h 的患者，没有关于预防性抗生素治疗效果的研究数据；但一些权威机构建议，如果蜱附着超过 72 h，则使用预防剂量的多西环素。

如果蜱附着时间少于 36 h，则不需要使用预防性抗生素治疗，因为在附着 36 h 之前，尤其是如果蜱没有膨胀，传播伯氏疏螺旋体的可能性很小。此外，抗生素治疗在此类患者中引起药物过敏反应的风险与预防莱姆病的概率大致相同，因此不建议预防性用药。[一种类似的抗生素方案（多西环素 200 mg，然后 100 mg/d，持续 4 天）已被证明对蜱传回归热（由波斯疏螺旋体引起）的暴露后预防治疗有效。]

未接受预防性治疗的患者可以放心，因为莱姆病的患病风险非常低（特别是如果蜱虫在 24 ～ 36 h 内被清除），如果症状和体征随后出现，后续抗生素治疗也完全有效。密切监测是需要的。患者应意识到，抗生素预防并不能替代一级预防（穿着合适的衣服、使用驱虫剂和避开蜱滋生的区域）。

对于大多数非高流行地区的蜱叮咬患者而言，最实用的方法是确保及时彻底地清除蜱，并监测患者是否出现游走性红斑和急性莱姆病的其他症状和体征。偶尔低风险人群在被蜱叮咬后仍然非常害怕，因此会服用预防剂量的多西环素以确保安全。

疫苗

一种中度有效的莱姆病疫苗被开发并批准用于高危环境。由于剂量繁多、疗效中等以及担心触发自身免疫反应，其使用较少，制造商已将其从市场上撤回。由于疫苗没有充分的保护作用，在高危地区仍然需要在户外采取预防措施。

早期皮肤病

抗生素治疗越早，效果越好，播散和患慢性病的风险越低。居住或到访过流行区的患者，如果在蜱叮咬后出现症状和体征（特别是游走性红斑），表明患莱姆病的可能性很高（表 160-1），可以在不进行血清学检测的情况下立即开始整个疗程的抗生素治疗。那些被蜱叮咬或曾经到访过流行地区，但没有皮疹的患者应接受风险评估（见上文讨论），以确定是否符合治疗条件。

抗生素治疗

多西环素（100 mg，每日 2 次）和阿莫西林（500 mg，每日 3 次）是治疗早期感染的首选药物。有游走性红斑和轻中度全身症状患者的最佳治疗时间是 10 ～ 14 天，具体时间根据所选抗生素的不同来定（见治疗建议）。治疗失败是非常罕见的。对于症状更严重的患者，治疗可延长至 21 天甚至 28 天。为了预防早期中枢神经系统扩散，在治疗开始时增加头孢曲松单次静脉注射剂量，但并没有效果。

头孢呋辛（500 mg，每日 2 次）接近多西环素的疗效。大环内酯类抗生素的疗效较差，新一代大环内酯类药物与多西环素和阿莫西林相比没有优势。在一项精心设计的多中心研究中，与 20 天的阿莫西林治疗相比，7 天的阿奇霉素治疗与不能接受的高复发率相关（4% vs. 16%）。

播散性皮肤外疾病

在播散性疾病中，多系统受累是常见的。治疗建议根据器官系统和临床表现的严重程度而定。如果涉及一个以上的器官系统，则优先考虑更有效的抗生素方案。

心脏受累

心脏受累是一种潜在的令人担忧的弥散性疾病。虽然心脏传导阻滞通常是自限性的，但 PR 间期严重延长（> 0.4 s）的患者通常使用静脉注射抗生素（如头孢曲松）以预防明显的心肌侵犯。对于 PR 间期延长不太严重的患者，口服多西环素或阿莫西林 14 ～ 21 天即可。

神经系统受累

尽管大多数播散性疾病的神经系统表现最终不经治疗即可消失，但强烈建议使用抗生素治疗，以缩短症状持续时间，并防止后遗症。给予 14 天的多西环素治疗轻度脑膜刺激征，头孢曲松静脉注射治疗更严重的莱姆病脑膜炎症状。脑神经和周围神经病变也用多西环素治疗，对于不能服用四环素类药物的人可以换成阿莫西林和头孢呋辛。

关节炎

游走性肌肉骨骼疼痛和少关节关节炎的短暂发作通常是自限性的，但给予抗生素治疗是为了停止症状并防止进展为慢性关节炎。最佳抗生素方案尚未建立。尽管抗生素疗程延长，但慢性关节炎仍持续发展，因此抗生素治疗方案变得更长。通常推荐 30 天口服多西环素或阿莫西林（用丙磺舒延迟尿液排泄），对于更难治的慢性关节炎保留静脉注射治疗（见下文讨论）。应避免关节内类固醇治疗，因为它们会增加抗生素治疗失败的风险。

晚期疾病

晚期疾病往往更难治疗，与播散性疾病相比，对抗生素的反应往往不那么显著。这导致了长期反复使用抗生素。无法区分感染性和非感染性后遗症，这阻碍了治疗方案的设计。随着 DNA 检测技术的出现，有可能有更多病理生理学上正确的治疗建议提出。希望病因学治疗能应用于非感染性后遗症患者。

关节炎

治疗方法为口服多西环素或阿莫西林（加丙磺舒）30 天或静脉注射头孢曲松 2 ～ 4 周。口服治疗者可能需要再治疗，但仅限于有持续感染客观证据的病例（如关节液 PCR 检测结果仍呈阳性）。

脑病

莱姆病患者的可储存记忆或认知的缺陷，同时存在脑脊液感染的客观证据（如 PCR 检测阳性、抗体结果阳性），可作为抗生素治疗的条件。该方案与脑膜炎的方案相同。解决方案有时是不完整的，需要进行再治疗。目前尚不清楚此类病例的病因是否具有传染性。脑脊液的 PCR 检测有助于进行这种区分。

其他管理问题

莱姆病引起的持续性神经精神症状

与活动性莱姆病相比，有慢性神经精神症状的患者更容易引发慢性疲劳综合征、纤维肌痛、抑郁症或躯体化障碍，这类患者可能会要求莱姆病的抗生素治疗，尤其是当他们的莱姆病抗体检测结果呈阳性时。在许多情况下，阳性结果是假阳性，但它驱使患者寻求莱姆病的治疗。那些没有莱姆病临床或实验室确凿证据的人，或者已经得到充分治疗的人，对长时间强化抗生素治疗无反应。此类方案（如静脉注射头孢曲松 2 g/d，持续 30 天，然后口服多西环素 200 mg/d，持续 30 天）通常由声称专门治疗莱姆病的商业机构来推广。这种治疗方法应该避免，因为没有高质量的疗效证据，一项长期抗生素治疗的大型随机试验表明，在与健康相关的生活质量措施方面没有任何有益的影响。对于偶尔出现的纤维肌痛或慢性疲劳综合征患者，其疾病似乎是由莱姆病直接引起的，其治疗方法仍不确定，但其机制似乎与活动性感染本身无关。一些证据表明，遗传相关的感染后细胞因子或代谢变化可能起作用。在许多情况下，症状会随着时间的推移而消失，使他们恢复到以前的健康水平，这类患者可以从中得到一些安慰。

妊娠的患者

据报道，感染造成母婴传播并随后对胎儿造成伤害。对有症状的患者应及时进行抗生素治疗。对于局限性早期疾病，其中游走性红斑是唯一的症状，推荐的治疗方法是口服阿莫西林 3 周。对于更多的播散性疾病，需要静脉注射大剂量青霉素 G 2 ～ 3 周。在抗体阳性的无症状妇女中未发现胎儿畸形风险增加。对无症状孕妇进行莱姆病抗体筛查和对检测呈阳性的孕妇进行治疗是没有必要的。

合并巴贝虫病的治疗

选择的治疗方案是克林霉素和奎宁的联合用药。并发症的治疗通常是两者的联合治疗，但应在熟悉蜱媒传染病管理的传染病专家进行会诊后执行。

无形体病的治疗

由于疾病可能很严重，甚至致命，一旦有临床怀疑，应立即开始治疗（如蜱媒传染病流行地区的病毒样疾病，特别是伴有白细胞减少、血小板减少和肝酶升高的情况下）。多西环素（100 mg，每日 2 次）是首选的药物方案，最好在症状出现后 5 天内开始使用。治疗几小时内发热就会有反应。没有反应表明或者是不同的诊断，或者是由于免疫功能低下而导致的严重疾病。治疗的标准持续时间为症状完全缓解后 10 天或至少 3 天。患有严重疾病的患者可能会在数周内保持症状，尽管进行了充分治疗，但仍会因头痛、虚弱和不适而困扰。利福平用于因过敏或怀孕而不能服用四环素类药物的患者。磺胺类药物可能会加重症状。

患者教育和转诊适应证[12]

应告知居住或到访莱姆病流行地区的人，要在正确使用驱虫剂（见上文讨论）后才进入蜱出没的地区，并用防护服覆盖皮肤表面。此外，应教导他们识别早期莱姆病的皮疹和其他表现，以及早期治疗的重要性。应该教给孩子的父母正确的除蜱方法（见上文讨论）。许多人担心每次蜱叮咬都会感染这种疾病，但他们可以放心，短暂接触（< 24 h）不太可能导致病原体传播，特别是如果蜱在被清除时没有膨胀（膨胀表明正在进食）。

莱姆病患者受益于了解该疾病对抗生素治疗反应良好及预后非常良好。然而，患有莱姆病后综合征的患者（经过一整段适当的抗生素治疗后没有持续感染的客观证据，但症状仍然持续）应了解非感染性发病机制的可能性，这种发病机制通常是自限性的，但恢复很慢。希望将来能为这些人提供更多的病因学治疗，但现在他们也可以放心，他们的症状会随着时间的推移而消失。

错误地认为自己患有莱姆病的患者需要和那些确实患有莱姆病的患者一样，多进行关于莱姆病的宣教。那些同时坚持治疗莱姆病，又患有抑郁症、慢性疲劳综合征或纤维肌痛的患者，需要知道是如何做出诊断的。抗体阳性者将受益于此观点，即在没有其他明确临床表现的情况下抗体阳性检测结果意义最小。当医生在解释患活动性莱姆病的可能性很低时，必须注意不要否认患者症状的真实性和严重性。应注意潜在疾病的治疗（见第 8、159 和 227 章）。

当有明显临床证据的莱姆病患者对一个疗程的适当抗生素治疗没有反应时，就需要转诊。对于那些患有难治性神经功能缺损、衰弱性关节炎或严重心脏受累症状的患者，会诊尤为重要。转诊也有助于打消被误诊的莱姆病患者的疑虑，让他知道他确实没有莱姆病，不需要延长抗生素治疗。

建议 [34-36]

莱姆病的诊断

- 莱姆病的早期诊断主要基于是否存在游走性红斑，如有则无需实验室检测。
- 如果不存在游走性红斑，就要考虑血清学检查，但仅限于具有足够高的前测概率的人（特别是居住或到访过流行地区的人）。
- 采用两步法进行血清学检测，并只在有 FDA 批准的检测试剂盒的实验室进行检测，以控制假阳性结果。
  - 从敏感的 EIA 分析开始。如果在发病过程中很早就进行了检查，并且结果为阴性，但临床仍高度怀疑，则在 1 ～ 2 周内重复检测；如果反复检测仍呈阴性，则无需进一步检测。
  - 如果阳性或不确定，则进行蛋白质印迹测试，以获得更高的特异度和确认 EIA 测试的阳性。
  - 如果症状出现在 4 周内，请同时进行 IgM 和 IgG 的蛋白质印迹检测，IgM 阳性结果对诊断的特异度不足，需要通过 IgG 研究进行确认。
  - 如果症状出现超过 4 周，直接进行 IgG 的蛋白质印迹检测。
  - 只能使用高质量的实验室，该实验室拥有在莱姆病血清学检测和使用 FDA 批准的检测试剂盒方面经验丰富的专业人员。
  - 避免使用尿液检测莱姆病抗原，这个测试不可靠。
  - 获取关节液或脑脊液，用于疑似中枢神经系统或关节受累患者的 PCR DNA 检测。

莱姆病的治疗

- 对于无并发症的早期非播散性疾病（游走性红斑）患者，开始：
  - 阿莫西林（500 mg，每日 3 次），持续 14 天。
  - 多西环素（100 mg，每日 2 次），持续 10 天。
  - 考虑在更严重的早期疾病症状中延长治疗 3 或 4 周的时间。
  - 将头孢呋辛（500 mg，每日 2 次）持续 14 天，作为不能服用青霉素或四环素的有效替代方案。
  - 在不能服用 β- 内酰胺类或四环素类的患者中考虑使用阿奇霉素（500 mg，每日 1 次），持续 7 ～ 10 天，但复发风险会增加。
- 对于急性播散性疾病患者，根据所涉及的器官和严重程度进行治疗：
  - 莱姆病脑膜炎：
    - 对于中度至重度症状，住院并开始头孢曲松治疗（2 g/d，静脉注射，每日 1 次），持续 2 周；
    - 对于轻度至中度脑膜炎症状，可进行门诊管理而无需住院，给予多西环素（100 mg，每天 2 次，或 200 mg，每日 1 次），持续 14 日。
  - 脑神经缺损或周围神经根病：
    - 用多西环素（100 mg，每日 2 次；或 200 mg，每日 1 次）治疗 14 天，或阿莫西林（500 mg，每日 3 次）治疗 14 天，或头孢呋辛（500 mg，每日 2 次）治疗 14 天。
  - 莱姆病导致的心脏病，根据受累的严重

程度进行治疗：
    - 对于中度至重度受累，住院治疗并开始使用头孢曲松（2 g，静脉注射，每日 1 次），并持续 14 ～ 21 日，稳定后改用多西环素或阿莫西林方案；
    - 对于轻度至中度疾病，采用与游走性红斑相同的方案在门诊进行管理，但持续至 21 日。
  - 莱姆关节炎：
    - 用阿莫西林（500 mg，每日 3 次）、多西环素（100 mg，每日 2 次）或头孢呋辛（500 mg，每日 2 次）治疗 4 周；
    - 如果在最初的治疗过程后症状持续存在，则采用另一种口服方案或开始头孢曲松（静脉注射 2 克，每日 1 次，）治疗 14 ～ 28 日。
- 对于有非特异性症状且无客观证据的可疑莱姆病患者，应避免使用经验性抗生素治疗（无游走性红斑，缺乏 FDA 认证的 IgM 阳性检测或 EIA 检测结果的 IgG 确证）。那些使用未经认证的免疫分析法的血清学检测结果呈阳性的患者，应使用 FDA 认证的检测方法进行重新检测。
- 在完成推荐方案后，应避免对充分治疗的莱姆病患者进行任何进一步的抗生素治疗。没有所谓的“慢性莱姆病”需要长期静脉注射治疗，并且没有理由用莱姆病的抗生素治疗慢性疲劳综合征患者。

莱姆病的预防措施和预防性治疗

- 教导患者避开蜱栖息地、正确穿衣、安全使用驱虫剂以及有效清除蜱的基本知识。
- 预防性处方治疗（多西环素，单次 200 mg）适用于在高流行地区被蜱叮咬的无症状患者，尤其是蜱叮咬时间超过 36 h，并且蜱在清除时处于膨胀状态，且患者在 72 h 内发现蜱。
- 当蜱叮咬发生在非高流行地区时，尤其是当蜱附着时间少于 36 h 且清除时未膨胀，应省略预防性抗生素治疗。但需要积极随访。
- 在高流行区的人，如果发现蜱附着期超过 36 h，且患者从发现蜱已经超过 72 h，则考虑预防性抗生素治疗。此外，如果蜱叮咬发生在高流行地区，且后续随访不确定或其对感染莱姆病的焦虑无法缓解，也应考虑预防性治疗。

巴贝虫病的诊断和治疗

- 出现以下情况应怀疑合并巴贝虫病感染：对莱姆病给予了适当的抗生素治疗，但发热超过 48 h；或者出现原因不明的血小板减少、白细胞减少症或贫血。
- 检查到存在血小板减少、肝功能指标升高和溶血性贫血（CBC、网织红细胞计数、LDH）的证据，有居住在或到访鹿蜱流行地区的人，尤其是最近被蜱叮咬后，出现发热、寒战、疲劳、出汗、关节痛、头痛和肌痛。在外周血涂片的中性粒细胞中寻找环状滋养体，并用外周血进行 PCR 检测的 DNA 鉴定。
- 使用阿奇霉素（第 1 日 500 mg，第 2 ～ 7 或 10 日，每日 250 mg）和阿托伐醌（第 1 ～ 10 日 750 mg，每日 2 次）治疗轻度疾病。
- 入院治疗重症疾病，静脉注射克林霉素（300 ～ 600 mg，每日 4 次），持续 7 ～ 10 天，同时口服硫酸奎宁（650 mg，每日 3 ～ 4 次，持续 7 ～ 10 日）。
- 与莱姆病并发时，治疗两种感染。当怀疑合并感染时，可以经验性地用多西环素治疗。

无形体病的诊断和治疗

- 尽管进行了适当的莱姆病抗生素治疗，但莱姆病症状的发展和持续比预期更严重，应怀疑与无形体病合并感染。当流行地区蜱叮咬后出现莱姆病样症状不伴皮疹时，应怀疑无形体病感染。
- 莱姆病流行区蜱叮咬后出现发热、寒战、头痛和肌痛等严重非特异性症状的患者应考虑无浆体病。获取 CBC、肝功能测试和血液棕黄层或薄层涂片，用于鉴定红细胞中的桑椹体。获取外周血的 PCR 检测，用于病原体 DNA 鉴定。
- 使用多西环素（100 mg，每日 2 次）治疗 10 天，如果病情严重，则接受多西环素静脉注射治疗。或者用利福平（300 mg，每日 2 次）治疗 10 天。

（肖　怡 翻译，董爱梅　肖卫忠 审校）

第 161 章

风湿性多肌痛或巨细胞（颞）动脉炎的管理

A.H.G.

风湿性多肌痛（PMR）和巨细胞动脉炎（GCA）是老年患者中以滑膜、关节周围结构和大中动脉为靶点的相同免疫疾病过程的表现。PMR 是一种更轻微的血管炎性损伤，主要影响白种人，北欧人（尤其是斯堪的纳维亚后裔）患病率最高，女性占多数，男女患病比例为 1∶2。50 岁以后发病，发病高峰在 70 ～ 80 岁。这种情况很常见，50 岁以上人群年发病率为 5/10 000，患病率为 50/10 000。PMR 患者患颞动脉炎的风险增加。

在 GCA（也称为颞动脉炎或颅动脉炎）中，临床上主要表现为局限于头颅颞部血管炎性损伤，因此命名为“颞”和“颅”。年龄分布与 PMR 相同，该病的患病率为 PMR 的 1/5。女性比男性更容易患此病，40% 的患者既往有风湿性多肌痛病史，或随后会出现风湿性多肌痛的表现。这种情况在亚裔或非洲裔中非常罕见。基层全科医生需要警惕这些疾病，这些疾病临床表现可能是轻微的和非特异性的。例如，他们可以表现为不明原因的发热（FUO）或表现为定位不清的多器官系统症状来反映心理生理状况。因有失明和主动脉损伤的相关风险，及时识别和治疗 GCA 尤为关键。彻底成功地治疗 GCA 需要及时、大剂量、长期的免疫抑制治疗，因此对 GCA 的识别必须及时、准确。

病理生理学、临床表现和病程 [1-12]

这些疾病的发病机制尚不清楚，但目前认为它们有共同的发病机制。*HLA-DRB1*04* 和 *HLA-DRB*01* 等位基因（类似于易患类风湿关节炎的等位基因）的相关性表明存在遗传易感性。诱发血管和滑膜免疫应答的抗原尚未确定，但流行病学数据表明该抗原与多种传染源有关，包括 1 型副流感病毒、细小病毒 B19、支原体和衣原体。目前的致病模型假定，相应抗原刺激一个活跃的 T 细胞，导致出现血管损伤、滑膜和关节周围炎症以及全身症状的介导反应。

在这个模型中，易感宿主的抗原被血管 T 细胞识别，血管 T 细胞通过血管壁进入大血管，并在血管壁形成克隆，产生干扰素 -γ。干扰素刺激巨噬细胞迁移和转化为浸润的特征性巨细胞。巨噬细胞在外膜产生白细胞介素，在中膜产生金属蛋白酶和一氧化氮。其后果是损伤血管内弹性层，刺激管腔内皮细胞、血管平滑肌细胞和成纤维细胞，导致内膜增生、血管狭窄或闭塞。白细胞介素 -6 和白细胞介素 -12 介导的通路似乎在炎症过程中起主要作用，这可能是重要的治疗靶点（见下文讨论）。

临床上表现为 GCA 还是 PMR 似乎部分取决于干扰素 -γ 和白细胞介素 -2 的形成量。干扰素 -γ 在 PMR 中水平较低，干扰素 -γ 在颞动脉炎中水平很高，这表明高水平的干扰素是出现完全性动脉炎所必需的，以及（或者）GCA 是一种严重的常见潜在疾病过程。值得注意的是，患有 PMR 且无动脉炎临床证据的患者表现出轻度亚临床血管炎的证据，这支持了这些疾病具有共同发病机制的观点。作为免疫 / 炎症反应产生的部分急性期反应物（如白细胞介素 -6、干扰素 -γ）可能是全身症状（发热、疲劳、不适）的原因，这些症状发生可能早于缺血性损伤，并主导临床表现。

风湿性多肌痛

病理

活检显示滑膜和关节周围结构轻度炎症，浸润物由巨噬细胞和 T 细胞（尤其是 $CD4^+$ 辅助细胞）组成，类似于 GCA 的浸润。颞动脉活检呈阴性，干扰素 -γ 水平没有升高。

临床表现和病程

临床上是渐进起病的，病情发展超过数周或数月。2/3 的病例表现为颈部和肩部关节周围结构的双侧疼痛和僵硬，另外 1/3 的病例表现为臀部和大腿受累。症状可能是单侧开始的，但最终会变成双侧的。许多患者同时出现肩带和大腿不适。一些患者出现手足的弥漫性肿胀，其典型特征是背面出现凹陷性水肿，但手指小关节无滑膜炎迹象。典型特征是晨僵和受累关节活动时疼痛，类似于其他风湿性疾病的晨僵。滑膜炎在组织学上已有表现，肩袖滑囊炎和滑膜炎可以通过 MRI 得到证实。肌肉活检标本通常正常或显示轻微炎症浸润，肌力不受影响。低热、体重减轻和疲劳可能伴随肌肉骨骼症状，并被认为是部分炎症过程中产生的细胞因子的全身反应。红细胞沉降率（ESR）通常大于 50 mm/h，但偶尔出现 PMR 临床特征的患者，其 ESR 可能小于 40 mm/h，甚至 ESR 正常，这是病情较轻的一种表现。ESR 与疾病活动度相关，其他急性期反应物如 C 反应蛋白（CRP）水平也与疾病活动度相关。

PMR 在临床上被视为一种自限性疾病，症状持续时间为 1 ～ 2 年，但对于临床缓解期患者的病理学研究往往表现出持续的轻度血管炎改变，提示其病程更为慢性。患者有 3 种亚型：第一种对初始糖皮质激素治疗反应迅速，减量后无复发；所需的类固醇疗程相对较短。第二种对初始类固醇治疗反应也令人满意，但反复发作，需要更长的类固醇疗程。第三种对类固醇的初始剂量没有反应，因此需要更高的初始剂量，而且还会发作次数次，需要长期服用类固醇。第一种进展为颞关节炎的风险似乎较低，后两组风险可能增加。治疗前的 ESR 及其对治疗的反应有助于识别这些亚群。

如前所述，PMR 具有 GCA 的许多免疫学特征，这表明 PMR 可能是 GCA 的不完全型。发展成完全性血管炎疾病的风险平均为 10% ～ 15%。还不太清楚为什么有些人进展为完全性血管炎，而另一些人只经历轻微的关节周围疾病。有趣的是，因为治疗减轻了 GCA 患者的动脉炎症状，所以 GCA 患者经常表现出 PMR 症状。

巨细胞（颞）动脉炎

病理

病理表现包括起源于主动脉弓的中大动脉血管壁的组织细胞、淋巴细胞和特征性多核巨细胞浸润。主动脉弓和其分支血管中的任何一条都可能受累，但头部的血管最常受累。这种分布的原因尚不清楚。炎症过程往往是节段性的，产生带有“跳跃”区域的斑片状分布。在尝试修复的过程中，内弹力层断裂，内膜增殖，使血管腔变窄，并导致随后的缺血。没有血栓形成的证据。主动脉未闭塞，但受累血管炎会导致动脉瘤扩张和壁内出血。

已经确定了的几种临床病理亚型：

1．颅（颞）动脉炎是最常见和最具特征的形式，颞动脉肉芽肿性血管炎、巨细胞的存在和细胞因子高水平是颞动脉炎的典型临床特征。

2．大血管动脉炎占 10% ～ 15%。已发现大血管壁损伤、主动脉瘤和破裂的风险、主动脉一级和二级分支狭窄、50% 的病例缺乏颞动脉受累以及某些细胞因子（如干扰素 -γ）高水平的证据。

3．伴有全身炎症症状的大动脉炎，颞动脉活检上表现为 T 细胞浸润，还有白细胞介素水平升高、不明原因发热、消瘦综合征和无血管闭塞表现。

临床表现和病程

临床表现可以是渐进的，也可以是突发的。早期症状可能包括头痛、低热、PMR 疼痛和僵硬。据报道，约 70% 的病例出现头痛，约 35% 的病例以头痛为首发症状。疼痛可以是刺痛或跳痛，通常局限于头皮动脉，不同于以往任何头痛。超过 50% 的病例可以出现多肌痛的症状。大多数患者出现疲劳、不适、厌食和体重减轻等全身症状。约 1/5 的患者症状不典型，不明原因的发热是 GCA 的经典的非典型表现（约占 65 岁以上患者 FUO 病例的 15%）。

随着病情的进展，可能会发现颅动脉压痛和扩张。颞动脉最常受累，但任何颅动脉都可能受累，颈动脉也可能受累。1/3 ～ 1/2 的患者出现缺血性症状，如咬肌 / 下颌不稳（咀嚼时的下颌疼痛）。眼动脉或睫后动脉血管炎导致视觉障碍。失明是最可怕的表现形式，除非及早积极治疗，否则它会突然发作，且病程不可逆转（见下文讨论）。视力丧失之前会出现短暂的视觉症状，如一过性黑矇、闪光、复视或视野缺损。在未经治疗的患者中，高达 50% 的病例发生视力丧失，一只眼睛失明会使另一只眼睛失明的风险增加 50%。急性听力丧失和眩晕以及疼痛性吞咽困难也有报道。颈动脉受累可能表现为颈部局部压痛伴神经功能缺损。

如果主动脉弓或主要分支血管受累，则可能发生主动脉弓症状。这些人患主动脉瘤和夹层的风险增加了近 20 倍。大多数情况下，胸主动脉受累，但偶尔仅腹主动脉受累，导致胃肠道不适。主动脉壁出现肉芽肿性炎症。锁骨下动脉闭塞可能导致手臂缺血症状（例如雷诺现象、手臂运动障碍）。检查时，可发现脉搏减弱，并可闻及锁骨下动脉杂音。颞动脉通常不受影响。

全身性炎症变异主要为消耗综合征，包括发热、进行性体重下降、盗汗和乏力，并伴有颞动脉炎症，但通常无闭塞性血管疾病。白介素水平很高。

ESR 显著升高是所有类型此疾病的特征。在没有强烈提示性症状的情况下，正常的 ESR 不太可能诊断该疾病。

慢性病引起的轻度贫血和血清肝酶轻度升高也常出现。贫血有时会很严重。

GCA 是一种可能持续数年的慢性病，虽然临床上它往往是自限性的疾病，但临床过程是高度可变的。病理学研究发现，即使症状已消除，仍有持续性血管炎的证据。疾病晚期的并发症很少见，但试图中断治疗往往会导致复发。在没有主动脉损伤的情况下，预期寿命不受影响。然而在队列研究中发现不良心血管事件的风险增加（总体风险比为 1.70），并发现在诊断后的第一个月内风险最高（风险比为 4.92）。原因尚不清楚，但血管炎和与大剂量糖皮质激素相关的血管收缩都可能是促成因素。

诊断 [13-16]

诊断主要是临床诊断。美国风湿病学会（ACR）和欧洲风湿病联盟（EULAR）的共识分类标准主要是为了科研而制定的，但已被用于日常临床实践（表 161-1）。

针对 GCA 的 ACR 分类标准原来是用于科研的，在应用于个体患者时缺乏预测价值，尤其是那些非颅动脉炎亚型的患者。尽管如此，这些标准仍然是诊断的标准，对颅动脉炎显示出相当强的检测特征性（灵敏度 93.5%，特异度 91.2%），但对颅外动脉炎的检测特征性要小得多。能够检测颅外血管炎症的影像学方法的出现（见检查部分）可能会导致 1990 年这些标准的修订，在某些情况下允许不经活检进行诊断。新的 GCA 瑞典诊断标准已经包含了血管影像结果。但目前还需要文献支持。

ACR/EULAR 标准中对于 PMR 的超声标准具有一定的测试特征（灵敏度 68%，特异度 78%），但这些特征不会随着超声研究中增加的分数而发生实质性变化（灵敏度和特异度分别为 65% 和 81%）。然而在临床表现不特异时，影像学研究的结果可以对诊断有更大意义，这证明将影像学纳入这些分类标准是合理的（见检查部分）。

PMR 需要区别于其他慢性疲劳和关节痛的病

表 161-1　风湿性多肌痛和巨细胞动脉炎的一致分类标准

风湿性多肌痛分类标准（美国风湿病学会 / 欧洲风湿病联盟）[a]

强制性标准（需要全部 3 项）：
- 年龄≥ 50 岁
- 双肩疼痛
- CRP、ESR 升高，或两者同时升高

附加标准（需要 4 分）：
- 晨僵持续时间＞ 45 min（2 分）
- 髋部疼痛或活动减少（1 分）
- 类风湿因子或 CCP 抗体阴性（2 分）
- 无周围关节滑膜炎（1 分）
- 超声检查结果：
  - 至少 1 个肩部有三角肌下滑囊炎、二头肌腱鞘炎或盂肱滑膜炎，或至少 1 个髋关节有滑膜炎或转子滑囊炎（1 分）
  - 双肩三角肌下滑囊炎、肱二头肌腱鞘炎或盂肱滑膜炎（1 分）

巨细胞动脉炎分类标准（美国风湿病学会）[b]

（必须至少满足 3 个标准）
- 年龄≥ 50 岁
- 新的头痛，头部新发或新类型的局部疼痛
- 颞动脉异常，触诊时触痛或搏动减弱
- 采用 Westergren 法，ESR ≥ 50 mm/h
- 血管炎的活检证据，以单核细胞浸润或肉芽肿性炎症为主，通常伴有多核巨细胞

[a] Reprinted from Dasgupta B，Cimmino MA，Kremers HM，et al. 2012 Provisional classification criteria for polymyalgia rheumatica：a European League Against Rheumatism/American College of Rheumatology collaborative initiative. Arthritis Rheum 2012；64：943，by permission of John Wiley & Sons. Copyright © 2012 by the American College of Rheumatology.

[b] Reprinted from Hunder GG，Bloch DA，Michel BA，et al. The American College of Rheumatology criteria for the classification of giant cell arteritis. Arthritis Rheum 1990；33：1122，with permission of John Wiley & Sons. Copyright © 1990 American College of Rheumatology.

因，包括其他类风湿性疾病、电解质紊乱、甲状腺疾病、肩滑囊炎、颈椎病、纤维肌痛和慢性疲劳综合征。GCA 包括一组重要的诊断考虑因素，其中包括引起局灶性头痛的颅内和颅骨病变，和其引起的视力丧失和其他形式的血管炎。

检查[6-7,13-18]

风湿性多肌痛

如前所述，诊断基本上仍然是临床诊断，无论是诊断还是排除相似疾病，病史和体格检查都非常重要。

病史

临床评估包括检查颈部、肩部和髋关节环带的晨僵和双侧运动疼痛的病史。记录患者的年龄，以及记录上臂和大腿牵涉痛以及手或足背受累的病史。即使手部没有小关节肿胀，任何手关节晨僵都应考虑可疑病史。鉴于频繁并发 GCA，调查颅动脉压痛、新发头痛、局灶性头痛、下颌运动障碍和视觉障碍非常重要。

体格检查

检查时，应特别注意肩部、髋部和手关节。应测试主动和被动运动范围，并记录肿胀和疼痛的精确位置。盂肱关节的任何肿胀和疼痛应提示类风湿关节炎，而不是 PMR，PMR 更可能引起关节周围炎症。单侧法氏囊疼痛和肿胀要考虑肩袖损伤，但 PMR 最初可能单侧出现，并与常见的肩肌腱炎相似（见第 150 章）。应检查手和足的背侧面是否有特征性的凹陷性水肿。手和手指小关节的任何炎症迹象表明是类风湿性疾病，而不是 PMR。大腿股四头肌的肌肉酸痛可能是肌炎的表现，而不是 PMR。与病史一样，体格检查应检查是否有 GCA 指征（见下一节）。

实验室和影像学研究

PMR 没有明确的诊断试验。ESR 和 CRP 可用于诊断和监测治疗反应。如果这些指标没有升高的表现，目前很难对 PMR 进行诊断。尽管白细胞介素 -6 水平在研究中有用，但对诊断或监测没有实质性的帮助。当检查中考虑早期类风湿关节炎时，检查类风湿因子和抗环瓜氨酸肽抗体（抗 CCP）有助于区分 PRM 和类风湿性关节炎，因为 PRM 患者的这两种试验结果均为阴性。促甲状腺素、电解质和肌酸激酶有助于排除其他可能有类似症状的疾病。

肩部的超声和 MRI 可以识别 PMR 的近端滑膜炎、肩峰下和三角肌下滑囊炎，几乎所有病例都存在这种情况，但这种检查的成本效益和对常规诊断的贡献仍有待确定，尤其是 MRI，其成本要高得多。如前所述，当超声被添加到 ACR/EULARC 分类标准中时，灵敏度和特异度仅略有提高。影像学检查在非典型病例中对诊断的贡献可能更大。

在充分的病史和 ESR/CRP 升高的背景下，临床医生通常会使用疾病对短疗程低剂量泼尼松（10 mg/d，持续 7 日）的反应来验证他们的临床怀疑。小剂量泼尼松（如 10 mg/d）治疗 1 周后，临床反应迅速，ESR/CRP 显著降低，那么可以验证临床怀疑，诊断为风湿性多肌痛。

巨细胞动脉炎

GCA 的诊断可能是困难的，因为它有许多轻微的、令人困惑的，而且常常是非特异性的表现。最好的诊断研究集中在有颞动脉炎者。

病史

在与颞动脉炎相关的许多病史特征中，只有间歇性下颌运动障碍和复视具有足够高的似然比（LRs）（分别为 4.2 和 3.4）可以预测该疾病。虽然这些特征是特异性的，但它们不敏感，没有这些特征也不排除诊断的可能性。通常与诊断相关的其他病史特征（如发热、颞头痛、视力丧失和多肌痛症状）的预测性较低（LR ＜ 2），且其缺失也不能排除诊断。没有与大血管动脉炎相关的症状，但应检查是否存在可能预示锁骨下动脉和腋动脉受累的上肢运动障碍症状和感觉异常。

体格检查

颞动脉检查异常（如串珠状、隆起、压痛、搏动减弱或消失、发红）是最能预测体格检查结果的因素（阳性 LR 分别为 4.6、4.3 和 2.6）。最好是沿着颞动脉轻轻触诊，从耳朵前面开始，一直触诊到太阳穴，同时检查两侧是否有不对称的局部病变。应检查整个头皮，因为任何颅动脉都可能受累。寻找缺血性损伤的其他指征，包括坏死的头皮和舌头病变以及视盘苍白。检查视野是否有视野缺损。颅动脉检查无异常显著降低了前测概率（阴性 LR 为 0.53）。检查还应包括触诊颈动脉是否有压痛和杂音，听诊锁骨下动脉是否有杂音，检查腹主动脉是否有杂音、肿大和压痛，以及检查上肢和上肢的外周脉搏是否减弱或消失。

实验室检查

目前还没有有效的血清标志物用于诊断 GCA。实验室检查有助于支持临床诊断，并有助于确定哪些人需要进行颞动脉活检，但它们并不能免除确诊所需要的活检。

红细胞沉降率和 C 反应蛋白。这些非特异性但灵敏的炎症标志物是有用的，但需要认识到它们的局限性。ESR 虽然被正式列为颞动脉炎的一个决定性的特征，但在非常高的条件下（当 ESR ＞ 100 mm/h 时，LR 为 1.9），仅对考虑该病有一定帮助；当 ESR 较低时（如当 ESR ＜ 50 mm/h 时，LR 为 0.2），这更有助于降低诊断概率。然而经活检证实的颞动脉炎患者中，多达 1/4 的 ESR 正常。在一项大型研究中，ESR 的灵敏度为 84%，特异度仅为 30%。CRP 的灵敏度稍高（86%），但特异度同样不足（30%）。然而当联合使用这两种炎症标志物时，灵敏度上升到 96%。此外，当两者都升高时，优势比上升到 3.06，而当两者都正常时，优势比下降到 0.49。因此同时检查这两项有意义。它们的成本也很低。

其他急性期反应物。如前所述，研究中监测到的关键炎症介质白细胞介素 -6 水平升高，并与疾病活动平行，但其对诊断和监测的具体临床贡献似乎并不比 ESR 和 CRP 检测更好。

血管成像检查

血管成像有助于检测活检的浅表部位以及累及的大血管。彩色多普勒超声已被应用于检测颅动脉疾病，帮助定位有可能病变的活检部位。发现“晕轮征”（代表血管壁水肿的低回声暗区）表明疾病受累，但灵敏度和特异度一般（分别为 75% 和 83%），这限制了其在考虑或排除 GCA 中的使用。仍然需要进行活检。

由于 25% 的 GCA 患者存在大血管受累，因此使用 CT 或 MRA 对主动脉弓及其主要分支进行成像，以了解疾病受累和并发症（狭窄、夹层、动脉瘤形成），这已经成为检查的重要组成部分。对于疑似 GCA 但颅动脉活检阴性的患者，MRA 或 CT 可用于识别大血管疾病，尤其是在有外周缺血证据的情况下。在确诊患者中，其已经取代了用于检测颅外血管受累的常规血管造影，成为了评估主动脉弓区域的重要方法。主要关注部位是主动脉弓、锁骨下动脉远端和腋动脉。CT 血管造影很容易检测到动脉瘤的形成和血管壁的不规则性，但需要大量的造影剂。MRA 可检测主动脉根部扩张、主动脉分支狭窄或闭塞，以及可能的血管壁炎症和水肿。MRI 确诊率的正式研究发现灵敏度在 68% ～ 89% 之间，特异度在 73% ～ 97% 之间。当 MR 血管造影应用于颅动脉时，灵敏度低（20%），但特异度高（98%），使得阳性检测有助于诊断，但阴性检测不能排除 GCA。

PET-CT 已被研究用于检测 GCA 中的血管炎症，用于诊断和评估治疗反应，其灵敏度为 77%，特异度为 66%。但该方法对诊断只有一定的预测价值，并具有较高的电离辐射暴露，且检查费用昂贵，所以常规情况下对于确诊或排除 GCA 的诊断中并不特别有用。该方法用于监测治疗反应是一种更具前景的应用，也是目前研究的课题。

颞动脉活检

大多数权威人士认为，鉴于长期每日使用糖皮质激素的潜在不良后果，即使在高预试验概率的情况下也应获得组织学确认（见第 105 章）。临床上可以排除这种疾病的情况下，可以不进行活检，但当临床上仍有怀疑时，活检有助于消除顾虑。没有强有力的临床证据诊断 GCA 和活检结果阴性的患者预后良好。

作为一种门诊手术，在局部麻醉下可以安全地进行活检，并发症发生率很低。通常选择颞动脉，但选择可触及的存在触痛或异常的颅动脉，效果最好。2 ～ 4 cm 的样本是最佳的，因为阶段性跳跃式分布的病灶使炎症进程为局灶性，但 1 ～ 2 cm 的样本通常被认为是足够的。单次活检的灵敏度约为 90%。冰冻切片的阴性结果不能排除诊断，这是需要立即进行对侧颞动脉活检的指征。活检前使用皮质类固醇治疗可能会略微降低检测灵敏度，但不至于立即停止治疗，然后在治疗开始后的前 1 ～ 2 周内进行活检。

管理原则 [6,14-16,19-45]

风湿性多肌痛

在没有 GCA 的情况下，PMR 对中等剂量的泼尼松（如 10 ～ 15 mg/d）反应迅速且良好。即使在没有 GCA 证据的情况下，出现严重症状且 ESR 非常高的患者可能需要更高的泼尼松初始剂量（如 20 ～ 40 mg/d）。随着 ESR 的下降和症状的明显，可以开始逐渐减少泼尼松用量（每两周减 1 ～ 2.5 mg/d），大约在治疗开始后 10 周开始减量。缓慢减量将症状复发的风险降至最低。治疗剂量是根据症状和 ESR 滴定得出的。有症状发作，但不一定会产生无症状的 ESR 升高，可能需要重新开始或增加泼尼松，然后再逐渐减少。类固醇治疗的持续时间从几个月到 1 ～ 2 年不等，在某些情况下甚至更长。对于发病时 ESR 显著升高、症状突出且在首次激素治疗后 ESR 未能恢复正常的患者，可能需要最长时间和最高剂量的治疗。

为了尽量减少每日服用激素的副作用，应在早晨服用尽可能小剂量的泼尼松（见第 105 章）。如果需要长期激素治疗，预防骨质疏松症是必要的（见第 146 章）。预防 PMR 患者发生 GCA 所需的激素剂量尚不清楚，也不是风险的决定因素，但当疾病活动度得到很好控制时，发生 GCA 的可能性似乎很低。没有证据表明隔日疗法是有效的。

其他免疫调制剂治疗也已经尝试了，但效果一般，所以没有一个获得批准。甲氨蝶呤与泼尼松联合使用时产生轻微的类固醇保留效应，单独使用时获益不足。联合治疗可能在不能耐受必要剂量的泼尼松治疗的患者中有一席之地，但不应被视为有效的替代品。同样，当在泼尼松治疗中加入低剂量英利昔单抗同抗肿瘤坏死因子治疗或英夫利昔单抗、抗肿瘤坏死因子治疗单独用作初始治疗时，其效果也令人失望；当其作为慢性疗法应用时，也不能减少泼尼松的用量。免疫调节剂在 PMR 中的作用尚需进一步研究。

巨细胞动脉炎

首要任务是迅速控制疾病，以限制不可逆转的失明风险。糖皮质激素治疗是首选的标准治疗方法。

糖皮质激素治疗

当患者的 GCA 前测概率较高时（如年龄＞ 70 岁，新发头痛，颅动脉明显扩张和压痛，间歇性不能咀嚼，高 ESR），最好开始经验性大剂量糖皮质激素治疗，不要因为眼部缺血性损伤的风险而延迟活检确认，眼部缺血性损伤通常是不可逆的。

初始治疗。初始激素治疗的随机试验很少，但典型的推荐初始剂量为 1 mg/(kg・d) 的大剂量口服泼尼松（如泼尼松 60mg/d）。活检对于确诊是必要的，但活检前 1 ～ 2 周的经验性高剂量治疗不会严重影响诊断（见上文讨论）。

通过大剂量静脉冲击疗法开始类固醇治疗，这已被探索为一种更快速地控制炎症过程和缩短治疗时间的方法。在和生理盐水的安慰剂对照试验中，连续 3 天静脉注射甲泼尼松龙 15 mg/(kg・d)[*] 结合 40 mg/d 口服泼尼松，其持续缓解次数显著增加，日剂量中位数降低，治疗持续时间缩短，静脉注射类固醇合并口服类固醇治疗的患者需要更低的泼尼松累积剂量。其他研究尚未证实这一优势，在获得更多数据之前，静脉注射剂量不可常规使用。

在大多数情况下，临床反应在开始治疗后 24 h 内开始，但可能会需要更久的时间。每日治疗是必要的，隔天治疗不能控制动脉炎。全剂量治疗通常为 2 ～ 4 周，然后每两周逐渐减少约 10%，直到达到 7.5 ～ 10.0 mg/d 的维持剂量。然后开始逐渐减量（参见减量部分）。

为了减少肾上腺抑制，泼尼松应该每天服用 1 次，早上第一件事就是服用泼尼松（见第 105 章）。虽然不能确定出现眼部缺血性损伤症状的患者是否可以预防永久性视力丧失，但眼科医生会使用大剂量肠外类固醇治疗（如甲泼尼松龙，每 12 h 静脉注射 100 mg），在首次出现症状数小时内开始治疗，并持续 5 天。

减量。激素剂量根据症状和 ESR 进行滴定。ESR 监测建议在第 1 年每月监测 1 次，第二年每

[*] 此处为理想体重。

两个月监测一次，此后每 3 ～ 6 个月监测 1 次。为了尽量减少长期每日类固醇治疗的副作用，应逐渐减少每日泼尼松剂量。在临床和实验室表现正常后，可以开始逐渐减量。它可以是稳定的减量，而不是突然的减量。通常每两周剂量减少 10% ～ 20%。在前 1 ～ 2 个月内，泼尼松迅速减少到 20 mg/d 以下会与 30% 的复发率相关。更合理的做法是在前两个月内每日剂量减少至 20 ～ 30 mg，此后则速度更慢［一旦剂量降 10 mg/d，则按 1 mg/（d・mo）逐渐减少］。目标是维持剂量低于 10 mg/d，但这可能需要 1 年以上的时间才能达到，在 10 mg/d 以下逐渐减少还需要 2 ～ 3 年的时间。ESR 增加而无任何症状发作不被认为是增加泼尼松治疗的直接指征，但对患者应进行密切随访。

白细胞介素 -6 通路的抑制——托珠单抗

基础研究发现，白细胞介素 -6 和白细胞介素 -12 通路在 GCA 的免疫发病机制中起着重要作用，因此人们对抑制它们（作为一种治疗方法）产生了浓厚的兴趣。在白细胞介素 -6 受体拮抗剂托珠单抗的随机安慰剂对照试验中，已经服用泼尼松的 GCA 患者被随机分组，并在 26 或 52 周的泼尼松减量期间进行随访。该药物的应用使 56% 的患者成功地减量泼尼松且症状持续缓解，而安慰剂组为 18%。治疗组有 1 名患者出现一过性和可逆性视力丧失（1%）。两组的其他不良反应发生率相似，且每周治疗组的不良反应发生率最低。需要更长期的随访和更多的研究来确认这些发现，判断其长期安全性，并评估成本－效益。此外，尽管托珠单抗已获得 FDA 批准用于 GCA，但在考虑将该方法用于常规使用之前，需要对血管效应进行检查（不属于引用研究的一部分）。目前，可能会考虑将其用于对少量泼尼松治疗无效的反复发作患者。是否适用应在风湿病学专家会诊后决定。

其他免疫抑制剂

许多药物已经被试用过，其中一些因为节制激素疗法的目的被超说明书使用。其范围从抗 TNF 治疗的英利昔单抗同抗肿瘤坏死因子治疗，到甲氨蝶呤、硫唑嘌呤和环磷酰胺的更传统的免疫抑制剂。对这类免疫调节剂的 10 项随机试验进行的荟萃分析发现，与泼尼松单一疗法相比，没有证据表明其疗效或安全性有所改善。

阿司匹林

心血管事件风险增加（诊断后不久为最大）的观察结果为在治疗方案中添加低剂量肠溶阿司匹林提供了理由，同时要注意大剂量激素和阿司匹林联合使用增加了相关的出血风险（见第 68 和 156 章）。在大剂量激素治疗期间同时使用质子泵抑制剂可能是一种有用的预防措施，尤其是对那些有胃肠道出血风险的患者。

监测

随着剂量的减少，必须监测患者症状是否复发和 ESR 是否升高。一些人认为 ESR 不是检测疾病再激活的敏感指标，CRP 可能需要同时使用。

大多数患者需要 2 ～ 3 年的治疗。在泼尼松治疗的患者中，有多达 50% 的患者在此之前尝试终止治疗，从而出现复发。尽管如此，失明和其他严重疾病的相关并发症的风险在病程后期是最小的，并且在第 1 年后每 6 ～ 12 个月可以尝试一次中止治疗。该病预后良好，除非主动脉弓血管受损，否则预期寿命是正常的。尽管如此，试验应在出现复发症状的第一个指征或 ESR 显著升高（应注意在没有临床复发的情况下出现小幅升高）时停止。在患者停止治疗的前 12 个月内，密切监测复发情况至关重要。复发最常见的表现是 PMR 症状的出现，且增加一定的泼尼松剂量（2.5 ～ 5 mg/d）有疗效。

尽管剂量逐渐减少，但由于每日大剂量类固醇治疗持续时间延长，许多患者仍会出现类固醇相关的副作用（见第 105 章）。应在治疗开始时就进行骨质疏松症的预防（见第 164 章）。

由于 GCA 中存在潜在危及生命的主动脉疾病风险增加，一些学者建议定期监测主动脉瘤作为常规随访的一部分。建议监测重点放在 MR、CT 和超声上。选择患者的标准和最具成本－效益的方法仍有待确定。

患者教育

没有 GCA 的 PMR 患者可以放心，他们发生严重动脉炎的风险很小，疾病不会进展为致残性关节炎，并且他们的病情是自限性的，尽管可能需要几年才能消除。应指导他们观察动脉炎症状并及时报告。需要对皮质类固醇治疗的副作用进行回顾，以便患者能够按照医嘱谨慎使用泼尼松，并采取预防骨质疏松症的措施。

GCA 患者及其家属必须了解每日泼尼松治疗的基本原理及其副作用，了解如何尽量减少类固醇副作用，以确保依从性并为长期使用类固醇提供知情依据（见第 105 章）。患者可以放心，GCA 的严重并发症通常可以通过适当的治疗避免，并且在大多数情况下预期寿命不会受到影响。

转诊和入院适应证

如果在进行颞动脉活检之前考虑对假定的 GCA 进行大剂量激素治疗，则应及时请风湿病学专家会诊，但如果不能立即进行会诊，也不应推迟治疗。如果报告视力受损，则需要进行紧急眼科评估。如果不能提供眼科评估，则可以直接住院，立即静脉输注大剂量肠外皮质类固醇。虽然颅动脉活检结果是阴性，但临床表现强烈提示动脉炎，这种情况风湿病学专家会诊也会表明需要考虑类固醇治疗。偶尔患有 PMR 或 GCA 且对类固醇治疗反应不佳的患者需要转诊以重新考虑诊断，审查治疗方案并考虑白细胞介素 -6 抑制治疗。当有主动脉弓损伤的证据时，需要风湿病学专家会诊和心胸检查。

治疗建议[12-16,46]

风湿性多肌痛

- 在没有 GCA 证据的情况下，从低剂量泼尼松（10 ~ 15 mg/d）开始。对于 ESR 非常高和症状严重的患者，考虑从较高剂量（如 20 ~ 40 mg/d）开始泼尼松治疗。
- 每两周逐渐减少 1.0 ~ 2.5 mg/d，根据症状和 ESR 滴定剂量。
- 规定早晨服用的最低剂量。
- 一旦剂量降至 10 mg/d 以下，则按 1 mg/(d · mo) 的速度逐渐缓慢减量。如果可能，继续稳步减少至完全停止治疗、监测症状和 ESR 两年，以寻找复发的证据。
- 如果疾病发作，重新开始或增加泼尼松 5 ~ 10 mg/d，同时根据需要调整剂量，并在病情缓解后尽快恢复减量。
- 指导患者及时报告所有提示 GCA 的症状（例如，视觉异常、颅动脉压痛、头痛、发热、下颌运动障碍、手臂运动障碍）。

巨细胞动脉炎

- 如果临床高度怀疑，根据经验开始每日大剂量糖皮质激素治疗，不要因活检而延迟治疗。每天早上口服泼尼松 1 mg/(kg · d) 或约 60 mg/d。考虑增加阿司匹林 81 mg/d，以帮助防止脑血管损伤和心血管风险增加（颌部间歇性跛行（下颌性间歇性跛行两者在初始诊断早期尤为突出）。
- 对于出现视觉异常的患者，应立即申请眼科会诊，或在会诊前开始经验性静脉注射甲泼尼松龙（100 mg/12 h，连续 5 天）。
- 对于严重的病例，检查 CT 或 MR 血管造影，以评估主动脉弓损伤，并考虑随着时间的推移重复监测，特别是当疾病难以控制时。如果主动脉弓损伤明显，应立即转诊至风湿病科，并进行心胸检查。
- 在大剂量泼尼松治疗 2 ~ 4 周后，如果没有主动脉弓受累，一旦症状消失、ESR 显著降低（< 40 mm/h），开始每两周减少初始剂量的 10% ~ 20%，目标是在 1 ~ 2 个月后每天服用 20 ~ 30 mg 泼尼松。如果有主动脉弓疾病的证据，应及时进行风湿科和心胸科会诊。
- 继续每日泼尼松治疗，在 12 ~ 18 个月的耐受期内逐渐缓慢减少，直至达到足以保持正常 ESR、患者无症状的最小剂量。少于 10 mg/d 的泼尼松剂量通常是足够的。
- 监测症状和 ESR，以确定允许的减量速度和范围。如果 ESR 升高或症状复发，停止逐渐减量。如果复发以 PMR 症状的复发为特征，考虑增加泼尼松剂量至 2.5 ~ 5 mg/d；如果出现血管炎症状，则应增加更大的剂量。重新控制病情后，恢复之前的减量方案。
- 继续每日服用糖皮质激素 18 ~ 24 个月，考虑在这个时候尝试逐步停止治疗，然后每 6 ~ 12

个月尝试一次。

- 停止治疗后，在接下来的 12 个月内继续监测症状是否复发和 ESR 是否上升。
- 如果症状发作需要增加少量泼尼松剂量来重新达到症状缓解的话，则需要请风湿病学专家进行会诊，考虑使用托珠单抗抑制白细胞介素 -6 的通路。

（肖 怡 翻译，董爱梅 肖卫忠 审校）

第 162 章

佩吉特病的管理

DAVID M. SLOVIK

佩吉特骨病（Paget disease of bone）或畸形性骨炎（osteitis deformans）是一种局灶性疾病，其特征是骨质过度吸收和新骨快速紊乱形成导致骨畸形。在美国人群中，60 岁以上的人大约 2% 有患佩吉特病的证据，大部分是无症状的。该病的发现往往是偶然的，患者仅表现为血清碱性磷酸酶的升高或在 X 线平片上有特征性骨改变。在其他情况下，可在背部或四肢疼痛、步态异常、听力丧失或高排出量性心力衰竭的检查中发现。全科医师需要能够识别病情，知道如何以及何时使用抑制破骨细胞活性的药物。

病理生理学和临床表现 [1-6]

病理生理学

佩吉特病的病因尚不清楚。遗传因素和病毒感染（副黏病毒）被认为在发病机制中起作用。尸检中的发现率为 3.3%，在放射学检查中发现率为 0.1% ～ 4.0%。佩吉特病的病理生理特征是破骨细胞过度破坏和骨吸收，随后是不受调控的成骨细胞形成新骨。骨吸收的初始刺激尚不明确，但这一过程最终导致板层骨的异常模式。其特征是局部血管增多和纤维组织增生延伸至骨髓。佩吉特病通常涉及一块骨头（单骨），病例更严重时会涉及多块骨头（多骨）。皮质骨和松质骨都可能受累，且都有处于不同阶段的几个病灶。新合成骨物理学上具有破坏、扭曲和膨大的性质，这导致了佩吉特病的主要表现，即骨痛和病理性骨折。

临床表现

尽管任何骨骼都可能受累，但常见部位是脊柱、骨盆、颅骨、股骨和胫骨。大多数患者无症状，佩吉特病表现为 X 线片偶然发现或仅有碱性磷酸酶单独升高。有症状的患者表现为骨痛、骨畸形、骨折，或出现骨髓血管增多或发生对神经结构的骨侵蚀等并发症。大约 15% 的患者疾病非常局限（所谓的单骨型）。

骨痛可能由骨折引起，也可能由溶解活动引起。在后一种情况下，它通常位于破骨细胞再吸收活跃的骨区域。疼痛的严重程度并不总是与影像学受累的程度一致。其加重因素包括负重、肌肉活动和寒冷天气。

骨折可能影响椎骨或长骨，尤其是脊柱的腰椎和骶骨区域、股骨的小转子和胫骨的上 1/3。通常有外伤的病史，但其中一些骨折可能是自发发生的。骨折可能会导致疼痛，但椎体骨折通常是无痛性的，尽管它会导致身高下降、脊柱后凸侧弯，在极少数情况下还会导致脊髓压迫。

颅骨的骨畸形和侵蚀最为明显，额骨和枕骨可能明显增大。上面的表层血管经常有明显的扩张和搏动。中耳的听小骨受累侵犯颞骨内的第八对脑神经，可以引起听力损失。小脑征象和长束体征是后颅窝侵犯的并发症。椎骨侵犯脊髓或神经根是一种罕见但非常严重的后果，可导致压迫综合征，而致截瘫。长骨畸形表现为前外侧弯曲，导致步态异常、下背部痛、关节痛和骨折风险增加。

当软骨下骨肥大破坏了上覆的软骨并引起关节功能障碍时，可导致退行性关节疾病，约有 50% 的患者有退行性关节病。髋关节疼痛可由髋臼和股骨头的长期软骨下骨病发展而来，并且导致髋臼前突。如果股骨远端或髌骨形成畸形性骨炎，膝关节退行性疾病也可能以类似的方式发生。

广泛和严重的骨骼受累增加了或骨肉瘤的风险，不到 1% 的佩吉特病患者会罹患成骨肉瘤。其先兆是局部疼痛、骨质膨大和碱性磷酸酶水平很高且迅速增加。

导致痛风性关节炎的高尿酸血症和导致肾结石的高钙尿症是骨代谢紊乱的生化后果之一。制动可导致高钙血症。由于血管床显著增加，广泛性佩吉特病患者可能发生高排出量性心力衰竭。

临床病程

尽管许多患者影像学上进展缓慢，但大多数患者从未出现症状。只有少数患者病情进展迅速，其他患者的影像学改变保持稳定。虽然治疗后临床症状会得到缓解，但未达到完全生化缓解的患者可能会出现新的并发症（见下文讨论）。

诊断和检查 [3–6]

大多数患者表现为无症状的疾病，可能是在脊柱、骨盆、颅骨、股骨或胫骨平片上偶然发现的，也可能是碱性磷酸酶单独升高时发现的。成骨细胞产生的血清碱性磷酸酶通常增高，并与新骨形成的程度相关。其他可能升高的骨转换标志物包括 I 型前胶原 N- 端前肽（procollagen type I N-terminal propeptide）、血清 C- 末端肽（serum C-telopeptide）、尿 N- 末端肽（urinary N-telopeptide）和尿羟脯氨酸（urinary hydroxyproline）。在大多数患者中，这些参数是疾病活动性和骨扫描中平行放射性核素摄取的补充标志物，骨扫描是疾病活动性的最敏感的测量指标。

对于局限于单骨的患者，常规血清和尿液检测结果可能正常。骨特异性碱性磷酸酶水平可更灵敏地测定新骨形成，尿吡啶酚、尿 N- 末端肽和血清 C- 末端肽（骨基质的一种特定成分）水平可更好地测定骨吸收。尽管这些测试比普通碱性磷酸酶要昂贵得多，但它们是针对疾病活动的更好的指标，尤其是在仅累及单骨的患者中。因为血清碱性磷酸酶与其他检查有很好的相关性，常规监测时可以单独测定血清碱性磷酸酶。

在标准 X 线片上可见诊断性改变之前，锝骨扫描显示像会出现摄取增高的区域。初始放射学骨质改变发生在溶骨阶段，是界限清楚的脱钙区域（在颅骨中最明显）。随着新骨形成的开始，密度增加的区域变得明显，可见明显的骨质膨胀和骨小梁粗糙。在后期，可以观察到骨质硬化、膨大和骨密度增加。局部骨质扩大是佩吉特病特有的，有助于将其与其他骨硬化病因（如前列腺癌）区分开来。放射学改变最常见于骨盆、股骨和颅骨。所有已知或疑似佩吉特病的患者均应进行骨扫描，然后对佩吉特区域进行 X 线平片检查，以确定受累程度。

治疗原则 [3,6–16]

无症状的患者不需要特殊治疗，除非他们的疾病部位使他们有潜在严重并发症的风险（见下文讨论）。局部轻度骨或关节疼痛对镇痛药有反应（如对乙酰氨基酚 325 mg 或布洛芬 400 mg，每日 3 次）。疾病特异性治疗可以通过抑制骨吸收来阻止疾病进展。由于当前抗佩吉特病治疗安全有效以及该疾病有潜在的致残后果，因此患者应积极进行此类治疗。双膦酸盐是疾病特异性治疗的主要方式。根据内分泌学会指南，无禁忌证的患者可选择单次静脉注射 5 mg 唑来膦酸。

疾病特异性治疗的指征

近年来，随着耐受性良好的强效双膦酸盐的发现，佩吉特病的治疗得到了极大的提高，该治疗可通过口服或静脉给药，并且能够抑制破骨细胞介导的骨吸收而不影响骨矿化。特异性治疗使疾病在影像学、生化和临床上都有改善。大多数佩吉特病患者被认为适合该种疗法，除非他们无症状且疾病仅限于不太可能引起并发症的区域（例如肋骨、髂嵴、骶骨、上肢、肩胛骨）。

立即治疗的指征

主要指征：

- 畸形性骨炎区域剧烈疼痛。
- 延髓、马尾神经或听神经受压伴神经功能缺陷。
- 高排出量性心力衰竭。
- 继发于制动的高钙血症。
- 长骨和颅骨在影像学上有明显的溶解性病变，有骨折或脑外伤的风险。
- 多处骨折。
- 防止颅骨广泛受累时出现畸形。
- 继发于高钙尿症的复发性肾结石。
- 严重高尿酸血症和痛风。

该治疗的标准流程明确，但任何临床或生化复发的指征（如疼痛、神经功能缺损或生化指标高于正常值的 20% ～ 30%）都是重复治疗的适应证。

预防性治疗的指征

当计划在受累区域进行骨科手术时，预防性治疗可减少血管形成和出血。当疾病位于某一区域（如颅底、脊柱、下肢长骨、髋关节或膝关节），并且继续进展可能导致并发症时，也应进行预防性治疗。

双膦酸盐

双膦酸盐包括阿仑膦酸盐、利塞膦酸盐、依替膦酸盐和替鲁膦酸盐（口服）以及帕米膦酸盐和唑来膦酸盐（静脉注射），这些药物是绝大多数佩吉特病患者的首选治疗药物。第二代药物（如阿仑膦酸盐、利塞膦酸盐）口服尤其有效，帕米膦酸盐和唑来膦酸盐经静脉输注也特别有效。药物吸收后会与骨骼结合，并可能在那里持续数月至数年，这可能是它们在结束治疗后仍长期持续获益的原因。这些药物通过抑制破骨细胞骨吸收而显著降低骨转换。第一代双膦酸盐（如依替膦酸盐）也会损害骨矿化，这是一个明显的缺点。

所有的双膦酸盐都能减少破骨细胞的数量并诱导破骨细胞凋亡。新骨的沉积以板层状方式进行，而不是以佩吉特病特有的交织状方式进行。中度疾病患者对药物几乎完全有反应。随之而来的是骨痛减轻，神经功能缺陷减轻，碱性磷酸酶水平恢复正常，骨扫描时放射性核素摄取显著减少。听力损失可能不会改善，但会停止恶化。骨片可显示溶解性病变的一些修复。通过阻断骨吸收，强效双膦酸盐可降低血清钙，需要补充钙和维生素 D 以预防继发性甲状旁腺功能亢进。

阿仑膦酸盐

阿仑膦酸盐是 FDA 批准的最有效的口服活性双膦酸盐之一。全剂量给药时（40 mg/d），这种第二代双膦酸盐使大约一半病例的碱性磷酸酶水平正常化，并使碱性磷酸酶总体平均降低 75%。其疗效优于依替膦酸盐和降钙素，与静脉注射帕米膦酸盐相当。它的主要缺点是胃食管黏膜损伤（溃疡、食管炎），服用一整杯 8 盎司（1 盎司 =29.57 立方厘米）的水并保持直立至少 30 min 可以将胃食管黏膜损伤降至最低。因为食物会阻碍吸收，所以阿仑膦酸盐必须空腹服用。标准疗程为 6 个月，如果复发，则重新开始治疗。缓解期从 6 个月到几年不等。许多患者或者在一个疗程后经历长期缓解，或者对重复治疗反应良好。其余表现得更严重的患者可能复发的更快。

利塞膦酸盐

利塞膦酸盐的疗效与阿仑膦酸盐相似（73% 的患者在 6 个月时出现生化缓解，53% 在 18 个月时出现生化缓解），但尚未进行直接的比较研究。胃肠黏膜损伤的风险和预防的必要性与阿仑膦酸盐相似。推荐剂量为 30 mg/d，治疗时间仅为 2 个月，就可以得到长期缓解。

帕米膦酸盐

帕米膦酸盐用于治疗中重度佩吉特病，尤其是当佩吉特病合并重要的神经功能缺陷时。静脉注射治疗的效果与口服阿仑膦酸盐相似。当长期口服治疗的依从性或耐受性受到影响时，静脉给药是有益的。标准剂量为 30 mg/d，连续 3 日。平均缓解期约为 14 个月。抑制骨吸收可以降低血清钙，需要补充钙和维生素 D，除非累积剂量超过 180 mg，否则骨矿化不会受损。高剂量时可能出现流感样症状。

唑来膦酸盐

唑来膦酸盐是 FDA 批准的一种有效的静脉注射双膦酸盐，用于治疗佩吉特骨病，剂量为 5 mg。在碱性磷酸酶水平超过正常上限 2 倍的患者中，一次 15 min 静脉滴注 5 mg 唑来膦酸可使 96% 的患者在 6 个月时出现治疗反应，89% 的受试者碱性磷酸酶正常化，并有持久的缓解率。这些反应明显优于口服利塞膦酸盐。近 10% 的患者在输液后出现流感样综合征。患者应服用钙和维生素 D，以避免在输液时出现低钙血症。唑来膦酸盐可能对肾产生潜在的不利影响，美国 FDA 不建议将其用于肌酐清除率低于 35 ml/min 的患者。患者在接受唑来膦酸盐治疗时应补充水分。

依替膦酸盐

依替膦酸盐是第一种口服有效的双膦酸盐，虽然它仍然可用，但它不如第二代双膦酸盐有效。因为它会损害骨矿化，所以不太可取。因此它的使用在很大程度上被同类新药所取代。

替鲁膦酸盐

替鲁膦酸盐也被批准用于治疗佩吉特病，剂量为每日 400 mg，持续 3 个月。

降钙素

在双膦酸盐出现之前，降钙素是唯一能够抑制破骨细胞活性的治疗方法。降钙素现在用于第二代双膦酸盐不可用或耐受性差的病人中。1/3 的患者可得到生化和临床缓解，另外 1/3 的患者可达到症状改善，在其余病例中则反应很小或疾病不能达到稳定。在开始治疗的几天内，尿羟脯氨酸开始下降。治疗几周后，碱性磷酸酶降低，临床症状改善。

合成鲑鱼降钙素制剂在市场上有售。治疗佩吉特病的剂量为每天皮下注射 100 单位。一旦达到临床和生化缓解，剂量可以减少到每天 50 单位或每周 3 次。降钙素的缺点是恶心（在某些患者中）、潮红、尿量增多以及需要注射给药。一种经鼻吸收的制剂是可用的，但效果较差，且未经 FDA 批准用于治疗佩吉特病。治疗需要大量的患者教育，让他们学习自我注射技术。当病情缓解时，降钙素的剂量可以减少，但需要无限期地持续低剂量给药以防止复发。

手术

脊髓或神经根压迫综合征患者需要神经外科干预。全髋关节置换术、胫骨或股骨截骨术等骨科手术可能有助于恢复活动能力。在活动性疾病患者中，术中出血的问题更大，必须在手术前降低疾病活动度。

监测治疗

由于初始和随后的血清碱性磷酸酶水平提示疾病活动和治疗反应，建议定期监测血清碱性磷酸酶水平，仅在必要时辅以其他骨转换标志物的监测。预测病情缓解的因素包括生化指标的初始值、治疗后达到的最低水平以及对第 1 个疗程的生化反应速度。在开始治疗前应进行两次碱性磷酸酶基线测定，然后在治疗期间每月测定 1 次，直到病情缓解。在治疗开始时拍摄骨 X 线片也很有帮助。除非累及颅底或下肢长骨，否则这些检查不需要定期重复，但累及颅底和下肢长骨等部位的疾病进展可能是危险的。锝骨扫描提供了另一种基线测量方法。一旦病情缓解，应每 6 个月进行一次随访并测量碱性磷酸酶水平。骨骼或关节疼痛或轻微神经功能缺陷的患者在症状仍然存在的情况下，每 3 个月进行一次门诊检查。

患者教育和转诊适应证[17–18]

应指导患者每天至少饮用 2 L 液体，尤其是当他们无法活动时，因为制动和脱水会导致高钙血症、高钙尿症和肾结石形成。用降钙素进行治疗的患者需要护士详细讲解皮下注射技术。除非有其他家庭成员正在注射相同的药物，否则在开处方给药之前应确认患者获得正确的注射技术。

对于有神经或脊髓压迫证据的患者，有必要住院治疗并及时进行神经外科会诊。严重高钙血症也应入院。骨科手术会诊适用于由于关节退行性病变造成的髋、膝关节活动严重受限的患者。对于有影像学或生化证据显示疾病进展的无症状患者，在对其开始特定治疗前，需要内分泌学专家或风湿病学专家的会诊。当标准疗程不能达到缓解出现复发时，转诊是有益的。

治疗建议[17-18]

- 每年对无症状患者进行预定的随访，确定他们没有颅底、脊柱、髋关节、膝关节或下肢长骨受累。每年随访时，进行临床评估，并进行碱性磷酸酶测定。
- 对于因局部骨质受累或继发性退行性关节病引起的轻中度疼痛患者，应使用对乙酰氨基酚（如300 mg，每日4次）、阿司匹林（325 mg，每日3次）或其他非甾体抗炎药（如布洛芬400 mg，每天根据需要最多3次；或萘普生500 mg，每天根据需要最多2次），用于短期缓解症状。
- 对于所有有症状的患者以及在潜在关键区域（颅底、脊柱、髋关节、膝关节或下肢长骨）有骨受累的无症状患者，获取基线普通X线平片和碱性磷酸酶测量值（如果碱性磷酸酶没有升高，考虑测量前胶原Ⅰ型N-端前肽、血清C-端肽、尿N-末端肽和尿羟脯氨酸）。
- 然后开始治疗。如果没有禁忌证，可选择静脉注射唑来膦酸盐5 mg，也可静脉注射帕米膦酸盐。口服双膦酸盐治疗可使用第二代制剂（如每日40 mg阿仑膦酸盐或每日30 mg利塞膦酸盐）。每剂应在早餐前半小时空腹服用，至少喝8盎司（1盎司=29.57立方厘米）水，且不能平躺。
- 按照规定的标准疗程（如阿仑膦酸盐为6个月，利塞膦酸盐为2个月）继续进行双膦酸盐治疗。每月监测碱性磷酸酶，直到病情缓解，然后每6个月监测1次。如果症状复发或碱性磷酸酶水平升高到正常上限的20%～30%，考虑重新治疗。
- 对中重度疾病患者，尤其是那些需要住院或不能口服阿仑膦酸盐或利塞膦酸盐的患者，考虑静脉注射帕米膦酸盐（30 mg/d，连续3日）或唑来膦酸盐（1次5 mg）。
- 考虑注射鲑鱼降钙素［每日100MRC（医学研究委员会，Medical Research Council，MRC）单位皮下注射］作为在等待双磷酸盐治疗生效期间为症状严重的患者提供短期缓解的一种方法。一旦达到临床和生化缓解，将剂量减少到50MRC单位，并继续每天或每周3次治疗。
- 在开始治疗前，进行2次碱性磷酸酶水平的基线测量和1次基线骨骼X线片和骨骼扫描。在治疗期间每月随访血清碱性磷酸酶水平。同时在开始治疗时监测血清钙水平。常规重复放射学检查是不必要的，如果患者有高危病变（例如颅底、下肢长骨），定期重复放射学检查可能会有所帮助。如果怀疑骨折，则需要进行另一个X线片检查。
- 建议患者避免制动和脱水。每天至少给患者开具2 L液体，尤其是在患者不活动的情况下。如果患者正在接受肠外或第二代双膦酸盐治疗，则每日总钙摄入量为1200～1500 mg，维生素D摄入量为800～1000 IU。如果担心钙摄入量不足，则需要监测血清钙水平。

（肖　怡 翻译，董爱梅　肖卫忠 审校）

第163章

雷诺现象的管理

A.H.G.

据报道10%以上的成年人存在指尖、脚趾、耳尖和鼻子对寒冷敏感的常见症状，3%～5%的患者遇寒冷或精神紧张时，典型反应为皮肤对称性苍白不适，进而颜色变紫和出现反应性红斑，这是雷诺现象的特征。可以是单独症状，也可以是结缔组织病、动脉闭塞或血液等潜在疾病的首发表现。

医生需要根据患者基础疾病和初步检查确定患者病因和未来风险，并提供缓解症状的方法。

病理生理学和临床表现 [1-11]

皮肤血流量变化是体温调节的基本机制，同时也是应激引起儿茶酚胺释放的常见反应，皮肤动静脉吻合支的开放和闭合可导致皮肤血流量变化。动静脉吻合支由交感神经控制，尤其是指（趾）尖、耳尖、鼻尖的动静脉吻合支。交感神经通过激活调控血管平滑肌的 α_2- 肾上腺素能受体进行调控，皮肤动静脉吻合支的开放和闭合一般对维持皮肤活力所需毛细血管血流量几乎无任何影响，但对雷诺现象患者而言，寒冷和应激则会导致血管过度收缩。导致雷诺现象的原因可能是功能性（继发于血管痉挛）、解剖结构性（继发于动脉闭塞性疾病）或液流变性（继发于血液黏度或红细胞变形能力）等病理因素。血小板活化可能在血管解剖结构异常患者中起到一定作用。通常雷诺现象是由多重病理生理因素造成的。

在临床上，若没有其他疾病证据，则将雷诺现象归为原发性或特发性（雷诺病）、若存在相关疾病，则将其归为继发性。部分人反对“雷诺病”这一命名，尽管当下没有发现继发性病因，可能是疾病病程较长，其他症状还未出现的缘故（如结缔组织病）。如上文所述，雷诺现象特征性的临床表现为指或趾发白（血管痉挛期），随后是发绀（静脉痉挛期），最后是血流恢复和发红（反应性充血）。

原发性雷诺现象（雷诺病）

特发性雷诺现象的患者通常表现为由情绪压力或寒冷引起的轻微的症状，荟萃分析结果发现，女性、家族史、吸烟、从事体力劳动、偏头痛、心血管疾病和未婚是主要的危险因素。家族史是特别重要的危险因素，30% ～ 50% 的雷诺病患者一级亲属患有此病，其遗传基础仍有待明确。工作相关的因素也显示出与病情发展的强关联，包括寒冷的环境或接触凉的物体、工作高度重复、工作中精神压力大且得不到支持。

患者以女性居多，常在月经初潮时发病，好发年龄在 15 ～ 30 岁之间，40 岁以后发病的并不常见（继发性的发病较晚）。发病通常从 1 ～ 2 个手指开始，迅速对称扩散，累及双手的大部分手指，但通常不累及拇指，这种现象将有助于将其与继发性疾病相区别。每天可能发作数次，冬季发作更频繁。甲床毛细血管正常，手指或脚趾没有缺血性损伤，营养性毛细血管血流没有受损，提示疾病没有很严重。

外周肾上腺素可以明显升高，一些患者表现出其他血管舒缩问题，例如偏头痛、变异型心绞痛或网状青斑。该病预后较好，如果继发性疾病的体征和血清学证据（见下文讨论）在最初的临床表现时不存在并且在随后的 2 年内没有出现，最终发生结缔组织病的风险小于 2%。

药物诱导是原发性雷诺现象的病理生理原因之一，正如偏头痛本身会诱发雷诺现象一样，用于治疗偏头痛的血管活性药物（β－受体阻滞剂、麦角胺、类西麦角）同样也会诱发雷诺现象。在没有潜在的血管舒缩障碍的情况下，药物是否会导致该疾病尚不清楚。

继发性雷诺现象（有潜在疾病）

与原发性相比，继发性雷诺现象男性、女性发病率无明显区别，并且往往发病较晚（通常是在 30 岁以后），发作更严重，并且不太可能由情绪、压力诱发，指（或趾）缺血导致的指腹组织缺失和皮肤溃疡更明显。其共同的病理是血管闭塞，导致其闭塞的因素包括血管解剖紊乱、血小板活化异常和纤维蛋白溶解缺陷。病因包括结缔组织病、机械性和动脉粥样硬化性疾病。毛细血管血流受损可导致上述皮肤改变。近 1/3 极认为是原发性雷诺现象的患者，因发现皮肤损伤，进而诊断了结缔组织病。结缔组织病是继发性雷诺现象最常见的原因。

结缔组织病

雷诺现象与很多结缔组织病均相关，（且是主要临床表现）首要病因的是硬皮病，其他病因包括系统性硬化病、系统性红斑狼疮、混合结缔组织病和干燥综合征。尽管雷诺现象通常是首发症状，但关节和全身症状才能确定结缔组织病，这类患者中抗核抗体（ANA）阳性很常见（见第 146 章）。

雷诺现象在系统性硬化病中很常见，超过 90% 的病例会出现该症状。异常血管反应和血小板活化导致血管内膜纤维化，进而致手指血管结构变窄。

但与之相比，手指血流受损程度轻，症状可以很严重，手指缺血性损伤的风险很大。

雷诺现象初期，硬皮病和其他结缔组织病的区别不明显，以异常的甲皱毛细血管模式、轻度指端硬化、早期钙质沉着或毛细血管扩张为特征。尽管抗核抗体阳性患者最终发展为（症状明显的）结缔组织疾病的风险增加，但其阳性预测值仅为30%。更具预测性的是疾病特异性自身抗体（如抗着丝点抗体和抗拓扑异构酶抗体，见下文讨论）。发展为结缔组织病（尤其是硬皮病）的预测因素包括甲床毛细血管异常、自身抗体阳性、特征性皮肤病变（指端硬化、毛细血管扩张）、肺功能异常和食管运动障碍。尽管上述预测因素的阳性预测值低于50%，仍然有助于进行鉴别。从诊断雷诺现象起，临床上出现其他较为明显症状平均需要3年，而疾病的完全诊断可能需要10年。

其他血管闭塞性疾病

许多其他血管闭塞性疾病也可导致雷诺现象，包括动脉粥样硬化病、职业病振动损伤（手提钻操作员、焊工、钣金工人）和神经血管压迫综合征（腕管综合征、胸廓出口综合征）。神经血管综合征可能表现为冷敏感。临床病程的表现是基础疾病的功能性改变，在某些情况下是可逆的。很多疾病可以导致血液的高黏滞状态，如红细胞增多症或多发性骨髓瘤。除此之外，周围血管血流不足的临床表现包括头痛、意识模糊、虚弱和血尿，严重时可导致手足发绀，相对血清黏度通常大于4。由丙型肝炎或结缔组织病引起混合型冷球蛋白血症，可能会出现冷敏感、紫癜、关节痛、发热、蛋白尿和血清补体水平（例如C3和C4）变化。在冷凝集素综合征（见于支原体感染和单核细胞增多症，特发性的）中，患者诉指尖、耳朵和鼻尖因寒冷短暂出现发绀，随着温度升高又迅速消退，特征性表现为脾大和血液的自身凝集。

鉴别诊断 [1,7,11]

雷诺现象的成因可按原发性和继发性进行分类（表163-1），重要的是要记住，大约20%的患者最初表现为特发性或原发性雷诺现象，2～3年后被证明有潜在的结缔组织病，这点需要临床工作者加以关注。

表 163-1　引起雷诺现象的重要病因原因

原发性疾病
情绪低落
吸烟
创伤
血管痉挛性疾病（偏头痛、变异型心绞痛）
药物［拟交感神经药物、β受体阻滞剂、化疗药（顺铂、吉西他滨）］
药物滥用（咖啡因过量、可卡因、尼古丁）
继发性疾病
结缔组织病（硬皮病、系统性红斑狼疮、干燥综合征、混合性结缔组织病）
血管闭塞性疾病（动脉粥样硬化、血管炎）
血液学疾病［冷球蛋白血症（丙型肝炎、结缔组织病）、副蛋白血症、真性红细胞增多症、冷凝集素综合征（特发性支原体感染、单核细胞增多症）］
神经压迫（腕管综合征、胸廓出口综合征）
内分泌疾病（甲状腺功能减退症）
环境事件（振动暴露、冻疮）
药物或毒素（干扰素、麦角、化疗）
交感神经障碍

检查 [1,4,7,9,11-19]

病史及体格检查

病史及体格检查在雷诺现象中是至关重要的，因为诊断是基于临床表现，一些早期出现的症状可以预测潜在疾病，其检查结果对是否需要进一步评估至关重要。

确定诊断

雷诺现象可以通过典型病史或直接观察遇寒冷或情绪紧张后出现指（趾）远端先对称性苍白或不适，随后出现发绀、发红来确诊。根据病史确定的临床诊断涉及3个基本问题：

1．您的手指是否对寒冷异常敏感？

2．手指受凉会变色吗？

3．它们会发白色、蓝色还是两者兼有？

如果3个答案都是肯定的，则可以诊断为雷诺现象。

如果诊断不明确，可以将手浸入冰水中，观察有无发白、发绀、反应性充血，以测试患者对寒冷的反应。必须存在3种特征性皮肤变化中的至少两种并且对称分布，这种情况需要与手足发绀相鉴别，手足发绀与因寒冷而加剧的持续性发绀有关。

原发性与继发性雷诺现象的鉴别

通过关注患者发病的年龄、性别、发作频率和严重程度、皮肤变化分布、缺血性皮肤变化、结缔组织病的表现、诱发因素、相关手指肿胀情况和其他血管舒缩现象，如偏头痛、变异型心绞痛和网状青斑来区分原发和继发性雷诺现象。原发性雷诺现象的发病年龄较小（如青少年）、女性、一级亲属阳性家族史、每天多次轻度发作、对称受累（无拇指）、易受应激诱发、皮肤正常（网状青斑除外）和偏头痛；当出现以下表现时应怀疑继发性疾病，即发病年龄接近 40 岁的男性或女性，经常出现中、重度发作，无情绪诱发，手指肿胀不对称分布，缺血性皮肤溃疡，指尖软组织缺损。除此之外，异常的甲床毛细血管（见下文讨论）对诊断同样有用。以前区分原发性疾病和继发性疾病以红细胞沉降率正常和 ANA 检测阴性作为标准，目前被正常或降低的 ANA 滴度（＜ 1∶40）取代。

对疑似继发性疾病的进一步评估

对临床表现疑似继发性疾病的患者病史采集时应认真询问结缔组织疾病的其他症状，如皮疹、晨僵、肌痛、关节痛、关节肿胀、疲劳、干燥综合征和发热（见第 146 章）；若病史采集中发现患者存在指尖钙质沉着、食管反流和指端硬化可以帮助识别硬皮病的 CREST 变异；通过跛行、咽峡炎或腿部溃疡的症状（见第 23 章）与外周血管疾病相鉴别；虽然不太常见，但如果潜在疾病的诊断不明确，也应考虑可能的胸廓出口综合征和腕管综合征（见第 167 章）的局部症症和高黏滞综合征（意识模糊、头痛、疲劳）的全身表现；任何可以引起振动损伤的职业史都应该记入病例；回顾用药史，并记录可能对症状有影响的药物，包括 α 受体或 β 受体阻滞剂、拟交感神经药、麦角胺、二甲麦角新碱和钙通道阻滞剂，还应检查是否接触化疗药、干扰素、尼古丁、麻醉剂、环孢素、可卡因和聚氯乙烯。

体格检查应包括彻底检查结缔组织病的表现（例如，颧骨潮红，指端硬化的皮肤变紫，瘀斑样皮疹，毛细血管扩张，指尖钙质沉着，关节发红、肿胀和积液）；仔细触摸手和手臂的脉搏，并注意指（趾）毛细血管的充盈情况。进行 Phalen 测试，如能引出 Tinel 征可以帮助识别腕管综合征（见第 153 章）。指尖软组织脱落，提示存在缺血，观察皮肤缺血变化；对于疑似高黏度综合征的患者检查肝或脾是否增大很重要。

应仔细检查指甲褶毛细血管形态，毛细血管异常形态是结缔组织病的主要预测因素，特别是系统性硬化症。如果有，广角显微镜可以更好地观察毛细血管床，普及性更好的手持检眼镜可以将屈光度调到 10 ～ 40 同样可以满足观察需要。观察毛细血管袢的形态——不对称表明毛细血管袢脱落，这是结缔组织病，特别是系统性硬化病的特征和预测因素。其他提示性毛细血管异常的表现包括弯曲、袢增大和出血。

实验室检测

根据细致的病史采集和体格检查判定为原发性疾病的患者不需要额外的检测。ANA 检测可以进一步排除潜在结缔组织病的风险（阴性预测值为 93%），但阳性检测结果，特别是在低滴度（≤ 1∶40），在没有其他提示性结果的情况下，具有非常低的阳性预测值，临床上可能会引起过度的关注。因此，只有临床证据提示结缔组织病的患者才应进行 ANA 检测。

对于 ANA 阳性和临床怀疑为硬皮病的患者，应考虑进行抗着丝粒抗体的测定，虽然价格昂贵，但如果检测到抗体其具有很高的特异度（＞ 98%），具有较高的阳性预测价值。ANA 抗体检测的灵敏度有限（CREST 患者为 60% ～ 80%，系统性硬化病患者仅为 4% ～ 15%），限制了其对硬皮病的阴性预测价值。但抗着丝点抗体可在硬皮病早期出现，而在系统性硬化病的患者为阴性，它有助于预测皮肤受累有限和降低发展为进展性系统性硬化病的可能性。在选择该检查前，应该考虑其对全面临床决策的作用。指端硬化和毛细血管扩张以及抗着丝点抗体阳性对于假定为原发性雷诺现象的患者重新诊断，具有独立预测价值，正如抗 Scl-70 抗体（也称为抗拓扑异构酶抗体）可以帮助进展性系统性硬化病分类，大约有一半的弥散性系统性疾病患者抗 Scl-70 阳性（见第 146 章），但只有 4% 的 CREST 综合征患者该抗体阳性，特异度为 93%，具有潜在的阳性预测价值。

在 ANA 阳性雷诺病患者中，有时需要进行其他血清学抗体检测。例如，测试针对 Ro/SSA 和 La/SSB 自身抗原的抗 Rho（SS-A）和抗 La（SS-B）自身抗体，这些抗体主要见于干燥综合征和系统性红斑狼疮，但偶尔见于系统性硬化病和类风湿关节炎。只有在症状和体征提示诊断时才应考虑检测。

动脉流量的无创性检查（数字体积描记器，动脉多普勒超声）可以确认解剖血管损伤；然而，通过细致的病史和体格检查往往可以获得类似的信息，检查数据通常无助于区分疾病的解剖原因。

全血细胞计数、尿液分析和血清球蛋白测定足以筛查常见的血液学问题，免疫电泳仅用于疑似骨髓瘤或其他副蛋白血症的患者（老年人、球蛋白明显升高、贫血，见第 79 章），血黏度的测定在这方面也可能有用。如果存在其他提示冷球蛋白血症的表现（关节痛、紫癜、蛋白尿），则需要冷沉淀蛋白测定；同时检查 C3 和 C4 水平，C3 和 C4 降低是该疾病特点；对于提示冷凝集素综合征同时有贫血和脾大的患者，需要考虑冷凝集素试验；红细胞沉降率是一种灵敏但非特异性的炎症和（或）免疫活性的测量方法。

管理 [1,11,20-33]

预防

不管是哪种病因，在寒冷的天气里保持躯干和四肢的温暖是必不可少的。尤其重要的是躯干的温暖，因为任何对维持身体核心温度的威胁，都是对周围血管收缩的强大刺激，因此保持手脚温暖很重要；戒烟和消除被动吸烟也很重要。任何可能引起雷诺现象的药物都停药或减药。

职业诱因，如导致腕管综合征或振动损伤的重复活动，应减少或消除。虽然气动工具操作（例如，手提钻）是典型的职业因素。但已发现产生高频振动的体积更小、惯性更小的工具更有可能造成血管损伤。使用振动或旋转工具（如焊工、钣金工人、木匠和油漆工使用的工具）工作每天只要 1 ~ 2 h 就可能造成血管损伤。通过限制使用这些设备的小时数来预防是最好的办法，但往往可行性不高。在症状首次出现时，应显著减少或停止使用工具，防振动手套和工具手柄涂层的预防作用尚不清楚。

症状缓解

原发性和继发性疾病都可以根据症状进行处理，但对继发性疾病最好的方法显然是关注潜在的病因。除此之外，重点应转移到处理过度的血管收缩。因为雷诺现象具有异常强烈的血管收缩因子，因此具有血管扩张作用的药物是缓解症状的首选。然而，在采取药物治疗之前，应该采取预防和非药物治疗措施，同时对任何潜在的因素进行治疗。血管扩张剂治疗原发性疾病通常是有效的。但由于血管损伤继发性疾病更难治疗。

非药物预防和对症措施

基本的非药物预防措施包括保持躯干温暖，使用手脚取暖器，避免吸烟和接触二手烟，避免携带手提袋以及治疗任何可能引起疾病发作的因素（见第 226 章）。对于症状的非药物治疗，将手放在温水或身体褶皱中，并采取措施增加向手指的血流（例如，上臂风车样旋转，摆动手臂）可以立即缓解症状。如果这些还不够，症状频繁、致残或向皮肤溃疡开始发展，那么就可以考虑药物治疗。

药物治疗

药物治疗最好是分步实施，首先使用二氢吡啶钙通道阻滞剂，如硝苯地平或氨氯地平。如果出现副作用，如腿部肿胀不能接受，转换为磷酸二酯酶 -5（PDE-5）抑制剂、血管紧张素受体阻滞剂或选择性血清素再摄取抑制剂（SSRI）抗抑郁药可能会有所帮助。如果症状更严重可在钙通道阻滞剂治疗基础上加入 PDE-5 抑制剂或局部硝酸盐，同时小剂量（81 mg）阿司匹林抗血小板凝集来减轻症状。对于不受控制的严重事件或指（或趾）缺血性病变，应开始转诊，考虑添加类前列腺素或肉毒杆菌毒素注射。同样，硬皮病相关皮肤溃疡患者应使用内皮素 -1 抑制剂（如波生坦）。

钙通道阻滞剂

钙通道阻滞剂已被证明对原发疾病患者和许多继发疾病患者有缓解症状作用，其作用机制包括血管扩张和一些血小板抑制作用，该类药物能够将中度严重疾病患者的发病频率和严重程度降低约 50%。由此产生的灌注改善有时有助于加速皮肤溃疡的愈合，硝苯地平是目前最有效的，二氢吡啶（如氨氯地平、非洛地平）类药物同样有效。为避免短效二氢吡啶相关的血管副作用（见第 26、第 30 和第 32 章），心脏病患者需使用缓释制剂或氨氯地平。药物使用期间有报道偶尔可能会出现头痛、腿部水肿或潮红，硬皮病患者的食管功能障碍可能会恶化。没有证据表明血管扩张剂治疗可以改变潜在疾病的自然病史。

磷酸二酯酶抑制剂

5- 磷酸二酯酶（PDE-5）抑制剂（如西地那非、他达拉非、伐地那非）可作为有效的一线和二线治疗药物。它们能增加 cGMP 水平，cGMP 作用于血管平滑肌，即使是在病变血管中也发挥血管舒张作用，这一作用使它们在需要血管舒张的病理环境中很有用。据报道，在患有雷诺现象的患者中，血流得到改善，症状的频率和严重程度降低了近 70%。在难治性病例中，如已经出现皮肤溃疡的患者，与低剂量钙通道阻滞剂的联合治疗可能有效，可能会减少磷酸二酯酶抑制剂副作用。

血管紧张素受体阻断剂

耐受性良好的血管紧张素受体阻断剂（如氯沙坦）可以作为一线治疗。在对照试验中，氯沙坦比长效硝苯地平对原发性雷诺现象和硬皮病患者有更好的症状缓解作用。血管紧张素转换酶抑制剂的疗效尚未确定，一项随机试验未能显示出任何益处。

选择性 5– 羟色胺再摄取抑制剂

另一种耐受性良好的一线治疗选择是 SSRI 治疗，特别是那些有焦虑因素的患者。在随机试验中，发现 SSRI 氟西汀在原发性和继发性雷诺现象中治疗效果均与硝苯地平相当。该药物疗程为 6 周。

局部硝酸盐。硝酸甘油的血管扩张作用已经被探索用作为一线和二线治疗。硝酸甘油透皮软膏或凝胶已成功地用于原发性和继发性疾病的难治性病例，但长期使用的有效性仍有待确定。

血小板活化抑制剂。血管扩张剂治疗可能不足以治疗伴有大量内皮损伤和血小板活化的血管痉挛性疾病（如系统性硬化病）的患者。疼痛的发作可能会持续下去，指（或趾）缺血性皮肤溃疡可能无法愈合。患有如此严重疾病的患者可以开始使用低剂量阿司匹林肠溶片治疗皮肤溃疡（不能缓解疼痛），如果不够，可以推荐静脉注射伊洛前列素治疗，它是一种前列环素类似物，具有血管舒张、抗增殖和血小板抑制作用。对继发性雷诺现象的患者进行 5 天一疗程的治疗可以缓解 3 ～ 5 个月的症状，但口服治疗尚未显示出效果。

富含 Ω-3 脂肪酸的鱼油补充剂可通过前列腺素合成损害血小板活化和刺激血管舒张，矛盾的是，对原发性雷诺现象患者的疗效最好。

肉毒杆菌毒素 A

该物质在雷诺现象患者中显示出血管舒张作用和益处。报告指出，其在发作的频率和严重程度和溃疡愈合方面的疗效，使其成为复发的严重病例或反复指（趾）端缺血性病变患者的三线治疗方法。支持者认为这是一种治疗症状严重的雷诺现象的低风险方法，是在考虑交感神经切除术之前的一种医疗管理手段。

内皮素受体拮抗剂

内皮素能有效地收缩血管平滑肌。内皮素 -1 受体拮抗剂波生坦（也用于肺动脉高压）的随机对照试验表明，对继发性疾病患者有益处，特别是在溃疡愈合和缓解症状方面。作为四线治疗方法使用时需要转诊。

交感神经切除术

交感神经切除术已被用作最后的治疗手段。在现有证据支持下，指动脉（手掌）交感神经切除术是最好方法；颈椎交感神经切除术无效。对注射麻醉剂有反应的患者，交感神经切除术是最佳选择。

患者教育和转诊指征 [34]

即使是没有缺血性组织损伤的原发性雷诺现象，同样需要重视理解和认识该病的破坏性症状。该病通常不能治愈，治疗只有部分患者有效，需要耐心和支持。患者教育的主要要素是预防性的（见上文讨论）。对于职业诱发疾病的患者，必须将工作或工作相关活动的改变与血管损害恶化的风险相权衡。原发性雷诺现象特征明显的患者，潜在疾病的风险很低，预后良好。由社会心理困扰诱发症状的患者可以集中关注问题的来源（见第 226 和第 227 章）。具有与结缔组织疾病发展风险相关的继发性疾病特征的人需要了解他们的风险，可能需要很长时间才会出现其他表现，如果确实出现了继发性疾病的表现，这时与风湿病学专家合作对临床医生和患者都很有帮助。腕管综合征或胸廓出口综合征患者需要转诊以考虑介入治疗。对于有顽固性症状的患者，尤其是伴有指（或趾）缺血性症状如溃疡的患者，确实需要转诊治疗。

治疗建议 [11,34]

- 预防：建议保持躯干温暖，使用手脚取暖器，避免吸烟和接触二手烟，避免用手提袋，并治疗任何可能引发疾病的潜在焦虑（见第 226 章）。
- 非药物治疗：建议将手放在温水或身体褶皱中，并采取措施增加流向手指的血流（例如，上臂风车样旋转、手臂摆动）。
- 如果疾病发作影响日常活动或与皮肤损伤有关，则开始药物治疗。
- 对于轻度至中度发作：
  - 从长效钙通道阻滞剂开始，一开始用低剂量，然后加剂量（例如，硝苯地平缓释片，30 ～ 120 mg 每日一次；或氨氯地平，5 ～ 20 mg 每日一次）。
  - 如果由于腿部肿胀、低血压或其他问题而导致钙通道阻滞剂治疗不能耐受，则改用缓释磷酸二酯酶 -5 抑制剂（如他达拉非，10 mg 每日两次；或伐地那非 10 mg 每日两次）。其他选择包括血管紧张素受体阻断剂（如氯沙坦，25 ～ 100 mg 每日一次），SSRI（如氟西汀，20 ～ 40 mg 每日一次），或局部使用硝酸甘油（如 2% 硝酸甘油软膏挤出 1/4 ～ 1/2 英寸，每日使用）。
- 如果钙通道阻滞剂耐受但治疗不充分，则添加 PDE-5 治疗。
- 对于严重病例或指（或趾）缺血：
- 从中、高剂量钙通道阻滞剂治疗开始。
- 在全剂量钙通道阻滞剂治疗中添加 PDE-5 抑制剂或局部硝酸甘油。
- 添加抗血小板治疗（如肠溶阿司匹林，每日 81 mg）。
- 对于发作频繁的严重病例，特别是反复指（或趾）缺血性病变的情况下：
  - 转诊至风湿病学科，考虑肠外前列腺素治疗（如伊洛前列腺素）或肉毒杆菌毒素注射。
  - 对硬皮病和指（趾）溃疡患者，考虑转诊进行内皮素 -1 受体抑制（如波生坦）治疗。
  - 对于危及肢体功能的缺血，考虑转诊行指（或趾）交感神经切除术。

（荆冠宁 翻译，董爱梅 审校）

第 164 章

骨质疏松症的预防与管理

DAVID M. SLOVIK

骨质疏松是引起致残性骨折发病率、死亡率增加的重大健康问题。美国约 1 亿人口罹患此病（男女患病比 1∶4），此外还有 4 亿 3 千万人口有骨量减少，同样也增加了骨折风险。该病常见于绝经后妇女，随着预期寿命的延长，老年男性患病率大大增加（男性一生骨质疏松性骨折发生风险 15%）。美国每年有 200 万患者出现骨质疏松性骨折，其中有 30 万髋部骨折病例，多发生在 65 岁以上人群。骨质疏松引起的椎体骨折主要表现为背痛、身材变矮、行动力减退及生活质量下降。据统计，每年约 75 万患者出现椎体骨折，60 岁女性发生率为 5% ~ 10%，80 岁女性发生率为 40%。估计每 2 名白种人女性、5 名男性中就各会有 1 位在他们的生命周期中发生一次骨质疏松相关的骨折。每年因髋关节骨折产生的花费超过 150 亿美元，据估计至 2025 年，这笔照顾产生的费用将增加至 253 亿美元。致死率和并发症发生率也会增加，15% ~ 25% 的女性和 30% ~ 40% 的男性需要长期养老院照顾或死于骨质疏松性髋关节骨折。

绝经后骨质疏松的病理生理机制尚不明确，但是已经有方法能够确保骨生长和骨强度最大化、防治骨量减少、用非侵入性检测手段评估骨密度。家庭医生扮演着至关重要的角色。

病理生理学及临床表现[1-7]

病理生理学

骨质疏松是一种以骨强度受损引起骨折风险增加的骨骼疾病。骨强度由骨密度、骨质量组成。骨矿物质密度（bone mineral density，BMD；指单位骨单元含有的骨量），骨骼的支撑力会随着骨量的下降而受到影响。骨密度由于其可测量及在骨质疏松评估中的重要性获得了广泛的关注。骨质量对骨强度也很重要，由骨结构、转换率、微损伤、胶原蛋白结构、小梁连通性、疲劳损伤和矿化等因素决定，这些因素都很难测量。

WHO 基于骨密度对骨质疏松制定了可执行的诊断标准。*T* 值为患者的 BMD 与年轻成人平均 BMD 的标准差（SD）的差值，*Z* 值是将患者 BMD 与同年龄、性别的人群进行比较的结果。依据 BMD，骨质疏松定义为：*T* 值低于健康年轻白人女性 2.5 个标准差及以上。骨量减少（初始为放射学术语，指骨矿化量减少）也指低骨量，依据 BMD 指 *T* 值为 –2.5 ~ –1.0。正常骨密度的 *T* 值应该在≥ –1。

骨质疏松不仅仅是由于骨量减少，还可能是由于早期骨量生成不足，使骨成熟期的峰值骨密度偏低。老龄化进程是原发性骨质疏松的主要原因，由于潜在疾病或药物造成的为继发性骨质疏松（表 164-1）。年龄相关的骨质疏松机制是骨吸收增加以及新骨形成减少。继发性骨质疏松则常见于药物作用（如糖皮质激素治疗、过量甲状腺激素、芳香化酶抑制剂及雄激素剥夺治疗等），或者是患者本身存在影响钙、磷吸收与沉积的疾病（如乳糜泻）。后者因骨矿化不足，导致骨软化症。它与骨质疏松症的区别为后者的矿物质与基质比例正常，只是较少。

破骨细胞骨吸收增加与新骨形成减少

骨的形成与形成贯穿人的一生。在生理条件稳态下，这两个程序是同步、耦合，共同参与骨损伤的修复、维持骨量恒定。骨细胞因子与骨生长因子协同调节骨的形成与重吸收。

雌激素的缺乏，使调节骨重吸收的细胞因子（如 IL-1、TNF 以及破骨细胞形成的重要因子 RANK 配体）增加，同时通过合成骨基质蛋白的成骨细胞上的雌激素受体，直接减少骨形成。雌激素的缺乏还能减少胰岛素样生长因子、转化生长因子（TGF）等生长因子的局部分泌。

女性骨量往往 35 岁达峰，40 岁开始减少；男性则是 50 岁开始减少。这时候，新骨形成的速率往往赶不上骨吸收的速率。雌激素缺乏以后，破骨细胞重吸收速率增加。女性绝经后 2 ~ 3 年是骨质减少最快，胸椎、腰椎的松质骨的骨量丢失最早且最明显，这也是未来骨折易发生的地方。后期，新骨形成也会受到影响。

钙磷沉积不足（骨软化症）

骨软化症是指骨组织基质中钙磷沉积不足，最常见的原因是维生素 D 不足，在髋关节骨折的患者中占 10% ~ 15%。老年人的部分肠道对钙吸收减少，这种减少部分是由于维生素 D 的活性成分 1,25- 二羟维生素 D 减少。维生素 D 不足很常见，尤其是长年居家的老年人，因为他们不太可能会主动摄入乳制品或者外出晒太阳。40% ~ 50% 的髋关节骨折患者都缺乏维生素 D。其他原因包括维生素 D 代谢异常、吸收不良、全身性酸中毒和磷耗竭。

危险因素

BMD 是最强的、可直接测量的、具有决定性作用的骨折风险预测因子（具体可参考下文讨论及第 144 章）。BMD 每下降 1 个标准差，骨质疏松性骨折的风险将增加 2 ～ 4 倍。然而，BMD 并不是骨脆性的唯一决定因素，也不能完美地预测特定个体的骨折风险。既往骨折史可能是预测骨脆性及未来骨折风险的最强指标。有过椎体骨折史的人，未来再次出现椎体骨折的风险为普通人的 5 倍，其他部位发生骨折的风险为 2 ～ 3 倍。尽管在骨质疏松的概率评估与骨折风险预测中，也需要关注其他危险因素，但是大多数临床风险因素预测价值并不高，因为它们不能解释所有危险因素。一些因素看似是很显著的危险因素，如高龄、低体重、体重指数低、母亲骨折史、吸烟，但是这些因素关联性只为中等。另外，缺乏体育锻炼导致骨质减少，剧烈运动会导致闭经。终生钙摄入量不足引起骨质疏松性骨折的风险较低。

相反，骨量的增加与体重和力量的增加密切相关。一般来说，骨负荷或机械力对成骨细胞活动和新骨形成是强有力的刺激。身高和绝经年龄的推迟也是骨量增加的中等预测因素。当前钙摄入量的增加对骨量的影响很小。

引起继发性骨质疏松的疾病包括内分泌疾病、胃肠道（GI）疾病和慢性系统性疾病，营养缺乏以及药物（见表 164-1）。在男性和围绝经期女性中，继发因素占病例的近 50%。

性腺功能减退（包括前列腺癌的治疗）、糖皮质激素的使用和酗酒是男性继发性骨质疏松最常见的原因；在围绝经期女性中，则是类固醇、甲状腺激素和抗惊厥药物以及用于治疗乳腺癌的芳香化酶抑制剂的过量摄入。

表 164-1 骨质疏松的重要原因

原发性骨质疏松
- 年龄增大

继发性骨质疏松
- 药物和物质（钙和维生素 D 缺乏、甲状腺激素过量、糖皮质激素、酒精过量、烟草、抗惊厥药、维生素 A 补充剂过量、锂、促性腺激素释放激素激动剂、芳香化酶抑制剂）
- 内分泌［性腺功能减退（包括前列腺癌的雄激素剥夺治疗）、原发性甲状旁腺功能亢进、皮质醇增多症、甲状腺功能亢进、高催乳素血症］
- 胃肠道（例如，肝功能不全、胰腺功能不全、乳糜泻、胃旁路手术、其他原因引起脂肪吸收不良）
- 肾（肾功能衰竭、透析、使用结合磷酸的抗酸剂）
- 全身疾病（类风湿关节炎、强直性脊柱炎、结节病）
- 骨髓疾病（骨髓瘤、淋巴瘤、白血病、血色病）
- 器官移植

药物是引起继发性骨质疏松的一个重要因素，除了糖皮质激素和过量的甲状腺激素外，有报告表明质子泵抑制剂、选择性 5- 羟色胺再摄取抑制剂和硫格列酮增加了脆性骨折的发生率。骨质疏松是接受器官移植人群的主要问题，因为他们需要制动、接受类固醇及免疫抑制剂的治疗，以及他们移植治疗的原发疾病也可能会影响骨代谢。

临床表现和病程

骨量进行性下降（可能至 50%）可能出现临床症状，如持续自发性骨折或轻微损伤后骨折。骨折常发生于胸椎、腰椎、髋关节、腕关节、肱骨及骨盆。每个患者的病程进展、骨折频率无法被预测；但是，一个椎体发生骨折后，再次发生椎体骨折的风险增加 5 倍，1 年内 2 个及以上椎体骨折的发生风险可增至 12 倍。牙齿脱落在是容易被忽略的骨密度减低的临床表现。它与下颌骨骨质量下降相关，意味着也与骨质疏松风险相关。尽管椎间盘间隙变窄可能引起身材变矮，但身高下降与脊柱后凸可能暗示着存在椎体压缩骨折。

影像学上，骨骼表现为骨量减少提示骨量丢失近 30%。骨质疏松时脊柱典型的 X 线表现为水平椎体小梁消失，终板双侧凹陷加重，呈现出“鳕鱼椎”。椎体压缩骨折在影像上表现为椎体高度减低。一级骨折椎体压缩 20% ～ 24%，二级 25% ～ 39%，三级压缩＞ 40%。假性骨折，通常发生在承重的长骨，如股骨，是骨软化症的独特症状。

绝经后骨质疏松症的实验室检查包括血清中钙、磷、25- 羟 - 维生素 D、甲状旁腺激素（PTH）以及碱性磷酸酶的浓度，尽管碱性磷酸酶在骨折恢复期、维生素 D 摄入不足或吸收不良引起 25- 羟 - 维生素 D 水平偏低时也会升高。维生素 D 不足时，血清钙、磷浓度会低于正常值或处于正常值下限，而 PTH 会升高。继发于其他疾病的骨质疏松的患者，凭借实验室检查可以做出鉴别［如甲状腺功能亢进患者促甲状腺素（TSH）水平会降低，男性性腺功能减退患者睾酮水平偏低，库欣综合征患者皮质醇水平升高，原发性甲状旁腺功能亢进的患者及血钙水平升高导致血清 PTH 升高］。

骨质疏松的临床病程之一是随着年龄增长，

骨折风险增加。高龄、合并疾病以及严重程度恶化导致骨折发生率呈指数增长，尤其是在 80 岁以上的女性群体中。骨质疏松女性的骨折率高，远超死亡率，所以即便是高龄人群也需要治疗（详见下文讨论）。人们对骨量减少的临床病程的认识在发现绝经后女性骨折的发生率高于骨质疏松症也有了更新。

骨折风险的诊断与评估 [7,17-23]

病史采集与体格检查

详细回顾骨质疏松症的历史特征是必要的，特别是为了确认骨质疏松前期是否有需要进行骨密度筛查。病史采集应包括身高下降、牙齿脱落、骨折史、吸烟、活动情况、钙和维生素 D 摄入量，以及母亲是否有骨质疏松或骨折史。不能忽略患者的用药史，尤其类固醇、激素（治疗甲状腺疾病、前列腺疾病和乳腺癌）和抗惊厥药物的使用情况。尽管椎间盘间隙减少可能导致身高下降，如果患者有显著的身高下降和驼背（背侧脊柱后凸、富贵包）提示有持续的、无症状的脊柱压缩骨折。

体格检查中所作的一些关键观察结果可以作为病史采集的补充。这些观察点包括：①测量身高，并将其与患者年轻时的身高记忆进行比较；②数牙齿；③让患者背靠墙壁站立，测量从墙壁到枕部的距离；④站在患者身后，记录下肋骨边缘和骨盆边缘上表面之间的空间有多少指宽。身高减少 1.5 ～ 2 英寸（1 英寸 =2.54 厘米），牙齿数少于 20 颗，枕 - 壁距离大于 0 厘米，肋骨 - 骨盆距离小于或等于 2 指宽，显著增加了存在骨质疏松症的前测概率，表明需要进行骨密度测定。

BMD 的测量

由于骨密度是骨折风险的主要决定因素，其测量通常对管理决策至关重要，但只有当结果将影响临床决策时，才进行相关检查。如果从病史或体格检查中已经可以确定患者存在骨质疏松性骨折，那么无需骨密度测试也可以诊断，但其仍有助于监测患者的治疗情况。虽然已有筛查指南（见第 144 章），但临床判断在评估疑似病例中仍占据重要地位。

脊柱和髋部的双能 X 射线吸收法（DXA、DEXA）综合了灵敏度高、技术简便、可重复、成本可控、射线暴露量最小等优势，是骨质疏松症的首选检查。该项检查安全、易被患者接受，能预测脆性骨折的风险以及评估治疗反应。目前的指南建议所有正常风险的女性在 65 岁时完成一次该项检查，对于高风险人群则推荐更早完成（见第 144 章）。

如果无法测量脊柱或髋部，可以使用前臂骨密度测量。足跟超声作为更便宜的检查手段，适用于大规模筛查。对髋部和脊柱的单独 DXA 研究为特定患者提供了最好的风险评估，因为骨质疏松改变的程度不同位置可能是特异的（见第 144 章）。髋部骨折风险最好通过髋部骨密度测量来确定。

DXA 研究以与正常的同性别年轻人的均值的标准差（*T* 值）和与同性别、同年龄的人群均值的标准差（*Z* 值）来表示骨密度。WHO 对骨质疏松症的诊断标准是 *T* 值≤ –2.5，骨质减少或低骨量定义为 *T* 值为 –2.5 ～ –1.0 之间。正常骨密度的 *T* 值≥ –1.0。对于绝经前的女性和年龄小于 50 岁的男性，应使用 *Z* 值。*Z* 值≤ –2.0 为“低于预期年龄范围”，*Z* 值＞ –2.0 为“在预期年龄范围内”。*Z* 值＜ –1.5 提示存在继发性骨质疏松。BMD 每降低 1 个 SD，骨质疏松性骨折的风险增加 1.6 ～ 2.6 倍。

评估骨折风险

FRAX（骨折风险评估工具）是一种已开发完全、用于评估骨质疏松性骨折风险的专有风险评估工具，可用于世界各地广泛的人群。它可以直接在网站上使用（https：//www.sheffield.ac.uk/FRAX/）。该算法工具包含了骨质疏松风险的主要独立危险因素［即年龄、性别、体重、身高、既往骨折、父亲 / 母亲的髋部骨折、使用糖皮质激素、类风湿关节炎、与骨质疏松症密切相关的疾病、吸烟、饮酒（每天饮酒 3 杯及以上）、股骨颈骨密度］以及患者国家或地区特有的流行病学因素，它可估算重大骨质疏松性骨折的 10 年概率。有效性研究的结果证明其具有较高的灵敏度和较强的预测价值。

骨软化症和其他导致骨质减少的原因的检查

髋部骨折和在放射学检查中偶然遇到的骨量减少应引起人们对骨软化症的关注。骨软化症的临床表现包括肌肉和关节疼痛、肌肉无力和平衡障碍。时刻警惕存在骨软化症和其他病因导致骨质减少的可能，因为它们通常是可以治疗的。从已有的DXA研究可以发现，DXA测定*Z*值＜-1.5，提示存在继发性的骨量减少，应该进一步检查。当存在假性骨折（骨软化症的特征征象）时，应与放射科医生一起进行阅片。骨活检可以明确是否为骨软化症，但多数用于骨科手术的患者。

测定空腹血清中钙、磷、25-羟-维生素D浓度能发现骨软化症的常见病因。骨软化症患者低磷血症提示可能存在肾磷酸盐消耗障碍，低钙血症可能见于维生素D不足，血清25-羟-维生素D浓度偏低是维生素D不足或缺乏的典型表现。

还有一些疾病可能会引起骨质疏松，包括甲状腺功能亢进（见第103章）、甲状旁腺功能亢进（见第96章）、神经性厌食（见第233章）、高泌乳素血症（见第100章）、恶性肿瘤（如骨髓瘤、淋巴瘤，见第84章）、胃肠道疾病（如炎症性肠病、慢性肝病，见第71、第73章）、类风湿疾病（见第156章）；一些药物也可以引起骨质疏松（如类固醇、抗惊厥药、锂盐、维生素A补充剂、他莫昔芬、促性腺激素释放激素激动剂、芳香化酶抑制剂和雄激素剥夺疗法）。

实验室检查应根据相关病史和体检结果的情况进行调整。在缺乏临床线索的情况下，需要通过全血细胞计数、血清钙、磷、25-羟基-维生素D、甲状旁腺激素（PTH）、促甲状腺素（TSH）、血清蛋白电泳、谷氨酰胺酶（用于乳糜泻筛查）和24小时尿钙和肌酐测定来筛查继发性疾病。

治疗原则

患者选择和一般方法[24-28]

预防和治疗干预效果最好的人群，包括有重大临床危险因素（如，母亲有骨折史、目前吸烟、身材瘦小、缺乏运动、钙摄入量低）、DXA骨扫描*T*值提示骨量减少（-2.5＜*T*值＜-1.0）或骨质疏松（*T*值≤-2.5）、有骨折史或影像检查有骨质疏松症的患者。国家骨质疏松症基金会建议以下人群进行药物干预：①任何部位的*T*值≤-2.5；②有骨质疏松性骨折史；③使用FRAX提示10年内有20%的概率发生骨质疏松性骨折或有3.0%的概率发生髋部骨折。

药物干预的阈值仍然是一个问题。DEXA扫描起初发现骨折风险随着骨量减少（-2.5＜*T*值＜-1.0）而显著增加时，绝经后的妇女会积极地及早实施预防性药物治疗，直到一项重要的随机试验提示口服双膦酸类药物治疗并无益处。最近一项纳入老年骨质疏松症女性（平均年龄71岁）的研究发现，在6年多的时间里，频率较低的静脉注射双膦酸盐，骨折发生率降低了37%，这提示应重新考虑对骨质疏松症患者，尤其是老年女性的预防性药物治疗。两项研究结果的差异可能反映了老年人群总风险评分更高，因此强调了总风险评分的重要性，而不是单一依靠BMD决定骨量减少患者的治疗。即便是非高风险人群也可以从基本的预防措施中获益，如规律锻炼和确保富含钙和维生素D的饮食。钙和维生素D的补充剂是否有益于相对健康的社区老年人尚有争议。最近对该人群进行的安慰剂对照随机试验的荟萃分析发现，服用补充剂并没有降低髋部骨折的发生率。

应建立一个将非药物干预与药物干预相结合的计划（表164-2）。饮食、运动和药物措施相结合可以降低高危人群骨质疏松性骨折的风险。初级预防比治疗既定疾病更有效，但两者都需要关注。通过仔细选择患者和根据患者的骨折风险、整体医疗条件、生活方式和偏好设计定制的治疗方案，可以最大限度地提高疗效。目前的治疗方案包括膳食中钙和维生素D补充、力量训练、双磷酸盐、选择性雌激素受体调节剂、降钙素、甲状旁腺激素、甲状旁腺激素相关肽（PTHrP）、地诺单抗和硬化素抑制剂（罗莫单抗）。雌激素虽然有益于骨骼，但主要应用于治疗更年期症状（见第118章）。

运动、饮食、钙和维生素D补充剂[29-45]

运动

骨质疏松症预防治疗的一个重要组成部分是

表 164-2　防治骨质疏松的基本治疗

非药物治疗	
营养	
运动	
钙	
维生素 D	
预防跌倒	
药物治疗	**成本**
双膦酸盐	
阿仑膦酸钠（口服通用型）	1.0
利塞膦酸钠（口服通用型）	11.4
伊班膦酸钠（口服和静脉注射）	10.8、83.3（仅药物）
唑来膦酸（静脉注射）	20.5（仅药物）
选择性雌激素受体调节剂	
雷洛昔芬	5.3
共轭雌激素 / 选择雌激素受体调节剂	
共轭雌激素 / 巴多昔芬	13.5
抗RANK配体抗体	
地诺单抗	93.7（仅药物）
甲状旁腺激素受体激动剂	
特立帕肽	311.4（仅药物）
阿巴洛肽	165.6（仅药物）
硬化蛋白抑制剂	
罗莫单抗	140.3（仅药物）

[a] 价格是根据《医疗信》所规定的平均批发价格。治疗绝经后骨质疏松的药物。JAMA 2019；321：2233.

确保峰值骨量最大化。锻炼和体力活动已被证明可以增加骨量和全身钙。童年期和绝经前妇女积累的骨量可能对晚年出现骨质疏松症至关重要，这从非裔女性（和男性）骨质疏松症的发病率较白人女性更低、骨量更高就可以看出她们的骨量更多。然而，高强度的运动导致闭经、雌激素缺乏（如竞技性马拉松长跑），过度减肥（如神经性厌食）则可能会导致骨质疏松。适度的锻炼才是有益的。

骨生长时期增加体育活动、保证充足的钙与维生素 D 的摄入有希望增加骨量。老年人长期（> 1 年）坚持锻炼能显著减少跌倒、跌伤和骨折。融合了有氧、力量和平衡等多个元素的综合训练项目是预防引起骨折的跌倒最有效的项目。

对于绝经后的女性，每周 3 次规律负重和力量训练（如散步、低强度有氧运动、举重、网球）可以帮助延缓骨矿物质流失（每年降至基线速率的 0.5%），特别是在配合钙和维生素 D 补充的情况下。强度更高的运动训练计划（例如，每周步行和慢跑 3 次，每次 50 min），联合钙和维生素补充剂，可能会产生更显著的效果（例如，增加腰椎 BMD）。必须注意确保老年女性的锻炼计划是安全的，并且不会增加患者摔倒或受其他伤的风险。

结合体育锻炼及钙、维生素 D 补充剂的有效性意味着，无论是在预防还是治疗骨质疏松方面，它应该成为每一个治疗计划的核心。

饮食中的钙和钙补充剂

50 岁以上的女性，每日摄入 1200 mg 钙（饮食及补充剂）可以维持骨皮质和骨小梁骨量。尽管补钙不能像其他治疗那样防止骨量丢失，但它确实是所有骨质疏松症治疗方案的一个重要组成部分。它用于骨质疏松症的初级预防仍然是一个有争议的话题。

钙可以被认为是一种弱的抗吸收剂。它对骨量丢失的影响可能介于雌激素和安慰剂之间。与绝经早期相比，它减缓骨量丢失的作用在绝经后期更加明显。许多绝经后妇女饮食中钙的摄入量不足（约 600 mg/d），而且随着年龄的增长，钙的吸收率也在下降，因此在老年患者中确保总摄入量为 1200 ~ 1500 mg/d 是很重要的。日常摄入此范围内的钙通常不会引起肾结石或高钙血症等严重的并发症。

饮食中的钙很容易获得，还有其他的营养素，比钙片更易吸收，而且不太可能引起肾结石（可能是通过抑制草酸盐的吸收）。一杯牛奶提供大约 300 mg 钙，一份 8 盎司（1 盎司 =29.57 cm^2）的低脂酸奶提供 300 ~ 350 mg，一份 1 盎司的切达干酪提供 200 mg，钙强化谷物提供 250 至 1000 mg，一杯煮熟的西兰花提供 180 mg。然而，食品和补充剂中的钙含量差别很大，因此，了解食物的钙含量、确定自己的钙摄入量是很重要的。

钙补充剂种类丰富。最常见的两种是碳酸钙和柠檬酸钙制剂。碳酸盐的成本最低，而且钙的含量最高。咀嚼片吸收良好，但价格稍高。将一天的钙补充剂量分开摄入，有利于钙的吸收，并最大限度地减少胃肠道不适。合理的补钙剂量是 500 ～ 1000 mg/d，但也取决于食物来源的钙量。更大剂量的钙，特别是与维生素 D 一起使用，可能会使患者容易出现高钙血症和高钙肾结石病。碳酸钙补充剂的吸收需要胃酸，因此正在接受质子泵抑制剂治疗的患者对其吸收差。随餐服用有利于吸收。

碳酸钙中钙含量为 40%。因此，含有 1250 mg 碳酸钙的补剂中有 500 mg 的钙。碳酸钙制剂可能引起腹胀和便秘等腹部不适。柠檬酸钙制剂是为了解决碳酸钙的溶解度不高和肠道吸收差而研发的。柠檬酸盐制剂更昂贵，但耐受性和吸收性更好，对胃酸的依赖性更低。此外，如果同时使用质子泵抑制剂，胃酸分泌减少，柠檬酸钙是首选。柠檬酸钙中元素钙含量为 21%，即 1000 mg 柠檬酸钙中含钙 210 mg，虽然钙含量比碳酸钙少，但其更好吸收的特性弥补了这一差异。

对于大剂量的钙补剂是否会增加心血管疾病的风险尚有争议。尽管一项荟萃分析认为如此，随后的一些荟萃分析表示一般健康成年人适当的增加钙的摄入（不超过 2000 ～ 2500 mg/d），任何增加的风险都可以忽略不计。在任何情况下，都最好从膳食中获取钙，因为膳食中的钙与钙补充剂相比不良反应（如肾结石）较少。

鉴于需要长期使用，需要考虑药物成本。最便宜的碳酸钙补充剂是 OTC 抗酸剂 TUMS（200 ～ 500 毫克 / 片）和普通制剂（500 ～ 600 毫克 / 片）。其他的钙制剂（特别是来自健康食品商店的）通常要贵得多，但并未有更好的效果。

维生素 D

维生素 D 的主要作用是促进肠道对钙的吸收；它还直接影响成骨细胞和破骨细胞，并对肌肉产生积极影响，从而减少摇晃，使老年人跌倒的风险减少 22%（见下文的讨论）。最近有猜测称维生素 D 在免疫调节和癌症风险等方面的积极作用，但尚未得到证实；它对心血管疾病风险的影响也令人关注（见第 18 和 31 章）。

同时补充钙及维生素 D，骨折发生率能降低 30% ～ 70%，尽管这个数据不是很确定。对于维生素 D 缺乏的长期居住在疗养院或居家的老年群体，这种获益似乎最大，同时明显获益的还有社区的独居老人。当给 65 岁以上、低钙饮食的健康老年人同时补充钙及维生素 D，其骨密度可以明显改善，非椎体骨质疏松性骨折发生率也有降低。国家骨质疏松基金会已将维生素 D 的每日推荐剂量提升到 800 ～ 1000 IU；美国国家医学院（原医学研究所）指南建议 51 ～ 70 岁的妇女每日摄入 600 IU 维生素 D_3，70 岁以上为 800 IU。随机试验发现，在大多数绝经后妇女中，600 ～ 800 IU/d 摄入可以使血清达到治疗浓度。

25- 羟 - 维生素 D 的血清浓度（衡量体内维生素 D 的储存）可以用来评估维生素 D 的摄入和吸收是否充足。测量 25- 羟 - 维生素 D 成本较高，但对于骨质疏松妇女的基线测定是值得的。因为一般维生素 D 是足量的，除非担心患者依从性较差或吸收不良，无需重复检测 25- 羟 - 维生素 D。美国国家医学院建议，20 ng/ml 的血清浓度足够用于人群骨折一级预防，但许多专家认为这个水平太低，建议血清目标浓度大于 30 ng/ml，特别是对于骨质疏松的妇女（水平较低），PTH 的分泌会增加。

许多口服钙制剂及复合维生素片都包含不同程度的维生素 D_3。每天喝 8 盎司（1 盎司 =29.57 cm^3）强化维生素 D 的低脂或脱脂牛奶是一个更好的选择。如果饮食中的钙质已经足够，可以每天只补充 600 ～ 2000 IU 的维生素 D_3 即可，剂量取决于维生素 D 的缺乏程度。

整体饮食质量

饮食质量和它与骨质疏松之间的关系一直令人关注。妇女健康倡议（WHI）关于绝经后骨质疏松女性的研究数据明确了整体饮食质量对骨质疏松症有重要的影响。越接近地中海饮食，髋关节骨折的风险也相对越低（HR=0.80）。该研究纳入了 342 名患者，未发现地中海饮食与总体骨折风险有关。

双磷酸盐[26,46-68]

双膦酸盐属于碳磷酸盐化合物，能与骨中的焦磷酸盐紧密结合，并抑制破骨细胞对骨的吸收。随着多种口服和静脉注射制剂（阿仑膦酸钠、利塞膦酸钠、伊班膦酸钠、唑来膦酸）的出现，双膦酸盐治疗已上升到一线地位，其安全有效，可以每周或每月一次口服或每季度或每年一次静脉注射。

疗效

长期持续的口服双膦酸盐安全有效。骨密度明显增加，椎体和非椎体骨折的风险也显著下降。阿仑膦酸钠和利塞膦酸钠已被证明可将脊柱和髋部的骨质疏松性骨折的风险降低 40% ~ 60%。口服伊班膦酸钠可同等程度地降低脊柱骨折风险，但髋骨骨折无明显改善。双膦酸盐对骨密度的影响呈累积效应。阿仑膦酸钠足量治疗 10 年使股骨颈的平均骨密度增加约 6%，腰椎增加近 15%。尽管尚无同等长期数据，目前看来利塞膦酸钠也能实现类似的增加。在使用皮质类固醇治疗和男性骨质疏松症患者中，使用阿仑膦酸钠和利塞膦酸钠在预防骨质流失和骨折方面也有疗效。

使用足量的双膦酸盐在低骨密度或曾发生过骨质疏松性骨折的人群中获益最大；但在尚未确诊骨质疏松症的人中，小剂量治疗也能有效地预防因更年期和使用糖皮质激素而引起的骨质疏松症。双膦酸盐治疗的一个独特特征是在停止治疗后仍有可测定的残余效应，这被认为是双膦酸盐沉积和与骨矿紧密结合的结果。一份报告比较了服用阿仑膦酸钠 5 年或 10 年的患者在第 10 年的骨折发生率和骨密度，发现 5 年后停止治疗的患者与服用 10 年的患者相比，10 年的骨折率接近（临床椎体骨折除外）。与停止雌激素治疗相比，双膦酸盐停药后骨质流失要慢得多。

静脉注射双膦酸盐制剂对绝经后妇女 BMD 的改善与口服药物相当。每年一次的唑来膦酸可使脊柱骨折减少 70%，髋部骨折减少 41%。

治疗的持续时间

关于治疗的持续时间或在停药后何时恢复治疗，目前还没有共识，也没有一致的数据。考虑休药期是因为双膦酸盐类药物会在骨骼中保留数月至数年，通过休药期，患者仍然可从治疗中获益，但减少了长期用药带来不良反应的可能性，如非典型性骨折和骨坏死。

对于那些没有骨折的轻度至中度骨质疏松症患者，在使用口服双膦酸盐治疗 5 年或静脉注射双膦酸盐治疗 3 年后，可以考虑停药。对于严重的骨质疏松症和骨折患者，需要延长双膦酸盐治疗时间，然后再考虑停药。停药几年后或出现骨密度下降、新的骨折时可重新开始治疗。

不良反应和安全性

因为需要长期使用，所以需要考虑其不良反应。目前已知的常见不良反应包括上消化道黏膜损伤、颌骨骨坏死（ONJ）、非典型性股骨骨折、肌肉骨骼疼痛综合征和房颤。

上消化道黏膜损伤。尽管在比较阿仑膦酸钠、利塞膦酸钠或伊班膦酸钠与安慰剂的随机、长期试验中上消化道并发症的风险并没有增加，但上市后出现了食管黏膜糜烂和出血的报告，这显然是由于食管未能完全排空药物，引起化学性食管炎。这些不良反应在有反流史的患者中更常见。出现严重消化道并发症的风险很低，但仍需要注意适应证及指导患者正确的用法（见下文讨论）。有上消化道问题（如反流）的患者应谨慎使用口服的双膦酸盐。巴雷特食管、食管静脉曲张、食管蠕动异常使药物输送延长（如贲门失弛缓症、狭窄）的患者不应使用这些药物。部分临床医生会使用质子泵抑制剂来减少胃肠道副反应。另一部分患者则通过静脉注射双膦酸盐，它可以绕过胃肠道。

颌骨骨坏死。与双膦酸盐治疗有关的 ONJ 的首次报道是在 10 余年前，但并不常见。ONJ 是指在颌面部暴露骨，经专业医务人员诊治后 8 周内不愈合。一项纳入 368 例该并发症报告的回顾性研究发现，94% 的病例发生在因多发性骨髓瘤或转移癌引起的骨性损害而接受大剂量静脉注射双膦酸盐治疗的癌症患者身上；接受口服双膦酸盐治疗的健康绝经后妇女只有极少数出现这种并发症。报道的病例绝大多数发生在口腔卫生欠佳和做口腔手术的患者身上。临床表现包括颌麻木、疼痛、肿胀、牙齿松动、口腔手术后骨暴露而无法愈合。在接受静脉注射双膦酸盐治疗的癌症患者中，ONJ 的风险为 6% ~ 10%；在口服双膦酸盐治疗绝经后骨质疏松症的患者，尤其是口腔卫生状况良好的女性中发生率很低。每年 ONJ 的发生风险约为 1/10 000 至 1/100 000。

接受静脉注射或长期口服双膦酸盐的患者出现不良反应的风险更大，尤其是合并恶性肿瘤、颌骨外伤和口腔卫生不良的衰弱患者。解释这一现象的一个假设是破骨细胞被过度抑制，破骨清除被抑制和重塑受阻。另一种可能是双膦酸盐本身对血管生成的抑制。

在没有更准确数据的情况下，静脉注射双磷酸盐，特别是对合并恶性肿瘤和口腔卫生不良的患者更需要谨慎、严格把握临床指征。建议在治疗开始前进行口腔检查、口腔疾病预防，任何重要的口腔手术都建议在使用双膦酸盐之前完成。已经口服双膦酸盐治疗的患者应保持良好的口腔卫生，定期进行牙齿检查和预防，但无需推迟必要的口腔手术治疗。在口服双膦酸盐的健康绝经后妇女中，保持良好的口腔卫生，口腔手术相关的骨坏死风险很小。尽管如此，一些口腔外科医生确实会在手术前要求长期服用双膦酸盐的患者停药，但是并没有证据能证明短期停药的必要性以及降低骨坏死风险的有效性（双膦酸盐在停药后仍在骨中残留数月）。

非典型性股骨骨折。大转子下及股骨干骨折是长期使用双膦酸盐治疗的罕见并发症，随着用药时间延长，发生率增加。它们可能是双侧的，前驱症状为腿疼、腹股沟或大腿疼痛，这可能提示存在早期的应力性骨折。机制尚不清楚，但可能与过度抑制骨转换相关，因此微骨折无法修复。

肌肉骨骼疼痛与类流感症状。既往有过双膦酸盐引起的肌肉骨骼疼痛的报道，有些病例症状甚至很严重。关于发病频率、发病风险以及临床细节的数据尚不充足，但是治疗的各个时间点都会发生。少部分患者还会在静脉输注双膦酸盐 24 ~ 72 h 后出现发热、流感样综合征、肌肉关节痛及头痛。这些症状大部分在首次使用静脉制剂后出现。

房颤。在早期唑来膦酸钠输注的大型研究中偶然发现房颤的发生率细微增加，但其发病机制、危险因素、疾病影响尚不清楚，后续研究未证实该结论，还得出了相反的结果。

肾功能。所有的双膦酸盐都影响肾功能，因此禁用于 eGFR ＜ 30 ~ 35 ml/min 的患者。每次静脉使用唑来膦酸钠之前，都需要通过估计 GFR 来评估患者的肾功能。

使用及成本

所有的口服及静脉制剂均可使用。

口服制剂。阿仑膦酸钠、利塞膦酸钠、伊班膦酸钠已经被 FDA 批准用于骨质疏松的防治。第二代双膦酸盐因为耐受好，且能降低椎体及非椎体骨质疏松性骨折的风险而成为主要治疗方式。每周（阿仑膦酸钠、利塞膦酸钠）或每月（利塞膦酸钠、伊班膦酸钠）口服一次，不仅方便，还能提高患者依从性。正确使用的情况下，它们的有效性和安全性可以媲美每日制剂。所有的口服制剂都可能引发并发症，慎用于胃食管反流的人群，禁用于巴雷特食管、食管静脉曲张、食管排空延迟的动力和解剖问题（贲门失弛缓症、食管狭窄）的患者。

因为口服双膦酸盐吸收很低，受饮食及钙的抑制，日制剂、周制剂、月制剂都要求空腹口服；该药同时受抑酸剂影响，要求用药 2 h 后再使用抑酸药物。为了确保药物能完全通过食管，需要对患者进行全面的教育，增加其合理用药的依从性（例如，空腹用药时需要喝至少 8 杯水，保持上半身直立；详见下文讨论）。

口服双膦酸盐的剂量如下：

1．阿仑膦酸钠：预防剂量 5 mg/d，35 mg/w；治疗剂量 10 mg/d，70 mg/w。

2．利塞膦酸钠：预防和治疗剂量都是 5 mg/d，35 mg/w，150 mg/mo。

3．伊班膦酸钠：预防和治疗剂量 150 mg/mo。

静脉制剂。目前有两种静脉用双膦酸盐被许可用于绝经后骨质疏松的防治（伊班膦酸钠、唑来膦酸钠）。静脉用伊班膦酸钠每 3 个月给一次药，每次静脉注射 3 mg，时间至少 15 ~ 30 s；唑来膦酸钠静脉输液剂量为每年 5 mg，每次输液时间在 15 ~ 30 min。这些制剂适用于有口服双膦酸盐禁忌证或不能耐受的人群，以及无法完全按照要求使用口服制剂的人。唑来膦酸钠应用广于伊班膦酸钠，因为已有证据证明唑来膦酸钠可以减少脊柱及髋部骨折，而伊斑膦酸钠仅减少脊柱骨折复位。

静脉双膦酸盐使用剂量如下：

1．伊班膦酸钠：治疗 3 mg 静脉注射，每 3 个月 1 次

2．唑来膦酸钠：预防 5 mg 静脉注射，每 2 年 1 次；治疗 5 mg 静脉注射，每年 1 次

成本（表 164-2）。可以确定的是，长期使用双膦酸盐是很昂贵的，尤其是品牌或者肠外制剂。但是随着双膦酸盐的口服和静脉仿制制剂出现，成本降至 1/5 ~ 1/10。

选择性雌激素受体调节剂（SERM）[69-75]

选择性雌激素受体调节剂［即“SERMs”

"designer estrogens（雌激素置者）" 雌激素激动剂 / 拮抗剂］选择性结合雌激素受体，根据结合的组织部位不同，呈现出兴奋或抑制的作用。雷洛昔芬通过与雌激素相同的机制抑制骨的重吸收，且不增加乳腺癌的风险。事实上，它能降低发生侵袭性乳腺癌 50% 的风险，这一效果接近他莫昔芬。而且，它不会增加高风险女性的冠心病风险。另一种 SERM 还包括结合共轭雌激素的巴多昔芬。

疗效

能少量地增加脊柱及髋的骨密度（2% ～ 3%）。它能有效降低既往已有 / 没有椎体骨折的骨质疏松 / 骨量减少患者 50% 的椎体骨折风险。非椎体骨折的复位影响尚未被证实。

有害作用

与激素替代治疗（HRT）不同的是，雷洛昔芬能降低侵袭性乳腺癌 50% 的发生风险，并且不会刺激绝经后女性的子宫内膜增生。对于骨质疏松的治疗剂量，部分患者会出现或加重热潮红；部分患者可能会出现肌肉和关节疼痛。栓塞风险发生率会轻度增加，这与雌激素影响类似，但并未增加卒中风险（尽管卒中人群的死亡率很高）。低密度脂蛋白胆固醇水平可能会轻度降低。

使用

雷洛昔芬已被 FDA 批准用于防治骨质疏松，推荐治疗剂量是 60 mg/d。它同时还被推荐用于降低合并骨质疏松的绝经后女性侵袭性乳腺癌的风险和高危绝经后女性侵袭性乳腺癌的风险。

共轭雌激素 / 巴多昔芬（0.45 mg/20 mg）合剂被建议用于中至重度绝经后女性血管收缩症状的治疗及绝经后骨质疏松的预防。

雌激素 / 激素替代治疗（HRT）[76-89]

雌激素联合或不联合孕酮的替代治疗（激素替代疗法）曾用于预防绝经后女性的骨质疏松。然而，由于其在 WHI 中表现出来的潜在风险，现在它仅用于绝经期综合征的控制，而不再应用于防治骨量减少与心脏疾病。

疗效

雌激素可以阻止骨量丢失以及适量增加骨矿物质沉积（接近 2% ～ 4%）。一系列观察性研究发现，绝经后女性使用雌激素 5 年，髋部、腕关节及椎体骨折风险下降 35% ～ 50%。另外，前瞻性 WHI 发现椎体及髋部骨折风险下降 34%。这种获益仅在维持治疗的情况下才有，一旦停止治疗，骨量丢失得会更快。

有害作用

除外血栓栓塞，大规模随机 HRT 研究还发现了侵袭性乳腺癌、冠状动脉疾病及卒中的风险，这在早期的流行病学调查中是不确定的（见第 118 章）。WHI 随机试验发现，绝经后女性，即便是骨质疏松性骨折的高风险人群亦并未从雌激素替代治疗中获益。这些发现使得雌激素治疗做出了重大修订（详见第 118 章）。然而，也有一些其他的分析认为毕竟 WHI 中女性平均年龄为 63 岁，而相较于老年女性，绝经后不久的年轻女性是可以从雌激素替代治疗中获益的。

制剂

从马尿中提取的共轭雌激素（也就是"Premarin"中的"marin"）在一定浓度下是能有效预防骨质疏松的（0.625 mg/d）。小剂量口服（0.3 mg/d）或贴片（17β- 雌二醇 14 μg/d）可能足以控制热潮红以及减缓骨量丢失，但是减少骨折风险的有效性及长期使用的安全性尚未可知。长期使用外源性雌激素会刺激子宫内膜增生，增加子宫内膜癌的风险（见第 118 章），因此需要同时使用 2.5 ～ 10 mg 的甲羟孕酮或等效剂量其他孕激素，可持续使用诱导内膜萎缩或周期性使用诱导子宫内膜脱落。

植物雌激素（异黄酮）常见于大豆蛋白质中，常作为非处方或"自然雌激素"被用于治疗热潮红；即便是饮食中大量摄入异黄酮，它的雌激素效应对骨雌激的影响也可以忽略不计。现在还有合成植物雌激素。大豆中发现的异黄酮植物素（染料木素）类似于 17β- 雌二醇，是一种半选择性雌激素受体调节剂，与乳房和子宫中的 α 受体相比，它对骨中的雌激素 β 受体的亲和力要高得多。一项 24 个月的随机安慰剂对照试验显示，一种高剂量异黄酮植物素补剂在限制骨量丢失方面表现良好的同时，对子宫内膜厚度没有任何明显影响，但该研究样本量太少，研究持续时间太短，无法确定长期使用的安全性。此外，近 20% 的参与者因胃肠道不适提前终止治疗。

适应证

对于女性，长期使用雌激素的风险还是高于获益，即便是骨折的高风险女性。安全有效的替代疗法的出现，使雌激素仅适用于合并其他必须依赖其治疗的疾病的患者（例如，治疗严重的热潮红等更年期症状）。只有在充分考虑了风险和收益后，雌激素治疗才能作为预防骨质疏松症的一种手段。开始雌激素替代治疗的决定需要与患者充分讨论，不仅包括其治疗骨质疏松的益处，还需要讨论心血管和癌症风险（见第 118 章）。

降钙素 [90-93]

在补钙的同时每日皮下注射 100 单位鲑鱼降钙素或经鼻吸入 200 IU 降钙素能使绝经后骨质疏松女性的全身钙增加几个百分点，这也可能反映骨量的增加。椎体骨折等风险能下降 40%，但是髋骨骨折风险并未改善，对其他特定骨骼的影响可以忽略不计。使用 1 年后，全身钙含量不再增加，并且全身含量与未治疗人群一样以同等速率下降。而且，它并未阻止绝经早期人群的骨量流失。

高成本、持续治疗低效益使得降钙素并不适用于骨质疏松的长期预防与治疗。另外，人们担心长期使用还有致癌风险。然而，其在椎体骨折治疗中短期的有效性以及镇痛性能，使其可能作为高龄、椎体压缩性骨折骨痛的骨质疏松女性患者的短期治疗（可能 3 个月）。经鼻吸入是耐受性最好的途径。

甲状旁腺激素受体激动剂 [94-97]

这一类药物治疗是一种合成代谢的方法，通过激活成骨细胞活性、新骨形成等途径达到治疗骨质疏松的目的。

活性人重组甲状旁腺激素（1–34）——特立帕肽

每日皮下注射活性人重组甲状旁腺素（1-34）片段激活骨代谢，促进骨形成，尤其是骨小梁，②并在不引起高钠血症的情况下改善钙水平，产生组成分及结构正常的骨骼。它也能刺激骨的重吸收，但是效果弱于成骨，所以综合净效应依旧是促进骨形成。它能明显地降低椎体或非椎体骨折的风险。

由于其成本高（约是阿仑膦酸钠的 350 倍）、使用不够便捷（需要每天皮下注射），甲状旁腺激素仅用于极少数的人（出现了骨质疏松性骨折 T 值< –2.5），尤其是双膦酸盐效果欠佳的人群。双膦酸盐可抑制 PTH 的作用，因此 PTH 应作为双膦酸盐的替代治疗，而不是在双膦酸盐的基础上加用。人们曾希望双膦酸盐与 PTH 联合治疗，可增强 PTH 的合成效应，但研究结果令人失望且不一致，在一些随机临床试验中观察到联合治疗抑制而非增强 PTH 作用。15 年前甲状旁腺激素批准用于治疗骨质疏松。特立帕肽为预装笔式注射器，每天注射需使用新的引号针头。推荐剂量为每日 20 μg，每支预期使用 28 天。尽管注射是每一个初始治疗患者的最大阻碍，它一般情况下耐受良好。大鼠研究显示，使用特立帕肽超过骨质疏松治疗剂量的 60 倍时，可使骨肉瘤的发病率增加。推荐使用不超过 2 年。

该药物禁用于佩古特病患者（这类患者成骨细胞活跃，骨肉瘤的发病风险高），和骨外辐射或植入辐射的骨转移癌患者。大鼠研究显示，使用特立帕肽超过骨质疏松治疗剂量的 60 倍时，可使骨肉瘤的发病率轻度增加。

甲状旁腺激素相关肽（1–34）——阿巴洛肽

该药物与特立帕肽类似，同属于代谢制剂。它是一种 34 氨基酸肽，作用于甲状旁腺激素 1 型受体（PTHR1）。它被批准用于治疗绝经后、骨折风险高的骨质疏松患者。该药物给药方式是自我注射，单次剂量为 80 μg。该药物安全性与特立帕肽类似，包括大鼠骨肉瘤的发病率增加。该药物价格非常高昂，约为普通阿仑膦酸钠的 170 倍。

在患者一生中，特立帕肽和阿巴洛肽的累积使用量不应超过 2 年。

地诺单抗 [98-99]

地诺单抗是一种针对 NF-κB 受体活化蛋白配体（RANKL）的人单克隆抗体。该药物可抑制

RANKL 介导的前体细胞向成熟破骨细胞的分化，并降低活化破骨细胞的功能和数量。这大大降低了脊柱、髋部和非椎体骨折的风险。该药已被批准用于治疗绝经后骨质疏松症高危人群。用药方法是每 6 个月皮下注射 60 mg。该药物价格高昂。副作用包括轻微增加严重感染的发生率，特别是皮肤感染，但风险不会随药物使用而持续增加。值得关注的是，当给癌症患者使用比骨质疏松症患者更高剂量的地诺单抗时，发生了 ONJ 的情况。该药物不受肾疾病的影响，可以应用于肾功能受损的患者。

地诺单抗停药后，会出现快速的骨量丢失和椎体骨折发生率的反弹。因此在地诺单抗治疗完成后，给予另一种抗吸收药物可能会有所帮助。

硬化蛋白抑制剂（罗莫单抗）[100-101]

这种药物抑制硬化蛋白（抑制骨形成），诱导成骨细胞活性和新骨形成，并减少骨吸收。该药物被 FDA 批准用于治疗其他药物不耐受、骨折高风险的绝经后骨质疏松症患者。该药物是特立帕肽和甲状旁腺激素受体激动剂之后，第三种刺激新骨形成的药物，用药后可增加 BMD 并降低骨折风险。

相比于口服双膦酸盐治疗，它能够更有效地降低新发椎体骨折和临床常见骨折的概率。同时它在增加髋部 BMD 方面比特立帕肽更加有效。该药物会增加 ONJ、非典型性骨折。同时不良心血管事件发生的风险也有增加，因此应仔细选择患者并避免用于在心血管疾病高风险人群。该药物远期安全性仍有待确定。这种人源化小鼠抗体需通过皮下注射给药，每月 1 次，建议由医疗机构进行管理。由于该药物应用 1 年后疗效会有所降低，建议后续衔接双膦酸盐治疗。该药物价格十分高昂（大约是普通阿仑膦酸钠的 150 倍）。

其他措施 [102-107]

不断有流行病学和观察性研究揭示出特定因素与骨质疏松性骨折风险之间的关联。使用噻嗪类药物和他汀类药物与骨质疏松性骨折风险的降低有关，高同型半胱氨酸血症可能成为危险因素。此外，应用于其他情况的某种物质产生的有益效果也会引起人们将之应用于骨质疏松症治疗的兴趣，就像氟化物的情况一样。

在流行病学研究中，使用噻嗪类药物可使髋部骨折的风险降低 1/3。这种保护作用会在停止用药 4 个月内消失。其作用机制可能包括减少了肾小管的钙排泄。随机研究发现，低剂量噻嗪类药物治疗（如 25 mg/d 的氢氯噻嗪）有助于保护健康老年人的 BMD。虽然这一保护作用是否能够直接转化为骨折风险的降低尚有待于进一步研究确定，但是它对 BMD 的影响程度接近钙和维生素 D。

在一些大规模流行病学研究中，血清同型半胱氨酸水平已作为骨质疏松性骨折风险的独立决定因素出现。尽管维生素 B_6、维生素 B_{12} 和叶酸补充剂可以降低同型半胱氨酸水平，但这是否可以转化为骨质疏松性骨折的减少仍有待证明。此外，其可能产生的心血管疾病风险，减弱了人们对该 B 族维生素补充剂的兴趣（见第 18、第 27、第 30 和第 31 章）。

在一项观察性研究中，老年人使用他汀类药物降低 71% 髋部骨折的风险。这一结论是在调整了其他风险之后得出的。其他研究还没有证实这一发现。动物研究表明他汀类药物对新骨形成有所影响。这些观察结果的意义仍有待于通过前瞻性的随机试验来确定。

随访和监测 [108-110]

患者发生骨质疏松性骨折的风险与骨矿物质流失的严重程度和跌倒的概率有关。由于对治疗的依从性通常较差，因此有必要每隔 6 ～ 12 个月进行一次回访，评估和加强患者饮食和运动方案执行情况，以及监测药物治疗效果，特别是对已确诊骨质疏松症的妇女。在复测 BMD 助于临床决策时，建议 12 ～ 24 个月内复查 DXA 扫描。相比于 BMD 不变，髋关节总 BMD 增加与骨折风险降低有关，而 BMD 降低则与骨折风险升高有关。值得注意的是，很多第三方保险公司只承担每两年一次的 DXA 测量。

为了确定骨密度的变化是否有意义，需要首先了解所使用的仪器的临床意义最小变化程度。有意义的 BMD 变化（通常在脊柱超过 3%，在髋部超过 4.5%）通常需要 12 ～ 18 个月才会发生。在首次复查中骨密度升高不明显可能是由于依从性不佳，但也有可能是抗吸收治疗的预期结果仅降低骨量丢流失，而不一定是增加骨密度。对于正在接受双膦酸盐治疗的患者，治疗早期的骨密度下降不应成为停止治疗或变更治疗手段的指征。这可能是统计学的偏差，可能在下一次测量中得到纠正。

使用生化标志物评估骨转换的临床有效性尚不确定，且重复检测时会产生 20% 的误差。尽管如此，骨形成标志物（如骨特异性碱性磷酸酶、骨钙素）和骨吸收标志物（如尿 N- 末端肽、血清 C- 末端肽）的测定有时是有意义的。测定尿 N- 末端肽、血清 C- 末端肽有助于确定患者是否遵循处方使用了双膦酸盐而只是效果不佳（血清或尿液中检测到高浓度提示高骨转换，即或许患者依从性不佳）。测定基线和 3 个月时标志物的水平也许有助于评估患者对抗吸收治疗的反应（特别是发现 40% ～ 60% 水平的指标变化时），但这种评估缺乏实验验证。

在骨质疏松症治疗期间，定期监测骨密度有助于评估治疗效果、指导临床治疗。

预防跌倒 [111-117]（另见第 239 章）

虽然骨质疏松症的预防和治疗一直是本章的重点，但最终目标是降低骨折的风险。老年人髋部骨折是致残的一个主要原因，并可能危及生命。社区调查显示，大约 1/3 居住在社区的 75 岁以上退休老人报告说最近至少有一次跌倒。通常情况下，跌倒与许多因素有关：如镇静剂使用、认知和视觉损伤、步态和平衡障碍、下肢残疾和足部问题。

一些简单的举措能有效降低跌倒和髋部骨折的风险，它们与最终结果密切相关。包括避免使用长效镇静剂、治疗视力受损，以及步行锻炼。老年人定期参加综合训练项目（结合有氧、力量和平衡训练）能显著减少跌倒、受伤和骨折的发生。良好的足部护理也是必不可少的，理疗及作业治疗也有一定获益。警惕任何可能损害步态或平衡的情况（见第 166 和 239 章）。对于能够从拐杖或助行器中获益的神经或骨损伤的患者，应指导其在家里和户外正确使用拐杖或助行器。定期对所有药物进行审查，减少可能导致体位性低血压（见第 26 章）的药物或镇静（见第 226、第 227 和第 232 章）的使用。

关注家庭环境对确保安全同样重要：避免地滑、清理路上的障碍物、保证楼梯上有足够的照明、在浴室安装扶手并提供便于起身的座位。多加注意个人用品：能提供良好姿势和稳定性的鞋类、最新适配的眼镜。部分研究数据表明，跌倒风险较高的老年骨质疏松症患者佩戴髋关节保护器可以降低髋部骨折的风险。但是摔倒多发生在夜间，夜间患者多不会佩戴此类保护器，从而限制了这种干预的有效性。

维生素 D 对肌肉有益，可以通过减少摇晃降低老年人 22% 的跌倒的风险。目前达到这一获益所需的维生素 D 最低剂量尚未确定，可能为 800 IU/d。

骨折的处理 [118-121]

骨质疏松性骨折的处理包括缓解症状、修复（如有可能）和二级预防。对于 50 岁以上并伴有骨折的骨质疏松症患者，很可能因为未及时识别和治疗骨质疏松症（一种常见疏忽）失去了改善预后的机会。骨质疏松相关的腕部骨折常被忽视。50 岁以上的骨折患者应评估是否患有骨质疏松症（见上文讨论）并积极治疗。先前未经治疗的患者可以开始双膦酸盐治疗；已经在服用双膦酸盐治疗的患者如果发生骨折，应考虑使用甲状旁腺激素。

椎体骨折

除了“爆裂性”骨折（需要骨科手术会诊，详见下文讨论），大多数椎体骨折均可以保守治疗。双膦酸盐、雷洛昔芬、降钙素和甲状旁腺激素均可增加脊柱 BMD，并显著降低新发椎体骨折的风险。与双膦酸盐和与其的联合治疗相比，甲状旁腺激素在新骨形成和 BMD 方面的效果更好，但费用极高，成本效益不确定。降钙素可能有助于短期的疼痛缓解。判断特定患者的治疗效果可能有些困难。症状的改善不能用来衡量患者对治疗的反应，因为无骨折间隔期可能很长。BMD 作为骨脆性的一个决定指标，不能完全反映骨折风险。尽管有这些局限性，通过 DXA 测量 BMD 仍然很有价值，特别是作为评估治疗效果的客观指标，可指导治疗。

对于已经出现痛性骨质疏松性椎体骨折的患者，在骨折急性疼痛消退前，应阶段性卧床休息，并足量使用镇痛剂。这一过程通常会持续数周，部分情况下会用到阿片类药物。之后，应鼓励患者在可忍受情况下恢复行走和日常锻炼，如游泳和散步。最好避免举重和剧烈的体力活动。紧身衣和背部支架（比如 Jewett-type 设备）在调节舒适的情况下，可能有助于卧床患者恢复行走。椎体成形术和椎体后凸成形术目的在于缓解严重的背部疼痛，并改善椎体压缩骨折患者的活动能力和功能。椎体成形术会向椎体内注射甲基丙烯酸甲酯，以保持其形状并增加强度。有报道称它能迅速缓解疼痛，但过度强化脊椎骨的长期力学效应尚不清楚，包括其远期获益也尚未确定。在使用假手术对照的双盲随机试验中，截止到第 6 个月，两组结果没有明显的差异。但研究发现接受治疗椎体的相邻椎体，后期发生骨折的风险有所增加。其原因可能是术后这些椎体承受的压力较前增加。椎体后凸成形术则通过使用球囊扩张椎体，来试图恢复受压椎体的部分解剖位置。

髋部骨折

早期修复能获得良好获益。髋部骨折患者在第一年的死亡率增加至少 20%，这与多种合并症的发生、需要手术干预以及手术修复后活动量长期受限相关。深静脉血栓形成和肺栓塞风险很大，需注意预防（见第 151 章）。

预防和治疗类固醇诱发的骨质疏松症 [12,122-125]

糖皮质激素抑制新骨形成和钙吸收，增加骨吸收和肾钙排泄。不论是男性还是女性，类固醇引起的性腺功能减退都会加剧这一问题。在长期服用类固醇的患者中，50% 以上会出现一定程度的骨质疏松；而服用大剂量类固醇的患者在短短 3 个月内就会出现实质性的骨质变化。即便使用局部吸入制剂也会产生剂量相关的 BMD 降低。在类固醇治疗的前 3 ～ 6 个月，骨质流失可能最为明显；之后流失速度会减缓，但会伴随类固醇治疗全程。部分骨矿物质流失是可逆的，相较而言，年轻人恢复的潜力似乎最大。

预计接受全身性糖皮质激素治疗超过 3 个月的患者，应考虑进行预防性治疗。需要长期使用吸入性类固醇的患者应逐渐减少药物至最小剂量，并定期进行骨密度测试，以确定是否需要预防性治疗。

降低接受全身性糖皮质激素治疗患者骨折风险的首要任务是在最短时间将服用剂量降至最低，并尽可能使用隔天给药的方案（见第 105 章）。此外，保持体育活动和确保每日足量钙和维生素 D 摄入也至关重要。限制钠摄入有助于改善钙的吸收，减少肾排泄。

在接受类固醇治疗初期使用双膦酸盐进行抗吸收治疗，可以防止治疗期间的 BMD 降低，并降低类固醇治疗期间骨质疏松症和骨质疏松性骨折的发生概率。美国风湿病学会的最近指南建议，对 40 岁或以上无生育能力的女性和 40 岁及以上的男性中，伴有中高度骨折风险的人群使用口服双膦酸盐进行初始治疗。如不能耐受口服双膦酸盐，则应尝试静脉注射双膦酸盐。如果两者都不能使用，则应考虑使用特立帕肽以及地诺单抗。

高钙尿症是应用噻嗪类药物治疗的指征（辅以钾替代或保钾制剂）。

患者教育 [126-128]

防治骨质疏松症十分重要且已有许多有效的管理方案。非常值得药时间对患者进行骨质疏松症有关知识的教育。预防和依从性对有效管理至关重要。它能提高患者依从性，利于疾病有效管理。围绝经期妇女高度重视骨质疏松症的防治渴望讨论预防和治疗的问题，但也受到媒体对治疗中罕见并发症报道的影响，对治疗，尤其是双膦酸盐使用的有效性和相对安全性产生疑虑，不利于患者开始或规律治疗。因此，必须综合考量所有的治疗方案及其相关的风险和益处，询问患者的偏好，否则治疗可能会因为依从性差而受影响。有合并症的、骨折高风险老年患者也应接受治疗，因为骨折威胁到其生活质量和寿命。医患共同决策有助于患者接受并坚持治疗。我们应根据患者的疾病风险及生活方式制定个体化治疗方案。

转诊和入院的指征 [131,136]

双膦酸盐治疗失败或不能耐受者，应转诊至骨质疏松症专家（通常是专长于代谢性骨病方面的内分泌专家）。在全剂量双膦酸盐治疗过程中发生骨质疏松性骨折的患者，也应转诊并考虑使甲状旁腺激素治疗，同时应对整个治疗方案进行审查。髋部骨折的患者需要入院并及时进行手术修复，然后进行抗凝治疗（见第 151 章）。椎体骨折引起的持续性严重背痛需要骨科会诊，脊柱出现“爆裂性”骨折可能因骨碎片或脊柱不稳定而使脊髓受损。

治疗建议[129-141]

骨质疏松症的预防

- 建议年轻女性，特别是孕妇，每天至少维持 1000 ～ 1500 mg 的钙和 600 ～ 1000 IU 的维生素 D 的饮食摄入。
- 鼓励所有人定期进行体育活动，包括有氧运动和力量训练。
- 建议避免吸烟和酗酒等生活方式中的危险因素。
- 对潜在的风险因素，如糖皮质激素和过量的甲状腺激素进行审查及给予建议。
- 对于围绝经期和绝经后的女性，建议每周至少进行 3 次 30 min 的负重运动（如散步、慢跑、有氧运动、跳舞、网球、举重），每天总钙摄入量为 1000 ～ 1500 mg，每天维生素 D 摄入量为 800 ～ 1000 IU。饮食摄入是首选，否则需要钙补充剂。用碳酸钙片（最便宜）或柠檬酸钙（更贵，吸收和耐受性稍好）来作为饮食的补充，以达到所需的每日总量。鼓励在进餐时摄入补充剂，以尽量减少胃肠道不适和肾结石的风险，并鼓励分次服用以最大限度地吸收和减少胃肠道不适。
- 年龄大于 65 岁的女性均应接受髋关节和脊柱双能 X 射线（DXA）扫描筛查（见第 144 章）；如果存在主要危险因素（如母亲有骨质疏松性骨折病史、目前吸烟、成年骨折史、低体重），则应提前进行检测。应在 3 ～ 5 年内复查骨密度（取决于出现骨质疏松症的风险程度）。
- 对于 *T* 值＞ –1.0 的患者（即，BMD 在年轻女性平均值的 1 个标准差内，被认为是正常的），建议继续进行锻炼，并确保足够的膳食钙和维生素 D 摄入。（请注意，对社区老年人随机对照研究的最新荟萃分析发现，使用钙和维生素 D 补充剂与降低骨折发生率之间没有关联。）
- 对于 –2.5 ＜ *T* 值＜ –1.0 的患者，应启动更积极的预防计划，并根据风险考虑药物干预。使用世界卫生组织的 FRAX 工具计算骨折风险，将有助于识别骨折风险高和需要额外治疗以减缓骨质流失的人。除了钙、维生素 D 和运动外，根据患者的点体健康与偏好选择以下一种治疗方式（同时参考第 118 章）：
- 双膦酸盐治疗（如阿仑膦酸钠，35 或 70 mg，每周一次；利塞膦酸钠，35 mg，每周一次或 150 mg，每月一次；伊班膦酸钠，150 mg，每月一次），空腹用 8 盎司（1 盎司 =29.57 cm^2）水服用并保持直立 30 min（伊班膦酸钠为 60 min）；或唑来膦酸 5 mg，每隔 1 年静脉注射（用于预防骨质疏松症）。
- 雷洛昔芬，60 mg/d（同时考虑降低浸润性乳腺癌的风险）。
- 对于那些当前拒绝或不耐受上述治疗，但随骨质疏松风险增加可能需要治疗的患者，应每 1 ～ 2 年通过 DXA 扫描监测骨质流失情况。如果骨质流失明显或 *T* 值下降到 –2.5 以下，则应重新考虑治疗措施。应继续保持锻炼，补充钙和维生素 D，避免过量饮酒和吸烟。
- 对于骨折风险低的患者，应考虑在 3 ～ 5 年后停止治疗。

确诊的骨质疏松症

- 对于 X 线检查偶然发现骨质减少或骨密度测定 *T* 值＜ –2.5 的无症状患者，按以下流程开始治疗：
    - 应用前述的钙、维生素 D 和负重运动（适当调整强度以减少骨折风险）。
    - 双膦酸盐治疗（如阿仑膦酸钠，70 mg，每周一次；利塞膦酸钠，35 mg，每周一次；伊班膦酸钠，150 mg，每月一次），在早餐前空腹用 250 ml 左右水送服，并保持直立 30 min（伊班膦酸钠为 60 min）。
- 雷洛昔芬，60 mg/d（优势包括降低浸润性乳腺癌的风险）。
- 对于不能耐受口服双膦酸盐但需要双膦酸盐治疗的患者，可考虑每年静脉注射唑来膦酸 5 mg 或每 3 个月静脉注射伊班膦酸 3 mg。还可以考虑每天皮下注射 PTH（1-34）（特立帕肽）20 μg 或 PTHrP（1-34）（阿巴洛肽）80 μg，以及每 6 个月皮下注射地诺单抗 60 mg。
- 对骨折风险低者继续治疗 3 ～ 5 年，对高危者应持续治疗 10 年以上。

骨质疏松性椎体压缩骨折

- 早期治疗手段包括卧床休息和止痛药。当疼痛缓解后，开始逐渐恢复活动。早期可使用支架辅助，之后可进行温和的运动，如散步或游泳。避免提举、扭转和其他负重应力。
- 如果明显的不适感持续存在，可考虑短期应用鼻内降钙素（200 IU/d）进行亚急性疼痛控制。
- 开始应用双膦酸盐治疗（如阿仑膦酸钠，70 mg，每周一次；利塞膦酸钠，35 mg，每周一次；伊班膦酸钠，150 mg，每月一次），并采取前面提到的预防措施。另外，也可以考虑静脉注射伊班膦酸或唑来膦酸，特别是对口服双膦酸盐治疗有禁忌证或不耐受的患者。
- 考虑使用雷洛昔芬，60 mg/d，作为双膦酸盐治疗的替代方案。
- 如前所述，制定一个补充钙和维生素 D 的方案。
- 对于有骨质疏松性骨折的患者，特别是当 *T* 值＜ –2.5 时，可考虑使用特立帕肽或阿巴洛肽作为初始治疗。如果患者使用双膦酸盐治疗效果不达标或不能耐受双膦酸盐，可使用二者作为替代。使用方法为：每天皮下注射特立帕肽 20 μg 或每天皮下注射阿巴洛肽 80 μg。持续用药时间不能超过 2 年。
- 对于骨折风险高且其他治疗效果不佳的严重骨质疏松症患者，推荐考虑使用地诺单抗，60 mg 皮下注射，每 6 个月一次。
- 推荐考虑使用罗莫单抗。

骨质疏松性髋部骨折

- 尽快入院进行手术修复，采取深静脉血栓形成预防措施（见第 151 章）。
- 术后尽快实施康复计划。
- 如前所述，制定采用双膦酸盐类治疗骨质疏松症的整体方案。
- 对于使用其他治疗手段无效的高危人群，推荐考虑使用特立帕肽、阿巴洛肽、罗莫单抗或地诺单抗。

预防糖皮质激素诱发的骨质疏松症

- 处方应用钙和维生素 D 补充剂（如上文详述）。
- 对于至少在几个月内需要使用大剂量类固醇（如＞ 7.5 mg/d 的泼尼松）的患者，应考虑使用双膦酸盐制剂（如阿仑膦酸钠，70 mg，每周一次；利塞膦酸钠，35 mg，每周一次）进行骨质疏松症的抗吸收预防治疗。
- 优先考虑骨质疏松症风险最大的患者（例如，绝经后的妇女；既往有椎体骨折病史的患者）。
- 应在类固醇治疗前，使用双能 X 射线测定脊柱骨密度，以确定治疗前的风险并建立基线。
- 尽可能限制糖皮质激素治疗的剂量和时间（见第 105 章）。

附录 164-1

男性骨质疏松症的治疗 [1–5]

老年男性患有骨质疏松症是导致其出现骨质疏松性骨折的重要原因，但该因素目前尚未得到足够重视。50 岁以上的男性中有 1/5 将会罹患骨质疏松性骨折，而在骨折期间患者的死亡率会增加。据估计，男性骨质疏松性骨折占总骨质疏松性骨折的比例高达 40%，但很少有精心设计的大规模、长期的临床试验来指导男性骨质疏松症的治疗决策。骨质疏松性椎体骨折在高龄男性中很常见，尤其可能致残，显著降低生活质量。大型随机安慰剂对照试验数据指出，在测量骨密度改善程度的基础上，检查骨折风险为治疗的有效性提供了重要的新证据。这些发现增加了将针对女性疗效外推至男性患者的信心，同时有待更多针对男性患者精心设计临床试验的数据出现。

评价（参见第 144 章，附录 144-1）

对于高危男性（年龄＞ 70 岁、性腺功能减退、酗酒、长期应用糖皮质激素、近期骨折史）应考虑进行 BMD 测定。对于 50 岁及以上的男性，BMD 的分类标准与女性相同。*T* 值＜ –2.5 即可诊断骨质疏松症。然而，对于年龄小于 50 岁的男性，国际临床密度测量学会认为不能仅用 BMD 测定来诊断骨质疏松症。更合适的标准应该是低 *Z* 值（≤ –2.0）和其他因素，如脆性骨折或其他危险因素。如果发现存在骨质疏松或发生骨折，则应进行类似于针对女性的评估，以排除继发性原因。评估项目包括血清钙、维生素 D、甲状旁腺激素、TSH、LFTs、肌酐与 eGFR、CBC、UPEP、SPEP、24 h 尿钙（筛查高钙尿症）、24 h 尿游离皮质醇（筛查库欣综合征）、TTG（筛查乳糜泻）。此外，还应测定血清睾酮水平，以帮助指导治疗决策。

管理

首先要注意容易纠正的生活方式风险因素，特别是过量饮酒、钙和维生素 D 膳食摄入量低、缺乏运动和吸烟。同时，注意糖皮质激素使用（见第 105 章）和甲状腺激素替代（见第 104 章）也很重要，二者应用过量会导致严重的骨质疏松症。

针对男性的治疗方式与女性类似，不同之处在于使用睾酮来代替雌激素和选择性雌激素受体调节剂，特别是对于性腺功能减退的男性。治疗首先要确保每天摄入足够的钙（1200 mg/d）和维生素 D（维生素 D_3，800 IU/d）。通常通过饮食摄入实现而非补充剂，但必要时应使用补充剂。该措施是否能显著降低骨折风险证据尚有争议，但已有研究观察到可以降低约 25% 的风险概率，同时大多数专家建议注意钙和维生素 D 摄入量。然而，过量补充钙和维生素 D 并不能带来获益，而且可能会对心血管产生不利影响（见第 31 章）。

双膦酸盐治疗是男性骨密度 *T* 值＜ –2.5 或脆性骨折的主要治疗方法，应被视为一线治疗。口服给药（阿仑膦酸盐和利塞膦酸盐）和静脉给药（唑来膦酸）均可有效增加骨密度和降低骨折风险。在一项为数不多的针对男性患者的大型随机、安慰剂对照临床试验中，静脉注射唑来膦酸超过 2 年与椎体骨折风险显著降低相关（RR=0.33，降低幅度 67%），且无论是否存在性腺功能减退，结果都具有可比性。在这项静脉注射双膦酸盐的研究中，不良心脏事件发生率出现了显著但小幅的增加，提示心血管疾病风险较高的男性应慎用。口服双膦酸盐治疗尚未提示与明确的心血管风险相关，或更适合老年男性和其他有心脏危险因素的人群使用。

特立帕肽［甲状旁腺激素（1 ～ 34）］提供了一种合成代谢方面的治疗途径，但通常用于伴有脆性骨折的严重骨质疏松症或其他治疗失败的男性患者。它需要每天皮下给药，因此它使用起来不太方便，而且价格高昂。但既往接受过该药物治疗的男性，椎体骨折的发生率确有降低。在特定的治疗周期之后，通常会衔接双膦酸盐药物治疗，以保持骨密度的增加。头晕、腿抽筋和肉瘤风险问题（仅在大鼠中）都属于有害作用范畴。

如果患者不能耐受口服或静脉注射双膦酸盐，则可以考虑使用地诺单抗，尽管其在男性骨质疏松症治疗中的疗效数据有限。然而，在接受雄激素剥夺治疗的非转移性前列腺癌患者中，它已被证明可以预防骨质流失和降低骨折风险。应进行内分泌会诊。

睾酮替代疗法已被用于伴有性腺功能减退的骨质疏松症男性患者。年轻男性的效果最好；而在老年男性中，效果则较为有限（3 年内 BMD 增加 8.9%）。在性腺功能正常的男性中，治疗效果并不一致且有害作用（红细胞增多症、睡眠呼吸暂停、前列腺增生、血脂异常）的风险要大得多，这使得激素治疗在这类男性患者中的价值存疑。

为确定治疗的充分性，可在两年后通过重复骨密度扫描来进行确定治疗适当性的随访。

（王乙茹 翻译，董爱梅 审校）

第十一部分

神经系统问题

第 165 章

头痛的管理

AMY A. PRUITT

患者主诉为头痛具有许多诊断的可能性，幸运的是，在因头痛就诊的病例中，只有不到 1% 是严重的颅内疾病。尽管如此，头痛还是给基层全科医生带来了诊断上的挑战，他们必须区分潜在具有生命威胁的罕见头痛和绝大多数无害的头痛。基层全科医生最主要的任务是通过病史和体格检查（包括使用昂贵的神经影像学检查）有效地识别出那些需要积极检查的患者，并优先缓解患者的头痛症状，系统地诊断头痛的类型并发现其诱因，同时制定长期的管理计划。

病理生理学和临床表现 [1-13]

头痛可能起源于颅内或颅外结构改变，其发病机制和疼痛表现取决于病变部位。

颅内起源病变

颅内起源病变包括三叉神经、舌咽神经、迷走神经和颈上神经的纤维，静脉窦，颅底硬脑膜，硬脑膜动脉（前脑膜和中脑膜），以及大脑 Willis 动脉环的病变。脑实质对疼痛不敏感。可能的机制包括：①颅内结构直接或间接移位引起的牵拉；②颅内动脉扩张；③疼痛敏感结构的炎症；④颅内组织受压扭曲变形引起脑脊液流动受阻。如果颅内疼痛源位于小脑幕上方，通常在三叉神经分布区能感觉到疼痛，来源于后颅窝部位的病灶则通过舌咽神经和迷走神经以及颈椎神经根传导，疼痛通常在头的后半部能感觉到。

颅内肿块

肿块可通过脑组织移位刺激颅内疼痛敏感结构引起头痛。大约 1/3 有颅内肿块的患者的早期症状是头痛，疼痛通常局限于病变一侧。表现形式差异很大，没有诊断的特异性。头痛可能是轻微的或严重的、间歇性的或持续性的、疼痛性状或尖锐或有压榨感，甚至有搏动性疼痛。典型的头痛表现为同一位置、渐进性发展，持续时间和严重程度随着时间的推移而增加，同时伴有精神状态的变化或局灶性神经功能缺损的进展。随着颅内压的升高，躺下、用力排便、咳嗽或弯腰可能加重头痛，并可能出现更广泛的头痛。夜间觉醒很常见，但不具备诊断特异性。喷射性呕吐是其晚期的一种并发症。

蛛网膜下腔出血。这种由于动脉出血而引起的急性头痛，最初可能没有局部神经功能缺损，这可能导致灾难性后果。对 1 h 内头痛达到最大程度的患者（无外伤史），加拿大研究人员确定了几个特异性预警征象："雷霆" 发作（立即达到峰值）、颈部疼痛或僵硬、检查时颈项僵硬、用力时发作、出现意识丧失、年龄在 40 岁或 40 岁以上。

脑肿瘤和脑脓肿。在脑肿瘤中，持续的局部头痛可能是唯一的首发症状，而不伴有局部神经功能缺损。然而，随着病情的进展，神经功能缺损通常随之发生。脑脓肿也可表现为引起头痛的占位性病变，尤其是在病程后期。

慢性硬膜下血肿。慢性硬膜下血肿是另一种重要的占位性病变，通常以隐匿的方式出现，先有头部外伤，后有无症状的间歇期。损伤可能会被患者遗忘，但最终出现精神状态的改变，局部神经功能缺损也逐渐发展。

大脑假性肿瘤。这种疾病类似肿瘤的临床表现。典型特征为发作性头痛，最常见于肥胖的年轻女性，眼底镜检查时可见视盘水肿。

非脑血管源性头痛

急性头痛可能与缺血性事件有关。疼痛最常发生在病变的一侧，但可能是额叶疼痛或弥漫性疼痛。在某些情况下，头痛是脑水肿造成的。动静脉畸形和 Berry 动脉瘤是引起血管性颅内头痛的主要原因。动脉瘤的急性破裂会引起突发性头痛，并立即达到最大强度，通常伴有脑膜刺激。在没有破裂的情况下，10% ～ 15% 的动静脉畸形患者可能会经历以单侧（始终是同一侧）搏动性疼痛为特征的慢性头痛，与偏头痛不同的是，此类头痛不伴前驱症状或其他症状。Berry 动脉瘤在破裂前是无症状的，除非大于 2 cm，在这种情况下，动脉瘤可能出现类似于占位性病变引起的头痛。

偏头痛

大约 12% 的美国成年人患有偏头痛，女性的患病率大约是男性的 3 倍。女性发病高峰在 20 ～ 24 岁，男性发病高峰在 15 ～ 19 岁。终生累积发病率在美国女性中高达 43%，在美国男性中为 18%。50% 的病例在 25 岁之前发病，3/4 的患者在 35 岁之前发病。虽然偏头痛与高致残率相关，但大多数偏头痛患者从未接受过医生的诊断或处方药治疗。尽管流行病学研究表明，大约 38% 的偏头痛患者应接受日常预防性治疗，但目前只有 3% ～ 13% 的患者接受治疗。2007 年，美国的偏头痛流行与预防研究证实了过去 15 年来偏头痛的流行病学特征。近 2/3 的病例有家族史，尤其是先兆偏头痛患者。尽管约 16% 的偏头痛女性在绝经期首次发作，但偏头痛通常发生在儿童或青春期。口服避孕药会诱发偏头痛或将无先兆偏头痛转化为有先兆偏头痛，许多妇女在怀孕期间偏头痛往往会有所改善。尽管很多女性在月经期间会经历偏头痛加重，但大约 1/7 的女性患者偏头痛只发生在月经来潮的前几天。与偏头痛相关的疾病包括抑郁症、心血管疾病，有先兆偏头痛的患者其卒中风险增加约 2 倍。

机制。偏头痛是一种复杂的、受遗传影响的慢性脑部疾病，具有继发性全身表现。神经源性假说将偏头痛解释为一种原发的神经事件，伴随着次级神经递质介导的脉管系统和血流变化。神经肽，特别是降钙素基因相关肽（CGRP），能够调节中枢和外周的疼痛和血管反应，在该假说的病理生理学中具有重要意义。此过程中，5- 羟色胺受体被认为具有重要作用，它可通过机械、电或化学等多种刺激而触发，介导这些事件。现在认为先兆头痛现象是由于"皮质抑制"带的缓慢扩散或神经元功能下降所致。这些介质日益受到重视，而血管舒张在偏头痛病理生理学中的作用被淡化，也对血管收缩治疗的重要性提出了挑战（见下文讨论）。

分类（表 165-1 和表 165-2）。偏头痛有两种类型：有先兆和无先兆头痛。这两种类型的偏头痛都伴有恶心和畏光。分类系统要求诊断偏头痛至少存在以下两种情况：单侧位置、搏动性疼痛、中度至重度疼痛、体力活动时加重。头痛必须伴有下列症状之一：恶心或呕吐、畏光和声音恐惧症。

表 165-1 国际头痛协会对无先兆偏头痛（普通偏头痛）的定义

诊断标准
至少 5 次发作符合以下标准：
持续 4 ～ 72 h 的头痛发作（未经治疗或治疗失败）
头痛至少具有以下 4 种特征中的 2 种：
单侧位置
搏动性疼痛
中度或重度疼痛强度
因常规体检而加重或导致无法活动（如步行或爬楼梯）
在头痛期间，至少有以下 1 项症状：
恶心和呕吐
畏光或声音恐惧症
不能用其他 ICHD-3 疾病解释

改变并引自 Headache Classification Committee of the International Headache Society（HIS）. The International Classification of Headache Disorders，3rd edition. Cephalalgia 2013；33：629.

诱因和并发症。偏头痛的诱因包括情绪不安、月经，有些人还包括摄入富含酪胺或色氨酸的食物（如成熟奶酪、红酒、巧克力）。头痛可能发生在一段心理应激之后，而一些患者则在周末或假期轻松状态下发作。

让人担忧的一个并发症是卒中，其绝对卒中风险较低，但对于先兆偏头痛的患者，其卒中风险增加 2 倍。在患有偏头痛的育龄妇女中，使用口服避孕药会增加卒中的风险，此外吸烟和高血压也会加剧卒中的风险。令人担忧的是，偏头痛患者磁共振成像中白质病变增加（尤其在后颅窝），这表明偏头痛可能与多发亚临床卒中的风险增加有关。女性偏头痛中此类病变的患病率增加，但长期的社区研究没有发现病变进展或认知功能下降风险增加的

表 165-2　国际头痛协会对有先兆偏头痛（典型偏头痛）的定义

常用术语：经典型偏头痛、眼性偏头痛、半麻醉性偏头痛、偏瘫性偏头痛或失语性偏头痛
诊断标准
至少 2 次发作
至少具备以下 4 项特征中的 3 项：
存在一个或多个完全可逆的先兆症状，表明局灶性大脑皮质或脑干功能障碍。
至少有一种先兆症状在 5 min 或 5 min 以上逐渐出现，或连续出现 2 种或 2 种以上症状。
无先兆症状持续时间＞ 60 min；如果存在多个先兆症状，则可接受的持续时间按比例增加。
头痛伴随先兆，间隔时间＜ 60 min（也可能在先兆之前或与先兆同时开始）。

改编并引自 International Classification Committee of Headache Disorders II. Cephalalgia 2004；24（Suppl 1）：9-160.

证据。

临床表现。发作可能包括 5 个阶段：前驱症状、先兆、头痛、终止和头痛后期。前驱症状的特点是疲倦、易怒、难以集中注意力和恶心。其他先兆症状包括颈部疼痛、打呵欠 / 嗜睡和光线敏感。先兆患者经常报告头痛发作前的视觉现象（闪烁暗点、锯齿形图案、偏盲、复视）、眩晕、失语，甚至偏瘫。头痛通常呈单侧和搏动性，开始时可能感觉迟钝，需要一段时间才达到最大强度。头痛通常在 24 h 内停止，但有时直到 72 h 才停止。头痛后期阶段可能有一些先兆感觉持续存在，如疲劳、嗜睡、易怒、颈部疼痛和光敏感。流行病学研究表明，偏头痛患者平均每年发作约 12 次，许多人有或没有先兆头痛。

其他类型。有许多其他类型的偏头痛，其中慢性偏头痛最折磨人，国际头痛疾病分类中其定义为每个月有 15 d 或更多的头痛日，其中至少 8 d 明显是由偏头痛引起的。另一种相对不常见的类型是非头痛型偏头痛，这种偏头痛先兆期可能会出现局部神经功能缺损，但并不出现头痛。在极少数情况下，非头痛型偏头痛症状可能持续 1 ～ 2 d，类似卒中。基底型偏头痛产生的局部症状与后循环相关，这在儿童中更为常见。眩晕性偏头痛是指在典型偏头痛发作前有头晕先兆。

脑膜炎

感染或出血产生急性、严重、全身性和持续性疼痛，颅底病变的症状可能特别强烈，并因颈部前屈或腿抬高伴膝关节伸展和足背屈而加重。年轻人的脑膜炎通常由脑膜炎球菌或病毒引起，这类人患脑膜炎球菌的一个主要独立危险因素是住在大学宿舍。注射四价多糖疫苗可以显著降低其患病风险。

脑震荡后头痛

中枢神经系统疼痛敏感结构在脑外伤时发生严重扭曲和移位，引起脑震荡后头痛。脑震荡后综合征（创伤后神经状态不稳定）是一种复杂、脑神经状态不佳的情形，表现为慢性顽固性头痛、颈部疼痛、神经紧张、情绪不稳定、哭闹和无法集中注意力，这些症状提示创伤后出现了焦虑性抑郁；该综合征可能是紧张型头痛的一种变异类型，其症状严重程度与损伤严重程度之间的相关性很小。

颅外起源病变

头痛的颅外病变部位包括头部的皮肤、筋膜、肌肉和血管，颅外动脉，鼻腔和鼻间隙的黏膜，外耳和中耳，牙齿以及头皮和面部的肌肉。涉及眼、鼻窦、颈椎、颞下颌关节或脑神经的问题可能是颅外来源头痛的重要来源。

紧张型头痛

紧张型头痛是慢性头痛和复发性头痛的主要类型之一。超过 90% 是双侧头痛，通常被描述为头部有压力感或束状感觉。在大多数情况下，疼痛是迟钝的和稳定的，随着时间的推移，症状会恶化，有时伴有枕部和颈部疼痛。头痛可能持续数天、数周甚至数月，其中一部分患者的头颈部肌肉的肌电图显示剧烈收缩电位，还可以检测到血管收缩，这可能是一些患者出现偏头痛样症状（恶心、搏动性头痛）的原因。

诱发因素包括焦虑、抑郁和情境压力。有潜在精神病的患者经常用生动的术语描述他们的头痛（例如，“感觉像被斧头劈”或“像被闪电击中”或“爆炸”），但他们这样描述时并没有表现出任何情绪上的明显不适。所以许多人在心理上都没有意识到自己潜在的情绪问题。紧张型头痛也可能继发于颈椎病或颞下颌关节（TMJ）疾病引起的肌肉拉伤（见稍后的讨论）。值得注意的是，大多数主诉为头痛的患者都有提示偏头痛的特征，而不是紧张型头痛的特征。

鼻窦炎

鼻窦炎产生的头痛，其特征是起病急，醒来时更重，起床后开始好转，但随着时间的推移又会恶化，病人诉有脓性鼻分泌物，受累鼻窦主要出现疼痛和皮肤敏感的症状（第 219 章）。许多其他原因导致头痛的患者（例如额肌收缩性头痛）错误地将其问题归因于“鼻窦炎”，自行用血管收缩剂治疗无效。由于鼻窦炎的疼痛有时被描述为搏动性疼痛，当患者弯腰时疼痛会加重，因此可能被误认为是偏头痛或颅内占位性病变引起的头痛。

巨细胞动脉炎

也被称为颞动脉炎或颅动脉炎，这种老年病（几乎所有患者都超过 50 岁）影响中动脉和大动脉（尤其是颅外血管），如果炎症扩散到眼动脉，可能导致失明。头痛可能从搏动性不适开始，然后发展为隐匿的疼痛。一些患者描述有灼烧感，而另一些患者则表现为一阵阵刺痛。其特征是头皮压痛（尤其是在梳理头发时）局限于受累的血管，但发炎的动脉可能并不总是柔软或可触及的，颞动脉也不一定受累。下颌咀嚼肌肌肉收缩疼痛常是另一临床表现，这与风湿性多发性肌痛密切相关（第 161 章）。

最严重的并发症是失明，通常在头痛发作后 1 ～ 2 个月发生，通常发生于动脉炎导致眼动脉阻塞时。复视可能先于视力损害发生，并可预测视力损害（50% 的风险）。一旦视力受损，将在几个小时内迅速发展到完全丧失视力（第 161 章）。

颞下颌关节功能障碍

颞下颌关节（TMJ）功能障碍作为一种慢性顽固性头痛的常见病因，在非专业领域备受关注，但有时却被医务工作者忽视。牙齿咬合不正偶尔可引起 TMJ 功能障碍，但在大多数情况下，这个问题不是因牙齿咬合不正引起的，而是由紧张引起的下颌紧咬和夜间磨牙（磨牙症）所致。这种慢性无意识的口腔习惯会导致咀嚼肌疲劳和痉挛，表现为下颌、眼和耳后（甚至颈部到肩部）的慢性钝痛、单侧不适。其特征是颌骨疼痛、“咔哒”声和早晨难以张嘴，咀嚼可能加重症状。下颌的闭锁很常见。在体格检查中，可发现咀嚼肌压痛，下颌运动不佳，关节“咔哒”声和开口偏斜。由于牙齿的慢性研磨，臼齿突起可能是扁平的（第 225 章）。

丛集性头痛

丛集性头痛的病理生理学尚不清楚，脑外血管舒张可能是其中的一个原因。它主要发生在中年男性，是唯一一种男性比女性更常见的头痛类型。丛集性头痛可通过头痛的位置、时间和周期性来区分。在 50% 以上的病例中，最典型的临床表现为剧烈的、无症状的、单侧的“眼后”头痛，疼痛性质为刺痛或灼热痛，并伴有同侧流泪、鼻塞和面部潮红。20% ～ 40% 的病例出现同侧上睑下垂和瞳孔缩小。头痛通常在患者上床后几个小时开始，持续 30 ～ 90 min。2 ～ 3 个月内每晚发作，然后消失，几个月到几年后又再次发生。约 10% 的患者患有慢性丛集性头痛，1 ～ 2 年内每天发作，没有明显的周期性。这些头痛有时会与偏头痛混淆，为单侧的、严重的头痛，但不是搏动性的，也没有偏头痛的其他特征。

吲哚美辛反应性头痛

包括慢性阵发性偏头痛、碎冰锥样头痛和持续性偏头痛。慢性阵发性偏头痛是一种罕见的头痛类型，主要发生在女性中，与丛集性头痛不同，其特征是在 10 ～ 20 min 的短暂肌痉挛时，单侧面部严重疼痛，每天发作 20 ～ 30 次。霍纳综合征和身体同侧撕裂表现显著。碎冰锥样头痛也发生在偏头痛患者身上，并非吲哚美辛反应性头痛所专有，头痛表现为短暂的、剧烈的刺痛。持续性偏头痛不同于其他类型，它会因同侧刺痛而加重，引起持续的单侧疼痛不适。

全身感染、发热和其他血管原因

这些疾病是引起中枢血管扩张和弥漫性搏动性头痛的最常见原因之一。通常伴随病毒感染综合征的头痛较典型。大量的代谢紊乱物质和药物可导致血管舒张和头痛。剧烈头痛是早期一氧化碳中毒的一个突出症状，也是服用硝酸酯类药物或血管扩张剂治疗心绞痛或其他疾病的患者的常见主诉。

高血压

中重度高血压（舒张压＞ 110 mmHg）有时会导致枕部头痛。头痛的机制尚不清楚。这种头痛不适在早晨更严重，随着一天的进展而减轻。这种头痛会随着高血压的纠正而消失。它不应与肌肉收缩和心因性头痛混淆，后者是高血压患者头痛的主要原因，也不应与恶性高血压伴发的颅内压升高引起的头痛混淆。

眼源性头痛

眼源性头痛常归因于眼疾患，尤其是眼眶疾患。头痛通常归咎于眼疲劳，大多数情况下，这种归因是不正确的，改善屈光不能解决问题。但偶尔有些患者眼睛长时间近距离工作时，会导致散光问题，导致眼外肌、额肌和颞肌的不平衡和持续收缩，引起眼眶和额颞区疼痛不适；纠正散光可以解决这个问题。急性青光眼可引起突然发作的眼眶性头痛，伴有视力模糊（第 207 章）。

颈神经根病

头痛通常是颈神经根病的首发症状。疼痛发生在颈上神经根的机械刺激期间。颈椎 X 线摄影的结果是多样的，成像可以从正常到脊椎关节变硬。疼痛通常局限于枕骨或颅底的一侧，伴有触诊时的压痛。它可能从颈部开始，有时甚至辐射到前额或眼。这种不适被描述为“让人不得安宁”或疼痛，并因颈部运动而加剧。醒来时头痛往往更严重，可能是因为睡觉时颈部无意识地活动，当颈部向枕骨方向移动时，颈项韧带和肌肉受到刺激而卡压颈上神经根。

枕神经痛是一种特别常见的类型。患者常自述枕大神经分布区突然出现刺痛，这种刺痛可在床上翻身时诱发，而坐起可缓解；枕大神经痛的枕后头痛也可能表现为钝压感。

三叉神经痛

三叉神经痛是已知的最严重的疼痛综合征之一，中年或老年患者会出现面部或颈部的阵发性刺痛，这些症状可能只持续几秒钟，但可能非常痛苦且反复发作，可累及下颌、牙龈、嘴唇或上颌区域。其特征是，疼痛触发区位于三叉神经支配的区域内（第 176 章）。

慢性日常头痛综合征

慢性日常头痛综合征（CDH）是基层全科医生遇到的最困难的头痛类型之一。国际头痛协会将 CDH 定义为每月头痛的时间超过 15 天，持续时间超过 3 个月。组成它的实体是一个多样化的群体，包括慢性偏头痛、慢性紧张型头痛、新的每日持续性头痛、慢性丛集性头痛和持续性偏头痛。发作性偏头痛转变为 CDH 通常是由于药物的过度使用。

鉴别诊断（表 165-3）[1,3-5,8]

头痛的原因可分为急性和慢性两类（表 165-3），急性头痛有许多令人担忧的病因，有些重要病因也是慢性头痛的原因（表 165-3）[1,3-5,8]。

检查 [1,3-5,8,14-16]

首要任务是确定令人担忧的头痛，如突发的、严重的或持续的头痛。尽管有了精细的成像技术，但病史和体格检查仍然不可或缺。

检查的目的是把原发头痛综合征（如有无先兆的偏头痛、丛集性头痛、紧张型头痛）的某种类型和继发于机械性或全身性疾病所致的头痛区分出来，这决定了不同的治疗方法 [1,3-5,8,14-16]。

病史

为获得对头痛的全面描述，尤其是其临床病程、相关症状、诱发因素、加重和缓解因素以及患者所关心的事情，投入时间是很有价值的。所获得的这些信息通常是诊断性的，对于明智地选择试验和有效地处理患者的担忧和期望也是至关重要的。用药史也很重要，因为许多药物（如吲哚美辛、硝苯地平、西咪替丁、卡托普利、硝酸盐、阿替洛尔、甲氧苄啶 / 磺胺甲噁唑、阿司匹林 / 双嘧达莫联合、口服避孕药）可引发非特异性头痛。米诺环素、异维甲酸、萘啶酸、四环素、甲氧苄啶 / 磺胺甲噁唑、西咪替丁、皮质类固醇和他莫昔芬均可引起药物相关性颅内高压。

表 165-3 头痛的重要原因

急性
- 脑膜炎
- 颅内出血（卒中、动脉瘤破裂）
- 脑卒中
- 急性颅内压升高（主要由脑水肿或出血引起，包括高血压脑病）
- 急性青光眼
- 急性鼻窦炎
- 急性代谢性紊乱（一氧化碳中毒、低血糖）
- 急性病毒性疾病
- 最初出现持续性或复发性头痛

持久性或复发性
- 颅内肿块（肿瘤、脓肿、硬膜下血肿、大动脉畸形）
- 紧张型头痛
- 偏头痛，有或没有先兆
- 丛集性头痛
- 吲哚美辛反应性头痛（碎冰锥性头痛、阵发性偏头痛）
- 脑震荡后综合征
- 颈椎疾病
- 巨细胞动脉炎
- 三叉神经痛
- 高血压
- 动静脉畸形
- 夜间磨牙症 /TMJ 功能障碍
- 药物
- 药物滥用

新发头痛的病史与慢性或复发性头痛的病史略有不同。

新发头痛

病史应包括对任何相关神经功能缺陷、发热或颈部僵硬的检查。无头痛习惯的患者突然出现“经历过的最严重的头痛”，特别是有发热、颈部僵硬、共济失调、精神状态改变、局部神经功能缺损或视力受损的情况下，应立即予以关注。弥漫性头痛伴颈部僵硬和发热提示急性脑膜炎；当急性头痛和颈部僵硬同时伴有步态共济失调和频繁恶心呕吐时，必须考虑小脑出血。早期识别很重要，因为紧急的手术治疗可以挽救生命。头痛突然发作，立即达到最大疼痛强度（“雷击样头痛”）提示脑动脉瘤破裂。弥漫性头痛、恶心、呕吐和精神状态的改变可能预示着高血压性脑病。急性发热伴额头痛和眶周痛提示急性鼻窦炎。眼痛和视力模糊增加了发生急性青光眼的可能性。老年患者新发的头痛需要考虑颞叶动脉炎。急性发作的搏动性头痛应询问偏头痛的其他表现（前驱症状和听觉症状），调查是否为发热性疾病、使用血管扩张剂、接触一氧化碳、停药和低血糖。由神经功能障碍引起的搏动性头痛可能是偏头痛性头痛，但如果神经功能障碍持续超过 12 h，则应考虑卒中和其他血管原因。

反复发作或持续性头痛（表 165-4）

由于偏头痛和紧张型头痛是导致慢性或复发性头痛的最常见原因，而脑瘤是最可怕的，因此病史对评估至关重要。临床过程尤其能说明问题。随着时间的推移，严重程度、频率或两者的增加提示颅内肿块病变，而头痛保持不变或出现波动、减弱是更典型的紧张型头痛或偏头痛。从集性头痛最典型的特征之一是每晚出现头痛一段时间，然后是无症状间歇。

在急性头痛中，疼痛的严重程度有助于识别严重病理改变的增加风险，然而，在慢性或复发性头痛中，疼痛强度的价值不大。大多数患者在不同的时间会有不同程度的疼痛。脑瘤引起的头痛开始时可能是相对轻微的主诉，而偏头痛、丛集性头痛或紧张型头痛可能是非常痛苦的，仔细注意相关症

表 165-4 偏头痛与其他重要的头痛的原因的比较

偏头痛	其他头痛
反复发作史；家族史	新发头痛，特别是年龄＞50 岁者；无家族史
多种典型发作持续 4 ～ 72 h	头痛时间＞ 72 h
发作之间没有症状	持续症状
头痛逐渐发作，颈痛，神经功能异常	突发头痛，神经功能异常
神经功能异常持续时间≤ 1 h	神经功能异常持续时间＞ 1 h
相关症状（打呵欠、颈痛、畏光 / 声音恐惧症、疲劳、头痛前后情绪变化）	发热、全身性疾病的相关症状
神经系统检查在发作期和发作后正常	神经系统检查异常

改变并引自 Charles A．Migraine．N Engl J Med 2017；377：553．

状始终是至关重要的。研究偏头痛的其他表现可有助诊断，如发现有神经系统缺陷，则强烈提示肿瘤的可能性。头痛的位置和性质有时是有帮助的，尽管不同原因导致的头痛可能有相当多的重叠。全脑、带状和枕颈分布的头痛提示张力型头痛，其头痛性质为紧绷或压力样，但当颅内压增加时也可有此类感觉。单侧的位置和搏动性头痛是偏头痛的特征，但有时也见于紧张型头痛患者。单侧和固定部位的头痛提示头痛由肿块引起。

相关症状有助于确定慢性或复发性头痛的其他病因。颞下颌关节痛可能提示磨牙症，而下颌间歇性运动停顿和头皮血管压痛提示巨细胞动脉炎，肩部、臀部和腰部同时出现不适也是支持性证据。颈部疼痛提示颈神经根病。脓性鼻分泌物是鼻窦疾病的征兆。应始终关注头部外伤、脑膜旁感染、抑郁、情境压力或药物滥用史以及头痛家族史，必须仔细询问用药史。特别值得关注的是反跳性头痛，这是一种过度使用止痛药引起的头痛，特别是含有巴比妥酸盐、麦角胺化合物或 5- 羟色胺激动剂的药物。反跳性头痛的患者陷入了过度使用止痛药、撤药后头痛的模式。

值得关注的头痛加重和诱发因素。因劳累、咳嗽或弯腰而加重的头痛是颅内肿块病变的特征，弯腰也可能加重鼻窦炎的头痛。由于摄入某些食物或饮料（巧克力、奶酪、红酒）引起的头痛是偏头痛的典型症状，噪音、气味和强光也会加剧偏头痛。在疾病活动期，酒精也可引发丛集性头痛，偏头痛还可因服用多种药物诱发或加重，包括西咪替丁、炔雌醇、阿替洛尔、吲哚美辛、达那唑、硝苯地平、司来吉兰和口服避孕药。

体格检查

急性头痛

应检查血压和体温是否升高，头皮是否有颅动脉压痛和局部压痛，是否有头颅凹陷等颅骨损伤的迹象，鼻窦是否有脓性分泌物和压痛，瞳孔对光反射是否消失，是否出现角膜混浊（提示急性青光眼）、视盘水肿、颈部前屈僵硬。应进行神经系统检查，检查共济失调、精神状态改变、局部缺陷和脑膜体征。

慢性或复发性头痛

体格检查中应关注急性头痛评估中所涉及的部位，并根据病史扩展到其他部位。例如，对于有面部疼痛的头痛患者，应检查口腔是否有三叉神经痛的触发区，牙齿是否有磨牙症迹象，颞下颌关节是否有活动受限和义齿，以及颈部是否有退行性疾病的迹象（第 148 章）和运动诱发的头痛。许多紧张型头痛患者的肩部、颈部和枕部肌肉过度紧张并有局部压痛。固定的局灶性缺损是颅内病理学的重要证据，因此应仔细全面进行神经系统检查。

实验室检查

急性头痛

患者发生经历过的最严重的急性头痛，尤其是有脑膜刺激征、新的神经功能异常或颅内压升高的证据者，需要去急诊行头颅 CT 检查，以便及时发现危及生命但可治疗的病变（例如蛛网膜下腔出血）。MRI 提供了更多关于后颅窝结构的信息，弥散加权序列可发现缺血的最早征象（第 171 章）。如果是一位年轻的肥胖女性出现颅内压增高，应评估其是否为大脑假性肿瘤，CT 扫描或 MRI 将显示特征性的狭缝状脑室。应重点鉴别脑静脉血栓，磁共振静脉造影是合适的检查。

对于急性头部损伤的患者，可以使用一些临床应用的规则（如加拿大 CT 头部规则）进行风险分层，并确定是否需要进行神经影像学检查。风险特征包括：年龄≥ 65 岁、≥ 2 次的呕吐、超过 30 min 的遗忘、行人被机动车撞倒、跌出超过 1 m、疑似颅骨骨折、从车中弹出。没有这些特征的患者发生明显颅内损伤的几率不到 1%，通常无需神经影像学检查。

对于有脑膜刺激症状的患者，如果没有发现颅内压明显升高的证据，应在 CT 检查后进行腰椎穿刺、脑脊液检查和培养，以除外感染。颅内压增高风险最大的人群是那些免疫功能低下、年龄＞ 60 岁、近期癫痫发作、有中枢神经系统疾病史、有新的局灶性神经功能缺陷或精神状态改变的人。老年患者新发头痛，尤其是伴有颅动脉或头皮压痛时，需要测定红细胞沉降率以检查巨细胞动脉炎；此外，还应考虑颞动脉活检（第 161 章）。

慢性或复发性头痛

为了正确评估头痛，应正确区分初次头痛患者和慢性复发头痛患者。如果体格检查结果正常，且头痛史不提示颅内疾病，但可明确将患者的头痛归为复发性偏头痛类型，则辅助检查可能不太有用。

神经影像学的应用。一种令人不安的趋势是，对所有反复或慢性头痛的患者不加鉴别地进行神经影像检查（CT、MRI）会导致评估成本不断攀升，这些评估提供的信息并不比最初的头痛病史和体格检查提供的信息多。患有慢性头痛且神经系统检查结果正常的患者进行神经影像学检查呈阳性的可能性非常小，阳性率如此之低，以至于在没有非常令人担忧的病史或体格检查中发现神经缺陷时，则没有必要进行神经影像检查。一些人认为，这种检查可能有帮助安抚患者的价值，但是，如果花时间回顾临床结果并直接解决患者的担忧，大多数担心患有严重潜在疾病的良性慢性头痛患者则可以得到充分的安慰。这些步骤对于提供有意义的保证是至关重要的，通常可以避免对病人进行医学上不必要的成像，避免病人暴露在辐射中（CT），避免 MRI 检查的意外发现增加患者的整体焦虑。

尽管如此，在一些情况下，给身体和神经系统检查没有异常的患者做神经影像学检查可能是合适的。临床医生应谨慎，不要对有短暂神经功能障碍或有其他中风危险因素的患者过度诊断偏头痛，需要考虑 MRA 和多普勒超声检查（第 171 章）。对于存在近期发作（< 6 个月）的头痛患者，在全面病史和体格检查后其病因仍不明确时，也需要考虑影像学检查。此外，那些随着时间的推移持续性头痛发生恶化且不符合紧张型头痛模式的患者应被转诊进行影像学检查。当发现提示有癫痫发作的先兆症状或意识丧失的病史时（第 170 章），就有必要寻找颅内肿块病变。如果患者或家属报告患者头痛伴有持续性人格改变，则可能是额叶或颞叶区肿瘤。最后，如果发现长期头痛的性质发生了变化，或者给予的治疗没效果，对最初的诊断（如偏头痛）有怀疑时，MRI 或 CT 的用处就会增加。

仔细的病史询问和体格检查是值得花时间的，因为这些方法仍然是有效选择检查和准确诊断头痛的最佳手段。

治疗原则（表 165-4 和表 165-5）[1-3、8、13、17-31]

偏头痛

偏头痛是一种有相对特效治疗方法的头痛疾病，因此确定它的存在对患者而言是非常重要的。大多数原发性头痛的患者表现为偏头痛而不是紧张型头痛，应该为偏头痛患者提供各种治疗方案。

神经源性假说将人们的注意力从血管扩张剂转移到作用于 5- 羟色胺（5-HT）受体和降钙素基因相关肽及其受体的药物上。一些用于预防偏头痛的老药（如甲基麦角新碱、赛庚啶）已被发现可以作为 5-HT_2 拮抗剂。曲坦类药物是治疗急性偏头痛最有效的药物，它与 5-HT_{1D} 和 HT_{1B} 受体相互作用，阻断神经递质介导的炎症和疼痛。

对于大多数患者来说，将患者可耐受的预防性药物与偶尔使用止痛药或综合治疗方案相结合，可以最大限度地减少这种高度致残的头痛对他们日常生活的影响，因为大多数预防药物需要几周到几个月的时间才能确定疗效，所以与每一位正在接受偏头痛治疗的患者保持牢固和友好关系尤为重要。

预防

大多数偏头痛患者可采取有效的预防措施。一旦诊断出来，下一项任务就是确定致残性头痛的频率。一般来说，如果头痛每周干扰工作或其他活动超过 1 次，那么考虑给予预防性药物治疗是合理的。

非药物措施。教育易患偏头痛的患者避免摄入某些诱发头痛的食物（奶酪、巧克力、柑橘类水果、坚果、红酒，尽管并非所有患者都如此）、避免睡眠不足和长时间禁食，可能有助于预防一些头痛。有时，通过记头痛日记可以获得关于头痛的有用信息。因为偏头痛可能是由情绪压力或心理冲突引起的，所以调查家庭、工作和社会环境来设计预防方案非常重要。定期锻炼和放松技巧（第 226 章）可显著降低头痛的频率和严重程度，这些活动有助于减少压力的影响，许多患者更愿意在尝试其他形式的治疗之前尝试它们。

心理压力大的患者可以从非正式的鼓励性心理治疗中获益，这有助于他们表达自己的感受和应

表 165-5 预防偏头痛的药物

药物	推荐剂量	副作用 / 特殊考虑因素
β 受体阻滞剂		
普萘洛尔	40 ～ 320 mg/d	可能需要 3 个月，以达到充分的效益
纳多洛尔	40 ～ 240 mg/d	
阿替洛尔	50 ～ 150 mg/d	禁忌证：充血性心力衰竭、哮喘
噻吗洛尔	10 ～ 30 mg/d	副作用：嗜睡、运动不耐受、抑郁
抗抑郁药		
阿米替林	10 ～ 150 mg/d	头痛治疗的疗效不依赖于抗抑郁药的作用，可能比抗抑郁药起效更早且剂量更低
去甲替林	10 ～ 125 mg/d	
多塞平	10 ～ 150 mg/d	嗜睡、尿潴留、体重增加
文拉法辛 ER	75 ～ 150 mg /d	心动过速、胃肠道不适、出汗
钙通道阻滞剂		
维拉帕米	240 ～ 320 mg/d	可能需要 1 个月才能获益 禁忌证：充血性心力衰竭、心脏传导阻滞、心房颤动、病态窦房结综合征 副作用：低血压、房室传导阻滞、头痛、便秘、水肿、充血性心力衰竭
非甾体抗炎药		
萘普生	500 mg bid	对经期偏头痛的妇女尤其有用，经期前后服用几天 副作用：胃肠道不适、溃疡、易感患者肾功能恶化 禁忌证：溃疡、阿司匹林敏感、肾衰竭
抗癫痫药		
丙戊酸钠	从 250 mg tid 静滴至治疗水平	副作用：恶心、血小板功能障碍、脱发、肝毒性；致畸性，神经管缺陷
托吡酯	25 ～ 100 mg bid	口服避孕药剂量超过 200 mg/d 时，会出现认知功能障碍、体重减轻、肾结石、酶诱导作用减弱
肉毒杆菌毒素		
肉毒杆菌毒素 A 型	155 单位（1 ml），现场头颈部肌肉分 7 个注射点皮下注射，每 12 周一次	肌肉无力，头痛
降钙素基因相关肽或肽受体拮抗剂治疗难治性慢性或发作性偏头痛		
夫瑞奈组单抗（Fremanezumab）	每月 225 mg 或每半年 675 mg 皮下注射	注射部位反应（2%）；抑郁（1%）/ 焦虑（1%）；长期安全性有待研究
依洛尤单抗（Erenumab）	70 ～ 140 mg 皮下注射	注射部位反应；长期安全性有待研究

对压力，虽然广泛的心理治疗可能不会减少发作的次数，但有必要试着找出压力的问题，并与患者一起寻找解决它们的方法。建议休息或休短假可能不够；事实上，情绪波动在假期和周末是很常见的。生物反馈的益处尚未得到证实，可能并不比放松练习和其他非药理学方法更好。缺乏充分设计的研究限制了有关生物反馈的结论。然而，一些美国食品和药品监督管理局（FDA）批准的神经调节装置的出现为对药物措施不利或难以治疗的患者提供了一条途径。眶上刺激（Cefaly）被批准作为一种预防

性治疗。

药物治疗。当非药物治疗不能满足需要时，应增加药物治疗。几种不同种类的药物在预防偏头痛方面很有用，表 165-5 概述了剂量和副作用。在找到对任何个体患者最有效且副作用最少的适当药物之前，通常需要采用反复试验的方法。每种药物都应至少进行 2 个月的试验，许多患者需要更长的时间才能获得全部益处。偏头痛的预防药物种类繁多，但那些得到精心设计的试验结果支持并因此被美国神经病学学会评为“A”的药物是丙戊酸盐、托吡酯、美托洛尔、普萘洛尔和噻吗洛尔[21]。

β 受体阻滞剂。它们是一线预防药物，能够将发作的频率和严重程度至少降低 50%。在大多数情况下，中等剂量就足够了，但有时，需要更高的剂量才能产生疗效，但疲劳随即出现，必须寻求替代方案。虽然只有某些 β 受体阻滞剂被列为“A”，但这类药物之间似乎没有太大区别。使用它们的相对禁忌证是抑郁情绪障碍（第 30 章）。

抗抑郁药。偏头痛通常伴有抑郁，这使得抗抑郁治疗成为此类患者合理的考虑因素。已经注意到，使用抗抑郁药后，头痛的频率有所减少，抑郁症状也有所减轻。没有抑郁症的患者也能享受到预防方面的好处。

三环类抗抑郁药（如去甲替林、阿米替林）是合适的一线预防药物，显示出很大的治疗效果，考虑到偏头痛和重度抑郁症之间的关系，这是可以理解的。老年人的体重增加和心律失常（第 28 章和第 29 章）限制了它们的效用，抗胆碱能副作用也同样如此。

5- 羟色胺和去甲肾上腺素再摄取抑制剂（SNRI）抗抑郁药（如文拉法辛、度洛西汀）也有一定的预防作用，对不能耐受三环类药物的患者可能有帮助。副作用包括胃肠道紊乱、尿潴留、心动过速和出汗。

抗癫痫药物（丙戊酸钠、托吡酯）。一些抗癫痫药物（AED）在预防偏头痛方面表现出显著的疗效。丙戊酸是唯一一种 FDA 批准的作为有效的预防偏头痛的此类药物，但它的致畸潜能（神经管缺陷）和导致脱发、体重增加的倾向可能存在问题。在其他用于偏头痛预防的抗癫痫药物中，托吡酯取得了最有希望的结果，重要的副作用包括认知困难、体重减轻和肾结石。尽管如此，它仍然是神经科医生最常用的偏头痛预防药物，在每天 200 mg 或更高剂量下，托吡酯有可能诱导口服避孕药的代谢，如果患者的药物需求在该范围内，应警告患者使用额外的工具来避孕。

肉毒杆菌毒素 A 型。肉毒杆菌毒素 A 型抑制运动神经末梢乙酰胆碱的释放。它在偏头痛中的应用是偶然发现的，当时为了美容服用该药物的人报告偏头痛缓解。经良好设计的安慰剂对照试验研究的荟萃分析发现，它对慢性偏头痛患者有适度的益处（头痛减少 2 ～ 3 天 / 月），但对发作性疾病的患者没有效。这种获益程度低于非安慰剂对照研究中最初报告的获益程度。

降钙素基因相关肽拮抗剂。针对降钙素基因相关肽（CGRP）或其受体的单克隆抗体已在安慰剂对照随机试验中证实，对于其他方法无法令人满意地控制发作性或慢性偏头痛患者，单克隆抗体能够显著降低偏头痛的发作频率。夫瑞奈组单抗是首个直接针对 CGRP 并获得 FDA 批准的此类药物，每个月或每个季度皮下注射一次，可使难治的慢性偏头痛患者的平均头痛天数减少 1.5 天。研究还表明，平均头痛天数减少 50% 的有效率为 38% ～ 41%；以 CGRP 受体为靶点的依洛尤单抗可使难治性发作性偏头痛患者的平均头痛天数每月减少 3.2 天。两种药物的耐受性都很好，需要长期随访以确定延长使用的安全性，安全性中有 1 例自杀和 1 例心血管事件已被记录，但其意义仍有待确定。这些药不能穿过血脑屏障。它们非常昂贵，而且最好留给那些无法治愈的难治患者。

钙通道阻滞剂。钙通道阻滞剂维拉帕米是针对不能服用或不能耐受大剂量 β 受体阻滞剂的患者的一种替代品，只应该使用其缓释制剂，心力衰竭或心脏传导阻滞患者应避免使用该药物。对心肌收缩力和传导有不利影响，在患有潜在心脏病的患者中需要小心使用（第 30 章和第 32 章）。

血管紧张素阻滞剂。血管紧张素转换酶抑制剂和血管紧张素 Ⅱ 受体抑制剂对偏头痛均有预防作用，其效应与抑制血管紧张素 Ⅱ 有关，大约 1/3 的患者的头痛频率和严重程度降低了 50% 以上，平均减少约 30%。

非甾体抗炎药。如萘普生和布洛芬，已被广泛使用，特别是对月经期偏头痛患者。在月经前、月经期间和月经后的几天内服用。一些患者自行服用非甾体抗炎药（NSAIDs）进行预防，更多的患者在非处方基础上使用非甾体抗炎药进行流产式治疗或缓解急性疼痛。

维生素。小规模、短期的研究结果表明，高剂量核黄素可能具有预防作用（维生素 B_2，400 mg/d），可减少头痛的频率和总天数，核黄素可能是其他预防方案的有效辅助手段。

其他措施。对于因月经前雌二醇下降而导致月经期间发作偏头痛的女性，连续使用口服避孕药或延长月经周期有助于预防发作，使用夫罗曲坦预防也很有效。尽管卵圆孔未闭（PFO）患者先兆偏头痛发生率是偏头痛患者的 2 倍，但不建议对头痛患者仅治疗 PFO。一些小规模的研究支持给予如蜂斗菜属和小白菊之类的自然疗法。

综合式治疗

对于那些每周发作不超过 2 次的偏头痛患者，以及一般控制良好但偶尔严重性头痛的患者，建立有效的综合式治疗方案是很重要的。选择范围从非药物措施、镇痛剂和非甾体类抗炎药到曲坦类药物和麦角类化合物。针对综合式治疗出现了两种截然不同的策略：阶梯式照护（从简单的措施开始，根据一次发作或多次发作的反应逐步升级）和分层照护（从一开始就根据发作的严重程度进行治疗）。在为数不多的治疗策略随机试验之一中，分层照护被证明在头痛反应和残疾方面更优越。

选择性 $5\text{-}HT_{1B/1D}$ 激动剂（曲普坦）（表 165-6）。 曲普坦类药物已经彻底改变了偏头痛的治疗方法。现在市场上有几种。表 165-6 概述了“曲普坦类药物竞争”的参与者。舒马普坦和第二代曲普坦都是脑血管和冠状血管收缩剂，它们通过收缩血管和抑制神经源性炎症发挥作用，这些药物的生物利用度和半衰期不同。制剂的选择可能取决于偏头痛发生恶心的速度（因此可能需要注射或鼻喷雾剂制剂）、复发性头痛的可能性（因此建议使用长效制剂）或头痛的可预测性（经期偏头痛，长效夫罗曲坦是合理的选择）。

总的来说，第二代曲普坦类药物的口服药代动力学特性优于舒马普坦类药物，且持续时间更长。因此，头痛的初期缓解至少与口服舒马普坦相当，复发率可能更低。第二代曲普坦类药物可能有效，但过度使用曲普坦类药物可能导致反弹现象。舒马普坦和其他曲普坦的使用应限制在每周不超过 1 ～ 2 天。

禁忌证。最近使用单胺氧化酶抑制剂、未控制的高血压、冠心病和妊娠是主要的禁忌证。患者不应在偏头痛先兆期服用曲普坦类药物，患有偏瘫或语言障碍等复杂先兆的患者不应接受曲普坦类药物的治疗。使用选择性 5- 羟色胺再摄取抑制剂的患者可以服用曲普坦类药物，但应仔细监测两种药

表 165-6　曲普坦类药物治疗急性发作

药物（通用名 / 商品名）	给药途径	剂量（mg）	$T_{1/2}$ 半衰期	发作时间（h）	复发
舒马普坦 /Imitrex	皮下注射	6[a]	2	1/6 ～ 1/4	45%（所有路径）
	口服	25，50[a]，100	2	1 ～ 1.5	
	滴鼻	20[a]		1/4	
500 mg 萘普生和 85 mg 舒马普坦	口服	85 舒马普坦	2	1/3 ～ 1/2	不适用
复方药唑米曲普坦 / 佐米格片或口服溶解	口服	2.5[a]，5	3	1	22%
	滴鼻	5	3		
那拉曲坦 /Amerge	口服	2.5[a]	6	1	19% ～ 28%
利扎曲普坦 /Maxalt	口服	5，10[a]	1.5	1	30%
利扎曲普坦 /Maxalt MLT	舌下	5，10	参考口服	参考口服	参考口服
依来曲坦 /Relpax	口服	20，40[a]	4 ～ 5	1	——
阿莫曲坦 /Axert	口服	6.25，12.5	3	1	——
夫罗曲坦 /Frova	口服	2.5	24	1	非常少

物的剂量。

副作用。舒马普坦注射液对大量患者是安全的，尽管事实上多达 40% 的患者在被询问时特别报告了与胸部相关的症状。大规模的随访研究发现注射舒马坦后 24 小时内没有一例明显的心肌梗死发生，无死亡，也无卒中发生率增加，这缓解了人们对可能出现缺血的最初的忧虑。然而，这些药物并不完全有效，而且由于曲普坦类药物可能引起冠状动脉收缩，这一类没有心血管风险的药物的出现是一个令人鼓舞的进展。

止痛剂和镇静剂。许多患者发现及时使用非甾体抗炎药非常有帮助，但含有巴比妥类的止痛剂仍然是偏头痛最常用的处方药物。一般来说，最好避免经常使用止痛剂和镇静剂，常用的镇痛镇静复方制剂包含对乙酰氨基酚或阿司匹林及布他比妥和咖啡因（如 Fioricet 和 Fiorinal），因为它们在过去被广泛使用。虽然偶尔使用它们可能有帮助，但在处方中需要特别谨慎，因为在偏头痛等慢性复发疾病中，经常使用它们可能会使患者成瘾，也可能会出现反弹性头痛。有时需要使用麻醉镇痛药，但经常使用会导致从头痛，到摄入麻醉药物，到缓解，到停药，再到更多头痛和更多麻醉药物摄入的恶性循环（见后面的讨论）。

止吐药。恶心可能是有问题的，但可能对非甾体抗炎药、促动力药物（如甲氧氯普胺）或止吐化合物（如丙氯拉嗪）有反应。止吐药和甲氧氯普胺在止痛剂使用前 30 min 服用，可改善口服吸收，对抗恶心，并增加阿司匹林、对乙酰氨基酚和含咖啡因化合物的疗效。

最小化卒中风险

尽管无先兆偏头痛患者发生缺血性卒中的风险较低，但有先兆偏头痛患者发生卒中的优势比增加（约为 6）。口服避孕药，即使雌激素含量低于 50 μg，也会增加缺血性卒中的风险，优势比约为 2。许多神经科医生不鼓励患有先兆偏头痛的患者和患有偏头痛并伴有其他中风危险因素（如吸烟或高血压）的老年女性患者使用口服避孕药。

丛集性头痛

和偏头痛一样，综合式治疗和预防性治疗都是可行的。急性发作的一种综合式治疗包括吸入高流量氧气（5 ~ 8 L/min，持续 10 min）；与安慰剂治疗的患者相比，87% 的患者在 15 min 内疼痛消失。麦角胺栓剂可能有效，可给夜间出现症状的患者睡前服用。双氢麦角碱（肌肉注射或静脉注射，如前所述）与舒马普坦一样有效，尤其是皮下注射。每次 8 mg 地塞米松或每次 20 mg 强的松的皮质类固醇丸，每天 3 次，在 2 周内逐渐减量，这也有助于综合式治疗。

慢性丛集性头痛患者或严重频繁丛集发作患者的预防措施包括每天 360 mg 维拉帕米，分剂量服用；甲硫硫醚每日 3 次，每次 2 mg；锂剂，剂量达到与治疗双相情感障碍相同的水平时是有用的。由麻醉师实施蝶腭神经节阻滞可暂时有效缓解头痛。

紧张型头痛

对于绝大多数轻度或偶发性头痛患者来说，轻度止痛药（阿司匹林、对乙酰氨基酚、非处方剂量的非甾体抗炎药）通常就足够了。这类患者通常不咨询医生。慢性或持续性紧张型头痛患者是潜在焦虑和抑郁评估的候选对象（第 226 章和第 227 章）。通常，对此类头痛的确切治疗需要解决心理困扰的潜在根源。减轻压力的措施可能对焦虑状态的患者有相当大的帮助（附录 226-1），抗抑郁治疗可能对抑郁患者有益（第 227 章）。应鼓励创伤后患有慢性头痛的患者结束任何未决的法律诉讼。肉毒杆菌毒素 A 型对慢性紧张型头痛患者没有预防作用。

慢性日常头痛

慢性日常头痛（CDH）是主治医师遇到的最困难的头痛类型之一。在一些患者中，偏头痛综合征演变为日常头痛，更典型的是伴有偏头痛事件的紧张型头痛。抑郁、焦虑和药物滥用都可能使现阶段的情况复杂化。在就促发因素和生活方式改变对这组患者进行咨询时，医生应了解止痛药和麦角胺的使用史，这一点很重要。麦角胺或止痛剂滥用可导致头痛 - 药物 - 头痛的恶性循环。当先前剂量的麦角胺或止痛剂的效果减弱时，头痛开始复发，这导致进一步的药物使用。药物引起的睡眠障碍和心理依赖随之而来，产生头痛和药物治疗的自我维持的节律周期。因此，必须注意避免为偏头痛或紧张型头痛患者开大量麦角胺或镇痛药（包括麻醉性和非麻醉性）。完全消除止痛药和麦角胺化合物可改善其他药物预防头痛的治疗效果。肉毒杆菌毒素 A 型可提供适度的益处（每月头痛减少 2 ～ 3 天）。Cefaly 是一种经颅刺激装置，已被证明对一些药物难治的慢性头痛患者有益。通过住院治疗停用药物，来建立一个新的综合治疗计划可能是有益的。

其他引起头痛的情况的处理

枕神经阻滞可以帮助打破由枕神经痛引起的疼痛。颞下颌关节功能障碍和磨牙症引起的疼痛可能对局部处理的措施有良好的反应（第 225 章）。颞动脉炎引起的头皮疼痛需要皮质激素治疗（第 161 章）。鼻窦炎所致的头痛可通过解除充血反应达到很好的效果（第 219 章）。由上颈椎疾病引起的头痛需要注意颈部卫生（第 148 章）。

入院和转诊适应证

入院或紧急转诊

急诊住院是指急性发作的新发、非典型的严重头痛，特别是伴有脑膜刺激或颅内压升高的症状或体征的患者，这可能提示颅内出血或脑膜感染。严重的顽固性偏头痛可能需要及时的急诊治疗。如果认为急性青光眼是引起急性眶周痛的原因，需要立即咨询眼科医生。

选择性推荐

不那么紧急的头痛需要神经科会诊，包括短暂的神经功能障碍的发作、单侧头痛的频率和严重程度增加、性格改变，以及提示病变在发展或肿块性病变的新发的进展性神经功能障碍。有时，患有难治性紧张型头痛或严重偏头痛综合征的患者可以从神经科医生提供的安慰和建议中获益。如果是颞下颌关节问题似乎保守治疗效果不好，建议牙科会诊。当老年患者被怀疑患有巨细胞动脉炎时，可能需要手术进行颞动脉活检，但需要更明确的证据证明需要长期类固醇治疗（第 161 章）。如果长时间近距离工作导致头痛，则需要进行眼科视力检查和屈光评估。

对于患有慢性、难治性、紧张型头痛的患者，向精神科医生进行诊断咨询可能是一个重要的学习经验。然而，这些患者中的许多人不愿考虑导致其症状的心理原因。因此，在建议转诊精神科之前进行全面的医学评估是很重要的。这避免了病人的任何误解，他们认为他们的问题是有医学基础的，并认为转诊是对他们症状的不适当的忽视。

（王　斌 翻译，董爱梅　王晶桐 审校）

第 166 章

头晕的评估

AMY A. PRUITT

头晕可能是最令人不适的主诉之一，评估头晕这项任务往往因为模糊的病史和大量可能的原因而变得困难，病因包括从精神疾病、心血管疾病到神经系统的外周和中枢障碍不等。但是，只要有一点耐心并仔细注意病史和体检结果，基层全科医生就可以进行复杂的临床评估，直接进行进一步的检查和治疗，这将有助于排除潜在的危险，有时可以立即缓解那些病情比较乐观的患者的症状，如良性体位性眩晕（BPV）。

“头晕”一词包括一系列症状，包括头晕、眩晕、近似晕厥、不稳定、头昏、漂浮、内部运动感觉、运动不耐受、不稳定和其他不平衡的非特异性描述。病因范围从心血管原因到中枢和外周神经状况和心理生理状态不等。有些会产生短暂的症状

（偶发性、短暂性头晕），而另一些则会引发更持续的头晕，持续超过 24 h（有时称为急性前庭综合征）。初步评估的关键目标（可以在基层医疗诊所环境中有效地执行）包括区分心血管原因、神经性原因及中枢和周围前庭病变。

病理生理学和临床表现 [1-6]

主诉“头晕”的患者可能有几乎任何器官系统的功能障碍，包括前庭功能障碍、心血管功能不全、精神病、代谢紊乱、多发性感觉缺陷、小脑疾病或各种问题的组合。

前庭疾病

前庭疾病患者常经历真正的眩晕，这被定义为运动异常或环境运动异常（区别无关紧要）的头部感觉。描述性术语不仅包括“旋转”，还包括“波动”“晕船”“地面起伏”“摇摆”“移动的东西”和“旋转木马”的感觉。严重的病例均伴有恶心、呕吐和出汗。耳鸣和听力损失表明了对第 8 对脑神经听觉成分的相关损伤。眼球震颤经常在检查中发现（见稍后的讨论）或可诱发。

前庭问题可能是中枢或周围病变的问题。周围病变包括耳蜗或耳蜗后病变；中枢病变与周围病变不同，典型表现为眩晕伴有其他脑干缺陷；而在周围疾病中，除了伴有耳鸣或听力损失外，眩晕是孤立发生的。

周围病变

周围病因的特征是没有脑干症状和体征，包括良性位置性眩晕（benign positional vertigo，BPV）、急性前庭神经炎、梅尼埃病和听神经瘤。

良性位置性眩晕。在老年人的这一常见问题中，眩晕只发生在特定的位置，发作是突然的，通常在假定触发位置后几秒钟内发生。如果患者不活动，症状在几分钟后停止，但随着体位的进一步改变，症状会恢复。在许多患者中，病情在 6 个月内消失；通常完全恢复。头部外伤有时会导致这种暂时性眩晕，其机制是后半规管内自由漂浮的颗粒物刺激迷路所致；一个不太常见但更持久的原因被认为是前庭神经的血管受压。

梅尼埃病。由特发性内淋巴积水引起，半规管肿胀导致毛细胞受损。患者报告耳鸣、耳胀和伴有眩晕的听力损失。发作是突发性的，持续几分钟到几小时，多次发作后，头晕频率降低，只在几个月或几年后复发。听力损失和耳鸣通常伴随眩晕发作，听力损失虽然最初是可逆的，但最终会成为永久性的。

急性迷路炎（前庭神经炎）。急性前庭神经炎是由于可能涉及耳蜗和迷路的病毒感染所致。患者有上呼吸道病毒性感染综合征表现，随后出现眩晕、耳鸣和听力丧失。症状在 3 ～ 6 周内完全缓解，无残留缺陷。有些患者可能没有听力损失。许多患者的恢复不完全，表现在行走和头部运动过程中平衡能力受损。

耳毒素。耳毒素可损害外周前庭顶端，尽管听力障碍通常占优势。链霉素和庆大霉素是对第 8 对脑神经前庭部分损伤最大的毒素之一。

听神经瘤。听神经瘤（第 8 对脑神经的良性神经鞘瘤）是最令人担忧的周围性病变，位于耳蜗后。它与其他疾病的区别在于它会导致耳蜗后型听力损失（见后面的讨论），如果不治疗，会产生严重的脑干压迫。症状几乎在不知不觉中开始，伴有轻度听力丧失、耳鸣和模糊的头晕，可能与其他形式的周围型前庭疾病相似。然而，临床过程是渐进性的，听力损失是不对称的，这与其他周围病变相关的听力损失是不同的。在病情晚期，肿瘤延伸至桥小脑角并压迫脑神经根，可能导致脑神经缺损。

中枢性病变

中枢性病变在大多数情况下伴有其他脑干症状。此外，眩晕和任何伴随的眼球震颤可以是双向的或垂直的，这些症状在前庭周围疾病中不会出现。

多发性硬化症。与脑干前庭通路局灶性脱髓鞘相关的多发性硬化症是眩晕的重要中枢原因。由于发作的短暂性（几天到几周）和伴随症状的微妙性（轻微的面部麻木或声音沙哑），多发性硬化症最初可能被误认为是自限性外周疾病之一。只有反复发作，诊断才会变得明显。患有多发性硬化症的人群一般比半规管耳石症所致 BPV 的患者年轻（中位年龄为 54 岁）。急性发作眩晕消失后，中枢位置性眼球震颤可能持续存在。眩晕没有特异性；发作可以是突然、短暂、反复的或持续的。诊断取决于中枢神经系统病变的磁共振成像（MRI）证据以及复发性功能障碍的病程和缓解间隔。

椎基底动脉供血不足。椎基底动脉供血不足通常会导致眩晕，伴有复视、感觉丧失、构音障碍、吞咽困难、偏瘫和其他脑干缺陷。自限发作是短暂性脑缺血发作（transient ischemic attacks，TIA）的表现。在罕见的情况下，几乎仅在糖尿病患者中，短暂性眩晕可能是供应内耳的小脑前下动脉区域即将发生梗死的最初和唯一症状；可出现持续性眩晕和（或）单侧听力损失。大多数其他椎基底动脉 TIA 不会引起孤立性眩晕这一单独症状，相反，他们最初或随后会出现眩晕和其他脑干症状。当存在多个腔隙性梗死时，尤其是脑桥受累时，可以看到一种更轻微的进行性头晕，通常不是真正的眩晕。这种所谓的缺血性桥脑稀疏的 MRI 表现可能相当引人注目。

偏头痛相关眩晕。偏头痛患者中有多达 25% 报告有真正的眩晕。这是一种有先兆的非典型偏头痛。头晕通常在该综合征的头痛期之前出现，在偏头痛结束后以不太明显的形式持续存在。基底部偏头痛患者可能出现眩晕、共济失调、构音障碍、耳鸣和视力障碍。有时，可能与头痛无关，使病因学更难确定，但可能由偏头痛史或晕动史或相关家族史提示。

药物。抑制脑干网状激活系统的药物（如镇静剂、抗惊厥药）可引起中枢性的眩晕，特别是当过量服用时。许多药物（如苯妥英、卡马西平）的治疗剂量会产生眼球震颤。

心血管疾病

心脏和血管功能不全可导致脑灌注不足，出现头晕，患者往往将其描述为头晕或昏厥（第 24 章）。这种形式的眩晕见于心输出量受限或有限、严重心律失常、血管张力减弱或严重血容量衰竭的患者。站立时症状通常会恶化，躺下时症状会改善；血压和脉搏的体位性变化是特征性的。

多发性感觉障碍、小脑疾病和其他失衡

这些神经系统问题会产生平衡受损和不平衡的感觉。在这种形式的头晕中，病人叙述的感觉是在脚部，而不是在头部。就像头晕目眩一样，它可能会随着站立而出现；像真正的眩晕一样，走路或转弯都会加重眩晕。

多发性感觉障碍

多发性感觉障碍患者通常是老年人，患有糖尿病或其他损害视力、位置感和运动功能的疾病。症状通常在黑暗中恶化（因为消除了视觉位置数据），并通过使用手杖或抓住栏杆得到改善。

小脑疾病

小脑疾病可能表现为不平衡或步态障碍，患者报告为“眩晕”。体格检查以明显的共济失调步态为特征，可能伴有其他小脑体征。共济失调急性发作通常发生在酒精中毒、药物过量、中毒、卒中、中枢神经系统感染或多发性硬化症加重的情况下（表 166-1）。不太急性的表现是小脑退行性疾病（其渐进的过程）和与许多癌症相关的副肿瘤综合征（表 166-2）的特征，以及与小脑抗原交叉反应的自身抗体的出现。副肿瘤综合征的症状出现通常早于癌症的临床表现，共济失调可能发生在癌症缓解期。

精神疾病

患有精神疾病的患者抱怨有不明确的头晕感（“我只是感到头晕”）、持续的“头晕感”或一种“模糊”的感觉。抑郁、焦虑状态和精神病，以及用于治疗这种疾病的药物，都是常见的诱因。头晕的确切机制尚不清楚，但它被认为与这些疾病或用于治疗它们的药物引起的混乱状态有关。可因恐慌症发作导致通气过度（第 226 章），随后发生的代谢性碱中毒通常会引起感觉异常和头晕，虽然有时也有眩晕的报道。Staab 在参考书目中清晰地讨论了导致慢性眩晕症状的焦虑症、偏头痛和症状前状态。最近一个非常有用的定义是“持续性体位性知觉性眩晕（persistent postural perceptual dizziness）”或 PPPD。PPPD 表示一种适应不良综合征，其中患者感觉不平衡或感觉他们正在移动。他们有时会发展为功能性步态障碍，也可能患有前庭偏头痛或良性阵发性位置性眩晕（benign paroxysmal positional vertigo，BPPV）。

代谢紊乱

中枢神经系统代谢稳态的改变可导致类似于

表 166-1 头晕的鉴别诊断

头晕的鉴别诊断
前庭疾病
周围性：耳蜗和耳蜗后
良性体位性眩晕
前庭神经炎和耳毒性药物
梅尼埃病
听神经瘤和其他小脑角肿瘤
中枢性：脑干
脑血管疾病 - 椎基底动脉区域
多发性硬化症
心脏和血管疾病
严重主动脉狭窄
颈动脉窦过敏
低血容量与严重贫血
自主神经功能不全（药物、糖尿病）
老年人的血管反射能力减弱
多发性感觉障碍
糖尿病
白内障手术
一些多发性硬化症
颈椎病
小脑疾病
精神疾病
焦虑
抑郁
精神疾病
代谢紊乱
低氧血症
严重低血糖
低碳酸血症和高碳酸血症

与脑灌注不足相关的头晕。患者描述为头晕或感觉微弱。急性症状的诱因包括低血糖、缺氧、低碳酸血症、高碳酸血症和药物。

鉴别诊断[7,8]

可根据病理生理机制进行分组（表 166-1）。前庭疾病分为中枢型和周围型。中枢病变主要由脑血管病和多发性硬化症引起。周围原因包括听神经

表 166-2 引起步态共济失调的重要原因

引起步态共济失调的重要原因
急性发作
急性酒精滥用
硫胺素缺乏
药物过量（卡马西平、苯妥英、苯巴比妥、锂、甲硝唑、胺碘酮、5- 氟尿嘧啶、阿糖胞苷）
毒素（汞、铅、甲苯、杀虫剂）
脑损伤
卒中（缺血性或出血性，常为中线）
多发性硬化症加重
小脑炎（水痘带状疱疹、风疹、流感、百日咳感染后）
脓肿
慢性发作
渐进性小脑退行性疾病
副肿瘤综合征（乳腺癌、卵巢癌、肺癌和霍奇金病）

瘤、BPPV、前庭神经炎、梅尼埃病和使用耳毒性药物。以站立时昏厥为特征的心脏和血管疾病可能由严重的主动脉狭窄、严重的容量消耗、降压药物的使用、自主神经功能不全或长期卧床引起。颈动脉窦过敏症导致血管张力不适当降低。

多发性感觉障碍。最常见于糖尿病患者和其他存在视力低下、周围神经病变患者。颈椎病扰乱颈部感觉输入，导致头晕。白内障手术后患者使用的镜片会扭曲周边视力，并会混淆他们的位置感。小脑功能障碍导致步态不稳的类似临床表现。较不常见的情况是，特发性正常压力性脑积水可表现为步态不稳或精神错乱。

精神问题。通常与轻度头晕有关。焦虑、抑郁和精神疾病患者会感觉头晕。有时，镇静剂和抗抑郁剂是罪魁祸首。惊恐发作经常伴有头晕或眩晕。影响中枢神经系统的代谢障碍也有类似的表现；缺氧、低血糖、低碳酸血症和高碳酸血症是最重要的原因。

在一项针对 104 例眩晕评估的连续病例研究中，38% 的患者患有周围型前庭疾病，23% 有过度通气，13% 有多发性感觉障碍，9% 有精神问题，5% 患有心血管或中枢神经系统疾病。许多病例是由多种因素诱发的。

鉴别流程 [1,3,5-10]

病史

评估眩晕最重要的初始步骤是从患者那里获得对体验的最佳描述以及对眩晕的定义。没有引导性问题或建议性描述的病史最有可能提供有意义的线索。然而，患者的症状报告可能含糊不清，可能无法区分头晕是中枢原因还是外周疾病的原因。单纯因为患者没有真正的眩晕并不意味着能排除前庭障碍，同样，报告有真正眩晕的患者可能最近有过卒中。

体位性或阵发性的昏厥意味着心血管疾病；持续的不明确的头昏或头晕可能是心理原因；平衡不良或不平衡感是多种感觉缺陷和小脑原因的典型表现。

中枢性疾病与外周性疾病

如果患者有眩晕，那么任务就会转移到确定病变是中枢性的还是外周性的。进行这种区分最直接的方法是询问脑干症状（如复视、面部麻木、无力、偏瘫、言语障碍）。脑干受累的证据排除了外周病变。没有脑干症状并不排除中枢性病变，但确实不太可能。弥散的中枢神经系统病变的典型模式和复发后的缓解过程则进一步提示了多发性硬化症的诊断（第 172 章）。对于有多发性动脉粥样硬化危险因素或有心脑血管或周围血管疾病病史的患者，应考虑椎基底动脉功能不全。

区分外周病变的原因

在疑似有周围病变的患者中，重点转向区分耳蜗和耳蜗后疾病，即相对良性的原因和听神经瘤，后者表现多变，最初可以模仿其他周围型眩晕，可能发生眩晕、耳鸣、耳胀和听力损失，类似梅尼埃病，然而，听力损失是缓慢而稳定进展的，而不是波动性或偶发性的。脑干症状（面部无力或麻木）的发生较晚，对早期诊断帮助不大。当疑问仍然存在时，可通过体格检查和听力测试来帮助区分耳蜗和耳蜗后疾病（见后面的讨论）。

时间和促发因素有助于阐明眩晕的大多数其他外周原因。如果症状仅在体位改变时出现，持续时间很短，则诊断为 BPV，这是一种主要影响 60 岁以上人群的疾病。这可能是一个反复出现的问题。一次突然发作的严重自发性眩晕，有时是在病毒性疾病之后，通常为前庭神经炎。当内耳感染时，正确的诊断为急性迷路炎。急性疾病缓解后，可能仍有一定程度的位置性眩晕。梅尼埃病是由急性、反复发作的眩晕引起的，伴有耳鸣和暂时性听力丧失。耳鸣、耳压和听力损失是偶发性的，可能先于其他症状。发作可以持续数小时到数天；25% 的病例发生残余位置性眩晕。

用药史

获得完整的用药史很重要。氨基糖苷类抗生素的耳毒性作用已被充分记录；利尿剂乙酰乙酸也会导致第 8 对脑神经损伤，尤其是肾功能受损的患者；利尿剂可能导致严重的容量下降。血管扩张剂、吩噻嗪类药物和降压药物可产生体位性头晕；抗抑郁药和少量镇静剂会使一些患者感到头晕。

体格检查

患者的总体外观可以提供相当多的信息（例如焦虑的人会显得过度紧张，在面试过程中可能会过度呼吸或经常叹气）。应测量血压和脉搏，并记录仰卧位和站立位之间的变化。检查皮肤是否苍白，是否有眼球震颤（极端侧视时几次眼球震颤是正常的），是否有鼓膜损伤和听力敏感度问题（见后面的讨论）。检查颈动脉是否有杂音（提示脑血管疾病）和血流是否出现上行延迟（严重主动脉狭窄的特征）及有力的、持续的左心室脉冲；单秒心音、心脏检查中响亮的射血杂音也支持显著主动脉狭窄的诊断（第 21 章）。

对脑干损伤进行彻底仔细的神经学检查是必要的。脑干小脑桥角的听神经瘤压迫可影响第 5、7、8 对脑神经。严重躯干共济失调是中枢疾病的标志。对感觉功能、周围视觉和步态的测试常常显示出老年眩晕患者的多种缺陷。在感觉缺陷患者以及一些前庭疾病患者中，Romberg 试验结果（双脚并拢，眼睛闭着）会出现异常，这可能导致眩晕患者向病变一侧跌倒。肢体共济失调的指鼻试验可能有助于提示小脑病变。

旨在引发症状并再现患者问题的挑衅性策略可能非常有用。要求焦虑患者自愿通气 30 ~ 120 s 通常会出现“头晕”和相关症状，而前庭操作（见下文讨论）则不会。从仰卧位站立会使有心脏或血管疾病的患者感到晕眩，也可能引发有前庭疾病患者的眩晕。行走和转身会导致患有多种感觉缺陷、小脑疾病或前庭功能障碍的患者产生不平衡感。福田台阶试验要求患者闭上眼睛原地行走，前庭病变患者可能会向病变一侧旋转。

床旁检测前庭疾病

三种重要的床旁操作可以帮助区分头晕的中枢和外周原因。首字母缩写 HINTS 可能会有所帮助（水平头部冲动测试、眼球震颤和倾斜测试）。

前庭 – 眼反射评估：头部撞击或头部推力试验

让患者坐在检查台上时，将患者的头部握在检查者的手中进行此测试，头部快速向一侧移动 10° ～ 15°，在正常的前庭 - 眼反射（vestibular-ocular reflex，VOR）功能中，测试者眼睛会快速向相反方向移动，以便患者的眼睛始终固定在检查者身上，然后以相反方向重新进行测试。在 VOR 受损的情况下，眼睛离开目标，然后进行快速矫正扫视，在头部推力下，使患者的眼睛回到目标；缺乏相关扫视强烈提示头晕为中枢性原因。

眼球震颤测试：Dix–Hallpike 动作

这种前庭刺激试验既是再现症状的良好刺激试验（当头晕的描述尚不清楚时有用），也是眼球震颤试验（作为一种区分外周疾病和中枢型前庭疾病的手段）。然而，在进行任何可能使患者感觉更糟的刺激性试验之前，应在没有任何刺激的情况下检查眼球震颤及其方向。眼球震颤通常起源于中枢，随着注视的改变而改变方向（右眼注视时右跳动，左眼注视时左跳动）。当存在这一发现时，可能不需要采取挑衅性的动作了。

如果对无刺激的眼球震颤的评估没有帮助，则应进行 Dix-Hallpike 动作。患者坐在检查台上，头部向一侧旋转 45°。然后帮助她或他快速躺下，头伸到桌子的边缘，向一侧旋转 45°，该位置应保持至少 30 s，重复该动作，这一次头部转向对面 45°（图 166-1）。前庭原因眩晕的患者通常会通过该程序经历“眩晕”的再现或恶化，这有助于将其与非前庭原因区分开来，尤其是在病史令人困惑的时候。

为了帮助区分中枢型前庭疾病和周围型前庭疾病，需要注意症状和眼球震颤的发作、持续时间和疲劳（适应能力）。

提示中枢型前庭疾病的 Dix-Hallpike 动作结果如下：

- 立即出现眼球震颤和眩晕；
- 眼球震颤和眩晕未能在 30 s 内消失；
- 患者对反复试验不适应（无疲劳）。

提示周围型前庭疾病的 Dix-Hallpike 动作结果如下：

- 症状和眼球震颤出现前有 3 ～ 40 s 的潜伏期；
- 症状和眼球震颤在 30 s 内消失；
- 反复试验时出现症状疲劳和眼球震颤疲劳。

由于颗粒（译者注：耳石）在半规管后路内移动而导致周围型前庭疾病的患者，在延迟数秒后，会出现持续约 15 s 的兴奋性扭转性眼球震颤和（或）再现患者的“眩晕”。如果是前庭神经炎患者，会出现自发性单向水平模式的眼球震颤加重；如果为单纯的垂直性眼球震颤，尤其是下行性眼球震颤，则提示中枢性，通常是小脑中线病变。

倾斜测试

交替遮盖试验中的垂直眼球错位是急性前庭综合征中枢起源的良好预测因子。

这组 HINTS 测试可以在办公室中快速执行。在急性发作症状的人群中，三种中枢体征中的任何一种对中风的敏感性为 100%，特异性为 96%。因为弥散加权 MRI 成像在早期可能是阴性的，所以在排除急性前庭综合征患者卒中方面，这组测试实际上比神经成像更好地排除了卒中。

缓解症状的动作

缓解症状的动作也可用于诊断。慢慢起床可以减轻因心血管原因引起的晕厥感；对着纸袋重新呼吸可以减少过度换气后的轻快眩晕感；静止地躺在一个位置可以停止位置性眩晕；触摸检查者的手或使用拐杖行走有助于感觉缺陷或小脑功能障碍的患者。停用可疑药物可能会提供有价值的信息。

体检听力测试

简单的听力体检有助于区分中枢性和外周性

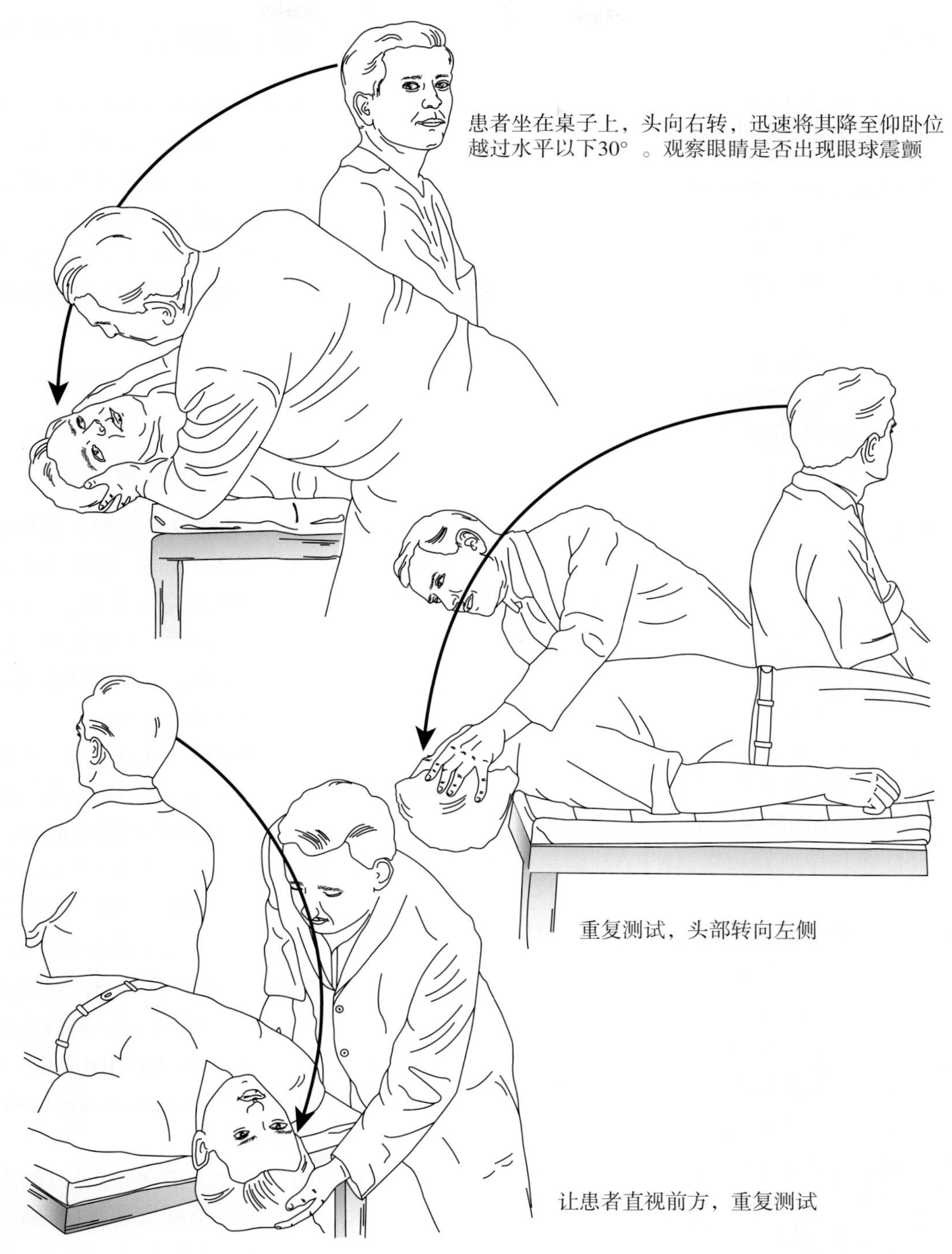

患者坐在桌子上，头向右转，迅速将其降至仰卧位
越过水平以下30°。观察眼睛是否出现眼球震颤
重复测试，头部转向左侧
让患者直视前方，重复测试

图 166-1　前庭疾病的兴奋性检测

疾病以及耳蜗性和耳蜗后周围性疾病。Rinne 测试（第 212 章）确定了受累的第 8 对脑神经，并有助于区分传导性和感音神经性听力损失。感音神经性听力缺陷患者可能有耳蜗或耳蜗后病变，这种区别可以通过测试语言辨别来实现，这种测试很容易在办公室里完成，只要对患者耳语 10 个双音节、紧密相连的单词（如棒球、冰淇淋），同时向另一只耳朵发出声音，以限制其参与。患者被要求重复每个耳语单词。正确识别不到 20% 的单词很可能是耳蜗后病变（导致不成比例的语言辨别丧失）；70% 或更好的分数表明是耳蜗问题，介于两者之间的分数是不确定的，需要进行听力测试（第 212 章）。

实验室检查

当怀疑有前庭病变，但临床上难以区分是中枢型还是周围型病因时，则需要额外检查。

眼震电图和（或）听力测试

通过眼震电图进行体位测试有助于确定前庭功能障碍的来源，并确定在无法从初始病史和体检中得出此类结论时是否需要进行额外研究。如果怀疑听神经瘤，那么应该考虑脑干听觉诱发反应测试，这是一种区分耳蜗和耳蜗后疾病的听力手段。正式的听力测试可以帮助筛选此类测试的患者（第212章）。

影像学检查

神经影像学研究，特别是MRI，对于怀疑为中枢性疾病或神经鞘瘤的病例非常有帮助，但应该有选择地使用，MRI通常只是为了排除头晕患者的神经鞘瘤。眩晕且无特征性听力丧失的患者发生前庭神经鞘瘤的概率小于1/9000；头晕和不对称听力损失患者的概率略有增加（1/600）。同样，由于椎基底动脉疾病测试前概率非常低，因此对孤立性眩晕患者进行磁共振血管造影（MRA）的概率非常低。

对于疑似声学神经瘤的耳蜗后病变。如果在临床检查和听力测试中出现耳蜗后病变的证据，则应遵循内耳道和小脑桥脑角度的MRI。MRI是对小根管内神经鞘瘤最敏感的检测方法。

疑似基底动脉突发性脑缺血发作（TIA）。如果基底动脉TIA表现为短暂眩晕并伴有其他脑干症状，则应进行磁共振弥散加权序列和MRA检查，尤其是当患者有多个动脉粥样硬化危险因素时。MRA为检测椎基底动脉循环的动脉粥样硬化性疾病提供了一种极好的无创手段。如前所述，孤立性眩晕的短暂发作不太可能是由椎基底动脉疾病引起的，在这种情况下，MRA的阳性率极低，然而，糖尿病患者有供应内耳的小脑前下动脉分支闭塞的风险，可能会以这种方式出现（有或没有听力损失），并考虑进行MRA检查。

对症治疗和患者教育 [1,2,4,5,11–16]

头晕在大多数情况下可以控制，在某些情况下，在第一次就诊时就几乎可以治愈。治疗是针对潜在的病理生理学改变。绝大多数头晕都是良性疾病。对症治疗结合解释和安慰总是令人感到安慰和赞赏的。特别是当患者知道在大多数情况下症状可以控制或会自行解决时，他们会更好地容忍自己的问题。

周围型前庭疾病

良性阵发性位置性眩晕

BPPV是最常见的眩晕类型，其特征是短暂的旋转感觉，通常不到2 min，通常由头部位置的改变引起。最常见的类型是后半规管，Epley手法引起的眼球震颤通常是向上的和扭转的，眼睛的上极朝着下耳跳动。治疗的选择范围从避开诱发行为和手法复位到前庭抑制剂的使用。

Epley手法。BPPV对Epley引入的床边操作作出反应，称为复位手法。该操作将游离漂浮物从后半规管重新复位到前庭迷路的前庭，在头部移动过程中不再引起眩晕（图166-2A）。据报道，其单次治疗的成功率为80%，30个月的复发率约为30%。该操作可以由办公室的基层全科医生执行，一些患者可以在家自学（图166-2B显示了一种不同的操作）。在线视频很丰富，对病人的指导非常有用（例如，来自N Engl J Med 2014；370：1138的视频——https：//www.nejm.org/doi/full/10.1056/NEJMcp1309481）。

前庭康复。有更广泛平衡问题的患者可能受益于平衡-前庭康复治疗（前庭运动）。它应当在训练有素的治疗师的监督下进行练习，这种治疗可以通过前庭“再训练”（即中枢神经系统对外周前庭异常的适应）有效地减少位置性眩晕。

药物治疗。使用前庭抑制药物，如氯环利嗪（需要每6小时服用25～50 mg）和异丙嗪（需要每6小时服用25 mg），是一种不完美的治疗方法。症状持续时间可能太短，无法从药物治疗中获益，人们担心它们的使用可能会阻碍中枢适应性。此外，这些药物具有镇静作用，可引起嗜睡（急性发作的患者可能会喜欢嗜睡，但在治疗慢性疾病时会

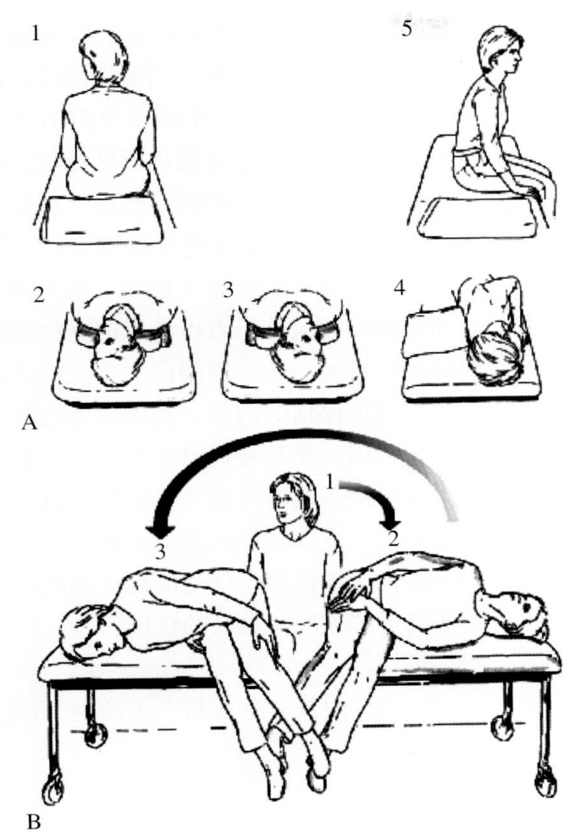

图 166-2　两次耳石复位操作

产生不良影响)。因此，抑制性药物只保留给发作眩晕时常丧失行动能力或对控制不满意和 Epley 手法不能令人满意的患者。长期低剂量使用氯环利嗪（12.5 mg，每日 3 次）是老年患者的合适剂量，可降低镇静风险。其他用于减轻急性眩晕的药物包括茶苯海明（德拉明；每 6 小时服用 50 mg)，比氯环利嗪和苯二氮䓬类药物起效更快，尽管随机对照临床试验不能为其常规使用提供可靠的证据基础。

难治性、致残性 BPPV 的外科治疗包括后半规管开窗和阻塞或单侧神经切除术，可能导致一些听力损失。非盲研究支持手术能高比例地缓解既往难治患者的症状。

前庭神经炎

虽然前庭神经炎被认为是单纯疱疹病毒 1 型感染所致，但对阿昔洛韦抗病毒治疗无效。在试验条件下，使用糖皮质激素可以改善疗效，但在推荐之前还需要更多的研究。前庭抑制剂如氯环利嗪（根据需要每 6 小时服用 25 mg）可在病情发展过程中用于缓解症状，但可能会出现过度镇静，需要减少剂量并减少频率。急性发作后，BPV 可能随之发生；患者可能受益于前庭训练计划。

梅尼埃病

这种情况通常用限制盐和使用轻度利尿剂来治疗。强有力的经验证据将盐摄入量限制在每天 1 g 钠，持续 6 个月～ 1 年。而利尿剂（例如，乙酰唑胺 250 mg，每日 2 次；氢氯噻嗪 50 mg，每日 2 次）可提供额外的疗效。应避免使用咖啡因和酒精。

中枢型前庭疾病

虽然外周性眩晕患者通常在数月内康复，但中枢性眩晕患者可能会被困扰数年。一些患者可以使用劳拉西泮（阿替万；1 ～ 2 mg，每日 2 次）。在训练有素的治疗师指导下进行步态训练和前庭练习可能是有益的。对于慢性眩晕患者，目标是重新训练眼睛和身体肌肉组织，以补偿前庭输入的损失。

心血管性晕厥

心血管性晕厥还需要加强病因治疗，通过服用足够的水（补液）、缓慢站立、停止或减少不良药物使用（第 24 章）来治疗。对老年人来说，检查所有药物是必要的，寻找能引起体位性低血压的药物，米多君和氟氢可的松对自主神经功能不全患者有用。严重主动脉瓣狭窄患者应接受瓣膜置换术的评估（第 33 章）。

心因性头晕

心因性头晕可能对症状治疗无效，尽管让患者呼吸时使用纸袋对急性过度通气有效。使用抗焦虑药物治疗可能会有所帮助，但也会引起症状（第 226 章）。当抑郁是主要原因时，尽管一些抗抑郁药（如三环类药物）的副作用是体位性头晕，但使用抗抑郁药物治疗是有必要的，给予选择性 5- 羟色胺再摄取抑制剂的患者耐受性会更好（第 227 章）。

多发性感觉障碍、老年性眩晕和小脑功能障碍

多发性感觉障碍患者可从关注问题的可纠正

部分获益，如摘除白内障以改善视力或使用手杖提供额外的感觉输入。同样，老年性眩晕综合征需要注意所有因素，从可能导致体位性低血压或中枢神经系统抑制的药物到精神状态以及感觉和前庭功能障碍。需要采取多方面的治疗方法，不应忽视有助于确保安全和促进功能的简单措施（例如，扶手、良好照明、使用助行器）。

由于后天性小脑疾病导致的大多数不稳定的步态形式不容易纠正。在副肿瘤综合征中，致病肿瘤可能处于缓解期，但症状会持续存在。在很大程度上，治疗小脑退行性病变或缺血性损伤可支持治疗，避免饮酒等诱发因素很重要。

转诊和入院的适应证 [10,14,16]

伴有脑干缺损的突发性真性眩晕提示急性中枢前庭病程，应立即急诊入院以评估血管和神经功能（第 171 章）。这种逐渐发作和时好时坏的脑干症状可能是多发性硬化症的问题，需要做神经影像学检查，转诊到神经科。眩晕伴随着单侧听力丧失、言语辨别能力差和耳鸣恶化的进行性过程，可能是耳后第八神经突的问题，如听神经瘤，需要对内耳道进行 MRI 检查，并转诊到耳鼻喉科以进行进一步评估和处理。对那些步态不稳和平衡有困难及复发性周围性眩晕相关的患者可考虑前庭物理治疗。转诊到耳鼻喉科的不合并周围前庭功能障碍的患者，通常不会增加评估的内容，否则可能会产生不必要的测试和费用，尤其常规给患者进行一系列前庭功能和影像学检查而不考虑可疑的病因时；另外，患有心理生理性慢性眩晕的患者可能会从耳鼻喉科会诊中受益，会诊仅限于仔细的病史询问和体检，以帮助他们了解和应对自己的病情。

（王　斌 翻译，董爱梅　王晶桐 审校）

第 167 章

局灶性神经症状：神经根和周围神经综合征的评估

AMY A. PRUITT

基层全科医生经常被要求评估局灶性麻木、刺痛、无力、疼痛或这些组合的症状。一般来说，重大的急性神经系统疾病在门诊就诊期间不是问题。然而，门诊遇到的广泛问题包括整个神经系统的病变时，基层全科医生应能将局部主诉定位到中枢或外周神经系统，并能识别出那些必须转诊给神经科医生的病例。准确的病史和体格检查可以为不必要的检查节省数千美元，如当检查提示周围神经系统病变进行“泛扫描”磁共振成像，或在不太可能有高收益（感觉神经病变）或过早使用（急性神经根病）的情况下进行肌电图检查。本章主要讨论上肢和下肢神经根综合征和远端周围神经病变的检查和治疗，然后介绍疼痛性周围神经病变的治疗。对一般周围神经疾病采取合乎逻辑、彻底的治疗是解决基层医疗从业者面临的神经问题的基本技能。

神经根和周围神经综合征 [1,4,6,9,14]

病理生理学、临床表现、诊断评估和初步管理

许多周围神经，由于其位置表浅，很容易受到机械损伤，而其他神经由于特定的解剖变异或由退行性疾病引起的解剖结构的改变而易受伤害。

上肢综合征

颈神经根病和脊髓病。与年龄相关的颈椎间盘脱水变硬导致椎体应力增加。骨赘刺形成并可能

侵犯神经根。更严重但不常见的是进行性颈椎病变对脊髓本身的侵犯。通常，涉及 C5、C6 或 C7 根的神经根病的疾病（图 167-1 和图 167-2）和脊髓病合并存在。脊椎病导致的脊髓压迫表现为神经根疼痛、不同程度的无力、反射减弱和手臂萎缩、下肢痉挛性无力和反射亢进。体检的关键目标是区分上运动神经元（UMN）和下运动神经元（LMN）。任何 UMN 的体征都应做脊柱影像学检查。

影像学评估通常包括颈椎 MRI。不幸的是，在 50 岁以上的患者中，近 50% 的患者在平片上显

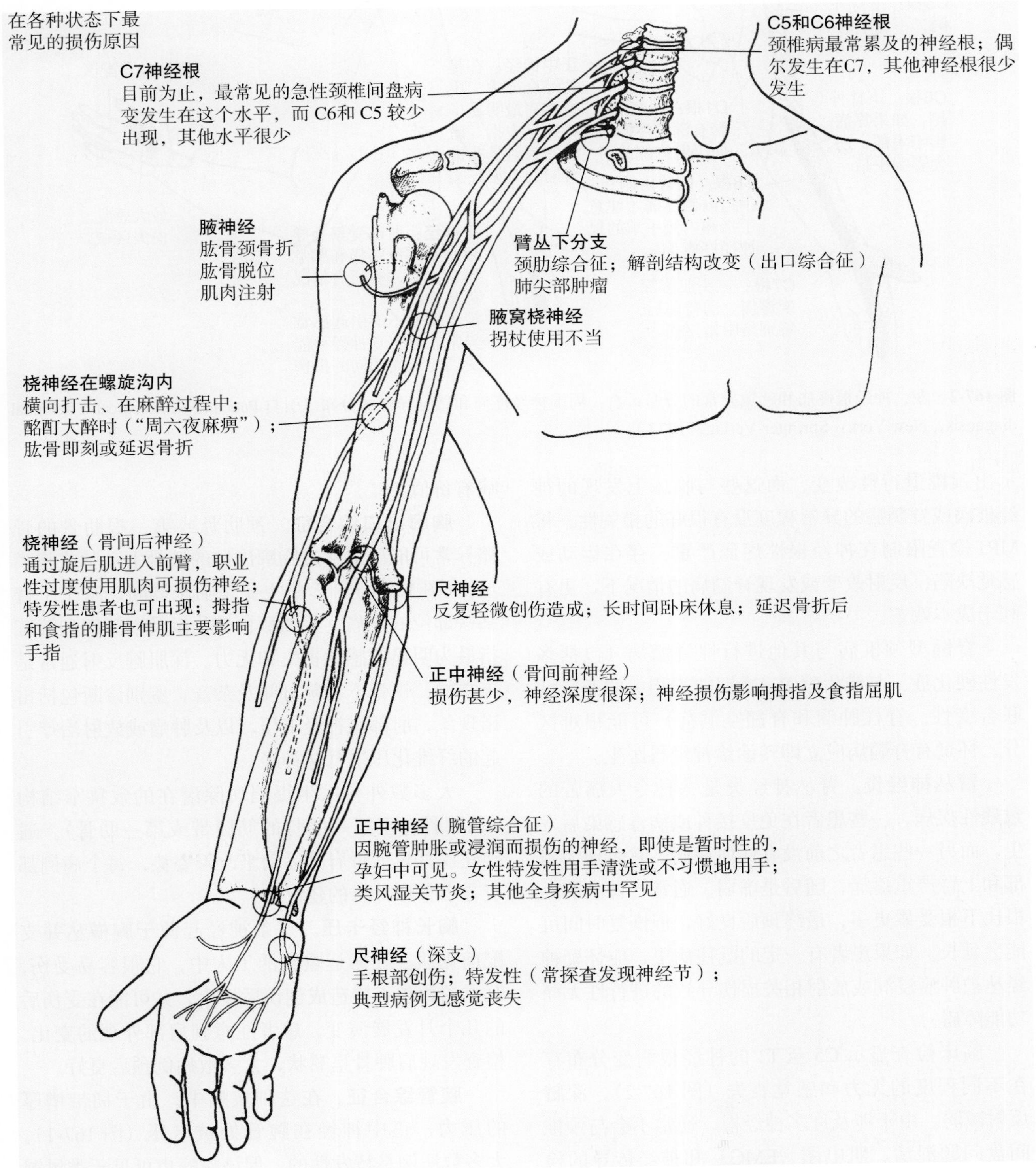
在各种状态下最
常见的损伤原因
C5和C6神经根
颈椎病最常累及的神经根；偶尔发生在C7，其他神经根很少发生
C7神经根
目前为止，最常见的急性颈椎间盘病变发生在这个水平，而C6和C5较少出现，其他水平很少
腋神经
肱骨颈骨折
肱骨脱位
肌肉注射
臂丛下分支
颈肋综合征；解剖结构改变（出口综合征）
肺尖部肿瘤
腋窝桡神经
拐杖使用不当
桡神经在螺旋沟内
横向打击、在麻醉过程中；酩酊大醉时（"周六夜麻痹"）；肱骨即刻或延迟骨折
桡神经（骨间后神经）
通过旋后肌进入前臂，职业性过度使用肌肉可损伤神经；特发性患者也可出现；拇指和食指的腓骨伸肌主要影响手指
尺神经
反复轻微创伤造成；长时间卧床休息；延迟骨折后
正中神经（骨间前神经）
损伤甚少，神经深度很深；神经损伤影响拇指及食指屈肌
正中神经（腕管综合征）
因腕管肿胀或浸润而损伤的神经，即使是暂时性的，孕妇中可见。女性特发性用手清洗或不习惯地用手；类风湿关节炎；其他全身疾病中罕见
尺神经（深支）
手根部创伤；特发性（常探查发现神经节）；典型病例无感觉丧失

图 167-1 上肢周围神经分布图（引自 Patten J. Neurological differential diagnosis．New York：Springer-Verlag，1977.）

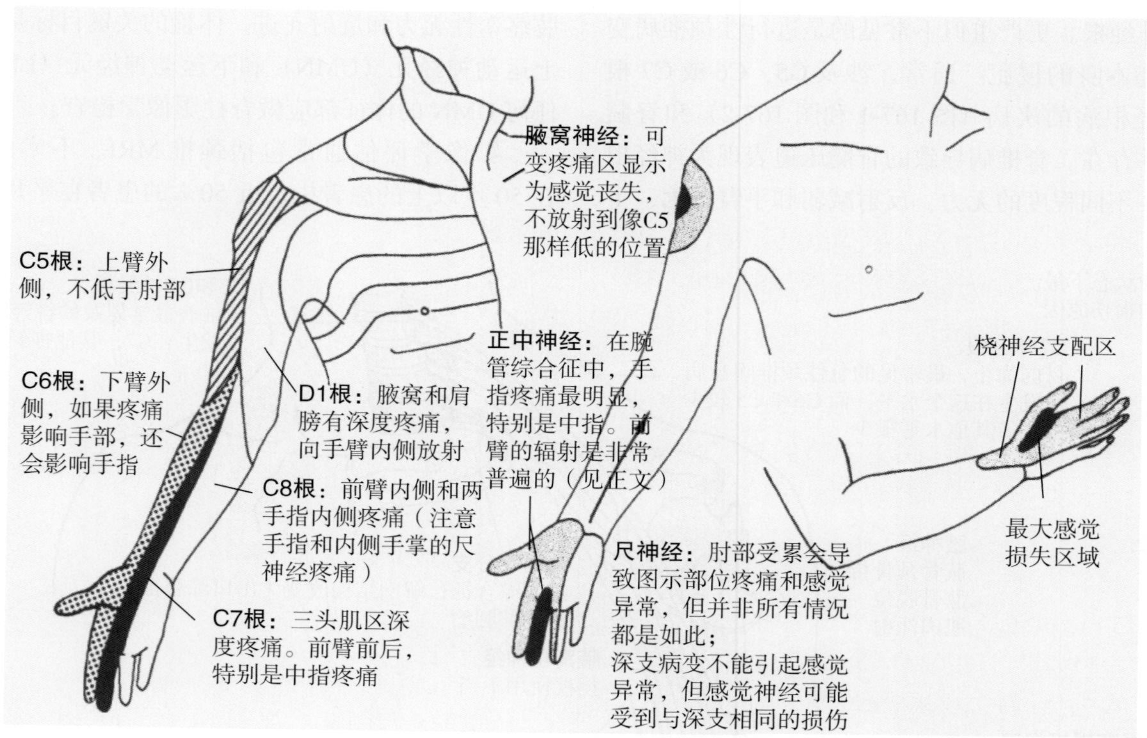
腋窝神经：可变疼痛区显示为感觉丧失，不放射到像C5那样低的位置
C5根：上臂外侧，不低于肘部
C6根：下臂外侧，如果疼痛影响手部，还会影响手指
D1根：腋窝和肩膀有深度疼痛，向手臂内侧放射
正中神经：在腕管综合征中，手指疼痛最明显，特别是中指。前臂的辐射是非常普遍的（见正文）
桡神经支配区
C8根：前臂内侧和两手指内侧疼痛（注意手指和内侧手掌的尺神经疼痛）
最大感觉损失区域
尺神经：肘部受累会导致图示部位疼痛和感觉异常，但并非所有情况都是如此；
深支病变不能引起感觉异常，但感觉神经可能受到与深支相同的损伤
C7根：三头肌区深度疼痛。前臂前后，特别是中指疼痛

图 167-2 左：神经根疼痛和感觉异常的分布；右：周围神经疼痛和感觉异常的分布（引自 Patten J. Neurological differential diagnosis．New York：Springer-Verlag，1977.）

示出颈椎退行性改变，而这些与临床上发现的神经根病或脊髓病的异常程度没有很好的相关性。将MRI检查限制在神经根性疼痛严重、存在运动或感觉缺陷、反射改变或发现脊髓病的情况下，更有利于成本效益。

脊髓型颈椎病与其他进行性脊髓病（包括多发性硬化症、与维生素 B_{12} 或铜缺乏相关的亚急性联合变性、脊柱肿瘤和脊髓空洞症）可能很难区分。怀疑有脊髓病应立即转诊给神经科医生。

臂丛神经炎。臂丛神经炎是一种令人痛苦的致残性疾病，一些患者在免疫接种或病毒感染后发生，而另一些患者之前没有任何疾病。它表现为肩部和上臂严重疼痛，随后是虚弱。通常，臂丛的上根比下根受累更多，最终预后良好，但恢复时间可能会延长。如果患者有一定的既往病史，应怀疑神经丛被肿瘤浸润或放射相关损伤导致的进行性无痛功能障碍。

临床检查显示 C5 至 T1 的神经根病变分布存在不同程度的无力和感觉丧失（图 167-2），深腱反射减弱。由于涉及许多神经根，通常不会与颈椎间盘问题混淆。肌电图（EMG）和神经传导的检查有助于定位异常。增强 MRI 可能对排除肿瘤疾病有价值。

胸廓出口综合征。颈肋骨或第一根肋骨的骨骼异常可能压迫穿过胸廓出口的锁骨下动脉或胸膜丛。（图 167-1）。诊断主要是临床诊断，基于手臂某些部位的疼痛、手的颜色变化以及以第四和第五指最为明显的感觉丧失和无力。深肌腱反射通常是正常的，锁骨下动脉可闻及杂音。鉴别诊断包括雷诺现象，肘部尺神经卡压，以及肿瘤或放射治疗引起的纤维化压迫臂丛神经。

大多数外科医生提倡切除潜在的致狭窄结构（颈肋骨、至第一肋骨的筋膜带或第一肋骨）。通常建议首先进行肩部运动来改善姿势，每个病例都应寻求整形外科的建议。

胸长神经卡压。这条神经起源于胸横丛并支配前锯肌。在搬运重物的工人中，它很容易受伤，沉重的背包直接造成创伤后发生，并可能在受伤后的几个月发展演变，患者注意到肩部外观的变化，检查发现肩胛骨呈翼状，大多数病例预后良好。

腕管综合征。在这种疾病中，由于韧带增厚的压力，正中神经在腕管处被卡压（图 167-1）。大多数病例是特发性的，但该疾病也可见于类风湿性关节炎、妊娠、肢端肥大症、甲状腺功能减退、

腕骨骨折、淀粉样变性和骨髓瘤，还涉及重复性创伤性行为的职业原因。手部、前臂或有时整个手臂的疼痛、感觉异常和麻木是其特征，夜间症状通常更严重（图 167-2）。随后，出现肌肉无力（尤其是拇指外展和对掌），大鱼际萎缩。

轻拍手腕或正中神经的其他任何地方可能会重现疼痛（蒂内尔征）。鉴别诊断包括颈椎疾病引起的神经根病，但疼痛的确切位置应符合正中神经，而不是仅仅符合一个神经根的分布。

对正中神经运动和感觉传导潜伏期的肌电图和神经传导检查提供了最有用的数据。夜间使用腕部夹板可获得初期症状缓解。手术干预通常是成功的。

尺神经卡压。尺骨卡压最常见的部位是肘部（图 167-1）。原因包括骨折畸形、关节炎、手术期间手臂定位错误，或重复性职业或娱乐创伤（如网球、弦乐器演奏）。前臂通常没有感觉，但第五指和第四指的一半感觉丧失（图 167-2），随后出现手部固有肌肉的消瘦和握力的减弱，神经传导检查能准确定位受压部位。如果存在局灶性嵌顿，可能需要重新定位神经或行肘部综合切除术，但患有创伤、糖尿病或所谓的迟发性尺神经麻痹（损伤后后期出现的功能障碍）的患者可能不会得到改善。

桡神经损伤。桡神经受压最常发生在腋窝或上臂。它可能是由于拐杖使用不当，睡眠时的过久压迫（“周六晚上”过久休息后出现麻痹），或直接受伤。手臂、手腕和手指的伸肌受到不同程度的压迫。螺旋沟以上病变会使肱三头肌变弱，而螺旋沟下方的病变不影响肱三头肌而影响手腕和手指伸肌。

下肢综合征

股外侧皮神经受压。股外侧皮神经受压也被称为感觉异常痛，它涉及由第二和第三腰椎根的分支形成的神经。神经进入大腿，与腹股沟韧带、髂前上棘和缝匠肌密切相关（图 167-3）。股外侧皮神经纯粹是感觉性的，供应大腿的前外侧和外侧，几乎一直到膝盖（图 167-4）。压迫会引起非常不愉快的特征性灼痛，皮肤敏感性增加。坐着或躺着通常可以缓解疼痛，但站着或走路会加剧疼痛。该综合征通常发生在肥胖、怀孕或穿着紧身胸衣时。这在糖尿病患者中更为常见。神经病变往往自发消退，但应鼓励减肥。

鉴别诊断包括第二或第三腰椎神经根的病变，通常伴有下腰痛，向小腿扩散，并伴有感觉变化，

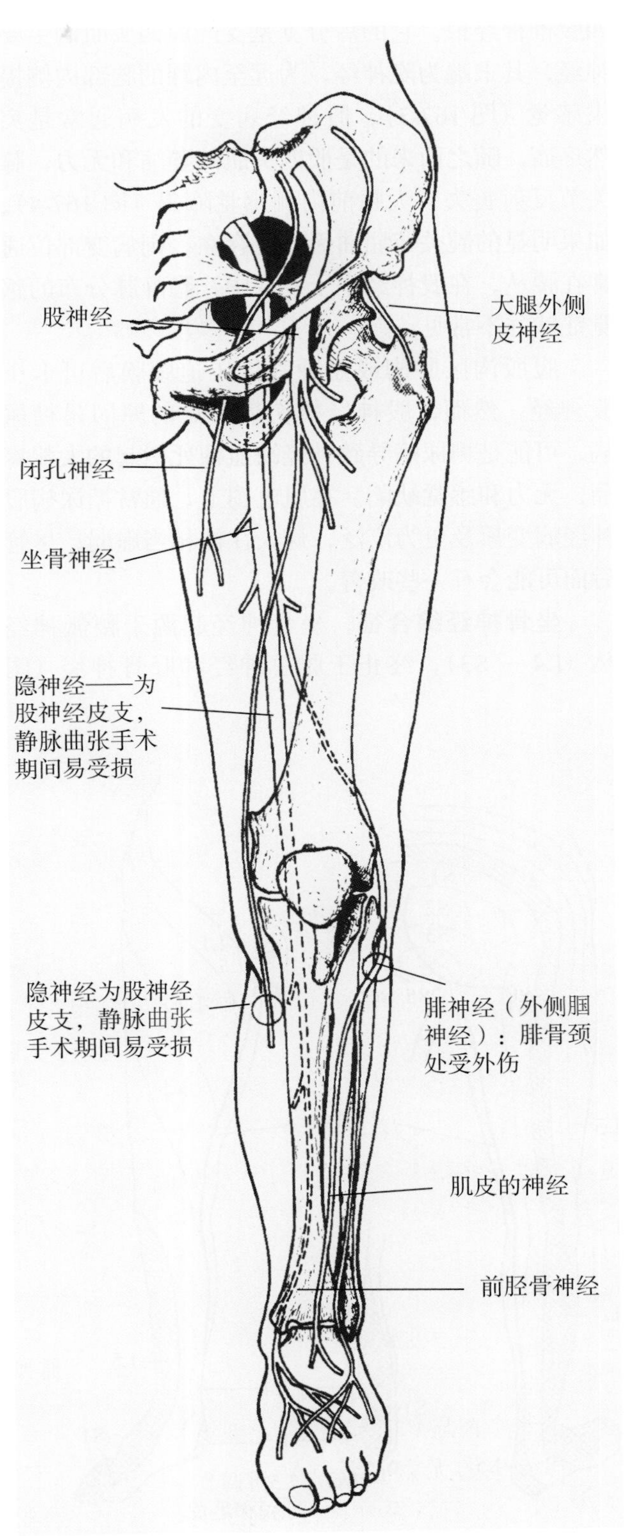

图 167-3　下肢周围神经分布图（引自 Patten J. Neurological differential diagnosis．New York：Springer-Verlag，1977.）

进一步向下延伸至腿部，向内侧延伸，髂腰肌或股四头肌无力与腰椎神经根问题有关，但感觉异常性股痛不存在无力和反射变化。

股神经病变。股神经起源于第二、第三和第四腰椎神经根。它的后分支是支配股四头肌的主要神经，其末端为隐神经，为远至内踝的腿部内侧提供感觉（图 167-3）。股神经病变的发病通常是突然疼痛，随之而来的是股四头肌的萎缩和无力，膝关节反射丧失，大腿前内侧感觉障碍（图 167-4）。如果明显的髋关节屈曲无力也存在，则病变部位通常在腰丛，在股神经主干病变中，隐静脉分布的感觉症状并不常见。

腹股沟区肿瘤或血肿直接压迫腹膜后可卡压股神经，然而，股神经损伤最常见的原因是糖尿病，可能是糖尿病导致神经缺血梗死引起的大腿疼痛、无力和感觉缺陷。在肌电图上，通常糖尿病股神经病变累及更为广泛，病人往往相当虚弱，尽管后面可能会有一些改善。

坐骨神经综合征。坐骨神经起源于腰骶神经丛（L4 ～ S3），终止于腓总神经和胫骨神经（图 167-3）。胫神经支配腓肠肌、足底、比目鱼和腘肌，延伸到小腿，胫后神经支配小腿肌肉。所有这些肌肉都与足底的屈曲有关。腓总神经分为腓浅神经和腓深神经，后者支配足背和脚趾的肌肉，腓浅神经支配足外的肌肉。

坐骨神经受压可能由骨盆内的肿瘤或长时间臀部坐位或躺位引起。臀部脓肿和臀部注射不当导致坐骨神经损伤。臀肌无力和坐骨切迹区疼痛意味着骨盆受压。坐骨切迹以外的病变会导致腘肌和小腿所有肌肉的无力。

常见的腓骨受压通常发生在腓骨头的水平（图 167-3），见于长时间卧床休息后的恶病质患者、酗酒者、糖尿病患者和石膏固定的患者。受伤会导致足背屈和前屈畸形，从而出现特征性的足下垂和拍打步态，当由于短暂的压力导致瘫痪时，可预期完全或部分恢复。治疗包括使用脚支架和谨慎避开受压位置。

腰椎间盘综合征（第 147 章）。下肢压迫性神经病变必须与非常常见的腰椎间盘综合征区分开来。在腰椎区域，第四和第五椎间盘最常受累（即

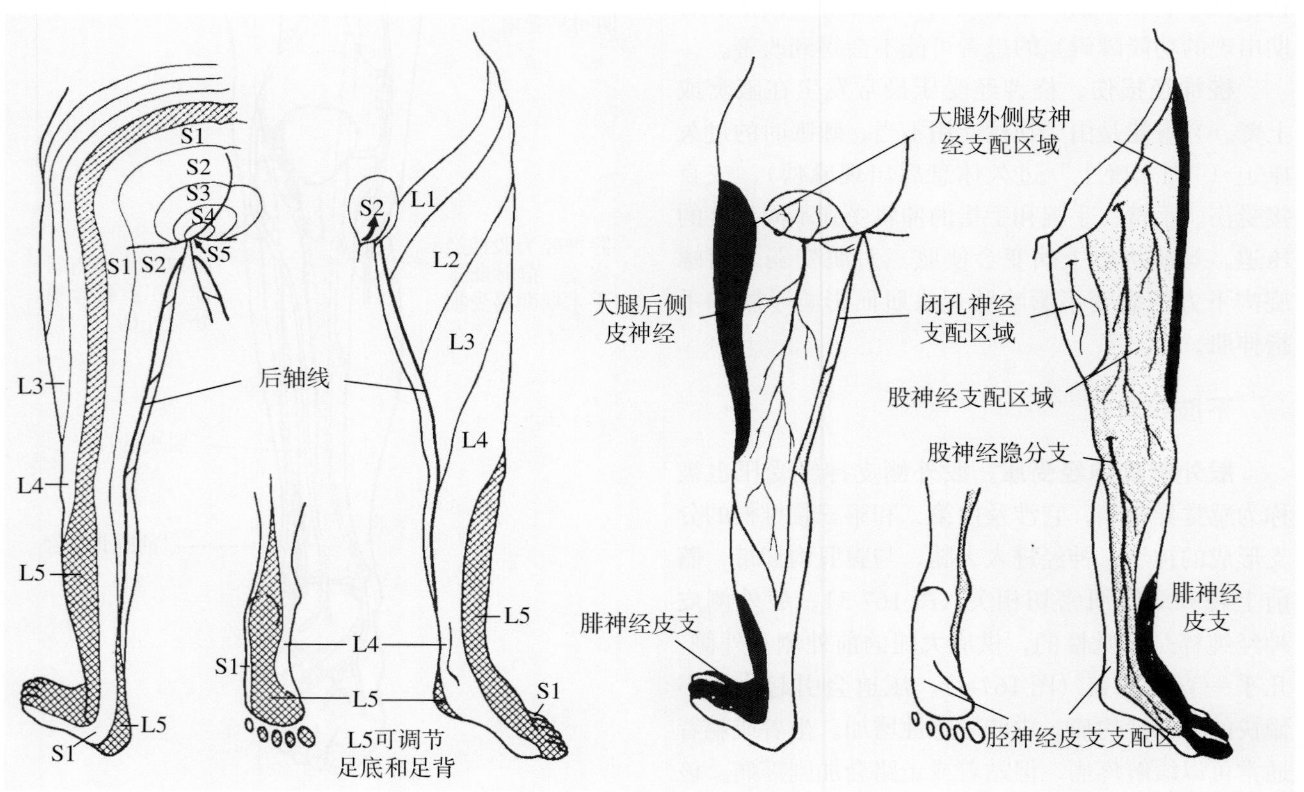

图 167-4 左：腰骶部皮神经节。右：下肢周围神经分布（引自 Patten J. Neurological differential diagnosis．New York：Springer-Verlag，1977.）

L4 和 L5 椎体之间以及 L5 和 S1 椎体之间的椎间盘）。最常见的症状是严重的腰痛（第 147 章），诱发事件通常是微不足道的，尽管有时会有举重或急性扭转运动的报告。弯腰、打喷嚏或用力使疼痛加剧。

L4 ~ L5 椎间盘突出通常影响 L5 神经根，导致坐骨切迹、大腿外侧和腿部疼痛，大脚趾和侧腿麻木，拇趾和足部背屈乏力，反射无变化（图 167-4）。L5 和 S1 之间的椎

间盘突出挤压 S1 根部，导致腿后部到脚跟的疼痛，外侧脚跟、脚和脚趾麻木，足底屈曲无力以及踝关节痉挛的消失（图 167-4）。

当发现进行性肢体无力和麻木（尤其是双侧）、无法控制的疼痛、鞍区麻痹（S2 和 S3 分布麻木）或膀胱和肠道功能障碍时，需要排除马尾综合征。行急诊 MRI 检查（如果 MRI 不可用，则进行脊髓 CT 检查）可发现马尾受压情况，并排除更不寻常的腰椎神经根病的原因，如神经纤维瘤。

感觉异常和减弱：远端对称性多发性神经病 [2,3,5,7–17]

临床表现与鉴别诊断

在神经科诊室评估感觉异常的原因是最常见的。当患者患有远端对称感觉异常，并发现呈“袜子、手套”样分布的感觉减弱或运动异常、深肌腱反射减退时，他们可能有远端对称外周多神经病变。原因很广泛（表 167-1）。虽然大多数人会产生一定程度的运动和感觉功能障碍，但通常是其中一种成分占主导地位。

表 167-1　周围对称性麻木和（或）乏力的重要原因

主要运动障碍

急性期（数天）

- 格林 - 巴利综合征
- 白喉
- 卟啉症
- 毒素（有机磷暴露、肉毒中毒）

亚急性期（数周至 1 ~ 2 年）

- 毒素暴露（铅中毒、吸胶）

续表

- 副蛋白血症
- 重症肌无力

慢性期

- 遗传性疾病（腓骨肌萎缩症）

主要感觉障碍

急性期（数天）

- 无

亚急性期（数周至 1 ~ 2 年）

- 淀粉样变性
- 药物毒性（顺铂、维生素 B_6 过量）
- 副肿瘤综合征
- 干燥综合征

慢性期（数年）

- 遗传性感觉神经病

感觉运动障碍

急性期（数天）

- 毒素暴露（如砷）

亚急性 - 慢性期（数周至 1 ~ 2 年）

- 糖尿病
- 酒精滥用，长期
- 维生素 B_6 或维生素 B_{12} 缺乏症
- 胃分流术
- 缺铜症
- 硫胺素缺乏症
- 肾衰竭
- 慢性肝病
- 甲状腺功能减退
- 结缔组织病
- 结节病
- 副蛋白血症综合征（多发性骨髓瘤、单克隆丙种球蛋白病、原发性淀粉样变性）
- 药物毒性［异烟肼、胺碘酮、甲硝唑、呋喃妥因、核苷、癌症化疗药物（紫杉醇、顺铂、长春新碱）］
- 人类免疫缺陷病毒
- 乙型 / 丙型肝炎
- 特发性疾病

慢性期（数年）

- Charcot-Marie-Tooth 病
- 家族性淀粉样变性

运动性多发性神经病

吉兰 - 巴雷综合征（习称格林 - 巴利综合征）是一种获得性自身免疫性疾病，以神经节苷脂自身抗体为特征，是主要的运动性多发性神经病中最显著的一种。它通常在感染后急性发作。涉及的微生物包括空肠弯曲菌、巨细胞病毒、EB 病毒、水痘 - 带状疱疹病毒和肺炎支原体。患者在几天内会经历上升性肌无力的进展，同时伴有深部肌腱反射的丧失。使用某些 H1N1 流感疫苗会导致其患病风险轻微增加（估计为百万分之二）（第 52 章），但益处远远大于风险（第 6 章）。其他主要的运动性多发性神经病包括与单克隆丙种球蛋白病、毒素暴露（如肉毒杆菌中毒）和卟啉症相关的疾病。

重症肌无力涉及突触前神经肌肉连接处的自身免疫攻击。它通常表现为对称性肌乏力逐渐恶化，特征是运动或重复活动加重，在活动前的早晨接近正常。局灶性动眼神经无力是偶发的表现。临床诊断基于肌无力，并通过发现与乙酰胆碱受体、肌肉特异性激酶和脂蛋白受体相关蛋白 4 相关的自身抗体来证实。

感觉性和混合性多神经病（表 167–1）

淀粉样变性、副肿瘤综合征、维生素 B_6 过量和干燥综合征是主要的感觉性多神经病。美国最常见的远端对称性多发性神经病（由于糖尿病和酒精中毒）主要表现为感觉障碍，尽管后来出现了更复杂的情况。糖尿病占病例的 1/3 ～ 1/2。B 族维生素（B_6 和 B_{12}）缺乏、肾衰竭、甲状腺功能减退、HIV 感染、类风湿性疾病和遗传性疾病（如 Charcot-Marie-Tooth 病）在基层医疗机构进行诊断的患者中也占了很大比例。即使经过神经科会诊和进一步评估后，高达 1/4 的患者仍然是原发性的。在肿瘤相关的副肿瘤综合征和副蛋白血症中，包括顺铂、紫杉醇和长春新碱在内的方案通常是有效的，这种情况在基层医疗门诊中也可能会遇到。

检查

全面的病史采集和重点体检是准确诊断多发性神经病的关键，辅以一系列简单、廉价的血液检测，通常足以确定重要的、可治疗的病因。肌电图和神经传导检查（见下文讨论）应用于那些特异性指标异常的患者，而不作为常规检查，这同样适用于神经系统成像。

病史

症状的性质和持续时间有助于缩小鉴别诊断范围，这个问题纯粹是感觉问题、运动问题还是混合问题？症状出现多长时间了？临床病程如何？持续数年表明是遗传原因；几个月到一年可能是典型的糖尿病和其他潜在的医学疾病，尤其是在病程进展的情况下；数周到数月可能是中毒 / 代谢原因或副蛋白血症引起的问题；发病数日可能是一种毒素引起的问题或格林 - 巴利综合征。该时间分布有助于区分多发性神经病和多发性单一神经病，后者更具多灶性。必须询问药物使用情况（癌症化疗、异烟肼、胺碘酮、抗病毒核苷、苯妥英钠、肼屈嗪）以及个人习惯（酒精使用障碍）、营养（特别是关于 B 族维生素缺乏和既往的胃旁路手术）和并发疾病［糖尿病、肾衰竭、慢性肝病、类风湿性疾病、人类免疫缺陷病毒（HIV）、乙型或丙型肝炎、癌症］。应询问这些患者 HIV 感染的危险因素。

体格检查

对可疑的远端对称性多发性神经病变进行定向体格检查，不仅有助于确认这类神经系统疾病，而且有助于排除可能以某种类似方式出现的中枢和局灶性疾病。也可能发现导致全身疾病的迹象。解决几个关键问题有助于指导临床评估：

检查是否发现周围（神经根或周围神经）或中枢问题（脊髓或以上）？

- 病变是上运动神经元病变还是下运动神经元病变？痉挛、松弛和反射缺失表明低位脊髓损伤（LMN）病变，提示该疾病起源于前角细胞或周围神经水平。痉挛和反射增加是前角细胞以上的病变支配前角细胞的肌肉组织的证据。因此，C6 水平的颈椎间盘可降低肱二头肌反射，导致肱二头肌无力和萎缩，同时增加反射，导致该水平以下的痉挛。颈段 LMN 征象和颈段以下出现高位脊髓损伤（UMN）征象提示颈髓撞击或固有病变。

感觉异常具有同样重要的鉴别诊断价值。双侧手足刺痛可能来自多发性神经病或后柱疾病。反射亢进提示患者主诉的病因可能是中枢性的。

- 如果是周围性的，是否是由周围神经、神经根或肌肉的损伤引起神经功能障碍？
  - 是局限于一根神经根或皮肤末梢，还是局限于一根周围神经？对这个问题的肯定回答表明存在压迫性神经病变，如桡神经、尺神经或正中神经麻痹。一般来说，如果一个肢体的一块或多块肌肉无力，且相邻肌肉无改变，则表明存在周围神经系统病变（而不是像卒中那样，所有相邻肌肉都可能受到同等影响）。更广泛的功能障碍，如深部肌腱反射弥漫性减弱、踝关节缺乏振动感觉和像袜子手套般的感觉丧失，表明周围神经病变更为弥漫。肌电图可以定位单个神经异常，并确认是否存在全身性神经病变。
  - 乏力是由神经或肌肉疾病引起的？

肌无力、肌腱反射改变和感觉丧失提示神经性疾病。在原发性肌肉疾病中，反射和正常感觉得以保留。肌无力的特征模式发生在遗传因素决定的肌营养不良患者中。毒性和代谢性肌病主要导致近端肌无力，与几乎所有的原发性神经疾病相反，后者早期优先影响远端肌肉组织。血清肌酶升高见于肌肉疾病，一些肌肉疾病与肌强直有关。肌电图结合神经传导检查可以区分原发性肌肉疾病和神经病变过程。

- 这个问题纯粹是感觉性单神经病变吗？
  - 这组受限的疾病（表 167-2）主要是通过对特定神经提供的区域进行体格检查来诊断的，局限于其区域的感觉会减少或麻木。

表 167-2 单纯感觉性单神经病变的原因
感觉异常性肌痛（股皮神经综合征）
手袖神经病变（手痛，桡骨表面感觉神经病变）
麻痹（膝关节外伤或手术后隐神经分支）
指神经病变
肋间神经病变（通常为糖尿病、妊娠、带状疱疹患者的胸部病变）
精神神经病变
三叉神经病变（结节病、肿瘤、干燥综合征、硬皮病）

实验室检查

检查原则和初始血液检测。常规进行大量非集中性的实验室检查和电生理检查是一种浪费，结果可能会产生误导，但调查发现这种做法很普遍。美国科学院神经病学对最佳证据进行了系统回顾，在病史采集和体格检查后确定对未知病因引发的远端对称多发性神经病变患者进行适当的实验室检查，有趣的是，他们发现只有空腹血糖、维生素 B_{12} 水平和血清蛋白电泳（包括免疫固定电泳）检查是在这种情况下对疾病管理有影响的唯一支持性证据。

尽管如此，对于一些额外的实验室检查存在普遍共识，尤其是当病史采集和体格检查具有提示性时。其中包括全血细胞计数、红细胞沉降率或 C 反应蛋白，以及综合代谢方面检查。在缺乏类风湿或甲状腺疾病的临床证据的情况下（第 146 章和第 157 章）进行抗核抗原或促甲状腺激素检测的益处很小，因为其可能性非常低。可能会考虑筛查乙型肝炎、丙型肝炎和 HIV，但前提是有近期或远期高危行为史。

进一步检查。进一步的检测应以可疑病因的优先鉴别诊断为指导。在病因混乱的情况下进行一些特殊的测试可能会有所帮助：在一名病因不明的多发性神经病患者的血清蛋白电泳上出现单克隆丙种球蛋白病，这提示副肿瘤综合征的问题，占特发性病例的 10%。髓鞘相关糖蛋白（抗 MAG 抗体）和抗 GM1 抗体检测为免疫抑制治疗或血浆置换提供了证据。疑似重症肌无力则有针对性地检测乙酰胆碱受体、肌肉特异性激酶和脂蛋白受体相关蛋白 4 的自身抗体。

电生理诊断检查和神经影像学。尽管基层全科医生和神经科医生在远端对称性多发性神经病的检查中经常要求常规进行检查，但一项研究显示，常规使用电生理诊断检查（肌电图 / 神经传导）很少改变治疗方法（不到 0.5% 的情况），反而会显著增加不必要的费用。电生理测试应限于病史采集和体格检查表明乏力可能是由于原发性肌肉或神经肌肉接头疾病（肌炎、肌无力、副肿瘤综合征、格林 - 巴利综合征）所致的情况。在需要区分脱髓鞘疾病和轴突性多发性神经病（如怀疑的 Charcot-Marie-Tooth 病）或神经根、神经丛和更多远端神经干受累时，电生理测试也是有用的。这种测试也区分了是高位还是低位脊髓损伤引起的肌无力。肌电图不太可能回答过于笼统的问题，如“解释肌肉乏力”或“全身疼痛排除神经因素”。MRI 神经成像仅在怀疑中枢或神经根受累的情况下有用，但高达 25% 的病例需要进行 MRI 检查时，这同样会导致高费用和低收益。

神经活检。神经活检很少被推荐。其主要指征为遗传性疾病、多灶性单神经病变或不对称临床综合征，可揭示血管炎、淀粉样变性或结节病等潜在疾病。

疼痛性周围神经病变的症状处理 [4,7,17–23]

总原则

及时积极治疗带状疱疹（第 193 章）和维生素 B_{12} 缺乏症（第 82 章），严格控制糖尿病患者的血糖（第 102 章），降低 HIV 感染的病毒载量（第 13 章），以及治疗潜在的恶性肿瘤，这些都是主要和次要的预防措施，可以有效减少与这些情况相关的疼痛感觉神经病变。

通常需要麻醉品。尽管人们对新型非麻醉性镇痛药（如加巴喷丁、普瑞巴林、度洛西汀）非常热衷，并且在标签外使用，但循证疗效仍然局限于少数特定的情况，如糖尿病和带状疱疹后神经痛，有时使用局部疗法，如辣椒素乳膏和 5% 利多卡因贴片（利多卡因），该贴片经 FDA 批准用于治疗带状疱疹后神经痛，该药膏用于治疗各类神经性疼痛（局部灼伤、受益前延迟 2 ～ 3 周、可能发生可逆性失神经痛）时效果各异。疼痛性多发性神经病的治疗需要频繁调整药物类型和剂量。

一些患者可能会询问血浆置换术的疗效，这对重症肌无力和慢性炎症性脱髓鞘性多发性神经病非常有用。在急性格林 - 巴利综合征中，现在使用这种治疗的频率较低，部分原因是静脉注射免疫球蛋白正越来越多地用于治疗这种疾病。血浆置换在单克隆丙种球蛋白病相关的周围神经病变中也很有用。患有其他周围神经病变综合征的患者受益的可能性较小，在上述情况以外的情况下，基层全科医生应意识到昂贵的血浆置换治疗的价值有限。

糖尿病周围神经病变

糖尿病周围神经病理性疼痛（diabetic peripheral neuropathic，DPN）是严重残疾的一个来源，人们对此认识不足。美国糖尿病协会建议所有糖尿病患者至少每年进行一次 DPN 筛查。三环类抗抑郁药（如阿米替林、去甲替林）多年来一直是治疗糖尿病神经性疼痛的主要药物，但随着新型抗癫痫药物（如加巴喷丁、普瑞巴林）和选择性 5- 羟色胺 / 去甲肾上腺素再摄取抑制剂抗抑郁药（如度洛西汀）的出现提供了昂贵但有效的替代品，可能对不能耐受三环类药物（第 227 章）或大剂量麻醉剂副作用的人有用。

度洛西汀。这种选择性 5- 羟色胺和去甲肾上腺素再摄取抑制剂吸收良好，每天可使用 2 次，在肝脏代谢。建议初始剂量为 30 mg/d，可增加至 60 mg/d，在研究条件下，该剂量可使近 50% 的患者疼痛减轻 50%。副作用包括头晕、恶心、嗜睡和便秘。闭角型青光眼患者不应使用该药物；怀孕期间的安全性尚未确定。可能会引起轻微的转氨酶升高。

普瑞巴林。这种抗癫痫药物在结构上与加巴喷丁相似，后者已被广泛用于治疗糖尿病周围神经病变。几乎一半的使用者都能显著减轻疼痛。副作用包括嗜睡、头晕和周围水肿，据报道，该药可增加体重并伴随欣快感。成本高。每天 2 次给药通常就足够了（开始时为 50 ～ 75 mg bid）。同时服用噻唑烷二酮治疗糖尿病（如吡格列酮）的患者体重增加更多，外周水肿更明显。使用后有出现血管水肿的报道。怀孕期间禁用。

HIV 感染

HIV 感染相关的疼痛性周围神经病变已被证明对优化抗反转录病毒疗法的 HIV 病毒学控制和清除潜在的神经毒性药物有反应（第 13 章）。加巴喷丁、普瑞巴林和度洛西汀有助于控制症状。抗惊厥药拉莫三嗪的治疗结果更为多变，有报道称皮疹进展为 Stevens-Johnson 综合征。针灸和三环类抗抑郁药没有任何益处。

带状疱疹后神经痛

当预防失败时，FDA 批准的治疗方案包括加巴喷丁、普瑞巴林和度洛西汀（第 192 章和第 193 章）。加巴喷丁与吗啡联合使用比单独使用任何一种药物效果更好。辣椒素软膏局部使用可能有效。

转诊和入院的适应证

急性脊髓或马尾受压是立即进行神经外科会诊和住院治疗的指征。然而，绝大多数没有危险信号（如存在癌症或进行性神经症状等潜在疾病）的腰痛患者不需要紧急影像学检查，这是国家医师联盟的前五大成本控制建议。有进展性脊髓病症状和体征的患者需要神经科会诊和进行 MRI 检查。如果 MRI 排除了机械性脊髓压迫，进展性脊髓病患者需要考虑维生素 B_{12} 或铜缺乏症、多发性硬化症和肿瘤。根神经或周围神经受压综合征可能需要外科修复，患有此类问题的患者需要看神经外科医生或擅长此治疗的骨科医生。然而，在转诊之前，基层全科医生应确定问题的部位，并制定适当的初始治疗方案。

（王　斌 翻译，董爱梅　王晶桐 审校）

第 168 章
震颤的评估

AMY A. PRUITT

震颤是身体某个部位的一种有规律的抖动，需与其他快速、无意识的运动区分开来。许多患者认为“颤抖”的发生是衰老的表现。医生必须鉴别各种临床上相似的震颤，这些震颤可能具有不同的诊断、治疗和预后意义。包括区分早期帕金森综合征的静止性震颤和原发性震颤，以及区分特发性震颤和夸张的生理震颤。随着新的特殊治疗方法的发展，准确的临床鉴别变得越来越有价值。然而，单凭临床观察可能很难区分震颤，需要评估其电生理和药理学特征来区分。

病理生理学和临床表现[1,2]

震颤的确切神经机制尚不清楚，尽管存在一些临床病理相关性，例如丘脑腹外侧核的损伤所致的帕金森病和特发性震颤。像左旋多巴这样的药物，通过众所周知的中枢作用增加儿茶酚胺，可能会加重特发性震颤，这一观察结果表明，普萘洛尔等β肾上腺素能阻滞剂可能通过中枢拮抗β肾上腺素能受体发挥治疗作用。

患者最常主诉的是隐匿的肢体“颤抖”，但患者最初很有可能会忽略该症状，假设这是紧张或疲劳的结果。然而，稳定的进展促使患者去看医生。震颤可在保持姿势、休息或动作（意向性震颤）期间出现。

体位性（生理性）震颤

体位性或生理性震颤是频率为 8 ～ 12 Hz 的精细震颤；它们通常发生在每个人的运动过程中，并且在重力作用下保持固定位置。真正的生理性震颤定义为不产生症状且在给定频率范围内的震颤。这种运动通常肉眼看不见，但可能在焦虑、肌肉疲劳、摄入咖啡、使用β激动剂和甲状腺功能亢进时被夸大。药物，尤其是锂和三环类抗抑郁药也可能加重这种震颤，类似交感神经药、抗癫痫药物、选择性 5- 羟色胺再摄取抑制剂或大剂量皮质激素也可能加重这种震颤。其振幅和频率在不同的人和同一个人在不同的时间会有所不同。

静止性震颤

与生理性震颤不同，静止性震颤发生在肢体受到重力支撑且不需要主动运动的情况下。

帕金森病

帕金森病是由黑质多巴胺能细胞的神经变性引起的，其病因尚不清楚。50% ~ 70% 的细胞缺失会导致静止性震颤、运动迟缓和肌肉僵硬。纹状体多巴胺水平的降低与强直和运动障碍的严重程度最为相似，但与震颤无关，这表明可能有另一种机制起作用。尽管纹状体受到的影响最为严重，但神经退行性变发生在大脑的其他部位，这可能是痴呆的原因。

静止性震颤是帕金森病的表现。其特征是从手指开始，随后可能涉及手臂和腿。手指的屈曲和伸展、拇指的外展和内收以及手腕的旋前和旋后产生了众所周知的"搓丸样"运动，通常情况下，这是帕金森病患者就诊的症状，可能早于运动迟缓和姿势困难。震颤是缓慢的（3 ~ 8 Hz），其肌电图（EMG）表现与特发性震颤非常不同，表现为对抗性肌肉群的交替放电，通过自主运动被抑制。此类患者大多数也有一定程度的后震颤。一些帕金森病患者可能有典型的活动性（特发性）震颤，这种震颤通过左旋多巴治疗恶化，吩噻嗪类药物和氟哌啶醇也会加重其他震颤（第 174 章）。

意向性（动作）震颤

这些震颤伴随着自发的肌肉收缩而发生，并因其加剧。

特发性（家族性）震颤

这是导致震颤最常见的原因，估计占世界人口的 1%。原因尚不清楚。有阳性的家族史很常见。一半的病例是常染色体显性遗传，一半是散发性的。基因组研究揭示了 *LINGO1* 基因的突变，该基因编码一种在发育、轴突再生和突触可塑性过程中参与细胞分化的蛋白质。小脑功能障碍已通过 MRI 波谱研究发现；休息时小脑的新陈代谢很高，随着手臂的伸展而增加，随着酒精摄入的减少而减少，众所周知，酒精可以减少震颤。轻度步态共济失调有时伴随的特发性震颤可能是这种小脑功能障碍的反映。诱发震颤的药物如锂、拟交感神经药物、丙戊酸、抗抑郁药和大剂量糖皮质激素可能会加重震颤。

该疾病的特点是双手、头部、声音，有时还有腿部或躯干的双侧意向性震颤。通常情况下，当手或头部伸展在一个对抗重力的位置，震颤最为显著，而在休息时最不明显。当做一些要求精确的任务时，可能会加重震颤，如书写、喝汤或端满杯的液体时。许多患者报告说，摄入少量酒精会暂时减轻他们的震颤。特发性震颤可能在任何年龄发生，随着年龄的增长而增加。

国际帕金森和运动障碍协会发布了以下特发性震颤的定义标准：

- 以双侧上肢动作性震颤为特征的孤立性震颤综合征
- 持续至少 3 年
- 其他部位有无震颤（例如，有的表现在声音、下肢的震颤）
- 无其他神经系统体征，如肌张力障碍、共济失调或帕金森综合征

他们还认识到特发性震颤可能伴有其他神经系统症状或体征，因此指定了一个类别并命名为特发性震颤叠加，具有以下特征：

- 具有特发性震颤特征的震颤和其他意义不明的神经系统体征，如串联步态受损、有问题的肌张力障碍姿势、记忆障碍和其他不足以进行附加综合征分类或诊断的轻度神经系统体征。
- 特发性震颤伴静止时额外震颤应归类为特发性震颤。

小脑疾病

小脑疾病患者表现出更剧烈的动作性震颤，其特征是随着患者将肢体移向目标，震颤幅度逐渐增加。静止时没有震颤。在年轻患者中，小脑疾病最常由多发性硬化症引起，但小脑梗死、脊髓小脑通路的退行性疾病和慢性、复发性、类固醇敏感性多发性神经病也可能产生类似的临床表现。这种震颤是多平面的，是大的、不规则的和相对缓慢（2 ~ 4 Hz）的振荡。颤抖通常会因酒精而恶化，用普萘洛尔治疗没有效果，也没有令人满意的治疗方法。

其他异常运动

震颤的定义是身体某个部位有规律的摆动，有助于与其他代表不同神经状态的快速间歇的运动

区分开来。出于诊断、治疗和预后的目的，应将几种异常的不自主运动与震颤区分开来。以下所有不自主运动（以及大多数真实的震颤）都会随着睡眠大大减少或完全消失。

抽搐

它是一种重复的、协调的、通常是刻板的动作，在人群中广泛存在，并且在特定患者身上对压力的反应频率增加。它们通常涉及面部或手部肌肉，最初可能是一种有意识的行为，通常可以通过自愿的努力加以抑制。面肌痉挛是一种震颤运动，通常始于中年或老年人，局限于面部肌肉。它被认为是由面神经核或周围神经的退行性病变引起的，但确切的机制尚不清楚，治疗也不尽如人意。

扑翼样震颤

扑翼样震颤是骨骼肌的不规则收缩，导致手的拍打，它在肌电图上与不规则间隔的短暂停顿相吻合。舞蹈症是一种不规则的抽搐运动，通常累及手指，常伴有手足徐动症，可伴有四肢或躯干的扭体运动。部分持续性癫痫是指局灶性癫痫发作，其中持续的癫痫发作活动可能导致身体某一部分有节奏地抽搐。疾病的突然发作是最有价值的鉴别点。

运动障碍

这是口面部肌肉有节奏的、不自主的运动，导致舌头伸出和咀嚼运动。在使用吩噻嗪和其他主要镇静剂引起的迟发性运动障碍综合征的早期出现的频率很高，因此必须加以识别。

鉴别诊断[1,2]

震颤在临床上可分为姿势性、意向性和静止性（表 168-1）。大多数姿势性震颤是生理性的。意向性震颤包括特发性震颤、老年震颤和小脑震颤。大多数静止性震颤是由帕金森病引起的。震颤必须与其他随意运动（如运动障碍、抽动、肌阵挛和手足徐动症）区分开来。

检查[1,2]

震颤诊断仍然是一项纯粹的临床工作。如前所述，当遇到震颤患者时，区分特发性震颤和帕金森病是最常见的诊断任务（表 168-2）。另一个常见的问题是区分特发性震颤和夸大的生理性震颤。所有这些都是常见的，事实上，有些可能同时出现在一位特定患者身上。

表 168-1　造成震颤的重要原因

姿势性（身体部位的等距延伸）
生理性震颤加剧［因焦虑、肌肉疲劳、肾上腺素能刺激（咖啡因、β 受体激动剂、甲状腺功能亢进）、锂、抗抑郁药、钙调神经磷酸酶抑制剂而加重］
帕金森病（伴特征性静止性震颤）
意向性
特发性（家族性、老年性）震颤
小脑疾病
多发性硬化症
小脑梗死
脊髓小脑通路的退行性疾病
慢性、复发性、类固醇敏感的多发性神经病变
静止性
帕金森病
药物诱发帕金森病（如吩噻嗪、甲氧氯普胺使用）

病史

仔细询问病史通常可以确定震颤的类型。震

表 168-2　区分特发性震颤和帕金森性震颤

	特发性震颤	帕金森性震颤
休息时	无（除非情况严重）	有（行走时也是如此）
意向性或姿势性	加剧震颤	不会加剧震颤
分布	对称：上肢、头、喉（声音）	不对称：手、下巴、舌、足部 / 下肢
发病年龄	成年人早期或老年人	从中年到老年（60 岁以后）
对酒精的反应	加重	不会加重
家族史	常有	罕见
面部	正常	眨眼、面具脸
笔迹状态	马虎、大笔画	字迹极小
步态	正常（+/– 轻微共济失调）	弯腰的、拖着脚步

颤发生的位置、偏侧性和环境提供了重要线索。双侧对称的上肢意向性震颤，因有精确的任务而加重，如书写、喝汤和端满杯液体，表明存在特发性震颤，尤其是在不涉及其他神经系统缺陷的情况下，但有时可见于严重帕金森病。休息期间出现的症状表明帕金森病的病因，特别是分布不对称且涉及下肢、下颌、舌或足部时。那些与保持身体姿势（定义为身体某一部位的等长伸展）相关的症状表明存在特发性和增强的生理性震颤，但也可见于晚期帕金森病。

应回顾诱发震颤的用药史，如拟交感神经药（如苯丙胺、可卡因、茶碱、甲状腺激素）、抗抑郁药、丙戊酸盐、锂、皮质类固醇、他克莫司和胺碘酮。毒素暴露也是相关的（例如，汞、铅、锰）。发病年龄可以帮助区分。成年早期或晚期提示特发性震颤，而中年或稍晚年是帕金森病最常见的发病时期。

体格检查

体格检查主要是为了确定活动时的震颤是好是坏，但进行全面的神经系统检查是为了检查其他缺陷，特别是那些提示涉及小脑和锥体外系束的缺陷。应要求患者伸出双手、写字、快速交替运动、用手指反复触摸鼻子，目的是检测小脑或锥体外系疾病的证据。在病史采集和行其他体格检查时，应单独观察，过度关注震颤可能会加剧震颤。通常情况下，当手或头部在重力支撑下伸展的时候震颤最突出，休息时最不明显（尽管早期帕金森病的震颤也可能在伸展的手中表现得最好，但在重力支撑下不会减轻）。

实验室检查

在检查结束时，有时很难确定震颤主要是静止性的还是运动性的，此外，许多帕金森病患者在出现震颤时没有其他锥体外系征象，这是一个明确的诊断。在这种情况下，肌电图（EMG）记录的震颤有助于识别存在的震颤类型，因为每种类型的 EMG 模式都是不同的，有时，肌电图显示两种类型的震颤同时存在。在任何震颤的情况下都应检查甲状腺功能。

症状治疗[3-8]

特发性震颤

药物治疗

药物治疗方面的重大进展是发现了 β 受体阻滞剂（如普萘洛尔）的有益作用，十年后又发现抗惊厥药物扑米酮在减少或消除特发性震颤方面极为有效，其给药剂量远低于抗惊厥活动所需的剂量。关于这两种药物中的哪一种是治疗震颤的首选药物尚未达成共识；两者均被美国神经病学学会推荐为一线药物，并得到了强有力的疗效证据的支持。

β 受体阻滞剂。最初的发现是，每天 40 mg tid 的普萘洛尔可显着缓解症状。长效制剂（例如，阿替洛尔）更方便，而且似乎同样有效，尽管没有经过详尽的研究。大多数患者对 β 受体阻滞剂耐受良好，但同时患有哮喘、胰岛素依赖型糖尿病、心脏传导阻滞或充血性心力衰竭的患者需谨慎（第 26、32、48 和 102 章）。

扑米酮。这种抗惊厥药在特发性震颤中的作用机制尚不清楚。因为扑米酮对大多数患者更有效，从 50 mg/d 的低剂量开始，分次服用至 250 mg/d 是非常合理的第一种治疗方法。镇静是主要的副作用，但如果药物剂量缓慢增加，患者通常可以耐受。

其他药物。使用阿普唑仑和其他苯二氮䓬类药物以及抗惊厥药托吡酯的证据支持不太有力，尽管后者的频繁认知损伤可能使其不适用于许多老年患者。其他限制其使用的不良反应包括感觉异常和体重减轻。加巴喷丁和索他洛尔也被发现具有有益作用，酒精摄入会在约 1 小时内减轻震颤，但反复使用会导致抑制震颤所需的酒精量越来越大。目前尚不清楚氯氮平是否有任何有益作用。已考虑但不推荐使用的药物包括左乙拉西坦和 3，4- 二氨基吡啶。无效的药物包括乙酰唑胺、异烟肼、吲哚洛尔、米氮平、硝苯地平和曲唑酮。

介入疗法

伽玛刀和 MRI 引导的聚焦超声丘脑切开术和通过植入的丘脑电极进行的持续深部脑刺激是正在研究的介入方法，并提供给难治性、致残性疾病的患者。尽管许多中心都提供了这种疗法，但疗效的证据仍然不足以推荐其作为经过验证的标准疗法。丘脑切开术仅限于单侧干预。与丘脑切开术相比，深部脑刺激导致更大的功能改善，且并发症更少，例如共济失调、构音障碍或感觉改变，但在 5 年的随访中，大约一半的患者出现了恶化的震颤。2016 年，FDA 批准了一种聚焦超声设备，用于治疗药物难治性特发性震颤。在 1 年的随访中，持续性感觉异常或麻木和步态障碍的发生率分别为 14% 和 9%，但在随访的第 2 年和第 3 年，确实发生了随着时间的推移而恶化；长期疗效仍有待证明。

生理性震颤

表演焦虑有时会夸大表演者（例如音乐会音乐家、公众演讲者）在其他方面无关紧要的生理性震颤，有时在表演前服用少量的 β 受体阻滞剂或短效苯二氮䓬类药物可以缓解该问题（第 226 章）。然而，任何一种剂量过大都会产生过度的镇静作用并影响性能。此外，经常使用苯二氮䓬类药物会增加用药习惯的风险（第 226 章），而 β 受体阻滞剂通常对基线生理性震颤的影响很小。

意向性震颤

帕金森病

帕金森病的震颤虽然不如运动迟缓和对多巴胺能药物的强直反应好，但可能受益于抗胆碱能治疗（第 174 章）。

小脑疾病

小脑疾病的震颤被广泛认为治疗效果不佳，尽管通常会尝试使用 β 受体阻滞剂、扑米酮、巴氯芬、加巴喷丁和苯二氮䓬类药物。腕部重量可能会降低这些震颤的幅度，并使肢体更具功能。

抽搐 [7]

对抽搐的治疗是多学科性的，最好由一个在心理和医学方面都有经验的团队来实施。一个关键的决定是何时转诊，通常以这种运动障碍对患者的心理影响为中心进行判断。美国神经病学学会制定了循证治疗指南 [7]。

患者教育和转诊适应证

应与患者讨论震颤的原因以及震颤可以被控制的事实。必须强调避免使用加重症状的药物。有意向性震颤和小脑疾病体征的患者必须转诊给神经科医生，因为脱髓鞘或遗传性退行性疾病可能是其原因。神经科会诊有助于解除对简单治疗无效的震颤。在考虑对丧失能力、药物难治性特发性震颤患者进行介入治疗时，应认识到疗效证据仍然有限。患者应被转诊到专门治疗此类运动障碍的中心以接受治疗。

（王　斌 翻译，肖卫忠 审校）

第 169 章

痴呆的评估

AMY A. PRUITT

痴呆是指后天认知能力下降，影响日常生活活动。新的术语定义了功能残疾程度较轻的认知障碍。痴呆最常见的表现是丧失记忆能力，但言语、判断和情绪都可能以不同的程度发生改变。痴呆的患病率随着年龄的增长而迅速上升，从 60 岁时的 1% 开始，每 5 年翻一番，到 85 岁时达到近 40%。在美国，超过 60 万晚期痴呆患者需要在机构接受照护。随着美国人口的老龄化，如果不在预防和治疗方面做出重大改变，痴呆这一问题的社会后果可能会令人震惊。痴呆比任何其他老年精神疾病的入院次数和住院天数都要多。中位生存率和进展速度取决于诊断时的年龄，范围为 3 ～ 20 年。

许多疾病会导致痴呆。阿尔茨海默病（Alzheimer disease，AD）是痴呆最常见的病因，是美国第六大死因，估计有 540 万 65 岁或以上的美国人受到影响，到 2050 年，估计将有 1400 万人患病，痴呆患者的医疗支出将超过 1 万亿美元。大约 15% 的痴呆患者有明显可逆的原因或可治疗的复杂情况，如抑郁症、药物引起的认知下降、脑积水或可手术的脑瘤。

据估计，符合痴呆标准的患者中有 1/3 尚未确诊，但及时识别痴呆是至关重要的，这不仅有助于启动诊断检查，更有助于保护患者免受可避免的伤害，如跌倒、药物过量、火灾、营养不良和疾病状态时并发的院内谵妄。

每位患者都需要仔细检查，以正确识别根本原因。基层全科医生应该知道如何将痴呆与其他更特异的皮质缺陷（失语症、失认症、孤立性记忆缺陷）区分开来，并能够对潜在可逆性疾病进行初步评估。特殊的患病亚群，如痴呆发病更快（数月至＜ 2 年）的患者，需要特别关注和紧急诊断评估以及转诊到神经科。

病理生理学和临床表现 [1-17]

痴呆是由正常脑回路的特征区域或模式中断引起的综合征。胆碱能回路对记忆很重要，它在 AD 患者中受损，而在非 AD 患者中，5- 羟色胺能、谷氨酰胺能、去甲肾上腺素能或多巴胺能通路可能选择性受损。这种疾病通常是慢性的，进展缓慢，但因感染或自身免疫机制导致的一部分病例更可能呈亚急性状态。

轻度认知障碍（mild cognitive impairment，MCI）是介于正常衰老和痴呆之间的中间状态。它被分为两个亚型：记忆力减退型（不影响日常生活的显著记忆障碍）和非记忆力减退型（记忆以外的技能受损）。65 岁以上人群中有 10% ～ 20% 存在 MCI，患有 MCI 的人有患痴呆的风险，每年有 5% ～ 10% 的人进展为痴呆。目前的研究正帮助寻找痴呆进展的预测因子和生物标志物，以评估可能改变疾病进程的治疗干预措施的效用。

区分痴呆的早期阶段与正常衰老过程中发生的非进展性认知变化（良性遗忘）很重要，但并非总能区分，“轻度认知障碍”一词通常指在其他认知领域没有问题且日常生活活动完整的孤立性记忆丧失。

痴呆通常起病隐匿，尽管有一些情况会发展迅速。快速进展性痴呆意味着一组不同的鉴别诊断可能。患者最初表现为轻度健忘，注意力集中缺陷，日常行为中的重复性或不一致性增加。在病程后期，患者可能表现出越来越差的判断力，无法抽象或概括，以及性格变化，对环境中的微小变化反应刻板、执拗、易怒和困惑。情感障碍或攻击性行为可能十分突出，在极端情况下，患者失去了原有人格的所有痕迹，无法参与个人卫生和饮食营养，并处于无助状态。

痴呆通常是进行性的（如退行性疾病），但也可能是静止性的（如脑外伤后）。根据导致痴呆的病理状况，可能会发现负责认知和行为变化区域以外的大脑疾病迹象，其伴随的锥体外系功能紊乱尤其常见。

一些导致痴呆的疾病也可能引起智力缺陷（例如唐氏综合征）。痴呆患者可能是精神病患者，也可能不是精神病患者，精神病患者可能有或没有任何与痴呆一致的认知能力下降的证据。

原发性神经系统疾病的病理生理学及临床表现

阿尔茨海默病

作为痴呆的主要病因，AD 占老年人病例的一半以上，影响全球 1500 万人。其发病率随着年龄的增长而增加，90 岁以上人群的患病率为 25%。大多数病例为散发性，但存在家族性常染色体显性疾病。淀粉样前体蛋白基因和早老素基因 1 和 2 的突变导致了罕见的、显性遗传的疾病形式，在 60 岁之前出现症状，而载脂蛋白 E 的 e4 变体与散发型和一些晚发家族型相关。*TREM2* 基因（编码小胶质细胞吞噬能力）的突变也与 AD 有关。载脂蛋白 E4 和 *TRANS2* 基因突变都会使风险增加 3 ～ 4 倍。这些突变提示 AD 存在“功能丧失”的病理生理学基础。

血清同型半胱氨酸水平升高和代谢综合征是AD的独立危险因素，使相对危险性增加近2倍，并为中年干预提供了未来的途径。

虽然可能存在额叶释放征和继发性轻度锥体外系特征，但没有特定的体征。根据AD和相关疾病工作组制定的已更新的标准，可以较高概率地确定诊断。这种疾病的特征是记忆的进行性恶化和至少一种其他认知功能的损害。大约2/3的中重度痴呆患者没有其他可能导致痴呆的疾病（如脑血管病、甲状腺功能减退），他们被诊断为AD可能。

在患者出现症状之前，大脑的病理变化会提早出现长达20年。神经病理学研究揭示了神经元丢失、由tau蛋白组成的神经原纤维缠结和含有β-淀粉样肽的老年斑。基底前脑变性降低了乙酰胆碱含量。这种递质的丧失与记忆损害有关。通常情况下，血管性痴呆和AD并存，这两种疾病都是在死后发现的。

路易体痴呆

这是一种日益受到重视、可能普遍存在但诊断不足的特发性疾病，具有AD和帕金森病的特征，它会导致相当多的诊断混乱和潜在的治疗管理不善。认识到这一点很重要，因为这些患者对抗精神病药物表现出显著的敏感性，这可能会加剧症状（第173章）。

病理特征是皮质、杏仁核、海马、黑质致密部和蓝核中广泛存在路易体（胞浆内包涵体），后一区域神经元密度降低。与AD患者不同的是，这些患者只有轻微的脑萎缩和正常的大脑皮质密度。

最初的表现通常是视觉幻觉、发作性谵妄、波动性认知困难、帕金森病和锥体外系运动症状（构音障碍、自主运动协调性差）。与AD一样，短期记忆受损和认知能力的进行性下降与社会和职业功能密切相关。在早期阶段，记忆损伤可能是轻微的，间歇性地出现接近正常功能的时期。然而，注意力、视觉空间和额叶皮质下功能的缺陷是显而易见的。

核心特征包括反复出现形成良好和详细的视觉幻觉、意识波动、帕金森病和锥体外系疾病的自发运动特征。其他特征包括跌倒、晕厥、一过性意识丧失、其他领域的幻觉、系统性妄想，以及如上所述的对抗精神病药物高度敏感，临床进展速度一般比AD快。

多发梗死性痴呆

“动脉硬化”伴脑灌注不足一直是传统的非专业痴呆病因观点，血管性疾病或多发梗死性痴呆是美国痴呆的第二常见的病因，占痴呆病例的10%～20%。虽然血管性痴呆对AD进展率的确切影响是一个正在进行的研究课题，但有高血压、糖尿病、心房颤动、吸烟史或已知颈动脉疾病的AD患者更有可能出现血管性痴呆，这意味着改变血管危险因素可能是延缓疾病进程的重要干预措施。

如果发生离散的大血管闭塞，其典型的临床病程是一个逐步进展的过程，而如果梗死主要是腔隙性的，则病程更具渐进性（第171章）。梗死范围可能很大，并以明确的神经损伤发作为先兆，或以亚临床发展为小的腔隙性卒中，导致智力缓慢下降。磁共振成像（MRI）可显示多发性腔隙性梗死和脑室周围白质丢失。大多数患者都有上运动神经元损伤的证据（偏侧无力、反射亢进或巴宾斯基征阳性）。多发梗死性痴呆有时被称为皮质下痴呆，其特征是淡漠、迟钝和记忆恢复能力下降。首次卒中后1年内痴呆的发展是一个重要的研究课题。

痴呆的独立危险因素，如低密度脂蛋白胆固醇和同型半胱氨酸升高，可能通过血管机制发挥作用，因为它们都是动脉粥样硬化性血管疾病的既定危险因素（第26章）。积极降低低密度脂蛋白胆固醇可以降低卒中的风险（第171章）；它是否会降低痴呆的风险还有待证实。降低同型半胱氨酸是否能降低心血管风险还有待证实（第31章）。

混合性疾病

随着患者年龄的增长，大脑越来越容易受到伤害。此外，血管性疾病和退行性疾病的风险增加，因此，老年痴呆患者中有很大一部分可能是混合型的。血管性疾病和AD都是潜在的疾病。这种混合疾病概念的意义在于：它将注意力集中在痴呆的各种潜在原因和控制风险因素的重要性上（例如，改善糖尿病或控制高血压）。

正常压力脑积水

正常压力脑积水（normal-pressure hydrocephalus，NPH）是由于脑脊液（CSF）被静脉窦吸收受损而导致的交通性脑积水。在大多数情况下，诱因是未知的，但当先前的脑膜炎症、创伤或蛛网膜下腔出血导致吸收被阻断时，也会发生这种情况。痴呆、步态障碍和尿失禁构成了经典的三联征，但这些症状在影响老年患者的许多情况下是非特异性的和常见的。当CT或MRI显示大脑室且没有明显的血管疾病或皮质沟增宽时，可怀疑为临床和影像学诊断。

占位性病变

如慢性硬脑膜下血肿或缓慢生长的脑部肿瘤，会根据其大小和位置产生不同程度的痴呆。当位于额叶眶面或颞叶内侧面时，患者可能主要表现为认知缺损，而无其他脑肿瘤灶性征象。进展性单侧头痛（第165章）、新的神经功能障碍或人格改变可能为肿块病变的存在提供线索。更弥漫性浸润性肿瘤，如原发性中枢神经系统淋巴瘤，可能表现出非特异性的认知能力下降。

抑郁症

抑郁症可迅速导致真正的认知功能障碍，而这种认知缺陷通过适当的治疗是可逆的。抑郁症的其他症状（绝望、自卑、早醒、疲劳、快感缺乏；第227章）几乎总是在痴呆发作之前出现，并有助于提示诊断。与AD患者不同，抑郁症患者会在精神状态检查时抱怨记忆力丧失。虽然抑郁症本身可以产生显著的、不可逆转的认知障碍，但严重的情绪障碍也可能伴随其他原因的痴呆，如AD或帕金森病。

其他原发性神经系统疾病

与痴呆和特定神经缺陷相关的其他原发性神经系统疾病包括额颞叶痴呆、帕金森病（第174章）、肝豆状核变性、严重多发性硬化症（第172章）、克罗伊茨费尔特-雅各布病（CJD）、神经梅毒和亨廷顿病（表169-1）。

额颞叶痴呆主要与额叶和颞叶病变有关，发

表169-1 智力障碍相关的神经系统疾病

疾病	体征	临床特征
AD	额叶释放征，锥体外系征	CT或MRI显示脑室扩大和皮质萎缩
正常压力脑积水	步态障碍[a]，大小便失禁	脑室扩大，很少或没有皮质萎缩
路易体痴呆（路易体病）	视觉幻觉，周期性混乱，帕金森病症状	使用标准的抗精神病药物后锥体外系症状明显加重
多发梗死性痴呆	局灶性缺陷	循序渐进的病程；CT或MRI显示的多个区域的梗死，通常是皮质下的
帕金森病	锥体外系标志[a]	通常只在发病数年后才出现
颅内肿瘤	局灶性体征，视盘水肿	通常是亚急性进展，癫痫发作可能
神经梅毒	额叶体征，视神经萎缩，Argyll Robertson瞳孔	血清学和脑脊液检测阳性
HIV感染	累及多系统	HIV阳性，皮质萎缩；痴呆可能出现症状
JCD	肌阵挛[a]，小脑体征，眼球运动异常	亚急性病程；脑电图有特异性异常；MRI显示弥散加权的高信号
亨廷顿病	舞蹈动作[a]，皮质-脊髓体征	常有阳性家族史；CT或MRI显示尾状核萎缩
多发性硬化症	脑干体征、视神经萎缩、皮质脊髓体征	通常是长期疾病；有间歇性疾病缓解期；MRI检查常有广泛性脑白质异常
肝豆状核变性	锥体外系征[a]，肝功能障碍，Kayser-Fleischer环（角膜色素环）[a]	青春期或青年时期发病，精神障碍
进行性核上性麻痹	垂直向下注视失败[a]，锥体外系征[a]	眼球运动异常；与帕金森病相鉴别；对左旋多巴无反应或仅短暂反应

[a] 总是存在；所有其他的体征既不总是存在，也不明显。

CSF，脑脊液；EEG，脑电图。

病年龄通常较早，认知障碍不同于 AD，早期人格改变和执行功能受损（对不断变化的刺激改变行为、解决问题、组织、抽象思维和避免坚持不懈的能力），讲话可能会受到影响。

帕金森病（第 174 章）和亨廷顿病有时被称为皮质下痴呆，因为它们表现出明显的运动功能障碍，没有明显的失语或失认。

CJD 是一种与疯牛病相关的臭名昭著的朊病毒相关疾病，是导致痴呆快速发展的最常见原因之一。

慢性创伤性脑病是指在士兵和职业美式足球运动员暴露于严重的头部创伤，特别是重复性的头部创伤后，通过尸检发现的典型神经影像学和脑病理学结果。越来越多的人认识到这是导致男性过早痴呆的原因，近 80% 的已故前美国职业橄榄球运动员都曾将大脑捐献给研究。PET-CT 检查发现，与对照组相比，前美国国家橄榄球联盟球员的 tau 蛋白水平更高，但淀粉样蛋白水平不高。

导致痴呆的其他原因

毒素、感染、代谢紊乱和营养失调可能影响大脑并导致痴呆（表 169-2）。通常有一种以上的病理原因。

药物 / 中毒

患有进行性退行性痴呆的患者可能服用了过量的药物，从而加剧了原发病程，或者药物本身可能导致明显的认知能力丧失。在没有其他潜在疾病的患者中，能够产生痴呆的药物包括阿片类药物和许多现有的嗜神经药物。引起或加重痴呆的不太明显但经常使用的处方药包括强抗胆碱能制剂（通常用于膀胱和运动障碍）和镇静剂。值得注意的是，长期接触强抗胆碱能药物会使痴呆风险增加 50%。所有这些因素都是导致认知障碍的重要原因，可以被阻止或逆转。值得关注的是长期使用大麻，有关终生吸食大麻的现有数据表明，它会损害言语记忆，但不会损害其他领域的认知功能。

感染

任何涉及大脑的感染都会造成弥漫性认知障碍。神经梅毒、HIV 感染（第 13 章）和隐球菌感染扩散到中枢神经系统，导致痴呆，通常具有很强的规律性。导致亚急性疾病［如 CJD（与疯牛病相关的朊病毒诱导感染）和进行性多灶性白质脑病（由于休眠 JC 病毒的重新激活）］的传染源对治疗具有耐药性。

表 169-2　与智力障碍相关的全身状况

感染性
中枢神经系统受累的梅毒
中枢神经系统受累的 HIV 感染
中枢神经系统隐球菌感染
进行性多灶性白质脑病
内分泌性
甲状腺功能减退和甲状腺功能亢进
全垂体功能减退症
大剂量糖皮质激素治疗
代谢性
维生素 B_{12} 缺乏症
硫胺素缺乏症
烟酸缺乏症
化学毒物
酒精
金属（铅、汞）
苯胺染料
药物中毒
巴比妥类
阿片类
抗胆碱能类
锂
溴化物
氟哌啶醇
抗高血压药

睡眠障碍

睡眠剥夺是一种已知会增加大脑中 β- 淀粉样蛋白沉积的疾病，是 AD 的潜在危险因素。florbetaben PET 研究表明，睡眠剥夺会增加正常人大脑中的 β- 淀粉样蛋白。

内分泌、营养和代谢紊乱

这一类病因代表了痴呆的一些更可逆的原因，

这些原因往往表现为潜在疾病的临床表现以及认知功能的改变，尽管有时这些表现可能并不明显。需要特别注意营养史的是那些接受过减肥手术、对维生素替代疗法的坚持可能不稳定的患者。

内分泌。甲状腺功能亢进或甲状腺功能减退引起的甲状腺功能障碍可能导致认知功能受损，但这是可逆的。在老年人中，临床表现可能缺失或不典型（第 103 章和第 104 章）。大剂量皮质类固醇治疗可以显著改变认知功能。

营养。最常见的营养障碍是维生素 B_{12} 缺乏症，它会导致痴呆、巨幼细胞贫血、周围神经病变和亚急性脊髓联合变性（第 79 章）。如果在永久性神经损伤开始之前发现并治疗它，一些缺陷至少可以部分解决（第 82 章）。

硫胺素缺乏症如果不治疗，可能会导致 Korsakoff 痴呆，这在很大程度上是不可逆转的。硫胺素缺乏是一种可以预防的疾病，可见于酗酒、各种原因的恶性呕吐、抑郁和饮食不足。糙皮病在发达国家并不常见，糙皮病患者对烟酸有显著的反应，即使精神上的变化已经存在了很长一段时间的患者也有效应。

代谢紊乱

晚期肾或肝细胞衰竭引起的代谢紊乱通常会导致脑病，这与真正的痴呆不同，因为意识会改变。然而，较温和的代谢性疾病可能会加剧潜在的痴呆，就像脱水一样。在与显著认知改变相关的遗传性代谢性疾病中，肝豆状核变性、异色性脑白质营养不良和肾上腺脑白质营养不良是最值得注意的。

鉴别诊断

进行痴呆鉴别诊断的一个有用方法是将痴呆情况分为源于大脑的病理过程（表 169-1）和继发性影响大脑的过程，如外源性中毒、感染和代谢紊乱（表 169-2）。大脑的原发性疾病可能伴随着认知改变以外的神经系统疾病的迹象；继发性影响大脑的疾病更有可能伴随着内科疾病的体征和症状，而且可能更可逆。痴呆患者中，阿尔茨海默病占 65%，多发梗死的血管疾病占 10% ～ 20%，脑肿瘤占 5%，其他不明原因者占 10% ～ 15%。在高龄人群（85 岁以上）中，血管性痴呆和阿尔茨海默病占绝大多数，但隐匿性甲状腺疾病和维生素 B_{12} 缺乏症也很常见，可能是可逆的，需要在鉴别中考虑。

检查 [4,11,18–36]

检查的目的是将痴呆与其他导致精神损害的原因区分开来，并确定其原因是原发性神经疾病还是继发性影响大脑的疾病。区分神经疾病是至关重要的，这不仅是为了迅速识别和治疗可逆疾病，而且有助于优化对不治之症患者的护理。不是所有的神经性痴呆都是 AD，也不是所有这些情况对症状测量的反应都相似（第 173 章）。仔细的检查是正确处理的必要条件，注意诊断标准，以促进准确的诊断。

阿尔茨海默病诊断标准

美国卫生和公共服务部制定的诊断标准要求：

- 通过临床检查确定痴呆的存在，并通过精神状态细微检查或类似检查记录。
- 两个或多个认知领域存在缺陷的证据。
- 逐渐恶化的记忆和其他认知功能。
- 无意识障碍。
- 没有全身性疾病或其他脑部疾病，这些疾病本身就可以解释这些缺陷。

美国国家衰老与阿尔茨海默病协会回顾了 AD 早期和临床前阶段的诊断标准，并辅以 5 个生物学标志物：脑脊液中的 Aβ、脑脊液中的 tau 蛋白、具有 β- 淀粉样配体的 PET、PET 检测氟脱氧葡萄糖摄取以及通过 MRI 检测脑萎缩结构。目前，这些都不是 AD 临床诊断所必需的，但如果得到验证，在研究疾病中可能会很有用。

病史

详细的病史是最初评估中最重要的组成部分。家庭成员的帮助对于获取足够的病史是至关重要的，因为患者的回忆可能是不充分的。

区分痴呆和其他神经损伤

区分痴呆和其他神经损伤需要患者或家属描述患者正在经历的具体认知、记忆和行为问题，以及这些缺陷在患者日常生活中的后果，比如驾驶、工作或家庭关系方面的困难。详细询问以确定疾病的时间进程，使医生能够确定这个过程是慢性的、渐进的、逐步的，还是静态的。

与局灶性缺损相结合的逐步进展模式引发了多发性梗死基础的问题。通常情况下，家庭成员会提供患者手术后（尤其是冠状动脉搭桥手术后）其认知能力加速下降的病史（第 30 章）。进行性、广泛性智力障碍而无意识改变的病程提示 AD 和其他神经退行性疾病，多发性腔隙性卒中也可能与这种时间模式有关。

最后，检查者应检查痴呆的重要流行病学危险因素。除年龄外，还应审查其他风险因素，包括头部创伤、睡眠不良、学习障碍、抑郁、酗酒、糖尿病、身体衰弱、受教育水平低、社会孤立和从未结婚。

确定可治疗的原因并区分病因

一旦强烈怀疑痴呆，检查应集中于确定潜在的可治疗的原因，无论是主要的神经原因还是继发原因（表 169-2 和表 169-3）。从调查特定的神经学和医学风险因素和症状开始，可以很好地了解可改变的神经系统疾病和并发症。据估计，1/3 的痴呆危险因素是可以改变的。例如，应确定心血管危险因素（如吸烟、高血压、高脂血症、糖尿病）以确定有血管性痴呆风险的患者。询问步态、尿失禁和脑膜炎或蛛网膜下腔出血的既往史有助于确定 NPH 风险增加的患者。既往有头部外伤史、不明原因的局灶性神经功能缺损发作和单侧头痛随着时间的推移而恶化是肿块病变的潜在线索。静止性震颤和强直的病史可能是帕金森病的表现。锥体外系症状（构音障碍、自主活动协调性差）提示路易体病的问题；如果同时存在肝细胞功能障碍，则应考虑肝豆状核变性。有报道称出现生动的视觉幻觉则提示路易体病。高危性行为增加了 HIV 感染和神经梅毒的可能性。任何抑郁症的症状或既往史都需要复查（第 227 章）。有痴呆、唐氏综合征或精神障碍的家族病史是确定痴呆的遗传性病因之一的风险的基础。应审查所有药物是否可能导致痴呆。

表 169-3　痴呆的可治疗或可修正原因

感染	**结构损害**
梅毒	正常压力脑积水
惠普尔病	脑瘤：（双额脑膜瘤 / 胶质瘤，PCNSL）
HIV	硬脑膜动静脉瘘
PML	浅表铁沉着
睡眠障碍	硬脑膜下血肿
阻塞性睡眠呼吸暂停	慢性创伤性脑病
社会心理困扰	
行为问题	
癫痫发作	**遗传原因**
自身免疫 / 抗体介导的疾病	肝豆状核变性
脑淀粉样血管病	脆性 X 染色体相关共济失调
桥本甲状腺炎	卟啉病
干燥综合征	线粒体脑病
多发性硬化症	**精神病学原因**
系统性狼疮红斑	抑郁症
原发性中枢神经系统血管炎	转化反应
副肿瘤综合征	精神分裂症
非副肿瘤综合征	
结节病	
毒物 / 代谢 / 缺乏状态	
精神分裂症	
维生素 B_{12} 缺乏症	
硫胺素缺乏症	
烟酸缺乏症	
酗酒	
药物中毒（表 169-2）	
谷蛋白过敏	

PCNSL，原发性中枢神经系统淋巴瘤；PML，进行性多灶性白质脑病。

体格检查

精神状态检查及检测工具

评估从精神状态检查开始，以确认是否存在痴呆。构成智力的复杂官能通常被划分为功能，这些功能不一定在解剖学或病理学上是可以测试的，检查的这一部分应同时针对局部病变的检测和一般脑功能障碍的迹象。

简易精神状态检查。当床旁检查工具可用时，简易精神状态检查（MMSE）（可从许多网站下载）

是认知功能工具中研究得最好的，可根据年龄和教育水平适当调整测试敏感性和特异性，对痴呆和轻度认知障碍检测的敏感性可高达 90%。该测试在评估至少受过高中教育的白人子女时效果最好；在检测受过高等教育的人中敏感性降低，特异性因受有限的教育背景和来自另一种文化教育的影响。

床旁的精神状态检查应包括以下皮层功能的评估：

- 即刻记忆：回忆三个物体，向前和向后背诵考官给出的数字，以及回忆一个小故事。
- 远期记忆：回答有关历史事件、家庭“里程碑”或报纸报道的最近事件的问题。
- 语言：根据复杂命令命名部分对象，并生成单词列表（例如，在 60 s 内命名的动物数量）。
- 视觉 - 空间关系：再现简单图形，从记忆中绘制 10 点 35 分的时钟，并辨别对象之间的相似性。
- 判断和推理：对需要做出决定的情况（“找到一封盖章的信”或“在剧院看到火”）做出反应，并回答诸如“苹果和香蕉有什么相似之处？”的问题。
- 注意力和专注力：颠倒顺序的能力，如倒序命名一年中后面的月份。

其他检测工具。在众多检测 MCI 和痴呆的替代工具中，Mini-Cog（www.mini-cog.com）、Addenbrooke 认知检查修订版（ACE-R，www.ftdrg.org/wp-content/uploads/aceraus-version1.pdf）和蒙特利尔认知评估（MOCA）最有用。香港研究人员将它们与 MMSE 进行了比较，在他们的研究中，MMSE 的敏感度和特异度分别为 0.81 和 0.89。Mini-Cog（敏感度 0.91；特异度 0.86）和 ACE-R（敏感度 0.92；特异度 0.89）在检测痴呆方面表现最好。只有 MOCA 接近 MCI 患者的 MMSE 表现（敏感度 0.89；特异度 0.75）。

评估判断力。精神状态测验的一个重要组成部分是确定痴呆患者的决策能力，曲线下面积可提醒您在评估中要采取的步骤。临床医生应该尝试决定患者是否能够做出一致的选择，了解风险和益处，做出与患者所表达的价值观一致的合理选择，并在危及生命的紧急情况下接受治疗，即使在没有替代治疗的情况下也是如此。

一般体格检查和神经检查

医生应检查患者，以发现可能导致或促成问题的任何共存异常的证据。检查神经血管危险因素的物理证据（第 171 章），仔细触诊和听诊颈动脉。此外，医生还应注意酒精使用障碍（第 228 章）、肝细胞损伤（第 71 章）、肾功能不全（第 142 章）和其他系统性疾病的迹象。特定的神经异常，如额叶释放体征（握、吸、吻和翻找）、视野缺损、眼外运动受限或异常乳头反应均应探查。眼球震颤可能提示近期药物摄入或脑干疾病的存在。运动检查应特别注意锥体外系特征或不自主运动，如迟发性运动障碍、震颤、扑翼样震颤、舞蹈病或肌阵挛。感官检查可能显示周围神经病变或合并系统疾病（维生素 B_{12} 缺乏症）。步态应仔细观察；额叶步态失用症是小而僵硬的步态，可与宽广的小脑步态或与锥体外系疾病所致的小步态区分开来。

实验室检查

没有一项单一的测试可以确诊痴呆，MMSE 的评分不应该作为诊断痴呆的唯一标准。如果初始评估和病史的其他部分证实了该评分，则该评分应被视为具有临床意义。一些临床药物试验已经证实了神经科医生长期以来所怀疑的事情，即在可能患有 AD 的患者中，MMSE 年度评分存在相当大的变异性，并且检查者之间的评分变异性显著。同样，存在多个不同的血管性痴呆标准会混淆患者的纵向评估和初始诊断的确定性。随着时间的推移，可能需要继续观察，以确定某些患者的诊断，并确定复杂的情况。

基线实验室检查

建议根据患者的病史和身心状况检查结果进行个体化的实验室检查。由于病史和体格检查限制了差异的可能性，患者应避免过度检测带来的不便和费用。检测不充分也是危险的，因为老年患者的医疗疾病可能是痴呆非特异性表现的基础，老年患者构成了常见的患者群体。

国家老龄化研究所拟定的老年人精神损害工作组指定的指南已成为调查痴呆患者的标准，美国神经病学学会为其神经科医生成员提供了类似的指南。诊断测试应包括以下内容：

- 抑郁症的筛查（第 227 章）。
- 血清维生素 B_{12} 检测（如果维生素 B_{12} 含量低，加上甲基丙二酸和叶酸检测；第 79 章）。
- 促甲状腺激素检测。
- 全血细胞计数和沉降率检测。
- 血生化（电解质、钙、白蛋白、血尿素氮、肌酐、转氨酶、葡萄糖）和尿液分析。
- 梅毒筛查试验（如快速血浆反应素试验；第 124 章），但仅限于患者有特定风险因素（如性传播疾病史）。
- 人类免疫缺陷病毒感染筛查（特别是有高危性活动或接触史的人；第 7 章）。
- 头部的计算机断层扫描（CT）或 MRI，特别是在考虑可能治疗或预防的颅内病理时（见下文讨论）。

此外，胸部 X 线片和心电图也包括在一些推荐的检测列表中，但临床判断更好地决定了它们的适宜性。没有常规使用脑单光子发射计算机断层成像、脑脊液取样检测 tau 蛋白、载脂蛋白 *e4* 基因型基因检测或脑电图的迹象。当怀疑患有 CJD 且可排除近期卒中和病毒性脑炎时，对脑脊液进行 14-3-3 蛋白取样可能有用。

CT 或 MRI

利用 CT 和 MRI 的神经成像适用于以下情况：①有肿块性病变史；②局灶性神经症状或体征；③突发性痴呆；④癫痫史；⑤卒中史。硬膜下血肿和颅内肿瘤很容易识别，尤其是在进行对比增强检查时，也可以提供 NPH 的放射学证据。在诊断多发梗死性痴呆和弄清后颅窝相关问题方面，钆造影增强 MRI 优于 CT。如果临床对肿瘤的怀疑很高，MRI 是更敏感的检测方法。

正电子发射体层成像

正电子发射体层成像（positron emission tomography，PET）不同于传统的神经成像，它能够检测局部脑代谢的功能变化，提供更好的诊断和预后判断。放射性核素的 PET 技术利用与淀粉样蛋白和 tau 蛋白神经原纤维缠结（AD 的病理特征）结合的特殊性，为 MCI、AD 和正常衰老之间的差异提供了可能。Florbetapir 被 FDA 批准用于淀粉样 β 成像，正在进行的研究表明其对诊断有贡献，包括症状前诊断，但特异性仍然是一个需要进一步研究的问题。一种方法是将淀粉样蛋白和 tau 蛋白的神经影像学研究结果与其他神经退行性生物标记物（如 MRI 皮质厚度）联系起来。当研究人员将这种 ATN（淀粉样蛋白、tau 蛋白、神经退行性变）分类与使用临床和遗传标记的模型进行比较时，它显著地提高了预测无症状患者记忆下降的能力，但还需要做更多的工作，特别是在提高这种检测的特异性方面，以避免可能会导致相当大伤害的过度诊断。

尽管这项技术在非专业媒体上受到了广泛关注，并且患者及其家属将对此感兴趣，但它尚未被保险覆盖，目前不应成为痴呆评估的常规部分。国家老龄化研究所和阿尔茨海默病协会建议在研究疾病时限制该检测在临床前诊断中使用，以证明其对临床结果的影响。确定 PET-CT 扫描是否改变痴呆日常临床实践中的临床管理的早期研究的结果令人鼓舞（例如，35% 的病例的诊断发生了变化），需要更多的数据来确定其有用性，更好地定义潜在危害。

其他辅助检查

正式的神经心理学和精神病学评估。当痴呆的诊断有疑问时，正式的神经心理学评估可能会有所帮助，特别是在早期认知障碍的情况下。它还可以提供关于认知障碍的具体性质的信息，这在局灶性脑损伤后尤其有用。如果怀疑除痴呆外还有抑郁症，则可能需要进行正式的精神病评估。言语分析可能有助于可疑的额颞叶痴呆，言语治疗可能可以改善患者和家庭的沟通。

基因测试

基因测试是有争议的，并引发了伦理问题。当家族史提示早发性 AD 时，可以考虑对染色体 1、14 和 21 进行突变检测。患者和家属可能会向临床医生询问“痴呆测试”——寻找编码载脂蛋白 E（APOE*e4）基因的 *e4* 等位基因，该基因编码于蛋白 19 上，与 AD 相关。载脂蛋白 E 基因分型不够准确，无法单独作为 AD 检测，但在 65% 经病理证实的 AD 病例中至少可以发现一个 APOE*e4 等位基因。当结合临床评估时，APOE 基因分型可以提高诊断特异性，但该试验缺乏足够的敏感性，无法用于排除 AD。此外，它不能充分预测痴呆的发展具有预后价值。应与询问阿尔茨海默病检测的患者分享载脂蛋白 E 检测的这些特征。由于该检测的缺陷和误报结果的高概率，不鼓励采用邮购进行载脂蛋白 E 基因分型检测。TREM2 的测试值仍有待确定，但可能存在类似的警告。

快速进展性痴呆的检测

尽管快速进展性痴呆最常见的原因是不可治愈的疾病，但在尸检中超过 25% 的 CJD 患者中发现了潜在的可治疗的疾病，这强调了寻找可治疗原因的重要性，应进行神经科会诊以帮助设计评估，重点关注感染性和自身免疫性病因，包括新描述的感染性 / 自身免疫性脑炎，可伴有 LGI1、AMPA、NMDA 和 GABAB 受体抗体阳性，表现为快速进展性痴呆。

因为它们是无法治愈的，所以对两种最常见的病因，即 CJD 和多灶性白质脑病的检测通常仅限于微创检查，包括 MRI 和脑脊液检查。在 CJD 中，MRI 的特征是尾状核或壳核的信号异常，FLAIR 改变，弥散加权成像（DWI）皮质异常信号最明显。脑脊液 14-3-3 蛋白可能呈阳性，脑电图显示尖波复合状。最新、最敏感和特异性的测试是在脑脊液上的 RT-QuIC（实时抖动诱导转换反应）测试。

多灶性白质脑病的检测包括检查脑脊液中 JC 病毒的 DNA，以及 MRI 检查皮质白质和其他部位无占位效应的特征性多灶性非增强病变。

实用性小的检查

尽管关注动脉粥样硬化危险因素很重要，但无创神经血管检查（颈动脉超声、多普勒血流检查）（第 171 章）在痴呆的检查中没有常规价值，除非临床病程或体格检查提示脑血管疾病或 MRI、CT 显示梗死。非肿瘤性和非感染性疾病的脑活检很少被证明是合理的。

痴呆筛查

因老龄化人群中痴呆的患病率不断增加和检测认知障碍的简单测试的可用性，使研究人员提出了在基层医疗机构中筛查无症状痴呆患者的问题（注意，筛查无症状者的问题需要与检测有提示认知障碍症状的人区分开来，因为对于后者，检测是有帮助的——见前面的讨论）。美国预防服务工作组研究了这个问题，并根据最佳证据进行了一些观察。确定的益处包括：①提供具有“足够高的灵敏度和特异度，可在临床上用于识别痴呆”的测试；②一些药物和非药物干预措施。“短期内对轻度至中度痴呆患者的认知指标影响不大，但临床相关益处的大小尚不确定”；③有针对性的照顾者干预措施。“对照顾者负担和抑郁的测量效果甚微”。然而，他们发现“没有公开的证据表明筛查对患者、临床医生或护理人员的临床决策或计划有影响”。关于危害，他们发现“筛查和非药物干预的危害证据不足”，但注意到使用乙酰胆碱酯酶抑制剂可能产生严重的副作用，包括中枢神经系统紊乱和心律失常。他们的结论是，现有证据不足以确定预期的好处是否会超过潜在的危害，因此在 2014 年最后一次审查时，他们不建议进行痴呆筛查。在显著改变阿尔茨海默病的治疗方法出现之前，这一建议不太可能改变，但研发出有效的治疗方法仍然是一个难以实现的目标（第 173 章）。

管理[1,3,6–8,11,13,15–17,37–48]（第 173 章）

预防

鉴于许多对痴呆病因治疗的不可逆性和顽固性，痴呆的最佳管理方法是预防。虽然对 APOE 状态或其他家族风险因素无能为力，但最近的流行病学和基于社区的观察性研究提出了一些可能的环境和生活方式方法，以及一些随机试验（特别是关于心血管风险因素的试验）。美国国家医学研究院（前身为医学研究所）对证据的回顾强调，认知训练、血压管理和增加体育活动是预防认知能力下降的有希望的领域。《柳叶刀》（*Lancet*）委托进行的一项证据审查确定了 9 个潜在的可改变的风险因素：低受教育水平、中年听力下降、肥胖、高血压、晚年抑郁、吸烟、缺乏运动、糖尿病和社交孤立。弗雷明心脏研究的长期随访数据显示，在过去 30 年里，痴呆的发病率降低了 44%，但这并不都可以用卒中的减少来解释，这凸显出更健康的生活方式对大脑健康的广泛益处。

生活方式调整

健康的生活方式（例如，良好的饮食习惯、规律锻炼、适量饮酒、不吸烟）可以降低患痴呆的风险。一项英国人口回顾性研究显示，生活方式得分最高的人患痴呆的概率是生活方式得分最低的人的 1/3，这一点突出了生活方式的作用，即使在遗传风险较高的人身上，它也能显著降低患痴呆的风险。

饮食。人们对营养与全面预防的兴趣很高，尤其是其对预防痴呆的贡献。观察数据表明，更高程度地坚持地中海饮食与较慢的认知下降和痴呆风险有关。当在老年人中进行中等规模的随机试验时，4 年的地中海饮食的实施显著降低了精神测试中年龄相关认知衰退的风险调整率。目前还需要更多的数据，但这些发现足够令人鼓舞，可以考虑推荐该饮食作为健康生活方式计划的一部分（第 18 章）。

锻炼。流行病学数据显示，生活方式中的运动成分在预防认知能力下降方面受到了相当大的关注，有规律的适度锻炼可以显著降低老年人患痴呆的风险。在护士健康研究中，每周只需 1.5 h 的慢速步行就能使老年女性的患病风险降低 20%；参加休闲活动，如玩棋类游戏、演奏乐器和阅读，可以降低患痴呆的风险。在基于社区的长期前瞻性研究中，中年心肺健康程度的提高与晚年痴呆风险的显著降低相关。通过对照试验的系统回顾发现，没有足够的证据对任何单一类型的运动（如有氧、力量、太极）得出结论，但作为饮食、锻炼和认知训练多领域计划的一部分，锻炼可以改善认知结果。

饮酒。过量饮酒显然是有害的。在一项大量引用的观察性研究中，适度饮酒（每周喝 1 ～ 6 杯）与戒酒相比，患痴呆的风险更低。这是否会转化为建议每晚用餐时喝一杯酒，还需要更多的确凿证据。

吸烟。完全戒烟是必要的，对认知损伤和痴呆风险的影响可能是支持戒烟的一个重要激励因素（第 54 章）。

睡眠。无论是由于阻塞性睡眠呼吸暂停、行为模式，还是心理社会困扰导致的睡眠剥夺，都值得关注（第 46 章和第 232 章）。

心血管健康

维持心血管健康似乎对降低痴呆的风险有重要贡献。根据美国心脏协会的简单生活 7 项指标［不吸烟、体重指数＜ 25 kg/m^2、定期体育锻炼、每周吃 2 次鱼、胆固醇＜ 200 mg/dl（未治疗）、空腹血糖＜ 100 mg/dl（未治疗）和血压＜ 120/80 mmHg（未治疗）］进行衡量，在一项针对 65 岁及以上无症状人群的队列研究中，每增加一项最佳心血管健康指标，认知能力下降和痴呆发生的风险就会显著降低；与那些心血管健康指标最差的人相比，心血管健康指标最好的人患病风险降低了近 50%。

血压控制。以社区为基础的前瞻性观察研究发现，中老年持续高血压与痴呆风险增加相关（风险比 1.49）；高血压和非高血压患者中，既往有卒中或短暂性脑缺血发作的患者血压适度降低（5 ～ 10 mmHg）可降低卒中相关痴呆的风险约 20%。在没有卒中或短暂性脑缺血发作的高血压患者中，这项里程碑式的 SPRINT-MIND 随机试验将收缩压目标控制在 120 mmHg 以下与目标血压控制在 140 mmHg 以下进行比较，5 年内 MCI 患病风险显著降低 19%，痴呆风险趋势降低 17%。在同一项研究中，强化治疗组小血管病变进展较轻。

降低胆固醇。降低老年人的低密度脂蛋白胆固醇水平对整体心血管健康很重要（第 27 章），越来越多的证据表明，它对降低卒中相关的痴呆和 AD 的风险都有好处。

日常认知活动、心理健康和社会功能

一些心理社会措施得到了当前流行病学或队列研究证据的支持，包括维持认知活动、社会参与和治疗情绪障碍，特别是抑郁症（第 227 章）。社交孤立是认知能力下降的一个公认但可改变的风险因素。更有争议的是认知训练的好处。认知训练在预防认知能力下降方面的效果仍然是一个未解决的问题，尽管认知训练在大众中很受欢迎，并且需要人民在“脑力游戏”上花费大量的金钱和时间。对预防年龄相关性认知衰退的认知训练的系统回顾发现，训练可以提高所训练领域的认知表现。它是否能预防认知能力下降或痴呆仍未解决，因为需要很长时间才能发现益处，而且现有研究的随访时间不够长。有人担心，花时间玩益智游戏可能会影响人们在体育锻炼和降低心血管风险等更可靠措施上的投入。

听力损失

在美国国家科学院的一份报告中强调了解决听力损失的重要性，该报告发现了强有力的流行病学证据，表明听力损失与认知能力下降、痴呆和社交孤立的风险增加之间存在联系。这导致法律允许从 2020 年开始在没有处方的情况下购买助听器。为了最大限度地受益，需要改善老年人获得支持服务的途径，以便他们能够最大限度地利用助听器，一旦立法开放市场，助听器将变得更加便宜。

纠正睡眠呼吸暂停

睡眠呼吸暂停及其相关的低氧血症有许多副作用，包括血压升高、心血管风险增加和短暂性认知障碍。在一项对老年女性（平均年龄 82 岁）的重要研究中，那些睡眠呼吸紊乱和缺氧的人患 MCI 和痴呆的风险显著增加（优势比为 1.85 和 1.71）。在纠正阻塞性睡眠呼吸暂停的长期认知益处的证据之前，临床医生遇到患有明显睡眠呼吸暂停的老年人时，至少应该考虑潜在的益处和风险（第 46 章）。

重型复发性颅脑损伤的预防

人们对重型复发性颅脑损伤导致慢性颅脑损伤的严重认知后果的认识日益加深，这强调了预防的重要性。预防措施包括改变职业美式足球的规则，改进防护装备，提高儿童和青少年参加接触性运动的年龄。

未经证实或可能有价值的措施

膳食补充剂。非处方膳食补充剂被大力推广用于预防认知能力下降和痴呆以及其他声称的益处，在美国每年产生的自付支出估计超过 30 亿美元。常用的认知健康补充剂包括 ω-3 脂肪酸、大豆、B 族维生素、维生素 D 和维生素 E，以及银杏叶和“水母中发现的物质”。

抗氧化维生素补充剂在公众中很受欢迎，据称其目的是降低心血管疾病和痴呆的风险。尽管流行病学证据表明，摄入富含抗氧化维生素 C 和维生素 E 的食物与降低 AD 风险之间存在关联，但大规模、长期、随机、安慰剂对照试验发现，每日补充维生素对认知保护没有好处。

对维生素补充剂的兴趣也源于对同型半胱氨酸的关注。同型半胱氨酸水平升高可能与脑体积减小和认知功能减退有关，但目前还没有证据表明通过补充维生素 B 降低同型半胱氨酸水平对痴呆的发生有任何有益的影响。关于随意处方使用此类维生素补充剂的一个警告是，在冠心病事件风险较高的人中使用它们不仅没有好处，而且在某些情况下还会导致更糟糕的结果（第 18、30 和 31 章）。尽管如此，保持充足的维生素 B_{12} 和叶酸的饮食摄入量对神经健康当然很重要，应该鼓励。

银杏叶在非专业媒体上受到了广泛关注，一些人声称银杏有好处。然而，当对认知功能正常或轻度受损的老年人群进行随机、安慰剂对照的双盲试验时，尽管全量服用（每天 2 次，120 mg 提取物）平均 6 年，但没有证据表明其对痴呆或阿尔茨海默病的发生有益处，不建议服用银杏叶。

对这类非处方补充剂进行严格系统审查后，作者得出结论：“证据不足以推荐任何一种非处方补充剂用于认知功能正常或 MCI 的成年人的认知保护”。一些观察人士对这些复杂而虚假的伪科学主张的兴起感到担忧，这些主张鼓励使用这种“假药”。

激素替代疗法。绝经后激素水平下降可能导致认知能力下降的风险，并可通过雌激素替代疗法加以预防，这一假说在女性健康倡议记忆研究中得到验证：使用结合型马雌激素并没有降低 MCI 或痴呆的风险，事实上，它与建议的风险增加有关。

对已确诊的痴呆疾病的管理

阿尔茨海默病和路易体病（第 173 章）

血管性痴呆

对于血管性痴呆患者来说，控制诸如高血压、高脂血症、吸烟和糖尿病等粥样硬化性脑血管危险因素是至关重要的（第 26、27、54 和 102 章）。当强烈认为有血管问题并发现有明显的狭窄时，值得考虑行动脉内膜切除术（第 171 章）。注意栓塞风险（第 28、33 和 83 章）也很重要。

中枢神经系统感染

HIV 感染继发痴呆的中枢神经系统感染患者可能对强化抗反转录病毒治疗有反应（第 13 章）；莱姆病患者可以通过延长肠外抗生素疗程来改善病情（第 160 章）。梅毒累及中枢神经系统导致的痴呆对抗生素的反应各不相同，但一定要考虑抗感染治疗（第 141 章）。因移植或治疗自身免疫性疾病（如狼疮、类风湿性关节炎、牛皮癣和多发性硬化症）而长期免疫抑制的人群正在增加，并面临发展为进行性多灶性白质脑病的风险，虽然目前还没有特效的治疗方法，但尝试减少免疫抑制可能会延长生命。

代谢和中毒性病因

在维生素 B_{12} 缺乏症和甲状腺功能减退的情况下，替代疗法是必不可少的（第 82 章和第 104 章）。在药物滥用的情况下，避免使用致病药物是治疗的必要条件，辅之以纠正同时存在的维生素和营养缺乏（第 228 章和第 234 章）。

正常压力脑积水

一些患者对脑室 - 腹膜分流术有显著反应，但对分流术有反应的患者的预测仍不完善。连续腰椎穿刺清除大量（30 ~ 60 ml）脑脊液尝试预测哪些患者会有反应。重要的是记录认知功能（语言流畅性）和拍摄患者在手术前后的说话、步态和步长。分流的主要风险包括硬膜下血肿、分流功能障碍、感染和癫痫发作。在一项研究中，虽然 75% 的患者在 3 个月后有所改善，但只有 50% 的患者在 1 年时保持步态改善，在 3 年时仅为 1/3 的患者有改善；中度姿势不稳患者无持续改善，认知和尿失禁很少有长期改善的迹象，特别是当同时存在 AD、帕金森病或多发性梗死的症状和体征时。

转诊和住院的适应证 [7,12]

转诊

在迅速进展性痴呆病例中，应及时转诊至神经内科，寻找可治疗的感染和自身免疫原因。当基层全科医生完成诊断评估，并且除了 AD 之外没有明显的病因时，一些家庭会要求神经科会诊。这样的会诊可以让家属放心，全面的检查已经完成，诊断是正确的。如果基层全科医生已经按照前面的概述进行了周到而完整的检查，那么转诊就不需要进行额外的检查。如果基层全科医生没有进行全面检查的方法，那么可以利用转诊来完成评估。此外怀疑有潜在可治疗的神经疾病（帕金森病、NPH、肿块病变、颈动脉疾病）的患者可以请神经科或神经外科评估。最后，当怀疑遗传性疾病时，建议转诊进行确认和遗传咨询。如果病人询问脑脊液检查或 PET 扫描用于早期诊断，应告知他们，该检查目前仅用于研究目的，如果感兴趣，可转诊到进行此类研究的研究中心。

入院

入院接受行为管理或并发疾病的治疗对患者和家人可能带来很大压力。仔细注意与住院患者精神错乱发展相关的因素，并尽可能使用最低剂量的镇痛和镇静催眠药物是至关重要的（第 173 章）。

患者及家庭教育和咨询 [18-21,49]（第 173 章）

患者和家庭教育和咨询是护理的关键组成部分，在这种情况下，治疗是有限的，预后往往很差。全面的方法将在单独的一章中讨论（第 173 章），但有两个问题在痴呆的初始评估和晚期评估中经常出现，分别是驾驶状态和“代码”状态。

至于驾驶，美国神经病学学会建议使用护理者对患者“边际”主观评分、患者的驾驶能力、车祸史或交通事故记录、MMSE（评分 < 24 分）和临床痴呆评定量表（例如，www.detaminia-asessment.com.au/global/CDR_Scale.pdf）作为识别高危患者的有用工具（第 173 章关于建议沟通方法）。使用曲线下面积测试的结果（“测试”）可以帮助决定有关驾驶和类似的活动，这些活动需要责任心和判断力。

晚期痴呆患者肺炎、发热性疾病和饮食问题发生率高，一旦发生这些并发症，6 个月的预期寿命就很差了，认识到这些都是晚期疾病的迹象，积极的干预不太可能有帮助，甚至可能适得其反，此时应确保患者的舒适度，安抚家属的情绪。晚期痴呆患者的临终关怀包括仔细评估和关注生活质量参数，如压疮和总体舒适度。管饲在晚期痴呆患者中的作用受到了广泛的关注；没有证据表明这种疗法可以延长生存期或改善生活质量（第 173 章）。

（王 斌 翻译，董爱梅 王晶桐 审校）

第 170 章

癫痫发作的管理

AMY A. PRUITT

在美国，癫痫的患病率为每 1000 人中有 6 ~ 8 人，大约每 11 个 80 岁以下的美国人中就有 1 人至少发作过一次癫痫。第一次发作癫痫很可能会导致人们立即到急诊室就诊，回顾“这段发作时间”，弄清楚诊断是诊治工作中面临的挑战。患者如有意识丧失或意识改变，全科医生需要考虑癫痫发作（第 24 章），并应尝试确定其类型，在对潜在原因进行诊断评估时，要防止未来的癫痫发作。全科医生在癫痫管理中的作用从掌握抗癫痫药物（AEDs）的使用及其副作用，扩展到就如何安全地进行日常活动（尤其是驾驶、工作和运动）提供建议。熟悉 AEDs 对其他医疗药物的影响，对医生来说也很重要。

病理生理学和临床表现 [1-5]

癫痫发作是大脑皮层功能的突发性改变，它是由一群神经元的同步激活产生的，这些神经元要么在一个焦点区域，要么通常在整个大脑。一次发作不构成癫痫，癫痫意味着 2 次或多次发作，不是由其他疾病或可避免的情况（如药物或毒素、代谢异常或感染）引起的发作，并有反复发作的倾向。只有 1% 的美国人患有癫痫，癫痫发作可由许多不同类型的疾病引起，病因从遗传综合征到血管、创伤和肿瘤不等。癫痫发作可分为定位相关(以前称为局部）癫痫发作或全身性癫痫发作（表 170-1）。

表 170-1 癫痫和癫痫综合征的国际分类
定位相关（局灶性、局部性、部分性）癫痫和癫痫综合征
与年龄相关的特发性发病
伴有中央颞区棘波的儿童良性癫痫
儿童癫痫伴枕部发作
症状性
全身性癫痫和癫痫综合征
与年龄相关的特发性发病
新生儿良性癫痫
儿童失神性癫痫
青少年肌阵挛性癫痫（冲动性小发作）
青少年失神癫痫伴觉醒时全身强直 - 阵挛发作
继发性（特发性或症状性）
West 综合征（婴儿痉挛）
Lennox-Gastaut 综合征
症状性
非特异性病因（早期肌阵挛性脑病）
特殊综合征（癫痫发作可能使许多疾病复杂化，如 Ramsay-Hunt 综合征、Unverricht 病）

修改并引自 Engel J. ILAE classification of epilepsy syndromes. Epilepsy Res 2006；70：S35. Copyright © 2006 Elsevier.With permission.

定位相关癫痫发作

与定位相关癫痫发作开始于大脑的一个区域，最初产生的症状与受累皮质区域有关。单纯部分性发作是一种局灶性神经事件，在这种事件中，意识保持完整，而在复杂的部分性发作中，意识受损。单纯性发作可能演变为复杂的部分性发作，这两种类型的局灶性癫痫发作可演变为继发性全身性发作，症状可能会随着皮质支配的身体部位而扩散，例如，从手指开始，向上臂或下肢扩散。

复杂的部分癫痫发作的症状有很多，包括协调的、不自主的运动活动（自动性），如咂嘴或咀嚼，嗅觉或味觉幻觉，以及行为自动性。癫痫发作通常始于颞叶或其连接部位。先兆症状包括嗅觉幻觉、上腹部不适、恐惧感或似曾相识，有时症状可能与精神病相似，发作持续 1 ～ 3 min，随后会有一段时间意识混乱，通常意识会受损但不会丧失意识。定位相关癫痫发作是成人最常见的癫痫类型，占 18 岁后癫痫患者的 70%，超过 50% 的定位相关癫痫发作患者同时出现局部和继发全身性强直阵挛发作。

全身性癫痫发作

全身性癫痫发作呈双侧对称，无局灶性发作，发作可能以先兆开始，随后是突然失去意识。接着是四肢伸展的强直性阶段，持续 10 ～ 30 s，接着是至少 30 s 的肢体抽搐的阵发性阶段。病人在恢复意识之前变得虚弱和昏睡。发作后意识模糊是一种典型症状，可持续数小时，但 10 ～ 30 min 更为常见。咬舌和失禁是另一个特征。

癫痫发作的重要诱因和相关的误解

许多因素被认为是癫痫发作的原因，包括发热、卒中、酗酒和吸毒以及头部外伤。虽然这些因素往往很重要，但对其的一些误解仍然普遍存在，需要加以解决。

- 成人很少有惊厥伴高热；温度高于 102 ℉（38.9 ℃）不足以解释成人癫痫的发生。
- 在栓死性卒中的急性期，癫痫发作是罕见的，尽管 20% ～ 25% 的此类患者可能在卒中后的某个时间出现癫痫发作。
- 蛛网膜下腔出血和腔隙性脑梗死很少遗留癫痫的后遗症，尽管栓子和皮层静脉血栓形成更有可能导致症状性癫痫。
- 酒精戒断发作发生在停止饮酒后 7 ～ 48 h，峰值为 13 ～ 24 h。通常只有一两次惊厥发生，癫痫持续状态很少见。在癫痫患者中，酒精戒断比非癫痫患者更容易引起癫痫发作，而在饮酒的癫痫患者中，需要减少饮酒来诱发癫痫发作。
- 创伤经常被认为是癫痫发作的原因，然而，在 2 项大型研究中显示，除非创伤严重，导致超过半小时的意识丧失，或脑叶血肿、凹陷性颅骨骨折，否则创伤后癫痫发作的发生率并不高于一般人群。由于有闭合性头部外伤史，癫痫通常在 2 年内发生，而对于开放性头部外伤，癫痫发作可能在最初受伤后的较长时间间隔内发生。

鉴别诊断 [6]

模拟癫痫发作的情况（表 170-2）

有几种情况可以模拟癫痫发作，要么通过引起局灶性缺陷，要么通过产生偶发性意识丧失。前者包括短暂性脑缺血发作、有局灶性先兆的偏头痛和局部病变，如神经压迫或运动障碍，抽搐或阵发性舞蹈病；后者包括任何原因的晕厥发作，包括心脏状况导致的短暂性脑灌注减少、短暂性全身性遗忘、嗜睡 / 猝倒和短暂性脑缺血发作（第 171 章）。晕厥患者可出现某种形式的“惊厥”运动，20% 会出现失禁。在精神病发作期间，伴或不伴过度通气和精神状态改变的恐慌发作可与复杂的部分发作相混淆。心因性非癫痫发作可以有各种形式，并经常被误诊为癫痫发作，尽管一些研究小组描述了区别癫痫发作与非癫痫发作的体征（眼睛震颤、旁观者症状加重、不同发作期间的不同现象、角弓反张、哭泣和突然发作），非癫痫发作可能占多种药物难治性癫痫病例的 1/4。

表 170-2　模拟癫痫发作的情况
产生局灶性缺陷
短暂性脑缺血发作
偏头痛
抽搐
阵发性舞蹈病
产生短暂的意识丧失
短暂性全面遗忘
发作性睡病 / 猝倒
短暂性脑缺血发作
惊恐发作伴或不伴过度通气
精神病发作
心因性非癫痫发作

引起癫痫发作的情况（表 170-3）

对癫痫疾病的鉴别诊断主要基于患者第一次发作时的年龄和由病史决定的癫痫类型，特别是从观察者那里获得的类型。成人约 70% 的新发癫痫表现为部分（局灶性）癫痫发作。原发性或特发性癫痫是儿童反复发作的最常见原因，但在年轻成人中越来越少见。30 岁以后，当患者出现首次癫痫发作时，潜在原因（继发性癫痫）变得越来越可能。在有一次以上任何类型癫痫发作记录的患者中，经过彻底调查和 10 年随访，只有 23% 的患者病因变得明显。只有 15% 的患者从一开始全身性发作就有明确的病因，而 30% 以上的局灶性发作有潜在的疾病。在年轻成年人（18 ～ 45 岁）中，已证实的原因包括药物（通常是酒精戒断）、肿瘤和创伤；在 65 岁以上的老年人群中，肿瘤、创伤和脑血管病的潜在病理大致相同，但 25% ～ 40% 的老年患者病因不明。在接受癫痫手术的难治性癫痫成年患者中，手术中最常见的两个发现是海马硬化和肿瘤。

非癫痫性惊厥可能发生在短暂代谢紊乱的情况下，如脑灌注不足、低血糖、高渗状态或低钠血症。

诊断 [3,6-9]

对于主述“抽搐”的病人，第一步是确定是癫痫发作还是类似癫痫发作（表 170-2），如果是癫痫发作，则确定其类型，确定类型有助于确定病因是原发性（特发性）还是继发性（中枢神经系统病理基础）（表 170-1）。无首发病灶的全身性发作通常为原发性发作，这类癫痫通常是遗传性的，与年龄相关的，与目前的神经影像学技术所发现的结构性病变无关；对于部分或局灶性癫痫发作，大脑中可识别的潜在疾病或异常的发生概率要高得多。

表 170-3 成人癫痫发作的主要原因
年轻人群（年龄在 18 ～ 45 岁）
药物（通常是酒精戒断）
肿瘤
创伤
中枢神经系统感染（如 HIV）[a]
老年人口（65 岁以上）[a]
肿瘤
创伤
脑血管病
原因不明
非癫痫性惊厥（脑灌注不足、低血糖、高渗状态、低钠血症）

[a] 神经囊尾蚴病是中南美洲获得性癫痫的常见病因，其流行率在美国西南部正在上升。

病史

一个有效的病史需要从目击者和患者那里对事件进行准确描述，目击者的报告尤为重要，因为病人的意识和对事件的回忆很可能受到了损害。调查应包括询问是否存在先兆、局灶性发作、意识丧失和在抽搐期间观察到的损伤，这些症状表明是癫痫发作而不是晕厥，尽管不可能完全根据任何特征来区分它们。

一旦确定发生了癫痫，就必须仔细检查局灶性发作史，即使是有全身性癫痫病史的患者。目击发作时为局灶性发作，后来转为全身性发作，可能是中枢神经系统潜在病变的重要线索。

病史对于识别诱因和潜在疾病也至关重要，它应包括对药物（如酒精、可卡因、苯丙胺、抗抑郁药、镇静剂、茶碱、胰岛素、利尿剂）、心律失常、心脏瓣膜病、既往恶性肿瘤、卒中、HIV 危险因素和头部创伤的调查，除了脑膜刺激（头痛、颈部僵硬）外，检查者还应检查高血糖和低血糖症状（第 102 章）。应始终寻找抽搐家族史。随着神经囊尾蚴病（中南美洲获得性癫痫的常见病因）的血清流行率在美国西南部不断上升，旅行史变得越来越重要。

体格检查

医生可能有机会在癫痫发作后不久进行神经系统检查，发现局部残留异常，如单臂瘫痪（Todd 麻痹），其可能提示局灶性发病，即使目击事件是全身性的；除了仔细的神经系统检查外，体格检查还应包括对体位性低血压、心率和节律异常、头部创伤、颈动脉疾病、心脏病、全身感染以及酒精和药物滥用迹象的检查（第 228 章和第 234 章）。

实验室检查

通过临床手段无法确定短暂或持续性神经事件是否为癫痫发作，美国神经学实践参数学会建议对成人明显的、无诱因的、首次癫痫发作评估时使用脑电图、CT 或 MRI 以及实验室检查，如全血细胞计数、血糖和药物滥用筛查。在开始用药前，检查肝功能和电解质水平是有用的，当计划使用高蛋白结合药物如苯妥英或丙戊酸时，应检测血清白蛋白水平，根据具体的临床情况，进行腰椎穿刺和毒理学筛查可能会有所帮助，但不必将其作为常规检查的一部分。

脑电图

脑电图仍然是对可疑癫痫活动最有帮助的实验室诊断检查，具有癫痫样特征（如棘波或尖波）的异常有助于癫痫的诊断，并可能提供有关癫痫疾病类型的信息。脑电图虽然有用（大约 50% 的病例可能异常），但正常的脑电图并不排除癫痫的诊断，也不能证实发作间期异常，只有大约 1/4 的人表现出癫痫样放电。当诊断仍不确定时，重复检查可提高脑电图诊断率，尤其是在睡眠剥夺和视频脑电图监测的情况下；脑电图也有助于预测复发风险。脑电图上有癫痫样异常的患者在 1 年内发作复发的风险为 49.5%，而那些没有这种异常的患者在同一时间内复发的风险为 27.4%。

专门单位提供对疑似癫痫患者的住院远程监测，数字记录仪可以记录长达 72 h 的动态脑电图，患者通过一个按钮记录临床事件，然后患者的经历就可以与脑电图结果相关联。

神经成像

大多数神经科医生都同意，在没有钆造影剂增强的情况下，对大脑进行 MRI 检查是首次癫痫患者检查的重要部分，这种方法比 CT 更敏感，在显示内侧颞区异常时可能特别有用。正电子发射体层成像和单光子发射计算机体层成像是检查癫痫患者大脑功能的新方法。它们可以确认器质性疾病的存在，并提供异常区域的轮廓，可考虑外科治疗癫痫。基层全科医生不太可能推荐患者进行这些研究，但基层全科医生应意识到，癫痫中心有新的方法可用于区分全身性癫痫发作和定位相关癫痫发作，并选择患者进行癫痫手术。

其他检查

除非发现感染证据或患者处于癫痫持续状态，否则对首次发作的患者进行腰椎穿刺不再是常见做法。如果发热或病史与全身感染相符，腰椎穿刺仍然是神经系统评估的重要部分。

治疗原则 [1,4,6,10–23]

在开始治疗前，必须尽可能准确地进行诊断，包括癫痫发作的表型、脑电图的发现以及任何潜在原因或促发因素的识别。单次发作和癫痫之间的区别很重要。在过去的 20 年中，所有类型癫痫的治疗方面都取得了重要进展。使用一种标准 AEDs（表 170-4 和表 170-5）的单一疗法可对 70% 的成年患者癫痫发作进行充分控制；在另外 15% ~ 20% 的病例中，癫痫发作可通过包括一种或两种额外 AEDs 的联合方案控制；对其他癫痫发作控制不满意的患者可让他们成为外科手术或实验性药物治疗的候选对象。临床医生应始终从家庭成员那里独立寻求对癫痫活动的确认。Hoppe 及其同事的一项研究是一个有价值的文献补充，他们研究了接受视频 - 脑电图监测的患者，发现 55% 的癫痫发作未被患者报告，这项研究对患者癫痫发作报告的客观性提出了重要警告。

孤立性癫痫发作

如前所述，孤立的惊厥不构成癫痫。当由于短暂的代谢紊乱或药物过量或戒断而发生单次惊厥时，最好通过注意导致这种紊乱的因素来治疗。当没有明显的、伴有单一癫痫发作的患者可以确定自己的自限性原因时，则应考虑预防；无明显原因且无复发危险因素（如兄弟姐妹癫痫、远程脑手术或头部外伤、癫痫样脑电图发现）的患者，2 年复发风险约为 25%；有一个或多个危险因素时，2 年复发率接近 40%。社会因素（如失去驾驶特权）将影响治疗的决定。复发最常见的是在第一次癫痫发作后的前 6 个月，超过 50% 的患者会在这段时间内复发；两次癫痫发作后复发的风险为 70%；第三次发作后复发的风险接近 80%。

指南

美国神经病学学会的成人无端首次发作癫痫治疗循证指南建议，患者应被告知，癫痫复发在最初 2 年最为严重，与等待第二次癫痫发作相比，立即给予 AEDs 治疗可能会降低 2 年复发风险，但不能改善癫痫缓解的长期预后，也不太可能改善生活质量。临床医生在决定是否治疗首次癫痫发作时，可考虑受过教育的患者偏好。

复发性癫痫发作

药物治疗原则

药物治疗相关的方案设计和实施有几个基本原则。

药物的选择：一般原则。复发性癫痫发作的治疗选择是服用适合所诊断发作类型的单一抗惊厥药物（表 170-1），大多数可用的 AEDs 用于防止癫痫发作的复发，而不是对已确定的癫痫发作过程产生任何特定影响，或防止创伤后癫痫发作的发展。作为一个整体，全身性癫痫发作对治疗的反应最好，对高达 80% 的特发性癫痫患者，单药治疗可以完全控制癫痫发作，所选药物的剂量应尽可能完全控制癫痫发作。

在 1990 年之前，有 6 种 AEDs 可用：卡马西平、苯巴比妥、苯妥英、普米酮、丙戊酸，以及用于癫痫失神发作的乙琥胺，作为一类药物，这些药物有几个问题，包括频繁的药物相互作用和一些患者严重的副作用（表 170-4），这些缺点刺激了同样有效但耐受性更好的新药的开发(例如加巴喷丁、拉莫三嗪、左乙拉西坦、奥卡西平、噻加宾、托吡酯和唑尼沙胺；表 170-5)。

按癫痫发作的类型选择药物。虽然 AEDs 在癫痫类型的疗效方面有可能的重叠（许多药物对局部和全身性癫痫都有效），但有些药物在某些疾病类型中的疗效优于其他药物。美国神经病学学会最近更新了关于新型 AEDs 治疗新发癫痫的疗效和耐受性的实践指南。

对于定位相关癫痫发作的药物选择。卡马西平和苯妥英仍然是定位相关性癫痫成年患者的一线窄谱治疗药物。对于新发局灶性癫痫的成年人，可考虑使用拉莫三嗪（B 级：“应该”）和左乙拉西坦和唑尼沙胺（C 级：“可能”）。60 岁以上的患者可以考虑加巴喷丁（C 级）。当较新的 AEDs 与较旧的 6 种药物进行比较时，奥卡西平在疗效上与之前针对这种情况的一线治疗药物（卡马西平和苯妥英）相当，但在剂量相关耐受性方面更胜一筹。拉莫三嗪、托吡酯和奥卡西平对新诊断的部分性和全身性强直 - 阵挛发作的混合人群有效。因此，新诊断的癫痫患者可以开始使用标准 AEDs 或一种较新的药物。拉莫三嗪和托吡酯都需要数周的延长滴定以达到治疗水平。

对于全身性癫痫发作。丙戊酸是一些神经科医生治疗全身性癫痫的首选药物，但较新的广谱

表 170-4 老年抗癫痫药物的药代动力学汇总表

药物（通用名 / 商品名）	适应证 [a]	开始剂量 [b]（mg/d）	维持剂量（mg/d）	稳定消除半衰期的时间 [c]（h）	治疗状态血浆浓度（d）	血浆浓度范围（μg/ml）
苯妥英钠 /Dilantin	T-C，CP，SP	300	200 ～ 500	10 ～ 34	7 ～ 8	10 ～ 20
卡马西平 /Tegretol，Tegretol XR	T-C，CP，SP	200 ～ 400	600 ～ 1200	14 ～ 27	3 ～ 4	4 ～ 12
苯巴比妥	T-C，CP，SP	90	90 ～ 240	46 ～ 136	14 ～ 21	10 ～ 40
扑米酮 /Mysoline	T-C，CP，SP	125	750 ～ 1500	6 ～ 18	4 ～ 7	5 ～ 12[d]
丙戊酸 /Depakote	A，M，T-C	750	1000 ～ 4000	6 ～ 15	1 ～ 2	40 ～ 100
乙琥胺 /Zarontin	A	500	500 ～ 1500	20 ～ 60	7 ～ 10	40 ～ 120
氯硝西泮 /Klonopin	A，AT，M	1.5	1.5 ～ 10	20 ～ 40	—	—

[a] A，无；AT，无张力；CP，复杂部分；M，肌阵挛；SP，单纯部分；T-C，强直 - 阵挛。

[b] 所有的剂量都适用于成人。

[c] 这是在任何剂量调整后应检查药物水平的时间间隔。

[d] 扑米酮代谢为苯巴比妥，其治疗浓度与苯巴比妥下所列浓度相同。此列中的数值表示扑米酮的浓度。

表 170-5　新的抗癫痫药物

名称（通用名 / 商品名）	适应证	开始剂量（mg/d）	维持剂量（mg/d，分配的剂量）	半衰期（h）	特殊问题
加巴喷丁 /Neurontin	SP，CP，T-C	300	900 ～ 4800	5 ～ 7，如果肾功能正常	副作用很少，没有 AEDs 的相互作用
非尔氨酯 /Felbatol	CP，T-C，A，L-G	1200	1200 ～ 3600	20	肝衰竭，再生障碍性贫血
拉莫三嗪 /Lamictal	CP，T-C，A，L-G	50 未合用 VPA 25 + VPA	300 ～ 500 未合用 VPA 100 ～ 400 + VPA	25，单药治疗 70 +VPA	皮肤皮疹 + VPA
托吡酯 /Topamax	SP，CP，T-C	50	200 ～ 600	18 ～ 30，正常肾功能；60，肾衰竭	肾结石，认知缓慢下降
噻加宾 /Gabitril	CP，SP，T-C	4	32 ～ 56	7 ~ 9，单药治疗；4 ～ 7，酶诱导 AEDs	头晕、震颤
奥卡西平 /Trileptal	SP，CP	150	600 ～ 1200	4 ～ 9	
唑尼沙胺 /Zonegran	CP，SP	100	100 ～ 400	24 ～ 60	昏睡
左乙拉西坦 /Keppra	CP，SP，T-C	250	500 ～ 2000	6 ～ 8	焦虑、偏执

A，无；AEDs，抗癫痫药物；CP，复杂部分；L-G，Lennox-Gastaut 综合征；SP，单纯部分；T-C，强直 - 阵挛；VPA，丙戊酸。

AEDs——拉莫三嗪、托吡酯和左乙拉西坦同样是不错的选择。

根据患者特征选择药物。在很大程度上，药物的选择将取决于个体患者的特征。

对于患有潜在中枢神经系统疾病的患者。对于伴有脑血管疾病、脑肿瘤、痴呆、发育迟缓和中枢神经系统感染（包括 HIV 感染）的成年人，最好的选择通常是肝脏代谢很少或没有肝脏代谢和蛋白质结合率低的药物，它们往往具有更好的耐受性。对于可能需要多种药物治疗合并症的结构性病变患者，拉考沙胺或左乙拉西坦将是合理的选择。

对于抑郁症患者。最佳药物的问题仍未解决，但对于患有精神疾病的患者要谨慎，因为自杀在癫痫患者中更为常见。一项荟萃分析的结果表明，使用 AEDs 会增加自杀风险，FDA 发布了关于服用 AEDs 的人自杀风险过高的警报，并在标签上要求警告这种风险。神经科医生一直担心停止使用 AEDs 的风险会大于自杀增加的风险。

进一步的研究聚焦于特定的 AEDs 来明确药物治疗的风险。研究结果发现：①与托吡酯或卡马西平相比，使用加巴喷丁、拉莫三嗪、奥卡西平和替加宾会增加自杀和暴力死亡的风险；②合并精神障碍的癫痫患者，使用可能诱发抑郁症状高风险的 AEDs（特别是左乙拉西坦），与未使用者相比，自杀行为风险增加 3 倍；③患有抑郁症的人群使用 AEDs，与自杀风险增加有关，在没有癫痫、抑郁症或双相情感障碍的人群中使用也观察到自杀风险增加，但没有证据表明因癫痫而服用 AEDs 者自杀风险增加。

调整剂量和达到治疗水平。当开始使用 AEDs 或改变药物剂量时，必须等待 5 个药物消除半衰期过去，才能评估改变的效果。为了立即达到与通常维持浓度相等的稳定浓度，通常需要给予负荷剂量；治疗时监测血药浓度为每个患者的癫痫控制提供了一个标准。在调整剂量（表 170-4 和表 170-5）时，应经常检查血药浓度的水平，以适当间隔确定血药浓度、维持剂量、负荷剂量和治疗剂量的水平。

替换或添加药物。大约 30% 使用 AEDs 治疗的患者会出现严重的不良反应，需要改变治疗方法。如果不良反应变得难以忍受，就应该用另一种药物代替，可作为单一疗法使用（除非后来发现病人的癫痫发作不能用单一药物控制）；如果需要一种以上的药物，药物的副作用和相互作用可能会变得难以忍受。

换药时，最好先加入新药，而不是突然用它

来代替原药物，当第二种药物的血清浓度升高时，这提供了持续的癫痫发作保护，然后应逐渐减量并停用第一种药物，在证明第一种药物在高治疗浓度下无法达到控制或达到控制所需的剂量产生毒性作用之前，不应添加第二种药物。

仿制药与品牌药。生物等效性研究发现，品牌药和仿制药之间的总药物浓度差异小于 15%，但在 10% 的情况下，峰值药物浓度差异可能高达 15% ～ 25%；然而在仿制药与仿制药的比较中，其中 35% 的仿制药的峰值药物浓度相差 15% ～ 25%，因此，仿制药的给药方式与参考品牌药相当，但某些患者可能无法很好地耐受仿制药之间的替代品。

标准的一线药物

熟悉几个一线药物是有帮助的。在没有特殊考虑的情况下，这些药物中的任何一种都可以作为最初的癫痫单药治疗，AEDs 治疗可能对并发疾病产生积极或消极的影响，临床相关的药物间相互作用会影响 AEDs 的选择和剂量。

苯妥英。对于发生在成人中的大多数癫痫发作类型，苯妥英是一种合适的药物选择。专利剂型苯妥英钠优于通用剂型，苯妥英口服吸收良好，血清半衰期为 22 ～ 30 h。可给予初始负荷剂量。

副作用。与剂量相关的副作用包括眼球震颤、共济失调、构音障碍和视力模糊。眼球震颤的存在可作为判断剂量是否充足的粗略指导，与持续时间相关的副作用包括骨软化、周围神经病变、叶酸缺乏性贫血和小脑退化；特征性反应包括牙龈增生、多毛、高热、假淋巴瘤、骨质减少、剥脱性皮炎（Stevens-Johnson 综合征）、骨髓抑制、肝脏异常、妊娠前 3 个月的畸形发生和新生儿凝血缺陷。

药物之间的相互作用。像许多 AEDs 一样，苯丙英可诱导肝微粒体细胞色素 P450 酶，改变许多药物的代谢，并产生重要的潜在药物间的相互作用，如果服用酶诱导 AEDs 的妇女选择激素避孕进行节育，则应使用含有至少 50 μg 炔雌醇或美雌醇的制剂（见后面的讨论）。

卡马西平（Tegretol，Tegretol XR，Carbatrol） 该药是治疗成人全身性强直阵挛发作和复杂的局部发作的另一种优良一线药物。许多患者报告说，与苯妥英相比，使用这种药物时，患者的疲劳程度更低，表现更好，但一项对照研究未能证实卡马西平明显优于苯妥英的结论。这种药物的主要缺点包括每天必须多次给药，在开始用药时需要经常进行血液检测，以监测罕见的骨髓抑制、转氨酶升高或低钠血症的情况，它也会诱导肝微粒体酶，从而加速其他药物的代谢。

丙戊酸（Depakene、Depacon）、二丙戊酸钠（Depakote、Depakote ER） 对于对苯妥英钠或卡马西平过敏的患者，丙戊酸是一种很好的药物选择，许多神经科医生会选择它作为治疗尖峰和棘波或全身性强直 - 阵挛性癫痫的一线药物，即使没有脑电图异常，这种药物也必须每日多次服用（表 170-4）。

不良反应和药物间的相互作用。主要的不良反应包括恶心、体重增加、脱发、血小板功能障碍、胎儿异常（神经管缺陷）、胰腺炎、高血氨症、震颤和肝功能障碍。丙戊酸是肝微粒体酶的抑制剂，可能会增强其他药物效果。育龄妇女不应服用丙戊酸，因为神经管缺陷和认知障碍已明确被确定为在子宫内接触丙戊酸钠的儿童的不良后果。在怀孕前应尽量改用拉莫三嗪。

苯巴比妥。苯巴比妥不再是治疗全身性强直 - 阵挛性发作的一线药物，尽管对前面描述的三种一线药物过敏的患者，它提供了良好的控制，但通常有可耐受的副作用，它也能诱导肝微粒体酶。

新型抗癫痫药物

在过去的 10 年中，AEDs 和一些新的 AEDs 被引入，表 170-5 总结了这些情况，新型 AEDs 因总体疗效和安全性有望成为许多难治性癫痫患者的替代方案。

拉莫三嗪（Lamictal）。拉莫三嗪正在成为新诊断癫痫患者的首选单一疗法，但剂量必须缓慢增加，以避免潜在的严重皮疹发展。当患者已经服用丙戊酸钠时，更需缓慢进行药物滴定，这是目前治疗孕妇癫痫（women with epilepsy,WWE）的首选药物；使用口服避孕药时需要调整其剂量，因为避孕药可提高拉莫三嗪的清除率；妊娠增加了拉莫三嗪的清除率，应经常检查拉莫三嗪的水平。该药一般耐受性良好，但据报道有头晕、视力模糊、失眠和头痛的副作用。

非尔氨酯（Felbamate）。非尔氨酯具有再生障碍性贫血和急性肝衰竭的风险，仅适用于获益大于风险且其他 AEDs 失败的患者，它只能在熟悉该药不良反应的神经科医生的监督下使用。

加巴喷丁。加巴喷丁副作用少且很少存在药物间的相互作用，因此可作为附加治疗，其引起的体重增加和镇静可能是一个问题，胃肠道吸收可能是剂量依赖性的，剂量超过 1200 mg/d 则会降低生物利用度。

托吡酯（Topamax）。这种通常有效的药物可以静脉滴定几周，然而该药引起的困倦、找词困难、体重减轻、感觉异常、代谢性酸中毒、肾结石和罕见的急性青光眼都有报道，应在开始用药后的几周内检查电解质。

奥卡西平（Tripletail）。这是最有可能导致低钠血症的 AEDs，应在治疗开始后 10 天内检查血清钠，疲劳、头晕、共济失调、双盲和皮疹（包括 Stevens-Johnson 综合征）都是其不良反应。

左乙拉西坦（Keppra）。这是一种非常有用的药物，用于局部癫痫和全身性癫痫的初步治疗，它几乎没有认知方面的副作用，尽管可能会出现躁动性偏执，并且不会干扰其他 AEDs 的代谢。

普瑞巴林（Lyrica）。虽然普瑞巴林目前最为人所知的可能是它对水痘带状疱疹或多发性神经病引起的神经病理性疼痛的作用，但它作为一线窄谱药物是有用的，体重增加和水肿是其不良反应。

噻加宾（Gabitril）。为一种窄谱药物，它可以引起共济失调和嗜睡，极少数情况下，可能会加重特发性全身性癫痫发作，导致棘波持续状态的癫痫。

唑尼沙胺（Zonegran）。这种广谱药物可导致注意力集中困难、体重减轻、头痛、肾结石和 Stevens-Johnson 综合征，对磺胺过敏的病人不宜服用。

大麻素。大麻素疗法目前正根据研究条件探索用于癫痫，特别是作为难治性癫痫的辅助治疗。患者对其使用的热情最初来自于患者自己尝试使用后的轶事报道，但精心设计的研究数据很少，导致了很多争议，随机对照试验的正式研究正在兴起，研究主要关注大麻二酚的作用（不含四氢大麻酚；具有止痛和止吐作用，但会引起幻觉）。

药物治疗的持续时间及预后

预后是对基础疾病发展的预测。对于特发性癫痫，它取决于发病年龄和惊厥类型。原发性全身性癫痫患者的总体预后最好，超过一半的病例在 20 岁时儿童发作性癫痫停止，平均而言，超过一半的患者在诊断后 10 年内，无论是否服用药物，都不再出现癫痫发作。那些在 10 岁之前被诊断为癫痫发作的患者，保持无癫痫发作的可能性最高；80% 的复发发生在停药后 5 年内。未能控制癫痫发作的主要原因是依从性差，已有研究表明，多达 1/3 的患者没有按处方服药。

难治性癫痫的预测因素包括药物治疗后癫痫发作未消失、开始治疗前多次发作以及对初始治疗反应不足。对于有可纠正的结构异常的患者，一旦两种一线药物治疗失败，就应考虑手术治疗。在入选的患者人群中，这种去除癫痫发作方法的成功率为 80%（见后面的讨论）。

停止服用抗癫痫药

大多数神经科医生在考虑停药前需要至少 2 年的无癫痫发作间隔，但这仍然是一个不确定的领域，因为 2 年无发作后的癫痫复发率为 12% ～ 66%。脑电图在预测哪些患者可能成功地脱离药物治疗方面只有有限的帮助，持续的脑电图异常将使停止用药不可取，但正常脑电图的记录并不能消除癫痫复发的风险。在一项大型前瞻性研究中，复发风险最大的患者是患有复杂部分性癫痫并继发全身症状、治疗前脑电图异常（治疗期间未发生变化）或需要丙戊酸的患者。根据当前美国神经病学学会的建议，如果患者有单一类型的部分癫痫发作，患者已使用 AEDs 2 ～ 5 年无癫痫发作，经治疗脑电图恢复正常，且神经学检查结果和智商正常，则可以考虑停用 AEDs，对于不符合这一条件的患者，复发风险可能大于 40%。

抗药性癫痫：手术治疗

对于一些标准药物治疗失败或需要一种以上药物控制癫痫发作而患者经历无法忍受的医疗副作用的患者，许多神经学家考虑将其转诊到一个专门从事癫痫手术治疗的中心。证据审查发现，手术治疗在减少癫痫发作活动方面优于药物治疗，但对认知、心理社会功能和生活质量的长期影响尚不明确。在转诊之前，重要的是要排除药物治疗的假耐药性，这可能是由于诊断错误（例如，心律失常或其他晕厥原因）、错误的药物选择、错误的剂量（太低或对治疗剂量不能耐受）、依从性差或并发酒精或药物滥用造成的。随着复杂的癫痫灶定位监测技术的出现，手术在癫痫治疗中发挥着越来越重要的作用。1985—2003 年，美国癫痫手术的数量增加了 6 倍，然而有的患者直到疾病进程的次优后期才被转诊，据估计，可能会有更多的患者从手术中获益。尽管药物失败的标准尚未明确确立，但对于部分性癫痫发作（伴有或不伴有二次全身性癫痫发作）且一线 AEDs 试验失败的患者，应考虑转诊至癫痫手术中心。那些有颞叶前内侧癫痫灶的患者最有可能从手术切除中受益，而对于颞叶外有局限性新皮质上皮源性区域的患者，手术的益处还不是很确定。

癫痫持续状态：院前治疗

大多数未经治疗的成人惊厥发作持续不到 5 min，长时间的癫痫发作（超过 5 ～ 10 min）使患者面临持续、难治性癫痫发作的风险，与 15% ～ 20% 的死亡风险相关。早期终止（通常通过使用苯二氮䓬类药物）可改善预后，研究集中在缩短治疗时间的方法上，肌肉注射苯二氮䓬类药物（如咪达唑仑 10 mg）被证明比静脉注射苯二氮䓬类药物（如静脉注射 4 mg 劳拉西泮）更有效，将治疗时间缩短至 1.2 min；肌注苯二氮䓬类药物正成为急救人员的普遍做法，给药途径方面的进步预示着家庭成员可能可以进行家庭管理，如果发现有效，口腔和鼻腔喷雾剂可能会促进早期家庭治疗。

育龄妇女癫痫的治疗方法

育龄妇女癫痫为治疗方法提出了特殊的挑战，在生育年龄，治疗的目标是 AEDs 单一疗法，注意这种治疗的效果和潜在疾病对避孕、怀孕和母乳喂养的影响。如果有任何类似的替代药物，丙戊酸是育龄妇女应该避免使用的药物。

避孕

诱导肝微粒体酶的 AEDs 降低了以雌激素为基础的激素避孕药的有效性，如果服用酶诱导型 AEDs 的妇女选择激素药避孕，则应使用至少含 50 μg 炔雌醇或美雌醇的制剂。

怀孕

对于考虑怀孕的癫痫妇女，叶酸的补充剂量应该不少于 0.4 mg/d，应关注妊娠对癫痫发作的影响、癫痫发作对妊娠的影响以及 AEDs 的致畸潜力，可以考虑在怀孕前停用 AEDs 的方案。

怀孕对癫痫发作的影响。在大约一半的女性中，怀孕对癫痫发作严重程度的影响为零；在剩下的人中，有一半的人癫痫发作略有恶化。最理想的是，如果癫痫发作得到很好的控制，就有可能在受孕前逐渐减少并停止患者的药物治疗。怀孕前至少 9 个月没有癫痫发作与怀孕期间保持这种状态的可能性很高有关。

癫痫发作和癫痫药物对妊娠和胎儿的影响。虽然癫痫妇女产科并发症的发生率似乎没有增加，但胎儿畸形的风险大约是普通人群的 2 倍，其中较高的发病率可能是由于 AEDs 所致。苯妥英（导致胎儿手指和颅面畸形以及一些心脏缺陷）、丙戊酸（导致胎儿发育神经管缺陷、认知障碍）和卡马西平（导致胎儿面部畸形和神经管缺陷）的致畸作用已经明确。因此，必须权衡持续使用 AEDs 的风险和预防持续性惊厥（会导致胎儿缺氧，如果母亲摔倒会造成机械性损伤）的好处。总体而言，服用苯妥英的妇女仍有 94% 的机会获得完全正常的妊娠结局。

瑞典最近的一项研究以 3500 名 WWE 患者和 87 万名普通妇女为对照，发现 WWE 患者不良妊娠和分娩结局的风险更高，与未使用 AEDs 的 WWE 患者的子女相比，暴露于 AEDs 的子女新生儿不良结局的风险没有显著增加。

孕期监测、检测和调整剂量。在怀孕期间，服用卡马西平或丙戊酸的 WWE 应该在怀孕 14 ～ 16 周时进行产前检测，检测甲胎蛋白水平。对于怀孕期间需要继续服用 AEDs 的患者，每月监测药物水平是很重要的，因为蛋白质结合减少、吸收减少、代谢和血浆容量增加导致药物水平较低，这就需要增加 AEDs 剂量。妊娠期间的治疗监测应该针对非蛋白结合的 AEDs 水平。

补充维生素 K。服用酶诱导 AEDs 的妇女可能会缺乏维生素 K，需要在孕晚期每天口服 10 mg 维生素 K。

产后调整治疗。对于怀孕期间剂量增加的妇女，AEDs 计划需要重新调整，AEDs 的剂量通常可以在分娩后 8 周减少到怀孕前的剂量。

母乳喂养

如果接受抗惊厥治疗的母亲选择哺乳她的婴儿，她可以放心，母乳喂养通常不会有什么问题。丙戊酸、苯妥英、卡马西平和苯巴比妥不会像加巴喷丁、拉莫三嗪和托吡酯那样转移到母乳中。据报道，一名婴儿患有血小板减少和贫血，推测是由母乳中摄入的丙戊酸引起的。通过母乳摄入 AEDs 对新生儿的长期临床后果尚不完全清楚。

转诊和入院适应证 [25-28]

初次癫痫发作患者的检查可由基层全科医生通过剥夺睡眠的脑电图和 MRI 完成，AEDs 通常可以在门诊开始使用，并且可以计划对治疗水平进行适当的监测（表 170-4 和表 170-5）。

对于首选药物无效或副作用无法耐受的患者，应尝试第二种药物。如果患者可能需要两种药物来控制癫痫发作，或者如果目击患者发作的器质性病因存在疑问，最好让患者去找一位在药物管理、脑电图和遥测技术方面经验丰富的神经科专家，这样转诊也给患者提供了进入癫痫手术中心的途径，通过这些中心可以获得新的抗惊厥药物。据估计，在美国，只有不到 1% 的难治性癫痫患者被转诊到癫痫中心，以确定他们是否有资格接受外科治疗。由于手术，特别是颞叶癫痫手术，是非常有效的，可以降低长期发病率和死亡率，基层医疗专业人员应该意识到转诊的潜在好处和必要性。

患者和家庭教育 [24]

整体方法

在照顾癫痫患者和他们的家属方面，医生可能扮演的最重要的角色是辅导员、教育家，有时也是法律倡导者。如果病人的慢性病被大量的迷信、偏见和误解所包围，那么就必须与他保持长期的关系。

癫痫的诊断显然对患者的生命有一定的限制，因此对一个健康的年轻人来说，确定诊断是至关重要的。患者教育对育龄癫痫患者尤为重要。

就像任何慢性病一样，加强自我管理的患者教育有可能提高生活质量，也可以加强症状控制。即使在癫痫这样的疾病中，发作可能是突发性的，有时甚至是不可预测的，在对最佳证据的系统回顾中也发现了教导自我管理的方法，以适度减少癫痫发作的频率，并显著提高生活质量。这项努力的组成部分包括教育和心理社会领域，前者侧重于知识、有针对性的健康行为改变和解决问题，后者包括支持性小组会议和认知行为疗法。

具体的重点领域

工作性质

除了回顾患者的预后外，医生还必须强调，即使癫痫发作没有完全得到控制，大多数癫痫患者也能够过上富有成效的生活。在全国 400 万患者中，有 15% ~ 25% 的人失业，这一数字高于全国平均水平。然而，只有那些需要司机或飞行员执照的职业才绝对禁止患有癫痫的人。

驾驶

美国各州的驾驶法规各不相同，但一般来说，美国各州要求在重新申请驾驶执照之前，有 6 个月 ~ 1 年的无发作期。医生必须持续进行超视力检查，这些既适用于全身性癫痫患者，也适用于局部癫痫患者。

酒精和咖啡因

癫痫的诊断并不强制绝对戒酒，然而应告知患者酒精可以降低癫痫发作阈值，并且禁止酗酒。癫痫发作与摄入大量咖啡因的关系尚不清楚，但应建议患者适度使用含有咖啡因的物质。

手术

只要不中断药物治疗，手术对癫痫患者没有特殊威胁。苯妥英、苯巴比妥和丙戊酸可通过肠外途径给药，虽然没有卡马西平的肠外制剂，但许多医院药房都可以制备其直肠栓剂。

遗传风险

患者可能非常担心癫痫的遗传情况。癫痫是遗传性的，尽管并非所有类型的癫痫都有确切的遗传学特征。1/4 ～ 1/3 的特发性癫痫患者有癫痫家族史。特发性癫痫患者的子女中有 3% 会出现癫痫发作。发热性惊厥似乎在有癫痫亲属的儿童中更为常见，创伤后发生癫痫也是如此。

家庭急救教育

癫痫患者家属应了解癫痫发作的紧急处理方法。应指导保护气道的位置结构，并避免使用历史悠久但不推荐使用的舌片。应该向患者家属强调，很少有癫痫发作会持续足够长的时间而损害心肺功能。对于反复发作的患者家属，可以开处方提供地西泮栓剂，以终止发作并避免到急诊室治疗。

通用制剂与品牌制剂

癫痫患者经常担心从品牌 AEDs 到通用 AEDs 的强制切换。在大多数情况下，他们可以放心药物的生物等效性，但应建议他们的药师确保相同的仿制药配方，因为仿制药之间的生物等效性似乎更多变。医生也可能希望药房给患者的药物尽可能保持仿制药配方的一致性。

治疗建议[25-28]

- 如有可能，确定病因诊断并治疗根本原因，症状治疗可以在评估过程中开始。
- 为了防止进一步的抽搐，开始服用与确定的发作类型相适应的药物。这通常可以在门诊的基础上完成，然后开始维持剂量，并调整剂量以达到治疗水平，从而适合药物半衰期的间隔检查水平。
- 如果癫痫持续发作，应检查 AEDs 的血药浓度，并调查酒精和其他药物的使用情况。添加第二种药物后逐渐减量，如果使用首选药物无法控制癫痫发作，则停止使用第一种药物。
- 如果癫痫发作得到控制，让患者继续用药至少 2 年。在患者服用 AEDs 保持 2 ～ 5 年无癫痫发作前提下，如果患者为单一类型的癫痫发作，治疗后神经系统检查正常、智商正常，脑电图正常，可以谨慎尝试减少用药。
- 教导患者如何识别癫痫发作的警告信号，以及如何将伤害降至最低。指导患者了解酒精在诱发癫痫发作中的作用。
- 教育患者和家属关于癫痫预后、活动和产科的预防措施。

（王　斌 翻译，董爱梅　王晶桐 审校）

第 171 章

短暂性脑缺血发作和无症状颈动脉杂音的管理

AMY A. PRUITT

脑卒中是造成美国成年人残疾的主要原因，并且占全球神经系统疾病负担的比例最大。虽然脑卒中的内科和外科治疗正在改善，特别是早期治疗阶段，但治疗脑卒中危险因素仍然是预防脑卒中最有效的方法，并且被认为是过去 20 年脑卒中死亡率迅速下降的主要原因。早期识别并且积极治疗重要的脑卒中危险因素是预防和治疗脑卒中的关键，这些危险因素包括高血压（主要危险因素）、高胆固醇血症、冠状动脉疾病、糖尿病、吸烟和心房颤动（atrial fibrillation，AF）（第 26、27、28、30、54 和 102 章）。全科医生团队在这项工作中发挥着重要作用，针对早期识别脑卒中症状和及时治疗方面对患者及其家庭进行教育。

本章将讨论全科医生可能遇到的脑卒中问题。这些情况包括：①识别短暂性脑缺血发作（transient ischemic attack，TIA）、风险分层以及紧急转诊进行影像学检查和干预的指征；②无症状颈动脉杂音的评估；③脑卒中二级预防，抗凝剂的选择和管理；④既往脑卒中病史和即将接受术患者的医疗证明问题；⑤脑卒中或有脑卒中风险的患者围术期抗凝治疗的管理。

对于出现 TIA 或无症状颈动脉杂音的患者需要紧急预防脑卒中。由于定义上的差异以及识别的困难性，TIA 没有准确的发病率和流行率，但是粗略估计每年发病人数超过 20 万人。据报道，在脑卒中患者中 TIA 患病率在 7% ～ 40%，并且大约 10% 的脑卒中是由颈动脉疾病引起的。

病理生理学、临床表现和病程 [1-9]

短暂性脑缺血发作

定义

随着新的神经成像技术的出现，TIA 的概念得到了完善，TIA、有短暂性神经体征的脑梗死和脑卒中之间基于病理生理学基础的早期临床区别得以明确。最近，根据发病时间，TIA 被定义为血管疾病引起的暂时性（< 24 h）局灶性脑功能障碍发作。然而，实际上大部分 TIA 患者会在 1 h 内得到治疗，并且常常是在 30 min 内。在局灶性缺血持续超过 1 h 的病人中，只有 2% 的人会在 24 h 内得到治疗。大约 1/3 的传统定义下的 TIA 患者会在弥散加权磁共振成像（MRI）上显示出脑损伤。

随后提出的一种基于组织而不是时间的定义详述了发作< 1 h 的 TIA 的临床症状和负弥散加权成像（DWI）。美国心脏协会（AHA）和美国卒中协会（ASA）最近的联合建议承认，无法确定一个特定的时间界限来判断有症状的缺血事件是否会导致脑损伤。因此，目前的共识将 TIA 定义为由脑、脊髓或视网膜局灶性缺血所致的不伴有急性梗死的短暂性神经功能障碍。

发病机制

TIA 可以通过多种机制发生。在大多数情况下，从血管（通常为颈动脉，也包括主动脉弓）壁不稳定斑块脱落的血小板和纤维蛋白栓子或动脉粥样硬化物质的栓子会暂时阻塞大脑动脉或眼动脉，或其分支。动脉粥样硬化斑块远端的血栓形成常见于狭窄的动脉（> 75% 狭窄，残余管腔< 2 mm）或甚至完全闭塞的颈动脉，血栓通常是栓塞的来源。有时候颅内动脉是栓子的来源。如果主动脉弓的动脉粥样硬化斑块复杂或> 4 mm，则其会增加脑卒中风险。更微妙的动脉粥样硬化的来源包括颈动脉和椎动脉胸部起源不堵塞但不稳定的斑块。

心脏是栓子的另一个重要来源。AF 大大增加卒中风险，估计约为每年 3%（第 28 章）。其他易导致脑栓塞的重要心脏病变包括风湿性二尖瓣狭窄、左心耳血栓和瓣膜赘生物。小的卵圆孔未闭（patent oval foramen，PFO，直径< 2 mm）不会构成太大的威胁，但大的 PFO 合并房间隔动脉瘤会显著增加既往不明原因脑卒中患者复发脑卒中的风险。透壁心肌梗死导致缺血性心肌病伴室壁瘤和血栓形成，这可能是一个令人焦虑的发现，但栓塞导致脑卒中的风险并不像其他病变那样大。

一过性低血压合并有显著血流动力学改变的颈动脉狭窄（> 75% 闭塞）时，TIA 也可能发生。由此导致的同侧颈动脉区侧支血流减少可引起短暂的神经系统症状。但除非已经存在严重的狭窄病变，血压降低很少导致局灶性症状。

发生小血管血栓形成或腔隙性脑卒中之前，可能有高达 1/3 的患者出现短暂的局灶性神经功能缺损。临床医生必须意识到鉴别由远端栓塞或大血管起源导致的脑卒中与小血管血栓性疾病是很困难的。由于这两种疾病的治疗有很大不同，了解与小血管疾病相关的综合征（纯运动性轻偏瘫、共济失调性轻偏瘫、构音障碍手笨拙综合征）是很重要的。

在某些罕见的情况下，TIA 可能归因于以下几种情况之一：盗血现象（例如，锁骨下盗血）、高黏度状态（例如，红细胞增多症）、血管炎、凝血障碍（例如，抗磷脂抗体综合征，莱顿第五因子、蛋白 C、蛋白 S 或抗凝血酶Ⅲ的缺乏），以及颈动脉或椎动脉的解剖。这些导致脑卒中和 TIA 的潜在原因在年轻患者（< 45 岁）中更为常见。

临床表现

大血管狭窄引起的 TIA 可分为由颈动脉循环疾病引起的 TIA 和由椎基底动脉疾病引起的 TIA。

颈动脉 TIA。与颈动脉疾病相关的 TIA 的症状包括一过性单眼失明（一过性黑蒙）、手笨拙、手无力或麻木，以及言语障碍。一过性单眼失明是由颈动脉狭窄同侧的眼动脉或分支闭塞引起的，患者通常将其描述为“阴影”或“幕布”从患眼上方垂下。在有颈动脉疾病症状的患者中，有症状的眼睛或大脑半球的同一侧检测到颈动脉杂音是有提示意义的，但不能据此诊断为重度颈动脉狭窄。非同时发生的一过性半球发作和一过性单眼失明与 80% 的颈动脉疾病相关。

椎基底动脉 TIA。椎基底动脉疾病的症状包括双眼视觉障碍、眩晕、感觉异常、复视、共济失调、构音障碍、头晕目眩、全身无力、意识丧失和短暂性全面性遗忘。尽管不伴有其他脑干症状的孤立性眩晕很少由椎基底动脉闭塞性疾病引起，但上述症状都可能是后循环疾病的孤立症状（第 166 章）。

脑卒中的临床过程和风险分层

距最近一次发生 TIA 的时间间隔似乎是预测脑卒中风险的最重要因素。TIA 后发生短期脑卒中风险很大。较早的研究认为，TIA 或轻度脑卒中后 3 个月发生脑卒中或心肌梗死（MI）的风险在 12% ~ 20%。最新的数据显示，1 年风险为 6.2%，5 年综合心血管风险（脑卒中、急性冠状动脉综合征或心血管事件导致的死亡）在第 1 年为 6.4%，在接下来的 4 年为 6.4%。一种有效预测脑卒中风险的评分工具，即年龄、血压、临床特征、持续时间和糖尿病状态（$ABCD^2$）的评分，考虑了快速进展为脑卒中的危险因素。低分（< 4 分）表示 2 天的脑卒中风险是 1%，而高分（> 5 分）提示脑卒中风险是 8.1%（表 171-1）。即使患者 $ABCD^2$ 评分较高，如果弥散加权成像（DWI）呈阴性，他们的脑卒中风险也很低（表 171-2）。汇总 2000 多名 TIA 患者的数据显示，即使在校准 $ABCD^2$ 评分和 DWI 结果后，颈动脉狭窄 ≥ 50% 的患者早期脑卒中风险也会显著增加。

无症状的颈动脉杂音

体格检查时偶然发现的无症状颈动脉杂音提示存在动脉粥样硬化病变，其管腔狭窄至少达

表 171-1 $ABCD^2$ 评分

年龄（A）	
≥ 60 岁	1 分
血压（B）	
收缩压≥ 140 mmHg 和（或）舒张压≥ 90 mmHg	1 分
临床特征（C）	
单侧无力	2 分
不伴无力的言语障碍	1 分
其他症状	0 分
症状持续时间（D）	
≥ 60 min	2 分
10 ~ 59 min	1 分
< 10 min	0 分
糖尿病（D）	
是	1 分

改编自 Johnston SC，Rothwell PM, Nguyen-Huynh MN，et al. Validation and refinement of scores to predict very early stroke risk after transient ischemic attack. Lancet 2007；369：283. Copyright © 2007 Elsevier. With permission.

表 171-2 短暂性脑缺血发作后的脑卒中风险

$ABCD^2$ 评分	患者人数（百分数）	2 天脑卒中风险（%）	7 天 DWI+ 风险	7 天 DWI- 风险
0 ~ 3	1628（34%）	1.0	4/223（1.8%）	1/1023（0.1%）
4 ~ 5	2168（45%）	4.1	35/469（7.5%）	7/1032（0.7%）
6 ~ 7	1012（21%）	8.1	24/192（12.5%）	1/268（0.4%）

改编自 Johnston SC，Rothwell PM，Nguyen-Huynh MN，et al. Validation and refinement of scores to predict very early stroke risk after transient ischemic attack. Lancet 2007；369：283；Giles MF，Albers GW，Amarenco P，et al. Early stroke risk and the ABCD2 score performance in tissue-vs timedefined TIA. Neurology 2011；77：1222.

50%，残余管腔小于 3 mm。杂音的音调随着狭窄严重程度的增加而增加。长时间、非常尖锐的杂音表明残余管腔小于 1.5 mm（＞ 75% 狭窄）。大多数引起杂音的动脉粥样硬化病变往往位于颈总动脉分叉处的后壁，从而影响颈内动脉起始处的血流。当狭窄严重且血流减少时，附壁血栓可能在近侧颈内动脉远端形成，使闭塞加重并成为栓子的来源。斑块溃疡也可能为附壁血栓形成提供条件。

脑卒中风险

流行病学研究表明，无症状的杂音与脑卒中、冠心病和死亡风险增加有关，但不一定与杂音同侧的脑卒中风险增加有关。在观察性研究中，无症状患者脑卒中的总体风险在 1 年时为 1%，如果纳入 TIA 患者，脑卒中的总体风险在 1 年时为 1.7%。脑卒中的一个主要预测因素是颈动脉狭窄的严重程度，即向重度狭窄（＞ 75% 狭窄，残余管腔＜ 2 mm）的进展程度。其他风险因素包括高血压、心脏病病史、男性和阳性家族史。

有短暂症状的心源性卒中

在有短暂症状的心源性卒中患者中，症状往往会持续数小时。80% 的患者在发病时神经系统症状最为严重，大约 75% 的栓子位于大脑中动脉，并引起类似于颈动脉闭塞性疾病的症状。无论是单次还是多次的持续超过 60 min 的半球性发作，都预示着心脏栓塞的发生。

鉴别诊断 [1,8]

TIA 的鉴别诊断包括任何可引起短暂症状的病灶，并不局限于血管起源的疾病。血管机制包括颈动脉或椎基底动脉闭塞性疾病、小血管缺血性卒中和起源于心脏或主动脉弓的栓塞。局灶性癫痫发作（第 170 章）可产生与 TIA 相似的症状，偏头痛的预兆也与 TIA 相似，并不总是伴随头痛（第 165 章）。过度通气可产生末端刺痛感和麻木。腕管综合征可能表现为正中神经分布区域的间歇性（通常是夜间）感觉异常。甚至颈椎间盘突出或骨赘也可能产生短暂的局灶性运动或感觉症状（如在头部或颈部的操作过程中；第 167 章）。

当没有特别明显的栓塞来源（所谓的“隐源性”疾病）时，应考虑心血管疾病所致的 TIA 或缺血性卒中，包括亚临床阵发性 AF、大的 PFO、主动脉弓粥样斑块、左心房血栓和严重的二尖瓣疾病或瓣膜赘生物。小血管病变和高凝状态也有可能。

检查 [8-14]

评估 TIA 或无症状杂音的目的是发现重大血管疾病和评估脑卒中风险。医生需要明确哪些患者需要积极干预。此外，如果可以排除脑血管疾病，则需要寻找其他病因。新发 TIA 的患者发生脑卒中的风险增加，应及时评估。然而，最近的美国预防服务工作组指南建议不要在普通成年人中筛查无症状颈动脉狭窄。

为了评估脑卒中风险，临床医生应该快速获得三组信息：① $ABCD^2$ 评分所需的临床病史和体格检查；② CT，最好是 MRI 结果；③血管成像［最好是计算机体层扫描血管成像（CTA）或磁共振血管成像（MRA）］。

病史

对于疑似 TIA 的患者，应首先根据发病和持续时间确定短暂发作是否是 TIA。症状持续超过 24 小时可以排除 TIA；症状在 10 分钟内停止则提示 TIA 可能性大。在改善神经功能缺损时出现头痛提示偏头痛发作（第 165 章）。此外，发作频率、首次发病时间以及是否存在潜在心脏病和心血管危险因素也很重要，因为它们可以帮助推测病程。如果患者患有高血压、心脏病或年龄较大（＞ 65 岁），则脑卒中的风险会增加。与椎基底动脉功能障碍患者相比，有颈动脉狭窄症状的患者更容易发生致残性脑卒中。

当体格检查发现明显的无症状颈动脉杂音时，需要回顾患者的病史并仔细检查是否存在被忽视的短暂的神经系统事件。杂音的存在使得体格检查更加重要，并表明脑卒中风险增加。

由于脑卒中的危险因素包括高龄、收缩压升高、吸烟、糖尿病、AF 或冠心病，因此，询问这些情况对于评估脑卒中风险至关重要。在年轻患者中，询问静脉药物滥用情况、早发性 TIA 或脑卒中家族史可能有助于识别不太常见的病因，例如心脏瓣膜赘生物或大的 PFO。

体格检查

体格检查应针对心血管系统和神经系统。首先检查是否有高血压（第 19 章）和 AF。出现视觉症状时进行眼底检查可能会发现视网膜动脉分支中有栓子；更常见的是，高血压和动脉粥样硬化疾病的症状可能很明显，并有助于风险评估。

颈动脉检查从听诊和轻柔触诊开始，注意音调、音量以及是否有杂音。如前所述，杂音的存在并不总是提示明显的狭窄（杂音可能发生在血流动力学改变不显著的病变中），但在多达 70% ～ 80% 的病例中，杂音确实提示严重的同侧颈动脉疾病。一些人建议注意杂音的音调和持续时间，这些特征往往与狭窄的严重程度相关（更高的音调和更长的持续时间表明狭窄程度更大）。

心脏检查除了评估心律外，还应重点听诊二尖瓣狭窄和瓣膜赘生物的杂音（第 21 章和第 33 章），检查左心室衰竭（第 32 章）和左向右分流（附录 33-1）的迹象，左向右分流可能是不易发现的导致栓塞的病因，例如左心室运动不协调和卵圆孔未闭。

外周动脉检查应注意脉搏减弱和杂音，这提示系统性动脉粥样硬化疾病。

如果在 TIA 发作后进行神经系统检查，结果很可能是正常的。

实验室检查

最初的实验室检查应包括全血细胞计数和红细胞沉降率以及葡萄糖、血脂和肌酐的测定。同型半胱氨酸与脑卒中风险独立相关，如果其升高，应一同测量血清叶酸和维生素 B_{12} 水平。

颈动脉成像和血流测定

颈动脉超声。在过去的 30 年里，颈动脉和后循环血管的无创评估取得了长足的进步。对于疑似颈动脉病变的评估，多普勒超声和 B 型超声的结合可以确定管腔大小并显示颈动脉病变。在比较动脉造影结果与双颈动脉超声检查结果的研究中，颈动脉直径减少 60% 以上时动脉造影残余管腔小于 2 mm。然而，在某些情况下，人们无法判断颈动脉是完全闭塞的还是仅是狭窄的。在研究条件下，检测大于 50% 的狭窄时，平均灵敏度为 98%，相应的特异度为 88%。对于大于 70% 的狭窄，平均灵敏度下降到 90%，特异度上升到 95%。在日常实践中，尤其是在社区健康活动等非正式场所进行检测时其特异度、灵敏度更低。

中膜和内膜增厚的程度与脑卒中和心肌梗死的风险密切相关，可作为预后的预测指标并指导治疗。回声透亮的斑块（由于富含脂质的核心而不稳定）具有特殊的不良预后。

MRA 和 CTA。当超声检测到疑似严重的颈动脉狭窄时，可选择颈动脉 MRA 进一步明确。该检查对于确认临床上重要的颈动脉疾病，如≥ 70% 的狭窄（敏感度为 84% ～ 90%，特异度为 95%，ROC 下面积为 0.96）非常重要。该检查通常使用钆对比剂，以克服非造影的局限性（更好地显示长段颈动脉形态和解剖结构）。造影检查不仅增加了成像的成本和复杂性，还使患者面临肾源性系统性纤维化的风险，故此研究未纳入 eGFR 低于 30 的患者。尽管非造影 MRA 对颈动脉疾病的整体描述不太灵敏，但对于≥ 70% 的狭窄，非造影 MRA 可以和造影检查相媲美，是验证超声检查的合理选择。

在描述颈动脉疾病时，CTA 与通过导管进行的有创数字减影血管造影（DSA）相比，敏感度和特异度分别平均为 95% 和 90%。但 CTA 涉及大量的碘对比剂负荷，难以在肾功能不全或对碘对比剂过敏的患者中使用。它通常用于需要解剖细节的介入治疗。

椎基底动脉成像和血流

对于后循环的检查，经颅多普勒超声提供了一种相对便宜的无创检查颅内大血管的方法。该检查可测量血流速度，狭窄处的血流速度会增加。但是，它不提供直接的解剖信息。MRA 和 CTA 提供椎基底动脉系统的无创显像。

脑和脑血管成像

对于无症状或既往脑梗死、意外出血或非血管性疾病（如肿瘤），应采用 CT 或 DWI 进行非侵入性神经成像。CT 扫描无法可靠地区分新旧梗死灶；此外，CT 阴性不具有与 MRI 相同的阴性预测价值，但 CT 上出现任何梗死灶都表明 TIA 患者未来发生脑卒中的风险较高。DWI 在缺血事件发生几分钟内会显示急性梗死灶，1 ~ 2 周恢复正常。图像采集需要患者更多的配合。MRA 和 CTA 提供无创性脑血管成像，通常不需要侵入性血管造影术。

选择性经股动脉穿刺 DSA 仍然是评估颅内和颅外血管的金标准。因为 DSA 是一项具有风险的有创性检查（发生 TIA 或轻微脑卒中的风险为 4%，严重脑卒中的风险为 1%，死亡风险小于 1%），所以它主要适用于不能行 MRA、CTA 检查，需要进行介入手术或诊断巨细胞动脉炎的患者。

心脏和主动脉弓成像

经胸超声心动可以识别易发生栓塞的心脏病变，但对于 50 岁以上且体格检查没有心脏病证据的患者，其诊断率较低（第 33 章附录）。对没有明确缺血性脑卒中原因的患者进行 PFO 检测时，附加发泡试验可能会增加反常栓塞风险，但 25% 的人群有 PFO，在隐源性脑卒中患者中 PFO 的比例更多，所以该检查有争议。与老年人相比，年轻人尤其是没有动脉粥样硬化危险因素的人，更应该考虑 PFO。

经食管超声心动图检查对于检测心脏和主动脉弓来源的栓子更为敏感和特异，例如左心房血栓和升主动脉弓的粥样斑块。当常规超声心动图未发现栓子，但临床强烈怀疑有时，应考虑此检查。静脉吸毒者中可能会发现心内膜炎引起的瓣膜赘生物。

心脏监测

大约 1/3 的 TIA 或脑卒中患者在常规的初步检查后不能明确病因，这种情况有时被称为隐源性卒中或 TIA。诊断和治疗此类患者是一个挑战。AF 是隐源性卒中的重要栓子来源。当前指南明确要求检查心律以发现阵发性心房颤动。一项随机研究发现，对于每次持续至少 30 s 的持续性 AF 患者监测 30 天，16.1% 的患者出现 AF，而使用常规 24 小时动态心电图监测，3.2% 的患者出现 AF。在所谓的隐源性缺血性卒中患者中，很大一部分 AF 是通过延长节律监测发现的。漏诊 AF 可能会导致不恰当地使用抗血小板药物，应用抗血小板药物治疗 AF 不如抗凝治疗。

凝血功能障碍检查

4% 的年轻人脑卒中是凝血功能异常所致。一些权威机构建议对年龄小于 50 岁、既往有静脉疾病病史或凝血功能异常家族史，并且对其脑卒中无其他解释，或红细胞压积、血小板、凝血酶原时间、部分凝血酶时间异常的脑卒中患者进行凝血功能检查。对年轻脑卒中患者的全面检查包括抗心磷脂抗体、蛋白 C、蛋白 S、抗凝血酶Ⅲ、FVL、同型半胱氨酸、抗核抗体、红细胞沉降率以及梅毒血清学检测（第 22 章和第 81 章）。

颈动脉疾病筛查

在常规体格检查时，通过听诊发现颈动脉杂音的敏感度为 46% ~ 77%，特异度为 71% ~ 98%。尽管这项检查可能有用且易于操作，但其敏感度非常低，不适合用于一般人群筛查。颈动脉超声检查灵敏度的提高（见前面的讨论）反映了其在严重颈动脉疾病筛查中的应用问题。许多社区健康活动会提供这项筛查。然而，在无症状的一般成年人群中，重大疾病的低验前概率和该检查有限的检测特异度（在日常临床实践中进行检测时特异度低至 60%，而在社区健康活动等非正式环境中则更低）可能会产生令人无法接受的高误诊率，并且造成危害。

旨在降低动脉粥样硬化风险因素的初级预防措施对所有人的既定疗效（见后面的讨论和第 18 章）以及缺乏证据表明筛查在初级医疗机构中能取得更好的结果，说明相对筛查专注于初级预防时可以取得更好的结果。美国预防服务工作组通过对最佳证据的审查，建议不要在普通成年人群中进行无症状颈动脉疾病筛查，认为其潜在危害大于所有益处。

治疗原则 [6,8,14–61]

短暂性脑缺血发作

患有任何类型 TIA 的患者都应被视为存在脑卒中风险，自最近一次 TIA 发作的时间间隔是预测脑卒中风险最重要的因素，因此应立即评估和治疗近期发作 TIA 的患者。医生应记住，尽管 TIA 是脑卒中的预测因素，但心肌梗死仍然是最常见的死亡原因（年死亡率为 5%），还必须考虑和解决患者的心血管状况和心脏风险因素（第 26、27、

30 和 31 章）。需要注意的是，TIA 的最佳治疗是一个不断发展的领域，并且新信息会定期发布，因此建议采用以下管理指南。

急性期治疗应改善受损的脑灌注，防止进行性血栓形成，最大限度地减少栓塞源，并在选定的病灶中重新开通明显狭窄的血管。

全部患者

长期二级预防策略与脑卒中患者相同。积极控制动脉粥样硬化危险因素（结合抗血小板治疗）是 TIA 治疗的基础。

动脉粥样硬化危险因素的控制。严格控制血压（第 26 章）、低密度脂蛋白胆固醇（第 27 章）和糖耐量异常（第 102 章）的强化治疗与戒烟（第 54 章）一样能够显著降低脑卒中风险。流行病学研究发现，定期适度有氧运动（包括散步）和每周食用富含 ω-3 脂肪酸的鱼（如鲑鱼、沙丁鱼、鲭鱼、旗鱼）与缺血性卒中风险显著降低相关。

对于有脑卒中或 TIA 病史的患者，降低血压不仅是安全的，而且还可以降低复发的风险。因此高血压患者和所有成年人有了新的、更低的血压控制目标（第 26 章）。血管紧张素转换酶（ACE）抑制剂应被视为脑血管疾病患者的一线降压药。与低剂量利尿剂（如吲达帕胺 2.5 mg/d 或氢氯噻嗪 12.5 mg/d）的联合治疗似乎具有最大的益处，可由医生自行决定。无论血压高低，所有脑血管疾病患者均应考虑低剂量 ACE 抑制剂治疗。

由于胰岛素抵抗是脑卒中和心脏病发作的另一个重要危险因素，人们对能够减少 TIA 和脑卒中患者胰岛素抵抗的药物越来越感兴趣。一项随机试验显示在 TIA 或缺血性脑卒中后服用可提高胰岛素敏感性的吡格列酮可显著降低脑卒中合并心肌梗死的风险。虽然还不推荐常规使用吡格列酮和类似作用的药物，但它反映出治疗 TIA 或缺血性卒中患者胰岛素抵抗的重要性（第 102 章）。

一项针对颅内脑血管病患者随机接受强化药物治疗或支架植入的大型研究强调了强化药物治疗预防脑卒中的疗效，该研究中药物治疗效果不仅显著优于预期，而且观察到的脑卒中率远低于预期。

抗血小板治疗。建议将阿司匹林（50 ~ 325 mg/d）作为初始药物进行治疗（除非有 AF 证据，请参见后续讨论），可将 TIA、脑卒中和死亡的综合风险降低近 20%。低剂量（例如 81 mg/d）似乎与高剂量（325 mg/d）一样有效，但胃肠道副作用较少。单药治疗的另一个选择是氯吡格雷。与阿司匹林相比，氯吡格雷（第 83 章）可将缺血性卒中、心肌梗死和血管性死亡合并终点的相对危险度降低了 8.7%，但成本大幅增加，出血风险也有所增加，尤其是与阿司匹林联合使用时。对于不能耐受阿司匹林的人来说，氯吡格雷是一个合理的选择。替格瑞洛的疗效与阿司匹林类似，但由于有呼吸困难的副作用，所以耐受性较差；这两种药物的出血风险相当。

已提出使用阿司匹林和氯吡格雷或缓释双嘧达莫进行双重抗血小板治疗（DAPT）以加强对脑卒中的预防。对比较 DAPT 与阿司匹林或氯吡格雷单药治疗预防复发性缺血事件效果的主要随机对照试验进行荟萃分析发现，长期 DAPT 并不比单药治疗效果好，而更可能导致大出血。然而，对于 TIA 高危（$ABCD^2$ 评分 > 4 分）或轻微脑卒中（NIH 卒中评分 ≤ 3 分）的患者，短期 DAPT（例如，阿司匹林加氯吡格雷 90 天）可提供额外的保护，但会增加大出血的风险。每 1000 名接受 DAPT 治疗的高危患者，可以预防 15 次脑卒中，代价是 5 次额外的严重的非脑出血。从风险和收益角度考虑，DAPT 的理想持续时间仍有待商榷。

未经证实或无效的额外治疗

口服抗凝剂。在脑卒中预防方面，口服华法林抗凝或直接口服抗凝剂与阿司匹林相比并无优势，但 AF 患者（见下一节和第 28 章）和严重高凝状态患者（如抗磷脂综合征，第 83 章）除外。在原因不明的栓塞性脑卒中患者中，没有观察到口服抗凝剂相对阿司匹林或其他抗血小板治疗有额外的获益（见后面的讨论）。

降低同型半胱氨酸 – 维生素 B 补充剂。即使高同型半胱氨酸水平与脑卒中风险增加有关，但识别和治疗的益处仍有待证实。同型半胱氨酸水平在最高五分位的患者与最低五分位的患者相比，血管疾病的相对危险度为 2.2；然而，在一项大型前瞻性随机试验中，使用高剂量维生素（维生素 B_{12}、维生素 B_6 和叶酸）降低同型半胱氨酸并不能降低既往有脑卒中病史且同型半胱氨酸水平处于最高五分位患者的复发脑卒中、冠状动脉事件或死亡的概率

（第 18 章）。

膳食补充剂。随机试验未发现抗氧化维生素补充剂或鱼油胶囊对预防脑卒中有益的证据（第 18 章）。

有症状的严重颈动脉狭窄患者（狭窄 > 70%）

颈动脉狭窄的患者，尤其是在就诊前 4 个月内出现复发性 TIA 或 TIA 的患者，需要关注并应考虑进行颈动脉内膜切除术。如果有足够的放射学支持，这些患者除了仔细的心血管评估外，还应尽快进行动脉造影（第 30 章）。由于非心脏手术相关的心血管死亡率和发病率在该人群中非常高，因此仔细的心脏评估是确定是否适合手术的重要环节（一些医生直接让这些患者住院，并立即给他们静脉注射肝素，直到可以进行动脉造影）。

正如具有里程碑意义的北美症状性颈动脉内膜切除术试验所证明的，对于近期半球或视网膜 TIA（或非致残性卒中）和同侧颈内动脉高度狭窄的患者，内膜切除术（由熟练的外科团队实施）优于药物治疗（阿司匹林）（值得注意的是，这项研究是在积极治疗动脉粥样硬化危险因素之前进行的）。

有症状的颈内动脉粥样硬化完全闭塞和有明显血流动力学异常的脑缺血患者在采用传统药物治疗时脑卒中的风险较高（2 年内为 10% ～ 15%），尽管对风险因素采取更积极的方法可能会降低风险。这激发了关于颅外 - 颅内旁路手术作为药物补充治疗的研究，但在迄今为止的随机研究中，2 年脑卒中风险并未降低。

血管成形术和支架植入术作为内膜切除术的替代方法。考虑到手术发生心脏事件的风险高，人们一直寻求颈动脉血运重建的微创方法。随着血管成形术和支架置入术的发展，人们开始尝试在高手术风险的颈动脉疾病患者中开展试验。研究人员使用栓子保护装置将与手术相关的栓塞性脑卒中风险降至最低，并在脑卒中风险高的人群中进行了支架置入血管成形术与传统动脉内膜切除术比较的随机试验。大规模随机试验发现，尽管该手术在围术期心肌梗死的风险有所降低，但在预防脑卒中方面不如动脉内膜切除术。荟萃分析推测，动脉内膜切除术的围术期脑卒中风险为 3.3%，支架植入术为 4.8%，表明从脑卒中风险的角度看，支架植入术不一定是并发症较少的手术。支架植入术的适应证仅限于不适合手术的人（高心脏风险、颈动脉高位分叉、既往颈部放疗史）、有症状且狭窄超过 70% 的人。

颈动脉狭窄程度较轻的有症状的患者（狭窄 < 70%）

北美症状性颈动脉内膜切除研究也探讨了手术对颈动脉狭窄程度较轻（50% ～ 69%）患者的作用。对于近期出现 TIA 或脑卒中的患者，动脉内膜切除术比传统药物治疗更能降低脑卒中的风险。目前没有与强化治疗进行比较的数据。患者应服用剂量为 50 ～ 325 mg/d 的阿司匹林，但不应服用华法林，也不应进行颅外 - 颅内搭桥术。狭窄小于 50% 的患者不能从手术中获益。这些患者非心脏手术的心血管死亡风险与严重颈动脉狭窄患者相同，但多中心试验报告了低脑卒中风险，为此类患者最佳治疗方法的选择提供了指导。

正常颈动脉血管的有症状患者

如前所述，颈动脉正常的 TIA 患者应进行全面的心血管评估，以排除栓塞来源，如 AF、PFO、瓣膜性心脏病、心内血栓和主动脉弓粥样斑块，因为治疗这些疾病可以预防脑卒中。以前这样的患者被称为隐源性卒中患者。

非瓣膜性心房颤动（第 28 章和第 83 章）。对于 AF 患者，口服抗凝剂是预防脑卒中的标准治疗方法，可将脑卒中发病率降低 80% 以上（第 28 章和第 83 章），并且不会显著增加出血风险。对于非瓣膜性房颤患者，直接口服抗凝剂（DOACs）的效果与华法林相当或更好，尽管成本较高，但其具有不需要持续监测凝血功能和频繁调整剂量的优点。尽管根据年龄、肾功能和体重进行了调整，但其剂量是固定的（第 28 章和第 83 章）。阿哌沙班已成为此类患者预防脑卒中的首选药物，可提供最佳保护和最低并发出血的风险。DOACs 在瓣膜性 AF 治疗中的作用是目前研究的热点，大多数对 DOACs 治疗 AF 的初步研究均排除了患有严重瓣膜疾病的患者。阿司匹林可作为不适合口服抗凝剂患者的替代品，但其降低风险的程度明显低（约 20%）。

卵圆孔未闭。在没有任何其他可能病因的情况下，对栓塞性脑卒中或 TIA 病因进行检查时需要考虑是否存在 PFO。PFO 发生在大约 1/4 的成年人中，尽管经常被称为病因，但通常不是病因。如前所述，PFO 与 TIA 和栓塞性脑卒中的相关性在年轻患者（60 岁以下）中最大，这些患者的 PFO 较大，并伴发房间隔动脉瘤或严重右向左分流。对于这类患者，植入闭合装置［如左心耳封堵器（Watchman）］加阿司匹林与单独使用阿司匹林相比，复发性脑卒中的风险降低了 3% ～ 4%，而出现短暂性 AF 的风险为 4%，装置并发症风险为 1% ～ 2%。植入手术不是紧急手术，最好由多学科团队确定适合植入的患者。对于其他终生需要抗凝的患者，例如复发性深静脉血栓形成，PFO 封堵的益处可能有限。小的 PFO 最好使用阿司匹林治疗。

主动脉弓疾病。有主动脉弓复杂粥样斑块（例如，活动性或溃疡性）或大（≥ 4 mm）斑块的患者应考虑接受治疗，如前所述，这与栓塞性脑卒中的风险增加有关。指导该疾病预防脑卒中的数据是有限的。比较口服抗凝剂（华法林）和抗血小板治疗的大规模随机试验的唯一可用数据是不完整的，因为唯一完成的试验因事件发生率低而停止。然而，在试验终止时，DAPT（本研究没有单一治疗组）已证明在至少一个结局（血管死亡）方面具有优势。这一发现是推荐 DAPT 用于上述情况的基础。从长期来看，如果从颈动脉疾病的治疗经验推断，单药抗血小板治疗可能同样有效和安全。显然，还需要更多的数据，包括与 DOACs 进行比较，而不是华法林。

心内血栓。与既往透壁梗死和左心室动脉瘤形成导致的组织良好的附壁血栓相比，由于血液淤滞导致的左心耳组织不良的血栓具有更大的栓塞性卒中风险。口服华法林或 DOACs 抗凝被认为是左心耳血栓的首选治疗，经导管植入封堵器被证明无不良反应（第 28 章）。对于前者，由于栓塞和脑卒中的风险较低，建议医患共同决策。如果需要治疗，建议使用华法林，等待 DOACs 治疗疗效数据。

瓣膜性心脏病（第 33 章）。即使风湿性二尖瓣狭窄患者和机械性心脏瓣膜患者保持窦性心律，但他们发生栓塞性卒中的风险也会显著增加；存在 AF 时，脑卒中风险几乎增加了 3 倍。口服华法林抗凝剂仍然是有机械瓣膜患者的首选治疗，其疗效被认为与机械瓣膜血栓形成的机制有关。DOACs 在伴或不伴有 AF 的瓣膜病患者中预防脑卒中的疗效有待确定，因为重要研究将 DOACs 治疗与华法林治疗 AF 进行比较时排除了患有严重瓣膜病或机械瓣膜的患者。是否需要治疗风险较小的瓣膜病变仍不确定，例如二尖瓣环钙化（参见“隐源性卒中”）。

TIA 或不明原因的栓塞性脑卒中——隐源性脑卒中

高达 15% 的缺血性脑卒中患者在首次发病时未发现明确的栓塞源。近年来，随着早期诊断的进展，尤其是对亚临床 AF 的检测，这一数字大幅下降，寻求有效治疗方法仍然是一个问题，因为复发性神经事件的风险依然存在，估计其在缺血性卒中患者中占 20%。由于大多数隐源性脑卒中被认为是栓塞性的，考虑到动脉粥样硬化或高凝状态，因此已经验性地应用抗血小板药物和口服抗凝剂治疗。两项重要的随机试验通过将阿司匹林与 X 因子直接抑制剂（达比加群）或 Xa 因子直接抑制剂（利伐沙班）进行比较发现，两者治疗效果均不优于阿司匹林（100 mg/d）。

不能耐受手术、有单一远端 TIA 或不能行血管造影和外科治疗的有症状患者

对于这些人，使用阿司匹林和 ACE 抑制剂（见前面的讨论）药物治疗，降低 20% 的风险是可以实现的。

无症状颈动脉杂音

不应将无症状患者的颈动脉杂音视为脑卒中的先兆，但它确实表明存在颈动脉粥样硬化性疾病。随着狭窄的严重程度、TIA 的发作和病变的进展，脑卒中风险显著增加。患者应进行全面的无创的颈动脉评估（见之前的讨论），以确认颈动脉的杂音起源、狭窄的严重程度及其血流动力学影响。无论狭窄的严重程度如何，都应强调要识别和及时报告任何 TIA 症状。无症状的重度颈动脉狭窄患者（70% ～ 99%）出现短暂性脑缺血发作（TIA），脑卒中的风险显著增加，应立即转诊考虑介入治疗（见先前讨论）。

药物治疗

推荐使用低剂量阿司匹林（60 ～ 325 mg/d）进行抗血小板治疗；较高剂量阿司匹林与蛛网膜下腔出血风险增加有关，尤其是老年高血压患者。积极治疗心血管危险因素（即高血压、高胆固醇血症、吸烟、糖耐量异常；第 26、27、54 和 102 章）是必不可少的，因为心血管危险因素增加了冠状动脉事件风险，对其的治疗可以显著降低风险（第 18、30 和 31 章），且治疗危险因素可以降低脑卒中的风险。例如，脑卒中风险和脑卒中死亡率的临床显著降低（12% ～ 23%）与他汀类药物的强化降脂治疗相关，与使用抗血小板药物有相似的降低风险作用。积极治疗高血压也有类似的好处（第 26 章）。尽管同型半胱氨酸水平升高似乎与脑卒中风险增加有关，但尚未证明识别和治疗较高水平同型半胱氨酸的益处。

动脉内膜切除术和支架植入术

血运重建有望改善该人群的预后。

动脉内膜切除术。颈动脉内膜切除术在颈动脉严重狭窄的无症状患者中的作用尚不明确。该操作的成本效益值得探讨。在无症状颈动脉粥样硬化的研究中，与药物治疗相比，相对危险度降低 53%，但绝对危险度每年仅下降 1%。67 名患者将不得不接受手术以预防脑卒中，由此造成的额外费用超过 150 万美元。此外，由于患者是经过筛选的手术低风险人群，并且对外科医生和医院进行了筛选，发现围术期并发症发生率仅为 2.3%，因此很难将这些结果推广到大规模实践中。在大多数情况下，报告的围术期并发症发生率相当高（例如，围术期卒中和死亡的发生率为 6.5%，致残性卒中的发生率为 1.8%）。颈动脉闭塞且另一侧狭窄的无症状患者行动脉内膜切除术，围术期并发症发生率为 12.6%。这种围术期风险水平似乎超过了择期动脉内膜切除术的任何益处。

对无症状患者的试验未显示预防性治疗的获益明显大于手术风险。因此，尽管人们很容易得出结论——这些患者有显著脑卒中风险，但尚不推荐在无症状人群中进行手术。在真正无症状患者中药物治疗与手术治疗效果的权威数据尚未获得前，一些权威人士建议，当患者有血流动力学改变且解剖学上严重狭窄（例如管腔＜ 1 mm）时，如果没有不稳定的冠状动脉疾病和糖尿病，且预期寿命超过 5 年，应考虑行动脉内膜切除术。支持这一观点的是脑卒中的高风险；与之相反的是与手术相关的高心脏风险和缺乏经证实的益处。如果建议进行手术，必须有熟练的手术团队，该团队需要具有较低的围术期发病率和死亡率（＜ 2%）记录，并确保进行仔细的术前心脏风险评估（第 36 章）。

颈动脉支架植入术。动脉内膜切除术会带来相当大的手术风险，包括心肌梗死，尤其是对于患有包括冠状动脉疾病在内的多种合并症的体弱患者。对于这种严重狭窄且手术风险高的无症状患者，颈动脉支架以及捕获和移除栓子的装置是手术的有效替代方法。此外，对没有高手术风险的无症状的严重颈动脉狭窄患者进行随机试验发现，在所有主要结局方面，包括非手术相关脑卒中、全脑卒中、心肌梗死和 5 年生存率方面，支架植入术优于动脉内膜切除术。另一项长达 10 年的大型随机试验通过对患者长期随访显示，无论是否有症状，动脉内膜切除术和支架植入术患者在围术期卒中、死亡、心肌梗死或随后的同侧脑卒中方面没有差异。尚未解决的是，这些血运重建干预措施如何与强调对血压、血脂和糖耐量异常的强化管理的药物治疗相抗衡。在该人群中进行的原始试验显示，血运重建的优势先于此类措施。

偶然发现的颅内动脉瘤

为检查 TIA 而进行脑血管成像时通常会发现颅内动脉瘤，因此提出了破裂风险和最佳管理方法的问题。根据当前自然病程研究，其预后主要取决于大小、位置和形状。小于 7 mm 的病变可忽略 5 年破裂风险。对于 7 ～ 12 mm、13 ～ 24 mm 和≥ 25 mm 的病变，5 年累计发病率分别为 2.6%、14.5% 和 40%。一些研究发现，与光滑动脉壁相比，当动脉瘤起源于后循环或病变形状包括子囊时，风险更大。其他危险因素包括吸烟、高血压和多发性动脉瘤。在许多情况下，手术或血管内修复并发症的风险接近破裂的风险，特别是对于破裂风险较低的病变。动脉瘤的大小和位置在很大程度上决定了手术和血管内治疗的效果；年龄与手术风险呈负相关。在考虑修复时，需要仔细权衡所有这些因素、手术或介入团队的经验以及患者的风险承受能力。

急诊治疗和住院的指征——溶栓和取栓术 [62-64]

如果患者打电话或在诊室主诉新出现的神经功能缺损持续时间超过 30 分钟，且不清楚偏头痛的病因时，应立即将患者送往最近的急诊室进行紧急评估和考虑重组组织型纤溶酶原激活剂（rt-PA）治疗。AHA 指南中紧急转诊指征还包括在症状出现后 72 h 内且 $ABCD^2$ 评分 ≥ 3 分，或 $ABCD^2$ 评分为 0 ～ 2 分，但在 48 小时内无法去门诊行血管检查的患者。此类患者的治疗方式与脑卒中患者相同，包括抗血小板治疗和颈动脉内膜切除术，适用于无手术禁忌证、颈内动脉狭窄 ≥ 50% 的患者。

如果在症状出现后 3.0 ～ 4.5 h 内静脉注射 rt-PA，可以降低进展为致残性卒中的风险，早期治疗效果最好。仔细选择患者对降低颅内出血风险至关重要。例如，t-PA 治疗时间越晚（长达 6 h），颅内出血的风险越大。研究发现，出现可挽救脑组织的灌注成像证据超过 4.5 h 的患者，可在脑卒中症状出现后长达 9 h 的溶栓治疗中获益，但症状性颅内出血的风险增加到 6% 以上。值得注意的是，已经服用华法林且 INR 低于 1.7 的患者及时使用 t-PA 不会增加此类出血的风险。

为了提高急性脑缺血和近端血管闭塞患者的再通率，已经开发了血管内治疗方法，包括动脉内溶栓和可回收支架机械血栓清除术，这是治疗急性脑卒中的新选择。他们强调了及时识别脑缺血的必要性以及对具有评估和管理这些疗法的专业知识的脑卒中中心的需求。出现症状 6 h 内进行血栓切除术与血管造影提示良好的预后患者（例如，近端血管闭塞、小梗死核心和中等至良好的侧支循环）的预后显著改善相关。将这一机会窗口延长到 16 h 仍在研究中，看起来很有希望，但较短的再灌注时间可显著改善预后，减少脑出血风险，脑出血是该手术的主要并发症。

目前，如果患者无法在出现症状后的 6 h 内就诊三级医疗机构并获得必要的综合脑卒中护理服务，则需要转运至最近的可以使用 t-PA 的医院，尤其是在症状出现后的 4.5 h 内。接受 t-PA 治疗并不影响血栓切除术。

患者教育 [9,65,66]

患者和家庭教育最重要的内容是 TIA 和脑卒中症状的早期识别和及时到急诊就诊的必要性。一项使用 FAST（面部、上肢、说话、时间的首字母缩略词）的活动改善了对脑卒中患者而非 TIA 的急救情况，因此在 TIA 患者教育方面还有改善的空间。TIA 患者需要知道，在初次发病后的数小时、数天和数周内，复发或脑卒中的风险最大。虽然应始终保持高度警惕，但在这段时间里要保持最高警惕。患者教育工作的其他优先事项包括提醒患者保持健康生活方式的重要性，并遵守积极治疗动脉粥样硬化危险因素的建议。当发现一种病因具有多种治疗选择时（例如，无症状性颈动脉狭窄、大 PFO），需要仔细考虑风险和收益以及患者的价值观和偏好，以便促进共同决策。转诊到相关专家处咨询以进一步评估干预措施的风险和益处，可以加强教育工作，特别是在全科医生组织和协调下。服用抗血小板药物或口服抗凝剂治疗的患者在进行手术前需要额外的指导（第 83 章）。

治疗建议 [9,65,67-70]

所有患者

- 为动脉粥样硬化性心血管疾病的二级预防制定强化药物治疗计划，包括戒烟、严格控制血压（第 26 章）、积极降低低密度脂蛋白胆固醇（第 27 章）和治疗糖耐量异常（第 102 章）。
- 不支持使用“抗氧化补充剂”或高剂量的维生素 B。

短暂性脑缺血发作患者

- 如果在新的神经功能缺损几个小时内出现持续超过 30 min 的症状，且偏头痛病因不明时，建议立即急诊评估和考虑 rt-PA 治疗，如果可以最好是在症状出现后的 4.5 h 内进行治疗。但即使症状自行改善，也要继续治疗。
- 如果症状出现在发病后 6 h 以上，或者如果最后一次已知的正常情况不可信，仍需将患者送往急诊室，因为一些在窗口期外的就诊患者可以根据其 MRI 上演变病灶特征接受抗血栓治疗。

- 需要为 TIA 患者安排住院治疗的情况包括：
    - 令人担忧的症状（言语和运动障碍，持续时间较长）；
    - DWI——梗死的阳性病变或 CT 证据；
    - 大血管狭窄；
    - 在症状出现后 72 h 内出现且 $ABCD^2$ 评分 ≥ 3 分，或 $ABCD^2$ 评分为 0 ～ 2 分，但在 48 h 内无法去门诊行血管检查的患者。
- 对于血管病因不易确定的患者，应进行超声心动图检查并延长心律监测。
- 对于颈动脉狭窄（＞ 70%）的患者，尤其是复发性 TIA 或 4 个月内出现 TIA 的患者，应立即安排转诊，考虑颈动脉内膜切除术。血管成形术和支架植入术应留给手术条件较差的患者。
- 对于颈动脉狭窄程度较轻（50% ～ 69%）的患者，服用阿司匹林 50 ～ 325 mg/d（而不是华法林），并考虑行动脉内膜切除术。
- 对于轻度狭窄（＜ 50%）的患者，服用阿司匹林（50 ～ 325 mg/d）；无需转诊行介入治疗。
- 对于发现 AF 的患者，使用 DOACs 进行口服抗凝治疗（第 28 章和第 83 章）。
- 如果未发现 AF，服用阿司匹林治疗脑卒中偏瘫（81 ～ 325 mg/d）。

无症状颈动脉杂音

- 服用阿司匹林（50 ～ 325 mg/d），并进行强化药物治疗以二级预防动脉粥样硬化性心血管疾病（如上所述）。
- 监测症状和疾病进展。针对任何 TIA 样症状，教育并建议立即急诊就诊。
- 对于要求考虑血管内介入治疗的无症状患者，只有当他们在接受药物强化治疗后仍迅速进展为严重狭窄（＜ 1 mm）时，或者是其他适合手术并且愿意承担与这些手术相关的实质性围术期风险（中风、心肌梗死、死亡）的患者，才考虑转诊。他们应该明白，介入治疗的益处仍有待最终确定。仅将患者转诊至在血管内手术方面具有丰富经验、卓越水平和安全性的中心，并且了解患者此次前来只是会诊，会诊结果随后与基层全科医生讨论。

有脑卒中病史的患者

- 对于不适合进行颈动脉内膜切除术（见上文）的患者，应用阿司匹林进行脑卒中二级预防（325 mg/d）。
- 强调使用强化药物治疗对动脉粥样硬化性心血管疾病进行二级预防（第 26、27、31、54 和 102 章）。
- 对于服用抗血小板药物或口服抗凝剂的患者，提供关于围术期和围术期使用的建议（第 83 章），包括美国神经病学学会关于脑卒中风险的建议。
- 应告知患者停止服用阿司匹林或华法林超过 1 周、停止服用 DOACs 超过 2 ～ 3 天可能会增加脑卒中风险（B 级）。
- 建议在颅内、硬膜外或椎管内神经系统手术前 7 ～ 10 天服用阿司匹林，因为小血肿可能会造成严重后果。
- 在肌电图期间继续口服抗凝剂。
- DOACs 应在手术前 1 ～ 3 天服用，以避免潜在部位的相关出血性损伤。
- 对于需要手术且需要“医学检查”的既往脑卒中患者，医生应告知脑卒中风险取决于具体手术和个别脑卒中患者，但一般而言：
    - 做任何全身麻醉的择期手术之前，最好等待 6 个月以上；脑卒中后不到 3 个月的手术增加了围术期并发症。
    - 非心脏手术不推荐常规筛查颈动脉成像；单侧无症状狭窄大于 50% 不需要在心脏手术前修复。

（尤丛蕾　于艳囡 翻译，董爱梅　肖卫忠 审校）

第 172 章

多发性硬化症的管理

AMY A. PRUITT

多发性硬化症（multiple sclerosis，MS）是中枢神经系统最常见的脱髓鞘疾病，影响着全世界约 250 万年轻人，其中约 35 万人生活在美国。大约 30% 的患者会出现严重残疾。该病的表现千变万化，其临床病程也因患者而异。虽然大多数多发性硬化症患者在病情明显恶化期间由神经科医生接诊，但他们通常需要全科医生进行初步诊断；帮助他们决定是否需要长期治疗以及何时、如何开始长期治疗；检测血液以治疗不良反应；解释病情；治疗并发的感染；讨论怀孕对疾病的影响；决定是否需要转诊。虽然市场上新上市的几种药物为 MS 患者提供了更多选择，但同时也使一些患者面临出现严重不良反应的高风险，全科医生必须熟悉 MS 的临床表现、自然病程和治疗方案。这些知识有助于其帮助 MS 患者提供适当的初级诊疗，并确保适时的转诊。

病理生理学、临床表现和病程 [1-6]

MS 的病因尚不清楚，但研究认为是遗传易感性、环境暴露和免疫调节缺陷之间的相互作用。流行病学和病毒学研究表明，EB 病毒感染与 MS 风险之间存在关联，这提示 EB 病毒可能是遗传易感人群的环境致病因素。针对外部抗原的抗原特异性细胞毒性 T 细胞被认为能够识别遗传易感人群中髓磷脂抗原并与之发生交叉反应，从而产生自身免疫反应。没有证据表明接种疫苗会增加患 MS 的风险，也没有证据支持 MS 患者不应每年接种流感疫苗。

免疫交叉反应的结果是中枢神经系统髓磷脂特异性自身免疫损伤的一系列离散事件，在时间和空间上都是分开的。急性期，淋巴细胞、巨噬细胞和浆细胞会浸润受累区域。

T 细胞被认为启动了这一过程，并与 B 细胞相互作用，导致巨噬细胞活化，从而损伤髓磷脂，出现局部水肿和血脑屏障的短暂破裂。脑脊液（CSF）中寡克隆带（B 细胞活化的标志物）的出现、对靶向 CD20 B 细胞抗原的单克隆抗体（例如利妥昔单抗）的临床反应的改善，以及影响 B 细胞增殖的因素（例如，维生素 D 和 EB 病毒）影响了人群对 MS 的易感性，这都表明 B 细胞的重要作用。此外，抑制布鲁顿酪氨酸激酶（B 细胞和骨髓功能的重要调节剂）的药物已显示出改善疾病的作用。

炎症过程的慢性化导致斑块或胶质瘢痕形成，它们由增殖的星形胶质细胞组成，这些星形胶质细胞在髓鞘炎症损伤后聚集。病变主要发生在脑白质和脊髓；偶尔也会累及灰质。脱髓鞘是典型的局灶性病变，但轴突损伤可在疾病早期发生。脑萎缩也出现在疾病的早期、临床无症状阶段。斑块最常见于视神经、脊髓、脑干、小脑和脑室周围区域。

发作后，一些髓鞘会出现再生，这是症状部分缓解的原因。然而，部分脱髓鞘的轴突容易出现功能障碍，特别是在热应激或并发感染的情况下。在多发性硬化症的病变中横断轴突很常见，这一发现推翻了长期以来的病理学公理，并且表明需要早期治疗来防止这种不可逆的损伤。临床磁共振成像（MRI）问世 34 年来，已有文献记载了该病早期的渐进性脑容量损失。

临床表现

临床表现与炎症反应部位所表现出的功能有关。发作的定义是症状持续超过 24 h。

感觉缺陷

暂时性感觉缺陷是最常见的早期表现，40% ～ 50% 的患者会出现该症状。它们包括上肢或下肢感觉异常或减退。感觉障碍可能是双侧对称的，延伸至邻近的躯干。

视觉和动眼神经缺陷

15% ～ 20% 的患者因视神经炎而出现急性单眼视力丧失。其特征是中心暗点、眼球运动时的短暂疼痛和瞳孔对光反应减弱（Marcus Gunn 瞳孔）。MS 的另一个常见症状是核间性眼肌麻痹或动眼神经缺损引起的复视。双侧核间性眼肌麻痹是 MS 的典型特征，强烈提示该诊断。需要注意外展眼不能内收和明显眼球震颤。其他动眼神经功能保持完好。

运动和小脑缺陷

共济失调和意向性震颤是小脑受累的表现。运动障碍可能是急性或者隐匿性的，其中隐匿性的变化在老年患者中尤其常见。大腿比手臂更容易受累，并且最初是不对称的。然而，脚趾向上（巴宾斯基征）常出现在双侧，即使是单侧有问题的患者也是如此。

自主神经缺陷

排尿困难（尿频、尿急、尿失禁）是脊髓上运动神经损伤的结果。其外括约肌不能充分放松，导致排空不完全。这种自主神经损伤也可能导致便秘和阳痿。

大脑缺陷

在疾病后期，大脑受累可能导致记忆丧失、性格改变和情绪不稳定。即使症状不令人困扰和（或）没有报告，但超过 60% 的 MS 患者在正式的神经精神测试中表现出异常。

发作性症状和疲劳

发作性症状可能由部分脱髓鞘轴突功能障碍引起，并模拟短暂性脑缺血发作或局灶性癫痫发作，或产生抽搐发作（第 176 章）。疲劳（被认为与免疫调节剂的高循环水平有关）可能是显著的，甚至早于病情加重。

临床病程

临床病程往往遵循几种模式中的一种，并以此作为分类的基础。

临床孤立综合征

一些人用这个词来描述最初的表现，但存在不足。虽然此类型转变为活动性多发性硬化症的风险很大，但此类患者的临床病程多变，1/3 的患者未达到多发性硬化症的诊断标准。“放射学孤立综合征”一词于 2009 年引入，用于指 MRI 高度提示 MS 但从未出现过任何相关症状的患者。

复发缓解型

年轻患者表现为复发 - 缓解过程，其特征为发作后完全或接近完全缓解。如果有任何残留表现，它们在复发间期保持稳定。一些患者表现为临床孤立综合征，但在连续脑 MRI 上会出现新的、无症状的白质病变，而且没有新的临床症状。

继发进展型

在经历了最初的复发 - 缓解过程数年后，50% 以上的患者出现了持续的逐渐恶化的继发性进展过程。

原发进展型

在晚年（发病年龄 40 ～ 60 岁）出现 MS 的患者中，约 10% 的患者有稳定的进展过程；这种模式被称为原发进展型，往往与突出的脊髓受累有关。

复发进展型

MS 的第四种类型实际上是另外两种类型的组合，即复发性进展型疾病，当患者的病情在很大程度上进行性发展并因急性发作而恶化，病情几乎没有缓解时，就可以诊断这种疾病。

视神经脊髓炎

视神经脊髓炎是一种具有侵袭性的脱髓鞘疾病，患者会反复发作视神经炎；此外，脊髓中存在长节段的异常和复发。通过在血清或脑脊液中检测 NMO Ig 抗体（一种抗水通道蛋白 -4 的抗体，CNS 中的主要水通道）来进行诊断。在非高加索人群中更常见，这种情况必须与更常见的脱髓鞘综合征相区别，因为二者的治疗非常不同。

预后

在经历了 15 年的临床病程之后，大约 50% 的患者仍然能够行走，30% 的患者能够继续工作。疾病早期频繁发作会增加残疾风险，同样地，发病晚、病程进展、小脑或锥体早期受累也会增加残疾风险。在 5% ～ 10% 的患者中，该病似乎会出现非常“良性”的病程，但很难预测哪些患者可以安全地放弃任何疾病改善治疗（DMT）。首次出现临床孤立性疾病（clinically isolated disease，CIS）的患者白质病变数量增加与长期残疾的风险中度相关，但与复发的次数并不相关。怀孕会降低复发的风险，但产后复发风险会增加。

鉴别诊断和检查 [7-12]

临床上出现中枢神经系统白质疾病在解剖和时间上分离的症状和体征时（＞ 1 个月）可诊断。有时，症状表明只有一个病灶，但仔细的体格检查会发现多个病灶。伴有脊髓损伤的疾病可以产生横贯性脊髓炎综合征的临床表现，从而推测与该病症相关的其他病症，例如脊柱感染和感染后自身免疫性疾病。

鉴别诊断是广泛的，但在可治疗的条件中，要排除的是一些具有全身表现的潜在可治疗的疾病，包括莱姆病、维生素 B_{12} 缺乏症、梅毒、HIV 感染、结节病、系统性红斑狼疮和血管炎。

诊断标准

使用更新的 McDonald 标准来明确诊断，该标准利用技术进步和对 MS 的理解来提供早期诊断（表 172-1）。诊断复发缓解型 MS，必须符合以下情况：

1．两次临床发作和两次检查中的客观病变。

2．一次临床发作和 MRI 提示时间和空间多发性。

时间和空间多发性标准

空间多发性（dissemination in space，DIS）是指在几个特定位置中的任意两个至少有一个增强病变，并且与当前临床表现不符。时间多发性（dissemination in time，DIT）表现为钆增强病变和其他较陈旧的病变，因为增强通常持续数周或在初次扫描后出现新病变。

初次就诊的诊断

根据修订后的标准，在初次出现临床表现或重复 MRI 扫描时可以明确诊断 MS，而不必等待两次不同的临床发作或两个不同的临床病变出现。在早期的标准中，当 MRI 不符合空间多发性标准时，需要出现寡克隆抗体和（或）免疫球蛋白 G（IgG）指数升高，但脑脊液检测结果不再被纳入复发型 MS 的诊断标准。

表 172-1　MS 的修订 McDonald 诊断标准

MS—McDonald 2017 诊断标准

- 时间和空间多发性
  - 没有更好的解释

DIS 可以通过在中枢神经系统 4 个区域的至少 2 个区域中有 1 个以上的 T2 高信号病变来证明：

脑室周围

皮质旁

幕下

脊髓

（可统计症状性脑干和脊髓损伤）

DIT 可以通过以下方式证明：

无论基线 MRI 的时间如何，与基线相比，随访 MRI 中新的 T2 高信号和（或）钆增强病变；任何时间同时存在无症状的钆增强和非增强病变

DIS，空间多发性；DIT，时间多发性。

改编自 Thompson AJ, Banwell BL, Barkhof F, et al. Diagnosis of multiple sclerosis: 2017 revisions of the McDonald criteria. Lancet Neurol 2017;17:162.

脑脊液检测

95% 的 MS 患者脑脊液检测结果显示异常。细胞计数和蛋白质的适度增加是常见的，但不是特异性的；电泳中 IgG 和寡克隆 IgG 条带的增加更具特异性，并提示疾病传播的风险增加。如上所述，空间多发性的新诊断标准不再取决于脑脊液检测中抗体是否存在。

MRI 神经影像

最敏感的用于诊断的检查是 MRI。在长 TR 质子密度加权像上表现为信号增强的多发性脑室旁斑块具有特异性，90% 以上的 MS 患者可出现。患有慢性进行性疾病的患者有更多合并的脑室周围和幕下病变，但他们通常因脊髓损伤而致病。

诊断价值

在头颅 MRI 长 TR 加权像上看见高信号白质病变是非特异性的，因为类似病变还会出现在正常老年人、慢性不可控高血压、晚期莱姆病和中枢神

经系统血管炎患者中。事实上，转诊给神经科医生最常见的原因之一是偶然发现了此类 MRI 病变。在对 45 岁以上人群进行的社区人口研究中发现其患病率约为 10%，大多数怀疑是由于无症状小血管脑梗死引起的。一个主要的错误是把高血压血管疾病称为 MS。

大约 1/3 的无症状患者在偶然的提示性 MRI 后可转为 CIS，其中约 1/3 患者的颈髓病变提示 MS；超过 80% 的患者会出现症状，中位时间为 1.6 年。

脊柱 MRI 对 MS 的诊断有很大的帮助。脊髓异常常见于早期多发性硬化症患者，并且不太可能与其他诊断相混淆，也有助于在诊断时确定空间多发性。

诱发电位

视觉或听觉诱发电位在脱髓鞘束中是异常的，并且当 MRI 结果需要支持依据时，可作为 MS 的额外证据。

排除性检查

所有怀疑患有 MS 的患者的排除性血液检查应包括莱姆病血清学检查、维生素 B_{12} 水平检查、快速血浆反应素（RPR）抗核抗体检查，以及可能的 HIV 检测。根据具体的临床情况，可能需要进行额外的检查。

治疗原则和建议 [2,13-28]

治疗 MS 的三个目标是预防和治疗复发，治疗持续性症状，如疼痛和痉挛，以及延缓疾病的进一步恶化。MS 是无法治愈的，但是可以通过多种方法来减轻急性发作的症状。但改善病情的长期进程是困难的。

2018 年，美国神经病学会发布了关于成人 MS 使用 DMT 的新实践指南。所有推荐的药物（表 172-2）对临床复发和 MRI 显示的脑或脊髓损伤都有一定的疗效。阿仑珠单抗和奥瑞珠单抗比干扰素 β-1a 更有效，而富马酸二甲酯、芬戈莫德、米托蒽醌、那他珠单抗、聚乙二醇干扰素和特立氟胺比安慰剂更有效。有些药物减缓了脑实质容量的损失。但是对于新诊断为 MS 的患者来说，很难判断哪种药物最适合他们。

对 MS 的治疗主要集中在抑制免疫引起的炎症反应，这是该病的特征。对于具有预后指标不良的患者，例如发病初期的进展性疾病、前两次复发间隔很短的、复发后恢复差的、发病时存在运动和小脑体征的以及长 TR 加权 MRI 上出现多发性颅骨病变的，DMT 是有效的，并且应在病程早期考虑。虽然 McDonald 标准的修订使得在早期更容易做出明确的 MS 诊断，但越来越多的神经科医生在第一次发生 MS（临床孤立事件）时就积极主动地进行治疗，有时甚至在缺乏所有明确诊断依据的情况下进行治疗。

在解释 MS 的治疗疗效时，需考虑到 MS 病程多变且不可预测，以及难以确定残疾衡量标准，并应考虑到目前可用的注射药物的不良影响。

表 172-2 FDA 批准的用于 MS 的疾病改良疗法

- 注射药物
  - Avonex（干扰素 β-1a）
  - Betaseron（干扰素 β-1b）
  - Copaxone（醋酸格拉替雷）
  - Extavia（干扰素 β-1b）
  - 醋酸格拉替雷注射液（醋酸格拉替雷——Copaxone 20 mg 和 40 mg 仿制药）
  - Glatopa（醋酸格拉替雷——Copaxone 20 mg 和 40mg 剂量的通用等效物）
  - Plegridy（聚乙二醇干扰素 β-1a）
  - Rebif（干扰素 β-1a）
  - Zinbryta（达利珠单抗）
    - Zinbryta（达利珠单抗）于 2018 年 3 月 2 日退出全球市场。请在我们的社会新闻中了解有关退出的重要信息
- 口服药物
  - Aubagio（特立氟胺）
  - Gilenya（芬戈莫德）
  - Tecfidera（富马酸二甲酯）
- 静脉使用药物
  - Lemtrada（阿仑珠单抗）
  - Novantrone（米托蒽醌）
  - Ocrevus（奥瑞珠单抗）
  - Tysabri（那他珠单抗）

急性发作

大剂量皮质类固醇是一线治疗，能够缩短急性发作时间。根据视神经炎治疗试验的结果，3 天的大剂量静脉注射甲泼尼龙（在研究中，随后几周口服泼尼松）与单用口服泼尼松或安慰剂相比，取得了最好的即时和长期效果。3 年后，患者发生明确 MS 的相对风险降低了 66%。单用口服泼尼松治疗的患者在 6 个月时的效果比安慰剂组差。很难解释为什么患者单用口服泼尼松会病情恶化，在获得更多数据之前，不应单独使用口服类固醇。目前，首选大剂量静脉注射治疗一个疗程，但是否应随后延长口服泼尼松疗程尚不清楚，因为该研究没有探索后续没有口服泼尼松的静脉注射治疗。许多神经科医生选择不治疗单纯的感觉性发作，但他们会用皮质类固醇治疗虚弱或膀胱功能障碍。

首次局灶性脱髓鞘事件（临床孤立综合征）

如前所述，其转化为 MS 的风险很高，寻找廉价、耐受性好的药物以防止转化的研究仍在继续。使用具有免疫调节特性的抗生素米诺环素可降低转化为活动性 MS 的风险。随机试验发现，在 6 个月时转化率显著降低，但在 24 个月时并不明显。此外，作为一线治疗的辅助手段，用于缓解复发性疾病并没有产生额外的好处。在推荐米诺环素用于预防转化之前，还需要更多的数据，包括与其他强效的免疫调节剂比较。在一次脱髓鞘发作后给予至少一种干扰素 β 制剂（Avonex）被认为是一级预防。尽管如此，米诺环素的低成本、广泛的可用性和可耐受的副作用使其成为一种有趣的可能。

复发缓解型疾病

在过去几年中，已经有几种疾病修正 / 免疫调节治疗方案可用，包括重组版本的干扰素 β、单克隆抗 α_4 整合素抗体制剂（如，那他珠单抗）和鞘氨醇 -1- 磷酸 -1 受体拮抗剂（如，芬戈莫德）。新添加的药物包括特立氟胺和富马酸二甲酯等口服活性剂，以及阿仑珠单抗和奥瑞珠单抗等不溶性药物（表 172-2）。

重组 β 干扰素制剂

美国 FDA 批准了几种用于复发缓解型 MS 患者的药物。大多数是干扰素 β 的重组版本［例如，重组干扰素 β-1b（Betaseron）和两种不同的重组干扰素 β-1a 制剂（Avonex 和 Rebif）］。醋酸格拉替雷（Copaxone）是一种随机多肽，含有与髓鞘碱性蛋白相似的氨基酸序列。这些药物是复发 - 缓解疾病的标准一线疗法。

疗效。在安慰剂对照、双盲多中心试验中，使用干扰素可以将复发率降低 30% ～ 35%。干扰素也能降低疾病进展的速度，并减少 MRI 上新病变的数量。如前所述，在一次脱髓鞘发作后至少使用一种制剂（Avonex）进行一级预防；很少有患者进展为临床明确的 MS。中和抗体的产生可以降低疗效（见后面的讨论）。关于使用干扰素长期益处的争议已经出现，一些数据表明干扰素对残疾进展速度的影响很小，这需要更多的研究。

用法。这些药物只能注射。Betaseron、Rebif 和 Copaxone 每周皮下注射 7 次；Avonex 每周肌肉注射 1 次。

不良反应。这三种干扰素制剂都可能产生流感样症状，这种症状可能严重且持续，但在第一年后趋于减轻；并有可能发生抑郁症。皮下给药制剂（Betaseron、Rebif、Copaxone）所带来的注射部位反应比肌肉给药制剂（Avonex）更常见。使用 Copaxone 的患者会出现罕见的自限性全身反应，包括潮红、出汗和心悸。服用干扰素后症状开始恶化的患者可以接受血清干扰素抗体检测，这有助于确定是否需要改变治疗方案。

其他免疫调节剂

那他珠单抗（Tysabri）。该试剂是针对 α_4- 整合素的重组单克隆抗体制剂。它能阻止活化的淋巴细胞、T 细胞和单核细胞向中枢神经系统迁移，对于那些免疫调节药物治疗失败或无法耐受的病人来说是一种选择。它的主要缺点与进行性多灶性白质脑病（progressive multifocal leukoencephalopathy，PML）有关，PML 是一种 JC 病毒介导的主要见于免疫抑制患者的疾病，可导致快速进行性痴呆。在使用那他珠单抗一年或更短时间的患者中，PML 的风险极低，但在 13 ～ 24 个月期间风险上升到 1/2000，在使用 25 ～ 36 个月期间风险上升到 1/500。对于接受过免疫抑制剂治疗的患者，在 25 ～ 48 个月时，风险可能是 1/100。生产商已经开发了一种针对 JC 病毒的抗体测试，虽然许多患者测试呈阳性，但感染的人很少。停用那他珠单抗与免疫重建样综合征有关，该综合征可导致非常严重的病情恶化，通常对皮质类固醇有反应。

芬戈莫德（Gilenya）。这是治疗 MS 的第一种口服缓解疾病的药物，每天给药一次，其作为胸腺细胞和淋巴细胞上鞘氨醇 -1- 磷酸 -1 受体的拮抗剂，阻止它们从淋巴结排出，其中大多数淋巴器官是隔离的。虽然对于复发性 MS 比肌注干扰素更有效，但它会导致许多潜在严重但明显可逆的不良反应，这时可能需要停止治疗。黄斑水肿、高血压和首剂量心动过缓这些症状已在最初研究中出现。据报道有不明原因的死亡。由于淋巴细胞功能受损，所以长期使用可能会导致机会性感染和恶性肿瘤。尽管它有效且方便，但这种药物仍被降级为二线用药，仅供一线药物失败的患者使用。

特立氟胺（Aubagio）。这种口服活性疾病缓解剂是来氟米特的活性代谢物，用于类风湿性关节炎以抑制 B 细胞和 T 细胞活化。因此，治疗前需要进行结核病筛查。其不良反应包括头发稀疏、肝酶升高、恶心和淋巴细胞减少。妊娠期和哺乳期禁用此药物。

富马酸二甲酯（Tecfidera）。这种口服活性免疫调节剂将细胞因子的产生从 Th1 途径转移到 Th2 表型。其不良反应包括脸红、胃肠道紊乱和淋巴细胞减少。因为有报道使用这种药物时出现了 PML，所以需要监测淋巴细胞和 JC 病毒。

奥瑞珠单抗（Ocrevus）。奥瑞珠单抗（Ocrevus）是一种抗 B 细胞抗体，与利妥昔单抗非常相似，利妥昔单抗已在肿瘤领域应用了 20 多年。它是市场上唯一一种既可用于复发缓解型又可用于原发进展型 MS 的药物。

依布替尼。这种每日一次的口服 Bruton 酪氨酸激酶活性抑制剂减弱了巨噬细胞的 B 细胞活化，减少了强化病变的数量，但代价是肝功能异常有所增加。虽然需要更多的数据来更好地定义其在治疗中的作用和安全性，但Ⅱ期研究结果显示出了一些希望。

治疗时机

越来越多的共识是，DMT 应该在 MS 的早期使用，即不可逆残疾发展之前开始。这一观点得到了越来越多的临床和 MRI 证据的支持，这些证据表明，在临床缓解期间，许多患者的炎症过程是活跃的，不可逆的轴突损伤也随着时间的推移而累积，甚至是在复发 - 缓解期。

用药选择

在对这些疗法进行大规模、长期、面对面的比较研究之前，药物的选择主要取决于成本、病人对用药频率和途径的偏好、感染和潜在副作用的考虑。在为数不多的对照研究中证明芬戈莫德在复发率和 1 年后的 MRI 结果方面优于肌肉注射干扰素。观察性研究发现这些药物（例如芬戈莫德、阿仑珠单抗和那他珠单抗）与醋酸格拉替雷或干扰素 β 治疗相比，其转换为继发进展型 MS 的风险更低。已开始研究将非清髓性造血干细胞移植作为难以治疗的疾病进展的一种治疗选择。初步结果显示这种治疗可以延缓病情进展。

治疗的成本效益

DMT 的成本效益计算是发人深省的，估计每个质量调整寿命年高达 80 万美元。在病程早期开始治疗似乎可以大大提高成本效益。高昂的治疗费用可能令人望而却步，特别是对于那些必须为每张处方支付免赔额的人。

进展性疾病

进展性疾病的治疗问题更大。只有少数药物被批准用于这种疾病。治疗的重点是阻断免疫损伤。使用的制剂包括单克隆抗体奥瑞珠单抗和那他珠单抗，现在已取代化疗药物米托蒽醌。异丁司特是一种免疫抑制剂，可以穿入脑脊液，抑制脑脊液中巨噬细胞的迁移因子，在这种难以治疗的 MS 中显示出特殊的前景。许多其他免疫调节剂已被使用，包括干扰素 β，但效果有限或不稳定。因为治疗是不断变化的，所以需要咨询并转诊给在治疗进展性 MS 方面有经验的神经科医生。患者及其家属需要了解，这些药物极其昂贵，并且在开始使用时可能会出现数周的不良副作用。此外，必须教会患者和家属如何使用它们。多年来，它们在进展缓慢且有慢性 MRI 改变的患者中往往反应较差。

对症治疗及并发症的治疗

基层全科医生经常被要求治疗疾病的并发症。这些并发症包括阵发性疼痛和痉挛、尿失禁、阳痿、衰弱疲劳和抑郁症。

阵发性症状 / 疼痛和痉挛

卡马西平（50 ~ 400 mg/d）对刺痛（例如，三叉神经痛，见第 167 章）有效。小剂量的三环类抗抑郁药（例如，阿米替林 25 ~ 75 mg/d）可以减轻神经性疼痛和帮助控制情绪，较高剂量的药物可以治疗明显的抑郁症，选择性血清再吸收抑制剂（SSRIs）则提供了另一种选择。虽然普瑞巴林对疼痛有帮助，但由于保险的原因病人很难获得。服用低剂量巴氯芬可以缓解痉挛（起始剂量为 5 ~ 10 mg 每日 3 次，部分患者滴定量高达 200 mg），但是精神混乱、镇静和加剧的肌肉无力是副作用。每天服用超过 80 mg 巴氯芬的患者应注意突然停药可能导致戒断性癫痫发作。地西泮和丹曲林是替代品。加巴喷丁（Neurontin，300 ~ 900 mg/d）已被证明在痉挛合并神经性疼痛时有用，较高剂量可导致过度镇静。人们对治疗 MS 疼痛和痉挛的大麻制剂非常感兴趣。全科医生应将询问这些方式的患者转诊给治疗 MS 有经验的医生。

尿失禁与阳痿

当膀胱痉挛导致急迫性尿失禁时，药物如托特罗定（Detrol）2 ~ 4 mg/d 或奥昔布宁（Ditropan）5 ~ 10 mg/d，每天 2 ~ 3 次可能有帮助；这两种药物都有长效制剂；抗胆碱能副作用可能限制剂量（第 134 章）。尿路感染应及时治疗。有大量尿残留的患者可能会反复感染，需要长期尿酸化或预防性抗生素治疗。少数病人需要间歇性导尿或耻骨上插管。西地那非（Viagra，性爱前 1 ~ 2 h 应用 50 ~ 100 mg）已被证明对阳痿有效。米拉贝隆是一种 β-3 肾上腺素能激动剂，对于上述抗胆碱能药物不耐受的患者非常有用。

足下垂和劳累无力

钾通道阻滞剂 Dalfampridire（Ampyra，10 mg，每日 2 次）可能有助于治疗足部下垂或其他虚弱，尤其是当症状因高温或劳累而加重时。肾功能不全或癫痫患者禁用该药，后者的剂量通常在每日 2 次超过 10 mg 时被报道。降温背心对因高温症状加重的患者有帮助。

身体虚弱和睡眠紊乱

这可能是疾病或治疗（如使用干扰素）的结果。当并发抑郁症时，可使用 SSRI 类抗抑郁药进行抗抑郁治疗（例如氟西汀，20 mg/d；第 227 章）。如果是由于潜在疾病或其治疗引起的，金刚烷胺（100 mg，每天 2 ~ 3 次）、哌甲酯（5 ~ 25 mg/d）和莫达非尼（Provigil，100 ~ 400 mg/d）已被证明是有帮助的。膀胱功能障碍可能会影响睡眠。MS 还与不宁腿综合征（restless leg syndrome，RLS）和白天嗜睡的高患病率有关。RLS 症状可通过加巴喷丁和其他药物治疗（第 232 章）。

患者教育 [1-12,29,30]

MS 最困难的方面之一是伴随疾病的不确定性。如果诊断有问题，应该尽一切努力确认或排除。MS 患者害怕残疾。全科医生为他们提供尽可能多的信息有助于他们保持控制感，并且通常会帮助患者“翻译”互联网上的大量文献。另一个重要作用是保护患者免受未经证实的治疗建议和可疑治疗（例如，慢性脑脊液静脉功能不全、低剂量纳曲酮、高剂量维生素 D、各种膳食补充剂和大剂量维生素以及欺诈性干细胞治疗）的影响。注意可改变的危险因素，如吸烟和高血压，可降低其他白质病变的风险，从而增加脑损伤负担。关于流感疫苗接种的重要性和安全性的教育是一个重点，可以使许多病人避免严重恶化。即使是关于日常生活的建议也非常受欢迎，比如避免洗热水澡，这可能会暂时加重症状。与护理团队的沟通有助于识别并发感染情况下的假性加重。

特别强调建立密切的支持关系的重要性。此外，基层医疗从业者 / 家庭医生团队与神经科医生之间可以频繁沟通交流关于患者健康状况的宝贵见解，这有助于治疗的调整。患者意志似乎是结果的重要决定因素。在随机研究中，随机接受安慰剂治疗的患者的高缓解率和明显的临床改善凸显了这一点。

准确沟通诊断：偶然的 MRI 发现

有时，基层医疗从业者会遇到患者的 MRI（出于其他原因）显示病变提示 MS。需要强调的是，MS 的诊断需要至少在一次临床发作中出现客观的神经体征，这一点很重要。应避免根据可能与 MS 无关的“偶然”发现错误地诊断 MS（尤其是老年人）。“无法诊断的”MS 可能非常具有挑战性，会对患者治疗和医疗保健系统成本产生重大影响。准确的沟通是关键。

沟通病因与预后

基层医疗从业者可以检查所谓的危险因素，但也许更有帮助的是传达这样一个概念：基因易感人群中存在引发疾病的诱发因素（如吸烟、病毒感染）。虽然很难预测患者未来的临床病程，但可以根据迄今为止的临床病程以及之前提到的一些实验室检查（例如，MRI 病变的体积、血清抗体滴度；尽管对其用于预后有许多警告）做出合理的预测。令人欣慰的是，高达 1/3 的患者在 CIS 后有良性病程，从未进展到更严重的疾病；此外，早期应用疾病修正药物可以延缓 CIS 进展为临床明确的 MS。鉴于新的、越来越有效的疾病修正药物不断增加，即使复发 - 缓解型患者频繁复发也不意味着一定会发展为致残性疾病。保持乐观的态度可能会产生显著的积极影响，这不应忽视。

关于怀孕的建议

基层医疗从业者可能会被问及怀孕对 MS 的影响，或者 MS 对怀孕的影响。许多妇女在怀孕期间没有出现疾病复发。复发率可能会在产后暂时增加，然后恢复到孕前概率。正在接受 DMT 治疗的 MS 妇女需要改变治疗，因为大多数 DMT 是 FDA 规定的 C 类药物；米托蒽醌（D）和特立氟胺（X）是妊娠禁忌，需要立即停用；格拉替雷是一种 B 类药物。有证据表明，怀孕对 MS 的长期病程没有不利影响。遗传咨询应考虑到 MS 的家族发病率约为 15%，单卵双胞胎和异卵双胞胎之间的临床一致率相差 10 倍。因此，家庭成员的患病风险高于一般人群，但仍然相当低。使用免疫调节疗法期间禁止母乳喂养。

转诊和入院适应证 [10,30]

当临床怀疑诊断为 MS 时，神经科会诊可以帮助确定是否需要进一步的检查（MRI、腰椎穿刺免疫电泳、诱发电位）并选择治疗方法。早期治疗的获益使早期转诊变得适当而可取。干扰素 β 或共聚物治疗的时机和适当性神经科咨询是很重要的。此外，出现功能性急性加重的患者应立即转诊给神经科医生，并考虑接受大剂量糖皮质激素静脉注射治疗。考虑改变治疗或完全停止治疗时，应咨询有经验的 MS 神经科医生。转诊到职业的物理治疗师处可以极大地促进严重运动或感觉缺陷患者日常功能的维持。

（尤丛蕾 于艳因 翻译，董爱梅 肖卫忠 审校）

第 173 章

阿尔茨海默病的管理

M. CORNELIA CREMENS

美国人口普查的流调数据显示，大约有 500 万美国人患有阿尔茨海默病（Alzheimer′s disease，AD）。随着美国人口的老龄化，大于 65 岁的老年痴呆的患病率每 5 年翻 1 倍，预计到 2050 年，美国患有 AD 的人数将达到 1400 万，使得对此类患者的照护成为越来越重要的医疗和社会挑战。

由于目前缺乏改善疾病的治疗方法，管理这些患者存在艰巨而复杂的挑战。在疾病的早、中期阶段，由基层医疗团队与神经精神病学医护和社区支持服务机构合作，主要在门诊提供医疗照护。这类角色需要了解疾病的发展过程、维持认知功能的最佳方法、处理伴随的医疗和精神并发症、提供家庭护理支持以及整合社区资源。在家庭教育和咨询、新疗法的适当应用以及在生命结束时停止延长生命的治疗方面都需要技能。

病理生理学、临床表现和病程[1-10]

病理生理学

关于 AD 病理生理学的假说主要来自于对家族性早发疾病的研究，其中 β- 淀粉样肽产生过多。该肽被认为具有神经毒性。病理特征包括细胞外 β- 淀粉样蛋白斑块和由 β- 淀粉样蛋白和变性神经元组成的神经炎斑块从海马体开始并弥漫性扩散。由磷酸化 tau 蛋白组成的细胞内神经纤维缠结是另一个特征性发现。突触因线粒体被 β- 淀粉样蛋白破坏而失效，胆碱能神经元尤其受到重创，最终导致神经元细胞死亡，这些变化的最初触发因素目前仍然未知。

早在症状出现之前，纵向研究揭示了几十年来发生的特征性生化变化。脑脊液（CSF）中淀粉样 β_{42} 的浓度在症状出现前 25 年就开始下降，大约 10 年后通过正电子发射体层成像（PET）可检测到大脑中淀粉样蛋白沉积以及脑脊液中 tau 蛋白沉积。在发病前 10 年，出现大脑低代谢和偶发性记忆丧失，随后 5 年出现整体认知能力下降，这比明显临床痴呆症状的出现大约早 5 年。

对淀粉样蛋白病理生理学假说的挑战来自抑制 β- 淀粉样蛋白形成或增强其清除的药物的持续令人失望的治疗结果。在疾病的任何阶段都没有显示出临床益处，包括痴呆发作前的治疗，这种状况促进研究者们去寻找其他解释和治疗方法。载脂蛋白 ε4（APOE）基因突变所带来的遗传倾向引发了脂质代谢异常的问题，这可能会影响血管的完整性。一些人推测，血管受损的血脑屏障，使得有毒或感染性物质进入，从而引发损伤和淀粉样蛋白沉积。目前研究人员正在进行深入研究以更好地阐明这种衰弱性疾病的病理生理学，并确定未来治疗的新靶点。

临床表现及病程

一旦确诊，AD 的病程会逐渐缓慢进展，不可避免并最终导致死亡。阿尔茨海默病从发病到死亡的病程为 2 ～ 20 年，平均 8 ～ 10 年，通常疾病的进展速度相对稳定。如果在过去一年迅速进展，那么很可能会继续以这个速度进展。在过去的 5 ～ 10 年里，疾病缓慢进展的患者可能会存活很多年，尤其是在身体健康状况良好的情况下。幻觉、偏执、妄想、错误识别综合征、锥体外系体征和初始心理测试的低分数等表现是疾病更快发展为丧失工作能力和死亡的独立预测因素。早期的症状特征是轻度认知障碍，随后出现痴呆。

轻度认知障碍

轻度认知障碍（mild cognitive impairment，MCI）指的是认知功能的早期下降超过正常年龄。MCI 被视为适龄认知功能与全面性痴呆两者之间的中间或过渡阶段。其特征是至少一个认知功能领域的下降超过了预期年龄，但整体功能保持不变。最常见的表现是多样性遗忘，值得注意的是主观描述的记忆丧失和客观记忆缺陷大于预期年龄，但相对保留了其他认知功能和足够的能力。短期记忆受到的影响最大，患者可能会说，他们错过了一次会议、忘记了谈话或最近发生的事件；执行功能和语言功能仍保持完整。值得注意的是，非遗忘性轻度认知障碍在注意力、语言和视觉空间技能方面下降，没有明显的记忆缺失，也没有整体功能的损害。轻度认知障碍患者本人经常会注意到他们自身的变化，这对家庭成员来说显而易见，但临时观察员不一定能够觉察到。

进展为阿尔茨海默病的风险

与正常人相比，遗忘性 MCI 患者发展为 AD 的风险是其 5 ～ 10 倍（在社区研究中，发病率为每年 5% ～ 10%，同龄正常人为每年 1% ～ 2%）。患有非遗忘性认知功能障碍的患者患其他形式痴呆的风险增加，包括血管疾病、额颞叶退化和路易体疾病。痴呆的进展不一定是不可避免的，短期恢复正常的比率高达 25%，但缺乏关于长期恢复率以及恢复正常的患者是否仍存在痴呆风险增加的数据。其中一些人可能存在抑郁、失眠或药物治疗导致的认知障碍，而不是 AD 的早期阶段。

临床阿尔茨海默病

如前所述，AD 的临床病程缓慢进展，最终导致死亡。临床痴呆的出现预示着 AD 的发作。它不仅包括记忆和认知功能的下降（首先出现的症状），而且还包括失去照顾自己的能力以及出现残疾和破坏性的精神和行为症状。主要的临床特征包括记忆丧失、语言障碍和视觉空间障碍，随后是步态障碍、运动和感觉障碍、失禁、妄想和幻觉。AD 通常并发血管性痴呆，并因脑血管疾病的进展而恶化。AD 的表现和病程可分为早期、中期和晚期。虽然疾病是进行性的，但可能有 1 ～ 2 年的稳定期，疾病进展缓慢，患者病情暂时相对稳定。

早期阶段。在疾病的早期阶段（即 MCI；见之前的讨论），患者感到担忧，但在临床访谈中没有社会或就业问题，也没有记忆障碍的证据。在工作或社交环境中表现不佳预示着进入早期痴呆阶段，患者诉注意力不集中，更明显的记忆丧失和意识混乱，他们的同事已经能够注意到他们相对较差的表现。典型的表现为无法学习和记住新信息，难以将信息整合到记忆中（通过简单的单词检索测试或使用单词列表来显示；第 169 章）。患者可能表现为视觉空间缺陷或言语困难，在前往一个不熟悉的地方时容易迷失方向或迷路。随着患者意识到自己的症状，可能会出现焦虑和（或）抑郁，有些人开始否认这些症状。性格和判断力的改变可能会导致与家庭和同事之间的矛盾。

中期阶段。随着病情的进展，患者将无法独自旅行，也无法处理他们的个人财务状况。对近期事件的记忆严重受损，患者对当前事件的认识也有所下降，不可能完成复杂的任务，但患者仍然对时间和人都很熟悉，并且可以去非常熟悉的地方，比如街角的药店。许多患者仍然能够意识到自己的不足，并有能力理解发生在他们身上的事情。他们本能地退出以前具有挑战性的工作，甚至可能在日常生活中遇到麻烦。表达和语言方面的障碍更为明显，焦虑和抑郁可能会随着怀疑和躁动而增加。在这个阶段最困难的行为是徘徊和踱步（平衡和步态通常会保留），患者可能会迷路。

疾病晚期阶段。没有帮助，患者就无法生存。他们无法回忆起当前生活的主要相关方面，甚至无法回忆起亲密的朋友和家人的名字，妄想和幻觉很常见。例如，配偶可能会被指控为冒名顶替者，或者患者可能会与想象中的人或他们自己在镜子里的镜像交谈。可能出现抑郁、躁动、攻击和暴力行为。患者通常对时间或地点没有概念，然而，他们通常仍然能够在没有帮助的情况下吃东西和使用厕所，但他们可能难以正确地选择和穿衣服。

疾病终末期。在疾病的最后阶段，患者会完全丧失行为能力和迷失方向。他们最终会忘记自己的名字，可能也认不出他们的配偶。失禁很常见，经常会同时失去膀胱和肠道控制。出现显著的性格和情绪变化，尽管这些变化甚至偶尔会发生在疾病的早期阶段（见之前的讨论）。最终，所有的语言能力丧失，运动技能进一步恶化，步态和平衡几乎不可能维持，患者需要全面的护理。对照顾者的完全依赖随之而来，导致照顾者的压力或“倦怠”（见稍后的讨论）。经常出现广泛的皮质和局灶性神经体征和症状，通常患者在出现完全体质虚弱或感染后死亡。

诊断和检查

见第 169 章。

管理原则

一旦排除可治疗的原因引起的痴呆，支持 AD 的证据增加（第 169 章），基层全科医生及其团队将面临艰巨的挑战——照护患有很大程度上不可逆转的、逐渐衰弱并最终导致死亡的疾病的患者。AD 和路易体病的管理涉及对患者和家庭的心理支持、改善患者认知和功能状态的药物治疗、行为障碍和精神疾病的心理药物治疗以及社区资源的整合，所有这些都是为了帮助患者居家治疗，并尽可能长时间地保持生活能力。除了抗精神病药物的选择之外，AD 的治疗方法与路易体病患者的治疗方法非常相似。多学科治疗方法至关重要，不仅需要在基层医疗中建立牢固的患者 - 家庭 / 医生关系，而且需要整个医疗团队和社区护理的参与，所有这些人员都需要与神经科和神经精神科医生密切会诊。

一级预防措施（第 169 章）[11-23]

人们对一级预防的兴趣从降低罹患 AD 的风险延伸到保持老年人的精神心理功能。长期随访的观察性研究显示，在生活方式干预、严格控制动脉粥样硬化危险因素和促进心理社会参与的措施方面有相当大的前景，但大多数其他药物干预、维生素、草药补充剂和其他补充措施没有显示出任何益处，这类治疗方法经常提出但证据不足。许多人在“他们不会受伤”的假设下尝试一些事情，但许多所谓的预防性补救措施有潜在的副作用（见后续的讨论），并被公认为是浪费医疗保健支出。

锻炼和休闲活动

在回顾性队列研究中，对老年人的简单生活方式干预（如有规律的适度运动）与显著降低患痴呆（包括 AD）的风险相关。在护理健康研究中，老年女性每周缓慢步行仅 1.5 h，就能使患病风险降低 20%。随后的前瞻性队列研究发现了类似程度的益处，并随着运动强度和频率的增加而增加（最活跃组减少了 33%）。在为数不多的老年人运动随机试验中，每周 2.5 h 的快走计划与 6 个月后认知功能的改善相关，18 个月后观察到剩余获益。

对参与具有认知刺激作用的休闲和社交活动，如玩棋盘游戏、演奏乐器或阅读的老年人进行的队列研究中也发现了类似程度的风险降低。据报道，认知训练否定了老年人正常认知能力下降的预期。这些及其他健康生活方式干预措施需要通过前瞻性长期研究来确认，以便更好地评估它们对预防痴呆的确切贡献，但在等待确认数据的同时实施这些措施似乎没有什么害处。

饮食

在回顾性和前瞻性队列研究中，多食用水果、蔬菜、坚果、鱼油和橄榄油，低动物脂肪和红肉（即地中海式饮食）的人表现出患 AD 风险的降低，观察到其降低程度高达 40%。虽然这些发现需要证实，但实施这种饮食对整体健康有益，特别是对心血管健康有积极贡献（第 18、27 和 31 章）。

动脉粥样硬化危险因素的治疗

高血压、高胆固醇血症、吸烟和糖尿病是血管性痴呆的主要危险因素，常与 AD 并存，导致预后更差。动脉粥样硬化的危险因素似乎也增加了 MCI 患者进展为 AD 的风险，并且，在一项具有里程碑意义的随机试验（SPRINT-MIND）中，严格控制血压降低了这种风险。因此，尽管对其他随机试验的严格荟萃分析发现没有足够的证据支持这些发现，但研究者们仍然对积极治疗动脉粥样硬化的危险因素以预防 AD 感兴趣（第 169 章）。持续时间相对较短的单一干预试验不太可能检测出一种需要数年甚至数十年才能建立和进展的疾病的益处，因此需要进行更长期的随机试验研究。与此同时，长期观察研究的数据支持，敦促和保持良好的心血管健康很有意义。

同型半胱氨酸升高是导致动脉粥样硬化疾病的一个独立危险因素，也与患 AD 的风险增加相关。但是，在血清同型半胱氨酸升高的老年人中，通过补充叶酸、维生素 B_{12} 和维生素 B_6 来降低血清同型半胱氨酸的随机试验未能显示出改善认知能力或预防 AD 的进展。补充高剂量的维生素很受欢迎，可以显著降低同型半胱氨酸水平，但这种方式不仅不会降低心血管风险，而且在一些研究中发现它们会增加血管不良事件的发生率（第 18 章和第 27 章），不建议使用。

维生素和其他补充剂

受促进维生素和其他补充剂使用的商业利益的影响，自由基形成产生的“氧化应激”可能损害神经元的假说在非专业媒体中得到了广泛认可。该假设得到了流行病学数据和小型随机试验的支持，这些试验揭示了水果和蔬菜（即富含所谓抗氧化剂的食物）的摄入量与之前提到的患 AD 风险降低之间的联系。然而，对含有所谓抗氧化维生素（如维生素 C、维生素 E、β- 胡萝卜素、黄酮）的补充制剂的随机对照试验显示，即使是高剂量抗氧化维生素，也没有显示出任何一致的保护作用，也不支持它们的使用。研究表明，服用大剂量某些维生素（例如，维生素 E、β- 胡萝卜素和维生素 B_6/ 维生素 B_{12}/ 叶酸的组合；参见关于同型半胱氨酸的讨论和第 18、27 章）可能存在潜在副作用的风险，这与“这种使用无害因此值得一试”的观点相矛盾。最好的营养建议是采用如前所述的均衡饮食，只有在有证据证明维生素缺乏的情况下才考虑维生素补充剂。适量饮酒（< 2 oz/d；即 59.14 ml/d）并没有被证明是有害的，红酒没有特殊获益，尽管人们热衷于它声称的健康益处。

含有 ω-3 脂肪酸的鱼油补充剂因其据称对心血管健康的益处而大受欢迎。人们对其用于预防痴呆的兴趣来自流行病学数据，这些数据表明，ω-3 脂肪酸摄入与 AD 风险呈负相关，大脑突触中二十二碳六烯酸（鱼油中两种主要的 ω-3 脂肪酸之一）浓度高，会降低 AD 患者病情的进展。然而，随机试验发现，这对预防认知能力下降或 AD 的发展没有益处。最好的建议似乎是美国心脏病协会的建议，该协会建议每周吃两份鱼油（如鲑鱼、鲱鱼、沙丁鱼、凤尾鱼、鳟鱼），这比每天食用鱼油片更美味、更有营养。在选择鱼类时，可能需要考虑到一些油性鱼（如鲨鱼、金枪鱼、剑鱼）的高汞含量，尽管观察数据发现食用这类鱼与 AD 风险增加之间没有关联。

未被证明疗效的措施

银杏叶、非甾体抗炎药（NSAIDs）和抗氧化剂的随机、安慰剂对照试验产生了阴性结果或不一致的结果，无法提供充分的科学依据来证明它们用于一级预防的效果。通常使用的最初原因是流行病学研究基本原理的初步发现或设计不充分的小型前瞻性试验，例如，早期流行病学数据表明，使用激素替代疗法（HRT）对绝经后女性 AD 的进展有一定的保护作用，但是，来自随机妇女健康倡议记忆研究的更明确的数据未能证实最初的发现，甚至表明其患痴呆（包括 AD）的风险会增加。

避免使用潜在的有毒物质和潜在的有害药物

避免接触已知的神经毒素对于预防任何类型的痴呆都很重要，首先要避免过度饮酒。不太常见但值得特别关注的是苯胺染料、重金属和可能非常高的膳食汞水平，大量食用含汞鱼类的人患痴呆的风险没有增加（第 169 章）。AD 患者的中枢神经系统中发现铝沉积，但目前仍没有证据表明避免使用含铝制剂（如抗酸剂）有任何益处。来自社区研究的流行病学证据发现，使用强效抗胆碱能药物与老年人认知能力下降之间的关系为：停用这类药物与延缓认知功能下降有关。

轻度认知障碍的管理[7,24-38]

管理任务包括诊断沟通、预后评估、广泛的患者和家庭教育及支持。在缺乏疾病改善疗法的情况下，治疗选择仍然有限，但随着它的出现，人们将对这一疾病阶段的早期治疗产生浓厚兴趣。

沟通诊断

在不灌输不必要的恐惧和潜在伤害的情况下，传达准确的诊断和预后可能是一项挑战。由于 AD 的进展并非不可避免，一些人建议临床医生在沟通诊断时避免使用涉及 AD 的术语（如“早期阿尔茨海默病”“潜伏期阿尔茨海默病”或“阿尔茨海默型轻度认知障碍”）。尽管如此，强调对 AD 进展的担忧至关重要。人们可以注意到，社区人群每年发展为 AD 的平均风险为 5% ~ 10%，大大低于专科诊所报告的风险，这有助于认清现状。此外，我们可以看到，相当一部分患者（高达 1/4）在 6 个月内恢复了正常的认知功能，这可能是因为抑郁症或药物实际上是问题的根源，而非 AD。考虑到媒体对他们的关注程度，患者和家属可能会询问新开发的 AD 早期检测测试。需要注意，目前这些检测对治疗没有影响，且主要用于研究目的，可以减少对不必要检测的需求和假阳性诊断的风险。

预后评估——进展为阿尔茨海默病的风险

患有更严重缺陷的患者进展为 AD 的风险最大，这可能是因为他们最接近 AD。风险评估可根据患者的临床表现进行调整（即，症状较轻意味着病情进展的风险较小）。许多提供认知功能结构化测量的工具与风险相关，并可纳入临床实践。直接关注 AD 病理生理学检测方式的应用（例如，基因检测、海马体 MRI、脑脊液中 tau 蛋白和 β- 淀粉样肽的检测、突触传递和大脑淀粉样蛋白的 PET 检查），尽管引起了媒体的关注，但在确定测量的标准化、正常和异常的范围、与临床结果的相关性以及对临床护理的影响之前，仍将仅限于研究环境。

神经精神测试。简易精神状态检查（MMSE）敏感性差，无法为许多 MCI 患者提供可靠的诊断或预后信息。一种更敏感的简短诊断工具是精神状态短期测试，其结果与发生 MCI 和 AD 的风险相关，该量表通常需要进行正式的神经精神测试，需要由训练有素的专业人员进行管理和解释，它检查了认知功能的所有领域，功能状态的测量与进展的风险相关。当没有这种正式的认知测试时，人们可以通过使用临床痴呆评分（CDR）量表来评估基层医疗环境中的认知功能状态，该量表是经过验证和广泛应用的认知功能评估工具，结果可预测临床病程。全程需要 30 ～ 45 min，几乎不需要训练，但确实需要一个非常了解患者的人参与。

结构磁共振成像（sMRI）。sMRI 的研究主要用于在轻度认知障碍患者中测量海马体的体积，处于最低四分位患者的进展风险似乎是处于最高四分位患者的 2 ～ 3 倍。目前正在进行标准化研究，不推荐在常规临床实践中使用。

正电子发射体层成像（PET）。PET 技术的出现，即使用放射性标记物，如 ^{18}F- 氟代脱氧葡萄糖（FDG-PET）和 florbetapir F18，分别提供突触活动的功能成像和大脑 β- 淀粉样蛋白的检测，在增强 AD 的诊断和早期检测方面有相当大的前景，特别是对那些目前患有轻度认知障碍的患者。FDG-PET 的图像显示，大脑颞叶和顶叶区异常低代谢与更快速的进展和患 AD 的风险更大有关（在一项研究中，2 年的风险超过 11 倍），使用 PET 与早期配体检测大脑 β- 淀粉样蛋白能可靠地识别出更快速发展为 AD 的风险人群。尽管 PET 有望改善预测和诊断，但目前 PET 的使用仅限于研究环境，同时制定了测试性能特征和解释的标准，并明确了临床应用的意义。

脑脊液疾病标记物分析。脑脊液中 tau 蛋白水平的增加（导致 AD 的特征性细胞内神经纤维缠结）与进展为 AD 的风险增加相关，淀粉样代谢物 β- 淀粉样肽 42 水平的降低也是如此。和所提到的其他检测方式一样，由于需要获得更多使用这些标记物的经验，目前其仅限于研究环境。

测试的风险和获益。虽然这些新的检测方法的应用可能会产生更好的预后和更早的诊断，但过早使用可能会导致相当大的危害，尤其是在没有改善疾病的治疗方法的情况下。大多数权威机构建议，目前的使用仅限于研究环境，同时确定检测的特异性和敏感性的假阳性结果可能非常有害（例如，严重抑郁症、失业、丧失保险）。不仅需要定义测试特征，还需要澄清它们对护理的影响。一旦疾病可以改善或治疗，将优先考虑早期诊断，许多 MCI 患者被重新分类为早期或临床前 AD，并有资格早期应用可能会改变疾病病程和生活质量的疾病改善治疗方法。

改善认知功能，预防阿尔茨海默病的进展

一级预防和应用认知康复计划（计算机辅助训练、记忆学的使用以及联想策略）中提到的健康生活方式措施可以使得轻度认知障碍患者的认知功能得到短暂改善。它们可能值得推荐，但无论是这些措施还是用于改善 AD 认知功能药物的早期应用，似乎都不能改变 MCI 患者的疾病自然史，唯一患有可逆性疾病的 MCI 患者是那些患有抑郁症或其他非 AD 病理生理学导致的认知能力下降的患者。一项经常被引用的早期研究表明，在携带 APOEε4 等位基因的 MCI 患者中使用胆碱酯酶抑制剂多奈哌齐有减缓疾病的益处，在 12 个月时出现了延迟效应，但在 36 个月时不再明显。随后的随机、安慰剂对照试验和胆碱酯酶抑制剂的荟萃分析显示对其疾病进展没有影响。

阿尔茨海默病早期至中期阶段的管理 [7,39-66]

优先考虑向患者和家属沟通诊断和预后，其次通过药物治疗和社会心理措施改善认知功能，治疗神经精神问题和行为障碍，支持看护人的家庭成员，治疗精神疾病和行为问题，避免毫无价值的治疗和潜在的不增加价值并使患者遭受伤害的有害措施。

沟通诊断和预后

传达 AD 诊断和预后的方法遵循传递坏消息的基本原则：诚实与希望并存。如果患者在病程后期出现不能理解情况，则将重点转移到主要的看护人身上，但在疾病的早期阶段（随着早期发现手段的改进，这种情况可能会变得更加普遍；见前面的讨论），可以直接与患者进行沟通。诚实告知他们，在疾病改善疗法出现之前，病情是渐进的和不可逆转的，未来的护理计划至关重要；然而，适当的灌输希望也是非常有必要的，因为目前研究人员已经在了解 AD 的基本疾病机制方面取得了迅速进展，并且生存率以年为单位，使得患者可以居家疗养直至病情严重到需要住院或 24 小时护理。

记忆丧失和认知障碍的治疗

治疗需要联合支持性的非药物措施和药物治疗，主要使用胆碱酯酶抑制剂和谷氨酸受体拮抗剂。草药提取物、膳食补充剂和激素替代疗法受到了广泛的关注，但其疗效未能得到证明。

认知刺激。认知刺激至少可以帮助保持睡眠 - 觉醒周期，并以此来提高生活质量，但它是否能像无痴呆患者那样改善整体认知功能仍待证实。与在 MCI 患者中的有效性相比，正式的认知康复治疗没有可测量的益处。

管理家庭环境。需要鼓励家庭为患者维持一个结构化、可预测的环境。任何改变都可能对患者造成毁灭性的压力，并可能产生情绪过度反应。每天在同一时间进行起床、进食、服药和锻炼等活动的时间表可最大限度地提高患者对个人环境的熟悉程度。有时，在家里设立一个介绍中心，提供如日期、时间、家庭活动时间表和相关人员的照片等相关信息，对患者来说是非常有帮助的。

驾驶。由于 AD 早期发生交通事故风险增加，美国神经科医师学会的一致建议是对驾驶能力进行评估，至少应该要求主要的照顾者对患者的驾驶能力进行评估，并回顾所有的交通违章和事故。通常，即使他们在道路上不再安全，患者也会想开车。一些家庭成员可能不会阻止患者开车，他们说患者是一个好司机。这可能是真的，但患者很有可能迷路或陷入危险境地。因此，家庭教育是必不可少的。如果可能的话，最好避免与患者发生直接对抗。简单的方法（如隐藏钥匙、断开点火线、给患者一套无功能的钥匙）可以用来阻止不应该开车的患者。模拟驾驶实验室的设施可能有助于进行评估。医生警告不适合的患者停止驾驶确实会降低事故发生率和驾驶相关受伤的急诊就诊率，但可能会加剧患者的情绪障碍，损害医患关系。

枪支和其他安全注意事项。显然，所有枪支都应从家中移走。此外，吸烟和烹饪也会成为潜在的危险活动。环境改造（如移除炉子把手、在不显眼的地方安装炉灶切断开关、锁上房间或壁橱、锁起火柴）对安全至关重要。

药物治疗 - 胆碱酯酶抑制剂（表 173-1）。AD 中胆碱能神经元变性和乙酰胆碱合成酶（胆碱乙酰转移酶）耗竭的发现激发了胆碱酯酶抑制剂和乙

表 173-1 胆碱酯酶抑制剂

条目	剂量范围（mg）
多奈哌齐	2.5 ～ 10.0（每日）
卡巴拉汀	1.5 ～ 6.0（每日 2 次）
加兰他敏	4.0 ～ 12.0（每日 2 次）
美金刚	5.0 ～ 10.0（每日 2 次）
他克林[a]	10 ～ 40.0（每日 4 次）

[a] 由于肝毒性，不经常使用。

酰胆碱受体激动剂在痴呆患者（尤其是那些 AD 患者）中的试验。胆碱酯酶抑制剂会增加大脑皮层的乙酰胆碱水平，这可能是临床症状改善的原因。

疗效。当用于轻度至中度痴呆患者时，这些药物在认知和整体评估方面产生了统计学上显著但临床上不太明显的改善，行为和照顾者负担的改善不太被关注。没有证据表明疾病进展延迟，但继续使用到疾病后期仍然会带来显著益处，尽管益处仍然不大，但可能会在居家治疗和住院治疗之间产生差异。与安慰剂相比，在患有更严重疾病的患者中使用激动剂或改善生活质量的药物几乎没有什么益处。如果使用 3 个月后没有获益，那继续使用也不太可能出现有益的反应。这些药物已被 FDA 批准用于轻至中度 AD。

副作用。胆碱酯酶抑制剂主要的副作用是胃肠道反应（如恶心、呕吐、腹泻），以及嗜睡、头痛和偶尔的失眠，并可能发生跌倒。除此之外，直立性低血压和心动过缓也是重要的心血管副作用。在一些患者中，突然停药会导致认知能力的急剧下降和行为困难。使用胆碱酯酶抑制剂的禁忌证包括控制不良的哮喘、闭角型青光眼、病态窦房结综合征和左束支传导阻滞。

准备工作。多奈哌齐（安理申）是这类药物中应用最广泛、研究最广泛的药物，显示出改善轻中度 AD 或血管性痴呆患者认知和整体功能的一致能力。当用于更晚期的疾病时，生活质量几乎没有显著改善。这种第二代哌啶胆碱酯酶抑制剂的半衰期为 70 ～ 80 h，经肝、肾代谢。起始剂量为 5 mg/d，每日给药一次，随后增加至 10 mg/d。

卡巴拉汀（艾斯能）是一种第二代氨基甲酸酯可逆性胆碱酯酶抑制剂，被认为可以选择性地增加皮质和海马体中的乙酰胆碱。它的半衰期为 10 h，

主要通过肾代谢。治疗始于 1.5 mg，每日 2 次，剂量逐渐增加到 6 mg/d，最终达到 12 mg/d，对认知和整体评估的影响与同类药物相似。一项多奈哌齐的面对面研究表明，其疗效略好，但胃肠道副作用的频率和严重程度也有所增加。

加兰他敏（Reminyl）是一种三级生物碱胆碱酯酶抑制剂，半衰期为 7 h，主要是经肝代谢，肾清除率最低。除了胆碱能作用外，加兰他敏还是尼古丁受体的变构调节剂，理论上可能被证明对吸烟者有利。与其他同类药物一样，加兰他敏在认知和整体评估方面表现最好，而在功能状态和行为方面的益处不太一致。一次与多奈哌齐的比较发现，二者疗效差异不大。

胆碱酯酶抑制剂的选择。由于面对面研究的缺乏和现有试验中注意到的临床差异，使得药物的选择主要取决于个人对特定药物的反应（可能不同）、成本、副作用和便利性。在一项荟萃分析研究中，多奈哌齐在日常功能测定方面似乎优于卡巴拉汀，在神经精神行为的测定方面也都优于卡巴拉汀和加兰他敏，差异不大，但有统计学意义。同样，多奈哌齐产生副作用的可能性也略小。

谷氨酸受体拮抗剂 - 美金刚。谷氨酸对谷氨酸受体的过度刺激被认为在神经退行性过程中起作用。美金刚是谷氨酸受体的一种非竞争性拮抗剂，它被认为在谷氨酸过量和该系统的病理激活中起作用。

疗效。该药物在中度至重度 AD 和轻度至中度血管性痴呆患者中进行了广泛的测试，既作为轻度疾病的单一治疗，也与胆碱酯酶抑制剂联合治疗晚期疾病患者。与胆碱酯酶抑制剂一样，研究结果包括轻度至中度痴呆患者的认知和整体评估，结果具有显著统计学意义，但临床上改善效果不太明显。此外，在患有更严重疾病的人群中也关注到在生活质量和行为方面的适度改善。效果似乎可以持续长达 6 个月，但目前有关于长期使用的数据很少。

副作用。多达 10% 的患者因恶心、腹泻、头晕或躁动而退出治疗。

使用。如前所述，该药物已被 FDA 批准作为单药治疗，并与胆碱酯酶抑制剂联合用于中重度 AD。在美国（与欧洲不同），常见的做法是将其作为联合治疗的一部分，并在病程早期使用。鉴于最近的研究结果，这种做法可能会改变，并更多地作为胆碱酯酶治疗的替代疗法加以应用。起始剂量为 5 mg/d，根据耐受性增加至 10 mg/d。

与胆碱酯酶抑制剂的联合治疗。关于在胆碱酯酶抑制剂治疗中添加美金刚的好处，来自随机试验的数据相互矛盾。在美国早期的试验中，在中重度疾病患者中加入胆碱酯酶抑制剂治疗提供了额外益处，特别是在记忆方面。然而，来自精心设计的试验的最新证据没有发现联合治疗额外的好处，但发现在停用多奈哌齐后，美金刚替代多奈哌齐的单药治疗确实提供了可测定的改善效果。

维生素 E。维生素 E 是在具有“抗氧化作用”的前提下进行试验的。尽管在这种基础上使用的理由从未得到证实，但在轻、中度或更晚期疾病患者中使用高剂量维生素 E（例如，2000 IU/d 的 α- 生育酚）的临床实践观察到疾病进展适度放缓的一些实例在研究环境中也有显著统计学意义。这些结果导致了某些地区的使用热情，但鉴于研究的结果不一致，以及与使用高剂量维生素 E 相关的死亡风险增加，不能推荐作为常规应用。

针对病理生理学但未能改善结果的药理学措施。减少 β 淀粉样蛋白。在过去 10 年中，减少 β 淀粉样蛋白形成或提高其清除率的尝试一直是 AD 研究的中心，数十亿美元用于药物开发和大规模随机试验。研究发现其对晚期疾病患者没有任何益处，目前开始对疾病早期患者进行研究。verubecestat（一种口服 BACE 抑制剂）可减少脑脊液中淀粉样蛋白积累，在对潜伏期或轻中度 AD 患者进行的大规模随机试验中，其未能减少认知或功能下降，在某些情况下，似乎还会使预后恶化。类似地，苏兰珠单抗是一种增加大脑 β 淀粉样蛋白清除率的单克隆抗体，并不能影响轻度 AD 患者的认知能力下降。

增强中枢胆碱能活性——5- 羟色胺 -6 拮抗剂。使用具有这种作用的药物被认为是一种增强中枢胆碱能活性且通过限制抗胆碱酯酶治疗的剂量而不产生周围胆碱能副作用的手段。在对轻度至中度 AD 患者进行的大型随机试验中，使用不同剂量的 idalopirdine 阻断抗胆碱酯酶治疗的患者体内的 5- 羟色胺 -6（5-HT_6），未能改善患者的认知能力，从而使通过这种方法对治疗做出重大贡献的希望破灭。

其他方法。在过去 20 年的随机试验中，非甾体抗炎药、激素替代疗法、二十二碳六烯酸（一种 ω-3 脂肪酸）和他汀类药物未能对轻中度 AD 患者产生临床改善。除此之外，一些较老分类的药物也没有证实获益，包括脑血管扩张剂（二氢麦角碱）、二氢麦角碱类（商品名：海得琴）、中枢神经系统兴奋剂（如苯丙胺，治疗冷漠除外；见下文讨论）、阿片类拮抗剂（纳洛酮）、神经肽（加压素）和糖皮质激素。

许多常用的补充疗法和补充剂，如银杏叶、乙酰左旋肉碱、卵磷脂、长春花、姜黄素、吡拉西坦、石杉碱甲和磷脂酰丝氨酸，在双盲、安慰剂对照试验中要么没有明显的益处，要么没有足够的证据支持它们的使用。尽管这些补充物质被大力宣传为“天然物质”，而且经常被渴望其产生有效作用的患者家属所使用，但它们没有足够的科学依据来保证其使用，应该避免。

精神混乱、烦躁、睡眠障碍、抑郁和行为障碍的治疗。AD 的神经精神后果可能与认知后果一样致残，并可能危及居家或养老院的护理，需要充分实施非药物措施并考虑药物干预，尽管存在风险和副作用（表 173-2 ～表 173-4）。当使用抗精神病药物、苯二氮䓬类药物和镇静催眠药时，密切监测和随时调整药物方案尤为重要。应避免在精神混乱的患者中长期使用镇静剂和精神活性药物，除非持续的、极端的躁动妨碍护理。经常使用镇静催眠剂促进睡眠（第 226 章）也有问题，因为它们会导致精神混乱和定向障碍，并延长镇静时间。停止或减少精神药物的长期使用，许多 AD 患者的病情会得到显著改善。如果考虑进行这种治疗，应在尽可能短的时间内给予最低剂量。

初步措施。可向家庭成员传授易于实施的非药物措施并在家中使用（见稍后的讨论）。因能显著减少焦虑和抑郁，在采取药物治疗（特别是使用抗精神病药）之前应充分实施这些措施。在开始药物治疗前，应检查除痴呆以外的躁动和精神混乱的病因（如内科疾病、过度用药、环境因素）。AD 患者同时患有其他疾病时，在认知和行为上都会迅速恶化。应严格控制共存的疾病，如哮喘、关节痛、糖尿病和充血性心力衰竭等。即使是轻微的上呼吸道或尿路感染也会使行为恶化。

患者易发生药物引起的谵妄，必须立即回顾审查所使用的药物方案。β 受体阻断剂和抗胆碱能药物可能会加剧精神混乱，如果可能的话应减少或消除。应避免在精神混乱的患者中长期使用镇静剂和精神活性药物，除非持续的、极端的躁动妨碍护理。如前所述，经常使用镇静催眠剂改善睡眠（第 226 章）也有问题，因为它们会导致精神混乱、定向障碍和长时间的镇静。

胆碱酯酶抑制剂和美金刚。这些药物为患者在抗精神药物治疗之前提供了一个值得探索的药物

表 173-2　老年人常用的抗精神病药物

	镇静	抗胆碱能作用	锥体外系效应	低血压
第一代抗精神病药物（效价）				
硫利达嗪（低）（10 ～ 50 mg）	高	高	低	高
奋乃静（中间体）（0.5 ～ 5 mg）	中	中	中	中
氟哌啶醇（高）（0.25 ～ 2 mg）	低	低	高	低
替沃噻吨（高）（0.5 ～ 4 mg）	低	低	高	低
第二代（“非典型性”）抗精神病药物				
氯氮平（6.25 ～ 100 mg）	高	高	低	高
奥氮平（2.5 ～ 10 mg）	中	中	低	低
喹硫平（12.5 ～ 300 mg）	中	低	低	高
利培酮（0.25 ～ 3 mg）	低	低	中	中
阿立哌唑（10 ～ 30 mg）	低	低	低	中
齐拉西酮（20 ～ 160 mg）	低	低	低	中

表 173-3 第二代抗精神病药物的疗效和不良反应

药物	疗效	高血糖	体重增加	QT 间期延长	中性粒细胞减少
阿立哌唑	+/–	+/–	+/–	+/–	+/–
氯氮平	++++	++++	++++	+	+++
奥氮平	+++	++++	++++	+	+/–
喹硫平	++	++	+++	+/–	+/–
利培酮	+++	++	++	+	+/–
齐拉西酮	++	+/–	+/–	++	+/–

改编自 Second-generation antipsychotics—aripiprazole revisited. Med Lett 2005；47：81. With permission.

治疗选择，特别是对于患有轻度至中度精神或行为困难的早期疾病的患者。与安慰剂组相比，症状更严重的患者（这可能是家人和其他照顾者的主诉）从这种治疗中获益甚微，有些人可能会出现更严重的焦虑。美金刚可能有助于缓解中重度疾病患者的神经精神症状。

抗精神病药（表 173-2 和表 173-3 以及附录 239-1）。在严重或无反应的情况下，可能有必要使用抗精神病药物治疗。对 AD 患者安全有效地使用精神药物需要仔细选择药物种类、剂量和监测，因为老年人出现不良反应的风险增加以及药物摄取和代谢也发生变化（附录 239-1）。

通常首先考虑使用非典型（“第二代”）抗精神病药物（如奥氮平、氯氮平、利培酮），因为与第一代抗精神病药物相比其副作用较低（表 173-2 和表 173-3 以及附录 239-1）。然而，不良反应如体重显著增加、糖耐量异常、低血压、帕金森病和过度镇静很常见。因为有诱发迟发性运动障碍的风险，因此应避免长期使用，年轻人使用也可能会加重抑郁症。据报道，在老年痴呆患者中使用抗精神病药物时，心电图 QT 间期延长和心源性猝死风险增加导致 FDA 规定的“黑框”警告，尽管风险有所增加，但绝对风险仍然很小，低于使用第一代抗精神病药物的风险。据报道，老年人患中风的风险也略有增加。抗精神病药物恶性综合征是另一种与抗精神病药物使用相关的罕见但潜在的灾难性事件（附录 239-1）。

这些药物没有被 FDA 批准用于因晚期痴呆而有精神病症状的老年人，但通常没有其他选择，这是它们广泛使用的原因。同样，在考虑使用抗精神病药物时，需要认真评估预期的获益和风险。在采取药物治疗之前，应尽量采取非药物措施。对照试验发现，使用第二代抗精神病药物有显著的益处，但耐受性仍然很低（近 80% 的患者因不耐受或缺乏疗效而停止治疗），而且发生严重不良反应的风险仍然很大。

抑郁症的治疗方法（表 173-4）。在治疗抑郁症时，最好使用选择性的血清素再摄取抑制剂（SSRI；第 227 章）。心理疗法的效果有限，但可以向家庭成员教授行为措施，以限制抑郁症的风险和严重程度，SSRI 治疗通常是由基层全科医生开始。对这些一线药物无反应的患者可考虑使用新的抗抑郁药（如文拉法辛或安非拉酮）或抗胆碱能副作用较小的老三环化合物，如地昔帕明（睡前 10 ～ 50 mg）或去甲替林（睡前 10 ～ 75 mg）。然而，在老年人中使用三环类药物可能存在问题，尤其是具有显著抗胆碱能活性的药物（如阿米替林）可能会使记忆恶化、引发焦虑并引发心律失常（附录 239-1、表 173-4 和第 227 章）。开始接受抗精神病药物治疗的抑郁症患者应认真监测抑郁症是否恶化，这是一种罕见但重要的不良反应（附录 239-1）。

AD 患者可能表现出与共病抑郁症无关的明显淡漠和缺乏动力的症状，这些症状对兴奋剂（如哌甲酯、苯丙胺或莫达非尼）反应更强烈。心理药理学咨询有助于共病抑郁症的综合评估，特别是当两种或两种以上的抗抑郁药物相继失效时。

疾病后期的管理 [67-75]

疾病后期的特征是行为和步态的恶化，这对家人来说特别麻烦。教育家属如何及早识别症状，接近患者，并与医生沟通是管理的关键步骤。最常提到的令人不安的行为包括灾难性生理反应、剧烈躁动、攻击性行为（包括暴力行为）、对护理的抗拒、觉醒、怀疑或偏执以及失禁，游荡闲逛也可能产生问题。

灾难性生理反应。灾难性生理反应是大量的情绪过度反应，通常由任务失败或轻微压力引起。殴打和暴力抵抗护理是这种反应的极端形式。大多数过度的情绪反应可以通过教导家庭避免，或消除突发的任务或压力、保持安静和平和并温和地转移注意力来最小化。抗精神病药物、抗惊厥药物（如丙戊酸、卡马西平或加巴喷丁）或丁螺酮有时对患者有帮助，但仅作为行为技术的辅助手段（附录 239-1）。

躁动。没有灾难性反应严重，但仍然非常严重，持续的躁动经常需要非典型抗精神病药物来

表 173-4　老年人抑郁症的药物治疗

药物	剂量范围（mg/d）	注释
三环抗抑郁药		
去甲替林	10 ～ 150	可靠的血液水平
地昔帕明	10 ～ 250	轻度抗胆碱能
		极小的体位性低血压
兴奋剂		
苯丙胺	2.5 ～ 40	躁动
哌甲酯	2.5 ～ 60	轻度心动过速
		有限的研究
选择性血清素再摄取抑制剂		
氟西汀	5 ～ 60	静坐不能
舍曲林	25 ～ 200	焦虑 / 嗜睡
帕罗西汀	10 ～ 40	躁动
氟伏沙明	25 ～ 300	其他胃肠道症状
西酞普兰	10 ～ 40	头痛
艾司西酞普兰	5 ～ 20	腹泻 / 便秘
		皮疹
其他		
曲唑酮	25 ～ 250	嗜睡
		体位性低血压
		失禁
		幻觉
		阴茎异常勃起
奈法唑酮	50 ～ 600	足部水肿
		皮疹
米氮平	7.5 ～ 30	嗜睡
		体重增加
文拉法辛	25 ～ 300（可获得缓释剂型）	血压升高
		精神错乱
		轻微头痛
安非他酮	75 ～ 450（可获得缓释剂型）	癫痫发作
		轻度躁狂
度洛西汀	30 ～ 60	头痛 / 恶心

参见第 227 章。

治疗，并导致上述一系列不良后果。研究者们也正在寻找更安全的替代治疗方案，其中一种药物是SSRI——西酞普兰。在随机、安慰剂对照试验中，当给予高达 30 mg/d 的剂量作为社会心理干预的辅助治疗时，躁动和照顾者的痛苦显著减少。不良反应包括心电图 QT 间期延长，以及一些患者的认知能力下降。这些结果表明，在给予非典型抗精神病药物治疗躁动之前，应考虑使用西酞普兰，但要注意患者的 QT 间期（第 29 章）。右美沙芬 / 奎尼丁（起始剂量为 20/10 mg 每日 2 次，增加至 30/10 mg 每日 2 次）的组合也有望用于躁动，并被批准用于假性延髓情感障碍。在随机试验中，躁动也显著改善，但跌倒、腹泻和尿路感染的风险增加，以及 QT 间期轻微延长。需要对这些替代方案进行更多的研究，但在适当选择的患者中使用非典型抗精神病药物之前，考虑使用西酞普兰可能是合理的，特别是那些可能患有共病而不适合使用非典型药物的患者。

觉醒与夜间行走。觉醒和夜间行走往往会使照顾者失去急需的休息时间。有益的环境干预措施包括：在每扇门上安锁，这样患者晚上就不会出门；让患者在白天保持身体活动；不允许小睡。初步实验在睡前服用镇静类抗抑郁药或非典型抗精神病药物可能有利于睡眠的开始和持续。镇静催眠药，如短效苯二氮䓬类药物或水合氯醛，可能会有帮助，但可能会引起精神错乱（第 228 章）。

多疑。怀疑和指责行为被认为是由于脑损伤者试图解释乱丢东西或误解某件事情的结果。如果家庭成员理解了这一点，他们的沮丧、伤害和愤怒可能会减少。简单的干预措施，比如保持有序的生活环境或标记物品存放的地方可能会有所帮助。当发生更为激烈的反应时，非典型抗精神病药物的使用更为广泛。加用胆碱酯酶抑制剂可以抑制这些行为。

失禁。失禁通常是 AD 的晚期表现，但如果早期出现，需要认真寻找其他原因，如尿路感染、萎缩性阴道炎、便秘、与关节炎相关的活动障碍和其他导致痴呆的原因，如正常压力性脑积水（包括失禁作为诊断的一部分；第 134 章和第 169 章）。逼尿肌不稳定和对抗胆碱能治疗有反应可能是突出特征，但这种药物治疗需要谨慎，因为可能会引起精神错乱或躁动。首选通过血脑屏障最少的药物（如托特罗定；第 134 章）。相反，具有抗胆碱能作用的药物可能会减少膀胱充盈，加剧急迫性尿失禁。

不适当的性行为。不适当的性行为在 AD 中非常罕见，这样家庭成员就可以放心。如果发生这种罕见情况，通常形式是自慰。AD 患者不会性侵儿童。

游荡。随着疾病的发展，游荡就成为了一个问题。如果没有事先的计划，可能会很麻烦。除了监督看护、家庭环境和药物治疗计划方面做出改变外，还有一些简单的措施，如使用识别手环（可通过阿尔茨海默病协会的安全返回计划获得）有助于支持患者的安全。

跌倒。减少在家中跌倒的风险对生存和生活质量尤为重要。研究表明，跌倒是生存率下降的主要预测因素之一。安装扶手、使用助行器、移除地毯和其他障碍对于最大限度地提高生存率和减少残疾极其重要。在养老院环境中，使用三环类抗抑郁药和 SSRIs 都会增加跌倒的风险，其中三环类药物可降低血压并引起体位性低血压；SSRIs 不会引起体位性低血压，但会引起头晕，降低患者的活动能力。跌倒的风险与药物的剂量有关，对于有跌倒风险的患者来说，医生的起始治疗剂量应低于通常的起始剂量（附录 239-1）。

避免可预防的住院治疗。痴呆患者的住院率高出 50%，通常是由于活动较灵敏的情况，在门诊及时干预可以避免入院的需要。优先考虑在门诊中对慢性疾病和急性感染患者进行良好的基本护理。

路易体疾病引起的痴呆 [76-78]

与 AD 一样，路易体病是一种病因不明的进行性神经退行性疾病。在临床和病理学上，与 AD 和帕金森病重叠，有时临床表现令人困惑。虽然公众不太了解，但它造成了美国近 130 万例的痴呆患者。准确的诊断至关重要，因为这些患者对精神药物，特别是抗精神病药物的敏感性增加（见稍后的讨论）。

与 AD 一样，胆碱能神经元的丧失与认知功能的下降有关。此外，黑质中存在多巴胺能神经元的丢失，导致帕金森运动症状。尸检标志是发现了路易小体，即由 α- 突触核蛋白组成的细胞质内含物，这种内含物遍布大脑，与在帕金森病中更为常见的路易小体相似。同时，可能有 AD 特征性的病理改变，特别是老年斑。

与 AD 相比，路易体痴呆发病更急，临床病程更快，早期表现多为精神病（通常是视幻觉），而不是其他特征出现前的记忆丧失。患者可能表现为精神、认知或帕金森症状，这可能是精神错乱的一个来源，并导致误诊。认知能力的逐渐下降会干扰社会或职业功能。记忆障碍在早期阶段可能并不明显，但注意力和视觉 - 空间和额叶 - 皮层下功能的缺陷往往很突出。

在已确诊的疾病中，核心临床特征包括反复出现的完整且详细的视幻觉，意识波动以及帕金森病和锥体外系疾病的自发运动，其他特征包括因运动困难引起的跌倒、晕厥以及因自主神经功能障碍引起的短暂意识丧失，典型特征还包括其他方面的幻觉、系统性错觉以及对抗精神病药物的敏感性，临床病程下降的速度比 AD 更快。

虽然这种情况下痴呆的许多基本原则和药物护理几乎与 AD 相同，但存在重要的例外，最重要的一点是在使用抗精神病药物时需要谨慎。因为患有路易体痴呆的患者可能表现出精神病特征（例如，生动的视幻觉），医生倾向于让他们及早接触抗精神病药物。对这类药物的敏感性可能是极端的，特别是第一代抗精神病药物（如氟哌啶醇），患者的锥体外系症状恶化或加重，精神状态几乎没有改善，诱发危及生命的抗精神病药物恶性综合征的风险增加。

当需要治疗幻觉或其他精神病特征时，最好从极低剂量的非典型（第二代）抗精神病药物开始，并密切监测与其使用相关的许多不良副作用（表 173-2、表 173-3 和附录 239-1）。左旋多巴 / 卡比多巴可能有助于解决运动问题，但可加重精神疾病。

家庭和照顾者的教育和支持 [79-83]

一些家庭成员可能会对他们的亲人患有 AD 的事实感到恐惧和沮丧。那些先前患有精神疾病的家庭成员可能会在需要更多照顾的家庭成员的情况下失代偿，其他人会怀疑诊断。如果能找到一位了解病情的医生并在病程中提供帮助，他们会很欣慰。那些开始感到震惊并很少问一些问题的家庭成员不应该被迫向他们提供信息。应认真解释任何进一步的测试，并在一周内安排随访。常见的问题包括：患者能活多久？患者的病情恶化的速度有多快？其他家庭成员受到这种疾病影响的概率有多大？它是遗传性的吗？有治疗方法吗？

关于遗传风险的教育

鉴于有大规模流行病学数据的研究，现在可以比以前更准确地告知关注风险的家庭成员。作为一级亲属具有显著的风险（相对风险约为 2.5），非洲裔美国人（RR1.6）和女性（RR1.5）也是如此。APOE 基因也是一个重要的危险因素。尽管一级亲属在 85 岁患痴呆的累积风险很高（仅比白人高 25%，非裔美国人为 43.7%），但累积风险直到晚年才接近该水平。主要流行病学研究的累积风险图可以用来帮助确定个人家庭成员的风险程度，确定风险程度有助于确定应密切关注的人，特别是在预防 AD 方面取得进展时，从而确保及时干预。

载脂蛋白（APOE）ε4（APOE）等位基因组测序

晚发 AD 患者的直系（一级）亲属 AD 风险增加 1 倍，有多个亲属患有 AD 的人的患病风险也会增加。APOEε4 等位基因阳性的人患晚发性 AD 的风险平均增加 2 ～ 3 倍，有 2 份该等位基因拷贝的人患病风险加倍。由于外显度是可变的，而且没有治疗方法，因此不推荐对一级亲属进行基因检测。然而，一项精心设计的研究探索了这些基因信息对家庭成员的心理危害和获益，发现检测呈阴性的人有相当大的安慰获益，而检测呈阳性的人的焦虑或抑郁程度没有增加。只有那些在测试前存在高程度情感困扰的人在基因信息揭示后才更有可能出现情绪问题，这些发现表明，基因组检测和咨询在认真考虑的情况下可能是合理的。一旦有了更明确的治疗方案，如果家庭成员不拒绝，可能会非常需要进行检测。目前，那些接受检测的人应该跟进遗传咨询，详细说明风险程度和可以降低风险的一般健康措施。

处理心理压力

负罪感、不切实际的期望和承担过多的责任是家庭成员的共同反应。在讨论这些以及类似问题时，医生应关注身体实际情况和家庭成员对患者的情绪反应。经常遇到的困难是：照顾老年人往往代表着亲子角色的转换，目前尚未有处理这个问题的方法。然而，在绝大多数这样的情况下，仅仅允许家属讨论这些以及其他问题也是有助于治疗的。

缺乏个人时间和患者的睡眠障碍是家庭护理中最难以容忍的方面。护理人员有患抑郁和焦虑症的风险，这可能会妨碍他们照顾患者的能力，亲友经常来访以及为主要照顾者提供休息时间可以让家庭成员做到最好。可以探望的护理和提供日托的中心可能是无价的，家庭支持是能否将有认知障碍的老年患者留在家中的主要变量。

支持性团体

支持性团体会非常有帮助。即使有一个富有同情心和同理心的医生，许多家庭也对这种疾病感到孤独，无法找到能理解他们的朋友，尴尬可能使他们退出以前的社交活动。为了满足沟通与交流的需要，许多地区的家庭建立了志愿组织，参与相互帮助、分享管理问题的解决方案、交流信息、支持必要的立法和研究以及社区教育。这些组织欢迎那些关心任何痴呆疾病的成员，其中 AD 是最常见的。这类支持团体的数量正在迅速增长，它们对家庭的重要性不断地被报道。地方的志愿组织已经建立了一个全国性的组织，即阿尔茨海默病协会，其目标是家庭支持、教育、倡导和鼓励研究。该全国性组织将向家庭成员提供当地团体的地址。应该鼓励每个家庭成员阅读一本关于 AD 的通俗读物，《每天 36 小时》（*The 36 Hour Day*）是任何正在治疗患有进行性痴呆患者的人（包括医生）的必读书目。

协同照护管理 - 社区和顾问资源

最有助于应对的是一名熟练管理 AD 的社会工作者的服务和与一名神经精神病学顾问的协同照护安排。在确诊后的最初几周内，家庭成员应该去找熟悉社区资源（如探访护士服务、送饭、经济援助和养老院）的社会工作者。对于患有非常早期 AD 的患者来说，这似乎为时过早，但家庭成员会因为知道在未来需要帮助时可以得到帮助而放心。大多数家庭都会不断了解这种疾病，并敏锐地意识到它的毁灭性过程，与合作的神经精神咨询师安排咨询和定期访问是对这项工作的补充。

协同照护方法对护理患者及其家庭的价值正越来越得到认可，这种方法超越了基层全科医生的标准家庭教育和护理，包括护理经理（通常是高级执业护士）的服务，护理经理将成为基层医疗团队的一员，每月与家人和患者会面 2 次，以评估他们的情况，特别是在行为和心理问题方面。与神经精神病学顾问合作，重点是管理行为和心理问题，而不是增强认知功能。使用针对于给定问题的行为协议。在随机试验中发现，这种方法可以显著改善患者及其家庭的行为和心理结果，而不会显著增加药物的使用。

入院和转诊指征 [71,79,80]

疗养院的安置和晚期阶段的护理

当家庭考虑将患者安置在养老院时总是很难。安置对于患者来说是一种不可撤销的自主权的丧失，在做这个决定时，必须认真考虑并尊重患者。虽然家庭的需要很重要，但医生对患者有特殊的义务。如果患者在精神上丧失行为能力之前制定了一个预先指令（第 1 章），则可以尊重和遵循所述的选择；在没有这样的指示的情况下，医生需要按照患者的意愿行事；如果已经指定了一个委托人，这个人可以帮助做出决策。我们的首要的目标是帮助患者。

在采取任何行动之前，应重新认真检查家庭的情况，确保已探索所有关于养老院安置的替代方案。家庭健康助手、老年日托和类似的支持是否被用来减轻家庭负担？是否已经获得了咨询用以审查用药计划和行为的方法以最大限度地提高家庭管理？是否解决了影响因素和合并症？

只有在所有的家庭护理资源已经耗尽或被发现不足、行为和药物干预达到最大化后，才适合继续进行安置。需要找到一个合适的可以提供情感支持、消除疑虑和安全的网站，以寻求与他人保持联系和亲密感的养老院。基层全科医生在确保安置工作顺利进行并为患者的最佳利益服务方面发挥着关键作用。

如前所述，在疗养院环境中使用精神活性药物会对警觉性、活动能力和血压产生不利影响。跌倒的风险和整体功能状态的下降与处方药物的数量和剂量相关，使用量应保持在最低限度（附录 239-1）。具有引起疼痛的潜在疼痛状况的患者通常表现为躁动增加，专门缓解疼痛的治疗可以减少这种发作和对精神活性药物的需求。

在疾病的晚期，当营养因喂养困难而开始下降时，就会出现对喂养管的价值讨论。现有的数据显示，管饲在压疮、感染、认知功能、疼痛或吸入性肺炎的风险方面没有任何益处，此外，患者存活期似乎并没有延长，大多数机构不鼓励放置胃管的做法。当患者出现饮食问题、肺炎和发热性疾病时，6 个月内死亡率在 40% ～ 50%。在这种情况下，应该考虑到富有同情心的临终关怀，并避免采取繁重的干预措施。

治疗建议 [84-86]

- 预防：建议定期锻炼、刺激精神的活动和应用均衡的地中海饮食。不提倡使用缺乏疗效证据的措施（如“抗氧化”维生素补充剂、草药制剂、降低同型半胱氨酸的 B 族维生素补充剂、激素替代疗法）。
- 对于 MCI 患者评估其功能缺陷的程度，以帮助确定进展为 AD 的风险。考虑使用正式的神经精神病学测试或门诊管理的评估之一。避免常规使用先进的影像学（如 MRI、PET）、脑脊液分析或基因检测预后，等待关于测试特性和正确使用这些模式更明确的研究。
- 在开始痴呆相关治疗之前，重新检查认知能力下降的可逆原因（例如，共病疾病、抑郁、过度用药；第 169 章）。
- 一旦诊断为 AD 或其他进行性痴呆，确定是承担管理责任还是转诊。考虑实施协作、多学科团队方法的能力（例如，使用执业护士来监测疾病的行为和心理方面，并辅助医生）可能有助于实现最佳结果。
- 告知家庭成员患者的诊断，并作为初始管理的一部分进行公开讨论，包括与社会工作者的家庭会议，以帮助实施护理计划和提供情感支持。参考阿尔茨海默病协会——http://www.alz.org 或 800-272-3900），建议阅读（例如，《每天 36 小时》）。
- 建议建立一个可预测的、结构良好的、安全的家庭环境，特别是一个限制跌倒、精神混乱和过度刺激风险的家庭环境；从家中清除危险物品；防止驾驶。
- 建议家庭实施一个行为措施计划，可以由当地的阿尔茨海默病协会的教授提供，从认知刺激到行为和环境方法，可以限制抑郁和躁动。强调使用行为干预，而不是依赖行为障碍的药物干预。
- 在考虑使用药物治疗之前，减少并在可能的情况下停止所有可能有助于治疗的药物（如镇静催眠药、抗胆碱能药、抗精神病药、草药制剂）。
- 对于治疗轻度至中度痴呆的认知障碍和整体功能，考虑为期 3 个月的胆碱酯酶抑制剂试验治疗（例如，多奈哌齐，每日 5 mg 开始；卡巴拉汀，1.5 mg 每日 2 次开始；或加兰他敏，4 mg 每日 2 次开始）。因为获益可能并不明显，所以在实施之前权衡风险和获益，只有在改善大于副作用时才会继续下去。或者，考虑一个为期 3 个月的美金刚单药试验治疗（从 5 mg/d 开始）。
- 对于早期疾病患者的行为问题或轻度躁动或妄想症，应实施非药物治疗措施，如重建生活环境和咨询家庭如何应对，并考虑胆碱酯酶抑制剂治疗。对于病情较晚期的患者，加用美金刚治疗。
- 对于中度至重度疾病的认知障碍、行为问题和整体功能，考虑加用美金刚（从 5 mg/d 开始）治疗；继续此剂量 5 ～ 6 周后加量，因为高剂量会增加不良反应的风险。如果减缓疾病进展不被认为是一个适当的目标（例如，在非常晚期的疾病中），则不要继续进行下去。
- 如果伴随的精神问题（如精神病、抑郁、焦虑、行为障碍）被证明非常严重或难治，那么考虑精神药物干预，但只有在全面实施非药物措施［包括检查和消除任何潜在的因素，如环境诱因、共病和药物（如镇静剂、β 阻滞剂、抗胆碱能药物、神经抑制剂）］后。
- 如果注意到促发因素后，严重躁动或精神病或灾难性反应仍持续存在，则考虑一种非典型/第二代抗精神病药物进行试验治疗（例如，利培酮，从 0.25 mg/d 开始；表 173-2 和表 173-3），但必须在认真权衡风险和获益并在必要时寻求精神药理学咨询之后。考虑西酞普兰（高达 30 mg/d）可作为开始非典型激动剂的替代方案，特别是如果患者同时有抑郁；如果先前存在心电图 QTc 间期延长，应避免使用。
- 密切监测抗精神病药物治疗的不良反应（如高血糖、帕金森病、过度镇静、低血压和心律失常），并保持治疗尽可能简单，使用尽可能小的剂量。
- 对于重度抑郁症，以低剂量的 SSRI 或耐受性良好的三环类药物开始（表 173-4 和第 227 章）。对于焦虑或睡眠障碍，应考虑低剂量的非典型抗精神病药物、镇静抗抑郁药或短效苯二氮䓬类药物（第 226 章），但要关注精神错乱和定向障碍。
- 对于路易体病患者，考虑司来吉兰试验治疗（5 mg 每日 2 次）。避免使用第一代抗精神病药物治疗幻觉，因为症状可能会加重，可尝试第二代药物（例如，睡时服用利培酮 25 mg）。
- 积极监测和支持主要照顾者的情绪状态和身体健康状况，鼓励家庭成员加入阿尔茨海默病协会的当地分会或类似的社区支持小组。
- 向患者提供社区支持小组以考虑日托服务。
- 只有在家庭护理资源得到充分利用后，才会认真考虑养老院安置的需要。许多日托项目已经建立以专门照顾 AD 患者。重点是提供患者的情感和身体支持，尽管也要考虑家庭偏好。许多针对 AD 患者的专门护理机构可以为不能再待在家里的患者提供一个舒适、有趣、安全的环境。
- 继续关注门诊敏感的并发医疗状况，以限制不必要的住院治疗。

资源

阿尔茨海默病协会，800-272-3900，http：//www.alz.org

美国退休人员协会，800-424-3410，http：//www.aarp.org

老年人定位器，800-677-1116，http：//www.ageinfo.org/elderloc/elderb.html

家庭照顾者联盟，http：//www.caregiver.org

卫生保健融资管理局，800-633-4227，http：//www.cms.hhs.gov/medicare

国家养老院数据库，http：//www.medicare.gov/Nursing/Overview.asp

全国失禁协会，800-252-3337

国家护理基金会，800-930-1357，http：//www.caregivingfoundation.org

全国公民养老院改革联盟，202-332-2275，http：//www.nccnhr.org

国家临终关怀基金会，800-658-8898，http：//www.hospicefoundation.org

美国国家老龄化研究所，http：//www.nih.gov/nia

国家医学图书馆，http：//www.nlm.nih.gov/medlineplus

社会保障信息，退休或残疾福利，http：//www.ssa.gov

（张家玮　于艳园 翻译，董爱梅　肖卫忠 审校）

第 174 章

帕金森病的管理

AMY A. PRUITT

特发性帕金森病（Parkinson disease，PD）是美国老年人第二常见的神经退行性疾病，北美有100多万人患病，全球有620万人患病。1990—2015年间，PD患病人数增加了一倍多，预计到2040年患病人数将再翻一倍。基层全科医生的任务是识别，给予基本治疗，并安排与咨询神经病学家的合作诊疗。令人惊讶的是，在美国和欧洲，超过40%的65岁以上PD患者没有得到必要的治疗，在左旋多巴的疗效已经被广泛认可的50年后的今天，这显然是不可接受的。

PD包括原发性和继发性，其特征是静止性震颤、僵硬和运动迟缓。大量的循证治疗证据扩大了PD患者的治疗选择。尽管如此，治疗方法必须是个体化的，针对个人最关注的症状，关于何时开始多巴胺能药物以及是否使用推荐的神经保护剂或多巴胺激动剂需要大量的患者-医生参与，这可以通过神经科会诊来促进。对于1～2种药物反应良好的患者可以在基层医疗环境中很容易地管理，那些需要复杂抗帕金森治疗的中晚期患者由神经科医生管理时治疗效果更好。

基层全科医生在初始诊断、初始治疗、监测与抗帕金森药物相关的副作用以及与其他并发药物的相互作用等方面具有得天独厚的优势。此外，帕金森病的许多非运动并发症，包括痴呆、抑郁、自主神经功能障碍和睡眠障碍的治疗往往是在基层全科医生的治疗范畴内。

病理生理学、临床表现和病程[1-8]

病理生理学

帕金森病是一种神经退行性疾病。其最典型的病理特征是含有多巴胺的神经元的丧失；这些神经元的细胞核位于黑质的致密部，轴突终止于尾状核和壳核（纹状体）。脑干和其他地方的其他色素和非色素细胞核也受到影响。与神经元丢失相关的病变是在受影响神经元的细胞质中形成同心透明体包涵体，称为路易小体。一种新出现的假说认为，神经退行性变、病理的扩散和症状是通过错误折叠的蛋白介导的，包括突触核蛋白，它产生神经元间原纤维，产生路易体包涵体，并解释了病理的扩散和临床症状的进展。

帕金森症状是由于含有多巴胺的神经元丧失，导致多巴胺和胆碱能对纹状体组织产生的影响不平衡所产生的。良好的纹状体功能依赖于多巴胺与胆碱能的平衡。大脑的黑质纹状体系统和心脏的交感神经系统中交感神经的丧失，最终导致神经循环衰竭。

遗传、环境和药理因素与PD的发展有关。它们对早发性和晚发性帕金森病的影响不同。

遗传因素

遗传性PD通常在50岁之前发病，已确定一些基因突变为促成原因，包括6号染色体上的Parkin基因和4号染色体上的α-聚核蛋白基因的突变。这些基因的产物可能在发病机制中很重要，α-聚核蛋白是突触前末端和路易体的主要组成部分，Parkin基因的产物参与了蛋白质的降解和清除。

在更常见的特发性PD患者中，基因突变可能没有发挥那么大的作用，但一些证据表明tau基因突变具有易感性，该基因编码tau蛋白，即微管的一个组成部分。

环境因素

在发病年龄大于50岁特发性PD患者中，环境因素可能是非常重要的。PD患者的黑质似乎特别容易受到氧化损伤，MPTP（1-甲基-4-苯基-1，2、3、6-四氢吡啶，静脉注射吸毒者注射哌啶的类似物）和杀虫剂鱼藤酮（用于疾病动物模型）都抑制了线粒体复合体Ⅰ，损害线粒体功能，导致几乎所有的研究结果与特发性PD相同。线粒体毒素可以产生PD的证明激发了人们对环境诱因的持续研究。人们怀疑，长期、低水平的暴露可能很重要，并早于症状出现数年。值得注意的是，农村地区使用井水是 PD 的一个危险因素。

在看似保护性的因素中，高咖啡因摄入量与 PD 风险降低相关，提示它对腺苷受体有拮抗作用。一个重要的可改变的环境特征是运动，可以减缓症状加重的速度。

其他因素

除了毒素，导致帕金森病的原因还包括中枢神经系统感染、大脑结构损伤和药物。多巴胺拮抗剂包括神经抑制剂和非典型神经抑制剂、止吐药、丙戊酸和锂，都已被报道导致 PD（表 174-1）。炎症性肠病患者患 PD 的风险增加。

临床表现

帕金森病是一种中老年疾病，30% 的患者在 50 岁之前出现症状，40% 的患者症状出现在 50 ～ 60 岁，其余的患者在诊断时年龄均超过 60 岁。PD 的典型症状包括静止性震颤、僵硬、运动迟缓、面具脸、驼背姿态和步态蹒跚。虽然震颤是最明显的初始发现，但 20% 的患者没有震颤。在许多最初经历运动和非运动症状组合的患者中，PD 有一个可测量的 PD 前驱期，可能超过 10 年。PD 可能开始于四肢隐痛，在震颤前，会发现颈部或背部和轴向灵活性下降。构音障碍可能是一个早期的特征；吞咽困难通常发生在后期。PD 的发病，无论是震颤、僵直或运动迟缓，通常是不对称的（图 174-1）。

有时早期能够关注到更轻微的症状。直立性低血压提示心脏交感神经去神经支配，可在许多患者中发现，并可能导致神经循环衰竭。小写症、语音低下和嗅觉缺失是其他微妙但具有特征性的表现，抑郁症可能是早期的一个特征。痴呆通常发展较晚，且发生概率差异很大，但至少 15% ～ 20%

表 174-1 帕金森病的鉴别诊断

特发性帕金森病（帕金森病）
感染性和感染后
脑炎后帕金森综合征（流行性脑炎）
其他病毒性脑炎
毒素
锰
一氧化碳
二硫化碳
氰化物
甲醇
MPTP[a]
药物
抗精神病药物
利血平
甲氧氯普胺
锂
胺碘酮
α- 甲基多巴
2- 丙戊酸钠（抗惊厥和癫痫药）

续表

神经退行性疾病
多系统萎缩
纹状体黑质变性
桥脑小脑萎缩
Shy-Drager 综合征
创伤性疾病
进行性核上麻痹
皮质基底变性
额颞叶痴呆
原发性痴呆和其他退行性疾病
阿尔茨海默病
路易体病
其他中枢神经系统疾病
多发性脑梗死（腔隙状态，Binswanger 病）
脑积水（正常压力或高压）
创伤后脑病（拳击性帕金森病）
具有一些帕金森病特征的遗传性疾病
肝豆状核变性
X 连锁肌张力障碍 - 帕金森病
脆性 X 前突变相关的共济失调 - 震颤 - 帕金森病综合征
亨廷顿病
朊病毒病
代谢状况
甲状旁腺功能减退伴基底神经节钙化
慢性肝脑变性（非威尔逊肝豆状核变性）
基底神经节的特发性钙化

这个列表并不是全面的，相反，它强调了可能以 PD 作为一个突出的特征的一些常见的疾病。

[a] 1- 甲基 -4- 苯基 -1、2、3、6- 四氢吡啶，一种被静脉注射药物滥用者使用的哌啶类似物。

改编自 Koller WC. How accurately can Parkinson′s disease be diagnosed？Neurology 1992；42（Suppl 1）：6.

的患者会发展成为认知障碍（其中一些患者可能有路易体痴呆；第 169 章），包括幻觉和精神病。然而，痴呆和精神病并非不可避免，需要找到引起精神状态改变的原因。

临床过程

在引入左旋多巴之前，PD 有典型的病程表现。发病 5 年，60% 的患者严重残疾；发病 10 年，近 80% 严重残疾。不同患者疾病进展的速度差异很大，帕金森病很少直接导致死亡，它可导致患者行动不便（吸入性肺炎、尿路感染）或创伤。PD 患者包括几个不同的亚组，表现出特定的临床模式。通常主要表现为震颤的患者比那些以运动迟缓为主要症状的患者病情进展要慢。姿势和步态明显不稳定的患者大多是年龄较大的群体，他们更有可能合并认知障碍，病情进展更快。

多巴胺能药物的出现显著地改变了该疾病的自然史。左旋多巴治疗的最初应用是该病的诊断标准之一。虽然特发性 PD 患者通常对左旋多巴有反应，但在治疗 2 年或更长时间后，多达一半的患者的初始疗效下降。运动能力下降导致患者生活质量显著下降。发病年龄大、僵硬、运动迟缓、多巴胺反应不完全是疾病更快速进展和更短生存时间的预测因素。

诊断、鉴别诊断和检查 [4,5,9]（表 174-1）

PD 有典型的临床表现，因此诊断通常不困

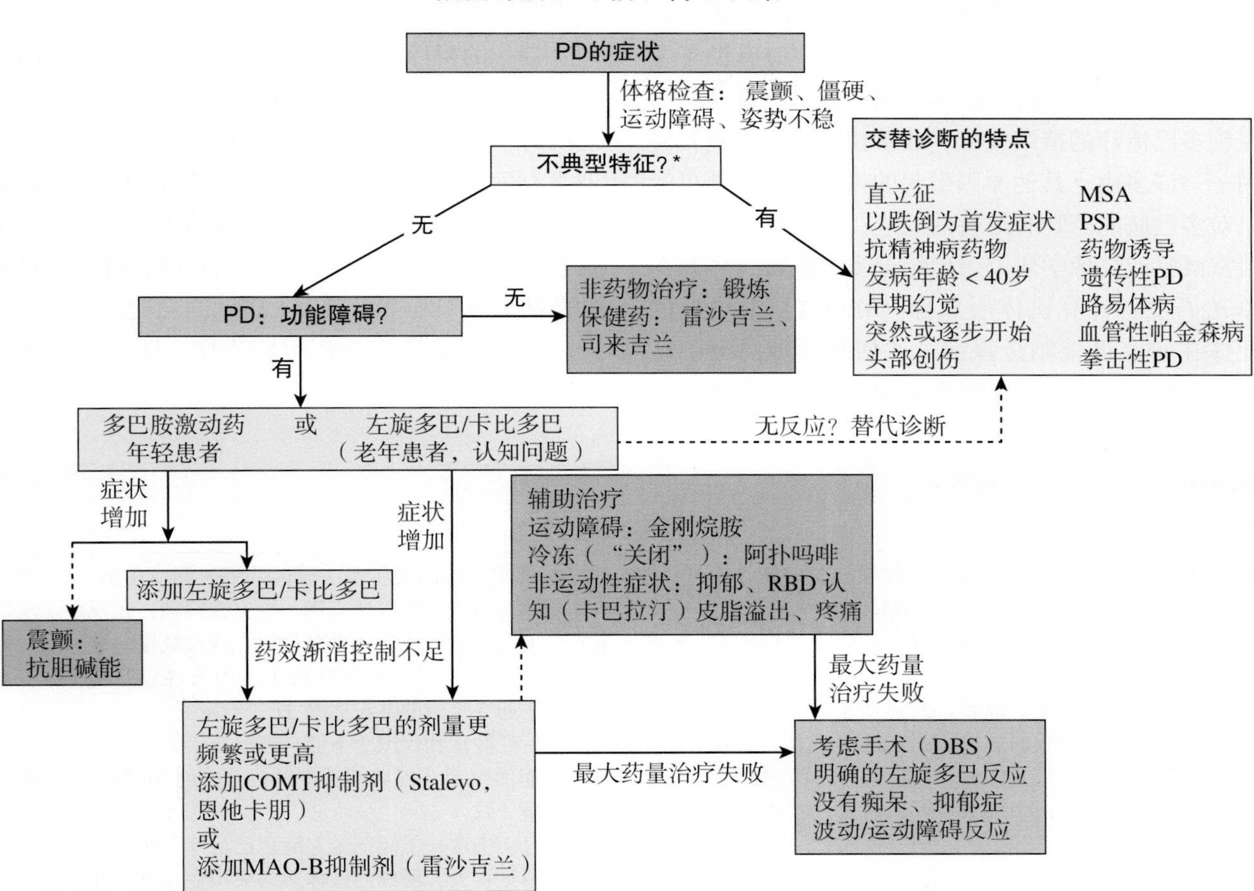

* 特别注意：对称性发作，无震颤。
DBS，深部脑刺激；MSA，多系统萎缩；PD，帕金森病；PSP，进行性核上麻痹；RBD，快速眼动睡眠行为障碍。

图 174-1 帕金森病的管理方法（改编自 Suchowersky O，Reich S，Perlmutter J，et al. Practice parameter：diagnosis and prognosis of new-onset Parkinson disease（an evidence-based review）. Neurology 2006；66：968. Copyright © 2006，AAN Enterprises，Inc.）

难。也有非典型的表现提示 PD，例如，仅限于年轻患者偏身的孤立性震颤（半侧 PD）。PD 的症状可在其他几种疾病中看到，如进行性核上麻痹和多系统萎缩，或作为许多药物的副作用（表 174-1）。其他具有锥体外系特征的神经退行性疾病可能类似于 PD。阿尔茨海默病（AD）可能会出现缓慢步态和驼背姿势，在基层医疗实践中经常遇到诊断难题。脑小血管病可能产生类似 PD 的状态。

PD 的临床诊断基于仔细的检查，临床医生寻找与基底神经节病变相关的体征，仔细地询问药物和家族史，并考虑神经影像学（通常是 MRI）来排除显著的小血管疾病（血管 PD）。如前所述，许多最初经历运动和非运动症状的患者有明显的前驱期。随着神经保护剂的出现，在这个前驱期识别 PD 将变得至关重要。例如，快速动眼睡眠行为障碍（RBD）是一种极有可能诱发 PD 的疾病，可以通过多导睡眠描记仪进行诊断。

参考诊断和排除标准（表 174-2）应有助于基层全科医生做出准确的临床诊断，纳入标准包括对左旋多巴治疗的持续反应，改善持续 1 年或更长时间——许多由于其他原因引起的帕金森综合征可能只对多巴胺能药物有短暂的反应。没有确证性的实验室试验或影像学研究，但结合多巴胺转运体并在单光子发射计算机体层成像（SPECT）上可见的配体在研究环境帕金森病：评估和管理决策中可能会有所帮助。目前已经观察到，使用多巴胺转运体成像化合物（DAT 扫描），正电子发射断层成像（PET）和 SPECT 可以检测到不足以引起完全 PD 的早期多巴胺能的神经丧失，但是这些扫描对 PD 诊断没有特异性，在其他与突触核蛋白病理相关的疾病中也呈阳性。利用这一技术，帕金森相关风险综合征（PARS）研究测试了 DAT 扫描对嗅觉功能障碍患者的预测价值，研究证实嗅觉功能障碍是 PD 的早期预测因素。在这项研究中，超过 28% 的患者进行了研究。4 年以上，2/3 的扫描异常者转化为 PD。

治疗原则 [7,10-27]

帕金森病尽管无法治愈，但可以通过药物治疗改善患者的预后。

目标和总体战略

治疗的目标是：①延缓疾病进展；②缓解症状；③保持功能。恢复纹状体在多巴胺能和胆碱能活性之间的平衡是实现症状缓解的核心，抑制氧化损伤似乎有助于延缓疾病的进展。患者可以发现 PD 的许多早期症状，这些症状足以促使患者就诊，除了引起心理不适外，并不致残。治疗的目标是用最少的药物治疗来维持患者最大限度的功能。

三种管理策略是预防性治疗、缓解症状和再生医学治疗。

表 174-2 帕金森病的诊断标准

支持标准	排除标准
• 对多巴胺能治疗有显著的治疗效果。在初始治疗期间，患者的功能恢复到正常或接近正常的水平。在缺乏明确的初始反应的情况下，以下反应需要引起关注： ◦ 随剂量增加而显著改善，或随剂量减少而明显恶化，剂量轻微的更改不引起明显变化，客观地记录这一点（UPDRSIII 的 > 30% 伴治疗变化）或主观地记录（来自可靠患者或护理者的显著变化病史） ◦ 明确标记开 / 关波动，在某种程度上一定包括可预测的药效渐消 • 存在左旋多巴引起的肢体运动障碍 • 四肢静止性震颤 • 在 MIBG 照相中存在嗅觉丧失或心交感神经损伤	• 明确的小脑异常，如小脑步态、肢体共济失调或小脑动眼神经异常（如持续凝视诱发的眼球震颤、巨方波搏动、超视距眼跳） • 向下垂直核上凝视麻痹或向下垂直扫视选择性减慢 • 诊断为可能的行为变异性额颞叶痴呆或原发性进行性失语症，根据疾病发生前 5 年内的共识标准 31 进行定义 • 帕金森病的特征性症状仅限于下肢，超过 3 年 • 多巴胺受体阻滞剂或多巴胺消耗剂的治疗剂量和时间与药物诱导的帕金森病一致 • 疾病分级为轻、中度，但高剂量左旋多巴治疗无明显反应 • 明确的皮层感觉丧失、明确的肢体运动失用症或进行性失语 • 突触前多巴胺能系统的正常功能神经成像 • 一种已知产生帕金森病并可能与患者症状相关的替代疾病

改编自 Postuma RB, Berg D, Stern M, et al. MDS clinical diagnostic criteria for Parkinson’s disease. Mov Disord 2015;30(12):1591–1601, permission of John Wiley & Sons.

延缓疾病进展：预防性治疗

如果黑质 - 纹状体中多巴胺能神经元的变性是氧化损伤的结果，那么抑制中枢神经系统氧化活性的药物可能阻断退行性过程，减缓或停止疾病进展。单胺氧化酶 B（MAO-B）抑制剂通常是在明确诊断且没有功能障碍时开的处方。然而，研究人员还没有证实该治疗方法可以阻止疾病进展。有随机试验发现，早期开始左旋多巴治疗对疾病进展没有益处（见后面的讨论）。

抗氧化剂：MAO–B 抑制剂（司来吉兰和雷沙吉兰）

据推测，MAO-B 抑制剂的获益机制可能是保护纹状体组织免受氧化损伤，但这尚未得到证实，真正的益处可能是对症状有一些直接影响。尽管如此，在诊断时推荐将这些药物作为初始治疗似乎是合理的。司来吉兰的治疗经验最多，但类似的药物雷沙吉兰的研究结果表明，它也有类似的益处（缺乏比较研究）。它们可以延迟对左旋多巴治疗的需求，当与左旋多巴一起使用时，可以增加患者保持功能的时间，并减少对左旋多巴的需求。司来吉兰的价格较雷沙吉兰便宜。

用法和副作用。从低剂量开始，并增加到大多数患者能抑制 MAO-B 的标准剂量。司来吉兰，早餐和午餐服用。司来吉兰的分解配方可最大限度地减少首过效应，从而提高生物利用度，并减少苯丙胺代谢物的产生。恶心和直立性低血压是主要的副作用。当司来吉兰与左旋多巴联合使用时，震颤和运动障碍很常见，这归因于多巴胺能活性的增加，可以通过降低左旋多巴的剂量来控制。与 MAO-A 抑制剂不同，服用 MAO-B 抑制剂的患者，食用富含酪氨酸的食物后患高血压的风险似乎很小。

其他抗氧化剂

生育酚，一种具有抗氧化特性的维生素 E 类似物，无论是单独使用还是作为司来吉兰的增强剂，都没有任何益处。

缓解症状的治疗

在左旋多巴出现之前，抗胆碱能治疗是主要的治疗方法（见稍后的讨论），但现在最重要的初始治疗涉及在左旋多巴 / 多巴脱羧酶制剂和直接多巴胺激动剂之间选择。该选择可能会影响未来运动系统并发症，如药物引起的运动障碍和“开 - 关”现象。左旋多巴具有优越的运动获益，但也与更高的运动并发症风险相关。

抗胆碱能治疗

一个多世纪以来，抗胆碱能药物一直是 PD 治疗的主要药物，而且它们仍然很重要。这些药物可能对震颤患者特别有益，常用的药物有苯海索和苯扎托品。这两种药物都是毒蕈碱阻断剂，具有典型的抗胆碱能副作用，如尿潴留、口干、青光眼患者眼压升高和精神混乱（表 174-3）。中枢神经系统的副作用在老年人中很常见，包括精神混乱、记忆恶化和幻觉，突然停用可导致症状恶化。

多巴胺受体激动剂

多巴胺受体激动剂之一溴隐亭和非麦角糖衍生的普拉克索和罗匹尼罗越来越被推荐作为轻度至中度 PD 症状患者的一线治疗，因为它们发生不良反应的风险较小，并且产生了与左旋多巴相同的获益（尽管程度较小）。普拉克索已成为治疗早期 PD 最广泛使用的药物，该类药物可能足以控制症状几年，并延迟开始左旋多巴治疗的需求。

用法和副作用。治疗从低剂量开始，并在 4 ～ 6 周内逐渐增加。一种含罗替戈汀（非麦角类）的多巴胺激动剂贴片已经被研发出来，连续而非脉冲式的给予多巴胺是否能预防长期运动并发症尚不清楚，但 FDA 批准了该经皮贴片，允许一种新的、耐受性良好的给药方式。

副作用与左旋多巴类似（见稍后的讨论），但发生运动障碍和异动症的风险较小。然而，腿部水肿、嗜睡和冲动控制障碍抵消了直接选择多巴胺激动剂的一些好处。服用普拉克索或罗匹尼罗的患者易发生机动车事故，因此建议服用这些药物的患者不要驾驶。多巴胺受体激动剂治疗应该从非麦角激动剂开始，因为一些麦角衍生的制剂与心脏瓣膜损伤有关，溴隐亭仍然是唯一可用的麦角衍生的多巴胺激动剂。

左旋多巴

最终，大多数患者的症状会恶化，需要左

表 174-3　治疗帕金森病的药物

药物	准备	剂量	频率	起始剂量	维持剂量
抗胆碱能药物（代表性示例）					
苯海索（Artane）	刻痕片剂	2/5 mg 2 mg/5 ml	tid ~ qid	2 mg	2 ~ 10 mg
	酏剂	5 mg			
	控释胶囊		qd 确定维持剂量后，可用控释胶囊代替常规药物		
苯扎托品（Cogentin）	片剂	0.5/1 mg，2 mg	qd 或 bid	1 mg	0.5 ~ 6 mg
多巴胺能药物					
卡比多巴 / 左旋多巴（Sinemet）	刻痕片剂	10/100 mg 25/100 mg 25/250 mg	bid ~ qid	50/200 mg 分 2 次服用	400 ~ 500 mg 左旋多巴
卡比多巴 / 左旋多巴 CR	片剂—不可分割	50/200 mg	bid	50/200 mg bid	维持
卡比多巴 / 左旋多巴 / 恩他卡朋（Stalevo）	片剂—不可分割	12.5/50/200 mg 25/100/200 mg 37.5/150/200 mg		25/100/200	维持——可与 Sinemet 一起使用
溴隐亭（Parlodel）[a]	刻痕片剂胶囊	2.5 mg 5.0 mg	bid-tid	1.25 mg qd	7.5 ~ 30 mg
普拉克索（Mirapex）	片剂	0.125/0.25/0.5/1/1.5 mg	tid	0.25 mg tid	维持
罗匹尼罗（Requip）	片剂缓释剂	0.25/0.5/1/2 mg	tid	0.25 mg tid	维持
金刚烷胺（Symmetrel）	胶囊	100 mg	bid 或 tid	100 mg bid	300 mg
雷沙吉兰（Azilect）	片剂	1 mg	qd	如果给予左旋多巴，则为 0.5 mg qd 或 1 mg qd；如果使用环丙沙星、西咪替丁或氟伏沙明，则将剂量减少 50%；与奥美拉唑同时给药时，可能需要增加剂量	1 mg qd，14 天内不要服用哌替啶、曲马多丙氧苯、美沙酮圣约翰草环苯扎林、右美沙芬或其它 MAO 抑制剂
司来吉兰（Eldepryl，Emsam）	片剂	5 mg	bid	5 mg qd	5 mg bid（见上文关于雷沙吉兰的药物问题）

[a] 由于担心瓣膜性心脏病和麦角相关的腹膜后纤维化，很少使用。

bid，每日 2 次；COMT，儿茶酚 -O- 甲基转移酶；qd，每日 1 次；qid，每日 4 次；tid，每日 3 次。

改编自 Reich SG，DeLong M. Parkinson′s disease. In：Johnson R，ed. Current therapy in neurologic disease，3rd ed. St. Louis，MO：Mosby，1990；Lang AE，Lozano AM. Medical progress：Parkinson's disease. N Engl J Med 1998；339：1044，1130.

旋多巴治疗（与外周血多巴脱羧酶抑制剂联合使用）。左旋多巴推荐用于尽管接受抗胆碱能治疗或 MAO-B 加多巴胺激动剂治疗但症状太严重、治疗效果不满意的患者。尽管该药物有一些重要的局限性和副作用，但通过左旋多巴治疗，大多数 PD 患者可以获益。

启动时间。左旋多巴的疗效持续时间有限，因此有必要认真考虑何时开始治疗。在左旋多巴治疗早期和延迟开始的大规模随机试验中，早期启动并没有减缓疾病进展。然而，在 80 周的随访中，研究人员也注意到与延迟启动组相比，早期启动组运动障碍的风险没有增加，这与传统的 50% 的患者左旋多巴疗效下降的研究略有不同。这些研究结果可以作为传统观点的基础，即应尽可能长时间地推迟左旋多巴的启用。然而，与这一观点相反的是，一些数据表明，当左旋多巴在症状出现后 1 ～ 3 年内开始使用比 4 年后开始使用的死亡率低。在进行临床决策时，需要考虑这两个发现。普遍的共识是，早期引入左旋多巴并不会加速 PD 的进展，早期启动也不会减缓疾病的进展。在与优先决定左旋多巴干预时间的患者讨论后，应进行个体化治疗。

准备和初始剂量。左旋多巴是多巴胺的天然前体，它穿过血脑屏障，增强多巴胺能活性。然而，由于大部分药物通过脱羧酶在外周转化为多巴胺（不能穿过血脑屏障），左旋多巴最好与外周脱羧酶抑制剂联合使用，如卡比多巴。常用含有两种不同强度的联合制剂的组合制剂。典型的起始治疗方案为 25 mg 卡比多巴和 100 mg 左旋多巴的联合制剂（例如，Sinemet 25 ～ 100 mg，每日 2 次或 3 次，表 174-3）。左旋多巴在口服给药后可迅速被吸收，在 30 min ～ 2 h 后达到峰值，半衰期为 1 ～ 3 h，摄入富含蛋白质的食物会降低其吸收的速率。

副作用。许多患者会出现明显的不良反应：恶心、呕吐、厌食症、高血压、运动障碍和幻觉。恶心可以在服用药物时食用少量食物来部分克服；运动障碍包括舞蹈病、肌动障碍和肌张力障碍，通常与左旋多巴的峰值浓度同时发生，最好的管理方法是让患者频繁地服用小剂量的药物。

晚期治疗中的问题：药效减弱和开 - 关现象。随着疾病的进展，左旋多巴治疗的获益消失得很快，产生明显的症状波动。

药效减弱。这种晚期疾病现象的特征是最近一次用药数小时后严重症状复发，通常随后再次出现僵硬和运动迟缓。左旋多巴 / 卡比多巴的持续缓释（控释）制剂（例如，仿制药和 Sinemet 控释片，50 mg/200 mg）的开发是运动波动患者的治疗进展，它几乎可以使药效持续时间增加 1 倍，达到 5 ～ 6 h。为了与速释的左旋多巴的效果相匹配，可能需要每日增加 25% 的缓释形式的左旋多巴方案。与立即作用制剂相比，缓释制剂药效开始延迟，通常需要在一天开始或结束时使用立即释放和缓释制剂的结合制剂。下午 6 点后可以快速吸收的形式给予给药，以消除药物的夜间副作用。已经开发出来一种缓释制剂包含立即和缓释成分，可以克服使用两种单独的制剂的需要。与立即释放方案相比，它减少了“关闭”时间。

其他管理药效渐消症状的方法包括使用减少多巴胺或左旋多巴代谢的药物。为此目的，儿茶酚 -O- 甲基转移酶（COMT）抑制剂（如托卡朋和恩他卡朋）已被引入，托卡朋必须谨慎使用，因为已有暴发性肝衰竭的病例报道。斯达力沃是卡比多巴 / 左旋多巴和恩他卡朋的固定组合制剂，在这个阶段可以考虑。医生应将需要这种治疗的患者转诊给具有晚期 PD 治疗专业知识的神经科医生处。

开 – 关现象。随着药物疗效的下降，患者可能会出现开 - 关现象，剂量 - 反应关系波动严重，治疗和不良反应迅速开始和终止。氨基酸影响左旋多巴吸收和转运到大脑是导致该问题的原因之一。年轻（40 岁）发病患者似乎更容易发生运动障碍。需要在餐前 1 h 服用左旋多巴，减少蛋白质摄入量，并添加麦角制剂（见稍后的讨论）。使用控释制剂也可能有所帮助，但“开 - 关”状态代表了疾病的进展，也是疾病难治性阶段。注射用非麦角多巴胺激动剂阿扑吗啡可作为“关闭”发作的“抢救”治疗。

帕金森病 – 高热综合征。类似抗精神病药物恶性综合征，帕金森病 - 高热综合征与突然停用多巴胺能药物有关。然而，当 PD 患者因非 PD 的医疗问题入院时，同样的现象也可能发生。这时，必须告知医生患者的 PD 治疗方案，并且工作人员应尽可能多地复制家庭照护方案。

治疗晚期疾病的其他药物

加巴喷丁（神经素）对晚期疾病患者显示出一些疗效，除高剂量引起的嗜睡外，其耐受性良好。加巴喷丁刺激纹状体释放 γ- 氨基丁酸（GABA）的小规模、短期研究已经证实其在晚期患者中产生了良好的效果。理论上认为，GABA 刺激可能有助于克服多巴胺能刺激的缺失。

行为和心理问题的治疗

噩梦、幻觉和性冲动增加。这些都是晚期疾病患者的精神特征。接受多巴胺受体激动剂治疗的患者的风险是未接受这种治疗的患者的 3 倍（发病率：17.1% vs. 6.9%），也可能表现为强迫性赌博、购物或收集。幻觉和精神疾病最好使用第二代抗精神病药物 / 非典型神经抑制剂（如氯氮平，有潜在粒细胞增多症的患者推荐奎硫平代替，参见第 173 章），应避免使用酚噻嗪类药物（第一代抗精神病药物，如氟哌啶醇），因为存在药物诱发 PD 的风险，如果是路易体病，则应避免幻觉恶化（第 169 章和第 173 章）。

哌马色林是一种新型的非典型抗精神病药物，其作为 5- 羟色胺受体拮抗剂对多巴胺受体没有显著的活性，因此其减少了大多数其他抗精神病药物的副作用。与所有抗精神病药物一样，应警惕老年痴呆相关精神病患者死亡率增加和 QTc 间期延长的风险。需要密切监测已服用药物（如胺碘酮和氟喹诺酮类药物）并出现 QTc 间期延长的患者。该药物由 CYP3A4 代谢，并与强 CYP3A4 抑制剂（如酮康唑）或诱导剂（如利福平）同时使用，需要改变剂量。

抑郁。这种常见的伴随症状需要及时解决，可以使用与非 PD 患者使用的相同的药物来管理。选择性 5- 羟色胺再摄取抑制剂（SSRI）优于三环类药物，因为服用三环类药物的老年人有心律失常的风险（第 227 章）。然而，司来吉兰和 SSRI 的联合使用可能会诱发血清素综合征（高血压、心动过速、其他自主神经功能障碍和幻觉）。电休克疗法可用于确诊的抑郁症患者。

支持性措施：运动、物理治疗和心理支持

维持功能是治疗的中心目标，所以诸如运动、物理治疗和心理支持等重要的辅助措施的价值不容忽视。

运动和物理治疗

帮助保持肌肉力量和灵活性的措施对于保持和改善日常功能和防止跌倒至关重要，同时，跌倒也是残疾和衰弱的主要来源。一项太极拳运动的对照试验（每 2 周 1 小时，持续 24 周）强调了这种益处；患者的移动范围、平衡性和步幅显著改善，衰弱的风险下降。物理治疗也会有类似的帮助。

心理支持

请参阅“患者教育”。

干预性和研究性治疗方法

手术：脑深部刺激

患者在经过全面的药物治疗后仍出现致残症状，表现为不受控制的运动障碍和严重的“开 - 关”波动，可以考虑手术干预，特别是如果他们几乎没有共病，没有认知或行为并发症时。双侧脑深部刺激苍白球和丘脑下核已成为药物治疗失败时首选的手术治疗方法。它比早期的神经手术选择（如单侧苍白球切除术）的侵入性小，其效果是可调节和可逆的。

在一项随机研究中，与单纯的药物治疗相比，患有严重运动并发症的患者的深部脑刺激可更好地缓解症状（特别是改善活动能力和缓解运动障碍），帮助之前日常活动需要帮助的患者实现独立活动，使其生活质量显著改善。然而，严重不良事件的高发生率（与接受药物治疗的患者为比为 13% vs. 4%；有 1 人死于脑出血）需要在进行手术前仔细考虑其风险和获益。最好的候选患者是那些没有痴呆或抑郁症、MRI 正常、对多巴胺治疗有反应、有运动障碍、PD 程超过 5 年以上者。随访研究显示，持续的益处而非运动问题影响了整体改善。神经外科手术对运动迟缓无效。

这种疗法在疾病早期的年轻患者中的应用正在探索中；随机试验的初步结果令人鼓舞，但严重并发症的发生率仍在 50% 左右。

胎儿组织和干细胞的移植

这项研究方法包括将胎儿黑质组织移植到纹状体，以缓解实验性黑质损伤动物的帕金森症状。早期尝试用人类胎儿组织移植治疗 PD 患者令人失望，但胎儿组织和干细胞移植的工作仍在继续，其结果令人鼓舞。

其他正在开发的方法

这些方法包括抑制多巴胺分解的新药、新的多巴胺受体激动剂以及合成和阻断丘脑底核中的兴奋性毒性神经递质受体。还包括尝试空肠输注左旋

多巴和卡比多巴以试图改善左旋多巴的吸收。

非运动症状的治疗

从患者的角度来看，无动力症状的解决与该疾病相关的运动问题及其治疗一样重要。这些症状包括勃起功能障碍、便秘、不宁腿综合征、尿失禁、直立性低血压和焦虑。一项针对 PD 患者这些问题的现有治疗方法的基于证据的回顾发现，目前的证据不足以支持或反驳特定的治疗方法，但存在一些指南共识（表 174-4）。

患者教育 [7,22]

患者和家庭的教育和支持至关重要。对 PD 患者及其家属的支持小组非常有帮助，并补充了基层全科医生、家庭医疗团队和神经科医生会诊的遗漏之处；一种信任和持续的医患关系对患者和家庭都是无价的；患者显然关心他们的预后和治疗选择，对已知情况进行坦诚的讨论通常是值得赞赏的；可以为患者及其家属提供许多有用的指南。

必须向患者解释需要进行的试验和错误，以获得最大的好处、最小的副作用，同时在开始治疗阶段和疾病后期需要频繁探望患者。虽然可以乐观地提出治疗方案，但要预期治疗效果可能不可避免的下降，并与患者和家属进行讨论，以便在心理和实践中做好充分的准备。只有在仔细审查了潜在的风险和可能的获益后，才应考虑进行手术干预。

入院和转诊的适应证 [30]

对于治疗反应不足或在家庭管理中出现严重的药物不良反应的患者，入院有助于重新调整用药方案；同样，如果出现重度抑郁症或精神病也需要入院治疗；在疾病的晚期，作为养老院护理的桥梁，如果患者不能再安全和有意义地待在家里，也可能需要入院治疗。全国各地的几个远程神经学项目提供了高质量、极其有效的专科护理，不需要为这些行动不便的患者选择遥远的医疗中心。

神经科转诊有助于在症状发作时确认诊断，有助于排除其他类似 PD 的情况，并有助于帮助制定初始药理学方案，而护理仍在基层医疗环境及其医疗团队内进行。随着药物方案的推进，定期会诊可能会有帮助，但随着它变得越来越复杂，反应越来越有限，应考虑将 PD 患者的整体管理转移给神经科医生。有证据表明，接受神经科医生治疗的患者转诊到护理机构后其髋部骨折和死亡率明显降低。值得注意的是，妇女和少数族裔接受专门护理的频率少于白人。

治疗建议 [9、28-30]（图 174-1 和表 174-2）

- 诊断后马上开始治疗（排除其他开帕金森病的潜在原因后），可以使用 MAO-B 抑制剂（如，司来吉兰，每日早餐后 5 mg，耐受后午餐后增加 5 mg。为了更好的生物利用度，可以考虑使用分散片，从 1.25 mg/d 剂量开始，不含食物或液体，持续到每日 2 次）。
- 鼓励日常锻炼。
- 不鼓励使用各种维生素、营养补充剂、谷胱甘肽、CoQ10 和任何其他没有被证明有益的药物。
- 如果症状进展损害日常功能，尽管有初始治疗也应该加用多巴胺激动剂（如普拉克索，

表 174-4　与帕金森病相关的非运动性症状指南共识

条目	推荐的治疗
勃起功能障碍	柠檬酸西地那非（50 mg）
便秘	聚乙二醇（例如 Miralax）
不宁腿综合征	左旋多巴 / 卡比多巴
尿失禁	没有足够的证据来提出建议
直立性低血压	没有足够的证据来提出建议

改编自 Zesiewicz TA，Sullivan KL，Arnulf I，et al. Practice parameter：treatment of nonmotor symptoms of Parkinson disease. Neurology 2010；74：924. Copyright © 2010，AAN Enterprises，Inc

0.125 mg 开始每日 3 次，每周加倍剂量，直到达到约 1 mg 的每日 3 次维持剂量）。老年患者，可以考虑直接使用左旋多巴 / 卡比多巴。

- 加入左旋多巴 / 卡比多巴（从 25 mg/100 mg，每日 3 次开始，根据患者的反应调整剂量。从缓释制剂开始没有任何优势）。
- 如果基本的用药方案不能充分控制症状，建议咨询神经科医生。
- 如果震颤或使用左旋多巴 / 卡比多巴后仍有运动障碍问题，加入金刚烷胺（100 mg，每日 2 次）或抗胆碱能药物（苯海索）。
- 如果需要更频繁的给药，可以考虑缓释左旋多巴 / 卡比多巴（例如，通用的缓释卡比多巴 / 左旋多巴 25/100 mg 每日 3 次，或可处理开 - 关症状的缓释制剂（如 Rytray，23.75/95 mg，每日 3 次）；考虑在“关闭”期间添加一种 COMT 抑制剂（如恩他卡朋，200 mg 每日 3 次）。
- 不要忽视物理治疗（心理支持、认知以及抗抑郁治疗）的重要作用。为患者推荐一个优质的网站，如 http：//www.apdaparkinson.org；http：//www.michaeljfox.org 和 http：//www.parkinson。建议患者和家属加入一个 PD 支持小组。
- 使用选择性 SSRI（如氟西汀 20 mg/d）治疗并发抑郁症。
- 使用第二代抗精神病药物（如氯氮平，睡前 6.25 ～ 12.5 mg）治疗精神疾病（特别是由左旋多巴或多巴胺激动剂引起的精神疾病）；监测全血细胞计数；奎硫平，睡前 25 mg；哌马色林，34 mg，每日 1 次。如果考虑痴呆，可以使用胆碱酯酶抑制剂（如多奈哌齐，从 5 mg/d 至 10 mg/d）。
- 如果考虑为医学上难治性的、丧失能力性的疾病（特别是波动和运动障碍），为患者获得神经内科 / 神经外科会诊，考虑深部脑刺激手术或检查措施；限制转诊到具有这些措施专业知识的国家公认中心，并优先考虑没有痴呆或抑郁症、MRI 正常、运动障碍和 PD 超过 5 年的患者（主要研究中的选择标准）。

（荆冠宁　于艳囡 翻译，董爱梅 审校）

第 175 章

贝尔麻痹（特发性面部单神经病）的管理

AMY A. PRUITT

贝尔麻痹（Bell palsy）是指由第 7 对脑神经支配的面部肌肉突然瘫痪。该病占所有面部单神经病的 80%。基层全科医生应该能够将贝尔麻痹与其他预后更差的面瘫原因区分开来，并在治疗干预与疾病的自限过程和良好预后之间取得平衡。

病理生理学、临床表现和病程 [1]

病理生理学

尽管血清学和 DNA 证据表明疱疹病毒在膝状神经节重新激活，但尚缺乏令人满意的解释。该病发病率随年龄增长而升高，冬季略高，并与妊娠、糖尿病和甲状腺功能减退有关。在 50 岁以下的患者中，女性更常见，50 岁以上的患者中则男性更常见。在有血管危险因素的患者中，缺血导致面神经和邻近结构水肿引起面瘫。

临床表现

通常急性起病，在几小时内损害达到最大。几乎总是单侧的运动障碍。在 2/3 的病例中，可能伴有耳内或耳后疼痛。最初几个小时可能出现发热、耳鸣和轻度听力减退。症状可能在发病后的最初几天内波动。自主和不自主运动反应丧失。面部的上、下部都受到影响，这一特征将周围面神经病变与中央性核上病变区分开来，后者只影响下面部肌肉。患者可能主诉面部无力、闭目困难或流涎、耳前疼痛以及味觉或听觉的改变（听觉过敏或对响声敏感）。

体格检查可见面部不对称。患侧眼裂增宽，额纹消失，鼻唇沟变浅。因为眼轮匝肌无力，所以贝尔现象（闭目时瘫痪侧眼球转向外上方）更加明显。患侧的角膜反射可能减弱。泪腺很少有异常。如果损伤涉及膝状神经节近端的中间神经，则可发生舌前 2/3 的味觉丧失或味觉倒错，也可发生上述由于镫骨肌受累而引起的听觉过敏。

除贝尔麻痹直接导致面瘫外，其他面瘫的原因还包括相关脑神经异常。内耳道病变可能影响到第 8 对脑神经，导致耳聋、耳鸣或头晕，而脑桥病变导致面瘫可能影响到第 6 对脑神经（展神经），并有皮质脊髓束和感觉束症状。

临床病程

75% ～ 85% 的患者无需治疗即可恢复到美容可接受的水平。大多数在 3 周内恢复。儿童恢复情况最好；预后不良与年龄增长、听觉过敏、味觉减退和初始运动障碍的严重程度有关。在最严重的病损出现后至少 72 h 可通过对受累肌肉的肌电图（EMG）检查来评估预后。无力发生 2 周后肌电图出现广泛轴索变性的患者预后较差。那些部分或完全保留复合肌动作电位振幅的患者保留了部分轴索，具有面神经的解剖连续性，预后较好。肌电图仅适用于发病后 7 ～ 10 天仍未改善的有严重临床症状的患者。

贝尔麻痹的其他不良后果是由于受损神经纤维的异常再生造成的。当纤维再生并与泪管连接（而不是与唾液腺连接）时，就会出现进食时流泪或“鳄鱼泪”。如果再生的运动纤维支配了不恰当的肌肉，就会出现异常的运动，如半侧面肌痉挛或伴颌动瞬目的面部联动。在自主运动时，可能会出现受累部位的肌肉收缩。7% 的患者会出现复发性面瘫。

鉴别诊断（表 175-1）[1]

通常，在评估单侧面部无力急性发作时，贝尔麻痹和其他面瘫的鉴别并不困难。大约 1/3 的急性周围性面部无力由创伤、水痘 - 带状疱疹病毒再激活（拉姆齐 - 亨特综合征）、莱姆病、结节病、腮腺肿瘤、干燥综合征或淀粉样变性引起，或与糖尿病、妊娠、鼻内接种流感疫苗或吉兰 - 巴雷综合征有关。其余 2/3 的急性面瘫是特发性麻痹或贝尔麻痹。如果有继发性原因，不能称为“贝尔麻痹”。

肿瘤表现为急性面部无力的少见，但听神经瘤、脑桥胶质瘤、神经纤维瘤、胆脂瘤、腮腺肿瘤、脑膜瘤或淋巴瘤可累及第 7 对脑神经。提示面瘫继发原因的危险信号包括逐渐起病、眩晕、其他脑神经受累、耳道内疱疹、肢体无力、中耳炎、腮腺肿大或颈部淋巴结肿大、皮疹、存在 HIV 的危险因素以及既往或目前患有面部皮肤癌和全身肿瘤。

双侧面瘫提示了其他诊断的可能性，包括吉兰 - 巴雷综合征（伴有或不伴有 HIV 感染）、结节病和莱姆病。双侧面神经功能障碍也必须考虑神经肌肉接头疾病，如重症肌无力或肉毒中毒。所有这些情况都会导致周围性面瘫，必须将其与核上（中央）面神经受累区分开来，后者的额肌和眼轮匝肌的受累程度低于下面部。

表 175-1　急性面部无力的原因
贝尔麻痹（特发性）
创伤
水痘 - 带状疱疹病毒再激活
莱姆病（单侧或双侧）
结节病
腮腺肿瘤
干燥综合征（单侧或双侧）
淀粉样变性
糖尿病
妊娠
鼻内接种流感疫苗
吉兰 - 巴雷综合征（单侧或双侧）

检查[1-3]

病史和体格检查

发现第七脑神经周围性单神经病变的患者时，应询问和检查是否有潜在病因。回顾病史，了解患者是否存在面部创伤、耳部感染、带状疱疹和蜱虫叮咬。回顾既往糖尿病、结节病和恶性肿瘤病史，系统回顾询问有无进行性听力损失、淋巴结病和面部肿块或压痛。查体时要检查鼓膜、外耳道和耳后是否有带状疱疹样病变（第 193 章）。检查皮肤有无早期莱姆病的特征性躯干红斑病变（第 160 章）和神经纤维瘤。检查鼓膜是否有胆脂瘤和中耳炎的证据（第 218 章）。检查下颌是否有压痛和颞骨的创伤，触诊淋巴结和腮腺。最后仔细地进行神经系统体格检查，重点在于检查是否存在其他神经系统缺陷。

实验室检查

对于有特征性病史和体格检查结果的患者，尽管标准的血液检查可能显示出糖尿病或其他一些与贝尔麻痹风险增加有关的疾病状况，但是其价值有限。莱姆病的血清学检测（第 160 章）在高度流行的地区可能适用。最近的一项研究表明，夏季 1/4 的贝尔麻痹患者有感染莱姆病的蜱传螺旋体（伯氏疏螺旋体）的迹象。莱姆病的识别对管理具有重要影响（见后面的讨论和第 160 章）。

只有当不典型特征表明后颅窝病变引起第 7 对脑神经麻痹时，才有必要进行 MRI 检查。MRI 检查最常见的异常是面神经管内段和迷路段的对比增强。对于不典型或持续性面瘫的患者，增强 MRI 有助于区分贝尔麻痹与其他原因。只有在考虑有炎症、肉芽肿或恶性肿瘤时才进行腰椎穿刺。有报道称在典型的贝尔麻痹患者中脑脊液细胞水平轻度升高。肌电图可用于预测恢复情况，但并非诊断所必需，而且面瘫发作至少 3 周后肌电图才最有参考价值。

管理原则[1-7]

对有潜在病因的患者行对因治疗。大多数特发性患者的病程是自限性的，治疗以支持为主，首要任务是防止由于眼睑麻痹造成的角膜损伤。对于病情严重、预后较差的患者，就像治疗疱疹病毒感染一样，需考虑类固醇治疗。

角膜损伤的预防

因为角膜会因眼轮匝肌无力而暴露在外，所以在疾病的急性期最重要的有实际意义的治疗是预防角膜损伤。当眼睑无力时，应给予甲基纤维素滴眼液，每日 2 次，睡前使用；此外，夜间可能需要用胶带将眼睑封住。如果因为疼痛、视力障碍或其他眼部症状而怀疑是角膜擦伤（第 201 章），则应及时转诊到眼科，并进行荧光素染色和裂隙灯检查。

糖皮质激素

大多数贝尔麻痹患者的预后良好，但 20% ～ 30% 的患者可能出现永久性面部无力。还可能有其他损毁性后果，如联动、味觉丧失、流泪功能丧失或听觉过敏。因此，早期治疗对这些少数重要的患者有重大影响。类固醇治疗的理论依据源于减压手术中对面神经肿胀的手术观察。现有的美国神经病学学会关于类固醇和抗病毒药物的循证指南基于 2 项 Ⅰ 级研究，对发病后 72 h 内使用糖皮质激素给出了 A 级推荐，而抗病毒药物与糖皮质激素联合使用则为 C 级推荐，可能有轻微的益处。最近增加的抗病毒药物的证据来自对贝尔麻痹患者神经细胞内液中单纯疱疹病毒的观察。安慰剂对照试验发现，预后不良的重度面瘫患者早期使用泼尼松可使完全康复的概率提高 35%。在病程早期服用泼尼松似乎也能显著减轻相关耳痛并降低慢性自主神经功能障碍的发作频率。糖尿病患者的疗效非常好。尽管如此，由于该病的预后很好，类固醇治疗的好处往往难以体现。值得注意的是，莱姆病患者不应服用类固醇，因为类固醇可能损害免疫功能，使病情恶化。

疱疹病毒感染的抗病毒治疗

基于血清学和 DNA 证据表明，疱疹病毒感染可能是许多患者发生面瘫的原因。现在一些权威机构建议对疱疹病毒感染进行抗病毒治疗（例如，阿昔洛韦 400 mg，每日 5 次；泛昔洛韦 750 mg，每日 3 次；伐昔洛韦 1000 mg，每日 2 次，持续 7 ～

10 天；第 192 章）。比较强的松与是否抗病毒治疗的初步研究结果表明，只有少数人可以通过抗病毒治疗获益。需要更多数据来确定抗病毒治疗的作用。美国神经病学学会指南得出结论：糖皮质激素确实有效，抗病毒治疗“可能有效”。随机研究发现，抗病毒治疗对轻中度麻痹患者没有益处，但确实发现对重度或完全麻痹者使用伐昔洛韦时，比单独使用糖皮质激素有额外的好处（完全恢复 90% vs. 75%）；然而，并非所有研究都证明有益。

其他治疗

手术减压的作用是有争议的。根据观察到最窄点（颏孔的入口）的神经水肿导致神经受损的观点进行了泼尼松与减压术的随机试验，结果不一。手术后永久性单侧耳聋的风险在 1% ～ 15%。瘫痪发生 14 天之后不应行减压术。

随后对一些患者的肌肉进行 EMG 刺激，促进非常顽固的瘫痪加速康复。肌电图刺激的治疗作用尚不清楚；尚未进行对照研究。

患者教育

无预后不良表现的特发性面瘫患者可以且应该确信其预后良好，可完全康复。患者对永久性毁容的担忧相当大，这样的保证非常有用。即使有迹象表明预后较差，也可以告知他们通过治疗也有非常好的机会（＞ 85%）完全或几乎完全康复。尽管预后良好，也必须强调在眼睑无力期间保持角膜水分充足和保护角膜的重要性。

治疗建议和转诊指征 [1,8,9]

- 确定诊断为贝尔麻痹。检查是否存在其他脑神经受累和耳部感染。检查鼓膜、外耳道和耳后有无带状疱疹样病变。
- 在莱姆病流行地区，仔细检查患者的特征，并考虑血清学检查（第 160 章），必要时行腰椎穿刺。
- 解释此病的良性性质和良好的预后，并提醒患者注意角膜磨损。告知患者可能会出现味觉改变、流泪减少、流涎减少或对声音的敏感性改变。
- 给予甲基纤维素滴眼液，每日 2 次，睡前使用，并在特别无力的眼睑部位贴上胶带。严重眼睑无力时，可考虑行睑板修补术。
- 如果在面部无力发作后 1 周内，且未发现使用糖皮质激素的重要禁忌证（莱姆病为禁忌证），可给予短期泼尼松治疗（最好在症状发生后 72 h 内开始）。每日早晨服用泼尼松 1 mg/kg，持续 7 ～ 10 天。如果在这一周内出现改善或无力没有加重，可以停用类固醇，不需减量。如果在第一周内没有出现改善，则继续每日早晨应用起始剂量的泼尼松，共 10 天，然后，另外 10 天内逐渐减量。如果耳后疼痛在逐渐减量时复发，则重新应用之前的剂量。
- 对于疱疹病毒感染的严重或完全性面瘫患者，还可以考虑在治疗开始时增加一个疗程的抗病毒治疗（例如，口服阿昔洛韦 400 mg，每日 5 次，持续 7 ～ 10 天；伐昔洛韦 500 mg，每日 2 次，持续 7 天；泛昔洛韦 750 mg，每日 3 次，持续 7 天；第 192 章）。
- 在妊娠期间，上述同样的类固醇疗程也是可以接受的，但抗病毒药物在妊娠期间的安全性尚未确定。
- 舌下 - 面部吻合自体移植可以为 10% 不能达到可接受恢复效果的患者提供适当的美容效果，并为眼睛提供持久的保护。这类患者应转诊给耳鼻喉科医生或神经外科医生。

（闻　英 翻译，董爱梅　王晶桐 审校）

第 176 章

三叉神经痛（痛性抽搐）的管理

AMY A. PRUITT

痛性抽搐或三叉神经痛（trigeminal neuralgia，TN）是在诊室常见的最为剧烈的疼痛综合征之一。美国每年新发病例 15 000 例；大多数患者为中老年人。基层全科医生需要知道如何使用现有的药物治疗以及何时将患者转往神经外科就诊。

临床表现和自然史 [1]

该病的特点是阵发性单侧面部疼痛，累及下颌、牙龈、口唇或上颌区域（三叉神经分支对应的区域）。上颌支和下颌支比眼支更易受累。轻微、反复接触触发区往往会诱发发作，引起剧烈的疼痛，通常持续几分钟。反复发作可能持续疼痛达数周。该病单侧受累，不伴有明显的感觉或运动障碍，这些特点可与其他原因（如肿瘤）引起的三叉神经痛相鉴别。大约一半的 TN 患者会出现持续疼痛，其分布与阵发性发作相同。

尽管自发缓解并不少见，但也可出现慢性疼痛。女性比男性更常受累，而且发病率随年龄增长而升高。本病的病因尚不明确。

虽然 TN 可能是多发性硬化症（年轻成人具有典型第 5 对脑神经分布的面部疼痛时应予考虑）的一种症状，但很少是该病的最初或唯一表现。同样，TN 也很少是桥小脑角肿瘤的孤立症状。

鉴别诊断 [1]（表 176-1）

虽然很少有条件能完全模仿 TN 的刺痛，但其他原因引起的面部结构的疼痛可能与 TN 的疼痛相似。新的 TN 术语确定了三个病因学分类。特发性 TN 没有可识别的原因。MRI 显示大多数典型的 TN 患者有神经血管粘连，分类为经典 TN。对于非神经血管压迫引起的 TN，正确的分类为继发性 TN。

在诊断特发性或原发性 TN 之前应排除以下情况：牙科疾病、颞下颌关节功能紊乱、颞动脉炎、蝶窦炎和丛集性头痛。另外，也应排除带状疱疹出疹前疼痛（三叉神经眼支比其他两支更多见）和带状疱疹后神经痛（皮疹后数周）。其他面部疼痛综合征应与 TN 鉴别。丛集性头痛是持续时间最长、最常见的具有自主神经特征的头痛综合征（15 ~ 180 min），通常发生在夜间。阵发性偏头痛是一种主要累及女性的头痛综合征，每日发作可高达 100 次，对吲哚美辛反应灵敏。鼻窦炎相关的面部疼痛是一个重要的排除性诊断，通常还有其他症状，如鼻塞和流涕。不常见的病因包括持续短暂单侧神经痛样头痛发作伴结膜充血和流泪综合征，其共同特点是明显的自主神经症状。

检查 [1-3]

通常可以根据病史和体格检查排除单侧面部疼痛的其他原因（表 176-1）而作出诊断。重要的是要查看病史中是否有其他重要病因的症状（如脓涕、既往有面部带状疱疹病史、最近有带状疱疹样皮疹、视觉障碍、头皮触痛、关节痛、下颌“跛行”、咀嚼困难、面部麻木、头痛、其他部位并发的神经功能受损及多发性硬化病史）。体格检查应包括全面的神经系统检查（包括对所有脑神经的仔细检查）以及对鼻窦、颅内动脉和颞下颌关节的评估。在 TN 中，查体应该是正常的，没有三叉神经分布中的感觉丧失的证据。提示继发性原因的特征包括发病年龄小于 50 岁，双侧第 5 对脑神经受累。不太

表 176-1　类似 TN 的单侧面部疼痛原因
牙科疾病
颞下颌关节功能紊乱
颞动脉炎
蝶窦炎
丛集性头痛及其变异
带状疱疹（疹前和带状疱疹后神经痛）
多发性硬化症（尽管作为初始表现或孤立的面部疼痛罕见）
桥小脑角肿瘤（孤立的面部疼痛罕见）

确定的特征包括三叉神经第一支受累和治疗困难。

需要进行诊断性检查以确定 TN 的病因。确定三叉神经根与血管的神经血管粘连首选 MRI。受压神经根的具体形态对手术减压后的疼痛缓解有预测价值。

管理原则 [1,4]

治疗以对症为主，药物治疗可以充分控制症状，难治性病例给予手术干预。

药物治疗

循证实践指南（如美国神经病学学会实践参数）推荐的一线治疗药物包括卡马西平和奥卡西平；其他药物如巴氯芬、拉莫三嗪和匹莫齐特可能有效。目前没有足够的证据支持或反对加巴喷丁、苯妥英钠、丙戊酸钠、替扎尼丁或外用辣椒素对 TN 的疗效。

卡马西平（Tegretol）

卡马西平是首选药物；最初研究人员是因为患者的阵发性疼痛发作被认为类似于癫痫而试用卡马西平治疗。研究显示了其显著的短期效应；大多数患者在 24 ～ 72 h 内疼痛明显缓解。这种药物非常有效，以至于有些人认为如果没有反应，就应对诊断提出疑问。起始剂量为 100 ～ 200 mg，每日 2 次。维持剂量为 400 ～ 800 mg/d，根据血清药物水平进行调整；治疗范围为 5 ～ 12 μg/ml。卡马西平的缓释制剂应用方便，每日总剂量相同的情况下，分 2 次给药。最常见的副作用是镇静。

不良反应。严重副作用（骨髓抑制、皮疹、肝损伤）的发生率很高（5% ～ 19%），通常需要停药。如果及早停药，骨髓抑制往往是可逆的。皮疹通常先于其他严重副作用，可能是红斑和瘙痒。皮疹的出现是停药的早期指征。常见的副作用包括恶心、腹泻、共济失调、头晕和意识不清。神经系统反应最常见，约 15% 的患者可出现。

起始治疗和监测。卡马西平每日 200 mg 的起始治疗有助于避免许多轻微副作用。治疗的最初 2 个月，应 1 ～ 2 周检查一次全血细胞计数和血小板计数；以后，监测的频率可以减少到每月 1 次。建议至少每 2 ～ 3 个月尝试一次减量或停药。但 3 年后 30% 的患者应用卡马西平不再获得缓解。

奥卡西平（Trileptal）

现在许多临床医生会考虑使用奥卡西平（Trileptal）作为起始治疗，因为它似乎与卡马西平一样有效，而且不需要经常监测肝功能和血象。然而，必须密切监测血钠，因为这是奥卡西平常见的代谢紊乱。起始剂量是每晚 300 mg，每日的剂量可以逐渐增加至目标剂量每日 900 ～ 1800 mg，分 3 次服用。

巴氯芬

巴氯芬是一种刺激 γ- 氨基丁酸突触传递的药物，在一些患者中已获得成功。起始剂量为 10 mg，每日 2 次，然后缓慢加量；通常维持剂量为 50 ～ 60 mg/d。镇静和恶心是最常见的副作用。突然停药可导致幻觉和癫痫发作；因此，必须逐步停药。

联合治疗和其他药物的使用

因为 TN 的严重程度会增加，因此可能需要联合治疗。

卡马西平和巴氯芬或任一种与苯妥英钠联用。这两种药物联用或任一种与苯妥英钠联用可以提供额外的缓解。能达到治疗性血清水平的苯妥英钠通常日剂量为 300 ～ 400 mg（第 170 章）。尽管苯妥英钠作为单药治疗不如卡马西平有效，但它可能是一种有用的补充治疗，那些严重发作时不能口服药物的患者有时会紧急应用肠外苯妥英钠。

加巴喷丁（Neurontin）及相关药物。如果其他药物治疗无效，可以使用这种药物，但如果需要大剂量使用，镇静可能是一个副作用。目前正在考虑将普瑞巴林和度洛西汀用于难治性疼痛性周围神经病变患者，这属于超说明书用药（第 167 章）。

三环类药物。虽然阿米替林对带状疱疹后神经痛和其他形式的神经性疼痛有效，但对 TN 无效。

阿片类药物。应避免使用阿片类药物，因为它们不可能对长期控制疼痛有帮助，并且可能导致药物依赖。

外科手术

当药物疗效不佳及疼痛导致失能时，可以考虑手术方法。随着手术方法的改进，一些患者可能希望将手术作为首选。一般来说，与多发性硬化症相关的 TN 患者使用任何一种手术疗法效果都欠佳。

经皮射频神经根切断术

经皮射频神经根切断术是一种创伤最小的手术，症状缓解最多，感觉丧失最少。小的疼痛纤维被破坏，而供应相关区域的、有较多髓鞘的触觉纤维则被保留下来。在接受过一次治疗的患者中，80% 的患者得到了持久的缓解；只有 5% 的患者治疗不理想，出现感觉丧失。高达 50% 的患者在 5 年后出现晚期复发，但这些患者通过重复治疗可达到缓解疼痛的目的。

微血管减压术

微血管减压术提供了在没有感觉障碍的情况下长期缓解疼痛的最佳机会，但手术更复杂。因为需要全身麻醉和开颅，所以通常应用于年轻患者。90% 以上的手术患者三叉神经受到动脉或静脉的压迫。肌肉组织或合成材料用于神经减压，1 年成功率为 85%。

伽玛刀是最新的外科干预措施，它将一束聚焦的射线对准后颅窝的三叉神经根进行治疗。在 3 项随机对照临床试验中，伽玛刀治疗 1 年后，平均有高达 69% 的患者在不用药的情况下疼痛完全缓解。疼痛缓解可以延迟，3 年后成功率下降至 52%。

以前使用的治疗方法

以前使用的治疗方法包括酒精注射或部分切除第 5 对脑神经的感觉根。这些技术可以缓解疼痛，但往往只能维持 1 ～ 2 年，而且要以不能令人接受的永久性感觉障碍为代价。全牙拔除是一种无效的治疗方法，不推荐。

患者教育

需要告诉患者病情是可控的，而且往往是自限的。这种知识可以防止精神错乱的患者自杀。医生必须牢记患者可能经历的痛苦；他们需要密切的支持。虽然患者通常已经发现了防止发作的公认方法，例如避免反复接触触发区，但这些方法仍值得一提。必须告知用卡马西平治疗的患者有骨髓抑制的风险和定期监测全血细胞计数的重要性。

治疗建议和转诊指征 [1,4]

- 教导患者避免反复接触触发区。
- 对失能和频繁发作的疼痛开始卡马西平治疗（100 mg，每日 2 次，最好是缓释制剂）；每日剂量增加 200 mg，直至症状得到控制或剂量达到 800 ～ 1000 mg/d。
- 在卡马西平治疗的前 2 个月，每 1 ～ 2 周监测 1 次全血细胞计数和血小板计数；此后，每月检查 1 次即可。
- 如果白细胞计数降至 3000/mm^3 以下或出现皮疹、易出现瘀斑、发热、口腔溃疡，应立即停用卡马西平。
- 卡马西平的替代药物是奥卡西平，剂量为 300 ～ 600 mg，每日 3 次，或巴氯芬，剂量为 10 mg，每日 2 次。每 3 天剂量增加 10 mg/d，直到取得效果或达到最大剂量 60 mg/d。逐渐停药；不要突然停药。应用奥卡西平后血清钠可能下降，在用药的最初 2 周内应检查血钠浓度。
- 如果单用卡马西平或巴氯芬不足以控制症状，可加用苯妥英钠，剂量为 300 mg/d。
- 如果上述药物无效，可开始应用加巴喷丁，剂量为睡前 300 mg，然后每 4 天增加 300 mg，直到总剂量为每日 1800 mg，分 3 次服用。镇静可能是一种限制性副作用。
- 避免使用麻醉药品，因为它们不可能对长期控制疼痛有帮助，而且可能导致药物依赖。
- 无法通过药物治疗的患者需转诊给擅长选择性射频神经根切断术、立体定向伽马刀放射外科手术或微血管减压术的神经外科医生。

（闻　英 翻译，董爱梅　王晶桐 审校）

第十二部分

皮肤病相关问题

第 177 章

皮肤癌的筛查

ARTHUR J. SOBER，SHINJITA DAS，PETER C. SCHALOCK

皮肤肿瘤是人类最常见的癌症之一，发病率和死亡率相当高，通过采取预防措施和及时的诊治，大部分皮肤肿瘤是可以避免发生的。据估计，美国 2012 年发生了 540 万例非黑色素瘤皮肤癌［(角质形成细胞肿瘤，如基底细胞癌（basal cell carcinoma，BCC）和鳞状细胞癌（squamous cell carcinoma，SCC)］，预计 2018 年有 91 270 例黑色素瘤被确诊。虽然黑色素瘤在皮肤癌的占比少于 2%，但它是皮肤癌最常见的致死原因。美国癌症协会预测 2018 年有 9320 人死于黑色素瘤。因为皮肤癌在早期相对容易诊断，并且可以通过简单的措施治愈，所以早期筛查这些肿瘤非常重要，黑色素瘤更是如此。在过去 10 年中，美国黑色素瘤的发病率大约翻了一番，总体上比任何其他癌症的增长速度都要快。

流行病学和危险因素 [1-5]

基底细胞癌

基底细胞癌（BCC）是人类最常见的恶性肿瘤。它们与日晒显著相关，大多数发生在头颈部，尤其是鼻子和脸颊。最近，研究者们发现男性躯干和女性腿部 BCC 的患病率增加。其他发病原因包括遗传性常染色体显性遗传病—基底细胞痣样综合征，该病可发生多发性 BCC，见于相对年轻的人群，并伴有掌部点状凹陷、骨囊肿和前额隆起。既往确诊过 BCC 也是一个危险因素。

一旦 BCC 形成了一个病灶，第二个病灶的发生率在 36% ～ 50%。依据这一发现，BCC 确诊后需要每年随访。

鳞状细胞癌

大多数鳞状细胞癌（SCC）由前期病变——光线性角化病发展而来。SCC 中有 2/3 发生在光暴露部位，风险与日光暴露累计总量呈正比。其他危险因素包括砷摄入、放射诱发的瘢痕形成和烫伤。与非暴露部位或黏膜 SCC 相比，光损伤部位的 SCC 通常生物侵袭性较低，而且不太容易发生转移。

黑色素瘤

黑色素瘤虽然远不如 BCC 和 SCC 常见，但占皮肤癌死亡人数的 75% 以上。最近几十年来，黑色素瘤的发病率迅速上升，目前已超过霍奇金病、白血病、胰腺癌、甲状腺癌和咽喉癌。在美国，黑色素瘤的男女患病比例约为 1∶1，男性稍多。10% 的非家族性患者在原发性黑色素瘤后会进展出现第二个病灶，10% 的患者有亲属患病。

危险因素和前期病变

由于黑色素瘤的发病率迅速上升，人们更加关注黑色素瘤的危险因素和前兆。皮肤白皙、不易晒黑且容易晒伤的人患病风险最大，尤其是那些有间断、强烈日晒史的人。黑人、亚洲人和肤色较深的白人患病风险要低得多。

尽管约 30% 的黑色素瘤起源于色素痣，但绝大多数黑色素瘤从一发现就是恶性的。前期病变包括先天性痣、发育不良痣（即临床上非典型痣）和非发育不良痣。尽管大约 1% 的新生儿会出现先天性痣，但幸运的是先天性痣大多数很小（直径≤ 1.5 cm）。黑色素瘤的风险与大面积的痣（＞ 20 cm）相关性最显著。巨大黑毛痣（图 177-1）是一种先天性痣，与恶变有关，总恶变风险约为 6%。这些病变在一生中的任何时期都有可

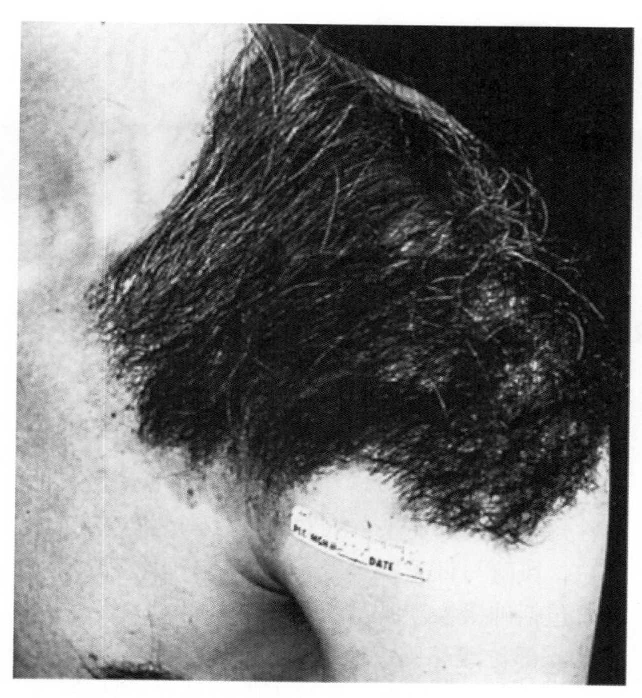

图 177-1 巨大黑毛痣

能发生黑色素瘤，大部分是在 10 岁之前发生。黑色素瘤偶尔会出现在较小的先天性色素痣中，但确切的风险尚不清楚。

发育不良痣在浅肤色白人中的发病率为 5% ～ 10%，通常在青春期早期即可发现。患有发育不良痣的个体在一生中出现黑色素瘤的风险会成倍增加。黑色素瘤患者的一级亲属中，发育不良痣的遗传易感性可能导致黑色素瘤风险增加 8 ～ 12 倍。发育不良痣的患者如果有两个或以上的一级亲属患有皮肤黑色素瘤，其本人黑色素瘤的患病风险超过 50%。具有大量（> 100 个）外观良性痣的患者发生黑色素瘤的风险也可能增加。

皮肤癌的自然病史和有效治疗方法 [3-26]

基底细胞癌

这种癌症很少发生转移或导致死亡，但它们可能具有局部侵袭性和毁容性。转移通常发生在治疗延迟多年的患者，以及那些肿瘤体积大、局部浸润的患者。因为具有共同的危险因素，所以罹患其他皮肤癌的风险也增加。

以下治疗方法的治愈率接近 95%，包括：手术切除、放射治疗、电灼烧和刮除术、使用特殊喷雾器的液氮冷冻治疗。Meta 分析发现手术和外照射放疗治疗低风险 BCC 的复发率最低。

5% 的复发患者在治疗上面临更大的挑战。当应用上述的四种传统方法治疗复发性 BCC 时，治愈率约为 66%。一种特殊的显微描记外科手术即 Mohs 手术可用于治疗难治性、复发性或浸润性 BCC，或美容和功能敏感部位（例如头 / 颈、手、腹股沟和足）BCC。在 Mohs 手术中，切除的组织通过冷冻切片进行显微镜检查，以确定肿瘤是否已被完全切除。向外扩切皮肤，直到组织病理学认定所有边界肿瘤全部清除。采用 Mohs 手术治疗复发肿瘤的治愈率超过 90%，原发肿瘤的治愈率超过 98%。

一些医生提出局部使用 5- 氟尿嘧啶（5-FU）和咪喹莫特治疗浅表性 BCC。对于具有多发浅表病变、不易采用其他技术治疗的患者，这些药物可能有一定作用。

鳞状细胞癌

SCC 可能起源于光线性角化病，每年可能有千分之一的人会发生恶变。Bowen 病属于 SCC 原位癌，如果不治疗，可能会进展为侵袭性 SCC。

光线性角化病

光线性角化病（actinic keratoses，AK）很常见，一般不会对生命造成严重威胁，但是有必要进行治疗，以降低进展为 SCC 的风险。使用 5-FU 乳膏，每天两次，连续使用 2 ～ 4 周；或使用咪喹莫特，每周两次，连续使用 16 周，通常会遏制这些病变。这些治疗用于皮损区域也可以遏制临床上不典型的病变。必须提醒患者，使用 5-FU 或咪喹莫特时会发生明显的炎症反应。由于 5-FU 也是一种光敏剂，因此推荐在秋冬季日光照射减少时进行治疗。咪喹莫特可能导致局部色素脱失。

其他有效的治疗包括冷冻（液氮）和光疗。冷冻也可能导致局部色素减退。在日光性损伤区域使用巨大戟醇甲基丁烯酸酯凝胶（商品名为 Picato）2 ～ 3 天，效果不错，其优点是治疗时间短，依从性高，瘙痒和皮肤刺激的不良反应通常不大。另一种局部治疗方法是蓝光光动力治疗，这种局部治疗使用甲基氨基乙酰丙酸（methyl aminolevulinic acid，MAL，一种光敏剂）涂抹在光损伤表面（整

个面部和 / 或头皮)，并停留作用几个小时。然后将患者的皮肤暴露在蓝光（417±5 nm）下 1000 秒，蓝光将激活光损伤皮肤吸收的 MAL，并引起炎症反应。

四种治疗头部多发光线性角化病的随机试验（5-FU、咪喹莫特、MAL 光动力治疗或丁烯酸酯凝胶）发现，5-FU 的效果最好，不复发率约 75%，其次是咪喹莫特约 54%，MAL 约 38%，丁烯酸酯约 29%。如果存在皮肤角化，可能需要进行皮肤活检以排除基底发生 SCC。

鲍温病

鲍温病（原位鳞状细胞癌）属于光线性角化病下一级的角质形成细胞肿瘤，一般比光线性角化病少见。手术切除鲍温病的病灶可能是最有效的治疗方法。另外，这种肿瘤也可以通过液氮冷冻、电灼和刮除治疗获得满意效果。

侵袭性鳞状细胞癌

侵袭性 SCC 可通过手术切除、Mohs 手术或者放疗进行治疗，后者通常用于 60 岁以上患者。

黑色素瘤

黑色素瘤可分为四种组织病理学类型，每种类型都有其特有的病史和临床过程。

浅表播散型黑色素瘤

浅表播散型黑色素瘤是美国最常见的类型，占全部黑色素瘤的 70%。早期皮损存在 1 ~ 7 年，此后出现丘疹或结节，表明已经发生深部浸润。之前，皮损表浅生长，在此期间切除，患者的 5 年生存率接近 100% 。

结节型黑色素瘤

结节型黑色素瘤比浅表播散型黑色素瘤的预后差。可能发病开始即为恶性，或从痣恶变为侵袭性肿瘤。即使肿瘤出现临床表现后很快被切除，很大一部分患者也可能已经发生了转移。这种类型的肿瘤和浅表播散型黑色素瘤一样，可以发生在任何皮肤表面。结节型黑色素瘤约占全部黑色素瘤的 15%。发生在头颈部的肿瘤预后特别差，尤其是那些有溃疡性肿瘤表现的老年男性患者。

恶性雀斑样痣黑色素瘤

第三种类型的黑色素瘤是恶性雀斑样痣黑色素瘤，发生于老年患者日光损伤的皮肤上，约占黑色素瘤的 5%。它是黑色素瘤中侵袭性最小的，在皮肤侵袭发展之前可能存在了 5 年或更长时间。侵袭之前的病变被称为恶性雀斑样痣（即原位黑色素瘤）。恶性雀斑样痣一般采用外扩 5 ~ 10 mm 边缘局部切除，疗效满意；而恶性雀斑样痣黑色素瘤建议外扩 1 cm 或更宽的边缘进行切除。尽管有时会出现局部复发，但这种类型肿瘤的外科手术结果通常较好。患者死于恶性雀斑样痣黑色素瘤转移的情况并不常见。

肢端雀斑样痣黑色素瘤

肢端雀斑样痣黑色素瘤发生在手掌、足跖、甲下和黏膜。它是黑人和东亚人最常见的黑色素瘤，但也可能发生在白人中。病变开始为扁平的色素性斑片或斑块，边界不规则，色素不均匀。早期皮肤活检对于转移前实现治愈至关重要。

黑色素瘤的预后

最广泛的用于评估黑色素瘤患者预后的方法是 Breslow 系统，使用原发肿瘤的深度作为主要决定因素。使用标准显微镜的目镜微尺测量肿瘤深度，从颗粒层细胞到最深的肿瘤细胞。深度小于 1.0 mm 的肿瘤预后几乎一致良好（10 年生存率＞90%），而深度超过 4.0 mm 的肿瘤预后较差（10 年生存率＜ 50%）。深度介于这之间的为 1.0 ~ 2.0 mm 肿瘤（无溃疡者 10 年生存率为 80%，有溃疡者为 65%）和 2.0 ~ 4.0 mm 肿瘤（无溃疡者 10 年生存率为 65%，有溃疡者为 55%）。晚期黑色素瘤的最新治疗进展主要包括免疫疗法和特异性基因突变靶向治疗，尤其在高危和晚期疾病患者中，统计数据显示生存率显著提高，病情无进展。

黑色素瘤的治疗

使用预后评估系统，根据黑色素瘤的严重程度匹配合适的治疗方式。

原发性黑色素瘤。推荐进行广泛的局部切除。手术切除的宽度基于原发肿瘤的深度。对于深度达 1.0 mm 的肿瘤，推荐边缘外扩 1.0 cm 切除；对于深度为 1.0 ~ 4.0 mm 的肿瘤，推荐边缘外扩 2 cm 切除。前哨淋巴结活检已成为中风险患者分期流程的标准步骤，可为辅助治疗提供有意义的分期指导。活检将改善无病生存。全部淋巴结切除术（当前哨淋巴结显示存在转移灶时，切除剩余的区域淋巴结）可改善对局部病变的控制，但其本身并不能提高生存率。

晚期和转移性黑色素瘤。随着靶向免疫疗法的应用，治疗和预后发生了巨大变化。干扰素 α 作为最初的免疫治疗，无靶向性且耐受性差；此外，除了少数Ⅱ期或Ⅲ期溃疡性黑色素瘤患者外，它并未显著延长生存期。更有针对性的免疫疗法以免疫检查点和丝裂原活化蛋白激酶通路（mitogen-activated protein kinase pathway，MAPK）为靶点，显著延长了无病生存期，特别是对于那些预后可能很差。已经发生转移的患者和已经手术的晚期患者。

FDA 批准的三个单克隆抗体检查点抑制剂（伊匹单抗［抗 -CTLA4］、帕博利珠单抗［抗 -PD-1］和纳武单抗［抗 -PD-1］），现在可以常规开具，用于治疗不可切除的Ⅲ期、Ⅳ期、复发性黑色素瘤和做了切除的晚期黑色素瘤，甚至对脑转移的患者也提高了生存率。虽然疾病负担较轻的人有时选用单一疗法，以最大程度地减少免疫介导的不良反应，但是改善转移性黑色素瘤患者生存期的最佳办法是采用联合治疗（例如纳武单抗和伊匹单抗）。对于已手术的Ⅲ期患者，帕博利珠单抗单药治疗似乎比伊匹单抗单药治疗耐受性更好，且效果相当。对转移性黑色素瘤患者随访 3 年，接受联合治疗的患者由于许多依然存活，尚无法得出中位生存率；单独接受纳武单抗治疗的患者，中位生存率为 37 个月，单独接受伊匹单抗治疗的患者为 19 个月。

具有 BRAF V600E 或 V600K 突变的转移性黑色素瘤患者，通过靶向抑制 MAPK 通路中 BRAF 和 MEK 的免疫治疗，提高了无病生存率。抑制 MEK 延迟 BRAF 通路抵抗。联合疗法（达拉非尼 / 曲美替尼和威罗非尼 / 考比替尼 ）已用于治疗携带这些突变的转移性黑色素瘤患者。在此类疗法的一项随机试验中，超过 1/3 的人存活 5 年，1/5 完全应答，存活率大约 71%。正常的乳酸脱氢酶水平、较小的肿瘤负荷和最初完全应答与良好预后相关。

这些免疫疗法价格昂贵，并且副作用频发，包括胃肠道不适、皮疹、疲劳和肝功能异常、自身免疫性甲状腺疾病和结肠炎。有趣的是，接受威罗非尼单药治疗而非联合治疗的患者可以观察到皮肤恶性肿瘤的增加。

对这些免疫治疗和其他先进治疗方法的研究仍在进行。晚期或转移患者应被转诊到有相关专家的医学中心，他们可提供这些治疗并提供参加临床试验的机会。

巨大先天性痣。巨大先天性痣的治疗存在争议。早期手术切除是必要的，以减少恶变的风险。由于终生风险约为 6%，而且美容手术可能工程巨大，所以一些人主张采取观望态度并定期随访。

预防

限制紫外线暴露

预防是降低皮肤癌发病率最有效的方法，主要集中在限制紫外线（UV）辐射的暴露，这是皮肤癌的主要危险因素。UVA 和 UVB 都会导致皮肤癌和光老化。从晚春到初秋，UVB 在上午 10 点到下午 4 点之间最强，UVA 在一天和一年中都是恒定的。UVA 不会被透明玻璃滤过，但 UVB 可以被玻璃阻挡。美国预防服务工作组的报告发现大量证据，支持对儿童和成人需要限制阳光和其他形式紫外线的暴露，尤其在 24 岁以下、皮肤白皙的人。20% 的青少年和 40% 的大学生报告曾使用日光浴床，这意味着要解决年轻人大量使用日光浴床的问题。在紫外线穿透高峰期（上午 10 点至下午 4 点），避免阳光照射也很重要。

使用防晒霜和衣服防晒

这是第二位重要的预防措施。澳大利亚的 SunSmart 计划推荐 6 S 法：穿衣服（slip on clothing）、涂防晒霜（slop on sunscreen）、戴帽子（slap on a hat）、寻找背阴处（seek shade）和戴太阳镜（slide on sunglasses）。使用防晒霜可以显著降低 UVA 和 UVB 的暴露。皮肤防晒指数（skin protection factor，SPF）是指使用防晒霜与未使用防晒霜出现晒伤的时间之比。SPF 15 的产品可阻挡 93% 的紫外线，SPF 50 的产品可阻挡 98% 的紫外线。美国皮肤病学会推荐 SPF ≥ 30 的产品。防晒霜分为有机和无机两种配方，前者为含有二苯甲酮、肉桂酸酯、PABA 衍生物、水杨酸盐和阿伏苯宗的混合物，后者由可以形成物理屏障的氧化钛或氧化锌颗粒组成。虽然无机制剂的微粉化（纳米颗粒）配方使颗粒变得细腻，目前容易购买且颇受欢迎，但是其潜在的防晒效果稍差。

一些衣服可以阻挡紫外线暴露，根据其紫外线防护系数（violent protection factor，UPF）进行分级：15 ～ 24 表示防护良好，25 ～ 39 表示防护非常好，40 ～ 50 表示防护出色。

功效。大多数防晒霜在使用时并未采用 SPF 测定时厚层涂抹的方法。因此，实际使用防晒霜只能达到约 25% 的 SPF。虽然使用效果降低，但是澳大利亚的随机试验发现，使用 SPF 16 的防晒霜后，新的原发性黑色素瘤减少了 50%，侵袭性黑色素瘤减少了 73%。

安全性。有机防晒霜会引起接触性和日光性皮炎，最常见的诱因是羟苯甲酮。其大量使用导致全身吸收，机制不清，一些动物研究观察到雌激素样作用。另外，已经报道了一些由其引发的环境危害，如珊瑚礁白化，因此在夏威夷禁止使用含有羟苯甲酮和甲氧基肉桂酸辛酯的防晒霜。

用法。为了达到最佳效果，防晒霜需要全身充分涂抹（35 ml 或 7 茶匙）。如果同时使用驱虫剂，应在涂抹防晒霜后再使用驱虫剂。不建议使用含有防晒剂的驱虫剂，因为剂量固定，可能无法满足防晒的要求。

烟酰胺（维生素 B_3）口服治疗

烟酰胺具有保护皮肤免受紫外线辐射伤害的潜在作用。随机试验发现，每日两次 500 mg 可将高风险患者黑色素瘤和光线性角化病的发生率降低约 25%。12 个月的研究中以及停止治疗后均未发现不良反应。长期有效性和安全性需要更多数据。

临床筛查和诊断 [3,5,27-33]

皮肤癌是独特的癌症，因为它很容易被发现，并且作出组织诊断也相对容易。

基底细胞癌

BCC 有几种类型。典型的表现是逐渐变大的半透明毛细血管扩张性丘疹（图 177-2），随后发展为中央性溃疡（图 177-3）。这种溃烂性丘疹被称为“侵蚀性”溃疡。BCC 也可能在深色皮肤的人中变成色素沉着，易与结节型或浅表播散型黑色素瘤混淆。浅表型的 BCC 最常见于躯干，具有红色斑块的外观。女性腿部的浅表型 BCC 也越来越普遍。硬化型 BCC 类似于瘢痕（硬皮病样 BCC），肿瘤细胞巢散布在厚厚的纤维束中。硬皮病样 BCC 对治疗更具抵抗力。

BCC 的鉴别诊断包括真皮痣和其他附件肿瘤，例如毛发上皮瘤，外观很像 BCC。BCC 的组织病理学检查可见嗜碱性肿瘤细胞增生，通常位于真皮上部，成巢分布，周边细胞呈栅状排列。病理医师通过显微镜诊断这种肿瘤相对容易。因为 BCC 在已经患过 BCC 的人中更常见，所以对有 BCC 病史

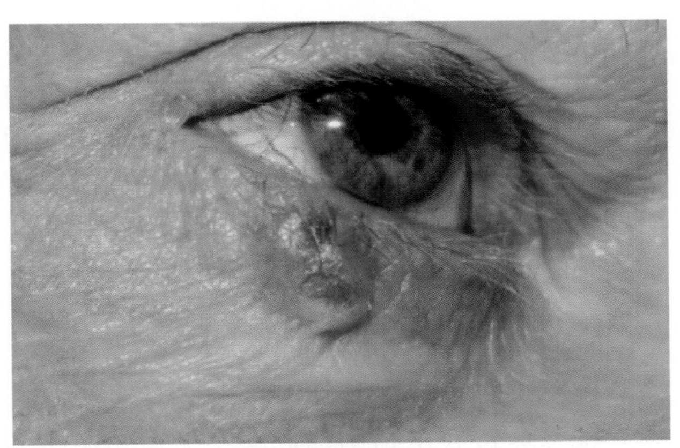

图 177-2 典型结节型基底细胞癌，具有串珠样结构、毛细血管扩张和浅溃疡

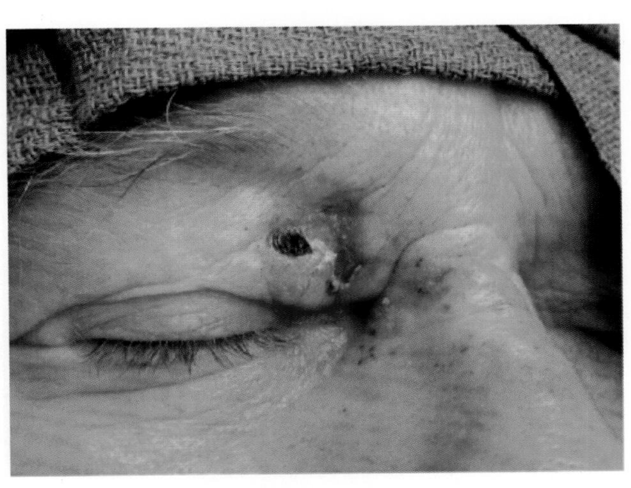

图 177-3 溃疡型基底细胞癌，可见结节和硬化

的患者应每年随访，以便及早发现新的皮肤癌。

鳞状细胞癌

早期光线性角化病表现为扁平或轻微隆起的鳞屑性红色斑片，可能单发或多发，好发于光暴露区域（图 177-4）。光线性角化病通常比较容易觉察（砂纸样质地）。它似乎经历了从红色斑片逐渐发展到隆起鳞屑性斑疹或丘疹的循环演变。后期表面会结痂，有时甚至会发展成角蛋白皮角。这些皮损的组织病理学检查显示表皮基底层存在非典型角质形成细胞。

鲍温病

鲍温病属于原位癌，通常表现为慢性、无症状、不愈合、缓慢扩大的红斑，边界清晰，形状不规则。其类似湿疹皮炎的外观，外用类固醇治疗无效（图 177-5）。通常斑片中有结痂区域。边界清晰、慢性病程和缺乏症状提示需要进行活检。在深肤色患者如地中海人群，病变可能呈褐色。鲍温病可以发生在皮肤的任何部位，以及皮肤黏膜部位如外阴。外阴部位皮损的鉴别诊断应包括硬化萎缩性苔藓、慢性单纯性苔藓和 SCC；当病变有色素沉着时，需要鉴别黑色素瘤。在组织病理学检查中，全层表皮可见非典型角质形成细胞，但未侵袭真皮。

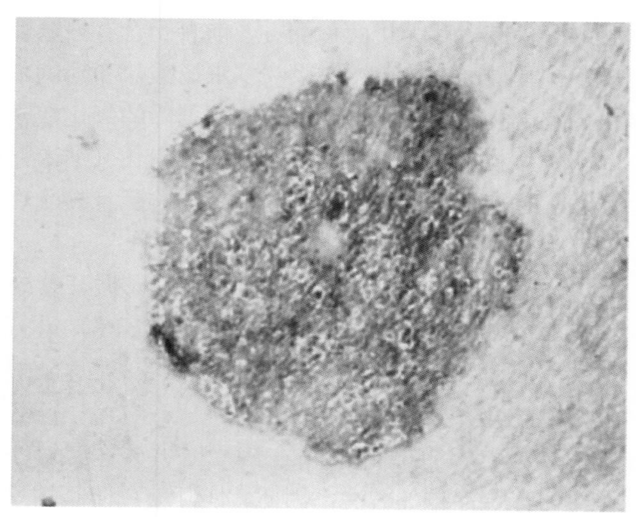

图 177-5　鲍温病——原位鳞状细胞癌

侵袭性鳞状细胞癌

侵袭性 SCC 表现为同肤色、无症状的结节（SCC 可能偶尔疼痛）增大，并经常发生溃疡和结痂（图 177-6）。结节表面可能角化增厚，也可能形成皮肤角化。显微镜下，SCC 具有非典型角质形成细胞（非典型细胞核和有丝分裂增加），指状浸润到真皮中。

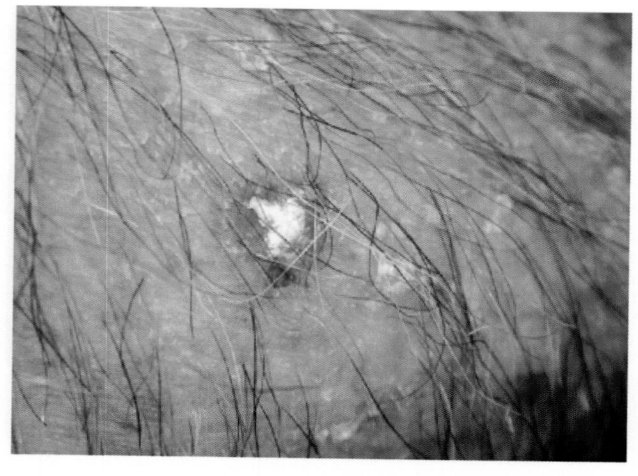

图 177-4　增生性光线性角化病的特征——角化性丘疹

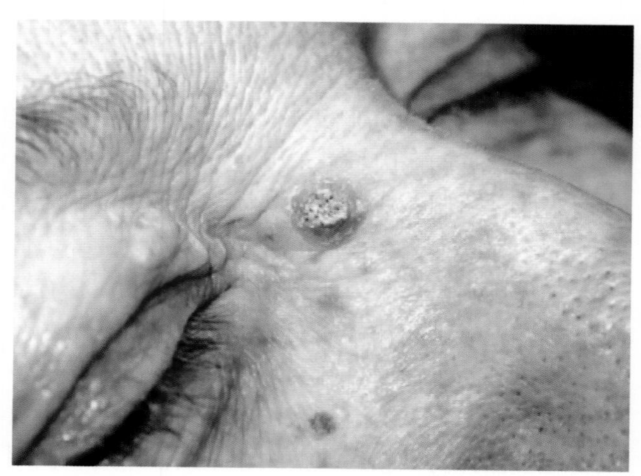

图 177-6　角化性丘疹，增厚，临床疼痛，显示为鳞状细胞癌

有时 SCC 可能与角化棘皮瘤混淆，后者为良性角质形成细胞肿瘤，表现为半球形，显著中央角栓（图 177-7）。病理医师可能难以在组织病理学上将角化棘皮瘤与 SCC 区分开来。角化棘皮瘤通常生长更快，并且经常自发消退。

黑色素瘤

特征包括不对称（一半与另一半不同）、边界不规则（有时存在凹痕；图 177-8）、颜色多样和色素沉着模式多样（特别是红色、白色、蓝色，以及这些颜色的混杂色，如灰色和粉红色），并且面

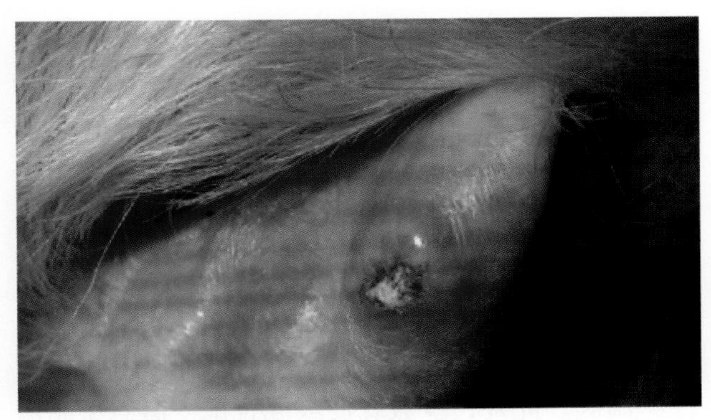

图 177-7 角化棘皮瘤，耳部可见火山口样外观，中央角栓

积增大。使用 ABCDE 法则有助于早期识别可疑的色素性病变：

A，形状不对称

B，边界不规则

C，颜色变化

D，直径大于 6 mm（铅笔橡皮头大小）

E，病变进展和变化

应该强调的是，一些黑色素瘤可以在肿瘤直径小于 6 mm 时被发现。

中、晚期黑色素瘤的其他特征包括表面隆起、溃疡或出血。无论外观如何，任何有变化的色素性病变都应考虑活检。各种类型的黑色素瘤都有明显的临床和组织病理学特征。

浅表播散型黑色素瘤

浅表播散型黑色素瘤的边界不规则，色素沉着形状和颜色发生改变（图 177-8）。

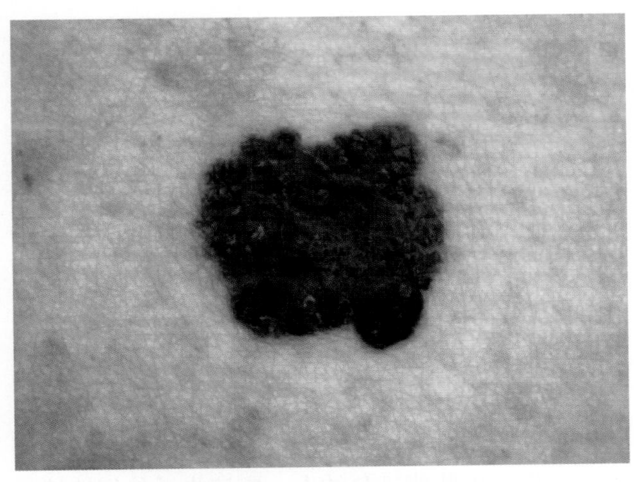

图 177-8 浅表播散型黑色素瘤。注意不规则的边界、不对称和缺口

结节型黑色素瘤

结节型黑色素瘤从开始即为侵袭性肿瘤，或由痣发展而来，无放射状生长。外观表现为不同大小的蓝色、蓝黑色或灰色结节（图 177-9）。这些黑色素瘤可能对称或周边不规则，边缘分散而锐利。大约 5% 的结节型黑色素瘤缺乏色素（无色素性黑色素瘤）。大多数结节型黑色素瘤具有很强的侵袭性（> 1 mm），尤其在合并溃疡且位于头颈部的老年男性，预后较差。

恶性雀斑样痣

恶性雀斑样痣（原位黑色素瘤）开始表现为类似雀斑的斑片，逐渐扩展变大，通常发生在长期日光损伤的皮肤表面。其具有明显不规则的色素沉着，边界极不规则（图 177-10）。可能会自发消退；边界可能一侧进展，而另一侧消退，因此黑色素瘤似乎在皮肤表面游走。

肢端雀斑样痣黑色素瘤

肢端雀斑样痣黑色素瘤发生在手掌、足跖、甲下和黏膜部位，开始为色素斑片，其边界和色素模式可能不规则（图 177-11）。早期活检对在转移发生之前治愈至关重要。

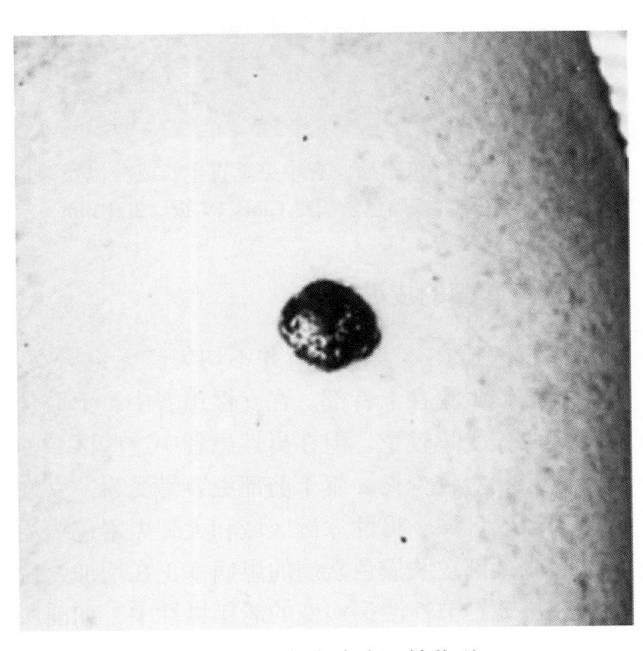

图 177-9 黑色素瘤，结节型

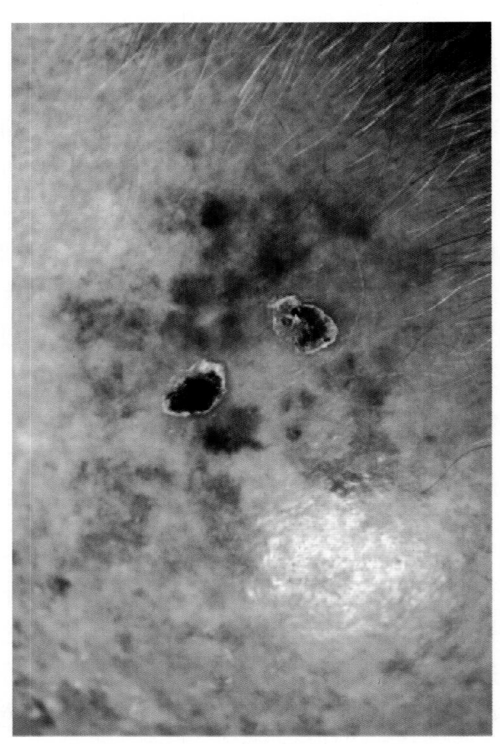

图 177-10 恶性黑色素瘤，边界不清，颜色多样。活检后继发结痂

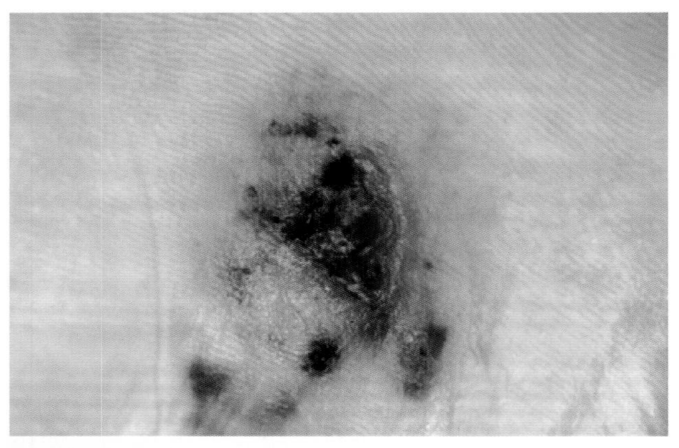

图 177-11 肢端黑色素瘤。有中央垂直生长成分以及溃疡和侧向色素生长。该黑色素瘤是 Clark IV 级，2.71 mm

黑色素瘤的皮肤分布

黑色素瘤在体表的分布并不均匀。无论男女，黑色素瘤均聚集在上背部。在女性患者中，下肢从脚踝到膝盖受累较重，但在男性患者中这些区域的黑色素瘤相对较少见，躯干前部更容易受累。女性文胸和泳衣区域、男性泳裤区域和大腿黑素色瘤均少见。头颈部皮肤黑色素瘤的患病率正在增加，特别是在出现结节性溃疡病变的老年男性中，如前所述，其预后较差。

由于多达 10% 的非家族性黑色素瘤患者会出现第二个原发肿瘤，因此建议每次就诊时检查全身皮肤表面是否存在第二个肿瘤。在家族性黑色素瘤患者中，多达 30% 的患者可能会出现第二个原发肿瘤。黑色素瘤患者的一级亲属应接受检查。

黑色素瘤的鉴别诊断

上述特征有时见于色素性基底细胞癌和色素性鲍温病。此外，少数真皮或混合痣、激惹型脂溢性角化病以及部分血管病变偶尔会在临床上与黑色素瘤混淆。其中，脂溢性角化病尤其容易引起患者的担忧，如果告知患者需要关注可疑特征，常会引发患者的担心。脂溢性角化病的特征包括色素沉着、“粘着外观”的隆起皮损，通常可见深色过度角化栓子，表面与黑色素瘤相似，黑色区域散布在深浅不一的棕褐色隆起皮损中，随着时间推移会出现疣状增生。脂溢性角化病无恶变可能，但与基底细胞癌有关，极少数情况下，两者可以出现在同一部位。对于那些觉得皮损影响美观，或位于外衣或内衣摩擦部位、易被激惹的患者。如果觉得麻烦，治疗方法通常是切除，但一种外用药物（40% 过氧化氢，Eskata）已获得 FDA 批准使用。

良性蓝痣是位于皮肤深层的痣，呈现蓝黑色的色素外观。从表面看，它也具有黑色素瘤的一些临床特征，但区别在于其呈现均匀蓝色，多年不生长，边缘清晰，表面光滑。细胞性蓝痣是一种变异型，外观呈结节状，缓慢逐年生长，可能会引起人们的关注。如果任何病变符合上述标准，则需要进行活检和组织病理学评估，或转诊给专科医生。

黑色素瘤的分期

评估分期的最佳方法是确定黑色素瘤的深度并注意任何疾病扩散的证据，尤其是淋巴结病理；15% ~ 20% 的人会扩散到淋巴结。对于厚度大于 1 mm 或小于 1 mm 并具有某些不良特征的原发性黑色素瘤患者，前哨淋巴结活检可以提示预后。

建议 [34-37]

- 对于所有容易晒伤的浅肤色人以及有日光损伤或皮肤癌迹象的人，应该告诫他们持续高强度日光暴露的危害。应建议他们避免在

上午 10：00 至下午 4：00 暴露在阳光下，70% 的有害紫外线辐射发生在这个时间段；还要避免或尽量减少使用日光浴设备，其也是紫外线辐射的来源。

- 应建议所有有罹患皮肤癌风险的人外出时使用广谱防晒霜，同时阻挡 UVB 和 UVA 的辐射，并且防晒系数至少为 30（SPF 30）。
- 有砷暴露史或既往有放疗史和放射性皮炎史的患者，应密切关注肿瘤的发展。
- 对于非黑色素瘤皮肤癌，患者应向医生报告所有新出现的、缓慢生长的、皮色或半透明丘疹或结节，尤其要报告自发性出血、溃疡或皮角。阳光照射最强的区域风险最大。
- 对于皮肤黑色素瘤，患者应向医生报告所有边界不规则或颜色有变化的色素性病变，尤其是蓝色、灰色或黑色。色素性病变的任何生长或颜色变化也应引起警惕。不要忽视头颈部区域。
- 如果对皮肤病变是否为良性存有任何疑问，基层全科医生的责任是进行皮肤活检或将患者转诊给有经验的专家征求意见。如果患者和医生共同努力，皮肤癌和相关死亡的发生率可以大大降低。

（郭秀军　马　川 翻译，董爱梅 审校）

第 178 章

瘙痒症的评估

SHINJITA DAS，PETER C. SCHALOCK

瘙痒（痒）是一种会激发抓挠冲动、令人不快的皮肤感觉。它可以是局部或全身的，急性或慢性的，并可能伴有或不伴有相关的皮肤表现。瘙痒可发生在任何皮肤表面，例如结膜、口咽和肛门生殖器区域。瘙痒可能由皮肤病、系统性疾病或心理障碍引起。皮肤瘙痒在老年人中尤其常见，随着年龄的增长，瘙痒症的患病率增加。当发病原因不明且瘙痒症状影响了患者的日常生活时，对临床医生来说非常具有挑战性。基层全科医生应该能够对瘙痒进行合理、详细的评估，并提供有效的缓解症状的方法。

病理生理学和临床表现 [1-9]

病理学

尽管“瘙痒感受器”仍不明确，但痒感源于表皮下层和真皮 - 表皮交界处的复杂游离神经丛。这些神经纤维仅存在于皮肤中，尤其集中于手腕和脚踝的屈侧部分以及黏膜部位。传入途径通过有髓鞘的 A-delta 纤维和无髓鞘的 C 纤维到达脊髓后角，上升到对侧脊髓丘脑束并终止于大脑皮质。抓挠反应是一种脊髓反射，可以通过中枢抑制而不是减弱外周感觉的输入来消除瘙痒。学者们已经报道了许多瘙痒相关的化学介质和调节物质，包括白三烯 B4、前列腺素、P 物质、组胺、阿片类和非阿片类肽、生长抑素、神经激肽 A、血清素、激肽和乙酰胆碱（ACh）。在荨麻疹和肥大细胞增多症中，组胺与引起瘙痒有直接的联系。白三烯 B4 和前列腺素 E2 会导致人类皮肤瘙痒。乙酰胆碱介导特应性皮炎患者的瘙痒。

各种外部刺激（如炎症、热、干燥和血管舒张）降低了瘙痒的阈值，人们对痒感的反应程度各不相同。心理因素会影响对瘙痒的感知，这解释了为什么医疗工作者在诊治疥疮或虱病患者后可能会感到瘙痒。

一种可能的瘙痒分类系统将这种感觉分为四个不同的类别。神经源性瘙痒源于神经生理功能障碍，例如胆汁淤积症或药物引起的瘙痒。神经源性瘙痒是由原发性神经系统疾病引起的，在没有瘙痒刺激的情况下引起瘙痒神经元的异常放电。精神障碍性瘙痒例如“寄生虫病妄想”是另一类瘙痒，它被认为是一种排除性诊断。最后一类是皮肤病引起的瘙痒，即皮肤病引起的（或皮肤源性）瘙痒。

临床表现

瘙痒可能是局部的，也可能是全身的，并可伴有或不伴有相关的皮肤病变，甚至由系统性疾病引起。

皮肤病

许多皮肤病可能会出现瘙痒。

皮肤干燥（干燥症）。皮肤干燥（干燥症；见第 183 章）是最常见的诱因，而且在老年人中尤其常见，因为随着年龄的增长，皮肤脂质产生减少。室内湿度低时症状更严重，尤其在冬天使用加热器或空调时。用偏振光检查皮肤可发现细小的鳞屑和皲裂。

荨麻疹。荨麻疹（见第 181 章）是一种常见的皮肤病，其特征是水肿、红斑、中心苍白的聚合风团和皮肤划痕症（用钝物划压皮肤引起的荨麻疹）。虽然荨麻疹非常痒，但皮疹通常在特定部位持续不超过 24 小时。这与荨麻疹性血管炎相反，荨麻疹性血管炎是小血管炎的一种亚型，表现为烧灼感和系统症状（累及胃肠道和肌肉骨骼），并且症状持续超过 24 小时。

疱疹样皮炎。疱疹样皮炎（一种与乳糜泻相关的剧烈瘙痒的自身免疫性疱病）可以有少量的皮疹伴随轻微的临床表现。水疱是特征性皮疹，但是表皮脱落可能会使水疱消失。通常，一旦通过抓挠将疱顶揭开，瘙痒就会消失。皮损出现前常有强烈的烧灼感。

疥疥。疥疮的临床症状不明显。在养老院和精神病院等长期护理机构中，疥疮具有流行性。对于卫生状况良好的人，10 只以下的疥螨即可能导致手和足指（趾）缝间中出现特征性隧道皮疹（图 178-1）（参见第 195 章）。有时，唯一的发现可能是对疥螨的皮肤免疫反应引起的非特异性丘疹。

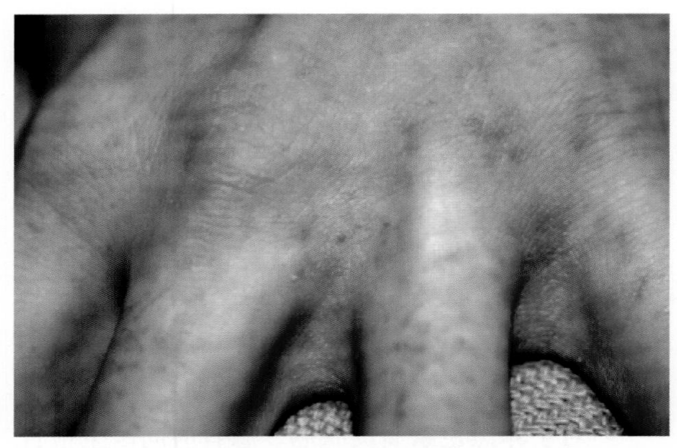

图 178-1 疥疮感染的男性患者指缝间可见丘疹和单个隧道（右手）

特应性皮炎。特应性皮炎（湿疹）是一种慢性、炎症性、瘙痒性皮肤病，在患有过敏性鼻炎 / 季节性过敏和（或）哮喘以及有特应性三联征（特应性皮炎、哮喘、过敏性鼻炎）家族史的患者中出现概率增高。该病有一个恶性的“痒 - 抓”循环，其中抓挠会导致进一步的炎症和皮肤损伤，反复发生，从而导致特应性皮炎被称为“瘙痒皮疹”。与提到的其他皮肤病不同，特应性皮炎缺乏原发性皮肤损害，炎症产生的继发性皮疹呈多形性。特应性皮炎患者可能有急性或慢性表现（急性期出现渗液、红斑和可能多重感染的丘疹和斑块，而慢性期表现为鳞状、过度色素沉着或色素减退性斑块伴苔藓样变［皮肤增厚，皮肤纹路加深］）。

结节性痒疹。结节性痒疹是一种极度瘙痒、角化过度的结节（图 178-2），由类似于特应性皮炎的恶性瘙痒 - 抓挠循环引起的慢性皮肤剥脱、摩擦或抓挠发展而来。尽管常见的病因包括特应性、妊娠和全身性疾病，但病因仍不明确。结节性痒疹可能与潜在的心因性和精神心理原因相关，包括焦虑症。

肾脏疾病

瘙痒可能伴随严重的慢性肾衰竭，尤其是接受血液透析的患者，其中高达 80% 的患者可能会经历这种不愉快的瘙痒感觉。继发性甲状旁腺功能亢进引起高磷血症可能导致这些患者出现瘙痒。其他研究表明瘙痒和神经病变、贫血、全身干燥症有关，并且和内肽酶或激肽有关，这些物质可在尿毒症个体中积聚。肾脏疾病的瘙痒与血清组胺水平无关，对抗组胺药无反应。

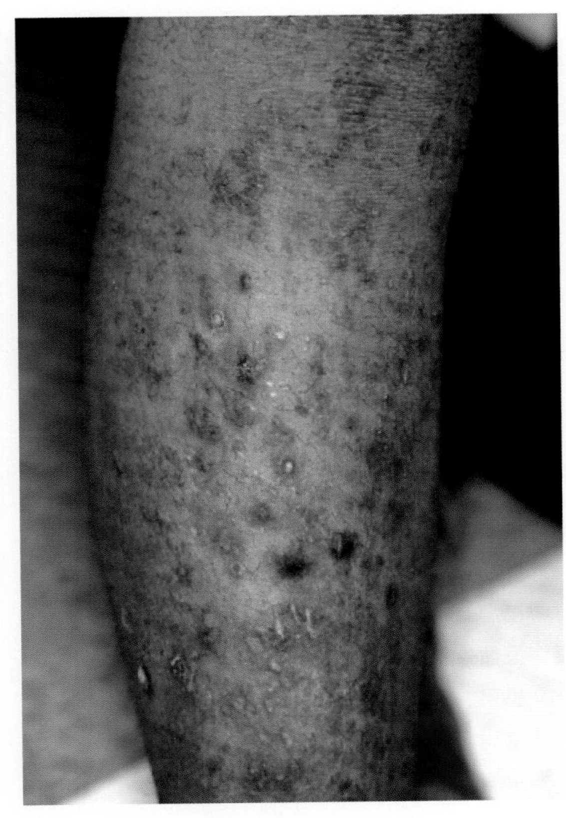

图 178-2　被臭虫叮咬的男性腿部多处结节性痒疹

神经病变

神经病变的主要表现通常是感觉异常而不是瘙痒。神经病变通常会导致“如坐针毡”、刺痛或烧灼感，从而唤起人们想要摩擦而非抓挠的欲望。与瘙痒相关的最常见的皮肤病是感觉异常背痛，这是一种病因不明的疾病，其中脊神经压迫 / 创伤可能导致慢性上背部 / 肩胛下的瘙痒。桡神经性瘙痒表现为手臂背外侧的慢性间歇性瘙痒，是桡神经皮支的孤立性神经病变。这些病症的治疗将在后面讨论。

内分泌疾病

4% ～ 11% 的慢性 Graves 病患者中可以出现全身性皮肤瘙痒。可能的机制包括激肽活性增加和皮肤血流量增加导致皮肤温度升高。甲状腺功能减退症也会有广泛的皮肤瘙痒，可能的原因是皮肤干燥症。尽管糖尿病的瘙痒在某些情况下可能涉及念珠菌病引起的局部刺激，但对其他内分泌疾病的瘙痒机制知之甚少。

肝脏疾病

在众多肝脏疾病中，阻塞性胆汁淤积性肝病引起的瘙痒最常见。严重的瘙痒可能是原发性胆汁性胆管炎的表现，这种疾病几乎都发生于中年女性。尽管在没有胆汁淤积的情况下，瘙痒很少见，但 20% ～ 25% 的黄疸患者有瘙痒的困扰。胆汁淤积性瘙痒症与阿片肽和胆汁酸盐在皮肤中释放的蛋白酶有关。然而，血清胆汁酸盐浓度与瘙痒程度之间几乎没有相关性。妊娠肝内胆汁淤积症或妊娠瘙痒症发生在妊娠后期 3 个月，据报道见于 1% ～ 3% 的孕妇，虽然黄疸并不常见，但该病被认为源于胆汁淤积症。

血液系统疾病

中老年患者的全身性瘙痒应促使临床医生考虑潜在的恶性肿瘤可能，并根据病史和体格检查进行有针对性的检查。瘙痒通常发生在下肢，30% ～ 50% 的真性红细胞增多症（polycythemia vera，PCV）患者可发生。瘙痒通常由热水淋浴或泡澡诱发。瘙痒可能比 PCV 的发展早数年。在蕈样肉芽肿病（皮肤 T 细胞淋巴瘤）中，瘙痒极为常见，并被认为是一种不良的预后因素。霍奇金病也可能引起瘙痒，尽管瘙痒作为预后指标的作用比以前认为的要小。循环嗜碱性粒细胞数量增加导致组胺释放和胆汁淤积是此类瘙痒的可能机制。瘙痒还被发现与缺铁性贫血有关，尽管其机制不明，而且瘙痒与疾病严重程度之间无相关性。人类免疫缺陷病毒（HIV）感染会导致某些患者出现进展性瘙痒，这可能与嗜酸性粒细胞增多、前列腺素合成和周围神经病变有关。据报道，在 Waldenström 巨球蛋白血症、嗜酸性粒细胞增多综合征、多发性骨髓瘤和系统性肥大细胞增多症患者中也会发生瘙痒。在系统性肥大细胞增多症中，患者可能会出现大量与肥大细胞激活一致的非特异性症状，从潮红、荨麻疹、血管性水肿、瘙痒和鼻塞到胃肠道不适、偏头痛和注意力难以集中。

精神疾病

神经性抓挠患者即使没有瘙痒，他们也会有抓挠行为。另外，当缺乏其他刺激时，瘙痒更常见于夜间。尽管“神经性皮炎”的抓痕可能见于患者能够触及的任何地方，但它们往往集中在四肢。抑郁和烦躁情绪在此类患者中尤为常见，如瘙痒发作前的严重冲突和情境压力。

鉴别诊断 [1-3,7-12]

引起瘙痒的原因可能源自皮肤病、系统性疾病或精神疾病（表 178-1），但皮肤病是最主要的原因。瘙痒可能是局部的或全身性的。局部瘙痒通常是原发性皮肤病、皮肤真菌感染、炎症侵袭或精神疾病的征兆。对于全身性瘙痒，尽管皮肤病仍然是主要致病因素，但系统性疾病或心因性疾病的可能性增大。在老年人群中，最常见的瘙痒原因是皮肤干燥。

表 178-1　与瘙痒相关的疾病

皮肤病
节肢动物 / 昆虫叮咬
大疱性类天疱疮
皮炎
特应性皮炎
接触性皮炎（变应性和刺激性）
疱疹样皮炎
皮肤癣菌病
感染性皮肤病
疥疮
虱病
扁平苔癣
慢性单纯性苔藓
玫瑰糠疹
银屑病
荨麻疹和划痕症
水痘
干燥症
精神疾病
神经性抓痕
抑郁症
寄生虫病妄想
结节性痒疹
系统性疾病
甲状腺功能亢进 / 甲状腺功能减退
慢性肾衰竭
药物反应
血液性疾病
缺铁性贫血
蕈样肉芽肿
真性红细胞增多症
副蛋白血症
系统性肥大细胞增多症
肝胆疾病
肝内胆汁淤积
肝外梗阻
妊娠后期 3 个月
恶性肿瘤
恶性类癌
淋巴瘤，白血病
多发性骨髓瘤
HIV 感染
寄生虫病
蛔虫病
钩虫病
盘尾丝虫病
旋毛虫病

检查 [1-3,7-12]

寻找原发性皮肤病或疥疮感染是评估瘙痒患者的第一步。通常，仔细检查皮肤并结合病史中的一些线索可提示诊断。皮肤病有可识别的皮损和特征分布，除非被继发性损害（如表皮剥脱、苔藓样变或感染）所掩盖，通常不会造成明显的诊断困难。系统性疾病需要更详细的病史和体格检查，这些检查超出皮肤科范围，一些是特定的实验室检查。

病史

应仔细列出部位、相关症状、诱发因素、临床病程和严重程度（包括对睡眠和日常活动的影响），还应包括对任何皮肤变化或皮疹的详细描述。如果患者报告的皮肤相关表现很少，仍应寻找潜在皮肤病的线索。例如，特应性体质、哮喘或荨麻疹的病史提示存在某种过敏原，而家庭成员同时出现瘙痒则提示疥疮；在冬季，症状恶化则提示皮肤干燥。环境因素如晒伤、“痱子”、猫、玻璃纤维和皮肤过度干燥也值得考虑。

回顾病史时，药物暴露因素很重要，因为几乎所有药物都有可能发生亚临床过敏反应。还应专门检查鸦片制剂、安非他明、奎尼丁、阿司匹林、B 族维生素和烟酰胺的使用情况。为进一步协助临床医生评估瘙痒，可能会用到麦吉尔疼痛问卷或视觉模拟量表等工具。

在全身性瘙痒的情况下，应询问甲状腺功能亢进症（见第 103 章）、肾衰竭（见第 142 章）、淋巴瘤（见第 84 章）、红细胞增多症（见第 80 章）、胆汁淤积性肝病（见第 62 章）、HIV 感染（见第 13 章）和育龄妇女妊娠情况。

如果病史中没有明显的病因，则应该探究患者生活中的社会心理因素以及精神或情境压力，与瘙痒发作之间有无任何关系。鉴于特发性瘙痒症患者中抑郁症的患病率很高，调查抑郁症的症状（见第 227 章）可能会有所帮助。对于因严重瘙痒住院的患者，精神科医生的会诊对多数患者是有益的。

体格检查

对皮肤进行仔细和完整的检查必不可少。应注意皮疹的表现和分布、表皮剥脱、苔藓样变和炎症变化，以及任何干燥症（鳞屑和干燥）的表现。腿上的干性皮肤尤为明显，偏振光检查有助于显示细微的鳞屑。

如果主诉是局部瘙痒，则需要更详细地查看瘙痒所累及的区域。检查头皮是否有银屑病和脂溢性皮炎；躯干部位是否有荨麻疹、疥疮和边界清楚的接触性皮炎斑块；腹股沟区域是否有念珠菌或皮肤真菌感染、虱病和疥疮；手部是否有湿疹（特应性皮炎或接触性皮炎）、疥疮的手指间隧道；腿部是否有神经性皮损、淤积性皮炎、特应性皮炎（腘窝）、慢性单纯性苔藓（外踝）和疱疹样皮炎（膝关节伸面）；足部是否有足癣或接触性皮炎。特应性患者可能表现出明显的眶下黑褶（称为 Dennie-Morgan 线）、增多紊乱的掌跖皱褶、手臂和面部色素减退斑（白色糠疹）或面部和四肢角质毛囊栓（毛发角化病）。

如果瘙痒是全身性的，并且没有原发性皮肤病的证据，则警示需要寻找全身性疾病的迹象。检查皮肤是否有黄疸和与 HIV 疾病相关的表现（见第 13 章），巩膜是否有黄疸，淋巴结是否肿大，甲状腺是否有肿物，肝脏和脾脏是否有器官肿大。

实验室检查

实验室检查的选择应基于病史和体格检查的结果。泛泛的检查是资源浪费，并且可能产生假阳性结果，进而让临床医生和患者都感到沮丧。在怀疑胆汁淤积的情况下，应检查血清胆红素、碱性磷酸酶和转氨酶水平，并进行胆道系统超声检查（见第 62 章）。疑似肾功能损害需要检查血尿素氮和肌酐，以确定估算肾小球滤过率。如果考虑淋巴瘤或类癌，可能需要进行胸部或腹部 CT 扫描（见第 44 章和第 84 章）。有危险因素的患者需要进行 HIV 检测（见第 13 章）。当肥大细胞激活的症状主导临床表现时，血清类胰蛋白酶对筛查肥大细胞增多症有帮助。如果结果升高，则需要检测 KIT 突变。皮肤刮片检查可协助确诊皮肤癣菌病或疥疮（见图 178-3 疥螨示例）（分别见第 195 章和 191 章）。可能需要使用特殊染色或直接免疫荧光进行皮肤活检来确诊自身免疫性大疱病或肥大细胞增多症。如果怀疑皮肤 T 细胞淋巴瘤，多次皮肤活检和 T 细胞基因重排检查可能会有帮助。

如果诊断仍不明确，那么全血细胞分类计数与肾功能（肌酐和尿素氮）、促甲状腺激素、钙、白蛋白以及血清和尿蛋白电泳检查都值得考虑。瘙痒本身不是恶性肿瘤的预测因素，在没有其他癌症相关临床证据的情况下，不需要进行潜在恶性肿瘤的检查。

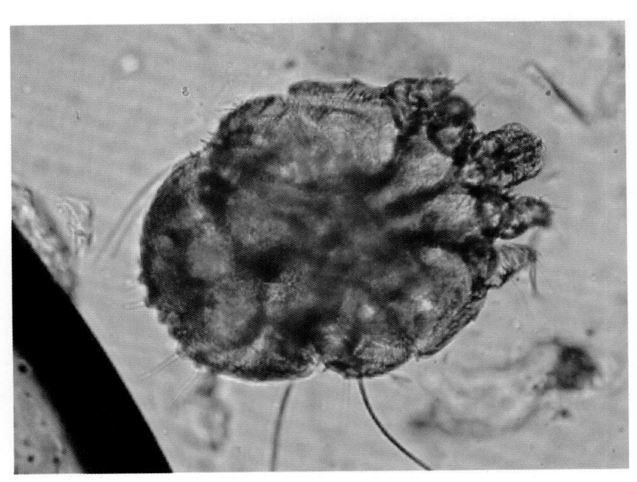

图 178-3　疥螨

对症治疗和患者教育 [1-3,6-9,13-18]

为了最有效地治疗瘙痒，如果可能的话，治疗应尽可能基于病因。然而，通常需要采取非特异性的对症治疗措施，尤其是检查仍在进行中，并且瘙痒影响睡眠和（或）干扰日常生活的情况下。对症治疗也适用于难治性疾病（例如胆汁性肝硬化）。即使对潜在疾病几乎无能为力，但瘙痒的缓解也可以提高生活质量并加强医患协作。避免诱发因素很重要，辅以简单的、低毒性经验性治疗。向患者提供如何克服痒 - 抓 - 痒循环的建议是最有益的治疗。

行为和局部治疗

行为治疗

无论病因如何，行为治疗都有显著的作用，并且通常无须求助于其他疗法就可以减轻或消除瘙痒。应告诉患者修剪指甲并保持清洁以防止感染。如果他们有无法控制的抓挠冲动，用手掌而不是手指摩擦。如果位于小腿，考虑用糊剂靴（一种敷料封包疗法）覆盖瘙痒区域。应避免诱发因素，例如粗糙的衣服（如羊毛）和刺激性食物（如咖啡、香料和酒精）。推荐使用经过清洁剂两次漂洗的棉质衣服，并应避免使用干硬的床单。在使用空调和加热器时，可以将加湿器用于室内环境。建议避免频繁、长时间的热水淋浴，因为它们会去除皮肤的皮脂膜，从而导致皮肤干燥。使用冷水或温水比热水更好，因为后者会通过增加皮肤血流量和经皮水分流失而加剧瘙痒。用凉水轻拍皮肤也有效果，但不推荐干燥症患者使用。使用温和的无香料的香皂（例如 Dove、Basis、Neutrogena、Purpose 和 Aveeno），优于浓香皂产品或液体肥皂 / 沐浴露（这些产品会让皮肤干燥）。

局部治疗

医生应该熟悉几种可用的保湿剂。含有神经酰胺的乳膏（例如 CeraVe 或 Cetaphil 皮肤修复剂）是治疗引起瘙痒的皮肤干燥症的极好方法。润肤剂如凡士林或 Aquaphor 也有用，但患者可能更喜欢不那么油腻的霜剂。沐浴后皮肤半湿润时应涂抹保湿霜，睡前涂抹也有帮助。必要时使用含有薄荷醇和苯酚组合的制剂（例如 Sarna 洗剂）可以缓解症状。炉甘石可以短暂缓解瘙痒，但会干燥，因此它对渗出的病变最有用。含普莫卡因的产品（PrameGel、Prax、Pramosone、CeraVe）也可以减轻瘙痒，但应避免使用外用抗组胺药（苯海拉明、多虑平），因为它们是皮肤致敏物。

局部麻醉剂。辣椒素是一种植物提取物，可消耗皮肤 C 纤维中的 P 物质，可每天使用 3 ~ 5 次，用于治疗感觉异常和尿毒症瘙痒症。由于有局部烧灼感，辣椒素最初使用时可能耐受性差。苯佐卡因、利多卡因和丁卡因等局部麻醉剂以及非离子表面活性剂聚多卡醇已被证明有利于止痒，但除利多卡因外，都可能会引起接触性皮炎。外用而不是口服阿司匹林，尤其在慢性特应性皮炎患者中已证明具有止痒作用，但在市场上无法买到。外用多塞平是一种三环类抗抑郁药，相对昂贵，不如口服制剂有效，并且是一种潜在的接触致敏剂。

外用糖皮质激素。外用糖皮质激素会有所帮助。2.5% 氢化可的松乳液、乳膏或软膏可缓解瘙痒症状；强效皮质类固醇应限用于特异的对类固醇激素有治疗反应的皮肤病（如特应性皮炎或银屑病），因为长期使用会导致皮肤萎缩。

系统用药。如果改变生活环境和外用药物无效，则必须考虑系统用药，尤其是在比较常见的瘙痒性皮肤病，如特应性皮炎和荨麻疹。最常用的系统药物是口服抗组胺药。

抗组胺药。通过占据组胺受体，这些药物对过敏原介导的瘙痒非常有效；然而，抗组胺药的主要益处是其镇静作用，尤其是在非组胺介导的瘙痒中。此外，非镇静的第二代和第三代抗组胺药通常无效。第一代组胺（H_1）阻滞剂抗组胺药的镇静作用使其特别适合用作睡眠困难患者的睡前药物。通过基于使用安慰剂、镇静剂和抗胆碱能药物的试验和试错，可找到理想的药物。羟嗪（例如，25 mg 每天 3 次或睡前 50 mg）是最有效的。它具有轻中度镇静作用，比苯海拉明或赛庚啶更有效。

苯海拉明无须处方即可获得，具有镇静作用。当羟嗪、西替利嗪（仙特明）和左西替利嗪（Xyzal）的使用剂量为每天 5 ~ 10 mg 时，没有镇静作用，但其代谢物是极好的止痒剂，之后可以使用较低的维持剂量。非镇静抗组胺药如氯雷他定（开瑞坦）和非索非那定（Allegra）可用于白天治疗组胺介导的皮肤病，如荨麻疹，但作为止痒药效果不佳，对帮助患者入睡几乎没有帮助。H_2 受体阻滞剂（如西咪替丁、雷尼替丁和法莫替丁）被认为可增强 H_1 受体阻滞剂的作用，但它们对治疗特发性瘙痒通常无效。尽管如此，据报道西咪替丁对治疗与 PCV、尿毒症、荨麻疹和霍奇金淋巴瘤相关的瘙痒是有效的。

抗炎剂。温和的抗炎药如阿司匹林，偶尔会用于缓解症状，尤其对怀疑为激肽或前列腺素机制介导的瘙痒。系统用类固醇激素可抑制瘙痒，但不应将其用于缓解症状，除非怀疑有严重的过敏性疾病，并且患者对常规治疗没有反应。

镇静剂。苯二氮䓬类药物可用于与焦虑和入睡困难相关的紧急情况，但应避免长期使用，因为有成瘾的风险（见第 226 章）。抗抑郁药如帕罗西汀（一种选择性 5- 羟色胺再摄取抑制剂），每天 5 ～ 10 mg 的剂量可能有助于缓解有或没有抑郁迹象患者的瘙痒症状。瘙痒症状几天后就会缓解，它对抑郁症的效果如何现在下结论还为时过早。患者应该意识到恶心和镇静是抗抑郁药的常见副作用。睡前口服 10 ～ 75 mg 三环类抗抑郁药多虑平特别有用，但医生应注意同时使用单胺氧化酶抑制剂和抑制细胞色素 P450 的药物（如西咪替丁、咪唑类抗真菌药物和大环内酯类抗生素）是禁忌的。外用多塞平是一种强致敏剂，可引起过敏性接触性皮炎。匹莫齐特是一种精神安定药，可有效治疗寄生虫病妄想。

螯合剂。消胆胺和考来替泊是治疗胆汁淤积性瘙痒的处方药物，包括妊娠瘙痒。紫外线照射（窄波紫外线 UVB、补骨脂素和 UVA 疗法）可用于治疗尿毒症和胆汁淤积性瘙痒，以及与其他系统性和原发性皮肤病相关的瘙痒。光化学疗法、静脉注射利多卡因、活性炭、静脉注射促红细胞生成素、血浆置换术和甲状旁腺切除术治疗已用于顽固性尿毒症瘙痒，取得了不同程度的效果。

其他药物

阿片类拮抗剂如纳洛酮，有助于治疗尿毒症瘙痒和某些难治性全身瘙痒。u- 阿片受体拮抗剂纳曲酮可能对胆汁淤积性瘙痒和顽固性瘙痒有效，尤其是夜间瘙痒。选择性 5- 羟色胺再摄取抑制剂尤其是帕罗西汀，对尿毒症瘙痒症有帮助。它通常起效迅速，并且可能是通过 3 型 5- 羟色胺受体介导的，这表明引起抗抑郁作用的 α1 型受体不参与其中。米氮平是一种突触前 α2- 肾上腺素能拮抗剂，具有 H_1 阻断作用，对淋巴瘤、尿毒症、胆汁淤积引起的瘙痒及夜间瘙痒的短期治疗是有效的。通常米氮平的疗效不超过 1 个月。人们对阿瑞匹坦治疗慢性难治性瘙痒的潜力越来越感兴趣。阿瑞匹坦是一种神经激肽 -1 受体拮抗剂，被批准用于化疗和术后患者的恶心 / 呕吐，并且针对各种全身性疾病（如尿毒症瘙痒、蕈样肉芽肿和实体瘤恶性肿瘤）的继发瘙痒，已经有病例报道和开放标签临床实验。

替代 / 补充疗法

众所周知，针灸可以有效治疗多种类型的疼痛。越来越多的证据支持使用针灸治疗瘙痒症。研究支持在瘙痒相关部位进行针灸可以减轻瘙痒，而假针灸没有任何好处。功能性 MRI 研究显示，大脑对瘙痒和疼痛的处理过程中存在可复制的变化。虽然该领域仍处于研究的早期阶段，但对于那些具有挑战性的顽固瘙痒症来说，针灸治疗值得考虑。

转诊指征

难治性或特发性瘙痒症是一个非常令人沮丧的问题，这通常可以得益于皮肤科会诊和皮肤活检。当瘙痒表现为某种精神疾病的躯体反应时，与患者讨论转诊至精神健康专科可能会有帮助。建议患者认真对待这个问题，并尽一切努力来查明其原因和治疗不适症状。

（郭秀军　马　川　曹　源 翻译，董爱梅 审校）

第 179 章

紫癜的评估

A.H.G.

紫癜意味着皮肤下出血。在诊室环境中，患者表现为易擦伤、自发性瘀斑或瘀点。虽然许多紫癜病例因不小心外伤引起，但是对易擦伤或自发性瘀斑的患者，需要评估是否有潜在的出血性疾病（见第 81 章）。出现瘀点的患者可能有血小板问题、血管炎或菌血症。初级保健医生应该能够明确区分，并进行有效评估，必要时转诊处理。

病理生理学和临床表现 [1-8]

维持小血管的完整性，需要足够数量和功能完备的血小板以及健康的结缔组织。正常情况下，血管破裂会促发血小板栓子形成，随后出现纤维蛋白凝块。当血管壁的完整性或凝血机制异常时，就会发生紫癜。

紫癜分为瘀点和瘀斑。瘀点是直径小于 3 mm 的红色斑片，反映血小板或血管壁的缺陷。如果由血小板异常引起，瘀点出现在与之相关的区域，如脚踝和小腿（见第 81 章）。免疫介导的小血管炎也可出现瘀点，有时进展为可触性皮损（所谓的可触性紫癜；见下文讨论）。

瘀斑是直径大于 3 mm 的紫癜病变，可能源于外伤或凝血因子疾病，以及血管或血小板问题。凝血因子功能障碍导致凝血延迟，出血时间延长，因为纤维蛋白凝块形成不足导致持续渗血，所以出现瘀斑，而不是瘀点（见第 81 章）。

紫癜的发病机制分为血小板减少、血小板病变、凝血障碍、血管缺陷、结缔组织缺陷和特发性病变等几种不同类型。前三个方面已在第 81 章详细讨论。血管缺陷、结缔组织缺陷和特发性病变需要在本章进一步阐述。

血管缺陷

血管缺陷从血管内皮细胞轻度破坏到坏死性损伤均可见，后者更为重要。

小血管

小血管的白细胞碎裂性血管炎可损伤血管壁，并引起可触性紫癜。其发病可能与超敏反应、类风湿疾病、异常蛋白血症以及抗中性粒细胞胞浆抗体（antineutrophil cytoplasmic antibodies，ANCAs）阳性的系统性血管炎有关（表 179-1；另见第 146 章）。小动脉、毛细血管和小静脉发生免疫介导的中性粒细胞坏死性浸润。该过程可限于皮肤血管，或累及任何器官的中小血管；在 ANCA 阳性的系统性血管炎中，肾脏和肺部常常受累，并可能危及生命。ANCA 阳性的两种最常见的疾病包括肉芽肿性多血管炎（韦格纳肉芽肿病）和显微镜下多血管炎。两者具有不同的遗传易感性，涉及不同的组织相容性位点，决定了自身免疫特征和免疫病理学的差异（见第 146 章）。在类风湿疾病中，毛细血管后小静脉是白细胞损伤的主要部位，系统受累是常态。

白细胞碎裂性血管炎的典型皮损通常从小斑疹开始，逐渐突起、可触及，可以融合或呈结节状。瘀点样丘疹压之不褪色，因此被称为“可触性紫癜”。它们主要对称性出现于支撑部位。还可能发生荨麻疹、水疱和坏死性溃疡。如果存在系统受累，则发热、关节痛、肌痛、关节炎、肺浸润、积液、心包炎、周围神经病变、腹痛、出血和脑病可与瘀点同时发生。皮肤通常有瘙痒、刺痛或烧灼感。血尿和蛋白尿提示肾损伤，咯血和胸片上的肺浸润说明肺血管受累。

菌血症

菌血症可导致血管损伤，形成可触及的瘀点。亚急性细菌性心内膜炎引起的瘀点是扁平的，压之不褪色，出现在上胸部、颈部、四肢和黏膜。淋球菌和脑膜炎球菌败血症的瘀点出现较早，会变成脓疱，然后形成出血性和坏死性皮损。下肢是淋球菌致病的常见部位，5 ～ 7 天内可消退。落基山斑疹热的皮疹开始是粉红色斑疹，位于手腕、脚底、脚

表 179-1 白细胞碎裂性小血管炎的重要原因

ANCA 相关
药物诱发 ANCA 相关
肉芽肿性多血管炎（韦格纳肉芽肿病）
显微镜下多血管炎
Churg-Strauss 综合征（变应性肉芽肿）
免疫复合物
类风湿疾病（比如狼疮、类风湿关节炎、Sjögren 综合征）
冷球蛋白血症（混合型）
药物诱导的免疫复合物（青霉素、噻嗪类、阿司匹林、安非他明）
过敏性紫癜
血清病
Goodpasture 综合征
炎症性肠病
溃疡性结肠炎
原发性胆汁性肝硬化
慢性活动性肝炎
副肿瘤性疾病
淋巴增生性疾病
骨髓增生性疾病
癌症

ANCA，antineutrophil cytoplasmic autoantibody，抗中性粒细胞胞浆抗体。

Adapted from Jennette JC，Falk RJ，Andrassey K，et al. Nomenclature of systemic vasculitides：proposal of an international consensus conference. Arthritis Rheum 1994；37：187，with permission from John Wiley & Sons. Copyright © 1994 American College of Rheumatology

踝和手掌，皮疹向心性扩展，第 4 天变为瘀点和丘疹，随后出现出血性、溃疡性病变。

其他形式的血管损伤

淤积性皮炎的腿部瘀点因毛细血管损伤引起。坏血病会损害血管内皮，毛细血管脆性增加可造成毛囊周围紫癜。在淀粉样变中，淀粉样蛋白在皮肤和皮下组织中的沉积导致血管脆性增加，捏掐皮肤时会形成瘀斑。

结缔组织缺陷

结缔组织缺陷可引起血管壁和血管外支持性结构损害，容易导致擦伤。因衰老或使用皮质类固醇导致真皮胶原变性，轻微损伤后可能出现瘀斑，可见于面部、颈部、手背、前臂或腿部。淤积性或直立性紫癜好发于老年患者久站后的下肢。

特发性病因

特发性病因包括自体红细胞过敏，这是一种令人费解的紫癜，特征是自发的、疼痛的瘀斑，周围环绕红斑和水肿。有时，紫癜伴有头痛、恶心和呕吐。这种情况下，很多患者同时伴有明显的精神神经病症状。其机制不明，但皮内注射自体红细胞或 DNA 可以重现瘀斑的临床表现。

单纯性紫癜或易擦伤综合征是健康状况良好的年轻女性的一种特发性疾病。所有血小板和凝血参数均正常，不会增加手术或分娩期间的出血风险。

血小板和凝血因子障碍

血小板和凝血因子障碍是重要的致病因素，已在其他章节详细讨论（见第 81 章）。

鉴别诊断 [1-11]

如前所述，紫癜的病因可分为血小板减少、血小板病变、凝血因子障碍、血管缺陷、结缔组织缺陷和特发性病变等分类（另见第 81 章）。创伤或药物诱导的血小板功能损害所致紫癜、良性单纯性紫癜和老年性紫癜是最常见的三种紫癜形式。因为潜在的重要病因有多种（表 179-1），所以血管炎特别棘手。

检查 [1-11]

紫癜患者的检查必须强调询问病史和体格检查，避免昂贵、无效的实验室评估。临床发现，将严重血液病、血管炎或感染性病变与相对良性的病变进行快速鉴别至关重要。例如，瘀斑小于 6 cm 且局限于大腿创伤区域，其病理意义小于较大的瘀斑；可触性紫癜说明存在血管炎；支撑部位的瘀斑说明存在血小板问题。

病史

病史询问的重要内容包括详细描述紫癜病变

的位置、大小和临床演变，以及相关症状和诱发因素。应通过询问是否有其他部位的失血情况，是否容易擦伤，是否有关节出血，是否有月经、手术或牙科治疗异常大量出血史，以及是否有出血问题的家族史，来快速筛查出血体质。有必要回顾用药史，重点是那些可能干扰血小板功能的药物，例如阿司匹林、非甾体抗炎药（NSAIDs）、双嘧达莫、噻氯匹定、硫吡唑酮，以及那些诱发超敏反应、影响血小板的药物，例如抗生素、奎尼丁和吩噻嗪类药物。肾功能衰竭或肝功能衰竭需要重点记录。

早期瘀点或可触性紫癜患者应仔细检查是否有发热、瘙痒、关节痛、荨麻疹、口干 / 眼干、晨僵、胸膜痛、腹痛、黑便、血尿、淋巴结病、黄疸、炎症性肠病、慢性腿部水肿和感觉异常。应注意，近期链球菌或葡萄球菌感染可能导致过敏性血管炎。回顾既往用药史，包括近期使用的青霉素、噻嗪、阿司匹林或安非他明。如果有明显发热，必须考虑菌血症，并应询问患者近期是否存在阴茎或阴道脓性分泌物、盆腔疼痛、近期其他感染、静脉药物滥用、HIV 感染、心脏杂音病史或近期牙科治疗史。

体格检查

体格检查从检查皮肤损伤开始。如果出现瘀点，将玻片压在上面很有意义。压之不褪色有助于区分瘀点和非紫癜性皮肤病。然而，压之褪色的皮损一定不会消失太快，因为毛细血管扩张症和蜘蛛状血管瘤较紫癜更易出现这种情况（见第 81 章）。检测隆起性病变的敏感方法是使用切线光照射皮表，并通过仔细触诊确认。应记录紫癜的大小、数量和位置，并记录其是否可触及或形成斑片、瘀点或瘀斑情况。有时，圈出瘀斑有助于客观地观察瘀斑的扩展或消退情况。

如果病史提示出血问题，或者体检发现支撑部位有瘀点或大片瘀斑，那么体检应针对出血性疾病的病因（见第 81 章）。

如果存在可触性紫癜，则体检应包括检查散在出血、类风湿结节、蝶形红斑、黏膜干燥、黄疸、淋巴结病、胸腔积液、心脏杂音、心包摩擦音、肝脏异常、阴道或尿道脓性分泌物、关节炎、淤积性皮炎改变。

如果病史仅显示容易擦伤，并且未发现血液学或血管炎病理学证据，则应考虑结缔组织和特发性原因。患者是否有库欣样改变或长期使用皮质类固醇的病史？患者是否为老年人，日常轻微创伤区域是否有多处小瘀斑？没有外伤的情况下，瘀斑是否会触痛？患者是否为健康的年轻女性，容易出现擦伤，瘀斑相对较小？

实验室检查

没有针对紫癜患者的标准实验室检查。为了获得有意义的信息，检查项目的选择必须基于临床发现。

可疑血液病

对于存在扁平瘀点的患者，应通过血小板计数和出血时间测定确定是否存在血小板相关疾病（见第 81 章）。大面积瘀斑患者可能存在凝血因子问题，最好通过检测凝血酶原时间和部分凝血活酶时间来进行筛查。部分凝血活酶时间异常的患者可能需要进一步检查，如检查血友病因子活性和因子 8（有关血液学评估的更多内容请参见第 81 章）。

可疑血管炎

如果发现可触性紫癜，首先要排除菌血症和血管炎。应进行两组血液培养，尤其是有发热或其他感染表现。如果有类风湿疾病的临床证据，可以通过检测抗核抗体和类风湿因子进行筛查，但结果可能无特异性（见第 146 章）。同时出现肺部症状或多器官系统不适症状的患者，应进行尿液分析，检查是否有蛋白尿和血尿，血清样本送检 ANCA，并进行皮肤活检。除组织学处理外，活检标本还可以进行培养和革兰氏染色。

如果皮肤活检证实为白细胞碎裂性血管炎，如果临床需要，可进行特异性检查。皮损已痊愈的健康患者只是近期违规使用过某些药物，无须进一步评估。如果病变持续存在，可能需要进行更多的检测。老年人有发生异常蛋白血症的风险，应考虑血清免疫电泳检查。冷球蛋白和血清补体检测对诊断年轻女性患者的白细胞碎裂性血管炎很有帮助。ANCA 检测可能有助于对病理学上表现为小血管炎的病例进行病因学鉴定。建议 ANCA 阳性或有活动性类风湿疾病的患者咨询风湿科医生。

患者教育

患者需完成必要的全面评估，以确认不存在血液学或系统异常。对于老年性紫癜的年长患者，解释病情为衰老的正常伴随现象通常是有帮助的。同样，对患有易擦伤综合征的年轻女性，也可进行安抚。有时，这类患者会购买并服用大剂量的维生素 C 和 K，以期减轻容易产生的擦伤。这种自行治疗没有任何可靠疗效，只会增加不必要的费用。更好的建议是避免服用阿司匹林和非甾体抗炎药。

对于一些需要服用可能损害血小板功能或结缔组织完整性的药物的患者，可建议其减少用药剂量；否则，就必须接受那些令人困扰的面部瘀斑。为可触性紫癜患者做好进一步检查和皮肤活检的准备可能会有所帮助。

住院和转诊指征 [2,5–6,12]

因为血液感染和系统性血管炎可能是致病原因，所以任何发热和紫癜患者都需要立即住院。多部位出血的患者最好住院，严重血小板减少或凝血酶原时间或部分凝血活酶时间明显延长的患者也最好住院。

咨询风湿科医生有助于指导系统性血管炎患者的评估和立即治疗，患者可能需要大剂量皮质类固醇激素以及其他免疫抑制治疗。

（郭秀军　马　川 翻译，董爱梅 审校）

第 180 章

色素性疾病的评估

Shinjita DAS，PETER C.SCHALOCK

色素性疾病是一种明显而常见的情况。患者可表现为皮肤暗沉、褐斑和色素减退。色素改变可能是遗传、内分泌、代谢、营养、感染或肿瘤性疾病的表现。物理和化学因素也很重要，因为暴露于热、太阳辐射和电离辐射，以及创伤、药物、重金属和文身都有可能改变皮肤颜色。

病理生理学和临床表现 [1–8]

色素沉着

病理生理学

色素改变由黑色素分布或含量异常（增加、减少或完全缺失）引起。黑素小体生成速度增加，即转移到角质形成细胞的黑素小体数量增加，或黑素小体的体积变大和黑色素转化增多，都可以引起色素沉着。由于 Tyndall 现象，黑素颗粒沉积在真皮深层时，色素沉着有时呈现为蓝色。表皮黑素颗粒引起的色素沉着呈现为棕色。

通过黑素细胞系统产生色素沉着的病理生理学机制包括：促肾上腺皮质激素（ACTH）水平升高，ACTH 具有刺激黑素细胞的作用；紫外线辐射；某些药物。对皮肤的任何损伤都可能导致色素减退或色素沉着，尤其好发于肤色较深的人群。异常弥漫性色素沉着也可能是自然的皮肤色素改变，或者某些部位的正常色素表达（例如黏膜、掌纹和间擦部位［身体皱褶部位］）。色素减退或色素脱失可能由于黑素细胞的遗传性缺失、炎症或外伤破坏引起。炎症可能继发于感染或烧伤或与多种免疫介导疾病有关。

临床表现

色素沉着可能是局限的（即有边界、限制或局限于特定区域）或泛发的。

局限性色素沉着。局限性色素沉着包括雀斑

（雀子）、黑子（单纯性或日光性）、咖啡牛奶斑、真皮黑素细胞增多症（既往称为“蒙古斑”）、太田痣和伊藤痣、贝克痣、黄褐斑和黑棘皮病。

雀斑是见于暴光区域的小斑点病变。成人雀斑颜色可能会变淡，但长波紫外线暴露后颜色变深。黑子分为日光性或单纯性（图 180-1）。黑子和雀斑都表现为斑疹，但黑子更大、更黑，与雀斑组织学不同。单纯性黑子与年龄或阳光照射无关，并且与日光性黑子在临床和组织学上无法区分，后者通常于 60 岁之后出现在暴光部位的皮肤。患者称日光性黑子为“肝斑”，但很少意识到“肝”是指病变的颜色，而不是指发病原因。

牛奶咖啡斑为先天或后天形成的、大小为 1 ～ 20 cm 的浅棕色至深棕色斑。它们可以是圆形或椭圆形，边缘平滑或不规则。多发性病变最常见于神经纤维瘤和纤维性骨营养不良综合征，以及范可尼贫血和结节性硬化症。真皮黑素细胞增多症是指婴儿骶尾部出现的圆形或椭圆形、边界不清的蓝色晕染斑片，通常婴儿肤色较深。这种疾病属于随时间而消退的良性皮肤色素沉着。伊藤痣和太田痣最常见于肩部、肩胛、眶周和面部皮肤，表现为单侧发生的蓝灰色斑片。贝克痣（或贝克色素性毛痣）（图 180-2）是位于胸部、背部或肩部的色素沉着斑片，表面多毛（毛发生长），有时下面有平滑肌错构瘤。蓝痣是一种蓝黑色斑疹或圆顶丘疹，通常位于四肢（图 180-3）。色素痣（“痦子”）也

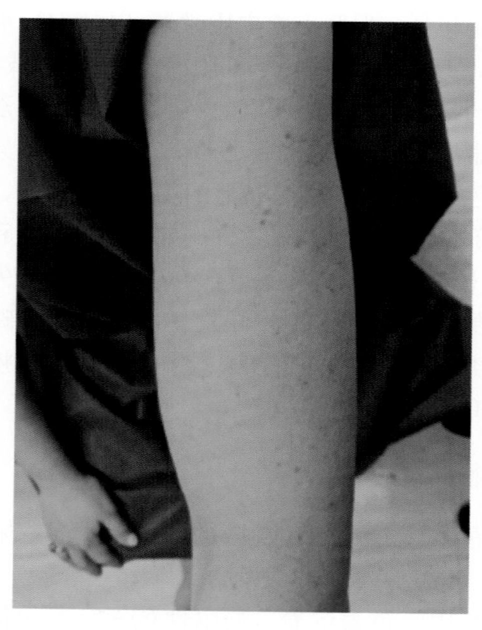

图 180-1 经过多年的长期光暴露，手臂出现日光性黑子

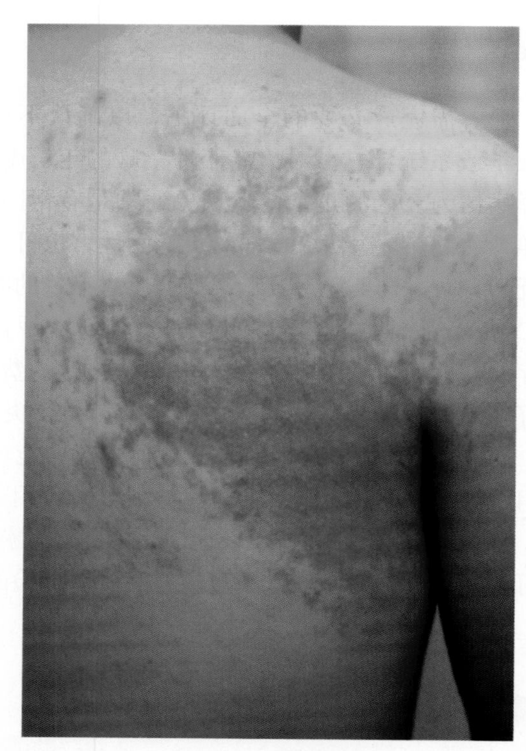

图 180-2 年轻男性肩膀部位贝克痣。该病例不伴多毛

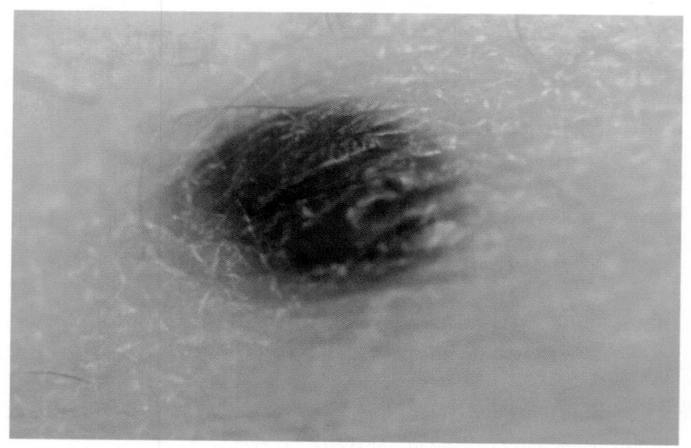

图 180-3 圆顶状蓝黑色丘疹，具有蓝痣特征

是局限发生的丘疹或斑疹，皮色至深棕色（取决于个人肤色）。

肝斑（希腊语“黑斑”）/ 黄褐斑（妊娠诱发的黄褐斑）是一种弥漫性色素沉着，通常发生在女性，累及前额、脸颊和上唇，为浅棕色至灰色的斑疹或斑片。光暴露似乎是该病发展和持续的最重要的因素之一。此外，激素尤其是妊娠期、避孕药或激素替代疗法中的雌激素和黄体酮的增加，会明显促进黄褐斑的发展。多达 70% 的孕妇和 35% 的口服避孕药的女性，以及接受前列腺癌激素治疗的男性，会出现黄褐斑。与其类似的是，腹白线、色素

痣、乳头和生殖器部位的生理性黑变是由促黑素细胞激素（melanocyte-stimulating hormone，MSH）、妊娠期雌激素和孕激素水平升高引起。

黑棘皮病表现为“天鹅绒样”质地的色素沉着斑片，好发于颈部、腋窝、乳房下皱襞和腹股沟周围。患者通常超重并患有潜在的内分泌疾病，如糖尿病或高雄激素血症。起病通常缓慢，仅限于皮肤皱襞和颈后。一些病例出现黑棘皮病可能是因为潜在的恶性肿瘤，最常见的是胃腺癌或其他胃肠道肿瘤以及泌尿生殖系统肿瘤。如果起病迅速，发生在手掌（牛肚掌），可能与发疹性脂溢性角化病（Leser-Trélat 的征兆）和软纤维瘤有关。其他原因包括全身性疾病、药物或遗传。

弥漫性色素沉着。弥漫性色素沉着是由表皮中黑素颗粒含量增加引起。颜色改变集中于暴光区域、过度压迫的部位或身体褶皱处，以及创伤区域（例如新瘢痕）。

艾迪生病（Addison 病）与 MSH 和 ACTH 增加有关，是对肾上腺皮质激素水平降低的补偿性反馈。常见暴光部位、生殖器和口腔黏膜的色素沉着，并且色素改变可能早于进行性嗜睡和低血压等全身症状。

代谢性疾病如威尔逊病（Wilson 病）、von Gierke 血色素沉着病、碱尿症、胆汁性肝硬化、甲状腺功能亢进和迟发性皮肤卟啉症可能伴有弥漫性黑变病。有时，类风湿关节炎、斯蒂尔病（Still 病）和硬皮病也与色素沉着有关。

口服药物（表 180-1）可导致不同类型的色素沉着。白消安、米诺环素、环磷酰胺、氯法齐明、5- 氟尿嘧啶、补骨脂素和齐多夫定可产生弥漫性黑变病，甲氨蝶呤（尤其是在之前辐射或光暴露部位）、羟基脲和外用氮芥也可产生弥漫性黑变病。慢性无机砷中毒可导致弥漫性色素沉着，在正常或浅肤色区域散在分布颜色改变，被称为“灰尘中的雨滴”。氯丙嗪、胺碘酮（图 180-4）和抗疟药（即羟氯喹）往往会产生蓝灰色色素沉着。银（银蓄积中毒）和金（金蓄积中毒）、铋和汞会在皮肤中蓄积并导致色素沉着，具体情况取决于接触的剂量。饥饿（如神经性厌食症、贪食症、低蛋白血症型营养不良和消瘦）、肝功能不全、吸收不良综合征以及淋巴瘤和黑色素瘤，均可导致弥漫性黑变病。

表 180-1　色素异常的原因

色素沉着
局限性
雀斑
黑子
肝斑 / 黄褐斑（妊娠、雌激素、口服避孕药）
炎症后 / 物理创伤
弥漫性
艾迪生病
系统性疾病（Wilson 病、血色素沉着病、甲状腺功能亢进、肝功能不全、胆汁性肝硬化、迟发性皮肤卟啉症、类风湿关节炎、硬皮病）
药物（砷、抗疟药、氯丙嗪、白消安、环磷酰胺、氯法齐明、金、银、齐多夫定）
营养（糙皮病、吸收不良综合征、饥饿、叶酸缺乏）
恶性肿瘤（淋巴瘤）
色素减退
遗传性疾病
部分白化病
结节性硬化症
斑驳病 / 瓦登伯格综合征
苯丙酮尿症
同型半胱氨酸尿症
白癜风（同时伴有或不伴有自身免疫性疾病，包括恶性贫血、桥本甲状腺炎、男性性腺功能减退、糖尿病）
皮肤病
花斑癣
白色糠疹
湿疹 / 炎症后
感染
化学暴露
橡胶
抗氧化剂
杀菌剂
酚类 / 氢醌类
其他：氯喹、氟奋乃静、壬二酸、苯甲醇、汞、砷

局限性色素沉着

博来霉素可产生线状、鞭状色素沉着。接触光敏剂例如香水和一些发用制品中的香柠檬油，会

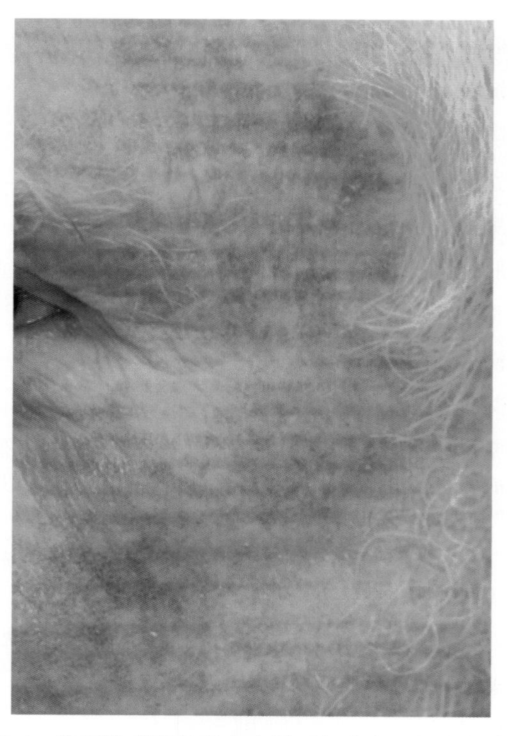

图 180-4　使用胺碘酮导致在光暴露部位出现棕色色素沉着

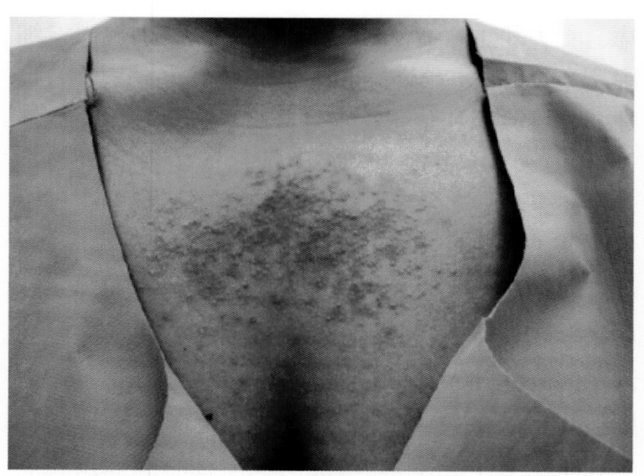

图 180-5　丘疹性湿疹消退后的炎症后色素沉着（中央）。注意外侧的活动性病变

导致光接触性皮炎，通常出现在颈部或耳后皮肤，也被称为香料皮炎。无花果、欧防风植物、柑橘皮中的类似化合物（香豆素），会在致敏化学物质和日光同时暴露的区域引起炎症和色素沉着。典型病例见于酒吧招待员或度假者，其四肢皮肤常有条带状色素沉着，条带形状和来自柑橘皮的油剂或果汁喷溅路径相一致，色素沉着是因准备果汁饮料后暴露在阳光下而诱发。

炎症后色素沉着可由多种病因引起，色素沉着改变常见于皮肤炎症后（图 180-5）。影响真 - 表皮连接处的炎症性疾病（例如扁平苔藓、红斑狼疮）可能导致色素改变。存在于草坪、柑橘类水果和可食用植物中的光敏剂可能会导致过度晒伤。色素沉着发生在急性炎症反应之后。许多炎症性皮肤病可以刺激黑色素形成，焦油、沥青和汽油会引发类似变化。物理创伤、摩擦和受热也可能导致炎症后色素改变。冷冻治疗（即液氮）、化学剥脱和激光治疗后也可见色素改变（色素沉着和色素减退）。必须告知患者，尤其是深肤色患者，这些治疗都存在此类风险。

其他颜色改变。皮肤变黄可见于胡萝卜素血症和黄疸；黄疸黏膜受累可导致巩膜黄染。胡萝卜素血症由于无法将摄入的 β- 胡萝卜素转化为维生素 A（如糖尿病、厌食症和甲状腺功能减退症），或大量摄入胡萝卜或其他含类胡萝卜素的蔬菜可使皮肤呈现橙黄色。因过量摄入西红柿或木瓜而蓄积的番茄红素也会使皮肤着色。奎纳克林、非那吡啶和角黄素可导致皮肤黄染。

色素减退

病理生理学和临床表现

色素减退可能是遗传性或获得性的。

遗传性疾病。遗传性疾病导致黑色素缺乏或缺失。白化病患者的眼睛（眼白化病）、皮肤和毛发（眼皮肤白化病）缺乏色素；黑素细胞数量正常，但由于酪氨酸酶缺陷或缺失而无法产生黑素颗粒。苯丙酮尿症和同型半胱氨酸尿症会导致皮肤和头发中氨基酸代谢异常，造成色素减退。结节性硬化症可见“灰叶样”和“五彩纸屑样”小色素减退斑，伴面部血管纤维瘤、牛奶咖啡斑、躯干硬韧斑块（胶原瘤）和甲周纤维瘤。皮肤黑素细胞的遗传性缺失可见于斑驳病和瓦登伯革综合征。

获得性疾病。获得性色素减退通常是炎症性皮肤病愈合后的表现（炎症后色素减退可由感染、自身免疫性疾病和外伤等疾病引起）。

白癜风可能由其他自身免疫性疾病发展而来，例如恶性贫血、桥本甲状腺炎、糖尿病和艾迪生病。发病通常在成年阶段早期，但可以发生在任何年龄。脱色斑疹和斑片可能对称分布，主要发生在面部、躯干上部、指尖、手、生殖器、骨性突起和口周皮肤（图 180-6）。在受累区域，头发也可能为白色（白发症）。通常皮损边缘锐利，呈扇贝状。白癜风偶尔呈节段性或带状疱疹模式。晕痣（即色素痣周围的远心性脱色区域）存在于 18% ～ 25% 的白癜风病例中。头发可能过早变白。白癜风光暴露区域可能会出现白斑部分复色，但由于缺乏色素保护，白癜风斑片可能更易晒伤。

干扰酪氨酸酶活性的化学试剂（例如酚类化合物、氢醌、巯基和氢醌单苯甲醚）可能会导致脱色。同样，接触橡胶抗氧化剂、相片冲洗化学品、化妆品（含苯甲醇）和黏合剂也可能导致色素脱失。液氮治疗或外用皮质类固醇治疗后会出现色素减退。其他可能导致色素减退的药物包括氯喹、氟奋乃静、壬二酸、汞和砷。

炎症和感染可能会导致局部色素丢失。肤色深的人色素脱失区域可能更明显。炎症可能早于色素丢失（炎症后色素减退）。直径为 2 ～ 5 mm 的多发性色素减退斑片，称为特发性点滴状色素减退症，可以发生在任何年龄，好发于慢性日光损伤区域。许多炎症性皮肤病（例如花斑癣、白色糠疹、品他病、麻风、梅毒、火激红斑、结节病、硬皮病和皮肤 T 细胞淋巴瘤［蕈样肉芽肿］）可能表现为色素减退（图 180-7）。

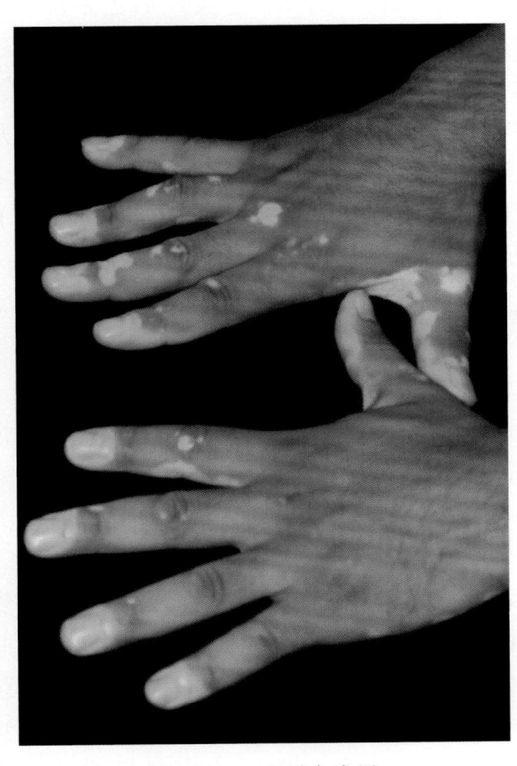

图 180-6 双手白癜风

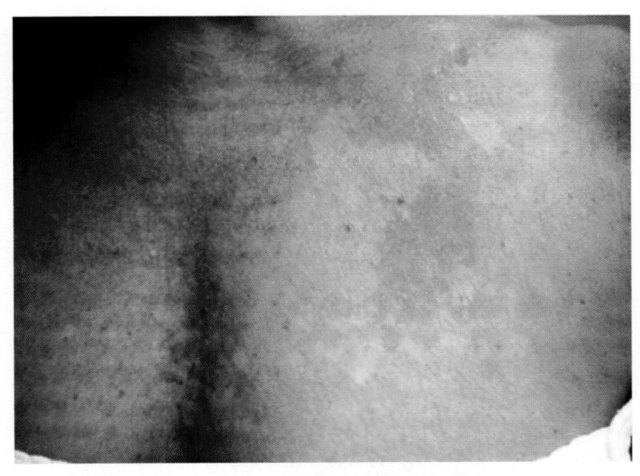

图 180-7 胸部有 20 年花斑癣病史，色素减退斑

鉴别诊断 [1-2,4-5,7-8]

表 180-1 列出了色素异常的原因。

检查 [2,4-5,7-8]

色素沉着

大多数局部色素沉着发生于炎症后，仅与美容有关，但应与黑色素瘤等更令人担忧的色素病变相鉴别（参见第 177 章）。对局部色素沉着患者的评估需要检查病变，并询问之前的炎症情况和可导致黄褐斑的口服避孕药的使用情况。

病史

局部色素沉着可能会持续多年（痣、日光性雀斑样痣）或突然出现（创伤或炎症后、孕期黄褐斑或青春期贝克痣），也可能是先天的或在婴儿期出现（咖啡牛奶斑）。弥漫性色素沉着需要采集详细的病史，特别是发病时间以及日光、化学品或药物暴露史。应了解既往所有用药史，并注意那些会产生色素变化的药物的持续用药时间和剂量。应该对全身状况进行全面回顾，注意艾迪生病相关的虚弱症状，以及胆汁性肝硬化相关的瘙痒或肝功能障碍。医生应注意节食行为，这可能暗示存在饮食失调，导致维生素缺乏和营养不良，或某一种或一组食物摄入过量。

体格检查

检查皮肤皱褶和瘢痕处的色素沉着（艾迪生病的特征），寻找潜在的病理学证据，比如恶性肿瘤、肝功能不全、内分泌异常或吸收不良等。用手持放大镜可以更好地显示色素性病变的特点（例如在检查色素痣时，边界越不规则或色素变化越多，越有可能出现组织学非典型表现；见第 177 章）。

实验室检查

实验室检查取决于临床发现。对于不规则的局部色素沉着或弥漫性色素沉着，可考虑进行活检。

色素减退

病史

色素减退需要详细询问病史，包括大致发病时间、家族史（白癜风、斑驳病、瓦登伯革综合征、结节性硬化症等）、漂白剂暴露史、含酚工业清洁剂使用史，比如清洁工人或黏合剂 / 胶水的使用情况。白癜风患者应仔细和全面地回顾病史，并筛查自身免疫情况（见下文）。

体格检查

在许多感染性、自身免疫性或先天性疾病病例中，皮损分布、形状和相关疾病的体征（皮肤或全身）都有助于诊断。伍德灯可以区分白癜风色素脱失与部分炎症后色素减退，其可以将色素减退的皮损从周围正常皮肤中突显出来（白癜风的色素脱失斑在伍德灯下呈瓷白色外观）。白癜风患者应注意检查恶性贫血（见第 79 章）、甲状腺疾病（见第 104 章）、糖尿病（见第 102 章）和胶原血管性疾病（见第 146 章）。

实验室检查

在色素减退的区域刮下皮屑，在显微镜下进行氢氧化湿玻片检查，以排除花斑癣。筛查伴发的自身免疫性疾病，最好根据临床表现进行实验室检查，包括检查血清维生素 B_{12}、促甲状腺激素、抗甲状腺抗体、随机血糖和抗核抗体。

症状管理 [2,5,9–12]

色素沉着

治疗色素沉着的主要建议是严格避光。局部外用强效激素具有淡化色素的作用，维 A 酸类及其衍生物（维 A 酸和他扎罗汀）也有类似作用。其他皮肤美白剂包括壬二酸、曲酸、对甲氧酚（氢醌单甲醚）和氢醌单苄醚，最后一种药物几乎只用于广泛性白癜风患者的永久漂白。

黄褐斑和炎症后色素沉着

一种商业产品 Tri-Luma 乳膏中含有 0.05% 维 A 酸、0.01% 氟轻松和 4% 氢醌，如果每天使用长达 8 周，可能有效。对于深肤色个体应谨慎使用，因为未受影响的区域可能会出现色素减退。为期 8 周的 Tri-Luma 治疗后，继续联合使用维 A 酸、氢醌和防晒霜。重点是不要长期使用 Tri-Luma，因为局部使用激素会导致皮肤萎缩和毛细血管扩张。长期使用氢醌可导致永久性色素沉着，称为外源性褐黄病。由于氢醌的美容用途，保险极少覆盖。

黄褐斑的其他治疗包括表面剥脱、激光和冷冻。化学剥脱可能对某些病例有帮助。漂白剂对深层色素可能无效，例如某些炎症后色素沉着，黑色素位置通常较深。强脉冲光、Q 开关翠绿宝石激光、红宝石激光和掺钕钇铝石榴石激光、冷冻、化学剥脱可能对多发性黑子患者都有一定治疗作用。这些激光治疗也被用于靶向治疗黄褐斑患者的黑素斑点，但结果令人失望。仅一日（或更少）无保护暴晒，几个月的治疗效果就前功尽弃了。

色素减退

色素减退通常可以用适当的化妆品遮盖（如 Dermablend、Lydia O'Leary、Clinique）。某些情况下，需要考虑复色治疗。

白癜风

治疗方案包括复色和脱色，后者在广泛皮肤受累的情况下更常采用。

复色。外用制剂如糖皮质激素、他克莫司、吡美莫司和钙泊三醇（外用维生素 D 衍生物）可实现不同程度复色。物理治疗包括光疗（补骨脂素联合 UVA 或窄谱 UVB 照射或准分子激光［308 nm］）和外科移植。联合治疗指的是可以联合某种形式的光疗（如 UVB 或 UVA）和某一种外用药物治疗，虽然不良反应（如恶心、红斑、瘙痒）更常见，但比单一光疗更有效。

脱色。对于广泛受累的白癜风患者，相比于复色，脱色可能是更好的选择，氢醌单苄醚可用于完全脱色。最近已有临床病例使用酪氨酸激酶（JAK）抑制剂治疗白癜风（托法西汀，JAK 1/3 抑制剂；鲁索利替尼，JAK 1/2 抑制剂），但是停止治疗后，复色区域可能会重新脱色。

患者教育和转诊指征 [12]

由于需要在较长时间内进行多次治疗，基层全科医生必须评估患者的治疗动机，获得对治疗的知情同意。年龄、性别和白癜风的病程不会影响治疗反应。面部和腹部的病变比手、脚以及骨突起部位的病变更容易迅速复色。治疗应由皮肤科专家规划和实施，他们在使用这些药物方面经验丰富，以便于达到最佳的美容效果。

如果仔细检查没有发现伴有血液或内分泌自身免疫性疾病，便可确认患者只有皮肤受累。其他人希望知道这种疾病不具有传染性。基层全科医生应为患者提供美容治疗的建议，并帮助患者决定合适的治疗方案。由于患者可能对自己的身体形象不满意，心理支持和咨询非常有帮助，不应被忽视。

（郭秀军　马　川 翻译，董爱梅 审校）

第 181 章

荨麻疹和血管性水肿的评估

SHINJITA DAS，PETER C. SCHALOCK

荨麻疹（风疙瘩）是一种瘙痒性皮肤病，通常皮肤表现为免疫介导的境界清楚的红斑风团。估计多达 1/5 的人有荨麻疹发作的经历，女性比男性更易患病（尤其是慢性荨麻疹）。血管性水肿是一种累及皮肤深层的情况。大约 50% 的患者为荨麻疹伴发血管性水肿，40% 为单纯性荨麻疹，10% 为单纯性血管性水肿。如果病程持续时间少于 6 周，称为急性荨麻疹；如果病程持续时间超过 6 ～ 8 周，则称为慢性荨麻疹。大多数慢性荨麻疹在 1 年内痊愈，但病程超过 1 年的病例约占 10%。基层全科医生的诊断职责包括寻找致敏原和潜在病因，鉴别荨麻疹和荨麻疹性血管炎，后者为结缔组织疾病的一种临床表现。找出病因可能很困难，甚至可能找不到病因。在缺乏明确的可补救致敏原的情况下，需要给患者提供缓解症状的办法。

病理生理学和临床表现 [1–11]

荨麻疹

机制

荨麻疹是肥大细胞释放介质，使血管通透性增加引起的。该过程导致富含蛋白质的液体从毛细血管后小静脉外渗到皮肤真皮。涉及多种机制，很多仍不能完全解释，但肥大细胞激活通常是最后的共同途径。致敏原的范围从物理刺激到自身免疫机制。在食物诱导和某些药物诱导的疾病中，摄入或输入的抗原通过免疫球蛋白 E（IgE）介导途径，激活肥大细胞。其他药物诱导病例（如阿片、安非他明）属于通过结合特定受体直接激活的非免疫机制。物理性荨麻疹的发生疑是对乙酰胆碱的高反应（可能与胆碱酯酶产生不足有关）。物理性荨麻疹也可能在一定程度上与 IgE 介导的病理生理学反应有关。某些特发性慢性荨麻疹病例可能反映了肥大细胞的一种自身免疫活化形式。

不管最初的诱因是什么，肥大细胞活化仍然是最后的共同途径，通过肥大细胞或循环嗜碱性粒细胞释放介质，增加血管通透性。组胺是主要介质，皮内注射组胺的部位可产生典型的风团和充血。物理性荨麻疹患者的四肢甚至可发生短暂的组胺升高。其他肥大细胞来源的介质包括缓激肽、嗜酸性粒细胞趋化因子和大分子量嗜中性粒细胞趋化因子、前列腺素 D2、白三烯和血小板活化因子。P 物质可能导致荨麻疹风团周围的充血反应。高温、发热、情绪紧张、酒精和月经前期可使荨麻疹加重，与特定的病理生理学无关。荨麻疹相关的其他致敏原和介质还将不断被发现。

临床表现

局部积聚的液体会产生特征性水肿性红斑和边界清楚的瘙痒性风团，压之褪色，大小从几毫米到几厘米不等，并有锯齿状边缘。个别皮损可能持续 12 ~ 24 小时，但大多数快速自行消失。中央消退形成环状模式。虽然各种病因诱发的荨麻疹具有相同的最后通路，会产生特定的临床表现，但每种类型都有一些显著特征。

食物和药物诱发的荨麻疹。发作时间短，通常不会引起慢性荨麻疹，但可能伴有血管性水肿。最常见的食品包括鸡蛋、贝类、坚果、花生、鱼和牛奶，最常见的药物是青霉素和磺胺类药物。静脉注射碘造影剂、阿片和安非他明似乎会导致肥大细胞直接释放介质。阿司匹林和非甾体抗炎药（NSAIDs）在易感人群中产生剂量相关性非免疫方式的荨麻疹，可能因为这些药物阻断前列腺素的合成，造成前列腺素合成异常。有些患者对阿司匹林有荨麻疹样反应，但对水杨酸钠或水杨酸胆碱耐受，因为后者不抑制环氧化酶。乳胶是一种医疗环境中常见的重要接触性抗原，其可通过 IgE 介导的途径促发急性荨麻疹、血管性水肿，甚至过敏反应。乳胶检查手套上的粉末虽然本身不是乳胶，但也具有特别的致敏性。粉末吸收乳胶蛋白，随后在空气中传播致敏。随着无粉手套和非乳胶检查手套的广泛使用，这种问题逐渐减少。

慢性荨麻疹常被错误地归因于接触食品添加剂。虽然食品添加剂中的苯甲酸衍生物（如苯甲酸钠）和几种偶氮食品染料（如柠檬黄和日落黄）可能相关，但安慰剂对照试验显示，食品添加剂诱发的病例不超过 10%。对于那些金属镍过敏的人，少数可能会因摄入含镍食物（如巧克力、花生、燕麦和豆类）而发生荨麻疹。

物理性荨麻疹。物理刺激诱发的荨麻疹占全部荨麻疹的 20%。这些物理性荨麻疹包括皮肤划痕症（最常见）、压力性荨麻疹、寒冷性荨麻疹和胆碱能性荨麻疹。皮肤划痕症是指轻轻划过皮肤，立即产生风团和充血反应。压力性荨麻疹是指垂直施压于皮肤，4 小时的潜伏期后出现水肿性红斑。寒冷性荨麻疹是指寒冷可以导致瘙痒，几分钟内便出现红斑。胆碱能性荨麻疹的特征是 1 ~ 3 mm 点状小皮损，周围红斑；瘙痒剧烈，可由运动或洗热水澡引发。一些运动诱发的荨麻疹可能由于患者事先摄入了过敏食物。水源性荨麻疹的特点是与水接触后出现微小的毛囊性风团。易感人群暴露于紫外线会出现日光性荨麻疹。

自身免疫性疾病。已有假说提出自身免疫性肥大细胞疾病可解释很多慢性荨麻疹的特发病例。在多达一半以上的慢性荨麻疹患者中，风团的产生是由于非细胞因子 IgG 直接对抗肥大细胞的 IgE 受体，导致肥大细胞组胺释放。其中许多患者还具有甲状腺抗原的自身抗体，这可能是活动性桥本甲状腺炎患者荨麻疹发病率增加的原因。超过 25% 的慢性荨麻疹患者具有抗甲状腺抗体或甲状腺球蛋白抗体。此类患者（甲状腺功能正常或患有临床甲状腺疾病）的研究发现，用外源性甲状腺激素治疗降低促甲状腺素水平，通常会缓解荨麻疹。还需要更多的研究来验证这些假说。

感染性疾病。某些感染性疾病中出现荨麻疹的发病机制可能是抗原 - 抗体复合物的形成触发肥大细胞释放。例如，在乙肝的前驱期，手部小关节对称性关节炎可伴发荨麻疹反应，可能由补体介导。一些慢性“特发性”荨麻疹的患者报告称，幽门螺杆菌感染治疗后，荨麻疹得以缓解。这些观察说明幽门螺杆菌抗原可能与一些“特发性”荨麻疹有关。

血管性水肿

血管性水肿的机制与荨麻疹基本相同，因此

导致某些患者同时出现两种类型的皮损。上述桥本甲状腺炎相关荨麻疹的自身免疫机制适用于大部分特发性病例。与荨麻疹相比，血管性水肿的液体外渗发生在深层皮肤和皮下组织，尤其好发于眶周、口周、咽、掌和足底等身体表面。水肿更弥漫，与荨麻疹相比，表面皮肤似乎正常且不太痒。上呼吸道和胃肠道黏膜受累可导致声音嘶哑、危险的气道阻塞、恶心、呕吐和腹部不适。有时，腹痛非常严重，类似急腹症发作。大多数荨麻疹的致敏原也可引发血管性水肿。慢性血管性水肿和急性血管性水肿的一些发病机制特殊，与荨麻疹无关。

遗传性血管性水肿

遗传性血管性水肿属于一种常染色体显性遗传病，其特征是 C1 酯酶抑制剂（C1 INH）的产生减少或缺陷。Ⅰ型患者最常见 C1 INH 水平显著降低，C4 水平降低；而Ⅱ型患者的 C1 INH 功能异常，水平正常或升高；Ⅲ型患者的 C1 INH 功能正常和水平正常（仅见于女性家族成员）。特征性表现为全身皮肤肿胀（包括四肢、面部、生殖器和躯干），超过 97% 的患者同时伴有腹部不适，口咽受累不常见（0.3% ~ 0.9%）。没有荨麻疹。幼年早期发病预示发作更严重，预后更差。

获得性血管性水肿

某些恶性肿瘤患者（如腺癌、淋巴瘤、慢性淋巴细胞白血病、单克隆球蛋白病、骨髓瘤和 Waldenström 巨球蛋白血症），可以出现 C1 INH 自身抗体，并导致发生血管性水肿。C1 水平降低，C4 和 C1 INH 水平也降低。有报道称，稳定的遗传性血管性水肿急性恶化可能提示淋巴瘤。这些患者不会出现荨麻疹。

使用血管紧张素转换酶抑制剂（angiotensin-converting enzyme inhibitors，ACEIs）偶尔会出现血管性水肿，这似乎由缓激肽介导。据推测接受 ACEI 治疗的患者激肽代谢缓慢，组织中激肽累积，容易发生这种情况。一般在 ACEI 治疗开始后不久就会发生，但也可能发生于任何时候。危险因素包括非裔美国人种、年龄超过 65 岁、有其他药物过敏史以及季节性过敏。尽管如此，超过 10 年的观察发现其绝对发病率很小（每 1000 人中发作 1.74 次）。与 ACEI 相比，使用其他以肾素 - 血管紧张素 - 醛固酮系统为靶点的药物发生血管性水肿的相对风险，与直接肾素抑制剂阿利吉仑相似，但血管紧张素Ⅱ受体拮抗剂由于不影响缓激肽，会使风险降低 2/3。

与 C1 INH 相关的血管性水肿不同，肥大细胞 IgE 受体抗体相关的自身免疫病经常表现为慢性荨麻疹和血管性水肿（见前文讨论）。

荨麻疹性血管炎

荨麻疹性血管炎表面上类似荨麻疹，但实际预示着系统性自身免疫病（如系统性红斑狼疮、干燥综合征）的血管炎过程。其皮损与荨麻疹的不同之处在于风团持续时间超过 24 小时，更顽固，皮损表现包括中心消退、紫癜和色素沉着，皮损痛而不痒。患者还有全身症状（如发热、关节痛和腹痛），抗组胺药不能缓解症状。实验室检查可能显示血沉（ESR）升高、抗核抗体阳性，以及肾小球肾炎的相关证据（镜下血尿、蛋白尿）。皮损活检显示白细胞碎裂性改变和红细胞外渗，而荨麻疹没有这些损害。

鉴别诊断 [3–6]

急性荨麻疹 / 血管性水肿的病因通常比较直接，而慢性荨麻疹的病因常难以捉摸，因为与致敏原的关系往往不太清楚（表 181-1）。荨麻疹需要与结缔组织病的荨麻疹性血管炎相鉴别。

检查 [1–11]

病史是评估中最有用的部分，相比体格检查或实验室检查，病史经常提供了潜在病因或致敏原的线索。但是，当皮损持续 24 小时以上，不应忽视体格检查或实验室检查，对鉴别荨麻疹性血管炎至关重要。

病史

对荨麻疹反应的详细描述至关重要。主要反应是血管性水肿（提示可能存在 C1 INH 缺乏）还是荨麻疹？单个风团是否持续 24 小时以上（提示荨麻疹性血管炎，尤其如果伴有紫癜和色素沉着），或者它们是否很快消失？是否有早年发病史（提示遗传性疾病）？询问与荨麻疹或血管性水肿相关的疾病、药物、食物、活动和暴露史（表181-1），对于发现最可能的病因至关重要，尤其是急性荨麻疹病例。非处方药物如非甾体抗炎药和阿司匹林经常被忽视，还应检查处方药物ACEI的使用情况。医护人员患有荨麻疹，应考虑乳胶过敏。当怀疑食物过敏时，应鼓励患者记录食物日记。不应忽视可能通过结膜、鼻黏膜、直肠或阴道区域进入体内的物质。虽然成人对牛奶和啤酒抗原过敏很少见，但青霉素抗原可能存在于乳制品和啤酒酵母中，可能会诱发过敏患者出现荨麻疹。确定压力、冷、光、热或运动是否会诱发发病非常重要。旅行史可能怀疑寄生虫感染。探讨可能调节荨麻疹反应强度的药物和因素（如酒精、非甾体抗炎药、高温、湿度、封闭性服装、心理压力），可以为临床提供有用信息。血管性水肿的阳性家族史是有帮助的，但阴性家族史不能排除C1 INH缺乏。

系统回顾用于检查可能出现荨麻疹和血管性水肿的系统性疾病、感染和恶性肿瘤。应询问患者是否有夜间盗汗、疲劳、体重减轻、淋巴结肿大、复发性消化性溃疡、黄疸、易擦伤、对冷不耐受、皮肤干燥、甲状腺肿大、排尿困难、阴道或鼻窦分泌物以及牙齿、关节或鼻窦疼痛。

表181-1 荨麻疹和血管性水肿的常见原因

急性荨麻疹（病程少于6周）
感染（病毒、细菌、真菌、寄生虫）
食物（鸡蛋、贝类、坚果）
食品添加剂（苯甲酸钠、偶氮染料如柠檬黄和5号黄色染料）
药物，介质的免疫释放（青霉素类、含磺酸盐制剂）
药物，直接介质释放（静脉注射碘造影剂、阿片、安非他明）
药物，前列腺素抑制（阿司匹林、其他非甾体抗炎药）
药物，靶向肾素-血管紧张素-醛固酮系统（ACEIs、阿利吉仑，但不是血管紧张素受体拮抗剂——发作可能持续）
其他致敏抗原（如乳胶、输血）
昆虫叮咬
慢性荨麻疹的所有病因
慢性荨麻疹（发作持续6周以上）
特发性
物理性荨麻疹
寒冷
压力
皮肤划痕症
胆碱能性（运动、热水澡、情绪压力）
阳光
振动
遗传性C1抑制剂缺乏症
获得性血管性水肿（淋巴瘤、腺癌、慢性淋巴细胞白血病）
急性荨麻疹的病因

体格检查

通过体格检查能发现病情的严重程度，偶尔也能发现其病因。皮肤划痕症与线状风团有关。伴有充血性红斑的小皮损是典型的胆碱能性荨麻疹。眶周或口周肿胀提示血管性水肿。持续24小时以上并伴有紫癜和色素沉着的皮损是荨麻疹性血管炎的特征。仔细检查耳朵、咽部、鼻窦和牙齿，可能有助于发现局部感染。应该检查有无淋巴结肿大和肝脾大，其提示潜在的淋巴瘤或肝细胞疾病。关节明显肿胀、渗出和发热提示活动性类风湿疾病。

实验室检查

缺乏病史和体检检查证据时，仅靠大量的实验室检查进行诊断通常是徒劳的。对于荨麻疹和血管性水肿的检查，目前还没有标准的检查方法。检查要基于临床表现和潜在病因的相关性预测。

感染、骨髓增生性疾病或炎症的临床证据

全血细胞计数和分类、血沉及外周血涂片是第一步检测。如果有结缔组织疾病或血管炎的临床证据（例如发热、关节痛、血沉显著升高、皮损持续24小时以上、瘀斑、紫癜），则应进行尿液分析和抗核抗体检测，并着重考虑皮肤活检。活检样本取自病变边缘，包括正常和受累皮肤。无荨麻疹的慢性血管性水肿患者要测定血清C4补体水平；如果水平降低，应进行C1 INH测定。

特发性疾病

慢性荨麻疹伴血管性水肿的特发性病例可通过

检查抗甲状腺抗体和促甲状腺激素水平进行评估。对于特发性荨麻疹和复发性消化性溃疡病患者，应进行幽门螺杆菌血清学检测或相关检测（见第 68 章）。

意义不大或无价值的检测

皮肤点刺试验没有太大价值（怀疑青霉素过敏除外；见下文讨论），昂贵的 IgE 放射过敏原吸附试验很少能揭示疑难病例的原因。平均血清 IgE 水平通常是正常的。当临床证据表明存在局部感染或恶性肿瘤时，需要进行放射学检查。近期发生腹泻疾病或者到流行地区旅行或者外周嗜酸性粒细胞增多时，取粪便检查虫卵和寄生虫。“细胞毒食物过敏”测试没有科学依据，应该坚决反对。

激发试验

激发试验有助于确定致敏原。

物理性荨麻疹。皮肤上放一个冰块可能会引起寒冷性荨麻疹，划皮肤可以显示皮肤划痕症。皮内注射乙酰胆碱（1∶500 稀释液 0.1 ml）可发现胆碱能性荨麻疹。垂直按压皮肤表面可以诱发压力性荨麻疹，即在 30 分钟至 4 小时的潜伏期后观察局部是否出现红肿。

食物过敏。有时过敏专家会进行食品添加剂的安慰剂对照激发试验，他们使用安慰剂胶囊和添加剂胶囊并监测症状。此类检测不适用于有哮喘史或有气道受累史以及慢性荨麻疹的患者，因为他们的病因几乎与食物过敏无关。

药物过敏（青霉素）。既往有青霉素过敏史通常会导致人们避免使用青霉素和头孢菌素等相关药物，但使用苄基青霉酰多聚赖氨酸（Pre-Pen）和青霉素 G 进行皮肤点刺试验，有助于确定可疑过敏的严重程度，以及未来使用青霉素和头孢菌素的安全性。点刺试验说明存在 IgE 抗体。苄基青霉酰多赖氨酸试验检测主要过敏因素，10 000 U/ml 的青霉素 G 用于检测次要过敏因素。每个皮肤点刺试验都需要做生理盐水对照，20 分钟后观察结果。与生理盐水对照组相比，阳性反应的风团大于 3 mm。如果两者均为阴性，则接下来进行皮内试验。两者检测结果阳性，说明过敏症的风险显著升高，并且有 50% 的概率出现速发型变态反应；两者检测结果阴性，说明出现青霉素过敏反应的概率不到 3%，并且几乎没有过敏症的风险。如果近期有青霉素过敏，发病后 1 ～ 2 周内进行皮肤试验，可能导致假阴性结果。皮肤试验的不良反应风险小于 1%，与剂量过高或皮肤点刺操作不规范，以及直接皮内注射有关。禁忌证包括有 Stevens-Johnson 综合征病史和剥脱性皮炎病史。

不需要进行头孢菌素皮肤试验，但青霉素皮肤试验的结果可以提供信息。青霉素阳性反应提示有 4% 的风险出现头孢菌素反应，阴性结果提示头孢菌素产生严重反应的风险很小。

治疗性试验

治疗性试验可能有助于确定急性荨麻疹的病因。去除某些食物，包括羊肉、大米、四季豆、新鲜豌豆、茶和黑麦饼干，可以排除大多数常见的食物过敏原。更严格的限制方法是去除乳制品、啤酒、坚果、贝类、浆果和食品添加剂。停用所有药物、更换产品或品牌通常是有用的，比如清除某些牙膏及化妆品中的柠檬黄染料和特殊添加剂。

慢性荨麻疹对诊断和治疗提出了巨大的挑战。消除性食谱试验对慢性荨麻疹或血管性水肿没有作用。住院控制饮食和观察的费用昂贵，而且诊断率也低。即使经过全面评估，也只有不到 10% 的患者可以确定病因，所以经常用“特发性”来命名。

症状管理 [4-6,12-18]

最好的治疗方法是识别和避免致敏原，但在许多慢性荨麻疹病例中，如果无法做到这一点，则应采取经验性措施来缓解症状。即使没有病因诊断，也应避免使用可能加重症状的物质（如阿司匹林、非甾体抗炎药、酒精、ACEI）。半数的单纯荨麻疹患者和 25% 伴有血管性水肿的患者在 1 年内不再出现皮损；然而，10% ～ 20% 的患者可能在 20 年以上的时间里仍有发作。

药物

抗组胺药

抗组胺药可以极好地控制症状。H_1 受体阻滞剂是抗组胺治疗的主要药物，例如羟嗪（每天睡前 10 ～ 25 mg）和苯海拉明（每天睡前 25 ～ 50 mg）。它们既便宜又有效，但有镇静作用。无镇静

作用的二代 H_1 受体阻滞剂（例如非处方药物非索非那定 180 mg/d、左西替利嗪 5 mg/d 或西替利嗪 10 mg/d）也有效，并且白天使用耐受性更好。缺点是费用高，并且与一些 H_1 受体阻滞剂存在药物间相互作用（见第 222 章）。白天最好使用无镇静作用的抗组胺药，晚上最好使用有镇静作用的抗组胺药。因为氯苯那敏和苯海拉明可以在药店买到，而且价格不贵，所以方便夜间使用；氯苯那敏可用于妊娠期。多塞平是一种具有强效 H_1 受体阻滞剂活性的三环类抗抑郁药，已证明对荨麻疹合并焦虑或抑郁的患者有帮助。低剂量（例如每次 25 mg，1 天两次，或每天睡前 25 mg）即可有效。多塞平不应与 H_1 受体阻滞剂特非那定同时使用。难治性荨麻疹病例联合使用 H_2 受体阻滞剂（例如西咪替丁 400 mg，每天 3 次）和 H_1 抗组胺药，可改善病情。使用 H_2 受体阻滞剂是因为 15% 的皮肤血管受体属于 H_2 受体。

激素和其他药物

对严重的难治性病例，可以考虑口服糖皮质激素（见后文讨论），但如果用药超过 1 ～ 2 周，必须谨慎使用（见第 105 章）。一些报告表明，高剂量 $β_2$ 受体激动剂特布他林（1.25 mg，每日 3 次）可以减少瘙痒和发作次数，但也有人发现，单独使用特布他林或与抗组胺药联合使用，都没有太大作用。硝苯地平是一种钙通道阻滞剂，可以通过干扰肥大细胞活性来改善临床表现，但总体疗效并不显著。合成代谢类激素已成功用于治疗遗传性血管性水肿（见后文讨论）。白三烯受体拮抗剂（如孟鲁司特）优于安慰剂，说明在白三烯途径上具有某些作用，但没有证据表明其比最大剂量的 H_1 和 H_2 受体拮抗剂具有额外优势。

奥马珠单抗（Xolair）可以结合 IgE，从而抑制结合肥大细胞上的 IgE 受体。FDA 已批准其作为抗组胺治疗无效的慢性特发性荨麻疹患者的一线治疗。每 4 周皮下注射 150 ～ 300 mg。因为存在罕见过敏反应的风险，所以这种治疗应在过敏专家的指导下应用。

无确切疗效的药物

广谱抗生素和抗真菌药物的经验性治疗用于特发性荨麻疹患者，可以作为消除隐匿性感染的一种手段，但没有数据来判断假说或使用是否有效。因此，只有感染确认后才适用这类药物进行特定治疗，比如鼻窦炎或阴道炎等感染。皮质类固醇激素、抗组胺药和局麻药的价格昂贵，对慢性荨麻疹没有帮助。

治疗方法

荨麻疹急性发作

口服抗组胺药方案对轻中度荨麻疹发作通常反应良好。严重荨麻疹发作伴血管性水肿需要立即皮下注射肾上腺素（每 10 ～ 20 分钟注射 0.3 ml 1∶1000 稀释液）。对于不伴血管性水肿的严重急性荨麻疹，短期系统性类固醇激素治疗（例如强的松，开始剂量为 40 mg/d，并在 1 ～ 2 周内迅速减量至完全停止）有助于缓解症状，但不应替代详细的病因学评估和抗组胺药的主要治疗。

物理性荨麻疹

物理性荨麻疹也可以用抗组胺药治疗。赛庚啶是一种 H_1 受体阻滞剂，特别适用于水源性荨麻疹、寒冷性荨麻疹和皮肤划痕症。外用辣椒素治疗寒冷性荨麻疹和热诱导的局限性荨麻疹，效果不确定。抗组胺药可用于治疗振动性物理性荨麻疹。运动性荨麻疹可以通过避免剧烈运动来治疗，重要的是提醒患者进食以后或服用阿司匹林或非甾体抗炎药时，不要运动。

慢性和难治性荨麻疹

控制慢性荨麻疹需要经验和认真随访。治疗由一种 H_1- 受体阻滞剂开始，通常选用无镇静作用的药物。如果治疗失败，则增加 H_2- 受体阻滞剂如西咪替丁。如果患者仍无反应，则更换多塞平。严重病例可短期系统使用皮质类固醇激素（例如强的松，每天 20 ～ 40 mg），10 ～ 14 天后迅速减量，并在 3 ～ 4 周内改为隔日治疗，最终停药。长期系统激素治疗通常无法完全控制荨麻疹，并且其副作用比荨麻疹更严重（见第 105 章）。伴有抗甲状腺抗体的慢性难治性荨麻疹患者应接受外源性甲状腺激素治疗，以降低促甲状腺激素水平。特发性荨麻疹和幽门螺杆菌血清学阳性的患者，可以考虑抗生素治疗，但除非有活动性感染的证据，否则不应使用抗生素（见第 68 章）。

遗传性血管性水肿

急性荨麻疹发作如存在气道阻塞的危险，应皮下注射肾上腺素（0.3 ml 1：1000 稀释液）治疗。已经诊断血管性水肿的患者，应携带肾上腺素自我给药的药盒。虽然预防是最好的治疗方法，但遗传性Ⅰ型和Ⅱ型血管性水肿急性发作时，可用替代疗法和新鲜冰冻血浆治疗。合成代谢类激素（例如达那唑、司坦唑醇）用于治疗频繁或严重发作的病例。它们似乎诱导合成正常功能的 C1 酯酶抑制剂。需要定期监测 C1 酯酶抑制剂的水平以及肝功能，长期服用会出现不良反应（男性化、高血压、肝细胞腺瘤和肝癌风险增加），因此儿童和孕妇禁用。

目前正在积极研究寻找更好的替代方法来治疗这种疾病，并且已经取得相当大的进展。纯化 C1 抑制剂（Cinry1）已被批准用于预防和治疗遗传性血管性水肿的急性发作；通常肠道外使用，每周 2 次，大剂量皮下注射用于预防，静脉注射用于急性发作。单克隆抗体（拉那鲁单抗）可以抑制激肽释放酶，每月皮下注射一次，可显著降低血管性水肿发作的频率。一种口服有效的小分子激肽释放酶抑制剂（BCX7353）在概念验证性研究中显示了不错的结果，可以作为一种有效的口服预防性治疗。

血管紧张素转换酶抑制剂诱发的血管性水肿

严重发作者需要急诊处置，通常使用糖皮质激素和抗组胺药，但完全缓解可能需要 24 小时。在一项比较缓激肽受体拮抗剂（艾替班特）与标准治疗的随机试验中，艾替班特能更快地消除症状，副作用较少。

转诊和入院指征

荨麻疹的管理可能令人沮丧。对于医生和患者，寻求专家的帮助通常很有用。虽然食物过敏导致慢性荨麻疹的可能性很低，但是过敏专家可能通过检测过敏食物，帮助评估患者反复发作的可能性。他们还可以进行青霉素皮试，尤其是次要决定因素。他们见过大量的荨麻疹患者，这些经验有助于为焦虑的患者提供安慰和保证。疑似荨麻疹性血管炎的患者应转诊给风湿病专家或皮肤病专家，进行皮肤活检（包括免疫组化染色）和其他进一步检查。

急性血管性水肿伴有呼吸道或胃肠道症状的患者可能需要短暂入院，接受呼吸支持和观察。住院有时会提倡消除饮食，但考虑成本控制，这种治疗的花费太高。

重要的是在开始诊疗前教育患者，让他们知道该病经常找不到病因。应该强调风团的自然病史各不相同，皮损自行消失的可能性很大，并为荨麻疹可能的复发做好准备。注意指导患者避免加重因素（例如阿司匹林、非甾体抗炎药、高温、劳累、酒精饮料）。特殊建议可以挽救生命，例如寒冷性荨麻疹患者应避免在冷水中游泳。应向患者保证，医学检查将排除某些严重可治性疾病，并且有很多方法可缩短病程和缓解症状。消除患者不切实际的期望，预防其因检查结果阴性而失望。重点是强调，虽然荨麻疹病程可能延长，但是总体预后良好，病情缓解的可能性很高。

青霉素过敏史不太明确或很久之前有青霉素过敏史的患者，皮肤试验阴性，可以保证发生严重反应的可能性很小，使用青霉素或头孢菌素没有什么风险。

（郭秀军　马　川 翻译，董爱梅　齐建光 审校）

第 182 章

脱发的管理

SHINJITA DAS，PETER C. SCHALOCK

脱发（毛）是指正常生长部位的毛发脱失。头皮是脱发最显著的部位，但毛发脱失可以发生在身体任何其他部位。无论脱发是遗传、局部炎症过程的结果，还是由系统性疾病引起，基层全科医生都可能是第一位为患者提供诊断和治疗选择的临床医生。

病理生理学和临床表现 [1-11]

正常毛发生长

毛囊单位是毛球（也称为毛母质）中角质形成细胞增殖和分化的产物。毛干（由角质膜、皮质和髓质组成）主要是硬角蛋白或毛透明蛋白，富含二硫键。毛发生长是周期性的，周期的长短随身体部位不同而有差异。头皮毛发生长从 2 ～ 6 年的生长期，进入 2 ～ 3 周的过渡期（退行期），然后超过 3 个月脱落（休止期）；相反，四肢毳毛的生长期为 2 ～ 6 个月。因此，生长期越长（或越短），毛发长度越长（或越短）。在健康的年轻人中，85% ～ 90% 的头发处于生长期，即活跃生长期。其余的毛发处于休止期（10% ～ 15%）和退化期（< 1%）。尽管存在相当大的个体差异，头皮上毛发数量最多可达约 250 根 /cm^2，正常每天平均脱落 100 ～ 200 根毛发。长时间生长并短暂静止的毛发最容易受到生长周期中断的影响，其生长期与静止期毛囊比率的变化最为明显。头发的生长速度约为 0.35 mm/d，或约 1 cm/mo，但多种因素可影响其生长速度。

脱发

秃发可分为瘢痕性（瘢痕性秃发）或非瘢痕性（非瘢痕性秃发），这取决于位于毛球和立毛肌插入之间的隆起区（干细胞位置）是否存在永久性损伤。脱发的主要致病机制包括物理或化学因素破坏毛母质和干细胞隆起区域、传染性或免疫介导的炎症、代谢性疾病以及服用抗代谢药物或其他药物。总之，破坏性因素（物理、化学、感染或自身免疫）会导致瘢痕性秃发，而急性系统性疾病和药物通常会导致非瘢痕性秃发。

基因组学研究已经开始明确秃发的特定遗传易感性。这项研究发现瘢痕性秃发（中心性离心性瘢痕性秃发，central centrifugal cicatricial alopecia，CCCA）——一种相当常见的变异，影响了近 6% 的非洲裔美国女性。*PADI3* 基因的突变改变了一种酶，这种酶会导致毛干的一种结构成分三聚鸟嘌呤的变化，而三聚鸟嘌呤会触发纤维增殖基因的过度表达，从而导致瘢痕性秃发。

在非瘢痕性秃发中，毛囊完整性得以保留，一旦原发刺激过程消退，头发就有可能再生。在瘢痕性秃发中，头发永远不会再生。一些以非瘢痕性秃发开始的疾病可能会发展为慢性瘢痕性秃发。

非瘢痕性秃发

秃发通常是非瘢痕性的，大多数患者的秃发分为男性型和女性型的脱发。

男性型脱发（雄激素性秃发）。男性脱发 / 秃发是对称的，通常开始于额顶头皮，逐渐后退，顶部头发密度变稀疏（图 182-1）。雄激素性秃发是一种进行性和持久性脱发，有色素的头发逐渐被细软、无色素的毳毛所取代。其发病与遗传易感性（多基因或常染色体显性，不完全外显）、年龄

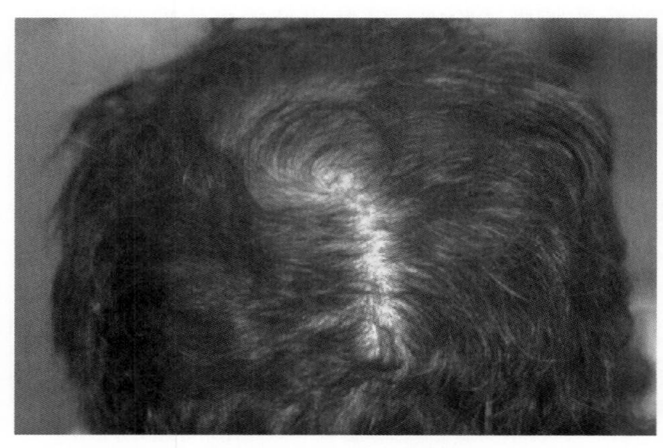

图 182-1 枕部头皮典型“秃斑”的男性型脱发

增长和激素活性（睾酮经由头皮毛囊中Ⅱ型 5-α 还原酶转化为其活性形式双氢睾酮［DHT］）有关。DHT 抑制头皮毛发的生长，而刺激面部和阴毛的生长。当服用外源性 DHT 时，实验室检查显示游离睾酮、硫酸脱氢表雄酮（DHEA-S）水平增高或两者水平均增高。

女性型脱发。女性型秃发的机制可能与男性型秃发相似，但女性型秃发通常更为弥漫，位于中心（发缝加宽），并保留额发际线。有些病例可能是由于缺铁或甲状腺疾病所致。青春期早发性秃发可能与明确的家族史有关，而老年妇女（绝经前或绝经后）的脱发可能是由于遗传易感性加上毛囊水平的雄激素敏感性或系统性雄激素过量所致。

女性的男性型脱发。女性患者出现男性型脱发应引起对雄激素水平过高的关注，轻度患者表现为多毛症（男性分布型毛发生长），严重病例表现为男性化（面部特征变粗糙、声音加深和阴蒂增大）。多囊卵巢疾病（Stein-Leventhal 综合征）、产生雄激素的卵巢和肾上腺肿瘤（见第 98 章）、高催乳素血症、避孕药或合成代谢类固醇、肝病和肿瘤产生的异位雄激素（通常为类癌、绒毛膜癌或转移性肺癌）是雄激素过多和多毛症的一些病因。

毛囊生长周期的生理性改变。毛囊单位周期性循环的改变可能通过改变毛囊生长期和休止期之间的关系，导致非瘢痕性秃发，这一过程称为休止期脱发。由于疾病引起的高热、手术、产后、药物（如口服避孕药），甚至是季节性变化，都可能引起之后 2 ～ 4 个月内迅速脱发。然而，更为慢性的休止期脱发如发生在中年妇女，可能会隐匿地出现脱发。在怀孕期间，脱落的毛发较少（由于生长期延长），因此产生的休止期毛发较少。产后，休止期毛发的比例显著增加，毛发在随后的几个月内弥漫性脱失。产后脱发会在 18 个月内消退，但大约一半的女性感觉到她们产后的头发比怀孕前少。

系统性疾病、代谢异常和药物治疗。非瘢痕性秃发通常与系统性疾病、代谢异常或药物使用有关。斑秃被认为是一种对毛囊自身免疫性攻击的疾病，导致相对快速的明显脱发，脱发斑为轮廓清晰的圆形或椭圆形斑片（图 182-2）。较少见的斑秃类型包括匐行性脱发（一种累及枕部和双侧颞区的带状模式）和全秃模式，出现毛发普遍稀少而非明显的脱发斑。全秃是所有头皮毛发的进展性脱失，

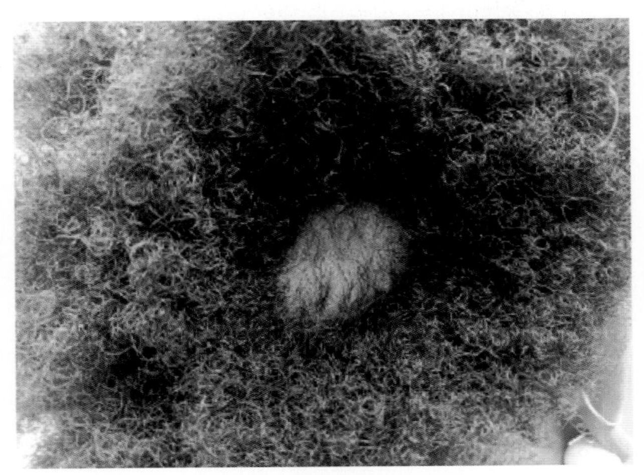

图 182-2 头皮后部斑秃，部分自发再生

普秃表现为头皮、面部和躯体毛发完全脱落。

斑秃与其他推测的自身免疫性疾病有关，如白癜风、桥本甲状腺炎和炎症性肠病。斑秃的病程不可预测。一些患者只经历过一次斑秃发作并自发再生，而另一些患者可能发展为进行性脱发，最后导致全秃。青春期前发病预后较差。

甲状腺疾病和缺铁可能会出现弥漫性毛发稀疏。垂体功能减退和甲状旁腺疾病导致脱发的情况并不常见。秃发也是结缔组织疾病的一种表现，尤其是系统性红斑狼疮、亚急性皮肤红斑狼疮和皮肌炎。偶尔，脱发是由自身行为引起的，这种疾病称为拔毛癖。这些患者可能没有意识到自己在拔头发，这种情况可能表明他们有严重的精神障碍。

二期梅毒、HIV 感染、浅表性毛囊炎和头癣也会导致非瘢痕性秃发。导致秃发的常用药物有 β 受体阻滞剂、三环类抗抑郁药、抗惊厥药、系统性维 A 酸、华法林和肝素抗凝剂、别嘌呤醇、抗甲状腺药物、奎宁、维拉帕米、吲哚美辛、柳氮磺胺吡啶、氟哌啶醇和过量维生素 A（表 182-1）。抗肿瘤药物如 5- 氟尿嘧啶、紫杉醇、环磷酰胺和甲氨蝶呤可能会导致脱发（生长期脱发）。

瘢痕性秃发

瘢痕性秃发（图 182-3）是干细胞区域发生永久性破坏的结果。物理损伤如烧伤、辐射、物理创伤和慢性牵拉是常见原因。牵拉性秃发通常是由于使用编织或紧绷的发圈所致，脱发的模式取决于发型。这一过程最初是可逆的，但随着时间的推移会发展到纤维化和瘢痕。特别是在非洲裔遗传易感个

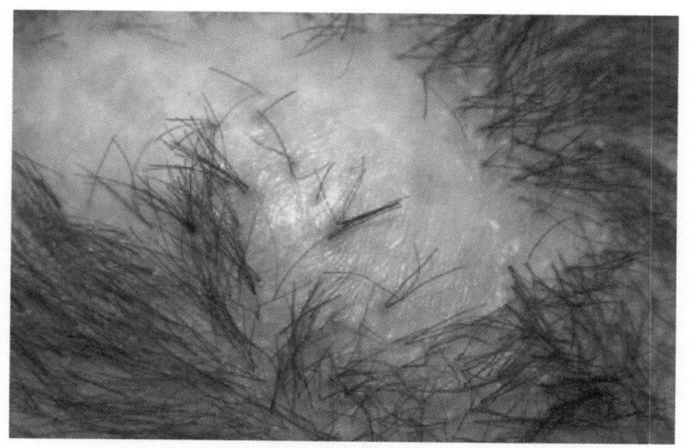

图 182-3　具有“洋娃娃发”的瘢痕性秃发（瘢痕包裹许多毛干）

体（例如 *PADI3* 基因突变的个体），使用热梳子和牵拉以及凡士林来拉直头发，会出现 CCCA，其特征是头皮上进展性中心性离心性秃发。通常在中年早期发病，这说明了反复加热、牵拉和创伤对头皮的有害影响。如果是长期人为因素所致如拔毛癖，可能导致终末期瘢痕形成。感染包括细菌性（脱发性毛囊炎和穿掘性蜂窝织炎）、真菌性（脓癣）或病毒性（如复发性单纯疱疹或带状疱疹），会导致严重的炎症和毛囊破坏。其他皮肤病如慢性皮肤红斑狼疮（图 182-4）（盘状红斑狼疮）、硬皮病、扁平苔藓（毛发扁平苔藓）、头皮的皮肤或转移性肿瘤以及结节病等浸润性疾病，都会导致瘢痕性秃发。

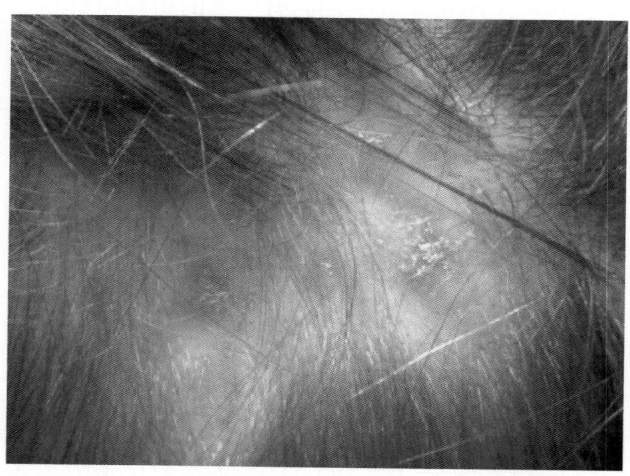

图 182-4　慢性皮肤红斑狼疮引起头皮瘢痕性秃发

毛发断裂

这种秃发可能是由于头发纤维的遗传性结构缺陷导致毛干异常引起的。这些疾病包括念珠状发、卷毛、结节性脆发病、脆发和套叠性脆发症。有许多遗传综合征，头发异常作为综合征的一个组成部分，通常出现在儿童时期。转诊给儿童皮肤科医生有助于诊断儿童毛发断裂。

总之，脱发必须与毛发断裂区分开来。毛发断裂是由于毛发束受到物理或化学压力所致。近端断发一词有时用于描述距头皮 1 cm 以内的头发断裂，而超过这一点的断裂称为远端断发。头发拉直会导致近端断发。患者常将远端断裂视为分叉。暴露在阳光下，或在使用含氯消毒剂的泳池内游泳都可能促进这种断裂发生。

鉴别诊断 [3,7,12-13]

见表 182-1。

表 182-1　脱发的鉴别诊断

非瘢痕性秃发
雄激素性
男性型脱发
女性型脱发
斑秃
发热感染后
毛囊炎（轻度）
头癣（毛外癣菌）
人类免疫缺陷病毒感染
缺铁
系统性红斑狼疮
梅毒
药物
抗肿瘤药物
抗代谢药物
丙基硫氧嘧啶
瘢痕性秃发
物理损伤
创伤
烧伤
辐射
慢性牵拉
感染
细菌性毛囊炎（严重）
真菌性（毛内癣菌）
抗抑郁药
抗惊厥药
抗凝剂

续表

别嘌呤醇、丙磺舒
β 受体阻滞剂
奎宁
大剂量维生素 A、异维 A 酸
口服避孕药
停用皮质类固醇
精神病性
拔毛癖
休止期脱发
暴饮暴食
妊娠后
盘状红斑狼疮
硬斑病
扁平苔藓
假性斑秃
肿瘤
肉芽肿疾病
人为的

检查 [1,6-7,12-13]

病史

病史应首先调查脱发的持续时间，以及患者是否注意到头发稀疏或脱发增加。是否有男性型或女性型秃发的家族史？患者是否只受到特定部位脱发的困扰，还是受到全身性脱发的困扰？脱发部位是否有头皮烧灼、瘙痒或疼痛？是否有近期或慢性应激事件或系统性疾病（例如感染性、内分泌性或自身免疫性）？头发是否有物理损伤史（例如拉扯头发；使用卷发器、漂白剂、烫发、拉直液、热梳子）？对目前和以前的用药史进行回顾至关重要，重点是化疗药物、抗惊厥药、抗凝剂、抗高血压药、秋水仙碱、抗甲状腺药、雄激素、口服避孕药、异维 A 酸和维生素 A。其他值得注意的事项包括近期妊娠或手术，严重节食，以及存在皮肤病如狼疮、扁平苔藓、毛囊炎、癣、脂溢性皮炎，或其他明显的炎症或感染性病变。

体格检查

仔细检查头皮有无毛发生长减少、脱发和瘢痕。注意脱发的模式（局限性还是弥漫性）。是否存在雄激素性脱发模式？区分瘢痕性和非瘢痕性秃发很重要，后者表现为有保留的毛囊，或细小、色浅的毛发。存在短发、毛发断裂提示有头发拉扯或外伤。应检查头皮是否有红斑（弥漫性或毛囊周围性）、鳞屑、硬结或脓疱（提示脂溢性皮炎、皮肤狼疮、头癣或毛囊炎的炎症迹象）。如果有伍德灯（365 nm），光照后受某些真菌感染的区域会发出鲜艳的荧光。任何出现渗出性病变、结痂或鳞屑的炎症部位都应刮除皮屑，对可能的头癣进行显微镜检查（见第 191 章）和培养。

为了获得脱发的客观证据，让患者每天将脱发收集在信封内并计算总数（每天 50 ～ 200 根头发在正常范围内）可能有用。如果看到斑秃的特征性圆形脱发区，对秃发区域边缘的毛发施加轻微牵拉，可以发现该部位疾病是否活跃。若毛发很容易被拉下来，可以预计秃发区要扩大。一些皮肤科医生通过去除 100 根头发，并计算有多少根处于休止期，来进行休止期毛发的计数。通过这种方法，检查者可以区分由休止期过长和由毛发断裂引起的脱发，但这太耗时，对基层全科医生来说不太适用，最好交给有经验的皮肤科医生来判断。

除头皮外，还应检查其他毛发区域，包括眉毛、睫毛和体毛。眉毛外侧 1/3 的缺失可能与甲状腺功能减退有关。盘状狼疮和扁平苔藓也可以出现眉毛缺失。

应寻找系统性疾病的证据，包括甲状腺功能减退（见第 104 章）、系统性狼疮（见第 146 章）、缺铁（见第 79 章）和结节病（见第 51 章）。男性型脱发的女性患者应检查多毛和男性化的迹象（见第 98 章）。检查指甲有无 Beau 线（线性、纵向凹陷带，表明近期有全身疾病史）、点状凹陷（斑秃）、杵状肢端膨大或其他营养不良变化，可能会揭示与某种系统性皮肤病或医学状况的相关性。

实验室检查

特别是在疑似炎症的瘢痕性秃发病例中，活检可能会有帮助。进行实验室检查（例如全血细胞计数、血清铁、铁蛋白、总铁结合能力、促甲状腺激素、抗核抗体，以及雄激素如 DHEA-S 和游离睾酮）以检测系统性疾病取决于患者的病史和体检结果。

管理原则 [1,4,7,13–19]

基层全科医生可以为脱发患者提供诊断、建议，以及何时进行适当和特定的治疗。秃发的治疗主要根据病史、体格检查，有时需要头皮活检。如果健康患者觉察到过度脱发，但没有通过检查或每日脱发计数得到证实，则应向患者解释，打消患者的顾虑，给予同情性的安慰并告知其预后良好。这对妊娠相关休止期脱发的妇女尤为重要。如果可能的话，应该停止使用与脱发相关的药物，并改用替代品。和任何潜在的皮肤病或系统性疾病一样，无论是细菌性还是真菌性的头皮感染，都需要进行对症治疗（见第 190 章和第 191 章）。非瘢痕性秃发成功治疗后，头发最终会逐渐再生。有时，购买假发（假发帽）或假发套（见第 88 章）可能会有帮助。应将瘢痕性秃发患者转诊给皮肤科医生进行进一步治疗，治疗包括需要实验室监测的系统性药物治疗（如治疗皮肤狼疮或扁平苔藓的羟氯喹）。

对症治疗

大多数脱发病例的原因是雄激素性秃发（女性或男性型脱发），其次是休止期脱发。对于那些有美容需求的人来说需要进行对症治疗。

休止期脱发

休止期脱发最常见于系统性疾病。在进行系统的全面检查后，应安抚患者这种脱发是自限性的，并告知其最好采取保守措施。对于铁储备低（低铁蛋白＜ 40 ng/ml）的患者，考虑补充铁以使铁蛋白浓度大于 70 ng/ml（每日硫酸亚铁 250 mg，至少 6 周）。如果患者特别心烦意乱，那么建议米诺地尔局部应用于头皮，不过这并没有被证实有效（仅在理论上，基于其通过促进毛发进入周期的生长期而缩短休止期的机制）。

斑秃

斑秃通常是自限性的，但如果病情严重，应该转诊到皮肤科医生处寻求特定的药物治疗。患者有多种选择，从局部到全身免疫治疗，到免疫调节剂和接触致敏剂，包括局部和病灶内使用类固醇（如曲安奈德）、局部米诺地尔、局部他克莫司、咪喹莫特、蒽林或方酸二丁酯、光疗、光动力疗法、系统用类固醇（甲基强的松龙或强的松冲击疗法）或系统用甲氨蝶呤或环孢霉素的单一或联合疗法。其中一些药物的疗效尚未在更大的研究序列中探索。皮损内注射类固醇可导致皮肤萎缩、毛细血管扩张和色素减退，可通过使用较小注射量的类固醇（3 ～ 10 mg/ml 曲安奈德）来避免；每月治疗一次，需要数月。系统性皮质类固醇、甲氨蝶呤和环孢素偶尔有帮助，但当药物停用时，它们的效果往往会丧失，并且长期治疗的风险（见第 105 章）大于益处。尽管还需要进一步的研究，但最近 JAK 抑制剂托法替尼已经在治疗广泛斑秃方面显示出希望。

尽管人们对各种治疗方法有着浓厚的兴趣，并且有文献对这些方法表示赞赏，但没有任何一种方法能有效到足以被推荐在所有情况下应用。许多经验丰富的临床医生认为，治疗只能使大约 50% 的斑秃患者的恢复过程加速，而这些患者的头发在任何情况下都会自发再生。一些人认为，谨慎等待是最安全、最具成本效益的方法。

男性型脱发

男性型脱发损害了许多男性的自我形象和自信。可用的治疗方法包括外用米诺地尔和口服非那雄胺（保法止）。

米诺地尔。局部使用 5% 非处方抗高血压米诺地尔（落健）溶液对秃发不到 10 年的年轻男性（＜ 40 岁）效果最好。它的作用原理是促进毛囊从毛发周期的休止期到生长期过渡。患者应注意，在头发生长变得明显之前，可能需要每天用药，长达 6 个月，并且每天要使用两次。持续用药越久，新生头发才会持续越久。在停止治疗的 2 ～ 6 个月内，新的增长可能会停止。唯一常见的副作用是局部刺激，虽然很少见，但收缩压低的患者可能会出现体位性低血压伴头晕。

非那雄胺。非那雄胺可抑制Ⅱ型 5α-还原酶，阻止睾酮转化为强效雄激素 DHT。深入细致的研究已经显示，接受非那雄胺（每天 1 mg）治疗 1 年后的男性（18 ～ 41 岁），头顶毛发数量较多，可维持长达 24 个月。50% 接受治疗的男性发现他们的头发外观有所改善。其他研究表明，65% 的男性能够再生头发，90% 的男性通过治疗可以阻止脱发。观察到少量不良事件，但数量并不比安慰剂组的患者多。这些症状包括性欲丧失、勃起功能障碍或射精量减少（约 2% 的病例发生）。有趣的是，在一项研究中，在开具处方前讨论非那雄胺的性副作用会使发病率增加约 10%。前列腺特异性抗原的血清水平则降低了 40% ～ 50%，因此这些服药的患者在进行前列腺癌筛查时，测出的血清学前列腺特应性抗原数值必须加倍。非那雄胺并不影响结合与未结合前列腺特异性抗原的比值（游离百分比）。像米诺地尔一样，持续使用是维持头发再生的必要条件，而且效果可能要到使用 6 个月或更长时间后才会显现。

许多男性同时使用非那雄胺和外用米诺地尔。这两种药物都可以在一定程度上防止进一步脱发。在一项长期研究中，头发生长往往在 1 年时达到高峰，随后再生缓慢下降。使用 4.5 ～ 5 年后，终毛（终末期毛发）数量可保持在基线计数以上水平。

螺内酯和地塞米松。男性型脱发的女性可能与多毛症有关。需采取针对雄激素过多和原发病因的联合治疗（见第 98 章）。在症状上，雄激素过多可使用安体舒通（75 ～ 200 mg/d，至少 6 个月）或地塞米松（睡前 0.125 ~ 0.250 mg，至少 6 个月）治疗。临床上，多毛症的病情改善可能会早于脱发症状的改善。

女性型脱发

女性型脱发是一种越来越常见的疾病，40% 的女性在 60 岁时都会有明显脱发的经历。头发稀疏的女性担心自己会像男性一样受雄激素影响而秃顶。然而，应该向女性解释这种情况很少发生。低浓度（2%）米诺地尔适用于女性型脱发。女性（和男性）在开始治疗时可能会出现脱发加重，但在使用后 6 ～ 12 个月内，预期会有脱发症状的缓解和新生毛发出现。尽管 5% 米诺地尔的使用与面部多毛症有关，但女性患者可能会发现这个浓度更有效。使用 2% 米诺地尔可以避免这一情况。育龄妇女不得服用非那雄胺，孕妇甚至不应接触压碎或破碎的药片，因为这有可能导致男性后代出现先天性泌尿生殖系统异常。最近，有研究证明雄激素过多的绝经前妇女使用 1 年氟他胺比非那雄胺或醋酸环丙孕酮更有效。这种药物已被证实对绝经后妇女是安全的，但尚未被证明有效。无怀孕计划的妇女可以选择安体舒通。

低强度激光治疗

低强度激光治疗（在 600 ～ 950 nm 的红色和红外波长范围内）对于头发再生显示出一些希望，市场上有多种 FDA 批准的设备（如梳子或头盔式设备）。对于希望避免药物或手术治疗的脱发患者，这可能是一种选择。

患者教育

患者教育是基层全科医生管理脱发患者最重要的部分。一旦诊断成立并排除了严重疾病，应打消患者的顾虑。由于患者经常担心脱发会进展，可以向其提供的最有用的信息是告知其发生进展性或完全性脱发的实际概率（有多大）。即使是患有遗传性秃发的男性，通常也要让其确信他们并没有系统性疾病。秃发管理的成功常常取决于医生帮助患者接受秃发相关知识的能力。

头发护理

关于头发护理的建议受到大多数患者的高度赞赏。建议他们避免使用 pH 碱性的洗发水（pH 碱性会软化头发并防止头发缠绕以便拉直）和过度使用毛巾或在清洗后吹干头发。使用护发素可能会有帮助。刷头发比梳头发更有害。如果必须刷头发，最好轻轻地将头发用刷子理顺，并使用带有天然鬃毛的刷子或具有圆形边缘的尼龙刷子。患者应避免漂白、烫发、拉直、使用热梳子和过度日光暴露。

头发编织和移植

患者通常很清楚关于假发的选择，但可能会询问基层全科医生关于头发编织或头发移植等问题。编织是由非医疗人员进行的相对安全的处理。这是一个成功的选择，但必须定期重复。头发移植费用昂贵，成功率也各不相同。手术过程可能很痛苦，通常不在医疗保险范围内。然而，对于许多患者来说，这是一个可行的选择，尤其是那些头发粗糙、深色、脱发模式稳定的患者。不鼓励植入人造头发，因为随着时间的推移，它们往往会失败，并可能引起慢性异物排斥反应。

（郭秀军　马　川　曹　源 翻译，
董爱梅　齐建光 审校）

第 183 章

皮肤水化障碍：皮肤干燥和多汗的管理

SHINJITA DAS，PETER C. SCHALOCK

皮肤干燥的管理

皮肤干燥（干燥症）常见于冬季，多发生于老年人。最常见的临床表现是皮肤脱屑，伴或不伴轻中度瘙痒（见第 178 章）。严重的慢性皮肤干燥可变成湿疹（乏脂性湿疹）。一种相关疾病为轻度刺激性皮炎。指尖皲裂是冬季另一个常见的问题。初级保健医师应认识皮肤干燥，并采取简单的措施和有效的患者教育来进行管理。这一点尤其重要，因为皮肤屏障的缺陷可能会因感染而变得复杂。

病理生理学和临床表现 [1–2]

病理生理学

虽然“干燥”一词意味着基本缺陷是缺水，但其原因似乎是表皮分化缺陷，导致角质层中的脂质减少，最终导致经表皮失水增加和皮肤屏障功能受损。角质层中脂质减少导致蒸发性失水增加。当表皮顶层即角质层的水分比例从正常水平的 15% ～ 20% 下降到 10% 以下时，就会出现干燥症的症状，如鳞屑和粗糙。有助于角质层保水的脂质会随着年龄增长、低湿度、强制空气加热或冬季冷风而减少。过度使用肥皂、洗涤剂或消毒剂会破坏角质层，使水分流失增加到正常速度的 50 倍。经常洗手的人（强迫性的或作为其职业的一部分，如护士、医生和发型师）可能会出现严重的手部皮肤干燥，伴或不伴皲裂。皮肤干燥可出现在如下潜在疾病的人群中，如维生素 A 缺乏症、药物反应、特应性皮炎、糖尿病、甲状腺功能减退、鱼鳞病（寻常型、获得性或其他遗传类型）、慢性肾病、营养不良、恶性肿瘤和绝经后。

临床表现

皮肤干燥的特点包括粗糙、剥落或脱屑，失去柔软性和弹性。虽然四肢是干燥症最常见的部位，但全身都有可能受累。严重的干燥可导致皲裂，产生“开裂的瓷器”的表面外观，被称为碎瓷样湿疹（又称乏脂性湿疹，图 183-1）。指尖可能出现破裂和出血，导致患者日常功能受限。瘙痒是皮肤干燥的常见症状，可引起搔抓，导致可见的线状擦伤，而无散在皮疹。

治疗原则 [1–5]

在排除了甲状腺功能减退等全身性干燥原因后（见第 104 章），治疗主要是对症处理。目的是恢复脂质屏障，防止水分流失。方法包括改变环境暴露、调整生活习惯及勤于使用保湿剂。

预防措施

预防是对易发生皮肤干燥的患者进行管理的基础。应教育患者避免使用强力肥皂、洗涤剂，避免与水过度接触，这些都会使皮肤干燥。许多肥皂

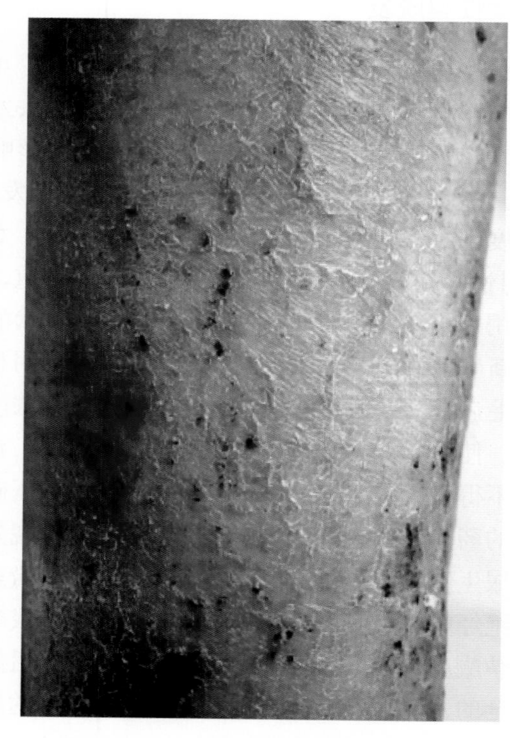

图 183-1 小腿乏脂性湿疹 / 严重干燥

本质上是洗涤剂，并且具有极强的脱水性。建议使用润滑、无香味的肥皂代替。尽管短暂的冷水浴并不像盆浴那么容易使皮肤干燥，但每日沐浴也可能会使皮肤过于干燥。教育患者避免使用液体沐浴皂和凝胶（即使标签上说它们是“保湿的”），盆浴时加入无香料的沐浴油也是有益的。提醒患者如果使用沐浴油需要小心滑倒。避免接触温和刺激物如清洗剂和羊毛衣物也是明智的。尤其是在冬季，室内环境加湿非常重要。

恢复水合状态

保湿剂

皮肤干燥的治疗方法是通过使用含有封闭和保湿成分的保湿剂来恢复角质层的水分。封包剂是一种油性（疏水性）物质，可为皮肤提供一层保护（免受外部刺激），并通过防止经表皮水分流失为皮肤补充水分。例如烃类油 / 蜡（如矿脂、矿物油、石蜡）、硅油（如二甲基硅油）和生理脂质（羊毛中的羊毛脂、胆固醇、神经酰胺）。保湿成分（如甘油、乳酸、尿素、丙二醇）通过吸引水而为表皮补充水分。由于保湿成分将水分从真皮层吸引到表皮层，单独使用时，这些物质会促进水分经表皮流失，并使干燥症恶化。因此，作为商业制剂，保湿和封闭成分通常以不同的比例组合，保湿成分能够将水分吸入表皮，封闭成分能够防止水分经表皮流失。甘油和丙二醇是保湿剂中非常常用的两种物质，因为它们具有保湿和赋形剂的双重性质（注意：丙二醇也是一种常见的接触性过敏原，如果患者因使用保湿剂而出现面部皮疹，应将其视为潜在的致病原因）。

根据水、保湿成分和封包剂的不同比例，保湿剂有不同的配方（软膏、乳膏和洗剂）。软膏（低水高油乳剂）最“油腻”，但也是最有效的。乳膏是将水和防腐剂混合到软膏基中制成的。洗剂的含水量最高，最容易涂抹在大的体表区域；但封包性成分含量较低，会导致更多的水分蒸发和皮肤进一步干燥。因此，商用保湿乳膏往往能够提供封包性 / 保湿性的最佳平衡，并易于涂抹和吸收到皮肤中。皮肤干燥的患者应将患处浸泡几分钟，然后涂抹不含香料的保湿剂（或在温水淋浴并轻轻拍干后立即涂抹保湿剂）。对羊毛过敏的患者应避免使用羊毛脂类润肤剂（如 Aquaphor、A&D 软膏）。

虽然大多数保湿乳膏对皮肤干燥的患者来说是合适的，但是含有生理性脂质的乳膏值得特别一提。市场上有很多含有神经酰胺的软膏和乳膏品牌，都可在柜台购买（如 Cerave、Eucerin）。有两种乳膏可修复屏障功能，被美国 FDA 批准作为医疗用品用于治疗特应性皮炎。MimyX 是一种含有生物活性脂肪棕榈酰乙醇酰胺的乳膏，这种成份是特应性皮肤所缺乏的。Atopiclair 是一种含有甘草次酸的保湿剂，上市后用于治疗特应性皮炎。这两种乳膏均不含外用类固醇或钙调磷酸酶抑制剂，其效力与弱效外用类固醇相似。患者可以放心，昂贵的护肤霜在保持皮肤水分方面作用不大，产品的市场价格不一定与其性能相一致。

外用糖皮质激素

在严重的情况下，或为了取得更快的效果，可以使用外用糖皮质激素（例如，面部使用 2.5% 氢化可的松乳膏，每天两次，连续 10 ～ 14 天；躯干 / 四肢使用 0.1% 曲安奈德乳膏，每天两次，连续 14 天）。

皲裂的指尖可以用中到强效的糖皮质激素软膏短期治疗。密集使用含有神经酰胺的软膏（每天 4 ～ 10 次）也有助于加速愈合。尽管随着时间的推移，患者可能会对氰基丙烯酸酯（作为家用和医用“超级胶水”出售）变得敏感，但如果皲裂的指尖特别疼痛，应用氰基丙烯酸酯则可以立即缓解疼痛。当急性皲裂得到改善，患者可以通过在湿作业时戴手套、减少洗手以及在洗手或湿作业后使用保湿乳膏来防止之后的皲裂。

止痒剂

偶尔也需要口服止痒剂，如口服抗组胺药来治疗因干燥症导致的严重全身性瘙痒（见第 178 章）。医生应强调对患者的教育，以防止复发。

治疗推荐 [1–5]

- 指导患者进行环境改造，通过保持舒适的最低室温和使用室内加湿器来增加环境湿度。
- 告诫患者避免使用导致脱水的肥皂、清洁剂、消毒剂或过度接触水。不应擦洗皮肤。

使用不含香料的肥皂。

- 患者应进行温水淋浴，并将洗浴时间限制在5 ~ 10分钟。盆浴比淋浴更令皮肤干燥。
- 鼓励使用不含香料的沐浴油和含油丰富的肥皂。在加入沐浴油之前，患者应在浴缸中浸泡1 ~ 10分钟。警告患者沐浴油可能会导致滑倒。沐浴油也可以在淋浴后使用。
- 淋浴或盆浴后应使用不含香料的保湿剂。应优先选择软膏和乳膏，因为洗剂会加剧水分蒸发。理想情况是洗浴后使用含有神经酰胺的产品。
- 如果出现湿疹改变或要求快速缓解的患者，可外用中效糖皮质激素乳膏或软膏。
- 最重要的治疗是患者教育。基层全科医生应强调环境和行为的调整，防止皮肤干燥。

多汗的管理

多汗（多汗症）是患者普遍关心的问题，但它很少意味着潜在的疾病。由于异常潮湿、出汗方式或出汗量的变化、手心出汗、衣服污渍或难闻的气味，患者可能会寻求医疗咨询。人们因热、情绪或饮食等生理刺激而出汗的量差别很大。人、环境和情绪的相互作用会影响出汗的程度。基层全科医生应为多汗症患者提供科学的解释和症状管理。

病理生理学和临床表现[1-2]

病理生理学

正常生理学

出汗有助于维持体温和水/电解质平衡，在高温的环境下表现尤为明显。汗腺有两种：小汗腺和顶泌汗腺。汗液蒸发导致冷却。小汗腺集中在掌跖，也存在于面部、腋窝，身体的其他部位相对少见。热会导致面部、上胸部和背部出汗。掌跖出汗是对压力的一种典型反应。味觉出汗通常是摄入辛辣食物后发生于面部，尤其是上唇。小汗腺与其他皮肤附属器［即毛囊、皮脂腺和顶泌汗腺（集中在腋窝、乳晕、腹股沟和会阴）］没有解剖学关系。顶泌汗腺分泌物由微小的黏液和乳白色水滴组成，细菌作用后会产生气味。

小汗腺分泌受神经因素或反射作用控制。热性出汗由下丘脑控制，情绪性出汗由大脑皮质控制。在解剖学上，小汗腺由交感神经支配，但由于无法解释的原因，汗腺受胆碱能控制，因此小汗腺的介质是乙酰胆碱而不是肾上腺素。

病理生理学

多汗可由自主神经系统异常引起。汗腺的自主活动过度可能会在没有任何可识别原因的情况下发生。出汗与导致代谢活动增加的疾病有关，因此必须散热。众所周知，出汗发生在退热期，尤其是在夜间。虽然小汗腺受胆碱能控制，但肾上腺素刺激可以导致多汗。大多数多汗是由生理反应过度或无病理结局的功能变化引发的。

临床表现

多汗症最常见于腋窝和掌跖。腋窝多汗症比掌跖多汗症少见。多汗症可能是中枢神经系统冲动增加的结果，也可能反映了汗腺的潜在问题。人们经常注意到多汗与情绪压力的关系。当干扰工作或社会交往并需要频繁更换衣服时，多汗可导致失能。

鉴别诊断[1-2]

局部多汗症最常见的原因是对日常压力的正常生理反应。更年期是导致全身性出汗的主要原因。发热是最常见的病理原因。夜间盗汗提示潜在的感染性疾病和恶性肿瘤的可能性。脑卒中或肿瘤引起的中枢神经损伤可能导致多汗症。涉及自主神经的周围神经病变与多汗有关，如甲状腺功能亢进和少见的嗜铬细胞瘤等也是如此。帕金森病可能导致出汗和皮脂腺活性增加。各种药物如解热镇痛药、胰岛素、哌替啶、催吐药、酒精和毛果芸香碱都可能引起出汗。味觉出汗虽然不常见，但可能由代偿性糖尿病神经病变、第七对脑神经损伤［例如腮腺手术过程中或外伤（弗雷综合征）］或术后交感干损伤引起。

检查[1-2]

病史

局限于腋窝、掌跖的多汗是对日常事件的正常反应，还是广泛性多汗提示有潜在的疾病？如果出汗主要发生在夜间，则应寻找发热、疲劳、淋巴结肿大、咳嗽、咳痰以及其他感染和恶性肿瘤征象（见第 11 章）。全身性出汗也要考虑甲状腺功能亢进（见第 103 章）和更年期（见第 118 章）。阵发性出汗与惊恐障碍（见第 226 章）和嗜铬细胞瘤（见第 19 章）的出汗一致。需要仔细了解用药史，是否使用了解热镇痛药、胰岛素、哌替啶、催吐剂、酒精和毛果芸香碱。医生应该询问多汗是否是最近开始的，是否与压力有关。

体格检查

注意出汗的程度及其位置。如果患者发热或全身盗汗，需要仔细检查是否有潜在感染和恶性肿瘤（见第 11 章）。还应检查患者是否有甲状腺功能亢进的征象（见第 103 章）。应注意血压升高的情况，因为如果在阵发性潮红和出汗时血压升高，则应考虑嗜铬细胞瘤。怀疑患者有中枢神经系统疾病或周围自主神经病变的患者需要进行仔细的神经系统检查。

实验室检查

不需强制性进行实验室检查。检查的选择完全基于病史和体格检查的结果。筛查性的“全面检查”用处不大，而且更有可能产生假阳性结果，而不是真阳性结果。

对症治疗[1-8]

多汗会影响就业和社会交往。有许多治疗方法，有些有效，但有些有副作用。

外用和局部治疗

外用制剂

用于手部和腋窝的最有效的外用制剂是 20% 六水氯化铝（Drysol）。为保证有效性，应每晚使用并避光；由于清醒时出汗增多，白天使用可能效果不佳。6.25% 四氯化铝制剂（Xerac）是一种药效较弱的替代品，每周连续治疗 1 ～ 3 次后，腋窝多汗症可能会有临床改善；在达到干燥效果后，每周只需进行 1 次治疗就可以维持。其他局部疗法包括 10% 福尔马林湿敷，效果很好，但会诱发过敏；需注意福尔马林是一种致癌物。戊二醛缓冲液有效，但会污染皮肤，并可能诱发过敏性接触性皮炎。

电流可以用来暂时干扰汗腺功能。自来水或抗胆碱能药和氯化铝局部电离子渗透疗法可以减少手掌出汗。可以在家中使用自来水装置。有效率大于 80%，据报道平均缓解时间约为 1 个月。

A 型肉毒毒素

FDA 批准 A 型肉毒毒素（Botox）用于严重的腋窝多汗症，也可超适应证用于手掌多汗症。皮内注射 Botox 可长期减少这两个部位的出汗量。当手掌注射 Botox 时，一些患者会出现可逆的轻微握力减弱。只有其他保守措施（局部止汗剂或口服抗胆碱药，见下文）不能缓解时，Botox 才在保险范围内报销。

外科手术

对极少数确实影响日常活动的多汗症患者，有时会考虑手术治疗。腋窝多汗症可以通过手术摘除腋窝的小汗腺来改善。研究表明，腋窝吸脂术可以在不改变正常结构的情况下去除汗腺。手掌出汗可通过交感神经切除术治疗，可通过内镜进行手术。

系统治疗

抗胆碱能药物可以减少出汗，但有许多副作用，包括眼干、口干、视物模糊、便秘和排尿困难。格隆溴铵和奥昔布宁是治疗多汗症的常用抗胆碱能药（格隆溴铵的剂量从 1 mg 每日两次起始，根据耐受情况在数周内缓慢滴定）。酚苄明是一种肾上腺素能拮抗剂，有报道其在一些全身性多汗症患者的治疗中取得了成功。但有潜在心血管疾病的人必须谨慎使用。苯二氮䓬类药物和 β 受体阻滞剂可能有助于治疗焦虑相关多汗症。

患者教育

患者教育对于多汗症的治疗至关重要。为患者提供科学的解释和对出汗的确切理解有助于缓解焦虑情绪。盗汗患者应记录体温，以便识别任何严重的发热性疾病。应向患者清晰地介绍外用药的用法，患者应认真执行。对多汗症进行外科干预需要患者了解这种手术的风险和益处，并需要基层全科医生积极参与，帮助患者做出决定。

治疗建议

- 一旦排除了医学上的原因，要让患者放心，多汗不是病理状况的结果。
- 对于腋窝或手掌的多汗，建议使用20%六水氯化铝（Drysol）或6.25%四氯化铝（Xerac）。应在睡前使用，并用塑料食品保鲜膜包裹；如果手掌受累，可以戴聚乙烯或乙烯基手套。早晨应使用肥皂和水清洗治疗区域。每周连续治疗1～3次。一旦达到干燥状态，每周进行1次治疗就可以维持。
- 电离子渗透（电流）可用于暂时干扰汗腺功能。每天使用滴水装置（Drionic device）1周可缓解出汗，最长可持续1个月。
- 皮内注射肉毒毒素被视为一种相对无创的治疗方法，FDA已批准其用于治疗严重的腋窝多汗症。
- 吸脂技术也可能是有用的。
- 如果局部治疗、安慰和创伤较小的方法都失败了，对于确实影响日常活动的手掌或腋窝多汗症患者，可以考虑经胸腔镜行交感神经切除术。应转诊给神经外科医生、胸外科医生或血管外科医生进行评估。

（闻　英 翻译，王晶桐　齐建光 审校）

第184章

皮炎的管理

SHINJITA DAS，PETER C. SCHALOCK

特应性皮炎或接触性皮炎的管理

特应性皮炎和接触性皮炎（也称为湿疹）在临床中经常遇到。据报道，在西方工业化国家，特应性疾病的患病率高达15%。病程可以是急性的或慢性的。急性阶段以红斑、水肿、水疱、渗出、结痂和脱屑为特征。慢性期表现为脱皮、皮肤增厚、色素沉着，并经常出现苔藓化（皮肤增厚，皮纹显著突出）。上述都是临床观察到的皮肤变化，反映了对各种致病刺激的常见皮肤反应。基层全科医生面临的临床挑战是缓解症状和确定潜在的诱发因素。这可能很困难，通常需要咨询皮肤科医生。

病理生理学和临床表现[1-8]

病理生理学

特应性皮炎

虽然特应性皮炎的发病机制尚不完全明确，但遗传因素似乎是导致该病的诱因。丝聚蛋白基因突变导致特应性皮炎。丝聚蛋白是一种融入角质层脂质包膜的蛋白质，对表皮屏障起作用。丝聚蛋白基因突变导致特应性皮炎的患者表皮屏障功能障碍。细胞介导免疫缺陷也可能是导致皮肤病毒感染易感性增加的原因。许多患者表现出其他形式的特应性，2/3患者的家庭成员患有哮喘、花粉热或湿疹。40%～80%的患者免疫球蛋白E（IgE）升高。

环境刺激因素也是原因之一。某些织物特别是羊毛可能会诱发瘙痒，而极端的温度和湿度会加重皮损。心理压力可能会引起皮炎发作。

感染可能会导致发病。特应性皮炎患者的皮肤常有金黄色葡萄球菌定植，而非特应性皮炎患者中只有不到 5% 携带金黄色葡萄球菌。与非特应性皮炎患者相比，特应性皮炎患者由于抗菌肽 LL-37 和 HBD-2 表达不足，感染金黄色葡萄球菌的风险显著增加。特应性皮肤的其他特征包括：血管活性改变，表现为轻划皮肤时形成白线而不是红线（白色皮肤划痕症）；与正常对照组相比，对乙酰胆碱的出汗反应更强；皮肤表面皮脂腺脂质缺乏；嗜碱性粒细胞释放组胺的阈值降低以及皮肤和血浆中组胺水平升高。

接触性皮炎

接触性皮炎是由于皮肤暴露于诱发因素而引起的，可能具有单纯的刺激性或免疫学效应。刺激物渗透并破坏角质层，损伤底层表皮并引起炎症反应。刺激作用是普遍存在的，无须事先接触即可产生。强酸、强碱、洗涤剂和有机溶剂是重要的刺激物。虽然产品中含有的抗静电产品和芳香剂可能会产生问题，但洗衣粉引起接触性皮炎极为罕见。

免疫介导的接触反应只发生于既往对某过敏原过敏的患者中。反应分为荨麻疹（Ⅰ型）和迟发型（Ⅳ型）超敏反应。荨麻疹的常见致敏原包括乳胶橡胶（最常见于医务人员）和动物源性蛋白质（来自贝类、肉类等）。植物油成分漆酚是毒橡树和毒藤迟发型皮肤超敏反应的原因，通常需要 48 ~ 72 小时才能发生反应。

美国最近的调查显示，排名前 10 位的接触性过敏原包括硫酸镍（20.1%）、香料混合物Ⅰ（11.9%）、甲基异噻唑啉酮（10.9%）、新霉素（8.4%）、杆菌肽（7.4%）、氯化钴（7.4%）、秘鲁香脂（7.2%）、对苯二胺（7.0%）、2% 甲醛（7.0%）和甲基氯异噻唑啉酮 / 甲基异噻唑啉酮（MCI/MI，6.4%）。

临床表现

特应性皮炎

特应性皮炎的特征是剧烈瘙痒，导致搔抓、湿疹性改变和苔藓化。在成人中，典型的斑块累及颈部、手腕、耳后、肘窝和腘窝屈侧。钱币状湿疹是一种变异，其特点是四肢外侧、臀部和躯干后侧有瘙痒的硬币状皮损。皮损可有渗出、结痂和化脓。病程不一；可能出现一些持续的皮损，也可能皮损的数量逐渐增加。预后良好，大多数患者最终会痊愈，但可能需要数年时间。

接触性皮炎

接触性皮炎可以累及身体的任何部位。线性模式高度提示“外部原因”，如植物过敏原（图 184-1），但几乎可以看到任何形态。皮疹的分布和位置可能为刺激物或过敏原提供线索，如鞋（图 184-2）或手套（图 184-3）的接触性皮炎。斑贴试验有助于识别致病过敏原。

手部慢性皮炎

手部慢性皮炎的诊断和治疗具有挑战性，甚至最有经验的皮肤科医生也有困难。手部慢性皮炎可能是刺激性的（如“家庭主妇的手”）（图 184-4）、脓疱性的（银屑病）、过敏性的（接触性皮炎）或水疱性的（汗疱疹 / 汗腺发育不良），也可能在真菌感染伴超敏反应时发生。

许多患者需要考虑多个诊断。例如，长期洗手会引起刺激性接触性皮炎，戴手套又会引起继发性过敏性接触性皮炎。要治愈皮炎，这两个问题都需要解决。

慢性单纯性苔藓

无论病因如何，慢性湿疹性改变都可能导致

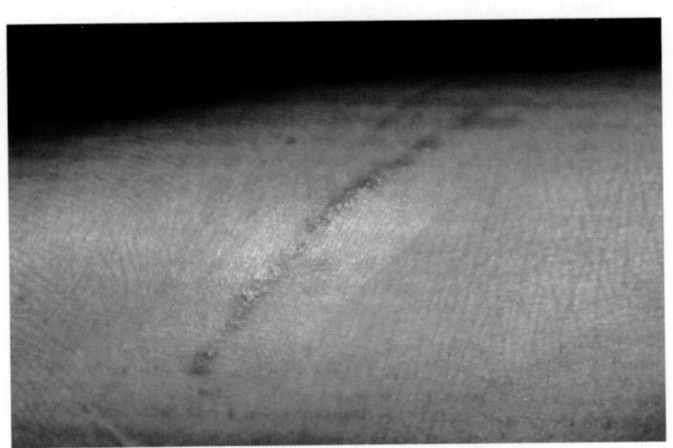

图 184-1 线性水疱。这种类型是植物过敏性皮炎的特征，本例是毒藤

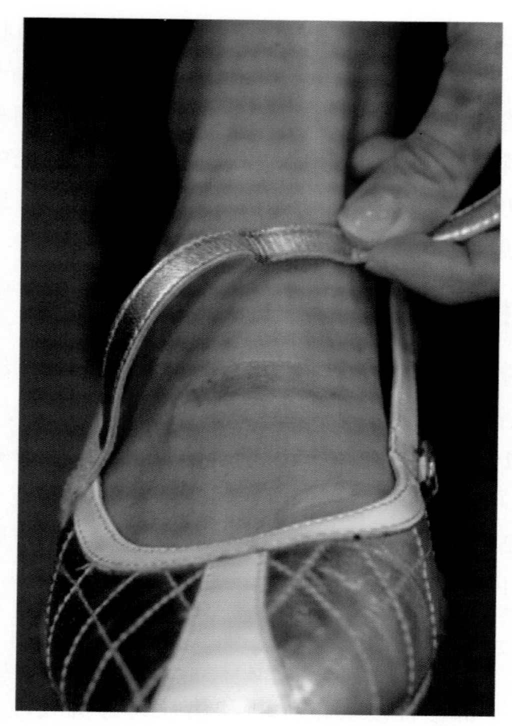

图 184-2 鞣制皮革中的铬酸盐引起的过敏性皮炎，注意鞋带下的皮损

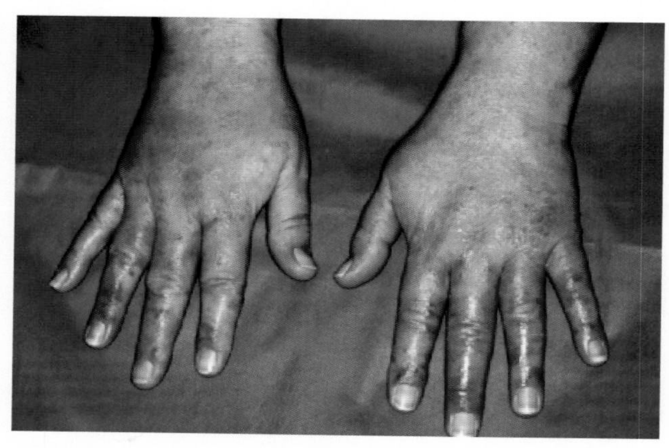

图 184-3 乳胶橡胶工作手套引起的橡胶乳剂过敏性皮炎

慢性单纯性苔藓。瘙痒可能很剧烈，而且可能因继发感染而变得复杂。慢性单纯性苔藓也可由局部神经性皮炎引起，表现为周围皮肤增厚的斑块，伴有皮纹增多 / 增大（即苔藓化）、一些鳞屑和丘疹。枕部头皮是常见部位。斑块也可能出现在手腕、大腿或小腿下方。女性更易受累。预后不一；停止摩擦后，慢性单纯性苔藓斑块会消退。

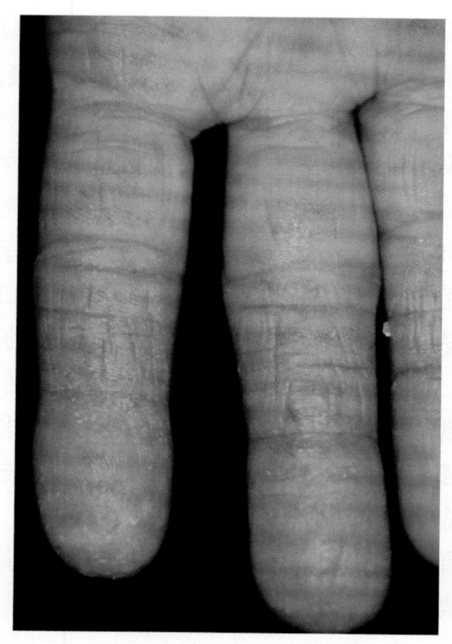

图 184-4 频繁洗手引起的慢性刺激性皮炎

管理原则 [1,4,9–14]

湿疹的治疗体现了皮肤病治疗的基本原则：消除诱发因素，使湿性的皮损干燥，使干燥的皮损滋润，应用抗炎药（如糖皮质激素和钙调磷酸酶抑制剂）治疗炎症。预测患者对治疗是否产生抵抗，如果基础治疗失败，应考虑转诊给经验丰富的皮肤科医生。必须寻找诱发因素。

外用糖皮质激素

外用类固醇具有抗炎、止痒和抗增殖作用。现有药物的效力差异很大，可通过血管收缩试验确定（表 184-1）。

最强效的类固醇漂白皮肤的效果是最弱效的类固醇的 1000 倍。虽然仿制药的保险支付额通常较低，但同原研品牌的外用产品相比，其效力可能存在差异。

外用糖皮质激素的制剂和选择

外用类固醇制剂按强度分类（表 184-1）。卤化制剂的药效最强，尤其是那些软膏制剂（见下文讨论）。首先要有足够有效的制剂来控制湿疹病程，如果需要维持治疗，则改用效力较低的制剂。由于有大量可选用的制剂，建议临床医生熟悉每一类中的 1 ～ 2 种，并根据成本、外观可接受性和功效来进行选择。

不需处方即可购得的外用氢化可的松浓度不超过 1%。轻度皮炎可能会有效果，但患者经常会选择错误的剂型，例如在使用溶液或乳膏效果更好时却选择了软膏。如果临床医生开具外用氢化可的松的处方，应选择 2.5% 的浓度，提供比非处方药更强的治疗方案。

外用糖皮质激素的配方和使用方法

剂型会影响外用类固醇的效力和外观可接受性。软膏配方比乳膏更有效，最好用于厚的、脱屑的斑块或严重的干燥症（例如乏脂性湿疹）。不油腻的乳膏配方在外观上是可以接受的，并且易于在躯干、四肢或面部使用。部分特应性患者使用软膏会更痒，因此对乳膏的耐受性会更好。尽管凝胶用于无毛发的皮肤时有些干燥（因为它们是酒精基质的），仍可用于有毛发的部位和光滑的皮肤。乳液通常是奶油状的，溶液则以酒精或丙二醇为基质；无论哪种情况，乳液都比乳膏更令皮肤干燥。用于头皮或覆盖急性皮炎的大面积皮肤时，有专门的配方，包括气溶胶喷雾剂 / 泡沫以及油。对于顽固性头皮皮炎，睡前在封包状态下（例如使用淋浴帽）涂抹醋酸氟轻松油（Derma-Smooth FS）可能是有益的。该制剂以花生油为基质，因此在开处方之前，必须确认患者对坚果不过敏。

封包可增强外用糖皮质激素的渗透性，如在固定配方上使用聚乙烯薄膜时观察到的血管收缩比不使用封包时高 100 倍。类固醇浸渍胶带（Cordran Tape）可提供封闭性，适用于患者人为 / 抓挠的病变，但非常昂贵（表 184-1）。软膏一般不能封包，因为这些部位可能会发生毛囊炎。

外用药通常每日使用 2 ～ 3 次，但每天使用 1 ～ 2 次就足够使糖皮质激素保留在角质层中。皮肤保湿对愈合有益，因此同时使用非处方的乳膏或软膏是有益的。

当开具外用药物时，估计所需的药量是有帮助的。每日 2 次，为期 2 周的疗程，面部和颈部至少需要 45 g，手部 15 g，脚部 30 g，手臂 60 g 或腿部 100 g，躯干 100 ～ 150 g，全身 350 ～ 400 g。

外用糖皮质激素的副作用

强效卤代糖皮质激素最有可能引起皮肤萎缩、毛细血管扩张、紫癜、萎缩纹和痤疮样皮疹。建议对某些超强效糖皮质激素的使用加以限制——每周用药量不超过 45 g，持续时间不超过 3 周。通过测量血浆皮质醇水平可证明垂体 - 肾上腺轴的抑制，但很少有临床意义。皮肤较薄的区域特别容易发生萎缩。药效较弱的制剂也可应用于面部、手背、间擦部位和阴囊等部位。即使是中效类固醇，易感人群长期使用也会使发生青光眼和白内障的风险增加，因此只能在眼周使用弱效的眼科制剂。弱效产品也优先用于腹股沟和腋窝，因为使用较强的制剂有形成萎缩纹的风险。长期使用强效外用药物后（尤其是光老化患者），前臂和手部背侧可能会出现紫癜。

非甾体类外用制剂

他克莫司和吡美莫司是阻断 T 细胞功能的独特药物，通过抑制钙调磷酸酶依赖性基因（如白细胞介素 -2）的转录而发挥作用，从而导致炎性细胞因子的产生减少。他克莫司软膏配方有两种浓度（0.03% 和 0.1%），而吡美莫司是单一浓度的乳膏（1%）。这些药物虽然昂贵，但已证明对治疗特应性皮炎非常有效，并且没有长期使用外用糖皮质激素的不良副作用。外用钙调磷酸酶抑制剂对外用糖皮质激素无反应或控制不佳的患者性价比高。2006 年，美国 FDA 对他克莫司和吡美莫司增加了一个黑框警告，提示恶性肿瘤（皮肤癌和淋巴瘤）的风险可能会增加。然而，尚未确定因果关系，研究仍在进行中。

特异性皮炎的治疗

急性湿疹性皮炎

急性湿疹性皮炎可通过使用 Burow 溶液（醋酸铝水溶液）湿敷等措施进行干燥。全身性糖皮质激素有时短期使用，用于广泛性或失能性皮炎的治疗。通常需要 12 ～ 14 天，因为更短的疗程有早期复发的风险（因此，不建议使用 Medrol 剂量包）。加用外用糖皮质激素治疗也能加速康复。对于较轻的病例，单独外用糖皮质激素可能就足够了。继发性细菌感染可能需要外用莫匹罗星软膏，每日 3 次；对于更广泛的继发性感染，可能需要全身性应用抗生素。

表 184-1 外用糖皮质激素制剂和相对成本

第 1 组：超强效	
丙酸倍氯米松，0.05% 软膏（Diprolene）	$$$
丙酸氯倍他索，0.05% 乳膏、软膏、溶液（Temovate）	$$$
卤米松，0.05% 乳膏、软膏（Ultravate）	$$$
氟轻松，0.10% 乳膏（Vanos）	$$$$$$$$$$$$$$$$$
第 2 组：强效	
安西奈德，0.1% 软膏（Cyclocort）	$$$$
丙酸倍氯米松，0.05% 乳膏增强配方（Diprosone）	$$
脱羟氟美松，0.25% 乳膏、软膏（Topicort）	$$-$$$$
双醋二氟松，0.05% 软膏（Apexicon）	$$$$$-$$$$$$$$
氟轻松，0.05% 乳膏、凝胶、软膏、溶液（Lidex）	$-$$
哈西奈德，0.1% 乳膏、软膏（Halog）	$$$$$$$$$$-$$$$$$$$$$$$$$$$
第 3 组：中强效	
安西奈德，0.1% 乳膏（Cyclocort）	$$$
丙酸倍氯米松，0.05% 乳膏（Diprosone，Maxivate）	$$$$$$$$
戊酸倍他米松，0.1% 软膏（Valisone）	$
脱羟氟美松，0.05% 乳膏（Topicort LP）	$$$$$
双醋二氟松，0.05% 乳膏（Apexicon）	$$$$$$$$
氟轻松，0.05% 乳膏（Lidex-E）	$
丙酸氟替卡松，0.005% 乳膏（Cutivate）	1/2$
糠酸莫米松，0.1% 软膏（Elocon）	1/2$
曲安奈德，乳膏、软膏（Kenalog）（译者注：原文未标明浓度）	1/4$
第 4 组：中效	
醋酸氟轻松，0.025% 软膏（Synalar）	$
氟氢缩松，0.05% 乳膏、软膏（Cordran）	$$$$$$$$$$$
戊酸氢化可的松，0.2% 软膏（Westcort）	$$$
糠酸莫米松，0.1% 乳膏（Elocon）	1/2$
曲安奈德，0.1% 软膏（Aristocort，Kenalog）	1/4$
第 5 组：中弱效	
戊酸倍他米松，0.1% 乳膏（Valisone）	1/2$
地奈德，0.05% 乳膏、软膏（DesOwen）	$$$$$$$$
醋酸氟轻松，0.025% 乳膏（Synalar）	$
氟氢缩松，0.05% 乳膏（Cordran）	$$$$$$$$$$$$$$$$$-$$$$$$$$$$$$$$$$$$$
丙酸氟替卡松，0.05% 乳膏（Cutivate）	1/2$
丁酸氢化可的松，0.1% 软膏、乳膏（Locoid）	$-$$$$
戊酸氢化可的松，0.2% 乳膏（Westcort）	$$
曲安奈德，0.025% 软膏（Aristocort，Kenalog）	1/4$

续表

第 6 组：弱效	
双丙酸阿氯米松，0.05% 乳膏（Aclovate）	$
地奈德，0.05% 乳膏（Tridesilon）	$$$
醋酸氟轻松，0.01% 乳膏、溶液（Fluonid，Synalar）	$-$$
曲安奈德，0.01% 乳膏（Kenalog）	1/8$
第 7 组：极弱效	
地塞米松，0.1% 凝胶、软膏（Decadron）	
氢化可的松，0.5%、1% 和 2.5% 乳膏、软膏、洗液（Hytone，Cortaid）	1/10$

建议医生熟悉并使用每类药物中的一种，根据成本、外观可接受性和功效进行选择。表中大多数是乳霜和软膏的价格。在许多情况下，其他剂型配方（凝胶、泡沫和一些溶液）要贵得多。

慢性湿疹性皮炎

尽管特应性皮炎和过敏性皮炎也可能是慢性湿疹性皮炎的原因，但慢性湿疹性皮炎通常是由刺激物引起的。可能的刺激物和过敏原包括洗涤剂、汽油、抛光剂以及其他职业和家用产品。如果怀疑外部接触导致过敏性接触性皮炎，可考虑进行斑贴试验。对许多患者来说，频繁接触水可以产生足够的刺激作用，从而导致皮炎。应减少频繁盆浴或淋浴、接触热水和使用令皮肤干燥的肥皂。虽然慢性湿疹患者不宜长期使用全身性糖皮质激素，但外用类固醇是有帮助的，而且通常需要应用较长时间。一些煤焦油制剂是治疗慢性皮炎的有效辅助手段。慢性湿疹性皮炎患者特别是特应性患者，在标准大小的浴缸中放入 1/4 杯漂白剂，每周进行 2 ~ 3 次漂白浴，然后进行保湿，可能有助于减少细菌定植。

特应性皮炎的新疗法

虽然外用糖皮质激素和钙调磷酸酶抑制剂仍然是特应性皮炎的主要治疗方法，但最近有两种新的治疗方案获得了 FDA 的批准。2% 克立硼罗软膏（Eucrisa，磷酸二酯酶 -4 抑制剂）适用于轻中度特应性皮炎患者。一种新的系统治疗方法是度普利尤单抗（Dupilumab）皮下注射（Dupixent，IL-4 和 IL-13 抑制剂），适用于对外用处方药物无反应的成人中重度特应性皮炎患者。度普利尤单抗可与外用类固醇药物一起使用。难治性特应性皮炎患者可考虑采用系统治疗方案，应转诊给皮肤科医生。由于费用问题，度普利尤单抗通常用于对系统性治疗（如光疗、甲氨蝶呤、环孢素或霉酚酸酯）没有反应的顽固性疾病患者。另外，度普利尤单抗的一个优点在于不需要实验室监测。

目前正在探索一种针对瘙痒机制的新方法。包括神经元在内的一些细胞上的白细胞介素 -31 受体 A 在特应性皮炎瘙痒的发生中起着重要作用。在针对白细胞介素 -31 受体 A 的单克隆抗体（奈莫利珠单抗，nemolizumab）的Ⅱ期研究中，瘙痒减轻了 50%。需要更多的研究来确定长期使用的安全性。应该遵循文献。

患者教育和转诊指征 [15-16]

必须指导患者正确使用外用类固醇。需要特别提醒他们避免接触眼球和眼睑（除非是低剂量眼科制剂），并避免在面部使用强效外用制剂。需要注意的是，一些外用制剂的成本非常高。近年来，许多外用制剂的价格大幅上涨，涨幅 200% ~ 300%。不仅是原研品牌药品，一些仿制药品也是如此。在每个药效等级中，优先考虑开具成本最低的仿制药，为患者提供最佳价值，并有助于确保患者的负担能力和用药的依从性（表 184-1）。

推荐使用钙调磷酸酶抑制剂（他克莫司或吡美莫司）代替类固醇治疗面部皮炎。如有必要可短期口服强的松治疗，应向患者提供书面时间表，以确保在 2 周内适当减量和停药（减量示例：强的松从 1 mg/kg 起始，在 2 周内迅速减量至完全停药）。对于患有特应性疾病的人来说，关于避免使用物品的建议是非常有价值的。简单的措施如睡前剪指甲和戴棉质手套，可以减少继发性外伤。湿疹恶化的早期识别和处理有助于促进治疗。需告知手部慢性皮炎患者有可能需要延长治疗时间。

基层全科医生提供的基本治疗措施对手部慢性皮炎常常难以奏效。为了更明确地确定诱发因素和治疗方案，转诊给皮肤科医生可能是必要的。

治疗建议 [15-16]

- 识别并去除潜在的过敏原和刺激物。治疗各种原因的皮肤干燥（见第 183 章）。推荐湿作业时使用棉质衬里的非乳胶手套。
- 渗出性病变应用 Burow 溶液湿敷使皮损干燥，根据水疱程度，每日使用 2 ～ 4 次，每次 10 ～ 30 分钟；胶体燕麦浴适用于更广泛的皮损。
- 使用局部止痒药（如 Pramosone 乳膏 / 洗剂或 Sarna 洗剂）抑制瘙痒（见第 178 章；除对睡眠有作用外，很少有证据表明全身性抗组胺药有效）。
- 对于急性皮炎，首先使用糖皮质激素乳膏。从所需的最高效力类固醇制剂开始，急性炎症得到控制后尽快降低效力。对于广泛性皮炎，鼓励患者使用足量的 0.1% 曲安奈德乳膏（454 g，即 1 磅）。通常需要连续治疗 10 ～ 14 天。如果急性病程广泛且严重，可口服强的松，起始剂量约为每日 1 mg/kg，并在 14 天内迅速减量至完全停药。
- 对于慢性苔藓化斑块，可长期使用糖皮质激素软膏治疗，如果无效，可使用乳膏封包。对于难治性患者，由有经验的医生在病灶内注射稀释的曲安奈德溶液（3.0 mg/ml）可能有效。
- 将难治性手部皮炎患者转诊给皮肤科医生。

脂溢性皮炎的管理

有 1% ～ 3% 的成年人罹患脂溢性皮炎。脂溢性皮炎是一种良性的慢性炎症性皮肤病，由体质决定，没有明确的单一病因。它可以在任何年龄段发病，最常见的是在婴儿期和 20 岁之后发病，在 40 ～ 50 岁发病率最高。男性比女性更易受累。该病的高患病率和不可治愈性使其成为一项治疗的挑战。基层全科医生应能够治疗脂溢性皮炎，并教育患者了解该病为慢性病程并需要持续治疗。

病理生理学和临床表现 [1-2]

发病机制

脂溢性皮炎的病因尚不明。内源性因素（如皮脂水平 / 激素影响）和外源性诱因（如酵母菌）可疑与其相关。脂溢性皮炎的皮损位于富含皮脂腺的区域，皮脂的数量和组成似乎不是关键因素。激素的影响、疲劳和焦虑可能会诱发或加重病情。据推测，马拉色菌属酵母菌（以前称为糠秕孢子菌）与脂溢性皮炎之间存在病因学关系。对部分患者局部使用酮康唑和其他抗酵母菌药物能够改善或缓解病情支持上述假设。如果停止治疗，酵母菌的数量会增加，并且大多数患者会复发。

临床表现

皮肤表现

常见的头皮屑可能是该病最轻的表现。脂溢性皮炎表现为鳞片状斑片，偶有轻微丘疹，周围有轻至中度红斑（图 184-5）。皮损的边界不清，鳞屑可能是油腻的且呈黄色。皮损通常无症状，但可能出现瘙痒。更广泛的病例可累及前额发际处、

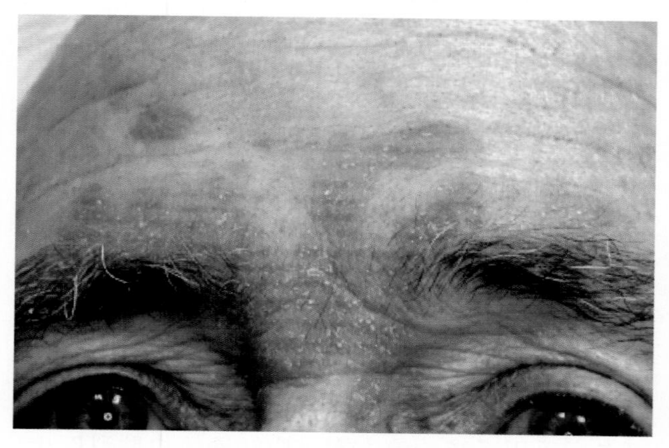

图 184-5 眉间区脂溢性皮炎

眉、鼻唇沟、耳后和胸前区域。在更严重的病例中，间擦部位、外耳道和脐部也会受累。这些区域以红斑和渗出为主，有时进展为慢性皮炎并伴有鳞屑。头皮最常受累。最严重时可泛发全身，发展为红皮病。

相关疾病

脂溢性皮炎与帕金森病、苯丙酮尿症、既往心力衰竭、锌缺乏和癫痫等疾病相关。皮肤病如玫瑰痤疮和银屑病也可能与此有关。脂溢性皮炎样表现可能是 HIV 感染的早期皮肤指标。这类患者的皮炎可能非常广泛，并且对治疗有抵抗性。

相似疾病

脂溢性皮炎的鉴别诊断包括寻常型银屑病（银屑病）、特应性皮炎、面部过敏性接触性皮炎、头癣和念珠菌病。

管理原则 [2-5]

如前所述，脂溢性皮炎是慢性和顽固的。随着人们对马拉色菌在发病机制中的作用的认识逐渐深入，治疗方法也在不断变化。以前的治疗是严格的对症治疗，目的是去除鳞屑，减少油腻和发红，并控制瘙痒。目前，治疗在某种程度上是对因治疗，包括减少皮肤上的酵母菌数量。根据严重程度、解剖位置和鳞屑、红斑、油腻和瘙痒的相对程度指导治疗。

轻中度病例

对于头皮轻度脂溢性皮炎，非处方洗发水即可去除鳞屑并提供温和的抗酵母菌活性；但对于持续发病的患者，可能需要使用含有酮康唑的处方洗发水和乳膏。对于有瘙痒和（或）炎症的难治性病例，应考虑外用类固醇。

非处方洗发水

头皮脱屑对配方洗发水的治疗效果反应良好。定期使用非处方的去屑或抗脂溢性洗发水通常就足够了。洗发水应产生良好的清洁作用，并与头皮接触至少 5 ～ 7 分钟，效果更好。市面上出售的治疗脂溢性皮炎的洗发水可能含有硫化硒、锌羟基吡啶硫酮、焦油、水杨酸和（或）硫磺。许多制剂含有多种药剂，但只有一种主要的活性成分。

吡啶硫酮锌（DHS Zinc、Head & Shoulders、Sebulon、Zincon 和 ZNP Bar 洗发水）和硫化硒（Selsun/Selsun Blue 和处方 Exsel 洗发水）已被归类为角质溶解剂。它们的作用似乎也是细胞抑制和清除酵母菌。硫磺和水杨酸的组合（Sebulex、Ionil 和 Vanseb 洗发水）具有角质溶解、温和的抗酵母菌和杀菌作用。煤焦油是 Sebutone、Pentrax、T/Gel 和 Zetar 洗发水的主要成分，金发、浅灰色或白色头发的人必须谨慎使用，因为这些洗发水会改变头发颜色。

应向患者推荐一份抗脂溢性成分的产品清单作为指导，并建议他们找到适合自己的泡沫、气味和功效偏好的产品。许多患者发现洗发水在一段时间内有效，之后效果会减弱，必须选择新的产品。

处方洗发水和角质溶解洗剂

对于在就诊前尝试过许多非处方洗发水的顽固性脂溢性皮炎患者，处方洗发水可能是有益的：2.5% 硫化硒洗发水（Exsel 或 Selsun）、环吡酮（Loprox）或 2% 酮康唑洗发水（Nizoral）（见后面的讨论）。在洗发之前，可以用角质溶解洗剂（Sebizon，Sebucare）或油性制剂（Derma-Smoothe FS 液，P&S 液）软化厚痂。

酮康唑（Nizoral）

已证明外用酮康唑非常有效。一个额外的优势是在两次使用之间有 3 ～ 9 天的后遗效应。有乳膏和洗发水剂型可供选择。对于轻中度面部或胸部受累者，将 2% 酮康唑乳膏涂抹在受累部位，每天 2 次，直到症状消失为止。可能需要每周进行 1 次或 2 次不定期的维持治疗。洗发水剂型也可用于面部和身体清洗（在冲洗前至少停留 5 分钟），在淋浴时可能更易应用于较大的体表区域。

伴有明显红斑的严重病例

伴有明显红斑的脂溢性皮炎可通过在治疗方案中添加外用糖皮质激素制剂获益。在有毛发的区域，可以使用洗剂、溶液、喷雾或凝胶，每日 2 次。应避免使用乳霜，因为会使头发变得无光泽。夜间使用软膏的效果令人满意，但会使头发变得油腻，所以需要早晨再次洗头。在头皮上可使用含氟的糖皮质激素。中效（如戊酸倍他米松）或强效（如丙酸氯倍他索）糖皮质激素的泡沫基质（昂贵）或溶液在外观上是可以接受的。无毛皮肤上的轻度红斑应该用温和的肥皂清洗，每日 2 次，然后涂抹 1.0% 氢化可的松乳膏。氢化可的松相对便宜，而且与含氟外用类固醇相比，引起毛细血管扩张和萎缩的可能性要小得多；1% 的浓度可用于红斑和丘疹。

初始治疗成功后，可能会出现一段时间的快速耐受（对治疗的反应降低），需要增加中效无氟类固醇的浓度。长期外用糖皮质激素可能会出现毛细血管扩张和其他皮肤萎缩症状，应避免在面部使用。外用酮康唑不会产生此类不良的皮肤变化，应作为严重疾病治疗方案的一部分。

对于抗真菌药物或外用类固醇无效的中重度患者，使用局部钙调磷酸酶抑制剂可能是有益的。许多患者开始用药后 2 周内，应用吡美莫司或他克莫司可有效减少中重度疾病的红斑和鳞屑。此类药物每次只能使用 2 ～ 3 周，因为担心长期使用（美国 FDA 对他克莫司和吡美莫司添加了黑框警告）可能增加恶性肿瘤（皮肤癌和淋巴瘤）的风险，但尚未确定因果关系，研究正在进行中。

脂溢性皮炎的渗出性皮损可能需要使用 Burow 溶液湿敷，然后使用含氟糖皮质激素洗剂。继发性细菌感染可能需要口服抗生素。

患者教育

让患者确信脂溢性皮炎不具有传染性，但也需要强调这种疾病的慢性性质。该病与精神压力相关，这可能有助于向患者解释疾病的发作。如果能向患者提供一份非处方药物的清单，患者会很感激。如果需要外用类固醇治疗，应提醒患者注意其潜在的不良反应，并指导其正确使用。病情严重的患者需要理解医生对 HIV 危险因素的询问。如果存在危险因素，针对 HIV 感染的检测是合理的。

治疗建议

- 向患者提供一份非处方洗发水的清单，并建议选择符合个人喜好的洗发水。对于油性发质，建议第 1 周每天洗头；有时维持治疗可以减少到每周 2 ～ 3 次。对于治疗抵抗的患者，应每隔 1 天使用酮康唑洗发水。
- 对于轻中度的面部或胸部受累患者，可将 2% 酮康唑乳膏涂抹在受累部位，每日 2 次，直到症状消失。可能需要每周 1 次或 2 次不定期地维持治疗。
- 如果出现红斑，可在面部使用无氟的糖皮质激素制剂（如 1% 或 2.5% 氢化可的松乳膏），头皮则使用含氟的洗剂（如 0.1% 戊酸倍他米松洗剂）。
- 洗发前，厚重的结痂可以用角质溶解液或油性制剂软化后去除。
- 用无氟的外用类固醇洗剂治疗渗出性病变。
- 睑缘炎的治疗方法是用温湿毛巾和无泪洗发液轻轻擦拭睫毛。偶尔可以使用含类固醇的眼膏，如 Metimyd 或 Blephamide 溶液，但必须注意不要长时间使用。
- 考虑对患有严重疾病和有 HIV 感染危险因素的人进行 HIV 检测。

（闻　英 翻译，王晶桐　齐建光 审校）

第 185 章

寻常痤疮的管理

SHINJITA DAS，PETER C. SCALOCK

寻常痤疮是一种多基因遗传、多因素共同作用的疾病，在美国几乎所有的青少年和年轻成人都会发生。轻者表现为一些散在的白头和黑头（粉刺），重者表现为深在的、化脓性或出血性结节和囊肿，可引起疼痛和毁容。调查显示大约 15% 的痤疮患者寻求医学治疗。基层全科医生在许多痤疮患者的诊断和治疗中具有独特的优势。正确地管理痤疮需要全面了解其发病机制和可用的治疗方法。早期有效的治疗可将疾病导致的瘢痕风险降至最低，并预防或减轻同样重要的心理困扰。

病理生理和临床表现 [1-4]

病理生理学

痤疮是一种毛囊皮脂腺单位的慢性炎症性疾病，好发于面部、胸部和中上背部。痤疮的发病机制是由先天性免疫系统介导的炎症环境中多种因素之间的复杂相互作用引起的：①滤泡漏斗部角化过度；②皮脂生成增加；③痤疮丙酸杆菌（P.acnes）感染。

角化过度之前被认为是痤疮发病的第一步，但越来越多的证据表明，炎症的发展甚至先于亚临床痤疮病变的发展（即在易患痤疮但外观正常的皮肤中发现炎症标志物）。在这种炎症环境下，毛囊对雄激素的敏感性增加，促使毛囊漏斗部上皮过度增殖，皮脂腺脂质组成发生变化（使角质形成细胞黏附在毛囊漏斗部而不是脱落），以及痤疮丙酸杆菌过度生长（进一步激活先天免疫系统并形成生物膜，同时限制导管角质细胞脱落），这导致了微粉刺的形成。微粉刺是先于开放性和闭合性粉刺的最初没有明显炎症的亚临床痤疮病变。开放性粉刺（黑头）是扩大的角蛋白栓（毛囊导管扩张），由于脂质氧化和黑色素而呈现黑色。1 ～ 2 个月后，一旦角蛋白、皮脂和细菌的积累使微粉刺达到可见大小，就会形成闭合性粉刺（白头）。白头可以扩大导管（“孔”）开口，与外部自由相通。

痤疮丙酸杆菌是厌氧的毛囊皮脂腺单位的正常寄居菌，通过分泌酶（包括脂肪酶）参与炎症性病变的发生和发展，这些酶作用于皮脂释放游离脂肪酸，通过抗菌肽刺激先天免疫系统。痤疮丙酸杆菌透明质酸酶、蛋白酶和毛囊导管内的趋化物质（吸引白细胞）可导致导管壁损伤和破裂，从而将毛囊内容物释放到周围的真皮层，这会引起严重的炎症反应。临床表现为炎性丘疹、脓疱、结节和化脓性结节（“囊肿”）。这些炎性病变可导致永久性瘢痕。

关于饮食和其他环境因素在痤疮发展中的作用仍存在持续的争论。据推测，西方国家的青少年可能由于高糖饮食而反复出现急性高胰岛素血症，这反过来可能引发内分泌级联反应，涉及胰岛素样生长因子（insulin growth factor，IGF）、IGF 结合蛋白 3、睾酮和维 A 酸信号通路，从而影响皮脂腺生成和毛囊角化。低糖饮食的非西方国家人群痤疮发病率较低，随机对照试验表明，避免高糖饮食对痤疮患者有益。牛奶摄入量与痤疮的严重程度呈正相关，摄入大量牛奶尤其是脱脂牛奶的青少年，痤疮皮损数量和严重程度均较高，可能与高水平的牛激素有关，包括雌激素、孕酮和雄烯二酮的前体。但目前没有随机对照研究支持减少乳制品摄入。

临床表现

痤疮可分为粉刺性痤疮和炎症性痤疮，但粉刺也可见于炎症性痤疮患者。粉刺性痤疮表现为闭合性粉刺（白头）和开放性粉刺（黑头）（图 185-1 和图 185-2）。毛囊内容物从粉刺渗漏到相邻真皮可加剧炎症反应，从而导致病变外观红肿，表现为从红斑丘疹到导致瘢痕的化脓性结节（图 185-3）。遗传免疫因素可能导致炎症反应加剧和更严重的囊性痤疮。

20 岁以上女性可能会出现激素性痤疮（迟发性或成人痤疮），典型表现为分布在下颌和颈部（“胡须分布”）的红斑丘疹和结节，随每月的月经周期而发作。

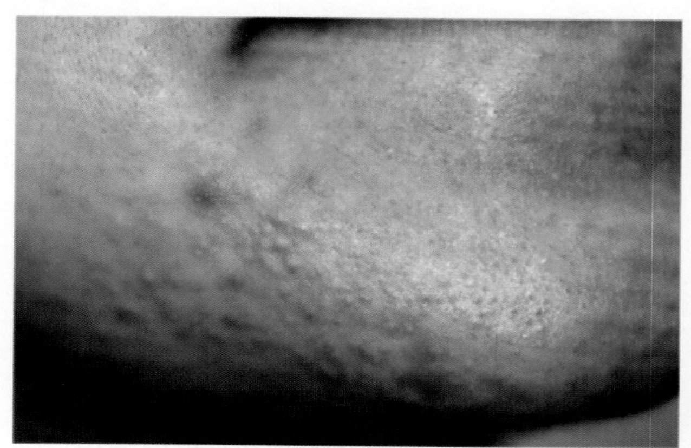

图 185-1 年轻女性下颏的粉刺性痤疮

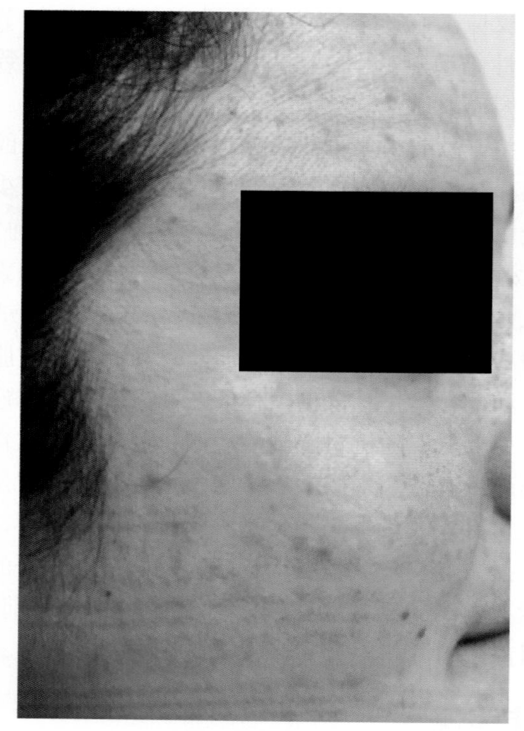

图 185-2 轻度丘疹和粉刺性痤疮

治疗原则 [3-18]

治疗通常从局部外用药物开始，随着病情的进展，病情严重或局部外用药物治疗效果不佳的患者可加用全身性药物治疗。初次出现的严重痤疮或瘢痕性痤疮或有明显的激素因素，应更早开始全身性药物治疗。

去除导致痤疮的因素

去除导致痤疮的因素是治疗的一个重要组成部分。一些美容产品包括化妆品、发胶、油和保湿

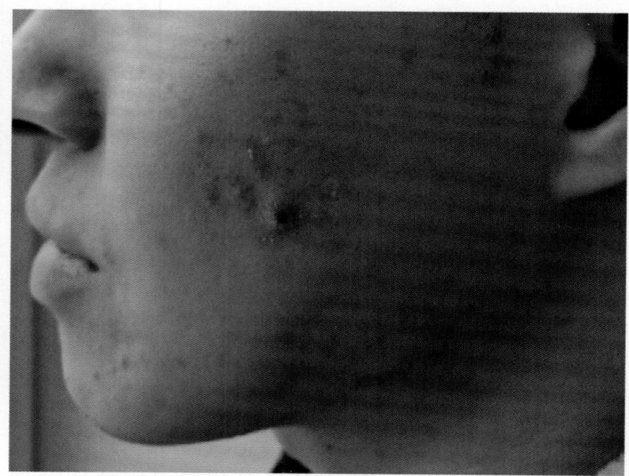

图 185-3 炎性丘疹和永久性瘢痕是异维 A 酸治疗的适应证

霜，可能会导致粉刺，应该减少或停止使用（即寻找标有“非致粉刺”的产品）。医生应建议不要使用导致痤疮的药物，如雄激素、系统性类固醇、碘化物和溴化物。其他药物如锂剂和表皮生长因子受体阻滞剂（厄洛替尼 / 古非替尼）可引起痤疮样反应，但通常不建议停用这些药物。保持低糖饮食和避免摄入乳制品可能是有益的（见前面的讨论）（特别是那些诱发高胰岛素血症的情况，见第 102 章）。

在去除导致痤疮的因素后，目标转向治疗活动性痤疮病变和预防复发。采用的治疗方式取决于病变的类型。

粉刺性痤疮的治疗

治疗目的是使毛囊上皮的脱落正常化，促进现有粉刺的排出，并防止新粉刺的产生。

维 A 酸类

维 A 酸是维生素 A 衍生物，具有治疗粉刺所需的所有特性。作为角质溶解剂，常用的局部维 A 酸类药物有阿达帕林（目前的非处方药如 Differin [达芙文]）、维 A 酸（全反式维 A 酸，第一种以 Retin-A 进入市场的局部用维 A 酸）和他扎罗汀（妊娠 X 类）。它们的相对强度依次增加（即低刺激到强刺激）。

局部用维 A 酸应在睡前洗脸后应用，豌豆大小的量可以涂抹整个面部，然后使用非致粉刺润肤剂如 CeraVe 乳液。皮肤刺激（发红）和轻度脱皮

（皮肤表层剥落）是主要的不良反应，可通过减少使用频率来控制。因为局部用维 A 酸可使粉刺的发育正常化，应告知患者，痤疮可能在治疗开始的 1 ～ 3 周恶化。

维 A 酸前体

维 A 酸的前体即视黄酸和视黄醇，正在被纳入非处方“药妆”产品中。与局部用维 A 酸相比，它们的刺激性要小得多，但其疗效尚未确定。

水杨酸

含有水杨酸（通常为 2%）的非处方痤疮清洁剂可对痤疮产生粉刺溶解作用，在治疗较大体表面积（如胸部和背部）的痤疮时特别有用。因为局部用维 A 酸产品容量相对小，很难大面积应用。

轻度炎症性痤疮的治疗

轻度炎症性痤疮通常对具有抗菌或直接抗炎活性的局部药物有效。局部用维 A 酸应与抗菌治疗联合使用。

过氧化苯甲酰

过氧化苯甲酰是一种强效的杀菌剂，浓度为 2.5% ～ 10%，剂型包括凝胶、霜剂、乳液和清洁剂。它常与维 A 酸联合使用。这些局部药物联合口服抗生素治疗具有协同作用，可增加毛囊导管中的抗生素浓度。

局部抗生素

局部抗生素用于轻度炎症性痤疮，以抑制痤疮丙酸杆菌，并提供积极的预防和治疗。与维 A 酸或过氧化苯甲酰相比，这些药物不太可能引起干燥或刺激，但它们的广泛局部使用与耐药菌株的皮肤定植率增加有关。最常见的是对红霉素的耐药性，以及对克林霉素的交叉耐药性。抗生素制剂有溶液、单独包装的一次性抹剂、乳液或凝胶。

甲硝唑凝胶对玫瑰痤疮具有公认的疗效（见第 186 章）。当与 5% 过氧化苯甲酰乳膏联合使用时，疗效相当于系统性四环素治疗。

α- 羟基酸

一些人建议非处方 α- 羟基酸制剂（如乙醇酸）用于治疗痤疮。作为角质剥脱剂在痤疮的治疗上可能有一定的帮助，它们的配方在使用时不影响美观，从而提高了患者的依从性。

壬二酸

这种天然存在的二羧酸具有抗角质化、抗菌和抗炎特性，它比过氧化苯甲酰效果略差，具有温和的皮肤美白作用，在治疗开始时可引起轻微的刺激性接触性皮炎。它是一种在妊娠或哺乳期可以使用的相当安全的药物（B 类）。

病灶内注射糖皮质激素

病灶内注射糖皮质激素可加速结节和囊肿的消退，并降低永久性瘢痕形成的风险。曲安奈德（2.0 mg/ml 或 2.5 mg/ml）生理盐水溶液用 30 号针头直接注入特定丘疹，通常有效。注射部位可能会出现皮肤变薄、凹陷和色素减退。

重度炎症性痤疮的治疗

这种类型痤疮的特征是大而深的丘疹和脓疱，以及破坏性、化脓性结节，需要系统性治疗。因为痤疮丙酸杆菌被认为在炎症性痤疮的发病机制中起重要作用，故全身抗生素已成为治疗的主要手段，异维 A 酸（13- 顺式维 A 酸）用于治疗难治性、致残性痤疮。

全身抗生素治疗

全身抗生素治疗是预防新发炎症性丘疹的最佳方法，通过抑制痤疮丙酸杆菌，降低新病变形成的速度，随之显著降低腺体酶损伤的风险。40 年的经验和大量证据证明，全身抗生素治疗是合理、有效和非常安全的。治疗效果包括清除旧病灶和减少新病灶，起效后可在数周内逐渐将剂量减至最低有效维持剂量。

全身抗生素治疗的选择包括四环素、合成四环素衍生物（多西环素或米诺环素）和红霉素。合成四环素比普通四环素更贵，但较少引起胃肠道不适，给药频次更少且非常有效。多西环素或米诺环素的初始剂量为每天 100 ～ 200 mg，并逐渐减量至维持剂量，通常可低至每天 50 mg 或隔日一次。关于使用米诺环素罕见但严重副作用的报道（见下文讨论）表明，如果考虑长期治疗，多西环素是更好的选择。红霉素会引起明显的胃肠道不适，与四环素家族相比效果较差。据报道，阿奇霉素在治疗炎症性痤疮方面与米诺环素一样有效，但不是治疗痤疮的一线或二线选择。在开具阿奇霉素时，应注意心律失常的风险（QT 间期延长）。其他口服药物选择包括甲氧苄啶 - 磺胺甲嗯唑和阿莫西林，但要注意青霉素和磺胺类药物是最常见的引起药疹的罪魁祸首。

局部用维 A 酸应与全身抗生素一起联合使用。

不良反应。四环素和红霉素通常会引起胃肠道不适。尽管有使用多西环素引起药物性食管炎的报道，但四环素衍生物的胃肠道反应较小。在极少数情况下，米诺环素会导致黏膜和暴露在阳光下的皮肤出现不可逆的色素沉着，以及血清学阳性的狼疮样综合征、自身免疫性肝炎和伴有肺浸润的超敏反应综合征。四环素及其衍生物的使用与日光敏感性和随后晒伤的风险相关（尤其是多西环素）。利福平会降低避孕效果。尽管在一些妇女中偶尔观察到乙炔雌二醇水平较低，但没有证据支持四环素或青霉素衍生物会导致口服避孕药失效。

激素治疗

以下口服避孕药已被美国 FDA 批准用于治疗激素性痤疮：Ortho Tri-Cyclen、Estrostep 和 Yaz（或 Loryna 或 Beyaz）。口服避孕药在开始使用时可能会导致痤疮暴发，停药后可能出现反弹。有数据支持用于治疗痤疮的其他口服避孕药还包括：Alesse、Diane-35、Yasmin、（Syeda，Zarah 和 Safyral）和 Natazia。研究表明，在治疗 6 ～ 9 个月后，炎症性病变减少 30% ～ 60%。在开具处方之前，临床医生应考虑避孕药与口服抗生素在理论上存在的相互作用，以及与口服避孕药使用相关的其他问题。

螺内酯是一种醛固酮拮抗剂和弱抗雄激素药，已被超适应证用于治疗女性难治性激素性痤疮。50 ～ 200 mg/d 的剂量对 2/3 接受治疗的女性有效，但一些女性会出现乳房触痛、月经不规律，包括月经中期少量阴道出血。因此，最有效和最佳耐受剂量是 100 mg/d。动物研究已经引起了人们对使用螺内酯引起乳腺癌的关注，但一项针对丹麦人群的流行病学队列研究发现，癌症（乳腺癌、子宫癌、卵巢癌和宫颈癌）与使用螺内酯之间的关联是反向因果关系，而不是真正的因果关系。螺内酯是一种致畸剂，可引起头晕（由于血压降低，故患者应从较低剂量开始，并根据耐受情况逐渐增加剂量），并可导致高钾血症。最近的一项回顾性研究表明，没有肾脏疾病的健康女性不需要定期检查血钾水平。然而，应建议患者避免过量摄入高钾食物（如香蕉、菠菜、椰子水、红薯和鳄梨）。

异维 A 酸（13– 顺式维 A 酸）

异维 A 酸（13- 顺式维 A 酸）是 FDA 批准的治疗严重顽固性痤疮的高效全身性药物。它可以考虑应用于轻度但对治疗有抵抗的痤疮患者，也可以考虑用于瘢痕痤疮，由于痤疮造成严重的心理困扰，或患有抗生素诱导的革兰氏阴性毛囊炎的患者。16 ～ 20 周的疗程通常能使严重痤疮得到完全控制，异维 A 酸治疗结束后几乎不需要其他治疗。然而，医生必须认识到异维 A 酸是一种强致畸剂，导致了许多悲惨的出生缺陷。在考虑使用异维 A 酸之前，轻度痤疮患者应使用其他标准疗法治疗（见上文的讨论）。

安全使用指南：医生参与 iPLEDGE 项目需要特别批准。由于异维 A 酸的致畸性，育龄妇女必须签署详细的知情同意协议，副本交给患者，正本保存在患者的记录中。患者使用指定的识别号在 iPLEDGE 网站上注册。开始治疗前的咨询包括以下内容：

- 同时使用两种避孕方法或完全禁欲。
- 在开始治疗前至少 1 个月开始避孕计划，并在停止治疗后持续至少 1 个月。
- 每月随访进行妊娠试验，监测血脂和转氨酶。
- 提供适当的咨询，帮助意外妊娠者决策，包括可能终止妊娠。

患者每月随访一次，并确认在开具异维 A 酸前妊娠试验阴性。医生和患者每个月都需要进入 iPLEDGE 网站确认所有细节，然后药房才能获得配药批准。患者从就诊之日起有 7 天的时间填写配药资料，如果没有填写，想获得异维 A 酸，则必须等到 30 天后再次重复妊娠试验。

不良反应。如前所述，最严重的是出生缺陷的风险。对于计划开始服用异维 A 酸的女性患者来说，这一点再怎么强调也不为过。最常见的问题是皮肤黏膜组织（嘴唇、眼睛、口腔和皮肤）干燥。可能引起转氨酶和甘油三酯升高，需每月监测血脂和肝功能。有些患者会感到头痛。罕见的副作用包括假性脑瘤（联合使用四环素类抗生素时风险增高）、特发性骨质增生、化脓性肉芽肿样病变和关节痛。这些不良反应大多是可逆的。应该预先警告患者，他们的痤疮可能会在开始治疗后不久加重。在治疗期间和治疗后几个月内，患者应避免进行不必要的手术，因为在完成一个疗程的异维 A 酸后不久进行简单的手术，如磨皮或激光换肤术后，会出现意外的瘢痕。

异维 A 酸是否会导致炎症性肠病和抑郁 / 自杀存在争议。医生应就这些潜在风险与患者进行坦诚的沟通，但也应该消除他们的疑虑，因为临床数据并不支持这些发现。

患者教育和转诊指征 [11,19]

痤疮的治疗通常属于基层全科医生的服务范畴。关于痤疮，我们形成了许多错误的观点。应让患者知道痤疮与手淫、性活跃或不活跃、便秘、污垢或愤怒情绪无关。应该帮助患者获得关于痤疮的正确认知，阻止患者用放大镜进行自我审视，这通常会使患者产生扭曲的自我认知。

患者教育和合作是治疗成功的关键。患者应了解该过程的慢性性质，不要在病变继续出现时沮丧。应准确和仔细地遵循局部和全身性药物的使用说明。不切实际地期望立即治愈的患者可能会变得沮丧、不合作，并最终感到愤怒。

治疗失败的最常见原因是患者缺乏依从性。成本问题是导致缺乏依从性的主要原因，开具处方时需要考虑患者的经济承受能力（表 185-1）。许多药物价格昂贵，尤其是按品牌名称订购或联合或缓释制剂。如果基础的局部和全身性治疗失败，应咨询皮肤科医生。

治疗建议 [19]

- 用简单的术语解释痤疮的病理生理学和阶梯治疗的基本原理，患者的理解和合作是成功的关键。
- 去除导致痤疮的因素：
  - 药物，如全身性类固醇或雄激素等。
  - 接触油类。
  - 不良习惯，如摩擦脸部等。
- 考虑减少浓缩碳水化合物和乳制品的过量摄入。

粉刺和轻度炎症性痤疮病例

- 首先睡前在干燥的皮肤上涂抹局部用维 A 酸类药物，如果洗脸后皮肤湿润，应干燥至少 15 分钟，以减少刺激。较轻的病例考虑阿达帕林或维 A 酸，他扎罗汀用于严重病例。
- 如果同时存在红斑丘疹或脓疱，可考虑局部抗生素（如洗剂、溶液或凝胶形式的克林霉素）和（或）过氧化苯甲酰（各种浓度和剂型）。

严重炎症性痤疮病例

- 在局部外用维 A 酸的同时，开具一种全身抗生素（如多西环素 100 mg，每日 2 次，持续 3 ～ 6 个月）。从全剂量开始，一旦痤疮得到控制，减量到维持剂量，这可能需要几个月的时间。

严重结节性痤疮病例

- 考虑使用全身异维 A 酸（13- 顺式维 A 酸），充分认识药物风险，需要进行适当的用药监测，特别是致畸性。皮肤科医生的专业意见可能会对这个阶段的治疗有帮助。

（杨鸿雁 翻译，王晶桐 齐建光 审校）

表 185-1 一些治疗痤疮的主要药物

	相关费用
局部用药（药物和剂量）	
抗菌药	
克林霉素（通用名）1% 凝胶、溶液、药垫，BID	$
克林霉素（通用名）1% 泡沫，QD	$$$$$
克林霉素 / 过氧化苯甲酰（通用名）1%/5% 凝胶	$$$$$$$
氨苯砜（Aczone）5% 凝胶，BID	$$$$$
红霉素（通用名）2% 凝胶、溶液、药垫，BID	$$$$
红霉素 / 过氧化苯甲酰（通用名）3%/5% 凝胶，BID	$$$$$
维 A 酸类	
阿达帕林（通用名）0.1%/0.3% 凝胶、乳膏、乳液，QHS	$$$
他扎罗汀（Tazorac）0.05%/0.1% 凝胶、乳膏，QHS	$$$$$$
维 A 酸（通用名）0.01%/0.025% 凝胶、乳膏	$$$$$
维 A 酸微球（通用名）0.04% 凝胶，QHS	$$$$$$$$$
维 A 酸 / 克林霉素（Ziana）0.025%/1.2% 凝胶，QHS	$$$$$$$
阿达帕林 / 过氧化苯甲酰（Epiduo）0.1% ～ 0.3%/2.5% 凝胶，QHS	$$$$$$$$
口服药物	
抗菌药	
多西环素（通用名）20 mg、50 mg、100 mg 片剂，BID	$$
多西环素缓释剂（通用名）75 mg、100 mg、150 mg；150 mg QD	$$$$$$$$
米诺环素（通用名）50mg、75 mg、100 mg，50 ～ 100 mg BID	$
米诺环素缓释剂（通用名）45 mg、90 mg、135 mg，1 mg/kg QD	$$$$$$$
维 A 酸类	
异维 A 酸（Amnesteem）10 mg、20 mg、40 mg，0.5 ～ 1.0 mg/（kg · d），分次给药，持续 15 ～ 20 周	$$$$$$$$$$$$

Adapted from The Medical Letter. Drugs for acne. The Med Lett. 2016；58：13. With permission.

第 186 章

玫瑰痤疮和其他痤疮样皮肤病的管理

SHINJITA DAS，PETER C. SCHALOCK

玫瑰痤疮和口周皮炎可产生痤疮样病变。玫瑰痤疮尤其常见，不同人群的患病率从 1.5% 至 10% 不等。尽管老年人和年轻人均可患病，但最常见于 30 ～ 50 岁人群。口周皮炎通常出现在 20 ～ 40 岁女性。基层全科医生应能识别这些痤疮样疾病，将其与其他疾病区分开来，并采取适当的治疗措施。

病理生理学和临床表现 [1–4]

玫瑰痤疮

病理生理学

玫瑰痤疮是一种病因不明的慢性炎症性疾病。尽管所有种族背景的人都可能患玫瑰痤疮，但该病主要见于爱尔兰、苏格兰、斯堪的纳维亚和英国裔人群。最早的病理生理学改变是血管不稳定，由于热调节反射导致的面部潮红，涉及颈总动脉和颈内静脉之间的逆流热交换，P 物质和血管活性肽也可能在其中发挥了作用。最近证实与抗菌肽（cathelicidin）和激肽释放酶 5 的数量和活性增加也有关。大多数患者可见紫外线损伤造成的真皮弹性组织变性的显微镜证据。毛囊蠕形螨和短蠕形螨在玫瑰痤疮患者中的浓度较高，尤其是那些局部用类固醇诱发的玫瑰痤疮患者。幽门螺杆菌（H.pylori）的研究促使人们考虑玫瑰痤疮和胃炎之间的关系，幽门螺杆菌感染可能通过释放血管活性物质（如胃泌素）导致玫瑰痤疮。有报道显示，偏头痛患者玫瑰痤疮的发病率具有显著的有统计学意义的升高，这可能表明玫瑰痤疮存在血管反应性背景。

临床表现

患者表现出一系列累及面部中央区域的病变，最轻微的是红斑，造成红脸或红颊表现。患者可能会因热液体、辛辣食物、饮酒、阳光照射、风吹、血管扩张药物或情绪因素而脸红。其他病变包括丘疹和脓疱，但不包括寻常痤疮特有的粉刺。反复红斑和潮红可能导致毛细血管扩张，长期存在的红斑可能导致面部肿胀。图 186-1 显示了一例中度玫瑰痤疮病例。在严重玫瑰痤疮中，肥大性酒渣鼻可能是一种特征（图 186-2），即鼻部结缔组织和皮脂腺增厚和分叶状过度生长。眼部并发症通常包括睑缘炎、结膜炎、巩膜外层炎，少见的还有虹膜炎和角膜炎。

口周皮炎

患者表现为在口周、颏部、上唇、眼部和鼻唇沟（即面部孔口周围）出现红斑、脱屑、丘疹或丘疹脓疱疹。病变通常双侧对称，偶见丘疹和脓疱泛发。许多患者主诉与病变相关的刺痛感。病程通常类似于玫瑰痤疮反复复发和缓解。

口周皮炎的病因尚不清楚。光敏感、玫瑰痤疮、特应性、蠕形螨感染、念珠菌病、卵圆形糠秕孢子菌过度生长以及使用含氟牙膏都与之有关。有报道显示一些口周皮炎病例是对牙科树脂的反应。关于使用化妆品和（或）人为刺激是否会导致该病存在争议。长期使用含氟糖皮质激素药物可导致该疾病。

诊断

玫瑰痤疮

玫瑰痤疮是基于临床的诊断，需与痤疮和其他红斑性皮肤病如脂溢性皮炎、糠秕孢子菌毛囊炎、接触性皮炎、湿疹和药物引起的光敏感进行鉴别。痤疮多见于年轻人群，除丘疹和脓疱外，还伴有粉刺。口周皮炎看起来像玫瑰痤疮，一些学者认为它是玫瑰痤疮的变体。类似玫瑰痤疮的症状可以出现在包括红斑狼疮和结节病在内的严重全身性疾病中。

管理原则 [2–13]

玫瑰痤疮

治疗包括尽量减少导致脸红或血管扩张的因

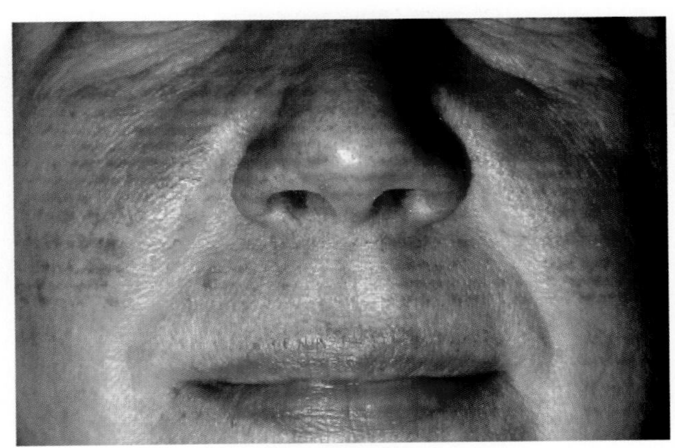

图 186-1 丘疹脓疱和毛细血管扩张性玫瑰痤疮（Photo courtesy Peter C. Schalock）

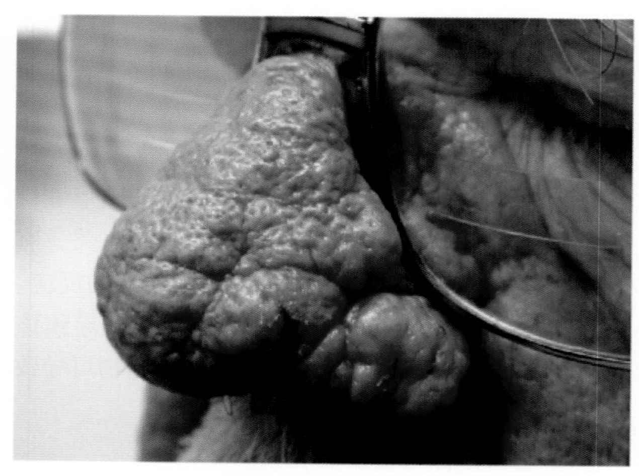

图 186-2 老年男性严重肥大性酒渣鼻（Photo courtesy Peter C. Schalock）

素，去除加重因素，并使用具有抗炎作用的局部或全身抗生素。

避免诱因

应尽量避免暴露在阳光下、过热或过冷的环境中，避免摄入血管扩张性食物（如辛辣食物、热饮料和酒精），以免病情加重。避免使用任何类型的血管扩张剂（如氨茶碱、水杨酸、烟酸、硝酸甘油、罂粟碱）。据报道，血管紧张素转换酶抑制剂和辛伐他汀也会加重玫瑰痤疮。最常见的刺激物是含有对氨基苯甲酸（PABA）的防晒霜，即使是含阿伏苯宗（avobenzone）的产品也应谨慎使用。最重要的是避免局部使用含氟糖皮质激素，因其可导致皮肤萎缩和永久性毛细血管扩张。玫瑰痤疮患者应选择适合敏感皮肤的润肤霜和防晒霜，物理防晒剂（二氧化钛和氧化锌）的耐受性最好。

局部治疗

局部应用抗生素是一线对症治疗。

甲硝唑和其他外用抗生素。局部外用甲硝唑具有抗炎、抗菌和抗氧化作用。甲硝唑有霜剂、凝胶剂和乳液三种剂型，其对蠕形螨无效。外用磺胺醋酰钠与 PABA（细菌增殖的重要成分）竞争，可通过抑制蠕形螨增殖而获益；它还具有角质溶解特性，可能有助于减少红斑。

其他局部治疗。外用壬二酸（Finacea）具有抗炎、抗菌、去除粉刺和增白效果，可减少炎性丘疹和红斑，它比外用甲硝唑更有效。壬二酸也有非处方制剂。痤疮的局部治疗药物（如红霉素、克林霉素、过氧化苯甲酰、维 A 酸，见第 185 章）可能有帮助，但后两种药物引起的干燥可能会让部分患者无法耐受。对于仅有轻度红斑和毛细血管扩张的患者，局部用维 A 酸可能会刺激皮肤并促进血管生成，从而加重玫瑰痤疮。外用非甾体抗炎制剂吡美莫司可能对眼周玫瑰痤疮有帮助。最近，外用 1% 伊维菌素乳膏（Soolantra）已被 FDA 批准作为玫瑰痤疮炎性丘疹的抗炎 / 抗寄生虫治疗药物。

全身治疗

出现丘疹、脓疱或眼部症状的患者除了局部治疗外，通常还需要全身治疗。全身抗生素（如四环素、多西环素、米诺环素或红霉素）对中重度玫瑰痤疮患者有帮助。全身抗生素治疗通常与局部治疗相结合，随着病情的好转，全身抗生素逐渐减量，最后局部维持治疗。大多数情况下，需要 6 个月的全身治疗以防止停药后复发。对于严重病例，低剂量全身异维 A 酸可能有效。最近的报道指出酮康唑和克拉霉素有一定疗效。

这些全身治疗中的抗炎作用对脸红无效，脸红可能难以用药物治疗。有人建议使用抗胆碱能药物（例如格隆溴铵）、β 受体阻滞剂、可乐定、螺内酯和精神药物，但必须权衡利弊。例如，四环素类药物可引起光敏反应，而米诺环素罕见引起色素沉着异常、头晕或狼疮样综合征。外用 0.33% 溴莫尼定凝胶（Mirvaso）可通过血管收缩机制暂时缓解玫瑰痤疮的持续性面部发红。外用溴莫尼定对面部发红无效，而且有报道称，停止用药后会出现反跳性脸红，而其他部位会出现代偿性发红。

激光和外科治疗

脉冲染料激光可用于治疗毛细血管扩张和玫瑰痤疮的面部红斑，强脉冲光治疗可改善面部红斑。肥大性酒渣鼻可以用二氧化碳激光、电外科手术、切除术或皮肤磨削术治疗。外科治疗应由经验丰富的皮肤科医生或外科医生进行。

口周皮炎

口周皮炎患者应避免使用厚重的化妆品和外用油膏。一些医生还建议患者更换牙膏或漱口液，避免添加氟化物。局部痤疮制剂对皮肤的更新是有用的，但单独使用往往不够。1% 氢化可的松乳膏可促进皮炎的快速消退，但应尽快停用。不应使用氟化糖皮质激素乳膏，因为它们可能加剧红斑并导致毛细血管扩张。外用甲硝唑可以显著减少丘疹的数量，但不如全身抗生素有效。全身抗生素如四环素类，在控制口周皮炎（以及玫瑰痤疮）方面始终有效。如果不能耐受四环素类药物，可以使用红霉素代替。病情控制后可以停用全身抗生素，疗程通常为 4 ～ 8 周，但可能需要重复疗程。

患者教育

患者教育的主要内容是解释这些疾病是常见的且可以治疗，但可能是间歇性发作的慢性疾病。有些患者被单个丘疹所困扰，而另一些患者却可以毫无怨言地忍受玫瑰痤疮的毁容。仔细寻找加重因素对管理很重要，这也有助于协同治疗患者的顽疾。

治疗建议 [12-13]

玫瑰痤疮

- 指导患者避免长时间暴露在阳光下，避免使用含氟类固醇、含氟牙膏、全身血管扩张剂和摄入已知会加重病情的食物或饮料。
- 开始时外用甲硝唑（0.75%，每日 2 次；或 1%，每日 1 次）。壬二酸（Finacea）是一种很好的二线外用药。
- 如果外用甲硝唑不能耐受，则每天 2 次外用硫磺或磺胺醋酰钠洗剂，除非患者对磺胺过敏。
- 如果症状为中重度，可考虑全身抗生素治疗，并在全身治疗逐渐减量停用后维持局部治疗。
- 开始时服用多西环素 100 mg，每天 2 次，持续数周至数月，然后逐渐减量至 100 mg，隔日一次，然后考虑停药。或者开始时为低剂量的多西环素 40 mg，每日 1 次。延长低剂量治疗可能是必要的。或者可以使用米诺环素 50 ～ 100 mg，每日 2 次。
- 建议使用带有绿色的化妆品，涂抹覆盖面部红色区域，在绿色基底上涂上肤色化妆品。
- 持续性红斑、肥大性酒渣鼻和毛细血管扩张可考虑外科治疗。

口周皮炎

- 开始时服用多西环素 100 mg，每日 2 次，在病情控制后数周内逐渐减量。或者低剂量多西环素 40 mg，每日 1 次，可能会有所帮助。
- 避免使用厚重的化妆品、面霜和含氟牙膏。
- 如果需要局部用药，每日 1% 甲硝唑凝胶可能会有所帮助。

（杨鸿雁 翻译，王晶桐　齐建光 审校）

第 187 章

银屑病的管理

SHINJITA DAS，PETER C. SCHALOCK

银屑病是一种常见的慢性皮肤病，其特征是散在或成片的覆盖银白色鳞屑的红色丘疹或斑块。在美国和北欧，成人的患病率接近 3%。它的变异型包括脓疱型和红皮病型；病程中还可能出现一种破坏性的关节炎。患者通常是由于美观的困扰或者需要缓解皮损带来的瘙痒或疼痛感来就诊。治疗策略取决于疾病的亚型、位置、严重程度、患者的年龄和病史。基层全科医生应该能够治疗轻型和局限性的疾病，并了解更严重疾病的处理方法。他/她应该知道何时需要与皮肤科医生和（或）风湿免疫科医生合作共同治疗患者或把患者恰当地转诊到他们那里。

病理生理学和临床表现 [1-8]

病理生理学

细胞从表皮基底细胞层向上迁移到颗粒层的正常表皮更新时间是 14 天。但是在银屑病病变的皮肤中，这个时间缩短到 2 ～ 3 天。正常细胞不能在这么短的时间内成熟，造成角质不全和皮肤鳞屑状斑块的临床表现。组织学上看，表皮增厚，角质层可见未成熟的有核细胞。伴随着出现的表皮下血管扩张和单核细胞浸润形成了特征性的红斑。在角质层还可以经常看到中性粒细胞，形成特征性的无菌性微脓疱。

出现这种异常细胞增殖和炎症过程的确切原因尚不清楚，但据推测是有遗传倾向的个体在抗原刺激下出现了 T 细胞激活。寻找责任抗原的工作目前仍在进行。疾病的遗传是多因素的，其遗传决定因素与特应性皮炎、类风湿关节炎和克罗恩病的遗传因素有重叠的部分。已发现多个相关基因位点，最常见的是 6p21 染色体上的 PSORS1。受影响的个体出现几种人类白细胞抗原（human leukocyte antigen，HLA）抗原物的表达增加，包括在银屑病性关节炎患者中表达的 HLA-B27。HLA-Cw6 与家族性、早发性银屑病密切相关。银屑病的斑块病变中富含活化的 T 淋巴细胞，能够诱导细胞增殖和炎症。白细胞介素（interleukin）-22（IL-22）等细胞因子似乎在银屑病的皮肤增厚中发挥了作用。细胞因子 IL-12 和 IL-23 在银屑病斑块病变中过度表达。使用针对它们的单克隆抗体可使临床症状显著改善，这有力地证明了这些细胞因子在疾病发生中的作用。细胞内酪氨酸激酶 2 信号通路介导了细胞因子的激活过程，可能是治疗难治性疾病有前景的潜在靶点（见后面的讨论）。

药物诱发的病情恶化可能会很严重且不可预测。从药物引起银屑病恶化中也可以窥见一些疾病的发生机制。锂被认为可以增强中性粒细胞中炎症介质的释放；β 受体阻滞剂减少了周期性 AMP 依赖性蛋白激酶（一种细胞增殖的抑制剂）；以及非甾体抗炎药能引起炎症介质花生四烯酸的聚积。其他与病情恶化相关的药物包括抗疟药和干扰素。在全身使用糖皮质激素治疗后的撤药过程中也可能会随之出现银屑病发作，因此在银屑病的治疗中应避免全身使用激素。

临床表现

银屑病通常在成年早期发病，但该病也可能在儿童期或老年期发病。70% 的患者发病年龄在 16 ～ 22 岁，这些患者通常有阳性家族史并有发生更严重疾病的倾向。另一较少见的发病高峰是 55 ～ 60 岁，其特征是病情较轻，很少有家族史。

斑块型银屑病是最常见的类型，表现为边界清晰的红斑、丘疹或斑块，在之前没有治疗过的患者中还会表现出增厚的银白色鳞屑（图 187-1 和图 187-2）。通常受累的部位是手臂和下肢的伸肌表面以及头皮。去除皮损部位的鳞屑后显示出点状出血点，即 Auspitz 征。指甲经常呈点状不规则凹陷，指甲表面呈现特征性的油滴形状变色（图 187-3）。甲下角化物质聚集也很常见，会出现远端指甲与甲床的分离（这些指甲改变可能与甲真菌病很相似，KOH 涂片检测可以帮助区分甲银屑病和甲真菌病）。皮肤损伤会增加局部皮肤受累的风险（柯柏

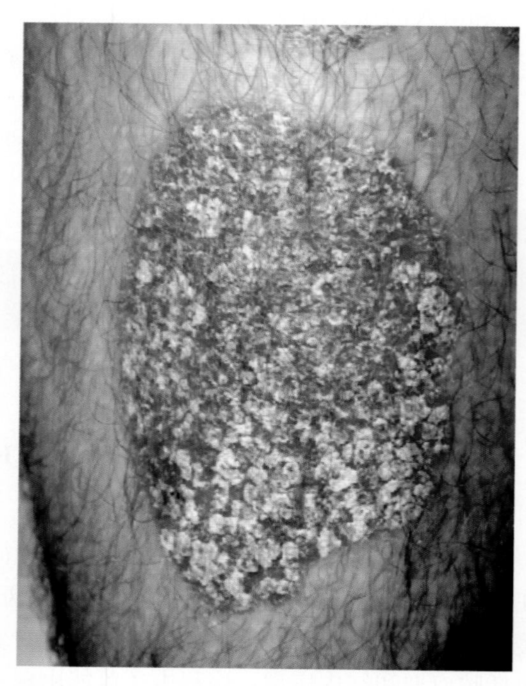

图 187-1　胫前典型的银屑病斑块，上覆云母状鳞屑

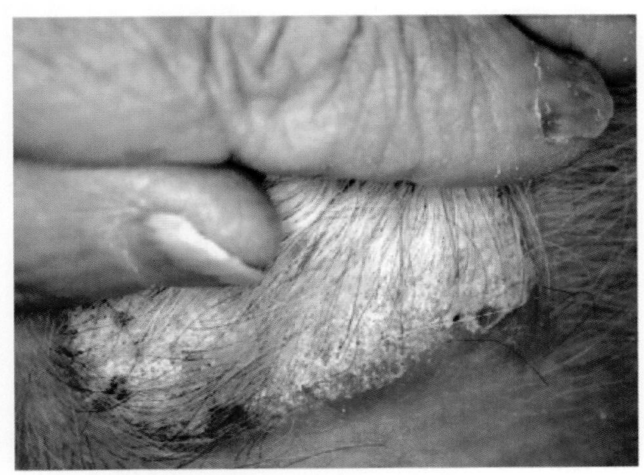

图 187-2　头皮银屑癣及受累的指甲

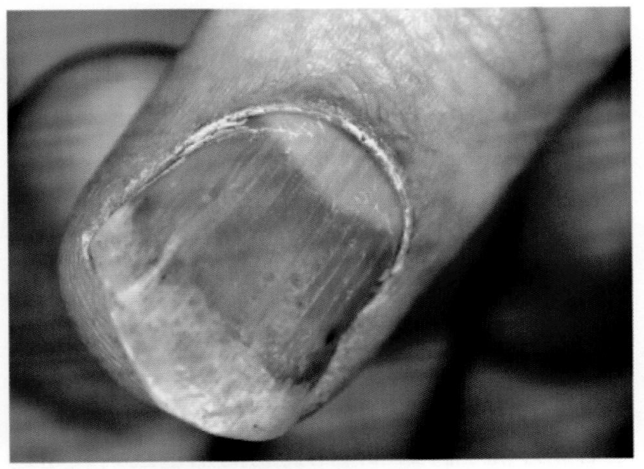

图 187-3　银屑病的典型甲病变：甲凹陷和甲剥离

效应），而且任何表皮表面都有可能受累，甚至可能会累及黏膜（尽管这种情况很罕见，如果出现这种情况，应该考虑其他疾病的可能性并进行鉴别诊断，比如扁平苔癣）。其他触发因素包括感染（最常见的是链球菌性咽炎）、HIV 感染、低钙血症、精神压力、药物（见后面的讨论）、肥胖、酒精摄入量增加和（或）吸烟。

点滴型银屑病表现为小的、分散的红斑丘疹，通常在一次链球菌感染后出现，特别是在年轻人中更容易出现这种情况。表皮剥脱或红皮病型银屑病表现为广泛性的红斑，而无银屑病特征性斑块。有时也可见到局限性脓疱型银屑病，主要表现为手掌和脚掌的无菌性脓疱，而无其他特征性皮肤表现。在这些情况中，甲部的病变可能为我们提供潜在的诊断线索。银屑病的一种不常见但严重的变异型是泛发性脓疱型银屑病，患者通常伴有全身症状并有循环衰竭的风险。获得性免疫缺陷综合征患者也可能发展为对治疗反应不佳的广泛性银屑病。

关节病型银屑病可能是一个极具破坏性的疾病过程，尽管单关节受累偶有发生，但它通常是多关节受累和不对称的。最常见的受累部位是手和脚的近端指（趾）间关节和远端指（趾）间关节。掌指（趾）关节很少受累，这一点与类风湿关节炎不同。银屑病性关节炎的典型临床表现包括关节的香肠样肿胀以及与特征性的甲病变相关的远端指（趾）间关节变形（源于关节旁炎症）。放射影像学特征包括指（趾）间关节侵蚀（铅笔帽样畸形）和数个远侧指（趾）关节侵蚀。皮肤病变通常比关节疾病早几个月到几年发生，但在 10% ~ 15% 的患者中，关节炎可能在发现有皮肤病变之前发生。

银屑病的临床表现以慢性病程及季节性波动为特征，随着夏季的到来，病情由于日晒会有所改善，而在干燥、日照有限的冬季会恶化。

管理原则 [9-33]

治疗的基本目的是通过直接或间接抑制皮肤炎症和免疫反应来降低表皮增殖速度。临床反应表现为红斑、鳞屑变少、斑块变薄。同时，还要预防可能引起疾病发作的皮肤干燥以及其他形式的皮肤损害。大多数患者的病变相对局限（累及 < 20% 的体表面积）；一般来说，外用药物治疗是这些患者的首选治疗。然而，先前外用药物治疗失败、不能使用外用药物、治疗后迅速复发，以及存在严重银屑病性关节炎的患者，可能需要考虑全身治疗，并可能需要转诊至银屑病专家（皮肤科或风湿免疫科专家）处治疗。

外用药物治疗

外用糖皮质激素

由于其抗炎、抗增殖以及免疫抑制的特性，外用糖皮质激素药物是有效的。糖皮质激素制剂包括软膏剂、霜剂、洗剂、凝胶、浸渍胶带、气雾剂和泡沫剂，这些药剂根据它们的相对效力（通过血管收缩的作用衡量）进行分类。由于糖皮质激素在软膏基质中的高溶解度以及与其他给药媒介相比更加封闭地作用于病变部位，软膏被认为是最有效的给药方式。给药后用保鲜膜封闭局部的斑块病变，可用于增强特定效力的外用糖皮质激素的疗效。

外用糖皮质激素通常作为治疗轻度/局限性斑块疾病的一线用药。由于其方便易用、起效迅速、有多种效力的药物可供选择、使用方式多样、患者接受度高、可及性好，外用糖皮质激素制剂的使用非常广泛。尽管非常有效，但外用糖皮质激素药物可导致局部和全身性不良反应（例如皮肤萎缩、毛细血管扩张、痤疮样皮疹、肾上腺抑制；详见第105章）。在开具外用类固醇药物前需要考虑以下几点：解剖位置、病变累及范围、患者年龄、药物效力、药物使用技术、药物持续时间，以及是否之前存在皮肤萎缩或肾上腺储备功能缺陷的情况。

间歇给药方案已被采用来尽量减少强效糖皮质激素制剂的局部副作用。一种治疗银屑病斑块的疗法是使用一种超强效的类固醇药物，每天2次，使用2～3周，之后仅在周末使用药物（周末疗法或脉冲疗法）。这样可以延长缓解时间，同时避免每日使用药物带来的副作用。联合使用其他种类药物的方案也有助于减少类固醇药物的使用（见后面的讨论）。

焦油

外用焦油制剂是银屑病最古老的外用疗法之一。它们似乎能增强亚红斑剂量紫外线B（UVB）的作用。当单独使用时，它们的有效性只相当于低到中效的外用糖皮质激素；但当它们与其他治疗方式联合时，疾病对治疗的反应会提高，尤其是和UVB光疗一起使用时（Goeckerman疗法）。皮肤表面受累超过10%的患者是此类联合治疗的适应证人群，这种疗法的缓解率可达到80%～90%，而且患者患皮肤癌的风险没有明显增加。该方案的改良疗法是使用不太脏的焦油凝胶，然后在2小时内进行紫外线治疗，在门诊就可以进行。通常需要4～6周的治疗以达到最大疗效。外用煤焦油制剂脏兮兮的，气味难闻，而且会使皮肤着色，因此患者使用起来不方便。

焦油洗发水（Zetar，Sebutone，Pentrax，T/Gel）可能对头皮银屑病患者有益。使用时将洗发水完全按摩到湿润的头皮上并停留5～10分钟；随后在冲洗的同时，轻轻揉搓头皮，有助于去除鳞屑。在此治疗后，在头皮上使用中效的外用类固醇溶液（例如醋酸氟轻松溶液）并保持整夜，可以产生最佳的治疗效果。

维生素D类似物

维生素D类似物通过作用于维生素D受体发挥免疫调节作用，作为核内转录因子结合特定的DNA序列，调节那些影响炎症过程、控制表皮生长和角质化的基因转录活性。维生素D类似物包括卡泊三醇（calcipotriene，在欧洲称为calcipotriol）、骨化三醇和他卡西醇（在美国尚未获批使用）。

卡泊三醇。卡泊三醇是天然维生素D的衍生物，被推荐作为治疗轻中度斑块型银屑病的一线或二线药物。它也被证明是治疗间擦部位银屑病的安全有效的药物。卡泊三醇软膏比短期接触式蒽林霜剂治疗更有效且更美观。它也比外用类固醇药物17-戊酸倍他米松和醋酸氟轻松软膏更有效，而且复发率低得多。通常在治疗的2周内起效，并持续6～8周以上；疾病改善时间持续长达12个月，因此其在连续和间歇治疗中都有疗效。

外用卡泊三醇最常见的副作用是皮肤刺激和（或）红斑。患者还可能因为不小心把药物沾染到面部而出现皮炎，因此有必要建议患者在涂抹药物之后立即洗手。如果外用药物的剂量达到或超过100 g/wk，则可能会发生高钙血症和高尿钙症，因此在给有肾功能不全、高钙血症或肾结石病史的患者开具这些药物时要谨慎。对于可能需要使用接近100 g/wk药物剂量的广泛性银屑病患者，应该在开始治疗前筛查高尿钙症。

骨化三醇（1,25-二羟维生素 D_3）。骨化三醇是一种天然存在的激素，具有参与钙和骨代谢的生理作用（见第164章），是一种治疗斑块型银屑病安全有效的外用药物，其发生高钙血症、高尿钙症或局部皮肤副作用的风险比卡泊三醇要低。即使用于脸部，刺激性也很小；在使用低剂量骨化三醇时，其对钙代谢的平衡稳态没有影响。它的疗效比卡泊三醇略低。

外用维A酸（他扎罗汀）

他扎罗汀是一种维生素A的衍生物，能选择性地与维A酸受体结合。使用0.05%他扎罗汀2周能够减少角质形成细胞增殖，改善角质形成细胞异常分化以及减少皮肤中炎症标志物的表达。这种凝胶制剂在浓度为 0.05% 和 0.1% 有效，每天使用 1 次或 2 次；更高药物剂量的凝胶比低浓度配方制剂见效更快，但皮肤刺激的发生率也更高。与其他外用药物相比，他扎罗汀的优点包括效果持久（一般在治疗后 12 周内，效果都在最终治疗水平的 20% 以内）、斑块增厚快速消退（第 1 周即可看到）、鳞屑减少（第 2 周）以及红斑减少（第 6 周末）。与在肘部和膝盖的较厚斑块相比，这些效果通常在躯干和四肢较薄的斑块病变处出现得更快。他扎罗汀的另一个优点是也适用于面部和头皮。

与其他疗法相比，他扎罗汀凝胶（0.1% 或 0.05%，每日 1 次，连续 1 周）在减少斑块增厚方面与外用糖皮质激素药物 0.05% 醋酸氟轻松霜剂同样有效，但对斑块红斑起效较慢；然而，经过 4 周的治疗，两者整体的治疗成功率是相似的。使用 0.1% 他扎罗汀凝胶治疗的复发率明显低于醋酸氟轻松乳膏。

他扎罗汀被列为妊娠期 X 类药物。美国 FDA 建议育龄期妇女在开始使用这种药物前进行妊娠检查，并在用药期间采用安全充分的避孕措施。

联合外用药物治疗

由于银屑病经常需要长时间的治疗，而糖皮质激素的长期副作用使它作为单药治疗时问题重重，因此联合治疗的方法是可取的。

联合使用一种外用维生素 D 类似物（如卡泊三醇软膏）和一种超强效类固醇药物（如倍他米松、氟倍他索或氯倍他索软膏）的疗法与单用两者中任何一种药物相比，病情改善更明显，并且能减少副作用。周末类固醇药物治疗可以联合周中使用卡泊三醇软膏来增加疾病缓解的持续时间。早上用卡泊三醇治疗、晚上用氟倍他索软膏治疗的联合疗法也能增加疗效。一种含有卡泊三醇和倍他米松二丙酸的复合软膏制剂（Taclonex）可每天使用 2 次。

外用糖皮质激素（如高效力的倍他米松二丙酸或中效的曲安奈德）与外用维 A 酸类药物（如 0.05% 或 0.1% 他扎罗汀）联合使用可以减少皮肤萎缩的风险，而且与单用他扎罗汀相比可以使银屑病病情达到更大程度的缓解。另一个可能有用的方法是使用他扎罗汀等外用药联合窄带 UVB 光疗。

银屑病的全身治疗

全身治疗仅适用于病情严重或致残的疾病类型，如泛发性脓疱型银屑病、全身性剥脱性银屑病、关节病型银屑病、外用药治疗失败、严重的未控制的银屑病（通常有斑块病变，累及 > 20% 的体表面积）、急性点滴型银屑病和疾病引起社交障碍的情况。

光疗法 / 光化学疗法

使用窄波紫外线 B 段（NBUVB）的光疗法对治疗中重度银屑病效果显著。对许多人来说，它是一种有效、方便的一线治疗方法；但对其他人来说，每周 3 次的就诊频率和高额的门诊治疗费用可能使这种治疗方法不太可行。只发出 311 ～ 312 nm 波长的灯管比宽带 UVB 起效时间更快，病变清除效果更好。与补骨脂素 + UVA（PUVA）相比，NBUVB 同样有效，尽管患有严重顽固性银屑病的患者仍常常需要 PUVA 的治疗。由于其不需要摄入光敏剂，NBUVB 对妊娠期妇女和儿童也很安全。像其他来源的紫外线光线一样，皮肤癌变的风险是一个令人担忧的问题，但与使用宽带 UVB 或 PUVA 相比，使用 NBUVB 的这种风险较低。

光化学疗法联合使用一种全身性光敏剂补骨脂素与长波长（320 ～ 400 nm）的紫外线 A 段（通常称为 PUVA 疗法）。这种疗法仅用于对其他疗法不敏感的顽固性重症患者，效果良好（80% ～ 90% 缓解）。急性副作用包括大约有 15% 的患者会发生瘙痒和恶心，以及皮肤灼热。长期的副作用包括皮肤过早老化和皮肤癌变（最常见的皮肤肿瘤是鳞状细胞癌，黑色素瘤也是一个令人担忧的问题）。对于接受 PUVA 治疗的患者进行定期皮肤检查是必不可少的。皮肤癌风险较高的患者（浅色皮肤、容易晒伤、皮肤之前接受过 X 线治疗）不应接受 PUVA 治疗。

甲氨蝶呤

甲氨蝶呤是一种免疫调节剂，可降低表皮的有丝分裂率和 DNA 合成。它能有效控制病情严重的疾病，但由于其潜在的高致突变性以及严重副作用的风险，它只限于在患有慢性、难治性疾病的男性患者和育龄期后的女性患者中使用。甲氨蝶呤按周给药，每日与叶酸一起服用。如果患者恶心症状明显，可以采用肠外给药。与大多数其他全身治疗相比，它的花费很低。

由于甲氨蝶呤潜在的造血毒性、肝毒性和肺毒性（见第 88 章），用药过程中密切监测和患者高度的治疗依从性至关重要。肾功能不全增加了毒性作用发生的可能。在开始治疗前，患者的血液学指标和肝肾功能应正常，并且患者必须愿意接受治疗期间定期抽血检查和可能的肝活组织检查。实验室监测从每周监测一次开始，然后可以每月监测一次，随后每 3 ～ 6 个月抽血化验一次（全血细胞计数、肝功能、血尿素氮 / 肌酐）。即使是使用低剂量的甲氨蝶呤，也可能会发生特发性肺炎和再生障碍性贫血。虽然目前已有可能会引起骨髓抑制的证据，但是甲氨蝶呤在用于治疗银屑病的剂量下，肺和肝损伤很少见。长期使用甲氨蝶呤会有发生肝纤维化的可能。最近的共识建议仅在发生肝损伤风险高的患者中进行治疗前的肝组织活检。Ⅲ型前胶原氨基末端肽（P3NP）检测肝纤维化比肝功能检查更敏感，可能比直接进行肝组织活检更有用；然而，该检测有几个缺点，使其目前还不能成为一个可靠的诊断性测试。美国皮肤病学会共识专家组建议，对使用甲氨蝶呤累积剂量达到 3.5 ～ 4 g 的患者均进行肝组织活检。

全身性维 A 酸类药物（阿维 A 酸）

阿维 A 酸（Soriatane）是一种全身性维 A 酸类药物，对红皮病型、脓疱型和慢性斑块型银屑病均有效，但因为其致畸性，使用受到限制。阿维 A 酸是致畸原阿维 A 酯的活性代谢产物，经内源性酯酶反向代谢重新形成阿维 A 酯，后者可在脂肪中蓄积多年。酒精的摄入会加速这种逆向代谢。如果女性患者接受了阿维 A 酸治疗，则应在治疗之后的至少 3 ～ 5 年内避免怀孕，并且在药物治疗期间以及停药后的 2 月内不能摄入任何酒精。

阿维 A 酸的副作用包括高甘油三酯血症、转氨酶升高、白细胞减少、嘴唇干燥、结膜炎、瘙痒、脱发、色盲和夜间视力下降。患者在治疗前应进行全血细胞计数、肝功能和血甘油三酯的检测，然后每月监测肝功能和血甘油三酯水平。即使是在那些长期治疗的患者，肝活检也是不必要的。

阿维 A 酸和光疗。脓疱型银屑病首选阿维 A 酸单药治疗，而斑块型银屑病首选 UV 光疗辅助阿维 A 酸药物治疗。阿维 A 酸联合 NBUVB 或 PUVA 光疗已被证明优于单用任何一种方法治疗的效果。在两者联合使用时，使用阿维 A 酸的剂量或总紫外线照射量可以减少。然而，由于紫外线诱发红斑的风险增加，紫外线或 PUVA 剂量的增加应比未服用全身性维 A 酸的患者更加渐进和谨慎。在银屑病的病变清除后，患者可以单独使用低剂量阿维 A 酸或 PUVA 维持治疗。

环孢素

环孢素能阻断白细胞介素 -2 基因的转录，减少白细胞介素 -2 和其他 T 细胞产生的细胞因子并抑制 T 细胞活性。超过 2/3 的患者可以获得病情的显著改善，甚至达到皮肤病变完全消除。而且使用环孢素的优势还在于花费很低。然而，在停止治疗的几周内出现复发的情况很常见。此外，在短期治疗时，患者可能会发生高血压、肾毒性、多毛症和肌痛，而在长期的治疗中可能会发生淋巴瘤。使用环孢素时需严密监测的实验室检查包括全血细胞计数、血脂、血尿素氮 / 肌酐、血镁、血钾、血尿酸以及诊室血压记录。

从较低的剂量［2.5 mg/（kg · d）］开始使用，然后缓慢增加剂量以达到病情缓解。一旦达到疾病缓解，药物可以逐渐减量。在环孢素的两种专利制剂 Sandimmune 和 Neoral 中，后者似乎需要更少的剂量增加来达到病情缓解，这得益于生物利用度的提高和药代动力学不确定性的降低。这些特性可能有助于 Neoral 在间歇性或脉冲治疗中的效果。突然停药治疗可能会导致复发。

生物制剂

随着对银屑病炎症过程和细胞增殖的病理生理学方面认识的进展逐渐深入，涌现了许多治疗银屑病的生物疗法。在关注免疫激活和炎症损伤的基本成分的同时，这些制剂在提供更有效、耐受性更好的治疗方案方面潜力很大，特别是对病情严重的患者。然而，它们极其昂贵，又有宣传推广过度的嫌疑，而且往往具有免疫抑制作用，因此在将患者转诊到对这些药物使用经验丰富的专业熟练的医生之前，需要仔细选择患者，要考虑疾病的严重程度、对生活质量的影响、治疗费用负担能力、潜在的不良反应和疾病对更基本的疗法的治疗反应。尽管这些药物主要是专科医生使用，但基层全科医生仍需要熟悉这些药物及其适应证和不良反应。

抗肿瘤坏死因子 -α 药物。被批准用于斑块型银屑病和关节病型银屑病的抗肿瘤坏死因子（tumor necrosis factor，TNF）-α 药物包括英夫利昔单抗（Remicade）、依那西普（Enbrel）、阿达木单抗（Humira）和培塞利珠单抗（Cimzia）。它们能够结合并灭活 TNF-α，后者是一种重要的炎性细胞因子和炎症介质。作为细胞因子活性的强效抑制因子，它们会增加严重感染的风险（特别是潜伏的结核病和其他真菌感染的复燃）。在开始治疗前，需要进行纯化蛋白衍生物检测（或 quantiFERON-TB gold，T-spot）以排除潜伏的结核病。已经注意到神经脱髓鞘疾病恶化和血液系统恶性肿瘤（如淋巴瘤）风险的剂量依赖性增加的副作用。一些患者体内会出现抗核抗体和抗 -DNA 抗体，个别患者会发生有临床表现的红斑狼疮。心力衰竭是禁忌证之一，因为已发现这些药物的使用与心力衰竭的加重和新发有关。因为抗 TNF 治疗花费非常高，因此在开始抗 -TNF 治疗前先尝试其他花费更少的全身性药物是有必要的。抗 TNF 药物被列为妊娠 B 类药物。

治疗通常需要注射给药。对于每种药物来说，给药频率、给药途径和局部反应有所不同。英夫利昔单抗是一种嵌合性（小鼠 - 人）单克隆抗体，需要医生定期静脉输注给药。依那西普是一种完全人源化的单克隆抗体，可以由患者自已每周 2 次皮下注射给药，但是在大约 1/3 的患者身上会出现轻到中度的注射部位反应（红斑和 / 或瘙痒、疼痛、肿胀）。这些反应在药物使用早期阶段最常见，然后逐渐减少，通常不需要停药。阿达木单抗也是一种完全人源化的单克隆抗体，和培塞利珠单抗一样，每 2 周皮下注射一次。头对头研究的比较数据是有限的。除依那西普外，其他这类药物的缓解率为 70% ～ 80%，依那西普缓解率约为 50%，但是它的效果受体内形成的抗药物抗体影响的可能性比其他几种药物要低。与甲氨蝶呤联合使用时有助于改善疗效，减少抗药物抗体的形成。

IL-12/23、IL-23 和 IL-17A 单克隆抗体。单克隆抗体直接针对据猜测在疾病发生的病理生理学中有重要作用的白细胞介素（IL），如 IL-12、IL-23 或 IL-17A，在中重度斑块型银屑病患者中显示出显著的临床疗效和最小的严重毒性。这些药物与抗 TNF 药物相比，对银屑病发病的潜在免疫病理学中的因子具有更窄的靶向作用，因此这些药物显示出同等效果或者更好的效果，而且严重不良反应更少，特别是在感染、恶性肿瘤的风险和抗药物抗体的形成方面。它们常用于抗 TNF 药物治疗失败的患者，并经 FDA 批准用于中重度斑块型银屑病患者。

IL-12/23 拮抗剂。乌司奴单抗（Stelara）是一种人源化单克隆抗体，每 3 个月皮下注射一次，具有抗 IL-12/23 共有的亚单位（p40）的活性，并被批准用于中重度银屑病。与 TNF-α 抑制剂相比，它表现出更好的疗效，有相似的副作用以及潜在不良反应的风险，目前这些风险尚未在长期随访中出现。

IL-23 拮抗剂。古塞奇尤单抗（Tremfya）、tildrakizumab（Ilumya）和瑞莎珠单抗（Skyrizi）抑制 IL-23 活性，阻止 IL-17A 和其他细胞因子的释放，并已显示出对重症患者有相当显著的疗效。在 60% ～ 75% 的患者中可以看到明显的效果，包括那些对乌司奴单抗或抗 TNF 药物治疗无反应的患者。除了严重的深部真菌感染外，癣、单纯疱疹、胃肠炎、腹泻和上呼吸道感染是比较常见的相关不良反应。其中一些药物已经观察到存在抗药物抗体和疗效下降的情况。

IL-17A 拮抗剂。布罗利尤单抗（Kyntheum）、依奇珠单抗（Taltz）和司库奇尤单抗（Cosentyx）是抗 IL-17A 受体抗体，比抗 TNF 药物有更加针对性的作用。治疗缓解率在 77% ～ 89%，其中依奇珠单抗和司库奇尤单抗要优于 IL-12/23 拮抗剂乌司奴单抗，这三种药物都优于依那西普。不良反应从鼻咽炎、头痛和皮肤黏膜念珠菌病到可能发生的严重感染（结核和真菌）和恶性肿瘤。也有报道在使用药物后出现炎症性肠病的病例。在开始治疗之前建议进行结核病的筛查。

磷酸二酯酶 –4 抑制剂

阿普斯特（Otezla）是一种磷酸二酯酶 -4（PDE-4）抑制剂，被批准用于治疗中重度斑块型银屑病和关节病型银屑病。这种药是口服给药而非皮下注射（从每天 10 mg 剂量起始，在 1 周左右加量至维持剂量 30 mg 每日 2 次）。副作用主要是胃肠道症状，如腹泻、恶心、腹痛和呕吐。头痛和上呼吸道症状也有可能出现。从作者的个人经验来看，尽管没有相关的头对头研究，但阿普斯特不如肠外给药的生物制剂有效。然而，给药的方式（口服）和不需要实验室监测使其成为银屑病的所有治疗手段中一种有用的药物。

酪氨酸激酶 –2 抑制剂

对于利用酪氨酸激酶的小分子抑制剂来治疗银屑病的兴趣，源于对疾病过程中细胞因子信号转导通路的基础研究，以及人们对不会引起抗体反应且能有效缓解疾病的口服药物疗法的渴望。由于认识到酪氨酸激酶 -2 在银屑病斑块中细胞因子激活的信号通路中的重要作用，酪氨酸激酶 -2 抑制剂得到了发展。这类药物中的第一批的 2 期临床研究证实了其有足够的安全性和疗效，为接下来进行 3 期研究提供了依据。不良反应包括鼻咽炎、头痛、腹泻和上呼吸道感染。应该进一步追踪关于这种有前景的中重度银屑病疗法的研究中出现的新数据。

银屑病关节炎的治疗

随着生物疗法和其他控制疾病疗法的应用，有关节受累的银屑病患者的治疗效果得到了极大改善。抗 TNF 制剂、IL-12/23 和 IL-17A 拮抗剂和 Jason 激酶抑制剂（如托法替尼）都具有阻止关节破坏的潜在作用，从而保存关节的结构与功能。虽然这些疗法非常昂贵，但其对生活质量和维持机体功能的有益作用为尽早考虑使用这些疗法提供了支持证据，因其早期使用可以达到最佳效果。许多这些疗法也有清除皮肤病变的额外益处。但是，如前所述，使用这些免疫抑制剂后，严重感染和血液系统恶性肿瘤的风险虽小，但仍有显著增加。

患者教育和转诊指征 [5,34]

对许多患者来说，银屑病造成的社会和心理影响可能是显著的。长期患病可导致社交孤立、孤独和抑郁。患者和家人希望医生定期支持性随访，来帮助他们解决顾虑、介绍治疗进展，并提供心理支持。人们普遍担心的问题有疾病的传染性、他们对治疗药物的负担能力以及这些药物潜在的长期副作用。知道通过适当的治疗可以阻止和逆转疾病进展，可以让患者安心。对临床医生来说，提供关于某种疗法有效或无效的信息至关重要。应该着重强调预防措施，比如皮肤保湿，避免皮肤创伤（如晒伤或其他损伤，这些可能引起银屑病的同形反应）。同样重要的是帮助患者解决吸烟问题（见第 54 章）、肥胖（见第 235 章）和压力性生活事件（见第 26 章和第 227 章），这些都是造成疾病发生风险的重要因素。国家银屑病基金会网站（www.psoriasis.org）是一个极佳的患者信息资源网站。

最大限度地提高银屑病治疗的安全性和有效性需要患者有很强的依从性，因此要关注患者教育和对患者的支持。在患者教育的工作中，向患者回顾并重申治疗的合理性以及提供书面指导是非常必要的部分。尽管这些疗法很多都极其昂贵，成为患者使用这些疗法以及后续治疗依从性的潜在障碍，但是对于那些使用不那么昂贵的疗法却已被证明效果不佳的中重度患者来说，这些花费通常是保险所覆盖的。对那些银屑病关节炎患者来说，要避免发生疾病控制疗法使用延迟的情况，因此有必要在早期考虑这些疗法并对负担能力进行初步评估。

广泛性、难治性或急性脓疱型银屑病患者应该转诊至皮肤科医生，考虑是否使用光疗、维 A 酸类药物、抗代谢药物和免疫抑制治疗 / 生物治疗。如果发展为全身性的银屑病，特别是红皮病型或脓疱型银屑病，需要立即引起重视并可能需要住院治疗。出现银屑病关节炎是早期转诊至风湿病专科的指征，以考虑是否采用疾病控制的治疗。

治疗建议 [5,6,34–37]

- 强调皮肤保湿、避免晒伤和其他形式的皮肤损伤的重要性。
- 鼓励超重患者采取减肥策略。
- 在很小心的情况下可以允许阳光照射（在不涂防晒霜的情况下每天日晒不超过 15 ～ 20 分钟；之后再有日晒，需要涂抹 SPF30+ 的防晒霜）；要警告患者晒伤的风险。对于患皮肤癌风险增加的患者（浅色皮肤、容易晒伤、有皮肤放射治疗史），不建议阳光照射。
- 回顾患者是否使用有潜在加重病情的药物（锂剂、β 受体阻滞剂）；如有可能，减少使用这些药物的剂量或者用其他药物替代。

- 局部的、轻中度疾病采用外用药物治疗。将病变更广泛的患者（病变累及＞ 20% 的体表面积）或难治性病例转诊至皮肤科医生。那些怀疑有关节病型银屑病的患者应该由对银屑病关节炎治疗经验丰富的风湿病科或皮肤科医生进行评估。
- 使用一种外用类固醇药物疗法来控制麻烦的可见斑块病变。从“超强效”的类固醇药物开始用起（如二丙酸倍他米松、丙酸氯倍他索、丙酸卤倍他索），然后使用较弱效的药物维持治疗（如醋酸曲安奈德）。对于面部和皮肤皱褶部位，只能使用那些弱效的类固醇药物（例如 2.5% 氢化可的松或 0.05% 地奈德）或钙调磷酸酶抑制剂（如他克莫司或吡美莫司）。
- 推荐一种软膏制剂来治疗那些有大量鳞屑的病变，而霜剂可能更适合白天使用，其药效能够治疗鳞屑较少的斑块病变。每天使用两次类固醇药物的治疗方法可以达到最佳效果。
- 考虑使用卡泊三醇或他扎罗汀作为外用类固醇药物的替代药物。
- 对于有过多鳞屑的患者，建议使用去角化剂如 6% 水杨酸（如 Salex）后，用温水轻柔地洗除。
- 对于轻度头皮受累，建议每晚使用焦油洗发水。使用时轻轻揉搓，保留 5 ～ 10 分钟，然后冲洗干净。对于更严重的头皮疾病，使用焦油洗发水洗头后，轻柔地涂抹外用类固醇药物（例如醋酸氟轻松搽剂）。对于有显著头皮受累的患者，在涂抹类固醇药物后使用浴帽覆盖头部以及使用超强效的外用类固醇药物（如二丙酸倍他米松）、含类固醇药物的头皮护理精华油（如氟舒诺酮或 DermaSmoothe/FS）、蒽啉类头皮用药剂、卡泊三醇（Dovonex）头皮洗剂，或他扎罗汀（Tazorac）凝胶可能会效果更好。
- 为使用外用药无效或开始出现早期银屑病关节炎症状和体征的患者安排专科会诊，考虑进行全身治疗。
- 全身性脓疱型或红皮病型银屑病患者需尽快收入院治疗。

（周雪迎　翻译，齐建光　审校）

第 188 章

擦烂和擦烂性皮肤病的管理

SHINJITA DAS，PETER C. SCHALOCK

擦烂是一种慢性炎症，表现为皮肤皱襞部位的红斑、浅表糜烂和（或）线状裂隙，如腋窝、乳房下、腹壁皮肤赘生组织、腹股沟折痕和趾蹼间隙。它在肥胖患者中更常见，天气温暖时病变会加重。为了进行适当的治疗，基层全科医生应该将擦烂与其他能出现类似皮损的身体皱襞部位的疾病区别开来，如红癣、脂溢性皮炎、银屑病、体癣 / 股癣以及念珠菌病。

病理生理学和临床表现 [1-3]

擦烂皮损初起为皮肤皱襞内的红斑片样病变，可发展为渗出性糜烂或线状皲裂。患者可有疼痛和瘙痒，如出现继发感染，可出现明显的化脓。擦烂的发病机制是物理性的——热、潮湿和汗液潴留造成了浸渍和刺激，形成了有助于细菌和真菌生长的环境。

早期擦烂皮损的特点是轻微浸渍和红斑。水

分最初来自外泌汗腺分泌的汗液，这些汗液在皮肤皱褶部位由于局部空气环流减少而不能蒸发。随着时间的推移，炎症加剧，表皮受到侵蚀，伤口渗出浆液样渗出物。局部潮湿情况的加重可能会导致细菌或酵母菌的定植，这解释了有时出现擦烂时会有气味。腹股沟和臀沟可能有革兰氏阴性菌定植。尿失禁或大便失禁可能加剧这些部位的浸渍和皮肤刺激。

鉴别诊断和检查 [1-2]

腹股沟和腋窝处的擦烂

腹股沟和腋窝处的皮肤擦烂必须与最常见的擦烂性皮肤病——股癣、念珠菌病、银屑病和红癣相鉴别，尽管有时很难区分。

股癣

这种浅表真菌感染最常见的病原是皮肤真菌红色毛癣菌，其特征病变为中心皮疹消退的环状红色鳞屑斑块（图 188-1）。刮下鳞屑（在湿润的皮肤皱褶处可能不太明显）放到显微镜载玻片上，用 20% 氢氧化钾溶液处理，在低倍镜视野下可以看到真菌菌丝，从而可以区分非感染性的皮肤擦烂和股癣。

念珠菌病

念珠菌病会产生皮肤深层的、牛肉样红色斑片和糜烂性病变，通常在原发性皮损边界外有特征性的卫星状水疱脓疱疹。阴囊受累很常见，而这一区域通常不会出现股癣。

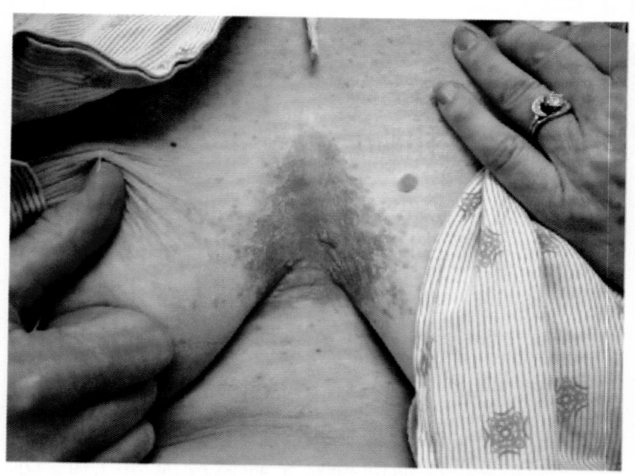

图 188-1　乳腺下皮肤念珠菌病

银屑病可累及所有的皮肤皱褶部位。体格检查的一个诊断线索是臀沟上部是否受累（臀部粉红）和其他皮肤 / 指甲病变（见第 187 章对银屑病的进一步讨论）。红癣是由极小棒杆菌引起的，表现为红棕色的斑片（图 188-2），在 Wood 灯（365 nm）下可显示出珊瑚红色荧光（图 188-3）。

其他疾病

如果患者的临床表现与这些最常见的需与擦

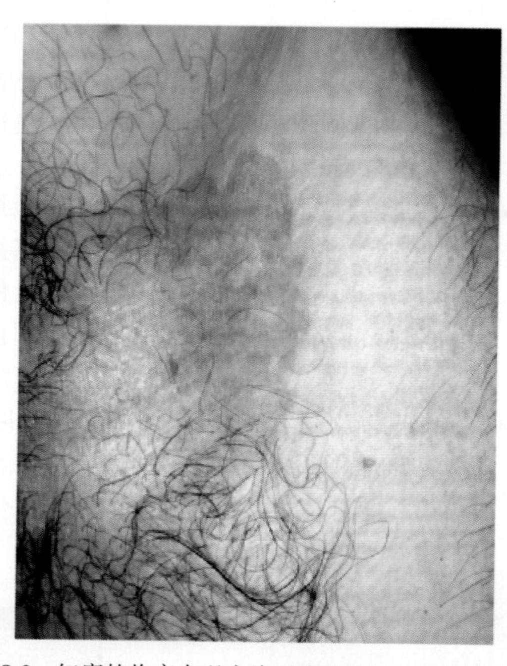

图 188-2　红癣的临床表现为腋下暗淡的红棕色斑块样病变

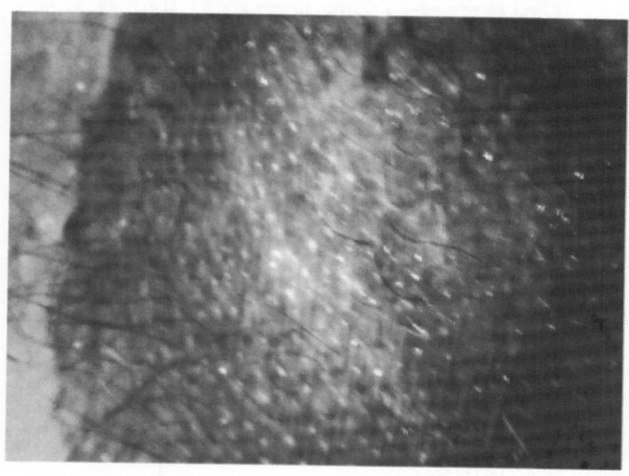

图 188-3　与图 188-2 的同一处病变在 Wood 灯检查下呈珊瑚红色荧光

烂相鉴别的疾病不一致，应考虑那些不太常见的擦烂性疾病，包括变应性接触性皮炎、良性家族性天疱疮（Hailey-Hailey 病）、Fox-Fordyce 病、化脓性汗腺炎和性传播疾病。

变应性接触性皮炎可由治疗皮肤擦烂的各种外用药物引起，或继发于缓解病变区域瘙痒或不适的药物。通常，过敏是除了擦烂的真正病因外的继发性诊断。对于那些病情顽固和有瘙痒症状的患者，应考虑该诊断。

由于角质形成细胞黏聚性的常染色体显性缺陷，Hailey-Hailey 病表现为在皮肤皱褶部位出现糜烂和结痂水疱。在腋窝或耻骨部位（尤其是年轻女性）出现成群的与皮肤颜色一致的瘙痒性丘疹，要警惕 Fox-Fordyce 病，这是一种累及顶泌汗腺的疾病。化脓性汗腺炎的特征是有顶泌汗腺的皮肤部位慢性疼痛性的、位置较深的炎症性囊肿、结节、窦道和脓肿，这些部位包括腹股沟和腋窝。在常规治疗无效的严重皮肤擦烂的病例中，应考虑是否有潜在的疾病，如硬化萎缩性苔藓或扁平苔藓。长期存在的皮肤擦烂与抓挠常导致慢性单纯性苔藓。

腹股沟也可能受到性传播疾病的影响，如尖锐湿疣、单纯疱疹病毒、疥疮和耻骨阴虱病。尖锐湿疣（由人乳头瘤病毒引起的生殖器疣）表现为 2 mm 或更大的灰色、皮肤同色或棕色的花菜样丘疹。生殖器区域的单纯疱疹病毒感染可以表现为有扇形边界的水疱或糜烂。疥疮和耻骨阴虱病表现为剧烈瘙痒的皮疹，疥疮经常表现为腹股沟区域的粉红色结节样皮损，耻骨阴虱病可见到虱子。第 141、192、193 和 195 章对这些疾病有更深入的概述。

乳房下区域和其他区域的皮肤擦烂

乳房下区域的皮肤擦烂可合并念珠菌感染，是否合并感染的判断和鉴别诊断如前所述。脚趾间隙的皮肤擦烂可类似足癣，但通常更潮湿浸渍、气味难闻、渗出液体更多，而且通常有疼痛而不是瘙痒。革兰氏阴性菌（通常是铜绿假单胞菌）常见，通常是导致脚趾间隙皮肤擦烂的原因。芽生菌性趾间糜烂是脚趾间隙的念珠菌感染，可以用氢氧化钾制剂检测是否看到念珠菌假菌丝，以此与非感染性的皮肤擦烂相鉴别。

管理原则 [1,3–8]

管理引起病变加重的因素

促进局部皮肤干燥

要改变导致相互摩擦的皮肤区域产生浸渍和刺激的环境，首要目标是使局部皮肤干燥，这可以通过使间擦部位的皮肤暴露在空气中来实现，例如，使用手持电吹风在低温设置下吹干。使用不含玉米淀粉的非药物性可吸收粉剂是有帮助的，尽管它们与局部皮肤潮湿的水分混合后会变成粗糙的膏状。要避免使用以玉米淀粉为基质的药粉，因为它们可能成为细菌的食物来源而促进细菌的过度生长。含有氧化锌和（或）凡士林的非药物隔离乳霜可以减少摩擦，保护皮肤擦烂病变处被侵蚀的皮肤，但是这些制剂也会使局部保持潮湿，对于擦烂的渗出性病变并不理想。

渗出的处理

渗出性病变可通过使用含有 Burow 溶液（醋酸铝水溶液）的敷料来治疗，这种敷料是将一包或一块敷料加入一品脱水中制备的。吸湿面料（一些商业化产品同时含有抗菌银成分）也可应用于皮肤擦烂的区域。合并的疾病如糖尿病或肥胖都应该进行治疗。应指导患者穿宽松的棉质衣服。能提供良好支撑的胸罩也对治疗有帮助。炎热、潮湿的环境和由羊毛、尼龙（如连裤袜）或合成纤维制成的衣服会促发或加重皮肤擦烂。应该鼓励腹股沟区受累的男性患者穿平角短裤而不是三角裤，女性应该穿棉内裤而不是尼龙内裤。

继发感染的治疗

任何继发感染都应予以治疗。脓疱或鳞屑应该在显微镜下检测或者进行微生物培养来检测是否有细菌、酵母菌和皮肤真菌感染，明确后应该进行适当的治疗（见第 190 和第 191 章）。没有证据表明抗菌肥皂在治疗细菌定植方面比普通肥皂更有效。应避免使用非处方药粉。对于出现革兰氏阴性细菌感染的脚趾间擦烂，使用庆大霉素或甲硝唑乳膏是有帮助的。在家用白醋浸泡局部也可以治疗假单胞菌感染。脚趾间擦烂也可采用脚趾间涂龙胆紫，并让患者用羊毛隔开脚趾的方法来治疗。

炎症的治疗

在皮肤擦烂的区域未被感染的情况下，可加用外用皮质类固醇以减轻炎症。选用药品的效力要与病变严重程度相匹配。2.5% 氢化可的松乳膏是治疗轻中度局部炎症的一种有效、安全、价廉的方法。含氟的外用糖皮质激素药物在炎症较严重时有用，但只应短期（1 ～ 2 周）使用，因为皮肤擦烂纹和皮肤萎缩是药物长期使用的常见并发症。他克莫司（Protopic）软膏或吡美莫司（Elidel）乳膏是除类固醇药物外短期使用可能有帮助的药物。这些药物由美国食品药品监督管理局批准用于治疗特应性皮炎，用于皮肤擦烂是超适应证用药。

联合治疗

一些用于治疗皮肤擦烂的糖皮质激素药物制剂中还含有抗真菌药（如克霉唑、氯喹诺）或抗念珠菌药（如制霉菌素）。当临床医生难以鉴别真菌性皮炎、念珠菌性皮炎与皮肤擦烂时，有时会使用这些复合药物制剂。另一个使用复合药物制剂的情况是治疗或预防继发性念珠菌或皮肤真菌感染；然而，随机对照试验未能证明使用这种复合制剂的益处，至少在比较曲安奈德（一种中效的糖皮质激素）和制霉菌素（Mycolog Ⅱ）复合制剂与单用皮质类固醇药物治疗时没有发现前者的益处。罗曲松是高强效的二丙酸倍他米松与克霉唑的复合制剂。在炎症性真菌感染的病例中，这种药物制剂可能是有帮助的。总体来说，最好采用单一药物治疗，以便确定病因，特别是在临床上无法鉴别是真菌感染还是非感染性皮肤擦烂病例的情况下。

患者教育

患者要了解皮肤密闭不透气时产生的物理影响，并鼓励患者穿透气的能让局部皮肤水分充分蒸发的衣服。乳房下垂的女性可以使用支撑性的胸罩并在乳房与胸壁之间放置软棉布、纱布垫或垫羊毛织物，这对于疾病控制是有益的。应该教会患者检查皮肤间擦区域，以早期发现红斑和浸渍的发展，以便在早期进行有效的治疗。对于年老、行动不便的患者，医生应该教会患者的家人或朋友检查患者皮肤的间擦区域，以预防发生皮肤浸渍和继发感染。

治疗建议

- 消除引起疾病加重的因素。使用易吸湿的材料仔细擦干皮肤皱褶区域，避免使用纸制品（纸巾）；涂抹保持皮肤干燥的粉末；建议穿宽松、吸汗的衣服。有渗出性病变的患者可以使用如 Burow 溶液等干燥剂作为敷料。
- 腋窝皮损处建议避免潜在的刺激物 / 过敏原。
- 外用 2.5% 氢化可的松乳膏治疗轻中度炎症的皮肤区域。在更严重的情况下，使用低至中效的外用氟化糖皮质激素，但只在短期内使用。或者，他克莫司（Protopic）软膏或吡美莫司（Elidel）乳膏可用于严重的擦烂病例，但属于超适应证用药。
- 合理治疗继发性细菌或真菌感染（见第 190 和第 191 章）。

（周雪迎　翻译，齐建光　审校）

第 189 章

鸡眼和胼胝的管理

SHINJITA DAS，PETER C. SCHALOCK

鸡眼和胼胝是常见的令人烦恼的皮肤病变，可能会影响日常生活，尤其是其可以引起疼痛。它们可能不是患者就诊时的主诉，但是基层全科医生经常会被问及这些问题。基层医疗场所疾病管理的目标是提供诊断、简单的治疗和预防建议，并在患者症状棘手或者影响行动时及时转诊至专科医生。

病理生理学和临床表现[1-3]

鸡眼（helomata，clavi）和胼胝（tylomata）有共同的病理学起源。对骨凸出部位皮肤的摩擦和压力会导致充血和角质增生。鸡眼通常有一个中心硬核，如果被压或踩地受力时会很疼痛。鞋不合脚是最常见的病因，鞋对鸡眼的压力可能会在行走时产生疼痛（图 189-1）。足部力学结构异常（例如马蹄内翻足）也会使患者容易出现鸡眼和胼胝。皮肤受到反复摩擦可能会导致胼胝——与皮肤颜色一致或发黄增厚的斑块（图 189-2）。

鸡眼最常见的位置是在小脚趾侧面和脚掌面的跖骨头上。硬鸡眼（heloma durum）（图 189-3）有圆锥形半透明的无血管核心，正常皮纹被中断。软鸡眼（指 / 趾间软鸡眼）是软的浸渍状白色或灰色丘疹，容易发生在第一和第四指（趾）间隙。不穿鞋的人也可能长胼胝，但通常不是鸡眼。胼胝不包含中心核，往往发生在整个跖骨头区域；正常的皮肤纹路是保留的。女性比男性更容易长鸡眼和胼胝，这些角化过度疾病会影响生活质量。

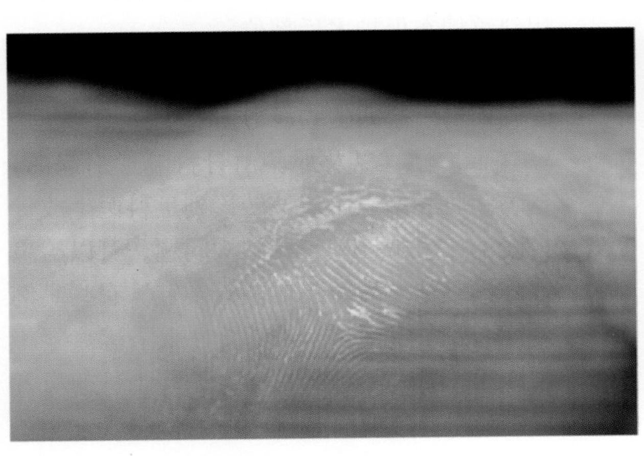

图 189-1 足部外侧面的胼胝

鉴别诊断[2]

鸡眼可能与足底疣混淆。如果皮肤纹路保留，病变很可能是鸡眼，但皮纹消失并不一定排除鸡眼。用小刀去除表层的病变有助于露出深褐色至黑色的小点，这是疣特征性的血栓性毛细血管。色素性或无色素性不典型病变或溃疡病变，应考虑肢端黑色素瘤或无黑色素性黑色素瘤。

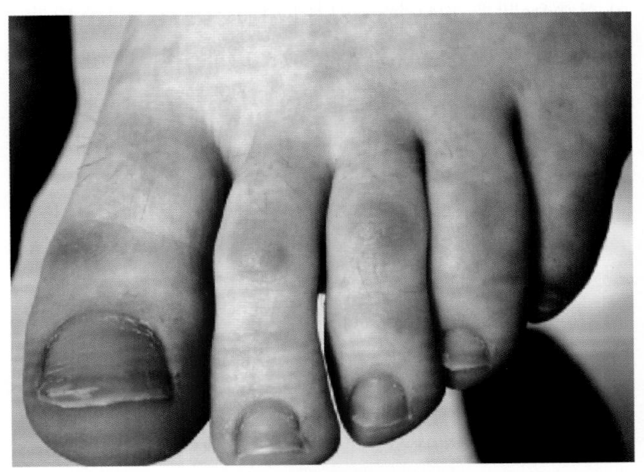

图 189-2 一名爱尔兰步舞者脚趾背侧的胼胝

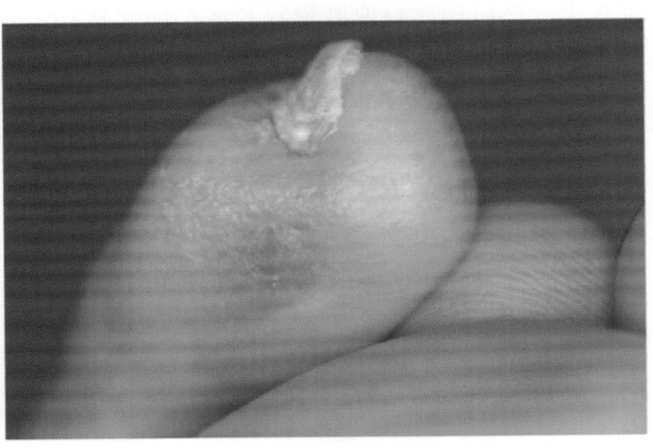

图 189-3 硬鸡眼。注意病变处没有皮纹，也没有血栓性毛细血管，后者在疣中会见到

治疗原则 [1-2,4-5]

预防

基层全科医生对该病治疗的主要贡献是通过对患者的健康教育来鼓励预防该病。去除对皮肤的摩擦和压力是预防该病的根本。鞋必须合脚，脚趾承受的压力必须均匀分布。更软的鞋子材料和凉鞋对于预防疾病通常是有帮助的。袜子必须合适，并能对脚部的压力起到缓冲作用。用粉末保持双脚干燥可以减少摩擦。仔细解释这些措施的合理性对确保患者的依从性非常重要。

缓解症状

削除病变

用10号或15号手术刀刀片削除过度角化的病变可以缓解胼胝的症状。刀片应与皮肤平行削掉角质。应在一个当患者突然移动时最不可能引起刺伤的方向上反复滑动刀片，刮除角质。刀片移动的方向最好是由近到远。去除胼胝后，重要的是避免局部不再有之前因受压引起创伤的情况，否则胼胝会复发。

角质剥脱治疗

患者可以通过间断使用角质剥脱剂清除病变来自行治疗鸡眼和胼胝。非处方外用药尿素、乳酸混合物以及40%水杨酸贴膏可以减少组织厚度。使用时，患者应剪一片比病变部位略小一些的40%水杨酸贴膏，用粘胶敷料把它敷在皮肤上，至少贴一晚，多则几天。去除敷料后，患者可将脚浸泡在温水中，然后用浮石或砂板轻轻地刮擦变软/浸渍的皮肤。水杨酸贴膏治疗可按需要的频率谨慎地重复使用，以保持鸡眼和胼胝部位平坦，没有疼痛症状。

处理软鸡眼的方法包括减少过多出汗的情况。使用吸湿的羊毛织物，用高锰酸钾（1∶4000温水溶液）泡脚以软化增厚的皮肤，使用硝酸银，均可以成功治疗软鸡眼。

处理骨性结构缺陷

原发性骨结构异常容易使足部承受不均匀的压力。如果怀疑有骨结构缺陷，应进行X线检查。任何内旋、平足、内侧或外侧不平衡都应该进行矫正处理，以促进足部形成正常的生物力学。在鸡眼和胼胝处填充位置贴合的填充物（保护填充垫）或羊毛织物，可以防止外部压力的不均匀分布。甜甜圈形状的泡沫橡胶垫（“鸡眼保护垫”）有利于压力在鸡眼的周围分布，而不是直接作用在病变部位上。

转诊指征

如果患者通过简单的措施和建议不能减轻疾病症状或减少复发，则需要将患者转诊给足科医生或骨科医生。可以使用量身定制的乳胶、塑料或硅胶模具以防止局部压力过大而形成鸡眼或胼胝。足科医生可以为患者定制能重新分配体重和压力的鞋子。有时，手术切除局部皮肤下的骨性凸起可以消除异常的皮肤压力来源。糖尿病患者和其他有血管病变的患者应在足科医生或皮肤科医生处接受足部诊疗。任何怀疑有黑色素瘤的病变部位都应进行活组织检查。

治疗建议

- 建议患者穿合适的鞋，避免穿紧绷的尖头鞋。袜子应该对敏感部位起到缓冲作用。
- 患者可以自己使用专营店的药膏治疗鸡眼和胼胝。医生或患者可以在病变部位使用40%水杨酸贴膏，保持数天以溶解角质层。病变改善后，使用甜甜圈形状的缓冲垫（非药物性的）可以防止复发。
- 考虑削除较大的鸡眼或胼胝组织。患者可以自己操作，但切勿撕破松散的皮肤。削除后用斜纹棉布保护术后部位。
- 在去除或削除鸡眼或胼胝后，确保足部不再受到最初引起病变的压力。
- 患有难治性（以及那些由骨科畸形引起的）鸡眼和胼胝的患者应该转诊到足科医生或骨科医生那里来处理骨性结构问题。可以给患者开具一种内衬矫正器的模制鞋。有些病例可能需要手术干预来根治骨性缺陷。
- 糖尿病患者和其他足部血液循环不良的患者应由足科医生或皮肤科医生进行评估。

（周雪迎 翻译，齐建光 审校）

第 190 章

细菌性皮肤感染的管理

SHINJITA DAS，PETER C. SCHALOCK

蜂窝织炎的管理

蜂窝织炎是一种累及皮肤更深处的皮下层的细菌感染。它必须与血管功能不全和静脉炎引起的炎性皮肤改变相鉴别。一旦诊断了蜂窝织炎，基层全科医生需要决定患者是否可以在家口服抗生素治疗或需要住院治疗。及时识别和治疗社区获得性耐甲氧西林金黄色葡萄球菌（methicillin-resistant Staphylococcus aureus，MRSA）感染正成为一个非常重要的临床挑战。

病理生理学和临床表现 [1-3]

发病机制

任何损害皮肤完整性的情况都会让正常的皮肤细菌进入下方的皮下组织，而这可能引发炎症反应。外伤、瘀血溃疡、缺血和慢性水肿是常见的诱发因素。在下肢，足癣可能提供了一个细菌进入的入口。来自其他部位感染的局部播散或血行性播散偶有发生。

微生物和发病背景

引起蜂窝织炎最常见的微生物是正常的皮肤菌群，以化脓性链球菌（乙型溶血性链球菌）和金黄色葡萄球菌为主。自从B型流感嗜血杆菌（Hib）疫苗广泛使用以来，流感嗜血杆菌的流行率有所下降。

在社区获得性蜂窝织炎的病例中，人们越来越多地发现MRSA菌株感染的情况。这种菌株感染占地方急诊室皮肤感染性脓肿病例的大多数，在一些研究中占总体病例的一半（尽管由于选择偏倚，这个数字可能被夸大了）。尽管大多数社区获得性疾病仍来自于医疗保健机构，但在所有年龄和社会经济群体中，包括接触性体育运动队成员和儿童保育中心的参与者，与医疗保健机构内的感染不同的社区获得性MRSA感染的暴发均有报道。风险因素尚不完全清楚，但人们相信部分与高频率的过多抗生素接触（例如在食品、肥皂和治疗病毒性疾病中使用）有关。大多数病例仅涉及皮肤和软组织，但可能发展成致命的侵袭性疾病（据报道发病率约为5%）；许多菌株产生皮肤坏死性细胞毒素，称为潘顿 - 瓦伦丁（Panton-Valentine）杀白细胞素。

葡萄球菌还通过其增殖和产生大量细胞外酶（包括α和β溶血素、杀白细胞素、凝固酶、透明质酸酶和脂肪酶）导致疾病。链球菌可产生20多种细胞外酶。

宿主炎症反应过程缺陷的疾病可能使皮肤容易发生机会性微生物如革兰氏阴性细菌等感染。大肠埃希菌、假单胞菌和克雷伯菌引起的皮肤感染见于免疫缺陷、糖尿病和酒精依赖的患者（图190-1）。会阴部蜂窝织炎可能由肠道需氧和厌氧菌引起。

黏膜表面损伤容易引起厌氧微生物的感染。厌氧菌可以产生透明质酸酶、蛋白酶、神经氨酸酶和细胞外酶。它们可与需氧菌协同作用。厌氧菌在糖尿病足溃疡、脓肿和创伤性伤口中起着重要作用。在挤压伤的情况下也会发生厌氧菌感染。疼痛的程度可能与皮肤表现不成比例。需氧和厌氧性链球菌混合感染可引起筋膜炎和蜂窝织炎。一旦结缔组织受累，感染会沿筋膜平面扩散。

在某些情况下，蜂窝织炎由特殊的病原体引起。接触鱼类、家禽或肉类的人可能会发生猪红斑丹毒丝菌引起的蜂窝织炎。在水相关性损伤和免疫缺陷患者中，嗜水气单胞菌可引起蜂窝织炎。动物咬伤或抓伤与多杀性巴氏杆菌和犬咬二氧化碳嗜纤维菌引起的蜂窝织炎有关。弧菌与盐水相关的损伤有关系。节肢动物叮咬是常见链球菌或葡萄球菌属进入人体的入口，但还必须考虑一种特殊的播散性蜂窝织炎——由人体对棕色隐士蜘蛛或火蚁毒素的反应引起。另一种引起蜂窝织炎的罕见病因是弯曲杆菌感染，其表现类似感染性血栓性静脉炎，通常在并发肠炎时发生。

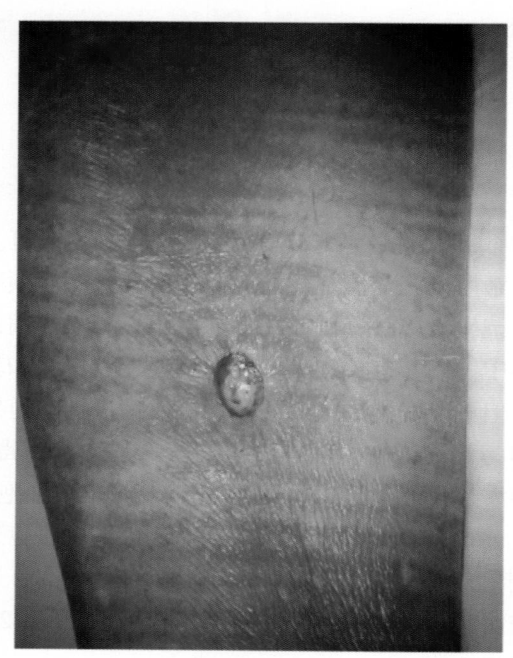

图 190-1 一位免疫缺陷的老年男性刮取活检部位的大肠埃希菌感染

临床表现

蜂窝织炎表现为局部发红、发热、肿胀和压痛，持续数天。儿童通常表现为头颈部蜂窝织炎，而成人则常发生在四肢。蜂窝织炎发生之前，患者可能有发热、畏寒和寒颤，这预示着可能出现了菌血症。临床表现不能明确判断具体的微生物学病因。红色条纹向近端延伸，伴淋巴结触痛，提示与感染相关的淋巴管炎。捻发音表示有气体产生，提示有厌氧菌感染。严重感染可能伴随发生大疱、脓疱或组织坏死。

A 族链球菌（M 1 型和 M 3 型）的侵袭性菌株不仅会引起常见的侵袭性链球菌病（猩红热、丹毒、坏死性筋膜炎、肌炎），还会引起与黏膜或皮肤感染相关的中毒休克综合征。死亡率高达 30%。其发病突然，伴有发热、腹泻、寒颤和疼痛。在许多病例中，与皮肤表现不相称的疼痛可能是诊断的线索。60% 的病例可检出菌血症，血行播散很常见。

MRSA 引起的皮肤和软组织感染并没有明显的临床特征可有助于将其与对甲氧西林敏感的金黄色葡萄球菌引起的皮肤感染区分开来。

鉴别诊断（表 190-1）[1,3-9]

蜂窝织炎需要与其他引起局灶性红斑、肿胀和压痛的原因区分开来，尤其是病变发生在下肢时。误诊很常见。在一项针对城市医院急诊就诊患者的研究中，30% 初诊为“蜂窝织炎”并接受治疗的患者经进一步检查发现被误诊，从而接受了不必要的抗生素治疗。考虑到那些类似蜂窝织炎表现的疾病，对于准确评估和成功治疗至关重要。

瘀滞性皮炎常被误认为蜂窝织炎，因为两者都会产生下肢红斑，并在有严重静脉功能不全的患者中发生；然而，蜂窝织炎很少发生在双侧下肢，而瘀滞性皮炎通常是双侧的。血栓性浅静脉炎也有类似的表现，但炎症反应通常集中在受累静脉周围，受累静脉有压痛并可触及。此外，结痂和鳞屑在蜂窝织炎中很罕见，但常见于伴有湿疹病理生理学改变的瘀滞性皮炎。严重的动脉供血不足也可能导致下肢发红，但红斑是典型的位置依赖性的（位置依赖性红斑），伴有脉搏减弱或消失，下肢有发凉，无压痛。脂性硬皮病是慢性静脉功能不全和复发性瘀滞性皮炎的结果，可引起急性下肢发红，类似蜂窝织炎；该病的鉴别点在于慢性肿胀，发生于肥胖患者，由于慢性瘢痕形成而使腿部形成倒置的香槟酒瓶样外观（腿的直径从膝盖到脚踝急剧变细）——这时皮肤感觉变厚而有束带感。淋巴水肿可能诱发蜂窝织炎，但在没有感染的情况下，淋巴水肿即可有无痛性红肿，并伴有肥胖者特有的慢性非凹陷性下肢水肿。

其他类似蜂窝织炎的皮肤病变包括结节性红斑、早期莱姆病、变应性接触性皮炎、嗜酸性蜂窝织炎和丘疹性荨麻疹。结节性红斑的病变通常为多发性，有触痛，常位于胫前。这种病变是一种继发表现，其病因需要进一步查明。应该记住，蜂窝织炎可能与静脉炎或动脉供血不足同时发生。莱姆病伴游走性红斑皮疹，但无典型的“牛眼”（靶心）外观，可能被误认为蜂窝织炎；蜱虫叮咬史、斑疹外观和无压痛有助于与蜂窝织炎区分。急性变应性接触性皮炎也可能类似蜂窝织炎或与其他潜在疾病并发，皮损与皮肤接触部位的分布一致。嗜酸性蜂窝织炎（Wells 综合征）是一种反复发生的超敏反应（由昆虫叮咬、病毒感染、药物或疫苗诱发，与外周血嗜酸性粒细胞增多相关），表现为肢体上的

表 190-1　蜂窝织炎的鉴别诊断

病因	鉴别点
下肢	
瘀滞性皮炎	双侧的，慢性病程
血栓性浅静脉炎	局灶的，静脉压痛，急性的
重度动脉供血不足	体位依赖性皮色变红，四肢冷，无脉
淋巴水肿	慢性病程，无压痛，非可凹性水肿
结节性红斑	压痛的胫前结节
脂性硬皮病	“倒香槟酒瓶”腿；可急性发红、压痛，但无明显分界，慢性肿胀，肥胖，瘀血改变
其他部位	
莱姆病（游走性红斑皮疹）	牛眼（靶心）疹，无痛性，蜱虫叮咬史（+）
变应性接触性皮炎	病变限于接触区域
嗜酸性蜂窝织炎（Wells 综合征）	复发性，外周嗜酸性粒细胞增多，灰 / 绿色边界
丘疹性荨麻疹	昆虫叮咬，丘疹性，非常痒

局部红斑，边界尖锐，呈绿色 / 灰色，并进展为硬化斑块，最终消退。丘疹性荨麻疹多见于被昆虫叮咬后的年轻人，表现为叮咬部位附近有非常痒的荨麻疹样丘疹，可融合为类似蜂窝织炎的硬化红色斑块。

坏死性筋膜炎是一个不能遗漏的鉴别诊断，当它表现为皮肤红斑和肿胀时类似蜂窝织炎。发热、与皮肤病变不成比例的严重疼痛和压痛、出血性大疱和皮肤坏死，有助于将其与普通蜂窝织炎区分开来。低血压是另一个诊断线索。

检查 [1,3-9]

蜂窝织炎的诊断主要是临床诊断。

病史

一旦确定存在蜂窝织炎，应确定其诱发因素。病史要询问包括糖尿病、充血性心力衰竭、近期外伤、腿部水肿、跛行、既往感染、足癣和感觉丧失的情况。应询问有关静脉注射毒品、职业暴露以及最近是否有咬伤或螫伤的情况。发热伴寒战的病史提示菌血症。社区 MRSA 皮肤感染的暴发应进行调查，以及与接触性体育运动队成员和日间看护机构人员或最近住院或被收容人员的接触情况。

体格检查

注意体温、受累皮肤面积、淋巴管炎条索、近端淋巴结病变、心脏杂音、外周水肿、外周脉搏减弱、感觉减退，以及皮肤破损、溃疡或萎缩的情况。用不易擦掉的笔标记病变边缘，可以客观、快速地评估病变进展和消退情况。捻发音或恶臭提示厌氧菌感染。触诊病变是否有波动感，并检查周围组织的活性。应注意任何癣、皮炎、静脉功能不全或既往外伤的情况。MRSA 和非 MRSA 性蜂窝织炎不能仅通过临床表现进行鉴别。

实验室检查

全血细胞计数和分类计数有助于判断感染的严重程度和血液学反应。进行皮肤细菌培养对有开放或渗出的伤口、脓肿或特殊部位（如会阴）感染的患者是有帮助的。来自这些部位的标本应进行厌氧菌和需氧菌培养，包括 MRSA 检测。由于免疫功能正常的人中大多数非复杂性蜂窝织炎由链球菌或葡萄球菌引起，因此不常规进行培养。此外，很难从完整的皮肤处取标本来培养出致病微生物。然而，随着社区获得性 MRSA 感染的患病率上升，建议在皮肤有脓肿或伤口的情况下进行 MRSA 培养，这时更容易获得用于细菌培养的液体；没有证据表明在病变进展边缘抽吸取样优于在其他受累皮肤区域取样。在抗生素治疗开始前，任何相关的脓肿都应切开、引流并进行充分的细菌培养（见本章“脓皮病的管理”）。

当患者出现寒战、发热、心脏杂音，或出现淋巴管炎或深部组织扩散或有免疫功能缺陷时，在使用抗生素前应进行两组单独的血培养。对于免疫功能正常的局部蜂窝织炎患者来说，通常不需要进行血培养，但如果有 MRSA 局部暴发或怀疑有 MRSA 感染的流行病学史（体育队成员，日托机构人员，最近出院、离开养老院或者监狱），应该进行血培养。如果有捻发音、波动感或有失活组织，应为患者进行平片检查，以确认软组织中是否有气体产生——这是坏疽的迹象。对于可能发生邻近骨骨髓炎的病例（尤其是糖尿病或免疫功能缺陷的患者），平片检查可能是有帮助的。但如果感染早期还未引起明显的骨骼改变，则可能需要进行磁共振成像扫描。

管理原则[3,8,10–18]

大多数患者可在门诊接受口服抗生素和支持性治疗。应去除病变局部存在的异物。在红斑边缘用墨水标记以确定病变在随后 48 小时内的进展情况。

抗生素

针对常见皮肤菌群

对于非复杂性蜂窝织炎、没有 MRSA 的危险因素（见下一部分）、免疫功能正常的患者，采用针对典型致病菌——葡萄球菌和链球菌的口服抗生素的经验性治疗是有效的。初始使用能覆盖这些细菌的耐青霉素酶的青霉素（如双氯西林）、第一代头孢菌素（如头孢氨苄）或阿莫西林 - 克拉维酸，可以治愈 80% 以上的不太可能发生 MRSA 的无并发症的蜂窝织炎病例。克林霉素可作为严重青霉素过敏者以及怀疑有 MRSA 感染者的替代药物（甚至复方新诺明在这种情况下使用也被证明效果不差）。由于人们越来越多地认识到氟喹诺酮类药物的不良后果（耐药菌株的出现、结缔组织损伤和艰难梭菌感染）的风险，氟喹诺酮类药物治疗目前被降级为非复杂性蜂窝织炎的二线和三线治疗。对于糖尿病患者，可以考虑用阿莫西林 - 克拉维酸或其他广谱抗生素来治疗，以覆盖革兰氏阴性菌，包括需氧和厌氧菌。对于病情复杂（发热、其他全身疾病症状、终末器官功能障碍、深部感染症状）、免疫缺陷或 24 ～ 48 小时后症状未能改善的患者，应考虑入院并开始静脉输注抗生素治疗（见下一部分）。

耐甲氧西林金黄色葡萄球菌感染的治疗

那些有 MRSA 感染高危因素的患者（既往 MRSA 感染病史、近期监禁史、接触性运动史、HIV 感染、静脉或鼻腔毒品使用史、近期住院史、与 MRSA 感染患者密切接触史、血液透析、近期使用抗生素）在治疗蜂窝织炎时应该考虑选择能够覆盖 MRSA 的抗生素。如果可以获取脓肿或伤口的组织液进行细菌培养，应根据培养结果进行治疗。在缺乏可获取的组织液进行细菌培养的情况下以及在获取培养结果之前，建议用克林霉素或复方新诺明进行经验性治疗，研究发现对约 80% 的病例有效。复方新诺明已被验证疗效不逊于克林霉素，而且通常是一种耐受性更好的选择（发生艰难梭菌性小肠结肠炎的风险较低）。长效四环素（如多西环素）可作为替代的药物。有趣的是，分离出与医疗卫生机构无关的社区获得性 MRSA 感染对大多数非 β 内酰胺类抗生素敏感，但在一项针对无并发症的蜂窝织炎或小脓肿患者的大型随机试验中发现，头孢氨苄单药治疗与头孢氨苄 / 复方新诺明联合使用同样有效。以前的常规做法是皮肤脓肿切开引流，后续不使用抗生素。但急诊患者的研究表明，在 MRSA 流行率高的社区，脓肿引流后经验性使用复方新诺明（而不是不使用抗生素）治疗可获得更好的结果，特别是对患有糖尿病、脓肿较大或伴有脓肿周围蜂窝织炎的患者。

相反，从住院或在护理机构的患者中分离的菌株通常具有多重耐药性，通常需要万古霉素治疗，特别是在感染对一线口服抗生素治疗效果不佳的情况下。在这种情况下，万古霉素通常需要静脉输注给药。达巴万星和奥利万星是新型长效肠外给药抗生素，对革兰氏阳性菌和 MRSA 有效；对那些拒绝入院或不太可能遵守口服治疗的患者，这些药物可单次给药。抗生素治疗应持续至病菌清除，这可能需要长达 10 ～ 14 天的治疗。

复发的治疗

蜂窝织炎的复发很常见。长期使用低剂量青霉素（250 mg 每日 2 次）可使复发风险降低 50%，但对肥胖、淋巴水肿或复发超过 3 次的患者无效。长期服用青霉素对乙型链球菌抗生素耐药性的影响仍有待确定。

支持性措施

支持性措施包括抬高患处和谨慎预防新的创伤。在有基础性疾病的患者，如患有充血性心力衰竭、瘀滞性皮炎以及血管功能不全者，应该采取措施控制水肿和保持皮肤湿润，以恢复或维持正常皮肤屏障，有助于防止复发。如果没有溃疡，局部外用抗生素对无并发症的蜂窝织炎没有作用。治疗慢性真菌感染或溃疡对于防止疾病复发非常重要。

对于有开放性伤口的患者，要考虑到感染破伤风的风险。如果患者 5 年内未接种过破伤风类毒素疫苗，应给予一剂增强剂。如果既往患者未接种过破伤风疫苗，应同时接受破伤风类毒素疫苗和破伤风免疫球蛋白注射（见第 6 章）。

预防

通过洗手、不共用个人物品、保持伤口清洁、干燥和覆盖敷料，可以限制 MRSA 和其他重要皮肤感染性疾病的暴发。对皮肤伤口和感染进行细菌培养有助于监测感染菌株。避免日常接触不必要的抗生素（食品、肥皂、洗涤剂以及在病毒感染时使用）可能有助于预防。

转诊和入院指征 [19-20]

脓肿应引流，坏死组织应进行清创。因此，及时外科转诊是必要的。有发生血源性感染播散风险的有基础性疾病的患者（如糖尿病控制不佳的患者、酒精依赖的患者、使用注射性药物的患者、HIV 感染者）有住院治疗和静脉注射抗生素治疗的指征。由 MRSA 引起的社区获得性蜂窝织炎患者也应入院治疗，特别是如果感染有向深层组织扩散的证据、发热或血培养阳性的情况下。其他需要立即住院和静脉注射抗生素治疗的适应证包括感染迅速进展或复发性感染，A 族链球菌引起的蜂窝织炎，出现皮下积气或坏死性筋膜炎，眼眶、面部或会阴部的蜂窝织炎，特别是伴有发热和淋巴管炎时。提示需要静脉药物治疗的临床症状包括高热、全身性症状和与临床表现不匹配的严重疼痛。

在口服抗生素治疗后仍出现进展的情况下，必须重新考虑门诊治疗的可行性。当患者表现出依从性不好以及不能在家里照顾自己时，也需要住院治疗。

患者教育

当下肢受累时，应指导患者卧床休息并抬高患肢。允许起床上厕所，但必须卧床休息。对于静脉血栓风险较高的患者，可能需要进行锻炼和抗凝治疗，以降低血栓性静脉炎的可能性（见第 35 章）。应强调按医嘱服用抗生素的重要性。应要求患者通过电话报告进展情况，如果蜂窝织炎在 48 小时内没有改善并且未能在 5 ～ 7 天内消退，应打电话通知医生。

治疗建议 [19-20]

- 对于不能在家可靠地照顾自己的患者，以及任何有高热、寒战、淋巴管炎、病变进展迅速、免疫防御能力缺陷的患者或病变累及面部、眼眶或会阴的患者，收入院治疗；对 MRSA 感染的患者也要考虑住院治疗，特别是如果有证据表明感染扩散到更深的组织或血培养阳性的情况下。
- 在开始抗生素治疗前对任何相关的脓肿进行切开、引流和细菌培养（见本章“脓皮病的管理”）。
- 病变较轻、无并发症的非 MRSA 或 MRSA 感染概率低的病例，可以在门诊进行经验性抗生素治疗。起始治疗可以使用双氯西林 500 mg QID（在三餐前 1 小时和睡前服用）、头孢氨苄 500 mg QID，或阿莫西林 - 克拉维酸 875/125 mg BID，并在接下来的 48 小时内密切监测病情。
- 如果 MRSA 风险未知，头孢氨苄单药治疗是经验性治疗的一个合理选择；合用复方磺胺甲噁唑没有发现有益处。

- 如果红斑在 24 ~ 48 小时后持续进展，或存在持续发热，考虑住院进行静脉药物治疗。
- 如果怀疑有 MRSA 感染或存在皮肤脓肿，考虑使用抗 MRSA 的经验性抗生素治疗，起始用克林霉素 300 mg BID、复方磺胺甲噁唑双倍剂量 BID，或多西环素 100 mg BID，并获得任何可获取的液体进行细菌培养。
- 伤口脓肿应切开引流，然后用复方磺胺甲噁唑或克林霉素治疗。鉴于后者感染艰难梭菌的风险较高，首选前者作为初始经验性治疗。
- 如果蜂窝织炎与伤口有关，或者有脓肿、深层组织受累或有流行病学危险因素，应进行 MRSA 培养；根据抗生素药敏试验结果进行抗生素治疗。
- 应进行密切随访，因为可能发生复发或复燃。如果采取了上述的治疗措施，病情没有改善，应进行感染性疾病会诊。如果怀疑有厌氧菌感染，则可能需要氟喹诺酮联合克林霉素或甲硝唑，对耐药菌也可能需要使用利奈唑胺。
- 如果 MRSA 感染对初始抗生素治疗无反应而需要入院，则考虑开始静脉输注万古霉素。进行感染性疾病会诊。如果患者拒绝入院或对口服治疗的依从性不确定，可考虑输注达巴万星或奥利万星。
- 有开放性伤口但在 10 年内没有接种过破伤风加强针的患者应给予破伤风类毒素疫苗注射。
- 对有反复发作病史的患者，考虑使用低剂量青霉素进行预防性治疗（pen VK 250 mg BID）以预防复发，但是肥胖、有淋巴水肿或复发超过 3 次的患者除外。

脓皮病的管理

常见的皮肤细菌感染包括脓疱疮、臁疮、毛囊炎、疖病和丹毒。基层全科医生必须及时识别这些疾病并使用抗生素有效治疗。了解与皮肤感染有关的耐药性日益增加的微生物尤为重要。

病理生理学和临床表现 [1-3]

临床表现表明脓皮病是一个多因素综合作用的疾病，包括病原菌、环境因素、受累皮肤区域和宿主免疫力。“原发性”皮肤细菌感染发生在正常皮肤上，通常由单一的微生物引发，如凝固酶阳性葡萄球菌或乙型溶血性链球菌。MRSA 成为社区获得性皮肤感染中日益重要的致病菌（见“蜂窝织炎的管理”）。“继发性”细菌感染是指叠加发生在患病皮肤上的感染。皮肤细菌感染也可以根据感染的深度和瘢痕形成的倾向进行分类。

脓疱疮

脓疱疮是一种主要由金黄色葡萄球菌引起的常见疾病，其次是化脓性链球菌，开始时是一个小的红斑病变（通常在面部），后来演变成角质层下的水疱。大疱性脓疱疮几乎全部由金黄色葡萄球菌引起。薄顶蓄满液体的水疱很容易破裂，留下皮肤破损的、渗出的病变区域。当渗出性液体干燥并聚积时，就会形成一层蜂蜜色的结痂。脓疱基底部的严重红斑提示有乙型溶血性链球菌感染。在同一部位出现新的病变，然后病变会融合。当蜂蜜色的结痂被去除后，会露出粗糙而有光泽的皮肤。单个病灶大小通常不超过 2 cm。脓疱疮最常见于儿童，但也可发生于成人，尤其是那些卫生条件差的人。在成人中，这种疾病的传染性不如婴儿。通常病变不会产生瘢痕，但会在一段时间内留下红斑印记。未经治疗的感染可能会持续数周。

臁疮

臁疮是一种较深的脓疱疮，通常由链球菌引起，但有时可能是革兰氏阴性败血症或真菌感染的迹象。表皮受到侵蚀而形成溃疡、结痂性病变。结痂堆积掩盖了下方的侵蚀性病变。因为病变较深，愈合时会伴随一些瘢痕。病变通常累及腿部，儿童比成人更容易患病。该病可继发于其他疾病，包括湿疹、疥疮、节肢动物咬伤和创伤。棕色隐士蜘蛛咬伤的特征是坏死性溃疡和蔓延性臁疮。

毛囊炎

毛囊炎是毛囊的感染，通常由凝固酶阳性葡萄球菌引起，可分为浅表型和深层型。浅表性毛囊炎是一个小的脓疱病变，中间有毛干穿过。它可出现在头皮或身体其他有毛发的部位。职业性接触切削油、使用煤焦油产品或局部使用糖皮质激素药物封包可促使毛囊炎的发生。由卵形糠秕孢子菌引起的真菌性毛囊炎可能与细菌性毛囊炎相似，但抗生素治疗难以奏效。常通过在氢氧化钾涂片上识别酵母样微生物来做出诊断，但有时需要皮肤活检。极少数情况下，男性患者枕骨周围会出现由痤疮丙酸杆菌引起的小脓疱及周围红斑。据报道假单胞菌毛囊炎与在热水浴缸中洗澡有关。

疖和痈

疖和痈可由先前的毛囊炎发展而来，并且仅限于有毛发的区域。疖肿累及单个毛囊单位。这种红斑性病变通常在 4 天后化脓变成波动性病变。在表面可以看到淡黄色的尖端，如果病变自发破裂，脓液和坏死组织被挤出。臀部、腋窝、颈部、面部和腰部是常见的受累部位。全身性的诱发因素包括糖尿病、营养不良、肥胖和血液病。痈累及多个毛囊单位，是多个深疖肿的合并并有多个引流点。

丹毒

丹毒由乙型溶血性链球菌（主要是 A 族，但也有 G、C、D 和 B 族）引起，其特征是外周扩散、浸润性、边界分明的红斑样斑块病变。皮损摸起来发热。常累及面部、头皮、手和生殖器部位。皮损发展迅速，部分患者出现发热、不适等全身症状。卫生条件差和抵抗力下降会促进感染。外伤可引起感染，反复发作的丹毒可导致下肢硬性水肿和淋巴淤积（疣状象皮病）。

诊断 [1-5]

皮损通常是根据临床表现来诊断和治疗的；然而，随着耐药葡萄球菌菌株（如 MRSA）在社区开始出现，越来越多的学者建议在开始抗生素治疗前进行细菌培养，甚至对于浅表感染，以及那些更具破坏性的病变和经过初始治疗未能改善的病变，都要进行细菌培养。在开始使用抗生素之前，应将脓肿切开引流，并将内容物送去培养和进行药敏试验。对于复发性革兰氏阳性菌感染的患者，对鼻腔和肛周区域进行细菌培养以评估是否有 MRSA 和其他耐药菌株的定植可能是有帮助的。

化脓性汗腺炎是一种毛囊慢性炎症性疾病，伴有毛囊周围淋巴细胞浸润和皮脂腺丧失，表现为炎症和疼痛性结节，类似于原发性皮肤感染，特别是发生细菌感染形成继发性脓肿时。最常累及腹股沟、肛门生殖器和腋窝区域。女性比男性多见，比例为 3：1；症状常出现在月经前。有时可看到引流窦道。细菌培养通常是阴性的，但也可能从脓肿中分离出金黄色葡萄球菌。该皮损与疖的不同之处在于结节是圆形的而不是尖头的。

治疗原则 [1-10]

物理治疗措施可加快炎症的消退并使皮肤表面不易被细菌定植；使用抗生素治疗致病病原体，预防病变发展为更严重的侵袭性疾病，并限制细菌的再次定植。

物理治疗

针对要治疗的脓皮病，使用不同的物理治疗措施。清除脓疱疮结痂，以暴露存在细菌的皮肤表面，建议使用毛巾。疖和痈可以通过热敷来加强引流。伴有脓肿形成的皮肤波动性病变通常需要切开引流。有时，包扎伤口是必要的。对于渗出性病变，需要用干燥的纱布敷料来清除碎屑并使病变部位保持干燥。可以用生理盐水、自来水或 Burow 溶液（醋酸铝）每天冲洗 3 ～ 4 次，每次 10 ～ 20 分钟。处理局部渗出液使皮肤保持干燥会改善皮肤的外观，并消灭许多微生物。

对于反复出现面部疖病的患者，刮胡子前用热水浸泡 5 分钟，每次使用刀片后丢弃可能会对控制疾病有帮助。应使用单独的毛巾、床单和衣物，并经常清洗和更换。

抗生素

外用抗生素及其他局部抗菌疗法

局部外用抗生素，如莫匹罗星（Bactroban），尤其是与局部清洁和清创术联合使用时，通常足以治疗脓疱疮和毛囊炎。大多数脓皮病是由革兰氏阳性菌引起的，很多病例外用克林霉素有效。如果怀疑有抗生素耐药的情况存在，应避免使用这些外用药物。鼻腔用莫匹罗星软膏可能有助于清除鼻腔内的定植菌（见后面的讨论）。

氯己定（希比康）因其杀菌特性，是一种有用的辅助治疗措施。患者在使用莫匹罗星前，应每天用该溶液冲洗病变区域 2 ～ 3 次。含有新霉素或杆菌肽的抗生素乳膏和软膏作为外用治疗药物时鲜有疗效，而且通常因会引起变应性接触性皮炎而使病情恶化。

在复发性疖病的治疗中减少定植菌尤为重要。经常用肥皂清洗皮肤，特别是用氯己定清洗是有用的。一种非处方的治疗选择是使用含酒精的洗手液清洗患处（不用于黏膜），每天 2 次。应修剪指甲并用力擦洗。如果鼻腔或肛周皮肤细菌培养阳性，应使用莫匹罗星软膏，每天 2 次。莫匹罗星可以长期使用，以减少反复发生脓皮病的患者鼻腔内的细菌携带。

稀释漂白剂洗浴已被证明可以减少特应性皮炎患者的葡萄球菌负荷量。除皮炎外，这种治疗疗法对那些需要减少细菌定植的患者可能也是有用的。这些洗浴疗法很简单——将 1/4 杯标准剂量的漂白剂加入一个标准大小的浴缸中。患者应浸泡至少 10 分钟，用白色毛巾冲洗面部，小心避开眼睛。用毛巾擦干后，直接涂抹润肤霜，以防止刺激性皮炎的发生。如有必要，每周可重复治疗 2 ～ 3 次。

全身性抗生素

当患者出现全身症状或不愿意使用局部治疗药物时，需要使用全身性抗生素；因 MRSA 感染有引起侵袭性感染的可能，也是全身抗生素治疗的指征。值得注意的是，没有证据表明抗生素治疗可以预防链球菌感染后肾小球肾炎。如前所述，抗生素的选择可能是基于临床表现，但在开始使用抗生素之前，应进行细菌培养和药物敏感试验。在等待检测结果期间，双氯西林或头孢氨苄是初始全身性抗生素的合理选择。这两种药物对于大多数引起脓皮病的葡萄球菌和链球菌都有效；阿奇霉素是 β 内酰胺类药物过敏患者较好的替代药物。如果担心有 MRSA 感染，可以先使用克林霉素、复方磺胺甲噁唑或长效四环素（如多西环素），并等待细菌培养结果。最近的一项研究探讨了经验性使用覆盖 MRSA 的抗生素治疗非复杂性蜂窝织炎的效果，结果发现双药联合治疗（头孢氨苄 + 复方磺胺甲噁唑）的治愈率并不高于单药治疗（单独使用头孢氨苄）。因此，单药治疗仍然是治疗非复杂性蜂窝织炎的合理方法。

汗腺炎的治疗

汗腺炎常常被误诊为疖，接受切开引流加抗生素治疗。尽管病变可能会暂时消退，但这种症状的改善更可能是该病本身的免疫炎症过程自发消长变化的结果，而不是抗感染治疗的作用。病灶内给予类固醇药物有助于治疗疼痛性结节，抗肿瘤坏死因子抗体阿达木单抗已获 FDA 批准用于治疗中重度化脓性汗腺炎，这是首个有效的疾病特异性治疗药物。尽管如此，每日局部外用克林霉素可减少轻症患者的脓肿数量。每日使用具有抗炎和免疫调节特性的全身性抗生素（如四环素或克林霉素加利福平）连续 10 周，似乎可暂时减轻中重度疾病患者的症状，但持续和总体疗效尚未得到证实。目前的研究重点是针对免疫调节剂的疗法。

患者教育和转诊指征

在所有脓皮病患者的治疗中首要考虑的是对患者进行健康教育。积极教育患者，定期清洁和使用清创术是成功治疗感染的核心。此外，仔细审查预防措施和抗生素的使用也是必需的。

如果已经采取了积极的卫生措施并努力消除葡萄球菌的携带状态仍不能防止感染复发，则考虑使用利福平、氯唑西林或米诺环素和外用莫匹罗星治疗，这些药物对于清除鼻腔内携带的致病性葡萄球菌有效。利福平不应作为单一药物使用，因为许多患者会产生耐药性。

治疗建议 [11-12]

脓疱疮

- 使用在 Burow 溶液中浸泡的纱布敷料 20 分钟，每日 2 ～ 4 次，然后用毛巾轻轻清理，并用含氯己定的药剂清洗。
- 干燥后，将莫匹罗星轻轻涂抹在皮损区域。建议在夜间使用。
- 头孢氨苄应用于病变广泛或有全身症状的患

者。其他口服耐青霉素酶的药物，如双氯西林或阿莫西林 - 克拉维酸，可作为替代药物。

- 建议患者不要覆盖患处，家人避免使用同一条毛巾或浴巾；让儿童远离脓疱疮患者。

毛囊炎

- 对于脓疱疮，使用温和的清创术和局部抗生素治疗。

疖和痈

- 采用热敷治疗，直到病变化脓出现波动性并发生自发性引流。留取部分引流液进行细菌培养和药物敏感试验。
- 如果是较大的病变，在病变出现波动时切开和引流；内容物进行细菌培养，包括 MRSA 培养；进行抗生素敏感试验。
- 治疗与蜂窝织炎、发热或面部部位相关的疖或痈，使用口服抗葡萄球菌的抗生素，如头孢氨苄（500 mg，每日 4 次，持续 10 天）或双氯西林（250 mg，每日 4 次，持续 10 天）；检测是否存在 MRSA 感染，如果存在，根据药物敏感试验的结果调整抗生素方案。
- 治疗复发性感染时，全身性抗生素治疗的疗程是 14 ～ 21 天，并清除潜在的细菌来源，如皮肤、鼻腔、指甲、剃须刀和其他污染物。

丹毒

- 用冷敷和抗葡萄球菌抗生素治疗 10 ～ 14 天。

复发性脓皮病

- 清除鼻腔的葡萄球菌携带状态。口服双氯西林（500 mg，每日 4 次，持续 10 ～ 14 天）并联合外用莫匹罗星，每日 2 次，持续至少 5 天。利福平可作为单一药物使用，但应与氯唑西林或米诺环素联合使用，以防发生抗生素耐药。

（周雪迎 翻译，齐建光 审校）

第 191 章

浅表真菌感染的管理

SHINJITA DAS，PETER C. SCHALOCK

尽管浅表真菌感染既不危险，也不危及生命，但却是一种普遍的、恼人的、经常复发的疾病。它们很容易诊断，但易与非真菌性皮肤病混淆，如脓疱疮（见第 184 章）和钱币状湿疹。遇到此类患者的基层全科医生和其他卫生保健专业人员应该能够提供明确的诊断和高性价比的治疗，并对患者进行疾病的预防教育。

病理生理学和临床表现 [1-3]

大多数引起浅表真菌感染的微生物在自然界中无处不在。当这些无处不在的微生物中的一种侵入皮肤表层时，就会发生真菌感染。遗传因素和全身性疾病（如糖尿病）通常都是易于发生真菌感染的原因，而局部因素（如潮湿和摩擦导致皮肤浸泡）也是诱发因素。皮肤真菌通常不会侵入角质层以下。

皮肤真菌和念珠菌感染产生有鳞屑的、边缘清晰的红斑斑块；也可能发生多腔水疱，尤其是在足部感染时。特征性的临床表现取决于感染的微生物种类和受累的身体部位。

花斑癣

花斑癣由马拉色菌引起，表现为在胸部、背

部和肩部出现棕色、粉红色、红色或白色鳞状斑片或轻微隆起的斑块（图 191-1）。在夏季，它可能表现为色素减退区域而经常被误认为白癜风。色素减退是由于真菌产生的二碳酸抑制了黑素细胞。抓挠斑疹病变区域会引起少量细小鳞屑，可提示诊断。Wood 灯检查皮肤病变区域会显示出金色或橙棕色荧光。通过在鳞状斑片处刮擦取样，用 20% 氢氧化钾溶液处理后检测到特征性的短菌丝和孢子（有时被称为“意大利面和肉丸”状外观）可以确认感染。

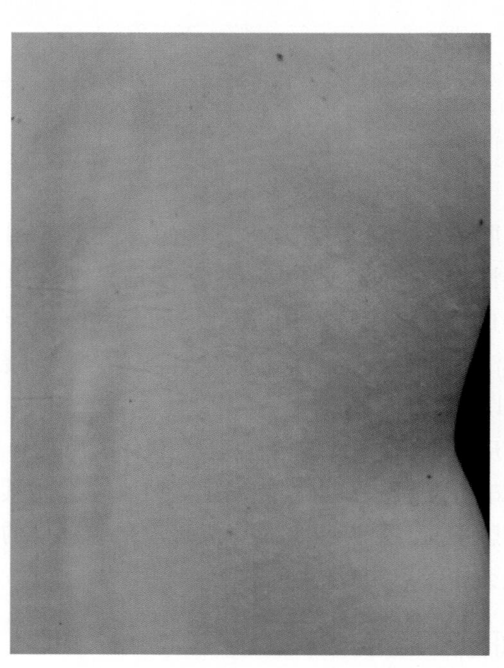

图 191-1　一名患有花斑癣的妇女躯干上浅粉色伴有粉末状鳞屑的斑疹融合成小片

皮肤癣菌感染

皮肤癣菌感染由它们所累及的身体区域来命名。最常见的是足癣。该病的特征是足底和脚趾间区域出现水疱和（或）炎症以及鳞状病变（图 191-2 和图 191-3）。股癣累及腹股沟和大腿内侧，有时甚至延伸到腹部和臀部。体癣是累及身体其他部位的真菌感染，包括躯干和四肢（图 191-4）。面部受累称为面癣。头癣或头皮癣几乎只发生在儿童。累及胡须区域的须癣不太常见，但在面部皮疹的鉴别诊断中需要加以考虑。由红色毛癣菌、须癣毛癣菌和絮状表皮癣菌引起的甲真菌病会引起特征性的甲下角蛋白聚集，导致指甲增厚、变形、碎裂。犬小孢子菌是另一种常见的致病真菌，因与受感染的宠物猫、狗接触而感染。

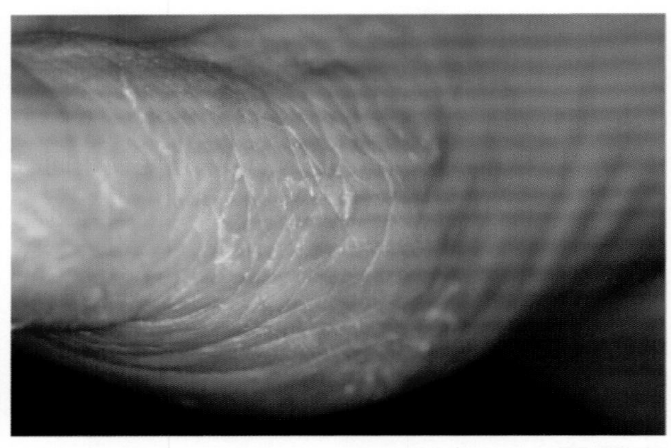

图 191-2　发生在脚的一侧并邻近大脚趾部位的足癣

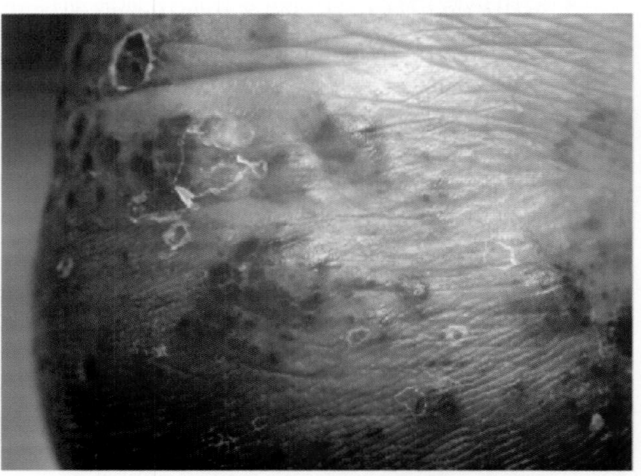

图 191-3　足癣的一个较少见的表现——多腔的水疱样病变

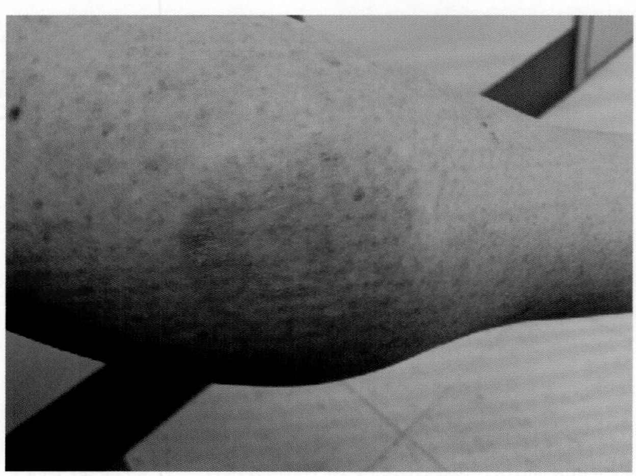

图 191-4　一位患有体癣的女性腿上有中央消退区的粉红色环形鳞状斑块样病变

要注意到疾病的非典型表现。使用外用糖皮质激素治疗浅表真菌感染可以抑制炎症，但不能治愈感染，这种状态被称为难辨认癣。毛囊被皮肤真菌感染称为 Majocchi 肉芽肿（图 191-5）。它是由红色毛癣菌感染引起的，最常见于女性的腿部。现在对发病原因的猜测是剃除腿部毛发时导致真菌感染穿透毛干并引起炎症 / 肉芽肿反应。脓癣是一种对头皮真菌感染的剧烈炎症反应，经常由断发毛癣菌引起。在这些病例中，患者头皮上会形成松软潮湿的、压痛的斑块病变，通常伴有颈部和（或）枕部淋巴结病。在长期发生头癣的区域可能会发生永久性脱发。

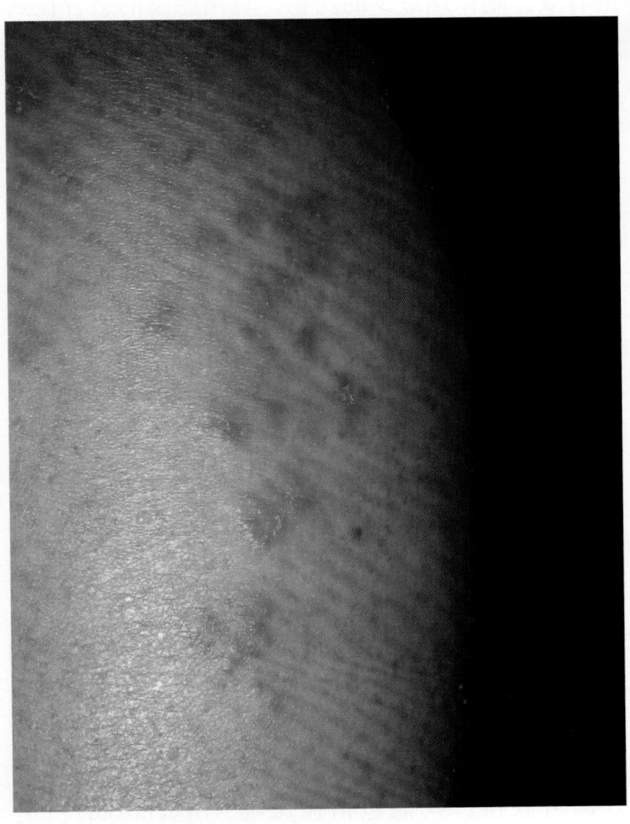

图 191-5　腿部的 Majocchi 肉芽肿

念珠菌感染

皮肤念珠菌感染主要发生在皮肤间擦区域，如腋窝、腹股沟、臀间皱褶、乳腺下区域和指（趾）间间擦区域。口唇连合受累会产生结痂样病变，称为 perlèche（或口角炎），也可累及龟头。在龟头和阴囊区域出现红斑病变提示念珠菌感染，而不是皮肤癣菌感染。皮损可能呈薄壁的脓疱状，有红色的基底部，并经常产生灼烧感和瘙痒。如果存在特征性的较小卫星病变（原发性病变边缘外的丘疹、斑疹或脓疱），临床上可怀疑念珠菌病（图 191-6）。

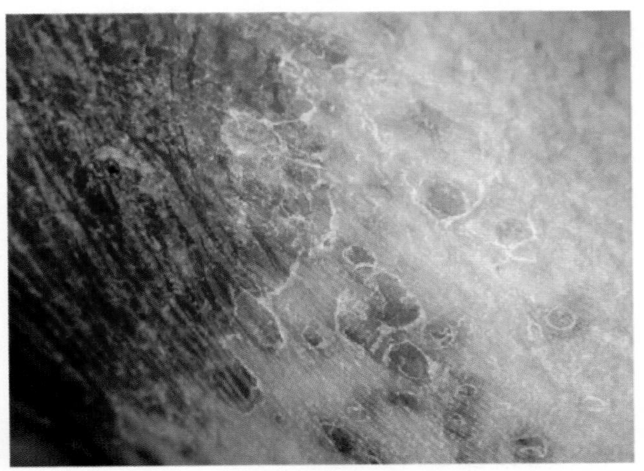

图 191-6　皮肤念珠菌感染伴有明显的卫星病变

诊断 [1-3]

当在患者有利于真菌生长的身体典型区域发现有边界清楚的鳞状、红斑样病变，应怀疑浅表真菌感染。脓疱卫星灶提示有念珠菌感染。如果发生在皮肤间擦区域，真菌感染必须与皮肤擦烂损伤和红癣鉴别。红癣（一种棒状杆菌感染）的特征是在腹股沟和大腿上部的无症状、轻微红色到浅棕色的覆有小鳞屑的斑片状病变，有很小的或没有中央消退区。早期皮肤擦烂损伤的特征是轻微的浸渍和红斑。随着时间的推移，皮肤发红加剧，表皮被侵蚀甚至剥脱。银屑病累及指甲时可使指甲隆起，类似甲真菌病，但真菌感染时无指甲凹陷；银屑病皮肤受累可导致红斑鳞屑样斑块，并被误认为是真菌性皮炎，但其主要受累部位（如伸肌表面）与真菌性皮炎有很大不同。

氢氧化钾检测

当怀疑皮肤真菌感染时，对受累部位刮擦进行显微镜检查是有帮助的。显微镜下检查的样本可以在病变斑块边缘用一个 15 号手术刀片或用显微镜载玻片的边缘轻轻刮擦获取。将刮下的皮肤鳞屑收集到一个干净的显微镜载玻片上，用一个盖玻片涂片。将几滴 20% 氢氧化钾溶液置于皮肤鳞屑涂片的中心，并在其上盖上盖玻片。玻片必须轻微加热以促进上皮细胞的“清除”。

在 10 倍放大镜下，减弱光线，收小光圈，可以看到丝状菌丝穿过细胞壁（图 191-7）。有分枝隔膜的菌丝可使用更高倍镜（40×）来确认，以确保伪影不会被误认为菌丝。如发现出芽孢子和假菌丝，则诊断为念珠菌感染。短菌丝和孢子提示花斑糠疹（又称花斑癣）(图 191-8)。标本应在获取的几个小时内进行湿法涂片检查，因为菌丝在一段时间后会发生溶解。有时，必须在沙堡氏葡萄糖琼脂上进行培养，以识别真菌感染。

如果诊断是念珠菌感染或局部真菌感染复发或病变广泛，应进一步检查与免疫缺陷相关的疾病（如 HIV 感染、糖尿病、肝硬化、淋巴瘤、使用类固醇类药物或化疗）。

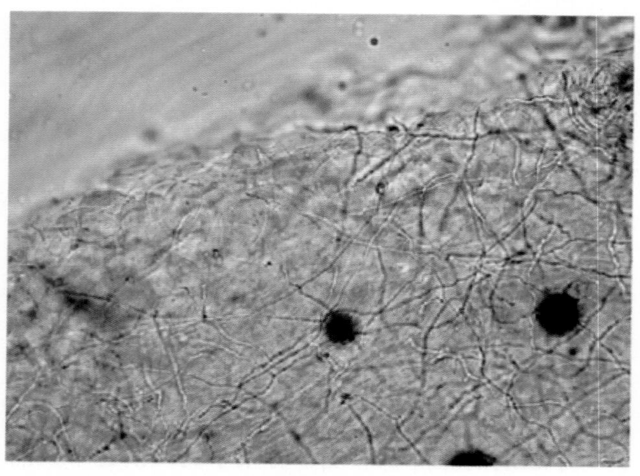

图 191-7 氢氧化钾检测试验阳性，有明显的菌丝

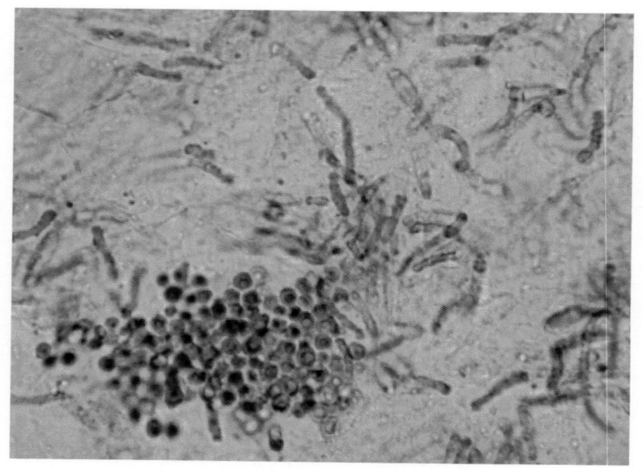

图 191-8 氢氧化钾检测时马拉色菌呈“细面条和肉丸”状外观

管理原则 [2-15]

有效的治疗需要关注感染诱发因素和正确使用抗真菌药物。例如，从全身性的因素来说，应该加强糖尿病的血糖管理，减少免疫抑制剂的使用。从局部皮肤因素来说，消除局部潮湿环境和预防浸渍是重点（见后面的讨论和第 188 章）。可以通过应用含有收敛剂（如醋酸铝）的敷料来对炎性或渗出性病变进行进一步的干燥，可用的成品敷料如 Burow 片或包。

治疗应包括减少诱发因素、保持病变区域干燥，并加用特定的抗真菌药物等。应选择最便宜、最有效、副作用最少的药物。真菌感染的患者在到全科医生或其他基层医务人员那里就诊前几乎都尝试过一些非处方药。在开具相同产品的处方药物之前，了解他们使用过哪些药物是很重要的。

抗真菌药

外用药

有四种外用抗真菌药（唑类、乙醇胺类、烯丙胺类和多烯类抗生素）可供选择。非处方制剂是最便宜的（尽管不一定很便宜)。新型外用抗真菌药经常出现，并且通常是最贵的（如舍他康唑)。每种药物都声称有独特的疗效，但同一类别的大多数药物的治愈率都差不多。大多数外用药对急性感染的治愈率高于 85%，但对慢性感染的治愈率要低得多。洗剂能保持局部干燥，使用时无须过多清理，适合白天使用；而霜剂更适合在晚上使用。

唑类。唑类是外用抗真菌药中最大的一类。比较老的几种药物（咪康唑、克霉唑）不用处方即可获得。其他包括益康唑（Spectazole)、奥昔康唑（Oxistat)、硫康唑（Exelderm)、酮康唑（Nizoral）和舍他康唑（Ertaczo)。总的来说，这些药物在治疗足癣时效果略低于烯丙胺类，但非处方制剂的价格要便宜得多，而且这些药物比烯丙胺类具有更好的抗念珠菌活性。益康唑抗细菌的作用较弱，对足趾蹼间区混合性感染可能有一定的疗效。

乙醇胺类。这类药物目前只包括环吡酮胺（Loprox)。当被制作为一种指甲涂剂（Penlac）时，能穿透指甲板，对治疗甲真菌病有一定作用。环吡酮胺也可外用和洗发。需要注意的是，环吡酮胺属于妊娠 B 类药物。

烯丙胺类。烯丙胺类具有杀真菌和抑制真菌活性的作用，治愈率略高，但成本大大增加。抗念珠菌活性较低。例如萘替芬（Naftin）和特比萘芬（Lamisil）；布替萘芬（Mentax）和托萘酯（Tinactin）具有与烯丙胺类药物相似的结构。

多烯类抗真菌药。外用两性霉素 B 和制霉菌素是外用多烯类抗生素（也称为抗霉菌药），用于治疗浅表念珠菌感染。

联合治疗。如果皮肤病变和临床症状在 3 周内没有明显改善，尝试联合治疗可能会有效，可以白天使用一种类型的抗真菌药，晚上使用另一种。

口服药

如果患者局部治疗无效，而且浅表真菌感染对患者造成的严重不适超过了治疗的风险，则可能需要考虑口服药治疗。甲真菌病患者常因外用药治疗失败而寻求帮助。必须仔细权衡口服药的风险和获益，因为不良反应可能很严重，而且有些药物存在重要的药物间相互作用，尤其是与口服抗凝药的相互作用（见第 83 章）。口服药治疗的主要适应证人群包括免疫功能缺陷的患者（例如，HIV 感染者或接受化疗的淋巴瘤患者）。然而，许多全身性抗真菌药都有潜在的骨髓和肝毒性，使用时必须谨慎，特别是当需要延长疗程或患者有潜在的肝脏疾病时。使用全身性抗真菌药后，皮肤真菌感染可能会快速清除，但复发也很常见，可能需要反复多次治疗。了解常用口服药治疗相关的风险有助于临床决策。

特比萘芬。特比萘芬（Lamisil）是一种被广泛推广的烯丙胺类药物，已被批准口服用于治疗甲真菌病，与另一种竞争药物（伊曲康唑）相比，其引起的药物间相互作用更少；然而，该药也有罕见的严重皮肤反应（如 Stevens-Johnson 综合征）、有症状的肝胆功能障碍、严重但可逆的中性粒细胞减少，以及晶状体和视网膜改变的报道。该药物是经肝脏清除的，同时使用西咪替丁会降低清除率。常见的副作用包括肠胃不适（16%）、头痛（13%）、皮疹（6%）、肝酶异常（3%）和味觉障碍（3%）。应在治疗前检测肝酶，如果考虑更长的治疗疗程，则要在 6 周后复测，还应监测全血细胞计数。

伊曲康唑。伊曲康唑（Sporanox）是一种有活性的唑类口服药物，有时被用于治疗严重的甲癣或广泛的花斑癣。它通常会引起恶心、腹部不适和肝炎。重要的药物间相互作用源于其对肝微粒体细胞色素系统（细胞色素 P450 3A4）的抑制，可以显著提高许多经肝代谢药物（如地高辛、特非那定、阿司咪唑、三唑仑、磺酰脲类、西沙必利、非洛地平和奎尼丁）的血清药物浓度。同时服用特非那定或西沙必利的患者可发生致死性心律失常（尖端扭转型室速），服用磺脲类药物的患者可能会发生长时间的严重低血糖。高剂量可导致低钾血症和高血压，也有血小板减少和白细胞减少的报道。

灰黄霉素。灰黄霉素起初是用于治疗甲真菌病的口服抗真菌药，但由于其使用存在诸多潜在风险而受到质疑。头痛、恶心、腹部不适是常见的症状。因为其使用时有可能导致白细胞减少和肝细胞损伤，监测全血细胞计数和肝功能是必需的；骨髓抑制和严重的肝细胞毒性是罕见但严重的并发症。红斑狼疮患者使用时要谨慎，因为有诱发病情恶化的风险；因该药物能增加急性间歇性卟啉症的发作频率，故禁用于此类患者。

酮康唑。由于酮康唑（Nizoral）有潜在的引起致命性肝毒性、药物间相互作用和肾上腺功能不全的风险，FDA 最近发布了限制其口服的警告。酮康唑的使用应限于其外用药制剂。

氟康唑。氟康唑（Diflucan）耐受性好，对顽固性念珠菌感染，如复发性外阴阴道念珠菌病有效。但是，该药可能致畸，而且在极少数情况下，可能会发生肝坏死、Stevens-Johnson 综合征和严重过敏反应。肠胃不适和皮疹是常见的不良反应。已经注意到一些重要的药物间相互作用，包括对苯妥英钠、抗 HIV 药物（齐多夫定、茚地那韦）、华法林和磺脲类药物的药效增强作用。在妊娠前 3 个月用于治疗严重的真菌感染时与出生缺陷的风险增加无关，但法洛四联症的相对风险略有增加。

用于重症的抗真菌药

泊沙康唑。泊沙康唑（Noxafil）属于口服液体抗真菌药，已被批准用于治疗对伊曲康唑和（或）氟康唑耐药的口咽部念珠菌病，以及预防和治疗严重免疫功能缺陷患者的侵袭性曲霉菌和念珠菌感染。

伏立康唑。伏立康唑（VFEND）属于氟康唑的衍生物，通过静脉或口服给药，用于治疗全身性真菌感染，包括耐药的全身性念珠菌病、曲霉菌病和其他罕见的真菌感染，如镰刀菌病。该药物很少用于浅表皮肤感染。

特定疾病的治疗

花斑癣

为了有效、方便、花费最少，可以用一块粗毛巾涂抹2.5%硫化硒悬浮液（Selsun）或羟基吡啶硫铜锌洗发水（Zincon，Head &Shoulders）敷在患处5 ~ 10分钟，然后冲洗掉。建议每天使用，持续1周。使用该治疗方案4周后的成功率为87%。外用抗真菌药要贵得多，但对治疗小面积的顽固性感染是有用的。酮康唑乳膏或洗发液对花斑癣有较好的治疗效果。

治疗后，应重新检查患者是否有持续的皮肤脱屑，这表明真菌感染持续活动。如果没有持续性症状或复发迹象，应告知患者色素减退的症状会在3 ~ 6个月后慢慢消退。

对于免疫抑制患者和感染范围太大而无法使用外用药物治疗的患者，全身性使用伊曲康唑是值得考虑的治疗方法（每天口服200 mg，持续5 ~ 7天）。治疗后应在头皮和患处外用酮康唑洗发水，每周3次，持续6个月，以防止复发。

其他弥漫性癣

在潮湿的皮肤间擦区域，患者应使用浸过Burow溶液的敷料30 ~ 60分钟，每日1 ~ 3次，使渗出性病变干燥。可以使用非药物性或抗真菌粉末（如Zeasorb或Zeasorb AF）来吸收潮湿水分。当仅有无毛皮肤受累时，外用药物治疗就足够了。但当毛鞘受累、感染广泛或发生毛囊炎时，应该考虑全身用药。

足癣

足癣有时很难治疗。必须指导患者穿透气的鞋或凉鞋和吸汗的棉袜，并经常保持脚部干燥，但不要通过擦干的方式，可以考虑使用低温模式的吹风机吹干。单独外用抗真菌药通常就足够了。烯丙胺类比唑类药物更有效。烯丙胺类药物特比萘芬（Lamisil）乳霜不用处方即可买到。萘替芬乳霜每天使用一次对足癣有效，可能比每日使用2次的克霉唑效果更好。如果怀疑合并有轻度细菌感染，每日2次益康唑可能对治疗有帮助。如果出现了广泛的皮肤鳞屑和角化过度（鳞屑角化型足癣），可能需要使用角质软化剂。每晚使用Keralyt凝胶（6%水杨酸）封包，再配合使用抗真菌乳霜每天2 ~ 3次，可以成功治疗这个难题。20% ~ 40%尿素洗剂（Carmol 20或Carmol 40）是另一种可选的角质软化剂。

甲癣的外用药和全身治疗

尽管手指甲感染通常比脚趾甲感染对药物的反应更好，但真菌感染甲部尤其是脚趾甲时，局部治疗极难治愈，而且可能复发。

外用药治疗。大多数外用药不能穿透甲板，治愈率低于10%。环吡酮胺（Loprox）似乎是最有效的治疗甲癣的外用药，可在夜间封包使用。药物穿透性最佳的环吡酮胺制剂是一种指甲油样制剂（Penlac），48周的使用疗程后，完全治愈率约为10%。这种疗法花费较高，复发也很常见，但它比全身药物治疗更安全，如果药物安全性对患者至关重要时是值得考虑的。由于脚趾甲生长缓慢，因此可能需要数月的治疗才能看到改善。保持脚趾甲修剪整齐也有助于控制疾病。为了防止感染扩散到未受累的指甲，指甲剪使用后应用酒精浸泡，并对受累指甲和未受累的指甲分开使用不同的指甲剪。

全身治疗。通常，单独外用药治疗是不够的，会出现需要采用全身抗真菌药物治疗的问题。外用药难以治疗的严重指（趾）甲受累、趾甲畸形继发足痛、糖尿病或免疫功能缺陷导致继发细菌感染风险增加的患者，都是口服抗真菌药治疗的适应证人群。如果单纯是因为美观，需要权衡其长期全身治疗的成本与风险。即使治疗成功，复发也很常见。一些口服药制剂通过直接向患者做广告来大力推广药物。药物间相互作用和肝肾毒性可能很大。

特比萘芬。如前所述，特比萘芬（Lamisil）被大力推广用于治疗甲癣。治疗1年后的真菌学和临床上的治愈率约为75%。在盲法对照研究中，其1年后的疗效优于伊曲康唑治疗。然而，复发率仍在15%左右。这种药物每日服用一次（250 mg），用于手指甲感染时疗程为6周，用于脚趾甲感染时疗程为12周。一种费用较低而疗效仅轻度下降的给药方案是脉冲给药——每日口服250 mg，每月服用7天，总共3个月（脚趾甲感染）。与伊曲康唑相比，特比萘芬引起的药物间相互作用更少，但血液系统和肝脏不良反应的风险略大。出现临床上显著的肝胆功能障碍的风险为 1/45 000。常规要监测肝酶。影响特比萘芬清除率的药物包括咖啡因、西咪替丁、特非那定、茶碱和利福平。据报道，β 受体阻滞剂、选择性 5 - 羟色胺再摄取抑制剂类抗抑郁药、三环类抗抑郁药和单胺氧化酶抑制剂存在药物间相互作用。

伊曲康唑（斯皮仁诺）。伊曲康唑是一种广谱抗真菌药。据报道，在研究条件下，其临床治愈率高达 90%。3 个月疗程的真菌学和临床治愈率分别约为 50% 和 75%。脉冲给药（1 周 / 月）似乎比连续治疗更有效、更安全，据报道是由于药物可以在指（趾）甲中沉积并停留长达 9 个月之久，而血清中的药物会在 7 天内消失。在脉冲给药方案中，伊曲康唑 200 mg 每日 2 次，连续 1 周，每月给药一次，治疗手指甲感染时需要 2 次脉冲给药，脚趾甲感染时需要 3 或 4 次。由于脚趾甲生长速度缓慢，必须告知患者病变预计在未来几个月内被清除。

如前所述，使用该药物的一个主要问题是其对细胞色素 P450 3A4 酶活性的抑制作用，减慢了经肝脏代谢药物，从而增加了这些药物的效力并延长了其作用时间。在服用苯妥英、地高辛或环孢素的患者中，需要特别小心，要进行药物水平监测和药物剂量调整。对于服用某些他汀类药物、经肝代谢的苯二氮䓬类药物、特非那定或阿司咪唑的患者，不建议同时使用本药。其他不良反应包括 0.3% ～ 0.5% 的患者会出现肝酶升高，50 万分之 1 的患者会出现症状性肝炎。建议定期监测肝功能。据报道还有头痛、肠胃不适、皮疹和荨麻疹的不良反应。其费用相对较高，特别是在长期治疗时。

其他药物。灰黄霉素和酮康唑已被毒性更小、更有效的治疗甲癣的口服抗真菌药所取代。基于最近 FDA 对酮康唑引起肝毒性、药物间相互作用和肾上腺功能不全的警告，其口服片剂不再是推荐的治疗药物选择。应检测并记录基线肝功能，并至少每月复测一次。氟康唑是一种有效的全身性抗真菌药物；然而，它还没有被批准用于治疗甲癣。

治疗方法。甲真菌感染的美观影响和现有的全身性抗真菌药较强的疗效，应与这种治疗的高花费、潜在的严重副作用以及需要谨慎监测和频繁血液检查进行权衡。许多患者会选择与甲真菌感染共存，尤其是当真菌感染仅限于脚趾甲时。许多女性患者发现，她们可以通过锉平过度角化的指甲并涂抹指甲油，从而大大减少美观上的困扰。对于因感染导致社会或身体上的残疾或有严重足部感染风险的患者，应考虑进行全身性药物治疗。

念珠菌感染

治疗首先要注意易感因素，如使用全身性糖皮质激素、避孕药、四环素、其他抗生素，存在糖尿病、库欣综合征和 HIV 感染。对病变区域要进行细致的干燥处理，使其充分暴露于空气中，并进行特定的抗念珠菌治疗。龙胆紫和卡斯特兰尼涂剂是经过时间验证但不太美观的疗法，已基本上被摒弃。多烯类制霉菌素或咪唑乳膏或洗剂（如克霉唑乳膏）应每天使用 2 ～ 3 次，但应避免使用软膏，因为它们能使病变处局部环境持续潮湿。在感染引起的炎症状态剧烈、症状明显时，开始治疗时联合使用糖皮质激素类乳膏和少量的克霉唑是有用的，但根据经验，最好不要联合使用抗真菌和外用类固醇类药物［例如 lotrisone（克霉唑 / 倍他米松）］，除非诊断已经明确。氟康唑（大扶康）是一种有效的口服抗念珠菌药，可用于治疗广泛或难治性感染，如复发性外阴阴道念珠菌病。

甲沟炎感染

过去认为慢性甲沟炎与念珠菌感染有关，但其因果关系尚未确定。外用类固醇药物治疗比抗真菌治疗更有效，而且真菌学上的治愈与临床症状的消除无关。因此，治疗应该包括避免接触水，在不可避免接触水的情况下使用带有棉质衬里的橡胶手套。在避免接触水的同时每日使用中效的类固醇药物 2 次，如 0.1% 曲安奈德乳膏。在真菌感染明显是疾病恶化因素的病例中，可以加用抗真菌药。

口角性唇炎

口角性唇炎（perlèche）需要联合治疗，包括纠正原发口腔异常以防止唾液从嘴角流出和治疗可能的继发性感染。制霉菌素和曲安奈德（Mycolog）组合的一种软膏制剂是最有效的外用药物。每天应少量使用 3 次。睡前少量使用凡士林软膏局部封闭。牙科手术应旨在恢复口角的闭合性。对于持续性病例，可以通过真皮填充物来减少口角凹槽的深度。口服氟康唑对治疗持续性发作可能有作用。

转诊指征

如果患者的真菌感染对常规外用药治疗无效，以及可能需要长期或重复的全身性药物治疗时，应考虑转诊至皮肤科医生。专科就诊进行治疗风险和获益的评估是非常有意义的，也可以再次审查患者的诊断，因为一些罕见皮肤疾病的表现与浅表真菌感染类似。短疗程的全身性药物治疗（2 周）风险很小，通常不需要皮肤科转诊。对于有真菌感染表现的免疫功能缺陷患者，转诊至专科就诊对治疗方案的制订非常有帮助。

患者教育

在首次发生真菌感染时，应指导患者采取适当措施防止复发。

保持干燥

指导患者如何保持皮肤干燥和防止皮肤浸渍是成功治疗和预防的关键。保持皮肤干燥对于足癣、股癣和念珠菌感染尤其重要。在有发生感染倾向的部位应采取预防措施。此外，应告知患者可以在身体自然潮湿的部位大量涂抹粉剂，并穿棉质衣服和宽松的内衣。此外，足癣患者应始终穿袜子，避免穿运动鞋和胶底鞋。医生应鼓励患者将足部尽可能多地暴露在空气中。最后，大量出汗的人更应勤换衣物和淋浴，并使用非药物性爽身粉。

其他建议

消除真菌感染的过程可能很慢。为了确保患者的依从性，仔细指导患者使用药物的恰当方法和持续时间是很有必要的。应告知患者在出现复发的最初迹象时就要通知医生，并在咨询医生后采取适当的干燥措施和特定的治疗。

治疗建议

- 可以为患者开具一种通过审批的每天使用 1 次或 2 次的外用药物。这不仅具有成本效益，还有可能提高患者的依从性。在临床症状消除后继续治疗 2 周。
- 病变在皮肤间擦部位时避免使用乳膏，因为患者可能会大量用药，从而加重局部的浸渍情况。可以用洗剂或溶液代替。
- 如果 2 ～ 3 周后病变清除不完全，应考虑短期全身性使用抗真菌药。
- 对于甲癣患者来说，应仔细权衡全身性药物治疗的花费和潜在的严重不良反应与带病生活造成的美观影响。

（周雪迎 翻译，齐建光 审校）

第 192 章

皮肤和生殖器单纯疱疹的管理

A.H.G.

单纯疱疹病毒（herpes simplex virus，HSV）是一种能在人类身上引起临床症状的普遍存在的病毒。单纯疱疹病毒 1 型（HSV-1）是上半身皮肤疾病的典型感染原，单纯疱疹病毒 2 型（HSV-2）一般感染生殖器官和身体下半部分，但这两型有 50% 的遗传物质相同，在引起的临床问题上也可能有重叠。它们对抗病毒药物的敏感性和引起其他器官特定疾病的倾向略有不同。血清学研究表明，在美国成人中，HSV-2 的患病率为 15.7%。HSV-2 的患病率正在下降，但生殖器 HSV-1 的患病率正在上升，目前占生殖器疱疹病毒感染新发病例的大部分。

许多患者因为怀疑自己有疱疹感染想要明确诊断，或因频繁和反复出现皮疹和其他症状寻求治疗而就诊。基层全科医生必须知道如何迅速准确地诊断，如何使用目前的预防和治疗方法，并帮助患者解决他们的担忧和因生殖器感染产生负面社会影响的问题。

病理生理学和临床表现 [1-11]

症状的严重程度和持续时间与患者对 HSV 的免疫状态有关。在原发感染中，由于缺乏预先存在的抗体保护，症状和体征往往比疾病的其他阶段更严重、持续时间更长。随着时间的推移，复发的频率和严重程度有下降的倾向，特别是在 HSV-1 感染时。有 HSV-2 抗体的人中，只有不到 25% 的人会出现复发性症状性生殖器感染。因为也会有一些交叉型抗体的保护作用，因此，当一个人先前有一种 HSV 的感染史，又发生了另一种 HSV 的感染（即非原发性初发感染），由此产生的临床表现可能比原发性疾病的严重程度要轻。但已有的对 HSV-1 的免疫力只能对 HSV-2 感染提供部分保护。同样，已发现针对 HSV-2 糖蛋白 D 的疫苗对以前未接触过 HSV-1 和 HSV-2 的人都具有一定的保护作用。在许多情况下，感染后的血清学转化要比有症状的疾病早数月。

如前所述，生殖器 HSV-2 感染的患病率正在下降，而生殖器 HSV-1 感染的患病率正在上升，这可能是由于性行为的改变，例如更谨慎地选择性伴侣、更多地使用安全套和（或）选择口交而不是阴道性交。14 ～ 19 岁青少年对 HSV-1 免疫力的下降使他们更容易发生生殖器 HSV-1 感染，而 HSV-2 的感染也完全不受阻碍。由于免疫功能缺陷的患者无法产生有效的抗体反应，他们持续面临严重疾病暴发的巨大风险（见第 13 章）。

初期表现：原发感染

原发感染的临床表现通常是 HSV 疾病最引人注目的，但其临床表现范围也很广，可以从无临床症状的疾病到伴有全身性症状的完全性暴发。潜伏期为 4 ～ 7 天。在近一半的病例中，血清学转化会悄无声息地发生，最初的症状在数月后才出现。无论病因是 1 型还是 2 型病毒感染，绝大多数原发性生殖器感染的女性报告没有症状或没有意识到被感染。

有症状者的特征性病变为红斑丘疹，在 2 ～ 3 天内发展为内有透明液体的水疱，然后发展为脓疱，脓疱破溃并留下浅表、疼痛的溃疡，特别是在潮湿的皮肤区域。溃疡在 2 ～ 6 周内愈合。1/3 的男性和 2/3 的女性出现全身性症状，发热、乏力、恶心、头痛和肌痛均有报告。可发生脑膜刺激征，表现为头痛、颈强直和畏光。区域淋巴结病是原发感染的特征：淋巴结肿大、坚硬、有触痛。

原发性 HSV-1 感染

原发性 HSV-1 感染通常不被注意，但在症状暴发的病例可能表现为严重的渗出性咽炎或龈口炎，伴有高热和有触痛的淋巴结肿大。该病常被误诊为链球菌感染、口咽部的其他细菌感染或单核细胞增多症。全身症状可能比局部症状更突出。HSV-1 感染也可能表现为疼痛性的生殖器病变，这是口 - 生殖器性行为的结果，也是以前未被充分认识的引起新生儿疱疹的危险因素。既往临床结论认为，HSV-1 感染不会引起生殖器疾病，但研究发现，初发的有症状的 HSV-1 感染患者出现口咽部临床表现的人数和出现生殖器表现的患者人数相同，而更多的生殖器疱疹患者被证明感染的病因是 HSV-1。当 HSV-1 导致原发性生殖器感染时，其临床表现与原发性 HSV-2 感染难以区分。

原发性 HSV-2 感染

有症状的原发性 HSV-2 感染也可能被漏诊或误诊。最明显的表现形式是女性患者表现为渗出性、疼痛的双侧外阴阴道炎，男性患者表现为疼痛性阴茎溃疡伴腹股沟淋巴结病（图 192-1）。病变为双侧并累及邻近皮肤是原发疾病的特征。95% 的男性和 99% 的女性生殖器皮损是疼痛性的。近 3/4 的原发性感染女性发展为宫颈炎，表现为阴道分泌物和月经间期点滴出血。局部症状在疾病的最初 6 ～ 7 天加重，在第 8 ～ 10 天达到高峰，随后一周逐渐减轻。淋巴结肿大、坚硬、有触痛。虽然病毒感染本身不会出现化脓性淋巴结病，但叠加细菌感染时可以产生这种表现。约 15% 有症状

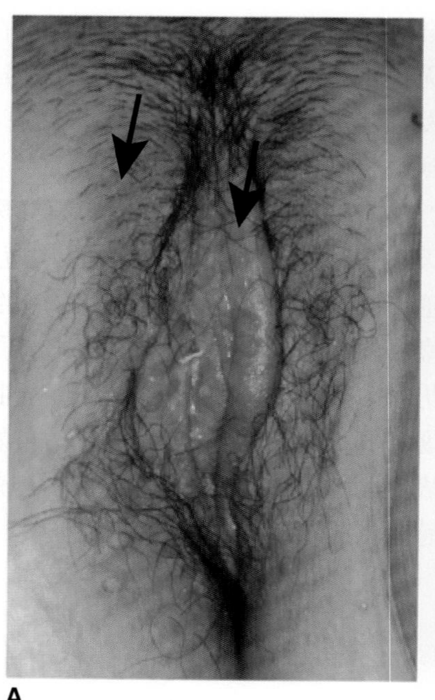

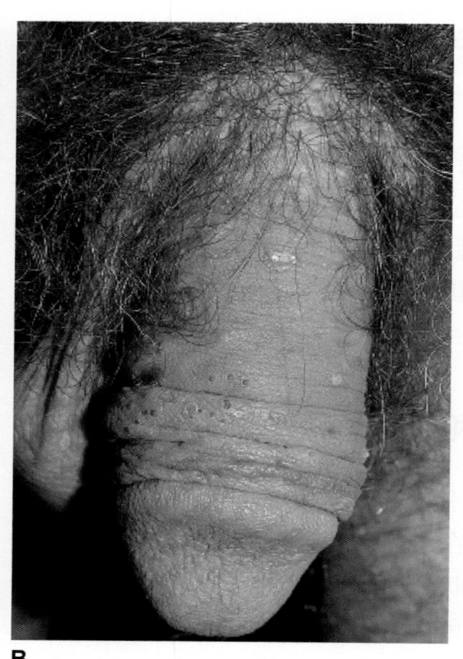

图 192-1　女性（A）和男性（B）生殖器疱疹（A：From Elder D. Lever' s histopathologyof the skin，11th ed. Philadelphia，PA：Wolters Kluwer，2014. B：Reprinted with permission from Jensen S. Nursing health assessment：a best practice approach，2nd ed. Philadelphia，PA：Lippincott Williams & Wilkins，2015：730.）

的患者出现非典型表现，包括尿道炎、膀胱炎和脑膜炎。

原发性生殖器感染通常发生在青春期，但也可能在出生时感染。67% 的患者出现发热和不适，63% 的患者出现排尿困难（由尿道受累或溃疡引起的尿路刺激导致），80% 的患者出现压痛性淋巴结肿大。20% 的患者除了生殖器病变外还会出现手部或口咽部的病变。并发症包括继发性真菌感染（11%）、无菌性脑膜炎（8%）、引起膀胱和肠道功能紊乱的骶自主神经病变（2%）。HSV 感染与宫颈癌的关系可能是流行病学上的，而不是病因学上的。HSV-2 感染可能会增加 HIV 感染及其传播的风险。有记录显示，HSV-2 感染者 HIV-1 的生殖器病毒脱落和传播增加。

少见表现

一种原发感染的少见表现是由病毒植入破损的皮肤引起的，这会引起一种疱疹性瘭疽，特征是手指疼痛、肿胀的红斑病变以及明显的淋巴结病。在摔跤运动员的剧烈运动中，病毒植入的身体暴露部位可能会发生外伤性疱疹（一种原发性疱疹感染）。

非原发感染的初次发作

在大多数情况下，非原发感染的初次发作指的是在早期接触过 HSV-1 的有临床和血清学证据的患者中新发 HSV-2 感染。表现为有发热、水疱或唇疱疹病史的患者注意到在生殖器皮肤或黏膜处出现新发的疼痛性病变。女性比男性更容易出现症状。症状的严重程度和持续时间通常介于原发感染和复发性疾病之间，复发性疾病的病变数量较少，愈合时间为 1 ～ 3 周。宫颈炎、尿道炎、淋巴结病和全身症状即使有，也很轻微。

临床病程和并发症

潜伏感染和病毒脱落散播

原发感染后，所有患者都会出现潜伏感染，病毒驻留在相连的背根神经节中，在宿主防御系统被破坏时沿神经内膜鞘循环回到皮肤。活动性疾病和潜伏感染都会发生病毒脱落。在活动性疾病期间，出现皮疹后的最初 96 小时，病毒脱落率和传播风险是最大的。在感染后 8% ～ 13% 的时间里会发生隐匿的、不可预测的病毒脱落，在曾今有症状的患者中发生率最高。虽然有症状的患者传播的概率最大，但大多数传播仍发生在无症状性病毒脱落的患者中。

复发性疾病

复发可能是有症状的，也可能是无症状的。有症状的复发性生殖器病变在 HSV-2 感染中更常见，随着时间的推移，复发的频率和疾病严重程度会降低。据报道，情绪或生理压力、紫外线（阳光）暴露和皮肤创伤是复发的诱因。其表现是局灶的、自限性的疾病形式，皮损较少，比原发感染恢复得更快。然而，生殖器病变复发的情况可能持续 10 年以上。如前所述，有症状的复发性疾病传播风险最大。

显性感染。有症状的复发感染以皮肤刺痛或不适的前驱症状开始，有时也会有轻微的全身症状，尽管不像原发性疾病那样严重。前驱症状是复发性疾病的特征，被认为是免疫应答的反应性表现。感染可沿同一神经节分布区域的不同位置复发，且异质性是该病的特征。在大约 10% 的病例中，生殖器病变可在非生殖器区域（如腿部或臀部）复发。如果在原发感染时同时发生了生殖器和非生殖器病变，那么非生殖器病变复发的概率接近 50%。复发性疾病的生殖器病变往往是单侧的，范围较小。

虽然无皮疹性疼痛会在一些有症状的患者身上出现，但大多数患者会出现特征性的水疱斑丘疹。当水疱病变中产生干扰素，白细胞介素 -2、白细胞介素 -6 和其他细胞因子激活淋巴细胞开始控制感染时，病灶水疱变得混浊。在复发性感染的最初 3 ～ 4 天，患者可在身体其他部位（手、眼、眶周）接种传播病毒，但继发性感染通常是短暂、轻微和自限性的，病变不会在新的皮肤区域出现。皮损通常在 5 ～ 10 天内消退。最终，皮肤上皮再生，通常没有瘢痕。

隐性感染。大多数生殖器疱疹的复发都被患者和医生忽视了，因为症状不明显、不典型，或根本没有症状。正是在这个阶段，病毒脱落最有可能传播给性伴侣。

并发症

局部复发性感染的并发症很少，但有些并发症可能在临床上很重要。

复发性多形红斑多为 HSV 所致。疾病可能在没有水疱病变迹象的情况下发生。继发性细菌感染（由链球菌或葡萄球菌引起）可导致蜂窝织炎和淋巴管炎，必须加以预防。骶尾部感染与出血性膀胱炎、性交困难和骶神经根病（导致排尿困难、排便失禁或两者都有）的风险相关。也可引起反复发作的无菌性脑膜炎。直肠周围疾病可引起直肠炎。即使在免疫功能缺陷的患者中，播散性疾病也是罕见的，但自体接种可能发生在手指或眼睛周围。在特应性患者中，HSV 可产生严重的全身性疱疹性湿疹。与感染相关但无皮损的慢性疼痛综合征越来越常见。由 HSV-1 引起的疱疹后神经痛被描述为一种临床上无皮损表现的复发综合征。仅有外阴灼热感可能是 HSV-2 感染的一种表现。伴有脊髓脊神经根病和急性尿潴留的 Elsberg 综合征也可能继发于临床表现不明显的感染。HSV 与一种急性视网膜坏死综合征有关，其表现为眼痛和视力丧失。耐药性疾病通常发生在有严重免疫功能缺陷的患者，如最近接受过干细胞移植的患者。

新生儿疱疹

新生儿 HSV 感染通常是婴儿在通过有生殖道活动性 HSV 感染的无症状母亲的产道时与 HSV（包括 1 型和 2 型）直接接触导致的。据估计，在孕 32 周时有复发或原发感染的孕妇，其传播风险为 10%。如果足月分娩时，母亲存在感染且没有产生抗体，则风险要高出数倍。先天性 HSV 感染经常导致死亡或严重的神经发育问题。在妊娠早期感染 HSV，随后出现正常的抗体反应，似乎不会影响妊娠结局；但在妊娠最后 3 个月发生感染可能不会有足够的时间形成特异性抗体，因此婴儿处于被感染的危险之中。

鉴别诊断 [4]

有时，早期带状疱疹可能类似单纯疱疹的皮损发作；但当病变分布转变为明显的沿某一皮节区分布时，带状疱疹的诊断就很明确了。接触皮肤毒素（如毒葛或毒橡树）引起的红斑、水疱反应可能类似于单纯疱疹的暴发，但也可能是过敏性接触性皮炎。

生殖器溃疡合并腹股沟淋巴结病的鉴别诊断包括梅毒和软下疳（见第 141 章）。溃疡也可能与非感染性疾病有关，如白塞综合征和炎症性肠病，或者它们可能仅仅是由剧烈的性行为引起的表皮脱落和继发性细菌感染。如果患者有生殖器溃疡，梅毒血清学检查是必须要做的一项检查，即便检查的过程很痛苦。在生殖器区域的溃疡性病变大约 50% 被证明是疱疹性的。

检查 [4,6,12-18]

病史

在大多数情况下，诊断是根据发现的特征性皮损做出的临床诊断。然而，非典型疾病很常见，特别是在生殖器区域，因此很难快速做出诊断。性生活史的详细问诊是必要的（见第 229 章），并且必须包括关于口腔 - 生殖器性行为的询问，因为 HSV-1 也可能是生殖器感染的来源。即使在没有皮肤病损的情况下，任何生殖器发红、斑点、皲裂、疼痛和感觉异常的病史，都应该怀疑是否为生殖器疱疹。既往任何发热、水疱或唇疱疹的病史也应予以注意，因为这表明先前有 HSV 感染，并有助于识别非原发性初次感染的患者。

体格检查

除了帮助鉴别早期的水疱皮损（表现为“玫瑰花瓣上的露珠”）是否为疱疹外，体格检查对于区分 HSV 感染和其他引起生殖器溃疡的病因尤为重要。HSV 感染的溃疡非常疼痛，与之不同，原发性梅毒的溃疡（硬下疳）较硬、无痛或仅有轻微的不适。生殖器疱疹的病变基底部是干净的，并可能有触痛、坚硬、固定的腹股沟淋巴结病。这些发现与软下疳形成对比，软下疳的特征是非常疼痛的、柔软的、化脓性的溃疡，同时伴有疼痛、活动性的淋巴结和皮肤红斑。

实验室检查

虽然诊断通常是根据临床表现做出的，但考虑到诊断可能伴随的心理社会后果，进一步确诊和进行病毒分型可能很重要。

Tzanck 液基细胞学

对水疱去顶进行 Tzanck 液基细胞学检查，在显微镜下检查是否有多核巨细胞，可以帮助快速确定病因是否为疱疹病毒（见第 193 章），特别是当对皮肤病损的性质不确定时。然而，这种检查并不十分敏感，也不是特异性的（在带状疱疹感染的情况下也存在），而且它不能对病毒进行分型。诊室显微镜检查在日常医疗实践中越来越少，也限制了这种检测方法的实用性。

单克隆抗体

进行型特异性病毒诊断的重要性促进了对 HSV 型特异性糖蛋白 G 抗原的单克隆抗体检测的发展。现代检测方法取代了早期的全病毒抗原检测方法，后者由于相当大的交叉反应性而缺乏特异性。新一代检测方法可检测 HSV-1 糖蛋白 gG-1 的抗体和 HSV-2 糖蛋白 gG-2 的抗体，与早期的抗体检测相比有更高的特异性；美国疾病预防控制中心（CDC）推荐的单纯疱疹诊断方法只有型特异性糖蛋白（gG）抗体检测。从最初的感染时间开始计算，可能需要长达 3 周的时间才会出现 IgG 抗体阳性，这通常是在最初的测试中出现假阴性结果的原因。当临床高度怀疑该病时，建议在 2 ～ 3 周内重复检测。

实验室分析（ELISA 和免疫印迹）可以检测两种类型的 HSV 抗原，也有在诊室就可以检测 HSV-2 抗体的手指针刺取样分析法。蛋白质印迹法作为参考试验使用。据报告，抗体测试对 HSV-2 的敏感性为 80% ～ 98%；对 HSV-1 的敏感性为 69% ～ 98%，对 HSV-2 的特异性为 93% ～ 98%，对 HSV-1 的特异性为 92% ～ 95%。虽然这些检测特异性很强，但当单克隆抗体检测应用于验前概率低的人群时，其相关的假阳性率可能很高（见筛查和第 3 章）。可以使用蛋白质印迹法进行确认。

聚合酶链反应测定

水疱去顶后取样本，使用聚合酶链反应（PCR）来检测是否存在特异病毒 DNA 或 RNA 序列，为诊断活动性疾病提供了一种合理快速的、非常敏感和特异的手段。敏感性和特异性均在 95% 以上，周转时间小于 24 小时。这种检测的成本高于其他检测方法，但仍具有竞争力，可以进行病毒分型并能识别出临床表现相似的带状疱疹病毒感染。PCR 检测在病毒性脑炎等严重疾病的诊断中特别有用。

病毒培养

随着 PCR 分析的出现，病毒培养正在逐渐消失，因为 PCR 检测提供了更高的敏感性和同样高的特异性。在没有 PCR 的情况下，培养结果（包括分型）可在 2 ～ 3 天内获得，这使得它仍具有实用价值。培养的最佳时间为症状出现后 48 小时内。培养阳性率最高的病变是完整的水疱、脓疱和早期湿性溃疡。

巴氏涂片

生殖器疱疹是巴氏涂片Ⅱ型和Ⅲ型异常的主要原因，如果发现这些异常，应常规考虑到疱疹的可能性。区分良性炎症性异常与真正的化生或间变性疾病是很重要的（见第 107 章）。

HIV 感染筛查

由于在生殖器单纯疱疹感染的情况下，HIV 感染的风险增加，故所有生殖器 HSV 感染患者都应该进行 HIV 感染的筛查（见第 7 章）。

生殖器 HSV 感染筛查

考虑到生殖器单纯疱疹感染的发生率、其潜在的不良后果以及廉价的检测方法和预防性治疗的可及性，人们可能会期望政府建议对无症状的人群进行血清学筛查。然而，这种方法的严重缺陷已经导致美国预防服务工作组、疾病预防控制中心（CDC）、美国妇产科医师学会（ACOG）和美国家庭医生学会反对这种方法。其中最主要的原因是血清学检测不具有完全的特异性，导致在正常风险的人群中假阳性率达到不可接受的 7% ～ 8%，以及随之而来的对人们造成心理社会伤害的风险。此外，预防性治疗既不能治愈疾病，也不能完全预防传播。最后，通过治疗获得的可能对疾病结果产生影响的无症状期往往很短，而且在妊娠期还有其他预防传播的方法。因此，不建议对无症状的、中等风险的成人进行常规血清学筛查，这也适用于孕妇和青少年。美国 CDC 建议，在男男性行为者、HIV 感染者或到性病门诊就诊的患者中考虑进行 HSV-2 的筛查。此外，ACOG 和 CDC 建议询问孕妇是否有生殖器 HSV 感染史，对于有活动性疾病或前驱症状的孕妇考虑剖宫产。

治疗原则 [4,6,8,19-34]

目标和策略

由于 HSV 感染是不可治愈的，其特点是自限性的症状性复发以及会脱落病毒的无症状复发，治疗的目标集中在缩短症状的持续时间、减少复发的频率和严重程度，以及降低传播风险。由于治疗要么是对症治疗，要么是预防性的，因此关于是否进行抗病毒治疗是根据患者的生理和心理需求决定的。

症状性复发感染的治疗在复发的最初迹象（前驱期）出现时开始最有效。如果及早开始抗病毒治疗，可以预防一半的皮损暴发；在皮损出现后开始治疗，效果较差，仅能使病程缩短 1 天多。

对于那些受到频繁复发困扰的患者，以及那些希望减少无症状性病毒脱落和降低传播风险的患者（特别是伴侣抗体阴性的患者）可以给予病毒抑制治疗。每天服用预防剂量的核苷类似物可将传播风险降低 50%。

核苷类似物

核苷类似物（阿昔洛韦、伐昔洛韦和泛昔洛韦）是对抗 HSV 的主要抗病毒药物。其对原发和复发性疾病的症状有效，也可以防止复发和病毒脱落；然而，它们并不能治愈 HSV 感染。当对免疫功能正常的人使用抗病毒治疗时，耐药毒株的出现是非常罕见的；但在那些免疫功能缺陷并长期服用这些药物的人中，已观察到耐药毒株的情况。

阿昔洛韦

阿昔洛韦是第一种核苷类似物，是病毒胸苷激酶的嘌呤类似物底物，前者仅在感染 HSV 的细胞中被激活。阿昔洛韦对两种类型的 HSV 都有效，但对 HSV-1 更敏感。口服阿昔洛韦可缩短病毒脱落的时间，减少病变结痂愈合的时间。越早开始治疗，效果越好。在频繁复发的患者中持续使用阿昔洛韦，可以减少复发的次数和严重程度。遗憾的是，一旦停药，上述作用就没有了。长期使用与病毒出现对药物的缓慢适应有关，但尚未报道临床上重要的耐药性。停止用药可以恢复到原来的敏感性。患者可以一次性用药治疗 12 个月，不会产生不良后果。副作用包括恶心、头痛和呕吐。药物是经肾脏清除的，在氮质血症的情况下需要下调药物剂量。药物半衰期小于 4 小时，因此需要频繁给药。

在妊娠期使用阿昔洛韦治疗生殖器疱疹似乎显著降低了最后 3 个月胎儿传播的概率，但安全性仍有待确定。通常，在这些情况下主张剖宫产。静脉注射阿昔洛韦适用于免疫功能缺陷的宿主和播散性疾病的患者，如脑膜脑炎。静脉注射阿昔洛韦与口服阿昔洛韦相比能产生更高、更稳定的血药浓度，后者的吸收率仅有 15%。口服制剂也可用于免疫功能正常患者的皮肤黏膜病变。

外用阿昔洛韦很少使用，尽管它对于治疗原发感染有一些有限的作用。局部外用阿昔洛韦对角膜结膜炎（一种危险的疾病）也很少有作用，这时应使用三氟胸苷软膏加口服或静脉注射阿昔洛韦。

泛昔洛韦

泛昔洛韦是喷昔洛韦的一种前体药，被研发用于提高抗病毒治疗药物的吸收率和有效半衰期，从而以比阿昔洛韦所需的给药频次更少的情况下获得更高的血药浓度。它很稳定，在胃肠道中吸收良好，并在小肠和肝脏中转化为活性形式的喷昔洛韦。该药物对治疗和抑制复发性感染有效，也已被成功用于治疗原发性生殖器感染。副作用包括恶心、头晕和头痛；与阿昔洛韦相比，其对老年人中枢神经系统的影响较不明显。药物之间的相互作用可能是存在的，因为泛昔洛韦的转化需要肝的氧化代谢。药物的消除是通过肾小管排泄的，因此在存在肾功能不全、同时使用丙磺舒等药物的情况下，减少药物剂量是有必要的。未观察到与西咪替丁的相互作用。

伐昔洛韦

伐昔洛韦是阿昔洛韦的前体药，在首次通过肠道和肝脏时会被迅速吸收并转化为阿昔洛韦。与口服阿昔洛韦相比，服用伐昔洛韦的血清水平明显高于阿昔洛韦。每日 3 次 500 mg 伐昔洛韦的方案达到的血清水平与每日 5 次 800 mg 阿昔洛韦的方案相同。其疗效接近或优于阿昔洛韦和泛昔洛韦。这种药物的花费大约是泛昔洛韦的一半，因此更具成本效益，尽管它仍然比阿昔洛韦贵得多。一个潜在的重要发现是它能够减少生殖器同时感染 HSV-2 的 HIV-1 患者的 HIV-1 病毒脱落和疾病传播。

副作用包括恶心、呕吐、腹泻和头痛。对老年人中枢神经系统的影响比阿昔洛韦小。其可能与西咪替丁和丙磺胺发生药物间相互作用。伐昔洛韦在免疫缺陷患者和播散性疾病患者中使用的有效性和安全性尚未确定。据报道，晚期艾滋病患者使用伐昔洛韦与出现血栓性血小板减少性紫癜和溶血/尿毒症综合征相关。

新型抗病毒药物——解旋酶-引物酶抑制剂

一类针对病毒解旋酶和引物酶而不是 DNA 聚合酶的新型抗病毒药物正在研发中，并对其抗 HSV-2 的有效性进行测试。在用于治疗免疫功能正常的频繁复发患者与泛昔洛韦的头对头对比研究中，这类药物中的第一种（普里特利韦）将 HSV-2 病毒的脱落频率和皮损持续时间降低了约 50%，在每个病例中病毒的脱落量降低了约 20%。短期副作用发生的频率和严重程度与核苷类似物相似。然而，动物研究的结果引起了人们对其长期安全性的严重担忧，导致该药物的人体研究被撤回。对于不依赖于 DNA 聚合酶抑制作用的新型靶向药物的研究，应追踪文献以获得更多新的研究数据。

外用药治疗和辅助治疗

有多种外用药可供选择。1% 喷昔洛韦（德那韦）乳膏被批准用于口唇部的病变，但只能很小程度地缩短愈合所需时间，还需要频繁用药，并可能导致局部瘙痒和皮疹。非处方药 10% 二十二醇乳膏也是如此。咪喹莫特乳膏可用于阿昔洛韦耐药的生殖器感染，但为超适应证用药。

良好的局部皮肤护理和使用干燥性外用药加速病变从活动性水疱到结痂的转变是辅助治疗的关键。表面活性剂如乙醚和氯仿似乎能提供一些额外的缓解作用。一些人主张使用西咪替丁，证据表

明组胺 H_2 受体阻滞剂具有抗疱疹活性，但证据很少。在免疫功能缺陷或湿疹性病变的患者中，皮损的护理尤其重要，因为这些宿主发生疾病播散和自体接种传播可导致严重后果。

一些临床医生使用外用糖皮质激素药物来阻止疱疹性病变的进展。尽管缺乏科学证据，以及理论上可能发生疾病扩散而令人担忧，但这种经验性疗法通常有效。然而，并没有任何发表的证据证明这种危险性。

非处方制剂如 Blistex、camphop-phenique 和 Anbesol 可能提供很小的症状缓解作用，但不会影响皮损发作的进程。考虑到无效性疗法的长期历史，医生应该对出现的新疗法保持怀疑态度。

预防

使用安全套仍然是一种重要的预防疾病传播的手段。当性行为中 25% 以上的时间使用安全套时，可将血清学阳性的男性向血清学阴性的女性传播的风险降低 90% 以上。然而，没有证据表明安全套在血清学阴性的男性与血清学阳性的女性发生性关系时也有类似的保护作用，这可能是因为阴茎频繁无保护性地接触外阴和肛周区域（这些区域很多是受感染的女性发生病毒脱落的区域），并且可能只在性伴侣出现皮损时才使用安全套造成的。只在没有生殖器病变的时候进行性行为有助于降低传播风险，但由于病毒脱落是持续的，因此并不能完全消除风险。

预防性（抑制性）抗病毒治疗可以减少疾病发作的次数和严重程度，降低传播风险，通常也不会增加发生耐药毒株的风险；但只有在服药期间，疗效才会持续。在一项与泛昔洛韦头对头的研究中，口服伐昔洛韦被证明是更有效的药物，风险降低了 75%。建议每天服用 1 ～ 2 次，剂量为 500 mg 或 1000 mg。如果每日一次的低剂量方案不能提供足够的保护，那么较高的剂量和每日给药 2 次可以提供更好的保护。在随机试验中，在生殖器及周围区域使用替诺福韦凝胶可使 HSV-2 的传播率降低 50%，这提示未来可能采用另一种预防性治疗方法。需要进行更多的研究来评估其对生殖器 HSV-1 型疾病的疗效和长期使用的安全性。

10 多年来，针对 HSV 普遍性抗原（如 HSV-2 糖蛋白 D [dg-2]）的疫苗一直在开发中。对 HSV 感染情况不一致的夫妇进行的初步研究显示，在 HSV-1 和 HSV-2 抗体均呈阴性的女性中，其对生殖器疾病保护的有效率为 73% 和 74%。然而，在男性或 HSV-1 血清学阳性的女性中未观察到保护效果。在随后一项针对 HSV-1 和 HSV-2 血清学阴性女性的主要研究中，该疫苗在预防 HSV-1 生殖器疾病和感染方面有效，但在预防 HSV-2 疾病或感染方面无效。这种不一致的结果推迟了人群疫苗接种的实施，而进一步的疫苗开发和研究仍在继续。

妊娠期间的治疗

在将近分娩时发生生殖器感染传播给新生儿的风险最大（30% ～ 50%），而在产前有复发性疱疹史或妊娠前半期发生感染的风险最小（< 1%）。

预防是最好的治疗方式，尤其是在妊娠后期。应建议那些没有生殖器疱疹病史或体征的人在妊娠晚期避免与已知或怀疑患有生殖器疱疹或口唇疱疹的伴侣进行阴道性交和口交。在分娩开始时发现生殖器疱疹病变的证据是剖宫产的一个指征。

活动性感染的治疗应在传染病专家的帮助下进行，严重感染可能需要静脉治疗。对于存在复发性生殖器疱疹的孕妇，美国妇产科医师学会建议采用病毒抑制治疗（例如从第 36 周开始，阿昔洛韦 400 mg 每天 3 次或伐昔洛韦 500 mg 每天 2 次），以减少剖宫产的需要。病毒抑制治疗可降低但不能完全消除病毒脱落的风险，有母婴传播 HSV 感染的报告。由于对阿昔洛韦的使用有丰富的经验，许多人更倾向于使用该药物。在妊娠和母乳喂养的所有阶段使用均没有不良影响的报告。在动物实验中，泛昔洛韦和伐昔洛韦的妊娠期使用风险状况与阿昔洛韦相似。没有证据表明血清学阳性而没有生殖器疱疹病史的女性需要治疗。

患者教育 [4,13,16,25,32]

生殖器疱疹

让因患生殖器疱疹而感到恐惧的患者（和伴侣）放心是至关重要的。基层全科医生可以帮助患者减少伴随疾病确诊而带来的羞耻感和疑虑。疱疹因为媒体的宣传而获得了一个不合理的恶劣名声，宣传说其不仅是导致新生儿悲剧的风险因素，也是不忠的标志。患者需要了解生殖器疱疹的感染可能是在数月到数十年前发生的，而且无症状性的病毒脱落是最有可能的传播方式。

通过提供预防疾病传播的方法（例如安全的性行为、病毒抑制疗法、使用安全套）可以减轻负罪感。育龄妇女愿意了解如何避免新生儿疱疹，以及她们和产科医生可以做些什么来促进安全分娩。

在对患者进行关于疾病传播的教育时，重要的是告诉他们什么是高风险情况（例如无保护的性行为，感染患者与抗体阴性的伴侣尤其是怀孕伴侣之间的口交性行为）。患者必须理解无症状性病毒脱落的概念。使用安全套可以显著减少对未感染女性伴侣的传播，但仍有感染的可能。感染 HSV-1 的患者需要知道，它也可能是引起生殖器疾病的感染来源，而不仅仅是 HSV-2。如果确认性伴侣体内存在抗体，就可以减少围绕性关系产生的焦虑。使用预防性抗病毒治疗来限制疾病症状暴发的效果也是令人欣慰的。

关于这种疾病的小册子可以通过疾病预防控制中心、美国国立卫生研究院和美国社会卫生协会获得。这些信息来源要优于许多非专业机构提供的热线，后者往往过分渲染夸大情感问题。需要强调的是，与原发感染相比，复发感染引起不适或疼痛的可能性要小得多。

面部受累

面部病变总是令人烦恼和尴尬。应叮嘱患者避免晒伤和外伤，并应做好局部护理，使用干燥性药剂加速病变从活动性水疱到结痂的转变。在出现疾病症状暴发的迹象时及时进行全身抗病毒治疗，有助于控制其严重程度和持续时间。如果患者知道病变形成瘢痕的风险非常小，并且已有的口服治疗方法可以有效地缩短疾病严重发作的时间并减少复发的风险，他们会感到放心。

转诊和入院指征

基层全科医生应咨询产科医生，了解在妊娠晚期进行抗病毒治疗或采用分娩时剖宫产以防止 HSV 传播给胎儿的安全性和合理性。怀疑眼部受累的患者应紧急转诊至眼科医生进行眼科检查和治疗。对于发生原发性 HSV 角膜结膜炎和复发性上皮性角膜炎的眼部受累，可使用三氟尿苷滴眼液治疗。更昔洛韦凝胶被批准用于治疗急性疱疹性角膜炎（树枝状溃疡）。免疫功能缺陷者如出现疾病扩散，需立即收住院接受静脉治疗，通常使用膦甲酸钠。

治疗建议 [35-39]

原发感染和非原发初次生殖器疾病的治疗

- 开始治疗时口服阿昔洛韦（200 mg 每天 5 次或 400 mg 每天 3 次）、伐昔洛韦（1000 mg 每天 2 次）或泛昔洛韦（250 mg 每天 3 次），疗程 7 ～ 10 天。
- 根据对治疗的反应来调整剂量。继续治疗直到病变愈合。
- 肾衰竭患者减少使用剂量。
- 在初次感染后的第一年可能出现多次复发，提供复发时治疗的药品。

复发性疾病的治疗

- 在开始出现疾病复发的最初征象时就开始治疗，最好是在皮损出现之前的前驱期。使用以下药物治疗令人烦恼的症状性复发：
  - 阿昔洛韦（800 mg 每天 2 次，疗程 5 天；或 400 mg 每天 3 次，疗程 3 天；或 800 mg 每天 3 次，疗程 2 天）。
  - 或泛昔洛韦（125 mg 每天 2 次，疗程 5 天；或 250 mg 每天 2 次，疗程 2 天；或 1000 mg 每 12 小时 1 次，共使用 2 次）。
  - 或伐昔洛韦（500 mg 每天 2 次，疗程 3 天；或 1000 mg 每天 1 次，疗程 5 天）。
- 对于每年复发 6 ～ 8 次以上、希望减少无症状病毒传播风险或免疫功能低下的患者，可以考虑长期病毒抑制治疗。可以开具伐昔洛韦（500 ～ 1000 mg 每天 1 ～ 2 次）。在不引起病毒重新激活的情况下，将预防性用药的剂量逐渐减量到可能的最低水平，并一次持续治疗 12 个月。
- 12 个月后，停止病毒抑制治疗，并重新评估是否需要继续治疗。

妊娠期间的治疗

- 在妊娠期间要密切关注任何生殖器感染的情况。如果有症状，优先选用阿昔洛韦治疗（妊娠期间使用该药物的经验最多，但使用泛昔洛韦也没有相关的不良反应报告）。
  - 阿昔洛韦（400 mg 每日 3 次）
  - 或泛昔洛韦（250 mg 每日 2 次）
- 不推荐对女性常规进行血清学检测。
- 优先预防对婴儿的垂直传播。可以在以下方面做出努力：
  - 没有疱疹病史的女性在妊娠晚期避免与任何已知有该疾病的伴侣性交。
  - 考虑对易感染 HSV 的女性伴侣进行血清学检测，并提倡在整个妊娠期间的性行为采取安全措施；感染的伴侣使用病毒抑制治疗的安全性和有效性已被证实。
  - 在分娩时检查产妇是否有生殖器疱疹的症状和体征，如果有疑似感染的表现，考虑进行剖宫产。

预防和病毒抑制治疗

- 建议使用安全套，在有症状的疾病暴发期间禁止性交。
- 考虑每天使用核苷类似物抗病毒药物的长期病毒抑制治疗。
  - 伐昔洛韦（500 ～ 1000 mg 每日 1 次或 2 次）
  - 或泛昔洛韦（500 mg 每日 2 次）
  - 或阿昔洛韦（400 mg 每日 2 次）
- 持续用药 1 年，然后暂停以判断是否需要继续长期治疗。
- 目前尚不推荐将疫苗使用作为一种常规的预防措施，直到其在一般人群中更一致的有效性得到证实。

针对所有患者的其他措施

- 对患者进行关于生殖器疱疹传播性的宣教，包括与口腔 - 生殖器性行为和无症状病毒脱落相关的生殖器感染风险；当一方抗体阴性时，建议使用安全套。
- 帮助患者正确地看待问题，消除关于感染含义的常见误解。
- 注意继发性细菌感染和播散性 HSV 疾病。在免疫抑制的患者中，播散可表现为坏疽性溃疡或深部焦痂。

（周雪迎 翻译，齐建光 审校）

第 193 章

带状疱疹的管理

A.H.G.

带状疱疹是一种常见的由病毒引起的皮肤病，在美国每年约有 100 多万人患病。大多数病例为水痘 - 带状疱疹病毒（varicella-zoster virus，VZV）的再激活。据估计，95% 的美国人口感染了该病毒。带状疱疹的发病率随着宿主的年龄增长和免疫抑制程度的增加而增加。一项以社区为基础的研究发现，年龄在 15 ～ 35 岁，每 10 万人年中报告了 100 例病例；到 75 岁时，每 10 年增加到每 10 万人年中有 450 例病例。终生罹患风险估计超过 30%。带状疱疹最初可能表现为无水疱的疼痛综合征，因此对诊断提出了挑战。及时诊断和早期抗病毒治疗对于减少带状疱疹后遗神经痛的风险至关重要。有效的免疫手段可以预防该疾病及其引起的严重并发症。在门诊中经常遇到有症状的患者和高危患者，基层全科医生有责任对他们进行诊断、治疗和预防。

病理生理学和临床表现[1-6]

病理生理学和流行病学

人通常在生命早期感染水痘，随后这种病毒以基因组状态潜伏在神经节中直到重新被激活。每个得过水痘的人体内可能都有水痘病毒潜伏。到40岁时，超过99%的美国成年人水痘病毒抗体阳性。由于患病风险随着年龄增长而增加，除非接种疫苗，否则85岁的人群中将有50%的人会发生带状疱疹，约10%的人至少会出现2次。

细胞免疫状态似乎是一个重要的风险决定因素。辅助性T细胞和由其他T细胞亚群产生的几种淋巴因子通常可以保护宿主免受再激活的水痘病毒感染。体液免疫似乎不是一个主要因素，严重感染的患者带状疱疹抗体滴度也会显著升高。值得注意的是，在美国出生的人中只有不到5%的人没有水痘抗体。

除了年龄相关的免疫力下降外，其他危险因素还包括化疗、放疗、癌症、HIV感染、糖尿病和糖皮质激素的使用。值得关注的是某些形式的免疫抑制治疗（例如抑制肿瘤坏死因子的药物）可能会增加风险，尽管这一点尚未确认。

细胞免疫力的降低被认为使潜伏病毒重新激活并沿受累神经传播，从而导致带状疱疹出现临床表现。在暴发期间，神经根发生坏死，有时形成囊肿。通常无法确定疾病发作的直接诱因，但是偶尔的暴发可能是由于病毒潜伏的神经受到损伤所致。免疫功能正常的人发生带状疱疹时，增强其免疫应答通常可以降低复发的风险。

尽管带状疱疹患者的皮损中含有大量病毒，但是其传染风险很低。不过，免疫抑制患者和那些从未患过水痘的人有可能被带状疱疹患者传染。虽然有微弱证据显示，由于细胞免疫功能降低，带状疱疹患者罹患某些癌症（例如结肠癌）的风险略高于平均水平，但观察到的潜在癌症的相关风险仅为普通人群的1.1倍。

临床表现

表现为单侧神经根性疼痛，伴随出现簇状分布的水疱，疱壁紧张发亮，外周绕以红晕（“玫瑰花瓣上的露珠”），单侧皮肤分布，不超过中线（图193-1）。术语带状疱疹“zoster”和“shingles”分别源自希腊语和法语/拉丁语，表示“腰带”，与其特征性的皮节分布有关。疼痛可伴随皮损，也可能在皮损出现前1～7天表现为瘙痒或者压痛。患者还可能主诉在皮损出现前或伴随皮损发展中出现灼热、刺痛和刀割样锐痛或出现深层、不可描述的不适感。超过20%患者的病变与一个以上的连续皮节重叠，尤其是在肋间部位，大多数病例的皮损出现在该部位。非连续性皮损在免疫功能正常者中很少见，但可能偶尔出现受累神经分布以外的病变。除了近50%的病例累及胸部皮肤组织外，颅骨皮肤受累占15%～20%，颈部和腰部皮肤受累各占大约10%。

值得注意的是，有两处脑神经受累可能引发严重复杂的并发症，即累及三叉神经眼分支（眼带状疱疹）或面神经（Ramsey-Hunt综合征）。在前

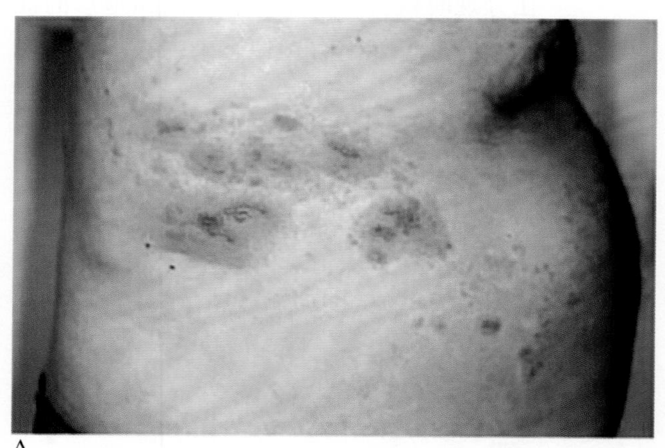

A

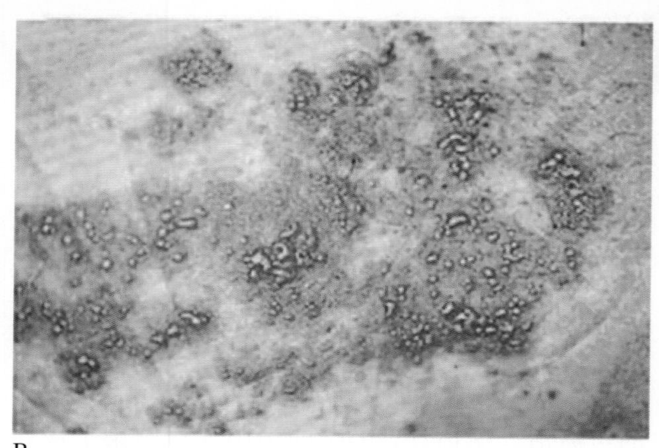

B

图193-1　急性带状疱疹。A. 皮损位于右侧T7皮节；B. 一片新发的水疱皮损的特写（Reprinted from Gnann JW Jr, Whitley RJ.Herpes zoster.N Engl J Med 2002；347：340-346.）

者，水疱性皮损延伸至鼻尖（Hutcbinson 征），容易累及角膜，如果不治疗可能会导致角膜瘢痕和永久性视力损害。面神经带状疱疹可伴有耳痛和面部肌肉无力，并伴耳道和耳廓疱疹，如治疗不及时，可能出现听力下降和永久性面部瘫痪。

典型的皮疹在几天内会暴发形成脓疱，在接下来的 14 ~ 21 天，皮损会结痂和愈合。痂痕的外壳通常是深色的，几乎是黑色的。皮损如果位置较深，可能会出现瘢痕、色素改变和皮肤萎缩。严重的病例会伴随身体不适、低热和淋巴结肿大。新发水疱的持续时间与病程的长短有关。一般来说，疱疹持续几天预示着 2 ~ 4 周的病程，而疱疹持续存在超过 1 周，预示病程会更长。

并发症

大约 1/8 的患者至少出现一种并发症。老年人（接近 50%）和免疫功能低下的人群风险更高。主要并发症包括带状疱疹后遗神经痛、角膜炎、葡萄膜炎、运动障碍、感染和全身受累，如脑膜炎、肺炎、耳聋和播散。

带状疱疹后遗神经痛。带状疱疹后遗神经痛最常见于 50 岁以上的人群。疼痛剧烈、难以忍受，并且难以治愈（见后面的讨论）。在年龄大于 60 岁的带状疱疹患者中，该症状的发病率超过 40%；在 HIV 感染者或其他免疫功能受损的患者中，该症状的发病率也很高。

眼部并发症。如前所述，病变累及三叉神经第一支（图 193-2），发生眼部并发症的风险接近 50%，如角膜炎、角膜病、巩膜炎和虹膜炎。鼻尖上的水疱被认为是鼻睫部受累（增加眼部受累风险）的征象，但最近的数据对这一传统观点提出了质疑。

播散性病变。存在多于 10 处皮节分布的皮损是播散的早期证据。HIV/AIDS 患者可能感染 VZV，这是艾滋病相关综合征的一部分。在大多数 HIV 病例中，VZV 感染表现为典型的皮节性疾病；偶尔会播散，可能并发肝炎、肺炎、脑膜炎或直肠炎。在免疫功能低下的宿主中，VZV 和 HSV 感染可能以相似和非典型的方式出现，有时为异常分布，甚至没有水疱。

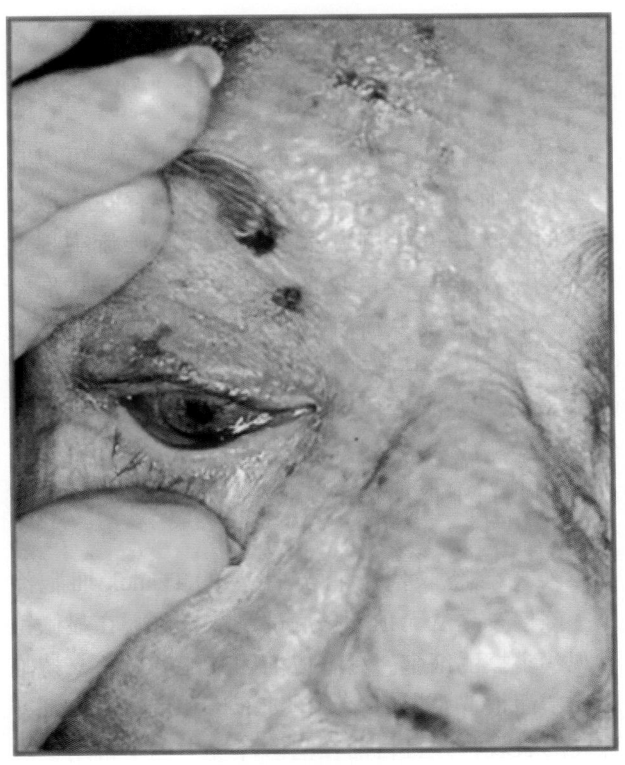

图 193-2 眼带状疱疹

诊断 [1–3,7–10]

如果见到红斑基底上的水疱沿单侧皮节分布这一典型表现（图 193-1）并伴随疼痛和不适感，那么诊断并不困难。大多数早期诊断的问题都发生在皮损暴发前的前驱期，患者可表述为不明原因的疼痛综合征。可能表现为眶周头痛和不能解释的背部、胸部或腹部疼痛，类似于眶内病变、胸膜炎、心肌梗死、胆囊炎或阑尾炎。直到 2 ~ 5 天后（在罕见的情况下可在几周后）出现特征性的表现，诊断才变得更加清晰。皮节疼痛分布和触觉敏感性为带状疱疹的诊断提供了重要线索。令人困惑的是那些从未出现皮损的患者，他们被称为患有无疹型带状疱疹。

鉴别诊断

类似带状疱疹皮损的疾病包括一系列接触性皮炎；也可能是过敏反应，或是由于接触毒藤等毒素所致，这两种情况均可表现为红斑和疱疹，但通常不呈皮节区分布。HSV 引起的皮损可表现为在红斑基底上形成一簇细长分布的水疱，很难与带状疱疹区分开来，需要实验室检测。经常复发提示是单纯疱疹，但需要实验室检测以明确鉴别。

检查

对于具有典型皮损分布特征的患者，可以自信地做出临床诊断。当皮损不典型或存在播散性疾病时，选择的检测方法是从疱液或硬痂中提取样本，采用聚合酶链反应（PCR）检测带状疱疹DNA。该方法的敏感性和特异性均非常高（超过95%），并且检测周转时间不到24小时。当确诊在临床上很重要时，特别是在免疫功能低下的患者中，该检测成本虽然较高，但也是合理的。脑脊液PCR检测在中枢神经系统播散性疾病中尤其具有价值。

PCR已经取代了特异性差的Tzanck细胞涂片。该检查是从无顶疱疹底部刮取样本，在显微镜下观察多核巨细胞。尽管以前因其能够快速支持临床诊断而很普及，但由于单纯疱疹和带状疱疹都有这样的表现，并且目前在门诊环境中也不常用显微镜，故该检测的使用已大大减少。如果没有PCR帮助直接确诊，那么直接荧光抗原检测提供了一种快速但敏感性较低的方法。类似Tzank细胞涂片，它利用皮损样本，但使用荧光素结合的抗VZV单克隆抗体对样本进行免疫荧光染色。然后对样本进行显微镜检查，提供比检测多核巨细胞更好的特异性。病毒培养虽然缓慢，但可用于确诊，但VZV很难从样本中被发现，并且样本需要特殊处理。最后，可以通过证明抗体滴度升高来确认诊断，但这需要进行2次单独的测定。

治疗原则 [1-3,11-22]

治疗的目的是干燥水疱，减轻疼痛，预防继发感染和并发症。

干燥水疱，保持皮肤清洁，缓解不适

可以用普通肥皂清洗和用清水清洗，以保持皮损清洁。用无菌非黏附敷料覆盖皮损处可防止因接触衣物而产生刺激。使用浸过醋酸铝溶液的湿至干敷布每天敷3～4次，以促进水疱干燥。如果出现化脓或红疹提示继发感染，应使用抗生素。没有证据支持预防性使用抗生素。

疼痛通常可以使用温和的止痛药来缓解，如阿司匹林或对乙酰氨基酚，但如果需要的话，应毫不犹豫地使用可待因。抗病毒治疗（见下文讨论）通常可在72小时内减轻疼痛，而且频繁使用通常可以减少对更强力的止痛措施的需求。肋间带状疱疹引起的疼痛可以用绷带将患者紧紧包裹，以缓解疼痛。躯干部位的病变用非黏附性敷料覆盖，然后用弹性绷带包扎该部位。病毒血症会引起乏力，应该多休息。严重的局部疼痛可以向病灶内注射类固醇药物（如在利多卡因中加曲安奈德，2 mg/ml）缓解。几乎没有证据表明全身应用皮质醇类药物可以减轻疼痛和加快皮损愈合，然而这种治疗可以降低带状疱疹后遗神经痛的发生率（见下文讨论）。

瘙痒可通过口服抗组胺药缓解（见第178章），或外用炉甘石洗剂，既能减轻瘙痒，又能使皮损干燥。已经尝试过局部使用辣椒素，但效果甚微。周围神经阻滞是一种侵入性方法，用于减少对抗病毒治疗无效的急性疼痛；在这种情况下，也可以尝试交感神经阻滞，并取得了初步成功。

缩短病程，降低带状疱疹后遗神经痛的风险

使用核苷类似物进行积极的抗病毒治疗可以显著缩短病程，减轻疼痛，并可能降低带状疱疹后遗神经痛的风险。全身应用糖皮质激素疗法（如强的松）有助于减轻疼痛并加快皮损的愈合。

抗病毒治疗

在美国，被批准使用的抗病毒药物有阿昔洛韦、泛昔洛韦和伐昔洛韦。环病毒核苷类似物对VZV和HSV均有抗性。VZV比HSV对这些药物更具有耐受性，需要更高剂量的治疗方案。为了达到最大的效果，抗病毒治疗必须尽早开始，最好不迟于发病后72小时。发病72小时后开始治疗对某些患者（尤其是那些持续出现疱疹的患者）可能仍然有效，但越早应用核苷类药物，疗效越好。那些从早期开始的抗病毒治疗中获益最多的治疗对象是早期出现剧烈疼痛、受累面积大、年龄在50岁以上，或有可能累及眼部的患者。通常疗效在72小时内出现，疼痛减轻，不再出现新的皮损。这些药物可使皮损愈合速度显著加快，并明显减少疼痛严重程度与持续时间。带状疱疹后遗神经痛的发生风险和持续时间也随之减少。

抗病毒药物的选择。最早使用的是阿昔洛韦。虽然有效，但其药代动力学并不理想，需要频繁给药，并在长达 10 天的疗程中保持高剂量（例如，800 mg 每日 5 次，持续 7 ～ 10 天）。第二代环病毒药物（泛昔洛韦和伐昔洛韦）在药代动力学方面表现更好，给药频率和疗程更方便、更短（例如泛昔洛韦 500 ～ 750 mg 每日 3 次，连续 7 天；伐昔洛韦 1 g 每日 3 次，连续 7 天）。这两种药物都是前体药物，与口服阿昔洛韦相比，经过转化的生物利用度有所增加。口服伐昔洛韦后，经过代谢会转化为阿昔洛韦，但生物利用度增加近 5 倍。泛昔洛韦转换成喷昔洛韦。这些药物在老年人中产生的中枢神经系统副作用也较少（见第 192 章），并证明其功效与阿昔洛韦持平或更加优越。因此，虽然阿昔洛韦最便宜，但其他药物通常比阿昔洛韦更受欢迎。有效性研究证实，泛昔洛韦和伐昔洛韦的疗效相当，但因伐昔洛韦价格较便宜，故而有更高的价效比。

由于这些药物是通过肾脏排泄的，所以在肾功能不全的患者中，这些药物剂量应该减少。对于免疫功能正常的患者，如前所述，伐昔洛韦因为通常价格较低，可能有更高的价效比；但对于免疫功能低下的患者，它的使用会产生更多的问题，曾有过血栓性血小板减少性紫癜和溶血 / 尿毒症的病例报告。在 HIV 感染者中，抗病毒治疗的持续时间需要延长，要持续治疗到皮损痊愈。这些药物不可用于孕妇。预防性局部使用抗病毒药物也没有获益的证据。

糖皮质激素

全身用类固醇药物可以作为抗病毒治疗的补充，尤其是 50 岁以上症状严重的患者。长期疗效的相关资料有限，但随机试验表明，早期开始为期 3 周的高剂量逐渐减量的治疗与抗病毒治疗相结合，可以加快皮损愈合，减轻疼痛的持续时间和强度。糖皮质激素降低带状疱疹后遗神经痛的风险还有待证明。

糖皮质激素不应单独用于替代抗病毒药物治疗。类固醇药物的使用应该与抗病毒治疗同时开始。最佳研究方案是 3 周强的松疗法，第一周每天给药 60 mg，第 2 周减量至 30 mg/d，第 3 周减量至 15 mg/d。为了尽量减少不良反应，强的松在早上与食物一起服用，患有糖尿病或消化性溃疡的患者慎用（见第 105 章）。

镇痛药物

如果疼痛持续（见第 236 章），可能需要长时间使用阿片类药物。该类药从短效开始应用，到长效的缓释制剂。除了止痛对症外，还建议使用中枢神经抑制剂类药物（例如类阿片类、三环类抗抑郁药、加巴喷丁），作为一种降低带状疱疹后遗神经痛风险的方法。这个建议是基于带状疱疹后遗神经痛可能代表中枢神经系统对初始周围神经损伤的反应性功能失调的假说。这种理论还有待验证。

预防：带状疱疹疫苗

考虑到带状疱疹感染的发病率，尤其是在老年人，应优先考虑预防。因为带状疱疹的发病率和带状疱疹后遗神经痛的风险随着年龄的增长（由于细胞介导的免疫力下降）而增加，因此疫苗接种已成为降低与病毒再激活相关的发病率的一项关键策略。重组带状疱疹亚单位疫苗（recombinant herpes zoster subunit vaccine，RZV，HZsu，Shingrix）提供了高效预防，正在逐步取代以前依赖的有效性显著偏低的减毒活病毒疫苗（live-attenuated virus Vaccine，ZVL，Zostavax）。该疫苗通过刺激老年人的 T 细胞亚群和细胞毒性杀伤性 T 细胞，减少复发和后遗神经痛的风险。

有效性和安全性。在一项具有里程碑意义的随机、安慰剂对照研究中，13 900 名 70 岁以上的免疫功能正常的老年人接种两剂重组亚单位疫苗，该方案的疫苗效力达到了 89.8%，且效力不随年龄增长而显著下降。疫苗对预防带状疱疹后遗神经痛的效力也高达 88.8%。与带状疱疹减毒活疫苗相比，其疗效水平有显著改善（51% 用于预防带状疱疹，66.5% 用于预防后遗神经痛），使重组亚单位疫苗成为首选的预防措施。该疫苗有佐剂，发生副作用的概率较高。注射部位反应以及短暂的全身症状（短暂的寒战、发热、肌痛、乏力、头痛）在接种疫苗组比安慰剂组更普遍（79.0% *vs*. 29.5%），但在严重不良反应的发生率方面，两者无差异。由于 RZV 疫苗不需要使用活病毒，因此已被用于免疫功能低下的患者。在一项关于接受自体干细胞移植的患者的研究中，该疫苗预防带状疱疹和带状疱疹后遗神经痛的有效率分别达 68.2% 和 78%，未观察到严重反应或并发症的风险增加。使用 ZVL 疫苗的保护期限尚待确定，但可能远长于 6 年。

成本效益和使用。目前疫苗的零售成本、成本效益研究发现，重组疫苗对 60 岁及以上年龄组的成本效益（20 038 ～ 30 084 美元 /QALY），远优于原来的 ZVL 制备疫苗（估计为 74 000 美元 /QALY）。如果 RZV 疫苗的价格能够降低到 ZVL 的价格，使更多的人能够负担得起，那么其价值将更高。

美国 CDC 建议年龄 ≥ 60 岁的成年人接种重组疫苗，而不管他们之前是否接受过水痘疫苗或 ZVL，因为它不是一种活疫苗，所以不需要对之前的水痘感染进行筛查。重组疫苗与 ZVL 不同，要求冷藏而不是冷冻保存，并且是肌内注射（IM）而非皮下注射（SC）。需要注射两剂，第二剂应在首剂后 2 ～ 6 个月内接种。无论是否有带状疱疹病史或之前接种过 ZVL，都应该接种两剂。对于以前接种过 ZVL 的患者，最佳接种时间未知；但是对于高危患者，如年龄超过 70 岁，没有因安全性或有效性的隐患顾虑，禁止对其进行短时间间隔（超过 2 个月）的疫苗接种。与其他常见疫苗同时使用似乎不会限制疗效或影响安全性。如前所述，应告知患者出现一过性不良反应的可能性很高。

受种人群。50 岁以上的成年人被认为是 RZV 合理的受种人群，ACIP 建议所有 60 岁以上的成年人接种 RZV。尽管风险很小，但是有带状疱疹病史的成年人可能会复发，所以应该接种疫苗。正在患病者应等到症状和体征消失后再接种疫苗。患有慢性病的患者以及从免疫功能低下疾病中恢复，或正在服用或计划服用中低剂量免疫抑制药物（例如强的松，≤ 20 mg/d）的患者，都是 RZV 的合理受种者。免疫功能严重受损患者的受种合理性尚在评估中，正如在接受自体干细胞移植患者的研究中所证明的那样，疫苗是安全且有效的。在妊娠或哺乳期间使用尚未明确。主要禁忌证是对疫苗的任何成分严重的过敏反应（如对蛋白质的过敏反应）。

带状疱疹后遗神经痛的治疗

带状疱疹后遗神经痛可能是最严重的慢性疼痛综合征之一。最好的治疗方法是预防（见上文讨论）。对于出现这种情况的人，三环类抗抑郁药仍然是首选方案（如阿米替林，开始剂量为每天睡前 25 mg），可使得约 50% 的患者显著受益。抗惊厥药加巴喷丁、普瑞巴林和卡马西平已被美国食品药品监督管理局批准治疗，常见的副作用有头晕和嗜睡（见第 167 和第 236 章）。关于长期使用麻醉品治疗带状疱疹后遗神经痛的研究不够深入，但是如果发现一线药物效果不佳，则应添加。联合治疗尚未得到很好的研究，但是不同途径的给药方式可能有效。局部疗法效果较差，辣椒素是其中最好的，但它的功效有限，长期使用可能会产生灼热感。同样，使用局部利多卡因贴片有助于缓解疼痛，但它相对刺激，只能用于愈合的皮肤。

转诊指征

如果出现任何视觉损害或其他眼部受累的征象，应为患者及时进行眼科会诊，进行疱疹眼部护理对避免瘢痕和永久性眼部损伤至关重要。耳部受累可导致严重疼痛和耳神经损伤，故转诊至耳鼻喉科专家很重要。有疱疹性皮损和脑膜刺激体征的患者需要立即住院治疗。

治疗建议[23-24]

- 在首次出现症状时，最好在 72 小时内开始抗病毒治疗，以达到最佳疗效；起始量为泛昔洛韦 500 ～ 750 mg 每天 3 次，连服 7 天，或伐昔洛韦 1 g 每天 3 次，连服 7 天。免疫功能低下的患者慎用伐昔洛韦。对于超过 3 天仍持续出现新疱疹的患者，可以考虑在症状暴发 72 小时之后开始治疗。
- 对于病情严重的老年患者，可加用泼尼松，第一周每天早上一次，剂量为 60 mg；第 2 周每天早上一次，剂量为 30 mg；第 3 周每天早上一次，剂量为 15 mg。
- 急性发作期可考虑使用长效阿片类制剂，用于控制疼痛（见第 159、167 和 236 章）。
- 免疫功能低下者和有对新霉素或明胶过敏反应史的患者可忽略。
- 对于带状疱疹后遗神经痛的患者，可考虑使用阿米替林（25 mg，每日睡前）；还可考虑使用加巴喷丁、普瑞巴林和卡马西平（见第

159、167 和 236 章）。

- 预防方面强烈建议接种重组带状疱疹亚单位疫苗，分两次肌内注射，间隔 2 ～ 6 个月，适用于所有年龄超过 60 岁的成年人，包括那些曾感染过带状疱疹者、慢性病患者或免疫功能低下或抑制者。

（刘　阳 翻译，齐建光 审校）

第 194 章

疣的管理

SHINJITA DAS，PETER C. SCHALOCK

疣是由皮肤感染人乳头瘤病毒（human papillomavirus，HPV）引起的。它们可能对外观产生影响，并产生疼痛。宫颈感染某些病毒株会增加患宫颈癌的风险（见第 107 章）。非生殖器疣常见于基层医疗机构，影响 7% ～ 10% 的普通人群。基层全科医生应该能够区分疣和其他皮肤肿瘤，选择有效的治疗方法，并教育患者进行适当的自我护理和预防。

病理生理学、临床表现和病程 [1-3]

病理生理学

HPV 是一种双链 DNA 病毒，已鉴定出 170 多种类型。它是上皮性的，可导致表皮肿瘤。多种类型是致癌的（HPV 16、18、31、33、45 和 59 型），与宫颈癌（见第 107 章）和鳞状细胞癌（见第 177 章）相关。HPV 6 型和 11 型与较低风险的肛门生殖器疣有关。疣可以通过直接接触、自我接种或极少数情况下由污染物感染。年轻人疣的发病率较高，最常见于 12 ～ 16 岁。疣可能经由免疫机制而自发消退。大约 3/4 的疣会在出现的 2 年内自动消失，但如果不及时治疗，可能会从原有的疣发展出多个疣。

临床表现

临床表现取决于累及的部位和病毒株的类型。从形态学上看，非生殖器疣有三种类型：角化性寻常疣、丝状疣和扁平疣。大多数疣是无症状的；然而，足底疣在人活动时，尤其是负重活动中会成为异物，从而带来严重的疼痛。肛门生殖器疣可能会变得易损、出血并引起不适。甲周病变可能出现裂缝，并破坏指甲基质和甲床。

普通疣（寻常疣）

普通疣（寻常疣）与 HPV-1、HPV-2、HPV-4、HPV-27 或 HPV-57 感染有关，呈肉色或灰白色，表面角化过度。疣上可能有代表表面毛细血管血栓形成的黑点（图 194-1）。普通疣可能出现在任何部位，但经常累及肘、膝、手指和手掌。丝状疣更纤细，呈线状。扁平疣由 HPV-3 和 HPV-10 引起，比普通疣小。扁平疣为棕褐色至肤色的略微隆起的丘疹，表面相对光滑。它们可能会出现在手上、胡

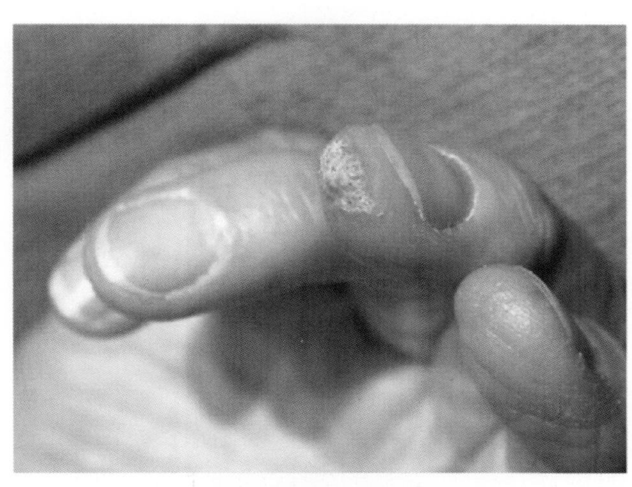

图 194-1　指尖常见的寻常疣

须区域和女性剃光的腿上。扁平疣很容易传播，偶尔呈线性排列。

足底疣（跖疣）

足底疣（跖疣）是由足底表皮感染 HPV-1、HPV-2 或 HPV-4 引起的。它看起来像一个小的灰色或黄色皮肤结节，阻断足部皮肤线（皮纹）（图 194-2）。由于人的体重将它向内压，它比其他疣要平。这些疣可以是孤立的、多发的，或相互融合（即马赛克疣）。

生殖器疣（尖锐湿疣）

在生殖器官区域，可以看到四种临床形态类型：菜花型、光滑的皮肤色丘疹（图 194-3）、扁平疣，以及类似脂溢性角化病的角化性生殖器疣。肛门生殖器疣的皮损恶变风险和鳞状细胞癌一样低，源于 HPV-6 或 HPV-11 的性传播，并在黏膜上生长。癌症病变风险高的皮损来源于 HPV-16、HPV-18、HPV-31、HPV-33、HPV-45 或 HPV-59 感染。隆起的分叶状丘疹病变与 HPV-6 和 HPV-11 有关，而扁平、色素沉着型是高风险病变类型，更常见于 HPV-16 和 HPV-18 感染。与常见的性传播疾病共存（的情况）很普遍（见第 141 章）。皮肤黏膜疣可能难以治疗（见后面的讨论）。

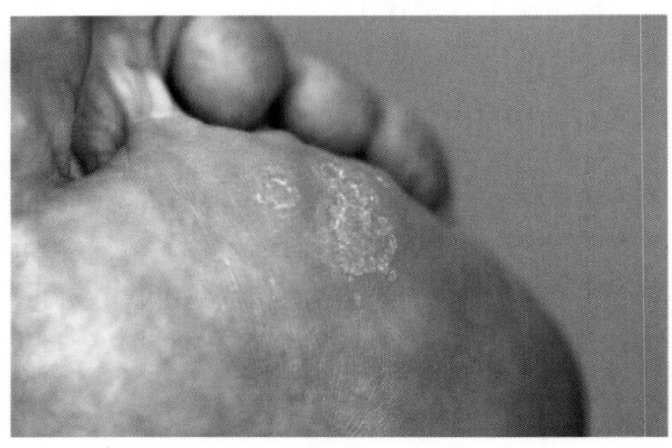

图 194-2 足底疣。这些病变通常不是外生型的

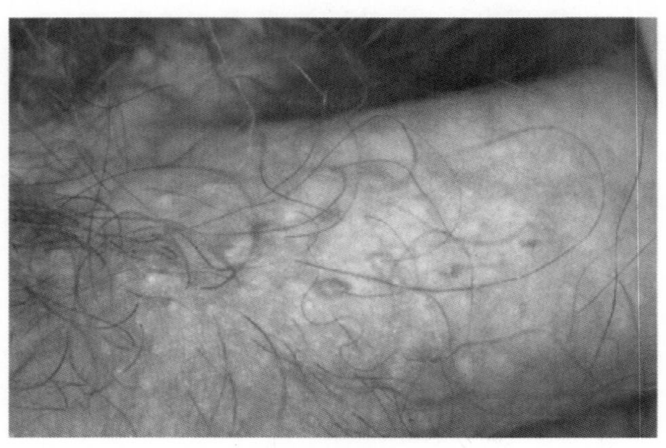

图 194-3 阴茎上的湿疣

鉴别诊断

普通疣应与鳞状细胞癌、脂溢性角化病和皮角引起的皮肤角化相鉴别（见第 177 章）。鉴别诊断还包括 Gottron 丘疹（见于皮肌炎患者手指背侧）、环状肉芽肿、扁平苔藓、传染性软疣、皮赘、表皮痣、纤维瘤、黏液囊肿和光泽苔藓。面部多发扁平疣应与毛发上皮瘤、汗管瘤和结节病皮肤丘疹相鉴别。虽然极为罕见，但肢端疣状黑色素瘤可能表现为疣状丘疹。

肛门生殖器疣必须与梅毒的扁平湿疣和鳞状细胞癌相鉴别。鉴别诊断还包括珍珠状阴茎丘疹（阴茎冠状环上的丘疹）、皮脂腺异位症（包皮环切术后常见）和痣。鲍恩样丘疹病（与 HPV-16 相关）是一种原位癌（低浸润倾向），表现为男性和女性生殖器上的色素疣状斑块。

检查 [2]

诊断通常基于临床表现，早期生殖器疣很难识别。通常，患者前来就诊是因为在性伴侣身上发现了疣。对于男性患者，应仔细检查阴茎和阴囊上部。如果目前没有可见的病变，应用 5% 醋酸（白醋）可显示早期生殖器疣。妇科检查时，早期疣最好通过醋酸漂白来显示；阴道镜检查可能是必要的。然而，我们必须记住，醋酸是非常非特异性的，因为它能够把任何改变角质层的疾病或皮损漂白。

管理原则 [3-15]

基层全科医生应牢记一个基本原则，即疣是会最终自发消退的良性肿瘤。治疗不应过于激进，以免产生永久性瘢痕。应该采用简单安全的治疗方法，并非所有的疣都需要切除。

治疗的决定受位置、不适感、美容效果和可

用疗法的影响。较大的、长期存在的疣以及累及足底、肛周或甲周的疣是最难治疗的，但也是患者最想去除的疣。制订治疗方案时，应考虑患者的职业、皮肤色素沉着和累及的身体部位。治疗的目的是在破坏表皮肿瘤的同时尽量减少对底层真皮的损害。真皮的损伤越大，瘢痕形成的风险就越高。瘢痕应该尽量小，这样易于被接受。

在多种治疗方案中，基于疣的因素（位置、大小、类型）、疗效、患者接受度以及治疗后瘢痕形成的可能性，选择最佳方案。医生经常会遇到自行选择非处方药治疗失败的患者。值得注意的是，除了在家使用水杨酸或在诊所使用液氮外，很少有治疗方法的疗效得到严密设计的临床对照试验的支持。然而，还有许多其他可能有用的治疗方式，应根据患者、疣的类型和之前失败的经验进行调整。

普通疣

治疗方案包括液氮（最有效）、刮除术（联合或不联合电干燥术）、化学烧灼、斑蝥素、咪喹莫特、5- 氟尿嘧啶、胶带封包治疗和病灶内治疗（免疫治疗或化疗）。尽管治疗方案众多，但疣的复发率依然很高。

液氮

用液氮冷冻疣体（用棉签浸入装有液氮的聚苯乙烯泡沫杯或用带喷嘴的喷雾罐）方便、耐受性好、有效，而且形成严重瘢痕的风险较低。冷冻损伤将疣体表皮与底层真皮分离。对于肤色深的皮肤应谨慎，因为冷冻治疗后色素减退在积极治疗中很常见（由于黑素细胞的附带损伤）。

冷冻前应去除增厚的角蛋白，但要注意不要切到疣内丰富的毛细血管。最好将周围几毫米的正常组织冷冻，以便于与下面的真皮分离。应提醒患者，治疗后该区域可能会持续疼痛数小时，偶尔会出现血疱，尤其是在激进治疗的情况下。通常，每个疗程使用两个冻融循环（10 ~ 20 秒）就足够了。对于较大的疣，反复冻融循环可能会提高疗效。病变在 1 ~ 2 mm 的皮损可通过对锯齿状镊子尖端进行过冷并挤压病变 10 秒来治疗，这种治疗手法避免了对周围皮肤的过度损害。

成功治疗的疣会在 2 ~ 3 周内脱落。如果不能完全治愈，可以每 3 ~ 4 周重复治疗 1 次直到痊愈。对于困难区域、大的疣或长期存在的疣，可能需要多次治疗。液氮治疗的优点是快速、无出血、疼痛感较轻。

刮除术（联合或不联合电干燥术）

刮除术联合或不联合电干燥术是有效的，但耗时久，并且过于激进的治疗可能导致严重的瘢痕形成。在电干燥产生的烟雾中可能会含有 HPV，所以在使用电灼治疗疣时应采取预防措施（例如使用排烟器）。用硝酸、一氯乙酸、双氯乙酸或三氯乙酸进行化学烧灼可以代替液氮。

局部应用咪喹莫特

咪喹莫特是一种局部免疫调节剂，具有抗病毒和抗肿瘤活性，这与其能够诱导单核细胞和未成熟角质形成细胞产生干扰素 -α 和肿瘤坏死因子 -α 的能力有关。美国 FDA 最初批准咪喹莫特用于治疗生殖器疣（每周 3 次，持续 16 周）。在某些情况下，局部封闭下应用 5% 咪喹莫特乳膏对顽固性疣有效。对于寻常疣，每日治疗可能需要长达 12 周才能完全治愈。主要的副作用是局部红斑和结痂。

其他治疗

斑蝥素来源于甲虫斑蝥，通过作用于表皮线粒体导致细胞死亡而形成水疱。使用该药剂 4 ~ 6 小时，然后冲洗干净。从水疱的形成和愈合需要 1 ~ 2 周的时间。

在疣体上应用胶带封包有望去除 85% 的疣体。使用一块比疣稍大的胶带，放置 6 天，然后移除。用浮石或金刚砂板去除残留的多余角蛋白，去除后将该区域敞开过夜。重复该过程 2 个月或直到疣消退。

每天在密闭下涂抹 5- 氟尿嘧啶 5% 乳膏可能是一种有用的三线疗法。治疗持续 6 周，直至完全消除。每天使用 1 次和 2 次之间没有差异。

每晚磨削后封包涂抹 0.1% 阿达帕林凝胶可能有帮助。完全清除的平均治疗时间约为 40 天。

足底疣

非手术方法优于手术切除，因为足底表面的瘢痕会导致永久性不适。

水杨酸

先磨削疣，然后用40%水杨酸乳膏（药店可以买到）治疗，可以用强力胶带封包1～3天，然后用浮石或金刚砂板刮掉浸透的皮肤。患者重复此过程2～3周。在疣体被金刚砂板磨掉后，将含有悬浮液配方的贴片剪成合适的尺寸。在疣体上滴一滴水，每天敷上贴片并放置8小时。较大的水杨酸贴片（Trans-Plantar）用于治疗较大的足底疣。Occlusal-HP是一种处方水杨酸-乳酸混合物，在聚丙烯酸载体中含有水杨酸。它是对足底疣非常有效，并已成功用于手部疣的治疗。

液氮和局部应用咪喹莫特

液氮可作为治疗足底疣的一线疗法，但应注意负重部位，因为患者在治疗后几天内可能会感到该部位疼痛。另有报道称局部使用咪喹莫特（Aldara；参见之前的讨论）联合水杨酸贴片对顽固性足底疣有效。

扁平疣

扁平疣的位置和结构需要采取不同的治疗方案。男性应改用电动剃须刀，因为刀片式剃须刀可能会切割到面部疣，使其扩散到整个胡须区域。同样，腿部扁平疣的女性必须改用电动剃毛刀或使用脱毛膏。每晚使用维A酸乳膏或凝胶或非处方药0.1%阿达帕林凝胶可有效治疗扁平疣，尤其是面部疣。应提前警告患者，常见不良反应包括红斑、脱屑和烧灼感。6%水杨酸凝胶（Keralyt）有时对腿部多发扁平疣治疗有效。短期局部使用咪喹莫特可使扁平疣消退。根据部位不同，可谨慎使用液氮治疗扁平疣。

生殖器疣

生殖器疣会让患者感到不安，而且治疗起来也非常棘手。疗效不佳、治疗不便、高复发率、不适感和标准治疗成本高，使治疗变得困难。大多数治疗必须在医院由医生实施，但新型的患者自我治疗方案正在推出。和治疗疣一样重要的是筛查并发的性病（见第107章、第124章和第125章）。

预防HPV感染

在100%的宫颈癌组织学标本中均可发现HPV。疫苗可以有效预防引起生殖器疣和宫颈癌的最常见的HPV类型（Gardasil针对HPV-6、HPV-11、HPV-16和HPV-18）感染，并且显著降低宫颈癌的发病率。美国疾病预防控制中心免疫实践委员会建议11～12岁女孩和男孩接种四价疫苗。根据医生的判断，9岁及以下的女孩和男孩、26岁及以下的女性和男性均可接种疫苗。虽然普遍推荐接种四价疫苗，但另一种二价疫苗（针对HPV-16和HPV-18的Cervarix）也是可用的。

液氮、温热疗法和咪喹莫特

液氮是孤立性小生殖器疣的首选治疗方法。据报道，热水对治疗顽固性生殖器疣很有用。使用方法是疣体在43℃的水中浸泡15分钟，每天2次。细胞因子诱导剂咪喹莫特（见前面的讨论）已被证明在治疗生殖器及肛周疣方面有效，治愈率超过50%，复发率极低（10%～13%）。因其可能有局部刺激，可让患者在家中使用，并可考虑在一线治疗失败的患者中使用。

鬼臼素

复方安息香酊中的鬼臼素（20%～40%）是一种治疗浸润型生殖器疣的传统疗法。它必须少量使用，且仅用于疣，并在患者穿衣前要彻底干燥。患者在用药后4～6小时冲洗干净，必要时重复给药。鬼臼素在妊娠期间禁用。0.2%鬼臼酰（Condiox）是一种以溶液和凝胶制剂形式存在的纯化鬼臼酰氧树脂，使处方疗法能够在家中自行应用。连续使用3天，然后停止治疗4天。如果疣持续存在，则重复治疗。大约2/3的患者在治疗8周后痊愈。局部反应通常为轻度至中度皮肤刺激，通常不会导致治疗中断。

难治性疣

难治性疣给患者和医生都带来了困扰。现有的干预措施在安慰剂对照研究中的结果喜忧参半，副作用可能很多。治疗方法包括病变内念珠菌抗原免疫治疗、博莱霉素、干扰素-α和激光治疗。对于难治性病变，考虑进行皮肤活检以确诊。

疣体内注射博莱霉素

疣体内注射稀释至 10 U/ml 的博莱霉素在治疗难治性疣方面具有独特的作用，尤其是位于手部和足底部位的皮损。通常，向疣体内注射 1 U 或 2 U 就足够了。灼烧立即发生，随后疣体变黑，随后数周内脱落干净。这种治疗相当痛苦，但不会引起全身效应。可出现局部发红、疼痛、起疱和罕见的雷诺综合征反应。

疣体内免疫治疗

疣体内注射干扰素 -α（2a 和 2b 型）已被批准用于治疗难治性生殖器疣。疣体内注射 10 万～50 万 U，每周 3 次，持续 3 周。只有不到 50% 的患者可以清除疣，这种治疗方法的缺点是疼痛和昂贵。治疗偶尔会使患者出现流感样症状，可通过使用对乙酰氨基酚缓解。

病变内念珠菌、腮腺炎和毛癣菌抗原可诱发对疣的超敏反应，被用作顽固性疣的超适应证治疗。

激光疗法

二氧化碳激光可以用来治疗疣，尽管它是一种破坏组织的昂贵的治疗方法。该方法最好用于广泛的阴道或肛门疣或难治性甲周病变。该操作在手术室环境中进行。术后发病率远低于常规方法。激光治疗的另一个应用是用脉冲染料激光（585～595 nm）同时治疗血管疣，这可以通过破坏疣的微血管来增强疣的清除。使用任何一种激光时，都应采取预防措施，防止悬浮在烟雾中的疣病毒传播。

患者教育

预防需要避免与其他带疣患者接触，并将疣切除，以减少病毒库。虽然疣最初可能是在与他人接触时获得的，但抓、咬可能会导致形成其他病变。甲周疣患者应注意咬疣或拔甲可能导致病变扩散到口腔和嘴唇。生殖器疣患者可以放心，疣不会在每个接触者身上发生，但是应该鼓励使用安全套（尽管使用安全套仍可能传播疣）。

疣的治疗既耗时又昂贵。至少 1/3 的病例出现复发。必须教育患者疣是由病毒引起的，治疗通常不能完全消除病毒。尽管如此，患者可以放心，在大多数情况下，尽管病毒会一直存在，但免疫系统最终会阻止 HPV 引起临床疣。在开始治疗之前，应坦率地讨论治疗时间、费用、不适感、瘢痕风险和失败的可能性。在诊室开始使用破坏性方法之前，应考虑保险免赔额。对于保险免赔额高的患者，局部治疗应该是一线方法。

转诊指征

巴氏涂片显示宫颈异型增生和 HPV 感染，需要转诊至妇科医生处进行宫颈活检。患有广泛阴道疣的女性也是妇科咨询和可能的激光治疗对象。对于仍坚持切除顽固性疣的患者，可咨询皮肤科或外科。如果局部治疗无效，电凝或手术切除值得考虑。对鬼臼素或咪喹莫特无反应的大型疣，可切除后进行活检，以除外恶性肿瘤。

治疗建议

- 一线疗法是非处方的局部外用水杨酸——任何应用形式均可（例如乳霜、溶液、凝胶、贴片）。每日治疗，持续 12 周。
- 液氮是寻常疣的二线治疗。可以用棉签或用喷雾器喷到包括周围皮肤的小范围区域。每 3～4 周重复治疗一次，直至痊愈。
- 治疗足底疣先用 15# 手术刀小心地将其削平，再将一块 40% 水杨酸膏药剪成形状略小于疣体状。然后用胶带封包，并放置 24～72 小时。让患者在家继续治疗，根据需要轻轻刮除并重新使用水杨酸膏药。定期检查进度。或者液氮也可以用作一线处理（磨削后）。
- 在考虑使用液氮之前，局部可使用维 A 酸、阿达帕林或 Keralyt（6% 水杨酸凝胶）治疗扁平疣。
- 用咪喹莫特治疗寻常疣或肛门生殖器疣，或者可以局部使用鬼臼素（在诊室或家中）。
- 如果这些局部治疗被证明无效，或者患者有广泛的肛门或生殖器受累，则应转诊咨询并考虑更积极的治疗，如二氧化碳激光治疗。

（刘　阳 翻译，齐建光 审校）

第 195 章

疥疮和虱病的管理

SHINJITA DAS，PETER C. SCHALOCK

疥疮和虱病（虱子）是基层医疗机构中常见的两种节肢动物寄生性皮肤病。虽然确诊率高，有有效的疗法和预防措施，但是疥疮和虱子感染仍属于流行病，影响着全世界数百万人。基层全科医生应能迅速识别感染的表现并有效治疗。

病理生理学和临床表现 [1-2]

疥疮

人类皮肤感染人型疥螨（图 178-3）是全世界极为常见的问题，估计患病总人数达到 3 亿例。传染是通过密切的个人接触，无论是性接触还是非性接触。所有社会经济阶层的人包括男女和所有年龄组的人都可能患病。一旦感染，只有采用特定疗法，否则疥疮通常会持续存在。

疥螨虫是一种专属蛛形纲人类寄生虫，离开宿主后，不能独立生活超过 24 ～ 36 小时。病媒传染很罕见。虫体长 1/60 英寸。成年雌螨附着并钻入皮肤表皮层（角质层）。雌螨与一只游荡的雄性螨虫交配，终生受孕。雌螨在其 1 个月的余生中一直呆在隧道内，每天产卵两三粒。这些卵在 3 ～ 4 天内孵化，并在接下来的 10 ～ 14 天内发育为成熟的成虫。在隧道中，雌螨以表皮细胞为食。患者身体上平均有 11 只雌螨，典型的感染由 10 ～ 20 个疥螨构成。

患者通常表现为剧烈瘙痒，夜间更为严重。85% 受感染者的手指、指间区域、手腕上有隧道，这些几毫米长的线状隧道终点通常有一个黑点，代表雌螨（图 195-1）。其他常见的隧道部位有肘部、乳头、腋窝、阴茎、阴囊、臀部、足部和脚踝。剧烈的抓挠可能导致抓伤、湿疹、结痂丘疹和结节或继发感染（图 195-2）。在健康的成年人中，感染通常局限于颈部以下的皮肤。然而，婴儿、老年人或免疫抑制患者也可能出现头部和颈部受累。

疥螨不一定在所有皮肤病变中都能被发现。皮疹和伴随的瘙痒反映了对螨虫、虫卵或粪便（排

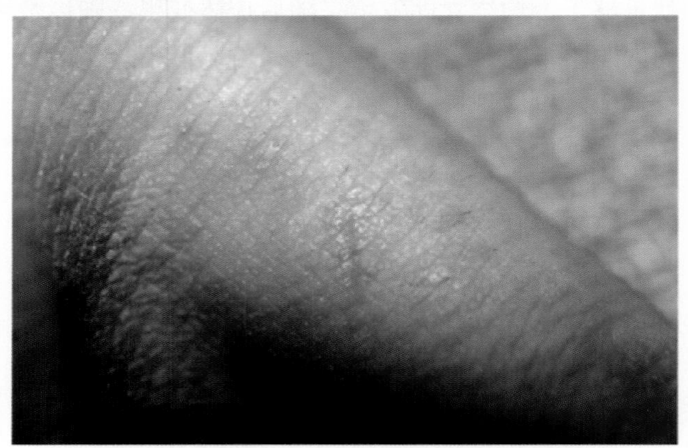

图 195-1 疥螨在手指上的隧道

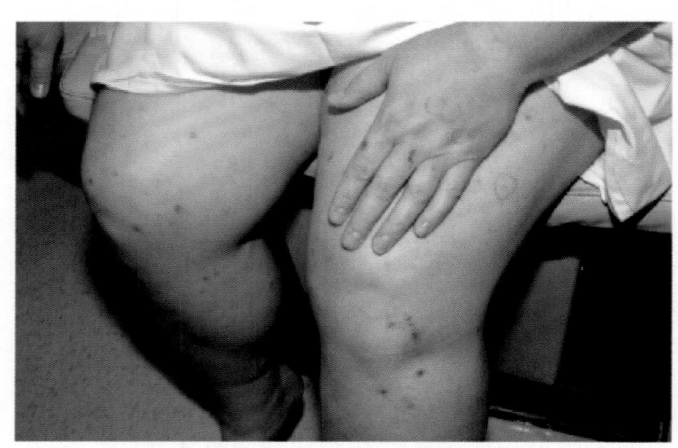

图 195-2 结痂的全身性脱落和丘疹。隧道在皮肤上纵横

泄物）的过敏反应。在从未感染过的患者中，瘙痒性皮疹在感染 2 ～ 4 周后开始出现。在曾经致敏的患者中，再次被感染后几天内可能会出现皮疹。抗寄生虫治疗可杀死螨虫和虫卵，但不能从症状性皮损中去除致敏的死亡虫体或粪便。因此，瘙痒在治疗后可能仍持续数周，直到隧道内的内容物随着皮肤的自然更新而脱落。可能会出现持续性疥疮后丘疹，尤其是在阴茎上，这可能需要局部或病灶内注射皮质类固醇。

结痂型疥疮是一种不常见的疥疮类型，患者体内有大量螨虫（数千至数百万），并伴有数百个厚的角化丘疹或广泛的斑块。这种类形通常会在宿主防御能力下降的患者中出现，如 HIV 感染者或

神经功能缺陷（如卒中）患者，可能影响抓挠能力。由于在脱落的鳞片中有无数的螨虫，结痂型疥疮传染性极强。

虱病

人虱是人类专属寄生虫的一种，可导致头虱病、体虱病和阴虱病。通过接触感染者及其衣物、梳子或被褥传播。头虱是学龄儿童的一个公共卫生问题，影响所有社会经济阶层。体虱最常见于个人卫生条件差的人或贫困人群。阴虱主要通过性传播。体虱是斑疹伤寒、战壕热和虱传回归热的传播媒介。

这些无翅、背腹扁平的吸血昆虫分别是头虱（Pediculus humanus）（头虱亚种和人虱亚种）——它们寄生在头部和衣服上，以及寄生在阴部的阴虱（Pthirus pubis）（蟹虱）。这些昆虫的长度为 3 ～ 4 mm，阴虱的身体比其他两种更圆。成虫需要每 3 ～ 6 小时吸一次血。雌虫可存活 1 个月，每天产 7 ～ 10 个卵。这些卵需要 8 ～ 10 天孵化。

头虱生活在头皮上（特别是枕部，有时是耳后），产卵并附着在毛发上，临床上很少见于成年人，但在发梢上可以发现许多椭圆形的虱卵。体虱在衣服上尤其是在接缝处生活并产卵。阴虱喜欢生活在腋毛、眉毛、睫毛、胡须、阴毛、四肢和躯干毛发上，并在这些毛发上产卵。虱子可以在离开人类宿主的情况下存活 3 天。患者常抱怨受累部位（尤其是在夜间）瘙痒，头虱患者甚至可能发展为颈部淋巴结病。体虱或阴虱患者躯干上可能有多处抓破的皮损，线状抓痕是感染的特征。慢性感染患者的躯干和大腿上有时可见特征性的无症状、黄斑、蓝色斑点，称为青斑；变色的机制尚不清楚，但往往出现在被咬食部位。可以看到虱子抓住阴毛，有时还可以看到褐色的粪便斑点。

诊断 [1-2]

疥疮

通过检查手部、手腕、脚踝和生殖器这些好发部位，发现特征性的隧道以确诊疥疮。皮肤刮片的方法是：在可疑病变处滴一滴矿物油，用手术刀刮去顶部，刮擦基底层以得到内容物，然后将刮取物放在带有盖玻片的显微镜载玻片上。在光学显微镜下用最低倍物镜观察标本。发现成年螨、未成熟螨、卵或棕黄色粪便的存在，或看到疥螨的移动，即可确定诊断。在没有刮片的情况下，可以根据症状、皮疹的外观和接触到有瘙痒症状的人，从而做出疑似诊断。

虱病

通过直接检查受累的区域做出诊断。在毛发的根部很少发现成年虱子，但通常可以看到许多虱卵。两者通常都是肉眼可见的，但手镜和强光可能会有所帮助。虱卵显示为附着在发干上的灰色或白色斑点。检查时，检查者应戴上手套，将长发向后拢起，以避免传播。通过拔下几根头发，并在发梢上方 7 ～ 10 mm 处识别虱卵或空卵，此法可以方便地检测头虱。虱子经常出现在颈背和耳后。颈背或枕骨脓皮病需要排除头虱病。感染阴虱的患者内衣上经常出现血迹。

管理原则 [1-9]

治疗的目标是消除感染和缓解瘙痒。

疥疮

由于传染是人与人之间的，因此疥疮患者的所有密切接触者即使没有症状，都应接受治疗。在疥螨和虫卵死亡后，到它们从皮肤上脱落之前，瘙痒可能会在治疗后仍持续数周。在此期间，可能需要使用局部皮质类固醇和口服抗组胺药来帮助控制过敏性皮疹和瘙痒。偶尔需要使用全身类固醇（见第 105 章）。虽然从理论上讲，疥螨在没有人类宿主的情况下是无法生存的，但大多数权威机构建议，所有家庭成员的床单和内衣都应在热水中彻底清洗（高温干燥）或干洗，以防止再次感染。地毯和软垫家具应该用吸尘器吸尘。不能清洗的物品应在密封袋中储存至少 14 天。当患者的所有密切接触者同时接受治疗时，疥疮的治疗是非常有效的。

氯菊酯

5% 氯菊酯乳膏是由菊花提取的合成物，是 FDA 批准的年龄在 2 个月及以上疥疮患者的一线治疗药物。由于它的吸收量很小，并且很快就变成了无活性的代谢物，因此在哺乳动物的毒性很低。氯菊酯作用于寄生虫的神经细胞膜，导致螨虫麻痹和死亡。患者应治疗颈部到脚趾 8 ～ 12 小时；在此期间，应用热水清洗床上用品。在 1 ～ 2 周内重复此方案。所有家庭成员和密切接触者应同时接受治疗。

林旦（γ– 六氯化苯）洗剂

林旦洗剂（有机氯）以前是治疗疥疮的首选药物。由于有关婴儿和表皮屏障缺陷（如严重湿疹）患者机体抵抗和神经毒性的报告，林旦已被降级为替代治疗药物。它不应该用于 2 岁以下的儿童、孕妇或哺乳期妇女，或体重低于 110 磅的患者。它在加利福尼亚州是被禁止使用的。

克罗米通和马拉硫磷

10% 克罗米通洗剂具有止痒作用，作为杀疥剂的效果不如氯菊酯（FDA 仅批准用于成人）。连续 5 天治疗后的治愈率仅为 55% 左右。0.5% 马拉硫磷洗剂（Ovide）被批准用于治疗头虱，但不用于疥疮。它作为替代治疗药物被保留。

伊维菌素

伊维菌素是一种治疗疥疮的抗寄生虫药物，自从它在美国被用于治疗类圆线虫感染以来，它的超适应证应用已经越来越流行。这种大环内酯优先抑制无脊椎动物神经和肌肉中的谷氨酸门氯离子通道。它对人体通道的亲和力很低，并且不会穿透血脑屏障。通常情况下，单次口服 200 μg/kg，并在 1 周内重复用药。据报道，伊维菌素在治疗疥疮感染方面非常成功，尤其是随餐服用时（增加生物利用度）。由于治疗简单，依从性很高。有一种外用制剂可用，似乎有效，但需要进一步研究。有报道称，在一家养老院接受伊维菌素治疗后，老年患者的死亡率增加，因此老年患者使用伊维菌素引起了一些关注。

结痂性疥疮应同时使用外用和口服药物治疗（可能需要每周同时使用这两种药物治疗，直到皮肤变干净为止）。局部角质软化剂（如 10% 水杨酸或 20% 尿素）有助于去除含角质层的疥疮，并增强局部抗疥疮剂的渗透性。

虱病

一线治疗

1% 氯菊酯乳洗发水是治疗虱病的一线药物，在美国可作为非处方药买到。不到 2% 的药物被吸收，并很快被还原为无活性的代谢物。1% 制剂对治疗头虱有效。大多数其他治疗虱病的非处方疗法都是将菊花中的一种天然提取物除虫菊酯与增效化合物胡椒基丁醚相结合使用。增效除虫菊酯具有广泛的安全阈值，因为它们通过皮肤的吸收最少。由于虱子的神经系统不发达，这些神经毒性化学物质都不能完全杀死虱卵。只有氯菊酯具有抗卵活性，因为它能在 2 周内保持残留活性，并且在治疗后在头发上停留 14 天，从而杀死孵化的卵。一些医生仍然建议在第一次治疗后 1 周进行第二次氯菊酯治疗，以获得最大的治愈率。

无化学物质或“天然”方法治疗头虱可能是有效的。将头皮和头发浸泡在苹果醋中，然后晾干。这样会溶解黏附在发梢的虱卵。当头发完全干燥，就要进行彻底地梳理。然后在头发 / 头皮上涂抹一层厚厚的椰子油，并戴上浴帽。保持至少 1 小时，但过夜是最有效的。这种“自然”的方法虽然脏且耗时，但却很有效。

耐药病例和继发性细菌感染

对 1% 氯菊酯标准治疗产生耐药性已经有了替代策略，包括使用 5% 氯菊酯乳膏和戴浴帽过夜，伊维菌素治疗疥疮，口服甲氧苄啶 / 磺胺甲噁唑和 0.5% 马拉硫磷洗剂（Ovide）。头虱的其他外用处方治疗（FDA 批准）包括 5% 苯甲醇洗剂、0.5% 伊维菌素洗剂（FDA 批准，而口服伊维菌素为超适应证使用），以及 0.9% 多杀菌素外用混悬剂。病变累及睫毛可使用凡士林治疗，其无刺激性且无毒。虱子要么窒息，要么从油腻的毛发上滑落。正如疥疮的治疗，使用林旦治疗虱病不再被视为一线治疗。有时，可能会发生继发性细菌感染，可每日 3 次外用 2% 莫匹罗星软膏或适当口服抗生素进行治疗。

体虱的管理方法包括改善个人卫生习惯和在热水中清洗所有衣物和床单（采用高温烘干循环）。这样通常可以清除感染，但有时需要使用局部杀虫剂（见上文）。

阴虱的治疗方法与头虱相似。

美国疾病预防控制中心（CDC）网站（www.CDC.gov）提供了最新的有效的抗寄生虫治疗建议。

预防

为防止再次感染，应同时治疗无症状的密切接触者。在过去 3 天内用过的床单和所有穿过的衣物应在热肥皂水中清洗（并在高温下烘干）或干洗。刷子和梳子应在热水中清洗 10 ～ 20 分钟。地板、家具和游戏区应彻底用吸尘器吸尘，以去除附着有活卵的毛发。不能清洗的物品应在再次使用前在塑料袋中储存 14 天。

患者教育

患者教育是必不可少的。治疗失败通常是由于患者依从性差和密切接触者治疗不彻底造成的。书面说明很有帮助。审查上述预防措施非常重要。

治疗建议[1-2]

疥疮

- 使用 5% 氯菊酯乳膏，从颈部向下涂抹（包括全身褶皱和关节连接处），过夜使用 8 ～ 12 小时。对于普通成年人来说，使用大约 30 g 就足够了。这一过程在 1 周内重复。通常需要一个疗程（共 2 次）。一些专家建议应用于头皮。在指甲下面涂抹可防止再次感染。
- 建议在开始治疗前 3 天彻底清洁所有衣物和床单。
- 治疗所有家庭成员和密切接触者。
- 只有在再次感染的情况下，才有必要进行第二个疗程的治疗。
- 如果皮疹和瘙痒令人不安，则使用局部皮质类固醇和口服抗组胺药；如果病情严重，可以考虑口服类固醇。
- 对于结痂型疥疮，使用角质软化剂（10% 水杨酸或 20% 尿素）可促进皮肤角质层的脱落。甲下区域应仔细涂抹氯菊酯乳膏。

头虱病

- 让患者在不用药的情况下定期洗发，并彻底擦干头发。过量的水分会减缓昆虫的神经活动，保护其免受氯菊酯的神经毒性作用。使用足量的 1% 氯菊酯乳膏洗剂彻底湿润头发。保留 10 分钟，然后冲洗干净。
- 或者，建议使用增效除虫菊酯洗发水，在未稀释的情况下涂抹，直到感染区域完全湿润之前。10 分钟后，用温水彻底清洗这些区域，然后干燥。因为它对虫卵效果较差，故应在 7 ～ 10 天内重复这一治疗，以杀死任何新孵化的虱子。
- 建议在使用杀虫剂治疗后用干净的毛巾擦干头发，并用细齿梳子去除残留的虱卵。去除虱卵可以减少再感染的机会。
- 建议用热水清洗梳子、衣物和床单，并对其进行热干燥。
- 对于难治性感染考虑单次外用伊维菌素（0.5%）。

体虱病和阴虱病

- 治疗方法与头虱病的治疗类似。在冲洗前，可在身体上涂抹 1% 氯菊酯乳膏冲洗剂或 1% 乳膏 10 分钟。
- 阴虱病患者的性伴侣需要治疗。
- 使用凡士林凝胶治疗睫毛受累，每天最多 5 次，持续 5 ～ 7 天。或者推荐使用 0.25% 毒扁豆碱眼药膏，每天涂抹睫毛 4 次，连续 3 天。
- 需要清洗衣服和床单。
- 体虱的管理也需要改善个人卫生。

（刘　阳 翻译，齐建光 审校）

第196章

皮肤创伤：咬伤和烧伤的管理

动物和人类咬伤的管理

ELLIE J. C. GOLDSTEIN，FREDRICK M. ABRAHAMIAN

各种家畜和野生动物以及人类咬伤是常见的人身伤害。患者通常会向医务人员寻求建议和治疗。他们可能因担心伤口感染、狂犬病、破伤风或畸形撕裂的修复，故而在受伤后不久就诊。有时，患者只是因（伤口）后来出现感染才就诊。基层全科医生通常会提供急救和伤口护理，并考虑是否需要给予抗生素或破伤风和狂犬病的预防措施。人类咬伤特别是握拳伤，可能导致严重感染和并发症。儿童和老年人被人咬伤可能是由于看护人虐待所致。

病理生理学和临床表现[1-7]

大多数咬伤导致轻微创伤，患者既不会寻求也不需要高级医疗护理。咬伤造成皮肤破损，使通常定植于受害者皮肤和咬人动物口腔中的细菌造成伤口感染。有利于感染的情况包括免疫损伤，如无脾症、先前存在水肿（例如充血性心力衰竭或慢性静脉功能不全的患者、接受根治性或改良性乳腺切除术的妇女）和手部严重创伤。

动物咬伤

巴氏杆菌属包括多杀性巴氏杆菌，存在于大多数陆生动物的口腔中，以及50%的狗和75%的猫咬伤伤口中。猫咬伤比狗咬伤更容易感染，并可能导致严重的蜂窝织炎，脓肿形成的概率较低。猫抓病是由汉塞巴尔通体（Bartonella henselae）和五日热巴尔通体（Bartonella quintana）引起的，这两种细菌都是营养条件要求苛刻的革兰氏阴性杆菌。它通常表现为发热和淋巴结病，在寒冷的月份更常见。接受脾切除术或患有酒精性肝病的个体容易感染并发生犬咬二氧化碳嗜纤维菌败血症。

人咬伤

人咬伤特别是握拳伤，即手指外部区域的肌腱和其他组织被拉伸到全长时造成损伤，可能很严重，因为它们会导致手部深层结构（如肌腱和关节）受伤。如果关节囊被穿透，则有化脓性关节炎或骨髓炎的风险和潜在的并发症。

人类口腔微生物菌群包括草绿色链球菌、流感嗜血杆菌、啮蚀艾肯菌、普雷沃菌、卟啉单胞菌、厌氧性类白喉杆菌、梭杆菌和螺旋体。皮肤菌群也可能导致伤口感染，如A族乙型溶血性链球菌（化脓性链球菌）或葡萄球菌（金黄色葡萄球菌）。约50%的伤口中可能存在咽峡炎链球菌，30%的伤口中可能存在金黄色葡萄球菌和啮蚀艾肯菌，约55%的伤口中可能存在厌氧菌，其中约30%可能是核梭杆菌，20%可能是产黑普氏菌。厌氧菌的存在与更严重的感染有关，并可能导致脓肿形成。人类咬伤是严重咬伤感染的主要原因，在需要住院治疗的成年人中，咬伤占握拳伤的50%以上，占闭合性咬伤的45%。儿童在玩耍时可能会被咬伤，但只有不到15%的儿童可能需要住院治疗。

治疗原则[2,6,8-10]

管理的基本原则包括伤口护理，必要时使用抗生素，以及必要时给予破伤风和狂犬病的预防措施。

动物咬伤

重要的是要了解受伤过程的病史。病史包括动物的类型、攻击的情况（例如激惹或无激惹）以及动物的狂犬病疫苗接种史。

伤口护理包括用生理盐水冲洗和用肥皂、清水清洗。一般来说，对于未感染的伤口，急性中重度损伤尤其是手部或面部损伤，穿透关节或骨结构的损伤，存在水肿的情况下，以及在免疫功能低下的患者中，提倡给予 3 ~ 5 天的预防性抗生素治疗。

狂犬病

在美国，每年记录的人类狂犬病病例很少。狂犬病与蝙蝠、浣熊、臭鼬和狐狸等野生动物咬伤有关。当地卫生部门可以提供有关当地动物种类中狂犬病发病率的数据。接触蝙蝠的患者应考虑进行预防，因为蝙蝠咬伤或接触蝙蝠是美国人临床狂犬病最常见的原因。对于既往未接种狂犬病疫苗的患者，如果认为有可能得狂犬病，则应与狂犬病免疫球蛋白一起接种人类二倍体细胞疫苗（见第 6 章）。如果一个人被健康的宠物狗、猫或雪貂咬伤，该动物可被禁闭 10 天观察有无狂犬病的临床症状。

破伤风

动物和人咬伤伤口的管理也需要评估，以启动破伤风预防性疫苗接种。评估包括伤口的类型和状况、破伤风免疫史和患者的免疫状态。重要的是要确定患者在过去 5 年内是否接种过破伤风疫苗基础系列和加强剂，因为动物和人咬伤伤口被视为被污染的伤口。未接种初始系列的患者应同时接种含破伤风类毒素的疫苗和破伤风免疫球蛋白（见第 6 章）。对于那些在过去 5 年中接种过破伤风疫苗基础系列但没有接种加强剂的人，应该接种含破伤风类毒素的疫苗。

未感染伤口

治疗的原则是用液体清洗，必要时应仔细清创。大多数咬伤由于是穿刺伤，通常是开放的。对于非常大的伤口或跨关节的伤口，可以用胶带固定或松散地缝合伤口边缘。如果没有明显的感染，可以稍后进行二次缝合。出于美观和功能方面的原因，大的面部伤口应该首先缝合。对于闭合的未感染伤口，建议使用 3 ~ 5 天的抗生素（如阿莫西林 / 克拉维酸）。

感染伤口

感染伤口应使用抗生素治疗，如有必要，在出现脓肿时进行伤口清创、切开和引流。阿莫西林 / 克拉维酸对大多数动物咬伤病原体有效。在青霉素过敏患者中，多杀性巴氏杆菌应首选多西环素，因其通常对红霉素和头孢氨苄耐药。青霉素和阿莫西林对多杀性巴氏杆菌、链球菌和啮蚀艾肯菌有效，但对金黄色葡萄球菌无效。莫西沙星也可覆盖大多数动物咬伤病原体。口服第二代头孢菌素如头孢呋辛，对多杀性巴氏杆菌有效，但对动物咬伤伤口中发现的大多数厌氧微生物无效。

人咬伤

人咬伤通常位于肢体末端，手部伤口最严重。清洁、引流和清创的原则同样适用于人咬伤。人咬伤不应首先缝合，但如果撕裂严重，边缘可以大致缝合。在进行伤口培养后应使用抗生素。阿莫西林 / 克拉维酸可覆盖人咬伤病原体。静脉注射可包括氨苄西林 / 舒巴坦、厄他培南和莫西沙星。所有在过去 5 年内未接种过破伤风加强剂的患者，都应接种含破伤风类毒素的疫苗。存在传播乙型和丙型肝炎病毒等病毒病原体的风险，而感染 HIV 的风险较小。

握拳伤

应进行 X 线检查以排除骨折，并为将来评估骨髓炎提供基线资料。应仔细检查手指的伸展和弯曲度，第三掌指关节最常受累。如果关节囊完好无损，通常要固定、抬高手部，并在门诊接受抗生素治疗。那些关节囊撕裂的患者通常需要接受手术，并静脉注射抗生素治疗。

治疗建议和患者教育 [11-12]

- 用大量生理盐水冲洗伤口。注射器可以用来清洗穿刺伤口。
- 为以前接种过破伤风疫苗，但在过去 5 年中未接种破伤风类毒素疫苗加强剂的人，提供破伤风免疫预防。

动物和人咬伤

- 应用抗生素（如阿莫西林 / 克拉维酸或多西环素或莫西沙星）治疗感染的动物咬伤伤口。
- 应用抗生素（如阿莫西林 / 克拉维酸或氨苄西林 / 舒巴坦或厄他培南）治疗感染的人咬伤伤口。

- 建议抬高受累的身体部位，以减少水肿的进展。
- 根据感染的严重程度，治疗 7 ～ 10 天。

节肢动物咬伤的管理

节肢动物咬伤是一种普遍的经历，其后果从令人不适到危及生命。它们可能会造成情绪上的破坏，也可能导致相当高的发病率甚至死亡。本部分将重点介绍被那些通常不会传播传染性病原体的常见生物（如膜翅目昆虫、臭虫和蜘蛛）咬伤造成的局部皮肤病反应和速发型超敏反应。对于传播传染性病原体的生物，在其他章节中进行讨论（例如，蜱传播疾病见第 8 章和第 160 章；疟疾、黄热病和登革热见第 11 章；疥疮和螨虫感染见第 195 章）。

病理生理学、临床表现和病程

膜翅目昆虫（蜜蜂、大黄蜂、胡蜂、小胡蜂、火蚁）[1-3]

膜翅目昆虫的螫刺会释放出一种毒液，其中含有血管活性物质（组胺、多巴胺、激肽和去甲肾上腺素）以及蛋白酶（磷脂酶、酸性磷酸酶、透明质酸酶），导致接触部位肿胀、发红、瘙痒和疼痛以及超敏反应。火蚁毒液中含有蛋白质和有毒生物碱，会导致水疱形成。蛋白质过敏原通常会引发膜翅目亚种间的交叉反应，但蜜蜂的过敏原与大黄蜂的过敏原是有区别的。在致敏人群中，毒液与肥大细胞上的致敏 IgE 受体结合，导致组胺与白三烯、前列腺素和血小板活化因子立即释放。超敏反应可以从局部发红、肿胀、荨麻疹到过敏反应。即使是较大（> 10 cm）的局部反应也不会增加全身性过敏反应的风险，但之前的全身发作会增加过敏反应风险（风险为 30% ～ 60%），大黄蜂蜇伤或攻击性蜜蜂（如非洲蜜蜂）多次叮咬就是如此。蜂窝织炎是一种罕见的并发症。咬伤部位的大多数红色触痛区域是由炎症引起，而不是感染。

臭虫（半翅目温带臭虫）[4-9]

这些昆虫在发达国家城市地区的死灰复燃归因于全球旅行的增加、滴滴涕使用的减少以及耐药性的出现。

估计患病率高达 10% ～ 20%。这些吸血节肢动物有翅芽，但没有翅膀，成年时体长 2 ～ 3 mm。雌性在密闭空间产卵，如床垫、底板和弹簧盒。孵化出的若虫通常在夜间进食，几乎每天都需要一顿血餐，才能从一个阶段蜕皮到另一个阶段。在大多数情况下，臭虫是通过旅行传播。受感染的房间可能会散发出气味，或在床上用品、枕套或房间家具上出现小的黑色污渍，这其实是进食留下的血液和蜕皮的皮肤。

临床表现为瘙痒性红斑性斑丘疹性病变，中央有出血点，常在裸露皮肤区域呈 3 ～ 4 个线状或弯曲分布。发病时间可长达接触后 10 天。通过裸露皮肤的分布和清晨瘙痒，可将它们与易混淆的螨虫（指间隙和生殖器）、虱子（头皮、耳朵、脖子）和跳蚤（腿和臀部）区分开来。

隐士蜘蛛（棕色遁蛛）[10-11]

大多数蜘蛛不会咬人或引起皮肤损伤。在美国，只有棕色隐士蜘蛛的咬伤与皮肤损伤有关。棕色隐士蜘蛛主要分布在美国中部，一直延伸到海湾地区。其颜色通常为棕褐色，但可以从白色到棕色不等。蜘蛛大小为 ¼ ～ ¾ 英寸，其背部身体上有一个特征性的小提琴形标记。它喜欢在受保护、不受干扰的干燥场所（如车库、地窖、木堆、纸板收藏品、棚屋和壁橱）结网。蜘蛛一般没有攻击性，只有在被挤压时，比如（人）穿上藏有蜘蛛的鞋、手套或衣服时，蜘蛛才会咬人。其毒液含有透明质酸酶和鞘磷脂酶 D，可引起中性粒细胞活化、血小板聚集和血栓形成，导致局部出血性坏死。

皮肤受到血管壁损伤、血栓形成和坏死。全身症状可能由溶血和炎症反应引发，表现为发热、恶心、呕吐、肌痛以及贫血和血小板减少。在罕见的情况下，有急性肾衰竭、横纹肌溶解症和血管内溶血的报道。在某些情况下，会导致严重的凝血功能障碍。

虽然全身性影响可能危及弱势人群（主要是

儿童）的生命，但此类不良后果很少发生。典型的临床过程无症状，也有约 1/3 的病例在 2 ～ 8 小时内出现疼痛和瘙痒，在 12 ～ 36 小时内恶化，几天后出现坏死性溃疡。皮损中央可能看起来苍白，边缘有红斑，使其具有典型外观；它可能需要几个月才能愈合并留下深深的瘢痕。

鉴别诊断 [4]（表 196-1）

节肢动物咬伤的鉴别诊断具有挑战性。通常没有单一的病理学发现。诊断依赖于一系列提示性症状、体征和流行病学因素。可能会出现瘙痒或疼痛，其模式可能会有帮助，但咬伤可能无症状。

管理和预防

膜翅目昆虫 [1-3]

预防

最好的管理方法就是预防。首要任务是降低个人被蛰的风险，特别是那些过去对膜翅目昆虫叮咬有全身超敏反应的人，应教授常识措施（表 196-2）。

免疫疗法

过去有明显全身过敏反应的人是考虑免疫治疗的良好人选，尤其是皮肤试验阳性或毒液特异性 IgE 抗体体外试验阳性的人。对于那些过敏反应仅限于弥漫性皮肤反应，且无其他全身症状的患者，其需求不太确定。局部皮肤反应大的人不适合进行免疫治疗，因其全身反应的风险小于 5%，但养蜂人和其他高职业暴露风险的人可以考虑。通常情况下，混合毒液提取物定期皮下注射，增加剂量以进行脱敏，持续治疗 3 ～ 5 年，适用于中度全身反应的患者和严重危及生命的患者。

立即治疗

过去有过敏反应的患者应在叮咬后立即使用肾上腺素自动注射器，肌内注射 0.3 mg。由于可能需要不止一剂，所以开具两个自动注射器很有意义。由于 20% 的患者会再次发作，因此需要转入当地急诊室进行观察。

为了防止疼痛、大面积的局部反应，立即口服 H_1 抗组胺药（例如口服 10 mg 西替利嗪）可能会有所帮助。如果已经发生反应，短期的全身性糖皮质激素治疗（例如强的松 20 ～ 40 mg/d，使用 3 ～ 5 天）可能有效。较小但疼痛的反应可外用糖皮质激素乳膏治疗（例如氯倍他索乳膏 0.5%，每

表 196-1　节肢动物咬伤的鉴别诊断 [a]

节肢动物	临床检查	瘙痒位置	瘙痒时间	背景
臭虫	沿直线或曲线分布 3 ～ 4 个伤口	未覆盖区域	清晨	旅游
跳蚤	沿直线或曲线分布 3 ～ 4 个伤口	腿和臀部	白天	宠物主人或是乡村生活
蚊子	非特异性荨麻疹性丘疹	可能在任何地方	按蚊 - 夜、库蚊 - 夜、伊蚊 - 日	全球分布
头虱	头部有活虱子，伴有瘙痒、抓痕	头皮、耳朵和颈部	任意	儿童、父母或接触儿童
体虱	严重丘疹和色素沉着；衣服里的活虱子	背部	任意	无家可归者、发展中国家
疥螨（疥疮）	水疱、隧道、结节和非特异性继发病变	指间隙、前臂、乳房、生殖器	夜间	性传播疾病、家庭或机构
蜱虫	迁移性红斑或溃疡	可能在任何地方	无症状	宠物主人或徒步旅行者
蜘蛛	坏死（罕见）	脸和手臂	立即疼痛，不痒	乡村生活；捕获蜘蛛

[a] Adapted by permission from BMJ Publishing Group Ltd.，from Bernardeschi C，LeCleach L，Delaunay P，Chosidow O. Bed bug infestation. BMJ 2013；346：f138.

表 196-2 降低膜翅目昆虫蜇伤风险的基本建议 [a]

- 避开吸引胡蜂、蜜蜂和大黄蜂的区域，包括开花植物、垃圾、果树、胡蜂或蜜蜂巢穴。
- 用长袖、长裤和鞋遮盖皮肤。
- 如果有膜翅目昆虫在周围飞来飞去，试着慢慢移开，不要挥舞手臂。
- 外出时，将食物和饮料盖好。
- 当周围可能有叮咬昆虫时，避免穿鲜艳的衣服，尤其是黄色的衣服。
- 尽量不要打扰胡蜂和蜜蜂。如果家附近有胡蜂窝，请找害虫防治专家来除掉它。

[a] Adapted from Wright B. Bee and wasp stings. DermnetNZ. Available at https：//www.dermnetnz.org/topics/bee-and-wasp-stings/. With permission.

天 2 次，连续数天)。虽然病变可能与皮肤感染相似，但蜂窝织炎非常少见。在缺乏感染客观证据的情况下，不应经验性使用抗生素。

臭虫 [4-9]

预防（表 196–3）

最好的治疗方法是预防，重点是降低旅行后将虫体带回家的风险。建议使用首字母缩略词为 SLEEP 的方法（表 196-3)。

皮损的治疗

如果不治疗，病变通常在 1 周到 10 天内消退，一般不会留下瘢痕。疾病的传播并不令人担忧，但由此产生的皮肤菌群感染可能会造成皮肤破损。因此，治疗通常以预防感染和缓解身体、心理症状为主。用肥皂和清水清洗，保持该区域清洁，可降低感染风险。应用局部类固醇或口服抗组胺药可以减少瘙痒问题。

根除虫害

彻底吸尘，将普通床垫和弹簧床垫放置在包装中 1 年，用热水（超过 49 ℃ /120°F，使用不需要打开的可溶解洗衣袋）清洗任何接触疑似感染区域的物品，并将无法清洗的受感染材料装入室外垃圾处理袋中。专业的根除服务为确认和治疗害虫侵扰提供了最安全和最好的选择。非专业的杀虫剂、樟脑球、喷雾器、漂白剂、农药、除尘剂和雪松油基本上是无效的，并且可能有害。

治疗情绪问题

患者可能会出现情绪困扰、失眠、焦虑以及羞耻感、耻辱感和社会孤立。解决这些问题，提供关于病情的客观信息以及明确治疗和管理计划，有助于最大限度地减少这些负面情绪。在极少数易患精神病的人，感染可能引发精神病反应，需要特别关注。

隐士蜘蛛咬伤 [10-11]

治疗的详细讨论超出了本章的范围，但初始急救措施非常重要，包括抬高和固定患肢、冰敷、局部伤口护理和破伤风预防，然后送往当地急诊室。由于大多数棕色隐士蜘蛛咬伤伤口具有自限性，故一系列尝试过的治疗措施很少有对照试验研

表 196-3 减少旅行后将臭虫带回家的风险 [a]

- S：检查（survey）表面是否有虫害迹象，如床单、床垫标签和接缝以及床裙上微小的锈色斑点。
- L：提起（lift）并查看所有臭虫隐藏点，包括床垫、床架、床头板和家具下方。通常，它们在夜间出来觅食，但在白天，它们最有可能在床的 1.5 m 半径范围内。
- E：将行李架上的行李抬离（elevate）床和墙壁，因为臭虫通常会隐藏在床头板、艺术品、相框和电源插座板后面。
- E：重新包装和回家时仔细检查（examine）行李。始终将行李放在远离床的地方，并将其存放在远离卧室的壁橱或其他区域。
- P：回家后，立即将所有打包在行李中的衣物放在（place）烘干机中，以最高设置干燥至少 15 分钟。

[a] From Orkin Pest Control. Bed bugs. Available at http：//www.orkin.com/ other/bed-bugs/

究。在报道的针对毒液病理生理学特定成分的治疗方法中，除了抗毒血清外，还有氨苯砜（抑制中性粒细胞活化）、皮质醇类（减少局部炎症）和高压氧（使鞘磷脂酶 D 失活）。

轻度烧伤的管理

SHINJITA DAS，PETER C. SCHALOCK

意外的轻度烧伤很常见。估计每年有 200 万烧伤患者，其中大部分可以在门诊治疗。基层全科医生经常被要求提供关于即刻护理的建议，并对局部、部分深度烧伤提供明确的治疗。

病理生理学和临床表现 [1-3]

烧伤是对皮肤细胞和底层结构的直接热损伤。临床表现取决于损伤程度，即与热强度和暴露时间成正比。

一度烧伤

一度烧伤只累及表皮的表浅层。皮肤疼痛、发红、肿胀。随着压力而变白，很少或没有水肿。紫外线辐射、烫伤、低强度蒸汽暴露和短暂接触高温物体是其常见的原因。通常在 1 周内完全恢复，常伴有脱皮（脱屑），有时伴有炎症后色素沉着。

二度烧伤

二度烧伤累及表皮和真皮。根据累及的真皮数量，分为浅表烧伤和深度烧伤。深度二度烧伤累及整个真皮乳头状组织，可穿透部分或全部网状真皮。二度烧伤表现为疼痛的红色水疱或表皮破裂，露出渗出的水肿表面。它们通常是由烫伤或短暂接触火焰引起的。恢复需要 2 ~ 3 周，有时会出现瘢痕。

三度烧伤

三度烧伤的表皮和真皮所有层次都受到影响，并渗透到下面的脂肪和肌肉中。通常是由于长时间接触蒸汽、高温物体或火焰造成的，并伴有溃疡和组织坏死。由于该区域的神经组织已经被破坏，故而无痛。电烧伤或化学烧伤可造成深部组织破坏，可能在几天内都不明显。

晒伤和光敏反应

晒伤是基层全科医生最常见到的烧伤类型之一。它代表紫外线对皮肤的伤害。有两个阶段：一个是立即、初始的红斑阶段，通常在暴露后 30 分钟内消退；另一个是延迟反应，患者称之为晒伤，发生在日晒后 3 ~ 6 小时，并在 12 ~ 24 小时内达到峰值。晒伤的特征是红斑、瘙痒和压痛，也可能会出现水肿甚至水疱。早期反复严重晒伤会增加日后患黑色素瘤和其他皮肤癌的风险（见第 177 章）。长期过度暴露于紫外线会导致皮肤基质金属蛋白酶持续升高，这会降解皮肤胶原蛋白，导致皮肤过早老化。

光敏药物也可能导致与日晒有关的症状发生，常见于噻嗪类利尿剂、含磺胺类药物、四环素类（尤其是去甲环素 / 多西环素）、灰黄霉素、吩噻嗪类和萘啶酸。外用物质特别是糠香豆素（存在于欧芹、芹菜、胡萝卜和柑橘类水果［如酸橙］中），以及香水和剃须后润肤液也具有光敏性。一种被称为圣约翰草的流行草药化合物可能也会增加对阳光的敏感性。

治疗原则 [2-8]

首要任务是评估受伤的深度和程度。烧伤创面的治疗取决于所累及皮肤的深度和体表面积。烧伤的体表面积传统上是基于“九分法”：每只手臂占体表面积的 9%，每条腿占 18%，前后躯干各占 18%，头部占 9%，会阴和生殖器部位占 1%。

通过使用这些分类，烧伤的治疗可以有组织地进行。以下情况应立即在综合医院的烧伤科进行治疗：所有涉及 5% ~ 10% 体表的二度烧伤、所有三度烧伤、任何与电流有关的烧伤，以及所有耳朵、眼睛、面部、手、脚或会阴的烧伤。如同失去毛囊和皮肤感觉的干燥羊皮纸样的皮肤，长时间接触滚烫液体、燃烧的衣物或高压电流的病史，提示全层严重损伤，需要转诊。一度烧伤和二度烧伤累及的体表面积不足 5%，可由基层全科医生在门诊进行治疗，并给予充分的伤口护理和随访，但其前提是患者依从性好且家庭环境适宜。

治疗的目标是减轻炎症、预防感染、减轻疼痛和促进愈合。

一度烧伤

轻微烧伤的急救包括立即使用冷水浴或水、牛奶或燕麦湿敷。水温应较低，但不应冰冷，温度为 8 ～ 10℃（～ 50°F）。低温寒冷可减轻不适、水肿和充血，并可减轻损伤程度。冷敷应持续 10 ～ 30 分钟。避免使用冰袋或冰块。不需要敷料，只需要使用皮肤润滑剂和在水疱出现后进行复诊即可。预防性使用抗生素几乎没有效果。如果患者在过去 5 年内未接种破伤风疫苗，则应接种破伤风疫苗。

疼痛通常可以用阿司匹林或对乙酰氨基酚缓解。阿司匹林或非甾体抗炎药能够抗炎，对晒伤尤其有帮助。如果早期能缓解疼痛，患者会很满意。在大面积晒伤的情况下，局部使用皮质类固醇乳剂可以缓解症状。全身性皮质类固醇不能减轻晒伤引起的水肿，因此不推荐使用。

二度烧伤

如果皮肤破损，需要保护伤口，以便皮损在没有感染的情况下愈合。措施包括用水和温和的消毒（如含有氯己定）肥皂轻轻清洗烧伤部位。清洗后，用无菌等渗盐水温和冲洗，并使用无菌封闭敷料。对于化学烧伤，在开始清洁或清创之前，将涉及的区域置于流动水下至少 15 ～ 30 分钟。可以使用注射器或水枪帮助冲洗和清除嵌入的碎屑。坏死组织应清创（见附录 197-1）。在处理受伤部位之前，应给抱怨疼痛或看起来焦虑的患者开具止痛药或镇静剂。黏附的焦油可通过冰块硬化或使用局部抗生素如多孢菌素或莫匹罗星（百多邦）软膏软化后去除。破伤风预防指的是对以前接种过疫苗的患者给予破伤风类毒素增强剂（见第 6 章）。

水疱的处理

处理有些争议。一些人认为水疱提供了一种极好的烧伤敷料和保护屏障，但另一些人认为残留的液体可能成为细菌的培养基。因而那些小的、厚壁的水疱应该完好保留；而那些较大的、薄壁的、位于易感染的多毛皮肤上的，或位于运动可能导致破裂的区域的水疱，应该予以清除。针吸只是消除保护屏障，但保留了潜在的感染培养基，因此应该完全清除水疱。

预防感染

使用局部抗生素制剂。磺胺嘧啶银乳膏（1% 烧伤宁）是最常见的选择，因为它有效、易于使用，并且具有良好的耐受性（在使用的第一周，该药会导致白细胞计数出现短暂和自限性的下降）。对磺胺过敏者、孕妇和哺乳期妇女禁用。其他经证实有效的外用制剂包括 11.1% 醋酸磺胺米隆和 0.5% 硝酸银溶液。磺胺嘧啶银乳膏易于使用，除具有抗菌作用外，还具有软化作用。该药剂应与压舌器或手套一起使用，其厚度应覆盖烧伤伤口。乳霜冷藏可以减轻疼痛。磺胺嘧啶银应每天或每隔一天清除并重新使用。全身抗生素仅适用于已确定的感染，不适合预防或门诊使用。

敷料

近年来，敷料发生了很大变化。较新的水胶体、氢纤维、硅、海藻酸钠和聚氨酯敷料对保持伤口床的水分、防止感染非常有用。或者可以用浸泡在无菌生理盐水溶液中的非黏附细网纱布制作敷料，随后敷在烧伤处。然后用大块敷料将其覆盖，液体可以在渗透的情况下排入敷料中（见附录 197-1）。患者应在 2 天内检查是否出现疼痛、淋巴结肿大和发热，并检查敷料。如果未发现感染迹象，敷料可保留 5 ～ 7 天；然后重新检查该区域，以确定是否需要更换敷料。

止痛

止痛是治疗的一个重要部分，首选阿司匹林或非甾体药物，如布洛芬。短疗程的阿片类药物（如可待因、羟考酮）适用于疼痛性烧伤。表面麻醉剂虽然可缓解症状，但由于存在致敏风险，因此不宜使用。在大面积晒伤的情况下，局部使用皮质类固醇乳剂可以适度缓解症状。

保湿

皮肤保湿很重要，但常常被忽视。烧伤愈合后，新的上皮层容易干燥和裂开。使用保湿剂（如白色凡士林）或保湿霜 4 ～ 8 周，可以改善这一问题。

转诊和入院指征 [9]

如果烧伤超过身体面积的 10% ～ 15%，或者全层烧伤超过 3%，则需要转诊进行外科会诊和住院治疗。对于环形的或全层烧伤；或是眼睛、耳朵、其他感觉器官、手或会阴受累；有吸入性损伤的证据；或严重的并发疾病，如糖尿病和免疫抑制，应考虑立即入院并进行外科会诊。依从性差或无法照顾自己的患者也需要住院治疗。

患者教育

患者教育对于成功从烧伤中恢复至关重要。应指导患者和看护人员保持伤口清洁，并注意有无红斑或炎症这些感染的迹象。应指导患者关注麻木、刺痛或皮肤颜色或温度的变化，这可能表明敷料太紧，导致循环受损。关于去除敷料、清洁伤口、重新局部使用磺胺嘧啶银乳膏和治疗干燥皮肤的明确说明（通常是书面的）非常重要。烧伤愈合的患者应避免暴露在阳光下，因为烧伤后一年内皮肤敏感性增加。晒伤提供了一个很好的机会来强调使用防晒霜的重要性，并教育患者皮肤癌的预警信号（见第 177 章）。

必须的注意事项是不要吸烟，并确保易燃材料和火柴远离儿童。关于使用锅架的具体说明、小心刺伤和去除微波炉加热食物的塑料包装以及控制热水的温度都很有帮助。提醒烟雾探测器的重要性和维护经批准的灭火器非常重要。书面的烧伤预防检查表是一个有用的方法。

治疗建议 [9]

- 对于一度烧伤，立即使用冷水浴 10 ～ 30 分钟。
- 如果皮肤破损，在使用冷水之前，用温和的肥皂和水清洗；一度烧伤不需要使用敷料或抗生素。
- 如果几天后没有出现水疱，建议使用润肤剂，如白凡士林或保湿霜。
- 对于严重晒伤，用温和的外用皮质类固醇乳剂以缓解症状。阿司匹林或布洛芬具有镇痛作用，有助于控制炎症。对于大面积晒伤，可考虑给予一个短疗程的全身类固醇治疗。
- 对于二度烧伤，将磺胺嘧啶银（烧伤宁）涂抹在患处，厚度足以覆盖整个烧伤创面。冷藏磺胺嘧啶银可以减轻疼痛。用六层或七层纱布包裹该部位，以起到保护作用。
- 对于继发性蜂窝织炎，应开具全身抗生素处方药，如头孢氨苄或多西环素。由于担心筛选出耐药的革兰氏阴性菌，不应预防性口服抗生素。

（刘　阳 翻译，齐建光 审校）

第 197 章

皮肤溃疡的管理

SHINJITA DAS，PETER C. SCHALOCK

皮肤溃疡可能是一个麻烦的、致残的和有潜在危险的问题。医疗实践中常见的皮肤溃疡包括腿部溃疡和压疮（或褥疮）。大约 1% 的人存在下肢静脉溃疡的困扰。糖尿病患者和其他动脉功能不全患者发生缺血性溃疡和危及肢体感染的风险增加。约 20% 的卧床或行动不便的患者有压疮。基层全科医生识别并有效治疗早期皮肤变化，可以预防溃疡造成的许多令人衰弱的后果。

病理生理学和临床表现 [1-4]

皮肤溃疡最常见的原因是静脉 / 动脉功能不全

或长期过度压迫皮肤。尤其是在免疫功能低下的人群中，还存在感染和肿瘤原因。对标准治疗反应不佳的长期溃疡患者，还应考虑这些病因。

静脉功能不全

静脉功能不全的最初表现为水肿，通常在晨起醒来时水肿消失（由于双腿抬高），而在一天结束时，由于双腿长时间处于依赖体位而水肿严重。静脉瓣膜功能不全可能与年龄、血栓性静脉炎或静脉曲张的遗传倾向有关。在这三种情况下，当行走或长时间站立期间，异常高的静脉压会导致纤维蛋白原从充血的毛细血管床漏出。毛细血管前纤维蛋白层的形成是微循环异常的标志。有些人认为，纤维蛋白层干扰氧气和营养物质的交换。早期皮肤表现可能包括急性淤积性皮炎（胫前表面红斑 +/- 剥脱和渗出），在未经治疗的情况下，可进展为色素沉着（由于细小静脉破裂释放血红蛋白而导致含铁血红素沉积）、皮肤硬化（源自慢性水肿），最后导致皮肤溃疡。水疱可能提示局部用药引起的接触性皮炎。继发性细菌感染可导致蜂窝织炎。

淤积性溃疡可在皮炎或硬化性蜂窝织炎区域内发生，通常位于内踝上方（“绑腿区”），原因是其血管供应不良，皮下组织稀疏。轻微创伤可导致皮肤易损溃疡。淤积性溃疡大小不等，从小的糜烂到环绕脚踝的溃疡。它们可能会造成疼痛，也可能不会。溃疡底部通常潮湿，肉芽组织丰富。化脓提示继发感染，但必须与纤维蛋白凝结物（也可呈黄色）鉴别。

动脉功能不全

动脉功能不全最常见的原因是动脉粥样硬化性疾病。腿部发冷、苍白或发绀（尽管可能存在依赖性红晕），外周（动脉）搏动消失或减弱。溃疡最初很小，呈点状，浅表，但随着缺血程度的加重，溃疡变得更大、更深（图 197-1）。通常，它们发生在脚的侧面、脚跟、脚趾和甲床上。这种类型的溃疡约占腿部溃疡的 10%。

缺血性溃疡也与高血压病和血管炎有关。高血压引起的病变特征是发生在外踝和小腿表面。最初是疼痛的蓝红色斑块，很快就会出现溃烂。溃疡周围可能有紫色晕圈。血管炎性溃疡见于结缔组织疾病、血液系统疾病和恶性疾病以及过敏反应，最初表现为可触及的紫癜性丘疹或出血性水疱（见第 179 章）。

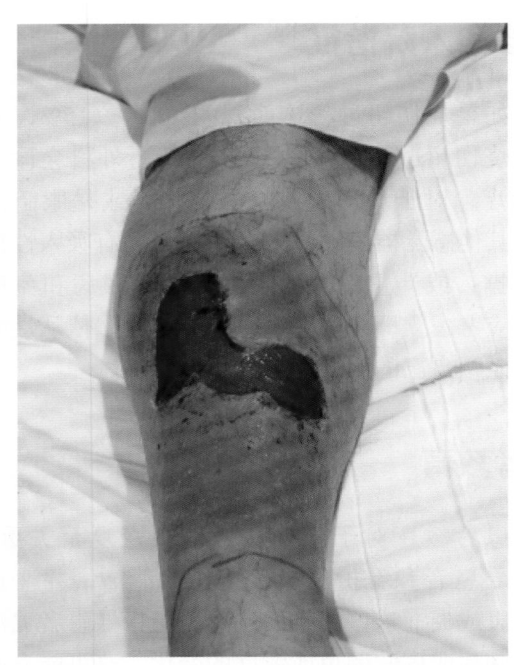

图 197-1 腿部晚期大面积动脉溃疡。这种病变非常疼痛（Source：All photos are courtesy of Peter C. Schalock.）

压疮

压疮（或褥疮）在卧床或半卧床患者中很常见，通常发生在骨突起部位。压力梯度使淋巴管闭塞，微血管系统超载，因此废物堆积，最终导致坏死。身体低垂部位和骶尾部是好发部位，其他重要部位包括髋关节、踝关节和足跟。发生压疮的风险因素包括剪切力、摩擦力和湿度（但不一定是年龄本身）。

病变最初可能表现为按之不退色的红斑、软组织缺失、水疱或骨突起上的焦痂。压疮的严重程度由病变的阶段反映。1 期病变表现为完整皮肤上按之不退色的红斑。2 期溃疡仅累及表皮和真皮。3 期溃疡延伸至皮下组织，破坏周围皮肤。4 期病变穿透深筋膜，累及肌肉，并可能延伸至骨骼。

压疮可诱发蜂窝织炎、菌血症、骨髓炎，甚至脑膜炎。多微生物菌群定植于压疮上，A 族链球菌、金黄色葡萄球菌、大肠埃希菌和脆弱拟杆菌可引起危及生命的菌血症。

坏疽性脓皮病

这种疾病表现为导致组织破裂的无菌性中性

粒细胞浸润和皮肤脓肿。该病与轻微创伤以及炎症和肿瘤性疾病（如炎症性肠道和关节疾病、副蛋白血症、骨髓增生性疾病）的相关性表明，中性粒细胞对炎症或肿瘤刺激的反应过度活跃。临床特征包括快速进展、疼痛、化脓、变紫和坏死边界（图 197-2）。坏疽性脓皮病的溃疡常与其他疾病引起的溃疡相混淆（表 197-1）。

诊断 [1-4]

皮肤溃疡的鉴别诊断很多（表 197-1），但可通过溃疡发生的疾病背景、其外观和位置辅助诊断。如果溃疡累及下肢末端，患者最初出现小的、点状的、浅表的溃疡，且无动脉搏动、腿发冷、苍白（或依赖性发红），则可能是外周动脉粥样硬化性疾病导致的。在结缔组织疾病、恶性肿瘤或过敏反应的患者中，可触及的紫癜和（或）出血性水疱提示血管炎性溃疡（见第 179 章）。在衰弱人群中，出现按之不退色的红斑、软组织缺损、水疱或骨突起上的焦痂区域的溃疡，很可能始于慢性压力。慢性水肿、色素沉着、硬结和红斑引起的下肢末端溃疡提示静脉功能不全。坏疽性脓皮病是指在轻微创伤或并发炎性 / 肿瘤性疾病的情况下，出现疼痛、发紫、边界不规则、以脓疱起始的腿部溃疡。当诊断不确定时，特别是在疑似血管炎、皮肤癌或坏疽性脓皮病的情况下，转诊进行活检可能会有所帮助。最初诊断为坏疽性脓皮病的病例中约有 10% 是误诊。自伤性溃疡是一种排除性诊断，有角度或方形边界和线性模式可能提示该诊断（图 197-3 和图 197-4）。

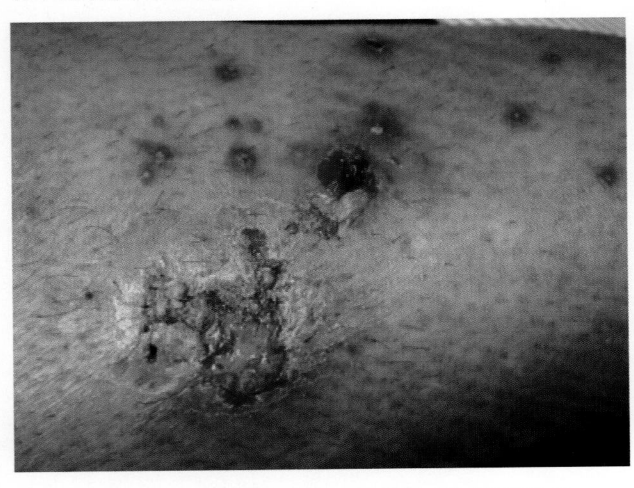

图 197-2　坏疽性脓皮病、早期脓疱和胫骨溃疡

表 197-1　引起皮肤溃疡的一些重要原因
动脉闭塞性疾病 [a]
静脉功能不全 / 淤积性皮炎 [a]
压力
血管炎 [a]
内科恶性肿瘤（如淋巴瘤或白血病）引起的皮肤损害 [a]
坏疽性脓皮病
原发性皮肤感染（如真菌孢子丝菌病）[a]
药物诱导或外源性组织损伤 [a]
皮肤恶性肿瘤（鳞状细胞癌和基底细胞癌）
结缔组织病

[a] 可能被误认为坏疽性脓皮病。

Adapted from Weenig RH，Davis MDP，Dahl PR，et al. Skin ulcers misdiagnosed as pyoderma gangrenosum. N Engl J Med 2002；347：1412，with permission.

管理原则 [2-3,5-13]

潜在病因的治疗对于持续愈合和预防复发至关重要，但无论病因或部位如何，初始溃疡管理的许多原则都是相似的。主要目的是恢复循环（见第 34 章和第 35 章）、改善致病因素、减小压力、清除坏死组织、保持清洁以及防止进一步损伤。

腿部溃疡

初步措施

无论是什么原因造成腿部溃疡，首先用温和

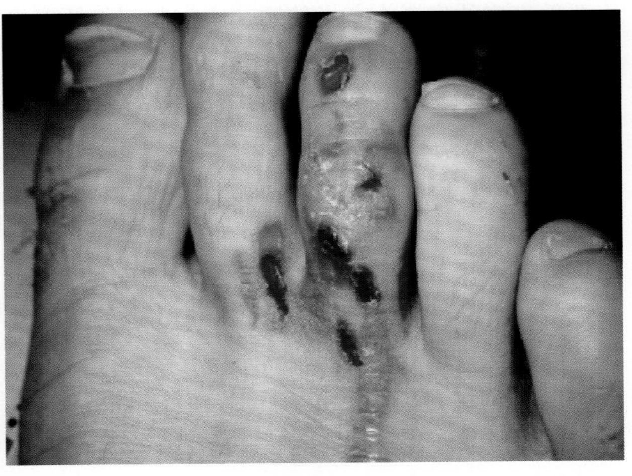

图 197-3　脚背溃疡。这是由于用打火机加热一块金属却烧坏了脚造成的

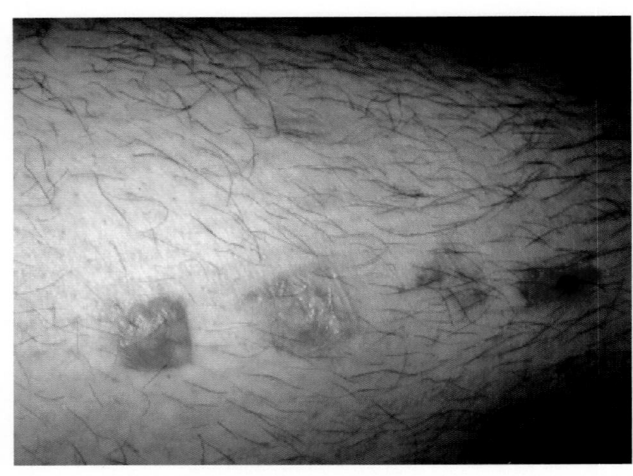

图 197-4　图 197-3 中的同一位患者腿上的方形水疱。这些也是人为的

的肥皂清洗腿部和脚踝。如果需要清创，湿到干（wet-to-dry）敷料可以提供清洁和温和的清创。每天使用几次生理盐水湿润的无菌纱布海绵，待干后移除。对于基底干净的腿部溃疡，使用 Unna 膏靴或封闭性伤口敷料可促进愈合和再上皮化，并提供压力。Unna 靴是一种肉色的纱布卷绷带，上面浸有氧化锌、炉甘石、甘油和明胶。局部酶和亲水性微珠有时是治疗腿部溃疡或压疮的有效辅助制剂。研究显示，短暂局部应用维 A 酸溶液（0.05% 应用 10 分钟，然后用生理盐水冲洗）可刺激肉芽组织的发育并促进愈合。

封闭性敷料被认为是缩短愈合时间的有效敷料，但其效果并不比湿到干敷料好。然而，与锌膏和非黏附敷料相比，封闭性敷料确实提供了更大的便利性以及更好的止痛效果。因此，值得在腿部溃疡严重疼痛的患者中考虑使用。市售制剂包括聚氨酯薄膜（Opsite、Tegaderm、Bioclusive）、聚氧化乙烯水凝胶（Vigilon、Spenco 2nd Skin）、泡沫敷料（Lyofoam、Allevyn）、层压敷料（Biobrane）、海藻酸敷料（Sorbsan、Kaltostat）和水胶体敷料（DuoDerm）。封闭性敷料每 3 ～ 7 天更换一次，如果出现泄漏，则缩短更换时间。必须提醒患者当去除敷料时，可能会出现由液体积聚引起的难闻气味。促进伤口愈合的最佳封闭性敷料仍有待开发，没有哪一种被证明比另一种更好。DuoDerm 随时可用，使用方便。封闭性敷料不应用于合并蜂窝织炎的伤口。

存在蜂窝织炎时需要使用全身性抗生素（见第 190 章）治疗。在大多数情况下，不建议预防性使用局部抗生素（如新霉素、多黏菌素、杆菌肽），因为皮肤致敏率高，并可导致过敏性接触性皮炎。白凡士林是治疗非感染性溃疡的优良伤口敷料。

淤积性溃疡的预防 / 淤积性皮炎的治疗

任何程度的淤积性皮炎都应该予以重视，因为它可能导致进一步的溃疡。应治疗静脉功能不全和水肿（见第 35 章）。外用皮质类固醇乳膏或软膏有助于减少炎症成分和瘙痒；但是由于伤口愈合延迟，不应将其用于溃疡床内。渗出性皮炎需要湿敷（覆盖）和尽可能抬高腿部。急性渗出性皮炎可以用冷的 Burow 敷料来缓解和干燥。应避免刮伤、使用非处方药以及在相关区域放置黏合性胶带。

继发感染性皮炎应口服抗葡萄球菌感染的抗生素进行治疗，如双氯西林、阿莫西林 / 克拉维酸（安灭菌）或阿莫西林。局部抗生素可用于轻度病例。局部使用莫匹罗星对包括耐甲氧西林微生物在内的多种葡萄球菌有效，而且似乎很少致敏。然而，其使用不应超过 14 天，因为长期使用可能会出现抗药性菌种。应避免使用含有新霉素和杆菌肽的制剂，因为它们容易诱发接触致敏和过敏性接触性皮炎。

应外用压力绷带或长袜来降低下肢的静脉压力，并且已经证明压力可以促进愈合。分级加压外科袜价格昂贵，但可能会有所帮助（见第 35 章）。患者应在早晨起床前进行按压。较新的压力袜（20 ～ 30 mmHg 的确定压力）可在零售商处购买（例如 Sockwell）。应避免长时间站立，强调减重，并鼓励间歇性抬腿。在难治性病例中，可使用间歇气动压力代替弹性压力。它有助于加速溃疡愈合，但需要专门的设备和监督使用，通常在住院患者中使用。

压疮

营养充足对于逆转分解代谢很重要，注意影响组织氧合的因素也很重要，如贫血、水肿和血管问题。降低受累区域的压力是至关重要的。在某些情况下，可能需要一个交变压力气垫。清创术的基本原则是使用湿到干敷料或封闭性敷料。各种溶解碎屑的生化制剂据称可以促进愈合，但通常缺乏其功效的双盲证据。有时，需要移植来闭合溃疡。比较有效性的评价发现，使用空气流化床、蛋白质补充、辐射热敷料和电刺激最能促进愈合。

如果压疮并发感染，抗生素方案应覆盖厌氧和需氧菌。即使是浅表溃疡，也可能隐藏一个深的感染窦道或通向骨髓炎的隧道。X 线平片可能有助于慢性骨髓炎的诊断。

新措施包括使用生长因子、同种异体移植和血小板聚集抑制剂。人们对生长因子在促进伤口愈合中的作用日益重视，促进了各种局部生长因子的检测。

最好的治疗仍然是初级预防。比较有效性的系统评价发现，更先进的静态支撑床垫或覆盖物（如羊皮或空气）是最佳预防措施之一。一些皮肤保护轮椅垫似乎可以降低风险。关于复位、乳膏、营养补充剂、敷料和护垫效果的数据不足以得出结论，但它们似乎没有什么危害。

患者教育

对于大多数溃疡，预防是关键。患者和家属必须接受教育，观察淤积性皮炎的溃疡前变化，并在发生溃疡之前采取代偿措施。对于患有慢性血管疾病的患者，修剪指甲、及早治疗溃疡以及在皮肤破裂的最初迹象出现时，寻求医疗护理建议非常重要。对于卧床不起或坐在轮椅上的患者，应该教育他们的家人如何防止长时间对骨突起部位施加压力。

转诊和入院指征

尽管患者管理良好且依从性好，但溃疡仍未能愈合，提示需要转诊外科救治（排除恶性肿瘤或坏疽性脓皮病后）。手术清创和中厚或全厚植皮可能是必要的。如果出现发热或其他菌血症症状，则需要静脉注射抗生素并立即住院治疗。尤其是伴有贫血和低蛋白血症者，死亡风险较高。

治疗建议

静脉功能不全和淤积性皮炎

- 在所有皮肤瘀滞性改变的患者中，可通过休息、抬高（患肢）、利尿剂、避免腿部长时间处于依赖体位，以及使用压力长袜或绷带进行外部压迫控制水肿。
- 治疗任何并发的营养缺乏、高血压、糖尿病或充血性心力衰竭。
- 使用中等效力的外用皮质类固醇（如 0.1% 曲安奈德）治疗瘙痒或淤积性皮炎。如果该区域干燥且有鳞屑，应使用软膏；如果该区域潮湿，则应使用乳膏。避免在溃疡床内使用局部类固醇，因为皮质类固醇可能会延迟伤口愈合。
- 用冷的 Burow 敷料（1∶40 稀释度）治疗急性渗出性皮炎，每天 2 ～ 3 次，持续 30 ～ 60 分钟。
- 不鼓励抓挠和使用非处方药物。

皮肤溃疡

- 采取预防措施，包括在床上和轮椅上使用先进的静态支撑床垫和覆盖物。
- 开具湿到干敷料的处方，然后每天使用纱布海绵清洁和温和清创几次。溃疡部位清洁可用稀释的过氧化氢。
- 封闭性敷料值得一试，因为它们可以缓解疼痛、清除溃疡并加速愈合，而无须手术干预。
- 在继发感染时，培养需氧菌和厌氧菌，并相应使用口服或静脉注射抗生素进行治疗。
- 在轻度皮肤感染的情况下，可考虑短期使用莫匹罗星等局部抗生素（< 2 周），但应避免使用含有新霉素或杆菌肽的制剂。
- 对于持续性深部溃疡，应考虑潜在的骨髓炎。X 线或 MRI 检查可能有所帮助。
- 对于经适当的保守治疗，溃疡仍难以治愈的患者，应转诊至外科处理。培养衍生的人类皮肤等效移植物（Apligraf）已经相当成功，但非常昂贵。Becaplermin（重组人血小板源性生长因子 BB）凝胶（Regranex）已被证明在临床上可以有效治愈溃疡。
- 可能需要进行外科清创和中厚或全厚皮片移植。

附录 197-1

针对皮肤问题的小型外科门诊手术

SHINJITA DAS，PETER C. SCHALOCK

单纯性撕裂伤

单纯性撕裂伤的治疗是最常见的门诊手术之一。据估计，每年要进行 800 万次撕裂伤手术，虽然有相当一部分基层全科医生首诊的，但大多数都是在急诊科进行的。医生必须在诊室评估伤口并决定修复的适当性。

评估和清洁

应评估所有撕裂伤对周围结构尤其是神经的损伤程度。这对于面部、手部和腕部的撕裂伤最为重要。所有累及周围神经的损伤应转诊至急诊科。某些神经分支可以修复，具有良好的长期获益。所有肌腱损伤都应接受手外科医生的治疗。合并骨折的撕裂伤应由骨科医生治疗。

有几项原则适用于撕裂伤的处理。应彻底冲洗伤口并清除异物。对失活组织进行清创，并对细菌污染进行评估。细菌污染的程度可以通过损伤机制和从损伤到就诊的时间来估计。污染程度与损伤的解剖位置和可能影响伤口愈合的患者状况（如糖尿病、肾衰竭、肥胖和营养不良）相关。基于良好的血液供应、低感染风险和美容方面的考虑，面部撕裂伤几乎都是要缝合的。伤口开放超过 12 小时通常有较高的细菌计数，并有感染的风险。细菌定植率高的伤口应保持开放，并通过更换敷料进行治疗。由动物或人咬伤造成的伤口通常保持开放或延迟闭合。但是，由于面部血液供应良好，面部咬伤可以闭合。医生必须平衡美容效果与闭合伤口带来感染的风险。

闭合伤口

一旦决定闭合伤口，就需要适当的器械（表 197-2）。制造无菌区域，并制订麻醉计划。利多卡因局部阻滞效果良好，靶向神经阻滞提供的麻醉不会因大量麻醉而使组织变形。一般来说，伤口闭合应使用带有单丝缝线的简单间断经皮缝合（图 197-5）。伤口的位置决定了所用缝线的大小（表 197-3）。如果目的是闭合和止血，则连续闭合是有帮助的。皮肤边缘应外翻，并在最小张力下缝合。可通过适当位置放置的皮下可吸收缝线缓解皮肤张力。打结应远离撕裂线，以使打结产生的张力远离皮肤边缘。

表 197-2 小型皮肤外科手术器械和用品清单

无菌巾	预备溶液（必达净 / 酒精）
15 号手术刀	持针器
虹膜剪	适当的缝线
Adson 组织镊	18 ～ 30 号针头和注射器
弯血管钳	2×2 和 4×4 纱布
皮肤拉钩	

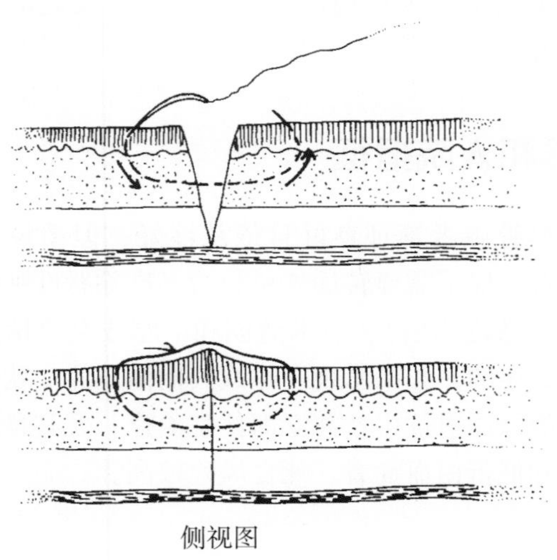

图 197-5 用于皮肤闭合的简单间断缝合。图示为入针的路径。它以锐角进入和离开皮肤，以使皮肤边缘外翻（Reprinted with permission from Grossman JA. Minor injuries and disorders：surgical and medical care. Philadelphia，PA：Lippincott Williams and Wilkins，1984：52.）

表 197-3 基于损伤解剖位置选择缝线和拆线时间

位置	缝线	拆线时间（天）
头皮	3-0 尼龙线	10 ～ 14
面部	5-0、6-0 尼龙线	4 ～ 5
颈部	3-0、4-0 尼龙线	7 ～ 10
躯干	3-0 尼龙线	7 ～ 10
四肢	3-0 尼龙线	8 ～ 12
手部	4-0、5-0 尼龙线	8 ～ 12
足部	3-0、4-0 尼龙线	8 ～ 12
口腔黏膜	4-0 可吸收缝线	10 ～ 14
皮下间隙	3-0、4-0 可吸收缝线	N/A

无菌敷料可用于伤口。一般来说，抗生素不是必要的。例外情况是尽管评估后细菌污染可能性很大，但伤口已闭合。这些患者应在伤口闭合后 24 ～ 48 小时内到门诊就诊以重新评估伤口。指导患者按照伤口的位置，以确定的间隔时间返回进行缝线拆除（表 197-3）。伤口应保持干燥 48 小时，并且 1 周内避免浸泡。闭合后，避免伤口暴露在阳光下几个月被认为可以减少瘢痕内的色素沉着。通过仔细评估患者和伤口选择以及精确的技术操作，大多数伤口有望愈合并达到可接受的美学效果。

皮肤活检

皮肤癌是最常见的恶性肿瘤，鳞状细胞癌和基底细胞癌占病变的 50%。黑色素瘤的比例很小，但却是最严重的皮肤癌，其发病率稳步上升（见第 177 章）。基层全科医生经常需要检查可疑病变，并提供组织进行病理评估。良性炎性肿块和皮疹也可能需要活检。有几种技术可用于皮肤病变的活检。正确的技术取决于解剖位置、形态和预期的病理诊断。

刮除活检是一种适合浅表表皮病变的技术。它不应用于黑色素瘤的诊断。将 15 号手术刀或皮肤刀片切向病变部位，切下一小勺病变部位。可通过电灼或化学烧灼（氯化铝）止血。然后涂上凡士林并用绷带包扎。

钻凿活检可能是位于真皮或皮下脂肪病变的理想选择。钻凿活检装置可在皮肤上形成圆形全厚度切口。病变处铺巾、备皮，行区域阻滞麻醉。钻凿活检装置垂直于病灶，通过来回旋转装置做切口（向下至皮下）。用虹膜剪从皮下组织切除标本。为了止血和美观，可放置一个或两个简单间断缝线。使用凡士林和绷带。缝线可在 7 天（面部 / 头皮）或 14 天（躯干 / 四肢）内拆除。

切除活检适用于不适合钻凿活检的较大病变或可能深入皮下脂肪的病变。椭圆切口以 3：1 到 4：1 的比例构成，长轴沿着皮肤的自然张力线。1 ～ 2 mm 的边缘足以进行诊断性活检。切口向下伸入皮下脂肪。虹膜剪用于从皮下脂肪中切除标本。可吸收缝线可用于拉拢皮肤和降低伤口张力，然后用间断尼龙缝线闭合表皮。

脓肿

皮下脓肿常表现为疼痛的波动性肿块。尽管给予抗生素治疗，一些患者仍表现出持续的症状。皮下脓肿的治疗原则是引流。

局部麻醉后，用手术刀切开脓腔。通常情况下会出现化脓。用一个弯血管钳夹住伤口，破坏所有的伤口和脓袋。应获得培养物。可以用生理盐水冲洗脓腔，必要时用电灼止血。脓腔一般至少需要引流 24 小时，因此不应闭合。可使用吸水压力敷料。如果脓腔用纱布填塞，则每天应更换 2 ～ 3 次。

肛周脓肿应特别注意。引流前应仔细询问病史和检查。直肠指诊和肛门镜检查有助于确定受累程度。局限于肛周浅表区域且与瘘管或炎症性肠病无关的脓肿可在门诊引流。转诊给外科医生的门槛应该很低。脓肿的引流方式与上述描述相似。必须注意避免损伤肛门括约肌复合体。应进行培养，因为厌氧菌和（或）革兰氏阴性杆菌感染可能反映来自肛门深部腺体的感染和较高的延迟瘘管形成的风险。这些患者应进行密切随访。当不再引流出脓液时，可以移除填料。坐浴以保持清洁，促进愈合。

单纯性甲沟炎

甲沟炎是指甲外侧缘的软组织感染（图 197-6）。患者通常会抱怨疼痛，并且指甲底部周围区域发红、肿胀、触痛。感染常形成小脓肿。引流可以缓解大多数症状。

可通过掌骨阻滞完成手指的完全麻醉（图

197-7)。在对掌指关节上的皮肤进行酒精消毒后，在掌骨头的内侧和外侧掌面上选择进针口。注射 1 ～ 2 ml 不含肾上腺素的利多卡因，注射前应注意回抽。

包括掌骨头在内的整个手指可以用温和的肥皂液清洗，然后均匀涂上一层必达净。侧面感染的

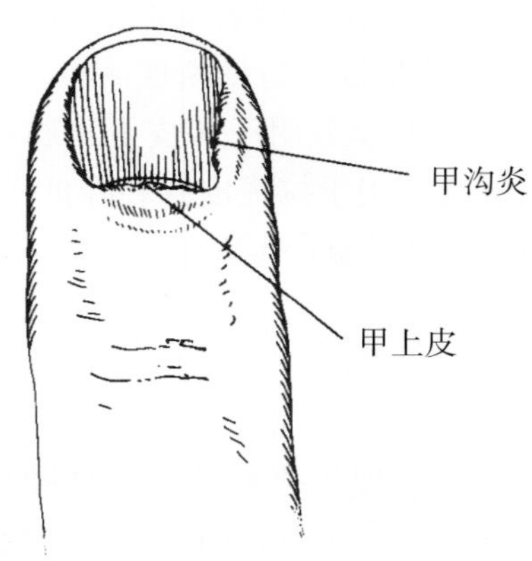

图 197-6 单纯性甲沟炎（Reprinted with permission from Grossman JA. Minor injuries and disorders：surgical and medical care. Philadelphia，PA：Lippincott，1984：253.）

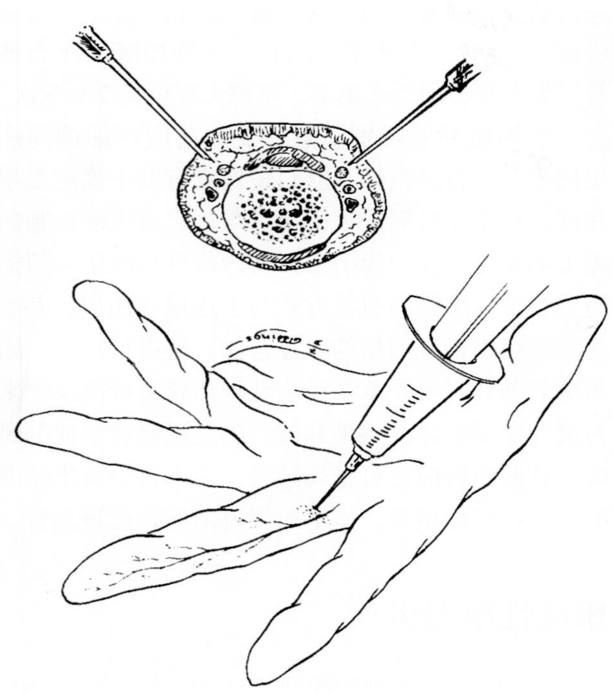

图 197-7 掌骨阻滞。进针口位于手指的掌根部、内侧和外侧。然后针径朝向掌骨头（Reprinted from Van Way CW III，Buerk CA，eds. Surgical skills in patient care. St. Louis，MO：Mosby，1978：55. Copyright © 1978 Elsevier. With permission.）

治疗包括沿指甲外侧缘切开皮肤；在肿胀、波动的区域，在指甲正下方做一个小切口。引流脓性物质后可使用引流条，以防止伤口过早闭合，但通常不需要。24 小时后取下引流条，开始每天 2 次热敷。偶尔必须取下一部分指甲以建立充分的引流，特别是如果感染已经渗透到甲下间隙。虹膜剪用于将指甲与底层基质分离。这种解剖是从指甲尖端到指甲底部以垂直条带进行的，包括 1/6 ～ 1/4 英寸的指甲表面。然后用 15 号刀片或剪刀沿着这条垂直线切割指甲。随后用弯血管钳钳夹住要取下的指甲部分，并把指甲从指甲上皮下方拨开。

在指甲切除造成的伤口内放置 Xeroform 或凡士林浸渍纱布，注意在基质和指甲上皮之间放置一层，以确保指甲在切除区域生长。一块纱布垫盖住敷料，将其固定到位。没有必要常规服用抗生素。但是糖尿病患者应接受抗链球菌和抗葡萄球菌治疗 7 天。

甲下血肿

由于钝性创伤，血液在指甲和指甲基质之间积聚时会发生甲下血肿。指甲床上的压力会引起搏动性疼痛。远端指骨骨折常伴有较大的甲下血肿，必须通过 X 线检查排除。重要的是不要漏诊甲床撕裂，因为从长远来看，它可能会导致指甲畸形，并且很难及时修复。隐匿性甲床撕裂可以通过血肿的大小和是否存在指甲撕脱或相关的远端指骨骨折来预测。症状轻微的甲下小血肿不需要干预。有症状的甲下血肿可以通过环钻或拔甲来治疗。

环钻术包括创建一个小孔，以便引流血肿（图 197-8)。不需要行指神经阻滞。用针头、电烙器、钻头或加热的回形针直接在血肿上方进行小钻孔。血液通常会从钻孔里喷出来，情况马上就会得到改善。应使用无菌敷料，但不必使用抗生素。

超过 50% 的指甲撕脱和血肿需要探查甲床，因为甲床撕裂的发生率很高。如前所述，需要拔甲。甲床撕裂采用间断 6-0 可吸收缝线修复。然后将指甲作为保护夹板放回到其正常位置，以提高舒适度。应使用无菌敷料，但不必使用抗生素。远端指骨骨折伴甲下血肿应转诊至手外科医生处理。

烧伤

皮肤灼伤的原因很多，有火焰、蒸汽、烫伤、电灼伤和化学灼伤。这些伤害会对表皮、真皮和皮下脂肪层造成不同程度的细胞损伤，具体取决于深度。烧伤创面的分类和治疗基于受累皮肤的深度和表面积。一度烧伤是指累及表皮表层的烧伤。二度烧伤累及表皮和真皮；根据累及的真皮数量，浅表烧伤和深度烧伤有着很大的区别。深二度烧伤累及整个真皮乳头状组织，可穿透部分或全部网状真皮。三度烧伤累及表皮和真皮的所有层次，并渗透到下面的脂肪和肌肉。

传统上，烧伤的表面积是根据九分法计算的。每只手臂占体表面积的 9%，每条腿占 18%，前后躯干各占 18%，头部占 9%，会阴 / 生殖器占 1%。

使用这些分类法，烧伤的治疗可以有条不紊地进行。所有覆盖身体 10% 以上的二度烧伤、所有三度烧伤、任何与电流有关的烧伤，以及所有累及耳朵、眼睛、面部、手、脚或会阴的烧伤，都应立即转诊至熟悉烧伤护理的大型医院。其余的一度烧伤和覆盖身体（面积）不到 10% 的二度烧伤，可以在门诊进行适当的伤口护理和随访。

烧伤创面的门诊管理从用肥皂水温和清洗开始。化学烧伤应进行大量冲洗。二度烧伤常导致皮肤起水疱。未破裂的水疱应保持完整，因为它们是一种生物敷料。破裂的水疱用剪刀清创。在门诊环境中处理的大多数烧伤伤口会随着换药而愈合。在烧伤表面薄薄地、均匀地涂抹一层磺胺嘧啶银乳膏。压舌板的应用效果很好。随后用干纱布垫覆盖磺胺嘧啶银，并用卷纱布固定。然后每天 2 次彻底更换敷料，在使用新敷料之前彻底清洁伤口。一度烧伤预计在 3 ~ 4 天内愈合，二度烧伤需要 10 ~ 20 天。烫伤和化学烧伤可在数小时内从二度发展为三度，应密切随访。愈合失败（的患者）应立即转诊至烧伤中心。

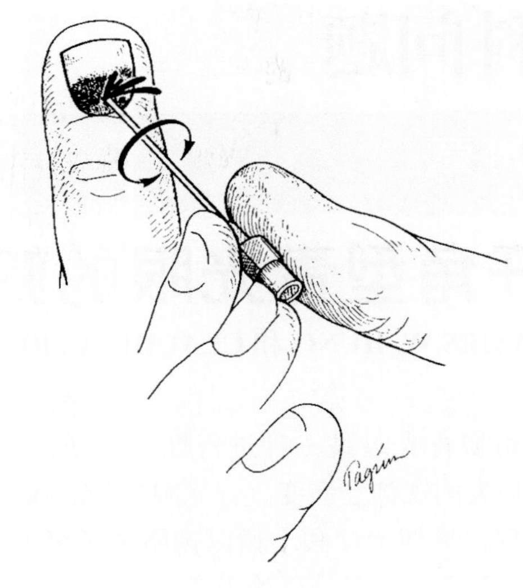

图 197-8 单纯甲下血肿环钻术

（刘 阳 翻译，齐建光 审校）

第十三部分

眼科问题

第 198 章

开角型青光眼的筛查

JAMES W. HUNG 和 CLAUDIA U. RICHTER

开角型青光眼是一种进行性不可逆性的、伴有视野缺失的视神经病变。青光眼患者的筛查对于早期发现、早期治疗和干预以预防失明至关重要。在众多开角型青光眼的确诊患者中，我们经常发现眼压升高虽然不是一个明确的标准，但是一个主要的危险因素。一些青光眼患者眼压正常（正常眼压型青光眼），而一些眼压升高（高眼压）患者没有相关的视神经病变。因此仅通过检查眼压筛查青光眼是不够的。对高危人群来说，使用眼底镜仔细地评估视神经对识别患者至关重要。该病通常无症状，直到后期才发生不可逆转的视力损伤。因此，尽早确诊并开始适当的治疗非常重要。一旦青光眼的诊断成立，由于患者的眼压可以通过药物或手术控制，其视力损伤就可以预防或最小化。

流行病学与危险因素 [1–5]

在美国，大约有 250 万人患有开角型青光眼，其中 50% 的人不知道自己患有威胁视力的疾病。这是美国人致盲的主要原因，也是非州裔美国人致盲的主要原因。不及早发现青光眼会导致疾病的进展，最终导致失明。据估计，每年由于青光眼所造成的直接成本超过 29 亿美元，包括药物、医生诊疗、手术干预以及非医疗成本。间接成本包括生产力损失、社会保障福利、生活功能和质量下降。

重要的危险因素包括眼压升高、年龄、非洲裔和家族史。青光眼在非州裔美国人中的发病率是白人的 5 倍，而导致非州裔美国人失明的概率是白人的 4 倍。其他相关性稍弱的危险因素有近视、糖尿病、薄角膜厚度和血管痉挛（如偏头痛）。

眼压升高是最重要的危险因素之一，且是目前唯一可调节的危险因素。正常眼压为 10 ～ 21 mmHg，且在分布上偏向于较高的压力。眼压大于 21 mmHg 且无视神经损伤的患者被称为高眼压型或可疑青光眼。眼压低于 22 mmHg 但伴有青光眼性神经损伤和相关视野丧失的患者被诊断为正常眼压型青光眼。该情况可能占开角型青光眼病例的 15%。正常眼压型青光眼的发病机制尚不完全清楚。无论青光眼的类型如何，研究反复证明，降低眼压可以阻止或减缓视神经损伤的进展。

病理生理学、自然发展和早期治疗效果 [6–14]

青光眼的基本病理生理特征是神经节细胞轴突的损失，以及视神经病变和视野损伤的产生。眼压升高、血管阻力增加或小血管疾病引起的视神经机械性缺血可导致神经节细胞轴突缺失，干扰神经节细胞轴突中的轴浆流动，导致细胞功能障碍和死亡。筛板（轴突离开眼睛时穿过的筛状结构）可能会失去对神经节细胞轴突的支持，从而干扰轴突功能。细胞凋亡也可能也参与其中。最终的结果是神经节细胞及其轴突的缺失、视神经杯状突起和视野丧失。

眼压和视力丧失之间的关系，如视野缺损所表现的，在个体之间有高度差异。例如，并不是每个眼压升高的人都会患青光眼。高眼压型青光眼患者的视野缺损发生率为每年 5/1000 ～ 10/1000。因此，并非所有的高眼压患者都需要治疗性干预的说法存在争议。然而，这些患者通常每 6 ～ 12 个月接受一系列视野和其他视神经的仔细评估及监测，以检测进行性视神经病变。

青光眼导致的视野缺失是不可逆的，但在早期和晚期疾病中，降低眼压可显著降低疾病进展（视神经损伤和视野缺失）的风险，然而，在近一半的患者中，尽管眼压降低，疾病仍在进展。随机试验的系统综述发现，治疗可显著降低视野损失和视盘损伤的风险，但有关治疗对患者感知的视力损害的影响的数据有限。早期诊断和治疗很重要，因为一旦最初的损伤发生，视神经就变得越来越容易受到进一步的损伤。

筛查方法 [6,12,15-17]

没有一种单一的检测方法对筛查具有足够的敏感性或特异性，但综合使用多种检测方法有助于最大程度地检测疾病。美国联邦医疗保险有一项针对青光眼高危患者的筛查福利。这将增加人群就医的机会，并扩大筛查人群。

眼压测量：眼压计

眼压计是青光眼最广泛使用的筛查方法，因为它是检测其主要危险因素——眼压升高的一种手段。不幸的是，没有眼压的标准线，即当眼压水平高于此标准时，视神经损伤和视力损伤一定会发生；低于此标准时，青光眼损害一定不会发生。

从统计学上讲，正常成年人的平均眼压为 15 ～ 16 mmHg。一些青光眼患者筛查的眼压低于 21 mmHg，然而许多眼压反复高于 21 mmHg 的个体没有、也可能永远不会发生青光眼损害。没有特定的数值在敏感度和特异度之间提供最佳平衡。18 mmHg 的压力值检测敏感性为 65%，特异性为 65%。。

眼压测量的准确性受角膜厚度的影响：较厚的角膜会人为地增加眼压测量值，而较薄的角膜会导致测量值被低估。测量中央角膜厚度有助于眼压计读数的解读，且已开发一系列含有眼压测量矫正因素及其必要调整的列线图。但是，眼压也需要根据危险因素和其他检查结果进行解释。

眼底镜

通过检查视神经和视网膜神经纤维层的外观或测试视觉功能，包括对视神经状态的评估，筛查可以变得更加有效。视盘中心视杯轮廓的改变是青光眼损害的第一个明确证据。通常视杯有一个圆形的、规则的轮廓。早期青光眼的视杯在颞上缘或颞下缘出现凹痕。随后的变化包括生理性视杯深度和宽度的增加（通常表现为视杯与视盘比的增加）、视网膜中央血管的鼻腔移位以及进行性视神经头苍白。与青光眼相关的其他视盘改变是不对称视盘和视盘出血。首选的视神经评估技术包括散瞳后视觉立体照相（如裂隙灯显微镜）。

眼底镜检查的局限性包括：观察者在评估视神经状态时存在很大的差异，需要训练有素的人员，以及可能需要散瞳以实现充分的视觉效果。计算机辅助视神经成像的出现可能会提高传统评估杯盘比的有效性和可靠性，但费用高、便携性差和使用的复杂性，使得这些技术不适合大规模人群筛查。

视野测试

青光眼的诊断包括从远周边视觉开始的视功能减退。视野测试的效用取决于视野缺陷的存在。通常，早期缺陷只能通过正式的手动或自动视野测试来识别。然而，由于时间和技术难度、手动视野技术的低敏感性以及自动视野方法的低特异性，此类检测不足以进行大规模青光眼筛查。

神经纤维层分析

计算机辅助的神经纤维层分析可以在视杯可见或可检测到视野缺损之前检测出青光眼性视神经损伤。各种检查方法包括光学相干断层扫描、偏振激光扫描术和激光共聚焦扫描检眼镜。这些技术具有较高的设备成本、较高的操作员可变性和相对固定的机器，不适用于全科医学门诊。此外，神经纤维层分析对青光眼损害的假阳性和假阴性率较高，因此不适用于筛查。

建议 [18-19]

- 青光眼是一种常见病，有有效的治疗方法，而且无症状期的治疗可以减轻视野和视神经损伤，有合理的检查手段，因此非常需要进行早期筛查［值得注意的是，美国预防服务工作组因没有发现足够的证据而不予推荐，这主要是基于筛查的准确性（特别是在初级保健门诊中），以及对患者感知的视觉功能和生活质量的影响方面证据不足］。
- 需要多模式筛查，最好由眼科医生而不是基层全科医生进行筛查，因为它包含标准眼科检查的许多要素，可以作为其中一部分进行。
- 基层全科医生应参与青光眼筛查，在常规眼底镜检查期间检查视杯的特征性变化，确定其他危险因素，并指导患者进行适当的眼科诊疗。

- 筛查频率取决于每位患者的危险因素。20 ～ 39 岁的患者应每 3 ～ 5 年进行一次筛查，40 ～ 64 岁的患者应每 2 ～ 4 年进行一次筛查，65 岁及以上的患者应每 1 ～ 2 年进行一次筛查。
- 自动视野检测和神经纤维层分析是青光眼的辅助检查，但设备成本太高，假阳性过高，机器可移动性差，在基层医疗门诊中不建议使用。

（刘 阳 翻译，齐建光 审校）

第 199 章

红眼的评估

NICOLETTA FYNN-THOMPSON 和 CLAUDIA U. RICHTER

红眼是基层全科医生最常遇到的眼部问题。大多数病例为良性、自限性疾病，可由基层全科医生快速诊断和治疗。然而，由于红眼可能提示存在损害视力的严重疾病，医生必须了解以红眼为症状的疾病的鉴别诊断并进行适当的初步评估。

病理生理和临床表现 [1-6]

眼和眼周组织发红提示炎症或出血。炎症的原因包括细菌、病毒、衣原体和真菌感染，过敏反应，免疫紊乱，眼压升高，环境和药理学刺激物，异物，以及创伤。出血可能是特发性的，也可能是由撕裂伤、挫伤、凝血障碍、合并感染或剧烈活动引起的。眼睑红肿可能在较不常见的情况下提示良性或恶性眼睑肿瘤、局部皮肤病或全身免疫性疾病。

结膜充血的形式为了解病因提供了重要线索。角膜或眼内炎症引起睫状体充血——角膜周围毛细血管扩张，从而在角膜周围形成紫红色光晕。较大的深层巩膜上血管也可能充血。原发性结膜炎导致眼睑和球结膜弥漫性血管充血，而无睫状体充血。

红眼可能是由结膜、角膜、葡萄膜、眼睑或眼眶的病理改变所导致。

结膜疾病

结膜炎

结膜炎是引起红眼的最常见原因。主要表现为晨起眼部结痂和分泌物粘连、结膜红斑（尤其是球周段）、视力正常、无畏光。根据病因可分为传染性、变应性、无菌性和化学性结膜炎。

细菌性结膜炎以黏液脓性分泌物为特征，通常单侧发生，无耳前淋巴结病变。睡了一夜之后，眼皮上有一层厚厚的结痂。肺炎链球菌、金黄色葡萄球菌和流感嗜血杆菌是最常见的病原菌。严重的超急性结膜炎提示奈瑟菌感染，可能会造成角膜瘢痕或穿孔，导致全身播散。慢性结膜炎通常是由金黄色葡萄球菌或莫拉菌引起的。衣原体性结膜炎由泌尿生殖道传播，发生于性活跃的年轻人，表现为双侧包涵体性结膜炎，它与典型的细菌性结膜炎不同，表现为明显的滤泡性结膜反应和耳前淋巴结病变。沙眼是导致失明的主要原因，全球约有 4 亿人患有此病，但在美国却很罕见，西南部的美洲原住民除外。然而，年轻女性衣原体性宫颈炎发病率的快速增长（见第 115 章和第 125 章）在更多的新生儿群体中增加了患沙眼的风险。

病毒性结膜炎通常是单眼发病，几天后扩散到另一只眼，分泌物特征是水样或黏液浆液性分泌物，耳前淋巴结病变常见。病毒性结膜炎可能与发热、咽炎（咽结膜热）相关联，尤其是在儿童中。流行性角结膜炎是由腺病毒引起的，传染性强，第一周可伴有角膜上皮缺损，第二周可伴有角膜上皮下浸润，有时可导致视力减退。患者可能出现结膜假膜或结膜瘢痕，有时会疼痛。

过敏性结膜炎可能与季节性过敏症和特应性皮炎有关，通常表现为双侧眼痒和流泪。春季角结膜炎是一种慢性复发性过敏反应，可导致角膜溃疡的形成。

玫瑰痤疮、Reiter 综合征和 Stevens-Johnson 综合征患者可发生双侧无菌性结膜炎。玫瑰痤疮患者可能伴有眼睑炎症（睑缘炎），并可伴发无菌边缘角膜溃疡和慢性葡萄球菌感染。

超敏反应

对眼部药物过敏可能导致外眼睑红斑，特别是在外眦，并伴有结膜炎。眼睑的血管神经性水肿可能发生于双侧，常由全身过敏性反应引起——过敏原通常是食物；也可单侧发生，常由局部接触过敏原（如化学物质、毒常春藤和昆虫叮咬后）所致。发病迅速，1 ～ 2 天内消退。水肿而无发红常提示过敏，而非感染。

睑裂斑和翼状胬肉

睑裂斑是黄白色、良性的结膜结节，通常位于鼻侧，引起眼外观轻度变色，可能存在钙化改变。这种情况是由严重暴露于紫外线（光化学暴露）所致。紫外线照射的一个更严重后果是翼状胬肉，其特征是翼状纤维血管结膜组织生长、发红，并可侵犯角膜，且有损害视力的风险。

结膜下出血

结膜下出血与轻微创伤有关。在许多情况下，创伤是不明显、原因不明的。更明显的出血通常继发于明显外伤。大量出血导致眼球突出和眼外运动受限是眼眶出血的信号，这可能会损害视神经和视网膜循环。急性结膜炎也可能出现结膜下出血。全身性原因包括凝血功能障碍和静脉充血（Valsalva 动作）。临床表现包括结膜局灶性或弥漫性发红，而无相关的分泌物或瘙痒感。

异物

球结膜或上下眼睑的异物可能会导致大量流泪、结膜充血，以及有东西“进入”眼睛的感觉。有时，眼睛可以很好地耐受异物而症状轻微。

表层巩膜炎

通常是浅层巩膜血管的良性炎症，但在复发病例中（与结缔组织病、疱疹、梅毒、肺结核和玫瑰痤疮有关），结膜可能会出现局限性结节性炎症区域，患者主诉轻度疼痛 ，眼红。视力和眼睑正常，角膜清晰，结膜局部隆起、发红。

巩膜炎

巩膜炎为巩膜基质层的炎症，具有潜在破坏性并伴有疼痛，是一种罕见疾病，与自身免疫性结缔组织疾病、血管炎、感染性疾病和代谢性疾病相关。巩膜炎需要有经验的观察者进行诊断。

角膜疾病

角膜炎表现为角膜周围睫状体充血，伴有畏光、流泪。干眼症会引起继发于浅表角膜炎的强烈反应，如过度使用接触镜（角膜缺氧）和紫外线角膜炎。

角膜溃疡可能是无菌的或由细菌、病毒或真菌引起，通过荧光素染色容易检测。常可见角膜的局部雾状混浊（haze）或混浊（opacification）。单纯疱疹性角膜炎的特征是角膜上皮荧光素染色后呈细小的分枝图案，为角膜“树突状”溃疡。单纯疱疹和带状疱疹也可能导致更广泛的角膜“地图状”溃疡。金黄色葡萄球菌可能导致角膜缘无菌性浸润。

角膜擦伤会被荧光素染色但无浸润，除非在几天内未经处理。相关的前房积血（前房中的血液分层）表明严重的创伤，需要眼科会诊。复发性糜烂表现为数月或数年前发生磨损部位的上皮缺损，通常由有机物质（例如树枝、指甲）引起。它也可能发生于角膜营养不良。两种情况都是由于上皮与底层基质的黏附缺陷。

角膜异物可引起流泪、充血和异物感。对于含铁异物留下的锈环尤其如此。

角膜裂伤伴穿孔表现为前房浅或缺如，眼压

明显降低，瞳孔偏心性，虹膜脱垂进入创面。

化学性角膜结膜炎是一种常见的因暴露于刺激性化学溶液引起的工业损伤。结膜均匀发红，瞳孔收缩，视力下降，角膜模糊，虹膜痉挛引起眼睛疼痛。

葡萄膜疾病

葡萄膜炎

葡萄膜炎是指葡萄膜（包括虹膜、睫状体和脉络膜）本身的炎症，虹膜炎（前葡萄膜炎）表现为眼睛疼痛、畏光、发红、瞳孔收缩、睫状体充血和视力下降。可发生于单侧或双侧。如果是单侧的，由于虹膜痉挛或粘连，受累瞳孔可能比健侧瞳孔小。手电筒检查可显示前房稍混浊。裂隙灯检查发现前房浮游物（房水中细胞反应）和前房闪辉（血管通透性增加）。炎症细胞称为“角膜后沉淀物”，可以聚集在角膜后部。

虹膜炎和葡萄膜炎通常是特发性的，但可能与大量系统性疾病累及眼部相关，包括强直性脊柱炎、白塞综合征、结节病和幼年型类风湿关节炎。感染性和肿瘤性疾病是伴随后段受累（后葡萄膜炎）的其他原因。眼外伤可导致反应性虹膜炎。

眼睑和眼眶疾病

睑缘炎

睑缘炎是由眼睑边缘结构的炎症（感染性和非感染性）引起的，表现为眼睑边缘发红、脱屑和结痂。葡萄球菌性睑缘炎可引起干燥鳞屑、睫毛脱落，有时还会引起结膜炎和角膜缘浸润。脂溢性睑缘炎和睑板腺功能障碍与慢性油性分泌物有关，分泌物引起眼睑后缘皮肤刺激和血管扩张，并伴有结膜炎症。睑板腺功能障碍通常与脂溢性皮炎和玫瑰痤疮有关。往往是慢性睑缘炎的急性发作，更常见于白种人。表 199-1 列出了眼睑炎症的其他原因。

表 199-1 眼睑炎症的其他原因

分类	病因
细菌感染	脓疱病
	丹毒
病毒感染	单纯疱疹
	传染性软疣
	水痘 - 带状疱疹
	乳头瘤病毒
寄生虫感染	阴虱
免疫性皮肤病	特应性皮炎
	接触性皮炎
	多形性红斑
	落叶型天疱疮
	结缔组织疾病
	红斑狼疮
	皮肌炎
皮肤病	牛皮癣
	鱼鳞病
	剥脱性皮炎
	红皮病
良性眼睑肿瘤	假性上皮瘤性增生
	光线性角化病
	鳞状细胞乳头状瘤
	皮脂腺增生
	血管瘤
	化脓性肉芽肿
恶性眼睑肿瘤	基底细胞癌
	鳞状细胞癌
	皮脂细胞癌
	黑素瘤
	卡波西肉瘤
其他	神经纤维瘤
	结节病
	唐氏综合征

睑腺炎

睑腺炎是睑板腺（内睑腺炎）、睫毛毛囊或其附属的皮脂腺 Zeis 腺（外睑腺炎）的一种急性炎症或传染性结节。表现为眼睑边缘附近的红色、压痛性肿块。内睑腺炎可能向皮肤或眼睑的结膜侧发展，而外睑腺炎向皮肤方向发展。睑腺炎可能会导致弥漫性浅表眼睑感染，称为眶前蜂窝织炎。

霰粒肿

霰粒肿是睑板腺特发性无菌性慢性肉芽肿性炎症，可表现为疼痛及轻度炎症或无症状的单发肿块。

急性泪囊炎

鼻泪管和（或）泪囊的局部感染，表现为触诊时局部皮肤压痛和挤压时泪管中脓性物质分泌。

出血

眼睑或前额出血，无论是自发的还是创伤性的，都可能沿着眼睑的组织平面迅速蔓延，并引起明显的广泛淤斑，使患者担忧。

眼眶蜂窝织炎

眼窝蜂窝织炎是一种严重的感染性疾病，表现为眼睑肿胀、红肿、眼球突出、疼痛、发热和白细胞增多。生物体是由于正常皮肤屏障破坏进入眼眶，或者是通过鼻窦或静脉通道进入眼眶。如果病情恶化，可能会导致第三、第四、第六脑神经麻痹或第五脑神经眼支麻痹，这是非常严重的并发症海绵窦血栓形成的表现。

眼内疾病

急性青光眼

是一种眼部急症，表现为眼睛疼痛、红眼伴睫状体充血。瞳孔中度散大并固定，角膜水肿继发混浊。眼压超过 40 mmHg，可能达到 70 ～ 80 mmHg。患者视物不清、出现虹视（由于角膜水肿）和单侧头痛。常伴有恶心和呕吐，这偶尔会使医生考虑为急腹症。急性青光眼通常是由于狭窄的房角闭合，也可能是由于前房内有炎症细胞或红细胞、虹膜新生血管形成或虹膜周边前粘连。

鉴别诊断 [3-4,6]

红眼的病因在解剖学上可分为结膜、角膜、葡萄膜、眼睑 - 眼眶和眼内疾病（表 199-2）。通常可以根据临床情况进行鉴别（表 199-3）。

表 199-2　红眼的主要原因
结膜疾病
感染（细菌、病毒、衣原体）
过敏
异物
结膜下出血
睑裂斑
翼状胬肉
表层巩膜炎
巩膜炎
磨损
角膜疾病
擦伤（伴或不伴感染）
单纯疱疹 / 带状疱疹
磨损
干燥性角结膜炎
暴露性角膜病
化学创伤
角膜溃疡（伴或不伴感染）
葡萄膜疾病
原发性虹膜炎和脉络膜炎
继发性虹膜炎（感染、创伤）
系统性疾病引起的复发性虹膜炎
眼睑和眼眶疾病
睑缘炎
睑板腺囊肿
睑腺炎
泪囊炎
蜂窝织炎
出血
眼内疾病
急性青光眼

检查 [3-4,6]

病史

病史的目的是确定眼红的持续时间、发病的速度、患者当时的活动以及症状的程度和性质。应注意眼科相关病史和用药情况。主要症状包括视力改变、疼痛、瘙痒、晨起结痂、流泪、黏液或脓性分泌物、畏光和异物感。应该注意的是，尽管病史通常有用，但也可能具有误导性。例如，病毒性

表 199-3 红眼病因的鉴别

	结膜炎			角膜损伤或感染	虹膜炎	急性青光眼
	细菌	病毒	过敏			
视力	–	–	–	↓或↓↓	↓	↓↓
疼痛	–	–	–	+	+	+++
畏光	–	±	–	+	++	-
异物感	–	±	±	+	–	–
痒感	±	±	++	-	–	–
撕裂感	+	++	+	++	+	–
分泌物	黏液脓性	黏液性	–	–	–	–
耳前淋巴结	–	+	–	a	–	–
瞳孔	–	–	–	NL 或缩小[b]	缩小	稍扩大，瞳孔固定
结膜充血	弥漫性	弥漫性	弥漫性	弥漫性，睫状充血	弥漫性，睫状充血	弥漫性，睫状充血
角膜	清晰	有轻微点状染色或浸润	清晰	取决于病情	清晰或轻度混浊	混浊
眼压	NL	NL	NL	c	↓，NL，或↑	↑↑

[a] 见于疱疹性角膜炎。
[b] 继发性虹膜炎。
[c] 发生穿孔性创伤时较低。
NL，正常

结膜炎可能伴有瘙痒或异物感，而患者可能将单纯疱疹性角膜炎的症状归因于“眼睛里的一种化学物质”，因为这些症状可能是在家中烫发之后发现的。

体格检查

在固定距离准确测量视力很重要。如果视力检查存在异常，通过使用针孔检查未矫正的屈光不正也很重要。任何视力下降的患者，如果不能很好地用原有疾病解释，或可能存在威胁视力的严重疾病，都应立即转诊眼科医生。黏液和流泪会使视力下降，但视力下降的水平不超过视力表一到两行。角膜病变可能会进一步降低视力，针孔测试只能部分改善视力；中央上皮磨损通常使视力保持在约 20/100 或更好一些。触诊耳前淋巴结肿大则提示病毒性原因。应关注结膜分泌物，黏液脓性分泌物提示细菌性病因，而稀薄、水样或轻微黏液而非脓性分泌物则符合病毒性病因。应检查眼睑边缘是否有结痂、溃疡、脓肿和肿块，以及结膜是否有发红、睫状充血、异物（包括眼睑外翻），如果有裂隙灯，还应检查有无滤泡和乳头。用手电筒观察角膜的透明度，直接检眼镜设置在 +15 屈光度左右可以用来放大角膜的细节。

荧光素染色可以与蓝色滤光片结合使用，来观察角膜是否有擦伤、感染和其他损伤。一旦怀疑有角膜损伤，需迅速转诊进行裂隙灯检查。

如果怀疑急性闭角型青光眼，应测量眼压。另一只眼的前房深度可以通过从颞侧将手电筒平行于虹膜（冠状面）瞄准来评估。浅前房通常是凸面的，会在鼻侧虹膜上投下阴影。

实验室检查

大多数检查由眼科医生进行，但基层全科医生可能尝试结膜涂片检查，急性细菌性结膜炎中有多形核白细胞，病毒性或晚期细菌性结膜炎中有淋巴细胞，过敏性结膜炎中有嗜酸性粒细胞。化脓性分泌物应在血琼脂上培养，如果怀疑有奈瑟菌，则应在巧克力琼脂上培养，并进行革兰氏染色。对疑似衣原体和病毒性疾病的包涵体进行刮除通常没有效果，而对感染性角膜溃疡进行刮除和培养需由眼科医生操作。结膜刮片和腺病毒检测可诊断腺病毒性结膜炎，具有高度的敏感度和特异度。

疑似蜂窝炎患者需要进行白细胞分类和计数以及血培养检测。结膜下出血患者不需要进行凝血功能检查，除非有其他凝血功能障碍的证据（见第

81 章）或患者正在接受抗凝治疗（见第 83 章）。

治疗原则和转诊指征 [1-10]

与眼睛疼痛、视力障碍或角膜异常相关的红眼问题（如急性青光眼）需要立即转诊。在其他大多数情况下，基层全科医生可以提供症状缓解或急救措施。非眼科医生不应开具局部类固醇或类固醇 - 抗生素联合滴剂，因为这可能使感染恶化、角膜溃疡迅速形成并导致穿孔。

结膜疾病

在无畏光、眼睛疼痛或视力改变的情况下，结膜炎可由基层全科医生治疗。

病毒性结膜炎

病毒性结膜炎具有传染性，病毒可在眼泪中存活长达 2 周。应告知患者不要揉眼，避免将病毒传染给另一只眼或其他人。治疗是支持性的，因为这是自限性疾病，病毒通常在 2 ～ 3 周内清除。冷敷和润滑剂可以减少患者的一些刺激症状。外用抗生素是常用处方，但不应使用，因为抗生素不能防止继发感染，并有可能引起中毒或过敏反应，从而混淆临床情况。如果病情无改善，应转诊至眼科医生。

细菌性结膜炎

轻度病例对红霉素眼膏（每天 4 次）或多黏菌素 / 甲氧苄啶（Polytrim）滴剂（每天 4 次）反应良好。通常会在几天内好转。杆菌肽眼膏和磺胺醋酰钠是可选择的抗生素。新霉素局部治疗的患者中有 5% 出现过敏性角膜炎，应尽量避免使用。更有效的局部抗生素，如氨基糖苷类［如庆大霉素 0.3% 溶液）和喹诺酮类（如氧氟沙星 0.3%（Ocuflox）、加替沙星 0.3% 和莫西沙星 0.5%（Vigamox）］可用于需要考虑眼科转诊的更严重病例。

变应性结膜炎

有许多季节性变应性结膜炎患者要求缓解症状。治疗选择范围从局部使用的减充血剂、抗组胺药、肥大细胞稳定剂、皮质类固醇和非甾体抗炎药，到镇静和非镇静的口服抗组胺药物。冷敷也能缓解症状。使用非处方药和通用配方具有成本效益。接触性皮炎引起的严重过敏性疾病可能需要局部类固醇治疗；由于类固醇诱发青光眼和白内障的风险，严重疾病的处理和局部类固醇的使用应该由眼科医生负责。

非处方药——抗组胺药 / 减充血剂滴剂。速效联合局部制剂能收缩血管，减少充血和水肿。推荐频率为每天 4 次，然而，连续每天使用会导致反应性充血。可用的药物包括 Naphcon-A、Vasocon-A 和 Visine-A。抗组胺药滴剂体能立即缓解瘙痒感，外用酮替芬（Zaditor 或 Alaway）每天 2 次有效。

处方药——抗组胺药 / 肥大细胞稳定剂滴剂。这些处方联合局部制剂有助于治疗非处方滴剂不能充分控制的过敏性疾病。处方抗组胺药可以立即缓解症状，包括阿卡他定（Lastacaft）、贝他斯汀（Bepreve）、依美斯汀（Emadine）和左卡巴斯汀（Livostin）。肥大细胞稳定剂，如吡嘧司特（Alamast）、奈多罗米（Alocril）、洛度沙胺（Alomide）和色甘酸钠（Opticrom）是长期控制的理想选择，但不能缓解急性症状。联合制剂可以两者兼顾，包括奥洛他定（Patanol、Pataday、Pazeo）、氮卓斯汀（Optivar）和依匹斯汀（Elestat）。

口服抗组胺药。非处方抗组胺药对许多患者都有效，非处方非镇静制剂（例如氯雷他定 10 mg）的出现大大降低了成本，减少了白天镇静的风险，避免了使用处方抗组胺药，因为处方抗组胺药的成本可能高达 5 倍。

结膜下出血

通常只需要安慰。对于明显肿胀的患者，可以用敷法（先冷敷，后热敷）和润滑软膏减轻不适。

结膜异物

大多数异物很容易用棉签或镊子取出；红霉素软膏每天 3 次，连续 2 天即可治愈，除非有浸润情况需要眼科会诊。

眼睑和眼眶疾病

局部治疗通常有帮助，有时需要辅以口服抗生素。

睑缘炎

眼睑卫生措施和局部使用抗生素就足够了。可指导患者将强生婴儿洗发水按 50：50 的比例用水稀释，在闭上眼睛时用棉球将眼睑清洗干净；还有市售的眼睑清洁剂（SteriLid、OCuSOFT）。用水冲洗后，将闭合的眼睑热敷 5 ～ 10 min，然后在下穹窿内滴入红霉素或杆菌肽眼膏，将多余的药物揉进睫毛根部。每天进行这一程序 3 ～ 4 次，大多数病例将获得改善。获得改善后，可以通过每晚进行眼睑卫生和热敷来维护眼睑。偶尔发生的顽固病例需要每晚使用抗生素软膏作为预防措施。

玫瑰痤疮引起的慢性睑缘炎和睑板腺炎

对于玫瑰痤疮来说，除了局部治疗外，还需要对玫瑰痤疮进行系统治疗。传统方法包括使用低剂量四环素类抗生素（例如四环素 250 mg、多西环素 50 mg 或 100 mg，或米诺环素 50 mg，每日一次）进行长期抑制治疗。最近有证据表明幽门螺杆菌与玫瑰痤疮的发病机制有关，已有 7 ～ 14 天疗程的双联或三联抗生素治疗方案（例如，阿莫西林、甲硝唑、次水杨酸铋，见第 68 章）。

睑腺炎 / 睑板腺囊肿

积极的热敷和外用抗生素软膏是一线治疗。有时，可能需要眼科医生进行切开和刮除。

蜂窝织炎

轻度眼睑蜂窝织炎（隔前蜂窝织炎）对局部治疗和口服抗生素有效。阿莫西林克拉维酸钾（Augmentin）（875 mg，一天 2 次）是不错的首选方案。氧氟沙星和复方新诺明（复方磺胺甲噁唑）的双重覆盖是对青霉素过敏患者的有效选择。眼窝蜂窝织炎和眼窝蜂窝织炎并发症海绵窦血栓形成是需要立即住院静脉输注抗生素的紧急医疗指征。

急性泪囊炎

也需要热敷和口服抗生素，但持续的局部脓肿需要眼科医生切开引流。

轻度超敏反应

停止接触致敏原和冷敷对眼睑快速起效。全身性抗组胺药可用于中度反应，类固醇可用于严重反应。

外伤性眼睑瘀斑

早期应用冷敷和冰袋来使瘀斑最小化。后期用热敷加快瘀斑消散。

角膜疾病

通常需要立即转诊眼科医生，但一些角膜疾病在最初阶段可以由基层全科医生治疗。

角膜溃疡

需要眼科医生的紧急评估和治疗。如果不能立即找到眼科医生，典型单纯疱疹树突状角膜炎患者可以开始口服抗病毒药物［阿昔洛韦（Zovirax），泛昔洛韦（Famvir），伐昔洛韦（Valtrex）］。

角膜擦伤

用红霉素软膏或局部抗生素滴剂可以使擦伤迅速愈合。可以使用防止眼睑运动的 24 h 紧密无菌贴片来减轻疼痛，但是，如果擦伤是由有机物质（例如，树枝）造成的或与软性接触镜配戴有关，则不建议这样做。是否使用压力贴片对于愈合没有影响。如果最初的磨损很大（大约占角膜的 25% 或更多），则应在 1 ～ 2 天内检查愈合情况。这样大的病变还需要睫状肌麻痹剂（1% 托吡卡胺或 1% 环喷托酯）以缓解愈合过程中继发性虹膜炎的疼痛（见虹膜炎治疗）。也可能需要用处方止痛药来治疗疼痛。再上皮化发生后，每天涂抹软膏 3 次，连续涂抹 4 天有助于愈合过程的完成。

异物

大量冲洗是最好的治疗方法。一旦异物被冲走，角膜锈环和擦伤的处理方式一样。如果异物不能被冲洗干净，可以用无菌棉签或 30 号针头注射器取出，但非眼科医生不应尝试用这种方法，除非经过专门训练可以使用裂隙灯取出异物。表面的锈迹容易清除，但禁止刮擦，因为刮擦会破坏鲍曼膜并造成永久性瘢痕。如果不处理，锈迹可能会有刺激性，但一两周后会从表面脱落。

过度配戴接触镜和紫外线角膜炎

使用局部抗生素滴剂或软膏以及睫状肌麻痹

剂可提供充分的治疗。对于过度配戴接触镜的情况，应停用接触镜。

疑似角膜裂伤和穿孔

这些是眼科急症。应在眼睛上放置金属防护罩（“Fox shield”），不应滴入任何药物。

葡萄膜疾病

眼科医生必须评估和治疗原发性虹膜炎，但在一开始每天使用 4 次睫状肌麻痹剂 1% 托吡卡胺或 1% 环喷托酯治疗，可防止虹膜后粘连形成并缓解疼痛。角膜擦伤引起的虹膜炎可以用这些药物治疗。非眼科医生应避免使用阿托品，因为阿托品作用时间持续 1 ~ 2 周。

眼内疾病

治疗急性青光眼应立即给予 2% 毛果芸香碱，每 15 min 一次，每次 2 ~ 3 滴，以阻止发作。其次是外用抗青光眼药物，如 β 受体阻断剂（噻吗洛尔），α 受体激动剂（安普乐定，溴莫尼定）、外用碳酸酸酐酶抑制剂（多佐胺、布林佐胺）和（或）口服或静脉快速注射 500 mg 乙酰唑胺，以降低眼压并保护视神经。由于唯一确切的治疗方法是激光或虹膜切除术，需要眼科医生立即诊治。

（李　灿 翻译，齐建光 审校）

第 200 章

视力损害的评估

JAMES W. HUNG 和 CLAUDIA U. RICHTER

视力损害不仅影响功能状态，也影响生活质量。随着人口老龄化，合并症和慢性疾病（如糖尿病）可能损害视力，并导致非屈光性视力损害的患病率增加。尽管有视力损害的患者通常直接向眼科专家咨询，但也可能首先向基层全科医生咨询。基层全科医生应常规询问视力下降的症状，并考虑将基本视力检查纳入全面体检，尤其对于高风险人群，如老年人。

眼部疾病很常见，超过 1/3 的美国人患有可能影响视力的眼部疾病。非屈光性视力损害的患病率会随着年龄的增长而增加，其他重要的风险因素包括糖尿病病史超过 10 年、社会经济情况、缺乏教育、缺乏医疗保险和医疗服务。在 20 ~ 39 岁的人群中，尤其是那些长期诊断为糖尿病的人群中，患病率显著上升。

突发性视力丧失是紧急医疗情况，应立即由眼科专家进行评估。视力的逐渐减退可能由正常的衰老过程导致，但也可能提示可治疗的眼病。一些老年患者可能不会主动说出他们视力下降，因为他们认为这是自然衰老的一部分。评估日常生活活动（如驾驶或阅读）可能有助于识别这些患者。初级保健医师应具备基本的视力评估能力，以确保合适的初期护理和适当、及时的转诊。

病理生理学和临床表现 [1-10]

解剖定位为考虑视物困难的病理生理提供了一个框架，从眼睑和角膜开始，由外向内的结构包括前房、晶状体、玻璃体、视网膜和视神经。

当眼睛屈光状态发生变化，透明的眼介质变得混浊，视网膜感光细胞受损，视神经及其视辐射、视皮层受损时，视力就会受到损害。

屈光不正

屈光不正是导致视力下降的最常见原因。这是由于眼睛无法将光线聚焦在视网膜上，可能是由角膜、晶状体或眼球形状不规则所致。散光是指角膜或晶状体异常弯曲导致视物模糊。使用矫正镜片进行屈光矫正可以消除屈光和散光误差，改善视力。近视患者是由于远距离视物困难，通常在青少年和20岁出头时出现。远视患者可能在晚年出现，因为晶状体调节功能减弱且不能代偿。40多岁的患者经常出现近距离视力下降，并同时患有老视，即调节过程的丧失。老视镜可以帮助他们代偿晶状体弹性的消失。随着时间的推移，白内障会加重近视，因为晶状体混浊并阻碍光线的传输。系统性疾病有时会改变屈光不正。糖尿病控制不佳会导致晶状体肿胀和近视，通过控制血糖可以解决这一问题。此外，一些药物，如磺胺类药物、噻嗪类药物和抗胆碱能药物可能诱发近视，导致视物模糊。

眼睑疾病

眼睑闭合有时会导致视力丧失。外伤、昆虫叮咬、蜂窝织炎或血管性水肿可引起急性上睑下垂并肿胀。眼表疼痛引起的急性眼睑痉挛可表现为视力丧失。慢性上睑下垂可能是由先天性、年龄相关性或全身性疾病（如重症肌无力）引起，因此需要进行适当的检查和治疗。

角膜疾病

角膜是眼睛的主要折射面，它的任何变化都会导致视力障碍。角膜擦伤、单纯疱疹病毒性角膜炎或角膜溃疡会导致角膜上皮不规则并且会使透明的角膜变混浊。急性青光眼会导致角膜水肿，并因眼压突然升高而引起疼痛、恶心和呕吐。角膜营养不良或变性导致视力逐渐下降，病程持续数年。

Fuchs角膜营养不良是由于双侧角膜内皮功能障碍导致角膜内皮层不规则、角膜水肿、角膜透明度丧失，随着角膜混浊出现视力损害。在美国，它是需要角膜移植的主要原因，在40岁以上的成年人中估计患病率接近5%。滴状突起是角膜内皮细胞基底膜增厚和增生的临床特征。这种疾病最常见的形式是与年龄相关的变异，但在这类患者中发现了编码E-2蛋白的基因变异，表明这类疾病有遗传倾向并提示可能通过检测而早期识别高危患者（这是可取的，因为这种情况常常会因为屈光矫正手术或白内障手术而加重）。

前房疾病

虹膜炎引起的炎症细胞或前房积血里的红细胞可能使前房混浊。前房出血的原因可能是创伤，亦或是糖尿病或血管闭塞性疾病引起的缺血导致的虹膜新生血管形成。

晶状体疾病

白内障——晶状体混浊——是老年患者视力逐渐丧失的主要原因。病史通常是60岁后无痛性视力缓慢减退。然而，白内障可能在更早期发展。糖尿病和长期使用糖皮质激素会加速这一过程。外伤性白内障甚至可以在几小时到几天内进展。

玻璃体疾病

玻璃体混浊最常由出血引起，较少由炎症或感染引起。糖尿病增殖性视网膜病变、视网膜裂孔或脱离、外伤、镰状细胞视网膜病变、高血压和凝血异常均可引起玻璃体出血。玻璃体漂浮物可能导致暂时的视物模糊或称为盲点。年龄相关性玻璃体液化合并玻璃体后脱离是飞蚊症的常见原因，考虑到这可能会造成视网膜裂孔和脱离，主诉新发飞蚊症的患者应由眼科医生评估。

视网膜疾病

视网膜病变可损害视力，包括变性、炎症、外伤、脱离和局部缺血。视力可能会随之丧失。新生血管形成是许多重要视网膜疾病共同的病理生理学特征，是发达国家中视力丧失的主要原因。它的部分原因是局部缺血，可能是由血管内皮生长因子介导，引起血管通透性增加和新生血管形成。视网膜水肿和血管脆性增加导致出血会造成视力下降。年龄相关性黄斑变性（age-related macular degeneration，ARMD）、糖尿病性视网膜病变和视网膜静脉阻塞是新生血管形成后导致的常见疾病。

ARMD发生于年龄大于55岁的患者，是失明的主要原因。表现为中心视力损害，而周边视力正常。眼底镜检查可显示中央凹反射消失、黄斑水肿、视网膜色素上皮萎缩、脉络膜血管突出、视网膜下水肿或出血，或中央纤维瘢痕。ARMD患者中大约有15%可治疗，表现为早期视觉症状和可治疗的视网膜下新生血管网。他们应该及时就诊，以最大限度地提高有效治疗的机会。那些有发展为视网膜下新生血管网的特殊风险的患者，黄斑处有软性玻璃膜疣或盘状瘢痕。这些患者应该每天用

Amsler 网格筛检中心视力（见第 206 章）。

中心性浆液性视网膜病变是一种特发性黄斑区视网膜自发性脱离。患者年龄从 20 岁到 50 岁不等，特点是中心视力降低，但通常在几个月内自行恢复。

视网膜炎症，例如由组织胞浆菌病、弓形体病、巨细胞病毒或疱疹病毒感染引起的炎症，可累及黄斑或产生玻璃体炎，从而降低视力。巨细胞病毒性视网膜炎在 HIV 感染患者中很受关注，认识到这一点很重要，因为它是可以治疗的。CD4 计数低于 200 的患者发生巨细胞病毒性视网膜炎的风险显著增加，通过血行播散到眼部。眼部症状包括新发飞蚊症和视力丧失。眼底镜通常表现为血管周围黄白色视网膜病变，表现为局灶性白色颗粒浸润，伴或不伴出血，呈“丛林火”状扩张。

外伤可能会导致黄斑水肿或脉络膜破裂，从而导致视力下降。黄斑水肿在几天内消退，视力进而改善。脉络膜破裂导致视力永久性下降。

视网膜脱离面积广泛时可导致视力下降，小范围脱离时可出现轻微视野缺损。闪光和大量玻璃体漂浮物可能是视网膜脱离的先兆。随着脱离的扩展，患者可能会注意到视野缺损的进展，就像被画上阴影一样。分离的视网膜向前隆起，皱褶起伏。

视网膜或视神经的缺血性疾病可导致突然的视力丧失。视网膜中央动脉阻塞时，会出现突然的无痛性严重视力丧失（例如，看不见手的运动，看不见光）。患者既往有一过性黑矇发作，仅持续几秒钟的短暂失明。眼底镜下可见视盘苍白、动脉变细、静脉迂曲扩张、视网膜模糊水肿和黄斑内的樱桃红色斑点。偶尔可在视网膜小动脉的分叉处看到栓子。

视网膜分支动脉闭塞表现为视野缺损和视网膜小动脉变细，受累动脉供血区的视网膜水肿。最常见的栓塞来源是同侧颈动脉的粥样斑块和心脏瓣膜的赘生物。

巨细胞（颞）动脉炎是老年人中、大动脉的肉芽肿性炎症，可导致突然的视力丧失（见第 161 章）。这些患者中有许多人合并风湿性多肌痛，经常报告有类似于一过性黑矇的先兆视觉症状。检查时，可发现视盘肿胀、视盘正常或视网膜中央动脉阻塞。

视网膜中央静脉或分支静脉阻塞导致突发无痛性视力下降。动脉粥样硬化的危险因素，尤其是高血压，似乎起到了促进作用，相关动脉的粥样硬化变化导致了静脉循环中的血流动力学改变。炎症性疾病和高凝状态有时也是诱发因素。眼底典型“出血风暴”，表现为视网膜静脉曲张、视网膜水肿、视网膜内出血呈火焰状和棉絮状斑点；视盘边缘模糊。视网膜分支静脉阻塞的眼底改变相似，但局限于受累静脉的分布。黄斑水肿和局部缺血是导致视力下降的原因。在视网膜中央静脉阻塞中，20% 的患者既往有慢性开角型青光眼，50% 的男性既往有高血压病史。在视网膜分支静脉阻塞中，75% 的患者既往有高血压病史。超过一半的分支静脉阻塞患者未经治疗的眼睛在 6 个月内恢复到 20/40 视力；对于那些未经治疗的中央静脉阻塞患者，恢复率要低得多。随后的新生血管形成可能是视网膜缺血的结果，如果不治疗，会进一步损害视力。青光眼也可能随之发生。初期症状越严重，预后越差。

视神经病变

视神经的炎症、压迫、血管和退行性损伤可能会影响视力。

青光眼可能会损伤视盘的神经纤维并导致视野缺损。大多数由青光眼引起的视力丧失是渐进性的（见第 207 章）。视野缺损有四种类型：沿弓状神经纤维束分布的旁中心暗点、弓形暗点、扇形缺损和鼻侧阶梯。随着疾病的进展，这些视野缺损扩大。直到疾病晚期中心视力仍保持完好，但即使是中心视力也可能丧失。急性闭角型青光眼会导致眼睛发红、瞳孔固定、角膜混浊、眼睛疼痛和急性视力损害。急性闭角型青光眼在所有青光眼病例中占比不到 5%。

视神经炎，表现为年轻人（15 ～ 40 岁）相对急性的视力损害。它通常是特发性的，但 20% ～ 50% 的患者最终发展为临床多发性硬化。临床上，视力在数小时至数天内逐渐丧失，典型的单侧眼动疼痛，并在第 2 ～ 3 周视力功能改善。检查发现传入性瞳孔功能障碍缺损、眼球压痛、视野缺损和色觉损害。视神经可能看起来正常。

视神经的浸润性或压迫性病变，如垂体腺瘤、脑膜瘤、神经胶质瘤或颈内动脉瘤，会导致视野逐渐丧失。由于视交叉中的纤维交叉，视交叉后的病变出现视力下降并不常见。单侧病变如肿瘤或脑血管意外，导致同向偏盲或相关视野缺损。双侧中枢神经系统病变可能导致严重的视力丧失。

前部缺血性视神经病变是由视神经前部缺血引起的。患者突发视力减退或视野缺损，通常累及上或下视野和黄斑。视盘最初表现为水肿，有时只是局限性，伴线状出血。视盘水肿随后出现视神经萎缩。最常见的病因是动脉硬化血管血栓形成。患者往往比巨细胞动脉炎患者更年轻，并且患有高血压或糖尿病。

视神经病变可能是由遗传性退行性疾病、药物、毒素或维生素缺乏引起的。许多患者主诉夜间视物模糊。极少数情况下，可能会发现这些患者患有由色素性视网膜炎或维生素 A 缺乏引起的真正夜盲症。多数情况下病因不明。夜间视力轻微下降是常见且正常的。

精神疾病

分离性障碍、躯体形式障碍和转换障碍（见第 230 章）是大多数心因性病例的原因。患者表现为主观视力减退，但客观的眼科检查和其他独立的视功能指标正常。

鉴别诊断 [5-6,10]

视力损害的原因可以从受影响的解剖部位来进行考虑（表 200-1）。

表 200-1 视力损害的原因

屈光不正
眼睑
上睑下垂
水肿
眼睑痉挛
角膜
磨损
感染
水肿
退化
前房
虹膜炎
前房积血
晶状体
白内障
肿胀（如糖尿病控制不佳）
玻璃体
出血
漂浮物
视网膜
年龄相关性黄斑变性（ARMD）
中心性浆液性视网膜病变
炎症
创伤
脱离
糖尿病
高血压
脉管系统
视网膜动脉阻塞
巨细胞（颞）动脉炎
视网膜静脉阻塞
视神经
萎缩（青光眼）
炎症
压迫
缺血
其他（遗传、药物、毒素、缺陷）
精神疾病
癔症
伪病

检查 [5-6,10-13]

病史

必须确定视力丧失的发病情况、持续时间、临床病程和模式。应确定任何相关的视觉现象及疼痛表现。先兆症状有助于了解病情。急性视力丧失提示血管事件或视网膜脱离。既往黑矇发作提示视网膜中央动脉阻塞或巨细胞动脉炎。突然的闪光（photopsia）和玻璃体漂浮物可能提示视网膜脱离。闪烁的暗点可能提示偏头痛。进行性无痛性视力丧失提示慢性障碍，如白内障、黄斑变性或青光眼。既往视力下降并伴有虹视和疼痛发作可能提示闭角型青光眼。异物感提示角膜磨损、异物或单纯疱疹性角膜炎。其他疾病，如糖尿病、高血压、心脏病或镰状细胞贫血，可能是病因。应该注意创伤史，吸烟也是 ARMD 的一个重要独立危险因素。

体格检查和实验室检查

规范视力测试，一次一只眼睛，如果配戴矫

正镜片，需要测试矫正视力。如果患者主诉疼痛，应使用表面麻醉剂，如 1% 的普鲁卡因，以便进行测试。如果眼睑明显肿胀，可能需要小心地协助患者打开眼睑，外伤情况除外。Snellen 视力表字母尺寸标准，是最方便的。如果无法阅读字母，则记录患者能够准确数手指或识别手部动作的距离。如果看不到目标，确定眼睛能否感知光线很重要。视力可以通过针孔镜来评估，针孔镜可以消除屈光不正，并估计眼镜矫正后的视力。

应仔细检查瞳孔，注意瞳孔大小、直接对光反射和间接对光反射，以及是否存在传入性瞳孔功能障碍。视神经炎、视网膜中央动脉阻塞、巨细胞动脉炎和广泛的视网膜病变可存在传入性瞳孔功能障碍。瞳孔固定伴红眼提示急性闭角型青光眼。

检查结膜，以确定结膜红肿还是正常。除了外伤、急性青光眼和感染外，导致视力突然丧失的疾病不会导致红眼（见第 199 章）。角膜通常是透明的，光线反射清晰，无荧光素染色。如果有眼压计，则应测量眼压。

检眼镜检查很重要。首先应注意眼底是否可见，或是否存在致密性白内障或玻璃体混浊。如果眼底可见，检查视盘有无乳头水肿或萎缩。检查黄斑，寻找樱桃红斑点、出血和 ARMD 征象。检查视网膜血管，要注意管径和可见栓子的存在。50 岁以上患者突然视力丧失应仔细进行颞动脉炎相关的检查，包括触诊颅动脉有无压痛、肿大和搏动消失，并测定红细胞沉降率是否明显升高（见第 161 章）。

如果患者出现精神病理学症状，眼睛检查，包括视动反应、立体视觉和视野的结果将正常。通过在患者眼前移动报纸头版，可以快速检查视动反应。

视力筛查 [1,11,14–16]

逐渐出现视力损害的成年人往往意识不到或不会抱怨视力下降，糖尿病患者和老年人视力损害的风险很高。对于高危人群，基层全科医生应始终记录简短的眼科病史，并辅以 Snellen 视力表测试。这两个简单的工作可以大大提高重要眼部疾病的发现率。然而由于缺乏足够的证据支持其有效性，美国预防服务工作组目前不建议在基层医疗机构对老年人进行视力丧失的全人群筛查。缺乏证据的原因包括现有研究的局限性，但也可能是由于缺乏简单的筛查措施来检测视网膜病变，尤其是新生血管形成，它是老年人视力丧失的主要原因——糖尿病增殖性视网膜病变筛查需要转诊眼科（见第 209 章）。建议进行青光眼筛查（见第 198 章），需要测量眼压，这通常是常规眼科检查的一部分。因此，定期对老年患者进行眼科检查是很有意义的，但并不能排除对老年患者进行常规检查时简要了解视力情况和检查眼底的潜在价值。

症状管理

突然视力丧失的患者需要立即进行眼科会诊。如果不能马上联系到眼科医生，则应采取适当的紧急措施。如果怀疑巨细胞动脉炎，患者应立即开始使用大剂量糖皮质激素（例如泼尼松 60 mg/d）并考虑进行颞动脉活检。患侧眼可能会恢复部分视力，另一只眼则受到保护（见第 161 章）。

急性闭角型青光眼应立即在双眼外用 2% 毛果芸香碱，静脉或口服乙酰唑胺 500 mg。毛果芸香碱对受累眼具有治疗作用，对非受累眼具有预防作用。其他有助于降低眼压的外用药物包括外用 β 受体阻滞剂（噻吗洛尔、倍他洛尔、左布诺洛尔等）、α 受体激动剂（溴莫尼定、安普乐定）和碳酸酐酶抑制剂（多佐胺、布林佐胺）。止痛药和止吐药可以使用。如果有高渗性药物（如静脉注射用甘露醇），应该使用。所有急性闭角型青光眼患者都需要行虹膜切除术以防止进一步发作（见第 207 章）。

转诊指征

所有急性视力丧失或眼外伤的患者都应立即转诊至眼科医生。怀疑有青光眼、黄斑变性、视网膜静脉阻塞的患者，有感染性病因的患者以及视力损害原因不明的患者也应尽早进行眼科会诊。其他表明眼科转诊获益的研究发现包括年龄大于 65 岁、糖尿病（见之前的讨论）、Snellen 视力表测试视力低于 20/40，或者双眼的 Snellen 视力测试结果相差两行以上。

（李　灿 翻译，齐建光 审校）

第 201 章

眼睛疼痛的评估

CLAUDIA U. RICHTER

眼睛疼痛通常是由不威胁视力的情况引起的，但也可能由角膜或眼内病变引起，这些病变会损害视力。基层全科医生的首要责任是迅速确定是否存在需要紧急治疗或快速转诊至眼科医生的威胁视力的情况，小问题可以在诊室里对症治疗。非眼部病因引起的眼眶疼痛可能与眼部病因引起的眼眶疼痛相似，需要加以鉴别。眼部疼痛通常不是眼部损伤或疾病的唯一表现，也可能伴发眼红（见第 199 章）和视力受损（见第 200 章）。需要根据整个临床表现考虑病因诊断。

病理生理学和临床表现 [1–3]

眼表（眼睑、结膜和角膜）和葡萄膜有丰富的神经支配可以感受疼痛。这些结构内的感觉定位相对不准确，因为无论病变位置如何，大多数疼痛都定位在眼睑外上方。眼眶和鼻窦可能引起眼局部疼痛。局限于玻璃体、视网膜或视神经的病变很少是疼痛的来源。

眼睑

眼睑发炎会引起压痛和异物感。常见的病因有麦粒肿、霰粒肿、倒睫、眼睑异物、蜂窝织炎和疱疹感染。疼痛可能伴随红肿。

结膜

病毒性和细菌性结膜炎引起轻度灼烧感和异物感，而过敏性结膜炎主要引起瘙痒感（见第 199 章）。毒性损伤、化学损伤和机械损伤通常是单眼发病的原因，其症状多种多样。

角膜

角膜被密集的疼痛纤维支配，所以即使是轻微的损伤也可能有很大的不适感。疼痛源于暴露角膜上皮内的神经末梢，患者主诉有灼烧感或异物感，某些情况下有反射性畏光和流泪。眨眼会加剧疼痛。干眼症引起的眼表疾病也会产生不适感（见第 202 章）。

角膜炎可能由创伤、感染、暴露、血管疾病或泪液减少导致。接触镜的使用是微生物性角膜炎的一个重要来源。一个突出的症状是剧烈疼痛，眼睑的运动通常会加重症状。视力下降可能是由角膜表面不规则、角膜基质炎症和无血管基质新生血管所致。荧光素染色能很好地显示上皮缺损，并能用瞳孔笔识别。在感染性角膜炎中，有时用瞳孔笔可以看到角膜浸润，表现为白色斑点。

巩膜

巩膜疾病与眼睑疾病相比更容易出现钝痛、深痛。如果疾病涉及前巩膜，可能很容易看到一片发红的区域。触诊发炎部位时可能有压痛，很少有眼球运动疼痛。后巩膜炎可伴有视力下降。

葡萄膜

由于睫状体和瞳孔括约肌的刺激性痉挛，前葡萄膜炎或虹膜炎伴有钝痛和畏光。无前部受累的后葡萄膜炎无痛或有深部疼痛。

在急性闭角型青光眼和其他急性青光眼中，严重的眼部和眼眶疼痛放射至额部和颞部，伴有眼压突然升高；高眼压刺激迷走神经可能导致恶心和呕吐。闭角型青光眼的患者在搏动性疼痛、恶心、呕吐和视力下降发作之前，通常有轻度间歇性视物模糊、灯光周围有彩色光晕的病史。可有瞳孔固定、红眼、角膜混浊的表现（见第 207 章）。

眼眶

炎症和迅速扩大的肿块病变可引起眼眶深部疼痛。在 Graves 眼病、眼眶感染和眼眶肿瘤病例中可伴发眼球移位、复视。眼眶蜂窝织炎表现为眼球突出、眼外肌运动受限、充血和视力减退。眼眶假瘤的表现形式与眼眶蜂窝织炎非常相似。鼻窦炎还可引起继发性眼眶炎症和眼球运动过度时的压痛。

视神经炎多见于年轻患者（15 ～ 40 岁），常与多发性硬化相关。发病突然，症状包括眶尖部

（眼外肌起始处）脑膜炎症引起的眼动疼痛、色觉异常和不同程度的中心视力丧失。多数情况下视盘正常，偶尔出现视盘水肿。

其他来源

牵涉眼眶的轻度头痛与屈光不正、眼肌失衡、鼻窦炎和其他非眼部头痛如紧张性头痛、丛集性头痛、偏头痛、颞动脉炎和带状疱疹前驱期相关。屈光不正、晨起时出现的眼睛疼痛不会导致剧烈眼睛疼痛。三叉神经痛可表现为眼部短暂的尖锐刺痛。

鉴别诊断[1-2]

眼睛疼痛的原因可以从解剖学进行考虑（表 201-1）。

检查[1-2]

最初的任务是确保视力不受威胁。大多数引起眼睛疼痛的眼内疾病都可能损害视力。如果需要进行全面的眼科检查，基层全科医生可以从几个关键因素开始评估。

病史

应首先询问患者视力或色觉的变化，因为任何视力恶化的情况都需要眼科紧急会诊。在没有视力损害的情况下，可以继续考虑疼痛的性质、疼痛加重和缓解因素。深部疼痛提示眼内问题，异物感提示眼表问题。眼睑运动疼痛加重，眼睑停止运动疼痛减轻，提示异物或角膜病变。根据病史定位眼表病变通常很困难，因为大多数情况下，无论病变位置如何，异物感都是在眼睑的外上侧。

在考虑结膜刺激原因时，重要的是询问职业暴露、创伤、阳光和日光灯照射、其他形式的紫外线辐射（如电弧焊接）以及异物接触史。急性前葡萄膜炎患者有明显畏光。应关注鼻窦炎和头痛病史。复视和眼球移位史提示可能是眼眶问题。眼球运动引起疼痛加剧可能是由球后视神经炎引起的，尤其是伴随中心视力丧失和视盘正常时。

体格检查

手持式检眼镜、瞳孔笔、荧光素染色仪和用

表 201-1　眼睛疼痛的主要原因

表 201-1　眼睛疼痛的主要原因
眼外原因
眼睑
睑腺炎（眼睑上的小脓肿）
急性泪囊炎
蜂窝织炎（眶隔前或眼眶）
睑板腺囊肿
带状疱疹
结膜
接触刺激物（日晒、污染、职业刺激物、气雾剂、风、灰尘）
感染（病毒或细菌）
缺乏睡眠
眼睛干涩
角膜
擦伤
异物
溃疡
睫毛错位
接触镜损伤
过度暴露于太阳或其他形式的紫外线辐射
感染（细菌、病毒或真菌）
巩膜
浅层巩膜炎
巩膜炎（结缔组织疾病）
眼内原因
眼前部
急性闭角型青光眼
急性前葡萄膜炎（特发性结缔组织 / 自身免疫性疾病、结节病、炎性肠病）
屈光不正（仅轻度疼痛）
眼后部
后葡萄膜炎
眼眶疾病
肿瘤
炎症性疾病
Graves 眼病
炎性假瘤
球后视神经炎
眼眶蜂窝织炎
眼外原因导致的牵涉痛
鼻窦炎
牙脓肿
紧张性头痛、偏头痛或丛集性头痛
颞动脉炎
带状疱疹前驱症状
眼肌失衡
三叉神经痛
其他
创伤

于眼睑外翻的棉签对眼部状况的评估非常有帮助。首先，检查并记录视力、色觉和眼外肌运动，如有视力受损，应紧急转诊。

然后检查眼睛、眼睑和结膜是否有肿块和红肿，瞳孔对光反应，角膜是否清晰，眼底是否有视盘异常。用棉签外翻上眼睑来检查是否有异物或霰粒肿。用瞳孔笔检查角膜是否有严重损伤。角膜缘周围结膜充血、睫状充血是眼内炎的特征，也可发生于前葡萄膜炎中。角膜混浊和瞳孔固定符合急性青光眼的表现，眼睛也会发红。前葡萄膜炎可出现瞳孔收缩，眼部充血。

在评估外伤性眼睛疼痛时，应区分前房出血与结膜下出血。前房出血表现为眼前房（角膜和虹膜之间）有血液，提示内部损伤；结膜下出血指眼表面出血，可发生于创伤性和非创伤性情况。

荧光素染色

荧光素染色是评估眼睛疼痛的关键眼科检查项目，即使不使用裂隙灯也很有帮助。由于荧光素容易被细菌（尤其是假单胞菌）污染，必须通过单剂量容器或用无菌生理盐水浸湿的无菌荧光素条注入。使用结合了荧光素、局部麻醉剂和防腐剂的商业产品是安全的。当患者向上看时，将荧光素条接触或滴入结膜囊内，然后让患者眨一次眼。荧光素可以将角膜上皮缺损处染色，在正常光线下呈明亮的绿色。如果用钴蓝光（常用于直接检眼镜）照射眼睛，染色强度会增强。荧光素染色可以识别的病变有疱疹性角膜炎的树突状溃疡、擦伤、小异物和点状缺损。

眼压

如果疼痛与外眼或眼附属器没有明确关系，则应测量眼压以排除青光眼，前提是眼睛没有感染，眼球完好，无外界异物或穿透性异物。

转诊指征 [2]

视力丧失总是需要及时进行眼科评估。保守治疗无效的进行性眼睛疼痛、眼红或异常分泌物应转诊至眼科进行评估。要注意不要把穿透性创伤误认为简单的擦伤。瞳孔偏心或前房浅提示房水缺失。如果有穿孔情况，禁止使用抗生素软膏。在这种情况下，用金属或塑料防护罩罩住眼睛以进行保护，并安排转诊，不要对眼球施加任何压力。

症状管理 [1–2,4]

引起眼睛疼痛的严重病因需要及时转诊眼科，但是一些异物和擦伤可以在诊室处理。

异物

通过喷射瓶、无针注射器或静脉输液管使用生理盐水可能会冲洗出异物。如果冲洗失败或异物牢牢地嵌入角膜，除了眼科医生，其他人不应再尝试移除异物。使用干棉签涂布器只能去除很多正常的角膜上皮。使用棉签或针头进行异物移除需要表面麻醉、良好的可视化环境和专业的培训。有金属异物的患者如果目前无破伤风免疫或不清楚其免疫状态，应注射破伤风加强针。高速钻孔引起的异物需要散瞳眼底检查以排除眼内异物。

擦伤

预防性抗生素治疗（如红霉素眼药膏）和频繁使用润滑滴眼液通常能使浅表上皮擦伤愈合良好。擦伤（或任何眼部问题）不应使用表面麻醉剂滴眼液来治疗，一般也不建议使用贴片。磨损非常大的情况应转诊眼科治疗。治疗可能包括放置软性接触镜绷带，可以使患者快速缓解疼痛并更快地恢复正常活动，但需要局部抗生素治疗，并需要眼科医生回访进行评估和摘除接触镜。

化学暴露

对于疑似接触化学物质引起的眼睛疼痛，应用生理盐水充分冲洗眼睛，直到 pH 值为 7.0，然后立即进行眼科转诊。类似于 Schirmer 测试，将 pH 试纸置于下穹窿来测试 pH 值，将产生的颜色变化与 pH 试纸标准比色卡进行比较。

其他

前葡萄膜炎等情况需要转诊至眼科医生，以便开始局部类固醇治疗。重要的是，由于眼压升高和感染恶化的风险，在初级保健机构中不要使用局部类固醇治疗任何眼部疾病。结膜炎和青光眼的治疗分别见第 199 章和第 207 章。

（李　灿 翻译，齐建光 审校）

第 202 章

干眼症的评估

CLAUDIA U. RICHTER 和 AUDREY AHUERO

正常的泪膜对眼睛有重要的保护作用。泪液分泌缺陷可能是系统性疾病的表现，也可能是衰老过程的一部分。65 岁以上的人中有 14.6% 报告有干眼症状。基层全科医生的任务包括检查潜在的系统性疾病，指导未患此类疾病的患者进行症状监测，以及当不适症状持续或视力发生改变时对患者进行转诊。

病理生理学和临床表现 [1-6]

正常泪液的形成和功能

泪膜有多种功能，包括维护角膜和结膜上皮、润滑眼睑运动、输送氧气和从角膜吸收二氧化碳、携带抗菌物质、清除异物和组织碎片，并润滑前眼表面以获得清晰视力。泪膜本质上是不稳定的，取决于其三个成分的相互作用以获得稳定性。

泪膜的最外层是脂质，由睑板腺分泌，该层阻止泪液蒸发并降低水层的重力。中间层是水性的，由泪腺分泌，占泪膜的大部分。最内层是黏液性的，主要由结膜杯状细胞分泌，并附着在角膜上皮。这将角膜表面从疏水性转变为亲水性。每次眨眼都会重新分配和补充泪膜。

病理生理学

干眼症是由泪膜维持障碍引起的。这是一种常见的衰老现象，可能会因利尿剂和抗胆碱能药物（例如抗组胺药、三环类抗抑郁药、膀胱松弛剂和精神药物）等加剧。当同时使用三种或三种以上具有已知干燥副作用的药物时，干眼症状的发生风险特别高。过度用眼，如长时间阅读或使用电脑，可能会降低眨眼率并导致干眼症状。环境因素，如低湿度、多尘环境和多风条件等都可能造成这种情况。

与干眼症相关的局部眼部疾病包括眼睑错位、眼睑闭合不全和睑缘炎。全身疾病可能导致干眼症。Sjögren 综合征由于炎症细胞浸润泪腺，可能会影响泪液的产生；玫瑰痤疮和前、后睑缘炎可能会伴随泪液蒸发增加。瘢痕性类天疱疮和 Stevens-Johnson 综合征会因结膜炎症、瘢痕形成和杯状细胞破坏而导致泪液缺乏。

临床表现

干眼症患者主诉有砂砾感、瘙痒、烧灼感、酸痛、眼睑活动或睁眼困难、异物感等。当眼部刺激引起流泪反射过度增加时，患者可能出现反常流泪。极少数情况下，干眼症会严重到导致角膜溃疡。

鉴别诊断 [6]

可以根据病理生理学对干眼症进行鉴别诊断（表 202-1）。如前所述，最常见的原因是与衰老相关的泪液分泌减少（由药物因素加重），其次是全身系统性情况和环境因素。

表 202-1　干眼症的主要原因
泪腺功能障碍
年龄
系统性疾病（干燥综合征、结节病、霍奇金病）
抗胆碱能药物（阿托品、抗组胺药、三环类药物）
眼睑功能受损
第五或第七脑神经麻痹
眼球突出
瘢痕形成
黏蛋白缺乏症
烧伤
维生素 A 缺乏症
异维 A 酸
良性眼类天疱疮
沙眼
环境因素
过度干燥
过度暴露（如眼球突出、贝尔麻痹）
脂质异常
慢性睑缘炎
睑板腺炎

检查 [1,4–6]

病史

如果以眼干为主诉，则应检查病史是否有相关症状，如眼睛刺激、流泪、灼热、刺痛、异物感、畏光、视物模糊、接触镜不耐受、发红、黏液分泌，以及眨眼频率增加。对环境因素进行回顾很重要，包括低湿度、多尘的家庭或工作环境，以及暴露在风和烟草烟雾中。对具有抗胆碱能副作用的药物的用药史进行回顾（特别是在老年人中）。最后，应检查是否存在潜在系统性疾病相关的病史，包括口干、关节痛、既往眼部疾病、感染或手术，以及类风湿关节炎或其症状的病史。

体格检查

外眼检查包括评估皮肤（例如玫瑰痤疮）、眼睑（眨眼频率、不完全闭合或错位、分泌物）、眼球突出和脑神经功能（例如，第七脑神经麻痹）。应检查关节是否有类风湿关节炎的表现。

诊断试验

常规检查对轻度干眼症患者没有用，因为它缺乏足够的敏感度和（或）特异度。对于严重干眼症患者，Schirmer 试验可以通过测量滤纸条的湿润度来证实严重的房水缺乏。折叠的一端暂时钩住下眼睑，并指示患者在测试期间保持眼睛轻微闭合。5 min 后测量湿润度；少于 5 mm 的湿润提示泪液分泌不足。

干燥综合征或类风湿疾病的相关病史或体格检查的证据提示应完善血清学检测，首先是抗核抗体测定（干燥综合征的灵敏度为 95%，特异度低）和类风湿因子（灵敏度为 75%，特异度低）。如果这些筛查血清学检测呈阳性，那么后续应该考虑进行更有特异性的抗干燥综合征相关抗原 A（SSA）抗体（以前称为抗 Ro 和抗 La 抗体）检测，其灵敏度为 60% ～ 70%，特异度为 90% 以上（见第 146 章）。

症状管理和转诊指征 [6–11]

只要没有眼部疾病的表现，基层全科医生就可以指导患者采取缓解症状的措施。第一步是限制使用或停用可能导致眼干的药物。改善环境可能会有所帮助。使用房间加湿器，避免干燥、多尘和烟雾环境，避免过度看屏幕，在户外戴眼镜和帽子可能有助于减轻眼干症状。

试用润滑滴眼液会有所帮助。许多制剂可以在市场上购买。一天 4 次，每次 1 ～ 2 滴是有效的起始剂量。患者可以根据需要增加或减少频率以达到和保持舒适度。预防性使用尤其重要，因为滴眼液不会立即缓解症状。对滴眼液中的防腐剂的局部过敏反应很少见，但如果怀疑过敏，可以用更昂贵的不含防腐剂的制剂代替。睡前使用润滑眼膏可能有效。如果改善环境、润滑眼水和眼膏不能提供有效的缓解，那么转诊和考虑局部环孢素（Restasis）治疗是合理的。后者可以减轻泪腺炎症，改善泪液分泌，缓解眼干症状。其他治疗选择包括将泪点塞插入泪点以最大程度地减少眼泪的流出。如果不能耐受泪点塞，通过电灼永久阻塞泪点可能会有所帮助。一项权威的多中心安慰剂对照随机试验表明 n-3 脂肪酸补充剂（可能有抗炎作用）同安慰剂相比没有获益，因此无法证明其有用。

应指导患者在出现红眼、视力障碍或眼痛时立即到眼科就诊。当简单的对症治疗不能迅速缓解症状时，应咨询眼科医师。

患者教育

基层全科医生应帮助患者认识到干眼症通常是一种慢性疾病，可能会时好时坏，尤其是在老年人中。与患者一起回顾最大限度提高舒适度的方法很重要，包括之前提到的关于生活方式和环境改变的指导，以及正确滴眼水的方法（例如，在不接触眼睛的情况下滴入下穹窿；每次滴入不超过 1 滴，因为超过下穹窿的物理容量会造成浪费）。同样值得回顾的是那些大力推广的治疗方法，它们或者不起作用（如 n-3 脂肪酸补充剂），或者需要眼科转诊（如环孢素）。

总结及建议

- 检查全身系统情况。
- 尽量减少可能加重干眼症状的环境因素和药

物因素。

- 经验性开具一些润滑滴眼液。
- 如果对症处理无效，应转诊给眼科医生以考虑局部使用环孢素和泪小点栓塞治疗。

（李 灿 翻译，齐建光 审校）

第 203 章

常见视觉障碍的评估：闪光感、飞蚊症和其他瞬态现象

CLAUDIA U. RICHTER

闪光感、飞蚊症、斑点、扭曲、光晕和变色是患者主诉的瞬态视觉现象。闪光感（photopsia）和暗色、移动的线和斑点（飞蚊症）是特别常见的现象，通常是良性的，但也可能是视网膜撕裂或脱离的信号。扭曲（视物变形）可能是年龄相关性黄斑变性的主要症状。其他的短暂性视觉障碍可能伴随偏头痛、洋地黄中毒和急性青光眼等疾病。基层全科医生应当了解这些视觉现象的意义，也需要知道它们什么时候预示着严重的眼科或系统性疾病，需要立即进行眼科检查。

病理生理学和临床表现 [1-3]

飞蚊

飞蚊症是由于玻璃体混浊物在视网膜上投下阴影。它们可以是单个或多个，特点是在视野中移动，如果它们穿过黄斑，则视觉会暂时模糊。当一个人凝视清澈的蓝天或干净的白色墙壁时，它们的存在最为显著。新发的飞蚊症可能是由玻璃体脱离、视网膜撕裂或脱离、眼内出血或视网膜感染引起的。

玻璃体视网膜牵拉是视网膜撕裂和脱离的主要原因，可导致突发性闪光感和飞蚊症。随着年龄的增长，玻璃体凝胶液化，其纤维基质收缩并脱离视网膜。因为玻璃体的几个部位附着在视网膜上，牵拉会引起撕裂，导致视网膜裂孔。从玻璃体流出的液体通过视网膜下的小孔可能会导致脱离。如果撕裂伤累及视网膜浅血管，玻璃体可能会出现积血。

急性或慢性眼内炎症和（或）感染有时是新发飞蚊症的原因，如免疫抑制患者巨细胞病毒（CMV）视网膜炎。突然出现一个或多个飞蚊提示严重潜在的疾病。多发和长期的飞蚊症与近视和衰老有关，伴或不伴玻璃体脱离。

闪光感

闪光感指的是明亮、微小、闪烁的灯光或闪电般闪烁的感觉。闪光感在黑暗中最明显，通常在视网膜的机械刺激下出现。当一个人遭受头部创伤或剧烈咳嗽时，他们会说“看到星星”。新出现的闪光感可能是玻璃体视网膜牵拉、视网膜撕裂或视网膜脱离所致。揉眼睛也会引起类似的症状。偏头痛可导致“闪光”（闪烁暗点）的反复发作，尽管这些视觉现象更复杂且持续时间更长。闪光感很少是神经系统疾病的征象，尤其是影响枕叶的疾病。

视物变形

视物变形是指直线或图案的曲线变形。这种视觉障碍是由视网膜表面形状改变导致，视网膜下方的液体聚集或表面有瘢痕。视物变形见于年龄相关性黄斑变性、视网膜前纤维化和各种导致视网膜表面牵引和（或）视网膜瘢痕形成的眼部疾病。

锯齿线

偏头痛可以产生一系列复杂的前驱视觉现象，包括锯齿线（有时称为强化现象）和带有短暂盲点（闪烁暗点）的闪光。这些症状可伴或不伴随后的头痛。通常情况下，锯齿线出现在黑暗阴影的灰色区域附近。灰色区域和锯齿线会慢慢扩展。无论头痛是否发作，视觉现象通常 20 ～ 30 min 内结束，并且不会遗留任何视觉缺陷（见第 165 章）。

光晕、变色和视觉幻觉

光晕可能由既往角膜屈光手术、白内障（通常为黄色光晕）、白内障手术中植入多焦点人工晶状体、药物毒性和急性青光眼（彩色光晕）引起。许多药物会导致光晕。洋地黄中毒的第一个临床表现可能是视觉上的（见第 32 章），包括闪光感、黄视、光晕和物体表面霜冻感。乙胺丁醇中毒可表现为视野亮度增加。急性青光眼（见第 207 章）也会出现彩色光晕，但不会出现闪光。

由枕叶皮质及其邻近区域的癫痫活动引起的视觉幻觉产生静态光和星星。纹旁区 18 区（parastriate area 18）的视觉幻觉会产生明亮的感觉，或者彩色的闪光和光环。复杂的视觉幻觉（Charles Bonnet 综合征）可能发生在晚期视力丧失且没有精神疾病的患者身上。

鉴别诊断

突然发作的视觉现象可能是重要的潜在眼科疾病或系统性疾病的第一征象。可根据临床表现进行病因鉴别（表 203-1）。

表 203-1 飞蚊症和闪光感的原因

飞蚊
近视
衰老
玻璃体脱离
视网膜撕裂
视网膜脱离
眼内炎症（葡萄膜炎、视网膜炎）
玻璃体积血
闪光
视网膜牵拉
视网膜脱离
机械刺激（咳嗽、揉眼睛、头部外伤）
典型偏头痛
视觉皮层的癫痫活动（静态光，彩色闪光）

检查 [1-3]

病史

完整详细地描述并且不受引导性问题影响的视觉障碍是病史中最重要的部分，其次是关于其发病、病程以及是否伴随任何相关症状（如头痛、视力下降）的信息。闪光感和（或）飞蚊症的突然出现高度提示玻璃体视网膜牵拉，可能与玻璃体脱离、视网膜撕裂或视网膜脱离有关。免疫功能低下患者的新发视觉障碍现象提示感染性（例如 CMV）视网膜炎。醒来和揉眼睛时出现的闪光感通常是无害的，飞蚊症已经存在很长时间但数量没有明显增加也是如此。主诉彩虹色光晕的患者需要筛查青光眼（见第 198 章）。主诉其他类型的光晕需要询问既往眼科手术史和用药史，包括草药补充剂。视物变形应检查有无黄斑病变。

体格检查

应包括视力测试、眼压测量（见第 198 章）和仔细检查眼底。检查有无玻璃体积血、膨胀的白色区域（提示视网膜脱离）、视网膜炎症区域以及黄斑外观异常（提示黄斑变性疾病）。对免疫功能低下的患者，眼底镜检查应包括寻找 CMV 视网膜炎的表现（例如，局灶性、颗粒状、血管周围黄白色病变，有或没有“丛林火”样出血）。检查视网膜撕裂和小的视网膜脱离需要间接检眼镜检查或由眼科医生进行诊断性接触镜检查。偏头痛患者的眼科检查是正常的。

检查

对新出现闪光感和（或）飞蚊症患者最重要的检查是由眼科医生进行间接检眼镜检查和检查巩膜有无凹陷。视物变形患者需要光学相干断层扫描和（或）荧光素血管造影。出现彩色光晕的患者需要测量眼压来检查有无青光眼（见第 198 章）。服用洋地黄制剂并报告有视力障碍的患者应监测血清药物水平（见第 32 章）。

患者教育和转诊指征 [1–3]

患者教育

无眼部疾病的慢性飞蚊症患者预后良好，告知患者使其安心；对于有偏头痛相关视觉现象的患者也是如此。轻微的机械刺激（咳嗽，揉眼睛）引起的闪光感，如果没有更严重的病理学证据，只需要给予患者安慰和解释。

转诊指征

由于存在视网膜撕裂、视网膜脱离或炎症 / 感染（例如，CMV 视网膜炎）进展的可能，新出现的不明原因的闪光感或飞蚊症需要紧急转诊给眼科医生。及时处理这种情况，才能最好地保护视力。如果患者或检查者发现视野缺失，则需要更紧急的转诊。视物变形也是紧急转诊的指征，因为早期治疗视网膜下新生血管，年龄相关性黄斑变性的视力预后更好。出现彩色光晕的患者应转诊眼科评估青光眼。在没有严重视力丧失而出现视觉幻觉的情况下，需要检查癫痫活动和视皮层病变。

有慢性闪光感和飞蚊症的患者应该进行全面的眼科检查，包括间接检眼镜检查，但并不紧急。必须提醒所有存在闪光感和飞蚊症的患者，突然出现新的飞蚊、闪光或周边视野缺损可能代表着视网膜裂孔或脱离，需要立即进行眼科治疗。

总结和建议 [1–3]

- 新出现的闪光及飞蚊可能代表新出现的视网膜裂孔或脱离，需要立即进行眼科检查。
- 视物变形可能是年龄相关性黄斑变性的指征，需要立即进行眼科检查。
- 灯光周围彩虹色光晕可能是急性青光眼的指征，需要立即进行眼科检查。

（李 灿 翻译，齐建光 审校）

第 204 章

眼球突出的评估

MARK P. HATTON 和 CLAUDIA U. RICHTER

眼球突出的定义是眼球向外突出。它可能是外貌的正常变异，也可能是系统性或眼眶疾病的征兆。基层全科医生必须能够识别并评估患者可能存在的内分泌、肿瘤或血管疾病，并决定是否需要进一步检查或转诊。

病理生理和临床表现 [1–6]

病理形式的突眼可能是由炎症、浸润、肿块或血管异常引起的。

Graves 病

Graves 眼病是由自身免疫性炎症导致眼眶软组织浸润。危险因素包括吸烟、放射性碘治疗、持续性甲状腺功能亢进，以及停用抗甲状腺药物后甲状腺功能亢进复发。在放射性碘治疗的同时给予泼尼松可以预防治疗诱发的眼病。病理表现有淋巴细胞浸润、黏多糖沉积、水肿、成纤维细胞增生和眼眶结缔组织的增加。眼眶成纤维细胞的增殖和眼外肌运动受限是 Graves 眼病的临床特点。

轻型患者有轻微的眼睑收缩、凝视、眼睑下垂和轻微的眼球突出。一种特别严重的“恶性”眼球突出可引起眼睑和结膜水肿、明显的突眼、眼外肌运动受限、暴露性角膜病变和视神经受压，通常是双侧病变，但也可能是单侧或不对称病变。

Graves 眼病、胫前皮肤病变和甲状腺功能亢进之间的临床关系相对密切，提示它们有共同的病理生理机制。然而，眼病可在没有甲状腺功能障碍或胫前皮肤病变的情况下发生。确切的病理生理学机制仍有待阐明。其可能是由循环的甲状腺抗原的抗体引发的，这也是某些甲状腺毒症治疗时出现恶化的原因，其确切机制有待进一步阐明（见第103章）。

临床病程多变。轻症患者中约20%病情自发改善，65%病情保持不变，15%病情进展。最初的活跃期大约持续1～2年，然后是稳定期，随后是病情获得部分缓解的非活跃期。

原发性眼眶肿瘤

原发性眼眶肿瘤，如脑膜瘤，因占位效应而引起眼球突出。有些血管病变，如血管瘤，只产生占位效应，而颈动脉海绵窦瘘可表现为眼眶弥漫性充血、眼球突出、巩膜外血管突出和眼压升高。肿块性病变和血管异常通常单侧发病，它们可能导致复视、眼部刺激和畏光（继发于角膜暴露）。视神经的牵拉或受压会损害视力。

眼眶蜂窝织炎

眼眶蜂窝织炎是导致眼球突出的一种极其严重的病因，尽管其很少见。由于眼眶的三面被鼻窦围绕，鼻窦炎可直接穿过纸板筛骨引起眼眶感染。显著的临床表现有眼睑水肿、上睑下垂、眼球突出、结膜水肿和眼球运动减弱。感染逆行性扩散可导致海绵窦血栓形成。

鉴别诊断[2,5]

双侧眼球突出

双侧眼球突出通常由Graves病引起，偶见于库欣综合征、肢端肥大症、锂摄入、转移性肿瘤和眼眶淋巴瘤。

单侧眼球突出

单侧突眼可能由Graves病、肿瘤、炎症和传染病、血管异常和骨骼异常引起。常见的眼眶肿瘤包括血管瘤、脑膜瘤和视神经胶质瘤。扩散至眼眶的肿瘤包括起源于眼睛、眼睑和副鼻窦的肿瘤。眼眶假瘤是一种炎症性病变，病变外观类似肿瘤。炎症性病因包括结节病、异物、眼眶血栓性静脉炎和皮样囊肿破裂。血管瘤、动脉瘤、静脉曲张、颈动脉海绵窦瘘和海绵窦血栓形成是重要的血管病因。佩吉特病等骨骼异常也可能导致眼球突出。眼眶不对称、严重的单侧近视、面神经麻痹、眼睑退缩和先天性青光眼都可能导致眼球突出。对侧眼的上睑下垂或眼球内陷可以造成眼球突出的假象。

检查[2,5]

首先确定是单眼发病还是双眼发病。双眼发病的疾病鉴别诊断较少，大多数病例为Graves病。重点应放在疾病确诊上（见第103章）。单眼发病包括更多的鉴别诊断，因此需要更广泛的检查。

病史

病史应包括询问眼球突出的时间进程。旧照片有助于确定问题是新发的，还是长期存在的解剖学变异。相关症状也很重要。视力改变、复视、疼痛、过度流泪、畏光、异物感是突眼所致不良反应的表现。应关注眼眶外伤、甲状腺疾病、癌症、严重鼻窦感染或头痛加重的既往史或当前症状。

体格检查

体格检查首先通过突眼计检查眼球突出的程度。患者直视前方，测量眼眶外侧缘到角膜顶端的距离。正常上限是21～22 mm，两眼差不应超过2 mm。还应检查视力、眼压和眼外肌功能。观察结膜和角膜是否有干燥征象，如有，可辅以荧光素或孟加拉玫瑰红染料。对色觉、瞳孔反应性和视野进行评估，以检查可能的视神经压迫，在检眼镜检查时可能发现苍白或水肿的视神经乳头。听诊眼球和眼眶是否有提示血管瘘的杂音和搏动。必须检查鼻窦有无压痛和分泌物。在双眼发病的情况下，应检查颈部是否有甲状腺肿和杂音，有无胫前黏液性水肿，以及是否有甲状腺激素分泌过量的体征（见第103章）。

实验室检查

双侧眼球突出的患者应检查甲状腺功能（如促甲状腺激素、总三碘甲状腺原氨酸、游离甲状腺素)，但缺乏甲状腺功能亢进症证据的患者并不能排除 Graves 病。即使在没有甲状腺毒症证据的患者中，也可以检测到促甲状腺激素受体抗体和过氧化物酶抗体（见第 103 章）。

单侧眼球突出的患者需要进行眼眶成像检查。轴位和冠状位 MRI 和 CT 是评估眼眶异常的首选检查。

症状管理及转诊指征[2,4-9]

症状管理和预防

基层全科医生必须知道眼球突出潜在的眼部并发症，并提出缓解轻微症状的建议。夜间抬高床头可以减轻眶周和眼睑水肿。暴露性角膜病变会导致异物感，可以通过使用人工泪液润滑剂和在夜间闭合眼睑来缓解。如果这些简单的措施不能充分改善症状，可能需要转诊至眼科医生考虑进行眼睑或眼眶手术。

Graves 病（另见第 103 章）

预防措施包括完全戒烟和有效治疗潜在的甲状腺功能亢进。在眼部受累的情况下，必须谨慎治疗潜在的 Graves 病。如前所述，某些形式的治疗可能会使眼病恶化，这可能是由于甲状腺抗原释放增加所致。一些权威建议使用抗甲状腺药物来减少这种释放，其他人建议使用高剂量糖皮质激素方案[例如，泼尼松 0.5 mg/(kg・d)，持续 1 个月，在放射性碘治疗后几天开始；见第 103 章]。

传统上，Graves 眼病仅在症状变得严重或视力受到威胁时进行特异性治疗。疾病进展的可能性很难确定，而现有的治疗方法有其自身的副作用。尽管如此，眼眶周围水肿和眼部不适等炎症症状可以用糖皮质激素或眼眶放射治疗，同时要完全戒烟（吸烟会降低疗效）。这种疗法可以抑制使炎症反应持续的细胞因子。

在随机安慰剂对照试验中发现，患病程度轻的患者接受硒治疗可以减缓疾病进展，减少眼部受累，提高生活质量，这对传统观望态度的治疗观点提出了挑战。确切机制尚不清楚，但可能与硒的抗氧化和免疫调节作用有关。原始的 6 个月的试验和 1 年的随访研究需要通过延长试验时间和确认研究结果才能推荐该疗法用于常规治疗，但初步结果是有效的。

转诊和住院指征

对于单侧、严重或原因不明的眼球突出，应及早进行眼科会诊。肿瘤引起的眼球突出需要一个包括眼科医生、肿瘤科医生和放射治疗专家在内的团队治疗方案。疑似血管病因也需要转诊。治疗 Graves 眼病需要内分泌医师会诊，建议尽早转诊。眼眶蜂窝织炎患者需要紧急入院。

患者教育

Graves 病患者需要知道，尽管对潜在疾病进行了适当的全身治疗，但眼部症状仍可能持续或进展，有一些方法可以降低风险（例如，戒烟、有效控制甲状腺功能亢进、糖皮质激素与放射性碘联合治疗）。Graves 病患者需要了解吸烟的不良后果并实施积极的戒烟计划（见第 54 章）。对突眼患者进行随访时，及时恰当的症状评估（例如视力变化、眼睛疼痛、眼部充血、复视）很重要，告知其减轻眼睛不适和防止眼睛受伤的家庭措施（如抬高床头、使用人工泪液润滑剂和在夜间将眼睑贴紧）也很重要。

总结和建议

- 双侧突眼最常见的原因是 Graves 病，应进行检查和治疗（见 103 章）。
- 单侧突眼需要进行眼眶成像（MRI 或 CT）来筛查肿瘤、炎症、感染性疾病以及血管异常。

（李　灿 翻译，齐建光 审校）

第 205 章

流泪的评估

MARK P.HATTON AND CLAUDIA U.RICHTER

流泪是眼泪产生过多或眼泪引流不畅造成的。当患者主诉流泪或眼泪太多且顺着脸颊流下时就被称为“溢泪”。对于有些患者，流泪只带来轻微的困扰；对于大多数患者，流泪会带来很大的困扰，因为流泪会导致视力改变，或因为流泪需要不断擦拭眼睛而对皮肤产生刺激，两种情况也可能同时存在。所以，我们不能忽视流泪这一主诉。临床医生还必须认识到流泪可能是一种重要的潜在疾病的征象，可能需要检查来排除肿瘤、感染及炎症反应等原因。应该找到流泪的原因来改善患者的症状，同时也识别潜在威胁患者健康的问题。基层全科医生在初次评估时起着重要作用。

病理生理学和临床表现 [1-3]

正常的眼泪产生和引流

眼泪是由位于颞上眶内的主泪腺和眼睑内的副泪腺产生的。眼泪通过眼睑内侧的泪点离开眼球表面，然后从泪小管流向鼻泪管并进入鼻腔。当眼泪的产生相对多于通过泪道引流系统的排出时，就会发生流泪。

眼泪分泌过多

泪液的原发性高分泌尚未确定原因，但继发性高分泌或由刺激引起的泪液分泌增加可能是由眼表刺激（例如，角膜擦伤）、严重干眼症引起的反射性流泪、眼睛的炎症、贝尔麻痹后的异常再生及眼部过敏引起的。即使流出通道通畅，眼泪相对产生增加也会导致流泪。

泪道引流障碍

在泪液产生速率正常的情况下，引流不足或受阻也可能导致流泪，原因包括睑缘位置异常（例如，眼睑外翻）、泪点狭窄、泪小管狭窄和鼻泪管阻塞等。大多数流泪患者的病因是流出通道受阻，而不是泪液分泌过多。

眼睑边缘病变、结膜冗余或褶皱可能会阻碍泪膜运动。第七对脑神经麻痹、使眼睑变硬的状况（例如，眼睑瘢痕或硬皮病）或眼睑老化松弛，都可能会损害眼睑的泵送功能。甲状腺眼病可能会因眼球突出和睑缘位置异常引起角膜刺激而导致流泪。泪点必须正确定位，眼睑外翻会阻止眼泪进入小管。老年性眼睑外翻是老年人最常见的原因，其特征是下睑下垂。泪点或泪小管可能是先天性闭塞，或由化学物质、热损伤、肿瘤引起闭塞。此外，泪小管感染可能导致闭塞，以色列放线菌（链丝菌属）和念珠菌是引起感染最常见的原因。最后，泪囊和鼻泪管阻塞可能是特发性的、先天性的，或由肿瘤（特别是淋巴瘤）、筛窦炎和鼻甲疾病引起。阻塞越在眼泪引流的远端，溢泪就越有可能伴有脓性分泌物或泪囊炎，因为不流动的眼泪会被感染。

鉴别诊断 [3]

溢泪可以根据其病理生理学来进行鉴别诊断（表 205-1）。最常见的原因是老年性眼睑外翻和生理性流泪。

诊断检查 [3-4]

病史

仔细的病史通常会提示病因。应询问流泪的性质、严重程度，加重和缓解因素以及伴随症状。确定流泪是单侧还是双侧，以及什么情况下流泪加重有助于病因的判断。单侧持续流泪提示泪液引流不足；而间歇性双侧流泪，以及在遇到风和寒冷时加重，则提示由潜在的干眼症引起的继发性反射性流泪。眼睛发痒及流泪提示眼睛过敏，尤其是在季节性变化时。过敏性鼻炎也可因鼻黏膜水肿引起鼻腔流出通道受阻而导致溢泪。当出现眼睛疼痛时，应考虑角膜擦伤和异物、倒睫和眼内炎症。眼周疼

表 205-1　流泪的病因

泪液产生过多
角膜炎
睑缘炎
结膜炎
过敏
贝尔麻痹后的异常再生
干眼反射性流泪
泪液引流障碍
泪点狭窄
泪小管狭窄
伴或不伴泪囊炎的鼻泪管阻塞
眼睑外翻、眼睑内翻、眼睑松弛
泪囊或鼻部肿物

Reprinted from Haidak DJ，Hurwitz BS，Yeung KY. Tear-duct fibrosis（dacryostenosis）due to 5-fluorouracil. Ann Intern Med 1978；88：657，with permission.

痛伴流泪和脓性分泌物提示泪囊炎，患者可能会注意到泪囊区域的红肿。血性眼泪提示泪液引流系统路径上有恶性肿瘤。

在询问病史时，也应询问患者是否有全身炎症性疾病，如韦格纳肉芽肿病、结节病及某些肿瘤（如淋巴瘤），这些均可导致泪液引流通道阻塞的情况。对流泪的患者还应询问恶性肿瘤和近期化疗的病史，多西他赛和氟尿嘧啶可能导致泪液引流通道阻塞，放射性碘 -131 可能会导致泪小管及（或）鼻泪管狭窄。应注意有头部肿瘤史且接受放射治疗的患者，放射治疗会导致泪小管狭窄和严重的干眼，随后出现反射性流泪。

体格检查

体格检查的重点是眼睑和眼球表面的外观检查、鼻腔检查和裂隙灯检查。要仔细检查眼睑以确保它们与眼球表面的贴合良好，没有外翻或内翻。对内眦区域要进行仔细的视诊及触诊，泪囊通常是摸不到的。泪囊充盈，该处皮肤发红，或指压泪点出现黏液或脓性物质流出均提示泪囊炎。如在内眦区域可触及肿块，则提示泪囊肿物及黏液囊肿。

对鼻腔也应该进行基本的检查，因为鼻腔内的阻塞会阻碍泪液引流。对鼻腔的基本检查不需要特殊设备，用光源和鼻窥器来检查鼻中隔、鼻甲和鼻底即可。检查鼻部时应注意有无肿块、黏膜炎症和鼻甲肥厚。

实验室检查

任何脓性分泌物都应进行革兰氏染色和培养。眼科评估包括裂隙灯检查和荧光素染色试验，裂隙灯用于识别角膜擦伤、异物、倒睫和眼内炎症。荧光素染色消失试验是评价溢泪的简单试验，将 2% 的荧光素溶液或用生理盐水润湿的荧光素条涂在双眼的下穹窿上，然后用钴蓝色滤光灯记录泪湖的体积。5 min 后再次检查患者，此时确定并比较泪湖的相对体积，泪带狭窄表明泪道引流充分，而泪湖升高表明泪道引流系统受阻。但本试验无法确定泪道阻塞的部位。

眼科医生还可以通过探查和冲洗泪小管和鼻泪管来评估泪道引流系统，这种探查可以在泪小管或鼻泪管阻塞时进行定位。

影像学检查也可能有助于评估流泪患者，如果有复发性鼻窦感染、血性泪液、面部创伤、泪囊或鼻部肿块证据的相关病史时应考虑进行影像学检查。当怀疑骨性病变或需要鼻窦成像时，CT 是首选的成像方式；MRI 能提供很好的软组织成像。

症状处理和转诊指征

缓解流泪的症状必须要去除刺激物。眼睛干燥可以用适当的润滑剂处理（见第 202 章）。泪囊炎可以通过每天至少 4 次热敷和全身抗生素治疗（通常是阿莫西林 - 克拉维酸钾 500 mg，每天 2 次，或红霉素 250 mg，每天 4 次）。没有眼部感染的患者可以放心，这种流泪的情况是无害的。对于治疗无改善的患者应转诊给眼科医生进行进一步评估和治疗。有症状的患者可能需要进行眼睑手术来纠正异常的睑缘位置，或行泪囊鼻腔造口术来缓解鼻泪管的阻塞。

（丰　艳 翻译，齐建光 审校）

第 206 章

年龄相关性黄斑变性的管理

TINA SCHEUFELE CLEARY 和 CLAUDIA U. RICHTER

年龄相关性黄斑变性（age-related macular degeneration，AMD）是发达国家最常见的导致失明的原因，占全球导致失明原因的 8.7%。75 岁以上的老年人中，多达 46.2% 的人患有早期 AMD。晚期 AMD——定义为一只眼患有地图状萎缩型（晚期干性）或新生血管型（湿性）AMD——在美国影响了多达 16% 的 80 岁以上的人。随着美国老年人口的增加，晚期 AMD 的患病率一直在上升，目前已接近 300 万。

老年人适当的眼科诊疗措施包括早期识别黄斑变性和及时转诊眼科，以便将视力受损的风险降至最低。自 2004 年以来，对新生血管型 AMD 的有效治疗已经能够延缓由湿性 AMD 导致的视力丧失。不幸的是，仍然没有有效的治疗方法来恢复晚期干性黄斑变性患者的视力，并且所有 AMD 患者都有由干性 AMD 导致进行性视力丧失的风险。

病理生理学和临床表现 [1–16]

视网膜色素上皮对维持健康的视网膜光感受器至关重要，任何损伤都可能导致视力丧失。在黄斑变性中，视网膜色素上皮开始退化；称为玻璃膜疣的碎片沉积物在上皮细胞和下面的基底膜（Bruch 膜）之间积聚。对确切的机制知之甚少，但认为炎症介质和遗传因素在其中起作用。

玻璃膜疣沉积物按其检眼镜下外观进行分类。硬性或结节性玻璃膜疣是针头大小的黄白色病变，在黄斑区通过检眼镜可见。软性或粒状玻璃膜疣较大，边缘较不明显。弥漫性或融合性玻璃膜疣和广泛的视网膜色素上皮变化（色素沉着过度或色素减退）使患者处于晚期 AMD 的高风险中。

使 Bruch 膜变弱和增厚的退化过程引起视网膜色素上皮细胞的剥离。剥离会导致视力丧失，因为上覆的感光细胞萎缩。此外，由于 Bruch 膜的退行性变化，可能会形成新血管（新生血管）。这些脆弱、异常的新血管在视网膜下渗漏和（或）出血，导致视力丧失。如果这种情况得不到治疗，可能会出现纤维血管瘢痕。幸运的是，只有大约 10% 的 AMD 患者会出现脉络膜新生血管或湿性 AMD。

患者发生黄斑变性的风险受遗传和环境因素的影响。多达 71% 的黄斑变性患者具有已知的遗传风险等位基因。最常见的遗传变异是 1 号染色体上的补体因子 H（CFH）基因和 10 号染色体上的年龄相关性黄斑病变易感性 2/HtrA 丝氨酸肽酶（ARMS2/HTRA1）基因。尽管存在这些相关性，由于缺乏证据表明此类检测可以改善患者预后，美国眼科学会目前不推荐常规进行基因检查。

其他风险因素包括年龄增加、种族（在白人中更常见）、心血管疾病、动脉粥样硬化风险因素、日晒和饮食因素（例如，缺乏抗氧化剂、锌）。吸烟是最重要的可改变的独立危险因素，具有剂量依赖关系，尤其是在女性中。最近的研究表明，维生素 D 水平低的患者患 AMD 的风险较高，需要进一步的研究来确定额外的维生素 D 补充剂是否有益。

2012—2013 年，几项基于社区的队列研究显示，定期使用阿司匹林超过 10 年与晚期新生血管性 AMD 的风险之间存在关联（风险比为 1.63，发病率为 1.76%），未发现地图以萎缩型 AMD 的风险增加。其他大型研究并未证明使用阿司匹林与湿性 AMD 之间存在任何关联。因此，阿司匹林对 AMD 的影响需要更深入的研究，对于心血管并发症高风险患者，不应停止阿司匹林治疗。

临床表现和病程

由于退化过程集中在黄斑部，中央视力受到的影响最大。患者可能会抱怨视力下降且无法通过眼镜矫正。在没有新生血管形成的患者中，视力的丧失往往是逐渐发生的。这些人的黄斑检查可能会发现玻璃膜疣、视网膜色素上皮变化和（或）地图性萎缩。

湿性和干性黄斑变性

湿性与干性 AMD 的区别是是否有新生血管

形成。有新生血管形成的 AMD 患者中有 10% 发展为湿性或渗出性 AMD。当一只眼发展为湿性 AMD 后，另一只眼发展为湿性 AMD 的风险在未来 5 年内增加至 40%；当一只眼发展为湿性或干性黄斑变性时，另一只眼在未来 10 年发展为湿性或干性 AMD 的风险为 77%。过去，湿性 AMD 患者的视力丧失不可避免，有时这个过程会很快。随着抗血管内皮生长因子（VEGF）疗法的出现，如果患者定期随访和注射，视力通常可以得到改善并维持数年。

当新生血管形成时，视力丧失可能是急性的。视力扭曲（视物变形）可能预示着液体开始渗入视网膜下方。除了显示玻璃膜疣外，黄斑检查还可能显示视网膜下积液和（或）出血。在未经治疗的病例中，纤维化黄斑瘢痕形成可能相对较快，因此快速转诊和开始治疗很重要。

90% 没有新血管形成的 AMD 患者被标记为患有干性或非渗出性疾病，这通常具有更好的临床过程和预后。尽管如此，即使是干性 AMD 患者也可能因视网膜萎缩而随着时间的推移明显失去视力。然而，视力丧失的速度通常是缓慢和渐进的，而不是突然的。

诊断 [5,15]

提示性病史特征包括老年人中央视力逐渐或突然丧失或视物变形。后者通常提示脉络膜新生血管或湿性 AMD 的发展。视物变形可以在家中通过使用 Amsle 网格来检测，这是一张 10 cm × 10 cm 的卡片，每 5 mm 有一个纵横交错的白线网格和一个中心点。要求患者专注于一点，并注意是否有任何线条出现波浪形或扭曲，或者是否有任何由相交叉的线组成的框消失。每只眼都需经过单独测试，测试时可配戴任何处方矫正镜片，并将网格保持在舒适的阅读距离。网格的使用对于监测治疗和患者随访也非常有帮助（见后面的讨论）。

特征性的检眼镜结果集中在黄斑区，包括玻璃膜疣、黄斑色素沉着不规则、出血、视网膜下积液和盘状瘢痕。

治疗原则 [6,8,14,17-26]

预防

一级预防

戒烟是必不可少的。吸烟是已知最重要的可改变风险因素，可能会显著增加具有某些遗传特征的患者患湿性 AMD 的风险。最近的一项研究发现，补体因子 H 或 ARMS 2 等位基因纯合子的吸烟者比具有这些遗传特征的从不吸烟的患者早 22 年患湿性 AMD。持续吸烟尤其有害。已经将吸烟确定为具有剂量依赖性效应的独立危险因素，这使戒烟成为重中之重（见第 54 章）。随机试验数据表明，高同型半胱氨酸血症、低维生素 B_{12} 和低叶酸水平可能与湿性 AMD 相关。尚无研究证实补充降低同型半胱氨酸水平的维生素（叶酸、B_{12} 和 B_6）是否有益。

二级预防

除了戒烟，黄斑变性患者每周应多吃绿叶蔬菜和至少一份鱼。第二次年龄相关眼病研究（AREDS2）——这是一项关于营养补充剂的随机试验——显示其进展风险降低，他们可能受益于抗氧化维生素和锌。该试验表明，当患者服用高剂量维生素 C、维生素 E 和锌补充剂以及叶黄素和玉米黄素时，5 年内进展为晚期 AMD 的风险降低了 25%。补充 β 胡萝卜素没有额外的眼部获益。先前的研究表明，服用含有 β 胡萝卜素的补充剂的吸烟者患肺癌的风险增加，因此，AREDS2 配方随后去掉了这种维生素。AREDS2 研究并未显示额外补充 ω-3 脂肪酸有任何益处。

新生血管性（湿性）疾病

治疗湿性 AMD 最常见的方法是玻璃体内注射抗 VEGF。早期的治疗方法侧重于新生血管化膜的凝固，更先进的方法是试图阻止新血管形成的发展。

血管内皮生长因子治疗

眼内（玻璃体内）注射抗 VEGF 药物的应用标志着湿性 AMD 治疗的显著进步。抗 VEGF 药物包括贝伐珠单抗（Avastin）、雷珠单抗（Lucentis）

和阿柏西普（Eylea）。初步研究表明，30% ～ 40% 的患者获得了三线视觉增益，94% ～ 95% 的患者通过定期注射保持稳定的视力。CATT 试验证明了贝伐珠单抗和雷珠单抗的相似疗效。CATT 随访研究表明，50% 接受贝伐珠单抗或雷珠单抗治疗的患者在 5 年时保持 20/40 或更好的视力，每月注射一次的患者保持视力的可能性略高于按需治疗的患者。雷珠单抗和贝伐珠单抗的心血管不良反应发生率（在癌症患者静脉给药时观察到的一个问题）相似，但对大量人群的队列研究发现，眼内使用这些药物时不良反应发生率没有增加。

阿柏西普（Eylea）是此类中的最新药物，与雷珠单抗相比，在较低给药频率（每 8 周而不是每 4 周一次）下至少表现出同等的疗效。由于成本差异（Lucentis 和 Eylea 的成本远高于 Avastin），美国最常用于湿性 AMD 的抗 VEGF 药物仍然是 Avastin（<花费的 1/20）。为了减少治疗频率而又尽量减少两次注射之间液体反复出现并保持视力，视网膜专家最常见的治疗方案是“治疗并延长间隔”。在这种方案中，注射间隔逐渐延长，直到检测到早期复发，然后患者保持这个注射间隔，除非将来需要更频繁的注射。一些患者需要每月注射一次，而另一些患者的注射间隔可能长达 4 个月。然而，大多数患者甚至在 5 年后仍需要坚持注射。

为了最大限度地发挥这些疗法对湿性 AMD 的益处，临床上早期识别新生血管形成至关重要。指导黄斑变性患者注意并及时报告任何视力扭曲的情况。Amsler 网格的日常家庭使用是一种极好且简单的早期检测方法。任何新的中央视力缺陷或扭曲都需要立即报告给眼科医生并考虑紧急治疗。

热激光光凝术

在这种治疗中（第一个可供使用的），热激光用于凝固新生血管膜。由于它同时破坏异常的新生血管膜和上覆的正常视网膜组织，目前仅用于不涉及视野中心（中心凹）的新生血管膜。

冷激光——维替泊芬光动力疗法

这种形式的激光疗法是为治疗中心凹区新血管病变而开发的。它涉及一种冷激光，用于激活光敏染料维替泊芬，静脉注射并选择性地集中在异常脉络膜新生血管区域。尽管光动力疗法会减慢视力丧失的速度，但很少会使视力增加。目前，它继续用于某些类型的湿性 AMD 和某些抗 VEGF 疗法（如下所述）难治的病例。当与眼内注射的抗 VEGF 药物或类固醇联合给药时，它可能更有效。

实验疗法——自体干细胞移植

已经探索使用干细胞来解决视网膜色素上皮细胞的退化问题，既有非常谨慎的应用（移植一张从诱导多能干细胞分化而来的视网膜色素上皮细胞），也有误用（玻璃体内注射不明确的脂肪来源干细胞浆液）。前者视力无改善或恶化，后者与注射后视力丧失有关。这是一个不断发展的领域，可能具有重要的前景。需要关注未来的发展，并需要对其在治疗中的地位进行适当的患者教育（见患者教育部分）。

患者教育

当 AMD 进展到晚期时，视力可能会下降到 20/200 或更糟，使患者在法律上判定为失明。当视力丧失严重时，患者可能会受益于低视力辅助工具。对于需要良好中央视力才可以完成的任务，患者可能会失去完成该任务的能力，例如阅读或驾驶。然而，重要的是让这些人放心，他们的周边视力不太会受到 AMD 的影响。患者通常每 6 个月至 1 年由眼科医生随访一次。然而，接受湿性 AMD 治疗的患者最初通常需要每月注射一次，然后在可以耐受的情况下逐渐延长注射间隔。

应强烈建议戒烟（并避免二手烟）（见第 54 章）。鼓励患者摄入富含绿叶蔬菜的食物，每周至少吃一份富含油脂的鱼类。推荐使用 AREDS2 维生素补充剂，吸烟者应避免使用含有 β 胡萝卜素的原始 AREDS 补充剂。

定期服用阿司匹林预防心血管疾病的老年患者可能会寻求有关阿司匹林使用的建议。根据之前提到的可用数据，一些研究表明，长期使用阿司匹林后湿性 AMD 的风险略有增加，但其他研究未能证实这一发现。因此，对于心血管事件高危患者，不应停止使用阿司匹林。在所有研究中，均无患地图状萎缩型 AMD 的风险。

应该教授并鼓励自我监测。指导患者在家中使用 Amsler 网格，并建议患者立即报告任何视物模糊、视物变形或 Amsler 网格变化的症状，因为这些症状可能表明从干性 AMD 转为湿性 AMD。

最后，应该关注到 AMD 患者会感到非常沮丧，这使得在医生提供不适当的干细胞治疗方法时，患者更加容易接受这些治疗建议。可以考虑鼓励参加科学严谨、应用得当的干细胞研究，同时需要进行相关患者教育，告知患者在研究机构外进行干细胞治疗存在很大风险。

转诊指征

任何通过病史或者查体怀疑有黄斑变性的老年人均需要转诊到眼科。如果最近有急速的视力下降或者视力扭曲，需要尽快会诊，因为这些症状可能预示着湿性 AMD 的开始。转诊至干细胞治疗并不推荐，除非考虑入组知情充足并且设计良好的临床试验。

结论和建议

- AMD 是老年患者视力丧失的主要原因。
- 视物变形或视力突然改变可能是湿性 AMD 的症状，需要紧急眼科评估。
- 推荐富含水果、蔬菜和富含油脂鱼类的饮食；AREDS2 配方维生素和矿物质补充剂（维生素 C 和 E、锌、叶黄素和玉米黄素）可能会延缓进展为晚期 AMD 的进程，应予以考虑，但需要考虑对其他医疗问题的潜在不利影响。
- 湿性 AMD 可以用玻璃体内抗 VEGF 药物、光动力疗法、玻璃体内类固醇（通常与其他治疗结合）或热激光治疗。使用干细胞疗法的研究正在进行中。

（尹 超 丰 艳 翻译，齐建光 审校）

第 207 章

青光眼的管理

LAURA C.FINE，CLAUDIA U.RICHTER 和 THEODOR C.SAUER

青光眼是一种慢性进行性视神经病变，其特征是视神经获得性萎缩，视网膜神经节细胞及其轴突丧失。升高的眼压和其他不明因素会导致青光眼进展以及相关的视神经杯盘比扩大和视野缺损。青光眼是美国最主要的可预防的法定致盲疾病之一。青光眼所致持续视野缺损与生活质量下降有关。在治疗青光眼患者时，眼科医生力求达到稳定的眼压范围，这可能会延缓进一步的视神经损伤并保护视力。

该病的管理对患者和医生都构成挑战，因为青光眼是慢性的，通常无症状，并且需要每天使用眼药，这可能是昂贵的并且会导致不良副作用。当药物无效或不能耐受时，需要考虑激光和手术等介入措施。

尽管基层全科医生不负责青光眼的明确诊断或治疗，但识别有风险的患者（见第 198 章）并识别视神经损伤的早期阶段仍然很重要。基层全科医生还应熟悉外用和口服青光眼药物的全身作用，以及某些全身药物与青光眼之间的潜在相互作用。

病理生理学和临床表现 [1-8]

病理生理学

眼压由房水产生和流出的动态平衡维持。虹膜将眼睛的前部分成前房和后房，通过瞳孔交通。由睫状体产生的房水充满后房，通过瞳孔流入前房，并通过小梁网离开眼睛，小梁网正是虹膜和角膜夹角处的结缔组织过滤器。房水通过小梁网进入 Schlemm 管和巩膜外静脉系统。

尽管眼压升高不是青光眼定义的一部分，但眼压是唯一已知的可干预的危险因素。眼压升高是由流出道受阻引起的。在开角型青光眼中，小梁网中通常存在微观层面的阻塞。在闭角型青光眼中，由于解剖变异导致瞳孔阻滞和房水流入前房受阻，虹膜阻塞小梁网。眼压升高会增加血管阻力，导致视神经血管灌注减少和缺血以及对视神经轴突的直接损伤。增加的压力会干扰神经节细胞轴突中的轴浆流动，导致细胞功能障碍和死亡，并压迫筛板（即轴突离开眼睛时穿过的筛状结构）。改变后的支撑结构可能会干扰轴突功能。这些不同的轴突损伤机制在不同的患者中具有不同的重要性，但最终的结果是神经节细胞及其轴突的丧失、视神经杯盘比扩大和视野缺损。

危险因素和临床表现

开角型青光眼

这种形式的青光眼在美国占病例总数的 90% 以上，并且具有多种危险因素（眼压升高、年龄＞50 岁、青光眼家族史、非裔美国人或西班牙裔人、中央角膜变薄、近视，以及使用口服、吸入或局部类固醇）。似乎有一部分眼灌注压（平均动脉血压减去眼压）低的患者患开角型青光眼的风险较高。基于人群的研究发现，低舒张压（＜ 50 mmHg）与原发性开角型青光眼发病率升高相关。此外，偏头痛和外周血管痉挛已被确定为青光眼性视神经损伤的危险因素。并发心血管疾病和全身性高血压对开角型青光眼的影响尚未得到一致证实。

原发性开角型青光眼代表了一系列疾病，其中视神经对损伤的易感性因患者而异。虽然许多原发性开角型青光眼患者的眼压升高，但另一部分患者的眼压测量值可能没有升高，却仍表现出特征性的视神经和视野变化。开角型青光眼经常被称为“无声的视力窃取者”，因为在患者意识到视野缺损之前就可能已经发生了广泛的视神经损伤。

急性闭角型青光眼

这种形式的青光眼表现为疼痛性红眼。查体结果包括视力下降、红眼、对中度散瞳无反应、眼压明显升高、发红和角膜水肿。有时主要症状是恶心和呕吐，如果忽视眼部检查结果，患者可能会被误认为患有腹部疾病或冠状动脉疾病。急性闭角型青光眼患者需要紧急治疗以降低眼压并立即转诊至眼科医生。闭角型青光眼的亚急性发作可能表现为间歇性的光晕或视物模糊。可以通过从眼球颞侧照射平行于虹膜平面的光来识别疑似急性闭角型青光眼的患者：房角狭窄的眼会在鼻侧虹膜上有阴影。

诊断 [7,9]

病史

应全面了解眼部病史、家族史和全身系统性病史。由于角膜变薄，激光辅助原位角膜磨镶术（LASIK）或屈光性角膜切削术（PRK）的手术史与假性低眼压测量值相关。家庭成员中青光眼的严重程度和预后，包括青光眼视力丧失的病史，是至关重要的。系统性因素，如哮喘或使用皮质类固醇等病史，可能有助于指导治疗。

视神经乳头检查

视神经和神经纤维层的特征性变化提示早期青光眼损伤并有助于诊断，无症状的眼压升高也是如此。视神经杯盘比扩大是青光眼的特征性表现。视盘中心视杯轮廓的变化提供了青光眼损伤的第一个明确证据。通常的视杯具有圆形、规则的轮廓。早期青光眼的视杯通常在颞上缘或颞下缘出现缺口。后续的变化包括生理性视杯的深度和宽度增加、视网膜中央血管鼻侧移位、视乳头周围脉络膜萎缩和视神经乳头的进行性苍白。青光眼的其他征象包括不对称的杯盘比扩大和视盘出血。

视盘病变的评估不像测量眼压那样简单。它需要更高的技巧，但可以将灵敏度提高到 85%；当有青光眼的征象时，全科医生应考虑散瞳检查，以帮助发现早期疾病。无赤光眼底照相可能有助于评估视网膜神经纤维层。视神经乳头和视网膜神经纤维层的彩色立体摄影和基于计算机的图像分析是记录视神经形态的标准方法。

眼压的测量

通常使用接触式压平法（最好是 Goldmann 眼压计）测量眼压。记录同一日或非同日的昼夜眼压波动通常很有帮助。在没有杯盘比扩大的情况下，眼压升高（> 21 mmHg）表明高眼压，但不一定是青光眼。在视神经健康的情况下，应当参考眼压升高的程度和其他危险因素（年龄、种族、家族史、中央角膜厚度）以决定是否进行治疗。

视野检查

当注意到杯盘比扩大时，应当进行视野检查以发现特征性视野缺陷。全科医生的面对面视野检查可能会发现较明显的缺陷，但转诊进行正式的视野检查对于发现更细微的缺陷是必要的。在眼科医生诊室，正式检查应当是电子程序化的。

中央角膜厚度

中央角膜厚度（厚度测量）的眼科测量有助于解读眼压的测量值并有助于对患者进行危险分层。角膜中央偏薄的患者，其压平眼压的测量值可能会比实际数值偏低，而角膜中央偏厚的患者，其压平眼压的测量值可能会比实际数值偏高。即使考虑到中央角膜厚度对眼压测量结果的影响，中央角膜较薄的患者也有着更高的患青光眼和青光眼进展的风险。

前房角镜检查

为了鉴别开角型青光眼和闭角型青光眼，需要进行前房角镜检查。应当仔细使用四镜式接触式镜片检查前房角。此外还可以确定青光眼的其他继发性原因，例如外伤引起的房角后退。

治疗原则 [6-7,10-19]

虽然目前没有治疗可以逆转与青光眼相关的视神经损伤，但可以通过降低眼压来防止视神经损伤和视野丧失的进展。青光眼治疗的目标是将这种压力维持在患者病情保持稳定或青光眼恶化足够缓慢，以至于不需要额外干预的范围内。该范围的估计上限被认为是“目标压力”。

慢性开角型青光眼

达到和维持目标压力的治疗依次包括局部用药、激光小梁成形术和青光眼手术。药物治疗是降低眼压最常见的初始干预措施。药物的选择取决于潜在成本、副作用和给药方案。前列腺素类似物和β受体阻滞剂是最常用于降低青光眼患者眼压的初始滴眼液。其他药物包括 α_2 肾上腺素能激动剂、局部和口服碳酸酐酶抑制剂和胆碱能激动剂。监测眼压、视神经外观、视野和神经纤维层以观察疾病进展。根据需要调整治疗方案以达到目标眼压和疾病稳定性。

前列腺素类似物

前列腺素类似物通过增加葡萄膜巩膜房水流出来降低眼压。拉坦前列素、曲伏前列素和贝美前列素应每天局部给药一次。这些药物通常耐受性良好，但可能导致虹膜和眶周皮肤变黑以及结膜充血。全身性副作用（例如，肌肉和关节疼痛以及皮肤过敏反应）并不常见。Latanoprostene bunod 是青光眼药物治疗的新成员。它在原位代谢为拉坦前列素和丁二醇单硝酸酯，并通过葡萄膜巩膜和小梁网流出机制增强房水流出。

局部β肾上腺能拮抗剂

局部β肾上腺素能拮抗剂能减少房水产生。眼用制剂包括卡替洛尔、左布诺洛尔、美替洛尔、噻吗洛尔和倍他洛尔（选择性 β_1 受体阻滞）。β受体阻滞剂每天可以给药 1 次或 2 次，局部应用耐受性良好。然而，它们可能有显著的全身副作用，包括嗜睡、抑郁、支气管痉挛、心动过缓、低血压、充血性心力衰竭恶化、心脏传导阻滞和晕厥。选择性 β_1 受体阻滞剂倍他洛尔不太可能引发支气管痉挛，但在控制眼压方面的效果也稍差。

选择性 α_2 肾上腺素能激动剂

选择性 α_2 肾上腺素能激动剂可作为β受体阻滞剂的替代品，包括安普乐定和溴莫尼定。选择性 α_2 药物通过减少房水产生来降低眼压。这些药物的局部副作用包括局部充血和过敏性结膜炎。选择性 α_2 肾上腺素能激动剂的全身副作用包括嗜睡、疲劳、困倦、口干和血压降低。它们禁用于婴儿或母乳喂养的母亲。

碳酸酐酶抑制剂

碳酸酐酶抑制剂通过减少房水产生来降低眼压。碳酸酐酶抑制剂可局部使用（布林佐胺、多佐胺）和口服（乙酰唑胺）。局部碳酸酐酶抑制剂已在很大程度上取代了口服药物，并且耐受性更好。然而，口服药物仍然可以用于在激光或手术前降低非常高的眼压。口服碳酸酐酶抑制剂与显著的全身副作用有关，包括厌食和体重减轻、疲劳、不适、手指和足趾感觉异常、抑郁、腹泻、金属味、肾结石、粒细胞缺乏症和再生障碍性贫血。血液异常是剂量依赖性的，局部用药时也可能发生。一些患者报告，滴剂会使他们的嘴里有苦味。

胆碱能药物

胆碱能激动剂通过增加通过小梁网的房水流出来降低眼压。毛果芸香碱和卡巴胆碱是直接作用的激动剂。眼部影响包括瞳孔缩小伴视力变暗、诱发近视伴视物模糊、白内障和视网膜脱离。全身副作用包括头痛、震颤、流涎、支气管痉挛、肺水肿、高血压、低血压、心动过缓、腹泻、恶心和呕吐。

激光和手术治疗

激光小梁成形术通过改变小梁网的结构和代谢特性来降低眼压，从而改善房水流出。该手术通常在局部用药无法控制青光眼时进行，尽管一些眼科医生可能会在由于副作用或依从性困难而无法使用药物的患者中将其作为初始治疗。在超过 75% 的初始治疗中，激光小梁成形术可有效降低眼压。治疗效果通常平均持续 24 个月，之后通常需要额外的药物治疗、激光治疗或手术。

当药物治疗和激光小梁成形术未能将眼压降低到视神经的保护性水平，使患者面临视野缺损的风险时，就需要进行青光眼手术。经典的手术是小梁切除术，形成从前房到结膜下间隙的引流路径。替代方案包括房水管分流植入物、睫状体的激光循环消融术，以及创新性微创青光眼手术（minimally invasive glaucoma surgery，MIGS） 这一新型手术干预方式。

微创青光眼手术

微小或微创青光眼手术（MIGS）是一种不断发展的青光眼手术类别，可最大限度地减少术中和术后并发症，为后续手术保护眼组织健康，并且可以简单的方式进行，通常与白内障手术结合进行。大多数新设备针对轻度至中度青光眼，并提供介于药物和激光治疗与传统手术（如小梁切除术或管分流术）之间的治疗选择。许多设备仍在等待美国 FDA 的批准，但越来越多的短期和长期结果数据表明，这将是一个有前途的领域。这些装置可根据其作用途径进行分类：增强传统流出途径（iStent、Trabectome、Kahook Dual Blade、Hydrus 和 ab interno canaloplasty）、脉络膜上引流（CyPass、iStent Supra）、分流至结膜下空间（Xen，Infocus）。虽然这些新设备的细节对全科医生来说并不重要，但了解可以改善预后和降低手术风险的相关知识可以为青光眼患者带来希望。

治疗的选择

美国预防服务工作组通过对现有最佳证据的系统回顾发现，开角型青光眼的药物和手术疗法都可在中短期内降低眼压并降低视神经损伤的风险。然而，根据现有证据，尚无法确定哪种治疗方法能最有效地预防视力障碍和改善患者报告的结果。

急性闭角型青光眼

急性闭角型青光眼的正确处理需要及时识别、立即治疗以降低眼压，并紧急转诊至眼科医生。给予局部降低眼压的药物，例如 β 受体阻滞剂、α 受体激动剂和（或）碳酸酐酶抑制剂。外用 2% 毛果芸香碱有助于打破瞳孔阻滞。乙酰唑胺可以口服或静脉给药。进行激光或手术虹膜切除术以防止复发性发作，并可以在另一只眼进行预防性手术。

预防

内科常用的几种药物可能会增加患青光眼或诱发闭角发作的风险。糖皮质激素在药物列表中名列前茅，尤其是长期大剂量使用鼻腔、局部（尤其是面部）、吸入或全身制剂，老年人面临的风险最大。需要长期使用类固醇的患者应至少每年去一次眼科门诊。

瞳孔阻滞引起的急性闭角型青光眼可以由局部（例如，去氧肾上腺素滴剂、鼻麻黄碱）或全身（肾上腺素）肾上腺素能药物、抗胆碱能药物（例如三环类抗抑郁药、抗组胺药、膀胱活性药物），甚至由非处方制剂突然诱发。窄房角患者的风险最大。如果已经诊断窄房角并使用激光虹膜切除术进行治疗，则可以安全地使用这些药物。

磺胺类药物（乙酰唑胺、氢氯噻嗪和托吡酯）可由于虹膜 - 晶状体隔膜前旋合并睫状体水肿引起急性闭角型青光眼。在这些情况下，虹膜切开术无效。发作在停药后通常是可逆的。

高血压合并青光眼患者的降压药物应逐渐增加，低血压性视神经病变的风险随着全身血压的急剧下降而增加。治疗应在眼科医生的指导下进行。

患者教育

青光眼的充分治疗需要高度的治疗依从性。通常这无法实现。患者教育和知情参与治疗决策可以提高依从性和治疗效果。

首要任务是让患者了解这种疾病在早期阶段通常无症状，并强调仔细随访检查和遵守治疗方案对保护视力的重要性。检查正确使用局部药物的技术有助于最大限度地提供有效剂量，并最大限度地减少全身吸收。教导患者在滴入滴剂时直接按压或在滴入滴剂后闭上眼睑 5 min 以闭塞泪管，从而减少药物通过鼻黏膜的全身吸收。不耐受特定疗法的患者通常可以改用替代疗法以减少副作用并提高依从性。还应告知患者全身用药的眼部副作用。

建议

- 考虑转诊 40 岁以上的人进行青光眼检查。这对于有青光眼家族史或有长期皮质类固醇用药史的患者尤其重要。
- 在常规检眼镜检查期间注意视神经杯盘比扩大、不对称或视盘出血的情况，并对任何有可疑视神经外观的人积极转诊以进行评估。
- 紧急转诊疑似急性闭角型青光眼的人（例如，疼痛性红眼、视力下降、眼压显著升高、对中度散瞳无反应和角膜混浊）。
- 结合眼科会诊，开始使用前列腺素类似物、局部 β 受体阻滞剂、α 受体激动剂或局部碳酸酐酶抑制剂，单独或联合治疗开角型青光眼以达到目标压力。如果药物治疗不充分或无法耐受，请考虑激光小梁成形术或手术。
- 使用滴剂的患者需要在鼻泪管闭塞方面进行指导，以尽量减少通过鼻黏膜全身吸收的风险。
- 由眼科医生监测眼压、视神经外观、视野和神经纤维层，以观察疾病进展。
- 了解患者的眼科药物及其全身副作用。
- 请口服皮质类固醇的患者定期测定眼压。
- 注意可导致房角闭合发作的药物（抗胆碱能药、磺胺类药物等），建议青光眼患者询问眼科医生这些药物对他们是否安全。

（刘鑫琪　丰　艳 翻译，齐建光 审校）

第 208 章

白内障的管理

CLAUDIA U.RICHTER AND LAURA C.FINE

白内障是世界上导致视力障碍和失明的最主要的、可治疗的原因。白内障是眼睛晶状体的混浊，会损害视力。这个词源自拉丁语“catarractes”，意思是瀑布，指的是晚期白内障的泡沫状白色不透明外观，类似于流动的瀑布。该术语最适合用于导致功能障碍的混浊。

眼病患病率小组估计，超过 3000 万人至少有一只眼患有白内障。在晚年，白内障的发病率急剧上升，因此在 65 ～ 74 岁的人群中约有一半的人存在某种程度的白内障，在 75 岁及以上的人群中约有 70% 的人患有白内障；白内障在年轻人中并不常见。

基层全科医生应该能够在临床检查中识别白

内障，对于白内障的症状和体征进行筛查，针对何时寻求眼科会诊做出建议，帮助眼科医生评估适合手术的患者，并在围手术期和康复阶段为患者提供支持。

病理生理学和临床表现[1-7]

病理生理学

晶状体由高度有序排列的特异性细胞组成。晶状体上皮细胞具有含量极高的结晶蛋白，可赋予晶状体透明度。与其他上皮细胞不同，晶状体上皮细胞不会脱落，并且特别容易受到衰老的退化影响。光氧化损伤已被证明在白内障的发病机制中起重要作用。大多数白内障发生在老年人身上，也反映出了这是一种与衰老相关的变化。在发达国家，与获得性白内障相关的危险因素包括年龄、吸烟、饮酒、日光照射、糖尿病，以及全身或局部使用皮质类固醇。

应用皮质类固醇所产生的风险人群范围已经扩展到使用高剂量吸入糖皮质激素的人群。与不使用吸入性皮质类固醇的人相比，使用吸入性皮质类固醇的人群核性白内障的风险增加 50%，后囊下白内障的风险增加 90%，但皮质白内障的风险没有增加。有研究表明类固醇作用导致白内障形成的机制可能与抑制晶状体上皮中的钠钾泵导致晶状体蛋白质因晶状体纤维中的水积聚而凝集有关。

白内障的其他原因包括眼外伤、铅暴露、葡萄膜炎和眼内肿瘤的放疗。某些全身性疾病，例如强直性肌营养不良、Wilson 病、唐氏综合征和其他代谢疾病也与白内障形成风险增加有关。

临床表现和病程

白内障是无痛的，进展缓慢；常双眼发病，但通常是不对称的。具有明显肉眼可见的白内障患者通常会抱怨夜间驾驶、阅读路标或印刷字体困难。其他症状包括单眼复视和近视度数增加（“近视移位”）。年龄相关性白内障通常具有三个组成部分：核硬化、皮质条辐化和后囊下混浊。每种都会影响晶状体的不同部分，并且具有不同的症状和进程，但是所有类型的干预指征都相同。

核硬化性白内障进展非常缓慢，通常随着年龄的增长而发生。晶状体纤维的持续产生导致晶状体核的硬化和压缩。随着晶状体蛋白聚集，晶状体的折射率和透明度发生变化，晶状体变成黄褐色（即“棕褐色白内障”）。由于硬化核的折射率和厚度增加，核硬化性白内障形成的第一个视觉后果通常是近视移位。视力障碍最初在远处比近处更明显，患者可能无法通过驾驶执照考试，但仍然能够阅读报纸。最终，随着细胞核变得更加不透明，所有距离的视觉清晰度都会降低。患者通常没有意识到逐渐的光谱变化导致视觉世界出现黄色偏色，他们通常只有在白内障摘除后才会发觉这一问题。对比敏感度的丧失（即难以看清诸如报纸之类的灰色印刷品）可能会导致与标准的高对比度视力测试结果不成比例的功能障碍。

当更外围的晶状体纤维以辐条状模式云集时，会发展成皮质性白内障。由于进入眼睛的光的散射，这些辐条状混浊通常会引起眩光。眩光可能非常严重，在视力丧失之前可导致夜间驾驶困难。

后囊下白内障形成于晶状体后部，通常位于中央。当瞳孔较小时，如阅读或在强光下，混浊的中心位置会导致视力恶化。浑浊的折射性质通常会导致严重的眩光，尤其是在夜间驾驶时。在这种情况下，使用散瞳或散瞳药滴眼液或使用弱光散瞳可改善视力，因为图像可能会到达白内障周围的视网膜。虽然偶尔会有帮助，但这种疗法通常不是长期解决方案。这种类型的白内障通常是 40 ～ 50 岁年龄组出现的“早老性”白内障的原因。后囊下白内障与长期使用局部、吸入或全身类固醇和糖尿病有关。

外伤性白内障可由任何类型的眼外伤（穿透性或非穿透性）引起。穿透伤可能会刺破晶状体囊，使晶状体蛋白水合，从而使晶状体的代谢过程变性或受损，导致弥漫性混浊。电击和高剂量电离辐射可能导致晶状体混浊。

检查[8-11]

初始评估

基层全科医生初步评估包括近距离和远距离的视力测定。在尝试观察眼底时，可以使用直接检眼镜观察晶状体混浊。如果角度不够浅，用一滴

2.5% 去氧肾上腺素或 1% 托吡卡胺扩张是有帮助的。将检眼镜镜片置于零位且距离患者约 12 英寸（约 30.5 cm）时，正常眼中可看到红光反射。

通过红光反射的缺失可以清楚地检查出白内障。当医生接近眼睛时，检眼镜中约 15 D 或 20 D 的正屈光度（黑色数字）将使晶状体位于焦点。应检查眼底是否有视网膜异常，特别是黄斑变性（表现为出血、瘢痕和称为玻璃疣的黄色视网膜下沉积物）。任何情况下出现视力障碍都需要进行眼科会诊。

眼科医生应仔细询问视觉疾病史，包括患者满足其视觉需求的能力。进行验光以查看眼镜是否会改善视力。记录晶状体混浊的类型和程度，并进行散瞳视网膜检查以排除其他疾病。在建议和需要进行白内障手术的情况下，应进行测量以选择正确度数的人工晶状体植入物。

术前评估

白内障手术是一种低风险手术，但仔细的术前医学评估和准备很重要。即使病情严重、复杂的患者，只要临床稳定，通常也可以安全地进行白内障手术。评估应在确定白内障手术后数周内进行，以确保患者身体状况稳定。进行白内障手术的禁忌证包括不稳定的心脏病、未控制的高血压、肺炎、未经治疗的全身感染、呼吸道感染（特别是引起咳嗽的感染）以及基层全科医生认为在手术前应该稳定的任何其他身体状况。

虽然术前就诊可能有用，但白内障手术前的常规实验室检查和心电图记录除了增加成本外几乎没有作用，而这是可以避免的。研究发现，这类检查在提高安全性或改善预后方面没有价值。

治疗原则 [12-21]

保守治疗和手术指征

对于早期疾病，非手术治疗方案可能就足够了。在早期核硬化中，眼镜处方可能足以改善视力以推迟手术。对于早期后囊下白内障，瞳孔扩张可改善视力。更晚期疾病的唯一确定性治疗方法是手术，在极少数情况下（例如，导致炎症和青光眼的外伤性白内障和非常晚期的老年性白内障）必须进行紧急手术。然而，大多数白内障手术可以择期进行，适用于通过保守措施无法改善的不可接受的视力障碍。手术的主要指征是视觉功能不再满足患者的需求，并且白内障手术提供了改善视力的合理可能性。

对于许多老年人来说，接受白内障手术的主要促进因素是视力受损，这会影响安全驾驶机动车辆的能力。当考虑进行白内障手术以改善驾驶能力时，需要考虑患者的整体医疗状况，包括整体心智运动功能；单纯治疗白内障不一定能提高个人安全驾驶机动车辆的能力。尽管如此，纠正混杂因素的前瞻性队列研究表明，白内障手术可以将患有白内障的老年人的车祸率降低近 50%。

术前准备（另见检查部分）

抗凝药物的管理

临床医生应考虑抗凝的医学指征，患者是单眼还是双眼，以及患者是否有其他出血风险因素（例如，对侧眼既往出血）。白内障手术被认为是一种出血风险低的手术。停用抗凝剂或抗血小板药物的风险取决于处方药的情况（见第 83 章）。一般来说，如果预计进行常规的白内障手术，患者可以继续使用这些药物。高危患者可以考虑球周注射（局部或全身）的替代方案。美国胸科医师学会的抗凝指南建议，正在接受阿司匹林或华法林治疗的患者在围手术期继续接受这些药物治疗。如果要停止抗凝治疗，眼科医生和基层全科医生应根据治疗方案进行会诊申请。

α 受体阻滞剂的管理

坦索罗辛和其他 α1 受体拮抗剂可导致术中虹膜松软综合征（intraoperative floppy iris syndrome，IFIS），使患者面临虹膜通过切口部位脱垂和进行性瞳孔收缩的风险，从而干扰手术的充分可视化。据报道，发生 IFIS 的患者术中并发症发生率明显更高。不幸的是，由于虹膜的永久性结构变化，停止 α 受体拮抗剂治疗并不能消除 IFIS 的风险。基层全科医生应提醒眼外科医生使用 α 受体拮抗剂的历史，特别是坦索罗辛，以便在手术过程中采取适当的步骤来管理虹膜。在可能的情况下，基层全科医生应在开具这些药物之前询问患者是否有任何白内障手术计划。

降压药物的管理和糖尿病治疗

应在手术当天早上让患者用一口水服用降压药物。糖尿病患者最好在清晨进行手术以避免低血糖。在这些情况下，通常可以等到手术后再给予胰岛素或口服降糖药。对于安排在上午或下午晚些时候的 1 型糖尿病患者，可以给予他们早晨胰岛素剂量的 1/3 至 1/2。

感染性心内膜炎的预防

由于手术过程和目标环境是无菌的，不需要预防心内膜炎。

手术方式

白内障手术是美国每年进行的最常见的门诊手术之一。2015 年，美国进行了 360 万例白内障手术。有几种手术技术可用于白内障手术。最常见的是超声乳化术，它使用超声波能量打碎硬核，并通过一个小开口（约 3 mm）将其吸出。小的超声乳化伤口可以构建为自密封瓣膜，通常不需要缝合，这使患者能够快速恢复完全体力活动。尽管美国的大多数白内障摘除术都使用标准的超声乳化技术，但在特定情况下，外科医生可能会使用人工囊外抽吸术，即打开晶状体囊并通过大伤口（约 10 mm）将核一并取出。该技术需要缝合巩膜伤口。最近，为角膜屈光手术开发的飞秒激光已用于白内障手术，包括切口构造、撕囊术（切入晶状体）和白内障碎裂。目前，与使用激光相关的额外费用不在医疗保险或私人保险范围内。这种激光技术未来在常规白内障手术中的作用仍有待确定，需要收集更多数据。

术后，外科医生开具 4 ～ 6 周的外用药物（抗生素通常与类固醇或非类固醇滴剂联合使用）。为了达到白内障手术的最佳效果，眼科医生、患者和护理人员都需要团队合作。团队协作的方法确保了滴眼液的正确使用、识别和报告感染症状或其他并发症，以便及时解决问题。活动限制包括在 1 ～ 2 周内避免游泳、热水浴、举重和高强度有氧运动。最终的视力矫正一般在术后 1 个月左右进行。

白内障预后小组一项纳入 1994 例的系统回顾研究发现，95.5% 既往无眼部合并症的患者，术后力为度 20/40 或更高（保持不受限制的驾驶执照所需的视力）。

视力康复

白内障摘除后有三种视力康复的方法：人工晶状体植入术是最常见的技术，但接触镜和眼镜也可以选择。

人工晶状体植入

通常会使用合成人工晶状体植入，某些未控制的眼内炎症、非常年幼的儿童、某些高度近视的情况，以及出现异常的术中并发症的情况下除外。自 20 世纪 80 年代初以来，美国 FDA 批准的人工晶状体就已上市。当没有特别禁忌时，晶状体植入是现在的标准做法。在白内障摘除时（偶尔在眼镜和接触镜不耐受的情况下作为辅助手术），外科医生会植入一个精密的具有光学能力的塑料装置来更换白内障晶状体。植入物是永久性的，无需护理，无需放大就可以恢复正常的光学效果。在极少数情况下，由于存在其他眼部疾病，植入物可能是禁忌证。

人工晶状体技术不断改进。当光学部分由诸如固体硅胶弹性体、丙烯酸树脂或水凝胶等柔性材料制成时，晶状体可以在插入过程中折叠，因此只需要一个小伤口。标准人工晶状体是单焦点的，旨在在单个焦点处提供清晰的视觉（例如，通常聚焦于远距离以获得良好的驾驶视力）。对于远距离的单焦点人工晶状体，患者必须戴眼镜才能阅读和在电脑前工作。对于希望减少对眼镜依赖的中度至高度散光患者，可以选择更昂贵的人工晶状体，从而在不戴眼镜的情况下提供更好的远视力。此外，可以使用更新的多焦晶体和可调节晶状体，这可以使患者减少对双焦镜片和老花镜的依赖。这些较新晶状体的副作用包括对比敏感度降低、光晕和眩光。近乎不需要辅助的视力获益是否超过多焦点 / 可调节人工晶状体的潜在副作用取决于多种因素。较新的人工晶状体可能需要大量的自付费用，因为它们不在任何健康保险计划中。

白内障框架镜 / 接触镜

人工晶状体植入术是光学矫正无晶状体的首选方法。当人工晶状体不能安全使用时，功能强大的框架镜或接触镜是光学矫正的替代方法。眼镜必须功能强大以补偿晶状体的缺失。除了厚度和重量之外，这些框架镜将视觉放大了大约 25%，这排除了只为一只眼使用白内障镜片而导致的重影。框架镜的厚度也严重限制了侧视，产生了中周盲点。这些困难使患者对白内障眼镜的适应充成为了问题，并且一些患者发现戴着这些眼镜几乎不可能走动。白内障框架镜现在只在极特殊的情况下使用。

接触镜在光学上优于无晶状体框架镜。因为接触镜的度数比无晶状体框架镜更接近眼睛的度数，放大倍数仅为 5% ～ 7%，尽管立体敏锐度会降低，但大多数患者戴接触镜不会感觉到复视。周边视力也正常。许多老年患者难以处理接触镜，但长戴型镜片（通常是柔软的）可能方便使用，因为这种镜片可以在摘卸清洁之间配戴数周到数月。然而，使用这些镜片并非完全没有困难。镜片沉积、损坏和丢失可能导致频繁去眼科就诊，从而造成高昂的成本和时间损失。破坏性感染性角膜溃疡在配戴长戴型接触镜的老年患者中更为常见。

预防

预防白内障的形成很重要，但这一点往往被忽视。对关键风险因素的重视会对预防工作大有益处。

吸烟

几项研究表明吸烟与核硬化有关；其他研究发现，与现在的吸烟者相比，既往吸烟者患白内障的风险更低。这些数据证实了戒烟的好处。

紫外线暴露

长期暴露于紫外线 B 与晶状体混浊有关。因此，推荐患者配戴带檐帽和防紫外线太阳镜是合理的预防措施。太阳镜需要经过特殊处理以防止紫外线 A 和 B 的穿透，尽管戴上有檐帽和带有未经处理的塑料镜片的太阳镜确实可以减少暴露。然而，镜片色调的暗度不一定是保护能力的衡量标准。没有紫外线防护的深色太阳镜可能会通过阻挡可见光的透射而加剧暴露，导致瞳孔扩大，从而增加紫外线的穿透。户外工作者的风险特别高，应贴身配戴防护太阳镜。

应用类固醇

将类固醇的使用限制在必要的最低剂量、最低强度和最短持续时间（特别是在老年人中）是一种潜在的重要预防措施。全身性和吸入性类固醇同样适用。

抗氧化剂的使用

在女性健康研究中，水果和蔬菜摄入量的增加与白内障形成风险的降低有关。然而，没有随机试验的数据支持富含抗氧化食物的饮食或使用抗氧化维生素补充剂的益处。此外，没有已知的药物治疗可以消除已有的白内障或延缓其进展。铅暴露与白内障形成的关联表明限制此类暴露可能会有所帮助。

患者教育和转诊指征

应向所有患者宣教预防措施，重点是使用防护眼镜和有檐帽（尤其是阳光暴露较多的患者）、戒烟、限制全身类固醇使用的剂量和持续时间，并且须小心使用吸入类固醇。鼓励富含水果和蔬菜的饮食结构是无害的，当然还有其他健康益处（见第 18 章），但不应鼓励使用抗氧化剂补充剂。

对于患有年龄相关性白内障的老年患者，基层全科医生应帮助解释病情并概述治疗方案。患者很乐意知道白内障的形成不是一个“生长”的过程，并且不会对眼睛造成伤害。患者还需要了解，尽管手术矫正在高达 99% 的患者中非常成功，但并非完全没有风险。偶尔会出现并发症。当一只眼视力良好并且没有重要的功能限制时，保守治疗可能比手术更可取，尽管丧失双眼协调能力会限制深感觉、增加跌倒和机动车事故的风险，并降低健康眼睛的视觉质量。应评估疾病对日常活动（例如，驾驶、阅读、看电视）的影响程度以辅助决策。

对那些影响日常生活（例如，摔倒、无法阅读、影响驾驶）的白内障患者应该转诊，且考虑显微外科白内障摘除术及人工晶状体植入术，这很有可能会显著性地改善患者的生活质量。

（刘鑫琪 丰 艳 翻译，齐建光 审校）

第 209 章

糖尿病视网膜病变的管理

TINA SCHEUFELE CLEARY 和 CLAUDIA U.RICHTER

糖尿病视网膜病变是美国 20 ～ 74 岁人群新发失明的首位致盲病因。糖尿病视网膜病变在美国成人糖尿病患者中的患病率接近 30%，其发病率随着美国糖尿病患病率的增加而增加。其发病率随着糖尿病病程的延长而增加，也与糖尿病血糖控制水平直接相关。非洲裔美国人和西班牙裔美国人，相比于非西班牙裔白人和亚洲人，糖尿病视网膜病变的发病率要高很多。对糖尿病视网膜病变，迅速及时的治疗是最有效的。确保对患者进行充分筛查，以发现视网膜病变的早期征象，这一点对基层全科医生来说很重要，因为此时期治疗可以最有效地保存视力。除视网膜损伤外，糖尿病还可引起其他眼部问题，包括屈光不正、白内障、青光眼和可逆性脑神经麻痹（见第 102、200、207 和 208 章）。

病理生理学、临床表现和病程 [1-9]

糖尿病视网膜病变可分为两个临床期：非增生期和增生期。

非增生性糖尿病视网膜病变

非增生性糖尿病视网膜病变（nonproliferative diabetic retinopathy，NPDR）是糖尿病眼病的最初表现，由一系列视网膜内微血管（*译者注：原文为“血管损害”，应为“微血管”*）损害改变组成：毛细血管周细胞丢失，基底膜增厚，内皮细胞肿胀和增生，血管内血栓形成。这些变化导致小血管扩张和血管的闭合，最终导致缺血。此外，还有与正常血 - 视网膜屏障破坏有关的异常内皮渗透性变化。视网膜毛细血管对水、脂类和大分子通透性增加，这些物质不能被邻近视网膜色素上皮的常规细胞泵机制充分地清除。

临床上，这一过程会导致微动脉瘤、视网膜内出血、棉絮斑，并且脂质和浆液性渗出物会导致视网膜水肿。微动脉瘤是毛细血管壁的异常突起，可能会将液体和脂质渗漏到视网膜，有时还会出现血栓。它们在视网膜上显示为红点，类似于视网膜深层出血引起的血栓性出血的小斑点。纹状浅神经节细胞层内可见火焰状出血。棉絮斑是神经纤维层的梗死，肿胀、梗死的轴突在眼底镜下呈现为白色、羽状、柔软的病变。硬性渗出物是视网膜血管内脂质的沉积，呈黄色、闪闪发光的球形脂质聚集体，有时以环形或漩涡状环绕在有渗出的微动脉瘤周围。细胞间隙浆液性液体积聚导致视网膜的增厚或水肿。

非增生性视网膜病变患者无症状，除非出现视网膜水肿或缺血累及中央黄斑。黄斑水肿导致视物模糊或视物变形，继而丧失中央视力。黄斑水肿是糖尿病患者视力下降的主要原因，尤其是老年 2 型糖尿病患者。高血压和高脂血症会增加黄斑水肿出现的风险和严重程度。

增生性糖尿病视网膜病变

增生性糖尿病视网膜病变（proliferative diabetic retinopathy，PDR）是指起源于视网膜并延伸至玻璃体的异常血管增生（新生血管形成）。这种形式的视网膜病变通常比非增生性视网膜病变发生在病程的更晚时期，如果不及时治疗，视力损害的预后往往更差。糖尿病病程的持续时间和高血糖的程度与视网膜病变的进展相关。严格控制血糖［糖化血红蛋白 A1c（HbA1c）< 7.0%］可以延缓视网膜病变和其他糖尿病微血管并发症的发生，并减轻其严重程度（见第 102 章）。

增生性视网膜疾病发病前通常有严重的非增生性改变，如大量棉絮斑和视网膜内出血、静脉串珠样改变和视网膜内血管呈小网状改变（视网膜内微血管异常）。随着毛细血管和小动脉闭合增加导致广泛的视网膜缺血，血管增生因子触发新生血管形成，这是增生性疾病的标志。

新生血管叶在眼底镜下表现为由视盘增生的小血管、主要的视网膜血管和邻近区域的视网膜缺血组成的细小网格样结构。随着新生血管形成的进展，致密的白色纤维性组织形成并附着在玻璃体后部。这种纤维化会导致玻璃体收缩并向前牵拉，破坏生长到玻璃体中的脆弱血管网，导致玻璃体出血，影响视力。当牵拉力足够大时，它会抬高视网膜，导致牵引性视网膜脱离。如果牵引导致视网膜裂孔形成，可能会导致孔源性视网膜脱离。虹膜上也可能产生新生血管，造成小梁网阻塞，进而导致新生血管性青光眼。

糖尿病患者如果出现视野中有漂浮的小斑点或蜘蛛网，可能有玻璃体出血。严重玻璃体出血时可能会突发视力严重下降，但突发严重的视力下降也可能是视网膜脱离的表现。如果视力下降伴眼睛疼痛，可能已经发展成新生血管性青光眼。

临床病程

发生视网膜病变的风险及其进展程度与糖尿病病程的时间长短和严重程度相关。吸烟会增加这种风险，妊娠期视网膜病变会以意想不到的速度快速进展。遗传因素也可能是血糖控制水平相似的个体之间视网膜病变严重程度不同的原因；研究人员已经发现基因多样性与视网膜病变进展风险有关，但我们对遗传因素作用的了解还远远不够。高血压和肾衰竭也会增加 NPDR 和 PDR 的风险，高脂血症增加黄斑水肿导致视力下降的风险。高胆固醇血症的患者发生黄斑水肿的风险更大，而且更多地在黄斑产生硬性渗出，这些硬性渗出会严重和永久性地损害视力。控制不好的高血压和吸烟是也是视网膜病变进展的危险因素。

1 型糖尿病患病 5 年后视网膜病变患病率为 25%，10 年后升至 60%，15 年后升至 80%。在没有严格控制血糖（HbA1c < 7.0）的情况下，2 型糖尿病患者在患病 5 年时大约有 2% 发现增生性改变，在患病 25 年时增加到 25%；1 型糖尿病患者患病 15 年时大约有 25% 出现增生性改变。如上所述，通过严格地控制血糖可以显著降低发生增生性视网膜病变的风险。

检查 [10]

眼底镜筛查

筛查无症状糖尿病患者的视网膜病变很重要（见第 102 章）。筛查糖尿病视网膜病变的方法包括由眼科医生或验光师进行散瞳后眼底镜检查和非散瞳的眼底照相（使用广角、非散瞳相机）。在全科筛查眼底照相可能足以准确地检测出需要转诊至眼科医生的视网膜病变。在未来，使用眼底照相的远程医疗技术可能会使就诊眼科机会受限的人群获益。美国眼科学会推荐有机会去眼科就诊的患者进行常规（年度）散瞳检查，散瞳检查可以检测到更多的视网膜周边情况，而立体生物显微镜可以评估黄斑水肿。用手持式眼底镜检查非散瞳眼不足以进行筛查，因为只能看见视网膜的一小片区域，缺乏立体视觉，不能检测黄斑水肿，早期新生血管形成也可能会被漏掉。尽管如此，基层全科医生在糖尿病患者常规随访期间进行的手持式眼底镜检查可能作为正规眼科筛查的一个潜在有用的辅助手段。

糖尿病视网膜病变的自然病程决定了相应的筛查计划。由美国医师学会、美国糖尿病协会和美国眼科学会联合采纳的糖尿病视网膜病变筛查指南内容包括：

- 对于 1 型糖尿病，从患病 5 年后开始每年进行筛查，一般不在青春期前进行筛查。
- 对于 2 型糖尿病，在诊断时进行初步筛查，然后每年筛查一次。
- 对于患糖尿病的孕妇，每 3 个月进行一次散瞳后眼底镜筛查，根据视网膜病变的严重程度决定是否需要更频繁的筛查。当计划怀孕时，糖尿病女性应该进行关于视网膜病变可能发展或恶化风险的咨询。理想情况下，糖尿病女性应该在计划怀孕前先进行检查。患有妊娠期糖尿病的女性不需要进行筛查。

对于已患糖尿病视网膜病变的患者，根据视网膜病变的严重程度和治疗需要，可能需要更短的随访间隔。上述糖尿病视网膜病变的筛查并不能取代基层全科医生的眼底镜检查，基层全科医生也许能够在筛查的间隔时间内发现视网膜病变，但是基层全科医生的非散瞳眼底镜检查不能代替眼科医生的正式眼科检查。

危险因素的医学评估

医疗检查评估的基本要素集中在识别和解决视网膜疾病发生和进展的主要风险因素。这些问题包括血糖控制欠佳、吸烟、高血压和高脂血症（见第 26、27、54 和 102 章）。

治疗原则 [1,4-8,11-23]

预防

一级和二级预防都可以通过严格控制血糖来实现，正如两项具有里程碑意义的多中心、随机、前瞻性对照糖尿病治疗研究所证明的那样，分别是：1 型糖尿病控制和并发症试验（DCCT）和英国 2 型糖尿病前瞻性研究（UKPDS）。

对 1 型糖尿病，DCCT 研究中没有视网膜病变，接受强化胰岛素治疗以使血糖恢复正常的患者患视网膜病变的风险降低了 76%；在患有视网膜病变的患者中，进展风险降低了 54%。约 1/4 的患者在强化治疗的第一年中出现了现有视网膜病变的一过性恶化，包括软性渗出和视网膜内微血管改变。随着胰岛素强化治疗的持续，这种变化通常在治疗 18 个月时消失，且其长期视网膜病变进展风险的降低与没有发生早期一过性恶化的患者是一样的。DCCT 研究仅限于无视网膜病变或仅有轻度视网膜病变的 1 型糖尿病患者。这一益处是否适用于更严重的视网膜病变患者还有待观察。

在 2 型糖尿病中，UKPDS 研究同样显示严格控制血糖（HbA1c < 7%）显著降低了发生视网膜病变及其进展的风险，也降低了发生肾病和神经病变的风险。在具有里程碑意义的 ACCORD（Action to Control Cardiovascular Risk in Diabetes，控制糖尿病患者心血管病风险的行动）研究中，有视网膜病变的 2 型糖尿病患者随机接受强化血糖控制或强化降脂治疗，其糖尿病视网膜病变的进展减少了 35% ~ 40%。随机接受强化血压控制的患者并未显示出风险降低。因此，建议采取严格的血脂和血糖控制来预防糖尿病视网膜病变，但高血压只需要达到适度控制即可。

作为地中海饮食主要的随机试验的一部分，一项前瞻性观察研究显示通过每周吃 2 次油性鱼类，海洋 ω-3 脂肪酸的饮食摄入量平均达到每天 500 mg，使糖尿病视网膜病变的风险在 6 年内降低了近 50%。这些数据表明预防视网膜病变可从这种饮食行为中受益。目前没有关于 ω-3 膳食补充剂使用的数据。

增生性或严重的非增生性视网膜疾病患者视网膜病变进展加速的风险可能更大，所以密切的眼科随访至关重要。

治疗并存疾病

一旦检测到视网膜病变，就需要加强血糖控制，解决吸烟、高胆固醇血症或血压控制不佳的问题（见第 26、27 和 54 章），所有这些都要密切随访，视网膜病变需要转诊到视网膜疾病专家处进行评估和治疗。视网膜疾病专家将进行散瞳检查，通常是用光学相干断层扫描（OCT）和荧光素血管造影来评估视网膜病变的程度，据此决定是否需要治疗。OCT 是一种非侵入性成像方式，可提供黄斑的高分辨率横断面图像，对评估黄斑水肿非常有用。荧光素血管造影，即静脉注射染料，通过扩大的瞳孔拍摄视网膜的照片，可以显示视网膜或视盘新生血管形成、无灌注区域和渗漏区域。

非增生性糖尿病视网膜病变

临床显著黄斑水肿伴视力受损的一线治疗包括玻璃体内注射抗血管内皮生长因子（抗 VEGF）药物和聚焦激光治疗或微脉冲激光治疗。目的是防止视力进一步下降。早期治疗可能会带来更好的终末视力，但即使延迟治疗也对保存视力有裨益。目前所有的抗 VEGF 药物［如贝伐珠单抗（Avastin）、雷珠单抗（Lucentis）和阿柏西普（Eylea）］对新发糖尿病黄斑水肿的一线治疗有同等效力，特别是在视力受损的情况下。

在抗 VEGF 治疗无效的患者中，糖皮质激素作为二线治疗。曲安西龙、Ozurdex（一种缓释地塞米松植入剂）或 Iluvien（缓释氟轻松）等制剂也可能是有益的。然而，类固醇治疗会增加患白内障和青光眼的风险。玻璃体内药物治疗最初可能需要每月进行一次，以充分控制水肿。聚焦激光或微脉冲激光治疗离散的微动脉瘤也可以帮助减轻黄斑水肿，并可能减少玻璃体内注射治疗的频率。黄斑缺血（流向中央视力区域的毛细血管血流受损）是不可逆的。

在没有视力下降的情况下，密切随访本身就是一种治疗方法。这种期待治疗方法的基础来自一项为期 24 个月的大型随机试验结果，该试验比较了抗 VEGF、激光治疗和观察等待。三种治疗方法在 24 个月时的结果没有差异。

增生性糖尿病视网膜病变

PDR 可用抗 VEGF 药物（如贝伐珠单抗、雷珠单抗、阿柏西普）或全视网膜光凝（panretinal photocoagulation，PRP）治疗。PRP 可减少新生血管刺激，并将严重视力下降的风险降低 50% ~ 65%。这种激光治疗的潜在副作用包括轻度视力下降、夜间视力下降和周边视力丧失。抗 VEGF 药物以前仅用于玻璃体出血和虹膜新生血管形成的辅助治疗，因为它们起效迅速，并且可以在视网膜视野受损时使用。随后，大型的随机试验数据显示，与 PRP 一线治疗相比，这些抗 VEGF 药物的治疗效果并不差，它们已经成为 PDR 可选择的循证初始治疗方法。抗 VEGF 治疗 PDR 的好处是有可能减少周边视力损失，并可能在一定程度上改善糖尿病视网膜病变的严重程度。缺点包括需要经常治疗，更频繁的就诊，以及很小的患眼内炎的风险（0.5%）。频繁就诊增加了成本，并且对于长期住院并错过门诊预约的患者来说，这可能会是个问题。序贯联合治疗策略目前也在探索中。对这些患者，需要进一步的研究来确定激光和抗 VEGF 治疗之间的平衡。

当玻璃体出血没有在一定时间内自行吸收，或者致密的纤维血管增生以及牵拉性视网膜脱离累及黄斑区时，需要进行手术（玻璃体切除术）。

其他高血糖并发症

由于高血糖引起的晶状体渗透性肿胀，在屈光不正中可能会发生近视移位。恢复良好的血糖控制可以逆转这种屈光移位。第三、第四或第六脑神经局限性脱髓鞘所致的复视通常在 1 ~ 3 个月内恢复。糖尿病患者也可能更早出现白内障（见第 208 章）。

患者教育和转诊指征

患者教育

基层全科医生对患者的教育对于预防、早期发现和及时治疗视网膜病变至关重要。向患者列举严格控制血糖的益处可能是改善患者行为的强大动力。需要强调戒烟、控制高血压、定期眼科检查和及时报告眼部症状的重要性。血糖控制良好的患者应及时治疗黄斑水肿和 PDR，以防止严重的视力下降。

眼科转诊

常规筛查（见前面的讨论）糖尿病视网膜疾病可进行眼科转诊，在以下情况下应紧急眼科转诊：

- 视力改变、新出现的飞蚊症或眼痛。
- 发现视网膜病变（特别是如果发现异常血管提示是由增生性视网膜病变导致的新生血管形成，有黄斑水肿的症状或体征，或者有中到重度的非增生性视网膜病变征象）。
- 不能看见眼底。
- 有关糖尿病视网膜病变的治疗决定应由擅长视网膜疾病的眼科医生（即视网膜病专家）做出。

建议[23]

- 为所有糖尿病患者安排每年一次的眼科视网膜检查，以检查糖尿病视网膜病变的发生发展情况；非洲裔美国人和西班牙裔美国人的风险尤其高。
- 以严格控制高血糖（HbA1c ＜ 7.0，见第 102 章）和血脂（低密度脂蛋白胆固醇＜ 70 mg/d，见第 27 章）为目标。还应强调控制血压（见第 26 章）和戒烟。
- 将有视网膜病变的人转诊至视网膜病专家处进行治疗和监测。

（郭敏杰　丰　艳 翻译，齐建光 审校）

第 210 章

视力矫正

MICHAEL E. DALTON 和 CLAUDIA U.RICHTER

框架眼镜提供安全且良好的视力矫正，但有不方便及不美观等缺点，导致许多人寻找非框架眼镜的视力矫正方式。随着人口的老龄化和老视（与年龄相关的看近处物体能力丧失）的人数增加，对视力矫正和改善视力矫正方法的需求不断增加。基层全科医生有时会被问及视力矫正方法的优缺点，特别是随着激光和其他介入手术的出现。了解各种视力矫正方法的优点和可能的并发症，有利于患者选择治疗方法和转诊。了解在初级保健机构中筛查视力受损的好处和缺点也很有用，尤其是在 65 岁以上的人群中，他们患多种视力受损疾病的风险增加。

在基层医疗机构中筛查视力受损 [1-3]

许多可检测到的视力受损原因在非糖尿病老年人中普遍存在（例如，屈光不正、白内障形成、青光眼、年龄相关性黄斑变性）。如果不注意，这些有可能对视力和生活质量产生不利影响，这引发了在初级保健机构视力筛查的问题。然而，传统视力筛查的随机研究——远视力的 Snellen 视力表检测——发现与未经筛查的对照相比，在 1 ~ 4 年的随访中没有视力改善的证据。这导致美国预防服务工作组对此类筛查发布不确定评级，发现证据不足以充分权衡利弊。

在初级保健机构中视力筛查表现令人失望的原因包括 Snellen 视力表检测对重要疾病早期阶段（例如，早期黄斑变性、高眼压）的敏感性差，以及大多数视力受损的老年人已经通过配戴眼镜矫正了屈光不正。筛选特定疾病（例如，年龄相关性黄斑变性、青光眼）具有更强的证据基础（见第 199、206、209 章），但需要在眼科专科环境中进行。基于网络的远程医疗和人工智能支持的智能手机视光学技术是否能够在不太复杂的环境中进行筛查，目前正在研究中。

接触镜 [4-10]

接触镜的分类及优缺点

硬性接触镜（hard and rigid contact lenses）

硬性接触镜（hard contact lenses）是第一个开发出来的，由聚甲基丙烯酸甲酯制成。这些镜片极低的透氧性限制它们只能在白天配戴，并经常引起角膜水肿。硬性透气性接触镜（rigid gas-permeable contact lenses，RGP），透氧性更好，已经取代了原来的硬质设计和材料，并提高了舒适度，延长了配戴时间。RGP 占所有接触镜配戴的 9%。RGP 需要更长的初始适应时间，并且可能比软性接触镜更频繁地脱落。然而，RGP 可以提供较好的视力，特别是对于散光严重或角膜形状不规则的患者。它们相对容易清洁，如果保养得当，可以使用数年。长期耐受性好，角膜溃疡、角膜新生血管及感染风险都相对较低。与软性镜片相比，RGP 需要从业者有相对更多的执业经验、技能和知识来设计镜片，并帮助患者合理地配戴。

软性接触镜

超过 90% 的接触镜都是软性镜片。软性接触镜的主要临床优势是良好的初始舒适度和耐受性。它们可以长期配戴，不易脱落，并且可以一次性使用。缺点包括对高散光的矫正效果较差；易碎，可能导致撕裂；吸收污染物，包括乳液和肥皂，这些污染物会刺激眼睛；溃疡性角膜炎和新生血管的发生率更高。

一次性软性接触镜

一次性用品代表了进一步提高便利性和长期舒适性的尝试。一次性镜片可在单次使用后更换，也可以每周、每 2 个月、每月或每季度更换一次。一次性接触镜配戴率一直在增加，并且因国家 / 地区而异，占美国所有软性接触镜配戴的 17% 和全球配戴的 38%。日常配戴的软性接触镜在睡觉时取下，并在第二天戴入前进行清洁和消毒。长戴型软性镜片的开发目的是让患者戴着镜片入睡一整晚，甚至多个晚上。

长戴型接触镜

由于缺氧引起的角膜微囊肿、基质水肿、内皮细胞增生症和新血管形成，第一代长戴型镜片与溃疡性角膜炎的风险增加有关。改进的设计和材料催生了由硅水凝胶制成的新一代软性镜片。这些镜片于 1999 年获准连续配戴 7 天，随后于 2001 年获准连续配戴 30 天。与传统材料制成的镜片相比，经批准可长期配戴的接触镜可提供 4 倍以上的透氧性。由于透氧性较高，硅水凝胶镜片也经常用于日常配戴。2016 年，硅水凝胶镜片占所有软性接触镜配戴的 55%。2002 年，一种硬性透气性长戴型镜片获得批准，可连续配戴 30 天。

角膜塑形术

角膜塑形术（orthokeratology）是一种非手术过程，使用定制设计的硬性透气性接触镜来重塑角膜。它经美国 FDA 批准可矫正高达 –6D 的近视和 –1.75D 的散光。眼科护理专业人员必须经过专门培训和认证才能从事角膜塑形术。接触镜通常只在夜间配戴。通过重塑角膜，可以消除或减少白天对框架眼镜或接触镜的需求。角膜塑形术不是永久性的，是可逆的。一旦获得所需的角膜形状，配戴夜间固定接触镜以保持结果。优点包括较少因汗水、灰尘、风、天气和温度而造成视觉干扰。避免在醒着的时候戴框架眼镜和接触镜对许多患者很有吸引力，包括运动员以及因配戴框架眼镜或接触镜而受影响的职业人员，例如消防员或警察。正在研究角膜塑形术作为减缓儿童近视进展的治疗方法。缺点包括较高的初始验配成本、初始验配过程中的频繁复诊、可能需要几个月才能达到预期的视觉效果、某些患者发现过程繁琐或镜片不舒服而导致较高的退出率，以及微生物角膜炎的风险。目前尚不清楚角膜重塑对内皮功能的长期影响。

使用接触镜导致溃疡性角膜炎的风险

溃疡性角膜炎（基质浸润上皮缺损）是一种并不常见但严重的接触镜配戴并发症，可导致感染和视力丧失。铜绿假单胞菌是一种威胁视力的病原体，可以迅速侵入受伤的角膜，破坏角膜基质，导致永久性视力丧失。尽管任何接触镜都可能引起溃疡性角膜炎，但长戴型镜片的相对风险是日戴型镜片的 10 ～ 15 倍。硅水凝胶镜片的角膜炎严重程度低于由传统材料制成的镜片。美国 FDA 已将长戴型镜片的连续配戴时间限制在 6 ～ 30 天，具体取决于镜片的类型。角膜对治疗角膜炎的抗生素的反应通常良好，但最好的治疗方法是预防。需要告知从业者和患者过夜配戴接触镜的相对风险增加。患者可以通过遵守适当的镜片护理和清洁方案以及在出现不良症状时立即联系眼科医生来降低感染风险。接触镜盒应在每次使用后用热水清洗，每次清洗之间应打开盖子风干，并至少每 3 个月更换一次。接触镜溶液不得重复使用或加满。不应使用未消毒的水（包括自来水），因为它可能含有棘阿米巴，可导致严重的眼部感染。

屈光手术 [11-18]

屈光不正患者传统上依靠外部设备（框架眼镜和接触镜）来获得清晰的视力。屈光手术为患者提供了一种减少或消除他们对这些假体依赖的方法。激光原位角膜磨镶术（laser in situ keratomileusis，LASIK）是最先进和可预测的屈光手术。对该领域的强烈兴趣正在刺激快速的技术进步。患者经常向基层全科医生咨询有关进行此类手术的可取性的建议，基层全科医生需要了解有关手术、疗效、安全性和患者选择标准的一些基本知识。

激光视力矫正

激光视力矫正使用眼科激光重塑角膜来矫正近视、远视和散光。最常见的激光视力矫正形式是光性屈光性角膜切削术（photorefractive keratectomy，PRK）和 LASIK，两者都使用准分子激光。来自氟化氩的脉冲——193 nm 激光可精确去除角膜基质中的胶原蛋白，从而控制角膜塑形和屈光不正的矫正。

光性屈光性角膜切削术

在 PRK 中，首先去除上皮表面。然后将准分子激光应用于表面。每个激光脉冲可去除几分之一微米的组织。在近视矫正时，更多的组织从角膜中央被去除，逐渐向周边减少，从而获得更平坦的角膜轮廓。在远视矫正中，图案被反转以创建更陡峭的角膜。为矫正散光，在更陡峭的子午线上去除更多的组织。术后，上皮在重塑的前角膜基质表面愈合。

激光原位角膜磨镶术

在 LASIK 中，准分子激光能量的使用方式与 PRK 中基本相同。不同之处在于，医生首先使用激光角膜刀（IntraLase，一种 1053 nm 的激光，通过对基质组织进行光破坏来产生脉冲以创建角膜瓣）或微型角膜刀（一种使用金属刀片制造角膜瓣的装置）。角膜瓣被提起，然后应用准分子激光重塑暴露的基质表面，然后复位角膜瓣。与 PRK 相比，前角膜表面受到的破坏要少得多，这可使视力恢复更快，术后不适感更小，并降低了前角膜瘢痕形成的风险。

LASIK 的患者接受度很高。由于伤口愈合反应小，与 PRK 相比，LASIK 可以治疗更广泛的屈光不正。由于需要制作角膜瓣，LASIK 需要更高的手术技巧。与微型角膜刀相比，IntraLase 提供了更加一致的皮瓣厚度，因此减少了皮瓣相关并发症和再治疗的需要。

结果。在临床试验中，66% 的患者在不戴眼镜的情况下获得 20/20 或更好的视力，95% 的患者可以获得 20/40 或更好的视力，这取决于术前屈光不正和使用的激光。如果屈光不正的矫正不可接受，通常可以在 LASIK 术后几个月内进行再治疗，PRK 术后 6 个月或更长时间可以进行再治疗。根据特定的患者变量，例如角膜厚度和瞳孔大小，LASIK 通常可以治疗最大 -14D 的近视、高达 +6D 的远视和高达 6D 的散光。

并发症。最常见的不良结果是屈光不正矫正不足或过度矫正，需要重新治疗。LASIK 皮瓣并发症会随着医生的经验而减少，并且很少导致视力下降。根据对美国白内障和屈光手术医师协会（American Society of Cataract and Refractive Surgeons，ASCRS）的 56 名 LASIK 医生的调查，感染性角膜炎是一种罕见但具有潜在破坏性的并发症，在 338 550 例手术中有 116 例发生（0.034%）。LASIK 术后，患者可能会出现眼睛干涩、眩光、光晕、重影和单眼复视。这些症状通常会在 LASIK 手术后的头几个月内减轻。

患者选择。LASIK 的适用人群通常不小于 21 岁，并且有稳定的屈光不正。在手术前讨论合理的期望很重要。LASIK 不能矫正老视，因此，40 岁以上的患者应该明白手术不会消除他们对老视镜的需要。一些老视患者选择手术诱导的单眼视力，故意让一只眼有低度近视。这减少了对老视镜的需求。LASIK 术后远视力通常非常好，但可能无法完全消除所有活动对远距离眼镜的需要。绝对眼部禁忌证包括圆锥角膜、不规则散光和白内障。相对眼部禁忌证包括单纯疱疹性角膜炎、眼表疾病、未控制的青光眼和有干眼病史的患者。可能是绝对或相对禁忌证的全身性疾病（取决于其严重程度）包括胶原血管疾病、免疫功能低下的患者、糖尿病、瘢痕疙瘩形成史、妊娠或哺乳，以及使用可能改变愈合的全身性药物。

人工晶状体

其他矫正视力的手术方法包括在有晶状体眼中植入晶状体和屈光性晶状体置换术（refractive lens exchangeRLE）。

有晶状体眼人工晶状体

有晶状体眼人工晶状体植入术矫正近视于 2004 年获得美国队 FDA 批准。与角膜屈光手术相比，有晶状体眼人工晶状体的屈光结果更可预测，矫正范围更高，并且通过将光学矫正移动到眼内平面来降低光学像差，从而提高视觉质量。然而，其存在严重的潜在并发症，包括内皮细胞丢失导致角膜水肿并可能需要角膜移植、白内障发展、青光眼、视网膜脱离、出血和严重的眼内炎症。有必要在对照研究中对患者进行长期随访，以确认这种选择性手术的充分性。该手术通常适用于其他矫正手术无法治疗的近视和远视程度较高的年轻患者。

屈光性晶状体置换术

RLE 是在类似于白内障手术的操作中移除清晰、自然的晶状体，并用不同聚焦能力的人工晶状体替换它。偶尔会考虑此方法，因为它应用了高度完善和可靠的白内障手术技术。显著的潜在手术并发症包括视网膜脱离、出血和眼内炎症。对于由于高度屈光不正、角膜薄、不规则散光或未成熟白内障而不适合 LASIK 的患者，RLE 是一种选择。植入的镜片可以是单焦的，提供清晰的远视力，但完成中等距离和阅读任务需要使用眼镜；可以是多焦的，提供良好的远视力，也可以减少（但不能完全消除）对老视镜的需求。与单焦镜片植入的患者相比，多焦镜片植入的患者更容易出现视觉问题，例如眩光和光晕。近视力的潜在改善是否超过多焦人工晶状体可能产生的不利影响，因人而异。患者对摘镜的需求和对风险的承受力将成为选择多焦人工晶状体的决定性因素。

（安 琪 丰 艳 翻译，齐建光 审校）

第十四部分

耳、鼻、喉问题

第 211 章

口腔癌的筛查

EDWARD T. LAHEY Ⅲ

在美国，每年有至少 23 000 新诊断的口腔癌病例，至少有 5000 例死于口腔癌。口腔癌发生的解剖结构局限于唇部、舌部（轮廓乳头前的部分）、颊部以及牙槽黏膜、口底部以及硬腭。口腔癌不同于口咽癌（软腭癌、舌底癌、扁桃体癌以及咽壁癌），两种癌症尽管 90% 以上均为鳞状细胞癌，但它们的危险因素以及自然病程并不相同。本章节主要涉及口腔癌，但也部分涉及口咽癌，因为口咽癌可能会在口腔内出现病变。

尽管口腔可以容易地被医生、牙医以及患者自己观察到，但 50% 的口腔癌在诊断时已经存在转移，因为早期的病变常常没有痛感并且在常规检查时常常被漏掉。口腔癌如果没有在早期及还处于局部病变时被诊断，预后会明显变差，所以基层全科医生在发现早期病变中扮演了重要的角色。为患者提供预防咨询是另外一项责任，因为 90% 的口腔癌与一些可控风险因素相关。

流行病学以及危险因素 [1–7]

97% 以上的口腔癌发生年龄在 35 岁以上，在女性 60 岁时以及男性 50 岁时达到高峰。人口统计学上，黑人男性患口腔癌的风险最高。危险因素包括年龄增长、吸烟以及酒精滥用、既往上消化道癌病史以及慢性免疫缺陷病。虽然口腔癌的确切病因仍然未知，但许多风险因素可能作为致癌和（或）免疫抑制因素，与一些尚未阐明的主要因素一起影响恶性变化或降低免疫反应。在非吸烟的口腔癌患者中，发现了染色体脆性增加。

吸烟以及酒精滥用需要引起特别注意，因为它们是协同的致癌因子。理论上酒精的溶剂作用使烟草相关的致癌因子（尤其是烟草相关亚硝胺）更容易穿透口腔黏膜。尽管证据不统一（可能与烟草种类、使用方式以及使用时间的差异相关），通过咀嚼、蘸取或者嗅烟草（将烟草按压在面颊以及牙龈）被认为增加了该风险。由于“场癌化”，有烟草联合酒精滥用史的患者常常表现为多发的不典型病变以及恶性病变。非吸烟的患者更容易在极高龄时发病，并且病变多发生于舌两侧，很少发生于口腔底部。

黏膜萎缩增加了患口腔癌的风险。慢性铁缺乏会导致缺铁性吞咽困难综合征，该病引起口腔黏膜组织改变，进而可能增加了口腔癌的发病率。三期梅毒导致的萎缩性舌炎会增加该病舌癌的发病率。

在东南亚地区，当地人常常将槟榔叶 / 果单独或者与烟草一起放置在唇 / 颊以及牙龈之间，这也是口腔癌的另一个已经明确的危险因素。

不合适的义齿、修复不良的牙齿或者极辣的饮食习惯导致的慢性的口腔黏膜刺激常常被认为是发生口腔癌的原因；然而，没有流行病学数据支持这一观点。口腔局部使用无烟的烟草（例如咀嚼、蘸取或者嗅烟草）对于口腔以及整体健康都有伤害，并且会增加患口腔癌的风险。

人乳头瘤病毒（HPV）是口咽癌重要的危险因素之一（参见后面的讨论），但其是否是患口腔癌的风险因素并不明确，其在口腔癌中被发现的概率为 0 ～ 10%。

口咽癌的流行病学以及危险因素

口咽癌总体的发病率由于性传播导致的口腔 HPV 感染增加而增加。42% ～ 87% 的病例中存在 HPV 阳性（尤其是 HPV-16 型感染）。流行病学研究可以帮助鉴别高危人群。研究发现，男性的口腔 HPV 感染明显高于女性，特别是在终身性伴侣超过 16 名、每天吸烟超过 20 支、与男性发生性行为、终生多次口交以及同时感染 HPV 的男性中。

由于不同的危险因素，这些鳞状细胞癌至少分成了两大临床病理类型。与 HPV 阳性相关的口腔癌相比，与吸烟和酗酒有关的鳞状细胞癌的预后更差，对治疗的抵抗力更强。流行病学证据显示，HPV 阳性病例与 HPV 阴性病例几乎无交集，表明两类疾病的发病机制不同，但吸烟可以让两类疾病的预后都变差。

唇癌的危险因素

唇癌的危险因素与皮肤癌类似。在浅色皮肤人种中，如果存在生活、职业或者居住环境中阳光或者其他来源的紫外线 A 和 B 的照射，其发病率非常高。吸烟斗也可增加唇癌的发病风险。

自然病程以及治疗效果 [1,4,8–11]

无症状的非典型增生病变常常发生在口腔癌变之前。患者经常在开始出现疼痛时就医，而疼痛往往表示疾病已经进展。由于早期病变一般无症状或者容易漏诊，相较于筛查时发现病变，常规诊断时往往疾病已经处于更晚期的阶段。

癌前病变

最需要关注的癌前病变包括黏膜白斑、增殖性红斑以及光化性唇炎。

黏膜白斑

黏膜白斑——一种表现为口腔黏膜“白色斑片”的潜在癌前病变——在活检时有 10% 的患者可以发现非典型增生。它可以表现为均匀的白色扁平病变，或者不均匀的红白相间的不光滑的扁平或者结节性病变。如果不进行活检，很难将良性的黏膜白斑与癌前病变的黏膜白斑完全区分开。然而，如果病变表现为红白相间并且伴随着溃疡或者糜烂，更可能出现非典型增生。病变可以发生在口腔黏膜的任何部位，但是发生在舌上的病变更容易出现癌变。癌变的时间可能为出现病变的 1 ～ 20 年。除了癌前病变以及鳞状细胞癌外，黏膜白斑的鉴别诊断还包括其他疾病（参见表 211-1）。

表 211-1 黏膜白斑的重要病因
癌前病变
鳞状细胞癌
创伤刺激（牙列位置不佳或者不合适的义齿）
化学刺激（阿司匹林溶解在口腔中）
病毒感染（HIV 感染病例中所谓的毛状白斑）
扁平苔藓
口腔念珠菌病
盘状狼疮
寻常天疱疮

增殖性红斑

增殖性红斑——黏膜红色增生病变——是早期癌症的重要征象。尽管大多数癌症筛查强调筛查白色病变，但癌前病变的主要颜色是红色的，而不是白色。实际上，一些白色病变仅仅被认为是癌前病变，但是红色的病变必须被认为是真正的癌变，除非活检证实了其他诊断。

光化性唇炎

光化性唇炎为光照后引起的唇部的干燥、鳞屑、萎缩、溃疡或者颜色变化。它常常出现在长期日晒的浅色皮肤人种的下唇，女性相对少见，部分原因可能是唇膏的保护作用。光化性唇炎的出现使得唇癌的发病风险翻倍。

恶性肿瘤

早期、局部口腔癌的症状可能非常轻微，表现为口腔内小的肿物或者溃疡，其 5 年生存率可以超过 80%。一旦出现淋巴结转移，5 年生存率就降至 50% 以下；出现远处转移，5 年生存率为 30% 以下。总体的 5 年生存率为 61%，黑人男性的生存率为 40% 以下，原因可能为在诊断时大多已经在更晚期的阶段。

口腔癌的转移最常出现在同侧颈部淋巴结，但是转移至对侧也经常发生，尤其是原发病灶在舌或者口底的癌变。淋巴结外转移最常累及的部位是肺。

局部复发很常见。3 年内有 50% 的病例会复发。很多病例是出现了新的原发病变，这表示这些患者很容易出现整个口腔黏膜的恶性改变。铂类化疗后的患者如果出现了复发或者6个月内出现进展，他们的中位生存期往往不到6个月。

治疗

手术、放疗［外照射和（或）近距离照射］以及辅助化疗（例如，顺铂、卡铂）为口腔癌治疗的选择。需要根据患者的疾病分期、部位以及患者的总体状况（营养状态、合并症、治疗意愿）来制定单一或者联合的治疗方案。如上文所述，约1/3的患者处于早期，预后良好。治愈率可达到80%（Ⅰ期）以及65%（Ⅱ期）。手术切除为一线治疗方案并且是最有效的。由于鳞状细胞癌对于放疗的敏感性及多发病变的风险，通常会联合放疗。一个常见的争论点为是否需要对无淋巴结转移的患者进行颈淋巴结清扫术（会增加治疗带来的副作用）。随机研究发现，选择性的颈淋巴结清扫相较于复发后再进行淋巴结清扫的临床预后更好。

由于大多数诊断已经为晚期（Ⅲ期或Ⅳ期），治愈率降低至30%，5年生存率也低于50%。转移性疾病患者的生存期大约为4个月，尤其是当疾病对化疗不敏感时。对于那些对铂类化疗不敏感的病例，可使用纳武单抗进行免疫治疗，纳武单抗为阻断程序性死亡受体1（PD-1）的单克隆抗体，可以增加抗肿瘤的免疫应答，被发现可以将患者的1年生存率翻倍至36%。

筛查以及诊断手段[1,4,12,13]

对于基层全科医生的挑战是识别口腔内癌前病变以及早期癌变。改善临床预后的最好办法就是在疾病出现进展的表现之前即发现病变。口腔的易观察特点以及癌前黏膜病变的经典表现可以促进早期发现病变。发现可疑病变则要进行切除性活检。

对于可疑病变的初始评估包括评估是否存在重要的口腔癌及口咽癌的危险因素（例如，吸烟、饮酒过量、口腔性接触）。反复刺激引起的病变多由反复使用阿司匹林、牙齿不平、义齿不合适等引起，可以告知患者原因并观察是否会快速愈合。口腔溃疡如果在去除刺激因素后1～2周内仍不愈合，需要考虑活检。任何有可疑病变的患者，在发现病变时就需要告知患者停止接触有害的物质，例如停止吸烟。

任何红色或者白色的病变在初次辨识及去除诱因后仍持续2周，需要转诊进行活检。高危的患者——尤其是有吸烟、慢性饮酒史的患者——需要及时转诊进行活检，溃疡较深、霉菌样病变、病变易出血或者患者有新出现的与患处有关的麻木或牙齿松动，也需要进行活检。

没有其他方式可以替代活检。尽管脱落细胞学检测或者联苯胺活体染色有时可以作为非侵入性的诊断手段，但是它们没有充分的敏感度以及特异度可以取代切除活检。刷取活检的方式被广泛提出用来筛查可疑病变，但是这一技术并不能取代切除活检。

任何正常口腔黏膜下的肿胀也需要被评估。这些病变常常是良性的，并且通常是由于感染、骨性突出或者黏液潴留引起的，但是它们也可能是由于小唾液腺或者其他黏膜下结构的肿瘤引起的。

由于局部淋巴结转移的发生率高，是否对已经出现局部病变的患者进行区域性淋巴结清扫一直有争议。PET-CT扫描被发现可以用来帮助找出进展的病变并且可以降低淋巴结清扫的频率，但是早期淋巴结清扫的临床结局似乎要好于等到出现淋巴结转移时再行清扫的临床结局。

鼻咽癌的相关研究希望可以通过早期发现循环血液中的肿瘤相关DNA来早期发现癌症，EB病毒DNA的发现与肿瘤出现有着很大的关联。对于高危人群，进行血浆病毒DNA碎片检测显示出了提高早诊率的潜力，但是如果对于所有人都进行检查，其假阳性率很高。

推荐[14,15]

美国牙科协会以及美国预防工作小组均发现对于普通风险的人群进行口腔癌筛查的利与弊的证据不足。但是，它们提出了对于风险增加的人群进行常规检查以发现早期病变是有价值的。

1．需要对患者进行预防措施的问诊，尤其是需要强调避免烟草接触、过量饮用酒精以及高危口腔性接触行为的重要性（参见第107章和141章）。

2．常规检查中可以考虑包括详细的唇部以及口腔内的视诊以及触诊，尤其是对于那些吸烟或者过量饮酒的高危人群。

3．需要对红色或者白色的病变特别关注。

4．对于有吸烟史、长期饮酒以及强日晒的患者保持高度警惕。

5．需要警惕口腔黏膜萎缩性或者增生性病变，尤其是红色或者白色病变（增殖性红斑或者黏膜白斑）以及在停止吸烟、饮酒和刺激后仍持续存在 2 周以上的病变。

6．持续存在的病变需要转诊以进行活检。

（肖 婧 翻译，齐建光 审校）

第 212 章

听力损失的评估

NEIL BHATTACHARYYA

从基于患者报告的听力研究中，估计超过 16% 的美国人口有听力问题。尽管由于制造业相关的噪音创伤的减少，按年龄调整的听力损失不太普遍，但随着人口老龄化，与年龄相关的听力损失的患病率正在增加。这个问题在老年人中尤其成问题，听力损失会降低生活质量并增加患痴呆的风险。听力严重受损的人通常会变得孤僻或显得困惑，那些有轻微听力损失的人可能无法被识别。及时识别听力损失能帮助到许多人，尤其是那些有传导性听力损失问题的人，也有越来越多的有感音神经性听力损失的人得到及时的帮助。基层全科医生有机会来筛查和发现听力损失，寻找病因，并决定何时需要转诊至耳鼻喉科医生。

病理生理学及临床表现 [1-10]

听力及听力障碍的基本原理

听力障碍可能是由于干扰声音的传导、转换为电脉冲或通过神经系统的传输的过程造成的。听力涉及一个声学阶段，在此期间声波会引起鼓膜振动；鼓膜和听小骨放大声音，椭圆窗内镫骨足板的摆动将声能传递到内耳外淋巴；中阶（或耳蜗管）的内淋巴位于前庭阶和鼓阶的外淋巴之间，基底膜的位移刺激毛细胞，将声波转换为神经冲动，然后传递到颞叶。

在分子水平上，在接收声音的过程中，钾离子流过耳蜗毛细胞的上表面，然后离子向下流到基部和支持细胞并进入内淋巴进行循环。连接蛋白，一种允许小分子从一个细胞传递到另一个细胞的“间隙蛋白”，它促进了钾的流动。连接蛋白是由耳蜗感觉毛细胞周围的细胞和耳蜗导管的纤维细胞合成的。

对机械性接收声音或声音放大的干扰则会造成传导性听力损失，如任何发生在耳道、鼓膜或听小骨的疾病。在大多数情况下，传导性听力损失的病因位于外耳道或中耳。毛细胞或听神经的退化或破坏，以及连接蛋白的合成缺陷可能会导致感音神经性听力损失。遗传研究有助于揭示听力损失的分子基础。编码连接蛋白的基因突变与非综合征性听力损失有关，无论是在生命早期还是随着人的衰老（见后面的讨论）。内耳的先天性畸形不一定是遗传性的，也可能会影响感音神经层面的听力。

传导性听力损失

传导性听力损失表现为对声音的感知减弱，尤其是低频音调和元音，患者通常有耳部疾病史。在 Weber 测试中，将音叉放在额骨或上颌切牙上，在有传导性听力损失的患者耳朵中会听到更响亮的声音。这些患者在 Rinne 测试中会显示骨传导听力比空气传导听力更好。外耳道由严重堵塞的耵聍、异物、外生骨赘、外耳炎、渗出液及中耳炎或慢性中耳炎引起的鼓室瘢痕或穿孔导致的耳道阻塞可能是诱发传导性听力损失的原因。

耳硬化症

耳硬化症是导致传导性听力损失的原因之一，它可以通过手术来治疗。耳硬化症是一种骨迷路的疾病，以镫骨的足板被固定在椭圆形窗中为特征。临床耳硬化症的估计患病率在白人中约为 1%，在黑人中约为 0.1%，2/3 的病例见于女性。怀孕与耳硬化性听力损失的进展之间似乎存在关联。该病症被认为以常染色体显性方式遗传，但具有不同程度的临床表现。它通常出现在 10 ～ 30 岁时。

外生骨赘

外生骨赘是外耳道的骨性赘生物。其特征是位于耳道的前、后和上象限。外生骨赘几乎总是双侧对称的，它们的发生似乎与反复接触冷水有关（例如在海洋游泳中）。它们可通过阻塞外耳道而引起症状，导致传导性听力损失，或包裹耳道里的碎屑和耵聍并随后引起感染。

血管球瘤

血管球瘤或副神经节瘤是罕见的良性、高度血管化的肿瘤，起源于中耳和颈静脉球正常形成的血管球。症状包括传导性听力损失（中耳占位效应）、耳道自发性出血和第 9、第 10 和第 11 对脑神经麻痹（颈静脉孔综合征）。对有搏动性耳鸣的患者应怀疑血管球瘤。随着疾病的进展，它可能涉及颅内空间或导致颅底的骨质破坏。

分泌性中耳炎

慢性分泌性中耳炎在成人中是一种少见的诊断。原因包括鼻咽肿块、病毒性上呼吸道感染、过敏，以及一些少见的自身免疫性疾病。90% 的成人中耳积液会在 3 个月内自行消退。成人中持续性中耳积液需要排除鼻咽癌，通常需要通过鼻内镜来检查。

感音神经性听力损失

感音神经性听力丧失是由耳蜗感觉神经元和（或）耳蜗神经功能障碍引起的。患者可能会抱怨他们可以听到人们说话，但由于语音分辨能力差而难以解读文字，大喊大叫只会加剧听力问题。对那些有高频听力损失的患者可能难以听到门铃、电话、火警或手表的滴答声，并且可能更难以听到较高音调的女性或儿童的声音。募集效应（指患者随着声音强度的增加，对声音强度的感知程度异常快速增加）的存在，提示耳蜗功能障碍。这些患者做 Rinne 测试时会显示出空气传导听力比骨传导更好。患者的主诉也通常会包括不同程度和强度的耳鸣。

老年性耳聋

老年性耳聋是与衰老相关的听力损失，是老年人听力下降的最常见原因。根据耳蜗的相关病理变化，有 4 种类型的老年性耳聋。毛细胞丢失和耳蜗神经元变性是最广为人知的变化。听力损失是双侧对称的，并且是逐渐发生的。大多数患者始于高频听力丢失且进展缓慢，但最终会对中低频声音也难以感知（图 212-1 和图 212-2）。

噪音引起的听力损失

噪音引起的听力损失具有重要的流行病学和经济学意义。长期暴露于超过 85 ～ 90 dB 的声级会导致听力损失，尤其是在 4000 Hz 左右的频率范围内。患者可能没有意识到这个问题，因为语音频率（500 ～ 4000 Hz）最初不受影响。起初，可能存在暂时的阈值偏移，其中声音感知阈值存在可逆的升高；患者的耳朵可能会感到很胀，或者患者可能会抱怨有压力感。如果此时停止接触噪音，听力可恢复到以前的水平。但是，如果暴露持续存在，则会发生永久性阈值偏移。“声学创伤”一词更具

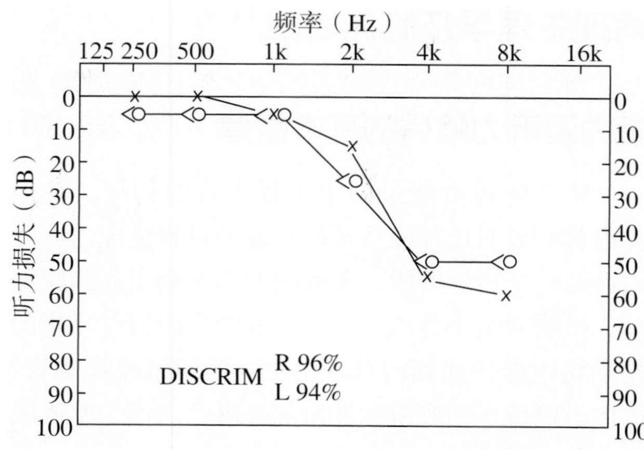

图 212-1 毛细胞丢失导致的老年性耳聋。请注意 250 ～ 2000 Hz 的语音频率下的良好听力阈值。DISCRIM，差异；×，左耳、空气；○，右耳、空气；<，右耳、骨；R，右；L，左

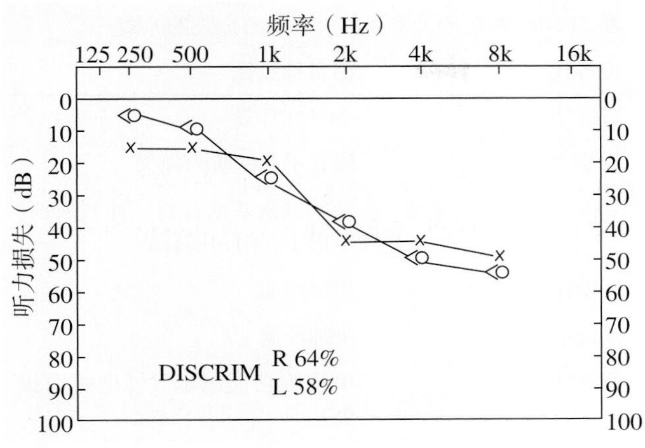

图 212-2　由于耳蜗神经元丢失导致的晚期老年性耳聋。注意，差别不大。DISCRIM，差异；×，左耳、空气；○，右耳、空气；<，右耳、骨；R，右；L，左

体地涉及了一个特定的单一噪声事件（例如，猎枪爆炸），它诱发了直接的不可逆转的听力损失。

药物引起的听力损失

氨基糖苷类抗生素，如庆大霉素是耳毒性药物的代表。庆大霉素耳毒性的早期迹象是身体失衡。监测抗生素血液水平虽并不完美，但这是避免此类问题的最佳方法，根据血清峰值水平调整剂量。将剂量限制为每日 1 次并将治疗持续时间限制在一周以内也有助于降低影响听力的风险。其他潜在的耳毒性药物，包括引起对称性感音神经性听力损失的药物，如：呋塞米、依他尼酸、顺铂、奎尼丁及阿司匹林。平均每日 6 ～ 8 g 的阿司匹林剂量可引起耳鸣和完全可逆的听力损伤。

梅尼埃病

梅尼埃病最常见的表现为单侧、波动性、低频感音神经性听力损失，通常伴有耳鸣、耳胀感和间歇性眩晕，眩晕每次持续数小时到 1 ～ 2 d。眩晕可能是梅尼埃病的主要症状，随后出现波动性听力损失。听力损失可能会有所进展，最终高频听力也受影响。

听神经瘤

第 8 对脑神经的听神经瘤为很少见的良性肿瘤，但在评估不对称感音神经性听力损失时很重要，通常与身体失衡有关（第 166 章）。言语辨别力比纯音听力损失预测的要差得多。症状会以持续进展的趋势发展。

突发性感音神经性听力损失

突发性感音神经性听力损失（定义为发生在不超过 72 h 的时间内，单耳或双耳主观感觉听力受损），它可能在有或没有明显原因或预警的情况下发生。通常即使经过评估，原因也很难发现。但在突发性单侧听力损失的情况下，需要排除神经鞘瘤（听神经瘤）、卒中和恶性肿瘤。经检查后如果没有明显原因的病例被称为特发性突发感音神经性听力损失。特发性变异的病因是一个有争议的问题，但病毒感染和血管功能不全是假设的机制之一。男性和女性受到的影响相同，在 43 ～ 53 岁的发生频率最高。多达一半的人会出现短暂的前庭症状。恢复与听力损失模式、年龄（大于 40 岁或小于 40 岁）、是否有眩晕（没有眩晕的人更好）和眼震图模式相关。超过 1/3 的患者会自然康复，有些患者可能永远根本不会来接受治疗。

遗传性感音神经性听力损失

遗传性感音神经性听力损失通常是双侧对称的。它是许多综合征的一部分，这些综合征还伴有其他器官系统的异常，但也有非综合征性遗传性听力损失的。在患有孤立性（“非综合征性”）听力损失的人中，编码连接蛋白合成的 *GJB2* 基因突变频率很高。该基因的突变不仅在通常是突变纯合子的先天性非综合征性耳聋儿童中发现，而且在晚发性孤立性听力损失成人中也存在携带。在不同的人群中，该基因突变频率可能高达 3%。携带者可能在以后的生活中更容易出现听力损失，并解释了一些常见的与年龄相关的听力损失病例。我们需要做更多的工作来证实这些有趣的及潜在的重要发现。虽然筛查该基因突变并不困难，但目前还无法预测听力损失的程度和发病时间与该基因突变的关系。少数患者可能会在以后的生活中表现出单侧、遗传程序性的感音神经性听力损失。家族史也很重要。

受伤

内耳或耳蜗神经损伤可能会导致不对称感音神经性听力损失。颅骨骨折、脑膜炎和腮腺炎是主要的病因。外伤也可能导致传导性听力损失，例如鼓室出血、鼓膜穿孔或听骨脱位。

其他病因

先天性梅毒。先天性梅毒可引起成人期发病的感音神经性听力损失。一只或两只耳朵可能会受到影响，该过程可能是缓解及恶化交替出现。眩晕有时也会出现，为类似于梅尼埃病的症状群。

多发性硬化症。当年轻女性表现出与纯音阈值不成比例的分辨分数降低时，应考虑多发性硬化症（类似于听神经瘤所见的模式）。病变部位在耳蜗后（通常在脑干），可能有视神经炎和（或）眩晕的相关病史。

外淋巴漏或瘘。外淋巴漏或瘘管可能在接受过内耳手术（例如：镫骨切除术）、头部持续外伤或先天性内耳异常的患者中导致听力损失，无论是否伴有眩晕。外淋巴漏或瘘可能涉及圆形和（或）椭圆形窗口，并且理论上也存在耳蜗内膜破裂，它可能需要手术修复这种情况应考虑迅速转诊至耳鼻喉科医生处。

前半规管裂开综合征。前半规管裂开综合征是一种不太常见但越来越被认可的听力损失的原因。由于位于前半规管上方的颞骨变薄或完全缺失，患者可能会出现听力损失，表现为传导性听力损失，通常伴有眩晕。但相矛盾的是，他们听觉过敏。前半规管裂开综合征可能需要手术修复。

鉴别诊断[3]

听力损失的原因可以根据问题是传导性的还是感音性的（表 212-1）进行分类。这样分类很实用，因为在许多情况下，传导性听力损失更易有治疗方法。突发感音神经性听力损失的原因尤其需要重视（表 212-2）。

检查[3,11-16]

病史

对听力损失患者的评估应侧重于找到病变部位。识别损伤是传导性的还是感音神经性的可以有助于这一过程。病史很重要，尝试找出患者最难听到的声音或什么情况下有听力障碍是值得花时间的。患者对口语难以理解表明感音神经性听力损

表 212-1 常见的及重要的引起听力损失的原因

传导性	感音神经性
耵聍堵塞	老年性耳聋
异物	噪音引起的听力损失
耳道肿胀引起的堵塞	药物（氨基糖苷类、袢利尿剂、奎尼丁、阿司匹林）
耳膜穿孔	梅尼埃病
慢性中耳炎	听神经瘤
浆液性中耳炎	甲状腺功能减退（轻度听力损失）
外耳道炎	特发性突发耳聋
骨硬化症	先天性梅毒
外生骨赘	糖尿病
发育缺陷	外淋巴漏
血管球瘤	多发性硬化症
前半规管裂开综合征	叶酸缺乏症

表 212-2 急性感音神经性听力损失的重要原因

主要为单侧的
- 耳蜗后疾病（1% 的病例）
  - 前庭神经鞘瘤
  - 脱髓鞘疾病
  - 卒中
- 耳蜗病（15% ～ 30% 的病例）
  - 梅尼埃病
  - 创伤
  - 自身免疫性疾病
  - 梅毒
  - 莱姆病
  - 外淋巴瘘
- 特发性（70% ～ 85% 的病例）

双侧（罕见）
- 精神病（功能性）
- 副肿瘤综合征
- 脑炎
- 脊椎穿刺
- 颅内手术

Adapted from Stachler RJ，Chandrasekhar SS，Archer SM，et al. Clinical practice guideline：sudden hearing loss. Otolaryngol Head Neck Surg 2012；146：S1-S35. Copyright © 2011，Official Journal of the American Academy of Otolaryngology—Head and Neck Surgery Foundation.

失。对药物使用的调查是必不可少的，重点是氨基糖苷类、奎宁衍生物、水杨酸盐、化学治疗剂、袢利尿剂呋塞米及依他尼酸。也应注意询问中耳炎、噪音暴露（娱乐和工作相关的）或头部外伤史。调查噪音暴露很重要，尤其是职业暴露的细节。家族史同样重要，特别是在考虑基因突变、耳硬化和听神经瘤（与 Recklinghausen 病相关）时。

体格检查

对外耳道是否有耵聍阻塞、异物、外耳炎或外生骨赘等要仔细检查。检查鼓膜是否有炎症、穿孔和瘢痕。是否能发现中耳中的任何积液取决于鼓膜的状态，这对即使是有经验的临床医生来说都可能具有挑战性。完整的鼓膜可见的蓝色或红色肿块可能表明高位颈静脉球、异常的颈内动脉或血管球瘤。气动耳镜可评估鼓膜活动度并有助于辨别中耳积液的存在与否。

鼻咽部检查适用于持续存在的浆液性中耳炎患者，尤其是单侧的患者。如果出现眩晕或怀疑血管球或听神经瘤，则需要进行脑神经检查以评估中枢神经系统受累情况（第 166 章）。

如果病史和体格检查在其他方面正常且在突然出现听力损失的情况下，患者抱怨单侧“阻塞”（即听力损失），则临床医生应怀疑突发特发性感音神经性听力损失的诊断，这需要迅速转诊给耳鼻喉科医生以进行进一步评估、测听和给予高剂量皮质类固醇进行治疗可能（表 212-3）。

表 212-3 美国耳鼻咽喉头颈外科学会突发性特发性感音神经性听力损失临床实践指南

声明 1. 传导性听力损失除外：临床医生应区分突发性听力损失患者是感音神经性听力损失（SNHL）还是传导性听力损失（CHL）。

声明 2. 修正因素：对于突发 SNHL 的患者，临床医生应评估其是否为双侧突发性听力损失、反复发作的突发性听力损失或有局灶性神经系统表现。

声明 3. CT：临床医生不应在对疑似突发感音神经性听力损失（SSNHL）的患者在初始评估中进行头部 CT 检查。

声明 4. ISSNHL 的听力测试确认：如果听力测试证实连续 3 个频率有 30 dB 的听力损失，并且通过病史和体格检查无法确定潜在病因，临床医生应推断为 ISSNHL。

声明 5. 实验室检测：临床医生不应对 ISSNHL 患者进行常规实验室检测。

声明 6. 耳蜗后病理学：临床医生应通过 MRI、听觉脑干反应（ABR）或听力测试随访来评估 ISSNHL 患者的耳蜗后病理学。

声明 7. 患者教育：临床医生应该教育 ISSNHL 的患者了解病情的自然病程、医疗干预的益处和风险，以及现有证据对疗效的局限性。

声明 8. 初始皮质类固醇：临床医生可能会提供皮质类固醇作为 ISSNHL 患者的初始治疗。

ISSNHL，特发性突发感音神经性听力损失。

Adapted from Stachler RJ，Chandrasekhar SS，Archer SM，et al. Clinical practice guideline：sudden hearing loss. Otolaryngol Head Neck Surg 2012；146：S1. Copyright © 2011，Official Journal of the American Academy of Otolaryngology—Head and Neck Surgery Foundation.

听力测试

当有了滴答手表时，手表滴答测试就成了一种简单但粗糙的检测高频损伤的方法。用耳语测试也很容易，测试时逐渐增加耳语的强度；可以要求患者在掩盖对侧耳朵的同时重复对测试耳朵耳语的一些单词（例如，使用 Barany 噪声盒或手动闭塞对侧外耳道），最好的单词是患者熟悉的双音节单词，其中两个音节的重音相同（例如，“pancake”“hot dog”）。通过练习，人们可以粗略地估计患者的听力阈值。

区分传导性听力损失和感音神经性听力损失

Weber 测试对鉴别两者很有帮助。正常是指对在膝盖轻敲后放置在头骨中线的音叉振动的反应是双耳的响度相同。如果存在传导性听力损失，则有问题的一侧耳朵会更清楚地听到声音。如果一侧耳朵存在感音神经损失，则声音会被另一侧的耳朵听到。

Rinne 测试补充了 Weber 测试。当音叉放在乳突上时，我们会听到声音持续一段时间然后消失。如果同一个音叉迅速移动而外耳道没有被重新激活，则声音会被再次听到。通常，由于中耳装置的声音传输效率更高，因此空气传导的声音在耳朵里持续的时间大约是骨骼传导的声音的 2 倍。

或者，通过将音叉紧贴乳突几秒钟并立即转移到外耳道，与乳突位置相比，在外耳道前的声音应该被感知为“响亮”。如果存在明显的（通常 ≥ 25 dB）传导损失，则该现象相反。在损伤程度较小时，该比率接近 1 ∶ 1。正常比率在感音神经性听力损失中得以保留。

Schwabach 测试通过骨传导将检查者的听力与患者的听力进行比较。振动音叉交替放置在检查者和患者的乳突上，如果检查者的听力正常，他或她会比有感觉神经性听力损失的患者感知声音的时间更长，而比有传导性听力问题的患者感知声音的时间更短。

局部神经系统检查

有针对性的神经系统检查有助于检测任何相关的中枢或前庭系统的病状，将严重的潜在病状与更为良性的疾病区分开来。指导患者将视线固定在目标上，同时被动地左右和上下旋转头部有助于评估第 3、第 4 及第 6 对脑神经、脑干和小脑功能。测试面部轻触和针刺可检查第 5 对脑神经，同时要求患者模仿面部表情测试第 7 对脑神经。检查眼球震颤，自发性、凝视诱发性或体位性眼球震颤有助于评估第 8 对脑神经、小脑和脑干功能。小脑功能也可以通过观察四肢协调性、姿势和步态稳定性以及快速交替运动来检查，及由 Romberg 和串联步态测试来进一步检查小脑功能。

实验室检查

听力图是评估听力损失患者的重要组成部分。阈值损失的模式具有相当大的诊断和治疗重要性，有助于确定听力损失的类型和定位病变部位。解释听力图的结果通常需要耳鼻喉科医生和听力学家的合作，但基层全科医生学会识别一些常见的模式很有用（附录 212-1）。

应谨慎使用昂贵的成像技术，但它们对精心挑选的患者可能会有所帮助。颞骨的高分辨率 CT 可用于评估某些中耳和乳突疾病，例如慢性感染和血管球瘤。MRI，特别是钆增强，在评估疑似耳蜗后疾病（例如，听神经瘤或多发性硬化症）的患者中发挥了卓越的作用。这是评估非对称性感音神经性听力损失的患者的首选检查。

听觉脑干反应测试在确定病变部位中很有用，就像眼震电图一样（第 166 章）。这两项测试都需要专家的操作和解释，并且只能在咨询了具有使用和解释经验的专家后才能下医嘱。

耳声发射，特别是由声音刺激引起的发射，被用于测试耳蜗外毛细胞的完整性，耳蜗外毛细胞被认为是耳声发射的来源。耳声发射作为筛查评估婴儿和其他难以测试的患者的听觉功能的测试具有很好的远景。

听力损失的筛查

老年护理的一个重要方面是评估听力损失，听力损失可能对老年人的社交和认知功能、生活质量和痴呆风险产生不利影响。支持此类筛查还基于其在全科诊疗中的有效的检测方法、治疗听力损失的有效方法及进行充分筛查的能力。尽管如此，美国预防服务工作组发现，现有证据表明筛查 50 岁以上无症状人群听力损失有利有弊，不足以对是否应该进行筛查做出明确的建议，但支持对有症状的人群进行诊断检查。

最佳的筛选方法和最佳的筛选间隔是正在进行的研究的课题。美国耳鼻咽喉头颈外科学会开发了一种简单的一页纸的“测试”，患者可以进行自行测试来看看是否需要耳鼻喉科医生进行听力评估。

听力损失基因突变的筛查

由于 *GJB2* 基因中的突变频率高且易于检测（基因片段很小），因此筛查听力损失基因突变在技术上是可行的。然而，因为对检查结果的含义尚不清楚，这使得正确使用这些信息存在一些问题。这些都需要进一步研究，读者应该密切关注文献，因为这是听力损失研究领域快速发展的一个方面。有遗传性听力损失家族史的成人患者也应该被告知他们的孩子可能需要进行听力筛查。

症状管理和预防 [1,3-6,8,9,12,16-24]

改善听力受损的简单措施

基层全科医生治疗听力损失的作用相对有限，但对患者简单的建议和支持会让患者很感激。据老年人说，将手摆成杯状放在耳后不仅可以帮助提高听力，而且也能提醒其他人对他们说话时要更清晰、更响亮。语音阅读（通过从听到的词语和面部表情推断出正在说的内容）也可能有所帮助，良好的照明会更有帮助。对有老年性听力损失的患者来说，清晰的发音不仅是提高说话的音量，而且还要在交谈时直接接面对患者并有意识地放慢说话的速度，可以优化口头交流。不应忽视停用耳毒性药物和中耳炎的治疗（第 218 章）。应建议暴露于职业或娱乐噪音的患者在嘈杂的环境中使用耳保护装置，且应该避免进一步暴露。

耳垢的去除不应被忽视，可以将和体温一致的水用注射器或灌溉喷嘴冲洗耳朵；在头灯和窥器的直视下，可以使用耵聍勺或镊子去除耵聍以及一些异物。对进入外耳道的昆虫，最好先通过将矿物油滴入耳道中杀死昆虫，而不是试着先取出昆虫。有鼓膜穿孔病史或既往耳部手术（即乳突切除术）的患者应考虑耳鼻喉科转诊并进行耳垢清除术。

助听器

使用适当处方开具的助听器可以改善听力损失者的生活质量和日常功能。如果在听力损失过程的早期使用，神经中枢声音处理和整体认知功能的下降会减少到最小，患者也能维持自己的社会独立性。目前可供患者选择的助听器有很多种，感音神经性听力损失的患者，尤其是那些具有平坦阈值和良好言语辨别分数的患者，会受益于具放大功能类的助听器，这类患者需要与有传导性听力损失的患者被同等对待。即使对那些具有陡峭斜率、高频感音神经性听力损失及辨别力差的患者，也可能会发现放大很有用。在耳鼻喉科医生做了仔细的评估及合适的验配之后，让患者进行充分的试用，使患者在知情的情况下就该助听器的有用性做出自己的决定。数字助听器的出现降低了使用助听器的门槛。借助数字辅助工具，对难以放大的听力损失的模式也可以获得更高的保真度从而显著改善口头交流。但是，成本可能是一个问题。

在美国，昂贵的助听器仍然让人望而却步，这极大地限制了其使用。成本高（超过组件成本的 5 倍）的部分原因是助听器的销售要求仅凭处方销售。这一要求限制了市场规模，这也源于担心在没有正式耳鼻喉科评估的情况下使用助听器可能会掩盖严重的引起听力损伤的潜在原因。降低助听器的成本建议包括取消处方的要求（这将扩大市场规模）、改善医疗保险以更好地涵盖助听器和听力评估服务。

预防听力损失——患者教育

预防听力损失的重点是限制对噪音的暴露。如前所述，噪音通过直接的物理损伤以及活性氧的形成和钙超载来损害感觉毛细胞。短期暴露于非常大的噪音中，例如参加摇滚音乐会，会导致听力暂时减弱、耳充盈感和耳鸣（所谓的暂时性阈值移位），这通常会在一两周内消退。更持续或更长时间的暴露会导致感觉毛细胞死亡，随后会有螺旋神经节丧失和永久性听力损失（即永久性阈值移位）。所以使用耳塞、降噪耳机、避免噪音过大的场所以及使用个人音乐设备时保持低音量是有助于降低风险的常识性措施，应予以推荐。

其他造成听力损失的可以预防的原因包括使用氨基糖苷类抗生素和顺铂，它们对感觉毛细胞有毒性，此类药物的累积剂量决定了风险的高低。使用氨基糖苷类药物造成听力损失的风险平均为 20%；接受一个疗程的顺铂化疗造成听力损失的风险近 60%。缩短这些药物的使用时间，风险会减小。数据表明，控制患者一些与动脉硬化相关的高危因素也有助于预防老年性听力损失的发生，如吸烟、肥胖和控制不佳的糖尿病（分别见第 54、102 和 235 章）。积极治疗自身免疫性疾病可能有助于限制其相关的听力损失。治疗叶酸缺乏症并限制使用对乙酰氨基酚和非甾体抗炎药等镇痛药可以帮助降低听力损失的风险。

转诊

如前所述，突发原因不明的听力损失需要紧急转诊至耳鼻喉科医生处进行进一步评估、测听并考虑使用口服高剂量类固醇。在大多数情况下，当患者就诊、病因并不明确时，如果需要在没有基于病因学诊断的情况下做出治疗决定，可以参考最近制定的循证共识指南（表 212-1）。全身性皮质类固醇治疗在这些患者中获得了明显更好的结果（恢复率在治疗组为 61%，安慰组为 32%），这就是为什么其在特发性病例中使用的根据。鼓室内使用类固醇似乎同样有效，理论上具有更高的局部药物浓度，但成本更高及给药更困难。

当怀疑传导性听力损失（例如耳硬化症或持续性浆液性中耳炎）、耳蜗后病变（例如听神经瘤）或简单的对症措施效果不好时，也需要转诊以进行进一步的评估和治疗。对那些患有不对称性感音神经性听力损失，尤其是在连续听力测试中逐渐进展者，也需要考虑转诊。耳鼻喉科医生需要决定患者是否适合进行药物或手术治疗，以及助听器是否适合该患者。外伤性鼓膜破裂导致的听力损失，尤其是伴有眩晕、持续出血或大量清亮的耳漏者也需要紧急转诊。

附录 212-1

听力测试 [1]

测听有助于将听力损失分类为传导性或感音性听力损失，并根据检测到的模式对其进行细分。基本听力图包括纯音气导和骨导测试以及语音接收阈值评估（SRT）和语音辨别测试。患者感知到的每个音调的最小强度（以分贝为单位）被绘制为该频率的阈值，患者的响应记录如图 212-3 所示。纯音空气阈值曲线测量传导性和感音神经性听力。为了了解因传导引起的听力损失的分量，需要测试骨传导阈值。骨传导听力图为绕过传导系统并测量耳蜗 / 耳蜗神经容量的图形。在骨传导测试中，每只耳朵的乳突直接用振荡器或振动器在相似的频谱上刺激，并以图形方式记录结果。气导阈值与骨传导声音阈值之间的差异，即所谓的气骨间隙。如果患者有气鼓间隙则表明患者存在传导性听力损失（图 212-4）。

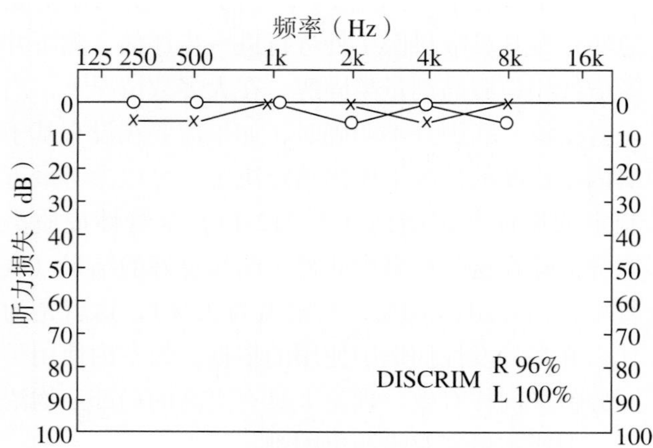

图 212-3 正常纯音空气听力图。DISCRIM，差异；○，右耳、空气；×，左耳、空气；R，右；L，左

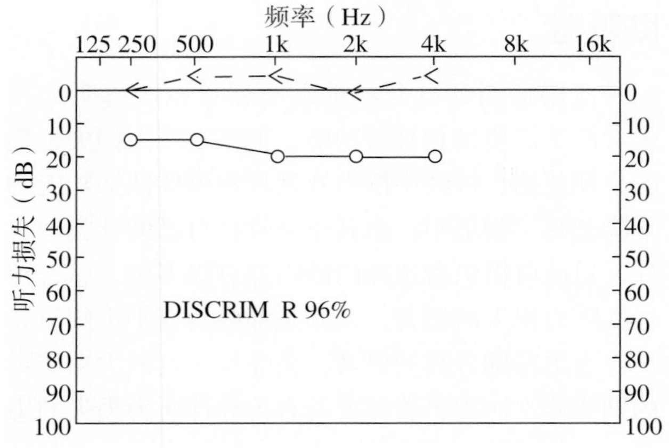

图 212-4 气骨间隙。DISCRIM，差异；○，右耳、空气；×，左耳、空气；R，右；L，左

其他测试包括语音接收阈值评估（SRT）和语音辨别测试。SRT 被定义为患者可以正确识别 50% 呈现单词的最低强度。SRT 与纯音阈值平均值相匹配，相差在几分贝之内。辨别测试使用标准化的单词列表评来估语音理解。如果语音辨识力的下降与测得的听力损失不成比例，则提示耳蜗神经病变。通常情况下，具有良好纯音阈值的患者也应该能够很好地理解语音。鼓室压测量法是测量鼓膜的顺应性，通常与听力测试一起进行。扁平鼓室图表明中耳积液，其他模式可能有助于识别听骨不连续和其他传导性听力损失问题。

（丰 艳 肖 婧 翻译，齐建光 审校）

第213章

鼻出血的管理

NEIL BHATTACHARYYA

大多数自发性鼻出血为自限性疾病。当出血量快速增多，不能自行停止，又或出血变得频繁时，患者才会就医。此外，后鼻出血可流入口咽部，相比前鼻出血更令患者感到担心。严重或反复发作的鼻出血需要评估鼻部疾病以及较少见的潜在全身性疾病。治疗的直接目的是控制出血。

病理生理学和临床表现[1-6]

病因

鼻出血的主要机制涉及鼻黏膜的破坏，最常见的原因是外伤、溃疡、出血性疾病、炎症或肿瘤。

创伤

在鼻前部有鼻中隔偏曲或骨刺的患者更易发生外伤，既可能是由于空气加湿不良造成局部干燥所致，也可能是继发于抠鼻子或直接外伤。当鼻黏膜因病毒、细菌或过敏而发炎变得脆弱时，挖鼻、揉鼻或用力擤鼻涕也可能引发出血。

溃疡

溃疡往往形成于鼻中隔偏曲或骨刺上，很容易出血。黏膜若反复暴露于可卡因，会因剧烈血管痉挛而导致组织缺氧坏死；穿孔可因使用可卡因而导致的慢性结痂和出血所致。狼疮等结缔组织疾病偶尔会导致溃疡。长期使用局部鼻腔类固醇喷雾剂可能导致前中隔黏膜萎缩，并引起溃疡形成，或在极少数情况下导致鼻中隔穿孔。

出血倾向（第81章）

使用口服抗凝剂、大剂量阿司匹林或其他抗血小板药物的患者可能会出现复杂的鼻出血，有时为多处出血，且常规治疗无效。自发性和经常性严重的鼻出血是遗传性出血性毛细血管扩张症（Osler-Weber-Rendu综合征）最常见的初始表现。出血可能严重到危及生命，并且通常会导致严重到需要输血的贫血。发病机制为遗传性血管生成和抗血管生成因子不平衡。特征包括鼻黏膜、嘴唇和舌头的毛细血管扩张；阳性家族史；内脏动静脉畸形；20～40岁开始反复出血。患有鼻咽血管纤维瘤的青春期男孩会反复出现后鼻出血。鼻窦X线或增强CT可发现鼻咽肿物。

炎症和肿瘤

Wegener肉芽肿、中线肉芽肿和鼻腔恶性肿瘤均有鼻出血、持续性鼻窦感染和三维成像鼻窦不透明的表现。后鼻出血最常见的原因是鼻深部蝶腭神经丛出血，通常归因于高血压，但流行病学研究表明，很少有高血压患者会鼻出血。

出血部位

不管病因如何，出血部位不同其临床特征也不尽相同。

前鼻出血

活动性前鼻出血通常表现单侧前间隔（Kiesselbach丛）的连续性中度出血。其特征为反复发作的出血，每次持续几分钟到半小时，可通过捏前鼻而止血。大多数成人和几乎所有儿童自发性鼻出血都发生在鼻中隔的前部。前鼻出血多数为静脉出血，但随着年龄增长，黏膜和血管萎缩，动脉来源变得更常见。前鼻出血也是使用抗血小板药物患者最常见的出血部位。前鼻出血约占所有鼻出血的90%。

后鼻出血

后鼻出血与间歇性的、非常快速的动脉出血有关，除非患者身体前倾，否则血液会向后流入咽部。当患者前倾时，血液可能会从鼻子的一侧或两侧流出。自发性后鼻出血在老年人和面部严重外伤并伴有多处面部骨折患者中更常见。血管破裂常见于蝶腭动脉，其位于鼻侧壁下鼻甲后尖的上方或下方。

鉴别诊断[1-4]

鼻出血的鉴别诊断可分为局部疾病和全身性疾病（表 213-1）。局部原因最常见的是炎症或外伤。90% 以上的鼻出血与局部刺激有关；大多数发生在没有特定的潜在解剖病变的情况下。

检查[1-5]

病史

病史应从询问出血量、持续时间和频率开始。出血控制后，问诊应包括易瘀伤、血尿、黑便、月经过多、出血性疾病家族史、使用口服抗凝剂或具有抗血小板作用的药物（如阿司匹林、NSAIDs）、职业暴露于刺激性化学物质或灰尘、环境干燥、长期使用可卡因，以及反复擤鼻涕或抠鼻子。应询问患者之前是否进行过任何鼻部手术（包括整容），因为这可能会影响后续手术的适用性。

体格检查

体格检查应在患者坐位前倾的情况下进行，以便血液从鼻子流出。这使医生能够评估出血的速度和部位，并能防止因吞咽血液而很快导致的呕吐。应测量脉搏和血压，并检查皮肤、黏膜和结膜是否有皮疹、苍白、紫癜、瘀点和毛细血管扩张。检查淋巴结，若有肿大则提示结节病、肺结核或恶性肿瘤。叩诊鼻窦以寻找鼻窦炎的证据。若存在鼻窦炎则需要考虑韦格纳肉芽肿病、中线肉芽肿和鼻肿瘤。

表 213-1　鼻出血的常见原因

局部疾病	全身疾病
干燥的室内环境	肉芽肿病（韦格纳肉芽肿病、结节病）
上呼吸道感染	遗传性出血性毛细血管扩张
慢性鼻窦炎	感染（水痘、流感）
外伤（挖鼻孔、用力擤鼻涕）	出血倾向
	恶性高血压
职业性接触刺激物	
滥用可卡因	
血管瘤	
过敏	
缺乏加湿	
恶性肿瘤	
鼻类固醇喷雾剂	
化脓性肉芽肿（妊娠）	

实验室检查

实验室检查应根据病史和体格检查来取舍。怀疑有出血倾向的患者应进行凝血酶原时间试验、部分凝血活酶时间试验、出血时间、血涂片和血小板计数检查（第 81 章）。对于在简单烧灼或鼻腔填塞后鼻出血复发的患者，需要进行血液检查。鼻窦影像学适用于评估反复发作的鼻窦疼痛、压痛和出血的患者，或怀疑患有鼻窦息肉病或恶性肿瘤的患者。必须对反复鼻出血的中国南方人后代进行潜在鼻咽癌检查。

管理原则[1-7]

第一目标为止血，方法取决于出血的来源，即前鼻出血还是后鼻出血。

前鼻出血

急救措施

大多数情况下，简单的急救措施就能充分止血。患者应该坐起来（这会降低静脉压力）并向前倾（前鼻出血时可以防止血液向后流向口咽部）。将一小块棉花或棉球浸泡在血管收缩滴鼻剂如去氧肾上腺素或羟甲唑啉中，放在鼻子的前庭，用手按压鼻翼 10 ～ 15 min（患者经常错误地挤压鼻子的上 2/3 的骨性部分）。然后小心缓慢地移除临时填料以观察再出血。这将停止几乎所有静脉类型的前鼻出血。加湿和润滑剂（如凡士林软膏）可促进愈合。

进一步措施

如果以上急救措施失败，可以使用浸有 4% 可卡因或 4% 利多卡因的棉花敷 5 min 来麻醉黏膜。然后仔细检查鼻子，尤其是沿前中隔，以确定暴露的血管是否是出血的原因。然后可以将硝酸银棒涂抹在出血部位和任何突出的血管上。硝酸银烧灼术应谨慎使用，有鼻中隔或鼻腔手术史的患者以及服用抗血小板药物的患者，其鼻腔黏膜可能会变得非常脆弱，并且在烧灼术期间容易出血。

偶尔，鼻中隔黏膜中的小动脉将无法止血或在短时间内再次出血。这种出血通常可以通过麻醉和重新烧灼该区域来控制，之后将少量氧化纤维素置于出血动脉，也可将一小块油纱布条或用羟甲唑啉和（或）凝血酶溶液浸泡过的海绵放置在鼻前庭 48 h。鼻腔填塞的患者需要给予抗生素预防葡萄球菌感染。烧灼或填塞治疗后，患者应减少活动、使用加湿器及大便软化剂。最近，一种用于治疗前鼻出血的非处方产品（Nasal CEASE）已经上市。这是一种特定的海藻酸钙产品，已被证明可通过血小板聚集和血浆凝固引发凝血，可在门诊甚至在家中使用。它已被证明在治疗前鼻出血方面既有效又具有成本效益。

多种不需要正式填充或去除的材料已可用于鼻出血。其中包括随机对照试验证明有效的牛明胶 / 人凝血酶类药物。尽管它们显著增加了初始成本，但也减少了后续去除鼻填塞物的成本。

出血性疾病患者

有效的治疗需要针对潜在的出血性疾病（第 81 章）。此外，立即控制出血时需要特别小心以防止损伤黏膜，最好通过湿化黏膜、使用大量润滑剂和用长效血管收缩滴剂（0.05% 羟甲唑啉鼻溶液）浸润的软棉来填塞止血。应尽可能避免鼻腔填塞，当不得不使用鼻腔填塞时，可以用一块氧化纤维素来完成，而不需要去除。

后鼻出血

后鼻出血更为严重，因为失血速度相对较快，并且鼻后部出血部位更难探查及很难看到。在等待耳鼻喉科会诊时，应首先努力控制出血。应立即检测血细胞比容、测量血压和脉搏，如有必要，应检查血型并进行交叉配血。应控制血压，但必须注意不要在血容量减少时过度降低血压。

应指导患者坐起并身体前倾。如果出血暂时中断，只可以尝试使用局部麻醉剂和血管收缩物质（如 4% 可卡因或 0.05% 羟甲唑啉）喷鼻。只有当在场的医务人员准备好应对快速的鼻出血时，才可做鼻腔吸引或擤鼻子。

许多后鼻出血可以通过放置可膨胀的薄层鼻腔海绵来处理。在其他情况下，也可以放置多腔可膨胀球囊以控制鼻出血。出血停止后，可尝试短期鼻腔填塞（3 ~ 5 d）或手术控制出血。随着内镜的出现，后鼻出血可以通过定向烧灼进行治疗，从而避免了长时间不舒服的填塞和可能的住院治疗。在极少数情况下，耳鼻喉科医生可能需要使用前后鼻填塞术或蝶腭动脉经窦结扎术。最后，在特别难治的病例中，可能需要使用动脉造影血管栓塞术。

遗传性出血性毛细血管扩张出血的病因治疗

目前研究人员正在探索抗血管生成疗法以解决该病症的潜在病理生理学问题。使用针对血管内皮生长因子（VEGF）的单克隆抗体（例如贝伐珠单抗）已显示出其治疗前景。静脉给药既能减少肝受累，又能减少鼻出血的频率。鼻腔用药虽可避免全身不良反应，但尚未证实对其降低流鼻出血频率或持续时间有效。应遵循文献以了解治疗这种困难状况的更多进展。

患者教育

预防复发

一旦在门诊或急诊室控制了鼻间隔出血，应采取多种措施防止复发：

- 指导患者避免损伤黏膜。具体来说，警告不要习惯性地挖鼻、用手帕不断擦鼻和过度用力擤鼻涕。儿童的指甲应剪短。
- 指导患者使用凡士林软膏（如氧化锌、维生素 A+ 维生素 D 软膏或抗生素软膏）涂抹好鼻隔膜，直至痊愈，通常需要 3 ~ 5 d。
- 教导患者使用浸有血管收缩滴鼻液（如去氧肾上腺素或羟甲唑啉）的棉签压在出血部位以控制轻微的复发性出血。考虑使用非处方 Nasal CEASE。
- 解释加湿家居环境的重要性；让患者将几扇窗户部分打开，将盛水的容器放在暖气片或火炉附近，或安装加湿器。
- 考虑在患者鼻孔边缘涂抹水性润滑剂以保持黏膜湿润。

急救

很少有患者了解在家治疗轻微流鼻血的正确方法；简单的电话指导可以避免去诊室或急诊室的需要：

- 指导患者坐起来，保持冷静，身体前倾，将出血侧鼻翼按压在鼻中隔以止血。需要强调的是，患者按压鼻孔的柔软部分而不是覆盖鼻骨的皮肤，这一点很重要。
- 让患者用任何含有去氧肾上腺素或羟甲唑啉的非处方鼻喷雾剂喷鼻。
- 随后使用一小块棉花，用喷雾轻轻浸湿，然后压在鼻中隔的出血部分。10 min 后，大多数鼻出血会停止。
- 让患者在鼻中隔上涂抹几天含有氧化锌或杆菌肽的凡士林软膏，以防止鼻中隔进一步干燥或损伤。
- 指导患者限制提举重物、用力或弯腰、吃辛辣或烫的食物、热水淋浴和可能影响止血功能的药物（第 81 章）。考虑开始使用大便软化剂。

应安抚单纯鼻出血的患者，因为很多人把鼻出血归咎于高血压，并担心脑出血。

转诊和入院的指征

活动性后鼻出血患者应立即入院急救，控制出血。所有接受广泛后鼻填塞的患者都需要密切观察缺氧迹象和高碳酸血症，因为后填塞物会导致气道阻塞。特别是在老年患者中，由于软腭下降，腭部水肿或填塞物滑动，气道阻塞更易发生。不幸的是，后鼻填塞必须至少放置 5 d 才能生效。后鼻填塞有很多不良反应。患者通常需要静脉补液，因为吞咽疼痛导致经口摄入量不足。另外，需要给予预防鼻窦炎的抗生素、止痛药并对可能发生的气道阻塞仔细观察。在鼻填塞时，需要考虑可能的中毒性休克综合征。对于老年人或已知有心肺疾病的患者，鼻腔填塞更应慎重。如果患者接受内镜鼻腔检查，并在手术室中直接观察和电灼该出血部位，则通常可以避免或提前去除填充物。若不能做内镜，则在危及生命的情况下对上颌蝶腭内动脉系统进行动脉栓塞。

（赵梓翔　肖　婧 翻译，齐建光 审校）

第 214 章

急性面部疼痛和肿胀的评估

EDWARD T.LAHEY Ⅲ

基层全科医生经常遇到主诉为面部疼痛和（或）肿胀的患者。其鉴别诊断范围很广，包括感染、神经病变、肿瘤、自身免疫、血管畸形、外伤和咀嚼器官（牙齿、牙龈、颌骨、肌肉）或唾液腺等结构的炎症。龋齿是美国最常见的感染性疾病，也是导致面部疼痛和肿胀的主要原因。由于牙齿症状可能牵涉非牙齿结构，并且由于牙源性感染可能波及与牙齿无关的头颈部区域，因此患者可能首先寻求其他医生的建议而非牙医。及时识别和有效的初始治疗能够有效预防严重并发症（如脓肿形成），并避免延误转诊患者至合适的专科。

病理生理学和临床表现 [1-5]

牙源性

蛀牙和牙髓炎症

龋齿或蛀牙是多因素疾病，包括饮食因素（最典型的是精细碳水化合物）、环境因素（例如牙齿发育过程中缺乏氟离子暴露）、各种宿主因素（口腔卫生习惯差和唾液分泌不足），以及口腔微生物群（致龋细菌环境）。精制膳食碳水化合物可被附着在牙齿上帮助细菌代谢，使其产生酸性副产物，降低口腔 pH 值。当缺乏唾液的缓冲和灌洗作用、持续接触碳水化合物或口腔卫生不佳时，可出现 pH 值持续下降并引起牙釉质脱钙，从而导致“蛀牙”或龋损。

早期时，蛀牙没有症状，因为首先受到蛀牙影响的牙釉质是牙冠的最外层，没有细胞且缺乏神经支配。然而，一旦龋齿发展到牙釉质下方的牙本质，由于牙本质内存在细胞附属物，当受影响的牙齿接触到热、冷或甜的物质时，患者可能会有牙痛。频繁发生的牵涉痛可能会使定位变得困难，这也是患者可能首先咨询其他科医生而不是牙医的原因之一。牙源性牵涉痛可表现为耳痛（第 218 章）或鼻窦症状（第 219 章）并需要与之鉴别，这种情况并不罕见。治疗可通过清创术和放置牙齿修复体或填充物。与早期龋齿症状相似的还可能是过度刷牙或牙周病引起的牙龈萎缩。在这种情况下，病因不是龋齿，而是牙根暴露后缺乏保护性的牙釉质所致。

不检查的蛀牙会通过侵入牙本质并进入牙髓，导致炎症和感染（牙髓炎）。症状将保持不变，直到牙髓坏死，之后暴露于热的食物或饮料时会出现深处的搏动性疼痛，冰或冷水可快速缓解该疼痛。这种症状复合体不同于三叉神经痛的阵发性刺痛，三叉神经痛与极端温度无关，但可能与进食有关，因为口腔中存在触发区（第 176 章）。一旦牙髓完全坏死，患者通常会疼痛缓解，直到感染扩散到牙齿以外。

牙齿脓肿

单纯性蛀牙、牙髓炎和牙髓坏死不会出现发烧、肿胀或白细胞增多。然而，当牙髓感染扩散到牙齿范围之外，累及牙周韧带和牙根尖附近的牙槽骨时，可能会发展为急性牙槽脓肿。在这种情况下，受影响的牙齿对敲击（敲击表面）或咀嚼力很敏感，并且通常是活动的。脓肿会沿着阻力最小的路径扩散到牙槽骨之外到达邻近的软组织，导致水肿、红斑、发热和压痛。受累牙齿的位置决定肿胀的位置。上颌前牙脓肿会产生唇部或眶下水肿，而上颌后牙会导致鼻窦炎症；受感染的下颌牙齿会产生下颌下水肿。下颌后牙的根尖通常位于口腔底部下方，因此咽部组织更常受累，向外肿胀不那么明显。上颌或下颌感染均可见颈部淋巴结肿大。

并发症

并发症由血行扩散或沿筋膜直接扩展引起，可导致面部或颈部蜂窝织炎和脓肿形成。咀嚼肌发炎或深部脓肿形成将导致下颌运动受限（牙关紧闭），进展性感染可能导致吞咽痛和发声困难，预示着可能进展为气道梗阻。进展性牙源性感染的患者会出现中毒性和全身性症状，如发热和白细胞增多。虽然不常见，但感染可导致危及生命的并发症，例如海绵窦血栓形成、脑膜炎、下颌下间隙感染（Ludwig 咽峡炎）或纵隔炎。

牙周感染

牙周组织的急性细菌感染最常见于与受累牙齿相邻的牙龈或黏膜。典型的患者会抱怨“牙龈脓肿”，检查会发现孤立的波动性肿胀，用手触诊时很容易引流。

在青春期后期，阻生的第三磨牙 / 智齿周围的软组织感染（冠周炎）很常见。轻度慢性感染可能伴有被描述为“出牙”的症状；当相邻的咀嚼肌间隙受累时，急性感染会导致疼痛、肿胀和牙关紧闭。

非牙源性

唾液腺肿胀

主要唾液腺（腮腺、下颌下腺和舌下腺）的急性肿胀最常见于唾液流出受阻或唾液腺炎症（唾液腺炎）。肿瘤性肿大的起病通常更隐匿，通常为孤立的肿胀，与下文详述的弥漫性肿大不同。

唾液管阻塞

唾液管可能因反复感染、先天性闭锁、黏液栓或最常见的结石（涎石）造成的狭窄而阻塞。下颌下腺的黏液栓和涎石比腮腺更常见。颈部或面部的单侧、进食前后肿胀是常见的主诉。

感染性唾液腺炎

唾液腺的急性感染很可能是病毒性或细菌性的。病毒性腮腺炎（腮腺炎）最常发生于学龄儿童，为单侧或双侧。计划免疫使这种疾病目前相对罕见。HIV 相关唾液腺疾病通常由淋巴上皮囊肿引起，可导致疼痛和严重肿大。耳前区域的病毒性淋巴结肿大，例如在传染性单核细胞增多症和猫抓病中所见，可能表现为腮腺肿胀，必须加以考虑。细菌性唾液腺炎以逆行感染方式发生，由此细菌进入易受感染的腺体。导致感染的常见因素包括高龄、近期手术和麻醉、营养不良、免疫抑制和唾液流量减少。涎石是唾液流量减少的常见原因，其他原因包括脱水、药物治疗和放疗史，而唾液流量减少可导致感染。腮腺是唾液腺炎的常见位置，多为单侧，而非双侧，可从腮腺口排出脓液。急性化脓性腮腺炎在老年和病重患者中更常见，其中金黄色葡萄球菌是最常见的病原体。相反的是，下颌下涎腺炎由链球菌感染引起，更常涉及涎石，多见于健康的患者。

炎性唾液腺炎

非感染性唾液腺肿胀可能与糖尿病、尿毒症、Laennec 肝硬化、慢性酒精中毒、神经性贪食症和营养不良同时发生。对碘、汞和胍乙啶等多种药物的毒性反应会导致双侧腮腺无痛肿胀。系统性自身免疫病如结节病和系统性红斑狼疮可表现为唾液腺肿大。干燥综合征是一种自身免疫性外分泌病，可导致干眼症和口腔干燥症，可单独发生（原发性干燥综合征）或合并其他慢性自身免疫性结缔组织疾病，如类风湿性关节炎、系统性红斑狼疮和结节性多动脉炎（继发性干燥综合征）。干燥综合征最初可以在没有明显全身性疾病的情况下出现。长期患有干燥综合征的患者可能会出现淋巴瘤。

其他非牙源性来源

非牙源性或唾液腺问题导致的面部疼痛和肿胀可能涉及其他局部面部结构，例如皮肤（脓皮病，参见第 190 章）、鼻窦（鼻窦炎，参见第 219 章）、颞下颌关节（颞下颌疾病，参见第 225 章）、耳朵（中耳炎，见第 218 章）或脉管系统（颞动脉炎，参见第 161 章）。更远表现为面部疼痛，如颈椎退行性关节病（见第 148 章）和心源性疼痛（见第 20 章）。此外，涉及面部和下颌软硬组织的血液系统肿瘤可表现为面部突然肿胀，伴有或不伴有疼痛。

鉴别诊断

面部疼痛或肿胀的原因可分为牙源性和非牙源性病因（表 214-1）。

检查[1-5]

病史

评估面部疼痛和肿胀需要全面考虑疼痛的发作、严重程度、性质、部位、辐射、加重或改善因素以及持续时间。应了解牙科近期手术史（补牙、根管或拔牙）。牙齿感染的各个阶段可以通过特定的疼痛史来鉴别。例如，接触热、冷或甜物质引起的疼痛表明是龋齿，而热加重和冷缓解表明牙髓坏死，咀嚼疼痛表明牙脓肿形成。如果随后出现发烧和肿胀，则必须考虑牙槽脓肿。与之相鉴别，三叉神经痛的典型表现为碰到触发区引起的刺痛，其症状与接触物质的温度无关，并且没有肿胀。

对于主诉唾液腺肿大的患者，重要的是询问受累部位、发热或触痛、慢性病史、恶性肿瘤、毒

表 214-1 面部肿胀和疼痛的重要原因

牙源性	非牙源性
龋齿	唾液腺阻塞
牙髓炎	唾液腺感染
根尖周脓肿	病毒（腮腺炎、HIV） 细菌（葡萄球菌 / 链球菌）
冠周炎	唾液腺炎症 自身免疫（干燥综合征） 酒精使用障碍
面部蜂窝织炎 / 脓肿	三叉神经痛 鼻窦炎 颞下颌关节紊乱 颈椎退行性关节病 颞动脉炎 肿瘤 心肌缺血

素或药物暴露史，以及风湿病或干燥综合征的症状（眼干、口干）。急性发作的单侧疼痛性肿胀提示唾液腺炎，尤其是在老年、虚弱或术后患者中。单侧肿大的无痛腮腺可能是由肿瘤引起的，特别是如果其体积逐渐增大和超出腺体。双侧受累需要考虑淋巴瘤、结节病和干燥综合征（大约一半的病例是双侧的）。

重要的是要记住，偶发性下颌疼痛可能是冠状动脉缺血的一种表现（第 20 章）。

体格检查

半坐位通常既能让患者感到舒适，又能方便检查。虽然也可使用手电筒，但最好能用既能照亮口腔又能解放双手的照明设备。

在口腔外检查中，面部解剖结构消失表明肿胀，例如下颌角或鼻唇沟的消失。下颌运动时触诊颞下颌关节（耳道前下方）可以识别关节痛。观察下颌运动范围，牙关紧闭时无法看到前牙以外的结构。检查口腔是否有断牙或龋齿，牙齿和牙龈上是否有大量碎屑和牙石（“牙垢”）沉积。这种口腔检查无需多少经验，并可有效提示疼痛和肿胀的病因为牙源性疾病。牙科镜比木制压舌板更适合作为牵开器，必要时可以使用。触诊牙齿以确定触痛或活动度有助于识别脓肿的牙齿。应触诊软组织以检测牙齿附近是否存在硬结或波动性肿胀。舌头抬高或无法将其伸出门牙外，提示颈部深部空间受累。使用牙科镜柄快速敲牙齿若引出疼痛，则可诊断为有脓肿的牙齿。口内和口外双手触诊唾液腺；在触诊或挤压时，应观察唾液管口是否有唾液或脓液流出。腮腺导管在位于上第二磨牙对面脸颊的乳头处。下颌下导管和舌下导管在位于口腔底部中线附近舌下乳头处。应检查颈部淋巴结有无肿大和压痛。

实验室检查

怀疑有龋齿或者脓肿形成可以通过 X 射线确诊。怀疑恶性肿瘤需要考虑 CT 或 MRI。在病情严重患者中应检查白细胞计数，糖尿病患者应检查血糖，这有助于后续管理。怀疑干燥综合征可以通过对下唇内发现的小唾液腺进行活检来确认，然后进行血清抗核抗体检测以筛查潜在的风湿病。任何脓液都应送检革兰氏染色、培养和药敏。

症状管理和患者教育 [1–7]

牙齿或牙周脓肿

在等待牙科评估期间，非常不舒服的患者可能需要强力镇痛（例如，布洛芬、对乙酰氨基酚、氢可酮或羟考酮单独或联合使用）或使用 2% 利多卡因进行局部麻醉。当除疼痛外还存在肿胀和感染迹象时，需要使用抗生素。牙齿感染通常是由正常口腔菌群引起的，常为以链球菌为主导的需氧 / 厌氧菌混合感染。青霉素仍然是治疗牙源性感染的首选抗生素。第一次发现肿胀时可考虑青霉素 –VK500 mg 每 6 小时一次，持续 7 d。肿胀和疼痛应在抗生素治疗开始后 24 ～ 48 h 开始消退。如果感染对青霉素无反应或患者对青霉素过敏，替代方案可考虑克林霉素 300 mg 每 6 小时一次，连续 7 d。

牙科操作前，应考虑对亚急性细菌性心内膜炎风险最高的患者进行心内膜炎预防（第 16 章）。美国心脏协会建议对可能导致菌血症的牙科手术前 1 h 口服单剂 2.0 g 阿莫西林。没有必要进行术后抗生素治疗。青霉素的首选替代品是在手术前 1 h 口服克林霉素（600 mg）、头孢氨苄（2.0 g）或阿奇霉素（500 mg）。在接受牙科手术的骨科植入物患者中，很少使用抗生素来预防假体关节感染（第 145 章）。对于简单的口腔外科手术，围术期抗凝方案无需更改。

唾液腺炎

唾液腺急性肿胀，伴有来自受累导管的脓性或浓缩唾液，需要抗生素治疗。用不含糖的酸性糖果刺激唾液流动、补水、热敷面部和定期挤压唾液腺是有效的局部措施。下颌下腺感染的菌群与牙源性感染相似。因此，青霉素是下颌下涎腺炎的首选药物。另一方面，急性化脓性腮腺炎与葡萄球菌属有关，首选抗青霉素酶的抗生素，如双氯西林。急性细菌性腮腺炎使用适当的一线抗生素未能改善或患者有最近住院史时，应怀疑是否存在耐甲氧西林金黄色葡萄球菌（MRSA）感染。近期抗生素用药史可以改变口腔菌群并导致唾液系统被不常见微生物（例如大肠杆菌）感染。因此，建议培养脓性唾液。

预防

美国预防服务工作组强调了基层全科医生在促进预防龋齿和牙龈疾病方面的重要作用。保健检查时，应询问最后一次牙科检查的时间，检查牙齿和牙龈是否有牙菌斑和牙龈疾病，督促定期用含氟牙膏和牙线刷牙，并建议每年进行一次牙齿检查以清除牙菌斑。在为儿科人群开具含氟维生素制剂的处方之前，必须了解当地公共供水的氟化状态。

转诊指征

尽早发现蛀牙和牙龈炎症然后转诊至全科牙医进行全面评估和治疗是预防感染的最有效手段。对于可能因贪食症、干燥综合征、HIV 感染或即将接受的癌症治疗（例如头颈部放疗、化疗）而影响口腔卫生的患者，转诊至牙医处尤为重要。对于瓣膜性心脏病患者，必须定期进行全面的牙科评估，特别是在考虑瓣膜假体手术之前需要进行全面的牙科评估以便消除潜在的牙科脓毒症来源。在进行牙科手术时，必须为这些患者提供恰当的抗生素以预防亚急性细菌性心内膜炎（见前面的讨论和第 16 章）。

当体格检查表明没有其他面部疼痛来源时，建议转诊以进行牙科评估。脓肿形成需要及时转诊以进行明确引流。当患者的临床表现表明深筋膜间隙受累时，如发热、牙关紧闭、舌头抬高或眼肌麻痹，应立即转诊至口腔颌面外科医生并入院接受胃肠外抗生素治疗。同样，当担心恶性肿瘤时，需要转诊。出现中毒症状且无法维持口腔分泌物并出现端坐呼吸的患者应直接转诊至急诊科进行紧急处理。

口腔颌面外科医生应对急性唾液肿胀患者进行影像学检查，以发现任何阻塞性涎石。轻轻扩张导管可能有助于缓解阻塞；虽然慢性涎石以前需要切除腺体，但保留腺体的内镜去除正变得越来越普遍。在感染的急性期禁用唾液造影术或通过放射造影剂注射检查唾液系统。但在几乎所有唾液腺急、慢性肿胀病例中，CT 或 MRI 的无创成像在很大程度上取代了唾液腺造影术。

如果唾液肿胀是慢性的，则不需要使用抗生素。如果鉴别诊断包括干燥综合征、结节病或淋巴瘤，下唇小唾液腺活检通常就可以帮助确诊，而无需进行更复杂的腮腺活检。

（赵梓翔　肖　婧 翻译，齐建光 审校）

第 215 章

嗅觉和味觉障碍的评估

NEIL BHATTACHARYYA

嗅觉和味觉的损害，除了本质上令人不快之外，还影响生活质量，因为它干扰了从食物中获得快乐的能力。此外，检测环境中有害物质的能力减弱使患者容易受到这些物质的侵害。患者可能会抱怨这些感觉完全丧失、减弱或发生了改变。嗅觉问题通常被报告为味觉的改变，因为大部分人的意识里味觉就是嗅觉。多达 10% 的成年人可能会出现嗅觉障碍，而在老年人中这一发生率增加到接近 25%。基层全科医生应该能够识别味觉和嗅觉障碍，这些障碍可能是一些严重疾病的表现，需要详细评估而不是简单地缓解症状。

病理生理学和临床表现 [1-8]

嗅觉

嗅觉区位于上鼻甲上方的鼻穹窿中。第 1 对脑神经的神经元穿过筛板并行进到筛板顶部额叶底部的皮质。

急性起病

急性嗅觉丧失或嗅觉减退的最常见的机制是鼻塞，这会阻止空气到达鼻子高处的嗅觉区域。在鼻塞持续期，食物是无味的。在大多数情况下，例如与普通感冒或过敏性鼻炎有关的情况，该过程是完全可逆的，但有时会造成更持久的损害。众所周知，流感能够永久破坏鼻感受器，尤其是老年人；其起病往往是急性的。病毒综合征也是导致嗅觉减退或嗅觉丧失的常见原因。急性嗅觉丧失的另一种机制是头部外伤，其中通过筛板的神经因剪切损伤而受损；头部外伤后嗅觉恢复的预后很差。局部应用鼻内药物也可能会影响气味。越来越多的证据表明，锌喷雾剂用于治疗普通感冒与急性嗅觉减退和嗅觉丧失相关联。

渐进起病

很多渐进起病的嗅觉减弱是额叶底部增大的肿块病变的典型特征。脑膜瘤、神经母细胞瘤和大脑前循环动脉瘤是该问题的最重要来源。肿块向上扩展至额叶表现为缺乏主动性、性格改变和健忘；肿块向后延伸可能涉及视交叉。

嗅觉颠倒（嗅觉倒错）

嗅觉倒错可能由局部鼻部病变引起，例如鼻窦积脓或臭鼻症，这是一种病因不明的慢性鼻炎，会导致浓稠的绿色分泌物和结痂（第 219 章）。

在某些情况下，臭鼻症是萎缩性鼻炎的反映，最常见的是由鼻手术引起。这些患者经常抱怨鼻腔结痂和嗅觉倒错或恶臭（鼻子内有持续的恶臭）。克雷伯菌和假单胞菌以及其他多种微生物菌群经常从排泄物中培养出来。嗅觉幻觉起源于中枢，可能表现为癫痫发作的先兆。病变的区域通常位于钩部。精神分裂症患者会出现嗅觉妄想，但他们的嗅觉保持完整。

相关疾病

与甲状腺功能减退、性腺功能减退和肝炎相关的嗅觉减退的机制尚不清楚。猜测病因集中在各种微量金属的缺乏上，尤其是铜和锌，但替代疗法的疗效一直令人失望。嗅觉受损是神经退行性疾病的最早迹象之一，常见于帕金森病和阿尔茨海默病。已经在健康的老年人中发现了嗅觉不良和死亡率之间的独立关联，这种关联可能是神经退行性疾病进展和体重减轻的部分原因。

味觉

舌神经、第 7 和第 9 对脑神经以及大脑皮质的海马区构成味觉。舌前部感受甜味及咸味，舌侧感受酸味，舌后大的环状乳头感受苦味。咽部也具有感知味觉的能力。味蕾集中在舌头的前 2/3，由第 7 对脑神经的鼓索支支配。舌后 1/3 和上颚由舌咽神经的特殊感觉纤维支配。

精细味觉减弱的最常见原因是嗅觉受损，因为味觉的辨别至少来自嗅觉的 1/3 ～ 1/2。孤立的味觉障碍比嗅觉障碍少 40 倍。此外，饮酒和吸烟可能会直接伤害味蕾。终止这些习惯后，食物味道会变得更好，普遍是由于嗅觉受体和味蕾的改善。老化会导致对咸味和苦味的敏锐度发生微小但可测量的变化，但不会导致对甜味或酸味的敏锐度的变化。老年男性与老年女性的不同之处在于，男性对低浓度的盐分选择性地失去敏感性，而女性则更渐进性地失去对盐分的敏感性。导致口干的疾病和药物——如干燥综合征和三环类抗抑郁药——会降低味觉阈值。鼓索和第 7 对脑神经病变很少是双侧的，因此不会导致完全丧失味觉。脑肿瘤通常不累及海马回。抑郁症、内分泌疾病和许多药物都与味觉改变有关，其机制尚不清楚，但在许多情况下，这些疾病最初的表现部分是嗅觉的改变。其他对口腔卫生产生负面影响的因素，例如牙列不良，也会对味觉产生负面影响。

鉴别诊断

大多数扰乱味觉的情况影响生活质量，但不会危及生命（表 215-1）。然而，嗅觉障碍可能是更严重疾病的征兆（表 215-2）。

检查[3,5,7,9,10]

嗅觉

病史

采集病史的主要目的是将局部鼻部病理与中枢或脑神经病变区分开来。头部外伤史、头痛恶化、嗅觉幻觉、性格改变、无法解释的健忘、视力

表 215-1 引起味觉受损的重要原因

味觉障碍
味蕾受损
年龄
吸烟
滚烫的液体
牙齿疾病
干燥综合征
特发性疾病
脑神经损伤（第 7 或第 9 对脑神经，部分缺失）
耳部手术
贝尔麻痹
Ramsay Hunt 综合征（膝状神经节带状疱疹感染）
胆脂瘤
小脑桥脑角肿瘤（晚期疾病）
中央病变
头部外伤
肿瘤（罕见）
精神疾病
抑郁症
药物
卡托普利
丙咪嗪（和其他三环药物）
氯贝丁酯
锂
左旋多巴
乙酰唑胺
甲硝唑
格列吡嗪
铁
四环素
别嘌醇
代谢 - 内分泌疾病
性腺功能减退
尿毒症
甲状腺功能减退
肝炎
妊娠

表 215-2 嗅觉异常的原因

鼻
上呼吸道感染
息肉
臭鼻症
慢性鼻窦炎
过敏性鼻炎
流感或其他病毒感染
化学刺激（如焦油，甲醛）
脑神经
外伤
脑膜瘤
大脑动脉瘤
大脑皮质
癫痫
脑膜瘤
动脉瘤
精神分裂症
代谢 - 内分泌性疾病
甲状腺功能减退
性功能减退
肝相关疾病

障碍以及症状的逐渐发作或稳定进展表明鼻腔以外的疾病。头部充血、鼻腔分泌物（尤其是变色分泌物）、过敏、鼻窦问题、流感、化学品暴露或最近感冒的病史表明，鼻子或鼻窦是发病部位。其他具有潜在重要性的因素包括使用鼻内喷雾剂、既往手术和合并疾病。使用葡萄糖酸锌鼻喷雾剂缓解普通感冒的症状可能是嗅觉减退的一个来源。同样重要的是既往的鼻腔或鼻窦手术史。发现肝细胞衰竭（第 71 章）和甲状腺功能减退（第 104 章）的症状可能会找到代谢 - 内分泌病因。当在没有任何其他病理的情况下出现嗅觉异常时，需要询问详细的精神病史。

体格检查

可以让每个鼻孔嗅代表性的气味，进一步记录嗅觉的异常：刺鼻、花香、薄荷和腐烂的气味。通过使用化学物质，如吡啶（类似大蒜的气味）、硝基苯（苦杏仁）和噻吩（烧焦的橡胶气味），最准确地评估嗅觉。含这些物质的试剂盒是能找到的。即使在没有嗅觉能力的情况下，氨也会产生刺激反应，应避免使用。然而，由于氨等有害刺激是由三叉神经（而不是嗅神经）介导的，因此对氨不敏感应提醒临床医生患者装病的可能性。

在体格检查中，需评估头部是否有外伤，并检查鼻孔是否有息肉、鼻中隔偏曲、黏膜炎症和分泌物。照透鼻窦以寻找鼻窦炎的证据。需检查眼底是否有视盘边缘模糊，并通过测试视野以寻找视交叉压迫的证据。检查皮肤、甲状腺和踝震挛判断是否有甲状腺功能减退的迹象（第 104 章），并检查头发、声音、肌肉和睾丸，判断是否存在性腺功能减退。应注意黄疸、肝大、腹水或扑翼样震颤。

实验室检查

出现异常鼻分泌物可进行培养或细胞学检查，明确存在细菌感染或嗜酸性粒细胞浸润时，可能反映了严重的鼻炎或鼻窦炎导致的嗅觉障碍。当临床怀疑潜在的内分泌或肝脏病因时，需检查促甲状腺激素（TSH）水平、氨基转移酶或促性腺激素来辅助确诊。

影像学检查的作用有限，但对于逐渐的进行性嗅觉丧失或完全嗅觉丧失的患者，需要考虑排除嗅裂附近的肿瘤病变。计算机断层扫描（CT）或磁共振成像（MRI）就足够了。在这些影像学检查中也可能偶然发现鼻窦炎，但对于临床上有证据显示为鼻窦炎的患者应行鼻窦 CT 检查（第 219 章）。

味觉

病史

评估的最初目标是定位问题。颅内疾病更罕见，因此评估可以集中在口腔、鼓索区域和第 7 对脑神经的疾病上。酗酒、吸烟、牙科疾病和严重的口干表明口腔来源。面瘫病史、耳部带状疱疹、近期耳部手术、听力问题、眩晕和耳鸣都可能是第 7 对脑神经损伤的线索。药物使用和代谢或内分泌疾病（表 215-1 和之前的讨论）值得探索。单独的味觉下降需要调查嗅觉障碍和合并抑郁症。眼干和口干提示干燥综合征，特别是如果存在类风湿性关节炎或其他胶原血管疾病。

体格检查

仔细检查鼻子、耳朵、口腔、舌头和牙齿是必不可少的。牙龈和牙齿的状况值得注意。应该通过在收回的舌头的每一侧用甜、咸、苦和酸刺激，并要求患者指出所品尝出的味道。舌侧缺损表明第 7 对脑神经损伤，但患者很少出现单侧味觉减退，因为主观上很难察觉。脑神经的检查需要集中在嗅觉、听力和面部运动功能的测试上。

实验室检查

如果病史或体格检查提示甲状腺功能减退，应检测 TSH 水平；同样，如果怀疑肾脏疾病，应检测血尿素氮和肌酐水平。干燥综合征可通过唇部活检或较少见的大唾液腺活检确诊。怀疑小脑桥脑角肿瘤时，通常与单侧听力损失、头晕或面瘫相关，是 CT 的指征。

症状管理 [3,5–7]

嗅觉

局部鼻部病变通常是自限性的，但当慢性鼻窦炎或过敏性鼻炎持续存在时，需要进行明确的治疗（第 219 章和第 222 章）。高剂量口服类固醇（如果没有禁忌）的短期试验通常有助于识别导致嗅觉异常的可逆性炎症性鼻腔疾病。避免有毒烟雾（例如甲醛）和去除鼻息肉也应该有所帮助，尽管嗅觉恢复的可能性尚不确定。当流感导致突然、完全和永久性的嗅觉丧失时，我们也做不了什么。臭鼻症有时需要局部甚至全身抗生素治疗，用盐水冲洗以去除阻塞的结痂是有帮助的（第 222 章）。甲状腺功能减退的矫正可改善嗅觉。有文献表明，锌盐会帮助恢复正常的嗅觉和味觉，尽管双盲对照研究发现锌并不比安慰剂好。不幸的是，头部创伤后嗅觉恢复的预后仍然很差，只有大约 10% 的患者的嗅觉有了显著的恢复，但大多数患者仍有嗅觉减弱或嗅觉缺失。

味觉

不管味觉下降的原因是什么，都应鼓励患者戒烟和减少饮酒；通常，诸如味觉改变等缺陷的进展足以促使患者停止这些习惯（第 54 章）。如果可能，应停止或减少可能损害味觉的药物，以确定它们对味觉障碍的影响。任何可能导致味觉改变的牙齿疾病都应该得到治疗。甲状腺功能减退也是如此（第 104 章）。合并抑郁症可能对三环类抗抑郁药有反应，但该药可能会导致口干而损害味觉（第 227 章）。预先警告患者可以防止副作用变成令人不快的意外。与脑干、鼓索和内耳有关的疾病需要转诊治疗。

转诊指征

嗅觉幻觉、人格改变、视野缺损、记忆力减退、嗅觉障碍并发多发性脑神经缺损、眩晕、耳鸣和味觉改变是神经科会诊的指征。当存在嗅觉幻觉伴有其他思维障碍的证据时，精神科会诊是值得考虑的。患有臭鼻症、鼻息肉、鼻中隔偏曲、鼻甲肥大、难治性鼻窦炎或鼓索损伤的患者可能会受益于耳鼻喉科医生的评估。嗅觉障碍的许多阻塞性原因可以通过手术恢复。然而，嗅觉减退的持续时间与嗅觉恢复的可能性之间似乎存在负相关。

附录 215-1

口臭

简介 [1,2]

口臭的定义为人的口腔或者鼻腔呼出难闻的气味。它同味觉或者嗅觉异常的不同之处在于其很难被患者察觉。这种状况可能是生理性的，也可能是口 - 鼻或者系统性疾病引起的。

病理生理学 [1,2]

最常见的生理性原因是所谓的晨起口臭。这一普遍的现象是由于睡眠期间常规的唾液分泌停止，同时口腔的常驻菌群重新增殖引起的。唾液分泌的显著减少以及所导致的颊面空间的静止状态使得口腔内细菌可以以食物残渣、脱落的上皮细胞以及不流动的唾液为营养而生长。细菌代谢的产物进而引起口腔异味。病理性的口臭可能由唾液分泌障碍（例如，腮腺疾病、干燥综合征），细菌繁殖增加（牙周炎、鼻窦炎）或者系统代谢失衡（肾衰竭或者肝衰竭，表 215-3）引起。在极罕见的情况下，仅患者本人察觉到这一症状，这很有可能提示是精神上的幻觉或者与癫痫相关。在较年轻的成年人当中，扁桃体肥大导致的慢性隐匿性的扁桃体炎可以引起明显的口臭。另外，慢性鼻腔堵塞引起的夜间张口呼吸也可以引起口臭。

表 215-3 引起口臭的重要病因

口腔：不合适的口腔治疗、牙周疾病、唾液腺炎、脓肿
咽后壁：扁桃体炎、憩室、肿瘤
鼻窦：鼻窦炎、肿瘤、坏死性疾病
食管：反流、憩室、运动功能障碍
肺：脓肿
代谢：肾衰竭或者肝衰竭、酮症酸中毒
精神：精神错乱（仅自我感觉）

检查 [1]

与前述的味觉以及嗅觉异常相似，需要关注可能存在的口腔病理改变。这可以帮助在最初的评估中直接确定是否有口腔异味。通过捏住鼻孔呼气以及闭口同时从鼻腔呼气可以帮助鉴别异味是来自口腔还是鼻腔。食管或者胃部来源可能需要打嗝来判断。如果判断口腔为可能的气味来源，需要非常仔细地检查口腔是否存在不恰当的口腔治疗、牙周疾病、舌炎、牙齿脓肿以及扁桃体疾病。需要检查唾液腺分泌是否充足。需要调查是否存在鼻腔堵塞、夜间张口呼吸或者扁桃体隐窝脱落物，这有助于帮助确认以鼻腔堵塞或者扁桃体隐窝炎为可能的病因。患有扁桃体隐窝炎的患者经常会排出小的、难闻的、像种子一样的物质，这些为扁桃体脱落物。当口腔以及鼻窦等检查正常时，需要考虑是否存在肺部疾病或者系统性代谢异常。无阳性客观发现但是患者确定口臭来自于自己身体内部时，患者很有可能存在疑病症，需要精神科的会诊。

治疗 [1]

治疗要基于病因。试图掩盖气味远没有治疗病因有效。口腔含漱液是较差的保持口腔卫生的替代品。与广告宣传相反，口腔含漱液对口腔细菌的抑制作用很弱。口腔卫生对于老年人尤其重要。需要鼓励患者规律使用牙线并且刷牙，这可以帮助清洁食物残渣并且促进牙龈健康。建议规律牙科就诊非常必要，尽管这一点经常被忽视。扁桃体隐窝炎可能通过过氧化氢漱口液或者扁桃体脱落物冲洗治疗。鼻黏膜激素治疗可以减轻夜间的鼻腔堵塞，减少张口呼吸。在一些特定的病例中，扁桃体切除可以治愈扁桃体隐窝炎引起的口臭。

（安 琪 肖 婧 翻译，齐建光 审校）

第 216 章

声音嘶哑的管理

NEIL BHATTACHARYYA

声音嘶哑是喉部疾病的主要症状。大多数急性声音嘶哑是自限性的，并且多是由于病毒感染或者声音过度使用。然而，有持续声音嘶哑的患者需要进一步评估，因为喉部肿瘤。肿瘤引起的喉返神经损伤以及其他严重的情况也可以引起声音嘶哑。及时的评估以及诊断可以最大限度地早期发现病灶并尽早治愈。

病理生理学和临床表现 [1-4]

病理生理学

声音质量是由多种因素决定的，包括声带间隙、声带张力以及震动频率。声音嘶哑是声带的正常对位以及声襞结构的完整性的改变引起的。炎症、创伤或者肿瘤可以通过改变声带结构和功能引起声音嘶哑。声音质量的改变常常反映了潜在的病理生理学改变。

气声是在声带没有完全闭合时发出的，在发音的同时有空气通过。声带可能会被肿瘤、息肉或者结节分开。类似的表现还可以出现在因单侧或者双侧声带麻痹时双侧声带不能靠近。患者出现“气声”常常会抱怨发声疲劳及声音的发送减低。患者出现心因性失声时，会在说话时故意将声带分开。

嘶哑的发音常常是由于声带水肿或者炎症引起的增厚。嘶哑是由于患者发声时需要额外的力气并且声带紧绷引起的。这个声音在很多重度吸烟的人身上会出现。声音往往是低沉的并且清晰度不好。如果伴随着吸气或呼气时的喘鸣，则提示喉部梗阻。

高声调、颤抖的声音或者低声调、绵软及颤抖的声音（气泡音）常常是呼吸力量减弱（发音无力）的结果。老年人、虚弱的人或者神经受损的患者（帕金森病患者）有这种声音特点，可能会抱怨其他的声音变化，例如声调变化或者声音发送差。

声音不连贯或者音调频繁变化可能与展肌及

展肌痉挛性发音困难有关。这些特发性的痉挛可能会或不会与身体其他部位的痉挛相关。这可能会与“震颤式”的声音相重叠或者难以区分开，它们均与特发性的声带颤抖有关。声带颤抖在老年人身上很常见。

沉闷的声音会在负责发声的会厌被声门上突或者口咽突压抑住时出现。这是会厌炎的特点，并且可能导致呼吸道梗阻。尽管不是真正意义上的“声音嘶哑”，会厌炎会导致声音改变，并且常常伴有咽痛、吞咽困难以及呼吸困难，原因是流感嗜血杆菌感染造成的。沉闷的声音也有可能是由口咽部或者下咽部肿瘤以及扁桃体周围脓肿引起的。

临床表现

急性声音嘶哑

急性声音嘶哑与急性声带水肿、红肿，以及功能失调有关。

急性损害

病毒感染，声音过度使用，突然大量吸烟，吸入刺激性气体，误吸，严重的胃食管反流（喉咽反流），以及偶尔的过敏反应（花粉症）都可以导致急性的声音嘶哑。在一些情况下，患者会在声音过度使用后出现急性的声音嘶哑，这是血液流至声襞造成的。

急性喉水肿。急性喉水肿可能是全身性水肿性过敏反应的一部分，全身性水肿可累及唇、舌以及其他下咽部组织（血管性水肿）。食物尤其是海鲜或者坚果为常见的诱因。药物（尤其是血管转化酶抑制剂）也可以有类似的效应。在极少数情况下，水肿是由遗传性 C1 酯酶抑制剂缺乏（如在遗传性血管神经性水肿）造成的。声音可能从嘶哑变成低沉，标志着可能存在呼吸道梗阻。

机械创伤。由于牙科手术或者全麻下插管导致的机械创伤会引起水肿，在极少数情况下，创伤性或者困难插管会导致勺状软骨移位，使得患者出现非常弱以及嘶哑的声音，并且伴随吞咽疼痛。

哮吼以及会厌炎。在儿童中，病毒性咽气管炎（哮吼）会引起声门下的水肿。在成年人，我们注意到急性会厌炎发病率在增加。如前文所述，在成人中尽管快速进展为气道梗阻的概率不高，但它可以增加气道梗阻的风险，尤其是在流感嗜血杆菌感染时。症状包括发热、严重咽痛、吞咽困难、呼吸困难以及声音低沉。

慢性声音嘶哑

慢性声音嘶哑需要考虑是否存在潜在的严重病理原因，尽管一些病因只会给人们带来困扰而并不会威胁生命。

胃食管反流、吸烟以及慢性炎症疾病引起的慢性咽炎。慢性喉炎会使患者声音变得低沉粗糙，会使患者有干咳以及嗓子发干的感觉。常常仅有轻微的疼痛或者没有疼痛。这种声音时有时无，常常随着一天的时间推移而变得严重。胃食管反流病（gastroesophageal reflux disease，GERD，也叫咽喉反流性疾病）被认为是重要的原因，在全科门诊见到的很多慢性咽炎都由该疾病引起。在很多情况下，患者会同时有反流症状，但有时，这些症状并不出现（第 61 章）。另外一个常见的原因是大量吸烟的人连续说话，使自己遭受化学刺激及过度使用声音的双重打击。在罕见的情况下，感染性或者慢性炎症反应（例如，结核、霉菌病或者结节病）也会出现类似的情况。

慢性喉水肿。慢性喉水肿伴息肉是慢性喉炎的另一种情况。病因可能有甲状腺功能减退、颈部放疗或者持续咳嗽及鼻后滴漏的慢性鼻窦炎。有这些症状的患者常常声音低沉沙哑并且发声时间较短。女性可能会出现低沉的男性化的声音。在严重情况下，在深吸气时会出现喘鸣。

黏膜白斑。黏膜白斑，慢性喉炎的另外一种形式，是声带出现了白色鳞状的过度角化的表现。它一般继发于化学刺激，尤其是吸烟以及酒精刺激。症状表现为无痛性的声音嘶哑。黏膜白斑，2% ~ 10% 可能为癌前病变，肉眼下无法与鳞状细胞原位癌或者早期浸润性癌区分。

接触性溃疡。喉部接触性溃疡发生于声带的后 1/3 部分，在这个部分勺状软骨仅有一层薄薄的黏膜覆盖。一旦这层黏膜被损害，常常会形成溃疡。症状表现为发声疼痛以及微弱的气声。偶尔痰里会看到血丝。慢性的溃疡可能形成肉芽肿，并且将声带分离，有时肉芽肿会大到引起气道梗阻。溃疡及肉芽肿最常见于短期或者长期的喉部插管，但也是典型病例——常常是演说家，为了在大声讲话时降低自己的声调而导致的声带过度使用的结果。最近，胃食管反流也被发现在接触性溃疡形成中起到了重要作用。

声带麻痹。声带麻痹发生在喉返神经或者迷走神经损伤时。通常只有单侧的声带麻痹（除了有严重中枢神经系统疾病的患者）可导致虚弱的气声。声带的位置随着损伤的发生逐渐发生变化，因为麻痹的声带倾向于向中线移动。麻痹的程度以及临床表现取决于神经损害发生的部位。迷走神经的损伤可以导致所有同侧的喉部肌肉功能以及感觉丧失，导致误吸以及微弱的气声。喉返神经的周围部损害可能只导致轻度的误吸，声音为嘶哑或者减弱，但是气声并不明显。病毒性神经炎以及胸腔恶性肿瘤为最常见的病因。病毒性神经炎功能通常可以在 6 ～ 9 个月后恢复。

喉部肿瘤。喉部肿瘤常常发生在有吸烟以及饮酒史的人群中。如果声带被累及，则进展性的声音嘶哑是早期征象，但如果肿瘤发生在会厌、下咽部或者室带，声音嘶哑可能会在疾病后期出现。溃疡引起的疼痛同样是晚期征象，常常表现为放射性的耳痛，尤其是在吞咽时。这些患者可能会有轻微的口臭。有下咽部或者喉部肿瘤的患者可能会在颈部发现无法解释的淋巴结肿大。声音改变多样，可能是气声（常见于大的外生性肿物影响声带位置）、紧绷的声音或者失声（常见于侵蚀声带的溃疡或者病变）。

声带结节或息肉。声带结节可以在过度使用水肿的声带后出现。持续的过度使用声音，会导致纤维组织在声带前 1/3 以及后 2/3 交接处累积。这会导致声音低沉，出现气声，而影响从事唱歌或者讲话的工作。声带结节（常常双侧）常见于过度使用声音的年轻患者。歌手，教师或者演说家是高危人群。这些患者常常以自己的声音受到影响的病史来描述出现嘶哑。随着患者在发声时逐渐用力，疼痛可能出现。声音在一天中的晚些时候会变得更加沙哑，因为水肿随时间会有进展。有声带息肉的患者（往往单侧）会出现不同类型的声音改变，这取决于病变的大小以及位置。在许多情况下，可以听到奇数复音（由喉头产生的两个频率的声音）。吸烟以及胃食管反流可以使这两种情况的症状加重。

喉肌张力障碍以及震颤。喉肌张力障碍被逐渐意识到是声音改变以及嘶哑的原因之一，它的特点是声音断断续续，发声用力，由外展肌痉挛引起，或者声音声调不断变化，由外展肌松弛引起。这通常通过特定的声音模式或者特定的语言短语出现而作出诊断。一旦被诊断，肌肉痉挛通常可以通过注射肉毒素治疗。声音震颤是老年人声音障碍或者声音嘶哑的常见原因。它与手部或者其他部位的震颤可能存在或不存在联系。声音疗法或者药物治疗往往没有效果。

鉴别诊断 [2–4]

声音嘶哑的病因被归类为急性和慢性两大类（表 216-1）。

检查 [2–4]

病史

对于声音嘶哑的评估取决于病程。医生需要明确患者的症状是急性起病、缓慢起病、自限性的还是进展的。呼吸困难或者喘鸣提示梗阻，并且是紧急收入院的指征之一，尤其是那些急性起病的患者。了解声音嘶哑是否随着说话而加重以及是否会导致失声（失声多久）也有很大帮助，如果是这样的话，还要了解该问题已经持续多久了。需要了解近期是否有上呼吸道感染、咽痛、发热、寒战、痰或者肌痛以及过度使用声音。要记录灰尘、火、烟以及酒精暴露情况。颈部肿物病史、颈部手术、插管以及肺部肿瘤可能为确定病因提供重要线索。需要询问有无令人担心的相关症状，吞咽痛、误吸、耳痛或者咯血病史。GERD 的症状（第 61 章）以及甲状腺功能减退的症状（第 104 章）的检查也很重要，尤其是局灶病况不明确时。

体格检查

对于声音嘶哑的患者有两项重要的规则。首先，无明确胃食管反流病史或者抗酸治疗无效的，声音嘶哑持续 3 ～ 4 周以上的患者，需要进一步检查喉部。其次，大多数情况下，这一检查会很快帮助明确诊断。

间接喉镜由头灯以及暖喉镜组成，其历史悠久，但目前仍为最快的及获取最佳的视野的检查方

表 216-1 声音嘶哑的重要病因

急性声音嘶哑	慢性声音嘶哑
急性喉炎	**慢性喉炎**
病毒感染	长期或者反复声音多度使用
声音过度使用	吸烟
有毒烟雾	过敏
过敏（季节性）	胃食管（喉咽）反流
急性喉水肿	**喉癌**
血管神经血肿	声带内
感染	声带外
直接损伤	**声带病灶**
肾炎	息肉
急性会厌炎	黏膜白斑
	接触性溃疡和肉芽肿
	声带结节（参见声音过度使用）
	良性肿瘤
	声带麻痹
	喉返神经损伤（肿瘤、颈部手术、动脉瘤）
	脑干肿瘤
	声带创伤
	长期插管
	系统性疾病
	甲状腺功能减退
	风湿性关节炎
	雄性化
	神经系统疾病
	帕金森病
	肌痉挛性构音障碍
	喉震颤
	心因性

式。虽然下咽部或者喉部的视野不容易获得，但是仍然鼓励基层全科医生尝试，并且通过训练可以掌握这项技能。对于干呕的患者，可以在操作前给予经口的 10 mg 的地西泮或者咽部的麻醉喷剂（丁卡因或者利多卡因喷剂）。

即使间接喉镜不能在诊室里成功进行，但仍然可以通过仔细的体格检查以及观察声音特点而收集一些帮助明确病因的诊断。医生需要仔细检查口咽部以及触诊甲状腺及颈部淋巴结。有声音嘶哑的患者如果同时伴有无法解释的颈部肿物或者淋巴结需要全面检查鼻腔、鼻窦以及鼻咽部。气声提示声带归位异常，可能与肿瘤、息肉或者结节有关。沙哑的声音提示声带增厚，多由于水肿或者炎症，伴随化学刺激、声音过度使用或者感染。有高调颤抖声音或者轻音的患者会有呼吸费力。呼吸困难是进行喉镜检查的指征。如果有甲状腺功能减退的症状，检查相关的症状会提供充足的证据来增加先验概率（第 104 章）。

实验室检查

在初级保健机构，可以做的实验室检查是相当有限的。提示甲状腺功能减退的患者需要完善促甲状腺激素（TSH）的检查。复杂的影像学检查例如 CT 或者 MRI 不应在未完成喉镜的声音嘶哑的患者中使用。那些有明显 GERD 症状的患者，在无其他明显发现的时候，可以在转诊至直接喉镜或做更多检查之前，诊断性地尝试应用 3 ～ 4 周的质子泵抑制剂进行抗酸诊断性治疗（第 61 章）。抗酸治疗后如果声音嘶哑改善，可以避免进一步的检查。对治疗效果不佳者需要转诊。如果无 GERD 的症状，而试验性地进行 GERD 的治疗，这在初级保健机构经常使用，但是并不推荐，即便是在没有其他证据提示存在更令人担忧的病因时。

直接喉镜

对于患者存在无法控制的咽反射时，转诊进行纤维喉镜是必要的。这个装置是通过鼻腔进入的，并且在检查前需要在鼻腔内应用 4% 的可卡因或者利多卡因 - 羟甲唑啉混合制剂（既收缩血管又起到麻醉作用）。使用该方法可以很好地看到喉部。

其他检查

在大多数情况下，进一步检查的选择取决于喉镜检查的结果，并且需要在耳鼻喉专家的合作下一同完成。仅仅在一些特定的情况下需要更复杂的影像学检查，例如左侧声带麻痹，因为这往往代表复发性喉神经综合征继发于压迫胸部神经的肺癌或颅底及颈部的肿瘤。在这种情况下，需要进行胸部 CT 检查。如果结果阴性，可以考虑完善颈部以及颅底的 CT 检查。肺上钩瘤或者甲状腺癌是声带麻痹的少见的原因。甲状腺手术后出现单侧的声带麻痹的概率大约为 1%。如果声带呈慢性水肿并且临床怀疑甲状腺功能减退，需要检查血清的 TSH 水平。

怀疑有喉部癌变或者颈部有无法解释的结节伴随声音嘶哑的患者需要在活检前进行全面的呼吸道、消化道的检查，一般是进行头颈部的 MRI 检查。对于可疑的淋巴结进行细针穿刺活检可以规避一些手术活检，后者仅仅在一些特定情况下才会进行。有反复水肿并且有家族史的患者可能存在血管神经性水肿，需要完善 C1 酯酶拮抗剂水平的检测。对于有急性的呼吸困难并且怀疑有上呼吸道梗阻的患者，建议做侧位颈部软组织平片检查。

治疗原则与推荐 [1-5]

无论病因是什么，强烈建议所有的患者立即戒烟（第 54 章）。经常吸烟者会在出现相关的疾病时决定戒烟。其他的干预是针对不同病因的。

急性嘶哑

急性喉炎

最佳的治疗是让声带休息。如果必须要讲话，建议用中音而不是低语。温暖的催涎剂，例如加糖和柠檬的热茶，可能会有帮助。除非有明确的细菌感染，抗生素并不推荐；抗生素不应在急性或者慢性的喉炎里常规使用。镇咳药，尤其是化痰药物，可能有帮助。湿化是有帮助的。在洗热水澡时吸入蒸汽或者通过湿热的毛巾呼吸可以迅速缓解症状。当过敏性鼻炎为病因时，表面激素喷剂例如地塞米松或者氟氢松可以帮助缓解症状，但是激素仅仅应在有过敏性病因时才可以使用。如果病史或者体格检查提示胃食管反流为病因时，急性的抑酸治疗也可能会加速康复。抗酸药不建议在急性喉炎时常规使用。

应该建议专业歌手以及演说家在出现声音嘶哑时休息他们的声音（尤其是在上呼吸道感染时）以避免声带的永久性伤害。血管收缩喷剂以及镇痛药物在专业人士必须要使用声音时使用。偶尔，会给专业歌手短暂局部应用或口服激素来帮助他们完成唱歌任务，但是这可能会造成进一步的声带损伤。

急性的喉部水肿

急性喉部水肿是医疗急症，需要紧急住院。治疗根据水肿的程度以及后续的气道情况。如果必需要紧急建立气道，0.3 ml 肾上腺素 1 ∶ 1000 皮下给药，并且可能需要静脉给予地塞米松。H_1 以及 H_2 抗组胺药也可能需要使用。

声带结节

声带结节需要早期治疗；随机试验显示超过 80% 的病例对于声音休息以及声音治疗有效果。对保守治疗无效的结节需要手术切除；需要使用无创技术（微创喉镜手术、二氧化碳激光等）。依赖性息肉可以通过微创手术切除。通常，后续声音治疗可以帮助预防息肉复发并且加速恢复正常声音。

血管神经性水肿

血管神经性水肿对于去甲肾上腺素或者糖皮质激素的反应不佳。在紧急情况下，需要插管或者气管切开来维持气道。如果可以，需要给予输注 C1 酯酶抑制剂。否则，治疗将是预防性的，需要应用具有减弱雄激素作用的合成代谢类固醇治疗（例如达那唑和斯坦唑醇）来促进 C1 酯酶拮抗剂的生成。这些预防需要在计划手术的几天前应用。

短暂的单侧声带麻痹

短暂的单侧声带麻痹可以由耳鼻喉医生在患侧声带的肌肉组织内注射胶原蛋白黏合剂，使声带移至中线，治疗需要 3 ～ 6 个月。这可以使健侧的声带更容易与对侧靠近，进而改善声音质量。对于永久性的声带麻痹，甲状软骨成形术以及勺状软骨内收手术可以永久性地将麻痹的声带移至中线以达到很好的治疗效果。对于双侧的声带麻痹，没有手术可以达到满意的疗效，患者常常被迫选择气管旁路切开术。

慢性声音嘶哑

喉咽（胃食管）反流性疾病

如前所述，在初级保健门诊，如果患者有典型的 GERD 症状并且存在慢性的声音嘶哑，可以经验性地给予抗酸治疗（第 61 章）。有效率在

50% ～ 75%。患者若有明显的症状改善或者症状完全消失，则支持继续使用抗酸治疗。对有典型的GERD症状但是治疗效果差的患者，需要考虑进一步进行胃肠镜检查（第61章）以及进一步的耳鼻喉评估。

喉癌

喉癌可以治愈，并且仅留下轻微的后遗症，尤其是在早期诊断时（T1N0）。手术、激光以及放疗都可以达到90%以上的治愈率。治疗手段主要根据当地专家的情况以及肿瘤的位置而定。喉癌通常不会发生转移以及发生不良预后，但如果声带肿瘤变大（T3或者T4）以及癌病超越声带范围则有可能。早期的声门上癌可以通过放疗、局部喉切除或者两者联合而达到75%以上的治愈率。更大的病变需要诱导化疗以及手术联合放疗缩小病变，因此可以帮助保留喉部，否则可能需要完全切除。预防是最好的治疗。所有的吸烟者均要被告知需要戒烟。

黏膜白斑在微创下进行切除治疗。在目前的技术下，患者声音预后极好，而且切除后，复发率低于3%。需要定期复诊检查喉部。少数情况下，需要每年行1 ～ 2次切除，尤其是那些无法避免接触刺激物（例如烟草）的患者。

转诊指征以及入院治疗

转诊

如果基层全科医生觉得自己没有能力看到声带，需要作出是否转诊至耳鼻喉医生处的决定。声音嘶哑持续3周以上，尤其是无明显的急性感染史或者对抗酸治疗效果不好的具典型GERD症状者，需要转诊。在那些正在好转的并且患肿瘤风险低的患者中（年轻、非吸烟、无饮酒史），先不急于进行彻底的耳鼻喉检查，可待病情完全缓解再决定。

对于那些由基层全科医生进行间接喉镜检查的患者，任何有声带结节、增厚以及麻痹者都需要转诊。同样，原因不明的持续声音嘶哑超过3周以上而且无法耐受间接喉镜的患者，需要转诊。

转诊进行声音治疗可以帮助养成良好的用声习惯，这适用于那些反复声带创伤、有器质性疾病以及需要声音康复的患者。对于没有危险因素的年轻患者，如果有明显的声音过度使用的病史，尝试进行声音治疗是明智的。声音治疗师擅长分辨喉部震颤以及痉挛性构音障碍的诊断要点。如果声音嘶哑不能及时通过声音治疗改善，则需要进行直接喉镜检查的转诊。

入院治疗

任何有并发呼吸困难/喘鸣的患者需要立即入院，尤其是伴随吞咽痛、吞咽困难或者发热的患者。

（肖　婧 翻译，齐建光 审校）

第217章

耳鸣的评估

NEIL BHATTACHARYYA

耳鸣是一种重要但是在耳科疾病中没有特异性的症状。“鸣响”“嗡嗡声”和“轰鸣”是用来描述这种感觉的术语，它们可能非常令人恼火，并且使人担忧。耳鸣的发生需要评估潜在严重的以及可治疗的耳科问题。在缺乏具体可治疗病因的情况下，让患者症状缓解仍然很重要，尤其是在夜间或安静专注时，耳鸣往往是最令人困扰的。多达10% 的成年人在过去的 12 个月内可能会受到耳鸣的影响，但是只有一半的受影响者会与医生讨论他们的耳鸣。

病理生理学和临床表现 [1–5]

人们对耳鸣知之甚少。它似乎是耳、耳蜗神经或中央听觉器官疾病的一种非特异性表现，通常（但并非总是）伴有听力损伤。

外耳和中耳疾病

耳鸣可能是由耵聍栓塞、鼓膜穿孔或中耳积液引起的，这些疾病引起的耳鸣都是由于传导性听力损伤而导致的。这种感觉通常被描述为低沉、断断续续，伴有听力模糊和声音变化。在耳硬化症中，耳鸣是持续性的，但随着疾病的进展，耳鸣可能会消失。急性中耳炎有时会产生搏动性耳鸣，但随着炎症消退而消失。搏动性耳鸣也与血管球瘤和创伤后动静脉瘘有关。

内耳与耳蜗神经疾病

老年性耳聋、噪声性听力损失和听觉创伤可导致高音耳鸣，主观上与听力损失的最高频率相匹配。急性噪声暴露后出现短暂性耳鸣是听力损失的先兆，也是避免重复暴露的警告标志。耳毒性药物，如氨基糖苷类抗生素，可能会产生高音调的耳鸣和听力损失，这通常在停止用药后持续存在。水杨酸盐常导致可逆性、剂量相关的耳鸣。梅尼埃病导致短暂的、低沉的耳鸣，耳鸣随着其他症状的强度变化而变化，当眩晕和听力丧失即将发生时，耳鸣往往会恶化。听神经瘤会产生一系列类似的症状，但通常情况下，临床过程是渐进性的，单侧或不对称耳鸣常常先于其他症状（如眩晕）（第 166 章）。突发性严重单侧耳鸣可能是突发性感音神经性耳聋的首要症状，需要立即就医。

其他来源

当环境噪音降低时，所有人都会注意到一些来自头部的声音。这些可能源于各种事件，从血液急流（最严重的是主动脉瓣关闭不全）到听觉肌肉收缩。传导缺陷导致的听力丧失可能会加重耳鸣的感觉。大脑性耳鸣被描述为头部轰鸣，被认为起源于血管或神经系统。客观耳鸣的例子包括伴有听得见杂音的脑动脉瘤、颈静脉巨球异常、伴有听得见的肌肉收缩的腭肌阵挛以及异常未闭的咽鼓管传输的呼吸音，这些声音是检查者可以听到的。耳鸣也可能与颞下颌关节功能障碍（Costen 综合征）有关。在极少数情况下，间歇性耳鸣可能由中耳鼓膜张肌或镫骨肌的痉挛或颤动引起。

抑郁和神经官能症患者可能对正常的头部声音耐受性降低，在安静的环境中会抱怨。调节耳鸣的能力也受到许多个体差异的影响。疲劳和情绪压力会降低人对耳鸣的耐受性。

鉴别诊断（表 217-1）[2,5]

大多数耳鸣都是由导致听力损失的疾病引起的，无论是传导性耳鸣、感音神经性耳鸣、周围性耳鸣还是中枢性耳鸣（第 212 章）。在没有耳科病理学的情况下，对耳或头部噪音的主诉可能是心因性疾病的伴随症状。

客观或搏动性耳鸣提示脑血管病变、血管瘤［血管球瘤（副神经节瘤）］、腭肌阵挛或咽鼓管异常开放。

关于各种疾病引起耳鸣的发生频率的数据很少。有趣的是，来自耳科诊疗的报告列出了多达50% 的病因不明的病例。

检查 [2,5,6]

耳鸣的诊断评估遵循与听力损失相同的模式（第 212 章）。接下来还有一些补充观点。

病史

不幸的是，耳鸣患者的音调在诊断上的作用有限，尽管某些疾病比其他疾病更可能与某一音调的耳鸣相关。区分搏动性、非搏动性、主观和客观耳鸣可能更有帮助。耳鸣的偏侧性和对称性是病史的重要组成部分。任何与呼吸、药物使用、眩晕、噪音创伤或耳感染有关的耳鸣都应该进行相关的检查。应寻找是否有头部外伤史，因为它可能与颈内动脉的动静脉瘘或动脉瘤有关。当问题只出现在夜

表 217-1　耳鸣的重要病因

主观性耳鸣
导致传导性听力损失的主要原因（第 212 章）
导致感音神经性听力损失的主要原因（第 212 章）
外周神经的
中枢神经的
药物导致
心因性病理因素
特发性
客观性或搏动性耳鸣
脑血管病或病理因素
血管瘤（血管球瘤、副神经节瘤）
腭肌阵挛
咽鼓管异常开放

间时，这表明人们对正常的头部声音的意识增强了。大多数耳源性耳鸣患者都有相关的听力缺陷或很快就会出现听力缺陷，而那些没有其他耳部疾病征象的患者可能有血管病变或对正常头部噪音的意识增强。

体格检查

检查外耳和鼓膜有无耵聍嵌塞、异物、穿孔、中耳炎症状（第 218 章）和异常中耳肿块。应进行 Weber 和 Rinne 测试以确定感音神经性或传导性听力损失（第 212 章）。检查脑神经是否有神经病变或听神经瘤或血管球瘤的指征。如果有眩晕的报道，那么需要进行眼球震颤测试（第 166 章）。如果问题的来源仍然不清楚，则应听诊头颅是否有杂音。压迫同侧颈静脉可消除颈静脉巨球异常的客观耳鸣。

实验室检查

听力图有助于识别和定位潜在听力损失的病变部位。听力图在单侧耳鸣病例中特别有价值。神经影像学检查（例如 CT 或 MRI）可能有显示，但在没有事先咨询耳鼻喉科医生以确保正确的测试选择、性能和解释之前，不得进行这些检查。建议使用钆增强 MRI，尤其是在评估单侧或不对称耳鸣，伴或不伴听力损失，或评估搏动性耳鸣时。大多数耳鸣和单侧感音神经性听力损失的测听患者需要内耳道的增强 MRI 或连续的听力随访。

症状管理和患者宣教 [1,2,5,7–11]

症状缓解

对于许多患者来说，首要任务是持续不断的声响，这些症状令人不安，尤其是在夜间时。

声音掩蔽

声音掩蔽疗法可以帮助一些患者。夜间使用时钟收音机或白噪声机器，播放背景音乐半小时后关闭，通常可使患者入睡。当患者白天必须在安静的房间里工作时，打开收音机可以带来一些好处。许多可穿戴的设备得到推广，例如助听器（耳鸣面罩）用来帮助掩盖耳鸣，它们的价值值得怀疑，但如果其他掩蔽措施失败，一些人会推荐使用它们。

药物治疗和膳食补充剂

患者经常寻求药物治疗。各种类型的药物都被试用过，包括烟酸、血管扩张剂、镇静剂、抗抑郁药和癫痫药物。没有一个药物被证明优于安慰剂。抗焦虑药和抗抑郁药可能缓解由此产生的焦虑和抑郁，但它们不能改善潜在的耳鸣问题，因此不应作为一线治疗。在安慰剂对照研究中，膳食补充剂、维生素和草药疗法（如银杏叶）尽管得到了大力推广，但没有证据显示其有益，所以不应该鼓励使用它们。

心理治疗

心理疗法解决因耳鸣对生活质量产生的不利影响，旨在减少症状的破坏性，而不是试图使其消失（耳鸣可能会随着时间的推移而消失）。这种方法对日常活动受到严重损害的人特别有用。研究有督导的认知行为疗法的荟萃分析显示，尽管耳鸣强度报告变化不大，但生活质量有显著改善。生物反馈、瑜伽和放松技术可用于治疗耳鸣相关的压力，但效果不如认知行为疗法。

经颅磁刺激

根据诱发电流会改变神经活动的原理，研究人员正在探索重复经颅磁刺激治疗耳鸣。迄今为止的结果相互矛盾，长期安全性和有效性尚不清楚。需要更多的数据和更长期的研究。

患者教育

在完成检查后，患者宣教和咨询的重要性再怎么强调都不过分。当没有严重的潜在病理证据时，回顾特异性的检查结果可以给患者带来安慰，并有助于缓解对严重的神经系统疾病或即将发生的耳聋的担忧。同样，告知患者预后良好的可能性也有助于患者治疗。对于有破坏性症状的患者，可以通过与其一同详细回顾现有措施来缓解耳鸣对日常生活的影响。同样重要的是回顾那些价值不大或没有价值的措施（例如膳食补充剂、维生素、草药制剂）。有难治性症状的患者寻求更多的实验措施（如经颅磁刺激）可以转介到学术中心，在那里有机会参与正式的研究。对于所有耳鸣的患者来说，确定他们得到了基层全科医生的支持和理解是至关重要的。

对更多信息和额外的支持感兴趣的人可以联系美国耳鸣协会（http：//www.ATA.org），这是一个极好的、无偏见的信息来源和对患者的社会支持。

转诊适应证 [5,12]

当发现传导性听力损失时，转诊是必要的，因为这些损伤很多是可以纠正的。怀疑有听神经瘤、血管球瘤或脑血管异常也是申请会诊的一个指标，尤其是在开始昂贵的检查之前。对于一切都已检查，但没有严重或可纠正的潜在疾病的焦虑患者，为满足患者需求而将其转诊到耳鼻喉科医生处可能是必要的。

建议 [5,12]

- 进行有针对性的病史和检查，以帮助阐明根本原因。
- 对于单侧持续性（＞ 6 个月）耳鸣、搏动性耳鸣或相关听力损失的患者，请转诊进行全面的听力检查；没有持续性耳鸣的患者无需转诊，对他们来说，评估是可选的。
- 初始评估中不包括影像学检查。
- 回顾耳鸣的自然病程和治疗方案。
- 区分烦扰性耳鸣和非烦扰性耳鸣；那些非烦扰性耳鸣的人不需要进行转诊管理。
- 回顾治疗方案，重点是那些最有帮助的方案（例如认知行为治疗、声音治疗或许还有助听器试验）。
- 避免将抗抑郁药、抗焦虑药、抗惊厥药或鼓室内药物作为耳鸣的主要治疗药物；考虑抗抑郁药和抗焦虑药仅用于治疗由耳鸣产生的抑郁和焦虑。
- 不鼓励使用未证明有效性的膳食补充剂和草药。

（肖　怡　张跃红 翻译，曹照龙　齐建光 审校）

第 218 章

中耳炎的管理

NEIL BHATTACHARYYA

伴随上呼吸道感染的中耳炎引起的耳部不适是初级保健机构中遇到的最常见的主诉之一，尤其是在儿科。成人虽然不太容易发生中耳炎，但是在发生中耳炎后也同样会感到不适。症状范围从不明确的发胀到明显的疼痛，并可能伴有听力减退。患者可能担心乘坐飞机或水下活动的安全性，尤其是当非处方药没有带来改善时。基层全科医生应该能够有效地管理大多数病例。了解抗生素和减充血剂在中耳炎治疗中的作用至关重要。耳部不适也可能是外耳炎导致的。通过检查通常可以发现中耳炎或外耳炎的体征。基层全科医生应该知道如何识别和治疗这些常见疾病。

病理生理学和临床表现[1-4]

急性中耳炎

急性中耳炎可能是异常咽鼓管反流或阻塞的结果，导致鼻咽细菌感染中耳，而中耳通常不含微生物。梗阻可由黏膜水肿和（或）因过敏或感染原因而产生的大量黏液引起。病毒性鼻咽炎是最常见的原因，尤其是在冬季。它可能只会产生浆液性中耳炎，而浆液性中耳炎通常是无菌的。如果有细菌入侵，可能会发生化脓性中耳炎。在可分离的细菌种类中，最常见的是肺炎链球菌、流感嗜血杆菌和卡他莫拉菌。病毒、金黄色葡萄球菌、化脓性链球菌和其他毒性较低的病原体的致病性较低。

主要临床表现为耳痛、听力丧失和轻度至中度发热。如果中耳出现化脓性渗出物，鼓膜后面可能出现鼓膜肿胀和不透明的积液。如果压力过大，鼓膜可能穿孔，导致自发性耳漏。半透明渗出液是浆液性中耳炎的特征，此外还可以观察到明显的柄缩短、锤骨条纹白度增强以及鼓室上隐窝区域鼓膜收缩。大多数病人都能完全康复。在一些患者中，复发性化脓性中耳炎、持续性听力损失、慢性浆液性中耳炎或慢性中耳炎可能随之发生。

患者也可能因飞机飞行引起的负压变化而发展为急性浆液性中耳炎。在极少数情况下，鼓膜和中耳间隙内可能出现明显出血。在没有明显眩晕的情况下，这些患者可以通过限制其乘坐飞机并进行保守治疗，直到症状消失。可能需要进行疼痛管理。

外耳炎

外耳炎发生在外耳道皮肤破损的情况下，进而导致周围组织发炎。皮肤破损是一个常见的因素，可由外伤（如指甲或棉签）、水分过多（如游泳者的耳朵）、毛囊感染或是慢性湿疹引起。可能会出现瘙痒、结痂、疼痛、发红和（或）有分泌物。耳郭或耳屏的运动可导致典型的疼痛。可以分离到革兰氏阳性菌、革兰氏阴性菌和真菌等病原体。剧烈的瘙痒是真菌性外耳炎的典型特征。

恶性（坏死性）外耳炎

恶性外耳炎见于免疫功能低下患者和老年糖尿病患者。它发生在外耳道深处，通常表现为耳道及邻近组织的假单胞菌蜂窝织炎。特征包括脓性分泌物、外耳道肉芽组织、严重耳痛和颞下颌关节痛。随后可能出现面神经受累的体征。

慢性中耳炎

慢性中耳炎是急性中耳炎未经治疗或复发的结果。可能导致乳突气细胞骨质破坏或硬化，鼓膜经常穿孔，需要引流出脓性液体（边缘和鼓室上隐窝穿孔可能与侵袭性胆脂瘤有关）。可以从引流液中培养到需氧菌和厌氧菌，包括葡萄球菌、链球菌、假单胞菌、肠道革兰氏阴性菌和类杆菌。除病情加重期间外，患者几乎没有疼痛或发热，但听力丧失和慢性恶臭耳漏是常见的。同样，鼓膜穿孔后暴露水可能演变成感染性耳漏。颞骨的 CT 扫描可能有助于揭示中耳和乳突疾病的程度。

诊断[4-6]

急性中耳炎

区分浆液性和化脓性中耳炎对于确定是否需要抗生素很重要。

化脓性中耳炎

急性化脓性中耳炎临床诊断的基础是发现鼓膜肿胀伴有活动能力受损，骨性标志缺失，同时伴有发热、耳痛和鼓膜后可见的脓性分泌物（如果鼓膜破裂，在外耳道也可发现分泌物）。中耳穿刺抽吸偶尔用于确诊和确定致病病原体，但此类诊断性鼓室穿刺术仅适用于对常规抗生素治疗无反应、疑似耳源性脑膜炎或免疫功能低下的患者。

浆液性中耳炎

浆液性中耳炎患者无发热和疼痛，中耳虽有液体，但液体是半透明的，同时鼓膜缩回，骨性标志存在。

慢性中耳炎和外耳炎

慢性中耳炎的诊断依据是鼓膜穿孔并通过穿孔排出分泌物。耳郭运动疼痛、外耳道发红和分泌物可诊断外耳炎。有时经常反复发作的外耳炎可能反映出未被识别的鼓膜穿孔和慢性中耳炎。所以急性感染缓解后，仔细的耳镜检查是很重要的。

管理 [4,7-10]

急性化脓性中耳炎

治疗包括使用止痛药、减充血剂和谨慎地使用抗生素。拟交感神经减充血剂（如伪麻黄碱）对于在上呼吸道感染和咽鼓管阻塞情况下发生的中耳炎可能有帮助。抗组胺药通常是禁忌的，因为它们的干燥作用可能导致分泌物变稠。

抗生素的作用

由于抗生素滥用、社区耐药菌的出现以及难治性梭菌感染小肠结肠炎的风险增加，使得中耳炎抗生素的广泛常规使用一直是一个令人担忧的问题。全国性研究发现，上呼吸道感染中抗生素使用不当的比例为 40% ～ 50%，而中耳炎使用抗生素的比例高居第 2 位。急诊是最常开抗生素处方的地方，近 50% 的就诊结果是开具抗生素处方。

在儿童中。一些儿科指南建议在开始使用抗生素前进行一段时间的观察，因为许多儿童会自行好转，但最近精心设计的随机试验发现，明确患有化脓性中耳炎的幼儿从一开始就接受抗生素治疗并持续 10 d，其缓解率和治愈率显著提高。

在成人中。没有对成人中耳炎的严格研究，大多数建议来自对儿童研究的推断。与儿童一样，在考虑抗生素治疗之前，需要临床确认急性化脓性鼻窦炎的诊断（见检查）。阿莫西林在过去几年中一直是首选药物，但病原体中抗生素耐药性的高流行率使得阿莫西林 / 克拉维酸钾成为首选药物制剂。对于青霉素过敏患者，首选强多西环素，保留具有抗肺炎链球菌活性的氟喹诺酮类药物（如左氧氟沙星、莫西沙星）的使用。由于对氟喹诺酮类药物的不良反应（例如结缔组织损伤、难治性梭菌感染、促进氟喹诺酮耐药性）的高度关注，不鼓励一线使用氟喹诺酮。因为肺炎球菌的耐药性增加，所以单用大环内酯类药物（红霉素、克拉霉素或阿奇霉素）、头孢菌素或甲氧苄啶 / 磺胺甲噁唑的治疗效果较差。

在开始使用抗生素后，耳痛通常在 24 ～ 72 h 内消除，但由于中耳积液残留导致的传导性听力损失可能在急性疾病后持续数周甚至数月。关于成人治疗持续时间的数据很少，可能需要 7 ～ 10 d 的疗程。在儿童中 5 d 疗程比 10 d 疗程的治疗结果更差。

鼓膜切开术

尽管鼓膜切开术不被认为是治疗性的，也不常进行，但它适用于顽固性疼痛、进行性听力丧失或急性乳突炎的患者以及对药物治疗反应不佳的患者。

急性浆液性中耳炎

因过敏或上呼吸道感染继发的咽鼓管阻塞的病例可通过使用拟交感神经减充血剂得到改善（第 222 章）。当怀疑过敏时，一些医生会添加一种抗组胺药，但缺乏其疗效的确切证据，而且正如刚刚提到的，抗组胺药可能会使分泌物变稠，阻碍其清除。抗生素没有任何作用。

慢性中耳炎

治疗慢性中耳炎的主要方法是仔细地冲洗耳，用 1.5% 的醋酸冲洗和外用抗生素（滴眼液刺激性较小）。醋酸冲洗可逐渐清除沉积的分泌物，并恢复外耳道正常的酸性 pH 值。应采取水预防措施。尽管进行了最大限度的药物治疗，但通常还是需要手术。应观察患者的并发症，如颅内化脓、面神经麻痹、感音神经性耳聋和眩晕。持续发热和头痛是中耳炎（急性或慢性）的警示症状，要求尽快转诊至耳鼻喉科医生。停止使用抗生素滴耳剂后复发的慢性耳漏增加了胆脂瘤的可能性。

外耳炎

外耳炎用外用抗生素（如含有多粘菌素、氢化可的松或新霉素的滴耳液）和止痛药治疗。每天 4 滴，持续 1 周，并要防止水污染耳道（棉球涂上凡士林软膏通常就足够提供有效的耳部防水屏障）。含新霉素的滴耳液，如 Cortisporin，会引起皮肤过敏反应（特别是长期使用时）。一个简单的斑贴试验就可确定致敏患者。更严重的外耳炎病例，如果耳道因水肿或化脓性物质而阻塞，则需要转诊至耳鼻喉科医生处真空抽吸分泌物并插入管芯以促进抗生素的渗透。

蜂窝织炎 / 恶性外耳炎

蜂窝织炎 / 恶性外耳炎需要全身抗生素治疗，包括覆盖抗铜绿假单胞菌的抗生素。在糖尿病和免疫功能低下的患者中，感染可能危及生命，必须立即住院，开始使用肠外抗生素，并转诊至耳鼻喉科医生处并考虑清创。

患者教育

一般措施

急性中耳炎的疼痛几乎总是导致患者寻求及时的医疗救助。患有活动性外耳炎或慢性中耳炎并鼓膜穿孔的患者应避免游泳，并防止水进入耳朵。如前所述，涂有凡士林软膏的棉球提供了一种简单但有效的防水屏障。

飞机旅行

如果患有浆液性中耳炎或咽鼓管功能障碍的患者必须要立即乘飞机旅行，则应使用口服和鼻内减充血剂（第 222 章），尤其是预计降落时，此时的气压损伤风险最大。咽鼓管自膨可缓解症状。指导患者捏紧鼻子、深吸气、闭上嘴，并在捏紧鼻子的同时尝试擤鼻涕。

转诊适应证

如果急性中耳炎对药物治疗无效或出现并发症，如鼓膜穿孔、复发性急性中耳炎、慢性浆液性中耳炎或慢性中耳炎，应请耳鼻喉科医生进行会诊。患有慢性浆液性中耳炎的成人患者需要转诊以进行鼻咽检查排除阻塞咽鼓管的肿块。在耳部感染的情况下，持续发热、头痛、面神经麻痹（或其他脑神经病变）、眩晕或感音神经性听力丧失的发作需要紧急转诊至耳鼻喉科。如前所述，如果发生外耳蜂窝织炎，则需要住院接受肠外抗生素治疗。

建议 [4,11–14]

急性中耳炎

- 区分浆液性和化脓性急性中耳炎：
  - 确诊化脓性急性中耳炎的依据是鼓膜鼓胀、膜活动性受损、骨性标志丢失，以及发热、耳痛和化脓性渗出；
  - 确诊浆液性中耳炎的依据是鼓膜无鼓胀，鼓膜骨性标志保留，渗出液清晰。
- 对于浆液性中耳炎：
  - 限制使用拟交感神经减充血剂（如非处方口服伪麻黄碱）治疗。不要开抗生素处方。对于需要进行飞机旅行的患者，建议使用口服和（或）鼻内减充血剂（第 222 章），尤其是预计降落时，此时的气压损伤风险最大；
  - 避免使用抗组胺药（由于其干燥作用和使分泌物变稠的风险）。
- 对于确诊的化脓性中耳炎，一经诊断就开始抗生素治疗。根据社区青霉素耐药程度进行治疗：
  - 阿莫西林 - 克拉维酸钾［875/125 mg，q12h ×（7 ～ 10 d）］，由于社区普遍存在青霉素耐药性，因此在大多数环境下首选阿莫西林 - 克拉维酸钾；
  - 阿莫西林（500 mg tid），用于社区青霉素耐药性较低的时候；如果在 3 ～ 5 d 内没有改善，则改用阿莫西林 - 克拉维酸钾。
- 对于对青霉素过敏的成年人：
  - 多西环素［100 mg bid ×（7 ～ 10 d）］；
  - 由于越来越担心氟喹诺酮类药物的不良反应和氟喹诺酮类药物耐药性的增强，因此保留抗肺炎链球菌氟喹诺酮类药物的使用（如左氧氟沙星，250 ～ 500 mg，每日 1 次；莫西沙星，400 mg，每日 1 次）；
  - 因为肺炎球菌的耐药性增加，因此要避免单独使用大环内酯类药物（红霉素、克拉霉素或阿奇霉素）、头孢菌素或甲氧苄啶 / 磺胺甲噁唑治疗。

急性外耳炎

- 使用含有多粘菌素、氢化可的松或新霉素的滴耳液（4 滴，qid，连续 7 d）和止痛药治疗。注意长期使用含新霉素的滴剂可能会引起过敏反应。
- 将涂有凡士林软膏的棉球轻轻插入外耳道，防止水污染耳道。

蜂窝织炎 / 恶性外耳炎

- 接受静脉抗生素治疗，包括覆盖抗假单胞菌的抗生素。

（肖　怡　张跃红 翻译，曹照龙　齐建光 审校）

第 219 章

鼻窦炎的管理

A.H.G.

鼻窦炎是指眼睛周围 4 对鼻窦中的一个或多个鼻窦的炎症。每年有超过 400 万美国人被诊断为急性鼻窦炎，这是一种非常常见但可能被过度诊断的疾病。大多数有急性鼻和鼻窦症状的患者伴有自限性的病毒感染或不需要抗生素治疗的过敏发生，然而大多数就医的患者都接受了抗生素治疗，导致了许多不必要的抗生素处方及不良后果。基层全科医生必须将这些患者与偶尔出现的细菌性化脓性鼻窦炎患者（他们可能受益于抗生素的使用）区分开，并提供基于循证医学的护理，在限制不适当的抗生素使用的同时取得最佳疗效。

慢性鼻窦炎是该类疾病管理中的一项重要挑战，因为患者评价他们的生活质量与患有充血性心力衰竭或慢性阻塞性肺疾病患者相似。随着该病的病理生理学的不断发展，原有的管理方法不断更新，其中大部分方法可在全科医疗环境中实施。除此之外，我们的任务还包括了解外科干预的适应证和患者的选择标准以实现最佳治疗效果。

病理生理学和临床表现 [1-6]

正常的鼻窦是排列有纤毛上皮的无菌结构，黏液从鼻窦中直接清除到位于上鼻道和中鼻道的开口，然后通过上鼻道和中鼻道流入鼻腔，上鼻道引流后筛窦和蝶窦，中鼻道引流额窦、上颌窦和前筛窦。这些口鼻道复合体的阻塞可导致正常窦上皮功能障碍和细菌感染，虽然任何鼻窦都可能通过病毒感染而闭塞，但解剖异常（包括鼻隔偏移、肿瘤和息肉）或过敏更容易导致感染。

急性鼻窦炎

急性鼻窦炎通常由病毒感染或过敏反应引起，细菌性鼻窦炎可能会成为一种并发症。

病毒性鼻窦炎

普通感冒实际上是一种经常累及鼻旁窦的鼻窦炎。对普通感冒患者的 CT 研究显示，超过 85% 的患者患有自限性鼻窦炎，不经治疗就能痊愈。上颌窦是最常见的受累部位（87%），其次是乙状窦（65%）、蝶窦（39%）和额叶（32%）受累。除非有阻塞性病变（如息肉或中隔偏曲），通常典型的受累部位是对称的。典型症状为鼻塞和流鼻涕，可能有一些脓性鼻涕，通常不会特别多或特别难闻，发热以及鼻窦压痛的症状轻微或无，症状可持续 10 d 以上，单纯病毒性鼻窦炎的症状通常在 7 ~ 10 d 内开始改善。

过敏性鼻窦炎

季节性发病是过敏性鼻窦炎的一个标志症状，表现为眼睛瘙痒、鼻塞、流鼻涕、打喷嚏、鼻后滴注（通常与咳嗽有关）、嗅觉丧失和面部压力感。鼻分泌物呈水状，无化脓，鼻窦不适通常是对称性的，鼻窦压痛轻微，额头压痛可能是一个最重要的主诉。

细菌性鼻窦炎（急性化脓性鼻窦炎）

如果 10 d 后症状不能改善或最初有改善，随后出现恶化，表明可能继发细菌感染。在约 0.5% ～ 2% 的普通感冒病例中，鼻窦继发细菌感染，导致急性化脓性鼻窦炎，其特征是鼻塞，明显的脓性鼻分泌物，面部疼痛（通常是上颌疼痛，有时是上颌牙痛），翻身时加重、高热、疲劳、嗅觉丧失和全身不适。鼻窦受累的典型症状是不对称的，这有助于区分细菌性鼻窦炎与没有继发细菌感染的病毒性和过敏性鼻窦炎。细菌感染也可能发生在由于过敏性鼻窦充血、鼻息肉或鼻中隔偏曲而引起的梗阻的环境中。

细菌学。在大多数细菌性鼻窦炎的病例中，感染是由单一的微生物引起的；在大约 25% 的病例中，有两种微生物高密度存在。在大约 3/4 的病例中，病原体微生物被证实是肺炎链球菌或流感嗜血杆菌；其他潜在病原生物包括卡他莫拉菌、化脓性链球菌和厌氧菌（梭杆菌、拟杆菌、胃链球菌）。厌氧菌约占所有鼻窦炎病例的 6%，通常发生在牙齿感染或慢性鼻窦炎的情况下，尤其是反复使用抗生素后。可以在鼻分泌物培养中发现金黄色葡萄球菌，但它很少在急性鼻窦炎的分泌物中分离出来。肺炎支原体和肺炎衣原体并不被认为是大多数患者的重要病因。在极少数情况下，真菌（如：毛霉、根霉和曲霉种）可以在糖尿病、白血病或其他免疫损害的慢性鼻窦炎患者中产生侵袭性鼻窦炎。

临床表现。不适的位置取决于所累及的鼻窦。如前所述，不对称或单侧是其特征性表现。上颌窦炎是最常见的，会引起脸颊的疼痛和压痛，有些患者的疼痛是由牙齿引起的。额窦炎引起额头下部疼痛和压痛；筛窦炎导致眶后疼痛，并可能在鼻的上外侧有压痛；孤立的蝶窦炎不常见，但可表现为眶后、额部或面部疼痛；如果额窦、上颌窦或前筛窦受累，则中耳道可见脓性鼻腔分泌物。

并发症。急性化脓性鼻窦炎的并发症在适当使用抗生素的情况下很罕见，但可能危及生命，它们在免疫功能低下的宿主中更常见。最严重的是骨髓炎、眼眶蜂窝织炎和海绵窦血栓形成。

骨髓炎。额窦炎可导致额骨骨髓炎，尤其是在儿童中多见，患者表现为头痛、发热和受累骨上的特征性苍白水肿，称为“波特氏头皮肿块”。涉及的微生物包括金黄色葡萄球菌以及引起鼻窦炎的其他微生物。上颌骨骨髓炎是上颌窦炎的罕见并发症；眼眶蜂窝织炎是最常见的并发症，原因是感染直接通过筛骨眶板，通常开始于眼睑水肿，并迅速发展为上睑下垂、眼球突出、化脓和眼外运动减弱。患者通常会出现发热，病情严重。视神经受压可导致永久性视力丧失，而感染的逆行扩散可导致颅内感染。

海绵窦血栓形成。从眼眶、筛窦或额窦或鼻子沿静脉通道逆行感染可产生脓毒性海绵窦血栓性静脉炎。患者表现为高热、眼睑水肿、突眼和结膜水肿。与单纯的眼眶蜂窝织炎不同，患者第 3、第 4 和第 6 对脑神经麻痹较为突出，瞳孔可能固定和扩张，眼底镜检查可见静脉充血和乳头水肿，通常表现为单侧，但在海绵窦的前部和后部扩散会导致双侧受累，严重患者可能出现意识的改变。

颅内感染。鼻窦炎可通过骨或静脉通道直接扩散导致颅内感染，并出现多种综合征，包括硬膜外脓肿、硬膜下脓肿、脑膜炎和脑脓肿。临床表现差异很大，从额叶脓肿的细微人格改变到头痛、颅内压升高的症状、意识的改变、视觉症状、局灶性神经缺陷、癫痫发作以及最终的昏迷和死亡不等。

慢性鼻窦炎

慢性鼻窦炎是指持续时间超过 3 个月的鼻旁窦炎。既往人们认为感染是主要的病因，但当对其过敏和炎症病理生理学更好地理解后，目前已经转变了治疗的重点和方法。抗生素虽然仍被用于治疗，但感染的作用似乎越来越次要。但是细菌抗原（特别是葡萄球菌）和细菌生物被膜被认为在发病机制中发挥了重要作用，它们与上皮细胞缺陷相互作用，最终导致过度的炎症反应。

炎症反应涉及辅助性 T 细胞和介质，如白细胞介素 -4、白细胞介素 -5 和白细胞介素 -13，嗜酸性粒细胞增多也很常见。一些人将慢性鼻窦炎视为上呼吸道疾病，与哮喘进行类比。目前正在对该疾病进行非典型分类，而不仅是根据息肉存在或不存在的表型。目前认为慢性鼻窦炎患者可能发生组织重塑，随后发生黏膜纤维化。特别令人感兴趣的是基因介导的上皮细胞苦味受体功能的改变，这通常是由细菌产物触发的，导致上皮细胞释放一氧化氮来杀死细菌。

临床表现

如上所诉的两种表型——一种有鼻息肉，另一种没有——在特发性的息肉样疾病中，男性多见，发病高峰在 60 岁左右；在伴有鼻息肉的患者中，约 60% 同时存在哮喘，女性为主，发病早，阿司匹林会诱发支气管痉挛，息肉通常发生在双侧，与过敏性鼻炎的关系尚不清楚，但关联并不强。

根据定义，症状至少出现 3 个月，包括鼻塞，嗅觉减退以及流鼻涕（通常是脓性的），全身疼痛和头痛通常很轻微或不存在，发烧不常见，有鼻息肉患者通常以鼻塞为最主要症状，饮酒后症状加重，睡眠也常受到干扰。

鉴别诊断 [1,7]

常见的感冒、过敏性或血管运动性鼻炎是迄今为止引起“鼻窦”症状最常见的原因，除此之外，鼻息肉、肿瘤、牙脓肿、异物和血管炎如韦格纳肉芽肿病等血管肿偶尔也会出现类似鼻窦炎的症状（第 222 章）。偏头痛患者通常有双额叶疼痛和鼻部症状，导致鼻窦性头痛的错误诊断。值得注意的是，鼻肿瘤、息肉和鼻中隔偏曲由于其阻塞性质，可能表现为急性细菌性鼻窦炎。

检查 [1,2,7–12]

临床表现对鼻窦炎的诊断非常有帮助，尤其是当需要综合考虑时。在一项前瞻性研究中，将病史采集和体格检查结果与鼻窦平片进行比较，没有一个特征在预测阳性 X 线结果时的似然比大于 2.5，但当 5 个单独的预测结果（见后面的讨论）一起考虑时，如果所有情况都存在，似然比上升至 6.4；如果没有，似然比降至 0.1。从对临床表现的讨论中可以看出，细菌性和非细菌性鼻窦炎的表现可能有很多相似之处，在许多情况下，想要明确诊断会有困难，特别是在轻度细菌性感染的情况下。尽管如此，为了避免不必要的抗生素使用，尝试进行区分仍然是很重要的。

病史

急性细菌性鼻窦炎（acute bacterial rhinosinusitis，ABRS）的诊断是指鼻塞和普通感冒后流脓性鼻涕持续超过预期的 7 ～ 10 d 的患者，特别是在症状改善后恶化的情况下。当上呼吸道感染症状最初有改善，随后鼻窦症状增加时，通常被称为双重患病。在一些研究中，在前倾时加剧的额叶疼痛、上颌疼痛、眶后疼痛或颅顶疼痛等典型症状尚未被发现可以独立预测影像学鼻窦炎。然而，在一些研究中，脓性鼻涕病史与 ABRS 相关（阳性似然比为 1.5 ～ 3.5）。此外，一项在初级保健机构进行的前瞻性研究中，比较了有鼻窦炎症状的成年男性的临床表现和 X 线的结果，显示上颌牙痛和对减充血药反应不良是放射学证实的鼻窦炎的有用预测因素（阳性似然比分别为 2.5 和 2.1）。一项在耳鼻喉科进行的通过穿刺脓性物质而进行诊断的研究中，单侧鼻窦疼痛也与结果相关。持续发热（温度＞102 ℉，即＞38.9 ℃）超过 3 d 表明是细菌感染，而不是病毒感染。最后，在一项全科医学研究中，“双重患病”症状的 ABRS 阳性似然比为 2.8。

鼻窦炎的危险因素包括鼻息肉、鼻中隔偏曲、创伤、异物、牙列不良和海拔高度的快速变化，过敏或哮喘史是鼻窦炎的诱因。应特别注意毒性症状高热和僵直，以及提示感染加重的症状，如眼睑水肿和复视。

体格检查

应检查鼻腔是否有从其中一个鼻甲流出脓性分泌物，并透照上颌窦观察是否有透光受损，透照必须在具有强光源的完全黑暗的房间中进行。还应检查鼻腔是否存在鼻窦阻塞的可能病因（鼻中隔偏曲、鼻息肉、肿瘤）。在少数患者中，敲击上颌牙齿可能会发现上颌窦感染的牙齿来源。在前面提到的前瞻性研究中，鼻窦炎的最佳独立体检预测因子是透照受损（阳性似然比为 1.6）和黏液脓性鼻涕（似然比为 2.1）。其他研究也发现，透照可能有用，但观察者对透照的经验常对结果产生影响。上颌窦和额窦会有压痛，医生经常使用这种方式作为诊断鼻窦炎的标准，但它似乎不能可靠地区分患者有或没有鼻窦炎。

实验室检查

如前所述，鼻窦炎的诊断仍然是一个不够精准的临床诊断。鼻窦抽吸物阳性培养虽然为鼻窦炎诊断的金标准，但对于这种自限性疾病来说，操作过于困难并且有创，无法严格对每位患者进行。对于诊断不清、临床症状无法改善、疑似存在并发症和频繁复发的患者可以进行检测。

血液检查

一些研究表明，红细胞沉降率或C反应蛋白的升高对诊断鼻窦炎很有用；然而，获得这些检测并不常见。在慢性鼻窦炎中，检查嗜酸性粒细胞计数和IgE可以帮助指导治疗。

鼻窦成像

不推荐将鼻窦成像作为诊断急性鼻窦炎的步骤。鼻窦炎患者可能有黏膜增厚、窦混浊或常规窦X线片的气液平面，但这些发现都不是细菌感染的特征性表现。疑似鼻窦炎的患者即使鼻窦X线片检查正常，但还是需要排除上颌和额叶疾病（阴性预测值为90% ～ 100%），以及更难排除的筛窦受累。对于上颌窦炎，可采用单枕网膜视图检查鼻窦。

CT和MRI

CT的敏感性非常高，但具有较低特异度和阳度预测价值（几乎一半因非鼻窦原因接受头颅CT的无症状患者显示黏膜异常）。CT适用于复杂疾病，并有助于在难治性患者和常规X线检查阴性的患者中寻找筛窦疾病。在内镜手术前，它对描绘解剖结构也非常有用。MRI已被证明有助于区分黏膜炎症和肿瘤。这两项检查均不适用于常规鼻窦感染患者。

超声

超声已被用于鼻窦炎的诊断，敏感性低于鼻窦X线片，但特异性较高，不过目前能够熟练进行鼻窦超声检查的医生较为缺乏。

鼻窦和鼻腔分泌物培养

鼻窦和鼻腔分泌物培养虽然可作为研究目的的金标准，但在符合ABRS标准的患者中，高达40%的上颌窦抽吸物的培养为阴性，从鼻拭子甚至受保护的内镜中获得的培养物总是被鼻腔菌群污染，所以不能完全依赖培养结果，葡萄球菌属的假阳性菌株也很常见。

内镜检查

鼻窦内镜检查用于慢性鼻窦炎中息肉样疾病的评估和在复发性急性鼻窦炎的病例中寻找阻塞性病变。

管理原则[1、6、7、13-37]

急性化脓性鼻窦炎

最佳的治疗方法仍然存在争议。鼻窦炎诊断的不准确性和疾病的自限性导致了微生物学和临床结果之间的不一致。尽管鼻窦抽吸研究清楚地证明了抗生素根除感染鼻窦细菌的有效性，但随机、安慰剂对照试验发现，超过70%的安慰剂治疗的患者也有所改善。此外，尽管许多致病微生物表现出越来越高的抗生素耐药性，但随机对照试验表明，在过去的10年中，与传统的窄谱β-内酰胺类药物和磺胺类药物相比，强力广谱抗生素没有更多获益。虽然缺乏明确的证据，但消除潜在的开口阻塞可能与有效的抗菌同样重要。最近的指南提倡初始保守治疗，对有严重症状或持续中度症状的患者保留使用抗生素。

减充血剂

减充血剂可用作局部和全身制剂。混合肾上腺素能激动剂伪麻黄碱合理有效，可口服使用。常用的拟交感神经鼻喷雾剂包括去氧肾上腺素（新福林）和羟甲唑啉（阿夫林），这是局部减充血剂中作用时间最长的，应指导患者将每个鼻孔喷1次，然后等待1 min，让前鼻黏膜收缩，然后重复喷以到达上和后黏膜，包括鼻甲和窦口。根据需要，每4小时用去氧肾上腺素重复1次，每12小时用氧美唑林重复一次，最多3 d。长期局部使用会出现疼痛和刺激，但短期（1 ～ 3 d）给药的风险较小。

局部注射糖皮质激素和抗组胺药物

当鼻塞有潜在的过敏成分时，抗组胺药物和鼻类固醇（第 222 章）有助于改善症状。抗组胺药物不适合常规使用，因为在没有过敏的情况下，它可能会使分泌物增厚，加重鼻窦流出物阻塞，并引起镇静。即使在过敏引起的急性鼻窦炎的情况下，如果太干燥，它的使用也可能会有问题。如果有慢性变应性鼻炎或复发性急性鼻窦炎的病史，鼻类固醇可能值得进行尝试，理论上，类固醇可能会阻碍对感染的反应，但随机试验发现，在适当选择的患者中，其使用的结果有所改善，需要密切监测。在一些研究中，鼻类固醇比抗生素更能缓解症状，这显示出了炎症和阻塞在疾病中的重要性。全身糖皮质激素的使用，如口服泼尼松，与改善预后无关。

鼻腔灌洗加湿

虽然尚未在急性鼻窦炎患者中进行设计良好的大型试验，但吸入蒸汽或水和用热的高渗盐水冲洗鼻腔似乎可以缓解鼻塞的症状，盐水冲洗可改善气道通畅、黏液纤毛清除率和生活质量评分。洗鼻壶是一个用于鼻冲洗的容器，每天可以使用几次。若担心受到污染的自来水会导致罕见的感染，患者应提前煮沸或购买无菌生理盐水。

抗生素

轻度急性化脓性鼻窦炎患者对减充血剂、加湿、灌注和局部类固醇反应良好，因此避免使用抗生素。在严重的急性化脓性鼻窦炎病例中，抗生素很常用。早期研究的荟萃分析表明，抗生素在 7 d 临床改善方面有一些小的优势，但以忽略抗生素的副作用为代价。在一些需要治疗的数据分析中，出现不良反应的频率超过了获益。一项对 6 种安慰剂对照研究进行的荟萃分析显示，90% 的抗生素治疗患者和 80% 的安慰剂治疗患者均有所改善。最近的两项试验显示，阿莫西林不能改善临床结果。值得注意的是，更严重疾病的患者被排除在这些研究之外，安慰剂组接受了对症治疗（减充血剂、鼻喷雾剂等），这通常超过了普通的护理水平。

不良反应。在选择一种抗生素时，需要考虑两个相互竞争的原则：治疗的好处和潜在的危害。急性鼻窦炎的抗生素治疗引起 1 例不良反应所需要的接受治疗的患者数为 8 ～ 12 名，这实际上少于获益 1 例而需要治疗的患者数，在大多数情况下，风险效益比倾向于不使用抗生素。这可能是由于急性鼻窦炎发病率高，通常不需要使用抗生素，处方中不必要的广谱抗生素（如氟喹若酮类药物）的不良反应发生率也很高。使用这类抗生素有一些不良后果，如高成本、抗生素耐药、过敏反应、胃肠不适、难辨梭菌小肠结肠炎和氟喹诺酮诱导的结缔组织损伤（第 64 章）。这些不良后果导致 FDA 发布警告，禁止一线使用氟喹诺酮类药物治疗上呼吸道感染，并将其限制在没有其他抗生素的情况下使用。

药物选择。急性鼻窦炎的微生物学研究显示，耐青霉素肺炎球菌病的数量越来越多，由流感嗜血杆菌和莫拉氏菌引起的病例比例越来越高。然而，随机、对照试验和荟萃分析未能证实广谱抗生素比阿莫西林或多西环素有优势，这表明 β- 内酰胺酶产生菌株和多药耐药性可能不像人们担心的那样显著。尽管美国传染病协会（IDSA）最近的指南提倡从阿莫西林 - 克拉维酸（875/125 mg，每日 2 次）开始，但许多指南继续推荐阿莫西林（500 mg，每日 3 次）作为一线治疗。

多西环素对已知病原体具有活性，也可作为对青霉素过敏的非妊娠患者的替代一线药物。耐青霉素肺炎球菌通常也对甲氧苄啶 / 磺胺甲噁唑和第二代大环内酯类药物（阿奇霉素、克拉霉素）有耐药性，尽管它们是目前最常用的药物之一，这使得这些药物不太适合治疗急性化脓性鼻窦炎，特别是大环内酯类药物。基于上述原因，呼吸道氟喹诺酮类药物（左氧氟沙星、莫西沙星）不推荐一线使用，FDA 也已经发布了禁止一线使用氟喹诺酮类药物的警告。

保守的方法是开始使用阿莫西林治疗，或者对于未怀孕的青霉素过敏患者使用多西环素治疗，如果患者在 3 ～ 5 d 症状没有改善（如果恶化更早），则改用阿莫西林 - 克拉维酸盐，阿莫西林 - 克拉维酸盐是抗生素耐药流行率高的社区、免疫抑制患者和有耐药生物体危险因素的患者（最近使用抗生素或住院）首选的起始治疗方法。

用药时机和疗程。在症状出现时可开始水化、减充血和鼻冲洗以保持分泌物松散和自由流动，如果 10 d 后症状不能改善，可以开始抗生素治疗，包括或不包括鼻糖皮质激素治疗。对抗生素治疗的最佳持续时间的研究发现，接受 3 ～ 7 d 治疗的患者和接受 6 ～ 10 d 治疗的患者之间没有差异，敏感性分析发现，5 d 的治疗效果等同于 10 d 的治疗效果，而产生抗生素副作用的风险更小。

治疗无效和复发

部分缓解和早期复发可以用同样的方法再治疗 1 周；3 ～ 5 d 后病情不能改善或提前恶化的患者应为其开具耐青霉素酶的处方；治疗仍无效是耳鼻喉科转诊检查阻塞性病变的指征。急性鼻窦炎应避免手术干预，除非患者对药物治疗无反应且存在并发症。复发性急性鼻窦炎的治疗需要解决潜在的原因，无论是过敏性疾病（第 222 章）还是阻塞性病变。

慢性鼻窦炎

人们越来越重视炎性病理生理学在慢性鼻窦炎中的重要性，医疗管理策略已经开始将医学管理从强调抗生素治疗转向集中抗炎药物和生理盐水冲洗。系统回顾和荟萃分析发现，大容量盐水灌洗与局部糖皮质激素一样显著改善了症状评分，这也减少了手术切除后的息肉复发；短期的全身糖皮质激素（2 周）和多西环素（3 周）治疗可显著减少息肉大小及息肉梗阻的影响；白三烯拮抗剂治疗也能显著改善鼻息肉患者的鼻部症状；对于没有鼻息肉的患者，3 个月的低剂量大环内酯类抗生素治疗可以在 24 周时改善症状，但对于有息肉的患者则不能改善症状。大环内酯类药物对纤毛功能和免疫调节的影响被认为在其疗效中起着重要作用，当息肉阻塞引起急性化脓性鼻窦炎时，可能需要进行广谱抗生素治疗（例如，阿莫西林 - 克拉维酸）；尽管有药物治疗，息肉引起复发性脓性鼻窦炎和慢性衰弱症状的患者是需要考虑内镜下手术切除息肉的，抑制白细胞介素 -4 和白细胞介素 -13 的单克隆抗体可能在缩小息肉和预防复发方面起作用。

患者教育以及住院和转诊的适应证[1,7-9,38-40]

患者教育

减少急性鼻窦炎不必要的抗生素使用是目前在国际上共同关注的问题。急性非化脓性疾病的患者不仅受益于回顾潜在的非感染性病理生理机制，而且还受益于与之讨论抗生素使用不当的不良反应。实施一项无需抗生素就能缓解症状的方案，有助于减少抗生素的使用。特别重要的是自我护理措施，如鼻冲洗和及时使用减充血剂和局部糖皮质激素（特别是在过敏性疾病的情况下）。鼻类固醇昂贵且令人不舒服，没有一种制剂比另一种更好，因此可以基于医疗成本进行选择（第 222 章）。

在患者坚持要求使用抗生素时，可以提供临时抗生素处方，并填写说明：只有在 10 d 后症状恶化时（指示细菌重复感染）才可以使用。患者感到他或她的担忧得到了回应，并通常会遵守，既满足患者满意度的目标，又限制了不必要的抗生素使用。当为急性化脓性鼻窦炎患者开具抗生素时，必须指导患者完成整个治疗过程，以避免产生耐药性。

应鼓励慢性鼻窦炎患者定期局部使用皮质类固醇和大容量生理盐水冲洗。当各种治疗方法均不能改善症状时，我们将考虑手术治疗，以改善患者生活质量。

入院和转诊的适应证

临床上出现任何可能的中毒症状或有临床证据提示有延伸到眼眶、骨、脑或海绵窦风险的患者都需要紧急入院进行紧急评估、影像学和广谱静脉注射抗生素，警告症状包括高热、僵硬、眼睑水肿、复视、瞳孔异常、上睑下垂和眼外运动麻痹，患者应同时接受耳鼻喉科和感染科医生的检查，如有必要可紧急行手术引流。

对于经 2 个疗程的抗生素治疗失败、有诱发鼻窦炎的解剖异常或频繁复发（每年超过 3 次）的患者，应考虑转诊到耳鼻喉科治疗。功能性内镜鼻窦手术提供了一种侵入性较小的技术，旨在恢复鼻窦的正常解剖引流，同时保持黏膜的完整性。然而，值得注意的是，症状复发和再手术很常见（18 个月时为 20% ～ 40%），通常术后需要继续服用药物以达到最佳治疗效果。基于 CT 结果的适宜标准和一个经过验证的症状和影响生活质量的评分系统（http：//www.advancedent.com/wpcontent/uploads/2016/02/sino_nasal.pdf）已被开发出来以优化患者选择和预测鼻窦手术后是否有生活质量改善（表 219-1）。

治疗建议[1,7,41-44]

急性病毒性鼻窦炎

- 全身和局部水化（例如，加湿、等渗盐水鼻喷雾剂），以保持分泌物流动。
- 补充拟交感神经减充血剂（例如，缓释伪麻黄碱 120 mg，每日 2 次）；除明确的变应性鼻炎外，避免常规使用含有抗组胺药物的减充血剂，因为其干燥作用会使分泌物变厚，有加重梗阻的风险。
- 注意任何潜在的病因，如过敏性鼻炎（其中可能需要鼻内使用糖皮质激素激素或抗组胺类药物；第 222 章）。
- 轻度至中度短期症状（< 1 周）的患者观察并随访 10 d。
- 避免开抗生素治疗的处方。
- 如果症状持续没有改善，特别是如果恶化，考虑由细菌性重叠感染引起的急性化脓性鼻窦炎治疗。

表 219-1　内镜鼻窦手术的选择标准

对于鼻息肉患者
• CT Lund-Mackay 评分 ≥ 1 分（至少有一个鼻窦部分混浊）
• 局部鼻内糖皮质激素的最低限度试验
• 治疗后总 SNOT-22 评分 ≥ 20 分，尽管短期全身使用皮质类固醇进行治疗
对于没有鼻息肉的患者
• Lund-Mackay 评分 ≥ 1 分
• 局部鼻内糖皮质激素的最低限度试验
• 治疗后总 SNOT-22 ≥ 20 分，尽管使用短疗程的广谱 / 全身使用定向培养抗生素或全身使用长疗程的低剂量抗生素

Adopted from Rudmik L，Soler ZM，Hopkins C，et al. Defining appropriateness criteria for endoscopic sinus surgery during management of uncomplicated adult chronic rhinosinusitis：a RAND/UCLA appropriateness study. Rhinology 2016；54：117. With permission.

急性过敏性鼻窦炎

急性过敏性鼻窦炎（如病毒性鼻窦炎）的治疗重点是局部使用皮质类固醇和全身使用抗组胺药，全身使用糖皮质激素并没有更多的获益。

急性化脓性（细菌性）鼻窦炎

- 对于有明显症状 10 d 且无改善提示细菌性鼻窦炎（发烧、单侧鼻窦炎疼痛、触诊局灶性压痛、脓性鼻分泌物）的患者，使用抗生素治疗，特别是症状先改善后恶化的患者（“双重患病”）。
- 如果患者对青霉素过敏，可以使用阿莫西林（口服 500 mg，每日 3 次），多西环素（100 mg，每日 2 次）进行治疗。
- 如果社区青霉素耐药性率高（例如 > 20%）或者患者初始使用阿莫西林或多西环素进行一线抗感染治疗失败，则考虑阿莫西林 - 克拉维酸（875/125 mg，每日 2 次）治疗。
- 抗生素治疗 5 ～ 10 d。
- 联合使用减充血剂，全身和局部水化，鼻冲洗和局部糖皮质激素治疗。
- 禁止一线使用广谱抗生素，特别是氟喹诺酮类药物（FDA 警告），避免使用大环内酯类和甲氧苄啶 - 磺胺甲噁唑，因为这类抗生素有广泛的耐药性。
- 如果患者通过两个疗程的抗生素治疗失败，怀疑解剖异常导致鼻窦炎或频繁复发（每年超过 3 次），请考虑转诊到耳鼻喉科就诊。
- 当怀疑有侵蚀性牙脓肿时，转诊至口腔科，并添加厌氧抗生素（如克林霉素或甲硝唑）。

慢性鼻窦炎

- 开始局部糖皮质醇鼻喷雾剂治疗（第 222 章）。
- 大容量鼻腔盐水冲洗。
- 对于鼻息肉患者，考虑：
  - 一个疗程的全身糖皮质激素［例如，泼尼松 0.5 mg/（kg・d）×2 周——注意肾上腺抑制和葡萄糖不耐受的风险］和多西环素（第一剂量 200 mg，随后是 100 mg/d × 21 d）。

◦ 3周的白三烯拮抗剂（如孟鲁司特，10 mg/d）治疗以减少息肉的大小及其不良后果。
◦ 用阿莫西林克拉维酸盐治疗急性化脓性鼻窦炎。
◦ 合并过敏性鼻炎（第222章）时应综合治疗。
◦ 对于有持续性症状且符合症状和生活质量标准的内镜鼻息肉切除术患者，请参考考虑内镜鼻窦手术。

- 此外，对于没有息肉的患者：
  ◦ 考虑3个月的低剂量大环内酯类抗生素（例如，阿奇霉素500 mg，每周1次；克拉霉素250 ~ 500 mg/d）。
  ◦ 合并过敏性鼻炎时应综合治疗。
  ◦ 如上所述，用阿莫西林/克拉维酸盐治疗急性化脓性鼻窦炎。
  ◦ 关于鼻内镜手术的考虑，参考内镜鼻窦手术的选择标准（表219-1）。

（张跃红　于艳囡 翻译，曹照龙　齐建光 审校）

第220章

咽炎的管理

A.H.G.

咽炎可能与多种微生物感染有关，包括病毒、链球菌、淋球菌、梭杆菌、支原体和念珠菌等。最典型的是由A组β溶血性链球菌引起的感染，这种细菌易引起化脓性感染，并且易出现可预防的风湿热并发症（第17章）。其他微生物感染的潜在不良后果目前较少受到重视，同时由于这些感染没有单一的临床特征，诊断需要综合大量的临床指标，所以应选择性地为患者检测并给予合理治疗。通常，患者会接受不必要或不适当的抗生素。出现轻微症状的患者通常风险较低，但那些患病的患者需要仔细的评估和及时的干预。对于基层全科医生来说，知道如何区分患者需要的检查项目和是否需要抗生素治疗是他们的关键任务。用一位社论家的话说：咽炎的最佳治疗方法是不要将简单的问题复杂化，同时也不要将复杂的问题简单化。

病理生理学和临床表现[1-7]

绝大多数病例为呼吸道病毒感染，临床表现更严重的患者感染链球菌（A、C和G组）和其他潜在的重要病原体的风险增加。

呼吸道病毒

呼吸道病毒，包括鼻病毒、腺病毒、副流感病毒、流感病毒和冠状病毒，是导致咽痛最常见的原因。咽炎可能是唯一的疾病表现，或可伴有结膜炎、咳嗽、咳痰、鼻炎和全身症状，可能出现咽部红斑、渗出物、扁桃体肿大和颈部淋巴结肿大，但发生率低于链球菌疾病。

A组β溶血性链球菌（GABHS——化脓性链球菌）感染

在接受咽部分泌物培养的成年人中，化脓性链球菌感染占咽痛的5% ~ 25%。通常急性发作，伴有吞咽困难。临床特点包括咽部红肿、有渗出物，颈部淋巴结肿大和发热高于101 ℉(即38.3 ℃)，但这些表现不具有特征性。与成人相比，“链球菌性咽炎”的儿童更容易表现出咽部渗出和高热，不到25%的患者表现出咳嗽、流鼻涕和其他上呼吸道感染的症状，提示存在病毒感染的病因。大约1/4的成年患者有最近接触链球菌的感染史。咽炎是自限性的，症状通常在7 ~ 10 d内消失，抗生素治疗可减轻症状，并缩短持续时间。

并发症

在应用抗生素治疗的链球菌性咽炎引起的化脓性并发症并不常见，但这一点很重要，需要引起我们的注意。在扁桃体周围蜂窝织炎中，一侧或两侧扁桃体变得水肿和发炎。有灰白色渗出物伴随高热、寒战和白细胞增多，随后可发生扁桃体周围脓肿，可触及波动性肿块，除抗生素应用外，还需要引流。其他化脓性并发症包括咽后和咽旁间隙感染，这些更深层次的感染中经常出现发音困难和吞咽困难。猩红热是成人链球菌感染的一种少见的并发症，白“砂纸”样皮疹是由化脓性链球菌感染引起的。

急性风湿热是最重要的非化脓性并发症，虽然它的发病率在过去 40 年里急剧下降，但 20 世纪 80 年代的流行引起了人们对这种疾病再次出现的关注，该并发症最常见于 5 ～ 15 岁的儿童，但约 15% 的风湿热住院患者年龄大于 18 岁，风湿热的发病概率随着致病菌在咽部停留的持续的时间的延长和免疫反应的强度增加而增加。

急性肾小球肾炎是另一种非化脓性并发症，与风湿热不同的是它不能通过抗生素治疗来预防。

其他 β 溶血性链球菌

C 组和 G 组链球菌会引起咽炎，在某些人群中其诱发咽炎的发病率接近 A 组链球菌，症状和临床表现也与其相似，扁桃体周围脓肿可由 C 组感染引起，但一般来说，化脓性并发症是罕见的，而且风湿热和肾小球肾炎不会发生，抗生素治疗可以缩短症状的持续时间，其对青霉素敏感性与 GABHS 相似。

梭杆菌

坏死梭杆菌感染目前不太受到临床关注，但是引起轻微的咽痛以及潜在的严重并发症的重要原因。其发病率和患病率往往超过 GABHS，特别是在青少年和年轻人中。它是扁桃体周脓肿最常见的原因，也是 Lemierre 综合征（颈内静脉脓毒性血栓形成性静脉炎）的主要诱因，这是一种严重但罕见的并发症。作为正常口腔菌群的一个组成部分，当出现全身性疾病或口腔卫生条件恶劣时，它可导致牙龈炎（“口沟”）和坏死性扁桃体溃疡（“Vincent 咽峡炎”），表现为口臭、疼痛、咽部渗出物和肮脏的灰色膜性炎症，易出血，这种细菌对青霉素很敏感。

其他病毒原因

EB 病毒

EB 病毒是导致传染性单核细胞增多症的病原体，是导致 5% ～ 10% 的年轻人咽痛的原因。前驱症状包括不适、头痛和疲劳，其次是发热、咽痛和颈部淋巴结肿大。咽痛是最常见的特征，咽部显示扁桃体增大和发红。约 1/2 的患者出现扁桃体渗出物，约 1/3 的患者在硬腭和软腭交界处有瘀点，颈前和颈后淋巴结肿大都可能发生，进而发展为全身性淋巴结肿大，约有 1/2 的患者出现脾大，约 10% 的病例出现肝大和压痛，肝炎有时也会随之而来，偶尔出现少量的黄斑疹和短暂的上眼睑水肿，但超过 90% 接触阿莫西林的患者出现皮疹，在全细胞计数中出现非典型淋巴细胞，血小板计数减少也很常见。

单纯疱疹病毒和柯萨奇 A 组病毒

单纯疱疹病毒和柯萨奇 A 组病毒是引起咽炎的其他病毒性原因。口 - 生殖器性接触患者的疱疹感染可能与链球菌感染和渗出性咽炎相似，后腭浅溃疡是特征性的。柯萨奇 A 组病毒感染（疱疹性咽峡炎）的特征是扁桃体柱和软腭上出现囊泡和溃疡。

人类免疫缺陷病毒

急性感染人类免疫缺陷病毒（HIV）可导致一种单核细胞增多症样综合征，称为急性反转录病毒综合征。有发热、咽炎、淋巴结病和皮疹，但发病比 EB 病毒感染更急。任何有这种症状的患者都应评估艾滋病的危险因素，并在适当时机进行检测。HIV 抗体可能不存在，而病毒载量（HIV-RNA 定量分析）可证实诊断。

其他细菌原因

淋球菌

有口 - 生殖器性活动的患者中，淋球菌可导致咽痛、咽部渗出物和淋巴结疾病，但更常导致无症状的咽部定植，在极少数情况下，可能会导致菌血症（第 137 章）。

脑膜炎球菌

5% ～ 15% 的健康人群的咽部存在脑膜炎球菌。咽痛可能是脑膜炎球菌血症的前驱症状，由脑膜炎球菌感染引起的孤立性咽炎是罕见的，大多数脑膜炎球菌咽部培养阳性的病例是无症状定植。

嗜血杆菌属

流感嗜血杆菌是成人咽炎的罕见原因，但感染嗜血杆菌属可能极其痛苦，并且会并发会厌炎和危及生命的气道阻塞。

肺炎衣原体和肺炎支原体

根据感染的血清学证据，肺炎衣原体和肺炎支原体感染可能在咽炎患者中有着惊人的比例，尤其是那些住在宿舍里的人，然而，这一发现的临床意义尚不清楚。在没有肺炎的情况下，肺炎支原体的诊断很少在临床上作出。

溶血性秘菌

溶血性秘菌（以前称为棒状杆菌）是一种革兰氏阳性杆菌，可引起咽炎和猩红热样皮疹，尤其是青少年和年轻人。更严重的感染也曾被记录。其乙型溶血作用表达可能会掩盖检测结果，使用青霉素可迅速改善症状。

白喉棒状杆菌

白喉在美国很少见，但可能发生在国际旅行者中，并在未经免疫的人群中暴发。感染的特征是出现黏附的浅灰色咽部渗出物（“假膜”），其覆盖咽部，如果试图取出会导致出血。产生白喉毒素的菌株会引起心肌炎和多发性神经炎。

肺炎球菌和葡萄球菌

肺炎球菌和葡萄球菌通常存在于鼻咽部，并可在呼吸道的其他部位引起严重的疾病。然而，一般情况下它们不会引起咽炎，当从有症状和无症状个体的咽部培养发现这些细菌时，应怀疑这些微生物的定植，而不是致病原因，然而，在虚弱患者身上也会发生与正常口腔菌群的混合感染。

小肠结肠炎耶尔森杆菌

小肠结肠炎耶尔森杆菌感染通常表现为小肠结肠炎，但偶尔在成人中它表现为无肠炎的咽炎，其致死性曾被报道。

螺旋体

梅毒螺旋体可引起咽炎，作为原发性或继发性梅毒的一部分，诊断需要高度怀疑和血清学确认。梭杆菌和口腔螺旋体的结合可以产生一种非常严重的口腔侵袭性坏疽，称为口颊坏疽，发生在营养不良或免疫抑制的情况下。

真菌

如果抗生素、免疫抑制剂或衰竭性疾病扰乱微生物相互作用或宿主防御，则存在于正常的口腔菌群中的白色念珠菌可导致咽炎。口咽念珠菌病（鹅口疮）是痛苦的，其特征是乳酪状白色渗出物，可以刮去，通过涂片和培养可证明酵母菌形态。口腔念珠菌病可能是 HIV 感染患者的第一个症状表现（第 13 章）。

鉴别诊断 [1,2]

如前所述，绝大多数的咽炎病例为常见的呼吸道病毒感染。当出现更严重症状的患者时，链球菌（A 组、C 组和 G 组）感染的可能性升高，同时需要考虑其他与更严重的并发症风险相关的微生物，包括坏死性隐球菌、奈瑟菌（脑膜炎球菌、淋球菌）、HIV 和 EB 病毒、真菌和螺旋体。衣原体和支原体在封闭环境居住人群中的调查研究中出现（例如，居住在宿舍环境中的大学生）。除此之外，吸烟、干燥空气暴露、过敏、吸入刺激性气体、胃食管反流病和睡眠呼吸暂停是非感染性因素。

检查 [1,2,6,8–16]

首要任务是尝试对化脓性链球菌感染和其他可能发生严重并发症的病因的风险进行临床评估。这项工作通常通过电话进行初步评估，根据病史特征优先进行病例风险分层。

病史

没有任何单一症状或病史特征可用于诊断 GABHS 感染。然而，为了电话分流，一些简单的问题有助于确定谁需要引起临床关注，这些包括：年龄＜45 岁、发热＞100.4 ℉（即 38℃）、淋巴结肿大、目前有 GABHS 咽炎的家庭成员、既往有风湿热病史、前一年咽喉部分泌物培养阳性，无咳嗽，流鼻涕或眼睛发痒。在办公室里，当寻找其他咽痛的病因和并发症时，医生可能会询问全身性淋巴结肿大、性活动、皮疹、疾病接触、呼吸困难、肌痛、并发类固醇或免疫抑制治疗以及其他可能有助于诊断的病史特征。

体格检查

一些体格检查的发现可以帮助评估 GABHS 感染的概率，如扁桃体渗出物、颈前淋巴结肿大或体温大于 100.4 ℉（即 38℃）会增加其可能性（见稍后的讨论）。

咽部检查有助于确定症状较少的患者咽炎的常见原因，如鹅口疮，特征为白色乳酪状渗出物；牙龈炎或坏死性扁桃体溃疡提示梭杆菌和螺旋体；有口 - 生殖器性活动的人的咽后病变应考虑性传播疾病的可能，如单纯疱疹、梅毒和淋病；相关的体格检查，如病毒性皮疹、结膜炎、瘀点、全身性淋巴结病、脾大或肝压痛，可能为病因提供重要线索；腹股沟和腋窝与加重的“砂纸样”红斑疹与猩红热有关。患有严重吞咽困难或呼吸困难的患者需要紧急评估以排除气道阻塞，如果怀疑有会厌炎，则不应使用气道器械。

疑似链球菌性咽炎的实验室检查

确定测试的候选资格——Centor 评分系统

通过评估 GABHS 感染的检测前概率，有助于确定谁需要检测，Centor 评分系统（表 220-1）是为了帮助开展这项活动而开发的。它来源于寻求确定容易诱发的病史和与 GABHS 感染独立相关的体格检查结果的研究。如前所述，没有一个单一的发现是诊断性的，但一组具有足够似然比的症状和体征可以帮助选择那些适合进行进一步检查的人。改良版的评分系统（称为改良 /Mclsaac Centor 评分）增加了年龄（≥ 45 岁，14 ～ 44 岁，＜ 14 岁）维度。最初发现 4 个临床特征与 GABHS 感染高度相关：温度高于 100.4 ℉（38.0 ℃），无咳嗽、颈部前淋巴结肿胀或压痛、扁桃体肿胀或渗出。

表 220-1 检测 A 组 β 链球菌感染风险的 Centor（改良 / Mclsaac）评分计算器

年龄（岁）	
3 ～ 14	+1
15 ～ 44	0
≥ 45	–1
扁桃体渗出物或肿胀	
无	0
有	+1
颈前淋巴结压痛 / 肿胀	
无	0
有	+1
温度＞ 100.4 ℉（38℃）	
无	0
有	+1
咳嗽	
有	+1
无	0

尽管还远远不够完善，但改良的 Centor 评分系统也被一些人用来作为确定经验性抗生素治疗的判断标准（它已经显示出有能力将不必要的处方减少近 50%）。它同时也是更严格、更有限用于确定谁应该接受 GABHS 测试的应用程序，2 分或 2 分以上被认为足够“阳性”，值得进行测试，该系统的敏感度为 85%，特异度为 41.5%，在 GABHS 感染常见流行的成人咽炎人群中（10% 是由化脓性链球菌引起的咽痛），6 分（可能的最高分数）将对链球菌感染产生 34% 的阳性预测值，–3 的分数（可能的最低分数）将使风险降低到 1%。在链球菌流行（流行率为 34%）的咽炎人群中，6 分表明链球菌感染的概率为 70%；–3 分将风险降低到 3%。

链球菌抗原快速检测

由于快速链球菌抗原检测的出现大大促进了化脓性链球菌感染的快速诊断和治疗，喉部细菌培养已经被降级为次要选择。

GABHS 咽炎的识别可以通过取后咽拭子并对标本进行快速链球菌抗原检测来实现，大多数市售制剂的敏感度范围为 70% ～ 90%，特异度范围为 95% ～ 99%，少量的个体不能被检测到。获取样本的技术与喉部培养相似，包括擦拭扁桃体和后咽。

决策分析研究发现，当患者链球菌感染的概率为 10% ～ 50%（大多数患者的情况）时，快速链球菌抗原检测后治疗是最佳方法。有风湿热高风险的咽炎患者（即有风湿热病史的患者）和链球菌感染概率非常高的患者（例如，在封闭人群中经历链球菌性咽炎流行的人群）可以放弃检测，直接治疗（见管理）。对于 Centor 评分高（3 分或以上）的患者，快速抗原检测为阴性后，可以进行喉咙细菌培养或 DNA 探针检测，以检测快速抗原检测遗漏的少数患者。

咽拭子培养

咽后拭子培养仍然是鉴别链球菌性咽炎的金标准，如果操作正确，具有很高的敏感度（90% ～ 95%）。当快速抗原检测呈阴性，但临床怀疑和 Centor 评分仍然很高时，可以进行咽部细菌培养，对于 GABHS 感染前测试概率较低（Centor 评分为 1 分或更少）的患者，可以推迟培养——任何咽拭子培养阳性结果都比活动性感染更有可能识别携带者状态。同样，具有典型的病毒性上呼吸道感染症状和体征，且没有提示链球菌感染的历史或体格检查证据的患者不需要咽拭子培养或快速的链球菌抗原检测。

抗生素治疗后不需要重复培养，因为大多数治疗后的阳性培养代表链球菌携带者，而不是真正的感染。然而，对于有风湿热病史的患者，应进行重复培养，并可考虑在链球菌性咽炎暴发时进行，特别是当怀疑通过密切接触者再次感染时。

除了获得结果所需的时间外，咽部培养的一个重要缺点是难以区分感染和定植，大约 5% ～ 10% 的成年人可能是携带者。明确确定有风湿热风险的显著感染需要进行血清学检测以确定抗体反应，这种测试几乎没有什么实际用途，因为结果不能及时提供帮助。

DNA 探针（聚合酶链反应）检测

聚合酶链反应（PCR）技术为链球菌感染的培养提供了一种替代方法，特别是对其他链球菌种类和非链球菌病因的检测时，其试验灵敏度高，与培养物相比，周转时间缩短，它的巨大成本仍然是一个障碍，但如果考虑到医疗和护理总成本，费用可能也是合理的。

其他病因的实验室检查

对于 GABHS 预测试感染概率非常低的人（Centor 评分为 –1 分、0 分、1 分），只有当结果对管理有影响时，才会对其他病因进行实验室检测。对年轻人中流行的几种病因的检测值得注意。

其他细菌种类的检测。由于坏死梭杆菌感染的频率和可能的严重后果以及对青霉素的反应，要对其进行检测。不幸的是，目前还没有现成的检测方法，但快速链球菌检测阴性的咽炎患者表现出高 Centor 评分，主张考虑经验性治疗。由于 C 组和 G 组溶血性链球菌有可能引起严重症状并对抗生素治疗有反应，可以考虑通过快速抗原研究 GABHS 阴性患者的咽拭培养结果或进行 PCR 鉴定。另外，由于 Centor 评分高的患者感染这些微生物之一或 GABHS 的概率很高（≥ 2 分的概率为 40%，≥ 4 分的概率为 75%），一些人提倡考虑不进行检测的经验性治疗。在没有其他临床特征的情况下，其他细菌种类的频率太低，无法进行常规检测。

传染性单核细胞增多症检测。尽管对传染性单核细胞增多症没有具体的治疗方法，但其识别对于管理很重要，应关注青少年和年轻人出现咽炎伴弥漫性淋巴结病的患者，特别是伴有咽部瘀点和脾大（第 12 章）的患者。如果以前没有传染性单核细胞增多症的病史，嗜异性抗体是一种有用的确认试验。嗜异性抗体可能需要长时间才能呈阳性，如果初始检测为阴性，则需要在几周内重复检测。或者，我们可以通过血清学检测 EB 病毒抗体，以及检查外周涂片是否发现大量非典型淋巴细胞。急性期血清可在疾病第 2 周内检测病毒衣壳抗原的免疫球蛋白 M（IgM）抗体，随后会出现 IgG 抗体。

急性 HIV 感染检测。嗜异细胞阴性的单核细胞增多症可能是由于巨细胞病毒感染或 HIV 的急性反转录病毒综合征所致，这种急性综合征期间的

HIV 感染检测为 HIV 载量检测，因为抗体检测在感染的早期阶段的结果可能为阴性（第 13 章）。

流感检测

鉴于早期采取抗病毒治疗的有效性，在诊断有问题时，通过流感快速抗原检测来检测流感是有帮助的。在流行病环境中，预测试概率可能很高，因此无需进行测试（第 50 章）。

性传播疾病的检测

有口 - 生殖器性活动史的咽炎患者应在 Thayer-Martin 培养基上（第 137 章）进行喉部细菌培养。疑似单纯疱疹感染（疼痛性咽部溃疡）可以通过从病变基部获得拭子进行 PCR 检测（第 192 章）。发现大通道样病变是梅毒显微镜和血清学检测的指征（例如，暗场检查、VDRL 或 RPR 检测；第 141 章）。

念珠菌检测

临床表现和在红斑基底上的乳酪样白色渗出物通常足以诊断，尤其是在免疫功能低下的宿主中。通过刮取渗出液，在显微镜检查和培养中显示酵母形态，即可确诊。

管理原则 [1,2,5,6,16–26]

避免不必要和不适当的抗生素使用

研究发现，超过 60% 的咽痛患者接受了一种抗生素的处方，最常见的是大环内酯类药物，如阿奇霉素。在急诊室中开处方的频率特别高，但在基层医疗机构也很高。由于大多数感染是由呼吸道病毒引起的，GABHS 感染的流行率仅为约 10%，这些处方代表不必要使用的处方。大环内酯类抗生素处方的高频率是奇怪的和不恰当的，因为最常见的细菌病原体（GABHS、坏死梭杆菌、C 组和 G 链球菌）是青霉素敏感的，可能对大环内酯类抗生素有耐药性。虽然在监测研究中出现了第二代和第三代头孢菌素、阿莫西林 / 克拉维酸和氟喹诺酮类药物的处方，但对非并发咽炎患者没有使用广谱抗生素的必要。

基层全科医生管理咽痛的一个重要任务是减少这种不良的处方行为，认识到这大部分是由于患者的需求和对以前抗生素的处方更自由的期望。目前，由于对抗生素耐药性、成本和不可避免的并发症的广泛的担忧，使抗生素管理工作成为首要任务。

治疗疑似化脓性链球菌感染（第 17 章）

治疗原理

治疗 GABHS 感染的原因是为了加快症状缓解，预防风湿热、扁桃体周围炎、咽后脓肿以及链球菌感染的传播。风湿热可通过及时根除喉咙内的化脓性链球菌来预防，如果在咽痛发作后 1 周内进行抗生素治疗，风湿热的发作率就降低了 90% 以上。然而，如果开始治疗显著延迟，预防性治疗的疗效就会大大降低，在咽痛出现后 2 周开始使用抗生素的发病率仅降低 67%，而将治疗推迟到疾病发生后 3 周，发病率的降低不超过 40%。

治疗策略

咽炎的治疗方法取决于 GABHS 感染的可能性和其他需要治疗的病因、患者的依从性以及对抗生素产生不良反应的可能性。

无需事先检测，立即治疗。在快速链球菌检测出现之前，许多临床医生根据他们对 GABHS 感染的临床评估，进行经验性治疗（等待 2 d 的喉咙培养结果是不切实际的），不幸的是，这种方法导致了许多不必要的抗生素使用及其不良后果。如前所述，Centor 评分的出现［能够对 GABHS 检测前概率进行更精确的估计（表 220-2）］改善了风险分层，从而促进了没有检测的实证治疗，显著减少了不必要的抗生素处方。然而，该评分的次优测试特征（敏感度为 85%；特异度为 41.5%；在 GABHS 患病率为 10% 的人群中，测试前概率高达 23%，得分为 2 分）并不能消除不必要的治疗，仍然错过 15% 的值得治疗的病例。加上快速链球菌检测的广泛应用导致大多数 Centor 评分降级到指定患者进行检测，尤其是那些有咽炎高危因素的患者（风湿热病史或家庭接触有记录的 GABHS 感染的人）。

快速抗原检测，然后治疗阳性患者。对于链球菌感染中至高概率的咽炎患者（改良 Centor 评

表 220-2 使用改良 Centor 评分评价感染 A 型 β 溶血链球菌的概率

评分	近似感染风险（%）
0	3 ~ 7
1	5 ~ 14
2	11 ~ 23
3	28 ~ 37
4	51 ~ 55

Adapted from McIsaac WJ, White D, Tannenbaum D, Low DE. A clinical score to reduce unnecessary antibiotic use in patients with sore throat. CMAJ 1998;158:75 and Fine AM, Nizet V, Mandl KD. Large-scale validation of the Centor and McIsaac scores to predict group A streptococcal pharyngitis. Arch Intern Med 2012;172:847.

分为 2 分或以上）的最佳方法是基于快速链球菌抗原检测的结果进行治疗。对于 Centor 评分高但快速抗原检测呈阴性的患者可能会考虑进一步检查或经验治疗，因为它们对梭菌和 C 组或 G 组链球菌感染的可能性增加，所有这些都对青霉素敏感，对于 GABHS 感染概率较低的患者（Centor 评分为 1 分或更少），不需要 GABHS 治疗。

抗生素计划。青霉素仍然是 GABHS 咽炎的一线治疗方法。治疗包括单次肌肉注射 120 万单位的苄星青霉素或 10 d 的口服青霉素 V（250 mg，每日 4 次），肌肉注射的优点是治疗充分、方便，它的主要缺点是对青霉素的严重过敏反应的发生率增加了 5 ~ 10 倍。

对于没有 1 型（立即）过敏反应的青霉素过敏患者，头孢氨苄（500 mg，每日 2 次）是有效的替代方案，由于对大环内酯类抗生素的耐药性增加，常用的阿奇霉素是青霉素的一种不太理想的替代品。

复发性咽炎和携带者状态

对复发性咽炎患者应进行仔细评估。如需口服抗生素，苄星青霉素可能是一个适当的选择。患者如果可能是 A 组链球菌的携带者，并同时有咽痛的非感染性病因，如变应性鼻炎，扁桃体切除术或腺样体切除术可用于治疗复发性感染，这种方式曾经在儿童中相当流行，但对成人的益处尚不确定。一般来说，其益处都被认为太小，无法超过相关的成本和手术风险，对于顽固性的病例，可考虑咨询耳鼻喉科医生。

当反复感染被认为是由于家庭成员之间的反复传播（“乒乓球感染”）时，那么可以考虑旨在根除携带者状态的抗生素治疗，方案包括单剂量苄星青霉素或克林霉素 300 mg，每日 2 次，连续 10 d。然而，大多数慢性 GABHS 携带者传播疾病或发展为侵袭性感染的风险很小，不需要治疗。

其他类型的咽炎

其他细菌感染

坏死梭杆菌。考虑到其频率，一些专家建议考虑经验性青霉素治疗（类似于 GABHS），以治疗严重咽痛和 GABHS 检测阴性的年轻人可能的梭杆菌性咽炎。坏死梭杆菌性咽炎对青霉素和良好营养有反应，治疗是否能预防 Lemierre 综合征仍有待证实。

C 组和 G 组链球菌感染。对于 Centor 评分高和快速链球菌检测呈阴性的人来说，经验性和基于培养结果的青霉素治疗都值得考虑。

衣原体和支原体。治疗无推荐。抗生素尚未被证明可以改善临床结果，尽管如此，对这些生物体的错误关注往往会导致大环内酯类抗生素的不适当处方。

淋球菌感染。淋球菌性咽炎的通常治疗方法是肌肉注射头孢曲松 250 mg（第 137 章），环丙沙星和阿奇霉素也有很高的治愈率。

脑膜炎球菌携带状态。脑膜炎球菌携带状态有时存在治疗困难，包括选择实际需要治疗的患者和选择抗生素，只有在家庭或宿舍接触者中有活动性脑膜炎球菌疾病的证据时，携带者才应接受治疗。青霉素不会根除脑膜炎球菌携带状态，而且由于许多菌株现在对磺胺耐药，应使用利福平替代治疗。

病毒感染

常见的感冒和其他呼吸道病毒。对症状缓解的需求往往会推动对抗生素的需求。需要提醒所有患者，由于普通感冒和其他常见的非流感呼吸道病毒引起的咽痛对抗生素或抗病毒药物没有反应。治疗纯粹是对症的，依赖于声音休息、雾化、含片或硬糖，辅以盐水漱口、阿司匹林或对乙酰氨基酚。一次性口服糖皮质激素（例如，地塞米松，每次

10 mg）可能会提高症状缓解的机会（有效率约为 35%），但前 48 h 不会，对于那些有致残症状且无短期糖皮质激素使用禁忌证的患者，可以考虑使用糖皮质激素（第 105 章）。

流感病毒。如果在发病后 72 h 内开始治疗，使用奥司他韦等抗病毒治疗药物可以缩短症状的持续时间（第 52 章）。

单纯疱疹病毒。使用阿昔洛韦或其衍生物或前药（如伐昔洛韦）等药物进行抗病毒治疗，可在病程早期开始时减少症状的持续时间和严重程度（第 192 章）。

咽念珠菌病。咽部念珠菌病患者可受益于口服制霉菌素悬液（每毫升 10 万单位），5 ml 口腔旋转和吞咽 4 ～ 6 次 / 天，或使用氯霉唑片 10 mg 口腔含服 15 ～ 30 min，每日 3 次。

患者教育 [28]

许多患者打电话给医生，要求用经验性的抗生素治疗咽痛，他们认为抗生素对大多数病原体有效，希望迅速缓解症状，希望避免进行检测的时间和费用，并且很少担心对抗生素的不良反应。许多与咽炎管理相关的不必要的抗生素暴露来自基于过去经验的患者需求，当时抗生素处方更宽松，随后是改善（无论如何，这可能都会发生）。然而，研究表明，患者的满意度与是否接受抗生素治疗无关，而是与让医生解决患者的问题和沟通诊断能力有关，没有必要的抗生素处方也会产生未来的期望和需求。对于坚持打电话的低风险和中风险患者，邀请他们进行快速抗原检测是最合理的方法。

当链球菌感染和其他重要病因的概率被认为太低并且无需进行检测或治疗（见之前的讨论）时，应保证患者的风险为零，抗生素不能提供任何好处。证明有化脓性链球菌感染并选择口服抗生素治疗的患者应仔细指导其风湿热的风险和完成整个 10 d 抗生素疗程的重要性，否则，许多患者在症状缓解后将停止服药。

当复发性链球菌感染和扁桃体完整的患者询问是否进行扁桃体切除术时，回顾扁桃体切除术相对于药物治疗的风险和益处可以帮助他们选择最满足他们需求的治疗方法。

治疗建议 [27,28]

- 使用 Centor 风险评分（表 220-2）或其他经验证的风险分层工具，评估 GABHS 感染的预试验概率；
- 如果＜ 2 分，则在没有抗生素处方的情况下进行定期随访；
- 如果≥ 2 分、进行快速链球菌抗原试验（预试验概率被认为足以进行试验）；
- 对于快速链球菌试验阳性的患者，使用以下药物治疗；
    - 青霉素 VK 250 mg qid × 10 d；
    - 苄星青霉素 120 万单位肌内注射（特别是对于那些被认为不太可能遵守 10 d 口服计划的患者）；
    - 如果青霉素过敏，头孢氨苄 500 mg，10 d 连服（除非立即过敏），在大多数情况下，应避免使用大环内酯类药物作为替代品，因为分离株中存在耐药性；
- 对于快速链球菌试验阴性但 Centor 评分高（＞ 2 分）的患者，考虑咽拭子培养检查 C 组和 G 组链球菌感染，并检查其他可能引起咽炎的重要原因（见检查）。一些人主张对这类问题进行经验性处理，患者使用青霉素的理由是其同时针对链球菌和梭杆菌，这两种细菌可能是导致咽炎的原因，且 Centor 评分高，链球菌快速抗原试验阴性。避免经验性使用大环内酯类、第二代和第三代头孢菌素、阿莫西林 / 克拉维酸盐和氟喹诺酮类药物。

（张跃红　于艳囡 翻译，曹照龙　齐建光 审校）

第 221 章

呃逆（打嗝）的管理

A.H.G.

呃逆通常是一种短暂的、无害的症状，但如果持续存在，可能会让人筋疲力尽或者致残。顽固性呃逆多归因于代谢、膈周、神经和心因性疾病，但许多病例的病因不明。基层全科医生应该能够缓解严重呃逆患者的症状，同时进行正确的评估，以确定问题的来源。

病理生理学和临床表现 [1-4]

目前还没有发现呃逆的益处，它是由于肋间肌和膈肌同步阵挛性痉挛导致的突然吸气，随后声门迅速关闭、呼吸活动抑制而发生的。它被认为是一种反射。它是否是由中枢调节，还存在争议。传入通路是 T10 ～ T12，沿着膈神经传出。在呃逆期间，声门关闭。一些研究人员认为，呃逆更多与胃肠道有关，而不是呼吸功能。尽管经典的解释认为呃逆是由于膈神经的刺激，但目前病理生理学还不能解释推定的病因是如何产生呃逆的。

通常不清楚所报告的引起呃逆的原因是病因还是仅仅是相关联的症状。在 1968 年发表的梅奥诊所的 220 例病例中，男性与女性的比例为 5 ∶ 1，而且大多数都在 60 多岁。在那个时代，超过 90% 的女性被认为除了情绪问题之外没有并发疾病，而只有 7% 的男性被认为患有心因性障碍。大约 20% 的呃逆男性是在接受腹腔内、胸腔内或神经系统手术后发生的。约 25% 患有膈疝，另外 20% 患有脑血管疾病或其他中枢神经系统问题，5% 患有代谢性疾病，10% 未发现相关疾病或精神问题。

鉴别诊断 [1-4]

持续呃逆的典型原因只是临床相关联，不能被认为是已证实的病因（表 221-1）。

表 221-1　与持续性呃逆相关的情况
迷走神经或膈神经的刺激
心包炎
肿瘤
膈下脓肿
主动脉瘤
胃或食管扩张
胸膜炎
心肌梗死
裂孔疝
腹膜炎
胰腺炎
胆道疾病
肺炎
颈部肿瘤、囊肿或甲状腺肿
鼓膜刺激
药物和代谢紊乱
酒精中毒
巴比妥类药物
类固醇
镇静药
电解质失调
尿毒症
糖尿病
中枢神经系统疾病
肿瘤
感染
手术
卒中
多发性硬化症
脑膜炎
脑炎
外伤性脑损伤
精神性疾病
躯体化障碍
神经性厌食
焦虑

这些病因尚未得到证实。

检查[1-4]

持续呃逆如果对简单措施无效，应进一步检查，尤其是检查以前未曾怀疑的代谢性疾病、胸腔内或膈下病变。

病史

询问应包括最近的腹部、胸部或神经系统手术、腹痛（尤其是放射到肩部或因呼吸而加重的疼痛）、既往肾病、饮酒、发热、咳嗽、糖尿病和情绪问题。应询问药物使用情况和是否过量饮酒。回顾患者为缓解症状而尝试的各种方法也有帮助。应注意神经系统疾病。

体格检查

体格检查应包括鼓膜是否有毛发或其他刺激物，颈部是否有肿块或甲状腺肿，锁骨上淋巴结和胸部是否有胸腔内病变和异常膈肌偏移的证据，心脏是否有心包炎和心肌损伤，腹部有无腹膜刺激征，应进行详细的神经系统检查以明确是否有中枢神经系统损伤。

实验室检查

急性呃逆患者不需要实验室检查，持续数天的顽固性呃逆需要评估咽部、胸部、膈肌、腹腔内、中枢神经系统或代谢 / 药理学病因。如果详细的体格检查没有被发现，则应进行胸部 X 线检查和血清钠、肌酐和血尿素氮测定，并考虑对胸部和上腹部进行 CT 检查，重点检查膈神经和迷走神经附近的结构以及膈下区域。如果病史或体格检查怀疑中枢神经系统疾病，应考虑通过 CT 或 MRI 进行神经影像学检查。

对症治疗和转诊指征[1-9]

病因诊断是成功治疗持续性呃逆的最佳方法，但在病因不易消除或不明的情况下，可能需要对症治疗。

对于自限性原因

对于自限性呃逆患者，部分家庭疗法能够中断其反射弧；其他原因的呃逆只是暂时压制它。屏气和用纸袋呼吸会减少呃逆的频率，但如果潜在的刺激没有消失，它们通常会在这些操作结束后恢复。吞下一茶匙砂糖可以充分刺激咽部，抑制进一步的呃逆。更令人不舒服的操作是让患者将手指伸入咽后壁并刺激咽反射。从杯子的反面喝水是另一种呕吐反射兴奋方式。用棉签擦拭鼻咽部有时有效。如果其他方法失败，通过鼻胃管引起下咽刺激通常会起作用。颈动脉窦按摩可用于反刺激迷走神经。

可以尝试对胸部进行打击，但不建议这样做；有病例报告这种做法会导致心源性猝死（心震荡）。

对于持续性或难治性病例

持续性或难治性病例的最佳治疗方法是在可以确定潜在病因时解决潜在病因。尽管如此，当症状持续存在且病因仍未确定或无法治疗时，缓解症状就成为一个重要的优先事项。静脉注射 25 ～ 50 mg 剂量的氯丙嗪通常会终止顽固性呃逆，随后口服维持治疗 25 mg，每日 4 次。静脉内给予甲氧氯普胺，然后口服治疗（每次 10 mg，每日 3 次），也被证明是有效的。阿托品和奎尼丁也曾被使用过，但效果较差。苯妥英（300 ～ 400 mg/d）和卡马西平（200 mg/d）对中枢神经系统病因的患者有帮助。巴氯芬 5 mg 每日 3 次和加巴喷丁 300 mg 每日 3 次比氯丙嗪或甲氧氯普胺疗效更持久、稳定，适用于更慢性或长期的发作，可能与它们的中枢作用有关。

当所有其他措施都失败并且呃逆仍然很严重时，可以考虑手术浸润膈神经。需要进行透视查看膈肌是否单叶累及并可以单独进行治疗。此外，需要确保另外一叶膈肌没有麻痹，因为这种情况会排除这种治疗选择。长效麻醉剂渗入支配横膈膜的膈神经；如果它有效但呃逆又反复了，有必要重复使用乙醇再渗透或使用镇静剂。如果横膈膜的两叶都受累，则治疗一根膈神经。

在大多数情况下，呃逆会自发解决或至少这些治疗方法之一会有部分疗效。

（付小芳　张跃红 翻译，曹照龙　齐建光 审校）

第 222 章

慢性鼻塞流涕的管理

NEIL BHATTACHARYYA

据估计 15% ～ 20% 的美国人口患有慢性或反复发作性鼻塞。变应性鼻炎是此类病例的主要原因；其他疾病多见于血管运动性鼻炎、机械性阻塞、药物和滥用促孕药。结果造成许多患者不适、旷工和医疗费用增加。基层全科医生需要：①进行重点检查，区分过敏性病因与梗阻、炎症和血管运动不稳定；②对过敏性或血管运动性病因患者适当使用抗组胺药、减少充血药物和局部皮质类固醇；③决定何时需要考虑转诊，做进一步的检查、免疫治疗或手术干预。

病理生理学和临床表现 [1–6]

变应性鼻炎

在特应性患者中，抗原暴露刺激过敏原特异性免疫球蛋白 E（IgE）的产生。这种 IgE 附着在黏膜肥大细胞上。随后接触过敏源导致肥大细胞和嗜碱性粒细胞上形成抗原 -IgE 复合物。抗原 - 抗体复合物的形成触发急性期脱颗粒反应，释放组胺、细胞因子、激酶、白三烯、前列腺素和酯酶的浓度与抗原激发强度成正比。数小时后，较严重患者出现晚期反应，表现为介质（除外前列腺素）的再释放、白细胞、嗜酸性粒细胞和单核细胞的流入以及对抗原和非抗原刺激的反应性增加。持续接触过敏源后，由于肥大细胞数量增加，黏膜反应性增强。白三烯途径在阿司匹林诱导的疾病中起作用，可产生早期和晚期过敏症状，包括打喷嚏、鼻痒、流鼻涕和鼻塞。

除了环境刺激外，遗传因素也起作用。抗原特异性反应由调节基因控制，变应性鼻炎在有阳性家族史的人群中更为常见。变应性鼻炎与反应性下呼吸道疾病（哮喘）的关系是一个有争议的话题，尽管其中一个的激活通常伴随着另一个的激活，但似乎变应性鼻炎既不是其原因，也不是其结果。

鼻塞、打喷嚏和大量水样分泌物是最初的临床表现。鼻部、咽喉和眼睛的瘙痒很常见，鼻后滴涕、流泪和结膜充血也是如此。通常鼻黏膜苍白水肿。症状通常在一天中有所不同，早上最严重，下午减轻，晚上可能再次恶化。夜间鼻塞可能影响睡眠。随着过敏原的持续暴露，人体对过敏原和非过敏性刺激的敏感性会增加。

变应性鼻炎通常在儿童时期发病，也可能发生在任何年龄。儿童期病例经常持续到成年。通常情况下，病情会随着时间的推移而改善。当过敏原是花粉（“花粉热”）时，这种情况是季节性的；当过敏原是灰尘、霉菌或动物皮屑时，这种情况是常年性的。居住在美国北半部对树花粉敏感的患者将在 3 月底和 4 月初出现症状，而对草敏感的患者将在 5 月中旬至 6 月底出现症状。受豚草和其他夏季杂草影响的患者在 8 月下旬直到第一次霜冻前都会比较难受。季节性与常年性变应性鼻炎患者的数量之比约为 10 ∶ 1。个体可能对多种抗原过敏。

在某些情况下，患者具有变应性鼻炎的所有特征，但没有 IgE 介导的证据，吸入性过敏原的皮肤试验呈阴性。这类患者被认定为非变应性鼻炎，尽管他们的鼻腔分泌物通常含有大量嗜酸性粒细胞，并且对皮质类固醇有反应。

血管运动性鼻炎

人们对血管运动性鼻炎的病理生理学了解甚少，但它被认为与黏膜下血管的异常自主反应性和血管扩张有关。IgE 水平正常，鼻分泌物中嗜酸性粒细胞的数量通常正常，有时异常。异常的自主神经反应被认为是发生鼻塞或流涕的原因，有时伴随情绪不安和性唤起。这种情况可能与常年变应性鼻炎相似，一些临床医生认为，当未发现过敏原时，可将其诊断排除。另一些人认为这种情况容易区分，其特征是正常的鼻腔黏膜和持续的鼻塞，而不是瘙痒，会随环境温度和湿度的变化而恶化。虽然充血是血管运动性鼻炎最突出的症状，但患者的鼻腔也可能出现大量水样分泌物，通常是由进食引起的。打喷嚏的人相对较少。

药物

过度使用局部鼻减充血剂（如羟美唑啉、苯丙醇胺、伪麻黄碱）可导致症状恶化（药物性鼻炎）。连续使用超过 3 d 后，患者会对这些药物的反应变得迟钝（快速耐受），导致药物使用次数增加，通常每小时 1 次。由于明显的反射性血管扩张，停药会导致严重的反弹性鼻塞。鼻黏膜发红。如果停止使用局部减充血剂，问题将在 2 ～ 3 周内解决。鼻内使用类固醇可以防止患者发病并加速其恢复。α- 肾上腺素能阻滞剂可加重先前存在的鼻炎，并在正常患者中引起轻度鼻腔粘连。

可卡因滥用是药物引起鼻塞和分泌物的另一个重要原因。由于可卡因是一种有效的拟交感神经药，其病理生理学与滥用鼻减充血剂类似。鼻腔反复使用可卡因会导致缺血性黏膜损伤、萎缩和中隔穿孔。阿司匹林引起的鼻 - 鼻窦炎发生在对阿司匹林敏感的人身上，他们通常表现为鼻息肉和哮喘的其他症状。白三烯途径似乎对介导过敏反应很重要。

慢性炎症性疾病

中线肉芽肿（也称为多形性网状细胞病）是一种罕见疾病，可导致上呼吸道结构的溃疡性破坏，并可表现为鼻塞、结痂和肉芽，逐步进展导致鼻中隔溃疡。大多数患者年龄超过 50 岁，许多患者有变应性鼻炎病史。最近，它已被确定为一种皮肤 T 细胞淋巴瘤。韦格纳肉芽肿是一种免疫介导的中老年人疾病，可能与鼻塞、流涕或慢性鼻窦炎有类似的隐匿表现。坏死性肉芽肿病变和血管炎见于上下呼吸道。结节病可能表现为双侧鼻腔阻塞（第 51 章）。

激素病因

甲状腺功能减退和妊娠可能导致鼻甲苍白和水肿，出现鼻塞。亚临床的甲状腺功能减退也可以导致慢性鼻塞，症状会随着甲状腺功能减退的纠正或分娩而消失。

机械阻塞

单侧鼻塞、流涕和反复发作的鼻窦炎是由肿瘤、息肉或鼻中隔偏曲引起的机械性阻塞的特征。有带血的分泌物提示肿瘤，但这是罕见的。息肉可与过敏性和血管运动性鼻炎、慢性鼻窦炎、阿司匹林诱导的哮喘、囊性纤维化和药物使用有关。其形成机制尚不清楚。息肉可以自由移动，因为它们有蒂且无压痛，并且表现为柔软、浅灰色、光滑的结构。哮喘和鼻息肉患者通常对阿司匹林过敏（所谓的三联哮喘）。息肉不会自发消退，可能变大或多发，造成明显的梗阻。鼻中隔偏曲有时是阻塞性症状的根源。大多数是发育性的，而不是创伤性的。相关的窦闭塞是罕见的。

萎缩性鼻炎可见结痂阻塞。该病病因不明，多见于女性，以干燥萎缩的鼻甲、黏膜结痂和臭鼻症（分泌腐烂或恶臭的绿色分泌物）为特征。脓性分泌物被认为是由第二次感染引起的。萎缩性鼻炎也可由过度的鼻腔手术（即鼻甲切除）或可卡因滥用后的鼻腔坏死引起。

鉴别诊断 [8]

鼻塞和流涕的原因可按病理生理学进行归类，列于表 222-1。

检查 [7,8]

虽然排除机械性阻塞、慢性炎症性疾病和药物诱导性疾病很重要，但最常见的诊断任务是区分过敏性、血管运动性和结构性疾病。

病史

症状出现的时间可能有助于诊断。与授粉期相一致的鼻充血实际上是季节性变应性鼻炎的诊断。患者全年症状起伏，在花粉热季节症状加重，表明了常年和季节性过敏性疾病的结合。当症状长期出现而不是考虑季节时，可能是血管运动性鼻炎、常年过敏、机械性阻塞或慢性炎症疾病。当患者报告有频繁的“感冒”时，就有可能出现常年性鼻炎。

应注意使症状加重和缓解的因素。被灰尘困扰的患者通常是特应性的，而那些因温度、情绪或药物的快速变化而加重症状的患者则属于血管运动类。需要仔细排查抗高血压药物和局部鼻减充血剂，以及是否暴露于毛皮动物（特别是猫）、羽

表 222-1 导致慢性或复发性鼻塞的重要原因

过敏性
季节性变应性鼻炎（花粉）
常年性变应性鼻炎（灰尘、霉菌）
血管运动性
特发性（血管运动性鼻炎）
滥用鼻滴液（药物）
药物（利血平、胍乙啶、哌唑嗪、可卡因滥用）
心理刺激（愤怒、性唤起）
机械性
息肉
肿瘤
鼻中隔偏曲
结痂（如萎缩性鼻炎）
鼻甲肥大性鼻炎（慢性血管运动性鼻炎）
异物（通常为儿童）
慢性炎症
肉状瘤病
韦氏肉芽肿病
中线肉芽肿
感染性
萎缩性鼻炎（继发感染）
激素
怀孕
甲状腺功能减退

毛、其他可能的动物杀菌剂来源或化学刺激物。污染物通常对过敏性患者更刺激，但它们也可能引起非特应性患者的症状。烧柴的炉灶和壁炉与慢性鼻炎和鼻窦息肉病有关。

潜在的重要相关症状包括发热和脓性鼻分泌物，这提示了感染性病因。感冒是急性分泌物最可能的原因，但慢性分泌物腐烂、恶臭并伴有结痂表明继发感染，如萎缩性鼻炎、韦格纳肉芽肿和中线肉芽肿。慢性鼻窦炎的主要症状也可能表现为鼻塞/阻塞。血性分泌物和单侧梗阻提示肿瘤。机械性障碍物通常也是单侧的。哮喘或阿司匹林敏感性的存在增加了鼻息肉和（或）慢性鼻窦炎的可能性。打喷嚏和鼻后滴涕是非特异性的，对区分病因几乎没有帮助，但相关的眼睛瘙痒、流泪和结膜发红提示了过敏机制。

需要考虑流行病学数据。儿童期发病是典型的过敏性疾病，但成年期发病的症状并不排除特应性反应。当中年患者特别是女性出现慢性进行性鼻塞时，必须考虑萎缩性鼻炎或坏死性炎症性疾病。应确定患者父母的过敏史，因为阳性家族史强烈提示过敏性疾病。

回顾药物使用和同时发生的情况很重要，包括滥用可卡因或鼻减充血剂、甲状腺功能减退、结节病和妊娠。一些鼻内药物，如鼻内偏头痛药物和鼻内降钙素，也可能引起局限性鼻炎。

体格检查

检查鼻黏膜是否有红斑、苍白、萎缩、水肿、结痂和分泌物。应注意息肉、糜烂和中隔穿孔或移位。检查鼻子的外观通常是有帮助的：弯曲的外鼻子通常意味着大量的鼻中隔偏移。鼻内镜可显著改善鼻腔的可视化，每次检查时都应使用。一些发现是非特异性的，例如黏膜苍白的“沼泽”外观据称是过敏性疾病的典型症状，但红斑有时会发生在过敏性疾病中，它的存在当然不排除这种可能性。口咽后部可显示化脓性或黏液样分泌物，提示感染或慢性鼻窦炎。

检查眼睛是否有结膜红斑、流泪、畏光和眼睑乳头水肿，为过敏机制提供支持性证据。鼻窦透照和触诊、检查咽部是否有红斑和分泌物、检查耳内是否有中耳炎迹象、检查颈部淋巴结是否有肿大以及胸部听诊是否有哮鸣音。

实验室检查

当鉴别过敏性和非过敏性疾病仍然困难时，抗原激发有时是有帮助的。采用体内和体外两种方法。当病史可以识别过敏原时，几乎不需要进行皮肤测试，但如果正在考虑采取严格的环境措施，则需要记录特定过敏原。

过敏原特异性 IgE 的体内检测（皮肤点刺测试）

检测过敏原特异性 IgE 的首选方法仍然是皮肤测试。对于环境过敏原，使用表皮（针刺）测试。（不应使用皮内注射，因为它会产生高频率的假阳性并有严重的全身反应风险）。通过针刺将常见吸入过敏原（灰尘、霉菌、动物皮屑和局部花粉）的制剂引入皮肤。阳性测试是在 20 min 内出现风团和红斑反应。阳性反应不能证明因果关系，只是对存在的过敏原和过敏原特异性 IgE 敏感。需要与病史和体格检查相关联，以确定抗原的病因学作用。

必须在测试前 12 ～ 24 h 内停用抗组胺药，以避免出现假阴性结果。皮肤划痕症是导致假阳性结果的常见原因，发生在 15% ～ 20% 的人群中，因此需要使用盐水对照注射。湿疹和同时使用抗精神病药物也会干扰解释。风团和红斑的大小与过敏原特异性 IgE 的水平密切相关。然而，过敏原制剂需要标准化，以免影响结果的解释和比较。

尽管通过皮肤点刺测试的许多过敏原都是吸入性的，但吸入激发仍然主要是一种用于评估黏膜暴露后的鼻阻力的研究方法。

IgE 和其他过敏标志物的体外检测

当皮肤点刺试验不可用时，血清试验有助于诊断。如果血清 IgE 水平显著升高，则测定总血清 IgE 会有所帮助，但由于某些变应性鼻炎病例与高血清浓度无关，因此检测灵敏度较低。嗜酸性粒细胞总数也是如此。病情加重时，计数大于每立方毫米 500 个细胞提示过敏性病因，但没有外周嗜酸性粒细胞增多并不能排除变应性鼻炎。放射性过敏原吸附试验（RAST）是一种体外鉴定和量化过敏原特异性 IgE 的方法。该测试包括将患者的血清添加到被惰性颗粒吸收的纯化过敏原中。如果血清中含有高浓度的针对过敏原的特异性 IgE 抗体，则检测结果呈阳性。RAST 的缺点是它的费用和敏感度一般（低于皮肤测试）；但是特异度很高。该测试最适合皮肤测试不明确的患者和无法进行皮肤测试的患者。IgE 免疫测定是一种可选择的体外检测特定 IgE 抗体的方法；与自然暴露症状相一致的阳性结果通常是启动环境治疗的充分依据。

其他检查

鼻分泌物涂片检查嗜酸性粒细胞的特异性有限，因为嗜酸性粒细胞可能存在于血管运动性鼻炎和变应性鼻炎中，但大量存在更能提示过敏性病因。如对感染有疑问，涂片可以提供信息，因为中性粒细胞应该大量存在。由于敏感性和特异性较差，很少选择鼻窦普通平片。对于脓性鼻涕、鼻窦压痛和疑似息肉病，可选择鼻窦的 CT 检查，以显示鼻息肉病的严重程度和可能相关的鼻窦阻塞（第 219 章）。诊室的鼻内镜检查有助于鼻塞 / 充血的诊断。这是具有成本效益的，尤其是在局部和（或）全身药物的一线治疗未能缓解鼻塞的情况下，它还提供了额外的好处，可以排除鼻塞罕见但可能严重的原因，包括鼻腔和鼻咽的良性或恶性病变。

管理和患者教育原则 [8-34]

变应性鼻炎

治疗主要包括避免主要的过敏原（所谓的环境疗法）和使用抗组胺药和拟交感神经药以快速缓解症状，局部使用皮质类固醇或色甘酸以改善、预防和控制症状，以及免疫疗法控制和预防难治性病例。

避免（环境）措施

适当的避免方法取决于主要的过敏原，并因季节性和常年性疾病而异。

季节性变应性鼻炎。在授粉期间避免在树林中长时间散步、在症状严重且花粉数量高时（例如炎热、刮风、晴天）待在室内并关闭窗户，有助于减少过敏原暴露。一些患者发现空调很有用，但它的过滤器对去除空气中的花粉几乎没有作用。空调只是让人们更容易在炎热的天气里关上窗户待在室内。空调上的外部进气口应保持关闭，以免带入更多经过授粉的空气。如果豚草是过敏原，雏菊、大丽花和菊花不应该放在室内。防止卧室内积聚过多灰尘并避免烟草烟雾、化学蒸气和强烈香水等刺激物可减轻症状。

常年性变应性鼻炎。控制常年性疾病需要特别注意家中的过敏原，但建议应切实可行。每周用湿拖把打扫 2 ～ 3 次房子，尤其是卧室，可以减少灰尘。室内环境加湿可将空气中的螨虫和皮屑浓度降低近 50%。羽绒枕应更换为涤纶或聚酯纤维枕头，床垫应覆盖弹性织物外套。霉菌可能聚集的区域，如潮湿的地下室中成堆的旧报纸或家具，应该清理干净。除湿器可以防止霉菌在非常潮湿的环境中生长。扔掉地毯和窗帘没有必要，但是用合成纤维制成的新家具要比棉和羊毛更好，可以减少灰尘的收集。冬季空气加湿也有助于减少灰尘。对霉菌过敏的患者应避免在家中种植非洲紫罗兰和天竺葵。不要再养新的毛皮宠物。如果症状使人丧失能力，大多数宠物通常必须完全离开家。仅将宠物关在卧室之外并没有足够的帮助，因为皮屑在整个房间的空气中循环。

药物治疗方法

当避免过敏原被证明是不切实际或无效时，药物治疗为症状控制提供了有效的选择。口服抗组胺药，通常与拟交感神经药联合服用，可暂时缓解短暂的轻度急性加重，如异丙托溴铵或局部拟交感神经药（如羟甲唑啉），鼻内毒蕈碱阻断剂也是如此。但更严重或持续的症状需要考虑每日鼻用皮质类固醇治疗，与其他药理学方法相比，它达到了最佳程度的控制。鼻内注射色甘酸钠有助于预防，但其频繁给药的要求使其处于次要地位。白三烯受体拮抗剂如孟鲁司特对阿司匹林诱导的疾病特别有帮助，但总体控制效果不如鼻用皮质类固醇。

口服抗组胺药

常用的口服抗组胺药可阻断肥大细胞的激活和组胺对靶器官的作用。第一代 H_1 受体阻滞剂（如氯苯那敏、苯海拉明、氯马斯汀）可充分控制轻度至中度症状，对瘙痒、打喷嚏、流涕和结膜刺激的反应最好，但鼻塞通常持续存在。第二代 H_1 受体阻滞剂（如氯雷他定、非索非那定、西替利嗪）的镇静作用和对精神运动功能的抑制作用较小，因为它们的蛋白结合的脂溶性结构阻止它们穿过血脑屏障。然而，它们并不比第一代抗组胺药更有效。除了抗胆碱能作用和镇静作用外，第一代 H_1 受体阻滞剂的耐受性良好，大多数第二代 H_1 受体阻滞剂也是如此，但了解它们的不良反应，尤其是对老年患者的不良反应，对于最大限度地安全使用很重要。

不良反应。应告知患者服用第一代抗组胺药可能出现嗜睡、精神运动迟缓和认知障碍。在第一代药物的使用者中，多达 15% 的人会遇到麻烦的镇静问题；在一定程度上存在精神运动和认知障碍。即使没有明显的镇静剂，精神运动障碍也可能发生，这对于老年人（增加跌倒风险）和驾驶机动车、重型设备或机械的人来说尤其重要。应谨慎行事；任何驾驶、操作重型机械或执行复杂任务的计划都应该推迟。长期累积使用与痴呆风险增加相关。

第二代抗组胺药相对来说缺乏镇静活性和认知 / 精神运动障碍，更适合白天和老年人使用。在第二代药物中，非索非那定的镇静作用最少，而且相对没有中枢神经系统损伤，即使在高剂量下也是如此。氯雷他定在标准剂量下是不镇静的，但在较高剂量下可能引起镇静。西替利嗪是三种镇静药中镇静作用最强的，在标准剂量下可产生镇静作用。

在一些使用第一代药物的人中，抗胆碱能活性会产生令人讨厌的口干和便秘副作用。先前存在的尿潴留可能会加重。使用两种早期第二代药物后，发现药物引起的 QT 间期延长和严重室性心律失常（如尖端扭转型室性心动过速）风险增加，导致其退出市场。随后的第二代药物（非索非那定、西替利嗪和氯雷他定）似乎不会给 QT 间期延长和室性心律失常带来相同程度的风险。尽管如此，保持对 QT 间期延长可能性的注意是有意义的，特别是如果存在潜在的心脏病或同时使用心脏药物或其他延长 QT 间期的药物（第 29 章）。

药代动力学和使用。空腹口服抗组胺药后，抗组胺药会迅速吸收，并在 1 ～ 2 h 内开始起作用。与食物一起摄入可能会减缓吸收。第一代制剂的非持续作用时间为 3 ～ 4 h，缓释制剂为 12 h，第二代 H_1 阻滞剂为 12 ～ 24 h。

费用。随着非处方药（OTC）的问世，口服第二代抗组胺药的成本大幅下降。这显著改善了与第二代药物使用相关的费用压力，并导致其在很大程度上取代了第一代抗组胺药（表 222-2）。

局部抗组胺药

局部活性抗组胺药（氮卓斯汀、奥洛他定）已开发用于鼻腔喷雾剂，其起效快，疗效与口服抗组胺药相当。尽管被吹捧为比口服抗组胺药耐受性好得多，但约 40% 的鼻喷雾剂仍被全身吸收。局部和全身副作用（嗜睡、苦味、鼻刺激、鼻出血和头痛）以及高昂的成本使其不如口服非镇静性抗组胺药和吸入类固醇。尽管如此，它们在控制难治性鼻腔高分泌方面比口服抗组胺药更有效。

表 222-2　治疗过敏的药物

	口服制剂	
	剂量 / 时间表	相对成本[a]
第二代口服抗组胺药		
西替利嗪（通用 OTC）	10 mg qd	$
西替利嗪（Zyrtec-OTC）	10 mg qd	$$
非索非那定（通用 OTC）	60 mg bid	$
非索非那定（Allegra-OTC）	60 mg bid	$$
氯雷他定（通用 OTC）	10 mg qd	$
氯雷他定（Claritin-OTC）	10 mg qd	$$
与拟交感神经药合用		
西替利嗪 / 伪麻黄碱（Zyrtec-D12h）	5 mg/120 mg 缓释片 bid	$$$$
非索非那定 / 伪麻黄碱（Allegra-D12h）	60 mg/120 mg 缓释片 bid	$$$$
氯雷他定 / 伪麻黄碱（Claritin-D12h）	5 mg/120 mg 缓释片 qd	$$$$
口服白三烯抑制剂		
孟鲁司特（通用）	10 mg qd	$
孟鲁司特（Singulair）	10 mg qd	$$$$$$$$$$$$$$$$$$$$
鼻喷剂制剂		
抗组胺类	**剂量和使用**	**相对成本[a]**
氮卓斯汀（Astelin 喷雾剂）	137 μg 每鼻孔 2 喷 bid	$$$$$$$$$$$$$$$$$
奥洛他定（通用）	665 μg 每鼻孔 2 喷 bid	$$$$$$$$$$$$$$$$$$$$$
局部皮质类固醇		
倍氯米松［Beconase AQ（非通用）］	42 μg 每鼻孔 1 ～ 2 喷 bid	$$$$$$$$$$$$$$$$$$$$$$$$$
布地奈德［Rhinocort-OTC（非通用）］	32 μg 每鼻孔 2 喷 qd	$
氟尼缩松（通用）	25 μg 每鼻孔 2 喷 bid	$$$$$
糠酸氟替卡松（Flonase-OTC）	27.5 μg 每鼻孔 1 ～ 2 喷 qd	$
丙酸氟替卡松（Flonase-OTC）	50 μg 每鼻孔 1 ～ 2 喷 qd	$
莫米松（通用）	50 μg 每鼻孔 2 喷 qd	$$$$$$$$$$$$$$$$
莫米松（Nasonex）	50 μg 每鼻孔 2 喷 qd	$$$$$$$$$$$$$$$$$$$$$$$$$
曲安西龙（Nasacort-OTC）	55 μg 每鼻孔 2 喷 qd	$
皮质类固醇 /H_1- 抗组胺药		
氮卓斯汀 / 氟替卡松	50/137 μg；每鼻孔 1 喷 qd	$$$$$$$$$$$$$$$$$
肥大细胞稳定剂		
色氨酸钠（NasalCrom-OTC）	5.2 mg 每鼻孔 2 喷 tid ～ qid	$
抗胆碱能类		
异丙托溴铵（通用）	21 μg 或 42 μg 每鼻孔 2 喷 tid ～ qid	$$$
α- 肾上腺素能激动剂		
羟甲唑啉（Afrin）	12 mg 每鼻孔 2 ～ 3 喷 bid	$

[a] Relative cost and prescribing data derived from The Medical Letter. Drugs for allergic disorders. Med Lett 2017；59：71.（注意：价格差距很大，而且会随机变化）bid，每日 2 次；OTC，非处方药；qid，每日 4 次；qd，每日 1 次；tid，每日 3 次。

拟交感神经药

尽管使用了抗组胺药，但短期内仍有明显鼻塞困扰的患者可能会受益于添加口服拟交感神经药（例如伪麻黄碱）。肾上腺素能药物的血管收缩作用有助于减轻水肿和分泌物，并对抗抗组胺药的镇静作用。这些特性使 OTC 组合制剂广受欢迎（表 222-2）。所有拟交感神经药都是有效的减充血剂，但当嗜睡是一个问题时，首选那些除血管收缩剂 α- 肾上腺素能作用外还具有一些 β 活性的药物（例如伪麻黄碱）。由于对伪麻黄碱的非法转移和滥用的担忧，尽管它可以与抗组胺药组合使用（见制剂），但它作为独立药物的供应受到限制。

具有 α- 肾上腺素能活性的鼻内制剂（例如羟甲唑啉）非常有效，特别是短暂使用时，可迅速缓解充血。然而持续使用（大于 3 ～ 5 d）发生快速耐受的风险是相当大的，并且局部副作用影响了持续给药。

不良反应。添加口服拟交感神经药可能会引起烦人的副作用（头痛、心悸、紧张）或引发有害的心血管影响（例如血压升高、心率加快）。不建议在高血压、冠状动脉疾病或心力衰竭患者中使用，尤其是连续使用。鼻内使用与局部刺激有关（灼热、打喷嚏、干燥、刺痛）。持续使用鼻内喷雾剂会导致快速耐受反应，并在戒断时出现反弹性鼻塞（药物性鼻炎）。它对鼻内皮质类固醇治疗有反应。

准备和使用。口服拟交感神经药无需处方，主要与第二代抗组胺药联合使用（表 222-2）。联合治疗的基本原理是抵消抗组胺药的任何镇静作用并增强减充血的作用。该组合的成本约为单药抗组胺药治疗的 3 ～ 4 倍。

如前所述，局部拟交感神经喷雾剂的作用有限，因为存在快速耐受风险。它们最好用于在飞机旅行期间保持患者的咽鼓管通畅（第 219 章）。当患者在空中飞行时，每 3 ～ 4 小时局部应用羟甲唑啉（Afrin）喷雾剂就足够了，尤其是在飞行前 1 h 口服减充血剂。如果连续 3 d 以上反复使用喷雾剂，可能会出现反弹堵塞。

抗胆碱能疗法：鼻内异丙托溴铵

这种副交感神经拮抗剂可以阻断毒蕈碱的活性，从而减少流涕，但对鼻塞、喷嚏或瘙痒几乎没有影响。由于吸收不好，具有全身作用小等优点。由于其干燥作用引起的局部副作用包括鼻刺激、鼻出血以及口腔和咽部刺激。如果进入眼睛，它可能会升高眼压，应避免在患有青光眼或眼压升高的人中使用。最好仅限鼻分泌物不受控制的人使用。

鼻用色甘酸钠和奈多罗米

已发现色甘酸钠作为鼻内喷雾剂使用具有中等效果，因此对于症状较轻的人来说，它是一种合理的非类固醇类药物选择。该药剂以吸入粉末或溶解液体的形式给药，每日最多 4 次。它通过防止肥大细胞脱颗粒起作用，并且在预期的过敏原暴露之前预防性使用时最有效。它对过敏反应的即时和后期都有好处，并且可以减轻持续过敏发作的严重程度，减轻鼻塞。IgE 水平极高的患者反应最灵敏，其他人则不然。该药剂非常安全且耐受性良好，被批准用于 OTC 用途。与鼻用类固醇相比，需要频繁给药和作用中等限制了它的实用性。

奈多罗米是一种新型的局部活性肥大细胞稳定剂，其结构不同于色甘酸钠，具有抗炎活性。尽管如此，其对变应性鼻炎的临床疗效与色甘酸钠相似，但只需每日 2 次给药。

白三烯受体拮抗剂（孟鲁司特）

孟鲁司特被批准用于治疗季节性变应性鼻炎。通过阻断白三烯途径，孟鲁司特可以缓解季节性变应性鼻炎引起的打喷嚏、鼻痒、鼻塞和流鼻涕。未经选择的患者疗效与第二代抗组胺药的疗效大致相同；添加孟鲁司特不会改善此类患者的预后，但可能有助于阿司匹林敏感人群，其中白三烯途径被认为起着重要作用。通用配方的出现大大降低了成本（表 222-2）。最近的指南建议不要将白三烯受体拮抗剂作为变应性鼻炎的一线治疗。

免疫治疗（脱敏化）

对于长期（＞ 6 周）暴露于已知过敏原的患者，尽管进行了为期 1 年的完整药物治疗和环境措施试验，但患者仍然不能正常生活，脱敏是最后的选择。脱敏可减少 IgE 的产生并刺激 IgG 阻断抗体的合成。它还可能诱导 IgE 抑制淋巴细胞活性或降低肥大细胞和嗜碱性粒细胞的反应性。已在变应性鼻炎患者中证明可预防对花粉、猫皮屑和尘螨的局部反应。

脱敏涉及皮肤或舌下给药增量剂量的过敏原提取物。需要进行皮肤测试以明确识别致病过敏原。对于皮下免疫治疗，过敏原的给药间隔为 1 ～ 2 周，治疗数月后逐渐增加至 3 ～ 6 周的间隔。发生严重过敏反应和罕见死亡的风险很小（0.1%）。长时间的频繁就诊意味着给患者带来相当大的不便和高昂的费用。舌下免疫疗法是一种更方便的替代方法，因此比皮下免疫疗法更受欢迎，但它仍然不如皮下方法有效，需要 3 年才能实现全面保护。它的优势是全身和严重过敏反应的风险要低得多。在开始舌下治疗期间，局部症状出现的频率相当高，但这些症状通常是轻微的，不会持续超过最初几周。

应每 6 个月评估一次免疫治疗的反应（症状改善、药物需求减少），如果 12 ～ 18 个月后实质性获益不明显，则应停止治疗。

单克隆抗 IgE 抗体

一种人源化单克隆抗人 IgE 抗体（奥马珠单抗）已被批准用于其他过敏性疾病，如哮喘和慢性荨麻疹，它已被证明对季节性变应性鼻炎具有剂量依赖性的预防作用。症状评分、急救药物的需求和生活质量都得到改善。抗体附着在 IgE 分子的肥大细胞结合位点，阻止 IgE 介导的肥大细胞介质释放。它需要每 2 ～ 4 周进行一次皮下注射。副作用很小，发生过敏反应的风险非常小（0.1%）。成本极高，但它是重度难治性变应性鼻炎患者的治疗选择的代表。

替代疗法：针灸

针灸作为变应性鼻炎的一种替代疗法已得到推广和广泛应用。一项随机、单盲、对照试验将其与假针灸和治疗药物（西替利嗪和鼻类固醇）进行比较，发现 8 周时患者的生活质量和抗组胺药需求的改善较小，但在统计学上显著，16 周时无差异，1 年后 8 周内再次出现轻微改善。虽然差异的大小在统计学上具有显著性，但其临床意义似乎值得怀疑。

血管运动性鼻炎

血管运动性鼻炎很难治疗。避免烟草烟雾、温度或湿度的快速变化以及刺激性化学蒸气是有帮助的。冬天给家里加湿也是值得的。局部抗胆碱能药物（如异丙托溴铵）的试验对大约 1/2 的病例有效。可能需要更换抗高血压药物。具有一定 α 活性的温和肾上腺素能药物（例如伪麻黄碱）有时会有部分改善。添加抗组胺药因其非特异性干燥作用可能会提供一些额外的缓解，但其本身是无效的。反应性抑郁症在这类患者中很常见。使用具有抗胆碱能活性的抗抑郁药（例如阿米替林）可能值得考虑，因为它具有抗抑郁和干燥作用。

免疫疗法和类固醇没有被证实有益处。严重鼻阻塞的患者可通过冷冻手术治疗下鼻甲和中鼻甲而获益；大量的流涕偶尔通过切断鼻腔的副交感神经来治疗。由于成功的机会有限，并发症的风险很大，因此只有对症状严重影响生活的患者才考虑手术。最近发现，基于诊室的激光或射频下鼻甲复位治疗对慢性鼻炎的阻塞性症状具有临床价值和成本效益。具有永久性致残症状的年轻患者是考虑外科治疗的合理人选，而不是年复一年的医疗管理。

转诊的适应证 [36]

对于变应性鼻炎患者来说，如果他们的病情在精心设计的最佳医疗方案中没有得到充分控制，那么将其转诊给过敏专科医生进行皮肤测试并考虑免疫治疗是很有意义的。当不能将过敏性病因与血管运动性鼻炎区分开来并且必须为管理目的识别抗原时，过敏专科医生也可以提供帮助。单克隆抗 IgE 抗体给药也可作为难治性疾病的治疗选择进行讨论。

当患者表现出长期的、主要是单侧的鼻塞或鼻塞症状时，应考虑转诊到耳鼻喉科专家处进行内镜检查（第 219 章）。可能需要切除息肉、肿瘤或异物，或矫正鼻中隔偏曲。其他适应证包括疑似坏死性炎症，如韦格纳肉芽肿（第 146 章）、萎缩性鼻炎和失能性血管运动性鼻炎。

治疗建议 [35-38]

变应性鼻炎

- 规避过敏原，改善环境。

- 如果鼻塞和流涕症状占主导地位：
  - 开始尝试低成本、局部活性、不可吸收的鼻皮质类固醇制剂（如布地奈德、氟替卡松或曲安奈德，每日每个鼻孔喷 2 次，持续 1 周）。
  - 如果有效，继续每日持续使用，将剂量减少到每日 1 ～ 2 剂喷雾剂。
  - 优先使用白三烯受体拮抗剂，如普通孟鲁司特（每日 1 次，每次 10 mg），将后者保留给阿司匹林敏感者和其他措施失败者。
- 如果打喷嚏和瘙痒是主要症状：
  - 开始口服第二代抗组胺药（例如，氯雷他定 10 mg，每日 2 次；非索非那定 60 mg，每日 2 次，西替利嗪 5 mg，每日 1 次）；对工作要求其精神运动性能不受影响的人员（例如，操作机械、重型设备或机动车辆的人员）应谨慎；避免在有跌倒风险的老年人中使用。
  - 如果镇静或认知或精神运动障碍是一个问题，短期治疗就足够了，那么考虑使用含有拟交感神经的组合制剂（例如氯雷他定 / 伪麻黄碱，5 mg/120 mg 缓释片 bid）；如果有高血压或潜在的心脏病，请避免使用。
- 对于中度至重度鼻塞患者：
  - 处方为一种鼻内糖皮质激素加一种鼻内抗组胺药（例如，氟替卡松，每日 1 次，每个鼻孔喷 1 ～ 2 次，加上 0.1% 的氮卓斯汀普通药物，每个鼻孔喷 1 ～ 2 次）。
  - 为了更方便和更易于使用，考虑一种组合制剂（Dyista，每个鼻孔中每日喷 1 次），但要注意，其成本可能是普通治疗的几倍。
- 对于特殊情况（除了基线治疗）：
  - 考虑在飞机旅行中短期（≤ 3 d）使用短效鼻内拟交感神经减充血剂（例如，羟甲唑啉）（空中飞行时每 3 ～ 4 小时在每个鼻孔喷 1 ～ 2 次，尤其是飞行前 1 h 口服减充血剂时）。
  - 对于流涕明显的患者，考虑短期使用抗胆碱能鼻喷雾剂（例如，异丙托溴铵，每个鼻孔 2 喷，每日最多喷 4 次）。
  - 考虑鼻内克罗莫林（每个鼻孔 1 喷，qid）预防阿司匹林过敏的人。
- 对于难治性症状
  - 对于那些在上述所有措施中失败 1 年以及未来可能不可避免地长期接触有害过敏原的患者，如果需要考虑免疫治疗和（或）单克隆抗体治疗，请转诊至免疫门诊。
  - 即使确认是过敏，如果症状主要为单侧，也应去耳鼻喉科进行内镜检查。

血管运动性鼻炎

- 避免烟草烟雾、温度或湿度的快速变化以及刺激性化学蒸汽。
- 冬天给家里加湿。
- 停止使用任何鼻喷雾剂。
- 考虑使用某种 α 活性的轻度肾上腺素能剂（例如，伪麻黄碱，每 6 小时 60 mg，或每日 2 次 120 mg 缓释制剂）。
- 添加抗组胺药（如氯雷他定）。
- 考虑使用一种具有抗胆碱能活性的三环类抗抑郁药（例如，阿米替林，睡前 25 ～ 50 mg），特别是在同时抑郁的情况下。
- 口服免疫治疗和类固醇。
- 向耳鼻喉科专家咨询难治性症状，特别是如果担心鼻腔阻塞病变或其他鼻内病变，也可考虑对难治性血管运动性鼻炎进行消融治疗。

（付小芳　张跃红 翻译，曹照龙　齐建光 审校）

第223章

打鼾的管理

NEIL BHATTACHARYYA

打鼾本质上是一个非医学术语，用于描述睡眠期间湍流气流通过上呼吸消化道的软组织时所产生的振动声。接诊时经常会听到来自睡眠受到干扰的配偶或家庭成员的抱怨。打鼾可能是一个令人困扰但在医学上又显得微不足道的问题，但当开始出现白天嗜睡和发现呼吸暂停的症状时，打鼾可能已经是睡眠呼吸暂停综合征的一种临床表现（第46章）。

病理生理学和临床表现[1-5]

与不打鼾者相比，打鼾患者和阻塞性睡眠呼吸暂停患者的咽腔较小，睡眠呼吸暂停患者的咽部横截面积最小。打鼾的声音起源于气道的可塌陷部分——后鼻孔和会厌之间的软组织。使用镇静剂或饮酒后，舌和咽肌的张力会进一步下降。生理结构的异常包括多余或增厚的侧咽肌肉组织、长悬雍垂、增厚的咽皱襞和松弛的扁桃体柱。扁桃体增大、囊肿或肿瘤有时可能会阻塞气道。已发现轻度上下颌畸形，如小下颌、高硬腭，也可能会参与发病，尤其是对女性患者。阻塞性鼻腔异常（例如，严重的鼻中隔偏曲、息肉、鼻窦炎、肿瘤）可能会在气流湍流时产生过度负压，并导致吸气时气道塌陷。

严重的气道阻塞可能导致睡眠呼吸暂停。完全性阻塞会使通气中断，如果持续时间长、中断反复发作，会导致高碳酸血症和低氧血症。呼吸的恢复通常需要患者从睡眠中唤醒。夜间发生的反复呼吸暂停和睡眠模式紊乱会导致白天疲倦和嗜睡。如果不加以纠正，这种情况可能会导致低氧血症，进一步导致肺心病。这种情况在肥胖患者中最为常见，但不仅限于肥胖患者（第46章）。

诊断[5-7]

病史是最重要的，尤其是用于识别睡眠呼吸暂停。习惯性打鼾、白天嗜睡、驾驶时睡着而导致的机动车事故史或目睹的呼吸暂停均应该警惕睡眠呼吸暂停。由于这种情况在男性中最为常见，比例为3 ：1，所以患有睡眠呼吸暂停的女性经常不易被识别。睡眠呼吸暂停的漏诊是很常见的，尤其是在女性中，因为女性患者的临床症状经常被忽视或表现可能不典型（疲劳、肥胖或日间嗜睡、轻度上下颌畸形）。与打鼾患者睡眠呼吸暂停风险相关的因素包括颈围增大（或粗）、高血压、严重的打鼾（即可以在卧室外听到的鼾声）和白天嗜睡。

需要仔细检查口腔和上呼吸道，判断有无阻塞的异常解剖结构。可以转诊至耳鼻喉科专科医生进行专业的检查。对于疑似睡眠呼吸暂停的患者，建议考虑夜间氧饱和度监测和标准的睡眠监测（第46章）。

管理[5-11]

生理上良性的打鼾患者有时可以经简单治疗缓解症状。减轻体重并避免使用酒精和镇静剂可以改善症状。即使体重减轻较少（如10磅）也可以显著改善患者症状（约25%左右）。侧卧取代仰卧位睡眠，有助于减少上呼吸道塌陷（一个古老的诀窍是在病人的背部贴上一块弹珠，以防止患者仰卧）。可以通过在患者颈背下放置颈枕或抬高整个床头（如治疗反流性食管炎）的方法避免因仰卧睡在几个枕头上而导致颈部过度弯曲。然而，最近的随机试验显示，非处方喷雾剂、非处方口腔装置和调整枕头在降低打鼾程度方面并没有获益。

慢性鼻炎引起的鼻塞应进行相应治疗（第222章），解剖性阻塞可以应用外部鼻扩张器（例如，呼吸改善鼻贴、鼻锥）。可以应用局部鼻腔减充血剂（例如，连续3晚使用羟甲唑啉）减轻部分鼻部病变导致的打鼾。

对于难治性打鼾的患者，更积极的治疗方法是考虑使用持续气道正压通气（CPAP）。该模式通过鼻面罩工作，用于治疗患有睡眠呼吸暂停症的患者（第46章）。在因过度打鼾而威胁婚姻和谐和安宁睡眠的家庭中，也可以考虑尝试。这些设备使用起来有时会使患者难以接受，但较新的设备在舒适度方面往往会得到改善。在其他研究中证明，牙矫形器对改善打鼾有益，并且在存在过度咬合或其他上下颌病变的情况下更值得推荐。

转诊指征

当出现白天嗜睡和夜间呼吸暂停的表现时，提示可能存在气道阻塞和夜间通气不足，需要对患者进行转诊以评估阻塞性睡眠呼吸暂停（第 46 章）。当顽固性打鼾与口咽部异常解剖结构相关时，建议将患者转诊至耳鼻喉科。患有阻塞性鼻甲肥大、严重鼻中隔偏曲或扁桃体肿大的患者可以通过适当的手术治疗来治愈打鼾。用于减少打鼾的相对新型的技术，例如软腭（以及扁桃体肥大）的射频或激光消融是微创、有效的并且复发率较低。最近，硬腭植入物在减少原发性打鼾患者和轻度至中度阻塞性睡眠呼吸暂停患者的打鼾方面也显示出令人满意的临床效果。然而，这些治疗通常为自费的，因为医保通常不覆盖简单的但令人困扰的打鼾。

（黎梦涵 翻译，曾　辉　齐建光 审校）

第 224 章

阿弗他口炎的管理

A.H.G.

阿弗他口炎（aphthous stomatitis，AS），即口腔溃疡，是口腔黏膜常见的自限性溃疡，大约 20% 的人口曾患过此病。病变的外观令人不安，而且非常疼痛，复发是常见的。基层全科医生应该能够将其与更严重的病变区分开来，并对症下药缓解症状。

病理生理学、临床表现和病程 [1-4]

致病机理

潜在的病理生理尚不完全清楚，但对口腔黏膜抗原的免疫增强反应似乎起着重要作用。在克罗恩病、慢性溃疡性结肠炎、白塞综合征和赖特综合征等自身免疫性疾病患者中存在遗传易感性并且患病率增加；有人提出与麸质敏感肠病（成人乳糜泻）有关。促发因素包括铁、叶酸和维生素 B_{12} 缺乏症、心理应激、全身虚弱，还有创伤。虽然维生素和矿物质缺乏通常会引起口腔炎，但这些也越来越多地与复发性阿弗他溃疡（aphthous ulcers，AU）有关。在一些女性中，月经前会突发此病。无论病因如何，一旦发生黏膜破损，病变就会被口腔菌群侵入并继发感染。

临床表现

阿弗他溃疡表现为复发性多发性溃疡，底部呈黄色，周围有红斑。发病通常在儿童或青春期。3 个月的复发率高达 50%。这些溃疡根据大小和外观进行分类。大多数是较小的（即直径小于 1 cm），表现为 4 个或 5 个成组的溃疡。大的病变大于 1 cm，孤立发生，发展缓慢，如前所述，愈合时可能留下瘢痕。病变是有痛感的，可能发生在口腔内的任何地方。在 2/3 的患者中，不会出现复发病变，但在 1/3 的患者中，复发持续长达 40 年。

轻微口疮性溃疡

这些小的浅表溃疡，通常直径小于 1 cm（典型的为 4 ~ 5 mm），约占病例的 85%，主要出现在口腔前部。发病高峰年龄是 10 ~ 20 岁。其典型特征涉及口腔可移动的非角化黏膜（唇黏膜和颊黏膜、口底、舌腹侧或侧面)。即使反复发作多年后，通常也不会留下瘢痕，并且往往在 10 ～ 14 d 内愈合。

大口疮性溃疡

大口疮性溃疡约占病例的 10% ～ 15%，尤其是在 HIV 感染等使人衰弱的疾病患者中。溃疡在外观上与轻微疾病相似，但直径超过 10 mm，底部较深，可持续数周至数月，有时还会留下瘢痕。唇、舌、软腭和腭部的病变多见于轻微病变，导致一定的口腔疼痛和吞咽疼痛。发病高峰年龄是 0 ～ 20 岁。

疱疹样口疮性溃疡

仅占病例的 5%，这些 1 ～ 2 mm 的溃疡性病变与单纯疱疹感染相似。它们表现为一组微小溃疡，数量为 5 ～ 100 个，其特征是累及舌侧缘、舌腹面和口底。如果它们结合在一起，则可能会出现一大片融合的疼痛红斑。它们的数量大，引起的疼痛会影响进食和说话。单个一组溃疡可持续 7 ～ 14 d。女性比男性受影响更大，发病高峰年龄往往比其他类型的患者晚。

主要阶段

AS 分为 4 个临床阶段：

- 先兆：刺痛感、灼热感或过敏感，持续 24 h。
- 溃疡前期：持续 18 h ～ 3 d，特征为中度疼痛的红斑性斑点或丘疹伴红斑晕。
- 溃疡性：持续 1 ～ 16 d，特征为直径 2 ～ 10 mm 的痛性散在分布溃疡，单独或成片出现，被灰黄色薄膜覆盖，有暗红色光晕；疼痛在此阶段停止。
- 愈合：平均 2 周（4 ～ 5 周不等）。除非病变非常大，否则通常无瘢痕。

鉴别诊断 [4,5]

尽管阿弗他病是口腔溃疡最常见的原因，但许多其他疾病也可导致口腔溃疡，通常与口腔溃疡相似（表 224-1）。许多患者的特征是口腔以外的病变，这有助于识别并与阿弗他病变的鉴别（见检查）。

检查 [4–6]

病史

检查的重点是区分 AU 和其他原因引起的口腔溃疡（表 224-1）。病史应关注病变的数量、位置、时间和相关症状，尤其是并发皮肤、胃肠、肌肉骨骼、眼部和泌尿生殖系统的症状。检查是否有吸烟史、酗酒史和未愈合的单一溃疡史有助于确定是否患有口腔癌（第 211 章）。应注意环境压力和铁、叶酸和维生素 B_{12} 缺乏症的危险因素（第 79 章）。询问发热、其他全身症状以及皮肤和其他器官系统

表 224-1　口腔溃疡的一些重要原因

病因	相关临床特征
阿弗他溃疡	多发性溃疡，累及口腔软黏膜，如舌、口底、软腭、颊和唇黏膜
天疱疮	大疱性皮肤病变，Tzanck 试剂上的皮肤棘层松解细胞
单纯疱疹	囊泡簇；阳性培养
带状疱疹	皮疹疱疹暴发
白塞综合征	皮肤表现、葡萄膜炎、尿道炎、关节痛、血管和神经系统受累；不一定并发
克罗恩病	并发胃肠道症状和体征
鳞状细胞癌	吸烟者 / 饮酒者中孤立性不愈合溃疡
手足口病	手、脚和嘴唇上出现带有红斑晕病的丘疹性病变；发热、肠胃不适
扁平苔藓	并发皮肤受累
多形红斑	并发皮肤受累

的受累情况有助于识别类似病症。

体格检查

体格检查对于鉴别 AU 与其他重要病因（从疱疹感染到癌症和自身免疫性疾病）引起的溃疡是必不可少的。其中一个重点是口腔溃疡的数量、位置、外观 / 感觉以及皮肤、淋巴结和其他器官的任何相关受累。

鉴别 AU 和单纯疱疹病毒（herpes simplex virus，HSV）引起的溃疡可能是一个挑战，因为两者会产生类似的疼痛性溃疡病变。原发性单纯疱疹病毒感染在出现口腔黏膜水泡和溃疡之前会出现更多的弥漫性牙龈红斑，并且通常会出现低热。阿弗他溃疡没有水泡期。HSV 病变主要发生在附着于硬腭或牙龈的黏膜上，而 AU 病变几乎只发生在可移动的黏膜上（颊黏膜和唇黏膜、舌头和软腭）。

这两种类型的黏膜表面合并前期的口腔水泡性大疱性病变，均支持天疱疮和类天疱疮疾病的诊断。这些往往在发病数小时内裂开，留下疼痛的糜烂或溃疡。多形性红斑表现为两种黏膜表面的疼痛性口腔溃疡，但通常也包括嘴唇和皮肤上的结痂斑和丘疹。口腔扁平苔藓主要在颊黏膜上产生无痛性溃疡性病变，但在牙龈黏膜上可发现继发性病变。

检查需要延伸到口腔以外。虽然白塞综合征的溃疡可能与阿弗他口炎的溃疡相同，但生殖器溃疡和眼睛受累有助于区分这种情况。在手足口病中，除了口腔外，手、脚和嘴唇上还出现带有红斑晕的丘疹性水泡性病变；病变溃烂，然后在 7 ~ 10 d 内愈合。由于这种情况是由肠道病毒引起的，黏膜检查结果可能先于病毒性胃肠道症状。在口腔鳞状细胞癌中，有一个单一的溃疡性病变，边界增厚，无法愈合，可能伴有局部淋巴结肿大。

实验室检查

血液检测在确定诱发病因方面价值有限。复发性疾病和营养不良需要进行维生素 B_{12} 和叶酸缺乏的检测。对于同时存在麸质敏感的患者，进行抗组织转谷氨酰胺酶测定以排除成人乳糜泻是值得考虑的（第 64 章）。阿弗他病变的活检结果是非特异性的；诊断主要仍是在临床层面上。一个单一的不愈合溃疡需要考虑活检以排除口腔黏膜鳞状细胞癌。揭开囊泡或大疱并进行细胞学检查有助于识别疱疹感染（多核巨细胞）和天疱疮（棘皮溶解细胞）。用棉签擦拭溃疡基底进行 HSV 聚合酶链反应（polymerase chain reaction，PCR）检测有助于解决令人困惑的情况。当有并发皮肤病变时，皮肤活检可能有用。

治疗原则 [6-13]

循证治疗很难实现，因为发病机制在很大程度上仍然未知，而且病变往往会自行愈合。因此，治疗仍然在很大程度上是经验性的，治疗建议主要基于观点和经验。例外情况是，当确定存在叶酸、维生素 B_{12} 或铁缺乏并进行针对性治疗时（第 82 章），随机试验却发现复合维生素对复发性疾病患者没有获益。对于情绪压力引起的病变，关注潜在问题可能会有所帮助（第 226 章）。当求医的主要原因是担心癌症或 HSV 感染时，仔细检查后让患者放心有很大帮助。对于病变较大的患者和那些受不适困扰很大的患者，额外的措施是合理的，但要注意循证证据有限。

在出现极度疼痛的病变时，餐前以口腔冲洗的形式使用局部麻醉剂（如苯佐卡因或黏性利多卡因）可使患者进食。避免食用粗硬的食物也有帮助。保护性制剂［如氨来呫诺、齐拉汀和齐拉丁（齐拉汀加苯佐卡因）］黏附在溃疡上，提供保护性非渗透膜。局部使用硫糖铝液可提供一些黏膜保护。低强度激光正在研究中。过去曾使用硝酸银棒进行化学烧灼，但这种方法很明显有可能会破坏正常组织性，因此不推荐使用。

用于加速愈合的措施包括抗菌漱口水和皮质类固醇。用抗菌漱口液氯己定漱口被认为可以减少溃疡的持续时间和复发。四环素漱口液（每日 4 次，每次 250 mg，每次 10 mg 糖浆，持续 2 周）也有类似的效果。皮质类固醇用于缓解症状和快速处理（排除感染和恶性肿瘤后）。局部外用类固醇制剂，如注入糊状载体的曲安奈德、混合糖浆的倍他米松或醋酸氟轻松软膏，可能有助于治疗早期浅表病变。严重或进展性疾病可能需要全身使用类固醇（如泼尼松）。

秋水仙碱、己酮可可碱、局部沙利度胺和左旋咪唑都被尝试过，因为它们具有可能有益的免疫和抗炎作用。尽管小规模研究的结果很有希望，但确切的疗效证据尚未获得。

患者教育 [12,13]

除了能消除疑虑外，患者教育还应包括建议避免黏膜损伤，保持良好营养和口腔卫生。使用软毛牙刷，避免吃表面锋利的食物、盐和咀嚼时说话，这些都会有帮助。维生素或矿物质缺乏的患者可以服用补充剂。还应向患者说明的是，1/3 的患者有复发的可能性。

（刘　青 翻译，曹照龙　齐建光 审校）

第 225 章

颞下颌关节紊乱的评估和管理

EDWARD T. LAHEY Ⅲ

基层全科医生经常会遇到主诉为颞下颌关节或头部、面部和下颌症状的患者，这些症状可能来自颞下颌。“颞下颌关节紊乱”一词是目前这组颅面疼痛问题的首选标签，涉及颞下颌关节和相关的头颈部肌肉骨骼结构。据估计，此类疾病影响了超过 1000 万美国人。缺乏标准定义、明确的诊断标准和有据可查的结果衡量标准使诊断和管理变得困难。虽然最终可能需要转诊给专科医生，但在初级保健机构内可以进行初步管理，且通常是成功的。

病理生理学和临床表现 [1–3]

颞下颌关节和相关结构可能受到先天性、发育性、外伤性、炎症性、感染性和肿瘤性疾病的影响。基层全科医生所见的最常见和最重要的颞下颌关节紊乱是肌筋膜疼痛障碍、颞下颌关节解剖结构紊乱以及单独或组合的骨关节炎和类风湿性关节炎。

病理生理学

虽然最初认为颞下颌关节紊乱仅是由于咬合不正或咬合牙缺失导致下颌位置不当，但其病因是多因素的，并且尚未完全被了解。颞下颌关节是下颌骨髁状突与颅底关节窝的封闭关节。中间的纤维软骨盘位于髁状突的上表面，将关节分为上、下关节间隙，关节间隙由滑膜衬垫。颞下颌关节的正常运动有两个组成部分。旋转是下颌骨髁突在颅窝内旋转的初始运动。这是由翼外肌和舌骨上肌发起的，占下颌开口运动的前 20 mm，并伴有关节盘的少量运动。旋转之后是平移，髁突和椎间盘向前和向下滑动，直到它们离开关节窝并在窝前壁的唇缘（关节隆起）相衔接。这占下颌开口运动的最后 20 ～ 55 mm。

颞下颌关节和周围咀嚼肌和颈部肌肉的疾病通常是由一个诱发因素［如外伤（长期张大嘴或面部损伤）或肌肉疼痛（过度活动导致疲劳）等］引发。如患者存在诸如遗传易感性和中枢神经系统异常疼痛调节等永久性因素的情况下，症状会持续存在。

创伤可导致关节内炎症变化，从而改变正常组织的功能并导致退行性变化。下意识的磨牙（磨牙症）和下颌紧咬以及其他非功能性下颌运动，例如咀嚼口香糖和咬指甲（功能异常习惯）会导致肌肉过度活跃，从而导致疼痛。生物学上的影响被认为包括痛觉过敏的遗传倾向和有害刺激的阈值降低以及激素影响（例如月经的低雌激素阶段）。与其他慢性疼痛疾病一样，中枢神经系统内的异常疼痛调节如抑郁、焦虑、躯体意识增强、适应不良的疼痛应对，以及虐待史和创伤后应激障碍等心理问题与颞下颌关节紊乱密切相关，并且可能在颞下颌关节紊乱的易感性和持续性中发挥作用。

当关节盘相对于下颌髁错位时，会发生正常

关节解剖结构的内部紊乱。最常见的是关节盘向前移位，即下颌闭合时位于髁前。

感染、既往颞下颌关节手术和全身炎症性结缔组织疾病都可以在颞下颌关节紊乱的病因学中发挥作用。

临床表现

颞下颌关节紊乱最常见于中青年（20 ～ 50 岁），女性与男性比例高达 9 ∶ 1。典型的表现症状是下颌骨、颞下颌关节或咀嚼肌局部的钝痛、隐痛、单侧面部疼痛。疼痛可能会放射到或出现在颞部和眶周区域、耳朵、后颈部或肩部。虽然是慢性的，但疼痛通常呈间断性，无痛期与已知的触发因素（如下颌运动、咀嚼或打哈欠）触发的疼痛期相间。下颌张开可能受限，并伴有下颌关节无法活动。触诊时肌肉和颞下颌关节触痛很常见。有时会主诉出现耳鸣和头晕以及运动过程中颞下颌关节内的咔嗒声和爆裂声等声音。然而，高达 50% 的普通人群也会出现颞下颌关节声音，但只有不到 5% 的人出现颞下颌关节紊乱所特有的下颌骨运动范围的限制或不对称。肌肉和颞下颌关节触痛是常见的症状，也可伴有耳鸣和头晕。

鉴别诊断 [1,2]

颞下颌关节紊乱患者表现出上述一系列症状。牙源性和非牙源性面部疼痛（第 214 章）、三叉神经痛（第 176 章）、中耳炎（第 218 章）、鼻窦炎（第 219 章）和颞动脉炎（第 161 章）应作为鉴别诊断的一部分。还应考虑头痛（第 165 章），因为国际头痛协会将颞下颌关节紊乱视为继发性头痛疾病的一个亚型。

检查 [1,2]

应优先检查其他头痛原因（第 165 章）。一旦排除了其他病因，重点就可以转移到颞下颌关节紊乱的评估上。值得注意的是，无痛性的颞下颌关节内响动不需要进一步检查，除非有功能障碍的证据。

病史

颞下颌关节紊乱症状的持续时间有助于指导预后和治疗。急性症状通常轻微且自限，而慢性症状最终可能需要跨学科治疗。此外，应询问对先前颞下颌关节紊乱治疗的反应以协助治疗。早晨症状加重提示夜间磨牙症。其他关节的关节痛提示全身性疾病。以前有颞下颌关节响动，但随着下颌运动受限的出现而消退，可能代表颞下颌关节内部紊乱的进展。

体格检查

应首先检查下颌运动范围，因为肌肉检查可能会改善或恶化下颌运动。患者取坐位，要求“看向地平线”，以避免颈部过伸或过曲。记录患者能够将下颌向左移动和向右移动（侧向移动）的距离。记录上下切牙之间的距离，患者在没有疼痛的情况下尽可能大地张大嘴，然后在疼痛时也要尽可能张大嘴。最后，记录在患者可以忍受的情况下，检查者在轻柔拉伸辅助下达到的距离。让患者知道这部分检查只会发生一次并且不会重复，这一点很重要。正常的下颌开口一般为 35 ～ 55 mm，平均为 40 ～ 43 mm；正常的侧向偏移通常为 6 ～ 12 mm。

当内部紊乱阻止髁突从颅窝平移时，下颌运动被限制在 20 ～ 25 mm。这通常是由于关节盘在髁状突前面的位置，在开始平移时没有重新定位到髁状突上（关节盘被认为是非复位的），有效地阻碍了髁状突的进一步移动。关闭锁定的颞下颌关节不会发出咔嗒声或弹响。下颌骨将偏向受影响的关节。

在静止和运动时，触诊（如果需要可以听诊）疼痛提示滑膜炎。髁突通常会导致耳前区隆起，并在平移时容易触及。下颌打开期间颞下颌关节内的爆裂声或“咔哒”声表明，前移的关节盘在从旋转过渡到平移时正在重新定位到髁突上（关节盘正在减少）。下颌骨经常会被注意到偏向受影响的关节，直到关节盘缩小，然后下颌骨返回中线。

应触诊双侧咀嚼肌以记录压痛。咬肌从颧弓延伸到下颌角，而颞肌几乎位于头部的整个侧面（颞区）并向下延伸到颧弓。两者都起到闭合下颌的作用。口内检查时，可触及翼内肌和翼外肌。翼内肌在扁桃体窝前部，要沿着下颌支的内侧表面

（下颌磨牙后面的骨突起）触诊。检查翼外肌非常困难（有些研究认为不可能），但可以通过触诊上颌结节后面的上外侧来尝试。应检查牙列是否有感染或断裂的迹象，以及咬合不良（咬合不正）的证据，例如上下牙齿未能适当接触。

耳镜检查是为了排除中耳炎的可能性。脑神经检查侧重于面神经和三叉神经，通常无阳性体征。

实验室检查

在怀疑多关节炎症（如类风湿性关节炎）的情况下，颞下颌关节紊乱可能需要进行血液检查（第 146 章）。肌筋膜疼痛障碍、内部结构紊乱和骨关节炎通常不需要血液检查。

影像学检查是评估颞下颌关节紊乱中最重要的诊断检查。全 X 线片是一种有用的筛查工具，可以显示颞下颌关节内的退行性改变，提示骨关节炎或类风湿性关节炎。髁状突和颅窝之间的关节间隙的消失可以看到内部的错位。如果平片上有骨或关节病变的迹象，就需要进行颌面 CT 检查。

颞下颌关节的 MRI 检查在颌骨闭合和张开的情况下可以评估关节和周围区域的软组织。当药物治疗失败并怀疑内部病变时，就需要进行 MRI 检查。MRI 可以显示关节盘缩小与否以及积液的存在，使用造影剂增强可以识别滑膜炎。

治疗原则 [1-5]

重要的是要认识到多达 40% 的患者的颞下颌关节紊乱会自发缓解。因此，初始治疗应该主要是无创和多方面的，利用药物、行为和物理治疗措施，并将干预措施保留给那些仍然难治的或有丧失能力的症状的患者。不可逆的干预不能作为一线疗法。这种治疗策略对最常见的颞下颌关节紊乱均大致相同，包括肌筋膜疼痛障碍、内部结构紊乱、骨关节炎和类风湿性关节炎，85% ～ 90% 的患者对药物治疗反应良好。

医疗管理

管理是治疗的目标，因为颞下颌关节紊乱没有“治愈方法”。在急性和慢性颞下颌关节紊乱中，药物治疗通常是管理的一个组成部分。治疗应以疗效和已确定的安全性为指导，目的是帮助患者控制急性期或慢性疼痛加重期间的不适。

非甾体类抗炎药

非甾体类抗炎药（NSAIDs）在颞下颌关节紊乱的急性期最有用，应按计划给药 10 ～ 14 d，后应重新评估患者。萘普生 500 mg，每日 2 次，已被证明对控制初始症状有效。在一项研究中，大剂量布洛芬（2400 mg/d）并不比安慰剂更有效。尽管短期服用非甾体抗炎药通常是安全的，但需要监测患者的胃肠道症状。

麻醉性镇痛剂

阿片类药物可以在处理严重的急性疼痛方面发挥作用，特别是对于由创伤引起的颞下颌关节紊乱。由于存在依赖、滥用和转移的可能性，麻醉剂在慢性颞下颌关节紊乱中的作用不太确定。虽然在慢性颞下颌关节紊乱病情加重时有帮助，但对阿片类药物治疗的依赖往往会导致耐受性和剂量需求的增加。如果经过适当的筛选和评估，认为有必要使用麻醉剂，5 mg 氢可酮联合对乙酰氨基酚使用是合理的。阿片类药物曲马多在治疗其他慢性疼痛综合征方面一直有效，可以从 25 ～ 400 mg/d 进行滴定。在服用三环类、单胺氧化酶抑制剂和选择性 5- 羟色胺再摄取抑制剂抗抑郁药的患者中，应极为谨慎。

抗抑郁药

三环类抗抑郁药（TCA）是使用和研究最广泛的药物，可以作为首选药物。小剂量的去甲替林、地西帕明或多塞平可在睡眠时以 10 ～ 50 mg 起始，2 ～ 4 周后症状会有改善。如果有效，这些药物可以维持 2 ～ 4 个月，然后逐渐减少至低维持剂量。

选择性 5- 羟色胺再摄取抑制剂如氟西汀和帕罗西汀可导致夜间磨牙症恶化，因此通常应避免使用。选择性去甲肾上腺素再摄取抑制剂度洛西汀已显示在低剂量（60 mg/d）下可在 1 周内改善慢性疼痛疾病患者的疼痛。

抗焦虑药

具有抗惊厥活性的长效苯二氮䓬类药物可能比短效药物更有益于治疗颞下颌关节紊乱。使用短期、低剂量和睡前给药将限制潜在的镇静和依赖性副作用。地西泮 2.5 ～ 5.0 mg 或氯硝西泮 0.5 mg，持续 4 周，可减轻肌肉疼痛并补充镇痛治疗。

肌肉松弛剂

中枢作用药物如卡立普多、环苯扎林、甲氧苄啶和巴氯芬尚未在颞下颌关节紊乱中得到充分研究，尽管结构类似于 TCA 的环苯扎林在睡前服用 10 mg，3 周后可改善醒来时的下颌疼痛。

皮质类固醇

用曲安奈德 20 mg 关节内注射类固醇可减轻疼痛并改善功能。由于软骨破坏和髁突吸收的潜在副作用，建议将此类肠胃外类固醇治疗限制为不超过 2 ～ 3 次注射，每次注射间隔 4 ～ 6 周。

自我保健策略

应建议患者在疼痛加剧时使下颌休息但不要制动。这包括避免极端的运动，如打哈欠（鼓励患者在打哈欠时将拳头放在下巴下以限制张口）和咀嚼口香糖等与下颌关节功能相关的习惯。饮食调整包括建议不要吃需要较大咀嚼力的坚硬、特别坚硬或有嚼劲的食物。应建议患者将食物切成小块，以避免咬入较大的食物张口过大。可以用加热垫或热水瓶对不适的部位进行加热，同时轻轻按摩。

物理疗法

物理治疗对于修复和再训练咀嚼肌和头颈肌非常有帮助。治疗通常包括手法操作、更有力的按摩、热疗以及超声检查和离子电疗法。被动运动可能是有效的，可以购买下颌被动运动装置。

行为医学

咨询、放松、压力管理、生物反馈和认知行为疗法可能非常有帮助（第 226 章）。许多患者会从转诊到专门识别和管理压力的诊所中收益。通过非正式咨询未能改善的患者或有明显的心理疾病的患者可能需要正式的精神治疗。

牙科措施

牙科器具

对于牙科器具在颞下颌关节紊乱治疗中所发挥的作用，目前的证据并不明确。理想的设计尚未确定，但一般的原则是，矫治器应是由硬质丙烯酸树脂定制的，并牢固地套在上牙或下牙弓的牙齿上，不把颌骨锁在一起。不建议使用非处方的矫治器，因为它们通常非常笨重，由软橡胶制成，可能导致疼痛和磨牙症的加重。虽然牙科矫治器尚未被证明可以明确改善颞下颌关节紊乱，但它确实有价值，可以保护患者的牙齿不受不良功能习惯和磨牙症的损害，当与适当的辅助疗法一起使用时，可以帮助 70% ～ 90% 的患者减轻疼痛和功能障碍。

咬合平衡和牙齿替换

最初的理论认为颞下颌关节紊乱是由牙齿咬合不平衡或丧失造成的，这导致人们认为磨牙以达到更好的咬合（咬合平衡）是颞下颌关节紊乱的有效治疗方法。没有证据支持这种方法，但如果一线和二线治疗效果不充分，致残性症状持续存在，并发现明显的可矫正病理时，一般主张治疗严重的错颌畸形和替换多颗缺失的牙齿，以完善咬合牙齿和咀嚼功能。但是，一般不鼓励将其作为一线治疗。

外科治疗

手术治疗适用于 3 ～ 6 个月后对药物治疗无反应的关节内紊乱患者，以及疼痛和功能障碍严重干扰颞下颌关节相关的日常生活活动，如说话或咀嚼。手术治疗更有可能在没有复位的内部结构紊乱的情况下完成。没有研究可以指导手术的选择，但一般来说，首先采取创伤性最小的干预措施，如果以前的治疗失败，则采用创伤更大的措施。

用晶体对上关节间隙进行关节穿刺术，然后注射类固醇或进行关节镜检查，这既是诊断，也是治疗，是最初的外科干预。关节镜检查可以识别关节内粘连、滑膜炎和游离体，以及检查关节盘。有些患者最终可能需要进行开放性的关节手术，进行关节置换术，或伴 / 不伴重建手术。最有创性的外科手术是全关节置换术，一般是保留给有终末期关节病并导致明显疼痛和功能障碍的患者。

患者教育与咨询 [5]

如前所述，颞下颌关节紊乱患者往往需要大量的教育和支持。对于新发病患者，关于颞下颌关节紊乱相对较高的患病率和良好的自然病程的教育可以使他们感到安心，因为患者知道头部、面部和下颌疼痛的更严重或危及生命的原因已被排除。应解释和解决引起压力和功能失调的习惯（如咀嚼口香糖或咬指甲）的作用。可能需要更多共情和支持性的会诊。

在颞下颌关节严重疼痛和主要关节功能紊乱期间，通过均衡饮食保持良好的营养可能是一个挑战。虽然在出现极端症状时可能会使用软食和高蛋白液体营养补充剂，但长期依赖它们是不可能的。可能有必要考虑混合更均衡的膳食以提供足够的营养。在严重颞下颌关节紊乱的情况下，转诊给擅长设计舒适、可口、有营养的食物摄入方案的营养师是很有意义的，并且这受到了努力保持身体健康的患者的高度赞赏。

如前所述，应强调急性颞下颌关节紊乱的良好自然病程，并建议患者不要把寻求不可逆的措施作为一线治疗。美国牙科协会在“明智的选择”政策声明中强调了这一点。

协会推荐以下内容：“避免常规使用不可逆的外科手术，如牙套、咬合平衡和修复作为治疗颞下颌关节疾病的首选治疗方法”（http：//www.choosingwisely.org/clinician-lists/dentists-managing-tmj-disorders）。

（赵星星 翻译，曹照龙　齐建龙 审校）

第十五部分

精神病学和行为学问题

第 226 章

焦虑的管理

JOHN J. WORTHINGTON III，ALEXANDRA K. GOLD, AND GUSTAVO KINRYS

焦虑障碍是一种普遍现象（在一般人群中的终生患病率超过 30%），患者经常去看非精神科医生。在缺乏客观证据的情况下，患者往往表现出痛苦和对疾病的担忧，所以评估和管理可能具有挑战性。由于疾病的主观性质，他们担心身体出了问题，并坚持寻求一个可接受的解释和安慰。焦虑症状的出现可能会影响许多器官和系统，并表现出类似于器质性疾病的症状。此外，焦虑和类似焦虑的疾病可能由各种疾病、治疗或严重伤害（如在在军人、退伍军人、家庭暴力受害者和受虐儿童中）引起。

焦虑是人类的一种正常情绪。区分正常焦虑与病理性焦虑和焦虑障碍通常需要系统评估和对个体患者的身体和心理状况的充分了解。未得到充分认识和治疗的焦虑增加了医疗费用，使患者容易进一步发病，包括抑郁、疑病症、情绪低迷和不同程度的残疾。基层全科医生对焦虑患者进行全面的同理心评估，可以对出现的难题采取合理且有效的方法。

精神病理学、病理生理学和临床表现 [1–13]

定义和病理生理学机制

焦虑是一种恐惧、不详或恐慌的痛苦经历，伴随着各种自主神经症状，主要是交感神经控制的躯体症状。因此，痛苦既是精神上的，也是身体上的。患者对它的耐受性差异很大。新的焦虑发作或加重通常发生在对情绪或生理刺激的反应中。大多数人都以自己的力量和应对方式来应对引发焦虑的情况。当一个人的应对能力不堪重负时，就会出现过度焦虑。病理性焦虑与正常情况的区别在于它是在没有客观刺激的情况下发生的，其持续时间或强度也不同。

一些单胺类和神经肽类的神经递质与焦虑的神经生物学有关。去甲肾上腺素在调节焦虑状态中起着重要的作用。脑桥的蓝斑是主要的去甲肾上腺素能核团。蓝斑的异常放电模式与某些焦虑疾病的病理生理学有关，如惊恐障碍。相比之下，在大脑中普遍存在的抑制性神经递质 g- 氨基丁酸在边缘系统中起着抗焦虑作用。由此产生的焦虑的躯体表现主要是由交感神经系统介导的。

分类、精神病理学和临床表现

根据最新更新的《精神障碍诊断与统计手册（第五版）》（*Diagnostic and Statistical Manual of Mental Disorders*，*Fifth Edition*；DSM-5），焦虑症的分类主要基于临床特征（表 226-1）。在其正常和病理形式中，焦虑的表现包括情感、认知、行为和躯体症状。情感成分的特征是有恐惧、相信有不祥预兆或恐慌的经历。在正常焦虑中，情感成分被有意义或寻求消除痛苦的认知所抵消。在病理性焦虑中，临床表现的其他组成部分可能因扭曲的认知而加剧，如灾难化。许多行为如回避或过度警惕则反映了焦虑状态或是对焦虑状态做出的反应。典型的心理表现可能包括忧虑、运动性紧张或躁动（不安、急躁、神经过敏）和高度觉醒（包括高度警觉、注意力分散、注意力不集中和失眠）。躯体症状主要是自主神经功能亢进，包括全身、心肺、胃肠、泌尿系统和神经系统症状（表 226-2）。

焦虑适应性障碍

在医疗环境中，大多数焦虑表现是对引起焦虑的情况的正常反应。在有限的时间内，患者可能会出现类似于广泛焦虑障碍（generalized anxiety disorder，GAD）的症状（见下文讨论）。当患者的

表 226-1 焦虑和相关疾病及其定义特征

广泛焦虑障碍

至少持续 6 个月的慢性焦虑

对至少两个不同的问题感到担忧（通常是许多）

惊恐障碍

与惊恐发作相一致的偶发性极度焦虑

至少一次发作以后接着 1（或几）个月内存在如下情况之一：

- 持续担心会有更多的发作
- 担心发作的影响或其后果（例如失去控制、心脏病发作）
- 与发作有关的行为发生了重大变化

广场恐惧症

与以下情况相关的焦虑（例如，公共交通、人群、排队、封闭空间），在这些情况下，如果出现惊恐或尴尬症状，难以逃跑或无法获得帮助

社交焦虑障碍

与他人洞悉相关的焦虑

强迫症

强迫症（侵入性的不想要的奇怪想法）和（或）强迫（以仪式或刻板的方式进行的重复行为）

创伤后应激障碍

严重创伤暴露史

持续至少 1 个月的后续焦虑和抑郁症状

再次体验创伤（例如闪回），避免与创伤相关的刺激，以及增加觉醒

该综合征可能出现延迟发作（＞ 6 个月）

特殊恐惧症

与特定刺激有关的非理性恐惧

焦虑适应性障碍

焦虑是对可识别的压力源的不适应反应

症状持续时间＜ 6 个月

Adapted from American Psychiatric Association. Diagnostic and statistical manual of mental disorders，5th ed. Washington，DC：American Psychiatric Association, 2013.

表 226-2 焦虑的躯体症状

类型	具体症状
一般情况	疲劳、虚弱、出汗、失眠、脸红、寒战
神经系统	头晕、感觉异常、现实解体、近乎晕厥、颤抖、烦躁不安
心脏	心悸、胸痛、心动过速
呼吸系统	呼吸困难、过度换气、窒息
胃肠道	口干、腹泻、恶心、呕吐
泌尿系统	尿频、尿急

应对能力不堪重负时，过度焦虑可能会短暂出现，直到患者能够适应。这种状态称为焦虑适应性障碍，通常在 6 个月内消失。适应性障碍也可能由其他表现预示，包括抑郁情绪和行为不当。

广泛焦虑障碍

这种常见情况的特征是焦虑持续超过 6 个月，焦虑延伸到特定的主题之外。通常情况下，患者对各种各样的担忧进行反复思考，这种情况可能已经持续了好几年，期间病情反复。广泛焦虑障碍还包括一系列的躯体伴随症状，包括坐立不安、疲劳、注意力不集中、易怒、肌肉紧张和失眠。除了持续的焦虑状态，患者可能描述了更离散的急性焦虑发作。

惊恐障碍

惊恐障碍的特征是反复出现的意外恐慌发作，其特征是突然的极度焦虑伴有交感神经激活的症状。这些恐慌可能是伴随着即将到来的灾难感、濒死感、恐慌感和逃跑的冲动。这些症状可能发生在任何焦虑中，但在惊恐障碍中，这些症状会意外发生，至少一次发作后，会持续在不少于 1 个月的时间内担心再次发作，担心发作的影响或后果（例如失去控制，心脏病发作），或与发作相关的行为会发生重大改变。惊恐发作在女性和有阳性惊恐障碍家族史的女性中更为常见。在生命早期出现的焦虑症状，包括童年时期的分离困难，也是惊恐障碍的危险因素。

惊恐障碍的临床过程包括频繁的惊恐发作期和不太频繁的发作期，并伴有恐惧回避和预期焦虑。惊恐发作的阵发性和突出的自主神经症状可能与心脏或神经系统疾病相似，导致一些患者变得过度敏感，并且其确信存在严重的潜在疾病，并反复就医寻找这样的诊断。许多患者由于预期性地害怕再次的惊恐障碍发作而致残。这些患者可能会感到意志消沉、抑郁和虚弱。惊恐障碍的自杀风险似乎显著增加，特别是同时患有抑郁的患者。

恐惧症

恐惧症是一种与特定刺激相关的非理性恐惧。在暴露于该刺激下时，患者会明显地表现出焦虑反应。患者可能会对任何特定的刺激患有特定的恐惧

症。虽然特定的恐惧症通常会产生局限性的反应，但由于避免恐惧刺激或坚持面对巨大的不适（例如，害怕飞行导致飞行困难），这可能会干扰患者某些方面的功能。

广场恐惧症。许多患者因恐惧症的回避行为模式而功能不全。广场恐惧症（字面意思是“对广场的恐惧”）的特点是害怕处于限制逃离的环境中（如人群、剧院、隧道、电梯），并回避这些情况的发生。与广场恐惧症相关的回避行为可能会导致患者害怕离开安全的家或独自一人。广场恐惧症可以与不愿离开家的行为区分开来；广场恐惧症的突出症状是被其家人称为“从不出门”、抑郁，并且对活动失去兴趣。在 DSM-5 的诊断中，广场恐惧症有自身单独的诊断，患者不需要有惊恐障碍的诊断就能诊断为广场恐惧症。这与 DSM 的以前的版本不同，之前的版本要求患者被诊断为惊恐障碍，才能诊断为广场恐惧症。

社交焦虑障碍（社交恐惧症）。社交焦虑障碍的患者在他们成为关注的焦点或可能被公开审查的情况下会出现焦虑。个人担心自身会以一种羞辱或尴尬的方式行事（或表现出焦虑症状）。这类患者可能会表现出焦虑或“怯场”，但在日常的社交场合也会表现出困扰。在广泛性的社交焦虑障碍中，恐惧包括大多数社交场合（参与小组、约会、发起或维持对话、与权威人物交谈、参加聚会等）。社交焦虑障碍需要从有限的非病理性焦虑形式中分离出来，后者发生在普遍公认的引发焦虑的情境环境中（例如，在大量观众面前表演或担任非常重要活动的角色）。

强迫症

在 DSM-5 中，强迫症（obsessive-compulsive disorder，OCD）不再被视为焦虑；然而，鉴于其与焦虑的临床相似性，以及在 DSM 之前版本中长期将其纳入焦虑，我们在本章中对强迫症进行了讨论。强迫症比之前认识到的更为常见，影响到多达 3% 的人口。其特点是强迫观念或强迫行为，其严重程度足以给患者带来巨大的痛苦或损害其功能。

强迫症是一种不必要的侵入性想法，具有怪异、无意义或极端的性质。强迫症的内容通常包括性或暴力主题、对污染的担忧，以及对组织或对称性的关注，这对患者来说非常痛苦，可能导致他们担心自己会“发疯”。反复出现和持续的想法、冲动或形象本身就成为了焦虑的一个来源。

强迫症是指以一种刻板的或仪式化的方式进行的重复行为，通常是对强迫行为的回应，有时是为了消除强迫行为。抗拒执行强迫行为会导致焦虑加剧，而屈服并执行强迫行为会伴随着短暂的放松感，随之而来的是羞愧感。典型的强迫行为包括洗手（以消除污染困扰）、检查行为（例如，检查门锁和炉灶以消除不确定性困扰）和计数（以消除与其他困扰相关的焦虑）。

强迫症的病因和病理生理机制尚不清楚。从遗传学上看，它与抽动秽语综合征有关，通常与抑郁一起发生。相关的疾病包括躯体变形障碍（即对有缺陷的身体形象有成见）和拔毛癖（强迫性拔毛）。

强迫观念或强迫行为之间的关系可能是荒谬的或非理性的。通常情况下，患者对其想法和行为的荒谬或极端性质保持洞察力，这将他们与精神病患者区分开来。

由于与强迫症症状相关的羞耻感，患者向朋友、家人和医生隐藏这种疾病的情况并不少见。当患者的强迫涉及关注他的身体功能（如尿失禁或便失禁）或疾病易感性（如有洁癖或恐惧艾滋病）时，强迫症可能会引起基层全科医生的注意。极端情况下强迫行为可能造成医疗风险或后遗症（例如，洗手的皮肤并发症）。

强迫症的发病年龄不同，呈双峰分布：男性在青春期前达到高峰，女性在 30 岁达到高峰。临床过程同样不同；症状可能在任何年龄段出现，时好时坏，并在压力大的时候变得更加严重。

创伤后应激障碍

研究显示，创伤后应激障碍（posttraumatic stress disorder，PTSD）影响了 5% ～ 10% 的美国人口，在伊拉克和阿富汗战争的退伍军人中非常普遍。它有可能对一个人的生活产生毁灭性的影响。尽管在 DSM-5 中不再被认为是一种焦虑障碍，但与焦虑障碍的临床相似性以及长期在旧的 DSM 版本中被纳入为焦虑障碍，使它有理由被纳入焦虑障碍的讨论中。在经历过情感创伤事件（如战斗经历、自然灾害、身体攻击、强奸）几周后，创伤后应激障碍的患者叙述，他们通过侵入性的想法、生动的梦境或"闪回"持续地重新体验了创伤事件。诊断所必需的其他特征包括避免与创伤相关的刺激、过度兴奋（例如，增加惊吓反应）和症状持续 1 个月以上。在许多情况下，症状可能会持续数年。很少会在创伤暴露后超过 6 个月出现这种症状，如果有这种情况，PTSD 则被称为延迟表达。潜在的病理生理学理论包括"战或逃"反应的失调和杏仁核的过度激活。

患者可能会以焦虑、睡眠障碍为主要诉求来寻求医疗援助，或者对其症状的神经系统基础产生担忧和疑问。另一种情况是，创伤后应激障碍可能是由伤害、医疗疾病或手术（如路边炸弹、截肢或心脏除颤）引起的，这些手术本质上代表严重创伤。类似的环境可能会引发再体验现象，因此了解这些环境对此类患者的潜在影响是很重要的。

焦虑中的物质使用障碍

焦虑往往耐受性较差，导致一些患者通过使用或滥用抗焦虑物质来寻求缓解。患者对酒精、苯二氮䓬类药物（benzodiazepines，BZDs）或任何其他镇静药物的依赖可能反映了一种未被识别的、潜在焦虑障碍。长期使用镇静物质会导致易怒，并可能导致或加剧戒断后的焦虑。通常很难区分药物滥用和焦虑之间的因果关系。焦虑障碍患者患酒精使用障碍的可能性要高 50%，同样酒精使用障碍患者的焦虑障碍患病率也要高 50%。

鉴别诊断 [1、3、5–8、10–16]

与焦虑相关的症状和体征的医学鉴别诊断包括许多交感神经系统受到刺激的疾病（表 226-3）。一些报告指出，大量因"焦虑"而转诊的精神疾病其实都是未诊断出其他的疾病。未识别的心律失常、内分泌疾病和药物反应可能与焦虑的症状相似，反之亦然。

在对焦虑进行鉴别诊断时，要考虑的精神障碍包括抑郁。抑郁是最需要识别的疾病之一，因为它们是常见的可治疗的疾病，如果不治疗，发生并发症和死亡的风险都很高，而且经常与焦虑症状并存（见第 227 章）。其他以焦虑为主的精神疾病包括精神病、痴呆和药物相关障碍。

表 226-3　焦虑的医学原因

原因类型	具体原因
心血管疾病	心绞痛、心律失常、充血性心力衰竭、高血压、血容量不足、心肌梗死、晕厥（多种原因）、瓣膜病、血管衰竭（休克）
饮食相关	咖啡因中毒、味精过量（"中餐馆综合征"）、维生素缺乏疾病
药物相关	抗胆碱能毒性、洋地黄毒性、致幻剂、降压剂、兴奋剂（苯丙胺、可卡因和相关药物）、戒断综合征（酒精或镇静催眠剂）
血液疾病	贫血
免疫系统疾病	过敏性休克、系统性红斑狼疮
代谢性疾病	高肾上腺素血症（库欣病）、高钾血症、高热症、甲状腺功能亢进症、低钙血症、低血糖症、低钠血症、甲状腺功能减退症、更年期、卟啉病（急性间歇性）
神经病学	脑病（感染性、代谢性和毒性）、原发性震颤、颅内肿块病变、脑震荡后综合征、癫痫发作障碍（尤其是颞叶）、眩晕
呼吸系统	哮喘、慢性阻塞性肺疾病、肺炎、气胸、肺水肿、肺栓塞
分泌性肿瘤	类癌、胰岛素瘤、嗜铬细胞瘤

检查 [1,3,5–8,10–16]

基层全科医生对焦虑的评估需要包括对医疗原因的评估以及精神病诊断的评估。

医疗原因评估

可能的医疗原因太多了，不可能进行全面的检查。一个合理的替代方案是关注患者已经在治疗的所有疾病。这包括对患者的担忧、恐惧和正在进行的治疗的回顾。此外，关注与焦虑相关的最重要的疾病，如心律失常（见第 25 章）、甲状腺功能亢进（见第 103 章）和药物反应或戒断（见第 228 和 234 章）。如果患者有一个突出的症状或涉及一个器官系统的一系列症状，那么这时值得进行医学评估细节。

存在多种身体症状（6 个或以上），患者对症状严重程度的评分高，患者对健康状况的评分低，医生认为患者遇到困难，以及患者年龄小于 50 岁，这些都是潜在焦虑或抑郁障碍的重要线索。在那些向基层全科医生提出身体症状的患者中，这些易于识别的临床特征已被证明是潜在精神病理学的独立预测因子。因为焦虑障碍存在有效的治疗方法，抗焦虑药物的试验性治疗可能有助于解决诊断困难的情况。当然，医生必须记住，焦虑症状的控制并不能排除医学问题，甚至可能使其恶化（例如，使用BZD治疗伴随严重哮喘发作的焦虑）。

对精神障碍的评估

医生必须牢记，焦虑症状通常被概念化为3个方面：心理、躯体和行为。

心理

患有焦虑障碍的患者可能会抱怨焦虑的躯体表现，但可能会遗漏与心理体验有关的病史。因此，必须具体询问心理表现，如恐惧、恐慌、末日降临的感觉，或逃跑的冲动。回顾各种焦虑的特征，有时有助于患者构建一个更清晰的临床图景，但必须注意，不要对患者的反应有偏见，或急于做出精神病学诊断。

躯体

我们还需要确定症状的发作、质量、强度和持续时间，确保包括对最近的生活事件和症状出现时的情景压力源进行富有同情心的调查。

行为

应注意可识别的刺激物或加剧因素，以及产生恐惧的环境。应确定回避行为的发展。如果确定了某一特定的诱发因素，则有助于调查其来源（例如，因很久以前被狗咬伤而产生的狗恐惧症，或因在电梯中惊恐发作而避免乘坐电梯）。通常情况下，症状可能是自发产生的，从而使人觉得它们是自主的（如惊恐障碍或强迫症）。

调查用来缓解症状的策略也很有用。这可能会揭示更多关于物质使用、回避或强迫行为的历史。对类似症状、已知焦虑症和相关疾病（如抑郁症或药物滥用）的家族史进行回顾。儿童学校恐惧症或早期胆怯的病史可能提供有用的信息。最后，全面的身体检查是必要的，检查重复行为（如强迫症）的未发现的后遗症。

筛查

高患病率、对生活质量的潜在影响以及有效治疗方法的可实用性提出了对焦虑症和创伤后应激障碍进行筛查的问题。在繁忙的基层医疗实践中，尽管检测这些疾病非常重要，但筛查这些疾病可能具有挑战性，特别是在患病率较高的人群中。在候诊室或就诊前使用自我报告筛查工具有助于确定需要进一步评估的患者。对现有GAD诊断工具准确性的研究发现，广义焦虑障碍量表7（GAD-7）（图226-1）表现最好，正似然比为5.1，负似然比为0.13。对于惊恐障碍的诊断，患者健康问卷的正似然比为78，负似然比为0.20。对于PTSD的检测，基层医疗PTSD筛查（图226-2）和PTSD检查表表现最好，前者的正似然比为6.9，负似然比为0.30，后者分别为5.2和0.33。这些性能特点及其易用性使它们在基层医疗环境中成为焦虑和创伤后应激障碍筛查的合理选择，值得在高危人群中进行应用。

管理原则 [1,3,7-13,17-42]

治疗需要心理治疗和药物干预，联合治疗通常能取得最佳效果。

心理治疗

焦虑的心理治疗通过洞察力、教育、支持和行为模式的重新调整来缓解症状。行为治疗、支持治疗和以洞察力为导向的心理治疗可以单独或联合使用。国家门诊医疗保健部门对基层医疗的调查数据显示，用药物治疗替代心理治疗是一种趋势，这一趋势引起了人们对心理治疗利用不足的担忧。认识和利用心理治疗对焦虑的治疗非常重要。

认知行为疗法

认知行为疗法（cognitive-behavioral therapy，CBT）对焦虑和焦虑相关障碍的患者尤其有效。这是一种时效性的、以技能为重点的治疗方法，旨在改善维持焦虑的不良行为、思维过程和情绪反应。CBT的内容通常包括暴露疗法、认知疗法和正念。

暴露疗法。根据情绪处理理论，恐惧是通过认知网络来维持的，认知网络存储了有关恐惧刺激

GAD–7 焦虑

在过去的两周里，你有多少次被以下问题所困扰?	完全没有	好几天	一半以上时间	几乎每天
1. 感到紧张、焦虑或快要崩溃	0	1	2	3
2. 无法入睡或控制自己的担忧	0	1	2	3
3. 太担心不同的事情	0	1	2	3
4. 很难放松下来	0	1	2	3
5. 由于不安而无法静坐	0	1	2	3
6. 容易恼怒或急躁	0	1	2	3
7. 感到似乎有可怕的事情发生而害怕	0	1	2	3

列总数 ____ + ____ + ____ + ____ =

总分 ________

0 ~ 4：没有焦虑
5 ~ 9：轻度焦虑
10 ~ 14：中度焦虑
15 ~ 21：重度焦虑

* 7个项目的量表（GAD-7）已显示出可靠性、有效性和足够的灵敏度（89%）和特异度（82%）。

图 226-1 广义焦虑障碍量表 7

Adapted from Spitzer RL，Kroenke K，Williams JB，et al. A brief measure for assessing generalized anxiety disorder: the GAD-7. Arch Intern Med 2006；166：1092.

描述：PC-PTSD是一个4项的筛查，设计用于全科医学和其他医疗环境，目前用于退伍军人的创伤后应激障碍。筛查上包括一个介绍性的句子，以提示受访者了解创伤性事件。作者建议，在大多数情况下，如果患者对任何3个项目的回答是“是的”，那么PC-PTSD的结果应该被认为是“阳性的”。那些筛查阳性的患者应该接受结构化访谈，以对创伤后应激障碍进行评估。该筛查上不包含潜在的创伤性事件的列表。

量表说明：在你的生活中，你是否有过任何害怕、恐惧或令人沮丧的经历，在过去的1个月里，你：

1. 是否做过关于它的噩梦，或者在你不愿意的情况下想到过它?

是/否

2. 试着不去想它，或者尽量避免让你想起它的情况?

是/否

3. 是时刻保持警惕，小心翼翼，还是容易受到惊吓?

是/否

4. 对他人、活动或周围环境感到麻木或隔绝?

是/否

目前的研究表明，如果患者对任何 3 个项目的回答都是“是的”，那么PC-PTSD的结果应该被认为是“阳性的”。

图 226-2 基层医疗 PTSD 筛查 (PCPTSD). Adapted from Prins A，Bovin MJ，Kimerling R，et al. Primary Care PTSD Screen for DSM-5（PCPTSD-5）［Measurement instrument］. 2015. Available at https://www.ptsd.va.gov/professional/assessment/documents/pc-ptsd5-screen.pd

（如情境、情绪、物体）、相关恐惧反应（如身体症状反应、回避）以及与刺激和这些反应相关的意义的信息（如恐惧导致某些身体症状的情况）。如果患者在其环境中遇到类似于恐惧刺激的刺激，认知网络就会被激活，并导致恐惧反应。如果这种反应超出预期或特定的范围（如恐惧反应发生在不应引起焦虑的情况下）和（或）导致患者避免恐惧刺激，从而干扰患者的功能，那么这种反应就会出现问题。

因此，暴露疗法是让患者反复面对恐惧刺激。随着时间的推移，当患者学会将新的、无威胁的信息与恐惧刺激联系起来（例如，认识到恐慌的身体症状中不存在可能的危险），围绕恐惧刺激的焦虑和恐惧可能会消退。不同类型的暴露疗法包括患者描述性想象恐惧情境的想象性暴露，患者在现实生活中接近恐惧对象、情景或人的体内暴露或情景暴露，以及有意识地诱发与焦虑相关的不适的身体症状的内感知暴露。

认知疗法。CBT 的这一组成部分侧重于改变适应不良，作为改变有问题的行为模式和情绪反应的一种手段。认知疗法的要素包括关于情绪功能的心理教育（例如，为什么存在情绪以及情绪何时对人有益或无益），识别消极的自动思维模式，评估对自动思维的支持和反对，以及认知重组（例如，提出不一定延伸到“最坏情况”场景的替代思维方式）等其他因素。家庭实践是 CBT 的另一个重要组成部分，使患者能够练习在治疗期间学到的技能。最后，CBT 框架中的其他技术包括一般放松反应训练（用于耐受焦虑症状，见附录 226-1）、体内暴露和脱敏（用于恐惧症和回避行为）以及暴露反应预防（用于强迫症）。CBT 最好由接受过培训的专业人员进行，许多患者可以从接受 CBT 辅助药物治疗中获益。

正念。治疗焦虑障碍的 CBT 已经开始纳入来自其他模式的治疗元素。例如，正念是基于对身体感觉、思想和经历的非判断性的、以现在为中心的意识。以正念为基础的认知疗法，结合了来自正念和认知行为策略的治疗元素，训练患者识别思想、情感和身体感觉，而不给这些体验贴标签（例如，消极的认知解释）。最终，基于正念的认知疗法的目标是为患者提供一种技能，使他们更容易脱离消极的自动思维模式。对临床试验数据的荟萃分析表明，基于正念的认知疗法在减少焦虑方面是有效的。

支持性心理治疗

这种方法的特点是共情倾听、教育、安慰、鼓励和指导。无论干预措施是否被称为支持性心理治疗，基层全科医生都经常这么做。焦虑障碍的患者经常感到羞愧，常因恐惧感和自己的行为而将自己描述为“软弱”或“愚蠢”。许多患者一直隐藏着他们的部分或全部痛苦，共情倾听和鼓励患者讲述他们的病史可以起到宣泄的作用。同理心可以帮助他们消除羞耻感和孤独。

除了共情的倾听，患者的教育也是至关重要的。患者教育内容包括告知患者诊断，并解释其起源、预后和治疗计划。对疾病的知情和理解有助于帮助患者建立自信感和掌控感，并且减轻患者对严重的躯体疾病、“发疯”和不治之症等错误疾病认知的恐惧，同时减少不确定感、无助感和孤立感，这本身就可以抗焦虑。安慰也有一定的治疗作用，但必须与真正同理心和教育相结合，且需要先澄清错误的疾病认知观念，并且告知缓解焦虑的有用行为。如果只是简单保证说“并无大碍”，则会使患者感到沮丧和失望。尽管阴性的检查结果可能会让一些患者放心，但焦虑障碍患者往往无法缓解，因为他仍在经历独特的、侵扰性的和痛苦的症状。一旦制定了管理患者焦虑的策略，指导和鼓励将有助于患者进行治疗试验并减轻情景压力。

以洞察力为导向的心理治疗

这种治疗形式的目的是指导患者了解环境、情绪和症状之间的联系。通过探索感觉、关系和行为（过去和现在），患者可能会对他的情感形成有新的见解。这有助于减少焦虑症状，并在焦虑症状确实发生时重新定义焦虑症状的含义。洞察疗法需要一个好的心理治疗师的技能以及频繁、长时间的治疗才能达到最佳效果。

放松技术

放松技术对几乎所有患有焦虑的人都有好处。深层肌肉放松、自生法和腹式呼吸都是教学内容，并可通过运动训练和定期运动加以补充（见附录 226-1）。这些技巧加在一起，有助于最大限度地减少因自主神经过度激活而导致的焦虑。它们的使用使患者能够更好地忍受适度的焦虑状态，中止惊恐发作，并使用更具攻击性的行为技巧。

暴露和脱敏

暴露和脱敏需要通过让患者在受控的环境中接触恐惧的刺激物来逐渐重新调节，使他们的焦虑反应最小化并允许焦虑反应成为习惯。通过这种方式，恐惧的刺激变得更好地被容忍，而回避行为（例如，在短期内可能减少患者的焦虑，但从长期来看，阻止他们面对恐惧的刺激，从而无法减少他们围绕这些刺激的焦虑），随着与焦虑反应的联系被削弱而被根除。同样，暴露 - 反应预防技术可于治疗强迫症患者。在暴露于挑衅性的刺激后，他们被帮助抵抗对刺激做出反应的冲动。虽然需要忍受焦虑，但他们可以使用认可的放松技巧。渐渐地，强迫行为就减少了。

药物治疗

当药物治疗被纳入项目时，心理治疗的治疗结果往往会得到增强。药物治疗的主要目标是充分减少症状，使其能够执行以前因焦虑而不能执行的任务，包括增强从 CBT 中获益的能力。患者应被告知，药物治疗时间将有限，可以减少他们的症状，但不能根除症状。BZD 仍然是抗焦虑药物中应用最广泛的药物，但抗抑郁药物治疗作为一线药物治疗具有重要作用。β- 肾上腺素能阻断剂、丁螺环酮、抗惊厥药和神经抑制剂也被使用。

苯二氮䓬类药物

对于快速缓解焦虑症状的具体措施，BZD 被认为是抗焦虑药物的首选，其疗效和安全性优于巴比妥类药物和非巴比妥类镇静剂，如甲氧氨酯、乙氯维诺和格鲁米特。对于一些患者来说，BZD 可以提供实质性或完全的焦虑症状缓解。对其他人来说，它们可以减轻严重的焦虑，但对其他抗焦虑疗法的反应却不明显。在临床反应、血浆水平和剂量要求方面存在着很大的个体差异。

确保正确使用。一小部分患者出现过度使用和从多种渠道寻求药物，尽管很少出现与阿片类药物、巴比妥类药物和其他镇静剂相关的强度和风险。然而，医生在为患者处方 BZDs 之前，应充分了解患者的情况，要警惕同时出现酒精或药物依赖的迹象（见第 228 和 234 章）。应定期通过随访评估疗效，并特别注意正确使用。医生应避免通过电话开具处方，计算出所需的准确剂量，并对“处方丢失”或其他药物滥用的迹象保持警惕。

患者表现出的焦虑的减少，表现的改善或回避行为的减少，证明继续治疗是合理的。要求患者至少每 3 个月接受一次随访是一个很好的指导方针，如果有依从性问题（如随访），则停止开具 BZD 处方。BZD 的过度使用在过去没有酒精或药物滥用史的情况下并不常见，但这可能是一个严重的问题，有时是一个粗心的处方和对患者正确用药的教育不足的结果。如果要求增加剂量，特别是如果伴随着成瘾行为，建议转诊到对治疗这个问题有经验的医生那里。

副作用、耐受性和依赖性。副作用包括镇静（特别是与酒精或其他镇静剂联合使用）、记忆受损（包括使用单剂量三唑仑引起的失忆症），以及罕见的、以敌意或攻击性增加为特征的抑制作用。酒精和西咪替丁会减缓肝 BZDs 代谢，增加毒性风险。

随着时间的推移，每天使用 BZDs 会导致受体适应（耐受性）和发展为身体依赖。然而，身体依赖并不意味着滥用，甚至不能获益。相反，依赖意味着在突然停止治疗后会出现戒断综合征。戒断通常只伴随着轻微的症状，但可能包括反弹性焦虑、不自主运动、失眠、精神运动性不安和知觉改变。

严重的戒断症状不太可能出现，除非每天长期使用高剂量或高效制剂（特别是短效制剂），然后突然停止。在这种情况下，可能会出现类似震颤性谵妄的综合征。据报道，在维持治疗 1 ～ 2 个月后突然停用阿普唑仑后出现癫痫发作。对于效力较弱或长效的 BZDs，患严重戒断综合征的风险较小。慢性每日治疗最好是在几周内逐步减少剂量。

剂量的选择。在使用同等剂量的情况下，现有的 BZD 似乎对治疗广泛焦虑障碍同样有效。在未来，人们可能会看到新的 BZD 具有更大的治疗特异性，因为大脑 BZD 受体的异质性已经被证实。目前，BZD 之间的本质区别在于效力和药代动力学（表 226-4）。这些因素决定了是否适合单剂量和维持使用，以及身体依赖性和戒断的风险。

对于单剂量使用，理想的药代动力学特性是

表 226-4 常用苯二氮䓬类药物的药代动力学特性

药物	近似剂量当量（mg）	相对速效性	半衰期（小时）
阿普唑仑（Xanax）	0.5	快速 / 中级	11
阿普唑仑 XR（Xanax XR）	0.5	中级	13
阿普唑仑口服崩解片（Niravam）	0.5	快速	2 ~ 6
氯地西泮（Librium）	10	中级	5 ~ 30
氯硝西泮（Klonopin）	0.25	快速 / 中级	15 ~ 50
氯氮平（Tranxene）	7.5	快速	30 ~ 200
地西泮（Valium）	5	最快速	20 ~ 100
劳拉西泮（Ativan）	1	中级	10 ~ 20
奥沙西泮（Serax）	15	缓慢	4 ~ 15

迅速的起效和失效。胃肠道吸收速度是决定起效的最重要因素。穿越血脑屏障的能力也是一个因素；亲脂性越强，药物进入中枢神经系统的速度就越快。亲脂性还通过决定单次给药后药物重新分配到脂质库的速度来控制临床失效的速度。血清半衰期与单次用药的作用时间无关。地西泮吸收快，脂溶性强，单剂量使用时起效快，失效也快。在规定单剂量使用的情况下，通常需要相对快速的起效。

对于维持使用，药物的血清半衰期是相关参数，受肝功能和肝代谢物活跃或不活跃的影响。半衰期短的药物简单地转化为水溶性葡萄糖醛酸酯，并由肾迅速清除。它们的缺点是在服药期之间可能会出现焦虑甚至轻微的戒断症状。半衰期越长，越容易累积。然而，由于药物耐受性的发展，在大多数长效药物使用者中，几乎不存在临床上重要的中枢神经系统抑制的额外风险。但老年人和肝细胞疾病患者除外，他们使用长效药物可能导致药物过度积累，导致过度镇静、嗜睡和精神运动障碍。

确定剂量。剂量最终必须根据经验进行个体化确定。最谨慎的做法是以小剂量开始，并在必要时逐步增加剂量。大多数患有强度低于惊恐的焦虑障碍的患者不会从每天超过 8 mg 的劳拉西泮或其同等剂量中获益。对于年轻的、在其他方面健康的、对 BZD 不了解的成年人，起始剂量通常不应超过相当于 4 mg/d 的劳拉西泮。在老年人中，开始剂量和最大剂量应大约减半（见下文的讨论）。使用半衰期长的药物需要更长的时间才能达到稳定状态，这在决定调整剂量的频率时是一个重要的考虑因素。一个临床上有用的经验法则是，在 5 个药物半衰期后，90% 的药物达到稳定状态。

抗抑郁药

自 20 世纪 90 年代以来，5- 羟色胺选择性再摄取抑制剂（SSRIs）和 5- 羟色胺去甲肾上腺素再摄取抑制剂（SNRIs）已经成为治疗焦虑的一线药物，尽管最初被批准用于治疗抑郁症。它们是治疗惊恐障碍、社交焦虑障碍、广泛焦虑障碍、创伤后应激障碍和强迫症最有效的方法之一。与抑郁障碍一样，它们的获益通常会延迟几周（见第 227 章）。虽然一些 SSRIs 和 SNRIs 已经获得了美国食品药品监督管理局（U.S. Food and Drug Administration，FDA）的专门批准，用于治疗此类焦虑症，但大多数专家认为，在这种情况下，所有 SSRIs 和 SNRIs 具有相同的疗效。一些较新的抗抑郁药（如地文拉法辛、米那普伦和维拉唑酮）也在接受应用于特定焦虑障碍的试验。三环抗抑郁药（TCAs）和单胺氧化酶抑制剂（MAOIs）通常用于顽固性焦虑障碍患者。

开始治疗。虽然抗抑郁药在疗效方面是“一线”，但治疗通常以 BZD 开始，以提供一些即时缓解。同时，或在焦虑症状减轻后，可加用抗抑郁药物。一旦抗抑郁药物变得有效，一些患者就完全没有症状。在这种情况下，BZD 可能会逐渐减少，甚至停止使用。在焦虑症患者中，抗抑郁药物开始时剂量较低（例如，丙咪嗪 10 mg/d，氟西汀 10 mg/d），因为某些患者可能出现短暂的症状加重。如果患者可以耐受，通常需要有效的抗抑郁剂量。例如，帕罗西汀治疗惊恐障碍的推荐剂量是 40 mg/d。

在特定条件下使用。对于惊恐障碍，几种 SSRIs（舍曲林、氟西汀、帕罗西汀、帕罗西汀控释剂和文拉法辛缓释剂）已经获得 FDA 的适应证，用于治疗惊恐障碍。也有很多证据支持其他 SSRIs 和 SNRIs 的使用。TCAs 和 MAOIs 在治疗惊恐障碍方面有很长的历史。SSRIs 和 SNRIs 也可能在广泛焦虑障碍的治疗中发挥作用。文拉法辛缓释剂对广泛焦虑障碍和惊恐障碍患者均显示出短期和长期疗效。

创伤后应激障碍对最初使用的抗抑郁药反应最好，并根据治疗反应和症状的组合继续使用。强迫症患者对 SSRIs 的反应特别好，尽管治疗通常需要较高的剂量，并且需要维持数年。一些迹象表明，强迫症患者首先会有反应，而强迫症患者最好通过行为干预与药物治疗相结合来解决。

与其他焦虑障碍一样，社交焦虑障碍已被证明可以有效治疗，大多数 SSRI 类药物，舍曲林、文拉法辛缓释剂、帕罗西汀和帕罗西汀控释剂已获得 FDA 批准。此外，MAOIs 长期以来对社交焦虑障碍特别有效，尽管其安全性和副作用限制了其用于治疗难治性病例。

副作用。参见第 227 章。

丁螺环酮

丁螺环酮是一种非 BDZ 抗焦虑药，作为部分 5- 羟色胺能激动剂，具有轻微的抗焦虑和抗抑郁作用。由于丁螺环酮的良性副作用（不成瘾且无戒断），在需要慢性焦虑治疗的情况下，尤其是当药物滥用或不依从性受到关注时，丁螺环酮是 BZDs 的合理替代品。药物过量的风险很低，而且耐受性良好。与 BZDs 相比，其抗焦虑作用中等，且起效可能需要数周时间，因此单次用药无效，对症状严重的患者帮助甚微。据报道，对强迫症有一些疗效。作为一种可以频繁和安全服用的轻度抗焦虑药物，它可能有利于轻度广泛焦虑障碍或适应性障碍患者。治疗开始剂量为 5 mg，每天 3 次，每周调整剂量为 5 mg/d。对于需要一天 3 次超过 20 mg 的患者，建议转诊到专科医生处。

β- 受体阻滞剂

β- 肾上腺素能阻滞剂可减弱周围儿茶酚胺介导的焦虑表现。因此，它们在短期内对表现焦虑和怯场非常有用（例如，根据需要普萘洛尔 10 ~ 20 mg）。在有特殊的情况下，建议患者提前几天试服，以确定疗效和副作用。大剂量的药物可能会使精神运动反应迟钝。对于一般焦虑的患者，如果有明显的肾上腺素过多的躯体表现（如震颤、心悸），长效 β- 受体阻滞剂（如阿替洛尔，50mg/d）在单独使用或与 BZD 联合使用有利于控制症状。对于有哮喘、心力衰竭或心脏传导阻滞的患者，应谨慎使用这些药物（见第 32 和 48 章）。此外，如果有潜在的抑郁症，它们可能会使症状恶化（见第 227 章）。

α- 受体阻滞剂

哌唑嗪形式的 α- 肾上腺素能阻滞剂在经历创伤后应激障碍的退伍军人中很受欢迎，特别是用于治疗噩梦和睡眠障碍。用哌唑嗪治疗高血压并有与创伤后应激障碍有关的睡眠困难的归国士兵，结果显示使用 α- 肾上腺素能阻断剂后睡眠更好。这种改善似乎具有病理生理学意义，因为作用于皮质下 α_1- 肾上腺素受体的去甲肾上腺素可以引发情绪亢奋和睡眠失调。然而，尽管早期的随机试验表明有明显的改善，但一项主要的大规模随机试验未能证实其益处。研究结果不一致的原因仍有待确定，其中研究人群的差异和条件的异质性被提议作为解释。应跟踪文献以获得更多的数据。

抗惊厥药物（表 226–5）

几种抗惊厥药已被证明在大多数焦虑障碍的治疗中发挥重要作用。尽管它们在研究试验中得到了不一致的结果，但在临床环境中使用它们的基本原理得到了神经生物学基础的支持，使抗惊厥药可能成为 BZD 的替代品。加巴喷丁和噻加宾在临床人群中应用最广泛，通常按可耐受的最低剂量和缓解焦虑所需的剂量递增。

神经阻滞剂

大约 40% ~ 70% 的患者在使用一线药物进行急性治疗后未能达到应答状态。更大的比例至少在某种程度上仍有症状。因此，非典型抗精神病药物的快速抗焦虑和抗易怒作用使其在临床医生治疗难治性焦虑患者中相对流行。此外，在焦虑症中，非典型抗精神病药物在治疗精神病所需剂量的一小部

表 226-5 用于焦虑症的抗惊厥药和抗精神病药

抗惊厥药	非典型抗精神病药
卡马西平（替格雷醇）	阿立哌唑
加巴喷丁（神经素）	阿塞那平
拉莫三嗪（利必通）	氯氮平
左乙拉西坦（开浦兰）	伊洛哌酮
奥卡西平（曲莱）	卢拉西酮（拉图达）
普瑞巴林（乐瑞卡）	奥氮平（再普乐）
噻加宾（加比替利）	帕利培酮
托吡酯（妥泰）	喹硫平（思瑞康，XR）
丙戊酸钠（德巴金）	利培酮（维思通）
唑尼沙胺（唑尼沙胺）	齐拉西酮

分就可以有效。这大大减少了迟发性运动障碍等副作用，传统的神经抑制剂在高剂量下会造成这种情况。然而，患者应密切监测一些潜在的严重副作用，如催乳素升高、体重增加和代谢综合征。

现有的非典型药物在受体情况上有明显的不同；在这些药物中选择主要是根据它们的副作用，避免对该特定患者产生最不愉快的副作用（见第173章）。目前这些药物，无论是作为单一疗法还是与传统药物联合使用，都不能被视为一线治疗，但它们确实对那些仍有症状或对传统药物无效和（或）被认为治疗难治或不耐受的患者有一席之地。考虑到焦虑患者对副作用的敏感性，临床医生应该在治疗开始时使用低剂量，并在给药时缓慢加量。

医用大麻及其衍生物

虽然很受欢迎，但植物性大麻及其衍生物缺乏对创伤后应激障碍有效的证据。观察性研究和荟萃分析发现，没有足够的证据得出任何结论。随机试验正在进行中，结果应参考文献。

老年人抗焦虑药物治疗

由于药物代谢在老年人中缓慢，过度镇静是抗焦虑药物治疗的风险，特别是使用长效药物时。

苯二氮䓬类药物。在大多数情况下，最好在夜间使用没有活性代谢物的短效制剂，并且在代谢相对不受衰老影响的患者中使用。劳拉西泮和奥沙西泮符合这些要求。它们通过肝结合成水溶性葡糖醛酸盐通过肾排泄的方式消除，随着年龄的增长变化很小。劳拉西泮的起效较快。奥沙西泮的起效是逐渐的。它们的缺点包括：如果需要持续的抗焦虑，则需要频繁用药；如果长期使用后突然停药，则会出现反弹性焦虑和失眠。奥沙西泮的初始剂量是 10 mg，劳拉西泮是 0.5 mg。两者通常都是在睡前给药。摄入量应限于短期（5 ~ 10 天）疗程或偶尔根据需要使用。

对于更持久的焦虑缓解，可能需要具有更长的有效半衰期的 BZD（表 226-4）。然而，活性药物代谢物的清除随着年龄的增长而延长，药物半衰期显著延长（例如，地西泮从 20 h 延长至 90 h）。活跃代谢物的积累会导致警觉性降低，损害记忆获取，类似痴呆。过度的镇静可能会导致严重的损伤，老年人髋关节骨折的风险随着长效 BZD 的使用显著上升。初始剂量应较小（例如，相当于地西泮 2 ~ 5 mg/d），并缓慢谨慎地增加剂量。在改变剂量后，可能需要 2 周时间达到稳定水平。

抗精神病药物。在患有阿尔茨海默病的老年人中，焦虑伴有躁动或特殊的精神病性表现，可能需要短期的抗精神病治疗。非典型抗精神病药物已经成为这一适应证的一线药物（见第 173 章）。小剂量的高剂量典型抗精神病药物如氟哌啶醇（Haldol）或氟奋乃静（Prolixin）是另一种选择。低效制剂（如氯丙嗪、硫利达嗪、酚苄明）必须使用较高的剂量，并有增加低血压、心血管和抗胆碱能副作用的风险。

抗抑郁药。在抗抑郁药中，SSRIs 的耐受性最好（见第 227 章）。在具有抗焦虑活性的 TCAs 中，抗胆碱能和抗肾上腺素能副作用较低的 TCAs（如去甲替林）是首选。因为抗抑郁药的新陈代谢会随着年龄的增长而减慢，所以一开始应该服用常规剂量的一半，然后缓慢增加剂量。重要的是，与年轻人群相比，老年人采取应对措施的时间可能要长一倍。一个充分的试验需要 12 周的治疗剂量。

β- 受体阻滞剂。考虑到老年人充血性心力衰竭、心脏传导阻滞和阻塞性肺病的流行，以及他们对认知迟钝、噩梦和抑郁等副作用的易感，β- 受体阻滞剂的使用需要特别谨慎。

补充和替代疗法

瑜伽、按摩和冥想可以提供适度的症状缓解，而且没有伤害。观察性研究结果显示大麻及其衍生物没有持续益处，目前正进行随机试验。目前正在研究 NMDA 激活剂和氯胺酮静脉注射治疗，用于治疗顽固性创伤后应激障碍（PTSD）等致残性疾病患者。

治疗建议和推荐适应证 [3-4,7,10,12,43-46]

一般准则

- 当出现情绪动荡或残疾症状时，考虑转诊接受心理治疗。认知行为疗法（CBT）可能是治疗病理性焦虑最有效的心理疗法。
- 结合支持性心理治疗，包括解释、共情倾听、有意义的安慰、指导和鼓励。
- 为愿意使用放松技术的患者教授放松技术（见附录 226-1）。
- 如有必要，将心理治疗措施与抗焦虑药物治疗结合起来，以提高患者以前因焦虑而受损的日常活动能力。在大多数情况下，只能在有限的时间内发挥辅助作用。如果使用 BZD 治疗，应告知患者有身体依赖的风险。告知患者，药物治疗可能会减轻症状，但不能根除症状。
- 如果有证据表明药物滥用，不论是作为病因还是作为自我治疗的一种方式，都应进行转诊。

情境性焦虑和适应性障碍

- 推荐进行 CBT 治疗。
- 根据需要纳入支持性心理治疗，包括识别特定的刺激性压力源及其与症状发作的关联。
- 如果焦虑造成的痛苦损害了日常功能，则开始短期（最多 5 天）的 BZD 治疗（如氯硝西泮，0.5 mg，每日 2 次）。
- 如果这种痛苦是情绪波动模式中的许多此类事件之一，则应转诊为以洞察力为导向的治疗。如果症状在压力期之后继续存在或在治疗后恶化，也要进行转诊。

广泛焦虑障碍

- 推荐进行 CBT 治疗。
- 根据需要，纳入支持性心理治疗和以洞察力为导向的治疗，以帮助减少社会心理压力因素的作用。
- 考虑在病情加重时采用短期 BZD 治疗（例如，阿普唑仑,0.5 mg，每日 3 次，最多 5 日）。
- 如果有相关的惊恐发作或抑郁病史，使用 SSRI，例如，先用文拉法辛缓释剂（文拉法辛 -XR），37.5 mg，每日 2 次，并将耐受剂量提高到 150 mg，每日 2 次；另外，帕罗西汀的目标剂量为每日 40 mg。
- 由于存在依赖性的风险，避免长期使用 BZD 治疗。如果患者要停止长期治疗，应根据患者的耐受能力在几周内逐渐减少。监测任何戒断症状（例如，耳鸣、知觉改变、不自主运动）。
- 如果需要慢性抗焦虑治疗，可考虑试用丁螺环酮。从 5 mg 开始，一日 3 次，逐渐增加到最大 60 mg/d。生理依赖和戒断的风险为零，但药效较低，可能需要数周时间才能发现一些效果。
- 将患有致残性慢性焦虑障碍的患者转到精神病院进行治疗。

惊恐障碍

- 推荐进行 CBT 治疗。
- 转诊有突出恐惧行为的患者及有自杀念头的患者。
- 筛查是否有自杀倾向（见第 227 章），尤其是在患者感到绝望的情况下；如有疑虑，应立即转诊。
- 使用药物治疗来控制和减少恐惧性回避和抑郁。从低剂量的 5- 羟色胺再摄取抑制剂（例如，艾司西酞普兰：10 mg/d，或帕罗西汀：10 mg/d）开始治疗。如果躁动没有增加，则逐步过渡到全剂量抗抑郁药物治疗（例如，艾司西酞普兰、20 mg/d，帕罗西汀、40 mg/d）。
- 如果普通 TCA 的成本优势超过了耐受性更好的 SSRI 时，可以从一个小的“试验”剂量开始（例如，丙咪嗪，睡前 10 mg，然后在耐受的情况下逐渐增加到睡前 100 ～ 200 mg）。必须将心脏监测和测量 TCAs 血药浓度的额外费用计入成本。
- 另外，也可以开具 MAOI 抗抑郁药，但需限制饮食和具备使用该药的专业知识（见第 227 章）。

- 如果由于存在致残性恐惧行为而希望快速缓解，在抗抑郁治疗开始起作用之前，可先使用强效的 BZD（例如阿普唑仑，0.25 ~ 0.5 mg、每日 4 次，或氯硝西泮、0.5 mg、睡前或每日两次）。
- 经过一段时间的健康状态后，将 BZD 药物减至尽可能低的维持剂量或停药。
- 权衡持续使用 BZD 与依赖的风险。使用强效 BZD 会带来依赖性和严重戒断的风险。当持续治疗超过 6 周的患者停药时，应在数周内缓慢减量。
- 对于需要较长期维持治疗的患者来说，重要的是继续以急性期的全剂量服用抗抑郁药物。

广场恐怖症

- 推荐进行 CBT 治疗。
- 根据需要开具 BZD 处方，以帮助控制引发焦虑的情况，提供有限的逃避（如人群、剧院、隧道、电梯），以减少对此类情况的回避，促进日常功能，并补充行为治疗。

社交焦虑障碍

- 推荐进行 CBT 治疗。
- 按需开具 BZD 单剂量处方，以帮助减轻焦虑，减少逃避，促进日常功能和行为治疗。
- 处方低剂量的 SSRI（如舍曲林、早 25 mg，或帕罗西汀控释剂、早 12.5 mg），然后逐步加量到抗抑郁药的全剂量（如舍曲林、早 150 mg，或帕罗西汀控释剂、早 50 mg）。
- 对于因普通“怯场”而影响表演的患者，可考虑根据需要试用 β- 受体阻滞剂（例如，普萘洛尔，10 mg，最多 20 mg，每日 4 次）。在演示前给予试验剂量，以确保演示不会受药物的影响。

特定恐惧症

- 推荐进行 CBT 治疗。
- 根据需要，考虑快速起效的单剂量 BZD 治疗（例如，阿普唑仑、0.25 ~ 0.5 mg，或地西泮、10 mg），以便在引起焦虑的情况下提供症状控制，并促进行为治疗。

因其他疾病而导致的焦虑障碍

- 推荐进行 CBT 治疗。
- 启动 BZD 药物治疗以减少焦虑，并促进行为治疗的有效性。
- 确保相关医疗专业人员治疗和监测潜在的医疗状况。

物质 / 药物诱发的焦虑障碍

- 推荐进行 CBT 治疗。
- 根据需要启动药物治疗，以减少焦虑，促进行为治疗的有效性，并减少渴望 / 戒断症状。

强迫症

- 推荐进行 CBT 治疗。
- 使用 SSRI 进行药物治疗。
- 转诊给有经验的精神药理学家，以进一步管理药物治疗方案。

创伤后应激障碍

- 心理治疗。转诊到一位专业从事以创伤为重点的经验丰富的心理治疗师进行心理治疗，这是一线治疗。3 种心理治疗技术（暴露疗法、认知疗法和焦虑管理）被认为是治疗 PTSD 最有用的方法。专业治疗师根据哪种特定类型的症状表现最突出，对这些技术进行区分使用。以洞察力为导向的心理治疗有助于克服创伤事件的情感记忆，行为技术也可能是有益的。
- 药物治疗。当心理治疗无效或认为药物治疗对心理治疗有帮助时，例如在治疗睡眠障碍时，应进行精神药物学咨询。SSRI 制剂和文拉法辛可能有用。情绪稳定剂可能有助于减少明显的烦躁或愤怒。如果需要采取其他措施，BZD 有时会在短期内有所帮助。但必须非常谨慎地使用，因为在这个脆弱的患者群体中，药物滥用的风险很高。α- 受体阻滞剂对睡眠障碍或噩梦的治疗效果不佳，不应作为一线治疗药物。
- 替代和补充措施。可以推荐瑜伽、按摩和冥想，因为它们可能提供适当的好处，而且没有伤害。以正念为基础的减压措施对症状的改善有统计学意义，但临床效果不明显。虽然大麻及其衍生物可能被证明是有效的，但目前的数据还不足以推荐使用它们。尽管目前正在研究 NMDA（“摇头丸”）和氯胺酮等强效街头毒品，但由于它们可能产生严重的不良反应，应告诉患者不要在研究环境之外使用它们。

老年人的治疗

- 启动支持性心理治疗。考虑转诊给有经验的心理治疗师以评估其他选择，包括 CBT。
- 将药物的起始剂量减少为成人普通剂量的一半。
- 当使用 BZDs 进行短期抗焦虑治疗时，应使用劳拉西泮或奥沙西泮。
- 对于慢性焦虑症，应谨慎使用半衰期较长的药物，并减少剂量和剂量间隔。
- 如果抗抑郁药物用于抗焦虑，可考虑使用 SSRI（如氟西汀）或 MAOI（见第 227 章）。
- 如果焦虑伴有躁动、“日落”或精神病特征，则应开具低剂量的非典型抗精神病药物（例如利培酮，0.5 mg，每日一次或两次）；如果可能，限制长期使用。

附录 226-1

压力管理策略 [1-3]

WILLIAM E. MINICHIELLO

如果得到有效管理，压力是无害的。随着人们对压力对身体影响的认识的提高，从行为疗法中衍生出了各种减压技巧。压力管理训练使患者能够调节自己的身体，以更适应压力或焦虑。作为综合治疗方案的一部分，基层全科医生可以选择对患者进行一种或多种自我调节程序的训练。放松训练是目前为止最有效的方法。

在着手对患者进行放松训练作为一种自我控制程序之前，医生应建议患者减少或消除饮食中的咖啡因，因为放松训练的目的是降低患者的自主兴奋水平，而咖啡因可以增强兴奋水平。

渐进式深层肌肉放松、自主训练和腹式呼吸是可以应用于基层医疗的主要技术。

渐进式深层肌肉放松

渐进式深层肌肉放松法可能是治疗焦虑和压力相关问题最广泛使用和最有效的放松技术。一个简短的修改版本可以在一次治疗中教给患者。这项技术的基本原理是认为焦虑和放松是相互排斥的；也就是说，当肌肉放松时，就不会感到焦虑。

渐进式深层肌肉放松是一种比较紧张和放松的简单方法。由于患者通常对放松的感觉没有什么意识，所以首先要求患者尽可能地绷紧一组肌肉，直到他能感觉到肌肉的紧张。然后，放松这些肌肉，并试图感受（“内在感受”）紧张和放松之间的区别。

这种放松技术需要把注意力系统地集中在全身特定的肌肉群上。患者在 10 ～ 15 s 的时间内，主动让肌肉群绷紧，然后放松肌肉，观察差异。从头部开始，到脚趾结束，绷紧肌肉、放松肌肉、注意紧张和放松之间的区别，并被系统地应用于一系列的肌肉群（表 226-6）。

自生法运动

自生法运动生物是一种放松技术，由一系列的练习组成，旨在通过心理想象诱发肌肉的沉重感和温暖感。

自主训练通常包括患者在安静的房间里舒适地坐在扶手椅上，闭上眼睛。引入指示语（例如，“我的手臂很重”），并指导患者想象和感受所关注的肌肉的放松，同时默默地重复和被动地专注这些指示语。这些指示，由语言和身体的暗示组成，旨在促进集中注意力和与指示语所指示的身体部位的“精神接触”。

表 226-6 患者渐进式深部肌肉放松指导

练习时要坐在椅子上，背部挺直，头部与背部在一条线上，双脚放在地上，双手放在腿上。每块肌肉都要收紧，在收紧的位置保持 15 ~ 20 s，然后慢慢放开，同时研究紧张和放松的区别。

额头 通过拱起眉毛，皱起额头，保持紧张，然后慢慢放松。

眼睛 将眼睛紧紧地挤在一起，保持紧张，然后慢慢放松。

鼻子 皱起鼻子，张开鼻孔，保持紧张，然后慢慢放松。

脸部 脸上强装笑脸，将脸舒展开，保持紧张，然后慢慢放松。

舌头 把你的舌头用力顶在你的嘴上，保持紧张，然后慢慢放松。

下颌 将下巴紧紧地咬在一起，保持紧张，然后慢慢放松。

嘴唇 撅起嘴唇，张开双唇，保持紧张，然后慢慢放松。

颈部 收紧脖子上的肌肉，把下巴往里拉，耸起肩膀，保持紧张，然后慢慢放松。

右臂 将你的右臂和手在你面前伸展，紧紧握住拳头，保持紧张，然后慢慢放松。

左臂 将你的左臂和手在你面前伸展，使其紧张，然后慢慢放松。

右腿 将你的右腿伸向你的前方（与椅子座位的高度一致），通过将你的脚趾向内指向你的脸来绷紧你的大腿，保持紧张，然后慢慢放松。

左腿 将你的左腿伸向你的前方，通过将你的脚趾向内指向你的脸部来绷紧你的大腿，保持紧张，然后慢慢放松。

上背部 紧张你的背部肌肉，在椅子上略微向前坐，弯曲你的肘部，试图让它们在你的背后相互接触，保持紧张，然后慢慢放松。

胸部 通过收腹和向上、向外挺胸来绷紧胸部肌肉，保持紧张，然后慢慢放松。

胃部 绷紧你的胃部肌肉，将你的胃部向外推，使其变得坚硬，保持紧张，然后慢慢放松。

臀部和大腿 绷紧你的臀部和大腿，把你的双脚平放在地板上，脚趾指向地板，迫使你的脚跟保持在地板上，同时向前推，保持紧张，然后慢慢放松。

练习应该每天进行两次，每次 12 ~ 15 min。经过 2 ~ 4 周的每天两次的练习，应该能够掌握这种技术。

训练包括 6 种心理生理学的练习，每天进行几次。训练以沉重的主题开始（例如，"我的手臂感到沉重和放松"）。第二组公式涉及温暖（例如，"我的手臂感到温暖和放松"）。在温热训练后，患者继续被动地专注于心脏活动（例如，"我的心跳感到平静和有规律"）。第四组练习侧重于呼吸和呼吸系统。在接下来的练习中，患者集中在胸部和腹部的温暖，在最后的练习中，重点是被动专注于前额，冷静下来。

在现代实践中，时间和 6 个标准练习已经被压缩，因此可以在 5 ~ 10 min 的非常短的时间内练习一整轮（表 226-7）。在这个精简版中，自主训练指示语主要集中在训练中使用的生理方面，并穿插着放松的一般建议。每句话都说得很慢，让患者有时间开始意识到建议的效果。

腹式呼吸

最快速、最简单的放松方法是从腹部缓慢地深呼吸。腹式呼吸是一种应对和减轻压力的有效手段。

表 226-7 对患者的自主训练说明

练习时要坐在柔软舒适的椅子上，闭上眼睛。当关注到特定的肌肉群时，试着想象和感受这些肌肉的放松。试着让所建议的事情发生。每个指示重复 2 ~ 3 次

我的前额和头皮感到沉重、柔软、松弛和放松。

我的眼睛和鼻子感到沉重、柔软、松弛和放松。

我的脸和下巴感到沉重、柔软、松弛和放松。

我的颈部、肩部和背部感觉沉重、柔软、松弛和放松。

我的手臂和手感到沉重、柔软、松弛和放松。

我的胸部、心口处和身体的中央部分感到安静、平静、舒适和放松。

我的胃感到沉重、柔软、松弛和放松。

我的臀部、大腿、小腿、脚踝和脚趾感到安静、沉重、柔软、松弛和放松。

我的整个身体感到安静、沉重、柔软和放松。

练习应该每天进行两次，每次 6 ~ 8 min。经过 1 ~ 3 周的每天两次的练习，应该达到对该技术的熟练程度。

几个世纪以来，瑜伽和禅宗的学生们已经意识到，掌握呼吸可以减缓心率，降低血压和静心。腹式呼吸涉及副交感神经系统的刺激。腹式呼吸可以防止过度通气，在 50 ～ 60 s 的这种呼吸后，会给身体带来一种平静的感觉，减轻身体的压力症状。

腹式呼吸可以坐着或躺着进行。无论是哪种姿势，可以在小腹处放一个枕头，迫使腹部向外。当缓慢深吸气时，应该把腹部向外推。每次吸气时应注意尽量减少胸部的运动。呼气前要默念“放松”这个词，呼气时腹部要下垂。吸气时，腹部要向外推；当呼气时，收腹（表 226-8）。

表 226-8　对患者的腹式呼吸指导

坐着或躺着时，在你的小腹处放一个枕头。

1．将你的腹部向外推，慢慢地、深深地吸气。
2．在呼气之前，对自己默念“放松”一词。
3．慢慢呼气，收腹。
4．连续重复整个过程 10 次，重点是缓慢的深呼吸。

每天练习 5 次，每次坐着连续进行 10 次腹式呼吸。练习 1 ～ 2 周后应达到熟练程度。

运动及运动训练

除了刚才描述的具体的放松方法外，运动和运动训练也已经被探索作为治疗焦虑的一种手段，包括其他健康的患者和那些患有慢性病（从纤维肌痛到冠心病）的患者。在许多情况下，运动计划是为了帮助治疗潜在的疾病，但随后也有助于缓解伴随它的焦虑问题。随机试验的荟萃分析发现，急性和慢性运动（见第 18 章）以及特定的运动训练计划（通常为期 3 ～ 12 周）的实施都有明显的减轻焦虑的效果。根据患者的身体能力、喜好和观点进行的运动训练，可以成为其他治疗焦虑方式的一种安全且非常有用的补充。

（高延秋　翻译，曹照龙　齐建光　审校）

第 227 章

抑郁的管理

JOHN J. WORTHINGTON III, ALEXANDRA K. GOLD，AND GUSTAVO KINRYS

抑郁症不仅是一种很常见的疾病（估计男性患病率为 5%，女性患病率为 9%，终生发病率为 16%），而且是致残的重要原因，也是脑卒中发生和冠心病死亡的主要危险因素。抑郁症作为一种可能致命但可以治疗的疾病，需要及早发现并实施有效的管理方案。大多数抑郁症患者通常会去看基层全科医生，而不是精神科医生，就诊时主诉常为身体症状，如疲劳或睡眠不安。由于抑郁症患病率高、可治疗和可能产生严重后果，其诊断和管理成为基层全科医生的当务之急。但遗憾的是，有时由于其症状并不典型，可能是各种精神或身体状况，通常不能及时做出诊断，而且精神疾病的诊断所带来的耻辱感会影响患者和医生对抑郁症的认知。基层医疗团队的所有成员都需要仔细地观察抑郁症相关的表现，当遇到相关症状或体征时，基层全科医生应开始进一步评估和基本治疗，与团队的其他成员合作管理的方法有助于改善抑郁症的治疗效果。

病理生理学和临床表现 [1-23]

机制

抑郁症的主要发病机制包括认知、心理动力学、遗传、神经内分泌和神经递质决定因素，抑郁症很可能是这些因素共同作用的结果。其中遗传因素和（或）童年早期经历可能是抑郁症的易感因素，神经递质和神经体液因素可能是症状发展的重要效应通路。

从认知的角度看，抑郁是消极或扭曲思维的结果，而不是起源。死板的行为规则和无法实现的目标可能会导致其失败和丧失自尊，他们将挫折视为人没有价值和能力不足的体现。

从心理动力学角度，抑郁症起源于自尊的形成和维持困难，这可能与父母过分挑剔或受过虐待有关。在情感得不到回应的环境中成长，可能会影响个人有效应对情境压力能力的培养。进而成年后难以应对损失或者失败，而且会重新唤起以前的痛苦、无力与无价值感，从而导致抑郁症发生。为了将损失或失败的概率降到最低，可能会树立刻板的功能失调的防御。

通过对双胞胎、染色体和系谱的研究，发现了抑郁的遗传决定因素。在一些谱系中，似乎存在一种外显率不完全的显性基因，这会带来患病风险。情感性疾病常常有家族史。抑郁症在重度抑郁症患者一级亲属中的发病率是普通人群的 3 倍。

抑郁症的神经递质理论始于发现赖氨酸可以诱发抑郁症，而单胺氧化酶抑制剂（MAOIs）可以逆转它，说明神经递质代谢的改变是抑郁症的一个重要机制，并促进了新的抗抑郁药物的发现，药物通常通过选择性抑制再摄取来增加主要中枢神经递质（如去甲肾上腺素、5- 羟色胺或乙酰胆碱）的有效性。在神经递质的基础上，去甲肾上腺素通常影响精力和警觉性，而 5- 羟色胺则是影响情绪。

神经内分泌假说来源于观察到抑郁症的大多数自主神经表现（食欲、性欲和昼夜节律的变化）涉及下丘脑功能。此外，神经递质释放和神经激素活动之间的联系已被确认，促肾上腺皮质激素释放激素被认为是导致高皮质醇血症的重要因素，早醒可能是由于昼夜节律的异常提前。

心理和身体表现

抑郁症的临床表现包括许多心理和躯体上的不适。

心理表现

低落是一种很常见的症状，易怒、兴趣减退、担心、沮丧和性欲下降是主要的症状，也可能在没有明显的低落情绪时发生（表 227-1）。有些患者会出现躯体不适，如疼痛或肠功能障碍，有些患者表现出记忆、注意力或自我评价的变化。白天会有典型的情绪变化，症状往往在早晨加重，随着时间的推移而改善。

抑郁情绪是很微妙的，有时患者的低落只有在与医生交谈时才会显现。而随着抑郁症的恶化，可能出现精神运动异常。尽管精神运动迟缓，包括语速减慢和回答问题前的长时间等待，一直被认为是抑郁症的典型表现，但焦虑是更常见的症状，近 3/4 的抑郁症患者的主要症状是担忧、心理焦虑或躯体焦虑。

躯体症状

明显的自主神经性症状包括睡眠紊乱（最常见的是早醒）、体力不足和食欲下降。自主神经症状可以用来评估精神药物干预的效果。在非典型抑郁症患者中，可能表现出睡眠增加和食欲增加（嗜睡和饮食过多）。

表 227-1 抑郁症的临床表现

心理症状和体征
情绪悲伤、“忧郁”和“沮丧”
抑郁的情绪
焦虑
易怒或愤怒
快感缺失（缺乏快乐）
对环境失去兴趣
对活动失去兴趣
对性失去兴趣（性欲减退）
不合群
内疚（可能有妄想）
自尊心差
自我贬低的想法
注意力不集中或优柔寡断
胡思乱想或强迫性思维
多种躯体症状或疑病恐惧症
无助感或无望感
反复出现死亡或自杀的想法
精神病症状（如妄想或幻觉）
自主神经系统症状和体征
睡眠障碍（经常早醒）
精力减退
食欲障碍（通常是食欲减少）
每日交替的情绪变化（通常在早上更严重）
精神活动性迟滞或激越

诊断分类

目前没有被普遍接受的单一的分类系统，美国的诊断标准是依照美国精神病学会的第 5 版《精神疾病诊断与统计手册》(DSM-5)（表 227-2）。

重性抑郁症（重性抑郁障碍，单相抑郁症）

重性抑郁症（重性抑郁障碍，MDD）是 DSM-5 的术语，指伴有自主神经症状的严重抑郁症。据估计，女性一生中患重性抑郁症的风险为 1/4，男性为 1/8。焦虑情绪通常在临床上占主导地位，并且持续存在。4 种或 4 种以上的自主神经症状至少存在 2 周，包括食欲障碍、睡眠障碍、精神运动迟滞或激越、快感缺失、精力不足、无价值感或内疚感、注意力下降和自杀念头。

发病情况各异。症状通常会在数周到数月内出现，但也可能突然出现。疾病发作时情境因素与诊断无关。从病史上看，内源性抑郁症和反应性抑郁症是有区别的，但可识别的诱发因素不再用于诊断。发作的频率似乎随着年龄的增长而增加，至少有一半的患者会反复发作。重度情感障碍（重性抑郁症或双相情感障碍）的家族史很常见。酗酒和抑郁症之间的关系是有争议的，创伤性脑损伤与创伤后重度抑郁和焦虑高发有关。

表 227-2　抑郁症状分类

主要的情感障碍

重性抑郁症（单相抑郁症）
- 严重且偶发，有突出的自主神经体征和症状
- 非典型症状可能包括慢性疼痛、疑病症或认知困难
- 可能伴有精神病性特征
- 治疗方法：抗抑郁药加心理治疗

双相情感障碍（躁狂抑郁症）
- 严重且偶发，有躁狂发作史
- 抑郁期在临床上与重性抑郁症相同
- 可能伴有精神病性特征
- 治疗：情绪稳定剂（在抑郁期可能加抗抑郁药）加心理治疗

慢性情感性精神障碍

持续的抑郁症
- 慢性和较轻，自主神经症状较少
- 经常伴有人格障碍
- 治疗：如果难以耐受自主神经症状，则进行心理治疗和抗抑郁药试验性治疗

环性心境障碍
- 不太严重的慢性情绪波动
- 治疗：情绪稳定剂加心理治疗

器质性脑综合征

另一种疾病引起的情绪障碍
- 抑郁或狂躁由器质性因素引起
- 治疗：处理根源上的临床问题，必要时可试用抗抑郁药

其他情况

物质 / 药物导致的抑郁症
- 物质（如药物、毒素、滥用物质）与抑郁症的病因有关。例如，一种抑郁症只有在使用兴奋剂的情况下才会发生
- 治疗：心理治疗加药物治疗（例如，尽量减少物质欲望和防止复发）

伴有抑郁情绪的调节障碍
- 时间有限，对可识别的突发因素有反应，没有足以导致重性抑郁症的自主神经症状
- 治疗：如果难以耐受自主神经症状，则进行心理治疗和试用抗抑郁药

Adapted from American Psychiatric Association. Diagnostic and statistical manual for mental disorders, 5th ed. Washington, DC: American Psychiatric Association, 2013.

具有精神病特征的重性抑郁症

作为重度抑郁症的亚分类，这种疾病具有妄想、幻觉、行为怪异或思维紊乱等特征。

老年人的重性抑郁症

在老年人中，抑郁症可能会与痴呆相似。患者可能会出现孤僻、不修边幅、注意力不集中，甚至是糊涂的情况。这种情况可能是单由抑郁症引起的，也可能是由抑郁症和痴呆共同引起的。相反，在 50 岁以上的人中，与抑郁症相似的临床表现更有可能是继发于某种疾病（梗死、脑瘤等）。

双相情感障碍：抑郁期

抑郁症可能是双相情感障碍（躁狂 - 抑郁，简称双相）疾病的一种表现。双相患者抑郁发作的表现与重性抑郁症的表现相同，只是有躁狂或轻躁狂发作的既往史。躁狂症表现为发作时（持续时间至少 1 周）情绪高涨或兴奋、精力充沛、睡眠需求减少、自尊心兴奋、过度参与活动，同时不太关注某些活动可能导致的负面后果（如过度消费、危险的性行为）。躁狂症可导致社会和职业功能的明显损害，在许多情况下需要住院治疗以确保患者安全。轻躁狂症的表现是以躁狂发作相关的相同类型的症状为特征的发作（持续时间至少连续 4 天），与躁狂症不同的是轻躁狂没有功能损害。双相Ⅰ型障碍

涉及至少一次躁狂发作，双相Ⅱ型障碍涉及至少一次轻躁狂发作。双相障碍的患病率估计高达成年人口的5%（双相Ⅰ型障碍为1%，双相Ⅱ型障碍为4%）。区分单相抑郁症和双相性抑郁症很重要，因为最初的治疗方法有很大的不同（见下文讨论）。

持续性抑郁症（心境恶劣）

这一类是指慢性低度抑郁症，其特点是至少有2年持续存在的烦躁情绪。有些患者抱怨终生都有抑郁的感觉，症状没有重性抑郁症那么严重，自主神经症状也较少，抑郁表现似乎是患者本身人格或性格的一个组成部分（因此较早的术语是性格抑郁症）。这类患者的治疗效果常常很难让人满意，因为他们长期处于烦躁、自怜状态，最终发展形成不合理的消极思维模式（例如，“我的事情总是不顺利”）。医生通常会产生无助感，并可能无意识地传达一种希望患者离开的愿望。许多患者持续性抑郁症的发病时间可能在青少年时期或成年早期。持续性抑郁症患者中的一个亚群，呈现出一种减弱的慢性重性抑郁症形式，在生活中经过一段时间的良好状态后才开始发病。对于这类患者，自主神经系统症状可能更为突出。

当重性抑郁发作发生在先前存在的心境恶劣状态下时，在某些特定患者（所谓的双重抑郁）中，心境障碍和重性抑郁可以共存。然而，当重性抑郁不完全恢复时，应被描述为部分缓解的重性抑郁，而不是心境恶劣。

环性心境障碍

这种状态类似于双相障碍，但情绪波动不那么严重。这一类患者有一种慢性心境紊乱，其特点是抑郁期与情绪高涨期交替出现，但两者的严重程度或持续时间都不足以达到重性抑郁症或狂躁发作的标准。情绪症状期可能与情绪正常期相交替，持续时间长达数月。

季节性发作抑郁症

季节性发作抑郁症的特点是具有季节性，从秋季开始，持续大约5个月后结束。在DSM-5中，患者可以得到一个“具有季节性模式”的终生心境紊乱发作的描述，这种描述代表了该抑郁症有规律的季节性（例如，每年秋天或冬天发生的抑郁症）特征。通常认为它与缺乏光照有关，在北纬地区更常见，也会注意到与5-羟色胺活动的改变有关。对于季节性发作抑郁症的患者来说，低落是主要的情绪，疲劳和性欲减退也很常见。其他非典型特征包括暴饮暴食和过度睡眠的倾向。在美国，女性比男性更容易患季节性抑郁症（比例为3∶1），发病年龄通常是在20多岁。

伴有情绪低落的适应性障碍

这种障碍发生在重大生活应激事件之后，通常表现为情绪低落，伴有无望、无助、无价值和焦虑的感觉，他们的思想往往被诱发疾病的因素所支配。睡眠和食欲障碍是常见的，但与重性抑郁症相比，其严重程度和持久性较低。症状通常是自限性的，持续时间不超过6个月，当压力被消除或个人逐渐适应处理问题时，情况会有所改善。值得注意的是，任何症状严重到符合重性抑郁症标准的患者（见前面的讨论）都予以诊断，不管是否有诱发因素。基层全科医生应该从本章中得到的信息是，无论是否有可疑的诱发因素，评估抑郁症状对于启动抗抑郁治疗是至关重要的，甚至可能挽救生命。被诊断为伴有情绪低落的适应性障碍的患者并不符合重性抑郁症发作的全部标准。

围产期发病的抑郁症

DSM-5没有具体的“产后抑郁症”诊断，但是，产后抑郁症在临床上得到了广泛的认识和治疗。围产期发病的特征是当前或最近一次重性抑郁症发作发生在孕期或分娩后4周内。在临床上，重性抑郁症的症状会持续2周以上，在某些情况下，发病时间可能会推迟至产后3个月。产后抑郁症影响了10%以上的新手妈妈，这可能是易感人群随着分娩的发生生殖激素水平迅速下降的结果。数据表明，50%的产后重性抑郁症发作是在分娩前开始的。有抑郁症病史的人，特别是有产后抑郁症病史者风险最大。其他危险因素包括情景压力，但不包括分娩方式、孩子的性别、母乳喂养或是否是意外怀孕。产后抑郁症给新生儿带来的后果可能特别严重，会扰乱儿童的生长发育，导致认知和行为问题等。

复杂悲伤

尽管DSM-5尚未正式明确分类，但复杂悲伤影响了 2% ～ 3% 的成年人口。其主要特征是异常严重、持续时间长（> 6 个月）和损害日常功能的悲痛反应。基本特征包括亲人去世后的丧亲史，长期关注死者并伴有强烈的情绪痛苦（如悲伤、愤怒、内疚、责备），以及个人、家庭、职业和社会功能受损。有时会有对死亡情况的关注，试图将死者的所有财物保持在死前的状态，或者回避所有提醒（死者已经死亡的信息）。感觉生活一文不值和社交退缩是其临床表现。风险因素包括先前存在的抑郁或焦虑、酒精和其他物质使用障碍，以及多重损失。

鉴别诊断 [2,12-13,24-26]

关注导致抑郁症的器质性原因很重要，包括与药物有关的病因，这是最常见的原因之一（表 227-3）。慢性疲劳感和病理性心境恶劣是多种疾病的非特异性症状，其鉴别诊断包括慢性疲劳综合征、莱姆病、纤维肌痛、类风湿病和内分泌疾病（见第 8 章）。遭遇家庭暴力的患者可能会出现严重的抑郁症或多种身体不适（如头痛、胃肠道症状、经前期心境恶劣、性功能障碍），类似抑郁症的表现。此外，一些精神疾病看起来很像抑郁症，包括单纯的丧亲之痛、酗酒、药物依赖和人格障碍。

丧亲之痛

正常悲伤的症状最初可能与抑郁症的症状相同。如果哀伤持续超过 6 个月、自主神经症状特别严重、患者出现严重功能受损，或出现精神病性症状，则应考虑叠加抑郁症的问题。

表 227-3 抑郁症的器质性病因

药物诱发：α- 甲基多巴、抗心律失常药、苯二氮草类、巴比妥类和其他中枢神经系统抑制剂、β- 受体阻滞剂、胆碱能药物、皮质类固醇、地高辛、H_2 受体阻滞剂和利血平
与药物滥用有关：酒精滥用、镇静催眠剂滥用、可卡因和其他精神刺激剂戒断
毒性代谢紊乱：甲状腺功能低下或亢进（特别是老年人）、库欣综合征、高钙血症、低钠血症和糖尿病
神经系统疾病：脑卒中、硬膜下血肿、多发性硬化症、脑瘤、帕金森病、亨廷顿病、癫痫和痴呆
感染性疾病：病毒性感染（尤其是单核细胞增多症和流感）、HIV 感染伴或不伴获得性免疫缺陷综合征、梅毒
营养性疾病：维生素 B_{12} 缺乏症和糙皮病
其他：癌症（尤其是胰腺癌）和手术后（尤其是心脏手术）

酒精和药物使用障碍

许多有酒精使用障碍的患者会表现出抑郁症状。在患者完全戒酒之前，无法确定哪些症状是由酒精引起的，哪些（如果有的话）可能是由原发性情感障碍引起的。其他物质滥用可能与抑郁症症状类似，尤其是滥用镇静催眠药或停用精神兴奋药。

人格障碍

此类患者经常抱怨有抑郁症状，并伴有周期性的重度烦躁，但他们的情感症状经常随着环境变化（尤其是人际关系的变化）而显著波动。不能有效地控制冲动、不稳定关系史，以及显著的操纵行为或权利，都是基于性格特征的其他病理学线索。

检查 [2,12-13,25-32]

对于出现疲劳、睡眠不佳、食欲缺乏、身体多处不适或表示无望或自卑的患者，应考虑抑郁症的可能。由于抑郁症在成年人群中的高发病率，在基层医疗机构进行抑郁症的筛查很有必要。

抑郁症的筛查

重性抑郁症在普通成年人口中的发病率为 5%，在基层医疗机构中的发病率为 11%。不治疗疾病存在潜在严重后果，由于抑郁症有敏感的筛查测试和有效的治疗手段，因此强烈建议基层全科医生常规进行抑郁症筛查。美国预防服务工作组认为，在基层医疗机构中诊断和治疗的证据足以支持在基层医疗实践中对所有成年人和青少年进行重性抑郁症筛查。当筛查结果被纳入一个有效的随访和治疗系统时，将获得最佳效果。

最初的问题

基层医疗机构的筛查可以在候诊室进行，在年度检查的背景下，用常规的表格询问 2 个关于情绪和兴趣的简单问题。

- “在过去的 2 周里，你是否感到沮丧、抑郁或无望？”

- “在过去的 2 周里，你是否对做事情没有兴趣或乐趣？”

这两个问题的灵敏度非常高（96%），它们可以成为有用的第一级筛查，但是特异度很低（57%），需要进一步评估，可以在就诊前在候诊室进行问卷调查。

随访调查表

患者健康问卷（PHQ-9）是成年人基层医疗机构中最常用和最有效的筛选工具之一，它对于老年人同样有效。PHQ-9 由 9 个问题组成（图 227-1），根据症状出现的频率（完全没有、有几天、有一半以上的时间、几乎每天），用 0 ～ 3 分来评价症状的存在和频率。总分 5 ～ 9 分表示轻度抑郁症状，10 ～ 14 分表示中度抑郁症状，15 ～ 19 分表示中度严重抑郁症状，20 分或以上表示严重抑郁症状。这些分数与重性抑郁症的风险相关，10 分或更高的分数在提示重性抑郁症方面有 81% 的灵敏度和 85% 的特异度。在患病率为 10% 的基层医疗普通人群中，重性抑郁症的阳性预测值为 44%。14 分或更高的分数将测试的灵敏度降低到 56%，但将特异度提高到 97%，将中度抑郁症的阳性预测值提高到 73%。

PHQ9抑郁量表

在过去的两周内，您有多长时间会被以下问题困扰？（用√表示您的回答）	没有	有几天	有一半以上时间	几乎每天
1. 做什么事都没兴趣，没意思	0	1	2	3
2. 感到心情低落，抑郁，没希望	0	1	2	3
3. 入睡困难，总是醒着，或睡得太多	0	1	2	3
4. 常感到很疲倦，没力气	0	1	2	3
5. 胃口不好，或吃得太多	0	1	2	3
6 对自己感到不满，觉得自己是个失败者，或让家人丢脸了	0	1	2	3
7. 无法集中精力，比如读报纸或看电视时	0	1	2	3
8. 行动或说话缓慢到引起人们的注意，或刚好相反，如坐卧不安，烦躁易怒，到处走动	0	1	2	3
9. 有不如一死了之的念头，或想怎样伤害自己一下	0	1	2	3

用于编码 __0__ + _____ + _____ + _____
= 总分：

图 227-1 患者健康问卷（PHQ-9）

后续评估的需求

由于 PHQ-9 评分的阳性预测值相对较低（如果预测试的概率为 5% ～ 10%，则约为 25% ～ 45%），对筛查出的阳性结果需要进一步评估。假阳性结果往往是由于患者存在其他重要的精神功能障碍，包括心境恶劣、其他抑郁综合征、GAD、惊恐障碍、创伤后压力、药物滥用和悲伤反应。

那些对基层医疗服务利用率高的人是处于特别高风险且特别适合做筛查的，这个群体中情绪障碍的发病率可高达 30%，也可以在患者就诊时通过直接询问来进行筛查（见病史），需要注意的是，筛查的最终效果取决于是否有一个响应系统，以确保后续随访和治疗的进行，大多数抑郁症患者虽然筛查呈阳性，但却并没有得到治疗。

有些学者主张在基层医疗实践中进行包括双相情感障碍的筛查，因为它的高发病率（高达 5%）、可治疗性和易误诊（将其与重性抑郁症混淆），但 PHQ-9 并不能筛查双相疾病（见下文讨论）。

病史

在慢性衰竭性疾病或慢性疼痛患者中，抑郁症状和体征的出现有可能是很缓慢和细微的，应该警惕不要忽视。当怀疑有抑郁症时，需要对其表现进行具体评估。在进行评估之前，需要详细的病史采集，寻找“器质性”病因（包括询问患者的具体问题），并在随后进行详细的身体检查，特别是对那些主诉为躯体症状的患者。这样做有助于良好的医患关系，因为患者希望自己的医疗诉求得到认真对待。同样有用的是用几个词来解释考虑抑郁症的理由（例如，“这是一种严重的、可治疗的疾病，是困扰你的症状的重要原因之一”）。这些简单的措施有利于患者的理解，并给人以严肃和认真的感觉，而且有助于减少精神病诊断的耻辱感。

要探索的方面包括自主神经系统症状、多种躯体不适、社会心理史以及患者和家人的既往精神病史。首先询问自主神经症状（例如与睡眠、食欲和精力有关的症状）对诊断很有帮助，通常不会产生恐慌。如果患者反应表明存在抑郁，可以继续询问情绪以及对性、家庭、工作和其他的兴趣。此外，应询问患者的自我意见和任何自我批评的感觉。对于每个怀疑患有抑郁症的患者，询问自杀想法和意图至关重要（见下文讨论）。当存在多种躯体不适时，要考虑可能有类似抑郁症表现的全身性疾病。

检查自主神经症状

检查特征性自主神经症状有助于诊断，也有助于筛查（见后面的讨论）。SIG E CAPS（“开一个能量胶囊”）有助于这些特征性症状的具体调查：

S——您的睡眠被打扰吗？

I——您是否有性欲减退或对日常活动失去兴趣？

G——您是否感到内疚或有自嘲的想法？

E——您有没有注意到你的体力水平下降了？

C——您是否难以集中注意力？

A——您的食欲和体重有变化吗？

P——您的抗体反应速度是否减慢或加速（即精神运动异常）？

S——您有过自杀的念头、绝望的感觉吗？或关注对与死亡有关的问题吗？（有关更多详细信息，请见下文讨论。）

评估多种身体不适并排除器质性疾病

精力不足、病理性心境恶劣、身体多处不适的患者很可能是抑郁症，但如前所述，仍然需要仔细考虑可能以类似症状出现的疾病，如慢性疲劳综合征、莱姆病、纤维肌痛、类风湿病、血管炎和内分泌病（细节见第 8 章）。此外，抑郁症或多种躯体症状可能是家庭暴力的临床表现，面对这种情况的筛查可以直接问：“在任何时候，伴侣是否曾经打你、踢你或以其他方式伤害你？”

虽然混乱和意识水平的改变并不总是存在，但其强烈地暗示着器质性疾病可能。当上述症状出现时，需要考虑药物引起的疾病，发病通常与用药有时间关系，应加以询问抗心律失常药、抗高血压药、镇静催眠药和皮质类固醇，以及非处方药的使用史和滥用药物情况。β- 受体阻滞剂与抑郁症的关系仍无定论，但那些亲脂性和容易通过血脑屏障的 β- 受体阻滞剂的风险可能最大。老年人中枢神经系统（CNS）更容易受到能够通过血脑屏障的药物的不良影响。

当抑郁症伴有神经系统功能改变时，应当进行原发性神经疾病的检查。肿物或脑卒中累及左额叶可能会引发抑郁综合征，对局灶性体征和症状的鉴别有助于区分结构性病变和功能性情感障碍。在一些内科疾病中，抑郁症可能在早期临床症状中占主导地位，如胰腺癌是一个典型的例子，应寻找重要的相关症状，包括体重急剧下降、隐约的上腹部不适和无痛性黄疸（见第 58 章）。HIV 感染和 AIDS 的出现经常与抑郁症有关。在这种情况下，抑郁症诊断可能被合并的内科疾病所掩盖（见第 13 章），抑郁症状可能被误认为是对医疗诊断和周围悲剧的正常悲痛反应。对患者所服用的药物进行审查，以寻找可能产生抑郁副作用的药物，特别是在联合用药时。这类药物包括 β- 受体阻滞剂、抗焦虑药、镇痛药和抗惊厥药。对 NHANES 数据库的分析显示，在服用 3 种或更多上述药物的人中，抑郁症的发生率为 15%。

社会心理学史

需要了解患者目前的家庭环境以及经济和情感支持情况，比如患者是否单独居住？如果患者不是，是否适应自己的家庭环境，或者反过来说，是否家庭环境造成了患者的不适？如果患者非常抑郁或衰弱，是否有负责任的家庭成员照护和监督患者，这可能意味着门诊治疗和住院治疗的区别。患者的日常义务是什么？如果患者不能履行这些义务，会产生哪些继发的压力？

患者及其家属的精神病史

一旦明确了病因，应该明确精神病史。由于抑郁症的复发倾向，应询问患者过去有无类似发作情况。如果有抑郁症或躁狂症病史，详细的治疗经过和治疗的反应很重要。如果患者有躁狂症状或有双相情感障碍的阳性家族史，应当考虑患者是否有双相情感障碍。因为有复发的风险，所以既往精神病史或自杀史也是很重要的。

但由于人们常常羞于谈论家庭中的任何精神疾病，所以可能难以引导出家族史。这有助于解释抑郁症在家族中遗传是由于遗传生化因素而不是性格缺陷。存在重性抑郁症、双相情感障碍或自杀的家族史，可以支持患者抑郁症的诊断。单相抑郁和双相疾病的遗传倾向是不同的。

其他精神病诊断的家族史必须在术语和诊断标准不断变化的背景下进行解释。在过去，躁狂症经常被误诊为精神分裂症。“神经衰弱”和“精神失常”是常见的非特异性术语。如果有家族精神病史，有必要回顾症状并尝试进行初步的回顾性诊断。

体格检查

需要强调全面和详细的身体检查的重要性，因为大多数就诊于基层医疗机构的抑郁症患者都对疾病心存担忧。在问诊中发现患者关注的问题应在体检中明确检查，以便于消除患者疑虑。（相关体格检查的描述，请参见第 8 章）。

精神状态检查

精神状态检查的大部分内容可以通过记录患者的外表、情感、行为和询问病史中的反应来完成。患者的情况是否影响了洗漱和自理？是否有悲伤、流泪、惆怅、冷漠、易怒、焦虑或愤怒？是否有精神运动迟缓或躁动？患者是否自发地提供东西，或者在回答之前有很长一段时间的犹豫（即语言潜伏期）？言语是否缓慢？是否存在正常的语调？

还应明确要求患者描述他的情绪，需要评估患者思考的形式和内容，观察其思维模式是清晰和连贯的，还是切题的、间接的或无意义的？是否有无价值感、无助感、无望感、内疚感、自杀念头或凶杀念头？

患者是否能够保持注意力？分心可能发生在抑郁症、谵妄、痴呆或严重焦虑的情况下，并会干扰患者的整体认知表现。任何注意力不集中的表现都需要通过测试回忆一系列随机数字的能力（数字跨度）来评估，患者应该能够无误地重复一系列至少 5 ～ 7 个数字。比如患者说“我不知道”，则反映了与抑郁症有关的情感淡漠或缺乏活力。另外也应进行记忆、计算、抽象和其他高级皮质功能的测试。

尽管精神病性抑郁症在基层医疗机构中并不常见，但要重视不要漏掉这种非常严重的情况，需注意患者是否表现出谨慎或表现出偏执的想法或妄想，如果存在任何不寻常的经历，例如听到声音或看到其他人看不到的东西，可以作为思维障碍的证据。然而，异常的嗅觉、味觉和触觉体验表明存在器质性脑综合征。

自杀评估

抑郁症是一种潜在的致命疾病，大约 15% 的严重情感障碍患者结束了生命。评估自杀风险是每个抑郁症患者检查的必要组成部分。诊断和治疗抑郁症可以是基层全科医生的一项挽救生命的医疗干预措施，通过适当的干预，大多数自杀是可以预防的。增加自杀风险的状况包括慢性酒精中毒、人格障碍以及功能性精神病和药物性精神病，妄想或幻觉可能导致自毁。但预测自杀企图是很困难的，即便是在主诉有自杀念头的患者中也是如此。人们越来越重视与创伤性脑损伤相关的自杀风险，这种风险随着事件的数量和严重程度增加而增加，而且具有讽刺意味的是，这种风险还与医疗机构就诊频率有关（这可能是严重程度的代表）。评估应包括检查此类创伤性事件。

技巧。评估自杀风险需要注意患者的想法（观点、愿望、动机）、意图（患者打算根据这些想法采取行动的程度）和计划。评估需要用冷静的、共情的方法，允许充分表达感情，并没有任何隐含的批评。对于任何绝望、无助或痛苦的表达，可以从一个间接的疑问开始（例如，“你是否感觉很糟糕以至于有时你宁愿不要活下去？”），积极的回应之后提出更直接的关于自杀想法和计划的问题。如果患者有一个精心设计的、现实的、可能致命的计划，则意味着巨大的自杀风险，就像把自己的事情已经安排妥当一样。

询问患者关于自杀的情况，并不会使他们因此产生这种想法。不足的情况包括没有具体询问自杀的想法和感受，以及过早打断提到自杀的患者。必须向每个抑郁症患者问及自杀问题，任何关于自杀的想法都必须认真对待。因为害怕而回避这个话题是错误的，真正有自杀倾向的患者通常会因为被问及此事而松一口气。

需要重点关注患者的精神状态，特别是患者抵抗自杀念头的能力。极度冲动、精神病或醉酒的患者缺乏有效的自控能力，需要住院治疗。

风险评估。没有一个简单的公式可以精确地评估自杀风险，因此关注患者的思想、意图和计划是非常重要的，可以通过考虑精神状态和相关的社会心理和人口统计学预测因素来提升评估效果（表 227-4）。表示有自杀念头的患者，特别是伴随着自杀意图和计划的患者，或者缺乏可靠的自控力来抵抗自杀冲动的患者，需要立即精神病专科就诊，应严密监督此类患者，不允许他们擅自离开。对于有自杀念头但坚决否认有自杀意图或计划的严重或恶化的抑郁症患者，应及时与精神科医生沟通转诊。没有自杀念头、意图或计划，精神状态检查正常，有外部社会支持的患者，只要能安排规律的就诊，并且对抑郁症治疗有效果，就可以由基层全科医生进行治疗。对有自杀可能的患者，绝不应给予超过 1 g 或 1 周用量的三环类抗抑郁药（TCA）（见下文讨论）。

实验室检查和诊断仪器的使用

还没有针对抑郁症的实验室检查，曾有一段时间对尿儿茶酚胺代谢物和隔夜地塞米松抑制试验较为关注，但低灵敏度和特异度限制了该方法的临床应用。抑郁症仍然是临床诊断，必须要排除导致抑郁情绪和自主神经症状的其他病因（见第 8 章）。值得注意的是，脑磁共振成像（MRI）发现

表 227-4　自杀的风险
曾经尝试自杀
抑郁症
存在精神病性特征（尤其是命令性幻觉）
药物滥用
有自杀家族史
独自生活
年龄：在男性中，风险随着年龄的增长而增加，在 75 岁时达到高峰；在女性中，实施自杀的高峰是 55 ~ 65 岁
性别：女性试图自杀的次数是男性的 3 ~ 4 倍，但男性成功率是女性的 2 ~ 3 倍。
婚姻状况：风险很大的是那些从未结婚、丧偶、分居或离婚的人，或已婚无子女的人；已婚且有子女的人风险最小
就业情况：失业者比就业者的风险更大，无技能者比有技能者的风险更大。
躯体疾病：在所有企图自杀的患者中，50% 有躯体疾病；风险最高的是那些有慢性疼痛、被诊断为慢性病、最近接受过手术或患有绝症的患者
创伤性脑损伤：总体而言，发病率几乎增加了一倍
风险随着创伤性脑损伤医疗紧急联系人数量的增加和时间的接近而增加

的抑郁症最常见的神经系统病因是多发性硬化症。如果新发的抑郁症患者存在（a）精神病性症状、（b）新的局灶性神经功能缺损，或（c）与头部创伤有关的暂时性发作，则建议行 MRI 检查。

诊室评估的书面诊断工具

经过临床验证的诊断工具可用于发现病例，并作为临床评估的补充。如前所述，PHQ-9（图 227-1）是基层医疗机构首选的筛查工具之一，贝克抑郁量表和汉密尔顿抑郁量表（HAM-D）有助于评估病情严重程度，并可用于跟踪治疗反应和临床病程。贝克抑郁量表包含 21 个自评项目，汉密尔顿抑郁量表（HADS）是临床医生使用的 21 个项目，两者都需要大约 15 min 才能完成评分，分数越高，抑郁程度越重越严重。其他可用的工具包括症状主导的基层医疗诊断系统、医疗结局研究用抑郁量表、快速诊断性面试时间表和 PRIME-MD。这些工具涉及 2 ～ 28 个问题，需要 2 ～ 10 min 的时间。诊断重性抑郁症的测试灵敏度（90% ～ 95%）和测试特异度（50% ～ 70%）相当。

处理原则

总体策略 [2,12,32-35]

抑郁症是一种可能会危及生命，但可以治疗的疾病。大多数抑郁症患者（尤其是重性抑郁症患者）可以由其基层全科医生在基层医疗团队（包括护士护理和医疗助理）的支持下在门诊进行治疗，共同协作的医疗照护模式已被证实可以改善结局（见下文讨论和表 227-6）。抗抑郁药和心理治疗是某些特定类型抑郁症的基本治疗方式，如果患者病情很严重，或者抑郁症具有精神病性、双相性或遗传特征，应考虑精神科转诊（表 227-5）。

重性抑郁症可以通过抗抑郁药物治疗和心理治疗来控制，心理治疗起到了非常重要的辅助作用。双相情感障碍需要转诊至精神科专科，该病对情绪稳定剂和抗抑郁剂组合治疗的反应良好。精神病性抑郁症也是需要到精神科就诊的，可以使用抗精神病药物治疗。如果患者有器质性病因（继发性抑郁症），则应先治疗原发的疾病，并停用潜在的致病药物。只有在医疗条件有限或治疗效果不佳的情况下，才可试用抗抑郁药或支持性心理疗法。

伴有特征性 / 持续性抑郁症的患者对心理治疗的反应最好。如果自主神经症状突出时，持续性抑郁症对选择性 5- 羟色胺再摄取抑制剂（SSRI）有反应，试用抗抑郁药是有效果的。未经治疗的持续性抑郁症患者随后发生重性抑郁症概率是治疗过的患者的 5 倍。基层全科医生可以通过支持性心理治疗来治疗伴有抑郁情绪的适应性障碍，如果存在中度睡眠和食欲障碍（通常如此），使用抗抑郁药可以帮助其缓解症状。

重性抑郁症的处理包括心理治疗和医学处理，基层医疗机构的医生们需要熟练地提供支持性心理治疗和使用一线抗抑郁药。高质量的研究表明，认知行为疗法和第二代抗抑郁药在治疗单相抑郁症方面最为有效。基于此类中等至强有力的研究证据，美国医师学会发布的临床实践指南中，强烈建议临床医生选择认知行为疗法或第二代抗抑郁药治疗重性抑郁症。在为患者选择治疗方案之前，临床医生应与患者讨论医疗可及性、患者偏好、潜在不良反应、成本问题以及可能的治疗效果等。

心理治疗和其他非药物治疗措施 [2,4,12,17,21,36-43]

心理治疗前医患双方应建立牢固的关系（见第 1 章），并提供心理支持。更深入的心理治疗是有益的。心理治疗和药物治疗通常具有协同作用，加入抗抑郁药物可改善预后。

认知行为疗法

这种形式的心理治疗侧重于抑郁症患者不合理的认知问题和消极想法，特别是以消极的方式思考自身及周围的世界。认知行为疗法（CBT）是一种有时间限制的结构化治疗方案，重点是帮助患者学习建立有助于症状恢复的技能。CBT 治疗抑郁症的初始阶段通常是通过参与活动和改变行为模式来提高患者的活动水平，以促进患者的日常活动功能恢复，这一阶段通常被称为行为激活。在行为激活的过程中，鼓励患者监测和记录自己的日常行为与体验，即使仍然缺乏活动体验也需要做记录。接下来，治疗师和患者一起集思广益，在对患者重要的生活领域开展活动。随着时间的推移，治疗师会帮助患者将这些活动融入患者日常生活中。下一阶段的治疗是针对患者消极的自动思维，这是患者抑

表 227-5 抗抑郁药

通用名称	品牌名称	常规初始剂量	最高滴定剂量
选择性血清素再摄取抑制剂（SSRI）			
西酞普兰	喜普妙	20 mg/d	20 ~ 40 mg/d
艾司西酞普兰	来士普	10 mg/d	10 ~ 20 mg/d
氟西汀	百忧解	20 mg/d	20 ~ 40 mg/d
氟伏沙明	兰释	50 mg/d	100 ~ 250 mg/d
帕罗西汀	Paxil	20 mg/d	20 ~ 60 mg/d
帕罗西汀（控释）	Paxil CR	25 mg/d	50 ~ 62.5 mg/d
舍曲林	左洛复	50 mg/d	100 ~ 250 mg/d
维拉佐酮	Viibryd	10 mg/d	40 mg/d
血清素 / 去甲肾上腺素再摄取抑制剂（SNRI）			
度洛西汀	欣百达	30 mg/d	60 mg/d
文拉法辛（缓释）	怡诺思	37.5 mg XR BID	75 ~ 150 mg XR BID
去甲文拉法辛（缓释）	Pristiq	25 mg/d	50 mg/d
米那普伦	Savella	12.5 mg BID	50 mg BID
非典型抗抑郁药			
安非他酮（持续释放）	Wellbutrin SR	150 mg SR QAM	150 ~ 200 mg SR QAM
安非他酮（缓释）	Wellbutrin XL	150 mg SR QAM	350 ~ 450 mg SR QAM
米氮平	瑞美隆	15 mg QHS	30 ~ 45 mg QHS
奈法唑酮	Serzone	50 mg BID	150 ~ 300 mg BID
曲唑酮	Desyrel	50-100 mg QHS	200 ~ 600 mg QHS
三环类抗抑郁药（TCAs）			
阿米替林	埃拉维尔	25 mg QHS	150 ~ 300 mg QHS
氯丙咪嗪	安拿芬尼	25 mg QHS	150 ~ 30 mg QHS
地昔帕明	诺普拉明	25 mg QAM	150 ~ 30 mg QAM
多塞平	阿达平	25 mg QHS	150 ~ 30 mg QHS
丙咪嗪	托法尼	25 mg QHS	150 ~ 30 mg QHS
去甲替林	帕梅洛	10 mg QHS	50 ~ 150 mg QHS
普罗替林	Vivactil	10 mg QAM	30 ~ 60 mg QAM
曲米帕明	Surmontil	25 mg QHS	150 ~ 250 mg QHS
单胺氧化酶抑制剂（MAOIs）			
苯乙肼	纳迪尔	15 mg BID	45 ~ 90mg BID
反苯环丙胺	帕纳特	10 mg BID	40 ~ 80 mg BID
司来吉兰透皮贴	Emsam 贴	6 mg/d	6 ~ 12 mg/d

BID，一日 2 次；QAM，每天早晨一次；QHS，每天临睡前；SR，缓释药物；XR，控释药物。

郁症的核心内容，通过认知重构、患者反思来构建和思考他的经历，同时也考虑支持和反对他的消极自动想法。家庭练习，包括日常自我监督和重构某一天出现的消极自动思维等活动，是 CBT 治疗抑郁症的关键要素。

由熟练的医生进行的 CBT 在治疗慢性抑郁症

方面的疗效已得到证实，研究发现其效果与药物治疗相当，但需要更长的治疗时间。当与药物治疗相结合时，治疗作用相辅相成，而且效果明显好于单独使用其中任何一种。CBT 可通过改善患者的依从性来增强对基础医疗疾病的治疗，所以抑郁症患者的其他疾病治疗也会受益。

心理管理（支持性心理治疗）

重性抑郁症患者可从支持性心理治疗中获益，其中大部分可由基层全科医生与基层医疗团队的其他成员共同提供。清晰的、富有同情心的、充满希望的态度有助于建立良好的治疗关系并促进治疗的进行。通过详细解释疾病诊断，并且告知患者抑郁症是一种可治疗的疾病，可以减少患者和家庭成员的恐惧。当患者感到无望或不值得时，告诉他们这些是抑郁症的症状表现，会逐渐改善。

医生要向患者传达希望和乐观态度，注意不要忽视患者的恐惧、痛苦和负面情绪。许多人会感到被生活中的各种压力压倒，识别这些压力因素很重要。富有同情心的倾听和深思熟虑的评价可以帮助患者制定应对策略。在基层医疗机构中，支持性的心理治疗对遭受复杂悲痛的患者也有帮助。在治疗开始时，应该每 1 ～ 2 周见一次患者，每次时间约为半小时，之后根据患者的需要来确定预约的时间间隔。如果患者变得严重抑郁、烦躁或精神错乱，应紧急转诊到精神病院。

社会和环境干预

一个有爱心的家庭和有意愿监督严重抑郁症患者的亲人，有助于抑郁症患者的门诊管理。家庭成员和亲人可以确保药物治疗的依从性，确保其按时复诊，并帮助最大限度地减少社会孤立。同时可以帮助识别患者环境中的压力因素，以便对其进行调整。有些患者担心请假的后果和隐私问题，帮助患者处理这些问题是至关重要的，可以得到患者和家庭成员的极大认同。

饮食和运动

饮食因素似乎在重性抑郁症中有影响，无论是结果的恶化或改善。不良的饮食习惯与抑郁症状的恶化有关，这可能是结果而不是原因，有随机对照试验显示，改善饮食行为和食物质量有益于症状的减轻。对患有抑郁症状的肥胖患者进行饮食干预的随机试验显示出不同的结果，其中一项研究显著减轻了抑郁症状，而另一项则仅显示出改善的趋势。这些研究使用的饮食干预措施，最常见的是地中海饮食（见第 18 和 235 章）。

运动已被推荐为轻度至中度抑郁症患者的非药物治疗方法，提示有助于这类患者对治疗的反应，但缓解的效果不太明显。在比较结构化有氧运动和 SSRI 治疗的试验中，缓解率相当，但运动加 SSRI 治疗的缓解率并不比单独使用 SSRI 治疗的缓解率高。但通过运动，患者症状减轻程度要大于安慰剂、冥想或放松产生的效果。运动作为抑郁症的预防措施，风险降低了 26%。

精神类药物治疗和电生理措施 [2,4,12,21,44-71]

SSRIs 是一线抗抑郁药。5- 羟色胺 - 去甲肾上腺素再摄取抑制剂（SNRIs）和 TCAs 对经过筛选的、对 SSRIs 初始试验没有反应的患者可能有效。MAOIs 和锂作为特殊情况下的选择。

选择性 5– 羟色胺再摄取抑制剂

顾名思义，SSRIs［如氟西汀（Prozac，Prozac Weekly，Sarafem）、舍曲林（Zoloft）、帕罗西汀（Paxil）、帕罗西汀控释剂（Paxil CR）、氟伏沙明（Luvox）、西酞普兰（Celexa）、艾司西酞普兰（Lexapro）和维拉佐酮（Vibryd）］影响中枢神经系统的 5- 羟色胺代谢，而 5- 羟色胺会影响情绪，因此可以用 5- 羟色胺再摄取抑制剂类药物治疗抑郁症。此类药物还具有抗焦虑作用，对治疗焦虑症很有用（见第 226 章）。

疗效。对于轻度至中度抑郁症，SSRIs 的疗效显示与 TCAs 相当，但 SSRIs 的安全性和耐受性更好。对于重性抑郁症，SSRIs 是否与 TCAs 一样有效一直存在争议。与许多 TCAs 具有镇静作用不同的是，许多 SSRIs 具有活力或“激活”的副作用，因此患有失能、情感淡漠和精神运动迟缓的患者更愿选择此类药物。SSRIs 已成为首选的抗抑郁药，特别是在需要避免三环类药物副作用的情况下。随机对照试验显示，主要的 SSRIs 在疗效、安全性和副作用方面是相似的。但往往需要经过一段时间的试验和调整，才能确定特定患者的最佳药物和最佳剂量。

制剂和成本。SSRIs 类药物的仿制药越来越多（如氟西汀、舍曲林、帕罗西汀、西酞普兰），这样更有利于节约成本。几个大品牌的 SSRIs 制剂以各种缓释制剂的形式进入市场。理论上缓释剂的副作用应该更少，由于患者的依从性是抗抑郁药试验的最大限制因素，因此对之前药物出现不良反应的患者，可以考虑使用这些药物，有利于提高患者的依从性。对于没有使用过抗抑郁药的患者，首次治疗可以从 SSRI 的一种仿制药开始。

副作用。SSRI 的激活作用会加剧躁动、焦虑和失眠，会使已经受到此类症状困扰的抑郁症患者产生问题。运动性不安（包括震颤）、焦虑和失眠引起的激越可能是 SSRIs 最令人痛苦的副作用。调查显示，对成年人使用 SSRI 会加剧自杀倾向的担忧是没有根据的。但即使患者（尤其是 25 岁以下的患者）开始出现症状的改善（见下文讨论），时刻对自杀倾向保持警惕并特别询问自杀念头是很重要的。

多达 20% 的患者会有一些镇静的副反应，与具有抗胆碱能和 α- 受体阻断活性的 TCAs 不同，SSRI 几乎没有直立性低血压、心动过速、心脏传导阻滞、视物模糊或口干的风险。有报道会产生性功能障碍，包括男性阳痿和女性阴道润滑度降低。男性和女性都可能出现性欲减退和性快感缺失，但此类影响是可逆的，这也是患者中止治疗的一个常见原因（见下文讨论）。药物对食欲刺激可能会导致体重增加，但不会达到与 TCAs 相当的程度。其他副作用如头痛、恶心和腹泻也有报道。如果与 MAOI 同时服用，所有 SSRIs 类药物都可能导致危及生命的不良反应。使用 SSRI 后至少 2 周后才能使用 MAOI，使用氟西汀后至少 5 周方可使用 MAOI。

某些 SSRI（氟西汀、帕罗西汀和氟伏沙明）会抑制肝细胞色素 P-450 酶，进而减缓肝药物代谢，延长了华法林、苯妥英和其他经肝代谢药物的作用。SSRI 也与导致症状性低钠血症的抗利尿激素分泌失调综合征（SIADH）有关，尤其是在老年人中（见下文讨论）。在孕期使用 SSRI 不会增加出生缺陷或延缓智力发育的风险，但在孕晚期继续治疗时，围产期并发症的发生风险会略有增加（见孕期治疗）。

通常突然停止 SSRI 治疗会导致戒断综合征，表现为头晕、麻痹、震颤、焦虑、恶心和心悸，这种风险约为 25%，使用帕罗西汀以及帕罗西汀控释剂戒断的风险会更高。戒断症状大部分时间是缓和的，但在极少数情况下，可能会产生很严重的反应。

用法和剂量。所有的 SSRIs 都需要连续使用 3 ～ 4 周才能有明显的临床改善效果。氟西汀有 10、20 和 40 mg 的剂量，一些焦虑症状突出的患者从低剂量开始服用效果更好。液体剂型有更小的起始剂量。对于非老年患者，氟西汀可以从 20 mg/d 开始，剂量可以每 4 周增加 10 ～ 20 mg/d，以达到目标剂量 40 mg/d。*Physicians' Desk Reference*（《医生案头参考手册》）中的最大剂量为 80 mg/d，治疗强迫症可以用更高的剂量（见第 226 章）。由于该药的血清半衰期长（2 ～ 3 天），对于每天需要量少于 20 mg 的老年患者来说，可以减少用药次数（例如，每 2 ～ 4 天服用 20 mg）。

舍曲林从 50 mg/d 开始，逐渐增加到 100 ～ 250 mg/d。氟伏沙明也是从 50 mg/d 开始，逐渐增加到 100 ～ 200 mg/d。西酞普兰和帕罗西汀的剂量与氟伏沙明的剂量相当。所有其他 SSRIs 的半衰期比氟西汀短，但剂量仍为每日 1 次。帕罗西汀、氟西汀、舍曲林、西酞普兰和艾司西酞普兰也有液体剂型。

5 羟色胺 – 去甲肾上腺素再摄取抑制剂（SNRIs）

SNRIs 作用机制是提高两种重要的大脑神经递质（5- 羟色胺和去甲肾上腺素）的水平，它们会影响情绪和精力。相比使用更广泛的 SSRIs 仅影响 5- 羟色胺代谢，SNRIs 更为出色。如前所述，在神经递质的基础上，去甲肾上腺素影响精力和警觉水平，而 5- 羟色胺的影响范围主要是情绪。因为 SNRIs 的双重作用和通过神经递质通路，在某些患者中可以看到更好的治疗效果，但预测哪些患者对 SNRI 反应最好仍然很困难。

用法。目前，SNRIs 作为二线药物，主要是由于它们与普通 SSRIs 相比成本较高。FDA 批准用于抑郁症的现有 SNRIs 包括度洛西汀（Cymbalta）、文拉法辛 XR（Effexor XR）和去甲文拉法辛（Pristiq）。米那普伦（Savella）在美国只被批准用于治疗纤维肌痛，但也被一些临床医生用来治疗抑郁症。由于这些药物的使用情况不同，它们最好单独使用。

文拉法辛和文拉法辛缓释剂（仿制药和郁复伸）。文拉法辛是一线用药，通常都适用，由于其半衰期短，通常会开具长效处方。但即使有缓释剂型，也需要每天两次给药，从 37.5 mg 开始，每日 2 次，逐渐增加到 75 ~ 150 mg 的治疗剂量，每日 2 次。在较高剂量时，对去甲肾上腺素摄取的抑制作用更强，并且可能比其他抗抑郁药获得更高的缓解率。

去甲文拉法辛缓释剂（普利司特）。去甲文拉法辛缓释剂（Pristiq）是文拉法辛缓释剂的衍生物，提供相同的活性代谢物，但由于代谢方式不同而较少发生药物间的相互作用。在临床应用中，部分人群对文拉法辛缓释剂有良好的治疗反应，若出现恶心、嗜睡、失眠、口干和头晕等副作用，去甲文拉法辛更为适用。通常从 25 mg/d 开始，通常增加到目标剂量 50 mg/d。有些患者需要 100 mg/d 才能得到良好的治疗效果。

度洛西汀（Cymbalta）。度洛西汀通常在睡前以 20 mg 起始服用，逐渐增加至 60mg 的治疗剂量。除了治疗抑郁症外，度洛西汀还被批准用于治疗疼痛性糖尿病周围神经病变，使其成为合并糖尿病的抑郁症患者特别有用的药物（见第 167 章）。该药物吸收良好，经肝代谢，每天需要服用 2 ~ 3 次，副作用包括头晕、恶心、嗜睡和便秘。闭角型青光眼患者不应使用该药物，孕期服用的安全性尚未确定。临床观察到可能有轻微的转氨酶升高。费用较 SSRI 和 TCAs 的常用剂型相比高。

米那普伦（Savella）。这类 SNRI 被 FDA 批准用于纤维肌痛，也有应用于有多种躯体症状的患者，但它没有被批准用于治疗抑郁症。其起始剂量通常为 12.5 mg，每日 2 次，1 周内增加到目标剂量 50 mg，每日 2 次。其对去甲肾上腺素和 5- 羟色胺的作用是 3∶1，常见的副作用包括恶心、便秘和多汗。

三环类抗抑郁药

对于 SSRI 治疗失败的患者，TCAs 是抗抑郁治疗的合理选择。普通制剂药物每片的低成本使其更加有优势（尽管品牌配方非常昂贵）（表 227-5）。在能够耐受副作用的患者中使用 TCA 治疗，可以将治疗成本降低一个数量级。基层全科医生应该习惯使用至少一种镇静药和一种非镇静 TCA。这些药物主要作用于去甲肾上腺素代谢，抑制中枢神经系统突触的再摄取，某些 TCAs 还影响 5- 羟色胺，在较小程度上影响多巴胺的代谢。有多种的 TCAs 可供选择，这些药物都同样有效，主要差别在于出现抗胆碱能和镇静副作用的程度。TCAs 都需要连续使用 3 ~ 4 周才能使临床症状得到明显改善。患者药物选择取决于对现有药物副作用的关注（表 227-6）。避免使用具有明显抗胆碱能活性的药物，有助于提高患者的舒适性和依从性。

TCAs 的选择。一般而言，TCAs 往往具有镇静作用，严重失眠的患者最好使用强效镇静药物，例如在睡前服用多塞平（Adapin 或 Sinequan）。镇静作用很强的药物阿米替林（Elavil）长期以来一直受到医生的欢迎，但由于其强烈的抗胆碱能副作用，可能不是最佳的药物选择，除非很小剂量的使用。老年人和前列腺肥大者最好使用抗胆碱能活性相对温和的非镇静 TCAs［例如地昔帕明（Norpramin）或去甲替林（Aventyl 或 Pamelor）］。去甲替林在 TCAs 中的优势是最不易引起体位性低血压。受无力和精神运动迟缓困扰的患者最好使用非镇静、轻度激活的 TCA（如丙替林）或 SSRI（如上文讨论）。

应该避免使用含有 TCAs 和精神安定药（例如 Triavil）或苯二氮䓬类药物（例如 Limbitrol）的固定组合制剂的处方，若不给予过多其他化合物难以达到三环类药物的治疗水平。除了有精神病症状的抑郁症患者，典型的抗精神病药在抑郁症的治疗中没有立足之地，非典型抗精神病药物可用于难治性患者的强化治疗。

不良反应。由于严重的累积性抗胆碱能和 α- 受体阻滞作用，TCAs 在过量服用时可产生致命的心血管毒性。对于可能有自杀倾向的患者，不应开出超过 1 g TCAs 的处方。在治疗剂量下，可能出现体位性低血压。特别是在老年人中，容易导致跌倒、骨折和头部受伤。如果受体位性低血压困扰，应该使用去甲替林或 SSRI。如果低血压总是在早晨加重，将去甲替林分 3 次给药可能有用，应嘱咐患者从仰卧位或坐位起身时要小心。

在治疗效果出现之前，患者可能会因为口干、倦怠、便秘或精神恍惚等反应而想停止 TCA 治疗。这些症状在使用 TCAs 时很常见，但也可能是由抑

表 227-6　基于循证的有效的团队干预措施

抑郁症

将心理健康和团队护理纳入常规基层医疗的合作，可以改善抑郁症患者的临床结局。以团队为基础的治疗抑郁症也能改善患者糖尿病、高血压、尿失禁、痴呆、心力衰竭和跌倒等疾病。基于团队的抑郁症治疗也提高了症状缓解效果和生活质量。起初成本可能会增加，成本效益包括管理效率的提高和患者缺勤的减少。这种成功的抑郁症管理需要有易于应用的治疗指南、基层医疗团队和心理健康专家之间良好充分的信息交流、定期监测抑郁症症状、关注治疗的依从性和满意度，以及符合患者偏好的治疗。

有效的干预措施包括以下内容：

- 用药教育和管理
- 引导患者
- 以患者为中心，注重加强自我管理和患者的偏好
- 早期识别和护理协调

团队成员：注册护士、药剂师、执业护士、心理健康专家和基层医生

注释书目

Bower A, Gilbody S, Lovell K, et al. Collaborative care for depression and anxiety problems. Cochrane Database Syst Rev 2012;10:CD006525. (Review of 79 RCTs indicates that collaborative care is more effective than is usual care at 6, 12, and 24 months and results in increased rate of antidepressant use and increased mental health quality of life.)

Ganz D, Koretz B, Bail J, et al. Nurse practitioner comanagement for patients in an academic geriatric practice. Am J Managed Care 2010;16:e343. (Nurse practitioner care markedly improved quality of care for dementia, depression, falls, heart failure, and urinary incontinence in an academic geriatrics practice.)

Gilbody S, Lewis H, Anderson J, et al. Effect of collaborative care vs usual care on depressive symptoms in older adults with subthreshold depression: the CASPER randomized trial. JAMA 2017;317:728. (Modest but significant improvement in symptoms at 4 months.)

Lin E, Korff M, Ciechanowski P, et al. Treatment adjustment and medication adherence for complex patients with diabetes, heart disease, and depression: a randomized controlled trial. Ann Fam Med 2012;10:1. (Working with patients and primary care physicians, nurse care managers identified patient-centered self-care goals to develop individualized plans; the resultant team care resulted in improvement in glycated hemoglobin, blood pressure, LDL, and depression.)

Kanton W, Russo J, Lin E, et al. Cost-effectiveness of multicondition collaborative care intervention: a randomized controlled trial. Arch Gen Psychiatry 2012;69:506. (An intervention program by nurse care managers, which focused on improving depression scores and HbA1C and LDL-C levels resulted in improved outcomes with little additional cost.)

Palinkas L, Ell K, Hansen M, et al. Sustainability of collaborative care interventions in primary care settings. J Social Work 2010;11:99. (Identifies the key elements of successful team depression management in primary care.) http:www.pcpcc.net/content/benefits-integration (Patientcentered primary care collaborative Web site provides additional support for clinical management of depression in primary care setting.)

郁症本身引起的。这些症状通常会在继续治疗后消失或减轻，患者可以放心继续接受 TCA 治疗。与 TCA 相关的食欲刺激会引起体重的增加。

罕见但可能发生的是更严重的与剂量有关的抗胆碱能症状，尤其是在老年人中。其症状如肠梗阻、尿潴留和心律失常。在治疗水平上，三环类药物会对心脏产生抗胆碱作用，这可能导致心率上升和传导延迟。所以所有 40 岁以上的患者，在开始使用 TCAs 之前，最好先做一个基线心电图，对于有束支传导阻滞、房室传导阻滞或窦房结疾病的患者，发生更严重心脏传导阻滞的风险增加。对于没有潜在传导疾病的患者，三环类药物很少引起传导问题。

服用 TCAs 的患者出现完全的抗胆碱能综合征非常罕见，其特点是表现为激越、谵妄和发热。最常见的诱发因素是同时使用一种以上的抗胆碱能药物，最常见的是同时使用硫利达嗪（Mellaril）、抗胆碱能作用的抗帕金森病药物、抗组胺药、解痉剂和含有抗组胺成分的非处方睡眠药物，因此需要密切监测抗胆碱能化合物的数量，特别是在老年人中。

与 SSRIs 相比，突然停止使用 TCAs 时更容易出现戒断综合征症状（如头晕、感觉异常、震颤、焦虑、恶心和心悸）。据报道其发生率高达 30% ～ 60%，但在停药前可以通过逐渐减量来避免。

剂量。三环类药物应从低剂量开始，逐渐增加，直到达到治疗剂量（表 227-6）。之后，往往需要反复调整。药物血清水平可用于确定无反应者的依从性和治疗血清浓度的实现情况。由于药物吸收和代谢的个体差异，服用不同剂量的患者血液药物水平差异很大，已确定丙咪嗪、地昔帕明、阿米替林和去甲替林的治疗血清水平（表 227-6）。对于其他 TCAs，血清水平仅用于确定药物服用的依从性。但许多临床实验室在测量这些化合物时是不可靠的，应该找一个有经验的实验室。

治疗失败的最常见原因是剂量不足。在健康的非老年人中，典型的起始剂量相当于 50 mg 地昔帕明（去甲替林的药效是大多数三环类药物的两倍，因此，其起始剂量为 25 mg）。每天最好在睡前服药，以保证依从性并尽量减少副作用。剂量可每隔 3 ～ 4 天增加 50 mg，直至睡前服用剂量达到 150 ～ 200 mg，老年人的用量可减少 50%（见

下文讨论)。最终用药剂量是有治疗反应而又没有不能忍受的副作用的剂量。通常的最大剂量是300mg 地昔帕明或等效物（去甲替林为 150 mg)。这一点实施起来比较有难度，只有不到 10% 的被诊断为抑郁症的患者得到了治疗剂量的 TCA。

非典型抗抑郁药

这类药物包括布洛芬、曲唑酮、米氮平和奈法唑酮。这些药物的作用机制与一线的 SSRIs 和 TCAs 略有不同，在 SSRIs、SNRIs 和 TCAs 不能满足需要的情况下，它们能提供潜在的益处。虽然这些非典型抗抑郁药大多属于精神科医生的职责范围，除非熟悉，否则不应作为基层全科医生使用的一线药物，但由于在照护抑郁症患者的过程中可能会遇到使用这些药物，基层医疗团队的成员应该了解这些非典型抗抑郁药及其特点。

安非他酮（通用型和 Wellbutrin)。安非他酮[有缓释（SR）和控释剂］是通过降低突触后 β-去甲肾上腺素能受体来发挥作用。与 SSRIs 不同的是，它对性功能没有不良影响，这使得它可以对被此类副作用困扰的抑郁症患者和对 SSRIs 治疗没有反应的患者提供帮助。体重增加是 SSRIs 常见的副作用，但安非他酮很少导致体重增加，所以它是精神科医生最受欢迎的药物，也被“超出说明书”用于治疗注意缺陷多动障碍、可卡因成瘾和慢性疲劳综合征。在双相情感障碍患者中，与一线抗抑郁药相比，它的“转换率”较低，不会出现躁狂发作。

使用方法。安非他酮通常在早晨从 150 mg 缓释 / 控释剂型开始服用，然后逐渐增加剂量以达到治疗水平，剂量范围为 150 ～ 200 mg 缓释 / 控释剂型，每天 2 次。STAR*D（Sequenced Treatment Alternatives to Relieve Depression）研究发表后，缓释 / 控释的使用明显增加，该研究发现在对 SSRI 有部分反应的患者中使用安非他酮作为增强剂，或在一直没有反应的患者中作为单药治疗转换时，安非他酮的成功率最高。

不良反应。与其他抗抑郁药相比，使用非缓释制剂与癫痫发作风险增加相关，但缓释制剂降低了癫痫发作风险。但即使是缓释剂型，癫痫或进食障碍仍然是使用的禁忌证。

曲唑酮（通用型和 Oleptro)。曲唑酮是早期的非三环类第二代抗抑郁药，疗效与 TCAs 相似，但耐受性更好，没有后者对乙酰胆碱受体的亲合力，不会引起抗胆碱的副作用。抗抑郁和抗焦虑作用主要是由于作为 5- 羟色胺 2A 受体拮抗剂的作用，作为一种相对较弱的 5- 羟色胺再摄取和 5- 羟色胺 2C 受体抑制剂，它不像 SSRIs 和 5- 羟色胺 2C 拮抗剂（如米氮平）那样刺激食欲和引起体重增加。

用法。由于该药具有镇静作用，即使剂量低于与抗抑郁作用有关的剂量（< 200 mg/d)，也对失眠特别有帮助。曲唑酮作为睡眠诱导剂，通常在睡前以 50 ～ 100 mg 开始，如果作为抗抑郁药使用，剂量需要逐渐增加到睡前 300 ～ 600 mg。

副作用。由于其 α- 肾上腺素能阻断作用，体位性低血压可能是老年人使用的一个问题。其他常见的副作用包括消化不良、恶心和头痛，性方面的副作用比 TCAs 要少，但也有报告说出现阴茎异常勃起，这是一种痛苦的急诊情况，必须提醒开具曲唑酮的男性，如果出现持续的疼痛性勃起，需要立即就医。应避免与苯二氮䓬类药物或酒精同时使用，否则可导致过度镇静。

米氮平（通用型和瑞美隆)。米氮平与 5- 羟色胺和去甲肾上腺素的释放增加有关。调节 5- 羟色胺 -1A 传递和阻断 5- 羟色胺 2 和 5- 羟色胺 3 受体可能是其抗抑郁和抗焦虑作用的作用机制。其起效时间比 SSRIs 快，通常从 15 mg 开始睡前服用，然后逐渐增加至睡前 30 ～ 45 mg 的治疗剂量。它的副作用是食欲增加和嗜睡，这对住院患者很有用，药物通过肾排泄，有肾功能损害的患者必须谨慎使用。由于其镇静作用，与其他镇静剂和酒精一起使用可能会出现问题。

奈法唑酮（通用型和 Serzone)。奈法唑酮能抑制 5- 羟色胺的再摄取，并能特意地阻断 5- 羟色胺 2 受体和介导 5- 羟色胺 -1A 传导。奈法唑酮的效果与 SSRIs 相似。该药物通常从 50 mg 开始，每日 2 次，逐渐递增到 150 ～ 300 mg 的治疗剂量，每日 2 次。在与认知 / 行为疗法结合使用时，有85% 的有效率，这也增加了该药物作为最初选择的概率。因为有报告称，奈法唑酮会导致罕见但危及生命的肝衰竭，必须进行肝移植（每 30 万患者中有 1 例)，美国 FDA 曾发布黑框警告，之后奈法唑酮的临床使用大大减少，并要求使用者定期检测肝功能，早期发现肝损伤并立即停药可以提高恢复的可能性。但尽管有黑框警告，奈法唑酮仍被认为是治疗抑郁症的重要替代药物，因为它对性功能几乎没有不良影响。

单胺氧化酶抑制剂

MAOIs 在治疗老年人方面非常有用（见下文讨论），由于没有抗胆碱能副作用，因此耐受性良好。但它们还有其他需要关注的副作用。

副作用。通常这些药物的使用是安全的，但很有必要对患者进行充分健康教育。包括正确使用方法和预防副反应措施。主要的不良反应是低血压和失眠。低血压与剂量无关，可能在开始用药后 1 个月内发生，很少需要停药。而失眠可通过每天下午 4 点前给药来减少其发生。

高血压危象是最严重的不良反应，由于摄入大量的酪胺。必须向患者提供饮食和药物方面的预防措施，需要采用低酪胺饮食，必须避免食用发酵奶酪、大量酸奶、过量咖啡因以及巧克力、啤酒和红葡萄酒等食物。患者可以喝白葡萄酒、伏特加、杜松子酒和威士忌。警告其避免所有的酒精，这不仅没有必要，而且还可能影响依从性。应避免使用拟交感神经药物，特别警告要注意许多非处方药的意外摄入，包括复合感冒片、鼻腔减充血剂和食欲抑制剂，苯丙胺类药物也不允许。高血压危象的治疗包括及时停止使用 MAOI，并开始使用 α- 受体阻滞剂或直接血管扩张剂（推荐使用酚妥拉明，5 mg，缓慢静脉注射）进行降压治疗。通过体外降温来控制体温。由于 MAOIs 和 SSRIs 或麻醉性镇痛剂之间相互作用，可能会导致发生严重的危及生命的反应，在停止 SSRI 治疗后几周方可开始使用 MAOI，在开始使用 MAOI 之前也需要进行精神科会诊。

选择 MAOI 药物。反苯环丙胺（Parnate）是老年人首选的 MAOI，其作用时间不超过 24 h，起始剂量为 10 mg，每日 1 次或 1 次。在几周内根据需要逐渐增加剂量，通常每日 20 ～ 30 mg 就足够了，但偶尔有患者需要 80 mg/d。

苯乙肼（Nardil）是另一种可用的非选择性和不可逆转的 MAOI。它的使用一般限于治疗难治的患者，特别是那些有“非典型”症状的患者，包括睡眠过度和食欲亢进。起始剂量为 5 mg，每日 3 次，在几周内根据需要逐渐增加剂量，通常目标剂量为 20 mg，每日 3 次。

司来吉兰透皮贴片（Emsam）是最新的 MAOI。虽然司来吉兰是一种不可逆的 MAOI，但它对 MAO-B 具有相对选择性。通过贴片给药，它绕过了肝的“首过”代谢，在每 24 h 6 mg 的临床有效剂量下，不需要限制饮食，在较高的 Emsam 剂量下（即每 24 h 9 mg 或更多），建议对酪胺的摄入进行饮食限制。

抗焦虑药和试验性药物

鉴于严重焦虑伴发抑郁的高发生率，已经研究了抗焦虑治疗在抑郁症中的应用。具有独特作用方式的药物也正在探索用于重性抑郁症的治疗。

抗焦虑剂。苯二氮䓬类药物阿普唑仑（Xanax）具有良好的抗焦虑作用和温和的抗抑郁作用，但长期使用会有很大的依赖风险（见第 226 章）。丁螺环酮（BuSpar）同样据称具有抗焦虑和轻度抗抑郁的综合作用，其优点是副作用较小，没有生理性依赖的风险（见第 226 章）。这些药物对于具有抑郁和焦虑特征的适应性障碍是合理的，但它们不适用于治疗重性抑郁症。

试验药物（SAGE-217）

SAGE-217 是一种具有独特作用方式［调节 γ- 氨基丁酸（GABA）A 型受体］的试验性抗抑郁药，已被试用于抑郁症。使用的理由源于考虑 GABA 的神经递质改变在抑郁症的病理生理学中发挥的可能作用。在 RCT 研究中，当服用 2 周后，抑郁评分的显著下降。不良反应包括头痛、恶心、头晕和疲倦，但总体而言耐受性相当好。对于这种药物在抑郁症管理中的未来作用，应关注文献。

重性抑郁症的抗抑郁药的选择

对疗效的研究发现，SSRIs/SNRIs 之间以及它们与非典型抗抑郁药安非他酮、奈法唑酮和米氮平没有区别。TCAs 对严重抑郁症的有效性可能更高，但耐受性最差，尤其是对老年人（见下文讨论）。使用网络荟萃分析和 RCT 试验的系统回顾对 21 种抗抑郁药进行的“大数据”比较发现，所有抗抑郁药都优于安慰剂，但在常用药物中，曲唑酮和氟西汀的疗效最差，TCAs 和度洛西汀的耐受性较差，这些药物不应该成为首选治疗。

药物的选择应基于先前的治疗反应（一个很

好的预测因素）、患者的偏好、费用和预期的副作用。同样重要的是要考虑到疾病的严重程度、患者的年龄、精神运动迟缓的程度、是否存在睡眠障碍，以及耐受抗胆碱能作用、心脏和体位的副作用。这些药物可能要长期使用，成本是一个关键的考虑因素，SSRIs/SNRIs 和 TCAs 的普通制剂的价格仅为品牌药物的一小部分（表 227-6）。虽然普通的 TCAs 按药片计算成本较低，但因需要定期心脏监测、血药浓度监测，以及为了控制其副作用而可能需要更频繁的就诊，这样会使特别容易受到其副作用影响的患者的总成本增加。

对于老年人和其他患有心脏病、前列腺肥大、体位性低血压或青光眼的人来说，SSRIs 的耐受性可能更好。当需要无抗胆碱能活性的镇静剂时，曲唑酮是一个合理的选择，特别是对老年人。对于高血压或运动迟缓的患者，最好使用激活剂（如 SSRI 或安非他酮 SR 或地昔帕明）。对于混合有神经肌肉症状的患者，去甲替林具有良好的耐受性，没有过多的镇静、活化、抗胆碱能或抗肾上腺素的作用。

监测和治疗的持续时间

通过仔细检查症状和活动水平，可以很容易地监测治疗反应，也可以使用评估疾病严重程度的问卷调查工具（见下文讨论）。如果患者在足剂量治疗 6 周后（可能是开始治疗后的 10 周），对抗抑郁剂治疗几乎没有反应，那么认为药物试验是失败的，并认为患者患有难治抑郁。如果怀疑患者的依从性或使用剂量是否足够，可以通过药物血清水平来评估。

如果抑郁症症状成功缓解，抗抑郁药物治疗至少要维持 6 ～ 9 个月。对经历过中度到重度抑郁症的患者，以及因既往发作史被判断为面临高复发风险的患者，应治疗更长时间。继续治疗阶段的药物应保持与急性期治疗时相同的剂量。事实证明在急性发作后长达 36 个月的时间里，它可以将复发的风险降低 70%。当需要停止治疗时，可以在 4 周内慢慢减少剂量，同时观察抑郁症状是否重新出现，如果症状复发，则将剂量恢复到之前的水平，并至少再维持 6 ～ 9 个月。

重性抑郁症是一种复发率很高的疾病，在一次发作后，50% 的患者会有第二次发作。在两次发作后，第三次发作的概率约为 80%。对于有两次或更多次发作的患者，需要进行大概 3 ～ 5 年的维持治疗。有抑郁症或双相情感障碍家族史的患者，也应密切评估并长期维持治疗。

因药物相关的性功能障碍而中止治疗

抗抑郁药治疗中止的一个重要和常见的原因是抗抑郁药相关的性功能障碍，表现包括性欲下降、勃起功能障碍和性高潮延迟。据估计，在服用 SSRI/SNRI 抗抑郁药的患者中，有 30% ～ 70% 的人经历过这种副作用。在接受 SSRI 治疗后抑郁症得到缓解的患者中也很普遍。这个问题通常发生在治疗的早期，并倾向于持续存在，可能时好时坏。研究的治疗方法包括添加西地那非（伟哥）、伐地那非（艾力达）或他达拉非（希爱力）。安非他酮单药抗抑郁治疗对性功能损害最小。减少剂量和暂停剂量是另一种选择。在接受 SSRI 治疗后抑郁症得到缓解的患者中，加入西地那非的疗效证据最强，在一项 RCT 研究中，超过 50% 的男性参与者在性活动前 1 h 服用 50 mg 的剂量后，性功能都得到了明显改善。由于只有男性的短期研究数据，女性的结果以及长期的安全性和有效性还有待确定。如前所述，在对照试验中，安非他酮对性功能的损害最小，当性功能障碍是一个主要问题时，可以考虑作为初始治疗。

治疗无反应的情况

不到 1/3 的重性抑郁症患者在接受第一个疗程的抗抑郁治疗（通常是使用 SSRI）后得到缓解，另有一定比例的患者即使使用足剂量的抗抑郁药，也没有得到完全改善。这反映出抗抑郁药的选择在很大程度上仍然是根据经验的。在确定影响特定药物治疗反应的明确的决定因素之前，需要解决影响治疗效果的因素，包括酒精的使用等，或者更换另一类抗抑郁药物，以及加强治疗（增加第二种药物）。一个新的选择是无创脑刺激，氯胺酮已被批准用于难治性抑郁症患者的鼻内注射。

注意酒精的使用。重新评估患者的酒精使用情况是很重要的，符合酒精使用障碍标准的患者对抗抑郁治疗的反应较小，即使是较少的酒精摄入量（例如，平均每日 1 oz 酒精；1 oz = 28.35 g）也与较低的有效率有关，应鼓励患者在服用抗抑郁药期间禁酒，或尽可能限制饮酒。

换药与增量。如果使用了足剂量的 SSRI，观察到一些效果，但未能达到缓解的目的，通常会试用另一种 SSRI，因为患者的 SSRI 反应往往是特异性的。但如果没有反应，就应该改用另一类药物的抗抑郁药（如安非他酮）。如果对初始治疗的反应是有效果的，但受限于对药物副作用的不耐受，那么改用同一类药物中副作用更小的药物可能就足够了（例如，对体位性低血压从阿米替林改为去甲替林）。

如果最初的治疗产生了一些益处，增加第二种药物可能会有帮助，约有 1/4 的患者通过这两种方法获得缓解。在随机试验中，增强治疗显示比换药效果略好，并提供了一种更快速的控制方法，但建议进行精神药理科会诊。作为增强策略的一部分，增加心理治疗也可能是有帮助的。对于那些一线和二线治疗都失败的患者，SNRI 米氮平和 TCA 去甲肾上腺素都被作为三线药物，其缓解率为 12% ～ 29%。

无创脑刺激。经颅直流电刺激（tDCS）需要低能量脑刺激的非侵入性应用。向头皮输送微弱的电流，连续 15 个工作日，然后每周进行 7 次治疗，据称是为了改善神经传递。由于 FDA 决定将脑神经刺激定为第二类设备，不需要大规模随机试验的疗效证据，该技术已经广泛使用，在一线治疗失败的抑郁症患者中经常使用。大多数现有的治疗重性抑郁症的疗效证据是不一致的，而且基本上没有结论。在设计良好的随机安慰剂对照试验中，使用了假刺激操作，tDCS 未能证明与艾司西酞普兰相比具有非劣效性，但严重不良反应的风险相对较低，导致许多人在即使缺乏强有力的疗效证据的情况下也会提供该方法。研究中紧张、耳鸣和皮肤发红较为常见，72 名患者中有两名患者出现了新发的躁狂症。由于关于疗效和安全性的数据仍然有限，在推荐这种治疗方法之前还需要更多的研究，应关注文献以获得更多的证据。

氯胺酮。氯胺酮是一种数十年来用作麻醉剂的 N- 甲基 -D- 天冬氨酸受体拮抗剂，自从有报道称治疗重度难治性抑郁症患者，可显著改善情绪状态和自杀率以来，该药就引起了人们的极大兴趣。随后的小规模研究证实了显著的短期益处，起效迅速，持续数周。它一直在超说明书使用，直到最近 FDA 批准鼻内给药用于治疗严重难治性疾病。不良反应包括镇静、意识模糊和认知分离。应仅限于熟悉其在严重难治性疾病患者中应用的专家使用。耐药性、使用和滥用会随着误用而发生，因为它们在舞蹈俱乐部环境中非法分发，该药物被列入“俱乐部毒品”。

补充和替代疗法 [69-71]

药物治疗抑郁症的恐惧激发了外行人对使用“天然”物质治疗的兴趣（另见第 237 章）。草药制剂金丝桃属是最广泛使用的，针灸也被采用，膳食补充剂也很受欢迎。

草药制剂——金丝桃属

金丝桃属被认为具有某种 SSRI 活性，据报道这种草药制剂的使用非常广泛，但很少有大规模 RCT（安慰剂对照）研究。将其与低剂量 SSRI 治疗进行比较的现有研究的荟萃分析发现，两者具有类似的反应和缓解率，但没有与使用足剂量 SSRI 治疗比较的研究。值得注意的是，安慰剂在抑郁症中的作用可能是显著的，解释了早期金丝桃属研究中报告的不使用安慰剂对照的疗效。草药制剂是否对轻度疾病患者有益仍有待确定，在等待更多的数据之前，金丝桃属不应该被用来代替已经证实的抑郁症一线治疗。

针灸

现有的试验大多在中国进行，结果不确定，置信区间很宽。两项结合针灸和药物治疗的试验得出了不同的结果，数据不足以推荐使用。

膳食补充剂——多种营养素、鱼油和 S- 腺苷 -L- 蛋氨酸

膳食补充剂一直备受关注，人们通常会用于预防严重抑郁症，也用于治疗。既往观察性研究发现，坚持高质量的饮食与较少的抑郁症风险有关。出现抑郁症状时，Ω-3 脂肪酸、叶酸、硒和维生素 D 的水平较低。但大多数现有的用补充剂治疗抑郁症的研究都存在方法上的重大缺陷，以至于解释结果和从中得出结论都非常困难。一个例外是一项含有 Ω-3 脂肪酸、硒、叶酸、维生素 D 和钙的多营养素补充剂，在有早期抑郁症状的肥胖成年人中用

于预防重性抑郁症的研究。该研究显示，抑郁症的发病率并没有减少，这表明使用补充剂对预防重性抑郁症没有用处。

预防自杀 [72-73]

最好的预防措施是对自杀倾向进行正确的筛查（见上文讨论），并在初步评估时及时转诊。建议对临床上认为是高风险的人进行筛查，美国预防服务工作组认为没有足够的证据建议对那些高风险的人进行常规筛查。然而一些患者在最初对抗抑郁药物治疗有反应时，自杀的风险最大。抑郁症可能会随着精力的提升而持续存在，也许会让有自杀念头的患者有足够的精力来制定计划并付诸实施，因此需要持续保持警惕，并注意选择和开具抗抑郁药的数量，如果存在自杀风险的问题，应该选择非三环类抗抑郁药，或者每次发放的 TCAs 不超过 1 g。

老年人抑郁症的治疗 [20,26,35-36,60]

抑郁症是老年人最常见的精神疾病，影响到近 100 万美国老年人。主要的治疗方式包括对轻度至中度患者进行心理治疗，对症状较严重的患者使用抗抑郁药。对于受影响严重的人，可能需要进行电休克疗法（ECT）。在设计治疗方案时必须考虑到与年龄有关的药物代谢变化和身体对药物副作用的敏感性（见附录 173-1），老年患者如果同时服用 SSRI 和利尿剂，特别容易出现低钠血症，因此监测血清钠是有必要的。没有证据表明在痴呆的情况下使用抗抑郁药有好处。

抗抑郁药的选择

当以活动能力减退和精神运动迟缓为主时，SSRIs/SNRIs 的激活作用对其很有效。如果有心脏传导阻滞、心律失常或体位性低血压等 TCA 使用禁忌证，SSRIs 是首选。在 SSRIs 中，舍曲林、西酞普兰和艾司西酞普兰对肝药物代谢的影响最小，在服用经肝代谢的药物（如地高辛、华法林、苯妥英）的患者中，舍曲林是首选。老年人特别容易受到使用 SSRI 时出现的抗利尿激素分泌失调综合征（SIADH）的影响，它可导致明显的低钠血症，其临床表现为精神状态改变、恶心、呕吐和头痛。如果需要镇静，曲唑酮是一个合理的选择，没有抗胆碱能活性，比 TCAs 更受欢迎。当 SSRI/SNRI 治疗导致性欲减退或成为主要困扰时，安非他酮是一个合理的选择，其性功能障碍的副作用发生率最低。许多 TCAs 有镇静、抗胆碱能、心脏和体位副作用，使它们在老年人中的使用特别成问题。

启动和监测治疗

开始时用很低的药物剂量（例如，10 mg 氟西汀、25 mg 舍曲林或 50 mg 曲唑酮），在监测主观反应的同时，可以每 5 ～ 7 天缓慢增加剂量。SSRI 治疗需要监测血清钠，以防发生低钠血症。通常情况下患者是最后一个认识到病情改善的人，家庭成员通常反馈说，在精神障碍消失之前，患者的睡眠和饮食都有所改善。老年人进行充分的验证所需时间可能是年轻患者的两倍，一些研究表明，55 岁以上的患者直到治疗 12 周后才出现反应。

治疗无反应的情况

如果在治疗剂量下进行合理的尝试后没有什么改善，就需要进行会诊，考虑使用其他抗抑郁药（如 MAOI）或 ECT。

使用单胺氧化酶抑制剂。由于对不良反应的担心，MAOIs 在老年人中的使用一直很谨慎，但实际上 MAOIs 没有抗胆碱能活性，而且耐受性较好，许多对其他抗抑郁药没有反应的老年患者在使用 MAOIs 后都有改善。MAOIs 治疗应该由精神药物学专业医师来选择和开始，随后的管理可以由基层全科医生处理，但其需要熟悉药物的作用和副作用（见上文讨论）。

使用电休克疗法。患有精神病性抑郁症、严重丧失行为能力、对药物治疗不耐受或不能接受药物治疗，或需要药物快速起效的老年患者，应转诊考虑使用 ECT。预测疗效的最佳指标是精神运动迟缓和妄想症状的改善。ECT 的疗效和安全性已得到充分的证明，要获得疗效，需要达到全身性发作活动，根据患者的癫痫发作阈值定制电剂量，能最大限度地提高疗效和减少不良反应。失忆症发生在治疗前和治疗后的几周内，电极放置比电剂量更重要，单侧电极放置与较低的风险有关。长期的认知功能与接受抗抑郁药治疗的患者没有区别。由于复发的频率很高，使 ECT 成为一种急性治疗，但如今维持性 ECT 治疗也很常见，通常每月在门诊进行 1 ～ 2 次。很多时候 SSRI/SNRI 或 TCA 被用于老年患者的终生维持治疗。

治疗前医疗评估和管理。虽然 ECT 没有绝对的禁忌证，但心肺疾病史，例如长期血压升高、心跳停止和心肌缺血会增加出现并发症的风险。通常 ECT 的心血管风险与低风险非心脏手术的风险相似。特别重要的是在术前对高血压、冠状动脉疾病、充血性心力衰竭、主动脉瓣狭窄、植入式起搏器或除颤器、房颤、哮喘、COPD 和糖尿病的识别、评估和管理。所有情况下治疗方案都应在手术前继续和优化。为控制症状而服用的药物应在手术当天以既定的最佳剂量继续服用，有两个例外，糖尿病患者应在手术当天早上将所有长效胰岛素的剂量减少一半，并应暂停任何口服药物，哮喘或 COPD 患者应保留茶碱制剂。没有证据支持要在不需要 β- 受体阻滞剂的患者中使用预防性 β- 受体阻滞剂。心脏会诊适用于不稳定型心绞痛、严重主动脉瓣狭窄或植入式心脏装置的患者。

季节性抑郁症的治疗 [15]

光线疗法是第一线的治疗方法。暴露在 10 000 lnx 的普通白色荧光灯下，每次 30 ~ 45 min，每天 1 次或 2 次是有效的，症状往往在治疗的第 1 或第 2 周内会有改善。患者通常在治疗期间坐在离灯箱约 50 cm 的地方阅读，光线以 45° 射入，早晨和晚上的治疗都改善病情，但后者可能导致失眠。精心设计的、更接近太阳光光谱的照明方式并不比标准的白色荧光源的光线更有效，光的强度是决定疗效的关键因素。SSRIs/SNRIs 可能与光疗法一样有效，一些临床医生会同时使用这两种药物。在冬季早期的预防性治疗往往效果较好。从“冬季时钟变化”的周末开始，可以减少“冬季抑郁”的发生。

孕期和产后抑郁症的治疗 [18,23,29,74-84]

孕期或产后抑郁症是一个严重的问题，对母亲和新生儿都有不良后果。母亲体重增加不足、体重明显减轻甚至营养不良都可能导致新生儿出生体重下降。自杀是一个主要问题，无法完成产前和产后护理以及照顾儿童困难也是主要问题。其他后果包括需要长期住院、婚姻不和、离婚和失业。

怀孕

孕期抑郁症的发病率接近 10%。孕期患有抑郁症的女性发生宫内发育迟缓、早产、胎盘早剥和新生儿行为改变的风险增加，其中一些不利影响被认为与抑郁症引起的体重减轻和对下丘脑 - 垂体 - 肾上腺轴的异常刺激有关。与任何药物一样，在孕期使用抗抑郁药也存在一些问题，需要考虑风险并权衡利益与风险。

抗抑郁药物的风险。尽管数据并不完整，但没有证据表明孕期的 SSRI 或 TCA 治疗与胎儿死亡、生长障碍、自闭症或行为缺陷的风险明显增加有关，但人们还是对出生缺陷和自闭症表示担忧。

出生缺陷。作为一类药物，SSRIs/SNRIs 并不增加出生缺陷的总体风险，但在孕早期使用一些 SSRI 药物与某些出生缺陷有关。病例对照流行病学研究表明有以下关联。

- 帕罗西汀和右心室流出道梗阻；
- 舍曲林和脐疝及心脏间隔缺陷；
- 帕罗西汀或西酞普兰与无脑畸形、颅缝早闭和脐膨出。

尽管风险的相对增加有统计学意义，但绝对增加和总体风险仍然非常小，对大多数患者来说，远远低于未经治疗的抑郁症的风险。尚未发现出生缺陷与使用 TCIs 或其他 SSRIs/SNRIs 之间存在关联。

自闭症风险的问题。最近人们对孕期继续使用 5- 羟色胺类药物治疗是否会增加孩子患自闭症谱系障碍的风险表示关注。在瑞典进行的一项回顾性研究显示，在 943 776 名其母亲在孕早期接受抗抑郁药物治疗的儿童中，没有发现儿童患自闭症或其他一系列负面健康结果的风险增加，包括注意缺陷多动障碍和胎龄过小，但早产的风险略有增加。关于自闭症风险的类似结果还有来自于随后对安大略省怀孕结果的大规模人口队列研究，进一步支持了没有显著性风险增高。

其他关注的问题。21 世纪初，随着一些病例报告和观察数据，出现了在孕晚期服用 SSRI 的妇女中新生儿发生持续肺动脉高压的风险问题，随后的研究在对混杂因素进行调整后发现，SSRIs 的相对风险仅为 1.28，非 SSRI 抗抑郁药的相对风险为 1.14。鉴于这种并发症的基线风险非常小，而且发现的风险增加也很小，所以绝对风险显得非常低。新生儿戒断综合征的风险随着在孕晚期使用抗抑郁药而增加。

平衡风险和利益。总的来说，孕期抑郁症的药物治疗比停用抗抑郁药物治疗对母婴的预后更好。在孕期，剂量要求会发生变化，肝代谢的增加和循环血容量的增加需要将剂量增加到怀孕前的1.6倍左右，到分娩后，剂量应减少30%～50%。分娩前几周逐渐减少剂量可以降低新生儿戒断综合征的风险，但可能会影响症状的控制。

产后抑郁症

应向所有分娩后女性询问是否存在情绪低落和失眠，存在上述症状的人应该接受进一步评估（见上文讨论）。有证据表明患有严重抑郁症的妇女应该接受具体的调查以了解是否有伤害自己或孩子的意图。治疗方案包括抗抑郁治疗和人际心理治疗，前者起效更快，但两者同样有效，将二者结合起来并没有额外的好处。与TCAs相比，SSRI/SNRI药物治疗更受欢迎（药物过量的风险更低，有效率更高），但任何在过去被证明有效的抗抑郁药物都应该是新发作时的首要药物选择之一。哺乳期母亲使用SSRI/SNRI与母乳喂养儿童的严重不良反应无关，但缺乏长期的数据。几乎没有TCAs进入乳汁。使用氟西汀在哺乳期儿童中产生的SSRI水平最高，建议以通常起始剂量的一半开始治疗（由于产后对药物的敏感性增加），并在开始缓解后至少持续6～9个月。由于其复发率很高（50%～85%），可能需要更长期的治疗。

双相情感障碍[7,27,47,85-86]

与重性抑郁症不同，双相情感障碍需要用情绪稳定剂（如锂、丙戊酸钠、奥卡西平）开始治疗，而不是用抗抑郁剂，因为抗抑郁剂会引发躁狂症。在疾病的早期阶段进行治疗比延迟治疗有更好的效果，因此有必要进行早期精神专科就诊。

锂

锂是目前研究得最好的治疗双相情感障碍的药物，也是在基层医疗机构中开始治疗的恰当的选择。该药对其中双相抑郁症、躁狂症、降低自杀风险和预防都很有效，价格低廉，普遍安全，但治疗指数较窄（血清浓度的目标范围是0.8～1.1 mEq/L）。缓释制剂允许每天两次给药，以减少血清浓度的变化。

不良反应。大多数不良反应与血清浓度有关：低于1.5 mEq/L时罕见且轻微，1.5～2.5 mEq/L时轻度至中度，高于2.5 mEq/L时中度至重度。细微震颤、轻度口渴、轻度恶心、尿频和全身不适可能随着治疗的开始而出现，通常随着治疗的继续而缓解。腹泻、呕吐、嗜睡、肌肉无力、多尿症进展和协调性差表明开始出现锂的毒性。体重增加、协调困难和精神错乱常常促使患者停止治疗。甲状腺功能减退、肾小管损伤和心律失常可能随之发生，尤其是在中毒剂量下。需要定期监测血清浓度和肾功能（血尿素氮、肌酐）（该药经肾排泄），同时使用噻嗪类药物治疗可能会增加药物血清浓度，因为它能增强远端肾小管的重吸收。非甾体抗炎药和血管紧张素转换酶抑制剂也会增加锂中毒的风险。孕期使用锂与心脏畸形风险的小幅度增加有关（风险比为1.11～3.22）。

抗抑郁药治疗

由于抑郁症是导致双相情感疾病残疾的主要原因，所以经常会考虑使用抗抑郁药。许多双相情感障碍患者除了接受心境稳定剂的治疗外，还要接受抗抑郁剂的治疗，但支持这种普遍做法的证据有限。在一项心境稳定剂治疗与添加抗抑郁剂（SSRI或安非他酮）的主要研究中，没有发现双相患者从抑郁为主的症状中获得持久康复或经历躁狂症状发作（使用抗抑郁剂的一个担忧）的百分比有明显差异。

综合治疗

照护需要个体化。在基层医疗机构中开始使用锂是合理的第一步，但在锂治疗后仍有严重抑郁症的躁郁症患者应转到精神科，考虑采取其他措施（例如卡马西平、丙戊酸钠、抗抑郁药）。

精神病性抑郁症[46,55]

精神病性抑郁症的治疗最好由精神科医生管理，除了SSRI治疗外通常还需要使用抗精神病药物。基层全科医生在提供常规医疗服务时可能会遇到这类缓解期的患者。出现抗精神病药物副作用和患者要求停药的情况并不少见。由此产生的问题是在这种情况下，在继续使用抗抑郁药的同时，是否需要继续抗精神病治疗。对这类患者的设计良好的

RCT 研究发现，在复发风险方面，继续抗精神病治疗（使用奥氮平）要优于停药。

转诊和入院的指征 [98]

难治性或致残性重性抑郁症、双相疾病、精神病或有大量自杀风险的患者需要转诊至精神专科。经合理的抗抑郁治疗 3 个月后仍无反应的患者应进行精神专科就诊。许多这样的患者在经过 1 ～ 2 次的精神科会诊后，可以转回他们的主治医生处进行随访。

精神科住院治疗指征包括高自杀风险、缺乏可靠的社会支持（如果抑郁严重）、有对治疗反应不佳的病史，或症状严重到需要持续观察或护理。

患者教育和支持 [17,87-92]

详细的患者教育是行为治疗和支持性心理治疗的核心组成部分（见上文讨论）。通过促进教育和支持性工作可提升基于团队的照顾效果（表 227-6）。当需要开始抗抑郁治疗时，使用共同决策（见第 1 章和第 5 章）可以提高患者对药物选择的舒适度，以及随访满意度、理解和参与感。对精神疾病有偏见或反对精神药物治疗的患者，在了解了抑郁症的“器质性”病理生理学后会感到安慰，这有助于他们配合治疗。

抗抑郁治疗的依从性常常会因副作用或错误的归因而受到影响。有些患者在仅仅用药几天后没有看到症状立即改善就停药，或者只在“需要时”用药。因此在开始治疗之前，需要评估可能发生的副作用和症状改善延迟的可能。

必须强调长期定期使用药物的重要性。如果患者已经有便秘的倾向，开具粪便软化剂可能会使 TACs 更容易被接受。应嘱咐患者报告副作用，而不是自行停药，如果出现自杀念头或抑郁症明显恶化，应及时打电话。

基于网络的、指导性的自助资源已被用于预防临界症状患者的抑郁症。在使用基于网络的教学资源对此类患者进行的随机试验中，患重性抑郁症的风险降低了 41%。这些结果表明，对于那些有先兆症状而拒绝寻求心理健康保健的人，可以建议他们采取自助措施。虽然不能替代精神心理专科转诊或至少基层医疗团队的支持性照护，但它有望成为有用的辅助手段。

教育过程应包括家庭和其他家庭成员，争取他们帮助减少家里的压力，对患者治疗是有帮助的。对于老年或严重抑郁症患者，应向其家人传授正确使用抗抑郁药的知识，并要求他们监督遵守。应审查枪支安全问题（见附录 110-1），因为在有枪支的家庭中，枪支持有人和家庭成员的死亡风险增加。不应忽视对照顾者的支持，因为在照顾患有严重疾病的家庭成员的人中，抑郁症状出现的频率很高（40% ～ 60%）。

治疗建议 [25,93-98]

- 通过问两个问题来筛查抑郁症。“在过去 2 周内，你是否感到沮丧、抑郁或无望？”和“在过去 2 周内，你是否对做事情没有兴趣或乐趣？”
- 如果患者的回答是肯定的，需进行全面的评估，首先是筛查躯体症状，使用 SIG E CAPS 问题。通过直接询问来筛查自杀倾向。还可以通过询问过去的躁狂症状和家族史来检查双相疾病。
- 患者有自杀的风险、有精神病性症状、有严重的抑郁症、没有社会支持，或不能照顾自己，应及时安排精神病专科就诊，以便可能住院治疗。
- 在新发抑郁症伴有精神病性症状、局灶性神经功能障碍，或发病时间与头部创伤有关的情况下，应考虑进行脑部 MRI 扫描。
- 美国医师协会最近提出的建议，临床医生在治疗重度抑郁症患者时，应在 CBT 或第二代抗抑郁药之间进行选择。所有患者都应充分了解这些治疗方法，包括潜在的副作用和可及性问题（如费用）。在决定治疗方案时，应考虑到患者的偏好。
- 对于可以在门诊安全管理的患者，安排 CBT，并进行任何可能有帮助的社会和环境干预，让家属参与治疗，特别是对于老年或严重抑郁的患者。根据患者的喜好和可及性，支持性心理治疗也是一种选择。
- 对于重性抑郁症患者（或有神经肌肉症状的

其他亚型患者），应开始抗抑郁药物治疗，除非有双相情感障碍的证据，此时情绪稳定剂应作为第一线治疗，同时考虑精神科会诊（见下文讨论）。

- 考虑将 SSRI 药物作为一线药物治疗，当副作用的微小差异在临床上并不重要时，应当以成本为基础选择药物，开具普通处方以限制治疗的成本（例如，氟西汀，20 mg/d）。
- 如果在足治疗剂量下对两种不同的 SSRIs 进行 4 ~ 6 周的尝试治疗失败，需转诊至精神药物学 / 精神病学专科。
- 使用 SNRI 或 TCAs 作为二线药物治疗，但要考虑患者过去是否对一种药物反应良好、是否有相当严重的抑郁症，或 SSRI 治疗未被证明完全有效。老年患者和疑似心脏病患者应谨慎使用。在开始治疗前，应获得基线心电图以排除心脏传导系统的异常，并检查是否有体位性低血压。监测开具 SSRI 的患者的血清钠，特别是在同时服用利尿剂时。
- 对于老年患者，以标准起始剂量的 1/3 到 1/2 开始药物治疗。对于产后抑郁妇女，将起始剂量减少一半。
- 如果患者对抗抑郁药有反应，应继续服用至少 6 ~ 9 个月，如果是中度至重度抑郁症，且有明显的复发风险，则应继续服用更长时间，随后逐渐减量。
- 如果有自杀的风险，切勿开出超过 1 周的剂量或总共 1g 的三环类药物。
- 向患者解释，抗抑郁药必须定期服用，可能需要 4 周时间才能起作用，而且可能有轻微的副作用，但不需要停药。
- 尽可能地开出仿制药制剂，以减少成本。
- 对于孕期的抑郁症，强烈考虑药物治疗，即使是在怀孕的前三个月。与患者讨论药物治疗的重要益处，以及使用某些 SSRIs 所带来的出生缺陷风险的极小增加。如果担心某些 SSRIs 会造成出生缺陷，可以考虑使用 TCA 治疗。
- 如果诊断为双相情感障碍，开始时应使用心境稳定剂（如碳酸锂，300 mg，每日 3 次）而不是抗抑郁药（抗抑郁药可能会加剧心境波动）进行治疗。在几天内增加锂的剂量，以达到 0.8 ~ 1.1 mEq/L 之间的目标血清水平（在当天服用第一剂之前获得）。如果在锂治疗期间出现严重的重度抑郁症问题，在添加抗抑郁药物之前，应及时精神科就诊。

（李　磊 翻译，王晶桐　齐建光 审校）

第 228 章

酒精使用障碍的管理

MICHAEL F. BIERER

在美国基层医疗诊所就诊的成年人中，高达 20% 的人患有酒精使用障碍（AUD），高达 29% 的美国人在有生之年曾被诊断为 AUD。18 ~ 29 岁人群 AUD 的比例是全国的两倍。超过 1/4 的成年人在过去 1 个月里有“狂饮”的表现。总的社会成本估计超过 25 万亿美元，每年有近 9 万美国人死于与酒精有关的原因。例如，酒精是阿片类药物使用障碍的驱动因素，1/5 的过量服用涉及酒精。考虑到 AUD 患者寻求治疗的比例较低（< 10%），寻求帮助的患者中很少获得了有效治疗，因此在提高识别和治疗水平方面还有很多工作要做，尤其是在基层医疗机构。

促进健康行为是基层医疗的基础；了解每位患者的饮酒行为也是如此。虽然过量的酒精摄入和健康负面影响的关系显而易见，但饮酒问题带来的特定风险可能更为微妙。由于共病的原因，饮酒属于“低风险”范围的人仍需要注意。在出现任何并发症之前，需要与患者一起确定和检查不健康的饮酒（即，高于低风险量）。

及时的识别加上适当的干预，是至关重要的。虽然严重 AUD 患者及其家人可能更痛苦，但较低程度的酗酒所造成的社会负担是巨大的，在很大程度上与受其影响的非自愿创伤有关。最近的证据表明，以前“低风险”的饮酒水平可能与几种疾病的高发病率和死亡率有关，这让人们对安全饮酒的概念本身产生了质疑。基层医生和医疗团队在确定和处理酒精使用的有害模式以及一系列相关的医疗和社会问题方面具有独特的地位。

正式定义、标准和其他名称 [1,18]

定义

权威的《精神疾病诊断与统计手册》第 5 版（DSM-5）建议使用“酒精使用障碍”（AUD）这个总称术语来指定与损害或痛苦相关的饮酒，并在 12 个月内用一系列额外的定义标准来指定与损害或痛苦相关的饮酒，根据存在 2 ～ 3 个、4 ～ 6 个或 7 个或更多的标准有助于将疾病分为轻度，中度或重度（表 228-1）。

从流行病学的角度看，饮酒超过低风险界限与高患病率和死亡率有关。不健康饮酒指的是任何高于这些临界值的行为，无论是否有任何严重饮酒问题。即使是低于“适度”水平的摄入量，对健康的成年人和那些有一定医疗风险的人来说，也存在各种风险。

从概念上讲，将标准分为与饮酒失控（即饮酒过量、在危险情况下使用、明知有负面后果仍使用、无法减少饮酒、花很多时间寻找酒精）、医疗后果（耐受、戒断和渴求）以及社会后果（例如，失去主要角色、干扰活动）有关的标准是有用的。

其他名称

以下是几种饮酒行为分类。

低风险饮酒

低风险饮酒的行为特征：自愿控制之下，不超过流行病学确定的界限。低风险定量饮酒可以定义为男性平均每天两个单位或更少，妇女和老年人一个单位或更少，一个标准单位大约 12 ～ 14 g、15 ml，或 0.5 oz 酒精（即 12 oz 啤酒、5 oz 的葡萄酒、1.5 oz 的酒的大致含量）（图 228-1）。此外，为降低饮酒风险，男性每次饮酒不应超过 4 杯，女性不应超过 3 杯。“低风险”需要注意的是，个体差异很大，有些人可能有摄入任何使用酒精的绝对禁忌证，所以这些临界值只适用于其他方面健康的成年人，这些摄入量不会对他们产生负面影响。

表 228-1　酒精使用障碍的标准

标准	得分
1. 使用次数超过预期（失去控制）	导致痛苦或功能障碍的模式
2. 反复尝试或想要减少 / 停止	符合 2 ～ 3 个标准：轻度
3. 很多时间都花在酗酒和康复上	符合 4 ～ 6 个标准：中度
4. 渴望	符合 7 个或以上：严重
5. 使用已知的消极生理或心理后果	
6. 尽管饮酒会导致人际关系或社会问题，但仍应使用	
7. 经常使用导致未能履行职责 / 义务	
8. 危险情况下的反复饮酒	
9. 因酗酒而放弃重要职务	
10. 耐受	
11. 戒断	

Adapted from American Psychiatric Association. Diagnostic and statistical manual of mental disorders，5th ed. Washington，DC：American Psychiatric Association，2013.

不健康饮酒

不健康饮酒的定义是任何饮酒超过低风险界限，并在流行病学上与高发病率和死亡率相关。它包括危险性饮酒和问题饮酒。

危险性饮酒。定义为饮酒过量，但没有明显的不良医疗或心理社会后果。患者不符合 AUD 标准，因此定义为危险性饮酒。

问题饮酒。饮酒超过临界值，但严重程度不符合 AUD 标准，这是这一类别的特征。根据 AUD 的诊断，符合 2 ～ 3 个标准被定义为轻度 AUD，因此多数问题饮酒的人都满足轻度 AUD 的必要标准。

酒精滥用。以前被称为“酒精滥用”的情况

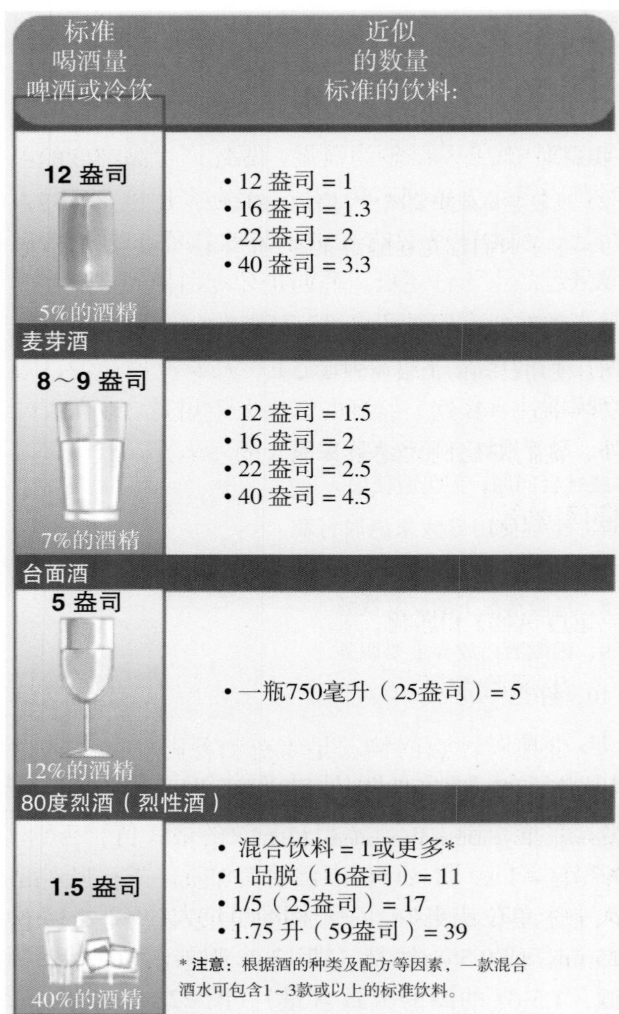

标准
喝酒量
啤酒或冷饮
近似
的数量
标准的饮料:
12 盎司
• 12 盎司 = 1
• 16 盎司 = 1.3
• 22 盎司 = 2
• 40 盎司 = 3.3
5%的酒精
麦芽酒
8～9 盎司
• 12 盎司 = 1.5
• 16 盎司 = 2
• 22 盎司 = 2.5
• 40 盎司 = 4.5
7%的酒精
台面酒
5 盎司
• 一瓶750毫升（25盎司）= 5
12%的酒精
80度烈酒（烈性酒）
1.5 盎司
• 混合饮料 = 1或更多*
• 1 品脱（16盎司）= 11
• 1/5（25盎司）= 17
• 1.75 升（59盎司）= 39
* 注意：根据酒的种类及配方等因素，一款混合酒水可包含1～3款或以上的标准饮料。
40%的酒精

图 228-1 标准饮品（From U.S. Department of Health and Human Services. Helping patients who drink too much：a clinician's guide. Rockville，MD，2005.）

不再被认为是一个独立的实体；相反，它处于中度和重度 AUD 的最轻状态。满足的标准越多，患者就越有可能失去对饮酒的自愿控制（强迫性饮酒），并产生负面后果。

病理生理学、临床表现和病程 [2-27]

原因和危险因素

AUD 的病因尚不完全清楚，但其病因明显是多因素的。生物遗传、社会文化、心理和行为的影响已经确定。了解酒精障碍几个典型发病机制，提高记录相关病史和提供治疗建议的能力。治疗方案应针对特定的脆弱性和合并症，理解在个体之间和个体内部 AUD 的自然史有相当大的可变性。

生物遗传因素和表观遗传因素

AUD 涉及影响酒精代谢和酒精对神经递质、受体和细胞膜影响的遗传决定因素。100 多个酒精反应基因和许多遗传危险因子已被证实，包括醇脱氢酶、醛脱氢酶（ALDH）、单胺氧化酶、γ- 氨基丁酸（GABA）和儿茶酚 -O- 甲基转移酶基因；可能还会发现更多。同卵双胞胎患 AUD 的比值比约为 10，异卵双胞胎约为 5。患有严重 AUD 的父母的子代对酒精的生物反应经常发生改变，具有这种反应的年轻成年子代更有可能在 10 年内诊断出 AUD。越来越多的证据表明，非遗传物质，如组蛋白，可能会因酒精暴露而改变，并影响与奖励感知和长期饮酒相关的转录。

社会文化因素

许多社会人口学变量影响疾病发生的可能性。父母和同伴的价值观、态度和行为都有影响。这有助于解释尽管全国消费下降，但各亚人群使用模式仍在变化。价格变化和当地酒精供应情况（例如，反映在附近酒类商店的密度上）会影响饮酒量，进而影响确诊酒精中毒的可能性。行为经济学领域也帮助定义了可能影响问题饮酒的强化或惩罚的类型——这是除了大多数非自愿饮酒者之外的所有相关概念。

心理 – 心理动力因素

潜在的精神病理和特征（例如，依赖冲突、创伤后果、对权力的过度需求或寻求感觉）导致一个人容易过度饮酒，要么是为了掩盖问题，要么是为了解决心理问题（所谓的自我药物治疗）。在这种情况下，饮酒主要被视为潜在精神病理或特征的一种症状。这些特征可能是遗传的（例如，寻求感觉的需求增强或对消极情感状态的不容忍）。创伤史可以通过影响焦虑水平（即使在没有全面创伤后应激障碍的情况下），可能容易发展成酒精成瘾。

行为因素

从行为的角度来看，AUD 被认为是一种学习行为，是可逆的、有时间限制的，与正常的饮酒行为是连续的，并由一系列学习和强化经验建立起来的。养成习惯的强度和速度随强化的强度和速度而变化。社会交往、情绪压力、内疚或消极的想法，以及对睡眠或缓解疼痛的需求都会使其加重和维持饮酒。任何一种加重因素，加上对酒精增强愉悦效果的预期，都可能引发并维持饮酒行为。随着活动和人际交往对饮酒越来越关注，强化因素变得越来越普遍。对其他替代因素的参与减少。

酒精对改善负面主观状态的作用也是学习模型的一部分；然而，该模型可能会低估病态生理后果的作用，如严重戒断时短暂的饮酒冲动可能在短期内挽救生命。在这种以生物学为主导的 AUD 病例中，强调再学习的认知疗法如果没有稳定的医疗支持和药物管理就无法实行。

适应和耐受性的神经生物学影响学习过程。在强化神经化学的存在下，环境线索获得更大的显著性，学习更有可能发生，因为大脑在行为、环境和奖励之间形成了强烈的关联，从而增加了导致奖励的重复行为的可能性。这种增强学习的神经解剖学基础有许多候选物质（例如，伏隔核多巴胺的增加），它们可能不特异于一种或另一种增强药物。

流行病学模式

酒精的使用因年龄、性别和社会经济群体而异。

年轻人。青年人酗酒和滥用酒精的比例很高。12 ～ 17 岁的青少年中有 20% 的人在过去的 1 个月有饮酒，18 ～ 25 岁的青少年中有 75% 的人饮酒，超过 40% 的年轻人在上个月饮酒超过 5 次。在青少年早期就开始吸烟或喝酒的成年人会遭受最严重的酒精、毒品和精神问题。饮酒越早，之后 AUD 患病率越高。

女性。由于社会变化，妇女寻求成瘾治疗的比例是既往的两倍，在酒精消费和问题方面，男女之间的差距继续缩小。在一项饮酒调查中，12 ～ 17 岁的女孩在接受调查前一个月饮酒的比例高于男孩（24% vs. 20%），符合 AUD 标准中女孩比例高于男孩（2.7% vs. 2.3%）。

老年人。老年患者可能会因为压力而开始过度饮酒，尤其是在失去所爱的人、身体功能或角色丧失、其他压力转变或睡眠困难时。随着新陈代谢的变化和身体组成的演变，即使是稳定的摄入也可能随着年龄的增长而变得有害。酒精的使用和多种处方药使用对老年人来说是特别大的问题。

少数民族。某些民族或种族群体相对来说不受酒精依赖的影响。亚洲人的一些亚群有一种 ALDH，代谢乙醛较为缓慢，因此产生高浓度的乙醛，它可令人感到不快。与乙醛存在比例较低的人相比，ALDH 亚型的人更不喜欢饮酒，而且发展成依赖的可能性更低。非西班牙裔白种人上个月的吸毒率在所有年龄段中都高于其他种族（全国毒品使用与健康调查）。相比之下，在所有群体中，重度间歇性（狂饮）饮酒的情况大致相同（亚洲人除外，他们的比例大约是其他人的一半）。

临床表现

饮酒行为的范围很广，从低风险饮酒到轻度或重度 AUD 和恶化。

低风险饮酒

低风险饮酒的特点是消费和种类根据内部因素和外部环境来改变。这种适度饮酒的特点是，它是在自愿控制下的，不超过建议的最大值。否则，如果患者的症状或体征因酒精而加重，或有强烈的家族史，那么低风险的饮酒量可能被认为是有风险或有问题的。应该告知这类患者风险增加的情况。

危险饮酒

饮酒超过建议上限但没有负面后果的人以及不符合 AUD 标准的人可以被归类为“高危饮酒者”。“患者必须饮酒超过建议的最大值，或者在危险的情况下才属于这一类，但如果饮酒引发了问题，那么将他们归类为问题饮酒者更有用。”基层全科医生应向患者提供有关适度摄入的后果的信息。

问题饮酒

这些患者会经历饮酒带来的负面后果，这些后果可能只会对饮酒者造成很小的痛苦，但可能会对家人、朋友或同事造成严重的问题。因此，有问题的饮酒可能从临床前或亚综合征到严重和明显，符合 AUD 的标准。

中度饮酒 AUD（4 ～ 6 阳性标准）

这类患者可能会出现社交场合大量饮酒、偶尔醉酒的情况，还表现出过度饮酒在医学、法律、社会或心理上的负面后果。他做出或想过做出减少或放弃的尝试。身体功能可能因整体行为和难以应对而有所不同。

严重饮酒 AUD（7 项或 7 项以上标准）

患者饮酒可能与通常的诱因或社交场合无关，也就是说，饮酒的内在驱动力可能支配行为和思维。外部环境可能会在一段时间内限制饮酒，形成一种狂饮模式。大多数人继续工作，甚至有些人担任了责任重大的职位。酒精本身通常被优先考虑（例如，一个人去派对是为了喝酒，而不是社交），常有人全神贯注于饮酒或渴望酒精。对酒精产生耐受性，当血液酒精水平下降时，可能会出现戒断症状（情绪障碍、震颤、恶心、出汗）。白天定期饮酒通常需要避免或缓解戒断症状。患者可能会在夜间起床喝酒或早上第一件事就喝酒。瓶子可能在床头柜上。患者意识到自己有喝酒的冲动，但可能将其合理化，并对伤害的经历视而不见。认识和克服这种否认可能需要家人、朋友或其他受饮酒影响的人的帮助。

严重恶化的酗酒问题

这些人经常喝醉，把喝酒看得比其他活动更重要。他们可能会定期住院戒断，或因酒精造成的创伤或器官损伤而接受医疗救助。精神病诊断和其他药物使用障碍也常见。

临床过程

有相当大的个体差异。发病范围从最初阶段无问题饮酒到即刻大量饮酒。早期饮酒与 AUD 的风险增加有关，但这种关联不一定是诱因。AUD 的病程可以间断地自发缓解。在饮酒达到临床上明显的严重程度之前，预后相对良好

一旦成瘾变得更严重，在没有治疗的情况下很难戒除，临床过程通常是进行性的。20% ～ 50% 符合中度至重度 AUD 标准的患者可能会自行缓解，但这一组患者可能聚集在轻度 AUD 的谱系末端。在上瘾的时候，持续饮酒可能会被一段时间的戒酒或控制饮酒所打断，之后会出现复发和进展，尤其是在没有专家参与的情况下。关于是否需要完全戒酒来防止依赖性饮酒的复发，争论仍在继续。

临床并发症

器官损害的风险与酒精暴露的剂量和持续时间有关，某些情况能够（例如酒精性心肌病、脂肪肝、酒精性肝炎或贫血）表现出戒酒后的可逆性，而其他情况（例如肝硬化或严重神经病变）似乎在器官损害发生后会不可避免地进展。预测不可逆器官损伤的风险并不绝对；有时，戒酒和良好的营养可以提供适应力。风险似乎与遗传易感性、酒精剂量和慢性暴露呈函数关系。值得注意的是，以前的“安全”消耗水平现在被证明会带来重大的医疗风险，包括高死亡率。临床医生和患者应该评估这些风险，以便做出关于饮酒的明智决定，对于重度饮酒的患者更需要评估风险。

肿瘤。头颈癌和胃肠道癌与饮酒有关，烟草具有协同致癌性。研究发现只要每天喝半杯酒就会增加浸润性乳腺癌的风险：对于乳腺癌的风险来说，可能没有安全的饮酒水平。同样，最新的研究发现，低饮酒量（每天只喝一杯）与胃肠道癌症的增加有关。

心血管并发症。虽然适度饮酒（男性每天最多两杯，女性一日一杯）与非致死性缺血性冠状动脉事件减少有关，但即使是低剂量饮酒也不能预防全因心脏死亡（如心力衰竭）。这一领域的文献发展迅速，对低剂量饮酒的预期益处提出了质疑。据估计，如果每周饮酒从 14 杯减少到少于 7 杯（属于“低风险”范围），40 岁男性的预期寿命可延长 1 ～ 2 年。高水平饮酒使患者有发生房颤的危险（见第 28 章），酒精性心肌病的危险更大（见第 32 章）。

内分泌、妇科和生殖并发症。骨质疏松症风险的增加与平均每天饮酒超过两杯标准酒有关。胎儿酒精综合征发生在孕期大量饮酒的母亲所生的婴儿身上。其特征包括永久性发育迟缓、智力迟钝、肌肉骨骼异常、协调性差和心脏畸形。在每天饮酒超过 150 g（> 10 种标准饮料）的孕妇中，发病率接近 33%。另外，这些妇女所生的孩子中有 1/3 患有智力迟钝或严重行为障碍。在孕期，每天只要喝 1 ～ 2 杯酒，后代就会发生智力障碍。关于安全或低风险的临界点存在争议，国际准则差异很大。

在男性中，促性腺激素释放受损和睾酮代谢加速引起持续性阳痿和性欲丧失，这是长期过量饮

酒的后果；它早于终末期肝病。

胃肠道并发症。酗酒可导致酒精性肝炎、胰腺炎和胃炎。脂肪肝和食管炎由长期饮酒引起的。晚期并发症包括肝硬化、口腔癌和结肠直肠癌。任何饮酒都有可能导致肝病的进展。

神经系统并发症。小脑退行性疾病、周围神经病变、韦尼克脑病和 Korsakoff 痴呆是严重和慢性酒精过量的严重神经系统后果（见第 166、176 和 173 章）。补充硫胺素可以预防后两种情况，应该广泛推荐。少量饮酒会对心境和注意力产生影响。睡眠障碍很常见。可能损害表现（如驾驶）的急性协调和注意力影响的阈值尚未确定。AUD 与多种痴呆和认知障碍有关。与其他器官系统一样，安全摄入量的下限也在下降，每周摄入超过 10 杯标准酒精饮料可能与痴呆的发病率增加有关。

诊断、筛查和检查 [1,18,24,28–30]

前面提到的 DSM-5 标准是诊断的基础（表 228-1）。

检查

总体方案

正式诊断通常包括识别和列举 DSM-5 标准。询问饮酒史的语气和词语应该是非判断性的和共情的。诊断性问诊和治疗咨询之间并没有明确的区分。临床医生应注意过量和持续的饮酒，酒精成瘾的生理表现，对饮酒失去控制，以及对身体健康和社会功能的慢性损害。在 AUD 发展之前，及早发现危险或不健康的酒精使用是很重要的。

如果发现了问题饮酒，需要帮助患者理解和认识问题、其潜在的后果以及改变的可行性。然后，目标转移到协商和执行一个可接受的护理计划，一个个性化的、突出的和多方面的计划。这些因素可包括在简短的干预措施中，并可包括对较复杂的问题转诊进行专科治疗；然而，基层全科医生有许多工具来帮助 AUD 患者。

筛查

不健康饮酒的高发生率及其严重后果，以及对干预措施的良好反应，要求对所有前来接受基层医疗的青少年和成年人进行例行检查。美国预防服务工作组建议普遍筛查和短期干预以减少成年人的酒精滥用。筛查结合对不健康酒精使用的简短干预是基层医疗中少数最具成本 – 效益和影响最大的预防性服务之一。

饮酒同运动或使用安全带类似，被视为与健康有关的行为。有 AUD 阳性家族史、焦虑、失眠、潜在的酒精相关疾病、虐待儿童、家庭暴力、多重心身问题、自杀、抑郁或人际、职业、经济或法律问题的患者对 AUD 的怀疑指数较高。最近，吸烟已经成为 AUD 的一个标志。

筛选评估的两个维度是饮酒的数量和与饮酒有关的问题。

筛查数量 / 频率

在评估患者饮酒量时，第一步是设计一套简单的问题，以引出饮酒量。因为啤酒和葡萄酒可能不会被许多患者视为“酒精”，那些说自己不喝酒的人应该特别询问这些饮料的问题。对于戒酒的患者来说，澄清他们不喝酒的原因可能很重要——患者戒酒可能是由于先前的问题。然后，任务变成了协助预防复发和健康持续的变化。对于任何饮酒的患者，以下问题可能在书面、在线或口头交流中都有用：

“在过去的 1 年里，你有多少次一天喝 5 杯或更多的酒（男性），有多少次一天喝 4 杯或更多的酒（女性）？”

如果答案是一个或多个场合，那么患者已经筛查出不健康饮酒，有必要进行进一步询问。如果没有，就应该提供关于低风险饮酒底线的支持和建议。对于那些筛查呈阳性的人，问一问：“你每周平均有多少天饮酒？”和“你通常一次会喝多少酒？”

这些问题每周计算一次。

评估行为和后果

对于饮酒的患者，有一些有效的方法来评估问题。这些包括 CAGE 问题（见下一段）和自我调查问卷。

其他测试关注在定量方面

酒精使用障碍鉴定试验。酒精使用障碍鉴定测试（Alcohol Use Disorders Identification Test，AUDIT，表 228-2）是一份 10 项问卷，按世界卫

表 228-2 酒精使用障碍鉴定测试

患者：因为饮酒会影响你的健康，并且会干扰某些药物和治疗，所以问你一些关于饮酒的问题是很重要的。你的回答将会保密，所以请诚实回答。

在最能描述你对每个问题的回答的方框中加上一个 X。

问题	0	1	2	3	4
1. 你喝酒有多频繁?	从不	每月很少	2～4次/月	2～3次/周	4次/周或以上
2. 当你喝酒的时候，你每天喝多少杯含酒精的酒?	1或2	3或4	5或6	7～9	10或更多
3. 你有多经常1次喝5杯或更多的酒?	从不	少于每月1次	每月	每周	每天或几乎每天
4. 在过去的1年里，你有多少次发现自己一旦开始喝酒就戒不掉了?	从不	少于每月1次	每月	每周	每天或几乎每天
5. 在过去的1年里，你有多少次因为喝酒而不能做正常情况下你应该做的事情?	从不	少于每月1次	每月	每周	每天或几乎每天
6. 在过去的1年里，你有多少次需要在早上喝第一杯酒来让自己在酗酒后恢复精力?	从不	少于每月1次	每月	每周	每天或几乎每天
7. 在过去的1年里，你有多少次在喝酒后感到内疚或懊悔?	从不	少于每月1次	每月	每周	每天或几乎每天
8. 在过去的1年里，你有多少次因为酗酒而记不起前一天晚上发生了什么?	从不	少于每月1次	每月	每周	每天或几乎每天
9. 你或其他人因饮酒而受伤过吗?	从不	是，但最近一年没有			是，最近一年有
10. 有没有亲戚、朋友、医生或其他医护人员关心过你的饮酒问题，或者建议你减少饮酒?	从不	是，但最近一年没有			是，最近一年有

注：本调查表（AUDIT）经世界卫生组织许可转载。为了反映美国的标准饮酒量，问题3中的饮酒量从6杯改为5杯。可在www.who.org网站获得免费的审计手册，其中包括基层医疗环境中的使用指南。

Reprinted from U.S. Department of Health and Human Services—National Institute on Alcohol Abuse and Alcoholism. Helping patients who drink too much: a clinician's guide. Rockville，MD：Author，2005.

生组织的酒精问题等级划分。它的重点是“有害饮酒”，指的是在有害的情况下饮酒。由AUDIT的三个消费问题组成的简短问卷（所谓AUDIT-C）在检测不健康饮酒和AUD方面表现良好，由于其高效和性能好，可以作为临床和研究的标准。对于所有患者，10个项目中的每一个都可以获得0到4分；如果不作为有害酒精使用的具体指示，那么4是一个敏感的界值。

CAGE问卷。CAGE问卷（表228-3）是一种经过验证的行为评估工具，首次发表于1974年，目前仍广泛应用于基层医疗。然而，该调查表不再是一种一线筛选测试，因为建议定量测试的原因是其易于管理和性能特点。CAGE的问题集中在饮酒的后果上，并为讨论患者对负面后果的看法提供了一个自然的入口。例如，如果患者赞同其他人评论他们的饮酒问题，然后探索哪些方面是令人讨厌的，以及患者对他们的看法，这是很自然的下一步。

表 228-3 CAGE 问卷

你有没有觉得有必要减少（Cut）饮酒?
你有没有因为对饮酒的批评而感到恼火（Annoyed）?
你有没有对饮酒感到内疚（Guilty）?
你是否一大早就喝一杯酒让自己清醒?

From Mayfield D，McLead G，Hall P. The CAGE questionnaire. Am J Psychiatry 1974；131：1121，with permission. Copyright © American Psychiatric Association.

临床评估

急性中毒患者只占基层医疗门诊实践中酒精问题的一小部分，对诊断构成了很少的挑战。对于所有怀疑有酒精问题的患者，根据以下任何一项，我们将提供更详细的饮酒史：

- 对 NIAAA 单问题筛查、AUDIT、AUDIT-C 或 CAGE 回答结果是阳性
- 家庭抱怨或家族中有酗酒史
- 几乎每天饮酒，并伴有可能与饮酒有关的主诉（例如，频繁的非特异性疾病、事故、胃食管反流疾病、失眠）
- 吸烟或吸毒
- 心理或人际问题或生活事件中的压力变化

体格检查提示相关表现，如呼吸酒精、蜘蛛状血管瘤、肝大、震颤、瘀斑、周围神经病变、顽固性高血压或心动过速。

- 肝功能检查异常、大细胞性贫血
- 饮酒经常导致或加重的医疗问题（如失眠、焦虑、健忘、睡眠呼吸暂停、胃食管反流神经病变，肝炎）

记录饮酒史

患者不能自愿饮酒或请求帮助。在某种程度上，患者在严重后果的情况下仍然保持并维持饮酒习惯，可能对此进行强烈的否认。因此，当人们对健康或风险（如酒后驾车或因职业障碍而危及他人）存在严重关切时，必须使用友善、支持、坚定和明确的问询技巧。在需要的情况下，家庭成员、朋友，甚至雇主都可以帮助记录病史和治疗。

饮酒情况。为了理解饮酒的影响和维度，超越数量和频率问题的饮酒概况将是有用的。怀着对饮酒在患者生活中的作用的好奇心，临床医生应该注意：

- 环境：饮酒的时间、地点和场合
- 社交网络：与饮酒有关的人以及他们与患者的关系
- 酒精摄入量：饮酒的数量、频率和速度，与饮酒情境中其他人的饮酒情况和患者预期的饮酒情况相关
- 饮酒的压力（内部或外部）
- 饮酒的感知益处——患者从中“得到”了什么
- 感知到的负面后果
- 其他与饮酒有关的活动，包括其他药物使用

这是了解饮酒的背景和后果的有效工具。它可能有助于了解耐药的患者，治疗自愿的患者，并教育有潜在问题的人。它还允许个性化治疗。一般询问患者对目前生活状况的满意程度或痛苦程度是合适的。从某种程度上说，不满与饮酒有关，这些数据在激励改变方面是有用的。

诊断错误的来源

忽略诊断可能是由于表现轻微，只要他在进行日常活动，社会接受危险水平的酒精摄入量，以及在某些社交场合过量饮酒的普遍预期，就不会考虑诊断。在否认问题的过程中，可能会无意中对患者认同，特别是如果临床医生对患者存在一定的认可（相似的社会经济地位、外貌、兴趣等）。对耐药患者反应的敏感性可能会导致医生避免充分探讨酒精问题（如果有的话）。

管理[24,31-53]

预防

预防不仅仅是警告人们注意健康危害。需要进行筛查（见上文讨论）和为患者提供特定的信息。通过筛查或询问饮酒情况，基层全科医生可以对患者进行教育，并为饮酒行为提供合适的指导，就像运动饮食和安全驾驶一样。这种非常简短的医生干预或建议可以很容易地纳入在每年的健康维护访视中，尽管最佳筛查频率未知。

饮酒的人需要知道酒精如何影响他们，在饮酒时如何负责任（特别是在驾车时），以及如何以防止急性损伤或中毒的方式饮酒（表 228-4 和表 228-5）。个人应该知道他们的态度和行为会影响他们的孩子 / 配偶的饮酒方式。所有的患者都应该被提醒，饮酒是一种处理失眠和情绪问题的危险方式。候诊室文献、医院和社区健康教育项目可以作为指导的补充。全国性运动的重点是酒精有关的事故、犯罪和出生缺陷。

总体管理方法

在发现不健康、有风险或有问题的饮酒并确定是否存在 AUD 之后，任务就转移到设计一个成功的管理方案，这需要一个多方面的、个性化的、长期的策略。在 AUD 的情况下，可能需要一个专业团队。治疗方法可分为药理、心理 / 行为和社会文化。选择最好是在个体化的基础上进行，以满

表 228-4　血液酒精水平 [a]

从第一次开始饮酒计算的时间（h）	饮酒几次后的血液酒精含量（毫克酒精 /100 毫升血液）[b]									
	1	2	3	4	5	6	7	8	9	10
1	0．01	0.03	0.05	0.08	0.10	0.13	0.15	0.17	0.20	0.22
2	0．00	0.02	0.04	0.06	0.09	0.11	0.14	0.16	0.19	0.21
3.	0．00	0.005	0.02	0.05	0.07	0.10	0.12	0.14	0.17	0.19
4	0．00	0.00	0.01	0.03	0.06	0.08	0.11	0.13	0.15	0.18
5	0．00	0.00	0.00	0.02	0.04	0.07	0.09	0.11	0.14	0.18

一个标准的饮料是 1.5 盎司 80 度烈性酒（40% 酒精），3.0 盎司强化葡萄酒（20% 酒精），5.0 盎司佐餐葡萄酒（12% 酒精），或 12.0 盎司啤酒（4.5% 酒精）。

[a] 来源：(美国）国家公路交通安全管理局（NHTSA）National Highway Traffic Safety Administration.

[b] 这是一个假定正常的 150 磅男性在限定时间内饮酒数量的函数。因为女性受影响更快，所以她们需要更少的酒精来达到这个水平。

表 228-5　不同血液酒精水平下的行为

血液酒精含量（毫克酒精 /100 毫升血液）	行为的影响
0.05	放松，思想、判断和自控能力可能受到影响
0.10	自主运动行为明显受损，在大多数州为合法饮酒
0.20	严重的运动障碍和情绪失控，绝对中毒
0.40 ~ 0.50	呼吸衰竭引起的昏迷和可能死亡

足患者的具体需求，并根据病情的严重程度进行调整。

门诊中会对急性中毒患者迅速评估其安全性（即对自己或他人造成伤害的风险程度）。如果没有发现迫在眉睫的危险，最好将深入的讨论推迟到下一次就诊，让患者以更清醒的状态过来。如果患者不能呈现未中毒状态，这就增加了更严重 AUD 的可能性。如果不安全，建议在有监督的环境下进行管理，直到安全得到保证。是否建议立即停止所有的酒精摄入是一个更复杂的问题（见下文讨论）。

治疗成功的决定因素

早期发现和迅速开始治疗是成功的关键，在没有身体或社会障碍的患者中成功率可达 50% ~ 90%。一般来说，患者的生活基础（就业、家庭、社会关系）越完整，预后越好。对于 AUD 患者，成功率取决于患者在治疗中的时间长短，患者对目标设定和治疗计划的参与程度，以及对家庭或综合社会网络的持续依恋。让家庭成员或其他重要的人参与，支持必须做出的生活方式改变，并促进继续治疗。

成功治疗的其他决定因素包括使用个性化的多面计划、患者的积极作用和持续的复查。完全戒酒的目标与最稳定的结果有关。停药指的是停止或逆转许多医学并发症，如对肝、心肌和神经系统的损伤。一小部分符合重度 AUD 标准的人可能维持低风险饮酒（15% 或更少）。目前，还没有确切的方法来确定哪些被诊断为 AUD 的人可以安全地适量饮酒。（对于那些在达到中度 - 重度 AUD 标准后还想继续少量饮酒的患者，一种实用的方法是，可以在患者和 PCP 之间进行“受控”饮酒试验，即单病例随机对照试验。）

基层全科医生和团队的角色

预防发病和促进行为改变是基层全科医生和团队的重要角色。

预防发病。有酒精问题或饮酒处于高危水平的患者应接种多价肺炎球菌疫苗，并应补充 B 族维生素（特别是硫胺素）。应意识到这一高危人群是肝炎、高血压、乳腺癌、骨质疏松症、咽部和胃肠道癌、抑郁症、周围神经病变和创伤的高风险人群。应该强调驾驶的风险，确保有清醒司机可用。精神活性药物可能会带来特定的风险，就像其他常用的处方药和非处方药一样。

促进行为改变。医患关系是初级保健体验的核心，它为实现行为改变提供了强有力手段。多年后，这种关系可以识别和预见问题，在困难时期提供支持，并防止复发。基层全科医生在初级保健团队的支持下进行长期管理，需要愿意持续提供服务并承担大量的护理负担。无论打算提供单独的治疗还是让专家参与，基层全科医生的首要任务是协助患者评估和理解饮酒问题，并制定适当的治疗方案。建立在信任和接受患者的挑战和痛苦基础上的关系和互动是至关重要的。对简短干预措施的研究和有效的药理学措施的出现，有助于启动和维持戒断，提高了酒精问题初级保健的有效性。

由基层全科医生进行主要管理的严重 AUD 患者包括：

- 治疗并发症是最重要的问题
- 与主治医生有密切的私人关系
- 良好的社会稳定性
- 精神疾病管理良好，不会造成破坏
- 出于智慧和实用主义
- 一个完整的、相互支持的社交网络
- 在基层全科医生的帮助下成功节制或停止饮酒的证据
- 轻度或中度戒断症状（不严重）

向康复的过渡可能并不简单，也不可预测。失败的开始或短暂的改进是常见的。帮助患者应对复发并了解导致复发的因素是重要的基层医疗功能，这将能够最小化复发的可能性，并使患者得到改善。虽然医生的失望是常见的，但如果患者得到了正确的支持，保持理性的乐观是有治疗作用的，也是现实的。

专科管理的作用

有严重酒精问题的人可能会受益于与基层全科医生合作的专门治疗小组。专家的投入可能使持续的基层医疗管理更有说服力和可接受性。该团队的成瘾专家、咨询师和精神科医生在帮助患者识别和重建破坏性的饮酒模式、学习新的应对技能和处理任何共病方面特别有用。转诊和协作可能有助于减轻基层全科医生的负担，提供关键支持，并改善结果。

不符合中至重度 AUD 标准的患者的管理

简短干预

USPSTF 报告说，有很高的确定性，简短的行为咨询产生适度的益处。对于饮酒超过推荐水平但没有严重 AUD 的门诊患者两次或两次以上简短（＜ 20 min）、明确、无偏见和共情的关于改变饮酒行为的讨论与减少酒精量和医疗保健利用有关。简短干预的主要组成部分如下：

- 在患者饮酒和潜在或实际伤害（心理或身体）之间建立联系
- 向患者提供关于规范饮酒的反馈，例如使用规范表格（表 228-6），这在患者对同龄人的典型饮酒情况有错误认识时尤其有用
- 回顾建议改变的好处，主要参考患者的陈述、信念和突出的个人目标，但也包括客观的医学发现
- 给出明确的指示，并就行为的改变达成一致，例如，何时以及如何减少到特定的水平，或者完全放弃
- 指导尚未准备好改变行为的患者以结构化的方式跟踪饮酒及其后果（例如，记日记）
- 明确同意后续行动后续行动至关重要，且具有成本效益。研究发现，经过两次简短的医生讨论和两次护士随访电话后，改善的饮酒效果持续至少 1 年。有证据表明，从青少年开始的短期干预对各个年龄段的人都有效。电话、电子媒体，甚至邮寄的干预措施也能改善饮酒的效果。

临床医生应该对行为改变采取现实的谦逊态度，控制点在患者身上。临床医生应该注意的是，在危险饮酒的情况下，家长式的或反对的健康行为的声明可能比共情的、以患者为中心的动机干预的结果更糟。虽然应该清楚地提出改变的建议，但最好能够帮助患者使用动机性访谈原则进行“改变性谈话”。

酒精使用障碍的管理

AUD 的缓解依赖于大脑中更正常的奖赏通路的神经恢复（需要戒酒）和学习如何在不依赖饮酒的情况下生活（需要发展新的行为和适应）。随着有效的 AUD 药物疗法的出现，AUD 患者的护理正在向基层医疗机构转移，但与更多的专业临床医生或同行支持专家合作仍然是治疗的重要选择，特别是在解决护理的主要障碍（例如，拒绝和抵抗）和实现持久的行为改变方面。应告知符合 AUD 诊断

表 228-6 酒精使用规范表[a]

男性，年龄（y）	0	1	2 ~ 3	4 ~ 5	6 ~ 8	9 ~ 12	13 ~ 19	20 ~ 29	30 ~ 39	40+
	按每周饮酒量计算的累积百分比									
总数	32%	65%	71%	76%	80%	84%	87%	90%	93%	100%
18 ~ 20	20%	49%	59%	65%	73%	79%	85%	90%	93%	100%
21 ~ 25	19%	53%	63%	71%	78%	84%	91%	94%	97%	100%
26 ~ 29	21%	57%	68%	76%	82%	88%	93%	96%	97%	100%
30 ~ 34	25%	57%	67%	73%	80%	86%	91%	95%	97%	100%
35 ~ 39	26%	60%	68%	74%	80%	86%	91%	94%	95%	100%
40 ~ 44	27%	59%	69%	75%	81%	86%	91%	94%	96%	100%
45 ~ 49	28%	61%	70%	75%	81%	86%	92%	95%	96%	100%
50 ~ 54	32%	65%	72%	78%	84%	89%	94%	97%	98%	100%
55 ~ 59	36%	68%	74%	77%	83%	88%	93%	96%	97%	100%
60 ~ 64	45%	73%	78%	82%	87%	91%	95%	98%	99%	100%
65+	29%	61%	69%	75%	81%	86%	91%	95%	96%	100%
女性，年龄（y）	**0**	**1**	**2 ~ 3**	**4 ~ 5**	**6 ~ 8**	**9 ~ 12**	**13 ~ 19**	**20 ~ 29**	**30 ~ 39**	**40+**
总计	40%	81%	86%	90%	92%	94%	96%	97%	98%	100%
18 ~ 20	27%	72%	81%	85%	90%	93%	96%	98%	99%	100%
21 ~ 25	30%	80%	88%	91%	94%	97%	98%	99%	99%	100%
26 ~ 29	32%	80%	87%	92%	94%	97%	98%	99%	99%	100%
30 ~ 34	32%	78%	86%	90%	93%	96%	98%	99%	99%	100%
35 ~ 39	35%	80%	86%	91%	94%	96%	98%	99%	100%	100%
40 ~ 44	36%	79%	86%	89%	93%	95%	97%	99%	99%	100%
45 ~ 49	42%	82%	87%	90%	94%	96%	98%	99%	100%	100%
50 ~ 54	43%	82%	88%	91%	93%	96%	98%	99%	99%	100%
55 ~ 59	50%	85%	90%	93%	95%	98%	99%	100%	100%	100%
60 ~ 64	63%	89%	92%	94%	96%	98%	99%	100%	100%	100%
65+	41%	81%	87%	91%	94%	96%	98%	99%	99%	100%

每周累计饮酒百分比。标准饮料是含有约 10 ~ 15 g 乙醇（12 盎司啤酒、5 盎司葡萄酒或 2 盎司蒸馏酒）的饮料。

Reprinted from Chan KK，Neighbors C，Gilson M，et al. Epidemiological trends for drinking by age and gender：providing normative feedback for adults. Addict Behav 2007；32：967，with permission. Copyright © 2007，Elsevier.

标准的患者专家协助在戒酒方面作用，但从长远来看，持续的基层医疗是必不可少的。如果患者的问题与治疗不匹配，针对该患者的建议会适得其反，使得尝试走向失败。慢性 AUD 患者对反复复发、失败和失去所产生的虚无主义非常熟悉。基层医疗提供者应该使用最有效和适当的工具来减轻 AUD 的危害，无论是药理学还是行为学。

药物治疗

对 AUD 的神经生物学的理解正在推动药物治疗方法的发展。药物干预的作用是通过减少对饮酒的渴望和身体奖励，缓解戒断的焦虑和痛苦。这种治疗增加了戒酒或显著减少饮酒的可能性，使患者能够进行全面、持久的社会心理治疗，学习康复技能。

医生应该为适当的患者提供药物，并讨论个人的利益和风险的作用。由于 AUD 的治疗率非常低，使用有效药物可能会对人群水平产生显著影响。对于严重的 AUD 患者，药物治疗通常不足以使其清醒，因此不应将其作为一种快速解决方法来兜售。尽管如此，药物仍是有效的治疗方法之一。患者及其家属有时对药物治疗持谨慎态度，担心一种依赖会取代另一种依赖，一些长期戒酒而没有药物治疗的人可能会对其必要性表示怀疑。

通常应避免经常使用苯二氮䓬类药物（BZDs）等潜在成瘾性药物。药物处方应简洁明了，这样患者就不会重复通过自行服用药物逃避消极的内心状态。康复的核心目标仍然是制定内部和人际非药物策略。需要经常评估。

药理学药物在功能上可分为减少饮酒冲动、缓解戒断症状或治疗潜在精神问题的药物。

纳曲酮。美国食品药品监督管理局（FDA）批准的阿片类拮抗剂通过减弱伏隔核的多巴胺的释放（一种神经化学事件，被认为对强化、欣快、渴望和成瘾很重要）来减弱对酒精的渴望和愉悦效果。从理论上讲，如果患者在服药时饮酒，那么醉酒的快乐体验就会不那么明显。

疗效。精心设计的临床试验证实了其疗效。这种药能降低饮酒和酗酒的复发概率，尤其是与综合服务一起能够治疗严重酗酒者。饮酒渴望强烈的人似乎治疗效果最好。它还能降低再发或复发的强度、持续时间和频率。该药物对患有创伤后应激障碍或抑郁症的 AUD 患者也有效。目前尚无证据表明药物治疗对死亡率或其他可测量疾病结果的影响；我们有理由期待，饮酒的减少将导致其他并发症发生率的下降。

剂量和制剂。剂量和制剂范围从口服制剂，每天给药 50 mg，至少 6 个月到每月 1 次肌内注射制剂。由于没有首过代谢，后者具有改善依从性和较少的潜在肝副作用的优势。

不良反应。副作用大多是轻微的，常见的副作用有自限性恶心、嗜睡和头痛。然而，高剂量可能导致肝细胞损伤，因此需要监测肝酶。临床上，肝酶测试值通常由于减少饮酒而有所改善。

禁忌证。禁忌证包括阿片类药物使用和肝细胞疾病。患者需要明白，这种药物会使阿片类药物的治疗使用出现问题；在选择性使用阿片类药物（如用于手术）之前，药物应保留数天。如果在使用阿片类药物时停用纳曲酮，也有潜在的阿片类药物毒性，这是创伤后常见的情况。镇痛所需的高剂量激动剂可能会随着纳曲酮阻断剂的时间推移而产生毒性。

阿坎酸。这种乙酰高牛磺酸钙的合成类似物（GABA 的天然类似物）被批准用于治疗酒精依赖。它增强 GABA 活性，而不是 GABA 受体（BZD 活性位点）的直接激动剂。对其他受体（例如 N- 甲基 -D- 天冬氨酸或 NMDA）也有一些影响，但对心境、记忆或认知几乎没有影响，也没有滥用或依赖的可能性。

疗效。疗效已被研究。对戒酒数天的患者使用阿坎酸可使平均清醒时间增加 40% 并增加再次大量饮酒的时隔。受益最早出现在治疗后 1 个月，随后积极治疗能够持续一整年，并在治疗停止后维持 1 年。在纳曲酮和行为治疗方案中加入阿坎酸似乎没有什么额外的好处。在欧洲的许多试验中，阿坎酸在防止再次饮酒或大量饮酒方面的作用与纳曲酮相似。

剂量。体重在 60 kg 以上的患者，剂量为 666 mg，每天 3 次；体重在 60 kg 以下的患者，晨起给药 666 mg，此后 2 次，每次 333 mg。为便于给药，将每日剂量分为两次是可以接受的。药代动力学包括非代谢肾消除和血脑屏障的穿透。在中度肾功能不全时应减少用药剂量，避免在肾功能衰竭时使用（肌酐清除率＜ 30 ml/min）。该药物的处方通常为 1 年，同时提供支持性咨询服务；在这段时间内，不论是否饮酒，治疗都将继续进行。

不良反应。不良反应包括相对轻微的剂量相关性腹泻，可通过减少剂量或停止用药而缓解。

双硫仑。这种厌恶疗法药物是第一种被批准用于治疗酒精依赖的药物，可以追溯到禁酒令时期。该药物通过抑制肝乙醛脱氢酶使患者对酒精的作用敏感，而肝乙醛脱氢酶会导致乙醛的积累。在双硫仑存在的情况下，患者在服用 1 盎司酒精的几分钟内，血清乙醛浓度增加，出现心悸、潮红、出汗、呼吸急促、心动过速和呼吸短促。如果饮酒过量，会出现恶心、呕吐和头痛。症状持续约 90 min，通常是自限性的。使用这种药物的目的是使患者避免因饮酒而引起的不良后果，或者用厌恶情绪使酒精使用减少。

用法。在开始治疗前，候选人需要仔细的医疗评估，考虑到风险，书面协议或知情同意是适当的。虽然总的来说还缺乏良好的安慰剂对照试验来支持它的使用，但双硫仑在特定情况下可能会发挥作用。对于有可靠伴侣的患者，在定期监督下签约使用药物可能是有效的。在这种情况下，合伙人（重要的他人）可以见证管理。该药可用于处于高风险状态（如离婚或工作变动等压力过渡时期）或饮酒普遍的活动（如婚礼或聚会）的稳定患者。标准剂量为 250 mg。

治疗的持续时间是个性化的。如果患者不能如期赴约，重新开始饮酒、怀孕或抑郁，肝功能测试或心血管状况出现异常，则应终止治疗。知情同意过程的一部分应该是针对酗酒复发的应急计划。

副作用。最显著的副作用是困倦和嗜睡。在睡觉前给药可以避免这种副作用。重要的药物相互作用出现在降压药（例如，增强低血压），BZDs（例如，降低双硫仑反应强度），TCAs 和吩噻嗪（例如，增强中枢神经系统作用），以及由肝微粒体代谢的药物（例如，延长半衰期）。偶尔可能发生明显的低血压或心律失常。心肌梗死和卒中的死亡已经有报道。高剂量会导致死亡。该制剂可加重抑郁症和精神分裂症。

研究型药物（托吡酯、加巴喷丁）

托吡酯。托吡酯是一种 GABA 受体促进剂，可抑制参与酒精依赖的边缘谷氨酰胺通路。在越来越多的小型试验中，它可以减少饮酒的冲动，促进戒酒。当服用 14 周后，研究患者大量饮酒的天数减少了 50%，连续戒酒 28 天或更长时间的比例增加了 5 倍。副作用包括感觉减退、味觉反常、厌食和注意力难以集中。最近的荟萃分析和低剂量试验进一步证实了托吡酯的效用。

加巴喷丁。加巴喷丁在一个小型、短期的高质量试验中被证明可以减少饮酒的复发。与安慰剂相比，每日 3 次，每次服用 600 mg 效果最好，任何饮酒量和大量饮酒量都有所减少。12 周时，17% 的 AUD 受试者实现了戒断（安慰剂组为 4%）45% 的人没有再次酗酒（而安慰剂组为 22%）。加巴喷丁用于治疗焦虑和失眠。这种药物有明显的缺点：目前，它具有一定街头市场价值，特别是在阿片类药物使用障碍的人群中。由于其可能被滥用，其在 AUD 治疗中的作用可能最终受到限制。加巴喷丁的新剂型正在研究 AUD 的适应证。

没有疗效证据的药物。昂丹司琼和巴氯芬。

咨询

对不健康饮酒的患者进行咨询的几种方法已经得到验证。基层医疗团队的成员可以在每次互动中提供有用的意见和观点。虽然某些形式的咨询可能看起来很费时，但其他形式的咨询是有效的，而且很容易成为日常访问的一部分。还应考虑将行为健康顾问纳入基层医疗团队。一些咨询模式侧重于服药依从性和坚持禁酒。其他人则专注于对患者饮酒背景的共情的生物心理社会理解，根据患者的优先事项和观点指导建议，同时提供定期的、持续的反馈。

医疗管理咨询。这种具体的咨询适用于基层医疗，并在一项关于几种药物和咨询条件的大型随机试验（COMBINE 项目）中进行了测试。对于开具 AUD 药物的患者，简短的咨询与更深入的咨询同样有效。所谓的医疗管理包括 30 ~ 60 min 的初始阶段（饮酒情况检查、其影响、药物的选择，咨询 / 社区团体的建议），然后每 2 ~ 3 周进行 15 ~ 25 min 的咨询，持续 4 个月（8 次咨询）。简短的随访着眼于药物依从性、饮酒状况和问题解决。

动机强化。在另一项针对不同的酒精中毒治疗咨询方法的更大的随机试验 Project MATCH 中，所有咨询部门都在酗酒结果方面取得了良好且显著的改善。动机增强使用精简和调整的动机访谈。患者改变的主要原因是为了帮助人们更健康地饮酒。

12 步促进。在 MATCH 项目中也提到，这种方法鼓励融入和定期使用 12 步促进计划，如戒酒互助会（Alcoholics Anonymous，AA）；它的效果相当于 12 个疗程的认知行为疗法。

应急管理。这种方法是指增强某些行为的积极和消极后果。这种后果通常需要与对患者重要且受饮酒影响的人（包括家庭伴侣和同事）合作（所谓网络疗法）。或者，可以完全在治疗计划中设置应急措施：可以立即为证明禁欲的毒理学测试提供物质奖励。（这一方法已被证明是目前没有良好药物治疗选择的物质使用障碍最有效的方法之一。）

心理治疗与认知行为疗法

心理治疗和认知行为治疗都超越了咨询。

心理治疗。与基层医疗团队相比，心理治疗更可能由专家提供，它强调心理重构和减少不适应的内部过程（如对压力的情绪或认知反应）。这种治疗适用于人际或心理问题严重的人。如果有明显的精神病理学症状，可能需要转诊至专家。最佳候选患者是那些表现出一定洞察力、对知识有好奇心，并渴望参与治疗过程的患者。AUD 与特殊需求相关，需要治疗师比以洞察力为导向的心理治疗中的典型角色更积极。治疗师应提供结构、指导、支持、培养和指导，帮助患者在处理潜在冲突和功能失调的防御机制时控制饮酒。行为 - 认知和社会文化方法也被使用。

认知行为疗法。这些都是基于成瘾是一种习得行为，可以被消灭和重塑的概念。认知行为疗法关注饮酒行为的可观察性（频率、持续时间、数量、时间、地点、活动、年龄、性别和适合角色的饮酒行为）。它试图识别饮酒的诱因（包括外在的和内在的）和导致饮酒的因素。行为成分有助于处理涉及角色变化和特定情况下行为的问题。在 MATCH 项目中，12 步促进疗法同样有效。

社会文化的治疗。这种方法强调改变外部因素。它可能包括寄宿照顾、中途之家和直接的社会操纵，如找工作；帮助提供住所、交通和资金；将一个人从他的家庭中驱逐出去。这些治疗符合患者的需要：无家可归、失业、社会功能受损的不稳定的人，反复治疗失败的患者，年轻人，以及其他有家庭问题的人。任何这些方法和随后的社区服务都应该在必要时作为其他治疗的辅助手段。

医疗场所

一般来说，在患者可获得支持的情况下，医疗的强度应与需要的严重程度相匹配。

住院治疗。戒毒和戒断治疗可能需要住院治疗。对于实现长期戒酒，随机研究显示，住院治疗方案与非住院治疗方案相比没有总体优势。因此，昂贵的长期住院治疗不再是 AUD 治疗的标准。只有一个方法上合理的随机试验证明了住院治疗的优势，这是员工援助计划（EAP）的一部分，这本身就是一个公认的成功的决定因素。对于那些其他形式的治疗都失败的人，以及那些在门诊环境中酗酒的人，住院治疗仍然是一种选择。这是一种昂贵的方法。

门诊治疗。除严重急性戒断综合征外，门诊治疗是目前治疗的重点。除了那些患有严重 AUD 的患者，医生和团队成员在经过一些培训后，可以在基层医疗实践中提供一个结合药理学、咨询和行为认知方法的门诊项目。

社区服务

匿名戒酒互助社。匿名戒酒互助社（AA）和其他从 AA 模式衍生出来的互助项目提供了清醒的社会支持、关怀和结构的关键元素，这对许多患者来说是至关重要的。即使是暂时戒掉酒精和非法药物的愿望，也是受欢迎的唯一条件。任何想要一天不喝酒的人都应该被鼓励参加会议。建立和阐明参与戒酒互助社和良好结果之间关系的研究正在蓬勃发展。认知和行为“步骤”都很重要，与那些生活中不涉及酒精的人建立关系的亲社会方面也很重要。

AA 和其他相互支持的团体是免费和方便的，会议的内容和组成是如此的多样化，找到一个合适的通常是可以做到的。有些项目是专门针对纪律的，比如针对执法人员、律师或医生的。患者应该“逛一逛”，并写日记，倾听那些能引起共鸣的个人故事，并记下可取的戒酒方式。

AA 计划有一种类似宗教的倾向，指的是“更高的权力”，这对那些有宗教倾向的人特别有用。相对浅的参与（例如，每月 2 ～ 4 次会议）是其他治疗形式的有益辅助，更深入地沉浸在戒酒互助会中与更强烈的清醒相关。当地会议的信息很容易通过电子方式获得。

Al-Anon 和该组织。这些帮助 AUD 患者的家庭成员。其他互助团体还有“清醒女性”（Women for Sobriety），它强调个人责任，以提升自尊；还有“智能康复”（SMART Recovery），这是一个不断发展的替代灵性主导的项目，强调理性和个人责任。

员工援助计划。EAP 之所以有用，是因为保住一份工作的动机往往很高。大多数大公司都提供这样的项目，他们的顾问可以与医生合作。EAPs 还可以提供家庭、婚姻和经济方面的帮助，也可以通过社会服务机构、社区指导中心，甚至州或联邦机构提供项目。患者应获得公司 EAP 的保证，确保保密，并确定如果获得治疗，公司在保护就业方面有什么政策。神职人员和教会组织是宗教人士的天然资源。

处理心理障碍的治疗

拒绝和抵抗治疗是常见的，是成功管理的主要障碍。

否认。人们应该会对被诊断为 AUD 和改变饮酒行为感到矛盾。在病情的严重程度和否认的可能性之间似乎存在着某种关系，这种关系可以通过仔细倾听患者对研究结果的解释而得到。建议记录或每周记录饮酒事件，可以加深对饮酒与特定环境、人际关系或心理因素以及饮酒后果之间的联系的理解。

动机性访谈的方法是在追求显著目标的过程中与患者建立联盟，并对抗障碍（如饮酒），这是改变顽固习惯的关键途径。对于那些否认现实的患者来说，他们似乎对饮酒相关的问题有戒心或意识不足，回顾一下酒精是如何直接影响他的健康和（或）阻碍实现个人目标的，这有助于他们向积极的改变迈进。使用筛查工具，以特定的诊断或负面结果来呈现发现，有时有助于客观化问题。如果患者仍然陷入困境，家人、朋友或雇主可能会向患者展示他们饮酒的负面影响。同样，这些会议应该是真实的、非评判性的讨论，讨论酒精与患者的健康和行为的关系，以及酒精对他重要的健康和行为的影响。

抗拒治疗。承认自己有饮酒问题但仍拒绝戒酒或接受帮助的患者，应该以尊重和同情的态度对待，但也要坚定。有争议的对抗是适得其反的，但探索患者的恐惧和抗拒可以有所帮助。对待怀有敌意或好斗的患者应清楚而冷静，以提高控制愤怒的能力。可能需要明确的行为规则来帮助患者控制情绪。记住，患者的行为通常反映了他们的疾病，患者的愤怒往往是针对基层全科医生或治疗师的，或隐秘或公开的。患者可能有顽固的习惯性反应，多年或几十年来保护和巩固了饮酒行为。攻击性强可能是一种已形成的风格，面对着无法获得援助，又使孤立感成为理由。这种人际交往方式可以被认为是 AUD 综合征的一部分，如何在临床上较好地应对可能是一个挑战。最终的目标是帮助患者获得自我控制、自我调节、主体感和成功感。

通常，那些拒绝治疗的人在寻求帮助之前必须首先担心失去一些非常重要的东西（如配偶、工作），这肯定超过了对失去酒精的恐惧。主治医生可能需要帮助家人、朋友和同事。一种方法是与患者建立一种应急约定，例如，同意不寻求和参与治疗将导致家庭拒绝某些期望的好处（例如，社交陪伴或参与活动），除非寻求帮助。这种所谓的“严厉的爱”方法必须得到患者社交圈内所有人的拥护，并持续下去，因为一旦强制力量消失，复发是经常的。空洞的威胁意味着应急约定是假的，不符合患者生活中那些人的需要或理解，也不符合 AUD 的长期性和严重性。如果患者同意寻求治疗，重要的是保持短暂的等待时间，并在预约前一两天提醒患者。

这是一个耗时的过程，可能需要成瘾专家或其他具有行为改变专业知识的合作者，包括同伴支持专家；这强调了在基层医疗中建立一个转诊和支持酗酒问题的网络的重要性。

并发精神疾病的药物治疗

伴随精神障碍在 AUD 患者中很常见，可能需要特殊的治疗。在酒精依赖的情况下，共病精神疾病的诊断是复杂的。抑郁、焦虑、失眠和创伤后应激障碍（PTSD）是普遍存在的问题。

在开药时，应意识到潜在的风险，特别是考虑使用抗焦虑药物和催眠药物时，它们本身有诱发依赖的风险。开这类药物的处方应该有严格的时间限制，而且只有在医生和患者都了解其后果的情况下才可以开。对于早期康复的患者，不应根据需要开精神药物。这种必要的剂量强化了这样一个信息：如果不诉诸药物，患者就无法忍受阴性症状。当客观的康复活动和行为应该成为治疗中心，它也可能引导患者的注意力到主观状态。

抑郁症

抑郁症状可能是饮酒后的继发症状，戒酒后症状会有所改善。独立于饮酒的抑郁症诊断需要仔细记录病史（见第 227 章），注意过去长期稳定戒酒期间出现的症状；这样的诊断往往不能确定，直到一段时间的清醒允许观察。治疗暂时被诊断为抑郁症的患者通常是有效的，即使这种疾病最终证明是由饮酒引起的。失眠和焦虑可能会形成一种类似于抑郁症的综合征，并符合诊断标准，除非存在药物使用。

虽然不服用抗抑郁药物通常可以改善抑郁，但当症状严重时，就需要治疗。对于抑郁症状量表得分高的患者，TCAs 和选择性 5- 羟色胺再摄取抑制剂（SSRIs）已被证明具有全局改善和提高酒精治疗效果的作用。在所有怀疑继发性（物质相关）抑郁的病例中，有时限的试验是首选，在达到清醒状态几个月后逐渐减少药物治疗。

焦虑

戒掉和改变饮酒行为的决定往往与数十年的习惯性依赖相违背：需要勇气，恐惧是常见的。AA 的明智忠告是"一次吃一天"，这可能有助于减轻放弃一个值得信赖的、但却不适应的资源所带来的永久失落感。然而，对于保持禁欲的焦虑也是很常见的。患者对复发感到焦虑，习惯了自我药物治疗症状的人群，可能会感到无助，承受痛苦没有药物的帮助。他们对药物治疗的要求可能有一种紧迫的感觉。尤其是焦虑的患者，在治疗的第一年有很高的酗酒复发可能性。

如果焦虑是突出的，特别是如果它是严重的或以恐慌发作为特征，SSRI 是合适的一线药物。由于包括双相情感障碍在内的精神疾病共病诊断的高患病率，在清醒时询问躁狂发作是至关重要的，因为 SSRIs 可能会加速它们。在开 BZD 处方之前，有必要咨询成瘾精神病医生，焦虑的认知行为疗法可能是一个特别合适的选择。

失眠

如果失眠（在戒酒后的前几个月很常见）很突出，安抚和睡眠习惯应该是首要考虑的问题。如果需要治疗（例如，由于持久性或严重性），使用曲唑酮或多虑平等镇静性抗抑郁药物是合理的考虑。睡前低剂量（低至 6.25 ~ 50 mg）的非典型抗精神病喹硫平通常能改善睡眠。虽然苯二氮䓬类（BZDs）镇静剂唑吡坦和右佐匹克隆被吹捧为不成瘾和有助于睡眠，但建议对酒精习惯者慎用这些药物，因为 BZDs 和酒精之间存在交叉耐受性，可能使患者产生生理依赖。

创伤后应激障碍

见第 226 章。

戒酒治疗

整体方法

在饮酒急剧减少的情况下，急性戒断综合征（心动过速、血压升高、震颤、反射亢进、易激惹加剧）及其最严重的表现和并发症（癫痫、幻觉和震颤性谵妄）最好使用 BZDs 预防和治疗。虽然不能确定地预测哪些患者会出现明显的戒断症状，但酒精使用的强度和持续时间以及酒精减少的突然程度都是重要的危险因素。

确定严重程度、护理部位和药物治疗需求

戒断治疗的决定因素包括症状的严重程度、戒断史和任何共病的医疗条件。临床研究所酒精戒断评估修订版（CIWA-Ar）是客观评估戒断严重程度和风险的最有效工具（表 228-5）。它的使用在住院患者中很常见，但也可以在门诊使用。在不可用的情况下，对严重程度的粗略临床估计就足够了。决策主要基于症状的严重程度：

- 症状轻微（如 CIWA-Ar 评分＜ 8）：不需要药物治疗，只需持续监测，有严重戒断史或共病病史的患者需要药物治疗。
- 中度症状（如 CIWA-Ar 评分 8 ~ 15 分）：药物治疗可能对症状有好处。
- 严重症状（CIWA 评分＞ 15）：需要药物治疗，癫痫发作的风险很高。

这条一般规则的一个例外是，尽管饮酒过量，患者仍表现出戒断症状——这表明了显著的耐受性，并提示在住院环境中密切观察饮酒是否不会立即恢复。

应该为大多数长期酒精依赖的患者提供一个有组织的戒断环境；在门诊患者中实现缓慢、安全地减少酒精摄入量仍然存在问题，但可能会随着改进的药理学措施的出现而改善。如果患者可靠，可以提供知情同意，只有轻微症状，没有会使戒断特别危险的严重潜在疾病，没有严重戒断病史，有支持的家庭可以提供监督，那么可以考虑门诊管理。如果诊所在操作上有针对性，提供一段时间的临床观察以消除疑虑和降低风险可能是合适的。做好每天沟通的准备，如果有必要，每天让患者来门诊进行亲自评估。

戒断的药物治疗（表 228–7）

专家共识的指南更青睐苯二氮䓬类药物，而非酒精、巴比妥类、抗惊厥药物或研究药物（如昂丹司琼）。

苯二氮䓬类。具有长期活性的 BZDs（如地西泮、氯氮䓬）似乎比短效药物更有效地防止戒断后癫痫发作，并实现更平稳的戒断，反弹症状更少；然而，它们也更有可能导致过度镇静，尤其是老年人和肝病患者。非肝代谢 BZDs（劳拉西泮、奥沙西泮）适用于肝细胞疾病患者，但由于它们的作用时间较短，因此需要密切监测患者。

已经开发了几种 BZD 方案，在使用时是有效的。固定剂量方案是标准的治疗方法，在开始时使用长效药物（如地西泮）和负荷剂量方案（见治疗建议）。一开始就给予负荷剂量，直到患者镇静下来（因此需要一个清醒的同伴协助观察）。正常的药物代谢导致减量。另外，与固定剂量治疗相比，症状触发疗法已被证明可以减少平均治疗时间和所需药物量，但它需要对患者进行密切监测，这通常只在住院情况下可行。

β- 受体阻断剂。β- 受体阻滞剂，如阿替洛尔（例如，50 ~ 100 mg/d）可帮助控制肾上腺素能症状，减少 BZD 需求，但作为单一疗法，它们是不够的，因为它们不能防止癫痫发作、幻觉或震颤性谵妄。

表 228-7 戒酒治疗方案

戒断综合征的严重程度	养生
轻度（CIWA-Ar 评分＜ 8）	每 4 ~ 8 h 监测一次，直到没有恶化[8]，持续 24 h；如果有严重戒断史或有严重并发疾病，则按中度或严重疾病进行治疗
中度（CIWA-Ar 评分 8 ~ 15）	开始服用安定 10 mg、q6h，共 4 剂，然后服用 5 mg、q6h，共 8 剂；或开始服用氯氮䓬 50 mg、q6h，共 4 剂，然后服用 25 mg、q6h，共 8 剂；然后停下来，让药物代谢逐渐减少 对于并发肝病的患者，先服用 4 剂 2 mg、q6h 的劳拉西泮，然后再服用 8 剂 1 mg、q6h 当症状无法控制时，根据需要提供额外药物
严重（CIWA-Ar 评分＞ 15）	入院，开始症状触发方案，每小时服用 10 ~ 20 mg 地西泮、50 ~ 100 mg 氯氮䓬、2 ~ 4 mg 奥沙西泮，每小时重新评估。如果 CIWA 评分＞ 8 ~ 10，则重复剂量

CIWA-Ar，临床研究所戒酒评估 - 酒精，修订；q6h，每 6 h。
Adapted from Mayo-Smith MF. Pharmacological management of alcohol withdrawal. JAMA 1997；278：144.

处理酒精宿醉的方法

酒精宿醉的正式英文名称是“veisalgia”，通常在摄入 1.5 g/kg 酒精后出现（男性 5 ~ 6 杯，不耐受酒精的女性 3 ~ 5 杯）。该综合征的特征是头痛、厌食、恶心、疲劳、腹泻和颤抖。尽管酒精会从血液中清除，但视觉空间技能、认知功能和工作表现都会受到损害，并可能导致事故。会出现许多代谢异常，包括脱水和过量乙醛。有许多所谓的预防措施和治疗方法，这些都没有证据支持。最好的治疗方法是通过患者教育和咨询进行预防。所有患者都应该接受预警，精神运动和认知障碍可能是实质性的，适当的谨慎是必要的。

入院指征和转诊[54]

入院

因酒精使用并发症（如心力衰竭、胰腺炎、胃肠出血或肝炎）而在医学上失代偿的患者需要及时护理和适当的住院治疗。其他候选者包括有严重戒断症状（震颤、焦虑、幻觉、癫痫）的人，以及无法忍受严重戒断综合征（既往有严重戒断病史，同时患有身体或精神疾病、慢性和严重的酒精相关疾病）的人。如果环境不安全或门诊管理不可靠，住院是适当的。一个独立的解毒中心可能足以满足其他低风险的患者。

转诊

严重的精神问题，与医生的关系不好，或社会网络解体的患者，治疗成功，也会有严重缺陷，即使是最有意愿的基层全科医生。这些患者应由基层全科医生转介接受协调的专科治疗，以确保连续性和个性化治疗。基层全科医生通常可以提供许多适合酒精依赖的护理，包括药物、咨询和医疗护理后果和危害的减少。它有助于支持患者的康复，并防止长期复发。

了解社区中可用的专科转诊资源并在适当时候将其与患者的需求相匹配是至关重要的，使基层全科医生成为协调治疗的基本组成部分，即使对受影响最严重的患者也是如此。

建议 [1,29,54-57]

- 对所有成年人进行 AUD 筛查，检查不健康的饮酒水平和饮酒的问题和后果。为饮酒低于已知不健康水平的患者感到高兴。
- 乐观地对待 AUD 患者，分享简短干预以及咨询和（或）药物对其他人有效的知识对没有严重 AUD 的患者有效。
- 为不符合严重 AUD 标准的患者提供简短、清晰、以患者为导向的行为改变指导（简短干预）。
- 通过接受、理解和尊重来建立融洽的关系。
- 支持患者追求他的重要的生活目标，反对阻碍他的行为，在这个例子中是喝酒。在改变的过程中，定期回顾这些目标和酒精带来的挫折，以此来支持动力。
- 如果患者同意，在治疗过程中提供指导和解释，总是让患者建立现实的目标，而不是超越极限。
- 将治疗视为一系列短期项目（结合为长期策略），以发展和增加患者对疾病的掌握感。
- 确保你在实践中总结出一份专业和社区资源列表，你可以在适当的时候与之合作。有一个较低的转诊门槛和（或）与酒精专业团队合作护理，并使用社区资源，如 AA。
- 对于所有患者，明确一个可实现的、双方都希望达到的目标；清楚饮酒目标；并把计划写下来，以备将来参考。
- 如出现严重问题，则表明戒酒是最好的，通过支持性教育建议会议解决这个问题；如果有人不同意戒酒，仍然可以在减少危害的目的下通过协商实现。
- 如果计划对患者失败（或更准确地说，患者计划失败了），目标没有达到，那么通常协商给予更多的支持和治疗（例如，药物、咨询、更频繁的随访，或家庭成员的参与）。不能减少或戒断是诊断 AUD 的重要标准（11 项）之一，因此患者的诊断可能比最初想象的更为严重。
- 尽早让家人参与；如果患者拒绝，寻求患者的有条件的同意，让他们在未来参与；例如，设置截止时间。
- 如果患者喝醉了，但其他情况稳定，向他解释，最好在清醒状态下一起工作，并重新安排就诊时间。如果这种行为继续下去，就重新协商治疗协议，包括关于醉酒的规定。
- 鼓励通过日志或日志对饮酒行为进行自我监控，教患者发现原因、后果和维持因素，并帮助学习如何应对与酗酒有关的人、地点、情况和感觉。
- 为患者提供信息、练习、反馈和家庭任务，让患者学会处理情绪，并发展评估和修改与饮酒相关的行为的新技能。
- 对于有严重精神病共病的患者，使用适当的精神活性药物可改善饮酒问题和整体功能：
    - 对于焦虑，考虑使用 SSRI（见第 226 章）。
    - 对于抑郁症，考虑 TCAs 或 SSRI（见第 227 章）。
- 对于中度至重度 AUD 患者，提供药物治疗：
    - 纳曲酮（50 mg/d 口服或 380 mg/w 肌内注射），特别适用于喜欢反馈的患者：同时使用阿片类药物是禁忌适应证。
    - 阿坎酸（666 mg 一日 3 次，体重＞60 kg）；基本无禁忌证。
    - 考虑用药适应证外使用托吡酯（开始缓慢，从口服 25 mg/d 增加到可耐受的 200 ~ 300 mg/d）或加巴喷丁（睡前服用 300 mg，每日口服 3 次，最多 600 mg，持续 2 周）。
    - 对于强烈希望完全戒酒的患者，考虑 250 mg/d 双硫仑。就寝时开始 250 mg，每月更新一次。要获得清醒伴侣和患者的书面知情同意。
- 在 6 个月至 1 年之后，重新评估继续药物治疗的必要性，同时进行社会心理干预，以维持长期戒断。
- 选择符合患者需求、需要和应对能力的专业治疗方案的组成部分。
- 向社区社会服务机构咨询，以便为那些可能从住房、交通、食物或职业培训等援助中受益的患者提供协调照顾。

- 对于门诊治疗失败的患者，或者通过离开他们的环境停止饮酒而受益的患者，考虑一个住院或居家的戒酒计划。
- 戒断治疗（表 228-7）：
  - 如果患者可靠，没有或只有轻微症状，没有严重的会使戒断特别危险的潜在疾病，没有严重的戒断史，有一个可以提供监督支持的家庭，可以考虑门诊管理；否则，安排住院治疗。
  - 开长效苯二氮䓬类药物（一种选择是固定剂量的地西泮，每 6 h 10 mg，4 剂；然后每 6 h 5 mg，8 剂）；通过正常的药物代谢达到减量效果。
  - 每 1 ~ 3 天复诊一次患者，做一些日常交流。
  - 迅速收治病情不稳定的患者和有其他健康状况或有可能出现严重戒断症状（如心动过速、震颤、幻觉、易激惹加剧）的患者。

（刘美颖 翻译，曹照龙 齐建光 审校）

第 229 章

性功能障碍的管理

LINDA C. SHAFER

一个人的性生活与情感和身体健康之间有着重要的关系。随着用于有效治疗勃起功能障碍的口服药物的出现以及对用于治疗女性性功能障碍的药物的增加，基层医疗卫生服务中性功能障碍疾病的就诊率已经上升至接近 15% ~ 20%。然而，在任何医疗系统中，性问题的发生率都与医生采集性功能病史的频率有关。问诊时，大约 43% 的女性和 31% 的男性会报告一些特定的性功能障碍。由于患者经常因性功能障碍而就诊于其基层医疗卫生服务机构的医生而不是心理健康专业人员，因此在基层医疗卫生服务机构工作的临床医生需要熟练采集性功能病史，并进行基本的性咨询和支持治疗。超过 80% 的性功能疾病可以在基层医疗卫生服务机构成功治疗。本章重点介绍与基层医疗卫生服务机构诊治条件无关的性功能障碍，这些功能障碍需要单独的检查和重点管理（见第 115 和 132 章）。

定义、病理生理学和临床表现 [1–17]

定义

性功能障碍的共识定义是《精神疾病诊断与统计手册》（DSM）中规定的。最新版本 DSM-5 对性功能障碍的分类做出了重大改变。本章包含了这些修订后的定义，一般来说，也要求性症状出现至少 6 个月或在≥ 75% 的性接触中出现才能诊断，从而有助于区分“病理”和“正常变异”。当从未有过一段令人满意的功能期时，性功能障碍被归类为原发性功能障碍；当获得适当功能后出现困难时，则被归类为继发性功能障碍。

男性疾病

勃起功能障碍。勃起功能障碍（ED，之前被称为“男性勃起功能障碍”或口语称为“阳痿”）的定义是男性无法获得或保持足够的勃起以进行性交；如果在至少 75% 的性接触中发生，就会被认为是一个问题。

过早（早期）射精。定义为在插入前、插入中或插入后不久、在患者希望插入之前（1 min 内）在最小程度的性刺激下反复射精。症状必须引起临床上显著的痛苦，且至少存在 6 个月，或出现在≥ 75% 的性接触中，才能符合诊断标准。

延迟射精。这种障碍（以前称为“迟滞射精”）定义是：在至少 75% 的接触中，正常的性兴奋后持续延迟、罕见或没有性高潮。新定义基本等同于之前 DSM 版本中的“男性性高潮障碍”，除了将“射精”替换为“性高潮”。延迟射精通常限于性交时阴道未能达到高潮。性高潮通常发生在手淫和（或）伴侣的手或口刺激。在勃起满意的情况下，持续射精失败。

逆行射精。逆行射精是一种内囊括约肌活动障碍。在性高潮时，膀胱颈没有完全闭合，导致精液向后射入膀胱。这种疾病几乎都有生理基础（而不是心理基础），但没有在 DSM-5 中明确列出。

男性性心理障碍。这是 DSM-5 中新出现的一种精神障碍，其定义为至少 6 个月反复或持续的性幻想、性想法和性欲望的缺失。它取代了之前 DSM 版本中的“性心理障碍”，而且只针对男性，现在已经没有女性“版本”了。

女性疾病

冷淡是一个适用于女性各种情况的术语，从完全缺乏任何性反应到性高潮反应的各种不足。因为它不具体，带有贬义，所以这个词被淘汰了。

女性性兴趣 / 性唤起障碍（FSIAD）。这种障碍是 DSM-5 新出现的，它取代了之前的“女性性唤起障碍（FSAD）”。诊断标准为以下症状中≥ 3 种，必须存在至少 6 个月，并引起临床上显著的痛苦：性兴趣、性想法、性唤起、兴奋、生殖器感觉和（或）活动减少或缺乏（不情愿开始或参与性行为）。

女性性高潮障碍。定义为在正常性兴奋阶段后，性高潮的反复延迟或缺失，尽管有能力享受性交和正常性欲，但至少 75% 的性接触都会发生这种情况。一些可以通过直接刺激阴蒂达到高潮的女性发现在性交中不可能达到高潮。这是一种正常的敏感性变化，需要性交时进行阴蒂直接接触。

生殖器盆腔疼痛 / 阴茎插入障碍。这种疾病在 DSM-5 中也是新出现的，其定义为持续性、复发性外阴阴道疼痛或在插入或性交过程中害怕疼痛。它结合了阴道痉挛（不自主的阴道肌肉痉挛）和性交困难（性交疼痛）成为一个统一的诊断，也在以前的 DSM 版本中提到，但临床上很难区分。

双性别

物质 / 药物引起的性功能障碍。定义是，临床显著的性功能障碍，立即和暂时与摄入特定的药物或物质有关。不应在精神错乱状态下做出诊断。

其他指定和未指定的性功能障碍

这些 DSM-5 疾病类似于在之前 DSM 版本中称作“未特别说明的性功能障碍”诊断的疾病。如果临床医生可以说明病情不符合其他疾病标准的原因，可以使用“指定的”修饰词；否则，应该使用“未指定的”修饰词。例如，之前的 DSM 版本包括一种“性厌恶症”，其特征是明显不喜欢伴侣的生殖器性接触。由于很少被诊断出来，“性厌恶”在 DSM-5 中被删减；然而，它仍然可以被认为是一种“其他特定的”障碍。此外，男性性疼痛障碍缺乏具体的诊断标准，可归类为“其他性功能障碍”。

性欲亢进 / 性成瘾症

尽管在 DSM 中没有被归类为一种特殊的疾病，但这被视为一种成瘾，它可以是一个主要问题，也可以是一种应对机制。有过度和（或）强迫性的性活动会影响患者的性功能和非性功能。可以用 DSM-5 的术语来定义为“其他性功能障碍”。

病理生理学和临床表现 [1-16]

病理生理学

在两性中，50% ～ 85% 的性问题是由身体环境造成的。这一数字代表了对性功能障碍原因的理解发生了巨大转变，因为性功能障碍曾被认为主要是由心理因素引起的。神经源性、激素、血管和药物诱导机制都有很大影响（见第 115 和 132 章）。例如，糖尿病是导致勃起功能障碍的一个特别重要的原因（见第 102 章），选择性 5- 羟色胺再摄取抑制剂（SSRI）抗抑郁药的使用与性欲降低有关。最近的研究强调了一般健康和性健康之间的联系，肥胖、代谢综合征和其他心血管危险因素与勃起功能障碍以及女性性功能障碍相关。当同时存在的疾病得到治疗或生活方式因素得到解决时，性功能往往会同时得到改善。

器质性功能障碍通常因心理问题加重。男性和女性的抑郁和性功能障碍之间存在强烈的双向关联。虽然发育因素和功能障碍综合征之间没有严格的相关性，但性功能障碍可能与以往的经历有关。早期的性态度可能会受到父母沟通的负面影响，即性是坏的、肮脏的或罪恶的；关于性的信息不足；或通过神话和误解，如随时准备好的阴茎或相互高潮。其他负面经历包括不愉快的性接触、童年性虐待和强奸。心理冲突从对性失败的恐惧延伸到对性身份的担忧，再到严重的抑郁症。

性和非性的人际关系问题有时会干扰性功能，尤其是在伴侣之间沟通不足和缺乏配合的情况下。性问题可能源于非性因素，如环境压力和经济压力。最后，性功能障碍可能发生在由器质性疾病引起的焦虑的背景下，例如心脏病发作后对死亡的恐惧。

一旦性问题出现，不管原因是什么，害怕失败、焦虑和内疚的恶性循环很可能会随之而来，并持续下去。

临床表现

性功能障碍可能是主诉，也可能是潜在的或同时存在的问题。临床表现可能相当复杂。例如，性功能障碍患者可能表现出躯体不适，但没有明显的身体原因（例如，头痛、腰痛、泌尿系统症状、广泛性骨盆疼痛、外阴瘙痒）。

勃起功能障碍。大多数正常男性由于疲劳、过量饮酒或任何短暂的不利环境，偶尔会经历勃起功能障碍。据估计，在美国，多达 3000 万名男性患有勃起功能障碍，每年有超过 50 万名门诊患者到医疗保健专业人员那里就诊。原发性（终生）勃起功能障碍发生在 1% 的年龄小于 35 岁的男性中。60 岁以上男性中有 40% 发生继发性（获得性）勃起功能障碍；在 80 岁以上的男性中，这个数字上升到 73%。勃起功能障碍可能是血管疾病的第一个症状，应提示进一步的调查。原发性 ED 和长期的继发性 ED 更有可能与疾病或更严重的心理问题有关，如害怕亲密关系、对女性的强烈敌意、性别认同 / 焦虑问题。

早泄。早泄很常见，据一项国际研究报告，在 18 ~ 70 岁的男性中，有近 1/3 的人早泄。然而，只有 1% ~ 3% 的男性符合 DSM-5 的标准。这种障碍的心理原因从早期的条件反射到对女性的矛盾心理和敌意。其发生频率与女性想要更多的性满足，尤其是高潮有关。一旦发生早泄，伴侣表现出的消极态度很容易使早泄加剧。此外，长时间的无性行为似乎也会加重早泄。如果早泄发生在很长一段时间，并且没有得到治疗，可能会导致继发性 ED。而在良好关系的背景下，早泄通常很容易处理。

延迟射精。这种疾病通常发生在更年轻、性经验更少的男性（通常小于 35 岁），而且很罕见，只有不到 1% 的男性符合 DSM-5 的标准。轻症通常与其引发的焦虑有关，预后良好。如果这种情况长期存在，通常意味着存在更深层次的精神病理，比如对放弃的强烈恐惧。可能涉及控制和承诺问题，以及与其伴侣的生殖器或异性恋夫妇怀孕的无意识冲突。对于原因不明的不孕症夫妇，应考虑延迟射精的可能，男性可能没有向他的伴侣承认他没有射精。

男性性欲减退症。男性性欲通常会随着年龄的增长而下降。例如，年龄在 66 ~ 74 岁的男性中有超过 40% 的人告知性欲下降，而 18 ~ 44 岁的男性中只有 6% 的人告知性欲下降。临床很少伴随显著的痛苦，所以通常不构成诊断。在 16 ~ 44 岁的男性中，只有不到 2% 的人符合 DSM-5 中男性性欲减退症的严格标准。

女性性兴趣 / 性唤起障碍（FSIAD）。这些女性可能表现为完全避免性活动或对性的厌恶，性活动只能坚忍地进行。FSIAD 的确切发病率尚不清楚，估计终生患病率为 60%。这种情况与性欲问题有关，阴道润滑液的缺乏可能导致生殖器、盆腔疼痛。性取向是该病一个根深蒂固的冲突，预后通常不理想。伴随的抑郁和人际关系问题、不良药物治疗、器质性盆腔病变（见第 115 章），以及其他引起疼痛、虚弱或身体形象障碍的医疗条件也是重要因素。女性“性欲低下”有时可能是伴侣“过度”性欲 / 性前戏的“症状”。

女性性高潮障碍。性高潮障碍是女性最常见的性主诉之一，并且更常发生在早期的性活动中。然而，尽管有 35% 的女性在一生中经历过性高潮困难，但很少主诉有重大的临床痛苦来支持“诊断”。在有性高潮问题的女性中，30% ~ 40% 需要在性交过程中刺激阴蒂来达到高潮，5% ~ 8% 的人存在性冷淡。性高潮的能力随着性经验的增加而增加，这也包括上了年纪的女性。尽管研究仍在继续，但关于刺激阴道前壁的 Gräfenberg 点或 G 点会导致高潮和女性射精的说法从未得到证实。男性早泄可能导致女性性高潮障碍。同样，所涉及的心理因素是可变的，疾病的预后是与致病因素有关，包括对失去控制的恐惧，对性表现不切实际的期望，到糟糕的伴侣沟通。抑郁症绝不能被忽视。

生殖器 - 盆腔疼痛 / 插入障碍。大约 15% 的北美女性报告性交时反复出现疼痛；然而，根据 DSM-5 标准，这种新疾病的确切发病率尚不清楚。盆腔病变是常见病因（见第 115 章）。生殖器 – 盆腔疼痛可能是终生的（例如，在第一次试图插入时开始），也可能是在其他刺激因素（例如，性创伤、医疗状况）之后才产生的。首先应该排除阴道润滑不足和其他原因引起性疼痛的生理因素。仔细的妇科检查非常必要，但可能没有特定的生殖器异常。指检或窥镜检查引起的阴道收缩可以是诊断的线索。当涉及心理因素时，生殖器 - 盆腔疼痛可以被认为是一种条件反射，并可通过行为治疗。人们常常对性解剖学和生理学产生混淆，导致对插入的恐惧和对女性身体的担忧。如果这种情况长期存在，这些女性的伴侣可能会受到严重影响，发展为继发性 ED。这种障碍可能会导致长期回避性行为，并成为许多长期未完婚患者的主要问题。

物质 / 药物治疗引起的性功能障碍。许多处方和非处方药物和物质（从禁药到草药和维生素补充剂）都可能导致性功能障碍。虽然范围广泛，无法一一列举，但因为是性功能症状的潜在原因，而被禁止使用。患者在使用时可能不知道潜在的性功能副作用，特别是自我服药的情况。毒理学筛查可能有助于识别隐匿的药物使用，但不全面；因此，全面详细的疾病史至关重要。越来越合法的大麻，其性功能副作用可能在未来几年呈现独特的意想不到的问题。

其他指定性功能障碍：性厌恶障碍。尽管偶尔的性厌恶是常见的，但在 DSM-5 中，在该障碍被消除之前，很少有临床诊断。男性多表现为原发性性厌恶，女性多表现为继发性性厌恶。伴随惊恐障碍很常见。有性厌恶的人可能会有婚姻问题，通过一些隐蔽的策略来避免发生性关系，比如早睡、旅行、忽视个人形象、使用药物或过度参与工作。然而，如果患者能够克服他们的高度焦虑和最初的恐惧，他们就能倾向于自然地对性关系做出反应。

性欲亢进 / 性成瘾症。网络色情和“网络性爱”活动的易得性，极大地增加了潜在不良性行为的机会。性成瘾是困扰患者的一个新来源，它可能是一个主要问题，也可能是一种应对机制。过度和（或）强迫性性行为可能会影响患者的性和非性功能。

检查 [1-6]

性生活史

鉴于性功能对整体健康的重要性，性功能障碍可能在躯体疾病和生活质量中发挥的核心作用，以及审查安全性行为的必要性，性生活史应成为每项医疗评估的组成部分。女性妇科和月经系统检查以及男性泌尿生殖系统检查是最容易了解性生活史的途径。通过这种方式，性行为和问题可以在常规的病史采集时轻松引出，特别是如果医生表现出开放、不评判、不尴尬和接受的态度，同时还需要考虑到社会价值观、阶级和年龄的差异。临床医生应该意识到，诸如勃起功能障碍等性问题可能是患者的主诉，这些患者可能患有多种疾病，包括肥胖和心血管疾病。此外，仔细询问药物使用情况，包括草药，可能会揭示导致性问题的潜在副作用（另见第 115 和 132 章）。

有用的筛选问题包括“你目前的性功能是否符合预期？”“你的性功能有变化吗？”“你想改变你的性功能吗？”，另外一些常规问题是“在过去的 6 个月里，你是否有性行为（或与伴侣有性关系）？（和女性，男性，还是两者都有？）”“你的性行为安全吗？”不询问人体免疫缺陷病毒（HIV）筛查问题，可能会导致治疗不当，甚至引起医疗事故诉讼。

如果发现性问题，应详细探讨患者主诉。请患者用自己的语言描述问题，注意其持续时间、发生环境、可能的诱发和缓解因素以及严重程度。避免使用“为什么”的问题，这往往会让患者感到不舒服；用“什么”问题代替。全面的描述有时有助于区分器质性病因和功能性病因（见第 115 和 132 章）。例如，在患有 ED 的男性中，觉醒后勃起功能的保持表明是心理原因，就像试图手淫导致勃起一样。

还要试着引出患者认为可能有用的治疗方式，无论是药物、信息还是支持。明确患者的期望和目标，例如，挽救一段婚姻，或者把这个问题作为婚外情或离婚的借口。

性生活史采集应常规询问互联网在患者的性功能和非性功能中的作用，以及发生过度和（或）强迫性行为的可能性。

体格检查和实验室检查

随着对性功能病理生理学的理解和更复杂的诊断测试，许多曾经被认为纯粹是心理原因的性问题也被发现有身体原因。需要特别注意的是，性功能障碍是 SSRIs 的常见副作用，超过 30% 服用该药物的患者会出现性功能障碍。即使当心理或人际关系问题被认为是性功能障碍的主要原因时，也需要进行仔细的医学评估，包括详细的体格检查和一些相关的实验室检查（见第 115 和 132 章）。

治疗原则

有性功能问题的患者通常首先咨询的是基层医生。即使是没有接受过正式性治疗培训的医生，也能帮助许多患者有效地处理他们的性问题。患者加强性活动的正常范围时，源于内疚或错误信息，可能会担心是“坏”或“罪恶”的，这时医生可以使用其身份，作为一个权威人物给予许可和安慰，将其重新标记为“中性”或“积极”的性行为。

教育患者和纠正错误信息不应该被忽视或低估。给予许可或提供信息是帮助许多患者所必需的。现代性功能咨询的一个重要部分是教授安全性行为和审查 HIV 感染的危险因素（见第 7、13 和 119 章）。解释健康的生活方式和健康的性生活之间的关系可能有助于激发患者解决这两个问题，例如，通过减肥以改善勃起功能障碍。

行为方法 [2-6]

如果问题持续存在，那么对患者和伴侣进行行为方法的试验（见下文讨论）和具体的建议可能是有帮助的，这也是下一步要进行的治疗。其目的是增加伴侣之间的交流，鼓励试验尝试，改变性活动的目标，使其感觉良好，不再强调勃起或性高潮，并缓解与每次性交压力相关的焦虑。当没有器质性疾病或重大潜在精神病理的证据时，这种治疗的试验是合理的。

药物治疗：男性患者 [2-6,18-38]

可以给各种原因引起的特定性功能疾病患者开具药物，来替代或结合行为技术。这有可能会改善性功能，从而不需要专家转诊。回顾患者目前的药物治疗有机会最大限度地减少副作用。例如，虽然许多高血压药物抑制性功能，但血管紧张素Ⅱ受体阻滞剂（如氯沙坦）和 α- 受体阻滞剂（如多沙唑嗪），也可用于良性前列腺肥大（BPH），使其得到改善。优化医疗方法，如心血管疾病，也可以缓解性功能障碍，例如勃起功能障碍（见第 132 章）。

勃起功能障碍

磷酸二酯酶抑制剂。5 型磷酸二酯酶（PDE5）选择性抑制剂通过增加环磷酸鸟苷（血管松弛和勃起所需）的数量来促进勃起（见第 132 章）。这类药物包括西地那非（万艾可）、伐地那非（艾力达，Staxyn 口服分解片），他达拉非（希爱力），以及最近的阿伐那非（Stendra），这类药物彻底改变了勃起功能障碍的治疗，对器质性、混合性（心理和器质）ED 患者都有效。在获得和维持足够的勃起能力方面，疗效范围约为 50% ～ 75%。西地那非于 2017 年 12 月开始在美国作为通用药品上市，这会增加其可获得性和使用。PDE5 抑制剂对性欲几乎没有影响，因此，当性欲差是主要问题时，其作用可能有限；然而，在有性功能障碍的抑郁男性中，使用西地那非治疗可显著改善勃起功能和提高性欲，75% 的有效果患者的抑郁症状减少了 50% 以上。其他正在开发的 PDE5 抑制剂包括米罗那非（Mvix）、乌地那非（Zydena）、罗地那非（Helleva）、dasantafil、SLx-2101、JNJ-10280205 和 JNJ-10287069。

已批准的 PDE5 抑制剂的副作用包括可能出现在同时使用硝酸盐（绝对禁忌证）出现严重低血压和视物障碍，通常是轻微和短暂的。PDE5 抑制剂在使用 α- 受体阻滞剂的患者中也应谨慎使用，例如，对于良性前列腺肥大和（或）高血压患者，有症状性低血压的风险。一系列病例表明，

PDE5 抑制剂与非动脉炎性前部缺血性视神经病变（NAION）之间存在联系，尽管现有临床试验的综述不能证实两者之间的因果关系。新的研究也警告说，PDE5 抑制剂与新发听力损失之间存在关联。

二、三线口服制剂。育亨宾（Yocon）被 FDA 批准用于治疗 ED，但其疗效尚不确定。其他二线和第三线口服药物包括左型精氨酸（ArginMax）、酚妥拉明（VasoMax）和舌下阿扑吗啡（Uprima），这些药物均未获 FDA 批准（见第 132 章）。多巴胺能药物，如卡麦角林（Dostinex），已经超范围用于 PDE5 治疗效果不佳的患者，即使在泌乳素水平正常的患者中也显示出适度的获益。小型研究表明，阿片类拮抗剂纳曲酮可能发挥潜在作用。具有中枢调节作用的促黑细胞激素受体激动剂，如布美诺肽（PT-141），作为一种鼻内制剂正在开发中，似乎有效，但副作用可能会限制其效用。克拉维酸（Zoraxel）似乎通过血清素 / 多巴胺的调节来增强性功能，目前正处于研发阶段。枸橼酸克罗米酚（Clomid）是一种促性腺激素释放激素（GnRH）激动剂，也可能有利于这一患者群体。

局部的准备工作。这些药物包括前列地尔软膏（Topi-glan）、米诺地尔溶液和硝酸甘油软膏，这些都正在研究中。经皮睾酮有助于恢复真正性腺功能低下男性的性欲和勃起功能（见第 132 章），但不建议生物可利用睾酮正常水平的男性使用。一项针对年龄≥ 65 岁男性的大型随机对照试验发现，增加血清睾酮从低到中等正常水平，可显著改善勃起功能、性欲和性交活动。

替代和补充疗法。许多治疗勃起功能障碍的草药都被尝试过，但都取得了有限的效果，最有效的是人参、艳紫铆和玛卡（玛咖根）。一些“草药”实际上可能含有 PDE5 抑制剂的成分（例如，被召回的“Stamina-Rx”男性补充剂）。

早泄

抗抑郁药和局部麻醉剂。目前还没有 FDA 批准的治疗早泄的具体方法，但其中一些正在研究中，还有一些已经在超范围使用中。当早泄继发于 ED 时，应首先使用 PDE5 抑制剂来治疗勃起功能障碍。

三环类药物和 SSRIs 类药物似乎都有帮助。三环类氯丙咪嗪（Anafranil）可根据需要在计划性交前 6 h 开出，也可每天服用 SSRI 类药物。达普西汀（Dapoxetine，Priligy）是一种起效快、半衰期短的 SSRI 药物，目前正在研究它作为一种特定药物来按需治疗早泄；它已经在国外几个国家获得了批准，但在美国没有。另一种潜在的按需治疗是曲马多（重新命名为 Zertane）；然而，由于该药物的阿片类特性，存在长期依赖的风险。

表面局部麻醉剂（如利多卡因衍生物），其中最流行的是丙胺卡因乳剂，可以用来减缓射精，而不产生抗抑郁药的全身副作用。然而，这些药物可能引起阴茎麻木，导致勃起问题。TEMPE（坦佩，局部共晶样混合物，早泄用）是一种局部使用的利多卡因和普鲁卡因喷雾剂，在延迟射精方面有效，而且副作用较少。FDA 没有批准用于早泄的外用药物。

性欲减退症

睾酮替代疗法。替代疗法（通过透皮贴剂或凝胶）是一种有效的治疗男性性欲低下和性腺功能减退（记录的生物可利用血清睾酮水平低）性功能障碍的方法。由于存在大量潜在的医疗风险，如红细胞增多症、脑卒中、临床前前列腺癌的刺激等，在没有证据表明生物利用睾酮水平较低的情况下，不推荐将其常规应用于性功能障碍的老年男性（见第 132 章）。有限的证据表明催产素在促进性唤起方面的潜在作用。

西地那非。针对性欲低下和（或）勃起功能障碍并伴有轻度至中度抑郁症的患者，该药不仅能显著改善性欲和性功能，还能显著改善抑郁症状，这表明抑郁症和性功能障碍之间的一些相互作用可能需要性功能障碍的特殊治疗。其他性欲减退的患者的结果则更为多变。

药物诱导：女性患者 [2-6,39-52]

女性性兴趣 / 性唤起障碍（FSIAD）以及女性性高潮障碍

许多性功能障碍是性欲降低和性高潮功能障碍的结果，这引起了人们对药物治疗方法的极大兴趣。

氟班色林（Addyi）。是 5- 羟色胺受体激动剂 / 拮抗剂，是第一个被批准用于女性性功能障碍的药物。它的适应证是治疗绝经前女性的“性欲减退症”（HSDD），这一诊断实际上已经在 DSM-5 中被删减，但与 FSIAD 最为相似。氟立班色林的批准是有争议的，很少被女性选择使用。事实上，该药必须每天服用，并两次被 FDA 拒绝，但在临床试验中仅显示出适度的益处（在性欲、性痛苦和令人满意的性交的数量方面，与安慰剂相比改善了 10%）。其潜在的不良反应包括晕厥和严重体位性低血压，只要摄入 2 盎司的酒精或使用细胞色素 P4503A4 抑制剂，这些风险就会增加。氟班色林有盒装警告，处方者必须通过风险评估和缓解策略（REMS）计划获得认证。因此，临床医生必须谨慎地选择这种药物的合适患者，调整患者的预期，并密切关注他们。

激素疗法。除了氟班色林，大多数女性性功能障碍的治疗策略都集中在激素调节上。绝经期妇女睾酮水平的逐渐下降，刺激了激素替代疗法（HRT）作为治疗绝经期妇女性欲下降的手段的研究。然而，妇女健康倡议（WHI）将激素替代疗法与心血管疾病、血栓栓塞和乳腺癌风险增加联系起来的研究结果，引起了人们对这种方法安全性的关注（见第 118 章）。

睾酮。补充剂（通常作为一种经皮贴片，但也可在定制的复合局部配方中使用）已被证明可以改善绝经期妇女的性欲、性唤起和性幻想频率。市面上出售的贴片是针对男性的，释放的睾酮剂量要大得多。力比胶（LibiGel）是一种睾酮凝胶，专门用于治疗绝经后女性的性欲减退症；到目前为止，它的三期临床试验失败，但仍在继续研究。出于安全考虑，一种睾酮透皮贴剂被 FDA 拒绝。睾酮的使用需要相对较高的剂量，这可能导致痤疮、多毛、脱发、高密度脂蛋白胆固醇降低和肝毒性。目前还没有关于女性长期服用睾酮安全性的数据。

雌激素类。雌激素可以改善有血管舒缩症状的绝经后妇女的性功能，值得考虑，但长期使用可能产生严重的副作用（见第 118 章）。最近一项涉及绝经后妇女的大型、多中心、前瞻性、随机对照试验的亚组分析显示，经皮注射 17β- 雌二醇（t-E2）可适度改善性功能，但口服共轭马雌激素（o-CEE）与安慰剂相比无任何益处。在口服制剂中，雌激素可与睾酮联合使用（如 Estratest）。奥培米芬（Osphena）是一种口服雌激素受体调节剂，FDA 批准用于治疗由外阴和阴道萎缩引起的绝经后性交困难（即，DSM-5 术语中的生殖器 - 盆腔疼痛）。脱氢表雄酮（DHEA）可作为一种营养补充剂，在治疗肾上腺功能不全的女性性功能障碍中可能是有益的。新型类固醇酮具有雌激素、雄性激素和孕激素的特性，在增强性欲、性唤起和阴道润滑方面表现良好，但由于安全性考虑（包括 65 岁以上女性患脑卒中和骨质疏松的风险增加）被 FDA 拒绝。局部前列腺素 E1（前列地尔），专门针对阴蒂充血和阴道血管充血，没有显示出明显获益。

抗抑郁药。安非他酮（Wellbutrin）等药物可增强性唤起和性反应，尤其是对有潜在抑郁症的女性。副作用包括紧张、失眠和癫痫发作的风险。基于有限的传闻证据，其他用于男性的多巴胺能激动剂也在女性身上试验过。SSRI 抗抑郁药实际上可能会降低性欲，导致一些人考虑改用安非他酮（或添加磷酸二酯酶抑制剂，见下一节）来治疗潜在疾病，或将其作为非适应证的辅助药物使用（见第 227 章）。与 SSRI 相比，非 SSRI 抗抑郁药米氮平（Remeron）和度洛西汀（Cymbalta）也与更少的性功能疾病有关。

磷酸二酯酶 5 抑制剂。这些药物［如西地那非（伟哥）］一般来说对性高潮障碍和性唤起障碍的女性无效，但对血管充血症状明显减轻的女性可能有一些效果。然而，一项重要的随机对照试验证明，西地那非可以减少服用 SSRI 药物女性的不良性影响。前列腺素前列地尔作为一种乳膏，在性交前局部应用于生殖器以改善性唤起，其效果好坏参半，并可能引起短暂的局部烧灼感。

其他的处方药物。其他用于治疗男性性功能障碍的药物，包括育亨宾、阿扑吗啡、黑皮质素激动剂和左型精氨酸，正在女性中进行研究。此外，正在研究的新药物包括舌下睾酮 - 西地那非联合（力比多）；舌下睾酮 - 丁螺环酮联合，一种 5- 羟色胺 1A 部分激动剂（Lybridos）；睾酮鼻内凝胶（TBS-2）；新型合成肽 BP101，分子结构未公开；d- 环丝氨酸（DCS），一种 NMDA 部分激动剂，将与认知行为疗法相结合。

草药制剂、机械装置、肉毒杆菌。草药治疗取得了不同程度的效果，有小型研究表明使用玛咖根治疗抗抑郁药物引起的女性性功能障碍。EROS-CTD 是一种阴蒂治疗吸引设备，是 FDA 批准的治疗女性性功能障碍的外科医疗干预，可以提高性唤起和性高潮。正在研究的其他疗法包括注射 A 型肉毒毒素（Botox）以减少阴道炎症状，阴道安定以减少性疼痛，骶骨神经调节（InterStim）以增加性欲、润滑、性高潮和满意度。

转诊指征 [2-6]

精神科转诊

在尝试了这些药物和（或）行为技术后，患者的情况可能仍然没有改善，这通常是一个迹象，表明需要转诊给精神科医生或接受过性问题处理培训的其他心理健康专业人员，患者需要更密集的治疗。亲密伴侣的暴力行为和之前的性虐待史可能需要探究（见第 110 章）。直接精神疾病转诊适用于慢性精神病理患者，如“原发性”性功能障碍、性别认同 / 病理性心境恶劣问题或同性恋冲突、明显的人格障碍，或显著的既往精神病史（特别是精神病）、明显的临床抑郁症证据，或强迫性性行为。此外，与伴侣关系中的长期严重问题表明需要转诊。

泌尿科转诊

患有器质性阳痿和难以心理治疗的阳痿的男性，建议泌尿科就诊。治疗包括考虑药物勃起计划，如在阴茎根部注射前列地尔（Caveject）、插入经尿道前列地尔阴茎栓剂（MUSE）、外部真空泵治疗，以及手术植入阴茎（见第 132 章）。血管手术包括动脉内膜切除术，可考虑用于 PDE5 难治性 ED 患者的盆腔血管疾病；新的研究甚至提出了药物洗脱支架的作用。早期研究阶段的其他治疗包括基因 / 干细胞治疗，以增强阴茎组织中的缺陷蛋白；阴茎低强度冲击波碎石术；海绵体注射氧化亚氮释放聚合物。任何此类治疗的成功都需要泌尿科医生和精神科医生的密切合作。

妇科转诊

怀疑激素异常、盆腔疼痛或阴道疼痛的女性患者需要进行医学评估并考虑妇科转诊（见第 115 章）。

患者教育

在早期治疗中，很明显患者对性、性功能和性行为有许多问题和担忧。关于性解剖学、生理学和治疗的不充分或不准确的信息是许多性问题的基础。因此，性教育不应被忽视。患者有时可以从建议的阅读材料中获得补充信息（见注释参考书目）。在阅读过程中回答问题总是值得赞赏的。

支持团体提供了患者教育和安慰的另一个潜在来源。例如，性成瘾匿名组织（SAA）和性与爱情成瘾匿名组织（SLAA）可能对性成瘾患者有帮助。性暴力的幸存者可以参加许多团体。身心医学项目（如马萨诸塞州总医院的本森 · 亨利身心医学研究所）可以通过放松技巧和健康生活方式来帮助缓解与压力相关的状况。

缺乏安全性行为方面的知识是艾滋病毒感染传播的一个主要因素。对 HIV 感染的担忧也会影响性行为的享受。对安全性行为的详细回顾是必要的（见第 7、13 和 119 章）。安全套的使用对于那些有多个性伴侣的人和 HIV 状况不明的一夫一妻制伴侣来说至关重要。通过谨慎的预防措施和一点创意（例如，将使用避孕套作为前戏的早期部分），仍然可以获得安全和愉快的性生活。

治疗建议（也见第 115 和 132 章）

重点是行为方法，因为如前所述，许多潜在有效的药理学干预仍在研究中，尚未获 FDA 批准。

男性患者

勃起功能障碍

- 首先，教育患者在不进行阴茎 - 阴道性交的情况下满足伴侣的能力。
- 然后，开始概述“感官聚焦”练习，从非生殖器按摩开始，然后进展到生殖器按摩。即使勃起了，也应该禁止性交。
- 通过生殖器按摩获得勃起后，建议患者尝试性交。在女性高于男性的体位（女性在男性之上），女性可以手动刺激阴茎，如果获得勃起，她可以缓慢地、不费力地将阴茎插入阴道，男性无需做任何动作。这也可以在部分勃起时进行，逐渐地开始运动，这强调了阴道包裹的乐趣。

- 考虑用 PDE5 抑制剂治疗补充行为治疗（例如，西地那非，见第 132 章）。如果同时使用硝酸盐，不可开具处方（有严重低血压的风险）；潜在冠心病患者谨慎使用，并为其提供全面的患者教育。服用α- 受体阻滞剂（通常用于治疗良性前列腺肥大）的男性应避免或谨慎使用。
- 考虑外部真空收缩装置。

早泄

- 教育患者，他的情况与阴茎的敏感性无关，通常是先前条件反射和焦虑的结果。
- 建议增加性活动频率。
- 教授挤压技巧。在这项技术中，女性手动刺激阴茎。当接近射精的时候，就像男性暗示的那样，女性用拇指压在系带上，示指放在上面，中指放在阴茎背侧的冠状脊下。压力一直施加到男性不再感到射精的紧迫性（15 ～ 60 s）。在射精之前，应该重复挤压技术 2 ～ 3 次。
- 一旦挤压技术取得了良好的效果，夫妻可以尝试性交。女性在优越位置，并保持静止，以使男性习惯阴道包裹。随着兴奋的加剧，使用挤压技术，开始逐渐推进。
- 挤压技术的另一种替代方法是“停止 - 启动”方法。女人刺激男人到射精的程度，这时她停止刺激。勃起可能消退，也可能不消退，然后她继续刺激阴茎，经过几次启停程序后，男性可能射精。
- 考虑使用氯米帕明（安拿芬尼）（性交前 6 小时 25 mg）或 SSRI 抗抑郁药（如氟西汀，20 mg/d）作为行为疗法的补充。

延迟射精（性交时）

- 女人刺激阴茎，通过（语言和身体）来增强感觉。
- 通过持续刺激可以获得射精。在男人的心目中，女人应该与射精有关。
- 女人用手刺激阴茎，直到即将高潮。然后插入阴茎，然后女人用力插入。如果没有成功射精，可以反复用手刺激。

男性性欲减退症

- 考虑经皮睾酮治疗男性性腺功能减退症（低生物可利用睾酮水平）。睾酮用于无性腺功能减退的男性尚未得到证实。

女性患者

女性性兴趣 / 性唤起障碍

- 由于这种疾病通常是由更严重的精神病理导致的，它通常需要转诊治疗。然而，在实际应用方面，应该提出补充润滑的建议，如唾液或 KY 果冻。
- 考虑为选定的绝经后妇女短期经皮 / 定制复合外用睾酮，讨论潜在的风险和好处。
- 考虑在符合严格处方标准的女性中使用氟班色林。

女性性高潮障碍

- 将性活动的目标从性高潮改为享受性体验。
- 允许女性表达性感受。
- 概述“感官聚焦”练习，从非生殖器按摩开始，到生殖器按摩。建议使用背部保护的姿势（男人坐着，女人在他的两腿之间，她的背部抵着他的胸部），由女人控制来缓解自我意识。
- 教男人刺激技巧：他不应强迫对方做出反应，而应该寻求满足欲望；他不应直接接触阴蒂，因为它很敏感。
- 在成功地用手刺激生殖器后，以女上位的姿势进行有控制的性交，男性不提出任何要求。这是一个侧面的位置，允许骨盆的相互自由运动。
- 对于从未经历过性高潮的女性，关于自我刺激的建议是合适的。使用幻想材料很有帮助。
- 对于那些通过手淫而非性交获得性高潮的女性来说，“架桥技术”可能有用。插入阴茎后，男性可以用手或振动器刺激女性（阴蒂）。这种配对有助于达到性高潮，通常在女性以这种方式经历性高潮后，对补充刺激的需求就消失了。

- 考虑在经历性高潮功能障碍或性欲低下的绝经后女性中使用雌激素 / 睾酮，但必须考虑与长期使用激素替代相关的心脏、血管和恶性病变风险。
- 考虑使用安非他酮治疗同时患有抑郁症的女性，使用西地那非治疗服用 SSRIs 治疗抑郁症的女性。
- 考虑 EROS-CTD，一种阴蒂治疗吸引设备。

生殖器 – 盆腔疼痛

- 向患者和她的伴侣解释这种情况是不由自主的，而不是故意造成的。不自主的阴道痉挛可以通过将一根戴着手套的手指插入阴道入口来完成。
- 在早期治疗期间，要求夫妻避免性交。
- 循序渐进地鼓励女性接受越来越大的物体进入阴道。可以通过在办公室和家里使用分级的 Hegar 扩张器来完成，或者妇女可以从使用她的手指开始，首先一个，然后几个，至大约阴茎的大小；也可以用伴侣的手指。不同尺寸的注射器容器是很好的扩张器。
- 建议女性在处于女上位时逐渐插入阴茎。
- 考虑使用奥培米芬治疗外阴阴道萎缩继发生殖器 – 盆腔疼痛的绝经后妇女。

（王 爽 翻译，曾 辉 齐建光 审校）

第 230 章

躯体症状障碍的管理

A.H.G.

持续出现身体（躯体）症状的患者，无论是否原因不明，都会带来诊断和治疗方面的挑战，尤其是对基层全科医生及其执业团队。这些患者往往会多次打电话到办公室、紧急医疗机构和急诊室，并夸大地抱怨和担忧，干扰他们的日常生活。通常情况下，他们要接受反复的医疗检查，令人沮丧的是，这些检查并没有什么发现。他们的医疗费用是成人平均费用的两倍。知道如何识别躯体症状障碍、将其与模仿医疗状况区分开来、采取有效的行为措施，并安排与精神卫生保健人员协作，极大地促进了基层医疗保健机构的管理。如果管理得当，这种困难且令人沮丧的临床挑战通常可以成为更令人满意的医疗照护体验。本章主要关注躯体症状障碍，但检查和管理的一般原则适用于其他具有突出躯体症状的精神疾病。

定义、心理机制和临床表现 [1–12]

定义

“躯体化障碍”“慢性疼痛障碍”“疑病症”和“躯体形式障碍”等特定名称已从 DSM-5 中删除，并归入躯体症状障碍的范畴。诊断标准（见表 230-1）强调对躯体症状的夸大和破坏性行为反应，而不是其无法解释的性质，这是以前躯体化障碍标准的主要特征。新标准仅要求症状要么过度令人痛苦，要么导致个人日常生活受到严重干扰——存在医学上无法解释的症状既不必要也不充分。在医学上解释躯体症状的情况下，DSM-5 需要提供思维、感觉和日常活动中断的证据。

强调干扰而不是无法解释的症状，主要动机是改善对这些患者的识别和治疗，其中许多人会对认知行为方法做出反应。他们不断寻求照护的行为给主要照护者和诊所带来了沉重的负担，但不必将其视为不可改变的。此外，这种情况通常是潜在精

表 230-1 躯体症状障碍诊断标准——DSM-5

A．一种或多种令人痛苦或严重导致日常生活受影响的躯体症状。

B．与身体症状或相关健康问题相关的过度想法、感觉或行为，至少有以下一种表现：

1．对自己症状的严重性过度和持续的担忧

2．对健康或症状的持续高度焦虑

3．过多的时间和精力用于这些症状或健康问题

C．虽然任何一种躯体症状可能不会持续存在，但症状状态是持续的（通常超过 6 个月）。

详细说明：

主要疼痛（以前的疼痛障碍）：这一用语适用于那些躯体症状主要涉及疼痛的人。

详细说明：

持续性：持续性病程的特征是症状严重、损伤明显和持续时间长（超过 6 个月）。

详细说明：

轻度：仅满足标准 B 中规定的症状之一。

中度：满足标准 B 中规定的两种或两种以上症状。

重度：满足标准 B 中规定的两个或两个以上的症状，另外有多种躯体主诉（或一个非常严重的躯体症状）。

Reprinted with permission from the Diagnostic and statistical manual of mental disorders，5th ed. Arlington，VA：American Psychiatric Publishing，2013（Copyright ©2013）. American Psychiatric Association. All Rights Reserved.

神病理学的线索，这也可能受益于关注。

解释模型

尽管躯体症状障碍的新诊断名称不再强调该病症的理论基础，但对它们的关注有助于确定可能对治疗计划有用的诱发因素。已经从生物学、认知和自我感知到人际交往形式和无意识心理过程的各种角度理解了这种疾病的症状持续性和夸大反应特征。关于这些症状的内部心理和心理生理起源的理论比比皆是。文献认为理论复杂且涉及多方面因素，与精神障碍，尤其是焦虑和抑郁密切相关。社会心理困扰是一个常见的共同点，行为措施似乎提供了一种有效的管理方法。

生物模型

越来越多的研究表明遗传、神经生物学、内分泌和免疫系统因素可导致体细胞刺激的异常处理，生物模型植根于此。自主神经、下丘脑 - 垂体 - 肾上腺生物标志物异常和细胞因子（特别是 IL-1 和 IL-6）都与躯体化有关。此外，与疼痛感知和身体生理状态有关的血清素水平、相关基因和大脑结构的异常支持了躯体症状障碍患者可能存在身体感觉中枢处理异常的观点。

认知 / 感知模型

在这个模型中，躯体化被视为一种自我验证和自我延续的症状放大障碍、错误的伤害感受和身体感觉的感知。躯体症状障碍患者对内脏和身体感觉异常敏感，因此会受到正常生理感觉和轻微不适的困扰，而没有躯体症状障碍的患者会忽视、不考虑或完全不在他们的意识范围。由于这些身体感觉看起来如此强烈、有害和令人不安，因此高度焦虑的躯体症状障碍患者很容易将其误认为是严重疾病。

一旦个人认为自己生病了，这种信念就会改变随后的躯体感知，并开始症状放大的过程。一个人生病的信念使先前存在的症状看起来更加严重，因为它们现在受到更严格的审查。患者明显恶化的病情更坚定地让患者相信他生病了。这些患者对证实他们怀疑的其他症状变得高度警惕，并忽略表明他们实际上并没有生病的矛盾信息。例如，一个人可能会在爬完一段楼梯后发现呼吸困难，并想知道这是否意味着心脏病或肺病的发作。带着这种怀疑，患者现在认为下次刮胡子时他的脸在镜子里显得异常苍白。这似乎也为疾病进展提供了更多证据。因此，一个自我验证和自我延续的认知和感知放大循环已经启动。

心理动力学模型

该模型表明，患者的身心会产生躯体症状，作为试图解决患者生活问题的一种方式，或者作为一种保护患者免受无法忍受的情绪影响的方式。该模型认为症状及其相关行为具有保护功能，但由于适应不良，可能会导致自身的问题。一些躯体化患者不知不觉地了解到，疾病行为可用于协商压力环境、获得支持和寻求护理。以下是一些（但绝不是全部）如何产生身体症状和疾病行为以发挥保护功能的示例。

对于一些患者来说，躯体症状可以提供一个

可接受的问题来寻求帮助。患者可能会感觉到一些他无法应对的无法解决的生活问题；由于过去的经历或当前的人际环境，患者无法完全意识到他感到的绝望，也无法将其表达给他人并寻求帮助。相反，患者的身体会产生躯体症状，他要求“暂停”，他向他人展示“我处于绝望的状态，所以我需要特殊的照顾和注意、不寻常的帮助和支持。”

其他躯体化患者可能会感到孤独，难以获得他人的关爱，或难以以宽容的方式对待自己。他们的思想和身体可能会产生症状，以帮助他们满足对联络、安慰和支持的渴望。还有一些患者可能有他们自己没有认识到的愤怒或攻击感。对于这些患者来说，躯体症状可能是一种对生活中让他们感到委屈的人进行报复的无意识的方式，或者是一种在生活中向人表明他们的需求没有被满足的方式。

对于因各种生活问题而感到无助的患者，引起他人可预测反应的躯体症状可能是重新获得控制感的一种方式。对于其他患者，躯体症状可能是一种防止潜在的无价值感的方式。这些患者可能能够将失败、失望或拒绝归因于身体上的无能，这比专注于认为他们有根本问题的信念要好得多。还有一部分患者可能是家庭的一部分，当其中一个家庭成员生病时，家庭的运作最佳，他们的症状缓解了家庭面对的挑战。需要再次强调的是，这些患者并没有有意识地或有意地产生他们的症状。

临床表现

某种程度的健康焦虑是正常和可接受的，因为它可以促使人们在出现症状时寻求医疗帮助。然而，在躯体症状障碍中，健康焦虑变得持久且令人关注。在某些情况下，身体正常的、生理上的“背景噪音”成为患严重疾病的灾难性根源。在其他情况下，来自已知病症的已解释症状会产生夸大的反应。有时，这些症状无法解释，但在所有情况下，它们都会导致严重的精神痛苦、社会和职业功能受损以及医疗保健服务的过度利用。尽管进行了适当的医学评估和保证，但病情仍然存在。症状可能会随着时间的推移而变化和波动，并且是非特异性和模糊的，但不成比例的反应仍然存在。接受问询时，患者主要谈论他们的疾病和医疗保健，很少谈论家庭、工作或爱好。心理社会功能受到影响。

在心身障碍的范围内，心因性感觉主诉通常涉及神经学上不可能的感觉方式的组合（例如患者主诉位置和振动感觉丧失，但仍然可以正常行走；见第 167 章）。转换性癫痫发作，也称为非癫痫性事件，可能不涉及刻板动作、尿失禁、咬舌或催乳素水平的变化。当手在面前挥动时，转换性失明患者表现出退缩或惊吓反射。上肢转换性麻痹的患者，手臂在被抬举并松开时会避免撞击面部。下肢转换性麻痹的患者，在仰卧时试图抬起患病腿将无法引起对侧腿的不自主收缩，就像神经系统疾病（胡佛征）的情况一样。

心因性症状更可能类似于折磨对患者很重要的人（所谓的人物身份）的症状，或过于模糊或过于详细。前后矛盾的抱怨和生动、详尽、高度个性化或特殊的描述都是暗示性的。心理因素可能会在词的选择中暴露出来（例如，“颈部疼”或“没有腿可以站立”）。

鉴别诊断[11-12]

可以肯定的是，躯体症状障碍患者与非躯体化患者一样，有同样的疾病易感性，甚至更多。不管患者有躯体症状障碍还是没有躯体症状障碍，一开始就考虑可能表现为模糊、持续或多系统主诉的医疗问题总是合适的。值得考虑的潜在相似的疾病包括结缔组织病，如系统性狼疮和血管炎；纤维肌痛；全身感染性疾病，如 HIV 感染、TB、梅毒、莱姆病和亚急性细菌性心内膜炎；内分泌疾病，如甲状腺功能减退症和甲状旁腺功能亢进症；隐匿性恶性肿瘤，特别是在副肿瘤综合征的情况下；神经系统疾病，如多发性硬化症。亲密伴侣暴力可能会出现多种令人困惑的身体不适。躯体症状障碍的精神科鉴别诊断包括焦虑障碍［包括惊恐、强迫症（OCD）和创伤后应激障碍（PTSD）——见第 226 章］、抑郁、转换性反应、躯体妄想、躯体变形障碍（BDD）、诈病和做作性障碍。如前所述，当症状出现在并发精神疾病的背景下时，例如恐慌或抑郁，该情况被认为是由于该疾病，而不是因为躯体症状障碍。

疾病焦虑障碍

疾病焦虑障碍与躯体症状障碍有许多相似的特征，不同之处在于症状不是关注的焦点，而是特定的疾病是担忧的来源。此外，这些患者可以得到有意义的保证，并持续关注所关注的潜在医疗状况。

焦虑障碍

许多焦虑障碍会产生躯体或健康相关的症状（见第 226 章）。患有广泛焦虑障碍的患者处于慢性紧张和过度觉醒状态。他们遭受这种持续压力，经常有多种躯体表现，包括烦躁、难以集中注意力、口干、手又冷又湿以及胃肠道紊乱。惊恐性焦虑症具有躯体表现，包括心悸、胸痛、心动过速、呼吸困难、窒息感、腹泻、出汗、手脚刺痛和昏厥。这些体征和症状很容易被误解为严重疾病的证据，例如心脏病发作。强迫症患者通常也有与细菌和疾病相关的恐惧和强迫观念，并且通常有各种其他强迫观念和强迫性仪式（例如过度洗手、检查、计数等）。

抑郁症

抑郁症的自主神经症状可能会掩盖作为抑郁症综合征一部分的特征性情感、认知和行为变化（见第 227 章）。主诉可能是头痛、便秘、虚弱、疲劳、腹痛、失眠、厌食或体重减轻。至少有一半的躯体化门诊患者明显抑郁。这些患者担心并把注意力集中在自己的身体上。对系统、慢性疼痛的积极回顾或涉及多个器官系统的主诉是典型的临床表现，抑郁症的症状可能以周期性特征复发。在大多数非西方文化中，躯体化是抑郁症的典型表现。

转换性反应

转换性反应是感觉或运动功能障碍，提示神经系统疾病，但被认为是无意识心理需求或冲突的表现。情绪困扰被认为“转化”为或表达为身体困扰。这个过程完全是无意识的，所以这些患者并没有装病。症状是感觉或神经肌肉症状（例如虚弱、麻痹、共济失调、失明、失语、耳聋、感觉缺乏、感觉异常或癫痫发作），并且通常持续时间很短。其他特征包括类似症状的既往史、发作前的主要情绪压力以及症状的明显象征意义（例如，在失去控制和撞到某人后瘫痪或在看到可怕的事件后失明）。这些患者中约有一半有童年虐待或被忽视的经历，超过 2/3 有焦虑障碍，如创伤后应激障碍。超过 3/4 的转换障碍患者患有抑郁症。

躯体妄想

精神分裂症、严重的情感障碍和器质性脑综合征是躯体妄想的常见来源。这些都是错误的固定想法，往往生动、奇异或高度个性化。与疑病症不同，它们往往不会波动。个人可能认为她的身体发生了一些异常变化——例如，器官萎缩、身体部位变形或缺失，或异物进入孔洞或器官。

躯体变形障碍

BDD 患者有一种相对不可动摇的、局限的信念，即他们的身体是畸形的，尽管他们的外表实际上并不引人注目。面部特征通常是焦点。这种罕见的疾病是慢性的，极其致残，并导致严重的社交退缩。BDD 患者经常寻求转诊至皮肤科医生和整形外科医生，但通常对矫正他们感知到的畸形的尝试不满意。应经常对此类患者进行抑郁和焦虑筛查，并应转诊至精神病学科，因为他们的自杀率相对较高。

诈病和做作性障碍

诈病与上述所有情况的不同之处在于，诈病的患者实际上并未经历所报告的症状，而是有意识地假装疾病。诈病发生在疾病带来次要收益的情况下，超出了生病的角色本身。例如，囚犯假装胸痛是为了在医院而不是监狱服刑，或者有物质使用障碍的患者假装腹痛以获得阿片类药物。症状被他们夸大，且他们对症状的描述每次面谈都有所不同。当没有意识到被观察时，患者可能会放松模拟并因此背叛他自己。反社会人格障碍和物质滥用通常与诈病并存。

假装症状是为了获得次要收益，而做作性障碍患者（也称为 Munchausen’s）则有意识地制造实际症状，以获取病态角色本身的主要收益。主要收益的概念是指一个过程，在这个过程中，承担患者的角色有助于解决无意识的内部冲突。对于这些患者来说，生病会带来心理上的好处，以至于他们可能会因产生症状而造成严重伤害。例如，已知一些患有做作性障碍的患者会注射胰岛素以引起低血糖晕厥发作。C 肽检测可将这些患者与真正的胰岛素瘤患者区分开来。做作性障碍患者往往是女性，并且她们经常受雇于护理等医疗领域。

检查[11,13–16]

总体方法

重点从身体症状转移到行为及其诱发因素，在一定程度上改变了患者的检查，这些患者表现出病因不明或影响夸大的躯体症状。对行为障碍及其诱发因素和后果的关注已成为首要关注点，尤其是对于症状来源众所周知的人。然而，对于症状不明的患者，考虑到心理生理学表现和器官病理学表现之间存在相当大的重叠，仔细检查仍然是优先事项。

病史

排除严重疾病

关于诱发症状的“故事”，特别是其时间、临床过程、加重和缓解因素以及相关症状，对分析病理生理学的形成有很大贡献。在处理病因不明的身体主诉时，与已知病理生理学不一致并具有先前在躯体症状障碍中注意到的许多特征，那主诉很可能是心因性的。尽管有这种普遍性，但主诉的临床特征与许多医疗问题的临床特征可能有很大的重叠。

当表现是多种身体不适之一时，需要考虑可能以类似方式出现的情况。这些包括抑郁症（见第227章）、广泛焦虑障碍（见第226章）、慢性疲劳综合征（见第8章）、纤维肌痛（见第159章）、胶原血管疾病（见第146章）、全身感染性疾病（例如HIV感染、莱姆病、梅毒、结核病、亚急性细菌性心内膜炎，分别见第7、16、38、124和160章）、内分泌疾病（如甲状旁腺功能亢进和甲状腺疾病，见第96、103和104章），副肿瘤综合征（见第92章）和神经系统疾病（如多发性硬化，见第172章）。此外，部分躯体症状障碍患者会有一个重要的特点，伴有特征性的夸张功能障碍的反应。

病史的精神病学要素

尽管目前的重点是识别行为障碍并排除重要的生理病理学，但躯体症状与精神疾病的密切关联需要探索病史的精神和社会心理因素。这种询问不仅有助于区分心身发病机制还是潜在医学病症，而且有助于识别重要的诱因。为此，值得探索先前的医疗经验并引出诱发因素、症状性质、时间和对症状的态度。

既往医疗经验和诱发因素

以前的医疗护理经历的细节可能有所启示：既往有医学上无法解释的症状的病史，就同一主诉咨询多位医生，或立即用新症状替代治疗过的症状有助于识别心因性疾病。完整的病史还应包括筛查童年创伤、亲密伴侣暴力（见第110章）以及当前或过去的焦虑或抑郁（见第226和227章）。应回顾近期的所有社会心理障碍。

疾病行为和对日常活动的影响

检查躯体症状障碍患者持续的、夸大的疾病行为及其对日常活动的影响，是诊断的一个基本要素。应该探索任何患者关注的症状（无论是已知或未知病因）、思维中断以及对日常活动和心理社会功能的干扰。

时机

心因性症状通常不受活动或时间的影响。尽管任何身体症状都可能由压力诱发，但心因性不适的发作通常与严重的情绪压力密切相关，例如失去亲人或发生重大的人际冲突或性问题。功能性主诉也容易发生在心理上有意义的周年纪念日。

对症状的态度

当患者似乎更致力于建立真实性而不是获得帮助时，人们应该怀疑主诉的情感成分。无意识地从疾病中获益的心因性主诉患者通常不愿意考虑其症状的情感原因。另一方面是患有精神疾病的患者，这些疾病可能表现为躯体症状障碍，并伴有相关的自杀风险（例如抑郁症）。因此，检查是否有自杀倾向总是很重要的（见第227章）。

体格检查和实验室研究

全面的身体和精神状态检查是必不可少的，检查潜在精神病理学的迹象以及鉴别器质性疾病，特别是那些可能导致多种身体不适的疾病（见上文讨论）。体格检查是有效保证和避免不必要的实验室检测的先决条件。

如果认为某些潜在模拟条件的验前概率足以保证结果，则在一开始就可以进行全面的实验室检查。但是，全面的检查应该只进行一次而不是重复。仅仅为了安慰的目的而进行的测试通常是徒劳的，因为一开始就对自己的健康高度焦虑的患者经常会在结果为阴性时发现其他一些问题。此外，当器质性疾病的可能性较低时，假阳性结果的可能性高于真阳性结果的可能性（见第2章）。例如，在没有狼疮临床标准的情况下获得敏感但非特异性的测试（例如抗核抗体水平）可能会产生令人不安的假阳性结果，因为该测试可能在多达25%的健康人中呈阳性（见第146章）。

管理原则[11,17-20]

总体方法

许多心身障碍的患者可以在基层医疗机构中得到治疗，尤其是那些患有躯体症状障碍的患者。目标是帮助患者应对他的病情，而不是消除症状，消除症状可能很难做到。这一目标可以通过识别和关注他们生活中的痛苦领域，同时解决他们的疾病问题来实现。随机试验发现这可以显著减少不必要的就诊、住院、检查和总支出。

①正确看待主诉，②强调安慰和支持；③处理不适应的人际行为模式，构成了管理的基本方法。在某些情况下，药物可能会有所帮助。

正确看待主诉

第一步是正确看待主诉，同时仍然认识到患者是因为身体症状而提出的。当检查结果出来时，不应否认症状的真实性，也不应暗示它们是虚构的或“全部在您的脑海中”。可以告诉患者，严重的、破坏性的器质性疾病已被排除，压力会放大真实的身体感觉并破坏正常功能。避免说“没有病”很重要，因为这与患者的经历相矛盾，并可能引发羞耻感或愤怒感。

提供支持。无论其来源如何，这些症状都表明存在相当大的痛苦，应鼓励患者讨论这一点。患者需要知道与他的医生的关系不会因为医疗检查是“阴性”而终止，并且应该放心，尽管没有发现严重的内科疾病，医生会继续定期检查、监测未来出现严重疾病的症状。应定期安排随诊，以便有更多时间讨论个人和情境问题。通过为患者提供一种长期关系，持续的躯体症状不是必要的，可以消除症状进展的主要刺激因素。如果患者愿意，他们也可以转诊至心理治疗师，以获得进一步的情感支持。

患有严重的潜在行为不适应模式或人格障碍的患者通常会出现躯体症状，这是很大的挑战。接受精神科医生或其他心理健康专业人员的指导和协作诊疗通常是必要和可取的。只要有医学责任，就应避免对模棱两可或有问题的结果进行重复诊断检查，安定药和镇静剂的使用也应如此。应尽可能减少医疗和外科干预。尽管经常需要药物治疗，但这些患者通常对此没有反应，并且特别容易出现一些麻烦的副作用。

长期存在人际冲突模式的患者经常在慢性过程中纠结于是否对躯体症状进行治疗。例如，感到无助、委屈和害怕被遗弃的患者可能会返回随访，对治疗难以处理的症状表示愤怒。尽管愤怒，这种人的真正目标是保留症状和他所要求的注意力——从他们的角度来看，试图让它消失实际上适得其反。尽管患者感到无助、委屈并担心可能会不再给他看诊，但临床医生需要明确指出，他们的目标是帮助患者忍受不适，而不是消除不适。这种方法可以让这些患者放心。他们受益于了解医疗管理的目标是改善功能和减少性格障碍，而不是彻底治愈。提出治疗建议时应注意，尽管它们可能有帮助，但可能无法完全消除问题。

对于保持病态角色对他们的认同感很重要的患者，必须认识到保持痛苦和症状的情境或心理需要。对这些患者来说，承认有力量忍受痛苦、忍受不适和从不幸中幸存下来，有助于患者的自尊，因为患者可能会重视他自己的这些品质。

认知行为疗法

为认知行为疗法（CBT）安排协作诊疗可以促进管理，由基层全科医生和行为专家提供。这种治疗有助于针对疾病的认知和感知机制，包括对身体感觉的过度关注、对症状病因的看法、发生躯体化的人际环境、病态行为和心境。组成部分包括压力管理、活动调节、情绪意识、认知重构和人际沟通。对照研究发现CBT能够显著减少对疾病的恐惧和不必要的就医。当以协作方式与基层医疗相结合时，CBT 可显著减少医疗支出。

药物治疗的作用

当躯体障碍发生在重性抑郁症或焦虑障碍（如惊恐或广泛焦虑障碍）的背景下时，需要考虑药物治疗，通常与认知和行为干预相结合（见第 226 和 227 章）。没有此类病症的情况下，药物在躯体症状障碍中的作用仍在研究中——已经观察到低剂量抗抑郁药治疗的一些益处。然而，总体而言，这些患者报告的副作用比其他类型的患者更多，并且一些研究的退出率很高。被少量镇静剂处方打发并告知症状是由于“神经”引起的，可能会使患者疏远医生，认为这是对他们痛苦的忽视，并不足以替代医生个人的、持续的兴趣和关注。

处理诈病和做作性障碍的方法

一旦确诊，诈病或做作性障碍可以通过温和地让患者接受医生的结论来处理。通常，这些患者会否认行为诊断并在别处寻求医疗照护。对于那些仍然接受治疗的少数患者，应尽可能避免诊断和治疗程序，因为它们会强化患者的行为。任何异常的实验室测试或身体发现都必须被认为是可疑的。在做作性障碍的情况下，转诊心理治疗和家庭治疗可能有助于帮助患者及其支持系统的成员更好地了解导致疾病行为的心理困扰。

转诊指征 [11,21-22]

对于因严重焦虑、心理冲突、性格障碍或人际关系问题而导致症状的患者，应考虑转诊咨询和可能的心理治疗（连同基层医疗管理）。那些患有精神病或严重焦虑 / 抑郁症的人，尤其是与自杀风险相关的人，需要立即转诊精神科。有躯体症状和人格障碍的患者也可以转诊并考虑协作护理，尤其是当基层医疗团队认为如果没有额外的支持他们无法很好地为患者服务时。

治疗建议 [11,15,22]

- 解释医疗检查的结果时，不要否认或对患者不适的现实表示同情。
- 了解患者。例如，询问患者如何度过一天、社会心理压力来源以及社会支持。
- 尽可能将医疗照护与症状发作分开：
  - 定期安排预约，并让患者明白无需出现身体症状即可就医。
- 尽可能避免按需预约。
- 识别并治疗任何药物反应性病症，例如抑郁症或焦虑症（参见第 226 和 227 章）。考虑使用 SSRI（例如，氟西汀）。
- 避免使用安定药来抑制非特异性症状。
- 避免使用阿片类药物治疗疼痛症状。
- 对于有适应不良行为模式和人格障碍的患者，不要试图消除或治愈症状；承认痛苦并提供支持；避免使用药物和对模糊症状进行大量检查；将提高和改善对慢性不适的适应作为诊疗目标。
- 当担心严重的潜在精神病理学会带来严重的管理挑战或自杀风险时，转诊精神科咨询；考虑对此类患者进行协作照护管理。
- 对于愿意探索和处理他们的恐惧和疾病担忧的人，考虑转诊进行心理治疗。认知行为疗法对这一人群具有最强的证据基础。

（付小芳 翻译，肖卫忠 齐建光 审校）

第 231 章

互动困难的管理

FREMONTA MEYER AND ILANA BRAUN

尽管在基层医疗中遇到互动困难患者的频率尚不清楚，但在综合医院高达 30% 的患者在某个时候表现出互动困难的行为。互动困难的行为有多种形式：预约就诊迟到或不来，对临床医生进行激烈质疑，拒绝治疗建议，要求一些不必要的检查或药物，频繁的电子邮件或不合时宜的网页，以及对工作人员的辱骂行为。患者可能会表现出这种行为，以应对来自疾病、自我感觉的医疗失误和不良生活事件等造成的痛苦，或者这些表现仅仅是作为患者心理感受威胁的结果。文化差异、精神障碍（包括人格障碍、生活环境和人际关系的风格）也可以表现出互动困难的行为。外部因素包括医生的特性和医疗保健系统的挑战，也可能会导致患者在医疗活动中出现互动困难行为。

心理机制、人际因素和临床表现 [1-9]

心理机制

困难的互动通常源于威胁感，可能是因为疾病、失去独立性、生活其他方面的冲突或是感知到医生的错误。先前存在的人格障碍是另一个潜在的原因。

疾病的威胁

当人们的愿望和目标因疾病而受挫时，人们往往会变得愤怒。而当疾病带来毁容、疼痛、任人宰割的主观感受、效率降低、失去机会或自主权、遭遗弃，甚至死亡时，就可能引发患者的互动困难行为。一些患者对疾病带来的无助感、失控感和强迫的被动感特别敏感，并对其做出反应。另一些人则愤愤不平，认为变幻莫测的际遇似乎让他们不公平地遭受了不幸。

依赖和医患关系的威胁

有些人难以忍受患者的角色。对他们来说，参与医患关系代表着依赖、幼稚化和任人宰割（意味着让强大的人来控制他们并为他们负责）的威胁。他们的愤怒使他们与医生保持距离。这是一种对医生可能产生亲密或依赖行为的抵触。

相比之下，其他患者渴望这种亲密关系。如果这些人感觉到他们的医生对他们的治疗不屑一顾，没有认真对待他们，或者没有像他们希望的那样关心他们的病情，他们可能会变得难以相处。

生活中其他地方的威胁或冲突

有时患者会将自己的愤怒转介到医生身上。患者通常会围攻或责备他们的临床医生，以应对他们在生活中其他地方遇到的压力。通常在这种情况下，患者的愤怒和敌意似乎和当前情况不符，与医生认为的挑衅原因的严重性不成比例。通常当患者与生活中的重要人物（包括雇主和亲密的家庭成员）发生冲突时，患者无法恰当地表达自己的情感，这种转移的愤怒就会产生。在一个被称为移情的过程中，患者还可以将前医生实际引起的不满和幻灭转移到当前的医生身上。

医生易犯错误的威胁

许多患者对疾病的反应是对医生寄予厚望。无论是因为行为还是疏忽造成的医疗失误，不仅会给患者带来身体上的痛苦，还会动摇患者的心理安全感。在这种情况下，患者的愤怒不仅是因为认为自己受到了冤枉，而且还错误地认为自己托付的医疗体系容易出错。

性格病理学——边缘型人格

这种形式的性格病理学通常导致互动困难的行为。它构成了各种人格障碍的共同潜在因素，包括自恋、反社会和戏剧人格。这些人格障碍的患者在应激状态下（如疾病引起的压力下），倾向于暴露其潜在的边缘型人格状态。他们往往有艰难的童年历史，包括情感疏远或冷淡的照顾者以及性虐待和身体虐待，而他们在亲密关系中遭受家庭暴力的风险很高。不良生活事件和遗传因素似乎是相互作用的危险因素。严重的疾病通常会加剧脆弱感，从而加剧对被忽视和遭遗弃的潜在恐惧，并可能导致行为退化和进一步揭示不适应的人格特征。他们诉诸原始的防御机制，包括分裂和否认，自杀意念也并不罕见。

分裂。在医疗环境中，这些患者倾向于利用原始防御，如分裂和拒绝。在分裂过程中，患者严格地将医护人员分为“好的”和“坏的”两类，并且经常与那些被认为是“好的”医护人员合作，同时拒绝那些被认为是“坏的”医护人员的建议。因此，不同的医护人员对患者的感受不同，这可能导致对患者的医疗护理不一致，医疗团队之间也会出现不和谐。医护人员对于患者的疼痛程度、报告的身体症状的真实性以及对精神药物的需求可能存在分歧。患者也经常因为不清楚的原因改变他们的医护联盟，这导致了患者行为的不稳定。

否认。这类患者也可能进行病理性否认，导致他们驳斥自己疾病的细节甚至认知，突然决定自己已经治愈，或者逃避治疗。医疗环境提供的机会通常包括更换医疗服务机构，在其他机构获得第二意见，甚至最终在多个医疗机构之间分配医疗服务，以上都会进一步助长拒绝或分裂行为。

自杀意念。除了对管理和人际关系构成挑战外，人格障碍患者还存在自杀意念和自杀未遂的风险，特别是 75% 的边缘型人格障碍患者至少尝试过 1 次自杀，约 10% 的患者最终完全自杀，而先前的自杀尝试、绝望、冲动和药物滥用增加了完全自杀的风险。因此，临床医生必须评估是否存在自杀意念、意图或计划，并采取果断行动，以确保患者的安全。

个人、医生和医患因素

所有医患关系都受患者、医生、医患互动、疾病、医院和更大的心理社会系统的动态影响。当一段困难的关系发展起来时，最佳的医疗护理需要对所有这些方面进行无偏见的检查。

患者因素。虽然人格障碍通常与互动困难的行为有关，但其他精神疾病如抑郁、焦虑、躯体化、药物滥用、谵妄、痴呆和精神病也可能导致互动困难行为。例如当焦虑症患者的高度焦虑使他们无法记住关于治疗选择的信息时，他们可能会成为问题患者，然后他们可能会问一些问题，这表明他们根本没有听医生所讲的信息。

医生因素。互动困难患者往往会激起临床医生强烈的情绪，这种现象被称为反移情作用。有时一个互动困难的患者会提醒医生他自己的一个有问题的家庭成员，这只会加剧反移情作用。如果这种影响未被发现，就可能会引发各种适应不良的临床医生的反应：疏远（在某些情况下，已经到了终止医疗的程度），或者相反地过度参与以及未能对患者行为设置适当限制。患者与医生之间的不良互动可能会形成循环。难以忍受患者的哭泣、愤怒或焦虑可能导致医生忽略这些情绪，而患者为了引起医生注意又放大了情绪表达。

医生对自己的负面情绪（如愤怒或怨恨）缺乏认识，可能会导致医生的行为草率或冷漠。临床医生特别重视医生作为取之不尽、用之不竭的照顾者的理想，他们可能会对限制患者的不合理要求感到不安。最后，对心理社会问题不感兴趣或没有时间解决这些问题的医生可能很容易认为遇到了互动困难患者。

医患关系问题。近年来，患者作为消费者的比喻已经导致一些患者要求公平价值，关注权利和其偏好，这就引发了关于治疗关系边界的潜在冲突。大众媒体鼓励患者为自己辩护，患者可能会就他们在互联网上研究过的其他治疗方案向医生提出质疑，从而导致医生感到被贬低，并认为他们的专业知识受到质疑。而那些对医患关系持有更传统观点的患者，或者由于疾病而情绪低落的患者，可能会遇到与医生相处的困难，因为医生会提出各种治疗的风险和好处，然后期望患者做出决定。

鉴别诊断 [3–5,9]

对互动困难患者进行诊断要考虑之前提到的心理、个人和人际因素的多样性等方面（表 231-1）。

检查 [1,3–5,7,9]

对边缘型人格等潜在的精神病理学的识别尤为重要，但对自己的感受和反应的自我意识以及对语言和非语言线索的把握也同样重要。

表 231-1 互动困难患者互动的重要因素

心理机制

来自疾病的威胁

依赖的威胁和医生 - 患者关系的威胁

生活中其他地方的冲突或威胁

医生容易犯错的威胁

性格病理学（例如边型缘人格）

其他个人、医生和医患因素

患者因素：潜在的抑郁、焦虑、躯体化、药物滥用、谵妄、痴呆、精神病

医生因素：导致疏远或过度介入的反移情问题

医患关系问题：患者作为消费者的比喻，过度依赖

语言和非语言线索

皱眉、紧握拳头、紧咬下巴、拒绝眼神交流、突然和急促的手势以及砰砰关门可能是不满的明显非语言信号。语言线索包括需求、烦恼、怨恨、愤世嫉俗、讽刺和否定。长期沉默等消极 - 攻击性行为和自我毁灭性行为，如不遵守医疗制度、不放弃有害健康的习惯，可能是更间接的愤怒表达方式。

对患者的情绪反应

医生在接诊过程中要像关注客观数据一样关注患者的主观情绪反应，这点是很重要的。患者的反应可能为诊疗提供重要的诊断线索。感到受到责备和攻击的医生可能会产生焦虑、愤怒、防御和内疚感。或者患者在检查过程中的厌倦感可能代表患者对愤怒和敌意的无意识反应。

提示人格障碍的指征

诊断人格障碍的线索包括工作、人际关系、个人目标等方面的多重变化，以及个人历史（包括物质滥用、身体和性虐待或童年被忽视）。其他潜在指征包括：对焦虑和抑郁的常规治疗反应不佳，频繁报告有自杀意念或异常副作用，以及患者的误解。

管理的原则 [1,3,5–7,9–11]

管理互动困难患者的基本原则包括反思自己对患者的情绪反应、理解患者的感受，设定界限、探索原因，并在不报复的情况下做出适当反应。

理解患者的感受

当医生意识到一个难以相处的患者在生气时，他可以平静地、不加判断地承认这种情绪和房间里的紧张气氛。“你好像在生我的气。请告诉我为什么？”医生不必同意这种愤怒是合理的，只需在谈话中同情地注意到它的存在。这种干预在治疗关系中引入了开放、坦率和敏感的品质，有助于促成更开放的交换讨论。医生不应传达对患者的恐惧或拒绝，而应尽力理解患者的感受并提供帮助。应通过提出开放性问题、反思和总结患者的主要担忧来练习积极倾听。通过这种方式，医生表现出一种令人安心的能够忍受消极情绪的能力，并向患者传达愤怒并不会破坏治疗关系的信息。

设定界限

当与一个特别互动困难患者交流时，医生不需要让自己被欺负。有可能也确实有必要对患者的行为进行限制，同时明确表示不会对其进行报复性反击。如果患者的敌意干扰了沟通、治疗方案或应对疾病，医生则应指出这一点而不是谴责患者。医生需要指出，尽管患者的愤怒在这种情况下是可以理解的，但它仍然阻止患者获得他应得的良好医疗服务。

探索原因并做出适当回应

重要的是，不仅要认识到患者存在互动困难，还要了解是什么促使了这种行为。在访谈过程中，医生应注意引起恼怒、烦恼或敌意的话题。如果患者感到沮丧的原因仍然不明，医生可以明确指出患者似乎很生气，并要求他告诉医生他们生气的原因。

确定了患者面临的挫折和威胁后，医生应该能够更有效地接近患者。对于担心生病的患者，详细探究确切的恐惧和绝望的来源是有帮助的。即使是宣泄他的焦虑也有助于缓解焦虑。有一些人对于成为患者感到特别愤怒，此时医生就需要考虑构建关系，以尽量减少对患者构成威胁的因素。例如，如果患者最害怕依赖性，那么医生应该采取一种冷静、保守和公事公办的态度，同时仍然要传达支持和同情。如果愤怒似乎是从另一种情况或关系转移

到医生身上，医生可以指出这一点，但不鼓励患者将敌意发泄到其实际来源上。最后，如果患者因医疗护理带来的伤害或医疗护理疏忽造成的伤害而感到害怕时，则应对索赔进行认真的评估。如果遭受了真正的伤害或医生犯了错误，则应给出直接但敏感的解释，并在适当情况下真诚地道歉。越来越多的证据表明，面对医疗错误或不良后果，彻底透明的解释和真诚的懊悔会显著提高患者满意度。

避免报复

医生应注意不要做出防御或敌意反应，并注意不要对互动困难和挑衅的患者进行微妙的报复。如果医生与患者保持一定的临床距离，就不会把患者的愤怒看作是对医生的批评，而是看作是患者担忧、威胁感、失望的反应。通过这样做，一个人可以很好地帮助互动困难患者，并保持治疗关系，以及更有效地提供医疗服务。

转诊适应证 [1,5,8,10-11]

当患者被怀疑患有人格障碍时，即使患者拒绝接受心理医生的诊治，也应对其进行心理医生会诊。会诊可以帮助澄清患者的动机和诊断，帮助临床医生根据患者的特定个性风格调整他们的治疗方法，与患者设定适当的界限，指导团队会议以减少工作人员之间的冲突，并为团队提供教育和情感支持。

当现场没有临床医生时，基层全科医生应获得患者的书面同意，以便与任何现有的心理健康专业人员合作。召集团队讨论患者的医疗方案可以帮助临床医生保持一致步调，并减少工作人员冲突，遏制功能失调的患者行为，并支持团队治疗，以便能帮助患者顺利治疗。

（肖　怡 翻译，肖卫忠　齐建光 审校）

第 232 章

失眠患者的管理

JEFFREY B. WEILBURG AND JOHN WINKELMAN

失眠是一个很重要的问题，50% 以上的美国成年人有过短暂的睡眠困难，4% ～ 22% 的人患有睡眠障碍（基于各种诊断标准），基层医疗机构中 35% 以上的患者患有失眠，与无基础疾病患者相比，精神疾病（抑郁、焦虑或药物滥用）患者的失眠患病率高出 4 ～ 6 倍，有基础疾病（高血压、糖尿病、呼吸和睡眠相关呼吸问题、胃肠道和泌尿生殖系统问题以及癌症）患者的失眠患病率高出 3 ～ 5 倍，其他危险因素包括性别（女性失眠的可能性是男性的两倍）、年龄增长、社会经济地位低、婚姻状况（离婚或分居者的患病率更高）和种族（非裔美国人的风险高于白种人）。

失眠患者的生活质量显著下降，其损害程度与充血性心力衰竭相似。他们患抑郁症、发生交通事故、工作表现不佳和出现人际关系问题的风险显著升高。在美国，为治疗失眠提供的医疗服务费用每年超过 120 亿美元，药物每年超过 20 亿美元。据估计，在美国由于失眠导致的工作困难，每年浪费了 630 亿美元。

尽管影响如此严重，失眠还是没有得到充分的认识和治疗，基层全科医生及团队必须具备熟练的技能对失眠进行评估和基本治疗。

生理学、定义、病理生理学和临床表现 [1-6]

睡眠生理学

睡眠生理学可以通过多导睡眠图（PSG，polysomnography）检查，包括持续整夜监测呼吸、脑电图（EEG）、心电图和眼球运动、肌张力和血氧饱和度。尽管多导睡眠图不能区分是否有失眠，但它有助于区分正常睡眠和睡眠障碍。正常睡眠有两个基本阶段：快速动眼（REM）睡眠和非快速动眼（NREM）睡眠，在一个睡眠周期中，两者交替出现。

快速动眼睡眠

快速动眼睡眠是一种精神和身体激活的状态，脉搏和呼吸增加，但肌张力减弱，身体运动很少发生，大脑是活跃的，脑电图与清醒时相似，做梦大多数发生在快速动眼睡眠期间。

非快速动眼睡眠

相比之下，这是一段深度休息的时间，脉搏、呼吸和脑电图都很慢，患者从浅睡眠开始，称为阶段 N1，到更深的阶段，称为阶段 N2（脑电图上出现纺锤波和 K- 复合波）到深度或 δ 睡眠，称为阶段 N3。

正常的睡眠周期

快速动眼睡眠和非快速动眼睡眠通常在一个睡眠周期中交替出现，是多导睡眠图的典型“结构”，一个周期持续约 90 min，在夜间重复 4 ～ 5 次。腹外侧视前区（VLPO）位于下丘脑前部，是一个重要的睡眠中枢。其与觉醒和警觉中心［如，下丘脑后的结节乳头核（TMN）以及前脑和脑干的其他区域］之间的相互抑制产生了睡眠和觉醒的交替出现。

“生物钟”

睡眠和觉醒的交替，即睡眠周期，是由位于下丘脑的“生物钟” - 视交叉上核（SCN）来调节的。光的缺失似乎是促使硫氰酸盐刺激松果体分泌褪黑素的信号之一，褪黑素可能会抑制硫氰酸盐对觉醒中心的刺激，允许 VLPO 促进睡眠，有关褪黑素受体（MT1 和 MT2）亚型的信息正在涌现，对它们的刺激可能对睡眠和觉醒有不同的影响。

睡眠神经递质

VLPO 神经元表达抑制性神经递质，如 γ- 氨基丁酸（GABA）和甘丙肽（大多数可用的失眠药物都会刺激 GABA 受体）。TMN 神经元分泌组胺，与脑干和其他中心分泌的血清素、去甲肾上腺素和乙酰胆碱一起刺激大脑皮质和丘脑，促进警觉和唤醒。抗组胺药、抗抑郁药和兴奋剂等药物通过影响这些神经递质而产生失眠或镇静作用。腺苷在清醒时在大脑中积累。增加腺苷的浓度可能会抑制觉醒和警觉中心，咖啡因可能会促进觉醒，并可能产生失眠，因为它是一种有效的腺苷受体拮抗剂。

正常睡眠模式

并非所有每晚睡眠时间低于平均水平的人都患有失眠。自然短睡眠者是指正常睡眠时间少于 7 h，但不影响白天生活的人。我们需要知道的是，正常衰老与总睡眠时间、睡眠连续性和慢波睡眠减少有关。正常衰老本身不会导致失眠或其他形式的睡眠障碍，老年人即使白天的生活不受影响，也会因无法拥有像从前一样的睡眠而担忧。咨询可能会解决这些与正常变化相关的焦虑和不适，但药物或其他治疗可能无效，因此区分正常的睡眠和失眠很重要。

失眠的病理生理学

失眠没有单一或特定的多导睡眠图。有些失眠患者的睡眠时间比正常时间略短，有些患者的 δ 睡眠时间少，还有一些患者反复地醒来。然而，多导睡眠图变化的程度与患者主观痛苦的程度不一致。这就是为什么多导睡眠监测被认为在失眠检查中没有用，（可疑的原发性睡眠障碍如睡眠呼吸暂停除外，见检查部分）。

目前，失眠的确切病因和潜在的病理生理机制尚不清楚。有失眠风险的患者可能有高水平的生理唤醒，这可能是由功能成像研究中观察到的睡眠和清醒期间大脑警觉和唤醒中心的过度活动引起的。这些患者在面临压力时，可能比其他人更有可能对这种唤醒产生适应不良的心理反应。这种反应和唤醒本身可能会持续存在，导致慢性失眠。

定义、分类和临床表现

失眠的定义和分类见美国精神病学协会 DSM-5，美国睡眠医学学会《国际睡眠障碍分类》第 2 版（ICSD-2），以及世界卫生组织的《国际疾病和相关健康问题统计分类》第 10 版。

定义

失眠是指尽管有足够的睡眠机会，但仍持续地对睡眠感到全面不满，从而导致临床显著的社交、工作或其他白天功能的受损。对睡眠的整体不满可以定义为难以入睡或维持睡眠（例如，频繁或长时间醒来、难以再入睡）、早醒和（或）无法继续睡眠。

分类

失眠可以分为急性失眠和慢性失眠。慢性失眠是指每周至少 3 个晚上出现睡眠障碍，并持续 3 个月以上。需要注意的是，有 30% 的患者失眠持续超过 1 年，近 50% 的患者报告的睡眠问题持续时间小于 3 个月。

DSM-5 的失眠部分结合了最新数据，提供了一种新的也许更有用的分类方法。它放弃了病因假设，如“原发性失眠”和“由躯体疾病引起的继发性失眠”，放弃了 ICSD 和 DSM 早期版本中的失眠亚型（例如，心理生理性失眠、矛盾性失眠），创造了一个单一的名词“失眠障碍”。这些变化突出了失眠作为一个独立于精神疾病和躯体疾病的问题，尽管经常与之共存，并加强了失眠与抑郁、物质使用障碍和焦虑之间的相互作用，以及失眠与共病躯体疾病问题之间的相互作用。这可能有助于临床医生关注失眠本身。结果就是从考虑原因转移到考虑共病（表 232-1 和表 232-2）。

临床表现

与失眠相关的日间表现包括疲劳、精力不足、认知障碍［注意力分散、专注力不足，和（或）记忆障碍］、白天嗜睡和心境障碍（焦虑、易怒）。在儿童中，睡眠障碍表现为抗拒上床睡觉，白天的表现包括行为问题，例如多动、攻击性和冲动。

鉴别诊断[7-8]

精神疾病、物质滥用和躯体疾病可能导致失眠

表 232-1　失眠的原因 / 共病

表 232-1　失眠的原因 / 共病
主要的睡眠问题
睡眠呼吸暂停
昼夜节律紊乱
时差相关睡眠障碍
轮班的工作导致的睡眠障碍
睡眠时相延迟综合征
不宁腿综合征
精神疾病
情感障碍：抑郁症（重性抑郁症、心境恶劣、双相情感障碍）
刺激性抗抑郁药物（直接刺激作用，睡眠中产生周期性的腿部运动）：地昔帕明、丙咪嗪、安非他酮、氟西汀、舍曲林
物质使用障碍
镇静药物滥用和戒断：酒精、麻醉药物、苯二氮䓬类药物
兴奋剂滥用和戒断：苯丙胺、可卡因、苯环利定
香烟和尼古丁依赖和戒断
性格障碍
精神病
抗精神病药物产生了睡眠中周期性的腿部运动
内科、外科疾病
肌肉骨骼：关节炎性疼痛、腰痛、纤维肌痛
心血管：夜间心绞痛、端坐呼吸、阵发性夜间呼吸困难。药物：奎尼丁、普萘洛尔、阿替洛尔、可乐定、甲基多巴
呼吸系统：慢性阻塞性肺疾病、哮喘、药物（特布他林、沙丁胺醇、沙美特罗、奥西那林、苯丙醇胺、伪麻黄碱、去氧肾上腺素）
内分泌系统：甲状腺功能亢进和甲状腺功能减退（尤其是与睡眠呼吸暂停相关）、药物（口服避孕药、可的松及相关类固醇、孕激素、甲状腺激素）、更年期综合征的潮热和情绪障碍、糖尿病（如果与多尿、夜间低血糖或高血糖相关，以及相关的自主神经改变、神经性疼痛）
神经精神疾病：谵妄、任何类型的痴呆、卒中、帕金森和其他神经肌肉退行性疾病
药物——处方药和非处方药（见表 232-2）

情境和精神障碍

大约 40% 的失眠患者合并多种精神问题。经历严重急性社会心理或情境压力的患者会出现严重的短期失眠，入睡困难。焦虑和强迫症患者会发生更持续的睡眠困难，患者诉他们因躺在床上沉思而出现慢性入睡困难。患有自恋型或边缘型人格障碍

表 232-2 与失眠相关的药物和物质

兴奋剂：尼古丁、咖啡因、苯丙胺
降压药物：α- 受体阻滞剂和 β- 受体阻滞剂、钙通道阻滞剂、甲基多巴、利血平
支气管扩张剂：茶碱、β- 受体激动剂
糖皮质激素
减充血剂：伪麻黄碱、苯丙醇胺、去氧肾上腺素
抗抑郁药：安非他酮、文拉法辛、氟西汀、苯乙肼和反苯环丙胺
烟草 / 尼古丁（在香烟、雪茄和烟斗烟草中）
酒精

等人格障碍的患者可能会对无法获得他们认为自己应该得到的睡眠而感到愤怒。对睡眠失败的愤怒可能会产生兴奋，使他们越来越难以入睡。任何类型的精神病（如精神分裂症）的活动期都会导致睡眠障碍，并占精神病性失眠的 10%。幻觉、妄想和其他精神疾病的体征和症状伴随失眠而出现，便于识别。

重性抑郁症患者诉难以入睡或早醒并难以再次入睡。经常出现情绪的昼夜变化。伴有躁动的严重抑郁可能会导致总睡眠时间明显减少和疲惫（见第 227 章）。重要的是要认识到，失眠可能是重性抑郁症的表现症状，失眠患者有发展为抑郁症的风险。失眠也可能在其他抑郁症症状缓解后持续存在。

心境恶劣障碍（抑郁症的一种变体）的患者经常诉乏力和易怒，难以入睡，并报告他们没有足够的睡眠使得身体感觉得到了休息。有时，他们否认感到悲伤或抑郁，只关注他们身体上的不适。处于双相情感障碍躁狂期的患者可能会报告难以入睡或保持睡眠状态，但他们在清醒时不会报告感到疲劳。

认识到失眠和抑郁症之间显著的双向关系是很重要的。失眠但目前没有抑郁症的患者比那些没有失眠的患者更有可能在未来出现抑郁症。抑郁症患者失眠的成功治疗预示着抑郁症更好的预后和较低的抑郁症复发率。

药物和物质滥用（另请参见第 235 章）

大约 10% ～ 15% 的失眠患者存在用药和饮酒史，这也可能是导致失眠的原因。酒精会诱导镇静，但由此产生的睡眠往往很浅、支离破碎，没有恢复体力的作用。患有酒精使用障碍的患者可能会在停止饮酒期间和停止饮酒后的几个月内过早地出现“衰老”睡眠（即浅睡眠和短睡眠）。镇静剂，特别是巴比妥类药物，长期定期使用会导致浅睡眠和碎片化睡眠。反复失眠和焦虑促使反复使用药物，药物耐受导致剂量增加，使患者陷入恶性循环。镇静剂和酒精会抑制呼吸功能，从而导致睡眠呼吸暂停患者的睡眠质量非常差。

刺激药物如苯丙胺、抗抑郁药以及在许多非处方减充血药中发现的苯丙醇胺会导致明显的入睡困难。在茶、咖啡、可乐和巧克力中发现的咖啡因和其他兴奋剂黄嘌呤，是公认的经常被用来提神的物质。对于那些敏感的人，即使是少量的摄入也能防止阻止入睡。在香烟烟雾中发现的尼古丁和其他物质会干扰睡眠的诱导和连续性。若睡前使用支气管扩张剂如氨茶碱和 β- 受体激动剂可使患者出现睡眠困难。

躯体疾病

大约 10% 的失眠患者合并其他疾病。慢性疼痛是一个经常被忽视的主要因素（例如，患有退行性关节疾病的老年人）。由于未被认识到的感染或药物毒性（如，非处方睡眠药物含有抗胆碱能药物）导致的谵妄也是老年人失眠的另一个重要原因。心肺功能障碍可能导致端坐呼吸、阵发性夜间呼吸困难或夜间心绞痛。由感染、前列腺病、糖尿病或利尿剂使用时机不佳引起的尿频是另一个重要的睡眠干扰因素。前列腺疾病患者常因夜尿症和睡眠障碍最终寻求治疗。夜尿症也被认为是睡眠呼吸暂停的后果。

原发性睡眠障碍

昼夜节律障碍

昼夜节律障碍可伴有失眠。在睡眠相位延迟综合征亚型中，患者比平时睡得晚，睡得好，起床晚于社会可接受的时间。这种情况常出现在青少年中。轮班工作和穿越时区的飞机旅行（时差），即无法迅速将个人的昼夜节律重置为当地时间，可能会导致失眠。当穿越时区向西旅行时，典型的经历是在当地时间的半夜醒来（家里是早上），尽管感觉很累，但无法再入睡。无法获得可以恢复体力的睡眠。此外，下午或傍晚都有明显的嗜睡（家里是睡觉时间）。患者因无法获得可以让人得到休息的睡眠而精疲力竭，从而请求帮助睡眠。大脑内部昼夜节律设置器的内源性破坏也可以产生类似的情况。

不宁腿综合征

不宁腿综合征是一种与失眠相关的感觉运动神经障碍，其特征包括清醒时有运动腿部的冲动，睡觉时腿部有周期性运动（见附录 232-1）。只有清醒时的症状才能定义该综合征，不需要多导睡眠监测。

睡眠呼吸暂停

睡眠呼吸暂停是一种以反复发作与睡眠中断相关的上呼吸道阻塞为特征的疾病。严重者可发生行为改变、肺动脉高压、心律失常和死亡。高达 50% 的睡眠呼吸暂停患者诉失眠和白天嗜睡（见第 46 章）。

检查 [7-8]

由于管理的目标是改善日间功能和整体睡眠情况，基本的检查应该集中在发现易患、诱发和持续的因素（“predisposing，precipitating，and perpetuating factors，3Ps”）。

病史

排除白天嗜睡的其他原因

病史采集应该首先确认该问题确实是失眠。导致日间疲劳的其他病因也应加以探讨。它们包括从慢性疲劳的许多原因（见第 8 章）到发作性睡病。后者的特征是快速动眼睡眠调节紊乱，导致白天突然嗜睡和快速动眼睡眠持续反复发作。这种情况通常可治疗，但多年无法被发现，所以当病史采集中遇到 20 岁左右人群出现阵发性白天嗜睡的情况时应警惕发作性睡病的发生。

获取睡眠史

获得对睡眠问题的良好的描述是必不可少的。关键因素包括易患因素，如先前发生的与压力相关的失眠和任何睡眠困难的家族史。此外，也需要了解，如潜在的疾病、社会心理和环境诱发因素，以及任何与睡眠困难相关的持续性因素，如沮丧、愤怒、焦虑或绝望。向围绝经期妇女了解是否有潮热。了解患者对睡眠的认识。患者可能会花更多的时间在床上，以期增加睡眠，然而，如果卧床时间超过睡眠能力，反而会加重失眠。另一个常见的误解是，担心没有达到人们普遍认为的每晚 8 h 的理想睡眠时间本身就会导致失眠。最重要的是要仔细倾听和直接询问有关抑郁症、双相情感障碍、焦虑障碍和精神病的症状（见第 226 和 227 章）。关注患者的职业和旅行史。过去的病史和家族病史和精神病史有时能说明问题。还必须密切注意镇静药物、催眠药（包括非处方药）和兴奋剂的使用（见表 232-2）。筛查酒精滥用和其他物质也是必需的（见第 228 和 234 章）。

睡眠日记

让患者保持记录睡眠日志或日记可能有助于对睡眠的全面描述，包括睡眠时间、估计睡眠时间、每次醒来的情况、早晨醒来的时间、估计睡眠质量以及对异常事件和任何相关症状（如端坐呼吸、尿频、疼痛、心悸）的备注。患者每天早上起床时直接记录上述条目。使用匹兹堡睡眠质量指数（Pittsburgh Sleep Quality Index）和失眠严重程度指数（Insomnia Severity Index）可能会有所帮助，两者都可以评估失眠的严重程度和日间功能。

询问家庭成员

只要有可能就询问患者的配偶、共同居住的伴侣或家庭成员，他们将有可能提供很有价值的信息，特别是对于提示睡眠呼吸暂停的症状（如过度打鼾、呼吸暂停、睡眠障碍）。家庭成员可以揭露那些患者弱化或否认的某些隐秘药物的使用或滥用。

体格检查

相关的体格检查是病史采集的一个方面。检

查疑似睡眠呼吸暂停患者的上呼吸道软组织是否有阻塞，对于颈静脉扩张、啰音、哮鸣、隆起、奔马律需考虑心肺疾病，有皮肤湿润、心动过速、突眼、甲状腺肿和震颤的患者需考虑甲状腺功能亢进，以及伴有夜尿的老年男性需考虑前列腺增生。任何疼痛都应通过体格检查进行评估和确认。细致的精神状态检查有助于发现神经精神疾病（见第169、第226、第227、第228和第236章）。

实验室检查

实验室检查应该是有限的、有选择性的，并以病史和体格检查的结果为基础（例如，疑似甲状腺功能亢进则检测促甲状腺激素，怀疑心肺疾病则拍胸片，药物滥用则进行毒性物质筛查）。

多导睡眠监测

睡眠生理可以通过多导睡眠监测进行检查，即连续整晚记录呼吸、脑电图、心电图并监测眼球运动、肌肉张力和血氧饱和度。它有助于区分正常睡眠和睡眠障碍，但不能区分失眠和非失眠。多导睡眠图对于因发作性睡病和阻塞性睡眠呼吸暂停（见第46章）等原因引起的白天嗜睡是必要的，而对失眠的诊断没有作用。

管理原则 [8-35]

总的方法

睡眠障碍的治疗目的是改善日间功能，提高主观睡眠质量，缓解与睡眠相关的痛苦。有两种基本的治疗方法：认知 - 行为测评和催眠药物。认知 - 行为测评包括各种行为技术和自助策略（如改善睡眠卫生）。成功的治疗通常需要药物和行为方法相结合，特别是对慢性失眠患者。短暂性失眠的治疗可能只需要缓解压力和心理咨询以减少焦虑和继发性失眠。短疗程的催眠药物对短暂性失眠患者来说也是比较合适的改善睡眠的方法。对慢性失眠的治疗更具挑战，药物和行为方法相结合的双模式治疗更重要。

认知 - 行为疗法（表 232-3）

表 232-3 失眠的行为疗法

目标：识别和改变有关适应不良的信念、行为和喜好。

主要的组成部分：

睡眠卫生——放松下来，找到一个合适的睡眠环境，进行合理数量的适时锻炼，避免摄入咖啡因等可能干扰睡眠的物质

睡眠限制疗法——将躺在床上的时间限制在真正睡眠的时间内

刺激控制疗法——打破床和失眠之间以及与之相关的沮丧的联系

正念练习——通过系统地练习不带评判性地关注即时的经历、想法和情绪来减少压力

渐进式肌肉放松——减少过度的刺激

失眠的认知 - 行为疗法（CBT-I）是一种多组成部分、结构化的方法，它将睡眠和睡眠卫生教育与各种行为技术相结合，如刺激控制技术、睡眠限制疗法、认知疗法和放松疗法。了解和解决患者的不适应行为。CBT-I的疗效相当于催眠药物。虽然它的好处不是立竿见影的，但与药物相比，它对失眠的积极影响可能会随着时间的推移而更好地维持。

美国医师学会建议将CBT-I作为慢性失眠患者的一线治疗方法。它对于当前或过去有物质使用障碍的患者是一个很好的选择，可以与药物同时使用，也可以在药物产生急性改善后开始使用。

CBT-I通常由受过专门培训的心理学家提供，但目前失眠患者接触到他们的机会可能很有限。在大多数基层医疗机构中，CBT-I的条目干预可以实现良好的效果（称为失眠的简短行为治疗）。其中包括对患者进行睡眠卫生教育，并推荐简单的行为练习。现在有几个帮助患者进行CBT-I的在线教程（如SHUTi和Sleepio），可以推荐使用。

患者教育。尽管单一的睡眠卫生教育通常不是失眠障碍的有效治疗方法，但对患者进行良好的睡眠卫生教育在基层医疗的认知 - 行为计划中起着重要作用。建议的关键要素还包括规范的模式、时间安排、锻炼、午睡、睡眠准备、饮食因素和物质使用等。患者可能尝试使用草药和其他非处方药，医生应该从循证医学的角度去审查。

放松和正念练习。正念练习即渐进性放松肌肉、引导意象和相关的注意力集中技术，它可以帮助减少过度的兴奋和焦虑，并且可能对大多数失眠

患者有用。在一项基于社区人群的随机试验中，一个社区可及的正念意识项目的结果明显优于高度结构化的睡眠卫生教育项目。

刺激控制。这种方法在习得性或心理生理失眠患者中表现出了最好的结果，因为它识别并打破了焦虑、沮丧和与试图入睡和即时睡眠环境相关的行为之间的联系。刺激控制与良好的“睡眠卫生”教育有关（表 232-3）。

睡眠限制。要求患者将睡眠时间尝试限制在实际睡眠时间（通常大约 6 h）。事实证明这样可以减少睡眠潜伏期，改善睡眠连续性和质量，并减少失眠症状。该方法常用于那些在床上躺了太久的患者，他们错误地认为这样会帮助他们入睡。一旦入睡时间和醒来的时间减少，患者每周睡眠时间可以增加 15 min，这种方法可能是所有 CBT-I 中最有效的，但通常在睡眠最终改善之前需要一段日间疲劳加重的初始时期。

药物治疗（表 232-4）

当行为方法不能有效治疗慢性失眠，或者治疗目标是短期内减少与睡眠相关的不适时，可以考虑进行药物治疗，但要注意潜在的不良反应。自 2004 年以来，FDA 批准的所有催眠药物［右佐匹克隆、唑吡坦 CR（zolpidem CR）、雷美替胺

表 232-4 有效治疗失眠的药物

药物（名称）	起效时间	持续时间	剂量（mg）	花费（brand）	说明
苯二氮䓬类受体激动剂（按半衰期排序）					可能会损害白天的功能，顺行性遗忘，潜在的轻度滥用可能、戒断、依赖风险；药物 - 药物相互影响
扎来普隆（索纳塔）	快速	短	5 ~ 10	\$（\$\$\$\$）	可用于夜间醒来，可能与 CYP3A4 诱导剂相互作用
唑吡坦（安必恩）	快速	中短	5 ~ 10	\$（\$\$\$\$）	与 CYP3A4 诱导剂有潜在相互作用
唑吡坦（Ambien CR）	快速	中	6.125 ~ 12.5	\$\$\$（\$\$\$\$）	中间释放制剂，晨起镇静风险较大
唑吡坦（Intermezzo）	快速	甚短	1.75 ~ 3.5	\$\$\$\$	舌下含服，用于半夜觉醒
三唑仑（Halcion）	快速	短	0.124 ~ 0.25	\$（\$\$）	顺行性遗忘
唑吡坦（Zolpimist）（口服喷雾剂）	快速	短	10	\$\$\$\$	起效更快（不确定），使用方便容易导致过量
奥沙西泮（Serax）	中至慢	中短	10 ~ 15	\$\$（\$\$\$）	
右佐匹克隆（Lunesta）	快速	中短	1 ~ 3	\$\$\$\$\$	味道不好，与酮康唑、奈法唑酮和 CYP3A4 诱导剂存在潜在相互作用
劳拉西泮（Ativan）	中	中	1	\$（\$\$\$）	
替马西泮（Restoril）	中慢	中	15	\$（\$\$\$）	
地西泮（安定）	快	长	2 ~ 5	\$（\$\$）	
氟西泮（达尔曼）	中	长	15 ~ 30	\$（\$\$\$）	
氯硝西泮（氯诺平）	中	长	0.5 ~ 1.0	\$（\$\$）	
食欲肽受体拮抗剂					
苏沃雷生（Belsomra）	快	中	10 ~ 20	\$\$\$\$	次日嗜睡、腿部无力
褪黑素受体激动剂					无滥用风险
雷美替安（Rozerem）	快	短	8	\$\$	
抗抑郁药					
多虑平（Silenor）	快	长	3 ~ 6	\$\$\$	极低剂量可能有助于老年人的慢性失眠

CYP，细胞色素 P450

Adapted from data presented in The Medical Letter. Drugs for insomnia 2015；57：95.

(ramelteon)，多塞平（doxepin）] 对建议使用时间没有明确限制。然而，目前虽然有很多关于使用催眠药和其他药物治疗睡眠或有关长期使用药物治疗慢性失眠的文献，但这些研究有严重的局限性（例如，样本量小、缺乏与有效药物的对比、商业赞助），因此，尽管睡眠药物被广泛使用，但有关其长期效用的证据并不确定。一些数据表明，某些安眠药物至少在短期使用时具有良好的成本质量调整生命年效果。

关于不良反应的注意事项

由于镇静催眠药物经常存在严重的精神运动副作用，在使用过程中需要引起注意。

行为异常，认知障碍和驾驶能力受损。短效苯二氮䓬类药物和非苯二氮䓬类安眠药物与夜间行为异常有关，如驾驶和饮食，特别是在超过推荐剂量或与酒精、其他精神活性药物联合使用时。所有的镇静催眠药都会产生认知和精神运动障碍（损害安全驾驶的能力），特别是在血药浓度达到峰值的时候。因此，当考虑使用镇静催眠药时，应警告患者其潜在的不良反应并教育患者避免同时饮酒、吸毒、服药后驾驶或进行机械操作，出现异常行为或认知障碍时及告知医生。2013 年，FDA 宣布了使用含有唑吡坦的药物后在次日晨发生机动车事故风险增加的安全警告，并由于该药物在体内代谢较慢而降低了女性的推荐起始剂量。

跌倒风险。镇静安眠药物包括苯二氮䓬类受体激动剂、抗抑郁药和抗精神病药物会增加夜间跌倒的风险，特别是在老年人中。由此导致的骨折是一个严重的、潜在的危及生命的问题，特别是对于虚弱的老年患者（见第 239 章）。安眠药物使用后的第二天仍有跌倒风险。短效镇静催眠药、选择性 5- 羟色胺再摄取抑制剂（SSRI）或非典型抗精神病药物并不会显著降低跌倒的风险。降压药，甚至非甾体抗炎药也可能增加跌倒风险。关于镇静催眠药和失眠本身对跌倒风险的相对影响的争论仍在继续。因此，旨在减少睡眠障碍症状严重程度的多模式治疗对于老年人和其他有跌倒风险的患者（如平衡或步态障碍、下肢神经问题或低血压的患者）尤为重要。应尽可能地使用安眠药物的替代物。

使用方法。安眠药应谨慎使用，并在最低有效剂量下使用；应经常重新评估其使用，并应对催眠药依赖患者尝试进行戒断。应提醒老年患者及其家属和护理人员（如疗养院的护士和助手）所使用药物的风险和跌倒预防措施。近年来，用短、中效受体激动剂取代长效苯二氮䓬类受体激动剂是安眠药物的使用趋势。

有物质使用和（或）滥用行为的患者在使用安眠药和相关药物之前，首先需要戒除酒精和“娱乐性”兴奋剂，包括咖啡因和烟草（见第 54、228 章和 234 章）。目前或过去有酗酒或其他药物或物质滥用史的患者一般不进行苯二氮䓬类药物或相关药物的治疗，因为这类人群的药物依赖的风险会增加（尽管大多数权威机构认为，对目前或过去没有个人或家族药物滥用史的患者，适当处方这类药物并在严格监测下使用，对这类药物上瘾的风险较低）。

苯二氮䓬类受体激动剂（表 232–4）

这类药物包括同时具有苯二氮䓬类和非苯二氮䓬类化学结构的药物。它们由于在相关受体上的结构特性足够相似而结合，它们的安眠作用和副作用也几乎相同。区分这些药物的最重要的特性是达到最大血药浓度的速度和半衰期。它们被美国缉毒局（Drug Enforcement Administration）列为Ⅳ类药物，因为它们有诱发轻度亢奋的风险，而且 FDA 还发出了关于使用该类药物后早晨发生机动车事故风险的安全警告。

疗效。许多苯二氮䓬受体激动剂用于失眠，目前没有一种药物被证明效果明显优于其他药物。大多数药物在低剂量、短时间内使用是安全有效的。这类药物减少了睡眠潜伏期（开始睡眠的时间），作用迅速。

不良反应。虽然短期使用是安全的，但药物相关副作用包括潜在的习惯、心理和生理依赖以及戒断综合征大多与慢性使用相关，特别是在长时间高剂量使用时更加明显。除此之外，白天嗜睡、认知功能障碍和精神运动迟缓也是很常见的不良反应。使用高剂量更容易导致第二天嗜睡和认知障碍，特别是长效制剂。有关于使用这些药物后出现顺行性遗忘、梦游、与睡眠相关的进食障碍和无意识睡眠驾驶的报道。在养老院的虚弱老人人群中使用这些药物会增加髋部骨折的风险。人体内的大多数代谢是通过细胞色素酶（如 CYP3A4）进行的，因此药物的相互作用非常常见，但劳拉西泮、奥沙西泮和替马西泮除外。

药物选择。可以根据药物成本和预计起效时间、作用持续时间和代谢途径选择药物。扎来普隆（Zaleplon）的作用时间最短（2 ~ 3 h），因此它对入睡困难或半夜醒来的患者有效，它不引起残留镇静，但可能无法防止过早醒来。舌下唑吡坦制剂也被批准用于半夜觉醒。价格差异较大。

短效药物适用于入睡困难的患者。中效药物适用于主诉为保持睡眠（睡眠连续性）困难的患者。当白天焦虑且伴有不适时，可考虑长效药物。

食欲素受体拮抗剂——苏沃雷生（Belsomra）

与安慰剂相比，这种双促食欲素受体拮抗剂可将入睡时间缩短 5 ~ 10 min，并将睡眠时间延长 15 ~ 25 min。它通过阻断维持清醒状态的促食欲素神经肽的信号传导作用来发挥作用。通常的起始剂量是 10 mg，在预期的睡眠开始前 30 min 服用。如果 10 mg 无效，给药剂量可增加到 20 mg，且很少有副作用。该药物被列为Ⅳ类药物（管控药物）。最常见的副作用是与其长半衰期相关的转天嗜睡，所以除非有 7 h 的睡眠时间，否则最好避免使用该药物。该药物通过 CYP3A4 代谢，对于服用强 CYP3A4 抑制剂如克拉霉素和氟康唑的人，需要谨慎使用或调整剂量。

褪黑素受体激动剂

雷美替胺（Ramelteon）是血清硫氰酸盐中褪黑素受体的特异性激动剂，被美国 FDA 批准用于入睡困难但无睡眠维持问题的患者。它不会产生反弹，对于对治疗有反应的患者可以 1 周使用数次，连续使用 3 个月以上。由于该药物没有滥用的风险，所以该药物为非管控药物。

褪黑素制剂没有处方就可以销售，非常受失眠患者的欢迎。该物质在大脑中的吸收和分布程度不同。起效迅速，药效持续时间短。目前关于药物疗效和推荐剂量的科学证据不足。一些数据表明，该药对睡眠阶段延迟障碍患者和老年患者有益，然而，由于缺乏推荐剂量和纯度标准（非 FDA 监管），故不推荐使用褪黑素。值得注意的是，该药物可能与华法林相互作用，增强其活性。褪黑素作为一种膳食补充剂被广泛推广，在入睡困难患者中也很受欢迎。但由于起效缓慢，必须在睡眠前 3 ~ 5 h 服用。雷美替安优先适用于入睡困难的患者。

他美替安（Tasimelteon）是一种褪黑素受体激动剂，主要用于治疗一些完全失明患者的昼 - 夜睡眠时间分离。

抗抑郁药和抗精神病药物

抗抑郁药被广泛用于失眠（例如，曲唑酮，睡前 25 mg ~ 50 mg；去甲替林，睡前 10 ~ 25 mg），但除了抑郁症引起的失眠，没有证据证明它们可以用于原发性睡眠障碍。低剂量多塞平（3 ~ 6 mg）是 FDA 批准的唯一治疗原发性失眠的抗抑郁药。在非常低的剂量下，它几乎没有抗胆碱能的副作用（否则不建议使用这种三环类抗抑郁药，特别是在老年人中）。这些药物对于对经典的安眠药物有禁忌的患者而言，如药物滥用的患者，具有特别的价值。

第二代抗精神病药物可以缓解因精神病或谵妄引起的激越导致的失眠，但考虑到它们潜在的严重副作用，它们不作为失眠的一线治疗（见第 173 章和附录 173-1）。

很少用或不用的药物和物质

这些药物包括较老的安眠药（尽管担心安全性和有效性，但它们仍在继续使用）、“自然”疗法和酒精。

抗组胺药。一些临床医生在其他安眠药物有使用禁忌证（如存在苯二氮䓬类药物滥用）时，仍使用抗组胺药物（如苯海拉明，睡前 25 ~ 50 mg）来治疗失眠。当患者服用大量非处方安眠药物时，不知不觉地使用了抗组胺药物进行自我治疗。虽然这些药物通常被认为是相对安全和“温和的”，但它们并不能改善睡眠质量，它们的抗胆碱能副作用可能会产生精神错乱、尿潴留、认知障碍或兴奋，特别是在老年人中。

水合氯醛。这种药物很少使用，因为持续使用超过 2 周会出现疗效下降和药物依赖的风险增加，延长使用可能会出现戒断综合征，如睡眠不良、梦魇，过量服用甚至可能威胁生命。

巴比妥酸盐。由于该类药物有过量、耐受、依赖、滥用和药物间相互作用的风险，这类药物不再用于治疗新诊断的失眠患者。

草药和"天然"疗法。除了作为"天然"助眠药物的褪黑素制剂（见上文讨论），缬草制剂也被广泛推广用于睡眠。但目前该类药物在临床试验中的表现不一，疗效不确定（见第 237 章）。目前还没有证据支持使用卡瓦根（kava）、L- 色氨酸、洋甘菊茶（chamomile tea）和西番莲（passion flower）作为治疗失眠的"自然"方法。

酒精。虽然酒精通常因其镇静作用而被认为具有催眠作用，但实际上它并不是治疗失眠的良好药物，它可以扰乱睡眠结构，引起兴奋。反复为了失眠使用酒精可导致酒精使用障碍（见第 228 章）。

停止使用安眠药和防止复发

如前所述，理智地使用安眠药对患者的安全至关重要。避免长期使用，特别是在有药物使用障碍或跌倒风险的人中，可能是一项重要的安全措施。停用这些药物最好是在监督下逐步减少药物剂量，通常每 1 ～ 2 周减少 25%。对于停用慢性安眠药的患者，需要十分关注环境和行为因素。如果不进行全面的非药物治疗（特别是 CBT-Ⅰ），失眠很可能复发。失眠本身就是跌倒及其他损伤和日间功能不佳的风险因素，同时也会促使患者重新使用药物治疗。

因轮班工作引起的睡眠障碍的药物治疗

夜班会损害睡眠，降低工作期间的警觉性。那些从事这样的工作的人通常会服用药物来帮助他们在轮班后睡觉。Cochrane 的一项系统综述也提供了药物在助眠和提高工作中的警觉性的最佳证据。

轮班工作者为了睡眠而使用褪黑素很常见，在换班后会适度增加白天的睡眠时间（约 25 min），但不会缩短入睡时间。安眠药佐匹克隆（Zimovane）作用于苯二氮䓬类受体。在轮班工作患者的研究中，该药物没有改善白天睡眠的持续时间，而且与其他作用于苯二氮䓬受体的药物相比，它的成瘾性并不低。

阿莫非尼（Nuvigil）和莫达非尼（Provigil）是多巴胺受体激动剂，具有类似于安非他明的觉醒促进作用。FDA 批准这两种药物用于轮班工人。在轮班前 1 h 服用时，会适度减少嗜睡，提高警觉性。副作用包括头痛和恶心。莫达非尼会引起史 - 约综合征（Stevens-Johnson syndrome），它会引起轻微的欣快感，长期使用有成瘾的风险。在换班前打个盹儿，再加上咖啡因，可以适度提高换班时的警觉性。

患者教育

如前所述，指导患者了解良好睡眠卫生是患者教育的一个重要组成部分。正念练习会增强这种作用。患者的其他内容包括建议避免努力入睡（即，如果 20 min 内睡不着，就起床）；强调睡眠能力随年龄而变化（65 岁以上的老年人每天 6 ～ 7 h 睡眠时间即可），人们并不需要每晚有 8 h 睡眠才能获得有效的休息，对于白天没有疲劳感、正在经历正常的衰老相关的睡眠结构改变的老年人来说，这一点非常重要。告诉患者，他们躺在床上的大部分时间都认为自己"只是昏昏欲睡"，实际上他们是在浅睡眠阶段度过的，这有助于改善挫败感。告诉老年人睡眠模式的正常变化可以让他们感到放松。

同样重要的是告知患者什么是有效的，什么是无效的，特别是关于处方药物和不需处方即可获得的"天然"药物。我们需要传递的一个关键信息是非药物治疗优于药物治疗。另一个重要的内容是长期使用睡眠药物的潜在危害，包括那些最初被认为长期使用比较安全的药物（如非苯二氮䓬类受体激动剂）。

转诊的适应证[36-38]

精神病转诊适用于合并精神疾病并对基本治疗措施无反应的患者，包括那些有药物使用障碍的患者，许多睡眠药物他们不能使用。以下情况也可能需要精神科的帮助：当人格障碍干扰诊断或治疗时，怀疑精神或情绪问题的性质不明，或者尽管情绪和焦虑症状已得到解决，但失眠仍持续存在。那些对基本患者教育和行为干预措施反应不佳，但又渴望进行非药物治疗的患者，可以转诊到正式的 CBT。如果怀疑有原发性睡眠障碍，如原发性慢性失眠、睡眠呼吸暂停、不宁腿综合征或昼夜节律障碍，则可以考虑转诊给睡眠专家。

治疗建议[9,36-38]

对于所有患者

- 睡眠卫生的基本内容应包括以下建议：
  - 建立规律的作息时间
  - 避免任何小睡
  - 定期锻炼（尽量不在晚上）
  - 只在床上睡觉或做爱（而不是阅读或看电视）
  - 困了才上床（睡不着就下床）
  - 避免使用含咖啡因的饮料、兴奋剂、香烟和酒精
- 教授基本的行为和放松方法（表 232-3）。首先考虑提供这些方法以代替药物，如果需要，可以补充一个有限疗程的催眠药物（表 232-4）
- 引出任何可能影响睡眠的社会心理或情境压力
- 让患者了解正常的睡眠模式，尤其是那些白天功能正常但因正常衰老导致的睡眠模式改变而感到不安的老年患者。

对于仅有失眠的患者

- 如果是睡眠呼吸暂停或不宁腿综合征引起的失眠，请进行专门的治疗（见第 46 章和附录 232-1）
- 对于短期失眠，加强睡眠卫生，如果需要，睡前口服唑吡坦 5 ～ 10 mg，或睡前口服劳拉西泮 1 mg
  - 对于入睡困难的患者，可考虑服用起效快的苯二氮䓬受体激动剂，如唑吡坦、扎来普隆，或褪黑素受体激动剂雷美替胺（睡前 8 mg），后者长期使用似乎是安全的
  - 对于维持睡眠，可以考虑长效苯二氮䓬类受体激动剂（如右佐匹克隆、唑吡坦 CR、劳拉西泮或替马西泮）。如果在半夜醒来，可以使用短效的扎来普隆或低剂量唑吡坦（2.5 mg）
  - 需要告知患者，过量食用高脂肪食物会减慢苯二氮䓬受体激动剂的吸收，从而延迟起效和入睡时间
- 不建议使用酒精、含抗组胺成分的非处方睡眠制剂和未经证实的“天然”制剂或草药制剂（如褪黑素、卡瓦根、L- 色氨酸、洋甘菊茶和西番莲）
- 对于慢性失眠，请查阅睡眠卫生建议，并参考失眠的认知 - 行为治疗（CBT-I）（表 232-3），如有必要，可增加一个药物治疗疗程（如上所述）
  - 继续进行认知 - 行为治疗，并尝试在 4 ～ 8 周内停止服用安眠药物；需注意，继续使用安眠药物可能会影响非药物治疗。
  - 如果需要进行长期的药物治疗，可考虑苯二氮䓬类受体激动剂，但需注意的是，有关使用 6 个月以上的安全性和有效性证据有限，慢性使用可能会限制 CBT 的长期益处。
  - 对于老年人的慢性原发性失眠，考虑低剂量多塞平（睡前 3 ～ 6 mg）试验性治疗并监测心律失常、QT 间期变化和抗胆碱能副作用（低剂量时不常见）
  - 仔细监测疗效、副作用（特别是老年人）和耐受性（特别是苯二氮䓬类药物）
  - 如缺乏明确的获益或担心患者的安全，则停止药物治疗，进行环境和行为干预

对于有合并症的患者

- **抑郁症　对于有失眠的抑郁症患者：**
  - 治疗抑郁症的药物有多种，选择使用哪种药物应基于多种因素考虑（见第 227 章）。镇静性抗抑郁药米氮通常单独使用治疗抑郁症和失眠，但它的使用因显著的体重增加而受限。每晚睡前 1 h 开始服用 SSRI（均相同，见第 227 章），持续 2 周；经常询问患者，直到症状消失，并根据需要增加剂量，从而充分治疗抑郁症
  - 对 65 岁以上、有心脏传导系统功能障碍的患者做心电图，监测 QTc 间期。如 QTc 间期延长，则考虑使用舍曲林替代 SSRI（起始剂量为 25 ~ 50 mg/d）。同样，监测血钠，注意有无低钠血症
  - 需注意的是，即使情绪症状消失，失眠也可能持续存在。确保失眠问题彻底得到解决，这样可以大大改善抑郁症的预后，减少症状反复发作，降低复发率

- **焦虑症**
  - 如果失眠与短期压力有关，可使用苯二氮䓬受体激动剂［如唑吡坦（安必恩，睡前 5 ~ 10 mg）、右佐匹克隆（鲁尼斯塔，睡前 1 ~ 3 mg），或劳拉西泮，睡前 1 mg］。
  - 如果患者患有慢性焦虑症，建议在睡前使用苯二氮䓬类药物治疗，例如氯硝西泮（0.5 mg），或睡前使用 SSRI（见第 226 章）。
  - 疼痛和其他潜在的疾病问题。
  - 如果失眠是由于疼痛、绝经期潮热或潜在的其他疾病问题引起，则应专科治疗（例如，见第 118 和 237 章），特别是在影响生活质量时。
  - 必要时可短期内服用苯二氮䓬受体激动剂，帮助恢复正常的睡眠模式。
- **药物使用障碍**
  - 获取患者完整的酒精和药物使用史，并检查烟草、咖啡因、非处方药和兴奋剂的使用情况。
  - 不要为当前或过去有酒精或药物使用问题的患者开苯二氮䓬类药物。
  - 考虑 CBT 转诊或在基层医疗实践中给予患者教育和简单的行为干预措施，必要时给予非苯二氮䓬受体激动剂，如曲唑酮、多塞平、加巴喷丁或雷美替胺。注意潜在的物质使用障碍（见第 228 和 234 章）。

（潘子涵 翻译，齐建光 审校）

附录 232-1

不宁腿综合征

不宁腿综合征是导致睡眠紊乱的一个重要但常被忽视的原因，这是一种常见的神经系统问题，估计患病率占总人口的 2% ~ 15%。该疾病的临床定义是：①无法抗拒地想移动双腿，同时伴有腿部不适；②症状在休息时加重；③运动（尤其是走路）可减轻症状；④夜间症状加重。它可能会产生严重的不良后果，包括失眠，增加焦虑和抑郁的发病率，升高血压以及使生活质量整体下降。

病理生理学和临床表现 [1-2]

该病的发病机制尚不清楚。存在遗传性和获得性两种形式，遗传性通常在 40 岁之前发病，而没有家族病史的人更有可能在 50 岁后开始出现症状。病因包括小纤维神经病变、透析、铁和叶酸缺乏以及怀孕；酒精、吸烟、肥胖和久坐的生活方式也与此有关。病理生理学假说集中在大脑皮质下关于铁、多巴胺能传递和昼夜节律的异常，从而导致皮质和脊髓运动活动抑制的丧失，主要发生在夜间。

临床表现以睡眠困难为主要症状，在调查原因时发现不宁腿的症状。不宁腿综合征的主要临床表现包含在其定义中（见上文讨论）。站起来走动可以暂时缓解症状，但如果不活动，症状可能会复发。随着病情的发展，腿部不适的感觉会在白天早些时候出现，在晚上变得越来越严重。患者可能诉有不自主的抽搐，配偶或家庭成员可能注意到患者睡眠中有节奏的肢体运动（所谓的周期性肢体运动）。

诊断、鉴别诊断和检查 [2-3]

诊断标准

现在已有统一的诊断标准，诊断必须满足所有标准（表 232-5）

不宁腿综合征需要与夜间腿抽筋区分开来，后者会引起明显的小腿疼痛和肌肉打结，通过拉伸来缓解。久坐引起的感觉异常可能与不宁腿综合征相似，但是，只有长时间坐着才会出现症状，躺着则没有症状。周围神经病变有不宁腿综合征的感觉不适，也可能在夜间更明显，但一般不随运动而缓

表 232-5 不宁腿综合征的诊断标准

- 一种移动腿的冲动，但不总是伴随或感觉是由腿不舒服或不愉快的感觉引起的
- 移动腿的冲动和伴随腿的知觉在休息或不活动期间开始或恶化，如躺下或坐下来
- 运动可部分或完全缓解症状，至少是活动持续时
- 症状只在晚上出现或比白天更严重
- 这些特征并不仅是其他医学或行为问题产生的主要症状

Adapted from Allen RP, Picchetti DL, Garcia-Borreguero D, et al.; for the International Restless Legs Syndrome Study Group. Restless legs syndrome/Willis-Ekbom disease diagnostic criteria: updated International Restless Legs Syndrome Study Group consensus criteria—history, rationale, description and significance. Sleep Med 2014;15:860. Copyright © 2014 Elsevier. With permission.

解。对于睡眠中有周期性腿部运动的人，还需要考虑其他病因，包括睡眠呼吸暂停、使用抗精神病药物和抗抑郁药、缺铁、脊髓损伤、卒中、发作性睡病和神经系统变性疾病。

由于患者经常出现睡眠困难，而不是不宁腿综合征的症状，因此作为失眠检查的一部分，询问病情很重要（见上文讨论）。根据详细的病史，以及定义中的 4 个最基本特征对该疾病进行临床诊断。对于可能影响多巴胺能传递的药物（如神经抑制剂）或增强 5- 羟色胺活性（SSRIs、SNRIs）的药物，应回顾患者的用药史。该疾病没有特异的查体异常。可抽血化验，检测血液中是否存在相关促发因素（如肌酐、铁蛋白、叶酸）。

治疗 [4-8]

在许多情况下，该疾病的症状很轻微，自限性强，不需要治疗，但如果睡眠和生活质量明显受影响，则需要治疗。治疗先从非药物治疗入手，包括运动和避免诱发因素。在确定了所谓病因的情况下（例如，缺铁），治疗应针对纠正病因（见第 82 章）。还需要注意其他潜在疾病（如糖尿病、肾功能衰竭、周围神经病变）。

非药物治疗

许多非药物治疗措施很有帮助，包括以下：

- 减少或不摄入酒精
- 尽可能减少潜在的药物，特别是抗组胺药、多巴胺阻滞剂（如镇定剂、止吐药、甲氧氯普胺）和血清素能抗抑郁药（SSRIs 和三环类抗抑郁药，但不包括安非他酮）
- 鼓励良好的睡眠卫生措施（作息规律，睡前避免干扰活动）
- 建议定期适度运动，包括睡前短暂散步
- 按摩四肢、热水浴或淋浴

药物治疗

只有当非药物治疗效果不佳、症状影响睡眠和生活质量时，才需考虑药物治疗。现有药物的副作用限制了长期用药的耐受性。药物治疗主要针对患者是否只是偶尔出现症状（在这种情况下，首选短效、快效的药物），或有日常困难、需要长效治疗而决定。当症状与起因明显相关时，如果起因不能避免，治疗可能是可以预判的。现有药物包括拟多巴胺药、加巴喷丁 / 普瑞巴林、苯二氮䓬受体激动剂，如果所有其他药物都治疗失败，症状仍然存在，可以选择轻度至中等强度的阿片类药物。

拟多巴胺药

拟多巴胺药是研究中最适合用于夜间症状的药物之一。对不宁腿和周期性腿部运动的疗效都很高（接近 90% ～ 100%）。首选非麦角类的多巴胺能药物，因为它们没有麦角衍生的多巴胺激动剂的心脏瓣膜和纤维化问题。FDA 批准的两种治疗不宁腿综合征的药物是普拉克索（Mirapex）和罗匹尼罗（Requip）。（曾使用左旋多巴，但作用较短，且与症状的恶化相关）。虽然有效，但由于反应不足或让人困扰的副作用（如恶心、头晕、疲劳、嗜睡或失眠），及恶化综合征和冲动控制障碍，这些药物的停用率很高（25% ～ 50%）。

使用的复杂性。恶化综合征（augmentation syndrome）是多巴胺激动剂治疗 RLS 中最重要的并发症，对于许多长期使用该药物的 RLS 患者来说也是最重要的问题。这是严格的长期使用这些药物的副作用还是疾病进展的后果尚不清楚——其他类别的药物也存在恶化，但程度较小。其特征是早起发病，逐渐加重，扩散到上肢和躯干，并对药物的反应降低。随着治疗时间的延长，出现恶化综合征的风险增加，据报道 20% 的人在服用普拉克索

1 年后出现恶化综合征，30% 的人在服用 2 年后出现，50% 以上的患者存在轻微症状。长期使用左旋多巴恶化综合征的发生率更高。该并发症的治疗包括在当天尽早服药，分次服药，或增加服药次数，但这些治疗的获益也只是暂时的。如果长期对这些治疗措施无反应，则需终止治疗。同样，这些药物的每日总剂量不能超过 FDA 的推荐剂量（普拉克索 0.75 mg，罗匹尼罗 4 mg，罗替戈汀 3 mg），否则将会出现症状恶化。值得注意的是，急性戒断综合征（严重的持续几天的腿部不安）通常与突然（甚至逐渐）停止治疗有关。

据报道，在服用拟多巴胺药治疗 RLS 的人中，有 7% ~ 17% 的人出现了冲动控制障碍。这些行为包括强迫性购物、赌博、暴饮暴食和性欲亢进。不良影响可能严重到对社会造成破坏。风险因素包括高剂量、年轻，或遗传因素，但即使在低剂量时也会出现这些影响。这可能与多巴胺过度刺激大脑腹侧纹状体有关。

抗惊厥药（α-2δ 配体）

加巴喷丁和普瑞巴林是拟多巴胺药的替代药物，它们具有类似的控制症状的作用，但显著降低了恶化风险。在一项比较普瑞巴林、普拉克索和安慰剂的随机对照试验中，疗效相似，恶化率虽然不是零但明显降低（2.1% vs. 7.7%）。副作用限制了该药物的长期使用，包括嗜睡、白天疲劳、头晕、步态不稳和体重增加。发生自杀意念的风险也略有增加。

阿片类药物

阿片类药物如羟考酮（睡前 10 ~ 30 mg）和美沙酮（睡前 5 ~ 15 mg）用于多巴胺激动剂的恶化或对加巴喷丁 / 普瑞巴林治疗没有反应或不耐受的失能性疾病治疗的最后手段。需要注意的是，该类药物有滥用和误用的风险，也是该类药物的相对禁忌证。不良反应包括便秘、恶心、镇静、睡眠呼吸暂停加重，以及美沙酮会使 QTc 间期延长。

经验性补铁

Cochrane 系统综述和基于循证的共识指南发现，现有证据不足以推荐铁替代治疗，但一些专家仍支持对铁缺乏（如，血清铁蛋白水平 45 ~ 75 μg/L）患者进行经验性补铁治疗。

苯二氮䓬类受体激动剂

这些药物偶尔使用时有用，可能是因为它们有睡眠诱导作用。氯硝西泮是目前研究的最清楚的，但晨起镇静作用可能会带来一些问题。长期使用苯二氮䓬类药物可导致耐受性和依赖性（见第 226 章），但不会出现恶化综合征。短效苯二氮䓬类受体激动剂制剂（例如，唑吡坦，睡前 5 mg）可能耐受性更好，并且与持续使用相关的遗忘反应和其他不良反应（见上文讨论）也限制了该药物的长期使用，特别是对于那些经常在夜间活动的活跃 RLS 患者。

建议 [9-10]

- 根据病史和体格检查进行诊断。关注时间、频率和严重程度；检测血清铁蛋白水平；不需进行多导睡眠监测，除非怀疑有阻塞性睡眠呼吸暂停。
- 在需要活动的时候，鼓励运动，包括站立、行走、伸展和按摩来预防发病和缓解症状。
- 提倡锻炼，避免睡眠剥夺。
- 尽可能避免或限制可能加剧病情的因素（例如，酒精、咖啡因、SSRI 抗抑郁药、多多巴胺受体阻断剂类止吐药、抗组胺药和抗精神病药）。
- 治疗潜在疾病，如缺铁、糖尿病、肾功能衰竭和周围神经病。
- 经验性铁治疗（例如硫酸亚铁，300 mg/QAM；见第 82 章），仅限于血清铁蛋白处于正常低水平范围时（45 ~ 75 μg/L）。
- 只有当症状持续严重损害生活质量时才会考虑药物治疗。
- 一线药物治疗，请考虑以下：
    - 拟多巴胺能药，如普拉克索（Mirapex），从 0.125 mg 开始，睡前 2 ~ 3 h 或症状出现前，或罗匹尼罗（Requip），从 0.25 mg 开始，睡前 1 ~ 2 h 或症状出现前。
    - 抗惊厥药，如加巴喷丁，睡前 1 小时或出现症状时服用，300 mg 开始，最多每次 600 mg，每天服用 3 次；或普瑞巴林，睡前 2 ～ 3 h 或出现症状前服用，100 mg 开始，最高 450 mg/d。
- 症状开始时应从单次最低剂量，单日最低用药次数开始服药。

- 未能控制症状或由于药物副作用或恶化而需要停止治疗是转诊的指征。

（潘子涵 翻译，齐建光 审校）

第 233 章

进食障碍的管理

KAMRYN T. EDDY，ELIZABETH A. LAWSON，MARK ALLAN GOLDSTEIN

进食与喂养障碍（feeding and eating disorders）是指进食或进食相关行为的持续性紊乱为特征，导致损害躯体健康和（或）心理社会功能。进食与喂养障碍是可能产生严重后遗症的精神障碍，并且合并焦虑、情绪障碍和物质使用障碍的比例较高，超越了种族和社会经济的界限。由于该病患者常常因为羞愧、耻辱或对改变的矛盾心理而隐藏问题，因此进食障碍的诊断和治疗可能具有挑战性——高度怀疑就要考虑诊断。由于该病最近才被纳入大规模的流行病学研究，因此，其患病率在很大程度上是推测的。美国女性中神经性厌食、神经性贪食和暴食障碍的终生患病率分别约为 0.9%、1.5% 和 3.5%，男性分别为 0.3%、0.5% 和 2.0%。最近的流行病学研究表明，其他特定的喂养或进食障碍（other specified feeding or eating disorder，OSFED）的终生患病率升高，女性青少年约为 6%，中年女性约为 15%。

由于躯体并发症、精神上的表现或家庭成员的担忧，基层全科医生通常是第一个遇到进食障碍患者的人。因此，基层全科医生需要识别这些疾病，评估和治疗其躯体并发症，安排和协调综合性多学科治疗方案，协助门诊监测，并确定患者何时需要更高级别的护理。

定义 [1]

DSM-5（表 233-1）对进食与喂养障碍的定义是以进食或进食相关行为的持续性紊乱为特征，导致显著损害躯体健康和（或）社会心理功能。DSM-5 对神经性厌食、神经性贪食、暴食障碍、回避性 / 限制性摄食障碍（avoidant/restrictive food intake disorder，ARFID）、异食癖和反刍障碍的具体标准进行了界定。此外，DSM-5 还列举了其他特定进食与喂养障碍的例子，包括非典型神经性厌食、阈下神经性贪食、阈下暴食障碍、排泄障碍和夜食症（见附录 233-1）。

神经性厌食 [1–14]

神经性厌食是一种没有医学作用减重的个体通过节食等手段，有意造成并维持体重明显低于正常标准（或儿童或青少年在生长期间体重不能增加）导致体重显著减轻为特征的综合征。患者强烈害怕体重增加，或持续存在干扰体重增加的行为。此外，神经性厌食患者存在扭曲的体象评估，虽然消瘦，但他们认为自己很胖，没有意识到低体重的严重性，和（或）在自我评估中过度关注体重或体形。所有患有神经性厌食的人都会进行严格的食物限制，以达到低体重。限制型神经性厌食患者仅仅通过限制食物来减轻体重，而暴食 / 清除型厌食患者还至少每周 1 次参与暴食和（或）清除行为，如自我催吐、滥用泻药或利尿剂。那些有暴食症状的患者可能会有更严重的预后和更多的躯体问题，因为低体重的并发症会因清除而变得更加复杂。女性比男性更常见。此外，虽然神经性厌食发生于不同种族、民族和社会经济群体之间，但在工业化、高

表 233-1 美国精神病学会进食障碍诊断标准

神经性厌食

能量摄入受限导致显著的体重降低

病态地恐惧体重增加或变胖，或者有保持低体重 / 防止体重增加的行为

对体重或体形的感知扭曲，体重或体形对自我认知的影响过度，或者否认低体重的严重性

- 限制型：没有反复的暴食或清除行为
- 暴食 / 清除型：有反复的暴食 / 清除行为

神经性贪食

反复发作的暴食（至少平均每周 1 次，持续 3 个月）

暴食后反复出现不适当的补偿行为以防止体重增加（如催吐、滥用药物、禁食或过度锻炼），至少平均每周 1 次，持续 3 个月

对体形和体重过度关注

这种障碍并非仅见于神经性厌食发作期间

- 清除型：定期自我诱吐或滥用泻药、利尿剂或灌肠剂
- 非清除型：在当前神经性贪食发作期间，没有定期清除

暴食障碍

反复发作的暴食（至少平均每周 1 次，持续 3 个月）

在一段固定时间内进食，进食量大于大多数人，发作时感到无法控制进食

暴食发作至少出现以下 3 项表现：

进食比正常情况快

进食直到感到不舒服的饱腹感

在没有感到饥饿时进食

因进食过多感到尴尬而单独进食

进食之后感到厌恶至极、抑郁或非常内疚

对暴食感到显著的痛苦

没有规律地清除、过度锻炼或禁食

无神经性厌食症

回避性 / 限制性摄食障碍

患者因食物的感官特征、害怕进食的不良后果和（或）对进食或食物缺乏兴趣，从而回避或限制食物摄入。至少出现以下 1 项表现：

体重明显减轻或不能增加

显著的营养缺乏

依赖管饲或营养补充剂

心理社会功能受损

进食障碍并非由食物缺乏引起，也与文化约束习俗无关

这种障碍并非见于神经性厌食或神经性贪食发作期间，并且患者的饮食模式与对体重或体形的认识无关

该病并非完全由并发的躯体疾病或精神障碍引起，因此需要在临床中给予额外关注

Adapted from American Psychiatric Association. Diagnostic and statistical manual of mental disorders，5th ed. Washington，DC：Author，2013.

收入国家更为普遍，在高加索人中可能最为常见。

发病机制、病理生理学、临床表现和病程

发病机制

神经性厌食的发病机制尚不明，可能为多因素参与。尽管相关的特定基因尚未被发现，但神经性厌食的发生存在遗传脆弱性。人们认为神经化学、心理和社会文化因素均为促成因素。内分泌异常是有据可查的（见下文讨论）。尽管这些激素变化中有很多是慢性饥饿的结果，但越来越多的证据表明，其中一些可能与神经性厌食的症状有关。

神经性厌食的发病是双峰型的，发生于从初中到高中（13/14 岁）和从高中到大学（17/18 岁）的过渡时期。神经性厌食患者的家庭关系会变得紧张或混乱，这是进食障碍的一个后果，而不是原因。心理学研究发现，神经性厌食患者是聪明、强迫性的完美主义者，他们在学校和工作中表现良好。精神病共病在神经性厌食患者中很常见，包括焦虑、抑郁和强迫症。瘦身的社会文化压力也是造成这一问题的原因之一。参加强调苗条、体重轻或肌肉发达的活动或运动会增加发病风险。

病理生理学

神经性厌食患者的自我饥饿可能是致命的。饮食中缺乏碳水化合物和总热量，但蛋白质和维生素的摄入相对保留。因此，维生素缺乏是少见的。然而，营养物质摄入不足会导致体重、脂肪和肌肉量的严重下降，随后出现心血管、代谢和内分泌、血液和胃肠道紊乱。几乎身体每个系统都会受到饥饿的影响。

神经性厌食的并发症（表 233-2）可能导致大量并发症，威胁患者的健康。这些并发症几乎涵盖了每一个器官系统。

心血管并发症。心肌萎缩与左心室壁厚度减小和心排出量减少有关，但通常不会发生充血性心力衰竭。可能出现窦性心动过缓、直立性低血压、晕厥先兆和晕厥。已有报道心电图改变主要是低电压、ST 段压低、T 波平坦和 QT 间期延长。猝死可能是由于室性心律失常引起的。QT 间期延长（可以通过再进食恢复）可能预示着猝死风险增加。一些猝死患者的尸检显示心肌细胞变性，这可

表 233-2 神经性厌食的躯体并发症

系统	并发症
内分泌	骨质减少、骨质疏松、功能正常甲状腺病态综合征、闭经、低雌二醇、不孕症、低睾酮、高肾上腺皮质醇血症
代谢	再喂养综合征、电解质紊乱
心血管	左心室收缩力下降、校正的 QT 间期延长、迷走神经张力增加、心包积液、充血性心力衰竭
胃肠道	胃扩张和破裂、胃排空延迟、肠道运动功能下降、肝转氨酶浓度和血清淀粉酶浓度升高、肠系膜上动脉综合征
血液	贫血、白细胞减少、血小板减少
肾脏	血尿素氮升高、结石
神经	假性皮质萎缩、脑室扩大

能导致心律失常。

内分泌并发症。极度的体重减轻会导致许多不良的内分泌和代谢变化。甲状腺激素代谢改变（功能正常甲状腺病态综合征），甲状腺素优先转换为非活性的反向 3,5,3′- 三碘甲状腺原氨酸（T3），而不是活性 T3。促甲状腺素（促甲状腺激素）没有出现代偿性升高，提示下丘脑 - 垂体轴功能障碍。这些甲状腺功能异常随着体重恢复而恢复正常，无需甲状腺激素替代治疗。饥饿还会导致可逆的下丘脑 - 垂体功能障碍，导致下丘脑性闭经、不孕、雌激素缺乏、睾酮水平低下、骨质减少或骨质疏松（见第 112 章）。

除体重减轻外，其他因素如高肾上腺皮质醇血症和低瘦素血症也可能导致下丘脑 - 垂体 - 生殖轴抑制（suppression of the hypothalamic-pituitary-reproductive axis）。高达 25% 的神经性厌食女性患者在体重明显减轻前月经就已停止，而且有些患者在体重恢复后，闭经现象持续存在。许多神经性厌食患者表现出皮质醇分泌过多。虽然这些患者没有类库欣综合征表现，但随着体重的增加，脂肪堆积倾向于中心性分布。此外，高皮质醇血症可能导致临床后遗症，如骨量丢失和抑郁症状。最后，对垂体生长激素的抵抗导致胰岛素样生长因子（insulin-like growth factor，IGF）-1 水平降低，并导致与该病相关的严重骨量丢失。

垂体后叶功能也发生紊乱。血管加压素分泌过多可能导致低钠血症（抗利尿激素分泌失调综合征），尤其是在水负荷或应用某些精神药物的情况下更易发生。血管加压素分泌也可减少，并可有多尿。也有报道催产素的分泌异常，但其临床意义尚不明。除了垂体合并症外，神经性厌食的下丘脑功能紊乱可导致无法维持核心体温，从而导致低体温。

近期证据表明，即使在体重恢复后，神经性厌食患者调节食欲激素的分泌仍然异常。研究发现，参与进食动机途径的激素（如皮质醇、催产素和多肽 YY）水平与女性进食精神病理学的严重程度相关。这使内分泌功能障碍是否可能是某些神经性厌食患者进食行为紊乱的基础成为一个问题。

代谢并发症。获得性脂蛋白代谢缺陷改变了血清胆固醇水平［主要是高密度脂蛋白（high-density lipoprotein，HDL）和总胆固醇升高］，胡萝卜素水平也升高。血糖、蛋白质、氨基酸和胰岛素水平正常或轻度降低。有报道称代谢紊乱非常严重会出现严重低血糖症和昏迷。电解质异常包括低钾血症、低磷血症、低镁血症和高钠血症或低钠血症，在因饥饿导致脱水而引起的清除型神经性厌食患者中上述表现尤为明显。部分患者因过量饮水而出现低钠血症。

肌肉骨骼并发症。发生骨质减少和骨质疏松，并易导致骨折，严重时甚至发生椎体压缩骨折。神经性厌食导致的骨量丢失是多因素的，可能是由激素异常引起的，例如雌激素缺乏、皮质醇过多、生长激素抵抗以及营养缺乏。体重的恢复和月经周期的恢复与骨量丢失的逆转密切相关，均具有独立的影响。虽然单独口服雌激素 / 黄体酮治疗不是骨量丢失的有效治疗方法，但透皮雌二醇（与口服黄体酮一起用于子宫保护）是一种更具生理性的方法，已证实可改善女性青少年的骨密度（见下文讨论）。

胃肠道并发症。患者可能出现胃排空延迟、腹胀、腹痛、便秘和轻度肝转氨酶异常。

血液系统并发症。可出现可逆性骨髓抑制。患者可出现贫血、白细胞减少和（或）血小板减少。虽然轻度贫血很常见，但很少有铁、叶酸或 $VitB_{12}$ 缺乏。在并发血容量不足的情况下，贫血可能被掩盖，直到补液后才会被发现。

临床表现和病程

临床表现。神经性厌食患者通常会否认或最小化自己的病情，但他们的低体重可能会引人注目。患者可能会采取一种“更健康”的生活方式，包括素食、纯素、无麸质或低脂饮食。他们可能会仔细检查成分表或对能量有强迫症。患者通常声称感觉良好，似乎对自己的消瘦不在意。患者并不自诉饥饿，但可能诉睡眠困难、进食后腹部不适和腹胀、便秘、不耐寒和多尿。女性患者可能出现闭经。与其他处于饥饿状态的人不同，通常神经性厌食患者在营养不良非常严重时才会感到疲劳。大多数患者坐立不安，身体活跃，有些患者会过度锻炼。萎靡不振提示病情严重。患者可能因为不耐寒或为了掩饰自己的消瘦而穿厚重的衣服。

查体时患者通常非常瘦弱或憔悴，毛发稀疏。生命体征可出现心动过缓、低血压和低体温。皮肤可出现干燥、苍白或淡黄色（胡萝卜素血症的后果），面部和手臂上覆盖着纤细的绒毛（毳毛）。女性的脂肪分布模式消失，乳房可能萎缩，但腋毛和阴毛保留。可能存在肢端发绀。暴食型患者可能表现出清除行为的迹象（见下文讨论）。

临床病程。该病可能单次发作，也可能反复发作和缓解，或者以慢性病的形式出现。一半以上的患者因初次住院后体重增加而复发。大约 50% 的患者完全康复（即体重和月经恢复），30% 部分康复，10% ～ 20% 转为慢性。体重较低、病程较长、发病时年龄较大与不良结局相关。即使在体重恢复后，神经性厌食患者也可能有持续的体重问题、进食紊乱和社会心理问题。病程中，大约一半的神经性厌食患者会出现暴食和清除现象，常见与神经性贪食诊断交叉。在一般社区中，一生中神经性厌食患者过早死亡的可能性是同龄女性的 5 倍。自杀死亡的风险增加了 18 倍。大多数死亡是突然的，可能是由心律失常引起的。致命的低血糖昏迷也有报道。伴有代谢异常的低体重患者的清除行为可能具有更高的风险。

鉴别诊断

鉴别诊断包括一系列可能导致不明原因体重减轻的情况（见第 9 章）、继发性闭经（见第 112 章）、电解质紊乱伴血容量减少（见第 59 章和第 64 章）和骨质疏松（见第 164 章）。包括恶性肿瘤、慢性感染、消化道疾病（吸收不良、炎性肠病或肝炎）和内分泌疾病（如甲状腺功能亢进症、垂体功能减退、肾上腺功能不全、糖尿病）。中枢神经系统肿瘤在极少数情况下表现类似神经性厌食。可与神经性厌食混淆的精神疾病包括抑郁症、精神分裂症和强迫症（见第 226、第 227 和第 230 章）。

诊断检查

病史

对于不明原因体重减轻的患者应怀疑神经性厌食。应询问患者对体重减轻和增加的态度、期望体重和饮食习惯。患者可能表示害怕体重增加和体形不适当，并列出禁食的清单。他们可能会过度锻炼和称重。一个 24 h 饮食回忆比关于饮食的一般问题的答案更能说明问题。应询问详细的体重和月经史，包括体重开始下降的日期和情况、最低和最高体重、最近的体重变化以及最后一次正常月经周期。需要询问所有患者关于暴食、呕吐、使用泻药、利尿剂、减肥药和催吐剂的情况，并量化每天的运动量（过度锻炼是导致体重减轻的一个常见因素）。

询问营养不良症状（疲劳、皮肤或毛发变化、对寒冷敏感）、脱水（头晕、晕厥、口渴）、低钾血症（肌肉痉挛、虚弱、肌肉麻痹、多尿、心悸）和便秘也很重要。对于那些有清除行为的神经性厌食患者，重要的是询问胃灼热、腹痛和消化道出血情况。由于进食障碍患者的自杀风险增加，因此在初次就诊时必须筛查自杀行为（见第 227 章）。同样，由于这些患者中抑郁障碍、焦虑障碍和人格障碍的发病率增加，因此应回顾病史以确定提示性症状（见第 226、227 和 230 章）。探讨社会心理史，包括神经性厌食的家族史，可以为诊断及初始治疗计划提供重要信息。

体格检查

神经性厌食患者体检的重要目标是评估营养不良和脱水的严重程度，并检查并发症的进展。应特别注意营养和水化的一般状况，然后测量身高和体重（不穿便装，最好是在排空后测量）。检查血压和脉搏是否有明显的体位相关以及体温是否降低。检查皮肤有无苍白，有无脱发或肢端发绀。此外，详细的体检对于排除其他导致体重减轻的原因至关重要（见第 9 章）。应根据测量的身高计算理想体重，如果是儿童 / 青少年则应检查患者的个人生长曲线，然后确定理想体重的百分比，以衡量营养不良的程度并确定治疗目标。如果有先前的生命体征，回顾和比较有助于在就诊前了解患者的情况。

实验室检查

因为严重的容量、电解质和心律失常可能会使神经性厌食复杂化（尤其是同时为贪食的患者），因此需要获得全套血清电解质，包括磷、镁、淀粉酶、脂肪酶、hCG 加上血尿素氮、肌酐、尿液分析和带有心律记录的心电图。发现低钠血症提示水摄入过多、清除行为或抗利尿激素分泌不当。若发现心律失常或怀疑滥用泻药，则需要测定血清钙（加白蛋白）和镁。全血细胞计数、葡萄糖和肝功能的测定有助于初步评估饥饿的并发症，如血细胞减少、低血糖和脂肪肝。闭经应检测促性腺激素和雌二醇水平以评估下丘脑性闭经，检测催乳素、甲状腺功能和 hCG 以排除继发性原因（见第 112 章）。如果患者低体重或闭经 6 个月或更长时间，应进行骨密度测量，以检查骨质减少或骨质疏松（见第 144 和 164 章）。无法解释的体重减轻可能需要额外的实验室和影像学检查（见第 9 章）。

管理原则

神经性厌食可能致死，需要采取多学科方法，可能需要住院和门诊两个阶段的治疗。神经性厌食的治疗目标是停止异常的进食行为，养成健康的进食习惯，恢复体重，通过解决作为疾病一部分的心理问题来防止复发。体重恢复是治疗神经性厌食的首要目标，可能需要住院治疗，最好是在有治疗经验的精神科病房住院。

对于所有进食障碍，特别是神经性厌食患者，基层全科医生首要的管理目标是确定是否需要住院，识别并纠正任何潜在危险的代谢紊乱，设定一些可商定的基本目标，启动一些简单的行为措施，并及时安排转诊给擅长处理进食障碍的临床医生。鉴于神经性厌食具有潜在的生命危险，应尽快转诊。

确定住院的需要

临床医生需要决定护理的级别。病情不稳定的神经性厌食患者需要立即住院治疗。大多数因进食障碍入院治疗的都是神经性厌食患者。以下入院指征可适用于所有此类疾病患者：体重低于理想体重的 75%、心动过缓（< 50 bpm）、低血压（收缩压 < 90 mmHg）、低体温（< 96℉）、QTc 延长、体位性晕厥、晕厥、心律失常、电解质异常、消化道出血、顽固性呕吐、自杀、急性拒食以及门诊治疗无效。理想情况是由一个具有神经性厌食治疗经验的多学科团队来照护住院患者，以便在住院期间解决躯体和精神健康问题。

门诊管理

不符合紧急住院标准的患者可以考虑门诊治疗。那些有强烈改变的动机和有支持条件的患者可以在门诊环境中增加体重，但需要密切监测。其他支持条件较差的患者可能会从住院护理中受益。在门诊环境中，转诊进行适当的心理治疗至关重要。

有几种疗法会使神经性厌食患者短期内体重增加，但复发是很常见的，因此需要一种全面、多维度的方法。针对与家人生活在一起的青少年和年轻人的基于家庭的治疗，以及针对成年人的认知行为疗法（cognitive-behavioral therapy，CBT），有治疗神经性厌食最有力的证据支持。在基于家庭为治疗中，青少年或年轻人的父母承担着在家中断饥饿和再喂养的任务。CBT 则支持患者进行行为改变，使饮食正常化和体重增加。在这两种治疗中，体重恢复是第一步；一旦确定体重增加，就可以开始解决可能导致或参与维持疾病的情绪和信念问题（例如，瘦的重要性、低自我价值感）。两种治疗都有时间限制（20 ～ 40 个疗程，在 6 ～ 12 个月内完成）。

再喂养综合征的处理。再喂养综合征是一组代谢紊乱，可能因饥饿或严重营养不良的患者（特别是神经性厌食患者）恢复营养而发生。给这些患者重新引入食物可能导致磷酸盐、镁和钾的快速下降。伴随着细胞外容量的增加，可能会出现一些并发症。当再喂养期间增加每日热量摄入时，低水平的血清磷可导致横纹肌溶解、水肿、心脏运动能力下降、心肌病、心肺功能衰竭、急性肾小管坏死、谵妄和癫痫发作。因此，食物的引入是在密切监测的基础上进行的。在住院最初的 7 ～ 10 d，每天都要测量血清电解质，包括镁和磷。通常需要口服补磷，偶尔需要静脉注射磷。

再喂养可能导致液体潴留，特别是暴食型患者，这些患者可能因清除行为而导致血容量减少。液体潴留使容量状态复杂化；当血管内容量的增加超过了衰弱的心脏能力时，可能会出现充血性心力衰竭。此外，在为期数周的重新平衡期，也可能会出现暂时性的液体潴留和体重过度增加。足部水肿的患者可以通过穿弹力袜、下肢抬高、轻微的限盐来辅助治疗，并确认水肿是暂时的。因为利尿剂可能会加剧潜在的代谢和容量紊乱，即使存在水肿，也应避免在容量消耗的情况下使用利尿剂。

骨质减少的管理。体重增加和月经周期恢复是骨密度改善的独立预测因子。在达到理想体重 90% 的患者中，约 70% 在 6 个月内恢复月经周期。口服雌激素替代疗法并没有显示出对逆转闭经患者骨质减少的益处。然而，雌二醇和黄体酮经皮给药可有效改善女性青少年的骨密度，但不能使其正常化。对女性的其他研究表明口服雌激素 / 黄体酮与 IGF-I 联合、口服双膦酸盐以及特立帕肽都是有益的。然而，在这些疗法成为标准疗法之前，还需要进一步提供安全性和有效性的数据。

应优先考虑恢复正常体重和良好的营养，包括摄入足够的钙和维生素 D。鼓励保护骨骼的其他生活方式，如避免吸烟和过度饮酒很重要。虽然负重运动有益于健康人的骨骼，但神经性厌食患者过度锻炼会导致低体重和闭经，从而导致骨量丢失，而高强度运动会导致骨折。

患者教育

医生需要告知患者其疾病的严重性及其并发症。患者应了解神经性厌食是一种威胁生命的疾病，首要任务是保护生命。对于患者无法控制的行为，或者对于患者在躯体情况稳定后的无行为能力的抑郁症和自杀行为，可能需要精神科住院治疗。应详细解释进食障碍、症状和实验室异常以及骨密度结果之间的联系。对于神经性厌食患者，必须强调饥饿的后果和体重增加的必要性。还应告知患者康复是有希望的，动员他们开始治疗。

转诊指征

如前所述，有效治疗需要多学科的努力，可能需要一个协作的团队，包括心理健康和营养专家的照护。如前所述，在门诊环境中，转诊接受适当的心理治疗至关重要。这个团队可以由患者的主治医师或在治疗进食障碍方面有经验的专家进行协调。密切协调和沟通至关重要。应共同制定、商定一整套治疗目标，并与患者进行持续沟通。由于神经性厌食患者的治疗非常关键，所以治疗团队成员之间的合作对于确保足够的支持和减少临床医生的职业倦怠至关重要。

治疗建议

以下是针对基层全科医生的指南：

- 在首次就诊时，评估营养不良、脱水和电解质紊乱的程度，并决定是否应住院或在门诊进行治疗。
- 如果有必要，让患者住院治疗。
- 确定已排除体重减轻的其他原因及其并发症（见第 9、第 25、第 59、第 103 和 112 章）。
- 咨询精神和营养方面的专家，组织和协调多学科团队治疗。
- 对患者进行有关神经性厌食医学并发症的教育。
- 制定门诊治疗的医疗指南：
  - 最小可接受体重
  - 体重目标
  - 体重不足患者每周体重增加 1 ～ 2 磅（1 磅 = 0.454 千克）
  - 关于可接受运动方案的建议
  - 维持正常的电解质
  - 遵守同时进行的精神或心理治疗的规定
- 监测体重、生命体征（postural signs）、心律和电解质。
- 应用氯化钾治疗低钾血症。
- 监测骨密度，并就保护骨骼的措施进行咨询，教育患者骨量丢失的最佳长期治疗是体重恢复以及闭经的患者恢复月经，考虑转诊至内分泌科进行治疗。
- 预估和治疗再喂养和补液的并发症（水肿、便秘）。

非典型神经性厌食

DSM-5 将非典型神经性厌食定义为 OSFED，除低体重外，所有神经性厌食的标准均满足。典型的非典型神经性厌食患者可能是超重或肥胖患者出现体重的显著下降；这些患者可能表现出明显的肥胖恐惧症，高估体重和体形，并进行限制性饮食，从而导致体重下降。尽管客观上体重可能不低，但非典型神经性厌食的临床表现、病程和治疗与神经性厌食相似。由于在没有明确的低体重的情况下，患者及其家人可能更难认识进食障碍的严重性，因此基层全科医生提供有关体重骤减后营养不良风险的心理教育及告知治疗的重要性是非常重要的。

神经性贪食 [1-2,5,9,15-29]

神经性贪食的特征是反复发作的暴食，伴随不适当的补偿行为，这两种行为都发生于对体重和体形的过度自我评价情况下。暴食是指在短时间（如 2 h）内客观上大量进食，并伴有对进食失去控制的感觉。DSM-5 规定了暴食 / 补偿行为的频率为 3 个月内每周至少发生 1 次。

发病机制、病理生理学、临床表现和病程

发病机制

神经性贪食的病因尚不明，但可能是多因素的。在神经性贪食患者中，酒精和药物滥用的高患病率导致一些人推测神经性贪食是冲动控制障碍的一部分。抑郁症也是神经性贪食的一个诱因。神经递质代谢的变化和对抗抑郁药物的反应表明神经性贪食有生化因素参与。追求瘦的文化压力导致了对体重和体形的关注，从而增加发病风险。通常患病之前曾有过节食。当实验性饥饿的人恢复进食时，有时会观察到暴食，这导致人们猜测严格的节食会导致神经性贪食的发作。童年肥胖和青春期提前也会增加风险。神经性贪食在 1 型糖尿病患者中更为普遍，他们在暴食后可以通过抑制胰岛素来清除。伴有神经性贪食的糖尿病患者通常血糖控制更差、生活质量更低，糖尿病并发症的发生风险更高。

病理生理学

神经性贪食的躯体症状（见表 233-2）通常取决于存在的特定行为。但无论采用何种清除方法，下丘脑性闭经或多囊卵巢综合征引起的月经失调是常见的。其他内分泌合并症包括 1 型和 2 型糖尿病以及骨密度减低。

暴食的后果。虽然腹胀引起的腹痛很常见，但暴食并发症很少。已有报道急性胃扩张，但罕见。

慢性诱导性呕吐的后果。胃内容物反复反流会导致血容量减少和低氯性代谢性碱中毒。血容量减少患者出现头晕、晕厥、口渴、生命体征的体位性改变和血尿素氮升高。碱中毒和血容量减少的肾代偿导致钾缺乏和低钾血症，这可能导致心律失常、肌肉痉挛和无力、感觉异常、多尿和便秘。心电图上可以看到 T 波低平和 U 波。血清和尿液氯化物水平减低。

可逆的、无痛的腮腺肿胀可随慢性呕吐的发生而发生，常伴有高淀粉酶血症。还会出现不可逆的牙齿问题。牙齿反复暴露在胃酸中会导致牙釉质脱钙和侵蚀。牙齿变小，变色，对温度变化敏感。许多呕吐者有反流性食管炎的症状，但马洛里 - 魏斯（Mallory-Weiss）撕裂而引起的呕血并不常见，食管破裂罕见。有些患者使用伊米汀（吐根）催吐。长期使用可能导致可逆的近端肌病和潜在致命的心肌病。

滥用泻药的后果。滥用泻药是一种常见且潜在危险的清除方式。开始应用泻药可能是用于对便秘的治疗，持续应用是因为血容量减少引起的暂时性体重减轻。刺激性泻药是最常用的。结肠蠕动增加导致腹部绞痛，水样泻导致电解质丢失。可能引起血容量减少、低钠血症、低钾血症和代谢性酸中毒或代谢性碱中毒。也有报道钙和镁减低。快速导泻引起的肠黏膜刺激或痔疮进展可能导致直肠出血，并可能发生直肠脱垂。当停止使用泻药时，常见短暂的液体潴留、水肿和便秘。

滥用利尿剂的后果。患者使用利尿剂更多地是为了防止液体潴留，而不是为了减肥。使用利尿剂会导致低氯性代谢性碱中毒、低钾血症和血容量减少。也可能出现稀释性低钠血症。与那些呕吐和滥用泻药者相比，使用利尿剂的患者尿中钠和氯的水平并不低。当停止使用利尿剂时，会出现短暂的液体潴留。

临床表现和病程

典型的暴食发作需要秘密地摄入高热量的食物，而暴食发作之外通常避免这些食物。这种行为会产生内疚、羞愧和自卑感，然后出现补偿性行为，以抵消暴食的影响并防止体重增加。补偿性行

为包括清除（例如，自我诱导呕吐，滥用泻药、利尿剂或灌肠剂）和非清除（例如，过度或强迫运动、严格饮食或禁食）。

患者认识到他们的行为是不正常的，甚至干扰他人，但往往因为尴尬而隐瞒病情。与出现低体重的神经性厌食患者相比，神经性贪食患者的特征是体重保持在正常范围内或稍高，这使得疾病隐匿。

发现偷偷呕吐或滥用泻药可能较难。许多显著的体征是代偿行为的结果，包括眶周瘀点、罗素（Russell）征（手近端指间关节上的老茧）、腮腺肿大、上颚和后咽部损伤、龋齿和牙釉质侵蚀。临床表现通常可能由一种躯体并发症为主，如腹痛、腹泻、胃灼热、低钾血症、血容量减少或低钠血症。与呕吐相关的体征还可能包括手背擦伤、嘴角唇裂和牙齿变色。

伴发抑郁症、物质使用障碍、冲动和人格障碍的患者预后可能更差。死亡率低于神经性厌食，但高于同年龄段对照人群。

诊断检查

病史

鉴于神经性贪食患者有高度的羞耻感，敏感的评估方法至关重要。需要高度警惕神经性贪食的诊断，因为暴食和清除可能是隐蔽的，且没有体征用于诊断。4 个筛查问题很有帮助：

- 您是否曾偷偷进食？
- 您的体重是否会影响你对自己的感觉？
- 您的家庭成员是否曾患有进食障碍？
- 您目前是否患有或曾经患有进食障碍？

直接询问可能会从寻求帮助但羞于主动提供信息的患者那里获得病史。神经性贪食的线索包括对体重和食物的关注，饭后频繁去卫生间的病史，频繁的体重波动及清除后和脱水常见的表现（头晕、口渴、晕厥）或低血钾的表现（肌肉痉挛或虚弱、感觉异常、多尿）。此外，自我诱吐患者可能出现胃灼热，而滥用泻药患者可能出现便秘和液体潴留。当怀疑神经性贪食时，医生应直接询问暴食和清除的情况。

体格检查

体格检查应首先检查生命体征，以寻找血容量减少的证据。然后可以进一步寻找慢性自我诱发呕吐的迹象，如唾液腺肿大、眶周瘀点、手背擦伤或瘢痕、嘴角唇裂以及牙釉质侵蚀导致的牙齿变色。

实验室检查

最有用的是血清和尿电解质、血糖、血尿素氮、肌酐和心电图。滥用泻药者应测量钙和镁。血清和尿液电解质的检查有助于确定清除方式。低钾性碱中毒提示频繁呕吐或使用利尿剂。非阴离子间隙酸中毒提示滥用泻药。一些呕吐的患者否认是自愿的。在这些情况下，应排除慢性呕吐的器质性原因（见第 59 章）。如果患者有低体重或 6 个月及以上的闭经史，则应进行骨密度测量，以检查是否导致骨质减少或骨质疏松（见第 144 和 164 章）。

管理原则

首要任务是确定最佳护理地点。住院或门诊治疗取决于患者的躯体和情绪的稳定性。严重的代谢紊乱和自杀需要住院监测和治疗。大多数情况下门诊治疗是足够的。然后，注意力可以转移到解决导致疾病的行为上。

停止清除

首先是停止清除行为。患者教育起着重要作用。回顾他们行为的后果（例如，牙釉质的不可逆侵蚀、心律失常）以及使用泻药或利尿剂对实现真正减肥无效是停止清除的一个起点。当他们停止清除并开始进食时，同样重要的是警告他们可能出现短暂不适（例如水肿、便秘和腹胀）。由于开始出现严重便秘，可能需要逐渐减少泻药。

监测与处理电解液紊乱

对于清除患者，在每次就诊时检查生命体征、心律和血清电解质尤为重要。如果在第一次就诊时心电图显示 QT 间期延长（尤其是在开具具有潜在心脏或代谢影响的药物之前）需要复查心电图。

低钾血症患者需要补钾，必须给予氯化钾，以纠正持续低钾血症的代谢性碱中毒。应指导患者不再发生清除现象时服用补充剂，通常在睡前服用。维持正常电解质水平是继续门诊治疗的条件。不能通过补充剂维持正常的血钾水平的患者需要住院治疗。

精神药物干预

抗抑郁药可以降低暴食发作的频率，即使对没有合并抑郁症的患者也是如此，但与心理治疗结合使用时最为有效。抗抑郁药和 CBT 联合使用可能特别有效。广谱的抗抑郁药物可能有效。由于疗效、耐受性和安全性较好，SSRIs 通常作为一线药物；氟西汀（最高 60 mg/d）的疗效最好。除了改善进食障碍症状外，抗抑郁药还可用于治疗合并的焦虑和抑郁症。这些药物也可能有助于预防复发。SSRIs 的替代品包括 TCAs（如阿米替林、地昔帕明和丙咪嗪）、单胺氧化酶抑制剂（如苯乙肼和异丙嗪）和其他药物（如曲唑酮）。考虑到潜在危险的副作用，必须谨慎使用 TCAs 和单胺氧化酶抑制剂（见第 227 章）。由于增加癫痫发作的风险，禁用安非他酮。

转诊接受认知行为治疗和精神治疗

心理治疗对神经性贪食有很强的证据基础。CBT 疗法是成人暴食和（或）清除障碍的第一线治疗方法，对大多数人来说，它能有效地中断和减少暴食 / 清除症状。进食障碍的 CBT 治疗是一种门诊治疗，分为 4 个阶段，从心理教育和规律进食到解决维持机制和预防复发，设计超过 20 个疗程。治疗可以以个人或小组的形式进行，但自主指南和工作手册也有帮助且可用。对于情绪失调较明显的个体，辩证行为疗法也有帮助。此外，已证明针对青少年患者的基于家庭的治疗是有效的。

由于贪食通常发生于伴精神疾病的情况下（例如抑郁症、物质使用障碍、冲动或人格障碍），因此强烈建议精神病患者转诊，进行诊断咨询和可能的联合治疗。如果担心有自杀倾向，则需要紧急转诊（见第 227 章）。尽管需要转诊和联合治疗，与患者保持定期联系并建立关爱信任关系仍然可以帮助患者实现并维持康复。

建议

- 当女性青少年或年轻女性出现腹痛、腹泻、胃灼热、低钾血症、血容量减少或低钠血症时，要高度怀疑贪食。注意有无清除的依据：手背上的任何擦伤、嘴角唇裂和牙齿变色。
- 针对患者不愿讨论的问题，温和地讨论贪食的可能性，但询问一些筛查问题时要直接提问。
- 检查容量和电解质状况，如果处于危险的低水平，则住院治疗；否则，安排门诊治疗，纠正任何容量或电解质的缺乏，特别注意低钾性碱中毒和氯化钾的应用（见附录 32-1）。
- 安排转诊进行 CBT 和精神评估。
- 考虑给予 SSRI 抗抑郁治疗（如氟西汀，起始剂量为 10mg/d），特别是存在重性抑郁症时（参见第 227 章）。

阈下神经性贪食与清除障碍

许多患者出现暴食和（或）清除，但不符合神经性贪食的全部标准，符合其他特定的喂养或进食障碍（OSFED）定义。阈下神经性贪食患者暴食和补偿行为的频率低于每周一次，而清除障碍患者则会自我诱导呕吐或滥用泻药或利尿剂，但没有客观的暴食。因此，对暴食和清除或非清除性代偿行为的评估应该是标准的。这些 OSFED 疾病的监测和心理治疗方法与神经性贪食类似。

暴食障碍 [1-2,5,9,30-31]

暴食障碍的特点（现已在最新版本的 DSM-5 中正式确认）是反复发作的暴食（至少每周 1 次，持续 3 个月），伴有明显的痛苦和对进食失控感，并与单独进食、过快进食、不饿时进食或直到不舒服的饱食有关。患者在暴食后会感到内疚或厌恶，但不会清除、过度运动或禁食。暴食障碍比神经性厌食或神经性贪食更常见，尽管女性仍为多数，暴食障碍在男女患者之间的分布更平均。超重和肥胖者的患病率增加。这些患者合并精神疾病诊断的可能性增加，包括抑郁症、社交焦虑障碍、ADHD、PTSD 和酒精使用障碍。

发病机制、病理生理学、临床表现和病程

发病机制

虽然暴食障碍的神经生物学基础尚不十分清

楚，但有证据表明暴食障碍患者冲动和强迫行为增加、对奖励的敏感性中断及对食物有更多的关注。暴食障碍似乎在家庭中普遍存在，表明存在遗传易感性。暴食常常在青少年和青年期发展，这会导致体重增加，并导致社会孤立。一般暴食障碍在青少年或青年期发生，但在中年期更为常见。

病理生理学

暴食障碍的躯体并发症继发于超重和肥胖，包括高血压、高脂血症、2 型糖尿病和阻塞性睡眠呼吸暂停（表 233-2）。

临床表现和病程

在超重和肥胖人群，尤其是那些寻求减肥治疗的人群中，暴食障碍患者比例很高。常见于对体重和体形方面的担忧或过度评价以及对身体不满意者。患者可能白天限制饮食、夜间暴食，也可能经常吃东西（例如，一整天吃零食），偶尔会出现暴食。他们经常对自己失控的暴食发作表示苦恼、羞愧和尴尬。

目前仍未完全掌握暴食障碍的病程和预后。临床研究和基于社区的研究表明，总体结局较好，只有约 20% 的患者在 5 年随访中继续暴食。与神经性厌食或神经性贪食相比，复发似乎不常见。发病越早及对体重和体形关注越高预后越差，表明可能需要更多综合治疗。

评估

诊断的重点是病史，因为除了肥胖患者外，体格检查和实验室检查结果几乎都是正常的（见第 10 章）。最重要的是探察患者的进食经历，因为痛苦是该综合征的特征，在暴食后有内疚感、羞耻感，甚至厌恶感。

管理

与神经性贪食一样，通常在门诊治疗暴食障碍。认知行为疗法是暴食障碍（如上所述的神经性贪食）的一线治疗方法，可以以个人或小组的形式进行。对于体重 / 体形高估程度较低的个体，自助指南形式的 CBT 也可能有所帮助，建议对那些病情较轻的患者采用阶梯式护理模式。

尽管研究表明 CBT 疗法更有效，一些患者仍寻求药物治疗，而不是谈话治疗。药物治疗旨在减少进食冲动、暴食和消极影响。SSRIs 是首选，托吡酯或利血平可作为二线疗法。目前尚未确定药物治疗是否有效，CBT 和药物联合治疗尚未显示出比单独 CBT 更有效。

阈下暴食障碍

阈下暴食障碍与完全性暴食障碍相似，只是暴食的频率低于每周一次。CBT 和自助指南适用。

回避性 / 限制性摄食障碍（APFID）[1-2,5,9,32-36]

ARFID 是 DSM-5 的一个新的诊断，定义为进食模式在种类（避免某些食物或食物类型）和（或）容量（限制总量）上受到限制，并与以下一种（或多种）后果相关：低体重或生长迟缓、营养缺乏、依赖管饲或营养补充剂、社会心理障碍。在 ARFID 中，进食回避 / 限制通常是由感觉敏感性驱动的。害怕进食的不良后果和（或）对进食或食物缺乏兴趣。ARFID 可与其他躯体或精神疾病同时发生，进食回避或限制本身必须引起独立的临床关注才能达到诊断标准。

发病机制、病理生理学、临床表现和病程

发病机制

限制进食的理论基础与神经性厌食或神经性贪食不同。神经性厌食或神经性贪食患者的限制进食是由对苗条的强烈欲望驱动的，而这种欲望在 ARFID 患者中通常不存在。由于 ARFID 是一种新的诊断，研究不足，所以对其发病机制的了解相对较少。对于感觉敏感和食欲低下的人来说，回避性 / 限制性饮食模式通常是长期存在的，从儿童早期就开始了。遗传学研究表明，某些口味偏好或食欲可能是基于生物学的，但很可能后来由于食物回避或限制本身而变得根深蒂固。相比之下，以对主要不良后果的恐惧为特征的 ARFID 更容易晚发，并且可能与焦虑敏感性增加有关。

ARFID 的认知行为模型假设生物因素（例如，对味道、质地、低稳态或享乐性饥饿以及焦虑敏感性升高）增加对进食或食物的不良预测的脆弱性，

导致了回避性 / 限制性进食，进而导致身体或社会心理上的后果，从而维持不适当的饮食模式。

病理生理学

ARFID 患者限制热量摄入，导致营养不足以及与该状态相关的后果。此外，这些人避免吃某些食物或某些种类的食物，可导致宏量营养素和微量营养素缺乏。心脏和内分泌 / 代谢并发症（表 233-2）可决定临床表现。

临床表现和病程

考虑到食物回避的范围和整体营养的差异，临床表现有很大差异。一名患者可能消瘦或发育不良，而另一名患者可能体重正常，甚至肥胖。如果存在营养不良，急性发生时主要表现为疲劳、心动过缓、低血压和脱水。如果营养不良为慢性，则主要表现为低体重、低体温、便秘、闭经和皮肤变化（如脱发）。然而，这些症状和体征可能不像神经性厌食那样明显。

临床表型。已知 3 种临床表型：感觉敏感型、对不良后果恐惧型以及对进食或食物缺乏兴趣型。

感官敏感型。患者依赖美味的食物，更喜欢白色碳水化合物 / 淀粉（如面包、薯条、意大利面），通常不吃水果和蔬菜，限制肉类。食物选择基于食物的感官特性（例如外观、味道、质地、气味）。体重通常正常或超重，但可能存在严重的营养缺乏。

对不良后果恐惧型。患者可能在创伤后出现急性症状，并回避某种特定的食物（例如被食物噎住或导致呕吐或疼痛）。另一种情况是恐惧可能泛化为一类食物，甚至是所有食物。根据对食物的回避程度，需紧急关注有这种恐惧的患者。

对进食或食物缺乏兴趣型。那些对进食或食物缺乏兴趣的患者通常把吃饭描述成一件苦差事，他们可能很难保持健康的体重。

检查

应该询问完整的病史和营养史，并全面体格检查，包括生命体征和理想体重的百分比。实验室检查以病史和体格检查为指导，通常包括全血细胞计数、代谢组合、镁、磷、促甲状腺素和尿液分析。病史和体格检查为特定维生素和矿物质缺乏症的检测提供信息。例如，避免进食肉类和动物产品的患者可以进行维生素 B_{12}，锌和铁的检测、动物产品和（或）乳制品中核黄素 / 维生素 B_2 的检测及乳制品中钙和维生素 D 的检测。如果患者有低体重或闭经 6 个月或以上的病史，应该进行骨密度测量，以检查是否有骨量减少或骨质疏松（见第 144 和 164 章）。

管理

医疗管理

尽管对于体重极低或病情不稳定的患者可能需要住院治疗（见上文讨论），目前越来越多的人支持门诊治疗。ARFID 的后果，如低体重或肥胖，应做相应处理（见第 235 章）。一个门诊团队应包括治疗师和营养师，目标是体重正常化、恢复月经（如有必要）以及纠正任何宏量营养素或微量营养素的缺乏。一些患者可能需要营养补充；可以考虑服用刺激食欲的药物，如赛庚啶或米氮平。目前，美国 FDA 没有批准任何精神药物用于治疗 ARFID。

心理治疗

ARFID 的治疗借鉴了其他进食障碍和焦虑障碍的成熟的治疗方法。大多数现有的治疗方法的共同点是，包括关于 ARFID 的心理教育、围绕用餐时间的结构化支持以及接触食物和进食情况。其中一种针对 ARFID 的认知行为疗法（cognitive-behavioraltherapy for ARFID，CBT-AR）旨在以个人或家庭支持的形式提供给 10 岁及以上患者。治疗通过 4 个常见的阶段进行，提供关于 ARFID 的心理教育、个性化的认知行为模式、疗程中的行为暴露以解决维持机制、预防复发。其他形式的 CBT 和基于家庭的 ARFID 治疗也在开发中。除了心理治疗外，对于某些患者来说，转诊给职业治疗师或言语和语言治疗师也会有所帮助。

附录 233-1

夜食症

夜食症（night-eating syndrome，NES）是一种研究很少，但可能是进食和睡眠紊乱的重要形式。它的特点是早晨缺乏食欲和延迟进食，夜间进食和（或）晚餐后过量进食，占每日总热量的 25% 以上。人们经常在夜间醒来进食。患病率从一般人群的 1.5% 到非常肥胖人群的 25%，也可能发生于非肥胖个体中。夜食症通常不易诊断，但它对肥胖和睡眠紊乱的潜在重要影响值得关注。

表 233-3 夜食症的诊断标准 [a]

- 反复发作夜间进食，其特征是从睡眠中醒来后或在晚餐后深夜大量进食
- 进食的情节能够回忆
- 进食引起显著的痛苦或重要功能的损害

排除标准包括暴食障碍或其他精神疾病，以及可能更好地解释这种进食紊乱模式的疾病或药物治疗

[a] Adapted from American Psychiatric Association. Diagnostic and statistical manual of mental disorders. 5th ed. Washington，DC：American Psychiatric Association，2013.

病理生理学和临床表现 [1]

夜食症的病因尚不明，但人们注意到了一种独特的昼夜节律模式，包括醒来时进食、夜间褪黑素和瘦素水平减低以及血浆皮质醇水平失去正常的每日循环。这些激素和皮质醇释放激素的相互作用提供了潜在的病理生理学线索以及病情与情境压力的关系。膳食成分富含碳水化合物，这会增加 5-羟色胺和色氨酸的生物利用度，从而将其输送到大脑中（有助于恢复睡眠）。

NES 与神经性贪食和暴食障碍的不同之处不仅在于其主要发生于夜间，而且在于所消耗的能量远远少于贪食和暴食障碍患者。它不同于与梦游和相关疾病的进食行为。临床病程未知。

NES 与其他精神疾病（特别是抑郁症）以及焦虑和物质滥用之间存在高度相关性。NES 患者发生这些疾病的终身风险增加。研究者已经注意到 NES 与社会心理压力的关系。睡眠障碍常见，但它们是 NES 的原因还是结果尚不明；睡眠障碍也可能是经常并发的精神疾病（如抑郁症）的表现。NES 与肥胖的关系未明，但最初是作为减肥失败的一个原因被发现的。

诊断 [2]

目前，诊断仍以临床为主（表 233-3）。与其他进食障碍（见上文）和睡眠障碍（见第 232 章）的区别可能困难，而且这些障碍可能同时存在。NES 需要与夜游和相关的夜间进食区别开来，后者的警觉性受到影响，而且对事件有遗忘。使用有效的夜间进食问卷（Night Eating Questionnaire，NEQ）有助于诊断，得分 ≥ 25 的阳性预测值（positive predictive value，PPV）为 40.7%，得分 ≥ 30 的 PPV 为 72.7%。

管理 [3-5]

药物和非药物措施已试用于 NES。已经有许多治疗方法用于研究，包括药物治疗、认知行为治疗（CBT）、肌松和升高褪黑素的药物。数据相对有限，但少数随机试验的初步结果提供了一些指导。不要忽视识别和治疗任何并发的睡眠或进食障碍（如不宁腿综合征、睡眠呼吸暂停、重性抑郁症）。

药物治疗

鉴于推测 5-羟色胺能神经元在食欲、摄食和昼夜节律中的作用，已优先考虑 SSRI 药物用于这种进食和睡眠生物节律紊乱。在许多 NES 病例中抑郁和睡眠紊乱同时存在，强化了 SSRI 治疗的作用。随机安慰剂对照试验发现，与安慰剂相比，SSRI 显著改善了饮食行为、生活质量和体重减轻。这些结果导致专家建议对 NES 患者进行为期 2 个月的 SSRI 治疗，如果反应良好则持续治疗 12 个

月，随后尝试减量至停药。

褪黑素在睡眠 - 觉醒周期中的作用引起了人们对提高褪黑素水平和活性的药物的兴趣。尽管支持的证据仍然很少，有学者建议褪黑素和其他褪黑素激动剂，如雷美替安和阿戈美拉汀（在美国不可用）作为 NES 治疗选择。使用的理由包括与褪黑素使用相关的风险低。

非药物治疗

社会心理压力在 NES 中的作用表明，如果认为社会心理压力是一个诱发因素，就应该加以关注。渐进式肌肉放松训练在减轻压力和改善 NES 症状方面显示出优势。正在探索 CBT，但目前证据仍然非常有限，无法就其在 NES 中的最佳应用得出结论。目前正在探索将光疗作为未来的一种治疗选择。当患者出现影响生活质量的问题时需要转诊。

（闻　英 翻译，王晶桐　齐建光 审校）

第 234 章

药物使用障碍的管理

E.NALAN WARD

药物使用障碍已经达到了流行病的程度。美国最近关于阿片类物质使用的调查数据显示，在调查年度中，超过 1/3 的美国人口被开具了阿片类药物处方，其中 12.5%（近 1000 万人）报告了滥用，而这其中又有 16.7% 报告了符合阿片类物质使用障碍的滥用。患有药物使用障碍的患者为基层全科医生在诊断和管理方面带来了挑战，是美国最重要的公共卫生问题之一。药物使用障碍会引起高危的行为功能障碍，破坏人际关系，毁灭生命，在引起事故、犯罪、家庭暴力和劳动力丧失中扮演重要角色。静脉使用药物极大地助长了 HIV 和丙型肝炎病毒感染的传播。物质滥用合并患有精神疾病时对患者尤其具有毁灭性。大约一半有非法药物依赖的患者同时患有其他精神疾病。

由药品制造商赞助的低质量研究证据导致了在临床上可以自由处方阿片类物质用于疼痛控制的做法。阿片类处方药物的销量飙升，药物可及性增加助长了药物使用目的转移、滥用、成瘾、阿片类物质过量和死亡。这再加上非法生产的普遍可获取的芬太尼，已经造成了公共卫生事件。美国 CDC 报告称，每年死于处方止痛药过量的人比死于海洛因和可卡因的人的总和还要多。

处方镇痛药是最常见的导致滥用的起始药物，因此被认为是药物使用障碍的切入点。超过一半的人说他们是从家人或朋友那里获得这些药物的。大多数情况下，止痛药的来源是医生。非医疗处方的阿片类物质使用是海洛因和芬太尼以及天然阿片类物质过量相关死亡升高 4 ～ 5 倍的主要风险因素（图 234-1）。处方类止痛药滥用也是急诊室和住院病例的一个主要来源。作为卫生保健系统的第一线，基层全科医生不仅需要熟练地正确使用止痛剂治疗非癌症疼痛（见第 236 章），而且还需要具备对药物使用障碍进行识别和基本管理的能力。

定义（表 234-1）

共识精神病学定义和临床标准，正如在 DSM-5 中所表述的，将物质使用障碍（SUDs）定义为个人尽管有严重的某物质使用相关问题但仍继续使用这种物质所表现出的认知、行为，以及生理上的一组症状。物质滥用（非法、适应不良地或危险地使用一种物质）和物质依赖（强迫性、失控性和持续性寻求和摄入药物的行为，尽管其有严重的医疗、心理和社会后果）曾经被视为单独的诊断条目，现

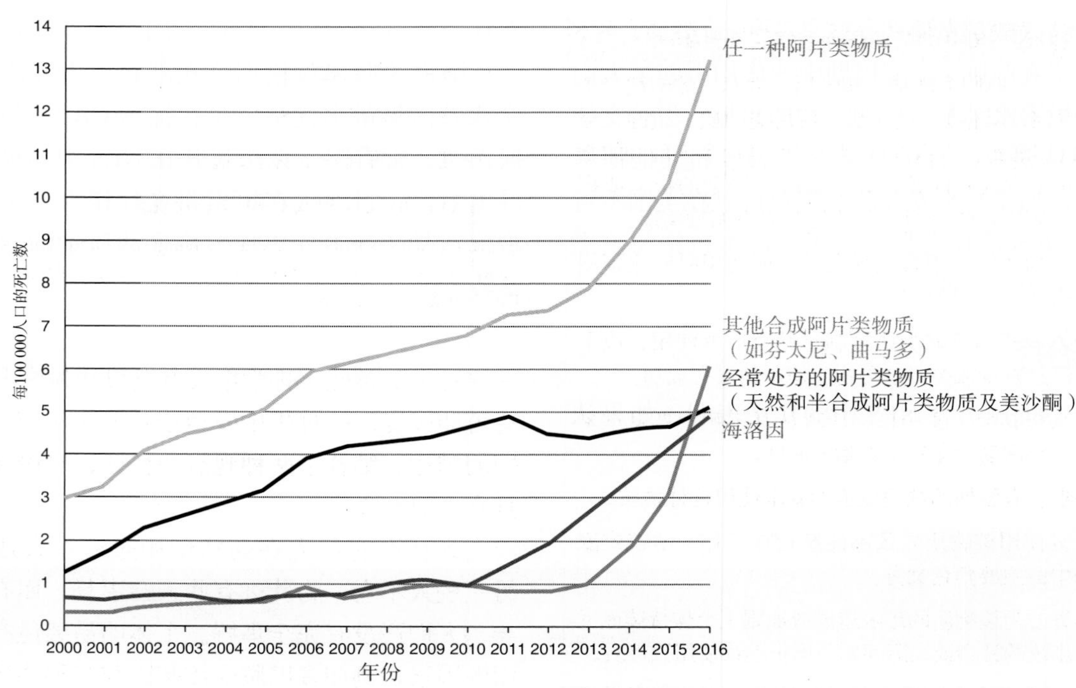

图 234-1　2000—2016 年美国涉及阿片类物质的药物过量死亡（Source：CDC/NCHS 2017）

在被视为 SUD 的表现。

近年来，研究人员研究了例如“滥用”“滥用者”和“成瘾”等词汇的影响，发现这些词汇会导致医疗卫生专业人员对 SUDs 患者的污名化和下意识的偏见，并建议放弃这些词汇。其他一些常用的术语保留下来并被仔细定义。成瘾可以和 SUDs 互换使用。躯体依赖是躯体耐受和躯体戒断的进一步发展，并不一定意味着成瘾或 SUD。

病因学、病理生理学以及临床表现 [1-21]

病因学、病理生理学以及临床表现概述

药物使用障碍是由生物 - 心理 - 社会因素引起的复杂疾病。成瘾会影响正常情况下是为了确保物种生存的大脑边缘系统奖励机制和抑制性控制中枢。随着易感人群长期接触药物，关键回路中的神经元发生分子学适应反应。中脑边缘多巴胺系统通过产生兴奋欣快感来提供对物种生存具有重要价值（如性行为）的强有力的强化行为。人们认为，最容易上瘾的药物（如可卡因、苯丙胺、阿片类物质、酒精和尼古丁）通过模仿或增强如多巴胺或内啡肽等内源性神经递质的作用，进入“大脑奖励机制”系统。据推测，能在中脑边缘多巴胺系统中产生这些适应性反应的药物。造成 SUDs 的核心症状。这些反应的子部分还会在其他神经元中产生适应性变化，从而导致躯体依赖。

当药物被停止使用时，人们会觉得没有它这个世界是无法忍受的。在这个模型下，SUD 患者的病态行为（如否认、操纵）会变得更容易理解。大脑中关键的行为动机系统已经被药物所侵占。没有药物，个人会经历强烈的负面情绪，无法感受快乐以及对药物有强烈的渴望。此外，药物会使大脑的抑制性控制系统失调，以至于即使有严重的后果，个体仍表现出对药物使用相关决策的抑制性控制能力减弱。随着时间的推移，反复使用药物，成瘾的人不再能从大多数人会从中找到乐趣的东西中体验到任何乐趣，而且对使用药品的强烈冲动失去了控制。

在过去的 30 年里，成瘾是一种疾病而不是一种习得行为的观点在医学界内外都占据了主导思想。该疾病模型源于对成瘾的神经病理生理学认识的不断发展，而且，在某种程度上也帮助减少了与成瘾相关的病耻感。然而，对学习神经生理学认识的进展已经开始把重点重新转向成瘾是一种习得行为的观点：它受外部诱因的影响，而且尽管其中有

表 234-1　其他（或未知）物质使用障碍诊断标准

A：对于一种不能归为酒精、咖啡因、大麻、致幻剂（苯环己哌啶及其他）、吸入剂、阿片类物质、镇静、催眠或抗焦虑药、兴奋剂或烟草类的其他令人陶醉的物质的使用方式有问题，导致临床上严重的损害或痛苦，表现为在 12 个月内发生至少以下两种情况：

1. 这种物质的使用量比预期更大或使用时间比预期更长。
2. 个体一直渴望减少或控制这种物质的使用，或是尝试过减少或控制这种物质使用而没有成功。
3. 在获得物质、使用该物质或从其影响中恢复过来的必要活动上花费了大量的时间。
4. 渴求、有强烈的欲望或迫切要求使用这种物质。
5. 反复使用该物质导致不能履行在工作、学校或家庭中的主要角色义务。
6. 尽管使用该物质的影响造成或加剧了个体持续或反复出现的社会或人际问题，但仍继续使用该物质。
7. 因为使用这种物质，重要的社会、职业或娱乐活动被放弃或减少。
8. 在对身体有害的情况下反复使用该物质。
9. 尽管知道个体持续或反复的身体或心理问题有可能是由该物质引起或加重的，但仍继续使用该物质。
10. 耐受性的定义为下述情况的任一条：
    a. 需要显著增加该物质的量以达到陶醉或期望的效果。
    b. 持续使用相同量的该物质，其造成的效果显著降低。
11. 戒断，表现为以下任一情况：
    a. 其他（或未知）物质的特征性戒断综合征 [参见其他（或未知）物质戒断标准集的标准 A 和标准 B]。
    b. 服用该物质（或一种相近的物质）以缓解或避免戒断症状。

如果是下列情况请说明：

在早期缓解：之前满足其他（或未知）物质使用障碍的所有诊断标准，在超过 3 个月但少于 12 个月的时间不再满足这些标准中的任一标准（除了标准 A4，“渴望，或使用物质的强烈欲望或冲动”可能仍然存在）。

在持续缓解：之前满足其他（或未知）物质使用障碍的所有标准，在 12 个月或更长时间的任何时间里不再满足这些标准的任一标准（除了标准 A4，“渴望，或使用物质的强烈欲望或冲动”可能仍然存在）。

如是下列情况请说明：

在受控环境中：该附加说明适用于个人处于对该物质的获取受到限制的环境中。

续表

说明目前的严重程度：

轻度：出现 2 ～ 3 种表现。

中度：出现 4 ～ 5 种表现。

重度：出现 6 种或 6 种以上表现。

一些强大的神经生理学触发和奖励机制参与，但仍有可能改变。一种折中模型涉及上述我们目前对成瘾的描述，结合了两种观点的特征，对诊断和治疗具有重要意义。

为什么有些人在药物使用过程中会成瘾，而另一些人不会，为什么有些人会康复，而有些人不会，人们还没有完全理解。个体的易感性有遗传方面的因素，例如多巴胺受体基因与多种物质依赖的联系。成长经历、慢性疼痛、目前的痛苦水平、复杂的社会因素（包括家庭和同伴关系），以及有益的替代行为的可及性，都是影响个人对药物成瘾易感性的因素。精神障碍是 SUDs 的一个重要危险因素，并使诊断和治疗复杂化（表 234-2）。

具体物质的病理生理学和临床表现——可卡因、苯丙胺和其他中枢神经系统兴奋剂

这些药物主要通过增加中脑皮质边缘系统（腹侧被盖区多巴胺神经元及其在伏隔核和前额皮质的投射）的突触多巴胺发挥作用。动物研究表明食物、性和成功等自然奖励会增加大脑多巴胺的水平，从而增加伏隔核的神经活动。多巴胺水平的增加会产生欣快和兴奋的感觉。这些药物产生拟交感神经效应的原因可能是它们增强了 5- 羟色胺和去甲肾上腺素的作用。可卡因特异性地与多巴胺转运体结合，抑制突触中多巴胺的再摄取，导致突触中多巴胺的聚积；它还会阻止去甲肾上腺素和 5- 羟色胺的再摄取。苯丙胺的作用主要是促进多巴胺释放；它也能减少多巴胺的再摄取，导致突触中多巴胺的增加。重复使用这些兴奋物质会导致神经元发生变化，导致强迫性使用以及药物耐受，并在突然停止使用药物时产生戒断症状。长期有害使用可卡因与 D2 受体利用率低有关。

表 234-2 药物使用障碍发生风险增加的人群

- 有物质使用障碍家族史的患者（特征是在很小的时候就开始使用药物）
- 有身体和（或）精神创伤史的患者（对女性患者来说，性创伤是一个重要的风险因素）
- 有先前存在的疾病和（或）精神状况的患者［共存其他精神障碍、疾病状态（如慢性疼痛）］
- 有特殊需要的患者［文化/环境因素和有限的接触和（或）使用治疗的机会以及社会对患者性取向的反应］
- 饮酒和服用处方药的老年患者（经常被忽视的药物使用障碍的风险群体，在主要照顾者层面没有进行有效筛查；多重用药是一个常见的问题）

Adapted from National Quality Forum（NQF）. National Voluntary Consensus Standards for the treatment of substance use conditions：evidence-based treatment practices—a consensus report. Washington，DC：NQF，2007，with permission. Copyright © 2007 National Quality Forum.

可卡因

可卡因是从古柯叶中提取，可以鼻内吸入、注射或烟熏。可卡因的俚语包括“coke”“snow”“flake”和“blow”。快克（crack）是一种盐酸可卡因粉末，经过加工后形成一种结晶体，通常会被吸食使用。据估计，美国有近 90 万人患有可卡因使用障碍。在 20 世纪 80 年代和 90 年代，可卡因非常流行，被广泛使用。在那之后，患有可卡因使用障碍者的概率从 0.6% 大幅下降到 0.3%。

临床作用和滥用模式。可卡因是一种高度成瘾的物质，会影响许多器官系统。它的作用几乎在单次用药后立即显现，并在几分钟到 1 h 内消失。起初，血管会收缩，瞳孔扩张，随后出现心动过速、高血压、发热和震颤。它产生欣快感、增加精力和自信，随后会出现不安、焦虑、敌意、性欲亢奋和偏执。静脉注射和烟熏吸入可以更快地达到更高的脑内水平；因此，这些用药途径被认为比鼻内“嗅吸”更容易上瘾。吸收越快，作用时间就越短。鼻内吸入产生的欣快感可能会持续 15 ～ 30 min，而烟熏吸入可能会产生更强烈、更快速的欣快感，持续 5 ～ 10 min。由于药物作用持续时间短，可卡因成瘾的人会发展过度使用的模式——他们会在短时间内大量反复使用药物以保持欣快感。

兴奋剂（苯丙胺、甲基苯丙胺、哌甲酯）

兴奋剂如苯丙胺和哌甲酯通常用于治疗注意缺陷多动障碍（ADHD），但也有一些是非医疗目的的滥用。当这些药物的口服量高于处方剂量，或压碎嗅吸或静脉注射使用时，是药物过量使用的表现。

甲基苯丙胺是一种与苯丙胺密切相关的非法的成瘾性兴奋剂。它是一种白色、无臭、味苦的粉末，它可以口服、鼻内嗅吸、静脉注射或通过加热结晶体吸入烟雾。其他俚语是“speed”“meth”“chalk”“ice”“crystal”和“glass”。甲基苯丙胺的作用时间比可卡因长，并且会对中枢神经系统（CNS）的多巴胺神经末梢产生毒性。由于其潜在的成瘾倾向和对健康与社会的毁灭性后果，它被认为是最危险的毒品之一。超过 170 万人滥用处方兴奋剂。在 12 年级学生中非医疗性使用处方兴奋剂的人数在 2013—2017 年间从 7.4% 下降到 5.5%。全国调查结果估计目前有超过 67 万人使用非法甲基苯丙胺。

临床作用和药物滥用模式。非医疗目的滥用处方兴奋剂是为了提高表现和获得欣快感。它们也可能被滥用为一种减肥剂、用来提神或增加注意力和专注力。低剂量使用时，它会提高觉醒度和身体活动，并产生欣快感和性欲增强。高剂量时，它会导致焦虑、易怒、失眠和偏执。由于作用时间较长，甲基苯丙胺的临床副作用与其对神经末梢的毒性作用有关。长期服用冰毒者会出现精神病样症状，包括偏执、幻视、幻听和妄想，有时会引起大脑功能和结构的不可逆转的变化、记忆丧失、攻击性或暴力倾向的行为，以及严重的牙齿问题（“冰毒口”）。有兴奋剂使用障碍的人发展为偏执型精神病的风险很高。

当长期使用导致成瘾时，可卡因和兴奋剂使用的患者可表现为神经过敏、食欲缺乏、体重减轻、抑郁、缺乏精力和营养不良。反复嗅吸可卡因会导致嗅觉丧失、鼻出血、吞咽问题、声音嘶哑和鼻中隔刺激。静脉注射可卡因者易发生感染、脓肿和败血症。他们身体上还会发现有“注射痕迹”，静脉注射可卡因的人感染 HIV 和病毒性肝炎等传染病的风险增加。这种风险不仅来自于共用受污染的针头和吸毒用具，还来自因兴奋状态而进行危险的性行为。

药物戒断。可卡因戒断时的强烈症状也被称为“让人崩溃的症状”。其特征为严重的病理性心境恶劣、抑郁、快感缺失、疲倦、嗜睡和对可卡因的渴望。冰毒和处方兴奋剂药物的戒断表现类似，长期的戒断症状可能会很严重，使患者失能。患者表现为快感缺失、嗜睡、没有精力和动力，以及无法处理日常生活的活动需求。

药物过量。过量使用可卡因或苯丙胺会导致心动过速、出汗或发冷、恶心或呕吐、高血压、高热、癫痫、谵妄、偏执、精神错乱、昏迷和心血管衰竭。已有可卡因使用时卒中和心肌梗死的报道。与可卡因相关的死亡往往是由心脏骤停或癫痫发作后呼吸骤停造成的。近年来，尽管使用可卡因的人数没有变化，因吸食可卡因过量致死的人数令人担忧地升高（增加了 50% 以上）了。使用可卡因但既往没有接触过阿片类物质而对后者没有任何耐受性的个体在不知不觉中就接触了污染有强效阿片类物质（如非法生产的芬太尼）的可卡因。那些不知道这一致命污染的人极有可能死于服药过量。

阿片类物质

“阿片类物质”一词包括天然阿片类物质（来源于罂粟树脂提取物的天然生物碱类和半合成阿片类物质）和非天然阿片类物质的阿片类（完全合成的药物，最初开发的目的是提供类似天然阿片类物质的镇痛作用，但没有一些后者的不良作用）。

天然阿片类物质与内源性 μ 阿片受体结合，产生镇痛效果和欣快感。它们影响呼吸、血压和觉醒状态，也有镇咳和止泻的特性。天然阿片类物质会产生一种初始为欣快感（“rash”），尤其是在静脉注射、吸入烟雾或捣碎使用之后，随后是一种宁静感，然后是困倦和精神朦胧状态。大量滥用会导致呼吸抑制、镇静和对运动控制能力丧失。当患者随着反复摄入而出现耐受性和依赖性时，就需要增加剂量以达到期望的欣快感。对天然阿片类物质呼吸抑制作用的耐受性大致平行出现。对天然阿片类物质引起的瞳孔收缩作用的耐受性不会产生。蓝斑处的神经元似乎对长时间天然阿片类物质暴露产生适应，当突然停用天然阿片类物质时，神经元以异常高的频率放电，从而引发了许多身体戒断综合征。

药物滥用的模式

海洛因、氢可酮和羟考酮。海洛因来自于罂粟种子，呈白色或棕色粉末，或呈黑色黏性物质。近年来，近 95 万人报告在过去 1 年滥用海洛因，这一数字有显著的增加。它可以注射、嗅吸或烟熏吸入。海洛因的英文别名包括“smack”“H”“ska”“junk”。处方止痛药在滥用时可以口服、压碎、嗅吸或静脉注射。特别是盐酸氧考酮（oxycodone HCl）控释剂，压碎后成为快速释放的药物。

与酒精不同，阿片类物质不会直接引起严重的器官病变。便秘是主要的副作用，可能成为一个严重的问题。尿急、瞳孔缩小、低血压和不孕不育也会在使用时发生。

如上述需要再次强调的是，在美国，大多数阿片类物质滥用涉及处方性阿片类物质的非医疗目的使用。羟考酮制剂（如奥施康定）位居榜首，氢可酮制剂（如维柯丁）远远排在第二位。然而，也值得注意的是，市面上有非法生产的芬太尼。这种非法生产的合成阿片类物质的效力据估计是吗啡的 1 万倍，而且比可用的处方药的效力还要大。它是与阿片类物质相关的死亡的主要原因之一，而且往往是无法再获得处方阿片类药物的成瘾者去获取药物的途径。除了芬太尼，在滥用的合成性阿片类处方性药物的清单上的还包括丁丙诺啡和美沙酮（第 236 章）。近年来，涉及阿片类止痛药的意外过量死亡增加了 5 倍，超过 20 万人死亡（图 234-1）。

慢性非癌性疼痛患者阿片类药物的使用。身体疼痛，特别是慢性疼痛，是阿片类药物滥用最常见的起始因素，占 60% 以上的病例。在患有慢性非癌症疼痛的患者中，有高达 32% 的人会出现成瘾障碍。事实上，慢性疼痛患者患重性抑郁症和焦虑障碍的比例高于普通人群，这使得这些人面临自我用药和滥用处方药的风险。

那些对这些药物使用失去控制的人可能会表现出能引起关注的行为。这种异常的药物相关行为（ADRBs）包括对即时释放阿片类药物比其他药物或任何其他方面的治疗更感兴趣。ADRBs 包括在不咨询临床医生的情况下服用过量剂量和增加剂量，坚持认为需要更高的剂量。打多个电话询问要求处方和尝试非计划就诊（典型情况是在办公时间之后或临床医生没有时间时）也是其特点，出现镇静状态或非法获取药物的情况（例如，通过多个临床医生、家庭成员、互联网、伪造处方）也是其表现。

影响因素包括对阿片类止痛药反应不佳（药物治疗失败）、出现耐受性和戒断症状。未经治疗的精神疾病如抑郁、焦虑和失眠等会影响患者对止痛药的反应。依从性不佳和为获取处方止痛药的升级行为的其他原因是药物转移。

鉴于阿片类药物在全国的流行情况，许多联邦和州机构以及专业医疗组织已经发布了处方修订实践指南，以努力减少阿片类镇痛药的处方数量。同样，许多州已经通过法规来加强安全处方教育，限制阿片类镇痛药处方的数量，并要求处方者检查在线处方监控程序。

临床作用和药物滥用模式

依赖性。由于阿片药物会产生高度的生理依赖性，因此需要反复使用该药物以防止戒断症状出现。静脉注射是一种广泛使用的给药方法，通常需要共用针头。这导致丙型肝炎、HIV 感染、心内膜炎、骨髓炎、局部注射部位感染，以及其他非无菌自我注射的并发症。海洛因使用障碍增加死亡率和发病风险。一项经典研究在 1962—1997 年跟踪调查了 581 名海洛因成瘾者。到 1997 年，282 名男性死亡，平均年龄为 47 岁。海洛因过量和慢性肝病（与乙型肝炎、丙型肝炎和酗酒有关）分别引起 17% 和 15% 的死亡。

药物戒断。一般来说，在阿片类药物使用少于 2 周的情况下，临床显著的戒断症状不会发生，除非该人以前有阿片类药物依赖。阿片药物戒断在身体和心理上都会非常不适。多种因素影响戒断症状的严重程度，如特定药物的使用（长效与短效）、每日使用总量、使用时间和规律、心理和个人因素。

海洛因依赖者可在最后一次服药后 6 ~ 12 h 开始出现戒断症状，表现为流泪、流涕、打哈欠、出汗，随后出现睡眠障碍、瞳孔扩大、渴求药物、食欲缺乏、毛发直立（“鸡皮疙瘩”或“像冷火鸡”）、易怒、心动过速、高血压、震颤、恶心、呕吐性腹泻、寒战、发热、躁动和严重的肌肉痉挛。

蓝斑区域的去甲肾上腺素能神经元的过度活跃导致血压升高、心率增快、呼吸增快、出汗和腹泻，而阿片类受体中的环磷酸腺苷的增加和腹侧被盖区多巴胺神经元的变化似乎是引起烦躁、渴望和复发的原因。

药物过量。过量服用阿片类药物可能会因呼吸抑制而致命。过量用药最常见的情况是，海洛因药剂比患者习惯的药剂更纯、脱毒后耐受水平计算错误、使用者缺乏经验，或阿片制剂与其他中枢神经系统抑制剂混合使用。如上文所述，非法生产的芬太尼的效力明显高于海洛因和处方芬太尼，这使得它成为过量使用的主要原因。

镇静催眠药

镇静催眠药物包括苯二氮䓬类、巴比妥类和类巴比妥类药物（如格鲁米特、乙氯维诺）。这些药物能增强脑内 γ- 氨基丁酸（GABA）受体的抑制作用。因为乙醇同样影响这些受体，同时使用乙醇与显著镇静作用有关。

苯二氮䓬受体激动剂

苯二氮䓬类和非苯二氮䓬类受体激动剂通常处方用于失眠的短期治疗（见第 232 章），苯二氮䓬类还用于焦虑障碍（见第 226 章）。在过去的 20 年里，它的使用量几乎翻了 3 倍。苯二氮䓬类药物长期使用的依赖和滥用已被很好地描述，但这些也可能发生在慢性非苯二氮䓬类药使用中，尽管程度较轻。既往有 SUD 病史的患者风险最大。这些药物在长期治疗后必须慢慢减少剂量。高效、短效化合物（如阿普唑仑、三唑仑）比低效、长效化合物（如地西泮、氯氮䓬）更容易产生依赖性。氟硝西泮是一种在俱乐部中被滥用的快速作用的苯二氮䓬类药物，与强奸有关——当与酒精混合时它会导致镇静和顺行性遗忘。患有致残性焦虑症的患者可能需要在小心监测的情况下长期服用苯二氮䓬类药物（见第 226 章）。

巴比妥类

与苯二氮䓬类药物和其他类似作用的化合物相比，巴比妥类药物出现药物滥用、过量使用和药物相互作用（通过诱导肝微粒体酶）的可能性更大。巴比妥类通常用作抗惊厥药物和治疗头痛，苯巴比妥对治疗酒精和苯二氮䓬戒断症有用。

临床作用和药物滥用模式。当滥用时，这些镇静催眠药产生去抑制作用，这看起来非常类似于酒精中毒，通常随后出现口齿不清、不协调、步态不稳、眼球震颤和注意力或记忆障碍。当大量使用时，可能导致严重镇静、木僵和昏迷。

过量服用巴比妥类会引起呼吸抑制和昏迷，并可能导致死亡。苯二氮䓬类药物单独过量服用不太可能致命，但与酒精或阿片类药物联合服用时，可因呼吸抑制导致死亡。据信，超过 30% 的阿片类药物过量涉及苯二氮䓬类药物，因此，包括苯二氮䓬类药物和阿片类止痛药在内的产品都有一个黑框警告，警示同时使用这些药物的危险性。

停止使用镇静催眠药物会引起心动过速、高血压、发热、震颤、反射亢进、焦虑、不安、失眠和厌食症。可发生惊厥和谵妄，而且可能很严重。与阿片药物戒断不同，镇静催眠药物戒断可能是致命的。

大麻

大麻是由大麻植物（大麻草）的干叶子和干花制成的。这种精神活性成分 Δ-9- 四氢大麻酚（THC）通过与大脑的内源性 THC 受体结合而起作用，该受体的正常功能尚不清楚。在过去的 10 年里，高 THC 含量的大麻植物的克隆选择过程显著地提高了在街上出售和合法售卖的大麻的效力。大麻通常是烟熏吸入，虽然它偶尔也口服摄入，并产生一种放松的感觉、轻微的欣快感，并增加了社交性。躯体症状和体征包括轻度心动过速、口干和结膜充血。尽管人们普遍认为大麻无害，在某些特定的医疗情况下可能有用，但使用大麻仍与药物依赖和戒断有关。

临床作用和药物滥用模式

最常见的短期不良后果是急性恐慌反应，这可能发生在以前未吸食过大麻的人，特别是在他们吸食了强效大麻之后。大剂量的强效大麻会产生幻觉、偏执和谵妄。

长期大量使用的个体表现为认知障碍，如短期记忆困难和注意力不集中、反应时间减慢、运动协调受损、判断力和决策能力改变。长期使用也可能损害睾酮分泌，导致男性乳房发育。早期年龄段使用大麻（17 岁之前）、同龄人压力以及获得和使用大麻的社会环境是滥用其他药物和发生毒品相关问题的重要危险因素。

长期使用大麻会导致成瘾，其戒断综合征以易怒、睡眠问题和焦虑等症状为特征。随之而来的渴望使得长期吸食大麻的人很难戒掉它。其他不良后果包括记忆和注意力的神经认知损伤，影响学习成果和工作表现。生活满意度下降和呼吸系统问题（慢性咳嗽和支气管炎）也有报告。长期大量使用与精神分裂症易感人群的发作或复发有关，可能还会加剧他们的症状。没有出现表明抑郁或焦虑的风险会增加的证据。大多数使用者认为副作用的风险比报道的要小得多。

致幻剂

致幻剂，或致幻化合物，是一组结构多样的化合物，似乎通过模仿 5- 羟色胺在其某些受体亚型的作用来发挥作用。最广泛使用的致幻剂是吲哚烷基胺化合物，包括 D- 麦角酸二乙胺（LSD）、苯环利定（PCP）、裸盖菇素（神奇蘑菇的有效成分）和麦司卡林。致幻剂似乎不会造成躯体成瘾。它们的主要危险与它们产生的中毒状态有关，在这种状态下判断力明显受损，可能出现恐慌反应。这些使个人倾向于出现事故、暴力和自杀（可能是无意的）。

D– 麦角酸二乙胺

LSD 产生拟交感神经和感知作用。拟交感神经效应，如脉搏加快、血压升高和瞳孔散大，通常先于感知觉变化，后者包括视错觉、幻觉、感觉形态混淆（通感）、人格解体和时间知觉改变。大多数 LSD“旅途”会持续 8 ~ 12 h。裸盖菇素和麦司卡林的主要作用与 LSD 相似。

使用迷幻剂最常见的直接副作用是恐慌反应或“糟糕旅行”。极度激动或谵妄很少发生，尽管它经常是由于暴露于其他药物或掺假药物，特别是苯环利定时出现的。在这种情况下，应进行毒性成分检测。使用致幻剂后出现精神病性发作的患者很难与真正的精神病患者鉴别。一般来说，精神障碍史是在使用迷幻剂之前。闪回，是由短暂的、反复出现的幻视或幻觉组成，可在使用迷幻剂后数月或罕见情况下数年发生。

苯环利定

像其他致幻剂一样，PCP不会在人类中产生躯体上的戒断反应模式，但观察到一种心理上的戒断综合征的出现，包括抑郁、渴望和疲劳。该物质最重要的是各种各样的中毒和药物过量的表现，包括不同的行为和心理表现（谵妄、精神病样症状、紧张症、躁狂、抑郁、极度激越和暴力）或生理表现（眼球震颤、高血压、心动过速、可能导致横纹肌溶解的反射亢进、肾功能衰竭）。行为和生理上的反应可能同时发生或分阶段发生，使诊断和治疗复杂化，它们可能发展为危及生命的木僵和昏迷，此时患者对疼痛没有反应。详细的病史资料是必需的，同时在紧急的临床情况中要不断保持对PCP中毒可能的警觉性。

俱乐部滥用药物

舞蹈俱乐部和通宵舞会的参加者通常使用许多具有精神活性和兴奋作用的药物来“增强”他们的体验。

摇头丸（亚甲基二氧苯丙胺，MDMA）

摇头丸是一种具有精神活性和兴奋特性的合成药物。它是口服吸收的，即时效果持续3～6 h，而残余反应（焦虑、认知障碍、偏执）可能会持续数周。在俱乐部环境中，人们使用MDMA是因为它的去抑制作用，这可能会引起欣快感和幻觉。这种物质有催欲素之称。MDMA还会引起肌肉抽搐和夜磨牙症。在通宵舞会（狂欢）中使用可导致死亡，原因是该药物加上长时间的高强度运动、缺水、体温过高和横纹肌溶解症。MDMA对5-羟色胺能神经元有不良影响。该药物使用造成的危害已经引起了人们的担忧。

氯胺酮

这种麻醉性药物正在被探索用于治疗难治的重性抑郁症（见第227章），但目前已经被滥用为俱乐部药物（“维生素K”“特殊K”），因其镇静、致幻和欣快的特性而流行。它类似于PCP，但作用时间较短。高剂量时，它会产生心动过速、高血压、健忘、谵妄和运动障碍；药物滥用者还可表现为胸痛和横纹肌溶解。可能会出现闪回，记忆力可能会受损好几天。

GHB（1,4-丁二醇/γ-羟基丁酸）

丁二醇是一种麻醉剂，摄入后转化为γ-羟基丁酸（GHB），这是抑制性神经递质GABA的活性代谢物。它有麻醉的特性，并引起欣快感和性抑制解除的感觉，使它成为一种流行的俱乐部毒品，被称为“GHB”“严重身体伤害品”“G”“液体摇头丸”和“Georgia家男孩”。在美国之外，这种药物被用作麻醉剂。来自美国国内的来源包括γ-丁内酯（GBL），它已作为一种补充剂在保健食品店和互联网上出售；它在摄取后会转化为GHB。也可以用GBL和氢氧化钠混合生产GHB。毒性反应包括呕吐、呼吸抑制、惊厥、短暂昏迷和死亡。成瘾和戒断也有报道。

酒精和烟草

见第54和228章。

诊断和检查[22-33]

物质使用障碍（SUD）的筛查

考虑到SUD的流行、有害的健康后果和可治疗性，应将其作为成年人常规预防和健康维护体检的一部分进行筛查。需要特别注意那些有提示性病史或体格检查结果的人（见下一节）。

筛查的有效性已被广泛证明优于常规医疗建议或非特异性的酒精或药物滥用的咨询。当与转诊和治疗相结合时，它可以降低药物和酒精使用的频率和严重程度，降低创伤风险，并增加进行药物使用障碍专科治疗的患者比例。

筛查和评估工具

预筛查在忙碌的基层医疗实践中是有用的。物质滥用和精神健康服务管理局（SAMSA）建议了一种有两个问题的筛查方法：

1.“在过去的一年里，你有没有尝试过减少酒精、毒品或药物的使用？”

2.“你是否比预期更多地饮酒、吸毒或服用药物？”

筛查工具在诊断那些在预检中引起关注的人

时是有用的。这些评估工具还有助于识别特定物质的使用、风险级别和严重性（程度从问题性使用到 SUD）。以下是在基层医疗环境中使用且经过最佳验证的工具：

- 药物滥用筛查测试（DAST-10）——经典工具。它不涉及滥用处方止痛药。
- 涉及酒精、吸烟和毒品的筛选测试（ASSIST，见 http：//www.sbirt.samhsa.gov）。
- 改进的在基层医疗环境下临床医生用酒精，烟草和药物使用筛选工具，来自于国家药物滥用研究所（NIDA）。
- 烟草、酒精、处方药和其他物质的使用（TAPS）。

TAPS 是评估工具的最新迭代。它包括筛查部分（TAPS-1），然后对筛查阳性的人进行简要评估（TAPS-2），消除了对使用多种筛查和评估工具的需要。

无论筛查工具的类型如何，在“问题性使用”或“高风险”评分的患者中，都应该以不带评判的、中立的方式提供与特定药物使用的躯体和精神病性影响相关的科学信息。临床医生应留出时间回答患者的问题，并评估患者的反应，以确定患者对做出改变的意愿或是否做好准备改变。公众和临床医生可在专家撰写的基于循证证据的政府网站（如 http：//www.drugabuse.gov/publications/by/6/drugs-abuse）上获得关于药物、其影响和治疗选择的信息；这些网站的信息可以下载，并在就诊期间交给患者。卫生保健提供者的资源和教育材料可在 https：//www.drugabuse.gov/ nidamed-nidamed-medical-health-professionals 处获取。

根据准备的程度，临床医生应该随时准备提供帮助和协助。这种帮助可能从提供自助团体的会议信息到更传统的药物滥用的治疗选择上。对于有兴趣了解更多关于如何停用药物的患者，应该给他们提供关于某种药物的戒毒信息，以及可以去的门诊或住院戒毒机构的信息。这些信息可以在 1-800-662-HELP 或 findtreatment.samhsa.gov 上找到。对于那些对他们的药物使用感到矛盾或戒备心理而无法谈及戒除主题的患者，重要的是临床医生要认识到这一事件的困难，并在接下来的就诊中跟踪讨论这一问题。

诊断

要符合 DSM-5 对 SUD 的诊断标准，必须进行包括病史、体格检查和实验室检测在内的仔细的医疗检查（表 234-2）。

病史（表 234-3）

问有关吸毒的问题通常是一个充满情绪的问题。获取病史的最佳方法是在基层医疗环境中筛查每位患者的酒精、烟草和非法药物使用情况。筛查应作为常规就诊的一部分进行，并应适用于所有人，无论年龄和性别差异。采用一种不加评判的方法获得准确的病史和建立治疗关系的重要性再怎么强调也不为过（见 http：//www.niaaa.nih.gov）。

除了在筛查中获得的信息外，患者可能还有其他行为、心理或社会学改变或问题可能指向药物使用的可能性，比如最近婚姻或家庭关系困难、无故缺勤、失业、学业成绩下降、债务、法律问题，家庭服务介入、焦虑、敌对或易怒的行为、多次急

表 234-3 提示有物质使用障碍的病史和体格检查发现

物质	病史	体格检查发现
阿片类	发热 HIV 感染 乙型病毒性肝炎	针头注射印记、瘀点、心脏杂音 淋巴结病、皮疹 黄疸、肝大 / 压痛
	肺炎、结核	肺实变
镇静剂	抑郁 惊厥 嗜睡、健忘	精神运动性抑制、悲伤 可观察到肌肉痉挛 认知损害、言语不清
兴奋剂	躁动 鼻塞 卒中、局灶性功能障碍 胸痛、梗死 晕厥、心悸	谵妄 鼻中隔穿孔、黏膜水肿 新出现的神经功能缺损 新出现的 S4 奔马律、单一的 S2 心律不齐、心脏扩大、S3
致幻剂	精神病、幻觉 男性患者乳腺增大	思维混乱 男性乳腺发育
酒精	见第 228 章	
任何药物	戒断综合征	震颤、心动过速、激越、发热

Adapted by permission from Springer: Shine RD. The diagnosis of drug dependence by primary care providers. J Gen Intern Med 1991；6（Suppl）：S32.

诊就诊、寻求药物的行为、频繁换医生、明显的认知障碍，以及在药物影响下开车。病史采集还应包括获取任何过去或目前任何有可能造成药物滥用和ADRB的处方药物的信息。应把来自国家处方监督项目的信息包括在评估中。

认识老年人的药物滥用障碍可能具有挑战性，因为他们社会孤立的可能性更大，而且由于退休，特别是独自生活而很难被其他人识别出来。此外，自我意识随着认知功能的减弱而下降。由于与年龄相关的药物代谢率的降低，对药物剂量不良影响的易感性增加，而这些药物剂量以前可能是耐受性良好的——但在没有发生耐受性的情况下，SUD即可能会出现。戒断症状可能更加不易察觉，可能仅表现为意识混乱。牢记药物滥用在老年人中很常见（尤其是在酒精使用方面），其表现可能不典型（车祸、跌倒、认知障碍、未能赴约），这对于确保能够发现问题和准确诊断有帮助。

当确定有药物使用的问题时，进一步具体的询问旨在获取更多的信息，包括首次使用药物的年龄，最后使用情况，使用途径，频率，耐受的症状，戒断问题，减少药物使用的困难，获取和服用药物所花费的时间，对社会、身体健康和精神功能的影响；以及尽管认识到了不利的后果仍继续使用的情况。治疗史、戒断的时间、过去最长戒断药物的时间、如何戒断的，以及复发的情况为关于药物使用问题的进展和严重程度提供了信息。

体格检查（见表234-3）

体格检查应包括对静脉用药的表现的检查（例如发热、心动过速、黄疸、针扎痕迹、手部水肿、心脏杂音、血栓性静脉炎、脓肿）。其他需要检查的体征包括高血压、瞳孔收缩、鼻中隔溃疡和穿孔、黏膜充血、男性乳房发育、淋巴结肿大、肝大、震颤和认知障碍。不太特异但更常见的线索包括卫生较差或外表蓬乱、营养不良、警觉性或交谈方式的变化。

实验室检查（见表234-4）

当怀疑有问题性物质使用时，通过尿液、口腔或血液检测进行毒理学筛查可能是有帮助的。尿液药物筛查测试对监测治疗中的患者也很有用。对于有酒精使用问题的患者，最好检查血液水平或使用体内酒精量测定器。对于可能滥用阿片类药物的个人，需要进行尿液或口服毒理学检测。除了检查阿片类药物外，分别检查美沙酮、丁丙诺啡和芬太尼也很重要，因为这些药物在常规尿检中不会显示阿片类药物阳性结果。同样，大多数常规的尿液毒物学测试也不能检测到半合成阿片类药物，如羟考酮和氢可酮。可能需要进一步具体的检测方法来检测尿液中的这些物质。（如需深入信息，请参见参考书目：ASAM Appropriate Use of Drug Testing—Guidelines for Clinicians.）

表234-4 尿液药物测试

物质	测试时间窗
酒精	12 h
可卡因	24 ～ 72 h
苯二氮䓬类	24 ～ 72 h
海洛因	24 h
美沙酮	72 h
丁丙诺啡	72 h
苯丙胺	48 h
大麻	3 ～ 30 d
苯环利定	3 ～ 10 d

根据临床情况，应考虑获取完整的血细胞计数和分类计数、血液化学分析、肝炎诊断系列指标、HIV和梅毒血清学、女性妊娠试验、结核菌素皮肤试验、X线胸片和心电图（40岁以上患者）。

治疗原则[34-58]

整体方法（表234-5）

SUDs最好理解为慢性、复发性、进展性的疾病。根据SUD的神经生物学模型，这种疾病的特征是对物质使用失去控制，执行功能受损，以及应激系统功能不良。患有SUD的个体表现出控制药物使用无能。持续不断的药物使用冲动和令人不快的戒断症状加剧了强迫性使用。尽管面临着过度用药的后果，个人“就是不能停止”，部分原因是由于决策功能受损。此外，长期的药物使用会导致大脑某些区域发生变化，削弱一个人承受痛苦的能力。个人努力挣扎着去管理有压力的生活状况

表 234-5　国家质量论坛批准的管理方法

1. 物质使用障碍的识别
   - 使用有效的筛查工具：
     - 酒精使用障碍的筛查、简要干预以及转诊治疗（SBIRT）
     - NIDA 快速筛查：在基层医疗环境下医生对于毒品使用的筛查工具
   - 根据物质使用障碍的 DSM 标准的诊断和评估
2. 治疗的开始及患者的持续参与
   - 使用 SBIRT 和 NIDA 快速筛查进行的简短干预
   - 促进治疗中的患者参与：
     - 动机性访谈
     - 自助小组
     - 基于家庭的支持小组
   - 戒断管理（戒毒）
3. 治疗物质使用疾病的干预性措施
   - 心理社会干预：
     - 门诊小组治疗
     - 个人物质滥用咨询
     - 家庭治疗
     - 住院治疗和康复项目
   - 药物疗法：
     - 阿片类药物激动剂治疗，例如丁丙诺啡／纳洛酮或美沙酮治疗
     - 纳曲酮、阿坎酸、双硫仑、托吡酯以及纳曲酮注射液
4. 物质使用疾病的持续治疗管理
   - 在基层医疗机构或物质使用障碍专科诊所的案例管理

Adapted from National Quality Forum（NQF）. National Voluntary Consensus Standards for the treatment of substance use conditions：evidence-based treatment practices—a consensus report. Washington, DC：NQF，2007，with permission. Copyright © 2007 National Quality Forum.

和负面情绪而无法成功，从而导致进一步的物质使用。经过一次成功的阶段性治疗（如住院戒毒）之后，患者仍然有高风险的复发可能。尽管如此，复发率并不比其他慢性病（如糖尿病、高血压和哮喘）高。

重新使用物质应被视为疾病的复发，而且是一个让患者参与到治疗中来的机会而处理，而不是患者道德沦丧。可以参考慢性病管理策略。在这一模式中，建立互信是最重要的优先级。在提供基层医疗的医生与正与阿片类药物成瘾作斗争的个人之间的互动的研究中，人们已经记录到了很多相互不信任的关系。在患者的动机阶段，非常适合采用积极主动但非敌对性的方式，这有助于建立相互信任。

让患者接受治疗：匹配动机和方式

即使是对于存在严重使用障碍和高度否认的患者，成功干预的最好机会是使患者的动机状态与治疗方法相匹配。这可以通过使用标准化的行为的阶段变化结构模型来实现行为的改变。

在前意向阶段，患者没有意识到这是一个问题，一种标签性的、强制性的方法行不通。最好的策略是同理心地向患者展示药物滥用可引起的问题（如肝病或失业）。即使面对患者的抗拒，移情的、不加评判性的方法也往往会让患者愿意更开放的讨论。

在意向阶段，患者已经意识到这个问题但对于停止药物使用犹豫不定，这时的治疗策略是利用这种矛盾的心态，向患者阐明药物使用的危害。同样，在计划阶段，治疗应是设计用来帮助患者和家属制定具体的改变的实施步骤。然后，在支持下的行动阶段（匿名戒酒会就是一个很好的例子），患者进行行为改变，从而戒断药物。

在维持阶段，重点是预防重新使用物质：应在患者又回到前意向阶段之前检查发现高危行为并进行改变。保密很重要，但在根据行为改变的不同阶段配合治疗时，将家庭成员包括在内是很有用的。强硬的对抗几乎总是会导致对治疗的抵抗增加和退出治疗。把有关转诊资源的信息随时放在手边有助于充分利用患者的动机帮助患者。虽然成瘾的处于兴奋状态的患者会丧失判断力和洞察力，他也通常能记起一个有同理心、不带偏见的临床医生可以寻求帮助。

进行循证的管理（表 234-5）

国家质量论坛（NQF）已经批准了管理 SUDs 患者的一套循证临床实践（表 234-5）。这些临床实践包括筛查和诊断（见筛查和诊断）、治疗开始以及患者继续接受这种治疗。这些实践的补充部分是旨在帮助实现戒断或显著减少物质使用、改善社会心理功能的额外的社会心理干预和药物疗法。许

多这些循证实践都是为了在基层医疗环境中使用而开发的。

治疗应该是长期的，包括对物质使用疾病和其他共存疾病的协调管理。增加患者维持治疗的方法包括病例管理、结构化自助转诊、遵循医嘱进行药物治疗、积极的医疗外拓展支持活动、治疗合同、治疗提供者的连续性、低水平的刺激、社会援助，以及获得适当住房的援助。

基层全科医生和团队在管理中的作用

基层全科医生和家庭医疗团队在疾病管理中可以发挥主要的角色作用。基层医疗机构已被证明是有效的筛查和简要干预的环境。使用慢性病管理的疾病模型，这种模式构成了基层医疗保健的基础（见第 1 章），可以支撑起一个有益于这类患者群体的长期的多学科的管理方法。基层全科医生及其团队可以在一个支持性的环境中为患者提供教育和咨询，增加患者的参与度和积极性。有药物使用问题的个人更有可能在全科诊室而不是在 SUDs 专科诊所预约就诊。通过对目前的治疗方法保持熟知，基层医疗团队不仅可以在疾病筛查方面起到重要作用；而且在促进患者参与治疗方面，促进患者向专科、自助和家庭互助团体的转诊方面以及对患者保持药物治疗的依从性的支持方面都起到重要作用。药物治疗的进步也使主要集中在基层医疗背景下的患者的结构化临床实践管理和愿意承担这类患者的全面医疗成为可能。虽然一些治疗方案需要专科临床背景（如美沙酮治疗），其他的可能可以很好地在基层医疗保健背景下进行，特别是随着药物维持治疗的进展（见下文讨论和附录 234-1）。

药物治疗的作用

之前提到的在 SUDs 病理生理学的认识方面取得的进展带来了药物干预的新途径，其中一些可以在基层医疗保健环境中实施，以扩大治疗的可及性并提高依从性。结合专科咨询可以提高治疗效果。

戒断的作用

虽然大多数 SUD 治疗方案都强调药物戒断的重要性，但对于患者，尤其是那些有严重的躯体或精神共病和严重形式的药物使用障碍的患者来说，那些减轻伤害的方法的价值不应被低估。

阿片类使用障碍的管理

阿片类激动剂治疗是预防戒断和药物渴望的症状以及阻断海洛因和其他非法阿片类药物引起的欣快感作用的主要方法。参见美国成瘾医学协会（ASAM）国家使用药物治疗包括阿片类药物使用成瘾的实践指南。

美沙酮维持治疗

美沙酮是一种口服活性阿片类激动剂和吗啡的类似物，作用于许多与吗啡相同的阿片类 μ- 受体，但在适当剂量使用时不会引起欣快感。几十年来，它一直是阿片类药物使用障碍（OUD）的治疗选择。处方美沙酮用于治疗 OUD 仅限于有许可证的门诊治疗项目，并受联邦和州法律监管。

使用。成功维持治疗所需的剂量在 80～120 mg/d。这种药物是长效的，在大约 4 h 内达到血药浓度峰值。由于与许多其他阿片类药物相比，美沙酮具有广泛的生物利用度和较长的半衰期，每天服用一次足够的单剂量美沙酮可抑制大多数阿片类药物成瘾患者的戒断和药物渴求的症状，作用可持续 24 ～ 36 h。

给药权只限于有专门许可证的治疗中心，患者必须来到中心在直接观察下给药或服药。在这些治疗项目中，除了美沙酮治疗外，患者每周都接受个人和团体治疗。应协调其他参与的医疗专业人员对患者提供的治疗，以确保患者得到最佳的治疗。患者需要提供随机样本进行尿液毒理学分析。依从性好的患者一次可获得 6 ～ 13 剂的“带药回家”使用的特权。将治疗范围扩大到美沙酮诊所外的需求刺激了其他替代的药物治疗方法的发展（见下文讨论）。

向正在接受美沙酮维持治疗的个人提供医疗可能会为医生带来一些挑战，特别是尽管正在接受美沙酮维持治疗，但仍在使用非法药物（包括静脉注射使用）的患者。这种情况下非法药物的使用可能导致发生传染病、精神障碍和过量用药。作为减少危害的疗法，美沙酮治疗方案中包括药物使用过量的健康教育、预防、鼻腔用纳洛酮药物处方及安全针具使用教育等措施，以降低发病率及死亡率。此外，建议为处方美沙酮的患者进行治疗的医生，要教育患者的同住家庭成员知晓美沙酮与其他非法药物混合使用时潜在的不良影响。鼻内用纳洛酮可提供或处方给这些高危人群以及其家庭成员。

副作用及药物间相互作用。临床医生需要熟悉美沙酮的副作用，最常见的是便秘、出汗、失眠和性欲下降。美沙酮有可能延长 QT 间期，特别是在大剂量使用（见第 29 章）或与阻碍美沙酮代谢的其他药物同时使用时。

美沙酮主要通过 CYP3A4 和 CYP2B 酶系统、在较小程度上通过 CYP2D6 被细胞色素酶代谢——美沙酮与多种可能会提高药物活性和副作用风险的药物间相互作用有关。可能会发生药物 - 药物相互作用的药物包括抗生素、抗惊厥药、抗病毒药物、抗抑郁药和某些影响细胞色素酶活性的苯二氮䓬类药物。美沙酮对肾功能或肝功能下降或已有心血管或呼吸系统疾病的患者也会有更明显的副作用。

有效性。美沙酮维持治疗在使患者继续接受治疗和减少非法药物使用方面已被证明是有效的，因此它稳定了阿片类药物使用障碍患者的生活，同时避免了静脉使用药物的危险。对于有阿片类药物使用障碍的孕妇，美沙酮治疗数十年来一直是首选的治疗方法。

丁丙诺啡 / 纳洛酮治疗

丁丙诺啡是一种部分阿片类激动剂，在 μ- 受体具有 40% 的内在活性，是第一种美国食品药品监督管理局（FDA）批准的用于诊室治疗阿片类成瘾的药物。该药物 μ- 受体亲和力高、阿片类作用弱、解离速度慢，很适合维持治疗。其疗效可与美沙酮相媲美。

使用。该药物被 FDA 列为Ⅲ类药物，可作为一种复方舌下片剂或薄膜剂（Suboxone）和含有 1∶4 比例的阿片类拮抗剂纳洛酮与丁丙诺啡的口腔膜剂在门诊使用。一种植入剂和一种储存注射制剂已经被 FDA 批准。希望在诊室环境中使用该治疗方案治疗阿片类药物使用障碍患者的医生，必须获得豁免证书，才能处方丁丙诺啡 / 纳洛酮复方制剂用于治疗 OUD。推荐的剂量是 8 ～ 24 mg/d。纳洛酮不会通过舌下吸收，但它的存在限制了这种舌下用药片的静脉滥用的可能。纳洛酮在注射使用时开始有活性，可加速戒断症状的发生。

孕期使用一直是人们在积极探索的主题。尽管美沙酮一直是 OUD 孕妇和孕期间阿片类药物成瘾的女性的首选治疗方法，但正在进行的研究表明，与美沙酮相比，丁丙诺啡在减少新生儿戒断综合征（NAS）的症状方面效果更好。与使用美沙酮相比，使用丁丙诺啡维持治疗的女性生产的新生儿 NAS 症状的严重性较轻，因此需要使用的药物更少，需要在医院治疗的时间也更短。

有效性。在随机对照试验中，在门诊接受联合药物治疗的患者中，约 50% 的患者在 4 周尿液检测中没有发现阿片类药物使用的证据，且其不良反应也不比安慰剂更多。在涉及滥用处方阿片药物患者的最大规模的此类研究中，49% 的接受丁丙诺啡 / 纳洛酮治疗的参与者在延长治疗期间（至少 12 周）显著减少了处方阿片药物的使用；然而，一旦停止治疗，成功率下降到 8.6%。无论是否存在慢性疼痛或是否参与强化的药物成瘾咨询治疗服务，处方止痛药的滥用都有所减少。

纳曲酮治疗

纳曲酮是一种合成阿片类拮抗剂，可与 μ- 阿片受体紧密结合，阻断阿片效应。由于其更高的亲和力，当给正挣扎于阿片类药物过度滥用的患者使用时，它能替换海洛因、吗啡或美沙酮等阿片类激动剂，并加速戒断。由于没有激动剂的作用，它没有滥用的可能性，当停止使用时也不会引起戒断症状。

使用。对于有强烈戒断动机和希望避免使用阿片类激动剂治疗的个人来说，它是首选的药物。给药前，患者应停用 7 ～ 10 d 阿片类药物。纳曲酮有口服和肌内注射两种形式。尽管口服形式有其优势，但由于患者依从性差，其在治疗 OUD 方面并不有效。肌内注射形式（Vivitrol）似乎比口服形式更有希望，每 4 周肌内注射一次。

副作用。纳曲酮的主要副作用是胃肠道副作用（如恶心和呕吐）和神经肌肉副作用（如焦虑、抑郁、紧张、失眠、头痛、关节或肌肉疼痛），有些患者会感到疲劳。注射剂型可能引起注射部位的反应。

OUD 和慢性非癌性疼痛的患者

同时存在 OUD 和慢性非癌症性疼痛的患者会受益于包括基层医疗保健和成瘾专科咨询的多学科团队的治疗方法。对这类患者的治疗为医务人员带来了一定的治疗挑战。首先，出于稳定和安全的原因，需要帮助患者解决持续存在的阿片类药物使用障碍的问题。这种稳定可以通过使用美沙酮或丁丙诺啡 / 纳洛酮治疗来实现，因为它们都有镇痛作用。

药物的选择取决于几个因素。能够从治疗项目体系和支持中获益的患者，或者同时存在酒精或可卡因使用障碍的患者，都是美沙酮治疗的理想对象。这些患者的治疗应该是美沙酮诊所和负责管理患者疼痛性疾病的基层全科医生的协调性治疗。尽管从安全方面考虑不是很好，短效阿片类药物可以在美沙酮治疗的基础上处方使用。应优先考虑非阿片类的替代药物。

心理社会状态相对稳定的患者是丁丙诺啡 / 纳洛酮治疗的理想人选。与美沙酮相反，在现有的丁丙诺啡 / 纳洛酮（BUP/NLX）治疗中加入短效阿片类药物反而会引起问题，而且可能不会有效，部分是因为 BUP/NLX 的受体亲和力高。应该考虑替代性的疼痛管理策略和非阿片类镇痛药。

可卡因依赖

目前，还没有 FDA 批准的治疗可卡因成瘾的药物。几种已在销售的用于其他疾病的药物（如氨己烯酸、莫达非尼、噻加宾、双硫仑和托吡酯）显示出有治疗的希望，据报道在对照临床试验中可减少可卡因的使用。其中，双硫仑（用于治疗酒精使用障碍）在可卡因使用障碍的男性患者中减少其使用的效果一致性最好。一种阻止可卡因进入大脑的可卡因疫苗有望降低可卡因重新使用的风险。

行为治疗，如权变管理和动机激励，已被证明在住院和门诊环境下都是有效的。动机激励可能对帮助患者起始可卡因戒除和帮助患者维持继续治疗特别有用。认知行为疗法（cognitive behavioral therapy，CBT）是一种预防复吸的有效方法。CBT 侧重于帮助有可卡因使用障碍的个体戒断，并保持对可卡因和其他物质的戒断。

以社区为基础的康复团体，比如匿名可卡因吸食者组织，使用了一个有 12 个步骤的项目，可以帮助那些试图维持物质戒断的人。参加者可从同伴互助以及与有共同问题的人的分享中得益。

治疗急性药物过量和中毒反应

过量或毒性反应应在急诊科进行治疗。这种治疗的细节超出了本书的范围，但这里列出了一些要点，以帮助决策和分类：

- 可卡因——没有特定的可卡因拮抗剂，治疗的目的是缓解症状和提供心血管支持。
- 阿片——心血管和气道支持护理；静脉注射纳洛酮（Narcan），一种阿片类拮抗剂；常用剂量为 0.01 mg/kg；平均剂量约为 2 安瓿（0.8 mg）；而且其半衰期比海洛因的半衰期短，因此需要持续观察并可能需要反复给药。
- 催眠镇静药物——气道和心血管支持；苯二氮䓬类拮抗剂氟马西尼是可用的，但临床经验有限。
- 大麻——对于恐慌反应，要安慰患者这种感觉会过去，并向患者保证是处于一个安全的环境中。
- 致幻剂——对于“糟糕的体验”，安抚患者和维持安全的环境；极少数情况下，需要口服 1 ~ 2 mg 劳拉西泮（或其等效物）用于治疗躁动；对于极度躁动或谵妄，按需每 2 h 服用 2 mg 劳拉西泮（或其等效物）。机械性约束往往是弊大于利，当患者有极端躁动和伴随 PCP 使用的肌肉损伤时尤其危险。必须进行毒理学筛查，以检查是否有掺杂物和其他药物。对于闪回的症状，安抚是最好的方法。

附录 234-1

在基层医疗保健环境中治疗阿片类物质使用障碍

自第一次世界大战以来，阿片类药物过量使用的流行性导致美国预期寿命首次出现多年下降。虽然阿片类药物过量的死亡率开始达到峰值或下降，但阿片类药物使用障碍（OUD）和过量（OD）在未来几十年仍将是普遍的临床挑战。由于目前药物供应已受到毒性强的非法芬太尼及其同类物质的污染，减少非法阿片类药物使用的重要性再怎么强调也不为过。本附录的重点是 OUDs 在基层医疗保健环境下的处理方法，因为以下两方面的原因，这是非常必要的：①那些遭受这个问题的患者通常是从单一的一个为他们开处方治疗慢性疼痛的医生那里获得阿片类药物的；②考虑到这个问题所累及的范围和紧迫性，人们发现需要极大地扩大 OUDs 患者获取治疗的机会。

丁丙诺啡（BUP）和丁丙诺啡 / 纳洛酮（BUP/NLX）是 OUD 治疗中有效的、保护生命的干预措施，能够将 OD 患者的死亡率降低近 50%。将 OUD 的管理整合到基层医疗保健中可能具有挑战性，但它提供了能够强有力的干预和极大地改善患者对 OUD 基本治疗的获取的机会。本章的重点是在基层保健环境中获得联邦当局授权资格的 BUP 处方权的准备工作。这是为了补充临床医生目前必须接受的获得 BUP 或 BUP/ NLX 处方权所需的培训。

治疗原则 [1-4]

注意：在本章中，当 BUP 或 BUP/NLX 同样适用时，将使用 BUP。

接触患者的方法

对于这一被污名化和常常被剥夺权利的群体来说，到一位关切的和不加评判的临床医生处的就诊经历是激励患者参与治疗的一个重要组成部分。这种接触患者方式是患者恢复的必要条件，应该是每一次患者就诊过程的一部分。它包括在每次就诊开始时征得患者同意和注意与患者谈话的舒适性——如果目前他们的临床状态妨碍进行舒适的讨论的话，患者可以告诉医生（例如，如果他们正在经历严重的戒断或处于兴奋状态以致于无法可靠地进行互动），并将感谢你将他们的情况考虑在内。

建立治疗目标

最佳的治疗目标是通过临床医生和患者之间的对话来共同建立，临床医生在接触患者之前考虑治疗目标可以有所帮助。许多目标都是有效的：减少针头的使用，降低 OD 发生率，提高生活质量，支持对非法阿片类药物的戒断，支持一般的戒断，或者支持康复和实现广泛有意义的目标。引出并弄清患者希望实现的目标是对设定目标工作的补充。

记录

同样的临床决策和记录的标准也适用于 OUD 的医疗。这包括记录异常的实验室结果、副作用、药物滥用的证据，以及记录临床思维。

治疗方案的概述

BUP 治疗方案从评估阶段开始，接着是 BUP 诱导阶段，或者与之同时进行，然后是剂量调整 / 稳定。这些早期步骤的特点是频繁就诊（可能 1 周一次或更频繁，持续 1 周到几周），特别是当临床医生之前的角色（例如初级保健提供者）不知道患者时。当患者稳定下来并达到明确的标准时，就诊和监测的频率可能会逐渐减少。没有绝对的标准。在维持期，患者可以每月见一次医生，如果情况稳定，可以每季度复诊一次。这类患者并不比其他患有慢性病的来基层医疗就诊的患者需要更多的时间。一般来说，治疗的强度和频率与疾病的严重程度相匹配。

药物治疗的维持可能要持续数年，甚至数十年。没有理由减少或停止治疗，除非患者反之也能保持个体活动运转良好，能够过安全而有意义的生活。如果选择进行药物减量的尝试，那么就必须商定需要重新开始 BUP 以避免重新使用物质的指征。ASAM 指南中概述了逐渐减药的方案。

临床治疗现场的准备

现场准备使医疗操作更容易，更可能成功，治疗方案持续更久。

选择治疗模式

治疗医生可以是独立诊所的唯一医疗提供者，在不依赖他人的情况下提供面对面的门诊治疗。或者，他们可以与在临床医疗实践中的其他个体合作——在一些临床机构实体中，护士协作管理大部分医疗过程。也有进行小组门诊治疗的选择。关于所需要的治疗参与程度可以在治疗开始时获取的信息的基础上做出决策。减少提供 BUP 治疗时的障碍的模式越来越流行，BUP 处方是让患者参与治疗的早期组成部分。虚拟门诊可以远程收集的患者行为资料，结合本地实验室检测结果，这种方式是有效的，但不应该是诱导期和稳定期的主要模式。中心辐射模式是这样的：治疗中心或中心专科诊所评估、启动和设定患者的治疗路线，通常直到进入维持阶段。然后，“中心”将对患者的治疗传递到“辐条”诊所进行持续的维持治疗。

准备备用药品

任何开 BUP 处方的临床医生都需要开出能覆盖夜间、周末、假期或其他医生不在时所需要的药物处方。BUP 是一种必要的药物，停药不仅会给患者带来不适，而且会带来重新使用物质的风险，甚至可能是致命的。

评估临床筛查和监测工具

医务人员需要有现成的诊断工具（通常是有效的问卷）来筛查并发的精神疾病（如抑郁症、焦虑、精神病）。一个有用的工具是临床阿片类药物戒断量表（COWS）。

组织专科资源

多学科专业能力和资源极大地促进了对这一患者群体的复杂需求的满足。需要考虑的主要专业能力和服务项目包括

- 小手术（例如，肘前脓肿的切开和引流）
- HIV 和丙型肝炎病毒的传染病咨询
- 精神健康服务（例如，心理治疗或互助小组——联邦“豁免”许可处方权所需的）
- 社会服务支持，住房、找工作和法律咨询
- 避孕咨询和医疗。

毒物学检测

需要选择基于诊室的检测形式来监督患者的依从性。毒物学测试不是基于证据的，但是一种治疗评估的标准和认证的要求。可以进行尿液和唾液检测。可以通过回顾评估检测的特点或咨询专家来选择检测形式。指定并培训负责检测工作的人员，完成毒理学检测的准备工作。

同意 / 许可书

目的是为了阐明治疗期望。

建立一个目前管理治疗的患者的数据库

维护这样一个列表是取得允许进行 BUP 处方豁免权的强制要求的一部分。在一个电子病历（包括有电子处方）更普遍的时代，这个数据库是在日常医疗护理的过程中创建产生的。

评估以及其他诱导前的测评

评估的目的是确保患者的安全，并帮助临床医生了解患者的动机、“康复资本”（即促进康复的力量），以及临床医生可以预期并努力将其最小化的对患者构成危害的特定风险。

第一次就诊的要点

有几个要点值得强调：最重要的是评估患者达成一致意见的能力、随访和管理门诊处方的能力。此外，需要亲自确认 OUD 的诊断（见第 234 章），即使患者在之前的记录中已经有此诊断。要对可能阻止启动 BUP 或使其复杂化的紧急或突然发生的临床情况进行回顾评估。例如发热、胸痛和精神状态不稳定。检查有无急性的皮肤感染、新发生的 HIV 或丙型肝炎病毒感染，以及高风险物质的严重中毒情况。这些任务其中一些可以在初次就

诊之前通过虚拟门诊或其他形式的电子外延服务来完成。这样的扩展服务能够帮助设立期望，并创建一种支持和关怀的感觉，从而减轻焦虑。检查患者是否有对 BUP 或 BUP/NLX 任何不良反应的病史有助于确立对阿片类药物激动剂的选择。

第一次就诊可能会开始处方 BUP（见诱导）。在护士管理模式中，用药可能先于处方医师的评估，而且是单独的门诊进行的。一些处方医生希望在开始用药前收集信息并等待实验室检查的数据返回。然而，越来越多的证据表明，处方过程简易化或立即处方给药的方式是有效的、可以挽救生命的，并可能成为临床实践标准。在一些临床实践中，临床医生在初次门诊时就开出处方，记录其临床必要性并通过开短期的（1 周或更短时间）导入性处方来降低风险。随着时间的推移，患者往往证明了他们的可靠性，但不能坚持使用最小的临床处方剂量可能意味着需要更可靠的评估和管理的问题。在治疗早期，患者的生活压力可能会影响频繁的面对面就诊。

诱导准备

在接受处方之前，患者需要了解关于药物和潜在问题的信息。即使那些已经使用 BUP 的人也可能有错误的观念，导致无效的自我给药（例如，认为 BUP 缺乏镇痛作用或吞咽了药品而不是口腔黏膜含服使药物完全吸收）。需要警告患者该药物与镇静催眠药物联合使用时的风险。

作为最初就诊的一部分，人们可能希望定下内部流程标准，并在诱导和剂量调整阶段持续施行。例如，人们高度鼓励把签署安全性或治疗计划所需的信息发布文件以及签署同意书 / 同意协议作为医疗的一个标准流程。体格检查的基线数据文件（见第 234 章）是有用的，应该包括对注射部位的描述，注意针孔的严重程度，既是为了确保没有急性感染，也是为了预测未来针头注射使用的印记会出现在哪里。

其余的评估内容包括身体检查，对基本医疗很重要；在第一次接触中进行多少取决于临床情况的紧急程度。如果紧急情况妨碍完成评估，第一次访问只需要涵盖最基本的内容，完成基本的实验室检查（见第 234 章）。

在诱导和稳定期的患者评估

一个完整的成瘾的评估，包括特异性药物使用的病史，可以在最初几次就诊中完成，并以结构化的方式记录下来（表 234-6）。询问时越充满同理心越好。人们关注的是与患者最相关的药物以及那些风险最高的药物。早期与患者的关系集中在对问题性药物的使用上，不要带有一种家长式的评判。评估大麻以及其他药物例如可卡因或酒精的使用是否达到了药物使用障碍的标准。患者对这种行为的看法可能与临床医生不同，而对不同的评定表示尊重和接受可能是当时最好的结果。如果有任何物质的使用符合使用障碍的标准，那么可能就要寻求其他临床医生的帮助，因为 BUP 使用的稳定性及其疗效可能变得复杂。并发物质使用障碍（SUD）并不是 BUP 的禁忌证。

表 234-6　成瘾评估的病历记录格式样本

病史

缓解期：这些是如何实现的?

重新使用物质的促发因素

OUD 和 SUD 的既往治疗史

哪些治疗和活动有帮助或没有帮助?

- 12 步项目和其他相互支持的活动
- CBT 和其他心理治疗方法
- 创伤的治疗
- 药物

相关的并发症

精神性的

注意：创伤 / 创伤后应激障碍（PTSD）、焦虑和抑郁的患病率很高。医疗人员能够也应该能够以一种不威胁、不指责的方式提出这些问题，并且应该坚持这些问题对于短期和长期的稳定恢复的重要性。是否处理以及如何处理是与患者共同的决定。

躯体性的

注意普遍的问题，特别是那些可能影响治疗的问题：HIV、丙肝病毒、导致的慢性酒精或肝病非酒精性脂肪性肝炎（NASH）、引起疼痛的疾病（可能引发对药物的渴求）、有时会因 BUP 使用加重的一些问题（便秘、性欲减退、头痛）。

其他的 SUD

将吸烟障碍列在问题清单上并加以解决。

续表

SUD 的家族史
患者通常会因为自己的药物使用问题、对自己和他人的伤害感到羞愧，这种羞愧往往会阻碍康复。通过了解 SUD 有遗传易感性，患者可能开始接受他们并没有选择得这种疾病的观念。
+社会史
教育、工作、人际关系、家庭成员；患者社会环境中的可能会促进药物使用或促进患者康复的人。在不使用药物的情况下，关注患者的兴趣特长以及不使用药物时可引起患者正向奖励机制的活动。询问患者创伤的情况，因其普遍存在，而且它的遗留问题可能会导致药物使用。再者，这可能是患者显然没有控制的造成 OUD 问题本质的一部分。
体格检查 如上文所述
患者目的和目标
一般生活目标。以一种开放的方式开始与患者谈论探索这一主题，以了解患者的主要生活目标是什么（这是动机性访谈的宗旨）。记录患者治疗 SUD 的原因可能有助于临床医生在后续治疗进程中鼓励患者把关注点放在疾病恢复上。
特定药物相关的目标：是减少使用还是完全戒除，是长期维持治疗还是逐渐减少药物剂量。
总结：
在治疗的前维持阶段末总结对患者的评估情况，并记录下来，以提醒患者和临床医生关键的几点
治疗动机
治疗目标（是否戒断，是否是所有药物）
康复的资本
挑战［可能中断患者缓解过程的问题，例如，同时发生的疾病（如赌博成瘾 d/o 或创伤后应激障碍）］、社会问题（如工作、经济或家庭压力）或法律问题。

诱导[5-7]

诱导有几个重要组成部分：时机、地点和剂量。

起始的时机

其目标是在不诱发催促戒断（在最后一次阿片类药物使用后过快开始药物辅助治疗时发生的加速戒断症状）的情况下，安全启用 BUP。人们希望在停止使用短效阿片类药物 12 h 和停止使用长效阿片类药物 24 h 之后开始诱导，此时患者应该已经出现轻到中度的阿片类药物戒断症状，表明阿片类药物在体内逐渐消除。过早使用纳洛酮（Suboxone）会使残留的阿片脱离大脑受体，引发即刻严重的戒断症状。告知患者可能引起催促戒断的药物清单。

观察下的或家庭诱导

你可以提供在诊室观察下的诱导或向患者提供家庭诱导的指导。家庭诱导方式为不复杂的患者提供了方便和隐私保护。许多患者已经是自我诱导方面的专家了。家庭诱导的目的和观察下的诱导的目的是一样的。

微剂量替代方案

芬太尼的流行影响了标准临床实践方法的演变。新的医疗方案已经发布（见参考书目）。尽管芬太尼的半衰期较短，但它是亲脂性的，因此在长期使用后，特别是在体重指数（BMI）较高的患者中，会有大量的药物在脂质储存，其有效半衰期可能为几天。为了解决含有芬太尼的问题，已经发布了各种微剂量方案，但没有一种方案在随机试验中被证明效果不劣于传统方案。那些长期每天使用他们认为是海洛因（可能含有或本身就是芬太尼）或使用其他长效阿片类药物的患者，可以在没有戒断风险和挑战的情况下开始诱导治疗。对于使用作用较短的 μ 受体激动剂的患者，微剂量通常是不必要的，因为这种情况下达到足够启动 BUP 的戒断严重程度通常是一个快速的过程。

调整剂量 / 稳定期

目的是确定适当的剂量。处方不足可能导致停止治疗和重新使用药物。处方过度可能会导致过量用药，从而增加改变用途的可能性。对长期存在 OUD 问题的已经耐受的患者来说治疗起始时使用 BUP 剂量为 16 mg 或更低时，其医疗风险极小。以多快的速度增加剂量同样是一个平衡风险和获益的问题。BUP 的半衰期为 1 ～ 2 天，因此在治疗超过 1 周后才达到稳定状态。做出这样的预期是合理的——在进行第 1 周随访之前，不开超过 16 mg 剂量的处方。如果患者有先前使用有效的更高剂量的病史而且没有失去耐受性则是个例外情况。剂量可以每周递增，每天使用的 BUP 剂量增加 2 ～ 4 mg。患者可能需要药理学和人际关系方面的支持，以忍受持续的戒断相关症状。最大剂量通常在 12 ～ 24 mg 的范围内，但没有确定的上限，BUP 32 mg/d 并不罕见。建议请专科会诊，帮助指导药物剂量的调整。

维持期

维持阶段的就诊一般是回顾患者的恢复经历，BUP 的使用，以及是否有冲动、渴求或有危险的情况。可以是每月定期（或更少频次）的随诊。要回顾患者的主要目的和目标，并朝着它们不断进步。许多患者会选择尝试较低剂量的 BUP。剂量减少不应超过 10%，而且应在数周（如果不是更长的话）的平衡过渡期后进行，除非有一些社会或医疗原因（例如即将被监禁或正在发生副作用）上的紧急情况。如果患者同意参加心理社会学治疗，应记录下来并促进这些治疗的施行。如果患者面临困难或有预期的问题（任何可能会带来较高重新使用药物风险的压力性情境），那么更频繁的随访或使用心理社会支持的途径可能是必要的。在护士协作模式下这些随访通常由护士进行，处方是免除临床医生签名开出的。

随着 BUP 治疗的稳定，患者的一些精神症状会明显改善。然而，患者在（重新）经历疾病恢复的责任和挑战（例如，就业或与家人接触）时，新的或潜伏的症状可能会出现。共存的精神性疾病仍是长期需要关注的问题，有必要对紧急症状进行持续评估。

终止治疗

只有在极少数情况下，才应该终止对患者的治疗。在任何病例中，考虑到患者的健康而不仅仅是戒断治疗本身才是最重要的，因此治疗由患者终止才更为准确。如果使用 BUP 同时给予最大的支持很明显不能帮助患者朝着既定的目标进步，那么以人道的速度开始逐渐减少 BUP 可能是合理的。可能需要使用您开发的转诊网络转到其他 SUD 医疗机构，或转到“更高级别的治疗”，如住院稳定或美沙酮治疗。如果个人的医疗点参与了中心辐射模式，那么将其转回中心进行稳定治疗是合适的。

特殊人群

青少年

BUP 和 BUP/NLX 被 FDA 批准用于 16 岁及以上 OUD 患者的治疗。这些青少年和年轻成年人可以选择 BUP 方案的治疗。可能需要转诊给儿科的同事。

育龄期女性

育龄期女性应该接受关于孕期使用 BUP（不含纳洛酮）、BUP/ NLX 或美沙酮这些不同药物治疗选择的教育。目前，治疗标准是从 BUP/NLX 改为单独 BUP 治疗或美沙酮治疗。证据表明使用美沙酮有更好的依从性，但使用 BUP 新生儿戒断综合征程度更轻。建议将患者转诊到高危产科服务场所进行产前和围产期管理。各国对受 OUD 影响的家庭的治疗中儿童保护服务的参与程度各不相同。使用 BUP 治疗的 OUD 稳定缓解期的女性和父母可能会发现，想把孩子留在身边、想抚养孩子是依从成瘾治疗和药物治疗的强大动力。

慢性疼痛的患者

那些持续服用 μ- 阿片类受体激动剂效果不佳的患者在使用 BUP 时可能表现更好。如果患者在使用纯 μ 受体激动剂时陷入僵局，可能会有很高的动力去探索和尝试疼痛的非药物干预措施（见第 236 章）。它可以是一个独特的机会，来采用有效的疼痛管理方案、支持患者不断增加对工作的投入，达到更好的躯体功能和减少疼痛。

临床实践的持续资源支持

医疗提供者临床支持系统（PCSS）是一个能够提供一般的支持、指导并回答具体的问题的丰富资源系统。BUP 处方者可以是基层全科医生的医疗提供者临床支持系统（PCSS）的一员，并参与小组讨论，在特殊需求出现时提出。美国成瘾医学协会（ASAM）的州分会也可以为当地临床医生提供 OUD 管理时关于 BUP 使用问题的支持。

资源

- 美国成瘾医学协会。2015 年阿片类药物使用成瘾的治疗中的国家药物使用实践指南。访问地址：https：//www.asam.org/docs/default-source/practice-support/guidelines-and-consensus-docs/asamnational-practice-guidelines-supplementary.pdf。(权威的以证据为基础的建议。)
- 医疗提供者临床支持系统（PCSS）。2020 年1月 10 日 可 在 https：//pcssnow.org/about/ 访问（PCSS 是一个联邦政府资助的项目，负责监督豁免权培训资源，并协调对 BUP 导师与请求指导或帮助的临床医生的审查和匹配。有一些有用的、实时的和存档的在线研讨会。适时地匹配当地专家进行实时指导。也可以参与一些在线讨论小组。)

(周雪迎 翻译，齐建光 审校)

第 235 章

肥胖的管理

WINFIELD SCOTT BUTSCH 和 NAKUL BHARDWAJ

肥胖已成为工业化社会的一个主要健康问题，并正在成为一种全球流行病。在美国，超过 69% 的人口超重［体重指数（body mass index，BMI）25 ~ 29.9 kg/m^2］，35% 的人口肥胖（BMI ≥ 30 kg/m^2），超过 6% 的人口严重肥胖（BMI ≥ 40 kg/m^2）。当体重增加导致中度至重度肥胖时，健康风险随之增加。一旦达到肥胖水平，死亡率（全因死亡率、心血管死亡率和癌症相关死亡率）与 BMI 的增加密切相关。

虽然肥胖通常被视为一个行为问题，但它越来越被理解为一种慢性异质性疾病，其病理生理学比以前所认识到的更为复杂。这种疾病通常治疗效果欠佳，其原因是异常体重和能量调节机制失效，因此需要采用多方面的管理措施。减重不是治疗，而是目标。实现许多相关健康益处所需的体重减轻程度可能惊人地低，使大多数人都能实现这一目标。对于患者的建议和药物治疗请求，最好的回应方式是进行全面的评估（见第 10 章），考虑患者的整体健康状况，以及诱因、偏好和生活方式，并制定个性化的计划。

肥胖的有效管理始于对医学和社会心理层面的详细研究（见第 10 章），包括确定心血管风险（见第 18 章）。从病因学角度治疗并关注与肥胖相关的疾病（如高血压、高胆固醇血症、睡眠呼吸暂停、糖尿病、骨关节炎）至关重要（见第 26、27、46、102 和 157 章）。

目标是在整体健康的背景下实现最佳体重。随着减肥产品和手术不断影响有体重问题的人，患者喜欢根据他们的需求量身定制的循证减肥方法。了解现有治疗模式（包括大众饮食、药物治疗、膳食补充剂、腔内装置和手术方法）的原理、安全性和有效性，对于设计安全有效的方案至关重要。此外，了解可用的社区资源有助于引导患者获得额外的支持、教育和治疗。

管理原则

目标、战略和患者的选择[1-18]

目标

虽然从患者的角度来看，5% ~ 10% 的减重通常足以实现许多与健康相关的减肥益处（例如，降低血压、胆固醇、糖耐量减低、骨关节炎）。这个医学上有意义的目标可以作为一个初始目标，同时认识到减重作为复杂决定的一部分，可能会大大改善人际关系、环境和生活方式。个体反应的异质性很大，降低至平均体重不是一个现实的目标。由于肌肉含量较高和能量消耗较多，男性通常比女性减重更快；而老年人由于较慢的代谢率，减重比年轻人慢。为减肥设定合理的目标很重要，但这并不总能保证更好的减肥效果，对于某些患者来说，雄心勃勃可能更有效。

策略

由于肥胖是一种慢性病，是被一组复杂而强大且往往不完全被理解的病因驱动，因此肥胖管理需要一种全面、多层面的方法和持续的努力，包括终身生活方式和行为的改变。解决减肥困难和设计与患者体重问题的复杂性相匹配的计划是关键的战略要素。

解决适应减肥的问题。强大的反调节系统可抵制体重下降，这使得减重和维持较低体重的过程变得困难。体重减轻（代谢适应）不仅会与能量消耗不成比例少，还会导致激素补偿。瘦素和厌食激素（如 YY 肽、胰岛淀粉素和胆囊收缩素）水平降低，促食欲激素、胃饥饿素水平升高（见第 10 章）。这些荷尔蒙的变化与增加食欲和机体饥饿感有关。考虑到这一生理反应，没有单一的手段或特定的方法对所有人都有效，这不足为奇。同时很少有预测结果显示某项干预措施的效果是非常好的；然而，治疗计划应该与个体肥胖的复杂性相匹配。

将治疗方法与患者准备情况和健康风险相匹配。尽管对具体干预措施的反应各不相同，但专家对总体策略达成共识，并提出了一些建议：

- 对于那些尚未准备好减肥的人，最好的方法是对他们进行健康风险宣教，解决其他心血管风险因素，并且鼓励他们，通过健康的生活方式的改变来维持目前的体重。体重情况不一定反映健康状况。
- 对于有动力的人，无论他们是超重（BMI 25 ~ 29.9 kg/m^2）且至少患有一种与肥胖相关的疾病，还是肥胖（BMI ≥ 30 kg/m^2），都可以开始采用更严格的生活方式干预，从而逐步减重。治疗的积极性可以由与体重相关的共病程度和严重度、社会心理和功能受限以及总体生活质量决定。时间限制上，例如 6 个月，可以设定为在了解患者个体差异的情况下，达到 5% ~ 10% 的体重减轻。应特别注意导致体重增加的具体因素，例如饮食、运动、睡眠和压力。更有针对性的方法应该只集中在某一个方面，例如，睡眠差可以对体重增加有特别大的贡献。根据所需做出改变的生活方式领域，有必要推荐给如营养师、心理学家、社会工作者、运动教练或睡眠专家。如果对上述生活方式干预没有反应或处在保持体重的瓶颈期，可以考虑增加药物治疗（见下文讨论）。
- 对于风险较大的重度肥胖症患者（BMI≥30 kg/m^2 且有两种或两种以上肥胖相关疾病，或 BMI ≥ 40 kg/m^2），应采取更积极的方法，包括共病管理以及药物和手术减重方案的考虑。如果多次尝试使用上述措施均未成功，则应接受手术治疗。

一种评估肥胖相关风险和指导治疗的方法是 Edmonton 肥胖分期系统（附录 235-1）。其结果预示死亡率与 BMI 无关，而应该关注与体重相关的共病，绝不是单纯的 BMI。例如，如果肥胖患者没有与体重相关的共病，也没有精神病理学和功能受限，则防止体重进一步增加即可，而不是减轻体重。其理论在用于临床之前，需要进一步验证和完善。

患者选择

在大多数情况下，由于行为习惯是必需改变的，自我选择将决定谁将实施全面的减重计划。尽管如此，医生在决定哪位患者最应该鼓励接受强化减肥计划的问题上，可以发挥重要的激励作用。人们应该理解，肥胖在不同人群中的表现并不一致，因此应该以个体为基础进行治疗。医生应该首先评估意愿和个体风险。

风险分层。一种建议的方法是确定健康风险最大的人群，即存在胰岛素抵抗和代谢综合征症状和体征的人群。这些人发生心血管不良事件的风险特别高，但如前所述，通过适度减重（大约 5% ~ 10%），可以大大降低风险。

心血管风险分层有助于识别这些人。最好使用经验证的风险评估工具，如 Framingham 评分（见第 18 章），该工具利用独立的危险因素，如血压、血脂、糖尿病情况和吸烟来确定心血管风险。

补充这一判定的决定系数是腰围，一种腹部脂肪含量的测量方法。女性腰围大于 35 英寸（1 英寸 = 2.54 cm），男性腰围大于 40 英寸会增加心血管疾病风险。

其他决定总体风险的因素包括与体重相关的并发症，如阻塞性睡眠呼吸暂停、脂肪肝和严重胃食管反流，可帮助确定治疗方案。不可忽视的是生活质量并发症，如负重关节骨关节炎、明显的静脉功能不全和社会心理功能障碍。

减重计划组成

致力于改变生活方式

“节食”是减重计划的典型第一步，但“节食”一词意味着人们只是暂时改变自己的饮食习惯和模式。患者需要了解，最有效的饮食根本不是“节食”，而是个性化体重管理计划的一部分，该计划侧重于逐步地、永久地改变生活方式。不仅是饮食习惯，还有锻炼、睡眠周期和减压技巧，这些都是可以终生遵循的。尽管只是实现了适度的长期减重（< 5%），但改变生活方式仍然是这一努力的基础。在糖尿病预防计划中，体重下降的最重要预测指标，依次为能量摄入减少、脂肪摄入减少和体力活动。在开始饮食干预之前，必须了解改变生活方式的要求。然后，可以提出一个逐步改变生活方式的护理计划以供实施。持久减重是困难的，其维护需要明确的计划、承诺和强大的支持系统。

确定热量需求和热量限制程度

减重依赖于将总热量摄入减少到低于日常需要的水平。在临床实践中使用预测公式来估计能量需求。表 235-1 列出了可使用的基于网络的程序。Mifflin-St Jeor 公式提供了误差率在 10% 以内的静息代谢率的最佳估计值。需要确定每日所需的能量摄入量。传统的经验法则是，每天减少 500 ~ 1000 kcal 的饮食热量摄入，可以减少约 1 磅 / 周（1 磅 =0.45 kg）；而一种更现实的热量摄入和消耗模型已经取代了这一经验法则，每天减少 250 cal 的热量可以在 3 年内减少约 25 磅的体重，其中一半的减重发生在第一年。肥胖者燃烧能量的效率较低，可能需要每天减少 500 cal 以上才能达到减重效果。

在减少热量摄入的同时保持营养

减重计划中膳食部分的有效性和安全性的基石是减少热量和营养均衡。除能量摄入外，所有减重计划都应在营养上合理，并包括确保营养充足的均衡成分。为了做出明智的食物选择，患者需要接受大量的教育，随时了解食物的热量及其营养成分。他们需要了解受欢迎的快餐供应和加工食品可能含有高热量、高盐、高糖和不健康脂肪，不仅会增加体重，还会引发心血管疾病（见第 18 章）。

从长远角度来看，那些所谓具有特殊优势而大力推广的，却备受争议的食品，其减重的效果取决于它们的能量限制程度、口感和营养充足程度。尽管一种减重饮食可能比其他饮食对某些人更有效，像地中海饮食为心血管健康提供了循证方法（见第 18、30 和 31 章），但没有一种饮食被确定为具有普遍减重效果（见下文关于饮食比较的讨论）。大多数时尚饮食既没有营养价值，也没有科学依据。它们之所以有效，只是因为它们限制了热量。大多数人都很难维持，最终导致体重恢复。关于某一种食物或某一类食物会显著改变体重、食欲或热量生成的夸张说法仍然是毫无根据的。

设定期望值

在遵循低热量饮食方案时，患者必须意识到，最初的体重快速下降可能是由于负液体平衡。2 ~ 3 周后，体重减重速度减慢。大多数随后的减重反映了脂肪的分解代谢。脂肪的损失与能量不足的多少和持续时间成正比。当患者进入平台期时，往往会感到气馁。大多数人通过不知不觉地减少能量消耗来适应热量限制，这也是锻炼计划成为如此重要的辅助手段的原因之一（见下文讨论）。

营养师咨询和治疗

成功实施可持续性减重计划需要改变饮食习惯和食物选择。患者教育是必不可少的。在繁忙的全科门诊中，通过争取注册营养师（registered dietitian，RD）的参与，教育工作和必要的支持得到了极大的加强。RD 根据患者的医疗、社会心理和文化环境，可以提供必要的食物教育和行为咨询。这种方法被称为医学营养疗法（medical nutrition Therapy，MNT）。MNT 干预包括对影响

表 235-1　可选择的在线体重管理程序

项目	网址	项目特色	价格[a]
在线食物和运动工具			
能量计算	www.caloriescount.com	• 与卡路里控制委员会有关 • 提供膳食计划、健身计划、食谱、社区委员会	免费
消耗	www.loseit.com	• 智能手机应用程序可与网站同步 • 通过食物和运动的综合数据库提供热量跟踪 • 同伴支持 • 条形码扫描仪	免费
我的健身伙伴	www.fitnesspal.com	• 智能手机应用程序和网站同步 • 追踪能量摄入和运动 • 条形码扫描器和检索经常食用的食物和菜肴的能力	免费
超级追踪器	www.choosemyplate.gov	• 美国农业部 ChooseMyPlate.gov 网站上提供的在线工具 • 可以帮助制定计划、分析、跟踪饮食和体育活动 • 提供个性化功能，如目标设定、虚拟指导和撰写日报。还有膳食摄入与美国农业部膳食指南的对比。	免费
健身日	www.fitday.com	• 每日记录摄入量，并提供个人饮食进展情况的长期分析 • FitDay 营养师：营养师通过电子邮件，提供营养咨询	免费追踪 $
在线减重计划			
食品 .com	www.diet.com	• 广泛的介绍性问卷调查，以确定推荐菜单的类型和内容 • 社区在线活动 • 方便地咨询医生 • 每周与饮食和健身专家进行现场聊天	免费参加
改造	www.retrofitme.com	• 每周与健康专家进行个性化在线访谈，包括注册营养师、运动生理学家和行为教练 • 利用无线活动跟踪器技术 • 自动数据收集和报告	$$$$$
火花人	www.sparkpeople.com	• 有针对性的电子邮件，通过变化吸引会员 • 定制个性化的用餐计划 • 活跃在线社区	免费
体重观察者	www.weightwatchers.com	• 历史最悠久的国家减肥计划 • 分量控制点系统（1 点 = 50 cal）– 根据点分配创建菜单。 • 提供情感支持的小组会议 • 结合使用在线工具和参加由营养师主持的会议	$
商业活动			
医学监督 VLCD[a] 计划			
健康管理资源	www.hmrprogram.com	• HMR 预包装代餐（全低热量膳食、燕麦粥、汤、奶昔、小零食） • 强化生活方式教育、个性化关注和随访，以及对长期健康和体重维持的高度重视	$$-$$$$

续表

项目	网址	项目特色	价格[a]
禁食	www.medifast1.com	• 通过附属医生进行医疗监督 • 在线支持 • 结构化膳食计划的建议 – 5 份 Medifast 膳食 / 天 • 每天允许 1 顿家常菜 • 提供在线支持	$$$$$$
选择性禁食	www.optifast.com	• Optifast 预包装产品（小零食、奶昔或汤） • 全流质或部分流食计划 • 需要医疗监护 • 通过减重诊所分发 • 通常建议在减重手术前使用	$$$$$$$$
含膳食项目的饮食计划			
快速苗条	www.slimfast.com	• 作为膳食替代品的选择	$$$$$
Jenny Craig	www.jennycraig.com	• 预包装食物的送餐服务 • 电子工具增加了与内部训练有素的顾问进行面对面和电话咨询	$-$$
营养系统	www.nutrisystem.com	• 预包装食品的送餐服务。 • 通过电话咨询、每周参与营养师的电子课程以及跟踪工具获得支持	$$$$$

[a] 价格经常变化，人们应该参考当前的定价以获得最佳的定价数据。
VLCD，能量非常低的饮食。
图片引自于：http://www.consumersearch.com/weight-loss-programs and http://health.usnews.com/best-diet

长期饮食习惯和健康所需的行为和生活方式改变进行咨询。该评估将医疗问题与患者的个人和家庭生活方式、经济状况、学习能力和心理需求相结合。制定个性化体重控制计划，以满足特定需求和食物偏好。必须逐步实施饮食变化，以确保终身正向的饮食习惯。根据患者的个人需求和文化，定制减重计划，并安排随访，对于支持和维持行为改变非常重要。

为了取得最大的成功，RD 的努力必须从医生的支持开始（这是一个经常被忽视的基本组成部分），然后要关注生活方式模式以及食物的热量和营养含量。目标是让患者能够根据自己的生活方式和文化进行明智的选择。研究表明，根据 RD 建议提供 6 个月的 MNT，患者可以显著减轻体重（1 ～ 2 磅 / 周），同样地，MNT 提供 6 ～ 12 个月，平均减重高达体重的 10%，并且体重保持 1 年以上。接受此类营养咨询和干预的受益人也表现出重构的行为，从而维持长期的体重管理。

自我指导和商业减重计划[2,6,19-42]

表 235-1 列出了许多商业和自我指导的减重计划。减重书籍一直都是反映减重需求的畅销书。一些商业和自我指导减重计划提供菜单和一系列可供购买的食品或补充剂；其他包括个人或团体支持。先进的技术通过电话、互联网和电子邮件引入了许多强化的生活方式、咨询、干预措施。使用移动技术进行行为减重治疗似乎很有希望。关于基于互联网的饮食计划，如果干预措施包括与健康专业人员的互动（例如通过电子邮件），而不是局限于患者访问信息的网站，那么干预措施似乎更有效。

综合疗法，提供了长期、频繁地与医疗保健专业人员接触，并且计划中包含了适当地饮食结构调整、锻炼计划和行为方法，该计划更有效，尤其是对于轻度至中度超重的人。非商业性的、基于社区的团体项目为那些寻求团体支持协助的人，提供了低成本的改变；然而，在许多情况下，几乎没有提供专业指导。团体治疗已被证明比个体治疗能产生更好的减重效果，即使是在喜欢个体治疗的患者中也是如此。依从性仍然是成功的关键决定性因素，参加小组会议对遵从性至关重要。

如前所述，有许多饮食方法，尽管配方不同，但总热量减少是减重的基本决定因素，也是共同点。

低脂饮食

低脂 / 低能量饮食是一种经过充分研究的减重饮食策略。这种饮食的组成通常将脂肪限制在总热量的 10% ～ 19%，而碳水化合物约占 65%，蛋白质约占 10% ～ 20%。例如 Ornish 饮食、Pritikin 饮食、T-factor 饮食，可选择减重饮食、健康或肥胖饮食。它们来源于早期高胆固醇血症饮食计划，以降低冠心病风险。这些计划限制总脂肪、饱和脂肪、部分氢化不饱和脂肪酸和膳食胆固醇。它们是基于以下观察结果，即饱和脂肪和部分氢化不饱和脂肪酸是产生低密度脂蛋白（low-density lipoprotein，LDL）胆固醇的主要因素，而膳食胆固醇的影响较小。但当患者用糖和精制碳水化合物代替脂肪时，许多心血管益处和减重益处都被抵消了。最近的迭代限制了导致动脉粥样硬化的碳水化合物含量。了解必需多不饱和脂肪与单不饱和脂肪对心血管获益的进展，使人们更好地认识到脂肪组成的重要性，而不仅仅是饮食中的总脂肪含量（见第 27 章）。

低碳水化合物和生酮饮食

富含所谓低脂的食物，特别是高糖和其他简单碳水化合物的饮食，其致动脉粥样硬化的潜力和热量陷阱重新激起了人们对低碳水化合物饮食的兴趣。在这些饮食中，碳水化合物限制在 20 g/d 或以下，通常含有 25% ～ 40% 的蛋白质和 55% ～ 75% 的脂肪热量。例如包括 Atkins 新饮食革命、蛋白质能量饮食、Stillman 饮食、碳水化合物成瘾者饮食、Scarsdale 饮食以及最近的 Paleo 和生酮饮食。那些坚持这些生酮饮食的人，通常饮食中的脂肪含量高——70% 或更多的能量——被鼓励避免几乎所有的碳水化合物（包括豆类和全谷物）以及过量的蛋白质。这样导致酮类的产生，据推测酮类可以减少饥饿感和增加饱腹感，这是 Atkins 几十年前为其流行饮食所引用的理论基础，并由观察到的与食欲驱动相关的激素变化提出的建议。因此，这些饮食被推广用以维持体重减轻，以及通过减少食欲和增加能量消耗（通常在体重减轻后）来实现体重减轻。

在一项针对减重的头对头随机对照试验中，随着时间的推移，生酮饮食被证明并不比任何其他热量相同的饮食更好。一项被多次引用的 meta 分析将这些饮食与低脂 / 高碳水化合物饮食进行了比较，结果发现，临床上体重下降幅度很小（< 1 kg），但在统计学意义上有显著的减轻。另一项 meta 分析显示，与生酮饮食相比，健康低脂饮食的总能量消耗和脂肪损失更多，2 型糖尿病患者在血糖控制方面二者没有差异。

这些饮食确实可以实现快速的短期体重减轻，这是由于糖原储备的消耗和低碳水化合物摄入导致的利尿所致。因此，让患者专注于减少碳水化合物摄入而不是减少能量，对一些人来说可能是一个成功的短期策略。显著减少碳水化合物摄入（< 20% 的碳水化合物热量）肯定会导致能量摄入减少，这实则是减肥的必要条件。

这种饮食的高饱和脂肪含量的迭代品，已经引起了人们对其冠状动脉危险因素的影响和心血管不良后果的潜在兴趣。长期随机试验已经开始，但需要几年才能完成。观察数据表明，这些饮食增加了心血管事件的发生率。值得注意的是，为了显著限制碳水化合物，生酮饮食减少了全谷类食物的摄入，并且在这一过程中，剥夺了与全谷类食物摄入相关的冠心病、心血管事件和全因死亡率降低的机会。并且这种饮食很难维持。6 个月后，体重减轻的益处减弱，大多数人体重恢复。

地中海饮食

基于饱和和不饱和 / 单饱和脂肪与单一和复杂碳水化合物之间，对动脉粥样硬化形成差异的认识（见第 18、27、30 和 31 章），人们对地中海沿岸国家的减重饮食和心血管健康特征越来越感兴趣，这些地区肥胖和心血管疾病的发病率显著降低。这些饮食强调使用橄榄油（单不饱和脂肪的重要来源）、蔬菜、水果、坚果和全谷物。它们通常含有 35% ～ 40% 的碳水化合物、12% ～ 20% 的蛋白质和 40% ～ 50% 的脂肪，以及建议 25% ～ 30% 的能量来自单不饱和脂肪（主要来自橄榄油）。与乳制品、鱼类和家禽相比，红肉的食用量很少，且乳制品、鱼类和家禽的食用量为低到中等。此外，葡萄酒的消费量为低到中等。

Meta分析表明，与高碳水化合物的低脂饮食相比，体重减轻。此外，其他研究表明，即使经过5年的随访，体重减轻和腰围减少的变化也更大，这可能归因于它们的适口性和持续性。现有数据显示，坚持地中海式饮食可使冠心病（coronary heart disease，CHD）死亡率降低15%～33%。在一项针对超重或肥胖人群的随机对照试验的meta分析中，将地中海饮食与低脂饮食进行比较，地中海饮食在实现心血管风险的长期、临床意义的降低方面明显更有效。

高蛋白饮食

这些饮食含有25%～40%的蛋白质、40%～50%的碳水化合物和30%～40%的脂肪，例如，Zone饮食、降糖饮食和南海滩饮食。当比较蛋白质含量不同的饮食时，meta分析表明，与典型饮食中常见的12%蛋白质饮食相比，25%蛋白质饮食可导致体重、脂肪含量和甘油三酯水平的降低。但与其他热量和营养价值相同的饮食相比，它们在减重方面没有明显的区别。通常推荐瘦肉（包括家禽、鱼、蛋和草料牛肉）和植物蛋白质（包括扁豆和豆类），因为它们的饱和脂肪比传统红肉少。

极低热量饮食–仅含蛋白质的改良禁食

极低热量饮食被考虑用于高危肥胖人群［尤其是（BMI＞35）kg/m^2和存在其他并发症］的减重需求。这些由医生监督的饮食严格限制每天500～800 cal的热量。它们包括每天每千克体重1.5 g蛋白质、液体或部分液体饮食，通常作为商业计划的一部分（表235-1）。没有基于大量营养素的一般热量划分。例如健康管理资源计划、Medifast饮食和Optifast饮食。

仅含蛋白质的改良禁食，是由瘦肉、鱼或家禽的蛋白质组成，不太常见。这样的饮食可以在保持瘦体重的同时快速减肥。患者可以在3～4个月内体重减轻15%～25%，然后重新摄入热量含量较高的固体食物。体重可能会在1至2年后反弹至减重的40%～50%，尤其是在缺乏密切监督的情况下。

这样的饮食应该避免应用在那些单纯超重（BMI＜30 kg/m^2）和患有1型糖尿病、胰腺炎、严重肾或肝损伤、活动性癌症或严重心理障碍的人群。对于心血管疾病患者，尤其是充血性心力衰竭患者，以及需要长期服用类固醇的患者，应谨慎使用。放弃率高和长期维持差是这种治疗方式令人沮丧的方面。

间歇性禁食。间歇性禁食是饮食习惯的一种变化禁食和酮体诱导策略的主题。动物数据显示了与预期寿命相关的益处，而人类研究表明从减少自由基的形成到改善葡萄糖调节、抗病性和炎症反应等益处，引起了人们的兴趣。该方法的基本目标是将能量利用从肝源性葡萄糖转换为脂肪源性酮体，由此可能触发有益细胞和全身反应。支持这一观点的证据是观察到的益处似乎大于那些仅仅归因于减重的益处。为了这些所谓的好处，这种禁食已经成为一种时尚。计划包括每周3次24小时禁食（称为4：3）。这种隔日禁食可降低胰岛素抵抗，但一项为期12个月的随机对照试验将这种热量限制的禁食和控制饮食进行了比较，结果显示没有差异。在足够的证据证明实施之前，需要更多的数据，特别是关于持续应用于肥胖人群的数据，尽管持续时间有限得多，但短期改良禁食法之间存在某种程度上的相似性。

代餐

对于食物选择和（或）份额控制有困难的人，膳食替代品（如液体餐、餐棒或控制能量的包装餐）可作为综合体重管理计划饮食部分的一部分。用膳食替代品代替一顿或两顿日常膳食或零食已被证明是一种成功的减重和维持体重的策略。它们之所以有效，仅仅是因为它们限制了一顿饭所摄入的热量而已。膳食替代品也改善了个人饮食习惯的结构。结构化膳食似乎有助于一些人坚持体重管理计划。此外，花在准备和享用食物上的时间更少。

维持减重的饮食

一旦减重成功，注意力就需要集中在维持低体重上。饮食和运动的结合似乎是最有效的。在饮食测量中，随机对照研究发现，在饮食措施中，随机对照研究发现，与低蛋白/低糖饮食、低蛋白/高糖饮食、高蛋白/高糖饮食，或是控制饮食相比，适度增加蛋白质含量和适度降低血糖指数的饮食计划在依从性和体重方面取得的效果最佳。

行为治疗与运动

行为测量 [43–53]

行为方法的目的是发展实用的替代饮食行为，从而减少热量摄入和增加体力活动。强有力的证据支持结合行为理论和认知行为理论来促进习惯的改变。美国预防服务工作组已根据系统综述，批准了用于治疗和预防肥胖及其后果的行为疗法，这表明了这些目标的有效性和尤其是在不良反应方面，优于药物疗法的可能性。

行为治疗和认知 - 行为治疗计划的主要特点包括：

- 描述要控制的行为（自我监控）。指导患者详细记录所有进食行为，包括特定的分量、进食时间和地点、患者意识到的进食前刺激以及对周围环境的描述。鼓励患者每周称体重。
- 修改和控制刺激。除了视觉提示外，围绕食物选择和食物准备的行为变化也得到了解决。膳食替代、部分膳食替代计划和结构化膳食计划，已被研究并发现是一种有效的刺激控制形式。
- 注意饮食。研究表明，提高患者意识和养成有条理的饮食习惯有助于减重。例如，分量较小、细嚼慢咽，以及结构化膳食计划。
- 及时强化延迟和控制进食的行为。建议患者只在一个房间吃饭（线索消除），吃饭时有人陪伴（线索监督），制定使饮食食物有吸引力的方法（线索强化），安排饮食改变（解决问题），如果他们遵守锻炼和饮食计划，则安排正面反馈。患者接受教育，专注于为营养、体重和体力活动设定现实的目标。这些目标具有时间限制、现实性和适度的挑战性。
- 认知重建。鼓励患者将消极、妄自菲薄的想法转变为积极、有益的想法，这样可以帮助减重成功。
- 动机式访谈。这种以患者为中心的策略旨在通过帮助患者探索和解决改变时的矛盾心理来引发行为改变。开放式问题、反思性倾听、肯定和总结用于帮助患者探索和解决矛盾心理和改变障碍。此外，不鼓励在吃饭时看电视或书籍等分散注意力的活动。饮食行为与高度特异性刺激有关。

个人和团体行为计划均可用；平均治疗时间为 18 周。项目持续时间越长，付出的努力越多，效果越好。

以工作为基础的经济激励，能够显著提高通过可穿戴设备所测量的日常锻炼量。在行为计划的背景下，发现抑郁症也能获得改善。

运动 [9,16,18,54–59]（另见第 18 章）

每一项减重计划都应该包含一项运动内容，这不仅是因为它对体重的影响，也是因为它对健康的贡献。健康水平与心血管疾病和全因死亡率密切相关。虽然非常有益，但在不减少热量摄入的情况下，单独运动只能实现适度的体重减轻；这种组合可以增强减重效果并保持瘦体重。由于总能量消耗和基础代谢率随着体重的降低而降低，因此运动对维持减重至关重要。因为大多数运动的能量消耗与体重成正比，肥胖者在相同的运动量下比正常体重的人消耗更多的能量，燃烧更多的身体脂肪。通过锻炼，可以增加节食者自我控制感、减轻压力、改善外表和缓解抑郁，从而受益。有规律的体育活动似乎是成功维持体重的最佳预测因素之一。如前所述，在工作中使用财政奖励可以增加参与锻炼的人数。

运动处方。减少体脂所需的运动量与其类型、持续时间、强度和频率有关。对于一般健康的人群，建议每周至少进行 150 min 的中等强度体力活动或 75 min 的剧烈活动。对于减重和维持，每周 150 ～ 250 min 的中等强度体力活动是减重计划的良好基础，持续体重下降需要超过 250 min/w。结合非正式的锻炼（例如，在更远的地方停车、走楼梯、边看电视边锻炼、在工作休息时锻炼）可能是有益的。

然而，正如热量减少所见，个体在运动后的体重变化存在很大的异质性。这种差异可以解释为是由运动引起的体重减轻后的饮食补偿量造成的，特别是在瘦表型人群中。特定的运动处方是必不可少的。可以规定有氧运动和无氧运动。无论运动强度如何，固定量的运动都可以减少腹部肥胖，但需要更高强度的运动，才可以更好地改善糖耐量。医生在设计和鼓励（患者采用）运动处方时的作用至关重要。为确保依从性，该计划必须身体上切实可行、医疗上安全，并能够纳入患者的日常生活（有关运动处方的详细信息，请参见第 18 章）。

药物治疗 [18,60-74]（见表 235-2）

肥胖的药物治疗，尤其是长期使用时，一直受到不良安全性的困扰。对既安全又有效的药物的研究仍在继续，随着对疾病病理生理学的进一步了解，新的药物正在出现。

概述

候选资格应基于肥胖的严重程度和对健康风险的整体估计（附录 235-1），才考虑高危人群进行此类治疗。药物治疗应用于 BMI ≥ 27 kg/m^2 加上两种或两种以上与肥胖相关的疾病或 BMI ≥ 30 kg/m^2，并且对生活方式和行为改变反应不足的成年人。在开始药物治疗之前，应实现体重稳定。

每种药物的有效性取决于 3 个月后体重减轻 3% ～ 5% 的能力。仅建议在前 3 个月内有效的个体继续使用该药物；如果这一短期目标未能实现，应考虑停药。长期使用对肥胖的持续影响是必要的；停药几乎总是伴随着体重的恢复。了解寻求减重的个体之间的异质性以及对药物的反应各不相同是很重要的。即使使用有效药物后，对于大多数人来说，患者的平均体重减轻幅度不大，仅有少数高反应者。识别这些人很重要，短期（3 个月）减重成功的人更有可能在 1 年内保持减重。

在考虑通常必要的长期用药时，亦需要考虑这些药物的副作用。使用减肥药物的决定应该基于一种评估，即益处大于风险。密切监测至关重要。

药物的选择基于疗效、安全性以及对体重和其他健康后果的影响，即所谓的双重效益。例如，抗抑郁药安非他酮可用于同时患有抑郁症或吸烟的肥胖患者。在食欲控制、能量消耗和营养感知机制方面的研究进展有望开发出一系列新的、更有效的药物，但目前的选择是有限的（表 235-2）。Meta 分析发现，大多数 FDA 批准的药物能够实现 5% 的减重目标，使用利拉鲁肽和芬特明 - 托吡酯的可能性最高。导致停药的不良反应通常与利拉鲁肽和纳曲酮 - 安非他酮的使用有关。

拟交感神经

拟交感神经药物通过增加中枢神经系统中的去甲肾上腺素水平，抑制食欲和实现适度减重。芬特明（Ionamin，Adipex-P）是 FDA 批准的几种拟交感神经药之一，也是最为广泛应用的减重处方药。其他包括安非拉酮（Tenuate）、苯甲曲秦（Bontril）和苄非他明（Didrex）。所有药物均经 FDA 批准，但仅用于短期（3 个月）使用，基于过去认为肥胖可以被治愈的理论而构建的早期临床试验。尽管只是批准短期使用，但临床专家通常会继续对那些有早期治疗反应的患者进行治疗。

不良反应。肾上腺素能兴奋剂可引起不良心血管副作用。由于高血压危象、心律失常、卒中、猝死或成瘾，这类药物中用于抑制食欲的许多药物（如麻黄碱、苯丙醇胺和苯丙胺）已从市场上撤出。芬特明是臭名昭著的“芬 - 芬”组合的组成部分，但从未被认为是心脏瓣膜损伤的原因（见下文讨论）。

谨慎的处方和监测必不可少。血压和心率升高并不常见，但这些药物在高血压、冠心病和快速心律失常患者中相对禁用（表 235-2）使用。可能会使失眠患者病情恶化。其他令人烦恼的副作用包括口干、紧张和便秘。

选择性 5– 羟色胺激动剂治疗——氯卡色林

5- 羟色胺激动剂芬氟拉明因对心脏瓣膜有不良影响而退出市场十多年后，FDA 批准更具选择性的 5- 羟色胺激动剂氯卡色林（Belviq）的长期使用。与受芬氟拉明影响的 5HT-2b 受体相比，该药物仅对在中枢神经系统中发现的 5- 羟色胺 2c 受体具有高亲和力。3 项安慰剂对照临床试验未报告瓣膜病或其他不良心血管事件风险增加。FDA 在对临床试验进行审查后，表示其与增加癌症风险的可能性有关，但因果关系尚未确定。在试验条件下，该药物在使用 1 年后的平均体重减轻近 6%，与芬特明和奥利司他相当。应慎用于充血性心力衰竭和抑郁症患者，尤其是那些服用选择性 5- 羟色胺再摄取抑制剂的患者，因为可能有发生率低但后果严重的 5- 羟色胺综合征风险。

表 235-2　用于肥胖治疗的药物

药品通用名（商品名称）减肥作用机制	常用剂量示例		相互作用 / 问题[a]	建议
	起始剂量	剂量范围		
FDA 批准治疗肥胖症				
氯卡色林（Belviq） 选择性 5- 羟色胺 2c 受体激动剂	10 mg BID	10 mg BID	不良反应：HA、鼻咽炎、URI、头晕、疲劳、口干 服用 SSRI，注意心力衰竭	• 监测抑郁症、5- 羟色胺综合征、阴茎异常勃起 • 怀孕类别 X
奥利司他（赛尼可，阿莱[b]） 脂肪酶抑制剂	120 mg QD	120 mg QD 至 120mg TID	不良反应：腹胀、腹痛、脂肪泻 禁忌证：消化不良、肝衰竭	• 建议每天服用多种维生素 • 监测脂溶性维生素（ADEK）
芬特明（Adipex-Pc，Ionamin） 拟交感神经胺，增加 NE、DA 活性	15 mg QD	15 ～ 30mg QD	不良反应：心动过速、HTN、口干、失眠 禁忌证：CAD、CVA、心律失常、癫痫发作、未控制 HTN	• 批准使用 3 个月 • 监测心率、血压 • 价格合理
芬特明 + 托吡酯缓释剂（Qsymia） 拟交感神经兴奋性胺和 GABA 增强剂	3.75/23 mg QD	3.75/23 mg QD 至 15/92 mg QD	不良反应：与芬特明和托吡酯相同 禁忌证：与芬特明和托吡酯相同	• 怀孕类别 X • 口腔腭裂风险增加
用于治疗肥胖的超说明书使用				
安非他酮（Wellbutrin） 弱 DA 和 NE 再摄取抑制剂	150 mg QD	150 ～ 400 mg QD	不良反应：失眠、焦虑、HA、腹泻、口干 禁忌证：癫痫发作、贪食症、心律失常	• 监测心率、血压 • 避免用于双相障碍 • 可与纳曲酮和唑尼沙胺合用
艾塞那肽（Byetta） 艾塞那肽缓释剂（Bydureon） 合成 GLP-1 类似物	5 μg BID 艾塞那肽缓释剂 2 mg/w	5 ～ 10 μg BID	不良反应：恶心、低血糖、胰腺炎 禁忌证：甲状腺髓样癌、Ⅱ型 MEN	• 注射药物 • 饭前服用
利拉鲁肽（Victoza） 酰化人 GLP-1 受体激动剂	0.6 mg QD	0.6 ～ 1.8 mg QD	不良反应：恶心、低血糖、胰腺炎 禁忌证：甲状腺髓样癌、Ⅱ型 MEN	• 注射药物 • 饭前服用
二甲双胍（格华止，Glumetza） 胰岛素增敏剂，减少肝脏葡萄糖生成	500 mg QD	500 ～ 2000 mg QD	不良反应：腹泻、胀气、味觉改变、维生素 B_{12} 缺乏 禁忌证：肾功能衰竭、CHF 与托吡酯联合用药乳酸酸中毒的风险↑	• 监测维生素 B_{12} • 用于抗精神病药引起的体重增加 • 用于多囊卵巢综合征 • 用于胰岛素抵抗
盐酸纳曲酮（Revia） 阿片受体拮抗剂	12.5 mg QD	12.5 ～ 50 mg QD	不良反应：恶心、呕吐、头晕，HA 禁忌证：肝衰竭	• 可与安非他酮合用
普拉林肽（Symlin） 合成胰淀素类似物	60μg TID	60 ～ 120 μg TID	不良反应：低血糖、恶心、呕吐、HA 禁忌证：胃轻瘫	• 用于使用胰岛素的糖尿病患者 • 饭前服用
托吡酯（Topamax） 抗癫痫药物，增强 GABA 受体活性	25 mg QD	25 ～ 200 mg QD	不良反应：感觉异常、味觉厌恶、嗜睡、记忆力损伤 禁忌证：肾结石、青光眼、与二甲双胍联合应用的乳酸酸中毒风险↑	• 监测血清碳酸氢盐 • 与芬特明协同作用 • 用于抗精神病药引起的体重增加 • 用于暴食症 • 怀孕类别 D

续表

药品通用名（商品名称）减肥作用机制	常用剂量示例		相互作用 / 问题[a]	建议
	起始剂量	剂量范围		
唑尼沙胺（Zonegran）抗癫痫药物，增强 5HT 和 DA 活性	100 mg QD	100 ~ 400 mg QD	不良反应：少汗症、HA、记忆力缺损、胃肠道和肌肉骨骼问题 禁忌证：磺胺过敏、肾结石、青光眼	• 监测血清肌酐和碳酸氢盐 • 可与安非他酮合用

CVO，心血管疾病；NE，去甲肾上腺素；DA，多巴胺；5HT，5- 羟色胺；GABA，γ- 氨基丁酸；GLP-1，胰高血糖素样肽 -1；SSRI，选择性 5- 羟色胺抑制剂；HA，头痛；MEN，多发性内分泌瘤；CHF，心力衰竭；XR，延期释放；QD，一日一次；TID，一日 3 次。

[a] 这是药物的所有不良反应（AE）和禁忌证（CI）的不完整列表。

[b] Alli 是一种非处方形式的奥利司他，剂量为 60 mg。

[c] Adipex-P 是一种片剂形式，剂量为 37.5 mg。

抑制脂肪吸收——奥利司他

奥利司他（赛尼可，阿莱）是 FDA 批准长期用于治疗肥胖症的药物，可结合并阻断胰腺和胃脂肪酶的局部活性，抑制约 30% 的肠道膳食脂肪吸收。为期 4 年的随机、双盲、安慰剂对照研究显示，它会使体重适度减轻（体重减轻 2.75 kg），且血脂水平和胰岛素水平有所改善。然而，约 80% 的患者发生不良胃肠道反应，吸收不良和消化不良（如腹部痉挛、腹胀、大便油腻、腹泻）等。此外，它的高成本以及对健康脂肪（单不饱和脂肪和多不饱和脂肪）和脂溶性维生素的吸收不良也加剧了它的劣势。因此，脂溶性补充剂可能是必要的，应在奥利司他之前或之后 2 h 服用。

胰高血糖素样蛋白 –1 激动剂——“格鲁肽”

这些药物最初是为治疗糖尿病而开发的，由于观察到肥胖的 2 型糖尿病患者的体重显著减轻，引起了人们对肥胖治疗的兴趣。这些胰高血糖素样蛋白（GLP）-1 激动剂与天然 GLP-1 有很大程度的同源性，GLP-1 是一种由肠道 L 细胞分泌的激素，通过刺激胰岛素分泌、抑制胰高血糖素分泌和糖异生来降低血糖水平。药物通过刺激弓状核内的前促黑细胞素神经元延迟胃排空并增加饱腹感，这可能是导致热量摄入减少的原因。减肥的确切作用机制仍有待确定。

利拉鲁肽的随机对照试验表明，应用 3.0 mg 利拉鲁肽，除掉安慰剂后的数据显示减重 6%，与其他经批准的抗肥胖药物相当。对于糖尿病患者，口服和注射制剂都能产生同样显著的降低。这种药物通常耐受性良好。常见的副作用是胃肠道反应，尤其是恶心，随着时间的推移，症状减轻。人们对其与胰腺炎和胰腺癌的相关性表示担忧，前者可能与初始体重减轻引起的胆结石形成相关。需要进行进一步的研究以确定因果关系。甲状腺髓样癌的黑框警告基于啮齿动物研究；然而，这种药物在人类肿瘤中并不存在相关性。

可用制剂包括注射用利拉鲁肽，每天皮下注射 1 次，每次 3 mg；以及索马鲁肽，每周注射 1 次，或是每天口服一次。利拉鲁肽是 FDA 批准用于治疗肥胖症的药物；司美格鲁肽是 FDA 批准的治疗糖尿病的药物，对肥胖的糖尿病患者有效；在没有糖尿病的情况下，其用于肥胖尚待批准。

单药治疗与联合治疗

临床试验表明，几种被批准用于其他适应证的药物可以减重，因此在选择用于治疗肥胖的药物时，应考虑到“双重效益”的可能性。托吡酯和唑尼沙胺已被有效用于患有癫痫发作和双相情感障碍的肥胖患者，且托吡酯有助于治疗偏头痛和暴食症。二甲双胍有助于糖尿病患者实现长期减重。二甲双胍和托吡酯都可以对抗非典型抗精神病药物引起的体重增加，前者可以阻断组胺 H1 受体引起的食欲刺激效应。安非他酮可用于抑郁症或吸烟的肥胖患者。阿片受体拮抗剂纳曲酮的双重益处尚不清楚，但该药物已用于已经服用安非他酮的患者。对体重影响的关注，成为肥胖糖尿病患者治疗方案设计中的一个重要考虑因素。二甲双胍、利拉鲁肽、索马鲁肽、艾塞那肽、普拉林肽、卡格列净、恩格列净和达格列净已显示出一定的减重效力（见第 102 章）。如果考虑使用此类药物，应评估其心血管风险状况。

考虑到能量调节的冗长生理途径，单剂药物治疗肥胖症的益处有限，因此寻求具有协同效应的联合药物治疗也就不足为奇了。联合治疗的目的是提高疗效，同时限制副作用（通过减少剂量）。当单药治疗达到体重稳定时，通常会考虑添加第二种药物。

芬特明 / 托吡酯。在目前批准的减肥药物中，芬特明和托吡酯缓释剂（Qsymia，FDA 批准长期使用）的组合在临床试验中产生了最佳的减重效果。平均 BMI 大于 35 kg/m^2 的受试者在 1 年后体重减轻超过 10%，2 年后体重继续减轻超过 10%。禁忌证（相对禁忌证和绝对禁忌证）包括不稳定的心脑血管疾病、癫痫、心律失常、焦虑、甲状腺功能亢进和青光眼。孕妇不应使用该组合治疗，因为胎儿存在口腔腭裂的风险，所有育龄妇女应在怀孕前停止服用该药品（表 235-2）。

纳曲酮 / 安非他酮。减重效果基于安非他酮和纳曲酮对下丘脑促黑素细胞素激素系统和边缘系统（叶）多巴胺奖赏系统的联合作用机制。4 项随机、安慰剂对照试验表明，使用最高剂量的纳曲酮 / 安非他拉酮缓释剂，减重范围为 4.2% ～ 4.8%，糖尿病患者减重 3.2%。最常见的副作用是恶心、便秘、头痛、呕吐和头晕。存在关于自杀意念和神经精神症状增加的警告。关于心血管事件风险的数据不完整，但到目前为止没有增加。

注意引起体重增加的药物（见表 235-3）

在设计全面的减肥计划时，不应忽视某些药物导致体重增加的可能性。它们的识别以及对备选方案的考虑是设计（减重）计划的重要因素。

补充 / 替代医学疗法（75–80）

补充替代医学（CAM）疗法包括从膳食补充剂到身心疗法（冥想、催眠、瑜伽）和“能量医学”技术（针灸）。

膳食补充剂。许多膳食补充剂已被推广用于减重；然而，与安慰剂相比，没有一种补充剂持续展现出明显的益处。常见的补充剂可按机制进行分类：增加能量消耗（苦橙、瓜拉那）、调节碳水化合物代谢（铬、人参）、增加饱腹感（瓜尔胶、洋车前子）、抑制脂肪吸收（壳聚糖）和增加脂肪氧化（绿茶、左旋肉碱、羟基柠檬酸、共轭亚

表 235-3 常见的可引起体重增加的药物

分类和药物[a]	替代药物保持体重或导致体重略增加
抗惊厥药	
丙戊酸、氨己烯酸、卡马西平	托吡酯、唑尼沙胺
抗抑郁药	
SSRIs：**帕罗西汀、西酞普兰、氟西汀、舍曲林**	安非他酮（SSRIs 的替代品）
TCAs：阿米替林、去甲替林	地昔帕明（TCAs 的替代品）
MAOI：苯乙肼	强内心百乐明（MAOIs 的替代品）
其他：**米氮平**、曲唑酮	萘法唑酮
降血糖药物	
磺脲类：格列本脲、格列吡嗪、格列美脲	二甲双胍、艾塞那肽、利拉鲁肽、普拉林肽、阿卡波糖、西格列汀、沙克列汀
TZDs：罗格列酮、吡格列酮、**胰岛素**	
抗组胺药	
赛庚啶，苯海拉明，西替利嗪，非索非那定	氯雷他定
降血压药	
β- 肾上腺素能阻滞剂：普萘洛尔，美托洛尔	血管紧张素转换酶抑制剂、ARBs、钙离子通道阻滞剂
α- 肾上腺素能阻滞剂：可乐定、哌唑嗪	多沙唑嗪
抗精神病药物	
AAP：**氯氮平、奥氮平、奎硫平、利培酮、氟哌啶醇、阿立哌唑**	齐拉西酮
偏头痛预防剂	
普萘洛尔、美托洛尔	托吡酯、维拉帕米
情绪稳定剂	
锂盐	托吡酯、拉莫三嗪
止痛药	
加巴喷丁、普瑞巴林	托吡酯
类固醇	
泼尼松、氢化可的松、地塞米松	非甾体抗炎药、免疫调节剂
醋酸甲羟孕酮	口服孕酮、宫内节育器

[a] 顺序排列是从增重最大到最小。**粗体字**药物的增重程度最大。

AAP，非典型抗癫痫药物；ACE，血管紧张素转换酶抑制剂；ARB，血管紧张素受体拮抗剂；MAOI，单胺氧化酶抑制剂；SSRI，选择性 5- 羟色胺再摄取抑制剂；TCA，三环类抗抑郁药；TZD，噻唑烷二酮类。

油酸）。

羟基柠檬酸源自热带水果罗望子（藤黄）。它抑制一种在脂肪生成中起作用的柠檬酸裂解酶，并声称能降低人体体重和减少脂肪。尽管小规模随机安慰剂对照研究显示体重有所减轻，但没有明确一致的证据表明显著减轻体重或脂肪动员。

这些和其他膳食补充剂被广泛用于减重；然而，很少有人（如果有的话）具有良好的风险/收益状况或有效性证据。尽管如此，它们仍然很受欢迎和吸引人，被认为是比改变生活方式更容易减肥的方法，并因是“纯天然”，而被认为是安全的。虽被大量推广使用，但关于对其功效、安全性、一致性、纯度或标签的证明却没有要求。此外，没有一致的成分清单或制剂的标准化。

其他替代医学措施。身心医学措施包括冥想、催眠和瑜伽。此外，针灸被用作一种改变“能量”的手段。这些 CAM 经过了更仔细设计的研究，尽管规模小、持续时间短。当作为单一疗法应用时，它们几乎没有任何效益。

外科治疗和内镜干预[81-108]（表 235-4）

减肥外科治疗

强有力的证据支持减肥手术是中重度肥胖症最有效和最持久的治疗方法。除了心血管疾病和总死亡率的显著改善外，纵向研究报告术后 20 年平均体重减轻 18%，从而改善或完全解决肥胖相关的合并症，如糖尿病和癌症。

行动机制。减肥手术最初被认为是通过机械地限制热量摄入和摄入能量的不良吸收，从而导致体重减轻。然而，最近的研究已经使人们接受了减肥手术的生理基础，特别是 roux-en-Y 胃旁路

表 235-4 治疗肥胖的外科手术方法

方法（类型）	优点	并发症[a]		禁忌证	考虑
		短期	长期		
可调节胃绑带术（胃）	无吻合术 潜在可逆性 没有营养缺陷	气孔阻塞 绑带滑移 绑带侵蚀 绑带感染 食管扩张术 造口感染 GERD/食管炎	运动障碍 减重失败 再手术率↑	减重手术史 门静脉高压症伴静脉曲张 长期使用类固醇	对糖尿病的有益作用取决于体重 逐渐减肥（2 年时最低点） 需要经常随访 适应证为 BMI 30～35 kg/m²
垂直袖状胃切除术（胃）	和体重无关的对血糖的控制 启用内镜检查 营养缺乏的风险低	术中出血 胃漏 严重复发性 GERD	维生素 B_{12} 缺乏 体重恢复	门静脉高压症伴静脉曲张 严重的 GERD	用于极端肥胖（第二阶段的首程序） 缺乏长期结果数据
Roux-en-Y 胃旁路术（胃 + 肠）	快速改善葡萄糖调节 体重无关效应 有效控制 GERD	内疝 吻合口漏 吻合口溃疡 G-G 和 G-J 狭窄 残胃扩张	胆结石 微量营养缺乏 高胰岛素血症性低血糖 腹疝 体重恢复	门静脉高压症伴静脉曲张 C 级肝硬化	胃肠道内镜监测的必要性 最常执行的程序
胆胰转流并或不并十二指肠转位术（胃 + 肠）	快速改善葡萄糖控制 和体重无关的对血糖的控制影响最大	内疝 吻合口漏 吻合口溃疡 G-G 狭窄 G-J 狭窄	肾结石 肾衰竭 微量和大量营养素缺乏 脂肪吸收不良 骨质疏松症 低血糖症	门静脉高压症伴静脉曲张 C 级肝硬化 需要内镜检查	体重无关对血糖调节的影响 高风险手术（并发症发生率高） 不常执行 用于高 BMI

[a] 所有外科手术都可能有围术期并发症（即心肌梗死或其他心脏事件、深静脉血栓形成、出血、伤口感染等）。

DM，糖尿病；GERD，胃食管反流病；G-G，胃 - 胃肠道；G-J，胃 - 空肠；BMI，单位为 kg/m²。

术（roux-en-Y gastric bypass，RYGB）和垂直袖状胃切除术（vertical sleeve gastrectomy，VSG）。一些生物化学和微生物学的改变被认为是手术深远而持久的减重效果的原因。这些改变包括调节性肠道激素（如 GLP-1、胃促生长素）、胆汁酸和肠道微生物群的变化。手术改变控制能量平衡和代谢功能的生理网络的能力（例如，胃促生长素的减少和诸如胰高血糖素样肽 -1 等厌食激素的增加）似乎至少与手术的明显机械效应同等重要。此外，观察到的强调手术对糖尿病患者体重的独立因素影响的结果，挑战了肥胖治疗完全依赖于热量减少的历史观念。尽管对手术原理尚未完全了解，但研究已经开始证明，参与能量调节的复杂生理系统可以通过减肥手术进行干预。

手术选择。肥胖的 4 种手术选择［Roux-en-Y 胃旁路术（Roux-en-Y gastric bypass，RYGB）、垂直袖状胃切除术（vertical sleeve gastrectomy，VSG）、可调节胃绑带术（adjustable gastric banding，AGB）和胆胰转流合并或不合并十二指肠转位术（biliopancreatic diversion，BPD，with or without duodenal switch，BPD and BPD/DS）］中的大多数（如果不是全部的话）都是腹腔镜手术。每种方法都有特定的优点、风险和禁忌证（表 235-4），需要仔细匹配手术和患者。目前，没有足够的预测数据为严重肥胖症患者选择一种手术方案提供依据。最佳可用的比较数据，来自一个大型国家注册中心随访 5 年的回顾性观察队列研究。此类研究没有随机化的好处，但确实表明手术之间的差异：RYGB 的总体重减轻量最大（25.5%），但主要不良事件的 30 天发生率最高（死亡、肺栓塞、再次手术、住院时间延长 5.0%）。而 VSG 的百分率分别为 18.8% 和 2.6%，ABG 的百分率分别为 11.7% 和 2.9%。

无论手术类型如何，对手术的反应仍存在很大的个体差异。长期观察研究表明，同时涉及胃和肠部位的手术，即 RYGB 和 BPD 可实现最大程度的长期减重（20 年后体重减轻 25%，而 AGB 仅减轻 15%）；但与 VSG 和 AGB 相比，其围术期风险更大。最近的研究表明，RYGB 和 VSG 均可缓解糖尿病，且优于药物治疗。除 BPD/DS 外，这些手术还可诱导血糖调节的早期显著改善，这与可调节 AGB 或饮食诱导的体重减轻的更为渐进的效果不同。总的来说，RYGB 仍然是最常用的减肥手术，与其他手术相比，RYGB 在促进减重和长期体重维持方面似乎更有效果。

优点。长期随访研究发现，持续的体重减轻、有效的缓解，以及虽然不能完全消除但将显著改善糖耐量异常、高血压、阻塞性睡眠呼吸暂停、胃食管反流和血脂异常。观察性研究还表明，大血管疾病的风险降低。大多数改善都会随着时间的推移而持续。手术后医疗费用和生活质量有所改善。社会心理效益取决于体重减轻的程度，与副作用和并发症无关。体重显著减轻的患者变得更具就业能力和身体活动更积极，性生活和自尊有所改善，并获得更合群的人生观。在非随机队列的回顾性观察研究中，与常规非手术治疗相比，手术治疗在 5 年时可降低全因死亡率（例如，1.3% vs. 2.3%）。

风险和成本。手术的风险和并发症很大，需要谨慎考虑（表 235-4）。总体而言，术后死亡率和围术期死亡率持续改善；这些概率因手术方式、环境和患者特征而异。在对主要网络队列的回顾性分析中，RYGB 和 AGB 的 30 天死亡率为 0.3%，主要并发症发生率（如深静脉血栓性静脉炎、肺栓塞、吻合口渗漏、伤口感染）为 4% ～ 14%。短期内主要不良后果的平均风险为 4.3%。每个质量调整寿命年（QALY）的花费估计为 40 000 美元，与其他被认为具有成本效益的服务相当。

术后行为和饮食要求。手术前后，必须对患者进行饮食行为预期变化的教育。研究表明，在某些外科手术后，人们对食物的偏好发生了变化，基于奖励的饮食行为也有所减少。无论如何，患者可能难以适应其术后身体改变，需要指导患者如何更慢、更仔细地进食，并确保早期不耐受可能是暂时的。患者需要终生每天服用维生素和矿物质补充剂。必需服用的药物取决于手术方法。

候选资格。手术候选资格和手术选择是一项协作性工作，涉及充分知情的患者和家属、外科手术咨询医师、家庭医师和参与患者护理的其他专业人员。考虑因素包括地区手术发病率和死亡率（经验丰富的中心最低），所需的体重减轻量、患者潜在的医学和心理状态，以及短期和长期并发症的风险。那些患有未经治疗的精神疾病、对减肥手术的风险和益处认识不足，以及活性物质滥用的患者应在手术前咨询心理学或精神病学（专家）。在考虑手术的患者中，抑郁症和暴食症的发生率较高。

传统上，外科治疗主要针对以下患者：

- 体重指数大于或等于 35 kg/m^2，且至少有一种肥胖相关共病
- 体重指数大于或等于 40 kg/m^2
- 曾有过减重史、无潜在内分泌疾病和心理健康（例如，了解手术和所需的行为改变）

最近提出的建议是，将可调节胃绑带术（adjustable gastric banding，AGB）的候选患者资格扩大到 BMI 在 30 ～ 35 kg/m^2 之间、糖尿病控制不佳的人群。尽管肥胖问题复杂，但身体残疾者（神经、肌肉骨骼等）、胰岛素依赖型糖尿病，以及因肥胖而导致总体生活质量较差的人群可考虑转诊至外科。然而，并非所有候选患者都适合进行手术，需要清楚地了解其风险和好处。

禁忌证范围从严重的伴随性疾病（例如，需排除全身麻醉、心肺或肝的问题）到精神疾病（特别是物质滥用和如贪食症这样的进食障碍）以及怀孕计划。虽然减重手术与妊娠糖尿病和胎儿过度生长的风险较低相关，但胎儿发育小于胎龄的风险增加，甚至可能死亡。尽管结果常常显示对老年人获益较少，但相关高龄（＞ 65 岁）作为风险因素的数据尚不清楚。此外，在开始任何手术减肥治疗之前，由于手术后需要长期的行为改变，应解决医疗方案依从性差的问题。

内镜干预

较新的非手术技术已经发展成熟，包括植入式迷走神经胃刺激装置、胃内球囊、腔内合成衬垫、胃抽吸分流术，以及最新的吸收性水凝胶。一些胃内球囊已被批准短期用于 BMI 为 30 ～ 40 kg/m^2 且至少有一种肥胖相关疾病的患者。国际试验显示，平均体重减轻 10% ～ 20%，并发症发生率为 20%。迷走神经刺激在假对照试验中产生了混合结果，一项研究显示结果无差异；另一项研究显示，该装置每天使用更长时间，可减轻 24.4% 体重，但未达到预期 10% 的差额控制优势。

虽然目前大多数设备依赖于占空间、胃限制或胃排空延迟的作用机制，但最近 FDA 批准的一种设备从胃中吸入大约 30% 的摄入热量。该设备被批准用于 BMI 较高，为 35 ～ 55 kg/m^2 的患者，并且需要更密切的监测。最新批准的设备使用大量聚合物颗粒，吸收水分并与胃中摄入的食物混合，以增加饱腹感并阻止食物摄入。FDA 批准用于 BMI 为 25 ～ 40 kg/m^2 的患者，与其他器械相比，其副作用较轻，但疗效较差。尽管这些微创技术有望治疗肥胖症，但它们在治疗中的确切作用（例如，作为一种主要治疗、通往第二次手术的桥梁或增强手术后结果的效果）仍有待阐明。

局部抽吸切除术（吸脂术）

这种流行的整容手术，通常在非卧床环境下进行，可去除局部脂肪堆积；但在持久减重方面没有明确的益处。有限的结果数据虽展示了相当高的心理满意度，但与其他减重努力不同，未能显示与肥胖相关的代谢紊乱的改善。在缺乏足够的患者安全预防措施的环境中操作时，安全性一直是一个问题。

迷走神经阻断装置（如 Maestro 充电系统）

使用皮下植入的神经调节装置可阻断对胃和大脑的迷走神经刺激，以诱导饱腹感。FDA 批准用于 5 年非手术治疗后无反应的重症患者，但这项技术在假对照试验中出现了不同结果。

患者教育

由于存在改变行为的需要，因此患者教育是肥胖护理的核心组成部分。无论是作为团队的一部分或是需要转诊（见转诊指示），都应包括注册营养师的营养咨询，这是整个家庭医生团队的责任。由执业护师进行的慢性护理管理提高了依从性和结果。患者需要知道肥胖是一种复杂的慢性病，是由基因、生物、环境和社会心理决定因素引起的，并且减重通常是一个漫长而苛刻的过程。如前所述，必须提供有关营养和运动的基本原则知识，如食物的热量值和锻炼对健康的好处。此外，应讨论改变饮食习惯的实用方法（例如，注意饮食、膳食计划、改善睡眠时间、放松技巧以减轻压力）。虽然医生的支持和鼓励是必不可少的，但家庭医生团队所有成员的投入对于支持和教育患者是必不可少的。

临床医生的语言应该是谨慎的，避免使用可能破坏医患关系的如肥胖和肥硕等术语。对体重状

况的确认增加了患者的愿望和减重尝试的意愿。管理患者的期望是至关重要的，因为它们可能远远超出当前大多数治疗方案的效果。那些被考虑进行药物治疗的人需要明白，处方减肥药并不是不需要改变生活方式的“饮食药片”。强调肥胖是一种慢性病，有助于确保持续使用处方药物和监测。

尽管快速减重计划很受欢迎，但患者需要了解他们在实现长期减重方面的不足之处。非常感谢商业或非营利项目（表 235-1）提供的适当和可靠资源的信息，给予所有减重计划的大力宣传。由于自我治疗也得到了大力推广，需要讨论非处方饮食辅助和补充剂的使用。应提供并讨论有关膳食补充剂、商业饮食计划、草药和其他补充措施的循证信息，以便患者能够就其使用做出明智的决定。

回顾大众媒体宣传的关于减重的一些最坚定的信念可能是有用的，但要强调的是这些是事实上未经证实的假设。例如，缓慢渐进减重最有利于长期成功的观点被来自 AHEAD 试验的证据所反驳，该试验证明前两个月体重减轻最多的人会在 4 年后和 8 年后体重减轻最多。另一个假设是热量摄入的小幅减少和运动量的小幅增加将导致体重持续下降。虽然最初以这种方式减重相对容易，但随着体质量的减少，能量需求可能会随着时间的推移而大幅下降，这就需要更多的锻炼和更大的能量摄入减少量，来实现持续的减重。

那些考虑进行减重手术的人，包括其家庭，需要密集的、个性化的教育工作。实施知情、共享决策过程（见第 5 章）至关重要。尽管死亡率风险较低（0.3%），但导致严重不良后果的围术期风险较大，需要加以解决和考虑。

转诊适应证

尽管家庭医师和其医疗团队的兴趣、参与和鼓励至关重要，但肥胖的医学复杂性往往决定了多学科方法和转诊需求。对于有明显肥胖、多种体重相关的医学共病和社会心理问题的患者尤其如此。

注册营养师（The registered dietitian，RD）如果尚未成为家庭医生团队的成员，其对实现预期的结果至关重要，因为该营养师在评估营养需求和咨询食品选择和准备方面接受过专门培训。RD 还可以回顾影响食欲的因素，如锻炼、食物对情绪满意度和压力管理方面的作用。帮助评估和改变对食材和饮食的态度、行为是 RD 重要的目标。营养师是帮助患者克服健康饮食障碍的特别有用的顾问（例如，文化和民族习惯引起的对食物偏好、个性化膳食计划以及减肥手术后的教育）。为了维持生活方式的改变，随机试验发现高频率的营养师电话随访和面对面访问一样有效。当患者寻求小组方法时，熟悉社区和商业资源，并能采取专业监督（的团体项目）会有所帮助。坚持良好的减重计划是其最有力的预测因素，包括参加会议（可以现场或远程）和保持食物记录。

提供帮助其他的专业人士包括运动教练、睡眠专家和心理健康专家，他们可以帮助处理功能失调的饮食行为（例如情绪化、暴食症或夜间进食障碍、缺乏动力、有压力、有睡眠障碍）。未经治疗的精神疾病或药物滥用的患者可考虑进行减肥手术，但在手术转诊之前，应优先进行心理或精神咨询。

当考虑采用药物治疗和外科手术方法，治疗医学上复杂的肥胖症患者时，应考虑转诊至体重中心进行多学科专业护理。如果在即将进行的择期手术（如髋关节或膝关节置换术或疝气修补术）之前需要减肥，也可以建议进行此类转诊。肥胖医学的亚专业委员会现可认证应用，有助于告知转诊。尽管肥胖症很复杂，肥胖症护理卓越中心可以提供包括手术在内的全面评估和强化治疗选择。减肥手术的严重并发症的发生率，与做这些（手术的）医院和外科医生数量成反比。如前所述，即使是身体残疾（神经、肌肉骨骼等）、非胰岛素依赖型糖尿病患者以及因肥胖而总体生活质量较差的人，也可以按需考虑。

建议 [109–119]

- 确定并治疗具体的病因（见第 10 章）。
- 寻求参与而不是指责，建立一种互动的、相互尊重的关系。
- 考虑 BMI 和共病以及社会心理和文化因素，定制治疗选择。
- 了解个人的生理 - 心理 - 社会限制，并现实地了解治疗可以做什么和不能做什么，但不能非必要地限制期望或愿望。

- 从饮食和运动的基本行为变化开始，依次实施措施。
- 避免和劝阻时尚饮食、补充剂、草药产品和在线食欲抑制剂，这些都不是安全有效的。警告不要食用基于未经证实的具有医学作用的饮食，虽然这种饮食可能具有普遍的吸引力，但对长期控制体重无效。
- 招募基层医疗保健/家庭医疗团队成员，并让他们参与患者的减重工作。
- 在参与患者自我管理的过程中，考虑使用技术设备来监测热量摄入（见表 215-1）、体力活动（例如，可穿戴设备、手机应用程序）和睡眠习惯（家庭监控装置见第 46 章）。
- 由于摄入热量相同的饮食在实现适度减重效果方面同样有效，因此应根据个人情况调整饮食处方。
- 个性化饮食和锻炼模式的改变，但要认识并解决其他因素，如睡眠（见第 232 章）和压力（见第 226 章）。
- 鼓励适度减重，但也要关注理想的非体重结果，如代谢状况、腰围和整体健康状况的改善。
- 向那些对小组支持感兴趣的人推荐减重团体计划，包括团体计划和专业监督在内的商业计划可能是有益的，不要建议只提供食品或补充剂的项目。
- 安排转诊至注册营养师进行详细的患者教育，并制定个性化的饮食和行为措施计划，该计划考虑了共病、社会心理状态和文化因素。
- 限制需要短期减肥的患者使用极低热量饮食，实施医疗监督。
- 尽可能避免或尽量减少可导致体重增加的药物，考虑使用维持体重或略增重药物。
- 对于那些尽管改变生活方式，依旧保持较高 BMI 和患有合并症、正在使用药物治疗的患者，应考虑药物治疗。
- 在选择减重药物时，考虑安全性、有效性和潜在的“双重效应”（有益于减重和额外的基础病——例如二甲双胍与服用非典抗精神病药有关的体重增加，或安非他酮用于抑郁症或吸烟患者）。
- 在服药期间密切监测患者，并在 3 个月内评估疗效（体重减轻 3% ~ 5%）；如果没有疗效，停止用药。
- 解决正在考虑进行强化或侵入性减重治疗的患者的依从性潜力和理解治疗方案的能力。
- 如果对肥胖的保守治疗效果不佳，可考虑转诊至专业的体重中心进行评估和强化治疗，包括减重手术。
- 与施行减重手术的外科医生协调围术期医疗护理和术后长期管理。
- 在 6 个月的时间内继续进行长期、密集的咨询，以确保更高的患者积极性，并进一步降低体重、血压和胆固醇水平。

（刘　阳 翻译，齐建光 审校）

附录 235-1

将肥胖视为慢性病——使用慢性病护理模式

ANGELA K. FITCH

作为一种可治疗的慢性病，肥胖症适合于慢性病护理模式。传统的疾病管理模式通常强调从最不密集的治疗模式开始，逐渐增加护理，直到达到预期的反应或结果。慢性病模型不是从单一的护理模式开始，循序渐进，而是试图通过基于阶段的多模式治疗方法，更好地将治疗与疾病负担相匹配。就像癌症是根据疾病的不同阶段采用不同的治疗方法一样，以类似的方式治疗肥胖症，提供了一个提高长期疗效的机会。

治疗策略[1,2]

美国临床内分泌学协会建议采用基于阶段的方法，以使疾病的严重程度与治疗强度相匹配。如前文所述，可用的成分包括饮食 / 营养干预、运动和体力活动、饮食行为的改变、药物治疗和减重手术。还需要解决睡眠、压力和抑郁问题。通过使用分期系统进行风险分层（图 235-1A 和第 10 章），可以确定适当的目标（图 235-1B），并选择匹配的基于证据的多模态方案实施（图 235-1C）。例如，BMI ＞ 50 的患者（严重肥胖，2 期，尤其是合并糖尿病的患者）需要尽早考虑手术，将其作为最佳治疗方案，结合可能的药物治疗和处方营养干预，同时应用个性化的生活方式干预。通过这种方式，重症患者从治疗开始就可以获得最高强度的治疗选择。

方案实施

在全科医学背景中使用慢性病护理模式，通过实施包含以下关键要素的计划来最好地进行有效的肥胖症护理（缩写为“SAME”）：

- 结构（Structure，S）——教育和支持更好的结构化饮食行为、睡眠和体育活动；考虑使用代餐来提供蛋白质的计划部分。
- 责任（Accountability，A）——提供通过团队常规的诊室随访、通过电子病历的虚拟随访、远程患者监控（家用体重秤、应用程序的跟踪），以及注册营养师和健康教练的支持。
- 代谢优势（Metabolic Advantage，M）——通过代谢手术、药物治疗、改善睡眠、间歇禁食、减少碳水化合物饮食、缩短静坐时间，鼓励可能促进脂肪燃烧而非脂肪储存的生理改变。
- 环境控制（Environmental control，E）——使用膳食替代品来避免冲动性的食物选择、行为策略和认知 - 行为疗法 / 辩证行为疗法，以提高肥胖环境中的自我效能。

实施工具

确保患者参与治疗计划，并将治疗计划记录在病历中，以供所有团队成员查阅，这极大地促进了项目的实施。

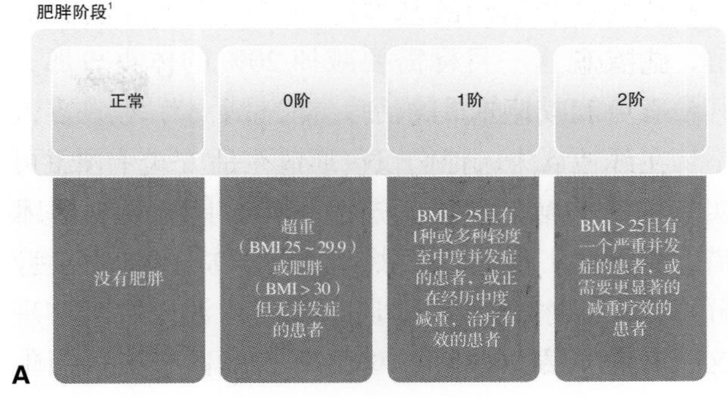

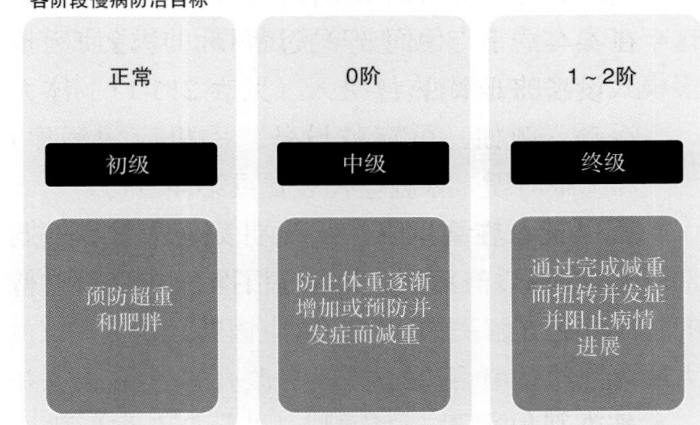

基于临床判断的治疗建议[1]

肥胖等级	治疗建议
正常	健康饮食计划、活动计划、减压、健康睡眠
0阶	生活方式/行为疗法，如果生活方式无效，考虑药物治疗
1阶	生活方式/行为疗法，若BMI≥27则考虑的药物治疗
2阶	生活方式/行为疗法,若BMI≥ 27则使用药物疗法，若BMI≥35则使用减重手术

C

图 235-1　A-C：肥胖阶段、治疗目标和相应的治疗方案。（Adopted from：Garvey WT，Mechanick JI，Brett EM，et al. American Association of Clinical Endocrinologists and American College of Endocrinology comprehensive clinical practice guidelines for medical care of patients with obesity. Endocr Pract 2016；22（Suppl 3）：1.）

鼓励患者参与

共同决策是让患者参与治疗肥胖症的有效手段，这是实现减重的重要目标。共享决策方法结合了对治疗方案的风险和益处的审查，以及根据患者价值观和偏好达成双方一致同意的治疗方案（见第 5 章）。

实施综合护理计划的挑战之一是患者高估单一治疗方式的疗效，尤其是生活方式改变（如饮食和锻炼）。比如患者希望自己的糖尿病病情得到缓解，为实现这一目标需要减掉 20% 的体重，那么其最有可能减掉体重的治疗方法是手术，但许多人不切实际地认为，他们仅仅通过生活方式干预就可实现必需的减重。虽然这一目标可能通过非手术措施的组合实现，但在共同决策的过程中，医生应解释只有 10% 的人能够通过改变生活方式来实现这一目标（表 235-5）。对于一些患者来说，当他们努力成为 10% 中的一员时，这可能是一种激励，这个事实有助于与他们分享实现目标的机会渺茫和多模式治疗的必要性。

护理计划记录

提供记录在案的肥胖行动计划（很像哮喘行动计划），可以有助于护理团队了解随着肥胖治疗的进展即正在解决的问题。它应该遵循以下建议的大纲：

- 按类别和阶段进行诊断
- 营养计划
- 活动目标
- 药物治疗计划
- 解决睡眠和压力措施及干预措施
- 适当时进行手术干预
- 转诊
- 随访计划

建议（见图 235-2）

- 根据等级（1、2 或 3）和阶段（0、1 或 2）对患者进行风险分层，以确定治疗计划的适当强度。
- 就期望的减重和（或）疾病解决目标达成共同决定，告知患者现实的治疗选择。
- 如果目标是预防糖尿病和（或）改善轻中度并发症（如高血压、睡眠呼吸暂停、血脂异常），则减重目标为 5% ～ 10%。请记住，强化生活方式干预仅能使 50% 的人减重 5%。如果需要更高的目标，应考虑尽早加入药物治疗。
- 如果目标是缓解更严重的肥胖症和（或）更严重的并发症（例如，非酒精性脂肪肝或轻中度 2 型糖尿病），则应减重 10% ～ 20%。如果生活方式和药物治疗不足，可以考虑增加内镜干预。
- 对于严重疾病（例如，BMI ＞ 40 或 BMI ＞ 35，再加上如严重糖尿病这样的严重并发症），

表 235-5 通过治疗方式达到预期体重减轻百分比水平的患者百分比

	干预减重						
减重	行为计划（WW、IBT）中的患者数量（Virta LCKD）百分比	接受手术治疗后 10 年[a]的患者百分比	服用 3mg 利拉鲁肽的患者百分比（Saxenda）（加 Bmod 和 MR）	每天服用 0.4 mg 索马鲁肽的Ⅱ期试验的肥胖患者[b]百分比	服用芬特明 / 托吡酯 15/92 mg（Qsymia）的患者百分比	服用氯卡色林（Belviq）10 mg BID 的患者百分比	安非他酮 / 纳曲酮（Contrave）（加 Bmod）患者百分比
＞ 5%	48%[c]（78%）	96.6%	63%（74%）[d]	80%	67%	47%	42%（66%）[e]
＞ 10%	25%[c]（54%）		33%（52%）[d]	65%	47%	22%	21%（41%）[e]
＞ 15%	12%[d]		（36%）[d]		32%		10%（29%）[e]
＞ 20%	10%[a]	72%	6%	40%			
＞ 30%	4%[a]	40%					

[a] JAMA Surg. 2016；151（11）：1046-1055.

[b] O'Neil PM，Birkenfield AL，McGowan B，et al. A randomized，phase II，placebo-and active-controlled dose-ranging study of semaglutide for treatment of obesity in subjects without diabetes. Presented at the 100th Annual Meeting of The Endocrine Society，Chicago，Illinois；March 18，2018. Abstract OR12-5.

[c] Lancet. 2011；378（9801）：1485-1492.

[d] Obesity（Silver Spring））. 2019；27（1）：75-86.

e Obesity（Silver Spring））. 2011；19（1）：110-120.

表中关键词：WW，体重观察者；IBT，强化行为治疗；Virta LCKD，Virta 健康低碳水化合物酮体饮食；BMOD，行为改变计划；MR，代餐。

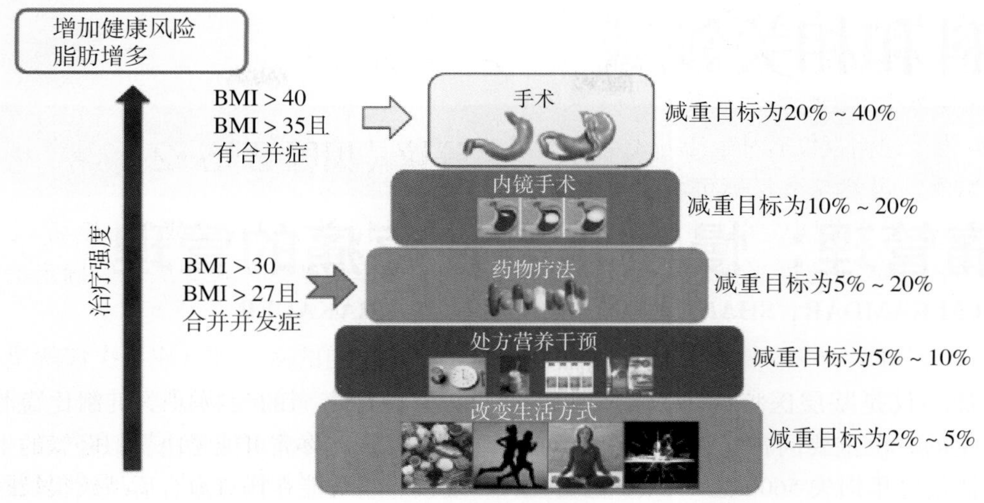

图 235-2　肥胖症治疗金字塔

则减重目标是 20% 以上，并在早期考虑减重手术。

- 在肥胖的慢性病护理中提供 SAME（structure，accountability，metabolic advantage，obesogenic environmental control，即结构、责任、代谢优势、肥胖环境控制）策略。
- 制定肥胖治疗计划。
- 记录并执行肥胖行动计划中的治疗计划，以协调护理团队和患者责任。
- 在积极治疗期间，至少每 3 个月进行常规系统随访，随着维持体重成为目标，延长随访间隔（每 6 ～ 12 个月）。

（刘　阳 翻译，齐建光 审校）

第十六部分

多学科和相关领域

第 236 章

疼痛管理：慢性非恶性疼痛的管理

MIHIR M.KAMDAR，SHANE J.VOLNEY，ERIC L.KRAKAUER

慢性疼痛不仅是基层医疗的一个重要问题，也是公共卫生的一个重要问题，它影响着 1.16 亿多美国人，估计每年损失 5600 亿～ 6450 亿美元，超过癌症、糖尿病和心脏病的年度支出总和。许多临床医生发现慢性疼痛的患者难以治疗，部分原因是慢性疼痛状态本身的复杂性，以及缺乏足够数量和受过良好疼痛医学训练的临床医生。

病理生理学和临床表现 [1–8]

疼痛的定义和生物 - 心理 - 社会模型

国际疼痛研究协会将疼痛定义为“由实际或潜在的组织损伤引起的不愉快的感觉和情绪性体验”。疼痛是一种内在的主观现象，起源于生物来源，但受心理因素的影响。与急性疼痛不同，慢性疼痛往往是多因素的，不易“治愈”，更易受心理和社会因素的影响。它通常需要持续的长期和多学科的管理。正因为存在这些特点，临床医生和患者需要对期望和方法进行适当调整，来达到令人满意的治疗效果。其主要目标是改善生活质量和功能，而不是完全消除疼痛。

生物医学机制

疼痛来源于外周伤害性神经纤维的传入信号，由组织损伤（伤害感受性疼痛）或直接神经元损伤（神经病理性疼痛）触发。这些初级传入痛觉纤维通过脊髓背角的突触将疼痛信号传递到中枢神经系统。二级痛觉感受器主要将疼痛信号通过脊髓丘脑从脊髓背角传递到丘脑。丘脑投射将疼痛信号传递给躯体感觉和额叶皮质。来自额叶皮质和边缘系统的调制网络产生最终的意识感知。这些网络是心理因素和社会环境改变疼痛感觉的媒介。

慢性疼痛的生物医学机制比急性疼痛复杂。有时，慢性疼痛可能是由看似轻微的生物学刺激引起的，也可能在伤口愈合后持续很长时间。慢性疼痛的产生和维持被认为是通过神经调节发生的，主要是通过外周和中枢敏化现象发生。此外，心理和社会因素可能在调节疼痛的感知和疼痛的持续方面发挥着作用。

在外周敏化中，周围神经系统中的初级伤害感受器受到重复刺激的影响，导致激活伤害感受器的阈值降低和（或）对阈上刺激的疼痛反应增加。即使是刺激很小，也会产生疼痛。临床上，这些变化可能表现为痛觉超敏（非痛性刺激引起的疼痛）或痛觉过敏（对有害刺激的反应增强，对疼痛的反应增强）。

中枢敏化涉及后角，后角是初级和二级痛觉感受器之间神经传递的部位，是许多止痛药物的靶点。在慢性疼痛状态下，脊髓后角发生神经可塑性改变，导致外周和中枢神经系统末梢之间信号传递阈值降低。例如，后角 N- 甲基 -d- 天冬氨酸（NMDA）受体活性的上调被认为在慢性疼痛和神经病理性疼痛的发展中起着重要作用。

除了疼痛信号阈值降低外，慢性疼痛可能引起中枢神经系统的其他变化。在正常状态下，中枢神经系统内存在抑制疼痛传播的下行通路；而在慢性疼痛中，这些抑制机制的下调导致活动状态增强。小胶质细胞激活引起的免疫调节变化也可能在维持慢性疼痛中发挥作用。即使最初的外周信号可能已经减弱，但这些神经变化与中枢敏化的结合被认为能够加剧慢性疼痛。

心理学机制

慢性疼痛中生理和心理因素有复杂的相互作用。心理因素有时是慢性疼痛的结果，有时是慢性疼痛的调节因素，有时是慢性疼痛的原因。与慢性疼痛相关的心理状况包括重度抑郁症（第 227 章）、焦虑症（第 226 章）、躯体形式障碍或人格障碍（第 230 章和第 231 章）、药物滥用（第 234 章）和诈病（第 230 章和表 236-1）。

社会因素

慢性疼痛的社会因素包括可能影响临床进程的人口统计学变量（表 236-1）。它们也可能来自家庭生活或工作（例如，正在进行的诉讼或工人的索赔），使慢性疼痛状态复杂化，或由于潜在的继发获益而持续存在。受伤工人对治疗的反应不如没有赔偿要求的有类似疾病的工人。慢性疼痛表现也可能由伴侣（家庭）暴力引起，家庭暴力的存在大大增加了患慢性疼痛综合征的风险。据估计，遭受伴侣暴力的女性终身慢性疼痛的风险为 10% ~ 30%。

亲密伴侣（家庭）暴力。绝大多数伴侣暴力的受害者是女性，与男性的人数比例是 9∶1。这种情况发生在所有社会人口和年龄组的人群中，包括老年人（有时被称为虐待老人）。这种暴力行为极大地增加了产生不良身心后果的风险。躯体表现形式多种多样，从明显的跌倒、瘀斑、前臂受伤（试图保护自己），到更微妙的、原因不明的慢性疼痛，如头痛、骨盆疼痛、背痛、腹痛或性交困难。随后可能出现严重的月经前痉挛和肠易激症状。既往已有慢性疾病的人可能会经历症状的恶化。心理表现包括焦虑、抑郁、酗酒和滥用药物。患者患躯体化障碍、妊娠并发症、性传播疾病、进食障碍和不遵守医疗方案的风险增加（第 110 章）。

表 236-1　关于慢性疼痛的误区
患者抱怨疼痛是因为有继发的获益；他们并不是真的遭受“痛苦”。
患有慢性疼痛的患者天生依从性差，而且善于操纵他人。
服用阿片类药物的患者将转给有操纵欲的朋友。
治疗剂量的阿片类药物会导致呼吸抑制。
服用阿片类药物的患者会“上瘾”。
给患者服用阿片类药物治疗慢性癌症疼痛会导致州和联邦审查委员会的调查。
慢性疼痛可以被治愈。

疼痛分类

可以根据临床表现（急性与慢性）或潜在机制（神经病理性与伤害感受性）对疼痛分类。

急性与慢性疼痛

一般来说，急性疼痛源于可识别的生物因素刺激，更适合单纯药物干预，由于组织损伤的自然修复而通常具有自限性。国际疼痛研究协会定义慢性非恶性疼痛为持续 3 个月以上的疼痛，伴或不伴可识别的或明显的生物刺激，可能为药物治疗带来更大的挑战，并可能有更多的社会心理基础。

伤害感受性疼痛与神经病理性疼痛

伤害感受性疼痛。这种类型的疼痛是由实际或潜在的组织或器官损伤引起的。躯体伤害感受性疼痛通常归因于组织损伤的特定解剖位置。患者出现局部疼痛，为刺痛、阵痛或隐痛。躯体伤害感受性疼痛的例子包括近期手术部位的切口疼痛或骨折部位的局部肢体疼痛。内脏伤害感受性疼痛是继发于实际或潜在的内脏器官损伤。内脏伤害感受性疼痛的定位比较困难，可能由于内脏结构的胚胎伤害性神经支配持续存在而具有参照意义。内脏伤害性疼痛的例子包括胆绞痛的痉挛性疼痛，这种疼痛可以放射到肩胛骨，胰腺癌的钝性疼痛也属于内脏伤害感受性疼痛。

神经病理性疼痛。这种形式的疼痛源自直接的神经创伤或损伤。它可能在有或没有伤害性物质的情况下发生。疼痛的典型特征是烧灼痛、针刺痛和切割痛，通常发生在皮节分布区。在没有任何外周刺激的情况下，外周和中枢敏化可导致神经放电。患者可能会经历痛觉超敏（由非疼痛刺激引起的疼痛）或痛觉过敏（对疼痛刺激的敏感性增加的状态）。神经病理性疼痛的例子包括带状疱疹后神经痛、糖尿病神经病变、坐骨神经痛、三叉神经痛、复杂区域疼痛综合征和幻肢痛。

鉴别诊断[2]

鉴别诊断包括可逆的器质性疼痛原因、恶性肿瘤或进展性神经病等病理因素，以及可能触发、维持或加重疼痛的社会心理因素。虽然慢性疼痛有时仍然是特发性的，但确定最可能的诊断可以实施最有针对性和有效的治疗。潜在的器质性疼痛原因应按疼痛部位分组（表 236-2）。

检查 [2]

与任何慢性病的初期表现一样，全面的病史和体格检查对于最佳的评估和治疗必不可少。慢性疼痛主诉的异质性、机制和表现的多样性需要对疼痛问题的生理和心理层面进行探索。

疼痛史

应回顾对既往疼痛的诊断和治疗的疼痛史，探索可能的、严重的、潜在的病理性疾病，对疼痛过程进行分类，并引出任何潜在的社会心理因素。

疼痛特征的分类

应始终记录疼痛的主要特征：发作 / 持续时间、发作时的周围环境、性质 / 严重程度、部位 / 放射、缓解 / 加重因素以及相关症状。发病环境对于阐明潜在的病因尤其重要。根据疼痛史可对急性或慢性、局限性或弥漫性、躯体性或内脏性、伤害性或神经病理性疼痛进行准确分类，从而指导下一步的检查和针对性治疗。

疼痛的严重程度可以通过标准的严重程度量表来评估，其中大多数是跨文化、可复制的。如视

表 236-2　根据疼痛部位对慢性疼痛的鉴别诊断

部位	可逆性病因的鉴别		
头痛 / 面部疼痛 （第 165 章和第 214 章）	紧张性头痛 偏头痛 丛集性头痛 颞动脉炎 大型 AVM 高血压 牙痛	鼻窦炎 慢性中耳炎 慢性脑膜炎 脓肿 硬膜下 肿瘤 TMJ 问题	青光眼 药物相关 三叉神经痛 脑震荡后 夜间磨牙症 唾液腺炎
肌肉骨骼疼痛 （第 147 ～ 154 章）	纤维肌痛症 PMR 多发性肌炎 皮肌炎 药物性肌炎 甲状腺功能减退 创伤	类风湿性关节炎 骨关节炎 痛风 / 假性痛风 SLE 骨髓炎 旋毛虫病 莱姆病	佩吉特病 肿瘤 抽筋 滑囊炎 / 肌腱炎 反射性交感神经营养不良 镰状细胞病 二期梅毒
腰背痛 （第 147 章）	慢性椎间盘疾病 坐骨神经痛 椎骨关节病	骨质疏松性骨折 椎管狭窄 硬膜外脓肿	肿瘤（骨 / 腹膜后） 血清阴性脊柱关节炎
腹痛 / 盆腔痛 （第 58 章和第 116 章）	肠易激综合征 胆绞痛 食管炎 胰腺炎 寄生虫病 主动脉瘤 镰状细胞病 药物相关	IBD 憩室炎 胃炎 /PUD 肝炎 肿瘤（GI/GU/GYN） 肠绞痛 中毒（如铅） 腹内疝 PMS	肾结石 慢性肾盂肾炎 多囊肾 子宫内膜异位症 卵巢囊肿 PID/TOA FMF 卟啉病
周围神经痛 （第 167 章）	糖尿病神经病变 人类免疫缺陷病毒神经病变 副肿瘤	维生素 B_{12} 缺乏症 CTDz 肾衰竭	进行性神经性腓骨肌萎缩症 甲状腺功能减退 中毒（EtOH，Pt，INH）

AVM，动静脉畸形；CTDz，结缔组织病；EtOH，乙醇；FMF，家族性地中海热；GI，胃肠道；GU，泌尿生殖系统；GYN，妇科；IBD，炎症性肠病；INH，异烟肼；PID，盆腔炎；PMR，风湿性多肌痛；PMS，经前综合征；PUD，消化性溃疡；Pt，铂；SLE，系统性红斑狼疮；TMJ，颞下颌关节；TOA，输卵管卵巢脓肿。

觉模拟疼痛量表或 0-10 数字评分量表。这些量表在评估阶梯性药物治疗的反应时也很有用；当疼痛治疗开始时，以及当疼痛治疗因临床情况的变化而改变时，应经常记录疼痛的严重程度。

既往疼痛的诊断和治疗

应回顾任何以前的疼痛诊断相关的疼痛史，侵入性干预，止痛药物、非药物治疗，逻辑治疗和心理治疗（表 236-3）。这些信息有助于指导进一步的检查（避免不必要的重复性诊断），并为治疗决策提供信息。常见的疼痛诊断测试包括影像学、肌电图、弥漫性多灶性疼痛的血液检查（如炎症标记物）和诊断性神经阻滞。侵入性手术史如神经轴镇痛、类固醇注射、周围神经阻滞或外科手术（如腰椎减压术治疗慢性腰痛），以及对这些干预措施的反应，对于了解病理基础和优化进一步治疗至关重要。基于同样的原因，过去和现在使用止痛药物的详细病史，包括剂量、使用时间、副作用和疼痛缓解程度，以及任何物理或职业治疗、功能恢复或加强训练项目和其他治疗方法的病史都很重要。

表 236-3　疼痛史

既往疼痛相关的诊断：
影像学检查（X 线片、CT、MRI）
肌电图（EMG）
血液测试
干预措施：
既往的注射疗法（包括诊断性、治疗性注射和神经阻滞）
既往针对慢性疼痛的手术
目前和既往使用止痛药物史：
处方药、非处方药、草药等药物治疗
包括用药剂量、频率、药物副作用、如果药物适用而停药的原因和药物疗效
其他非药物疗法：
物理或职业治疗
功能恢复或加强训练项目
补充疗法（针灸、身心疗法）
经皮神经电刺激（TENS）单元试验
脊椎推拿治疗
心理治疗：
既往对情绪 / 行为障碍、药物使用障碍或自杀倾向的治疗；现在或既往的相关用药史

精神病史

任何心理评估或治疗史都同样重要，特别是有证据表明早期心理干预对患者描述的疼痛程度、功能恢复和治疗依从性有相当大的影响时。应获取之前任何精神病诊断和治疗的病史记录。此外，应关注异常情绪或对检查的反应，并应使用经验证的抑郁、焦虑和药物滥用筛查工具。在评估慢性疼痛患者时，应始终考虑既往遭受躯体虐待、性虐待或精神虐待的可能性。

社会历史和认知功能状态

慢性疼痛的社会史应包括家庭、工作和休闲活动的回顾，个人关系的回顾，以及全面的功能检查（例如，日常生活活动能力、工作能力以及任何当前与疼痛相关的躯体受限）。一些潜在的重要因素可能很难引起注意，在检查时需要特别注意。其中包括亲密伴侣暴力和创伤后应激障碍（第 110 章和第 226 章）。

亲密伴侣（家庭）暴力个案调查

当慢性疼痛的原因仍然无法解释或有其他临床可疑的家庭暴力事件时（例如，因跌倒或前臂受伤而多次去急诊室就诊），就需要考虑家庭暴力（第 110 章）。

感知功能状态

有许多有效的工具可用于评估一个人因疼痛而感知到的失能，如简易疼痛量表（BPI）（图 236-1）和奥斯维斯特里残疾指数。

体格检查

慢性疼痛往往是复杂的、多方面的，因此需要针对性的体格检查来鉴别诊断。通常也从一般情况和生命体征开始，但也应该包括疼痛程度和疼痛行为，如皱眉、呻吟、避免疼痛的步态和功能受限。值得注意的是，慢性疼痛患者有时与急性疼痛患者的躯体表现（如心动过速或明显疼痛行为）不同。详细的神经系统检查至关重要。

疑似家庭暴力受害者的患者应检查是否存在以下明显的体征：如前臂受伤、不同愈合阶段的瘀

简易疼痛量表（简易版）

1. 大多数人一生中都有过疼痛经历（比如轻微的头痛、扭伤后疼痛和牙疼）。除了这些常见的疼痛外，您目前还有其他疼痛吗？

□有 □没有

2. 请您在下图中在感到疼痛的部位画上阴影。在疼痛最剧烈的部位画 X 标出。

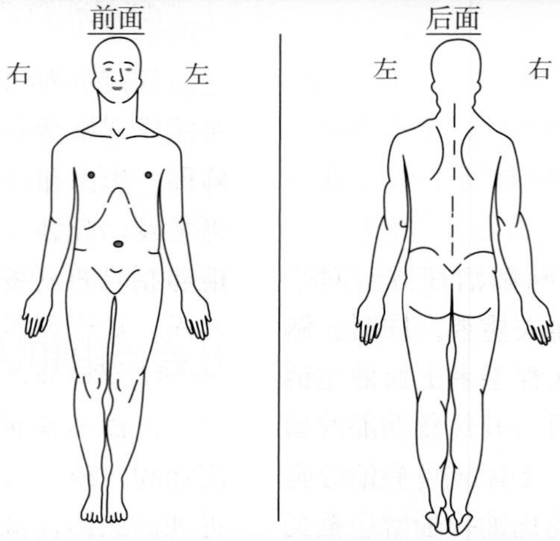

前面 右 左 | 后面 左 右

3. 请选择下面一个数字，以表示过去24小时内您疼痛最剧烈的程度。

□0 □1 □2 □3 □4 □5 □6 □7 □8 □9 □10
（不痛） （最剧烈）

4. 请选择下面一个的数字，以表示过去24小时内您疼痛最轻微的程度。

□0 □1 □2 □3 □4 □5 □6 □7 □8 □9 □10
（不痛） （最剧烈）

5. 请选择下面一个的数字，以表示过去24小时内您疼痛的平均程度。

□0 □1 □2 □3 □4 □5 □6 □7 □8 □9 □10
（不痛） （最剧烈）

6. 请选择下面一个的数字，以表示您目前的疼痛程度。

□0 □1 □2 □3 □4 □5 □6 □7 □8 □9 □10
（不痛） （最剧烈）

7. 您希望接受何种药物或治疗来缓解您的疼痛？

图 236-1 简易疼痛量表（简易版）（Copyright © 1991. Charles S. Cleeland，PhD，Pain Research Group. All rights reserved.）

斑、损伤的集中分布、头部和面部受累以及听力丧失等。

实验室检查

如果发现神经功能缺陷，可能需要进一步检查，如中枢神经系统成像、神经生理学检查或神经会诊。检查弥漫性多灶性疼痛患者的炎性生物标志物有助于排除炎症性关节炎。器质性病理学证据对影像学有提示意义，在癌症疼痛的情况下最适用（第 90 章）。

确定严重潜在器质性病变的可能

如果是新发的疼痛主诉，并伴有体格检查或其他客观检查的证据，则原发性器质性病变的可能性显著增加，检查应侧重于合适的体格检查和实验室检查。具体的“危险信号”发现包括新出现的神经功能缺陷（运动无力、感觉缺陷、脑膜征、新发肠道或膀胱功能障碍等）、新出现的躯体症状或其他与疼痛相关的快速发展的症状。

管理原则 [2,6,9–51]

总体策略和初步措施

一种系统的、多学科的诊断和治疗方法对于慢性疼痛患者获得成功的疗效至关重要。同时，解决生物和心理社会因素有助于确保患者的有效主诉不受质疑，培养信任的治疗联盟，并优化功能改善和功能恢复的可能性。多学科、多模式疼痛治疗整合了镇痛策略和疗法。综合性疼痛治疗通常包括药物治疗、物理康复、教育和行为治疗。采取团队协作护理的管理方法可以提高治疗效果，减轻繁忙的基层全科医生的负担。

慢性疼痛的常见治疗方式包括物理和职业治疗、认知 - 行为疗法（cognitive-behavioral therapy，CBT）、生物反馈、应对策略培训、潜在情绪和睡眠障碍的治疗、职业康复和功能恢复，以及补充治疗方法（如针灸疗法或信息疗法）。

由疼痛专科医师实施的介入技术也可能是合适的。然而，完全缓解或治愈慢性疼痛综合征的治疗目标可能并不现实。而最佳的多学科疼痛治疗可能旨在恢复躯体和情绪功能，提高整体生活质量。尽管如此，当根据潜在的病理生理学进行针对性治疗时，症状结果往往是最好的。

慢性疼痛的非药物治疗和其他多学科的治疗方法 [9-19]

由于慢性疼痛通常是一个复杂且多因素的问题，对患者有多重影响，因此采用多学科治疗模式往往效果最佳。多学科方法可能包括但不限于介入治疗、物理疗法、精神护理和补充疗法（如针灸和身心技术）。

物理疗法

物理疗法是治疗某些类型慢性非恶性疼痛的重要组成部分。例如，物理疗法可显著改善慢性腰痛患者的预后（第 147 章），脱敏疗法对复杂区域性疼痛综合征的患者有很大帮助。物理治疗不仅可以改善疼痛，更重要的是可能有助于维持或改善患者的功能。

心理和行为健康服务

如果初始疼痛评估有证据表明存在原发性精神疾病或社会心理问题（例如焦虑、抑郁、躯体化障碍、家庭暴力），则应立即转诊进行精神或心理评估及治疗和（或）社会工作支持。精神科照护可能包括精神药物治疗、心理治疗或两者协同治疗。然而，对于可能继发慢性疼痛的精神疾病患者，最好先缓解疼痛，尽可能治疗引起疼痛的潜在器质性病变，而不是通过早期精神科转诊，因为有效治疗疼痛和（或）其潜在病因可能也会改善精神疾病的进展。然而，就算考虑是生物学问题，精神科护理也可能有助于改变可能与慢性疼痛相关的功能失调行为和思维，CBT 似乎是适宜的治疗技术。

认知行为疗法。CBT 试图将消极态度和行为的模式转变为更有成效的思想、情感和行动。这是通过训练患者识别对疼痛的不良反应并培养更佳的反应所需的技能来实现的。有证据表明，CBT 在从腰痛到紧张性头痛的各种慢性疼痛情况下都有效。当治疗由受过良好 CBT 培训的临床医生提供时，效果最好。

家庭暴力的精神病和（或）社会服务护理和转诊。患有与家庭暴力相关的慢性疼痛的患者对管理提出了挑战。这些患者通常不愿意寻求帮助，原因包括尴尬或者担心人身安全等。同时，用于援助的资源可能有限或缺乏。此外，家庭暴力只是一种暴露，而不是一种诊断。无论是治疗受伤和疼痛、抑郁、创伤后应激障碍、药物滥用，还是提供一个安全的住所，治疗计划需要根据患者特定的身心需求制定。基层医疗实践团队成员中的心理健康和社会服务专业人员在熟悉、可信的医疗之家环境中可以提供大部分的初级照护。当无法立即在基层医疗实践中获得照护时，可以通过协调、有针对性地转诊到医疗“社区”内合适的社会心理专业人员处进行。应根据患者的具体需求进行转诊。除此之外，还有一些个人或儿童安全出现问题时如何紧急进入庇护所的信息材料，例如拨打应急热线号码（如 1-800-799-SAFE）。

介入治疗

在过去的30年中，微创类固醇注射和射频治疗作为慢性非恶性疼痛的辅助手段得到了广泛的应用，可用于治疗各种疼痛综合征。通常由疼痛专家在影像学的指导下进行，包括对椎间盘突出症引起的腰椎神经根炎（如"坐骨神经痛"）进行硬膜外类固醇注射、对疼痛的骨关节炎关节进行类固醇注射，并对引起腰痛的关节炎小关节进行射频治疗。有证据表明硬膜外注射的效果最好，但随机双盲对照试验数据的荟萃分析表明其获益并不大，而且大多数疗效是短期的（第147章）。因此，进行深思熟虑的应用和与多学科模型的其他元素结合使用是必要的。可通过美国疼痛学会（847-375-4715）或美国疼痛医学学会（http：//www.painmed.org）找到疼痛专家。

伤害感受性疼痛的药物治疗[19-51]

非阿片类镇痛药[19-30]

对乙酰氨基酚（扑热息痛）或非甾体抗炎药（NSAIDs）通常是伤害感受性疼痛的一线用药。如果这些药物镇痛效果不好，可以考虑使用阿片类药物或其他药物。

对乙酰氨基酚（扑热息痛）。对于轻到中度的伤害感受性疼痛，许多情况下首选对乙酰氨基酚。该药是一种解热镇痛药，抗炎作用极弱。其确切的作用机制尚不清楚，但认为是通过对中枢环氧化酶（COX-3）的作用介导的。FDA规定，由于其存在肝损伤的风险，24 h的最大摄入量不应超过4000 mg。制造商提出建议不超过3000 mg/d。患者应了解每日的推荐剂量，许多非处方药物（如治疗感冒和流感的药物）中都含有对乙酰氨基酚。对于有肝病或每天饮酒3杯或3杯以上的患者，建议低剂量使用或避免使用。使用者中已有Stevens-Johnson综合征的罕见病例报道。

NSAIDs。NSAIDs是治疗炎症反应所致伤害感受性疼痛的最佳选择。然而，长期用于治疗慢性疼痛有消化道溃疡和出血的风险。非选择性NSAIDs（如布洛芬、萘普生）的镇痛作用与阿司匹林和对乙酰氨基酚相当，并且与阿片类药物具有协同作用（见下文），但消化道损伤大。同时使用质子泵抑制剂（如奥美拉唑、兰索拉唑）或米索前列醇可降低消化道溃疡和出血的风险（第68章）。NSAIDs在高血压、心力衰竭和肾功能不全的患者中应该慎用（第26、32和142章）。具有更高选择性环氧合酶-2抑制作用的NSAIDs的消化道毒性较小，但心血管不良事件的风险增加，也存在肾损害的风险。任何一种NSAIDs长期使用似乎都有心血管风险，但COX-2抑制剂的风险最大。塞来昔布是应用最广泛的COX-2药物，对COX-2选择性最低，因此其心血管风险与其他NSAIDs相当。用药时应特别关注患者的心血管和肾状况，谨慎选择药物对于安全用药至关重要（第155章和第156章）。

抗抑郁药。尽管抗抑郁药对神经病理性疼痛非常有用（见下一节），但抗抑郁药在治疗伤害感受性疼痛中的作用仍局限于治疗合并重度抑郁的患者（第227章）。

弱阿片类药物

曲马多。如果在没有太多客观炎症的疾病状态下（如骨关节炎），使用对乙酰氨基酚或NSAIDs的镇痛效果不好，可以考虑使用曲马多。对骨关节炎患者的对照研究表明，它的镇痛效果与萘普生和右丙氧芬相当。这种中枢镇痛药具有双重作用：它主要是单胺（去甲肾上腺素和5-羟色胺）再摄取抑制剂，其次是中枢神经系统μ受体的弱激动剂。它能被迅速吸收，在其短效配方中，峰值作用时间为2 h，半衰期为6 h。还有长效缓释制剂。它经肝代谢和肾排泄。与单纯μ-阿片受体激动剂相比，它的好处是药物滥用和呼吸抑制的发生风险小。但它仍可能有阿片类药物的典型副作用，包括恶心、嗜睡和便秘。有癫痫病史或服用其他5-羟色胺类药物的患者应慎用。

他喷他多。与曲马多一样，他喷他多是一种具有双重作用的中枢镇痛药。它是μ-阿片受体的弱激动剂，也可抑制去甲肾上腺素的再摄取。临床研究表明，口服100 mg速释型他喷他多的镇痛作用与口服15 mg速释型羟考酮产生的疼痛缓解作用相当。他喷他多可用于中度至重度疼痛的初始治疗，也可作为不能耐受其他阿片类药物时的替代方案。它能被迅速吸收，在1～2 h达到峰值效应，半衰期为4 h。它经肝代谢和肾排泄。虽然他喷他多引起的副作用如便秘、恶心、呕吐和嗜睡与其他阿片类药物相似，但副作用的发生率似乎比同等剂量的羟考酮略低。

阿片类药物[32–44]

阿片类药物是治疗疼痛最有效的镇痛剂，对急性疼痛有明确效果，也有利于改善癌性疼痛。但它们在治疗慢性非恶性伤害感受性疼痛方面的疗效较弱，通常不比 NSAIDs 效果好。虽然阿片类药物可以缓解其他治疗措施无法控制的慢性非恶性疼痛，但其潜在的不良后果和阿片类药物滥用的持续流行要求医生对滥用的可能性和适当处方的必要性保持警惕（见下文的讨论和建议）。阿片类药物用于癌性疼痛的治疗已经有指南建议（第 90 章），但其在慢性非恶性疼痛中的应用仍存在争议。如何最好地治疗经非阿片类药物治疗后疼痛仍持续的慢性疼痛患者，这一问题仍未得到解答。任何考虑对患有慢性非恶性疼痛的患者进行阿片类药物治疗的医生都应该了解其风险，并清楚尽管获益具有统计学意义，但从患者的角度来看，疼痛缓解的程度可能是有限的。

风险：药物使用障碍（第 234 章）。只有在各方共同努力将成瘾和心理依赖的风险降到最低时，才可以尝试长期使用长效阿片类药物（指定为“慢性阿片类药物疗法”，COT）。措施包括慎重选择适应证、密切监测使用情况和经常评估疗效。药物使用障碍的定义是指在身体依赖或不依赖的情况下的危险使用所致临床和功能上的严重损害（如健康问题，残疾，无法承担工作、学校或家庭的主要职责）。这种情况最常见的原因是滥用医生处方的阿片类药物，而滥用家人或朋友处方的阿片类药物也并不罕见（第 234 章）。必须将其与假性成瘾即患者因疼痛控制不佳而寻求药物的行为区分开来，一旦假性成瘾患者的疼痛得到充分治疗，这些行为就会消失。药物使用障碍还应该与身体依赖的正常现象（突然停止导致戒断症状）进行区分，后者发生在大多数长期服用阿片类药物的患者身上。阿片类药物耐受也是 COT 的正常结果，表现为即使病情无变化，随着时间的推移需要增加药物剂量才能达到同等的镇痛效果。

风险：死亡率。随着长效阿片类药物用于非恶性疼痛的流行，其死亡风险已成为一个主要问题（详情见第 234 章）。大规模回顾性队列研究发现，与慢性疼痛的非阿片类药物使用者相比，接受阿片类药物治疗的患者的死亡人数显著增加（HR 为 1.64，每 10 000 人每年非正常死亡 68.5 人）。药物过量死亡的风险显著升高，但非药物过量死亡的风险也显著升高（HR 为 1.72），其中心血管死亡的风险（HR 为 1.65）显著且在治疗前 30 天风险最大（HR 为 4.16）。患有潜在精神疾病、心血管疾病或睡眠呼吸暂停的人风险最高。

风险分层和结构化处方。这些数据表明，在考虑阿片类药物用于治疗非恶性慢性疼痛时，应谨慎选择适应证，不仅要注意长期使用的隐患，还要关注早期心血管死亡风险。考虑接受 COT 的患者应进行个体化评估，并筛查心血管危险因素（第 18 章）、睡眠呼吸暂停（第 46 章）以及可能导致阿片类药物滥用的因素（即个人药物滥用史、药物滥用家族史和严重情绪障碍史）。

有一些有效的问卷，如阿片类药物风险工具（ORT）和疼痛患者筛查和阿片类药物评估修订版（SOAPP-R）有助于将患者分为阿片类药物滥用低、中、高风险。如果决定为非恶性疼痛患者开具阿片类药物，则应仅在结构化和可监测的环境下提供治疗。在开始 COT 之前，最好明确医患关系的规则和患者的责任。这可以通过阿片类药物协议实现（图 236-2）。监测药物滥用或阿片类药物滥用可以通过随机尿液毒理学筛查和药片计数来完成，这些可以是协议的一部分。患者还应了解身体依赖和成瘾的可能性以及两者之间的差异。频繁评估疗效（包括疼痛程度和功能）、副作用、异常行为或其他滥用迹象对于评估 COT 的利弊至关重要。

阿片类药物处方的转移是一个新问题，这是美国目前阿片类药物过量服用和相关死亡的主要原因。讨论有关如何获得处方药物的问题和建议可以挽救生命。此外，为患者开一个家庭纳洛酮救援包，可能是减少药物过量发生危害的一种策略。

剂量相关的副作用。短期使用时，所有阿片类药物的副作用往往是相似的，包括恶心、呕吐、便秘、尿潴留、瘙痒、镇静等，当以有毒剂量给药时产生呼吸抑制。除便秘外，其他产生副作用的患者可以自行耐受。慢性便秘使人虚弱，预防性治疗是必要的。长期接受阿片类药物治疗的患者，通常可选用使用容积性泻药和渗透性泻药。与普遍观点我，________________，意识到我的医疗服务提供方（下称：提供方）已决定尝试通过使用阿片类镇痛药（止痛药）来减轻我的痛苦。我认识到这些药物既有风险也有益处，我的提供者已向我解释过，并且这些药物只是我疼痛治疗方案的一部分。

我明白，要接受提供方对我的慢性疼痛的持续照护，我必须遵守以下共同约定：

1. 止痛药仅用于治疗我的疼痛。我**不会**：
   - 突然停止服用这些药物；
   - 将它们用作治疗我的疼痛以外的途径；
   - 在没有与我的提供方讨论的情况下增加剂量；
   - 与他人分享。
2. 我只会从我的提供方那里得到麻醉药品，而不会通过其他人获得，包括急诊室工作人员。
3. 我将只在我选择的一家药房取药，我已和我的提供方明确指定。
4. 我会按照预定时间表要求我的提供方补充药物，仅在我还有至少4天的剩余药物时才询问。
5. 仅在我的提供方的诊室获取补充药物。药物不能邮寄。
6. 如果我的提供方有随机药物测试的要求，我将遵守相关要求。
7. 我有责任保护我的处方免于丢失、被盗或损坏。在我的提供方考虑替换处方之前，任何盗窃都需要警方的报告。如果发生第二次丢失、盗窃或损坏，我认为我的提供方可能选择不再替换处方。
8. 这些止痛药只是我治疗策略的一部分。我同意坚持与我的提供方讨论的其他方面的照护。

____

患者签名　　　　　　　　日期

____

医疗服务提供方签名　　　　日期

____

图 236-2 长期使用阿片类药物的患者 - 提供方合同

相反，长期使用刺激性泻药（例如番泻叶）是安全有效的，当渗透性和容积性泻药效果不好时应考虑（第65章）。当非处方药物无效时，新一代外周作用μ-阿片受体拮抗剂（PAMORA）（例如甲基纳曲酮或纳洛塞醇），可用于治疗阿片类药物引起的便秘。

剂量。为了将不良事件的风险降至最低，阿片类药物应以低剂量开始并向上滴定，同时监测疗效和副作用。由于长期高剂量使用阿片类药物会增加疼痛感和产生耐受性，因此应谨慎调整剂量。疼痛专家中有人提出了阿片类药物用于慢性非恶性疼痛的剂量上限的概念。老年人的高剂量使用尤其值得关注。一旦确定了最低有效剂量，就应继续使用，且在最低限度上增加剂量。

如果患者需要不断增加药物剂量，就应该研究潜在疾病的进展，并考虑阿片类药物轮换：在等镇痛剂量下由一种阿片类药物替换原有阿片类药物。另一种策略是让患者放弃阿片类药物治疗，允许一段时间的戒断，然后重新开始阿片类药物治疗，希望阿片类药物的耐受性得到解决。后两种方法分别利用了不同阿片类药物对μ受体影响的差异（不完全交叉耐受）和受体敏感性随治疗终止的变化。

药物的选择。对于风险分层显示适合COT的患者，有许多阿片类药物可供选择。对于对扑热息痛、非甾体抗炎药或曲马多难治的轻中度疼痛，可以尝试弱效短效阿片类药物，如氢可酮。对于更严重的疼痛，可以考虑更有效的短效阿片类药物，如吗啡、羟考酮或氢吗啡酮。如果患者需要经常使用短效阿片类药物，并且需要过渡到长效阿片类药物，可以考虑吗啡或羟考酮、芬太尼透皮贴剂或美沙酮的缓释制剂（更多关于阿片类药物滴定和轮换的指导，见第90章）。

由于阿片类药物均为肝代谢，肝功能不全的患者应慎用。肾功能不全的患者应避免使用吗啡和可待因，因为代谢产物的积累会导致不良反应风险增加。羟考酮和氢吗啡酮在肾功能不全患者中应慎用并密切监测，而美沙酮和芬太尼因缺乏活性代谢产物在肾功能不全的患者中使用被认为是安全的。

避免或谨慎使用阿片类药物。最好避免使用某些阿片制剂，包括布托啡诺，因为它是一种联合激动剂 - 拮抗剂。哌替啶也应避免使用，因为其代谢产物通常具有神经毒性。对服用阿片类药物与对乙酰氨基酚固定组合（如羟考酮 - 对乙酰氨基酚）的患者，应告知其对乙酰氨基酚的最大服用剂量，以避免意外的肝损伤，并提醒其不要使用含有对乙酰氨基酚的非处方药（如感冒药）。

阿片类药物使用障碍的管理（第234章和附录234-1）

神经病理性疼痛的药物治疗[31-41]

与伤害感受性疼痛相比，神经病理性疼痛通常对阿片类药物和药物治疗具有更强的耐药性。然而，新的药物和联合疗法正在提高神经性疼痛的疗效，尤其是对周围神经性疼痛的疗效。抗抑郁药

（三环类药物如去甲替林，5- 羟色胺 / 去甲肾上腺素再摄取抑制剂如度洛西汀）、抗惊厥药（加巴喷丁、普瑞巴林、卡马西平、奥卡西平）、阿片类药物和外用药物是主要的药物治疗方案。药物的选择应个体化，需考虑潜在的获益和风险以及药物对特定共病的影响。

抗抑郁药

三环类抗抑郁药（tricyclics，TCAs）。这些药物常被用作神经性疼痛的一线治疗。它们起效快，成瘾性小，而且成本低（大多数是通用配方）。具有广泛神经性疼痛综合征（如带状疱疹后神经痛、糖尿病周围神经病变）的患者能够获益。TCAs 可以作为单一疗法缓解疼痛，与阿片类药物联用时可以增强镇痛疗效。止痛所需的剂量可能远低于治疗情感性精神障碍所需的剂量。然而，这类药物的抗胆碱能副作用和潜在的心律失常往往限制了药物的耐受性和安全性，特别是在老年人中（表 236-4 和第 227 章）。

选择性血清素再摄取抑制剂。这类抗抑郁药对神经性疼痛的疗效不如 TCAs 或血清素 - 去甲肾上腺素再摄取抑制剂（SNRIs），可能是因为在慢性疼痛中去甲肾上腺素比 5- 羟色胺起着更重要的作用。在紧张性头痛的治疗中，帕罗西汀和氟西汀都有一定的疗效，但西酞普兰没有。对于偏头痛和纤维肌痛，氟西汀治疗产生了相互矛盾的结果。对于糖尿病神经病变，帕罗西汀和西酞普兰均有一定的疗效，但与三环类药物丙米嗪的药效强度不同。

血清素 - 去甲肾上腺素再摄取抑制剂（SNRIs）。虽然它们不是第一类通过血清素和去甲肾上腺素途径起作用的抗抑郁镇痛药（一些 TCAs 也是通过此途径发挥作用），但 SNRIs 有很好的应用前景。与三环类药物不同，SNRIs 没有强烈的抗胆碱能副作用，而且耐受性更好，且二者疗效几乎相同。

度洛西汀（适应证）。该 SNRIs 已被证明对疼痛性糖尿病周围神经病变有效，并已获 FDA 批准。同时，FDA 批准度洛西汀用于纤维肌痛和慢性肌肉骨骼疼痛。该药物吸收良好，经肝代谢，每日可使用 1 ～ 2 次。推荐的目标剂量为 60 mg/d，研究表明该药可为近 50% 的患者减少 50% 的疼痛。不良反应包括意识模糊、头晕、恶心、嗜睡、高血压和便秘等。该药禁用于闭角性青光眼或有严重肝病的患者，且妊娠期安全性尚未确定。

其他 SNRI 类。文拉法辛对周围神经病变患者的镇痛作用相当于三环类药物丙米嗪。米那普仑是 FDA 批准用于纤维肌痛症的一种较新的 SNRIs，有关其治疗神经性疼痛的数据资料有限。

抗惊厥药

抗惊厥药被认为主要通过阻断伤害性神经纤维的脉冲传导来起作用。在某些情况下的疗效已经得到证实，但在慢性疼痛中超说明书使用是常见的，而如果不加区分地使用往往无效。苯妥英和卡马西平是该类药物中最早用于治疗神经性疼痛的药物，并被证明能缓解三叉神经痛。潜在的血液学副作用包括骨髓抑制和贫血，还有许多药物和药物间的相互作用（第 176 章）。

加巴喷丁是一种新型抗惊厥药，其分子结构

表 236-4 用于治疗疼痛的药物概述

通用名称	商品名称	初始口服剂量（mg）	最大口服剂量（mg）	副作用
非麻醉性镇痛药				
对乙酰氨基酚	Tylenol	500 ～ 1000，q4h ～ q6h	4000/d	饮酒或已知肝病时减少剂量
NSAIDs				
阿司匹林	Ecotrin，Bayer	325 ～ 650，q4h ～ q6h	650/q4h	消化不良 / 消化性溃疡疾病
布洛芬	Advil，Motrin	200 ～ 800，q6h	2400/d	胃肠道 / 肾
萘普生	Naprosyn，Aleve	220 ～ 500，q12h	500/q12h	胃肠道 / 肾
依托度酸	Lodine	200，q8h	1000/d	胃肠道 / 肾
吲哚美辛	Indocin	25 ～ 50，q8h ～ q12h	50/q8h	胃肠道 / 肾

续表

通用名称	商品名称	初始口服剂量（mg）	最大口服剂量（mg）	副作用
酮咯酸	Toradol	15 ~ 30，q6h	30/q6h	胃肠道 / 肾（使用 < 5 d）
塞来昔布	Celebrex	100，bid	200/bid	消化道毒性和出血风险较小
弱阿片类药物（μ 受体激动剂）				
曲马多		50 ~ 100，q6h	400/d	便秘、头晕、恶心、呕吐、镇静
他喷他多	Nucynta	50，q4h ~ q6h	600/d	便秘、头晕、恶心、呕吐、镇静
阿片类止痛药				
氢可酮	结合对乙酰氨基酚（商品名：维柯丁）	5，q4h，PRN（结合 325 ~ 500 对乙酰氨基酚）	受对乙酰氨基酚最大剂量限制	恶心、呕吐、便秘、镇静、呼吸抑郁
羟考酮	结合对乙酰氨基酚（商品名：Percocet）	5，q6h，PRN	N/A	同可待因
羟考酮缓释片	OxyContin	10，q12h	N/A	同可待因
吗啡	Roxanol elixir	5 ~ 10，q4h，PRN	N/A	同可待因，瘙痒
吗啡缓释片	MS Contin	15，q12h	N/A	同可待因
氢吗啡酮	Dilaudid	2，q4h	N/A	同可待因
美沙酮	Dolophine	2.5 ~ 5，q12h	N/A	同可待因，QTc 延长风险
哌替啶	Demerol	50，q4h	N/A	与可待因相同，代谢物引起癫痫发作。不推荐用于慢性疼痛
芬太尼贴剂	Duragesic	12 g/h，q72h	N/A	同可待因
抗惊厥药				
加巴喷丁	Neurontin	100，tid；300，qhs	1200/tid	镇静、视物模糊、头晕、胃肠道反应
普瑞巴林	Lyrica	25 ~ 50，bid	450，mg/d，分为 bid 或 tid 使用	与加巴喷丁相同
卡马西平	Tegretol	100，bid	1200/d（总量）	镇静；监测血药浓度、全血细胞计数和肾功能
抗抑郁药				
多塞平	Sinequan	25，bid	100/q8h	镇静作用强 / 致心律失常作用弱；抗胆碱能 ++
阿米替林	Elavil	25，qhs	75/bid	镇静作用强 / 致心律失常作用强；抗胆碱能 ++
去甲替林	Pamelor	25，qhs	25/q6h	中度镇静作用 / 致心律失常作用强；抗胆碱药 +
度洛西汀	Cymbalta	20 ~ 30，qd	50/qd	胃肠不适、失眠、神经紧张、镇静、性功能障碍
氟西汀	Prozac	20，qd	80/qd	胃肠不适、失眠、神经紧张、镇静、性功能障碍

q3h、q4h、q4h ~ q6h、q8h、q12h、q72h：分别为每 3、4、4 ~ 6、8、12、72 小时 1 次；qd，每天；bid，每日 2 次；tid，每日 3 次；qhs，睡前；PDR，医师办公桌参考资料。

与神经递质 γ- 氨基丁酸相似，这可能是其发挥抑制作用的激动剂。FDA 批准该药作为带状疱疹后神经痛和糖尿病周围神经病变的一线治疗药物。在 17% 的糖尿病周围神经病变患者和 25% 的带状疱疹后神经痛患者中，该药可使疼痛减轻 50%。由于制造商大力推广其用于神经性病理性疼痛，导致许多超说明书用药，这些超说明书用药未被证实有效，特别是在腰椎神经根病中。加巴喷丁通常耐受性良好，但用于镇静时必须从低剂量开始，使用后避免驾驶。逐渐增加剂量在老年人中尤为重要。肾功能不全患者应调整剂量。常见的副作用有头晕，还有轻微的步态障碍和外周水肿。起始剂量为睡前 300 mg。使用 2 ～ 4 周后，效果会变得明显。那些没有达到 50% 改善的人通常没有任何改善。

普瑞巴林在结构上和临床应用上与加巴喷丁相似，FDA 批准其适应证为糖尿病周围神经病变和带状疱疹后神经痛。它还被批准用于纤维肌痛症，多达 11% 的患者症状性疼痛减轻 50%。和加巴喷丁一样，超说明书使用很常见，但几乎没有证据证明其有效。副作用包括嗜睡、头晕和外周水肿，体重增加和欣快感也有报道。使用品牌配方的成本很高。起始剂量为 25 ～ 50 mg，每日 2 ～ 3 次，随着耐受逐渐增量，最大剂量为 600 mg/d。

阿片类药物。精心设计的研究发现，中等剂量的阿片类药物有时可以控制神经性疼痛长达 32 周。长期治疗的疗效尚不清楚，对整体功能的影响也是多变的。由于美沙酮还能阻断 NMDA 受体，该受体与神经性疼痛状态和阿片类药物耐受性有关，因此美沙酮被认为是治疗慢性神经性疼痛的潜在有效的阿片类药物。但其半衰期长且变异大，分布容积大以及对 QT 间期有延长作用，使用复杂，并有累积风险和呼吸抑制等严重副作用。因此，只有那些有专业知识了解其独特药理特性的人才能使用它。

外用制剂。外用药物的好处是以安全剂量使用对局部神经病理性疼痛有效，全身副作用小。外用利多卡因是一种酰胺类局部麻醉剂，通过抑制钠通道阻断疼痛信号发挥镇痛作用。

外用利多卡因。外用利多卡因有几种给药选择，包括 5% 的乳膏和 FDA 批准用于带状疱疹后神经痛的 q12h 贴片。超说明书使用是普遍的、常见的，尽管缺乏此类使用的证据。反复使用的部位可能有局部皮肤刺激表现。

辣椒素。辣椒素乳霜或 8% 贴片制剂是另一种批准用于带状疱疹后疼痛的外用止痛药。它通过消耗感觉神经纤维中的 P 物质来阻止传入的疼痛冲动。辣椒素特殊贴剂用于治疗带状疱疹后神经痛取得了一定的成功，在办公室使用 1 小时，疼痛缓解可长达 3 个月。然而，在一开始使用时，疼痛可能会加重。之前的应用制剂乳膏，需要每天涂抹多次以使疼痛足够缓解，在治疗后的第 1 ～ 2 周，通常会引起使用部位的严重灼伤，在此期间，需要经常使用外用利多卡因。

复合外用止痛膏。复方外用止痛膏作为针对神经性和伤害感受性疼痛的特定治疗方法已经普遍应用。治疗神经性疼痛的制剂通常含有氯胺酮、加巴喷丁、可乐定和利多卡因的混合物。治疗伤害感受性疼痛的制剂由酮洛芬、巴氯芬、环苯扎林和利多卡因组成。事实证明，它们并不优于安慰剂，而且非常昂贵。

其他措施。经皮神经刺激（TENS）仍被用于治疗顽固性慢性腰痛，但精心设计的随机试验发现，与安慰剂（假 TENS 疗法）或伸展运动相比，TENS 并无获益。

补充医学形式 [9-19]

对美国补充医学的回顾性研究显示，数百万的美国人已经在使用这些技术，尽管他们的大多数基层医疗提供者仍然不知道这一点，也不熟悉这些技术。除了药理学和社会心理干预外，还可以探索疼痛管理的补充模式。补充医学的疗效因慢性疼痛的类型、补充医学的方式的不同而不同（表 236-5）。

放松 / 冥想

冥想技巧旨在增强正念、专注力和自动自我超越。类别包括正念冥想、超验冥想或咒语冥想。医疗人员希望通过掌握这些技术，能够降低患者对疼痛的感知和唤醒水平。对最佳证据（有限）的系统回顾发现，使用正念冥想，而不是咒语冥想，可以适度减轻疼痛和心理困扰。

催眠术

尽管数据很少，但新的证据表明催眠对慢性

表 236-5 慢性疼痛治疗的补充方法概述

	头痛	肌肉骨骼痛	腰痛	腹部 / 盆腔痛	周围神经痛
针灸	++	++	++	++a	
行为疗法	+++b	++c	++c	+d	+e
脊椎按摩疗法			-		
侵入性疗法		+	+	+	+f

[a] 痛经；[b] 详见正文；[c] 放松 / 冥想，认知行为疗法；[d] 放松 / 冥想，催眠；[e] 放松 / 冥想；[f] 神经根病。

疼痛有潜在的益处。其原理是疼痛感知的中枢调节和催眠的中枢作用。关注点集中在自我催眠上。

生物反馈

这种模式包括对痛苦刺激的生理反应以及对这些反应进行自愿控制的方法的教育。使用肌电图、脑电图、温度计和心脏监护仪进行监测。这些工具可以让患者看到他们对疼痛的生理反应，并指导他们如何抑制这些反应。通常，这会让患者感觉更能控制疼痛。中等证据表明生物反馈在治疗紧张性头痛和偏头痛方面有效。

按摩

美国每年有超过 1 亿人次的按摩治疗师来访。大多数人使用瑞典按摩技术，专注于放松。结构按摩的使用频率则要低得多。大多数就诊者是慢性颈部疼痛和腰痛。疗效的证据是有限的，相关随机研究表明，每周按摩尤其在功能方面有短期和长期的获益，但在缓解疼痛方面，持续效果很小甚至可以忽略不计。按摩的并发症发生率约为 5%，主要是疼痛加重。

脊柱推拿

脊柱推拿普遍由按摩师操作，用于治疗急性和慢性腰痛。接受脊柱推拿治疗的患者中，超过一半的患者患有慢性腰痛。尽管对照试验表明脊柱推拿有一些益处，但该方法仅略优于不治疗，也不比其他常规疗法尤其是物理疗法效果好。许多共识声明不鼓励使用脊柱推拿和转诊进行脊柱推拿（第 147 章）。

针灸

每年有 300 多万美国人使用针灸疗法缓解慢性疼痛。对精心设计的随机试验进行荟萃分析发现，针灸疗法在统计学上优于假针灸和不针灸，并且针灸疗法治疗各种慢性肌肉骨骼疼痛的情况下也有类似的益处。然而，针灸对慢性疼痛的改善程度是有限的，特别是与假针灸治疗相比，这表明针灸的益处不仅仅与其生理效果有关。

大麻素治疗慢性疼痛[45-51]

大麻用于治疗癌性疼痛，化疗引起的恶心、呕吐，以及娱乐用途的合法化，引发了人们对其用于慢性非恶性疼痛的极大兴趣。大麻和大麻制剂都富含精神活性较低的大麻素，如大麻二酚（cannabidiol，CBD），其正在被广泛推广用于治疗慢性疼痛。大麻的使用不依赖处方，因为这些都是“天然”物质。来自随机试验的疗效证据较少。一项对现有数据的主要荟萃分析发现，中等质量的证据表明大麻在治疗慢性疼痛和痉挛方面的临床疗效尽管不大，但具有统计学意义（37% vs. 31%，OR=1.41）。较低质量的证据表明，大麻对化疗引起的恶心和呕吐的完全缓解有显著改善（47% vs. 20%，OR=3.82）。尽管大麻对于神经性疼痛的效果最好，并且在荟萃分析中具有统计学意义，但它在临床上的疗效并不显著（–0.61）。大麻的短期副作用（包括兴奋、焦虑、运动和认知功能紊乱）主要来源于四氢大麻酚（tetrahydrocannabinol，THC）这一成分。CBD 没有 THC 的麻醉、精神损害和成瘾的潜在副作用，但有轻微的镇痛和嗜睡作用。大量使用 THC 与成瘾和其他心理健康问题的风险相关。

大麻在治疗慢性疼痛和快速扩大使用方面不充足的证据基础一直令人担忧，这不仅因为上述提到的不良反应，还因为有人试图用大麻或 CBD 作为更有效的替换药物来治疗慢性疼痛和阿片类药物的使用障碍。使用大麻作为严重慢性疼痛的一线药物缺乏证据。一些人建议在使用阿片类药物之前尝试 CBD，认为大麻素只要不作为一线药物使用就是合理的。其他人则试图使用大麻作为治疗阿片类药物使用障碍或限制阿片类药物使用的手段。前瞻性研究发现，已经服用阿片类药物的患者使用大麻会增加疼痛，并且不会减少对阿片类药物的需求。阿片类药物使用障碍有基于循证的治疗方法，如果用大麻替代这些治疗方法，就存在着未经证实的药物替代证实有效的药物的风险。

总之，对更成熟的治疗方法无反应的慢性疼痛患者，人们可以考虑使用大麻素治疗，但不应将大麻素视为一线治疗方案，也不应将其视为阿片类药物的替代品。CBD 似乎是治疗疼痛更为安全的大麻素，但在这种基本不受监管的环境中，制剂的质量和标准化仍然存在问题。口服 CBD 胶囊制剂比液体制剂的作用时间更长，从 5 ～ 10 mg 每日 2 次的低剂量开始。由于有使用电子烟制剂造成严重肺损伤的报道，因此医疗人员强烈反对使用电子烟制剂（第 54 章）。

患者教育和转诊指征[40,42]

对慢性非恶性疼痛的患者教育侧重于将患者的期望转向功能和生活质量的逐渐改善，而不是完全消除疼痛。患者会受益于理解慢性疼痛与生理、心理社会学因素相关，这需要多学科治疗方法。

从理论上讲，基层全科医生应该能对大多数疼痛进行管理，但繁忙的工作往往使最佳照护变得困难，特别是在需要阿片类药物治疗时。协作照护策略是常规照护的一种替代方法，它利用为基层医疗机构设计的慢性照护治疗模式（第 1 章）。它涉及建立一个多学科的团队，可能包括 1 名病例管理人员、1 名疼痛专家，经过专门培训的护士和医疗助理。他们都为患者的护理做出了独特的贡献，补充了基层全科医生的服务。在随机试验中，与常规治疗相比，这种方法成效适中但有应用前景。

有时，需要直接转诊进行咨询、干预，或者可能需要在基层医疗环境之外进行持续照护，尤其是在精神卫生服务和慢性照护模式没有纳入基层医疗服务的情况下。可能有用的转诊：

- 精神卫生专业人员［疑似潜在的精神病、交叉疾病和（或）考虑 CBT］。
- 咨询项目（疑似药物使用障碍）。
- 社会服务计划（解决主要社会压力源）。
- 疼痛中心（治疗顽固性疼痛或考虑介入治疗）。

治疗建议[52–54]（表 236-6）

- 把慢性疼痛看成是一种慢性疾病。治疗目标往往必须集中在改善功能和生活质量上，而不是完全消除疼痛。
- 将患者的疼痛按照生理机制主要划分为伤害

表 236-6　疾病控制和预防中心慢性非恶性疼痛处方指南
• 非药物治疗和非阿片类药物治疗是首选，应该首先考虑
• 在开始阿片类药物治疗之前，应确定治疗目标和继续治疗的因素
• 一开始就应定期评估风险和获益；应明确医生和患者对治疗的管理责任
• 在阿片类药物治疗开始时，首选快速释放制剂
• 治疗应从最低有效剂量开始，当吗啡剂量增加超过 50 mg/d 时应重新严格评估用药的风险和获益
• 如果开始对急性疼痛进行阿片类药物治疗，治疗时间应不超过预期疼痛时间（3 天通常足够，通常不超过 7 天）
• 对慢性疼痛的重新评估应在治疗开始的 1 ～ 4 周内进行，之后每 3 个月进行一次，如果风险大于获益，则应逐渐减少剂量或停用
• 应在治疗开始时和之后定期进行药物滥用潜在风险和其他危害的风险评估。危险因素包括过量用药史、同时使用苯二氮䓬类药物史、药物滥用障碍史、需要＞ 50 mg/d 吗啡或吗啡当量剂量给药。对于高危患者，应提供纳洛酮以在紧急情况下使用
• 临床医生应在治疗初期及治疗过程中定期审查阿片类药物使用的国家监测登记册
• 开始治疗时应进行尿检，并至少每年对开具药物和其他药物进行尿检
• 应避免同时开具阿片类药物和苯二氮䓬类药物
• 对于阿片类药物使用障碍的患者，临床医生应提供丁丙诺啡或美沙酮联合行为疗法的治疗方案

改编自 Dowell D，Haegerich TM，Chou R. CDC guideline for prescribing opioids for chronic pain—United States 2016. JAMA 2016；315：1624.

性或神经病理性疼痛并进行定位，同时考虑这些部位疼痛的潜在可逆原因。

- 考虑疼痛的心理和生理因素。识别和处理伴随疼痛的主要和次要精神过程。
- 阶梯性治疗伤害感受性疼痛，从扑热息痛或非甾体抗炎药等非阿片类镇痛药开始。
- 适当使用抗抑郁药、抗惊厥药、外用辣椒素或利多卡因治疗神经病理性疼痛。鉴于疗效证据少且成本高，限制对加巴喷丁进行超说明书应用。
- 考虑患者使用大麻的需求。仅在治疗神经病理性疼痛并且有适当疗效的情况下的需求是合理的，CBD（5 mg bid）要比大麻优先选择，最好采用来源可靠的胶囊制剂；建议不要通过电子烟、吸烟或抽大麻的方式获取。
- COT 治疗慢性难治性非恶性疼痛仍存在争议，应根据个体和风险分层进行评估。一般来说，在以下情况可以考虑 COT：
    - 非阿片类药物和非药物干预对疼痛治疗无效。
    - 根据风险分层，患者阿片类药物滥用风险低。
    - 阿片类药物治疗的好处可能大于风险。
    - 阿片类药物治疗的目标已经确立；进行了关于潜在风险、获益和替代方案的患者教育和咨询；双方将签署一份阿片类药物使用合同。
- COT 疗法应严格遵守以下规定：
    - 保持结构化和正式的医患关系，确保尊重这种关系的界限，并在阿片类药物使用合同中明确这些界限。
    - 以标准起始剂量开始治疗，并在数周内根据需要向上调整剂量以达到足够的疼痛缓解并确定维持剂量。
    - 如果没有达到足够的疼痛缓解或功能恢复，或者无法耐受副作用则停止使用。
    - 避免频繁增加维持剂量。
    - 要求患者亲自取药，且频率不少于每月一次。经常重新评估患者的疼痛综合征和治疗方案。考虑随机毒理学筛查和药丸计数。
    - 评估药物疗效时不仅基于疼痛缓解，而且基于整体功能。
- 如果疼痛控制不足，而且提示需要增加剂量。
    - 检查基础疾病的进展情况。
    - 考虑阿片类药物轮换，以比等镇痛剂量少 30% 左右的剂量开始使用新的阿片类药物。
    - 考虑减少和停用目前的阿片类药物，必要时重新开始使用。
- 使用多学科治疗方法。根据情况转诊到疼痛专家、物理治疗师、精神科医生和补充治疗师处。

（李　灿 翻译，齐建光 审校）

第 237 章

草药补充剂——常用作补充或替代疗法

ERNIE-PAUL BARRETTE

尽管目前尚无严密的证据支持补充剂的有效性和安全性，但大众仍然很渴望得到非处方药物的治疗和所谓的“天然”疗法，大量的广告促销利用了人们的这种心理，从而导致美国消费者每年用于健康补品的花费高达数百亿美元。早在 1993 年，FDA 出于这方面的顾虑，将草药治疗从非处方药品市场中移除，却引发了许多人通过书信和商业游说活动表示反对。然而，这一事件并没有让补充剂的管理变得更严格，反而促使了膳食补充剂健康教育法（DSHEA）于 1994 年的诞生。膳食补充剂健康教育法规定：只要标明“基于结构和功能的使用，而非基于有效性和安全性”的字样，所有补充剂（广义上包括草药、维生素、矿物质、氨基酸）的市场均可被拓展。更不用说制定任何质量标准了。

自从 DSHEA 颁布后，草药制剂等替代药物的使用急剧增加。因补充剂相关并发症所致的急诊就诊率也相应上升。因此，基层全科医生及其团队成员应当熟知其不同制剂、有效性及其证据，以及包括药物相互反应在内的已知风险，这是非常重要的。本章的关注内容是基层医疗中最常面临的草药制剂的循证依据。常用的膳食补充剂，如 omega-3 脂肪酸、复合维生素、钙和维生素 D，予以另述（第 18、27、30 和 164 章）。关于摄入有机食物以维持并促进健康的内容，在附录 237-1 叙述。

理解循证依据 [1,2]

已发表的草药学临床试验数不胜数。然而，其中许多刊物无法获取或是非英文版。大部分试验缺乏适当的对照组，入组标准不明确，所测得的结果未经验证或临床不相关。许多试验随访时间太短或者入组人数太少，因此无法提供真实的临床信息。本章阐述了数种草本制剂使用的最佳循证依据以及相关的安全问题。

德国成立了一个委员会来评估这些所谓有疗效的草本制剂。“E 委员会”的成员包括医师、药师、自然疗法医师和科学家。他们发表了数百篇专题论文。这些资源代表了植物医学在欧洲的丰富经验。但是，这些资源只提供了正面或负面的推荐，而没有参考文献。所以，无法判断其循证等级或推荐力度。目前经学术研究的、可信的相关信息可在自然医学（https：//naturalmedicines.therapeuticresearch.com/）和国家辅助及整合医疗中心的网站（https：//nccih.nih.gov/health/herbsataglance.htm）上获取。

常用的草本制剂

紫锥菊（Echinacea）用于上呼吸道感染 [1-5]

紫锥菊（Echinacea purpurea）、狭叶紫锥菊（E. angustifolia）、白紫锥菊（E. pallida），这三种紫锥菊的提取物被认为可用于治疗和预防上呼吸道感染。美洲原住民曾将紫锥菊作为抗菌药和止痛药，在合成抗生素问世之前，紫锥菊一直被列在了美国药典上。E 委员会曾推荐将紫锥菊用于感冒和呼吸道慢性感染的支持治疗。但是，紫锥菊的提取一直没有统一的标准，包括紫锥菊的不同种类、不同的提取方法、不同的提取部位，而且紫锥菊制剂里常有额外的草药和顺势疗法药物。由于这些因素的存在，对比相关的文献和制剂都变得非常困难。

有效性的证据

Cochrane Collaboration 上有一篇系统回顾，收集了所有关于紫锥菊预防或治疗感冒的临床试验。24 项临床试验（包括紫锥菊制剂与对照组的多重比较）被纳入分析，研究显示，试验组和对照组的副作用相似。

关于治疗。15 项临床试验研究了紫锥菊在治疗急性上呼吸道感染中的作用。总体而言，研究可能存在一些偏倚，多种不同制剂的使用增加了试验组和对照组的对比的难度。大部分的试验显示：试验组较对照组并未减少感冒的持续时间。

关于预防。12 项关于预防的试验显示：紫锥菊的使用并不能降低上呼吸道感染的发病率。尽管结果汇总后可见相对危险度减少了 10% ～ 20%，但作者对这一结果的临床意义提出了质疑。一项较为严格的试验将三种狭叶紫锥菊制剂和安慰剂进行了对比。参与者被暴露在鼻病毒的环境里，研究者分别研究了在暴露前 7 天开始用紫锥菊制剂预防性治疗和暴露后给予治疗的这两种情况。结果显示：这三种制剂所在的试验组对感冒的预防或感冒症状的严重程度与对照组相比并没有统计学差异。

安全性

关于紫锥菊不良反应的报道包括：过敏性休克、急性哮喘发作、荨麻疹、结节性红斑以及斑丘疹。因为紫锥菊有免疫刺激作用，所以在自身免疫疾病的患者中不建议使用。

银杏（Ginkgo biloba）用于痴呆和正常老年人的记忆增强 [1,2,6-10]

银杏提取物在中国草药学中被使用了几个世纪，也是美国消费排名前十的草药产品。多数产品基于标准的提取物，即EGb761，它包含了22% ~ 27%黄酮苷（槲皮苷、山柰酚、异鼠李素）和5% ~ 7%萜内酯（2.8% ~ 3.4%银杏内酯A、B和C；2.6% ~ 3.2%白果内酯）。EGb761目前已经过了专利保护期，可以被任意商家使用。但是，另一标准提取物，即LI1370，也在被使用。尽管LI1370指定了25%黄酮苷和6%萜内酯的成分，但不同的制作方法可能导致各种成分的浓度差异。其活性部分是单一成分还是多种物质的组合，目前尚不清楚。在德国，E委员会通过了银杏制剂在痴呆综合征中的使用，尤其是原发性退行性痴呆、血管源性痴呆和混合型痴呆。银杏制剂还被批准用于间歇性跛行、眩晕和耳鸣的患者。

有效性的证据

关于潜在作用机制的研究主体是广泛的，其中包括：清除自由基、阻断血小板活化因子、增加血流、稳定细胞膜和降低毛细血管脆性等。

用于阿尔茨海默病。一项严格的Cochrane Collaboration荟萃分析根据方法学只纳入了4项试验，其他试验都不符合要求，结果发现对于痴呆患者，认知获益的数据“不一致且无法令人信服”。自这项荟萃分析发布后，大型精心设计的试验显示，银杏制剂在已确诊的痴呆患者的治疗或预防痴呆上都没有取得具有统计学意义的获益。比如：在美国有一项规模非常大的临床随机对照试验，比较了银杏制剂相对安慰剂在正常人群和轻度认知功能障碍的患者中对痴呆的预防作用。试验入组了3069名75岁及75岁以上的志愿者，平均随访时间为6.1年，无论是正常人群还是轻度认知功能障碍患者，银杏制剂的使用并没有降低痴呆的发病率（第173章）。

用于正常老年人。银杏制剂的推广者声称银杏制剂可改善老年人的记忆力和认知能力。许多老年人服用含有银杏的产品，希望能改善他们的认知功能，这使银杏成了美国最畅销的草药之一。但研究并未显示它对没有患痴呆的老年人有持续的获益。在最佳的随机试验中，230名没有患痴呆的60岁或60岁以上的老人被随机分入银杏治疗组和对照组，银杏治疗组给予每日3次40 mg银杏。受试者在试验前和试验6周结束时分别完成了14项关于记忆、语言和药物浓度的标准测试。这14项认知功能的测试结果和受试者家属的评分均提示治疗组和对照组并无差异。一些设计欠佳的试验提示银杏制剂的使用有轻度获益。综上所述，没有证据表明银杏制剂对预防痴呆有效。

安全性

由于银杏的已知作用之一是对血小板活化因子的拮抗作用，因此不难理解有报道称发现有些患者在使用银杏时出现严重出血的情况，包括自发性双侧硬膜下血肿、蛛网膜下腔出血、硬膜下血肿、颅内出血以及自发性前方积血。因为这种抗血小板的作用以及相关出血的并发症报道，出血性疾病和口服华法林等抗凝药或抗血小板药的患者应避免使用银杏。

卡瓦 - 卡瓦（Kava-Kava）用于焦虑 [1,2,11-18]

卡瓦 - 卡瓦的植物学名称是卡瓦胡椒（piper methysticum）（“令人陶醉的胡椒”）。几个世纪以来，卡瓦 - 卡瓦因其放松和镇静的效果在太平洋岛屿的社区中使用。它在密克罗尼西亚、美拉尼西亚和波利尼西亚仍被继续使用着。James Cook船长首先向西方报告了它的用途。E委员会对卡瓦 - 卡瓦在对神经性焦虑、压力和烦躁状态的疗效中给予了正面的评价。

有效性的证据

在19世纪，德国科学家首先对卡瓦 - 卡瓦进行了研究。在20世纪50年代，动物研究显示出其镇静、镇痛、抗惊厥和肌肉松弛的作用。其活性成分被认为是卡瓦内脂（吡喃酮），主要是醉椒素、二氢醉椒素、麻醉椒苦素和二氢麻醉椒苦素。虽然D-L醉椒素的早期研究结果表明其对焦虑症有益，但所有近期的试验都使用了卡瓦内脂含量标准化的提取物。

一项关于卡瓦 - 卡瓦治疗焦虑症的系统评价和

荟萃分析包含了 7 项试验。作者得出结论：在短期治疗焦虑症方面，卡瓦 - 卡瓦优于安慰剂。然而，其中一些试验方法学的局限性限制了对卡瓦 - 卡瓦使用的积极性。支持使用卡瓦 - 卡瓦的最佳证据来自一项双盲、随机、对照多中心试验，该试验将卡瓦 - 卡瓦（每日 3 次，每次 100 mg，70% 卡瓦内脂）和安慰剂在广泛性焦虑障碍、适应障碍合并焦虑、广场恐惧症或特异性恐惧症患者中进行了比较。在 24 周内，经验证的焦虑量表的评分在两组中都有所改善，但在 8 周时，卡瓦 - 卡瓦的改善（30.7 到 17.1）显著高于安慰剂（31.4 到 20.3；P= 0.02）。两组均在 16 周内持续改善，然后趋于平稳。卡瓦 - 卡瓦的益处从 8 周开始持续到试验结束。在第 24 周时，卡瓦 - 卡瓦组的汉密尔顿焦虑评定量表（HAM-A）分数仍在进步（卡瓦 - 卡瓦组 30.7 到 9.7；安慰剂组 31.4 到 15.2；$P < 0.001$），副作用极小。

安全性

在大型观察性试验中，不良反应很少见。长期大量使用卡瓦 - 卡瓦会引起一种易于描述的皮肤病，其特征是皮肤干燥、发黄，伴有鳞屑。有 5 例患者的肌张力障碍反应（包括斜颈、全身性舞蹈手足徐动症和口舌运动障碍）的病例报告。最令人担忧的是肝毒性报告，包括需要肝移植的爆发性肝衰竭，这导致了 FDA 发布了有关肝损伤风险的消费者警告。

奶蓟草（Milk Thistle）对肝炎和肝硬化 [1,19-23]

奶蓟草［又名“水飞蓟”（Silybum marianum）］已经被草药师使用了 2000 年之久。虽然据报道它可以缓解许多疾病，但目前主要用于肝胆疾病。其活性成分是水飞蓟素，它由三种异构化合物（水飞蓟宾、水飞蓟宁和水飞蓟亭）组成。20% ～ 40% 的水飞蓟素集中在胆汁内。奶蓟草已经在欧洲被使用了 30 年。E 委员会建议将其用作慢性炎症性肝病的支持性治疗。

有效性的证据

对酒精性肝炎的治疗。许多关于使用奶蓟草治疗酒精性肝炎的研究已经发表。但大部分试验样本量少，随访时间不足，对照欠佳。最大的酒精性肝炎试验入组了 116 名参与者，所有参与者均患有组织学确诊的酒精性肝炎，该试验将水飞蓟素（420 mg/d）与安慰剂进行比较。3 个月后，两组参与者的实验室检查结果和组织学检查结果均有明显改善，在适当的支持治疗基础上，添加奶蓟草并没有获益。在补充剂制造商准备的产品信息中，这些阴性的试验结果很少被提及，这也不足为奇。

对肝硬化的治疗。目前，有 2 项涉及奶蓟草在肝硬化患者中使用的研究。在一项经常被引用的欧洲多中心研究中，有 170 名受试者入组，将水飞蓟素（每日 3 次，每次 140 mg）与安慰剂进行了 2 ～ 6 年的比较（平均随访时间为 41 个月）。70% 的病例经活检证实为肝硬化。每组 54% 的受试者酗酒。排除标准包括：终末期肝病、原发性胆汁性肝硬化、恶性肿瘤和免疫抑制剂治疗。无依从性的受试者会在分析时被剔除。在 2 年时，水飞蓟素组的总生存期趋向更好（n=105，77% vs. 67%；P=0.07），并且在 4 年时，水飞蓟素组的累积生存期得到了改善（n=29，58% vs. 38%；P=0.036）。生存获益仅限于酒精使用障碍（P=0.01）和入组时 Child’s 分类为 A 类的患者。然而，安慰剂组有更多的酒精使用障碍患者继续饮酒（73% vs. 55%）以及入组时 Child’s 分类为 C 类的患者（11% vs. 3%）。这两个有利于奶蓟草的因素可能会影响分析。这项研究代表了支持奶蓟草的最佳证据。

欧洲有一项类似的随机、双盲、对照多中心试验，将水飞蓟素（每日 3 次，每次 140 mg）与安慰剂进行了比较，入组了 200 名经活检确诊为酒精性肝硬化的患者。排除标准包括：其他原因所致肝硬化以及使用秋水仙碱、青霉胺或糖皮质激素。其中 125 名参与者完成了为期 2 年的随访。2 年和 5 年的生存率并没有改善（OR=1.01；95%CI 为 0.46 ～ 2.22）。200 名参与者中有 75 名有可用的储存血清，对这些血清进行了回顾性检测，结果显示 29 名患者为丙型肝炎患者。在这 29 名参与者中，治疗可能具有保护作用（水飞蓟素组死亡情况：13 人中 0 人；安慰剂组死亡情况：16 人中 4 人；P=0.059）。

对于慢性丙型肝炎的治疗。一项关于水飞蓟素治疗慢性丙型肝炎的荟萃分析囊括了 5 项随机对照试验结果。与安慰剂组相比，水飞蓟素在丙型肝炎病毒 RNA、丙氨酸转氨酶（ALT）或生活质量方面没有显著改善。尽管耐受性良好，但并没有看到其优于安慰剂的益处。随着慢性丙型肝炎新的成功治疗方法的出现，应劝阻患者不要使用未经证实的草药治疗。

安全性

没有严重不良反应的报道。

圣约翰草（St. John’s Wort）用于抑郁[1,2,24-28]

圣约翰草［又名“贯叶连翘”（Hypericum perforatum）］作为草药制剂的历史可以追溯到2000年前。使用金丝桃治疗情绪问题一直持续到19世纪，但在20世纪初被遗忘。在过去的30年里，在欧洲有大量的文献产出。在1984年，E委员会对圣约翰草在精神障碍、抑郁、焦虑或神经不安中的治疗方面给予了正面评价。1996年媒体和电视报道了一项具有阳性结果的荟萃分析，在接下来的2年里，圣约翰草在美国的销售额从2000万美元增长到2亿美元。目前它在美国仍然是受人欢迎的草药制剂。

有效性的证据

有证据表明，圣约翰草的活性成分是萘二蒽酮，主要是金丝桃素、假金丝桃素和原金丝桃素。其确切的作用机制尚未清楚，但最佳证据支持其对γ-氨基丁酸（GABA）受体、血清素受体和去甲肾上腺素受体的影响。圣约翰草的金丝桃素含量为0.06%～0.75%，这取决于收割的时间和植物的质量。在多数研究中均采用一种基于金丝桃素含量的标准提取物，即LI160。然而，其他研究显示，圣约翰草的另一种成分——贯叶金丝桃素可能是其活性成分。贯叶金丝桃素的含量从花中的2%到果实中的4.5%不等。如果贯叶金丝桃素是其活性成分和最标准化的提取物，而LI160被滴定为金丝桃素，那么临床功效可能因批次而异。尽管人们对圣约翰草的成分及其在模型系统中的作用有了广泛的了解，但哪种成分或哪些成分与临床最相关，仍然尚未确定，这将持续对该制剂及其治疗试验标准化产生混淆因素的影响。

有一篇系统回顾包含了29项关于圣约翰草用于抑郁的试验。总体而言，治疗组疗效优于对照组。关于这项早期的试验（早于1999年），有人提出了许多合理的评价，涉及其试验时间短、样本量小、盲法不充分、入组标准定义不严格和入组患者抑郁程度较轻。更多近期发表的试验采取了较好的方法学，结果均没有显示治疗组优于对照组。与来自欧洲的许多阳性结果报道不同，美国最近进行的更大规模的试验结果却是阴性的。第一项试验在200名参与者中对圣约翰草组和安慰剂组进行了为期8周的比较。两组都有显著的改善，但圣约翰草组并未优于安慰剂组。对该试验的一项负面评论是：入组的参与者有慢性抑郁（当前抑郁的持续时间为2.3～2.7年）。但是，那些在当前抑郁发作中对抗抑郁药治疗失败或在既往有一次以上抗抑郁药治疗失败的患者被排除在外。另一项试验比较了圣约翰草（每日3次，每次300 mg，调节至1500 mg/d）、舍曲林（50～100 mg/d）和安慰剂，对340名抑郁症患者进行了为期8周的随访。在主要分析中显示，相比于安慰剂，圣约翰草和舍曲林都没有更好地改善抑郁评分。为什么有如此多的欧洲试验显示圣约翰草的益处，但这些美国的试验却是阴性的？这一问题仍然存在争议。另一项试验将圣约翰草与氟西汀和安慰剂进行了比较。这项较小的试验入组了135名抑郁症患者，并对他们随访了12周。每组的抑郁评分均有所改善，但改善最大的是圣约翰草组，与氟西汀组相比差异显著，与安慰剂组相比具有优势。

安全性

总体来说，圣约翰草的副作用轻微，包括胃肠道不适、头晕、镇静作用、不安和乏力。在浅肤色的患者中，圣约翰草可引起光敏性，如果使用剂量高，可致严重光敏性。在孕期不应使用圣约翰草，它也不能与其他抗抑郁药联用，因为存在严重的药物相互作用。在服用稳定剂量舍曲林、帕罗西汀、曲唑酮和奈法唑酮的患者中加用圣约翰草后，会发生血清素综合征。圣约翰草选择性诱导肝酶细胞色素P450和肠道P-糖蛋白/MDR-1药物转运体。有许多涉及圣约翰草的药物相互作用的案例报道（如：细胞环素、华法林、茶碱、HIV蛋白酶抑制剂、口服避孕药），导致药物的过快清除。有些导致了严重的临床事件，比如移植相关的排斥反应。

塞润榈（Saw Palmetto）用于良性前列腺增生 [1,2,29-32]

塞润榈（Serenoa repens）是原产于美国东南部的一种植物。美洲原住民将这种矮棕榈的干果提取物用于排尿困难。在 19 世纪，它被自然疗法医师采用，并在良性前列腺增生的治疗上得以推广。在德国，90% 关于良性前列腺增生的处方是草药制剂。这些处方几乎都含有塞润榈，有的是塞润榈单一成分，有的是添加了其他草药成分。对于塞润榈用于良性前列腺增生（BPH），E 委员会给予了正面的评价。

有效性的证据

2012 年的文献系统回顾了 32 项试验。其中有 27 项随机对照试验是关于有症状的良性前列腺增生的研究，并且研究持续时间至少为 30 天。早期的试验质量较低。高质量的试验显示，塞润榈在前列腺增生症状评分、夜尿或排尿峰流速上均无获益。

因为良性前列腺增生在自然病程上变化缓慢，试验在一个亚组患者中有些改善，所以为期 6 个月以下的试验所得的结果的证据等级较弱。此外，在良性前列腺增生医药代理商的大型试验中发现了很强的安慰剂效应。在一些关于塞润榈的试验中并未发现它和安慰剂的差异。

一项特殊的试验解决了这方面的顾虑并提供了较强等级的证据。这是一项在欧洲的双盲、随机、对照多中心试验，在有症状的良性前列腺增生的男性患者中进行了 B- 谷甾醇和安慰剂的比较。这项试验入组了 200 名男性，他们一组服用 B- 谷甾醇，每日 3 次，每次 20 mg，另一组服用安慰剂，持续时间均为 6 个月。自述症状采用国际前列腺症状评分，治疗组结果优于对照组（IPSS 平均分值变化：治疗组为 –7.4，对照组为 –2.1；$P < 0.01$）。B- 谷甾醇治疗组的排尿峰流速（试验前为 9.9 ml/s，试验 6 个月时为 15.2 ml/s）显著优于对照组（试验前为 10.2 ml/s，试验 6 个月时为 11.4 ml/s；$P < 0.01$）。

在美国进行的 2 项严格的试验均显示治疗组获益。第一项研究入组了 225 名具有中等至严重良性前列腺增生症状的男性患者，并对他们进行了为期 1 年的随访。塞润榈治疗组和安慰剂组在主要研究结果（症状指数评分或最大尿流速）或次要研究结果（如生活质量）上均无显著差异。这项研究的优势在于特别注重盲法。第二项对照研究入组了 369 名良性前列腺增生的男性患者，并对他们进行了为期 72 周的随访。塞润榈的使用从常规剂量（320 mg/d）开始，在第 24 周增至 2 倍，第 48 周增至 3 倍。尽管已经使用了高剂量治疗，但治疗组在症状评分上并没有获益。鉴于美国这些严格的试验结果，我们需要重新审视并质疑早期试验得出的轻度获益的结果。

安全性

极少有不良反应的报道。

缬草（Valerian）用于失眠 [1,33-35]

缬草（英文名称又为“Valeriana officinalis”）作为安眠药和轻度镇静剂已经有上百年的历史了。在巴比妥类药物问世后，它从美国药典中被去除了。E 委员会对缬草用于神经睡眠紊乱的疗效给予了肯定的评价。其有效成分和作用机制尚未明了。可能的作用机制涉及结合 γ- 氨基丁酸（GABA）受体或血清素受体以及抑制 γ-GABA 的降解。

有效性的证据

一些研究表明了缬草的益处。然而，大部分试验具有严重的不足之处，比如样本量很小、入组对象为正常人群而非睡眠障碍患者、使用未经验证的症状评分。在一项大型试验中，166 名参与者在夜晚间断性服用了 9 种样本（各 3 组，一组为安慰剂，一组为 400 mg 缬草溶液提取物，一组为含有 120 mg 缬草和 60 mg 啤酒花的商业化的草本镇静剂）。128 名参与者完成了这项试验（23% 的丢失率）。用缬草治疗的患者的夜间入睡时间和睡眠质量均优于安慰剂。亚组分析显示其益处仅局限于自述睡眠障碍的患者。有趣的是，缬草联合啤酒花的商业化制剂相比于安慰剂并无差异。

在最严格的研究中，121 名失眠患者参与了这项双盲、随机、对照多中心试验，比较了缬草（600 mg，70% 酒精提取物标准化为 0.4% ～ 0.6% 缬草酸）与安慰剂，为期 28 天。患有抑郁症并正在服用药物的患者被排除在外。显著的安慰剂反应表明盲法可靠。在第 14 天，治疗后临床总体印象量表有显著改善。在 28 天时，与安慰剂相比，缬草在 3 个标准化量表上显著改善了睡眠。这项研究表明，缬草的益处在 4 周内缓慢显现。如果事实如此，那么为期 1 ～ 7 天的早期研究的结果便难以接受了。

缬草通常被标准化为缬草酸的含量（通常为 0.8%）。然而，由于缺乏标准化的提取程序，而且其活性成分并不确定，不同的商业产品的功效可能会有所不同。成分的相对比例随着收获季节和收获品种而变化。这进一步增加了各种比较的不确定性。

安全性

不良反应很少见，且通常轻微。据报道，一名每天服用 5 次缬草（530 mg ～ 2 g）“多年”的患者在全身麻醉后可能出现戒断反应。有患者出现过心动过速、高输出量心力衰竭、谵妄和少尿的不良反应，并且对苯二氮䓬类药物有反应。一般来说，缬草不应与其他镇静药物联用。

麻黄（Ephedra）用于减重和提升成绩[1,36-38]

亚洲麻黄的提取物（“Ephedra sinica”）是一种富含拟交感神经药的传统中草药制剂（麻黄），数千年来一直被用于治疗呼吸困难。在更安全的拟交感神经减充血剂和支气管扩张剂出现之前，它也曾在美国流行。直到最近，几乎所有的草本减肥产品和许多草本能量补充剂或兴奋剂（深受健美者和运动员的欢迎）都含有麻黄。通过 DSHEA 后，该草药提取物作为膳食补充剂可以直接向公众销售，并带有宣教成分（即标有“塑形功能”的声明）。因此，麻黄可能被贴上辅助减肥的标签，但不能被贴上治疗肥胖的标签，因为只有药物才能合法治疗疾病。然而，麻黄的主要成分是麻黄碱。合成麻黄碱是一种被监管的正规药物。尽管麻黄植物提取物中含有化学麻黄碱的成分，但它却作为草药补充剂出售，这着实令人觉得奇怪；显然的是，麻黄碱被单独出售时，它被视为一种药物。

有效性

麻黄的作用与其强烈的拟交感神经成分有关，尤其来源于麻黄碱，但也来自于伪麻黄碱、苯丙醇胺和去甲伪麻黄碱。关于麻黄用于减肥的荟萃分析显示：与安慰剂相比，麻黄有轻微的减重效果（～ 0.9 千克 / 月）。没有时长超过 6 个月的试验。该荟萃分析得出结论：尚无证据支持使用麻黄可提高运动员的成绩。

安全性

因为麻黄是一种强效的拟交感神经提取物，麻黄长期以来一直被认为是一种潜在的危险物质，但它被归类于草药制剂 / 膳食补充剂，并因此免于 FDA 批准，这使非处方减肥制剂和兴奋剂的制造商将其纳入它们的许多产品中。可悲但并不奇怪的是，出现了一系列与之使用相关的严重且往往是致命的心脏和神经系统事件的报告，其中最引人注目的是一名美国职业棒球大联盟的棒球投手在春季训练期间使用含有麻黄的减肥产品时出现死亡。在对麻黄相关不良事件报告的最全面的分析中，研究人员发现：使用麻黄比其他流行的草药制剂（如卡瓦和银杏）的危险性高出近 100 ～ 700 倍。根据大量证据，FDA 于 2004 年禁止销售膳食补充剂中的麻黄。

其他用于减重和增加体能的草药和营养补充剂[39]

尽管含有麻黄的产品已被清除，但市场上仍有大量促进减肥和维持体能的草药和营养补充剂，其中许多具有拟交感神经活性。这包括含有人参、山楂和（或）育亨宾的制剂，有时与西布曲明、甲状腺提取物或咖啡因联合使用。在对 63 个急诊科的代表性样本进行的全国性研究中，此类产品占急诊科因膳食补充剂相关不良事件就诊人数的 65.9%，占胸痛、心悸或心动过速的病例的 71.8%，通常发生在 20 ～ 34 岁的人群中。鉴于美国每年估计有 23 000 次与补充剂使用相关的急诊就诊，与使用此类产品相关的护理负担和健康风险是相当大的，在年轻患者中尤甚。在随访时更好地审查补充剂的使用和患者教育是很有必要的，更不用说重新考虑这些产品的监管状态了。

附录 237-1

有机食品 [1]

在过去的 10 年里，有机食品（定义为不使用合成农药或化肥或常规使用抗生素或激素的食品）的使用呈指数增长。其使用者远远超出偏爱草药制剂的人群，涵盖了主流消费者。尽管成本很高（高达非有机替代品的 2 倍），但需求量仍然很大。牲畜以有机饲料喂养，并在允许进入户外、照到阳光和一些自由活动的环境中饲养。食品必须在不经过辐照或添加化学品的情况下加工，并禁止使用转基因植物和动物。虽然构成“有机”的标准千差万别，且该术语在产品推销中被随意使用，但总体设想是，这样的做法会使食品更健康、更环保，制作更符合人道，口味更佳。虽然与这些声明相关的科学文献算不上最好，但新出现的数据和系统评价（本节的基础）为基层医疗团队的成员提供了一些潜在有用的信息，因为他们就饮食问题向患者提供了建议。

营养价值

比较研究发现有机食品的营养价值和传统食品相当，但并未优于传统食品。α- 生育酚、β- 胡萝卜素、抗坏血酸和视黄醇的水平在蔬菜或肉类中没有统计学差异。至于营养成分，有机产品中只有磷和总酚的含量更为丰富，但在纠正方法学上的缺陷后，这种优势就不存在了。有机牛奶和鸡肉似乎含有更多的 omega-3 脂肪酸，但在蛋白质和脂肪含量方面基本相似。

污染物：杀虫剂和细菌

在传统农产品中发现农药残留的可能性是有机产品的 5 倍，但有机种植的水果和蔬菜被细菌污染（包括大肠杆菌）的风险要高 5%。沙门菌和弯曲杆菌的细菌污染率很高。在传统鸡肉和猪肉中，多重耐药菌的出现频率会高出 33%。在有机种植的谷物中，一些真菌毒素水平略低，但在重金属污染方面并无差异。

临床结果

没有关于主要健康结果的长期数据，只有关于一些选定参数的短期结果。食用有机饮食的女性的母乳中有 2 种有益脂肪酸（亚油酸和反式异油酸）的含量更高，但总脂肪酸含量方面并没有显著差异。除了降低发生湿疹的风险外，食物类型对哮喘、IgE 水平或其他特应性疾病并没有影响。常规喂养的儿童尿液中的农药残留水平更高。在成人的研究中，抗氧化物、维生素、免疫标志物的水平和精液质量不存在差异。没有证据表明有机食品中较高的磷含量对临床结果有任何重要的影响。

总结和推荐

- 根据现有的研究数据（有限），与传统种植的农产品和养殖食品相比，有机食品几乎没有特别的营养价值或特殊的健康益处，但可以减少与农产品相关的农药接触以及与鸡肉和猪肉相关的多重耐药菌的暴露，其确切益处仍有待确定。大肠杆菌的暴露有所增加，但临床意义尚不清楚。
- 有机种植和养殖的食品的消费应该是基于其价值，需要考虑到成本、质量、社会价值以及健康方面的考虑。目前来看，其益处似乎比较有限。

（鲍　菁　丰　艳 翻译，齐建光 审校）

第 238 章

青春期保健

LAURENCE J.RONAN 和 RODRIGO TAVARES RODRIGUES

尽管多数时间都在对成年人进行健康管理，但基层全科医生在门诊也经常遇到青春期患者，也需要掌握青春期保健的基础知识。很多青春期专家建议 11 ～ 21 岁的人群每年进行一次健康保健就医，并且在青春期早期（11 ～ 14 岁）、青春期中期（15 ～ 17 岁）以及青春期晚期（18 ～ 21 岁）的每个阶段至少进行一次全面的体检。

每年的健康保健就医的重点集中在疾病预防与健康保健。青春期人群的死亡原因大多是可以避免的，例如意外事故，过失杀人以及自杀。交通事故曾经是青春期人群死亡的首要原因，但是鸦片类药物及类似药物过量使用以及枪支暴力很大程度地改变了死亡原因的比例。引起青春期人群疾病的原因主要包括怀孕、性传播疾病、药物滥用、吸烟、暴力以及抑郁症。年轻成年人群（20 ～ 24 岁）的死亡率是青春期早期人群（10 ～ 14 岁）的 5 倍。由于青春期人群的致病以及致死原因大多是可以预防的，青春期保健的重点在一级和二级预防（表 238-1）。问诊既要覆盖生物医学又要覆盖社会心理的内容。青春期的问诊还要强调终身健康习惯的培养，尤其是关于心脏疾病以及肿瘤的预防。

获取知情同意 [1-3]

在 18 岁以前，对于孩子的健康保健主要从家长那里获得知情同意。然而，青春期孩子相较于年龄更小的孩子，可以更多地参与到健康保健决策中去。医生需要了解所在地区的相关法律是否允许在部分诊疗过程中无需获得父母的知情同意。这些服务通常与怀孕、避孕、人工流产，以及性传播疾病的评估与治疗（包括 HIV）、药物滥用或者性侵相关。有一些地区还包括精神疾病门诊服务。“法律自由”的青少年有知情同意权。这些青少年包括已婚、已育、参军、与父母分居或者无家可归的人

表 238-1　根据年龄推荐的预防保健建议以及检查

病史 / 检查	所有年龄
健康指导	11 ～ 21 岁每年回顾发育、饮食、体育活动、生活方式[a]以及伤害预防
筛查史	11 ～ 21 岁每年回顾饮食障碍、性活动[b]、饮酒以及其他药物使用、吸烟、虐待、学业成绩、抑郁以及自杀风险
体格检查评估	11 ～ 21 岁每年测量血压以及 BMI，在早期（11 ～ 14 岁）、中期（15 ～ 17 岁）以及后期（18 ～ 21 岁）每个阶段进行一次全面的检查
实验室检查	11 ～ 21 岁
胆固醇	有早发心脏病或者高脂血症家族史时，需要进行筛查
肺结核	有肺结核暴露史时或者有高危居住工作史（例如，避难所、医疗工作场所）时需进行筛查
淋病、衣原体、梅毒、HPV	如果有性生活，需要至少每年筛查一次
HIV	每年筛查
宫颈涂片	开始性生活或者年龄在 18 岁以上每年筛查
红细胞压积或血红蛋白	月经量大、体重减轻、饮食障碍或者运动量极大的女孩需要检查
HPV DNA	开始性生活或者年龄在 18 岁以上每年筛查

[a] 包括关于性行为和避免烟草、酒精和药品使用情况的问诊。
[b] 包括意外怀孕和性病史。
改编自 American Medical Association. Guidelines for Adolescent Preventive Services（GAPS）：Recommendations Monograph. Chicago，IL：American Medical Association，1995.

群。“成熟青少年”（可以充分理解治疗方案的利与弊的青少年）同样有获得知情同意的法律权利。

每年的预防以及健康保健就医 [1-12]

病史采集

青春期处于整个生命过程中快速变化的阶段，无论是躯体、社会角色以及心理上都会发生巨大的变化。青春期病史采集主要包括以下 5 个方面：

1．社会角色 / 心理变化

2．躯体变化以及健康习惯

3．性发育

4．家庭功能

5．学校表现

这 5 个独特的方面涉及青春期的每个阶段——早期、中期、末期。一个简易的缩写可以帮助记忆青春期问诊中关于社会心理的重要问题，即 HEADS：家庭环境（H）、教育 / 职业（E）、活动 / 锻炼（A）、药物（D）、性以及自杀 / 抑郁（S）。

青春期早期：11 ～ 14 岁

青春期早期预示着身体开始发生剧烈变化。女孩开始出现生长高峰、阴毛和乳腺的发育以及体脂分布的改变。总体来说，女孩的青春期比男孩早 2 ～ 3 年。男孩会出现声音变粗、睾丸变大、阴毛以及痤疮。处于青春期早期的孩子会对自己外貌以及身体的变化感到焦虑。另外，从小学过渡到中学（学业要求更高），对于青少年的自主性要求更高，并且社交活动也会增加。他们的思维，尽管会变得越来越抽象，但是大多时候还是会更具体并且更关注当下。早期的青少年会更加关注自身、家庭以及同伴。关于性的探索以及娱乐性药物的尝试在这个时期开始。青春期早期出现的生理上、情绪上以及心理上的巨大变化给家庭带来了压力，这些青少年会挑战极限以及规则，并且去探索新的甚至危险的事物。

青春期中期：15 ～ 17 岁

到了青春期中期，女孩的身体方面的变化接近尾声，而大多数男孩仍在经历青春期中身体的巨大变化。尽管青春期中期的孩子的思维仍很具象，但很多孩子的思维开始从具象过渡到抽象、正式以及操作性思维。朋友在这个时期变得非常重要。青春期中期的孩子开始更加了解世界以及社会问题。对于独立的要求日益强烈会使青少年与家庭规则的冲突加深。青春期中期的孩子会更加体会到来自学业的压力并且对于课内外的表现感到焦虑。他们开始有机会获得工作许可并且考取驾照。

青春期末期：18 ～ 21 岁

青春期发育结束。青春期末期需要关注职业以及个人的发展。年龄更大的青少年开始承担法律责任，经常与父母分居并且开始需要对学校、工作或者参军做出选择。高危行为在这个阶段达到高峰，包括乱交、吸毒或者进食障碍等。

体格检查

需要测量青少年的身高以及体重，并且记录在标准的生长曲线上。明确患者的体重指数。建议对青少年进行肥胖筛查，因为对其治疗常常有效。尽管在这一时期进行原发性高血压的筛查存在争议，但每一次的门诊仍需要记录血压，评估脊柱侧弯。关注是否存在身体虐待的证据。建议对青少年进行口腔检测，检查是否存在龋齿、咬合不正、牙龈炎以及先天性牙齿的异常。需要进行 Tanner 分期或者性成熟分期，并且保留记录作为参考。对于女孩，需要进行乳腺自我检查的指导并且需要检查外生殖器。对于已经开始性生活或者 18 岁以上的女孩每年都需要进行宫颈涂片的检测。男孩需要检查是否存在乳房女性化以及疝气。需要检查睾丸是否有异常的肿物或者先天性异常（睾丸未降或者单睾丸的男孩出现睾丸癌的概率更高），检查皮肤是否有痤疮。

实验室检查

对于有早发心脏家族史或者高脂血症家族史的青少年需要进行胆固醇水平筛查。对于家族史不明确的青少年也需要筛查，尽管美国预防医学工作组指出早期诊断以及治疗的意义尚不明确。月经量过大的女孩，体重减轻、进食障碍或者运动量极大的患者需要进行红细胞压积或者血红蛋白的筛查。

仅对肺结核暴露高风险的青少年进行结核菌素试验。危险因素包括肺结核暴露、无家可归、入狱、移民、HIV 或者与艾滋病患者同居，以及违禁药物的使用。对于没有危险因素的青少年，在 11 ～ 16 岁进行一次筛查也是合理的（第 38 章）。

开始性生活的青少年需要筛查性传播疾病。筛查的频率尚存在争议。女孩常在每年的妇科检查时，同时进行宫颈淋病培养、宫颈衣原体的免疫检查、梅毒的血清学检查以及生殖器的视诊。18 岁以上或者开始性生活以后的女孩需要每年进行宫颈涂片以及人乳头瘤病毒（HPV）的检测。对于男孩，筛查包括尿 DNA 或者白细胞酯酶检查淋病和衣原体感染、梅毒血清学检查、生殖器 HPV 病变的视诊（第 107、117、124、125、136 章）。

医生需要对所有青少年提出 HIV 筛查的建议。美国疾病控制与预防中心建议无论是否存在风险，HIV 检测应作为每年的筛查项目。危险因素包括静脉注射毒品、既往感染过性传播疾病、1985 年以前的输血史、为了获得毒品或者钱财而提供性服务、无家可归、6 个月以内有 1 个以上性伴侣、男同性恋者或者性伴侣有上述危险因素（第 7 章）。

免疫接种（第 6 章）

每一次门诊接诊请确保青少年的疫苗已经及时接种（图 238-1）。既往未完成全程免疫接诊、未充分记录或者在推荐最小接种年龄前接种（MMR 疫苗第二针建议的最小接种年龄为 4 ～ 6 岁；水痘疫苗第二针，12 ～ 18 个月；肝炎的第三针，6 ～ 18 个月），则需补种破伤风 - 白喉毒素疫苗、麻风腮（MMR）疫苗以及乙肝疫苗。11 ～ 12 岁后，如果末次破伤风疫苗接种超过 5 年以上，青少年需要接种破伤风加强针。青少年需要 3 剂乙肝疫苗，2 剂 MMR 疫苗以及 1 剂水痘疫苗（如果未患过水痘）。对于疫苗接种不全或者未接种过疫苗的青少年（尤其是新近移民者），需要根据“红书”（最新版的社区传染病报告，美国儿科学会出版）或者 MMWR 快速指南（CDC 出版）进行补种（参考图 238-2，补种疫苗计划）。有慢性疾病（包括所有哮喘患者）或者存在免疫缺陷的青少年需要接种肺炎疫苗并每年接种流感疫苗（图 238-3）。大学新生，尤其是群居或者居住在宿舍的学生，需要接种流脑疫苗。学校会常规要求疫苗记录；要确保患者病历系统中的疫苗记录时刻更新。

HPV 感染在美国是最常见的性传播疾病（第 14 章）。很多 HPV 亚型（尤其是 6、11、16 以及 18 亚型）可以导致宫颈癌（女性第二常见的恶性肿瘤）。建议所有 11 ～ 12 岁的女孩以及男孩开始接种疫苗，如未按时接种，26 岁以前均可以补种。四价的 HPV 疫苗（L1VLP，加达修）分别在 0、2、6 个月的时候接种，共 3 针。该疫苗安全性良好且被证实对于预防 HPV 的感染有效果（第 6、107、123 及 141 章）。免疫力持续时间尚不清楚。疫苗并不能取代宫颈癌筛查，也不能治疗细胞病变以及感染。

先期指导

持枪与暴力

枪支暴力已经成为导致青少年死亡的主要原因。接触暴力以及随之带来的心理压力增加了青少年持枪的可能。可以应用有效的工具进行风险的量化以及分层。有一种工具被设计用来识别应用枪支的高风险人群。设计过程中，应用了多变量分析确定了四个相关因素：暴力受害、社会接触、同伴影响以及斗殴，进而设计出了一个 SaFETy（斗殴、朋友携带武器、社区环境以及枪支威胁）问卷，问卷包含 4 个问题以及 12 个方面。问卷主要提出以下 4 个问题：

1．在过去的 6 个月中，包括今日，进行严重斗殴的频率是多少？

2．你的朋友当中有多少人携带刀具、剃须刀以及枪支？

3．在过去的 6 个月中，你经历枪支开火的频率是多少？

4．在过去的 6 个月中，包括今日，有人用枪威胁你的频率是多少？

受试者操作特征曲线下面积（一种验证准确性以及识别价值的方法）是有意义的（0.72）。问卷得分为 0 对应的风险值为 18.2%，1 ～ 2 分为 40%，3 ～ 5 分为 55.8%，9 ～ 10 分为 100%。

应用这种风险评分工具，可以帮助医生评估对于风险人群需要提供多少支持以及投入多少精力。尽管这个工具是在急诊背景下形成的，但进一步评估还需要更多的工作，它的表面效度、简约性以及初步验证能力吸引了很多医生将其应用于每天的临床工作中。

关于这些推荐，请结合图片下注释。对于疫苗接种不全或者开始接种时间较晚的人群，需要根据绿色方块里的计划尽早补种疫苗。关于不同剂次间的间隔时间，请参考补种计划（表2）。入学所需疫苗以及青春期需要的疫苗加注了灰色阴影。

疫苗	出生	1月	2月	4月	6月	9月	12月	15月	18月	19~23月	2~3岁	4~6岁	7~10岁	11~12岁	13~15岁	16岁	17~18岁
乙型肝炎（乙肝）	第1剂	第2剂			←第3剂→												
轮状病毒（RV）：RV1（2剂次），RV5（3剂次）			第1剂	第2剂	见注释												
白喉、破伤风、百日咳（<7岁）			第1剂	第2剂	第3剂			←第4剂→				第5剂					
乙型流感嗜血杆菌（Hib）			第1剂	第2剂	见注释		←第3或4剂，见注释→										
肺炎结合疫苗（PCV13）			第1剂	第2剂	第3剂		←第4剂→										
脊髓灰质炎灭活疫苗（IPV<18岁）			第1剂	第2剂	←第3剂→							第4剂					
流感（IIV）					每年1或2剂								每年1剂				
流感（LAIV）											每年1或2剂		每年1剂				
麻疹、风疹、腮腺炎（MMR）					见注释		←第1剂→					第2剂					
水痘（VAR）							←第1剂→					第2剂					
甲型肝炎（甲肝）					见注释		2剂，见注释										
破伤风、白喉、百日咳（Tdap≥7岁）														Tdap			
人乳头瘤病毒（HPV）													*	见注释			
流行性脑膜炎（MenACWY-D≥9个月，MenACWY-CRM≥2个月）			见注释											第1剂		第2剂	
B型流行性脑膜炎													见注释				
肺炎多糖疫苗（PPSV23）											见注释						

对于所有儿童的推荐年龄段　对于疫苗补种的推荐年龄段　对于特定高危人群的推荐年龄段　根据临床决策接种或者 *可以在这个年龄段接种　不推荐或不适用

图 238-1　2020 年美国 18 岁以下儿童和青少年推荐免疫接种计划（引自 Centers for Disease Control and Prevention. Available at https://www.cdc.gov/vaccines/schedules/downloads/child/0-18yrs-child-combined-schedule.pdf. Accessed June 4，2020.）

这个表格针对延迟接种疫苗的儿童提供了补种疫苗计划以及最小间隔。无论剂次间间隔时间长短，无需重新接种所有剂次。结合儿童的年龄使用不同的推荐。
需要结合表1以及注释一起使用

疫苗	接种第1剂的最小年龄	剂次间的最小间隔			
		第1剂至第2剂	第2剂至第3剂	第3剂至第4剂	第4剂至第5剂
4个月～6岁儿童					
乙型肝炎	出生	**4周**	**8周并且距离第1剂至少16周** 最后1剂的最小年龄为24周		
轮状病毒	6周 第1剂的最大年龄为14周6天	**4周**	**4周** 最后1剂的最大年龄为8月龄		
白喉、破伤风以及百日咳	6周	**4周**	**4周**	6个月	6个月
乙型流感嗜血杆菌	6周	如果第1剂在15月龄后接种 **4周** 如果第1剂在1岁之前接种 **8周（作为最后1剂）** 如果第1剂在12～14月龄接种	如果第1剂在15月龄后接种 **4周** 如果现在的年龄小于12月龄而且第1剂在7月龄前接种，并且之前至少有1剂为PRP-T（ActHib，Pentacel，Hiberix）或者未知 **8周并且年龄在12～59月龄（作为最后1剂）** 如果目前年龄小于12月龄以及第1剂在7～11月龄之间接种 或者 如果目前年龄为12～59月龄以及第1剂是在1岁以前接种并且第2剂是在15月龄之前接种 或者 如果两剂均为PRP-OMP（PedvaxHIB，Comvax）以及在1岁以前接种	**8周（作为最后1剂）** 仅需给12～59月龄并且在1岁前完成了3剂的儿童接种	
肺炎结合疫苗	6周	对于健康儿童，如果第1剂在24月龄及之后接种 **4周** 如果第1剂在1岁之前接种 **8周（作为健康儿童的最后1剂）** 如果第1剂在1岁之后接种	对于健康儿童，如果第1剂在24月龄后接种 **4周** 如果目前年龄小于12月龄以及前1剂在7月龄前接种 **8周（作为健康儿童的最后1剂）** 如果前1剂在7～11月龄间接种（需要等到至少12月龄） 或者 目前年龄为12月龄并且至少有1剂在12月龄前接种	**8周（作为最后1剂）** 仅需给12～59月龄并且在1岁前完成了3剂的儿童接种或者对于高危儿童在任何年龄接种了3剂	
脊髓灰质炎灭活疫苗	6周	**4周**	**4周** 如果目前年龄小于4岁 **6个月（作为最后1剂）** 如果目前年龄大于4岁	**6个月**（最后1剂的最小年龄为4岁）	
麻疹、风疹、腮腺炎	12个月	**4周**			
水痘	12个月	**3个月**			
甲型肝炎	12个月	**6个月**			
流行性脑膜炎ACWY	2个月 MenACWY-CRM 9个月 MenACWY-D	**8周**	见注释	见注释	
7～18岁的儿童以及青少年					
流行性脑膜炎ACWY	不适用（N/A）	**8周**			
破伤风、白喉 破伤风、白喉以及百日咳	7岁	**4周**	**4周** 如果第1剂DTaP/DT在1岁前接种 **6个月（作为最后1剂）** 如果第1剂DTaP/DT在1岁以后接种	**6个月** 如果第1剂DTaP/DT在1岁以前接种	
人乳头瘤状病毒	9岁	**建议按照常规间隔**			
甲型肝炎	N/A	**6个月**			
乙型肝炎	N/A	**4周**	**8周并且距离第1剂至少16周**		
脊髓灰质炎灭活疫苗	N/A	**4周**	**6个月** 如果第3剂在4岁以后接种并距离前1剂至少6个月，无需接种第4剂	如果前几剂均在4岁前接种或者如果第3剂距离第2剂的时间小于6个月，需要接种第4剂	
麻疹、风疹、腮腺炎	N/A	**4周**			
水痘	N/A	如果在13岁前，**3个月** 如果在13岁后，**4周**			

图 238-2 2020 年美国针对延迟接种或者至少慢于常规计划 1 个月以上的儿童及青少年的补种计划（引自 Centers for Disease Control and Prevention. Available at https://www.cdc.gov/vaccines/schedules/downloads/child/0-18yrs-child-combined-schedule.pdf. Accessed June 4，2020.）

请结合表1以及注释使用

疫苗	适用人群									
	妊娠	免疫缺陷状态（除外HIV感染）	HIV感染 CD4⁺计数[1] <15% 以及 CD4细胞数 <200/mm³	HIV感染 CD4⁺计数[1] ≥15%以及 CD4细胞数 ≥200/mm³	肾衰竭、终末期肾病或者透析	心脏疾病或者慢性肺部疾病	脑脊液漏或者耳蜗植入	无脾或者持续性的补体缺陷	慢性肝病	糖尿病
乙型肝炎（乙肝）										
轮状病毒		SCID[2]								
白喉、破伤风、百日咳（DTaP）										
乙型流感嗜血杆菌（Hib）										
肺炎结合疫苗										
脊髓灰质炎灭活疫苗										
流感（IIV） 或 流感（LAIV）						哮喘、喘息：2～4岁[3]				
麻疹、风疹、腮腺炎										
水痘										
甲型肝炎										
破伤风、白喉、百日咳（Tdap）										
人乳头瘤病毒										
流行性脑膜炎 ACWY										
B型流行性脑膜炎										
肺炎多糖疫苗										

根据常规接种计划推荐　推荐用于有高危因素的人群接种　推荐接种，根据健康状况可能需要额外接种。见注释　不推荐/禁忌—不能接种疫苗　谨慎接种—如果接种的获益大于风险可以考虑接种　如果需要接种建议妊娠结束后接种　不推荐/不适用

1. 关于HIV实验室参数和使用活疫苗的更多信息，请参考免疫接种一般最佳实践指南中的"免疫能力改变"，网址为www.cdc.gov/vaccines/hcp/acip-recs/general-recs/immunocompetence.html，表4-1（表注D）见www.cdc.gov/vaccines/hcp/acip-recs/general-recs/contraindications.html.
2. 严重免疫缺陷
3. LAIV禁用于有哮喘的2～4岁的儿童或者在接种前12个月内出现过喘息的儿童

图 238-3　2020 年美国针对有基础疾病的儿童及青少年的免疫接种计划（引自 Centers for Disease Control and Prevention. Available at https://www.cdc.gov/vaccines/schedules/downloads/child/0-18yrs-child-combined-schedule.pdf. Accessed June 4, 2020.）

心理健康

需要筛查抑郁以及自杀倾向。风险因素包括学校成绩差、家庭功能缺失、药物滥用、躯体虐待或者性侵，以及之前有过自杀行为或者自杀计划。值得注意的是，成年人抑郁相关的自主神经紊乱症状（例如，睡眠障碍、丧失兴趣、注意力不集中）可能是青春期发育的正常现象。此外，青少年的抑郁症状可能只是模糊的躯体化症状，例如腹痛或者头痛。存在自杀倾向需要立即转诊。复发或严重的抑郁症需要接受专业的心理治疗。

《儿科学》(*Pediatrics*) 杂志已经发布了新的指南，以指导全科医生来识别、评估以及治疗青少年抑郁。

需要抓住每一次接诊的机会——常规接诊、紧急接诊、急诊以及参与运动前的检查——来识别患抑郁症的高危人群。应用标准化的抑郁症评价量表（例如，哥伦比亚抑郁症评分量表）。高危因素包括既往存在抑郁发作、家族史、家庭冲突、药物滥用、创伤以及社会心理困境。一旦发现了高危患者，需要密切关注，监测抑郁症的出现。

如果需要对诊断了抑郁症的青少年的父母、家庭成员或者监护人进行问诊，需要对患者学校以及家庭的表现进行评估。访问需遵循保密原则。青少年需要了解，如果对青少年本人或者其他人存在造成伤害的风险，医生需要让家长或者相关法律权威部门参与进来。

需要根据特定的治疗目标建立书面治疗方案。同时需要与社区以及学校的心理治疗资源建立联系。需要建立应急沟通机制（在何种情况谁需要与谁联系）用来应对日益增加的自杀案例以及紧急情况。如果一个青少年存在自杀倾向或者对其他人造成威胁，需要建立一个安全计划，包括限制其得到武器的途径。

对于轻度抑郁的患者，仅进行一段时间的严密监测是可行的。对于中到重度抑郁症的患者，需要心理科专家的参与。患者如果服用选择性血清素再摄取抑制剂，需要监测其副作用。

营养和锻炼

青春期健康以及体重与晚年心血管健康存在很大的关联。肥胖以及较差的健康与致残相关（HR=3.74）。所以，需要与青少年讨论健康饮食、安全的健康管理以及规律锻炼。告知含糖饮料的风险。需要对体重指数大于生长曲线（根据性别 / 年龄）95% 的青少年进行转诊。对于跟风饮食、厌食以及暴饮暴食、运动员服用激素等进行筛查。对于女性青少年，建议日常饮食补充钙质（1000 mg/d）以及叶酸（400 mg/d）。与青少年探讨运动计划，无论是进行有组织的运动、非有组织的运动还是其他户外运动。

性

开诚布公地讨论性。与青少年探讨对于性的理解。需要讨论负责任的性行为。需要对避孕、安全性行为进行教育。强调用避孕套可以预防性传播疾病，尤其是艾滋病的感染。在合适的时机，提供避孕方式以及指导青少年进行正确的使用。

如果讨论到了性别身份，采用支持性而且无偏见的态度可以使青少年感觉更舒服，并且更愿意进一步讨论。需要了解的是，即使已经意识到自己的性取向很多年，大多数跨性别者就诊时已经是在青春期末期或者成年初期。因为他们很可能遭受过谴责，所以在初期的谈话里要探索他们是否存在焦虑、抑郁以及自杀倾向。跨性别已经不再隶属于任何心理疾病。基层全科医生可以提供针对性的医疗服务，帮助减少跨性别者常常会遇到的就医障碍。

烟草、酒精及其他物质滥用

需要询问 6 个月内的吸烟、饮酒以及其他药物使用情况，需要就物质滥用的危害进行教育。

探讨家族史、习惯频率以及摄入量以及周围环境，鼓励参加社区互助组织，关注青少年是否存在社会心理危险因素，必要时需要转诊至社会服务组织或者心理学专科。全科关于物质滥用的行为介入获益不明确，但是确实在关于大麻使用方面上取得了一些成功。

虐待

对所有的青少年需要每年进行身体、心理以及性虐待的筛查，对于任何可疑的地方需要积极挖掘，询问周围环境和可能涉及的人，需要清楚当地政府的上报机制。对所有可疑的虐待案例应尽早的进行心理以及社会服务干预。

特殊问题以及转诊[13-23]

运动参与：学生运动员的心血管疾病的筛查以及运动相关脑震荡的初步评估与管理

有 1000 万美国高中生以及大学里的青少年参与了各种有组织的体育运动。基层全科医生有时会被要求对青少年进行参与运动前的心血管异常的筛查，或者评估学生运动员的头部创伤。

心血管异常的筛查

这一筛查是用来识别出一些可以导致运动员猝死的未知的心血管疾病。在美国，大多数引起运动员猝死的疾病包括肥厚性心肌病（36%），先天性冠状动脉发育异常（17%），心肌炎（6%），致心律失常性右室心肌病（4%），二尖瓣脱垂（4%）以及一些其他的心血管疾病（冠心病、主动脉狭窄、先心病）等。

美国心脏协会的学生运动员筛查指南建议以下几点：

1．需要完成心血管相关的个人 / 家族史筛查以及体格检查，共 12 项（表 238-2）。

2．高中生每两年复查一次，大学生运动员每年一次。

3．不推荐所有人进行常规的 12 导联心电图检查。仅建议在筛查出 1、2 项异常病史或者体格检查异常发现时进行心电图检查。

最后一项建议存在争议，尤其是 2006 年一项意大利研究显示在全国范围内进行常规的心电图筛查，运动员的猝死率降低了 90%。

运动相关脑震荡的初始评估以及管理

“脑震荡”是创伤性颅脑损伤中最轻的一种，是一种影响大脑的复杂的病理生理过程，与生物力学相关。该病起病急，并且呈自限性，一般病程较短。轴突创伤可能引起功能以及生化改变（例如，离子流异常），但是标准的神经系统影像无结构改变。早期的症状包括头疼、恶心、呕吐、意识混乱、视物模糊以及颈痛，之后会出现疲劳、注意力难以集中、情绪波动、记忆力减退、认知障碍、失眠、焦虑以及紧张。意识丧失并不作为脑震荡的诊断标准。大多数人在短期内恢复，但会有 10% ～ 20% 的人病程延长，青少年尤其是女性青少年病程延长的风险增加。前瞻性队列研究显示脑震荡 7 天内开始活动相较于无活动的人群，28 天出现脑震荡后综合征的风险减低。

评估。标准化的评分系统被研发出来并不断完善［例如，运动相关脑诊断评估工具（SCAT3）］，该评分系统被用来根据严重程度对疾病进行分类，并且帮助预测预后。初始的评估包括检查定向、失忆以及意识丧失情况。需要进行平衡功能检查，并评估眼球运动。同时需要评估颈部以及颈椎损伤。询问既往脑震荡病史、创伤后偏头痛（出现神经认知障碍的危险因素）以及总体的学业以及运动成

表 238-2 美国心脏协会推荐的对于比赛型运动员进行的运动前心血管筛查的 12 项建议

病史采集[a]
个人史
1．运动相关胸痛或胸部不适
2．无法解释的晕厥或者接近晕厥[b]
3．劳力性或无诱因的呼吸困难 / 运动相关疲劳
4．既往心脏杂音
5．血压升高
家族史
6．有 1 位以上的亲属由于心脏病而出现 50 岁以前早发死亡（意外或者其他原因）
7．近亲在 50 岁以下出现因心脏病引起的残疾
8．家庭成员有特定的心脏病史；肥厚型或者扩张型心肌病，长 QT 综合征或者其他离子通道异常，马方综合征或者严重的心律失常
体格检查
9．心脏杂音[c]
10．股动脉搏动协助判断有无主动脉缩窄
11．马方综合征体征
12．肱动脉血压（坐位）[d]

[a] 高中以及初中的运动员需要有家长的许可。

[b] 判定为非神经心脏源性（血管迷走神经性）；如果与运动相关需要特殊关注。

[c] 需要在卧位以及立位（或者使用 Valsalva 手法）听诊来辨别由于左室流出道梗阻引起的杂音。

[d] 最好双臂都进行测量。

改编自 Maron BJ，Thompson PD，Ackerman MJ，et al. Recommendations and considerations related to preparticipation screening for cardiovascular abnormalities in competitive athletes：2007 update. Circulation 2007；115：1643.

绩。受伤后患者不能被单独留下，受伤后的数小时需要进行一系列的评估，并且需要禁止运动员在受伤当日返回并运动。

初始管理。传统上，建议脑震荡后进行体力以及脑力的休息直至症状缓解，目前这一观念有一些改变。脑震荡后 7 天内适当恢复一些体力活动被发现可以极大程度降低 28 天后仍有脑震荡后综合征的风险。然而，需要强调睡眠的重要性（第 232 章）。非甾体抗炎药（NSAIDs）可以用来治疗初次的头痛，抗抑郁药可以用来治疗持续的紧张性头痛，抗偏头痛药物可以用来预防以及治疗脑震荡后的偏头痛（第 165 章）。

脊柱侧弯

脊柱侧弯是指脊柱侧向弯曲并伴随对应脊椎的旋转。脊柱侧弯可能与一些慢性疾病相关（神经纤维瘤病、脑瘫、马方综合征、脊髓灰质炎），最常见的类型为特发性的脊柱侧弯，通常从 8 ～ 10 岁开始，并且在青春期出现进展。脊柱侧弯常常无症状。尽管美国预防服务工作组发现目前的证据不足以支持还是反对常规对无症状青少年进行脊柱侧弯的筛查，很多医生仍然会在门诊进行检查。筛查检查通常是让患者向前鞠躬，并且观察是否存在胸廓畸形，以及腰线的不对称。阳性的筛查结果需要进一步完善脊柱侧弯的平片检查，即站立位下的全脊柱的后位及侧位的 X 线检查。在脊柱发育未完善之前（青春期女性的脊柱发育常在月经开始后的 18 ～ 24 个月完成），任何曲度大于 15° 的侧弯需要转诊至骨科。

进食障碍

约 5% ～ 10% 的青春期女孩或者年轻女性会出现进食障碍。神经性厌食症或者神经性暴食症的诊断来源于病史资料。需要询问是否存在反复节食、体型情况、月经紊乱以及体力活动情况。需要评估是否使用泻药或者利尿剂、催吐以及绝食。除了一些极端的病例，查体以及实验室检查通常是正常的。在厌食症中，体重下降大于 10% 或者体重指数低于 5% 支持该诊断。尤其需要注意那些体重正常但是仍然节食、体像异常或者体重指数低于 5% 分位的人群。应用实验室检查以排除引起体重减轻的其他疾病，例如甲状腺功能亢进、炎症性肠病、糖尿病以及结缔组织病（第 73、102、103 以及 104 章）等。一旦诊断确立，需要多学科联合参与治疗，包括全科医生、心理医生或者心理治疗师、擅长管理进食障碍患者饮食的营养师等。

学业失败

经常会有青少年本人或者家长到门诊来咨询孩子学校成绩差的原因。青少年学业失败的鉴别诊断非常广泛，通常不只是个别因素造成的。需要对青少年进行全面的病史采集、体格检查以及适当的实验室检查来帮助评估是否存在心理问题（抑郁、焦虑）以及身体缺陷（听力、视力）、慢性疾病（哮喘、神经系统功能异常）、学习障碍（注意力缺陷障碍）、药物滥用、智力障碍（发育迟缓），以及社会困难（家庭生活缺失、同伴关系差、虐待）等。需要与家长、老师以及学校辅导员共同协作。很多学校义务提供神经心理测试来帮助诊断以及决定治疗方案。

注意缺陷多动障碍[24-31]

研究表明，约有 3% ～ 5% 的学龄儿童存在注意缺陷多动障碍（attention deficit hyperactivity disorder，ADHD），因此 ADHD 为最常见的儿童期行为异常方面的诊断。在过去 10 年，其在大龄儿童中诊断率明显增加：10% 的高中女生以及 19% 的高中男生被诊断，总体上有 10% 的人被开具药物。由于医生以及家长对该疾病的认识度提升以及药厂推出的广告，其诊断率上升的部分原因可能与过度诊断相关。

发病机制与病理生理学

该疾病的生物学基础是建立在家庭研究、基因证据以及功能性神经影像学检查（显示部分脑组织区域激活异常）之上的，遗传概率约为 76%。多巴胺以及血清素通路相关基因被发现与该疾病相关；多种突变极大地增加了发病风险。这些突变被认为改变了去甲肾上腺素、多巴胺以及血清素通路。环境因素也与风险增加相关，包括孕期吸烟、铅以及多氯联苯暴露等。皮质成熟延迟以及回路异常被假定可能与该疾病相关，因为观察到了一些皮质纹状体以及皮质额叶的神经网络的异常。

临床表现及病程

ADHD 的表现根据定义可分为 3 大类：注意力缺陷、多动以及冲动行为。根据定义，注意力集中能力受损的发病年龄可在 7 岁以前，病程可持续至青春期以及成年，通常直到患者在学习或者工作中出现困难，才会得到进一步的评估以及治疗（参见后文的讨论）。

诊断

诊断主要根据临床上的行为观察，分为两部分：注意力不集中以及多动 / 冲动式行为（表 238-3）。最新版的美国心理协会心理疾病诊断手册（DSM-Ⅴ）将 ADHD 义为一组症状，患者必须有注意力缺陷部分或者有多动 / 冲动型行为方面的表现。关于该疾病的过度诊断以及诊断门槛的降低（尤其是成年 ADHD，它对于行为要求更少，并且可晚发）引发了心理界以及非心理界的广泛讨论；欧洲的诊断标准更加严格，因此在欧洲的诊断以及治疗的频率要低很多。以降低特异度为代价而增加了诊断的敏感度使这些诊断标准能够帮助全科医生发现 ADHD 的病例。然而，在给患者长期使用药物之前，需要将这些患者转诊至专业人士处以明确诊断并获得治疗方案。青少年以及成年人的诊断更困难，因为他们更加成熟，可以压抑多动的症状。因此，对于这部分人群，一些有效的自查工具对于诊断很有帮助。

管理

怀疑有 ADHD 的患者需要转诊至专业人士处进行确认诊断（仅有 1/3 的案例最后符合正式的诊断标准），同时制定诊疗方案。有开具精神兴奋剂的经验对于保证药物的疗效以及安全性非常重要。由于这个疾病的广泛存在，很多青少年在服用这些药物，这引发了人们对于这些药物的不合理使用的担忧，分享以及买卖这些Ⅱ类管制药物存在药物滥用以及药物依赖的风险。基层全科医生经常被要求开具这些药物，即使这些药物经常是由其他医生开具的，仍然需要基层全科医生对这些药物的作用机理、副作用以及剂型有初步的了解。

兴奋剂。在美国，哌甲酯以及苯丙胺（安非他明）是治疗 ADHD 的主要神经兴奋药物。

哌甲酯是最常开具的药物。药物大多分为左旋和右旋两种剂型，两种剂型的起效时间以及作用持续时间不同。速释药物 1 ～ 3 h 作用达到高峰并且可以维持 3 ～ 5 h。缓释剂型起效时间更慢但是维持时间更久。无论是速释还是缓释剂型均为单片剂量，患者每日 1 次或 2 次服用单片药物。

安非他明为右旋剂型。所有剂型效果相似，但是有一些患者对于特定剂型的反应可能更好。安非他明可以用于对哌甲酯反应不佳的患者（或者反过来）。右旋安非他明一般 1 小时后起效，作用效果可以持续 5 h。日间需要服用 1 次来维持白天在学校的表现。果汁会影响吸收。一种剂型（阿迪罗）被大学生用来准备考试，因为他们相信该药会帮助他们记忆更多信息。二甲磺酸赖右苯丙胺是一种缓释剂型，可以每日使用 1 次。它可以水解释放赖氨酸，进而降低经鼻或经静脉使用片剂时出现的过度兴奋的效果。

副作用。副作用包括入睡困难、食欲减低、体重减轻以及头痛。心动过速以及血压升高可以导致症状性心悸。在使用中观察到情绪不稳定、幻觉以及不自主运动（抽搐），可能需要停止用药。焦虑情绪会扩大。儿童期使用神经兴奋类药物并未发现增加青春期以及成人的药物滥用的风险，但是在使用前需要密切关注既往有躁狂、精神分裂、药物依赖以及酒精依赖病史的患者，如果存在上述病史，这类药物是禁止使用的。出于对于这类药物可能会引发青少年精神分裂的担忧，专门有研究量化了该风险，结果显示风险很低（1/660），但是安非他明的风险要高于哌甲酯（0.21 vs. 0.10）。

由于这类药物存在心脏兴奋作用，所以会出现关于这类药物心脏副作用的担忧，尤其是对于既往有肥厚型心肌病、心律失常病史或者有猝死家族史的患者。在出现有结构性心脏病的患者服用药物猝死的报道后，阿迪罗的药品包装上加入了警告信息。后续的回顾性队列研究未发现该类药物使用增加了儿童或者青少年严重心血管事件的风险，这使得这些担忧有所减轻。然而，在开具这些药物之前，仍需要将既往心脏病史或者猝死家族史考虑在内。

非兴奋剂类药物。去甲肾上腺素再摄取抑制剂被尝试用来治疗 ADHD。中枢性拟交感神经药（择思达）也引起了关注。这类药起效快，并且持

表 238-3 ADHD 诊断标准

A．持续的注意力缺陷和（或）冲动式行为影响了日常生活或者生长发育，以（1）和（或）（2）为特征：

1．注意力缺陷。符合以下 6 项以上，并且持续时间至少 6 个月，与应达到的神经发育水平不符合，并且直接影响到社交、学业 / 职业活动。注意：症状不仅仅表现为对抗性行为、违抗、敌意或者无法理解任务要求或者命令。对于年龄大一些的青少年（17 岁以上），至少要满足 5 项。

a．在做作业、工作或者其他活动时常常无法集中注意力在细节上或者犯粗心的错误（例如，漏掉细节、工作欠缺准确性）。

b．完成任务或者玩耍时经常无法保持注意力集中（例如，在讲课、对话或者长阅读时无法保持注意力）。

c．当别人直接与之谈话时，看上去常常没有在听（例如，可能在想其他事情，其实没有任何明显的会分散注意力的事物）。

d．经常无法听从指令并且无法完成作业、琐碎事务或者工作任务（例如，开始工作后很快失去注意力并且容易分心）。

e．常常很难组织任务和活动（例如，难以完成连续的任务；整理材料或者物品时出现困难；工作杂乱无序；时间管理差；不能按时完成任务）。

f．常常避开、不喜欢或不愿从事需持续脑力劳动的任务（如学校作业或家庭作业；对于年龄较大的青少年或成年人包括准备报告、填写表格或审阅冗长的论文）。

g．常常在完成任务或者做活动时，丢失重要的东西（例如，学校材料、铅笔、书、工具、钱包、钥匙、书面材料、眼镜、手机）。

h．经常会被外界刺激分散注意力（在年龄较大的青少年中，可能会包括无关的思考）。

i．在日常生活中健忘（例如，做家务、办理事务；对于年龄较大的青少年，回电话、付款，以及赴约）。

2．多动以及冲动行为。符合以下至少 6 项，并且持续时间至少 6 个月，与应达到的神经发育水平不符合，并且直接影响到社交、学业 / 职业活动。注意：症状不仅仅表现为对抗性行为、违抗、敌意或者无法理解任务要求或者命令。对于年龄大一些的青少年（17 岁以上），至少要满足 5 项要求。

a．经常坐立不安或者拍手 / 脚或者坐着时扭动身体。

b．经常在需要坐着的时候离开座位（例如，离开教室 / 办公室里他或她的位置，或者在其他需要留在原位的情况下）。

c．经常在不合适的情况下跑或者攀爬（注意：在青少年或者成年人身上，可能仅仅局限于坐立不安）。

d．经常不能安静地玩耍或从事休闲活动。

e．常常停不下来，好像“开着机动车”（例如，在餐厅、会议等场合，无法保持持续静止；或者，周围人觉得患者停不下来或者难以追赶）。

f．经常讲话过多。

g．经常在问题提出之前就说出答案（例如，抢话；无法在对话中等待）。

h．经常在排队时出现困难（例如，排队等候时）。

i．经常打断或者攻击别人（例如，经常打断对话、游戏或者活动；可能会在未经他人许可的情况使用他人的东西；对于青少年或者成年人，可能会干扰或者取代别人正在做的事情）。

B．多项注意力缺陷或者多动 / 冲动性行为症状在 12 岁以前出现。

C．多项注意力缺陷或者多动 / 冲动性行为在两种及以上场景出现（例如，家里、学校、工作场所；有朋友或者亲属相处时；在其他活动中）

D．有充分的证据支持症状已经对社交、学业或者工作产生了负面影响。

E．这些症状不仅仅在精神分裂症或者其他心理疾病病程中出现，并且无法用其他的心理疾病解释（例如，情绪障碍、焦虑障碍、解离性障碍、人格障碍、中毒或者戒断反应）。

需要明确：

联合表现：过去 6 个月，是否 A1 标准（注意力缺陷）以及 A2 标准（多动 - 冲动性行为）均符合。

注意力缺陷为主：过去 6 个月，符合 A1 标准（注意力缺陷），但是不满足 A2 标准（多动 - 冲动性行为）。

多动 / 冲动性行为为主：过去 6 个月，符合 A2 标准（多动 - 冲动性行为），但是不满足 A1 标准（注意力缺陷）。

需要明确是否：

部分缓解：之前满足所有诊断标准，在过去 6 个月符合标准的症状减少，但是仍然对社交、学业或者工作表现造成了负面影响。

需要明确目前的严重程度：

轻度：很少出现超出诊断标准的症状，并且对于社交、工作无明显影响。

中度：症状及功能影响介于“轻度”及“重度”之间。

重度：超出诊断标准的症状非常多，或者症状非常重，或者症状严重影响了社交、工作。

引自 American Psychiatric Association. Diagnostic and statistical manual of mental disorders，5th ed，（Copyright 2013）.

续时间可以允许 1 天 1 次的服用方法。它相较于神经兴奋类药物效果差一些，但可用于那些不想使用其他药物的患者。副作用包括胃肠刺激以及失眠（大剂量使用时出现）。缓释的 α_2 受体激动剂对于改善症状显示出了一些效果，尤其是在与兴奋剂合用的时候。有两种药物被 FDA 批准使用。最常被开具的是一种可乐定的缓释剂型，它的耐受性最好。胍法辛可以改善症状但是会引起嗜睡。

药物选择。随机对照试验的系统回顾提示所有这些药物对于青少年改善症状均有效果。哌甲酯以及安非他明的证据最充分，而可乐定以及胍法辛的证据稍弱一些。兴奋剂以及非兴奋剂的效果相当，尽管非兴奋剂效果可能稍差。担心兴奋剂错用（转变为娱乐性使用、成瘾）的家长会更倾向选择非兴奋剂，但是嗜睡的副作用会很麻烦并且限制了这类药物的使用。

行为干预

尽管这类疾病的病因是有生物学基础的，6 岁以前的 ADHD 患者的一线治疗方案为行为干预。认知 - 行为疗法为药物治疗的重要补充手段，需要家长和教师共同参与。社会心理治疗联合行为治疗、认知 - 行为疗法以及技能训练可以小至中幅提升患者的学业以及组织技能。

需要特别注意的是，有 ADHD 的青少年更容易出现高危行为，尤其是那些未经治疗的人群。

他们出现机动车事故的概率是普通青少年的 4 倍，获得超速罚单的概率高达 3 倍。很多州的驾照考试日渐强调帮助这些患者学习应对有挑战性的驾驶情境是非常重要的。通过反复的成年人监护下的驾驶练习，家长需要确定这些青少年理解并且可以遵守交通规则。药物治疗可以降低交通事故的发生概率。

成年人 ADHD 治疗

人们意识到在儿童期之后 ADHD 仍会存在之后，它被越来越多地认为是可以持续到成年期的疾病。统计表明，大约有 4.4% 的成年人受其影响，并且其中 50% 以上的人都被该疾病严重的副作用所影响。尽管有一些观点认为成年人 ADHD 的诊断是为了迎合药厂的商业利益而出现的，并且很多年轻人并没有正式的 ADHD 诊断就使用兴奋剂类药物（例如，阿迪罗）来提升自己的表现（例如，应试），确实有一部分成年人符合 ADHD 的正式诊断标准。他们深受该疾病对于学业、工作和（或）社交生活的负面影响，并且药物治疗可以改善他们的情况。FDA 批准了三种药物可以用来治疗 ADHD：盐酸右哌甲酯缓释胶囊（Focalin）、混合安非他明盐（Adderall）以及阿托莫西汀（Strattera）。他们与在年轻患者身上的使用方法相似，但更需注意心血管方面的副作用，包括升高血压和心率的副作用。回顾性的队列研究显示青到中年成年人服用神经系统兴奋药物时，严重心血管事件的发生率无明显增加。然而，需要在长期使用 ADHD 兴奋类药物之前充分考虑成人患者的心脏状态。接受专业的行为 - 认知疗法可以作为药物治疗的替代或者补充。

高血压

大约有 2% ～ 5% 的青少年有高血压。青少年正常血压、临界血压以及高血压的定义需要根据年龄以及身高的百分位来界定。正常是低于 90%，正常高限是 90% ～ 95%，高血压是大于等于 95%。

需要考虑高血压的继发病因，包括肾脏疾病、口服避孕药以及使用可卡因或者激素类药物。病史需要包括生长发育情况、既往病史（尤其是在新生儿及婴儿期阶段），以及家族史。体格检查需要关注有无终末器官损害。根据不同的临床情况制定合适的实验室检查方案，需要采集尿液，完善血尿素氮、肌酐以及电解质检查，同时需要完善血常规检查。需要考虑完善肾脏超声检查以及超声心动检查（第 14、19 章）。筛查原发性高血压的价值仍不明确，最新的美国预防工作小组总结最新的综述无法充分权衡在这个阶段治疗高血压的利与弊，当然这个观点并不被所有的专家所认同。

肥胖

最近的《儿科学》（*Pediatrics*）杂志更新了最新的关于儿童及青少年肥胖的推荐。这一推荐是根据 1995 年以来 300 多项研究而建立的，这些研究包括指南和一些评估工具。

体重指数在 85% ～ 90% 分位的青少年是肥胖的高风险人群，需要进行进一步的饮食评估及营养咨询。体重指数在 95% 分位以上的青少年需要更进一步的营养指导，并且他们会从多方面干预中获益，这些干预包括饮食、锻炼以及咨询（第10、233章）。如果青少年有非常明显的早发心脏病、肥胖或者糖尿病的家族史以及如果青少年本人有高血压、高血脂以及迅速的体重增加，需要格外关注。循证的管理方式包括关注食物质量而不仅仅是控制脂肪的饮食方案、鼓励白天多进行喜欢的体育锻炼、建立一个良好的家庭环境以及用有营养的食物来取代不健康的食物。减轻压力、良好睡眠以及鼓励冥想也可能有帮助。一些控制糖分饮品摄入的项目可以很大程度上地降低肥胖青少年的体重指数，但是前提是这些项目可以持续下去。

男性乳腺发育

在很大一部分男性青少年当中（60% ～ 70%），在青春期发育过程中当从Tanner Ⅱ期过渡到Ⅲ期的时候，会出现短暂的单侧或者双侧的乳房发育，这是正常现象。Ⅰ型的特发性男性乳房发育通常为单侧的（20%是双侧的），并且有疼痛的现象，乳晕下方可以触及一个硬性包块。Ⅱ型则是乳房总体增大，常见于肥胖的青少年。尽管多达95%的男性乳腺发育为特发性并且可以自行消失，仍需要警惕一些病理情况：药物、克兰费尔特综合征、肾上腺、垂体以及睾丸肿瘤、甲状腺功能减退以及肝功能异常等。大多数的病例可以在几个月至2年期间缓解，并且仅需要对焦虑的患者提供安慰及支持，偶尔会有因为严重的心理伤害或持续使用药物（例如，达那唑）而需要进行手术干预的情况（第99章）。

（肖　婧 翻译，齐建光 审校）

第239章

老年初级保健——优化老年人的认知和身体功能，照顾弱势群体

ANGELA CATIC 和 MELISSA MATTISON

在现代，拥有适当医疗、住房和营养的美国成年人有望活到70岁中后期。能活到78岁的人有望再多活10年。随着寿命的延长，人们患上了严重的、非传染性的慢性病共病。医疗专业人员在照顾有多种医疗问题的老年患者时必须平衡患者的目标，同时优化其功能和生活质量。患者和临床医生面临的挑战是，老年患者更容易受到压力的影响，并且由于储备减少而难以承受伤害，这种情况被称为内环境狭窄。为了最好地满足老年患者的需求，临床医生必须使用评估身体和认知的特定工具来改进他们的方法，了解如何在与社会、身体和认知照护目标一致的情况下提供最佳的医疗关怀。

在基层医疗机构评估老年患者[1-14]

体格检查

身体评估从标准的医疗评估开始，辅以带有认知和社会成分的功能评估。

医疗评估

鉴于基层医疗机构中老年人的比例不断增加，特别是在普通内科的临床实践中，临床医生需要有一套完善的评估工具和管理方法。这项工作从定期健康检查开始。对老年人的标准医疗评估与对所有成年患者的评估一样，应该对各系统和整体健康状况进行全面评估。由于许多老年人患有慢性疾病，

标准医疗评估应针对预防现有疾病的不稳定，这些疾病如充血性心力衰竭（第 32 章）、肾功能不全（第 142 章）和慢性肺病（第 47 章）。随着患者年龄的增长，某些功能性能力会有所下降，因此，应评估患者日常生活活动能力（ADL）和工具性日常生活活动能力（IADL）。询问危险信号，包括非意愿的体重下降和近期跌倒史，有助于提供有价值的干预措施。握力和起立 - 行走计时测试（TUG）用于帮助了解患者的身体状况。握力低与肌少症和生存率低有关。美国老年医学学会推荐使用 TUG 评估跌倒风险，该试验通过测量患者在常规椅子上从坐姿到站立、步行约 10 ft（3.048 m）、转身、回到椅子上所需的时间来评估跌倒风险。TUG 表现不佳（例如，完成 TUG 需要更长时间、使用手臂推离椅子、手臂摆动减少等）与功能性活动差和执行能力下降有关。

功能评估

认知评估。虽然认知能力下降不是正常衰老过程的一部分，但随着个体年龄的增长，痴呆变得更加普遍。目前，全球有 4700 万痴呆患者，预计到 2030 年，这一数字将飙升至 7500 万。可以用痴呆来描述任何认知领域的衰退，包括学习和记忆、语言、执行功能、复杂注意力、知觉运动和社会认知。评估认知能力下降是老年医学评估的一个重要组成部分，因为它可能对身体和社会功能、疾病自我管理和整体幸福感产生重大影响。认知评估应包括痴呆和谵妄的评估（第 169、173 章）。认知的初步评估应包括询问患者、相关家属或护理人员任何担忧或基线变化。常用的正式评估工具包括简易智力状态评估量表（Mini-Cog）和蒙特利尔认知评估表（MoCA）。Mini-Cog 由 3 项词语回忆测试和时钟绘图测试组成。它作为痴呆的筛查工具非常有效，老年患者可以接受，而且简短、敏感，不受教育程度或语言的显著影响。

尽管有各种评分算法，但最早的算法是，回忆测试的分数为 0 ～ 3 分，时钟绘制测试的分数则为 0 分或 2 分（正确绘制时钟得 2 分，如果出现任何错误则得 0 分）。3 分及以下表示怀疑患有痴呆。虽然 Mini-Cog 作为一个简短的认知评估是有效的，但 MoCA 评估了更多的认知领域，包括执行功能、视觉空间、记忆、注意力、抽象思维、延迟性回忆和定向力。MoCA 可在互联网（www.mocatest.org）上免费获得，与简易精神状态检查表（MMSE）相比，它对文化和教育程度的依赖程度更低，并且有多种语言版本。应特别注意执行功能测试的表现，这是一个广泛的术语，涉及复杂的认知和行为功能，包括计划、组织和决策以及行动的启动和监控。已发现执行功能与自我管理健康状况的能力相关；当患者无明确原因而发生病情恶化时，应考虑此类缺陷。

与认知障碍不同，谵妄是一种急性注意力和认知障碍。通常将意识模糊评估法（CAM）用于诊断。其诊断必须符合以下标准：①急性发作和病情波动性变化；②注意力不集中；③思维混乱；④意识水平改变。为了方便有效地测试患者在床边的注意力，可以要求患者按照相反的顺序完成一项任务（如，从后往前背诵一年的月份或一周的星期）。出现谵妄时，临床医生应评估潜在病因，包括感染、代谢异常和药物。临床医生在评估住院的患者时应意识到其出现长期谵妄的风险，并在出院后随访时评估其精神状态。

社会评估。对老年人的临床评估应包括对其社会功能的评估。社会功能依赖于体能和认知能力，并能显著影响老年人的生活状况、安全和情绪。常规评估应包括确定患者当前的生活状况以及他们目前正在使用的支持工具（如果有的话）。虽然老年人在接受 IADL 援助时可以安全地独自生活，但 ADL 援助时将需要更高水平的护理。需要 ADL 协助的患者通常需要家中正式或非正式护理人员的精心护理，或需要住在有支持工具的护理环境中。

虐待和忽视老年人。在评估社会功能时，考虑安全性也很重要。虐待老年人的行为很常见，而且经常被忽视。应询问患者是否经历了虐待行为，包括身体虐待、心理或言语虐待、性虐待和经济剥削。当照顾者不顾及老人的需求时，也应评估是否存在忽视老年人的情况。必须认识到施虐者可以包括正式和非正式的照顾者。临床医生很可能会遇到这些问题，因为据估计，10% 的来自社区的老年人都会受到高频率的虐待、剥削或忽视。当怀疑存在虐待或忽视老年人的情况时，有义务向有关部门报告。评估老年人在社区的安全问题也很重要。特别是在城市，社区人口结构在过去几十年可能发生了重大变化，如果他们不认识邻居或该地区的犯罪率上升，患者可能对独自生活、外出散步等产生新的担忧。

社会支持。作为评估社会功能的一部分，了解患者的社会支持系统很重要。这些可能包括家人、朋友、正规社团或老年中心，或民间和宗教组织。然而，由于社交圈中的个体死亡，老年人的社会支持往往下降，由于交通困难、认知能力下降和医疗问题增加，老年人参与社会活动的能力下降。由于人与人之间的社交活动减少是老年人患抑郁症的一个重要风险因素，因此评估社会支持和密切关注抑郁症迹象是照顾老年人的重要组成部分。

高脆弱性评估[15-21]

随着年龄的增长，个体越来越容易受到生理和环境的伤害。储备能力降低导致在压力面前维持体内平衡的能力受损，这种情况称为内环境狭窄。如果老年人缺乏应对压力的身体储备，他们患病、虚弱和各种老年综合征（包括衰弱）的风险就会增加。衰弱可以被认为是一种临床状态，在这种状态下，暴露于压力面前时，个体更容易产生依赖性或死亡。衰弱的患病率随着年龄的增长而增加，在≥ 65 岁的社区成年人中，15% 的人符合衰弱标准，45% 的人符合衰弱前期状态。在评估衰弱患者时，最常用下列两种模型。

缺陷累积模型

在缺陷累积模型中，根据存在或不存在大量基线症状、体征、异常实验室值、疾病状态和残疾来计算衰弱指数。该模型可进行衰弱分级，并且可以随着时间的推移监测个人的衰弱指数。值得注意的是，衰弱指数为 0.67 可确定达到衰弱程度，超过该值，进一步的缺陷积累最有可能导致死亡。

表型模型

另一种常见的衰弱模型——表型模型，是基于 Fried 及其同事对心血管健康研究数据的二次分析。衰弱表型模型有以下 5 种指标：

1．体重下降——自我报告体重减轻超过 4.5 kg 或 1 年体重减轻≥ 5%；

2．自我感觉疲惫——感觉上周“我做的一切都需要努力才能完成”或“我无法继续”；

3．低能量消耗——男性消耗＜ 383 kcal/w 或女性＜ 270 kcal/w；

4．步速减慢——以步行 15 ft（4.572 m）的时间为标准（根据性别和身高调整）；

5．握力弱——用握力计测量握力（按性别和体重指数分层）；

在该模型中，满足≥ 3 个指标的个人被归类为衰弱，满足一个或两个因素的人被视为衰弱前期。对初始研究人群 7 年的随访显示，与衰弱前期组和非衰弱组相比，衰弱组的死亡率逐渐升高（43% vs. 23% vs. 12%）。

照顾弱势群体的方法[22-37]

基于团队的护理

对于高度脆弱或衰弱的个体，应采取基于团队的多学科护理来纠正任何可改变的原因；改善临床症状，包括运动耐受性低和营养不良；并通过社会支持、跌倒预防等将后果降至最低。运动，特别是多元类型的训练，包括长时间（≥ 5 个月）的阻力训练，已被证实可有效提高步速、肌肉质量和力量。仅通过药物疗法（即激素）治疗衰弱并没有显示出明显效果。

有功能依赖的老年人的支持选项

帮助老年人尽可能保持最高水平的功能是老年医学的主要目标之一。解决功能依赖的方法包括支持住房的选择、营养、交通和药物管理。

护理模式

衰弱的老年人的多维需求使传统的“独行侠”初级护理实践模式受到挑战。通常需要以初级护理实践为中心，由医疗保健专业人员团队以协调的方式提供跨学科护理，因为复杂的老年患者经常需要许多护理人员的支持和多学科的专业知识。为了满足老年患者复杂多样的需求，有多种不同的跨学科护理模式，包括以患者为中心的家庭医疗模式、PACE 计划（全包式养老计划）和责任医疗组织。基层全科医生应帮助患者通过实践、保险和社区获得适当的可用资源。有多种选择可供因身体或认知功能下降而不能在家中独立生活的老年人选择。非正式照顾者和家庭照顾者是在兼职或全职基础上帮助有各种需求的老年人。

支持住房选择

据估计，每年有 3420 万美国成年人为≥ 50 岁的个人提供无偿护理，能够满足医疗和功能需求的其他家庭援助包括来自家庭保健机构的服务和临床医生的家访。需要熟练的护理或康复服务且适合居家（离开家需要“大量且费力的努力”）的患者才能享受医疗保险下的家庭健康服务。作为办公室护理的辅助或替代，临床医生家访对因功能或认知障碍而难以就诊的老年人非常有益。此外，评估家中的老人非常有助于确定额外的服务或环境改造，这可能有利于他们以最安全的方式保持最大程度的独立性。

通常，当老人存在严重的功能或认知障碍时，人们会担心老人是否有能力在家中安全生活，并会考虑支持性更强的护理环境。支持性护理环境包括生活辅助设施、专业护理设施和退休复健社区。虽然提供的确切服务可能有所不同，但生活辅助设施可提供一定程度的社会支持（即住房、膳食）、个人护理和监督。根据设施的不同，也可能提供现场医疗服务。与生活辅助相比，专业护理设施为需要持续护理和重要帮助的老人提供更高程度的照护水平。退休复健社区旨在为居民提供连续的护理。为了实现这一目标，他们提供了各种住房选择和支持，因此居民可以随着需求的变化而变化。大多数包括独立生活、生活辅助和专业护理。

营养

良好的营养对于健康老化至关重要。一般来说，应鼓励老年人饮食均衡，并确保摄入充足的蛋白质。专家建议，年龄≥ 65 岁的人每餐摄入 25 ～ 30 g 蛋白质，以刺激肌肉蛋白质的生成，并可能延缓肌少症的发生。通常需要家庭成员和社会福利，如上门送餐服务，为他们购买、准备食材和送餐。关于营养的其他考虑因素包括解决可能影响舒适咀嚼食物能力的牙科问题，以及使用言语病理学来改变食物 / 饮料的质地以辅助适当的咀嚼和吞咽。

交通

随着年龄的增长，老年人继续安全驾驶的能力往往会随着功能和（或）认知障碍的发展而受损。随着人口老龄化，在过去几十年中，道路上的老年人数量显著增加。最近，美国年龄≥ 65 岁的持证驾驶人数已超过 4000 万，比 10 年或 20 年前增加了 50%。在这些人中，6800 人死亡，每年超过 26 万人因机动车事故需要紧急医疗护理。临床医生应定期了解和评估老年患者驾驶安全受损的危险因素，包括关节和肌肉僵硬、感觉缺陷、心脏问题和痴呆。他们还应记录驾驶史，询问最近的事故 / 紧急呼叫，并建议患者在服用药物时避免驾驶，因为药物可能会导致困倦、判断力受损或反应时间长。

美国医学协会建议使用驾驶相关技能评估工具（ADReS）评估潜在不安全的老年驾驶员。该评估筛选视觉、认知和运动功能。然而，在包括有认知障碍和无认知障碍的老年人的横断面观察研究中，ADReS 在道路测试中检测驾驶障碍的敏感度为 0.81，特异度为 0.32。临床医生应筛查相关问题，并在必要时转诊老年人进行进一步的正式驾驶评估，而不是基于该工具提出驾驶建议。正式的驾驶评估通常包括与患者 / 家庭成员的面谈、认知评估、功能评估、视力测试，以及在条件允许的情况下进行道路评估，但可能不包含在保险范围内，需要自付费用。各州关于强制报告潜在不安全驾驶员的法律各不相同，所有临床医生都应该熟悉他们执业地的法律。如果出于安全考虑建议老年人停止驾驶，临床医生应与患者及其家人一起确定替代交通工具。

药物管理（附录 239–1）

功能损伤可能会使老年人难以适当服用药物。临床医生应在每次就诊时仔细核对所有处方药、非处方药和草药，以确保用药方案适当。如果可能，应尽可能简化给药方案。筛选工具标准可用于指导用药。服用传统瓶装药物可能会给老年人带来许多挑战，包括由于骨关节炎 / 握力不足而难以打开瓶子，以及认知障碍患者对治疗方案的困惑。按给药时间（即上午、中午、晚上）分类的药盒能使大多数老年人获益。家庭成员或家庭护士可以协助填充和检查药盒。帮助老年人按处方服药的其他方式包括预先填充的泡罩包装和药筒，它们提供关于服药的声音提醒。在这些情况下，临床医生应询问是否有家庭成员可以提供帮助，如果没有，则应安排家庭护理服务。

健康衰老的建议（表 239-1）[38-40]

表 239-1 老年人健康生活指导
尽可能保持活跃
定期进行体育锻炼
饮食均衡，蛋白质充足，饱和脂肪酸限量，富含水果、蔬菜和豆类
定期参加社交活动
预防性牙科护理和常规眼科检查
检查安全意识问题

也许基层全科医生能为老年患者提供的最佳建议是如何尽可能保持健康。健康衰老最具影响力的一个组成部分是尽可能保持活跃并定期进行体育锻炼。它是世界卫生组织推荐的，与降低死亡率、降低跌倒风险、改善心血管健康和总体幸福感有关。参加特定形式的体育活动，如太极拳，可以改善平衡并降低跌倒的风险。与给所有人的建议类似，健康饮食是健康衰老的重要组成部分，包括摄入充足蛋白质，限制饱和脂肪酸，富含水果、蔬菜和豆类的均衡饮食。与他人定期参加社交活动可以降低被孤立的风险，并可以提高整体幸福感。像所有年龄段的患者一样，基层全科医生应检查老年患者的安全意识问题（例如，枪支安全、安全带、消防安全）。此外，基层全科医生应建议预防性牙科护理和常规眼科检查，以帮助预防口腔疼痛、咀嚼困难和视力下降。总之，需要对长期患慢性疾病的老年人的社会、身体和认知功能进行个性化评估，以指导治疗决策并优化福祉。

附录 239-1

老年人抗精神病药物和其他精神药物的使用

DARIN D. DOUGHERTY，MD

与衰老相关的药代动力学和神经递质变化 [1,2]

药代动力学变化

老年患者的药物吸收和分布、蛋白质结合力、肝脏代谢和肾脏排泄能力发生显著变化。胃 pH 值升高，内脏血流量降低，从而改变药物的溶解度和吸收。体脂率从 20 岁时体重的 10% 增加到 60 岁时体重的 24%，这增加了脂溶性药物（如安定及其代谢产物）的分布量，并大大延长了药物的半衰期。此外，在同一时期，人体总水量可能会从 25% 下降到 18%，因此水溶性药物（如乙醇）的浓度会因油藏规模的减小而升高。血清白蛋白水平下降 10% ～ 15%，因此，蛋白质结合位点减少，更多活性药物释放到循环中，增加了毒性风险。药物代谢减慢；肝细胞色素 P450 的活性降低，去甲基化也降低。其结果是未代谢药物的水平更高。40 岁后，肾小球滤过率和肾血浆流量逐渐下降。到 70 岁时，减少约 50%，这会延长药物作用，如果剂量不调整，则增加毒性。

神经递质变化

除了这些药代动力学变化外，中枢神经系统中多巴胺和乙酰胆碱水平的降低还可能导致锥体外系和抗胆碱能副作用的增加。老年人中枢神经系统去抑制倾向增加了药物相关的混乱、镇静和反常反应的可能。

抗精神病药物 [3-9]（表 173-2 和表 173-3）

适应证

在患有阿尔茨海默病或其他形式痴呆的老年患者中，当偏执、妄想或幻觉导致的暴力和愤怒对患者或其他人构成威胁时，需要使用抗精神病药物（“安定药”）。然而，由于老年人使用抗精神病药物与死亡风险增加（见后面的讨论）以及其他不良反应有关，因此，只有在用尽其他措施并仔细权衡风险和收益后，才应考虑使用这些药物。抗精神病药物不应用于治疗单纯的焦虑或不复杂的抑郁症，也不应长期用于急性精神病发作的患者。

准备工作

第一代抗精神病药（例如，硫利达嗪、奋乃静、氟哌啶醇）和非典型或第二代抗精神药（例如，氯氮平、喹硫平、利培酮、奥氮平、齐拉西酮）显示出类似的抗精神病活性，但由于副作用和患者耐受能力的差异，停药率和净疗效差异很大（表 173-2 和表 173-3）。

不良反应

抗精神病药在老年人中的使用是有问题的，因为它有广泛的不良影响，包括死亡风险、代谢综合征和运动障碍。第一代药物的主要副作用与其对多巴胺 D_2 受体的强烈拮抗有关，包括镇静、直立性低血压、运动功能障碍和抗胆碱能症状（表 173-2 和表 173-3）。非典型或第二代抗精神病药物的开发旨在减少此类副作用，提高耐受性，从而提高总体疗效。由于它们对多巴胺 D_2 受体的亲和力较低，对 5- 羟色胺和去甲肾上腺素受体的亲和力较高，这些药物引起的运动障碍较少，但会导致明显的代谢紊乱，包括糖尿病、高脂血症和肥胖症。

死亡率增加

在随机安慰剂对照试验中，患有痴呆和神经精神症状的老年人的短期风险调整死亡率有所增加（第二代药物在 8 ～ 12 周时的调整相对危险度为 1.5，第一代药物在 8 ～ 12 周时的调整相对危险度为 2.1）。一项回顾性队列研究发现，使用第一代抗精神病药物的死亡调整相对危险度显著高于使用第二代抗精神疾病药物（调整相对危险度在＜ 180 天时为 1.37）。风险随剂量增加而增加。长期使用的死亡率数据不可用。

由于死亡风险增加，FDA 发布了关于老年人使用第二代抗精神病药物的黑框警告，但正如所指出的，其死亡风险至少与第一代药物一样有问题。观察到的原因包括心源性猝死和肺炎。推测的机制包括心律失常（由于 QT 间期延长和抗胆碱能活性）和误吸（来自影响吞咽的锥体外系效应）。过度镇静、体位性低血压和运动障碍也可能会增加跌倒和随后危及生命的伤害的风险，从而威胁生存。

镇静

这些药物的镇静副作用可用于治疗（例如，对于入睡困难或白天过度激动的患者），但大多数情况下，镇静是不必要的副作用。白天镇静可能会导致或加重夜间失眠，还会增加混乱和迷失方向，使患者更加焦虑。

体位性低血压

使用抗精神病药物最严重的危险之一是可能引起直立性低血压，这可能导致跌倒、骨折、脑卒中，甚至心脏病发作。当老年患者起床排尿时，低血压发作尤其容易发生。

锥体外效应

在 60 ～ 80 岁接受抗精神病药物治疗的所有患者中，有高达 50% 的患者出现锥体外症状（静坐不能、帕金森病、运动不能）；患有脑损伤、痴呆或帕金森病的人尤其容易受到影响。第一代强效抗精神病药物的锥体外效应风险最大，但高剂量的第二代抗精神病药也有可能出现锥体外效应。

静坐不能是一种运动不安的感觉，伴随主观不适感，通常被称为焦虑。通常会干扰睡眠，患者无法找到舒适、静止的姿势。有时，这种不安被误解为精神病症状的增加，因而增加抗精神病药物剂量以治疗。治疗静坐不能的最佳初始方法是降低药物剂量或改用另一种药物。SSRIs 也有静坐不能的报道。

与抗精神病药物使用相关的帕金森病似乎与脑炎后或特发性帕金森病相同。偶尔，患者会对这种副作用非常敏感，而仅一剂高效力药剂就可能诱发该综合征。治疗包括减少剂量并改用另一种药物。

迟发性运动障碍

迟发性运动障碍表现为各种各样的动作，包括咂嘴、吸吮、下颌运动、舌头扭动、舞蹈病、肌张力障碍、抽搐和面部鬼脸。在严重的情况下，说话、吃饭、走路甚至呼吸都会严重受损。发病是渐进的，通常在长期、高剂量给药后发生，但在极少数情况下，短期或低剂量使用也可能发生。年龄增长不仅与患病率增加相关，而且与严重程度相关。一旦出现迟发性运动障碍，老年患者逆转的可能性比年轻人小得多。

在开始抗精神病药物治疗之前进行基线检查，并密切监测（至少每 3 个月 1 次），以发现迟发性运动障碍的早期迹象（例如，细微的蠕动或舌头不安、手指或脚趾轻微的舞蹈性运动、面部抽搐或频繁眨眼）。没有持续有效的药物可用于治疗。鉴于老年患者风险高和无有效的治疗方案，医生应尽可能避免在老年患者中使用抗精神病药物。

恶性抗精神病综合征

这种特殊且罕见（< 1%）但可能危及生命的并发症最初表现为肌肉僵硬、高热、自主神经不稳定和混乱。肌酐磷酸激酶升高和白细胞增多是早期实验室特征；随后可能发生横纹肌溶解症、肾衰竭、误吸、感染、癫痫发作、循环衰竭、呼吸衰竭和心脏骤停。治疗需要立即停止抗精神病药物治疗，并紧急进入医院重症监护室，进行积极的水合作用、冷却毯、通气和循环支持治疗。年轻（< 40 岁）男性发病率较高，但在老年人中有报道。多巴胺激动剂（即溴隐亭）或骨骼肌松弛剂（即丹曲林）等特定药物治疗的有效性尚不确定。

代谢紊乱

一些第二代抗精神病药物与代谢综合征副作用（高胰岛素血症、葡萄糖不耐受、高血压、高胆固醇血症、低高密度脂蛋白胆固醇、甘油三酯升高）的风险增加有关。在一项针对第一代药物的随机头对头研究中，奥氮平导致糖化血红蛋白、总胆固醇、甘油三酯和体重显著增加。奥氮平的体重增加每月高达 2 Ib（约 0.91 kg）。其他第二代药物的代谢紊乱程度较低（表 173-3），齐拉西酮的代谢参数有所改善。使用利培酮后，催乳素增加。开具第二代抗精神病药物处方时需要密切监测代谢参数（葡萄糖、脂质）。

中性粒细胞减少症

中性粒细胞减少症是与氯氮平使用相关的风险。尽管氯氮平是治疗精神病症状最有效的药物之一，但它通常用于其他抗精神病药物无效和症状使患者失去了正常生活能力的这些困难情况。需要经常监测白细胞计数情况。

药物的选择和安全使用

在一项针对非老年精神分裂症患者的第一代和第二代药物的一对一对照研究中发现，奥氮平耐受性最好，但最可能导致代谢紊乱（见后面的讨论；从年轻患者到老年人的推断需要谨慎）。因此，这些药物应谨慎使用，并在体弱的老年人中使用尽可能低的剂量。

抗精神病药物的效力与其副作用之间存在相当一致的关系。药效越强，发生镇静、直立性低血压、抗胆碱能症状和锥体外系效应的频率和严重程度越高。高效的第一代抗精神病药物，如氟哌啶醇、替沃噻吨和氟奋乃静，应以非常低的剂量开始使用（例如，0.5 mg 氟哌啶醇，每日 1 次或 2 次）。这些药物比低效力药物（如氯丙嗪或硫利达嗪）更有可能在老年人中产生锥体外系症状。

第二代药物不太可能引起运动障碍，药物镇静、抗胆碱能作用和低血压的风险较低（表 173-1）。然而，由于有可能诱发代谢综合征，因此必须在心血管风险增加的老年人中谨慎使用，尤其是那些患有冠心病、高胆固醇血症或糖尿病的老年人。奥氮平发生代谢综合征的风险最高，齐拉西酮最低。

抗焦虑药

见第 226 章。

抗抑郁药

见第 227 章。

催眠药

见第 232 章。

（姚 弥 翻译，齐建光 审校）